Uexküll · Lehrbuch der Psychosomatischen Medizin

Lehrbuch der Psychosomatischen Medizin

Herausgegeben von Thure von Uexküll

unter Mitarbeit von Rolf Adler, Jörg Michael Herrmann,
Karl Köhle, Othmar Schonecke, Wolfgang Wesiack

Mit Beiträgen von
Rolf Adler
Claus B. Bahnson
Wilfried Biebl
Christoph Binswanger
Wolf Eicher
George L. Engel
Horst-Lorenz Fehm
Ekkehard Gaus
Jörg Michael Herrmann
Peter Joraschky
Karl Köhle
Hugo M. Krott
Reinhard Lohmann
Gerhard Paar
Franz G. Plaum

Merita J. Poremba
Hartmut Radebold
Michael Rassek
Nikolaus Schäfer
Thomas Schmidt
Othmar Schonecke
Wolfram Schüffel
Karl-Heinz Schultheis †
Franz Seitelberger
Claudia Simons
Samir Stephanos
Albert J. Stunkard
Thure von Uexküll
Hubert Urban
Karl-Heinz Voigt
Wolfgang Wesiack

Mit 120 Abbildungen und 5 Farbtafeln

Urban & Schwarzenberg · München–Wien–Baltimore 1979

Anschriften der Herausgeber:

Prof. Dr. med. *Thure von Uexküll*, Sonnhalde 15, 7800 Freiburg/Breisgau
Priv. Doz. Dr. med. *Rolf Adler*, Universität Bern Inselspital, C. L. Lory-Haus, Med. Klinik, Ch-3008 Bern
Dr. med. *Jörg Michael Herrmann*, Medizinische Abteilung am Inselspital Bern, C. L. Lory-Haus, CH-3010 Bern
Priv. Doz. Dr. med. *Karl Köhle*, Universität Ulm, Abt. Psychosomatik, am Hochsträß 8, 7900 Ulm/Donau
Dipl. Psych. Dr. phil *Othmar Schonecke*, Univ. Abt. Psychosomatik, Joseph-Stelzmann-Str. 9, 5000 Köln 41
Prof. Dr. med. *Wolfgang Wesiack*, Ludwigstr. 10, 7080 Aalen

Anschriften der Verfasser:

Prof. Dr. med. *Claus B. Bahnson*, Ph. D., Prof. of Psychiatry, Jefferson Medical College of Thomas Jefferson University Philadelphia, Pennsylvania 19129, Director Dept., Behavioral Sciences, Eastern Pennsylvania, Psychiatric Institute
Dr. med. *Wilfried Biebl*, Klinik für Psychiatrie, Universitätskliniken Innsbruck, Anichstr. 35, A-6020 Innsbruck
Dr. med. *Christoph Binswanger*, Facharzt für Innere Medizin, Hauptgasse 18, CH-4600 Olten
Priv. Doz. Dr. med. *Wolf Eicher*, II. Frauenklinik der Universität, Lindwurmstr. 2a, 8000 München 2
Prof. *George L. Engel*, M D., Prof. of Psychiatry and Medicine, University of Rochester New York, Strong Memorial Hospital, 260 Crittenden Boulevard, Rochester, N. Y. 14642 U.S.A.
Dr. med. *Horst-Lorenz Fehm,* Universität Ulm, Abt. Innere Medizin, Endokrinologie und Stoffwechsel, Zentrum Innere Medizin und Kinderheilkunde, Steinhövelstr. 9, 7900 Ulm/Donau
Dr. med. *Ekkehard Gaus*, Universität Ulm, Abt. Psychosomatik, Steinhövelstr. 9, 7900 Ulm/Donau
Dr. med. *Peter Joraschky*, Speidelweg 21, 7900 Ulm/Donau
Prof. Dr. med. *Hugo M. Krott*, Abteilung für Neurologie, Landeskrankenhaus Weissenau, 7980 Ravensburg
Prof. Dr. med. *Reinhard Lohmann*, Universität Köln, Abteilung Psychosomatik, Joseph-Stelzmann-Str. 9, 5000 Köln 41
Dr. med. *Gerhard Paar*, Universität Marburg, Abt. Psychosomatik, Robert-Koch-Str. 7a, 3550 Marburg/Lahn
Dr. med. *Franz G. Plaum*, Psychiatrisches Landeskrankenhaus Gießen, Licherstr. 106, 6300 Lahn-Gießen
Dr. med. *Merita J. Poremba*, Abteilung für Neurologie, Landeskrankenhaus Weissenau, 7980 Ravensburg
Prof. Dr. med. *Hartmut Radebold*, Gesamthochschule Kassel, Wacholderweg 19, 3511 Stauffenberg 1 (Escherode)
Dr. med. *Michael Rassek*, Marienkrankenhaus Kassel, Innere Abteilung, 3500 Kassel
Priv. Doz. Dr. med. *Nikolaus Schäfer*, Kreiskrankenhaus Aalen, Innere Abteilung, 7080 Aalen
Dr. med. *Thomas Schmidt*, Universität Köln, Abt. Psychosomatik, Joseph-Stelzmann-Str. 9, 5000 Köln 41
Prof. Dr. med. *Wolfram Schüffel*, Univ. Abt. Psychosomatik, Robert-Koch-Str. 7a, 3500 Marburg/Lahn
Dr. med. *Karl-Heinz Schultheis*, früher Universität Ulm, Abt. Psychosomatik (verstorben)
Prof. Dr. med. *Franz Seitelberger*, Neurologisches Institut der Universität, Schwarzspanierstr. 17, A-1090 Wien
Dipl. Psych. *Claudia Simons*, Universität Ulm, Abt. Psychosomatik, am Hochsträß 9, 7900 Ulm/Donau
Prof. Dr. med. *Samir Stephanos*, Universität Ulm, Abt. für Psychosomatik, Steinhövelstr. 9, 7900 Ulm
Prof. Dr. *Albert J. Stunkard* M.D., Prof. of Psychiatry, 205 Piersol Building/Gl, Hospital of the University of Pennsylvania, Philadelphia, PA 19104
Dr. med. *Hubert Urban*, Wasengasse, 7841 Niederweiler
Dr. med. *Karl Heinz Voigt*, Universität Ulm, Abt. Physiologie I, Zentrum für theoretische Medizin und Biologie, Parkstr. 11, 7900 Ulm/Donau

CIP-Kurztitelaufnahme der Deutschen Bibliothek

Lehrbuch der psychosomatischen Medizin / hrsg. von Thure von Uexküll unter Mitarb. von Rolf Adler . . . Mit Beitr. von Rolf Adler . . . – München, Wien, Baltimore : Urban und Schwarzenberg, 1979.
ISBN 3-541-08841-9
NE: Uexküll, Thure von [Hrsg.]; Adler, Rolf [Mitarb.]

1. unveränderter Nachdruck, Oktober 1979

Alle Rechte, auch die des Nachdrucks, der Wiedergabe in jeder Form und der Übersetzung in andere Sprachen behalten sich Urheber und Verleger vor. Es ist ohne schriftliche Genehmigung des Verlages nicht erlaubt, das Buch oder Teile daraus auf fotomechanischem Wege (Fotokopie, Mikrokopie) zu vervielfältigen oder unter Verwendung elektronischer bzw. mechanischer Systeme zu speichern, systematisch auszuwerten oder zu verbreiten (mit Ausnahme der in den §§ 53, 54 URG ausdrücklich genannten Sonderfälle).
Satz und Druck: W. Tutte, Druckerei GmbH, Salzweg. Printed in Germany.
© Urban & Schwarzenberg, München – Wien – Baltimore 1979.

ISBN 3-541-08841-9

Vorwort

Wer dieses Lehrbuch in die Hand nimmt, möchte – ehe er sich entschließt, es zu lesen – darüber informiert sein, was ihn erwartet. Vor allem möchte er wissen, was unter »Psychosomatischer Medizin« verstanden, und was nicht darunter verstanden wird. Nicht darunter verstanden wird eine Disziplin, die der Meinung ist, eine begrenzte Anzahl von Krankheiten als »psychosomatisch« etikettieren zu können. In diesem Buch wird vielmehr die Auffassung vertreten, daß psychosoziale Einflüsse auf Entstehung, Verlauf und Endzustände von Krankheiten ebenso wichtige und legitime Probleme für die Heilkunde aufwerfen wie die Einflüsse physikalischer, chemischer oder mikrobiologischer Faktoren. Psychosomatische Medizin unter einem – wie man es auch nennen kann – psychobiologischen Aspekt – hat in Deutschland eine lange Geschichte, die in diesem Jahrhundert auf Ludolf Krehl, Gustav v. Bergmann und Victor v. Weizsäkker zurückgeht, und die ihren Schwerpunkt in der Inneren Medizin hatte. Mit der Aufsplitterung dieses Faches in eine Reihe von Subdisziplinen ist eine neue Situation entstanden. Eine Reaktion darauf besteht in dem Rat, Psychosomatische Medizin solle sich auf einen ihrer methodischen Ansätze zurückziehen, sei er nun psychoanalytischer oder lerntheoretischer Provenienz, und sich wie die anderen medizinischen Disziplinen zu einem Spezialfach verengen. Eine andere Antwort auf diese Situation verlangt von dem psychosomatisch tätigen Arzt, daß er zu den bisherigen Aufgaben und Problemen auch das Problem einer Integration spezialistischer Ansätze sieht und sich diesem Problem stellt. Die Konsequenz ist eine Öffnung der Psychosomatischen Medizin zu neuen Fragestellungen, neuen Konzepten und neuen Methoden. Diese Antwort auf die Herausforderung der heutigen Situation wird in dem Lehrbuch vertreten. Sie verlangt von dem psychosomatisch tätigen Arzt, daß er bereit ist, sich mit dem Problem der Integration bei Diagnose und Therapie jedes einzelnen Kranken und auf theoretischer Ebene mit neuen Konzepten und deren Erprobung auseinanderzusetzen. Sie verlangt darüber hinaus das Suchen nach neuen Formen der kollegialen Zusammenarbeit, sowohl in der Krankenversorgung wie in der Forschung.

Der Plan zu diesem Lehrbuch und die ersten Anfänge zu seiner Verwirklichung wurden in einer Gruppe von Ärzten gefaßt, die im Rahmen einer Abteilung für Innere Medizin und Psychosomatik zehn Jahre an einer modernen, hochspezialisierten internistischen Universitätsklinik gearbeitet haben. Ich möchte an dieser Stelle allen Mitarbeitern danken, welche die Belastungen einer doppelten Weiterbildung in Innerer Medizin und Psychotherapie, die inneren und äußeren Spannungen und die Schwierigkeiten der Identitätsfindung ertragen haben, denen sie in diesen Jahren ausgesetzt waren. Ihre Mitarbeit an zahlreichen Kapiteln dieses Lehrbuchs ist auch ein Zeugnis ihres Entwicklungsprozesses. Darüber hinaus möchte ich allen anderen Autoren für ihre Bereitwilligkeit danken, ihre Beiträge uns anzuvertrauen. Das gilt besonders für die drei amerikanischen Autoren, deren Beiträge uns in eindrucksvoller Weise zeigen, was Psychosomatische Medizin durch eine Öffnung zu enger Grenzen gewinnen kann. Mein Dank gilt auch Ursula Lodders, Gertrud Müller, Klara Paulus, Waltraud Pfister, Heidrun Richter und Renate Senft für die vorbildliche Mitarbeit bei der Abschrift von Protokollen und Manuskripten. Schließlich gilt mein Dank nicht zuletzt dem Verleger, vor allem für die Geduld, die er mit uns gehabt hat.

Freiburg, Frühjahr 1979

Thure von Uexküll

Inhaltsverzeichnis

Einleitung 1

ERSTER TEIL
Wissenschaftstheorie und Psychosomatik 5

1 Psychosomatische Medizin und das Problem einer Theorie der Heilkunde
Thure v. Uexküll und Wolfgang Wesiack 7
1.1 Begründung für eine theoretische Einführung in ein Lehrbuch der Psychosomatischen Medizin 7
1.2 Ein exemplarischer Krankheitsfall 8
1.3 Was ist »Streß«? 10
1.4 Was bedeutet »Adaptation«? 11
1.5 Die terminologische Konfusion 12
1.6 Umwelt und Umgebung 13
1.7 Konsequenzen für eine allgemeine Gesundheits- und Krankheitslehre 14
1.8 »Umwelt« und »Situation« 15
1.9 »Situationskreis« und Streß als ungelöste Situation 17
Zusammenfassung 18
Anmerkungen 20

2 Die dynamischen und entwicklungspsychologischen Dimensionen des Modells
Thure v. Uexküll und Wolfgang Wesiack 22
2.1 Die unbewußten Anteile der Situation 22
2.2 Die »Ulcus-duodeni-Situation« und das »somato-psychisch-psychosomatische Modell« 24
2.3 Die »frühe psycho-physiologische Einheit« – Primärprozeß und Funktionskreis 25
2.4 Die Konfrontation der biologischen Funktionskreise mit den Forderungen der Gesellschaft – das Problem der Sozialisation von Triebverhalten 27
2.5 Der »symbiotische Funktionskreis« als erste Stufe der Sozialisation – die »Zweierbeziehung« oder »Zwei-Einheit« (Mahler) 28
2.6 Die zweite Stufe des Sozialisationsprozesses – die »Drei-« und »Mehrpersonenbeziehungen« – der Situationskreis 30
2.7 Das Problem einer Sozialisation nicht sozialisierbarer Funktionskreise 33
2.8 Geschichte als dynamische Struktur – eine vorläufige Zusammenfassung 34
Zusammenfassung 38
Anmerkungen 39

3 Organismus – Modell und Information
Thure v. Uexküll und Wolfgang Wesiack 41
3.1 Vorbemerkung 41
3.2 Vom Vitalismusstreit zur Kybernetik 41
3.3 »Relationismus« und »zirkuläres Denken« an Stelle von »Objektivismus« und »linearem Denken« 43
3.4 Theorie der Modelle 44
3.5 Modell und Programm 45
3.6 Zeichen und Information 47
3.7 Ein weiterer exemplarischer Krankheitsfall ... 49
3.8 Kommunikationssysteme und das Problem der »Grenze« 51
Zusammenfassung 53
Anmerkungen 54

4 Das Leib-Seele-Problem in psychosomatischer Sicht
Thure v. Uexküll und Wolfgang Wesiack 56
4.1 Terminologische Vorbemerkungen 56
4.2 Systemtheoretische Gesichtspunkte 57
4.3 Die umweltlose Embryonalphase als Körper-Modell. Das weitgehend geschlossene System . 58
4.4 Die hierarchische Gliederung in System- beziehungsweise Integrations-Ebenen 60
4.5 Der Körper als »primär-aktives« System: Die Alarmreaktion als Ausdruck des Übergangs von einem geschlossenen in ein offenes System 62
4.6 Der funktionelle Aspekt 63
4.7 Die Asymmetrie des Systems »Körper-Seele« – Mechanismus und Plastizität 64
4.8 »Seele« als psychosomatisches Problem – Phantasie und Bedürfnis 65
4.9 Der geheimnisvolle Sprung von der »Seele zum Körper« 68
Zusammenfassung 69
Anmerkungen 71

5 Realität – soziale Wirklichkeit – und der diagnostisch-therapeutische Zirkel
Thure v. Uexküll und Wolfgang Wesiack 72
5.1 Psychosomatische Leiden als Erkrankungen der individuellen Wirklichkeit 72
5.1.1 Individuelle Wirklichkeit als Organ 72
5.1.2 Die Kanonade von Valmy oder die individuelle Wirklichkeit des essentiellen Hypertonikers 73
5.1.3 Wutanfall, Panik und Rückzug 74
5.1.4 Psychosomatisch und/oder somatopsychisch .. 74
5.1.5 Kälte, Verlassenheit und Schuld oder die individuelle Wirklichkeit karzinomgefährdeter Menschen 75
5.1.6 Die »irreale« Wirklichkeit 76
5.2 Realität als psycho-biologisches Problem 76
5.2.1 Das pragmatische Realitätskriterium 77
5.2.2 Das kommunikative Realitätskriterium 78
5.2.3 Die beiden Aspekte von Realität 78
5.3 Die Genese des »Ich« und der »Sachen« 79
5.3.1 Die psychoanalytische Theorie von der Genese des Ich 79
5.3.2 »Die Handlung« oder das pragmatische System als Bezugsrahmen 80
5.3.3 Die Evolution der »Sachen« 80
5.4 Wirklichkeit als gesellschaftliche Konstruktion 83
5.5 Der Situationskreis als psychosomatisches Modell 85
5.6 Die »Vis-à-vis-Situation« als Modell für den Aufbau einer gemeinsamen Wirklichkeit und den Wechsel zwischen Spiel und Stereotyp 85
5.7 Der diagnostisch-therapeutische Zirkel 87
5.8 »Situationsdiagnose« und »Situationstherapie« 89
5.9 Schlußbetrachtung 89
Zusammenfassung 90
Anmerkungen 91

ZWEITER TEIL
Allgemeine Psychosomatik: Theoretische Konzepte zur Pathogenese ... 93

6 Psychophysiologie ... 95
6.1 Historische und wissenschaftstheoretische Probleme
Thure v. Uexküll ... 95
6.1.1 Drei Fragen zur Definition und ihr wissenschaftsgeschichtlicher Hintergrund ... 95
6.1.2 Das Modell des Situationskreises und die beiden Integrationsebenen ... 99
6.1.3 Bedeutungskoppelung, Mehrdeutigkeit und die historische Dimension des Lebendigen ... 100
6.1.4 Der Programmbegriff ... 101
6.1.5 Neurophysiologische Grundlagen für das Entstehen psychophysiologischer Programme durch Bedeutungs-Koppelung ... 103
Zusammenfassung ... 104
Anmerkungen zu Kap. 6.1 ... 134
6.2 Psychophysiologische Konzepte
Othmar W. Schonecke und Jörg Michael Herrmann ... 106
6.2.1 Einleitung ... 106
6.2.2 Physiologische Indikatoren zur Charakterisierung physiologischer Phänomene ... 106
6.2.3 Emotionen als Gemütszustände (kognitive Ebene) ... 108
6.2.4 Emotion und Verhalten (behaviorale Ebene) ... 112
6.2.5 Emotion und Intensität ... 121
Literatur zu Kap. 6.2 ... 130

7 Die Rolle des Nervensystems im psychosomatischen Geschehen. Die Einheit von Struktur und Funktion im Aufbau des menschlichen Gehirns
Franz Seitelberger ... 135
7.1 Gehirnbedingungen der Lernfähigkeit ... 136
7.2 Rolle der frühkindlichen Entwicklung ... 137
7.3 Gehirnaltern und Lernfunktionen ... 139
Zusammenfassung ... 139
Literatur ... 140

8 Neurophysiologische Überlegungen zur Erklärung von Emotionen (Formatio reticularis, Limbisches System und Hypothalamus
Hugo M. Krott und Merita J. Poremba ... 141
8.1 Einführung ... 141
8.2 Tierexperimente ... 141
8.3 Bewußtsein und Formatio reticularis (FR) ... 142
8.4 Limbisches System (LS) ... 143
8.5 Hypothalamus (Hyth.) ... 146
Zusammenfassung ... 147
Literatur ... 147

9 Psychoneuroendokrinologie
Horst-Lorenz Fehm und Karl Heinz Voigt ... 149
9.1 Einleitung ... 149
9.2 Grundlagen der Psychoneuroendokrinologie ... 149
9.2.1 Anatomie und Biochemie ... 149
9.2.2 Neurohormone und Neurotransmitter ... 152
9.2.3 Die endokrine Streß-Reaktion ... 154
9.2.4 Schlafendokrinologie und biologische Rhythmen ... 156
9.2.5 Hormone und die Funktion des Zentralnervensystems ... 157
9.3 Psychopathologische Erscheinungen bei endokrinologischen Erkrankungen ... 160
9.3.1 Cushing-Syndrom ... 160
9.3.2 Nebennierenrinden-Unterfunktion ... 161
9.3.3 Hypothyreose ... 161
9.3.4 Hyperthyreose ... 161
9.3.5 Hypopituitarismus ... 161
9.3.6 Akromegalie ... 162
9.3.7 Nebenschilddrüsen ... 162
9.3.8 Geschlechtshormone und psychosexuelle Funktion ... 162
9.4 Psychische Faktoren bei der Ätiologie und Pathophysiologie endokrinologischer Erkrankungen ... 164
9.5 Endokrinologische Befunde bei psychischen Erkrankungen ... 164
9.5.1 Psychosen ... 164
9.5.2 Anorexia nervosa ... 166
Literatur ... 167
Abkürzungen ... 169

10 Maladaptation und Krankheitsmanifestation. Das Streßkonzept in der psychosomatischen Medizin
Peter Joraschky und Karl Köhle ... 170
10.1 Das Streßkonzept ... 170
10.1.1 Streßdefinition und Richtungen der Forschung ... 171
10.1.2 Die Reaktionsebene ... 171
10.1.3 Die Reizebene ... 172
10.1.4 Die Interaktionsebene ... 172
10.2 Krankheitsempfänglichkeit und psychophysiologische Reagibilität ... 173
10.2.1 Streß als psychophysiologisches Modell ... 173
10.2.2 Das Arousal-Konzept und die autonomen Reaktionen ... 174
10.2.3 Die Nebennierenrinden-Aktivität ... 175
10.2.4 Die Aktivität des Nebennierenmarks ... 175
10.2.5 Die Beeinflussung immunologischer Reaktionsmuster ... 176
10.3 Situation als Stressor ... 177
10.3.1 Die perzeptive Deprivation und Überlastung ... 177
10.4 Die Bedeutung von Lebensveränderungen für die Krankheitsmanifestation ... 178
10.4.1 Epidemiologische Untersuchungen ... 179
10.4.2 Konstellationen von Lebenssituationen und Krankheitsmanifestation ... 179
10.4.3 Untersuchungen mit sogenannten »life-event«-Fragebögen ... 180
10.4.4 Quantitativ abgestufte Skalierungen der »life-events« ... 180
10.4.5 Die quantitative Untersuchung der individuellen Bedeutung von Lebensveränderungen ... 184
10.4.6 Der Einfluß sozialer Faktoren auf die Verarbeitung von Lebensveränderungen ... 186
10.5 Die Situationsverarbeitung und die individuelle Vulnerabilität ... 187
10.5.1 Die individuelle Perzeption der Situation ... 188
10.5.2 Die Situationsbewältigung, Anpassungs- und Abwehrprozesse ... 189
10.5.3 Das Konzept der Hilflosigkeit und Hoffnungslosigkeit ... 192
10.6 Partnerverlust als Beispiel für eine psychosoziale Krisensituation und seine Bedeutung für die Krankheitsmanifestation ... 193
10.6.1 Epidemiologische Untersuchungen ... 194

10.6.2	Determinanten in der Verarbeitung von Verlustereignissen 194	12.6	Zur Theorie der psychosomatischen Störung; das ökonomische Konzept der Desorganisation und Reorganisation 229
10.6.3	Trauerphasen und Anpassungsmechanismen 195	12.6.1	Die psychosomatischen Fixierungsmechanismen 229
10.6.4	Maladaptation und Krisenintervention 196	12.6.2	Die psychosomatische Ökonomie des Individuums 230
	Literatur 197	12.6.3	Desorganisation und Reorganisation 231

11 Die klassischen psychoanalytischen Konzepte der Psychosomatik und ihre Beziehungen zum Konzept der »pensée opératoire«
Franz G. Plaum und Samir Stephanos 203

11.1	Einleitung 203	12.6.4	Die »primären strukturellen Mangelzustände« (die »états d'inorganisation« in der Terminologie von Marty) 232
11.2	Der Beitrag Sigmund Freuds zur Entwicklung einer Psychosomatischen Medizin: Sein Konversionsmodell, sein Konzept der Aktualneurose, die traumatische Neurose 203	12.6.5	Die psychosomatische Pathologie – Versuch einer Nosologie auf der Basis des ökonomischen Konzepts 233
11.2.1	Über die Bedeutung S. Freuds für die psychoanalytische Psychosomatik 205	12.6.6	Klinische Beispiele 235
11.3	Die monistische Schule von Georg Groddeck 205	12.7	Überlegungen zum »psychosomatischen Phänomen« 237
11.3.1	Über die Bedeutung G. Groddecks für die psychoanalytische Psychosomatik 206	12.7.1	Die Problematik des psychosomatischen Phänomens 237
11.4	Das psychodynamische Spezifitätskonzept von Franz Alexander 207	12.7.2	Theorie des psychosomatischen Phänomens .. 237
			Literatur 239
11.4.1	Über die Bedeutung F. Alexanders für die psychoanalytische Psychosomatik 209		Anmerkungen 240

DRITTER TEIL
Organisationsformen psychosomatischer Krankenversorgung 243

11.5	Das Konzept der De- und Resomatisierung von Max Schur 209		
11.5.1	Über die Bedeutung M. Schurs für die psychoanalytische Psychosomatik 211	**13**	**Psychosomatische Medizin in der Praxis des niedergelassenen Arztes**
Wolfgang Wesiack 245
11.6	Der Beitrag von Alexander Mitscherlich zur Theorie der Psychosomatik 212	13.1	Einleitung 245
11.6.1	Über die Bedeutung A. Mitscherlichs für die psychoanalytische Psychosomatik 214	13.2	ad 1. Der Erstkontakt zwischen Patient und Arzt 246
	Literatur 215	13.3	ad 2 und 3. Das Krankengut der ärztlichen Praxis 247
	Anmerkungen 216	13.4	ad 4 und 5. Der Mangel an personellen und technischen Hilfsmitteln und die Notwendigkeit der Praxis, sich auf das Wesentliche zu beschränken 248

12 Das Konzept der »pensée opératoire« und »das psychosomatische Phänomen«
Samir Stephanos 217

12.1	Vorbemerkungen des Herausgebers (Thure von Uexküll) 217	13.5	ad 6, 7 und 8. Die größere Nähe von Arzt und Patient in der Allgemeinpraxis und die Langzeitbetreuung 250
	Literatur 219	13.6	ad 9. Die Besonderheit der diagnostisch-therapeutischen Interaktionsprozesse in der ärztlichen Praxis 251
12.2	Einleitung 220		
12.2.1	Das homogene Modell 220		
12.2.2	Das heterogene Modell 220	13.7	ad 10. Die Bedeutung des niedergelassenen Arztes für die Prophylaxe, Früherkennung und Frühbehandlung psychosomatischer Erkrankungen 251
12.3	Die »pensée opératoire« 220		
12.3.1	Die Entwicklung des Konzepts »pensée opératoire« 220		
12.3.2	Die Klinik der »pensée opératoire« 221	13.8	Schlußbetrachtungen über die Schwierigkeiten und Widerstände, die einer Anwendung psychosomatischer Gesichtspunkte in der ärztlichen Praxis entgegenstehen 253
12.3.3	Ein exemplarisches Erstinterview zur Problematik der pensée opératoire 222		
12.4	Die Objektbeziehungen des psychosomatischen Patienten 223		Anmerkungen 254
12.4.1	Die Reduplikation 223	**14**	**Der Kliniker als Psychosomatiker**
Rolf Adler 255
12.4.2	Die Interaktionen des psychosomatischen Patienten mit seinen Eltern und das Krankheitsgeschehen in der eigenen Familie 224		Literatur 262
12.5	Der Mangel an Phantasien; Störungen des Körperschemas; die »Alexithymie« 226	**15**	**Die Institutionalisierung der psychosomatischen Medizin im klinischen Bereich** 263
12.5.1	Die »inhibition fantasmatique de base«, die Unfähigkeit zu phantasieren 226	15.1	Ziele, Voraussetzungen, Bedarf und Konzepte
Karl Köhle und Peter Joraschky 263
12.5.2	Der mechanistische Traum 227		
12.5.3	Die Störungen in der Integration des Körperschemas 227	15.1.1	Die „psychosomatische Betrachtungsweise" in
12.5.4	Die »mechanistische« Zeichnung 228		
12.5.5	Der Begriff »Alexithymie« 229		

		der Medizin – Grundfragen und Konsequenzen für die Institutionalisierung 263
15.1.2		Aufgaben und Arbeitsgebiete der klinischen Psychosomatik 272
15.1.3		Beteiligung der psychosomatischen Medizin an der Krankenversorgung innerhalb der medizinischen Institutionen. Angaben zum Bedarf ... 274
15.1.4		Konzepte und Modelle für die Institutionalisierung der psychosomatischen Medizin im klinischen Bereich 275
		Literatur 276
		Anmerkungen 278
15.2		Psychosomatische Konsultations- und Liaisondienste Peter Joraschky und Karl Köhle 281
15.2.1		Historische Entwicklung und Definition der Liaison-Psychosomatik 281
15.2.2		Tätigkeitsfelder und Inanspruchnahme von Konsultations- und Liaisondiensten 282
15.2.3		Organisationsformen 283
15.2.4		Funktion und Arbeitsweise von Liaisondiensten 284
15.2.5		Der Prozeß der Integration des Liaison-Psychosomatikers in das klinische Setting-Interaktionsproblem zwischen Liaison-Psychosomatikern und den zu beratenden Klinikern .. 288
15.2.6		Aus- und Weiterbildung 290
15.2.7		Klinische Forschung 291
15.2.8		Zusammenfassung 291
		Literatur 292
		Anmerkungen 298
15.3		Klinisch-Psychosomatische Krankenstationen Karl Köhle 299
		Vorbemerkung 299
15.3.1		Zur Geschichte stationärer Einrichtungen in der psychosomatischen Medizin 299
15.3.2		Ein Konzept für klinisch-psychosomatische Krankenstationen: Die internistisch-psychosomatische Krankenstation der Universität Ulm . 308
		Literatur 322
		Anmerkungen 325

VIERTER TEIL
Diagnostische und therapeutische Verfahren psychosomatischer Krankenversorgung 327

16	Anamneseerhebung in der psychosomatischen Medizin Rolf Adler 329
16.1	Interview – Technik 330
16.2	Interview – Schema 330
16.3	Schwierigkeiten der Interviewtechnik 333
16.4	Beispiel 333
16.4.1	Weiterer Verlauf des zehntägigen Spitalaufenthaltes 347
16.4.2	Beurteilung 347
	Literatur 348

17	Psychoanalyse und psychoanalytisch orientierte Therapieverfahren Wolfgang Weisack .. 349
17.1	Einleitende Vorbemerkungen 349
17.2	Psychoanalyse 349
17.3	Die psychoanalytisch orientierten Psychotherapien 353

17.3.1	Die analytische Psychotherapie 353
17.3.2	Die Fokaltherapie 354
17.3.3	Die Flashtherapie 355
17.3.4	Die analytisch orientierte Notfallpsychotherapie 356
17.3.5	Analytische Gruppenpsychotherapie 358
	Anmerkungen 359

18	Das ärztliche Gespräch – Versuch einer Strukturanalyse Wolfgang Wesiack 361
18.1	Vorbemerkungen 361
18.2	Zwei exemplarische Krankheitsfälle 362
18.3	Versuch einer informationstheoretischen Analyse 363
18.4	Die psychoanalytische Interpretation des ärztlichen Gesprächs 364
	Zusammenfassung 366
	Anmerkungen 367

19	Theorie und Praxis der analytisch-psychosomatischen Therapie (Ergebnisse eines experimentellen stationären Behandlungsmodells) Samir Stephanos 368
19.1	Einleitung – Der klassisch-monistische Ansatz in der Psychosomatik und seine therapeutischen Grenzen 368
19.2	Das »facilitating environment« 369
19.3	Das Konzept des »taking care« 370
19.4	Unser Modell der stationären analytisch-psychosomatischen Therapie und das Konzept des libinösen Objekts 371
19.5	Ein exemplarischer Behandlungsverlauf 376
19.5.1	Zur Anamnese 376
19.5.2	Zum Behandlungsverlauf 377
19.6	Die Gestaltungstherapie im Rahmen des stationären Behandlungsarrangements 379
19.7	Eine katamnestische Untersuchung unserer stationären Patienten 381
19.8	Die »relaxation analytique«. Eine ambulante Anwendung unseres stationären therapeutischen Konzepts 382
19.8	Die Auswirkungen des therapeutischen Prozesses auf die Familie des Patienten; Ergebnisse unseres analytisch-psychosomatischen Therapiekonzepts 385
	Literatur 386
	Anmerkungen 388

20	Verhaltenstheoretisch orientierte Therapieformen in der psychosomatischen Medizin Othmar W. Schonecke 389
20.1	Der lerntheoretische Ansatz 389
20.1.1	Das Modell des klassischen Konditionierens .. 389
20.1.2	Das Modell des instrumentellen Lernens 391
20.2	Verhaltensmodifikation 392
20.2.1	Grundannahmen der Verhaltensmodifikation . 392
20.2.2	Beispiele von Techniken der Verhaltensmodifikation 394
20.3	Die Anwendung in der psychosomatischen Medizin 395
20.3.1	Störungen des Eßverhaltens 395
20.3.2	Direkte Beeinflussung von physiologischen Variablen 397
	Literatur 405

Inhaltsverzeichnis

21	**Suggestive und übende Verfahren** Reinhard Lohmann 408
21.1	Suggestive Verfahren 408
21.1.1	Vorbemerkungen zum Suggestionsbegriff 408
21.1.2	Geschichtlicher Exkurs zu den Suggestivverfahren 410
21.1.3	Hypnose 411
21.1.4	Hypnokatharsis (Psychokatharsis) 414
21.1.5	Gestufte Aktivhypnose, zweigleisige Methode 414
21.1.6	Wachsuggestive Verfahren 415
21.2	Übende Verfahren 416
21.2.1	Vorbemerkungen zum Übungsbegriff 416
21.2.2	Autogenes Training 416
21.2.3	Progressive Relaxation 420
21.2.4	Funktionelle Entspannung 421
21.2.5	Konzentrative Bewegungstherapie 422
	Literatur 423

22	**Psychopharmaka in der psychosomatischen Medizin** Gerhard Paar 425
22.1	Einleitung 425
22.2	Sozialmedizinische Aspekte der Anwendung von Psychopharmaka 425
22.3	Das Placebo-Problem 427
22.4	Der Doppel-Blind-Versuch 428
22.5	Intrapsychische Aspekte der Wirksamkeit von Psychopharmaka 429
22.6	Psychopharmaka aus der Sicht der Arzt-Patient-Beziehung 430
22.7	Spezielle Psychopharmakologie 431
22.7.1	Einleitung 431
22.7.2	Neurobiologische Wirkungstheorie 431
22.7.3	Neuroleptika 432
22.7.4	Tranquillizer 433
22.7.5	Antidepressiva 434
22.7.6	Hypnotika 435
22.7.7	Sedativa 435
22.7.8	Substanzen, die auf adrenerge Rezeptoren wirken 435
22.7.9	Psychoanaleptika 436
22.8	Zusammenfassung einiger Aspekte für die Verordnung von Psychopharmaka 436
	Literatur 437

FÜNFTER TEIL
Störung von Funktionsabläufen 439

23	**Die Konversionssyndrome** Samir Stephanos, Wilfried Biebl und Franz G. Plaum 441
23.1	Der Begriff der Konversion 441
23.2	Die Psychodynamik der Hysterie 442
23.3	Monosymptomatische Konversionsneurosen . 444
23.3.1	Motorische Symptome 444
23.3.2	An- und Hyperästhesien 445
23.3.3	Häufiges Erbrechen 445
23.3.4	Hysterische Blindheit 446
23.4	Der hysterische Anfall 446
23.5	Der psychogene Dämmerzustand 448
23.6	Die Charakterneurose und ihre Beziehung zum Konversionssyndrom 449
23.6.1	Charaktertypen und Konversionsanteile bei Körpersymptomen charakter-neurotischer Patienten 449
23.6.2	Konversion und Hypochondrie 450
23.6.3	Berufsbezogene konversionsneurotische Reaktionen und Rentenneurosen 450
23.6.4	Die »borderline psychosomatiques« 451
	Literatur 451
	Anmerkungen 452

24	**Funktionelle Syndrome in der inneren Medizin** Thure von Uexküll 453
24.1	Exemplarische Falldarstellung 453
24.2	Symptomatologie 454
24.2.1	Begriffsbestimmung 455
24.2.2	Untergruppen und spezielle Erscheinungsformen 456
24.2.3	Psychologische Symtomatik 456
24.3	Epidemiologie 457
24.3.1	In welchen Altersklassen treten diese Krankheitsbilder auf? 458
24.4	Ätiologie und Pathogenese 459
24.5	Psychologie, Psychodynamik, Lebensgeschichte und soziale Interaktion 460
24.6	Differentialdiagnose 461
24.7	Therapie 462
24.8	Medikamentöse Behandlung 463
24.9	Prognose 463
	Literatur 463

25	**Das funktionelle kardiovaskuläre Syndrom** Othmar W. Schonecke und Jörg Michael Herrmann 464
25.1	Exemplarischer Fall 464
25.2	Definition und Terminologie 464
25.3	Symptomaologie 465
25.3.1	Klinisches Erscheinungsbild 465
25.3.2	Verhaltensauffälligkeiten 466
25.4	Epidemiologie 467
25.5	Theorien zur Ätiologie und Pathogenese 467
25.5.1	Psychodynamik 467
25.5.2	Persönlichkeitsfaktoren 468
25.5.3	Psychophysiologie 469
25.6	Auslösende Bedingungen 472
25.7	Differentialdiagnose 472
25.8	Therapie und Prognose 473
25.8.1	Psychotherapie 473
25.8.2	Präventive Aufgaben 473
25.8.3	Psychopharmaka 473
25.9	Therapeutische Konsequenzen 473
	Literatur 474

26	**Funktionelle Syndrome im gastro-intestinalen Bereich** Wolfram Schüffel und Thure von Uexküll 476
26.1	Einleitung 476
26.2	Falldarstellung 476
26.3	Symptomatologie 477
26.3.1	Die funktionellen Oberbauchsyndrome 477
26.3.2	Die funktionellen Unterbauchsyndrome 477
26.3.3	Die Aerophagie 478
26.3.4	»Randsymptome« 478
26.3.5	Allgemeine Kriterien 478
26.3.6	Die körperliche Untersuchung 478
26.3.7	Synonyma 478
26.4	Epidemiologie 478
26.5	Psychologie, Psychodynamik. Lebensgeschichte und soziale Interaktion 479

26.5.1	Die Psychologie	479	28.5.3	Epidemiologie	496
26.5.2	Psychodynamik	479	28.5.4	Pathogenetische Konzepte	496
26.5.3	Lebensgeschichte	480	28.5.5	Therapie	496
26.5.4	Soziale Interaktion	480	28.5.6	Psychogene Synkopen unklarer Genese	496
26.6	Theorien zur Ätiologie und Pathogenese werden bei den funktionellen Syndromen allgemein abgehandelt	481	28.6	Differentialdiagnostische Überlegungen	497
				Literatur	497
26.7	Differentialdiagnose	481	**29**	**Schmerz**	
26.7.1	Krankheiten, die ausgeschlossen werden müssen	481		Rolf Adler	498
			29.1	Einleitung	498
26.7.2	Der Plan für die diagnostischen Untersuchungen	481	29.2	Das Melzack'sche Schmerzkonzept	498
			29.2.1	Peripherer Anteil	498
26.8	Therapie	482	29.2.2	Das »sensorisch-diskriminierende System«	498
26.8.1	Die Therapie beginnt bereits mit der Erhebung der Anamnese	482	29.2.3	Das »motivierende affektive System«	498
			29.2.4	Das »zentrale Kontrollsystem«	499
26.8.2	Die Mitteilung der Diagnose ist der kritische Punkt	482	29.2.5	Das »Reizzufluß-Kontroll-System« des Rückenmarks	499
26.8.3	In einem späteren Stadium Wunsch des Patienten nach neuen Untersuchungen	482	29.3	Bedeutung von Schmerz in der psychischen Entwicklung	499
26.8.4	Die Gabe von Medikamenten	482	29.4	Klinische Schmerzbilder und der Einfluß psychischer Faktoren	500
26.8.5	Besondere therapeutische Verfahren	483	29.4.1	Der konversions-neurotische Schmerz und die »Neigung, Schmerz erleiden zu müssen«	500
26.9	Prognose	483			
	Literatur	483	29.4.2	Hypochondrie und hypochondrische Reaktion	502
27	**Das Hyperventilationssyndrom**		29.4.3	Depressive Reaktionen	503
	Jörg Michael Herrmann, Ohmar W. Schonecke, Thure von Uexküll	485	29.4.4	Endogene Depression	503
			29.4.5	Schmerz als körperliches Begleitzeichen von Affekten	503
27.1	Falldarstellung	485			
27.2	Klinik und Symptomatologie	485	29.4.6	Simulation	504
27.2.1	Parästhesien	485	29.5	Ein Hilfsmittel für die Differentialdiagnose zwischen vorwiegend psychogenen und organisch bedingten Schmerzen. Der Libman-Test	505
27.2.2	Zentrale Symptome	486			
27.2.3	Respiratorische Beschwerden	486			
27.2.4	Kardiale Beschwerden	486	29.6	Besondere Aspekte der psychosomatischen Schmerz-Behandlung	506
27.2.5	Kältegefühl	486			
27.2.6	Der akute Anfall	486	29.6.1	Organische Krankheiten, bei denen Angst zu gesteigertem Schmerzempfinden und -verhalten beiträgt	506
27.3	Epidemiologie	486			
27.4	Theorien zur Ätiologie und Pathogenese	487			
27.4.1	Psychische Faktoren	487	29.6.2	Antidepressiva und Neuroleptika	506
27.4.2	Pathophysiologie	487	29.6.3	Instrumentelles Konditionieren	506
27.4.3	Hyperventilation als Störung in dem Funktionskreis der Atmung	488	29.6.4	Hypnose	506
			29.7	Schlußbetrachtungen	507
27.5	Diagnose	489		Literatur	507
27.5.1	Differentialdiagnose	489			
27.6	Therapie	489			
27.6.1	Symptomatisch	489			
27.6.2	Psychotherapie und Behandlung der gewohnheitsmäßigen Thoraxatmung	490			
27.6.3	Psychotherapie	490	SECHSTER TEIL		
27.7.	Prognose	490	**Störungen des Eßverhaltens**		509
	Literatur	491	**30**	**Fettsucht**	
28	**Synkopen**			Albert J. Stunkard	511
	Claudia Simons, Karl-Heinz Schultheis und Karl Köhle	492	30.1	Definition	511
			30.2	Epidemiologie	511
28.1	Definition und Symptomatik	492	30.3	Der traurige Saldo der traditionellen Fettsuchtbehandlungen	515
28.2	Pathogenetische Mechanismen	492			
28.3	Klassifikation	492	30.4	Körperliche Aktivität als Determinante für Fettsucht	516
28.4	Vago-vasale Synkope	492			
28.4.1	Symptomatik und Klinik	492	30.5	Emotionale Determinanten	517
28.4.2	Epidemiologie	493	30.5.1	Die Hyperphagie-Syndrome	518
28.4.3	Pathogenetische Konzepte	493	30.5.2	Störung des Körperschemas (body-image)	518
28.4.4	Therapie und Prognose	494	30.6	Therapie	518
28.5	Konversionsneurotische Synkopen	494	30.6.1	Allgemeine Probleme	518
28.5.1	Exemplarische Krankengeschichte	494	30.6.2	Psychotherapie	519
28.5.2	Symptomatik und Klinik	495	30.6.3	Verhaltensmodifikation	521
				Literatur	527

Inhaltsverzeichnis

31	**Anorexia nervosa**	
	Karl Köhle und Claudia Simons	529
31.1	Zur Bedeutung des Krankheitsbildes	529
31.2	Exemplarische Krankengeschichte	529
31.3	Definition des Krankheitsbildes	530
31.3.1	Zur Geschichte der Beschreibung des Krankheitsbildes	530
31.4	Symptomatologie	531
31.4.1	Die Störung des Eßverhaltens	531
31.4.2	Gewichtsverlust	531
31.4.3	Amenorrhoe	531
31.4.4	Obstipation	531
31.4.5	Psychologische Symptome	531
31.5	Diagnose und Differentialdiagnose	533
31.5.1	Diagnostische Kriterien	533
31.5.2	Schwierigkeiten bei der Diagnosestellung	533
31.5.3	Differentialdiagnose	534
31.5.4	Früherkennung	534
31.6	Epidemiologie	534
31.6.1	Häufigkeit des Vorkommens	534
31.6.2	Häufigkeitsentwicklung	534
31.6.3	Altersverteilung	535
31.6.4	Geschlechtsverteilung	535
31.6.5	Kulturelle Faktoren	535
31.6.6	Familienuntersuchungen	536
31.7	Pathogenetische Konzepte	536
31.7.1	Psychophysiologie	536
31.7.2	Angeborene Disposition, frühe Kindheitsentwicklung	536
31.7.3	Die familiäre Situation	536
31.7.4	Prämorbide Persönlichkeitsstruktur	540
31.7.5	Lebenssituation zur Zeit der Krankheitsmanifestation	541
31.7.6	Psychodynamik	541
31.8	Therapie	544
31.8.1	Allgemeine Zielvorstellungen	544
31.8.2	Elemente eines Behandlungsplans	544
31.8.3	Voraussetzungen für die Durchführung von Akutbehandlung und »Wiederauffütterung«	545
31.8.4	Häufige Fehler in der Behandlung von Anorexie-Patientinnen	546
31.8.5	Die Behandlungsansätze zur Beeinflussung des Eßverhaltens	547
31.8.6	Kombination verschiedener Behandlungsverfahren zu einem abgestuften Therapieplan	549
31.9	Prognose	550
31.9.1	Spontanverlauf	550
31.9.2	Einfluß der Therapie auf die Prognose	552
31.9.3	Einfluß von Behandlungs- und Patientenvariablen auf die Prognose	552
	Literatur	554

SIEBENTER TEIL
Psychosomatische Aspekte internistischer Krankheiten 557

32	**Herz- und Kreislaufkrankheiten**	559
32.1	Arterielle Verschlußkrankheiten: Koronare Herzkrankheit, Apoplexie und Claudicatio intermittens	
	Rolf Adler, Michael Rassek und Thomas H. Schmidt	559
32.1.1	Exemplarischer Fall	559
32.1.2	Psychosomatisches Modell arterieller Verschlußkrankheiten	559
32.1.3	Psychische Faktoren und der akute Herzinfarkt bzw. Herztod	560
32.1.4	Persönlichkeitszüge und Herzinfarkt/Hirnschlag	561
32.1.5	Genetische und frühkindliche Einflüsse und das Typ A-Verhalten	563
32.1.6	Psychosoziale Stimuli, Persönlichkeitszüge und Krankheitsvorläufer	564
32.1.7	Prophylaxe und Therapie	565
	Literatur	567
32.2	Psychotherapie von Herzinfarkt-Patienten während der stationären und poststationären Behandlungsphase	
	Karl Köhle und Ekkehard Gaus	571
32.2.1	Zur Begründung eines psychosomatischen Arbeitsansatzes in der Behandlung von Infarktkranken während der akuten Behandlungsphase	571
32.2.2	Übersicht über psychosomatische Befunde bei Infarktkranken während der stationären und der poststationären Behandlungsphasen	571
32.2.3	Psychodynamik von Angst, Verleugnung und Depression bei Infarktkranken	573
32.2.4	Besonderheiten emotionaler Reaktionen bei reanimierten Infarktkranken	581
32.2.5	Interaktionsprobleme mit Infarktkranken	582
32.2.6	Ärztliche Psychotherapie bei Infarktkranken	583
32.2.7	Häufige Fehler im Umgang mit Infarkt kranken in der akuten Behandlungsphase	586
32.2.8	Beispiel eines Gesprächs mit einem Herzfarktpatienten während der Intensivbehandlungsphase	586
32.2.9	Ergebnisse psychotherapeutischer Behandlungsansätze bei Herzinfarktkranken	588
32.2.10	Zusammenfassung	591
	Literatur	591
32.3	Essentielle Hypertonie	
	Jörg Michael Herrmann, Michael Rassek, Nikolaus Schäfer, Thomas H. Schmidt und Thure von Uexküll	595
32.3.1	Exemplarischer Fall	595
32.3.2	Sypmtomatologie	595
32.3.3	Epidemiologie	596
32.3.4	Theorien zur Ätiologie und Pathogenese	597
32.3.5	Psychologie, Psychodynamik, Psychophysiologie und soziale Interaktion	599
32.3.6	Differentialdiagnose	607
32.3.7	Prognose	607
32.3.8	Konsequenzen für die Therapie der essentiellen Hypertonie	608
32.3.9	Das problem der Therapie labiler Hypertoniker und der Hypertoniker mit Blutdruckkrisen	609
	Literatur	612
33	**Asthma bronchiale**	
	Jörg Michael Herrmann, Wolfram Schüffel und Thure von Uexküll	616
33.1	Krankengeschichte	616
33.1.1	Situation im Krankenzimmer während des Aufenthaltes in der Universitätsklinik vor einem Jahr	617

33.1.2	Interpretation	617	35.6	Therapie	646
33.1.3	Das Arztbild	617		Literatur	647
33.1.4	Mutterbild	618			
33.1.5	Arzt-Patient-Verhältnis	618	**36**	**Colitis ulcerosa**	
33.1.6	Folgerungen für die Behandlung	618		George L. Engel	649
33.2	Epidemiologie	618	36.1	Allgemeines	649
33.3	Klinisches Bild	618	36.2	Zusammenfassung der psychischen Daten	649
33.4	Verlauf und Prognose	619	36.2.1	Persönlichkeitsstruktur	650
33.5	Theorien zur Ätiologie und Pathogenese	619	36.2.2	Beziehung zum Mitmenschen	650
33.6	Psychoanalytische Beobachtungen	620	36.2.3	Mutter: Psychische Eigenschaften und die symbiotische Beziehung	651
33.7	Familie und weiteres soziales Umfeld	622	36.2.4	Vater	651
33.8	Therapie	623	36.2.5	Familiendynamik	652
33.9	Perspektiven einer psychosomatischen Asthmatherapie	623	36.2.6	Sexuelle und eheliche Anpassung	652
	Literatur	625	36.3	Die Natur des bedeutsamen psychischen Streß	652
34	**Ulcus duodeni**		36.4	Folgerungen für die Behandlung	654
	Wolfram Schüffel und Thure von Uexküll	626	36.5	Enteritis ulcerosa	656
	Einleitung	626		Literatur	656
34.1	Exemplarischer Fall	626			
34.2	Klinik und Symptomatologie	626	**37**	**Rheumatoide Arthritis und Weichteilrheumatismus**	
34.2.1	Somatische Beschwerden und Befunde	626		Jörg Michael Herrmann und Othmar W. Schonecke	658
34.3	Epidemiologie	627	37.1	Rheumatoide Arthritis	658
34.3.1	Häufigkeit	627	37.1.1	Einleitung (Definition)	658
34.3.2	Lebensalter und Häufigkeit	627	37.1.2	Allgemeine epidemiologische Hinweise	658
34.3.3	Transkulturelle Untersuchungen	627	37.1.3	Symptomatologie	658
34.3.4	Soziale Faktoren	627	37.1.4	Primär chronische Polyarthritis und psychosomatische Medizin	659
34.4	Psychologie, Lebensgeschichte und soziale Interaktion	628	37.1.5	Psychologie, Psychodynamik, Lebensgeschichte und soziale Interaktion	660
34.4.1	Psychologie	628	37.1.6	Ätiologie und Pathogenese	662
34.5	Theorien zur Ätiologie und/oder Pathogenese	630	37.1.7	Epidemiologie und psychosoziale Faktoren	663
34.5.1	Pathophysiologie	630	37.1.8	Differentialdiagnose	663
34.5.2	Psychophysiologie	631	37.1.9	Therapie	663
34.5.3	Das somato-psychisch-psycho-somatische Modell	633	37.2	Weichteilrheumatismus	663
34.6	Das somato-psychisch-psycho-somatische Modell unter wissenschaftstheoretischen Aspekten	634	37.2.1	Exemplarisches Beispiel	663
			37.2.2	Epidemiologie	664
34.6.1	Das Modell im »einzelnen«	635	37.2.3	Klinik und Symptomatologie	664
34.7	Diagnostisches Vorgehen	636	37.2.4	Psychodynamik	664
34.7.1	Anamnese	636	37.2.5	Pathopsychophysiologie	665
34.7.2	Differentialdiagnose	637	37.2.6	Hinweise zur Differentialdiagnose	665
34.7.3	Der Untersuchungsplan	637	37.2.7	Therapie	666
34.8	Therapie	637		Literatur	666
34.8.1	Die Bedeutung des Interaktionsstils	637			
34.8.2	Pflegerische Maßnahmen	638	**38**	**Psychosomatische Aspekte des Diabetes Mellitus**	
34.8.3	Pharmakotherapie	638		Ch. Binswanger und Jörg Michael Herrmann	668
34.8.4	Operative Therapie	638	38.1	Exemplarischer Fall	668
34.9	Prognose	638	38.2	Zur Regulation des Zuckerstoffwechsels	668
	Literatur	639	38.2.1	Neuroendokrine Beeinflussung der Insulinsekretion	668
35	**Psychosomatische Aspekte des Morbus Crohn**		38.2.2	Die Rolle des Insulins im Intermediärstoffwechsel	669
	Karl-Heinz Schultheis und Thure von Uexküll	640	38.3	Konzepte über den Einfluß psychischer Faktoren bei Diabetes mellitus	670
35.1	Exemplarische Fallgeschichte	640	38.3.1	Zwei Hypothesen zur Rolle psychischer Faktoren in der Ätiologie der Zuckerkrankheit	670
35.2	Begriffsbestimmung	640			
35.2.1	Das Krankheitsbild	640	38.3.2	Alexanders Versuch eines umfassenden psychosomatischen Modells: Die Organneurose und der spezifische Grundkonflikt	671
35.2.2	Symptomatologie	641			
35.2.3	Differentialdiagnose	641			
35.3	Epidemiologie	641	38.4	Empirische Untersuchungen zur Rolle psychischer Faktoren	671
35.4	Psychosoziale Faktoren	642			
35.4.1	Kritik der Kritik an den einschlägigen Untersuchungen	642	38.4.1	Zur Ätiologie des Diabetes	671
35.4.2	Psychopathologische Konzepte	642			
35.5	Differentialdiagnose	646			

38.4.2	Zum Verlauf des Diabetes	672	42.3.2	Primäre und sekundäre Amenorrhoe, Anorexie, Scheinschwangerschaft	710
38.4.3	Reaktionen und psychosoziale Anpassung	672	42.3.3	Metrorrhagie, Schreckblutung, Abwehrblutung	711
38.4.4	Physische und psychische Schädigungen oder Veränderungen als Krankheitsfolge	673	42.4	Psychogene Sterilität und Infertilität	712
38.4.5	Richtlinien zur Arzt/Patienten-Beziehung	673	42.5	Psychosomatik der Schwangerschaft und Geburt	712
	Zusammenfassung	675	42.5.1	Sexualität in der Schwangerschaft	713
	Literatur	675	42.5.2	Schwangerschaftserbrechen	713

39 Psychogener Zwergwuchs, Hyperthyreose, Cushing-Syndrom, Diabetes insipidus
Horst-Lorenz Fehm und Karl Heinz Voigt 677

	Einleitung	677
39.1	»Maternal deprivation«-Syndrom	677
39.2	Hyperthyreose	678
39.2.1	Psychophysiologische Untersuchungen	678
39.2.2	Trauma-Theorie	679
39.2.3	Psychodynamische Aspekte	679
39.3	Das hypothalamo-hypophysäre Cushing-Syndrom	680
39.3.1	Pathophysiologie des hypothalamo-hypophysären Cushing-Syndroms	681
39.3.2	Psychodynamische Aspekte	681
39.4	Psychogene Polydipsie und Diabetes insipidus	682
39.4.1	Physiologie	682
39.4.2	Klinik	683
	Literatur	684

40 Das Krebsproblem in psychosomatischer Dimension
Claus Bahne Bahnson 685

40.1	Exemplarischer Fall	685
40.2	Historischer Rückblick	687
40.3	Depression und Krebs	687
40.4	Persönlichkeitsmerkmale bei Krebspatienten	689
40.5	Psychologische Methoden der Krebsprognose	691
40.6	Die psychophysiologischen Verbindungsglieder	692
40.6.1	Neurologische Verbindungsglieder	692
40.6.2	Endokrine Verbindungsglieder	692
40.6.3	Immunologische Verbindungsglieder	694
	Literatur	695

41 Infektionskrankheiten
Jörg Michael Herrmann 699

41.1	Einleitung	699
41.2	Epidemiologie	699
41.3	Ausgewählte Krankheitsbilder	700
41.3.1	»Psychogene Angina«	700
41.3.2	Tuberkulose	
41.3.3	Psychogenes Fieber	702
41.4	Resistenz	703
41.5	Immunologische Faktoren	704
	Literatur	705

42 Psychosomatische Aspekte in der Gynäkologie
Wolf Eicher 707

42.1	Psychosomatische Unterleibsschmerzen	707
42.1.1	Vorgeschobene Symptome	707
42.1.2	Hysteriformes akutes Abdomen	707
42.1.3	Pelvipathie	708
42.1.4	Chronisch rezidivierende Adnexitis	708
42.1.5	Algopareunie	708
42.2	Fluor genitalis, Pruritus vulvae, Reizblase	709
42.3	Psychogene Zyklusstörungen	709
42.3.1	Dysmenorrhoe und prämenstruelles Syndrom	709

42.5.3	Disstreß und EPH-Gestose	714
42.5.4	Spontanabort und psychosomatische Frühgeburtsbestrebungen	714
42.5.5	Geburtsschmerzen und Geburtspathologie	714
42.5.6	Laktation und Wochenbett	714
42.5.7	Schwangerschaftsabbruch	715
42.6	Psychosomatik der Kontrazeption	715
42.7	Geschlechtsidentität und fehlerhafte Geschlechtsentwicklung	717
42.7.1	Chromosomenaberrationen	718
42.7.2	Rokitansky-Meyer-Küster-Syndrom	718
42.7.3	Testikuläre Feminisierung	718
42.7.4	Adrenognitales Syndrom	718
42.7.5	Hermaphroditismus	718
42.7.6	Transsexualität	719
42.8	Sexuelle Dysfunktion	719
42.8.1	Libidodysfunktion	720
42.8.2	Orgasmusdysfunktion	720
42.8.3	Algopareunie (Dyspareunie)	721
42.8.4	Die unvollziehbare Kohabitation	721
42.8.5	Therapie sexueller Dysfunktionen	722
42.9	Sexuelle Verhaltensabweichungen	722
42.10	Klimakterium und Postmenopause	723
42.11	Psychosomatik gynäkologischer Operationen und der Strahlentherapie	723
42.11.1	Hysterektomie	724
42.11.2	Ovarektomie	725
42.11.3	Tubensterilisation	725
42.11.4	Genitalkarzinome	725
42.11.5	Mammakarzinom	726
	Literatur	726

43 Psychosomatische Probleme in der Geriatrie
Hartmut Radebold 728

43.1	Einführung	728
43.2	Definitorische Schwierigkeiten	729
43.3	Die Situation des Alterns und des Alters	729
43.3.1	Die Veränderungen im Alternsprozeß	729
43.3.2	Psychodynamische Aspekte	730
43.4	Psychosomatische Störungen und Krankheiten im höheren und hohen Lebensalter	736
43.4.1	Häufigkeit und Erstmanifestation	736
43.4.2	Unterschiede zu psychosomatischen Erkrankungen früherer Lebensphasen	736
43.4.3	Einzelne Krankheitsbilder	737
43.5	Die psychosomatische Diagnose im höheren und hohen Lebensalter	740
43.6	Der psychotherapeutische Zugang zu älteren und alten Patienten	741
	Literatur	743

44 Psychische Anpassungs- und Abwehrprozesse bei lebensbedrohlich Erkrankten
Ekkehard Gaus und Karl Köhle 745

44.1	Psychische Anpassungsvorgänge, Abwehrvorgänge, Steuerungsprozesse	745

44.1.1	Allgemeine Grundsätze über Anpassungs- und Abwehrvorgänge im Rahmen der psychischen Steuerungsprozesse	745	**46**	**Intensivmedizin aus psychosomatischer Sicht** Ekkehard Gaus und Karl Köhle	772
44.1.2	Verhältnis von Anpassungs- und Abwehrvorgängen	745	46.1	Vorbemerkungen	772
44.1.3	Determinanten psychischer Steuerungsmöglichkeiten	746	46.2	Psychopathologie auf Intensivstationen – Übersicht	773
44.2	Zum Anpassungsbegriff bei körperlich Kranken	746	46.2.1	Häufigkeit	773
			46.2.2	Allgemeine Überlegungen zur Pathogenese	773
44.2.1	Bewertung von Anpassungsstrategien	746	46.2.3	Allgemeine therapeutische Richtlinien	773
44.2.2	Faktoren, welche die Anpassungsprozesse bei körperlich Kranken bestimmen	747	46.3	Psychosyndrome nach Herzoperationen	774
			46.3.1	Phänomenologie	774
44.2.3	Phänomenologie der Anpassung	749	46.3.2	Exemplarischer Fall	774
44.2.4	Krankheit als Lebenskrise	749	46.3.3	Häufigkeit	774
44.2.5	Krankheit und Trauerprozeß	749	46.3.4	Ätiologie und Pathogenese	775
44.3	Abwehrprozesse im Dienst der Anpassung bei schwerkranken Patienten	750	46.3.5	Bedeutung psychologischer Faktoren	775
			46.3.6	Allgemeine Bemerkungen zur Psxchologie operativer Eingriffe	776
44.3.1	Vorbemerkungen	750	46.3.7	Prophylaxe und Therapie	776
44.3.2	Der Abwehrbegriff	751	46.3.8	Synopsis	777
44.3.3	Die Abwehrmechanismen	751	46.4	Internistische Intensivstationen	777
44.3.4	Die Ursache von Abwehr	751	46.4.1	Vorbemerkungen	777
44.3.5	Die Rolle der Abwehr	751	46.4.2	Exemplarische Fallgeschichte	778
44.3.6	Einzelne Kategorien von Abwehrmechanismen	752	46.4.3	Das »ICU-Syndrom«	778
44.3.7	Einzelne Abwehrmechanismen	752	46.4.4	Prophylaktische und psychotherapeutische Maßnahmen	779
44.4	Verleugnung als besonders wichtige Abwehrform bei lebensbedrohlich Erkrankten	754	46.5	Reanimierte Patienten	779
			46.5.1	Vorbemerkungen	779
44.4.1	Definition, Entwicklung und Analyse des Begriffs	754	46.5.2	Exemplarische Fallgeschichte	780
			46.5.3	Akute Reaktionen	780
44.4.2	Verleugnung als möglicher pathogener Faktor	755	46.5.4	Auswirkungen auf die Rehabilitation	781
44.4.3	Verleugnung als sozialer Prozeß	755	46.5.5	Besondere therapeutische Gesichtspunkte	781
44.4.4	Klinische Untersuchungen zur Verleugnung	756	46.6	Schrittmacherpatienten	781
44.4.5	Verleugnung und therapeutische Maßnahmen	756	46.6.1	Vorbemerkungen	781
44.4.6	Verleugnung und Rehabilitation	757	46.6.2	Exemplarischer Fall	781
	Literatur	758	46.6.3	Anpassungsprobleme	782
	Anmerkungen	759	46.6.4	Therapeutische Gesichtspunkte	782
			46.7	Die künstliche Beatmung	783
45	**Akute organische Psychosyndrome aus der Sicht der klinischen Psychosomatik: Funktionspsychosen – Durchgangssyndrome** Ekkehard Gaus und Karl Köhle	761	46.7.1	Vorbemerkungen	783
			46.7.2	Exemplarisches Beispiel	783
			46.7.3	Psychologische Probleme beatmeter Patienten	783
45.1	Exemplarischer Fall	761	46.7.4	Möglichkeiten der Prophylaxe und Therapie	784
45.2	Definition und Terminologie	761	46.8	Psychologische Gesichtspunkte beim Personal von Intensivstationen	784
45.3	Epidemiologie	763			
45.3.1	Häufigkeit des Vorkommens	763	46.8.1	Vorbemerkungen	784
45.3.2	Häufigkeitsentwicklung	763	46.8.2	Die Arbeitssituation auf Intensivstationen	784
45.4	Symptomatik	763	46.8.3	Psychologische Konflikte bei den Mitarbeitern	785
45.4.1	Allgemeine Symptomatik	763		Literatur	785
45.4.2	Schweregrad der Funktionspsychose	764		Anmerkungen	788
45.4.3	Halluzinationen	764			
45.4.4	Besondere Gesichtspunkte zum Erscheinungsbild von Funktionspsychosen	764	**47**	**Die Therapie der chronischen terminalen Niereninsuffizienz aus psychosomatischer Sicht: Hämodialyse und Transplantation** Ekkehard Gaus und Karl Köhle	789
45.5	Differentialdiagnose	765			
45.6	Ätiopathogenese	766	47.1	Vorbemerkungen	789
45.6.1	Somatische Faktoren	766	47.1.1	Häufigkeit, Prognose und Bedeutung der Behandlung niereninsuffizienter Patienten	789
45.6.2	Psychische Belastungen als zusätzliche Faktoren	767			
			47.1.2	Methodische Gesichtspunkte zur psychosomatischen Forschung über Hämodialyse und Transplantation	789
45.6.3	Sensory deprivation und Sensory overload	767			
45.6.4	Einzelne prädestinierende Variable	767	47.1.3	Exemplarische Krankengeschichten	790
45.7	Psychodynamische und aktuell situative Einflüsse bei der Symptomgestaltung	768	47.2	Die Hämodialyse	791
			47.2.1	Belastungen für Dialysepatienten	791
45.8	Therapie	769	47.2.2	Die psychosoziale Anpassung von Dialysepatienten	794
45.8.1	Kausale Behandlung	769			
45.8.2	Psychopharmakotherapie	769	47.2.3	Gesichtspunkte zur Auswahl von Dialysepatienten	800
45.8.3	Supportive psychotherapeutische Maßnahmen	769			
	Literatur	770			

47.2.4	Sozio- und psychotherapeutische Behandlung von Dialysepatienten	801	48.2.4	Der rational behandelnde Arzt benötigt die Kommunikation mit dem Kranken	818
47.2.5	Besonderheiten bei der Heimdialysebehandlung aus psychosomatischer Sicht	802	48.2.5	Die Kommunikationsbereitschaft der Ärzte entspricht noch nicht dem Kommunikationsbedürfnis unheilbar Kranker	818
47.3	Nierentransplantation	803			
47.3.1	Einführung	803	48.2.6	Die offene Kommunikation auch mit unheilbar Kranken verbessert die Kooperation; sie hat keine nachteiligen Auswirkungen	819
47.3.2	Psychosomatische Gesichtspunkte beim Transplantatempfänger	803			
47.3.3	Psychosomatische Gesichtspunkte beim Nierenspender	805	48.2.7	Die Bedürfnisse des Patienten bestimmen das Vorgehen	820
47.3.4	Die Transplantation von Leichennieren	806	48.3	Die längerfristige Entwicklung des Umgangs mit unheilbar Kranken	820
47.3.5	Folgerungen und Ausblick	807	48.3.1	Die emotionalen Reaktionen des Patienten	820
	Literatur	807	48.3.2	Hinweise auf die psychische Belastungsfähigkeit von Patienten	824
48	**Zum Umgang mit unheilbar Kranken** Karl Köhle, Claudia Simons und Hubert Urban	811	48.3.3	Abwehrverhalten von Ärzten und Pflegepersonal	825
48.1	Nimmt der Umgang mit unheilbar Kranken eine Sonderstellung in der Medizin ein?	812	48.3.4	Rückzugsreaktionen von Patienten als Reaktion auf abwehrendes Verhalten von Ärzten und Schwestern	826
48.1.1	Die Situation von Ärzten und Pflegepersonal	812	48.4	Probleme im Umgang mit Angehörigen unheilbar Kranker	827
48.1.2	Die Situation der Kranken	813	48.4.1	Schuldgefühle	827
48.1.3	Zielvorstellungen für den Umgang mit unheilbar Kranken	814	48.4.2	Enttäuschung	828
48.1.4	Hauptprobleme im Umgang mit unheilbar Kranken	815	48.4.3	Vorwegnehmende Trauerreaktionen	828
48.2	Die Kommunikation über die Diagnose	815	48.4.4	Die Betreuung von Angehörigen ist oft über den Tod des Familienmitgliedes hinaus erforderlich	828
48.2.1	»Aufklärung« des Patienten versus Kommunikation mit dem Kranken	816	48.5	Zusammenfassende Empfehlungen für den Umgang mit unheilbar Kranken	828
48.2.2	Patienten wünschen eine offene Kommunikation mit dem Arzt über ihre Krankheit	817		Literatur	829
48.2.3	Unheilbar Kranke benötigen Hilfe bei der Orientierung von Ihrem Arzt	817			

Sachverzeichnis ... 832

Einleitung von Thure v. Uexküll

Ein Lehrbuch muß sich an seinen Adressaten und seinem Gegenstand orientieren. Beides bietet im Fall der Psychosomatischen Medizin Schwierigkeiten, die von Anfang an deutlich gemacht werden müssen.

Beginnen wir mit den Adressaten: Das Buch wendet sich in erster Linie an Ärzte und Medizinstudenten, darüber hinaus aber auch an alle, die sich für die Frage interessieren, welche Rolle die individuell erlebte Wirklichkeit eines Menschen für dessen Gesundsein oder Kranksein spielt, wenn wir unter dieser Wirklichkeit nicht nur die hell erleuchtete Bühne verstehen, auf der die bewußten Auseinandersetzungen mit den Mitmenschen und Gegenständen unserer Umgebung stattfinden, sondern auch den Raum hinter den Kulissen, in dem Stimmungen und Gefühle für die wechselnde Beleuchtung des Vordergrundes sorgen. Damit sind alle angesprochen, die der Beruf mit Problemen menschlichen Verhaltens und Reagierens konfrontiert, also auch Pädagogen, Psychologen, Soziologen, Sozialarbeiter und andere.

Derartig verschiedene Adressaten unterscheiden sich nicht nur durch ihre Interessen, sondern auch durch ihre Vorkenntnisse, Vorerfahrungen und Vorurteile. Entsprechend verschieden wird ihr Urteil ausfallen. So werden Medizinstudenten, die für das Examen arbeiten, in dem Buch manches zu ausführlich, zu speziell oder zu abstrakt dargestellt finden. Sie stoßen erst später auf die Probleme und theoretischen Hintergründe der Gegenstände, die im Examen geprüft werden. Immerhin – seit Psychologie, Soziologie und Psychosomatische Medizin an den Medizinischen Fakultäten der Bundesrepublik gelehrt und geprüft werden, ist der Inhalt dieses Buches für die heutigen Medizinstudenten kein so fremdes Land mehr, wie es noch gestern der Fall war.

Ärzten wird je nach Ausbildung, Fachrichtung und Spezialinteresse manches zu vereinfacht oder zu kurz abgehandelt scheinen. Sie werden eine Reihe wichtiger Themen vermissen. Anderen wieder wird vieles überflüssig und zu kompliziert vorkommen. Ähnlich verschiedenartig wird es Lesern aus anderen Berufen mit anderen Erfahrungshintergründen ergehen.

Jedoch in einem Punkt werden die meisten Adressaten einander ähnlich sein: Sie üben einen Beruf aus, in dem Menschen Menschen anvertraut sind; aber sie wurden nicht dafür ausgebildet, andere Menschen und deren Motivationen zu verstehen und sich Rechenschaft zu geben, welche Auswirkungen ihr Verhalten auf die Motivationen, das Verhalten und das Befinden der ihnen anvertrauten Menschen hat. Die ärztliche Ausbildung ist dafür nur ein Beispiel unter vielen: Sie vermittelt kognitive Werkzeuge, um Krankheiten zu erkennen und zu behandeln; d.h., die Studenten lernen gedankliche Schemata (Krankheitsbilder), nach denen Krankheitszeichen (Symptome) erfaßt und für diagnostische Zwecke eingeordnet werden. Sie üben in Kursen für Inspektion, Auskultation, Perkussion und Palpation ihre Augen, Ohren und Hände, diese Krankheitszeichen zu sehen, zu hören und zu tasten. Sie haben aber kaum Gelegenheit, gedankliche Schemata zu erwerben und einzuüben, mit deren Hilfe sie lernen, auch ihre Gefühle bei der Begegnung mit kranken Menschen zu registrieren und als Reaktionen auf Gedanken, Wünsche, Gefühle und Motivationen dieser Menschen zu deuten und zu ordnen. »Empathie«, wie man diese Fähigkeit zum gefühlsmäßigen Erfassen anderer Menschen nennt, bleibt für die meisten ein magischer Begriff.

Psychotherapeuten haben schon seit langem Situationen beschrieben, in denen zwischen ihnen und ihren Patienten keine Kommunikation gefühlsmäßiger Art zustande kommt. Neuere Theorien – sie werden in diesem Buch in zwei Kapiteln dargestellt – deuten solche Erfahrungen als Unfähigkeit der Patienten, Gefühle zu entwickeln und mitzuteilen. Man hat dafür den Begriff »Alexithymie« geprägt (von den griechischen Wörtern legein für lesen und thymos für Gefühl) und eine spezifische Art, in klischeehaften, technischen Vorstellungen zu denken, »pensée opératoire« genannt. An dieser Theorie ist noch das meiste umstritten: Wir wissen noch nicht, ob derartige Erfahrungen Persönlichkeitsmerkmale bestimmter Patienten widerspiegeln – oder deren Reaktionen auf den Arzt – oder ein Unvermögen des Arztes, die Sprache des Patienten richtig zu deuten. An der Existenz des Phänomens ist jedoch kein Zweifel möglich: Es gibt zwischenmenschliche Situationen, in denen kein gefühlsmäßiger Kontakt zustande kommt und in denen sich Verständigung – wenn sie überhaupt erreicht wird – auf die oberflächlichsten Themen beschränkt. Es unterliegt auch keinem Zweifel, daß menschliche Kommunikation gelernt und geübt werden muß, und daß sie – wie alles, was wir gelernt haben – auch wieder verlernt werden kann. Unsere traditionelle ärztliche Ausbildung birgt daher die Gefahr, daß Medizinstudenten während ihres Studiums das meiste von dem verlernen, was sie an natürlichen Fähigkeiten zu einem empathischen Verstehen ihrer Mitmenschen mitgebracht hatten; daß sie in wenigen Jahren zu »emotionalen Analphabeten« werden, die über kranke Menschen nur noch in technischen Modellen denken und sich im Umgang mit ihnen nur an technischen Modellen orientieren. Das Ergebnis ist dann ein Gesundheitssystem, in dem nicht Ärzte alexithymen Patienten gegenübersitzen, sondern in dem Patienten ihre Sorgen und inneren Nöte emotionalen Analphabeten schildern müssen.

Eine derartige Kritik ist in dieser oder jener Form schon oft geäußert worden. Man hat auch darauf hingewiesen, daß die medizinische Ausbildung nur den spezifischen Umgangsstil unserer Industriekultur und ihre Überschätzung technischer Faktoren widerspiegelt, und daß ihre Tendenz, nur technische Errungenschaften als Fortschritt anzuerkennen, zu einer Vernachlässigung der gefühlsmäßigen und emotionalen Seiten des Lebens geführt hat.

Einleitung

Klagen dieser Art haben nicht viel an den Verhältnissen zu ändern vermocht, aber es scheint mit ein ermutigendes Zeichen, daß sie sich immer weniger leicht als bloßer Kulturpessimismus abtun lassen. Der überraschende Zuwachs an Interesse und Sympathie, den Psychosomatische Medizin in den letzten Jahren in der Öffentlichkeit und bei der jungen Generation gefunden hat, läßt hoffen, daß allen Widerständen und Hindernissen zum Trotz ein Prozeß der Besinnung und Neuorientierung eingesetzt hat.

Aber hier beginnen auch die Schwierigkeiten, mit denen der Gegenstand eines Lehrbuchs für Psychosomatische Medizin behaftet ist: »Die Einführung des Menschen als Subjekt in die Medizin«, um ein Wort Viktor von Weizsäckers zu zitieren, wird in einer alexithymen Kultur ein sehr »langer Marsch« sein. Die Notwendigkeit, immer wieder einen fundamentalen Widerspruch in der modernen Heilkunde deutlich zu machen, schafft Widerstände, die es der Psychosomatischen Medizin nicht erleichtern, die Mittel zu entwickeln, die notwendig sind, um diesen Widerspruch zu überwinden.

Voraussetzung jeder wirksamen Hilfe für Kranke ist eine genaue Analyse ihrer Krankheitsbilder; aber erst die Synthese der analytisch gewonnenen Resultate zeigt dem Arzt den Weg zum Helfen. Die moderne Heilkunde hat die analytischen Methoden zur Gewinnung von Teildiagnosen immer weiter verfeinert. Sie hat sich auf diesem Weg in immer weitere Spezialdisziplinen aufgefächert. Aber sie hat die Frage, wie die Synthese der Teildiagnosen zu Gesamtdiagnosen gewonnen wird, ebenso vernachlässigt wie die Frage, auf welche Weise die Spezialdisziplinen für die Behandlung von Kranken organisatorisch integriert werden können. Dieses Dilemma ist ein zentrales Thema der Psychosomatischen Medizin. Sie muß einerseits auf einer genauen Analyse der Krankheitsbilder ihrer Patienten mit den modernsten Methoden der somatischen und der psychologischen Medizin bestehen. Aber sie ist kein einfaches additives Nebeneinander somatologischer und psychologischer Methoden. Ihr Ausgangspunkt und Ziel ist vielmehr das Bemühen um deren Synthese. Aber sobald sie diese zentrale Aufgabe in Angriff nimmt, wird sie auf allen Ebenen zu einem Ärgernis:

Auf der Ebene der Theorien- und Konzeptbildung stellt sich heraus, daß somatische und psychologische Medizin auf zwei heterogenen Grundmodellen basieren, die sich nicht gegenseitig ergänzen, sondern gegenseitig ausschließen. Die somatische Medizin arbeitet mit dem allgemeinen Modell eines anatomischen Körpers, in dem sich Organe und Organsysteme aufgrund komplizierter biochemischer Stoffwechselvorgänge erhalten. Dies Modell gibt den allgemeinen Rahmen, in dem der Arzt spezielle Störungen, z.B. einen Diabetes mellitus, eine Gefäßsklerose, ein Emphysem usw. suchen, feststellen und für therapeutische Eingriffe chirurgischer oder medikamentöser Art *räumlich* lokalisieren kann. Die psychologische Medizin verwendet das ganz andere Modell eines »psychischen Apparates«, der im Verlauf einer biographischen Geschichte entstanden ist. Auch dies Modell gibt einen allgemeinen Rahmen, in dem der Arzt spezielle Störungen suchen, feststellen und für sein therapeutisches Vorgehen »lokalisieren« kann. Aber die speziellen Störungen heißen jetzt Konflikt, Konversion, Regression usw., und Lokalisation bedeutet jetzt Orientierung in der biografischen Entwicklung eines Kranken. Beide Modelle erfassen verschiedenartige Ausschnitte aus dem Gesamtgeschehen eines menschlichen Schicksals. Aber dieses Gesamtgeschehen läßt sich nicht durch eine Addition der beiden Ausschnitte rekonstruieren.

Hier wird das theoretische Ärgernis zu einem praktischen: Ohne ein Bild von dem Gesamtgeschehen ist der Arzt außerstande, das Gewicht der Störungen, die er in den beiden Ausschnitten vorfindet, zu ermitteln. Nur wenn es ihm gelingt, die verschiedenen speziellen Diagnosen, die bei einem Kranken gestellt wurden, als Teildiagnosen in eine Gesamtdiagnose einzuordnen, kann er abschätzen, wie ein Diabetes mellitus, eine Gefäßsklerose, ein Emphysem und eine neurotische Störung sich bei dem individuellen Patienten gegenseitig beeinflussen, und welches Gewicht sie für diesen und sein Kranksein haben. Erst aufgrund einer solchen Gesamtdiagnose kann er einen rationalen Therapieplan aufstellen. Aber weder die somatische noch die psychologische Medizin besitzen ein Modell oder ein Schema für die Synthesen zu einer umfassenden Gesamtdiagnose.

An dieser Stelle wird aus dem praktischen Ärgernis ein berufspolitisches: Sowohl die somatische wie die psychologische Medizin begnügen sich mit Teildiagnosen und verleugnen die Notwendigkeit von Gesamtdiagnosen, die über ihren jeweiligen Bezugsrahmen hinausgehen. Sie rationalisieren ihre Verleugnung mit großen Worten. Die Somatiker zitieren Naunyn: »Medizin wird Naturwissenschaft sein – oder sie wird nicht sein.« Die Psychoanalytiker berufen sich auf Viktor von Weizsäckers Ausspruch: »Die Psychosomatische Medizin wird eine tiefenpsychologische sein – oder sie wird nicht sein« und beanspruchen damit die Psychosomatische Medizin für sich. Aber weder der Ausspruch Naunyns noch der Viktor von Weizsäckers enthält die ganze Wahrheit. Medizin wird nicht Naturwissenschaft oder Tiefenpsychologie sein, sondern für beide die Synthese finden müssen.

Es gibt keinen Gegensatz zwischen Medizin und Psychosomatischer Medizin. Es gibt aber ein psychosomatisches Problem der Medizin, das von beiden Seiten verleugnet wird, wenn sich deren Vertreter wie Wissenschaftler verhalten, von denen Feigel gesagt hat: »Robust strukturierte Wissenschaftler neigen heute dazu, das Leib-Seele-Problem in die Rumpelkammer der spekulativen Metaphysik zu verbannen. Nachdem sie vielleicht – aber mit zweifelhaftem Erfolg – versucht haben, sich selbst mit dem Rätsel herumzuschlagen, ziehen sie es vor, sich die Sache leicht zu machen: Sie überlassen es den Philosophen, sich daran die Zähne auszubeißen, oder sie erklären geradeswegs, das Ganze sei ein Scheinproblem und nicht wert darüber nachzudenken...; in Wahrheit handelt es sich (aber) um einen Komplex verwickelter Rätsel, von denen einige empirischer, andere wissenschaftstheoretischer, einige syntaktischer, andere semantischer und wieder andere pragmatischer Art sind.« [1].

Der Gegenstand eines Lehrbuchs für Psychosomatische Medizin wird also notwendigerweise unbequem sein. Er konfrontiert die Ärzte mit der Tatsache, daß ein Grundproblem ihres Berufes nicht dadurch aus der Welt geschafft werden kann, daß man es ignoriert.

Aber das ist der geringere Teil der Schwierigkeiten, mit denen der Gegenstand für ein solches Lehrbuch belastet ist. Viel schwerer wiegt die Tatsache, daß der Weg zur Synthese lang und steinig ist. Das bedeutet für ein Lehrbuch, daß Psychosomatische Medizin nicht als ein einheitliches, in sich abgeschlossenes Systemgebäude dargestellt werden kann. Mit der Aufgabe, den Menschen als psychophysische Einheit zu erfassen, steht sie vor einer Schwierigkeit, welche den Fächern der Medizin, die im Zuge der arbeitsteiligen Differenzierung unserer Industriekultur der allgemeinen Tendenz zur Spezialisierung und Subspezialisierung folgen, erspart bleibt. Diese Fächer können ihre Gebiete als methodisch und begrifflich einheitliche Systeme darstellen. Psychosomatische Medizin hat – auch wo sie im Rahmen der einzelnen Fächer, etwa der Inneren Medizin, der Gynäkologie usw., mit den speziellen Problemen dieser Disziplin befaßt ist – immer die Aufgabe, diese Probleme unter dem Aspekt der Einheit des erkrankten Menschen und der Veränderung dieser Einheit zu sehen. Sie hat auch dort – und gerade dort – eine integrative Aufgabe.

Das verlangt von dem psychosomatisch tätigen Arzt nicht nur die Bereitschaft zu ständiger kritischer Analyse des Menschenbildes, von dem die traditionellen Fächer ausgehen, sondern genauso die Bereitschaft zu ständiger kritischer Analyse und Revision seiner eigenen Voraussetzungen. Er muß bereit sein, das Bild, das er sich vom Menschen und damit auch von sich selbst gemacht hat, zu verändern, sobald sich die Notwendigkeit ergibt. Unter diesem Aspekt ist die Vorläufigkeit und Unabgeschlossenheit der psychosomatischen Medizin kein bloßer Ausdruck einer Unfertigkeit ihrer Entwürfe, Konzepte und Methoden, sondern auch ein Niederschlag der prinzipiellen Unabgeschlossenheit und Offenheit des Menschen, der sich mit dem Bild, in dem er sich selbst erfährt, auch selbst verändert.

Es lag den Herausgebern des Lehrbuchs daran, diese Offenheit, die sich auch in einer Vielfalt der Aspekte und Ansätze äußert, nicht zugunsten einer einheitlichen, aber notwendigerweise einseitigen Darstellung zu verdecken. Ein Lehrbuch, das einen sich entwickelnden Gegenstand darzustellen versucht, darf die Vorläufigkeit nicht scheuen und muß auch heterogene Standpunkte zu Wort kommen lassen.

Die kurze Geschichte der psychosomatischen Medizin unterstreicht die Notwendigkeit einer solchen Haltung: In den USA wurde Psychosomatische Medizin lange Zeit nahezu mit Psychoanalyse identifiziert. Das brachte zunächst eine große Bereicherung. Dann aber führte der einseitige Versuch, Krankheit ausschließlich psychodynamisch zu deuten, dazu, daß Psychosomatische Medizin für zwei Jahrzehnte in einen Dornröschenschlaf verfiel, ja – wie Lipowski schreibt – fast ausgelöscht wurde. Nachdem sie sich dann aber auch unter dem Eindruck der Arbeiten von H. G. Wolff und seiner Mitarbeiter entschloß, einen multifaktoriellen Ansatz zu akzeptieren und neben den psychoanalytischen Konzepten auch psychophysiologische und epidemiologische Modelle sowie die Methoden der Streß-Forschung zu berücksichtigen, m. a. W. Krankheit als psychobiologisches Problem (Weiner [2]) zu betrachten, erlebte sie in den siebziger Jahren ein geradezu spektakuläres Come-back (Lipowski). Heute »findet sie sich mitten im Hauptstrom der Gedanken- und Ideenbildung zeitgenössischer Medizin, in der Fragen nach der relativen Bedeutung psychischer, biologischer und sozialer Faktoren für Entstehung, Verlauf und Endzustände somatischer und psychiatrischer Krankheiten eine beherrschende Rolle spielen.« [3].

So hat in diesem Lehrbuch das Menschenbild der Psychoanalyse als noch immer eines der differenziertesten Modelle der menschlichen Psyche zwar einen bevorzugten Platz; aber von ihm führt keine tragbare Brücke zu dem Modell eines menschlichen Körpers, dessen subtile biologische Mechanismen die Möglichkeiten moderner somatischer Diagnostik und Therapie eröffnen. Schon aus diesem Grund ist es notwendig, zu zeigen, daß neben Freud auch Pawlow und Cannon grundlegende Beiträge für psychosomatische Modelle beigesteuert haben. Es ist weiter erforderlich, andere – vor allem verhaltenstheoretische – Modelle darzustellen, obgleich auch von ihnen eine Brücke zu den somatischen Modellen noch nicht genau sichtbar ist. Aber auch neuere Konzepte wie das der Alexithymie oder der pensée opératoire, die alte Vorstellungen Freuds wieder aufgreifen und vertiefen, gehören in das Bild der modernen Psychosomatischen Medizin.

Das Buch wendet sich also an Leser, die nicht nur an Fakten, sondern auch an den Problemen interessiert sind, die hinter den Fakten stehen. Es wünscht sich Leser, die bereit sind, sich mit diesen Problemen auseinanderzusetzen, weil sie nicht nur die Psychosomatische Medizin, sondern die moderne Heilkunde überhaupt und damit jeden Arzt angehen.

Wir haben uns bemüht, die sonst kaum überschaubare Landschaft dieser Probleme zu gliedern: Ein *erster Teil* bringt eine Auseinandersetzung mit wissenschaftstheoretischen Fragen der Psychosomatik. In ihm wird versucht, einen allgemeinen Bezugsrahmen zu entwickeln, oder anspruchsvoller ausgedrückt, eine allgemeine Theorie der Medizin. Uns ist bewußt, daß dies ein sehr kühner Versuch ist. Wir glauben aber, daß man Psychosomatische Medizin nicht darstellen kann, ohne diesen Versuch zu wagen. Wir glauben auch, daß der von uns entworfene Rahmen trotz unvermeidbarer Vorläufigkeit, Subjektivität und Korrekturbedürftigkeit einen brauchbaren Ansatz darstellt und die Möglichkeit bietet, die verschiedenen Konzepte Psychosomatischer Medizin zu ordnen und zueinander in Beziehung zu setzen. Wir haben auch in einzelnen der speziellen Kapitel der folgenden Teile des Buches versucht, diese Beziehungen aufzuzeigen und so die Brauchbarkeit des theoretischen

Einleitung

Rahmens zu erproben. Bei den meisten Kapiteln, die ja aus den Federn verschiedener Autoren stammen, bleibt dies jedoch eine Aufgabe für den interessierten Leser.

Im *zweiten Teil* »Allgemeine Psychosomatik: Theoretische Konzepte zur Pathogenese« versuchen wir die wichtigsten theoretischen Konzepte und Modelle darzustellen. Wir haben auf ein Kapitel über Testpsychologie verzichtet, weil es sich um ein sehr spezielles Arbeitsinstrument handelt, das sowohl in der Anwendung wie der Interpretation seiner Ergebnisse fundierte Kenntnisse der Testpsychologie voraussetzt. Deren Darstellung hätte jedoch den Rahmen des Lehrbuchs überschritten. Es handelt sich um eine Domäne der Medizinischen Psychologie, in der entsprechende Lehrbücher existieren.

Im *dritten Teil* werden methodische und organisatorische Probleme der heutigen Psychosomatischen Medizin abgehandelt. Ein *vierter Teil* bringt Darstellungen der wichtigsten diagnostischen und therapeutischen Verfahren psychosomatischer Krankenversorgung. Ein *fünfter Teil* befaßt sich in acht Kapiteln mit Störungen von Funktionsabläufen. In einem *sechsten Teil* werden Störungen des Eßverhaltens gebracht, während im *siebenten Teil* Probleme der speziellen Psychosomatik in einer Darstellung über psychosomatische Aspekte bei internistischen Krankheiten (9 Kapitel), gynäkologischer und geriatrischer Krankheiten (2 Kapitel) abgehandelt werden. Die letzten Kapitel (44 bis 48) behandeln wieder allgemeinere Probleme, die sich bei einer interdisziplinären psychosomatischen Krankenversorgung stellen: Psychische Abwehrprozesse bei lebensbedrohlichen Erkrankungen, akute organische Psychosyndrome, Intensivmedizin, Hämodialyse und Transplantation und schließlich den Umgang mit unheilbar Kranken.

Die einzelnen Kapitel zeigen auch den unterschiedlichen Entwicklungsstand der Psychosomatischen Medizin auf den verschiedenen Gebieten, der das unterschiedliche Interesse der Ärzte an psychosozialen Faktoren in den verschiedenen Fächern und bei verschiedenen Krankheitsbildern widerspiegelt. So ist das geriatrische Kapitel ein erster Versuch, psychosomatische Probleme des Alterns und des Alters in deutscher Sprache umfassender darzustellen. Dabei wird auch deutlich, wie dürftig hier die Aussagen zu einzelnen Krankheitsbildern sind und daß ganze Krankheitsgruppen auf Grund fehlender Untersuchungen ausgelassen werden mußten. Ich erfülle mit diesem letzten Hinweis die Bitte des Autors, der betont, wie damit die unbefriedigende Forschungssituation auf dem geriatrischen Gebiet deutlich wird.

Die letzten Kapitel zeigen eindrucksvoll, daß die Situation der Kranken in den Kliniken und in der Praxis an eine qualifizierte ärztliche Betreuung Anforderungen stellt, denen die moderne, immer arbeitsteiligere Medizin allein nicht gewachsen ist. Auch die Vorstellung, die diagnostischen und therapeutischen Probleme der Kranken durch Herbeiziehung konsiliarischer Experten lösen zu können, ist nur dann realistisch, wenn der erstbehandelnde verantwortliche Arzt in der Lage ist, die Probleme zu erkennen. Das aber ist in vielen Fällen schon mit der Fähigkeit identisch, sie auch zu lösen.

Überall stoßen wir auf Aufgaben, denen nur ein Arzt wirklich gewachsen ist, der gelernt hat psychosomatisch zu denken und zu handeln.

Wir sind nicht der Meinung, daß in dem Lehrbuch »die Psychosomatische Medizin« dargestellt worden ist. Wir nehmen bewußt die Unvollständigkeit in Kauf, die darin begründet liegt, daß Psychosomatische Medizin kein Fach ist, sondern in jedem einzelnen Fach dessen allgemeine Probleme zum Gegenstand hat. Dieses Lehrbuch unterscheidet sich damit in seiner Absicht und in seinem Rahmen von den in deutscher Sprache erschienenen Büchern über dieses Thema. Es ist kein Kompendium und auch nicht nur mit dem Blick auf die praktische Anwendung geschrieben. Indem es auch die Probleme der Psychosomatischen Medizin und deren Position innerhalb der modernen Heilkunde sowie die sich daraus ergebenden Aufgaben darstellt, will es auch eine Lücke in dem System unserer modernen Gesundheitsversorgung darstellen. Auch das Wagnis, in den ersten fünf Kapiteln eine allgemeine Theorie der Heilkunde zu entwerfen, muß unter diesem Aspekt gesehen werden. Ein solcher Versuch wird von einer Situation herausgefordert, in der die Medizin ohne Konzept für eine Integration der Gefahr einer hemmungslosen Aufsplitterung in immer neue Spezialdisziplinen ausgesetzt ist.

Zu der Vorgeschichte des Lehrbuchs ist noch zu sagen, daß anfänglich die Absicht bestand, einem Wunsch des Verlages Rechnung zu tragen, eine frühere Arbeit über funktionelle Syndrome dem neueren Wissensstand anzupassen. Es erwies sich aber bald, daß eine solche Anpassung nicht möglich ist, ohne den allgemeinen Rahmen zur Diskussion zu stellen und Psychosomatiker anderer Gruppen und Disziplinen zur Mitarbeit zu bitten. So ist schließlich aus Vorlesungen, die dann in Fortbildungsseminaren und zahlreichen Diskussionen innerhalb unserer Abteilung erweitert und verändert wurden, ein »Viel-Männerbuch« entstanden, mit einem Kern von Beiträgen der Mitarbeiter einer Abteilung, die zehn Jahre lang in eine Internistische Universitätsklinik integriert war. In diesen zehn Jahren haben wir die Dringlichkeit, aber auch die theoretischen und praktischen Schwierigkeiten kennengelernt, ein Modell für die Durchführung einer psychosomatischen Betreuung organisch Kranker zu entwickeln.

Literatur

[1] Feigel, H.: Minnesota Studies of Science. University of Minnesota Press (1958).
[2] Weiner, H.: Psychobiology and Human Disease. Elsevier New York, Amsterdam (1977).
[3] Lipowski, Z.J.: Psychosomatic Medicine in the Seventies. Amer. J. Psychiatry (1977).

ERSTER TEIL

Wissenschaftstheorie und Psychosomatik

1 Psychosomatische Medizin und das Problem einer Theorie der Heilkunde

Thure v. Uexküll und Wolfgang Wesiack

1.1 Begründung für eine theoretische Einführung in ein Lehrbuch der Psychosomatischen Medizin

Medizinische Lehrbücher verzichten meist auf theoretische Einführungen. Sie kommen gleich zur »Sache«. Wer sich über Infektionskrankheiten, Antibiotika oder chirurgische Maßnahmen zur Versorgung Unfallverletzter informieren will, braucht keine Einführung in Theorien, die vorausgesetzt werden. So entsteht die Meinung, das Problem einer Theorie der Medizin würde entweder garnicht existieren oder habe mit der Sache, die medizinische Lehrbücher vermitteln, wenig zu tun.

In Wahrheit können Ärzte und Medizinstudenten aber den Inhalt dieser Lehrbücher nur deswegen ohne theoretische Einführung verstehen, weil sie während der ersten Semester ihrer medizinischen Ausbildung die Theorie erlernt haben, die in den Lehrbüchern vorausgesetzt wird. Wenn der Medizinstudent nach dem Physikum mit kranken Menschen in Berührung kommt, weiß er bereits, was die »Sache« der Medizin ist. Er hat während des Studiums in Physik, Chemie, Anatomie, Biochemie und Physiologie die Theorie erlernt, nach der er sich den Aufbau des menschlichen Körpers und die komplizierten Mechanismen, die in seinem Inneren ablaufen, vorzustellen hat. Soweit hier noch theoretische Probleme der Medizin existieren, gehören sie zu den Aufgaben der Grundlagenwissenschaften, der Molekularbiologie, der Genetik usw., die an der Aufklärung immer subtilerer Mechanismen arbeiten.

Medizinstudenten und Ärzte haben es schwer, von dieser Theorie der Medizin eine Brücke zu der »Sache« zu schlagen, die in den Vorlesungen oder Lehrbüchern über medizinische Psychologie, medizinische Soziologie und Psychotherapie vermittelt wird. Diese Lehrbücher bringen zwar theoretische Einführungen, es zeigt sich aber, daß unser Wissen über menschliches Verhalten, seine Störungen und die therapeutischen Methoden, die zur Behandlung dieser Störungen entwickelt worden sind, auf einer anderen Theorie der Medizin basieren.

So entsteht der Eindruck, daß psychosozial ausgelöste Störungen und Krankheiten neben den internistischen, den dermatologischen, den chirurgischen Krankheiten usw. eine weitere Gruppe von Leiden umfassen würden, für die wieder besondere Spezialdiszipinen entwickelt worden sind. Dieser Eindruck ist falsch, denn sobald Studenten und Ärzte mit Patienten konfrontiert sind, stellen sie fest, wie wirklichkeitsfremd eine solche Vorstellung ist. Jetzt erfahren sie, daß Magenbeschwerden, Herzsymptome und andere somatische Erscheinungen psychische und soziale Determinanten haben, und daß auf der anderen Seite seelische Störungen, wie ein Delir oder Stimmungsschwankungen, somatisch bedingt sein können. Sie erfahren, daß der Arzt ständig vor der Frage steht, ob und wieweit Symptome eines Kranken oder der Verlauf einer Krankheit durch physiologische, psychologische oder soziale Determinanten oder durch eine Kombination aus allen dreien bedingt sind – daß er immer wieder entscheiden muß, ob und welche biochemischen, physikalischen oder psychologischen Methoden er für die Diagnostik und Therapie einsetzen muß.

Probleme dieser Art müssen in einem Lehrbuch der psychosomatischen Medizin abgehandelt werden. Psychosomatische Medizin kann aber nicht auf eine Theorie der Heilkunde zurückverweisen, die somatische, psychische und soziale Faktoren in Zusammenhang bringt und die bereits während der medizinischen Ausbildung gelehrt worden ist; denn die heutige Medizin besitzt eine derartige Theorie noch nicht, sie besitzt nur verschiedene – einander widersprechende – Theorien.

In der psychosomatischen Medizin sind zwar Konzepte und Modelle entwickelt worden, mit deren Hilfe sich solche Zusammenhänge beschreiben lassen. Sie sollen dem Arzt bei dem Brückenschlag zwischen den heterogenen Bereichen helfen. Diese Konzepte und Modelle sind aber nicht einheitlich. Es ist bisher auch noch nicht gelungen, sie in eine systematische Ordnung zu bringen. Die Versuche, Verbindungen zwischen den verschiedenen Konzepten herzustellen, sind noch zu wenig entwickelt oder zu wenig differenziert.

Wir müssen uns daher den Weg zu einer umfassenden Theorie der Heilkunde im Rahmen einer Einführung in das vorliegende Lehrbuch selbst suchen. Wir halten es für notwendig, den Leser zu bitten, uns auf diesem Weg zu begleiten; denn das Konzept für ein umfassendes Ordnungsschema, das wir auf diesem Weg erarbeiten wollen, kann ja zunächst nicht mehr bieten als ein allgemeines, hypothetisches Modell. Es soll zwar in den folgenden Kapiteln näher ausgeführt und an konkreten Fragestellungen erprobt werden – bewähren kann es sich aber nur, wenn der Leser das Konzept immer wieder für den eigenen Gebrauch als Orientierungshilfe erprobt.

Wir wollen von folgender Tatsache ausgehen: Medizin – auch psychosomatische Medizin – ist zwar eine praktische Wissenschaft; ihre Probleme entstehen aus der Praxis, und ihre Konzepte zur Lösung der Probleme müssen sich in der Praxis bewähren. Aber – ärztliche Praxis ist immer schon vorgeformt durch theoretische Voraussetzungen. Solche Voraussetzungen stehen auch hinter den heterogenen Ansätzen einer »somatischen« und »psychologischen« Medizin. Es muß daher möglich sein, von Problemen der Praxis zu den theoretischen Voraussetzungen, mit denen sie »durchtränkt« sind, vorzudringen.

Das soll im folgenden an dem Beispiel einer Krankengeschichte und an einem konkreten Phänomen entwickelt werden, das in allen medizinischen Disziplinen Fragen von großer Bedeutung aufwirft: dem Phänomen »Streß«.

1.2 Ein exemplarischer Krankheitsfall

Das Sprechzimmer betritt ein 31jähriger mittelgroßer, schlanker und korrekt gekleideter Mann, mit der Bitte um Behandlung seines Bronchialasthmas. Er leide schon seit seinem 4. Lebensjahr an Asthmaanfällen. Nach dem Tode seiner Mutter – er sei damals 10 Jahre alt gewesen – wurde er bis zur nochmaligen Heirat seines Vaters von verschiedenen Verwandten aufgezogen. Den Vater habe er anfangs sehr bewundert, konnte aber von ihm nur durch überdurchschnittliche Leistungen Anerkennung bekommen. Später – etwa von der Pubertät an – wurde sein Verhältnis zu ihm sehr gespannt, weil der Vater dauernd Frauengeschichten gehabt und später auch seine Stiefmutter, an der der Patient sehr gehangen habe, verlassen hat. Heute unterhalte er zu ihm überhaupt keine Beziehung mehr. In der Zeit nach dem Tode seiner Mutter, bis hin in seine Studentenzeit, habe er an sehr schweren Asthmaanfällen gelitten. In der Schule habe er versagt und mußte das Gymnasium verlassen. Es gelang ihm aber dann, auf dem zweiten Bildungsweg, das Abitur nachzuholen, zu studieren und das Studium sehr erfolgreich abzuschließen. Um die Zeit des Abiturs habe er häufig Magenbeschwerden gehabt, und bei einer Röntgenuntersuchung sei auch ein Zwölffingerdarmgeschwür festgestellt worden. Während seines Studiums habe er sich unter seinen Studienkollegen sehr wohl gefühlt, keine Magenbeschwerden mehr gehabt, aber wieder schwerste Asthmaanfälle bekommen. Dies habe sich erst gebessert, nachdem er etwa ein Jahr lang in psychotherapeutischer Behandlung gewesen sei. Damals habe er auch seine Frau kennengelernt und bald geheiratet. Jetzt sei er in führender Position in der Industrie tätig. Bei beruflichem Streß bekomme er immer Magenschmerzen. Die Versicherung der Ärzte, daß seine Magenschmerzen nur nervös seien, glaube er zwar, doch würden sie ihn kaum beruhigen. Unangenehmer sei ein gewisses Leere- und Angstgefühl, das ihn immer am Wochenende befalle. Besonders unangenehm aber seien die Asthmaanfälle, die er jetzt regelmäßig während seines Urlaubs, aber nie während der Arbeitszeit, bekomme. Seine ursprünglich glückliche Ehe habe darunter gelitten, da seine Frau ihm unterstelle, er bekomme seine Asthmaanfälle nur, um im Urlaub seinen Willen durchzusetzen.

Auf die Frage des Arztes, ob er nicht noch etwas von seiner Mutter berichten könne, antwortet er, er habe an sie so gut wie keine Erinnerung mehr, bekommt aber dabei Tränen in die Augen. Kurze Zeit später erwähnt er, daß auch seine ehemalige Psychotherapeutin bereits verstorben sei. Dann berichtet er, daß er sich an Menschen überhaupt kaum erinnern könne. Alle seine früheren Erinnerungen beziehen sich ausschließlich auf Räume und Gegenstände. Zu seiner Ehefrau habe er ein eigenartig zwiespältiges Verhältnis. Während er sie einerseits dringend brauche und sehr auf ihre Anerkennung und Zuneigung angewiesen sei, weiche er doch zunächst einmal reflektorisch einen Schritt zurück, wenn sie spontan auf ihn zukomme.

Wir können nicht auf alle Einzelheiten dieser Fallgeschichte eingehen, sondern müssen uns auf einige besonders wichtige Aspekte beschränken: Bereits seit seinem 4. Lebensjahr leidet der Patient an Asthmaanfällen, die jedoch in verschiedenen Lebensabschnitten und in verschiedenen Situationen in recht unterschiedlicher Stärke auftreten. In den letzten Jahren treten sie zum Beispiel nur noch im Urlaub, dann aber geradezu ehestörend, auf. Umgekehrt tritt sein Magenleiden nur, wie er sich ausdrückt, in beruflichen »Streß-Situationen« auf. Seine »Wochenend-Depressionen« können wir schließlich als weiteres Krankheitsgeschehen herauslösen. Wir sehen also, daß dieser Patient in verschiedenen Lebens- und Umweltsituationen an jeweils verschiedenen Krankheiten leidet.

»Warum gerade hier – warum gerade jetzt?« – lautet eine grundlegende Fragestellung Viktor von Weizsäckers[1]*. Offenbar treffen hier eine angeborene Konstitution und eine erworbene Disposition auf eine bestimmte Lebens- und Umweltsituation, und das Resultat ist dann das, was wir eine »Krankheit« nennen. Wären Konstitution und Disposition unseres Patienten von anderer Art, er würde in diesen Lebenssituationen kaum erkranken – jedenfalls nicht in der gleichen Weise. Sind doch viele ähnliche Umweltsituationen für andere Menschen nicht oder in ganz anderer Weise pathogen.

Hier müssen wir etwas innehalten und die Begriffe »Konstitution«, »Disposition« und »Umweltsituation« etwas genauer ansehen; denn sie stellen recht grobe Sammelbegriffe dar. Der Begriff der Konstitution, der unser phylogenetisches Erbe – also unser genetisches Potential, gleichsam unsere ererbten Programme – beinhaltet, ist dabei noch der am wenigsten problematische.

---

* Anmerkungen siehe am Ende des Kapitels.

Schwerer läßt sich »Disposition« definieren[2]); denn sie umfaßt nicht nur die im Laufe des Lebens unter verschiedenen physikalisch-chemischen oder biologischen (zum Beispiel infektiösen) Noxen erworbenen individuellen Änderungen der ererbten Programme, sondern ebenso die im Laufe der individuellen Entwicklung erworbenen »Objektbeziehungen«. Damit sind die mitmenschlichen Beziehungen und das sie begleitende subjektive Erleben gemeint. Unser Patient konnte sich zum Beispiel bewußt nicht mehr an seine Mutter erinnern, war aber gefühlsmäßig bei ihrer Erwähnung so betroffen und aufgewühlt, daß er Tränen in die Augen bekam. Während seines Studiums verlor er sein Asthma weitgehend im therapeutischen Umgang mit einer Psychotherapeutin. Jetzt bekommt er die Asthmaanfälle wieder, wenn er mit seiner Frau in den Urlaub fährt. Der Zusammenhang zwischen Krankheitsverhalten und bestimmten mitmenschlichen Beziehungen erscheint naheliegend. Er ist auch aus vielen psychoanalytischen Behandlungen erwiesen, die gerade die psychische Disposition der Patienten, nämlich ihre pathologischen Objektbeziehungen, zu ändern suchen. Auch die Begriffe »Umwelt« und »Situation« stellen uns vor eine Reihe von Problemen. Wir werden weiter unten noch ausführlicher auf sie zu sprechen kommen.

Es zeigt sich bereits jetzt, daß wir die Erkrankungen unseres Patienten nicht ausreichend verstehen, so lange wir die Reaktionen seines Organismus von seiner Umwelt, seinen Objektbeziehungen und der Situation, in der er sich jeweils befindet, trennen. Die rein physiologisch-objektive Beobachtung des Verhaltens muß offenbar durch das subjektive Erleben des Patienten und seine sozialen Beziehungen ergänzt werden, um das Krankheitsgeschehen voll zu erfassen und um wirksam helfen zu können.

Bereits diese unvollständige Analyse unserer Krankengeschichte hat uns vor zwei grundlegende Problemkreise der psychosomatischen Medizin geführt:
1. Wir haben gesehen, daß wir Individuum und Umwelt nicht getrennt betrachten dürfen. Damit stehen wir vor dem Problem, wie sich deren Zusammenhang in Konzepte bringen läßt, die dem Arzt konkrete Hinweise für seine diagnostischen und therapeutischen Aufgaben geben.
2. Der zweite Problemkreis ist mit dem ersten aufs engste verwandt: Wir können bisher nur getrennt die Ergebnisse physiologischer, psychologischer und soziologischer Methoden nebeneinander stellen. Wir brauchen aber zur Erfassung des kranken Menschen als somato-psycho-soziales Phänomen Modelle, mit deren Hilfe sich die Zusammenhänge zwischen diesen drei Bereichen interpretieren lassen.

Wir hatten uns vorgenommen, von den praktischen Fragen des ärztlichen Alltags zu den theoretischen Voraussetzungen medizinischen Denkens vorzudringen, um auf diesem Wege ein – zunächst hypothetisches – Konzept einer umfassenden Theorie der Heilkunde und damit auch der psychosomatischen Medizin zu gewinnen. Am Beispiel einer konkreten Krankengeschichte haben wir jetzt zwei Grundprobleme formuliert. Um uns mit ihnen näher auseinanderzusetzen, wollen wir zunächst eine andere Frage erörtern, die sich ebenfalls bei der Betrachtung unserer Krankengeschichte stellt, und die uns auf einem anderen Weg wieder zu den Grundproblemen zurückführen wird.

Wir haben gesehen, daß unser Patient in verschiedenen Situationen seines Lebens an sehr verschiedenartigen Krankheiten – einem Asthma bronchiale, einem Ulcus duodeni und einer depressiven Verstimmung – litt. Wir können hier die banale Frage stellen, was es denn in so verschiedenartigen Zuständen Übereinstimmendes gibt, das uns berechtigt, jedes Mal von »Krankheit« zu sprechen. Gibt es so etwas wie ein »allgemeines Kranksein«, von dem die verschiedenen Krankheiten nur einzelne Episoden darstellen, in denen sich ein gleichartiges Grundgeschehen auf verschiedene Weise manifestiert? Auch diese Frage hat eine theoretische und eine praktische Komponente. Beide begegnen uns in dem »Streß-Konzept«, das in dem somatischen, dem psychischen und dem sozialen Bereich angewendet wird. Unser Patient versuchte, damit seine Magenbeschwerden zu erklären.

Die Beschäftigung mit dem Streß-Konzept ist aus zwei Gründen für eine allgemeine Theorie der Heilkunde bedeutsam:
1. »Streß« bezeichnet keine spezielle Krankheit – sondern ein bei allen speziellen Krankheiten ablaufendes allgemeines (bio-psychisches) Geschehen, mit anderen Worten, etwas, das man als »Kranksein überhaupt« bezeichnen könnte. Selye, dem wir das Konzept verdanken, schildert die Situation sehr eindrucksvoll, in der er zum erstenmal die Notwendigkeit einer derartigen Vorstellung erkannte: Als Medizinstudent wunderte er sich, warum seine klinischen Lehrer bei der Vorstellung von Patienten mit verschiedenen Infektionskrankheiten so wenig Wert auf die eindrucksvollen Symptome legten, die zunächst ins Auge sprangen. Sie alle hatten Fieber, litten unter Appetitlosigkeit, allgemeiner Schwäche, Kopfschmerzen usw. Diese eindrucksvollen Symptome wurden aber kaum beachtet. Stattdessen sollten sich die Studenten sehr viel weniger eindrucksvolle Symptome einprägen, mit deren Hilfe es möglich war, spezifische Krankheitszustände voneinander zu unterscheiden. Die Medizin, die gelehrt wurde, war eine Medizin der spezifischen Krankheiten; dagegen wurde eine Medizin des sehr viel eindrucksvolleren unspezifischen Kranseins vernachlässigt. Mit diesem Problem hat Selye sich sein Leben lang auseinandergesetzt und schließlich mit seinem Streß-Konzept eine Theorie des unspezifischen oder allgemeinen Kranseins entwickelt.
2. Der Begriff »Streß« meint aber nicht nur keine spezifische Krankheit. Die »Ursachen«, die das Zustandsbild hervorrufen, sind ebenfalls unspezifisch. Da physikalisch-chemische Noxen, Viren, Bakterien, psychische Konflikte oder soziale Notlagen zu dem gleichen Zustandsbild führen, kann der auslösende Faktor nur etwas sein, das allen diesen „spezifischen Krankheitsursachen« gemeinsam ist, und das man als „unspezifi-

sche Schädlichkeit« oder als »Unzuträglichkeit schlechthin« bezeichnen könnte.

Die speziellen Krankheiten: Masern, Scharlach, hoher Blutdruck, Magengeschwür, Depression usw. wären demnach nichts anderes als Varianten oder verschiedene Ausprägungen – eben jenes »allgemeinen Krankseins« – und die spezifischen Ursachen physikalisch-chemischer, biologischer, psychischer oder sozialer Art nichts anderes als verschiedene Spielarten einer allgemeinen – für sie alle charakteristischen – »Unzuträglichkeit«.

Das theoretische Problem, das im Streß-Konzept zwar nicht explizit entfaltet, aber unübersehbar aufgeworfen wird, ist die Frage nach dem allgemeinen Zusammenhang zwischen Kranksein und Krankheitsursachen, oder (wie bei unserem Patienten) zwischen dem Kranken, seiner Konstitution und Disposition und den Umgebungsfaktoren mit ihren krankmachenden Potenzen auf der bio-physischen, psychischen und sozialen Ebene.

Wir finden im Streß-Konzept also die beiden Problemkreise wieder, die wir eben als die Frage nach den Beziehungen zwischen Individuum und Umgebung und als die Frage nach den Beziehungen zwischen einer biophysischen, psychischen und sozialen Ebene formuliert haben. Mit welcher Krankheit auch immer wir konfrontiert sein mögen, überall stoßen wir auf diese beiden Grundprobleme. Überall müssen wir Antwort auf die Frage geben, wie die Beziehungen zwischen Individuum und Umweltfaktoren aussehen sollten, wodurch sie gestört sind und ob und wie physische, psychische und soziale Faktoren dabei ineinandergreifen. Diese beiden theoretischen Grundprobleme werden konkreter und anschaulicher, wenn wir im folgenden das Phänomen genauer betrachten, welches das Streß-Konzept beschreibt.

1.3 Was ist »Streß«?

Wir wollen die mit dem Streß-Konzept aufgeworfenen Fragen unter dem Gesichtspunkt ihrer Bedeutung für eine allgemeine Theorie der Heilkunde paradigmatisch betrachten. Für nähere Einzelheiten verweisen wir auf das Kapitel »Streß«. – Als »Streß« bezeichnet man nach Selye eine komplexe Reaktion des Organismus auf unspezifische Einwirkungen der Umgebung (Stressoren oder Stimuli), bei der drei Phasen unterschieden werden:
1. Die Phase der »Alarmreaktion«, die bei schweren Stressoren in Stunden oder Tagen zum Tode führen kann. Dabei lassen sich recht charakteristische Symptome beobachten, die aber – weil sie im Initialstadium vieler Infektionskrankheiten gefunden werden und daher über die spezifische Natur der jeweiligen Krankheit nichts aussagen – als »unspezifische« Symptome bezeichnet werden. Wird diese Phase überstanden, folgt
2. die Phase der »Adaptation« oder »Resistenz«. Jetzt verschwinden die anfänglichen Symptome, und mit der Anpassung an die veränderte Umgebung ist eine erhöhte Widerstandskraft verbunden. Bleibt die Einwirkung der Stressoren jedoch unvermindert bestehen, oder verstärkt sie sich sogar, so kommt es schließlich
3. zur Phase der »Erschöpfung«, in der die Adaptationsreserven des Organismus verbraucht sind. Jetzt treten Krankheiten auf (zum Beispiel Hypertonie, Magengeschwüre, Rheumatismus, Asthma, allergische Reaktionen, Herz- und Nierenleiden), die Selye als »Adaptations-Krankheiten« bezeichnet hat. Damit will er zum Ausdruck bringen, daß sie vom Körper selbst durch inadäquate Adaptationsversuche auf an sich nur potentiell schädliche Einwirkungen eingeleitet oder verschlimmert werden. Die Frage, welche Krankheit jeweils eintritt, wirft wichtige Probleme auf, die in den einzelnen Kapiteln dieses Buches behandelt werden.

»Stressoren« sind alle Veränderungen der Umgebung, die zu diesen Reaktionen des Organismus führen. Es handelt sich also um ubiquitäre Ereignisse, bei denen es gleichgültig ist, ob sie als angenehm oder als unangenehm empfunden werden[3]) und ob sie physikalischer, biologischer, psychologischer oder sozialer Natur sind. Streß ist also nicht nur die Folge physischer Schädigung oder psychischer Spannung oder sozialer Belastung; er begleitet jede Handlung unseres Lebens – ja, ein bestimmtes Ausmaß von Stimulation und Reaktion ist sogar lebensnotwendig. Zu wenig oder zu viel sind gleichermaßen schädlich. Im ersten Fall spricht man von »Deprivation«, im zweiten von »Distress«.

Jene »Unzuträglichkeit schlechthin«, die als unspezifische Schädlichkeit allen spezifischen Krankheitsursachen gemeinsam ist, besteht in einer Umgebungssituation, an die wir nicht angepaßt sind, und die daher Adaptationsleistungen verlangt. Dabei ist die Grenze zwischen »zu viel« und »zu wenig« individuell verschieden, wobei wir nicht wissen, ob diese Grenze für angenehme oder unangenehme Ereignisse wirklich identisch ist. Aber wie dem auch sei – »Streß« bezeichnet ein Grundphänomen des Lebens. Es besteht in einem komplexen Geschehen, mit dem der Organismus eines jeden Individuums dessen Auseinandersetzung mit der Umgebung begleitet.

Physiologisch wird das komplexe Geschehen vom Hypothalamus gesteuert, der einerseits über ACTH die Nebennierenrinde zu vermehrter Abgabe von Kortikoiden veranlaßt – andererseits über das sympathische Nervensystem das Nebennierenmark zur Ausschüttung von Adrenalin und Noradrenalin (Katecholaminen) stimuliert.

Dieses Konzept stellt uns vor folgende Fragen:
1. Welche Vorgänge der Umgebung sind »Stressoren« – beziehungsweise wie wir oben sagten – »Unzuträglichkeiten« beziehungsweise »potentielle Krankheitsfaktoren«, und
2. welche Reaktionen des Organismus sind »Streß« – oder – wie wir auch sagen können – Versuche, mit Unzuträglichem umzugehen, ohne in allgemeines Kranksein zu verfallen?

Ist ein Lichtreiz, der auf die Retina fällt, bereits ein

Stressor und die Pupillenreaktion schon »Streß«? Anders ausgedrückt, an welchen Eigenschaften oder Qualitäten lassen sich lebensnotwendige Stimuli von lebensbedrohenden Stressoren unterscheiden – und welche Quantitäten bezeichnen die Grenze zwischen Erforderlichem auf der einen Seite und nicht mehr Zumutbarem auf der anderen im physikalischen, psychischen und sozialen Bereich?

Die Frage nach der Natur der Stressoren bezieht sich auf die Umgebung und die Frage nach der Art der Reaktionen auf das Individuum. Die Problematik, die damit angesprochen ist, wird deutlich, wenn man sich klar macht, daß sich die erste Frage nicht lösen läßt, ohne gleichzeitig die zweite Frage mitzubeantworten und umgekehrt; denn es hängt ja einerseits von der Disposition des Individuums ab, ob und welche Vorgänge der Umgebung zu Stressoren werden und welche nicht – andererseits sind es die Stressoren, welche die Disposition des Individuum verändern.

Damit hängt auch eine grundsätzliche Schwierigkeit des Streß-Konzeptes zusammen. Die Grenze zwischen »Erforderlichem« und »Zuviel« ist bei jedem Menschen verschieden. Was für den einen Menschen lebensnotwendige Abwechslung bedeutet, kann für den anderen unerträglicher Streß sein. Unser Patient zum Beispiel erkrankte gerade an Wochenenden und im Urlaub, also zu Zeiten, in denen sich andere besonders wohl fühlen und erholen. Diese Unterschiede hängen mit der verschiedenen Disposition der einzelnen Menschen zusammen. Aber wie sollen wir uns den Zusammenhang zwischen Streß und Disposition vorstellen?

Im Rahmen des Streßkonzeptes läßt sich »Disposition« als »Ausmaß des Adaptiertseins an die Umgebung« definieren. Damit wird die Frage, was wir unter »Adaptation« oder »Anpassung« verstehen, zu dem eigentlichen Kernproblem. In der Medizin wird der Begriff gewöhnlich nicht besonders definiert. Dadurch übersieht man, daß mit ihm ein zentrales Problem aufgeworfen wird, das in Biologie, Psychologie und Soziologie in prinzipiell der gleichen Weise auftaucht und in der Vergangenheit verschieden beantwortet wurde[4]).

1.4 Was bedeutet »Adaptation«?

Der Begriff »Adaptation« oder »Anpassung« beschreibt den Vorgang, in dem sich Beziehungen zwischen Individuum und Umgebung herstellen und verändern. Dieser Vorgang ist ein dynamischer Prozeß, der Lebewesen und Außenwelt in sehr verschiedenartigen Zusammenhängen aufeinander abstimmt:
1. Im weitesten Rahmen spielt sich Adaptation als Phylogenese (= Stammesgeschichte) ab, das heißt als ein im Verlauf der Erdgeschichte ablaufender Anpassungsprozeß des Lebens an die Umgebung. Mit der Entstehung der Arten werden Lebewesen produziert, die an bestimmte Umgebungsbedingungen angepaßt sind (Phylo-genese). In der Medizin bezeichnet der Terminus »Konstitution« das Erbe an Anpassung, das jedes Lebewesen aus dem phylogenetischen Adaptationsprozeß mitbringt.
2. In einem etwas engeren Rahmen ereignet sich Adaptation als Ontogenese, das heißt, Anpassung bezeichnet jetzt den individuellen Prozeß, in dem sich jedes Lebewesen während seiner Entwicklungsphase an die vorgefundene Umgebung anpaßt. Dabei werden Eigenschaften erworben, welche die Medizin als »Disposition« bezeichnet.
3. Erst im engsten Rahmen meint Adaptation schließlich »Streß« – in dem oben definierten Sinne – als Vorgang, in dem sich auch das voll entwickelte Individuum an die Veränderungen seiner Umgebung ständig neu anpassen muß.

Unter dem Aspekt, daß »Adaptation« in allen drei Zusammenhängen (phylogenetisch, ontogenetisch und im täglichen Leben) Voraussetzung für die Erhaltung des Lebens schafft, wird die Bedeutung von zwei Besonderheiten sichtbar, durch die der Mensch vor seinen tierischen Mitgeschöpfen einen wichtigen Selektionsvorteil gewonnen hat:
1. Sein größeres Gehirn und
2. seine verlängerte Kindheit.

Beides steht in engem Zusammenhang: Das Gehirn kann als spezifisches Adaptationsorgan aufgefaßt werden (Seitelberger)[5]). Es ermöglicht dem Individuum Anpassungen an Umgebungsveränderungen auf Grund von Lernprozessen, ohne die es ein Opfer des phylogenetischen Ausleseprozesses werden würde. Nach Portmann[6]) ist der Mensch – auch mit seiner Gehirnentwicklung – erst am Ende des ersten Lebensjahres so weit ausgereift wie vergleichbare Säugetiere bei der Geburt. Anders ausgedrückt: Nur etwa die Hälfte der Embryonalentwicklung des Menschen erfolgt im Mutterleib (intrauterin), die zweite Hälfte, außerhalb des Mutterleibes (extrauterin), im sogenannten »sozialen Uterus«. Portmann nennt daher dieses erste Lebensjahr das »extrauterine Frühjahr«. Es hat für die spezifisch menschliche Entwicklung eine nicht zu überschätzende Bedeutung und dürfte der entwicklungsgeschichtliche Grund dafür sein, daß für uns Menschen psychosoziale Beziehungen von ebenso elementarer Bedeutung sind wie die physiologischen Funktionen.

Die verlängerte Kindheit eröffnet einen Weg, um Erfahrungen von einer Generation auf die andere zu tradieren – ein Weg, der der genetischen Vererbung verschlossen ist. Damit wird das Entstehen von Kulturen möglich, als Ergebnis einer – in der Natur sonst nur in Ansätzen entwickelten – Möglichkeit, den Adaptationsprozeß umzukehren, das heißt, nicht allein die Individuen an ihre Umgebung, sondern jetzt auch die Umgebung an die Individuen anzupassen. Die verlängerte Kindheit ist also die Voraussetzung dafür, daß der Mensch es lernt, die Natur für die Bedürfnisse des Menschen zu verändern – ein Vorgang, der nach einer Definition von Karl Marx »Arbeit« und ein wesentliches Kennzeichen des Menschen ist. Beziehen wird diese Überlegungen auf das Streßproblem, so können wir sie in einem Satz zusammenfassen: »Streß« läßt sich als Reaktion des Individuums auf die Fortdauer des phylogenetischen Selektionsdrucks – beziehungsweise die »Not des Lebens« (Freud) – definieren, und »Kultur« als ein Versuch des Menschen, diesen Druck durch Arbeit zu erleichtern.

Der Mensch lebt danach nicht mehr in der ursprünglichen Natur. Er »macht« sich seine Umgebung in erheblichem Ausmaß selbst. Dabei ist es ihm gelungen, die meisten natürlichen Gefahren auszuschalten – so hat er zum Beispiel die Infektionskrankheiten, die in vergangenen Jahrhunderten die Völker dezimierten, fast ausgerottet. Trotzdem sind die Krankheiten nicht weniger geworden. Damit erhebt sich die Frage, wieweit der Mensch mit der Veränderung der Natur – ungeachtet dieser Erfolge – seine Umgebung zu einem neuen Krankheitsfaktor macht.

Wir haben jetzt, ausgehend von dem Begriff »Adaptation«, eine erste Bestimmung der Begriffe »Konstitution« und »Disposition« gewonnen: Beide bezeichnen Konzepte für den Zusammenhang zwischen Individuum und Umgebung und geben damit eine vorläufige Antwort auf die Fragen des ersten Problemkreises, warum wir Individuum und Umgebung nicht getrennt betrachten können. Wir wollen dieses erste Ergebnis auf unserem Weg zu einer Theorie der psychosomatischen Medizin festhalten, gleichzeitig aber betonen, daß die Medizin bisher aus diesem Inhalt der beiden Konzepte keine theoretischen Konsequenzen gezogen hat.

1.5 Die terminologische Konfusion

Die Betrachtung des Streßproblems führte uns – wie vorher bereits unsere Fallgeschichte – zu den beiden grundlegenden Problemkreisen der psychosomatischen Medizin, nämlich zu den Fragen:
1. Wie läßt sich der Zusammenhang zwischen Individuum und seiner Umgebung in ein Konzept bringen, mit dem der Arzt arbeiten kann, und
2. wie läßt sich dieser Zusammenhang unter den heterogenen Aspekten des Physiologischen, des Psychischen und des Sozialen erfassen?

Die Tatsache, daß die Medizin gezwungen ist, ohne klare Antworten auf diese beiden Problemkreise an die Phänomene heranzutreten und das Fehlen einer umfassenden Theorie, zeigt sich zunächst als »terminologische Konfusion«. In einer kritischen Übersicht über die vorliegenden Streßkonzepte kommen Levin und Scotch[7]) zu dem Urteil, daß ungeachtet ihrer Nützlichkeit für begrenzte Fragestellungen – keines die Forderung nach einer umfassenden Theorie erfüllt. Darüber hinaus würden die Konzepte an einem schwerwiegenden Mangel leiden: Sie unterließen es, die Termini, mit denen sie arbeiten, ausreichend zu definieren.

Die gleiche Kritik kann man auch an den beiden Grundbegriffen üben, aus denen der Terminus »psychosomatisch« zusammengesetzt ist. Weder der Begriff »psychisch« noch der Begriff »somatisch« sind in befriedigender Weise definiert. Es ist daher nicht verwunderlich, daß wir auch hier die unterschiedlichsten Bedeutungszuweisungen finden. Wir werden in den folgenden Kapiteln das Problem einer adäquaten Definition dieser beiden Begriffe noch ausführlich behandeln.

Die terminologische Konfusion ist unter anderem auch Folge der Tatsache, daß viele Begriffe ihre Bedeutung ändern, wenn sie aus dem physiologischen in den psychologischen und von dort in den soziologischen Bereich übertragen werden und umgekehrt[8]). Der Vorschlag, die verschiedenen Termini einzelnen Wissenschaftsbereichen zuzuordnen und in deren Rahmen zu definieren, ist wenig hilfreich; denn damit erhält man besten Falles Wörterbücher, die in sich logisch geschlossen sind, aber keine Übersetzungshilfen. Darüber hinaus bleibt ungeklärt, was mit der unreflektiert übernommenen Dreiteilung in einen physiologischen, einen psychologischen und einen sozialen Bereich an ebenso unreflektierten Voraussetzungen übernommen wurde. Den beklagenswerten Unstimmigkeiten, in den bisherigen Konzepten, kann man weder mit einem »Fächer-Purismus« noch mit einem »Fächer-Pluralismus« beikommen. Man muß früher ansetzen und versuchen, die von den verschiedenen Disziplinen bezogenen »Positionen« zu klären. Denn um die Frage nach den Beziehungen zwischen ihren Bereichen zu beantworten, muß man zunächst die Unterschiede der Einstellungen sehen, die sie selbst den Phänomenen gegenüber einnehmen.

Aber was sind die Phänomene? Wenn sie in der physiologischen, der psychologischen und der soziologischen Terminologie bereits von den Voraussetzungen dieser Disziplinen durchtränkt sind – und wir sie ohne diese Terminologien überhaupt nicht in den Blick bekommen können – müssen wir dann nicht resignieren?

Wir stoßen hier auf ein fundamentales wissenschaftstheoretisches Problem: Die Frage nach den Beziehungen zwischen den Phänomenen, die uns begegnen, und den Interpretationen, die wir im Rahmen unserer Perzeption hinzufügen. In der Einleitung zur »Phänomenologie des Geistes« formuliert Hegel die Aporie aller objektivistischen Lösungsversuche. Er zeigt, daß der Versuch, die subjektiven Zutaten, die wir durch unsere Interpretationen den Phänomenen beimischen, nachträglich wieder zu entfernen, nur dazu führen kann, daß die Phänomene wieder in denselben Zustand zurückversetzt werden, in dem sie vor unserer Interpretation waren – nämlich den Zustand, in dem wir sie noch nicht erkannt hatten[9]).

Bei genauerem Hinsehen stellt sich heraus, daß wir hier auf die Frage nach dem Zusammenhang zwischen Individuum und Umgebung stoßen, die wir als »ersten Problemkreis« bezeichnet hatten. Aber hier ist zugleich der »zweite Problemkreis« mit angesprochen, in der unsere Beziehungen (als Physiologe, Psychologe oder Soziologe) zu der Umgebung zum Problem wird. Das heißt, wir sind selbst in das Problem hineingezogen!

1.6 Umwelt und Umgebung

Um uns in diesen Schwierigkeiten nicht zu verirren, wollen wir zunächst das Phänomen der Beziehungen zwischen Individuum und Umgebung – wie wir es im Streß-Konzept vor uns haben – möglichst unvoreingenommen beschreiben und das wissenschaftstheoretische Problem der Beziehung zwischen Forscher und seinem Gegenstand zunächst zurückstellen. In Kapitel 5 werden wir ausführlich darauf zurückkommen.

Lazarus formuliert die grundsätzliche Problematik, die hinter diesen Schwierigkeiten steht, sehr anschaulich: Er betont, daß »Streß« ein Konzept erfordere, das sich auf die *Beziehungen* zwischen Organismus und Umgebung – aber nicht auf eines der beiden Phänomene allein – bezieht[10]). Diese Feststellung bedeutet, daß ein Streßkonzept, das die bisherigen Mängel vermeiden will, einen Ansatz finden muß, der weder den Organismus, noch die Umgebung als absolut voraussetzt, sondern von den Beziehungen ausgeht, die zwischen beiden herrschen.

Hier müssen wir uns daran erinnern, daß das Problem der Beziehungen zwischen Organismus und Umgebung, das im Streßkonzept auf exemplarische Weise deutlich wird, nicht nur für die Medizin existiert. Es ist ein allgemein biologisches Problem, auf das bereits zu Beginn dieses Jahrhunderts Jakob von Uexküll eine Antwort gegeben hat, die auch für unsere Fragestellung von prinzipieller Bedeutung ist. Er hat mit seiner Umwelttheorie ein Konzept entwickelt, das – wie Lazarus fordert – nicht von Organismus oder Umgebung, sondern von den Beziehungen zwischen beiden ausgeht[11]).

Für die Umwelttheorie J. von Uexküll's ist die Umgebung eines Lebewesens weder die physikalisch-chemische Außenwelt, noch die Biosphäre – und sein Organismus ist weder mechanisch noch psychologisch definierbar. »Umgebung« und »Organismus« lassen sich vielmehr erst auf Grund der Beziehungen definieren, die zwischen ihnen bestehen. Diese Beziehungen können als »Funktionskreis« beschrieben werden, in dem »Merken« und »Wirken« ineinandergreifen und sich gegenseitig ständig neu definieren.

Die Umweltlehre geht davon aus, daß ein Lebewesen von seiner Umgebung nur das »merkt«, was ihm seine Sinnesorgane (Rezeptoren) vermitteln, und daß es nur mit solchen Umgebungsfaktoren umgeht, auf die seine Bewegungsorgane (Effektoren) einwirken können. Jedes Lebewesen macht danach mit seinen Merk- und seinen Wirkorganen aus der objektiven (physikalisch-chemischen oder biologischen) Umgebung einen seiner Art entsprechenden Ausschnitt – seine »Umwelt«. In der Umwelt existiert von allen neutralen Vorgängen und Gegenständen, die ein außenstehender Beobachter wahrnimmt, nur ein mehr oder weniger enger und ein mehr oder weniger stark veränderter Ausschnitt. Darin findet sich nur das, was die Sinnes- und Bewegungsor-

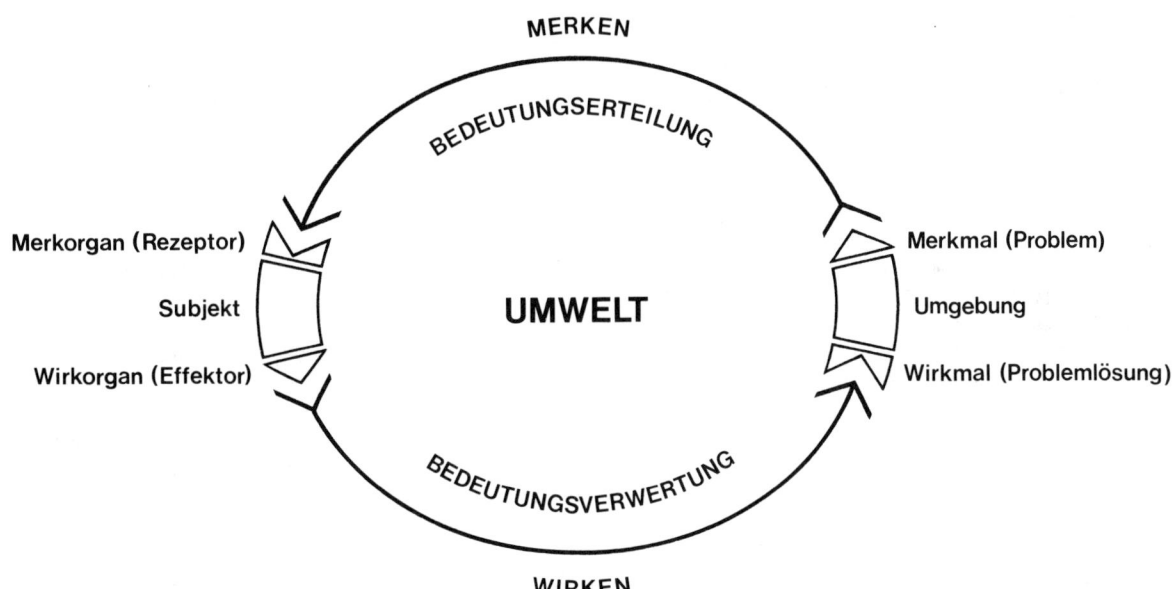

Abb. 1. »Der Funktionskreis« (modifiziert nach Jakob von Uexküll – »Streifzüge durch die Umwelten von Tieren und Menschen«). Das Lebewesen (Subjekt) prägt seiner Umgebung (Objekt) durch »Merken« ein »*Merkmal*« auf, das ein Verhalten = »Wirken« in Gang setzt und der Umgebung nun ein »*Wirkmal*« aufprägt. Wenn das Wirkmal das Merkmal (objektiv oder subjektiv) ausgelöscht hat, kommt der Funktionskreis zur Ruhe.
Merken entspricht als »*Bedeutungserteilung*« der Strukturierung der Umgebung als »*Problem*«, das durch *Wirken* als »*Bedeutungsverwertung*« gelöst wird.

gane (Merk- und Wirkorgane) des Lebewesens für dessen spezifische Bedürfnisse auswählen und interpretieren. Dieser Ausschnitt der subjektiven Umwelt umgibt jedes Lebewesen als »feste, aber für den Außenstehenden unsichtbare – Hülle«.

Der außenstehende Beobachter kann jedoch die Umwelt eines Lebewesens auf Grund seiner Kenntnis der Merk- und Wirkorgane sowie der spezifischen Bedürfnisse dieses Lebewesens als Einheit aus Merk- und Wirkwelt rekonstruieren. Er kann dann das Verhalten des Lebewesens als Ablauf eines Funktionskreises, der aus einem Merk- und einem Wirksektor besteht, analysieren. Nach dem Modell des Funktionskreises heften zum Beispiel die Sinnesorgane eines hungrigen Lebewesens einem bis dahin neutralen Außenweltfaktor mit bestimmten optischen, olfaktorischen und taktilen Merkmalen die Bedeutung »Nahrung« als eine Art Etikett an. Damit taucht ein Nahrungsobjekt in der Umwelt des Lebewesens auf. Das mit dem Merkmal verbundene Etikett – die Bedeutung »Nahrung« – löst ein Verhalten (eine Aktivität der Wirkorgane) aus, das dem Nahrungsobjekt (durch Ergreifen, Zubeißen und Hinunterschlucken) Wirkmale erteilt, und dabei das Merkmal (mit seinem Bedeutungsetikett) subjektiv (durch Sättigung) oder objektiv (durch Verschlingen) auslöscht. Damit ist der Funktionskreis abgelaufen, und das Verhalten des Lebewesens kommt zur Ruhe.

Die Umwelttheorie und das Modell des Funktionskreises (in dem das Konzept des Regelkreises vorweggenommen ist) war der Beginn der Verhaltensforschung in der Biologie, die vor allem von K. Lorenz und N. Tinbergen weiter entwickelt wurde. Bei ihnen konzentrierte sich aber das Interesse vorrangig auf eine Verhaltensphysiologie und damit auf den Sektor des Funktionskreises, der im Organismus des Lebewesens zwischen Merkorganen und Wirkorganen (zum Beispiel als neurale Schaltungen im Gehirn usw.) verläuft. Der andere Sektor des Funktionskreises, der die Bedeutungsbeziehungen zwischen Organismus und Umgebung – mit Hilfe des Konzeptes einer Selektion und Interpretation von Umgebungsfaktoren durch subjektive Merk- und Wirkmale – abzubilden sucht, ist in der Biologie kaum weiter entwickelt worden. Auch die Verhaltenstherapie, die auf der Lerntheorie aufbaut und in der Psychiatrie zunehmende Beachtung findet, hat dieses Konzept nicht aufgenommen. Dagegen lassen sich in den Arbeiten Piaget's, über den Aufbau der »sensomotorischen« Intelligenz, sehr enge Beziehungen zu den Ansätzen der Umwelttheorie finden, allerdings, ohne sie explizit zu formulieren[12]). Wenn wir uns jedoch die Forderung zu eigen machen, daß man für die Definition von Organismus und Umgebung von den Beziehungen ausgehen muß, die zwischen ihnen herrschen, lohnt es sich, dem Umweltkonzept erneute Beachtung zu schenken.

Dabei sollen drei Punkte hervorgehoben werden:
1. Mit dem Funktionskreis wurde zum erstenmal ein Modell entwickelt, mit dem das Verhalten von Lebewesen als ein sich selbst regelndes Geschehen (ohne Zuhilfenahme »externer Instanzen«, wie sie im Vitalismus postuliert wurden) beschrieben wird.
2. Das Modell des Funktionskreises besteht aus einem dynamischen Handlungssystem (einem pragmatischen System), in dem rezeptorische (Merk-) und effektorische (Wirk-)Anteile zur Erfüllung vitaler Bedürfnisse zusammenarbeiten. Bedürfniserfüllung kann kybernetisch als »Erhaltung eines Sollwertes« beschrieben werden.
3. »Umgebung« wird in dem pragmatischen System des Funktionskreises unter dem Aspekt der Bedürfnisse des Individuums für dessen Verhaltensmöglichkeiten (als dessen Umwelt) interpretiert. Damit stoßen wir auf einen Vorgang, mit dem wir uns später noch eingehend beschäftigen werden, dessen erstes Sichtbarwerden wir aber sehr genau registrieren müssen: Interpretation von Umgebungsfaktoren unter dem Aspekt von Bedürfnissen oder Wünschen ist Ergebnis einer Tätigkeit, die wir als »Phantasie« bezeichnen. Dabei merken wir an, daß im Rahmen des Funktionskreises Phantasie noch unlösbar mit Trieb oder Bedürfnis verbunden ist.

Die Lockerung dieser Verbindung, die Phantasie von den biologischen Zwängen befreit, hat – wie wir noch sehen werden – für das Problem der psychischen Entwicklung des Menschen zentrale Bedeutung. Mit dem Funktionskreis sind wir jedoch zunächst nur auf das Phänomen einer »biologischen Phantasie« gestoßen. – Wir wollen im folgenden untersuchen, ob sich die Problematik unseres Patienten, der in bestimmten biographischen Situationen an Asthma bronchiale, Ulcus duodeni und depressiver Verstimmung litt, mit Hilfe des Funktionskreismodells als Störungen der »biologischen Phantasie« beschreiben läßt. Dabei wird sich zeigen, daß wir das Modell in bestimmter Weise erweitern müssen.

1.7 Konsequenzen für eine allgemeine Gesundheits- und Krankheitslehre

Fassen wir zunächst das Gesagte unter dem Gesichtspunkt der Streßproblematik zusammen, so können wir feststellen, daß der Funktionskreis jenes »allgemeine Geschehen« beschreibt, in dem Beziehungen zwischen Lebewesen (Individuen) und ihrer Umgebung geschaffen werden – in dem phylogenetisch »Konstitution« und ontogenetisch »Disposition« entstehen, und in dem täglich und stündlich »Streß« erduldet und gemeistert wird. Im Rahmen dieses allgemeinen Geschehens können sich je nach der Art der Lebewesen und der Natur ihrer Umgebung sehr verschiedenartige »spezielle« Beziehungen ausbilden. Sie lassen sich jedoch alle als Modifikationen jenes »allgemeinen Lebensgeschehens« verstehen, das der Funktionskreis beschreibt. Er gibt uns damit ein Modell, mit dessen Hilfe wir uns vorstellen können, wie dieses Lebensgeschehen als »allgemeines Gesundsein« den

Hintergrund und gewissermaßen das Gegenstück zu jenem »allgemeinen Kranksein« bildet, welches das Streßkonzept beschreibt.

»Gesundsein« vollzieht sich danach als ein ständiger Auf- und Umbau der konkreten Beziehungen zwischen Lebewesen und Umgebung, welche die Befriedigung der vitalen Bedürfnisse ermöglichen: Die Summe der geglückten Beziehungen zwischen Lebewesen und Umgebung (das heißt der Beziehungen, die Bedürfnisbefriedigung ermöglichen) stellt sich als »Umwelt« des Lebewesens dar. Die ständige Gefahr des Mißlingens im Knüpfen dieser Beziehungen und die Anstrengungen, diese Gefahr zu überwinden – die Gegenseite gewissermaßen von allgemeinem Gesundsein – begegnet uns im Streßkonzept. Auf den kürzesten Nenner gebracht, wäre »allgemeines Gesundsein« reibungsloser Aufbau und Umbau von Umwelt – »allgemeines Kranksein« dagegen gestörte Umweltbildung, die über Alarmreaktionen zur Adaptation und damit zur Überwindung des Krankseins – oder durch Erschöpfung der Adaptationsreserven zu chronischen Krankheiten führen kann[13]).

Das Potential (der Programme der biologischen Phantasie), das dem Lebewesen zur Knüpfung der Umweltbeziehungen zur Verfügung steht, wird als »Konstitution«, das heißt als entwicklungsgeschichtliches Erbe, schon bei der Geburt mitgebracht oder als »Disposition« ontogenetisch, das heißt in der individuellen Entwicklungsgeschichte, erworben.

Die Umwelttheorie macht klar, daß der Zusammenhang der drei Termini »Organismus«, »Umgebung« und »Beziehung« ein Systemzusammenhang ist. Dieser Systemzusammenhang wurde zum ersten Mal im Modell des Funktionskreises konkret formuliert. Damit gewinnen die Konzepte der Systemtheorie (auf die in Kapitel 3 eingegangen werden soll) für das Problem einer Theorie der Heilkunde Bedeutung.

1.8 »Umwelt« und »Situation«

Das Funktionskreismodell gibt uns eine Antwort auf den ersten Problemkreis: Mit seiner Hilfe können wir uns vorstellen, wie die Beziehungen zwischen Lebewesen und Umgebung beschaffen sind. Aber auch der zweite Problemkreis, der die Frage nach den Beziehungen zwischen Individuum und Umgebung auf der Ebene des Physischen, des Psychischen und des Sozialen wiederholt und uns nun vor das Problem stellt, wie die Phänomene, die auf diese Weise auf den drei Ebenen beschrieben wurden, ineinandergreifen, läßt sich jetzt neu formulieren: »Umgebung« – ob als natürliche oder kulturell veränderte Welt – liegt dem einzelnen zunächst immer nur als individuelles Problem vor, wobei die verschiedenen Anforderungen dieses Problems die Integrität des einzelnen – als Organismus – als Individuum – oder als sozial-kulturelle Person ständig von neuem in Frage stellen. »Umgebung« erscheint unter diesem Aspekt nicht als Sammlung neutraler Fakten, die man vorfindet, sondern als »Situation«, die sich »ereignet«, und zwar dadurch, daß sie der einzelne als seine individuelle Wirklichkeit aufbaut.

Nach dem Modell des Funktionskreises muß das Individuum die Informationen, die es durch seine Sinnesorgane (Merkorgane) empfängt, für seine Bedürfnisse so deuten (Bedeutungserteilung), daß sich daraus Verhaltensanweisungen für seine Wirkorgane (wozu beim Menschen auch die Sprachwerkzeuge gehören) ergeben, welche die Praktikabilität der Deutungen testen (Bedeutungsverwertung)[14]). Der Ablauf des Funktionskreises wird durch einen Vorrat von Programmen geregelt, welche dem Individuum zunächst als angeborene (genetische) Konstitution und erst danach als erworbene (in der individuellen Entwicklungsgeschichte erlernte) Disposition zur Verfügung stehen. Mit dem Aufbau der Umwelt würde das Individuum also die Beziehungen zwischen sich und seiner Umgebung (oder zwischen seinen Bedürfnissen und den Anforderungen der Umgebung) immer wieder zunächst nach angeborenen, artspezifischen Programmen herstellen. Wir verwenden hier den Terminus »Programm« im Sinne einer Regel für aufeinanderfolgende Schritte, welche Bedürfnisse eines Lebewesens mit Umgebungsfaktoren (im Sinne des Funktionskreises) verbinden. Diese »Regeln« (Programme) können (wie bei Rechenautomaten) gespeichert und abgerufen werden.

Mit Hilfe dieses Modells läßt sich – wie wir feststellten – der Zusammenhang zwischen Lebewesen und Umgebung abbilden. Wir haben damit eine Antwort auf die Fragen des ersten Problemkreises. Die Fragen des zweiten Problemkreises haben wir bisher nur neu formuliert und stehen jetzt vor der konkreten Aufgabe, das Modell des Funktionskreises so zu modifizieren, daß es auch das Zusammenwirken physiologischer, psychologischer und sozialer Determinanten bei Gesundsein und Kranksein abzubilden vermag.

Dafür wird die Tatsache entscheidend, daß der Mensch von seinen tierischen Mitgeschöpfen weniger durch seine genetisch festgelegten Programme, als vielmehr durch die Modifikation und Differenzierung dieser Programme im Verlauf seiner Ontogenese unterschieden ist. Die Lockerung der biologischen Phantasie von den vitalen Bedürfnissen gibt ihm die Möglichkeit, im Laufe seiner individuellen Entwicklung Programme für soziale Handlungen zu erlernen und seine biologischen Programme in diese einzuordnen. Beim Menschen überwiegen daher die erworbenen Programme (mit denen er die Tradition der Kultur einer Gesellschaft übernimmt, in die er hineingeboren wird und in der er aufwächst) die angeborenen Programme in einem in der Natur sonst unbekanntem Ausmaß.

Damit entsteht für ihn die Gefahr einer Interferenz von Programmen, die nur durch das Erlernen übergreifender Programme zur Integration angeborener und erworbener Programme verschiedener Komplexität (verschiedener Integrationsebenen) vermieden werden kann. Das bedeutet für den Menschen eine Gefährdung

Psychosomatische Medizin und das Problem einer Theorie der Heilkunde

seines Gesundseins (Streß auf der psychologischen und sozialen Ebene), die in diesem Ausmaß im Tierreich unbekannt ist.

Die Frage, wie wir uns das Zusammenwirken physiologischer, psychologischer und sozialer Determinanten vorstellen sollen, erscheint jetzt als Frage nach dem Zusammenwirken verschiedenartiger Programme. Auf das Problem, wie diese Programme entstehen, werden wir später zu sprechen kommen. Zunächst bedeutet diese Feststellung folgendes: Der Mensch lebt nicht mehr in einer artspezifischen Umwelt, sondern in einer individuellen Wirklichkeit, deren Aufbau auch durch die Geschichte der Programme gefährdet sein kann, die aufs engste mit der Geschichte der Phantasieentwicklung in der Kindheit verknüpft ist. Die Loslösung der Phantasie (welche die Umgebung für unsere Bedürfnisse interpretiert) von unseren biologischen Trieben, entspricht – psychoanalytisch ausgedrückt – dem Prozeß, in welchem Programme für Primärprozesse in Programme für Sekundärprozesse verwandelt werden[15]). Das gelingt unter Umständen nur partiell, und damit tauchen Probleme auf, die mit der unterschiedlichen Dynamik von Programmen zusammenhängen.

Die hochkomplexen Anforderungen, die der Aufbau einer individuellen Wirklichkeit stellt, gehen weit über die Aufgaben hinaus, die das Tier beim Aufbau seiner Umwelt lösen muß. Der entscheidende Unterschied zwischen menschlicher Wirklichkeit und tierischer Umwelt liegt darin, daß Wirklichkeit mehrdeutig ist und verschiedene Alternativen offen läßt, während »Umwelt« mehr oder weniger eindeutig ist und für Alternativen kaum Raum läßt: Wirklichkeitsaufbau unterscheidet sich daher von Umweltaufbau (den der Funktionskreis beschreibt) durch folgendes: Der Mensch interpretiert »Umgebung« nicht als Umwelt, in der einer Bedeutungserteilung (zum Beispiel als Nahrung) fast zwangsläufig die Bedeutungsverwertung (das Ergreifen und Verzehren der Nahrung – die Auslösung eines Verhaltens durch Schlüsselreize) folgt. Er interpretiert »Umgebung« zunächst als Problemsituation, in der Bedeutungserteilung noch nicht automatisch Bedeutungsverwertung durch Auslösung von Verhaltensweisen nach sich zieht. Eine Problemsituation läßt verschiedene Lösungen offen, die zunächst in der Phantasie (als Probehandlungen) durchgespielt und abgewogen werden. Dabei werden verschiedene Programme im Hinblick auf ihre Brauchbarkeit geprüft. Erst wenn die entsprechende Programm-Konstellation gefunden ist, die eine Lösung der Problemsituation verspricht, kommt es zur Bedeutungsverwertung, das heißt zur Problemlösung durch aktives Handeln. Das pragmatische System, in dem »Wirklichkeit« geschaffen wird, durchläuft also einen Bereich der Phantasie – des Innerpsychischen – und was resultiert, ist etwas, das der Terminus »Situation« am besten umschreibt, weil mit ihm sowohl der Charakter der Anforderung wie das Offene und Experimentelle, das jeder Situation anhaftet, anklingt. Versuchen wir, diese Modifikation in das Modell des Funktionskreises einzuzeichnen, so erhalten wir als neues Modell den »Situationskreis«.

Im Situationskreis vollzieht sich der Aufbau von Wirklichkeit als Deuten von Daten der Umgebung (Bedeu-

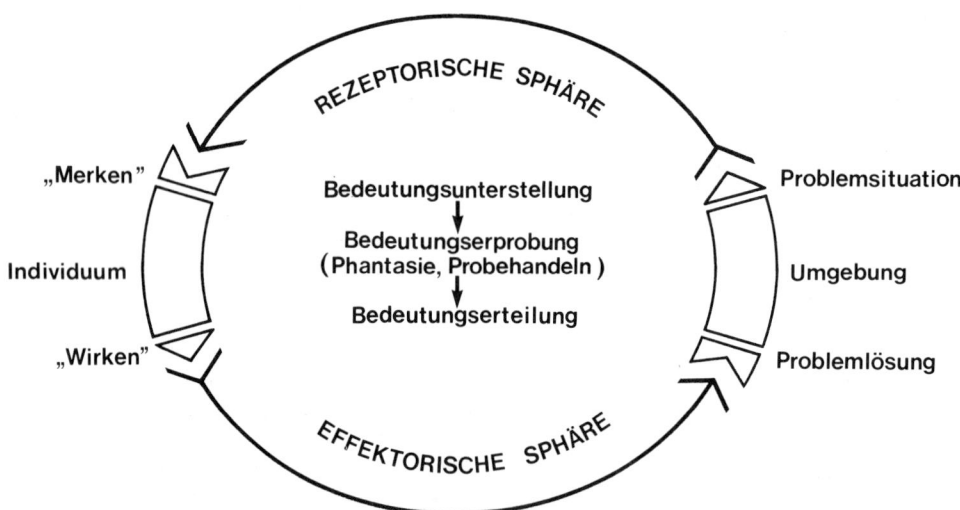

Abb. 2. »Der Situationskreis« unterscheidet sich von dem Funktionskreis durch Zwischenschaltung der *Phantasie,* in der Programme für Bedeutungserteilung (»Merken«) und Bedeutungsverwertung (»Wirken«) vor der endgültigen Bedeutungserteilung (die dann das bedeutungsverwertende Verhalten in Gang setzt) durchgespielt und erprobt werden.
Dadurch wird die *Situation* in der Phantasie experimentell (durch *Probehandeln*) vorstrukturiert: das heißt, Bedeutungserteilung erfolgt zunächst als (hypothetische) Bedeutungsunterstellung, deren Konsequenzen (in der Phantasie durch »Probehandeln«) abgetastet werden.

tungsunterstellung bis zur endgültigen Bedeutungserteilung) – und als ständiges Testen der Praktikabilität der zur Deutung eingesetzten Programme für die Problemlösung (zunächst in der Phantasie als »Probehandeln«). – Unter diesem Aspekt können wir wieder von einem pragmatischen System sprechen, das angeborenen und erworbenen Programmen (für Deutungs- und Verhaltensanweisungen) folgt, das sich aber im Unterschied zum Funktionskreis teilweise – und zwar als obligatorisches Zwischenstadium – in der Phantasie vollzieht. Das Ineinandergreifen physischer, psychischer und sozialer Anforderungen, welche die Umgebung an das Individuum stellt, läßt sich mit dessen Aufbau von Antworten im Rahmen des Situationskreismodells als Aufbau von Problem-Situationen und deren Lösung beschreiben.

Anatomisch können Programme in der DNS der Zellkerne, in Gewebsstrukturen oder in speziellen Regionen des Gehirns gespeichert sein. Sie werden durch Stimuli (aus der Umgebung oder aus dem Organismus) aktiviert, welche in die jeweilige Situation eingepaßt werden müssen. Die Programme enthalten Instruktionen zur Deutung und Manipulation der Stimuli, indem sie das Auftauchen anderer Stimuli im Zusammenhang mit unserem Verhalten vorhersagen. Auf diese Weise antizipieren sie unsere Zukunft in jedem Augenblick.

1.9 »Situationskreis« und Streß als ungelöste Situation

Wir müssen jetzt untersuchen, ob sich unser Modell auf die Probleme anwenden läßt, mit denen uns unser Patient und das Streßkonzept konfrontiert haben. Dabei gehen wir von der These aus, daß die Fähigkeit zum Aufbau einer Situation, in der die anfallenden Probleme gelöst werden können, »Gesundsein« bedeutet und Störung dieser Fähigkeiten zu »Kranksein« führt. Wir fragen daher zunächst allgemein: Wie müssen wir uns nach dem Modell des Situationskreises das Entstehen von Kranksein vorstellen?

Wenn eines der aktivierten Programme Stimuli falsch deutet (zum Beispiel durch Vorhersagen von Stimuli, die dann nicht auftauchen), ersetzen wir das irreführende Programm durch ein besseres. Alles das hat noch nichts mit Adaptation zu tun, sondern ist permanente Routine, die ein Individuum befähigt, auf der physischen, der psychischen und der sozialen Ebene adäquat zu reagieren.

Das Bild ändert sich aber, wenn dem Individuum kein besseres Programm zur Verfügung steht, um das irreführende zu ersetzen. In diesem Fall bleibt die Problemsituation bestehen – es herrscht ein Zustand der »Maladaptation«. Erst die Konstruktion neuer oder die Modifikation verfügbarer Programme für die Interaktion mit den Stimuli würde zur Adaptation führen[16]). In der Terminologie Selye's würden die Stimuli jetzt zu »Stressoren« und die nicht gelöste Problemsituation zur »Alarmsituation«, die mit Alarmreaktion einhergeht. Der Zustand, in dem die Lösung doch noch gelingt, würde als »Adaptation« beziehungsweise als »Resistenz« bezeichnet.

Das komplexe endokrine und neurale Reaktionsmuster, das im Organismus während der Alarmreaktion in Gang gesetzt wird, wäre demnach eine – nach genetischen Programmen ablaufende – Auseinandersetzung mit einer Problemsituation. Solange die verfügbaren Programme nicht ausreichen, um die Problemsituation zu lösen (eine Adaptation an die Stressoren zu erreichen), bleibt die Alarmreaktion bestehen. Wenn jedoch passende Programme gefunden oder durch Modifikation entwickelt wurden, kann die Alarmreaktion in die Phase der Adaptation oder Resistenz übergehen. Wenn sich jedoch die verfügbaren Programme nicht bewähren und ihre Modifikation oder Neuschöpfung nicht gelingt, geht die Phase der Alarmreaktion schließlich in die Phase der Erschöpfung über. Auf diese Weise würde nach dem Modell des Situationskreises unser Leben zwischen Routine und Streß verlaufen.

Programme, die nicht angeboren sind, muß das Individuum im Laufe seiner Entwicklung aus der gesellschaftlichen Umgebung, in der es aufwächst, übernehmen und einüben oder aber neu entwickeln. Im Verlauf dieses Prozesses – seiner Sozialisation oder Enkulturation – erwirbt es Programme zunächst zum Aufbau einer Jedermanns- oder Allerweltswirklichkeit[17]) und je nach seiner späteren Entwicklung auch Programme wissenschaftlicher Wirklichkeiten. Alle diese Programme können ihm helfen, Situationen zu meistern, in denen die Integrität seiner körperlichen, psychischen und sozialen Existenz bedroht ist. Aber es hängt von dem Ausmaß dieser Bedrohung und dem »Programmpotential« zur Meisterung von Bedrohungen ab, wieweit eine Problemsituation zum Stressor wird, und wieweit die Versuche durch den Aufbau einer passenden Situation, die Probleme zu lösen, psychosomatisch mit Streß einhergehen.

Unter diesem Gesichtspunkt kann jede Änderung der Umgebung, die von dem Individuum die Entwicklung von neuen Programmen für den Aufbau einer ungewohnten Wirklichkeit erfordert, als Belastungssituation beziehungsweise »Lebensereignis« (life-change-event) – oder psychosoziale Veränderung (psycho-social-transition) – bezeichnet werden. Die Versuche, Listen von Ereignissen zusammenzustellen, die für die meisten Menschen solche Umstellungen und damit Adaptationsanforderungen bedeuten, haben der Streßforschung eine neue Wendung gegeben. Diese Versuche sind noch mit verschiedenen Problemen belastet. So ist es zum Beispiel fraglich, wieweit die individuellen Unterschiede der Belastbarkeit oder die individuellen Unterschiede der Bedeutung von Lebensereignissen für die verschiedenen Menschen in diesen Listen vernachlässigt werden können. Weitere Untersuchungen werden hier mit großer Wahrscheinlichkeit Differenzierungen vornehmen müssen[18]). In dem Kapitel »Streß« werden wir diese Zusammenhänge ausführlich diskutieren.

Abschließend wollen wir zu unserem Fallbeispiel zurückkehren und die Frage erörtern, ob uns unser Modell einen Schlüssel gibt, der uns hilft, das Auftreten der verschiedenen Krankheiten zu deuten. Zunächst können wir damit die folgende Hypothese aufstellen: Die angeborenen und im Laufe der persönlichen Entwicklung erworbenen Programme ermöglichen dem Patienten keine angemessene Antwort auf die Stimuli »hohe Leistungsanforderung«, »Urlaub mit Ehefrau« und »Entspannung am Wochenende«. Deshalb entstehen Streßsituationen. In diesen Situationen erkrankt er jedoch an Ulcus duodeni, Asthma bronchiale und depressiver Verstimmung. Das sind drei verschiedene, spezifische Krankheitsbilder mit jeweils verschiedenen ätiologischen und pathogenetischen Problemen, über die in den verschiedenen Kapitel des speziellen Teils nachzulesen ist. Diese Krankheitsbilder sollen zugleich Modifikationen jenes »allgemeinen Krankseins« sein, das Selye mit dem Streßkonzept beschreibt. Hinter allen noch so differenzierten und spezifischen Erkrankungen sollen wir immer wieder die gleiche – gewissermaßen isomorphe – Konstellation finden, daß passende Programme zur Lösung einer Problemsituation nicht zur Verfügung stehen. Diese unspezifische Konstellation würde etwa dem entsprechen, was Engel und Schmale[19]) mit den Termini »Hilflosigkeit« und »Hoffnungslosigkeit« beschrieben haben. Aber selbst wenn wir bei all den verschiedenen spezifischen Krankheiten diesen allgemeinen Hintergrund finden – wofür vieles spricht, was aber im einzelnen nachgeprüft werden muß – so müßten wir den Zusammenhang zwischen dem allgemeinen Hintergrund und den spezifischen Krankheiten, die im Vordergrund ablaufen, noch klären.

Wir haben in diesem Kapitel die Hypothese formuliert, daß der Situationskreis ein Ordnungsschema für die verschiedenen Konzepte der psychosomatischen Medizin darstellt und daß er sich darüber hinaus als diagnostisches Schema zur Deutung der psychosomatischen Zusammenhänge bei unseren Patienten bewährt. Im nächsten Kapitel wollen wir diese Hypothesen an dem Krankheitsfall nachprüfen, über den wir eingangs berichtet haben.

Zusammenfassung

Psychosomatische Medizin hat die Aufgabe das Zusammenwirken somatischer, psychischer und sozialer Faktoren in Gesundheit und Krankheit zu erforschen, um die Rolle dieser Faktoren in Diagnostik und Therapie berücksichtigen zu können. Dazu bedarf sie einer allgemeinen Theorie der Heilkunde, auf deren Grundlage Konzepte und Modelle entwickelt werden können, die erlauben, uns das Ineinandergreifen der heterogenen Faktoren vorzustellen. Die ersten 5 Kapitel versuchen, eine solche allgemeine Theorie und mit ihr auch einen Rahmen zu entwickeln, in den sich die vorhandenen psychosomatischen Konzepte und Modelle einordnen lassen.

In Kapitel 1 wird auf Grund der Analyse einer exemplarischen Krankengeschichte und des Streßkonzeptes die Frage nach den Beziehungen zwischen Individuum und Umgebung als fundamentales Problem in der Heilkunde herausgestellt. Es wird die Auffassung entwickelt, daß diese Beziehungen Programme für den Umgang zwischen Lebewesen und Umgebung widerspiegeln, die im Laufe der Phylogenese entstanden sind, und daß jede Art diese Programme als *Konstitution* vererbt; darüber hinaus würde jedes Lebewesen im Laufe seines Lebens (seiner Ontogenese) Programme für seine individuellen Umgangsformen und mit ihnen eine spezifische *Disposition* erwerben. Der Terminus »Anpassung« (Adaptation) bezeichnet demgegenüber das Herstellen neuer Beziehungen zwischen Lebewesen und Umgebung und erfordert eine Leistung, die im *Streß-Konzept* genauer definiert wird.

Der Aufbau von Beziehungen zwischen Lebewesen und Umgebung läßt sich mit Hilfe eines Modells darstellen, das Jakob v. Uexküll Anfang dieses Jahrhunderts entwickelt und als »*Funktionskreis*« bezeichnet hat. Darin wird das sensomotorische Verhalten von Lebewesen zu ihrer Umgebung als »Merken« und »Wirken« definiert. Das Modell enthält das Prinzip des Regelkreises, dessen Fühler die Umgebung für die Bedürfnisse des Lebewesens (den Sollwert) interpretieren. Damit findet eine »Bedeutungserteilung« statt, und es entsteht ein »Merk-Sektor«, in dem sich dem Lebewesen seine Umgebung als Problem darstellt, das im »Wirk-Sektor« durch »Bedeutungsverwertung« gelöst werden muß. Beide Sektoren zusammen bauen die subjektive »Umwelt« auf, welche das Lebewesen als feste, aber für den außenstehenden Beobachter unsichtbare Schale umhüllt.

Der Aufbau der Umwelten, in denen neutrale Umgebung in »Erscheinungen« umgewandelt wird, in denen die Lebewesen die Bedeutung der neutralen Umgebung für ihre jeweiligen vitalen Bedürfnisse in den Qualitäten ihrer Sinnesorgane wahrnehmen, wird als »erscheinenlassen« (phainesthai) bzw. als Tätigkeit einer (biologischen) Phantasie aufgefaßt, die noch unlösbar an die Triebbedürfnisse gekettet ist. Diese biologische Phantasie steuert die Funktionskreise nach angeborenen Programmen.

Dieses Modell wird dann für die Interpretation der Beziehungen zwischen menschlichen Individuen und ihrer Umgebung zum »Situationskreis« erweitert. Er unterscheidet sich von dem Funktionskreis durch Zwischenschaltung einer (freien) Phantasie, die nicht mehr so eng an die Triebbedürfnisse gebunden ist. Sie kann, in gewissem Umfang, »spielerisch« Programme entwerfen und abrufen sowie deren Deutungs- und Verhaltensanweisungen in Probehandlungen testen, ehe sie der Umgebung die endgültige Bedeutung erteilt, die das entsprechende Verhalten frei gibt.

Das Modell des Situationskreises beschreibt die Umwandlung neutraler Umgebung in eine »*individuelle Wirklichkeit*«, die sich von der »*artspezifischen Umwelt*« der Tiere vor allem durch ihre Mehrdeutigkeit unterscheidet. Auch die individuelle Wirklichkeit läßt sich als feste, für den außenstehenden Beobachter unsichtbare Schale auffassen, die jeden Menschen umhüllt und für diesen die gleichen vitalen Funktionen erfüllt, wie die Umwelt-Schale für das Tier (Orientierung, Ernährung, Schutz vor Feinden, Kontakt mit Objekten usw.). Damit wird eine Vorstellung entwickelt, nach der unser Körper jenseits seiner Haut von einer zweiten – durch unsere Sinnes- und Bewegungsorgane von Situation zu Situation neu aufgebauten – Hülle umgeben ist, die wir als unsere konkrete sinnlich wahrgenommene Wirklichkeit erleben. Eine Verletzung dieser Hülle führt zu heftigen Reaktionen von seiten des Verletzten – den Streßreaktionen mit ihren ergotropen oder histiotropen Antwortmustern. Auf Grund dieser Vorstellung läßt sich psychosomatische Medizin als eine Form der Heilkunde beschreiben, die den Patienten in der Hülle seiner individuellen Wirklichkeit mit ihren Kontakten zur Umgebung und den dort vorgefundenen Mitmenschen zu sehen versucht. Die traditionelle somatische Medizin läßt sich im Unterschied dazu als eine Betrachtungsweise definieren, die den Menschen als einen nur von seiner Haut begrenzten Organismus zu erfassen sucht.

Das Modell des Situationskreises, der von angeborenen und erworbenen Programmen gesteuert wird, gibt nicht nur eine Antwort auf die Frage, wie wir uns die Beziehungen zwischen Individuum und Umgebung vorstellen können – es eröffnet auch die Möglichkeit, eine zweite, für die psychosomatische Medizin grundlegende Frage neu zu formulieren: Das Ineinandergreifen somatischer, psychischer und sozialer Faktoren läßt sich als Problem der Integration von Programmen unterschiedlicher Komplexität für die Herstellung von Beziehungen zwischen Individuum und Umgebung auffassen. Damit wird das Problem zu einem Spezialfall des allgemeinen Problems der Beziehungen zwischen Individuum und Umgebung.

Kapitel 1 entwirft einen theoretischen Rahmen, in dem bestimmte Begriffe eine wichtige Rolle spielen. Sie sollen zur Erleichterung der Lektüre dieses und der folgenden Kapitel definiert werden:

1. *Situation:* Die mit ihren Anforderungen und Möglichkeiten erlebte Gegenwart, die sich als Prozeß entwickelt, in dem immer wieder drei Phasen ineinander greifen:
   a) In einer ersten Phase werden Informationen, die z. T. aus dem Körper, z. T. aus der Umgebung stammen, entsprechend ihrer Bedeutung für aktuelle Bedürfnisse als Problem-Situation integriert (Bedeutungserteilung). Dafür werden angeborene und erworbene Programme, die Deutungs- und Verhaltensanweisungen enthalten, abgerufen.
   b) In einer zweiten Phase werden die Programme und ihre Vorschläge zur Problemlösung in der Phantasie durchgespielt. Dabei wird eine »innere Bühne« aufgebaut, die wichtiger werden kann als die äußere Bühne der Umgebung; denn auf der inneren Bühne spielen sich immer wieder die Dramen ab, in denen das Individuum seine Triumphe und Erniedrigungen erlebt hatte – seine Hoffnungen erfüllt oder enttäuscht sah. Dabei werden Programme eingeübt, umgestellt und variiert, Bedeutungsunterstellungen erprobt und Bedeutungserteilungen verhindert oder freigegeben.
   c) Mit der Freigabe der Bedeutungserteilung kann als dritte Phase die aktive Auseinandersetzung mit der Umgebung auf der äußeren Bühne beginnen, auf der wir die Gestalten wiedererkennen oder erwarten, die unsere innere Bühne bevölkert haben. Jetzt muß unser aktives Verhalten die in der Phantasie vorweggenommenen Problemlösungen herbeiführen, die dann als Bedeutungsverwertung die Richtigkeit der erteilten Bedeutung erweisen.

2. *Individuelle Wirklichkeit:* Die unsichtbare Schale, in welcher der einzelne seine Umgebung in den Deutungen der Programme seiner Phantasie (der inneren Bühne) erlebt, die immer wieder von Situation zu Situation neu auf- oder umgebaut wird.

3. *Programm:* Die angeborene oder erworbene Aufzeichnung eines Handlungsablaufes, die als Vorentwurf den Ablauf des Funktions- bzw. Situationskreises steuert. Es enthält Deutungs- und Handlungsanweisungen für das Individuum, welche Umgebung durch Bedeutungserteilung als Problem interpretiert, das durch aktives Handeln (Bedeutungsverwertung) gelöst wird. – Programme werden im Gedächtnis, bzw. in bestimmten körperlichen Substraten (z. B. im Gehirn oder der DNS in Zellkernen), gespeichert. Sie sind von dort abrufbar und z. T. bewußt, z. T. unbewußt für die Phantasie (zu Probehandlungen) verfügbar.

4. *Konstitution:* Das Repertoire angeborener, d. h. genetisch vererbter Programme.

5. *Disposition:* Das durch den Erwerb neuer – oder die Modifikation vererbter Programme erweiterte Repertoire.

6. *Anpassung (Adaptation):* Die Erweiterung des Programmrepertoirs zur Herstellung neuer Beziehungen zwischen Individuum und Umgebung, die als Antwort auf eine Anforderung neuer Situationen erfolgt.

7. *Streß:* Ein Zustand, der sich in Problemsituationen beim Fehlen adäquater Programme einstellt und zunächst mit gesteigerter ergotroper Reaktion (erhöhter Aktivation) einhergeht – der aber schließlich in histio- (oder tropho-)trope Reaktionsmuster und Rückzug umschlagen kann.

Anmerkungen

1. von Weizsäcker, V.: »Klinische Vorstellungen« – Psyche, I, 259 (1947). Dort heißt es: »Die somatische Pathologie der Organe erklärt uns fast nie, warum die Krankheit ›gerade jetzt‹ und ›gerade hier‹ entstand, und man sollte also probieren, ob die Psychologie nicht diese erwünschte Ergänzung bringen kann«.
2. Der Begriff »Disposition« geht ursprünglich auf Aristoteles zurück und bedeutet dort ganz allgemein eine »Ordnung von etwas, das Teile hat«. Später nahm der Begriff die Bedeutung von »Anlage« an, die hinter einem manifesten Verhalten steht. Im Unterschied zu der Umgangssprache, die heute »Disposition« sehr allgemein im Sinne von »Fähigkeit«, »Neigung«, aber auch »Anfälligkeit« (zu etwas disponiert sein) verwendet, machen wir in der Medizin den Unterschied zwischen »Konstitution« als angeborener und »Disposition« als erworbener Anlage.
3. »... A painful blow and a passionate kiss can be equally stressful«. Selye, H.: »Stress without distress« – World Health Magazine (Dec. 1974).
4. Lamarck erklärte die Angepaßtheit der Lebewesen durch die Vererbung erworbener Eigenschaften und die Entstehung neuer Organe durch den Einfluß vitaler Bedürfnisse auf die Entwicklung (also letzten Endes psychologisch). Diese Theorie ist inzwischen durch die Lehre Darwin's von der Anpassung durch ein Zusammenspiel zwischen Mutation und Selektion mit dem Effekt eines Überlebens des »Passenden« ersetzt worden.
Eine grundlegende Problematik des Anpassungs- beziehungsweise Adaptationsbegriffes liegt in der Frage, wie Aktivität und Passivität in dem Zusammenspiel zwischen Lebewesen und Umgebung verteilt sind. Erst die Kybernetik hat neue Möglichkeiten zur Beantwortung dieser Grundfrage eröffnet, deren Bedeutung für die Medizin in Kapitel 3 besprochen wird.
5. Seitelberger, F.: »Lernstruktur in Beziehung zu Hirnstruktur und Funktion« – s. entsprechendes Kapitel.
6. Portmann, A.: »Zoologie und das neue Bild vom Menschen« – Rowohlt, Hamburg (1962).
7. Levin, S., and Scotch, N. A.: »Perspectives in Stress Research« – in »*Social Stress*«, Chicago (1970). – Nach ihrem kritischen Überblick stellen die Autoren fest, daß selbst in so elementaren Fragen keine Einigkeit herrsche, wie denen, ob »Streß« aus dem Stimulus besteht – oder aus der Art, wie dieser perzipiert wird – oder aus der Form des Umgangs mit ihm – oder aus der Antwort, die darauf gegeben wird. Sie machen darauf aufmerksam, daß mit diesen Unklarheiten auch Probleme der Operationalisierung zusammenhängen, das heißt, wie und mit welchen Methoden sinnvolle und valide Daten zur Erprobung von Konzepten gewonnen werden können. – Die gleiche Kritik läßt sich auch an vielen Termini der psychosomatischen Medizin üben. So werden – um nur ein Beispiel zu bringen – so wichtige Begriffe wie »Emotion« oder »Affekt« mit ganz verschiedenen Bedeutungen verbunden. Hinde sagt dazu: »The ways in which emotion is used are not merely diverse, but logically quite distinct and yet all are concerned with an interrelated set of questions. The terminological confusion both results from and contributes to the difficulties of the problem«. In: Hinde, R. A.: »Concepts of Emotion« – in: »*Physiology, Emotion and psychosomatic Illness*« – Amsterdam/London/New York (1972).
8. S. auch: von Uexküll, Th.: »Was kann eine Spezialdisziplin – soziologische Medizin – für eine allgemeine Medizin leisten?« – Kölner Zeitschrift für Soziologie und Sozialpsychologie, Sonderheft 3 (1959).
9. Vgl. auch: von Uexküll, Th.: »Erkenntnis als Handlung« – in: Grassi, E., und von Uexküll, Th.: »Von Ursprung und Grenzen der Geisteswissenschaften und Naturwissenschaften«. – München (1950) – Seite 149: »Das Problem, vor dem wir nun stehen, ist folgendes: Das »Etwas«, das wir erkennen wollen, ist ja scheinbar auch für die erkenntniskritische Frage noch etwas, das außerhalb der Prozeduren und Anstrengungen liegt, die sich darauf richten. Ganz gleichgültig nun, als was wir dieses Etwas bestimmen, als objektiven materiellen Gegenstand, als psychischen Bewußtseinsinhalt oder als einen Erkenntnisakt – um erkannt zu werden, muß es doch für die kritische Untersuchung vorliegen. Dieses Vorliegende aber kann ich doch nur gefesselt in dem Gewand der Verstandesform meiner erkennenden Vernunft erfassen. Also erfahre ich über das »Etwas« selbst – wie immer es auch beschaffen sein mag – nicht das Geringste; denn wenn ich dann von dem Erkannten das Gewand der Verstandesform wieder abstreife, in das ich es, um es erkennen zu können, gekleidet hatte, entgleitet es mir ja wieder in das Gestrüpp des Unsichtbaren, aus dem es die Fessel meines Verstandes hervorgezogen hatte. Wir können also ... etwas »Vorliegendes«, wie es der Naturwissenschaft vorschwebt, überhaupt nicht erkennen. Wir können nur das erkennen, an dem wir beteiligt sind.«
Viktor von Weizsäcker hat mit dem Ausspruch das gleiche gemeint, der sinngemäß lautet: »Um etwas von der Welt zu erfahren, müssen wir an ihr beteiligt sein«.
10. Lazarus, R.S.: »The Concepts of Stress and Disease« – in: Lennart Levi: »Society, Stress and Disease« – London/New York/Toronto (1971): »One of the fundamental features of stress (and emotion) as a concept is that it refers to relations between an organism and the environment rather than to either the organism or the environment«.
11. von Uexküll, J.: »Im Kampf um die Tierseele« – Wiesbaden (1902), »Umwelt und Innenwelt der Tiere« – Berlin (1909), »Theoretische Biologie« – Berlin (1920) – Neuauflage, Hamburg (1974), »Streifzüge durch die Umwelten von Tieren und Menschen« – Berlin (1936) – Neuauflage Frankfurt (1970).
12. Piaget, J.: Das Erwachen der Intelligenz beim Kind« – Stuttgart (1969) – »Nachahmung, Spiel und Traum« – Stuttgart (1969).
13. Das Problem, wie unter diesem Aspekt die Krankheitsdefinition der somatischen Medizin als Betriebsstörung und/oder Strukturdefekt des Organismus einzuordnen ist, wird in Kapitel 4 erörtert.
14. Miller, G. A., Galanter, E., and Pribram, K. H.: »Plans and the structure of behaviour« – London/New York/Toronto (1970) – entwickeln ein ganz ähnliches Modell, nachdem Programme für Verhaltensweisen von Test zu Test nach dem Schema »Test-operate-test-exit« (Tote) ablaufen.
15. Nach Laplanche, J., und Pontalis, I. B.: »Das Vokabular der Psychoanalyse« – Frankfurt (1972), bezeichnet »Primärvorgang« den unbewußten Prozeß, in dem psychische Energie ohne Hindernisse zur Triebbefriedigung drängt, während sie im »Sekundärvorgang« zunächst »gebunden« in kontrollierter Form abströmt. Hier können bewußt verschiedene Befriedigungswege erprobt werden.
16. Dieses Modell entspricht einem Konzept, das Fenichel zur

Erklärung von »Angst« entwickelt hat: »The pleasure of sexual excitement, called »fore-pleasure«, turns immediately into displeasure, if the hope of bringing about discharge in subsequent endpleasure disappears. The pleasure-character of forepleasure is tied up with the mental anticipation of the endpleasure.« – Fenichel, O.: »The psychoanalytical theory of neuroses« – London (1946 und 1966).

17. Nach Berger, P., und Luckmann, Th., ist Wirklichkeit eine gesellschaftliche Konstruktion. Ihr Aufbau vollzieht sich nach Programmen, die sozial erlernt werden. – »Die gesellschaftliche Konstruktion der Wirklichkeit« – Frankfurt (1970). – Wir werden auf diesen Punkt noch zurückkommen.

18. Rievley, W.: »The relationship of life events to several aspects of anxiety« und Wershow, H. J. and Reinhard, G.: Life Change and hospitalisation« – a heretical view – *Psychosomatic Research* (1974).

19. Engel, G., and Schmale, A. H.: »Psychoanalytic Theory of Somatic Disorders«. J. of the Amer. Psychoanalytic Assoc. 15 (1967).– Schmale, A. H.: »Relationship of Separation and Depression to Disease...« Psychosomatic Med. 20 (1958).

2 Die dynamischen und entwicklungspsychologischen Dimensionen des Modells

Thure v. Uexküll und Wolfgang Wesiack

2.1 Die unbewußten Anteile der Situation

Wir wollen jetzt das Modell, das wir im vorhergehenden Kapitel zunächst hypothetisch entworfen haben, an konkreten Problemen erproben, welche die Krankengeschichte des Patienten aufwirft, über die wir dort berichtet haben: Der Patient litt an drei verschiedenen Krankheiten, die sich im Verlauf seines Lebens ablösten. Das Entstehen und Wiederauftreten dieser Krankheiten schien mit bestimmten Situationen seines Lebens zusammenzuhängen. Damit sind wir vor zwei Fragen gestellt, an denen sich prüfen läßt, ob das Modell uns hilft, Antworten zu finden, die weiterführen:

1. Lassen sich aus dem Modell des Situationskreises Vorstellungen über Zusammenhänge zwischen Lebenssituation und Krankheitsentstehung oder Wiederauftreten von Krankheit ableiten?
2. Das Modell des Situationskreises handelt von einem unspezifischen – allgemeinen – Kranksein. Hier stehen wir aber vor verschiedenen Krankheitsbildern (einem Asthma bronchiale, einem Zwölffingerdarmgeschwür und einer depressiven Verstimmung). Lassen sich diese verschiedenen Krankheitsbilder unter dem Aspekt des Situationskreismodells als spezielle Varianten eines allgemeinen Krankseins (Streß) verstehen?

Eine dritte Bewährungsprobe würde schließlich mit der Frage auftauchen, ob und wie die psychosomatischen Konzepte, die zur Deutung der eben aufgezählten Krankheitsbilder entwickelt worden sind und über die im speziellen Teil des Lehrbuches berichtet wird, in das allgemeine Modell eingeordnet werden können.

Wir wollen die beiden ersten Fragen, die inhaltlich eng miteinander verknüpft sind, im Rahmen einer Betrachtung der Krankengeschichte zu beantworten suchen. Die dritte Frage wird sich nur für die Konzepte beantworten lassen, die dabei zur Sprache kommen:

Nach dem Modell des Situationskreises sollte eine problematische Situation, für die keine Lösung gefunden werden kann, den Hintergrund für »Streß« und »allgemeines Kranksein« bilden. Die Situationen, in denen sich die drei verschiedenen Krankheitsbilder einstellen, gaben unserem Patienten aber – jedenfalls auf der bewußten Ebene – keine unlösbaren Probleme auf. Das Asthma stellte sich ein, wenn er mit der Ehefrau im Urlaub war, ohne daß unlösbare Eheprobleme vorzuliegen schienen. Die Magenbeschwerden traten zwar im Zusammenhang mit Problemen beruflicher Art auf, aber der Patient hatte diese Probleme immer lösen können. Die depressiven Verstimmungen schließlich kamen am Wochenende – in einer Situation also, in der man gewöhnlich von allen Problemen entlastet ist.

Auf den ersten Blick finden wir also nichts, was die Hypothese stützen würde, die das Modell des Situationskreises aufstellt. Schauen wir uns das Modell jedoch genauer an, so besagt es, daß die Lösungen, die für Probleme gefunden und erprobt werden, Programmen zur Auseinandersetzung mit der Umgebung entsprechen, die in der Vergangenheit erlernt worden sind. Situationen haben also eine Geschichte beziehungsweise eine Tiefendimension, in der die Vergangenheit des Menschen, der die Situation erlebt, wieder lebendig wird. Wir müssen daher bei jeder Situation auch nach ihrer Geschichte fragen.

Das Asthma bronchiale hatte sich bei dem Patienten schon in der Kindheit entwickelt. Damals hatte er die Mutter verloren und danach einen Ersatz in der Stiefmutter gefunden. Wir können vermuten, daß die Schwierigkeiten zwischen der Stiefmutter und dem Vater – die später zur Abkehr des Patienten vom Vater führten – das Verhältnis des Knaben zur Stiefmutter belastet haben. Später verlor der Patient sein Asthma in der Behandlung durch eine mütterliche Psychotherapeutin, die inzwischen auch gestorben ist. Schließlich stellt sich das Asthma im Verlauf seiner Ehe wieder ein, und zwar immer dann, wenn er mit der Ehefrau im Urlaub ist. – Auch ohne nähere Einzelheiten zu kennen, können wir vermuten, daß die Situation, in der das Asthma auftritt, mit Problemen der Nähe und Ferne einer mütterlichen Bezugsperson zu tun hat. Diese Vermutung bekommt eine Stütze durch die Bemerkung des Patienten, daß er unwillkürlich jedesmal einen Schritt zurückweichen müsse, wenn seine Frau auf ihn zukomme. Dies hatte der Patient bisher allerdings kaum bemerkt. Er konnte – übrigens im Gegensatz zu seiner Ehefrau – keine Beziehungen zwischen der Urlaubssituation und seinem Asthma sehen.

Anders war es mit den Situationen, in denen sich einmal ein Ulcus duodeni entwickelte und in denen später die gleichen Beschwerden wieder auftraten. Diese Situationen hatten mit Leistungsdruck zu tun. Der Patient war zwar in seinem Beruf erfolgreich und der Erfolg bedeutete ihm offensichtlich viel. Er war ehrgeizig, aber der Erfolg flog ihm nicht zu. Er mußte immer wieder darum kämpfen. Er sprach von »Streß« und sah hier einen Zusammenhang zu seinen Magenbeschwerden. Er berichtete noch, wie sich seine Ulkusbeschwerden verloren hatten, als er während des Studiums in einer Gruppe Gleichaltriger und Gleichgesinnter akzeptiert und anerkannt war.

Die depressive Verstimmung schließlich trat erst im späteren Leben auf. Auch sie hatte einen deutlichen Zusammenhang mit bestimmten Situationen. Dabei handelte es sich aber – wir deuteten es schon an – paradoxerweise um Situationen der Entlastung, um Zeiten, in denen man sich von dem Berufsstreß des Alltags erholt und entspannt. Aber die Bezeichnungen »Belastung« und »Entlastung« sind ohne genauere Definition ebenso problematisch wie der Streßbegriff, solange er keinen eindeutigen theoretischen Rahmen hat[1]*. Was nach allgemeinen Konsensus »Entlastung«, »Entspannung« und »Erholung« bringen soll – und vielleicht für viele Menschen auch bringt – ist keineswegs für alle eine Entlastung. Manche Menschen können mit freier Zeit nichts anfangen. Sie fühlen sich dann nutzlos und beunruhigt. Das trifft besonders für Menschen zu, die – wie unser Patient – sich und anderen ihren Wert immer von neuem durch Leistungen beweisen müssen. Damit taucht die Frage auf, wann der Patient in seinem Leben mit Situationen konfrontiert war, in denen sein Wert immer wieder in Frage gestellt wurde und in denen er schließlich lernte, daß man sich nur durch besondere Leistungen die Achtung und Zuneigung anderer Menschen erwerben kann? Hier wurde offenbar die frühe Beziehung zum Vater zur schicksalhaften Programmierung. Nur durch äußerste Anstrengung und besondere Leistungen hatte er sich vorübergehend die Anerkennung und Zuneigung seines Vaters erringen können.

Die Frage nach dem Zusammenhang zwischen Krankheit und Situation ist also dadurch kompliziert, daß Menschen in verschiedenen Zeiten ihres Lebens zur Lösung des gleichen Problems verschiedene – ja, einander widersprechende – Programme gelernt haben können. In unserem Beispiel hatte der Patient früh gelernt, daß man Situationen, in denen man nichts leisten kann, vermeiden muß, da man sonst die Achtung seiner Mitmenschen – und damit die Achtung vor sich selbst – verliert. Dagegen hatte er später gelernt, daß man am Wochenende, an dem sich »alle« entspannen und erholen, auch Entspannung und Erholung suchen muß. Menschen, denen die Anerkennung durch die Gesellschaft so viel bedeutet, vermeiden alles, was sie von den übrigen unterscheiden könnte. So kommt es, daß man die Menschen nicht einfach in zwei Gruppen teilen kann, von denen die eine das Wochenende als »Entlastung« erlebt, während die andere sich dadurch »belastet« fühlt – sondern, daß es viele Menschen gibt, die gleichzeitig »Entlastung« und »Belastung« empfinden. Sie reagieren ambivalent – das heißt im bewußten Erleben meinen sie – wie alle – das Wochenende für Entspannung und Erholung nötig zu haben, gleichzeitig empfinden sie sich aber auf der unbewußten Ebene als nutzlos. Daher verstehen sie nicht, warum sie anstatt beruhigt zu sein, gereizt sind und statt zu entspannen, depressiv reagieren.

Wenn wir die Situationen und die aus ihnen aufgebaute individuelle Wirklichkeit eines Patienten verstehen wollen, müssen wir daher auch nach ihren unbewußten und vorbewußten Anteilen fragen. Sie entsprechen Programmen, die in der früheren Lebensgeschichte erlernt wurden und die – in pathologischen Fällen – nicht in die später erlernten Programme integriert werden können. In diesen pathologischen Fällen sind die Patienten gezwungen, Situationen aufzubauen, die nicht nur »mehrdeutig« sind, sondern die gewissermaßen einen »doppelten Boden« haben: Zwischen den bewußten und unbewußten Motivationen entstehen Differenzen und Widersprüche. Solche in sich widerspruchsvollen Situationen spielen für die psychosomatische Medizin eine wichtige Rolle. Das wird auf Grund des Situationskreismodells verständlich: Programme enthalten Rezepte, die uns vorschreiben, welche Bedeutung wir Informationen aus der Umgebung erteilen müssen. Mit den Deutungen sind sogleich Handlungsanweisungen gegeben. Mehrdeutigkeiten von gegensätzlichem Charakter geben uns daher gegensätzliche Deutungen und gegensätzliche Anweisungen zum Handeln. Es entsteht eine Situation, die als »pragmatische Paradoxie« definiert werden kann[2]. Solche Situationen stellen Probleme, für deren Lösung keine Programme gefunden werden – und die daher die Grundlage für Streß beziehungsweise allgemeines Kranksein bilden können.

Der Schlüssel, der uns den Zugang zu unbewußten und vorbewußten Programmen verschafft, findet sich in Widersprüchen oder Gegensätzen zwischen der Art und Weise, wie ein Patient seine Situation bewußt erlebt und wie er mit seinem Verhalten beziehungsweise mit seinen Gefühlen und körperlichen Reaktionen darauf antwortet. So müssen wir auch bei unserem Patienten fragen, warum der – scheinbar – glücklich verheiratete, beruflich erfolgreiche und finanziell gesicherte Mann im Urlaub und am Wochenende nicht entspannen und sein Leben genießen kann – oder, warum er berufliche Belastungen, die ihm doch immer wieder seine Tüchtigkeit bestätigen, als Streß empfindet? Wenn wir ihm diese Fragen vorlegen würden, hätte er wahrscheinlich eine Reihe einleuchtender Argumente als Antwort parat: Er würde allgemein von dem Konkurrenzdruck sprechen oder spezieller von ehrgeizigen Kollegen, die ihn verdrängen wollen oder von der Gefahr, in der heutigen Leistungsgesellschaft zum »alten Eisen« geworden zu werden und anderes mehr. Solche Argumente können bis zu einem gewissen Punkt durchaus stichhaltig sein. Bei genauerem Zusehen zeigen sich aber häufig Lücken und Risse in der Beweisführung: Zum Beispiel, daß Ereignisse, die objektiv gesehen, völlig harmlos sind, Beunruhigung hervorrufen, oder daß ein unbedeutender Zwischenfall als Niederlage erlebt wird oder daß die Beruhigung und Be-

---

* Anmerkungen siehe am Ende des Kapitels.

friedigung, die ein beruflicher Erfolg bringt, immer nur kurze Zeit anhalten.

Solche Ungereimtheiten lassen den Verdacht entstehen, daß die rationalen Motive (Programme), die auf der bewußten Ebene erlebt werden, unbewußt ganz andere Ziele verfolgen. – Die psychosomatische Medizin interessiert sich daher für die individuellen Wirklichkeiten ihrer Patienten und die Situationen, aus denen sie aufgebaut sind, in erster Linie unter dem Aspekt ihrer Mehrdeutigkeit. Sie geht von der – durch viele Beobachtungen gestützten – Annahme aus, daß die unbewußten Anteile einer Situation auf die gefühlsmäßigen und körperlichen Reaktionen eines Menschen einen größeren und nachhaltigeren Einfluß haben als die bewußten Anteile. Wir stehen daher vor der Frage, ob und wieweit das Modell des Situationskreises sich zur Beschreibung derartiger Zusammenhänge eignet und wieweit es die Beobachtung des größeren Einflusses unbewußter Anteile plausibel interpretieren kann?

2.2 Die »Ulcus-duodeni-Situation« und das »somato-psychisch-psychosomatische Modell«

Um diese Frage zu beantworten, wollen wir uns – gewissermaßen als Testfall – auf die Frage konzentrieren, ob das Modell des Situationskreises in der Lage ist, die »Ulcus-duodeni-Situation« so zu beschreiben, daß ihre tiefenpsychologische Dimension – das heißt die dynamischen Beziehungen zwischen unbewußtem und bewußtem Erleben – sichtbar werden. Wir wollen die Probleme des Zusammenhangs zwischen Situation und Asthma bronchiale oder depressiver Verstimmung ausklammern und nur der Frage nachgehen, wie die psychosomatische Medizin die Beziehungen zwischen Berufsstreß (den der Patient bewußt erlebt und den er für seine Magenbeschwerden verantwortlich macht) – und Ulcus duodeni interpretiert. Wir können uns hier auf allgemeine Hinweise beschränken und für nähere Einzelheiten auf das spezielle Kapitel verweisen.

Das psychosomatische Modell zur Interpretation der Vorgänge, die zu einem Zwölffingerdarmgeschwür führen, geht ursprünglich auf psychoanalytische Beobachtungen zurück, die Franz Alexander an seinen Ulkuspatienten in Chicago machte. Diese Patienten waren durchweg ehrgeizige und beruflich erfolgreiche Männer, bei denen auf der bewußten Ebene das Streben nach Unabhängigkeit einen hervorstechenden Charakterzug bildete. Auf der unbewußten Ebene fand sich aber ein besonders intensives Verlangen nach Abhängigkeit, Behütet- und Verwöhntwerden. Dieses Verlangen hatte ähnliche Züge wie das Verlangen kleiner Kinder nach Umhegt, Gewärmt- und Gefüttertwerden durch die Mutter. Es hatte – in der psychoanalytischen Terminologie – ausgesprochen »orale Züge«.

Auf Grund dieser Beobachtungen entwarf Alexander ein Konzept, nach dem die – auf den ersten Blick – einander widersprechenden Beobachtungen auf der bewußten und der unbewußten Ebene in einen Zusammenhang gebracht werden können. Geht man davon aus, daß jedes Kind nach Unabhängigkeit strebt und darin von einer Gesellschaft unterstützt wird, die Unabhängigkeit belohnt, Abhängigkeit aber schon von einem relativ frühen Alter ab ablehnt und damit faktisch bestraft, so leuchtet ein, daß in einer solchen Gesellschaft Verwöhntwerden nur durch Unabhängigkeit und beruflichen Erfolg erreicht werden kann. Erfolg im Beruf ist daher die Voraussetzung für die eigentlich erstrebte Verwöhnung. Bleibt die Verwöhnung trotz guter Leistungen aus, muß man sich durch noch größere Leistungen hervortun.

Psychodynamisch ist nach dem Konzept Alexanders das Verhalten und Erleben auf der rationalen Ebene also durch gegenteilige Bedürfnisse auf der unbewußten Ebene motiviert. Die Programme, nach denen die Patienten ihre Situation auf der unbewußten und bewußten Ebene aufbauen, widersprechen sich aber nicht unbedingt: Solange der Erfolg ausreicht, um Anerkennung, Zuneigung und Verwöhnung durch die relevante Gruppe zu sichern, geht alles gut. Die unbewußten und bewußten Bedürfnisse kommen beide zu ihrem Recht. Es entsteht keine pragmatische Paradoxie.

Die Situation wird aber pathogen, wenn der Kompromiß zwischen dem unbewußten Verlangen nach Abhängigkeit und Verwöhntwerden und dem bewußten Streben nach Unabhängigkeit nicht mehr gelingt. Das kann »innere Gründe« haben, wenn das Bedürfnis nach Zuwendung und Verwöhntwerden so stark wird, daß es auf die bisherige Weise nicht mehr zu befriedigen ist – das kann aber auch »äußere Gründe« haben, wenn die Umgebung sich ändert. Eine solche Änderung der Umgebung tritt zum Beispiel ein, wenn junge Menschen beim Übergang in das Berufsleben das Elternhaus verlassen, oder wenn die Gruppe, auf deren Anerkennung man angewiesen war, sich auflöst. Unser Patient hat sein Ulcus duodeni bekommen, als er sich auf das Abitur vorbereitete, nach dem er das Elternhaus verlassen sollte. Er verlor seine Beschwerden in der Studentenzeit, als er eine Gruppe Gleichgesinnter fand, in der er sich akzeptiert und aufgehoben fühlte. Die Beschwerden kamen wieder, als die Gruppe sich auflöste. In dem speziellen Kapitel über »Ulcus duodeni« wird über prospektive Untersuchungen berichtet, in denen die Entstehung oder das Rezidiv eines Ulcus duodeni bei derartigen Veränderungen der Umgebung mit großer Zuverlässigkeit vorhergesagt werden konnte.

Diese Konstellation, die Alexander bei seinen Patienten aus einer wohlhabenden sozialen Schicht beschrieben hat, bezeichnet man als »Pseudo-Unabhängigkeit«. Es gibt aber auch Patienten mit Ulcus duodeni, die ihre Abhängigkeitswünsche offen zeigen. Diese Patienten sind im Gegensatz zu den anderen beruflich meist nicht sehr erfolgreich. Sie fanden sich nicht in der Klientel, die Alexander behandelte. Für diese Patienten wird die Situation, in der ihre offen gezeigten Abhängigkeitswünsche enttäuscht werden, pathogen. In beiden Fällen aber –

sowohl für die pseudounabhängigen wie für die offen abhängigen Ulcuspatienten ist die pathogene Situation dadurch charakterisiert, daß die Wirklichkeit als »hart«, »ungerecht« und »abweisend« erlebt wird, und daß keine Programme zur Verfügung stehen, um sie zu erweichen und für sich zu gewinnen.

Die Frage, warum Patienten, die an einem Ulcus duodeni erkranken, so große orale Bedürfnisse haben und warum es ihnen nicht gelingt, in der Kindheit flexiblere Programme zur Erfüllung ihrer Bedürfnisse zu entwickeln, bekam eine neue Wendung als man feststellte, daß eine ererbte Konstitution für den Erwerb eines Ulcus duodeni von Bedeutung ist. Man fand nicht nur eine Häufung von Ulcus duodeni-Patienten in bestimmten Familien, sondern auch Hinweise, daß die Neigung zu erhöhter Magensäureproduktion – einer der Faktoren, die zum Erwerb eines Ulcus disponieren – bereits angeboren ist. Weiner und Mirsky haben die gesteigerten oralen Bedürfnisse mit der erhöhten Magensekretion in Zusammenhang gebracht, indem sie ein hypothetisches Modell aufstellten, nach dem Kinder mit konstitutionell gesteigerter Magensaftsekretion ihre Mütter durch übergroße orale Ansprüche überfordern und daher schon früh immer wieder enttäuscht werden. Diese Enttäuschungen würden dann die Entwicklung flexiblerer Programme verhindern[3]).

Damit entstand ein »somato-psychisch-psycho-somatisches Modell«, nach dem primär somatische (konstitutionelle) Faktoren die psychologische Entwicklung (die Differenzierung der Programme) von Kindern so beeinflussen, daß eine Disposition für das Entstehen psychosomatischer Erkrankungen in bestimmten Situationen resultiert.

Die Frage, *wie* bei Menschen mit erhöhter Magensekretion und übersteigerten Ansprüchen an orale Verwöhnung ein Ulcus entsteht, wenn diese Ansprüche enttäuscht werden – das heißt die Frage nach dem psychophysiologischen Mechanismus, beantwortet das Modell weniger präzise. Es verweist lediglich auf die allgemeine Beobachtung, daß unbewußte Wünsche einen nachhaltigeren Einfluß auf körperliche Reaktionen haben als bewußte Zielsetzungen. Durch die unerfüllten, unbewußten Wünsche nach oraler Verwöhnung würde die Magensäureproduktion dauernd stimuliert und so schließlich die Schleimhaut peptisch geschädigt werden.

Wir wollen jedoch betonen, daß auf der Stufe der Überlegungen, auf der wir uns hier befinden, die Frage nach dem Zusammenhang zwischen psychischer Situation und den Reaktionen unseres Körpers nur unvollständig beantwortet werden kann. Wir haben uns noch nicht mit der Frage auseinandergesetzt, was unter den Begriffen „Körper", bzw. Organreaktionen und „Seele", bzw. erlebte psychische Situation zu verstehen ist, und wie ein Modell für den Zusammenhang zwischen Vorgängen aussehen muß, die zwei phänomenologisch verschiedenen Ebenen angehören. Diese Frage können wir erst in Kapitel 4 behandeln. Diese Zusammenhänge werden durch ein anderes psychosomatisches Modell genauer interpretiert, das wir jetzt darstellen wollen.

2.3 Die »frühe psycho-physiologische Einheit« – Primärprozeß und Funktionskreis

Die Tatsache, daß konstitutionelle (genetische) Faktoren bei vielen Erkrankungen eine Rolle spielen, macht einen wichtigen Aspekt der historischen Dimension sichtbar, den wir auch bei der Analyse der Situationen unserer Patienten berücksichtigen müssen. Damit stellt sich nämlich nicht nur die generelle Frage, wieweit die Entwicklung von Programmen für den Aufbau neuer Lebenssituationen durch genetisch festgelegte Grundformen auch pathologisch beeinflußt werden kann und ob (und wieweit) sich solche Zusammenhänge im Rahmen des Situationskreismodells berücksichtigen lassen. Die Frage nach dem Zusammenhang zwischen ererbten und erworbenen Programmen hat für die psychosomatische Medizin auch aus einem anderen Grund eine zentrale Bedeutung: Mit ihr wird ein neuer Aspekt sichtbar, nämlich daß »Geschichte« für Programme keine »Einbahnstraße« von der Vergangenheit in die Zukunft bedeutet – sondern die Möglichkeit einer Entwicklung auch »gegen den Zeitstrom« – also von der Gegenwart in die Vergangenheit – enthält.

Die historische Dimension bezeichnet mit anderen Worten nicht nur ein »Werden«, sondern auch die Möglichkeit einer »Reversibilität des Gewordenen« – das heißt die Rückkehr auf frühere Entwicklungsstufen. Die Psychoanalyse hat für diese beiden Möglichkeiten die Begriffe »Progression« und »Regression« geprägt und gezeigt, daß regressives Verhalten nicht nur bei Kranken häufig beobachtet werden kann, sondern auch für die Entstehung von Krankheiten eine Rolle spielt.

Bei regressivem Verhalten werden die Anteile der Situation wichtig, die ihre Bedeutung angeborenen oder früh erlernten – jedenfalls primitiven – Programmen verdanken. Primitive Programme aber, vor allem solche, die schon genetisch (als Konstitution) mitgebracht werden, enthalten beim Menschen noch kaum Handlungsanweisungen, die sich auf eine Umwelt beziehen. Beim Säugling mobilisieren die frühesten Programme neben unkoordinierten, sensomotorischen Funktionen im Körper ablaufende physiologische Prozesse. Nach dem psychoanalytischen Konzept von Max Schur sollen psychische Konflikte dann zu körperlichen Krankheiten führen, wenn sie mit einer Regression auf sehr frühe Stadien der Kindheitsentwicklung einhergehen[4]). Dieses Konzept nimmt an, daß auf einer sehr frühen Stufe noch keine Differenzierung in Körperliches und Seelisches stattgefunden habe, es würde noch eine »psycho-physiologische Einheit« bestehen.

In dem Begriff der »psycho-physiologischen Einheit« sind aber die ganzen wissenschaftstheoretischen Probleme, die uns in Kapitel 1 beschäftigt haben – wie in einer Nußschale – enthalten. Solange man auf diese Probleme keine Antwort gegeben hat, bleibt der Begriff unklar und läßt sich kaum operationalisieren. Dieser Nachteil ist im

Rahmen der Psychoanalyse, die mit seelischen Störungen zu tun hat, nicht entscheidend. Für sie gehört die Annahme einer psycho-physiologischen Einheit ebenso wie die Annahme eines »Es« und von »Primärprozessen« in den Bereich von Grenzbegriffen, die nur als Ausgangsbasis für Vorstellungen über die allein interessierende psychische Entwicklung nützlich, ja, unentbehrlich sind. Die psychosomatische Medizin, die den Zusammenhang zwischen physischen und psychischen Vorgängen erforschen muß, ist aber gezwungen, nach konkreteren Modellen zu suchen.

Betrachten wir das Problem unter dem Aspekt der Überlegungen, die wir in Kapitel 1 durchgeführt haben, so läßt es sich als Frage nach dem Zusammenhang zwischen Funktionskreis und (angeborener, artspezifischer) Umwelt auf der einen Seite und Situationskreis und (erworbener, kulturspezifischer) Wirklichkeit auf der anderen Seite formulieren. Wir haben dort ausgeführt, daß die Entwicklung der Phantasie dem Menschen die Möglichkeit gibt, die Zwänge der nach angeborenen Programmen ablaufenden Funktionskreise zu durchbrechen und zwischen das zwangsläufige Ineinandergreifen von Bedeutungserteilung und Bedeutungsverwertung eine Phase einzuschalten, in der eine (vorläufige) »Bedeutungsunterstellung« und »Bedeutungserprobung« in der Phantasie stattfinden kann.

Wenn wir uns diese Zusammenhänge noch einmal vergegenwärtigen, sehen wir, daß das, was Jakob von Uexküll bei den Tieren als »Funktionskreis« beschrieben hat, weitgehend dem entspricht, was Freud vorschwebte, als er annahm, daß sich in der Frühphase menschlicher Entwicklung »orales«, »anales« und »genitales« Triebgeschehen in Primärprozessen realisiert. Dabei sehen wir zunächst von dem gewichtigen Unterschied ab, daß Freud mit diesen Begriffen auch zeitlich aufeinanderfolgende Entwicklungsphasen der Libido bezeichnet hat. Wir gehen – vorläufig – nur davon aus, daß beim menschlichen Säugling – wie beim Tier – vom ersten Tag des Lebens an orale Funktionskreise der Nahrungsaufnahme und anale Funktionskreise der Ausscheidung nach angeborenen Programmen nebeneinander ablaufen, und daß der genitale Funktionskreis des Sexualverhaltens auch beim Tier erst später hinzutritt.

Auf diese Weise wird die Übereinstimmung des in Funktionskreisen ablaufenden tierischen Verhaltens und des primärprozeßhaften[5]) Verhaltens beim Säugling bezüglich Zwanghaftigkeit, Unbelehrbarkeit und Unaufschiebbarkeit deutlich. Es wird aber auch deutlich, wie in den Funktionskreisen der Nahrungsaufnahme und der Ausscheidung physiologische Prozesse im Körper noch unmittelbar mit dem – beim Menschen noch unentwickelten – sensomotorischen Verhalten zur Umgebung zusammengehören. Wenn irgendwo – dann müßte hier die psycho-physiologische Einheit deutlich werden, in der (psychische) Bedeutungserteilung für Umgebungsfaktoren und Bedeutungsverwertung dieser Faktoren – als Nahrung oder Ausscheidungsprodukte – noch mit physiologischen Prozessen der Sekretion, Peristaltik und Verdauung im Magen-Darm-Trakt integriert sind. Physiologisches und Psychisches sind in Funktionskreisen noch unmittelbar aneinander »gekoppelt« (wie diese Begriffe zu definieren sind und wie wir uns diese »Kop-

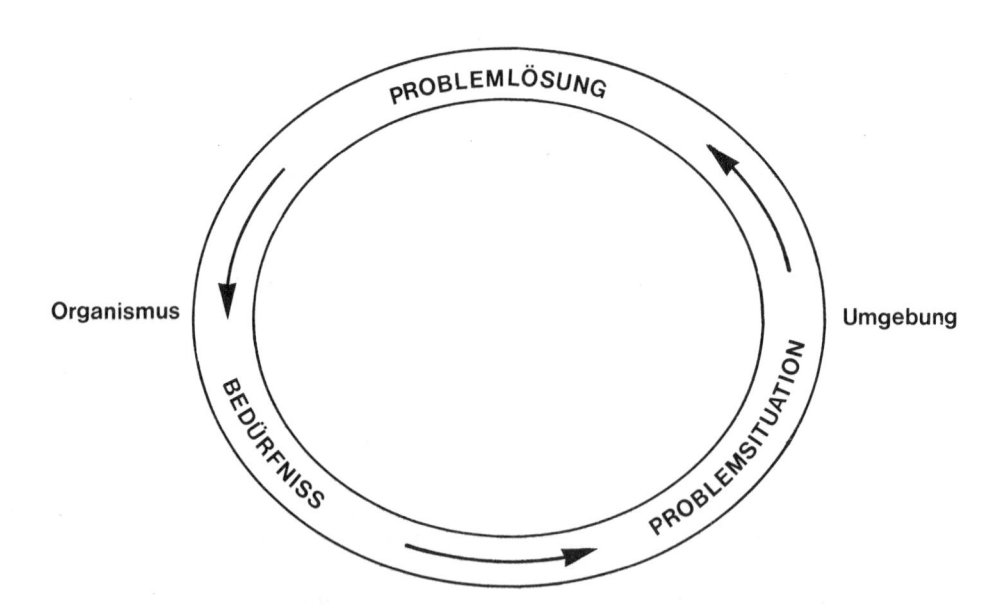

Abb. 1. Primärprozeß als Funktionskreis. »Umwelt« stellt sich als Prozeß dar, in dessen Verlauf immer wieder Umgebung (durch »Bedeutungserteilung«) als Problemsituation und (durch »Bedeutungsverwertung«) als Problemlösung in »Umwelt« verwandelt wird. Dieser Prozeß verläuft zwangsläufig nach angeborenen artspezifischen Programmen, ohne daß eine Differenzierung zwischen auslösender Situation und problemlösender Reaktion – geschweige denn zwischen Subjekt und Umgebung – möglich ist.

pelung« vorzustellen haben, wird in Kapitel 4 näher ausgeführt werden).

Entwicklungspsychologisch gesehen, entspricht das Verhalten des Säuglings während der ersten zwei bis drei Lebensmonate dem Schema des Funktionskreises. Von Psychoanalytikern wird dieses Stadium als »undifferenzierte« Phase (A. Freud, H. Hartmann, E. Kris und R. M. Loewenstein), als Phase des »Autismus« (M. S. Mahler) beziehungsweise als »objektlose« Phase (R. A. Spitz) bezeichnet. S. Freud sprach von »primärem Narzißmus«, in dem die Triebkräfte der Libido noch ausschließlich auf den eigenen Körper konzentriert sind und noch keine Objekte kennen. In dieser objektos-autistischen Phase reagiert das Neugeborene auf Reize noch größten Teils unkoordiniert, noch ausschließlich nach dem Funktionskreisschema, also primärprozeßhaft. Eine Differenzierung in innere und äußere, oder gar in seelische und körperliche Reize ist ihm nicht möglich. Sogar das in Kapitel 1, Abb. 1, dargestellte Funktionskreisschema muß – obwohl an sich angeboren – in den ersten Lebenstagen und -wochen für den Bereich der Nahrungsaufnahme erst eingeübt werden. Die Abbildung 1 modifiziert dieses Modell im Sinne der eben ausgeführten Überlegungen und stellt den Primärprozeß als Funktionskreis dar.

Diese Einheit aus Organismus und Umwelt differenziert sich erst im Verlauf der psychischen Entwicklung des Kindes (und zwar durch das Eingreifen der Phantasie). Dabei werden allmählich aus Funktionskreisen und primären Umwelten (in denen primärprozeßhaftes Verhalten abläuft) über Zwischenstadien – auf die wir gleich zu sprechen kommen – Situationskreise und individuelle Wirklichkeiten (in denen Verhalten in Form von Sekundärprozessen möglich wird).

2.4 Die Konfrontation der biologischen Funktionskreise mit den Forderungen der Gesellschaft – das Problem der Sozialisation von Triebverhalten

Wir haben im vorigen Paragraphen den Unterschied ausgeklammert, der zwischen der Annahme biologischer Funktionskreise für Nahrungsaufnahme und Ausscheidung einerseits und dem Konzept des oralen und analen Triebverhaltens auf der anderen Seite besteht. Wir sagten, Freud habe damit die Vorstellung von aufeinanderfolgenden Entwicklungsphasen verbunden, Nahrungsaufnahme und Ausscheidung als biologische Funktionskreise würden aber keine Entwicklungsphasen kennen, sondern von Anfang an nach angeborenen Programmen ablaufen.

Der Unterschied zwischen der Vorstellung von Nahrungsaufnahme und Ausscheidung als Funktionskreis oder als orales und anales Triebgeschehen bringt (wiederum) eine spezifisch menschliche Eigentümlichkeit in den Blick. Zwar verlaufen auch beim Menschen Nahrungsaufnahme und Ausscheidung schon von Geburt an nach angeborenen Programmen. Seine biologischen Funktionskreise und ihre – im Sinne der Psychoanalyse – als Primärprozesse ablaufenden Vorgänge werden aber – im Unterschied zu denen der Tiere – mit Anforderungen der Gesellschaft konfrontiert, die das Individuum zu einer Veränderung und Differenzierung der primären Verhaltensformen – zu einer »Sozialisation biologischer Funktionskreise« – zwingen. Diese Konfrontation erfolgt – je nach der Gesellschaft, in der Kinder aufwachsen – zu verschiedenen Zeiten. Während die Konfrontation des oralen Triebverhaltens – des Funktionskreises der Nahrungsaufnahme – (durch das Angewiesensein des Säuglings auf eine nährende, schützende und wärmespendende mütterliche Person) mit Forderungen der Gesellschaft in allen Kulturen schon vom ersten Lebenstag an erfolgt – erfolgt die Konfrontation des analen Triebverhaltens – des Funktionskreises der Ausscheidung – mit diesen Forderungen erst sehr viel später. In unserer Kultur erlaubt man dem Kleinkind allerdings häufig auch nur während des ersten Lebensjahres, seine Ausscheidungsbedürfnisse noch in Funktionskreisen primärprozeßhaft zu befriedigen – meist beginnt zwischen dem ersten und zweiten Lebensjahr bereits die Konfrontation mit der Forderung nach Reinlichkeitsgewöhnung.

Die primäre Sozialisation des Kleinkindes, die für die Nahrungsaufnahme im ersten Lebensjahr – dem sogenannten »extrauterinen Frühjahr« (Portmann) – stattfindet, spielt sich in einer engen Wechselbeziehung zwischen Mutter und Kind ab. Erst im Verlauf dieser Wechselbeziehung wird die Mutter für das Kind allmählich aus einem anonymen bedürfnisbefriedigenden »Etwas« eine geliebte Person. Biologische Reifungsprozesse im Bereich der Sensomotorik und psychische Entwicklungsprozesse, wie zum Beispiel die Unterscheidung zwischen »innen« und »außen« – »selbst« und »Objekt« und später auch das Erlernen der Sprache, sind eng an die Aktivitäten der Mutter oder einer sie vertretenden Pflegeperson gebunden. Durch die Mutter erfolgt die erste Modifikation und Sozialisation angeborenen, triebhaften – zunächst »oralen« und später »analen« Verhaltens. Diesen Entwicklungsprozeß, der vom Funktionskreis schließlich zum Situationskreis des reifen Menschen führt, müssen wir uns in den nächsten Abschnitten genauer ansehen.

Dabei wollen wir folgenden Gesichtspunkt im Auge behalten: Das Beispiel der Sozialisation der Nahrungsaufnahme und der Ausscheidungsfunktion hilft uns besser verstehen, warum Freud dem Sexualtrieb – der Libido – eine so große Wichtigkeit beigemessen hat. Es handelt sich nicht darum, daß das Liebesstreben sich zunächst in der Mundpartie, dann dem After und schließlich in den Genitalorganen lokalisieren würde – sondern darum, daß die liebevolle Bindung an andere Menschen der mächtigste Stimulus für unsere Phantasie ist, biologische Programme in sozial erlernte Programme umzuformen, und daß im Wechselspiel mit dem Anderen zunächst orale, dann anale und schließlich genitale Verhaltensweisen und Gefühle eingesetzt werden. Die Sozialisation von Triebverhalten wird (soweit es sich nicht um Dressurprodukte handelt) nur durch dieses Bindungsstreben möglich. Unter diesem Gesichtspunkt läßt sich »Libido« als »sozialer Trieb« auffassen und die zentrale Bedeutung des Zusammenspiels von Phantasie und libidinösen Wünschen für die menschliche Entwicklung besser verstehen.

2.5 Der »symbiotische Funktionskreis« als erste Stufe der Sozialisation – die »Zweierbeziehung« oder »Zwei-Einheit« (Mahler)

Entwicklungspsychologisch wird der Übergang von der ersten »objektlos-autistischen« zur folgenden »symbiotischen« Entwicklungsphase durch das sogenannte »Dreimonatslächeln« markiert, das zwischen dem zweiten und vierten Lebensmonat beobachtet werden kann, wenn sich ein menschliches Gesicht im Blickwinkel des Säuglings bewegt. Zu diesem Zeitpunkt erkennt der Säugling die Mutter noch nicht als Person, sondern »begrüßt« jedes menschliche Antlitz, ja, jede menschliche Stirn-, Augen- und Nasenattrappe mit einem Lächeln. Im Gegensatz zur autistisch-objektlosen Phase signalisiert das Lächeln des Säuglings jetzt, daß es ganz allgemein ein bedürfnisbefriedigendes Objekt mit Hilfe von Stirn-, Augen-, Nasen-Erinnerungsspuren wahrzunehmen beginnt. Undifferenzierte »coenästhetische« (Spitz) Wahrnehmungen werden allmählich durch »diakritische« ersetzt – das Kind beginnt sich für seine Pflegepersonen zu interessieren[6]).

Damit entsteht eine für die psychosomatische Medizin hoch interessante Konstellation – nämlich der Einbau eines »signifikanten Anderen« (Mead) in einen Funktionskreis[7]). Während im autistischen Funktionskreis Umgebungsfaktoren nur als Auslöser für Automatismen des Säuglings von Bedeutung – beziehungsweise für ihn von diesen Automatismen gar nicht zu trennen – waren, entwickelt sich nun eine erste Differenzierung, in der Umwelt zwar Bedürfnis und Bedürfnisbefriedigung zu repräsentieren beginnt – die Repräsentanten aber noch als Teile des Selbst erlebt werden. Aus der primären Umwelt des autistischen Säuglings ist die »postprimäre Umwelt« des »symbiotischen Säuglings« geworden, die sich folgendermaßen beschreiben läßt: Die Umwelt des Säuglings besteht aus der Mutter, die der Mutter aus dem Säugling. Der symbiotische Funktionskreis – die Zweierbeziehung – entwickelt sich folgendermaßen: Der hungrige Säugling erlebt seine Umgebung als Problemsituation, die nach angeborenen Programmen gedeutet und (mit motorischer Unruhe) beantwortet wird. Das Problem des Säuglings kann nur durch die Mutter gelöst werden. Das geschieht dadurch, daß sie den unruhigen Säugling (ihre Umgebung) als ihre Problemsituation interpretiert und diese mit Trösten, Wiegen und Stillen beantwortet – Verhaltensweisen, die zum Teil auch nach angeborenen, zum Teil nach erlernten Programmen ablaufen. Damit löst sie durch das Stillen und die Beruhigung des Säuglings zugleich auch eines ihrer eigenen Probleme.

In diesem Stadium, in dem – nach kybernetischer Terminologie – die Mutter – Stellglied im Regelkreis des Säuglings und dieser – Fühler im Regelkreis des mütterlichen Verhaltens ist – gibt es – wie Balint hervorhebt – für den Säugling zunächst noch keine »fest begrenzten Objekte« und noch keine »feste Ich-Instanz«. Mutter und Kind leben in einem Stadium »harmonischer Verschränkung« – in »Symbiose«. Der »Andere« muß noch – wie die Luft zum Atmen – einfach »da« sein, wenn er gebraucht wird. Man benutzt ihn, ohne ihm Beachtung zu schenken. Erst, wenn die Befriedigung ausbleibt, beginnt der Andere plötzlich eine ungeheure Bedeutung anzunehmen (als böse, versagende Umwelt)[8]). Dieser symbiotische Funktionskreis ist in Abb. 2 dargestellt.

Der symbiotische Funktionskreis ist für die Entwicklung des Kindes von einer in seiner Tragweite kaum auszuschöpfenden Bedeutung. Zunächst entsteht mit ihm, wie schon gesagt, eine für die psychosomatische Medizin hoch interessante Konstellation: Der Einbau eines »signifikanten Anderen« in einen Funktionskreis (der von physiologischen Abläufen im Körper über sensomotorische Aktivitäten in einer primären Umwelt zum physiologischen Geschehen im Körper zurückführt), gibt dem Anderen die Möglichkeit, durch sein Verhalten das Körpergeschehen des Kindes unmittelbar zu beeinflussen. Das bedeutet, daß Kinder in dieser (symbiotischen) Phase ihrer Entwicklung durch bestimmte Menschen (die Mutter beziehungsweise ihre Stellvertreter) besonders vulnerabel und von diesen auf eine kaum vorstellbare Weise abhängig sind. Weiter muß darauf hingewiesen werden, daß die Mutter-Kind-Symbiose eine unsymmetrische Dyade ist, in der die Mutter für das Kind die ganze Umwelt bedeutet, während das Kind für die Mutter nur einen – wenn auch sehr wichtigen – Teil ihrer Wirklichkeit darstellt. Schließlich ist ja die Mutter noch in ihre familiären und beruflichen, sowie in sonstige mitmenschliche Beziehungen verwoben. Dieses Faktum der »unsymmetrischen Dyade« ist ein entscheidender Ansporn für die psychische Entwicklung und Sozialisation des Säuglings; denn dadurch kommt ein Prozeß in Gang, der zu einer allmählichen psychischen Differenzierung der entsprechenden kindlichen Anlagen führt. In diesem Prozeß lernt das Kind allmählich »innen« und »außen«, »selbst« und »Objekt« zu unterscheiden und erlebt, wie die Mutter sich schließlich aus einem bedürfnisbefriedigenden Medium, das in »primärer Liebe« (Balint) undifferenziert »gebraucht« wird, in ein geliebtes Objekt verwandelt, das aktiv aufgesucht und umworben werden kann. Andererseits ist aber diese unsymmetrische Dyade auch die Quelle vieler pathologischer Entwicklungen. Wird der symbiotische Funktionskreis – sei es durch pathologisch angeborene Programme des Kindes (etwa eine angeborene Hyperazidität des Magens, vgl. S. 25)

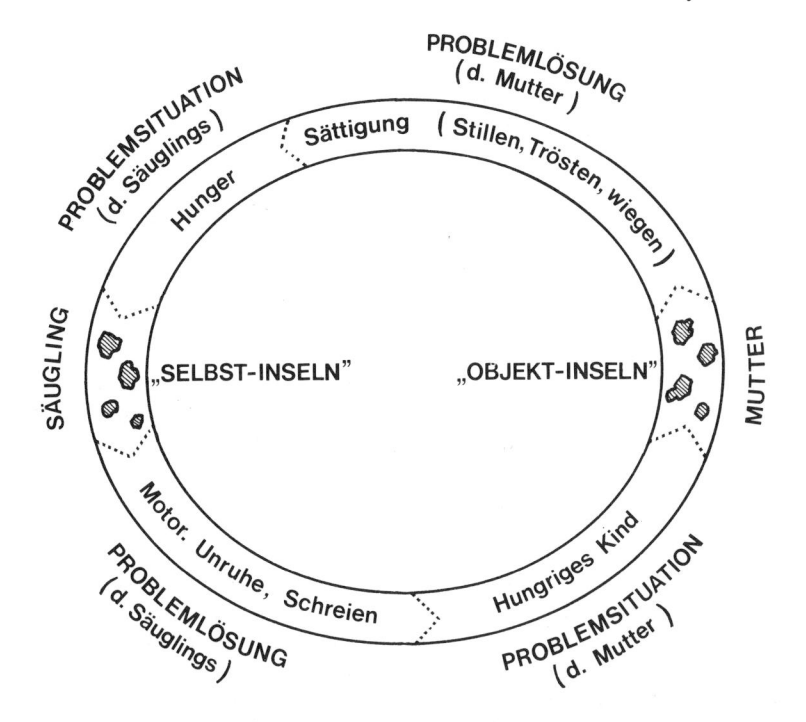

Abb. 2. Postprimäre Umwelt des Säuglings als symbiotischer Funktionskreis der Nahrungsaufnahme. – Der abgebildete Kreisprozeß kommt einesteils durch einen endogenen Rhythmus (Hunger und Sättigung), anderenteils durch Umgebungsreize (zum Beispiel Angebot von Nahrung) in Gang. Hierbei bildet die Mutter für den Säugling und dieser für die Mutter die »Umgebung«, die jeweils in eine Umwelt (die jetzt aus einem signifikanten Anderen besteht) verwandelt werden muß. Die in dem Schema dargestellten Verhältnisse gelten zunächst für den Funktionskreis der Nahrungsaufnahme. An ihm lassen sich die Verhältnisse besonders gut darstellen. Das Schema läßt sich aber auch auf andere Funktionen anwenden, wenn dort die primäre biologische Umwelt, wie sie im Verlauf der Funktionskreise aufgebaut wird, durch die Hineinnahme eines »signifikanten Anderen« erweitert wird. Da durch diese Erweiterung noch keine Situationskreise und noch keine individuelle Wirklichkeit als »sekundäre Umwelt« entsteht, spricht man am besten von einer »post-primären Umwelt«. In der symbiotischen »Zwei-Einheit« bilden sich erst allmählich inselhafte Bereiche, in denen »Ich-Kerne« und Kerne gegenständlicher »Objekte« erlebt werden.

oder was sehr viel häufiger der Fall ist, durch pathologische Verhaltensweisen der Mutter gestört, dann verläuft der weitere Differenzierungsprozeß des Kindes pathologisch. Die Folgen dieser »Grundstörung« – wie Balint sie genannt hat – können schwere Ich-Defekte sein, die von psychosomatischen bis zu psychotischen oder charakterneurotischen Störungen reichen.

Nach unserer heutigen Vorstellung hat die Disposition zu psychosomatischen Erkrankungen hier ihre Wurzeln. Die Konzepte der »pensée opératoire« und der »Alexithymie« (vgl. Kapitel 12, S. 3f.) betonen die Bedeutung der symbiotischen Phase und versuchen, die in diesem Zeitraum entstandenen Dispositionen zu psychosomatischen Störungen von den neurotischen Fehlentwicklungen, die später beginnen, abzugrenzen. Die in unserem Fallbeispiel geschilderte eigenartige Beziehungslosigkeit zu seinen Mitmenschen – der Patient konnte sich nur an Sachen und Räume, aber kaum an Personen erinnern – illustriert das Phänomen, das als »pensée opératoire« beziehungsweise »Alexithymie« beschrieben wird.

Die Entstehung von Ich-Defekten läßt sich am Modell des symbiotischen Funktionskreises verdeutlichen: der »signifikante Andere« wird kein eigenständiges »Objekt«, sondern bleibt ein Teil des Selbst. Frustrationen werden als Versagen des anderen erlebt – und da er ein Teil des Selbst ist – gleichzeitig als Minderwertigkeit dieses Selbst[9]. Der andere muß die Probleme für den Patienten lösen – wie es die Mutter für das kleine Kind tat. Dadurch richtet sich der Protest unreflektiert (und unreflektierbar) gegen den Anderen, der für den Patienten da sein muß, wie die Luft zum Atmen. Jede Gefahr einer Trennung führt zu Angst und Panik.

Zwei weitere, eng mit den eben beschriebenen Entwicklungen dieses Stadiums verknüpfte Vorgänge müssen noch erwähnt werden: Der symbiotische Funktionskreis stellt auch ein sich allmählich differenzierendes Kommunikationssystem dar. Zunächst verfügt das Neugeborene über angeborene Programme der Nahrungsaufnahme und Ausscheidung, die mit entsprechenden Bereitstellungen der dazugehörigen Organsysteme einhergehen. Diese Bereitstellungen werden allmählich von der Mutter als Ausdruck für bestimmte Bedürfnisse des Neugeborenen erkannt. Umgekehrt lernt auch das Kind später das Verhalten der Mutter als Ausdruck für Zuwendung und Wohlwollen oder als Ausdruck von Ablehnung und Verurteilung kennen. So differenzieren sich im Rahmen dieses Entwicklungsprozesses auch allmählich die für die Diagnostik und Therapie so wichtigen Bereitstellungs- und Ausdrucksebenen (auf die in diesem Kapitel S. 35f., näher eingegangen wird).

Alle diese im symbiotischen Funktionskreis ablaufenden Vorgänge sind mit Empfindungen und Stimmungen des Kleinkindes verknüpft. Hungergefühl und zufriedenes Sattsein, Lust und Unlust beherrschen das Gefühlsleben des Säuglings. Die Grundstimmung des »Urvertrauens« oder »Urmißtrauens« im Sinne von Erickson, die dann ein Leben lang das Individuum »einstimmen«, erfahren, wie die anderen Stimmungen, in dieser Entwicklungsphase ihre Grundlegung.

Beendet wird diese wichtige Entwicklungsphase zwischen dem 6. und 10. Lebensmonat. Als Indikator dient nach Spitz die sogenannte »Acht-Monats-Angst«, die signalisiert, daß das Kind jetzt die Mutter als Person von anderen Personen, vor denen es Angst hat und »fremdelt«, zu unterscheiden vermag. Das Erkennen der Mutter setzt voraus, daß das Kind das anonyme Schema des anderen (die Maske, die nur aus Augen, Stirn und Nase besteht) mit den individuellen Zügen seiner Mutter versehen hat und daß es das Erinnerungsbild der abwesenden Mutter herrufen und in der Phantasie das eigene und das Verhalten der Mutter »durchspielen« (und das heißt »reflektieren«) kann. Die abwesende oder sich versagende Mutter wird nun gewissermaßen als »dritte Person« in der Phantasie gebildet und in den symbiotischen Funktionskreis eingebracht. Erst, wenn das gelungen ist, kann das Kind Strategien entwickeln, die notwendig sind, um den (zunächst uninteressierten oder ablehnenden) Anderen zu dem gewünschten Verhalten zu motivieren, beziehungsweise – wie Balint es nennt – »Eroberungsarbeit« leisten. Inzwischen ist auch die biologische Reifung des Kindes soweit fortgeschritten, daß es durch Kriechen und später Laufen die Mutter aktiv verlassen oder wieder aufsuchen kann. Damit beginnt der Individuationsprozeß des Kindes, die Phase der Trennung und Wiederannäherung an die Mutter, wie M. S. Mahler diese Entwicklungsphase genannt hat.

Erst jetzt entsteht die Möglichkeit, allmählich Programme für Funktionskreise in Programme für Situationskreise – und damit Primärprozesse in Sekundärprozesse – umzuformen. Da in diesem Stadium neben der Mutter auch der Vater (sowie Geschwister und andere) eine Rolle als »signifikante Andere« zu spielen beginnen, entsteht – auch unter diesem Aspekt – aus der Phase der »Zweierbeziehung« die Phase der »Drei- und Mehrpersonenbeziehungen«.

Für die psychosomatische Medizin ist besonders bedeutsam, daß sich die Vulnerabilität des Kindes mit dem Erreichen dieser Entwicklungsphase gemindert hat. Die Phantasie legt jetzt mit dem Aufbau einer individuellen Wirklichkeit gewissermaßen eine »schützende Hülle« um das Individuum. Die »feste – aber für den außenstehenden Beobachter unsichtbare Schale« der Umwelt (Jakob von Uexküll), die durch Einbeziehung des signifikanten Anderen zu einer symbiotischen Umwelt erweitert worden war, schließt sich jetzt wieder als individuelle Wirklichkeit um das Kind. Dort können die das Kind sonst unmittelbar treffenden Einwirkungen der anderen aufgefangen, kritisch geprüft und gewogen werden. Der psychische Entwicklungsprozeß ist – unter diesem Gesichtspunkt (der Zwischenschaltung der durch Probehandlungen experimentierenden Phantasie zwischen Einwirkungen der Umgebung und Vorgängen im Körper) – auch als ein Vorgang der »De-Somatisierung« (Schur) bezeichnet worden[10]).

Mit dem Eintritt der anderen als individuelle Personen in den Situationskreis ist auch der Grundstein zur Konfliktpsychologie gelegt. Liebe und Haß, Konkurrenz und Eifersucht beginnen ihre Rollen zu spielen. Aber im Gegensatz zu den mütterlichen Einflüssen der symbiotischen Phase, denen das Kind wehrlos ausgeliefert war, vermag es jetzt erstmals Abwehr- und Verteidigungsstrategien zu entwickeln.

Für das Verständnis des dynamischen Zusammenhangs zwischen primärer Umwelt und der sich entfaltenden individuellen Wirklichkeit, ist es wichtig, diese Zwischenstufe der postprimären Umwelt mitzusehen und sich klar zu machen, daß alle späteren Entwicklungen zu einer individuellen Wirklichkeit letzten Endes Umwandlungen des mütterlichen Anteils im symbiotischen Funktionskreis durch die Phantasie darstellen: Was wir als »Wirklichkeit« erleben und uns vorstellen, ist unter diesem Aspekt aus dem „Material" der gewährenden oder versagenden Mutter aufgebaut. Diese Überlegung ist hilfreich, um besser zu verstehen, warum die Mutter-Beziehung in den psychosomatischen Konzepten eine so überragende Rolle spielt. Bei den Konzepten für die Pathogenese des Asthmas, der Colitis ulcerosa, des Morbus Crohn, des Ulcus duodeni – überall spielen Probleme einer gestörten Mutterbeziehung eine zentrale Rolle. Dieser – auf den ersten Blick – enttäuschend monotone Eindruck psychosomatischer Konzepte, hängt damit zusammen, daß wir bisher über die vielfältigen Möglichkeiten und Differenzierungen, die diese Beziehung im Verlauf der kindlichen Entwicklung erfährt, noch sehr wenig Genaues wissen[11]).

2.6 Die zweite Stufe des Sozialisationsprozesses – die »Drei-« und »Mehrpersonenbeziehungen« – der Situationskreis

Die ersten beiden Entwicklungsphasen des Säuglings – die autistische und die symbiotische, deren Interaktionsverhalten wir mit verschiedenen Funktionskreismodellen beschreiben können – entsprechen der Entwicklungsphase, die Freud die »orale« nannte. In ihr wird der Funktionskreis der Nahrungsaufnahme sozialisiert. Karl Abraham[12]) nennt sie später die »vor-ambivalente, frühere orale Sauge-Stufe«, um sie von einer späteren »oral-sadistischen« beziehungsweise »kannibalischen« Stufe zu unterscheiden, auf der das Kleinkind nun aktiv sich alles einzuverleiben sucht und erste aggressive Tendenzen zeigt. Dieser Umschlag von der passiven »vor-ambivalenten« zur aktiven »oral-sadistischen« Phase, der sich natürlich nicht plötzlich, sondern – wie alle Entwicklungsphasen – allmählich und mit gelegentlichen Rückschritten vollzieht, entspricht dem Schritt von der Symbiose zur Individuation, von der Zweier- zur Drei- und Mehrpersonenbeziehung. M.S. Mahler hat diesen Zeitpunkt, den der »psychischen Geburt« genannt, der nach der symbiotischen Brutphase (die mit Portmann's »extrauterinem Frühjahr« identisch ist) zur Trennung von der Mutter und damit zur eigenen Individualität des Kindes führt.

Trieb- beziehungsweise libidotheoretisch kann man die bisherige Entwicklung folgendermaßen beschreiben: in der ersten »autistischen« Phase, die einem geschlossenen monadischen System ähnelt, sind die Triebenergien des vorwiegend schlafenden Säuglings ausschließlich nach »innen« gerichtet (»primärer Narzißmus« Freud's)[13]). In der darauffolgenden symbiotischen Phase findet eine allmähliche Verschiebung der Triebenergien von den »proprio-enterozeptiven« auf die »sensorisch-perzeptiven« Bereiche der Körperperipherie statt. Freud nannte dies eine »Verschiebung der Libido zur Rinde des Körper-Ichs« und die gesamte Entwicklungsphase die »orale«, weil die Triebenergien (= Libido«) des Kindes vorwiegend um den Mundbereich konzentriert sind. In der nun folgenden Individuationsphase, in der die Mutter als vom eigenen Selbst getrenntes Individuum und Liebesobjekt erkannt wird, verwandelt sich die narzißtische Libido in Objekt-Libido. Der große Entdeckungsprozeß der Umweltobjekte wird in Gang gesetzt und geht mit einer zunehmenden Ich-Differenzierung einher. M.S. Mahler nannte diesen Teil des Individuationsprozesses die »Übungs-Such-Phase« des Kindes. Jetzt gewinnt die Außenwelt an Objekt-Konstanz.

Um die Mitte des zweiten Lebensjahres ist der Individuationsprozeß des Kindes dann soweit fortgeschritten, daß es sich nicht nur frei im Raum bewegen kann und die Körpermotorik berrscht, sondern nun auch dezidiert »nein« sagen kann. Mit dem Beginn des Spracherwerbs und der sich nun entfaltenden intellektuellen Entwicklung wird die Kommunikation, die bisher körperlich-präverbal war, zunehmend durch sprachliche Ausdrücke ersetzt – ein wichtiger Fortschritt in Richtung des von M. Schur beschriebenen »De-Somatisierungsprozesses«.

Gleichzeitig setzt um diese Zeit – also etwa vom 18. Lebensmonat an – eine Wende in der Entwicklung ein, die bisher von der Mutter fortführte. M.S. Mahler bezeichnet diese Phase als »Wiederannäherungskrise«. Nun treten Trennungsängste und eine merkwürdige »Ambi-Tendenz« und »Ambi-Valenz« in bezug auf die Mutter auf. Es scheint so, daß sich in dieser Entwicklungsphase endgültig das Selbstgefühl des Kindes und die Objektkonstanz festigen, das Kind sich also eine eigene Wirklichkeit aufbaut, in der es die Mutter und die anderen Beziehungspersonen auch als getrennte menschliche Individuen mit eigenen Interessen wahrzunehmen lernt, um deren Gunst geworben werden muß.

In dieser Phase werden das Kind und seine angeborenen Funktionskreise der Nahrungsaufnahme und der Ausscheidung besonders stark mit den Forderungen der Sozietät konfrontiert. Neben dem Funktionskreis der Nahrungsaufnahme, der vom Lebensanfang an im Vordergrund stand, rücken nun die Ausscheidungsprozesse und die Ausscheidungsprodukte ins Zentrum des kindlichen Interesses. Freud nannte diese Phase daher die »anale« beziehungsweise »anal-sadistische« der Libidoentwicklung. Der Terminus »anal-sadistisch« deutet darauf hin, daß das Triebgeschehen jetzt nicht nur an Aktivität, sondern vor allem auch an Aggressivität und Destruktivität gewonnen hat. Dementsprechend unterscheidet Abraham wiederum eine frühe »anal-sadistische« Phase mit der Tendenz zum Zerstören des Objektes von einer späteren (»reiferen«) Phase, die auf die Beherrschung des Objektes zielt. Nach Abraham ist mit dem Erreichen der zweiten Phase der entscheidende Fortschritt zur Objektliebe getan. Demnach liegt nach Abraham auch die Spaltungslinie zwischen psychotischen und neurotischen Entwicklungen zwischen diesen beiden Phasen[14]).

Das Kind erlernt durch das Regulieren des Defäkationsprozesses aber nicht nur einen höheren Grad der Körperbeherrschung, sondern gewinnt damit auch erheblich an Autonomie. Es kann seine Fäzes zurückhalten oder zur Unzeit absetzen und erkennt, daß es darin von der Mutter und den Pflegepersonen unabhängig ist. Die Fäzes bekommen für das Kind eine besondere Bedeutung als »Etwas«, zum Beispiel als Geschenk, als Besitz, aber auch als aggressives Instrument und der Defäkationsakt wird zur Produktion, zur Leistung, die das Kind für die geliebte Mutter vollbringt oder der gehaßten verweigert. Es lernt, »Eroberungsarbeit« zu leisten (Balint). Was zunächst automatisch als rhythmischer Wechsel zwischen triebhaftem Drang und Entspannung ablief, wird jetzt mit seinen Gefühlsanteilen zum plastischen Material der Phantasie. Für die Phantasie sind aber die libidinösen Bindungen an die Beziehungspersonen – vor allem die Mutter – die Triebfeder, um angeborene Programme in neue und differenzierte Programme umzuformen.

Das Kind ist nun zum handelnden Wesen geworden, das eine Instanz entwickelt hat, mit deren Hilfe es zwischen den bedürfnisbefriedigenden angeborenen und zum Teil inzwischen erworbenen Programmen und den Forderungen der Gesellschaft, die allmählich als zweite Instanz internalisiert werden, zu vermitteln vermag. Die erste Instanz nennt die Psychoanalyse »Ich«, die zweite »Über-Ich«. Von dieser Entwicklungsstufe an, kann gesundes und krankes Menschenleben auch nach dem Modell der »Handlung« beschrieben werden[15]). Das Hand-

Dynamische und entwicklungspsychologische Dimension des Modells

lungsmodell läßt sich – wie wir es im ersten Kapitel beschrieben haben – als Situationskreismodell abbilden.

Der Entwicklungs- und Sozialisationsprozeß des Kindes ist natürlich mit dem Erreichen dieser Stufe noch nicht abgeschlossen. Da die weiteren Entwicklungsstufen (zum Beispiel die ödipale Phase – die Phasen der Latenz – der Adoleszenz usw.) aber vor allem unter neurosenpsychologischen Gesichtspunkten interessant sind, und sich mühelos nach dem Situationskreismodell beschreiben lassen, brauchen wir hier nicht näher auf sie einzugehen.

Das Modell des Situationskreises (s. Kapitel 1, Abb. 2), dessen Voraussetzungen wir aus dem Modell des autistischen Funktionskreises über das Modell des symbiotischen Funktionskreises entwickelt haben, wollen wir im folgenden nach den inzwischen besprochenen Gesichtspunkten genauer analysieren.

Die Situation besteht gewissermaßen aus drei Schichten:

1. *Einer rezeptorischen Schicht* (= Merken), in der Informationen aus dem eigenen Körper und aus der Umgebung unter dem Aspekt der herrschenden Bedürfnisse (zum Beispiel Hunger, Durst etc. – dem »Sollwert«) als Problemsituation interpretiert werden. Das erfolgt in Form einer zunächst hypothetischen Bedeutungsunterstellung (zum Beispiel Farben und Formen werden als »etwas« interpretiert, das möglicherweise »Nahrung«, »Freund«, »Feind« etc. bedeutet). Jede Bedeutungsunterstellung entspricht einer bestimmten Anforderung an effektorische Möglichkeiten.

2. *Einer Schicht der Phantasie oder des Probehandelns:* In ihr werden die unter dem Bedürfnisaspekt interpretierten Informationen zusätzlich unter dem Aspekt der pragmatischen Möglichkeiten und der sich daraus ergebenden *Prognosen* gedeutet (zum Beispiel wird ein furchterregendes Signal unter dem Aspekt möglicher motorischer Aktionen räumlich – zum Beispiel »von rechts« oder »von links« – eingeordnet. Es wird dann in der Phantasie geprüft, ob neue, die ursprüngliche Information ergänzende Informationen zu erwarten sind, wenn ich von rechts nach links schaue, gehe, greife etc.). Das heißt, es findet eine »Bedeutungserprobung« statt. Hier laufen imaginäre Situationskreise ab, die der Auswahl des passenden Programms aus dem Gedächtnisspeicher dienen. Damit geht die Identifikation (das Erkennen beziehungsweise Wiedererkennen) des Signals als Objekt der Außenwelt einher.

3. *Einer effektorischen Schicht* (= Wirken): Sie bildet sich erst im Schlußakt nach Auswahl des passenden Programms – und zwar einmal als Probe auf die hypothetische Erwartung (Realitätsprüfung) – und dann als Erreichen des (von dem Bedürfnis gesetzten) Zieles – als »Bedeutungsverwertung« oder »Problemlösung«.

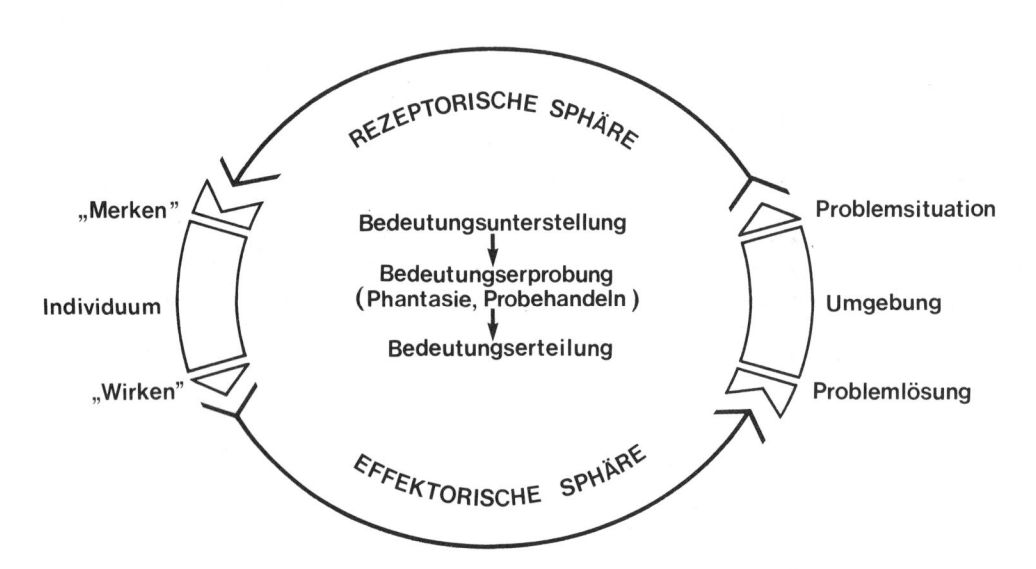

Abb. 3. »Der Situationskreis« unterscheidet sich von dem Funktionskreis durch Zwischenschaltung der *Phantasie,* in der Programme für Bedeutungserteilung (»Merken«) und Bedeutungsverwertung (»Wirken«) vor der endgültigen Bedeutungserteilung (die dann das bedeutungsverwertende Verhalten in Gang setzt) durchgespielt und erprobt werden.
Dadurch wird die *Situation* in der Phantasie experimentell (durch *Probehandeln*) vorstrukturiert: das heißt, Bedeutungserteilung erfolgt zunächst als (hypothetische) Bedeutungsunterstellung, deren Konsequenzen (in der Phantasie durch »Probehandeln«) abgetastet werden.

2.7 Das Problem einer Sozialisation nicht sozialisierbarer Funktionskreise

Wir wollen diesen entwicklungspsychologischen Exkurs nicht abschließen, ohne auf eine Tatsache hinzuweisen, welche die Bedeutung der Sozialisation biologischer Funktionskreise für die psychische Entwicklung des Menschen – aber auch für ihre Pathologie – anschaulicher macht. Wir können (und müssen) nämlich die Frage stellen, warum nur die Funktionskreise der Nahrungsaufnahme, der Ausscheidung und der Sexualität jene Entwicklung durchmachen, die nach Freud paradigmatisch für die psychische Entwicklung des Menschen überhaupt ist.

Andere Funktionskreise – obgleich für das Überleben des Individuums (und damit auch der Art) nicht weniger wichtig, werden von dieser Entwicklung nicht berührt. Das gilt vor allem für den Funktionskreis der Atmung. Er läuft – jedenfalls bei dem Gesunden – zeitlebens als autistischer Funktionskreis ab und zeigt keine Tendenz sich zu einem symbiotischen Funktionskreis oder gar zu einem Situationskreis weiter zu entwickeln. Der Grund dafür ist wohl einmal die Tatsache, daß hier Bedürfnisbefriedigung keinen Aufschub duldet, zum anderen, daß sie ohne Zwischenschaltung eines anderen abläuft, der sonst in bestimmten Phasen der Entwicklung die Problemsituation für den Bedürftigen lösen muß. Ein »signifikanter Anderer« wird also unter physiologischen Bedingungen nicht in den autistischen Funktionskreis eingebaut (unter pathologischen Bedingungen kann das jedoch geschehen). Ebenso wichtig ist wohl, daß wir mit unserer Atmung (normalerweise) von gesellschaftlichen Forderungen ungeschoren bleiben. Den ersten Gesichtspunkt hat Engel betont: Die Bedeutung des Sauerstoffs für die Homöostase im Inneren des Körpers läßt einen Aufschub der Bedürfnisbefriedigung im Funktionskreis der Atmung nicht zu[16]).

Es gibt also Funktionskreise, die nicht sozialisiert werden. Das hat für die Bildung unseres Ich und der Objekte unserer Wirklichkeit entsprechende Konsequenzen. So wird »Luft« zum Beispiel nie zu einem Gegenstand – wie zum Beispiel das Wasser. Als symbolbeladene Substanz (als Urelement) enthält sie nicht die Reminiszenz an eine symbiotische Daseinsform wie das Wasser, das als Muttersymbol oder alles nährendes Element den symbiotischen Funktionskreis repräsentiert. Es gibt auch (normalerweise) kein »Atem-Ich« (das einem oralen, analen oder genitalen Ich-Anteil entsprechen würde)[17]).

Solche Entwicklungen können jedoch unter pathologischen Bedingungen eintreten. Sie sind dann aber nicht als pathologische Regression – als Zurückfallen in einer normalen Entwicklungsreihe auf frühe Stadien – sondern als »pathologische Progression« – als unnatürliche Weiterentwicklung von einem biologischen Funktionskreis (durch Einbau eines »signifikanten Anderen«) zu einem symbiotischen Funktionskreis – ja, unter Umständen zu einem Situationskreis zu verstehen.

Bei den Reaktionen mancher Patienten auf die Substitution vitaler Funktionen durch technische Verfahren – wie sie in der modernen Medizin entwickelt worden sind – muß man an derartige Möglichkeiten denken. Dafür ein Beispiel: Herr S., 52 Jahre alt, litt an einer Ateminsuffizienz, die auf Grund einer ätiologisch unklaren Lungenfibrose relativ rasch aufgetreten war. Ein seit Jahren bestehendes Koronarleiden war wohl (über eine verschlechterte O_2-Versorgung des Herzens) die Ursache für Arrhythmien, die zu Anfällen von Kammerflimmern führten. Auf der Intensivstation mußte der Patient mehrfach (10mal!) reanimiert werden. Dabei wurden eine Tracheotomie und künstliche Beatmung erforderlich. Nach Überwindung der akutesten Gefahr wurde der Patient mit Tracheostoma und assistierter Beamtung durch einen Birdschen Apparat auf eine Allgemeinstation verlegt.

Die Lungenfunktionsprüfung berechtigte zu der Hoffnung, daß es bald gelingen würde, den Patienten von dem Apparat zu entwöhnen und das Tracheostoma zu schließen. Diese Hoffnung erfüllte sich jedoch nicht. Nachdem der Patient anfänglich 1 bis 2 Stunden ohne den Apparat und sogar zeitweise auf dem Flur der Station verbringen konnte, verschlechterte sich der Zustand wieder. Die Zeiten, die er ohne den Apparat auskommen konnte, wurden immer kürzer, und schließlich war er nicht mehr dazu zu bewegen, das Bett zu verlassen. Er konnte sich von dem Apparat nicht mehr trennen, mit dem er – zum Nachteil für die Funktion des Apparates – ständig manuell beschäftigt war.

Für diesen Rückschlag gab es keine objektiven Gründe. Der Patient war von der Intensivstation als fröhlicher, kommunikationsfreudiger Mensch angekündigt worden, der mit dem Birdschen Apparat gut zurechtkäme. Bei der Stationsbesprechung wurde deutlich, wie sehr der Patient die ihn behandelnden Schwestern besonders beim Absaugen des Trachealkatheters – aber auch die Ärzte – unsicher machte. Die Schwestern beklagten sich, der Patient würde sich demonstrativ den Tubus aus dem Tracheostoma ziehen, vor allem dann, wenn die Schwestern, die ihn versorgten, neu seien. Er würde großen Wert darauf legen, daß Fachleute ihn absaugen. Eine Schwester meinte, der Patient käme – im Gegensatz zur Intensivstation – zu kurz. Dort wirkte er so optimistisch, weil er nie allein war. Hier würde er die ganze Zeit am »Bird« hängen, er fühle sich schlecht behandelt, beklage sich, daß die Sonde nicht passe und die Schwestern nicht zu ihm kommen würden. Es wurde deutlich, daß der Patient die Schwestern in solche einteilte, denen er Vertrauen entgegenbrachte, und solche, zu denen er kein Vertrauen hatte. Er würde aber zu allen Schwestern Körperkontakt suchen. Auf der Intensivstation wurde er »Schätzle« genannt und wie ein kleines Kind behandelt. Er sei enttäuscht, daß der Kontakt zu dieser Station abgerissen sei. Danach wurde noch eine Fülle von anderen Beobachtungen berichtet: Zum Beispiel, der Patient könne manchmal kaum sprechen, weil es ihn so anstrenge, und dann wieder ginge das Sprechen sehr gut. – Er würde depressiv wirken und sei ärgerlich, wenn er im Wagen geschoben würde. Andererseits würde er versuchen, meist munter und lustig zu wirken, wobei die Anwesenden das als unecht und gespielt empfänden. Die Ehefrau würde mitspielen. Zeitweise sei der Patient jedoch auch ungeduldig und unbeherrscht, versuche dies aber zu unterdrücken. Mitunter würde er plötzlich eine Schwester in den Arm nehmen.

Danach wurde die Vermutung geäußert, der Patient könne seine Symptomatik benutzen, um Zuwendung und Hilfe zu bekommen, aber auch, um seine Umgebung zu manipulieren. Zum Beispiel machte er einen Arzt hilflos, als er sagte, er bekäme keine Luft, nachdem die Schülerin, die ihn dann weiter betreuen sollte, gerade in das Absaugen der Trachea eingeweiht wurde. Auch der männliche Krankengymnast der Intensivstation hätte ihn »zum Schnaufen« gebracht.

Es blieb unklar, was die mehrfache Reanimation für ihn bedeutete und wie er sie erlebt hatte. Offensichtlich hatte sie eine sehr große Angst und Unsicherheit zurückgelassen. Eine vitale Funktion, die bisher automatisch und ohne die Notwendigkeit bewußter Beteiligung ablief – die Atmung – war plötzlich von der Hilfe eines fremden Apparates und von Menschen, die diesen Apparat bedienen konnten, abhängig geworden. Es lag nicht mehr in seiner Macht, seinen Lufthunger zu befriedigen, der Apparat und die »mächtigen Anderen« mußten ihm seine Bedürfnisse erfüllen. In dieser Situation verhielt er sich ähnlich wie ein Säugling, dessen lebensnotwendige Bedürfnisse nur befriedigt werden können, wenn es ihm gelingt, die Mutter durch ein entsprechendes Verhalten zu manipulieren. Der Funktionskreis der Atmung, der in gesunden Zeiten für gewöhnlich ohne Zwischenschaltung eines »signifikanten Anderen« abläuft, war plötzlich zu einem symbiotischen Funktionskreis geworden.

Diese Interpretation kann einen Teil der Symptomatik erklären, die bei diesem Patienten in ausgeprägter Weise zu beobachten war. Da sich mit der Entwicklung der modernen Medizin Fälle häufen, in denen eine insuffiziente Atmungsfunktion apparativ substituiert wird, ist es nötig, häufiger an derartige Konstellationen zu denken. Es ist aber auch möglich, daß sich von hier aus Hypothesen entwickeln lassen, die uns das Verhalten mancher Asthmakranker verständlicher machen.

2.8 Geschichte als dynamische Struktur – eine vorläufige Zusammenfassung

Wir wollen jetzt die bisherigen Überlegungen zusammenfassen, indem wir versuchen, daraus ein Modell für die psychosomatische Betrachtung gesunder und kranker Menschen zu entwerfen. Dieses Modell wird zwar noch skizzenhaft und unvollständig bleiben und im folgenden genauer ausgeführt werden müssen. – Es kann uns aber helfen, den schwierigen Zusammenhang anschaulicher zu machen, in dem das zeitliche Nacheinander, der im Verlauf der seelischen Entwicklung entstehenden Programme zur Triebbefriedigung als zeitliches Nebeneinander – jetzt ineinandergreifender Triebkomponenten erscheint. S. Freud hat für diesen Zusammenhang des Ineinanderwirkens verschiedener Entwicklungsepochen der Vergangenheit im »Jetzt« den Terminus »dynamisch« geprägt, an dem man meist nur den energetischen Gedanken hervorhebt. La Planche und Pontalis definieren ihn als Betrachtungsweise, die »psychische Phänomene als Resultat des Konfliktes und der Kräfteverbindungen ... (auffaßt), die ein bestimmtes Drängen ausüben und letztlich vom Trieb abstammen«[18]).

An dieser Betrachtung psychischer Phänomene als »Resultat des Konfliktes oder der Verbindung von Kräften« interessiert uns hier vor allem der zeitliche – das heißt der genetische – Aspekt, die »Abstammung« der einzelnen Komponenten, deren Auswirkung wir in der Gegenwart als gleichzeitig erleben.

Um im Anschaulichen zu bleiben, wollen wir wieder von dem Bild ausgehen, mit dem J. von Uexküll die Umwelt, die jedes Lebewesen umgibt, als »feste, aber für den außenstehenden Beobachter unsichtbare Schale« beschreibt. Nach unserer Darstellung würde sich diese Schale im Laufe der seelischen Entwicklung für jeden Menschen individuell verschieden aus einer primären Umwelt in eine differenzierte Wirklichkeit verwandeln. Den dynamischen Charakter dieser »Wirklichkeits-Schale« erleben wir zunächst in ihrem permanenten Umbau: ständig werden neue Faktoren der (neutralen) Umgebung von unseren Sinnesorganen ausgewählt und unter dem Aspekt unserer Bedürfnisse getrennt, verbunden und zu tastbaren, hörbaren usw. Vorgängen oder Gegenständen unserer Wirklichkeit mit einer mehr oder weniger bestimmten Bedeutung komponiert. Da die vorher neutralen Faktoren der Umgebung auf diese Weise (und nur auf diese Weise) in unserer Wirklichkeit (als sichtbare, tastbare, hör-, schmeck- und riechbare Phänomene) auftauchen, läßt sich der permanente Auf- und Umbau, der für den Außenstehenden unsichtbaren Schale, wie schon angedeutet, als das Werk einer Instanz beschreiben, welche die Fähigkeit besitzt, etwas erscheinen ($\varphi\alpha\iota\nu\varepsilon\sigma\vartheta\alpha\iota$) zu lassen und die wir daher als »Phantasie« bezeichnen. Auf die enge Beziehung zwischen Trieb und Phantasie werden wir später noch ausführlich eingehen. Wir haben aber bereits angedeutet, daß sich unter diesem Gesichtspunkt der Aufbau von Umwelten als Tätigkeit »biologischer Phantasie« auffassen läßt, die Triebbedürfnisse in sichtbare, hörbare, tastbare usw. Szenarien mit Feinden, Nahrung, Beute usw. übersetzt. Das Schicksal, das die Triebe (als Programme für Bedürfnisbefriedigung) im Laufe der Entwicklungsgeschichte jedes einzelnen erfahren, prägt daher auch dessen Phantasie, so daß man sagen kann, Triebschicksale sind auch Phantasieschicksale. Umgekehrt sind natürlich auch Phantasieschicksale Triebschicksale. Das läßt sich besonders eindrucksvoll am »Aggressionstrieb« und an den »Perversionen« beobachten, wo frühzeitige traumatische Erlebnisse (Phantasien) einen prägenden und bestimmenden Einfluß auf das Triebschicksal haben. Trieb und Phantasie sind zwei Seiten des gleichen Lebensprozesses.

Der einzelne erlebt in dem ständigen Wechsel, der sich – in der für den Außenstehenden unsichtbaren Schale seiner individuellen Wirklichkeit – vollzieht, die oft dramatische Spannung des In- und Gegeneinander verschiedener biographischer Phasen seines Lebens, in denen die Programme zur Befriedigung von Triebbedürfnissen ihre Gestalt gefunden haben. Diese Dramatik läßt sich besser verstehen, wenn wir uns vorstellen, daß wir es nicht mit dem Ineinandergreifen von statischen, nur verschieden differenzierten Produkten unserer seelischen Entwicklung zu tun haben – sondern immer wieder mit Wiederholungen der Entwicklungsprozesse. Mit dem Erwachen von Triebbedürfnissen entstehen immer wieder Situationen, die undifferenziert, wie die primäre Umwelt, nach sofortigen Lösungen drängen. Über Erinnerungsspuren symbiotischer Umwelten werden diese Situationen dann jeweils neu bis zu dem Stadium differenziert, den die Phantasieentwicklung erreicht hat. Wie in dem Strahl eines Springbrunnens die ständige Bewegung des Wassers Gestalt gewinnt, so würden auf diese Weise in jedem Phänomen der individuellen Wirklichkeit eines Menschen die Etappen seiner Vergangenheit als Zeitstrom eine Gestalt annehmen, in der wir unsere Vergangenheit als drängende Gegenwart erleben.

Wir haben zu Beginn dieses Kapitels von Geschichte als »Verbindungsstraße« zwischen Gegenwart und Vergangenheit gesprochen, die in beide Richtungen führt. Der Terminus »dynamisch« beschreibt diese Zweigleisigkeit als »Progression«, in der wir ständig unser Werden wiederholen (und unter Umständen ein Stück weiter ausbauen) oder als »Regression«, in der unser Gewordensein wieder auf frühere Entwicklungsstadien zurückfällt. Damit wird nicht nur ein pathologischer Zustand, sondern ein Fundamentalprozeß unseres Lebens und Erlebens beschrieben. Diese Vorstellung einer zeitlichen Abfolge, in der sich autistische Funktionskreise über symbiotische Funktionskreise in Situationskreise (und damit primäre Umwelt über postprimäre Mitwelt in individuelle Wirklichkeit) verwandelt, konstruiert den historischen Ablauf unseres Werdens als idealtypisches Modell, in dem das Nacheinander unserer Entwicklungsphasen die dynamische Struktur einer Zeitgestalt bildet, die sich (wie eine Kerzenflamme oder ein Fluß) als »Fließgleichgewicht« (L. von Bertalanffy) erhält[19]. Das Modell dieser Zeitgestalt gibt uns die Möglichkeit, nicht nur – allgemein – Krankheit als Abweichung (von diesem idealtypischen Modell) zu definieren – sondern auch konkrete Krankheitserscheinungen zeitlich als sich ständig reproduzierende Störungen psychischer Entwicklung (zum Beispiel der oralen, der analen, der genitalen usw. Phase) zu interpretieren. Damit lassen sich Krankheitserscheinungen in der Entwicklungsgeschichte eines Patienten gewissermaßen »lokalisieren« und auf diese Weise typisieren und ordnen. Das Ergebnis ist dann eine Diagnose, aus der sich Strategien für eine Therapie ableiten lassen; denn Therapie ist letztlich immer der Versuch, eine idealtypische Gestalt wiederherzustellen oder ihr (dort wo sie auf Grund von Störungen ihrer Entwicklung nicht zustande kommt) zur Verwirklichung zu verhelfen.

Unter diesem Aspekt können wir das Konzept (einer Zeitgestalt) der psychosomatischen Medizin zu dem Konzept der somatischen Medizin in Parallele setzen. Dort dient der anatomische Körper mit seinen biochemischen Betriebsabläufen als idealtypisches Modell. Es hat räumliche Strukturen, die dem Arzt eine Lokalisation von Symptomen erlauben. So kann er zum Beispiel sagen: Bei diesem Patienten spielt sich das Krankheitsgeschehen im Herzen oder in der Leber ab, ja, er kann den Krankheitsprozeß sogar noch sehr viel genauer lokalisieren, zum Beispiel an den Herzklappen oder im Herzmuskel, oder an den Gallengängen, oder im Leberparenchym. Diese Lokalisation im räumlichen Modell gibt ihm die Diagnose, aus der sich therapeutische Strategien (zur Wiederherstellung des idealtypischen Modells) ableiten lassen.

Das idealtypische Modell einer Zeitgestalt ermöglicht demgegenüber die Lokalisation von Krankheitsvorgängen, in entwicklungspsychologischen Phasen, die sich in einem dynamischen Wiederholungsprozeß ständig reproduzieren. In dieser Zeitgestalt bildet der Situationskreis mit den zeitlichen Strukturen der Handlung, beziehungsweise dem allgemeinen Schema aller Handlungen nur das Geschehen auf der Oberfläche (dieses dynamischen Prozesses) ab. – Dieses allgemeine Handlungsschema läßt sich aus einer phänomenologischen Analyse von konkreten Handlungen gewinnen, die uns zeigt, daß Handlungen in Etappen ablaufen, in denen Motive (wir haben bisher Programme gesagt) von Bedürfnissen mobilisiert werden, um Umgebung als Situationen zu deuten, in denen Bedürfnisse durch aktives Verhalten befriedigt werden können[20].

Dieses Schema des Situationskreises als Zeitstruktur einer gegenwärtigen Handlung gewinnt die Tiefendimension einer historischen Zeitgestalt (und damit den dynamischen und genetischen Aspekt), wenn wir die Entstehungsgeschichte des Situationskreises aus autistischen Funktionskreisen mit in das Modell hineinnehmen. Wir verfolgen dann, wie Motive, die uns zum Handeln veranlassen – die Programme, in denen Triebbedürfnisse ein »bestimmtes Drängen auf uns ausüben« – jeweils ihren historischen Entwicklungsprozeß (ihr Triebschicksal) reproduzieren. Damit wird auch die Beziehung unserer Ich-Instanz zu Motiven (Programmen zur Triebbefriedigung) durchsichtiger. Unser Ich hat nur die Alternative, sich mit Motiven zu identifizieren oder sie abzulehnen. Wenn wir von Willenshandlungen sprechen, meinen wir, daß sich das Ich eines Menschen mit dem Motiv identifiziert hat, das seinen Handlungen zugrunde liegt[21].

Aber wenn die Motive für Handlungen (ebenso wie die Handlungen selbst) nur Endphasen eines Reproduktionsprozesses ihrer Geschichte sind, erhebt sich die Frage, in welchem Stadium dieses Prozesses unser Ich in der

Dynamische und entwicklungspsychologische Dimension des Modells

Lage ist, abzulehnen oder zuzustimmen? Der Begriff »dynamisch« wird erst dann hinreichend verstanden, wenn wir uns klar machen, daß Motive aus Stimmungen entstehen (dabei halten wir fest, daß sowohl Motive wie Stimmungen psychosomatische Zusammenhänge beschreiben, indem sie Körper und Umgebung als Einheit interpretieren). Eine Analyse der Stimmungen ergibt folgendes: Während sich unser Ich entscheiden kann, ob es ein Motiv (Programm) adoptieren will oder nicht, ist ihm eine solche Entscheidung bei den Stimmungen noch nicht möglich. Denn in den Stimmungen ist unser Ich noch nicht strukturiert. Es zerfließt gewissermaßen in ihnen. Bedürfnisse unseres Körpers und unstrukturierte Tendenzen unseres Ich sind gewissermaßen noch »gleichberechtigte Glieder einer Abstimmungsrepublik«, die sich gemeinsam, zum Beispiel auf eine Auseinandersetzung mit künftigen Ereignissen, abstimmen.

Die Welt, die wir in Rahmen von Stimmungen erleben, unterscheidet sich grundlegend von der Wirklichkeit, die wir im Bann von Motiven erfahren. Motive gestalten unsere Handlungen und in ihnen unsere individuelle Wirklichkeit. Sie interpretieren unsere Umgebung als Bühne, auf der wir auftreten, um unsere Bedürfnisse zu erfüllen. Auch die Stimmungen enthalten Deutungen für unsere Umgebung, aber sie deuten die Umgebung noch unstrukturiert und diffus, gewissermaßen als eine Bühne im Nebel, auf der alles »gefährlich«, »feindlich«, »gleichgültig«, »unheimlich«, »heiter« oder »gemütlich« ist. Was sie entwerfen, ist eine »Welt ohne Gegenstände«[22]).

Die Analyse der Stimmungen zeigt uns ein Zustandsbild, das dem entspricht, was Balint als »symbiotische Objektbeziehung« oder »primäre Liebe« beschrieben hat – also jenes Stadium, in dem es noch keine Ich-Instanz und keine festen Objekte gibt, das wir oben als symbiotischen Funktionskreis oder Zweierbeziehung beschrieben haben. In diesem Stadium werden Informationen noch nicht verbal ausgetauscht. Balint sagt dazu: »Eine Beziehung zwischen zwei Menschen ... wird nicht selten auf nicht verbalem Weg erzeugt und aufrecht erhalten. Es läßt sich auch schwer in Worten beschreiben, was da eigentlich geschaffen wird. Wir sprechen von »Verhalten«, »Klima«, »Atmosphäre« usw., aber das sind alles unklare, nebelhafte Begriffe, die etwas nur unscharf Begrenztes andeuten und daher an die Worte erinnern, mit denen man die Urelemente beschreibt. Aber wenn auch die verschiedenen Formen der Objektbeziehung nicht in genauen, eindeutigen Worten beschrieben werden können, wenn auch die Wahl der beschreibenden Worte immer subjektiv, willkürlich und unexakt bleiben muß, (so) fühlen wir doch, daß die Atmosphäre, das Klima, die Stimmung wirklich vorhanden sind. Oft besteht gar kein Bedürfnis, das in Worten auszudrücken – obwohl Worte natürlich ein wichtiger zusätzlicher Faktor für die Schaffung und Aufrechterhaltung der Objektbeziehung sind«[23]).

Wir wollen damit folgendes sagen: Die individuelle Wirklichkeit, in der wir als Erwachsene leben und handeln, entspringt in jedem Augenblick aus Stimmungen und das heißt Re-Aktivierung von Zuständen, die unsere Phantasie in der Phase des symbiotischen Funktionskreises erlernt hat. Erst aus den Stimmungen können sich Motive herausdifferenzieren und auch nur solche, mit deren Hilfe wir später erlernt haben, symbiotische Funktionskreise in Situationskreise zu verwandeln, in denen dann Programme in der Phantasie erprobt und das heißt verworfen oder angenommen werden können. Fehlt ein Motiv (Programm), um die Stimmung zu strukturieren, so kann sie in »Verstimmung« umschlagen. Unser Modell der Zeitgestalt, nach dem in jedem Erlebnis eines Gegenstandes oder eines Vorganges unsere ganze Vergangenheit lebendig wird, gewinnt durch die Synthese von Stimmung und Motiv (Programm) an Anschaulichkeit und Präzision. Wir können jetzt besser verstehen, daß die Entwicklung der Zeitgestalt in bestimmten Bereichen des körperlichen und seelischen Lebens nicht über die symbiotische Phase der Stimmungen hinausgekommen ist oder wieder auf sie zurückfällt und auf diese Weise Krankheitserscheinungen (als Symptome) in der dynamischen Struktur der Zeitgestalt einer sich ständig reproduzierenden Geschichte »lokalisiert« werden können. Unser Modell der Zeitgestalt läßt uns aber auch die Vorgänge der (Psycho-)Therapie in einem neuen Licht erscheinen und damit besser verständlich werden: Wenn der Patient im Laufe einer Behandlung seine Gefühle und Konflikte auf den Therapeuten »überträgt« und somit eine »Übertragungsneurose« entwickelt, dann bildet er einerseits aus seinen zunächst ungerichteten und amorphen Stimmungen neue Motive, andererseits schmilzt er in der Regression seine pathologisch fixierten Motivationen wieder in Stimmungen ein, um sie nun mit Hilfe des Therapeuten in neue Motivationen umzustrukturieren. So gesehen ist jede tiefer gehende Psychotherapie eine durch partielle Regression auf den symbiotischen Funktionskreis erfolgende Umstrukturierung und Neustrukturierung der Motive. Auch der Unterschied einer Übertragung auf der dyadischen (symbiotischen) und der Dreipersonen- (ödipalen) Ebene läßt sich verdeutlichen: Auf der noch unstrukturierten (diffusen) symbiotischen Ebene beherrschen die Stimmungen die Szene. Verbale Deutungen stoßen hier ins Leere oder werden als Stimmungssignale mißverstanden. Erst auf der Dreipersonenebene ödipal strukturierter Motivationen können Konflikte erlebt und durch verbale Deutungen bearbeitet werden.

Betrachten wir jetzt das Modell als theoretischen Bezugsrahmen für die verschiedenen psychosomatischen Konzepte, so gibt es uns die Möglichkeit, drei verschiedene Konzepte in einen Zusammenhang zu bringen.

1. Bisher haben wir den Zusammenhang zwischen biographischer Situation und Krankheitsgeschehen unter dem Aspekt der *Regression* (als Resomatisierung nach Max Schur), das heißt als Rückfall aus einer Phase differenzierter Motivationen (Programme) in eine Phase der undifferenzierten Stimmungen beschrieben. Das Modell einer Zeitgestalt, in der die individuelle Wirklichkeit eines Menschen immer wieder aus Motiven entsteht, die sich aus Stimmungen differenzieren, gibt uns

die Möglichkeit, noch zwei andere Konzepte aus unserem Modell abzuleiten:

2. Das Konzept der *Konversion* als Vorstellung eines Konfliktes auf der Ebene von Motiven und Handlungen, auf der zum Beispiel ein sexuelles Motiv von einem sozialen Motiv blockiert wird. Als Lösung dieses Konfliktes entsteht ein Kompromiß, das heißt ein drittes Motiv, dessen Handlungskonzept sozial akzeptabel ist. Die Wirklichkeit, die ein Patient mit einem Konversionssyndrom erlebt, ist – als Kompromiß zwischen zwei einander ausschließenden Motiven zwar verschlüsselt und entsprechend sind es auch die Verhaltensweisen des Patienten, das heißt sie drücken das nicht zugelassene Motiv symbolisch aus – aber das Geschehen bleibt auf einer Ebene schon weitgehend differenzierter Triebstrukturen (die sich zum Beispiel in die ödipale Phase lokalisieren lassen).

3. Neben Regression und Konversion läßt sich mit Hilfe des Zeitgestaltmodells noch eine dritte Möglichkeit anschaulich machen: Freud hat in seinem Konzept der Angstneurose die Vorstellung entwickelt, daß die Entfaltung der Phantasie auf einer sehr frühen Stufe gestört sein kann und daß nun auf Grund eines Ausbleibens der Phantasieentwicklung Vorgänge aus der Umgebung direkt (also gewissermaßen ohne durch die schützende Hülle einer individuellen Wirklichkeit abgehalten zu sein) körperliche Vorgänge beeinflussen. Dieses Konzept ist neuerdings wieder aufgegriffen und als »pensée opératoire« oder als »Alexithymie« (s. Kapitel 12) weiter entwickelt und differenziert worden. Dieses Konzept interpretiert das Entstehen körperlicher Krankheiten nicht durch Regression auf eine undifferenzierte Frühphase, sondern durch Ausbleiben der Phantasieentwicklung in einem frühen Entwicklungsstadium. Dieses Ausbleiben der Phantasieentwicklung wird als eine bestimmte Art und Weise des Erlebens von Wirklichkeit beschrieben, die dürftiger und direkter sein soll als die einer normal entwickelten Phantasie und die manchmal geradezu technisch verfährt (pensée opératoire). Wir haben schon erwähnt, daß die Angabe unseres Patienten, es sei ihm unmöglich, sich an Personen zu erinnern, während er sich Räume und Gegenstände seiner Vergangenheit sehr wohl vorstellen konnte, in diesem Zusammenhang als ein Defekt der Phantasieentwicklung interpretiert werden kann. Der Alexithymiker verfügt also unserem Modell zufolge fast nur über Sachmotive aber kaum oder nicht über Beziehungsmotive. Man muß annehmen, daß er beim Übergang vom symbiotischen Funktionskreis zum Situationskreis seiner individuellen Wirklichkeit so geschädigt wurde, daß er aus seinen Stimmungen heraus nur Sachmotivationen aber keine oder nur sehr dürftige Beziehungsmotivationen zu anderen Menschen entwickelt hat und weiter entwickelt. (Dazu Näheres Kapitel 5).

Fassen wir zusammen: Mit der Ableitung des Situationskreises aus biologischen Funktionskreisen wird die historische Dimension – die Zeitgestalt – des Situationskreismodells als dynamischer Reproduktionsprozeß deutlich, in dem Stimmungen zu Motiven (Programmen zu Bedürfnisbefriedigung) differenziert werden. Dabei wiederholt sich die Geschichte der Sozialisation unserer Triebbedürfnisse immer von neuem.

Wir können jetzt auch die eingangs gestellte Frage beantworten, ob dieses Modell geeignet ist, Zusammenhänge zwischen einem allgemeinen Kranksein (Streß) und spezifischen Krankheiten zu interpretieren. Wir hatten diese Frage an dem Beispiel des Patienten entwickelt, der in bestimmten Lebenssituationen an einem Ulcus duodeni oder Ulcus duodeni-Beschwerden erkrankte. Die Betrachtung dieser Situationen unter biographischen Gesichtspunkten ließ ihre historische Dimension und Mehrdeutigkeit sichtbar werden, die (bei frühen Störungen) Folge von Defekten der Zeitgestalt sein und (durch Störungen der Intergration früh erworbener Programme in später erworbene) zu Konflikten und pragmatischen Paradoxien führen kann.

Der Zusammenhang zwischen Situation und allgemeinem Kranksein läßt sich in diesem Fall etwa folgendermaßen beschreiben: Eine Umgebung, welche die benötigte Verwöhnung trotz Leistungen und Anstrengungen (das heißt relativ spät erworbenen Programmen) versagt, wird (stimmungsgemäß, das heißt vor der Differenzierung in bestimmte Programme) als Verstimmung, als kalte, ungerechte und verletzende Situation erlebt. Sie stellt den Patienten vor Probleme, für deren Lösung keine Programme gefunden werden. Dies soll nach unserer Definition zu Streß und allgemeinem Kranksein führen. Dabei laufen im Organismus die Vorgänge ab, die als »Alarmreaktion« beschrieben werden (und über die in Kapitel 4 noch Genaueres zu sagen ist).

Dieses allgemeine Streßverhalten (»Alarmreaktion«), das in unserem Modell der Zeitgestalt (als Verstimmung) auf die Ebene von Stimmungen zu lokalisieren wäre, bekommt je nach der Zugehörigkeit des Problems zu dem einen oder anderen Funktionskreis (Triebbedürfnis) eine spezifische Note. Im Falle unseres Patienten handelt es sich um orale Probleme. Das Situationskreismodell interpretiert den Zusammenhang zwischen Streß und Geschwürentstehung (den der Patient als Erklärung brachte) als ein Unvermögen, Programme zur Lösung einer Situation zu finden, in der die Befriedigung oraler Bedürfnisse, die nicht mehr durch berufliche Anerkennung gesichert ist, immer drängender und unaufschiebbarer wird. Unter diesem Druck kommt es zu einem Zusammenbruch der von den bisherigen Programmen gestalteten individuellen Wirklichkeit und einem Rückfall auf die Stufe des symbiotischen Funktionskreises, auf dem die hochgradige Vulnerabilität körperlicher Abläufe für Versagungen und Kränkungen von seiten des versorgenden Mediums wieder aufbricht. Die schützende Hülle, der durch die Phantasie gebildeten individuellen Wirklichkeit »schmilzt« entweder partiell ein oder war auf Grund früher Phantasiedefekte teilweise gar nicht aufgebaut worden, so daß jetzt der »signifikante Andere« – in diesem Fall die orale Verwöhnung gewährende oder sie versagende Mutter – die symbolisch in den verwöhnenden oder versagenden Instanzen der Wirklichkeit erlebt wird, wieder spezifisch auf die physiologischen Abläufe im Magen-Darm-Trakt (vor allem die Magensekretion) einwirken kann. Die »psycho-physiologische Einheit«, die im Verlauf einer Regression (= Re-Somatisierung im Sinne von Max Schur) wieder hergestellt wird oder der »psychosomatische Kern« bei fehlender Phantasieentwicklung (im Sinne des pensée opératoire oder der Alexithymie) würden beide dem symbiotischen Funktionskreis zwischen hungrigem Säugling und stillender Mutter entsprechen.

Eine weitere Möglichkeit zur differenzierten Anwendung unserer Modelle ist noch zu erwähnen. Obwohl gesundes und krankes Lebensgeschehen jeweils nach dem ganzen Situationskreisschema abläuft und alle Stadien desselben in ihm identifiziert werden können, sind im Bereich der Pathologie doch einzelne Funktionskreisabschnitte vermehrt gestört und erregen dann unser besonderes Interesse. So finden wir zum Beispiel bei den Psychosen die Störung vor allem in der rezeptorischen Schicht – bei den Neurosen in der Schicht des Probehandelns und bei den psychosomatischen Erkrankungen in der effektorischen Schicht. Betrachten wir die letztere genau, nämlich den Bereich, in dem Motive (Programme für Bedürfnisbefriedigung) in ihre spezifischen Handlungen übergehen – oder nicht übergehen – dann können wir hier die Bereitstellungsebene (der Stimmungen) von der Ausdrucksebene (der Handlungen) und dementsprechend Bereitstellungs- und Ausdruckserkrankungen abgrenzen[24]).

Wir haben jetzt an einem Beispiel gezeigt, wie sich das Modell des Situationskreises zur Deutung eines bestimmten Krankheitsbildes heranziehen läßt und wir haben gleichzeitig dargestellt, wie es sich als Ordnungsschema für psychosomatische Modelle eignet. Im folgenden Kapitel müssen wir einige Probleme behandeln, die auf dieser Stufe der Überlegung sichtbar werden.

Zusammenfassung

In diesem Kapitel wird das allgemeine Modell für eine psychosomatische Betrachtungsweise dadurch weiterentwickelt, daß Funktionskreis und Situationskreis entwicklungsgeschichtlich zu einer dynamischen Einheit, zu einer Zeitgestalt, verbunden werden. Damit entsteht ein Modell, nach dem jede Situation, die wir als Erwachsene erleben, eine historische Tiefendimension besitzt: d. h., sie entspringt immer wieder aus biologischen Funktionskreisen mit primärprozeßhaftem Drängen in einer noch unstrukturierten, nur stimmungsgeladenen Umwelt, die sich über die Stufe symbiotischer Funktionskreise mit einer postprimären Umwelt in Situatonskreise mit einer individuellen Wirklichkeit verwandelt. Erst in dieser können sich bewußte Handlungen – nach in der Phantasie vorgetesteten Programmen – zwischen einem Ich und Objekten abspielen. Dies Modell einer dynamischen Zeitgestalt, in der wir ständig den Prozeß der Sozialisation biologischer Funktionskreise wiederholen, entspricht weitgehend den Vorstellungen der Psychoanalyse von der Entwicklungsgeschichte des Individuum als einer idealtypischen Zeitgestalt, die gewissermaßen die Anatomie des psychischen Apparates darstellt. Damit läßt sich das Modell eines psychischen Apparates mit einer »zeitlichen Anatomie« als Gegenstück zu dem Modell des körperlichen Apparates mit einer räumlichen Anatomie der somatischen Medizin auffassen. Beide Modelle eröffnen die Möglichkeit, Konsequenzen für Diagnostik und Therapie abzuleiten, indem sie eine »Lokalisation« von Störungen erlauben. Diese Lokalisation erfolgt im psychischen Apparat, in einer (entwicklungsgeschichtlich gewordenen) zeitlichen Struktur – im somatischen Apparat in einer räumlichen Struktur.

Diese Analogie zwischen einem psychologischen und einem physiologischen Modell macht aber auch den dualistischen Ansatz deutlich, dem die moderne Medizin verhaftet bleibt. Unser Konzept der dynamischen Zeitgestalt muß diese dualistische Vorstellungsweise überwinden, wenn es als psychosomatisches Modell brauchbar sein soll. Dazu ist jedoch eine weitere Präzisierung und Erweiterung erforderlich. Sie wird in Kapitel 4 im einzelnen dargestellt werden. Auf der jetzigen Stufe unserer Überlegungen deutet sich die psychosomatische Dimension unseres Modells aber bereits in der Überlegung an, daß archaische Funktionskreise mit ihren monadischen Umwelten noch in unmittelbarer Verbindung mit den körperlichen Bedürfnissen stehen: Diese Funktionskreise müssen Störungen der somatischen Homöostase, die im Organismus selbst nicht ausgeglichen werden können, in jenes »psychische Drängen« verwandeln können, das die dynamische Einheit der Zeitgestalt in Bewegung bringt und nun dafür sorgt, daß aus Stimmungen und unstrukturierten Umwelten schließlich Gefühle, Motive (Programme) und Handlungen entstehen, die auf der inneren Bühne der Phantasie erprobt und der äußeren Bühne der Situation ausgetragen werden können.

Wir halten also fest, daß mit dem Konzept der dynamischen Einheit einer sich immer von neuem reproduzierenden Zeitgestalt das gesuchte allgemeine psychosomatische Modell in seinen ersten Umrissen entworfen ist. Es muß jedoch noch näher ausgeführt werden, welche Rolle der Körper in Funktions- und Situationskreisen spielt und auf welche Weise er sich in die dynamische Einheit der Zeitgestalt einfügt.

Anmerkungen

1. M. Pflanz und Th. v. Uexküll: »›Entlastung‹ als pathogenetischer Faktor, ein Beitrag zum Problem der Begriffe ›Belastung‹ und ›Entlastung‹«. – Klinische Wocheschrift, Jahrgang 30, 414 (1952).
2. Zum Begriff der »Paradoxie« und vor allem der »pragmatischen Paradoxie« – s. Watzlawik, P., J. H. Beavin and D. D. Jackson: »Pragmatics of human communication« – New York (1967) – *deutsch:* »Menschliche Kommunikation« – Bern/Stuttgart/Wien (1971).
   Ein besonders einprägsames Beispiel für pragmatische Paradoxie ist der von Freud beschriebene »neurotische Konflikt«, der ja darauf beruht daß die (unbewußten) Triebkräfte und die bewußten Ich- (und Über-Ich) Anteile der Persönlichkeit einander widersprechende Handlungsanweisungen geben. Hier sei auch darauf hingewiesen, daß sich der Freudsche Triebbegriff weitgehend mit dem deckt, was wir »angeborene Programme« genannt haben. »Programme« haben wir als Regeln für »Techniken« in der Auseinandersetzung mit der Umgebung zur Befriedigung von Triebansprüchen definiert.
3. Nähere Literaturangaben: s. spezielles Kapitel.
4. Schur, Max: »Comments on the metapsychology of somatization« – *in:* »The psychoanalytic study of the child« (1955) – deutsch: *in:* Brede, K.: »Einführung in die psychosomatische Medizin« – Frankfurt (1974).
5. Primärvorgang – Sekundärvorgang, s. Anmerkung 15 Kapitel 1, Seite 22.
6. Spitz, R.A.: „Vom Säugling zum Kleinkind" – Klett, Stuttgart (1967).
7. Dieser »Andere« ist zunächst noch austauschbar. Er hat – wie die Attrappenversuche von Spitz zeigen – anfangs nur ein schemenhaftes Gesicht, das aus einer Stirnpartie, Augen und einer Nase besteht. Der Mund, der für das Wiedererkennen einer Person besonders wichtig ist, wird erst später in dieses Schema des »Anderen« eingebaut. Untersuchungen an Kleinkindern, die – zum Schutz vor Infektionen – in einem sterilen Plastikzelt aufwuchsen und von einem Schwesternteam betreut wurden, haben gezeigt, daß die »Mutter« während der ersten drei Lebensmonate austauschbar ist, ohne daß Schäden der psychischen Entwicklung resultieren (K. Köhle, Habilitationsschrift, Ulm, 1975).
8. Balint, M.: „Therapeutische Aspekte der Regression" – Stuttgart (1970).
9. Die Tendenz, den Anderen, von dem man sich verraten oder zurückgewiesen erlebt, zu bestrafen, indem man sich selber schädigt, spielt bei Selbstmordversuchen – oft auf einer sehr bewußtseinsnahen Ebene – eine wichtige Rolle.
10. Störungen in der symbiotischen Entwicklungsphase sollen nach Schur und anderen psychoanalytischen Forschern zu Defekten in der Differenzierung der »bio-physischen Ich-Es-Matrix« führen und damit dem Individuum die Möglichkeit nehmen, auf spätere Belastungen des Lebens mit angemessenen Programmen zu reagieren. Das Individuum greift dann auf archaische Programme zurück (»es regrediert zu den Schädigungsstellen«), die noch keine Trennung in physiologische, affektive oder kognitive Prozesse kennen. Diesen Vorgang bezeichnet Schur als »Re-Somatisierung der Affekte«.
11. M. S. Mahler hat unsere heutigen Vorstellungen über diese Phase unter dem Titel: »Symbiose und Individuation« – die psychische Geburt des Menschenkindes« – zusammengefaßt. – Mahler, M. S., Psyche, 25, 7, 609 (1975) – s. auch: Mahler, M. S. und M. Furer: »Symbiose und Individuation« – Stuttgart (1972).
12. Abraham, K.: »Psychoanalytische Studien zur Charakterbildung« – S. Fischer, Frankfurt (1969).
13. Der Terminus »innen« ist hier insofern mißverständlich, als das Kind in dieser Phase noch kein »außen« kennt. Umweltreize werden wie Reize aus dem Körperinneren noch mit ungerichteten Reaktionen beantwortet. M. S. Mahler spricht daher von »diffus«.
14. Abraham, K.: op. cit.
15. Über das Modell der Handlung und seine Beziehungen zum Situationskreis – s. Anmerkung 20 und 21.
16. Engel, G. L.: »Psychisches Verhalten in Gesundheit und Krankheit« Bern/Stuttgart/Wien (1970).
17. Die Sonderstellung des Geruchssinns, der uns die Bedeutung der Umgebung nicht in gegenständlicher Form, sondern »diffus« (als Medium, das »ich riechen oder nicht riechen kann«) vermittelt, läßt sich von hier aus besser verstehen. Jores hat auf die Bedeutung des Geruchssinns bei Asthmatikern hingewiesen. Er nimmt an, daß die Beeinflussung der Atmung über eine Sozialisation des Geruchssinns (zum Beispiel durch Tabuierung bei zu früher Sauberkeitserziehung) möglich ist: Jores, A.: »Der Kranke mit psychovegetativen Störungen« – Göttingen (1973).
18. La Planche und Pontalis: op. cit.
19. Zum Begriff des »Fließgleichgewichts« s. Kapitel 4.
20. Eine Analyse der Handlungsstruktur findet sich bei v. Uexküll, Th. »Grundfragen der psychosomatischen Medizin« – Hamburg (1963), Seite 93/94: »Ursprünglich und auf die allgemeinste Form gebracht ist Handlung: *Umgang mit der Welt.* An diesem Umgang sind wir in irgendeiner Weise beteiligt. Wenn wir das Gesamtgeschehen einer Handlung analysieren, dann lassen sich darin verschiedene Phasen oder Etappen unterscheiden. Nehmen wir als Beispiel irgendeine Handlung, zum Beispiel die, in der ich einen Baum ersteige und einen Apfel pflücke. Dabei geschieht folgendes:
    1. Ich sehe etwas, zum Beispiel Farben und Formen, die durch eine gleichzeitig einsetzende Deutung als Baum vor einer Mauer mit einem Apfel im Geäst interpretiert werden.
    2. Apfel, Baum und Mauer geben mir Handlungsanweisungen: Die Mauer als Stütze und den Baum als Leiter zu benutzen und den Apfel zu ergreifen.
    3. Sobald ich versuche, diese Anweisungen auszuführen, stellt sich heraus, ob die Deutung richtig war. Es könnte ja sein, daß die Mauer nachgibt, der Stamm bricht oder der Apfel faul ist.

    An Stelle der Geschichte mit dem Apfel können wir auch jedes bliebige andere Beispiel benutzen ... Auf ein allgemeines Schema gebracht, läuft eine Handlung also in folgenden Etappen ab:
    1. Ich deute meine Umgebung als Welt, in der ein Ausschnitt in besonderer Beziehung zu mir steht.
    2. Das Gedeutete gibt mir Handlungsanweisungen, wie ich mit ihm umzugehen habe.
    3. Indem ich mich auf diesen Umgang einlasse, prüfe ich, ob die Deutung und die aus ihr entspringenden Handlungsanweisungen richtig waren oder nicht.

Dynamische und entwicklungspsychologische Dimension des Modells

21. In dem vorhin zitierten Beispiel der Szene des Apfelpflückens heißt es von dem Appetit auf Äpfel (dem Motiv beziehungsweise dem Programm): »Der Appetit – so können wir in unserem Beispiel sagen – ist ewig. Aber die Esser und die Requisiten der Szene lassen sich auswechseln. Unser Ich wird vor allem in der dritten Etappe aktiv und zwar, indem es entscheidet, ob es in die Rolle eintreten will oder nicht; und wenn es die Rolle übernimmt, durch die Prüfung, ob sich die Deutung des Motivs mit ihren Handlungsanweisungen im Umgang mit der Welt bewährt. In diesem Falle identifiziert sich das Ich mit dem Motiv. Es adoptiert die Potenzen, die in Wahrheit dem Motiv angehören. Es macht sie zu den Seinen und nennt sie jetzt »seinen Willen«. Wenn wir von Willenshandlungen sprechen, meinen wir immer, daß sich das Ich eines Menschen mit dem Motiv identifiziert hat, das seinen Handlungen zugrunde liegt« – op. cit., s. S. 96. – Ohne die Gesamtproblematik der Willenshandlungen hier aufzurollen, sei nur angefügt, daß unser Ich oft gezwungen ist, sich zwischen einander widerstrebenden Motiven und Motivationsreihen zu entscheiden. Bevor sich das Ich mit einem Motiv des interagierenden und zum Teil interferierenden Gesamtmotivationsgeflechts (bewußt) identifizieren kann, muß es sich für ein Motiv (und gegen andere) entschieden haben.
22. »Die Stimmungen geben uns keine Handlungsanweisungen. Sie geben uns nur Anweisungen für Bereitstellungen. Was draußen entsteht, ist nur Bühne, auf der Handlungen sich abspielen können, ja, auf der alles zur Handlung drängt, aber die Handlung ist nur vorbereitet. Das Stichwort, das sie in Gang setzt und das nur von einem Motiv kommen kann, steht noch aus. Es ist noch »alles« – gefährlich – verheißend – feindlich – gleichgültig – oder ekelhaft. Aber das konzentriert sich noch nicht auf diesen oder jenen Gegenstand. Es gibt nur den gemeinsamen Ton, auf den unser Körper, unser Ich und unsere Welt abgestimmt sind«. – op. cit., Seite 177.
23. Balint, M.: »Therapeutische Aspekte der Regression« Frankfurt (1973), Seite 194/195.
24. Vgl. v. Uexküll, Th.: op. cit.

3 Organismus – Modell und Information

Thure v. Uexküll und Wolfgang Wesiack

3.1 Vorbemerkung

Im ersten Kapitel sind wir bei der Diskussion einer Krankengeschichte und des Streßproblems auf die Frage nach einem »allgemeinen Kranksein« gestoßen. Wir haben festgestellt, daß ein Lebewesen – und das gilt besonders für den Menschen – dann erkrankt, wenn es in Situationen gerät, die es nicht bewältigen kann. Davon ausgehend haben wir das allgemeine Schema des »Situationskreises« entwickelt. Auf seinem Hintergrund läßt sich Streß als allgemeines psychosomatisches Konzept verstehen, in das sich die verschiedenen speziellen Modelle einordnen lassen: Die allerverschiedensten Situationen (physische, psychische oder soziale) haben alle – sofern sie pathogene Faktoren enthalten – das eine gemeinsame Kriterium: sie stellen das Individuum vor Probleme, die es auf Grund seiner Deutungs- und Verhaltensprogramme nicht zu lösen vermag. Mit anderen Worten: die Bedürfnisse, zu deren Befriedigung Deutungs- und Verhaltensprogramme gespeichert sind, wechseln. Die Programme wechseln von Individuum zu Individuum und die Umgebung mit ihrem Potential zur Befriedigung der Bedürfnisse der verschiedenen Individuen ändert sich ebenfalls – identisch (uniform) bleibt nur die (adäquate oder inadäquate) Relation: Problem – Programm.

Unabhängig davon also, ob wir krankmachende (= kränkende) Situationen in einer physikalisch-chemischen, einer psychologischen oder soziologischen Terminologie beschreiben – das Zentralproblem bleibt, die Beziehung zwischen dem Organismus und seiner Umgebung. Dieses Zentralproblem wurde in den Wissenschaften und auch in der Medizin lange Zeit nicht in seiner Tragweite erkannt, zumal seit der Descartes'schen Trennung der Welt in eine subjektiv-psychische (= res cogitans) und eine objektiv-körperliche (= res extensa) sich auch die Wissenschaften in »Geistes«-Wissenschaften und »Natur«-Wissenschaften trennten, die sich beziehungslos nebeneinander entwickelten. Die Medizin, die sich vor etwa 100 Jahren – aus guten methodischen Gründen übrigens – dazu entschloß, eine Naturwissenschaft zu sein (Naunyn: »Die Medizin der Zukunft wird Naturwissenschaft sein, oder sie wird überhaupt nicht sein!«) untersuchte von da an sehr subtil nur das Objekt Organismus und die darauf einwirkenden Noxen, verlor aber das Subjekt Mensch und seine Beziehungen zu den Mitmenschen und zur Umgebung aus den Augen[1]*. Psychologische Theorien, wie etwa die Psychoanalyse, die diese Lücke auszufüllen suchten, stießen in der Medizin auf Ablehnung, vor allem weil sie kein plausibles Konzept für »den Körper« entwickeln konnten. Die Kluft zwischen Seelischem und Körperlichem schien unüberbrückbar. Auch die meisten Konzepte der psychosomatischen Medizin sind entweder »zu somatisch« oder »zu psychisch«. Unter diesem Gesichtspunkt bietet sich das Konzept des Situationskreises als psychosomatisches Grundmodell an, das jenseits der Trennung in »psychisch« und »organisch« einen neuen methodischen Ausgangspunkt zu gewinnen sucht.

Im zweiten Kapitel wurden dann die dynamischen und entwicklungspsychologischen Dimensionen des Situationskreismodells in groben Umrissen dargestellt. In den nun folgenden drei Kapiteln sollen die wissenschaftstheoretischen Konsequenzen dieses Ansatzes dargelegt werden. Im letzten dieser drei Kapitel werden wir dann wieder auf die konkrete ärztliche Tätigkeit zurückkommen und aufzuzeigen versuchen, wie sich mit Hilfe des Situationskreismodells auch die Interaktion zwischen Arzt und Patient darstellen – und wie sich dabei das Modell als Orientierungshilfe in der konkreten ärztlichen Situation verwenden läßt.

3.2 Vom Vitalismusstreit zur Kybernetik

Wir wollen die Diskussion des wissenschaftstheoretischen Problems, welche die Einführung des Situationskreismodells aufwirft, mit einem kurzen Rückblick auf die Geschichte der biologischen Konzepte beginnen, welche die Medizin mit ihrem Eintritt in die naturwissenschaftliche Epoche von den – damaligen – Naturwissenschaften übernommen hat. Seitdem sind etwa 100 Jahre vergangen, in denen die Naturwissenschaften, vor allem die Biologie, ihre Konzepte verändert haben, ohne daß die Medizin immer die sich daraus ergebenden Konsequenzen gezogen hat. Das gilt vor allem für das Konzept des »Mechanismus« beziehungsweise der »Maschine« als Modell für Lebensvorgänge, das in der Medizin in erster Linie für die Dichotomie in einen somatischen und einen psychischen Bereich verantwortlich ist. Für die psychosomatische Medizin ist daher eine wissenschaftstheoretische Diskussion der Entwicklungsgeschichte dieses Konzeptes und der Konsequenzen, die sich daraus für

---

* Anmerkungen siehe am Ende des Kapitels.

die Medizin ergeben, unerläßlich. Von dort her gesehen bedeutet nämlich die Einführung des Situationskreismodells in die Medizin nur das Nachholen einer längst überfälligen Entwicklung.

Als die Medizin sich entschloß, Naturwissenschaft zu werden, übernahm sie die Forderung, Lebensvorgänge auf lineare Kausalbeziehungen (nach dem Modell des Mechanismus) zurückzuführen und zwischen zwei heterogenen Seinsbereichen (res extensa und res cogitans) zu unterscheiden. Diese Forderung – welche die Naturwissenschaften noch zu Beginn des 20. Jahrhunderts aufrecht erhielten – ließ sich in der Medizin nicht zufriedenstellend erfüllen. Zwar gelang es mit dem Modell des Mechanismus, das den Körper als komplizierte Maschine in einem Feld unübersehbar vieler Kausalketten interpretiert, überraschende Erfolge zu erzielen. Dafür waren die Versuche, mit ähnlichen Modellen den psychischen Bereich zu interpretieren und auch dort ein Feld linearer Kausalbeziehungen zu konstruieren, sehr viel weniger erfolgreich. Vor allem aber verbot der dualistische Ansatz die Konstruktion von Modellen, nach denen psychische Vorgänge (zum Beispiel Gedanken, Gefühle oder Emotionen) einen Einfluß auf die Körpermaschinerie nehmen. Etwas, das keine Wirkungen entfalten kann – also »wirkungslos« bleibt – wird für eine wissenschaftliche Position, die den physikalisch-chemisch interpretierten Körper als Gegenstand der Medizin auffaßt – »unwirklich«. Die dualistische Trennung führte daher in letzter Konsequenz zu einer einseitig monistischen Auffassung für die Psychisches keine Wirklichkeit, sondern höchstens ein »Epi-Phänomen« ist. Auf den kürzesten Nenner gebracht, lautete das Problem jetzt folgendermaßen: Entweder gibt es Einwirkungen eines Psychischen im Körpergeschehen – oder es gibt Psychisches überhaupt nicht.

Die dadurch geschaffene Situation spaltete die Wissenschaftler in zwei Lager: Die »Mechanisten« stellten die Forderung auf, man müsse alle Lebensvorgänge durch physische Ursache-Wirkungs-Ketten erklären, alles andere sei unwissenschaftlich. Demgegenüber behaupteten die „Vitalisten", daß mechanische Erklärungen zur Interpretation von Lebenserscheinungen nicht ausreichen würden. Sie postulierten eine (nicht-physikalische) »Lebenskraft«, die als »vitales Prinzip« zu den mechanischen Kräften hinzukommen und diesen erst die – für den Unterschied zwischen Belebtem und Unbelebtem – spezifische Ordnung geben würde. »Lebenskraft«, »vitales Prinzip« und »psychische Energie« wurden so mehr oder weniger synonyme Begriffe.

Für die psychosomatische Medizin ist die Geschichte des Vitalismusstreites lehrreich, denn sie zeigt, wie unauflösbare Widersprüche die Folge unzureichender begrifflicher Definitionen sein können – und wie sich solche Widersprüche überwinden lassen, wenn uns die Auseinandersetzung mit den Phänomenen zu genaueren Definitionen zwingt. So hatte der Streit mit den Mechanisten sein Gutes, da er die Vitalisten zwang, die Eigenschaften präziser zu beschreiben, die nach ihrer Meinung Lebewesen von Maschinen unterscheiden würden. Sie bemühten sich, das Psychische beziehungsweise das Prinzip exakter zu definieren, das Descartes als »res cogitans« bezeichnete. Unter den zahlreichen Eigenschaften, die als spezifisch für Lebensvorgänge beschrieben wurden, haben schließlich vier besondere Bedeutung gewonnen:

1. 1890 beschrieb von Ehrenfels eine Eigenschaft organischer und psychischer Phänomene, die er als »Ganzheit« bezeichnete. Er stellte die These auf: Das Ganze sei mehr als die Summe seiner Teile. Damit wurde er zum Begründer der »Gestaltpsychologie«[2]).
2. Wenige Jahre später stellte Driesch auf Grund seiner Versuche an Seeigeleiern die These auf, Lebewesen besäßen im Unterschied zu Maschinen die Eigenschaft der »Entelechie«, das heißt die Fähigkeit zu zielgerichtetem beziehungsweise teleologischem (nach neuerer Terminologie »teleonomem«) Verhalten[3]). Der Begriff »Entelechie« stammt von Aristoteles. Er bedeutet »das Ziel« (= $\tau\grave{o}\ \tau\acute{\varepsilon}\lambda o\varsigma$) in sich-haben (= $\breve{\varepsilon}\chi\varepsilon\iota\nu$).
3. Zu Beginn unseres Jahrhunderts beschrieb dann Jakob von Uexküll den bereits erwähnten »Funktionskreis« als Modell, mit dem sich das Verhalten von Lebewesen besser interpretieren ließ als mit den damals bekannten Maschinenmodellen[4]).
4. In den Dreissiger Jahren formulierte schließlich L. von Bertalanffy die These, lebende Organismen seien im Unterschied zu unbelebten Gegenständen und Maschinen »Fließgleichgewichte«. Während zum Beispiel ein Kristall über Jahrmillionen aus den gleichen Bestandteilen besteht, befinden sich Lebewesen in einem permanenten Geschehensfluß. Sie geben Bestandteile an die Außenwelt ab und nehmen dafür andere aus der Umgebung auf, ohne bei diesem steten Wechsel ihre Gestalt und Struktur zu verändern[5]).

Die Fleißarbeit der Vitalisten konnte jedoch die Mechanisten nicht überzeugen. Die Diskussion trat erst in ein neues Stadium, als 1943 Rosenblüth, Wiener und Bigelow mitteilten, es sei ihnen gelungen, eine teleologische Maschine zu bauen[6]). Diese neue Maschine unterschied sich von den bisher bekannten durch das Prinzip des Regelkreises mit negativer Rückkoppelung und zeigte die vier Eigenschaften, welche die Vitalisten beschrieben hatten: Sie war eine »Ganzheit«, die mehr darstellte als die Summe ihrer Teile – sie besaß »Entelechie«, das heißt, sie hatte ihr Ziel in sich – sie arbeitete nach dem Prinzip des »Funktionskreises« – und sie konnte ein »Fließgleichgewicht« aufrechterhalten.

Damit trat eine entscheidende Wendung im Streit zwischen Mechanisten und Vitalisten ein: Es wurde klar, daß man den Begriff »Maschine« nicht genau definiert – und sich daher über ein unbrauchbares Unterscheidungskriterium zwischen belebten und unbelebten Phänomenen gestritten hatte. Der Vitalismusstreit ist ein Beispiel für das Ungenügen des objektivistischen Ansatzes und des linearen Denkens in der Auseinandersetzung mit Lebensphänomenen und mit dem psycho-physischen Problem[7]).

Die bisher als unwissenschaftlich bekämpften Thesen, Lebewesen seien nur durch die Einführung der Begriffe

»Gestalthaftigkeit« – »Entelechie« – »Funktionskreis« – und »Fließgleichgewicht« adäquat zu beschreiben, wurden plötzlich wissenschaftlich akzeptabel. Die Konsequenzen dieses weittragenden Sinneswandels sind aber bisher weder in der Heilkunde noch in der psychosomatischen Medizin in ausreichendem Maße gezogen worden. Deshalb wollen wir uns bemühen, sie – wenigstens in großen Zügen – zu skizzieren.

3.3 »Relationismus« und »zirkuläres Denken« an Stelle von »Objektivismus« und »linearem Denken«

Mit der Konstruktion kybernetischer Maschinen, die weitgehend das Verhalten von Organismen simulieren können, und mit der Einführung kybernetischer Modelle zur Beschreibung von Lebensvorgängen wird auch das alte erkenntnistheoretische Problem (das wir in Kapitel 1 kurz dargestellt haben) neu aufgeworfen: Wie kommt es, daß wir überhaupt »Etwas« erkennen können, wie kommt es, daß unser »Geist« – »Natur« erfassen kann – wie kommt es zur »adaequatio von res und intellectus« – wie die klassische Formulierung lautet?

Die Abbildtheorie, derzufolge wir in unserem »Geist« die objektive Natur abbilden würden, befriedigte eigentlich niemals so recht; denn sie führte ja wiederum zum ungelösten psycho-physischen Problem zurück, auf das wir im nächsten Kapitel noch ausführlich eingehen werden. Die klassische Naturwissenschaft hielt jedoch lange Zeit an zwei Postulaten – obwohl sie niemals bewiesen wurden – hartnäckig fest: An der Annahme einer »objektiven«, das heißt von allen Subjekten unabhängigen Außenwelt und an der Annahme, daß alle Naturvorgänge nur linear-kausal im Sinne einer Ursache-Folge-Beziehung miteinander verbunden sind. Die Medizin, soweit sie »rein naturwissenschaftlich« arbeitet, hat sich von diesen Grundannahmen bis heute nicht gelöst.

Die Einführung des Regelkreismodelles der Kybernetik als Funktionskreismodell in die Biologie und als Situationskreismodell in die Medizin erfordert daher ein Umdenken. Wenn wir – wie in Kapitel 1 dargelegt – nur Ausschnitte aus der uns umgebenden Welt wahrnehmen und daraus unsere »Wirklichkeit« aufbauen, dann müssen wir – weil wir bei der Auswahl dieser Ausschnitte von den Beziehungen (= den Relationen) des Organismus zu seiner Umgebung ausgehen – den „Objektivismus« der klassischen Naturwissenschaft durch einen »Relationismus« ersetzen.

Engel hat schon früh darauf hingewiesen, daß wir in der Medizin und ganz besonders in der psychosomatischen Medizin den klassischen Objektivismus durch eine Betrachtungsweise ersetzen müssen, welche die Beziehungen zwischen den Phänomenen zum Ausgangspunkt nimmt. An Stelle des Terminus »Relationismus« führt er dafür den Begriff »Transaktionismus« ein. In seinen 1956 erschienen Untersuchungen zur Colitis ulcerosa führt er in einer Fußnote näher aus, was er unter diesem Begriff versteht[8]).

Er schreibt: Die Naturauffassung der Menschen habe (nach Dewey und Bentley) drei Entwicklungsphasen durchlaufen: In der ersten, der magischen Phase, hätten die Menschen die Natur als omnipotente Macht erlebt. In dieser magisch-animistischen Phase wurden die Dinge als aus eigener Kraft handelnd angesehen. Diese Grundauffassung schlägt sich in den verschiedenen magischen, religiösen, animistischen oder vitalistischen Konzepten vergangener Jahrhunderte nieder. Mit Galilei, Descartes und Newton habe dann eine zweite Phase der Naturauffassung begonnen, in der »interaktionelle« Konzepte in Gebrauch kamen, nach denen ein Ding dem anderen in kausaler Wechselwirkung das Gleichgewicht hält. Dies entspreche den mechanistischen, linearen, Ursache- und Wirkungs-, Stimulus-Reaktionskonzepten, die besonders in der Medizin als vorherrschendes Muster für wissenschaftliche Methoden gedient haben bis zur Gegenwart. Dies sei noch heute – unter gewissen Bedingungen – ein nützlicher Ansatz, der allerdings unserem Verstehen von Naturprozessen ernstliche Beschränkungen auferlegt habe. Mit Einstein's Feldtheorie sei dann eine dritte Epoche der Naturauffassung eingeleitet worden, in der »transaktionelle« Konzepte entwickelt wurden. In diesen Konzepten würden Prozesse beobachtet, ,,das Ding in Aktion«, wobei »das Ding« und »der Prozeß« voneinander nicht trennbar seien. Wo es sich um das Verhältnis zwischen Organismus und Umwelt handelt, würde im Konzept der »Interaktion« angenommen, der Organismus und die Objekte seiner Umwelt seien als substantiell getrennte Existenzen oder Formen der Existenz zu sehen und fänden als solche Eingang in die Untersuchung beider. Das Konzept der »Transaktion« – verlange (demgegenüber) anzuerkennen, daß Organismen und Umwelt gemeinsam ein *System* bilden; es enthalte die Annahme, daß die vorgängige Kenntnis eines von beiden allein nicht ausreicht; der Organismus werde im Prozeßablauf mit der Umwelt gesehen. Gesundheit und Krankheit müssen unter transaktionellen Gesichtspunkten gesehen werden.

Wenn wir mit dieser Forderung ernst machen, müssen wir – da im Regelkreis die Wirkung auf die Ursache zurückwirkt und diese wiederum verändert usw., das gewohnte lineare Denken zugunsten eines zirkulären aufgeben. Auf die Frage, was dieser neue Ansatz für das Problem der Objektivität und Realität bedeutet, werden wir in Kapitel V noch ausführlich zurückkommen. Zuvor müssen wir einen Blick auf die Problematik der Modelle werfen; denn wir haben es sowohl bei dem Regelkreis wie auch bei dem Situationskreis mit Modellvorstellungen zu tun, mit denen wir – ohne es recht zu bemerken – auch die alte, bislang ungelöste Erkenntnisproblematik neu formulieren und – wie wir zeigen wollen – auch neu beantworten; denn in dem Begriff des Modells ist ein Ansatz gewonnen, der den Objektivismus der klassischen Naturwissenschaften überwindet.

3.4 Theorie der Modelle

Zunächst steht man vor folgendem Problem: Man muß sich fragen, was wohl der Grund für unser Vertrauen in Ideen sein mag, die sich in eine Maschine »übersetzen« lassen? Der Mathematiker M. R. Turing gab darauf eine überraschende Antwort[9]). Er machte darauf aufmerksam, daß der Bau einer Maschine, die mit genügender Exaktheit das Verhalten eines lebenden Organismus imitiert, ein Beweis dafür sei, daß das imitierte Verhalten exakt beschrieben wurde. Danach sei die Existenz der Maschine ein Test für die Genauigkeit der Beschreibung von Verhaltensweisen: »Man kann nicht erwarten, daß eine Maschine etwas simulieren kann, was nimals beschrieben wurde. Sie läßt sich nur für solche Aspekte des Verhaltens verantwortlich machen, die ein Beobachter aufgezeichnet hat«[10]). Es geht also nicht mehr um die Frage, ob Organismen Maschinen sind oder nicht, beziehungsweise ob eine Maschine einen lebenden Organismus abbilden kann, sondern nur noch darum, ob und wieweit eine Maschine als »Modell« brauchbar ist, um bestimmte Verhaltensweisen lebender Wesen zu simulieren.

Der Bau kybernetischer Maschinen bewies, daß mit der Feststellung von sich selbst regelnden Kreisvorgängen ein Grundverhalten von Lebensprozessen erstmalig in allen Teilschritten exakt beschrieben war. Kybernetische Modelle lassen sich demnach als »Konstrukte« definieren, mit deren Hilfe wir bei den verschiedensten Lebensvorgängen den Vorgang des Selbst-Regelns herausgreifen und simulieren.

Damit wird auch – und das ist für unseren Zusammenhang bedeutsvoll – der Begriff »Modell« genauer definierbar: Ein Modell ist ein Konstrukt, das ein genau beschriebenes Verhalten nachzuahmen erlaubt. Durch diese Fähigkeit ermöglicht es uns, Prognosen für dieses Verhalten zu stellen. Das Konstrukt ist aber auch durch diese Fähigkeit definiert, das heißt dadurch, daß es dieses und kein anderes Verhalten zu simulieren vermag.

Das Modell erweist sich damit als etwas, das imstande ist, Beziehungen zwischen Subjekt und Objekt herzustellen: Indem es ein Verhalten des Objektes simuliert, bringt es die Objektseite in den Blick, da es aber nur den Ausschnitt sichtbar macht, den das (beobachtende) Subjekt (auf Grund seiner Interessenslage) wählt, gehen die Intentionen des Subjekts in das Bild, welches das Modell von dem Objekt entwirft, mit ein. Die »adaequatio von res und intellectus« findet also im Modell statt.

Eine Theorie der Modelle muß daher den Zusammenhang zwischen dem Interesse des Beobachters, dem dadurch bedingten Ausschnitt aus den untersuchten Phänomenen und der Beschaffenheit des Modelles durchsichtig machen. Um diese Problematik zu verdeutlichen, wählen wir ein einfaches Beispiel: Wir nehmen an, wir wollten von einem Gegenstand – etwa einem Haus – bestimmte Einzelheiten simulieren. Wir könnten das Haus in einem verkleinerten Maßstab, aber genau aus den gleichen Materialien – nur eben entsprechend verkleinert – nachbauen. Wir hätten dann ein – »isomorphes Modell« des Hauses, das sich von dem Original nur durch seine Größe unterscheiden würde. Der dazu nötige Aufwand wäre enorm und würde dem Originalhausbau an Kompliziertheit kaum nachstehen[11]). Das Interesse des Beobachters richtet sich hier auf alle Einzelheiten des Hauses – außer auf seine Größe.

Für praktische Zwecke verzichtet man daher auf isomorphe Modelle und begnügt sich mit »homorphen«, das heißt mit Modellen, die mit dem Original nur in einigen wesentlichen Zügen übereinstimmen. Aber hier beginnt bereits das Problem; denn was ist »wesentlich«? Der Architekt, der Statiker, der Installateur, der Elektriker, der Bauherr und vielleicht ein Künstler, werden sehr Verschiedenes an einem Haus als wesentlich oder als unwesentlich ansehen und dementsprechend recht verschiedene Modelle von dem Haus entwerfen. – Da das Interesse des Bobachters jetzt jeweils ein anderes ist, werden die einzelnen Modelle, immer einen oder mehrere Sachverhalte des Originalhauses gut abbilden, andere jedoch vernachlässigen. Sie werden uns jeweils verschiedene »Aspekte« des Hauses, mehr oder weniger genau, herausheben. Keines jedoch, mit Ausnahme des isomorphen, wird uns das »ganze Haus« darstellen können.

Es ist leicht einzusehen, daß wir auch von unseren wissenschaftlichen Gegenständen – besonders in der Biologie und Medizin – nur homomorphe und nicht isomorphe Modelle herstellen können, das heißt, daß keines unserer Interpretationsmodelle dem Sachverhalt vollständig entsprechen wird und daß es auch nur im Hinblick auf seine jeweils aufgabenbezogene Brauchbarkeit und Nützlichkeit hin überprüft werden kann. Das gilt auch für die Interpretationsmodelle die wir in der Medizin verwenden, und die wir dort »Diagnosen« nennen: Keine Diagnose, welche die Symptome eines erkrankten Menschen interpretiert, ist in der Lage, die Gesamtproblematik dieses Menschen darzustellen.

Fassen wir also zusammen: Modelle können niemals das ganze Original wiedergeben, sondern immer nur einige, von uns für wesentlich gehaltene Ausschnitte sichtbar machen. Sie zeigen uns immer Abstraktionen, die durch die Ausschnitte weiterer Modelle ergänzt werden müssen, wenn wir eine zureichende Vorstellung vom »Ganzen« erlangen wollen. Auch unsere Gedanken und Begriffe sind aus der Sicht der Modelltheorie »Modelle«, die uns bestenfalls Ausschnitte (Abstraktionen) der beobachtenden Gegenstände zeigen.

Die Frage, wie sich die Ausschnitte, die wir mit unseren verschiedenartigen Modellen machen, ergänzen können, beziehungsweise was wir tun müssen, um ein Bild von dem ganzen Zusammenhang zu bekommen, in das sich die Ausschnitte integrieren lassen, führt uns wieder zu dem Leib-Seele-Problem zurück. Im Licht der Modelltheorie hat sich die Fragestellung aber verändert. Es geht nicht mehr um das unlösbare Rätsel, wie ein psychisches Sein (als res cogitans) auf ein physisches Sein (als res extensa) einwirken kann und umgekehrt. Die Frage lautet jetzt, wie Ausschnitte, die durch heterogene Modelle aus dem Verhalten eines Menschen gewonnen wurden, in einen Zusammenhang gebracht werden können, in dem sie nicht mehr unverbunden (bestenfalls parallelistisch aufeinander bezogen) nebeneinander stehen?

Die Frage läßt sich beantworten; denn sie stellt die Aufgabe, ein übergreifendes – oder umfassendes – Modell zu finden – eine Aufgabe, die für die Medizin (wie in Kapitel 1 dargelegt) in der Suche nach einer umfassenden Theorie der Heilkunde besteht. Dort haben wir das Modell des Situationskreises entwickelt und die These aufgestellt, daß sich mit ihm ein Geschehen simulieren lasse, das sich bei jedem »Gesundsein« und »Kranksein« als homomorpher Ablauf vollzieht. Die Richtigkeit dieser These muß daher auch an der Frage getestet werden, ob und wieweit das Modell in der Lage ist, nicht nur verschiedene psychosomatische Konzepte, sondern auch Ausschnitte zu integrieren, die einmal mit physiologischen, das andere Mal mit psychologischen oder soziologischen Modellen gewonnen wurden.

3.5 Modell und Programm

Wir sagten, Modelle seien Werkzeuge, um Beziehungen zwischen Subjekt und Objekt herzustellen. Die Zuverlässigkeit dieser Beziehungen (und damit auch die Antwort auf die für unser Überleben schicksalhafte Frage nach der Richtigkeit oder Unrichtigkeit unserer Vorstellungen von Objekten) sollte von der Genauigkeit abhängen, mit der unsere Beobachtung das Verhalten der Objekte beschreibt. Der Beweis jedoch für diese Genauigkeit – so lautet die These Turing's – könne erst durch den Bau eines Modells erbracht werden, das in der Lage sei, das beobachtete Verhalten zu simulieren.

Philosophen und Wissenschaftler mit philosophischem Gewissen fordern als Fundament ihrer Suche nach Wissen und Wahrheit ein Prinzip, das jedem Zweifel widersteht. Bekanntlich hat Descartes ein solches Prinzip im Zweifel selbst gefunden. Indem er dem Zweifler klar machte, daß er eben mit seinen Zweifeln sein »Sein« als denkendes Ich – als res cogitans – beweist, fand er im »cogito, ergo sum« die Gewißheit des eigenen Seins.

Das Turing'sche Axiom – und nur deshalb ist dieser Hinweis auf Descartes nützlich – formuliert ebenfalls ein Fundamentalprinzip. Aber nicht nur die Philosophen, auch viele Wissenschaftler wären nicht glücklich, wenn man von ihnen verlangen wollte, sie müßten ihre These durch den Bau von technischen Modellen beweisen, die imstande sind, den Inhalt ihrer Aussagen zu simulieren. Wir glauben auch, daß die Forderung, die Richtigkeit eines Modells durch den Bau eines technischen Simulators zu beweisen, das Gewicht der Technik überschätzt. Wir werden auch in Zukunft auf Modelle angewiesen bleiben, die sich technisch nicht herstellen lassen – und die unter diesem Gesichtspunkt »ideele« Konzepte bleiben. Das ändert jedoch nichts an der prinzipiellen Bedeutung des Axioms für unser Verständnis der Beziehungen zwischen Modell und Wirklichkeit. Auch Programme für Rechenmaschinen sind ja letzten Endes »ideelle« Modelle, die übrigens, wie Turing fordert, in einer eindeutigen Sprache formuliert sein müssen.

Die Naturwissenschaftler berufen sich zur Begründung der Zuverlässigkeit ihres Wissens und ihrer Vorhersagen auf Beobachtung und Experiment, aber sie unterlassen es zu definieren, was sie darunter verstehen. Das Turing'sche Axiom gibt eine solche Definition, in dem es auf die Frage, was unter »Beobachtung« zu verstehen sei, die überraschende Antwort erteilt: »Beobachtung« sei Nachahmung – und »Beschreiben« von Beobachtung bestehe in der Aufzeichnung der einzelnen Schritte, die wir bei der Nachahmung vollziehen.

Die Genauigkeit der Beschreibung, auf die es Turing ankommt, besteht demnach in der Genauigkeit, mit der die einzelnen Schritte der Nachahmung festgehalten und registriert werden. Bei dem Bau einer Maschine, die ein Verhalten simuliert, werden lediglich die Schritte, die wir bei der beobachtenden Nachahmung dieses Verhaltens vollziehen, auf technische Vorgänge übertragen. Die Maschine simuliert also letzten Endes gar nicht das Verhalten selbst, sondern unser Nachahmen dieses Verhaltens. Aus der Frage, wie »Beobachtung« und »Beschreibung« zu definieren sind, ist jetzt die Frage geworden, was sich bei der Nachahmung eines Verhaltens und seiner Beschreibung abspielt?

Wir müssen also – und das ist eine entscheidende Feststellung – »Nachahmen« als Wiederholung der Aktivität definieren, die unsere Sinnes- und Bewegungsorgane ausführen müssen, um Eindrücke der Außenwelt zu reproduzieren. Diese Definition besagt, daß wir von Gegenständen und Vorgängen der Außenwelt nichts anderes beobachten und beschreiben können, als die Ablaufmuster unserer eigenen sensomotorischen Akte, die sich bei der Wahrnehmung der Gegenstände und Vorgänge abspielen.

Diese Behauptung wird durch die Untersuchung Piaget's über die Entstehung der Objektbildung beim Menschen[12]) gestützt. Danach macht das Kind in der frühesten Phase seiner Auseinandersetzung mit der Umgebung (ca. im 2. Monat) die Entdeckung, daß bestimmte motorische Aktivitäten bestimmte Sinneseindrücke (und wohl damit zusammenhängende Bedürfnisbefriedigungen) reproduzieren können. Von da an lernt es, seine Wirklichkeit durch Verknüpfung von Bewegungen und Sinneseindrücken aufzubauen. Es lernt mit anderen Worten, die sensomotorischen Zirkel (Piaget) oder die Gestaltkreise von Wahrnehmung und Bewegung (V. von Weizsäcker)[13]) zu reproduzieren, in welchen immer wieder eine Bewegung von einem Sinneseindruck zum nächsten führt.

Wenn wir diese Interpretation akzeptieren – und wir sind der Meinung, daß wir es tun müssen – dann haben wir nach diesem Schema unsere Wirklichkeit, wie die Spinne ihr Netz, aus den Fäden aufgebaut, die unsere Bewegungsmuster in unserem Gedächtnis hinterlassen. Wenn wir Wirklichkeit beobachten, beobachten wir daher in Wahrheit das Netz der sensomotorischen Zirkel, die unsere Wahrnehmung zu durchlaufen gelernt hat – und wenn wir unsere Wirklichkeit erweitern – und unsere ersten Lebensmonate und -Jahre verbringen wir vorwiegend mit dieser Beschäftigung – ahmen wir Bewegungsmuster nach, die zu neuen Eindrücken geführt haben. So ist unsere Wirklichkeit letztlich durch beobachtende Nachahmung unserer eigenen Sinnes- und Bewegungstätigkeit zu einem immer engmaschigeren und immer ausgedehnteren Netz gewachsen, in dem bekannte Wege zu bekannten Sinneserscheinungen führen. Einen Baum »beobachten« heißt – um ein Beispiel zu bringen – letztlich die Schritte und Wege unserer Augenbewegungen von und zu den verschiedenen Farbeindrücken beobachten, aus denen wir ein Bild des Baumes zusammenfügen. Beobachten aber können wir diese Tätigkeit nur, indem wir sie »nachahmend« wiederholen[14]). »Beschrieben« und in der Erinnerung »gespeichert« werden danach Programme für Bewegungsmuster, an die das Auftauchen bestimmter Sinneseindrücke geknüpft ist. Die in unserer Erinnerung gespeicherten Programme für sensomotorische Kreisvorgänge bilden dann nach Piaget auch die Voraussetzung für den Aufbau unserer Vorstellungen von Gegenständen und Vorgängen der Außenwelt.

Diese Vorstellungen von Gegenständen und Vorgängen der Außenwelt sind aber nach der Modelltheorie nichts anderes als Modelle, die wir uns von bestimmten Phänomenen der Außenwelt gemacht haben. Da sie Programme sensomotorischer Abläufe enthalten, geben sie uns Anweisungen, wie wir Informationen (aus der Außenwelt) zu deuten haben und das heißt, was von ihnen (in Zukunft) zu erwarten ist, wenn wir den Anweisungen entsprechend (motorisch) mit ihnen umgehen. Modelle simulieren also im Grunde niemals ein Verhalten von Außenweltobjekten, sondern immer unseren (sensomotrischen) Umgang mit ihrem Verhalten. Entsprechend sind die Prognosen, die sie uns geben, auch nichts weiter als Projektionen von Erfahrungen, die wir in der Vergangenheit gemacht haben, in die Zukunft.

Die Konsequenzen, die wir aus der These Turing's ziehen müssen, besagen also nicht mehr und nicht weniger, als daß Wirklichkeit (jedenfalls soweit unsere Sinne ihrer habhaft werden können) Nachahmung unserer eigenen sensomotorischen Akte ist – und daß Modelle, welche das Verhalten von Lebewesen simulieren, nur die Programme der sensomotorischen Zirkel aufzeichnen, die wir bei der Beobachtung der Lebewesen durchlaufen haben. Das Problem, ob unsere sensomotorischen Akte selbst wieder etwas nachahmen, das einer Außenwelt angehört – und wie diese Außenwelt – das »Ding an sich« Kant's, dann unabhängig von uns und unseren sinnlichen Wahrnehmungen beschaffen ist – entsteht nur für eine objektivistische Vorstellung. Sie kann sich allein auf die Erfahrung berufen, daß es nicht unserer Willkür überlassen bleibt, Sinneseindrücke zu produzieren, die zu einer Befriedigung von Bedürfnissen führen und daß uns daher die Programme für unser motorisches Verhalten »von außen« aufgezwungen sind.

Die Definition, die wir hier für das Verhältnis zwischen »Modell«, »Wirklichkeit« und »Nachahmung« geben, entspricht weitgehend einer Interpretation, die der Physiker Heinrich Hertz Ende des vorigen Jahrhunderts von unserer Naturerkenntnis gegeben hat und die für die damals geltende objektivistische Naturauffassung revolutionär war. Inzwischen ist die moderne Physik weitgehend der Auffassung Hertz's gefolgt[15]).

Für den relationistischen Standpunkt ist die Übereinstimmung zwischen Natur und Geist (zwischen Wirklichkeit und Modell) ebenso wenig geheimnisvoll wie die Tatsache, daß Modelle nur Ausschnitte von den Dingen machen, daher mit ihnen nur in einer »fundamentalen Beziehung« übereinstimmen. Auf die Frage, ob Modelle die Verhältnisse so zeigen, wie sie »für uns« – oder wie sie »für sich« sind – ob sie eine subjektive oder eine objektive Wirklichkeit entwerfen, lautet die Antwort: Weder das eine noch das andere, denn es gibt kein »Für-Sich« ohne ein »Für-Uns« und keine subjektive Wirklichkeit, die nicht zugleich objektiv wäre und umgekehrt.

Das heißt nicht, daß Programme nicht täuschen könnten und daß wir nicht gezwungen wären, unsere Programme an neue Situationen zu adaptieren (wie wir das in Kapitel 1 dargestellt haben), das heißt nur, daß eine »objektive Wirklichkeit« nicht einfach vorausgesetzt werden darf. Man muß den Menschen, seine phylogenetische und ontogenetische Entwicklung mit sehen, die zur Konstruktion einer »objektiven Außenwelt« geführt hat. Die sensomotorischen Zirkel entsprechen dem, was wir in Kapitel 1 als »Funktionskreise« beschrieben haben, welche die Umwelten der Lebewesen aufbauen. Das Problem einer objektiven Außenwelt entsteht erst für Lebewesen, die in der Lage sind, die in der Erinnerung gespeicherten Programme für sensomotorische Zirkel in der Phantasie durchzuspielen – also erst dann, wenn aus Funktionskreisen Situationskreise geworden sind. Diese Feststellung ist nötig, um den Boden zur Bearbeitung des psycho-physischen Problems, den die Modelltheorie gewonnen hat, nicht wieder zu verlieren.

Wir waren davon ausgegangen, daß mit der Möglichkeit, teleonome Maschinen zu bauen, das psycho-physische Problem neu formuliert – und der Vitalismusstreit – wenigstens vorläufig beendet werden konnte. Fassen wir die Schlußfolgerungen zusammen, so sind sie auf zwei Ebenen zu formulieren:

1. Man stellte fest, daß Modelle erst dann ein Verhalten von Lebewesen simulieren und Vorhersagen ermöglichen, wenn sie die mit dem Verhalten ablaufenden Vorgänge der Selbststeuerung (negative Rückkoppelung) mit berücksichtigen. Ein Teil dessen, was die Vitalisten dem Eingreifen übernatürlicher psychischer Kräfte zugeschrieben hatten, läßt sich seitdem mit kybernetischen Begriffen, z.B. mit »Sollwerten« beschreiben ohne in den früheren Widerspruch zwischen einer »res cogitans« und einer »res extensa« zu verfallen.

2. Gibt man sich darüber hinaus Rechenschaft über die Rolle, welche die Beobachtung des (simulierten) Verhaltens bei der Konstruktion von Modellen spielt, so

muß man den Sachverhalt auf einer komplexeren Ebene formulieren. Hier ergibt sich, daß Modelle niemals das Verhalten von Lebewesen allein, sondern stets die sensomotorischen Vorgänge der auf dieses Verhalten gerichteten Beobachtung simulieren. Was simuliert wird, ist daher die im Verlauf von Situationskreisen sich abspielende Interaktion zwischen sensomotorischen Beobachtungsvorgängen auf der einen Seite und dem Verhalten des beobachteten Objekts auf der anderen. Daher ist die exakte Beschreibung der einzelnen Schritte dieser Interaktion Voraussetzung für die Konzeption (und schließlich den Bau) von Modellen, die zwar nicht das Verhalten von Objekten wohl aber (was letztlich allein interessiert) die Abläufe der Interaktion zwischen dem Beobachter und dem Verhalten beobachteter Objekte im Verlauf der Situationskreise simulieren und vorhersagen können.

Auf dieser Ebene läßt sich also der Sachverhalt »relationistisch« auf die Formel bringen: Modelle simulieren Interaktionsmuster in Situationskreisen.

3.6 Zeichen und Information

In der bisherigen Darstellung haben wir immer wieder darauf hingewiesen, daß Organismen in Funktionskreisen und erwachsene Menschen in Situationskreisen durch »Merken« und »Wirken« mit ihren Umwelten (beziehungsweise Situationen) verklammert sind. Wir haben betont, daß die Beziehung, welche diese Verklammerung zwischen Organismus und Umgebung zustande bringt, eines der von der Medizin bisher nicht gesehenen Kardinalprobleme einer allgemeinen Theorie der Heilkunde darstellt.

Zu diesem Problem gehört auch die Frage des Informationsaustausches zwischen den Partnern von Beziehungen und die Frage, wie sie Informationen verarbeiten. Damit stoßen wir wieder – jetzt aber in einer anderen Terminologie – auf die Frage nach jener Aktivität, die wir als »Phantasie« bezeichnet haben; denn Informationsverarbeitung ist ja Interpretation beziehungsweise Bedeutungserteilung und erst die Bedeutung, die wir neutralen Faktoren der Umgebung erteilen, läßt diese in unserer Wirklichkeit als Phänomene aufleuchten ($\varphi\alpha\iota\nu\varepsilon\vartheta\alpha\iota$).

Wir haben gesehen, wie auf der biologischen Ebene der Informationsaustausch zwischen Organismen und Umgebung vor sich geht und wie er sich mit Hilfe des Funktionskreismodells beschreiben läßt. Dabei bauen biologische Bedürfnisse (Triebe) über Bedeutungserteilung und Bedeutungsverwertung Umwelten auf, in denen die Befriedigung der Bedürfnisse möglich wird. Es werden immer wieder Scenarien für Handlungen entworfen, in denen neutralen Faktoren der Umgebung eine Bedeutung »angeheftet« wird – beziehungsweise eine Codierung von – bislang neutralen – Zeichen erfolgt. Damit entstehen »Bedeutungsträger« (= Informationen), die Wege in Erscheinung treten lassen, welche zur Bedürfnisbefriedigung hin – oder von Gefahren wegführen. Unter dem Gesichtspunkt, daß alle Scenarien mit ihren verschiedenen Bedeutungträgern – Vorwegnahmen erstrebter Bedürfnisbefriedigung sind, lassen sie sich als Erzeugnisse einer (zunächst) biologischen Phantasie auffassen. Sie ist es, der die Codierung von Zeichenträgern und damit ihre Verwandlung in Informationen zuzuschreiben ist.

Organismen sind vital auf Informationen angewiesen. Ohne ständigen Informationsfluß, Informationsspeicherung und Informationsverarbeitung können weder die intraorganismischen Stoffwechselvorgänge noch die lebensnotwendigen Beziehungen zur Außenwelt aufrecht erhalten werden. Auch der im letzten Abschnitt beschriebene Aufbau sensomotorischer Programme und intrapsychischer Modelle (Vorstellungen) ist ein Akt der Informationsverarbeitung. Die Informationswissenschaft, die diese Vorgänge untersucht, ist daher letzten Endes eine Wissenschaft der Phantasie.

Information erfolgt durch Zeichen – aber – obwohl wir an jedem Zeichen einen materiellen Zeichenträger feststellen können – läßt sich weder der Zeichenbegriff noch der Informationsbegriff auf Masse und Energie reduzieren. Er ist – worauf schon N. Wiener hingewiesen hat [16]) – ein »Drittes«. Die Grundlage für eine Theorie der Zeichen geht auf C. S. Pierce [17]) zurück, der den Ausdruck »Semiotik« geprägt hat. Er hat damit – was noch zu wenig gesehen wird – die Fundamente für eine moderne Theorie der Phantasie gelegt. C. Morris und R. Carnap [18]) unterscheiden an den Zeichen drei Dimensionen: die syntaktische, die semantische und die pragmatische.

In der *Syntaktik* wird nach den Zeichen selbst und ihrer Kombination sowie nach den Relationen dieser Kombinationen und nach den Regeln, die sie beherrschen, gefragt. Diese Beziehungen sind mathematisch formulierbar.

Die *Semantik* beschäftigt sich mit der Bedeutung, der Interpretation der Zeichen. In der Semantik sind die Zeichen immer Zeichen *von* etwas.

Die *Pragmatik* schließlich hat die Handlungsanweisungen zum Gegenstand, welche die Zeichen immer schon beinhalten, indem sie Zeichen *für* etwas sind.

In unserer bisherigen Terminologie würden wir sagen, daß sich die Semantik mit den »Merk-Zeichen« beziehungsweise den Regeln des Merkens als Bedeutungserteilung und die Pragmatik mit den »Wirk-Zeichen« beziehungsweise den Regeln des Wirkens als Bedeutungsverwertung befaßt. Semantik und Pragmatik beschäftigen sich mit den beiden Sektoren der Umwelten – beziehungsweise der Funktions- und Situationskreise

Für eine Theorie der Medizin sind die drei Dimensionen der Zeichen noch unter dem Aspekt von Wichtigkeit, daß auch Arzt und Patient Glieder in Situationskreisen sind, in denen der Arzt Informationen empfängt und verarbeitet – in denen das gleiche aber auch für den Patienten gilt. Wir werden darauf in Kapitel 5 zurückkommen. Auf der syntaktischen Ebene registriert der Arzt Befunde und sucht mögliche Fehlerquellen auszuschalten. Auf der semantischen (= diagnostischen) Ebene deutet er Befunde mit Hilfe bewährter Interpretationsmodelle (= Diagnosen) und auf der pragmatischen Ebene versucht er die (= therapeutischen) Handlungsanweisungen zu realisieren, die sich aus den Interpretationen ergeben.

Wenn wir auf diese Weise die Tätigkeit des Arztes im Rahmen eines Situationskreises analysieren, werden manche Zusammenhänge klarer: So nennt man eine Kombination von Zeichen zum Beispiel ein »Signal«. Für den Arzt sind etwa die facies hippocratica und ein schwacher, unregelmäßiger Puls, aber auch die Äußerung einer Wahnidee auf der syntaktischen Ebene »Signale«, die (semantische) Interpretationen und (pragmatische) Handlungsanweisungen nach sich ziehen[19]).

Die Semiotik kann für die Medizin – insbesondere für die psychosmatische Medizin – dadurch besondere Bedeutung gewinnen, daß sie uns hilft, die Dichotomie in Soma und Psyche und den drohenden Zerfall in verschiedene Sprachsysteme (physiologische, psychologische und soziologische) zu überwinden. Der grundsätzliche Unterschied zwischen (subjektiven) Klagen und (objektiven) Befunden wird bei informationstheoretischer Analyse irrelevant.

Die zeichentheoretische Gleichrangigkeit der »subjektiven Mitteilungen« des Patienten und der »objektiven Befunde« bedeutet jedoch nicht, daß alle Zeichen gleichwertig sind. Sie bedeutet nur, daß die Trennungslinie nicht zwischen »subjektiv« und »objektiv« – also nicht im Descartes'schen Sinne – verläuft, sondern daß jedes Zeichen und jede Zeichenkombination auf ihren syntaktischen, semantischen und pragmatischen Aussagewert hin überprüft werden muß. So haben zum Beispiel die »subjektive« Mitteilung paranoider Wahnideen oder die verschleierte Selbstmorddrohung eines schwer depressiven Patienten einen viel weiter reichenden diagnostischen Wert als etwa eine »objektive« aber unspezifische Lebervergrößerung oder ST-Senkung im EKG.

Andererseits hat es natürlich seine guten Gründe, daß wir uns im Umgang mit organischen Zuständen sicherer fühlen als beim Beurteilen psychischer Vorgänge. Der Grund dafür ist aber nicht darin zu suchen, daß organische Prozesse grundsätzlich wichtiger seien als psychische – das wäre von Fall zu Fall zu prüfen – sondern darin, daß die Zahl der Interpretationsmöglichkeiten bei organischen Zuständen im allgemeinen geringer ist als bei psychischen Vorgängen. Am geringsten ist die Interpretationsmöglichkeit natürlich in der Mechanik und daher können wir lediglich in der Unfallheilkunde von einfachen und überschaubaren Kausalbeziehungen sprechen. Bereits im organischen Bereich beginnt die Zahl der Interpretationsmöglichkeiten erheblich zuzunehmen und dementsprechend auch der statistische Freiheitsgrad. Im psychischen Bereich ist das in noch stärkerem Ausmaß der Fall. Immer wieder aber gelingt es, durch Forschung neue Determinanten (zum Beispiel Infektionserreger, Toxine, physikalisch-chemische Faktoren, aber auch psychische Traumen, Erziehungseinflüsse und andere psychosoziale Faktoren) zu ermitteln, die im Rahmen unserer Interpretationsmöglichkeiten für bestimmte Vorgänge des normalen oder gestörten psychophysischen Geschehens mehr oder weniger große Relevanz haben. Aufgabe der wissenschaftlichen Medizin ist es letztlich, möglichst viele derartige Determinanten aufzufinden, ihren Wahrscheinlichkeitsgrad zu ermitteln und mit Hilfe dieser Determinanten Modellvorstellungen zu entwickeln, die uns die Vorgänge für ein gezieltes therapeutisches Eingreifen durchschaubar machen. Ob diese Faktoren »psychischer« oder »physischer« Natur sind, ist informationstheoretisch völlig gleichgültig. Für die Diagnostik entscheidend ist nur der Wahrscheinlichkeitsgrad, mit dem Zeichen und Zeichenkombinationen bestimmten Krankheitsbildern (Modellen) zugeordnet werden können.

Die höhere diagnostische Bedeutung einer typisch elevierten ST-Strecke im EKG oder erhöhter Enzymwerte für das Erkennen eines Herzmuskelinfarktes im Gegensatz etwa zu dem Blutdruckabfall oder dem präcordialen Schmerz ist nicht darin zu suchen, daß der Grad der Objektivierbarkeit der EKG- oder der Laborbefunde ein höherer sei als der der Blutdruckmessung oder gar der subjektiven Angaben des Patienten. Entscheidend ist einzig und allein der Wahrscheinlichkeitsgrad, mit dem ein Zeichen oder eine Zeichenkobination einem bestimmten Krankheitsbild zuzuordnen ist. Es gibt Krankheitszeichen wie zum Beispiel typische klinische, biochemische, bakteriologische, histologische, EKG- und Röntgenbefunde, aber auch psychische Befunde, die eine so hohe statistische Korrelation zu bestimmten Krankheitsbildern aufweisen, daß wir sie geradezu als »Indicies« für diese nehmen können. Die meisten Krankheitszeichen aber erreichen diesen hohen Korrelationsgrad nicht. Sie sind daher weniger zuverlässig. Erst in der Kombination mit weiteren Krankheitszeichen (vergleichbar den Indizien in der Kriminalistik) steigt ihre diagnostische Bedeutung[20]).

Der semantischen (= diagnostischen) »Gleichrangigkeit« der Symptome steht die pragmatische »Verschiedenrangigkeit« der Diagnosen (= Modelle mit ihren Deutungs- und Handlungsanweisungen) gegenüber. Wenn wir Zeichen (Symptome) Diagnosen zuordnen, müssen wir diese Verschiedenrangigkeit berücksichtigen: Wir kennen Diagnosen, die dem Arzt Anweisungen für technische Eingriffe, zum Beispiel chirurgischer, physiotherapeutischer – aber auch phamakologischer Art geben. Sie gehen auf ein allgemeines Krankheitsmodell zurück, das den Organismus als physikalisch-chemische Apparatur interpretiert. – Andere Diagnosen geben Handlungsanweisungen zu psychotherapeutischen Verfahren, etwa Psychoanalyse, Gesprächstherapie oder Suggestion. Auch sie gehen auf ein allgemeines Krankheitsmodell zurück, das sich aber von dem mechanischen Modell der somatischen Medizin grundlegend unterscheidet. – Schließlich gibt es Diagnosen, die Handlungsanweisungen geben, welche sich nicht auf das erkrankte Individuum sondern auf das soziale System beziehen, in dem das Individuum lebt – die Familie, den Betrieb usw. Hier wird ein drittes, allgemeines Krankheitsmodell sichtbar, das sich wiederum von den beiden vorhergehenden unterscheidet. Auch hier stoßen wir – jetzt vom pragmatischen Aspekt her – auf Grenzen – aber auch sie sind nicht mit den Grenzen Descartes' identisch. Es handelt sich vielmehr um Grenzen zwischen verschiedenen Integrationsebenen – wir werden darauf im nächsten Kapitel zu sprechen kommen – zwischen denen keine einfachen Kausalbeziehungen gelten, sondern Beziehungen, die nur mit Systembegriffen sichtbar und beherrschbar gemacht werden können.

Um dieses Problem anschaulicher zu machen, sei eine weitere Krankengeschichte berichtet:

3.7 Ein weiterer exemplarischer Krankheitsfall

Der 46jährige Inhaber eines mittleren Betriebes – er hatte ihn vor nicht sehr langer Zeit von seinem Vater geerbt – litt seit vielen Jahren unter Kopfschmerzen. Da sie meist nur an Sonn- und Feiertagen auftraten, hatte ihnen der sehr disziplinierte Mann, der ganz in seiner Arbeit aufging, wenig Beachtung geschenkt und sie nur hie und da mit Tabletten bekämpft. Vor zwei Jahren waren die Kopfschmerzen stärker geworden und vor allem auch in der Woche aufgetreten. Das hatte ihn beunruhigt und veranlaßt, einen Arzt aufzusuchen, der eine Migräne konstatierte und entsprechende Medikamente verordnete. Da die Mittel wenig halfen, brach er die Behandlung ab und suchte einen anderen Arzt auf, der eine Occipitalneuralgie diagnostizierte und andere Medikamente verschrieb. Da auch diese Medikamente wirkungslos blieben, ging er auf den Rat eines Bekannten zu einem Orthopäden, der auf Grund einer Röntgenuntersuchung einen Bandscheibenschaden der Halswirbelsäule feststellte und den Patienten mit Massage und Kurzwelle behandelte. Als auch das keine Erleichterung brachte, suchte er einen Hals-Nasen-Ohren-Arzt auf, der eine Verkrümmung der Nasenscheidewand fand und zu einer Operation riet. Die Operation wurde durchgeführt, aber die Kopfschmerzen blieben. Die nächste Station war ein Zahnarzt, der mehrere Granulome entdeckte und die befallenen Zähne extrahierte. Eine Besserung der Kopfschmerzen trat danach nicht ein. Die nächste Station war ein Augenarzt; dort wurde ein Fundus hypertonicus festgestellt und der Patient zur Abklärung und Behandlung eines erhöhten Blutdrucks an einen Internisten überwiesen. Die internistische Untersuchung bestätigte zwar die Hypertonie, konnte aber keine organische Ursache für den erhöhten Blutdruck aufdecken. Die Diagnose lautete: »Essentielle Hypertonie« und »hypertoniebedingte Kopfschmerzen«. Es wurde eine Behandlung mit blutdrucksenkenden Mitteln eingeleitet, die schon nach einer Woche insofern Erfolg hatte, als der Blutdruck normale Werte erreichte. Trotzdem bestanden die Kopfschmerzen unververändert weiter. Der Patient brach daraufhin auch die Behandlung bei dem Internisten ab und hörte auf, die blutdrucksenkenden Mittel einzunehmen. Ein halbes Jahr später wurde er mit einem leichten Schlaganfall in die Klinik eingewiesen.

Das Interview ergab Einzelheiten aus der Vorgeschichte des Patienten, die seine Kopfschmerzen – aber auch seine Hypertonie – in einem neuen Licht erscheinen ließen: Der Patient war der ältere von zwei Brüdern und hatte von klein auf unter dem sehr strengen und jähzornigen Vater gelitten. Dabei kränkte es ihn besonders, daß sein Bruder ihm ständig vorgezogen wurde. Was ihm verboten war, war dem kleinen Bruder erlaubt. Der Bruder war ein schlechter Schüler, aber der Vater sah ihm das nach. Die guten Schulleistungen des Älteren wurden von dem Vater nicht anerkannt. Im Gegenteil, wenn er einmal mit einer schlechten Note nach Hause kam, schalt ihn der Vater einen Faulpelz und Nichtsnutz.

Auf die Frage des Arztes, wie er diese Ungerechtigkeiten empfunden habe, antwortete der Patient, er könne es dem Vater nicht nachtragen, im Gegenteil, er müsse ihm dankbar sein, denn seine Strenge habe ihm geholfen, die Schule und das Studium erfolgreich abzuschließen. Das sei auch beruflich für ihn sehr nützlich gewesen. Im Gegensatz zu ihm habe der jüngere Bruder in der Schule versagt und sich danach in verschiedenen Berufen ohne bleibenden Erfolg versucht.

Vor zwei Jahren war der Vater unerwartet an einer Hirnblutung gestorben, und der Patient hatte den väterlichen Betrieb übernehmen müssen. Er fühlte sich – wie er sagte – dieser Aufgabe durchaus gewachsen. »Kopfschmerzen« würden ihm nur die ständigen Auseinandersetzungen mit dem Bruder bereiten, dessen Geldforderungen den Betrieb in eine schwierige Lage gebracht hätten, was den Bruder jedoch nicht störe. Jetzt habe er sogar gedroht, einen Prozeß anzustrengen, um die Auszahlung seines Erbteils durchzusetzen. Es sei für ihn besonders bedrückend, weil er sich dem Vater gegenüber sowohl für den Betrieb wie für den jüngeren Bruder verantwortlich fühle.

Mit der vorsichtigen Frage des Arztes, ob ihm vielleicht schon früher Auseinandersetzungen mit nahestehenden Menschen »Kopfschmerzen« bereitet hätten, konnte er zunächst nichts anfangen. Und der Arzt hütete sich, weiter in ihn zu dringen.

Suchen wir diese Zusammenhänge näher zu analysieren: Zunächst ist bekannt, daß essentielle Hypertoniker nicht häufiger – sondern seltener als Gesunde – über Beschwerden – auch Kopfschmerzen – klagen (s. Kapitel »Essentielle Hypertonie«) – daß andererseits sowohl bei Hypertonikern wie bei Patienten, die an Migräne leiden, häufig Konflikte zwischen Aggressionen gegen Autoritätspersonen (Vaterfiguren) und Abhängigkeitswünschen diesen Auoritätspersonen gegenüber gefunden werden und schließlich, daß ein Schlaganfall häufig in Situationen auftritt, in denen Personen mit einem so ausweglosen Problem konfrontiert sind, daß sie mit Hilflosigkeit und Hoffnungslosigkeit reagieren (s. Kapitel »Gefäßkrankheiten«).

Der Patient hatte in den letzten zwei Jahren zwei Allgemeinpraktiker und vier Spezialärzte aufgesucht. Jeder von ihnen hatte eine andere Diagnose gestellt. Keine dieser Diagnosen war absolut falsch; denn jede stützte sich auf Befunde, die auf dem betreffenden Spezialgebiet festgestellt werden konnten. Aber diese Befunde waren für die Beschwerden des Patienten entweder unerheblich oder überhaupt nebensächlicher Natur. Wäre der Patient – wozu ihm ein Bekannter geraten hatte – noch zu einem Psychotherapeuten als fünften Spezialisten gegangen, so hätte dieser vermutlich die – zutreffende – Diagnose »Kopfschmerzen auf neurotischer Grundlage« gestellt, aber den erhöhten Blutdruck nicht diagnostiziert.

Der Arzt, der den Patienten in der Klinik behandelte, war in einer schwierigen Situation. Er wußte, daß es oft schwer ist, mit Hypertonikern ein dauerhaftes therapeutisches Bündnis zustande zu bringen – daß sie dazu neigen, vor allem dann die Behandlung abzubrechen, wenn der Arzt sich ihnen gegenüber autoritär verhält. Er spürte bei dem Gespräch mit dem Patienten eine unterschwellige Feindseligkeit und kaum unterdrücktes Mißtrauen, das bei der letzten Frage des Arztes – mit dem dieser ein kalkuliertes Risiko einging – in wachen Argwohn umschlug.

Was not tat, war eine Diagnose (= ein Interpretationsmodell), die sowohl für den Patienten wie für den Arzt befriedigend war. Warum? Eine Diagnose ist neben – ja vielleicht sogar vor – allem anderen eine Verhaltensanweisung für den Arzt und für den Patienten. Sie legt Spielregeln für eine künftige Zusammenarbeit zwischen Partnern fest, auf die sich beide Teile einigen müssen. Die Diagnose durfte sich also nicht mit der Feststellung der relevanten Schäden und Funktionsabweichungen, die behandelt werden mußten, begnügen, sondern hatte die Persönlichkeit des Kranken, seine Einstellung zu seiner Umgebung – darunter auch zum Arzt – und die Einstellung des Arztes zum Patienten mit zu berücksichtigen.

Versuchen wir die Krankengeschichte unter diesem Aspekt der Handlungsanweisungen zu analysieren, so sehen wir folgendes: Es begann vor vielen Jahren damit, daß der Körper des Patienten diesem in bestimmten Situationen etwas mitteilte, was der Patient nicht – oder doch nur sehr unvollkommen – verstand. Für gewöhnlich verstehen wir die Mitteilungen unseres Körpers sehr genau. Wir wissen, was es bedeutet, wenn unsere Hände uns die Empfindung eines heißen, kalten oder spitzen Gegenstandes signalisieren und wie wir darauf antworten müssen. Wir wissen, wie wir unsere Lage zu verändern haben, wenn wir im Gehen, Stehen, Sitzen oder Liegen unangenehme Sensationen empfinden. Das Verhalten unseres Körpers zu sich selbst und der umgebenden Welt beruht auf einem unablässigen und wortlosen Informationsaustausch, der verstanden und richtig beantwortet wird. Soweit wir mit unserer Wahrnehmung in diesen Informationsaustausch eingeschaltet sind, entspricht er ungefähr dem, was der Terminus »Körperschema« (body image) bezeichnet. Darunter versteht man ein Organisationsprinzip, welches es zuwege bringt, daß wir Teile unserer Umgebung und unseres Selbst mit unseren Sensationen, Gefühlen und Erlebnissen als eine Einheit erleben, in der wir uns orientieren, bewegen und in der wir handeln können. Die Strukturen dieser Einheit wechseln ständig. Sie befinden sich in einem dauernden Umbau. Unter diesem Gesichtspunkt ist es durchaus zutreffend, das Körperschema als einen permanenten Informationsaustausch aufzufassen beziehungsweise als Code der Zeichen, in denen dieser Informationsaustausch geführt wird.

Bei unserem Patienten traten in diesem Informationsaustausch von Zeit zu Zeit Verständigungsschwierigkeiten in Form von Sensationen auf, die er weder deuten noch entsprechend beantworten konnte. Er nahm das zunächst hin, ohne sich sonderlich zu beunruhigen. Schließlich hatten zahlreiche Menschen ähnliche Beschwerden, sie gaben ihnen den Namen »Kopfschmerzen« und halfen sich mit irgendwelchen Medikamenten. Damit gelang auch unserem Patienten ein Arrangement, mit dem er viele Jahre zurecht kam:

Er hatte die wortlosen Mitteilungen des Köpers in eine Wortsprache übersetzt, in der sie – wie die meisten Sachverhalte, über die wir uns in der Umgangssprache verständigen – gedeutet und nach irgendwelchen Spielregeln, auf die man sich geeinigt hat, beantwortet werden konnten. Aber in letzter Zeit waren die Verständigungsschwierigkeiten häufiger und quälender geworden. Die üblichen Mittel halfen nicht mehr. Der Patient wurde zunehmend unruhiger und suchte 6 verschiedene Ärzte auf. Hinter seiner Unruhe steckte die Sorge, daß der Terminus »Kopfschmerzen« vielleicht doch keine ausreichende Übersetzung der geheimnisvollen Mitteilungen in dem wortlosen Dialog der Körpersprache sei.

Die Ärzte standen vor der Aufgabe, die rätselhaften Mitteilungen des Körpers von neuem – jetzt aber in eine Wortsprache zu übersetzen, mit deren Hilfe Arzt und Patient sich verständigen können. Dabei wurden die Kopfschmerzen zunächst zu einem »Symptom«, das heißt zu etwas, das in den Fachsprachen verschiedener Spezialisten, verschiedene Bedeutungen haben kann. In diesen Fachsprachen wurde das Problem, das der Patient vortrug, jeweils anders – nämlich auf Grund der für das Fach spezifischen Diagnosen und deren (pragmatischen) Handlungsanweisungen – interpretiert. Etwas Derartiges ist nicht nur für die Patienten verwirrend, sondern auch für Ärzte; denn die Fachsprachen lassen sich zwei verschiedenen Fachsprachensystemen – wenn wir sie einmal so nennen dürfen – zuordnen.

1. Das eine Fachsprachensystem bedient sich der Begriffe und Termini der Anatomie und Physiologie. Innerhalb dieses Fachsprachensystems informieren rätselhafte Körpermitteilungen, über welche ein Patient berichtet, den Arzt über Vorgänge, die sich im Inneren des Körpers zwischen Organen, Geweben und Zellen abspielen. Der Arzt hat die Information des Patienten verstanden, wenn es ihm gelingt, im Zusammenspiel von einzelnen Körperfunktionen Störungen aufzudecken, welche die Beschwerden erklären und deren Beseitigung die Beschwerden beheben.
2. Das zweite Fachsprachensystem (das der Psychotherapeuten) ist dagegen völlig anderer Art: Es benutzt ein Bezugssystem von psychodynamischen Zusammenhängen in einem psychischen Apparat. Hier werden rätselhafte Körpermitteilungen, über welche ein Patient berichtet, als Informationen über Störungen im psychodynamischen Geschehen interpretiert und der Arzt ist überzeugt, den Patienten verstanden zu haben, wenn er Konflikte innerhalb des seelischen Geschehens aufzudecken und aufzulösen imstande ist, von denen er weiß, daß sie über emotionale Spannungen zu körperlichen Beschwerden führen können.

In beiden Sprachsystemen wird das »Symptom« – das heißt die Mitteilung der wortlosen Körpersprache – jedoch nur unvollkommen enträtselt: In der Sprache der Anatomie und Physiologie ist nur von »pathophysiologischen Zusammenhängen« aber nicht von »unangenehmen Gefühlen« oder »Schmerzen« die Rede. In der Sprache der Psychotherapeuten geht es um »psychodynamische Zusammenhänge«, aber ebenfalls nicht um das »Symptom«, das den Patienten zum Arzt geführt hat.

Die Schwierigkeiten, auf die wir gestoßen sind, hängen also mit Sprach-, das heißt mit Informationsproblemen zusammen. Im Dialog zwischen Arzt und Patient müssen sehr verschiedene Sprachen beziehungsweise Informationssysteme berücksichtigt werden, zwischen denen – wie wir gesehen haben – Übersetzungsschwierigkeiten auftreten können.

Die erste prinzipielle Übersetzungsschwierigkeit taucht bereits mit der Frage auf, wie wortlose Mitteilungen einer Körpersprache überhaupt in eine Wortsprache übersetzt werden können? In unserem Fall lautet die Frage, wieweit erlebte und gefühlte Sensationen, die das Körperschema verändern, durch das Wort »Kopfschmerzen« adäquat wiedergegeben sind? Diese Schwierigkeiten führten zu einer zunehmenden Beunruhigung des Patienten, der sein Problem dann verschiedenen Ärzten vortrug.

3.8 Kommunikationssysteme und das Problem der »Grenze«

Diese Krankengeschichte wirft unter anderem die Frage nach der Beziehung zwischen Sprache und dem auf, was wir »Realität« nennen. Wir werden im übernächsten Kapitel noch ausführlich auf dieses Problem eingehen und wollen uns jetzt darauf beschränken, die Krankengeschichte unter dem Gesichtspunkt der Kommunikationssysteme zu betrachten. Wir lernen in ihr verschiedene Kommunikationssysteme kennen. Jedes ist durch spezifische Zeichen charakterisiert. Allen ist die Aufgabe gestellt, Informationen (= Nachrichten) zu übertragen und damit Beziehungen (= Relationen) zwischen einzelnen Partnern herzustellen, die dadurch zu Teilen oder Elementen von Systemen (= Ganzheiten) zusammengeschlossen werden. Systeme – deren Theorie wir im nächsten Kapitel referieren werden – sind nach einer Kurzdefinition von I. G. Miller »eine Anzahl von Elementen, die in Interaktion stehen«. Nach ihm ist allgemeine Systemtheorie: »Eine Reihe aufeinander bezogener Definitionen, Annahmen und Behauptungen über die Wirklichkeit als integrierte Hierarchie, in der immer wieder Systeme als »Subsysteme« in »Suprasysteme« eintreten«[21]). Ohne systemtheoretische Überlegungen können wir daher weder kybernetische Maschinen bauen noch Organismen verstehen.

Fassen wir den Menschen – und damit auch den geschilderten Patienten – als »System« auf, das aus einer Hierarchie von Subsystemen (Molekülen, Zellen, Organen und Organsystemen) besteht und in Suprasysteme (Familie, verschiedene gesellschaftliche Gruppen, Menschheit, Natur usw.) eingegliedert ist, dann sehen wir, daß in jedem dieser Sub- und Suprasysteme die Elemente durch spezifische Zeichen- beziehungsweise Kommunikationssysteme verbunden sind.

Von den Kommunikationssystemen, die innerhalb der Zellen, Organe und Organsysteme Geltung haben und diese funktionsfähig erhalten (sie werden von der Physiologie erforscht und ihre Zeichen beziehungsweise Signale, die in enzymatischen, hormonellen oder neurochemischen Transmittersubstanzen, neuroelektrischen Impulsen usw. bestehen), nehmen wir meist nichts wahr. Der Informationsaustausch, der dort stattfindet, verläuft außerhalb unseres subjektiven Erlebens und gehorcht vor allem dem genetischen Code.

Darüberhinaus besteht – sowohl vom hormonellen System, wie vom vegetativen und vor allem vom animalischen Nervensystem getragen, ein ständiger Informationsaustausch zwischen den Organen und Körperteilen einerseits und dem »System Mensch« andererseits. Dieser Informationsaustausch wird als Körpergefühl (vom Wohlbefinden bis hin zum Schmerz), als Stimmung und als Erfahrung eines Körperschemas erlebt. Da dieser Dialog zwischen »uns« (oder wie immer man das subjektiv erlebte Persönlichkeitszentrum nennen mag) und unseren Organen und Körperteilen ständig in Gang ist, ändern sich auch Körpergefühl, Stimmung und Körperschema ständig.

Das Persönlichkeitszentrum, das meist als »Ich« oder »Selbst« bezeichnet wird, ist aber nicht nur mit dem Körper sondern – im Suprasystem »Mensch« – »Umwelt«, beziehungsweise »Mensch« – »individuelle Wirklichkeit« durch die Sinnes- und Bewegungsorgane auch mit der Umgebung verbunden. Dauernd nehmen wir in unserer Umgebung – und dazu gehören natürlich auch die anderen Menschen – Zeichen wahr, die wir deuten, gelegentlich auch mißdeuten. So können zum Beispiel das Erröten, das »freundliche« Lächeln, der »finstere« Blick und all die vielen gestischen und mimischen Äußerungen unserer Mitmenschen – ihr »unwillkürlicher« Ausdruck verstanden oder mißverstanden werden.

Die bisher beschriebenen Kommunikationssysteme – zwischen Zellen und Organen – zwischen Körper und uns – und schließlich zwischen uns und der menschlichen Mitwelt (soweit sie sich auf den Ausdruck von Mimik und Gestik beschränken) sind vorsprachlich, das heißt sie benutzen außersprachliche Zeichensysteme. Da wir als erwachsene Menschen darüberhinaus im Besitz eines »spezifisch menschlichen« Kommunikationssystems, nämlich der Sprache sind, in der wir auch denken, sehen wir uns gezwungen, Informationen aus der vorsprachlichen Kommunikation mit unserem Körper (aber auch mit unserer Umgebung und der menschlichen Mitwelt) in das Kommunikationssystem »Sprache« zu übersetzen[22]).

Unter diesem Gesichtspunkt können wir auch das »Persönlichkeitszentrum«, das wir mit »Ich« oder »Selbst« zu bezeichnen pflegen, informationstheoretisch definieren: Es ist jene Instanz (sie läßt sich anatomisch wohl im Gehirn lokalisieren), in der Zeichen der verschiedenen vorsprachlichen und sprachlichen Kommunikationssysteme zusammenlaufen und die dauernd die vorsprachlichen und sprachlichen Zeichen in die »Eigensprache« des jeweiligen Menschen übersetzt; denn – daß wir nicht alle die gleiche Sprache sprechen – erfahren wir als Ärzte, wenn wir uns (oft vergebens) bemühen, unsere Patienten zu verstehen und uns ihnen verständlich zu machen. Dann wird uns klar, daß wir als Ärzte die Aufgabe haben, eine Sprache zu finden, in der wir uns mit unseren Patienten verständigen können.

Vor dieser Aufgabe stand der (psychosomatische) Klinikarzt, als er sich bemühte, mit seinem Patienten eine gemeinsame Sprache zu finden, in der sie sich auf die Diagnose verständigen konnten. Dazu genügte die gemeinsame Muttersprache nicht. Auch die verschiedenen vorbehandelnden Ärzte sprachen die gleiche Muttersprache wie der Patient. Trotzdem konnten sie sich nicht mit ihm verständigen. Denn jeder sprach und dachte – als Spezialist – in einem anderen Bezugssystem beziehungsweise er benutzte einen anderen »Spezial-Code«. Untereinander konnten sich die Spezialisten für Organkrankheiten relativ gut verständigen – benutzten sie doch alle das gemeinsame Bezugssystem der Anatomie und Physiologie beziehungsweise den Code der Anatomen- und Physiologensprache. Aber bereits ein Gespräch mit einem Psychotherapeuten, der ein anderes Bezugssystem – einen andern Code – benützt, wäre auf eine schwer zu überwindende Sprachbarriere gestoßen.

»Sprachen sind Lebensformen«, hat Ludwig Wittgenstein gesagt und damit darauf hingewiesen, daß die »Grenze unserer Sprache auch die Grenze unserer Welt« bedeutet[23]. Hier werden wir unversehens auch auf dem Niveau des rationalen Denkens an das Situationskreismodell erinnert: Wir können nur verstehen und verändern, was wir auf Grund verfügbarer Modelle deuten können; denn Modelle enthalten Programme mit Deutungs- und Handlungsanweisungen. – Modelle können wir nur für Phänomene entwickeln, die wir vorher beschrieben haben. Beschreiben aber können wir nur mit Worten, also in der Sprache, die wir beherrschen.

Damit wird einerseits die Frage, wieweit wir unsere eigene Sprache bereichern, das heißt aus anderen Kommunikationssystemen in sie übersetzen können – andererseits aber auch die Frage, wieweit wir in außersprachlichen Kommunikationssystemen ebenfalls lernen können – zu einem zentralen Problem. Die Tatsache, daß der Lebensprozeß (nicht nur sprachlich) auch ein lebenslanger Lernprozeß ist, wurde bereits im Zusammenhang mit dem Streßkonzept deutlich. Unter dem Aspekt des Situationskreismodells bedeutet Lernen Erwerb von neuen sensomotorischen Programmen bis hin zu abstrakten Wortmodellen, die uns in Stand setzen, Problemsituationen neu zu meistern. Wie schwer aber eingeschliffene und »bewährte« Programme und Modelle aufgegeben und durch andere bessere ersetzt werden, weiß nicht nur jeder Pädagoge und Psychotherapeut sondern auch jeder Soziologe und jeder, der sich mit menschlichen Ideologien und der Vorurteilsproblematik beschäftigt hat.

Wenn wir Wittgenstein's Aussage, daß die »Grenze unserer Sprache« auch die »Grenze unserer Welt« sei, nicht nur auf unsere Wortsprache begrenzen, sondern allgemeiner formulieren, dann besagt sie: Die Grenze des Kommunikationssystems stellt auch die Grenze jedes Organismus dar. Damit sind wir wiederum beim Funktionskreis-, beziehungsweise Situationskreismodell angelangt. Bei der Analyse der verschiedenen vorsprachlichen und sprachlichen Kommunikationssysteme wird uns klar, wie sehr der Mensch »Bürger vieler Welten«, das heißt vieler Kommunikationssysteme ist, und daß die Integration und Koordination der verschiedenen Kommunikationssysteme zu seinen zentralen Aufgaben gehört. Unsere Krankengeschichte illustriert, wie schwer diese Aufgabe mitunter zu lösen ist.

In einer Problemsituation, für deren Bewältigung weder erprobte Programme vorgefunden, noch aus eigener Kraft »erfunden« werden können, begann der Patient vorsprachliche Körpersensationen wahrzunehmen, die er in seine Sprache als »Kopfschmerzen« übersetzte. Die verschiedenen Spezialisten übersetzten die vom Patienten geschilderten »Kopfschmerzen« in ihre Spezialsprachen und entnahmen ihren Modellen und Programm-Repertoiren ein jeweils für ihre Fachdisziplinen spezifisches Interpretationsmodell (= Diagnose). Das Resultat war nicht nur eine babyloninische Sprachverwirrung, sondern für den Patienten verhängnisvoll. Er wurde durch ärztliche Behandlungen nicht gesünder, sondern kränker.

Auf das zentrale medizinische Problem der »Übersetzung« von einem Kommunikationssystem ins andere, werden wir in Kapitel V noch ausführlich zurückkommen. Hier sei abschließend nur noch auf medizinisch bedeutsame Konsequenzen der Grenzen für die verschiedenen Kommunikationssysteme eingegangen. Wir können etwas vergröbernd die Kommunikationssysteme drei Kategorien zuordnen:

1. Systeme für außersprachliche Kommunikation, die wir nicht wahrnehmen (innerhalb von Zellen und Organen),
2. Systeme für vorsprachliche Kommunikation, die wir »erfühlen« und »erspüren« (Körpergefühle und Körperschema, aber auch unwillkürliche Wahrnehmung der Mimik und Gestik unserer Mitmenschen) und schließlich
3. Systeme der verschiedenen sprachlichen Kommunikation.

Die außersprachlichen (1) und die sprachlichen Kommunikationssysteme (3) sind informations- und zeichentheoretisch relativ leicht zu charakterisieren: Während in außersprachlichen Kommunikationssystemen (1) zwischen Sender und Empfänger ein $1:1$-Verhältnis herrscht und die semantische Vieldeutigkeit der Zeichen praktisch gleich Null ist (im genetischen Code zum Beispiel gibt es keine Wahlmöglichkeiten; Störungen entstehen nur durch Mutation oder Übertragungsfehler), besteht in sprachlichen Kommunikationssystemen (3) zwischen Sender und Empfänger der Nachricht prinzipiell ein Verhältnis von eins zu unendlich, das heißt, die semantische Vieldeutigkeit ist nahezu unbegrenzt[24].

Auch im Faktor »Zeit« unterscheiden sich beide Kommunikationssysteme entscheidend: in außersprachlichen Systemen (1) gibt es nur die Gegenwart – jede Information wird sofort realisiert (die syntaktische und die pragmatische Ebene fallen unter Ausschluß der semantischen praktisch zusammen). Die sprachlichen Systeme (3) kennen dagegen Vergangenheit, Gegenwart und Zukunft. Die Realisation von Informationen kann aufgeschoben, ja, suspendiert werden. Zwischen der syntaktischen und pragmatischen Ebene gewinnt die semantische Ebene zunehmend an Bedeutung.

Schwerer ist das vorsprachliche Kommunikationssystem (2) zu charakterisieren. Es steht zwischen den beiden anderen. Es ist nicht ganz so starr und eindeutig determiniert – auch nicht mehr ganz so auf die Gegenwart beschränkt, wie das außersprachliche (1).

In seiner Festlegung auf Auslösermechanismen (zum Beispiel Nahrung oder Geschlechtspartner) und durch den triebhaften Drang nach rascher Befriedigung, ist es aber noch sehr dem ersteren verwandt. Das Charakteristikum dieses Informationssystems ist wohl in den Zwängen zu finden, die dort auf die Phantasie ausgeübt werden.

Ontogenetisch sind die außersprachlichen Kommunikationssysteme (1) weitgehend der embryonalen und primär autistischen Phase der ersten Lebenswochen zuzuordnen. Sie dürften durch später hinzukommende Informationen nur noch schwer oder überhaupt nicht mehr modifizierbar sein, weil diese außerhalb »ihrer Welten« liegen. Die vorsprachlichen Kommunikationssysteme (2), die ontogenetisch der symbiotischen Phase und dem symbiotischen Funktionskreis zuzuordnen sind, lassen sich wohl in Grenzen – in den Parametern dieses Funktionskreises – und das heißt im späteren Leben nur in der Regression zu dieser frühen Phase – modifizieren. Psychoanalytische Erfahrung spricht hier folgerichtig von präverbaler Kommunikation zwischen Analytiker und Analysand. Die am spätesten erworbenen sprachlichen Kommunikationssysteme (3) lassen sich noch am leichtesten verändern, obwohl auch hier an »Vor-Urteilen« meist hartnäckig festgehalten wird.

Zur Frage der Übersetzung und Rückübersetzung von einem in das andere Kommunikationssystem wäre noch anzumerken, daß nach diesen Feststellungen ein qualitativer Unterschied besteht zwischen Übersetzungen von Sprache in Sprache auf der einen Seite und zwischen Übersetzungen von Vorsprache in Sprache und zurück (vgl. die Ausführungen über die verschiedenen Integrationsebenen der Systeme und den »Bedeutungssprung«, Kapitel 4). Übersetzungen und Rückübersetzungen zwischen außersprachlichen Kommunikationssystemen (1) scheinen uns nicht direkt, das heißt über das eigene Erleben zugänglich zu sein. Diese Systeme sind für uns schon ein Stück »Außenwelt« (zum Problem »außen« und »innen« – vgl. Kapitel 5). Hier scheint eine prinzipielle Grenze der informationsdiagnostischen und informationstherapeutischen Einflußmöglichkeiten in vorsprachlichen und sprachlichen Kommunikationsmedien zu liegen.

Zusammenfassung

In diesem Kapitel werden – ehe das Modell in Kapitel 4 in der angedeuteten Weise weiterentwickelt wird – drei für die begriffliche Klarstellung erforderliche Themenkreise abgehandelt:
1. Die allgemeinen Konsequenzen unseres Ansatzes für das ärztliche Denken,
2. Die Bedeutung, die »Modelle« im ärztlichen Denken haben,
3. Das Problem des Informationsaustausches in Funktions- und Situationskreisen.

1. Die allgemeinen Konsequenzen unseres Ansatzes für das ärztliche Denken: Hier wird zunächst theoretisch dargelegt, wie das Modell des Situationskreises, in dem Subjekt und Objekt als Glieder der Einheit eines Handlungssystems definiert sind, eine Betrachtungsweise eröffnet, die nicht von den einzelnen Kontrahenten, sondern von den Beziehungen ausgeht, die zwischen ihnen als Glieder eines Systems (einer Einheit) herrschen. Diese Betrachtungsweise wird als »relationistisches Denken« bezeichnet und dem traditionellen »objektivistischen Denken« gegenübergestellt, dessen lineare Ursache – Wirkungs- bzw. Reiz- Reaktions-Konzepte durch zyklische Konzepte (Regelkreise) abgelöst werden. Damit entsteht die Notwendigkeit nicht nur nach der Ursache, sondern auch nach der Funktion und Bedeutung eines Symptoms zu fragen. Diese theoretische Überlegung wird dann an der Geschichte des Vitalismusstreites illustriert. Sie zeigt wie die Entwicklung biologischer Konzepte von mechanistischen zu kybernetischen Modellen – und damit von einem objektivistischen zu einem relationistischen Denken geführt hat.
2. Die Bedeutung, die »Modelle« im ärztlichen Denken haben: Auf Grund einer Analyse der Rolle, die Modelle – sei es als Apparate oder als theoretische Konzepte – im Rahmen unserer Beobachtung spielen, wird eine Theorie der Modelle entwickelt. Danach lassen sich Modelle als Programme für Deutungs- und Verhaltensanweisungen zur Nachahmung unseres Umgangs mit Objekten in Situationskreisen definieren. Das Abspielen dieser Programme in der Phantasie versorgt uns mit Prognosen, deren Eintreffen oder Ausbleiben die Richtigkeit des (mit dem Programm) unterstellten Modells testet.
3. Das Problem des Informationsaustausches in Funktions- und Situationskreisen: Die Beziehungen zwischen Individuum und Umgebung in Funktions- und Situationskreisen, die wir als »Merken« bzw. Bedeutungserteilung und »Wirken« bzw. Bedeutungsverwertung beschrieben haben, setzen einen Austausch von Informationen voraus. Die Deutungs- und Handlungsanweisungen der Programme bzw. Modelle beziehen sich daher auf das Interpretieren von Zeichen. An einer Krankengeschichte wird dargestellt, welche Bedeutung die Wissenschaft von den Zeichen, die Se-

miotik, für die Medizin besitzt: Krankheitssymptome, aber auch Fehldiagnosen können durch fehlerhafte Interpretation von Zeichen (als Übersetzungsfehler) entstehen. Das Fehlen adäquater Programme zur Lösung einer Problemsituation, in welcher ein Patient seine aggressiven Gefühle weder sich noch andern eingestehen konnte – nach unserer Definition eine charakteristische Streß-Situation – ging zunächst mit körperlichen Sensationen (Kopfschmerzen) einher, da der Patient diese Informationen von Seiten seines Körpers nicht interpretieren konnte, deutete er sie als ein körperliches Geschehen und behandelte sie mit Tabletten (Fehldiagnose und Fehlbehandlung im Rahmen der Selbsteinschätzung eines Patienten). Inzwischen war ein erhöhter Blutdruck zustande gekommen, der schließlich zu einem Schlaganfall führte. Vorher kam es auf Grund des Fehlens adäquater Modelle, um diese Konstellation richtig zu interpretieren, bei den Ärzten des Patienten zu Fehldiagnosen mit der Konsequenz von Fehlbehandlungen. Dies ist ein Beispiel für die Fehlversorgung von Patienten auf Grund unzureichender Interpretationsmodelle.

Anmerkungen

1. Die Frage, welche Rolle das Subjekt in der Heilkunde vor der Epoche der naturwissenschaftlichen Medizin gespielt hatte, ist unter diesem Aspekt nicht nur medizinhistorisch interessant. – Über die Bedeutung des Subjektes und die Arzt-Patient-Beziehung in der Heilkunde des Altertums und Mittelalters vergleiche: Pedro Lain Entralgo: »Arzt und Patient, zwischenmenschliche Beziehungen in der Geschichte der Medizin«. – München (1969).
2. Von Ehrenfels, C.: s. Koffka, K.: »Prinzipien der Gestaltpsychologie« – (1935).
3. Driesch, H.: »Philosophie des Organischen« – Leipzig (1909). Da der Terminus »teleologisch« mit einer Fülle von Vorstellungen der antiken, der mittelalterlichen und der idealistischen Philosophie befrachtet ist, ersetzt man ihn heute durch den Terminus »teleonom«.
4. op. cit. Kap. 1, Anm. 11. S. 20.
5. Von Bertalanffy, L.: »Theoretische Biologie« – Berlin (1932).
6. Rosenblüth, A., Wiener, N. und Bigellow, J.: »Philosophy of sciences« (1943) – zitiert nach: Miller, G. A., Galanter, E., and Pribram, K. H.: »Plans and the structure of behaviour« (1960).
7. Vgl. Kapitel 1.
8. Engel, G.: »Studies of ulcerative colitis« (1956) – deutsch in: Carola Brede: »Einführung in die psychosomatische Medizin« – Frankfurt (1975), Seite 323.
9. Wir folgen hier der Darstellung, die Miller, G. M. et al.: op. cit. gegeben haben.
10. op. cit.
11. Frank, H.: »Kybernetik und Philosophie« – Berlin (1966).
12. Piaget, J.: »Nachahmung, Spiel und Traum« – Stuttgart (1969).
13. Von Weizsäcker, V.: »Der Gestaltkreis« – Stuttgart (1947).
14. Eine phänomenologische Analyse dessen, was sich bei Beobachtung und Nachahmung vollzieht, hat unter einer ganz anderen Fragestellung, aber mit zum Teil sehr ähnlichen Ergebnissen, Jakob von Uexküll durchgeführt. In seiner »Theoretischen Biologie« (Berlin, 1928) finden sich detaillierte Untersuchungen der einzelnen Schritte, die sich bei den sensomotorischen Kreisprozessen der Wahrnehmung abspielen. Neudruck: Suhrkamp (1973).
15. »Es ist die nächste und in gewissem Sinne wichtigste Aufgabe unserer bewußten Naturerkenntnis, daß sie uns befähigt, zukünftige Erfahrungen vorauszusehen, um nach dieser Voraussicht unser gegenwärtiges Handeln einrichten zu können. Als Grundlage für die Lösung jener Aufgabe der Erkenntnis benutzen wir unter allen Umständen vorangegangene Erfahrungen, gewonnen durch zufällige Beobachtung oder absichtlichen Versuch. Das Verfahren aber, dessen wir uns zur Ableitung des Zukünftigen aus dem Vergangenen und damit zur Erlangung der erstrebten Voraussicht stets bedienen, ist dieses: Wir machen uns innere Scheinbilder oder Symbole der äußeren Gegenstände und zwar machen wir sie von solcher Art, daß die denknotwendigen Folgen der Bilder stets wieder die Bilder seien von den naturnotwendigen Folgen der abgebildeten Gegenstände. Damit diese Forderung überhaupt erfüllbar ist, müssen gewisse Übereinstimmungen vorhanden sein zwischen der Natur und unserem Geiste. Die Erfahrung lehrt uns, daß diese Forderung erfüllbar ist und daß also solche Übereinstimmungen in der Tat bestehen. Ist es nun einmal geglückt, aus der angesammelten bisherigen Erfahrung, Bilder von der verlangten Beschaffenheit abzuleiten, so können wir an ihnen, wie an *Modellen*, in kurzer Zeit die Folgen entwickeln, welche in der äußeren Welt erst nach längerer Zeit oder als Folge unseres eigenen Eingreifens auftreten werden; wir vermögen also den Tatsachen vorauszueilen und können nach der gewonnenen Einsicht unsere gegenwärtigen Entschlüsse richten. – Die Bilder, von welchen wir reden, sind unsere Vorstellungen von den Dingen; sie haben mit den Dingen nur *eine* wesentliche Übereinstimmung, welche in der Erfüllung der genannten Forderung liegt. Aber es ist für ihren Zweck nicht nötig, daß sie irgendeine weitere Übereinstimmung mit den Dingen haben. In der Tat wissen wir auch nicht, und haben auch kein Mittel zu erfahren, ob unsere Vorstellungen von den Dingen mit ihnen in irgendetwas anderem übereinstimmen als allein in eben jener *einen* fundamentalen Beziehung« (Hertz, H.: »Einleitung zu den Prinzipien der Mechanik« [1876] – zitiert nach Heisenberg, W.: »Das Naturbild der heutigen Physik« – rde, Hamburg [1955]). (Hervorhebung von uns.)
16. Wiener, N.: »Kybernetik« – Düsseldorf (1963).
17. Peirce, C. S.: »Collected papers« – zitiert nach Bense, M.: »Semiotik« Baden-Baden (1967).
18. Morris, C.: »Grundlagen der Zeichentheorie.« Hanser, München (1972). Carnap, R.: – zitiert nach Stegmüller, W.: »Hauptströmungen der Gegenwartsphilosophie« – Stuttgart (1969).
19. Die Semiotik unterscheidet auch zwischen »Index«, »Icon« und »Symbol«. Unter Index versteht sie ein Zeichen, das

mit einem bestimmten Gegenstand in eindeutiger Beziehung steht, beziehungsweise diesen »bezeichnet«, zum Beispiel eine Zahl, ein Buchstabe oder ein Wort (zum Beispiel Baum oder Haus). – Unter Icon versteht man ein Zeichen, das mit einem Gegenstand gewisse Züge gemeinsam hat. Modelle sind zeichentheoretisch »Icone«. – Unter einem Symbol versteht man ein Zeichen, das unabhängig von Übereinstimmungen (wie das Icon) und unabhängig von Realbeziehungen (wie der Index) zu seinem Gegenstand ist. Ein Symbol faßt eine Vielzahl möglicher Züge des Gegenstandes zusammen, es ist daher immer mehrdeutig. Die Fähigkeit, Zeichen von Zeichen zu bilden, wird schließlich »Iteration« genannt. Menschliches Denken beruht zeichentheoretisch auf »Iterationsbildung«.
20. Zum Problem der ärztlichen Diagnose vgl. auch Wesiack, W.: »Wissenschaftstheoretische Überlegungen zur ärztlichen Diagnose«. – Münchner Medizinische Wochenschrift 114 (1972) – und Wesiack, W.: »Grundzüge der psychosomatischen Medizin« – München (1974).
21. Miller, I. G.: »Living systems« – Behav. Sci. 10. 193, 337 (1965).
22. Natürlich hindert uns nichts, auch andere Kommunikationssysteme als »Sprachen« zu bezeichnen, so zum Beispiel – wie das oft geschieht – von »Organsprache« und »Körpersprache« zu reden. Aus Gründen der terminologischen Klarheit empfiehlt sich das aber weniger, weil wir dann gezwungen sind, die menschliche Wortsprache ständig als solche besonders zu charakterisieren.
23. Wittgenstein, L.: »Philosophische Untersuchungen« – Frankfurt (1967).
24. In außersprachlichen Kommunikationssystemen (1) sind Zeichen stets Indices. Im sprachlichen System (3) können sie Indices, Icone (= Modelle) und Symbole sein, die unter Umständen losgelöst (= abstrahiert) von den Zeichen (zum Beispiel als Schrift-, Zahlen- oder Wortzeichen) ein Eigenleben führen.

4 Das Leib-Seele-Problem in psychosomatischer Sicht

Thure v. Uexküll und Wolfgang Wesiack

4.1 Terminologische Vorbemerkungen

Wir haben uns bisher bemüht, die Tragweite des Situationskreis-Modells bei der Analyse von Krankheitsfällen – bei der Betrachtung der menschlichen Entwicklungsgeschichte – aber auch in der Konfrontation mit kybernetischen Modellen und informationstheoretischen Fragen darzustellen. Dabei waren wir unter den verschiedensten Aspekten und Fragestellungen immer wieder auf das Leib-Seele-Problem gestoßen, dessen zusammenhängende Erörterung nun nicht länger hinausgeschoben werden kann. Ehe wir uns jedoch in die Diskussion einlassen, muß vorausgeschickt werden, daß im Leib-Seele-Problem zwei ganz verschiedene Fragestellungen stecken, die meist nicht streng auseinandergehalten werden – deren Vermischung aber Verwirrung stiftet:

1. Die erste Frage betrifft das Verhältnis von Materie und Geist beziehungsweise Leben. Ihr liegt die uns alle zutiefst erschreckende Erfahrung zugrunde, daß Menschen sterben können, daß mit dem Tod der Körper in »unbelebte« oder »unbeseelte« Materie übergeht und den Gesetzen dieser Materie entsprechend zerfällt. An diese Erfahrung knüpfen sich Fragen, welche eine Existenz nach dem Tode oder die Entstehung des Lebens betreffen. Es sind Fragen, auf die jede Kultur mit ihrer Religion eine andere Antwort gegeben hat – Fragen aber, deren Lösung nicht zu den ärztlichen Aufgaben gehören.
2. Die zweite – die eigentliche und für den Arzt in erster Linie relevante Frage – ist die nach den Beziehungen zwischen dem belebten Körper, dem Organismus, und Gedanken, Gefühlen, Willensregungen usw. – Phänomenen, die wir mit dem Terminus »Seele« bezeichnen.

Dieser Hinweis macht klar, daß eine Beschäftigung mit dem Leib-Seele-Problem definitorische Aufgaben stellt: Wir müssen definieren, was wir unter »Körper« und was wir unter »Seele« verstehen. Definitionen, die in der Medizin sinnvoll sind, enthalten aber Interpretationen der definierten Phänomene, die nicht nur Deutungs-, sondern auch Handlungsanweisungen enthalten. Wir stehen damit vor der Aufgabe, Interpretationsmodelle für körperliche und seelische Phänomene zu suchen, die uns bei unseren konkreten ärztlichen Aufgaben weiterhelfen. Im Situationskreismodell glauben wir, ein solches Interpretationsmodell gefunden zu haben und stellten es unter dem Gesichtspunkt seiner praktischen Brauchbarkeit zur Diskussion.

Die andere Seite des Problems ist jedoch die, daß sich aus solchen rein medizinisch pragmatischen Fragestellungen auch Konsequenzen für eine allgemeine Wissenschaftstheorie und für die Philosophie ergeben. Dabei wird man auch die Frage im Auge behalten müssen, wieweit wir in philosophischen Bemühungen und Definitionen unter Umständen auf Abwehrmechanismen stoßen, die uns – wie neurotische Abwehrmechanismen – eine Auseinandersetzung mit der Realität nicht erleichtern sondern erschweren – ja, u.U. unmöglich machen. Bei der Suche nach ärztlich relevanten Interpretationsmodellen drängt sich nämlich zwangsläufig folgender Gedanke auf: Waren die Fragen nach dem »Wesen« von Leib und Seele, die sich durch die Jahrhunderte ziehen, nicht falsch gestellt und konnten in dieser Form gar nicht beantwortet werden, weil wir ja offenbar grundsätzlich nur Beziehungen = Relationen und keine Wesenheiten = Entia, erkennen können? Hat nicht vielleicht erst der menschliche Geist, das heißt, die menschliche Sprache die beiden »Substanzen« oder »Wesenheiten«: Materie und Geist geschaffen und so getrennt, daß wir sie nun nicht mehr zusammenbringen können? Es spricht vieles für diese These, die auch von Ludwig Wittgenstein und der von ihm ausgehenden Wissenschaftstheorie und Linguistik gestützt wird[1]*. Wir werden in Kapitel 5 noch sehen, daß der menschliche Geist ein vitales Interesse an einer solchen »Reifikation« der Phänomene besitzt, wie man die Tendenz zur Verdinglichung genannt hat.

Wir wollen daher von dieser Trennung – so selbstverständlich sie uns durch die Tradition und Gewohnheit auch geworden sein mag – zu den Phänomenen – den lebenden Menschen, wie wir ihnen in unseren Patienten beggnen – zurückgehen und feststellen, daß wir an ihnen niemals getrennt Leib und Seele – was immer man auch darunter verstehen mag – wahrgenommen haben. Nur an der Leiche können wir »isolierte Materie« sehen, am Lebenden nie. Isolierter Geist – isolierte Seele konnte noch niemand beobachten, wie Rudolf Virchow mit seinem bekannten Ausspruch feststellte: Er habe schon viele Leichen seziert, aber dabei noch niemals eine Seele angetroffen.

Es könnte also sein, daß die Schwierigkeiten, welche die Medizin mit dem Leib-Seele-Problem hat, mit der Tatsache zusammenhängen, daß ihr Körperbegriff weitgehend von den Erfahrungen geprägt ist, welche Ärzte an Leichen gemacht haben. Wenn dem so ist – und unsere Ausbildungsprogramme für werdende Ärzte spre-

---

* Anmerkungen siehe am Ende des Kapitels.

chen für die Richtigkeit dieser Annahme – dann stehen wir vor der Aufgabe, den Begriff »Körper« neu zu definieren.

Wir haben die Modelle des Funktions- beziehungsweise Situationskreises entwickelt. Wie stellt sich das Leib-Seele-Problem dar, wenn wir von diesen Modellvorstellungen ausgehen?

4.2 Systemtheoretische Gesichtspunkte

Das Modell des Funktionskreises beschreibt ein – von einem biologischen (= körperlichen) Bedürfnis ausgehendes – in Phasen fortschreitendes – und wieder zum Ausgangspunkt zurückkehrendes – Geschehen. Definitionen für »Seelisches« und für »Körperliches« müßten daher – wenn sie im Rahmen dieses Modells bleiben wollen, Teilvorgänge dieses Kreisgeschehens beschreiben. Dabei stoßen wir jedoch auf folgende grundsätzliche Schwierigkeit:

Im Funktionskreis hat Bedeutungserteilung die Aufgabe, Umgebungsfaktoren unter dem Gesichtspunkt vitaler Bedürfnisse (wie Hunger, Durst, Geschlechtstrieb usw.) zu interpretieren. Diese Interpretationstätigkeit setzt also etwas voraus, das vitale Bedürfnisse entwickelt; das aber ist in dem Modell des Funktionskreises selbst gerade nicht enthalten. Vitale Bedürfnisse entstehen im Körper, der zur Aufrechterhaltung seines Lebens auf Nahrungs- und Flüssigkeitsaufnahme, auf Atmung – und unter dem Gesichtspunkt der Arterhaltung auch auf Vermehrung – angewiesen ist.

Vitale Bedürfnisse entstehen in dem Augenblick – und dies ist eine Feststellung von zentraler Wichtigkeit – in dem im Körper die Reserven verbraucht sind, die ihm die Möglichkeit geben, längere oder kürzere Zeit ohne Nachschub aus der Umgebung zu existieren, beziehungsweise wenn eigen-aktive Triebspannungen, wie zum Beispiel der Sexualtrieb ein gewisses Niveau erreicht haben. Erst in diesem Augenblick entstehen biologische Bedürfnisse, welche Funktionskreise in Gang setzen; erst dann wird »Umwelt« aufgebaut, in der Umgebungsfaktoren durch Bedeutungserteilung ausgewählt und durch Bedeutungsverwertung assimiliert werden.

Auf Grund dieser Feststellung müssen wir für den Körper zwei verschiedene Zustände unterscheiden, die einen fundamentalen Unterschied der Organisation erzwingen: Im ersten Fall (solange genügend Reserven vorhanden sind, beziehungsweise die Homöostase nicht gestört ist) ist der Körper autark. Er braucht seine Umgebung nicht. Sie hat für ihn keine Bedeutung. Er ist von den Problemen der Anpassung an seine Umgebung suspendiert. Für Teilbereiche ist dieser Zustand in Phasen der Sättigung und des Schlafes realisiert. – Sind die Reserven jedoch verbraucht, oder ist die Homöostase aus einem anderen Grund (zum Beispiel durch Sekretion von Sexualhormonen) gestört, wird die Umgebung von vitaler Wichtigkeit – der Körper ist jetzt mit dem Problem der Anpassung und all seinen Konsequenzen konfrontiert. Jetzt muß er in der Lage sein, die benötigten Stoffe oder Partner aus der Umgebung auszuwählen und aufzusuchen; mit anderen Worten: Umgebung durch Bedeutungserteilung und Bedeutungsverwertung zu assimilieren – wenn das Leben weitergehen soll.

Die Organisationsform, in welcher der Körper autark ist, entgeht jedoch den Erklärungsmöglichkeiten des Funktionskreismodells, in dem ja Umgebung in Umwelt transponiert wird. Diese Organisationsform ist aber für eine Definition des Begriffs »Körper« ebenso wichtig wie die zweite Organisationsform, in der Bedürfnisse des Körpers im Rahmen von Funktionskreisen befriedigt werden.

Auch unsere zeichen- beziehungsweise informationstheoretischen Überlegungen haben uns gezeigt, daß wir zwischen Informationssystemen unterscheiden müssen, die innerhalb des Organismus gelten – und Informationssystemen, die zwischen dem Organismus und der Umgebung Gültigkeit besitzen. Wir sahen, daß hier »Grenzen« existieren, an denen Übersetzungsprobleme auftreten können.

Diese Schwierigkeiten zwingen uns, für die Definition des Terminus »Körper« nach einem Modell Ausschau zu halten, das in der Lage ist, beide Organisationszustände zu beschreiben. Ein solches Modell finden wir in der Systemtheorie, die mit den Begriffen »geschlossenes System« und »offenes System« verschiedene Organisationsformen definiert hat. Wir müssen daher – ehe wir das Problem einer Definition des Begriffs »Körper« weiter verfolgen können – einige der wichtigsten systemtheoretischen Ansätze betrachten.

Was versteht die Systemtheorie unter »offenen und geschlossenen Systemen«? Offene Systeme tauschen Bestandteile mit der Außenwelt aus, ohne ihre Gestalt oder ihre Struktur zu ändern. Sie verhalten sich in dieser Hinsicht wie eine Flamme, ein Wasserstrahl oder ein Fluß. L. von Bertalanffy hat diese Zustände daher als »Fließgleichgewicht« bezeichnet[2]).

Im Unterschied dazu tauschen geschlossene Systeme keine Bestandteile mit der Umgebung aus. Ein Kristall ist zum Beispiel ein geschlossenes System. Er nimmt keine Teile aus seiner Umgebung auf und gibt keine Teile an die Umgebung ab. So weit auch in geschlossenen Systemen – im Kristall, einem Atom oder einem chemischen Gleichgewicht – Umsetzungen stattfinden, herrscht dort ebenfalls ein Gleichgewichtszustand. Er unterscheidet sich aber von dem des Fließgleichgewichtes. Die englische Sprache besitzt für die verschiedenen Gleichgewichtszustände in offenen und geschlossenen Systemen zwei verschiedene Ausdrücke: Nämlich *steady state* und *stationary state.*

Der zweite Hauptsatz der Thermodynamik gilt nur für geschlossene Systeme. Der in ihnen angestrebte stationäre Zustand (stationary state) läßt sich physikalisch als »Entropie-Produktion« definieren. Im Gegensatz dazu können offene Systeme – die aus ihrer Umgebung Energie aufnehmen – innerhalb ihrer Grenzen Entropie vermindern und spontan in einen Zustand höherer Komplexität übergehen. Diese Fähigkeit ist eine Voraussetzung für alles Lebensgeschehen.

Lebende Systeme sind daher qua definitionem offene Systeme. Sie können aber eine beschränkte Zeit – wir haben eben davon gesprochen – als teilweise geschlossene Systeme existieren. In diesem Zustand wird Entropie-Produktion für sie aber sehr bald gleichbedeutend mit Sterben. Der Umschlag aus der Organisationsform des teilweise geschlossenen Systems in die des offenen Systems erfolgt also unter akuter Todesdrohung.

Eine Definition für »Körper« muß daher – wie betont – beide Organisationsformen – aber auch den Vorgang des Umschlags von der einen in die andere berücksichtigen.

4.3 Die umweltlose Embryonalphase als Körper-Modell. Das weitgehend geschlossene System

Mit dieser Feststellung stehen wir vor der Aufgabe, das dynamische Modell einer Zeitgestalt, in der Funktionskreise mit primären noch ich- und objektlosen, nur durch Stimmungen gelenkten Umwelten über verschiedene Zwischenstufen in Situationskreise mit individuellen Wirklichkeiten übergehen, zu erweitern. Wenn unser Modell in der Lage sein soll, Seelisches und Körperliches als Elemente eines umfassenden Systems zu definieren und ihre wechselseitigen Systemfunktionen sichtbar zu machen, dann müssen wir »Körper« als eine Entwicklungsphase in unser Zeitgestalt-Modell einordnen. Sollte das nicht möglich sein, verliert es den Anspruch als psychosomatisches Modell zu gelten. Wir stehen also auch vor einer sehr entscheidenden Bewährungsprobe des bisher entwickelten Situationskreismodells: denn die geforderte Erweiterung muß auch Aufschluß geben, was man sich unter einer psychophysiologischen Einheit vor der Differenzierung in einen somatischen und einen psychischen Anteil vorstellen soll, von dem im psychosomatischen Schrifttum immer wieder gesprochen wird. Die Erweiterung des Modells müßte uns auch eine Eigentümlichkeit des Humanen verständlicher machen, auf die Plessner hingewiesen hat. Er betont, daß der Mensch (im Unterschied zum Tier) zugleich Körper sei und einen Körper, wie andere Gegenstände seiner Umgebung, habe. Der in Frage stehende archaische Zustand müßte demnach einem »Körper-sein« vor einem »Körper-haben« entsprechen.

Der Hinweis, daß in der Physiologie der Körper als Hierarchie von Subsystemen in einem relativ geschlossenen, von der Haut begrenzten System beschrieben wird, und daß der Organismus in bestimmten Lebenssituationen als relativ geschlossenes System existiert, gibt Anlaß uns in der lebenden Natur nach Beispielen für relativ geschlossene Systeme umzusehen. Zuvor ist jedoch eine terminologische Bemerkung erforderlich:

Die Organisationsform, die wir im Auge haben, unterscheidet sich von »geschlossenen Systemen«, wie sie oben an dem Beispiel des Kristalls beschrieben wurden, vor allem dadurch, daß ein Kristall keinen Stoffwechsel hat.

Er ist in diesem Sinne kein Fließgleichgewicht. Lebewesen haben jedoch auch in Phasen, in denen sie sich von der Umgebung abschließen, Stoffwechsel. Sie bleiben auch ohne Austausch mit der Umgebung innerhalb ihrer Grenzen Fließgleichgewichte, die immer nur begrenzte Zeiten unabhängig von der Umgebung existieren können. Dann müssen sie ihre Reserven auffüllen und ihre Stoffwechselprodukte los werden. Wir können daher im Unterschied zu geschlossenen Systemen der unbelebten Natur nur von weitgehend, relativ, partiell oder vorübergehend geschlossenen Systemen sprechen.

Mit dieser wichtigen Einschränkung läßt sich aber eine ziemlich große Anzahl von Lebensformen aufzählen, die teilweise oder für längere oder kürzere Zeitphasen von der Umgebung unabhängig sind. Pflanzen existieren als Samen, Insekten im Larven- oder Verpuppungsstadium und Säugetiere im Winterschlaf mehr oder weniger unabhängig von ihrer Umgebung. Daneben gibt es Daseinsformen, in denen lebende Systeme die für die Aufrechterhaltung ihres Fließgleichgewichts benötigten Reserven kontinuierlich durch Membranen aufnehmen, die sie gegen die Umgebung abschließen und durch die sie auch ihre Ausscheidungsprodukte an die Umgebung abgeben. Diese Form eines »vegetativen Austausches« mit der Umgebung finden wir bei ein- und vielzelligen Pflanzen, aber auch bei den Zellen und Organen innerhalb unseres Körpers.

Das gemeinsame all dieser Organisationsformen ist in der Tatsache zu sehen, daß sie keine Sinnes- und Bewegungsorgane für den Aufbau von Umweltkompartimenten besitzen. Es sind umweltlose Lebensformen. Ihnen fehlt jene »feste aber für den außenstehenden Beobachter unsichtbare Schale«, durch die sich das lebende System bei Tieren und Menschen zur Umgebung hin öffnet, um durch eine Vorauswahl, gewissermaßen vor dem Hause, den für den Energie- und Baustoffwechsel benötigten Nachschub zu sichern. Aber auch die höheren Lebewesen durchlaufen während ihrer Embryonalzeit eine umweltlose Entwicklungsphase als relativ geschlossene Systeme. Hier ist der Nachschub der benötigten Reserven anders organisiert. Bei den Vögeln sind z. B. die Reserven für den heranwachsenden Keim im Eidotter deponiert. Bei den Säugetieren und beim Menschen bildet letztlich die Mutter das Nachschub-Depot. In dieser frühesten Phase des menschlichen Lebens, die mit einer rasch fortschreitenden Differenzierung des körperlichen Organismus einhergeht, ist von einer Differenzierung in einen seelischen Anteil noch nichts zu bemerken. Wenn irgendwann, dann muß hier die gesuchte Organisationsform eines »reinen Körper-seins«, in der man noch keinen Körper »hat«, realisiert sein[3]).

Wenn wir diesen Zustand unter Systemgesichtspunkten zu beschreiben suchen, so ist zunächst die Tatsache hervorzuheben, daß für die heranwachsende Frucht das

Problem der Beschaffung und Einverleibung von Nahrung noch nicht existert. Das bedeutet auf der einen Seite eine weitgehende Unabhängigkeit für den Aufbau des Körpers von den wechselnden Bedingungen der Umgebung; auf der anderen Seite gewinnt die Haut als Grenze des Systems Embryo eine besondere Bedeutung. Beobachtungen über die Reaktionen des heranwachsenden Embryos innerhalb des Uterus sprechen dafür, daß seine Haut eine besondere Sensibilität für nichtnutritive Umgebungseinflüsse, wie Änderungen des Drucks, der Temperatur oder der Zusammensetzung des Fruchtwassers entwickelt. Da der Embryo aber auch auf innere Reize als Ganzes zu reagieren beginnt, müssen wir annehmen, daß er zu irgendeinem Zeitpunkt die Fähigkeit erlangt, sensible Eindrücke der Haut und Sensationen aus dem Körperinneren zu einer Art Selbsterleben zu integrieren. Dieses Selbst ist zunächst eine »Monade ohne Fenster« – ohne die Möglichkeit neben dem Selbst ein Nicht-Selbst zu differenzieren. Diese umweltlose Phase entspricht dem, was wir als »weitgehend oder realtiv geschlossenes System« bezeichnet haben.

Wenn dann nach der Geburt die pränatale Organisationsphase durch die symbiotische Zweierbeziehung mit der Mutter abgelöst wird, ist das Kind zum erstenmal mit dem Problem des Nachschubs für seine Reserven konfrontiert. Aktives Saugen und Schlucken, das im Uterus noch gewissermaßen spielerisch geübt wurde, muß die bis dahin passive Bevorratung ersetzen. Die Termini »Säugling« und »Säuglingsphase« betonen diesen Sachverhalt. Der Nachschub für die Reserven des Fließgleichgewichts in dem wachsenden und energieverbrauchenden Organismus, der bisher automatisch vor sich ging, muß jetzt zunächst in die Regie von Mutter und Kind und dann des Kindes allein übergeleitet werden. Mund und Mutterbrust müssen die permanente Verbindung durch die Nabelschnur ersetzen. In der Säuglingsphase wird der Mund daher zum Zentrum einer Welt. Aber – und das ist entscheidend – in ihr entsteht zum erstenmal überhaupt eine »Welt« – wenn auch zunächst nur als symbiotische Umwelt des Säuglings; denn jetzt beginnt mit dem Übergang von der Organisationsform des weitgehend geschlossenen Systems in die des offenen Systems die Differenzierung in einen körperlichen und einen seelischen Anteil des Systems Säugling. Damit können in der oralen Entwicklungsphase die ersten Grundlagen für das Umweltkompartiment gelegt werden, aus dem dann Schritt für Schritt die individuelle Wirklichkeit entsteht.

Engel, Reichman und Segal[4]), die ein Kind mit Magenfistel beobachten konnten, kommen zu dem Schluß, daß die Entstehung früher Objektbeziehungen einen weitgehend oral organisierten Assimilationsprozeß zum Inhalt hat. Sie schreiben: »Die Prozesse, welche die Ausbildung psychischer Objekträpresentanzen und ihrer libidinösen und/oder aggressiven Besetzung betreffen, enthalten ein essentiell orales, einverleibendes Modell«. Mit anderen Worten: Die erste Umwelt, die entsteht, verwandelt Umgebung in ein Nachschub-Reservoir zur Einverleibung von Reserven, die dem Organismus vor der Geburt unbegrenzt zur Verfügung standen.

Ebenso wichtig ist die Tatsache, daß die pränatale Organisationsform des weitgehend geschlossenen Systems während des ganzen Lebens als Alternative erhalten bleibt. Sie bildet gewissermaßen die letzte Bastion, in die wir uns zurückziehen, wenn wir im Kampf um die Einverleibung der Umgebung in unsere individuelle Wirklichkeit zu unterliegen drohen. In der oben zitierten Arbeit von Engel und Mitarbeitern wird beschrieben, wie sich der Säugling in Situationen der Überforderung in eine objektlose Existenzform zurückzieht, in der auch die Magenaktivität auf ein Minimum reduziert ist, während bei der Existenzform, in der frühe Objekte oder Vorläufer solcher Objekte der eigenen Umwelt einverleibt werden, die Aktivität nach außen gerichtet und auch die Magensekretion gesteigert ist. Die Autoren schreiben:

»Hier könnte man zwischen Versuchen der Spannungsreduktion unterscheiden, die sich auf externe Objekte und ihre psychischen Repräsentanzen (Zufriedenheit, Freude, Verwirrung, Wut) beziehen, die von zielgerichteter motorischer Aktivität und gesteigerter Magensekretion begleitet sind; und anderen Versuchen der Spannungsreduktion von einem narzistischen Typ (Depression – Rückzugsreaktion und Schlaf), bei welchem muskuläre Hypotonie, Inaktivität und Reduktion der Magensekretion vorherrschen«. Sie schreiben dann weiter: »Ein solcher Zustand bestand natürlich während des fötalen Lebens als die Ernährung passiv durch die Nabelschnur erlangt wurde und er findet sich vielleicht wieder in den wechselnden Graden des biologischen Rückzugs oder des Schlafes, sogar beim Erwachsenen«.

Der ergotrope Zustand, in dem die Aktivitäten nach außen gerichtet sind, um die Umgebung der individuellen Wirklichkeit einzuverleiben, entspricht der Organisationsform des offenen Systems. Der histiotrope Zustand, wie wir ihn z.B. im Schlaf, in der Nausea oder im Koma beobachten können, in alle Libido von den Objekten abgezogen wird, so daß die individuelle Wirklichkeit verschwindet und man nur noch »Körper ist«, aber keinen »Körper hat«, entspricht der Organisationsform des weitgehend geschlossenen Systems.

Wir haben in Kapitel 2 (Paragraph 6) diese früheste Phase psychosomatischer Organisation kurz gestreift. Wir sprachen dort von einer »autistischen« Phase, in der die Triebenergien ausschließlich nach innen gerichtet sind, und erst später von den »proprio-enterozeptiven« auf die »sensorisch-perzeptiven« Bereiche der Körperperipherie verschoben würden. In dieser frühesten Phase ist Umwelt gewissermaßen noch identisch mit der Körperinnenwelt bzw. dem Erleben der Homöostaseschwankungen, die noch jederzeit durch die unbegrenzt fließenden Reserven aufgefangen werden können. Nach der Geburt kommt es bald zu Homöostasestörungen, die nicht durch Reserven beseitigt werden können. Sie führen zunächst zu unkoordinierten Bewegungen, die erst in dem symbiotischen Funktionskreis zu sensomotorischen – in einer symbiotischen Umwelt ablaufenden Zirkeln – koordiniert werden können. Das Erleben von Homöostasestörungen ist die Wurzel für »Übersetzungen« von

Körperbedürfnissen (der physiologischen Integrationsebene) in Triebbedürfnisse, deren Bedeutungen dann an neutrale Umgebungsfaktoren geheftet werden. Der Umschlag der Organisationsform als weitgehend geschlossenes System in die des offenen Systems entspricht in psychoanalytischer Terminologie der Verwandlung von narzistischer Libido in Objekt-Libido. Dieser Umschlag und die dabei sich vollziehende Verwandlung ist für ein psychosomatisches Modell von zentraler Wichtigkeit. Das wird noch deutlicher, wenn wir weitere Gesichtspunkte der Systemtheorie betrachten.

4.4 Die hierarchische Gliederung in System- beziehungsweise Integrations-Ebenen

Die Tatsache, daß die Systemtheorie nicht von dem einen oder von dem anderen der an einer Handlung beteiligten Phänomene ausgeht, sondern die dynamischen Beziehungen beschreibt, welche zwischen ihnen bestehen, hat eine – für die psychosomatische Medizin außerordentlich bedeutsame – Konsequenz: Die Beschreibung in Systemmodellen erreicht eine »synthetische Zuordnung« isolierter Phänomene, die eine analytische Beschreibung in linearen Kausalbeziehungen niemals zu leisten vermag: Man sieht die beteiligten Phänomene als Glieder eines übergreifenden Zusammenhangs – als Teile einer übergeordneten Einheit – eben eines Systems. Sie lassen sich mit anderen Worten auf einer »höheren Integrationsstufe« einander zuordnen. Mit dem Umschlag von der Organisationsform des geschlossenen in die des offenen Systems ist daher ein »Sprung« von einer tieferen auf eine höhere Integrationsebene verbunden.

Diesen Punkt müssen wir näher betrachten: Doch zunächst eine Bemerkung zu dem Begriff »Integrationsebene«. Unter dem Gesichtspunkt, daß »Organismen« (= Systeme) aus der Mannigfaltigkeit des Vorhandenen Ausschnitte machen, kann man sagen, daß sie »Komplexität reduzieren«. Mit der hierarchischen Ordnung, in der Systeme immer wieder in Suprasysteme eintreten, entstehen Stufen, auf denen die Komplexität des Vorhandenen immer wieder unter entsprechender Reduktion auf noch komplexeren Ebenen neu zusammengefaßt wird. Da diese Zusammenfassung immer wieder eine Integration (das heißt eine Herstellung von Einheit) darstellt, sind die verschiedenen Komplexitätsstufen oder Systemebenen zugleich »Integrationsebenen«. M. a. W., der Vorgang, durch den im Sinne der Gestalttheorie aus Teilen ein Ganzes wird, das mehr ist als die Summe seiner Teile, wiederholt sich auf jeder Stufe.

Damit entsteht eine hierarchische Gliederung: Elemente eines Systems können wiederum Systeme sein. Sie werden dann als »Sub-Systeme« in das System eingegliedert. Das System kann dann mit anderen Systemen in einer noch umfassenderen Einheit, einem Suprasystem – zusammengeschlossen sein. Bertalanffy definiert daher den lebenden Organismus als »Stufenbau offener Systeme«, der sich auf Grund seiner Systembedingungen im Wechsel der Bestandteile erhält[5]). Die Gliederung in System- bzw. in Integrationsebenen ist ein zentraler Gesichtspunkt der Systemtheorie (vgl. auch Miller, I.G., Kapitel 3).

Die Frage, ob man einen Zusammenhang von Phänomenen als »System« als »Subsystem« oder als »Suprasystem« bezeichnet, hängt von dem Standpunkt des Beobachters ab. Je nach dessen Standpunkt kann der gleiche Zusammenhang einmal als Subsystem, dann als System und schließlich als Suprasystem aufgefaßt werden. So ist zum Beispiel für den Familientherapeuten die Familie ein System, das aus den Familienmitgliedern besteht, die jetzt als Subsysteme erscheinen – anderseits ist die Familie wiederum als Subsystem in die Gemeinde eingefügt, in der sie lebt. Die Gemeinde, die für den Familienforscher ein Suprasystem darstellt, ist für den Gemeindeforscher ein System. Um Mißverständnisse zu vermeiden, ist es daher notwendig, anzugeben, auf welcher Ebene der hierarchischen Ordnung Zusammenhänge als »Systeme« bzw. »Subsysteme« oder »Suprasysteme« definiert werden.

Die Systemtheorie bietet so die Möglichkeit, die verwirrende Komplexität der Erscheinungen, mit der die Medizin konfrontiert ist, in System- bzw. Integrationsebenen zu ordnen. Für unser Problem einer Definition des Körpers, der sich zeitweise als vorwiegend geschlossenes und zeitweise als offenes System verhält, ergibt sich systemtheoretisch die Notwendigkeit einer Zuordnung zu zwei System- bzw. Integrationsebenen: Als relativ geschlossenes, monadisches System stellt der Körper eine Einheit dar, dem seine Umgebung nichts bedeutet, das heißt die Komplexität des Vorhandenen außerhalb der Grenzen des Körpers ist jetzt gewissermaßen auf Null reduziert. Als offenes System macht der Körper dagegen einen Ausschnitt aus seiner Umgebung, in dem er die Komplexität des Vorhandenen unter dem Aspekt der Bedeutung für seine Bedürfnisse reduziert: Er baut eine Umwelt (beziehungsweise Situation oder individuelle Wirklichkeit) auf, die sich jetzt – bildlich gesprochen – als »feste, aber für den außenstehenden Beobachter unsichtbare Schale« um den Körper legt. Es entstehen zwei Subsysteme, gewissermaßen zwei verschiedene Kompartimente, die gemeinsam ein neues System auf einer höheren Integrationsebene bilden.

Damit kommen wir zu folgender Definition: Als vorwiegend geschlossenes System ist der Organismus weitgehend nur »Körper«, weil jetzt lediglich seine intraorganismischen Informationssysteme aktiv sind, die Kommunikationssysteme mit der Umwelt jedoch ruhen. Als offenes System ist der Körper dagegen ein Element (Subsystem), das gemeinsam mit dem ergänzenden Element (Subsystem) Umwelt beziehungsweise Situation oder individuelle subjektive Wirklichkeit das System »Individuum« bildet. Der Umschlag von der Organisation des relativ geschlossenen monadischen Systems, in die des offenen Systems ist also – wie gesagt – ein »Sprung« von einer System- bzw. Integrationsebene in eine andere.

Analoge Zusammenhänge gelten für die Beziehungen zwischen Individuum und sozialer Gemeinschaft. Auch hier haben wir es wieder mit einem »Sprung« zwischen zwei verschiedenen Integrationsebenen zu tun. Für die psychosomatische Medizin hat die Unterscheidung der verschiedenen System- bzw. Integrationsebenen aus folgenden Gründen eine große Bedeutung:

Beziehungen zwischen Phänomenen, die verschiedenen Integrationsebenen angehören (zum Beispiel Beziehungen zwischen physiologisch, psychologisch oder soziologisch beschriebenen Vorgängen) lassen sich nicht als einfache Kausalverbindungen beschreiben. Zu der »horizontalen« Ebene, auf der Phänomene (zum Beispiel als Elemente eines gemeinsamen Systems) aufeinander wirken, tritt jetzt eine »vertikale« Ebene hinzu, auf der immer wieder der Sprung von einer System- bzw. Integrationsebene in eine andere erfolgt. Diese »Sprünge« können weder in der Terminologie der Physiologie (der Sprache, welche Phänomene auf der Ebene von Organismen als relativ »geschlossene Systeme« beschreibt) noch in der Terminologie der Psychologie (der Sprache für Phänomene auf der Integrationsebene von Individuen), noch der Sprache der Soziologie (der Sprache für Phänomene einer noch höheren Integrationsebene) – sondern nur in einer Sprache definiert werden, die allen Integrationsebenen gemeinsam ist.

Hier ist es nun wichtig, daß die Begriffe der Systemtheorie sich nicht nur in der Biologie, sondern in den verschiedensten Wissenschaftsbereichen verwenden lassen. Diese Übertragbarkeit beruht darauf, daß sie allgemeine Prinzipien von Systemen beschreiben, gleichgültig aus welchen Elementen diese Systeme bestehen und wie die Beziehungen oder Kräfte zwischen den Elementen aussehen. Sie beschreiben formale Übereinstimmungen oder »logische Homologien« von Gesetzmäßigkeiten in verschiedenen Bereichen. Die Begriffe der Systemtheorie gelten daher formal für alle Integrationsstufen[6]).

Wir haben in Kapitel 3 gesehen, daß Systeme durch semantische Grenzen von ihrer Umgebung und von anderen Systemen abgeschlossen sind. Informationen und der Code, nach dem sie gesendet und verstanden werden, gelten nur innerhalb der Grenzen des jeweiligen Systems. Daher haben wir auch von »Kommunikationssystemen« gesprochen, zwischen denen »Übersetzungen« erfolgen müssen, wenn verschiedene Systeme miteinander in Verbindung treten sollen. Wir können diesen Sachverhalt auch dadurch ausdrücken, daß wir sagen: Phänomene haben in verschiedenen Systemen verschiedene Bedeutungen (so hat »Wasser« zum Beispiel in dem System »Fisch-Umwelt« die Bedeutung »Medium« – in dem System »durstiges Säugetier« die Bedeutung »Getränk« usw.). Systemgrenzen sind daher »Bedeutungsgrenzen«. Solche Bedeutungsgrenzen spielen zwischen den verschiedenen Integrationsebenen eine besondere Rolle. Zwischen ihnen (zum Beispiel zwischen der Ebene des Physiologischen des Körpers als relativ geschlossenes System und der Ebene des Psychologischen – der Umwelt beziehungsweise Situationen) gibt es »Bedeutungssprünge«. Da die Systemtheorie formal für alle Integrationsebenen gilt, gibt sie uns die Möglichkeit Inhalte verschiedener Integrationsstufen als »Bedeutungssprünge« einander zuzuordnen.

Ein Beispiel soll diese Zusammenhänge illustrieren: Die sogenannte »Altershypertonie« (das heißt die Erkrankungen an hohem Blutdruck bei älteren Menschen) läßt sich – wie im Kapitel »Hypertonie« ausführlich dargestellt wird – als Folge von Veränderungen in der Gesellschaft interpretieren, in der die alten Menschen leben. Der Terminus »Folge« impliziert hier Beziehungen, die über verschiedene Integrationsebenen hinweg verfolgt und jeweils neu analysiert werden müssen. Dabei ergeben sich in groben Zügen folgende Zusammenhänge: Auf der Integrationsebene sozialer Systeme vollzieht sich ein Wandel der Formen des Zusammenlebens: die heranwachsende Generation baut ihre soziale Wirklichkeit nach neuen Programmen auf. Sie ist nicht mehr bereit, die soziale Wirklichkeit der älteren Generation zu übernehmen. Die Folge ist, daß die alten Menschen ihre individuelle Wirklichkeiten nicht mehr in die gemeinsame (soziale) Wirklichkeit einbringen können, in der die jungen Menschen sich begegnen und verstehen. – Auf der Integrationsebene des Psychischen sehen wir, daß die Programme, welche alte Menschen in ihrer Jugend für den Aufbau ihrer individuellen Wirklichkeiten gelernt haben und die sie im Verlaufe ihres Lebens – in Kommunikation mit anderen Menschen ihrer Generation – eingeübt und vielleicht modifiziert hatten, nach und nach außer Kraft gesetzt werden. – Mit anderen Worten: die Tatsache, daß auf der Ebene des Sozialen das gesellschaftliche Leben mehr und mehr von einer Wirklichkeit bestimmt wird, in der sich die alten Menschen nicht mehr zurecht finden, führt auf der Ebene des Psychischen dazu, daß sie mit Angst und Aggression reagieren. Damit werden archaische Verhaltensprogramme mobilisiert, die – wie sich bereits im Tierversuch sehr deutlich zeigen läßt – auf der physiologischen Ebene mit einer Hypertonie einhergehen (einem Zustand, der sich als permanente Alarmreaktion interpretieren läßt).

Das Geschehen auf der Integrationsebene sozialer Systeme können wir nur in der Sprache der Soziologie beschreiben und verständlich machen. Dieses Geschehen hat aber Auswirkungen auf der Integrationsebene psychischer Systeme, die wir nur verstehen können, wenn wir die Sprache beherrschen, die in diesen psychischen Systemen (den individuellen Wirklichkeiten der alten Menschen) gilt. Zwischen der Bedeutung, die Vorgänge auf der Integrationsebene sozialer Systeme, zum Beispiel als »sozialer Wandel« haben und der Bedeutung, die sie auf der psychischen Ebene als »Kränkung« oder »Zurückweisung« annehmen, liegt ein Bedeutungssprung. Die Auswirkung der Vorgänge auf der psychischen Ebene (der individuellen Wirklichkeit des einzelnen alten Menschen) auf die Ebene der physiologischen Systeme enthält wiederum einen Bedeutungssprung – diesmal von »Aggression« zur Hypertonie.

Auf dieser (physiologischen) System- bzw. Integrationsebene wird dann das Regelkreissystem »Kreislauf« mit seinen hormonalen und nervalen Regulationsmechanismen beschrieben. Ein weiterer Bedeutungssprung wäre dann der zu einer Systemebene, der Gefäßwandzellen, auf der die morphologischen Gefäßveränderungen als Hypertoniefolge beschrieben werden.

Am Beispiel der Altershypertonie lassen sich die verschiedenen System- bzw. Integrationsebenen und die Bedeutungssprünge, die wir vollziehen müssen, wenn wir von der einen in die andere Ebene überwechseln, gut darstellen. Es wird dabei auch klar, daß innerhalb der verschiedenen System- und Integrationsebenen verschiedene wissenschaftliche Sprachen und damit auch verschiedene Bezugssysteme (= Modelle) benutzt werden. Es wird weiter klar, daß der Abstand zwischen den verschiedenen System- und Integrationsebenen und damit auch zwischen den verschiedenen Sprachen nicht gleich groß ist. So gehören die Sprachen der Morphologie und der Physiologie einerseits und die verschiedenen psychologischen aber auch soziologischen Sprachen andererseits als Subsysteme jeweils umfassenderen wissenschaftlichen Sprachsystemen – nämlich dem der Organmedizin – dem der psychologischen Medizin – und dem der Sozialmedizin an.

Eine Theorie der Medizin kann jedoch nicht bei dieser Feststellung stehenbleiben. Sie muß ein allgemeines Modell entwickeln, aus dem hervorgeht, wie wir uns die Überbrückung zwischen verschiedenen Integrationsebenen, das heißt die Übersetzungen von den Kommunikationssystemen einer Integrationsebene in die einer anderen vorstellen können. Ehe wir das Problem eines solchen Modells besprechen, müssen wir aber die Konsequenzen ziehen, die sich aus der Systemtheorie für die Definition des Begriffs »Körper« und seine Abgrenzung von dem Begriff »Seele« oder »Psyche« ergeben. Dazu müssen wir – nach der Betrachtung des Gesichtspunktes der hierarchischen Gliederung von Systemen in Integrationsebenen – noch einen anderen Gesichtspunkt der Systemtheorie berücksichtigen.

4.5 Der Körper als »primär-aktives« System: Die Alarmreaktion als Ausdruck des Übergangs von einem geschlossenen in ein offenes System

Der Umschlag von dem Zustand des relativ geschlossenen in den eines offenen Systems heißt für den Körper: Beziehungen zu seiner Umgebung aufnehmen und Vorgänge der Umgebung unter dem Aspekt seiner vitalen Bedürfnisse interpretieren. – Die Systemtheorie trägt diesem Gesichtspunkt durch die Feststellung Rechnung, daß offene Systeme »primär aktive Einheiten« sind und Umgebungsfaktoren nur über diese Aktivität mit den Systemen in Wechselbeziehungen treten können. Das hat für unsere Vorstellungen der Beziehungen zwischen Körper und Umgebung wichtige Konsequenzen: Die Beziehungen zwischen Organismus und Umgebung wurden in der Physiologie unter dem Gesichtspunkt von *Reiz und Reaktion* gesehen. Die Feststellung, daß offene Systeme »primär aktive Einheiten« sind, machte eine Neufassung dieser Begriffe – und damit der klassischen Reflextheorie erforderlich. Das Ungenügen dieser Theorie beruhte darauf, daß sie den Reiz als primäres (unabhängig vom Organismus existierendes) Ereignis auffaßte, das ein Verhalten »bewirkt« (das heißt hervorbringt). Wenn der Organismus oder seine Organe (zum Beispiel das Herz oder das zentrale Nervensystem) aber primär aktive Systeme sind, müssen wir sagen: Ein Reiz (das heißt ein Vorgang in der Umgebung) bewirkt kein Geschehen (in einem bis dahin ruhenden Gebilde), sondern modifiziert lediglich das Verhalten eines bereits aktiven Systems[7]).

Für die Reaktion eines offenen Systems ist also nicht nur der äußere Vorgang entscheidend, sondern ebenso der innere Zustand (zum Beispiel die Abweichung von einem Normalzustand – kybernetisch ausgedrückt, von einem »Sollwert« – psychologisch gesprochen, das »Bedürfnis« zum Beispiel zu einer Ruhelage zurückzukehren, einen Mangel zu beseitigen, oder ein gestörtes homöostatisches Gleichgewicht wiederherzustellen). So wird der Organismus nicht primär durch Reize, sondern durch Bedürfnisse zur Suche nach Nahrung, nach einem Geschlechtspartner, nach Wärme usw. veranlaßt. Diese »Triebbewegungen« – oder wie die Verhaltensforschung sagt – das »Appetenzverhalten« dauert solange an, bis der innere Zustand zu der Mittellage, dem Sollwert oder der Homöostase zurückgekehrt ist. Es kann aber auch primär eine Wirkung der Umgebung, zum Beispiel Kälte den Zustand in dem Organismus verändern. Worauf es ankommt, ist die Relation: Organismus zu Umgebung. Zwischen einer ohne Reiz nur durch den inneren Zustand ausgelösten Triebbewegung und einer durch äußere Reize veranlaßten Reaktion bestehen also nur graduelle Unterschiede.

Bei dem Übergang aus der Organisationsform des relativ geschlossenen Systems in die des offenen Systems hängt es vor allem von dem inneren Zustand des Systems ab, ob ein Vorgang in seiner Umgebung zu einem Reiz wird oder nicht. Das heißt mit anderen Worten: Mit dem Übergang in die Organisationsform des offenen Systems beginnt der Körper »Ausschnitte« aus seiner Umgebung zu machen, die durch ein Bedürfnis bestimmt sind – er transponiert »Umgebung« in »Umwelt«.

Der Moment, in dem die Reserven des Organismus erschöpft oder neue Potentiale aufgebaut sind und der Körper – wenn er überleben will – von dem Zustand eines relativ geschlossenen Systems in den eines offenen Systems übergehen muß, setzt ihn allen Gefahren aus, die mit Abhängigkeit von der Umgebung verbunden sind. In diesem Augenblick ist er mit allen Problemen der Anpassung konfrontiert, die wir im Zusammenhang mit dem Streßproblem beschrieben haben (vgl. Kapitel 1). Die dabei ablaufenden Vorgänge lassen sich unter dem

Aspekt des Umschlags von dem Zustand des relativ geschlossenen – von seiner Umgebung weitgehend unabhängigen – Systems in den des offenen – umgebungsabhängigen – Systems neu interpretieren:

Wir haben in Kapitel 1 beschrieben, daß die Notwendigkeit der Anpassung an eine veränderte Umwelt im Organismus eine »Alarmreaktion« hervorruft, die mit bestimmten physiologischen und biochemischen Veränderungen einhergeht und daß diese Veränderungen – im günstigen Falle – zu einem Stadium der Resistenz, das heißt einer geglückten Anpassung – im ungünstigen Falle – zu einer Phase der »Erschöpfung« führen, in der bestimmte Erkrankungen entstehen können. Betrachten wir die Alarmreaktion unter dem Gesichtspunkt des Übergangs aus einem relativ geschlossenen in ein offenes System, das »Umgebung« in »Umwelt« bzw. in »Situation« transponieren muß, so leuchtet ein, daß dem Aufbau von Funktions- bzw. Sitationskreisen (mit Bedeutungserteilung und Bedeutungsverwertung) ein auf die Umgebung gerichteter Zustand, das heißt Wachheit und Aktivität entsprechen und daß dieser Zustand, je nach der geforderten Anpassungsleistung geringer oder stärker ausgeprägt sein wird. Dem entspricht im Körper ein Reaktionsmuster, das Cannon als »emergency state« oder »Bereitstellungsphase« beschrieben hat und das später unter dem Namen »figth-flight-reaction« genauer untersucht worden ist. Dieser Zustand geht mit erhöhter sympathischer Aktivität, mit gesteigertem Blutdruck, gesteigerter Herzfrequenz und gesteigertem Stoffwechsel einher. Hess hat ihn als »ergotrope Phase« bezeichnet. Dieses körperliche Reaktionsmuster ist die Basis für alle Programme, in denen sich Lebewesen aktiv mit ihrer Umgebung auseinandersetzen. Es entspricht (in der in Kapitel 2 eingeführten Terminologie) einer Stimmung, in der einem allgemeinen Aktiviertsein des Körpers eine Umwelt korrespondiert, die Wachsamkeit und Bereitschaft für aktive Auseinandersetzungen erfordert. Aus dieser Stimmung können die verschiedensten Motive (Programme) zu aktiven Handlungen entspringen, in denen die Auseinandersetzung mit konkreten Aufgaben stattfindet. Mißlingen diese Auseinandersetzungen oder lassen sich adäquate Programme zur Interpretation und Bewältigung der Umgebung nicht finden – schlägt die ergotrope Bereitstellung in ein gegenteiliges Reaktionsmuster um: Das Lebewesen zieht sich von der Umgebung zurück, der Organismus versucht sich wieder in ein weitgehend geschlossenes System zurückzuverwandeln. Es bildet sich eine – wie Hess sie genannt hat – »histiotrope Situation« aus, in der alle Funktionen des Organismus auf Schonung der Gewebe und Einsparung von Energie geschaltet sind. – Die Stimmung der Wachheit und des Aufgeschlossenseins für die Umgebung schlägt in eine Stimmung der Gleichgültigkeit um, die schließlich in Apathie, Resignation, ja Bewußtlosigkeit übergehen kann. In dieser Stimmung treten ganz andere Symptome auf als in der ergotropen Situation des Wachseins. Das Reaktionsmuster des Rückzugs findet sich zum Beispiel in der Nausea, in der es zu einem Blutdruckabfall, zu Bradycardie und schließlich zu Übelkeit und Erbrechen kommen kann[8]). Das gleiche Reaktionsmuster findet sich auch in der Stimmung, die Engel und Schmale als »Hiflosigkeit« und »Hoffnungslosigkeit« beschrieben haben. Die beiden Grundformen, als relativ geschlossenes oder als offenes System zu existieren, sind offensichtlich bereits angeboren.

Papousek stellt fest:

»Die Grundformen der Regulation von Zuwendung und Abwendung sind bei Säuglingen vom Anfang des postnatalen Lebens an aufspürbar«[9]).

Diese beiden Reaktionsmuster entsprechen also zwei fundamentalen Möglichkeiten des Organismus, kritische Situationen dadurch zu meistern, daß er seine Organisationsform von der eines relativ geschlossenen Systems in die eines offenen Systems umstellt und umgekehrt.

4.6 Der funktionelle Aspekt

Da die Systemtheorie lebende Körper als »primär aktive Systeme« betrachtet, richtet sich ihr Interesse nicht auf die statische Anordnung der Elemente eines organischen Gebildes im Raum (die Morphologie), sondern auf die dynamischen Beziehungen zwischen den Elementen, die sich gegenseitig als relativ geschlossenes oder als offenes System in einem »Fließgleichgewicht« erhalten. Das bedeutet, daß sich das Interesse auf die »Funktionsbeziehungen« konzentriert oder daß das Primat der räumlichen Struktur durch das Primat der Funktion – das heißt einer Ordnung der dynamischen Beziehungen zwischen den einzelnen Elementen abgelöst wird. Räumliche Strukturen können jetzt als langsame, Funktionen als rasche Prozeßwellen beschrieben werden.

Eine Betrachtung, welche die Organismen nicht mehr primär als räumliche Strukturen, sondern als Leistungsgefüge auffaßt, ist in der Medizin seit L. v. Krehl und G. v. Bergmann geläufig[10]). Vorher wurden Störungen der Gesundheit als Folgen von Schäden in der anatomischen Struktur interpretiert. So glaubte zum Beispiel der Neurologe Oppenheimer noch, die Kriegszitterer des Ersten Weltkrieges seien auf Grund einer mechanischen Erschütterung der molekularen Strukturen des Zentralnervensystems erkrankt. Erst der Hamburger Neurologe Nonne erkannte, daß es sich um eine hysterische Reaktion (also um eine Funktionsstörung ohne anatomisches Substrat) handelte[11]).

Die Überlegenheit der funktionellen Betrachtungsweise über eine räumlich orientierte zeigt sich schon darin, daß es nur mit ihrer Hilfe möglich ist, Organe zu definieren, die – wie zum Beispiel das hämatologische, das endokrinologische oder das immunologische System – keine morphologischen Einheiten bilden.

Wie zahlreiche Begriffe in der Medizin, so ist auch der Begriff »Funktion« trotz dieser zentralen Bedeutung unzureichend definiert: Wenn wir von »funktioneller Betrachtungsweise«, von »funktionellen Beschwerden« oder von »funktionellen Syndromen« sprechen, verbinden wir mit dem Begriff »Funktion« zunächst nur eine negative Feststellung: nämlich die, daß Vorgänge nicht auf morphologische Strukturen zurückzuführen sind. Das ist theoretisch wie praktisch unbefriedigend: theoretisch – bleibt der Zusammenhang zwischen Struktur und Funktion unklar – und praktisch ist es zum Beispiel kaum möglich, die Diagnose »funktionelles Syndrom« nur durch den Ausschluß struktureller Veränderungen zu beweisen (vgl. Kapitel »Funktionelle Syndrome«).

Im Rahmen unserer theoretischen Ausführungen sind wir dem Begriff »Funktion« bereits in dem Modell des »Funktionskreises« begegnet und haben festgestellt, daß damit die dynamischen Beziehungen zwischen den an einem Geschehensablauf beteiligten Phänomenen – nicht aber die isolierten Phänomene selbst beschrieben werden. »Funktion« wird hier also genau im Sinne der Systemtheorie als Vorgang in primär aktiven Einheiten definiert. Primär aktive Einheiten sind damit eigentlich »Handlungen« (in denen Interaktionen zwischen verschiedenen Akteuren stattfinden), die – wie die Handlungen unserer Dramen – nach Programmen ablaufen, welche das Zusammenspiel der Rollen für die einzelnen Akteure in Auftritte, Szenen usw. ordnen. Der Begriff »Funktion« bezeichnet diesen Handlungsaspekt beziehungsweise die Handlung, in der ein System entsteht und sich (im Handlungsfluß) erhält. Wir müssen daher »Funktion« in diesem Sinne als »Handlung« – und »System« als »pragmatisches System« definieren[12]). »Pragmatische Systeme« entwickeln sich (wie der Ablauf einer Handlung) nach Programmen, deren Störungen (wie wir gesehen haben) zu »pragmatischen Paradoxien«, das heißt zu Blockierungen oder Entstellungen des Systemgeschehens führen können (vgl. Kapitel 2).

Von dieser Definition her werden die Begriffe »funktionelle Beschwerden« oder »funktionelle Syndrome« verständlicher. Sie bezeichnen »Betriebsstörungen« (G. v. Bergmann), das heißt Störungen, die auf mangelhafter Integration der Programme beruhen, welche das Zusammenspiel der Teile regeln, nicht aber auf Störungen oder Zerstörungen von Teilen.

Bezogen auf das Situationskreismodell werden die funktionellen Beschwerden und Syndrome, die sich bisher einer theoretischen Einordnung sowohl in das System der Organmedizin als auch in das der psychologischen Medizin weitgehend entzogen haben, durchsichtiger: Sie stellen das Paradigma jenes *allgemeinen Krankseins* dar, das wir in Kapitel 1 anläßlich der Erörterung des Streßproblems beschrieben haben. Der Organismus reagiert auf Situationen, für deren Bewältigung ihm keine Programme zur Verfügung stehen, mit Alarmreaktionen. Die Perpetuierung der Alarmreaktion beziehungsweise das Zwischenstadium (das natürlich unterschiedlich lange dauern kann) zwischen dieser und der folgenden Phase der Adaptation oder der Erschöpfung (= organische Erkrankung oder Tod) mit den verschiedenen Möglichkeiten des Umschlags in die Stimmung des Rückzugs und der Nausea – wäre demnach der Bereich, den wir phänomenologisch als »funktionelle Störung« bzw. »funktionelles Syndrom« bezeichnen. So betrachtet, ist es auch nicht verwunderlich, daß die ärztliche Erfahrung die funktionellen Syndrome stets als eine Art Zwischenstufe zwischen Gesundheit und Krankheit angesehen hat, daß wir bei den funktionellen Syndromen bevorzugt entweder die Symptome »Angst« – verbunden mit einer ergotropen beziehungsweise sympathikotonen – oder aber Niedergeschlagenheit und depressive Verstimmung – verbunden mit einer histiotropen bzw. parasympathikotonen Gesamtreaktion des Organismus als Ausdruck der beiden »Grundstimmungen« sehen, das heißt entweder eine Bereitstellung zu Kampf bzw. Flucht oder zu Rückzug bzw. Aufgabe.

4.7 Die Asymmetrie des Systems »Körper-Seele« – Mechanismus und Plastizität

Einer der wichtigsten Beiträge, den die Systemtheorie für die psychosomatische Konzeptbildung leisten kann, ist ihr Hinweis, daß »Einheit« nicht etwa Strukturlosigkeit bzw. »Einerleiheit« bedeutet, sondern *System* – und daß Systeme dynamische Strukturen aufweisen. Unter diesen Strukturaspekten haben wir bisher folgende Gesichtspunkte besprochen:
1. Den Gedanken, daß sich offene und relativ geschlossene Systeme durch bestehende bzw. fehlende Beziehungen zur Umgebung unterscheiden.
2. Die Vorstellung der »primär aktiven Einheit« bzw. des Handlungscharakters von Systemen und ihre Konsequenz für die Beziehung zu Umgebungsfaktoren sowie für den Begriff »Funktion«.

Für eine Definition des Begriffs »Körper« im Rahmen psychosomatischer Modelle ist ein weiterer Gesichtspunkt wichtig: Körperliche Vorgänge unterscheiden sich – vor allen theoretischen Interpretationen – phänomenologisch von seelischen. Am Körper können wir z. B. bei aller Dynamik und Austauschbarkeit seiner Bestandteile (als Fließgleichgewicht) feste morphologische (anatomische) Strukturen unterscheiden, für die wir bei seelischen Prozessen kein Äquivalent finden. Er ähnelt darin einer Maschine, die ja auch als Modell in der Physiologie sehr fruchtbar ist. Bei seelischen Vorgängen helfen uns mechanische Vergleiche nicht viel weiter. Diesem Unterschied muß ein psychosomatisches Modell Rechnung tragen und darf ihn nicht auf Grund des »Dualismus-Traumas« zugunsten irgendwelcher relativ vager Einheitsvorstellungen verdrängen.

Die Systemtheorie erlaubt uns, den Begriff »Mechanismus« neu zu definieren und damit diesen Unterschied zwischen körperlichen und seelischen Phänomenen im Rahmen unseres Einheitsschemas darzustellen. Dafür ist der Gesichtspunkt entscheidend, den Bertalanffy hervorgehoben hat, daß lebende Systeme nicht durch »Apposition« von Teilen, sondern durch einen Vorgang entstehen, den er als »Ausgliederung« bezeichnet. Als Beispiel dafür bringt er die Keimentwicklung, in der die fortschreitende Differenzierung der befruchteten Eizelle in Organe eine Aufteilung von Lebensleistungen darstellt, die ursprünglich in einer einzigen Zelle vereinigt waren. Er weist dann darauf hin, daß der Differenzierungsprozeß einer Arbeitsteilung entspricht, wie sie sich auch auf psychischem und sozialem Gebiet nachweisen läßt. Die Aufspaltung einer – ursprünglich – einheitlichen Leistung in eine Vielzahl getrennter Einzelleistungen hat neben dem Vorteil der Spezialisation den Nachteil eines Verlustes an Flexibilität und Reparationsfähigkeit – mit einem Wort: an »Plastizität«. Der Ausfall einer Teilleistung kann jetzt nicht mehr einfach von der Gesamtleistung des Systems kompensiert werden – jetzt muß der defekte Teil, der die Partialleistung ausführte, durch ein neues Teil ersetzt werden. Die Tatsache, daß mit zunehmender Arbeitsteilung die Abhängigkeit eines Systems von seinen Teilen (und damit von seiner morphologischen Struktur) wächst, kann durch die Formel ausgedrückt werden: Systeme entwickeln sich im Verlauf fortschreitender Differenzierung einerseits zu immer komplexeren Informationssystemen, andererseits aber auch immer mehr zu Mechanismen. Jakob von Uexküll hat diesen Zusammenhang sehr anschaulich ausgedrückt, indem er sagte: »Ein Pferd ist viel mehr Maschine als eine Amöbe«.

Dieser Gedanke ist für die Definition des Körperanteils in einem psychosomatischen Modell bedeutsam, weil er uns erlaubt, den Vorgang einer Mechanisierung des wachsenden Organismus durch Arbeitsteilung während der Embryogenese und danach in Rechnung zu stellen. Wenn wir die Entstehung eines Lebewesens von der Befruchtung der Eizelle bis zur Geburt unter diesem Aspekt betrachten, zeigt sich, daß sich in dieser frühesten Entwicklungsperiode von dem Gesamtsystem »Körper - Seele« fast ausschließlich der Körperanteil differenziert. Die ursprünglich einheitliche Lebensleistung der Eizelle differenziert sich in Partialleistungen, die von Subsystemen, wie Geweben, Organen und Organsystemen übernommen werden. Da der mütterliche Organismus eine unerschöpfliche Reserve für Energie und Baustoffe bereithält, kann die Differenzierung wie in einem fast geschlossenen System vor sich gehen. Organe, die später die Beziehung zur Umgebung aufnehmen, werden zwar angelegt – bleiben aber noch unfertig. Von den Informationssystemen ist nur das außersprachliche in Funktion, das die Zusammenarbeit in Zellen, Organen und Organsystemen sowie zwischen ihnen regelt. Zur Zeit der Geburt ist daher der Körperanteil trotz seiner Unreife und Offenheit für weitere Entwicklungsschritte schon ein weitgehend mechanisiertes Gebilde.

Im Gegensatz dazu hat die Herstellung von Beziehungen zu einer Umgebung durch Sinnes- und Bewegungsorgane, d.h. aber der Aufbau eines Umweltanteils, in dem Selektion und Angleichung von Außenfaktoren geleistet werden kann, noch nicht oder kaum stattgefunden. Das System »Neugeborener« besteht daher anfangs aus einem bereits relativ mechanisierten physischen Körperanteil – aber einem noch völlig undifferenzierten Umweltanteil, aus dem sich dann ein psychischer Apparat – d. h. ein vorsprachliches und sprachliches Informationssystem – erst im Verlauf der Auseinandersetzung mit der sozialen Umgebung (im »sozialen Uterus«) während des »postembryonalen Frühjahrs« (Portmann) entwickeln kann.

Das Modell der »frühen psychophysiologischen Einheit«, in der Psychisches und Physisches noch nicht unterschieden werden können, muß also durch den Gedanken einer Asymmetrie zwischen Körper- und Seelenanteil differenziert werden. Eine solche Modifikation des Modells macht es möglich, die Beziehungen zwischen physischem Organismus und psychischem Apparat als Zusammenhang zwischen einem relativ starren = mechanisierten und einem sehr flexiblen = informationsverarbeitenden Systemanteil aufzufassen, die sich beide aus der befruchteten Eizelle entwickeln. Man kann dann verstehen, daß bestimmte pathologische Prozesse – wie sie sich bei Organkrankheiten oder psychosomatischen Leiden abspielen – mehr den relativ starren Systemanteil (den physischen Körper) betreffen, während Psychoneurosen vorwiegend auf Störungen in dem noch flexibleren Systemanteil beschränkt bleiben. Ein Konzept dieser Art wurde ursprünglich von Ferenczi entwickelt und dann von verschiedenen anderen Autoren, vor allem aber von Alexander weiter ausgebaut.

Dieses asymmetrische Modell einer Körper-Seele-Einheit erlaubt uns überdies vorzustellen, wie sich ein psychischer Apparat aus dem noch undifferenzierten primären Umweltanteil (einer monadischen oder autistischen Umwelt) durch die Hineinnahme eines signifkanten Anderen (als versorgendes Medium) über eine symbiotische oder postprimäre Umwelt (eine Zweierbeziehung) schließlich zu einer individuellen Wirklichkeit entfalten kann – wie wir das in Kapitel 2 geschildert haben.

4.8 »Seele« als psychosomatisches Problem – Phantasie und Bedürfnis

Wir haben jetzt den körperlichen Anteil unseres Situationskreismodells genauer definiert und müssen nun zeigen, wie sich die (in Kapitel 2 skizzierte) Entwicklung eines seelischen Anteils (eines psychischen Apparates) damit in Zusammenhang bringen läßt. Ausgangspunkt dieser Überlegung muß die Feststellung sein, daß Bedürfnisse, die innerhalb des Körpers (durch Störung der Homöostase) entstehen, auf der nächsthöheren Integrationsebene Funktionskreise – und das ist ja nach unserer Definition seelische Aktivität (d.h. Informationsaustausch mit der Umgebung durch Bedeutungserteilung und Bedeutungsverwertung) – in Gang setzen. Damit stehen wir vor zwei Fragen:

1. Wie haben wir uns die Verbindung zwischen den seelischen und den körperlichen Bedürfnissen vorzustellen? Darauf haben wir vorläufig die Antwort gegeben,

daß diese Verbindung sich als »Bedeutungskopplung« definieren läßt. Dabei gingen wir davon aus, daß innerhalb des Körpers (durch Störung der Homöostase – sei es infolge eines Verbrauchs der Energiereserven oder des Aufbaus neuer Potentiale) Bedürfnisse entstehen, die nicht mehr innerhalb des relativ geschlossenen Systems befriedigt werden können. Jetzt muß der Körper, um zu überleben, Beziehungen zur Umgebung anknüpfen, d. h. in die Organisationsform des offenen Systems übergehen, das die innerkörperlichen Bedürfnisse in seelische Bedürfnisse übersetzt, welche Umgebung in Umwelt transponieren können.

2. Wie haben wir uns das Verhältnis seelischer Tätigkeit auf der biologischen Stufe (die wir als Bedeutungserteilung und Bedeutungsverwertung im Rahmen von Funktionskreisen definiert haben) zu einer seelischen Tätigkeit vorzustellen, die auf der menschlichen Ebene Funktionskreise in Situationskreise bzw. Umwelt in individuelle Wirklichkeiten verwandelt?

Wir haben (in Kapitel 1) festgehalten, daß mit dem Funktionskreis, in dem Umgebung für Bedürfnisse des Organismus interpretiert wird, Phantasie, und zwar zunächst eine biologische Phantasie sichtbar wird, die noch unlösbar an die vitalen Bedürfnisse des Körpers gebunden ist. Wir haben dort auch bereits angedeutet, daß menschliche Phantasie nur durch Lockerung oder Lösung der zwanghaften Bindung zwischen Bedürfnissen (Wünschen, Trieben etc.) und Phantasietätigkeit entstehen und sich entwickeln kann. Diesen entscheidenden Vorgang müssen wir jetzt näher betrachten. Dabei gehen wir terminologisch davon aus, daß Phantasie von dem griechischen Wort φαινεσθαι, erscheinen bzw. erscheinen lassen, kommt, also die Tätigkeit oder Fähigkeit bezeichnet, durch die etwas in Erscheinung tritt.

Um diese Tätigkeit oder Fähigkeit näher zu analysieren, fragen wir jetzt, wodurch sich biologische von der menschlichen Phantasie unterscheidet und wie menschliche Phantasie aus biologischen Vorstufen entsteht. Dahinter steht die allgemeine Frage: Läßt sich Seelentätigkeit generell als Phantasie definieren?

Auf diese verschiedenen Fragen erhalten wir Antworten, wenn wir uns klar machen, warum das Phänomen der Phantasie für die psychoanalytische Konzeptbildung von zentraler Bedeutung ist. Der Phantasiebegriff steht dort mit sehr verschiedenen Phänomenen in Beziehung: Er ist mit dem Triebkonzept verbunden – er hat mit Kreativität im Sinne eines schöpferischen Erdichtens und Umdichtens zu tun – er enthält den Gedanken einer Verwandlung, die zwischen bewußt-unbewußt; zwanghaft-frei; bildhafte Imagination-rechnerisches Kalkül; Symbol-Gedanke – alle Übergänge durchläuft. Er steht schließlich – und das ist für uns besonders bedeutsam – in einer nicht ganz unproblematischen Beziehung zu »Realität«. (Die damit aufgeworfenen Probleme wollen wir zusammenhängend in Kapitel 5 besprechen).

Alle diese verschiedenartigen, zum Teil widerspruchsvollen Aussagen über Phantasietätigkeit lassen sich in eine Ordnung bringen, wenn man sich eine Reihe vorstellt, in der Phantasie zunächst mit Trieb (= Bedürfnis) fest verbunden, ja geradezu als dessen Aktivität erscheint – sich dann aber mehr und mehr von Triebbedürfnissen und deren Handlungszwängen ablöst – und schließlich zu einer gewissermaßen freien, spielerischen Produktion von Bildern und Szenen wird, in denen Wünsche und deren Erfüllung eine Bühne gestalten, die distanziert, wie von den Zuschauerreihen eines Theaters aus betrachtet werden kann. Für alle diese verschiedenen Stufen, Zustände oder Formen von Phantasie, taucht das Problem ihrer Beziehung zur Realität auf. Die zentrale Wichtigkeit dieses Problems wird in der Psychoanalyse mit dem Begriff des »Realitätsprinzips« umschrieben.

Historisch begann in der Psychoanalyse die Entdeckung der Phantasie, als Freud in einer kritischen Phase der Konzeptbildung seine Vorstellung über Kindheitstraumen revidieren mußte: Er hatte festgestellt, daß das Auftauchen von Szenen aus der Kindheit in der analytischen Behandlung seiner Patienten nicht nur theoretische Konsequenzen hatte, sondern auch Licht auf die Pathogenese ihrer Erkrankung werfen konnte. In der Anfangszeit hielt Freud diese Kindheitserinnerungen für Realität, d. h. für traumatische Ereignisse, die sich wirklich so zugetragen hatten, wie die Erinnerung sie darstellte. Später fand er, daß diese Realität nur in der *Phantasie seiner Patienten* existierte, daß es sich – wie er sagte – um eine »*psychische Realität*« handelte. Diese Feststellung ist eine – wenn nicht die fundamentale Entdeckung Freud's. Sie besagt, daß Phantasie eine »Realität« hervorzubringen imstande ist, die (nur) für den Kranken Wirklichkeit ist, die aber die Macht hat, Krankheiten hervorzurufen und zu unterhalten.

Diese Entdeckung veranlaßte Freud, der rätselhaften Tätigkeit, welche psychische Realität zu erzeugen vermag – für die er dann die Bezeichnung »Phantasie« beibehielt – unter den verschiedensten Bedingungen nachzugehen. Als er die Traumarbeit analysierte, stellte er fest, daß es neben der »Wach-Phantasie«, die sich in Tagträumen oder auch den Erzeugnissen der Dichtung manifestiert, eine »unbewußte Phantasie-Tätigkeit« gibt. Diese unbewußte Phantasie fand er dann in den hysterischen Symptomen wieder am Werk. Die Struktureigenschaften, die Freud an seinem Modell des »psychischen Apparates« unterschied (als bewußten, vorbewußten und unbewußten Bereich), verband er jetzt mit dem Begriff der Phantasie: Sie übte ihre schöpferische Tätigkeit in allen Bereichen aus.

Aber sie hatte – da sie überall als Phantasie definiert blieb – auch die Fähigkeit, die Grenzen dieser Bereiche zu überschreiten. Diese Grenzüberschreitungen (von einem bewußten, vorbewußten oder unbewußten Bereich) erreichen das, was wir »Bedeutungskopplung« oder »Übersetzungen« genannt haben, welche die Kluft zwischen Integrationsebenen überbrücken. So werden z. B. im Raum Produktionen der unbewußten Phantasie in vorbewußte und bewußte Zusammenhänge übersetzt. Diese Übersetzungen bilden einen wichtigen Ansatzpunkt für den Psychotherapeuten, um den Produktionen des Unbewußten auf die Spur zu kommen.

Mit dem Gedanken einer überbrückenden Funktion zwischen den Grenzen verschiedener Bereiche verband sich die Vorstellung eines Ursprungs der Phantasie im Unbewußten. Hier ist für die Psychoanalyse daher auch der eigentliche (ursprüngliche) Inhalt all dieser Übersetzungen – ihre ursprüngliche Bedeutung – zu suchen, die dann an neue Bedeutungen gekoppelt wird. Freud antwortet auf die Frage nach der Herkunft der Phantasie mit der Feststellung: Phantasie entspringe »Wünschen« bzw. »Triebbedürfnissen« als psychische Repräsentanten, »der aus dem Körperinneren stammenden in die Seele gelangenden Reize«[13]). Von diesen »psychischen Repräsentanten« sagt er: »Das erste Wünschen dürfte ein halluzinatorisches Besetzen der Befriedigungserinnerungen gewesen sein«[14]).

La Planche und Pontalis betonten in diesem Zusammenhang, daß eine Interpretation der ersten Phantasien als Produktionen bloßer (Phantasie-)Objekte zu eng sei. Was produziert wird, seien vielmehr Szenarien, in denen nicht lediglich ein »vom Subjekt erlebtes Objekt« vorgestellt wird, sondern eine »Szene, zu der das Subjekt selbst gehört und in der Vertauschungen der Rollen, der Funktionen möglich sind«[15]). Phantasie wird also durch drei Feststellungen definiert:

1. Sie ist ein Produkt von Wünschen (denen ursprünglich eine Übersetzung von körperlichen Bedürfnissen zugrunde liegt) und
2. sie projiziert Wünsche (= Bedürfnisse) als Szenen, in denen die Befriedigung dieser Wünsche vorweggenommen wird.
3. Diese »Vorwegnahme« soll die Reproduktion von Erinnerungen an frühe Erfahrungen sein.

Die Szenarien, in denen sich das phantasierende Subjekt mit den Wünschen identifiziert und in denen es seine Umgebung unter dem Aspekt der Wünsche deutet, entsprechen also Bühnen und Szenen von Handlungen, in denen Akteure auftreten. Einer dieser Akteure ist das phantasierende Subjekt selbst. Die Handlungen laufen nach bestimmten Programmen ab, die z. T. angeboren sind und/oder in der Vergangenheit erlernt wurden. Projiziert werden also »Programme für Handlungen«.

Was die Psychoanalyse damit beschreibt, entspricht sehr genau dem, was wir auf der Ebene des Biologischen mit Hilfe des Funktionskreises beschrieben haben: Bedürfnisse des Körperinneren setzen einen Prozeß der Bedeutungserteilung und Bedeutungsverwertung in Gang, der die innerkörperlichen Bedürfnisse in »Umwelt-Szenarien« übersetzt, auf deren Bühnen die Dramen der Bedürfniserfüllung gespielt werden.

Auf der Stufe des Biologischen, auf der seelische Tätigkeit bzw. Phantasie noch unlösbar mit den vitalen Bedürfnissen verbunden ist, kann sich das Problem Phantasie oder Realität noch gar nicht stellen. Hier ist »Realität« noch identisch mit den halluzinatorischen Bildern der Triebbedürfnisse, wie wir sie – auch als Erwachsene noch in Extremsituationen, z. B. als Hunger- oder Durstphantasien – erleben können. Auf der Stufe, auf der sich Leben primärprozeßhaft in Funktionskreisen abspielt, wird die Phantasie der Triebe oder der Leidenschaften noch unmittelbar als Realität erlebt.

Die Entstehung einer spezifisch menschlichen Phantasie, mit der menschliches Leben beginnt[16]), und mit der auch die Frage nach einer Realität, die sich von Phantasie unterscheidet, erst auftreten kann – ist daher keine Schöpfung aus dem Nichts – sondern das – allerdings ungeheuer folgenreiche – Ergebnis einer Lösung der Verbindung von Phantasie und Triebgeschehen[17]). Diese Lösung erfolgt – wie wir in Kapitel 2 dargestellt haben – nicht plötzlich, sondern allmählich. Aber sie führt schließlich dazu, daß aus einer »Phantasie der Leidenschaften« eine »Leidenschaft der Phantasie« entstehen kann, mit der jene Neutralisierung der Triebdynamik einhergeht, die Schur als »De-Somatisation« bezeichnet hat, und die schließlich die Bildung von Symbolen und Gedanken – und damit auch des Konstruktes »Realität« – ermöglicht.

Seitdem sind wir – d. h. unser Ich – mit dem Problem: Phantasie und Realität konfrontiert. Vorher löste gewissermaßen die Natur (das Es) das Problem für ihre Geschöpfe. Unter dem Aspekt einer durchgehenden Entwicklungslinie von biologischer Phantasie (in der wir Umwelt unter dem halluzinatorischen Zwang unserer Triebwünsche erleben und entsprechend zwanghaft reagieren) zu »neutralisierter« Phantasie[18]), die Gedanken, Sprache und schließlich Wissenschaft hervorbringt, läßt sich das Problem der Beziehung zwischen Phantasie und Realität als eine Variante des Problems der Beziehungen zwischen Lebewesen und ihrer Umgebung formulieren: In Kapitel 1 haben wir ausgeführt, daß diese Beziehungen sich als ein Zusammenhang darstellen lassen, den das Modell des Funktionskreises beschreibt. In ihm haben Phantasie und Realität »Funktionen« füreinander bzw. lassen sich als Teilaspekte eines Gesamtgeschehens verstehen, in dem Bedeutungserteilung als Phantasie: Realität (= Umwelt) und Realität als Bedeutungsverwertung: Phantasie (als begründet oder illusorisch) definiert.

Die Definition der Phantasie als »Agent von Wünschen und Trieben« bzw. »Bedürfnissen« führt zu folgender Vorstellung: Das Schema, nach dem die ersten Phantasien Szenarien produzieren, in denen sich das Subjekt in die Handlung der Wunscherfüllung verstrickt erlebt, läßt sich auch auf der Stufe der wissenschaftlichen Hypothesenbildung wiederfinden: den phantastischen Szenen, die unsere Wünsche in die Umgebung projizieren – Szenen, in denen die Erfüllung von Wünschen vorweggenommen wird – entsprechen auf der wissenschaftlichen Ebene Hypothesen, welche die Phänomene der Beobachtung interpretieren und ebenfalls Prognosen für die Zukunft stellen. Beide: die phantastischen Szenen und die wissenschaftlichen Hypothesen müssen sich bewähren, d. h. sowohl in der Phantasie vorweggenommene Wunscherfüllungen – wie die wissenschaftlichen Prognosen – müssen eintreffen. Wenn die erwartete Wunscherfüllung oder das von der wissenschaftlichen Prognose Vorhergesagte ausbleiben, muß die Phantasie ihre Produktion – sei es als phantastische Szene oder als wissenschaftliche Hypothese – verändern. Ihre Produktionen müssen sich – wie wir sagen – der Realität anpassen. Wir finden hier ein Realitätsprinzip, dessen Bedeutung für das Problem: Phantasie und Realität im folgenden Kapitel noch genauer erörtert wird.

Unter diesem Aspekt kann man sagen, daß die phantastischen Szenen auf der Stufe des Biologischen und die Hypothesen auf der Stufe des wissenschaftlichen Denkens Modellen und Programmen entsprechen, die geschaffen werden, um Realität (Umgebung) für bestimmte Zwecke (Wünsche oder wissenschaftliche Fragestellungen) zu interpretieren, sich ihr anzupassen und sie zu verändern. Was die Psychoanalyse als »Realitätsprinzip« bezeichnet, entspricht also dem – auf allen Stufen wiederkehrenden – Zwang, Modelle und Programme für Handlungsabläufe zu entwickeln, deren Vorhersagen eintreffen.

Dieses »pragmatische Realitätsprinzip«, wie wir es nennen wollen, ist wahrscheinlich ein bereits angeborenes Entscheidungskriterium. Jedenfalls läßt es sich, wie Papousek beschreibt, bereits im Säuglingsalter nachweisen: »Die Bestätigung der Vorhersage in einer Problemsituation wirkt als Belohnung im Sinne einer operanten Konditionierung. Dieser Mechanismus ist besonders im Säuglingsalter effektiv«[19]).

4.9 Der geheimnisvolle Sprung von der »Seele zum Körper«[20])

In der psychosomatischen Literatur wird das Problem der leib-seelischen Beziehungen vor allem im Zusammenhang mit dem Konversionskonzept diskutiert. Die Schwierigkeiten, mit denen diese Diskussion zu kämpfen hat, hängen nicht zuletzt damit zusammen, daß die Termini »Leib« bzw. »Körper« und »Seele« nicht in einem Begriffssystem definiert sind, in dem sie sich miteinander in Beziehung setzen lassen.

Auf Grund dieser Unklarheiten in der Konzeptbildung befindet sich die psychosomatische Medizin – streng genommen – noch in dem vorwissenschaftlichen Stadium grober Empirie; denn letztlich ist die Annahme, daß seelische Vorgänge bewußter oder unbewußter Art somatische Vorgänge im Körper »nach sich ziehen« oder von ihnen »begleitet« werden, nicht wissenschaftlicher als die Annahme des Naturmenschen, daß auf den Tag die Nacht und, umgekehrt, auf die Nacht der Tag folgt. Sie unterstellt »Gleichzeitigkeitskorrelate« (Mitscherlich), aber nicht mehr – es sei denn, man billigt dem psychophysischen Parallelismus die Fähigkeit eines Welterklärungsprinzips im Sinne eines theologischen Dogmas zu, wie das z. B. Leibniz mit dem Gleichnis der zwei genau gleich gehenden Uhren und seiner Lehre von der »prästabilierten Harmonie« getan hat. Den Boden der Wissenschaft betreten wir erst, wenn es uns gelingt, ein Modell – und sei es auch noch so grob und vorläufig – zu konstruieren, das uns erlaubt, Hypothesen über ein wechselseitiges Einwirken seelischer Vorgänge auf körperliche und umgekehrt aufzustellen und zu erproben.

Das Modell, das wir entwickelt haben – und das im folgenden noch einmal zusammenfassend dargestellt werden soll – geht von biologischen Bedürfnissen der Lebewesen aus, die entweder (in relativ geschlossenen Systemen) aus Reserven innerhalb des Organismus gedeckt werden können oder (in offenen Systemen) aus der Umgebung befriedigt werden müssen. Dabei dienen dem Organismus die Bedürfnisse als Bezugssysteme für die Interpretation von Umgebungsfaktoren (Bedeutungserteilung) und für den Umgang mit ihnen (Bedeutungsverwertung). Der Übergang vom relativ geschlossenen in das offene System entspricht einem »Sprung« von einer einfacheren in eine komplexere Integrationsebene. Bei diesem Sprung werden die Bedürfnisse der tieferen Integrationsstufe in Bedeutungen der höheren Integrationsstufe »übersetzt«.

In unserem Modell wird also der »geheimnisvolle Sprung« von dem körperlichen in den seelischen Bereich und umgekehrt, der die Konzeptbildung in der psychosomatischen Medizin als ungelöstes Problem belastet, als »Sprung« von einer Integrationsebene in eine andere – und damit als »Bedeutungssprung« – definiert. Unter »Bedeutungssprung« wird eine Übersetzung von Vorgängen einer Integrationsebene in die einer anderen verstanden. Wenn wir dieses Modell zugrunde legen, sind wir gezwungen, körperliche und seelische Phänomene bereits auf der Stufe des vegetativen (pflanzlichen) Lebens zu unterscheiden – können aber dort auch den von unserem Modell unterstellten Zusammenhang besonders anschaulich darstellen: So würde eine Zelle (z.B. eine Amöbe), die, durch Chemotaxis von Partikeln ihrer Umgebung angelockt, diese Partikel aufsucht, ergreift und phagozytiert – einen Bedeutungssprung oder eine Übersetzung demonstrieren: Der Zellkörper, der als geschlossenes System von seinen Reserven lebt und auf Partikel der Umgebung nicht reagiert, ist in ein offenes System übergegangen, das seelische Funktionen zeigt: Die Zelle (Amöbe) erteilt den vorher neutralen Partikeln ihrer Umgebung die Bedeutung »Nahrung«. Damit übersetzt sie das Bedürfnis des Systems »Zellkörper« nach Kohlenhydraten, Eiweiß, Mineralstoffen usw., die zur Aufrechterhaltung der Homöostase benötigt werden, in eine Bedeutung der (vorher neutralen) Umgebung.

Die Zelle ist von einer Integrationsebene (die nur Stoffwechselvorgänge im Körperinneren umfaßt) in eine komplexere Integrationsebene »gesprungen«, die auch Teile der Umgebung einbezieht. Es hat (auf der Stufe des pflanzlichen Lebens) eine »Übersetzung« von einer Bedeutungsebene in eine andere – ein »Bedeutungssprung« – stattgefunden. Unter dem Gesichtspunkt, daß die alte Bedeutung nicht zugunsten der neuen aufgegeben wird, sondern in ihr gewissermaßen »aufgehoben« (Hegel) weiter besteht, ist ein solcher »Bedeutungssprung« zugleich eine »Bedeutungskopplung«; d.h., jetzt entsteht »Mehrdeutigkeit« und damit die Möglichkeit für Komplikationen aufgrund mißglückter Integration verschiedener Bedeutungen, wovon bereits in Kap. 2 die Rede war.

Übertragen wir diese Überlegungen auf die Stufe des animalischen Lebens, auf der Sinnes- und Bewegungsorgane ausgebildet – und die Funktionskreise (in denen Umgebung assimiliert wird) perfektioniert sind: Jetzt kommt zu der Übersetzung »körperliche Bedürfnisse« (z. B. für Kohlenhydrate, Eiweißstoffe, Mineralien usw.) in Bedeutungen für Umgebungsfaktoren (z. B. Nahrung, Beute usw.) noch die Erteilung der sinnlichen und motorischen Bedeutungen hinzu. Damit nehmen Umgebungsfaktoren für unsere Sinnesorgane raum-zeitliche Qualitäten an. Da hier der Unterschied zwischen den verschiedenen Integrationsebenen (der im Körper sich abspielenden Prozesse und der die Umgebung einschließenden Vorgänge) noch weit größer ist als auf der vegetativen Stufe, wird der Bedeutungssprung noch deutlicher: Er verbindet jetzt innerkörperliche Bedürfnisse (die sich in biochemischen und physiologischen Begriffen beschreiben lassen) mit sichtbaren, faßbaren und im Raum (z. B. einem Bäckerladen) lokalisierbaren Gegenständen. Wir verstehen jetzt besser, daß ein Gegenstand alle seine optischen, taktilen und raumzeitlichen Qualitäten (z. B. als Brot von 500 Gramm) behalten und doch – wenn die innerkörperlichen Bedürfnisse befriedigt sind – seine Nahrungsbedeutung verlieren kann. Die Bedeutungskoppelung (von innerkörperlichen Bedürfnissen an »Nahrung« in der Umgebung und dieser an optische, taktile und raum-zeitliche Bedeutungen) ist jetzt aufgehoben. Es hat eine »Bedeutungsentkoppelung« stattgefunden.

Das Phänomen der Bedeutungskoppelung als Herstellung einer Verbindung zwischen Vorgängen, die auf gänzlich verschiedenen Komplexitätsebenen stattfinden, läßt sich unter dem Aspekt der »Funktion« anschaulich machen – wenn wir uns daran erinnern, daß wir »Funktion« als pragmatisches System bzw. als in sich geschlossene Handlung definiert haben: So besteht die Funktion des Stoffwechsels auf der Integrationsebene des Körpers als »relativ geschlossenem System« in einer Handlung, in der Kohlehydrate, Fett- und Protein-Moleküle in Zellen eingeschleust und dort zur Erhaltung der Homöostase verwertet werden, usw. – Die Funktion der Nahrungsbeschaffung auf der Integrationsstufe Körper + Umwelt (bzw. individuelle Wirklichkeit) besteht in einer Handlung, in der Gegenstände der Umgebung aufgesucht, ergriffen und verzehrt werden. Beide Handlungen sind so verschieden wie Tag und Nacht. Sie verbinden sich aber durch Bedeutungskoppelung zu einer gemeinsamen Handlung, in der nun die eine für die andere tätig sein kann.

Bedeutungskoppelungen können also Verbindungen zwischen innerkörperlichen Vorgängen und dem seelischen Bereich, in dem wir unsere Umgebung (als individuelle Wirklichkeit) erleben, herstellen. Damit hat das, was sich in der individuellen Wirklichkeit eines Menschen abspielt, Konsequenzen im innerkörperlichen Geschehen und umgekehrt gewonnen. Auch die Lösung einer solchen Verbindung (die Bedeutungsentkoppelung) hat Konsequenzen in beiden Systemanteilen.

Diese Zusammenhänge hat als erster Pawlow gesehen und die Gesetzmäßigkeiten untersucht, nach denen Bedeutungskoppelungen zustande kommen. Er sprach (in der wissenschaftlichen Terminologie seiner Zeit) von »bedingten Reflexen«, die sich bilden, wenn bis dahin neutrale Umgebungsfaktoren mit »Reizen für die Auslösung« unbedingter (= angeborener) Reflexe verschmelzen oder diese ersetzen. Er hatte beobachtet, wie seine Versuchshunde nach einem längeren Aufenthalt im Laborgebäude Speichel und Magensaft nicht nur auf Geruchsreize für die Nasenschleimhaut oder Berührungsreize für die Mundschleimhaut (angeborene Reize) abzusondern begannen, sondern auch auf Geräusche, die bei der Zubereitung des Futters durch den Wärter im Nebenraum entstanden: Die vorher (für den Sekretionsvorgang) neutralen akustischen Geräusche waren zu Reizen für die Speichelsekretion geworden. Es hatte eine Bedeutungskoppelung zwischen der Speichel- und Magensekretion auf der einen Seite und Geräuschen in der Umgebung der Versuchshunde stattgefunden.

Diese Bildung von »bedingten Reflexen« bezeichnet man heute als »Konditionierung«. Inzwischen hat die Lerntheorie diese wichtigen Vorgänge genauer beschrieben und das Pawlow'sche Konzept durch das Konzept des »Lernens am Erfolg« (»operant-« oder »instrumental conditioning«) ergänzt. Hier ist der für unser Problem wichtige Gedanke berücksichtigt, daß Bedürfnisse bzw. die Befriedigung von Bedürfnissen (Belohnungen oder Bestrafungen) für das Zustandekommen von Bedeutungskoppelung von entscheidender Wichtigkeit sind[21]. Auf diese Zusammenhänge wird in dem Kapitel Psychophysiologie näher eingegangen werden.

Zusammenfassend läßt sich also sagen, daß der »Sprung von der Seele zum Körper« und umgekehrt solange geheimnisvoll – und das »Leib-Seele-Problem« prinzipiell unlösbar bleibt, bis »Körper« und »Seele« neu definiert sind.

Zusammenfassung

In diesem Kapitel wird das in den Kapiteln 1 und 2 entworfene psychosomatische Konzept dadurch vervollständigt, daß die Begriffe »Körper« und »Seele« definiert und miteinander in Beziehung gesetzt werden: In Kap. 1 waren Individuum und Umgebung als Momente eines Handlungssystems (des Situationskreises) und »Psychisches« als Phantasie definiert worden, die Umgebung für die Bedürfnisse des Individuums deutet und damit in dessen individuelle Wirklichkeit verwandelt. Diese gewissermaßen eindimensionale Darstellung des Individuums in seiner Situation hatte in Kap. 2 durch die Ableitung des Situationskreises aus dem Funktionskreis eine historische Tiefendimension erhalten. Es war das Konzept einer Zeitgestalt entwickelt worden, in der Funktionskreise mit primären Umwelten sich über eine Reihe von Zwischenstufen in Situationskreise mit individuellen Wirklichkeiten verwandeln.

Dieses Konzept ist unter zwei Gesichtspunkten ergänzungsbedürftig:
1. Es gibt keine klare Vorstellung, was in seinem Rahmen unter »Körper« verstanden werden soll. Das Funktionskreis-Modell setzt zwar einen Körper (mit vitalen Bedürfnissen, Rezeptoren und Effektoren) voraus, stellt ihn selbst jedoch nicht im einzelnen dar.
2. Das Konzept einer Zeitgestalt, welche die Entwicklung der Beziehungen zwischen Individuum und Umgebung von Beginn an einfangen und fruchtbar machen will, ist in seiner Initialphase nicht klar abgegrenzt. Es läßt offen, wann der »Beginn« anzusetzen ist – mit der Säuglingszeit und der Annahme bereits voll ausgebildeter biologischer Funktionskreise, z. B. für Ernährung und Ausscheidung, oder zu einem früheren Zeitpunkt?

Diese beiden Gesichtspunkte legen nahe, das Konzept der Zeitgestalt durch Einbeziehung der Embryonalzeit zu ergänzen. In dieser Zeit spielen sich Entwicklungen ab, die für das Verständnis der späteren Phasen eine so entscheidende Bedeutung haben, daß sie in einem psychosomatischen Rahmenkonzept nicht fehlen dürfen. Vor allem zeigt sich, daß es erst von hier aus möglich wird, Definitionen für den Begriff Körper zu entwickeln, der mit einer Psyche in Beziehung gesetzt werden kann, die als Produkt einer Phantasieentwicklung definiert wurde.

In der Embryonalphase läßt sich der Mensch als ein noch umweltloses Wesen, d.h. als ein System beschreiben, das sich selbst genug von seinen im Überfluß vorhandenen Reserven zehrt. Ein solches umweltloses, sich selbst aus vorhandenen Reserven ergänzendes System bietet sich als Definition für den Begriff »Körper« oder »Organismus« an. Diese Definition muß durch die Feststellung ergänzt werden, daß die Differenzierung des noch umweltlosen Körpers während der Embryonalzeit in ein hierarchisch gegliedertes, arbeitsteiliges System so rasch fortschreitet, daß der Körper des Neugeborenen ein bereits weitgehend »mechanisiertes« Gebilde darstellt. Zu diesem Zeitpunkt sind die psychischen Fähigkeiten, eine Umwelt aufzubauen, noch weitgehend unausgebildet.

Als noch umweltloses Wesen, das als »reiner Körper« noch keine Beziehungen zur Umgebung aufnimmt, läßt sich der Embryo ungeachtet seines intensiven Bau- und Energiestoffwechsels als ein weitgehend geschlossenes System beschreiben. Dieses System gehört einer einfacheren Integrationsstufe an, als später das offene System, in dem heranwachsende Kinder und Erwachsene mit ihrer Umwelt bzw. individuellen Wirklichkeit einen zweiten Systemanteil – jene feste, aber für den außenstehenden Beobachter unsichtbare Schale – um den Körper legen. Da auf verschiedenen Integrationsebenen verschiedenartige Bedeutungszuweisungen gelten, lassen sich die Beziehungen zwischen den beiden Systemanteilen (dem körperlichen und dem psychischen) nur als Koppelungen verschiedener Bedeutungen verstehen. Solche Bedeutungskoppelungen, mit denen erworbene Programme entstehen, hat als erster Pawlow beschrieben. Die geheimnisvolle Grenze zwischen Körperlichem und Psychischem läßt sich so als Ergebnis einer – in der individuellen Entwicklungsgeschichte entstandenen – unübersehbar großen Anzahl von Bedeutungskoppelungen zwischen einem körperlichen und einem psychischen Systemanteil auffassen.

Die Systemtheorie liefert eine Reihe von Gesichtspunkten, mit deren Hilfe das Konzept einer Zeitgestalt, in der zwei verschiedene Integrationsebenen durch Bedeutungskoppelung verknüpft sind, genauer strukturiert werden kann: Der Umschlag der psychosomatischen Zeitgestalt von der Organisationsform des relativ geschlossenen Systems auf einfacherer Integrationsstufe (als »bloßer Körper«) in die Organisationsform des offenen Systems auf der höheren Ebene (als Körper in seiner individuellen Wirklichkeit) und umgekehrt, beschreibt dann den Umschlag von einem histiotropen Zustand des Rückzugs, wie er im Schlaf oder der Bewußtlosigkeit herrscht, in einen ergotropen Zustand der Wachheit und Aktivation. Damit lassen sich zwei fundamentale psychosomatische Reaktionsmuster als Bewegungen innerhalb des Modells der dynamischen Zeitgestalt beschreiben.

Das Modell des Situationskreises beginnt jetzt als dynamische Entwicklung mit einer umweltlosen Frühphase als »reiner Körper«, dessen Bedürfnisse nur nach »innen« gerichtet sind. Sie schreitet über Etappen fort, in denen Bedürfnisse durch Funktionskreise nach außen kanalisiert und Umwelten aufgebaut werden. Sie mündet schließlich in die Phase der erwachsenen Individuen, die in Situationskreisen mit ihrer als individuelle Wirklichkeit interpretierten Umgebung verbunden sind. In diesem Modell ist Psychisches als Phantasie, die Umgebung in Umwelt bzw. in individuelle Wirklichkeit transponiert, mit umweltlosem Körperlichem durch Bedeutungskoppelungen verbunden, die immer wieder vollzogen werden müssen, aber auch rückgängig gemacht werden können.

Im einzelnen haben wir für die Definition der Begriffe »Körper« und »Psyche« folgende Thesen aufgestellt:

1. Die befruchtete Eizelle ist ein System, das sich zunächst nach angeborenen Programmen und ohne die Aufnahme von Beziehungen zur Umgebung zu dem System »Körper« entwickelt. Dieses System kann daher als relativ geschlossenes System beschrieben werden.
2. Während der intrauterinen Entwicklung kommt es durch fortschreitende Arbeitsteilung zu einer Differenzierung, die eine immer stärkere »Mechanisierung« des Systems »Körper« bedeutet. Dem gegenüber ist der psychische Apparat bei der Geburt noch weitgehend undifferenziert und offen.
3. Der Umschlag von der relativ geschlossenen zur offenen Systemform wird durch Bedürfnisse (Triebe) erzwungen, die nicht mehr innerhalb des Systems »Körper« befriedigt werden können. Er bedingt Anpassungsprobleme.
4. Als offenes System bildet der Körper mit Teilen sei-

ner Umgebung (als Umwelt bzw. individuelle Wirklichkeit) ein Suprasystem.
5. Dieses Suprasystem besteht aus zwei verschiedenartigen »Subsystemen« bzw. »Kompartimenten«: Einem weitgehend mechanisierten, relativ starren – dem Körper – und einem weitgehend variablen, flexiblen – der Psyche.
6. Beide gehören System – bzw. Integrationsebenen verschiedener Komplexität an. Die Beziehungen zwischen diesen beiden Ebenen stellen sich als »Bedeutungskoppelungen« dar.
7. Die Entwicklung des Subsystems »Körper« erfolgt bei den höheren Säugetieren nur zum Teil intrauterin – beim Menschen sogar zum großen Teil extrauterin im sogenannten »sozialen Uterus«. Dadurch gewinnen bereits im Subsystem »Körper« neben den angeborenen auch erlernte Programme enorme Bedeutung.
8. Angeborene und erworbene Programme befähigen lebende Systeme, die Informationen, auf die sie angewiesen sind, adäquat zu beantworten.
9. Organismen sind »primär aktive Einheiten«, die zeitweise als relativ geschlossene, meist aber als offene Systeme funktionieren.
10. Unser Vorschlag zur »Lösung« des für medizinische Modelle relevanten Aspekts des Leib-Seele-Problems ist das Konzept der »Bedeutungskoppelung«, die den Umschlag von der relativ geschlossenen in die offene Systemform ermöglicht und zwei verschiedene Integrationsebenen verbindet.

Anmerkungen

1. Vgl. Ludwig Wittgenstein: »Wo unsere Sprache uns einen Körper vermuten läßt und kein Körper ist, dort, möchten wir sagen, sei ein Geist« (l.c. S. 32), und (l.c. S. 67): »Ein Bild hielt uns gefangen, und heraus konnten wir nicht, denn es lag in unserer Sprache, und sie schien es uns nur unerbittlich zu wiederholen«.
2. von Bertalanffy, L.: »Das biologische Weltbild« – Bern (1949) und »General system theory« New York (1968).
3. Vgl. in dem Kapitel Nr. 12. »Die Problematik des psychosomatischen Phänomens«, S. 24, die Theorie von Sami-Ali, nach der das Kind in der frühesten postnatalen Phase noch »reiner Körper« (corps propre) ist.
4. Engel, G., Reichsman, F., and Segal, H.L.: »A study of an infant with a gastric fistula.« J. Psychosom. Med. 28, 374 (1956).
5. Bertalanffy, L. von: op. cit. – Kapitel 2, Seite 19 und 20.
6. L. von Bertalanffy betont, daß Begriffe wie »Ganzheit« und »Summe« – »Differenzierung« – »fortschreitende Mechanisierung« – »hierarchische Ordnung« – »Individualität« – »Finalität« – und »Entelechie« – aus den formalen Eigenschaften eines Systems bzw. bestimmten Systembedingungen ableitbar und daher in allen Bereichen anwendbar sind, in denen es Systeme gibt«. op. cit., Seite 5.
7. Vgl. von Bertalanffy, L.: op. cit., aber auch Miller, G.A., Galanter, E. und Pribram, K.H.: op. cit.
8. Vgl. v. Uexküll, Th.: »Grundfragen der psychosomatischen Medizin«, rde 179/180 (1968), Seite 1/1 f.
9. Dort heißt es: »Situationen, die dem Kind Probleme stellen, für deren Lösung es über keine Programme verfügt, werden schon im frühesten Kindesalter mit einer Alarmreaktion beantwortet ... Wenn der Säugling die richtige Lösung in einer Problemsituation nicht findet, steigert er zunächst sein Bemühen, aber seine Reaktionen verlieren bald an Koordination. In Mimik und Vokalisation des Säuglings erscheinen verdrießliche Äußerungen, wobei auch im vegetativen Bereich die intensivierte Atmung, die erhöhte Pulsfrequenz, die verstärkte Hautdurchblutung oder Schweißsekretion eine gesteigerte Aktivierung anzeigen. Dies kann leicht so weit gehen, daß eine Überlastung des Organismus droht. Hier können wir bei Säuglingen eine plötzliche Verhaltensänderung beobachten, die an die Pawlow'sche Schutzhemmung oder den biologischen Totstellreflex erinnert. Der Säugling bleibt bewegungslos liegen mit konvergenzlos starrenden Augen und geht zu einer Schlafatmung über. Diesen passiven, fast areaktiven Verhaltenszustand, eine gewisse »totale innere Trennung von der Umwelt« sehen wir häufiger in den ersten zwei Lebensmonaten, während Säuglinge jenseits des dritten Monats in ähnlichen Situationen eher mit einer aktiven Abwendung von allem was mit dem unlösbaren Problem zusammenhängt, reagieren. Sowohl die aktive Abwendung, als auch die passive Areaktivität können als abgestuftes Negativ oder als ein Gegenpol der Zuwendung und der Orientierungsreaktion angesehen werden«.
Papousek, H.: »Soziale Interaktion als Grundlage der kognitiven Frühentwicklung«, in: Fortschritte der Sozialpädiatrie, Urban & Schwarzenberg (1975).
10. von Krehl, L.: »Grundriß der allgemeinen klinischen Pathologie« – 1. Auflage Leipzig (1893) – »Pathologische Physiologie« – 13. Auflage (1933); von Bergmann, G.: »Funktionelle Pathologie« – Berlin (1936).
11. von Uexküll, Th.: op. cit.
12. In Kapitel 2, Paragraph 8, haben wir diesen Aspekt des Handlungsbegriffs bereits dargelegt und auch den Zusammenhang zwischen Motiv (Programm) und Handlung an dem Beispiel des Apfelpflückers illustriert.
13. Freud, S. – zit. n. Schur, M.: »Das Es und die Regulationsprinzipien des psychischen Geschehens« – Frankfurt (1973), S. 21.
14. Zit. n. Laplanche, J., und Pontalis, J.D.: »Das Vokabular der Psychoanalyse« – Frankfurt (1972).
15. Laplanche, J., und Pontalis, J.D.: op. cit.
16. vgl. Mahler, M.S.: op. cit.
17. Die Lockerung der Bindung zwischen Phantasie und Trieb (Bedürfnis) ist in der Tierreihe schon lange vor dem Menschen bekannt. Sie manifestiert sich dort im Spiel. Spiel wiederum ist ein Verhalten, das dort wesentlich an die Kindheit gebunden bleibt, d.h. an eine Phase des Lebens, in der dem Individuum die Bedürfnisbefriedigung noch durch die Eltern (oft aber nicht immer die Mutter) abgenommen ist. Unter diesem Aspekt ist die verlängerte Kindheit eine wesentliche Vorbedingung für die Entwicklung der menschlichen Phantasie.
18. Die Psychoanalyse spricht von »de-sexualisierter Libido«.
19. Papousek, H.: op. cit.
20. Deutsch, F.: »On the mysterious leap from the mind to the body« – New York (1959).
21. Vgl. Meyer, V., and Chesser, S.: »Behaviour therapy in clinical psychiatry« – deutsch: »Verhaltenstherapie in der klinischen Psychiatrie« (Stuttgart 1971).

5 Realität – soziale Wirklichkeit – und der diagnostisch-therapeutische Zirkel

Thure v. Uexküll und Wolfgang Wesiack

5.1 Psychosomatische Leiden als Erkrankungen der individuellen Wirklichkeit

5.1.1 Individuelle Wirklichkeit als Organ

Wir haben in den vorhergehenden Kapiteln dargestellt, daß unser Körper von unserer individuellen Wirklichkeit wie von einer festen, aber für den außenstehenden Beobachter unsichtbaren Hülle umgeben ist. Körper und individuelle Wirklichkeit bilden gemeinsam zwei Kompartimente oder, wie wir auch sagen können, zwei Organe eines größeren Organismus, in dem sie spezifische Funktionen füreinander und für das Gesamtsystem erfüllen. Der ständige Auf- und Abbau des »Organs« individuelle Wirklichkeit läßt sich mit dem Stoffwechsel des Organs Haut vergleichen, dessen Zellen ja ebenfalls einer dauernden Erneuerung unterliegen. Haut und individuelle Wirklichkeit haben die Funktion von Grenzmembranen mit Selektions- und Kommunikationsaufgaben im Zusammenspiel mit der Umgebung[1]*. Erkrankungen des Organs Haut, bei denen die Selektions- und Kommunikationsaufgaben im Zusammenspiel mit der Umgebung beeinträchtigt sind und ihre Wechselwirkungen mit dem übrigen Organismus beschreibt die Dermatologie. Sie kann die Veränderungen des Organs Haut direkt beobachten.

Erkrankungen des »Organs« individuelle Wirklichkeit und ihre Wechselwirkungen zum Körper sind Gegenstand der psychosomatischen Medizin. Da sie Veränderungen dieses Organs nicht direkt beobachten kann hat sie viel größere Schwierigkeiten die Vorgänge zu erfassen und zu beschreiben, die sich bei Erkrankungen des Organs individuelle Wirklichkeit abspielen. Auf der anderen Seite werden diese Vorgänge aber von den Betroffenen viel intensiver miterlebt als Vorgänge im Hautorgan. Es ist daher trotz aller Schwierigkeiten verwunderlich wie wenig anschauliche Beschreibungen von Erkrankungen unserer individuellen Wirklichkeit existieren. Es würde für die Diagnostik, aber auch für unsere Vorstellungen von der Pathogenese, und für die Möglichkeiten der Therapie psychosomatischer Erkrankungen von unschätzbarem Vorteil sein, wenn wir von den individuellen Wirklichkeiten der verschiedenen Patientengruppen ähnlich genaue Beschreibungen besitzen würden, wie sie die Dermatologie von den Veränderungen der Haut ihrer Patienten besitzt.

Die Tatsache, daß eine derartige Bestandaufnahme bisher nicht versucht wurde, liegt nicht nur an der Einseitigkeit der Theorienbildung in der Medizin, sondern auch an der kaum ausrottbaren Überzeugung der meisten Menschen, daß die Wirklichkeit, die sie erleben, für alle Menschen die gleiche sei. Denn der Glaube, daß wir alle in ein und derselben Wirklichkeit leben würden, läßt die Vorstellung nicht aufkommen, es könne in der Wirklichkeit unserer Nebenmenschen ganz anders aussehen als in der unseren; ja, diese Vorstellung ist uns so fremd, daß wir zur Hilfkonstruktion einer seelischen Wirklichkeit jenseits der Wirklichkeit greifen, um zu erklären, warum andere auf eine Umgebung, die sie mit uns teilen, anders reagieren, als wir es erwarten. Wir kommen nicht auf den Gedanken, daß sie aus den gleichen neutralen »Fakten« eine andere Wirklichkeit mit anderen Bedeutungen aufbauen, als wir es tun. So kommt es, daß den meisten Menschen die Welten ihrer Mitmenschen unbekannter sind als die Sonnensysteme am Ende der Milchstraße, und daß wir auch in der psychosomatischen Medizin gezwungen sind, mit abstrakten Modellen psychodynamischer oder lerntheoretischer Art zu arbeiten, deren Umsetzung in anschauliche Vorstellungen von der Wirklichkeit in der ein Patient lebt, recht schwierig ist. Wir helfen uns daher mit der Wiedergabe von Krankengeschichten als Darstellungen, wie Patienten ihre Wirklichkeit erleben[2]).

In Wahrheit ist jedoch die Wirklichkeitshülle eines Menschen für den anderen nicht immer unzugänglich: In Augenblicken, in denen wir aus Außenstehenden zu teilnehmenden Beobachtern werden, beginnen wir die zuvor unseren Sinnesorganen und Gefühlen verschlossene Welt des anderen gemeinsam mit ihm wahrzunehmen, d. h. mitzusehen, mitzuempfinden und mitzufühlen, was er sieht, empfindet und fühlt. Diese Wahrnehmungsfähigkeit unserer Phantasie wird als Empathie bezeichnet. Sie ist nicht nur für das Zusammenleben, sondern auch für die Gesundheit der Menschen von größter Wichtigkeit.

Im folgenden wollen wir einige Beispiele bringen, die zeigen, daß die Forderung nach einer Phänomenologie der individuellen Wirklichkeiten kranker Menschen

* Anmerkungen siehe am Ende des Kapitels.

keine Utopie, sondern eine echte Aufgabe für die Zukunft ist. Wir werden sehen wie sich bereits bei den ersten Versuchen, diese Aufgabe zu lösen, abstrakte Modelle mit Leben zu erfüllen beginnen[3]).

5.1.2 Die Kanonade von Valmy oder die individuelle Wirklichkeit des essentiellen Hypertonikers

In dem Kapitel »Essentielle Hypertonie« werden die psychodynamischen Modelle dargestellt, die uns helfen sollen den Aufbau der individuellen Wirklichkeit von essentiellen Hypertonikern nachzuvollziehen. Dabei haben aggressive Impulse und deren Blockierung durch ein Ideal größter Selbstbeherrschung eine besondere Bedeutung[4]). Die Frage, wie die individuelle Wirklichkeit eines Menschen beschaffen ist, der von Wut und Haß und gleichzeitig von abgrundtiefer Angst erfüllt ist, diese Impulse könnten ihn überschwemmen, ist in dem speziellen Kapitel ausgeklammert, weil es bisher noch keine systematischen Untersuchungen dieser Art gibt.

Es gibt jedoch die Beschreibung eines Selbstversuches, die uns bei dieser Aufgabe weiterhelfen kann: Goethe schildert die Veränderung seiner individuellen Wirklichkeit und seines Körpererlebens in einer Situation, der er sich anläßlich der Kanonade von Valmy am 19. September 1792 freiwillig aussetzte[5]):

»Ich hatte soviel vom Kanonenfieber gehört und wünschte zu wissen, wie es eigentlich damit beschaffen sei. Langeweile und ein Geist, den jede Gefahr zur Kühnheit, ja zur Verwegenheit aufruft, verleitete mich, ganz gelassen nach dem Vorwerk La Lune hinaufzureiten... Ich war nun vollkommen in die Region gelangt, wo die Kugeln hinüberspielten... Unter diesen Umständen konnte ich jedoch bald bemerken, daß etwas Ungewöhnliches in mir vorgehe; ich achtete genau darauf, und doch würde sich die Empfindung nur vergleichsweise mitteilen lassen. Es schien, als wäre man an einem sehr heißen Orte und zugleich von derselben Hitze völlig durchdrungen, so daß man sich mit demselben Element, in welchem man sich befindet, vollkommen gleich fühlt. Die Augen verlieren nichts an ihrer Stärke noch Deutlichkeit; aber es ist doch, als wenn die Welt einen gewissen braun-rötlichen Ton hätte, der den Zustand sowie die Gegenstände noch apprehensiver macht. Von Bewegungen des Blutes habe ich nichts bemerken können, sondern mir schien vielmehr alles in jener Glut verschlungen zu sein. Hieraus erhellet nun, in welchem Sinne man diesen Zustand ein Fieber nennen könne. Bemerkenswert bleibt es indessen, daß jenes gräßlich bängliche nur durch die Ohren zu uns gebracht wird; denn der Kanonendonner, das Heulen, Pfeifen und Schmettern der Kugeln durch die Luft ist doch eigentlich Ursache an diesen Empfindungen.« Einige Zeilen weiter heißt es: »Es gehört übrigens dieser Zustand unter die am wenigsten wünschenswerten«[6]).

An dieser Schilderung sind folgende Punkte für uns bemerkenswert:

1. Die Mischung aus Aggressivität und kühler Berechnung. Die Aggressivität war durch die Gefahr geweckt worden (»ein Geist, den jede Gefahr zu Kühnheit, ja zu Verwegenheit aufruft«). Gleichzeitig war aggressives Verhalten durch ein Ideal äußerster Selbstbeherrschung blockiert, dessen Verwirklichung Goethe durch den Status des Nichtkombattanten möglich gemacht wurde. Er konnte sich »ganz gelassen« in die Region begeben, »wo die Kugeln hinüberspielten«.

2. Von ganz besonderem Interesse ist die Schilderung der Veränderung seiner individuellen Wirklichkeit durch die Aufhebung der Grenzen zwischen Außenwelt und Körper: Goethe fühlt sich wie »an einem sehr heißen Orte und zugleich von derselben Hitze völlig durchdrungen, so daß man sich mit demselben Element, in welchem man sich befindet, vollkommen gleich fühlt« oder ihm »schien alles in jener Glut verschlungen zu sein«. Dieser Zustand kann als Regression auf die Stufe der Stimmungen bezeichnet werden, auf welcher Körper und Umgebung noch ohne feste Grenzen ineinander fließen und in denen Motive (Programme) fehlen, die Stimmung zu einer individuellen Wirklichkeit zu strukturieren, in der Gegenstände und Vorgänge dem aggressiven Drang konkrete Ziele bieten.

Hätte Goethe in der von ihm geschilderten Situation seinen Puls und seinen Blutdruck messen können, so hätte er zweifellos stark erhöhte Werte festgestellt. Wir haben bei essentiellen Hypertonikern beschrieben, daß sich ihre aggressive Stimmung nicht zu einer strukturierten Wirklichkeit differenzieren kann, weil die Handlungsmotive, die dafür erforderlich wären, so angstbesetzt sind, daß sie verdrängt bleiben[7]). Der Unterschied zwischen der individuellen Wirklichkeit dieser Patienten und der die Goethe erlebt, scheint lediglich der zu sein, daß Goethe als »Nichtkombattant« die Situation jederzeit beenden konnte, diese Möglichkeit den Hypertoniekranken jedoch verschlossen ist.

Diese, in einer diffusen Stimmung aufgelöste Welt ohne feste Konturen und ohne Grenzen zwischen einem Ich und äußeren Gegenständen, entspricht einer präverbalen Phase unserer Entwicklung. Sie ist daher mit den Begriffen unserer Wortsprache nur vergleichsweise zu beschreiben: »Das Ungewöhnliche«, das mit ihm vorgeht, wird von Goethe als »Empfindung« bezeichnet, die sich nur »vergleichsweise mitteilen läßt«.

3. Bemerkenswert ist ferner die Tatsache, daß die raum-zeitliche Struktur der umgebenden Welt nicht in Mitleidenschaft gezogen ist. Goethe konnte sich trotz der Veränderung seiner Wirklichkeit weiter orientieren und blieb weiterhin Herr seiner Handlungen und Entschlüsse. Sein Ich war gewissermaßen gespalten: Ein Teil verschmolz mit der Stimmung des höllischen Feuers mit seiner Umgebung zu einem undifferenzierten Kontinuum; der andere Teil blieb zu kühler Beobachtung und Selbstbeherrschung befähigt. »Die Augen verlieren nichts von ihrer Stärke und Deutlichkeit«. Entsprechend war auch die erlebte Wirklichkeit gespalten: Wie in einem bren-

nenden Haus war der eine Teil in Feuer und Hitze aufgelöst, während der andere Teil wie aus dem Feuer herausragende Mauern und Balken seine feste Struktur behielt.

4. Unsere allgemeine Behauptung, daß die Wirklichkeit, die wir erleben, von der Phantasie aus Deutungen aufgebaut wird, welche an sich neutrale Sinneszeichen interpretieren, wird durch die Feststellung Goethes illustriert, es bleibe bemerkenswert, »daß jenes gräßlich bängliche nur durch die Ohren zu uns gebracht wird«. So sehr Goethes Deutungen auch der Realität seiner Umgebung entsprachen, so war es letztlich doch seine Phantasie, welche die akustischen Wahrnehmungen als »Heulen, Pfeifen und Schmettern der Kugeln durch die Luft« interpretierte, ehe sie zur »eigentlichen Ursache an diesen Empfindungen« werden konnten.

5. Schließlich ist noch die Feststellung bemerkenswert, daß »dieser Zustand unter die am wenigsten wünschenswerten« gehört. Das macht es verständlich, daß Hypertoniker dazu neigen, Beobachtungen zu verleugnen, deren Inhalte aggressiver Art sind und die ihre prekäre Stimmung intensivieren würden. Da sie genug mit dem Feuer in sich selbst zu tun haben, vermeiden sie jeden Anlaß, der das Feuer noch schüren könnte.

Diese Vorsicht, und die Tatsache, daß die raum-zeitliche Struktur der individuellen Wirklichkeit erhalten bleibt, erlaubt es den Hypertonikern unauffällig für die Umgebung ihre Ziele zu verfolgen. Das bestärkt sie in dem allgemeinen Glauben, ihre Wirklichkeit würde sich in nichts von der ihrer Mitmenschen unterscheiden. So bemerken auch ihre Mitmenschen den Unterschied nicht, der zwischen ihrer individuellen Wirklichkeit und der der Hypertoniker besteht.

5.1.3 Wutanfall, Panik und Rückzug

Wenn die Intensität der Stimmung jedoch ein erträgliches Maß übersteigt, können auch Selbstbeherrschung und kühle Überlegung keinen Ausweg mehr finden. In diesem Moment kann auch die raumzeitliche Struktur der individuellen Wirklichkeit zusammenbrechen. Dann ist der Moment gekommen, in dem die individuelle Wirklichkeit sich in das Chaos des Wutanfalles oder der Panik auflöst und indem die zurückgestauten aggressiven Triebimpulse freigesetzt, sich primärprozeßhaft und rücksichtslos entladen. Biologisch ist diese Regression auf einen undifferenzierten Zustand sinnvoll; denn es ist immer wieder beschrieben worden, daß Menschen in solchen Situationen ungeahnte physische Kräfte entfalten können, die u. U. sogar in einer scheinbar ausweglosen Lage noch Rettung bringen.

Aber wenn auch das nicht gelingt, kann die Stimmung von aggressiver Zuwendung plötzlich in Apathie und Rückzug umschlagen. Damit verliert die individuelle Wirklichkeit nicht nur jede Struktur; sie löst sich in »nichts« auf. Ihre eben noch so unaufschiebbare Bedrohlichkeit weicht einer um sich greifenden Apathie und Gleichgültigkeit, in der die Umgebung uns nichts mehr angeht. Der Umschlag aus dem offenen in das relativ geschlossene System eines umweltlosen Körpers kann klinisch bis zu dem Zustand des Schocks gehen.

Marshall hat während des zweiten Weltkrieges Soldaten in Gefahrensituationen beobachtet. Er schildert ihre körperlich-seelische Verfassung in Momenten, in denen sie von dem Gefühl der Gefahr überwältigt wurden:

»Panik bis zur Erschöpfung lähmt Körper und Geist vollständig. Während der Amphibienoperationen habe ich solche Panik auf Soldatengesichtern gesehen. Vorn stand der Feind, hinten lag die See; es gab keine Möglichkeit zum Davonlaufen, selbst wenn der einzelne noch zu einer Bewegung fähig gewesen wäre. So saßen die Leute stumm und völlig geistesabwesend im feindlichen Feuer, ihre Finger waren zu schwach um auch nur eine Waffe zu halten«[8]).

Die Schilderung Goethes beschreibt eine Alarmsituation, die zwischen ergotropem und histiotropem Zustand die Mitte hält; die Situation der Panik entspricht einem extremen ergotropen Zustand; Marshall schließlich schildert eine Situation, in der die Alarmsituation in das histiotrope Muster des Rückzugs umgeschlagen ist und in der eine überwältigende Apathie nach Art des Totstellreflexes alle Strukturen der individuellen Wirklichkeit aufgelöst hat.

Eine solche Situation kann für kurze Zeit biologisch sinnvoll sein. Auf die Dauer ist sie mit dem Leben nicht vereinbar. Wir wissen, daß der vorher erhöhte Blutdruck jetzt auf kritische Werte absinken kann, daß die erhöhte Herzfrequenz in eine Bradycardie umschlagen und sich ein Zustand einstellen kann, in dem der Patient nur noch durch das Eingreifen des Arztes zu retten ist. Die Beobachtungen über plötzliche Todesfälle in psychisch belastenden Situationen lassen sich durch diese Zusammenhänge erklären[9]).

Eine weit weniger bedrohliche Form einer Auflösung der individuellen Wirklichkeit im Sinne eines Totstellreflexes ist die Synkope. Hier läuft das Programm des Umschlags von dem offenen System in ein weitgehend geschlossenes als »bloßer Körper« rascher ab und ist fast immer spontan reversibel (s. Kapitel Synkope).

5.1.4 Psychosomatisch und/oder somatopsychisch

Diese Veränderungen der individuellen Wirklichkeit führen psychosomatisch zu Reaktionen des Körpers, die den ganzheitlichen Aspekt, bzw. die untrennbare Zusammengehörigkeit von Wirklichkeitshülle und Körper unterstreichen. Dieser Aspekt wird auch in den umgekehrten Situationen deutlich, wenn sich die individuelle Wirklichkeit eines Menschen auf Grund körperlicher Vorgänge – also somatopsychisch – verändert. Eine anschauliche Schilderung dieses Vorgang findet sich in den bekannten Versen Wilhelm Busch's über das Zahnweh[10]).

In den bisher erwähnten Beispielen sieht es so aus, als ob entweder die seelische oder die körperliche Seite »angefangen« hätte. Veränderungen unserer individuellen Wirklichkeit, die sich relativ eindeutig als psychosomatisch oder somatopsychisch bedingt definieren lassen, bilden aber nur die beiden Extremvarianten einer breiten Skala, auf der die Zustände überwiegen, bei denen beide Teile »anfangen«, und bei denen es sich häufig nicht mit Sicherheit entscheiden läßt, welche Seite früher oder stärker beteiligt ist. Auch der Mechanismus der im Schmerz somatopsychisch die individuelle Wirklichkeit zu einem Körperteil (z. B. einem Backenzahn) zusammenschrumpfen läßt, kann in pathologischen Fällen psychosomatisch ablaufen. Dann wird der Situationskreis gewissermaßen kurz geschlossen und an Stelle einer bedrohlichen Welt füllt ein Körperteil mit seinen Beschwerden die individuelle Wirklichkeit des Patienten aus. Dieser Mechanismus spielt bei Kranken mit funktionellen Syndromen (siehe das entsprechende Kapitel) und bei Hypochondrien eine wichtige Rolle. Häufig wird dann, unbewußt, im Magen-, Herz- oder Kopfschmerz die Szene reproduziert, in der der betroffene Körperteil Gegenstand der Fürsorge einer behütenden mütterlichen Person war. Der Patient zieht sich damit partiell auf eine Insel der mehr oder weniger als glückselig – jedenfalls als weniger beunruhigend als die Gegenwart – erlebten Vergangenheit zurück.

5.1.5 Kälte, Verlassenheit und Schuld oder die individuelle Wirklichkeit karzinomgefährdeter Menschen

Die bisherigen Beispiele für Veränderungen unserer individuellen Wirklichkeit lassen sich nach dem Schema: Aktivation, bzw. Ergotropie oder Umschlag in Rückzug bzw. Histiotropie bis zum Schock ordnen. Wir haben darauf hingewiesen, daß die individuellen Wirklichkeiten von Patienten mit funktionellen Syndromen und Hypochondrien häufig durch einen partiellen Rückzug charakterisiert sind, durch den ein Körperteil zum Zentrum der Aufmerksamkeit wird, und daß bei ihnen die Verfassung häufig zwischen ergotroper und histiotroper Situation oszilliert.

Es gibt aber Situationen, die sich nicht in dieses Schema einfügen lassen. Es handelt sich um Zustände des Rückzuges und der Hoffnungslosigkeit, die weit weniger dramatisch sind, die nicht mit erlebter Angst oder deren somatischen Äquivalenten einhergehen und doch für den Körper des Betreffenden eine schwerwiegende Bedrohung darzustellen scheinen.

In der Vorgeschichte von Krebskranken haben Bahnson, Le Shan und andere Autoren diese Verfassung beobachtet. Nach ihrer Beschreibung zeichnet sie sich ähnlich wie das »Kanonenfieber« durch eine merkwürdige Spaltung aus: Auf der Routineebene des Alltags ist alles normal und gut angepaßt. Die individuelle Wirklichkeit »funktioniert«. Aber sie ist im Gegenteil zu dem Feuer, das die Stimmung bei Goethe beherrschte, ohne Farben, ohne Wärme, kurz ohne libidinöse Inhalte und damit ohne Sinn. Sie besteht gewissermaßen nur noch aus einem raumzeitlichen Gerüst, in dem die Patienten sich orientieren und handeln. Der Zustand hat daher auch keine Ähnlichkeit mit dem des Schocks, den Marshall bei den Soldaten beschreibt, oder mit anderen Zuständen des Rückzuges, etwa dem der Ohnmacht oder des Komas, in dem die individuelle Wirklichkeit ausgelöscht ist. Die Wirklichkeit, in der diese Patienten leben, ist unter dem Aspekt ihrer raum-zeitlichen Struktur ebenso deutlich gegliedert, wie die Wirklichkeit, die Goethe beschreibt. Sie ist auch ebenso gespalten: Denn auch ihre Stimmung paßt nicht mit dieser gut erhaltenen raum-zeitlichen Struktur zusammen. Nur hat sich die Stimmung jetzt in die entgegengesetzte Richtung verändert: Sie droht nicht vor Aggressivität zu bersten, im Gegenteil, sie ist mühsam und beschwerlich. Sie trägt nicht mehr. Der Patient muß alles selbst leisten, obgleich alles seine Kräfte übersteigt. Diese Wirklichkeiten kontrastieren auch zu denen von Patienten mit funktionellen Syndromen: Das Hin und Her zwischen ergotroper und histiotroper Verfassung, wie wir es bei diesen Patienten sehen, hat aufgehört; Angst ist in Resignation; Verzweiflung in stille Hoffnungslosigkeit umgeschlagen. Der Kampf ist zu Ende – und verloren und damit sind die Quellen spontaner Aktivität versiegt.

Veränderungen der individuellen Wirklichkeit dieser Art sind für die psychosmatische Medizin von besonderem Interesse. Denn es scheint, daß sie damit eine wichtige Schutzfunktion für den Körper verliert. Man hat immer wieder beobachtet, daß Menschen im Verlauf eines von Enttäuschungen und unersetzbaren Verlusten geprägten, aber geduldig und still ertragenden Lebens schließlich von einer schweren organischen Krankheit befallen werden. Die einzige Änderung, die den Außenstehenden auffällt, ist eine allmähliche oder rasch sich ausbreitende Resignation, das Gefühl des nicht mehr Durchhaltenkönnens, des Aufgebenmüssens. Schmale und Engel haben diesen Zustand als Hilflosigkeit und Hoffnungslosigkeit beschrieben und nachgewiesen, daß er häufig dem Ausbruch einer schweren organischen Krankheit vorausgeht[11]).

Le Shan bringt einige Beispiele aus der Vorgeschichte von Karzinompatienten. Ein Patient sagt: »Es ist, als hätte ich mein ganzes Leben einen sehr steilen Berg hinaufsteigen müssen. Es war immer schwer und mühsam, nur hier und da kleine Felsvorsprünge, auf denen ich mich ein wenig ausruhen, vielleicht sogar ein wenig freuen kann. Aber es ist mein Schicksal immer steigen zu müssen – und der Berg hat keinen Gipfel.« Ein anderer Patient sagt: »Ich gehe immer weiter und ich bin sehr erfolgreich und ich funktioniere durchaus adäquat. Aber das hat alles mit meinem wirklichen Leben nichts zu tun. Da drinnen hat alles keine Bedeutung. Was ich mir immer gewünscht habe, ist nichts anderes, als in Ruhe gelassen zu werden, und da man das niemals wirklich haben kann, habe ich mir im Grund immer gewünscht, tot zu sein«. Oder ein dritter: »Sie wissen, wie es mit einem Haus ist, das keine Isolierung hat, sondern nur Risse in den Wänden? Je mehr man drinnen heizt, umso mehr Wärme fließt heraus. Sie können es nie warm bekommen. Ich habe immer gewußt, daß es so mit meinem Leben ist, ich mußte immer nur geben und geben, aber es gab niemals eine Rückstrahlung. Wenn ich innerlich warm werden wollte, mußte ich das ganz allein tun. Es ist gleichgültig, was ein anderer tut, er kann mir keine Wärme geben«[12]).

Die Hoffnungslosigkeit dieser Winterlandschaft ohne Wärme und Zuspruch ist aber nur die eine Seite der bei Krebskranken beschriebenen Veränderungen ihrer individuellen Wirklichkeit. Die andere Seite wird sichtbar, wenn man auf die Schuldgefühle achtet, unter denen die Patienten leiden. Dieser Aspekt ist offenbar psychosomatisch besonders bedeutsam. Er kann als ein Zustand interpretiert werden, in dem die von der Umgebung abgeschnittenen Aggressionen sich gegen den eigenen Körper richten. Die Patienten spüren, daß sie aus irgendeinem dunklen, aber unbezweifelbaren Grund verdammt sind; daß sie alles selbst verschuldet haben und sich deswegen hassen müssen, gleichgültig, wie gut und hilfsbereit sie sind. Die Außenstehenden erleben solche Patienten als gütige, bescheidene und liebenswürdige Menschen ohne Aggressionen. Sie ahnen nicht, wie es in der individuellen Wirklichkeit ihrer stillen und freundlichen Nachbarn aussieht. Vergl. Kapitel: »Krebs in psychosomatischer Dimension«.

5.1.6 Die »irreale« Wirklichkeit

Der Arzt erlebt Patienten, deren individuelle Wirklichkeit ähnliche Züge aufweist, relativ häufig. Allerdings unterscheiden sie sich meistens in diesem letzten, offenbar wesentlichen Punkt von den Wirklichkeiten, die bei Karzinompatienten beschrieben worden sind. Die Patienten haben nicht das Gefühl, selbst an ihrem Unglück schuld zu sein. Sie geben die Schuld der bösen und lieblosen Umgebung, die sie zurückstößt und allein läßt. Ihre aggressiven Gefühle sind, wenn auch oft unterdrückt, doch noch sehr deutlich spürbar. Sie äußern sich auch hin und wieder in Angstzuständen mit somatischen Äquivalenten.

Störungen der individuellen Wirklichkeit dieser Art, haben nicht die gleiche pathogene Bedeutung, wie die Veränderungen, die Le Shan bei seinen Patienten beschrieben hat. Aber die Spaltung in eine raum-zeitlich gut erhaltene Struktur auf der einen Seite und ein diffuses Verschwimmen in einer Stimmung der Verlassenheit und Isolation auf der anderen, ist auch für diese Wirklichkeiten charakteristisch. Damit wird ein für die »Physiologie« des Organs individuelle Wirklichkeit wichtiger Punkt deutlich. Ihr wechselnder Gehalt an »Realität«. Eine Krankengeschichte soll das erläutern:

Bei Frau M. stellten sich im Laufe einer langwierigen psychotherapeutischen Behandlung fast unerträgliche Angstzustände und äußerst heftige Magenbeschwerden ein. Beides begann in dem Augenblick, als – durch äußere Gründe erzwungen – das Ende der Therapie sichtbar wurde. Die Patientin berichtete jetzt, daß ihr die Stadt, in welcher der Arzt wohnte und die sie regelmäßig besuchte, eine »vertraute Wirklichkeit« geworden war. Das galt jedoch nur für die Zeit, in welcher sich der Arzt ebenfalls in dieser Stadt aufhielt. Würde er die Stadt z. B. während seines Urlaubs verlassen, könne sie den Aufenthalt dort keinen Tag, ja keine Stunde länger ertragen. Die vorher vertrauten Straßen, Plätze, Gebäude und Menschen würden sich dann auf eine merkwürdige, ja unheimliche Weise verändern: Während es sie bisher beruhigt habe, sich unter die Menschen zu mischen und mit ihnen die Stadt zu teilen, sei sie dann völlig isoliert; denn die Menschen, Straßen und Häuser seien fremd und unwirklich geworden wie eine Geisterstadt. An den Konturen der Häuser und ihrer Anordnung habe sich nichts geändert. Aber jede Verbindung zwischen ihr und den Dingen der äußeren Welt sei wie abgeschnitten.

Im Anschluß an diesen Bericht konnte sie feststellen, daß sie die gleiche Erfahrung in ihrem Leben schon mehrfach gemacht hatte: Einmal während ihrer Kindheit, als die Eltern bei einer längeren Abwesenheit »um die Tochter nicht zu beunruhigen« das Haus heimlich verlassen und der Obhut einer entfernten, fast fremden Verwandten übergeben hatten. Dann als sie als junges Mädchen zur Berufsausbildung das Elternhaus verließ und in eine benachbarte Stadt zog. Schließlich als ihr Mann sich von ihr trennte und sie mit den beiden Kindern in der kleinen Stadt, in der sie die Ehejahre verbracht hatte, allein zurückblieb.

In diesen Zeiten des Isoliertseins konnte sie sich zwar nach wie vor in ihrer Umgebung orientieren, aber die Orientierung war jetzt, wie sie sagte, »ganz äußerlich«, gewissermaßen »nur noch technisch«; denn Häuser, Straßen und Plätze waren, wie die Patientin es ausdrückte, trotzdem sich an ihrer Anordnung in Raum und Zeit nichts geändert hatte, »irreal« geworden.

Was wollte die Patientin mit diesem Begriff sagen? Was erlebte sie als »Realität«, die ihrer Wirklichkeit immer wieder entzogen wurde, ohne daß sie sich dagegen wehren konnte?

5.2 Realität als psycho-biologisches Problem

Die gleiche Frage stellt sich bei den Patienten, von denen Le Shan berichtet. Auch sie erleben ihre individuelle Wirklichkeit als »irreal«. Diese Kennzeichnung einer Veränderung der individuellen Wirklichkeit hören wir in verschiedenen Variationen bei vielen Patienten. Sie führen dann z. B. Klage darüber, daß sie »außerhalb des wirklichen Lebens« stünden, oder daß sie von den anderen und deren »realem Dasein« wie durch eine Glaswand getrennt seien und ähnliches mehr.

Alle diese Redewendungen beschreiben ein Defizit, nämlich das Fehlen einer Qualität, die für die Patienten irgendwie das Leben selbst bedeutet. Sie meinen mit »Realität« offenbar etwas anderes als Naturwissenschaftler, Philosophen oder Linguisten unter Realität verstehen. Was sie mit diesem Terminus ausdrücken wollen, entspricht am ehesten einem Zusammenhang, den die Psychoanalyse als »Realitätsprinzip« beschreibt, das eine Art Schutz- und Kontrollfunktion gegen pathologische Entwicklungen unserer Phantasietätigkeit ausüben soll. Aber auch hier ist letzten Endes nicht klar, wie »Realität« definiert werden soll.

Die Schilderung der verschiedenen individuellen Wirklichkeiten, in denen kranke Menschen leben müssen, hat uns unerwartet mit einem sehr komplizierten philosophischen Problem konfrontiert: Wir stehen vor der Frage, wie die Begriffe »Phantasie« und »Realität« zu definieren sind und wie wir uns das Verhältnis zwischen beiden vorstellen sollen? Spätestens hier wird klar, daß diese Frage im Grunde schon von Anfang an hinter unserer These verborgen war, daß die individuelle Wirklichkeit, in der wir unsere Umgebung erleben, von unserer Phantasie als schützende, ja das Leben ermöglichende, Hülle um unseren Körper gesponnen wird. Trotzdem könnten wir diese Frage den Philosophen überlassen, wenn die klinische Erfahrung nicht zeigen würde, daß unsere individuelle Wirklichkeit mit dem Verlust jener Qualität, den unsere Patienten als »Realität« bezeichnen, auch wesentliche Funktionen für unseren Körper einbüßen kann.

Die merkwürdige Spaltung der individuellen Wirklichkeit in eine diffuse Grundstimmung, die mit den scharfen raumzeitlichen Strukturen der Gegenstände und Vorgänge kontrastiert, erinnert zunächst an das Konzept Schur's, nach dem Regression auf eine sehr frühe, noch nicht in Somatisches und Psychisches differenzierte Phase zu einer »Resomatisierung« führen soll. Darunter wird eine Verfassung verstanden, in welcher der Körper durch den Verlust der Möglichkeit einer psychischen Verarbeitung von Spannungen (einer Neutralisierung von Triebenergien) äußeren und inneren Gefahren ungeschützt ausgesetzt ist. Wir haben auf die Schwierigkeit hingewiesen, die der Begriff einer noch nicht in Psychisches und Somatisches differenzierten Einheit mit sich bringt. Auch die Vorstellung, daß eine Regression auf früheste Entwicklungsphasen mit einem – jedenfalls für die Außenstehenden – normalem Funktionieren im täglichen Leben vereinbar sein soll, läßt sich ohne die Annahme einer Spaltung in Stimmung und gegenständliche Welt nicht verstehen. Auf eine dritte Schwierigkeit hat Mitscherlich aufmerksam gemacht. Er hat darauf hingewiesen, daß eine Regression im späteren Leben nicht mehr den noch plastischen Organismus des Embryo oder Säuglings vorfindet[13]). Diese Überlegung drückt mit anderen Worten den Gedanken der Systemtheorie aus, daß eine zunehmende Differenzierung des Körpers zugleich eine »Mechanisierung« bedeutet, die seiner Plastizität immer engere Grenzen zieht (s. Kapitel 4).

Ein Teil dieser Schwierigkeiten läßt sich überwinden, wenn wir annehmen, daß unsere Phantasie die individuelle Wirklichkeit als Organ eines Gesamtsystems (mit bestimmten Funktionen für dieses System) aufbaut und daß sie dabei von Prinzipien geleitet wird, welche für die Funktionsfähigkeit ihres Produkts »Wirklichkeit« sorgen. Unter diesem Gesichtspunkt lassen sich zwei Prinzipien unterscheiden, die wir das:
1. pragmatische Realitätskriterium und 2. das kommunikative Realitätskriterium nennen können.

5.2.1 Das pragmatische Realitätskriterium

Sprechen wir zunächst von dem ersten Kriterium. In Kapitel 4 wurde der Gedanke entwickelt, das pragmatische Realitätskriterium sei im Verlauf der psychischen Entwicklung aus der Alarmreaktion hervorgegangen.

Diese Überlegung stützt sich auf Beobachtungen, nach denen bereits das Verhalten des Säuglings von einem Prinzip gesteuert wird, das man als Reaktion auf das Eintreffen oder Ausbleiben von Vorerwartungen interpretieren muß. Dieses Prinzip entscheidet, ob der Säugling mit koordinierter Zuwendung reagiert, ob er mit Panik antwortet (die ebenfalls noch als Appel an die Umgebung und damit als äußerste Form der Zuwendung aufgefaßt werden kann), oder ob auf der Höhe der Aktivierung die ergotrope Verfassung in ein histiotropes Muster der Abwendung im Sinne eines Totstellreflexes umschlägt[14]).

In einer individuellen Wirklichkeit, die dem pragmatischen Realitätskriterium entspricht, treffen unsere Vorerwartungen deshalb ein, weil die Programme, mit denen wir unsere Umgebung interpretieren, bereits in der Phantasie nach dem Kriterium der Wahrscheinlichkeit des Eintreffens ihrer Prognosen vorgetestet sind. Wenn Prognosen dann trotzdem einmal nicht eintreffen, sind wir noch nicht von Panik bedroht, da wir im Laufe unserer individuellen Entwicklung durch den Aufbau eines Vorrats von alternativen Programmen gelernt haben, Programme, die den Anforderungen der Situation nicht gerecht werden, routinemäßig abzuwandeln oder durch bessere zu ersetzen. Dieser Vorrat von Programmen und die Fähigkeit sie bei Bedarf in der Phantasie durch Probehandlungen vorzutesten, erlaubt den Aufbau einer flexiblen Wirklichkeit, in der Ereignisse, welche früher unsere Integrität und unser Überleben bedrohten, gewissermaßen schon vor den Toren des Körpers abgefangen werden: Entweder können Gefahren, die am Horizont unserer Wirklichkeit auftauchen, überhaupt vermieden oder der Körper darauf vorbereitet werden, daß er in dem entsprechenden Augenblick den Kampf aufnehmen kann. Damit wird die Rolle deutlich, die das pragmatische Realitätsprinzip für eine der Schutzfunktionen unserer individuellen Wirklichkeiten dem Körper gegenüber spielt. Erst wenn bedrohliche Ereignisse nicht mehr durch verfügbare Programme schon vorwegnehmend in unserer individuellen Wirklichkeit bewältigt werden, kann es zum Zusammenbruch, zum Rückzug kommen, der den Körper dann ungeschützt den eigenen Spannungen oder den Ereignissen der Umgebung preisgibt.

Realitätsverlust bedeutet in einem solchen Fall Auflösung der individuellen Wirklichkeit im Chaos und Umschlag der Organisationsform des offenen Systems in ein relativ geschlossenes System als »bloßer Körper«. »Realität« wird in diesem Zusammenhang als Verläßlichkeit der Ordnung unserer individuellen Wirklichkeit erlebt.

5.2.2 Das kommunikative Realitätskriterium

Die Annahme, daß neben dem pragmatischen noch ein weiteres Realitätskriterium den Aufbau unserer individuellen Wirklichkeit leitet, wird zunächst durch die Beobachtung von Formen des Rückzugs nahegelegt, die als Realitätsverlust erlebt werden, ohne daß es zu dramatischen Katastrophen kommt, die mit bewußt erlebter Angst oder Panik mit spektakulären Körperreaktionen vegetativer Art und schließlich mit einer Auflösung unserer Wirklichkeitshülle einhergehen. Die Beispiele, die wir gebracht haben, machten deutlich, daß die Bezeichnung »Realität« jetzt nicht die Verläßlichkeit unserer Vorerwartungen, sondern eine Art Kommunikation mit den Mitmenschen bezeichnen soll, und daß eine Störung oder Aufhebung dieser Kommunikation als »Realitätsverlust« erlebt wird. D. h. letzten Endes, daß wir in den Gegenständen und Vorgängen unserer individuellen Wirklichkeit nicht nur die Vorerwartungen erleben, welche den Deutungen unserer Programme entstammen, sondern auch eine Art Echo, mit dem uns unsere Mitmenschen die intersubjektive Gültigkeit unserer individuellen Erlebnisse bestätigen. Die Patienten, die über ein Ausgeschlossensein aus dem lebendigen Geschehen um sie her klagen, oder die sich wie durch eine undurchdringliche Glaswand von den Wirklichkeiten der andern abgeschieden fühlen, erleben das Ausbleiben dieses Echos als etwas außerordentlich Beunruhigendes und gebrauchen das Wort »Realitätsverlust« um diese Erfahrung zu bezeichnen.

Für diesen »Echo-Effekt«, wie wir ihn nennen können, scheinen Personen, zu denen enge, gefühlsmäßige Bindungen bestehen, (Objekte im psychoanalytischen Sprachgebrauch) eine Art Vermittlerfunktion zu besitzen. Wenn die Verbindung zu ihnen verloren geht, kann das Echo, das die gefühlsmäßige Verbindung mit den andern Menschen aufrecht erhält, verstummen.

5.2.3 Die beiden Aspekte von Realität

Die beiden Realitätsprinzipien sind für unsere psychologische Entwicklung von größter Wichtigkeit. Mit ihrer Hilfe lernt das Kind die Aufgaben meistern, die vorher die Natur als biologische Phantasie für ihre Geschöpfe gelöst hatte: Die Vermittlung zwischen den aus dem Körper entspringenden Trieben (dem ES) und den Widerständen und Möglichkeiten, welche die Umgebung für die Sensomotorik bietet. Mit der von der Sensomotorik gelösten Phantasie kann das Kind schließlich in einer »Innenwelt« Wege, Umwege und Kombinationen erfinden, welche der biologischen Natur verschlossen sind. Ich-Bildung und die Fähigkeit zum Aufbau einer individuellen Wirklichkeit gehen also Hand in Hand.

Bei dieser Umwandlung von Funktions- in Situationskreise oder von Umwelt in individuelle Wirklichkeit hat das pragmatische Realitätsprinzip die Aufgabe, die Zuverlässigkeit der Programme auf Grund des Eintreffens oder Ausbleibens ihrer Prognosen im Verlauf der sensomotorischen Kreisvorgänge zu testen. Das Eintreffen oder Ausbleiben der in den Programmen vorhergesagten Ereignisse entscheidet dann über ihren pragmatischen Realitätsgehalt. Das pragmatische Realitätskriterium gilt also in erster Linie für die Programme der sensomotorischen Zirkel (der Gestaltkreise von Wahrnehmung und Bewegung im Sinne v. Weizsäckers), aus denen unsere Phantasie jenes Netz raum-zeitlicher Beziehungen entwirft, in dem wir die Phänomene einfangen und lokalisieren, wie die Spinne ihre Beute in den Maschen ihrer Fäden.

Das kommunikative Realitätsprinzip hat eine andere Aufgabe. Für die psychosomatische Medizin ist es deshalb von so großer Wichtigkeit, weil es dem Einzelnen die Gewißheit einer Kommunikation mit seinen Mitmenschen in der emotionalen Bedeutung seiner Wahrnehmungen gibt – oder vorgaukelt. Als »Realität« sind Phänomene nicht nur Garanten einer neutralen gemeinsamen Wirklichkeit, in der wir uns mit andern räumlich und zeitlich (pragmatisch) orientieren können; sie sind darüberhinaus Garanten gemeinsamer emotionaler Erfahrung. Sie sind wie Berger und Luckmann es formulieren »Indikatoren subjektiver Empfindungen«, bzw. »Objektivationen menschlicher Subjektivität«[15]). In der Wahrnehmung von realen Phänomenen habe ich auch an den Empfindungen der anderen teil. Wir sind in ihren emotionalen Bedeutungen miteinander verbunden.

Die beiden Realitätsprinzipien weisen auf verschiedene »Verfahren« hin, deren sich die Phantasie bei dem Aufbau unserer Wirklichkeit bedient und die in verschiedenen Lebensabschnitten, wenn auch in engem Zusammenhang und in enger Wechselwirkung, erlernt wurden. Während die kommunikative Komponente von Wirklichkeit die Entwicklungsreihe von Empathie bis zur rationalen Verständigung umfaßt, hat die pragmatische Komponente die Entwicklungsreihe sensomotorischer Interaktionen zum Inhalt, die mit dem Explorationsverhalten des Säuglings und Kleinkindes beginnt und schließlich in die Beherrschung der Umgebung durch die Technik einmündet. Nur wenn wir als Erwachsene diese beiden Verfahren vollkommen beherrschen sind wir in der Lage eine individuelle Wirklichkeit aufzubauen, die gleichzeitig Teil gemeinsamer Wirklichkeiten werden kann.

Das Explorationsverhalten des Säuglings, der ein räumliches Schema für den eigenen Körper und seine nächste Umgebung aufbaut, erkundet dabei auch die Bedeutungs-Unterschiede in dem kommunikativen Kontinuum seiner symbiotischen Umwelt. Wenn das Kleinkind später in den sogenannten Trennungsspielen (dem Verlassen und Wiederaufsuchen der Mutter) als Erweiterung des Körperschemas das Schema für einen Raum aufbaut, in dem man Objekte verlassen und wiederfinden – aber auch von Objekten verlassen werden kann, ohne sie endgültig zu verlieren – wird für die Kommunikation mit der Mutter die Sprache zunehmend wichtig, in der die gemeinsame Bedeutung von »Sachen« für Mutter und Kind jetzt mit dem Namen festgehalten wird, die beide den Sachen geben.

Simons beobachtete die frühkindliche Entwicklung der beiden Zwillinge Werner und Erwin, die während der ersten Monate ihres Lebens wegen einer Immuninsuffizienz in einem Plastikzelt aufwachsen mußten: Während Werner eine relativ normale Entwicklung erlebte, war Erwin durch interkurrente Erkrankungen, aber auch durch das Verhalten des Pflegeteams, in seiner Entwicklung behindert. »Als schließlich Werner während der Trennungsphase zunehmend autonome Verhaltensweisen entwickelte, kam Erwins Verhalten dem Wunsch der Schwestern, ein kleines Kind zu versorgen, auch weiterhin entgegen: er wurde für regressive Verhaltensweisen eher belohnt und dadurch weiter an diese Rolle fixiert. – Diese Entwicklungsprozesse behinderten zusammen mit den räumlichen Verhältnissen die Lösung Erwins aus einer symbiotischen Bindung, bzw. dieser Bindungsform analogen Beziehung zu den Bezugspersonen. – Der unterschiedliche Entwicklungsstand der Kinder fand seinen Ausdruck in der unterschiedlichen Art und Weise, in der die beiden Kinder den für sie relevanten Umweltausschnitt bestimmten: *Während Werner sich kommunikativ an der Übereinstimmung der Benennung von Gegenständen mit den Bezugspersonen orientierte, verfuhr Erwin pragmatisch, d. h. er blieb an der Vorhersagbarkeit von Ereignissen und der »experimentierenden« Manipulation von Gegenständen orientiert*«[16]). Während Werner beide Realitätsprinzipien ungestört entwickeln und anwenden konnte, gelang dies Erwin nur beim pragmatischen Realitätsprinzip. Das Kommunikative versagte bei ihm. Unwillkürlich wird man dabei an jene Patienten mit eingeschränkter Phantasietätigkeit erinnert, die in der Literatur als »Alexithymie« bzw. »Pensée opératoire« beschrieben werden[17]).

5.3 Die Genese des »Ich« und der »Sachen«

Die Annahme eines kommunikativen Realitätsprinzips konfrontiert uns mit einer Reihe von Problemen, vor allem mit der Frage, was wir unter »Rückmeldung«, »Echo« und »Kommunikation«, aber auch was wir unter den »Sachen«, über die kommuniziert wird, zu verstehen haben. Sicher ist nur, daß es sich nicht nur um eine verbale Kommunikation handeln kann; denn die verbale Kommunikation kann erhalten oder unterbrochen sein, ohne daß sich an dem spezifischen Realitätserlebnis der Patienten etwas zu ändern braucht. Wir stehen also vor drei Fragen:
1. Wie ist überhaupt zwischen Menschen, die in ihren individuellen Wirklichkeiten eingeschlossen sind, Kommunikation möglich?
2. Wenn ein kommunikatives Realitätskriterium nicht – oder wenigstens nicht ausschließlich – an sprachlicher Kommunikation orientiert ist, an welcher Art von Kommunikation orientiert es sich dann?
3. Warum bezeichnen die Patienten die Eigenschaft ihrer Wirklichkeit, die sie als Kommunikation unklarer Art erleben, als »Realität«?

Diese Fragen lassen sich nicht mit dem Hinweis auf das pragmatische Realitätskriterium beantworten; denn das Eintreffen oder Ausbleiben von subjektiven Vorerwartungen kann von sich aus keine Verbindung zwischen verschiedenen individuellen Wirklichkeiten im Sinne einer Interindividualität oder Gemeinsamkeit begründen.

In dieser Situation ist es zweckmäßig sich noch einmal die Entwicklung des Neugeborenen und des Kleinkindes unter dem Aspekt der Entwicklung einer Ich-Instanz vor Auge zu halten.

5.3.1 Die psychoanalytische Theorie von der Genese des Ich

In Kapitel II sind wir bereits ausführlicher auf die Entwicklung des Neugeborenen und des Kleinkindes unter dem Gesichtspunkt des Übergangs vom Funktionskreis zum Situationskreis eingegangen. Wir haben dort festgestellt, daß wir in dieser Entwicklung mehrere Phasen unterscheiden können: Während der ersten zwei bis drei Monate umfassenden objektlos-autistischen Phase reagiert das Neugeborene noch ausschließlich primärprozeßhaft nach dem Funktionskreisschema. Eine Differenzierung in innere und äußere, oder gar in seelische oder körperliche Reize ist ihm noch nicht möglich.

Ähnliches gilt auch für die folgende symbiotische Phase, die etwa vom »Dreimonatslächeln« und der »Neunmonatsangst« begrenzt wird. Dabei signalisiert das »Dreimonatslächeln« die Fähigkeit, eine allerdings noch austauschbare Pflegeperson wahrzunehmen und die »Neunmonatsangst« die Fähigkeit, die Mutter als Person zu erkennen und von andern zu unterscheiden. Auf die Bedeutung dieser symbiotischen Zweierbeziehung sind wir in Kapitel II ausführlich eingegangen. Es sei nur daran erinnert, daß in dieser Phase Mutter und Kind eine Einheit, eine »Dyade« bilden, daß aber im Kind eine allmähliche Verschiebung von Triebenergien von der »proprio-enterozeptiven« auf die »sensorisch-perzeptiven« Bereiche der Körperperipherie stattfindet, was Freud veranlaßte von einer »Verschiebung der Libido zur Rinde des Körper-Ich« zu sprechen. In dieser Entwicklungsphase können wir also nur von einem »Körper-Ich«, als Summe verschiedener Wahrnehmungen und bestenfalls von psychischen »Ich-Kernen« sprechen die sich um die Aktivitätszonen Mund und Hand bilden, aber noch nicht von einem psychischen Ich im eigentlichen Sinne. Trotzdem besteht auf dieser Entwicklungsstufe schon eine intensive Kommunikation zwischen Mutter und Kind, die von Seiten des Kindes unbewußt und präverbal stattfindet. Das Kind erhält von der Mutter ständig Rückmeldungen und Echos.

Diese symbiotische Phase stellt offenbar eine wichtige Übergangsphase dar, in der sich die ersten Ich-Kerne, sowie die ersten Eindrücke von auftauchenden und wieder entschwindenden Objekten oder Sachen bilden. Wir können auch vermuten, daß die beiden Realitätskriterien, die wir oben beschrieben haben, in den ersten Ansätzen jetzt erlernt werden, wobei diese Phase für das Kommunikative, das offenbar älter als das Pragmatische ist, von besonderer Wichtigkeit zu sein scheint. Erst in der darauffolgenden Individuationsphase, in der sich das

Kind von der Mutter zu trennen beginnt und deren Anfang M. S. Mahler den Zeitpunkt der psychischen Geburt genannt hat, kommen die beiden Realitätskriterien voll zur Entfaltung. Jetzt erst bilden sich ein Ich und eine Außenwelt mit konstanten Sachen und Objekten und die Mutter, die früher ein bedürfnisbefriedigendes »Etwas« war, wird zum Liebesobjekt, mit dem das Kind jetzt auch verbal kommunizieren und interagieren lernt.

Bei all diesen Überlegungen ist es wichtig sich klar zu machen, daß das Ich und die Objekte – bzw. die Innen- und die Außenwelt in wechselseitigem Bezug zueinander parallel entwickelt werden. Der Gedanke, daß der menschliche Geist und seine Fähigkeiten zu sprachlicher Verständigung, zu begrifflichen Vorstellungen usw. nicht als ein Absolutum vorausgesetzt werden kann, sondern daß er ebenso wie unser Körper entwicklungsgeschichtlich aus biologischen Vorstufen entstanden ist, steht heute im Zentrum anthropologischer Vorstellungen. Dieser Gedanke ist eine zentrale These der Arbeiten Piaget's, dessen Untersuchungen eine »genetische Erkenntnistheorie« begründen, nach der unser Denken – bzw. unsere Phantasietätigkeit – aus einer »sensomotrischen Intelligenz« des Säuglings und Kleinkindes hervorgegangen ist, die nach den ersten $1\frac{1}{2}$ Lebensjahren zunächst eine »mentale Intelligenz« der verinnerlichten Handlungen entstehen läßt und sich schließlich zu der »operationalen Intelligenz« des reifen Denkens differenziert[18]).

5.3.2 »Die Handlung« oder das pragmatische System als Bezugsrahmen

Unsere bisherigen Überlegungen haben gezeigt, daß sich das »Ich« und die »Sachen« in wechselseitigem Bezug zueinander entwickeln. Diese Entwicklung vollzieht sich jedoch nicht isoliert, sondern immer im Rahmen einer konkreten Handlung. Zwischen Mutter und Kind, sowie zwischen dem Kind und den Objekten vollziehen sich Handlungen mit Rollen, Stichworten und Szenen, die immer wieder einen gemeinsamen Bezugsrahmen bilden. Diese Handlungen mögen zunächst noch sehr primitiv und einfach sein, sie bilden aber bereits »dramatische Einheiten« bzw. pragmatische Systeme. Die beiden Realitätskriterien werden im Rahmen von Handlungen erprobt.

Dies gilt auch für später, so daß wir ganz allgemein formulieren können: Jede Kommunikation zwischen Kommunikationspartnern und ihren Gegenständen setzt die Gemeinsamkeit einer Handlung voraus, in der die Rollen der Akteure und der Sachen, mit denen agiert und über die kommuniziert wird, festgelegt sind. Das gilt (wie wir in Kapitel III beschrieben haben) sowohl für die vorsprachliche, emotionale, wie für die intellektuelle Ebene der Wortsprache. Auf allen Ebenen setzt Kommunikation den gemeinsamen Rahmen einer Handlung voraus, erst mit ihr kann ein Kommunikationssystem entstehen.

Auf der sprachlichen Ebene können »sprechen« und »handeln« zusammenfallen. Mit anderen Worten: Sprache kann selbst Handlung werden. Diese Feststellung darf uns aber nicht darüber hinwegtäuschen, daß auch die Bedeutung der Worte, mit denen wir handeln, d. h. kämpfen, anklagen oder verletzen, in dem Kontext der Handlung festgelegt sein muß, in dem wir uns ihrer Bedeutung bedienen. Sprache als Abstraktum gibt es nur für Philologen und auch sie bedürfen einer in der Handlung ihres Faches festgelegten Sprache, um sich über Sprache zu streiten oder zu verständigen. Wir sehen also: jede konkrete Sprache setzt ein bestimmtes Handlungssystem voraus, das einen spezifischen »universe of discourse« mit eigenem Kommunikationskonzept und Code begründet[19]).

An dieser theoretischen Überlegung ist für unser Problem noch ein weiterer Punkt von Wichtigkeit: Die Analyse des Sprechens als Handlung, bei der einer redet und ein anderer zuhört, ergibt, daß außer den beiden Partnern als drittes »die Sache«, über die gesprochen wird, zugegen sein muß[20]). Damit erhalten wir eine Antwort auf die Frage, was unsere Patienten unter »Realität« verstehen, die verloren werden kann, ohne daß ihre Wirklichkeit sich aufzulösen braucht: Sache heißt lateinisch res, und unsere Bezeichnungen »real« und »Realität« leiten sich von diesem Wort ab.

5.3.3 Die Evolution der »Sachen«

Unsere bisherigen Überlegungen haben ergeben, daß Kommunikation nur im Rahmen von Handlungssystemen möglich ist, an denen Lebewesen in den von der jeweiligen Handlung vorgeschriebenen Rollen beteiligt sind. Als einfachstes Modell für ein solches Handlungssystem haben wir den Funktionskreis kennengelernt, mit dessen Hilfe Lebewesen eine ihrer Art und körperlichen Ausstattung entsprechende Umwelt aufbauen. Handlungssysteme, die sich mit Hilfe des Funktionskreis-Modells darstellen lassen, können aus Beziehungen zwischen einem Lebewesen und einem unbelebten Gegenstand (z. B. zwischen einem Fisch und dem Wasser als umgebendem Medium); oder zwischen zwei Lebewesen (z. B. zwischen zwei Geschlechtspartnern) oder aber zwischen zwei Lebewesen und einer gemeinsamen Sache (z. B. beim Kampf zweier Lebewesen um ihr Territorium) bestehen. In diesem letzten Fall gewinnt die Sache, um die z. B. gekämpft wird, die Funktion eines Kommunikationsmediums für die beiden an der Handlung beteiligten Partner.

Es gibt aus der Tierbeobachtung unendlich viele Beispiele, in denen Sachen die Rolle von Kommunikationsmitteln zwischen verschiedenen Partnern übernehmen. In diesen Fällen müssen wir annehmen, daß auch der abwesende Partner in den als Kommunikationsmittel benutzten Sachen als gegenwärtig erlebt wird. Tiere reagieren z. B. auf Marken, mit dem ein Artgenosse sein Territorium bezeichnet hat, ähnlich wie auf dessen Anwesenheit. Aber ein solcher abwesend als gegenwärtig erlebter Partner darf nicht im Sinne menschlicher Vorstellungen oder Erinnerungen verstanden werden. Hier zeichnet sich vielmehr eine Entwicklung ab, die man als »Evolution der Sachen« im Rahmen der Phylogenese und Ontogenese der Lebewesen bezeichnen kann.

Während die Erforschung der Evolutionen der Sachen im Tierreich Aufgabe der Verhaltensforschung ist, ist sie bei Menschen eine Aufgabe der Entwicklungspsychologie. Hier gibt es zwei Beiträge, die uns eine erste Orientierung erlauben.

5.3.3.1 Sachen als »Inseln der Geborgenheit«

Der erste Beitrag zu einer Evolution der Sachen im Laufe der kindlichen Entwicklung geht davon aus, daß Sachen im Zuge der Loslösung aus dem symbiotischen Funktionskreis als Mittel der Verständigung zwischen dem Säugling und der Mutter als erste Inseln einer »Realität« entstehen, an der das Kind und die Mutter gleichzeitig teilhaben. Dabei kann die Erfahrung des gleichzeitigen Teilhabens beider Partner als kommunikatives Realitätskriterium dem pragmatischen Realitätskriterium gegenübergestellt werden: nur die Gewißheit, daß der Andere (hier die versorgende und schutzgebende Mutterfigur) die Sache ebenso versteht oder erlebt, gibt dem Kind die Gewißheit mit dem Partner in einer gemeinsamen Handlung und (in dieser) einem gemeinsamen »universe of discourse« zu stehen. Von hier aus läßt sich begreifen, daß der Verlust dieser Gemeinsamkeit, oder die Unmöglichkeit sie herzustellen, für das Kind den Verlust der Orientierung und den Zustand einer Hilflosigkeit und Verlassenheit bedeuten, die es nicht aus eigenen Kräften überwinden kann. Wir beginnen dann zu verstehen, daß mit dem Erwerb der Fähigkeit, die Programme der Spiele mit der Mutter und den gemeinsamen Gegenständen in der Phantasie zu reproduzieren, für das Kind die Voraussetzung für seine Ablösung aus dem symbiotischen Funktionskreis geschaffen wird.

Auf diese Weise kann ein Realitätskriterium eingeübt werden, nach dem wir unsere individuelle Wirklichkeit als Dialog mit einer Instanz aufbauen, die auch in Abwesenheit Schutz gegen das Unheimliche und Fremde der Umgebung verleiht. Was unsere Patienten als »Realität« bezeichnen, meint offenbar jene schwer in Worte zu fassende Erwartung, daß unsere Wirklichkeit, was uns auch zustoßen mag, niemals eine kalte, an unserem Schicksal uninteressierte Fassade, sondern immer etwas ist, das unsere Bedürfnisse und Fragen versteht, etwas, das auch mit seinen Anforderungen noch Fragen an uns stellt. Es scheint also so zu sein, daß das Kind lernt, seine Wirklichkeit als einen Dialog aufzubauen, in welchem in den Sachen das Echo des relevanten Anderen erlebt wird.

Wir haben in Kapitel 2 beschrieben, wie der Säugling im symbiotischen Funktionskreis Informationen aus der Umgebung und aus seinem eigenen Körper über die Deutungen kennenlernt, die ihm die Mutter mit ihren Reaktionen auf sein Verhalten gibt. Dabei werden die Strategien eingeübt und die Programme erlernt, die der Erwachsene später braucht, um im Umgang mit seiner Umgebung seine individuelle Wirklichkeit aufbauen zu können[21]). In dieser primären Handlung zwischen Mutter und Kind geschieht also etwas ungemein Wichtiges: Die Mutter hilft dem Säugling seine körperlichen Bedürfnisse und Triebspannungen, die er zunächst ja nur als unbestimmte Lust oder Unlust empfindet, in psychosoziale Bedürfnisse zu übersetzen. Der Säugling weiß zunächst nicht, was ihn bedrängt. Außer lustvoll und unlustvoll sind ihm keine differenzierten Unterscheidungen möglich. Daher ist es Aufgabe der Mutter, im symbiotischen Funktionskreis die Regungen des Säuglings, der zunächst nur Körperbedürfnisse spürt, als gemeinsame – d. h. psychosoziale – Aufgaben zu interpretieren. Die Bedeutungskoppelung zwischen der Körperebene und der Ebene einer psychisch erlebten individuellen Wirklichkeit, ist also bereits eine soziale Funktion und wenn sich später bei der Loslösung des Kindes aus dem symbiotischen Funktionskreis »die Sachen« als Garanten für die Kommunikation mit der Mutter bilden, so ist auch das nur als sozialer Vorgang zu begreifen.

Jene merkwürdige Qualität, die unsere Patienten als »Realität« bezeichnen, scheint also historisch ihre Wurzeln bereits in der frühesten Erfahrung des symbiotischen Funktionskreises zu haben. Durch die Produkte dieses Funktionskreises, »die Sachen«, können wir dann während unseres ganzen Lebens noch an der ursprünglichen Einheit mit einer »mütterlichen Natur« teilhaben. Vielleicht verweisen die Termini »Materie« und »materiell« auf diesen Zusammenhang; denn als Inseln der Gewißheit und Geborgenheit haben »Sachen« die Aufgabe der Muter als schützendes und Sicherheit gewährendes Medium übernommen. Sie haben uns in der Kindheit geholfen, die Trennungen und Frustrationen zu ertragen, welche die Lösung aus der symbiotischen Zwei-Einheit mit sich bringt.

Mahler beschreibt diesen Vorgang sehr eindrucksvoll: »Wir beobachteten die Überbrückungsfunktion der auf die Mutter bezogenen Teile der vertrauten unbelebten Umgebung unserer Säuglingskrippe, z. B. des Stuhls, auf dem die Mutter gewöhnlich saß, ihre Handtasche usw. Auf einer bestimmten Altersstufe erblickte das Kind in diesem Objekt eher als in anderen Erwachsenen einen Mutterersatz, wenn die Mutter das Zimmer verließ. Wir erkannten in diesem Mechanismus ein Übergangsphänomen zwischen Festenbergs (1971) »Organ-Objekt-Brücken«, Winnicotts (1953) »Übergangs-« und Greenacre's (1969, 1970) »fetischartigen Objekten«[22]).

Den Prozeß, den wir als Evolution der Sachen bezeichnen, kann man auch unter dem Gesichtspunkt einer Wissenschaft der Zeichen (Semiotik) betrachten. Dann sehen wir, daß neutrale Gegenstände dadurch zu Sachen werden, daß sie die Bedeutung von Zeichen erlangen, die auf etwas für das heranwachsende Kind vital Bedeutsames hinweisen: Die Schutz und Geborgenheit gebende mütterliche Obhut, die das Individuum befähigt, Vereinzelung und Einsamkeit ohne Angst zu ertragen[23]).

5.3.3.2 Sachen als Rahmen für Begegnung

Der zweite Beitrag, der uns über die Entstehung von »Sachen« in unserer individuellen Wirklichkeit informiert, stammt von Mead[24]). Er betont besonders den sozialen Aspekt des Ablösungsvorgangs. Da er von einer späteren Entwicklungsstufe des Kindes ausgeht, etwa der ödipalen Stufe im Sinne der Psychoanalyse, kann man ihn als eine Ergänzung des ersten Beitrags betrachten. Mead weist zunächst darauf hin, daß es »Sachen« nur im Rahmen von Handlungssystemen geben kann, und daß die Regeln, nach denen diese ablaufen (ihre Programme) im Spiel erlernt und internalisiert werden. »Spiel« ist für Mead eine durch gegenseitigen Rollentausch charakterisierte Interaktion mit Partnern. Bei dieser spielerischen Interaktion prägt sich das Kind die verschiedenen Standpunkte ein, die seine Partner während des Spieles den Sachen und ihm selbst gegenüber einnehmen. Hier tritt gewissermaßen die Gemeinschaft der Mitspieler, bzw. die relevante Gruppe, in die man durch Rollentausch integriert ist, an die Stelle der Symbiose mit der Mutter. »Sache« bedeutet Garant dafür, daß man in dieser Gruppe mit den anderen kommuniziert, – und das heißt, daß man in die Gruppe integriert ist.

Dieser Vorgang ist für Mead besonders unter dem Aspekt der Ich-Bildung bedeutsam; denn was für die »Sachen« gilt, gilt auch für das »Ich«. Ich und die gegenständliche Welt der Sachen sind nur zwei Seiten des gleichen Beziehungssystems: Mead geht davon aus, daß das Kind und der Primitive, ursprünglich nicht wissen, wer sie selbst und wer die Personen ihrer Umgebung sind, von denen sie abhängen. In dieser Situation entfaltet sich immer wieder – als Prototyp aller menschlichen Spiele – das Spiel der Übernahme der Rolle des anderen. Dieses Spiel wird später zu einer, wie Mead sagt

»mehr oder weniger kontrollierten Technik. Und doch können wir sagen, daß (diese Technik) aus einer Situation hervorgeht, die derjenigen ähnelt, in der kleine Kinder einen Elternteil, einen Lehrer spielen – vage Personen ihrer Umwelt, die sie beeinflussen und von denen sie abhängig sind. Es sind von ihnen angenommene Persönlichkeiten, von ihnen gespielte Rollen, die die Entwicklung ihrer eigenen Persönlichkeit kontrollieren«[25]).

Im Rollentausch, der im Spiel mit den Partnern eingeübt wird, entstehen »die Sachen« gleichsam als Verbindungsglieder, weil sie gleichzeitig die Bedeutung besitzen, die sie für die imitierten Erwachsenen und für das Kind haben. Mead bringt als Beispiel das Fußballspiel, in dem das Verhalten jedes einzelnen Spielers von dessen Vorstellungen über das voraussichtliche Verhalten der anderen Spieler zum Ball bestimmt wird. Der Fußball wird zur gemeinsamen Sache, weil er für den Spieler gleichsam als verschiedene Facetten des gleichen Gegenstandes die Aspekte in sich vereinigt, die alle anderen Spieler von dem Ball haben. Die Situation des Spielers, der in dem Rollentausch von anderen lernt, wer er für diese ist, wer diese für ihn sind, und was die Sache für beide bedeutet, entspricht nach Mead also der Situation, in der wir Handlungen als künftige Rahmen für Realität einüben.

Dieser Situation des »Spielers« stellt Mead die Situation des »Wettkämpfers« als Prototyp der Realität des Erwachsenen gegenüber. Damit kommt ein weiterer Gesichtspunkt zur Sprache, der von großer Wichtigkeit ist. Mead sagt:

»Der grundlegende Unterschied zwischen dem Spiel und dem Wettkampf liegt darin, daß im letzteren das Kind die Haltung aller anderen Beteiligten (schon) in sich haben muß. Die vom Teilnehmer angenommenen Haltungen der Mitspieler organisieren sich zu einer gewissen Einheit und diese Organisation kontrolliert wieder die Reaktionen des Einzelnen.«

Von dieser organisierten Einheit – dem komplexen Programm einer Interaktion – wird gleich mehr zu sagen sein. Zunächst müssen wir festhalten, daß im Spiel, wie im Wettkampf »die Sache« mit der und um die gespielt oder gekämpft wird, als verbindender Mittelpunkt der verschiedenen Rollen eine zentrale Bedeutung besitzt. »Sache« ist hier nicht nur »Gegenstand« im Sinne von etwas, dem man gegenübersteht, sondern Mittelpunkt eines Raumes, der Begegnungen ermöglicht. Sachen eröffnen Begegnungsräume. Sie entwerfen Rahmen für Begegnungen bzw. Interaktionen. Wenn wir später den Sachen die Namen unserer Wortsprache geben, so sind diese Namen: Tisch, Stuhl, Haus usw. nur Kurzformeln für Szenen, in denen sich eine Handlung zwischen uns, unseren Partnern und gemeinsamen Sachen entwickelt. In diesen Handlungsszenen entstehen Tische, Stühle oder Häuser jeweils neu im Wiedererinnern der Szenen, deren Programme wir aus dem Gedächtnis abrufen. »Tisch« ist daher letztlich nur eine Überschrift über das Kapitel eines Drehbuchs, und diese Überschrift kann nur von dem verstanden werden, der den Inhalt des Drehbuches kennt. Die Verdichtung der Szenen in Wörter ist daher ein besonders eindrucksvolles Beispiel für die Tätigkeit unserer Phantasie »Symbole« zu bilden.

5.3.3.3 Metaspiel oder die Fähigkeit, über Spiele zu kommunizieren

Doch nun zu dem Mead'schen Begriff des Wettkampfes: Die im »Wettkampf angenommenen Haltungen (Rollen) der Mitspieler, die sich (in uns) zu einer gewissen Einheit organisiert haben« können unsere Reaktionen auf zwei verschiedene Weisen kontrollieren. Diese beiden Arten der Kontrolle bezeichnen Anfangs- und Endstrecke eines Weges, den die Ich-Entwicklung des Kindes nimmt: Zu Beginn geht das Kind völlig in den Spielen auf, die es gerade spielt. Sein Ich hat nur die Identität der aktuellen Szenerie des Stückes. Erst in einem Drama, in dem neben und über den Mitspielern, gewissermaßen als dritte wichtigere Person, der Regisseur (der Vater) auftritt, lernt das Kind nicht nur Spieler zu sein, der im Spiel aufgeht, sondern zugleich »über« das Spiel zu reflektieren und auf diese Weise sich selbst gegenüberzutreten. Diese Verdoppelung des Ich wird also erst in einem, für das Kind zunächst ganz neuem Spiel möglich, in dem es mit einem Regisseur die Rollen tauschen kann, der mit einem Partner über ein Spiel, an dem das Kind beteiligt ist, wie über eine »Sache« verhandeln kann. Der Wettkämpfer hat also erst dann die Rollen aller Mitspieler – d. h. auch seine eigene – zu einer

»gewissen Einheit« organisiert, wenn er der Gesamthandlung des Spieles gegenübertreten kann.

»Ich-Sein« bedeutet jetzt die »Meta-Position« erklommen zu haben, in der man nicht nur Akteur ist, der von den Szenen des Spiels innerlich und äußerlich bewegt – gewärmt oder gekränkt, gestoßen oder gezogen – wird, sondern in der man sich gleichzeitig als diesen Akteur sieht und mit ihm umzugehen lernt. Mit anderen Worten: Das Ich lernt das Meta-Spiel, indem sein Spielen zur »Sache« in einem neuen umfassenderen Spiel geworden ist.

Die beiden Beiträge, die wir zum Problem einer Evolution der Sachen gebracht haben, sind also zugleich Beiträge zu dem Problem einer Evolution des Ich. Sie lassen uns daher auch besser verstehen, was geschieht, wenn während des Ablösungsprozesses aus dem symbiotischen Funktionskreis oder später beim Erlernen der Haltung des Wettkämpfers, der über sein Spielen zu reflektieren vermag, die Bildung der Sachen als kommunikative Programme gestört ist. Wir können uns vorstellen, daß dann in der individuellen Wirklichkeit des Heranwachsenden die Programme als Räume der Begegnung mit anderen fehlen oder brüchig sind. Ohne sie fehlt das »Echo« und mit ihnen jenes Gefühl der Realität, von dem die Patienten sprechen.

In solchen Fällen kann man sich vorstellen, daß das pragmatische Realitätsprinzip eine raum-zeitliche Struktur für Gegenstände aufrecht erhalten kann, an der sich die Routinehandlungen des Alltags orientieren. Wenn jedoch das Echo fehlt, das uns sagt, wer wir sind und was die Bedürfnisse unseres Körpers für uns und für die anderen bedeuten, entstehen Übersetzungsschwierigkeiten, die pathogene Folgen haben können. In einer solchen Wirklichkeit kann der Körper, dessen Bedürfnisse nicht mehr in psychosoziale Aufgaben übersetzt werden können, Schaden leiden.

Bahnson sagt dazu:

»Der psycho-physiologische Organismus des Menschen hat zwei fundamentale Möglichkeiten seine Bedürfnisse oder Spannungen, die kontinuierlich in ihm erzeugt werden, oder manchmal als Antwort auf Stimulation durch die Umgebung entstehen, zu entlasten. Ein Weg ist die Auseinandersetzung mit der Umgebung, sei es in der Phantasie oder in der Aktualität; der andere Weg dissoziiert die Repräsentation des Triebes von Gedanken, bewußten Gefühlen und Aktionen, um sie innerhalb des biologischen Mediums – das ist innerhalb des Körpers – zur Entladung zu bringen, ohne die späteren phylogenetischen Ebenen des Ausdrucks zu involvieren.«[26]).

Ein letzter Gesichtspunkt muß in diesem Zusammenhang noch erwähnt werden: Nach diesen Vorstellungen ist die Handlung als pragmatisches System – sei es als symbiotischer Funktionskreis mit der Mutter, sei es als Spiel, in dem Rollentausch möglich ist – der primäre Zustand. Das pragmatische System, in dem der einzelne nur ein Element darstellt, ist Voraussetzung für die Entstehung des Individuum. Mit anderen Worten: es gibt eine »primäre gemeinsame Wirklichkeit«, aus der die individuellen Wirklichkeiten der Einzelnen erst durch Internalisierung der Handlungsprogramme hervorgehen. Der einzelne kann dann in seiner Innenwelt die internalisierten Programme jederzeit als phantastische Dramen reproduzieren. Dadurch ist er von den Partnern der ursprünglichen Handlungen unabhängig geworden. Trotzdem ist er jetzt niemals wirklich allein; denn in den Dramen seiner Phantasie treten sie ja als imaginäre Partner immer wieder von neuem auf.

Aber die introvertierte Geselligkeit auf der Bühne der Phantasie kann jetzt nur noch zum Aufbau einer individuellen Wirklichkeit führen, in der wir unsere Umgebung nach den Programmen, die wir in der Vergangenheit internalisiert haben, deuten. Es ist also von entscheidender Wichtigkeit, daß wir in der Lage sind, diese Programme immer wieder von neuem der veränderten Umgebung anzupassen. Dazu ist es, um in der Terminologie von Mead zu bleiben, notwendig, die Haltung des Wettkämpfers, der die Rollen aller Mitspieler bereits internalisiert hat, immer wieder mit der Rolle des Spielers zu vertauschen, der seine internalisierten Rollensysteme flexibel überprüfen kann. Das setzt voraus, daß die internalisierten Handlungsprogramme nicht zur Routine erstarrt sind. Andererseits dürfen sie auch nicht zu flexibel sein.

Die Verfestigung internalisierter Programme in Richtung auf Stereotype hat daher zwei Aspekte:
1. Die Verfestigung gibt dem Einzelnen die Möglichkeit, seine Identität zu wahren; denn sie schützt ihn vor dem Überflutetwerden durch immer neue Aspekte, die im Verlauf eines ständigen Rollentausches kaum noch bewältigt werden könnten.
2. Zu Stereotypen erstarrte Programme verhindern, daß gemeinsame Handlungen zustande kommen.

Die Gegenüberstellung dieser beiden Extreme zeigt uns zwei Möglichkeiten für pathologische Entwicklungen des Ich und seiner individuellen Wirklichkeit: Die zu Stereotypen erstarrten Programme, die durch neue Kontakte nur schwer oder schließlich gar nicht mehr modifiziert werden können, verhindern, daß der Einzelne seine individuelle Wirklichkeit in gemeinsame Wirklichkeiten einfügt. Er lebt eingeschlossen in seiner individuellen Wirklichkeit, wie wir das bei Zwangskranken sehen. Auf der anderen Seite verhindert eine zu große Flexibilität der Programme die Entwicklung einer gefestigten Persönlichkeit.

5.4 Wirklichkeit als gesellschaftliche Konstruktion

Unsere Überlegungen zur Genese des Ich und der Sachen haben gezeigt, daß Kommunikation (im symbiotischen Funktionskreis) älter ist als die individuelle Wirklichkeit, und daß Kommunikationsvorgänge deshalb in einem vorsprachlichen Bereich verwurzelt sind. Wir haben weiter zu zeigen versucht, wie jeder Mensch im Lauf seiner Entwicklung lernt, seine individuelle Wirklichkeit mit Hilfe eines pragmatischen und eines kommunikativen Realitätskriterium aufzubauen. Dabei haben wir uns bemüht darzustellen, wie aus der Interaktion zwischen Mutter und Kind »Sachen« (res) sowie Worte und Begriffe als Symbole bzw. Kurzbezeichnungen für Handlungen entstehen. Wir haben schließlich darauf hingewiesen, wie mit der Internalisierung der ursprünglich gemeinsamen Handlungsprogramme in sich geschlossene individuelle Wirklichkeiten entstehen, deren Verbindung mit anderen individuellen Wirklichkeiten besondere Probleme bietet. Wir stehen daher jetzt vor der Frage, wie individuelle Wirklichkeiten in gemeinsame Wirklichkeiten oder gar eine allgemeine Wirklichkeit integriert werden? Hier wollen wir auf ein Konzept hinweisen, das Berger und Luckmann vorgelegt haben, und das eine allgemeine bzw. soziale Wirklichkeit als gesellschaftliche Konstruktion verständlich macht[27]. In diesem Konzept wird ebenfalls das selbstverständliche Voraussetzen einer objektiven Wirklichkeit abgelehnt, wie das z. B. noch in den klassischen Naturwissenschaften geschieht[28]. Sie stellen statt dessen die Jedermanns- oder Alltagswirklichkeit in den Mittelpunkt ihrer Betrachtungen. So heißt es dort z. B.:

»Unter den vielen Wirklichkeiten gibt es eine, die sich als Wirklichkeit par excellence darstellt. Das ist die Wirklichkeit der Alltagswelt. Ihre Vorrangstellung berechtigt dazu, sie als oberste Wirklichkeit zu bezeichnen«[29].

Von dieser obersten Jedermanns- oder Alltagswirklichkeit finden wir die Wirklichkeiten der verschiedenen Weltanschauungen, Berufe und natürlich auch der verschiedenen Wissenschaften wie Enklaven umschlossen. Mögen sich die Wirklichkeiten der einzelnen Gruppen noch so sehr voneinander unterscheiden, in bezug auf die Alltagswirklichkeit konvergieren sie alle.

Die Alltagswirklichkeit stellt uns ein »Rezeptwissen« von Programmen zur Lösung der Routineprobleme des Alltags zur Verfügung[30]. Als Produkt einer bestimmten Kultur ist das Rezeptwissen des Alltags jedermann zugänglich, der dieser Kultur angehört und insoweit er diese Programme in seiner individuellen Geschichte erworben hat. Damit begründet jede Kultur eine Alltagswirklichkeit als Hintergrund des Daseins, der von »Jedermann« als »Realität« erlebt wird, da er jederzeit darauf zurückgreifen kann, wenn sich ihm die entsprechenden Routineprobleme stellen.

Die Alltagswirklichkeit ist aber nicht homogen. Sie stellt vielmehr ein komplexes, aus vielen Einzelbereichen aufgebautes System dar. Der Einzelne ist mit seiner individuellen Wirklichkeit niemals in alle, sondern immer nur in einige der Subsysteme der Alltagswirklichkeit – und auch in diese nicht gleichmäßig intensiv – integriert. Damit hängt z. T. die Mehrdeutigkeit der Phänomene unserer individuellen Wirklichkeit zusammen.

Es haben auch nicht alle sozialen Subsysteme der Alltagswirklichkeit, an denen wir teilnehmen, die gleiche emotionale Bedeutung für uns. Einige von ihnen können für den Einzelnen aber die Rolle übernehmen, die Bezugspersonen für das Kind hatten. Aus solchen Übertragungen können im einzelnen Fall Erwartungen an eine relevante Gruppe entstehen, wie wir sie in Kapitel 2 bei unserem Ulkus-Patienten beschrieben haben. Das, was der Einzelne von der Gruppe erwartet, bestimmt zugleich sein Verhalten der Gruppe gegenüber. Unser Ulcuspatient war überzeugt, daß er nur auf Grund besonderer Leistungen von der relevanten Gruppe akzeptiert, geliebt und verwöhnt werden könne. Nur dann stellte sich bei ihm eine Stimmung ein, die man als »sicheres Wir-Gefühl« bezeichnen kann. Diese Stimmung schlug sofort in Verstimmung um, wenn seine Leistung in Frage gestellt war oder als sich die relevante Gruppe auflöste.

Wir wissen von den sozialen Gruppen und ihren Wirklichkeiten, in die wir unsere individuellen Wirklichkeiten kommunikativ einbringen müssen, noch relativ wenig. Wir fangen aber an die Bedeutung der Familie für die Entwicklung eines Programm-Repertoirs bei Kindern und für die Gestaltung der Polarität zwischen Selbst und Wir zu erkennen. Wir wissen neuerdings, daß die soziale Wirklichkeit der Familie für den Heranwachsenden auch noch in der Pubertät und der Adoleszenz von entscheidender Wichtigkeit ist, und daß hier zu früheren Störungen spätere Störungen in verhängnisvoller Weise hinzutreten können[31]. Etwas derartiges liegt offenbar bei Patienten mit Anorexia nervosa vor (siehe spezielles Kapitel).

Das Konzept der Wirklichkeit als gesellschaftliche Konstruktion ist für die psychosomatische Medizin aus mehreren Gründen von großer Wichtigkeit:

Zunächst zeigt es uns, daß sich die einzelnen Wissenschaften durch unterschiedliches Rezeptwissen als spezifische Wirklichkeiten voneinander unterscheiden. Das bedeutet für die psychosomatische Medizin nicht so sehr eine Abgrenzung gegenüber den verschiedenen medizinischen Spezialdisziplinen, sondern zeigt nur, daß die einzelnen medizinischen Subdisziplinen verschiedene Wirklichkeiten entwerfen und verschiedene Sprachen sprechen, wie wir das in einem Fallbeispiel in Kapitel 3 beschrieben haben. Aufgabe der psychosomatischen Medizin ist es daher nicht zuletzt die Grenzen der einzelnen Subdisziplinen wahr zu nehmen und zu respektieren, aber die begrenzten Aspekte zu integrieren.

Das Konzept der gesellschaftlichen Konstruktion gemeinsamer Wirklichkeiten ist für die psychosmatische Medizin weiterhin deswegen wichtig, weil es uns die Schwierigkeiten, Niederlagen und Katastrophen besser verstehen läßt, die Patienten zustoßen, denen es nicht gelingt, ihre individuelle Wirklichkeit in die soziale Wirklichkeit einer für sie relevanten Gruppe einzubringen. Die Beispiele des Patienten mit einem Ulcus duodeni, das Beispiel der Altershypertonie, aber auch die Schilderung des unheimlichen Realitätsverlustes, über den Patienten klagen können, gaben uns Hinweise, welche Komplikationen sich für den Einzelnen aus solchen Niederlagen und Katastrophen ergeben können.

Schließlich hilft uns das Konzept, das Geschen zu interpretieren, das sich zwischen Arzt und Patient abspielt. Darauf soll im folgenden Abschnitt näher eingegangen werden.

5.5 Der Situationskreis als psychosomatisches Modell

In diesen ersten fünf Kapiteln haben wir einen weiten Weg zurückgelegt. Wir waren von konkreten Problemen am Krankenbett ausgegangen. Diese Probleme haben uns dann tief in die allgemeine Medizin – und Wissenschaftstheorie bis hin zu philosophischen Fragestellungen geführt. Ehe wir abschließend wieder zur ärztlichen Praxis zurückkehren, wollen wir stichwortartig die wichtigsten Ergebnisse unserer Überlegungen zusammenfassen:

Ausgehend von der Umwelttheorie Jakob von Uexküll's, nach der jedes Lebewesen mit seinen Merk- und Wirkorganen aus der Umgebung seine nur für dieses Lebewesen spezifische Umwelt herausschneidet und mit dieser im Sinne eines Funktionskreises zu einer sich dynamisch ständig regenerierenden Einheit verschmilzt, haben wir festgestellt, daß der Mensch sich ähnlich verhält. Die biologisch determinierten Funktionskreise erweitern sich jedoch beim Menschen dank der reichen Phantasieentfaltung, die durch seine relative Unabhängigkeit ermöglicht wird, zu Situationskreisen. Die komplexen Prozesse, in denen der Mensch mit seiner individuellen Wirklichkeit zu einer Einheit verschmilzt, lassen sich mit Hilfe dieses Modells beschreiben, wenn man davon ausgeht, daß Situationskreise von gespeicherten Programmen gesteuert werden, die teilweise relativ stereotyp, teilweise jedoch sehr flexibel und anpassungsfähig sein können.

Wir haben dargestellt, daß der Aufbau der individuellen Wirklichkeit von zwei Realitätskriterien, dem pragmatischen und dem kommunikativen, die beide eine recht komplizierte Genese haben, überwacht werden. Sie haben die Aufgabe dafür zu sorgen, daß der permanent sich vollziehende Aufbau unserer individuellen Wirklichkeit so abläuft, daß diese unseren Organismus wie eine unsichtbare schützende Hülle, eine Art zweite (psychosoziale) Haut umgibt. Diese Vorstellung führte uns dazu psychosomatische Leiden als Erkrankungen der individuellen Wirklichkeit zu definieren.

Das schützende Kompartiment »individuelle Wirklichkeit«, welches das Kompartiment »Körper« umgibt, kann verletzt werden, wenn der Mensch in eine Situation gerät, zu deren Bewältigung ihm die entsprechenden Programme fehlen, oder wenn seine individuelle Wirklichkeit sich nicht in die soziale Wirklichkeit der für ihn relevanten Gruppen einordnen läßt. Dann kann es zu »Verletzungen« der individuellen Wirklichkeit kommen, die zu den verschiedensten psycho-physiologischen Störungen führen. Am Beispiel einiger Krankengeschichten haben wir dargestellt, daß solche Verletzungen als »Realitätsverlust« der individuellen Wirklichkeit erlebt werden, wenn »die Sachen« ihre kommunikative Bedeutung verlieren. Die Psychoanalyse spricht von drohendem oder manifestem »Objekt-Verlust« und versteht unter Objekten nicht nur nahestehende Personen, sondern auch Gegenstände, die wir besitzen, Positionen, die wir im Beruf oder im privaten Leben inne haben, oder auch Ideale, an die wir glauben usw. Wir reagieren auf eine Zerstörung der kommunikativen Bedeutung der Sachen (den Objektverlust), wie auf eine Wunde, die uns zugefügt wird und an der wir sogar sterben können, wenn nicht ein Heilungsprozeß in Gang kommt, der als »Trauerarbeit« bezeichnet und mit biologischen Reparationsvorgängen verglichen worden ist[32]). Den Verletzungen der individuellen Wirklichkeit entsprechen Abwehrvorgänge im Kompartiment »Körper«, die z. T. bekannt sind, z. T. nur vermutet werden.

Das Situationskreiskonzept wurde für uns somit zu einem psychosomatischen Grundkonzept, das uns hilft, den psychophysischen Dualismus in der Medizin zu überwinden, ohne die Unterschiede zwischen körperlichen und seelischen Phänomenen zu verwischen.

In einem letzten Abschnitt wollen wir zeigen, daß dieses Modell uns auch helfen kann, die Interaktion und Kommunikation zwischen Patient und Arzt besser zu verstehen.

5.6 Die »Vis-à-vis-Sitation« als Modell für den Aufbau einer gemeinsamen Wirklichkeit und den Wechsel zwischen Spiel und Stereotyp

Ein Modell, das uns die Konfrontation unterschiedlicher Programme bei dem Zusammentreffen von Menschen, die in verschiedenen individuellen Wirklichkeiten leben, anschaulich machen kann, ist das Modell der »Vis-à-vis-Situation«, das Berger und Luckmann entwickelt haben. Sie schreiben:

»Die fundamentale Erfahrung des Anderen ist die von Angesicht zu Angesicht. Die Vis-à-vis-Situation ist der Prototyp aller gesellschaftlicher Interaktionen. Jede andere Interaktionsform ist von ihr abgeleitet«[33]) Sie stellen fest, »daß Vis-à-vis-Situationen im höchsten Grade flexibel sind, negativ ausgedrückt: Es ist besonders schwierig, diese Art Wechselwirkung in feste Schablonen zu zwingen. Andererseits hält sich selbst in der Vis-à-vis-Situation mein Gewahrwerden des Anderen an vorgegebene Typisierungen, die allerdings für Eingriffe seinerseits empfindlicher sind, als entfernte Kontakte. Anders gesagt: Wenn es auch verhältnismäßig schwierig ist, Vis-à-vis-Wechselwirkungen zu schablonisieren, so sind sie doch ihrerseits, wenn auch nicht von Schablonen, so doch von Typen vorgeprägt, soweit sie im normalen Verlauf des Alltags stattfinden. . . .«

Zu den »Typisierungen« heißt es: »Vorgegebene Typisierungen für eine Vis-à-vis-Situation sind natürlich reziprok. Der Andere nimmt mich typisch wahr, als einen »Kerl«, einen »typischen Amerikaner«, einen »Burschen der sich beliebt machen will«. Seine Typisierungen sind so anfällig für mein Dazwischenkommen, wie meine für seine. Mit anderen Worten: Unser beider Bestand an Typisierungen tritt in der Vis-à-vis-Situation in »fortwährende Verhandlung« ein. Auch für diese Verhandlung hat die Alltagswelt höchstwahrscheinlich eine Schablone bereit – beispielsweise bei Käufer und Verkäufer. Meine Kontakte in der Alltagswelt sind demnach fast immer im doppelten Sinne »typisch«. Ich erfasse den anderen als Typus und befinde mich mit ihm in einer Kontaktsituation, die ebenfalls typisch ist[34]).

Für die Medizin heißt das: Der Arzt erfaßt den Patienten als Typus (z. B. als Neurotiker, als Herzkranken usw.), und der Patient erfaßt seinerseits den Arzt ebenfalls als Typus (z. B. als omnipotenten Vater, als distanzierten, zurückweisenden Fremden, oder als warmherzig und verständnisvoll wie die Mutter, usw.). Beide befinden sich außerdem in einer typischen Situation (nämlich der von der Gesellschaft vorgeschriebenen Arzt-Patient-Handlung und ihrem Rollensystem). Die Typen, nach denen der Arzt den Patient erfaßt, nennen wir »Diagnosen«; über die Typen nach denen der Patient seinen Arzt einordnet, gibt es bisher noch relativ wenige Untersuchungen[35]).

Dieses Modell eines Interaktionssystems ist für unser Problem unter zwei Gesichtspunkten von Interesse:

1. Die »vorgegebenen Typisierungen«, »Schablonen« oder »Typen« entsprechen Programmen, nach denen wir unsere Umgebung (auch die mitmenschliche) für unsere Bedürfnisse interpretieren. Mit ihrer Hilfe bauen wir unsere individuelle Wirklichkeit auf, in der Umgebung für uns als bedeutsam erlebt wird (Bedeutungserteilung) und in der die erlebte Bedeutung uns Handlungsanweisungen zum Umgang mit den Objekten oder Sachen gibt (Bedeutungsverwertung). Bei Störungen der psychischen Entwicklung können Programme resultieren, die in der individuellen Wirklichkeit Erlebnissituationen aufbauen, die das Zustandekommen einer Vis-à-vis-Situation stören und damit Kommunikation und Interaktion mit dem Partner unmöglich machen. Je nach der emotionalen Bedeutung, die der oder die Partner für den Einzelnen besitzen, können aus dem Mißlingen der Versuche die individuelle Wirklichkeit sozial zu integrieren, mehr oder weniger schwerwiegende Störungen resultieren.

2. Das Modell des Interaktionssystems der Vis-à-vis-Situation beschreibt ein Suprasystem, in dem zwei Situationskreise miteinander zu einer Einheit verschmelzen. In der Begegnung von Angesicht zu Angesicht ist zunächst jeder der beiden Partner für den Anderen »Umgebung«, die er aufgrund seiner (individuellen) Programme interpretiert, wobei die gegenseitigen Interpretationen sich jeweils an dem Verhalten des Anderen (seiner Mimik, Gestik und Sprache) orientieren. Jetzt ist es daher von entscheidender Wichtigkeit wie weit die Programme der beiden Partner flexibel oder zu Stereotypen erstarrt sind. Nur im ersten Fall kann der Partner nach der Terminologie Mead's aus dem Wettkämpfer wieder zum Spieler werden, der sich im Rollentausch in die Position des Partners versetzt. Wenn das gelingt kann er als Vis-à-vis den Partner auf dessen Wirklichkeitsbühne sehen und auf dieser Wirklichkeitsbühne sich selbst unter dem Aspekt des Partners erleben. Mit anderen Worten: Die Vis-à-vis-Situation bietet den Partnern die Möglichkeit zum Rollentausch und damit zu einem Zugang zu einer überindividuellen (sozialen) Wirklichkeit, in der die individuellen Wirklichkeiten der beiden Partner aufeinander bezogen sind.

Dies Modell gibt dem Arzt die Möglichkeit zu erforschen, wie er in der individuellen Wirklichkeit des Patienten erlebt wird. Dabei ist von entscheidender Wichtigkeit davon auszugehen, daß der Interaktionsprozeß zwischen Arzt und Patient sich nicht nur auf der bewußten, sondern in viel stärkerem Maße auf der unbewußten Erlebnisebene abspielt. Daher wird der psychsomatisch tätige Arzt nicht ohne das Rüstzeug auskommen, das die psychoanalytische Forschung unter den Oberbegriffen Übertragung und Gegenübertragung erarbeitet hat. Es handelt sich dabei um unbewußte, infantile Verhaltensmuster für Objektbeziehungen, die im Umgang mit gegenwärtigen Beziehungspersonen und auch zwischen Arzt und Patient aktualisiert werden. Auf die Übertragungen des Patienten antwortet der Arzt mit Gegenübertragungen, d. h. ebenfalls mit unwillkürlichen, emotionalen Rekationen, die er – wenn er sie zu deuten gelernt hat – diagnostisch nutzen kann.

In dem folgenden Abschnitt soll das Sitationskreismodell, dessen wissenschaftstheoretische Konsequenzen wir auf verschiedenen Ebenen dargelegt haben, auf die unmittelbare Arzt- Patient-Interaktion – als Vis-à-vis-Situation – angewendet werden und damit den Kreis, der uns ausgehend von konkreten Problemen eines Kranken weit in die Theorie hineingeführt hat, wieder bei der konkreten ärztlichen Arbeit schließen. Wir wollen also zu beschreiben versuchen, was sich bei der Begegnung zwischen Patient und Arzt abspielt und beobachten, wie auf beiden Seiten der Situationskreis mit Bedeutungsunterstellung bis zur Bedeutungserteilung abläuft.

Dabei wollen wir darauf achten, daß der Situationskreis einmal nach festen Programmen gesteuert sein kann, die dann auf Grund von Informationen durch den Partner höchstens durch andere ersetzt, aber nicht modifiziert werden können. Diese Form der Bedeutungserteilung benutzt der Arzt gewöhnlich im Rahmen des differentialdiagnostischen Prozesses körperlicher Krankheiten. Hier verfügt er über Programme zur Deutung der Informationen von Seiten des Patienten, die er im Verlauf der medizinischen Ausbildung erlernt und später nur noch in Fortbildungsveranstaltungen modifiziert hat. Es handelt sich dabei nach unserer Terminologie also um stereotype Programme für Diagnosen und therapeutische Maßnahmen. Die Frage, ob ein Delir und eine Lebervergrößerung als Folge einer Alkoholintoxikation, einer postinfektiösen Leberzirrhose oder als getrennte Krankheitsbilder zu deuten sind, verlangt das Abwägen zwischen verschiedenen Programmen, die als solche bei der Begegnung mit den Symptomen des Patienten nicht modifiziert, sondern nur ausgetauscht werden.

Bedeutungserteilung kann sich aber auch nach Programmen richten, welche die Rollenerfahrungen des Patienten in seiner individuellen Wirklichkeit mit einkalkulieren. Wenn der Arzt auch hier auf einmal erlernten und dann zu Stereotypen erstarrten Programmen verharrt, wird er auf die Frage, wie der Patient sich selbst, seine Krankheit, seine Umgebung und in dieser auch den Arzt erlebt, leicht eine falsche und irreführende Antwort erhalten. Hier muß sich der Arzt daher vor jeder Bedeutungserteilung auf das Spiel des Rollentausches einlassen, bei dem tastende Bedeutungsunterstellungen jederzeit wieder zurückgenommen werden können. Hier muß der Arzt bereit sein, bei jedem Patienten sein Programm auf Grund der Informationen, die er vom Patienten erhält, zu modifizieren, d. h. neues hinzuzulernen. Aber eine solche teilnehmende Beobachtung zwingt den Arzt, auch an dem emotionalen Gehalt der Wirklichkeit des Patienten teilzunehmen. Damit ergeben sich für ihn spezifische Probleme, die in besonderen Kapiteln besprochen werden.

Für den psychosomatisch tätigen Arzt ist es wichtig diese, beiden Verfahren simultan durchzuführen. Nur so kann er entscheiden, wie weit die Krankheitsfaktoren in Störungen der individuellen Wirklichkeit des Patienten liegen, ob diese psychosomatisch zu Störungen im Körper geführt haben, oder ob somatopsychisch die individuelle Wirklichkeit des Kranken auf Grund primär somatischer Prozesse verändert ist. Nur so kann er auch feststellen, wie weit seine Entscheidung zwischen verschiedenen möglichen Diagnosen körperlicher Erkrankungen durch Informationen über das Wirklichkeitserleben des Patienten beeinflußt werden.

5.7 Der diagnostisch-therapeutische Zirkel

Wenn ein Patient das Sprechzimmer des Arztes betritt, vermittelt er diesem eine Fülle von Informationen, verbaler und nicht verbaler Art, bewußt angebotene und unbewußt ausgedrückte. Nicht nur was er sagt, sondern ebenso wie er es sagt, ist bedeutsam; nicht minder aber auch all das, was er verschweigt, wovon er nicht spricht. Ebenso bedeutsam ist aber auch alles, was er unwillkürlich ausdrückt, welchen Eindruck er macht, ob er niedergeschlagen, ängstlich, anklammernd, verführend oder abwehrend ist, und was er aus der Zweierbeziehung Arzt-Patient »macht«, kurzum welche »szenische Information« er vermittelt[36].

Der Arzt hat die Aufgabe, alle diese Informationen, die über sehr verschiedene Kanäle laufen und von verschiedenen Persönlichkeits- und Organismusbereichen des Patienten ausgehen, auf sich wirken zu lassen – Freud sprach von »freischwebender Aufmerksamkeit«.

In diesem Zustand reagiert der Arzt zunächst ebenfalls unwillkürlich mit einer bestimmten »affektiven Resonanz«. Er erlebt Sympathie, Interesse, Hilfsbereitschaft, vielleicht aber auch Antipathie, Ärger und Hilflosigkeit, um nur einige Stimmungen des Arztes zu erwähnen. Er muß dann versuchen, auch diese auf verschiedensten Kanälen ankommenden und wiederum sehr unterschiedliche Persönlichkeitsbereiche des Arztes betreffenden Informationen zu vervollständigen und zu deuten, um erste diagnostische Hypothesen zu bilden, die dann wiederum durch weitere Informationen erweitert, verändert, bestätigt oder verworfen werden müssen. Der Patient seinerseits empfängt die über die verschiedenen verbalen und nicht verbalen Kanäle vom Arzt zu ihm kommende Informationen und reagiert darauf mit Vertrauen, Mißtrauen oder Angst. Er wird sich dementsprechend verhalten und weitere Informationen geben oder aber zurückhalten. So bildet sich in der Vis-à-vis-Situation jener spezifische Kommunikationsprozeß zwischen Arzt und Patient, den wir den »diagnostisch-therapeutischen Zirkel« nennen möchten, weil die diagnostischen und die therapeutischen Bemühungen des Arztes von Anfang an fast unlösbar ineinander verklammert sind. Erfahrene Ärzte haben immer wieder darauf hingewiesen, daß die Behandlung des Patienten bereits mit dem begrüßenden Händedruck beginne, und daß der diagnostische Prozeß nie ganz abgeschlossen sei, solange Arzt und Patient miteinander umgehen. Jede Reaktion des Patienten auf die therapeutischen Interventionen des Arztes vermittelt diesem weitere Einblicke in die sozio-psycho-physische Pathodynamik des Patienten, erweitert also seine diagnostische Einsicht, wie umgekehrt jeder diagnostische Eingriff positive oder negative therapeutische Folgen hat.

Wenn wir die Arzt-Patient-Interaktion nach dem Schema der Vis-à-vis-Situation zu analysieren suchen, müssen wir zunächst davon ausgehen, daß zwischen Patient und Arzt eine »Asymmetrie« besteht, d. h., daß der Bestand an »Typisierung«, über den der Arzt verfügt, nicht nur reichhaltiger ist als der des Patienten; der Arzt muß auch flexibler über diesen Bestand verfügen können – und die Typisierungen müssen (auf Grund einer entsprechenden Berufsausbildung) die Variabilität konkret vorkommender Verhaltensweisen, d. h. mögliche Patientenrollen präziser widerspiegeln, flexibler verfügbar und leichter austauschbar sein, als die des Patienten. Dies vorausgesetzt, stellen wir fest, daß sowohl im Patienten, als auch im Arzt Kreisprozesse ablaufen, die folgende Etappen haben: Problemsituation I – Bedeutungserteilung I – Bedeutungsverwertung I; dadurch Änderung der Problemsituation I zur Problemsitation II – mit darauffolgender Bedeutungserteilung II – und Bedeutungsverwertung II zur Problemsitation III usw. Arzt wie Patient stehen sich jeweils als »Problemsitationen« gegenüber, die sich durch stets weiterlaufende Bedeutungserteilungen und Bedeutungsverwertungen verändern.

Da die Begegnung (als ärztliche Sitation) sozial festgelegten Programmen folgt, sind beide im Prozeß der Bedeutungserteilung und Bedeutungsverwertung nur in gewissen Grenzen frei. Darüberhinaus sind beide, wie alle Lebewesen, an vorgegebene angeborene oder erworbene Wahrnehmungs- und Verhaltensstrukturen gebunden, die beim Menschen ihre individuelle Geschichte haben. Die spezifische Problemsitation des Arztes besteht darin, bei den Patienten charakteristische Merkmale dieser Wahrnehmungs- und Verhaltensstrukturen, die sich in organischen Strukturveränderungen, in Funktionsstörungen, aber auch in Verhaltens- und Beziehungsstörungen manifestieren können, zu erkennen, um sie dann nach Möglichkeit so zu modifizieren, daß sie lebens- und situationsgerechter werden. Den ersten Teil dieses Prozesses, nämlich das Erkennen, bezeichnen wir als diagnostischen, den zweiten Teil, das Modifizieren, als therapeutischen Teil dieses Prozesses. Da aber Bedeutungserteilung und Bedeutungsverwertung im Situationskreisprozeß stets untrennbar miteinander verbunden sind, lassen sich auch im ärztlichen Bereich Diagnose und Therapie nur künstlich voneinander trennen. Um diese Einheit zu betonen, nennen wir diesen Prozeß den »diagnostisch-therapeutischen Zirkel«.

Hier kann man einwenden, daß diese Einheit von Diagnostik und Therapeutik in der Realität der Krankenversorgung so gut wie immer, manchmal sogar institutionell, getrennt ist. Man müsse – so wird immer wieder behauptet – erst die Diagnose gestellt haben, ehe man mit der Therapie beginnen könne. Dieser Einwand ist richtig und falsch zugleich und muß deshalb weiter differenziert werden.

Er ist insofern richtig, als der Bedeutungsverwertung, also dem »Handeln«, stets die Bedeutungserteilung, also das »Erkennen«, zeitlich vorausgehen muß. So gesehen haben tatsächlich die »Götter die Diagnose vor die Therapie gesetzt« (Volhard). Er ist aber falsch, wenn man aus dieser zeitlichen Succession einzelner Schritte folgert, man könne unabhängig voneinander erst das »Erkennen« (die Diagnose) zu Ende bringen, ehe man mit dem »Handeln« (der Therapie) beginnen dürfe. Das ist schon deshalb nicht möglich, weil es kein »Erkennen« ohne »Handeln« gibt – selbst, wenn sich das Handeln nur in Form von »Zuwendung« des Arztes zum Patienten äußert. In der Medizin – ist dieser Prozeß des »Erkennens« überdies von recht komplizierten »Handlungen« begleitet[37]). Auf dieses Problem und die damit verknüpfte Problematik des Diagnosebegriffes werden wir noch zurückkommen.

Wir haben bei der Schilderung der Krankengeschichte in Kapitel 3 die Schwierigkeiten erwähnt, zwischen der »Sprache« bzw. dem Erleben – mit einem Wort: der individuellen Wirklichkeit des Patienten und der des Arztes eine Übereinstimmung herzustellen. Der Versuch, eine gemeinsame Wirklichkeit aufzubauen, in der eine gemeinsame Sprache gesprochen wird, war den konsultierten Spezialisten mißlungen. Jeder dieser Spezialisten hatte eine andere Diagnose gestellt. Er hatte die diagnostischen Bemühungen mit der Feststellung einer Normabweichung in seinem Fachgebiet, die er für die Ursache der Erkrankung hielt, abgebrochen und sich auf den Versuch einer therapeutischen Beeinflussung dieser vermeintlichen Krankheitsursache beschränkt. Das Resultat war eine Verschlechterung des Krankheitszustandes.

Aus dem Gesichtswinkel des Situationskreismodells gesehen, wurde der diagnostisch-therapeutische Zirkel jeweils vorzeitig – und was dann schwer zu vermeiden ist – an falscher Stelle abgebrochen. Diese Gefahr ist immer gegeben, wenn wir Diagnose und Therapie als getrennte Vorgänge gegeneinander abgrenzen. Dann zerbricht der diagnostisch-therapeutische Zirkel. Isolierte Teildiagnosen stehen dann ebenso isolierten Teiltherapien gegenüber.

Es gibt allerdings in der Medizin fraglos sehr häufig Situationen, in denen wir zumindest vorläufig auf eine umfassende Gesamtdiagnose verzichten können, manchmal auch aus Zeitgründen verzichten müssen, und doch mit einer »Teildiagnose« und »Teiltherapie« optimales leisten. Dies trifft vor allem bei den akuten, wie R. N. Braun sie benannt hat, »abwendbar gefährlichen Verläufen« zu. So stellt zum Beispiel die Erkennung und operative Entfernung eines akut entzündlichen Appendix eine optimale »Teildiagnose« und »Teiltherapie« dar. Das gleiche gilt beispielsweise auch für die Identifizierung und operative Entfernung eines umschriebenen bösartigen oder entzündlichen Prozesses, wie überhaupt für die Identifizierung und Eliminierung einer eindeutig umschriebenen (lokalisierbaren) Krankheitsursache. Wir haben hier die Begriffe »Teildiagnose« und »Teiltherapie« deshalb in Anführungszeichen gesetzt, weil sie oft den wesentlichen – ja, nicht selten auch den gesamten diagnostischen und therapeutischen Aufwand darstellen; aber auch, weil in bezug auf den Erfolg nicht Teilarbeit, sondern ganze Arbeit geleistet wurde.

Die moderne somatische Medizin hat viele solcher Erfolge ermöglicht. Das darf uns aber nicht darüber hinwegtäuschen, daß wir bei der Mehrzahl der Patienten, insbesondere bei den chronisch Kranken, nicht mehr einfache lineare Kausalbeziehungen vorfinden, in die wir entsprechend gezielt und gradlinig eingreifen können. Wir haben es stattdessen mit komplizierten Kreisprozessen zu tun. Das gilt zum Beispiel schon nach der erfolgreichen operativen Entfernung eines bösartigen Primärtumors. Die Medizin betrachtet einen solchen »Fall« nicht als abgeschlossen, sondern führt den diagnostisch-therapeutischen Zirkel als Nachbeobachtung über eine Anzahl von Jahren weiter. Neben der Frage, ob sich schon (evtl. vor der Operation noch nicht erkennbare) Metastasen gebildet haben, geht sie auch der Frage nach, welche Faktoren der Lebensführung des Patienten sich günstig oder ungünstig auf den weiteren Verlauf auswirken, was Rezidive verhindern kann usw.

Wenn die Weiterführung des diagnostisch-therapeutischen Zirkels schon bei ätiologisch relativ eindeutig identifizierbaren Krankheitsprozessen, wie dem eben geschilderten notwendig sein kann, so ist dies bei komplizierten und weniger klar durchschaubaren Krankheitsvorgängen noch viel dringender. So war in den in Kapitel 1 und Kapitel 3 geschilderten Krankengeschichten mit der diagnostischen Etikettierung »rezidivierendes Ulcus duodeni«, »Asthma bronchiale«, »depressive Verstimmung« oder »Kopfschmerzen« noch nicht viel gewonnen. Erst, wenn es gelingt, die Zusammenhänge, die zu den so ettikettierten Syndromen geführt haben, und diese unterhalten, zu durchschauen, können wir unseren Patienten wirkungsvoll helfen.

5.8 »Sitationsdiagnose« und »Situationstherapie«

An dieser Stelle darf nicht unerwähnt bleiben, daß wir in der Medizin mit zwei verschiedenen Diagnosebegriffen arbeiten, die oft miteinander vermengt werden. Es sind dies einmal der umfassende »hippokratische« Diagnosebegriff, den Richard Koch folgendermaßen definiert: »Die Diagnose ist... ein Ausdruck für die Summe der Erkenntnis, die den Arzt zu seinem Handeln und Verhalten veranlaßt«[38]. Im Gegensatz zu diesem eigentlich nie abgeschlossenen Diagnosebegriff, benützen wir in der modernen Medizin im allgemeinen klar definierte Krankheitsbegriffe, die von Thomas Sydenham in Anlehnung an das Klassifizierungssystem in der Botanik in die moderne Medizin eingeführt worden sind und die R. N. Braun folgendermaßen definiert hat: »Diagnose ist die wissenschaftlich zwingende Zuordnung eines Beratungsergebnisses zu einem Krankheitsbegriff[39]. Das ist im Unterschied zu der »Summe der Erkenntnis« ein sehr viel begrenzteres Konzept. Es verzichtet auf den Versuch, die »gesamte Realität«, die Fülle der Phänomene zu erfassen, und begnügt sich stattdessen mit einem Teilaspekt. Im diagnostisch-therapeutischen Zirkel sind beide Diagnosebegriffe enthalten: Wir streben nach der »Summe der Erkenntnis« – ein prinzipiell unabgeschlossener und unabschließbarer Prozeß – und wir bedienen uns im Verlauf dieses Prozesses immer wieder verschiedener Krankheitsbegriffe (Interpretationsmodelle), wohl wissend, daß diese immer nur Teilaspekte festhalten können[40]. Die Gleichsetzung »wissenschaftlicher Krankheitsbegriffe« mit der »Summe der Erkenntnis« führt zu einem vorzeitigen Abbruch des diagnostisch-therapeutischen Zirkels. In der gegenwärtigen, am anatomisch-physiologischen Organismus-Modell orientierten Medizin, in der Diagnostik und Therapie prinzipiell getrennt werden, ist diese Gefahr besonders groß.

Geht man jedoch in seinen ärztlichen Bemühungen vom Situationskreisschema aus, dann wird man versuchen, den diagnostisch-therapeutischen Zirkel vom Beginn bis zum Ende aller ärztlichen Kontakte (zumindest prinzipiell) offen zu halten und zu umfassenderen (aber stets revidierbaren) »Situationsdiagnosen« und »Situationstherapien« zu kommen. Dabei verstehen wir unter »Situation« entsprechend dem Situationskreisschema die Gesamtheit, das heißt ein System, das aus den Subsystemen »menschlicher Organismus«, »individuelle Wirklichkeit des Patienten« und »soziale Realität in der menschlichen Mitwelt« und den vielfältigen Beziehungen zwischen diesen Subsystemen besteht.

Hier muß es ärztlichem Können und ärztlicher Erfahrung immer wieder gelingen, in den einzelnen Subsystemen besonders gravierende Krankheitsfaktoren zu identifizieren, auf die dann die therapeutischen Bemühungen konzentriert werden müssen und können. Dabei darf man jedoch die Zusammehänge der »Gesamtsituation« nicht aus den Augen verlieren, wenn man nicht alle Gefahren einer einseitigen Beurteilung in Kauf nehmen will.

5.9 Schlußbetrachtung

Wir haben in den ersten 5 Kapiteln ausgehend von der Einseitigkeit des Theoriengebäudes der modernen Medizin das Problem einer umfassenden Theorie der Heilkunde dargestellt und versucht, darauf eine Antwort zu geben. Wir wollen abschließend versuchen, diese Antwort auf dem Hintergrund der gegenwärtigen gesellschaftspolitischen Situation der Medizin zu betrachten:

H. Schäfer macht darauf aufmerksam, daß sich die »Ärzteschaft seit einigen Jahren mit einer Kritik an der Medizin und nicht zuletzt auch an sich selbst konfrontiert (sieht), die in dieser Heftigkeit mindestens seit Beginn einer Ära einer vorwiegend naturwissenschaftlichen Medizin, die nunmehr fast 200 Jahre dauert, noch niemals geäußert worden ist«.

Bei der Untersuchung der Gründe und der Berechtigung dieser Kritik stößt er auf den Tatbestand der Einseitigkeit der modernen medizinischen Theorien über Krankheit und Gesundheit. Er definiert diese Einseitigkeit als eine Haltung, die eine Teilwahrheit mit der »ganzen Wahrheit« verwechselt und bezeichnet diese Einseitigkeit mit dem ursprünglich theologischen Begriff der »Häresie«[41]. Er sagt:

»Die Häresie ist ein Phänomen menschlichen Irrens, der Korrektur bedürftig, aber auch zugänglich, etwas dem Prinzip nach nichts Falsches, sondern nur Unvollständiges. In einer Welt wachsender Komplikationen und steigender Schwierigkeiten des Verständnisses, ist die Häresie fast ein physiologisches Phänomen«. Er fährt dann fort: »Es ist nicht schwer, solche Häresien in unserer medizinischen Wissenschaft zu entdecken. Bereits das Fundamentalprinzip aller wissenschaftlichen Medizin ist total häretisch: Die Lehre von den Ursachen der Krankheiten... Der Grund für solche Einseitigkeit ist offenbar: Die tatsächlichen Ätiologien als letzte Ursachen der Krankheiten liegen meist weit zurück im Leben des Patienten. Selbst wenn Rahe von einer »recent life experience« als Krankheitsursache spricht, bestehend aus emotionell belastenden Lebenssituationen, sind solche Situationen vor Monaten eingetreten und bauen beim Infarkt meist auf weitere konkurrierende Krankheitsursachen auf, die Jahre und Jahrzehnte zurückliegen«[42].... »Es zeigt sich bei solchen radikalen, das heißt auf die Wurzel der Dinge eingehenden Analysen, das bei jeder Ätiologie, die nicht rein genetisch oder rein ›Unfall‹ ist (die Infekte als Unfall betrachtet), daß also bei jeder Ätiologie das psychosomatische Problem auftaucht. Selbst bei Unfällen und Infekten sind psychische Bedingungen in der Regel mit am Werk, wie sich leicht erweisen läßt. Das Stichwort ›Tuberkulose‹ mag genügen, um anzudeuten, daß eben die Bazillen allein zur Auslösung der Krankheit in der Regel nicht ausreichen. Selbst bei der Karzinogenese ist mit gutem Grund eine naturwissenschaftlich auch leicht erklärbare Streß-Komponente wirksam, da unter Streß alle Immunitätsabläufe hormonell verändert sind, der Krebs aber unter anderem mit einem Versagen der Immunreaktion einhergeht«.

Da die Theorien über die Krankheitsätiologien die Diagnosen der modernen Medizin bestimmen, Diagnosen aber Handlungsanweisungen zum therapeutischen Eingriff darstellen, ist die Konsequenz dieser Einseitigkeit, wie Schäfer sagt, »therapeutische Arroganz«. Exakte Analysen therapeutischer Erfolge moderner

Heilmethoden und die Dokumentation ihrer Nebenwirkungen zeigen, »daß die therapeutische Wirkung der naturwissenschaftlichen Medizin tatsächlich geringer ist als man bisher im Taumel großer und unbzweifelbarer Erfolge der Medizin angenommen hatte. Wir leben und handeln allzu oft aus einer therapeutischen Häresie heraus«.

Die Arroganz einer häretischen Haltung provoziert gewissermaßen als Gegenübertragung eine entgegengesetzte Häresie, die mit gleicher Arroganz verfochten wird. Das zeigt sich bei Kritikern, die der modernen Medizin jeden Nutzen absprechen und damit ein Urteil, das auf einigen Gebieten der Medizin berechtigt ist, auf die gesamte Heilkunde ausdehnen.

Die psychosomatische Medizin ist heute in Gefahr, einer ähnlichen Häresie zu unterliegen, wie die naturwissenschaftliche Medizin: Sie neigt dazu, den psychologischen Aspekt für das Ganze zu nehmen und Psychotherapie mit psychosomatischer Medizin gleichzusetzen. Die Konsequenz dieser Überlegung kann nur die Forderung sein, daß die Medizin ihre Häresien selbst überwindet. Dazu muß sie sich zu der Einsicht durchringen, daß sie – wie keine andere Disziplin – eine anthropologische Wissenschaft ist; weil sie wie Schäfer sagt: »die einzige von allen Wissenschaften (ist), die dieses Kat Holón, dieses Ganze einer Menschenalayse und Menscheitsprognose, in ihrem Gabenkorb bereit hält«.

Nur eine Theorie der Heilkunde, die zugleich eine Theorie des Menschen ist, kann Grundlage für eine Humanmedizin sein. Eine solche Theorie wird kein abgeschlossenes Gebäude sein können, da der Mensch selbst ein nicht abgeschlossenes Wesen ist, aber seine Geschichtlichkeit und die Mehrdimensionalität seines Daseins wird jedes Theoriengebäude berücksichtigen müssen.

Zusammenfassung

In Konsequenz des in den vorhergehenden Kapiteln entwickelten Modells wird dargestellt, wie die individuelle Wirklichkeit, die den Menschen als feste, aber für den außenstehenden Betrachter unsichtbare Hülle umschließt, als Organ aufgefaßt werden kann. Dies Organ hat für das System Mensch und dessen Körper (als anderes Organ in diesem System) Funktionen einer Grenzschicht, die in Analogie zu den Grenzschichtfunktionen der Haut beschrieben werden können. Störungen des Organs individuelle Wirklichkeit, ihre Wechselwirkungen mit dem Körper und die Auswirkungen auf das Gesamtsystem sind die Domäne der psychosomatischen Medizin.

An Beispielen typischer Veränderungen der individuellen Wirklichkeiten von Patienten mit essentieller Hypertonie, funktionellen Syndromen und Karzinomkranken werden bestimmte Charakteristika herausgearbeitet, die auf zwei Grundschemata hinweisen. Beide Schemata haben mit der Anpassung der individuellen Wirklichkeit an die Umgebung des Menschen bzw. mit spezifischen Störungen dieser Anpassung zu tun.

Das erste Schema dient der Anpassung der sensomotorischen Aktivitäten an die Umgebung, d. h. ihrer Deutung für diese Aktivitäten. Störungen dieser Anpassung auf Grund falscher oder fehlender Deutungen gehen mit ergotropen Körperreaktionen einher, die von der Alarmreaktion bis zu Panik reichen, und jederzeit in histiotrope Reaktionen bis zum Schock umschlagen können.

Das zweite Schema dient der Anpassung bestimmter emotionaler Grundhaltungen, wie Vertrauen etc., an die für eine Kommunikation mit den Mitmenschen relevanten Anteile der Umgebung. Störungen dieser Anpassung sind durch Zurücknahme der emotionalen Bindungen (libidinösen Besetzungen) bei erhaltener Fassadenstruktur der Wirklichkeit gekennzeichnet und führen zu Körperreaktionen, die wahrscheinlich das Immungeschehen beeinflussen.

Diese beiden Schemata weisen auf zwei Kriterien hin, welche unsere Phantasie bei dem ständigen Auf- (und Um-)bau unserer individuellen Wirklichkeit kontrollieren, und die als pragmatisches und kommunikatives Realitätskriterium bezeichnet werden können.

Das psychosomatische Modell läßt sich damit als ein System beschreiben, das aus zwei Subsystemen (Organen): Körper und individuelle Wirklichkeit, besteht. Die individuelle Wirklichkeit als Grenz- und Verbindungsschicht zur Umgebung wird nach Programmen aufgebaut, in denen körperliche Anteile durch Bedeutungskoppelung mit psychischen Anteilen verknüpft sind. Sobald diese Programme (durch äußere und innere) Stimuli aktiviert werden, steuern sie unter Kontrolle der Realitätskriterien den Ablauf des Situationskreises, bei dem Aufbau immer neuer Situationen als Abschnitten der individuellen Wirklichkeit. In ihnen sind immer wieder somatische, psychische und Umgebungsereignisse auf einer höheren Komplexitäts- bzw. Integrationsebene so zusammengefaßt, daß sie sich im Erleben des Betreffenden als Problem darstellen, das durch aktives Verhalten gelöst werden muß.

Ausgehend von den Untersuchungen Mahler's über die Ablösungsprozesse des Kindes aus dem symbiotischen Funktionskreis oder der Mutter-Kind-Dyade und dem Modell Mead's wird ein Konzept entwickelt, nach dem der Einzelne lernt durch »Rollentausch« (das sich-in-die-Rolle-des-Anderen-Versetzen) Wirklichkeitsaspekte von Partnern und deren Rollen in die eigenen Rollenprogramme zu integrieren. Durch Internalisierung dieser Programme gewinnt er dann die Möglichkeit, soziale Handlungen, an denen er teilgenommen und deren Programme er internalisiert hat, in seiner Phantasie zu reproduzieren. Durch die so erlangte Unabhängigkeit von anderen Menschen grenzt sich seine Wirklichkeit als Individuum von deren Wirklichkeiten ab.

Die internalisierten Programme müssen jedoch bei dem Zusammentreffen mit potentiellen Partnern sozialer Wirklichkeiten erneut durch das Spiel des Rollentausches überprüft und u. U. modifiziert werden. Um das zu gewährleisten, müssen die Programme zwischen starren – zu Stereotypen verfestigten Strukturen und flexiblen – zu spielerischen Neubildungen befähigten – Gefügen die Mitte halten.

Das Modell der Vis-à-vis-Situation (Berger-Luckmann) kann herangezogen werden, um das Entstehen gemeinsamer, d. h. sozialer Wirklichkeiten aufgrund von »Verhandlungen verschiedener Individuen über ihre gegenseitigen Wirklichkeitsprogramme zu veranschaulichen. Am Beispiel der »Verhandlungen« zwischen Patient und Arzt im Rahmen des »diagnostisch-therapeutischen Zirkels« wird dargestellt, wie dieses Modell die Realität der ärztlichen Berufssituation interpretieren kann.

Anmerkungen

1. Der Sprache ist diese Ähnlichkeit geläufig. Wir sagen: »Er steckt in einer unglücklichen Haut« oder »In seiner Haut möchte ich nicht stecken«, wenn wir meinen, daß jemand im Rahmen seiner Wirklichkeit alles unglücklich interpretiert.
2. Ein Meister solcher Darstellungen war Freud. Seine Krankengeschichten bilden eine unerschöpfliche Quelle der Auskunft über Vorgänge, die sich in den Wirklichkeiten von Neurotikern abspielen.
3. Das gleiche Problem stellt sich, vielleicht sogar noch dringender, in der Psychiatrie: Bilz hat es in seinem Buch »Die psychotische Umwelt« in Angriff genommen. R. Bilz: »Psychotische Umwelt« Enke-Verlag Stuttgart (1962).
4. M. Boss: »Die Blutdruckkrankheit als menschliches Problem« Psyche II, 4, Seite 499 (1949).
5. In der Medizin ist es ungebräuchlich, literarische Zeugnisse als Material heranzuziehen. Wenn wir jedoch die individuelle Wirklichkeit eines Menschen als Organ auffassen, das für seine Gesundheit und Krankheit von Wichtigkeit ist, dann sind alle verläßlichen Zeugnisse über Funktion, Wirkungsweise und Pathologie dieses Organs von außerordentlichem Interesse für die Medizin.
6. Goethe W.: »Kampagne in Frankreich« (1792).
7. Th. v. Uexküll: »Grundlagen der psychosomatischen Medizin«, Rowohlt Hamburg, 1936 S. 188f. Zu dieser Auffassung paßt die wiederholt beschriebene Beobachtung, daß essentielle Hypertoniker in ihrer Kindheit zu Wutanfällen geneigt haben.
8. Marshall, L. S. A.: »Soldaten im Feuer«, Frauenfeld (1951).
9. Greene, W. A., Goldstein, S, Moss, A. H.: Psychological aspects of sudden death. Arch. Int. Med. 129 (1972): 725–731. Kächele, H.: »Der psychogene Tod«: Zeitschr. f. Psychosom. Med. und Psychoanalyse, 16: 105–129, 202–223 (1970). Engel, G.: »Psychisches Verhalten in Gesundheit und Krankheit«: Huber, Bern, S. 445f (1970). Kächele, H.: »Der Begriff psychogener Tod« in der medizinischen Literatur«, Ztschr. für Psychosmat. Med. u. Psychoanalyse, 16, 3, S 105–129 u. S. 202–222 (1970). Ein Bericht über einen psychogenen Tod findet sich in Madame Le Lafayette's berühmtem Roman »Die Prinzessin von Cleve«. Der Vater Diana's von Poitiers war in eine Verschwörung verwickelt und wurde zur Enthauptung verurteilt. Seiner Tochter gelang es, eine Begnadigung zu erwirken. Man brachte ihm seine Begnadigung, als er – bereits aufs Schafott geführt – nur noch den Todesstreich erwartete.« Aber die Furcht hatte ihn derart gepackt, daß er ohne Besinnung war und einige Tage später starb.«
10. »Das Zahnweh, subjektiv genommen, ist ohne Zweifel unwillkommen. Doch hat's die gute Eigenschaft, daß sich dabei die Lebenskraft, die man nach außen oft verschwendet, auf einen Punkt nach innen wendet... Kaum wird der erste Stich verspürt... und aus ists mit der Weltgeschichte, vergessen sind die Kursberichte – die Steuern und das Einmaleins; kurz jede Form gewohnten Seins... Denn einzig in der engen Höhle des Backenzahnes weilt die Seele...«.
11. Zahlreiche Untersuchungen haben nachgewiesen, daß die Sterblichkeitsrate älterer Menschen nach dem Tod des Ehepartners weit höher liegt, als die gleichaltriger Personen der Durchschnittsbevölkerung. Siehe Kapitel Psychosomatische Aspekte des Alterns und des Alters. Schmale A. H.: »Needs, Gratifications and Vicissitudes of the Selfrepresentation: A Developmental Concept of Psychic Object Relationships«. Psychoanalytic Study of the Society 2 (1962).
12. Le Shan, L.: »An emotional life history pattern associated with neoplastic disease«, Annals of the New York Akademy of Sciences. Vol. 125, S. 783 (1966).
13. Mitscherlich, A.: »Bedingungen der Chronifizierung psychosomatischer Krankheiten. Die zweiphasige Abwehr«. In »Krankheit als Konflikt« Band 2, S. 42–54, Suhrkamp, Frankfurt 1967.
14. In Kapitel 4, Anmerkung 9, sind die in diesem Zusammenhang besonders eindrucksvollen Beobachtungen Papousek's erwähnt.
15. Berger, P., und Luckmann, Th.: »Die gesellschaftliche Konstruktion der Wirklichkeit«, Conditio Humana, Frankfurt (1969). – Dort heißt es: »Die Wirklichkeit unserer Alltagswelt ist nicht nur Folge von solchen Objektivationen, sie ist vielmehr auch wegen dieser Objektivationen wirklich.«
16. Zitiert nach Köhle, K.: »Studien zur Psychologie der frühkindlichen Entwicklung«. Habilitationsschrift, Ulm, 1975. (Hervorhebung durch Verfasser).
17. Vergl. die entsprechenden Kapitel.
18. Piaget J.: »Nachahmung, Spiel und Traum« – »Das Erwachen der Intelligenz beim Kinde« – beide: Stuttgart (1969); ferner: »Einführung in die genetische Entwicklungstheorie«, Frankfurt (1973).
19. vergl. Adam Schaff: Einführung in die Semantik, Rowohlt, Hamburg (1973) S. 121f.
20. »Gardiner (A. Gardiner: The Theorie of Speech and Language, Oxford 1951) faßt die Tätigkeit des Sprechens ähnlich wie Dewey als Zusammenwirken zweier Personen auf; einer, die spricht, und einer, die zuhört. Gleichzeitig aber – und das ist für die Lösung des Problems sehr wichtig – führt er als drittes Moment die Sache ein, über die gesprochen wird. Gardiner sagt: »Das was ich hervorheben möchte, ist erstens der kooperative Charakter der Rede und zweitens die Tatsache, daß die Rede sich immer auf Sachen bezieht, d. h. auf Wirklichkeiten, sowohl der äußeren Welt als

auch der inneren Erlebnisse des Menschen.« A. Schaff: op. cit. S. 129.
21. Papousek beschreibt diesen Dialog folgendermaßen: »Das erste, was bei einer Filmanalyse der Interaktion zwischen dem Säugling und seiner Mutter auffällt, ist eine ununterbrochene Kette von kurzen *Szenen*, in denen sich beide Partner stimulieren und belohnen. Die Mutter zeigt sich dabei nicht nur als eine bloße Quelle reicher, äußerer Stimulation, auch nicht nur als eine bloße Belohnerin für Verhaltensmodifikationen ihres Kindes, sondern die gegenseitige Interaktion läuft in beiden Richtungen ab... Neben gegenseitigen Stimulationen und Belohnungen lernen beide Partner, wie der eine den anderen durch eignes Verhalten beeinflussen kann. Also nicht nur die quantitativen Aspekte der Stimulation, sondern die Struktur, die Sequenz und die kausalen Beziehungen zwischen einzelnen Verhaltenskomponenten auf beiden Seiten, spielen die entscheidende Rolle. Es geht nicht nur um Verhaltensmodifikationen, die durch äußere Belohnungen passiv gelernt werden, sondern auch um das Erlernen, wie man durch eigenes Verhalten den Partner im positiven Sinne aktiv ›manipulieren‹ kann.« Papousek, H.: »Die soziale Interaktion als Grundlage der kognitiven Frühentwicklung«; op. cit.
22. Mahler, M. S.: Die Bedeutung des »Loslösungs- und Individuationsprozesses« für die Beurteilung von »border-line-Phänomenen.« Psyche 12, 29 S. 1080 (1975).
23. Sebeok hat interessante Aspekte zu dem Problem einer Evolution der Zeichen aufgezeigt. Er weist darauf hin, daß der Zeichenbegriff keineswegs nur auf die menschliche Sprache beschränkt werden darf, sondern, daß man von einer »Endosemiotik« sprechen kann, die sich z. B. mit dem genetischen Code, metabolischen Informationen usw. befaßt, daß man davon eine Zoosemiotik unterscheiden kann, die die Kommunikation zwischen Tieren untersucht, und daß diesen schließlich eine Anthroposemiotik gegenübergestellt werden kann, in deren Rahmen nicht nur sprachliche, sondern auch außersprachliche Zeichensysteme Gegenstand der Forschung sind. Th. A. Sebeok: »Studies in Semiotics (Indiana University and by Peter de Ridder Press) (1976).
24. Mead, D. H.: »Geist, Identität und Gesellschaft«, Suhrkamp (1968).
25. op. cit. S. 195 f.
26. C.-B. Bahnson, N. M. B. Bahnson: »Role of the defence; Denial and Repression in the Etiology of Malignant Neoplasm« Annals of the New York Academy of Sciences, Vol. 125, S. 287 (1966).
27. Berger, T., und Luckmann, Th.: »Die gesellschaftliche Konstruktion der Wirklichkeit« – eine Theorie der Wissenssoziologie – Conditio humana, Frankfurt (1969).
28. So schreibt z. B. Max Hartmann in »Die philosophischen Grundlagen der Naturwissenschaften«, Jena (1948) S. 119:

»Die Anerkennung der realen Außenwelt ist eine unbedingt notwendige Voraussetzung, ohne die Naturwissenschaft nicht möglich ist, und die jede Naturwissenschaft als selbstverständlich hinnimmt.«
29. Berger, T. und Luckmann, Th., op. cit. S. 24.
30. Schütz hat den Wissensvorrat, den jede Gesellschaft als überlieferten Bestand bereithält, als »Rezeptwissen« bezeichnet. Dieses Rezeptwissen muß erworben werden, ehe man an dem jeweiligen Tätigkeitsbereich einer Gesellschaft teilhaben kann: Es bildet dort eine »regulierende und kontrollierende Kraft« und es ist »ein unerläßlicher Zusatz zur Institutionalisierung dieses Verhaltensgebietes. Der einer Institution zugehörige Wissensbestand wird dann »die objektive, empirisch nachvollziehbare Beschreibung (dieser Institution)«. Berger und Luckmann op. cit. Seite 71.
Die Autoren betonen, daß diese Ausführungen nicht im Sinne moderner wissenschaftlicher Sprachregelungen zu verstehen seien. In der Tat ist es von dem Rezeptwissen der Alltagswirklichkeit bis zu den Rezepten der einzelnen Wissenschaften ein langer Weg. Aber auch die Wissenschaften müssen ihre Wirklichkeiten nach tradierten Rezepten in Situationskreisen aufbauen und kontrollieren. Der Unterschied ist daher nicht prinzipieller Art. Das gleiche gilt für das Rezeptwissen der Medizin, das in Form von Krankheitsbildern (Diagnosen) institutionalisiert ist.
31. Blos, P.: Second individuation in adolescenc«; the psychoanalytic study of the child« (1967).
32. Vergl. Kap. »Adaptation und Krankheit«.
33. Berger, P., und Luckmann, Th.: op. cit. S. 31 f.
34. op. cit. Seite 33, 34.
35. Schüffel, W.: »Patienten mit funktionellen Abdominalbeschwerden – Klinisch-experimentelle Untersuchung zu Aspekten der Interaktion zwischen Patient und Arzt.« Habilitationsschrift, Ulm (1975).
36. Lorenzer, A.: »Sprachzerstörung und Rekonstruktion« – Frankfurt (1970). Argelander, H.: »Das Erstinterview in der Psychotherapie« – Darmstadt (1970).
37. In dem Kapitel Anamnesetechnik sind die praktischen Konsequenzen zu diesen theoretischen Überlegungen genauer dargestellt.
38. Koch, R.: »Die ärztliche Diagnose« – Wiesbaden (1920).
39. Braun, R. N.: »Lehrbuch der ärztlichen Allgemeinpraxis« – München, Berlin, Wien (1970).
40. Vergl. auch Wesiack, W.: »Grundzüge der psychosomatischen Medizin« – München (1974) – und »Wissenschaftstheoretische Überlegungen zur ärztlichen Diagnose«, Münchner Medizinische Wochenschrift, 114 (1972).
41. Schäfer, H.: »Die Häresien der Medizin« – Der praktische Arzt, 24, 75 (1975).
42. Über die Untersuchungen von Rahe über »die Bedeutung von biographisch wichtigen Lebenssituationen für die Krankheitsdisposition« – siehe Kapitel »Streß«.

ZWEITER TEIL

Allgemeine Psychosomatik: Theoretische Konzepte zur Pathogenese

6 Psychophysiologie

6.1. Historische und wissenschaftstheoretische Probleme
Thure v. Uexküll

6.1.1 Drei Fragen zur Definition und ihr wissenschaftsgeschichtlicher Hintergrund

Wie läßt sich die Stellung der Psychophysiologie zur psychosomatischen Medizin bestimmen? Auf den ersten Blick erscheinen die Bezeichnungen beider Disziplinen synonym. Beide beginnen mit einem Begriff für »Seele«, enden mit einem Terminus für »Körper« und wollen eine Lehre der Beziehungen zwischen Seelischem und Körperlichem sein. So gesehen, wäre der einzige Unterschied der, daß Psychophysiologie mehr die Erforschung dieser Beziehungen, Psychosomatik dagegen mehr ihre Anwendung im Auge hat.

Betrachtet man die Dinge jedoch genauer, so kommen Unterschiede in den Blick, die uns vor drei Fragen stellen:
1. Sind »Physiologie« und »Somatik« identisch?
2. Verstehen Psychophysiologie und Psychosomatik unter »Psyche« das Gleiche?
3. Was verstehen schließlich beide Disziplinen unter »Beziehungen« zwischen Seelischem und Körperlichem?

6.1.1.1 Alle drei Fragen lassen sich nur auf dem Hintergrund einer wissenschaftsgeschichtlichen Überlegung beantworten

Der Begriff »Physis«, welcher der Disziplin »Physiologie« den Namen gab, bedeutet ursprünglich so viel wie »Natur«. Er ist also viel weiter als der Begriff »Soma« (Körper) der Psychosomatik. Physiologie entstand längst, ehe man anfing von Psychosomatik zu sprechen. Als Lehre aller belebten Naturerscheinungen war sie ursprünglich auch weiter als die Medizin. Erst im Laufe der fortschreitenden Differenzierung und Spezialisierung der Naturwissenschaft und mit Wendung der Medizin zu Naturwissenschaft im modernen Sinne – also etwa seit dem Mitte des 19. Jahrhunderts – wurde Physiologie zu einer Lehre der physikalischen und chemischen Prozesse im Körper – kurz, zu einer »Körper-Physik«.

Damit gingen – meist unbemerkt – Begriffsverschiebungen einher, die in erster Linie von allgemeinen, wenig präzisen, aber umfassenderen, zu engeren, präziser definierten, aber auch reduzierten Begriffen führten. Die entscheidende Frage ist, was geschah bei dieser Reduktion?

Ursprünglich war auch das Psychische Gegenstand einer Physiologie, die als Lehre der belebten Naturerscheinungen einen ganzheitlichen Standpunkt vertrat. Aus diesem Grund gab es zunächst auch keine Psychologie. Die naive, objektivistische Vorstellung, daß die Aufteilung der Lehre von der Physis in die abgegrenzten Interessensgebiete der heutigen Naturwissenschaften: Physik, Chemie, Physiologie und Psychologie (die unter diesem Aspekt selbstverständlich zu den Naturwissenschaften zu rechen ist!) ohne Rest und ohne Verfremdung der Teilstücke abgegangen sei, übersieht die komplizierten Beziehungen zwischen Gegenstand und wissenschaftlicher Methode. »Leben« (Physis) ist nicht aus »Seelischem« und »Physikalischem« zusammengesetzt, wie etwa Kochsalz aus Natrium und Chlor zusammengesetzt ist. In dem Augenblick, als Physiologie sich auf den physikalischen Aspekt des Lebens begrenzte, wurden daher nicht »Seelisches« und »Körperliches« wie Elemente einer chemischen Verbindung frei. Die Begriffsverschiebungen und Verfremdungsprozesse, die bei der Aufteilung eines wissenschaftlichen Gegenstandes auf verschiedene Disziplinen entstehen, sind noch nicht zusammenhängend analysiert. Sie enthalten aber den Schlüssel zur Lösung vieler Rätsel, denen wir hilflos gegenüberstehen, wenn wir die Endprodukte der neu entstandenen Wissenschaften nachträglich wieder zusammenfügen sollen. Da dieser Prozess für die Beantwortung unserer Fragen von zentraler Wichtigkeit ist, wollen wir ihn – sehr verkürzt und vereinfacht – an der Entwicklung des Begriffs »psychische Energie« verfolgen.

6.1.1.1.1 *Der Begriff einer »psychischen Energie«*

Noch Johannes Müller, der Zeitgenosse Goethe's, verstand unter psychischer Energie eine aktive schöpferische Potenz des Lebens. Sein Gesetz der »spezifischen Energie« beschreibt die fundamentale Fähigkeit jedes lebenden Gebildes, bei dem Zusammenstoß mit beliebigen materiellen Vorgängen (Reizen) diesen seine spezifische Qualität aufzuprägen. Am bekanntesten wurden Müller's Ausführungen über die spezifische Energie der Sinnesorgane. Darin stellt er fest, daß Licht, Dunkelheit und Farben spezifische Erzeugnisse des Sehsinnes; Lärm, Stille und die verschiedenen Töne spezifische Erzeugnisse des Hörsinnes sind, usw. Er beschreibt, daß man Auge und Ohr mit beliebigen mechanischen, chemischen, thermischen oder elektrischen Eingriffen reizen könne, ohne daß Auge oder Ohr diese unterschiedlichen Reize anders als stereotyp auf ihre spezifische Weise beantworten würden.

»Die Sinnesempfindung ist nicht die Leitung einer Qualität oder eines Zustandes der äußeren Körper zum Bewußtsein, sondern die Leitung einer Qualität, eines Zustandes eines Sinnesnerven zum Bewußtsein, veranlaßt durch eine äußere Ursache, und diese Qualitäten sind in den verschiedenen Sinnesnerven verschieden, die Sinnesenergien.«[1]*

Diese Energien bringen also etwas hervor, das es auf der Ebene der »äußeren Ursachen« nicht gibt. Sie verschmelzen diese äußeren Ursachen mit den durch diese veranlaßten Zustandsänderungen der lebenden Gebilde zu etwas Neuem: den Sinnesempfindungen. Hätte Müller bereits die Sprache der Gestalttheoretiker beherrscht, hätte er sagen können, daß es sich bei seinen Energien um Potenzen handelt, welche Elemente zu einheitlichen Phänomenen (zu Ganzheiten bzw. Gestalten) integrieren, die mehr sind als die Summe ihrer Teile (v. Ehrenfels). Müller wäre auch nicht in die Schwierigkeiten der Gestaltpsychologie geraten, die dann entstehen, wenn man »Gestalt« als eine nur subjektive (psychologische) Qualität aus dem Gesamtkomplex der an jeder Sinneswahrnehmung beteiligten Subjekt- und Objekt-Anteile abzusondern versucht. Es wäre ihm daher auch absurd erschienen, das ganzheitliche Neue in physikalischen Maßstäben – Maßstäben eines der im Neuen aufgegangenen Teilaspekte – messen zu wollen.

Schon wenige Jahrzehnte später begann sich die ganzheitliche Physiologie in eine Physik des Körpers und eine Psychologie aufzuteilen. Folgerichtig taucht jetzt der Terminus »Psycho-Physik« auf. Mit ihm entstand eine Einengung der Betrachtungsweise: Psychisches wurde nicht mehr als ganzheitliches Phänomen begriffen, das Physisches als Elemente in sich integriert hat, sondern als kausale Folge physikalischer Vorgänge. Damit verlor die Vorstellung einer »psychischen Energie« ihre Berechtigung. Jetzt wurde das Messen psychischer Phänomene mit physikalischen Maßstäben zu einem zentralen Problem und gleichzeitig zu einem Versuch Psychologie einer zur Körperphysik gewordenen Physiologie einzugliedern. In seinen 1860 erschienenen »Elementen der Psychophysik« formuliert Fechner die dabei zutage tretenden Schwierigkeiten. Er schreibt:

»Immer wird das psychische Maß in Konstruktion wie in Anwendung minder leicht und einfach bleiben als das physische; namentlich aus dem Grunde, weil bei dem physischen Maße im allgemeinen gleiche Abteilungen des Maßstabes gleichen Abteilungen des zu messenden Gegenstandes entsprechen, wogegen der in der Erfahrung sich als ganz allgemein herausstellende Umstand, daß mit wachsender Größe des Reizes und der Empfindung größere Reizzuwüchse nötig werden, um noch den selben Empfindungszuwachs zu decken, gewissermaßen dem Fall vergleichbar ist, daß ungleiche Abteilungen des Maßstabes gleichen Abteilungen des zu messenden Gegenstandes entsprechen«.

* Anmerkungen siehe Seite 134

Die Widerstände, welche der Gegenstand einer ganzheitlichen Physiologie der Aufteilung in einen physikalischen Ausschnitt und einen psychischen Rest entgegenstellte, erwiesen sich schließlich als unüberwindlich. Physiologie und Psychologie trennten sich in der Folgezeit und begannen ihre jeweiligen Gegenstände mit eigenen Methoden und von eigenen Voraussetzungen her zu untersuchen, ohne sich noch um die Probleme der anderen Disziplin zu kümmern. Der Versuch Fechners war mißlungen. Das Urteil der Sinnesphysiologie über ihn lautete schließlich:

»Eine wahre Messung der zweifellos intensiv abgestuften Empfindungsqualität..., wie überhaupt ein psychisches Maßsystem bleibt uns versagt.«[2]).

Die Abkehr der modernen Physiologe von allem Psychischen ist in der Mitte des 20. Jahrhunderts so weit fortgeschritten, daß der Terminus »psychische Energie« für Physiologen nur noch als Markenzeichen einer unwissenschaftlichen Einstellung gilt. Sie haben unreflektiert die Tatsache akzeptiert, daß der – ursprünglich viel weitere – Energiebegriff gänzlich von der Physik usurpiert wurde. Es ist daher nicht verwunderlich, daß Psychophysiologie zu einem Spezialgebiet der Psychologie wurde.

Aber auch dort taucht der Begriff einer »psychischen Energie« zunächst nur im Zusammenhang mit einem ärztlichen Modell als »Triebenergie« in der Psychoanalyse auf. Von diesem Begriff gibt es aber interessante – allerdings noch wenig genau analysierte Beziehungen zu kybernetischen Systemmodellen[3]). In diesen Modellen bedeuten Sollwerte letztlich »Bedürfnisse von Systemen«, die dort sowohl rezeptorische wie effektorische Einrichtungen steuern und so Einfluß auf Sinneswahrnehmungen und Verhaltensweisen nehmen[4]). Mit der Einführung von Regelkreis- und Systemmodellen taucht auch der Begriff »Information« auf und mit ihm die Frage nach der Bedeutung, die Zeichen im Rahmen des Informationsflusses, der Informationsverarbeitung und der Informationsspeicherung in Systemen haben (s. Kapitel 3). In gewisser Weise knüpft diese Entwicklung also wieder an die Bemühungen an, Lebenserscheinungen unter dem Aspekt ihrer spezifischen Energie zu beschreiben, wenn man unter Energie nicht nur einen quantitativen Begriff für undifferenzierte Kräfte, sondern eine Potenz zu integrativer Verknüpfung versteht, wie sie Programme zur Erhaltung von Sollwerten repräsentieren. Auf die Bedeutung dieser Ansätze für eine Theorienbildung in der Psychophysiologie und Psychosomatik werde ich gleich zurückkommen.

6.1.1.1.2 *Pawlow und Cannon*

Zunächst müssen wir den geschichtlichen Rückblick vervollständigen und die theoretischen Konzepte erwähnen, die von Pawlow und Cannon erarbeitet worden sind. Pawlow stand noch sehr bewußt unter dem Eindruck der Auseinandersetzung zwischen einer psychologischen und einer physiologischen Betrachtungsweise, die mit der Aufteilung der Wissenschaft von der Physis in eine

Physiologie und eine Psychologie unausweichlich geworden war. Iwan Petrowitsch Pawlow (1849–1936) war 1904 für seine Arbeiten über Verdauungsphysiologie mit dem Nobelpreis ausgezeichnet worden. Der Höhepunkt seiner wissenschaftlichen Arbeiten: Das Konzept des »bedingten Reflexes« und der »Konditionierung« ist aber das Resultat eines langen Kampfes mit den Problemen, die durch die Aufteilung der ursprünglich ganzheitlichen Physiologie aufgeworfen worden waren. In der Einleitung zu einer 1923 erschienen Sammlung früherer Arbeiten, die den Titel »Zwanzigjährige Erfahrungen« trägt, schreibt er darüber folgendes:

»Bei den vor 20 Jahren begonnenen Arbeiten über die Verdauungsdrüsen ... konnte ich naturgemäß auch nicht die damals als »psychisch« bezeichnete Erregung der Speicheldrüsen außer Acht lassen, wenn beispielsweise bei hungrigen Tieren und bei Menschen beim Anblick von Speisen, beim Gespräch über sie oder sogar beim Denken an sie, Speichel zu fließen beginnt. Dies um so mehr, weil ich selbst ebenfalls die psychische Erregung der Magendrüsen genau feststellte. Ich begann, das Problem dieser Erregung der Speicheldrüsen mit meinen Mitarbeitern S. G. Wulfson und A. T. Snarsky zu erforschen. Während Wulfson neues Material über die Einzelheiten der psychischen Erregung der Speicheldrüsen sammelte, was dem Problem großes Gewicht verlieh, unternahm Snarsky die Analyse des inneren Mechanismus dieser Erregung. Dabei vertrat er einen subjektiven Standpunkt, d. h., er berücksichtigte die *imaginäre innere Welt* [Unterstreichung von den Autoren des Kapitels] der Hunde (unsere Versuche wurden an Hunden durchgeführt) mit ihren Gedanken, Gefühlen und Wünschen analog unserer Innenwelt. Da ereignete sich ein im Laboratorium nie dagewesener Fall: Wir gingen in unserer Deutung dieser Welt scharf auseinander und konnten uns durch keinerlei weitere Versuche auf irgendeine gemeinsame Schlußfolgerung einigen, ungeachtet der ständigen Laborpraxis, in der neue Versuche, die mit beiderseitigem Einverständnis unternommen werden, gewöhnlich jegliche Meinungsverschiedenheit und Streitigkeit entscheiden. Dr. Snarsky blieb bei der subjektiven Deutung der Erscheinungen. Ich aber, betroffen durch das Phantastische und die wissenschaftliche Nutzlosigkeit einer solchen Einstellung zur gestellten Aufgabe, begann, einen anderen Ausweg aus der schwierigen Lage zu suchen. Nach beharrlichem Nachdenken über das Problem, nach einem schweren geistigen Kampf, habe ich endlich beschlossen, auch gegenüber der sogenannten »psychischen Erregung« in der Rolle des reinen Physiologen zu bleiben, d. h. in der Rolle des objektiven äußeren Beobachters und Experimentators, der ausschließlich mit äußeren Erscheinungen und ihren Beziehungen zu tun hat.«

Pawlow beschloß also von den Phänomenen, die er beobachtete, nur das zuzulassen, was in der Sprache der Körper-Physik ausgedrückt werden konnte. Dieser Vorentscheidung wurden seine Methoden, seine Beobachtungen und deren Deutungen untergeordnet:

»Sowohl die Methoden und die Verhältnisse unseres Experimentierens, als auch die Planung der einzelnen Aufgaben, die Bearbeitung des Materials und schließlich seine Systematisierung, alles das bleibt im Bereich der Tatsachen, der Begriffe und der Terminologie der Physiologie des Nervensystems.«

Aus diesen Ausführungen sind drei Punkte aufschlußreich: 1) Die Feststellung, daß die Abtrennung des sogenannten objektiven »äußeren« Anteils von dem subjektiven »inneren« und die Fragen, die sich daraus ergeben, in entscheidendem Maße ein terminologisches Problem sind. Ich werde auf diesen Punkt zurückkommen. 2) Das Eingeständnis, daß die Motivation zu dieser Abtrennung auch dem Wunsch entsprang, der Diskussion über ein Problem, das Pawlow selbst anging (nämlich seine eigene »imaginäre innere Welt«), aus dem Wege zu gehen. 3) Die Schilderung der inneren Kämpfe und Widerstände gegen die Verstümmelung, die er mit dieser Entscheidung sich selbst und den von ihm beobachteten Phänomenen zufügte[5]).

Pawlow kam schließlich zu einer Einteilung der Funktionen des Nervensystems, die seine Entdeckung des unbedingten und bedingten Reflexes konsequent berücksichtigt: Er bezeichnet die Tätigkeit des Nervensystems, die hauptsächlich den Beziehungen der einzelnen Teile des Organismus zueinander und dessen Integration dienen, als »niedere Nerventätigkeit«. Er lokalisierte sie in das Rückenmark und bestimmte Hirnanteile. Diese niedere Nerventätigkeit würde in dem Modell, das wir in Kapitel 1 bis 4 entworfen haben, einem Informationssystem entsprechen, das den Körper als relativ geschlossenes System konstituiert.

Von dieser niederen Nerventätigkeit unterschied Pawlow die »höhere Nerventätigkeit«, die er den Großhirnhämisphären und dem nahe gelegenen Subkortex zuschrieb und deren Aufgabe darin bestand »die normalen kompliziertesten Beziehungen des Gesamtorganismus zur Umwelt« zu garantieren[6]). Der Terminus »höhere Nerventätigkeit« ersetzt in seiner Nomenklatur das früher gebräuchliche Wort »psychische Tätigkeit«[7]).

Im Rahmen der höheren Nerventätigkeit unterschied Pawlow zwei große Aufgabenbereiche: In dem ersten übernehmen angeborene subkortikale Reflexe die Herstellung von Beziehungen des Organismus zur Außenwelt, die der Erhaltung des Individuums und der Art dienen (wie Nahrungssuche, Entfernung von Schädlichkeiten usw.) Diese Funktionen, die etwa dem entsprechen was unter Instinkten, Trieben oder Emotionen verstanden wird, bezeichnet Pawlow in seiner »physiologischen Fachsprache« als »komplizierteste unbedingte Reflexe«[8]).

Der nächste Aufgabenbereich soll die Grundfunktion der Großhirnhemisphären während der ganzen späteren individuellen Existenz des Lebewesens umfassen und »in einem unausgesetzten Hinzufügen von zahllosen bedingten Signalreizen zu der begrenzten Zahl der ursprünglichen, angeborenen unbedingten Reize, oder anders gesagt, zu einem ständigen Ergänzen der unbedingten Reflexe durch bedingte Reflexe« bestehen[9]). Dieser Teil der höheren Nerventätigkeit hat die ständige Anpassung des Organismus an die Außenwelt zur Aufgabe und wird von Pawlow als »elementares gegenständliches Denken« bezeichnet, das er allen höheren Lebewesen zuspricht.

In den letzten Jahren seiner Forschertätigkeit entwickelte Pawlow schließlich ein Konzept, mit dessen Hilfe er die Sprachfunktion des Menschen von seinem Modell aus zu erklären sucht:

»Wenn unsere Empfindungen und Vorstellungen, die sich auf die Außenwelt beziehen, für uns die ersten und dabei konkreten

Signale der Wirklichkeit sind, so bildet die Sprache, und in erster Linie speziell die kinästhetischen Reize, die von den Sprachorganen der Hirnrinde übermittel werden, eine zweite Ordnung von Signalen, die Signale der Signale. Sie stellen selbst eine Abstraktion von der Wirklichkeit dar und gestatten die Verallgemeinerung, die unser übriges, speziell menschliches, höheres Denken bildet...«[10]).

Pawlow spricht von einem »zweiten Signalsystem« und versucht, bestimmte Phänomene, die er an Hysterikern beobachtet hat, aber auch Beobachtungen im Hypnosezustand und in Träumen, durch ein »Wideraufleben der Signale erster Ordnung mit ihrer Bildhaftigkeit, Gegenständlichkeit und den entsprechenden Emotionen« zu erklären.

Pawlow's Modell ist in seinen großen Umrissen von eindrucksvoller Einfachheit und Geschlossenheit. Auf der anderen Seite ist es von ebenso eindrucksvoller Einseitigkeit und Dürftigkeit. Die asketische Terminologie, der er sich und seine Forschung unterwarf, hielt ihn und seine Versuchtiere in experimentellen Situationen von abstrakter Künstlichkeit gefangen. Trotz seiner einseitigen Interpretationen in linearen Reflexvorstellungen, die ihm den Zugang zu dem Bedeutungs- und Erlebnisgehalt psychischer Phänomene verschloß, bleibt seine Beobachtung der Koppelung von Bedeutungen, die er bedingte Reflexe oder Konditionierung nannte, von bleibendem Wert.

Walter Bredford Cannon (1871–1945), der den Lehrstuhl für Physiologie an der Harward-Universität innehatte, blieb nach seiner Auffassung im Rahmen der modernen Physiologie. Aber diese wurde unter seinen Händen zu einer psychosomatischen Physiologie. Das wird nicht immer gesehen, da man seine Forschungsergebnisse häufig nur unter dem begrenzten Aspekt einer neurophysiologischen Theorie über die Bedeutung archaischer Hirnareale, vor allem des Thalamus, für das emotionale Geschehen betrachtet. In wenige Worte zusammengefaßt besagt diese Theorie dann, daß thalamische Neuronen, die in bestimmter Kombination gereizt werden, nicht nur Muskeln und Eingeweide, sondern auch afferente Bahnen zum Großhirn erregen, wodurch dann zu einfachen Emotionen die besonderen Qualitäten der Gefühle und Empfindungen hinzutreten sollen.

Darüber hinaus hat Cannon aber mit seinem Konzept der »emergency states«, der Bereitstellungen oder Bereitstellungsreaktionen, den ersten Ansatz für eine psychosomatische Theorie entworfen, die diesen Namen verdient, weil in ihr Psychisches und Physisches in einem Zusammenhang gesehen werden können. Um seine Position in der Auseinandersetzung mit den Problemen zu charakterisieren, die bei der Aufteilung der ursprünglichen Einheit der Lebenserscheinungen in Psychisches und Physisches entstanden, und um sie der seiner beiden Zeitgenossen Pawlow und Freud gegenüberzustellen, kann man sagen: Pawlow reduzierte die einheitliche Wirklichkeit des Erlebens und Verhaltens auf neurophysiologisch beschreibbare Phänomene und verlor dabei die Realität des Psychischen aus dem Blick. Freud schuf eine neue Wissenschaft, um die psychische Realität beschreiben und analysieren zu können und vernachlässigte dabei bewußt die physiologische Seite. Cannon hat ein Konzept entwickelt, in dem beide Seiten berücksichtigt sind. Für ihn ist das psychische Erleben nicht nur der Menschen, sondern auch anderer Lebewesen eine von den Naturwissenschaften anzuerkennende Realität, die unter diesem Gesichtspunkt den gleichen Rang hat »wie etwa die Kontraktion eines Muskels oder einer Drüse«[11]).

Cannon's Methode war der Tierversuch, und er interpretierte das psychische Erleben seiner Versuchstiere analog den Erfahrungen des Menschen. Wenn man dagegen einwendet, es sei eine anthroprozentrische Fehldeutung anzunehmen, daß Tiere Schmerz, Furcht, Wut, Hunger und Durst empfinden, so muß man dem entgegenhalten, daß ein solcher Einwand ein entwicklungsgeschichtliches mit einem erkenntnistheoretischen Problem verwechselt: Die emotionalen Zustände sind mit dem Leben entstanden und haben sich in unendlich langen Zeiträumen entwicklungsgeschichtlich mit dem Leben zusammen entfaltet. Mensch und Tier erleben daher Situationen zwar in unterschiedlich differenzierter, aber doch vergleichbarer Weise. Die Emotionen, von denen Cannon spricht, sind gewissermaßen Archetypen, die eine gemeinsame Grundlage im individuellen Erleben aller Lebewesen bilden. Emotionen sind für Cannon ganzheitliche Phänomene, die subjektive und objektive Anteile umfassen.

Um diesen ganzheitlichen Charakter zu sehen, darf man nicht nur nach den Ursachen isolierter Erscheinungen fragen in der Hoffnung gemeinsame Ursachen zu finden, sondern man muß darüber hinaus den entscheidenden Schritt tun und die Frage nach ihrem gemeinsamen biologischen Sinn stellen. Mit dieser Frage verläßt Cannon den Kreis der strengen, analytisch vorgehenden physiologischen Betrachtungsweise und entwickelt eine eigene synthetische Methode. Mit ihrer Hilfe interpretiert er die Resultate der physiologischen Analyse, indem er diese Resultate zugleich integriert. Das erreicht er dadurch, daß er zunächst als Arbeitshypothese nach einem gemeinsamen teleonomen Nenner sucht und die Richtigkeit seiner Arbeitshypothese an ihrem synthetischen Effekt prüft, d.h., ob sich die verwirrende Vielfalt der Einzelreaktionen zu ordnen beginnt oder nicht. Er zeigt, wie sich die Ergebnisse seiner physiologischen Untersuchungen in verblüffender Weise ordnen, sobald man die vielfältigen Prozesse im Organismus als Vorbereitung auf eine aktive Auseinandersetzung mit der Umwelt, und zwar als Vorbereitung auf Kampf oder Flucht interpretiert.

Mit dieser synthetischen Methode stellt Cannon dem Beobachter die Aufgabe das Gesamtverhalten eines Lebewesens in seiner Umwelt zu rekonstruieren. Der Terminus »emergency state«, Bereitstellung, bezeichnet daher nicht nur das Verhalten des Organismus und der einzelnen Komponenten in seinem Inneren, sondern zugleich die Gesamtsituation, in der ein Lebewesen bestimmten vitalen Anforderungen ausgesetzt ist. Im Rahmen dieser Situation zeigt sich, daß bei Schmerz,

Hunger, Furcht und Wut keine chaotischen Prozesse in Gang kommen, die das geordnete Verhalten stören, sondern:
1. organisierte Reaktionsmuster, deren Programme man erforschen kann, und die
2. Vorbereitungen für Handlungen bzw. Bereitstellungen zuwege bringen, in denen jeweils eine bestimmte Umweltsituation vorweggenommen wird.

Die Emotionen, die Cannon untersucht, haben daher in der Ökonomie der vitalen Szenen eine doppelte Funktion: Sie ordnen auf der einen Seite die Körperfunktion der Außenwelt zu und zeigen auf der anderen Seite die Außenwelt in bestimmter Zuordnung zum Subjekt, d. h. subjektiv als »feindlich«, »gefährlich«, »furchterregend« oder »nahrungsverheißend«, usw. Dabei ist es gleichgültig, ob die in dem jeweiligen emotionalen Rahmen erlebte Wirklichkeit auch für den außenstehenden Beobachter (objektiv) so vorhanden ist, wie sie von dem beobachteten Subjekt erlebt wird – für dessen Verhalten und körperliche Rekationen ist allein die emotionale Interpretation entscheidend (vergl. Kap. 1 »Die Modelle des Funktions- bzw. des Situationskreises«).

Mit seinem Modell der »emergency states« hat Cannon die Grundlage zur Erforschung eines der beiden archaischen Reaktionsmuster gelegt, die wir als ergotrope und als histiotrope Einstellung bezeichnen. Die ergotrope, der Außenwelt zugewandte, mit Aktivation und Wachheit einhergehende Einstellung ist seit ihm ein Hauptthema der psychophysiologischen Forschung geworden. Dem gegenüber ist die histiotrope Einstellung, die mit einem Rückzug von der Umgebung einhergeht und u. U. über Apathie zum Koma führen kann, sehr viel weniger untersucht worden. Unter dem Gesichtspunkt, daß sie einer Schonung der Organe und Gewebe dienen soll, der Körper also gewissermaßen mit sich selbst – und nicht mit der Umgebung beschäftigt ist – (wir haben daher von dem Umschlag in die Organisationsform eines relativ geschlossenen Systems gesprochen) ist diese Einstellung aber nicht weniger bedeutsam als die ergotrope. Ja ihre Bedeutung für bestimmte pathologische Zustände, die mit Abwehrschwäche und Maladaptation einhergehen, wird immer wahrscheinlicher.

6.1.1.2 Definitionsprobleme

Die bisherigen Ausführungen machen deutlich, daß die beiden Begriffe, aus denen Psycho-Physiologie zusammengesetzt ist, keineswegs eindeutig definiert werden können.[12] Die Tatsache, daß es inzwischen zwei etablierte Wissenschaften – die Psychologie und die Physiologie – gibt, die ihre eigenen Begriffssysteme, Methoden und Wissenschaftskriterien besitzen, ist offensichtlich keine Garantie gegen das Auftreten von Unklarheiten und Widersprüchen, wenn sich beide Disziplinen zu gemeinsamen Untersuchungen entschließen. Dann stellt sich nämlich heraus, daß die Physiologie zwar den Begriff »Physis« bzw. »Körper« und die Psychologie den Begriff »Psyche« bzw. »Seele« definiert – daß die Physiologie aber unfähig ist, den Begriff »Psyche« zu definieren, und

daß umgekehrt die Psychologie keine Möglichkeit hat, dem Begriff »Physis« eine Begriffsbestimmung zu geben. Beide Disziplinen können nur negativ feststellen, daß das, was die andere beschreibt, in ihrem Begriffsystem nicht existiert. Eine Zusammenarbeit zwischen Physiologie und Psychologie unter diesen Voraussetzungen erinnert daher mehr an das Spiel »Versteck im Dunkeln«, als an eine wissenschaftliche Untersuchung. Anders ausgedrückt: Solange die beiden Termini als unverbundene und unverbindbare Fremdkörper im begrifflichen Raum stehen, können weder Psychophysiologie noch Psychosomatik wirklich Wissenschaft werden. Sie können äußerstenfalls parallelistisch zwei heterogene Erscheinungsreihen möglichst gleichzeitig registrieren und die Wahrscheinlichkeit des zeitlichen Zusammen*gehens* statistisch berechnen. Ein Zusammen*hang* zwischen der einen oder der anderen Seite kann jedoch erst gewonnen werden, wenn zuvor Modelle geschaffen wurden, mit denen hypothetisch solche Zusammenhänge unterstellt werden können. Aufgabe der Psychophysiologie für die psychosomatische Medizin ist es daher, solche Modelle zu entwickeln und empirisch nachzuprüfen.

Wir sind also mit dem Faktum konfrontiert, das zwei Wissenschaften unabhängig voneinander – die eine »Körper«, die andere »Psyche« –, die in der Realität nie getrennt angetroffen werden, isoliert, dann als isolierte Erscheinungen analysiert und schließlich begrifflich eingeordnet haben. Dabei sind zwei Wissenschaftssprachen entstanden, zwischen denen keine Übersetzungen möglich sind. Diese Situation läßt sich nur dadurch überwinden, daß man – zunächst unabhängig von Physiologie und Psychologie – ein Modell für die Einheit eines Systems konstruiert, in dem physische und psychische Elemente im Rahmen von Aufgaben miteinander in Beziehung stehen, die sie füreinander und für das System erfüllen. Auf Grund eines solchen Modells steht dann zu hoffen, daß sich Definitionen und eine Wissenschaftssprache entwickeln lassen, in die sich physiologische und psychologische Begriffe, bzw. die mit diesen Begriffen beschriebenen Sachverhalte übersetzen lassen.

6.1.2 Das Modell des Situationskreises und die beiden Integrationsebenen

In den Kapiteln 1, 2 und 4 haben wir für die Beziehungen zwischen Individuum und Umgebung das Modell einer Zeitgestalt entworfen, die mit einer Existenz als »bloßer Körper« beginnt und dann ein zweites Kompartiment entwickelt, in dem Umgebung nach Programmen der Phantasie zunächst in Umwelt und schließlich in individuelle Wirklichkeit transponiert wird. Wir haben ausgeführt, daß die Existenz als bloßer Körper, für den Umgebung keine Bedeutung hat, und die Existenz als Körper, der auf eine unter dem Aspekt seiner Bedürfnisse interpretierte Umgebung angewiesen ist, zwei Organisationsformen entsprechen: nämlich der eines relativ geschlossenen und der eines offenen Systems. Solange die körperlichen Reserven ausreichen, um die Homöostase im Inneren des Körpers aufrecht zu erhalten und solange keine Anforderungen der Umgebung Probleme stellen – aber auch in einem Zustand des Rückzugs (z. B. im Schlaf oder im Koma) – läßt sich der Mensch als weitgehend geschlossenes, von der Umgebung unabhängiges System eines bloßen Körpers beschreiben. Dieses System kann jedoch jederzeit in die Organisationsform des offenen Systems übergehen, in welchem nun zu dem Kompartiment »Körper« eine »individuelle Wirklichkeit« als zweites Kompartiment hinzutritt.

Für eine Übersetzung der Begriffe der Physiologie und der Psychologie in eine gemeinsame Sprache, die den Menschen als Handlungssystem beschreibt, ist es daher notwendig, davon auszugehen, daß wir es mit zwei verschiedenen Komplexitäts- oder Integrationsebenen mit ganz verschiedenen Bedeutungen zu tun haben, und daß zwischen diesen Ebenen kein Kontinuum, sondern ein »Bedeutungssprung« existiert.

Nach der sehr anschaulichen Definition Balint's kann man psychosomatische Medizin als »krankenzentrierte Medizin« von einer »krankheitszentrierten klassischen Medizin« abheben. Diese Unterscheidung ist so einleuchtend, daß man sich ihre wissenschaftstheoretischen Konsequenzen selten klar macht. Beide Formen der Medizin verlangen jedoch, daß man die Modelle, nach denen sie arbeiten, genau definiert und gegeneinander abgrenzt. Die krankheitszentrierte, klassische Medizin betrachtet den kranken Menschen als das relativ geschlossene System einer komplizierten anatomisch-biochemischen Maschinerie, in der sich Krankheiten als Störungen der Maschinenteile oder ihrer Zusammenarbeit lokalisieren lassen. Psychosomatische Medizin betrachtet den kranken Menschen dagegen unter dem Aspekt eines offenen Systems, in deren Umgebung nach Programmen, die sich in der individuellen Geschichte des Kranken entwickelt haben, in individuelle Wirklichkeit verwandelt wird. Damit entsteht die Möglichkeit, Krankheit auch als persönliches Schicksal in der Zeitgestalt der biographischen Geschichte des Patienten zu »lokalisieren« – und das heißt Medizin auf den Kranken zu zentrieren. Wenn man die beiden Modelle, nach denen die klassische und die psychosomatische Medizin arbeiten, in dieser Weise definiert und gegeneinander abgrenzt, leuchtet es ein, warum auch Physiologie und Psychologie zwei verschiedene Sprachen sprechen, und warum Psychophysiologie und Psychosomatik eine dritte Sprache entwickeln müssen, in die sich die Inhalte der physiologischen und psychologischen Teilsprachen übersetzen lassen.

In dem von uns entwickelten Modell muß der Bedeutungssprung zwischen einem Körper auf der Integrationsebene eines relativ geschlossenen Systems und einer Psyche als Systemanteil, der auf einer komplexeren Integrationsebene Umgebung integriert – durch Bedeutungskoppelungen überwunden werden. Bei solchen Bedeutungskoppelungen werden Programme für innerkörperliche Prozesse an Programme angeschlossen, welche Umgebung in individuelle Wirklichkeit transponieren. In Kap. 4 haben wir Beispiele gebracht, die diese Übersetzungen oder Transpositionen illustrieren. Mit Hilfe dieses Modells lassen sich physiologisch beschriebene Sachverhalte mit psychologisch beschriebenen in eine gemeinsame – psychophysiologische oder psychosomatische – Sprache übersetzen.

6.1.3 Bedeutungskoppelung, Mehrdeutigkeit und die historische Dimension des Lebendigen

Lassen sich aus dem Modell, in dem zwei verschiedene Integrationsebenen durch Bedeutungskoppelung überbrückt werden, empirisch nachprüfbare Hypothesen ableiten? Diese Frage kann seit den Untersuchungen Pawlow's ohne Einschränkung bejaht werden. Er war der erste, der das Zustandekommen von Bedeutungskoppelungen zwischen einer physiologischen und einer psychologischen Integrationsebene beobachtet und beschrieben hat. »Konditionierung« heißt in der Sprache unseres Modells nichts anderes als das Entstehen von Programmen, die zwei heterogene Integrationsebenen durch Bedeutungskoppelung verbinden. Pawlow hat – wie oben dargelegt – die Unterschiede der beiden Integrationsebenen zwar gesehen, diese Unterschiede dann aber zugunsten einer einheitlichen physikalistischen Terminologie wieder zu eliminieren versucht.

Die Feststellung, daß die Verbindungen zwischen physischen und psychischen Systemanteilen durch Programme für Bedeutungskoppelungen hergestellt sein müssen, hat theoretisch und praktisch wichtige Konsequenzen: theoretisch besagt sie, daß die Beziehungen zwischen beiden Integrationsebenen nicht allein durch Kausalverknüpfungen erklärt werden können. Erst die Kenntnis des historischen Moments, in dem das Programm der Bedeutungskoppelung zwischen beiden Integrationsebenen zustande kam, d. h. die Kenntnis der Geschichte, in der dieses Programm entstand, sich veränderte oder unverändert erhalten blieb, erlaubt uns, die Zusammenhänge zwischen physiologischen und psychologischen Abläufen zu erfassen. Zu der eindimensionalen Interpretation in Kausalketten muß also der historische Aspekt als neue Dimension hinzutreten. – Praktisch eröffnet die Feststellung, daß Bedeutungskoppelungen zwischen einer physiologischen und einer psychologischen Ebene nur in bestimmten, lebensgeschichtlich definierten Momenten zustandekommen und sich unter wiederum lebensgeschichtlich bestimmten Bedingungen verändern, die Möglichkeit, die Bedingungen für das Zustandekommen und die Veränderungen von Bedeutungskoppelungen experimentell zu untersuchen. Solche Untersuchungen eröffnen die Aussicht, Mittel und Wege zu finden, die Bildung oder Veränderung derartiger Programme durch Variation der Bedingungen für therapeutische Zwecke zu beeinflussen.

In der modernen psychophysiologischen Forschung taucht das Problem der Integrationsebenen mit der Schwierigkeit auf, das Zusammenwirken körperlicher Vorgänge, z. B. viszeraler und hormoneller Art, mit Verhaltensaspekten des Gesamtsubjekts zur Umgebung im »emotionalen Prozess« darzustellen (siehe Teil B, S. 106). Mit dem Konzept der Koppelung von Programmen einer körperlichen und einer psychischen Ebene lassen sich Fragen formulieren, die das Zusammenwirken und die Interferenz beider Komponenten im ganzheitlichen emotionalen Prozess betreffen. Die bekannten Untersuchungen über die Rolle kognitiver Information für das Erlebnis der körperlichen Vorgänge nach einer Adrenalinausschüttung (siehe Teil, B, S. 109) ist dafür ein Beispiel.

Das Konzept der Bedeutungskoppelung, nach dem Programme, die verschiedene Integrationsebenen verbinden, unter historischem Aspekt gesehen werden müssen, besagt schließlich, daß Psychophysiologie nur in einem relativ begrenzten Rahmen interindividuell gültige Programme voraussetzen kann. Sie wird in einem viel größeren Ausmaß als die Physiologie mit Programmen rechnen müssen, welche die individuelle Lebensgeschichte des betreffenden Individuums widerspiegeln[13]. Hier eröffnet sich daher ein weites Feld für psychophysiologische Untersuchungen, wie sich das bei dem Problem der »Reaktionsidiosynchrasie« oder »individuellen Spezifität« zeigt (Teil B, S.127).

Die klinische Bedeutung einer Erforschung der Programme, die wir im Lauf unserer biographischen Geschichte erwerben und weiterentwickeln und die unser Leben auf der physiologischen und psychologischen Stufe beherrschen, ist offensichtlich. Ein Beispiel für die Wichtigkeit dieses Themas ist das Konzept der »Neuheit« und der emotionalen Belastung, die mit ihr verbunden ist (siehe Teil B, S. 111).

Es ist daher unerläßlich, den Begriff des Programms genauer zu definieren und auch die Beziehungen zwischen Programm und materiellem Substrat, in dem Programme gespeichert werden, z. B. der DNS in Zellkernen oder Neuronenstrukturen im ZNS, unter wissenschaftstheoretischen Gesichtspunkten genauer darzustellen.

6.1.4 Der Programmbegriff

6.1.4.1 Antrieb oder Programm?

Der Begriff des Programms steht heute im Zentrum einer Auseinandersetzung der Verhaltenswissenschaften (Ethologie) mit dem Instinkt-Begriff, die auch Konsequenzen für den Triebbegriff der Psychoanalyse hat; denn sowohl der Instinkt- wie der Triebbegriff gehen von einer Vorstellung innerer Antriebskräfte aus, für die noch das Energiemodell der Physik Pate stand, und das von Fromm als »mechanistisch-hydraulisches Modell« bezeichnet wird[14]. Die wachsende Kenntnis der Bedeutung vererbter und erworbener Verhaltensmuster zwingt jedoch zu der Vorstellung, daß es sich bei den inneren Antriebskräften nicht um ungerichtete Energie, sondern um in Körperstrukturen gespeicherte Programme handelt[15].

Um die Frage entscheiden zu können, ob und wie weit eine echte Alternative zwischen dem Triebmodell und dem Programmodell besteht, wollen wir uns an die Überlegungen erinnern, die wir eingangs im Zusammenhang mit dem Begriff einer psychischen Energie angestellt haben. Dabei wird zunächst deutlich, daß die wissenschaftstheoretische Reichweite des Programmodells mit dem Gedanken der Integration und der Integrations-Stufen bzw. -Ebenen zusammenhängt: »Integration« bedeutet ja das Zusammenfassen verschiedener Einzelerscheinungen zu einheitlichen (neuen) Phänomenen (siehe Kapitel 4). Diese Zusammenfassung folgt bei allen nicht als bloße Konglomerate beschreibbaren Gebilden nach bestimmten Programmen. Wenn die Gestalttheorie – wie oben ausgeführt – diesen Vorgang mit der Formel beschreibt, das Ganze sei mehr als die Summe seiner Teile, so ist dieses »Mehr« eben das Programm, das die Teile zusammenschließt.

Vorstellungen dieser Art haben in der Neurophysiologie mit dem aus der Technik übernommenen Modell des Schaltnetzes große Bedeutung gewonnen. Mit seiner Hilfe ist es gelungen, neurophysiologische Äquivalente für Programme zu finden, die Teilvorgänge zu Einheiten (Gestalten) verschmelzen. Um dem Mißverständnis vorzubeugen, Gestalten als nur subjektive Phänomene der Wahrnehmung aufzufassen (wie es durch die Entwicklung der Gestaltpsychologie nahegelegt wird) wollen wir den Vorgang, um den es sich handelt, am Beispiel der Sinnesempfindungen veranschaulichen: Es ist angeborenen und erlernten Programmen des Sehens oder des Hörens zu verdanken, daß eine gesehene Farbe oder ein gehörter Ton dem sehenden oder hörenden Subjekt Informationen über seinen Zustand sowie über den Zustand des Systems Auge oder Ohr in der Auseinandersetzung mit einer bestimmten Umgebung vermitteln. Mit anderen Worten: in jeder Sinnesempfindung sind Nachrichten sowohl über die Wechselbeziehungen zwischen Elementen des Organismus als auch zwischen diesen und der Umgebung zu einem einheitlichen Phänomen verschmolzen. In der Farbempfindung sind der Zustand der Retina, des Optikus, bestimmter neuraler Prozesse in der Sehrinde in ihren Wechselwirkungen zum Gesamtorganismus und zu bestimmten physikalischen Erscheinungen, die als Lichtwellen die Retina treffen, zu Bestandteilen eines einheitlichen Phänomens verschmolzen. Die Programme, denen wir diese Zusammenfassung verdanken, sind bis zu einem gewissen Grade flexibel. Sie erlauben, daß einzelne Bestandteile fehlen oder verändert werden, ohne daß die Gesamtempfindung sich verändert. Andere Bestandteile dürfen jedoch weder fehlen noch verändert werden, wenn die Farbempfindung nicht verändert oder vernichtet werden soll.

Wir haben eingangs dargestellt, daß dieser Gedanke längst vor dem Auftauchen der Gestalttheorie den eigentlichen Inhalt des Begriffs »spezifische Sinnesenergie« von Johannes Müller bildete. Er wollte damit die Potenz eines lebenden Systems bezeichnen, Elemente der Umgebung und des Organismus zu Phänomenen einer höheren Integrationsebene zu vereinigen. Bei Müller hatte daher der Terminus »Energie« nicht die Bedeutung einer blinden Triebkraft, sondern bereits die eines dynamischen Programms.

Da der Begriff des Programms, die Annahme eines materiellen Substrats nahelegt, in dem Programme, auch solche, die unser Erleben und Verhalten steuern, gespeichert werden, ist der integrative Aspekt des Modells von größter Bedeutung. Das physikalische Antriebsmodell, das die Vorstellungen der Biologie und der Medizin seit über hundert Jahren sehr einseitig beherrscht, verführt uns nämlich immer wieder zu der objektivistischen Vorstellung, daß Prozesse im Gehirn das »eigentliche« Phänomen und das Psychische nur ein »Epiphänomen« darstellen würden. Das Modell des Programms gibt uns dem gegenüber die Möglichkeit das speichernde Substrat der physischen Ebene als ein zwar außerordentlich wichtiges Element – aber eben doch nur als ein Element der neuen Ganzheit auf der komplexeren Integrationsebene vorzustellen.

Ein sowohl theoretisch wie praktisch fruchtbares Modell für die Zuordnung physischer und psychischer Elemente läßt sich auf dem Boden der Zeichentheorie (Semiotik) entwickeln (s. Kap. 3). Es geht davon aus, daß Zeichen »duale Einheiten« sind (Shands 1977), die aus einem (physischen) Zeichenträger und einer (physikalisch nicht beschreibbaren) Bedeutung bestehen[16]. Unser Konzept die »Bedeutungskoppelung« zwischen zwei Integrationsebenen beschreibt den gleichen Sachverhalt.

6.1.4.2 Der dynamische Aspekt

Trotz dieser Vorteile kann das Modell des Programms das Triebmodell nicht ersetzen, sondern lediglich differenzieren. Das Triebmodell ist in der Lage, Unterschiede der Intensität von Empfindungen durch Begriffe wie »Stauung«, »Spannung« oder »Drang« anschaulich zu machen und damit dem quantitativen Gesichtspunkt Rechnung zu tragen, der für das Konzept einer psychischen Energie unverzichtbar ist. Ohne diesen Gesichtspunkt könnten wir uns kaum vorstellen, daß Programme je nach ihrer Bedeutung für die Befriedigung vitaler Bedürfnisse ganz verschiedene Dringlichkeit haben.

Mit der Frage nach der Dringlichkeit kommt unweigerlich ein quantitativer Aspekt in den Blick.

Dieser Aspekt spielt in der psychophysiologischen Forschung eine wichtige Rolle. Dort fragt man z. B. nach dem »Wert« eines Bedürfnisses (Teil B, S. 110 u. 121). Das psychophysiologische Konzept der Aktivierung versucht dem quantitativen Aspekt der Intensitätsunterschiede, die das klassische Antriebsmodell mechanistisch deutet, durch die Annahme verschiedener Grade eines Aktiviertseins gerecht zu werden.

6.1.4.3 Der Entwicklungsaspekt

Ein besonders wichtiger Gesichtspunkt für die Notwendigkeit einer Differenzierung des Triebmodells durch den Begriff des Programms ist die Unmöglichkeit, die Vorstellung hydraulischer Kräfte mit dem Gedanken einer Entwicklung in Verbindung zu bringen. Das große Erfahrungsmaterial, das die psychoanalytische Forschung über Differenzierung, Sublimierung und Reifung menschlicher Erlebnis – und Verhaltensweisen beigebracht hat und das sie in einer psychoanalytischen Entwicklungstheorie zu ordnen sucht, läßt sich mit Hilfe des hydraulichen Antriebsmodells nicht sinnvoll interpretieren. Es verhindert eher eine Klärung dieser Phänomene, als daß sie sie fördern würde.

Der Entwicklungsgedanke läßt sich jedoch sehr gut mit dem Programm-Modell verbinden, wenn man, wie Wieser es tut, zwischen »geschlossenen« und »offenen« Programmen unterscheidet. Diese Begriffe dürfen nicht mit den Begriffen eines geschlossenen oder offenen Systems verwechselt werden. Unter geschlossenen Programmen versteht man Steuerungseinrichtungen für Verhaltensweisen, die einmal in Gang gesetzt, eingleisig und unbeeinflußt durch äußere Faktoren ablaufen, wie wir das z.B. beim Niesen, Husten, Gähnen, aber auch beim Orgasmus beobachten können. Da hier Signale aus der Umgebung lediglich die Rolle von Schlüsselreizen spielen, können geschlossene Programme nicht »lernen«; lernbar ist höchstens ihr Einbau in komplexere Programme. Im Unterschied dazu besitzen offene Programme Variationsmöglichkeiten, die ihnen erlauben, sich einer wechselnden Umgebung anzupassen. Sie können »lernen«, d. h. ihre Antwortmöglichkeiten modifizieren und erweitern. Das hier angesprochene Problem taucht in der psychophysiologischen Forschung mit der Frage nach den Freiheitsgraden angeborener und erworbener Coping-Strategien auf (Teil B, S. 111).

Die ältere Verhaltensforschung glaubte unter dem Einfluß des traditionellen Instinktbegriffes einen prinzipiellen Unterschied zwischen geschlossenen und offenen Programmen machen zu können. Sie nahm an, daß geschlossene Programme angeboren, offene erworben seien und überschätzte die Rolle angeborener (geschlossener) Programme für das Verhalten von Tieren. Neuere Untersuchungen haben gezeigt, daß es diesen prinzipiellen Unterschied nicht gibt, und daß offene Programme eine weit größere Rolle spielen, als man ursprünglich glaubte. Heute nimmt man an, daß alle Programme einen angeborenen, d.h. genetisch vererbten Fundus haben, der als »Anlage« dem Spielraum ihrer Modifizierbarkeit lediglich engere oder weitere Grenzen zieht. Offene und geschlossene Programme würden danach nur Extrem-Varianten auf einer gleitenden Skala darstellen, auf deren einen Seite genetisch stark determinierten Strukturen stehen, die ein Minimum an Außeninformationen benötigen, um funktionsfähig zu werden, »auf der anderen Seite die unendlich vielfältigen Muster..., die zwar ebenso in einem vererbbaren Substrat wurzeln, aber Außeninformationen in unvorhersehbarer Mannigfaltigkeit zu verarbeiten imstande sind«[17]. Die meisten Programme können also offenbar im Laufe der Entwicklung eines Lebewesens unter dem Einfluß der Umgebung in größerem oder geringerem »Lernen«, d. h. sich differenzieren und mit anderen Programmen verbinden.

Für die Medizin ist diese Entwicklung des Instinktsbegriffs in der Verhaltensforschung von großem Interesse. Hier entspricht z.B. die Vorstellung eines prinzipiellen Unterschiedes zwischen endogenen und exogenen Erkrankungen, wie er in der Psychiatrie ursprünglich den Psychosen gegenüber eingenommen wurde, der Annahme der Verhaltensforschung von einem prinzipiellen Unterschied zwischen angeborenen und erworbenen Programmen. Mit der Anerkennung der Tatsache, daß jedem Verhalten angeborene und erworbene Programmelemente nur in wechselndem Ausmaß zugrundeliegen, wird auch dem Streit über eine endogene oder exogene Genese neurotischen oder psychotischen Verhaltens der Boden entzogen. Dagegen wird damit der zentrale Gedanke der psychoanalytischen Entwicklungstheorie gestützt, daß angeborene »Primärprozesse« im Laufe einer Sozialisation des Menschen in »Sekundärprozesse« umgewandelt werden können.

6.1.4.4 Programm und Struktur

Die Plastizität, die Programme unter dem Einfluß der Umgebung an den Tag legen, zwingt zu der Annahme, daß auch die strukturellen biochemischen und elektrophysiologischen Substrate im Gehirn, die für die Speicherung von Programmen verantwortlich sind, durch Umgebungseinflüsse verändert werden können. Neurophysiologische und neuroanatomische Untersuchungen der letzten Jahrzehnte haben dafür konkrete Beweise erbringen können. Wie sehr die Entwicklung bestimmter Hirnstrukturen von dem Wechselspiel mit Umgebungsfaktoren abhängt, ist in Kapitel 7, genauer beschrieben.

Solche Zusammenhänge lassen sich mit Hilfe des Modells des Funktions- bzw. Situationskreises veranschaulichen, wenn wir uns vorstellen, daß der Ablauf von Funktions- bzw. Situationskreisen von Programmen gesteuert wird, die in Strukturen des Gehirns gespeichert sind, der Ablauf aber wieder auf den Speicher zurückwirken und dort eine veränderte Struktur hinterlassen kann. Diese Vorstellung ist für die Psychophysiologie z.B. auch im Zusammenhang mit den Phänomen der Situationsstereotypie und ihrer Modifizierbarkeit (Teil B, S. 124) von Interesse. Für die psychosomatische Medizin hat diese Vorstellung eine prinzipielle Bedeutung: Sie besagt, daß Erlebnisse, d.h. Vorgänge auf der psychologischen Integrationsebene nicht nur von Programmen gesteuert werden, die auf der physischen Ebene in einem Substrat gespeichert sind – sondern daß Vorgänge auf der psychologischen Integrationsebene das materielle Substrat der Programmspeicher verändern können. Eine derartige gegenseitige Abhängigkeit der beiden Integrationsebenen läßt uns besser verstehen, daß unerwartete oder neue Situationen, die auf der physiologischen Ebene von Alarmreaktionen begleitet sind, im Laufe einer psychologischen Gewöhnung – ja schon durch eine Vorwegnahme in der Phantasie über eine Veränderung der Programmstrukturen im ZNS auch eine Gewöhnung auf der physiologischen Ebene und damit eine Adaptation herbeiführen können: Dem neuen (oder variierten früheren) Programm gelingt dann die Integration, die vorher nicht zustandegekommen war. Wir hätten damit ein Modell, mit dem sich verstehen läßt, daß frühere Erfahrungen über Veränderungen der im ZNS gespeicherten Programme zu einer veränderten Interpretation späterer Begegnungen mit der Umgebung führen. Weiner meint, daß sich die Besonderheit und Induvidualität menschlichen Verhaltens – und das gilt natürlich bereits für die Tiere – nur auf diese Weise interpretieren läßt[18]).

Auf der anderen Seite läßt sich mit diesem Modell die Hypothese verknüpfen, daß der Organismus, der bei einem Fehlen passender Programme zur Lösung psychosozialer Probleme zunächst auf die archaischen Programme der Alarm- oder Rückzugsreaktion zurückgreift, damit auch eine Bais für neue Programmentwicklungen gewinnen kann. Dauer und Intensität der Alarm- oder Rückzugsreaktion würde dann davon abhängen, ob und wie weit es gelingt aus den archaischen Anlagen neue Programme aufzubauen, mit deren Hilfe das Problem schließlich doch noch gelöst werden kann. Die im Zusammenhang mit der Alarm- bzw. Rückzugsreaktion in Gang gesetzten Vorgänge im Körperinneren sind erst in allgemeinen Umrissen klar. Immerhin wissen wir bereits, daß die dabei ablaufenden neuroendokrinen Vorgänge über eine erhöhte Produktion von Hormonen auf die Zellmembran und auf diesem Weg auch auf den Zellstoffwechsel, auf Immunprozesse, ja, wahrscheinlich sogar auf die DNS der Zellkerne einwirken können[19]).

6.1.5 Neurophysiologische Grundlagen für das Entstehen psychophysiologischer Programme durch Bedeutungskoppelung

Eine zentrale Frage der Psychophysiologie und der psychosomatischen Medizin gilt der Verknüpfung physiologischer und psychologischer Programme. Das Modell des Situationskreises hat dafür folgenden theoretischen Schlüssel entworfen: Physiologische Programme steuern Vorgänge innerhalb des Organismus (innerhalb eines relativ geschlossenen Systems); psychologische Programme steuern die Beziehungen zwischen Organismus und Umgebung (also innerhalb eines offenen Systems). Die letzteren werden aktiviert, wenn der Organismus seine Bedürfnisse nicht aus eigenen Reserven befriedigen kann. Sie entstehen durch Koppelung von Bedeutungen, die zwei verschiedenartigen Integrationsebenen angehören und sie können sich im Laufe der Auseinandersetzung zwischen Individuum und Umgebung mehr oder weniger flexibel verändern.

Eine Bedeutungskoppelung setzt voraus, daß sich auch das Substrat ändert; denn jetzt muß neben dem Programm für die physiologischen Abläufe auch noch das Programm für die Auseinandersetzung mit der Umgebung gespeichert werden. Dafür gibt es in der Neurophysiologie Hinweise, die noch kurz besprochen werden sollen.

Nach neueren Vorstellungen über den neurophysiologischen Aspekt von Programmen läßt sich folgendes Bild entwerfen: Die ungeheure Komplexität der Vorgänge im zentralen Nervensystem, die dadurch gegeben ist, daß allein die Hirnrinde des Menschen mehrere Milliarden Neuronen enthält, von denen jedes einzelne mit Hunderten von Nervenendigungen anderer Neuronen in einem Kontakt steht, der, auf Grund der räumlichen Trennung an den Synapsen, allein über einen chemischen Mechanismus (Transmitter) möglich ist, läßt sich nur durch vereinfachende Modelle erfassen. Man beschreibt daher die Erregungsausbreitung im Gehirn als Wellenfronten, die durch aktivierende Einflüsse wachsen und durch hemmende schrumpfen oder ausgelöscht werden können.

V. Eiff[20] schildert in einer Darstellung der Zusammenhänge auch eine Beobachtung, die für unser spezielles Problem wichtig ist: Bei künstlichen Reizversuchen an Menschen während Gehirnoperationen konnte man feststellen, daß eine bewußte Empfindung erst auftritt, wenn die Erregungswellen eine bestimmte raumzeitliche Ausdehnung erreicht haben. Die Zeit, welche dazu benötigt wird, ist in verschiedenen Hirnregionen verschieden lang. Im Sehsystem ist sie am kürzesten, beträgt aber auch hier noch 0,2 Sekunden. Da die Übertragungszeit von einer Nervenzelle auf die andere nicht länger als 1/1000stel Sekunde ist, muß ein Erregungsmuster, das ein bewußtes Erlebnis hervorruft, eine vergleichsweise enorme Größe erreicht haben. Anders ausgedrückt: Erregungsvorgänge unterhalb dieser Größenordnung erledigen sich unbewußt auf der Ebene physiologischer Umsetzungen – oder nach unserem Modell auf der Organisationsstufe eines weitgehend geschlossenen Systems.

Diese Beobachtung läßt sich folgendermaßen interpretieren:

1. Es gibt im Gehirn keine Region, in die sich »Bewußtsein« (etwa im Sinne eines Bewußtseinszentrums) lokalisieren läßt.
2. Der in philosophischen Schriften mancher Ärzte als Bild für die Unlösbarkeit des psycho-physischen Problems immer wieder berufene »Sprung von der Ganglienzelle zum Erleben« findet in einer Form statt, die man etwa folgendermaßen beschreiben kann: Bestimmte Muster für Erregungswellen führen über präformierte Kanäle kleinerer oder größerer Regelkreise zur Neutralisierung der (aus der Umgebung und/oder dem Körper kommenden) Erregung. Diese Muster entsprechen Programmen der physiologischen Ebene, auf der wir uns wie ein weitgehend geschlossenes System verhalten. Gelingt die Neutralisierung auf der physiologischen (= innerkörperlichen) Ebene nicht, wächst das raumzeitliche Erregungsmuster, bis der Situationskreis aufgebaut ist, in dem das ungelöste physiologische Problem durch Bedeutungskoppelung in ein Problem der Beziehungen des Individuums zur Umgebung übersetzt und operationalisiert werden kann. Für diesen Umschlag in die Organisationsform des offenen Systems müssen neurophysiologisch sehr viel komplexere Programme aktiviert werden. In ihnen sind physiologische Bedeutungen mit psychologischen und sozialen Bedeutungen gekoppelt. Damit entstehen neue Phänomene, in denen physiologische Abläufe im Körper, neuroelektrische Erregungsfronten im Gehirn und Vorgänge der Umgebung zu erlebten Ganzheiten verschmolzen sind.

Auf der Integrationsebene der Physiologie bzw. Neurophysiologie lassen sich diese erlebten Ganzheiten nur als Verbindung zwischen Hirnarealen abbilden, in denen sehr verschiedene (evtl. komplementär verschiedene) Inhalte gespeichert sind. Phänomene, die bei einem Zusammenschluß so verschiedener Regionen entstehen, gehören aber bereits – wie etwa das dreidimensionale Bild bei zentraler Synthese der beiden komplementären Bilder des rechten und linken Auges – einer höheren Integrationsebene an und lassen sich mit Begriffen der Neurophysiologie nicht mehr adäquat beschreiben.

3. Der Gedanke, daß der Aufbau der individuellen Wirklichkeit in jeder Situation die biographische (ontogenetische) Geschichte wiederholt, in der sich die Programme für diesen Aufbau entwickelt haben (Kapitel 2), kann mit der Vorstellung sich ausbreitender Wellenfronten im ZNS ohne Schwierigkeit in Verbindung gebracht werden.

Zusammenfassung

Versuchen wir die Überlegungen dieses Paragraphen kurz zusammenzufassen und die eingangs gestellten Fragen zu beantworten:

1. Die Begriffe für Körperliches (Physis, Soma) und Seelisches (Psyche) lassen sich nur definieren, wenn man von einem übergeordneten System ausgeht, in dem Körperliches und Seelisches als Subsysteme beschrieben werden können. Mit dem Modell des Situationskreises wurde die Vorstellung von dem Aufbau eines Systems entworfen, das aus zwei Subsystemen, bzw. Kompartimenten – einem physiologischen Körperkompartiment und einem psychologischen bzw. Umwelt- bzw. individuellen Wirklichkeits-Kompartiment besteht. Die Beziehungen zwischen diesen beiden Kompartimenten bzw. Subsystemen (dem körperlichen und dem seelischen) werden als »Koppelungen« zwischen Bedeutungen zwei verschiedenartiger Integrationsebenen dargestellt. Diese Koppelungen sind z. T. angeboren, in weitaus höherem Maße aber im Laufe der biographischen Entwicklung eines Individuum erworben. Der Vorgang, den die Lerntheorie als Konditionierung beschreibt, wird als Zustandekommen von Bedeutungskoppelungen zwischen den beiden Integrationsebenen interpretiert.
2. Die Physiologie rekonstruiert Programme für die Abläufe von Regelkreisen, die sich im körperlichen Bereich erledigen. Die Psychologie rekonstruiert dagegen Programme, welche den Ablauf des Situationskreises beim Aufbau einer individuellen Wirklichkeit beschreiben. Im Modell des Situationskreises kann man sich gewissermaßen das Oszillieren »psychischer

Energieen« (der Programme zur Befriedigung der Bedürfnisse des Systems) vorstellen, die z.T. im Körperkompartiment bleiben, z.T. aber auf den ganzen Situationskreis übergreifen und eine individuelle Wirklichkeit entstehen lassen.

3. Eine Kenntnis der Programme, über die ein Individuum verfügt, erlaubt Vorhersagen über dessen Verhalten und dessen körperliche Reaktionen. Das Modell der Entstehung von Programmen durch Bedeutungskoppelung in bestimmten biographischen Situationen eignet sich als Rahmen für die Entwicklung von Hypothesen, die sich in psychophysiologischen Versuchen nachprüfen lassen. Es hat darüberhinaus den Vorteil, daß es den Rahmen für eine einheitliche Terminologie entwirft, in die sich physiologische und psychologische Begriffe übersetzen lassen.

4. Psychophysiologie ist mit dem historisch entstandenen Problem belastet, daß bei der Aufteilung ganzheitlicher Phänomene auf verschiedene wissenschaftliche Disziplinen Begriffssprachen entstehen, die sich nicht mehr ineinander übersetzen lassen. Unter diesem Aspekt ist die Feststellung bedeutungsvoll, daß Psychophysiologie ihre Hauptbemühungen dem Phänomen der Emotionen zuwendet, dabei aber mit physiologischen, psychologischen oder subjektiv erlebnismäßigen und verhaltensorientierten behavioristischen Methoden drei weitgehend voneinander unabhängige Ansätze verfolgt.

Im Unterschied zu den Begriffen »Physis« und »Psyche« behält der Begriff »Emotion« seine ursprüngliche Allgemeinbedeutung oder den Allgemeinheitsgrad der notwendig ist, um das ganzheitliche Phänomen zu bezeichnen. Er wird nicht von einer der verschiedenen Zugangswege zur Erforschung des Phänomens usurpiert, sondern bleibt gewissermaßen als übergreifende Klammer erhalten.

So sehen wir, daß die psychophysiologischen Emotionskonzepte, welchem der drei genannten Methodenbereiche sie auch entstammen, immer auch den mehr oder weniger erfolgreichen Versuch unternehmen, die drei Bereiche theoretisch zu verknüpfen und auf diese Weise das Gesamtphänomen dem Verständnis zugänglich zu machen.

Dabei ergibt sich – fast zwangslos –, daß psychologische und verhaltensorientierte Konzepte ihren Phänomenbereich von den Phänomenen der Physiologie und ihren Konzepten im Sinne einer höheren Integrationsebene abheben: Physiologische Vorgänge intestinaler oder endokriner Art gehen z.B. in der Theorie von James-Lange, in dem Konzept von Schachter und Singer, in den Modellen von Lazarus, Gray, Simonow u.a. integrativ in das komplexere Phänomen des emotionalen Verhaltens und Erlebens ein. Es werden Einzelkomponenten ganzheitlicher Phänomene in ihrer gegenseitigen Interferenz untersucht und deren Auswirkungen für diese und das Gesamtphänomen beschrieben.

6.2 Psychophysiologische Konzepte
Othmar W. Schonecke und Jörg Michael Herrmann

6.2.1 Einleitung

Der weitaus größte Teil psychophysiologischer Forschung und Theoriebildung könnte mit dem allgemeinen Begriff »Emotionspsychophysiologie« bezeichnet werden. Dies ist darum möglich, weil der Begriff der Emotion einen großen Allgemeinheitsgrad aufweist, so daß spezielle Konzepte, wie etwa das Streß-Konzept, unter ihm subsummierbar sind. Mit Emotion wird hier zunächst ein subjektiv erlebbarer Zustand bezeichnet, der den Gesamtorganismus betrifft.

Im allgemeinen wird zwischen drei Ebenen der Betrachtung von Emotion unterschieden:
einer physiologischen,
einer behavioralen (verhaltensorientierten), und
einer subjektiv erlebnismäßigen (kognitiven) (Eysenck, 1975; Lang, 1971; Birbaumer, 1973).

Die Definition dieser drei Ebenen entspricht drei Methoden- und Theoriebereichen, die weitgehend unabhängig voneinander entwickelt worden sind, wobei in jüngster Zeit der behaviorale Bereich zunehmend größere Bedeutung fand.

So existieren Forschungsbereiche, die sich anhand ihrer Methodik, aber auch ihres theoretischen Ansatzes unterscheiden lassen, die aber gleichermaßen das Ziel haben, Modelle für das Verständnis emotionaler Vorgänge zu entwickeln.

Bei der folgenden Darstellung eines Ausschnitts psychophysiologischer Konzepte, die sich an dieser Bereichsunterscheidung orientiert, wird sich zeigen, daß diese Unterscheidung relativ ist; bestimmte Ergebnisse von Forschungen ließen sich auch an anderer Stelle referieren. So wird deutlich, daß trotz der Betonung unterschiedlicher Bereiche bzw. Aspekte, psychophysiologische Modelle immer versuchen, die drei genannten Bereiche verständnismäßig und theoretisch zu verknüpfen. Dennoch kann zum gegenwärtigen Zeitpunkt nicht davon ausgegangen werden, daß ein theoretisches Modell vorliegt, das die verschiedenen Forschungsansätze und deren Ergebnisse integrativ zusammenfaßt. Der Bereich der »Emotion« war vermutlich für die Psychophysiologie von Anfang an ein zentrales Thema, da er ein übergreifendes Phänomengebiet darstellt, und zu dessen Erklärung begrenzte bereichsinterne Modelle nicht ausreichen. So führte ganz zwangsläufig die Beschäftigung mit diesen Phänomenen zu einem Verschieben der Modellgrenzen.

6.2.2 Physiologische Indikatoren zur Charakterisierung physiologischer Phänomene

Die folgenden Indikatoren werden mit unterschiedlichem Gewicht bei Untersuchungen auf allen drei Ebenen zur Charakterisierung der Stimuli, der Systemzustände und der Systemantworten verwendet:

Zentral-nervöse Meßgrößen, wie EEG, Elektrookulogramm, Pupillometrie und periphere Meßgrößen, wie Hautwiderstand, EKG und Blutdruck. Bei den zuletzt genannten besteht das Problem der Trägheit bei der Messung rascher Abläufe, z. B. kognitiver Aktivitäten.

6.2.2.1 Zentrale Indikatoren

6.2.2.1.1 EEG

Die Gehirnströme, die über an der Kopfhaut angebrachten Elektroden registriert werden, sind Ausdruck der wechselnden Erregungszustände von Neuronen.

Im Gegensatz zu den bisherigen, vor allem von der Psychophysiologie in das EEG gesetzten Erwartungen lassen sich gesicherte Beziehungen zwischen wechselnden Erregungszuständen, die sich mit dem EEG ablesen lassen, und bestimmten Gehirnfunktionen in der Regel nur in Bezug auf relativ allgemeine Zustände, wie Wachsein, Schlaf, Augen geöffnet, Augen geschlossen oder bestimmte Gehirnkrankheiten feststellen. Bisher hat das EEG nicht dazu beitragen können, bestimmte psychologische Prozesse wie »pattern recognition«, Speicher- oder Abrufvorgänge oder Strategien bei Problemlösungsprozessen besser zu verstehen (Mulder, 1975).

Lindsley (1957, 1970) hat verschiedenen emotionalen Zuständen einzelne EEG-Bilder zugeordnet:

Bei Furcht, Wut oder Angst (d.h. bei heftiger Erregung) zeigen sich im EEG desynchronisierte Abläufe von mittlerer bis niedriger Amplitude, mit schnellen Frequenzen durchmischt. Bei dieser exzessiven Vigilanz ist die Aufmerksamkeit diffus und kann nicht fixiert werden. Die behaviorale Leistungsfähigkeit ist schlecht, sie ist außer Kontrolle und desorganisiert.

Auf der nächsten Stufe, der erhöhten Aufmerksamkeit, zeigt das EEG teilweise synchronisierte Abläufe, vorwiegend schnelle Wellen mit niedriger Amplitude. Dieser Bewußtseinszustand entspricht einer selektiven Aufmerksamkeit, die sich in Abhängigkeit von veränderten Notwendigkeiten ändern kann. Auf dieser Ebene sind »Konzentration« und »Antizipation«, also Wahrnehmungserwartungen oder -einstellungen einzuordnen. Die behaviorale Leistungsfähigkeit ist gut, es finden sich wirksame, selektive und schnelle Reaktionen, organisiert für periodische Antworten.

Auf der Ebene des entspannten Wachzustandes zeigt das EEG synchronisierte Abläufe mit einem regelmäßigen α-Rhythmus. Der Bewußtseinszustand ist charakterisiert durch eine abschweifende, nicht konzentrierte Aufmerksamkeit und der Fähigkeit zu freien Assoziationen. Die behaviorale Leistungsfähigkeit ist immer noch gut, Routinereaktionen und kreatives Denken stehen im Vordergrund.

Die nächste Stufe, die Schläfrigkeit, ist im EEG gekennzeichnet durch Reduzierung der α-Wellen, gelegentlich auch durch langsame Wellen mit niedriger Amplitude. Auf der Bewußtseinsebene finden sich traumähnliche Zustände, bzw. bildhafte Träumereien. Die behaviorale Leistungsfähigkeit ist gering, unkoordiniert und sporadisch und fehlt den folgenden Stufen wie z.B. leichtem und tiefem Schlaf vollständig.

In der psychophysiologischen Forschung spielt das EEG, gerade als schnelle Reaktionsgröße bei sehr verschiedenartigen Stimuli eine große Rolle. Die EEG-Analyse ist auf verschiedene Art und Weise möglich, z.B. durch Frequenzfilterung, Bestimmung der Wellenform, neuerdings auch durch Digital-Computer.

6.2.2.1.2 Das Elektro-Okulogramm

Es gibt verschiedene Arten von Augenbewegungen, wie sakkadische, nystagmische, intraokulare Augenbewegungen (Pupille, Linse) oder einfach das »Blinzeln«, das messtechnisch auch zu den Augenbewegungen gezählt wird. Am häufigsten wird die sakkadische Augenbewegung registriert. Das Auge bewegt sich von einem Fixationspunkt zu einem anderen. Während der Bewegung wird meist nichts wahrgenommen. Die Fixationszeit ist die natürliche Einheit der Analyse. Die Registration der Augenbewegungen wird normalerweise benutzt bei Untersuchungen über das Lesen, über Problemlösungsstrategien oder »pattern recognition«. Tichomirov (1966) untersuchte z.B. die Augenbewegungen bei Schachspielern.

Darüber hinaus wird das EOG zur Artefakterkennung im EEG benutzt und spielt in der Schlaf- und Traumforschung eine wichtige Rolle, etwa zur Feststellung der REM-Phasen (Rapid Eye Movement).

6.2.2.1.3 Pupillographie

Über Jahrhunderte haben sich Wissenschaftler immer wieder für das Phänomen der sich in Abhängigkeit von der Lichtintensität veränderten Puillengröße interessiert. Das Wort Pupille kommt vom lateinischen Wort »pupilla«, das soviel wie »kleine Puppe« bedeutet. Dieser Begriff entstammt offensichtlich der Beobachtung, daß sich eine Person selbst in Miniatur auf der Kornea eines anderen Menschen sehen kann. Bereits die Römer kannten bestimmte Pflanzenextrakte, die die Pupille erweitern.

Seitdem Westphal 1907 ein spezifisches Pupillen-Phänomen bei katatonen Schizophrenen beobachten konnte, das er »katatone Pupille« nannte, begannen vor allem bei Patienten mit Geisteskrankheiten Untersuchungen über Pupillenreaktionen (G. Hakerm, 1967).

Inzwischen zeigen eine Reihe von Untersuchungen, daß die Pupillengröße als Index für kognitive Aktivität angesehen werden kann. In diesen Untersuchungen sind Rechen- oder Kurzzeit-Gedächtnis-Aufgaben benutzt worden (D. Kahnemann et al., 1968). So zeigen die Pupillen z.B. während Stimulus-Aufnahme eine Dilatation und eine Abnahme der Dilatation während der Stimulus-Erinnerung, bzw. Abrufung. Die Zunahme der Dilatation während der Informationsspeicherung scheint das Ausmaß von Widerholung zu reflektieren, die notwendig ist, um die Items im Kurzzeit-Gedächtnis zu behalten (D. A. Johnson, 1971).

6.2.2.2 Periphere Parameter

Hautwiederstand, Herzfrequenz und Blutdruck werden häufig bei der sogenannten Aktivationsforschung benutzt.

6.2.2.2.1 *Hautwiderstand und Hautpotential*

Neben dem Hautwiderstand (SRR – skin resistance response, GSR = Galvanic Skin Response gemessen in OHM, wird auch die Spannung Skin Response), an der Haut (SPR = skin potential response), gemessen in Millivolt, für psychophysiologische Untersuchungen benutzt. Gewöhnlich wird der Hautwiderstand (SRR) als Variable gemessen, wobei die Latenzzeit zwischen Stimulus und physiologischer Reaktion etwa 1,0 bis 3,5 sec. beträgt. Die physiologische Antwort folgt bestimmten Stimuli, der Meßbereich liegt zwischen wenigen hundert OHM und einigen Kilo-OHM. Gemessen werden beim SRR Latenz, Amplitude, Dauer und Anzahl der Ausschläge. Nach Untersuchungen von Tursky (1970) und Lacey (1970) zeigt der Hautwiderstand im Gegensatz zur Herzfrequenz ein generalisiertes Arousal-Muster sowohl während der Informationsaufnahme als auch der Informationsverarbeitung, dagegen zeigt die Herzfrequenz eine Abnahme während der Informationsaufnahme und eine Zunahme während der Informationsverarbeitung.

6.2.2.2.2 *Herzfrequenz*

In der psychophysiologischen Forschung spielt die Herzfrequenz eine große Rolle und wurde extensiv untersucht, sowohl als Antwort auf emotionale Reize und kognitive Aufgaben (Lacey, 1967) als auch als abhängige Variable in Untersuchungen über klassische Konditionierung (Seharn, 1961). Miller konnte zeigen, daß bei Ratten, die für die Beschleunigung oder Verlangsamung ihrer Herzfrequenz verstärkt wurden bei 7 von 40 Tieren eine derartige Verlangsamung der Herzfrequenz (Bradykardie) auftrat, daß sie starben. In der Gruppe mit erhöhter Herzfrequenz überlebten alle Tiere. Darüber hinaus ist bekannt, daß auch normale Versuchspersonen ihre Herzfrequenz regulieren können, wenn sie ein sofortiges Feed-back über die Abweichung von der gewünschten Frequenz erhalten (Vaitl, 1973).

6.2.2.2.3 Der Blutdruck

Die einzig genaue Methode zur Blutdruckmessung ist die invasive Technik, d. h. die durch Punktion einer Arterie (Arteria femoralis, Arteria brachialis oder Arteria radialis). Die nicht invasiven oder indirekten Methoden haben den Nachteil, daß nicht kontinuierlich gemessen werden kann, sondern nur in gewissen Zeitabständen und daß der diastolische Druck nur ungefähr erfaßt und dem systolischen nicht zugeordnet werden kann. Der Nachteil der invasiven Technik besteht darin, daß sie für den Patienten unangenehm und nicht beliebig oft wiederholbar ist, was z. B. für die Biofeedback-Forschung wesentlich ist. Lacey (1967, 1970 und 1974) konnte zeigen, daß Aufgaben, bei denen vorwiegend eine innere Aktivität zur Problemlösung notwendig ist, neben einem Herzfrequenzanstieg auch zu einem Blutdruckanstieg führt. Demgegenüber fand er bei Aufgaben, die ein genaues Beobachten der Umgebung verlangten, einen Abfall von Blutdruck und Herzfrequenz.

6.2.3 Emotionen als Gefühlszustände (kognitive Ebene)

6.2.3.1 Die James-Lange-Theorie der Emotionen

Einen der ersten Versuche eine Theorie der Emotionen aufzustellen unternahmen Ende des letzten Jahrhunderts, unabhängig voneinander James (1884) und von Lange (1885). Aufgrund der Ähnlichkeit ihrer Modellvorstellungen wird im allgemeinen von der James-Lange-Theorie der Emotionen gesprochen. Diese geht davon aus, daß emotionales Erleben auf der Warnehmung körperlicher Zustände und ihrer Veränderung beruhe, speziell peripherer Vorgänge.

Es wird angenommen, daß zuerst ein bestimmter Reiz die Sinnesorgane stimuliert, dann die Erregung über afferente Bahnen zur Großhirnrinde gelangt und schließlich von dort periphere Organe stimuliert werden. Diese Stimulation wird der Großhirnrinde über afferente Bahnen rückgemeldet, was zu emotionalem Erleben führt.

Von James stammt der Satz: »Man weint nicht, weil man traurig ist, sondern man ist traurig, weil man weint.«

Lange begrenzte die emotionales Erleben bedingenden peripheren Vorgänge auf kreislaufbezogene Aktivitäten.

Das Wesentliche dieses Modells besteht in der Annahme, daß die Wahrnehmung physiologischer Funktionen mit Emotion gleichzusetzen ist, so folgt daraus, daß verschiedenen emotionalen Zuständen, d. h. verschiedenen Gefühlsqualitäten verschiedene physiologische Funktionen oder Funktionsmuster zugrundeliegen. Spätere Modelle greifen den Gedanken einer physiologischen Spezifität der Emotionen auf, andere Modelle lehnen ihn ab.

Die James-Lange-Theorie wurde in der Folgezeit vor allem von Cannon (1927, 1931) in verschiedenen Punkten kritisiert:

Sherrington (1900) hatte gezeigt, daß Reize, die bei Hunden eine aggressive Reaktion hervorrufen, auch noch nach einer totalen Durchtrennung des Spinaltrakts die gleiche Wirkung haben, womit nach Meinung Cannon's das Modell von James-Lange widerlegt ist. Hebb (1958) hat jedoch mit Recht darauf hingewiesen, daß das Modell von James und Lange nicht besagt, daß emotionale *Reaktionen*, sondern daß lediglich Gefühle auf visceraler Rückmeldung beruhen, so daß die aggressiven Reaktionen der Versuchstiere auch als erlernte angesehen werden können, also nicht durch Emotion hervorgerufen sein müssen. Unter Berücksichtigung lerntheoretischer Überlegungen könnte angenommen werden, daß emotionale Reaktionen als konditionierte Reaktionen von der Notwendigkeit visceraler Rückmeldung unabhängig werden. Von Dana (1921) ist zwar darauf hingewiesen worden, daß Patienten auch nach Läsionen des Spinaltrakts Emotionen, wie Freude, Ärger usw. angeben, jedoch hat Hohmann (1966) darauf verwiesen, daß Patienten mit derartigen Läsionen zwar weiterhin emotionales Verhalten zeigen, jedoch einen fortschreitenden Rückgang emotionalen Erlebens angeben.

Ein weiterer Einwand Cannon's besteht in dem Hinweis, daß es auch in nicht-emotionalen Zuständen zu physiologischen Veränderungen kommt, wie sie von James als emotionalem Erleben zugrundeliegend angenommen werden, z. B. Steigerung des Blutdrucks, der Herzfrequenz oder des Muskeltonus. Dieser Einwand ist jedoch nicht schlüssig, da für emotionales Erleben nicht die Rückmeldung einzelner Parameter, sondern die des Musters einer Vielzahl von Funktionen angenommen wird, die für bestimmte Emotionen spezifisch seien sollen.

Ein anderer Einwand wird in der Annahme einer relativ schwachen Sensibilität visceraler Strukturen gesehen. Bisher jedoch konnte der Nachweis dieser Annahme nicht erbracht werden. Ebenfalls relativiert werden muß der Einwand, daß viscerale Änderungen zu langsam sind, um als Grundlage für emotionales Erleben zu dienen. Dies ist für die verschiedenen Funktionssysteme sehr unterschiedlich.

Der letzte Einwand Cannon's besagt, daß es bei einer artefiziellen Änderung visceraler Funktionen nicht zu Emotionen kommen würde. Auch dieser Einwand ist durch empirische Untersuchungen nicht, bzw. nur relativ gestützt worden. In verschiedenen Untersuchungen, die den Effekt der Injektion von Adrenalin untersuchten, wurden von den Probanden Emotionen geschildert, die jedoch nicht als echte, sondern distanziert als artefiziell (cold emotion) erlebt wurden. Dies galt jedoch nur, wenn die Umgebung neutral war (Cantril und Hunt, 1932; Frankenhaeuser, Jarpe und Matell, 1961). In nicht neutralen Umgebungen wurden, wie die berühmte Untersuchung von Schachter und Singer (1962) zeigt, tatsächlich echte Emotionen in Abhängigkeit von Umgebungsfaktoren erlebt.

Die Emotionstheorie von James und Lange wurde hier vor allem unter dem Aspekt des Gefühlszustandes als subjektiv erlebnismäßig abgehandelt, da von James das

Gefühl als Realität angesehen wurde. Daneben enthält dieser Ansatz eine eindeutige Position zum Problem der Spezifität: Spezifischen Emotionen entsprechen spezifische Muster physiologischer Vorgänge.

6.2.3.2 Das Problem der Spezifität

Das Problem der Spezifität, d. h. die Frage, wie es denn zu verschiedenen Emotionen, bzw. verschiedenem emotionalem Erleben kommt, hat neben anderen auch zu kognitiven Erklärungsversuchen geführt.

Cannon hatte in seiner Kritik der James-Lange-Theorie der Emotionen darauf hingewiesen, daß physiologische Veränderungen bei emotionalen Zuständen, die er auch als »emergency states« bezeichnete, die Folge eines einheitlichen Musters autonomer Erregung darstellen, und daß dabei die Freisetzung von Adrenalin eine wesentliche Rolle spiele. Für ihn stellte dieser Aktivierungsaspekt das Wesentlichste dar. Damit ist jedoch noch nicht die Frage beantwortet, wie es zu verschiedenen Emotionen kommt.

Schachter und Singer (1962) führten eine Untersuchung durch, um nachzuweisen, daß kognitive Faktoren dafür eine wesentliche Rolle spielen. Sie gingen dabei von der Annahme aus, daß emotionale Zustände ein Resultat der Interaktion von kognitiven Faktoren und physiologischer Aktivation darstellen. So nahmen sie an, daß eine gleiche physiologische Aktivation in Abhängigkeit vom kognitiven Aspekt einer Situation einmal als Freude, ein anderes Mal als Zorn, Eifersucht oder möglicherweise noch anderen Emotionen erlebt werden kann.

Die Autoren injizierten Versuchspersonen Adrenalin, wobei sie die Probanden in unterschiedlichem Maße über die Effekte der Injektion informierten. Einer anderen Gruppe wurde als Placebo Kochsalz injiziert.

Nach der Injektion kam eine in den Versuch eingeweihte Person in den Raum und verhielt sich entsprechend dem Versuchsplan in einem Fall ärgerlich, im anderen Fall euphorisch.

Es zeigte sich, daß das Ausmaß der Information über den physiologisch aktivierenden Effekt der Injektion mit Adrenalin einen wesentlichen Einfluß auf das Ausmaß der erlebten Emotionen hatte. So waren etwa die Einschätzungen von Euphorie auf einer Skala in der Gruppe der Personen, denen Adrenalin injiziert worden war, die jedoch falsch über die zu erwartenden Effekte der Injektion informiert worden waren, doppelt so hoch wie die Einschätzung derjenigen Probanden, denen ebenfalls Adrenalin injiziert worden war, die jedoch zutreffend über die zu erwartenden Effekte aufgeklärt worden waren. So hatte Schachter bereits früher (1959) angenommen, daß die Wahrnehmung physiologischer Aktivierung, wie etwa in der oben erwähnten Untersuchung von Cantril und Hunt (1932) in Anlehnung an das Modell der kognitiven Dissonanz von Festinger (1954) zu einem Bewertungsbedürfnis führen müsse. In einer Situation physiologischer Aktivierung, in der einer Person eine plausible Erklärung für ihren aktivierten Zustand zur Verfügung steht, wird ein derartiges Bewertungsbedürfnis nicht auftreten. So schätzten die korrekt informierten Probanden ihr Ausmaß von Ärger oder Euphorie niedriger ein. Ebenso niedrig waren die Einschätzungen der Probanden, denen eine Kochsalzlösung injiziert worden war. Daraus ließ sich die Annahme der Autoren stützen, daß die tatsächlich erlebte Emotion, sowie ihr Ausmaß abhängig ist sowohl von der Höhe physiologischer Aktivierung als auch von der Bewertung der Umgebungssituation. Die kognitive Verarbeitung der Umgebung bestimmte also die Art der Emotion, d. h. ihre Spezifität.

6.2.3.3 Valenz

Bisher sind die geschilderten Modelle insofern unvollständig dargestellt worden, als die Frage ausgeklammert blieb, wie es denn zu den wie auch immer gearteten Veränderungen physiologischer Variablen kommt. Für das Modell Cannon's spielt eine bedrohliche Wahrnehmung eine Rolle, die zu Kampf- oder Fluchtreaktionen führt. In den meisten Modellen führt eine Bedrohung im weitesten Sinne des Begriffs zur Auslösung von Aktivierung, Emotionen und dem Versuch der Adaption. Cannon's Denken konzentriert sich auf die Emotionen Furcht, Aggression und Schmerz. Damit ist die große Nähe zwischen dem Aktivations- und dem Streßkonzept zu erklären (Selye, 1956).

Diese Verbindung war bei James und Lange noch nicht vorhanden; sie hat einen großen Einfluß auf die weitere Entwicklung der Emotionstheorien ausgeübt.

Es stellt sich nun die Frage, auf welche Weise ein bestimmter Reiz als Bedrohung oder allgemein als negativ wahrgenommen wird, oder anders formuliert, wann und warum wirkt ein Reiz als negativ.

Theoretisch erfordert dieser Gedanke die Einführung eines Entscheidungsmechanismus, der Reize in negative und positive einteilen kann. Dafür ist es zunächst ohne Bedeutung, ob die Art der Unterscheidung angeboren oder erworben ist. Ist die emotionale Reaktion auf einen bestimmten Reiz angeboren, so wird von einem auslösenden Reiz gesprochen. In jedem Fall müssen jedoch ein Reiz und seine Merkmale mit einer gespeicherten Mermalskonfiguration verglichen und aufgrund des Vergleichs eine Entscheidung getroffen werden. Dieser Vorgang ist in verschiedensten Differenzierungen denkbar, wobei eine Differenzierung vor allem durch den Einfluß von Lernen angenommen werden kann.

In Anlehnung an lerntheoretische Vorstellungen hat Gray (1971, 1973) ein Modell für Annäherungs- und Vermeidungsverhalten vorgestellt, in dem ein Entscheidungsmechanismus eine wesentliche Rolle spielt.

Der Entscheidungsmechanismus entspricht dabei einem »Entweder- oder- Schalter«, wie er aus der Schaltalgebra bekannt ist. Das Modell Gray's beruht auf der Annahme zweier exklusiver »Valenzen«. Allerdings ist darüber hinaus die Beteiligung verschiedener anderer Prozesse am Zustandekommen einer emotionalen Reaktion denkbar.

Es wird darüber hinaus ein Vergleicher eingeführt, der tatsächliche mit erwarteten Folgen eines Verhaltens ver-

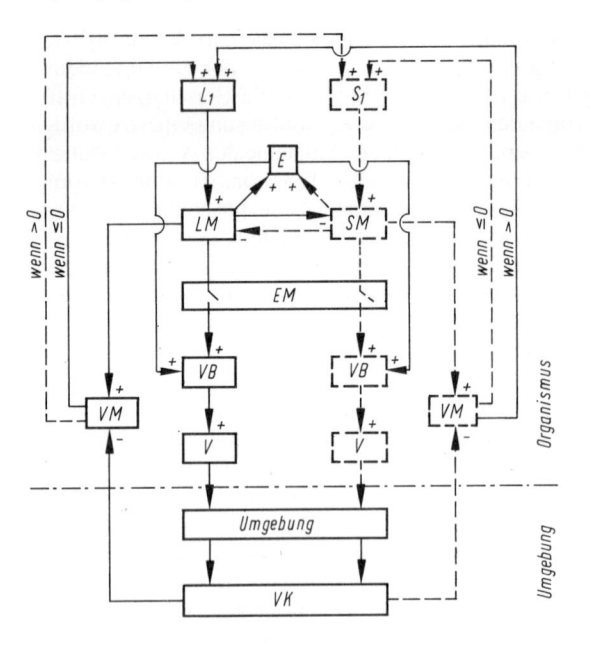

Abb. 1. Vollständige Darstellung des Gray-Smithschen Modells. L_1 und S_1 = Input in den Belohnungsmechanismus (LM) bzw. Bestrafungsmechanismus (SM). EM = Entscheidungsmechanismus. E = Erregungsmechanismus. VB = Verhaltensbefehl »Annäherung« (auf der Belohnungsseite) bzw. »Stop« (auf der Bestrafungsseite). V = beobachtetes motorisches Vehalten. VK = Konsequenzen (Lohn oder Strafe) des auftretenden Verhaltens. VM = Vergleichermechanismen, die die tatsächlichen mit den erwarteten Folgen vergleichen und von denen ein entsprechender Belohnungs- bzw. Bestrafungsinput ausgeht.

gleicht und so mittelbar über eine Rückkoppelung auf den Entscheidungsmechanismus einwirkt. Diese Rückkoppelung erst läßt das System lernfähig (instrumentell) werden. Verhalten wird so als dynamisch geregeltes Geschehen aufgefaßt, wobei deutlich wird, daß das Prinzip des operanten Lernens keineswegs, wie häufig irrtümlich angenommen wird, Linearität von Erklärungen impliziert (Abb. 1).

6.2.3.4 Erwartung, Bewertung

Im vorhergehenden Abschnitt wurde die Nützlichkeit des theoretischen Elements eines Entscheidungsmechanismus verdeutlicht. Die Einführung dieses Entscheidungsmechanismus erfordert unter bestimmten Umständen ein weiteres Element, die bewertende Erwartung. Brady (1975) konnte beispielsweise in entsprechenden Konditionierungsversuchen ein verschiedenes kardiovaskuläres Reaktionsmuster für Vor-Schock und Vor-Futter-Phasen nachweisen. Dabei handelte es sich bei diesen Phasen um jeweils eine Stunde vor Beginn des Versuchs innerhalb eines langdauernden Arbeitsplanes. Die Verwendung des Begriffs Erwartung in diesem Zusammenhang kann als sinnvoll angesehen werden.

Bei Larzarus und Mitarbeitern (1970, 1971, 1975) wurde der Begriff der Bewertung oder Einschätzung zum zentralen Element ihrer Emotionstheorie. »Ein zentrales Thema dieser Arbeiten ist die Tatsache, daß der Mensch und auch das Tier als »wertende« und »einschätzende« Organismen verstanden werden müssen. Sie untersuchen ihre Umwelt auf Hinweisreize für ihre Bedürfnisse und Wünsche und bewerten jeden Reiz nach der Relevanz und Signifikanz, die er für das Individuum hat. Emotionen sollte man als Funktionen solcher kognitiven Aktivitäten auffassen, wobei vermutlich jede einzelne Emotion mit einem speziellen Bewertungsprozess verknüpft ist.« (Lazarus, Averill, Opton 1970, Übersetzung 1973).

Mit diesem Begriff der Bewertung (»Appraisal«) knüpfen die Autoren an das Exzitationsmodell Arnold's (1967) an, das versucht hatte, spezifische Regionen im limbischen System als wesentlich für diese Funktion nachzuweisen. Neben der appraisal-Funktion hatte Arnold vor allem auf die eines affektiven Gedächtnisses als Funktionskreis vom hippokampischen System zu den vorderen thalamischen Nuclei und zum Gyrus cinguli reichend hingewiesen, sowie auf eine Imaginationsfunktion als Funktionskreis vom limbischen System über die Amygdala und den Thalamus zu den kortikalen Assoziationsfeldern.

Die bewertende Funktion hat bei Lazarus zunächst eine vergleichbare Bedeutung wie bei Gray der Entscheidungsmechanismus, sie unterscheidet zwischen positiven und negativen Bedeutungen für den Organismus. Diese Bewertungsfunktion wird als primär bezeichnet. Mit dem Konzept der sekundären Bewertung wird dieser Rahmen erweitert. Sie bewertet die Möglichkeiten, etwa mit einer Gefahr umgehen zu können, d. h. die Möglichkeiten zu adaptativem Verhalten (Coping).

In einem wenn auch sehr eingeschänkten Sinne ist eine sekundäre Bewertung auch im Gray'schen Modell vorhanden. Der sogenannte Kampf/Fluchtmechanismus beantwortet aversive Reize. Dabei ist dieser Mechanismus als einheitlich zu verstehen, also nicht so, daß es bei bestimmten aversiven Reizen zu Flucht-, bei anderen zu Kampfverhalten kommt. Ob es zu Kampf oder Flucht kommt, hängt dagegen von zusätzlichen in der Situation vorhandenen Reizen ab. Findet ein Versuchstier geeignete Objekte in der Umgebung für ein aggressives Verhalten, so wird es angreifen, auch wenn das Objekt nichts mit den aversiven Reizen zu tun hatte. Dieses Verhalten wird einer nutzlosen Flucht vorgezogen; ist ein solches Objekt jedoch nicht vorhanden, erfolgt ein unkonditioniertes Fluchtverhalten, auch wenn es nicht zur Beendigung der aversiven Situation führt. Wird jedoch eine effektive Flucht ermöglicht, so wird diese auch dem aggressiven Verhalten vorgezogen.

Neben der Unterscheidung zwischen positiven und negativen Reizen wird aufgrund bestimmter Informationen aus der Umgebung, und man könnte vielleicht sagen, ihrer Bewertung, zwischen den zwei Verhaltensalternativen Flucht oder Angriff entschieden.

Der Begriff der sekundären Bewertung ist bei Lazarus jedoch bedeutend weitreichender. Er resultiert nicht in der Wahl einer von zwei Verhaltensalternativen, sondern determiniert auch die Art der Emotion. So wird die Furcht einer Person größer sein, wenn sie im Zuge der sekundären Bewertung keine Möglichkeiten findet, der entsprechenden Bedrohung zu begegnen. Eine solche Situation ist beispielsweise auch im Falle der Neuheit einer Situation gegeben. So definiert Simonov (1970, 1975) die Emotionsintensität als Differenz zwischen der für die Erreichung eines Ziels notwendigen und der tatsächlich vorhandenen Information. »Der Grad emotionaler Belastung (E) ist proportional dem Wert eines Bedürfnisses (N) sowie der Differenz zwischen prognostisch notwendiger Information für die Befriedigung (In) und schon verfügbarer Information zu einem gegebenen Zeitpunkt (Ia). Diese Regel kann durch die folgende Formel ausgedrückt werden: $E = -N (In - Ia)$

... So ist ›Information‹ die Gesamtheit der Daten, Gewohnheiten und Fertigkeiten für die Erreichung eines Ziels« (Simonov 1975).

Neuheit, die emotionale Belastung bedingt, kann als spezieller Fall dieses allgemeinen Prinzips der informationellen Unsicherheit aufgefaßt werden. Im Zusammenhang mit der Orientierungsreaktion (Sokolov 1963) ist Neuheit als Diskrepanz zwischen einem erwarteten und einem tatsächlich eintretenden, dann neuen Reiz als aktivierend bekannt.

In einer Reihe von Untersuchungen haben Epstein und Fenz den Einfluß der Erfahrung auf die Angstbewältigung bei Fallschrimspringern untersucht. Dabei zeigte es sich, daß eine adaptative Angstkontrolle erst erlernt wird, d.h. daß auch das physiologische Muster der Aktivierung vor einem Absprung sich in Abhängigkeit des Neuheitsgrades der Situation ändert. Dabei wurde deutlich, daß die perzeptuelle Diskriminationsfähigkeit, die Verarbeitung auch milderer angstrelevanter Hinweisreize gesteigert wird, so daß Angst in kleinen Quantitäten abgewehrt wird (Epstein und Fenz 1965, Epstein 1967).

Die Wichtigkeit verfügbarer Information für den Umgang mit einer Bedrohung konnte auch von Zavalova (1969) gezeigt werden, die die Reaktion von Versuchspersonen bei der Simulation extremer Flugbedingungen bei variierender Erkennbarkeit der Störursachen untersucht hatte. »Wie wir gefunden haben, besteht einer der spezifischen Stresseffekte beim Fliegen in der Tatsache, daß einem Piloten die Information für die Verursachung von Störungen des Fluges fehlt. Es ist die Unsicherheit und Unvollständigkeit der Information auf dem Hintergrund einer aktuellen Notwendigkeit für sie, die die emotionelle Spannung verursacht und so eine Desorganisation der Aktivitäten hervorruft.« (Zavalova 1969). Darüber hinaus stellte sie fest, daß für eine adäquate Einschätzung der Situation und eine entsprechende Reaktion darauf, die Fähigkeit vorhanden sein mußte, verschiedene von einander abgetrennte Input-Signale zu intergrieren, da jeder getrennte Input nicht die Gesamtinformation über das Ereignis beinhaltete. So scheint neben einer perzeptuellen Diskriminationsfähigkeit ebenso die Fähigkeit, verschiedene Informationen zu einem sinnvollen Gesamt zu integrieren, ein wesentlicher Mechanismus für ein adaptatives Verhalten innerhalb belastender Situationen zu sein.

Die Diskussion der Neuheit einer Situation, bzw. der informationellen Unsicherheit zeigt sich also als wichtiges Element für die Funktion der sekundären Bewertung im Sinne von Lazarus, vor allem im Hinblick auf die Einschätzung verfügbarer Coping-Strategien. Berlyne (1968) hat darauf hingewiesen, daß subjektive Unsicherheit zwar eine Beziehung hat zu objektiv verfügbarer Information und deren Wahrscheinlichkeitsgrad, aber keinesfalls mit ihr gleichzusetzen sei. Die sekundäre Bewertung bezog sich auf die Beurteilung der Möglichkeiten einer Bedrohung zu begegnen. Diese Möglichkeiten des Coping beziehen sich einerseits auf direkte Aktionen, zum anderen aber auch auf »intrapsychische« Prozesse.

Koriat, Melkmann, Averill und Lazarus (1972) versuchten nicht nur, den Einfluß emotionaler Kontrolle im Sinne einer Reduktion von Stress durch emotionale Distanzierung (detachement), sondern auch der verstärkten Anteilnahme (involvement) zu erfassen. So instruierten sie Versuchspersonen beides zu tun. Die Versuchspersonen sahen Filme von Arbeitsunfällen, bei denen z.B. Gliedmaßen abgetrennt wurden, oder die sogar zum Tode einer Person führten. Bei 2 Durchgängen gaben sie keine besonderen Instruktionen. Beim 3. Durchgang wurde die erste Hälfte der Versuchspersonen dahingehend instruiert, sich von der emotionalen Bedeutung des Films zu distanzieren, die andere Hälfte, sich verstärkt zuzuwenden. Beide Gruppen ließen sich anhand der Einschätzung der Stärke des Stressinhalts der gesehenen Filme, aber auch am Ausmaß der Veränderung der Herzfrequenz unterscheiden. Dabei wurden verschiedene Strategien der emotionalen Zu- oder Abwendung berichtet. So versuchten Personen der Gruppe mit einer verstärkten Zuwendung sich vorzustellen, der Arbeitsunfall würde sie selbst betreffen, während die Gruppe, die instruiert worden war, sich emotional zu distanzieren im allgemeinen die Strategie anwendete, sich einzureden, das Geschehen sei filmisch übertrieben und ohnehin nur gestellt.

Diese internen Coping-Strategien, die als Methoden der Informationsverarbeitung bezeichnet werden, sind für das Modell von Lazarus am wichtigsten. Direkte Verhaltensaktionen als unmittelbar reaktive zum Teil angeborene Coping-Reaktionen auf emotional wirksame Reize lassen als starres Verhalten wenige Freiheitsgrade.

»Nichtsdestoweniger verschiebt sich mit dem phylogenetischen Fortschritt von einfacheren Lebewesen bis hin zum Menschen die Regulation der Emotionen weg von eingebauten Reaktionen auf äußere Auslöser und hin zur Informationsverarbeitung und kognitiver Kontrolle. Regulation wird Selbst-Regulation, womit eine zunehmend geringere Abhängigkeit von angeborenen, fest eingebauten Mechanismen und eine zunehmende Abhängigkeit von Lernen und Kognitionen verbunden ist.«(Lazarus 1975).

Die von Lazarus angesprochenen Strategien der Informationsverarbeitung kommen in einem gewissen Sinne einigen Abwehrmechanismen der Psychoanalyse nahe, auch wenn eine entsprechende Formulierung des »psychischen Apparates« nicht durchgeführt wird. Aus dem Bereich der experimentellen Gedächtnis- und Wahrnehmungspsychologie, sowie der kognitiven Psychologie sind empirisch gut gesicherte Modelle menschlicher Informationsverarbeitung bekannt, die als theoretischer Hintergrund der Vorstellungen von Lazarus angesehen werden können (Broadbent, 1958; 1971; Miller, Galanter und Pribram, 1960: Neisser 1967; Schroder, Driver und Streufert 1967; Lindsay und Norman, 1972; Anderson und Bower 1973).

Die Verleugnung ist eine häufig untersuchte Strategie des Umgangs mit Stress. Daß sie eine durchaus adaptive Funktion besitzen kann, sollen zwei Untersuchungen sehr verschiedener Herkunft zeigen.

Wolff u.a. (1964) untersuchten die Eltern von Kindern, die an Leukämie erkrankt waren. Diejenigen Eltern, die den Ernst der Erkrankung ihrer Kinder verleugneten, hatten eine niedrigere 17-hydroxycorticosteroid-Ausscheidung im Urin als diejenigen Eltern, die die Realität anerkannten.

Fenz (1975) untersuchte 16 unerfahrene Fallschirmspringer. Dabei wurden Testreize verwandt, die den Vorlagen eines thematischen Apperzeptionstests vergleichbar waren. Daneben kam ein Wortassoziationstest zur Anwendung. Die Ergebnisse zeigen, daß eine Verleugnung von Furcht im thematischen Apperzeptionstest mit einer reduzierten Reaktivität auf furchtauslösende Reize im Wortassoziationstest, gemessen anhand des Hautwiderstands, einhergeht.

Hierbei ist bemerkenswert, daß sich die Unterschiede nicht an einem Tag zeigten, der zeitlich vom Absprungtag entfernt war, und am Sprungtag selbst nicht bei relativ neutralen Reizen (Fenz 1975).

Mit der Einbeziehung sogenannter »interner« Prozesse in theoretische Modelle ist zwar ein Verständnisgewinn für das Phänomen von Emotion verbunden, andererseits entstehen aber auch erhebliche methodische Schwierigkeiten. Vor allem wird die Übertragbarkeit tierexperimenteller Befunde auf Erklärungsversuche emotionalen Verhaltens beim Menschen eingeschränkt. Dennoch scheint der Verständnisgewinn bzw. die Unvollständigkeit von Erklärungsversuchen, die derartige Prozesse ausklammern, die Einführung derartiger Erklärungselemente zu rechtfertigen.

6.2.4 Emotion und Verhalten (behaviorale Ebene)

6.2.4.1 Klassifizierung emotionalen Verhaltens

Als ein wesentliches Merkmal von Emotion wird hauptsächlich sein als desorganisierend beschriebener Einfluß auf Verhalten angesehen (Brady 1962, 1975a, b; Lang, Rice und Sternbach 1972). Bei der häufig unklaren

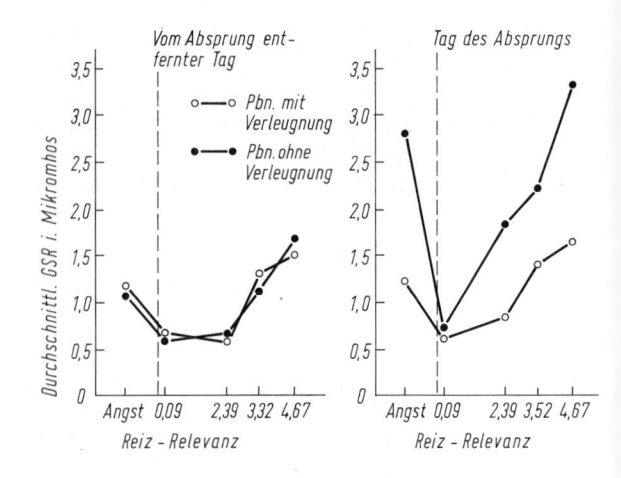

Abb. 2. Durchschnittliche Hautleitfähigkeitsreaktion (GSR) unerfahrener Fallschirmspringer, die Furcht verleugneten 0---0, oder nicht verleugneten ●---●. Die Messungen wurden an einem Tag lange vor dem Absprung – linker Teil der Abbildung und am Absprungtag selbst durchgeführt – rechter Teil der Abbildung –. Dargestellt sind die Reaktionen auf einen Angstreiz vor der gestrichelten Linie, sowie die Reaktionen auf Reizworte, die in gesteigertem Maße mit dem Thema Fallschirmspringen verknüpft waren, rechts von der gestrichelten Linie (aus W.D. Fenz: Strategies for coping with stress. Paper Presented at the Conference »Dimensions of Anxiety and Stress.« Oslo, Norwegen, Juni 1975).

Verwendung des Begriffs Emotion schlägt Brady (1975) eine Aufteilung »emotionaler Ereignisse« vor. »In dieser Hinsicht wird, so scheint es, einige definitorische Klarheit erreicht, wenn man den weiten Bereich von »Emotionsereignissen« in zwei weitgehend einander ausschließende Kategorien auf der Grundlage eines expliziten operationalen Kriteriums aufteilt. Solch eine Aufteilung ist zum Beispiel möglich, wenn man zwischen Ereignissen unterschiedet, die innerhalb oder ausserhalb der Haut auftreten. Als eine erste Annäherung scheinen auf der einen Seite die definitorischen Operationen der »Innen-Klasse« biochemische und physiologische Veränderungen, von denen man annimmt, daß sie ein Teil dessen, was man als Gefühle« bezeichnen könnte, sind, einzuschließen (obwohl sie nicht notwendigerweise darauf beschränkt sind). Auf der anderen Seite konzentrieren sich Definitionen der »Aussen« – Klasse auf unterscheidbare Interaktionen zwischen »Emotionalem Verhalten« und der Umgebung«. (Brady, 1975).

Emotionale Prozesse sollen dann sowohl durch interne Reaktionen (respondents) also durch viszerale und endokrine Prozesse, als auch durch externes Verhalten (external operants) sowie ihre Interaktion determiniert sein. So können Gefühle als viszerale oder endokrine Veränderungen stattfindende Verhaltensaktivitäten diskriminativ beeinflussen und umgekehrt können z.B. abrupte Verhaltensänderungen interne Reize erzeugen, die dann mit dem Verhalten zusammen als Gefühle wahrgenommen werden.

Für die Systematisierung äußerer Einflüsse und ihres Verhältnisses zu emotionalem Verhalten gewinnen die lerntheoretischen Prinzipien zunehmende Bedeutung. Dies mag u. a. auch daran liegen, daß vor allem für den Bereich des operanten Lernens die Systematisierung vermittelnder, hier physiologischer Prozesse besonders wichtig ist. Es wurde oben bereits auf die Notwendigkeit hingewiesen, zur Erklärung der negativen und positiven Wirkung äußerer Einflüsse oder Verhaltenskonsequenzen eine Art von Entscheidungsmechanismus als theoretisches Konstrukt einzuführen.

Die im groben mögliche Einteilung in positive und negative Emotionen kommt der Aufteilung der Lerntheorie in positive, die Auftretenswahrscheinlichkeit von Verhalten vergrößernde Verhaltenskonsequenzen und negative nahe, die diese Wahrscheinlichkeit verringern. So definiert Gray (1972) Emotionen als »jene (hypothetischen) Zustände des konzeptuellen Nervensystems, die durch verstärkende Ereignisse hervorgerufen wurden oder durch Reize, die in der vorangegangenen Erfahrung des Subjekts von solchen bekräftigenden Reizen gefolgt wurden.« (Gray, 1972).

Man brauche dann nur noch die Klassen unterscheidbarer verstärkender Ereignisse aufzuzählen und hätte damit gleichzeitig die Anzahl operational unterscheidbarer Emotionen gefunden. So würde der Klassifizierung der auf Verhalten einwirkenden Umgebungsbedingungen (Tabelle 1) eine der emotionalen Grundstimmungen entsprechen und umgekehrt. Auf diese Weise ließen sich zunächst folgende Klassen von auf Verhalten einwirkenden Ereignissen unterscheiden:

Tabelle 1. Klassifizierungsschema für auf Verhalten einwirkende Ereigniss. (Erklärung siehe Text).

	Unkonditioniert	Konditioniert
Vorhanden (+)	+ (+E) + (−E)	+ (+E) + (−E)
Nicht vorhanden (−) Beendet	− (+E) − (−E)	− (+E) − (−E)

E steht für Ereignis, das Vorzeichen in der Klammer für positiv oder negativ, das Vorzeichen vor der Klammer für vorhanden oder nicht vorhanden. Das Produkt der Vorzeichen ergibt dann, ob das Ereignis als Verhaltenskonsequenz zu einer Zunahme oder Abnahme der Auftretenswahrscheinlichkeit des vorangegangenen Verhaltens führt.

Gray weist in diesem Zusammenhang darauf hin, daß die Gegenwart von unkonditionierten positiven Ereignissen eigentlich nicht in ein entsprechendes Emotionsschema paßt. Während bei der Darbietung eines konditionierten positiven Reizes ein mehr oder weniger einheitliches Annäherungsverhalten stattfindet, – Mowrer (1960) beschrieb den entsprechenden Gefühlszustand als Hoffnung –, sei dies bei unkonditionierten positiven Reizen nicht der Fall. Derartige Reize beendeten eher interne Zustände, genauer Triebzustände, als sie zu induzieren. Die weiteren Felder des obigen Schmas lassen sich z.T. zusammenlegen. So entsprechen sich etwa unkonditionierte Bestrafungsreize (+ (−E)) und die Beendigung oder das Nichtvorhandensein von unkonditionierten positiven Reizen (- (+ E)). Beide rufen z.T. aggressives Verhalten oder Fluchtverhalten hervor. Zu trennen sind im Hinblick auf emotionales Verhalten konditionierte und unkonditionierte negative Reize bzw. deren Auftreten. So ruft beim Menschen ein unkonditionierter elektrischer Reiz eine Herzfrequenzsteigerung, ein mit diesem konditionierten Reiz einen Abfall der Herzfrequenz hervor (Obrist u.a. 1965).

Ebenfalls auf der Seite negativer Ereignisse läßt sich ein Unterschied zwischen konditionierten und unkonditionierten Reizen in der Wirkung auf Verhalten aufzeigen. Einmal führen konditionierte negative Reize zu einer Verhaltenshemmung, passiver Vermeidung und Löschung von Verhalten, unkonditionierte negative Reize zu Flucht oder Angriffsverhalten (Fight – Flight). Ein elektrischer Schockreiz produziert bei einer Ratte aggressives Verhalten, ein damit konditionierter Reiz führt zu einer Reduzierung der Motorik, die Ratte verhält sich eher still.

So lassen sich drei übergreifende emotionale Systeme unterscheiden:
Eines für »Annäherungsverhalten«, eines für »Verhaltensinhibition« oder »Verhaltensstop« und ein »Kampf-Flucht-System«.

6.2.4.2 Modelle physiologischer Verhaltensmediation

Aus dem Bereich der physiologischen Psychologie, also dem Bereich, in dem psychologische Variable als abhängige definiert werden, lassen sich eine Reihe von Befunden aufführen, die die von Gray vorgenommene Aufteilung stützen. So fanden Olds und Olds (1965), daß die elektrische Selbststimulation im medialen Vorderhirnbündel, im lateralen Hypothalamus und rostralen Punkten der Septumregion zu einer Erhöhung der Reizfrequenz führe. Dagegen führte die Reizung von medialen Septumkernen, von Punkten im medialen Frontalkortex und im Hippokampus zu einer Verringerung der Reizfrequenz.

Läsionen in diesen Gebieten führen nicht nur zu einer Beeinträchtigung von passivem Vermeidungsverhalten, sondern auch zu einer der Löschung von Annäherungsverhalten, wenn es nicht mehr zu Bekräftigung kommt.

Strukturen in der Amygdala, dem medialen Hypothalamus und dem zentralen Grau des Mittelhirns sind wesentlich für die Vermittlung des Kampf/Flucht-Systems. Demolina und Hunsperger (1962) fanden, daß es bei elektrischer Stimulation in diesen Regionen zu defensiver Aggression kommt (Kampf) oder in Abhängigkeit von Umgebungsbedingungen zu Flucht (Ulrich 1967). Adams und Flynn (1966) konnten entsprechend zeigen, daß auf Beutetiere bezogene Aggressionen nicht durch eine elektrische Stimulation in diesen Regionen ausgelöst werden konnte, sondern durch Stimulation im lateralen Hypothalamus. Eine derartige Stimulation hatte darüber hinaus eine belohnende Wirkung, während defensive Aggression hervorrufende Stimulation eine aversive Wirkung hatten.

Der bereits oben angesprochene Entscheidungsmechanismus wird von Olds im medialen Hypothalamus vermutet. Es wird angenommen, daß diese Region die aus den drei Systemen auftretende Erregung moduliert oder hemmt. »Wir nehmen an, daß der ventromediale Kern des Hypothalamus über die zentrale graue Substanz des Mittelhirns eine tonische (d. h. eine normalerweise vorhandene) Hemmwirkung ausübt, und daß jene Substanz letztlich darüber entscheidet, ob Flucht oder defensiver Angriff erfolgt. Wir nehmen weiterhin an, daß jene Hemmwirkung ihrerseits entweder von der Amygdala gehemmt (dann entsteht Kampf/Flucht-Verhalten) oder durch Einflüsse aus dem septohippokampischen passiven Vermeidungssystem verstärkt wird. Diese letzteren Einflüsse bilden ein Gegengewicht zur Reaktion der Amygdala auf neue oder erschreckende Stimuli, wobei das daraus resultierende Verhalten (passive Vermeidung oder Kampf/Flucht) davon abhängt, welcher Input in den ventromedialen Hypothalamus bei einer bestimmten Kombination von Umweltbedingungen sich als der stärkste erweist. Dieses Schema erklärt nicht nur die Interaktionen zwischen den Läsionen im Septum, in der Amygdala und im Hypothalamus, sondern macht auch begreiflich, warum bei Gefahr Erstarren und Kampf/Flucht-Verhalten gleichzeitig intensiviert werden können, um dann rasch einander abzuwechseln.« (Gray 1973).

6.2.4.3 Die konditionierte emotionale Reaktion

In den letzten Jahren sind psychophysiologische Modelle in starkem Maße von lerntheoretischen Prinzipien beeinflußt worden. Dies hat zu einer Fülle experimenteller Ergebnisse geführt, die in hohem Maße für das Verständnis pathogener Prozesse psychosomatischer Erkrankungen von Bedeutung sind.

Im vorliegenden Kapitel sollen lediglich diejenigen Ansätze dargestellt werden, die sich unter das Thema einer Emotionspsychophysiologie einordnen lassen.

Im Kapitel Methoden der Verhaltensmodifikation in der Psychosomatik findet sich im ersten Abschnitt eine kurze Einführung in die Terminologie der Lerntheorien. Dort findet sich ebenfalls eine Darstellung der Untersuchungen zur operanten Konditionierung autonomer Reaktionen. Diese Untersuchungen haben ebenfalls eine Bedeutung für Konzepte pathogener Prozesse; da sie aber weitgehend für therapeutische Modelle genutzt wurden, werden sie dort abgehandelt.

Das Modell Gray's bezog sich hauptsächlich auf den Bereich des operanten Konditionierens und zeigte vermittelnde Prozesse im physiologischen Bereich für die Wirksamkeit von Bekräftigungsklassen auf. Es versuchte andererseits damit eine Grundklassifizierung von Emotionen durchzuführen. Dabei hatte sich u. a. eine wichtige Unterscheidung zwischen der Wirksamkeit konditionierter und unkonditionierter aversiver Reize ergeben. In diesem Falle hatte die Analyse emotionalen Verhaltens den Bereich des operanten Konditionierens verlassen, denn es handelte sich bei den aversiven Reizen um solche, die dem Verhalten und der physiologischen Reaktionskomponente vorausgingen. Allerdings war das Verhalten selbst dann wieder als instrumentell behandelt worden, etwa als Fluchtverhalten usw.

6.2.4.3.1 Das Interaktionsmodell von Brady

Brady unterscheidet in seinem »Interaktions-Modell« der Emotion in Anlehnung an die »Zwei-Prozeß-Theorie« des Lernens nach Rescorla und Solomon (1967), diese beiden Lernparadigmen. Unkonditionierte, aber auch konditionierte Reaktionen auf einen Reiz werden von ihm als »Respondents« zusammengefaßt, instrumentelles Verhalten im weitesten Sinne als »Operants«. Darin sind ebenfalls interne und externe, also auch autonome Reaktionen so wie beobachtbare Verhaltensweisen eingeschlossen. Es ergibt sich das folgende Schema:

Erweitert man dieses Schema um die Differenzierung zwischen Verhalten auf positive und negative Reize, so ergibt sich das folgende Schema:

	respondent	operant
intern	"Kern" viszerale und endokrine Prozesse	Instrumentelle humurale und viszerale Reaktionen
extern	"periphere" autonome und humurale Veränderungen	Skelett-muskuläre Verhaltensansätze

Abb. 3. Kategorisierung interagierender biologischer »Gefühle« und Komponenten »emotionalen Verhaltens« (aus J. V. Brady: Towards a Behavioral Biology of Emotion. In: L. Levi, (Hrsg.): Emotions: Their Parameters and Measurement. Ravens Press, New York, 1975).

Positive Reizwirksamkeit wird als »Appetitive«, negative als »Aversive« bezeichnet. Die Zellen dieses Schemas bezeichnen die Affekte, die aus der Interaktion zwischen Respondents und Operants resultieren, wobei in jeder Zelle eine Unterscheidung zwischen intern und extern vorgenommen worden ist. Wie ebenfalls aus dem Schema ersichtlich ist, wird nicht nur ein Verhalten unterdrückender Einfluß (behavioral suppression) angenommen, sondern auch ein Verhalten erleichternder oder fördernder Einfluß (behavioral facilitation). Diese Annahme ist im Hinblick auf die sogenannten Aktivationstheorien (siehe nächster Abschnitt), das Yerkes – Dodon – Law wichtig.

	appetitiv operant	aversiv operant
appetitiv respondent	Erleichterung von Verhalten und physiologische Desaktivierung	Verhaltens-unterdrückung und physiologische Aktivierung??
aversiv respondent	Verhaltens-unterdrückung und physiologische Aktivierung	Erleichterung von Verhalten und physiologische Desaktivierung??

Abb. 4. Kategorisierung interagierender psychophysiologischer »appetiver« und »aversiver« Dimensionen (aus J.V. Brady: Towards a Behavioral Biology of Emotion. In: L. Levi, (Hrsg.): Emotions: Their Parameters and Measurement. Ravens Press, New York, 1975).

6.2.4.3.2 Emotion und Verhaltensbeeinflussung

Die häufig geäußerte Auffassung, daß Emotion Verhalten störe (siehe Beginn dieses Abschnitts), z.B. Lang, Rice und Sternbach (1972), rührt vermutlich daher, daß die größte Anzahl von Untersuchungen ausgehend von Estes und Skinner (1941) sich mit dem Phänomen der Verhaltensunterdrückung (»behavioral suppression« oder »behavioral freezing« Hoffmann, 1966) beschäftigt haben.

Um den Effekt einer Verhaltensunterdrückung herzustellen, bestehen prinzipiell zwei Möglichkeiten. Es wird ein bestimmtes Verhalten, z.B. das Drücken eines Hebels durch eine positive Bekräftigung aufrechterhalten (Appetitive Operant). Dieses Aufrechterhalten des Verhaltens wird entsprechend einem bestimmten Bekräftigungsplan erreicht, am besten mit einem intermittierenden. Die Präsentation eines klassisch konditionierten aversiven Reizes, eines Signalreizes, der von einem Schock gefolgt wird, führt zur Verhaltensunterdrückung. Es wird davon gesprochen, daß die Präsentation des Angstsignalreizes dem vorhandenen Verstärkerplan »überlagert« (superimposed) wird. Wesentlich dabei ist, daß ein aversiver Respondent mit einem positiven Operanten interagiert.

Umgekehrt wäre es denkbar, daß es zu einer Interaktion zwischen einem aversiven Operanten und einem positiven Respondenten kommt.

Obwohl die Verhaltensunterdrückung am meisten untersucht worden ist, gibt es doch Arbeiten, die den Facilitating Effect deutlich machen. So konnte Sidman (1960) diesen Effekt durch Überlagerung (Superimposition) von Signal-Schock-Verbindungen mit einem Verhalten des Hebeldrückens, das durch einen Sidman-Vermeidungsplan (Abb. 6) aufrechterhalten wurde, hervorrufen.

Der Sidman-Vermeidungsplan (Sidman-Avoidance, free-operant avoidance, free-paced avoidance) ist in diesem Zusammenhang ein sehr häufig verwendeter Verstärkungsplan. Er erzeugt größere Belastung als weniger komplexe Verstärkungspläne, wie in einer Untersuchung von Forsyth und Harris (1970) deutlich wird. Mußten Rhesusaffen anhand eines Sidman-avoidance-Planes eine Vermeidungsreaktion erlernen, so kam es während der gesamten Versuchsdauer auch außerhalb der eigentlichen Lernphasen zu einer anhaltenden Erhöhung des arteriellen Blutdrucks. Bei anderen Versuchsplänen traten Blutdruckerhöhungen lediglich am 1. Tag des Trainings in der ersten Sitzung auf, später nicht mehr.

Dieser Befund ist darum wichtig, weil gezeigt wird, daß durch Situationen, in denen das Erlernen eines Verhaltens durch komplexe Umgebungsbedingungen erschwert wird, langanhaltende Blutdruckerhöhungen erzeugt werden, die über die eigentlich belastende Situation hinaus anhalten (Siehe Kapitel Hypertonie).

Sidmann (1966) beschreibt den Verstärkerplan folgendermaßen »Zwei sich wiederholende Zeitgeber programmieren die Schocks. Wenn das Tier den Hebel nicht drückt, wird das Zeitintervall zwischen den Schocks, – Schock-Schock-Intervall genannt –, durch den ersten Zeitgeber definiert. Das Tier kann durch das Drücken des Hebels den Schock verzögern. Der Betrag der Zeit, um den das Tier durch das Drücken des Hebels den Schock verzögern kann, wird Response-Schock-Intervall genannt und wird durch den zweiten Zeitgeber programmiert. Die beiden Zeitgeber arbeiten niemals simultan. Jeder Schock

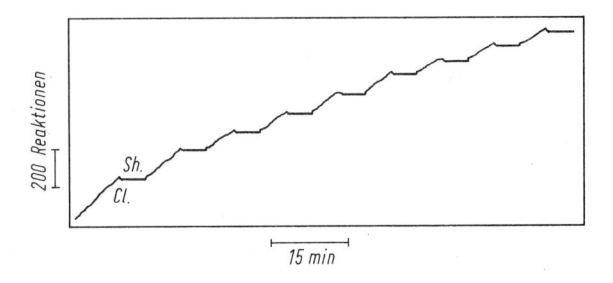

Abb. 5. Kumulativkurve des typischen Verhaltensunterdrückungseffekts auf appetitiv unterhaltenes Hebeldrück-Verhalten von Rhesusaffen, hervorgerufen durch wiederholte klick-Schockpaarungen (aus J.V. Brady: Towards a Behavioral Biology of Emotion. In: L. Levi, (Hrsg.): Emotions: Their Parameters and Measurement. Ravens Press, New York, 1975).

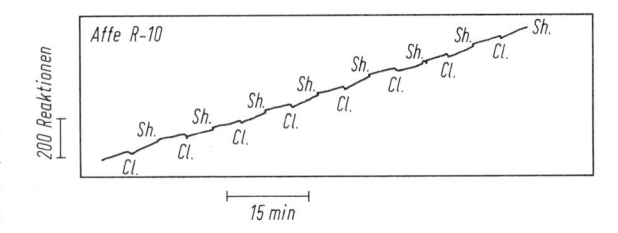

Abb. 6. Kumulativkurve des verhaltensfördernden Effekts wiederholter gleichzeitiger Darbietung von einem Tonsignal, das nach 3 Minuten von einem Schock gefolgt wurde und Schock-Vermeidungs-Verhalten (Hebeldrücken) bei Rhesusaffen (aus J.V. Brady: Towards a Behavioral Biology of Emotion. In: L. Levi (Hrsg.): Emotions: Their Parameters and Measurement. Ravens Press, New York, 1975).

startet von neuem den Schock-Schock-Intervall; drückt das Tier den Hebel das erstemal nach einem Schock, beendet es damit den Schock-Schock-Intervall und startet den Response-Schock-Zeitgeber. Der Response-Schock-Intervall beginnt jedesmal von neuem, wenn das Tier den Hebel drückt. Durch das Hebeldrücken macht das Tier sicher, daß der andere Zeitgeber keinen Schock abgeben kann, bevor der Respons-Schock-Intervall vorüber ist.

Kein exterozeptiver Reiz warnt das Tier vor einem Schock. Die Schockdauer ist auf den Bruchteil einer Sekunde begrenzt, so daß das Tier den Schock nicht beenden kann (Sidman, 1966).

Das Versuchstier kann also den Rhythmus eines Verhaltens erlernen und damit Schocks vermeiden.

Das belastende Moment dieses Verstärkerplans liegt vermutlich in der Tatsache, daß die Versuchstiere keinen äußeren Anhaltspunkt für das zur Schock-Vermeidung erforderliche Verhalten haben und entsprechend lernen müssen, Zeitintervalle abzuschätzen. Fügt man ein Warnsignal in den Versuchsplan ein, das einem Schock vorausgeht, d.h. kann das Versuchstier das Auftreten eines Schocks leicht voraussagen, so entfällt der besonders belastende Effekt dieses Versuchsplans. Dieser Sachverhalt wird in mehreren Untersuchungen deutlich, die später geschildert werden (siehe Weiss 1971).

6.2.4.3.3 *Der Einfluß konditionierter emotionaler Reaktionen auf physiologische Funktionen*

In vielen Untersuchungen hat sich gezeigt, daß die »Superimposition«-Technik ebenfalls zu besonderen Veränderungen führte, nicht nur im behavioralen Bereich, sondern auch bei einer Vielzahl endokriner und physiologischer Varianten. Mason u.a. (1966) untersuchten den Zusammenhang zwischen der 17-OH-CS Plasmakonzentration und Verhaltensunterdrückung.

Abb. 7 zeigt die entsprechenden Veränderungen der 17-OH-CS Plasmakonzentration und des Hebeldrückens. Abb. 8 zeigt die unterschiedlichen Veränderungen der Plasmakonzentration von 17-OH-CS bei normalem Avoidancetraining und der Superimposition-Technik.

Ebenso deutlich wird die besondere Belastung dieser Technik bei der Gegenüberstellung ihrer einzelnen Komponenten und deren Kombination in ihrer Wirkung auf die Plasmakonzentration von Adrenalin und Noradrenalin (Abb. 9).

6.2.4.3.4 *Langzeit-Versuchspläne als experimentelles Modell für die Pathogenese psychosomatischer Störungen*

In mehreren der geschilderten Untersuchungen war eine wesentliche Bedingung, daß die Schocks zufällig verteilt waren und damit das Auftreten der Schocks für das Versuchstier unvorhersagbar war. Dies stellte eine besondere Belastung dar. Die folgende Untersuchung scheint dem zu widersprechen. Brady (1958) und Brady u.a. (1958) hatten in mehreren Studien jeweils 2 Affen einem »Yoked-Control«-Schema (»Joch-Kontrolle«) unterworfen. Die Versuchstiere waren in Primatenstühlen (restraint chair) weitgehend immobilisiert. Eines von beiden Tieren, das sogenannte Exekutivtier (executive monkey), konnte durch Hebeldrücken einen Schock vermeiden. Das andere Tier hatte ebenfalls einen Hebel, konnte damit jedoch die Anzahl, Stärke, Dauer und den Zeitpunkt des Schocks nicht beeinflussen, sondern wurde identisch wie das Exekutivtier geschockt. Die Tiere waren diesem Untersuchungsplan für 6–7 Wochen unterworfen. Dabei wechselten 6stündige Perioden, in denen die geschilderte Anordnung wirksam war, und in denen vor den Tieren ein rotes Licht sichtbar war, mit ebenso langen schockfreien Perioden. Nach 3–4 Wochen hatten die Exekutivtiere ausnahmslos gastrointestinale Läsionen entwickelt. Die »Yoked-Control«-Tiere, die die Schocks nicht vorhersagen und damit auch nicht kontrollieren konnten, zeigten keine derartigen gastrointestinalen Läsionen.

Wichtig war dabei, daß der Langzeitplan eingehalten wurde. Bei kürzeren Trainings- und Ruhepausen kam es nicht zu den geschilderten Läsionen.

Die Ergebnisse wurden hauptsächlich dahingehend interpretiert, daß nicht die Tatsache der Schocks allein als Belastung zu gastrointestinalen Läsionen führt, sondern das ständige Aktiviertsein durch die Notwendigkeit der Schockvermeidung.

Seligmann (1975) weist wie auch Weiss (1972 a, b) jedoch darauf hin, daß eine bestimmte methodische Besonderheit der Experimente von Brady (1958) und Brady u.a. (1958) zu diesem Ergebnis geführt hat, das seinen eigenen Ergebnissen und seinem Modell der Depression entgegensteht.

Brady (1958) hatte die Zuordnung seiner Versuchstiere zu den beiden experimentellen Bedingungen nach einem Maß der »Emotionalität« vorgenommen, das darin bestand, daß alle 8 Tiere zunächst der »exekutiv-Bedingung« unterworfen wurden und die vier, die als erste begannen, das Verhalten des Hebeldrückens durchzuführen, unter dieser Bedingung belassen wurden, die anderen vier in die Yoked-Control-Bedingungen kamen. Es zeigte sich, daß diese methodische Besonderheit das Ergebnis wesentlich beeinflußte.

Weiss wiederholte exakt das ursprüngliche Experiment von Brady (1958), d.h. die Versuchstiere wurden nach demselben Kriterium den beiden Versuchsgruppen und der Kontrollgruppe zugeordnet.

Abb. 10 zeigt, daß auch in diesem Fall die Exekutivtiere das größere Ausmaß gastrointestinaler Läsionen aufzeigten. Damit wird deutlich, daß neben den experimentellen Bedingungen ebenfalls interindividuelle Unterschiede eine wesentliche Rolle spielen.

Im Modell der erlernten Hilflosigkeit (Learned Helplessness) von Seligman spielen die Elemente der Unvorhersagbarkeit und der Unkontrollierbarkeit von aversiven Ereignissen, aber auch von positiven Bekräftigungen eine wesentliche Rolle. Nach diesem Modell wäre zu erwarten, daß nicht das Exekutivtier, sondern das Yoked-Control-Tier den größeren Stress erlebt, da es nicht in der Lage ist, die Schocks in irgend einer Weise zu kontrollieren. Es sei in diesem Zusammenhang daran erinnert, daß die Belastung beim Sidman-avoidance Plan

Psychophysiologische Konzepte

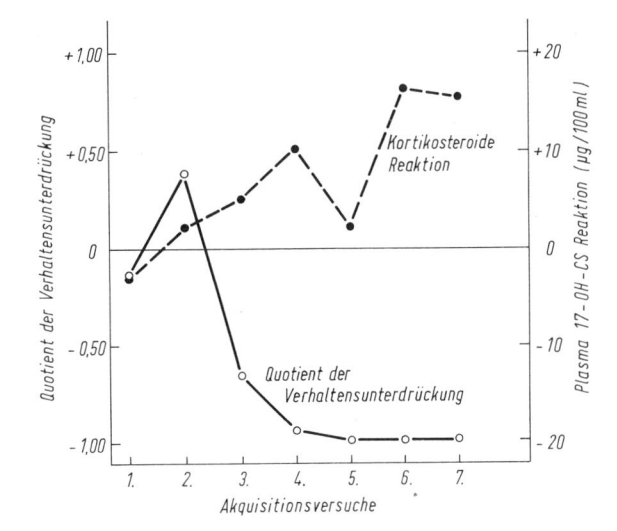

Abb. 7. Beziehung zwischen emotionalem Konditionieren und Veränderungen der 17-OH-CS Plasmakonzentration (aus J. V. Brady, Conditioning and Emotion. In: L. Levi, (Hrsg.): Emotions: Their Parameters and Measurement. Ravens Press, New York, 1975).

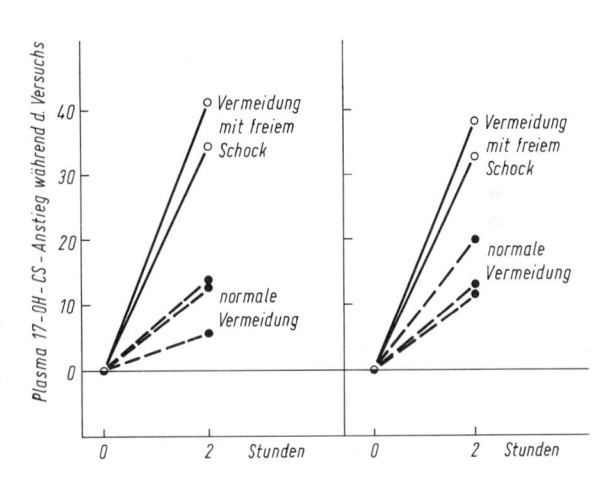

Abb. 8. 17-OH-CS Plasmakonzentration während »normalen« Vermeidungsversuchen ohne exterozeptives »Warnsignal« (---) und während Vermeidungsversuchen mit zufälligen Schocks (—) (aus J. V. Brady: Towards a Behavioral Biology of Emotion. In: L. Levi, (Hrsg.): Emotions: Their Parameters and Measurement. Ravens Press, New York, 1975).

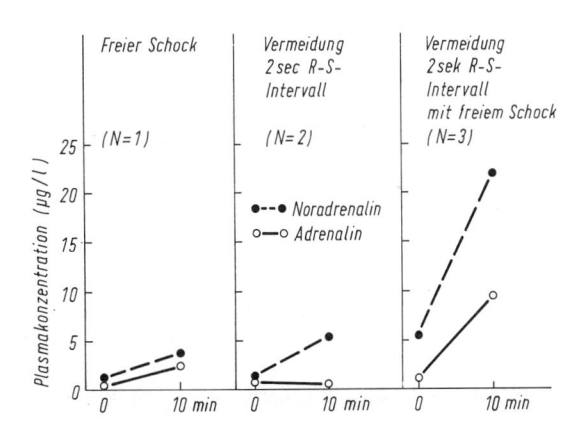

Abb. 9. Adrenalin- und Noradrenalin-Plasmakonzentration während eines Zufall-Schock-Versuchs vor einem Vermeidungstraining (linker Teil), während eines Leistungsversuchs nach einem Vermeidungstraining ohne Warnsignal (mittlerer Teil) und während eines Leistungsversuchs mit Zufalls-Schocks (rechter Teil) (aus J. V. Brady: Towards a Behavioral Biology of Emotion. In: L. Levi, (Hrsg.): Emotions: Their Parameters and Measurement. Ravens Press, New York, 1975).

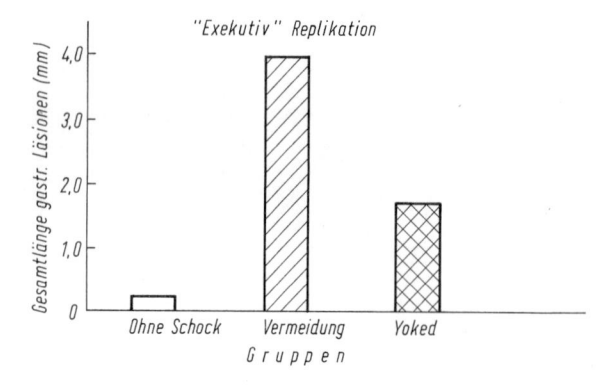

Abb. 10. Durchschnittliche Gesamtlänge gastrischer Läsionen bei Versuchstieren, die der gleichen Gruppenzuordnung unterworfen waren wie im Experiment von Brady u. a. 1958 (aus J. M. Weiss: Influences of Psychological Variables on Stress-Induced Pathology. In: Ciba Foundation Symposium 8: Physiology, Emotion, and Psychosomatic Illness. Elsevier, North Holland, London, 1972).

verringert werden kann, wenn ein diskriminativer Reiz, etwa ein Warnlicht vor dem Schock gegeben wird. Damit wird die Vorhersagbarkeit der Schocks erhöht und damit eine Voraussetzung ihrer Kontrollierbarkeit. Ebenfalls war die Superimposition von »free shocks«, also in zufälligen Zeitabständen auftretende Schocks, auf ein erlerntes Vermeidungsverhalten besonders belastend, da die Schocks nicht vorhersagbar und damit nicht beeinflußbar waren.

Weiss (1970) wiederholte die Versuchsanordnung von Brady (1958) mit Ratten, allerdings mit dem Unterschied, daß die Exekutivratte ein Warnsignal erhielt, somit den Schock vorhersagen und kontrollieren konnte. Darüber hinaus war die Zuordnung zu den beiden experimentellen Gruppen anders als dies bei Brady der Fall war, randomisiert.

Bei der Beschreibung des Sidman-Avoidance-Plans war bereits auf die Wirkung der Vorhersagbarkeit eines aversiven Reizes eingegangen worden. An der Gegenüberstellung der Ergebnisse der Untersuchungen von Weiss zu denen von Brady zeigt sich u. a. erneut die belastende Wirkung der Unvorhersagbarkeit.

Abb. 11 zeigt sehr verschiedene Ergebnisse von denen der Brady'schen Untersuchung. Die Tiere waren lediglich 21 Stunden im Versuch. Die Yoked-Control-Tiere bekamen in bedeutend geringerem Maße Magenschleimhautläsionen als die Exekutivtiere.

In einem weiteren Experiment wurde der Effekt verschiedener Warnsignale, die dem Schock vorausgingen, untersucht (Weiss 1971). In einer Gruppe ging dem Schock wie in dem ersten Experiment ein einzelnes Signal voraus, in einer zweiten Gruppe ging eine Reihe verschiedener Signale dem Schock voraus, so daß das Tier unter dieser Bedingung quantitativ mehr Information zur Verfügung hatte. In der dritten Gruppe ging kein Signal dem Schock voraus. In allen Bedingungen konnten die Versuchstiere die Schocks durch eine korrekte Verhaltensantwort um 200 Sekunden verzögern. In Abb. 12 sind die Ergebnisse zusammengefaßt.

Wie in der ersten Untersuchung, zeigten jedesmal die Yoked-Control-Tiere größere gastrointestinale Läsionen. Deutlich wird ebenfalls, daß das Vorhandensein eines Warnsignals effektiv das Ausmaß gastrointestinaler Läsionen reduziert, allerdings eine Erhöhung der Signalinformation keinen nennenswerten Einfluß hat.

Caul, Buchmann und Hays (1972) untersuchten den Einfluß abgestufter Vorhersagbarkeit von Schocks, ohne daß die Versuchstiere die Schocks in irgend einer Weise kontrollieren konnten. Hier zeigte sich, daß bereits diese Bedingung der Vorhersagbarkeit das Auftreten von gastrointestinalen Läsionen beeinflußte.

Corley, Mauck und Shiel (1975) fanden ebenfalls eine erheblich größere Belastung durch eine Yoked-Control-Bedingung als durch eine Schock-avoidanc-Bedingung, auch bei Verwendung eines Sidman-avoidance-Planes. Diese Autoren stellten Unterschiede der Belastung im cardiovaskulären Bereich fest. Besonders deutlich ist dabei der Einfluß bzw. die Bedeutung der Gesamtdauer des Eyperiments. Ursprünglich war geplant worden, das Experiment jeweils für ein Paar von Versuchstieren zu beenden, wenn das Exekutivtier kein Hebeldrücken mehr durchführte. Durch das Auftreten besonderer Schwächeeffekte (Bradykardie) bei den Yoked-Control-Tieren mußte das Kriterium aufgehoben und der Versuch vorzeitig beendet werden.

Abb. 14 zeigt den Einfluß des Versuchs auf die Herzfrequenz, wobei es bei den Yoked-Control-Tieren in der letzten Stunde des Experiments zu schweren Bradykardien kam und der Versuch abgebrochen werden mußte.

Wie bei der zuletzt geschilderten Untersuchung deutlich wurde, spielt die Dauer der Belastung neben der Unkontrollierbarkeit von Schocks eine Rolle. Seligman und Groves (1970) fanden, daß ein einmaliges Erlebnis von unkontrollierbarem Schock zumindest bei Hunden seinen negativen Effekt auf effektives Fluchtverhalten verliert. Nach einiger Zeit ist das Tier wieder zu normalem Fluchtverhalten in der Lage. Nach Langzeituntersuchungen dauert dieser negative Effekt jedoch mehrere Wochen lang. Bei Ratten auf der anderen Seite reichen bereits bedeutend kürzere Zeiträume, um einen derartigen Effekt zu erzielen (Seligman u. a. 1974), so daß es wahrscheinlich wird, daß spezifische Merkmale eines Organismus, auf den ein experimentelles Schema angewandt wird, die Ergebnisse im Sinne einer Disposition wesentlich mit beeinflussen, wie auch die Untersuchungen von Brady zeigen.

Darüber hinaus hatte sich bei den Langzeituntersuchungen herausgestellt, daß die Zeit vor den Avoidance-Trainingsphasen (prä-Vermeidungsphasen) von einem Anstieg der Aktivation begleitet waren. Brady (1975) fand ähnlich wie Anderson und Brady (1973) ei-

Psychophysiologische Konzepte

Abb. 11. Durchschnittliche Gesamtlänge gastrischer Läsionen für die Gruppen: ohne Schock, Vermeidung möglich, yoked-control. Die Läsionen wurden bei jedem Tier (in mm) gemessen und die Gesamtlänge für jedes Tier errechnet. Die Graphik zeigt die Durchschnittswerte für jede Gruppe. Wie sich zeigt, kommt es auch bei der Gruppe ohne Schocks zu geringfügiger Ulzeration. Dies ist auf die Versuchsanordnung mit teilweiser Immobilisierung, Futter- und Wasserdeprivation zurückzuführen.

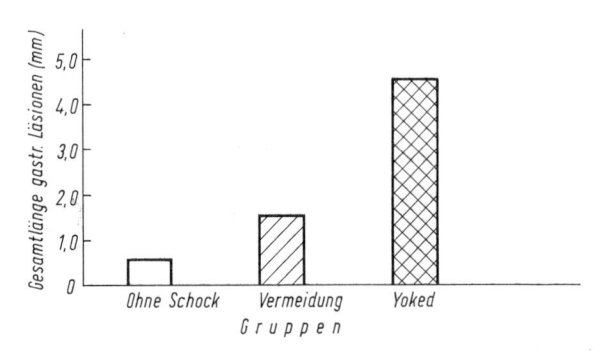

Abb. 12. Durchschnittliche totale Länge gastrischer Läsionen für die Gruppen ohne Schock, Vermeidung möglich, yoked-control für jede Warnsignalbedingung (aus J. M. Weiss: Effects of coping behavior in different working signal conditions on stress pathology in rats. J. Comp. physiol. Psychol. 1971, 77, 1–13).

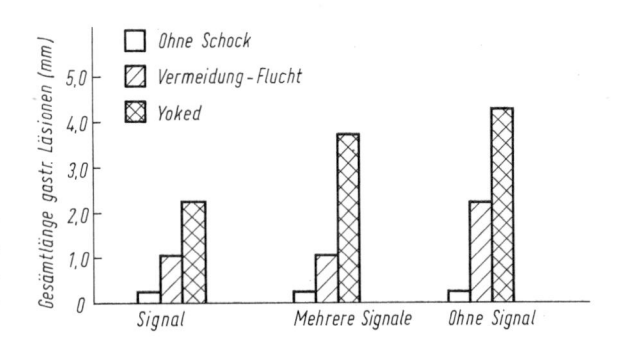

Abb. 13. Durchschnittlicher Prozentsatz der Ulzerierung und durchschnittlicher gewichteter Ulkuswert für jede der 5 Versuchsgruppen steigender Schock-Vorhersagbarkeit (aus W. F. Caul, D. C. Buchnan u. R. C. Hays: Effects of Unpredictability of Shock on Incidence of Gastric Lesions and Heart Rate in Immobilized Rats. Physiol. and Behav. 1972, 8, 669–672).

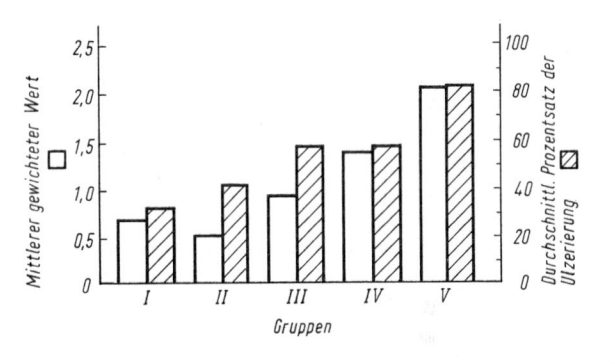

Abb. 14. Durchschnittliche Herzfrequenzwerte mit Standardabweichungen von 6 Vermeidung- und 6 yoked-control-Affen zu verschiedenen Zeitpunkten des Versuchs (aus K. C. Corley, H. P. Mauk, u. F. O. M. Shiel: Cardiac Responses Associated with »Yoked-Chair« Shock Avoidance in Squirrel Monkeys. Psychophysiology 1975, 12, 4, 439–444).

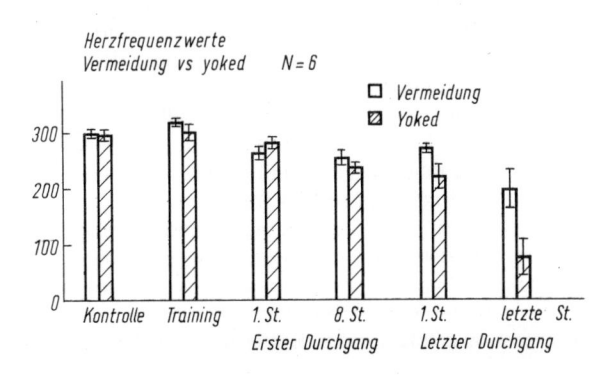

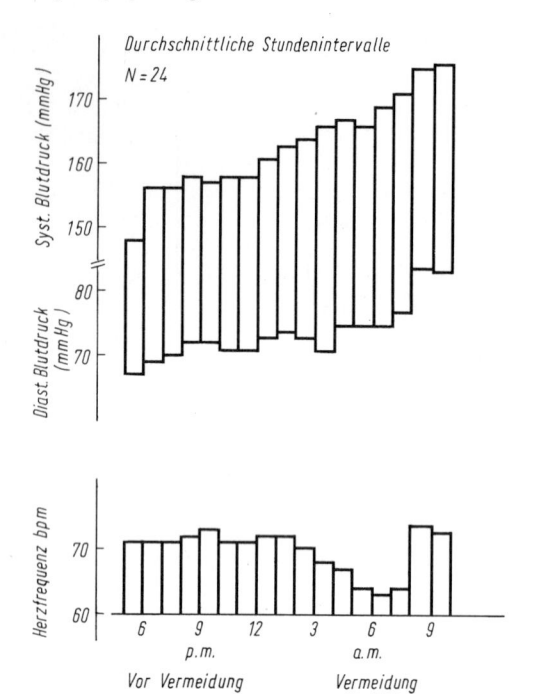

Abb. 15. Durchschnittliche Blutdruck- und Herzfrequenzwerte von 15 konsekutiven einstündigen Vor-Vermeidungsphasen, gefolgt von zwei einstündigen Vermeidungsphasen (aus J. V. Brady.: Conditioning and Emotion. In: L. Levi (Hrsg.): Emotions: Their Parameters and Measurement. Ravens Press, New York, 1975).

nen stetigen Anstieg des systolischen Blutdrucks und, weniger ausgeprägt, des diastolischen Blutdrucks. Dabei ist besonders interessant, daß zunächst die Herzfrequenz leicht erhöht war, dann jedoch – trotz weiter ansteigendem Blutdruck – nach etwa 9 Stunden fiel.

Die Gesamtdauer der Prävermeidungsphasen betrug dabei 15 Stunden. Es stellt sich die Frage nach der Regelung des Blutdrucks; vor allem, ob der erhöhte Blutdruck durch ein erhöhtes Herzminutenvolumen erreicht wird, wobei die Herzfrequenzerniedrigung durch eine Erhöhung des Schlagvolumens ausgeglichen sein könnte, oder ob der Blutdruck im zweiten Abschnitt des Versuchs durch eine Erhöhung des totalen peripheren Widerstands erhöht wird. Diese Befunde haben eine große Bedeutung für Überlegungen zur Pathogenese der essentiellen Hypertonie (siehe Kapitel Hypertonie), da sie zeigen, daß unter bestimmten experimentellen Bedingungen zwei beim Krankheitsbild der essentiellen Hypertonie bekannte Regelvorgänge mit dem Resultat eines erhöhten Blutdrucks auftreten können.

Ein weiterer Befund aus Langzeituntersuchungen ist darüberhinaus von Wichtigkeit: Die weitgehende Unabhängigkeit behavioraler und physiologischer Parameter. In einer Reihe von Untersuchungen zum behavioralen Suppressionseffekt fanden Brady u.a. (1969), daß be-

reits nach 3 Versuchen eine stabile Suppression von Verhaltensmaßnahmen erreicht wurde, die bis zum 50. Versuchsdurchgang stabil blieb. Die Veränderung kardiovaskulärer Größen hatte einen ganz anderen und zwar biphasischen Verlauf. Abb. 16 zeigt, daß es zunächst zu einem starken Abfall der Herzfrequenz bei relativ wenig veränderten Blutdruckwerten kommt und etwa nach dem 8. Versuchsdurchgang zu einer Erhöhung von Blutdruckwerten und Hezfrequenz.

Die hier behandelten Untersuchungen sind für die psychosomatische Medizin von besonderem Interesse. Sie stellen einen operationalisierten experimentellen Ansatz dar für die Herstellung pathogener Bedingungen im Tierversuch. Es gelang dabei Bedingungen zu systematisieren, deren Übertragbarkeit auf Lebensverhältnisse von Patienten durchaus möglich ist (siehe Seligmann 1975). So kommentiert Engel (1972) die Arbeiten von Weiss folgendermaßen:

»Ihre Untersuchungen sind für mich aufregend, weil Sie erfolgreich etwas getan haben, was vorher niemand erreicht hat;

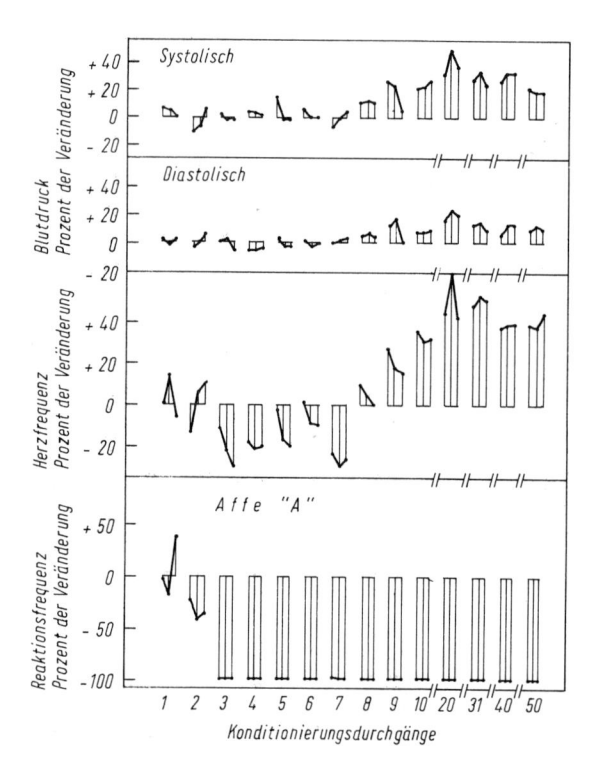

Abb. 16. Minütliche Veränderungen von Blutdruck, Herzfrequenz und der Rate des Hebeldrückens eines Affens bei aufeinanderfolgenden 3minütigen Klick-Schock-Versuchen während der Acquisition einer konditionierten emotionalen Reaktion. Die Null-Punkte zeigen Kontrollwerte, die vom 3-Minutenintervall berechnet wurden, der dem Klick voraus ging (aus J. V. Brady: Towards a Behavioral Biology of Emotion. In: L. Levi, (Hrsg.): Emotions: Their Parameters and Measurement. Ravens Press, New York, 1975).

Sie haben einen Versuchsplan gefunden, der dem sehr nahe kommt, was wir klinisch vorfinden. Nach unseren Erfahrungen besteht das einzige und wichtigste Ereignis, das mit dem Beginn der Krankheit korreliert war darin, daß bevor die Krankheit manifest wird, der Patient eine Periode des ›giving up‹ durchmacht mit Affekten, die Schmale als Hilflosigkeit oder Hoffnungslosigkeit definiert hat (Schmale 1958, 1969; Sweeney u. a. 1970). Sie haben im Sinne eines Laborexperiments das operationalisiert, was der Kliniker ›giving up‹ nennt, weil giving up bedeutet, daß eine Person das Gefühl hat, keine Lösungsmöglichkeiten zu besitzen, oder diese tatsächlich nicht besitzt, und nichts tun kann. Egal was sie tut oder denkt (dies kann intrapsychisch geschehen oder als direkte Reaktion auf die Umgebung) sie erhält keine Erfolgsrückmeldung« (Engel 1972).

In dieser Übereinstimmung klinischer Beobachtungsdaten und ihrer Konzeptualisierung mit experimentell operationalisierbaren Bedingungen kommt nicht nur der Wert dieser Untersuchungen zum Ausdruck, sondern ebenfalls der des klinisch gewonnenen Konzepts der Hoffnungslosigkeit und Hilflosigkeit von Engel und Schmale. Dieses Konzept besitzt einen Grad definitorischer Präszision, der eine derartige operationale Entsprechung ermöglicht. Im Gegensatz dazu sind die meisten klassisch psychoanalytischen Konzepte zu allgemein.

6.2.5 Emotion und Intensität

Im folgenden soll auf den Intensitätsaspekt von Emotion eingegangen werden. Unter diesem Aspekt sind im allgemeinen Modelle der generellen Aktivierung, die sogenannten Aktivationstheorien zusammengefaßt, bei denen ein besonderes Gewicht auf die Erfassung physiologischer Aktivationsindikatoren gelegt wird.

6.2.5.1 Die klassischen Aktivationskonzepte

Duffy (1972) definiert Aktivation folgendermaßen: »Ein Individuum, d. h. ein Organismus als ganzer ist manchmal erregt, manchmal entspannt und manchmal in einem der vielen dazwischen möglichen Zustände. Diese offensichtlichen Zustände legen das Konzept von Aktivation oder Arousal nahe, das versucht die Physiologie dieser Zustände zu beschreiben, sowie ihre Ursachen und Effekte«. (Duffy 1972).

Mit dem Begriff »Aktivation« oder »Aktivierung« ist nicht offen beobachtbare Aktivität bezeichnet, sondern das Bereitstellen von Energie für eine äußere Aktivität. Dabei kann es durchaus der Fall sein, daß es trotz der Bereitstellung nicht zu einer äußeren Aktivität kommt, etwa weil externe oder interne Bedingungen zu einer Hemmung dieser Aktivität führen. V. Uexkülls (1965) Konzept der Bereitstellung als einer pathogenen Bedingung, etwa der Hypertonie, ist so zu verstehen.

Cannon (1932) betonte ebenfalls den Gedanken einer Verfügbarmachung von energetischen Reserven des Körpers für plötzlich notwendig werdende Aktivität. In seinem Modell der »emergency states« der Emotion ist Aktivation eng verknüpft mit der Erregung des sympathischen Nervensystems bei gleichzeitiger Inhibition des parasympathischen Systems und wird dem aktivierenden Effekt von Adrenalin gleichgesetzt.

Malmo (1962) steht mit seinem Aktivationsmodell der Hull'schen Theorie des Lernens nahe. In dieser Theorie Hulls spielt das »Triebniveau« (level of drive; abgekürzt: D) eines sich verhaltenden Organismus eine wesentliche Rolle. »Wenn ich den Begriff »Aktivation« benutze verweise ich damit auf eine Intensitätsdimension. Arousal wird oft als Begriff vertauschbar mit Aktivation benutzt; und der Begriff des Triebniveaus (Hull's D) ist ein sehr ähnliches Konzept. Z. B. ist ein schläfriges Subjekt wenig, ein erregtes Subjekt hoch aktiviert.« (Malmo 1962). Aktivation wird als Kontinuum angenommen von tiefem Schlaf bis hin zu höchster Erregung und wird kontrolliert durch die Aktivität des Ascending reticular activating system (ARAS).

Lindsley (1957) stützt sich in seinen Arbeiten zur EEG-Desynchronisation als Indikator für Aktivation vor allen Dingen auf Untersuchungen des ARAS. So fand er, daß Läsionen in diesem System das Aktivationsmuster im EEG verhinderten und das Bild einer Verhaltenslethargie und Somnolenz produzierten. Umgekehrt konnte durch Stimulation im ARAS ein Aktivationsmuster im EEG hervorgerufen werden.

Auch Hebb's »cell assembly«-Modell der Aktivation stützt sich auf die Annahme einer generellen neuralen Aktiviertheit. Die Zirkulation neuraler Impulse in einer geschlossenen Kette von Neuronen (cell assembly) kann erleichtert werden durch Impulse, die von außen auf das cell assembly einwirken. »Man betrachte die Relation zwischen Wirksamkeit der aktuellen oder potentiellen Funktion des ›Schlüsselreizes‹ und dem Erregungsniveau. Vom physiologischen her können wir annehmen, daß die kortikale Synapsenfunktion durch die diffuse Beschießung des Erregungssystems erleichtert werden. Wenn dieses Bombardement eine geringe Intensität aufweist, wird eine Steigerung dazu tendieren, die z. Zt. vorhandene kortikale Aktivität zu vergrößern oder aufrecht zu erhalten; wenn die Erregung oder der Antrieb einen niedrigen Grad aufweisen, heißt das, daß die Antwort, die den Reiz vergrößert und eine stärkere Erregung hervorruft, wahrscheinlich wiederholt werden wird.« (Hebb 1965). Neben der die neuralen Funktionen fördernden Wirkung von dem ARAS verstärkter allgemeiner Erregung wird bei quantitativ über einen optimalen Punkt ansteigendem Erregungsniveau eine das Verhalten negativ beeinflussende Wirkung angenommen.

Nimmt man den Vorstellungen Hull's entsprechend für ein derartiges System eine Reaktionshierarchie an, so kann eine Überregung von außen dazu führen, daß auch irrelevante Reaktionen erleichtert werden, so daß es zu einer »response competition« (Hebb 1965) kommt. Aus diesen Überlegungen ergab sich die Annahme einer umgekehrt U-förmigen Beziehung zwischen dem Grad der Aktivation und behavioraler Leistung (Performance).

Aus Abb. 17 wird deutlich, daß die Leistung mit steigender Aktivation zunimmt, jedoch nach Überschreiten eines optimalen Aktivationsniveaus abnimmt.

Malmo (1962) setzt allerdings Triebniveau – definiert durch die Dauer der Deprivation – nicht gleich der Aktivation. »Der wichtige Punkt, der hier sichtbar wird, ist, daß das höhere Aktivationsniveau das kombinierte Produkt der Reize, ihrer Anforderungscharakteristik und der Schlafdeprivation darstellt. Ohne eine solche Stimulation würde das Subjekt sicherlich einschlafen und wir wissen von unseren Schlafstudien, daß das physiologische Nieveau sehr schnell absinkt, wenn man beginnt zu schlafen. Es ist daher offensichtlich, daß in der Abwesenheit von Aufgaben die physiologischen Indikatoren nach einer 60-stündigen Schlafdeprivation niedriger und nicht höhere Aktivationswerte haben würden im Vergleich zu einer Ruhebedingung.« (Malmo 1962).

6.2.5.2 Konzepte einer psychophysiologischen Persönlichkeitstheorie; Aktivierungsbereitschaft als Persönlichkeitsdimension

Bisher wurden die Begriffe Aktivation und Arousal als gegeneinander austauschbar verwendet. Eysenck (1967, 1975) unterscheidet im Zusammenhang mit seiner psychophysiologischen Persönlichkeitstheorie zwischen Arousal und Aktivation.

Er schlägt vor, den Begriff Aktivation lediglich für diejenigen Aktivitäten zu verwenden, die durch viszerale Strukturen, den Hippocampus, die Amygdala, den Gyrus cinguli, das Septum und den Hypothalamus vermittelt werden. Derartige Aktivation bezieht sich auf emotionale Reaktivität oder Erregbarkeit. Unter Arousal versteht er lediglich kortikale Erregung, die ausschließlich durch das aufsteigende Retikulärsystem (ARAS) vermittelt wird. Zwischen beiden Erregungssystemen besteht eine Interdependenz insofern als Aktivation stets zu Arousal führt, wohingegen kortikales Arousal häufig durch Stimulation hervorgerufen wird, die nicht notwendigerweise Aktivation beinhaltet. So kann kortikales Arousal »einerseits durch sensorische Stimulation oder durch Problemlöseaktivitäten des Gehirns hervorgerufen werden, ohne notwendiger Weise viszerale Strukturen überhaupt zu involvieren. Andererseits kann kortikales Arousal auch hervorgerufen werden durch Emotionen, wobei in diesem Falle die Formatio reticularis involviert ist durch auf- und absteigende Bahnen, die eine Verbindung zum Hypothalamus herstellen.« (Eysenck 1975).

Die Persönlichkeitsdimension Extraversion-Introversion beruht dieses Modell zu Folge auf verschiedenen Schwellwerten für kortikales Arousal, die ihrerseits durch verschiedene Schwellwerte im ARAS hervorgerufen werden. Introvertierte hätten demzufolge niedrigere Reizschwellwerte als Extravertierte. Ebenfalls ertrügen Introvertierte besser sensorische Deprivation, wohingegen Extravertierte eine höhere Schmerztoleranz aufweisen sollen.

Abb. 18 zeigt das hypothetische Modell, wie es von Eysenck postuliert wird. Auf der Abzisse sind verschiedene Stufen der sensorischen Stimulation aufgetragen, auf der Ordinate verschiedene Grade der Angenehmheit bzw. Unangenehmheit.

Eysenck versuchte die Hypothese, daß Introvertierte ein höheres Maß von kortikalem Arousal aufweisen, durch Gedächtnisversuche zu stützen. Für die sogenannte Konsolidierung von Gedächtnisinhalten, d. h. der

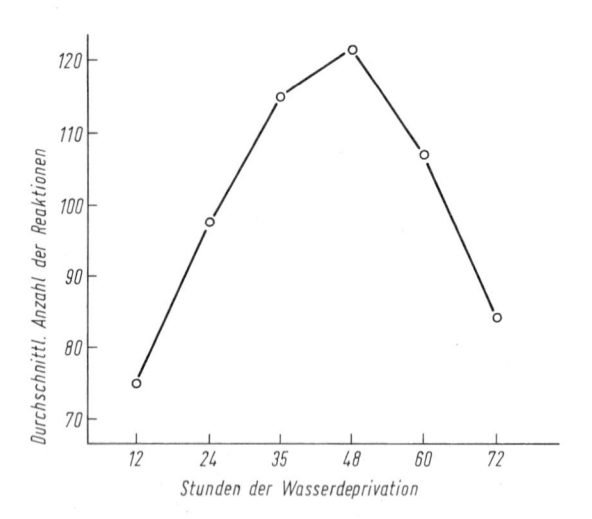

Abb. 17. Daten von Belanger und Feldman, die die Beziehung zwischen Wasserdeprivation und Leistung in einer Skinner-Box bei 7 Ratten zeigen (aus Malmo, R.B.: Activation. In: A.J. Bachrach, (Hrsg.): Experimental Foundations of Clinical Psychology Basic Book, New York, 1962).

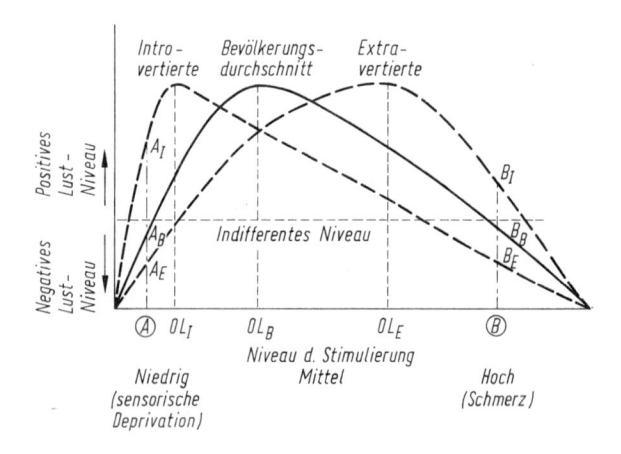

Abb. 18. Lust-Unlustniveau als Funktion des Stimulusniveaus für verschiedene Personengruppen (aus H.J. Eysenck, The Measurement of Emotion: Psychological Parameters and Methods. In: L. Levi (Hrsg.: Emotions: Their Parameters and Measurement. Ravens Press, New York, 1975).

Psychophysiologische Konzepte

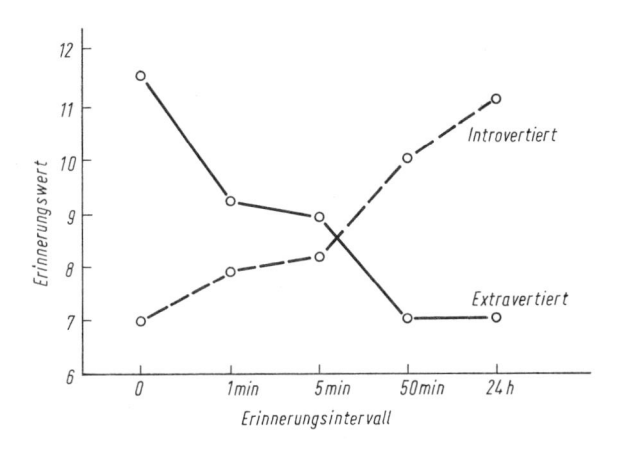

Abb. 19. Erinnerungswert als Funktion des Erinnerungsintervalls für verschiedene Personengruppen (aus H. J. Eysenck: The Measurement of Emotion: Psychological Parameters and Methods. In: L. Levi (Hrsg.: Emotions: Their Parameters and Measurement. Ravens Press, New York, 1975).

Übertragung vom Kurzzeit- ins Langzeitgedächtnis wird entsprechend der Annahme Walker's (1968) neurale Aktivität erforderlich. Je höher diese ist, desto mehr wird während der Konsolidierungsphase die Reproduktionsaktivität des erlernten Materials behindert, d. h. während der Konsolidierung wäre ein Leistungsdefizit zu erwarten. Die Konsolidierung selbst würde jedoch durch ein höheres Maß kortikalen Arousals gefördert, so daß es nach dem Übertrag ins Langzeitgedächtnis zu besseren Retrieval-Leistungen kommen müßte. Dieser Annahme entsprechend wäre dem Modell Eysenck's vorauszusagen, daß Introvertierte auf Grund eines höheren Ausgangsniveaus kortikalen Arousals zunächst schlechtere, später jedoch bessere Retrieval-Leistungen in Lernversuchen erbringen müßten. Howarth und Eysenck (1968) konnten diese Hypothese bei der Überprüfung bestätigen.

Gray (1970, 1972, 1973) versuchte eine Beziehung herzustellen zwischen den von ihm ermittelten drei emotionalen Systemen (Annäherung/Approach; behaviorale Inhibition; fight/flight) und den von Eysenck ermittelten Persönlichkeitsfaktoren Extraversion und Neurotizismus. Durch Rotation dieser Faktoren um 45 Grad ergeben sich dem Ansatz Gray's zufolge zwei neue Faktoren: Angst und Impulsivität.

Wie aus Abb. 20 ersichtlich ist reicht die Dimension Angst vom Quadranten stabiler Extraversion bis zum Quadranten neurotischer Introversion, und soll etwa durch Instrumente wie das Manifest Anxiety Scale gemessen werden können. Die Dimension Impulsivität reicht von dem Quadranten stabiler Introversion zum Quadranten neurotischer Extraversion und sei meßbar durch die Skalen behavioraler Extraversion oder Impulsivität der Eysenck'schen Skalen. Die Abbildung zeigt weiter die verschiedene Sensitivität gegenüber Bestrafungsreizen oder dem Ausbleiben von Belohnung auf der einen Seite, sowie der Sensitivität gegenüber Belohnungsreizen oder der Terminierung von Bestrafungsreizen auf der anderen Seite. So entsprechen die Dimensionen Angst und Impulsivität etwa den emotionalen Systemen behavioraler Inhibitionen sowie dem Approach System. Die Neurotizismusdimension Eysenck's würde eine Sensitivität gegenüber beiden Klassen von Signalen beinhalten, die Dimension Extraversion/Intraversion würde eine relative Balance der Sensitivität gegenüber Signalen von Bestrafung und Belohnung bedeuten: »Ein Individuum, das relativ sensitiver gegenüber Signalen von Bestrafung (oder ausbleibender Belohnung) wäre im Gegensatz zu Signalen von Belohnung (oder ausbleibender Bestrafung), wäre introvertiert; ein Individuum relativ sensitiver gegenüber Signalen von Belohnung als gegenüber Signalen von Bestrafung wäre extravertiert.« Gray 1972).

Routtenberg (1968) postulierte ein »two-arousal«-Modell der Aktivation, das einerseits bestimmte Übereinstimmungen mit dem Eysenck'schen Modell der Trennung zwischen Aktivation und Arousal aufweist, zum anderen ebenfalls wie das Modell Grays sich an den Untersuchungen von Olds und Olds (1965, 1962) orientiert. Wie das Arousal-System Eysencks ist bei Routtenberg das Arousal-System I bezogen auf das Aktivationssystem der Formatio reticularis, wobei eine hohe Aktivität dieses Systems in einem Desynchronisationseffekt im Hippokampus, sowie im Kortex besteht. Das Arousal-System II entspricht dem Aktivationssystem Eysencks und ist auf viszerale Strukturen im limbischen System bezogen. Es kontrolliert die Verarbeitung triebbezogener Stimuli und wird teilweise als »Reward«-System bezeichnet. »Belohnung oder positive Triebreize (inventive

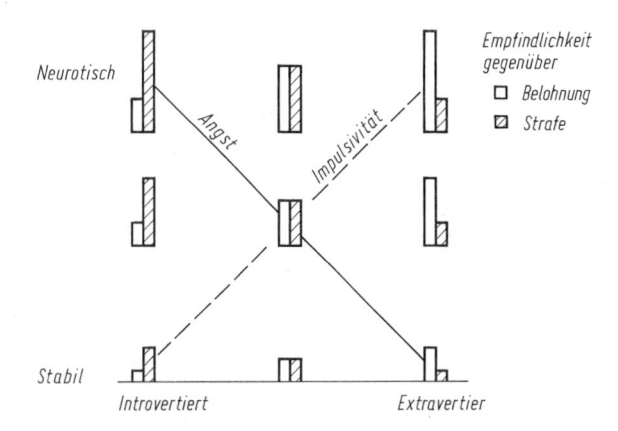

Abb. 20. Angenommene Beziehung zwischen a) Empfindlichkeit gegenüber Belohnungs- und Bestrafungssignalen und b) den Dimensionen Introversion, Extraversion und Neurotizismus. Die Dimensionen Angst und Impulsivität (Diagonalen) repräsentieren die größten Zunahmen der Empfindlichkeit gegenüber Belohnungs- und Bestrafungs-Signalen (aus J. A. Gray, The Structure of the Emotions and the Limbic System. In: Physiology, Emotion and Psychosomatic Illness. Ciba Foundation Symposion 8, Elsevier, North Holland, London, Amsterdam, New York, 1972).

stimuli) erregen hauptsächlich das Arousal-System II, was normalerweise zu Konsequenzen führt, die hier reinforcement genannt werden. So wird ein reinforcement primär nicht als belohnend angesehen, sondern eher als die Konsequenz eines positiven Anreizes, was zur verstärkten Wahrscheinlichkeit des Wiederauftretens einer Reaktion führt.« (Routtenberg 1968).

Die folgende Abbildung gibt eine Übersicht über die Interaktion beider Arousal-Systeme, wobei prinzipiell anzunehmen ist, daß sie einen gegenseitig hemmenden Einfluß aufeinander haben. So kann etwa auch eine Verhaltensbekräftigung dadurch zustande kommen, daß die Aktivität des Arousal-Systems I unterdrückt wird.

Ebenso ist anzumerken, daß eine milde Aktivierung des Arousal-Systems I einerseits Thetawellen im Hippokampus produzieren kann und entsprechend einen Belohnungswert haben kann. Vor allem Berlyn (1969) hat darauf hingewiesen, daß der Belohnungswert eines Reizes abhängig ist vom Aktivationsanstieg oder Abfall, der mit ihm verbunden ist. So kann auch Triebinduktion belohnend wirken. Bekannt ist diese Tatsache vor allem im Hinblick auf den Grad der Neuigkeit von Umgebungsreizen, wobei ein mittleres Maß von Neuigkeit belohnend wirken kann.

Näätänen (1973) faßt die zentralen Grundannahmen der Aktivationstheorie in zwei Punkten zusammen:
1. Der Organismus kann mehr oder weniger als funktionelle Einheit betrachtet werden in bezug auf Aktivierungsprozesse, in dem Sinne, daß intraindividuelle Korrelationen zwischen Veränderungen von Maßen des Zentral-Nervensystems, des autonomen Nervensystems und der Verhaltensaktivierung bestehen.

2. Verschiedene Punkte des Aktivierungskontinuums sind eng auf Verhaltensphänomene bezogen, sowie auf bestimmte Leistungscharakteristika von Aufgaben praktisch jeder Art (Yerkes-Dodson law of activation), umgekehrt U-förmige Beziehung zwischen Leistung (Performance) und Aktivation.

6.2.5.3 Neuere Modelle der differentiellen Aktivation

In einer Reihe von Arbeiten experimenteller und theoretischer Art, wurde von Lacey ein Modell für die Beziehung zwischen autonomen Reaktionen zu Verhaltensmerkmalen erarbeitet (1962, 1963, 1967, 1970, 1974 a.b.). Für den vorliegenden Zusammenhang sind folgende Elemente dieses Modells wichtig:
1. Die Situations-Stereotypie und
2. die Reaktions-Idiosynkrasie.

6.2.5.3.1 *Die Situationsstereotypie oder Stimulusspezifität*

Mit dem Konzept der Situationsstereotypie stellt Lacey vor allem die erste Annahme der Aktivierungstheorie in Frage, indem er eine Dissoziation derjenigen Funktionen, die als Aktivierungsindikatoren betrachtet werden, annimmt. Neben dem Grad der Aktivierung in einer Verhaltenssituation, aufgefaßt als intervenierende Intensitäts-Variable wird dem Aspekt der Verhaltensgerichtetheit besondere Bedeutung zugemessen, wobei Gerichtetheit unterteilt wird in Richtung nach außen, im Sinne von Informationsaufnahme und Richtung nach innen im Sinne interner Informationsverarbeitung. So wird angenommen, daß je nach der Umgebungssituation, sowie der Anforderungscharakteristik, die eine Situation für ein Individuum enthält, ein verschiedenes Aktivationsmuster auftritt.

Was von Lacey mit dem Begriff Situationsstereotypie bezeichnet wurde, wird vermutlich noch häufiger als Stimulusspezifität bezeichnet. B. T. Engel (1972) setzt sich im Hinblick auf die methodischen Anforderungen zur experimentellen Überprüfung mit diesem Konzept auseinander. Er nennt dabei zwei Grundbedingungen: Die Stimuluseinheitlichkeit (Uniqueness) sowie die Stimuluskonsistenz (Consistency). »Die *Stimulusspezifität* bezieht sich auf die Tendenz, daß ein Reiz oder eine Situation charakteristische Reaktionen bei der Vielzahl von Probanden hervorruft.« (Engel 1972). Die *Stimuluseinheitlichkeit* bezieht sich darauf, daß Reize gleich oder verschieden sind in Abhängigkeit davon, ob sie verschiedene oder einheitliche Reaktionen bei einer Gruppe von Subjekten hervorrufen. Die *Stimuluskonsistenz* bezieht sich darauf, daß ein Reiz konsistent eine Hierarchie von Reaktionen innerhalb einer Gruppe von Individuen hervorruft. Als Beispiel für die Stimuluseinheitlichkeit nennt er etwa Lacey's Untersuchungen, bei denen mehrere Aufgaben eines »einheitlichen« Typs vergleichbare Reaktion in bezug auf die Veränderung der Herzrate hervorriefen. So ist also der Begriff der Stimuluseinheitlichkeit nur sinnvoll, wenn er sich auf eine Klasse von

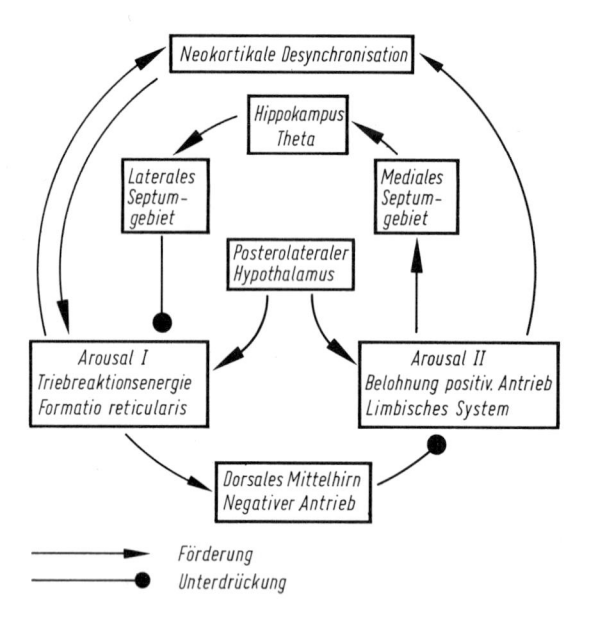

Abb. 21. Schema der Beziehungen, die der »two-arousal-Hypothese« zugrunde liegen (aus A. Routtenberg: The Two-Arousal Hypothesis: Reticular Formation and Limbic System. Psychol. Rev. 1968, 75, 1, 51–80).

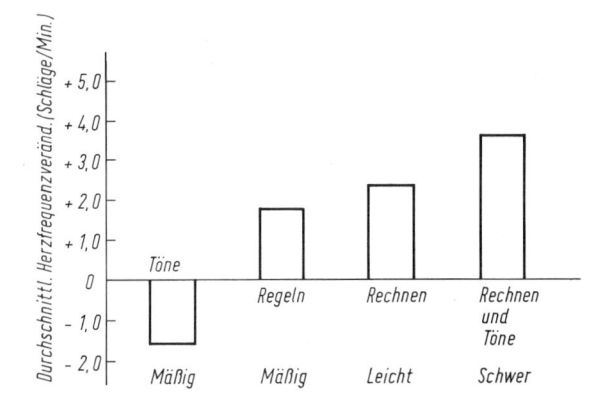

Abb. 22. Durchschnittliche Herzfrequenzveränderung von 1minütigen Perioden erhöhter Aufmerksamkeit im Gegensatz zu Aufgabenperioden. Die Schwierigkeitseinstufungen der Aufgaben sind unterhalb der Blöcke vermerkt (aus J. I. Lacey, u. B. C. Lacey, On Heart Rate Responses and Behavior. A Reply to Elliot. J. Pers. Soc. Psychol. 1974, 30, 1, 1–18).

Reizen bezieht, die eine messbare Reaktion hervorrufen und dies bei einer Gruppe von Probanden. Das Konzept der Stimulusspezifität wird prinzipiell von sämtlichen »differentiellen« Emotionstheorien impliziert. Gingen beispielsweise James und Lange davon aus, daß spezifische Emotionen durch spezifische physiologische Reaktionsmuster determiniert werden, so impliziert dies, daß eine Situation A. wiederholbar ein spezifisches physiologisches Reaktionsmuster A' hervorruft, daß jedoch eine Situation B ebenfalls das physiologische Reaktionsmuster A' hervorrufen kann (Stimulusuniqueness) (siehe Tab. 2).

Ebenfalls impliziert ist dabei, daß andere Situationen zu anderen Reaktionsmustern führen, so daß diese von der ersten Klasse von Reizen unterscheidbar werden. Wie bereits dargestellt wurde, steht dieser differentiellen Auffassung von Emotion, wobei differentiell sich hauptsächlich in dieser Diskussion auf die physiologischen Reaktionsanteile bezieht, die Auffassung gegenüber, die die Emotion hauptsächlich als einheitlich gerichtete Aktivation versteht, wie das etwa im Konzept Cannon's der Fall ist, oder auch bei Selye (1956), der ein einheitliches Muster biochemischer Reaktionen hervorgerufen durch Stress beschrieben hat. Auf der anderen Seite berichtet Ax (1953), daß beispielsweise der Anstieg des diastolischen Blutdrucks, ein Abfall der Herzfrequenz, ein Ansteigen der Muskelpotential-Amplituden, sowie ein Ansteigen der Anzahl der schnellen Hautwiderstandsreaktionen größer bei Ärger als bei Furcht waren. Ebenso erhöhte sich das Niveau der Hautleitfähigkeit und die Atmungsrate stärker bei Furcht als bei Ärger. Ax sah darin eine Beziehung, wie vor ihm schon Funkenstein u. a. (1954) zwischen Furcht und der Wirkung von Adrenalin, sowie zwischen Ärger oder Aggression und Noradrenalin. Ein prinzipielles Problem bei der Überprüfung dieser Hypothese der Situationsspezifität, bzw. differentieller emotionaler Muster ergibt sich aus der außerordentlich großen Schwierigkeit, feine emotionale Unterschiede experimentell herzustellen. Dennoch weisen die zitierten Untersuchungen darauf hin, daß neben kognitiven Faktoren (Schachter und Singer 1962; Lazarus 1975) wahrscheinlich auch physiologische Prozesse für das differentielle Erleben von Emotionen eine Rolle spielen.

Lacey untersuchte seine Hypothese, indem Versuchspersonen verschiedene Aufgaben gestellt wurden, bei denen ein Aufgabentyp vermehrte Aufmerksamkeit für Außenreize erforderte, etwa indem stroboskopische Lichtreize beobachtet werden sollten (Lacey, Kagan, Lacey und Moss, 1963) oder ein »Signalton« von 513 Herz in einer Serie von 500 Herz-Tönen entdeckt werden sollte (Lacey und Lacey 1974b). Die Aufgabe, die genannten Signaltöne zu entdecken, wurde anderen Aufgaben gegenüber gestellt, von denen angenommen wurde, daß sie eher interne Informationsverarbeitung beinhalten.

Abb. 22 zeigt, daß bei der Aufgabe der Signaltonentdeckung ein Herzfrequenzabfall stattfindet, dagegen bei allen anderen Aufgaben, die interne Informationsverarbeitung erfordern wie Rechenaufgaben lösen, die Herzfrequenz ansteigt.

Untersuchungen dieser Art wurden von Lacey und Lacey verschiedentlich durchgeführt, wobei die Herzfrequenz sich jeweils entsprechend verhielt. Wichtig ist jedoch, daß sich andere Aktivationsindikatoren anders

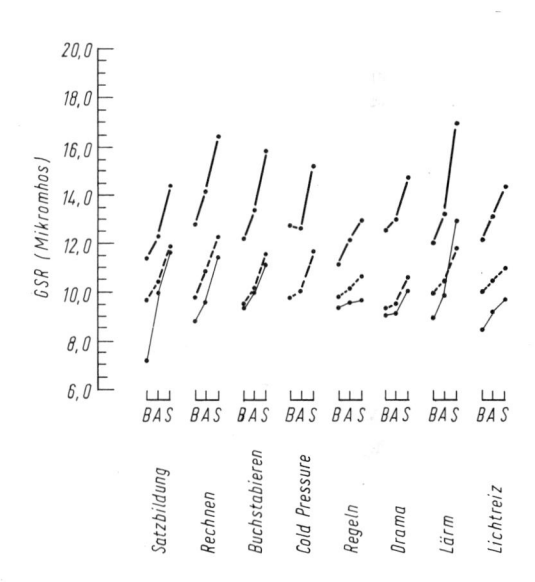

Abb. 23. Durchschnittliche Hautleitfähigkeitsreaktionen für drei Gruppen und Versuchspersonen. 8 Reizbedingungen wurden benutzt und in verschiedener Reihenfolge jeder Gruppe dargeboten. Jeder Graphikteil besteht aus 3 Punkten, »B« für Basiswert, »A« für eine einminütige Periode, die auf die Ankündigung der nächsten Aufgabe oder Reizes folgt, und »S« für Stimulusniveau. Gezeigt sind die höchsten Leitfähigkeitswerte, die während der jeweiligen einminütigen Phasen gemessen wurden (aus J. I. Lacey, u. B. C. Lacey: Some Autonomic-Central Nervous System interrelationships. In: Black, P. (Hrsg.): Physiological Correlates of Emotion. Acad. Press, New York, 1970).

verhielten. So waren die genannten Aufgabentypen nicht unterscheidbar im Hinblick auf die Veränderung der Hautleitfähigkeit (Skin conductance), wie die folgende Abb. 23 zeigt.

Abb. 24 zeigt, daß sich bei denselben Versuchspersonen die gleichen Aufgaben sehr wohl mit Hilfe der Herzfrequenz unterscheiden lassen.

Für die Kennzeichnung des Zusammenhangs zwischen Situations- oder Aufgabentyp und der Veränderung von physiologischen Parametern werden häufig zwei Begriffe, der der »Situations-Stereotypie« oder der der »Stimulus-Spezifität« verwendet. Lacey (1967) zieht den Begriff der Situations-Stereotypie zur Kennzeichnung dieses Zusammenhangs vor, da »der Begriff der Stimulus-Spezifität beinhaltet, daß die Quelle des Reaktions-Patterns in der objektiven Art des Stimulus liegt und nicht in der Art des ›set‹ des Subjekts und seiner Erwartung in bezug auf seine intendierte Reaktion auf den Reiz« (Lacey 1967). Wohl aus diesem Grunde wurden viele Untersuchungen Laceys so durchgeführt, daß der Aufgabentyp vorher angekündigt wurde mit einem Hinweis auf die Art der erwarteten Reaktion. Daraus wird abgeleitet, daß die Beurteilung einer Situation im Hinblick darauf, ob sie Informationsaufnahme oder Verarbeitung erfordert, für die entsprechenden Veränderungen von Herzfrequenz und Blutdruck wichtig ist. Die Herzfrequenz- und Blutdruckveränderungen werden als instrumentell interpretiert, weil sie der Erreichung des der Situationsbeurteilung entsprechenden Zieles dienen würden, insofern als Herzfrequenzverlangsamung nicht als Folge der Informationsaufnahme aufgefaßt wird, sondern als Teil eines Mechanismus, der diese erleichtert. Entsprechend würde die Erhöhung der Herzfrequenz die Aufmerksamkeit für Außenreize verringern und als somit instrumentaler Mechanismus zu ihrer Abwehr aufzufassen sein.

Als Voraussetzung für diesen instrumentalen Mechanismus wird den afferenten Bahnen, ausgehend von den Baro-Rezeptoren, vor allem des Carotissinus und des Aortenbogens, eine negative feedback-Wirkung zugeschrieben, die in Abhängigkeit von Blutdruckverhältnissen eine Sympathikus-hemmende Wirkung ausübt, die über den homöostatischen Effekt innerhalb des Kreislaufsystems und dessen Regelung hinausgeht und damit höhere Prozesse des Zentral-Nervensystems beeinflußt. So erfährt die Regelung der Gerichtetheit der Aufmerksamkeit durch derartige Prozesse eine Wirkung und erhält instrumentellen Charakter. Zusammen mit der Feststellung, daß für den genannten Effekt einer Situation auf Blutdruck und Herzfrequenz der »Set« (Einstellung, Beurteilung) im Zusammenhang mit dem Anforderungscharakter der Situation von Wichtigkeit ist, etwa auch wichtiger als die Aufgabenschwierigkeit (siehe Lacey und Lacey 1974) gewinnt die Hypothese der inhibitorischen Wirkung auch auf höhere Zentren die Bedeutung der Instrumentalität in dem Sinne, daß der Organismus über diesen Mechanismus die situationsbedingte Veränderung einer »Stimulus-Barriere« bewirkt.

Lacey und Mitarbeiter zitierten verschiedene Arbeiten, die eine Beziehung der Reaktionszeit zu Schwankungen des Blutdrucks während der Pulswelle innerhalb eines EKG-Zyklus herstellen. Dabei wurde die Annahme geprüft, daß eine Verlangsamung der Reaktionszeit zu Zeiten höherer Blutdruckverhältnisse stattfindet. So fanden Heymans und Neil (1958) kürzere Reaktionszeiten vor der Herzmuskelkontraktion, während des QRS-Komplexes dagegen längere Reaktionszeiten. Ähnliche Ergebnisse wurden von Callaway und Layne (1964) gefunden. Derartige Untersuchungen stützten den postulierten Einfluß von Kreislaufparametern auf höhere Zentren.

Innerhalb des Modells verwendete Begriffe wie »Rejection of information« oder »Filtering out of task irrelevant information«, die beschreiben sollen, daß aktiv Informationen »zurückgewiesen« werden, berühren prinzipiell das weite Feld der Wahrnehmungsabwehr oder »perceptual defence«. Über dieses wohlbekannte Phänomen gibt es eine umfangreiche Diskussion, die durch

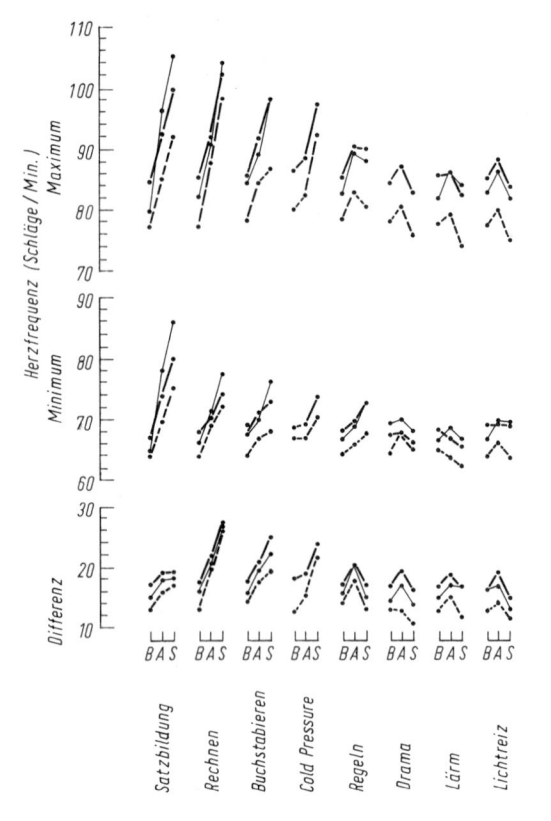

Abb. 24. Durchschnittliche Reaktionskurven der Herzfrequenz. Die maximalen Frequenzwerte sind Durchschnittswerte der 12 schnellsten Schläge für jede Versuchsperson in der Beobachtungsperiode; die Minimumherzfrequenzen sind diejenigen der 12 langsamsten Schläge; Alle drei Maße differenzieren zwischen Aufgaben, die einerseits Aufmerksamkeit gegenüber der Umgebung erfordern, und solchen, die dies nicht tun (aus J.I. Lacey, u. B.C. Lacey: Some Autonomic-Central Nervous System interrelationships. In: Black, P. (Hrsg.): Physiological Correlates of Emotion. Acad. Press, New York, 1970).

der Informationstheorie nahestehende Modelle, die im allgemeinen als »information processing approach« bezeichnet werden, erheblich weitergeführt worden sind. Es läßt sich aus dieser Diskussion für das vorliegende Problem zumindest festhalten, daß es sich bei der Wahrnehmungsabwehr oder der Selektivität der Wahrnehmung um einen aktiven mehrstufigen Vorgang handelt, der zumindest eine teilweise Analyse der Information beinhaltet (Fragment-Theorie; New Bigging 1961; Analysis by Synthesis, Neisser, 1967). Die Verbindung zu diesem Problembereich erscheint nicht nur darum sinnvoll, weil es sich generell auch bei Lacey's Modell um eines der Wahrnehmungs-Selektivität handelt, sondern auch, weil er eine Beziehung zur »angenehmen – unangenehmen-Dimension« (Pleasantness – Unpleasantness), also zur emotionalen Valenz herstellt. Die Befunde zur Beziehung zu Herzfrequenzveränderungen und Angenehmheit von Reizen sind allerdings widersprüchlich.

Zieht man die Verbindung zu Arbeitern und Erkenntnissen aus der Wahrnehmungspsychologie, speziell denen, die sich mit der Selektivität der Wahrnehmung beschäftigen, so wird die Kritik von Elliott (1972, 1974a, b) besonders gewichtig, der das Modell Laceys hauptsächlich in zwei Punkten kritisiert. Einerseits richtet sich die Kritik gegen die relativ unscharfe Definition der Begriffe »Intake« und »Rejection« von Information. »Das Fehlen in einer unabhängigen klaren Definition von dem was eine »Intake«-Aufgabe und was eine »Rejection«-Aufgabe ist, macht es schwer, Vorhersagen zu treffen, obwohl der Post hoc-Gebrauch der Intake-Rejection-Dimension wie bei allen Theorien alarmierend einfach ist« (Elliott 1974b). So bestünde beispielsweise eine Schwierigkeit darin, daß in vielen Situationen, die als Rejection-Aufgaben deklariert wurden, Verbalisierungen notwendig seien, deren Einfluß auf die Herzfrequenz vom internen Problemlösen nur schwer zu trennen sei. Entsprechende Schwierigkeiten treten bei vielen Untersuchungen auf, die nicht als direkte Tests der Lacey-Hypothese durchgeführt worden sind, aber post. hoc von Lacey im Sinne seines Modells interpretiert worden seien.

Ein eindrucksvolles Beispiel für diese Kritik ist die unterschiedliche Zitierung einer Arbeit von Craig und Wood (1969). Lacey zitiert die Arbeit folgendermaßen: »Craig und Wood (1969) von der Universität von British Columbia haben Unterschiede in der Richtung der Herzreaktion berichtet, zwischen direkt erfahrenem und durch Beobachtung erfahrenem Stress. Beide Erfahrungen jedoch produzierten Anstiege in der Leitfähigkeit der Haut. Wenn Versuchspersonen ihre Hand im Wasser hielten, das konstant bei minus 4 Grad Celsius gehalten wurde, ein modifizierter Cold-Pressure-Test, kam es zu massiven Herzfrequenzbeschleunigungen. Wenn sie jedoch andere beobachteten, die dasselbe taten, produzierte die beobachtende Erfahrung Herzfrequenzverlangsamung! Die Verlangsamung wurde verstärkt bei denjenigen Versuchspersonen, die bereits die direkte Erfahrung gehabt hatten und nicht länger von ihr geängstigt wurden.« (Lacey und Lacey 1970). Elliott sieht diesen Versuch anders. »Sie (die Laceys) diskutierten ein Experiment von Craig und Wood (1969) über affektive Beobachtungserfahrungen, in denen sämtliche Effekte auf die Herzfrequenz in bezug auf die letzte Minute einer 5-Minuten-Adaptations-Phase gemessen wurden. In einem Durchgang hielt eine Versuchsperson ihre Hand in sehr kaltes Wasser und zeigte einen Frequenzanstieg von 12 Schlägen pro Minute. Einige Minuten später beobachtete diese Versuchsperson eine andere, wie diese ihre Hand in das Wasser hielt, und während sie beobachtete, sank ihre Herzfrequenz um 7 Schläge pro Minute unter den Referenz-Wert. Die Laceys interpretierten diese Frequenzverlangsamung als Resultat einer beobachtenden Erfahrung (taking in). Jedoch war die Herzfrequenzverlangsamung der Versuchspersonen in der Minute, bevor sie die anderen Versuchspersonen beobachteten, bereits nahezu 7 Schläge pro Minute unterhalb des Referenzwertes: Die Versuchspersonen hatten ihren eigenen Stress beendet und entspannten sich vermutlich einfach. Man könnte genauso gut ein derartiges Resultat erreichen, ohne irgend eine beobachtende Erfahrung einfach dadurch, daß man eine Versuchsperson für einen vergleichbaren Zeitraum nach einem Stresserlebnis sich entspannen ließe« (Elliot 1974).

Für Elliotts Kritik spielt zum anderen eine wesentliche Rolle, daß direktere Tests der Lacey'schen Hypothese häufig keine Bestätigung brachten. So fanden Edward und Alsip (1969) keine Unterschiede in der Hörschwelle bei der Entdeckung von Tonsignalen zwischen Präsentations-Phasen bei niedriger und höherer Herzfrequenz. Dagegen fand Saxon (1970) eine höhere akustische Sensitivität während der P-Welle als während des QRS-Komplexes. Eine vergleichbare Untersuchung für die visuelle Sensitivität von Elliot und Graf (1972) erbrachte allerdings den zu erwartenden Unterschied nicht. So kann zum gegenwärtigen Zeitpunkt nicht unmittelbar davon ausgegangen werden, daß die Hypothesen Lacey's einstimmige Bestätigung gefunden haben.

6.2.5.3.2 Die Reaktionsindiosynkrasie oder individuellen Spezifität

Neben dem Konzept der Stimulusspezifität ist das der individuellen Spezifität oder »Response-Idiosyncrasy« wichtig. Auch hier unterscheidet Engel (1972) die individuelle Einheitlichkeit von Reaktionen, sowie die individuelle Konsistenz derartiger Reaktionen. Unter individueller Einheitlichkeit versteht er, daß eine oder mehrere Versuchspersonen auf einen Reiz eine vergleichbare Reaktionscharakteristik haben, die sich von der anderen Gruppen oder Versuchspersonen für diesen Reiz unterscheidet. Der Begriff der individuellen Konsistenz soll dagegen das Phänomen beschreiben, daß ein Individuum oder eine Gruppe von Individuen im Vergleich zu einer Vergleichsgruppe eine Tendenz aufweist, auf mehrere verschiedene Reize mit einer einheitlichen Reaktion zu antworten.

Die folgende Tabelle 2 stellt ein Schema der Bedingungen sowohl für die Stimulusspezifität als auch für die individuelle Spezifität dar.

Entsprechend dem Konzept der individuellen Spezifität fanden etwa Malmo und Shagass (1959), daß das Ausmaß, mit dem psychiatrische Patienten auf einen Schmerzreiz reagierten, bei denjenigen physiologischen

Tabelle 2. Notwendige experimentelle Bedingungen für den Nachweis von Reaktionsspezifitäten

	A Stimulisspezifität				B Individuelle Spezifität		
	Probanden	Stimuli	Reaktionen		Probanden	Stimuli	Reaktionen
1. Stimulseinheitlichkeit	Eine Gruppe	>1	≧1	1. Individuelle Einheitlichkeit	>1 Gruppe	1	≧1
2. Stimulus Konsistenz	Eine Gruppe	1	>1	2. Individuelle Konsistenz	1	>1	>1

Parametern am deutlichsten war, die mit den Beschwerden des jeweiligen Patienten am engsten verknüpft waren. Schachter (1957) stellte fest, daß bei einer Gruppe von 18 Hypertonikern die Blutdruckanstiege als Reaktion auf Schmerz, Furcht und aggressive Reize höher ausfielen, als dies der Fall war bei einer Gruppe von 15 Normotonikern.

Engel und Bickford (1961) haben ebenfalls gezeigt, daß Patienten mit essentieller Hypertonie im Vergleich zu einer Gruppe mit Normotonikern auf eine Reihe von Reizen mit dem systolischen Blutdruck höher reagieren als mit anderen physiologischen Parametern, etwa der Herzrate, der Hauttemperatur oder dem psychogalvanischen Reflex.

Auch im Modell Lacey's spielt das Konzept der Reaktionsspezifität (»Response-Idiosyncrasy«) eine Rolle. Im Verlauf seiner Untersuchungen hatte er festgestellt, daß die o. g. Verringerung der Herzrate bei Aufgabentypen, die eine Aufnahme von Information erforderten, bei einer Reihe von Probanden nicht auftrat. So fanden Lacey und Lacey (1974), daß 4 von 16 Probanden während der schon oben erwähnten Aufgabe der Signalton-Entdeckung Herzfrequenzanstiege zeigten, wobei der Anstieg im Vergleich zum Ruhewert bei 3 von diesen 4 Probanden signifikant war. Er bezeichnete diese Probanden als »Accelerators«, diejenigen Probanden, welche die nach seinem Modell zu erwartende Verringerung der Herzrate bei den entsprechenden Aufgabentypen zeigten, als »Decelerators«.

Vergleichbare Ergebnisse hatte u. a. eine Studie von Wiliams, Bittker, Buchsbaum und Wynne (1975). Sie stellten fest, daß ein Teil der Versuchspersonen bereits ein höheres Ausgangsniveau der Herzfrequenz hatte. Sie bezeichneten diese Probanden als »Augmenters« und konnten zeigen, daß es ebenfalls bei den Augmenters in Abhängigkeit vom Ausgangsniveau der Herzfrequenz nicht zu einem zu erwartenden Abfall der Herzfrequenz bei den entsprechenden Aufgaben kam, sondern zu einem Anstieg der Herzfrequenz, der um so größer war, je höher der entsprechende Ausgangswert lag.

Besonders ausgeprägt war dieser Effekt bei dem Einfluß der Aufgaben auf die Unterarmdurchblutung, einem mit der Herzfrequenz und dem Blutdruck hoch korrelierenden Parameter, wie Abb. 25 zeigt.

Die Autoren interpretieren diese Ergebnisse dahingehend, daß diejenigen Probanden, die sie als Augmenters bezeichnen, im Gegensatz zu den Reducers habituell Informationsaufnahme inhibieren, auch wenn die Situation dies nicht unmittelbarer erfordert.

Hier bietet sich der Ansatzpunkt, um eine Verbindung zu bestimmten »kognitiven Persönlichkeitsmodellen« (Cognitive style) herzustellen, die sich ebenfalls auf habituelle Muster des Umgangs mit Informationen beziehen.

So fand beispielsweise Israel (1969), daß Personen, die als habituell aufmerksamer beschrieben werden können, anhand der Herzrate (»Sharpeners«), nicht aber an Hand der Hautwiderstandsreaktionen von Personen unterschieden werden konnten, die als weniger aufmerksam und schneller habituierend beschreibbar sind (»Levelers«).

Die Abb. 26 zeigt, daß vor allen Dingen bei komplexen Reizen »Levelers« sich deutlich von »Sharpeners« im Hinblick auf die Veränderung der Herzrate unterscheiden. Ebenfalls deutlich war ein derartiger Unterschied bei der Erwartung eines emotional wirksamen Reizes, wobei Sharpeners – gemessen an der Verringerung der Herzfrequenz – in der Erwartungsphase ein Aufmerksamkeitsmuster zeigten, während Levelers mit einem Herzfrequenzanstieg eher defensiv reagierten.

Das Konzept der individuellen Spezifität oder Re-

Tabelle 3. Varianzanalyse der maximalen Veränderungen bei Normotonikern, potentiellen Hypertonikern und Hypertonikern während Schmerz, Furcht und Wut.

Variable u. Stimulation	Durchschnitt			F	p
	Normotoniker	pot. Hyperton.	Hyperton.		
Syst. Blutdruck-Schmerz	+ 13.3	+ 12.1	+26.2	4.77	.02
Diast. Blutdruck-Angst	+ 7.5	+ 16.3	+ 16.8	5.27	.01
Syst. Blutdruck-Aggression	+ 14.5	+ 21.6	+ 26.1	4.69	.02
Gesichtstemperatur-Aggression	− .0058	− .0029	− .0013	3.38	.05

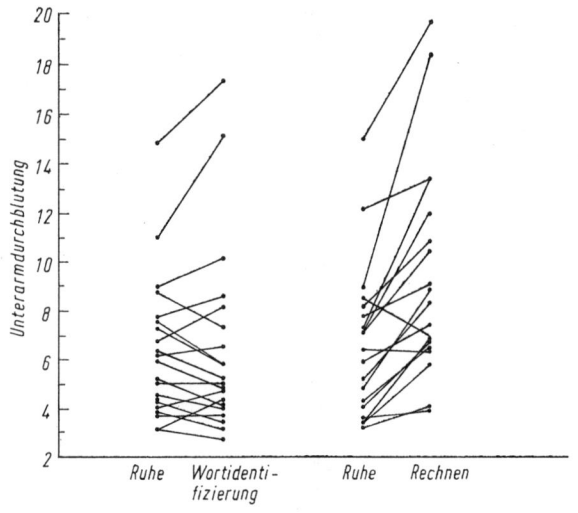

Abb. 25. Unterarmdurchblutung von 19 Versuchspersonen während Basiswertperioden, Wortidentifikation und Rechenaufgaben (aus R. B. Williams, T. E. Bittker, M. S. Buchsbaum u. L. C. Wynne: Cardiovascular and Neurophysiologic Correlates of Sensory Intake and Rejection. In: Effects of Cognitive Task. Psychophysiology 1975, 12, 4, 427–433).

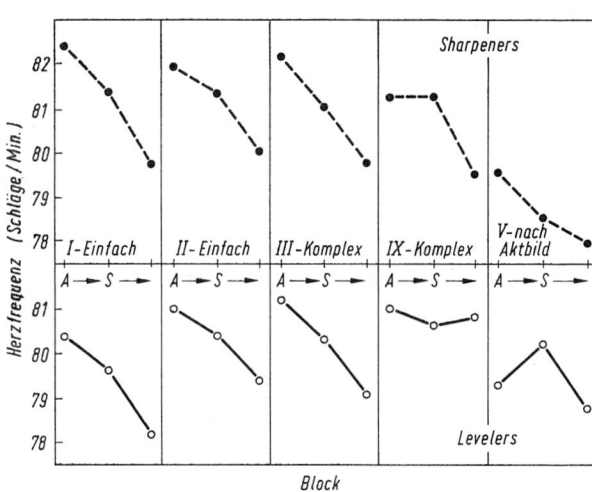

Abb. 26. Herzfrequenzreaktionen (in Schlägen pro Minute) für Gruppen unterschiedlichen kognitiven Stils (Leveling und Sharpening für 5 Versuchsphasen in der Darbietungsreihenfolge A = Antizipation, S = Stimulus (aus N. R. Israel: Leveling-Sharpening and Anticipatory Cardiac Response. Psychosom. Med. 1969, 31, 6, 499–509).

sponse-Spezifität steht auch der psychophysiologischen Persönlichkeitstheorie (Eysenck, Gray) nahe. Auch dort wurden interindividuell unterscheidbare physiologische Reaktionsmuster angenommen. Das Konzept der Response-Spezifität läßt im Prinzip zwei Interpretationen zu: Zum einen können sich Individuen im Hinblick auf das quantitative Ausmaß von reizbedingten Veränderungen unterscheiden, zum anderen könnte das Muster verschiedener physiologischer Parameter zwischen Individuen verschieden sein.

Beide Möglichkeiten haben für das Problem psychosomatischer Krankheitsverursachung Bedeutung. Individuen, die quantitativ auf gleiche (psychische) Reize stärker reagieren als andere, können dadurch zu bestimmten Krankheiten disponiert sein. In der Hypertonieforschung spielt z. B. eine genetisch bedingte Tendenz zu hohen Blutdruckreaktionen eine wichtige Rolle. Die Möglichkeit individueller Reaktionsmuster ist darüber hinaus für das Problem der Spezifität pathogenetischer Faktoren interessant.

Literatur zu Kap. 6.2

[1] Abelson, R. P. u. a. (Hrsg.): Theories of Cognitive Consistency. Rand Mc Nalley Chicago, 1968.
[2] Adams, D. u. Flynn, J. P.: Transfer of an escape response from tail shock to brain stimulated attack behavior. J. exp. anal. Behav. 1966, 9, 401–408.
[3] Anderson, E. E. u. Brady, J. V.: Prolonged Pre-Avoidance Effects upon Blood Pressure and Heart Rate in the Dog. Psychosom. Med. 1973, 35, 1, 4–12.
[4] Anderson, S. R. u. Bower, G. H.: Human Associative Memory. Winston-Wiley, Washington, 1973.
[5] Appley, Th. H. u. Trumbull, R.: Psychological Stress: Issues in Research. Appleton Century Croft, New York, 1967.
[6] Arnold, M. B. (Hrsg.): Feelings and Emotions. Acad. Press, New York, 1970.
[7] Arnold, M. B.: Stress and Emotion. In: Appley, M. H. u. Trumbull, R. (Hrsg.): Psychological Stress: Issues in Research. Appleton Century Crofts, New York, 1962.
[8] Ax, A. F.: The Physiologic, Differentiation between Fear and Anger in humans. Psychosom. Med. 1953, 15,5, 433–442.
[9] Bachrach, A. J. (Hrsg.): Experimental Foundations of Clinical Psychology. Basic Book, New York, 1962.
[10] Barron, F. u. a. (Hrsg.): New Directions in Psychology. Holt, Rinehart and Winston, New York, 1965.
[11] Bergin, A. E. u. Garfield, G. L. (Hrsg.): Handbook of Psychotherapy and Behavior Change: An Empirical Analysis. Wiley, New York, 1971.
[12] Berlyne, D. E.: The Motivational Significance of Collative Variables and Conflicts. In: Abelson, R. P., u.a. (Hrsg.): Theories of Cognitive Consistency. Rand Mc Nalley, Chicago, 1968.
[13] Birbaumer, N.: Angst als Forschungsgegenstand der experimentellen Psychologie. In: Birbaumer, N. (Hrsg.): Psychopathologie der Angst (bearbeitete Neuauflage von Neuropsychologie der Angst). Urban u. Schwarzenberg, München, 1977.
[14] Birbaumer, N. (Hrsg.): Neuropsychologie der Angst. Urban u. Schwarzenberg, Berlin, 1973.
[15] Black, P. (Hrsg.): Physiological Correlates of Emotion. Acad. Press, New York, 1970.
[16] Brady, J. V.: Towards a Behavioral Biology of Emotion. In: Levi, L. (Hrsg.): Emotions: Their Parameters and Measurement. Ravens Press, New York, 1975a;
[17] Brady, J. V.: Conditioning and Emotion. In: Levi, L. (Hrsg.): Emotions: Their Parameters and Measurement. Ravens Press, New York, 1975b;
[18] Brady, J. V.: Psychophysiology of Emotional Behavior. In: Bachrach, A. J. (Hrsg.): Experimental Foundations of Clinical Psychology. Basic Books, New York, 1962;
[19] Brady, J. V.: Ulcer in »Executive« Monkeys. Scient. Amer. 1958, 199, 95–100.
[20] Brady, J. v., Porter, R. W., Conrad, D. G. u. Mason, J. W.: Avoidance Behavoir and the Development of Gastrointestinal Ulcers. J. Exp. Anal. Beh. 1958, 1, 69–73.
[21] Brady, J. v., Kelly, D. V., u. Plumcee, C.: Autonomic and Behavioral Responses of the Rhesus Monkey to Emotional Conditioning. Ann. N. Y. Acad. Sci. 1969, 150, 959–975.
[22] Broadbent, D. E.: Perception and Communication. Pergamon, New York, 1958.
[23] Broadbent, D. E.: Decision and Stress. Acad. Press, New York, 1971.
[24] Callaway, E. u. Layne, R. S.: Interaction between the Visual Evoked Response and two Spontaneous Biological Rhythms: The EEG-Alpha Cycle and the Cardiac Arousal Cycle. Ann. N. Y. Sci. 1964, 112, 1, 421–431.
[25] Cannon, W. B.: The James Lange Theory of Emotions: A Critical Examination and Alternation. Amer. J. Psychol. 1927, 39, 106–124;
[26] Cannon, W. B.: Again the James Lange and the Thalamic Theories of Emotion. Psychol. Rev. 1931, 38, 281–295.
[27] Cannon, W. B. The Wisdom of the Body. Norton, New York, 1932;
[28] Cannon, W. B.: Bodily Changes in Pain, Hunger, Fear and Rage. Appleton, New York, 1929.
[29] Cantril, H. u. Hunt, W. A.: Emotional Effects Produced by Injection of Adrenaline. Amer. J. Psychol. 1932, 44, 300–307.
[30] Caul, W. F., Buchnan, D. C. u. Hays, R. C.: Effects of Unpredictability of Shock on Incidence of Gastric Lesions and Heart Rate in Immobilized Rats. Physiol. and Behav. 1972, 8, 669–672.
[31] Ciba Foundation Symposium 8: Physiology, Emotion and Psychosomatic Illness. Elsevier, North Holland. London, Amsterdam, New York, 1972.
[32] Corley, K. C., Mauk, H. P. u. Shiel, F. O. M.: Cardiac Responses Associated with »Yoked-Chair« Shock Avoidance in Squirrel Monkeys. Psychophysiology 1975, 12, 4, 439–444.
[33] Craig, K. D. u. Wood, K.: Physiological Differentiation of Direct and Vicarious Affective Arousal. Canad. J. Behav. Sci. 1969, 2, 98–105.
[34] Dana, C. L.: The Anatomic Seat of the Emotions: A Discussion of the James Lange-Theory. Arch. Neurol. Psychiat. 1921, 6, 634–639.
[35] De Molina, A. F. u. Hunsperger, R. W.: Organization of the Subcortical System Governing Defense and Flight Reactions in the Cat. J. Physiol. 1962, 160, 200–213.
[36] Duffy, E.: Activation. In: Greenfield, N. S. u. Sternbach, R. A.: Handbook of Psychophysiology. Holt, Rinehart u. Winston, New York, 1972.
[37] Edwards, D. C. u. Alsip, J. E.: Stimulus Detection during Periods of High and Low Heart Rate. Psychophysiology 1969, 5, 431–434.
[38] Elliot, R. u. Graf. U.: Visual Sensitivity as a Function of Phase of Cardiac Cycle. Psychophysiology 1972, 9, 3–16.
[39] Elliot, R.: The Significance of Heart Rate for Behavior: A Critique of Lacey's Hypothesis. J. Pers. Soc. Psychol. 1972, 22, 3, 398–409;
[40] Elliot, R.: Further Comment on the Lacey Hypothesis. J. Pers. Soc. Psychol. 1947a, 30, 1, 19–23;
[41] Elliot, R.: The Motivational Significance of Heart Rate. In: Obrist, P. A., Black, A. H., Brener, J. u. Di Cara, L. V. (Hrsg.): Cardiovascular Psychophysiology. Aldine, Chicago, 1974b.
[42] Engel, G.: Diskussionsbeitrag. In: Weiss, J. M.: Influence of Psychological Variables on Stressinduced Pathology. In: Ciba Foundation Symposium 8: Physiology, Emotion and Psychosomatic Illness. Elsevier, North Holland, London, Amsterdam, New York, 1972.
[43] Engel, B. T.: Response Specifity. In: Greenfield, N. S. u. Sternbach, R. A.: Handbook of Psychophysiology. Holt, Rinehart u. Winston, New York, 1972.

[44] Engel, B. T. u. Bockford, A. F.: Response Specifity: Stimulus-Response and Individual-Response Specifity in Essential Hypertensives. Arch. Gen. Psychiat. 1961, 5, 478–489.

[45] Epstein, S.: Toward a Unified Theory of Anxiety. in: Maher, B. (Hrsg.): Progress in Experimental Personality Research, Acad. Press, New York, 1967.

[46] Epstein, S. u. Fenz, W. D.: Steepness of Approach and Avoidance Gradients in Humans as a Function of Experience. Theory and Experiment. J. Exp. Psychol. 1965, 70, 1–12.

[47] Estes, W. K. u. Skinner, B. F.: Some Quantitative Properties of Anxiety. J. Exp. Psychol. 1941, 29, 390–400.

[48] Eysenck, H. J.: The Measurement of Emotion: Psychological Parameters and Methods. In: Levi, L. (Hrsg.: Emotions: Their Parameters and Measurement. Ravens Press, New York, 1975;

[49] Eysenck, H. H.: The Biological Basis of Personality. C. C. Thomas, Springfield, III, 1967.

[50] Fenz, W. D.: Strategies for coping with stress. Paper Presented at the Conference »Dimensions of Anxiety and Stress.« Oslo, Norwegen, Juni 1975.

[51] Festinger, L.: A Theory of Social Comparison Processes. Hum. Relat. 1954, 7, 114–140.

[52] Forsyth, R. P. u. Harris, R. E.: Circulatory changes During Stressful Stimuli in Rhesus Monkeys. Circul. Res. Suppl. 1970, 26/27, 13–20.

[53] Frankenhaeusser, M. Järpe, G. u. Matell, G.: Effects of Intravenous Infusion of Adrenaline and Noradrenaline on Certain Physiological and Psychological Functions. Acta Physiol. Scand. 1961, 51, 1975–186.

[54] Funkenstein, D. H., Kina, S. H. u. Drolette, M.: The Direction of Anger During a Laboratory Stress-Inducing Situation. Psychosom. Med. 1954, 16, 404.

[55] Greenfield, N. S. u. Sternbach, R. A.: Handbook of Psychophysiology. Holt, Rinehard u. Winston, New York, 1972.

[56] Gray, J. A.: The Psychology of Fear and Stress. Mc Graw (Hill), New York, 1971;

[57] Gray, J. A.: Die Angst und das Zentralnervensystem. In: Birbaumer, N.: Neuropsychologie der Angst. Urban u. Schwarzenberg, München 1973.

[58] Gray, J. A.: Ein konzeptuelles Nervensystem für Vermeidungsverhalten. In: Birbaumer, N.: Neuropsychologie der Angst. Urban u. Schwarzenberg, Berlin, 1973.

[59] Gray, J. A.: The Structure of the Emotions and the Limbic System. In: Physiology, Emotion and Psychosomatic Illness. Ciba Foundation Symposion 8, Elsevier, North Holland, London, Amsterdam, New York 1972.

[60] Hakerem: »Pupillography«. In: Venables, P. H., Martin, I. (Ed.): A Manual of Psychophysiological Methods. North Holland Publishing Company, Amsterdam, 1967.

[61] Hebb, D. O.: A Textbook of Psychology. Saunders, Philadelphia, 1958.

[62] Hebb, D. O.: Die Triebe und das C.N.S. (Conceptual Nervous System). Übersetzung in: Thomae, H.: Die Motivation menschlichen Handelns. Kipenheuer u. Witsch, Berlin, 1965 (Original: Psychol. Rev. 1955, 62, 243–294).

[63] Heymans, C. u. Neil, E.: Reflexogenic Areas of the Cardiovascular System. Little, Brown u. Co., Boston, 1958.

[64] Hoffmann, H. S.: The Analysis of Discriminated Avoidance. In: Honig, W. H. (Hrsg.): Operant Behavior, Areas of Research and Application. Appleton Century Crofts, New York, 1966.

[65] Hohmann, G. W.: Some Effects of Spinal Cord Lesions on Experienced Emotional Feelings. Psychophysiology 1966, 3, 143–156.

[66] Honig, W. H. (Hrsg.): Operant Behavior, Areas of Research and Application. Appleton Century Crofts, New York, 1966.

[67] Howarth, E. u. Eysenck, H. J.: Extraversion, arousal and Paced-associate recall. J. Exp. Res. Personal. 1968, 3, 114–116.

[68] Israel, N. R.: Leveling-Sharpening and Anticipatory Cardiac Response. Psychosom. Med. 1969, 31, 6, 499–509.

[69] James, W.: What is Emotion? Mind, 1884, 9, 188–205.

[70] Johnson, D. A.: »Pupillery Responses During a Short-Term-Memory Task: Cognitive Processing, Arousal or Both. J. Exp. Psychol. 90, 311–318 (1971).

[71] Jones, M. R. (Hrsg.): Nebraska Symposium on Motivation. Univ. Nebraska Press, Nebraska, 1957.

[72] Kahnemann, D., Onuska, L., u. Wolman, R.: »Effects of Grouping on the Pupillary Response in a Short-Term-Memory-task«. Quart. J. exp. Psychol. 20, 309–311 (1968).

[73] Kahnemann, D. u. Peauler, W.: »Incentive Effects and Pupillary Changes in Association Learing«. J.exp. Psychol. 79, 312–318 (1969).

[74] Kimble, G. A. (Hrsg.): Foundations of Conditioning and Learning. Appleton Century Crofts, New York, 1967.

[75] Knapp, P. H. (Hrsg.): Expression of the Emotions in Man. Int. Univ. Press, New York, 1963.

[76] Koriat, A., Melkman, R., Averhill, J. R. u. Lazarus, R. S.: The Self-Control of Emotional Reactions to Stressful Film. J. Personality, 1972, 40, 601–619.

[77] Kornblum, S. (Hrsg.): Attention and Performance IV. Acad. Press, New York, 1973.

[78] Lacey, J. I.: Psychophysiological Approaches to the Evaluation of Psychogenetic Process and Outcome. In: Rubinstein, E. A. u. Parloff, M. B. (Hrsg.): Research in Psychotherapy. APA, Washington, 1962;

[79] Lacey, J. I.: Somatic Response Patterning and Stress: Some Revisions of Activation Theory. In: Appley, M. H. u. Trumbull, R.: Psychological Stress: Issues in Research. Appleton Century Croft, New York, 1967.

[80] Lacey, J. I., Kagan, J., Lacey, B., u. Moss, H. A.: The Visceral Level in Situational Determinants and Behavioral Correlates of Autonomic Response Patterns. In: Knapp, P. H. (Hrsg.): Expression of the Emotions in Man. Int. Univ. Press, New York, 1963.

[81] Lacey, J. I. u. Lacey, B. C.: Some Autonomic-Central Nervous System interrelationships. In: Black, P. (Hrsg.): Physiological Correlates of Emotion. Acad. Press, New York, 1970.

[82] Lacey, J. I. u. Lacey, B. C.: On Heart Rate Responses and Behavior. A Reply to Elliot. J. Pers. Soc. Psychol. 1974a, 30, 1, 1–18.

[83] Lacey, J. I. u. Lacey, B. C.: Studies of Heart Rate and Other Bodily Processes in Sensomotor Behavior. In: Obrist, P. A., Black, A. H., Brener, J. u. Di Cara, L. V. (Hrsg.): Cardiovascular Psychophysiology. Aldine, Chicago, 1974b.

[84] Lang, P. J.: The Application of Psychophysiological Methods in the Study of Psychotherapy and Behavior Change. In: Bergin, A. E. u. Garfield, G. L. (Hrsg.): Handbook of Psychotherapy and Behavior Change: An Empirical Analysis. Wiley, New York, 1971.

[85] Lang, P. J., Rice, D. E. u. Sternbach, R. A.: The Psycho-

[85] physiology of Emotion. In: Greenfield, N.S. u. Sternbach, R.A. (Hrsg.): Handbook of Psychophysiology. Holt, Rinehart and Winston, New York, 1972.
[86] Lange, C.G.: Om Sindsbevaegelser et psykofysiolog. Studie. Kronar, Kopenhagen, 1885.
[87] Lazarus, R.S.: The Self-Regulation of Emotion. In: Levi, L. (Hrsg.): Emotions: Their Parameters and Measurement. Ravens Press, New York, 1975.
[88] Lazarus, R.S., Averill, J.R. u. Opton, E.M.: Toward a Cognitive Theory of Emotion. In: Levi, L. (Hrsg.): Society, Stress and Disease, Vol. I. Oxfort Press, London, 1971.
[89] Levi, L. (Hrsg.): Society, Stress and Disease, Vol, I, Oxford Press, London, 1971; Levi, L. (Hrsg): Emotions: Their Parameters and Measurement. Ravens Press, New York, 1975.
[90] Levine, R. (Hrsg.): Proceedings of the Association for Research in Nervous and Mental Diseases. Williams & Wilkins, Baltimore, 1966.
[91] Lindsley, D.B.: Psychophysiology and Motivation. In: Jones, M.R. (Hrsg.): Nebraska Symposium on Motivation. Univ. Nebraska Press. Nebraska, 1957.
[92] Lindsley, D.B.: The Role of Nonspecific Veticular – Thalamo – Cortical Systems in Emotion. In: Black, P. (Ed.): Physiological Correlates of Emotion. Academic Press, New York (1970).
[93] Lindsey, P.H. u. Normann, D.A.: Human Information Processing. Acad. Press, New York, 1972.
[94] Maher, B. (Hrsg.): Progress in Experimental Personality Research. Acad. Press, New York, 1967.
[95] Malmo, R.B.: Activation. In: Bachrach, A.J. (Hrsg): Experimental Foundations of Clincal Psychology. Basic Book, New York, 1962.
[96] Malmo, R.B. u. Shagass, C.: Physiologic Study of Symptom Mechanisms in Psychiatric Patients under Stress. Psychosom. Med. 1949, 11, 25–29.
[97] Mason, J.W., Brady, J.V. u. Tolson, W.W.: Behavioral Adaptations and Endocrine Activity. In: Levine, R. (Hrsg.): Proceedings of the Association for Research in Nervous and Mental Diseases. Williams & Wilkins, Baltimore, 1966.
[98] Miller, G.A., Galanter, E. u. Pribram, K.H.: Plans and the Structure of Behavior. Holt, Rinehart u. Winston, New York, 1900.
[99] Miller, N.E.: Learning of Visceral and Glandular Responses. Science 163, 434–445 (1969).
[100] Mowrer, O.H.: Learning Theory and Behavior. Wiley, New York, 1960.
[101] Mulder, G.: Methods and Limits of Psychophysiology. Psychiat. Neurol. Neurochir. (Amsterdam) 76, 175–197 (1975).
[102] Näätänen, R.: The Inverted – U Relationship between Activation and Performance: A Critical Review. In: Kornblum, S. (Hrsg.): Attention and Performance IV. Acad. Press, New York, 1973.
[103] Neisser, U.: Cognitive Psychology. Appleton Century Crofts, New York, 1967.
[104] Obrist, P.A., Wood, D.M. u. Perez-Reyes, M.: Heart Rate During Conditioning in Humans: Effects of UCS Intensity, Vagal Blockade and Adrenergic Block of Vasomotor Activity. J. exp. Psychol. 1965, 70, 32–42.
[105] Obrist, P.A., Black, A.H., Brener, J. u. Di Cara, L.V. (Hrsg.): Cardiovas. Psychoph. Aldine, Chicago, 1974.
[106] Olds, M.E. u. Olds, J.: Approach-Escape Interaction in Rat Brain. Amer. S. Physiol. 1962, 203, 803–810.
[107] Olds, J. u. Olds, M.E.: Drives, Rewards and the Brain. In: Barron, F. u.a. (Hrsg.): New Directions in Psychology. Holt, Rinehart and Winston, New York, 1965.
[108] Resorla, R.A. u. Solomon, R.L.: Two-Process Learning Theory: Relationships Between Pavlovian Conditioning and Instrumental Learning. Psychol. Rev. 1967, 74, 151–182.
[109] Routtenberg, A.: The Two-Arousal Hypothesis: Reticular Formation and Limbic System. Psychol. Rev. 1968, 75, 1, 51–80.
[110] Rubinstein, E.A. u. Parloff, M.B. (Hrsg.): Research in Psychotherapy. APA, Washington, 1962.
[111] Saxon, S.A.: Detection of Near Threshold Signals During Four Phases of Cardiac Cycle. Alabama J. Med. Sci. 1970, 7, 427–430.
[112] Schachter, J.: Pain, Fear, and Anger in Hypertensives and Normotensives. A Psychophysiologic Study. Psychosom. Med. 1957, 19, 17–29.
[113] Schachter, S.: The Psychology of Affiliation. Standford Univ. Press, Stanford, Calif. 1959.
[114] Schachter, S. u. Singer, J.E.: Cognitive, Social, and Psychological Determinants of Emotional State. Psychol. Rev. 1962, 69, 379–399.
[115] Schmale, A.H.: Relationship of Separation and Depression to Disease. A Report on a Hospitalized Medical Population. Psychosom. Med. 1958, 20, 259–272.
[116] Schmale, A.H.: Importance of life setting for disease onset. Modern Treatment 1969, 6, 643–654.
[117] Schroder, H.M., Driver, M.J. u. Streufert, S.: Human Information Processing. Wiley, New York, 1967.
[118] Seligman, M.E.P. u. Groves, D.: Non-Transient Learned Helplessness. Psychosom. Sci. 1970, 19, 191–192.
[119] Seligman, M.E.P., Rosellini, R.A. Kozak, U.M.: Learned Helplessness in the rat: Reversibility, Time Course, and Immunization. J. comp. physiol. Psychol., 1974.
[120] Seligman, M.E.P.: Helplessness: On Depression, Development, and Death. Freeman, San Francisco, 1975.
[121] Selye, H.: The Stress of Life. Mc Graw Hill, New York, 1956.
[122] Shearn, D.W. Can the Heart Learn? Psychol. Bull. 58, 452–458 (1961).
[123] Sherrington, L.S.: Experiments of the Value of Vascular and Visceral Factors for the Genesis of Emotion. Proc. Royal. Soc. London 1900, 66, 390–403.
[124] Sidman, M.: Normal Sources of Pathological Behavior. Science 1960, 132, 61–68.
[125] Simonov, P.: Information Theory of Emotions. In: Arnold, M.B.: Feelings and Emotions. Acad. Press, New York, 1970;
[126] Simonov, P.: Parameters of Action on Measuring Emotions. In: Levi, L. (Hrsg.): Emotions: Their Parameters and Measurement. Ravens Press, New York, 1975.
[127] Sokolov, E.N.: Higher Nervous Functions: The Orienting Reflex. Ann. Rev. Physiol. 1963, 25, 545–580.
[128] Sweeney, D.R., Schmale, A.H. u. Tincing, D.C.: Differentation of the Giving up Affects, Helplessness and Hopelessness. Arch. gen. Psychiat. 1970, 33, 378–382.
[129] Thomae, H.: Die Motivation menschlichen Handelns. Kipenheuer u. Witsch, Berlin, 1965.
[130] Tichomirov, O.K. Poznyanskaya, E.P.: An Investigation of Visual Search as a Means of Analyzing Heuristics. Soviet. Psychol. 5, 1–15 (1966).
[131] Tursky, B., Schwartz, G.E., Crider, A.: Differential Patterns of Heart Rate and Skin Resistance During a Infor-

mation Transformation Task. J. exp. Psychol. 83, 451–457 (1970).
[132] Ulrich, R. E.: Pain-aggression. In: Kimble, G. A. (Hrsg.): Foundations of Conditioning and Learning. Appleton Century Crofts, New York, 1967.
[133] Venables, P. H., Martin, I. (Eds.): A Manual of Psychophysiological Methods. North-Holland Publishing Company, Amsterdam (1967).
[134] Walker, E. L.: Action Decrement and its Relation to Learning. Psychol. Rev. 1968, 65, 129–142.
[135] Weiss, J. M.: Influences of Psychological Variables on Stress-Induced Pathology. In: Ciba Foundation Symposium 8: Physiology, Emotion, and Psychosomatic Illness. Elsevier, North Holland, London, 1972a;
[136] Weiss, J. M.: Psychological Factors in Stress and Disease. Scient. Amer. 1927b, 222, 104–113;
[137] Weiss, J. M.: Somatic effects of predictable and unpredictable shock. Psychosom. Med. 1970, 32, 397–208.
[138] Weiss, J. M.: Effects of coping behavior in different working signal conditions on stress pathology in rats. J. Comp. physiol. Psychol. 1971, 77, 1–13.
[139] Williams, R. B., Bittker, T. E., Buchsbaum, M. S. u. Wynne, L. C.: Cardiovascular and Neurophysiologic Correlates of Sensory Intake and Rejection. In: Effects of Cognitive Task. Psychophysiology 1975, 12, 4, 427–433.
[140] Wolff, C. T., Friedman, S. B., Hofer, M. A. u. a.: Relationship between psychological defenses and mean urinary 17-hydroxy-corticosteroid excretion rates. I, II. Psychosom. Med. 1964, 26, 576–589.
[141] Zavalova, N. D.: Decision Making Models under Stress. Biocybernetics of the CNS, 1969, 55–60.

Anmerkungen zu Kap. 6.1.

1. Müller, Johannes, Handbuch der Physiologie des Menschen, Band 2, S. 254, Coblenz (1840).
2. Tschermack, Handbuch der normalen und pathologischen Physiologie, Band XII, S. 393. – Die ursprüngliche Einheit der Physiologie und Psychologie lebte schließlich nur noch als anachronistische Reminiszenz in der Medizin weiter. In der bis 1970 gültigen Ausbildungsordnung für Ärzte (Bestallungsordnung) war vorgeschrieben, daß Psychologie im Rahmen der physiologischen Vorlesungen gelehrt und im Physikum durch den Physiologen geprüft werden müsse – ein eindrucksvolles Beispiel für die Innovationsgeschwindigkeit in der Heilkunde. Vergl. dazu auch Steudel, W. E.: »Die Innovationszeit von Prüfungsfächern in der medizinischen Ausbildung in Deutschland.« Dissertation Kiel (1973).
3. Ein solches Modell wurde von Miller, Gallanter und Pribram entwickelt. Miller, G. A., Gallanter, E., Pribram, K. H.: »Plans and the structure of behaviour«. London, New York, Sidney, Toronto (1970.
4. In Kap. 3 wurde eine für den Begriff einer »psychischen Energie« entscheidende Wandlung an der Geschichte des Vitalismusstreites dargestellt.
5. Inzwischen ist das natürliche Gefühl für die Grausamkeit dieser verstümmelnden Betrachtungsweise unter Ärzten und Wissenschaftlern weitgehend verloren gegangen. Die Erziehung zum Wissenschaftler, der in »objektiven«, vor allem anatomischen Begriffen denkt, führt frühzeitig zu einer Abstumpfung der natürlichen Sensibilität. Es fällt daher niemandem mehr auf, wenn er in einem medizinischen Lehrbuch Sätze wie die folgenden liest:
»Denkt man sich den Körper eines beliebigen Menschen zu Brei zerstampft und damit ein zylindrisches Gefäß von der Länge des betreffenden Individuums bis zum Rande angefüllt, so wird man bei geringerer Gesamtmasse einen engeren, bei größerer einen weiteren Zylinder benutzen müssen. Die mittleren Höhen- und Gewichtszunahmen des Menschen sind nach dieser anschaulichen Methode für ein gleichmäßiges Menschenmaterial berechnet worden . . .«.
H. Braus; Anatomie des Menschen, ein Lehrbuch für Studierende und Ärzte, Bd. I, S. 16/17 (1921).
6. I. P. Pawlow: »Die Physiologie der höheren Nerventätigkeit«. Sämtliche Werke Akademie-Verlag, Berlin, Band III/2, S. 455 f.
7. op. cit. S. 457.
8. u. 9. op. cit. S. 456.
10. op. cit. S. 466.
11. Cannon, W. B.: »Wut, Hunger, Angst und Schmerz«. Deutsche Übersetzung: Urban & Schwarzenberg, 1975.
12. Besondere Verwirrung entsteht dadurch, daß verschiedene Lehrmeinungen dem Terminus »Psycho« in Psychophysiologie und Psychosomatik verschiedene Bedeutungen beilegen. Da psychosomatische Medizin ursprünglich entscheidend von Psychoanalytikern – Psychophysiologie aber als Teilgebiet einer nicht psychoanalytischen Psychologie entwickelt wurde, entstand hier ein Streit der Schulen. Die Vorbehalte der psychoanalytischen Psychosomatiker galten zunächst allen psychophysiologischen Untersuchungen, die nicht mit psychoanalytischen Methoden arbeiten. Ihr Argument, die Psychophysiologie würde das Problem der Methodik nur in der Physiologie ernst nehmen, während sie in der Psychologie mit dem »gesunden Menschenverstand« auskommen zu können meine, war aber höchstens in den Anfangsstadien der Psychophysiologie berechtigt. Heute ist es unerläßlich, daß Psychophysiologie und Psychosomatik zu Definitionen kommen, die für beide Disziplinen gültig sind. Erwähnt sei ferner, daß der Terminus »Psycho-Physik« häufig als negatives Kennzeichen für eine Forschung gebraucht wird, in der von dem Menschen als Subjekt kaum noch die Rede ist. Allerdings bleibt dabei meist offen, was unter »Subjekt« zu verstehen ist, und daß man den »Menschen als Subjekt« nur beschreiben kann, wenn man auch beschreibt, wie für ihn seine Objekte aussehen, d. h. wie seine subjektive bzw. individuelle Wirklichkeit beschaffen ist.
13. Der Vorgang, den wir als Bedeutungskoppelung bezeichnen, ist mehr oder weniger mit dem Geschehen identisch, das die Psychoanalyse »Besetzung« (Kathexis) nennt. Für den Aufbau einer Welt aus »Objekten« durch Besetzung mit Libido und für den Einfluß libidinös besetzter Objekte auf den Körper, ist die historische Dimension entscheidend, d. h. der biographische Moment, in dem Bedeutungserteilung durch Bedeutungskoppelung zustande gekommen ist, und die Geschichte, in der sie sich u. U. gewandelt hat.
14. Fromm, E.: »Anatomie der menschlichen Destruktivität«. Stuttgart (1974).
15. Wieser, W.: »Konrad Lorenz und seine Kritiker«; München, 1976, S. 59 u. S. 17/18: »Die Begriffe »Antrieb« und »Energie« haben durch ihre Assoziation mit mechanischen Prozessen jene Vorstellungen von der . . . linear-kausalen Verwurzelung instinktiver Verhaltensabläufe möglich gemacht, die heute der Ethologie von ihren Kritikern besonders angekreidet werden . . . Eine Alternative zu diesem Paradigma müßte ein Modell bieten, das die Komplexität der Wechselwirkungen zwischen Elementen des Organismus, sowie zwischen diesen und der Umwelt adäquat abbildet . . . Der wichtigste Bestandteil einer derartigen Theorie wäre die Voraussetzung, daß Verhalten nicht durch Kräfte oder Triebe, sondern durch Programme gesteuert wird und daß sich die Beziehungen zwischen Umwelt und Organismus einerseits, zwischen Programmen und Verhalten andererseits, nicht linear-kausal als Ursache-Wirkungs-Ketten beschreiben lassen. Die Idee eines Programms, das mehr oder minder »offen ist, d. h. mehr oder weniger zusätzliche Informationen von außen benötigt, um realisiert zu werden, sollte jedem modern denkenden Biologen vertraut sein.«
16. Die Verwendung des Zeichenbegriffs zur Beschreibung biologischer Zusammenhänge geht auf Helmholz zurück. J. v. Uexküll hat sie zu einem System ausgebaut. (J. v. Uexküll, Theoretische Biologie, 1928. Neudruck Suhrkamp 1973). Sebeok und Shands haben die Beziehungen zu anderen, vor allem linguistischen Zeichensystemen herausgearbeitet. (Th. A. Sebeok, Studies in Semiotics, The Peter de Ridder Press, 1976. H. C. Shands, Speek as Instruction, Mouton, The Hagne 1977).
17. Wieser, W. op. cit. S. 63, 64.
18. Weiner, H.: Psychobiology and Human Disease, New York (1977).
19. Amkraut, A., and Solomon, G. F.: »From the symbolic stimulus to the pathophysiologic response: Immune mechanism.«; Int. J. of Psychiatry in Medicine, Vol. 5, N 4,1. S. 541 (1975) – Solomon, G. F., Amkraut, A., and Kasper, P.: »Immunity, emotion and stress«; Annals in clinical research V: 313–322)1974).
20. Von Eiff, A. W.: »Zur Physiologie des emotionalen Streß – naturwissenschaftliche Aspekte des Leib-Seele-Problems«; Therapiewoche 1 (1976).

7 Die Rolle des Nervensystems im psychosomatischen Geschehen. Die Einheit von Struktur und Funktion im Aufbau des menschlichen Gehirns

Franz Seitelberger

Die Lernfähigkeit ist eine Grundeigenschaft lebender Systeme. Schon die Einzeller verfügen darüber als ein Teilvermögen der Adaptation, der zweckmäßigen Anpassung an die Gegebenheiten des Lebensraumes. Lernen in allgemeinster Form meint nämlich einen adaptativen Vorgang in dem Sinn, daß ein den Organismus von außen treffender Reiz nicht nur eine schon programmierte Reaktion auslöst, sondern das innere Milieu der Zelle, die organische Basis, auf der die Reaktionen formuliert werden, nachhaltig verändert. Ein vorübergehendes Reizgeschehen hinterläßt auf diese Weise eine länger dauernde Spur und kann zu einem mitbestimmenden Element bei der Formierung künftiger Reizantworten werden. In informationstheoretischer Sicht bedeutet Lernen, daß Eigenschaften einer äußeren Informationsquelle in Strukturen des Informationsempfängers übertragen, in ihnen abbildhaft bewahrt und operational verfügbar gespeichert werden. Lernen führt also zu einem Strukturgewinn, was zugleich aber auch einen gewissen Verlust freier Kanalkapazität bedeutet.

In der aufsteigenden Organismenreihe erhöht sich die Lernfähigkeit an Ausmaß und Umfang. Höhere Tiere verfügen über ein größeres Maß davon als niedere Arten. Insbesondere geht die Entwicklung nervöser Zentralorgane vom Typ der Gehirne mit einer starken Steigerung der Lernfähigkeit einher. Das Gehirn kann geradezu als Spezialapparat für Lernvorgänge bezeichnet werden, die in der Gesamtfunktion des Organs in der aufsteigenden Tierreihe einen immer breiteren Raum einnehmen und schließlich die entscheidende Bedeutung für das Lebensbild der Arten gewinnen. Für die höheren Hirnleistungen des Menschen bildet das Lernvermögen die Grundlage und Voraussetzung. Im menschlichen Verhalten tritt die genetisch fixierte Verhaltensprogrammierung weitgehend zurück, und individuell erlernte Verhaltensweisen stehen bestimmend im Vordergrund. Wenn man als die Zielrichtung der Evolution die Anpassung der Lebewesen an beliebig wechselnde und immer vielfältigere Umweltbedingungen bezeichnen darf, so muß die biologische Bedeutung des Lernvermögens in einer maximalen Beschleunigung, zweckmäßigen Auswahl und gezielten Ausrichtung von Anpassungsleistungen gesehen werden. Die genetische Anpassung mittels Mutation, Selektion und Isolation ist nämlich ein überaus langsamer Prozeß. Stärkere Änderungen der Umweltlage werden daher existenzgefährdend, wenn sie schneller erfolgen als die von ihnen induzierten langfristigen genetischen Anpassungsmodifikationen.

Tiere wie z. B. die Insekten, die ein sehr einfaches Zentralnervensystem besitzen, das die Individuen mit einer beschränkten Palette fixer Reaktionsprogramme versieht, einer sogenannten »geschlossenen« Verhaltensstruktur, verfügen über ein sehr bescheidenes individuelles Lernvermögen und sind daher den Bedingungen eines bestimmten Biotops verhaftet.

Ein lernfähiger Organismus aber stellt sich nicht erst nach vielen Generationswechseln auf geänderte Umweltbedingungen ein, sondern vermag sich ihnen prompt anzupassen. Dabei handelt es sich aber nicht um eine Angleichung der eigenen vererbten Reaktionsweisen, sondern um die disponierende Einpassung von variablen Verhaltensmustern in die Umweltgegebenheiten. Dafür ist das Zentralnervensystem der höheren Tiere bestimmt, indem es Einrichtungen zur Einprägung von Wirklichkeitsstrukturen besitzt, wir sagen auch, indem es Instruktionen aus der Umgebung empfängt, als Informationen speichern und zur Modifikation seines Aktualverhaltens verwenden kann. Dadurch gewinnt das Lebewesen einen Freiheitsgrad gegenüber seiner Umgebung sowie eine höhere Chance, neue Situationen zu bestehen und sie für seine Bedürfnisse auszunutzen: man spricht von einer »offenen« Verhaltensstruktur. Anpassung im Sinn einer Evolution des Verhaltens kann somit auf zwei Wegen erreicht werden: einerseits durch Vermehrung und Präzisierung der evolutiv erworbenen, genetisch fixierten Verhaltensinstruktionen, andererseits durch evolutive Vervollkommnung eines für den individuellen Erfahrungserwerb mittels Lernprozessen tauglichen Organapparates. Diese beiden Wege schließen sich zwar gegenseitig nicht aus, jedoch wurde der zweite Weg im Laufe der Evolution der dominierende und begründete die heutige Hierarchie der Organismen. Der erste der beiden Anpassungswege – man kann ihn als Insektenweg bezeichnen – erscheint viel ökonomischer; der zweite – der Gehirnweg – dagegen ungleich aufwendiger, aber offensichtlich auch viel erfolgreicher im Evolutionsgeschehen: Die individuelle Ausstattung mit einem hochleistungsfähigen Aktualanpassungsgerät gewährt auch der ganzen Art einen großen Selektionsvorteil, den man aus der raschen phylogenetischen Entwicklung des Gehirns bis hinauf zum Menschengehirn ablesen kann. Die Zentralnervensysteme der höheren Tiere und des Menschen garantieren mittels ihrer komplexen Funktionsgefüge in steigender Vervollkommnung die Variabilität des Aktualverhaltens: Die genetisch bedingte Unbestimmtheit und Unvollständigkeit der offenen Verhaltensstruktur bedarf der endgültigen Ausformung und Ergänzung durch richtende individuelle Erfahrungen, also durch individuelle Lernprozesse, insbesondere durch Information über gegebene Lebensweltbedürfnisse während der Individualentwicklung. Die Gehirne versehen ihre Träger somit nicht mit einer bestimmt gearteten Anpassungsausstattung, sie geben ihnen vielmehr die Möglichkeit zum Vollzug vielfältiger Anpassungen und zum kurzfristigen Erwerb vielgestaltiger neuer Verhaltensweisen.

Auf den höchsten Stufen der Gehirnentwicklung, insbesondere mit dem Auftreten des Bewußtseins, erscheint die globale Lernfähigkeit in mehrere einzelne Hirnfunktionen differenzierbar: Merkfähigkeit und Gedächtnis ermöglichen die verschiedenartigen Lernprozesse, durch die Erinnerung, Erfahrung und Verhalten geformt werden. Denkvorgänge sind nur mittels differenzierten Gedächtnisleistungen vollziehbar und stellen selbst Lernprozesse abstrakter Art dar, da mit ihnen Anpassungsprogramme nicht nur für Aktualsituationen, sondern für erinnerte oder vorgestellte Situationsmodelle entwickelt werden. Zwischen diesen kann nunmehr eine optimierende Auswahl erfolgen. Bei den Denkvorgängen stehen Lernprozesse und Sprachvollzüge in enger Wechselbeziehung. Für das Erlernen sprachlich formulierten Materials sind logische bzw. Sinnzusammenhänge von großer Wichtigkeit. Zweifellos wird das menschliche Verhalten, nicht nur was seine vitalen Elemente und Äußerungen, sondern insbesondere die sozialen Lebensformen und die kulturelle Dimension einschließlich Identifikation mit Normen, Wertungsverhalten und Antriebszielen betrifft, durch Lernvorgänge ausgeformt und wesentlich bestimmt. Gemäß der These: »Alles Verhalten, das weder durch Instinkt noch durch Reifung erklärt wird, kann als erlernt definiert werden« (Speierer) hat die sogenannte Lerntheorie des Verhaltens ihr Axiom der restlosen exogenen Determination menschlichen Verhaltens aufgebaut. Dabei wird aber der nicht aufhebbare menschliche Freiheitsraum, der sich aus der Lernfähigkeit selbst ergibt, übersehen und negiert. Der Mensch kann sich jederzeit entgegen erlernten Verhaltensweisen verhalten, weil er aus eigenen Denkresultaten und spontanen Einsichten unkonditionierte Entscheidungen treffen und neue Verhaltensprogramme erlernen, d. h. erwerben kann; der Mensch kann also auch die Freiheit erlernen. Das meint Turgenjev, wenn er sagt: »Lerne zu wollen und Du wirst frei«. Dabei soll nicht vergessen werden, daß eben dieses Organ, dessen unvergleichliche Konstruktion derartige Freiheitsgrade ermöglicht, die ausführlichste und genaueste genetische Programmierung, d. h. eine höchstdeterminierte Bauvorschrift mit geringster Toleranzbreite benötigt. Die Freiheit des Verhaltens erwächst somit aus dem strengsten und schwierigsten Lernprozeß in der Geschichte der lebenden Organismen auf der Erde, nämlich der wirklichkeitsgebundenen Einprägung der Dinge und des Laufs der Welt in Strukturen des Gehirns.

7.1 Gehirnbedingungen der Lernfähigkeit

Auf welchen strukturellen und funktionellen Gegebenheiten des Lernorgans Gehirn, insbesondere des Menschengehirns, beruht nun das Lernverhalten? Jeder Beschreibung und Interpretation einer Struktur-Funktionsbeziehung unterlegen wir eine wissenschaftlich gewonnene Modellvorstellung. Zur Beschreibung von Funktionen des Gehirns, des Organs, in dem mehrere Realitätsschichten integriert sind, benötigen wir ein Modell, in dem seine verschiedenen, den einzelnen Funktionsschichten entsprechenden Komplexitätsstufen repräsentiert sind, die insgesamt eine hierarchisch integrierte Totalstruktur bilden. Zum ersten Verständnis der Lernfähigkeit betrachten wir das Gehirn nach dem Modell eines organischen Gerätes zur Informationsverarbeitung. Die Neuroanatomie erweist das Gehirn als ein hochkomplexes System aus ca. 15 Milliarden Einzelelementen, die in unvorstellbar vielfältiger Weise untereinander sowie mit Sensoren und Effektoren verbunden sind. Im Makrobereich ist am Gehirn eine gestufte Ordnung von Integrationsniveaus mit regionalen Gruppierungsmustern der Elementargeneratoren, der Nervenzellen, in der grauen Substanz und der Leitungssysteme, der Nervenfasern, in der weißen Substanz erkennbar. Im Mikrobereich der Analyse weisen diese Hirnanteile wieder weitere hochdifferenzierte Spezialisierungen auf.

Die Informationsübertragung in diesem System erfolgt im wesentlichen, wenn auch nicht ausschließlich, an punktuellen Kontakten, den Synapsen, zwischen Nervenzellen sowie zwischen Nervenzellen und Effektoren in Form von frequenzmodulierten Impulsen, d. h. elektrischen Einzelentladungen gemäß dem Alles- oder Nichts-Gesetz.

Ein wichtiges Moment liegt in dem Umstand, daß die Nervenzellen zum Unterschied von anderen Körperzellen ihre Teilungsfähigkeit einbüßen und daher nicht ersetzbar, nicht reproduktionsfähig sind. Das hat einerseits die Folge, daß jeder Verlust von Nervenzellen unwiederbringlich ist und daß daher der durch das normale Altern bedingte kontinuierliche Nervenzellschwund der Funktionstüchtigkeit des Organs zeitliche Grenzen setzt. Andererseits hat die lebenslange Identität der Nervenzellen, die mit ihren Verbindungen auch als die Informationsspeicher fungieren, eine sichere Bedeutung als Invarianzfaktor für das psychische Phänomen unserer personalen Identität und Geschichtlichkeit.

Damit sind aber bereits Gehirneigenschaften angesprochen, die mit einem technischen Modell der Gehirntätigkeit unvereinbar sind. Das gilt in besonderem Maße für die Mechanismen der Informations- bzw. Engrammspeicherung.

So gewiß aus den Erfahrungen der Hirnpathologie und der experimentellen Hirnforschung folgt, daß die Lernvorgänge im Gehirn resp. in den Nervenzellen strukturelle Spuren als Träger der Gedächtnisleistungen usw.

hinterlassen, so ungewiß ist die Wesenart dieser materiellen Gedächtnisspuren und der Mechanismus ihres Zustandekommens. Wir wissen eigentlich weder, *was* gespeichert wird, d. h. welche Informationsparameter, noch *wie* dieses Etwas gespeichert wird. Man kann wohl das flüchtige Primärgedächtnis vom stabilen Sekundärgedächtnis unterscheiden und gewisse Eigenheiten des Retrieval-Prozesses im Gehirn angeben. Die elektrophysiologischen Gedächtnistheorien halten aber nicht stand, sie gelten bestenfalls für das Primärgedächtnis; auch die Theorien über eine molekulare Basis des Gedächtnisses befriedigen keinesfalls. Es soll jedoch nicht bestritten werden, daß als strukturelle Träger von Informationsspuren Proteine prinzipiell geeignet erscheinen. Es wäre aber abwegig anzunehmen, daß in einem Proteinmolekül etwa die Erinnerung eines Geruchserlebnisses oder eines akustisch motorischen Wortbildes samt ihrem Bedeutungsgehalt materiell vorhanden wäre. Das Substrat des Gedächtnisses ist vielmehr sicherlich nicht einheitlich: Auf der strukturellen Seite umfaßt es wohl die Muster von vielfältigen synaptischen Verbindungen, in deren Erregung sich das Beziehungsmuster einer Information realisiert. In biochemisch-elektrischer Hinsicht betrifft es die Übertragungsbedingungen, die Verknüpfung oder Ausschließung von Kontakten an den Synapsen. Die Rolle bestimmter Moleküle bei diesen Vorgängen, bei denen größere Hirngebiete in Tätigkeit sein müssen, ist wie gesagt noch unklar. Es stellt sich aber mehr und mehr als wahrscheinlich heraus, daß solche »Gedächtnismoleküle« beim Lernvorgang gebildet, d. h. daß bestimmte Moleküle zu Spurenträgern geformt werden. Man könnte sich vorstellen, daß solche spurentragende Strukturen, die im betreffenden Neuronenpool und an dessen synaptischen Transmitterkontakten dauernd vorhanden und aktivierbar wären, die interneuronalen Interaktionen nach Art eines spezifischen Schalters kontrollieren, indem sie den Impulsfluß in die betreffenden, beim Erfahrungserwerb etablierten Erregungskreise leiten. Solche induzierbare selektive Erregungsmuster innerhalb der Gesamthirntätigkeit können als Substrat von Erinnerungen angesehen werden.

Auf diese Weise dürfte die hochgestellte Proteinproduktion der Nervenzellen mit der molekularen Basis des Gedächtnisses in Beziehung stehen. Das scheint auch durch einen Befund aus der Gehirnpathologie unterstützt. Es gibt nämlich eine Form von Demenz, d. h. von progredientem geistigen Abbau, bei dem elektiv die Merkfähigkeit und das Gedächtnis gestört sind. Dabei zeigen die Nervenzellen bestimmter Regionen eine Entgleisung ihrer Proteinsynthese mit abnormer Produktion filamentöser Substanzen, die metabolisch unverwertbar sind und schließlich den Zelluntergang herbeiführen.

Man hat im erörterten Zusammenhang vom Gehirn als von einer »Gedächtnisdrüse« gesprochen. Richtiger kann man sagen, daß das Zentralnervensystem der biologische Ort ist, an dem Inhalte aus dem zeitlichen Ablauf der Individualexistenz in organische Struktur übersetzt und damit für die Folgezeit aktuell verfügbar gemacht werden und zwar in einem Prozeß, der von der Arbeitsweise technischer Informationsspeicher völlig verschieden ist.

Es muß darüber hinaus angenommen werden, daß Lernprozesse nicht nur molekulare, sondern auch höhere strukturelle Veränderungen im nervösen Organ bewirken. Die interneuronalen Kontaktapparate, die Synapsen, sind keine starren Gebilde, sondern sie ändern sich sowohl hinsichtlich ihrer Differenzierung als auch in ihrer Zahl in Abhängigkeit von funktionellen Gegebenheiten, d. h. es können bei bestimmten Anforderungen vorhandene Synapsen morphologisch und biochemisch aktiviert oder sogar Synapsen gebildet werden. Was für die Synapsen-tragenden Terminalen, die Endorgane der langen Nervenzellfortsätze, der Axone, gilt, trifft ebenso für die kurzen Nervenfortsätze, die Dendriten, zu, an denen die Axonterminalen anderer Nervenzellen mit Synapsen endigen. Eine unter Funktionsreiz auftretende Vermehrung von axonalen Terminalen erfordert mehr Haftraum an der Oberfläche der Zielnervenzellen und geht mit einer vermehrten Verzweigung der betreffenden Dendriten einher. Diese Bildungsprozesse dürften ihr Gegenstück in Rückbildungsvorgängen haben, die bei mangelndem Funktionsreiz einsetzen und den Charakter einer Inaktivitätsatrophie haben. Die organgemäße Tätigkeitsübung ist somit auch für das Hirnorgan das wichtigste Erhaltungsmoment. Sie besteht im Lernen in des Begriffes weitester Bedeutung, d. h. in der Verarbeitung und Einprägung neuer Erlebnisinhalte, insbesondere auch aus dem Bereich der höheren Hirntätigkeiten, die in den unendlich variablen Erregungsmustern der Großhirnrindenzellen ihre Korrelate besitzen.

7.2 Rolle der frühkindlichen Entwicklung

Entscheidende Wichtigkeit kommt der angemessenen Organbetätigung in der Individualentwicklung zu. Wir führten oben aus, daß die durch die Gehirnorganisation gewährleistete offene Verhaltensstruktur des Menschen der Ausformung durch richtende individuelle Lernprozesse vor allem in der frühen Individualentwicklung bedürfe. Tatsächlich kommt das Menschenkind mit einem Gehirn zur Welt, das sich noch im Embryonalzustand befindet und einer postnatalen Reifungszeit von mehr als einem Jahr bedarf, um sowohl makroskopisch wie im Feinbau als fertiges Organ angesprochen werden zu können. Das Hirngewicht wächst in diesem Jahr um das Vierfache des Geburtswertes. Dabei werden zwar keine neuen Nervenzellen mehr gebildet, aber die meisten Nervenzellfortsätze erhalten jetzt erst ihre fettige Umkleidung, die Markscheiden, und werden dadurch normal leitfähig. Die Nervenzellen differenzieren ihre Innenausstattung strukturell und biochemisch (Enzyme) und bilden vor allem ihre Fortsätze, Dendriten und Terminalen, sowie ihre Kontaktapparate, die Synapsen, aus.

Das Neuropil, das Geflecht der Nervenzellfortsätze in der grauen Hirnsubstanz, nimmt dadurch absolut und relativ gewaltig zu. Der sog. Zell-Grau-Koeffizient verschiebt sich dementsprechend. Dies alles aber geschieht unter den Bedingungen der Exposition des reifenden Gehirns in die einströmende Informationsflut aus der Umgebung und der primären Sozialgemeinschaft des Neugeborenen.

Nicht nur die Ausreifung der Sinnessysteme und des nervösen Bewegungsapparates, sondern die aller Hirnteile, die notwendigerweise miteinander als Einheit funktionieren, steht in Abhängigkeit von diesen äußeren Anforderungen. Es ist erwiesen, daß Systeme, die durch Isolierung ruhiggestellt werden, nicht ihre morphologische Reifung gewinnen und daher funktionsuntüchtig bleiben. Durch später nachgeholte Exposition nach der kritischen Reifungsperiode kann dieses Versäumnis nicht behoben werden: solche Systeme und ihre Funktionen bleiben für immer unterwertig. »Zum Lernen gibt es freilich eine Zeit...« läßt Goethe den Mephisto sagen.

Die Lernprozesse der postnatalen Reifungszeit des Gehirns sind somit unentbehrlich für die endgültige morphologische Organgestalt. Unter ihrem Reiz formiert sich die Fülle der Nervenzellverbindungen im Gehirn, von denen seine Kontrollfunktion über die Lebensprozesse und die höheren Hirntätigkeiten mit den bewußten psychischen Funktionen getragen werden. Diese treten beim Menschen im Laufe des zweiten Lebensjahres mit der einsetzenden Sprachentwicklung offen in Erscheinung. Die Vorgänge der morphologischen Feindifferenzierung lassen sich an den Nervenzellen und ihren Verbindungen in langsam abnehmendem Ausmaß bis ans Ende des zweiten Lebensjahrzehnts nachweisen; sie begleiten also die geistigen Reifungsvorgänge des Individuums. Dementsprechend erscheinen die Lernprozesse der frühen Kindheitsphase vom zweiten bis zum vierten oder sechsten Lebensjahr als besonders wichtig für die Formung der zentralnervösen Substrate, die mit der Einpassung des Individuums in die Sozialgemeinschaft und die menschliche Kulturwelt zu tun haben. Auch die Antriebsdynamik und die Ausrichtung von Wertungs- und Kontrollinstanzen des Verhaltens werden in dieser Phase der Nachreifung des Gehirns durch Lernprozesse mehr oder minder festgelegt. Dabei werden natürlich die in der Kindesumwelt, dem »sozialen Uterus« Portmann's vorhandenen Ordnungen aufgenommen und in Referenzstrukturen des Gehirns niedergelegt. Die frühsoziale Tradition ist somit zugleich unentbehrlich für die Vollreifung des Gehirns, wie auch maßgebend für das globale Verhaltensprofil des Individuums. Für die menschliche Existenz ist es bezeichnend, daß die Reifung des Verhaltensorgans Gehirn unvermeidbar mit einer Vorformung seiner Verhaltensmuster verbunden ist. Nur durch diese sozio-kulturelle Impression wird das Individuum überhaupt zum Menschen gebildet. Der Satz: »Der Mensch ist von Natur aus ein Kulturwesen«, spricht somit auch eine biologische Wahrheit aus. Das bedeutet freilich keine milieubedingte Determination des menschlichen Verhaltens. Wie schon früher ausgeführt, bedarf die Organentwicklung des Gehirns eines ungemein genauen genetischen Programms. Mit seinem höheren Differenzierungsgrad geht aber zugleich die Singularität des Organs im jeweiligen Individuum Hand in Hand: Kein Gehirn gleicht in der Feingestalt dem anderen. Darin liegt der strukturelle Grund für die interindividuelle Variation der Hirnleistungspotenz, eine Bedingung, die auch durch intensivstes Lerntraining nicht eliminiert werden kann. Andererseits bedeutet die Aussage, daß die Lernprozesse in der Reifezeit des Gehirns den Verhaltenscharakter ausformen, auch nicht, daß dabei im Gehirn etwa Strukturen entstünden, die mit bestimmten Verhaltensweisen, Einstellungen oder Normen direkt korrespondierten: ebenso wie etwa Erinnerungen sind diese Funktionen nicht substantiell lokalisiert. Das Verhalten wird wie alle Hirntätigkeiten dieses Niveaus in den Programmen realisiert, die im Informationsverarbeitungsgerät Gehirn ablaufen und die in ihrem Inhalt und ihrer Ordnung grundsätzlich unabhängig vom Bauplan des Gerätes sind. Lediglich gibt die Komplexität des Gerätes ein Maß für die mögliche Komplexität bzw. Funktionshöhe der spielbaren Programme; und im Falle des Gehirns bewirken bestimmte Funktionsanforderungen die im Rahmen der genetisch gesetzten Grenzen mögliche Ausgestaltung der für die betreffenden Programme erforderlichen strukturellen Substrate. Mit anderen Worten, für die Lernprozesse in der Nachreifungszeit des Menschengehirns, gleich welcher Art und Stufe (Erfahrung, Dressur, Neugier, Lernen) sind in den Gehirnstrukturen zugeordnete formative Prozesse anzunehmen, die nicht nur die Organausreifung im allgemeinen befördern, sondern die auch differenzierte formative Wirkungen auf Partialstrukturen einschließen, die für gewisse Leistungen benötigt werden: Polyglottie, Musikmotorik etc. Für die Funktionen, die man mit dem Begriff der Intelligenz zusammenfaßt, ist das überzeugend dargelegt. Ebenso dürfte es für die komplexeren Verhaltenweisen in Beziehung zum Charakter und zur Persönlichkeitsentwicklung zutreffen. Das sagt aber wieder keine erworbene Determination der ethischen Persönlichkeit aus, da die Willensentscheidungen des reifen Menschen so frei wie seine Vorstellungkraft sind. Er kann die durch frühere soziokulturelle Lernprozesse strukturell forcierten Substrate im Gehirn funktionell stillegen und seine Willensentscheidungen auch gegen biologisch bedingte Verhaltenstendenzen durchsetzen (Hassenstein), indem er neue Programme etabliert und durch Übung fixiert. Dieser Freiheitsgrad dürfte umso eher verfügbar sein, je mehr sich in der Nachreifezeit das spielerische Lernen entfalten konnte und die Spontaneität des Lernverhaltens als Wegbereiter der sogenannten Kreativität gefördert wurde.

7.3 Gehirnaltern und Lernfunktionen

Aus dem Bisherigen ergibt sich die fundamentale Bedeutung der Lernprozesse für die spezielle Organleistung des Gehirns, die von der Stufe der primitiven Sensomotorik und Leibeskontrolle über das bewußte Verhalten bis zu den geistigen Tätigkeiten des Menschen als Metafunktionen der Gehirnprogrammierung reicht. Lernen ist somit die angemessene Organübung des Gehirns. Lernen ist entscheidend für seine Entwicklung und Reifung wie für die Erhaltung der Gehirnfunktionen als tüchtige Zentralinstanzen der Lebensbewältigung. Nicht zuletzt spielen Lernprozesse auch in der letzten Phase des Lebenszyklus, im Alter, dessen Veränderungen auch das Gehirnorgan unterworfen ist, ein Rolle. Das Gehirnaltern geht, abgesehen von anderen qualitativen Veränderungen, die hier nicht berücksichtigt werden müssen, mit einem beständigen Schwund von Nervenzellen einher, die samt ihren zahlreichen Kontakten (oft zehntausende einer einzelnen Nervenzelle) aus dem Verknüpfungsnetz ausfallen und dessen Komplexität dementsprechend progredient reduzieren. Dank der immensen Zahl von 15 Milliarden Nervenzellen bei der Geburt beeinträchtigt dieser Altersschwund von täglich mehreren zehntausenden Nervenzellen innerhalb der normalen Altersspanne (bis in 9. Lebensjahrzehnt) und unter der Voraussetzung der Abwesenheit anderer Hirnschädigungen, etwa durch die zerebrale Arteriosklerose, zwar nicht die Grundfunktionen; zweifellos bedingt die Reduktion der Verknüpfungsdichte aber gewisse Modifikationen der Funktionsweise, die sich im Bild der Alterspsyche widerspiegeln. Auch das Lernverhalten des alten Menschen ändert sich, wobei betont werden muß, daß es sich nicht um eine Verschlechterung, einen Abbau, sondern um eine entwicklungsartige Umgestaltung handelt. So spielt die logische Konsistenz des Lernstoffes und die Zuordnung des Neuen zum Gewußten und Bekannten eine größere Rolle als das mechanische Gedächtnis, das beim Lernen Jugendlicher dominiert. Ältere Menschen müssen daher anders lernen als junge. Eindeutig ist aber, daß das funktionale Altern des Gehirns, also die lebenszeitliche Änderung der Gehirnleistung, gegenüber dem biologischen Altern sehr stark von dem individuellen Ausmaß der geistigen Betätigung abhängt. Es bestätigt sich, daß bei Aufgaben, die den Wortschatz und das Allgemeinwissen prüfen, mit zunehmendem Alter kein Leistungsabfall, sondern sogar Leistungsverbesserung eintritt. Das entspricht dem von Rohracher formulierten Grundsatz, wonach Funktionen, die oft gebraucht werden, sich bis zum höchstmöglichen Entfaltungsgrad entwickeln, solche, die selten oder nie gebraucht werden, aber verkümmern oder unentwickelt bleiben. Die Ergebnisse besagen, daß entsprechendes Training, d.h. Lernen, nicht nur bewirkt, daß das Aufbewahren des Wissens das ganze Leben hindurch auf demselben Niveau bleibt, sondern daß der Grad der Übung auch den Grad der Lernfähigkeit beeinflußt; z.B. erhöhen Personen, die sich berufsmäßig mit Fremdsprachen befassen, progressiv die Fähigkeit, sich Vokabeln zu merken, während Personen, bei denen die Fremdsprachen im täglichen Leben keine besondere Bedeutung haben, den umgekehrten Trend zeigen, d.h. mit zunehmendem Alter immer größere Schwierigkeiten haben, sich Vokabeln zu merken. Dabei spielen neben erbbiologischen Faktoren auch die Lernsituation, das durch Schulbildung erreichte Intelligenzniveau und die Motivation eine Rolle. Es handelt sich dabei nicht um statische Größen, sondern um Faktoren eines dynamischen Prozesses, in dem die Eigenaktivität ein wesentliches Moment darstellt. Ein Funktionskreis mit positiver Rückkoppelung verknüpft somit gute Funktionsfähigkeit des Gehirns mit hoher geistiger Aktivität und guter Gedächtnisleistung, was wieder günstig auf die Funktionsfähigkeit des Gehirns zurückwirkt. Ausschlaggebend ist der Trainingsfaktor: So wie die intensive und beständige Übung der Gehirnfähigkeiten in der Entwicklungsphase beim Aufbau der Intelligenz entscheidend ist, so ist sie im letzten Lebensabschnitt im selben Grade für die Erhaltung jener geistigen Funktionen, die für die menschliche Gesamtexistenz die tragenden sind, also der Lern- und Anpassungsfähigkeit maßgebend. Die wesentlichen menschlichen Möglichkeiten bleiben daher auch im Alter gewahrt, wenn sie im Sinn einer »éducation permanente« von dem Grundverhalten der Eigenaktivität getragen werden. Für das Altern gelten also dieselben Verhaltensregeln wie für die Kindheit und dementsprechend die gleichen Maximen bei einer eventuell notwendigen Verhaltenstherapie.

Zusammenfassung

Das Lernen umspannt somit den gesamten Lebenszyklus des Gehirns und damit der menschlichen Existenz. Wenn es das Merkmal des Lebendigen ist, daß die lebende Substanz existiert, weil und indem sie sich in ständiger Veränderung befindet und ihr Wesensmerkmal, die beständige Gestalt, durch die Konstanz der Veränderungsprozesse gewährleistet ist, so wird dieser generelle organische Ereignisfluß im Gehirn in besonderer Eigenart bestanden: Jene Zustandsveränderungen im spezifischen Funktionsniveau des Gehirns, die durch äußere Einwirkungen zustandekommen, haben hier nicht die Rolle von akzidentellen Störungen, die alsbald kybernetisch ausreguliert werden und spurenlos vergehen, sondern sie gewinnen eine Bedeutung als konkrete Essentiale, die sogar bewahrt, strukturell fixiert und gespeichert werden. Das Flüchtige gerade gewinnt Dauer. Mittels geeigneter zellulärer Reaktionen, die im Gehirn zu den Lernprozessen spezialisiert werden, wird damit die zeitliche Dimension der Existenz strukturalisiert, das Gehirn wird so gleichsam zum Lebensschreiber und zum Archivar des Individuums. Hier wurzelt die Identität des personalen Bewußtseins und das Phänomen der Geschichtlichkeit des Menschen. Die Lernprozesse integrieren auf diese Weise nicht nur die einzelnen Funktionsebenen des Gehirns und machen das Individuum, sie konstituieren auch durch das Band des Wiedererkennens und des Gedächtnisses die Einheit und zeitliche Dimension der menschlichen Person und durch das systematische Gefüge der abstrakten Lerninhalte in kommunikativer Referenz mit der natürlichen und sozialen Umwelt das Weltbild und die Leitmarken der Lebensführung.

Dieser persönliche Erfahrungs-, d.h. Anpassungsschatz, wie wertvoll er auch sein mag, geht aber mit dem Individualtod verloren; nichts davon wird vererbt, der genetische Bestand wird davon nicht bereichert. Jedem Individuum in der Generationskette ist es wieder aufgetragen, das Leben führen zu lernen. Das ist die Sisyphusarbeit des ganzen Geschlechtes.

Die Lernprodukte gehen aber im Weltenlauf doch nicht ganz verloren. Die individuellen Erfahrungen können an die Artgenossen in kommunikativen Lernprozessen (Lehre) direkt weitergegeben werden, oder in den Symbolformen der Sprache und Schrift für zukünftige Lernprozesse indirekt verfügbar erhalten werden. Über diese Kanäle geht das individuell Erlernte in den gemeinschaftlichen Erfahrungsbesitz der Menschheit ein. Dieser Besitz aus den gesammelten und als »objektiver Geist« autonom organisierten Individualerfahrungen ist die Basis der menschlichen Kultur. Dieser Bereich zeigt eine von der genetischen Evolution völlig unabhängige und verschiedene autodynamische Entwicklung, die man auch als sozio-kulturelle Evolution bezeichnet hat. Diese wird getragen von einem komplexen System von Lernprozessen, das man mit dem Begriff der Tradition umschreiben kann. In diesem Sinn ist die Tradition der Inbegriff der spezifisch humanen Anpassungsleistungen, die nicht nur auf die Einfügung in die Natur und soziale Umwelt, sondern auf die Gestaltung der dem Menschen eigenen, seiner Verhaltensfreiheit gemäßen Welt zielen. Das Angeborene, genetisch Fixierte am menschlichen Sein und Verhalten beschränkt sich solcherart auf Anlagen, Bereitschaften und Möglichkeiten, die als Werkzeuge, Antriebe und Leitgerüst dienen, während die Erweckung, Verwirklichung und Gestaltung des Menschlichen von Lernprozessen bestimmt wird. Man könnte daher mit vollem Recht den *Menschen* auch als das *lernende Wesen* definieren!

Literatur

B. Hassenstein: Verhaltensbiologie des Kindes. R. Piper und Co. München-Zürich 1973.

H. Rohracher: Psychologie. Urban & Schwarzenberg, Wien-München, 10. Auflage 1971.

M. Jacobson: Developmental neurobiology. Holt, Rinehart, Winston, New York 1970.

A. Portmann: Biologische Fragmente einer Lehre vom Menschen. B. Schwabe & Co., Basel-Stuttgart 1969.

E. Roth, W. D. Oswald, K. Daumerling: Intelligenz. Urban Taschenbücher Bd. 144, W. Kohlhammer, Stuttgart-Berlin-Köln-Mainz 1972.

8 Neurophysiologische Überlegungen zur Erklärung von Emotionen (Formatio reticularis, Limbisches System und Hypothalamus)

Hugo M. Krott und Merita J. Poremba

8.1 Einführung

Es gibt bis heute eine Vielzahl von Einzeldarstellungen, menschliches Verhalten als Funktion spezifisch organisierter Hirnzellen zu definieren. Eine allgemein anerkannte Modellvorstellung zur Erklärung der Emotionen gibt es bisher noch nicht. Zu Beginn der Neuzeit galten Gefühle als Ausdruck der Seele, was immer man sich auch darunter vorstellen mochte. Descartes [11] unternahm 1649 den ersten Versuch, den Sitz der Seele in ein umschriebenes Hirnareal, nämlich in die Zirbeldrüse, zu verlegen. Voltaire machte sich über Descartes' Seelenhypothese so nachhaltig lustig, daß die nächsten Theorien über das Zustandekommen von Gefühlen erst Ende des 19. Jahrhunderts auftauchten.

James [20] und Lange [23] erklärten 1884 die Emotionen als Folge von Veränderungen der Körperperipherie. Gefühle seien beispielsweise durch Schwankungen des Blutdrucks oder der Temperatur, durch Änderungen der Durchblutung oder des Vegetativums bedingt. Obwohl diese James-Lange-Theorie heute nur noch historisches Interesse besitzt, kann sie doch das Phänomen der qualitativen Gefühlsveränderungen Querschnittsgelähmter erklären. Patienten mit Halsmarkläsionen empfinden Gefühle gegenüber dem präparetischen Zustand als qualitativ verändert. Sie erleben insbesondere Unangenehmes weniger intensiv, beispielsweise Angst weniger bedrohlich, und reagieren auf Provokation weniger heftig. Eine Unterbrechung der langen Leitungsbahnen im Rückenmark betrifft auch den Input der vegetativen Fasern, so daß deren stimulierender sowie modulierender Einfluß auf das Gehirn fortfällt. Daraus resultiert ein allgemein erniedrigtes Erregungsniveau, so daß Emotionen weniger deutlich empfunden werden. Die veränderte Erlebnisweise der Paraplegiker mit hohem Querschnitt spricht andererseits jedoch auch gegen die Richtigkeit der Modellvorstellung von James und Lange. Bei einem Querschnittsyndrom müßte stattdessen nämlich die Unterbrechung des spinalen Informationsinputs zum Gehirn zur totalen Emotionslosigkeit führen. Dies ist jedoch nicht der Fall.

Seit den 30iger Jahren dieses Jahrhunderts beschäftigen sich Neurobiologen, Kybernetiker und Psychologen zunehmend experimentell sowohl mit den anatomischen Repräsentanten als auch mit den emotionalen Reaktionsmustern des animalischen Verhaltens.

8.2 Tierexperimente

Das erste Tierexperiment, Triebverhalten im Gehirn zu lokalisieren, gelang 1929 Cannon [7]. Er entfernte einem Hund alle sensomotorischen kortikalen und subkortikalen Hirnanteile bis auf den Thalamus. Dieses sog. Thalamus-Tier reagierte noch auf artspezifische Reize. Beispielsweise zeigte es auf Vorhalten einer Katze eine ausgeprägte Pilomotoreaktion, eine sympathische Pupillenerweiterung sowie einen vermehrten Speichelfluß und ging unter Knurren und Beißen in Angriffstellung. Der während der Reizversuche bei dem dekortikalisierten Tier gemessene Adrenalin-Spiegel im Blutserum und Urin war gegenüber dem Wert vor der Reizung signifikant erhöht und entsprach damit den höheren Parametern gereizter Normaltiere unter vergleichbaren Reizbedingungen. Cannon sah in dem erhöhten Hormonspiegel und dem Auftreten vegetativer Reaktionen der gereizten Thalamus-Tiere den Beweis dafür, daß Emotionen unabhängig von der Großhirnrinde entstehen. Er vermutete in dem phylogenetisch gegenüber dem Neokortex älteren Thalamus sowohl den Generator der Emotionen als auch die koordinierende Schaltzentrale zwischen sensorischem Eindruck und emotionaler Reaktion. Sein Schüler Bard [3] zeigte in weitergehenden Experimenten, daß auch ein sog. Hypothalamus-Tier, also ein Tier, dem noch der Thalamus operativ entfernt war, auf artspezifische Schlüsselreize entsprechend vegetativ reagierte und den für emotionale Erregungen typischen Anstieg des Adrenalin-Spiegels aufwies. Cannon [6, 7] und Bard [3] modifizierten daraufhin ihre Theorie thalamischer Emotionsentstehung, indem sie den Hypothalamus als Entstehungsort für Gefühle mit einbezogen. Spätere Versuche an nicht dekortikalisierten Tieren ergaben jedoch, daß das thalamo-hypothalamische System offenbar nicht autark und nicht unabhängig von der Großhirnrinde funktioniert. Die Autoren fanden, daß der Neokortex auf diese paläokortikalen Hirnareale eine stark hemmende Kontrolle ausübt, »so wie ein Reiter ein Pferd beherrscht«, wie es später McLean [26] ausdrückte. Die kortikale Inhibition auf das thalamo-hypothalamische System ist dabei so effektiv, daß nur überschwellige sensomotorische Reize von letzterem mit vegetativen Reaktionen beantwortet werden. So erklärt das Cannon-Bard'sche-Modell beispielsweise das Verhalten eines Organismus während einer Schreckreaktion damit, daß in dieser Situation sowohl die Impulsrate als auch die Impulsintensität des Informationseingangs größer als die kortikale Hemmung sei. »Überschwelliger« Input löst auf diese Weise im Hypothalamus vegetative Reaktionen, im Kortex Gefühlsempfindungen aus. In diesem Modell resultieren Emotionen aus dem Zusammenspiel zweier Funktionskreise: 1. aus einem subkortikalen Regulationskreis des Hypothalamus und 2. aus einer bei überschwelligem Reiz via Hypothalamus geleiteten kortikalen Erregung. Ein ähnliches »exzitatorisches Gefühlsmodell« beschrieb 1960 Arnold [2]. Die Interpretation dieser Autoren blieb nicht unwidersprochen; lassen sie doch für individuelle (subjektive) Unterschiede der Emotionen keinen ausreichenden Platz. Diese Modelle beschreiben die kortikale Repräsentanz der Gefühle nur als Ausdruck der Wechselwirkung zwischen Hirnrinde und subthalamischem System. Es fehlt ihnen das »spezifisch Menschliche« des Gefühls, nämlich seine individuelle Ausprägung.

Trotz dieser Einwände fehlte es nicht an weiteren Versuchen, das morphologische Substrat der Emotionen neuroanatomisch zu lokalisieren und neurochemisch zu analysieren, neurophysiologisch zu messen und neuropsychologisch zu interpretieren. W. R. Hess [19] gelang es anhand gezielter Reiz- und umschriebener Ausschaltungsversuche, in basalen Hirnstrukturen (vor allem in der Formatio reticularis, dem limbischen System und dem Hypothalamus) eine funktionsanatomische Topographie des Gehirns zu beschreiben. Er konnte bei Tieren ohne Zerstörung des Kortex durch isolierte elektrische Reizung der basalen Hirnanteile reproduzierbar spezifisches emotionales Verhalten auslösen, beispielsweise eine Wutreaktion. Gegenüber den früheren Ausschaltungsexperimenten von Cannon und Bard bestanden zwei wesentliche Unterschiede: 1. waren die Tiere bei Bewußtsein, und 2. wurden unter standardisierten Bedingungen isolierte Neuronenstrukturen stimuliert und ihre Reaktion registriert. Während die bisherigen unspezifischen Ausschaltungsversuche auch nur zu unspezifischen, nämlich vegetativen Reaktionen geführt hatten, war die lokale Elektrostimulation von Hirnneuronenverbänden in der Lage, das globale Verhalten eines Tieres in mehr spezifische Verhaltensweisen zu differenzieren.

Zum Zustandekommen des Bewußtseins einige Anmerkungen:

8.3 Bewußtsein und Formatio reticularis (FR)

Bewußtsein ist als komplexe Hirnleistung an Hirntätigkeit gebunden. Nicht alle Hirnareale sind jedoch am Zustandekommen von Bewußtsein beteiligt. Als Beispiel diene das Kleinhirn.

Das Zerebellum steuert Koordination und Vorprogrammierung von Willkürbewegungen, ohne daß wir sie in unserem Bewußtsein wahrnehmen. Ausschaltung des Kleinhirns bedingt demnach auch keine Bewußtseinsstörung. Bewußtlosigkeit ist andererseits nicht einfach mit Funktionsverlust des Großhirns gleichzusetzen. So hat beispielsweise 1936 der Neurochirurg Brickner bei Kranken beide Frontalpole abgetragen und sich während der in Lokalanästhesie durchgeführten Operation mit den wachen Patienten unterhalten. Auch die Leukotomie, die chirurgische Faserdurchtrennung der Nervenverbindungen vom Stirn- zum Stammhirn, führt nicht zur Bewußtseinsstörung. Andererseits sind Mensch und Tier im Schlaf physiologisch »bewußtlos«, während das Hirn, wie elektroenzephalographische Ableitungen beweisen, weiterarbeitet. Neurophysiologisch handelt es sich beim Bewußtsein um das Zusammenspiel von spezifischen (lemniskalen) und unspezifischen (retikulären) Erregungen in sensiblen Hirnrindengebieten.

Spezifische Sinneseindrücke, wie die Wärmeempfindung oder unspezifische wie der Schmerz, gelangen über Rückenmarksbahnen zur mittleren Schleife des Mittelhirns (Lemniscus medialis). Von dort ziehen die spezifischen Sinneserregungen über Zwischenneurone zum Thalamus und über definierte Nervenbahnen zu den postzentralen Rindenfeldern des Großhirns. Die unspezifischen Erregungen, beispielsweise die vegetativen, verlaufen vom Lemniscus medialis zur FR, einem Netz von Interneuronen im Mittel- und Zwischenhirn. Von hier gelangen die Erregungen über Relaisstationen zum Thalamus, zum äußeren Pallidum, zurück zum Thalamus und zum Kortex. Sie enden in denselben sensorischen Rindenarealen, die auch die spezifische Sinneinformation als Bewußtseinsmatrize integrieren. Erst die neuronale Verschaltung spezifischer und unspezifischer Information in der Postzentralwindung führt zum Phänomen Bewußtsein. Wird experimentell die spezifische Sinnesleitung ausgeschaltet, beispielsweise infolge Durchtrennung des Rückenmarks, so haben wir einen sog. leeren Bewußtseinszustand vor uns: die Tiere sind wach aber reaktionslos. Umgekehrt führt Ausschaltung des unspezifischen Aktivierungssystems FR zum Koma, aus dem die Tiere auch durch stärkste Reize nicht mehr erweckt werden können.

Die FR fungiert jedoch nicht nur als unspezifisches Aktivierungssystem beim Zustandekommen von Bewußtsein. Sie steuert darüber hinaus das auffälligste physiologische Phänomen des Bewußtseins, den Schlaf-Wach-Rhythmus. Dabei weist das retikuläre System eine circa diane Rhythmik mit einer Periodik von etwa 16 Stunden Wachsein und 8 Stunden Schlaf auf. Während der Schlafphase ist die FR, wie elektroenzephalographische Rinden- und Tiefenableitungen zeigen, keineswegs stumm. Sie durchläuft periodisch spezifische Erregungszustände, von denen die Traumphase mit schnellen Augenbewegungen des Schläfers (rapid-eye-movement = REM-Phase) die wichtigste ist. Sie wird als die eigentliche Erholungsphase während des Schlafs angesehen. Eine neue Hypothese über Gehirn und Bewußtsein geht davon aus, daß das Bewußtsein aktiv nach Hirnprozessen sucht, die seiner jeweiligen Interessenslage entsprechen. In diesem Modell wird Bewußtsein als integrierendes System einzelner Gehirnprozesse angesehen, das je nach Wunsch und Vorstellung seines Trägers Einfluß auf seine Funktion nimmt und es auf diese Weise kontrolliert [12].

8.4 Limbisches System (LS)

Wie die FR Schlaf und Bewußtsein steurt, so reguliert das LS das emotionale Verhalten. Der Ausdruck Limbus wurde 1878 von Broca [4] für eine Gruppe wallartig um den Hirnstamm gelegener Ganglien verwendet, die man bis dahin pauschal als Riechhirn (Rhinenzephalon) bezeichnet hatte. Die Neuroanatomen hegten jedoch schon damals den Verdacht, daß diese Hirnteile nur wenig mit dem Geruchssinn zu tun haben. Es gibt nämlich Tierarten mit hochentwickeltem Rhinenzephalon, die gar keine Geruchsempfindung besitzen. McLean [26] und Papez [34] sowie später Akert und Mitarbeiter [1] ersetzten aufgrund neurohistologischer und neurophysiologischer Befunde die alte Bezeichnung Riechhirn durch den Begriff LS. Beim Menschen ist dieses System im Vergleich zur Großhirnrinde zwar weniger deutlich differenziert, jedoch sprechen seine paarige Lage um den Hirnstamm und seine engmaschige Verflechtung mit dessen lebenswichtigen Zentren prinzipiell für seine essentielle Bedeutung.

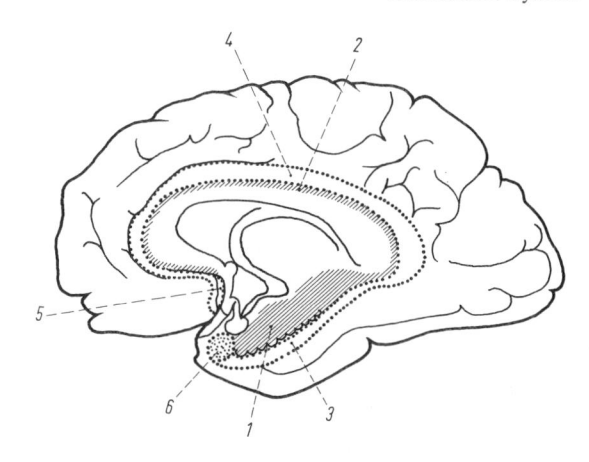

Abb. 1. Das limbische System (nach K. Akert und P. Hummel: Anatomie und Physiologie des limbischen Systems, 1969 [1]). Innerer Ring: 1 = Hippokampus, 2 = Indusium griseum. Äußerer Ring: 3 = Area entorhinalis, 4 = Area angularis, 5 = Area septalis, 6 = Amygdalae.

Einige Anmerkungen zum LS

Neuroanatomisch unterscheidet man im LS zwei Ringschaltungen. Der innere Ring aus dem phylogenetisch älteren Archikortex setzt sich aus Ammonshorn (Hippokampus), Indusium griseum und Area septalis zusammen, der äußere Ring aus Gyrus cinguli und dem Mandelkern (Nucleus amygdalae). Das innere Neuronensystem steht untereinander durch den Fornix und die Striae longitudinales, das äußere durch das Zingulum in Verbindung, während das diagonale Band von Broca zwischen Area septalis und Mandelkern verläuft. Der Hippokampus ist über den Fornix mit den Mamillarkörpern (Corpora mamillaria) verschaltet, die ihrerseits über den Tractus mamillothalamicus mit dem Thalamus und dem Hypothalamus in Verbindung stehen. Letzterer ist wiederum mit dem Gyrus cinguli und dem Hippokampus verknüpft. Es ergibt sich also insgesamt eine Ringschaltung aller am limbischen System beteiligten Neuronen, der nach dem Erstbeschreiber benannte Papez-Kreis. Mit der FR ist das LS über das mediale Vorderhirnbündel verschaltet, mit dem Großhirn (auffallenderweise) nur mit ganz vereinzelten Nervenbahnen. Die wichtigsten efferenten Bahnen des LS steuern die ventrikelnahen Abschnitte des Zwischen- und Mittelhirns (beispielsweise des zentralen Höhlengraus) mit ihren lebenswichtigen vegetativen Zentren. Sie üben so eine efferente Kontrolle über die neuroendokrinen Anteile des Hypothalamus aus (Abb. 1).

Ein neurophysiologisches Charakteristikum des LS ist die salvenartige Entladung seiner Nervenzellen über den Initialreiz hinaus [24]. Die ringartige Verschaltung der Neuronenverbände in diesem in sich geschlossenen System führt dazu, daß sich Erregungen in Art einer Kippschwingung »aufschaukeln« und auf diese Weise den Initialreiz überdauern. Dies vor allem im Hippokampus auslösbare Phänomen der hypersynchronen Nachentladung hat u. a. zu der Arbeitshypothese geführt, daß hier das neurophysiologische Korrelat für zielgerichtetes Verhalten zu suchen sei. Zu dieser Vorstellung paßt auch, daß im Ammonshorn der Entstehungsort für die vegetative und emotionale Aura sowie für das Déjà-vu-Erlebnis der Temporallappenepilepsie zu suchen ist. Wie oben angedeutet, wird dem LS die Steuerung der animalischen Triebmechanismen zugeordnet. Jedenfalls konnten neurophysiologische Untersuchungen das LS als vielfältigen Funktionsort affektiver Vorgänge belegen. Welche Emotionen lassen sich nun im einzelnen in den verschiedenen Kerngebieten der beiden Ringsysteme lokalisieren? Kaada [21] fand 1967 tierexperimentell, daß Elektrostimulation mit Mikroelektroden in verschiedenen Neuronenstrukturen des Mandelkerns unterschiedliches Verhalten auslösen konnte: einmal kam es zur Furcht, ein anderes Mal zur Wut, was konsekutiv zur Flucht führte oder einen Angriff zur Folge hatte. Eine neurohistologische Differenzierung der für das unterschiedliche Verhalten verantwortlichen Zellverbände gelang nicht. Elektrokoagulation oder operative Entfernung des ganzen Nucleus amygdalae führten zu einem Verlust des oben beschriebenen Furcht- oder Wutverhaltens. Die Tiere wurden entgegen ihrem sonstigen Naturell außerordentlich zahm und zeigten auch auf spezifische Reize keine Flucht- oder Agriffstendenzen. Beispielsweise konnte ein Puma nach stereotaktischer Ausschaltung des Mandelkerns als Maskottchen in einem Labor gehalten werden. Vergleichbare Verhaltensweisen fand Delgado [8, 9, 10] bei analogen Versuchen an Affen: identische Reizparameter lösten an verschiedenen Stellen des Mandelkerns unterschiedliches Verhalten aus. Die auffallendste Beobachtung von Delgado war, daß die stabile und von allen Tieren akzeptierte Rangordnung seiner Affenhorde instabil wurde. Die Affen trugen ständig mit der nächsthöheren Charge Rangkämpfe aus und stießen im Gegensatz zu ihren früheren Gruppengewohnheiten die schwachen Mitglieder der Herde aus. Elektrokoagulation mit Zerstörung des Nucleus amygdalae führte dagegen auch bei diesen Affen zu einer bis dahin nicht gekannten Zähmung bzw. Zahmheit. Delgado folgerte, daß der Nucleus amygdalae für ausgewogenes Sozialverhalten in der Gruppe verantwortlich sei und daß Störung des Mandelkerngleichgewichtes beim Menschen zu einer ähnlichen Fehlbeurteilung der sozialen Umweltverhältnisse führen könne, was dann seinerseits zu neurotischen oder psychosomatischen Störungen Anlaß gäbe. Auf dem Boden dieser Beobachtungen bzw. dieser Hypothese haben in den letzten Jahren japanische Neurochirurgen auch am Menschen bei therapieresistenter Agitiertheit und Aggression eine bilaterale Amygdalotomie vorgenommen. Postoperativ waren die Patienten angstfrei und gefügig, ohne daß eine meßbare Gedächtnis- oder Sexualstörung auftrat [15]. Lubar und Perachio [25] fanden, daß Katzen mit einer Läsion im Hippocampus oder Septum nur noch stereotypes Verhalten zeigten: die operierten Tiere ergriffen nach elektrischer Stimulation im Läsionsbereich stets die Flucht, während der sonst alternativ zum Fluchtreflex zu beobachtende Totstellreflex durch die Hirnverletzung offenbar gelöst war. Lag der Reizort im Septum mehr in Richtung zum Gyrus cinguli, kam es bei analoger Stimulationstechnik dagegen zu einem gegenteiligen Effekt: die Tiere boten nur noch den Totstellreflex, während das Fluchtverhalten eliminiert schien. Durchtrennung der Bahnverbindungen des Gyrus cinguli oder des Hippocampus führen also allgemein zu einem Verlust einer bestimmten Vermeidungsreaktion. Gloor [16] und Milner [27] modifizierten die Reiz- und Ausschaltungsversuche am Mandelkern: postoperativ konnten ihre Ratten nicht mehr lernen, unangenehme Situationen zu vermeiden. Beispielsweise liefen sie, um zu ihrem Freßnapf zu gelangen, über elektrisch geladene Gitter, die ihnen unangenehme Stromschläge an ihren Pfoten erteilten. Die Ratten konnten nicht mehr zwischen einem elektrisch geladenen Gitter und einem neutralen Weg unterscheiden. Dies Verhalten war auch unabhängig von Durst oder Sättigungsgrad der Tiere.

In dem Bemühen, die situative Anpassung des Individuums an die Umwelt und die hierdurch induzierte Verhaltensmodifikation studieren zu können, machte OLDS [28, 31] seine mittlerweile legendären Rattenversuche. Das Neue wie Besondere seiner Experimente war die Selbststimulation der Tiere. Die Entdeckung verdankten Olds und Milner 1954 einem Zufall. Eine einer Ratte intrazerebral implantierte Elektrode saß nicht, wie vermutet, in der FR, sondern mehr basal im Septum des LS. Das Tier versuchte nun, den elektrischen Impuls möglichst oft zu erhalten, da er offenbar, wie die Autoren interpretierten, eine »belohnende Wirkung« ausübte. Die Forscher konstruierten daraufhin eine entsprechende Versuchsbox und konditionierten ihre Tiere darauf, in ihren Käfigen kleine Kontakthebel mit den Pfoten herabzudrücken, wobei sie jeweils einen elektrischen Schlag über stereotaktisch im Septum des LS implantierte Drahtelektroden erhielten. Die Ratten stimulierten sich pausenlos und immer schneller und erreichten Frequenzen bis maximal 7000/Stunde. Sie zogen die Selbstreizung jeder Art von Nahrung vor und stimulierten sich schließlich bis zur totalen körperlichen Erschöpfung. Olds modifizierte seine Versuche, indem er entweder die Tiere vorher hungern oder dursten ließ oder vor dem Hebelwerk zur Selbststimulation ein elektrisch geladenes Gitter anbrachte. Auch unter diesen erschwerten Versuchsbedingungen reizten sich die Ratten bis zur körperlichen Erschöpfung. Olds beobachtete ferner, daß die Ratten das Hebelwerk auch dann pausenlos bedienten, wenn der Strom bereits abgeschaltet war, wenn sie also keinen belohnenden Stromstoß mehr erhalten konnten. Er interpretierte diese Beobachtung so, daß eine im LS ausgelöste hypersynchrone Erregung in Art einer Kippschwingung verlaufe, so daß es in den zirkulären Nervenstrukturen des Systems zu Nachentladungen käme, die den Intervallfluß minutenlang überdauerten. Bei mehr basaler Lage der Elektrodenspitze im dorsalen Septum (wie bei einer späteren Versuchsanordnung von Lubar und Peracchio) trat ein gegenteiliger Reizeffekt auf: die Ratten vermieden es streng, den Reizhebel zu berühren. Bei mittlerer Lage der Elektrode zwischen den beiden exponierten Reizorten mit hoher Selbstreizungs- und ebenso hoher Vermeidungsquote lag die Häufigkeit der Selbststimulation im Zufallsbereich. Olds schloß daraus, daß Ratten mit hoher Selbstreizungsrate den elektrischen Impuls als angenehm empfanden und bezeichnete das entsprechende Areal im Septum als Lustzentrum. Im Gegensatz dazu vermutete er bei Ratten, die die Selbststimulation vermieden, daß mit dem Stromstoß eine unangenehme Empfindung ausgelöst würde. Olds nannte das Areal daraufhin analog Unlustzentrum. Bei systematischer Untersuchung des LS nach den oben beschriebenen Lust- und Unlustzentren löste Stimulation an 60% der Reizorte in der Septalregion ein indifferentes Verhalten bezüglich der Selbststimulation aus. In 35% fand sich eine Lustreaktion mit Zunahme der Reizdauer und -schnelligkeit, und nur in 5% eine Aversivreaktion. Olds und Mitarbeitern war es seinerzeit nicht gelungen, diese umschriebenen Gebiete, die ein so unterschiedliches Reizantwortverhalten zur Folge hatten, neurohistologisch als verschiedene Neuronentypen zu identifizieren.

Gallistel [14] zeigte 1973, daß der »circulus vitiosus« der Selbstreizung über im Septum des LS implantierte Elektroden nur etwa 10 Minuten anhält. Eine Reizpause dieser Dauer unterbricht gleichzeitig auch das konditionierte Verhalten der sich pausenlos selbst stimulierenden Tiere. Bei Unterbrechung der Selbststimulation unter 10 Minuten nahmen die Tiere jedoch sofort wieder ihre alte Reizsequenz auf. Als neurophysiologische Erklärung wurde auch hier die hypersynchrone Nachentladung mit nachfolgender Kippschwingung in den limbischen Neuronensystemen angenommen. Gallistel konnte in der Septalregion des LS neurophysiologisch zwei Arten von Neuronen identifizieren. Die einen Neuronen hatten eine lange Refraktärzeit von 1 m/sec (das ist die Zeit zwischen zwei Neuronenentladungen), während die anderen Neuronen eine deutlich kürzere Refraktärperiode von 0,6 m/sec aufwiesen. Die Nervenzellen mit der langen Abklingquote bzw. Zeitkonstante nannte Gallistel Triebneurone, die mit der kurzen Zeitkonstante Verstärkerneurone. Beide Zelltypen haben unterschiedlich dicke Neuriten mit entsprechend unterschiedlich schnellen Nervenleitungsgeschwindigkeiten. Die aus der Faserdicke und der Isolierschicht errechnete Leitungsgeschwindigkeit betrug bei den Triebneuronen 2 bis 3 m/sec, bei den Verstärkerneuronen 5 bis 15 m/sec. Die Triebneurone reagieren auf mechanische oder elektrische Stimulation mit salvenartiger Nachentladung bis zu Minuten. Sie zeigen darüber hinaus das Phänomen der synaptischen Summation. Hierunter versteht man die Tatsache, daß sich unterschwellige Reize, die jeder für sich nicht zu einer Erregung der Nervenzelle führen, in ihrer Wirkung summieren und auf diese Weise doch zu einer Erregung der Zelle führen. Routtenberg [35] fand, daß sich Ratten bei Reizung des medialen Vorderhirnbündels, also im wesentlichen der Corpora mamillaria mit ihren Neuronenverbindungen zum Bulbus olfactorius, ununterbrochen selbst stimulierten. Er interpretierte dieses Phänomen ähnlich wie Olds als ein Verhalten nach dem Lustprinzip. Elektrostimulation im dorsalen Mittelhirn, insbesondere in den periventrikulären Kernen, führte dagegen zu einer ausgesprochenen Aversivreaktion, wobei die Ratten den Reizhebel mieden. Routtenberg folgerte, daß das mediale Vorderhirnbündel die FR hemme. Dabei käme es zu einer Verschiebung des inneren Gleichgewichtes (Homöostase) von Lust zu Unlust.

Olds gelang es, durch das männliche Sexualhormon Testosteron bei seinen Ratten die Reizintensität der intrakraniellen Stimulation zu steigern bzw. die Reaktionsquote durch das weibliche Sexualhormon Östradiol zu erniedrigen. Auffallend dabei war, daß zwischen weiblichen und männlichen Versuchstieren kein Unterschied bestand.

Die Ergebnisse der Oldsschen Reizversuche an Ratten ließen vermuten, daß es im Septum des LS Lust- und Unlustzentren gäbe. Die Gefühle Lust bzw. Belohnung und Unlust bzw. Bestrafung hingen vom jeweiligen Erregungszustand des spezifischen Nervenareals im LS ab. Olds sprach deshalb von einer alimentären und reproduktiven Triebzone. Gegen seine Interpretation ist hauptsächlich von psychologischer Seite eingewandt worden, daß es sich bei den Reizversuchen lediglich um eine Reiz-Antwort-Kette handele, nicht aber um autonome Triebzentren.

Klüver und Bucy [22] trugen bei Affen und Katzen den basalen Neokortex des Temporallappens ab. Die Tiere wiesen postoperativ regelmäßig bis dahin nicht beobachtete Verhaltensstörungen auf: 1. Sie zeigten eine ausgesprochen orale Tendenz, wobei sie alle, auch nicht eßbaren Gegenstände ins Maul steckten und zu essen versuchten. 2. Sie hatten eine optische Agnosie, wobei Katzen beispielsweise nicht mehr auf Mäuse ansprachen. 3. Sie wiesen keine Furcht- oder Vermeidungsreaktionen auf, so daß junge Affen beispielsweise mit sonst von ihnen gefürchteten Schlangen spielten. 4. Die Versuchstiere zeigten eine ausgeprägte Hypersexualität, wobei sie auch mit artfremden oder gleichgeschlechtlichen Tieren oder sogar Gegenständen zu kopulieren versuchten. Neurohistologische Untersuchungen ergaben später, daß dieses nach den Erstautoren benannte Klüver-Bucy-Syndrom im wesentlichen auf eine Läsion des Gyrus hippocampus zurückgeht, eines Teils des basalen Schläfenlappens. Die Trias optische Agnosie, orale Tendenz mit Hyperphagie und Hypersexualität ist auch beim Menschen nach Teilläsion oder Zerstörung des Gyrus hippocampus beobachtet und mit dem Namen Klüver-Bucy-Syndrom belegt worden. Pathoätiologisch wird das Syndrom beispielsweise bei isolierten Enzephalitiden, Enzephalomyelitiden, selten auch bei Hirntumoren beobachtet.

Ein 45jähriger bis zum Unfallereignis gesunder Mann zeigte nach einem Schädel-Hirn-Trauma mit 24stündiger Bewußtlosigkeit ein organisches Psychosyndrom mit ausgeprägten Verhaltensstörungen. Der Mann aß wahllos, was man ihm vorstellte, ohne daß er ein Sättigungsgefühl zeigte, und machte Krankenschwestern wie Mitpatientinnen höfliche wie eindeutige Anträge. Sein übriges Verhalten war situationsgerecht und geordnet, insbesondere bestand keine Enthemmung i. S. eines Frontalhirnsyndromes. Der Patient wurde nach 3 Wochen beschwerde- und symptomfrei nach Hause entlassen. Der zentrale Neurostatus war einschließlich Elektroenzephalogramm und computergesteuerter Röntgenschichtuntersuchung des Gehirns normal. Das anfängliche Hirnödem lag nicht mehr vor; die Ventrikelräume waren wieder normal weit.

Bei einer Kontrolluntersuchung nach 8 Wochen hatte der Patient über 10 kg an Gewicht zugenommen und klagte über permanenten Hunger, wobei es ihm zur Sättigung mehr auf die Menge als auf die Qualität der Speisen ankam. Die Ehefrau des Patienten berichtete, daß das betont sexuell gefärbte Verhalten ihres Mannes in der Umgebung auffiele, daß er seine Angestellten belästige und rastlos mit dem Wagen unterwegs sei. Der Mann bestätigte diese Angaben und führte aus, daß er in die Bordelle der umgebenden Städte führe und auch mehrfach am Tag masturbiere. Die klinisch-neurologische Untersuchung ergab einschließlich Elektroenzephalogramm keinen krankhaften Befund, die psychologische Testung eine Gedächtnisstörung. Das Computertomogramm dagegen zeigte eine eindeutige kortikale Atrophie bei basalen Temporalanteile und bestätigte somit die Diagnose eines traumatisch ausgelösten Klüver-Bucy-Syndroms.

Zerstörung des Gyrus hippocampus hat beim Menschen eine Gedächtnisstörung, Teilläsion eine zeitliche und örtliche Desorientierung, eine abnorme Ablenkbarkeit, eine Störung der Merk- und Konzentrationsfähigkeit sowie eine emotionale Verödung zur Folge. Bei Ausfall des Ammonshorns kommt es zum typischen Korsakow-Syndroms mit Totalverlust des Kurzzeitgedächtnisses.

Als allgemeine oder übergeordnete Funktion des LS kann man die Kodierung und Koordination von Verhaltensprogrammen ansehen. Diese sollen dazu dienen, das Leben an die jeweilige Situation anzupassen und damit erst möglich zu machen. Wenn das Grundprinzip des animalischen Lebens die Selbst- und Arterhaltung ist, so muß zu seiner Durchführung sowohl ein zielgerichtetes als auch flexibles Verhaltensrepertoire zur Verfügung stehen. Gray [17] setzt für zielgerichtetes Verhalten eine auf Befriedigung ausgerichtete endogene Triebstruktur voraus. Gleichzeitig müssen aber auch Mechanismen vorhanden sein, die in der jeweiligen Situation die Ausführung des zielgerichteten Verhaltens ermöglichen. So steuert das LS beim Menschen beispielsweise sowohl die

Kopulation als auch die begleitenden Verhaltensweisen, die hierzu führen: nämlich den Wunsch zur körperlichen Vereinigung, den geordneten Ablauf der einzelnen Schritte und den Akt an sich. Prinzipiell läßt sich also über das LS die Arbeitshypothese aufstellen, daß in ihm individuelle Grundmuster menschlichen Verhaltens und emotionaler Reaktion angelegt sind. Dabei sind spezifische Neuronenverbände des LS für spezifisches Verhalten verantwortlich. Örtliche Reizung, Teilläsion oder Funktionsverlust eines Regelkreises im LS führen zu einer Änderung des Grundverhaltens. Durch den gegenseitigen Einfluß komplexer neuronaler Programme wird beim Gesunden ein Gleichgewicht zwischen Umwelt und Organismus hergestellt (Homöostase). In diesem Modell bedeutet Krankheit allgemein Störung der Homöostase. Dies entspricht dem von Pribram [34] entwickelten kybernetischen Modell der Informationsverarbeitung von Emotionen.

Die Interpretation von Olds in Lust- und Unlustzentren lassen sich in ein verhaltenstheoretisches Modell übernehmen. Danach wird erlerntes Verhalten bei entsprechender Belohnung verstärkt [33]. Man geht davon aus, daß es bei Lustempfindung zu einer vermehrten Neuronenaktivität in Regelkreisen des LS kommt und auf diese Weise durch synaptisches Einschleifen neues Verhalten abgespeichert und erlernt wird. Diese neuropsychologische Modellvorstellung, die neurophysiologisch jedoch nicht endgültig bewiesen ist, hat in letzter Zeit zu Spekulationen über die Entstehung einer sog. »Regelkreisneurose« geführt. Diese mag als Arbeitshypothese nützlich sein. Einen neurophysiologischen Beweis für eine Neurosenentstehung auf dem Boden neuronaler Verschaltungen im LS, der FR oder des Hypothalamus gibt es bisher nicht.

8.5 Hypothalamus (Hyth.)

Neuroanatomisch gehört der unmittelbar benachbarte Hyth. nicht zum LS, neurophysiologisch ist er jedoch von diesem nicht zu trennen. Sie stellen eine gemeinsame neuronale Funktionseinheit dar. Die vom LS ausgehenden Erregungen setzen sich über den Fornix und das mediale Vorderhirnbündel zum Hyth. fort. Erregungen aus der Hirnrinde erreichen den Hyth. direkt oder via Thalamus. Von caudal erhält der Hyth. Informationen aus dem olfaktorischen System, dem dorsalen Längsbündel und der FR. Neuronal ist damit der Hypothalamus eng mit dem LS, dem Kortex und Thalamus, dem Tegmentum und der FR sowie den Hirnnervenkernen verschaltet. Erregung des Hyth. führt zu dreierlei: 1. zu einer Kontrolle der sympathischen und parasympathischen Neuronenaktivität, 2. zur Informationsübertragung in die FR und 3. zu einer Kontrolle der Hypophyse. Die verschiedenen Hyth.-Kerne lassen sich anhand stereotaktischer Reiz- und Ausschaltungsversuche in funktionelle Gruppen gliedern. Die ventrale Neuronengruppe mit den Nuclei supraopticus und paraventricularis dient der Flüssigkeitsregulation. Reizt man diese Kerngruppe über stereotaktisch eingebrachte Sonden mit Spuren des Neurotransmitters Nor-Adrenalin, so nehmen die Tiere keine Flüssigkeit mehr zu sich, während ihr Freßverhalten intakt bleibt. Acetylcholin dagegen bewirkt am selben Reizort, daß die Tiere nicht mehr fressen, während sie weiter Flüssigkeit aufnehmen. Im Unterschied zum LS kann man also im Hyth. an ein und demselben Ort reproduzierbar unterschiedliche Verhaltensweisen auslösen. Eine neuroanatomische oder neurohistologische Differenzierung der gereizten Zellverbände ist jedoch bisher nicht gelungen. Dieselben oder ähnliche Symptome lassen sich darüber hinaus bei demselben Versuchstier aus jeweils mehreren Reizorten sowohl des vorderen als auch des seitlichen Hyth. auslösen. Die zentrale Kerngruppe des Hyth. ist für Körpertemperatur und damit für die Schweißsekretion verantwortlich. Bei ihrer Zerstörung kommt es zum Diabetes isipidus und zu erhöhter Körpertemperatur. Die dorsale Kerngruppe des Hyth. mit den Nuclei posterior und mamillaris regeln Appetit und Sättigung sowie die Reflexe der Nahrungsaufnahme. Läsionen in diesem Gebiet führen zu einem Verlust der durch Appetit gesteuerten Nahrungsaufnahme. In diesen Fällen empfanden die Tiere weder Hunger noch Durst und gingen an allgemeiner Abmagerung ein. Selten kam es zu extremer Freßlust mit entsprechender Adipositas [13, 18]. Insgesamt also dient das hypothalamische System offenbar dem Gleichgewicht zwischen Hunger, Durst und Sättigung. Diese mehr unspezifische Funktion des Hyth. wurde von Baum [36] bewiesen. Er reizte nach Läsion im lateralen Hypothalamus die noch weiter lateral davon liegenden Hirnstrukturen. Sofern nur der Kortex intakt war, konnte er von den lateralen Arealen, die nicht dem Hypothalamus zugerechnet werden, dieselben Phänomene und Verhaltensweisen wie bei direkter Hypothalamusreizung auslösen. Demnach kompensiert also der Kortex den Funktionsausfall des Hyth. War die Hirnrinde dagegen funktionsgeschädigt oder -untüchtig, sei es nach chirurgischer Durchtrennung, Eingriff oder chemischer Betäubung, konnte das Verhalten weder durch Stimulation intakter Hypothalamusanteile noch durch Reizung ihrer Umgebung beeinflußt werden, was die übergeordnete Steuerung der Hirnrinde über das hypothalamische System beweist. Als Beispiel für das funktionell enge Zusammenspiel von Kortex, Hyth. und LS möge die Wutreaktion bei der Katze dienen. Wut zeigt sich bei diesem Tier durch Krümmen des Rückens, Sträuben der Rückenhaare, Fauchen und Zischen, eine Pupillenerweiterung sowie durch zielgerichtetes Kratzen und Beißen. Diese Reaktionen können von mehreren Stellen des hypothalamischen Systems ausgelöst werden: 1. durch Reizung des lateralen Hyth., 2. durch Reizung der den lateralen Hyth. umgebenden Hirnareale, 3. durch Reizung der den lateralen Hyth. umgebenden Hirnareale bei gleichzeitiger Zerstörung des lateralen Hypothalamus und erhaltener Großhirnrinde, 4. durch Reizung des ventromedialen Hyth., 5. durch Reizung des Septums im LS, 6. durch

Reizung des Nucleus amygdalae und/oder des Gyrus cinguli des LS, und schließlich 7. durch Zerstörung ventromedialer Hypothalamuskerne und gleichzeitiger Zerstörung des Nucleus amygdalae. Wie erwähnt, führt Zerstörung des Mandelkerns allein zu einer sonst in der Natur nicht gekannten Sanftheit des Versuchstiers, während Reizung reproduzierbar Wut auslöst. Diese kann wiederum durch eine ipsilaterale stereotaktische Koagulation lateraler Hypothalamusanteile beseitigt und in die oben beschriebene Sanftheit überführt werden. Die Tierexperimente erlauben den Schluß, daß das LS und der Hyth. mehr ein Regelkreisverhalten zeigen, als daß die einzelnen Funktionen streng topographisch in einzelnen Neuronenverbänden lokalisiert sind. Das heißt, daß der Hypothalamus allgemein der Homöostase, also der Aufrechterhaltung des inneren Gleichgewichts, und dabei gleichzeitig der Beseitigung physiologischer Mangelzustände dient.

Zusammenfassung

Reiz- und Ausschaltungsexperimente von umschriebenen Neuronenverbänden in der FR, dem LS und dem Hyth. führen reproduzierbar zu unterschiedlichen Verhaltensmustern. Den verschiedenen Verhaltensmodalitäten liegt also ein definiertes anatomisches Substrat zugrunde. Die FR schafft das allgemeine Aktivierungsniveau, das über reaktives Verhalten hinaus zielgerichtetes Handeln ermöglicht. Das LS ist eine Integrationszentrale für affektives Verhalten, Gedächnisleistung und Sexualität. Über den Hyth. werden die vegetativen Funktionen gesteuert. Alle drei Steuerzentren stehen in einer gegenseitig abhängigen wie gleichzeitig regulierenden Wechselbeziehung. Aufgrund ihrer neuroanatomischen Verschaltungen und ihres funktionellen Zusammenhanges könnte man das limbisch-thalamische System als ein großes Integrationszentrum für die Triebregulierung, die Art- und die Selbsterhaltung bezeichnen. Regeltechnisch gesehen dient dieses Trio der Herstellung und Aufrechterhaltung eines inneren und äußeren Gleichgewichtes zwischen Lebensanforderung, zielgerichtetem Verhalten und Triebbefriedigung. Verschiebungen in diesem internen wie externen Homöostase-System führen konsekutiv zu Verhaltensstörungen. Allerdings gelingt es nur selten, ein spezifisches Verhalten einer spezifische Läsion zuzuordnen, wie beispielsweise beim Klüver-Bucy-Syndrom, bei dem eine beidseitige Temporalrindenläsion zur Hypersexualität, Hyperphagie und optischen Agnosie führt. Modelle, neurotisches Verhalten definierten anatomischen Störungen innerhalb des Systems zuzuordnen oder als Desintegration des Funktionskreises Kortex-LS-Vegetativum aufzufassen, sind bisher nicht bewiesen. Allenfalls ließe sich die Arbeitshypothese aufstellen, daß Störungen der vom LS regulierten Homöostase zu einer Entgleisung affektiver Vorgänge und vegetativer Funktionen führt, die ihrerseits Organmanifestationen und psychosomatische Reaktionen zur Folge haben. Diese Überlegungen können den therapeutischen Ansatz der Kombination medikamentöser Ruhigstellung und Psychotherapie bei psychosomatischen Erkrankungen erklären.

Die prägnanteste Interpretation des LS hat der bekannte Londoner Physiologie H.J. Campbell [5] geliefert, der »Lust« im weitesten Sinne mit Aktivierung limbischer Hirnareale gleichsetzte. Damit liegen die Ansichten von Descartes und Campbell über Seele und Emotion nicht mehr weit auseinander.

Literatur

[1] Akert, K., Hummel, P.: Anatomie und Physiologie des limbischen Systems. Hoffmann-La Roche u. Co, Basel, 2. Auflage 1968.
[2] Arnold, M. B.: Brain function in emotion: A phenomenological analysis. In: Physiological Correlates of Emotion, ed. by P. Black. New York: Academic Press 1970.
[3] Bard, P.: Emotion I.: The neurohumoral basis of emotional reactions. In: Murchinson, C.: Handbook of general experimental psychology. Worcester, Mass.: Clard Univ. Press 1934.
[4] Broca, P.: Anatomie comparée des cirionvolutions cérébrales. Le grand lobe limbique et la scissure limbique dans la série des mammifères. Re. anthrop. 1. 385 (1878).
[5] Campbell, H.J.: Irrtum der Seele. Scherz Verlag, Bern, München, Berlin 1973.
[6] Cannon, W.B., Britton, S.W.: Studies on the conditions of activity in endocrine glands. The influence of motion and emotion on medulloadrenal secretion. Amer J. Physiol. 79, 433–465 (1926).
[7] Cannon, W.B.: Bodily changes in pain, hunger, fear and rage. An account of recent researches into the functions of emotional excitement. New York: D. Appelton, 1929.
[8] Delgado, J.M.: Effect of brain stimulation on task-free situations. In: The Physiological Basis of Mental Activity, ed. by R. Hernandez-Peon. Amsterdam: Elsevier 1963.
[9] Delgado, J.M.: Aggression and defense under cerebral ratio control. In: Aggression and Defense, ed. by C. D. Clemente and D. B. Lindsley. Los Angeles: Univ. Calif. Press 1967.
[10] Delgado, J.M.: Gehirnschrittmacher, Frankfurt a.M.: Ullstein 1971.
[11] Descartes, R.: Les passions de l'âme. Paris 1649.
[12] Eccles, J.C.: Hirn und Bewußtsein. In: mannheimer forum. Herausgeber H. von Ditfurth, Boehringer Mannheim Gmbh, Mannheim 1977/78.
[13] Epstein, A.N.: The lateral hypothalamic syndrome. In: Progress in Physiological Psychology, vol. 4, ed. by E. Stellar and J.M. Sprague. New York: Academic Press 1971.
[14] Gallistel, C.R.: Self-stimulation: The neurophysiology of reward and motivation. In: The Physiological Basis of

Memory, ed. by J. A. Deutsch, New York: Academic Press 1973.
[15] Ganong, W. F.: Nervous System. Lange, Medical Publications, Los Altes, California 1977.
[16] Gloor, P.: Diskussionbeitrag zu B. Kaada: Brain mechanisms related to aggressive behavior. In: Aggression and Defense, ed. by C. D. Clemente and D. B. Lindsley. Berkley: Univ. Calif. Press 1967.
[17] Gray, J. A.: Angst und Streß, München, Kindler 1971.
[18] Grossmann, S. P.: Behavioral effects of chemical stimulation of the ventral amygdala. J. comp. physiol. Psychol. 57, 29–36, 1964.
[19] Hess, W. R.: Das Zwischenhirn: Syndrome, Lokalisationen, Funktionen, (2. Auflage) Basel: Schwabe, 1954.
[20] James, W.: What ist emotion? Muid 9, 188–205 (1884).
[21] Kaada, B.: Brain mechanisms related to aggressive behavior. In: Aggression and Defense, ed. by C. D. Clemente and D. B. Lindsley. Los Angeles: Berkley, Univ. Calif. Press 1967.
[22] Klüver, H. Bucy, P. C.: Preliminary Analysis of the Temporal Lobes in Monkeys. Arch. Neurol. Psychiat. (Chic) 42, 979 (1939).
[23] Lange, C.-G.: Om Sindsbevaegelser. Et psyko. fysiol. studie. Copenhagen: Krmar 1885.
[24] Liberson, W. T., Akert, K.: Hippocampan Seizure States in Guinea Pig. Electroencephal. clin. Neurophysiol. 7, 211 (1955).
[25] Lubar, J. F., Perachio, A. A.: One-way and two-way learning and transfer of an active avoidance response in normal and cinglectomized cats. J. comp. physiol. Psychol. 60 (1965).
[26] McLean, P. D.: Psychosomatic disease and the visceral brain. Recent developments bearing on the Papez theory of emotion. Psychosom. Med. 11, 338 (1949).
[27] Milner, B.: Memory and the medial temporal regions of the brain. In: Biology of Memory, ed. by K. H. Pribram and D. E. Broadbent. New York: Academic Press 1970.
[28] Olds, J., Milner, P.: Positive reinforcement produced by electrical stimulation of septal area and other regions of rat brain. J. comp. physiol. Psychol. 47, 419–427 (1954).
[29] Olds, J.: Self-stimulation experiments and differentiated reward systems. In: Reticular Formation of the Brain, ed. by H. H. Jasper. Boston: Little Brown 1958.
[30] Olds, J.: Differential effects of drive and drugs on self-stimulation of different brain sites. In: Electrical Stimulation of the Brain, ed. by D. E. Sheer. Austin: Univ. Texas Press 1961.
[31] Olds, J.: Pleasure centers in the brain. Sci. Amer., Okt. 1956. Auch in: Psychobiology, ed. by J. L. McGaugh, N. M. Weinberger, R. E. Whalen, San Francisco: Freemann 1966.
[32] Papez, J. W.: A proposed mechanism of emotion. Arch. Neurol. Psychiat. (Chic.) 38, 725 (1937).
[33] Pfaffmann. C.: Taste preference and reinforcement. In: Reinforcement and Behavior, ed. by J. T. Tapp. New York, Academic Press 1969.
[34] Pribram, K. H. Languages of the Brain. New Jersey: Prentice Hall 1971.
[35] Routtenberg, A.: The two-arousal hypothesis: Reticular formation and limbic system. Psychol. Rev. 75 (1968).
[36] Teitelbaum, P.: The encephalization of hunger. In: Progress in Physiological Psychology, ed. by E. Stellar and J. M. Sprague, Vol. 4., New York: Academic Press 1971.

9 Psychoneuroendokrinologie[1]

Horst Lorenz Fehm[2] und Karl Heinz Voigt[3]

9.1 Einleitung

Im folgenden Kapitel ist der Versuch gemacht worden, die bekannten Fakten über die Wechselwirkung zwischen psychischen und endokrinen Phänomenen zusammenzutragen. Die Psychoendokrinologie ist ein interdisziplinäres Fach, wobei die wesentlichen Beiträge von Endokrinologen, Neuroendokrinologen, Neurologen und Neurophysiologen sowie von Psychiatern und Psychologen kommen. Viele Sachverhalte konnten nur andeutungsweise dargestellt werden. Wir hoffen, daß der Leser weiterführende Fragen mit Hilfe des Literaturverzeichnisses klären kann. Darin haben wir vor allem neuere Arbeiten und insbesondere Übersichtsarbeiten berücksichtigt.

Die Psychoneuroendokrinologie liefert wichtige Bausteine zu einer Theorie der Psychosomatik. Sie bietet klassische Beispiele für psychosomatische Abläufe, so z. B. die endokrinen Veränderungen als Reaktion auf psychischen Streß, die in einer vermehrten Ausschüttung von Katecholaminen aus dem Nebennierenmark, in einer vermehrten Freisetzung von ACTH[4]) und damit von Nebennierenrinden-Steroiden, in einem Anstieg von Wachstumshormon und Prolaktin bestehen, um nur die wichtigsten zu nennen. Ebenso deutlich sind somatopsychische Abläufe, z. B. im Sinne der psychischen Veränderungen, wie sie bei fast allen endokrinen Erkrankungen beobachtet werden. Die Kombination unserer Kenntnisse über den Einfluß psychischer Phänomene auf das Endokrinium und den Einfluß von Hormonen auf zentralnervöse Funktionen, auf Verhalten und Persönlichkeitsstruktur führt zur Beschreibung psycho-somato-psychischer bzw. somato-psychosomatischer Syndrome. Diese »eindimensionale« Darstellung versagt schließlich, wenn es darum geht, Phänomene zu beschreiben, bei denen durch einen Stimulus sowohl psychische als auch somatische Reaktionen ausgelöst werden. So führt z. B. die Perfusion des Hypothalamus mit hyperosmolaren Salzlösungen sowohl zur Freisetzung von Adiuretin und damit zur Antidiurese, als auch zur Auslösung von Durstgefühl und Trinkverhalten. Dies wäre als

somato $\diagup$ somatischer $\diagdown$ psychischer Ablauf darzustellen.

Diese mehrdimensionale Verknüpfung psychischer und somatischer Phänomene macht eine ausschließlich »somatische« oder ausschließliche »psychologische« Betrachtungsweise sinnlos.

Wir möchten schließlich darauf hinweisen, daß die von uns getroffene Zuordnung bestimmter Krankheitsbilder zu »endokrinen Erkrankungen« bzw. »psychischen Erkrankungen« willkürlich ist und mehr den klinischen Gepflogenheiten als einem wissenschaftlichen Konzept entspricht. So wird die Anorexia nervosa häufig als primär »psychogene« Erkrankung aufgefaßt. Demgemäß besprechen wir die bei dieser Erkrankung beobachteten endokrinen Störungen im Abschnitt 8.5. »Endokrinologische Befunde bei psychischen Erkrankungen«. Die neueren Kenntnisse über die Art der hypothalamischen Dysfunktion bei der Anorexia nervosa mit der Störung der Regulation der Gonadotropin-Sekretion, den Störungen der Thermoregulation und des Wasserhaushaltes, machen sehr wahrscheinlich, daß auch die Störung des Eßverhaltens als Symptom einer hypothalamischen Dysfunktion aufgefaßt werden muß. Damit erscheint die Einordnung der Anorexia nervosa als neuroendokrine Krankheit nicht weniger gerechtfertigt. Letztlich wird dem Sachverhalt nur eine Betrachtungsweise gerecht, die darauf verzichtet, somatische und psychische Phänomene zu trennen.

9.2 Grundlagen der Psychoneuroendokrinologie

9.2.1 Anatomie und Biochemie

Neuroendokrinologie beschäftigt sich mit den Interaktionen des Nervensystems mit den endokrinen Drüsen. Mittels der integrierten Funktion neuroendokriner Strukturen antworten Lebewesen in ihrem Metabolismus und in ihrem Verhalten auf Veränderungen des internen und externen Milieus. Die Psychoneuroendokrinologie beschäftigt sich mit den Korrelationen zwischen psychischen und neuroendokrinen Phänomenen.

---

[1] Unterstützt von der Deutschen Forschungsgemeinschaft, Bonn-Bad Godesberg, SFB 87/B 2.
[2] Abteilung Endokrinologie u. Stoffwechsel Zentrum für Innere Medizin u. Kinderheilkunde Universität Ulm
[3] Abteilung Physiologie, Zentrum für Theoretische Medizin u. Biologie, Universität Ulm
[4] Erklärung der Abkürzungen s. S. 169.

Psychoneuroendokrinologie

Der Mechanismus der Neurosekretion steht im Mittelpunkt der Entwicklung der modernen Neuroendokrinologie. Unter Neurosekretion versteht man die Fähigkeit von Neuronen, bestimmte sekretorische Produkte zu bilden, die die typischen Eigenschaften von Hormonen aufweisen, d. h. daß sie mit dem Blutstrom zu ihren Zielorganen getragen werden. Bei den höheren Tieren sind die wichtigsten neurosekretorischen Systeme die supraoptico- und paraventriculo-hypophysären Neurone, die die Neurohypophyse bilden, und die Neurone an der Basis der Hypothalamus, die die hypophysiotropen Hormone in das Blut abgeben, das den Hypophysenvorderlappen versorgt. Neurosekretorische Zellen behalten neben ihrer sekretorischen Fähigkeit die charakteristischen funktionellen und strukturellen Eigenschaften eines Neurons: Diese Zellen besitzen Dendriten, ein Axon und Nissl-Substanz, bringen elektrische Aktionspotentiale hervor, werden durch andere Neurone vermittels Synapsen beeinflußt und reagieren auf die üblichen neuralen Transmittersubstanzen wie Azetylcholin, Noradrenalin, Serotonin etc.

Der Hypothalamus ist ein Teil des Diencephalon an der Hirnbasis, und bildet den Boden und einen Teil der Seitenwände des 3. Ventrikels. Er wird nach rostral vom Chiasma opticum und caudalwärts von den Corpora mamillaria begrenzt. Die rundliche Basis des Hypothalamus heißt Tuber cinereum und dessen Zentralregion die mediane Eminenz. Aus der medianen Eminenz geht der Hypophysenstiel hervor. Eine stark schematisierte Darstellung der Anatomie dieses Gebietes findet sich in Abb. 1.

Der *Hypophysenhinterlapppen* ist eine Ausstülpung des Hypothalamus. Er enthält die Nervenendigungen der supraoptico- und paraventriculo-hypophysären Bahnen. In den Neuronen des Nucleus paraventricularis und supraopticus des Hypothalamus werden die Hormone Vasopressin und Oxytocin zusammen mit ihrem Trägerprotein Neurophysin I und II gebildet. Die Hormone werden in kleinen, membranumhüllten Vesikeln entlang der Axone transportiert. Die hormonhaltigen Vesikel fließen so mit dem axoplasmatischen Strom durch den Hypophysenstiel zum Hypophysenhinterlappen, wo sie gespeichert und bei Bedarf freigesetzt werden können. Der adäquate Reiz zur Freisetzung von Vasopressin aus dem Hypophysenhinterlappen ist die durch Wassermangel erhöhte Salzkonzentration im Blut, das den Hypothalamus durchströmt. Die erhöhte Osmolarität wird über Osmorezeptoren wahrgenommen. Vasopressin führt nun zu einer Antidiurese. Diese Osmorezeptoren spielen aber nicht nur bei der Regulation der Vasopressinsekretion eine Rolle, sondern ebenso bei der Steuerung des Durstgefühls und des Trinkverhaltens. Neurophysiologische Studien haben gezeigt, daß das Durstgefühl Folge eines intern wahrgenommenen Signals ist. Dieses Signal entsteht im Hypothalamus als Antwort auf lokale Hyperosmolarität. Es wird wahrscheinlich durch cholinerge Neurone vermittelt: durch lokale intrahypothalamische Injektionen cholinerger Substanzen konnte sowohl Trinkverhalten als auch Antidiurese stimuliert werden. Der Einfluß »höherer« neuraler Zentren auf die Vasopressinsekretion wird durch Beobachtungen belegt wie die Streß-induzierte Antidiurese bei Mensch und Tier oder die experimentell durch hypnotische Suggestion oder psychologische Konditionierung induzierte Antidiurese. Dieses Muster einer integrierten verhaltensmäßigen und neuroendokrinen Antwort auf einen Reiz ist typisch für viele homöostatischen Regulationen, in die der Hypothalamus einbezogen ist.

Oxytocin, das andere Hormon der Neurohypophyse, wird freigesetzt als Teil einer nervalen Reflex-Antwort auf die Stimulation der Brustwarzen, des Uterus oder der Vagina. Konditionierte Stimuli sind nicht weniger wirksam.

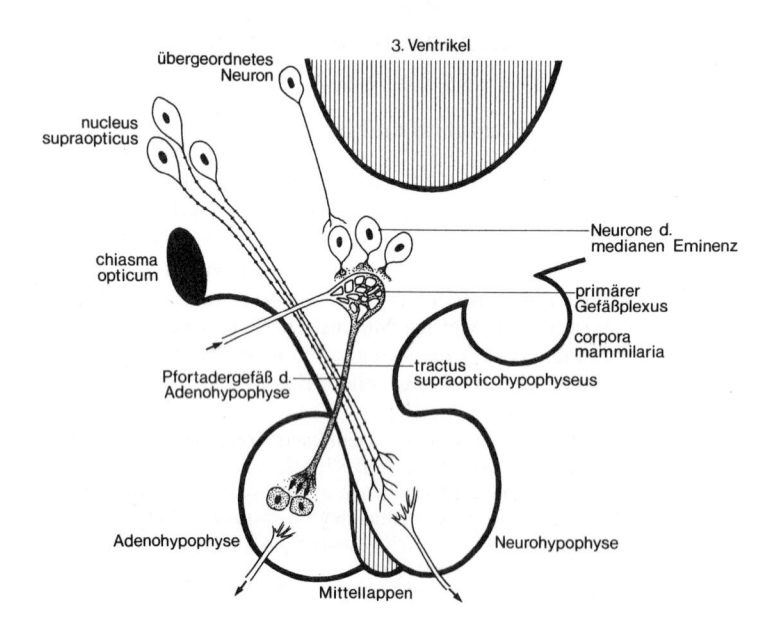

Abb. 1. Schematisierte Darstellung der Anatomie des Hypothalamus-Hypophysen-Systems. Die Verknüpfung mit »höheren« Zentren des ZNS ist angedeutet. Im Hypothalamus wird der neurale elektrische Code in einen hormonalen übersetzt.

Oxytocin bewirkt die Ejektion der Milch aus der Brustdrüse. Andererseits regt es die Wehentätigkeit des Uterus an. Möglicherweise spielt die Freisetzung von Oxytocin während des Koitus eine Rolle beim Transport der Spermien, indem Oxytocin die Aktivität der uterinen Muskulatur steigert. Über eine Funktion von Oxytocin beim Mann ist nichts bekannt.

Der *Hypophysenvorderlappen* entsteht aus einer Ausbuchtung des Rachendaches, der Rathkeschen Tasche. Wenn sich neuere Vorstellungen als richtig erweisen sollten, wonach die Zellen des HVL dem APUD-System angehören, müßte man allerdings einen ektodermalen Ursprung annehmen. Sechs verschiedene Hormone der Adenohypophyse sind z. Zt. beim Menschen gesichert, nämlich ACTH, STH, TSH, FSH, LH und Prolaktin. Das natürliche Vorkommen von β-MSH wird neuerdings bestritten; es soll als Artefakt beim Versuch der Isolierung entstehen. Die Aminosäuresequenz von β-MSH ist vollständig im β-Lipotropin enthalten, das 1964 von LI isoliert wurde. Das β-Lipotropin gilt heute als das Prohormon für die Enkephaline und die Endorphine (s. Abschnitt 9.2.5, Hormone und die Funktion des Zentralnervensystems). Die Bedeutung von α-MSH beim Menschen ist umstritten. Die Aminosäuresequenz von α-MSH ist identisch mit der Sequenz 1–13 des ACTH-Moleküls. Die einzelnen Hormone werden in spezialisierten Zellen der Adenohypophyse synthetisiert, die ultrastrukturell aufgrund der Granulamorphologie unterschieden werden können.

Der Hypophysenvorderlappen besitzt keine sekretomotorischen Nervenendigungen. Die anatomische Grundlage für die Kontrolle der Adenohypophyse durch den Hypothalamus ist vielmehr das Pfortadersystem der Adenohypophyse. Dieses besteht aus einem primären Plexus von Kapillaren in der medianen Eminenz. Aus diesem fließt das Blut in die Pfortadervenen entlang dem Hypophysenstiel und gelangt so in die Sinusoide des Hypophysenvorderlappens (sekundärer Plexus). Auf diesem Wege gelangen die hypophysiotropen Hormone, die in den Nervenendigungen der medianen Eminenz im Sinne der Neurosekretion freigesetzt werden, in die Adenohypophyse. Dieses neurohumorale Konzept der Regulation des Hypophysenvorderlappens ist bereits 1947 von Harris u. Green aufgestellt worden. Die Zellkörper der peptidergen Neurone, die die hypophysiotropen Hormone synthetisieren und deren Axone zur medianen Eminenz ziehen, bilden die Kerngebiete des »hypophysiotropen Areals« des Hypothalamus. Es ist jedoch nicht möglich, bestimmte hypophysiotrope Hormone bestimmten Kerngebieten zuzuordnen, wie es im Falle der Hinterlappenhormone Vasopressin und Oxytocin möglich ist.

Obwohl zahlreiche anatomische, physiologische und pharmakologische Daten erhoben werden konnten, die das Konzept der neurohumoralen Regulation des Hypophysenvorderlappens stützten, fehlte jahrelang der direkte Beweis für die Existenz spezifischer hypothalamischer Neurohormone. Der Nachweis der Existenz eines Corticotropin-Releasing-Faktors (CRF) 1955 durch Safran u. Schally u. a. öffnet die Tür zur Entdeckung weiterer hypothalamischer regulativer Substanzen. Inzwischen ist die Existenz von mindestens neun hypothalamischen Substanzen, die die Hypophysenfunktion steuern, gesichert. Einen ersten Höhepunkt erlebten die intensiven Forschungen auf diesem Gebiet, als es 1969 den Labors von Guillemin u. Schally unabhängig voneinander gelang, die erste dieser Substanzen zu isolieren und synthetisch herzustellen; es war dies das Thyreotropin Releasing Hormon (TRH).

Im folgenden soll kurz der gegenwärtige Kenntnisstand auf dem Gebiet der *hypophysiotropen Hormone* dargestellt werden (s. Schally et al., 1973; Blackwell u. Guillemin, 1973).

9.2.1.1 Thyreotropin Releasing Hormon (TRH)

TRH ist eine extrem einfach gebaute Substanz, die aus nur drei Aminosäuren besteht. Die chemische Konfiguration ist in Abb. 2 dargestellt. Nach einer Injektion von TRH kommt es innerhalb von 3 Minuten zu einem Anstieg des TSH mit einem Maximum in der 15. Minute. Dabei geben 200 μg bereits einen fast maximalen Effekt. In der klinischen Diagnostik hat sich TRH bewährt, wenn es darum geht, die TSH-Reserve der Hypophyse zu prüfen; es erlaubt mit Einschränkung die Unterscheidung hypophysär und hypothalamisch bedingter Formen der Schilddrüsenunterfunktion. Bei der Hyperthyreose führt TRH zu keiner Stimulation der TSH-Sekretion. Die Effekte von TRH sind nicht – wie ursprünglich angenommen – spezifisch. Es hat sich gezeigt, daß TRH ein sehr wirkungsvoller Stimulus für die Freisetzung von Prolaktin ist. Die physiologische Bedeutung dieses Effekts ist noch nicht klar, da es zahlreiche Zustände gibt, bei denen TSH und Prolaktin ein unterschiedliches Verhalten zeigen. Unter bestimmten Umständen führt TRH auch zu einer Freisetzung von STH. TRH hat interessanterweise beim Menschen einen antidepressiven Effekt, der allerdings nicht ganz konstant auftritt und auch nur kurz anhält. Dies zeigt jedoch, daß TRH, neben seiner Wirkung auf die Hypophyse, auch im ZNS wirksam werden kann.

9.2.1.2 Luteotropes Hormon – Releasing Hormon (LHRH)

LHRH ist das 2. Releasing Hormon, dessen Struktur aufgeklärt werden konnte (Abb. 2). Es handelt sich um ein Decapeptid. Synthetische Peptide mit dieser Struktur haben sich als sehr potent erwiesen, gemessen am Anstieg des LH im Blut. Auch beim Menschen lassen sich mit dieser Substanz Ovulationen auslösen. Nach den bisher vorliegenden Ergebnissen scheint es möglich zu sein, bestimmte Formen der Infertilität bei Mann und Frau (Oligospermie bzw. Anovulation) mit dieser Substanz zu behandeln.

Die Gabe von LHRH bewirkt stets auch einen Anstieg des FSH im Blut. Dies führte zu der Annahme, daß LH-RH und FSH-RH identisch sind. Da jedoch die Se-

Psychoneuroendokrinologie

(pyro)Glu – His – Pro(NH₂)	TRH
(pyro)Glu – His – Trp – Ser – Tyr – Gly – Leu – Arg – Pro – Gly(NH₂)	LH–RH
H–Ala – Gly – CyS – Lys – Asp(NH₂) – Phe – Phe – Trp – Lys – Thr – Phe – Thr – Ser – CyS–OH	GH–IH =Somatostatin
CyS – Tyr – Phe – Glu(NH₂) – Asp(NH₂) – CyS – Pro – Arg – Gly(NH₂)	Vasopressin
CyS – Tyr – Ileu – Glu(NH₂) – Asp(NH₂) – CyS – Pro – Leu – Gly(NH₂)	Oxytocin
Pro – Leu – Gly(NH₂)	MIF

Abb. 2. Aminosäuresequenz der bisher isolierten hypothalamischen Neurohormone.

kretion von LH bei verschiedenen Umständen nicht mit einer Sekretion von FSH einhergeht, muß vorläufig offengelassen werden, ob es ein zusätzliches FSH-RH gibt. Eine Substanz mit relativ selektiver Wirkung auf das FSH konnte kürzlich partiell aus Hypothalamusextrakten gereinigt werden.

9.2.1.3 Wachstumshormon Releasing und Inhibiting Faktoren

Das zuletzt isolierte und synthetisierte hypophysiotrope Hormon ist ein Peptid aus 14 Aminosäuren, das Somatostatin genannt wird. Es hemmt die Sekretion von Wachstumshormon und heißt deswegen auch GHRIH (growth hormone release inhibiting hormone). Experimente aus allerjüngster Zeit haben gezeigt, daß es nicht nur im Hypothalamus, sondern auch im Gastrointestinaltrakt vorkommt und daß es auch die Sekretion zahlreicher anderer Hormone hemmt, so z.B. Insulin, Glukagon, TSH, Prolaktin, ACTH, Sekretin, Gastrin und VIP. Die physiologische Bedeutung dieser Substanzen ist im Augenblick unklar. Es gibt Hinweise, daß Somatostatin bei den endogenen Depressionen eine Rolle spielt. Möglicherweise kommt dem Somatostatin neben seiner Hormon- auch eine Neurotransmitterfunktion zu.

Die Existenz eines *Wachstumshormon Releasing Faktors* ist gesichert. Allerdings ist es bisher nicht gelungen, diese Substanz aus dem Hypothalamus zu isolieren.

9.2.1.4 Corticotropin Releasing Faktor (CRF)

Obwohl CRF der 1. Releasing Faktor war, dessen Existenz nachgewiesen werden konnte, ist es bisher nicht gelungen, diese Substanz zu isolieren. Anfänglich dachte man, daß Vasopressin mit CRF identisch sei, da Vasopressin in Vivo und in Vitro die ACTH-Freisetzung stimulieren kann. Die CRF-Aktivität grober Extrakte von hypothalamischem Gewebe ist jedoch wesentlich höher als sie mit Vasopressin je erzielt werden kann, so daß an der Existenz eines »eigentlichen« CRF nicht gezweifelt werden kann.

9.2.1.5 MSH Inhibiting Faktor (MIF)

2 Peptide mit der Fähigkeit, die MSH-Freisetzung zu verhindern, konnten aus Hypothalami von Rindern isoliert werden. Die Formel des aktiveren der beiden Peptide ist in Abb. 2 dargestellt.

Interessanterweise entspricht es genau der Seitenkette des Oxytocin und kann auch tatsächlich durch ein Enzym, das im Hypothalamus gefunden wurde, aus Oxytocin hergestellt werden. Die physiologische Bedeutung weder von MSH noch von MIF sind beim Menschen sicher bekannt. Um so interessanter sind Beobachtungen, daß MIF die Wirkung von Levadopa bei der Behandlung des Parkinsonismus erheblich verstärkt und eine Verbesserung der intellektuellen Funktion bewirkt (Barbeau, 1975).

Auf die im Fluß befindlichen Forschungen über die Prolaktin regulierenden Faktoren, insbesondere den *Prolaktin Inhibiting Faktor (PIF)*, und den MSH stimulierenden Faktor *(MSF)*, kann hier nicht näher eingegangen werden.

Ebenso können wir hier nicht näher darstellen, wie die hypophysiotropen Hormone in die komplizierten Regelsysteme der einzelnen hormonellen Funktionskreise integriert sind. Wir verweisen dazu auf die Lehrbücher der Endokrinologie, z.B. Locke u. Schally: The hypothalamus and pituitary in health and disease, 1972.

9.2.2 Neurohormone und Neurotransmitter

Im vorangegangenen haben wir uns mit den hormonbildenden Neuronen (= peptiderge Zellen) des Hypothalamus beschäftigt, die das Bindeglied zwischen dem Nervensystem und dem Endokrinium darstellen. Diese Neuronen stehen nun ihrerseits unter dem Einfluß des übrigen Gehirns durch synaptische Verbindungen zu Fasern des afferenten neuronalen Systems, das zum medialen Hypothalamus konvergiert. In diesen Synapsen wird der Reiz durch die üblichen Neurotransmitter-Substanzen übertragen. Neurotransmitter, die im ventralen Hypothalamus nachgewiesen werden konnten, sind die Monamine Dopamin, Noradrenalin und Serotonin, sowie Azetylcholin und γ-Aminobuttersäure (GABA). Andere mögliche Transmitter sind Substanz P, Histamin und verschiedene Aminosäuren. Dopaminerge Fasern ziehen von Nucleus arcuatus zur medianen Eminenz. Die Zellkörper noradrenerger Neurone liegen in der Pons und in der Medulla. Ihre Axone ziehen im ventralen noradrenergen Bündel zur medianen Eminenz. Serotoninhaltige Neuronen projizieren von Zellkörpern in den Raphe-Nuclei des Hirnstamms zum ventralen Hypothalamus. Über cholinerge Bahnen zum Hypothalamus ist weniger bekannt. Eine mögliche histaminerge Inervation des Hypothalamus ist ebenfalls beschrieben worden. Eine Darstellung der Synthese und des Metabolismus der Neurotransmitter würde diese Übersicht sprengen. Wir verweisen dazu auf Cooper et al.: The biochemical basis of neuropharmacology (1974).

Die Erforschung des Einflusses von Neurotransmittern bzw. von Substanzen, die den Neurotransmitterstoffwechsel beeinflussen, auf die neuroendokrine Funktion bietet außerordentliche methodische Schwierigkeiten. So spielt ein- und derselbe Neurotransmitter bei der Regulation mehrerer Hormone eine Rolle und mehrere Neurotransmitter sind in die Regulation ein- und desselben Hormones involviert. Die Veränderung eines Gliedes im Neurotransmitterstoffwechsel kann unübersehbare Neben- und Kompensationsreaktionen auslösen. Die Manipulation des Metabolismus eines bestimmten Neurotransmitters kann verschiedene Reaktionen hervorrufen, je nachdem, an welchem Ort innerhalb des ZNS die Manipulation überwiegend geschieht. Deswegen verwundert es nicht, daß die Literatur auf diesem Gebiet außerordentlich verwirrend und oft scheinbar widersprüchlich ist.

Rose u. Ganong faßten 1976 den Erkenntnisstand wie folgt zusammen (s. auch Frohman u. Stachura, 1975):
1. Cholinerge Stimuli steigern die Sekretion von Vasopressin und Oxytocin. Befunde über die Effekte adrenerger Stimuli sind widersprüchlich: ein direkter Angriff an der peptidergen Zelle führt wahrscheinlich zur Inhibierung, während die Stimulierung übergeordneter adrenerger Neurone zu einer Exzitation führt.
2. Die MSH-Sekretion wird wahrscheinlich durch dopaminerge Stimuli vermindert.
3. Die ACTH-Sekretion wird durch cholinerge, noradrenerge und serotinerge Stimuli beeinflußt. Cholinerge Stimuli scheinen primär fördernd zu wirken, während eine noradrenerge Aktivität meistens hemmend wirkt. Dopamin hat für die ACTH-Sekretion kaum Bedeutung, und die Befunde über Serotonin lassen sowohl exzitatorische als auch inhibitorische Wirkungen möglich scheinen.
4. Im Falle von STH ist die Situation durch Spezies-Unterschiede und methodische Probleme kompliziert. Zumindest bei Primaten und beim Hund führt eine α-adrenerge Stimulation zu einer gesteigerten Sekretion von Wachstumshormon.
5. Über direkte Wirkungen von Neurotransmittern auf die TSH-Sekretion gibt es keine gesicherten Befunde.
6. Die Sekretion der Gonadotropine LH und FSH wird durch cholinerge und noradrenerge Mechanismen stimuliert, während Serotonin die Gonadotropin-Sekretion hemmt.
7. Prolaktin macht insofern eine Ausnahme, als seine Sekretion durch Dopamin inhibiert wird, und es gibt gute Gründe für die Annahme, daß Dopamin selbst der hypothalamische Prolaktin-inhibierende Faktor (PIF) ist. Serotonin stimuliert die Prolaktin-Sekretion.

Wir wissen heute, daß die Wirkungen aller Neuro- und Psychopharmaka auf ihrem Einfluß auf den Neurotransmittermetabolismus des ZNS bzw. auf die biochemischen Vorgänge im synaptischen Spalt beruhen. Tatsächlich sind viele der oben dargestellten Zusammenhänge zwischen Neurotransmittern und Hormonsekretion mit Hilfe neuropharmakologischer Manipulationen gewonnen worden. Man muß deswegen davon ausgehen, daß jedes Neuropharmakon endokrine Funktionen modifizieren kann. Solche Medikamente werden in großem Umfang zur Behandlung psychischer Erkrankungen, aber auch in der Therapie der Hypertonie und des Parkinsonismus eingesetzt. Bemerkenswerterweise sind bei den üblichen Dosierungen manifeste endokrine Komplikationen eher ungewöhnlich.

Der Versuch, die Beobachtungen über neuropharmakologisch ausgelöste Veränderungen der endokrinen Funktion zusammenfassend zu beschreiben, würde den Rahmen dieser Übersicht bei weitem sprengen. Wir beschränken uns deswegen darauf, einige typische Beispiele zu geben.

Reserpin führt zu einer Entleerung der Speicher von Noradrenalin, Dopamin und Serotonin im Mesencephalon und im Hypothalamus. Die sedierende Wirkung der Substanz wird mit der Serotonin-Verminderung in Zusammenhang gebracht. Bei etwa 10% der mit dieser Substanz behandelten Patienten treten Depressionen auf. Reserpin wurde in großem Umfang in der Hypertonie-Behandlung angewandt. Die durch Reserpin ausgelöste Hyperprolaktinämie kann klinisch relevant werden, wenn es dadurch zu einer Galaktorrhoe kommt. Es gibt Spekulationen, daß die leicht erhöhte Inzidenz des Mammakarzinoms bei Reserpin-behandelten Patienten eine Folge der gesteigerten Prolaktinsekretion ist.

Neuroleptika wie das *Chlorpromazin* und die meisten anderen Phenothiazine haben eine rezeptor-blockierende Wirkung für Dopamin, Noradrenalin und Serotonin. Sowohl die antipsychotische Wirkung dieser Substanzen als auch ihre Prolaktin-stimulierenden Effekte lassen sich gut mit der unterschiedlichen Fähigkeit, Dopamin-Rezeptoren zu blockieren, korrelieren. Es ist vorgeschlagen worden, die Bestimmung von Plasma-Prolaktin zur Überprüfung der Dosierung der Neuroleptika bei der Behandlung der Schizophrenie heranzuziehen. Gleichzeitig verhindert Chlorpromazin den Anstieg von STH, wie er normalerweise beim Hypoglykämie-Streß auftritt. Versuche, mit diesem Medikament die Akromegalie zu behandeln, waren allerdings wenig erfolgreich.

L-Dopa wird im ZNS in Dopamin und Noradrenalin umgewandelt. Im Gegensatz zu diesen Neurotransmittern durchdringt es die Blut-Liquor-Schranke. Bei der Behandlung des Parkinsonismus mit L-Dopa tritt die theoretisch zu erwartende Suppression der NN-Aktivität und die Stimulation der STH-Sekretion nicht auf. Jedoch hat sich L-Dopa klinisch bewährt, wenn es darum geht, im Rahmen eines Funktionstests die Reservekapazität des Hypothalamus-Hypophysen-Systems für STH zu untersuchen.

Bromocryptin ist ein Dopamin-Agonist. Diese Substanz wird erfolgreich bei der Behandlung der Hyperprolaktinämie (Galaktorrhoe-Amenorrhoe-Syndrom, Prolaktinome des Hypophysenvorderlappens), in bestimmten Fällen von Akromegalie, aber auch beim Parkinsonismus, eingesetzt.

Die suppressive Wirkung von *Cyproheptadin* auf die ACTH-Sekretion wird auf seine serotonin-antagonistische Aktivität bezogen. Bei manchen Patienten mit hypothalamo-hypophysärem Cushing-Syndrom kann man mit dieser Substanz eine Remission erreichen. Das Medikament führt zu einer Appetitsteigerung und damit bei längerer Gabe zu Gewichtszunahme.

Die trizyklischen Antidepressiva vom Typ des *Imipramin* blockieren den Re-uptake der Monamine an den Nervenendigungen und führen so zu einer gesteigerten Neurotransmitterkonzentration am Rezeptor. Imipramin verhindert den Anstieg des Wachstumshormons, wie er normalerweise in den ersten beiden Stunden des Schlafs auftritt.

Zentral stimulierende Pharmaka wie *Amphetamin* stimulieren die Freisetzung von neu-synthetisiertem Noradrenalin und Dopamin. Beim Menschen wurde gleichzeitig eine Stimulation der ACTH- und STH-Sekretion beobachtet.

9.2.3 Die endokrine Streß-Reaktion

Das Sympathikus-Nebennierenmark-System war das erste endokrine System, dessen Beinflußbarkeit durch emotionale Faktoren experimentell untersucht worden ist. Diese Untersuchungen sind an den Namen Cannon (1911) geknüpft. Das Nebennierenmark reagiert empfindlich mit Ausschüttung von Katecholaminen (Adrenalin und Noradrenalin) auf relativ geringfügige psychische Reize, wie sie im Rahmen der alltäglichen Ereignisse, Aufgaben und Aktivitäten auftreten. Psychische Faktoren können die Katecholaminausscheidung mit größter Wahrscheinlichkeit sowohl stimulieren als auch inhibieren, und es gibt bestimmte Formen von sowohl angenehmen als auch unangenehmen emotionalen Reaktionen, die mit einer Erhöhung der Katecholaminspiegel einhergehen. Die Fülle von Arbeiten, die sich mit der Rolle der Katecholamine als abhängige Variable psychischer Prozesse bzw. als Faktor, der das Verhalten beeinflußt, beschäftigen, wurden in jüngster Zeit von Frankenhäuser (1975) kritisch zusammengestellt.

Einen wesentlichen Anstoß bekam die psychoendokrine Forschung, als 1936 Selye berichtete, daß bei der Ratte Streß-Faktoren morphologische Veränderungen der Nebennierenrinden hervorrufen können. Von allen endokrinen Systemen ist das Hypothalamus-Hypophysen-Nebennierenrinden-System dasjenige, dessen Beeinflußbarkeit durch psychische Faktoren am gründlichsten untersucht worden ist. Die Fülle gesicherter Erkenntnisse, die auf diesem Gebiet vorliegen, waren ein wichtiger Impetus für die psychoendokrinologische Forschung überhaupt. Mason (1968) faßt in einer Übersichtsarbeit, die 222 Publikationen berücksichtigt, den Kenntnisstand wie folgt zusammen:

1. Psychologische Einflüsse gehören zu den stärksten natürlichen Stimuli, die die Aktivität des Hypophysen-Nebennierenrinden-Systems beeinflussen.
2. Die bemerkenswerte Empfindlichkeit des Plasma-Cortisol-Spiegels auch gegenüber relativ subtilen, alltäglichen psychologischen Einflüssen, legt den Schluß nahe, daß das Zentralnervensystem einen konstanten »tonischen Impuls« auf dieses endokrine System ausübt.
3. Die Erhöhung der Cortisol-Spiegel bezieht sich nicht auf einen spezifischen affektiven Zustand, sondern scheint einem relativ undifferenzierten Zustand der emotionalen Erregung oder Beteiligung zu entsprechen.
4. Die Faktoren Neuheit, Ungewißheit und Unvorhersagbarkeit bewirken besonders kräftige Anstiege des Cortisol-Spiegels.
5. Intensive, desintegrierende emotionale Reaktionen mit Zusammenbruch der Verhaltensmuster gehen mit ungewöhnlich starken Erhöhungen des Cortisol-Spiegels einher.
6. Die erheblichen individuellen Unterschiede der Reaktion des HP-NNR-Systems auf eine gegebene Situation sind eine bemerkenswerte und stets beobachtete Erscheinung bei psychoendokrinen Untersuchungen. Die Definition der zahlreichen Determinanten, der psychologischen wie der anderen, dieser individuellen Unterschiede, sind ein Hauptziel der zukünftigen psychoendokrinen Forschung. Die Organisation der psychischen Abwehrmechanismen erscheint dabei als ein besonders wichtiger Faktor.
7. Die Messung der Nebennierenrindensteroide im Blut und im Urin gibt dem Verhaltensforscher einen empfindlichen, objektiven Index für das physiologische Korrelat eines emotionellen Zustandes an die Hand.

Für die Psychosomatik ist die unter Ziffer 6) getroffene Feststellung von besonderer Bedeutung, wonach die Corticosteroidspiegel nicht nur ein Maß für die emotionale Erregtheit, sondern ebenso für entgegengesetzte psychische Abwehrmechanismen sind. Dieser Aspekt wird durch eine Langzeitstudie an Eltern leukämischer Kinder eindrucksvoll illustriert (Friedman et al., 1963). Es zeigte sich, daß sich diese Eltern in Gruppen einteilen lassen mit anhaltend (über Monate und Jahre) »hoher«, »mittlerer« und »niedriger« Steroidausscheidung. Bei manchen Eltern mit allgemein niedrigen Steroidwerten fielen diese an Tagen mit aufwühlenden Ereignissen noch weiter ab, während die Eltern mit hohen Spiegeln eher mit einem weiteren Anstieg reagierten. Diese Befunde konnten erst interpretiert werden, als man die Art und Wirksamkeit der psychischen Abwehrmechanismen bei jeder einzelnen Person beachtete. Eltern, die stark zur Verleugnung und Verdrängung neigten, hatten meist niedrige 17-OHCS-Spiegel mit einer Tendenz zu weiterer Erniedrigung bei bedrohlichen Ereignissen (Überkompensation).

Auf der Grundlage dieser Beobachtungen wurden psychologische Methoden entwickelt, um die Wirksamkeit psychischer Abwehrmechanismen zu erfassen. Es konnte gezeigt werden, daß sich damit die durchschnittliche 17-Hydroxy-Corticosteroid-Ausscheidung einer Person in einer bestimmten Situation (Eltern schwerkranker Kinder, Rekruten) voraussagen ließ (Wolff et al., 1964; Rose et al., 1968). Natürlich wird die Balance zwischen emotionaler Erregung und Abwehrmechanismen wesentlich mitbestimmt durch soziale Faktoren. Letztlich können psychoendokrine Daten nur von einem weitgefächerten Ansatz aus interpretiert werden, der die Interaktion zahlreicher psychischer und sozialer Determinanten berücksichtigt.

Selye selbst hat zur Interpretation seiner Befunde den Begriff Streß eingeführt, der sich bis heute unveränderter Aktualität erfreut (Selye, 1950). Die von Cannon und Selye erhobenen Befunde führten zur Entwicklung psychophysiologischer Hypothesen und Theorien, die an anderer Stelle bereits ausführlich dargestellt sind.

Das große und fast ausschließliche Interesse, das die Nebenniere in der psychoendokrinen Forschung gefunden hat, ist eigentlich erstaunlich, wenn man bedenkt, wie lange es schon klinische und experimentelle Beobachtungen gibt, die einen psychologischen Einfluß auf andere endokrine Drüsen nahelegen, z. B. auf Gonaden, Schilddrüse oder Hypophyse. Mit der Entwicklung immer weiterer und besserer Methoden zur Hormonbestimmung zeigte sich bald, daß der Rahmen der psychoendokrinen Forschung wesentlich weiter gesteckt werden muß. Diese Überlegungen veranlaßten Mason (1968), den Einfluß ein- und desselben psychologischen Stimulus (nämlich Konditionierung einer Vermeidungsreaktion) beim Affen auf alle Hormone, die er mit ausreichender Empfindlichkeit messen konnte, zu untersuchen. In der Tat fand er Veränderungen aller untersuchten Hormone, nämlich der 17-Hydroxy-Corticosteroide, des Adrenalin, Noradrenalin, Thyroxin, des Wachstumshormons, Insulin, des Testosteron, Östron und Ätiocholanolon (s. Abb. 3).

Wenn man den zeitlichen Ablauf der einzelnen endokrinen Reaktionen und ihre Bedeutung für den Energiemetabolismus berücksichtigt, lassen sich nach Mason die einzelnen Veränderungen verstehen als Glieder einer »Katabol-anabolen Sequenz«. Somit stehen diese neueren Befunde zumindest nicht im Widerspruch zu diesem bereits von Cannon formulierten Konzept. Es ist allerdings sehr fraglich, ob die Bereitstellung von Energie wirklich der einzige oder auch nur der wichtigste Aspekt der endokrinen Antwort auf einen emotionalen Streß ist. Die multilokulären Hormoneffekte, z. B. auf die Funktion des ZNS, lassen eine viel komplexere Bedeutung wahrscheinlich erscheinen.

Daß psychische Faktoren bei der Regulation des *Wachstumshormons* bei Mensch und Tier eine Rolle spielen, wird heute nicht mehr bezweifelt. Dabei gibt es auffallende Parallelen zum Verhalten des ACTH. Meyer u. Knobil (1967) haben gezeigt, daß bei Primaten eine Reihe von Stressoren wie Schmerz, ein lautes Geräusch,

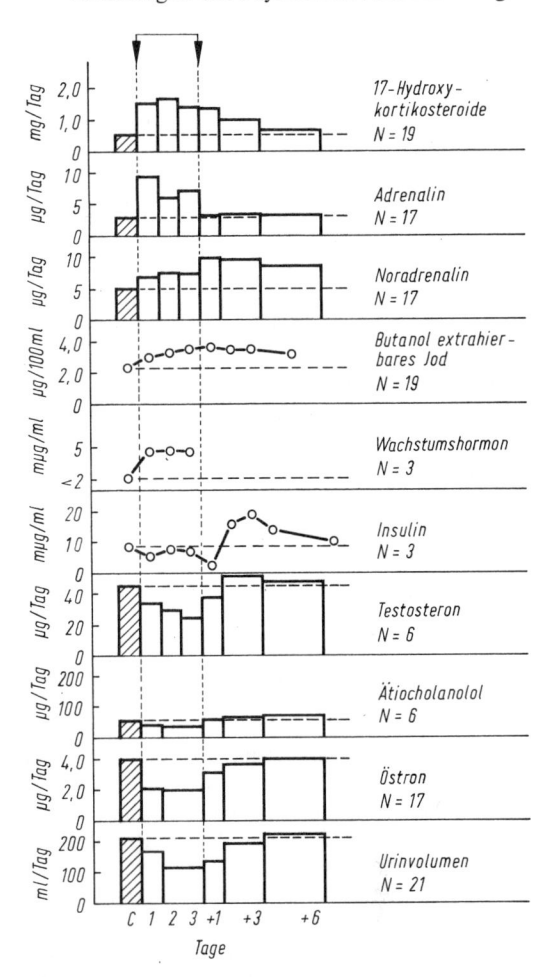

Abb. 3. Einfluß eines psychischen Stimulus (Konditionierung einer Vermeidungsreaktion) beim Affen auf verschiedene Hormonspiegel. (aus J. W. Mason, Psychosom. Med. 30, 775, 1968).

Konfrontation mit unbekannten Personen etc. eine rasche Erhöhung der STH-Spiegel hervorrufen. Die Antwort des Wachstumshormons auf eine Reihe von Streß-Stimuli beim Totenkopfäffchen ist von Brown et al. (1971) systematisch untersucht worden. Allein die Entfernung aus dem Käfig und das Plazieren im Primatenstuhl erwies sich als starker und reproduzierbarer Stimulus für die STH-Sekretion. Während einer aversiven Konditionierung fand sich eine Erhöhung des STH nur im Anfang des Trainings, während Tiere, die gelernt hatten, den Elektroschock zu vermeiden, keine Erhöhung des STH zeigten.

Auch beim Menschen ist eine große Zahl unspezifischer Stimuli bekannt, die eine STH-Sekretion auslösen können. Sie lassen sich alle unter dem Streß-Begriff einordnen: operative Eingriffe, elektrokonvulsive Behandlung (auch bei neuromuskulärer Blockade), akute Traumata, arterielle Punktionen, die Erzeugung einer Hypoglykämie durch Insulin etc. (s. Braun u. Reichlin, 1972).

Diese Untersuchungen leiden darunter, daß der Begriff Streß außerordentlich umfassend und diffus gebraucht wird. Insofern verdient eine Untersuchung von Greene et al. (1970) besondere Erwähnung. Diese Autoren untersuchten das STH und Cortisol bei Patienten, die sich einer Herzkatheteruntersuchung unterzogen. Dabei beurteilten zwei unabhängige Beobachter die Affektlage, die Erregtheit und das interpersonale Engagement der Patienten. Aufgrund dieser Daten und mit Hilfe retrospektiver Interviews wurden die Patienten in 4 Gruppen eingeteilt, nämlich in: ängstlich-zugewandt, ängstlich-nicht zugewandt, depressiv und ruhig. In der Gruppe der ruhigen wie der depressiven Patienten fand sich weder ein Anstieg des STH noch des Cortisol. Die ängstlich-nicht zugewandten Patienten zeigten einen signifikanten Anstieg beider Hormone, während die ängstlich-zugewandten Patienten nur einen Anstieg des Cortisol aufwiesen. Die Untersuchung zeigt damit auch, daß der durch einen psychischen Streß ausgelöste Anstieg des Wachstumshormons und des Cortisols durch verschiedene Mechanismen hervorgerufen werden muß, da beide Phänomene auch dissoziiert auftreten können.

Die einzige beim Menschen gesicherte Funktion des *Prolaktin* ist die Ingangsetzung und Aufrechterhaltung der Laktation. Um so erstaunlicher ist es, daß Prolaktion mindestens ebenso empfindlich wie das Wachstumshormon auf Streß-Reize reagiert. Noel et al. (1972) haben gezeigt, daß es während eines chirurgischen Eingriffes zu einem 5-fachen Anstieg des Plasma-Prolaktin kommt. Geringere Erhöhungen fanden sich während diagnostischer Eingriffe wie Gastroskopie und Protoskopie sowie während körperlicher Arbeit. Bei einem Teil der untersuchten Frauen fanden sich erhebliche Prolaktin-Anstiege während des Koitus; bei den männlichen Partnern stieg Prolaktin dagegen nicht an. Über die physiologische Bedeutung des Anstiegs von Prolaktin in Streß-Situationen kann z. Zt. nichts Sicheres ausgesagt werden, da wir zu wenig über die physiologische Bedeutung des Prolaktin selbst wissen. Immerhin zeigt die große Empfindlichkeit von Wachstumshormon und Prolaktin gegenüber Streß-Situationen, die die von ACTH häufig übersteigt, daß unsere bisherigen Vorstellungen über die hormonale Streß-Reaktion erweitert werden müssen und ebenso die daraus abgeleiteten psychophysiologischen Konzepte.

Die Beziehungen zwischen *Testosteron* und Verhaltensparametern wie Aggressivität und Homosexualität haben in jüngster Zeit großes Interesse gefunden, ohne daß bisher eine signifikante Korrelation gezeigt werden konnte (Übersicht bei Rose, 1975). Die umgekehrte Frage, ob psychische Einflüsse die Testosteronsekretion beeinflussen können, ist demgegenüber wenig untersucht. Bei männlichen Rhesusaffen wurde ein Abfall der Testosteronspiegel während der Konditionierung einer Vermeidungsreaktion (Mason, 1968) und nach Niederlagen bei Kämpfen (Rose et al., 1972) beobachtet.

Beim Menschen wurde ein ähnlicher Abfall der Testosteronspiegel gezeigt, der in Beziehung zu verschiedenen Streß-Situationen im Rahmen der militärischen Ausbildung gebracht wurde (Kreuz, 1972). Ebenso fanden Matsumoto et al. (1970) eine Verminderung der Testosteronwerte nach chirurgischen Operationen. Für Testosteron gilt wie für eine Reihe weiterer Hormone (Schilddrüsenhormone, Aldosteron, Vasopressin etc.), daß ihre Bedeutung im Rahmen der endokrinen Streßreaktion erst jetzt ins Blickfeld der psychoendokrinen Forschung gerät.

9.2.4 Schlafendokrinologie und biologische Rhythmen

Daß das Zentralnervensystem in die endokrine Regulation integriert ist, wissen wir seit mindestens 40 Jahren von der endokrinologischen Streßforschung, wie sie im vorangegangenen Abschnitt umrissen worden ist. In den letzten 10 Jahren hat die Untersuchung der Neuroendokrinologie des Schlafes eine Fülle von Erkenntnissen gebracht, die die Bedeutung des ZNS für die normale endokrine Funktion noch weit deutlicher erkennen läßt (Weitzmann et al., 1975; Rubin, 1975).

Alle bisher daraufhin untersuchten Hypophysenhormone werden episodisch sezerniert. Im Verlauf von 24 Stunden bilden die Episoden der Sekretion ein zeitliches Muster, das für jedes hormonale System charakteristisch ist. Diese Befunde zwingen uns, bisher geläufige Vorstellungen über die Konstanz des internen Milieus und der homöostatischen Regulation im Sinne geschlossener Regelsysteme neu zu überdenken. Das zeitliche Sekretionsmuster ist dabei mehr oder weniger eng verknüpft mit dem 24-Stunden-Schlaf-Wach-Zyklus. Darüber hinaus läßt sich oft eine Korrelation zu bestimmten Schlafstadien zeigen, wie sie mit Hilfe des EEG festgestellt werden können. Beim Erwachsenen treten die Schlafstadien III und IV (Tiefschlaf, langsame Wellen im EEG) in den ersten Schlafstunden auf, während die REM-Phasen (REM = rapid eye movement, Traumphasen) sich in den späteren Schlafstunden häufen. Diese Schlafstadien werden durch die gleichen Neurotransmitter ausgelöst und aufrechterhalten, die auch bei der ZNS-Regulation der Hypophysenhormone eine Rolle spielen, nämlich Serotonin, Dopamin, Noradrenalin und auch Acetylcholin. Im folgenden sollen die wichtigsten Fakten, die heute zu den einzelnen hormonalen Systemen bekannt sind, kurz skizziert werden.

ACTH zeigt einen ausgeprägten zirkadianen Rhythmus, wobei die niedrigsten Blutspiegel in den ersten Schlafstunden gemessen werden. In den letzten Stunden des Schlafes kommt es zu einem raschen Anstieg des ACTH, sodaß zur Zeit des Erwachens gerade ein Maximum erreicht wird. Wenn sich dieser Rhythmus einmal ausgebildet hat, läuft er mit einer gewissen Eigengesetzlichkeit ab. So ist er auch bei Personen nachweisbar, die für ein oder zwei Tage am Schlafen gehindert werden. Bei einer genauen Umkehr des Schlaf-Wach-Rhythmus dauert es mehrere Wochen, bis sich der ACTH-Rhythmus anpaßt.

Das *STH* zeigt – im Gegensatz zum ACTH – unmittelbar nach dem Einschlafen einen Gipfel. Außerdem ist dieser Anstieg streng an die Schlafstadien III und IV gebunden. Auch wenn sich die Schlafgewohnheiten ändern, wird STH immer dann ausgeschüttet, wenn – nun zum veränderten Zeitpunkt – die Schlafstadien III und IV auftreten.

Prolaktin zeigt ebenfalls eine ausgesprochene Rhythmizität. Kurz nach Eintritt des Schlafes beginnen die Blutspiegel zu steigen und erreichen in den letzten ein bis zwei Stunden des Schlafes ihre Maxima. Prolaktin ist wie STH eng an den Schlaf-Wach-Zyklus gebunden. Die Umkehrung des Schlaf-Wach-Rhythmus führt sofort zu entsprechenden Veränderungen der Prolaktin-Sekretion. Darüberhinaus ließ sich eine Korrelation der Prolaktinsekretion zum REM-bzw. non-REM-Schlaf zeigen. Während des REM-Schlafes werden relativ niedrige Prolaktinwerte festgestellt, während Maximalwerte nur während des non-REM-Schlafes auftreten.

Die Gonadotropine *LH und FSH* zeigen beim Erwachsenen nur wenig Rhythmizität. Im Schnitt ist das LH etwas höher während des REM-Schlafes, aber Sekretionsphasen des LH können zu jeder Tages- und Nachtzeit gefunden werden. Ganz andere Verhältnisse finden sich jedoch während der Pubertät bei Knaben und Mädchen. Dabei findet sich nämlich eine erhebliche Mehrausschüttung von LH und damit von Testosteron während der gesamten Schlafzeit, verglichen mit der Zeit des Wachseins. Diese Muster sind so ausgeprägt, daß sich aufgrund der wiederholten Bestimmungen von LH eine diagnostische Aussage bezüglich der puberalen Entwicklung machen läßt. Interessanterweise bleiben die puberalen Hormonmuster bei erwachsenen Patientinnen mit Anorexia nervosa bestehen (s. Abschnitt 8.5.2 Anorexia nervosa). Andere Hormone, wie TSH, FSH und Vasopressin zeigen kaum eine zirkadiane Rhythmizität.

Zur Zeit können wir über die physiologische Bedeutung der neuroendokrinen Rhythmen nur Spekulationen anstellen. Es ist leicht vorstellbar, daß Phasenverschiebungen der einzelnen endokrinen Rhythmen von tiefgreifender Bedeutung für das hormonale Gleichgewicht sind. Veränderungen und Störungen könnten als Folge ungewöhnlicher Lebensumstände entstehen oder durch eine verminderte Fähigkeit des Organismus, die internen Rhythmen miteinander und mit den zyklischen Veränderungen der Umwelt zu synchronisieren. Curtis hat dazu in einem Übersichtsartikel interessante Hypothesen entwickelt: Psychosomatics and Chronobiology (1972).

9.2.5 Hormone und die Funktion des Zentralnervensystems

Die klinische Erfahrung zeigt, daß so gut wie jede hormonale Störung psychopathologische Erscheinungen auslöst (s. dazu Abschnitt 9.3: Psychopathologische Erscheinungen bei endokrinologischen Erkrankungen). Es besteht kein Zweifel, daß dies dadurch geschieht, daß die Hormone die Funktion des Zentralnervensystems beeinflussen. Unsere Kenntnisse über den Mechanismus der Hormonwirkung auf das ZNS sind allerdings sehr begrenzt, punktuell und zum großen Teil indirekt. Es ist z.Zt. sehr schwer, wenn nicht unmöglich, die Ergebnisse, die mit sehr verschiedenen und komplizierten Methoden gewonnen wurden, zu einer einheitlichen Hypothese zusammenzustellen (so z.B. Aufnahme und Verteilung radioaktiv markierter Hormone im ZNS, Aufzeichnung der elektrischen Aktivität bestimmter Neurone unter Hormoneinfluß, Wirkungen der Hormone auf den Metabolismus der Hirn-Elektrolyte und -Proteine) (Übersicht bei Vernikos-Danellis, 1972; McEwen, 1976).

9.2.5.1 Nebennierenrinden-, Sexualsteroide und Schilddrüsenhormone

Autoradiographische Untersuchungen haben gezeigt, daß sich die *Glukokortikoide* in bestimmten Hirnregionen anreichern, und zwar im Hippocampus und im Septum. Steroidrezeptoren werden sowohl im Cytoplasma als auch im Kern steroid-sensitiver Neurone gefunden. Dies weist darauf hin, daß die Steroide in den Neuronen den gleichen Wirkungsmechanismus haben wie in Zellen peripherer Gewebe. Tatsächlich konnte gezeigt werden, daß Glukkokortikoide in den Neuronen die RNA-Synthese stimulieren und wichtige Enzyme beeinflussen, die ihrerseits in die Neurotransmittersynthese eingreifen. Es ist jedoch noch völlig offen, ob und wie diese Befunde mit den klinischen Beobachtungen korreliert werden können. Da wir wissen, daß Neurotransmitter die CRF-Sekretion des Hypothalamus hemmen können, läge es nahe, anzunehmen, daß der negative Feedback-Mechanismus der Glukokortikoide auf diese Weise geschieht, jedoch sind die Befunde darüber widersprüchlich. In komplizierten neurophysiologischen Experimenten konnte gezeigt werden, daß Glukokortikoide die Latenzzeit der Transmission an zentralen Synapsen verlängern. Das wirkt sich besonders in multisynaptischen Systemen wie dem retikulären System aus.

Die Wirkung von *Sexualhormonen* auf das ZNS ist besser untersucht als die der Glukokortikoide. Östrogen-sensitive Zellen finden sich in der Area praeoptica, im Hypothalamus und in den Amygdalae. Die Implantation von Östradiol in diese Gebiete löst beim Versuchstier weibliches Sexualverhalten aus und führt zur Atrophie der Ovarien. Auch für Östradiol konnten cytoplasmatische und nukleäre Rezeptoren in den Neuronen gefunden werden. Östradiol-Rezeptoren finden sich in männlichen und weiblichen Gehirnen in der gleichen Anordnung und in der gleichen Menge. Testosteron wird im Gehirn zu Dihydrotestosteron und Östradiol umgewandelt. Beim männlichen Tier löst die Implantation von Östradiol in die Area praeoptica männliches Sexualverhalten aus, während Testosteron und Dihydertestosteron relativ unwirksam sind. Veränderungen der Aktivität der Monaminoxidase und des Turnover von Noradrenalin konnten auf lokale Östrogeneffekte bezogen werden.

Während Sexualsteroide die Funktion des ZNS im Erwachsenenleben nur modifizieren können, spielen sie eine grundlegende Rolle bei der Differenzierung des fetalen Gehirns. Wenn man neugeborenen männlichen

Ratten das Testosteron durch Kastration entzieht, zeigen sie als erwachsene Tiere weibliches Sexualverhalten, auch nach Gabe von Testosteron. Kastration erwachsener Tiere beeinflußt dagegen das Sexualverhalten kaum. Behandelt man andererseits ein weibliches Tier am 4. Lebenstag mit Testosteron oder Östradiol, entwickelt es als erwachsenes Tier ein typisch männliches Sexualverhalten. Die eingehende Untersuchung dieses Phänomens zeigte, daß Östradiol, in einer kritischen Phase der Hirndifferenzierung gegeben, die sexuelle Differenzierung bestimmter Hirnareale beeinflußt, d.h. die nervalen Verknüpfungen und den Aufbau nervaler Funktionskreise. Das so entstandene Muster ist später einer hormonalen Modifikation nicht mehr zugänglich. Daß dabei Östradiol eine männliche Differenzierung bewirkt, ist überraschend; es ist jedoch gesichert, daß das Östradiol aus dem Umbau von Testosteron stammt. Ob diese tierexperimentellen Befunde auf den Menschen übertragen werden können, ist unklar. Daß vergleichbare Zusammenhänge auch beim Menschen existieren, machen jedoch Beobachtungen an Patientinnen mit adrenogenitalem Syndrom mehr als wahrscheinlich (s. Abschnitt 9.3.8.3 Pränatale Androgenisierung und psychosexuelle Entwicklung).

In Analogie zu den Sexualsteroiden gilt für die *Schilddrüsenhormone*, daß sie eine besondere Bedeutung für die Entwicklung des Gehirns haben. In neugeborenen thyreoidektomierten Ratten erreichen die Nervenzellen nicht ihre normale Größe, die Verästelung neuronaler Dentriten ist reduziert und ebenso die Zahl und Größe synaptischer Nervenendigungen, die Entwicklung von Enzymsystemen und die RNA-Synthese ist vermindert. Es ist ziemlich sicher, daß diese Veränderungen das morphologische Substrat für den Kretinismus darstellen. Die Bedeutung der Schilddrüsenhormone für das ausgereifte Hirn ist weniger klar. Im Gegensatz zu anderen Geweben wie Leber und Skelettmuskel wird der Sauerstoffverbrauch des Gehirns durch Schilddrüsenhormone nicht gesteigert. So ist die neurophysiologische Grundlage der hyperthyreoten Encephalopathie völlig unklar. Neuerdings wird den Schilddrüsenhormonen eine Bedeutung bei der Regulation des Proteinmetabolismus in Neuronen zugesprochen.

9.2.5.2 Peptidhormone

Die Frage, ob neben den Steroiden und Schilddrüsenhormonen auch Peptidhormone zentralnervöse Funktionen beeinflussen können, ist lange Zeit nicht beachtet worden, obwohl es eine Reihe von Befunden gab, die eindeutig dafür sprachen. Als es 1975 gelang, zwei Peptide mit endogener Opiataktivität am Hirngewebe zu isolieren, die Enkephaline, ist dies einer der wichtigsten Forschungszweige der Neuroendokrinologie überhaupt geworden. Die bis jetzt vorliegenden Befunde sollen deswegen etwas ausführlicher dargestellt werden.

Seit vielen Jahren beschäftigt sich die Forschergruppe um De Wied mit dem Einfluß von hypophysären Peptidhormonen auf das Verhalten von Tieren (De Wied, 1969; De Wied et al., 1972; De Wied, 1973). Diese Autoren zeigen, daß der Hypophysen-Vorderlappen eine Bedeutung bei der Erlernung von Verhaltensweisen haben kann, insofern, als die Entfernung der Adenohypophyse die Fähigkeit vermindert, eine konditionierte Vermeidungsreaktion zu erlernen. Wenn hypophysektomierte Ratten mit ACTH oder ACTH-Fragmenten ohne corticotrophe Aktivität behandelt werden, nimmt diese Fähigkeit erheblich zu. Der ähnliche Effekt der ACTH-Analoga, verglichen mit ACTH selbst, zeigt, daß diese Verbesserung im Erwerb von Vermeidungsreaktionen nicht der Mittlerwirkung der Nebennierenrinde bedarf. Bereits das Heptapeptid $ACTH^{4-10}$, das keinerlei endokrine oder metabolische Aktivität besitzt, befähigt die hypophysektomierte Ratte, eine Vermeidungsreaktion zu erlernen. Man kann annehmen, daß die Hypophyse auf einen adäquaten Reiz hin neurogene Peptide freisetzt, die auf solche zentralnervöse Strukturen wirken, die beim Motivations-, Lern- und Gedächtnisprozeß eine Rolle spielen. Diese Peptide sind entweder ACTH, α-MSH oder β-MSH oder unbekannte Peptide, die der Sequenz $ACTH^{4-10}$ ähneln.

Die Entfernung des Hypophysen-Hinterlappens stört das Erlernen einer Vermeidungsreaktion nicht, jedoch ist die Aufrechterhaltung dieser Reaktion (Gedächtnis) erheblich gestört. Dieses gestörte Verhalten kann behoben werden durch Behandlung mit Hormonen aus dem Hypophysenvorderlappen, dem Mittellappen oder dem Hinterlappen. Jedoch läßt sich der positive Effekt einer Behandlung mit Hinterlappenhormon noch Wochen nach der Beendigung der Behandlung nachweisen, während der Effekt einer Behandlung mit ACTH oder α-MSH nur während der Behandlungsperiode selbst nachweisbar ist. Weiterhin konnte ein inhibitorischer Effekt von ACTH-Analogen auf die Löschung einer bestimmten konditionierten Vermeidungsreaktion gezeigt werden. Auch hier ist die Aminosäuresequenz $ACTH^{4-10}$ das kleinste Peptid, das die volle Aktivität bezüglich des Verhaltens in dieser Hinsicht hat.

Die Bedeutung dieser Befunde für das Gesamtproblem des Verhaltens ist unklar, jedoch sind diese Untersuchungen hervorragend geeignet, weitere Studien anzuregen. So haben Kastin et al. (1971) psychophysiologische Wirkungen von α-MSH beim Menschen untersucht: die Gabe von 10 mg der Substanz führte zu einem signifikanten Anstieg der gemittelten somatosensorischen kortikalen Reizantwort im EEG. Ebenso kam es zu einer signifikanten Verbesserung im Benton Test zur Prüfung der visuellen Merkfähigkeit. Inzwischen konnte auch gezeigt werden, daß $ACTH^{4-10}$ Wahrnehmungsvorgänge beim Menschen beeinflußt (Sandman et al., 1977).

Die Forschung auf dem Gebiet der Beeinflussung zentralnervöser Funktionen und des Verhaltens durch Peptide und Peptidhormone hat einen explosionsartigen Aufschwung genommen, als es 1975 Hughes et al. gelang, 2 Peptide aus Hirngewebe zu isolieren, die eine endogene Opiataktivität besitzen. Die bis jetzt vorliegenden Befunde sollen wegen ihrer herausragenden Bedeutung für die Forschung der nächsten Jahre etwas ausführlicher dargestellt werden.

Opium ist eines der ältesten Medikamente überhaupt. Die analgetische Potenz von Morphium und den Opiaten ist bisher von keiner anderen Substanzgruppe übertroffen worden. Die Eigenschaften der Opiate, Angst und emotionale Spannungen zu unterdrücken und eine Euphorie auszulösen, sind die Grundlage für den chronischen Mißbrauch. Chronische Opiateinnahme führt unausweichlich zu Toleranz und Abhängigkeit. Die Opiatforschung hat in den letzten Jahren beträchtliche Fortschritte erzielt, als es gelang, die Opiatrezeptoren zu identifizieren und zu lokalisieren (s. Herz, 1976). Opiatrezeptoren werden vor allem im limbischen System und in Strukturen des Hirnstamms (Hypothalamus, Striatum, Mittelhirn) gefunden. Dabei haben die Hirnstammstrukturen mit der Schmerzwahrnehmung und den analgetischen Opiatwirkungen zu tun, während die limbischen Strukturen für die emotionalen Aspekte dieser Phänomene von Bedeutung zu sein scheinen. Die durch die Wechselwirkung des Opiats mit dem Rezeptor ausgelösten Mechanismen verändern sich bei chronischer Opiatzuführung adaptiv. Dies gilt heute als das biochemische Substrat der Entwicklung von Toleranz und Abhängigkeit.

Da Opiate natürlicherweise im Körper nicht vorkommen, erhob sich die Frage, welche Substanzen denn physiologischerweise eine Affinität zu diesen Rezeptoren besitzen. Produziert der Körper nicht selbst ein morphin-ähnliches Prinzip, das einen gewissen Grad von Analgesie aufrecht erhält? Die intensiven Forschungen auf diesem Gebiet führten 1975 zur Entdeckung von 2 Pentapeptiden, Methionin-Enkephalin und Leuzin-Enkephalin in Extrakten aus Schweinegehirn (Übersicht bei Snyder, 1977; Marx, 1976). Bei der Untersuchung der Struktur dieser Peptide zeigte sich, daß diese Sequenz von 5 Aminosäuren im β-Lipotropin enthalten ist. β-Lipotropin ist 1964 von LI aus Hypophysen isoliert worden; seine physiologische Bedeutung war bislang unklar. Inzwischen haben Guillemin et al. aus Hypophysen- und Hypothalamusgewebe 4 weitere Peptide mit endogener Opiataktivität isoliert, das α-, β-, γ- und δ-Endorphin (von »*endo*genous m*orphin*«). Die Aminosäuresequenz der Endorphine ist im β-Lipotropin ebenfalls enthalten. Die meisten Forscher glauben deswegen, daß β-Lipotropin das Prohormon für die Enkephaline und Endorphine ist. Die biochemische Verwandtschaft der Hormone der ACTG-Familie und des β-Lipotropin ist in Abb. 4 dargestellt. Wahrscheinlich entstammen beide Hormonfamilien einer gemeinsamen Vorstufe (Mains et al., 1977).

Da das Zielorgan der Endorphine das Gehirn ist, und diese Substanzen möglicherweise im Gehirn selbst gebildet werden können, ist die Bedeutung der großen Menge an Endorphinen, die in der Hypophyse gefunden wurden, unklar. Nach neuesten Befunden kann jedoch die Hypophyse ihre sekretorischen Produkte über spezialisierte Gefäßverbindungen zum Hypothalamus retrograd auch ins ZNS abgeben (Oliver et al., 1977).

Die anfängliche Hoffnung, daß die endogenen Opiate nicht zu Toleranz und Abhängigkeit führen, haben sich nicht bestätigt. Wenn man Endorphin-behandelten Tieren den Opiatantagonisten Naloxon gibt, entstehen die gleichen Entzugssymptome wie nach Morphium und Heroin. Schon jetzt zeigt sich jedoch, daß die Analyse der biochemischen Wirkung der Endorphine ein besseres

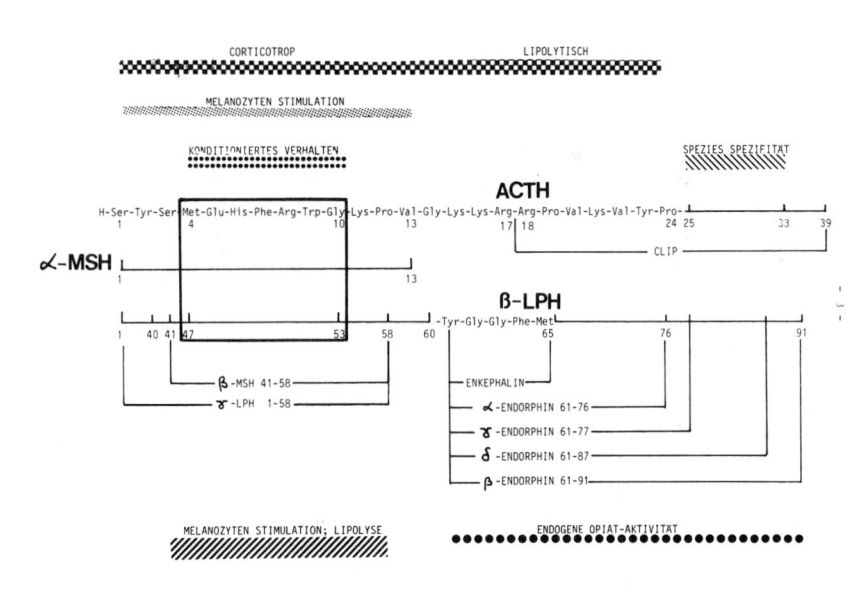

Abb. 4. Schematische Darstellung der gemeinsamen Aminosäuresequenzen der Hormone der ACTH-Familie und des β-Lipotropin α-MSH ist vollständig im ACTH enthalten. Die Enkephaline und Endorphine sind vollständig im β-Lipotropin enthalten. Die Sequenz ACTH

Verständnis der Phänomene der physischen und psychischen Abhängigkeit und der Sucht ermöglicht.

Es ist sehr wahrscheinlich, daß die Endorphine mehr können, als die Schmerzreaktion zu modifizieren. Wenn β-Endorphin in Rattenhirne injiziert wird, ruft es einen Zustand hervor, der eine gewisse Ähnlichkeit mit der katatonen Schizophrenie hat: die Tiere hören auf, sich spontan zu bewegen, es entsteht eine extreme Muskelrigidität, eine einmal eingenommene Position wird unverändert beibehalten, Lid- und Cornealreflexe sind erloschen und die Körpertemperatur sinkt um 2° C. Tatsächlich zeigen vorläufige Untersuchungen, daß der Endorphin-Gehalt im Liquor schizophrener Patienten erhöht ist.

Wenn die Entwicklung auf dem Gebiet der Endorphin-Forschung mit der gleichen Geschwindigkeit wie bisher fortschreitet, ist mit neuen wesentlichen Erkenntnissen in allernächster Zeit zu rechnen.

9.3 Psychopathologische Erscheinungen bei endokrinologischen Erkrankungen

Im vorigen Abschnitt sahen wir, daß das Zentralnervensystem über Neurone mit neurosekretorischen Fähigkeiten das Endokrinium beeinflussen und steuern kann. Diese Zusammenhänge sind heute gut bekannt und machen einen wichtigen Teil der endokrinologischen Forschung der gegenwärtigen Zeit aus. Ebenso haben wir gezeigt, daß es auch den umgekehrten Weg gibt, daß nämlich die verschiedenen peripheren Hormone auf zentralnervöse Funktionszentren steuernd eingreifen. Diese Wirkung bezieht sich nicht nur auf die endokrin tätigen Teile des Gehirns, sondern auch auf Hypothalamus, das retikuläre und das limbische System. Wir haben damit eine Erklärung für die lange bekannte Beobachtung, daß so gut wie alle endokrinen Erkrankungen zu psychopathologischen Erscheinungen führen können. Nicht selten sind die psychischen Symptome bei einer endokrinologischen Erkrankung schwerer und ernster als alle übrigen Manifestationen des gestörten hormonalen Gleichgewichts. Der Zweck dieses Abschnittes ist es, eine kurze Zusammenfassung über den Einfluß endokriner Erkrankungen auf psychische Funktionen zu geben. Bezüglich der Einzelheiten und der vollständigen Bibliographie können wir auf mehrere vorzügliche Monographien verweisen, so Bleuler: Endokrinologische Psychiatrie, 1974; und Smith et al.: Psychiatric Disturbance in Endocrinologic Disease, 1972.

Nach Bleuler lassen sich die vielfältigen psychopathologischen Bilder, die bei Endokrinopathien beobachtet werden, leicht ordnen und in drei Grundformen psychischen Krankseins einteilen, nämlich:

1. in den akuten exogenen Reaktionstyp nach Bonhöffer,
2. in das amnestische Syndrom und
3. in das »endokrine Psychosyndrom«.

Nach Schrappe (1975) müssen allerdings diese Grundformen um die syndromatischen Dimensionen aller jener Psychosen und Psychosyndrome erweitert werden, wie sie von Psychiatern sonst nur im Zusammenhang mit endogenen Psychosen, abnormen Persönlichkeitsstrukturen und Neurosen erörtert werden.

Die Erscheinungsbilder des *akuten exogenen Reaktionstyps* sind in leichten Fällen bloße Verstimmungen und Erregungszustände oder Müdigkeit, Apathie und Somnolenz. Diese Zustände können sich zum Koma oder zu Verwirrungen, Delirien oder Dämmerzuständen steigern. Andere Fälle verlaufen als Halluzinosen, wieder andere als aktue Korsakow-Psychosen. Die Störung des Bewußtseins beherrscht viele schwere Fälle.

Zum *amnestischen Psychosyndrom* gehört neben der Störung der amnestischen Funktion (das Frischgedächtnis ist mehr betroffen als das Altgedächtnis) auch organische Denkstörungen mit Gedankenarmut, Perseverationstendenz und Kritikschwäche. Dazu kommen affektive Störungen, Verarmung des Gemütslebens und emotionelle Unbeherrschtheit.

Die häufigsten psychischen Veränderungen, die man bei endokrin Kranken findet, faßt Bleuler unter dem Begriff »*endokrines Psychosyndrom*« zusammen. Es handelt sich dabei um leichtere psychopathologische Erscheinungen im Sinne von Wesensänderungen; ergriffen sind vor allem triebhafte Verhaltensweisen: der Nahrungstrieb, Durst, das Bedürfnis, Hitze oder Kälte auszuweichen, Schlafbedürfnis, der Bewegungstrieb, Aggressivität und der Sexualtrieb. Die gesamte Antriebhaftigkeit und emotionale Erregbarkeit kann gesteigert oder vermindert sein. So kommen einerseits erregte, erethische oder maniforme Zustände, andererseits apathische, indolente oder somnolente Zustände vor.

Stimmungsverschiebungen – andauernde und besonders vorübergehende – sind bei endokrin Kranken ebenfalls überaus häufig. Meist handelt es sich um Zustände von Zufriedenheit, ja Glücksgefühl, verbunden mit Trägheit und Tatenlosigkeit (sogenannte »Hypophysärstimmung«), dann reizbare, mürrische, verdrossene, weinerliche und ängstliche Verstimmungen in den verschiedensten Tönungen. Es muß betont werden, daß es kaum für eine bestimmte endokrine Erkrankung »spezifische« psychische Veränderungen gibt.

9.3.1 Cushing-Syndrom

Die Mehrzahl der Patienten mit spontan auftretendem Hypercortisolismus zeigen psychische Symptome. Psychosen und ähnlich schwere Erscheinungen sollen in 5 bis 20% aller Fälle auftreten. Die häufigste Manifestation ist eine Depression, während (im Gegensatz zum durch Steroidgaben induzierten Cushing-Syndrom) gehobene Stimmung und Euphorie sehr selten sind. Manche Patienten entwickeln Reizbarkeit, Konzentrationsschwäche, Schlaflosigkeit, paranoide Verkennungen und Halluzinationen. Seltener beobachtet wird Erregtheit, Angst, Apathie bis Stupor und Delir. Schizophrenie-ähnliche Bilder wurden beschrieben. Wenn die zugrundeliegende endokrine Störung erkannt und behandelt wird, kommt es zu einer dramatischen Verbesserung des psychischen Zustandes.

Ebenso zeigen Patienten, die mit pharmakologischen Dosen von Glukokortikoiden behandelt werden, Stimmungsänderungen. Bei 3/4 der Patienten werden Euphorie und Fröhlichkeit beobachtet, oft begleitet von gesteigertem Appetit und gelegentlich von gesteigerter Libido. Eine Depression tritt selten auf, kann jedoch sehr schwer sein. Bei manchen Patienten kann eine Abhängigkeit der Erscheinungen von der Dosis des Steroids gezeigt werden. Nach der gegenwärtigen Auffassung steht das Auftreten der psychischen Erscheinungen nicht in Relation zur prämorbiden Persönlichkeit des Patienten. Das Risiko von Patienten mit psychiatrischen Erkrankungen in der Anamnese, an einer steroidinduzierten psychischen Störung zu erkranken, ist nicht größer als üblich; eine Kontraindikation für eine Steroidtherapie ist bei solchen Patienten nicht gegeben.

9.3.2 Nebennierenrinden-Unterfunktion

So gut wie alle Patienten mit nicht behandelter Nebennierenrindeninsuffizienz zeigen eine Wesensänderung im Sinne eines endokrinen Psychosyndroms. Depressive und apathische Verstimmungen stehen dabei im Vordergrund. Es kommen jedoch euphorische Verstimmungen und Zustände von Hast und innerer Spannung und vieles andere vor. Die Addison-Krise wird häufig von einer Psychose vom akuten exogenen Reaktionstyp begleitet. Zusätzliche Hinweise auf eine gestörte Funktion des Zentralnervensystems gibt das EEG, das diffuse, langsame Aktivitäten mit hoher Amplitude zeigt. Bekannt ist weiterhin die generelle Überempfindlichkeit gegenüber Narkotika, insbesondere Barbituraten. Alle Veränderungen sind unter der Substitutions-Therapie mit Glukokortikoiden reversibel, während Mineralokortikoide keinen Effekt haben.

9.3.3 Hypothyreose

Die Psychopathologie der Hypothreose und des endemischen Kretinismus gehört zum alten psychiatrischen Wissen. Die psychopathologischen Erscheinungen stehen bei der Hypothyreose oft im Vordergrund der Symptomatologie.

Am leichtesten wird die Verlangsamung wahrgenommen, aber auch Stimmung und Affekt sind verändert; mit psychologischen Tests läßt sich oft ein leichtes Delir eruieren. Eine spezifische Heiterkeit, die der Witzelsucht von Patienten mit Frontallappentumoren ähnelt, ist häufig. Psychotische Bilder, die an die Schizophrenie und Zyklothymie erinnern, kommen vor. Bei der hypothyreoten Encephalopathie finden sich EEG-Veränderungen, Krampfanfälle können auftreten. Bei einem gewissen Prozentsatz bessern sich die psychopathologischen Erscheinungen unter einer Substitutionsbehandlung mit Schilddrüsenhormon nicht. Dabei spielt eine permanente Hirnschädigung durch die Hypothyreose sicher eine Rolle.

Die deletäre Wirkung eines Schilddrüsenhormonmangels auf das sich entwickelnde Gehirn ist von den Patienten mit Kretinismus wohl bekannt.

9.3.4 Hyperthyreose

Die Autoren, die sich mit den psychischen Veränderungen bei der Hyperthyreose beschäftigen, interessierten sich vorwiegend für die mögliche ätiologische Bedeutung emotionaler Faktoren. Die Hyperthyreose wird von vielen Autoren zu den »klassischen« psychosomatischen Krankheiten gerechnet. Die Diskussion, ob die psychischen Faktoren Ursache oder Folge der endokrinen Störung sind, ist bei der Hyperthyreose besonders heftig. Wir verweisen dazu auch auf Abschnitt 9.3.

Hier sei nur festgehalten, daß bei der Hyperthyreose folgende Erscheinungen außerordentlich häufig sind: emotionale Labilität, Angst, Spannung, überschießende Reaktionen, Konzentrationsstörungen, Unruhe, Tremor, Schlafstörungen und manifeste Psychosen. Eine Minderheit von Patienten, besonders ältere, werden depressiv, zurückgezogen, apathisch und appetitlos. Zum Bild der thyreotoxischen Krise gehört das Delir und das Koma. Bei manchen Patienten bleibt nach der Behandlung eine organische Hirnschädigung zurück.

9.3.5 Hypopituitarismus

Die psychischen Veränderungen, wie sie beim Panhypopituitarismus beobachtet werden, entsprechen der Kombination der Erscheinungen, wie sie von der Hypothyreose, der Nebennieren-Insuffizienz und dem Hypogonadismus bekannt sind, die ja alle im Rahmen der Hypophysenvorderlappeninsuffizienz auftreten. Entsprechend häufig finden sich psychische Phänomene beim Hypopituitarismus. In einer Studie waren von 78 untersuchten Patienten nur 6 frei von psychischen Störungen.

Werden die ausgefallenen Partialfunktionen der Hypophyse durch eine Substitutionstherapie mit Schilddrüsenhormon, Glukokortikoiden und Sexualhormonen ausgeglichen, so zeigt ein gewisser Teil der Patienten immer noch Apathie, Antriebsarmut und chronische Müdigkeit. Man kann vermuten, daß dies dem weiterbestehenden Mangel an Wachstumshormon und Prolaktin zuzuschreiben ist. Wir wissen jedoch so gut wie nichts über den Effekt von Wachstumshormonen auf psychologische Funktionen. Prolaktin hat zwar ein weites Spektrum von Wirkungen auf das Verhalten von niederen Tieren (Induktion des mütterlichen Verhaltens und des Wandertriebes), über eine ähnliche Wirkung beim Menschen gibt es jedoch keine gesicherten Erkenntnisse.

9.3.6 Akromegalie

Berichte über psychologische Veränderungen bei der Akromegalie sind sehr spärlich; wahrscheinlich verursacht die Überproduktion an Wachstumshormon keine groben psychischen Störungen. Nach Bleuler treten psychotische Bilder nie auf. Sehr häufig ist jedoch eine Wesensänderung, die hauptsächlich in einem Mangel an Initiative und Spontaneität und in einer Stimmungsänderung in Richtung stiller und passiver Heiterkeit besteht. In einzelnen Fällen sollen bei Männern Zeichen einer »elementaren Mütterlichkeit« auftreten, die auf eine gleichzeitige Vermehrung von Prolaktin bezogen wird.

9.3.7 Nebenschilddrüsen

Die psychopathologischen Folgen des Hyperparathyreodismus sind streng korreliert mit dem Ausmaß der Hypercalcämie. Dies ist leicht verständlich, wenn man die Bedeutung des Calcium bei vielen molekular-biologischen Prozessen bedenkt. Bei etwa 2/3 der Fälle werden leichte bis mittelschwere Veränderungen im Sinne des endokrinen Psychosyndroms beobachtet. Diese Verstimmungen und Triebänderungen können chronisch sein, sie können aber auch in charakteristischer Weise unvermittelt auftreten und wieder verschwinden. Die Stimmung ist depressiv, gelegentlich auch euphorisch oder reizbar. Der Kranke sieht seine Lebenstüchtigkeit dahinschwinden, verliert jeden Antrieb, gibt jeden Kampf auf und äußert den Wunsch, zu sterben. Dabei finden sich alle Übergänge bis zur schweren Depression. Alle diese psychischen Abweichungen verschwinden wenige Wochen bis sechs Monate nach Exstirpation des Parathyroidea-Adenoms. Bei einem Serumcalcium-Wert von mehr als 5 mMol/l tritt der akute exogene Reaktionstyp auf. Seine Haupterscheinungen sind Störungen des Gedächtnisses, Bewußtseinseintrübungen, Benommenheit, Desorientierung und eigentliche Verwirrungszustände. Auch diese Erscheinungen sind reversibel.

Im wesentlichen die gleichen Erscheinungen, nämlich endokrines Psychosyndrom und die Erscheinungen des akuten exogenen Reaktionstyps, werden auch beim entgegengesetzten Krankheitsbild, dem Hypoparathyreoidismus, beobachtet, der mit erniedrigten Calcium-Spiegeln im Blut einhergeht. Dies unterstreicht, wie unspezifisch und uncharakteristisch die psychischen Veränderungen bei einer bestimmten endokrinen Störung sind.

9.3.8 Geschlechtshormone und psychosexuelle Funktion

Über die Bedeutung der Sexualhormone, nämlich der Östrogene, Gestagene und Androgene, für das Sexualverhalten von Tieren, insbesondere auch Primaten, liegt eine Fülle von gesicherten Erkenntnissen vor. So ist – um nur ein Beispiel zu nennen – beim Affenweibchen der stimulierende Einfluß einer Androgenbehandlung auf das Sexualverhalten gut dokumentiert (Michael, 1971). Demgegenüber steht beim Menschen die Bedeutung psychosozialer Faktoren für das Sexualverhalten ganz im Vordergrund. So läßt sich etwa für 90% aller Potenzstörungen, die zur ärztlichen Konsultation führen, keine hormonale Ursache finden. Im folgenden soll versucht werden, das wenige, war wir an gesicherten Erkenntnissen über den Einfluß von Sexualhormonen auf das menschliche Sexualverhalten haben, kurz zu skizzieren.

9.3.8.1 Männliche Sexualfunktion

Androgene Hormone werden während der Pubertät benötigt, um eine normale Entwicklung von Libido und Potenz zu gewährleisten. Wenn diese Entwicklung abgeschlossen ist, ist die Abhängigkeit der männlichen Sexualfunktion von den Androgenen nicht mehr so deutlich. Es finden sich zahlreiche Hinweise in der Literatur, daß Sexualtrieb und Potenz im normal androgenisierten Mann relativ unabhängig vom Testosteronspiegel sind, aber es gibt Unterschiede von Individuum zu Individuum. Die meisten Männer, die eine Substitutionstherapie mit Androgen bekommen, berichten über eine enge Korrelation zwischen Behandlung und psychologischen Effekten. Eine Östrogenbehandlung beim Mann unterdrückt Potenz und Sexualtrieb in dramatischer Weise.

Der Effekt der Androgene auf Verhalten und Persönlichkeitsmerkmale ist jedoch nicht auf die Sexualsphäre beschränkt. Rauflust und motorische Unruhe pubertierender Knaben sind bekannte Effekte der androgenen Stimulation. Psychologische Nebenwirkungen einer Behandlung mit Androgen sind Schlaflosigkeit, Zwangsdenken und Reizbarkeit. Hypogonadale Männer zeigen eine deutliche Passivität, Ideenarmut, mangelden Antrieb, psychoneurotische Symptome treten bei ihnen mit höherer Inzidenz auf.

Die Persönlichkeitsveränderungen beim erwachsenen Eunuchen kommen zum überwiegenden Teil sicher aus einer Interaktion eines psychisch und sexuell inadäquaten Individuums mit seiner Umgebung. Wird eine Testosteronbehandlung erst jenseits der üblichen Pubertätszeit begonnen, wird in der Regel ein normales psychosexuelles Verhalten nicht mehr erreicht.

9.3.8.2 Weibliche Sexualfunktion

Die hormonale Regulation der psychosexuellen Funktion bei der Frau ist komplexer als beim Mann und beinhaltet sowohl die adrenalen Androgene als auch die zyklischen Veränderungen der Östrogen- und Progesteronsekretion. Am besten gesichert scheint die Bedeutung der adrenalen Androgene für die weibliche Sexualität. Adrenalektomie und Hypophysektomie sollen zu einem fast vollständigen Verlust von Libido und Sexualtrieb führen und dieser Verlust kann durch eine Behandlung mit Testosteron ausgeglichen werden (Waxenberg et al., 1959). Eine hochdosierte Androgentherapie führt in manchen Fällen zu einem gesteigerten, mitunter pathologischen Sexualtrieb. Ob diese Veränderungen lediglich Folge einer Vergrößerung und Hypersensitivität der Klitoris sind oder ob zusätzlich zentrale Komponenten eine Rolle spielen, ist noch nicht vollständig geklärt. Trotz dieser Befunde besteht merkwürdigerweise unter Endokrinologen keine einheitliche Meinung, ob Frauen ohne endogene Androgenproduktion (bei Panhypopituitarismus, NNR-Insuffizienz, nach Adrenalektomie oder Hypophysektomie) mit Androgenen substituiert werden sollen.

Die große Bedeutung psychischer Komponenten bei der weiblichen Sexualität macht es schwierig, die Effekte von Östrogenen und Progesteron zu beurteilen. Es wird oft behauptet, daß die spontane oder induzierte Menopause mit dem Verlust der ovariellen Funktion kaum Auswirkungen auf Sexualtrieb und Orgasmusfähigkeit haben. Auf der anderen Seite bemerken viele Frauen mit Östrogenmangel einen Verlust an sexuellem Interesse, der durch die Substitutionstherapie ausgeglichen werden kann. Masters und Johnson behaupten, daß der wichtigste Faktor bei der Aufrechterhaltung der Sexualfunktion bei der älteren Frau die fortgesetzte sexuelle Aktivität sei, aber sie betonen auch die Bedeutung einer adäquaten Substitutionsbehandlung, um Involution von Vulva und Vagina zu verhindern.

Noch komplexer sind die Veränderungen der weiblichen Sexualität im Rahmen des normalen Menstruationszyklus. Untersuchungen an Tieren zeigen, daß Sexualtrieb und Paarungsverhalten eng mit hohen Östrogenspiegeln korreliert sind; von daher würde man vermuten, daß Frauen in der Mitte des Zyklus eine größere sexuelle Empfänglichkeit zeigen. Zwar ändert sich das sexuelle Empfinden während des Menstruationszyklus und erreicht im Mittel ein Maximum am 14. Tag des Zyklus, manche Frauen jedoch empfinden ein gesteigertes sexuelles Verlangen kurz vor und nach der Menstruation (Shader u. Ohly, 1972).

Das »prämenstruelle Syndrom« besteht aus den Symptomen gereizte, depressive oder ängstliche Verstimmungen, Mißempfindungen und Schmerzen, sowie Flüssigkeitsretention. Dieser Symptomenkomplex tritt etwa 5 Tage vor der Menstruation auf und verschwindet mit dem Einsetzen der Regelblutung bzw. kurz danach und ist damit eng korreliert zum Abfall der Östrogene und Gestagene. Daß dysphorische Affekte in der praemenstruellen Phase vermehrt auftreten, ist durch zahlreiche Untersuchungen belegt (z.B. Moos et al., 1969, Übersicht bei Smith, 1975). Eine unverhältnismäßig große Zahl von Frauen, die Suizidversuche unternehmen oder sich an eine Beratungsstelle wenden, befinden sich in der praemenstruellen Phase des Zyklus. Viele Erkrankungen zeigen eine Tendenz zur Exazerbation in dieser Phase, so das Asthma bronchiale, die Urtikaria, epileptische Anfallsleiden, Migräne und Psychosen. Ob die Veränderungen der Stimmung und des Verhaltens auf die hormonellen Veränderungen kausal bezogen werden können, muß noch offen gelassen werden. In diesem Zusammenhang ist die Frage interessant, ob durch die Einnahme oraler Kontrazeptiva Stimmungs- und Verhaltensveränderungen ausgelöst werden. Die Fülle von Literatur, die zu diesem Thema existiert, läßt den Schluß zu, daß ein solcher Zusammenhang wohl besteht, dieser bleibt aber bis heute sehr vage (Kane, 1968)).

9.3.8.3 Pränatale Androgenisierung und psychosexuelle Entwicklung (adrenogenitales Syndrom)

In der pränatalen Phase spielen Androgene eine entscheidende Rolle bei der Ausbildung der äußeren Genitalien bei Säugetieren und beim Menschen. Fehlen Androgene in dieser Zeit, so entwickelt sich unabhängig vom Kerngeschlecht ein weiblicher Phänotyp. Neuerdings konnte in Tierexperimenten gezeigt werden, daß die pränatalen Androgenspiegel auch die Entwicklung des Zentralnervensystems und auf diese Weise auch bestimmte Aspekte des geschlechtsspezifischen Verhaltens beeinflussen (s. Abschnitt 9.2.5: Hormone und die Funktion des ZNS).

Daß vergleichbare Zusammenhänge auch beim Menschen existieren, wissen wir aus der Beobachtung von Patientinnen mit adrenogenitalem Syndrom (AGS). Das AGS beruht auf einem genetisch determinierten Enzymdefekt der Nebennierenrinde. Durch den Enzymdefekt ist die Cortisolbiosynthese gestört und es kommt stattdessen zur vermehrten Bildung von androgen wirksamen Steroiden. Der Überschuß an Androgenen vor der Geburt führt zu einer Maskulinisierung der äußeren Genitalien, wobei alle Übergänge vorkommen (Vergrößerung der Klitoris bis zur Fusion der Labien und Ausbildung eines Phallus). In einer großangelegten psychologischen Studie wurde das psychosexuelle Verhalten solcher Patientinnen untersucht und mit dem ihrer gesunden Geschwister verglichen (Ehrhardt, 1975).

Obwohl der Androgenüberschuß durch eine Behandlung mit Cortison korrigiert worden war und ebenso genitale Mißbildungen chirurgisch beseitigt worden waren, zeigten die AGS-Patientinnen folgende Verhaltensweisen signifikant häufiger: Straßenspiele, die viel Energie kosten, Bevorzugung von Knaben als Spielkameraden, wenig oder kein Interesse für Puppen, an Schwangerschaft und Mutterschaft, Aversion bzw. Gleichgültigkeit gegenüber Kleinkindern, kein Interesse an Schmuck, Make-up, Frisur und attraktiver Kleidung. 35% waren unzufrieden mit ihrer Geschlechtsrolle als Mädchen und 60% waren auffällig umtriebig (tomboys).

Die psychosexuelle Entwicklung von Knaben mit AGS weicht demgegenüber nicht von der gesunder Knaben ab. Männliche und weibliche Patienten mit AGS haben durchschnittlich einen höheren IQ, wie in mehreren Untersuchungen festgestellt wurde. Es konnte jedoch jetzt gezeigt werden, daß dies auch für die Eltern und Geschwister der AGS-Patienten gilt, sodaß dieses Phänomen sicher unabhängig von der pränatalen Androgenisierung gesehen werden muß. Über die Bedeutung eines Überschusses an Östrogenen und Gestagenen in der pränatalen Phase gibt es interessante Beobachtungen, aber bisher keine gesicherten Ergebnisse (Yalom et al., 1973).

9.4 Psychische Faktoren bei der Ätiologie und Pathophysiologie endokrinologischer Erkrankungen

Im Abschnitt 8.2 über die theoretischen Grundlagen der Psychoneuroendokrinologie haben wir die Bedeutung psychischer Faktoren für die endokrine Regulation dargestellt. Diese Zusammenhänge lassen leicht einsehbar erscheinen, daß psychische Reize eine solche Intensität bekommen können, daß die daraus resultierenden endokrinen Störungen des Individuums auch im klinischen Sinn krank machen. Wir wissen aber, daß selbst schwerste psychische Störungen, etwa akute Psychosen, keineswegs zu pathogenen endokrinen Reaktionen führen müssen (s. Abschnitt 9.5: Endokrinologische Befunde bei psychischen Erkrankungen).

Viele der dabei gefundenen hormonellen Veränderungen können vielmehr als sinnvolle Reaktionen des Organismus aufgefaßt werden. Ein psychischer Reiz muß deswegen neben der Intensität noch andere Charakteristika aufweisen, wenn er für eine Endokrinopathie verantwortlich gemacht werden soll. Darüber wissen wir jedoch nichts. Überhaupt sind unsere Kenntnisse über die Bedeutung psychischer Faktoren für die Entstehung und den Verlauf endokriner Erkrankungen sehr spärlich. Nur für relativ wenige endokrine Erkrankungen wird heute eine Bedeutung psychischer Faktoren diskutiert.
Es sind dies im wesentlichen:
1. der Minderwuchs, wie er im Rahmen des »maternal deprivation Syndroms« auftritt
2. die Hyperthyreose
3. das hypothalamo-hypophysäre Cushing-Syndrom
4. die psychogene Polydipsie
5. der Diabetes mellitus
6. die Anorexia nervosa
7. der idiopathische Hirsutismus
8. die funktionelle Amenorrhoe

Diese Liste stellt eine eigenartige Auswahl endokrinologischer Diagnosen dar. Sie besagt keineswegs, daß für die hier nicht genannten endokrinen Erkrankungen psychische Faktoren keine Rolle spielen, sondern lediglich, daß darüber keine Untersuchungen vorliegen. Immerhin lassen sich jedem der wichtigen endokrinen Funktionssysteme eine der genannten Erkrankungen zuordnen; so mag das Cushing-Syndrom beispielhaft für Erkrankungen des ACTH-NNR-Systems stehen, die Hyperthyreose für die Schilddrüsenerkrankungen, die Amenorrhoe bei der Anorexia nervosa für Störungen im Bereich des Hypothalamus-Hypophysen-Gonaden-Systems, das »maternal deprivation«-Syndrom für Störungen der STH-Sekretion und die psychogene Polydipsie für Störungen im Hypothalamus-Neurohypophysen-System.

Wegen der besonderen Bedeutung in der klinischen Arbeit soll der Einfluß psychischer Faktoren auf endokrine Erkrankungen nicht an dieser Stelle, sondern im Abschnitt »Spezielle Psychosomatik« dieses Lehrbuches besprochen werden. Dem Leser, der an einem Gesamtüberblick über das Gebiet der Psychoneuroendokrinologie interessiert ist, empfehlen wir, den Abschnitt Fehm u. Voigt: »Psychosomatische Aspekte in der Endokrinologie« schon hier zu lesen.

9.5. Endokrinologische Befunde bei psychischen Erkrankungen

Die zunehmenden Erkenntnisse über die Beeinflußbarkeit der verschiedenen endokrinen Funktionssysteme durch psychologische Faktoren einerseits und die bekannten psychopathologischen Erscheinungen bei Erkrankungen des Endokriniums andererseits weckten immer wieder das Interesse für die Frage, ob nicht endokrine Funktionsstörungen die Genese von Schizophrenien und manisch depressiven Psychosen erklären könnten. Alle diese Spekulationen haben sich bisher nicht bestätigen lassen; vielmehr gilt es heute als gesichert, daß die endokrinen Reaktionen, die man bei Psychosen findet, sekundärer Natur sind. Neuere Studien beziehen die neuentdeckten hypothalamischen Neurohormone und deren Abhängigkeit vom zentralnervösen Neurotransmitterstoffwechsel in die Untersuchungen mit ein. Dabei zeigt sich, daß es mit diesen Methoden vielleicht möglich wird, Störungen des Neurotransmitterstoffwechsels bei verschiedenen psychopathologischen Zuständen zu definieren. Vor allem diese neueren Ergebnisse sollen im folgenden dargestellt werden, wobei wir uns auf die bei der Schizophrenie, der Zyklothymie und die bei der Anorexia nervosa erhobenen Befunde beschränken.

9.5.1 Psychosen

9.5.1.1 Das Hypothalamus-Hypophysen-Nebennierenrinden-System bei Psychosen

Sachar (1970) kommt aufgrund der Literatur und eingehender eigener Untersuchungen zu der Feststellung, daß die Diagnose Schizophrenie allein keinerlei Aussage über die Aktivität der Nebennierenrinde erlaubt. Bei Langzeituntersuchungen ein- und desselben Patienten zeigt sich jedoch, daß die Corticosteroidausscheidung während einer akuten psychotischen Phase auf über das Doppelte ansteigt. Wenn der Patient ein organisiertes psychotisches System aufgebaut hat, das offenbar eine Art psychotischer Lösung für den Patienten darstellt, normalisiert sich die Aktivität der Nebennierenrinde. Diese Untersuchungen zeigen, daß die Schizophrenie nicht als ein statischer Zustand aufgefaßt werden darf, weder in psychologischer, noch in endokrinologischer Hinsicht und daß die endokrinen Veränderungen nicht mit der Diagnose, sondern mit dem emotionalen Gleichgewicht bzw. Ungleichgewicht korreliert werden müssen. Diese Befunde von Sachar regten Wohlberg et al. (1970) zu einer Langzeituntersuchung der NNR-Funktion bei der akuten Schizophrenie an. Auch diese Autoren finden eine gesteigerte Aktivität der Nebennierenrinde nur in der Phase der akuten Desorganisation und normale Werte während des »psychischen Equilibrium«, der Phase der partiellen Ich-Reintegration, die mit dem Wiederauftreten typischer Abwehrmuster einhergeht. Das Gleiche gilt auch für die Depression. Sachar et al. (1970) konnten eine hochsignifikante Korrelation zwischen der Cortisolproduktionsrate und den Werten einer psychiatrischen Testskala bei depressiven Patienten zeigen. Diese Skalen beziehen sich jedoch nur auf die emotionale Erregung (arousal) und die psychotische Desorganisation und lassen alle anderen Symptome der Zyklothymie außer Acht. Depressive Patienten mit Angstgefühlen, jedoch ohne psychotische Desorganisation, zeigten eine Aktivierung der Nebennierenrinde wie auch sonst ängstliche, darüberhinaus jedoch gesunde Personen.

Diese Befunde sind in Übereinstimmung mit der psychoendokrinen Streßforschung. Auch dort zeigte sich, daß die Aktivierung der Nebennierenrinde nicht von der Art des Streßereignisses abhängt, sondern davon, wie das einzelne Individuum dieses Ereignis verarbeitet.

Im wesentlichen zu den gleichen Schlußfolgerungen wie Sachar kommt eine Übersichtsarbeit von Bonney (1969). Veränderungen der Steroidausscheidung im Urin sowie die Plasmacortisolspiegel korrelieren gut mit Veränderungen der Stimmung und den Werten bestimmter Test-Skalen in Langzeituntersuchungen bei dem gleichen Patienten. Erhebliche und langdauernde Erhöhungen der 17-Hydroxy-Corticosteroide können bei bestimmten Untergruppen von Patienten mit Schizophrenie ebenso wie mit Zyklothymie gefunden werden. Eine Korrelation zwischen der Schwere der Erkrankung insgesamt und der Steroidausscheidung gibt es dagegen nicht. Zahlreiche Fakten sprechen dafür, daß die Verfügbarkeit effektiver psychologischer Abwehrmechanismen, z.B. Manie und Verleugnung, erklärt, warum bei schweren psychopathologischen Erscheinungen normale Steroidspiegel gefunden werden können. Der Autor weist besonders darauf hin, daß bei manchen depressiven Patienten anhaltende Erhöhungen der Steroidausscheidung (bis zu 10 Monaten) bis in den cushingoiden Bereich beobachtet werden, ohne daß die üblichen Zeichen des Hypercortisolismus auftreten.

Suwa et al. (1974) untersuchten den cirkadianen Rhythmus des Plasmacortisol bei endogenen Psychosen. Die Autoren fanden den Rhythmus erheblich derangiert, wenn akute Symptome wie Angst oder Erregung bei schizophrenen Patienten auftraten, oder wenn der emotionale Distress bei depressiven Personen extrem schwer wurde. Der Befund entsprach genau dem, wie er bei Patienten mit einem Cushing-Syndrom erhoben wird. Diese Veränderungen verschwanden, wenn die klinische Symptomatik unter Kontrolle kam.

Neuere Untersuchungen zeigen, daß bei schwer depressiven Patienten nicht nur die Aktivität des Hypothalamus-Hypophysen-NNR-Systems gesteigert ist, sondern daß dieses auch durch die Gabe von Steroiden nicht supprimierbar ist (Butler u. Besser, 1968). Stokes et al. (1975) fanden bei mehr als der Hälfte der von Ihnen untersuchten Patienten keine Hemmung durch die Gabe von 2 und 8 mg Dexamethason. Normalerweise beweist dieser Befund das Vorliegen eines Cushing-Syndroms, wofür es jedoch bei diesen Patienten sonst keinen Hinweis gab. Diese Befunde lassen ahnen, wie tiefgreifend die Störung der zentralnervösen Steuerung der ACTH-Sekretion bei depressiven Patienten ist.

9.5.1.2 Störungen der Wachstumshormonsekretion bei Psychosen

In letzter Zeit mehren sich die Befunde, wonach die Regulation der Wachstumshormonsekretion bei Psychosen gestört sein kann. So zeigten Sachar et al. (1972), daß 77% aller Patienten mit einer unipolaren Depression (d.h. ohne manische Phasen) auf die Gabe von L-Dopa nicht den üblichen Anstieg des Wachstumshormons aufweisen. Bereits früher konnten diese Autoren zeigen (Sachar et al., 1971), daß ein wesentlicher Teil von depressiven Patienten auf eine insulininduzierte Hypoglykämie nicht mit einer adäquaten Freisetzung von STH reagiert. Da auf der anderen Seite bekannt ist, daß es eine enge Beziehung zwischen dem Katecholaminstoffwechsel des ZNS und der Freisetzung von STH gibt, deuten die Autoren diese Befunde als einen Hinweis auf einen neurochemischen Defekt bei der Depression.

Tatsächlich konnten jetzt amerikanische Autoren (Garver et al., 1975) zeigen, daß es eine signifikante lineare Korrelation zwischen einem Metaboliten des Noradrenalin im ZNS und der Verminderung der reaktiven STH-Freisetzung bei depressiven Patienten gibt.

In die gleiche Richtung weist eine Beobachtung von Takahashi et al. (1973). Diese Autoren fanden, daß bei depressiven Patienten das STH auf die Gabe von 5-Hydroxytryptophan, der unmittelbaren Vorstufe des Neurotransmitters Serotonin, nicht ausreichend ansteigt. Interessanterweise ließ sich dieser Befund bei Patienten, die sich in der manischen Phase befanden, nicht erheben. Die Tatsache, daß 5-Hydroxytryphtophan eine antidepressive Wirkung haben soll, zeigt, wie eng psychische und somatische Phänomene dabei korreliert sein können.

Bei der Schizophrenie fand man hingegen überwiegend einen normalen Anstieg des STH im Insulin-Hypoglykämietest (Brambilla et al., 1974).

9.5.1.3 Das Hypothalamus-Hypophysen-Schilddrüsensystem bei Psychosen

Alle Versuche, eine Störung dieses Systems bei Psychosen nachzuweisen, sind bisher im wesentlichen ohne Erfolg geblieben. Viele dieser Untersuchungen, besonders die früheren, wurden zudem unter dem sicher falschen Aspekt unternommen, damit etwas über die Ätiologie und Pathogenese der Psychosen aussagen zu können. Eine sorgfältige Literaturübersicht findet sich bei Mason (1968).

In jüngster Zeit sind die hypothalamischen Zentren, die die Schilddrüsenfunktion steuern, in Zusammenhang mit der Depression gebracht worden. Es konnte gezeigt werden, daß das hypothalamische Thyreotropin Releasing Hormon (TRH) ein klinisch wirksames Antidepressivum beim Menschen ist (Prange et al., 1974) und daß es auch im Tierversuch Verhaltensänderungen auslösen kann (Segal u. Mandell, 1974). Diese Ergebnisse sind allerdings nicht unwidersprochen geblieben (Mountjoy et al., 1974).

Möglicherweise ist der offenbar inkonstante und kurzdauernde antidepressive Effekt des TRH gar nicht der interessanteste Aspekt dieser Substanz im Zusammenhang mit der Depression. Mehrere Autoren konnten zeigen, daß die Ausschüttung von TSH, die üblicherweise der Gabe von TRH folgt, bei depressiven Patienten verringert ist (z.B. Kastin et al., 1972). Da bei der Depression auch die reaktive Ausschüttung von STH vermindert ist (s. vorne), liegt es nahe, zu spekulieren, daß für beide Phänomene ein anderes hypothalamisches Hormon verantwortlich ist, nämlich das Somatostatin. Wir wissen, daß Somatostatin sowohl TSH als auch STH zu supprimieren vermag. Bei Tieren reduziert es außerdem die spontane Aktivität. Dies sind Hinweise, daß das Somatostatin u.U. eine Rolle bei der Depression spielt, wie Prange et al. (1975) vermuten.

9.5.2 Anorexia nervosa

Der Endokrinologe sieht auch heute noch häufig Patientinnen mit Anorexia nervosa aufgrund der falschen Vorstellung, daß eine Hypophysenvorderlappeninsuffizienz ein solches klinisches Bild machen könne. Dies geht auf die irrtümliche Beschreibung einer »hypophysären Kachexie« durch Simmonds zurück. Dennoch sind die endokrinen Veränderungen, die bei diesen Patienten gefunden werden, vor allem von einem psychoendokrinologischen Standpunkt aus außerordentlich interessant.

Die Amenorrhoe ist ein fast konstantes Begleitsymptom der Anorexia nervosa. Mangelernährung und Gewichtsverlust alleine können eine Amenorrhoe auslösen. Bei ca. 30% der Patientinnen jedoch ist die Amenorrhoe das erste Symptom der Erkrankung, dem erst später eine Gewichtsreduktion folgt, sodaß man annehmen muß, daß die Störung der Gonadotropinsekretion und die Anorexia zwei Symptome der gleichen Grundkrankheit sind.

Wir wissen heute, daß die Plasmaspiegel der gonadotropen Hormone LH und FSH bei der Anorexia nervosa erniedrigt sind (Beumont et al., 1973), daß es aber nach der Gabe des Gonadotropin-releasing-hormons (LHRH) zu einem normalen Anstieg von LH und FSH kommt (Mecklenburg et al., 1974). Dies legt die Vermutung nahe, daß es sich bei der Amenorrhoe um eine primär hypothalamische Störung handelt. Diese Hypothese wird durch eine Reihe weiterer Befunde unterstützt:

1. Boyar et al. (1974) haben gzeigt, daß bei zehn erwachsenen Patientinnen mit Anorexia nervosa das 24-Stunden-Sekretionsmuster des Plasma-LH dem präpuberalen oder frühpuberalen Muster entsprach. Sie postulierten eine »Unreife« des 24-Stunden-Sekretionsmusters des LH bei adoleszenten oder erwachsenen Patientinnen und zeigten, daß sich dieses Muster normalisiert, wenn es zu einer Remission der Anorexia nervosa kommt.
2. Clomiphen hemmt die Wirkung von Östrogenen auf hypothalmische Zentren und bewirkt so eine vermehrte Sekretion von Gonadotropinen. Dieser Anstieg fehlt bei Patientinnen mit Anorexia nervosa (Marshall u. Fraser, 1971) und kehrt nach Gewichtssteigerung wieder.
3. Der Hypothalamus spielt auch eine wichtige Rolle bei der Thermoregulation. Mecklenburg et al. (1974) haben gezeigt, daß Patientinnen mit Anorexia nervosa auf eine akute Hypothermie nicht adäquat reagieren können. Als weiteren Hinweis auf eine hypothalamische Dysfunktion fanden sie bei manchen Patientinnen eine Störung des Wasserhaushaltes.

Welche Bedeutung diese hypothalamische Störung im Rahmen der Anorexia nervosa hat, muß vorläufig offengelassen werden.

Daneben gibt es eine Reihe weiterer, in der Regel jedoch geringfügiger endokriner Störungen:

Die durchschnittlichen Plasma-Cortisolspiegel sind signifikant erhöht, das sekretorische Muster zeigt aber die normale zirkadiane Rhythmik (Boyar et al., 1977). Jedoch ist die Cortisolhalbwertzeit und die metabolische Clearance-rate vermindert. Diese Veränderungen im Cortisol-metabolismus können wahrscheinlich auf die gleichzeitige Verminderung des Plasma-Trijodthyronin bezogen werden (Thyroxin und TSH sind dagegen normal). Die STH-Werte sind nicht selten pathologisch erhöht, wahrscheinlich als Folge des Glukosemangels. Im Insulinhypoglykämietest zeigt das STH jedoch einen normalen Anstieg. Bei Patienten mit schwerer Anorexia nervosa kann eine ausgeprägte Hypokaliämie und leichte Hyponatriämie auftreten. Diese Konstellation ist auf einen sekundären Hyperaldosteronismus zurückzuführen. Bei manchen Patienten ist allerdings das selbst ausgelöste Erbrechen und der Laxantienabusus die Ursache für die Elektrolytstörung.

Insgesamt findet sich also eine normale Funktion der Hypophyse mit Ausnahme der Gonadotropine. Die leichten Veränderungen der übrigen Hormone, die beobachtet werden, sind fast alle als Folge der Unterernährung aufzufassen.

Literatur

[1] Barbeau, A.: Potentiation of levadopa effect by intravenous 1-prolyl-1-leucyl-glycine amide in man. Lancet 1975, i, 683 (1975)

[2] Beumont, P. J. V., Carr, P. J., Gelder, M. G.: Plasma levels of luteinizing hormone and immunoreaktive oestrogens in anorexia nervosa: Response to clomiphene citrate. Psychol. Med. 3: 495 (1973)

[3] Blackwell, R. E., Guillemin, R.: Hypothalamic control of adenohypophyseal secretion. Annu. Rev. Physiol. 35: 357–390 (1973)

[4] Bleuler, R.: Endokrinol. Psychiatrie. In: »Psychiatrie der Gegenwart«, Hrsg.: H. W. Gruhle, R. Jung, W. Mayer-Groß und M. Müller. Band I/1 B, S. 161. Berlin, Springer (1964)

[5] Boyar, R. M., Katz, J., Finkelstein et al.: Anorexia nervosa: immaturity of the 24-hour luteinizing hormone secretory pattern. New Engl. J. Med. 291: 861 (1974)

[6] Boyar, R. M., Hellman, L. D., Roffwarg, H., Katz, J., Zumoff, B., O'Connor, J., Bradlow, L., Fukushima, O.K.: Cortisol Secretion and metabolism in anorexia nervosa. N. Engl. J. Med. 296: 190–193 (1977)

[7] Brambilla, Guastella, F. A., Guerrini, A., Riggi, F., Recchia, M.: Growth hormone secretion in schizophrenia. Psychoneuroendocrinology. Workshop Conf. Int. Soc. Psychoneuroendocrinology, Mieken 1973, pp. 13. Karger, Basel (1974)

[8] Brown, G. M., Reichlin, S.: Psychologic and neural regulation of growth hormone secretion. Psychosom. Med. 34: 45 (1972)

[9] Brown, G. M., Schalch, D. S., Reichlin, S.: Patterns of growth hormone and cortisol response to psychological stress in the squirrel monkey. Endocrinology 88: 956 (1971)

[10] Bunney, W. E. jr.: Psychoendocrine parameters and psychopathology. In: Psychochemical research in man Eds.: A. J. Mandell & M. P. Mandell, p. 193 Acad. press, N.Y. and London (1969)

[11] Butler, P. W. P., Besser, G. M.: Pituitary-adrenal function in severe depressive illness. Lancet, i, 1234 (1968)

[12] Cannon, W. B., De la Paz, D.: Emotional stimulation of adrenal secretion. Amer. J. Physiol. 27: 64 (1911)

[13] Cooper, J. R., Bloom, F. E., Roth, R. H.: The biochemical basis of Neuropharmcology. New York, Oxford University Press, 1974

[14] Curtis, G. C.: Psychosomatics and chronobiology: possible implications of neuroendocrine rhythms. Psychosom. Med. 34: 235 (1972)

[15] Ehrhardt, A. A.: Prenatal hormon exposure and psychosexual differentiation. In: Sachar, E. D. (Ed.): Topies in Psychoendocrinology Grune & Stratton, New York, San Francisco, London (1975)

[16] Frankenhäuser, M.: Experimental approaches to the study of catecholamines and emotion. In: Levi, L. (Ed.): Emotions-Their Parameters and Measurement. New York, Ravens Press (1975)

[17] Friedmann, S. B., Mason, J. W., Hamburg, D. A.: Urinary 17-hydroxy corticosteroid levels in parents of children with neoplastic disease. Psychosom. Med. 25: 364 (1963)

[18] Frohman, L. A., Strachura, M. W.: Neuropharmacologic control of neuroendocrine funktion in man. Metabolism 24: 211 (1975)

[19] Garver, D. L., Pandey, G. N., Dekirmenjian, H., Deleon-Jones, F.: Growth hormone and catecholamines in affective disease. Amerik. J. Psychiatry 132: 1149 (1975)

[20] Goy, R. W.: Organizing affects of adrogen on the behaviour of rhesus monkeys. In: Michael, R. P. (Ed.): Endocrinology and Human Behaviour. London, Oxford University Press, p. 12 (1968)

[21] Greene, W. A., Conron, G., Schalch, D. S., Schreiner, B. F.: Psychologic correlates of growth hormone and adrenal secretory responses in patients undergoing cardiac catheterization. Psychosom. Med. 32: 599 (1970)

[22] Herz, A.: Recent developments in opiate research and their implications for psychiatry. Arch. Psychiat. Nervenkr. 221: 183–197 (1976)

[23] Hughes, J., Smith, T. W., Kosterlitz, H. W., Fothergill, L. A., Morgan, B. A. Morris, H. R.: Identification of two related pentapeptides from the brain with potent agonist activity. Nature 258: 577–579 (1975)

[24] Kane jr., F. J.: Psychiatric reactions to oral controceptives. Am. J. Obstet. Gynec. 102: 1053 (1968)

[25] Kastin, A. J., Ehrensing, R. H., Schalch, D. S., Anderson, M. S.: Improvement in mental depression with decreased thyrotropin response after administration of thyrotropin-releasing hormone. Lancet II, 740 (1972)

[26] Kastin, A. J., Miller, L. H., Conzalel-Barcena, D., Handey, W. D., Dyster'Aas., K., Schally, A. V., Velasco de Parra, M. L., Velasco, M.: Psycho-physiologic correlates of MSH activity in man Physiology and Behaviour 7: 893 (1971)

[27] Kreuz, L. E., Rose, R. M., Jennings, J. R.: Suppression of plasma testosterone levels and psychological stress: A longitudinal study of young men in officer candidate school. Arch. Gen. Psychiat. 26: 479 (1972)

[28] Labhardt, B.: Klinik der inneren Sekretion. Springer Verlag, Berlin-Heidelberg-New York (1971)

[29] Locke, W., Schally, A. V.: The hypothalamus and pituitary in health and disease. Charles C. Thomas, Springfield, Illinois (1972)

[30] Mains, R. E., Eipper, B. A., Ling, N.: Common precursor to corticotropins and endorphins. Proc. Nath. Acad. Sci. USA 74: 3014–3018 (1977)

[31] Marshall, J. C., Fraser, T. R.: Amenorrhoea in anorexia nervosa: assessment and treatment with clomiphene citrate. Br. Med. J. 4: 590 (1971)

[32] Marx, J. L.: Neurobiology: Researchers high on endogeneous opiates. Science 193: 1227–1229 (1976)

[33] Mason, J. W.: A review of psychoendocrine research on the pituitary-thyroid system. Psychosom. Med. 30: 666 (1968)

[34] Mason, J. W.: A review of the psychoendocrine research in pituitary-adrenal cortical system. Psychosom. Med. 30: 576 (1968)

[35] Mason, J. W.: Organization of multiple endocrine responses to quoidance in the monkey. Psychosom. Med. 30: 774 (1968)

[36] Matsumoto, K., Takeyasu, K., Mitzutani, S. et al.: Plasma testosterone levels following surgical stress in male patients. Acta Endocr. 65: 11 (1970)

[37] McEwen, B.: Endocrine effects on the brain and their relationship to behavior. In: G. J. Siegel, R. W. Albers, R. Katzman & B. Agranoff (Hrsg.): Basic Neurochemistry. Little, Brown & Co., Boston 737–764 (1976)

[38] Mecklenburg, R. S., Loriaux, D. L., Thompson, R. H., Andersen, A. E., Lipsett, M. B.: Hypothalamic dysfunction in patients with anorexia nervosa. Medicine 53: 147 (1974)

[39] Meyer, V., Knobil, E.: Growth hormone secretion in the unanesthetized rhesus monkey in response to noxious stimuli. Endocrinology 80: 163 (1967)
[40] Michael, R. A.: Neuroendocrine factors regulating primate behavior. In: Frontiers in Neuroendocrinology. Martini, L. and Ganong, W. F. (Eds.), New York, Oxford Univ. Press (1971)
[41] Michael, R. A. (Ed.): Endocrinology and human behaviour. Oxford University Press, New York (1968)
[42] Moos, R. H., Kopell, B. S., Melges, F. T., Yalom, J. D., Lunde, D. T., Clayton, R. B., Hamburg, D. A.: Fluctuation in symptoms and moods during the menstrual cycle. J. Psychosom. Res. 13: (1969)
[43] Mountjoy, C. Q., Weller, M., Hall, R., Price, J. S., Hunter, P., Dewar, J. H.: A double-blind crossover sequential trial of oral thyrotropin-releasing hormone in depression. Lancet, ii, 958 (1974)
[44] Noel, G. L., Sun, H. K., Stone, J. C. Frantz, A. G.: Human prolactin and growth hormone release during surgery and other conditions of stress. J. Clin. Endocr. Metab. 35: 840 (1972)
[45] Oliver, Ch., Mical, R. S., Porter, J. C.: Hypothalamic-pituitary vasenlature: evidence for retrograde blood flow in the pituitary stalk. Endocrinology 101: 598–604 (1977)
[46] Prange, A. J. jr., Wilson, P. C., Lara, P. P., Alltop, L. B.: Effects of thyrotropin-releasing hormone in depression. In: The thyroid axis, drugs and behavior. Ed.: A. J. Prange, jr., pp. 129 Ravens Press, New York (1974)
[47] Prange, A. J., Wilson, J. C., Bruse, G. R. Lipton, M. A.: Behavioral effects of hypothalamic releasing hormones. In: animal and man. Prog. in Brain Res. 42: 1 (1975)
[48] Reichlin, S.: Neuroendocrinology. In: R. H. Williams: Textbook of Endocrinology, W. B. Saunders Co., Philadelphia, London, Toronto (1974), pp. 774
[49] Rose, R. M., Poe, R. O., Mason, J. W.: Psychological state and body size as determinants of 17-OHCS excretion. Arch. Intern. Med. 121: 406 (1968)
[50] Rose, R. M.: Testosteron, aggression, and homosexuality: a review of the literature and implications for future research. In: E. J. Sachar (Ed.): Topies in Psychoandocrinology Grune & Stratton, New York, San Francisco, London (1975)
[51] Rose, R. M., Gordon, T. P., Bernstein, J. S.: Plasma testosterone levels in the male rhesus: influence of sexual and social stimuli. Science 178: 643 (1972)
[52] Rose, J. C., Ganong, W. F.: Neurotransmitter regulation of pituitary secretion. In: Current Developments in Psychopharmacology, Vol. 3, Spectrum Publications, Inc., S. 86 (1976)
[53] Rubin, R. T.: Sleep-endocrinology studies in man. Prog. Brain Res. 42: 73 (1975)
[54] Sachar, E. J., Mushrash, G., Perlow, M., Weitzmann, E. D., Sassin, J.: Growth hormone responses to L-Dopa in depressed patients. Science 178: 1304 (1972)
[55] Sachar, E. J., Finkelstein, J., Hellmann, L.: Growth hormone responses in depressiv illness. In: response to insulin tolerance test. Arch. Gen. Psychiat. 23: 263 (1971)
[56] Sachar, E. J.: Psychological factors relating to activation and inhibition of the adrenocortical stress response in man: a review. In: Progress in brain research, Vol. 32: pituitary, adrenal and the brain, pp. 336. Elseuler Publ. Co., Amsterdam, London, New York (1970)
[57] Sachar, E. J., Hellmann, L., Fukushima, D. K., Gallagher, T. F.: Cortisol Production in depressiv illness. Arch. Gen. Psychiat. 23: 289 (1970)

[58] Sandmann, C. A., George, J., McCanne, T. R., Nolan, J. D., Kaswan, J., Kastin, A. J.: MSH/ACTH 4–10 influences behavioral and physiological measures of attention. J. Clin. Endocr. Metab. 44: 884 (1977)
[59] Schally, A. V., Arimura, A., Kastin, A. J.: Hypothalamic regulatory hormones. Science 179: 341 (1973)
[60] Schrappe: Psychosen bei Endokrinopathien. Internist 16: 10 (1975)
[61] Segal, D. S., Mandell, A. J.: Differential behavioral effects of hypothalamic polypeptides. In: The thyroid axis, drugs and behavior. Ed.: A. J. Prange jr., pp. 129, Ravens Press, New York (1974)
[62] Selye, H.: Thymus and adrenals in the response of the organism to injuries and intoxications. Brit. J. Exp. Path. 17: 234 (1936)
[63] Selye, H.: Stress. ACTH, Montreal (1950)
[64] Shader, R. I., Ohly, J. I.: Premenstrual tension, feminity and sexual drive. Med. Aspects Human Sexuality 2: 32 (1972)
[65] Smith, S. L.: Mood and menstrual cycle. In: Sachar, E. J. (Ed.): Topics in Psychoendocrinology. Grune & Stratton, New York, San Francisco, London (1975)
[66] Smith, C. K., Barish, J., Correa, J., Williams, R. H.: Psychiatric disturbance in endocrinologic disease. Psychosom. Med. 34: 69 (1972)
[67] Snyder, S. H.: Opiate receptors and internal opiates. Scientific American 236: 44–67 (1977)
[68] Stokes, P. E., Pick, G. R., Stoll, P. M., Nunn, W. D.: Pituitary-adrenal function in depressed patients: resistance to dexamethasone soppression. J. Psychiatr. Res. 12: 271 (1975)
[69] Suwa, N., Yamashita, I., Moroji, T., Yamazaki, K., Pkada, F., Sato, Y., Asano, Y., Fujieda, T.: Circadian rhythm of plasma cortisol in endogenous psychoses: Psychoneuroendocrinology, Workshop Conf. Int. Soc. Psychoneuroendocrinology, Mieken 1973, pp: 4–12, Karger, Basel (1974)
[70] Takahashi, S., Kondo, H., Joshimura, M., Ochi, Y.: Growth hormone responses to administration of L-5-Hydroxytryptophan (L-5-HTP) in manic-depressive psychoses. Psychoneuroendocrinology. Workshop Conf. Int. Soc. Psychoneuroendocrinology, Mieken (1973), pp. 32, Karger, Basel (1974)
[71] Vale, W., Grant, G., Guillemin, R.: Chemistry of the hypothalamic releasing factors: Studies on strukture-funktion relationships. In: W. F. Ganong, L. Martini (Eds.): Frontiers in Neuroendocrinology, Oxford Uni-Press (1973), pp. 375
[72] Vernikos-Danellis, J.: Effects of hormones on the central nervous system. In: Hormones and behaviour, Ed.: S. Levine pp. 11-62, Academic Press, New York, London (1972)
[73] Waxenberg, S. H., Drellich, M. G., Sutherland, A. M.: The role of hormones in human behaviour. In: Changes in female sexuality after adrenalectomy. J. Clin. Endocr. 19: 193 (1959)
[74] Weitzman, E. D., Boyar, R. M., Kapen, S., Hellman, L.: The relationship of sleep stages to neuroendocrine secretion and biological rhythms in man. Rec. Progr. Horm. Res., p. 399 (1975)
[75] Whybrow, P. C., Silberfarb, P. M.: Neuroendocrine mediating mechanisms: from the symbolic stimulus to the physiological response. Int'l J. Psychiatry in Medicine 5: 531 (1974)
[76] De Wied, D.: Effects of peptide hormones on behaviour. In: Frontiers in Neuroendocrinology. Ed.: W. F. Ganong,

L. Martini, pp. 97–140 Oxford University Press New York (1969)
[77] De Wied, D., van Delft, A. M. L., Gispen, W. H., Weijness, J. A. W. M., van Wimersma Greidmanns, Tj. B.: The role of pituitary-adrenal system hormones in active avoidance conditioning. In: Hormones and behaviour, Ed.: S. Levine, Academic Press, New York, London (1972)
[78] De Wied, D.: The pituitary-adrenal system and adaptive behaviour. In: INSERM, Vol. 22, pp. 285–306 (1973)
[79] Wohlberg, G. W., Knapp, P. H., Vachon, L.: A longitudinal investigation of adrenocortical function in acute schizophrenia. J. Nerv. Ment. Disease 151: 245 (1970)
[80] Wolff, C. T., Hofer, M. A., Mason, J. W.: Relationship between psychological defences and mean urinary 17-OHCS excretion rates. II. Methodological and theoretical considerations. Psychosom. Med. 26: 592 (1964)
[81] Yalom, J. D., Green, R., Fisk, N.: Prenatal exposure to female hormones. Arch. Gen. Psychiatry 28: 554 (1973)

Abkürzungen

ACTH	Adrenocorticotropes Hormon, Corticotropin
MSH	Melanozyten stimulierendes Hormon
STH	Somatotropes Hormon, Wachstumshormon
TSH	Thyreotropes Hormon
FSH	Follikelstimulierendes Hormon
LH = ICSH	Luteotropes Hormon = »Interstitial cell stimulating hormone«
CRF	Corticotropin releasing factor
TRH	Thyreotropin releasing hormone
LHRH	LH releasing hormone
MIF	MSH release inhibiting factor
GHRIH	Growth hormone release inhibiting hormone = Somatation
GHRF	Growth hormone releasing factor
ZNS	Zentralnervensystem
HT	Hypothalamus
HP	Hypophyse
NNR	Nebennierenrinde
HVL	Hypophysenvorderlappen = Adenohypophyse
HHL	Hypophysenhinterlappen = Neurohypophyse.

10 Maladaptation und Krankheitsmanifestation
Das Streßkonzept in der Psychosomatischen Medizin

Peter Joraschky und Karl Köhle

10.1 Das Streßkonzept

Bezieht der Arzt die Biographie des Patienten mit in die Anamnese ein, so findet er häufig Veränderungen im Lebenslauf vor der Manifestation einer Krankheit, die als »Einschnitt« und »Belastung« erlebt werden und die vom Betroffenen eine Umstellung, eine Anpassungsleistung, fordern.

Beispiel: Auf die Frage, ob der jetzigen Erkrankung – einem Schlaganfall mit Halbseitenlähmung – nicht eine Belastung im Leben vorausgegangen sei, reagiert ein 58jähriger Patient zunächst überrascht; dann fällt ihm ein: vor kurzem habe er seinen Handwerksbetrieb bei der Handelskammer abgemeldet. Und nach einer Weile: Von Jugend an habe er gelernt, »Handwerk hat goldenen Boden«, sein Betrieb habe ihm alles bedeutet, in ihn habe er alle Kraft investiert; während der letzten Zeit habe sich das Geschäft jedoch nicht mehr gelohnt. Und obwohl er sich noch mehr als früher hineingekniet habe, sei der Erfolg ausgeblieben und hätten die Schulden immer mehr zugenommen. Jetzt sei er am Ende gewesen und habe aufgeben müssen.

Das Konzept von der pathogenen Bedeutung belastender Lebensereignisse wurde nicht im Labor oder am Schreibtisch entwickelt; vielmehr stammt es von den Patienten selbst, die in ihrem Erklärungsbedürfnis für die Krankheitsentstehung eine Vielfalt von »Ursachen« anbieten, subjektive Daten, die sich in den pathogenetischen Konzepten einer somatisch orientierten Medizin nicht etablieren konnten.

Die »biographische Methode« wurde in der Tradition L. v. Krehls vor allem von R. Siebeck entwickelt und dann von V. v. Weizsäcker und seinen Schülern systematisch in die klinische Arbeit einbezogen. Auch der aus der klinischen Erfahrung gewonnene Hinweis auf die Bedeutung einer diese subjektiven Lebensereignisse berücksichtigenden »biographischen Anamnese« (Weizsäcker, 1947) blieb zunächst ohne große Relevanz für Wissenschaft und klinische Praxis, eine Art brotlose Kunst, die das »Humane« in der Medizin wahren sollte. Die systematische Untersuchung der Beziehung zwischen Organismus und Umwelt beschränkte sich, soweit es die Medizin betrifft, auf den physikalischen, chemischen und mikrobiologischen Bereich.

Auch die klinische Psychosomatik hat die Rolle der Umweltfaktoren bei der Erhaltung von Gesundheit und der Entstehung von Krankheit, soweit sie über den familiären Rahmen hinausging, lange Zeit weitgehend ignoriert. Wiederentdeckt wurde die Bedeutung belastender Lebenssituationen, diese »Marginalien« der ärztlichen Sprechstunde, in dem Maße, wie sich die Überzeugung einer multifaktoriellen Krankheitsgenese auch bei körperlichen Erkrankungen durchsetzte, eine Entwicklung, die besonders durch die Streß-Forschung beeinflußt wurde.

Durch die Einbeziehung der »ökologischen Perspektive« (Lipowski, 1973) wird die klinische Psychosomatik um eine Dimension erweitert, indem die Lebens- und Krankheitsgeschichte vor dem Hintergrund von Umwelteinflüssen und deren Verarbeitung interpretiert wird. Als aktiver dynamischer Prozeß, als Anpassungsleistung zielt die Umweltverarbeitung darauf ab, keine übermäßigen Spannungen in der psychophysiologischen Homöostase entstehen zu lassen. Bestimmt wird die Gleichgewichtsregulation durch die Wirksamkeit der Anpassungssysteme, deren Zusammenspiel Gesundheit gewährleistet, ein Zusammenspiel, das flexibel ist, in dem ein System durch das andere kompensatorisch ersetzt werden kann, wenn nicht insgesamt eine bislang nur hypothetisch faßbare individuelle Toleranzgrenze überschritten wird. Krankheit definiert sich damit in Bezug auf die Organismus-Umwelt-Interaktion, beeinflußt durch das Ausmaß, in dem Anpassung und Entwicklung des Organismus belastet und eingeschränkt werden, abhängig von Zeitpunkt und Situation (Engel, 1969).

Als umfassendes theoretisches Modell dieses soziopsychophysiologischen Regulationssystems wurde das Streß-Konzept dargestellt (vgl. auch Kapitel 1 des Lehrbuchs), welches unterschiedliche Erklärungsebenen und Arbeitsansätze enthält, da eine entsprechende einheitliche Theorie der Medizin fehlt. Im Zusammenhang mit der Verarbeitung von Umwelteinflüssen und deren potentieller Pathogenität sollen hier einige Problemfelder besonders hervorgehoben werden, für die das Streß-Modell eine wissenschaftliche Grundlage liefert:

- Welche Rolle spielt die individuelle psychophysiologische Reagibilität in der Interaktion von Organismus und Umwelt?
- Welche Beziehungen bestehen zwischen Affekten und physiologischen Prozessen?
- Wie können psychosoziale Faktoren qualitativ und quantitativ klassifiziert und ihre Wirkung auf die individuelle Krankheitsempfänglichkeit definiert werden?

– Welche Rolle spielen intrapsychische Vorgänge als Mittlerprozesse zwischen Umwelteinflüssen und physiologischer Dysfunktion?

10.1.1 Streßdefinition und Richtungen der Forschung

Eine individuelle Krankheitsempfänglichkeit läßt sich bisher nur sehr allgemein formulieren, die Beschreibung, Ordnung und Gewichtung einzelner Faktoren steht noch am Anfang. Die Mannigfaltigkeit individueller Variabilität erschwert das Bemühen um einheitliche Gesetzmäßigkeiten und Erklärungsschemata. Zur besseren Übersichtlichkeit sollen die einzelnen operationalen Ebenen des Streß-Modells aufgegriffen werden, wobei nur einzelne Aspekte detaillierter untersucht werden können.

Wie schon in Kapitel 1 betont, erzeugt die Vieldeutigkeit und Unschärfe des Streßbegriffes, der sowohl im wissenschaftlichen wie im umgangssprachlichen Gebrauch zum Schlagwort wurde, eine außerordentliche Unübersichtlichkeit. Der Grund für die Unübersichtlichkeit ist, daß Streß ein universelles menschliches und alle Organismen betreffendes Phänomen ist, mit dem erhebliche Einflüsse auf Verhalten, Adaptation, Emotion und physiologische Reaktion verbunden sind. Daraus resultiert, daß heterogene Forschungsansätze der Biologie wie der Sozialwissenschaften nebeneinanderstehen. Die Vielfalt biologischer, psychologischer und sozialer Determinanten für Krankheitsentstehung und -verlauf bedingt etwa, daß sich unter dem Streß-Konzept in der Psychologie Teilbereiche der Forschung über Konflikt, Frustration, Angst, Abwehr, Emotion subsummieren lassen. Durch die gegenseitige Überlagerung wird die Terminologie inkonsistent und unpräzis. Schon Selye (1956) benützt den Begriff in unterschiedlicher Bedeutung.

Einmal beschreibt Selye mit »Streß« belastende Umweltfaktoren verschiedenster Art, dann das Scheitern adaptiver Mechanismen, deren Aufgabe es ist, die Homöostase aufrechtzuerhalten, schließlich manifestiert sich Streß als das Ergebnis einer gestörten Homöostase, als physiologische Dysfunktion oder Krankheit.

Die Wahl des Wortes »Streß« durch Selye (1951) erfolgte in Anlehnung an den Streß-Begriff in der Physik. Streß im physikalischen Sinn ist die Kraft, welche auf eine Struktur ausgeübt wird, die – wenn sie über eine bestimmte Intensität hinaus gesteigert wird – zur zeitweisen oder permanenten Verformung der Struktur führt.

Mit seinen bekannten Untersuchungen konnte Selye (1956) zeigen, daß sowohl auf physikalische Reize wie Elektroschock oder das Eintauchen der Hände in Eiswasser wie auch auf psychische Bedrohung, die Furcht oder Scheitern impliziert, gleichermaßen physiologische Reaktionen wie Blutdruckerhöhung oder Steigerung der Pulsrate zu beobachten sind.

Viele Physiologen und Psychologen haben in diesem Sinne Streß als ein Reiz-Reaktions-Modell konzipiert und bezeichnen Streß als äußeren Einwirkungsfaktor oder Reiz und die Störung des Gleichgewichts als resultierendes Ergebnis.

In enger Beziehung zum Streß-Konzept steht das Homöostase-Modell, das eine dynamische Form der Anspannung beschreibt, bei der Gleichgewichtsmechanismen, wie z.B. physiologische Regelkreise, aktiviert werden. Eine Überforderung des Systems kann zum Verlust des Gleichgewichts führen, dessen Folgen psychische und körperliche Symptombildung sein können.

Problematisch werden jedoch kausal-mechanistische und geschlossene Regelkreissysteme als Beschreibungsmodelle für die komplexe Auseinandersetzung zwischen Organismus und Umwelt. Der Mensch setzt sich in zunehmendem Maße selbst erzeugten ökologischen Veränderungen aus (Lipowski, 1973), die quantitativ wie qualitativ Anpassungsanforderungen an den Organismus stellen. Gleichzeitig fordert der Organismus eine Anpassung der Umwelt an seine spezifischen Bedürfnisse, so daß in der Auseinandersetzung mit der Umwelt vielfältige Inkompatibilitäten möglich sind. Das Feld der Auseinandersetzung stellt sich als offenes System dar, in dem psychische Abwehr- und Anpassungsmechanismen zwar ebenfalls ein Gleichgewicht anstreben, jedoch offensichtlich keine automatische Tendenz haben, wieder in den Ausgangszustand zurückzukehren.

Die historische Entdeckung Selyes war die Erkenntnis, daß die in vielen Fällen nützlichen und adäquaten Bereitstellungsreaktionen nicht nur auf die aktuelle Existenz einer physischen und psychischen Gefahr hin erfolgen. Das phylogenetisch alte Adaptationsmuster, welches den Organismus für Aktivität, d.h. Kampf oder Flucht, vorbereitet, wird vielmehr durch eine große Zahl von Situationen in einem Maße aktiviert, daß diese archaischen stereotypen Reaktionen des Körpers inadäquat sein können und schließlich pathogenetische Bedeutung erhalten können. Selye (1974) schätzt, daß wenigstens ein Drittel der Krankheiten in den Industriestaaten auf dem Boden derartiger Streß-Reaktionen entsteht.

Zusammengefaßt kann gesagt werden, daß sich das Streß-Konzept in den letzten Jahren besondere Verdienste durch die Belebung der interdisziplinären Forschung erworben hat. In diesem Sinn betont Lazarus (1966) auch die Bedeutung des Streß als eines Sammelbegriffs für ein Untersuchungsfeld, dessen Wert gerade in der Offenheit, der vielfältigen Überschneidung und auch in den anregenden Widersprüchen liegt.

Die mehrdimensionale Umwelt-Organismus-Interaktion wird innerhalb der Streß-Forschung, gemäß den soziologischen, psychologischen und physiologischen Aspekten spezifiziert. Die Analyse der Wechselwirkung erfolgt dabei sowohl auf der Ebene der Reaktion, der Situation (Stimulusebene), als auch auf der Ebene der Transaktion zwischen Umwelt und Organismus. Zur besseren Übersichtlichkeit seien diese Ansätze kurz dargestellt:

10.1.2 Die Reaktionsebene

Nach der am häufigsten angewandten Streß-Definition von Selye (1946, 1951, 1956) läßt sich ein Reiz erst dann als Stressor identifizieren, wenn eine spezifische Rezeption mit einer bestimmbaren Reaktion etwa in Gestalt physiologischer Veränderungen festgestellt werden kann. Entsprechend den unterschiedlichen wissenschaftlichen Ansätzen können auf der Reaktionsseite Änderungen der affektiven, kognitiven und physiologischen Funktion sowie Verhaltensänderungen beschrieben werden, Streß-Indikatoren, zu denen jeweils eine kaum mehr überschaubare Fülle an Untersuchungen vorliegt.

- Die Veränderungen von *kognitiven Funktionen* und *Verhaltensmustern* beziehen sich besonders auf die Aktivität, die Leistungseffektivität, die Wahrnehmungsgenauigkeit, die Beurteilungsfähigkeit, das Problemlösungsverhalten und die soziale Adaptation. Hierzu gehören etwa die Steigerung der Fehlerrate, verlängerte Reaktionszeiten, sowie die Perserverationsneigung in Streßexperimenten.
- Umfangreiche Untersuchungen liegen im Rahmen der psychologischen Streß-Forschung zu *affektiven Störungen* vor, wobei vor allem das Auftreten von Angst, Aggression, Depression und Panik gemessen wird (vgl. Janis, 1958).
- Eng verbunden mit den affektiven Dysregulationen finden sich Veränderungen der *Psychomotorik:* Stottern, Veränderungen im Ausdrucksverhalten, Tremor, Verlust der Sphinkterkontrolle (Janis, 1958).
- Einen besonderen Stellenwert im Rahmen der medizinischen Streß-Forschung haben *physiologische Reaktionen* und das Auftreten körperlicher Symptombildung.

Die Bedeutung physiologischer Indikatoren im Rahmen der Streß-Forschung geht nicht zuletzt auf Selye zurück, der im Zusammenhang mit seinem »allgemeinen Adaptationssyndrom« physiologische Reaktionen als unspezifische Antwort auf jede Art von Belastung entdeckte:

»Wenn wir von den spezifischen Reaktionen abstrahieren, bleibt ein allgemeines Reaktionsmuster, welches in Bezug auf seine Ursache unspezifisch ist und durch unterschiedlichste Reize hervorgerufen werden kann, wie Kälte, Hitze, Röntgenstrahlen, Adrenalin, Insulin, Tuberkel-Bazillen oder Muskelübungen ...« (1956).

Neben dem Modell der allgemeinen unspezifischen Aktivierung des Organismus traten in den psychophysiologischen Forschungen der letzten Jahre besonders die individuell unterschiedlichen Reaktionsmuster in den Vordergrund, die eher die Regel als die Ausnahme darzustellen scheinen.

10.1.3 Die Reizebene

In den ersten Jahren der Streß-Forschung, in denen auch die Psychosomatik einen besonderen Auftrieb in den USA erhielt, standen vor allem sogenannte »Streß-Situationen« im Mittelpunkt des Interesses, Situationen, die allgemein als belastend beschrieben wurden, wie Konzentrationslagerhaft oder Kriege (Grinker u. Spiegel, 1945).

Diese Extremsituationen stellen eine besondere Phänomenklasse dar, da sie die körperliche und psychische Integrität aller Menschen bedrohen und zur Veränderung herkömmlicher Verhaltensmuster bzw. zur Selbstaufgabe zwingen. Als solche überindividuelle »Streß-Situationen« wurden Naturkatastrophen (Baker u. Chapman, 1962), Konzentrationslagerhaft (Cohen, 1953), Operationen (Janis, 1958), Verbrennungen (Hamburg et al., 1953), Objektverlust (Lindemann, 1944), maternale Deprivation (Spitz, 1957) oder frühkindliche Hospitalisierung (Bettelheim, 1960) untersucht. Derartige Extremsituationen eignen sich besonders als Modell für Streß-Untersuchungen, da hier intervenierende Persönlichkeitsvariable am ehesten vernachlässigbar erscheinen.

Je stärker sich jedoch Situationen von der Kategorie der Extrembelastung entfernen und alltäglicheren Charakter annehmen, desto weniger läßt sich eine Situation a priori als Stressor fassen. Streß kann sich in den verschiedensten Situationen manifestieren, physiologische Reaktionen begleiten praktisch jede Handlung unseres Lebens. Die Grenzen zwischen zuviel und zuwenig Belastung sind individuell verschieden. Entsprechend betont auch Selye (1974) in den letzten Jahren, daß über den früheren Gebrauch des Streß-Begriffs hinaus, der auch von Laien übernommen wurde und der lediglich anzeigt, daß eine Reihe von Ereignissen als lästig, überfordernd und schädlich betrachtet wird, eine »Notwendigkeit von Streß« für jede physische und psychische Aktivität besteht.

Eine Trennung von »Eustress« und »Distress« ist ebenso verwirrend und künstlich, da Unter- und Überstimulierung, die die Leistungseffizienz beeinträchtigen, interindividuell variabel sind. Situation an sich enthält die Potenz, zu optimaler Aktivität anzuregen, ein optimales Arousal-Niveau herzustellen, oder aber als Noxe überlastend zu wirken. Auf der beschreibenden Ebene und um dem Alltagssprachgebrauch Rechnung zu tragen, kann von vornherein zwischen notwendiger und gesunder »Belastung« und pathogenen »Stressoren« unterschieden werden.

In vielfältigen Laborexperimenten wurde versucht, über die individuelle Auseinandersetzung mit Situationen hinaus quantitative Aspekte der Stressoren, die überindividuell zu Streß-Reaktionen Anlaß geben, zu spezifizieren. Derartige Experimente zur Klassifizierung von Stressoren stützen sich auf Situationen, die ein Stimulus-Defizit, die Abwesenheit von erwarteter Reizung, ständige starke Reizung oder Langeweile und Monotonie implizieren. Als überindividuelle Charakteristika wurden besonders die *Plötzlichkeit* und *Unerwartetheit* des Auftretens beschrieben, sowie Situationen, die sich rasch verändern und neue Informationen mit sich bringen, für die kein Verhaltensrepertoire zur Verfügung steht. Zum anderen erwies sich Streß als abhängig von der *Intensität* und *Häufigkeit* belastender Situationen, welche die individuelle Toleranz potentiell überschreiten.

Ein Hauptproblem für die Anwendung des Streßkonzeptes in der klinischen Praxis ist jedoch die Schwierigkeit, die Ergebnisse der Laborexperimente auf reale Lebenssituationen zu übertragen und ihre Bedeutung für die Krankheitsentstehung zu klären.

10.1.4 Die Interaktionsebene

Ausgehend von der Alltagserfahrung, daß manche Menschen sich unter Bedingungen überlastet fühlen, die für andere einen erträglichen Charakter haben, rückt der *transaktionelle Aspekt zwischen Individuum und Situation* als klinisch besonders relevante Ebene in den Mittelpunkt gegenwärtiger Streß-Forschung. Diese Untersuchungen berücksichtigen, daß je nach individueller Verarbeitung praktisch jede Situation Streß auslösen kann.

Janis (1958) stellte fest, daß die Intensität der Angst bei Patienten, denen eine Operation bevorstand, nicht mit dem objektiven Schweregrad der Operation korrelierte, sondern abhängig war von der individuellen Einschätzung der Operation.

Levi (1972) wies durch ein Experiment mit sexuell stimulierenden Filmen nach, daß die affektive Reaktion und die physiologische Reagibilität stark interindividuell divergieren können: von fünf Frauen zeigten vier einen »sexual arousal« mit hoher Adrenalin-Exkretion, während sich bei einer Frau praktisch keine Reaktion manifestierte.

In der Auseinandersetzung mit belastenden Situationen werden dem Menschen Adaptationsfähigkeiten abverlangt, deren Scheitern eine Bedingung für Streß darstellt. In diesem Sinne werden von vielen Autoren die Bewältigungsmechanismen und deren Versagen als Determinanten von Streß definiert:

Cofer und Appley (1964) beschreiben Streß als »Zustand eines Organismus, in dem er wahrnimmt, daß sein Wohlergehen (oder seine Integrität) bedroht ist und daß er alle seine Energien für seinen Schutz bereitstellen muß«. Nach Lader (1971) tritt Streß auf, »wenn Stimulation die Aktivierung eines Organismus schneller anhebt, als sie durch Anpassungsmechanismen gesenkt werden kann«.

Gemäß dem transaktionellen Ansatz stellt Streß ein Reaktionsmuster dar, dessen Ausgestaltung von der Vermittlung durch die individuelle Wahrnehmung abhängt. Der Streß-Charakter einer Situation bestimmt sich dann abhängig von der subjektiven Interpretation und äußert sich in der Erfahrung einer *Bedrohung*. Die Interpretation einer Situation als bedrohlich erfolgt nach Lazarus (1966) als das Ergebnis komplexer Auseinandersetzungen unter Beteiligung kognitiver Prozesse, die Lazarus mit dem Begriff »*Einschätzung*« umschreibt. Beteiligt an dem Einschätzungsprozeß sind Persönlichkeitsstruktur und das Repertoire an Abwehr- und Bewältigungsmechanismen, die zusammen mit der Konstitution als Disposition definiert wurden (vgl. Kapitel 1).

- Als *Persönlichkeitsvariable*, die verständlich machen sollten, daß auch relativ starke Belastungen wie Kriege und Partnerverlust interindividuell unterschiedliche Reaktionen hervorrufen, wurden die Begriffe »Ich-Stärke«, »Streß-Toleranz« und »Frustrationstoleranz« eingeführt (vgl. Übersicht bei Lazarus, 1966). Enthalten in diesen hypothetischen Konstrukten sind die motivationale Struktur des einzelnen, seine Problemlösungsprogramme und die konflikthafte Verarbeitung von Situationen, die seinem Persönlichkeitsprofil entsprechen.
- Neben dem Strukturaspekt sind die Vermittlungsfaktoren, besonders die individuellen *Anpassungs- und Bewältigungsmechanismen*, untersucht worden (vgl. Dohrenwend, 1972). Wenn eine Situation als bedrohlich eingeschätzt wird, werden Prozesse aktiviert, deren Funktion es ist, die reale oder antizipierte Schädigung zu reduzieren oder zu eliminieren. Diese Prozesse werden Bewältigungsmechanismen (»Coping-Prozesse«) genannt (Lazarus, 1966): sie hängen von der kognitiven Aktivität wie von erlernten Verhaltensmustern ab. Dohrenwend unterscheidet zwischen inneren und äußeren Anforderungen, wobei gegenüber äußeren Einflüssen als Bewältigungsmechanismen Aktivität oder Flucht, gegenüber inneren Reizen Abwehrmechanismen wie Verdrängung benutzt werden sollen.

Dem Scheitern von Anpassungsmechanismen in der Auseinandersetzung mit Situationen gilt gegenwärtig das besondere Interesse der Krisenforschung, die auch für die Psychosomatik zunehmende Bedeutung erlangt.

Einzelaspekte dieser drei zentralen operationalen Ebenen der Streß-Forschung, der physiologischen Reaktionen, der Situation und der Interaktion sollen nun detaillierter dargestellt werden.

10.2 Krankheitsempfänglichkeit und psychophysiologische Reagibilität

10.2.1 Streß als psychophysiologisches Modell

Die wesentliche Anregung gab das Streß-Modell, wie es Selye eingeführt hat, für die Untersuchung der »Stereotypie« psycho-physiologischer Prozesse, insbesondere der autonomen, der neuroendokrinen und immunologischen Mechanismen.

Einen weiteren Forschungsschwerpunkt der neurobiologischen Streß-Untersuchungen stellen die viszerale Aktivität und die cerebralen Regulationssysteme der retikulären Formation, des limbischen Systems, des Hypothalamus und deren vielfältige Verknüpfungen dar (Kiely, 1974).

Durch die methodischen Fortschritte der Neurochemie in den letzten Jahren konnte die neuroendokrinologische Forschung wichtige Einsichten in die Wirkungsmechanismen, vor allem der hypophyseo-adrenocorticalen und hypothalamo-adrenomedullären Achse gewinnen.

Erschwert wird allerdings die Nutzbarmachung dieser Erkenntnisse für psycho-physiologische Experimente, da, anders als die Bestimmung endokriner Funktionen, die Messung psychologischer Parameter nicht mit entsprechender Exaktheit möglich ist; dies wirft eine Reihe *methodischer Probleme* auf, welche die Untersuchungen häufig schwer vergleichbar machen.

Psychophysiologische Laborexperimente zeichnen sich durch die Möglichkeit aus, die Reizebene im Gegensatz zu realen Lebenssituationen genauer zu standardisieren. Gut zu quantifizieren sind insbesondere physikalische Reize wie optische und akustische Stimuli; gleichzeitig haben diese Untersuchungen jedoch die geringste Aussagekraft für die Auseinandersetzung mit der Umwelt.

Um Realsituationen besser standardisieren zu können, werden psychosoziale Stressoren ausgewählt, die eine aktuelle oder antizipierte Bedrohung implizieren.

Als *Kurzzeit-Situationen* dienen dabei z.B. Krankenhauseinweisungen, medizinische Eingriffe, Examina. In Laborexperimenten werden systematisch psychosoziale Stressoren eingesetzt, z.B. unlösbare Aufgaben, die ein Scheitern bedingen, Arbeitsbelastung (Akkordarbeit bei sensorischer Überbelastung), simulierte Gefahrensituationen.

Kriege, monotone Arbeit, überlange Aufgaben, Langzeitisolation (z.B. U-Bootfahrten) werden als *Langzeit-Situationen* untersucht (McGrath, 1972).

Um die durch Stressoren ausgelösten Affekte besser kontrollieren zu können, haben sich in psychophysiologischen Experimenten seit längerer Zeit Filmdarstellungen bewährt, die unterschiedliche Emotionen provozieren und zugleich realitätsnah und reproduzierbar sind (Lazarus u. Opton, 1965).

Neben der Messung autonomer Reaktionen haben innerhalb der Streßforschung vor allem die Psychoendokrinologie und Psychoimmunologie in den letzten Jahren eine rasche Entwicklung erlebt, die eine gesonderte Darstellung notwendig macht (vgl. Kap. Psychophysiologie, Kap. Psychoendokrinologie und Kap. Infektionskrankheiten). Um eine bessere Übersicht über das breite Spektrum der Streßforschung zu geben, soll eine kurze Skizzierung der einzelnen Forschungsgebiete erfolgen.

10.2.2 Das Arousal-Konzept und die autonomen Reaktionen

Die Untersuchung autonomer Reaktionen auf streßhafte Reize geht historisch auf Cannon's Konzept der Dringlichkeitsfunktionen des autonomen Nervensystems zurück (1920). Jede Form der Aktivität und Emotion wird begleitet von physiologischen Veränderungen, deren Ziel es ist, den Organismus für »Kampf oder Flucht« vorzubereiten. Die Ablösung des Konzeptes der Bereitstellungsreaktionen, die nach dem Alles- oder Nichts-Prinzip erfolgen, und der Interpretation peripherer autonomer Reaktionen als undifferenzierter Reaktionen, die lediglich in Intensität und Richtung (Kampf und Flucht) variieren, erfolgte durch das Arousal-Konzept von Hebb (1955) und Malmo (1957).

Als psychologisches Konstrukt beschreibt »Arousal« ein Verhaltens-Kontinuum, welches von tiefem Schlaf und Inaktivität über Dösigkeit, normale Vigilanzebenen einschließlich zu Ekstase, Wut und höchster Erregung verläuft. Diesem Kontinuum entsprechen nach Duffy (1962) und Malmo (1959) Aktivierungen physiologischer Prozesse.

In einer Vielzahl von Untersuchungen konnte gezeigt werden, daß Streß-Situationen (bevorstehende Operationen, Reizung mit kaltem Wasser oder elektrische Schläge) in der Regel zu einer Erhöhung des Aktivierungsniveaus und damit des Blutdrucks, der Puls- und Atemfrequenz, der Leitfähigkeit der Haut, der Schweißabsonderung, der Muskelspannung führen.

Diese geringe Spezifität der physiologischen Reaktionen auf Erregungssteigerungen der verschiedensten Art veranlaßte Duffy (1962), vereinfacht nur von einer einzigen Dimension physiologischer Aktivation zu sprechen. Diese Vereinfachung schien gerechtfertigt, wenn ausschließlich die Veränderung von Mittelwerten unterschiedlicher physiologischer Reaktionen unter Experimentalbedingungen betrachtet wurde.

Differenziertere Bestimmungen der Reaktionsmuster ließen die erste Konzeption des Aktivierungsmodells als Vereinfachung deutlich werden. Lacey (1967) konnte zeigen, daß sowohl eine physiologische wie anatomische Dissoziation einzelner Funktionssysteme besteht und daß von einem elektrocorticalen Arousal, einem autonomen Arousal und einem Verhaltens-Arousal als unterschiedlichen Formen eines allgemeinen Aktivierungskonzeptes ausgegangen werden muß.

In dieser differenzierteren Betrachtungsweise werden heute im Aktivierungskonzept, obwohl eine scharfe Trennungslinie kaum gezogen werden kann, unspezifische und spezifische Reaktionen unterschieden. Besonders hervorgehoben werden dabei die Stimulus-Reaktions-Spezifität und die individuelle Reaktions-Spezifität (Roessler, 1974):

Von einer *Stimulus-Reaktions-Spezifität* wird gesprochen, wenn ein bestimmter Reiz bei unterschiedlichen Individuen konsistent das gleiche Muster physiologischer Reaktionen hervorruft (interindividuelle Reaktions-»Stereotypie«). Ein Beispiel für eine derartige Reaktion ist eine Tachykardie, die durch einen Kältereiz bei den meisten Menschen hervorgerufen wird.

Eine Anwendung auf komplexe Auseinandersetzungen mit psychosozialen Situationen zeigt jedoch die Grenzen des Konzeptes überindividueller stereotyper Reaktionen durch die augenfällige Vielfalt unterschiedlicher individueller Verarbeitungsmuster.

Die Tendenz, auf unterschiedliche Situationen mit einem ziemlich gleichbleibenden Muster physiologischer Reaktionen zu antworten, beschreibt Lacey (1955, 1958) mit seinem Konzept der *»intraindividuellen Reaktionsspezifität und – Stereotypie«*.

Lacey (1966) glaubt, daß die verschiedenen physiologischen Funktionen intraindividuell höchst unterschiedlich auf Reize ansprechen. So kann auf einen Reiz hin eine Steigerung der Pulsrate erfolgen und eine minimale elektroencephalographische Veränderung, wobei diese Rekationsmuster bei Wiederholung relativ konstant bleiben. Besonders die psychosomatische Forschung erhofft sich von der Bestimmung individueller physiologischer Reagibilitätsmuster, daß sich dadurch neue Erkenntnisse über die Disposition des einzelnen für bestimmte Erkrankungen gewinnen ließen.

In ähnlicher Weise wie bei der Arousal-Forschung, die zuerst die Reaktionsstereotypien betonte, gaben lange Zeit affektphysiologische Untersuchungen zu der Hoffnung Anlaß, daß spezifische autonome Reaktionsmuster stereotyp bei bestimmten Affekten auftreten. Ax (1953), Funkenstein et al. (1957), Schachter (1975) berichteten dementsprechend über Muster autonomer Reaktionen für *Angst* und *Aggression*.

Mit unterschiedlichen Methoden wurde versucht, Affekte für psychophysiologische Untersuchungen zu operationalisieren. Dafür wurden besonders Filme mit Darstellungen einer Augennukleation (Oken et al. 1962), Genitaloperationen (Lazarus et al. 1971) eingesetzt. Es erwies sich jedoch als schwer, experimentell zuverlässig zwischen verschiedenen Affekten zu unterscheiden. Was beim einen Angst auslöst, kann beim anderen Ärger oder Schmerz verursachen.

Vorläufig kann gesagt werden, daß die autonomen Reaktionsmuster eher die Intensität der Affekte als die qualitativen Unterschiede spiegeln (Martin 1961, Oken 1967). Das Interesse gegenwärtiger Forschung richtet sich vor allem auf die Analyse individueller Reaktionsmuster und deren Stabilität in einer Vielfalt psychosozialer Situationen, wobei gleichzeitig eine Beziehung zur individuellen somatischen Vulnerabilität hergestellt werden soll.

10.2.3 Die Nebennierenrinden-Aktivität

Besonders durch den Einfluß von Selye (1956) stand die Reagibilität der Nebennierenrinden-Hormone auf Stressoren zeitweise derartig im Mittelpunkt der Streß-Forschung, daß diese Reaktion mit dem Streß gleichgesetzt wurde.

Die *adaptive Bedeutung* der Nebennierenrinden-Aktivität unterstreicht die Untersuchung adrenektomierter Patienten, deren Streß-Toleranz erheblich herabgesetzt ist, doch ist ihr Überleben nicht gefährdet, vorausgesetzt, daß die Stressoren an Zahl, Intensität, Häufigkeit und der Plötzlichkeit des Auftretens nicht extreme Ausmaße erreichen (Levi, 1972).

Eine Vielzahl von experimentalpsychologischen Untersuchungen bestätigen die gesteigerte Exkretion von Nebennierenrinden-Hormonen in unterschiedlichen Reizsituationen wie bei Krankenhauseinweisung, chirurgischen Eingriffen, psychiatrischen Interviews, Examina, sportlichen Wettkämpfen und Kriegen (vgl. Übersichtsarbeit von Berkun et al. 1962; Rubin u. Mandell, 1966).

Kaum überschaubar ist die Zahl psychoendokrinologischer Untersuchungen (vgl. Kapitel Psychoendokrinologie) zum Hypothalamus-Hypophysen-Nebennierenrinden-System (Übersichtsarbeit von Mason, 1968).

Nach Mason (1968) übt das ZNS einen konstanten »*tonischen Impuls*« auf dieses endokrine Regulationssystem aus, wobei bisher der Ketosteroid-Spiegel nicht mit spezifischen affektiven Zuständen in Beziehung gebracht werden konnte, sondern eher einem undifferenzierten Zustand emotionaler Erregung zu entsprechen scheint.

Eine besondere Empfindlichkeit fand sich gegenüber der quantitativen Seite der Stressoren, insbesondere bezüglich der Neuheit, Ungewißheit und Unvorhersagbarkeit der Reize. Intensive, emotional-desintegrierende Reaktionen waren von ungewöhnlich starken Erhöhungen der Hormonspiegel begleitet. Problematisch ist jedoch, daß erhebliche individuelle Unterschiede in der Reaktion des Hypophysen-Nebennierenrinden-Systems auf eine gegebene Situation bestehen und zahlreiche Determinanten die Exkretionsrate beeinflussen, wobei eine genauere Definition der Determinanten das Ziel weiterer Forschung ist.

Wie bei den autonomen Reaktionen besteht auch in der Psychoendokrinologie trotz subjektiv ähnlich geschilderter Affekte eine Inkonsistenz der endokrinen Reaktionen. Ohne auf Einzelheiten der Untersuchungen einzugehen, kann zusammenfassend gesagt werden, daß auch die endokrinen Untersuchungen die Auffassung bestätigen, daß Streß kein Alles- oder Nichts-Phänomen ist, sondern daß abhängig von der Aktivierung eine kontinuierliche Zunahme der endokrinen Reaktionen zu beobachten ist. Wie bei den autonomen Reaktionsprozessen lassen sich auch hier stereotype wie spezifische Aspekte unterscheiden (Oken, 1962).

Eine Affektinduktion mittels emotional erregender Filme löst eine Anhebung der Steroid-Spiegel aus. Auch hier sind jedoch die Ergebnisse individuell stark variabel, die Persönlichkeitsdeterminanten haben erheblichen Einfluß auf die adrenocorticale Reaktion. Auch Levitt (1971) betont die auffällige Inkonsistenz der endokrinen Reaktionen trotz spezifischer affektiver Erregung. Filme, die Gelassenheit und Entspannung bewirken, wie z.B. Naturfilme (Handlon, 1962), führen zu einem signifikanten Abfall der Steroid-Spiegel im Vergleich zu Kontrollsituationen. Ebenfalls kommt es unter hypnotischer Trance zu einer verminderten Reaktion.

Diese individuelle spezifische Reagibilität wird in der Psychoendokrinologie in Analogie zum individuellen Aktivitätsniveau als neuroendokriner Tonus beschrieben.

Als Beispiel für den »*neuroendokrinen Tonus*« kann das Affektniveau des »Ängstlichen« dargestellt werden. Im Gegensatz zur situationsbedingten Angst (»state«-Angst) als einem vorübergehenden Zustand, der in der Intensität vom Reiz abhängig ist, manifestiert sich die allgemeine Ängstlichkeit (»trait«-Angst, n. Cattel u. Scheier, 1960) als ein relativ wenigen Schwankungen unterworfener Dauerzustand des Menschen, der einen ständigen Einfluß auf sein Verhalten ausübt. Dieser chronische affektive Zustand bestimmt deutlich die Reagibilität, die charakterisiert ist durch schnelle und stärkere psychoendokrine Reaktionen (Cattel u. Scheier, 1960; Lazarus, 1966; Spielberger, 1966).

10.2.4 Die Aktivität des Nebennierenmarks

Unter den endokrinen Funktionen gilt die Sekretion der Katecholamine als sensitivster Indikator für Streß-Reaktionen (Mason, 1968). In zahlreichen Streß-Experimenten konnte ein Anstieg der Katecholamin-Ausschüttung im Urin bestimmt und bewertet werden (Übersichtsarbeiten bei Frankenhäuser, 1967; Levi, 1972; Mason, 1968).

Die Bestimmung der Katecholamine wirft einige methodische Probleme auf: durch die kurze Halbwertzeit von weniger als einer Minute wird die Messung im Blut besonders erschwert. Akute Reaktionen, wie sie bereits durch eine Venenpunktion ausgelöst werden, verändern sofort den Blutspiegel. Wegen dieser starken Variabilität werden die Untersuchungen vor allem durch die Analyse der Katecholaminausscheidung im Urin durchgeführt. Obwohl nur ein Bruchteil der Gesamtkatecholamin-Ausschüttung gemessen wird, spiegelt sich darin ausreichend genau die Gesamtbalance über einen bestimmten Zeitabschnitt.

Das Problem der affektspezifischen Reagibilität für Adrenalin und Noradrenalin stellte über viele Jahre ein Zentralproblem der Streß-Forschung dar.

Mit seinen umfangreichen Untersuchungen konnte Levi die weitverbreiteten Ergebnisse von Funkenstein und Mitarbeitern (1956) widerlegen, die eine Antwortspezifität in dem Sinne postulierten, daß aggressive Gefühle insbesondere eine Adrenalin-Ausschüttung und Angstgefühle eine Noradrenalin-Ausschüttung zur Folge haben. Levi (1964) und Frankenhäuser (1971) sahen im Gegenteil angstinduzierende Filme eher von einer höheren Adrenalin-Ausscheidung begleitet als aggressions-induzierende Filme.

Levi (1964, 1972) bestimmte die Katecholamin-Ausschüttung und ihre Beziehung zu unterschiedlichen Affekten, die durch gezielt ausgewählte Filme provoziert werden sollten. Dabei ging er insbesondere der Fragestellung nach, ob sympatho--adreno-medulläre Reaktionen nur als Begleitreaktionen unangenehmer oder aber auch angenehmer psychischer Erfahrungen auftreten können: An vier aufeinanderfolgenden Tagen wurden 20 Probanden unter standardisierten Bedingungen vier verschiedene Filme gezeigt, wobei psychische und neuroendokrine Reaktionen registriert wurden. Der »affektiv neutrale« Kontrollfilm (Naturfilm) führte zu einer Senkung der Katecholamin-Ausscheidung im Urin, während der angstauslösende (»paths of the glory«), der komische (»Charley's Tante«) und der schreckerregende Film (»the mask of satan«) trotz offensichtlicher Unterschiede in der Selbsteinschätzung der Affekte von einer Zunahme der Adrenalin-Ausscheidung begleitet waren.

Auch bei den Untersuchungen der Adrenalin- und Noradrenalinausscheidung waren die Bemühungen, spezifische endokrine Rekationen mit spezifischen Affekten (Angst, Aggression, Belustigung) in Relation zu bringen, bisher nicht erfolgreich. Schachter und Singer (1966) bestätigten, daß die Affektphysiologie durch stereotype Reaktionen charakterisiert ist, auch daß weder von den physiologischen Reaktionsmustern auf die Affekte rückgeschlossen werden kann, noch Affekte zu spezifischen hormonellen Reaktionen führen.

Während Messungen der Adrenalin- und Noradrenalin-Exkretion keine Differenzierung unterschiedlicher emotionaler Zustände zulassen, ist es offensichtlich, daß die Adrenalin-Exkretion einen sensiblen Index für die *Intensität* des Arousal darstellt (Frankenhäuser, 1972).

Es muß jedoch angemerkt werden, daß die enge Beziehung nur für Situationen typisch ist, in denen die Versuchsperson als passiver Empfänger von Belastungen fungiert, z.B. wenn sie elektrischen Reizen ausgesetzt ist. Wesentlich komplizierter sind die methodischen Probleme, wenn sich die Probanden in Situationen aktiv mit den Stressoren auseinandersetzen können.

Fehlt die Möglichkeit der aktiven Auseinandersetzung, so besteht eine fast lineare Beziehung zwischen der Adrenalin-Freisetzung und der Intensität der subjektiv berichteten Streß-Erfahrung (Levi, 1972).

Das Interesse der Streß-Forscher wandte sich in den letzten Jahren vor allem der Frage zu, ob anstelle spezifischer emotionaler Zustände spezifische situative Faktoren für die unterschiedliche Adrenalin-Freisetzung verantwortlich sein könnten.

Mason und Mitarbeiter (1968) glauben auf der Basis ihrer Experimente mit Affen feststellen zu können, daß eine Steigerung der Adrenalin-Exkretion in Situationen mit dem Charakter der *Neuartigkeit* und *Unsicherheit* stattfindet, während eine Erhöhung der Noradrenalin-Ausschüttung in Situationen eintritt, die stereotyp und auch unerfreulich sind.

Adrenalin scheint primär in Situationen ausgeschüttet zu werden, die Flucht oder Kampf implizieren und besonders die muskuläre Aktivität des Organismus steigern, während die Noradrenalin-Exkretion besonders für Situationen typisch sein soll, die unvermeidbar und unausweichlich sind.

In ihren bekannten Untersuchungen konnten Frankenhäuser und Mitarbeiter zeigen (1970, 1971), daß zwischen der Katecholamin-Ausschüttung und der *Leistungseffizienz* eine positive Korrelation bestand, besonders in Situationen, die durch einen niedrigen oder mäßigen Grad an Aktivierung charakterisiert waren.

Mit Ausnahme von Extremsituationen konnte zwischen dem Ausmaß der Aktivierung und der Verhaltenseffizienz eine umgekehrte U-Beziehung festgestellt werden. Die Beziehung zwischen Leistungsfähigkeit und neuroendokrinen Reaktionen ist noch wenig untersucht; es scheint jedoch, daß Menschen mit relativ höherer Adrenalin-Sekretion eine bessere Leistungsfähigkeit besitzen (Frankenhäuser et al. 1970). Vor allem bestätigte sich aber, daß eine gute Anpassung mit einer raschen Mobilisierung und einem raschen Abfall neuroendokriner Reaktionen verbunden ist.

Die Untersuchung der Katecholamine innerhalb der psychophysiologischen Streß-Forschung hat in den letzten Jahren erhebliche Aktualität gewonnen, da die Katecholamine als Mittlerfunktionen in dem komplexen soziopsychobiologischen Gleichgewicht angesehen werden, die bei der Entstehung der koronaren Herzerkrankung und dem Auftreten von Herzinfarkten einen besonderen Stellenwert haben. (Vgl. Kapitel Herzinfarkt).

10.2.5 Die Beeinflussung immunologischer Reaktionsmuster

Der Einfluß von Krisensituationen auf die Manifestation und den Verlauf von Infektionskrankheiten ist dem Kliniker schon lange vertraut, die Beschreibung und Verifizierung einzelner Glieder der pathogenetischen Kette wirft jedoch erhebliche Probleme auf. (Vgl. Kapitel Infektionskrankheiten). Klinische und experimentelle Untersuchungen der letzten Jahre zeigen, daß psychosoziale Faktoren die Funktionen des Immunsystems beeinflussen können (Übersicht vgl. Amkraut u. Solomon, 1975). Die streßinduzierte Veränderung in der Immunbalance ist im allgemeinen gering, sie bestimmt jedoch den Krankheitsverlauf hauptsächlich dadurch, daß sie das Gleichgewicht zwischen Noxen und Abwehrmechanismen verschiebt. Infektions- und Autoimmunkrankheiten, allergische und neoplastische Krankheiten, Krankheiten also, die in enger Verbindung mit der Wirksamkeit des Immunsystems stehen, werden, wie klinische Untersuchungen nachgewiesen haben, durch psychosoziale Stressoren beeinflußt (Amkraut und Solomon, 1975).

Der Einfluß der Stressoren auf das Immunsystem, das wesentlich für die biologische Anpassung und den Schutz des Individuums verantwortlich ist, ist äußerst vielfältig. Im wesentlichen wird
- der direkte Einfluß des zentralnervösen Systems auf die immunkompetenten Zellen untersucht sowie
- die indirekte Einflußnahme durch neuroendokrine Mittlerprozesse, die ihrerseits zu affektiven Prozessen in Beziehung stehen (Jacobs et al., 1967; Solomon, 1970).

Die Analyse der Auswirkung von Umweltfaktoren auf immunologische Reaktionen wird erschwert durch die vielfältig wirksamen stabilisierenden feed-back-Systeme, die im Organismus bei Entgleisung des Immunsystems wirksam werden. Interessant scheinen besonders Faktoren, die durch derartige Stabilisatoren wenig abgesichert sind und deren Irritation besondere pathogene Bedeutung haben könnte (Makrophagen-Aktivität, Reaktion des Komplement-Systems, Funktionen zyklischer Nukleotide (Amkraut u. Solomon, 1975).

Die Untersuchungen, die kompliziert werden durch die Interdependenz hormoneller, metabolischer und immunologischer Faktoren, werfen noch große methodische Probleme auf, stellen jedoch ein aktuelles Forschungsgebiet dar, das zum Verständnis der Wirkungskette zwischen psychoszialen Stressoren und der individuellen Krankheitsempfänglichkeit einen wesentlichen Beitrag leisten könnte.

10.3 Situation als Stressor

Die Volksmeinung präjudiziert gern, daß belastende Situationen unterschiedlicher Art wie Lärmbelästigung, Luftverschmutzung, monotone Arbeit, soziale Isolation und viele andere zu Krankheiten führen können. Die Spezifizierung von Einzelfaktoren innerhalb des psychosozialen Kontextes ist daher ein wesentliches Anliegen der Streßforschung.

Wie die psychoendokrinologischen und -immunologischen Untersuchungen zeigten, waren die Anstrengungen, spezifische Verbindungen zwischen qualitativen Aspekten der Situation und des Affekts zu endokrinen Reaktionsmustern herzustellen, von geringem Erfolg.

Vielmehr unterstreichen diese Untersuchungen, daß es eher unspezifische Aspekte der Situation waren, die Veränderungen der physiologischen Funktionen, psychovegetative Symptome und Krankheiten hervorriefen. Zu diesen unspezifischen Faktoren, die am ehesten eine generelle Aussage ermöglichten, gehören die Intensität, die Plötzlichkeit des Auftretens und die Neuartigkeit sowie die häufige Veränderung von Situationen. Zum anderen bestätigten die Untersuchungen, daß der Organismus bestrebt ist, eine ausreichende Variabilität an Reizen aus der Umwelt zu erhalten, daß nicht nur ein Zuviel, sondern auch ein Zuwenig an Informationen den Organismus an der Herstellung eines optimalen Aktivationsniveaus hindert.

Die klassischen Untersuchungen zum jeweils individuell zu bestimmenden optimalen Stimulationsniveau sind auf der experimentellen Ebene Untersuchungen, die mit der Manipulation des Informationsinputs arbeiten, insbesondere die sensorischen Deprivations- und Überlastungsexperimente. Mit diesen Experimenten wird versucht, die Problematik, die ein psychosozialer Situationskontext als Untersuchungsgegenstand aufwirft, durch die Analyse der individuellen Verarbeitung einzelner Reize und der Reizbelastbarkeit des einzelnen zu klären

10.3.1 Die perzeptive Deprivation und Überlastung

Die neurophysiologischen Theorien zur Aktivation postulieren die Existenz eines zentralen Gehirnmechanismus – vermutlich im retikulären System, – der den Menschen veranlaßt, ein bestimmtes Niveau der Reizvariation zu suchen und aufrechtzuerhalten. (Malmo, 1957). Als Bezugsrahmen für den individuellen Umgang mit Informationen stellte Zuckermann (1969) die Theorie der »optimalen Stimulation« auf. Mit »optimaler Stimulation« verbunden sind eine positive Gefühlstönung und »optimale« kognitive und motorische Aktivität. Starke Abweichungen von dieser Ebene bringen unangenehme Affekte, Reizbarkeit, Muster physiologischer Entgleisungen mit sich, da der Betreffende die perzeptorischen »Hinweisreize« nicht mehr erhält, die er zur Strukturierung seiner Umgebung in Übereinstimmung mit seinen früheren Erfahrungen benützt.

Korner (1971) konnte mit seinen Untersuchungen zeigen, daß bereits bei Neugeborenen Unterschiede in der Reagibilität auf sensorische Reize bestehen. Manche Kinder wurden durch den Grad einer Stimulation überfordert und zeigten Zeichen der Unlust, während bei anderen angenehme Gefühle ausgelöst wurden. Diese individuell unterschiedliche Reizsuche entwickelte sich häufig zu einem individuell typischen Muster, sich mit Situationen auseinanderzusetzen, und bestimmten bleibenden Verhaltensweisen wie introvertierter und extravertierter Einstellung.

Dem optimalen Stimulationsniveau entsprechen ein neurophysiologisches Aktivationsniveau und ein psychologisches Adaptationsniveau als Regulationsgrößen für die individuelle Homöostase. Das Reizbedürfnis manifestiert sich in der Reizsuche, im Bestreben, den Informationsinput zu steigern oder zu verringern.

Mit systematischen Variationen der Stimulationsebene arbeitet insbesondere die *sensorische Deprivations-Forschung*. Eine Minderung der normalen Reizmannigfaltigkeit kann auf zweierlei Weise erreicht werden: Durch Reizverarmung oder durch erzwungene Einförmigkeit des Verhaltens.

In Laborexperimenten werden zur Reduktion visueller, auditorischer und taktiler sensorischer Reize meist drei Variationen eingesetzt: Die Reduktion des absoluten Inputs sensorischer Stimuli, die Reduktion der Variabilität des sensorischen Inputs und die Anwendung vorwiegend homogener Umweltreize.

Schon die historischen Arbeiten von Hebb, Bexton und Scott in den 50er Jahren unterstrichen die Bedeutung der ausreichenden Stimulation für die Wahrnehmungs- und Affektregulation: Halluzinationen, Desorganisation zielgerichteten Verhaltens, Verzerrung der Zeitwahrnehmung, Störungen der Körpererfahrungen sowie kognitiver Leistungsabfall fanden sich als Folgen längerer sensorischer Deprivation (Übersicht bei Zubeck, 1969; Cohen, 1972).

Wächst ein Säugetier in sozialer Isolation oder Restriktion auf, so beeinflußt dies merklich seine sensomotorische und intellektuelle Entwicklung.

Als klassische Experimente seien nur jene von Harlow (1958) mit Affenbabies genannt, der feststellte, daß Affenbabies, die mit einer »Stoffmutter« Kontakt hatten, unternehmungslustiger und eher bereit waren, die Umwelt zu erforschen, als Tiere, die nur mit einer »Drahtmutter« Kontakt hatten.

Der Mensch, der von allen Lebewesen die längste Zeit zur Entwicklung braucht, reagiert besonders empfindlich auf die schädlichen Wirkungen eines solchen sozialen Entzugs. Kinder, die ihre ersten Jahre in einem Waisenhaus zubrachten, ohne relativ kontinuierlichen Kontakt mit einer festen Bezugsperson, zeigen im weiteren Verlauf ihrer Entwicklung häufig eine psychische Retardierung (Spitz, 1969).

Nur wenige Studien beschäftigen sich bisher mit der Beziehung zwischen sensorischer Deprivation und psychophysiologischen Variablen. Die Ergebnisse der Untersuchungen mit experimenteller perzeptiver Deprivation sind schwer vergleichbar; sie weichen entsprechend Art und Ausmaß der Restriktion sowie unter dem Einfluß von Persönlichkeitsmerkmalen voneinander ab. Allgemein jedoch bestätigte sich ein Auftreten physiologischer Streßreaktionen, etwa in Form gesteigerter autonomer Reagibilität (Groß, 1969; Solomon, 1957; Zubeck, 1969; Zuckermann, 1969).

Andererseits kommt angesichts der Reizüberflutung in unserer »Überflußgesellschaft« (Lipowski, 1974) mit den Problemen der Überbevölkerung, der Überinformation, der sensorischen Überreizung am Arbeitsplatz etc. sensorischen Belastungsexperimenten besondere Aktualität zu. Im Rahmen arbeitsphysiologischer Untersuchungen wurde festgestellt, daß geringe Reizvariabilität bei monotonen mechanischen Arbeiten zu psychischer Desorganiation führen können.

Wie bei der sensorischen Deprivation existieren jedoch nur wenige psychophysiologische Untersuchungen zur Reizüberlastung, mit der die Unfähigkeit des Empfängers einhergeht, Informationen, welche die eigene Kapazität übersteigen, zu verarbeiten.

In Experimenten von Frankenhäuser (1971) waren Probanden unter den Bedingungen der Überstimulation stärker irritiert als bei sensorischer Deprivation und hatten eine stärkere Adrenalin- und Noradrenalin-Exkretionsrate sowie eine gesteigerte Pulsrate. Weiterhin fand Frankenhäuser auf der Stimulationsebene vereinfacht zwei typische Muster: Jene Probanden, die eine relativ stärkere Adrenalin-Exkretion hatten, zeigten bei Unterstimulation eine signifikant bessere Leistung; jene, die eine relativ niedrige Exkretionsrate und Herzfrequenz hatten, fanden bei Überstimulation zu einer besseren Leistungsfähigkeit.

Zusammengefaßt kann jede soziale Umgebung abstrakt charakterisiert werden durch ein bestimmtes Stimulationsniveau, das verschiedene Individuen gemäß ihrer Toleranz und ihren Bedürfnissen unterschiedlich beeinflußt. Die individuelle Verarbeitungsfähigkeit bestimmt die Suche oder Vermeidung bestimmter Umweltreize.

Die Untersuchungen haben nachgewiesen, daß extreme Abweichungen des Informationsinputs zu erheblichen Veränderungen des autonomen und endokrinen Aktivierungsmusters, zu kognitiver Desorganisation und Abfall der kognitiven und motorischen Leistungen führen. Inwieweit diese experimentellen Ergebnisse, die zeigen, daß sowohl übermäßige Intensität, als auch zu geringe Varianz von Reizen entsprechende psychophysiologische Entgleisungen und schließlich Krankheiten mitbedingen können, auch auf Realsituationen übertragbar sind, bemühte sich in den letzten Jahren innerhalb der Psychosomatik besonders die sogenannte »Life-Event-Forschung« zu klären.

10.4 Die Bedeutung von Lebensveränderungen für die Krankheitsmanifestation

Ausgehend von den experimentellen Untersuchungen, daß ein Zuviel oder Zuwenig an Information zu physiologischen Veränderungen und schließlich auch zu Krankheit führen kann, versuchte die »ökologische Psychosomatik« (Lipowski, 1973), bestimmte Umweltbedingungen, die durch ihre »Streßhaftigkeit« überdurchschnittlich häufig Krankheiten auslösen sollen, zu spezifizieren. Nicht so sehr die Situation als Einzelfaktor, sondern der situative Kontext wird als potentiell pathogener Faktor eingesetzt. Derartige psycho-ökologische Untersuchungen orientieren sich an einem multikonditionalen Krankheitsbegriff und setzen den psychosozialen Stressor nicht als ursächlich in ein Reiz-Wirkungsschema ein, sondern als mitbeteiligten Faktor, z.B. bei der Ätiologie der TBC, die mitbestimmt wird durch Konstitution, Rasse, Ernährungszustand, Zigarettenrauchen sowie psychosoziale Faktoren wie Arbeitsverlust, Scheidung, ökonomische Probleme und Wohnungsmobilität (Hawkins, 1957).

Die Untersuchung derartiger Faktoren bezieht sich vor allem auf jene psychosozialen Stressoren, die in engem zeitlichen Zusammenhang mit dem Beginn oder der Exazerbation einer Krankheit stehen; es stellt sich also die Frage, welche Ereignisse mit welchen Krankheiten unter welchen Bedingungen durch welche Prozesse korrelieren.

Eine wesentliche Unterstützung erhielt die Theorie von den Zusammenhängen zwischen psychosozialen Stressoren und Krankheitsmanifestation durch epidemiologische Untersuchungen.

10.4.1 Epidemiologische Untersuchungen

In ihren epidemiologischen Pionierarbeiten zum psychosozialen Streß untersuchten H. G. Wolff, Hinkle und Mitarbeiter im Verlauf der letzten 20 Jahre systematisch die Häufigkeit des gemeinsamen Auftretens von Lebensbelastungen und Krankheiten.

Hinkle u. Wolff (1957) stellten bei der Untersuchung der Krankheitsverteilung an großen Populationen (insgesamt 2.924 Angestellte eines Telefonwerkes) nicht die erwartete Zufallsverteilung fest, vielmehr beschränkte sich die Mehrzahl der Krankheiten auf einen relativ kleinen Prozentsatz der Probanden: in verschiedenen homogenen Gruppen fand sich als konsistentes Muster, daß erhebliche Unterschiede in der *Krankheitsempfänglichkeit* bestanden. Auf etwa 25% der Untersuchten entfielen in einem Zeitraum von über 20 Jahren durchschnittlich über 50% der Krankheitsperioden, während sich bei weiteren 25% nur 10% der Krankheiten manifestierten, ein Verteilungsmuster, das in arbeitsmedizinischen Untersuchungen vielfältig bestätigt wurde.

Als weiteres Phänomen fiel auf, daß die Krankheiten nicht über den Lebenslauf gleichmäßig verteilt waren, sondern daß sie in »Clusters« (Hinkle 1956) auftraten: auf jahrelange Lebensperioden, die durch stabile Gesundheit gekennzeichnet waren, folgte eine Phase relativer Krankheitshäufigkeit. Das »clustering-Phänomen« fand sich sowohl bei Probanden, die häufig, wie bei Probanden, die selten erkrankt waren. Als Erklärung für diese unterschiedliche Verteilung der Erkrankungen konnten weder unterschiedliche Exposition gegenüber physikalischen, chemischen und mikrobiellen Noxen noch Ernährungsunterschiede festgestellt werden. Eindrucksvolle Unterschiede zeigten sich jedoch bei der Beziehung von Krankheitshäufung und sozialen Belastungssituationen. Probanden mit verstärkter Krankheitsempfänglichkeit hatten vermehrt familiäre Konflikte, Scheidungen, Schwierigkeiten am Arbeitsplatz, emotionale Belastungen, während nur sehr wenige der Gesunden vergleichbare Belastungen aufwiesen.

Vor allem die Berücksichtigung des subjektiven Erfahrungsinhaltes bestätigte die Bedeutung der Belastungssituationen für die individuelle Reaktion. Hinkle und Wolff (1957) kamen zu dem Ergebnis, daß die Krankheits-»Cluster« zu Zeiten auftraten, in denen die Patienten gezwungen waren, sich an Situationen, die bedrohliche Konflikte und hohe persönliche Anforderungen stellten, anzupassen. Die gesteigerte Krankheitsinzidenz bezog sich dabei nicht nur auf psychosomatische Erkrankungen, sondern auf körperliche Krankheiten generell.

Bei ihren Untersuchungen hatten Hinkle und Mitarbeiter (1958) den Eindruck, daß Probanden mit geringer Krankheitshäufung besonders gut an ihre Lebenssituation angepaßt waren, eine Situation, die auch eine ausreichende Bedürfnisgratifikation gewährleistete. Probanden mit höherer Krankheitsempfänglichkeit erlebten ihre Umwelt als bedrohlicher, frustrierender, während die Gesünderen dazu tendierten, ihre Lebenssituation als ausgeglichen zu beschreiben, auch wenn die Ereignisse »objektiv« denen der kränkeren Gruppe entsprachen.

Diese epidemiologischen Untersuchungen konnten erstmals systematisch an großen Gruppen Korrelationen zwischen psychosozialen Belastungen und Krankheitshäufigkeit darstellen, wobei besonders die Aspekte der Intensität der Stressoren, des situativen Kontextes und der individuellen Vulnerabilität hervorgehoben wurden (Hinkle, 1974).

10.4.2 Konstellationen von Lebenssituationen und Krankheitsmanifestation

Neben der Häufung einzelner Lebensbelastungen konnte an verschiedenen eingreifenden Lebensveränderungen demonstriert werden, daß mit ihnen ein erhöhtes Morbiditätsrisiko verbunden ist:

Kasl und Cobb (1970) registrierten eine Steigerung des Blutdrucks bei Personen, die mit einem drohenden oder eingetretenen Verlust der Arbeitsstelle konfrontiert waren. Dabei korrelierte die Stabilisierung des Blutdrucks mit Persönlichkeitsvariablen wie hoher Selbsteinschätzung und geringer Irritierbarkeit.

Syme et al. (1968) untersuchten die Auswirkungen eines häufigen Wohnungs- und Berufswechsels und konnten nachweisen, daß unabhängig von Ernährung und Zigarettenkonsum eine signifikante Korrelation dieser Belastungsfaktoren zu einer gesteigerten Inzidenz coronarer Herzkrankheit bestand, die bei Vergleichspersonen, welche diese Anpassungsleistung nicht zu vollbringen hatten, nicht feststellbar war.

Parkes et al. (1969) beobachteten eine signifikante Morbiditäts- und Mortalitätszunahme nach Partnerverlust, die in der überwiegenden Zahl der Fälle innerhalb eines Zeitraums von 6 Monaten nach dem Verlustereignis durch eine coronare Herzerkrankung bzw. Herzversagen bedingt war.

Bei der Untersuchung der Wirksamkeit einzelner psychosozialer Stressoren fiel auf, daß die Aussagekraft von Einzelsituationen begrenzt ist und daß sich Einzelfaktoren meist nicht isolieren lassen, da sie oft weitere Veränderungen im Leben nach sich ziehen: beispielsweise hat der Tod des Ehemannes gewöhnlich beträchtliche finanzielle Einschränkungen zur Folge, damit verbunden sind Versorgungsprobleme der Kinder, Wohnungswechsel, Veränderungen des Bekanntenkreises, des Status, Verlust vieler Rollenfunktionen, die der Ehemann vorher innehatte.

Häufig kann erst durch die Mitberücksichtigung des Stellenwertes konsekutiver Ereignisse die gesamte individuelle Anpassungsleistung, die mit der Krankheitsmanifestation im Zusammenhang steht, bewertet werden.

Während die Einzelereignisse besonders beim individuellen klinischen Interview berücksichtigt werden, haben sich Untersuchungstechniken, in denen versucht wird, ein Muster verschiedener belastender Lebenssituationen zusammenzustellen, für empidemiologische Forschung bewährt.

Im Rahmen der biographischen Anamnese werden dabei Schemata für Lebensveränderungen benützt, in die Veränderungen des Status oder des sozialen Umfeldes, Rollentransformationen, physische Beeinträchtigungen einbezogen werden (Antonovsky u. Kats, 1967).

Brown et al. (1968) versuchten bei der klinischen Untersuchung die Interviewform so zu gestalten, daß im Zentrum belastende psychosoziale Veränderungen stehen. Es werden genau datierbare Ereignisse berücksichtigt, wie entscheidende Veränderungen im Bereich der Gesundheit, des sozialen Status, der Lebensbedingungen – oder auch die Erfüllung langgehegter Wünsche.

Im Interview werden folgende Daten besonders herausgearbeitet:

- Rollenwechsel der Patienten (z.B. Schulabgang, Stellenwechsel)
- Rollenwechsel von engen Angehörigen oder Mitgliedern des Haushalts (z.B. Arbeitslosigkeit des Ehepartners, Heirat des Sohnes)
- Ernsthaftere gesundheitliche Veränderungen einschließlich Krankenhauseinweisungen oder die Antizipation einer Krankheit
- Ähnliche Veränderungen bei engen Verwandten oder nahestehenden Personen einschließlich Todesfälle
- Wohnungswechsel, jede deutliche Veränderung in der Häufigkeit des Kontaktes zu Angehörigen
- Ankündigung von Veränderungen wie drohender Arbeitsplatzwechsel
- Erfüllung langgehegter Wünsche oder Enttäuschungen (z.B. Angebot einer Wohnung zum erschwinglichen Mietpreis)
- Unterschiedliche traumatische Vorfälle, Krisen, in die der Patient verwickelt ist

Bei Addition derartiger Daten ergab sich eine signifikante Beziehung von vorausgehenden belastenden Lebenssituationen und der Inzidenz psychiatrischer (Brown et al., 1968) und somatischer (Jacobs et al., 1970) Erkrankungen.

10.4.3 Untersuchungen mit sogenannten »life-event«-Fragebögen

Besondere Bedeutung für die Bestimmung psychosozialer Stressoren innerhalb der Psychosomatik haben in den letzten Jahren Fragebogen-Untersuchungen erlangt, die sich durch die erhebliche Vereinfachung der mehrstündigen biographischen Interviews für größere epidemiologische Erhebungen als praktikabel erwiesen. Durch ihr umfangreiches Datenmaterial haben diese Untersuchungen der klinischen Psychosomatik Ansätze für die Krankheitsvorhersage und präventivmedizinische Überlegungen geliefert. Es soll daher eine detailliertere Darstellung dieser Forschungsrichtung erfolgen:

Beeindruckt von der Häufung an Lebensveränderungen in der Vorgeschichte von Patienten entwarfen Hawkins u. Holmes im Institut von H. G. Wolff eine systematische »life-chart« bedeutsamer Lebensbelastungen. Sie entwickelten einen ersten »Schedule of Recent Experience (SRE) Questionnaire«, wobei sie sich auf die Angaben von 5000 Patienten und Angestellten eines Tuberkulose-Sanatoriums stützten, die nach prämorbiden Lebensveränderungen befragt wurden. Es fand sich oft eine ansteigende Zahl der Lebensveränderungen bis zum Zeitpunkt der Krankheitsmanifestation. Die Autoren sammelten zunächst empirisch eine Reihe von Situationen, die besonders häufig in zeitlichem Zusammenhang mit dem Auftreten von Krankheiten beobachtet wurden, und versuchten schließlich, diese zu kategorisieren. Eingeschlossen waren die individuelle Lebensweise (wie Veränderungen im Sozialverhalten, Eßverhalten) wie auch Ereignisse, in die der Patient vorwiegend passiv einbezogen ist (etwa der Tod eines Angehörigen).

Mit diesem Fragebogen untersuchten Rahe und Holmes (1964) die Konstellation psychosozialer Belastungssituationen im Zusammenhang mit der Manifestation verschiedener Krankheiten:

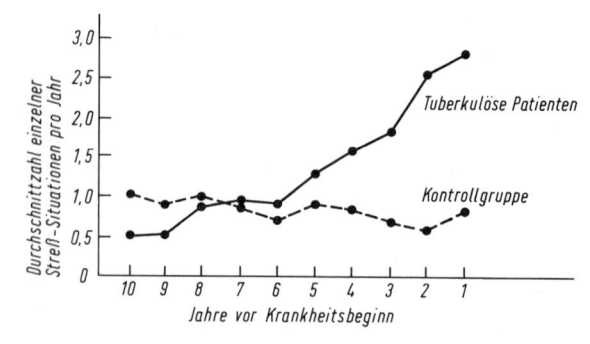

Abb. 1. Lebensveränderungen pro Jahr vor dem Krankheitsausbruch am Beispiel von Tuberkulosekranken (Rahe, 1964).

Bei Sanatoriumsangestellten mit Tuberkulose fanden Rahe und Holmes (1964) signifikante Unterschiede in der Häufigkeit der Veränderungen des sozialen Status gegenüber einer Vergleichsgruppe. Dabei zeigten sich besonders ausgeprägte biographische Veränderungen während der letzten zwei der Krankheit vorausgehenden Jahre (Abb. 1). Eine ähnliche Häufung von psychosozialen Veränderungen war auch bei einer Gruppe von Patienten mit Herzkrankheiten, Hautkrankheiten und Leistenhernien festzustellen (Rahe, 1965).

Häufig kontroverse Ergebnisse retrospektiver Studien (Rahe, 1974) lassen jedoch auch Schwächen des SRE deutlich werden, der lediglich die Summe der eingetretenen Lebensveränderungen bestimmt, also gekennzeichnet ist durch eine undifferenzierte Aufzählung von Lebensereignissen. Einzelereignisse werden uniform bewertet: der Tod eines Ehegatten wird gleich eingestuft wie ein Wohnsitzwechsel. Die Vernachlässigung des Bedeutungsgehaltes schien für die Inkonsistenz der Ergebnisse verantwortlich.

10.4.4 Quantitativ abgestufte Skalierungen der »life-events«

Ausgehend von diesem aus der klinischen Arbeit entstandenen »SRE« entwickelten Rahe und Holmes (1967) einen Fragebogen mit 43 Lebensereignissen, die gemäß klinischer Erfahrung besondere Relevanz im Hinblick auf individuelle Anpassungsleistungen haben (Tabelle 1). Sie stützen sich dabei in ihrer Auswahl auf den »SRE«, der ein breites Spektrum von vorausgegangenen Lebensveränderungen zusammenfaßt. Ein entscheidender Schritt für eine Weiterentwicklung der Untersuchungen war die quantitativ abgestufte Bestimmung belastender Situationen. Beibehalten für die Quantifizierung wurde die Variabilität persönlicher und sozialer Belastungssituationen, die sich insbesondere auf folgende Lebensbereiche beziehen: wirtschaftliche Verhältnisse, Beschäftigung, Ausbildung, Wohnen, Heirat, Gruppen- und Familienbeziehungen, Religion, Freiheit, Erholung und Gesundheit.

Um den unterschiedlichen Bedeutungsgehalt der Lebensereignisse zu berücksichtigen, wurden 43 besonders häufig beobachtete psychosoziale Belastungssituationen gemäß den unterschiedlichen Erfahrungsinhalten eingeschätzt (mittels eines »Social Readjustment Rating Questionnaire«-SRRQ).

Vorgehen: Bei der Skalierung wurde für das Ereignis »Heirat« der willkürliche Wert 500 festgelegt, Auf dieses Ereignis bezugnehmend, sollte die *Anpassungsleistung* an andere Ereignisse quantitativ in Relation gesetzt werden. So soll etwa der Streit mit dem Vorgesetzten in Beziehung gesetzt werden zu der Anpassung, die die Heirat erfordert. Dabei spielt es nach Holmes und Rahe (1967) keine Rolle, ob das Ereignis gesellschaftlich anerkannt, d.h. wünschenswert, angenehm, oder aber abträglich, schädlich ist, Es wird also die affektive Belastung im Rahmen der Anpassungsreaktion als solche berücksichtigt und nicht, ob negative oder positive Gefühle beteiligt sind.

Diese Skalierungsmethode für die Life-Event-Items wurde von affektphysiologischen Untersuchungen abgeleitet, in denen die Probanden subjektive Größeneinschätzungen bestimmter Affekte vorzunehmen hatten (Stevens und Galanter, 1957) und bei denen eine ausgesprochen differenzierte Einschätzung auffiel. Der quantitativ abgestufte SRRQ stellt eine völlig neue Konzeption gegenüber dem ersten »SRE« von Hawkins und Holmes dar. Durch die Form der Selbstausfüllung erwies er sich zudem als wenig aufwendiges Erhebungsinstrument.

Die im Fragebogen angegebenen Durchschnittswerte sind geometrische Mittelwerte, die durch den Faktor zehn dividiert wurden. Die Anpassungsleistung wurde dann in »life-change-units« (LCU) gemessen.

Wie aus Tabelle 1 ersichtlich, reicht die »Social Readjustment Rating Scale« (SRRS) von 11 LCU (kleine Gesetzesübertretungen) bis 100 LCU (Tod des Ehegatten).

Die Bewertung der Items durch verschiedene Gruppen ergab eine Übereinstimmung von über 90% (Holmes u. Rahe, 1967), die sich wiederholt bestätigte (Ruch u. Holmes, 1971; Pasley, 1969). Erstaunlicherweise war die Erinnerungsfähigkeit an Belastungssituationen (da insbesondere gravierende, gut erinnerbare Situationen im SRRQ befragt werden) bei allen Untersuchungen sehr stabil.

Der SRE erwies sich sowohl intrakulturell wie interkulturell (USA, Japan, Skandinavien) als erstaunlich valide. Alter, Geschlecht, Familienstand, Erziehung, Religion, soziale Klassen, Rasse und ethnische Hintergründe hatten überraschenderweise keinen stärkeren Einfluß auf die Höhe der LCU (Rahe, 1969; Holmes u. Masuda, 1974).

Die Gesamtzahl der LCU dient für das Individuum als Indikator der Anpassungsleistung über einen bestimmten Zeitraum, in dem Lebensveränderungen gemessen und schließlich für ein bestimmtes Intervall addiert werden. Die »life-change«-Messungen beziehen sich in der Regel auf einen Zeitraum von 6 bzw. 12 Monaten.

Ein Mittelwert, der Gesundheit mißt, ist in einem 6-Monats-Intervall etwa 80 LCU. Dieser Wert war bei den Kontrollgruppen mit einem guten Gesundheitszustand verbunden, was auf die bekannten Ergebnisse der Streß-Forschung hinweist, daß nicht ein »Null-Niveau«, sondern ein gewisser Aktivitätszustand optimale Gesundheit gewährleistet (vgl. Tabelle 2).

Rahe und Mitarbeiter versuchten mit diesen Fragebögen, interindividuell das mit der Anpassung einhergehende subjektive Gefühl der Belastung zu gewichten.

Mit der »sozialen Wiederanpassung« beschreibt Rahe die Intensität und die Länge der Zeit, die notwendig ist, um sich einer Lebensveränderung anzupassen.

Tabelle 1. »Life-Event«-Fragebogen nach Holmes und Rahe (1967) (übersetzt in Schüffel, 1975)

Biographische Ereignisse	Adaptionsleistung in Punktwerten
1. Tod des Ehepartners	100
2. Scheidung	73
3. Eheliche Trennung	65
4. Gefängnis	63
5. Tod eines nahen Angehörigen	63
6. Persönliche Verletzung/Krankheit	53
7. Heirat	50
8. Kündigung	45
9. Eheliche Wiederversöhnung	45
10. Pension	45
11. Geänderter Gesundheitszustand eines Familienmitgliedes	44
12. Schwangerschaft	40
13. Sexuelle Schwierigkeiten	39
14. Hinzukommen eines neuen Familienmitgliedes	39
15. Geschäftliche Neuorientierung	39
16. Veränderungen im finanziellen Status	38
17. Tod eines nahen Freundes	37
18. Geänderte Arbeitsinhalte	36
19. Veränderte Häufigkeit der Auseinandersetzung mit dem Ehepartner	35
20. Darlehen über 25.000,–	31
21. Vorzeitige Kündigung eines Darlehens	30
22. Veränderte Verantwortung bei der Arbeit	29
23. Sohn oder Tochter verlassen Heim	29
24. Schwierigkeiten mit Verwandten	29
26. Außergewöhnliche persönliche Erfolge	28
26. Ehefrau beginnt oder beendet Arbeit	26
27. Beginn oder Ende von Schule	26
28. Veränderte Lebensbedingungen	25
29. Revidieren persönlicher Einstellungen	24
30. Schwierigkeiten mit Chef	23
31. Veränderte Arbeitszeiten oder -bedingungen	20
32. Veränderungen des Wohnsitzes	20
33. Veränderungen in der Schule/Ausbildung	20
34. Veränderte Form der Erholung	19
35. Veränderung in kirchlichen Aktivitäten	19
36. Veränderung in sozialen Aktivitäten	18
37. Darlehen weniger als 25 000,– DM	17
38. Veränderte Schlafgewohnheiten	16
39. Geänderte Häufigkeit familiärer Zusammentreffen	15
40. Veränderte Eßgewohnheiten	13
41. Ferien	13
42. Weihnachten	12
43. Kleinere Gesetzesübertretungen	11

Maladaption und Krankheitsmanifestation

Tabelle 2.

LCU pro Jahr	Morbidität
300 und mehr	hohes Risiko
200 – 299	mittleres Risiko
150 – 199	geringes Risiko

Abb. 2 zeigt als Beispiel ein LCU-Profil während einer 10.-Jahres-Periode und illustriert graphisch die Beziehung zwischen Lebenskrisen und schwerwiegenden Veränderungen des Gesundheitszustandes. Die Linie verbindet Punkte, die die jährliche LCU-Summe anzeigen. Die berichteten Gesundheitsveränderungen wurden zum Zeitpunkt der Manifestation eingetragen. Die depressive Episode 1956 fiel mit einer Lebenskrise zusammen, während die Prostatitis 1960 und Tonsillitis 1964 etwa ein Jahr nach der Lebenskrise auftraten. Durchschnittlich treten Gesundheitsveränderungen im Jahr nach der Lebenskrise auf.

Eine Vielzahl *retrospektiver Untersuchungen* bestätigt die Häufung von Lebensveränderungen vor einem Krankheitsausbruch.

– In einer longitudinalen Untersuchung an Marinesoldaten über die Koinzidenz von Lebensveränderungen und dem Ausbruch bzw. der Verschlechterung psychiatrischer Erkrankungen wiesen Rahe et al. (1967) nach, daß ein Cluster von Lebensveränderungen mit dem Schweregrad der psychiatrischen Erkrankung korreliert.
– Während gesunde Vergleichspersonen über eine 6-monatige Periode durchschnittlich 75 LCU erreichen, entdeckte Rahe (1968) bei Angehörigen der US-Navy (n = 3 000) mit Allgemeinerkrankungen über doppelt so hohe Adaptationswerte (170 LCU) während des Krankheitsintervalls; außerdem war ein enger Zusammenhang der life-change-Intensität mit dem Krankheitsausbruch festzustellen. Auch in der vorangegangenen und nachfolgenden Zeit waren die LCU-Werte erhöht (120 bzw. 130 LCU).
– Weitere Untersuchungen zeigen die Verbindung von ansteigenden LCU-Werten zum Auftreten von Frakturen (Tollefson, 1972). World (1968) fand, daß dem Auftreten einer kindlichen Leukämie häufig eine Lebenskrise in der Familie vorausgegangen war.

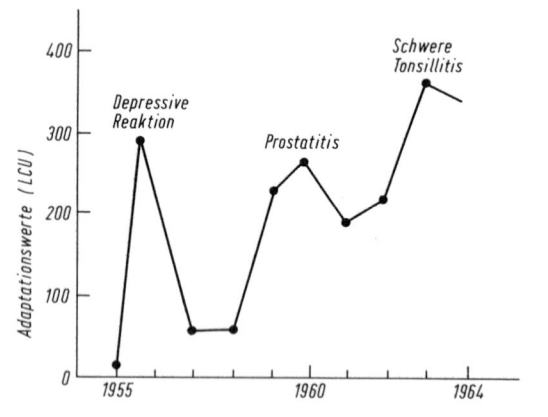

Abb. 2. Zeitliche Beziehung zwischen Lebenskrise und Krankheitsmanifestation (aus Rahe u. Holmes, 1969; n. Holmes u. Masuda, 1974).

In den letzten Jahren nahm das Interesse an der Life-Event-Forschung erheblich zu, die Fragebögen wurden besonders in der Auswahl und der Zahl der Items modifiziert:

Neben dem am häufigsten angewendeten Fragebogen von Holmes und Rahe (1967) wurden unterschiedliche Clusters von Lebensveränderungen für bestimmte Populationen spezifiziert (Murphy et al. 1962; Antonovsky u. Katz, 1967) bzw. wurden Kombinationen verschiedener Fragebögen mit unterschiedlicher Itemzahl hergestellt (Meyrs et al., 1972; Cochrane u. Robertson, 1973). Coddington (1973) arbeitete bestimmte Kategorien von Lebensveränderungen aus, die besonders für Kinder und Jugendliche anwendbar sind.

Neben der Spezifizierung von Fragebögen bezüglich unterschiedlicher Populationen (Schichtunterschiede, berufsbezogen homogene Gruppen) wurden besondere Anstrengungen unternommen, bestimmte Gruppen von Lebensbelastungen auf verschiedene Krankheiten zu beziehen. Es bestätigte sich die Bedeutung von Life Events bei psychiatrischen Erkrankungen (Brown u. Birley, 1968; Hudgens et al., 1967), bei psycho-vegetativen Symptomen (Dohrenwend, 1973; Meyrs et al., 1972), es war jedoch nicht möglich, spezifische Lebensbelastungen für die Entwicklung körperlicher oder psychischer Erkrankungen zu differenzieren.

Allerdings erwiesen sich psychosoziale Stressoren für bestimmte Krankheitsgruppen als besonders aussagefähig, wobei vor allem Life-Event-Untersuchungen bei *Herzinfarkt-Patienten* instruktiv sind:

– *Retrospektive* Untersuchungen mit dem Life-Event-Fragebogen belegen, daß während einer 6-Monats-Periode vor einem Myokard-Infarkt ein signifikanter Anstieg der LCU-Werte festzustellen war. Dabei zeigen Patienten, die an einem Infarkt verstarben, höhere LCU-Gesamtwerte vor dem Tod als Patienten, die den Infarkt überlebten, gleichgültig, ob dem Infarkt eine koronare Herzerkrankung vorausgegangen war (Rahe, 1971). Die Beziehung des LCU-Gesamtwertes zum *Schweregrad* einer Erkrankung konnte in der Folgezeit häufig bestätigt werden.
– Theorell und Rahe (1971) fanden, daß bei Patienten, die 3 bis 4 Jahre vor dem Infarkt keine Symptome einer koronaren Herzerkrankung hatten, in den letzten zwei Jahren vor dem Infarkt die LCU-Werte deutlich anstiegen. Patienten, die an einer koronaren Herzerkrankung litten, hatten dagegen etwa zwei Jahre vor dem Infarkt einen Abfall der LCU-Werte und kurz vor dem Infarkt einen signifikanten Anstieg. Es konnten also Hinweise dafür gefunden werden, daß unterschiedliche Mechanismen in einer akuten oder chronischen Belastung wirksam sind, die auch einen unterschiedlichen Stellenwert innerhalb der Pathogenese der Erkrankung einnehmen.

Die Analyse der Bedeutung psychosozialer Faktoren bei der Genese des Herzinfarkts konnte das multifaktorielle ätiologische Modell bereichern. Neben bekannten Risikofaktoren wurde besonders signifikant die Beziehung von psychosozialen Stressoren zur Entwicklung einer koronaren Herzerkrankung bestätigt (Thiel et al., 1973).

Thiel und Mitarbeiter (1973) entdeckten signifikante Unterschiede zwischen Herzinfarkt-Patienten und einer Vergleichspopulation sowohl im Lebensstil, in Gewohnheiten, wie in der Manifestation äußerer Belastungsfaktoren. Insbesondere würden eine höhere Scheidungsinzidenz, starke Arbeitsbelastung, Schlafstörungen, Nervosität, Angst und Depression einen überdurchschnittlichen Einfluß ausüben.

Lind und Theorell (1974) stellten bei Herzinfarkt-Patienten signifikant häufiger Konflikte mit Vorgesetzten und exzessive Überstundenarbeit fest. Sie prägten für diesen Verhaltensstil den Begriff des »Nonadapters«. Neben diesen Belastungen und Lebensveränderungen wie Arbeitsplatzwechsel (Syme et al., 1969) beeinflussen besonders Persönlichkeitsfaktoren und individuelle Verhaltensstile die Herzinfarkt-Entwicklung.

Zusammengefaßt belegen die retrospektiven Untersuchungen eine signifikante positive Beziehung zwischen der Zahl und der Intensität von Lebensveränderungen, die der Patient über einen Zeitraum von 1 bis 2 Jahren angibt, und der Wahrscheinlichkeit einer darauffolgenden Krankheitsentwicklung.

Die Validität retrospektiver Life-Event-Untersuchungen wird wegen erheblicher methodischer Schwierigkeiten (Probleme bei der genauen Datierung des Krankheitsausbruchs, Verleugnung von Lebensbelastungen, während der Krankheitsentwicklung auftretende konsekutive Belastungen, repräsentative Kontrollgruppen) häufig in Zweifel gezogen (Wershow, 1973).

Ein wesentlicher Vorwurf, welcher der Life-Event-Forschung ebenfalls immer wieder gemacht wird (Brown, 1972), ist, daß sie Beziehungen von Belastungsfaktoren und Krankheit herstellt, ohne aufzuzeigen, wie diese Zusammenhänge zustandekommen.

Um die pathogenetische Kette besser zu verdeutlichen, versucht die Life-Event-Forschung nicht nur Situationen, Einschätzung und Krankheit in Relation zu bringen, sondern auch die Beziehung zu *psychophysiologischen Mittlerprozessen* aufzudecken.

Rahe konnte bei Herzinfarkt-Patienten eine deutliche Katecholamin-Erhöhung im Urin feststellen, die mit einer Häufung von Lebensveränderungen korrelierte. Als abhängige Variable von der Katecholamin-Exkretion waren auch Harnsäure, Cholesterin und Neutralfette erhöht. Die Bedeutung der Katecholamine für die Genese und die Auslösung des Herzinfarkts wird darin gesehen, daß sie durch Beeinflussung der Herzfrequenz, des Blutdrucks, der Thrombozyten-Aggregation, des Sauerstoffverbrauchs des Myokards eine Myokard-Nekrose eines vorgeschädigten Herzens mitbedingen können.

Theorell et al. (1972) untersuchten gut rehabilitierte Herzinfarkt-Patienten und führten über zwei bis vier Monate wöchentliche Messungen der LCU, der Blutdruckwerte, der Serumwerte für Cholesterin und Triglyzeride, Harnsäure und Katecholamine durch. Es ergab sich eine signifikante Korrelation zwischen der Höhe der LCU-Werte und der Katecholamin-Ausscheidung im Urin, Ergebnisse, die auch von Masuda et al. (1972) bestätigt wurden.

Rahe (1972) untersuchte über zweieinhalb Jahre in jeweils sechsmonatigen Abschnitten mittels einer Symptomliste die Beziehung der Lebensveränderung zur »psychophysiologischen Aktivierung«. Auch bei dieser Untersuchung bestätigte sich die Beziehung der Life-Events zu physiologischen Dysfunktionen, durch die die Vulnerabilität für Krankheit erhöht wird.

Mit diesen Untersuchungen konnten Rahe und Theorell umfangreiche Daten vorlegen, die zeigen, daß Veränderungen einer Lebenssituation und von Anpassungsmustern Krankheitsentstehung begünstigen. Eine wesentliche Bestätigung erfuhr diese Aussage durch *prospektive Untersuchungen* mit dem Life-Event-Fragebogen:

Rahe (1968) teilte eine Population von Navy-Angehörigen (n = 2500) entsprechend ihrer LCU-Werte vor dem Einsatz zur See in drei Gruppen mit unterschiedlich hohem Krankheitsrisiko ein. Der Life-Event-Fragebogen erwies sich dabei als effektives *Vorhersageinstrument*. Bei der Gruppe mit hohem Risiko wurden während der Einsatzperiode signifikant mehr Krankheitsfälle verzeichnet als bei jener mit niedrigem Risiko. Außerdem fand sich in der Gruppe mit hohem Risiko ein signifikant höherer *Schweregrad* der Krankheiten.

– In einer weiteren Untersuchung konnten Rahe et al. (1970) eine signifikante Beziehung zwischen Krankheitshäufigkeit und LCU-Wert, der über einen Zeitraum von 6 bis 8 Monaten erhoben wurde, feststellen (vgl. Abb. 3). Diese Ergebnisse wurden durch umfangreiche prospektive Untersuchungen von Rubin (1969, 1972) bestätigt.
– In einer prospektiven Studie korrelierten die LCU-Werte von Schülern 6 Monate vor Schulbeginn signifikant mit der Zahl der darauffolgenden Krankheitstage in einem Zeitraum von zwei Wochen, vier Monaten und einem Jahr nach Schulbeginn (Clyne, nach Rahe, 1972).
– Der Gesamt-LCU-Wert bei Fußballspielern 6 Monate vor der Spielsaison korrelierte ebenfalls mit der Zahl der Tage, an denen die Spieler in der folgenden Saison wegen Verletzungen an den Spielen nicht teilnehmen konnten (Rahe, 1972).

Mit dem Life-Event-Fragebogen konnte damit eindrucksvoll die Beziehung von Umweltbelastungen zur Krankheitsmanifestation vorhergesagt werden. Die Größe der Populationen (der Test ist inzwischen an über 10000 Probanden durchgeführt worden) fördert die statistische Aussagekraft. Durch diese breit angelegten Untersuchungen konnte erstmals die von der Psychosomatik betonte Bedeutung von psychosozialen Stressoren für den Krankheitsverlauf und die Krankheitsauslösung validiert werden.

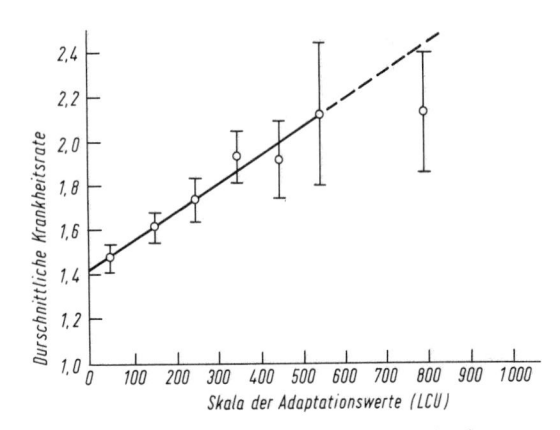

Abb. 3. Beziehung der Durchschnittszahl der Krankheiten zum mittleren Gesamt-LCU-Wert während des Einsatzes zur See (Rahe, Mahan u. Arthur 1970)

Kontroversen bestehen allerdings noch bezüglich des Stellenwertes der Life-Events innerhalb der pathogenetischen Kette. Holmes und Masuda (1974) definieren die Überforderung der Adaptationsleistung, wie sie sich in der Höhe des LCU-Wertes ausdrückt, als »Lebenskrise«, die signifikant mit dem Erkrankungsrisiko korreliert. Während Hinkle (1974) die primäre Rolle prädisponierender Faktoren und die sekundäre Rolle der Life-Events (insbesondere für die Krankheitsauslösung) betont, messen Holmes und Rahe den Lebensveränderungen eine stärkere ätiologische Bedeutung zu, »indem sie adaptive Anstrengungen vom Organismus abverlangen, dessen Funktionen dadurch fehlgesteuert sind, die die körperlichen Widerstandskräfte verringern und die Wahrscheinlichkeit der Krankheitsmanifestation steigern«.

Es können einige Einschränkungen der Aussagekraft der Fragebogen-Untersuchung gemacht werden, die sich besonders auf die fixierten Zahlenwerte der Anpassungsleistung beziehen.

— Die sich im LCU-Wert hypothetisch widerspiegelnde Anpassungsleistung ignoriert die große interindividuelle Variabilität der Bewertung von Lebenssituationen (Rahe et al., 1971).
— Bei der Untersuchung großer Populationen, wie sie die Forschungen von Rahe und Rubin an Navy-Angehörigen darstellen, ist es möglich, daß Unter- und Überbewertung einer Lebensveränderung durch gegensätzliche Einschätzungen ausgeglichen werden. Bei kleineren Personengruppen und Einzelbeurteilungen kann jedoch die individuelle Variation der Situationseinschätzung erhebliche Bedeutung erlangen.

Die hohe Übereinstimmung in der Bewertung einzelner Life-Events bei Skalierungsexperimenten, in denen zu einer distanzierten Einschätzung der Situation aufgefordert wird, kann leicht zu dem Fehlschluß führen, daß die reale individuelle Bedrohung im Umweltkontext gemessen wurde.

— Die reale Erfahrung einer Situation, so fand Rahe (1974), geht mit einer signifikant unterschiedlichen (entweder höheren oder niedrigeren) Einschätzung und Bewertung der Situation einher.

Die Unterscheidung von guten und schlechten »Anpassern«, von »reizbedürftigen« gegenüber »reizmeidenden« Menschen wird durch die Durchschnittswerte ignoriert. Zweifellos gibt es Probanden, die bei LCU-Werten um 500 ein ausreichendes psychisches und physisches Gleichgewicht wahrnehmen (Wyler, 1975). Eine auf diese Phänomene sich stützende Kritik (Wershow, 1973) geht jedoch an dem epidemiologischen Ansatz der Fragebogen-Untersuchungen vorbei, in denen von vornherein eine individuelle Aussage vermieden wird. Die Untersuchungen zeigen lediglich die Assoziation einer erhöhten Krankheitsinzidenz mit der Anhäufung von Lebensereignissen, die besonders starke Anpassung fordern und entsprechende affektive Reaktionen provozieren.

Für die Einzelbeurteilung in der klinischen Praxis jedoch, so betont Rahe (1974), ist eine Modifikation der Bewertung einzuführen, welche jeweils die individuelle Erfahrung bestimmt.

Entsprechend geht die Entwicklung in den letzten Jahren dahin, differenzierte individuelle Einstufungen der Anpassungsleistung durchzuführen, die Einzelaspekte detaillierter berücksichtigen lassen: So können akute und chronische Krankheiten, schicksalhafte Ereignisse und Situationen persönlichen Scheiterns, verschiedene Altersgruppen und Krankheiten wie die Beziehung zu unterschiedlichen physiologischen Parametern differenziert werden. Die Bedeutung der Life-Event-Fragebogen-Untersuchung liegt nicht zuletzt darin, daß ihre statistische Aussagekraft die Bedeutung psychosozialer Faktoren unterstrichen hat und grundlegende Daten für Detailuntersuchungen lieferte.

10.4.5 Die quantitative Untersuchung der individuellen Bedeutung von Lebensveränderungen

Die in den Life-Event-Fragebögen eingeführten Punktwerte zur Charakterisierung belastender Lebensveränderungen erwiesen sich für die Einschätzung der individuellen Erfahrung im allgemeinen als zu undifferenziert: ein Arbeiter kann freiwillig, gezwungenermaßen, wegen eines Lottogewinns oder allgemeiner Arbeitslosigkeit aufhören zu arbeiten. Mit einem Stellenwechsel kann der Verlust liebgewonnener Kollegen einhergehen, er kann aber auch aus Gründen des beruflichen Aufstiegs erfolgen. Die Situation allein erlaubt keine sichere Interpretation, da jede Situation vielfältige Auswirkungen auf die Zukunft haben kann. Es bleibt offen, ob die Veränderungen erzwungen oder freiwillig sind, ob dabei Beziehungen verlorengehen oder ob neue geknüpft werden, ob erstmalige oder wiederholte Erfahrungen vorliegen.

Für eine individuell abgestufte Bewertung der Anpassungsleistungen führten Brown et al. (1973 a, b) und Rahe (1974) die Methode des biographischen Interviews ein. Bei dieser Untersuchungstechnik bewerten die Interviewer die subjektive Erfahrung der im zeitlichen Zusammenhang mit der Krankheitssituation aufgetretenen Lebensveränderungen. Als allgemeiner Nenner für die Quantifizierung fungiert dabei die »Bedrohlichkeit« eines Lebensereignisses, die gemäß einer 4-Punkte-Skala eingestuft wird (bedeutend, mäßig, wenig, gar nicht).

Brown und Mitarbeiter (1972) konnten in halbstandardisierten Interviews feststellen, daß besonders bei der Einstufung der eingreifenden Lebensveränderungen eine hohe Interrater-Übereinstimmung erzielt wurde. Ein Hauptproblem bei der Einschätzung der Bedrohlichkeit war, daß die Probanden rückblickend Ereignisse und Belastungen überbewerteten und ihre Bedeutung für die Krankheitsentwicklung besonders hervorhoben, während andere Ereignisse übersehen wurden. Die Interviewer gingen so vor, daß zunächst bestimmte Lebensereignisse gemäß einer umfangreichen Liste von Lebensveränderungen, die häufig zu beobachten sind, abgefragt wurden, gleichgültig, wie der Proband sie wahrnimmt oder einschätzt. Anschließend

wird die Interviewer-Beurteilung dahingehend erweitert, daß der subjektive Darstellungsstil einer Lebenssituation besonders unter folgenden Aspekten berücksichtigt wurde:
- Die vorausgegangene Erfahrung und Vorbereitung auf Lebensveränderungen
- Die spontanen Reaktionen
- Die Konsequenzen des Ereignisses für die Zukunft

Bei der Durchführung des Interviews fiel auf, daß scheinbare Bagatellereignisse von den Patienten häufig übergangen wurden, daß jedoch bei Berücksichtigung des Situationskontextes gerade derartige, an sich leicht zu bewältigende Ereignisse, die Auseinandersetzung mit subjektiv belastenden Veränderungen zusätzlich erschweren.

Mit dieser auf die subjektive Verarbeitung ausgerichteten Untersuchungsform ist es möglich, die Einflüsse von Lebensveränderungen am Einzelfall detaillierter zu untersuchen:

a) Bei der Analyse von Situationen stellt sich die Frage, inwieweit gegensätzliche Ereignisse sich ausgleichen können, d.h. inwieweit Situationen, die mit entlastenden Erfahrungen einhergehen, unangenehme Situationen leichter bewältigen lassen bzw. ihrerseits als Stressoren wirken. Die Fragestellung greift die Ergebnisse der Aktivationsforschung auf, die belegen, daß sowohl positive wie negative Eindrücke zu einer Steigerung der physiologischen Reaktion führen können. In diesem Sinne fanden auch Ereignisse wie Heirat, die als sozial anerkannt eingestuft wurden, als Stressoren Eingang in die Life-Event-Fragebögen (Rahe 1972).

Dohrenwend (1973) beschreibt, daß positiv erlebte Situationen nicht generell als Belastung eingestuft werden können, daß mit diesen Situationen eine Absicherung des Selbstwertgefühls einhergehen kann, daß andererseits jedoch z.B. ein beruflicher Aufstieg durch vielfältige Veränderungen neue Möglichkeiten für Bedrohung öffnen kann.

Rahe (1974) bestätigte in einer prospektiven Untersuchung eine positive Korrelation angenehm erlebter Life-Events mit einer gesteigerten Krankheitsinzidenz. Auf Grund retrospektiver Untersuchungen bestreiten Brown (1974) und Paykel (1974) eine einheitliche Wirkung positiver Lebensereignisse.

Auch beim individuellen Vorgehen ist es oft schwierig, eine Entscheidung zu treffen, ob ein Ereignis eine angenehme, entlastende Wirkung hat oder auch Gefahren mit sich bringt. Im allgemeinen erwies es sich als notwendig, zwischen einer langfristig das Selbstbewußtsein stützenden, Sicherheit vermittelnden Lebenssituation oder einer allgemein sozial akzeptierten Veränderung, die jedoch individuell erhebliche Umstellungen von Verhaltensmustern verlangt, zu unterscheiden.

b) Paykel (1974) betont, daß nicht nur die Quantität der Lebensveränderungen, sondern auch die Richtung der Veränderungen wesentlich zu berücksichtigen ist. Er unterscheidet dabei zwischen Situationen, die einen Verlust oder auch einen Abschluß implizieren und Situationen, die einen Neubeginn ermöglichen.

Uhlenhuth und Paykel (1973) untersuchten psychosoziale Belastungssituationen bei Suizidanten, Depressiven, Schizophrenen, Neurotikern und gesunden Kontrollpersonen. Sie bestätigen, daß eine Beziehung bestand zwischen dem Schweregrad der Symptomatologie und dem Ausmaß eingreifender Veränderungen, wobei besonders bei Suizidanten und Depressiven die Intensität der Lebensveränderungen bemerkenswert war. Vor allem aber sahen sie Unterschiede in der Weise, daß Depressive besonders von Verlustsituationen betroffen waren, während Schizophrene weniger Verlustsituationen, dafür mehr »Anfangssituationen« erlebten. Auch bei Suizidpatienten konnten sie eine Häufung von Situationen, die einen Neubeginn enthielten, feststellen.

Eine ähnliche Spezifizierung situativer Dimensionen für bestimmte psychosomatische Krankheitsbilder konnte bisher nicht gewonnen werden, jedoch beobachtete Chester (1973), daß nach Verlustsituationen wie einer Ehescheidung ein signifikanter Anstieg psychovegetativer Symptome (Gewichtsverlust, Schlafstörungen, funktionelle Beschwerden) sowie Magenulcera und Migräne festzustellen sind. Bei Familienuntersuchungen nach dem Einzug in eine neue Wohnung wurden signifikant häufiger Gesundheitsveränderungen und ein deutlicher Anstieg psychosomatischer Störungen festgestellt (Hopper et al. 1972).

c) Brown und Mitarbeiter (1973) fanden interessante Unterschiede zwischen dem Einfluß von akuter und chronischer Belastung:

- Depressive, bei denen die Erkrankung erstmals aufgetreten war oder eine akute Exazerbation eintrat, zeigten in der Summe der Lebensereignisse der letzten zwei Jahre vor der Erkrankung keine bemerkenswerten Unterschiede im Vergleich zu einer Normalpopulation. Dieses Bild änderte sich jedoch wesentlich bei einer quantitativen Bewertung der Lebensveränderung: Wenig oder nicht bedrohliche, leicht zu verarbeitende Lebensereignisse waren bei Depressiven und bei anderen Vergleichspopulationen im gleichen Maße vertreten. Im Gegensatz dazu waren bedeutende bedrohliche Ereignisse bei den Patienten über das ganze Jahr häufig, bei der Vergleichsgruppe jedoch nur selten aufzufinden (42% der depressiven Frauen erlebten zumindest ein erheblich bedrohliches Ereignis in den letzten 9 Monaten vor dem Krankheitsbeginn gegenüber 9% bei der gesunden Vergleichsgruppe). Den Dauereinfluß stark bedrohlicher Lebensereignisse bezeichnet Brown als »formativen Effekt« der Lebensveränderungen.
- Gegenüber diesem langfristigen Einfluß schwerer Belastungen konnte Brown bei seinen Untersuchungen an Schizophrenen feststellen, daß diese besonders 3 Wochen vor dem Krankheitsausbruch signifikant mehr Lebensveränderungen jeder Art durchmachten als eine Kontrollgruppe (Brown et al. 1973). Bei allen Abstufungen der Bedrohlichkeit findet sich ein derartiger Unterschied; der Zeitraum, in dem Belastungen auftreten, beschränkt sich jedoch auf die 3 Wochen vor dem Krankheitsausbruch. Brown schreibt diesen Ereignissen eine »Trigger-Funktion« zu.

d) Neben diesen Untersuchungen über den exakten zeitlichen Zusammenhang und die Intensität akuter und chronischer Lebensereignisse fand Birley (1970, 1972), daß die Unerwartetheit eines Ereignisses, die fehlende Vorbereitung und Einstellung die Anpassung beeinflussen. Bei der individuellen Beurteilung belastender Lebenssituationen sollten daher die vorausgegangene Erfahrung und die Vertrautheit mit ähnlichen Situationen, die allgemeine Bewältigungsfähigkeit und die Unerwartetheit des Eintretens einer Situation berücksichtigt werden. Weiterhin kann die Fähigkeit, passiv oder aktiv mit Situationen angesichts von erzwungenen oder freiwillig durchgeführten Veränderungen umzugehen, eingeschätzt werden.

In den Interviews wird immer wieder deutlich, daß für die individuelle Anpassung die Berücksichtigung sozialer Faktoren eine große Bedeutung hat. Eine gute soziale Kohäsion ermöglicht leichter eine aktive Bewältigung, während bei geringer sozialer Unterstützung die Anpassungsfähigkeit eher überfordert wird (Dohrenwend, 1973). Für eine quantitative Erfassung derartiger sozialer protektiver Faktoren wurden in den letzten Jahren sogenannte »Sozialfragebögen« entworfen, eine interessante Entwicklung, die jedoch noch am Anfang steht.

10.4.6 Der Einfluß sozialer Faktoren auf die Verarbeitung von Lebensveränderungen

Die Bedeutung soziokultureller Faktoren im Umkreis der individuellen Situationsverarbeitung wurde bisher von der psychosomatischen Medizin nur wenig berücksichtigt. Den Einfluß des sozialen Kontextes auf das individuelle Anpassungsverhalten betonen vor allem epidemiologische Untersuchungen. So sollen häufige und rasche soziale Veränderungen zu einer Steigerung maladaptiver Verhaltensweisen wie Rückzug, Depression, Suizidhäufung, vermehrtem Drogen- und Alkoholmißbrauch, Delinquenz beitragen sowie zu psychovegetativen Störungen und körperlichen Erkrankungen führen (Lipowski 1973).

Von Epidemiologen wird auf die pathogene Bedeutung einer Reihe von gesellschaftlichen Faktoren unter dem Oberbegriff der »sozialen Inkongruenz« hingewiesen (Kagan, 1971). Es gibt eine Fülle von sozialen Faktoren wie Statusunsicherheit, allgemeine nationale Bedrohung, Unzufriedenheit mit der gesellschaftlichen Entwicklung, Überbevölkerung, Fehlernährung, Armut, Umzug von ländlicher in städtische Umgebung, Emigration, häufige soziale Mobilität u.a., die als Determinanten gesteigerter Krankheitsinzidenz bestimmt wurden. Für die Berücksichtigung individueller Anpassungsleistung sind jedoch diese soziokulturellen Faktoren in ihrem direkten Einfluß auf das Individuum schwer einzuschätzen und geben therapeutischen Bemühungen geringen Spielraum.

Die menschliche Anpassungsfähigkeit an raschen gesellschaftlichen Wandel scheint begrenzt. Der Mensch kann sich offensichtlich leichter an akute Veränderungen anpassen, wohingegen er soziokulturelle Veränderungen mit umfassenden Einstellungsänderungen in Einklang bringen muß. Dabei fällt seine enge Verbundenheit mit der Vergangenheit, insbesondere erlernten Verhaltensmustern und alten Beziehungen, auf. Wenn häufige soziale Veränderungen innerhalb einer Lebensspanne auftreten, wenn neue Wertsetzungen erfolgen, kann der soziale Hintergrund zu einer allgemeinen Verunsicherung führen, wodurch verstärkt ein Scheitern der Anpassung droht.

In quantitativen psychophysiologischen Untersuchungen wurde die soziale Dimension besonders unter den Kategorien der »Gruppen-Kohäsion« (Moos, 1974) sowie des »Involvements und Engagements« (Singer, 1974) analysiert.

Klinische Untersuchungen und Streß-Experimente konnten belegen, daß die *Gruppenkohäsion* die physiologische Reagibilität beeinflußt und daß die soziale Unterstützung und die damit einhergehende affektive Stabilisierung eine größere Streßtoleranz erzeugen. Th. v. Uexküll und Pflanz (1956) fanden in der Anamnese von Ulkus-Patienten vor der Krankheitsmanifestation regelmäßig den Verlust einer als bergend erlebten Gruppenzugehörigkeit. In einer Untersuchung von Moos (1974) zeigten Gruppenteilnehmer, die sich kannten, eine verminderte Streßreaktion mit geringerem Anstieg der Fettsäurespiegel als Probanden, die sich fremd waren.

Weiterhin erwiesen sich physiologische Reaktionen abhängig vom Grad der Einbeziehung in die Umwelt, wie sie durch die Kategorie des »*Involvements*« gemessen wird. Bei starkem Engagement und außergewöhnlicher sozialer Verantwortung konnte Singer (1974) einen Anstieg der psychoendokrinen und kardiovaskulären Reagibilität feststellen.

Neben der gesteigerten inneren Beteiligung wird das Engagement innerhalb eines sozialen Kontextes häufig auch durch äußere Faktoren, wie durch berufliche Überanstrengung bei chronischer Arbeitsüberlastung, beeinflußt. Die Überlastung und das Überengagement können dabei sowohl in einer Desintegration von Handlungsabläufen wie in überdurchschnittlichen autonomen Reaktionen zum Ausdruck kommen (French und Caplan, 1973). Adler (1971) fand bei der Untersuchung von Apoplexie-Patienten, daß der Schlaganfall typischerweise in einer Situation eintrat, in der der Patient das Gefühl hatte, nicht länger die Kontrolle über seine Umgebung zu haben und sich in dieser Umgebung nicht mehr selbst verwirklichen zu können.

Bisher wurden nur wenige Methoden entwickelt, die die Umweltbeziehung, die soziale Verwurzelung und die Stabilität im Sinne von Teilhaben an gesellschaftlich anerkannten Zielen und Gütern und protektive Faktoren der jeweiligen individuellen Umwelt messen:

Berle und Mitarbeiter (1952) versuchten als erste an Patienten mit chronischen Krankheiten systematisch psychologische und soziale Faktoren zu bestimmen, mit denen eine Verbesserung der Erkrankung verbunden war. Im Interview wurden bestimmte Persönlichkeitsmerkmale und soziale Kategorien berücksichtigt und in einem »Berle-Index« zusammengefaßt:

Der »Berle-Index« ist in 3 Teile unterteilt. Teil 1 enthält Daten zum Sozialstatus und zur vorangegangenen Krankheitsgeschichte. In Teil 2 werden Daten zu familiären und sozialen Beziehungen bewertet und in Teil 3 die individuelle Leistungsfähigkeit in der Vergangenheit, die Persönlichkeitsstruktur, die Einstellung gegenüber Krankheit eingestuft.

Unter Anwendung des »Berle-Index« konnten Holmes et al. (1961) darstellen, daß das Scheitern einer tuberkulostatischen Therapie mit verminderter psychosozialer Unterstützung, die in einem niedrigen »Berle-Wert« zum Ausdruck kommt, einherging. Dudley et al. (1969) beobachteten bei Patienten mit chronisch-obstruktivem Lungenemphysem eine Häufung vorzeitiger Todesfälle bei geringer sozialer Integration und emotionaler Unterstützung. De Araujo (1973) beschreibt, daß der Kortison-Gebrauch chronischer Asthmatiker weniger von Umweltveränderungen, die mit dem Life-Event-Fragebogen bestimmt wurden, beeinflußt wurde, sondern daß Patienten, die einen hohen »Berle-Wert« hatten, signifikant weniger Kortison einnahmen. Patienten mit geringer sozialer Unterstützung und gleichzeitig hohen LCU-Werten hatten eine 3-fache Kortison-Dosis nötig.

Diese Vergleichsuntersuchung zwischen den Life-Event-Fragebögen und dem Berle-Index zeigt, daß die beiden Untersuchungsmethoden weniger konkurrierend als vielmehr sich ergänzende Instrumente sind. Besonders bei chronisch Kranken, die ihrer Krankheit passiv ausgeliefert sind, erwiesen sich stützende Faktoren, wie sie durch die sozialen Daten erfaßt werden, als aussagekräftig für den Krankheitsverlauf. Vor dem Hintergrund geringer psychosozialer Bindungen und Unterstützungen ist die Anpassungsfähigkeit an Lebensveränderungen verringert, wie z.B. der erhebliche Anstieg des Kortison-Verbrauchs bei Asthmatikern mit geringer sozialer Verwurzelung als Reaktion auf Lebensveränderungen verdeutlicht.

Allgemein wird angenommen, daß jede langanhaltende soziale Desintegration, die als besonders gravierend erlebt wird, zu einer Verschlechterung des klinischen Zustandes führt. Dabei wird ihr weniger die akute Auslösung einer Erkrankung als vielmehr die langfristige Störung des psychobiologischen Gleichgewichts zugeschrieben.

Ebenfalls auf soziale Faktoren wie familiäre und berufliche Spannungen bezieht sich der *Sozialfragebogen* von Luborsky (1973). Die Ausgangsüberlegung von Luborsky ist, daß die individuelle Adaptationsleistung an gesellschaftliche Forderungen und Veränderungen und die Auseinandersetzung mit physischen und und psychischen Bedrohungen um so leichter fällt, je mehr man an hochgeschätzten Gütern und Gesellschaft teil hat: »Haben und Sein erleichtern die Bewältigung«.

Im Unterschied zum Berle-Index, der auf der Einschätzung der Interviewer beruht, wird die »Social Assets Scale« (SAS) von Luborsky (1973) zur Selbsteinschätzung an die Probanden verteilt.

Luborsky stellt im SAS unterschiedliche soziale Kategorien zusammen, die jeweils gemäß einer 5-Punkte-Skala eingestuft werden: Beruflicher Status, Geschlecht, Rasse, Religion, Familienstand, Leben in der Familie, Bildung, Gesundheit in der frühen Kindheit, psychische Entwicklung, Streitigkeiten der Eltern, Teilnahme an sozialen Gruppen, Freunde, Besitzstand, soziale Kontakte u.a.

In ersten Untersuchungen erwies sich der SAS als Ergänzungstest zum Life-Event-Fragebogen in prospektiven Untersuchungen von chronischen Lungenerkrankungen und Asthma als besonders aussagekräftig. Mit Hilfe dieser Fragebogen konnte Luborsky (1973) auch den Schweregrad des Krankheitsverlaufs von Arthritikern vorhersagen.

Die gesellschaftliche Anerkennung, die Berücksichtigung der beruflichen und materiellen Sicherheit wurden als wesentliche Faktoren für die Selbsteinschätzung, das Selbstvertrauen und damit im Zusammenhang für die vermehrte Anpassungsfähigkeit und Streß-Toleranz bestimmt. Weitere Untersuchungen über die Bedeutung sozialer Einflüsse auf die Krankheitsmanifestation stehen noch aus, jedoch belegen die bisherigen Forschungsergebnisse, daß soziale Determinanten im Rahmen einer Ergänzungsreihe zu individuellen Verarbeitungsmustern in psychosomatischen Untersuchungen stärker beachtet werden sollten.

10.5 Die Situationsverarbeitung und die individuelle Vulnerabilität

Die Ergebnisse der Life-Event-Untersuchungen belegen, daß eine gewisse Anzahl von belastenden Situationen durchschnittlich mit einer erhöhten Krankheitsinzidenz verbunden ist. Streß erwies sich unter anderem als abhängig von dem Ausmaß, in dem ein Mensch, bedingt durch Veränderungen seiner Umgebung, zu neuen Anpassungsleistungen gezwungen wird: Je höher die Streß-Intensität ist, desto größer die Wahrscheinlichkeit, daß es zu einem Zusammenbruch des psychischen oder physischen Gleichgewichts kommen wird.

Stärker als der Streß-Begriff impliziert der Begriff der »Krise«, der seinen Ursprung in den Sozialwissenschaften hat, das Scheitern in der Auseinandersetzung mit einer Situation. Besonders in der Psychiatrie beschäftigte man sich mit den individuellen Faktoren, die Situationen für ein bestimmtes Individuum krisenhaft werden lassen. Das Interesse an den persönlichkeitsabhängigen Mechanismen, die sich in der Situationsverarbeitung manifestieren, stützt sich auf die Beobachtung, daß selbst extreme Bedingungen nicht nur für einige Menschen weniger streßhaft sind als für andere, sondern daß sie für einige überhaupt keinen Streß darstellen. Tatsächlich suchen manche Menschen absichtlich herausfordernde Situationen auf, ihnen bringen gerade belastende und gefährliche Bedingungen besondere Befriedigung.

Alltägliche Erfahrung und klinische Beobachtung zeigen, daß äußere Umstände, die als belastend erfahren werden, häufig keinen dramatischen Charakter besitzen. Oft genug erscheinen Umstand und Ereignis dem Beobachter banal. Jedoch kann die Situation, die nach allgemeiner Ansicht bedeutungslos erschien, für das betreffende Individuum erhebliche Konsequenzen haben.

Bei jedem Menschen hat die Situation Geschichte (vgl. Kap. II). In der Situationsverarbeitung spiegelt sich die Entwicklung der Anpassungs- und Abwehrfunktionen des Ich, welche die Aufgabe haben, die körperliche und psychische Integrität zu bewahren. Daher stellen alle vergangenen Konflikte und ihre Lösungen den Hintergrund dafür dar, wie die Welt erlebt wird, welche Situationen bewältigt werden können bzw. welche die individuelle Anpassungsfähigkeit überfordern. Krisensituationen sind dadurch gekennzeichnet, daß sie an den Menschen starke Anforderungen stellen und das Verhaltensrepertoire neuen Umständen angepaßt werden muß. Hierzu zählen vor allem Situationen, die einen Verlust implizieren, die mit der Auflösung von Bindungen zu Menschen, Sachen, Lebensräumen verbunden sind, aber auch die Umstellung gewohnter Verhaltensweisen einschließen (vgl. Engel, 1969). Dies erklärt z.B., daß veränderte Lebensumstände, die häufig als positiv bewertet werden – wie vermehrte Freizeit, längerer Urlaub, Pensionierung, Aufstieg zu neuen beruflichen Tätigkeitsfeldern – oftmals mit den vorhandenen Verhaltensweisen nicht bewältigt werden. Eine veränderte Situation ist somit eine Herausforderung, Maßstäbe zu revidieren, Verhalten zu ändern, eine Möglichkeit zum Scheitern, zu Kompromißbildungen, aber auch eine Chance.

10.5.1 Die individuelle Perzeption der Situation

Die Situationsbewältigung wird bestimmt durch die individuelle Bedeutung der Situation. Lazarus (1966) betont als wesentliche interagierende Variable die Bedrohlichkeit der Situation, eine Wahrnehmung, die aus der Einschätzung der Situation und der eigenen für die Situationsbewältigung zur Verfügung stehenden Mechanismen resultiert.

Das Konzept der *Bedrohung* basiert auf einer Vielzahl von Faktoren, die bei der Interpretation der Gesamtkonstellation einer Situation eine wesentliche Rolle spielen.

Bei der Situation sind dabei neben den beschriebenen quantitativen vor allem qualitative Aspekte zu berücksichtigten, insbesondere Situationen, die eine Verletzung oder drohende Verletzung bzw. einen Verlust oder drohenden Verlust von Objekten implizieren.

Engel (1969) unterscheidet auf Grund klinischer Erfahrung drei Kategorien von typischen Situationen, die besonders den Aspekt der Bedrohlichkeit in sich tragen:

– Als innerer Reiz ist die *Frustration von Triebbedürfnissen*, die Unmöglichkeit, die Umwelt den eigenen Bedürfnissen entsprechend zu gestalten und anzupassen, die häufigste Ursache eines Konflikts. Triebprozesse können zu einer intrapsychischen Bedrohung beitragen, indem sie als gefährlich oder unerwünscht erfahren werden.
– Die *wirkliche* oder *angedrohte Verletzung* im Sinne von Schmerz, Verstümmelung etc. stellt eine weitere Quelle eines psychologischen Streß dar. Im allgemeinen sucht sich der Mensch vor solchen Gefahren zu schützen, und er beantwortet psychische Erlebnisse, die solche Gefahren einschließen, als ob sie eine unmittelbar bevorstehende Bedrohung darstellen würden, die Abwehr oder Anpassung verlangt.
– Als weitere typische Krisensituation manifestiert sich der tatsächliche oder drohende *Verlust von Objekten*, zu denen Engel (1969) im weiteren Sinne nicht nur Personen rechnet, sondern Ideale, Besitztümer, soziale Rollen, Ziele, Heim, Land, also Objekte, die ein anhaltendes Gefühl der Unversehrtheit vermitteln. Gerade diese Abhängigkeit von psychischen Objekten macht das Individuum für ihren wirklichen oder drohenden Verlust so verletzlich und zwingt zu bestimmten Formen kompensatorischer Anpassung, unter denen das Trauern die häufigste Antwort auf Verlust darstellt[1]).

Bedrohung stellt ein sehr allgemeines Konzept dar, welches Bedingungen umschreibt, in denen Menschen sich mit Situationen konfrontiert sehen, die für sie eine Gefahr signalisieren. Bedrohung kann sich als affektive Reaktion, Verhaltensveränderung oder physiologische Streßreaktion äußern. Verstärkt werden kann die Bedrohung durch äußere und innere Faktoren, etwa die Unmöglichkeit von Kampf, die verhinderte Flucht oder die Ambivalenz zwischen alternativen Aktionen.

Nicht allein die direkte Verletzung oder *Konfrontation* mit einer Gefahr stellen eine Phase dar, in der Schlüsselreize besonders bezüglich ihrer Bedeutung für zukünftige Ereignisse bewertet werden, worauf Entscheidungen gefällt werden, mit dem Ziel, die Gefahr zu reduzieren. Viele Untersuchungen weisen darauf hin, daß die *Antizipation* solcher Ereignisse gravierender erlebt wird und zu stärkeren physiologischen Reaktionen führt als die aktuelle Konfrontation.

Mechanic (1968) untersuchte die Diskrepanz zwischen der Antizipation und der Konfrontation im Rahmen einer Prüfungssituation. Besonders bedrohlich wurde das Näherrücken der Prüfung wahrgenommen, am Wochenende vor der Prüfung traten überdurchschnittlich häufig psychosomatische Symptome (Schlafstörungen, Durchfälle, andere psychovegetative Reaktionen auf. Die meisten Studenten berichten von beträchtlichen Entlastungsgefühlen, als die Prüfung endlich begann. Die Examenssituation selbst war wesentlich strukturierter als die Zeit vor der Prüfung. Die Unschärfe der Vorbereitungszeit ließ die Bedrohung wachsen, ebenso die Unsicherheit und Unklarheit vor der Bewertung der Prüfung.

Erschwert wird die Interpretation von Schlüsselreizen durch Faktoren wie Unschärfe und Unsicherheit einer Situation, die mitbedingt sein kann durch einen Mangel an konkreten Informationen.

Shannon und Isbell (1963) untersuchten die Reaktionen auf unterschiedliche Injektionen (Adrenalin, Kochsalzlösung, bloße Androhung einer Injektion), über die die Probanden vorher keine Information erhalten hatten. Es fanden sich keine signifikanten Unterschiede in den physiologischen Reaktionen. Alle Bedingungen führten zu einer signifikanten Erhöhung des Corticosteroid-Spiegels im Blut. Durch Informationsvermittlung konnte eine Reduktion der physiologischen wie der emotionalen Reaktionen erreicht werden.

Auf die Einschätzung einer Situation als bedrohlich erfolgt die sofortige Bereitstellung von Bewältigungsstrategien (»Coping«), wobei angesichts unterschiedlicher Stufen der Situationsverarbeitung von einer Sequenz von Bewältigungsprozessen gesprochen werden kann[2]).

---

[1]) Vergl. Kapitel 2/2.5.
[2]) Vergl. Kapitel 2/2.1.

In einer plötzlichen *Gefahrensituation* werden zunächst akute Problemlösungsmuster bereitgestellt, die Möglichkeiten für Entscheidungen und individuelle Bestimmungen sind gering, es gibt keine Möglichkeit zur komplexen Auseinandersetzung. Nur durch zielgerichtete Aufmerksamkeit kann eine Katastrophe verhindert werden, die Wahrnehmung ist auf die Aktion eingeengt, die aktuell notwendig ist. Durch die direkte Einstellung »auf Aktion« ist eine Verunsicherung von nur geringem Maße möglich, die Bedrohlichkeit fehlt meistens.

Nachdem die Gefahr gewichen ist, kann die Bedeutung der Situation in ihrer ganzen Tragweite für die Zukunft sichtbar werden und schließlich zu einem langen Prozeß der Auseinandersetzung, eventuell zu Erschöpfungszuständen führen.

Hamburg und DeGoza (1953) beobachteten bei Kindern mit Verbrennungen, daß diese bei einem unerwarteten Unfall zunächst keine Zeichen einer subjektiven Bedrohung zeigten. Während der Behandlungszeit jedoch begann die Zukunft zunehmend bedrohlicher zu werden, entsprechend der unklaren Heilungserwartung. Nachdem in der Unfallsituation eine der Realität angepaßte Reaktionsfähigkeit einsetzte, manifestierte sich eine emotionale Reaktion erst als Folge der akuten Krise.

Einschätzung und Anpassung bedingen einander, das Scheitern der Bewältigungsmechanismen ist charakterisiert durch das Gefühl der Bedrohtheit.

10.5.2 Die Situationsbewältigung, Anpassungs- und Abwehrprozesse

Die Einschätzung einer Situation erfolgt nicht nur in Bezug auf die Konsequenzen für die Zukunft, sondern auch auf die Auswirkungen für die gesamtpsychologische Konstellation, d.h. inwieweit die Integrität des Selbst bewahrt bleibt. Wird ein Ereignis als ungefährlich für die persönliche Integrität eingeschätzt, fehlen emotionale Erregung, Verhaltensmobilisierung oder Zeichen eines physiologischen Streß, die Anpassungsfähigkeit ist nicht gefährdet.

Unter dem Begriff der Anpassungsmechanismen lassen sich unterschiedliche psychische Prozesse subsummieren, die besonders als sogenannte Bewältigungs- und Abwehrmechanismen untersucht wurden:

Als *Aufgabe der Anpassungsmechanismen* kann die Reduktion von Spannung, die Aufrechterhaltung des Selbstwertgefühls und Stabilisierung von interpersonellen Beziehungen definiert werden.

Lazarus (1967, 1971) hebt hervor, daß für die Wahl der Anpassungsmechanismen entscheidend ist, ob eine Situation als unvermeidlich interpretiert oder ob sie durch Aktivität und Auseinandersetzung modifizierbar wird. Vereinfacht lassen sich der aktiven Anpassung die Bewältigungsmechanismen (»Coping«), der passiven die Abwehrmechanismen (»Defense«) zuordnen. Das Konzept der Situationsbewältigung betont dabei vorwiegend die Auseinandersetzung mit einer gegebenen Wirklichkeit, während sich die Wirkung der Abwehrprozesse in der vollständigen oder teilweisen Zurückweisung dieser Wirklichkeit oder ihres subjektiven Bedeutungsgehaltes für den Einzelnen manifestiert (Hamburg, 1974).

Obwohl diese Trennung umstritten und künstlich ist – jede Situation wird mit einer ganzen Palette von Mechanismen verarbeitet – hat sie pragmatischen Wert, da sie die Einteilung der Anpassungsprozesse überschaubarer macht.

a) Mit *Bewältigungsmechanismen* beschreibt Lazarus (1966) Anpassungsmechanismen, die Handlung einschließen und die das Ziel haben, aktiv die Umweltbeziehung zu verändern.

Mechanic (1968) definiert »Coping« als »instrumentelles Verhalten und Fähigkeit zur Problemlösung angesichts der Herausforderung des Lebens«. »Eingeschlossen sind die Anwendung bestimmter Fertigkeiten, Techniken und Wissensvoraussetzungen, die sich eine Person angeeignet hat.«

»Erfolgreiche Anpassung« ist ein theoretisches Konstrukt, das sich nur schlecht objektivieren läßt. Das Ergebnis der Bewältigungsanstrengung kann bewertet werden in Begriffen des adaptiven oder maladaptiven Verhaltens. Ein effizientes adaptives Verhalten soll sowohl die Erfordernisse der Streß-Situation wie die Bedürfnisse des Individuums in ausreichendem Maße erfüllen. Eine ausreichende adaptive Effizienz zeigt sich etwa durch das Fehlen ausgeprägter Verstimmungszustände, von Verhaltensstörungen, physiologischen Dysfunktionen, während sich eine verminderte Anpassungsfähigkeit in einer Einengung des Wahrnehmungsfeldes, in einer Reduktion der körperlichen Widerstandskraft, in physiologischen Dysfunktionen, allgemeiner Übererregbarkeit und psychovegetativen Störungen manifestiert.

Grinker und Spiegel (1945) fanden bei ihren Untersuchungen von »Kriegsneurosen«, daß die individuelle Interpretation der Situation zunächst Informationen darüber gibt, wie das Individuum mit Belastungssituationen umgehen kann. Als Indikator für die Situationsbewältigung wird die realitätsgerechte Einschätzung, die Fähigkeit, sich auf Wesentliches zu konzentrieren, eingestuft. Je mehr als Reaktionen diffuse Äußerungen gemacht werden, Bagatellen in den Vordergrund rücken, Urteils- und Problemlösungsfähigkeit verlorengehen, desto stärker wurde das Versagen der Bewältigungsmechanismen bewertet.

Die realistische Einschätzung einer Bedrohung verlangt zunächst Fähigkeiten zur Aufnahme und Verarbeitung von Informationen. Dazu gehört das Vermögen des einzelnen, sich an Zeit und Raum zu orientieren, komplexe Informationen zu ordnen und kognitive Umstellungen entsprechend Situationsveränderungen nachzuvollziehen.

Voraussagen hinsichtlich des Umgangs mit zukünftigen Belastungen sind leichter zu machen, wenn man Informationen darüber hat, wie sich ein Mensch im streßfreien Zustand verhält, inwieweit das alltägliche Verhalten als realitätsadäquat zu beschreiben ist. Bei der Bewertung der vergangenen und gegenwärtigen Situationsbewältigung stellen *Persönlichkeitsfaktoren* wie Einstellung, Erwartung, Wahrnehmung und Motivation die Grundlage dafür dar, auf welche Weise bedrohliche Reize beantwortet werden.

Entsprechend grenzt Lipowski (1970) von den »Coping-Strategien«, welche die einzelnen Techniken in Abhängigkeit von der jeweiligen Situation definieren, die persönlichkeitsgebundenen »Coping-Stile« ab, womit er das individuelle Repertoire an Bewältigungsmechanismen beschreibt.

Als Persönlichkeitsfaktoren, die eine günstige Anpassungsfähigkeit ermöglichen, werden ganz allgemein Kategorien wie psychische Gesundheit, Ich-Stärke, soziale Beziehungsfähigkeit, Glück und positive Selbsteinschätzung, die Wahrung eines kohärenten und beständigen Vorstellungsbildes von sich selbst und schließlich die Bereitschaft zur Bejahung der eigenen Lebensgeschichte dargestellt. Im einzelnen sind diese in vielen Bereichen unscharfen Kategorien schlecht zu definieren.

Besonders bevorzugt als abstrakte Beschreibungsgröße wird gegenwärtig die Kategorie der Ich-Stärke, zu der die Stabilität und Variabilität einzelner Ich-Funktionen beitragen. Ich-Stärke und Ich-Schwäche sind abhängig von der Ausprägung, Ordnung und Rangskala einzelner Ich-Funktionen (Bellak u. Small, 1972). Für den klinischen Gebrauch können einzelne individuelle Profile der Ich-Funktion aufgestellt werden.

Ohne die ausgedehnten psychoanalytischen Forschungen zu den Ich-Funktionen zu berücksichtigen, kann hier nur eine Aufzählung einen Eindruck von der Vielfalt der Bewältigungsmechanismen vermitteln: Hierzu gehören Realitätsprüfung, Urteilsfähigkeit, Unterscheidungsfähigkeit von Selbst und Umwelt, Kontrolle von Trieben, Affekten und Impulsen, Fähigkeit zu normalen Objektbeziehungen, Denkprozesse, adaptive Regression im Dienste des Ichs, Abwehrfunktionen, synthetische und integrative Funktionen (Bellak u. Small, 1972).

Nach Schur (1955) fällt eine Bewältigung umso situationsadäquater aus, je stärker sie mit Sekundärprozessen operiert. Je mehr das Ich dagegen unter den Einfluß von Primärprozessen gerät, desto stärker werden seine Reaktionen durch vielfältige assoziative Verbindungen zwischen aktueller Situation und früheren Erlebnissen mitgeprägt. In gleicher Weise treten Primärprozesse und konflikthafte Verarbeitung auf, je unschärfer, komplexer und unsicherer sich eine Situation präsentiert.

Häufig wird beschrieben, daß aktive, fordernde Menschen eine Krise leichter überstehen als passiv-hinnehmende; die aktive Bewältigung scheint allgemein bevorzugt als adäquate Problemlösung, jedoch wäre die Vorstellung illusorisch, aktive und passive Bewältigungsmechanismen immer scharf voneinander trennen zu können.

b) Nicht alternativ, sondern meist einander ergänzend dienen aktive Bewältigung und Abwehrmechanismen der Meisterung einer Situation. Die Wirksamkeit läßt sich gemäß der individuellen Einschätzung ablesen, die nicht nur hinsichtlich der Bedeutung der Situation und deren Konsequenz für die Zukunft, sondern auch für die gesamtpsychologische Konstellation, d.h. inwieweit die Integrität des Selbst bewahrt bleibt, bewertet wird. Anpassungsmechanismen schließen die Kombination von aufgaben- und abwehrorientierten Reaktionen ein, gegenüber den aktiven Problemlösungsmechanismen grenzen sich die *Abwehrmechanismen* als realitäts-defensive Funktionen ab.

Dieser Unterscheidung zwischen aktiver Auseinandersetzung und *Vermeidung* liegen Modelle zugrunde, die aus der Verhaltensforschung übernommen wurden. Beide Kategorien beziehen sich auf die archaischen Flucht-Kampf-Muster als Beispiele für aktive Bewältigung; auf der anderen Seite beschreibt Engel (1969) ein »Rückzugs-Konservierungsmuster«, das durch schützende Abkapselung, Aktivitätsminderung und Haushalten mit Energien gekennzeichnet ist.

- Das *Flucht-Kampf-Muster* setzt auf die Wahrnehmung der Gefahr hin die Aktivierung in Gang, um die Gefahr durch Flucht in die Sicherheit oder Angriff abzuwehren und zu bewältigen. Die Aufmerksamkeit beschränkt sich hauptsächlich auf die Bedrohung und die Mittel, sich mit dieser auseinanderzusetzen, während andere Umweltreize ignoriert werden.
- »*Das Rückzugs-Konservierungsmuster*« (Engel u. Schmale 1972) beschreibt Vermeidungsmechanismen, das Aufgabeverhalten gegenüber einer überwältigenden Bedrohung. Gelingt es mit Hilfe dieser Verhaltensmuster nicht, die Situation zu bewältigen, so treten die Affekte »Hoffnungslosigkeit« und »Hilflosigkeit« auf, die nach Engel häufig einer Krankheitsmanifestation vorausgehen.

Abwehrmechanismen sind definiert als Prozesse, denen Ich-Leistungen zugrundeliegen, die außerhalb des Bewußtseins ablaufen, aber analoge bewußte Derivate haben wie die Unterdrückung als eine bewußte Entsprechung der Verdrängung oder Vermeidung als bewußtes Derivat der Verleugnung. Eine ausführliche Diskussion der Einteilung und Bewertung der Abwehrmechanismen, wie sie im Rahmen psychoanalytischer Theorienbildung entwickelt wurde (A. Freud, 1946), kann hier nicht erfolgen.

In der Streß-Forschung werden besonders Untersuchungen der Beziehung zwischen Abwehrmechanismen wie *Verleugnung* und physiologischen Reaktionen durchgeführt (Katz, 1970).

Mit Filmexperimenten, in denen körperliche Verstümmelung, Stigmatisation, Operationen oder Unfälle gezeigt werden, untersuchten Lazarus und Mitarbeiter (Lazarus u. Opton, 1965; Lazarus, 1966) die Beeinflussung von physiologischen Reaktionen durch Einschätzungsprozesse. Diese Experimente belegen, daß eine gesteigerte physiologische Reaktivität durch eine Verstärkung der Abwehrprozesse reduziert und eliminiert werden kann.

Lazarus (1966) versuchte mit Hilfe eines Filmes, der Beschneidungsrituale an Adoleszenten zeigt, wie sie von Eingeborenen-Kulturen in Australien durchgeführt werden, bei Probanden unterschiedliche Abwehrmechanismen und individuelle Einstellungen zu induzieren, je nachdem, welcher Text dem Film zugrundegelegt wurde. In einem ersten Versuch wurden besonders der bedrohliche Charakter, Schmerz und die genitale Verstümmelung hervorgehoben, wodurch es zu einer Verstärkung der Bedrohlichkeitsaspekte kam (Lazarus et al. 1965). Entsprechend fanden sich physiologische Reaktionsmuster, die die Bedrohung signalisierten. Wurde die Aufmerksamkeit von der Verletzungsthematik abgelenkt, kam es zu deutlich reduzierten physiologischen Reaktionen. Durch die Betonung der Verleugnung wurden Schmerzwahrnehmung und Gefahrwahrnehmung nivelliert, indem die Adoleszenten als optimistisch, die ganze Prozedur gelassen hinnehmend gezeigt wurden. In einem dritten Experiment wurde die intellektualisierende Haltung durch Hinweise auf die anthropologische Bedeutung der Rituale verstärkt. Dadurch war es dem Zuschauer möglich, in distanzierter Beobachtung, in der er besonders die fremden Sitten und Gebräuche studieren sollte, den Film gelassen zu betrachten.

Zusammengefaßt wurden durch die Veränderungen der Abwehrmechanismen, insbesondere durch die Verstärkung der *Verleugnung* und *Intellektualisierung*, die physiologischen Reaktionsmuster signifikant beeinflußt.

In gleicher Weise konnte bei Zuschauern von Filmen, die eine Augenenukleation bzw. tödliche Unfälle darstellen, durch unterschiedliche Instruktionen das Ausmaß der persönlichen Einbeziehung und Selbstbeteiligung verändert werden. Insbesondere erwies sich die rationalisierende, auf Distanz ausgerichtete Einstellung als streßmindernd. Die Verleugnung wurde dadurch verstärkt, daß bei den dargestellten Ereignissen die besonders gute schauspielerische Leistung hervorgehoben wurde und die Blutspuren und Verletzungen als entsprechend artifizielle Manipulationen erklärt wurden. Bei den intellektualisierenden Instruktionen wurde von dem Probanden verlangt, eine besonders genaue Beurteilung der Situation vorzunehmen (Lazarus, 1966).

Sowohl die *Intellektualisierung* wie die *Verleugnung* führten zu einer »Kurzschließung der Streß-Reaktion« (Lazarus, 1965). Diese »Kurzschließung« war besonders auffallend bei der Berücksichtigung von Persönlichkeitsfaktoren: Jene Probanden, die zur Verleugnung neigten, zeigten die massivste Reduktion der Streßreaktionen.

Ein Hauptproblem dieser Untersuchung liegt im methodischen Bereich, da die Darbietung einer Situation im Film nicht die wirkliche Verarbeitung von Situationen spiegelt, weil bei der Filmdarstellung das Ausmaß der Identifikation häufig rational kontrolliert werden kann und dadurch die Selbstbeteiligung wechselt.

Eine generelle Bestätigung dieser Experimente konnten jedoch auch Versuche erbringen, die mittels direkter Reizuntersuchung, etwa durch einen elektrischen Schlag, die Wirksamkeit der Abwehrmechanismen belegen (Lazarus, 1966). Entsprechend den jeweiligen Instruktionen und Verstärkungen einzelner Abwehrmechanismen fanden sich auch in diesen Untersuchungen unterschiedliche Reaktionsmuster. Jene Untersuchungspersonen, die am meisten mit Bedrohtheitsgefühlen auf Filmdarstellungen reagierten, zeigten auch die stärksten Schmerzreaktionen in den direkten Reizuntersuchungen.

Insbesondere bei schweren Erkrankungen kommt der *Verleugnung* als Abwehrmechanismus exemplarische Bedeutung zu. Der Begriff der Verleugnung wird in der klinischen Psychosomatik unter zwei Aspekten angewandt: Einmal bezieht er sich auf die Verleugnung äußerer Realitäten, zum anderen auf die emotionalen Auswirkungen dieser Realität. Im allgemeinen wird der Verleugnungsmechanismus auf die äußere Wirklichkeit bezogen und weniger für die Verarbeitung intrapsychischer Konflikte verwendet, für die der Begriff Verdrängung eingeführt wurde. Die Unterscheidung zwischen Verdrängung und Verleugnung wird in der Literatur jedoch nicht systematisch durchgeführt.

Verleugnung im Dienste der Anpassung an die Wirklichkeit kann Möglichkeiten eröffnen, die Situationen rational zu verarbeiten. Auf die Zurückweisung schmerzlicher oder unerträglicher Inhalte können nach und nach Erkennen, Überlegen, Beurteilen, schließlich sachgerechtes Handeln folgen. Die Abwehrfunktionen im Dienste der Anpassung scheinen besonders bei mäßiger Angst wirksam zu sein, da sie durch ihre Flexibilität das Problemlösungsverhalten erleichtern.

Friedmann, Mason und Hamburg (1963) fanden, daß die Exkretion der Cortiko-Steroide abhängig war von der Effizienz der Abwehraktivität. Sie untersuchten die Reaktionen von Eltern leukämischer Kinder während der Zeit, als diese sich im Krankenhaus befanden. Während der gesamten chronischen Belastungszeit waren die Hormonexkretionsraten auffallend stabil, es gab jedoch bemerkenswerte Anstiege zu Zeiten, in denen Zwischenfälle bedrohlicher Art stattfanden. Wurde diese Bedrohung von den Eltern geleugnet, so manifestierten sich unterdurchschnittliche Exkreationsraten der Nebennierenrinden-Hormone. Die Effektivität der Abwehr zeigte sich sowohl in der Reduktion der Ängste wie der physiologischen Reagibilität.

Bei bedrohlichen Erkrankungen kann Verleugnung lebensnotwendig und von adaptivem Wert sein. Es muß aber das Ausmaß, die Ausschließlichkeit und Starrheit beurteilt werden, mit der dieser Abwehrmechanismus eingesetzt wird; insbesondere kann durch pathologische Verleugnung die Realitätsprüfung weitgehend verloren gehen. In dieser Form stellt die Verleugnung eine Quelle häufiger Inkompatibilität von Mensch und Umwelt dar, da der Patient sich durch die Rigidität des Mechanismus abkapselt und für stützende, hilfreiche Einflüsse kaum mehr zugänglich ist. Dadurch kann rigide Verleugnung ein Individuum anpassungsunfähig machen gegenüber bedrohlichen Situationen, was zunächst in der positiven Wirkung der Streß-Verminderung und der sogenannten »Effektivität« dieses Mechanismus nicht zum Ausdruck kommt.

Die pathologische Auswirkung der Verleugnung tritt in der Klinik häufig dann in Erscheinung, wenn eine Kooperation mit dem Patienten, die für bestimmte medizinische Strategien notwendig ist, scheitert. So können die zunächst günstigen Auswirkungen der Verleugnung in einer akuten Bedrohungssituation wie bei einem Herzinfarkt dadurch Schwierigkeiten bereiten, daß sie starken Einfluß auf das Verhalten des Patienten nehmen. Der Herzinfarkt-Patient kann dann eine ausgesprochene »Unvernunft« im Krankheitsverhalten zeigen, eine schlechte Kooperation, indem er sich über die ärztlichen Ratschläge hinwegsetzt. Es finden sich unter Verleugnung gehäuft Tendenzen, Symptome zu bagatellisieren, »Verleugner« waren z.B. weniger bereit, das Rauchen aufzugeben (Croog, 1971).

Patienten, die die geringste präoperative Angst durch die Wirksamkeit der Verleugnung zeigten, wie sie sich auch in physiologischen Streß-Indikatoren manifestierte, waren nach der Operation im Krankheitsverhalten oft am stärksten gestört, als sie mit der Realität einer verzögerten Heilung konfrontiert waren. Die Patienten äußerten nach der Operation häufig Ärger und Enttäuschung und widersetzten sich der Behandlung, die die postoperative Erholung erleichtern sollte. Jene Patienten, die eine mäßige antizipatorische Furcht vor der Operation hatten, waren in der Anpassung nach der Operation erfolgreicher. Diese Gruppe war eher in der Lage, die »Leidensarbeit« auf sich zu nehmen, die für sie Unbequemlichkeit und Frustration mit sich brachte, auf die sie jedoch bereits eingestellt waren (Lazarus, 1966).

Diese Beispiele illustrieren, daß »erfolgreiche Abwehr« den Menschen schützt und ihm bei der Bewältigung schwieriger Situationen und in Konflikten hilft. Ohne die Wirksamkeit der Abwehrmechanismen wäre ein rationales Handeln kaum möglich. Ein Scheitern der Abwehrmechanismen, insbesondere auch einer starren Verleugnung, läßt meist nur noch ein Rückzugsverhalten offen, welches mit Affekten der Resignation und der Hoffnungslosigkeit einhergeht, ein Zustand, dem im Rahmen der Krankheitsentstehung und -manifestation besondere Bedeutung zukommt (Engel, 1969).

10.5.3 Das Konzept der Hilflosigkeit und Hoffnungslosigkeit

In einer Reihe von Untersuchungen weisen Engel, Schmale und Mitarbeiter darauf hin, daß eine zunehmende Bedrohung und Überforderung der Anpassung sich häufig in Gefühlen der Hilflosigkeit und Hoffnungslosigkeit äußert. Sie beobachten, daß vielen Krankheiten als Reaktion auf einen realen, drohenden oder symbolischen Verlust ein besonderer affektiver Zustand vorausging. Diese Befindlichkeit beschreiben Engel und Schmale (1972) als »*giving up*« und »*given up*«, wobei »giving up« (Aufgeben) auf eine Reihe seelischer Vorgänge hinweist, die in einen Endzustand des »given up« (»Aufgegeben-Seins«) münden können.

Die Phase des »*giving up*« wird durch ein Versagen der Abwehrmechanismen und der bisher wirksamen Mittel, Befriedigung herbeizuführen, eingeleitet: sie ist gekennzeichnet durch das Gewahrwerden der Unfähigkeit, doch noch Befriedigung zu erlangen.

Die Phase des »*given up*« ist charakterisiert durch die Endgültigkeit des Befriedigungsverlustes als psychische Realität, wobei dieser Zustand einige Zeit andauert.

In beiden Situationen werden psychische Objekte als Befriedigungsquellen relativ unerreichbar erfahren, der Mensch erlebt sich als schwach, unfähig sich Unterstützung zu verschaffen. In beiden Fällen handelt es sich um subjektive Wahrnehmungen, die nicht unbedingt mit der Wirklichkeit übereinzustimmen brauchen.

Im Mittelpunkt des Komplexes steht die Wahrnehmung des Versagens oder der Unerreichbarkeit affektiver Unterstützung, ein Zustand der klinisch-phänomenologisch durch eine Reihe von Determinanten bestimmt wird (Engel, 1967; Sweeny et al. 1970):

– Es herrscht die affektive Qualität der Unlust vor, die sich in Worten ausdrückt wie »es ist zuviel«, »es nützt alles nichts«, »ich halte es nicht mehr aus«, »ich gebe auf«. Während dieser Aufgabephase konnten Engel und Schmale vor allem zwei Affektqualitäten beobachten:
Die *Hilflosigkeit*, wenn sich die Gefühle mehr auf das Versagen der Umwelt beziehen, auf das Verlassensein, den Verlust der Autonomie und der Wertschätzung. Da diese nicht durch eigene Intervention erreicht werden kann, wird eine entsprechende Unterstützung der Umwelt erwartet. Zum anderen beschreiben sie den affektiven Zustand der *Hoffnungslosigkeit*, die das Gefühl der Verzweiflung und des Autonomieverlustes spiegelt und die aus der Erfahrung der eigenen Unfähigkeit, sich die gewünschte Befriedigung zu verschaffen, herrührt.

– Der Patient erlebt sich selbst als nicht mehr intakt, nicht mehr leistungsfähig und autonom.
– Die menschlichen Beziehungen werden als nicht mehr sicher und befriedigend empfunden, der Patient fühlt sich von seiner Umwelt aufgegeben oder gibt sich selbst auf.
– Die wahrgenommene äußere Umwelt weicht wesentlich von den Erwartungen ab, die sich auf Erfahrungen der Vergangenheit stützen, Erfahrungen, die nicht mehr als Leitlinien für zukünftiges Verhalten dienen können.
– Der Patient hat das Gefühl, daß er den Zusammenhang zwischen Vergangenheit und Zukunft verloren hat, er kann nicht mehr mit Hoffnung oder Vertrauen in die Zukunft blicken.
– Es besteht die Tendenz, Gefühle, Erinnerungen und Verhaltensweisen, die mit ähnlich empfundenen Erlebnissen der Vergangenheit in Beziehung stehen, wieder aufleben zu lassen.

Engel und Schmale stellten fest, daß dieser Komplex sich überschneidender Phänomene häufig als *Vorläufer* somatischer Erkrankungen auftritt, ohne daß sie eine kausale Beziehung postulieren: »Er ist weder als notwendige noch als hinreichende Bedingung, sondern nur als Beitrag zum Auftreten einer somatischen Krankheit anzusehen, und auch das nur dann, wenn die prädisponierenden Faktoren vorhanden sind.« (Engel, 1967).

In retrospektiven Untersuchungen (1964, 1965) fanden Engel und Schmale diesen Komplex signifikant häufig mit dem Ausbruch einer Erkrankung verbunden.

Die Bedeutung dieser Verarbeitung und affektiven Reaktionen konnten Schmale und Iker (1966) in einer prädiktiven Studie belegen, in der sie untersuchten, ob sich die Diagnose eines »Cervix-Carcinoms« bei einer Risiko-Population (Papanicolao IV) durch psychiatrische Interviews stellen läßt. (In diesem Stadium wußte keine der Patientinnen, ob es sich um Krebs handelt oder nicht. Ebensowenig waren die Psychiater über die später verifizierte Diagnose informiert). Als Indikator diente ihnen der Affekt der Hilflosigkeit und Hoffnungslosigkeit, mit dem die Patienten auf einschneidende Verlusterlebnisse reagierten. Die prädikative Aussage der Manifestation eines Cervix-Carcinoms traf mit verblüffender Genauigkeit zu.

Zusammengefaßt konnten diese in den Krankheitsprozeß eingreifenden Determinanten durch viele Untersuchungen von Engel und Mitarbeitern bestätigt werden.

Die Analyse der individuellen Verarbeitung muß die Ebene der quantitativen und qualitativen Aspekte der Situation, die psychischen Verarbeitungsprozesse und die somatischen Dysfunktionen als Reaktion auf das Scheitern der Anpassung mit einbeziehen. Vereinfacht können krankheitsauslösende und den Verlauf bestimmende Faktoren als einzelne Schablonen in ein Schema eingeordnet werden, wobei jedoch ergänzt werden muß, daß bei diesen Schablonen eine enge Wechselbeziehung und gegenseitige Verknüpfung besteht.

Mit diesem Schema beschreibt Lieberman (1976) die Anpassungsprozesse, die er bei geriatrischen Patienten während einer Altersheimunterbringung untersuchen konnte (Abb. 4). Als Folge auf diese eingreifende Lebensraumveränderung nahmen Morbidität und Mortalität der Patienten erheblich zu.

Bei Berücksichtigung der multiplen Vernetzungen der Schablonen untereinander faßt dieses Schema verein-

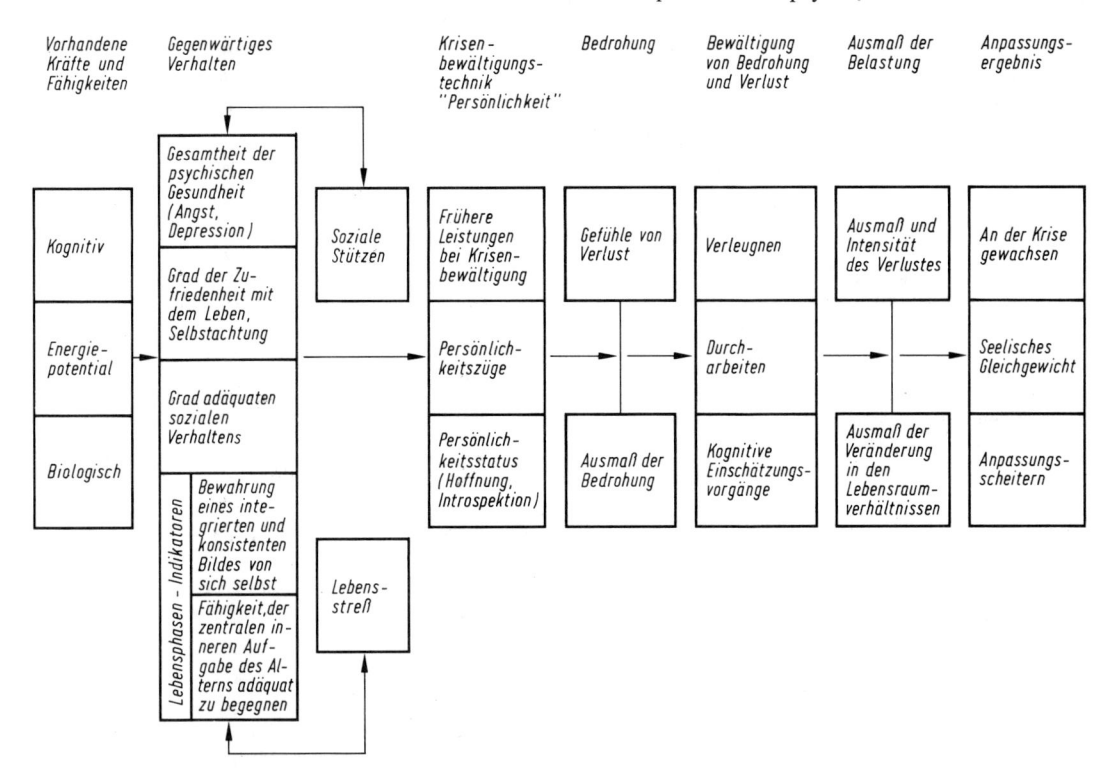

Abb. 4. Schematische Darstellung eines Modells für die Einstufung der Chararakteristika persönlicher wie sozialer Natur, die für die Voraussage unterschiedlicher Krisenanpassung relevant sind (aus M. A. Lieberman 1976).

facht Einzelprozesse, wie sie auch für die Verarbeitung anderer Krisen beschreibbar sind, zusammen, wobei im individuellen Fall erhebliche Variationen zu berücksichtigen sind.

Als ein derartiges Beispiel für die individuelle Verarbeitung eines Einzelereignisses soll die am gründlichsten untersuchte Krisensituation, die Anpassung an einen Partnerverlust, dargestellt werden.

10.6 Partnerverlust als Beispiel für eine psychosoziale Krisensituation und seine Bedeutung für die Krankheitsmanifestation

Umfangreiche psychiatrische Untersuchungen an Witwen und Witwern waren der Ausgangspunkt für die sich in den letzten Jahren rasch entwickelnde Krisenforschung, die sich von der psychologischen Streßforschung nur unscharf abgrenzt (Lindemann, 1944). Als potentiell pathogene Situation hat der Partnerverlust jedoch erst in den letzten Jahren durch epidemiologische Untersuchungen auch im Rahmen der psychosomatischen Medizin Bedeutung erlangt.

Besonders eindrucksvoll wird die pathogene Bedeutung von Objektverlusten durch die Arbeiten von Spitz (1956) über die schwerwiegenden Konsequenzen maternaler Deprivation für die Entwicklung des Säuglings belegt (1957).

Als Folge der plötzlichen Trennung von der Mutter beschreibt Spitz (1957), daß Säuglinge, die im Heim versorgt wurden, zunächst mit dem Wunsch nach verstärktem Kontakt, mit Weinerlichkeit, anschließend mit Appetitverlust, Gewichtsverlust und psychomotorischer Verlangsamung reagierten. In einem zweiten Stadium trat eine Verweigerung des Kontaktes mit dem Pflegepersonal und eine völlige Abwendung von der Umwelt ein. Nach 3-monatiger Abwesenheit der Mutter fand Spitz im letzten Stadium bei den Säuglingen einen Zustand der Lethargie, Resistenzlosigkeit gegenüber Infektionen sowie ein rapides Ansteigen der Sterblichkeit in dieser Zeit.

Durch die Vielfalt der Anpassungs- und Bewältigungsmechanismen verläuft die Verarbeitung eines Partnerverlustes im Erwachsenenalter komplexer. Die pathogene Bedeutung des Partnerverlustes kommt sowohl in den Life-Event-Untersuchungen, in denen der Partnerverlust als quantitativ eingreifendster Stressor eingestuft wird, als auch in klinischen Untersuchungen von Verwitweten zum Ausdruck. An diesem Beispiel sollen die vielfältigen Probleme der Krisenbewältigung und die Interventionsmöglichkeiten beschrieben werden.

Maladaption und Krankheitsmanifestation

10.6.1 Epidemiologische Untersuchungen

Epidemiologische Untersuchungen konnten die signifikante Beziehung zwischen der Verlustsituation und dem Anstieg der Morbidität und Mortalität bei Verwitweten darstellen.

Schon lange ist bekannt, daß Witwen und Witwer eine höhere Sterblichkeitsrate haben als Verheiratete der gleichen Altersgruppe. Auffallend ist dabei der enge zeitliche Zusammenhang zwischen Partnerverlust und Mortalitätssteigerung:

Young et al. (1963) stellten bei einer Gruppe von verwitweten Männern über 54 Jahren ein Anwachsen der Sterblichkeitsrate von beinahe 40% innerhalb der ersten 6 Monate nach dem Tod des Ehepartners fest. Danach fiel die Kurve steil ab, bis sie etwa die Sterblichkeitsrate verheirateter Männer der gleichen Altersgruppe erreicht hatte. Auffallend war besonders die Zunahme der Todesfälle durch Coronarthrombose und arteriosklerotische und degenerative Herzerkrankungen; diese Gruppe lag 67% über dem Erwartungswert.

Rees und Lutkins (1967) zeigten bei der Untersuchung von 903 engen Verwandten von Verstorbenen, daß 4,8% von ihnen innerhalb eines Jahres nach dem Todesfall starben, verglichen mit 0,7% einer entsprechenden Vergleichsgruppe, die keinen Todesfall erleben mußte. Die Sterblichkeitsziffer war besonders hoch bei Witwen und Witwern, von denen 12% im gleichen Zeitraum verstarben.

Neben der gesteigerten Mortalität fällt nach Verlusterlebnissen auch eine erhöhte Morbidität auf (vgl. Marris, 1958; Hobson, 1964):

In einer über 2 Jahre dauernden Untersuchung von Verwitweten nach dem Partnerverlust fand Parkes (1974) bei diesen eine deutliche Verschlechterung des Befindens; sie klagten vermehrt über Kopfschmerzen, Verdauungsstörungen, Rheuma, Arthritis und Asthma.

Parkes (1964) konnte anhand der Krankengeschichte von 24 Witwen zeigen, daß die Häufigkeit der Besuche beim Hausarzt von durchschnittlich 2,2 Konsultationen pro Patient 6 Monate vor dem Tod des Partners auf durchschnittlich 3,6 Besuche während der ersten 6 Monate nach dem Verlusterlebnis anstieg.

Maddison u. Viola (1968) stellten in einer randomisierten Untersuchung bei 28% der Witwen eine Verschlechterung des Gesundheitszustandes im Vergleich zu nur 4,8% bei verheirateten Frauen fest. Sie fanden insbesondere neben psychischen Trauerreaktionen psychovegetative Beschwerden, funktionelle Störungen, häufige Infektionskrankheiten und vermehrte Angaben von Schmerzen.

Es existieren also ausreichende Belege, daß Verlusterlebnisse die körperliche Gesundheit beeinflussen können und somit als potentielle Streß-Faktoren eingestuft werden müssen.

Zusammengefaßt stellen Menschen mit Partnerverlusterlebnissen eine »high risk group« dar, die nicht nur eine erhöhte psychische Krankheitsrate aufweisen – das Suizidrisiko nach Partnerverlust ist in den folgenden Jahren über 5-fach erhöht (Brunch, 1972) –, sondern auch ein erhöhtes somatisches Morbiditätsrisiko.

Am Beispiel des Partnerverlustes kann daher exemplarisch die Bedeutung der Krisenverarbeitung und -prävention untersucht werden.

10.6.2 Determinanten in der Verarbeitung von Verlustereignissen

Objektverluste stellen einen der gravierendsten Eingriffe in die Regulation des Selbstwertgefühls dar und fordern die Anpassungsfähigkeit des Menschen heraus. Es können persönliche wie soziale Determinanten bestimmt werden, die für die Voraussage unterschiedlicher Krisenanpassung relevant sind. Obwohl die Bedeutung eines Objektverlustes für jedes Individuum nur danach bewertet werden kann, wie der Betroffene den Verlust intrapsychisch erlebt, ist es für klinische Zwecke nützlich und notwendig, die Vielfalt von Faktoren, mit denen sich der Mensch auseinandersetzen muß, und die Umstände, die sie beeinflussen, zu ordnen.

Die Bedeutung des Objektverlustes läßt sich u.a. einschätzen nach der Stärke der Bindung, den Umständen und dem Zeitpunkt des Todesfalls, z.B. ob dieser akut auftrat oder durch eine vorausgegangene chronische Erkrankung herbeigeführt wurde.

Einige *individuelle Faktoren*, welche die Verarbeitung des Verlustereignisses determinieren:

– Aus der engen Partnerbeziehung ergibt sich eine Vielzahl von Rollenfunktionen, die der Partner in der Verbindung innehat. Die teilweise notwendige Übernahme dieser Rollenfunktionen stellt erhebliche Anforderungen an die Aktivität, Lernfähigkeit und das Durchsetzungsvermögen der Verwitweten.

– Mit dem Partnerverlust ist meist ein Verlust des Status verbunden, eine Verringerung des Einkommens, eine Veränderung des Bekanntenkreises, Verminderung der Sicherheit, Wohnungs- und Umgebungswechsel, eventuell Hausverkauf. Es kommt also zu einer Kettenreaktion der Verlust- und Veränderungserfahrungen. Dieser sogenannte sekundäre Streß wird bei der Hilfeleistung in einer Verlustsituation häufig übersehen.

– Dem Partnerverlust folgen meist eine Stigmatisierung der Verwitweten, soziale Isolierung, peinliche und unsichere Reaktionen der Umwelt. Unterstützungsangebote, die nicht eingehalten werden, erschweren die Anpassung.

Den Haupteinfluß auf die Qualität und Quantität des Trauerns hat die affektive Bindung an den Partner. Ambivalenzgefühle, vorausgegangene Gefährdung der Beziehung, das gegenseitige Verpflichtetsein, das Vertrauen und die Aufgabenteilung sowie die Abhängigkeit vom aktiveren Partner bei der Bewältigung schwieriger Situationen beeinflussen den Krisenverlauf (Parkes, 1974).

Neben den persönlichen Faktoren sind aber auch *unspezifische Faktoren* wirksam:

– Der Zeitpunkt des Todes, die Unerwartetheit der Trennung bzw. die Vorbereitung auf den Verlust beeinflussen die Trauerarbeit. Jüngere Verwitwete zeigen stärkere affektive und somatische Reaktionen, aber auch ein stärkeres Bedürfnis nach Hilfe und häufigere Arztbesuche (Maddison und Walker, 1967).

– Soziale Faktoren wie materielle Sicherheit, kulturelle, familiäre, religiöse Bindungen und die Unterstützung der Gesellschaft stellen die Rahmenbedingungen für die Trauerarbeit dar.

- Alter, Geschlecht und Sozialstatus determinieren ebenfalls die Trauer: Ehemänner nehmen durchschnittlich eine wichtigere Stellung im Lebensraum ihrer Partnerin ein. Die Frau ist im Sozialstatus stärker an ihren Ehemann gebunden, was auch in Parkes Untersuchungen (1974) zum Ausdruck kommt, wonach die Zahl der Witwen, die psychiatrisch behandelt wurde, siebenmal höher war als in einer Vergleichsgruppe, während die Witwer viermal häufiger behandelt wurden.

Die Trauerforschung bemüht sich insbesondere um die Klärung individueller Anpassungsmechanismen, die den Ablauf der Trauer und der Verlustverarbeitung mitbedingen, wobei die Kenntnis der Trauersequenzen nicht zuletzt für die Entwicklung von Therapieformen und den Aufbau von Hilfsprogrammen wesentliche Bedeutung hat.

10.6.3 Trauerphasen und Anpassungsmechanismen

Der Verlust eines Liebesobjekts löst Trauer aus, die sich individuell unterschiedlich manifestiert, plötzlich oder retardiert, schwach oder ausgeprägt, kurz oder langwierig. Engel (1969) vergleicht den Objektverlust mit einer Wunde und das Trauern mit der Wundheilung; wie diese läuft das Trauern in einzelnen Stadien ab und beansprucht einen nicht verkürzbaren Zeitabschnitt.

Schematisiert läßt sich das Trauerverhalten in einer typischen zeitlichen Abfolge darstellen. Derartige Phasen sind bei vielerlei Krisenbewältigungen modifiziert beschreibbar, ohne daß darin eine einfache Gesetzmäßigkeit läge.

10.6.3.1 Die Alarmphase

In der akuten Phase des Verlustes kommt es entsprechend dem Ausmaß der Bedrohung zur Mobilisierung der Bewältigungsmechanismen. Da es sich beim Partnerverlust um eine Krise handelt, die durch eigene Aktivität nicht zu meistern ist, kann die für die Alarmphase einer Streß-Situation sonst typische alternative Entscheidung zwischen Kampf und Flucht nicht getroffen werden. Die Alarmphase beim Objektverlust entspricht den Situationen, in denen ein Fluchtweg oder ein »sicherer Ort« fehlen. Durch die fehlende Geborgenheit, die Unmöglichkeit, den Kontakt zum Partner wiederherzustellen, erleben sich die Trauernden daher häufig als »offen«, die Umwelt nimmt bedrohlichen Charakter an. Mit der Erfahrung des »Geöffnetseins« geht ein fragiles Selbstgefühl einher, es stellt sich das Gefühl der Benommenheit, der Betäubung, des drohenden Zusammenbruchs ein.

Engel (1969) und Parkes (1974) beschreiben typische Abwehrmechanismen, die die Alarmphase charakterisieren:

Die Unmöglichkeit aktiver Bewältigung zwingt den Trauernden zu einem *Rückzugsverhalten*. Er kann verzweifelt versuchen, seinen gewohnten Tätigkeiten nachzugehen, sich von den Gedanken an den Verstorbenen abzulenken, sich in Überaktivität zu stürzen. Die Eindrücke aus der Umwelt nimmt er nur noch verlangsamt auf oder verschließt sich ihnen völlig und gestattet sich selbst keine Gedanken oder Empfindungen, welche die Realität des Todesfalles anerkennen. Versagen diese Schutzmechanismen der *Vermeidung*, kann der Trauernde im Rückzugsverhalten, in Apathie verharren oder schließlich im Stupor erstarren.

Die erste Reaktion auf den Verlust kann auch darin bestehen, daß dessen Realität intellektuell angenommen wird und scheinbar angepaßtes Verhalten zu beobachten ist. In diesem Fall wird der Verlust anerkannt, sein schmerzlicher Charakter jedoch verleugnet. Die *Verleugnung* macht es möglich, den Erfordernissen der Situation gemäß zu handeln.

Nach der kurzen Zeit des Schocks dringt die Realität des Todes und seine Bedeutung als Verlust mehr und mehr in das Bewußtsein. Schmerz und Beklemmung werden offener, Angst, Hilf- und Hoffnungslosigkeit begleiten die Trauer. Dem Weinen kommt für die Trauerarbeit eine wichtige homöostatische Funktion zu, es ermöglicht das Abreagieren von Affekten sowie eine *Regression*, die Unterstützungsbedürftigkeit signalisiert. Verbunden mit der offenen Äußerung des Affektes ist die lange Phase der Suche nach dem verlorenen Objekt.

10.6.3.2 Restitution des Objektverlustes; die Arbeit des Trauerns

Im *Suchverhalten* kreisen die Gedanken des Trauernden fast ausschließlich um das verlorene Objekt. Erinnerungen an den Verstorbenen leben auf, tröstende Objekte (Übergangsobjekte), die an den Verstorbenen erinnern, lassen den Eindruck aufrecht erhalten, der Verstorbene sei in der Nähe. Die Trauerarbeit ist ein langsamer und schmerzlicher Vorgang, der mit starken Affekten verbunden ist, die sich häufig als *Protest* und Panik äußern. Die Aggressionen wenden sich meist gegen die eigene Person in Form von Selbstvorwürfen, Selbstanklagen, z.B. wegen Versäumnissen bei der Pflege des Verstorbenen. Mit der Zeit nehmen die Gefühle des Zorns und des Grams ab, während Depression und Apathie mehr Raum einnehmen. Schließlich kann durch *Idealisierung*, die verlangt, daß alle negativen und feindlichen Gefühle gegenüber dem verlorenen Objekt verdrängt werden, der tote Partner introjiziert werden.

Die Identifikation mit den Idealen, Wünschen und Zielen des verlorenen Objektes kann das Bestreben weiterzuleben unterstützen. Die Konzentration auf den Verstorbenen kann dadurch langsam schwinden, und mit abnehmender psychischer Abhängigkeit kehrt das Interesse des Trauernden an Personen und Sachen, die mit dem Verlust und mit dem Trauern nichts zu tun haben, wieder zurück. Neue menschliche Kontakte haben zunächst stellvertretenden Charakter, d.h. es werden ähnliche Beziehungsformen wie zu dem verlorenen Partner gesucht. Die Trauerarbeit wird durch das zunehmende Interesse an der Umwelt und die Fähigkeit zu realistischen Einschätzungen abgeschlossen.

Die dargestellte Sequenz der Anpassungsleistungen stellt ein vereinfachtes Schema dar, an dem sich exemplarisch die vielfältigen Möglichkeiten der Bewältigung und auch Probleme aufzeigen lassen, die schließlich zur pathologischen Trauer führen. Die Kenntnis der unterschiedlichen Prozesse innerhalb der Trauerarbeit stellt eine Voraussetzung für die Entwicklung therapeutischer Interventionstechniken dar. Da der Partnerverlust eine Bedrohung der Gesundheit bedeutet, kommt der Krisenintervention im Rahmen einer Krankheitsprävention erhöhte Bedeutung zu.

10.6.4 Maladaptation und Krisenintervention

Am Beispiel der Trauerarbeit wurde der phasenhafte Ablauf einer Krisenbewältigung geschildert, wie er sich von der akuten lähmenden Erschütterung bis zur allmählichen Intensivierung der Umweltinteressen und Ausbildung neuer Bindungen vollzieht. Die Schwierigkeiten der Bewältigung äußern sich in den vielfachen Formen pathologischer Trauer, in der Unfähigkeit zu trauern, in unangepaßten euphorischen Reaktionen und in chronischen Trauerreaktionen, die über Monate und Jahre fortdauern und in denen neben Depressionen häufig auch körperliche Erkrankungen auftreten können.

Obwohl Lindemann (1944) an Hand seiner Untersuchungen der pathologischen Trauer den Begriff der Krisenintervention und entsprechende Techniken entwickelt hat, pathologische Trauer in normale Trauerreaktionen überzuführen, werden auch heute noch Verwitwete und Menschen, denen ein Partnerverlust bevorsteht, von Ärzten nicht als potentiell gefährdet angesehen und behandelt.

Für die Krisenintervention bei Verwitweten erwies es sich als wesentlich, Faktoren, die den Verlauf der Trauer beeinflussen und vorbestimmen lassen, zu klären: Hierzu gehört die Beurteilung der Bewältigung vorausgegangener Trennungssituationen, von Persönlichkeitsfaktoren wie Streßtoleranz sowie eine Analyse der Beziehungen, etwa die Einschätzung von Ambivalenzgefühlen oder der Abhängigkeit vom Partner.

Neben den Persönlichkeitsfaktoren gewinnt auch die Beurteilung des psychosozialen Umfeldes Bedeutung für die Planung einer Krisenintervention. Parkes (1974) stellte fest, daß Verwitwete, die am häufigsten einen psychischen Zusammenbruch erlitten, meist auch sozial isoliert waren. Die Aktivierung der Umgebung zu gezielter Unterstützung, die Beratung von Verwandten und Nachbarn, die Regelung praktischer Dinge kommen dem Schutzbedürfnis des Menschen in der Krise entgegen.

Außer den psychosozialen Determinanten kommt dem Wissen um den typischen Trauerverlauf und die vielfältigen Formen pathologischer Trauer besondere Aussagekraft für die Krisenintervention zu. Verlaufsuntersuchungen an Trauernden zeigen, daß Verwitwete, denen es während der ersten zwei Monate nach dem Verlust nicht gelingt, ihren Schmerz auszudrücken, mit größerer Wahrscheinlichkeit als andere Störungen in ihrer späteren Trauerarbeit zeigen und häufiger erkranken (Parkes, 1974).

Eine detaillierte Darstellung der Krisenintervention (vgl. Brandon, 1970; Bellak 1973) kann hier nicht erfolgen, jedoch seien noch die Erfahrungen von Kriseninterventionsteams erwähnt, die erstmals systematisch im angloamerikanischen Bereich für die Krankheitsprävention bei Trauernden eingesetzt wurden. Bei derartigen Hilfsprogrammen erwies sich vor allem die Mitwirkung von Laien, die selbst Erfahrung mit Trennungen und Trauer hatten und die besondere Empathie für diesen Problemkreis zeigten, als fruchtbar.

Die fehlende Furcht vor Gefühlen der Trauer, die Bereitschaft, Gefühle zu zeigen, das Verständnis, daß Trauer viel Zeit in Anspruch nimmt und die eigene Erfahrung, daß die bloße Gegenwart oft besonders hilfreich ist, ließen diesen Personenkreis für die Langzeitbehandlung pathologisch Trauernder geeigneter erscheinen als z. B. den Hausarzt.

Die Einbeziehung von Sozialarbeitern und Freunden für die Hilfe bei alltäglichen Entscheidungen und zum Schutz vor der Isolation ließ die Notwendigkeit einer Teamarbeit deutlich werden.

Die allgemeine Bedeutung von Krisen für die Krankheitsauslösung und Krankheitsgenese, wie sie in den letzten Jahren durch die Life-Event-Untersuchungen und die Krisenforschung nachgewiesen wurde, verlangt, daß die Krisenintervention innerhalb der Psychosomatik einen festen Platz innehaben sollte. Die sozialen Determinanten von Krankheit haben bisher jedoch keine systematische Berücksichtigung in therapeutischen Techniken finden können.

Dieser Punkt soll noch einmal zusammenfassend an einer Untersuchung illustriert werden, die die Tragweite psychosozialer Zusammenhänge für den Krankheitsverlauf und das Krankheitsverhalten betont:

Querido (1961) untersuchte in einer prädiktiven Studie die Aussagekraft psychosozialer Belastungsereignisse und Lebensveränderungen für den Genesungsprozeß an internistischen Patienten. Die Patienten (n = 1630) wurden in ausführlichen Interviews nach sozialen oder psychischen Belastungen befragt und nach dem Ausmaß, in dem sie sich durch diese beeinträchtigt fühlten. Unabhängig voneinander wurde die Rekonvaleszenz von Psychiatern und Sozialarbeitern auf der Grundlage psychosozialer Daten und von Klinikern, die sich auf somatische Parameter stützten, vorhergesagt. Es fand sich ein signifikanter Unterschied in der Genesungschance für die Patienten, die während der Krankheit mit psychosozialen Belastungen konfrontiert waren und jene, denen diese erspart blieben. Die Vorhersage einer Genesung oder einer Chronifizierung der Erkrankung war auf dem Boden der psychosozialen Daten signifikant besser möglich als die Voraussage an Hand objektiver Befunde (wie der Normalisierung von Serumwerten) durch die Kliniker.

Krisen üben einen vielfältigen Einfluß auf den Krankheitsverlauf aus. Das Scheitern in einer Krise kann die Krankheitsentstehung mitbedingen oder Krankheit auslösen. Krise kann aber auch freimachen für Hilfe, für eine bessere Adaptation, sie kann Fähigkeiten eröffnen, besser mit Belastungen fertig zu werden und nicht zuletzt eine Chance sein, das Gesundheitsverhalten zu ändern. Die Krisenintervention benützt die Krisen als Zeiten, in denen die Patienten auf einzigartige Weise geöffnet sind sowohl für Hilfe wie auch für Schädigung. Sie berücksichtigt, wie weit eine anstehende Krise ältere Krisen reaktiviert, die nicht ausreichend durchgearbeitet wurden, wie weit dadurch die Bewältigung erschwert wird, und gibt Hilfe bei der Aufstellung von Bauplänen für die Zukunft. Durch rasches Handeln, durch direkte Veränderung exogener Faktoren und die Mobilisierung von Unterstützungsfaktoren kann Krisenintervention sehr effizient sein. Die Vorteile dieses Konzeptes liegen darin, daß es vergleichsweise einfacher ist, Patienten zu motivieren, eine Erleichterung ihres Leidens zu suchen, als sie zu einer Veränderung ihres Verhaltens und Fühlens zu bewegen (Bellak 1972). Dies läßt die Forderung nicht nur nach der weiteren Erforschung psychosozialer Zusammenhänge im Krankheitsgeschehen, sondern auch nach der Entwicklung bestimmter Interventionstechniken und Organisationsformen begründet erscheinen. Die zahlreichen bisher durchgeführten Untersuchungen psychosozialer Determinanten für die Krankheitsmanifestation wurden weder von der klinischen Psychosomatik systematisch berücksichtigt noch konnten sie zu präventivmedizinischen Konsequenzen führen und in therapeutische Programme Eingang finden.

Literatur

[1] Abram, H. S.: Psychological Aspects of Stress. Thomas Springfield 111. (1970)
[2] Adler, R., MacRitchie, K. and Engel, G. L.: Psychologic Processes and Ischemic Stroke. I. Observations on 32 Men with 35 Strokes. Psychosom. Med. 33: 1–30 (1971)
[3] Amkraut, A. and Solomon, G. F.: From the symbolic stimulus to the pathophysiologic response: Immune mechanisms. Int. J. Psychiat. in Med. 5: 541–560 (1974)
[4] Antonovsky A. and Kats, R.: The life crisis history as a tool in epidemiological research. J. Hlth. Soc. Behav. 8: 15–21 (1967)
[5] Appley, M. H. and Trumbull, R.: Psychological Stress: Issues in Research. New York Appleton-Century-Crofts (1967)
[6] Ax, A. F.: The physiological differentiation between fear and anger in humans. Psychosom. Med. 15: 433–442 (1953)
[7] Baker, G. W- and Chapman, D. W.: Man and society in disaster. New York, Basic Books (1962)
[8] Basowitz, H., Persky, H., Korchin, S. J., Grinker, R. R.: Anxiety and Stress. New York-Toronto-London, McGraw-Hill (1954)
[9] Bellak, L. und Small, L.: Kurzpsychotherapie und Notfallpsychotherapie. Frankfurt, Suhrkamp Verlag (1972)
[10] Berkun, M. M., Bialek, H. M., Kern, R. P., Yagi, K.: Experimental studies of psychological stress in man. Psychol. Monogr. 76, No. 15 (1962)
[11] Berle, B. B., Pinsky, T. H., Wolf, S. and Wolff, H. G.: Berle Index: A clinical guide to prognosis in stress diseases. Jama 149: 1624–1628 (1952)
[12] Bettelheim, B.: The informed heart. New York, The Free Press of Glancoe (1960)
[13] Birley, J. L. and Brown, G. W.: Crisis and life changes preceding the onset or relapse of acute schizophrenia: Clinical aspects. Brit. J. Psychiat. 116: 327–333 (1970)
[14] Birley, J. L.: Stress and disease. J. Psychosom. Res. 16: 235–240 (1972)
[15] Bowlby: Attachment and Loss. Vol. 1 Attachment. London: Hogarth; New York: Basic Books (1969)
[16] Brandon, S.: Crisis theory and possibilities of therapeutic intervention. Br. J. Psychiatry 117: 627–633 (1970)
[17] Brown, G. W. and Birley, J. L. T.: Crises and life changes and the onset of schizophrenia. J. Hlth. Soc. Behav. 9: 203–214 (1968)
[18] Brown, G. W.: Life events and psychiatric illness: Some thoughts on methodology and causality. J. Psychosom. Res. 16: 311–320 (1972)
[19] Brown, G. W., Sklair, R., Harris, T. O., Birley, J. L. T.: Life events and psychiatric disorders. Part. I: Some methodological issues. Psychol. Med. 3: 74–87 (1973 a)
[20] Brown, G. W., Harris, T. O., Peto, J.: Life events and psychiatric disorders. Part II: Nature of causal link. Psychol. Med. 3: (1973 b)
[21] Brown, G. W.: Meaning, measurement, and stress of life events, in: Dohrenwend, B. S. and Dohrenwend, B. P.: Stressful Life Events: Their Nature and Effects. New York, London, Sydney, Toronto, John Wiley & Sons 217–243 (1974)
[22] Bunch, J.: Recent bereavement in relation to suicide. J. Psychosom. Res. 16: 361–366 (1972)
[23] Cannon, W. B.: Bodily changes in pain, hunger, fear and rage. New York, Appleton (1920)
[24] Casey, R. L., Masuda, M., Holmes, T. H.: Quantitative study of recall of life events. J. Psychosom. Res. 11: 239–247 (1967)
[25] Cattel, R. B. and Scheier, I. H.: Stimuli related to stress, neuroticism, excitation, and anxiety response pattern. J. abnorm. soc. Psychol. 60: 195–204 (1960)
[26] Chester, R.: Health and marital breakdown: some implications for doctors. J. Psychosom. Res. 17: 317–321 (1973)
[27] Clayton, P. J., Halikas, J. A., Maurice, W. L.: The depression of the widowhood. Brit. J. Psychiat. 120: 71–77 (1972)
[28] Clayton, P. J., Halikas, J. A., Maurice, W. L., Robins, E.: Anticipatory grief and widowhood. Brit. J. Psychiat. 122: 47–51 (1973)
[29] Cline, D. W. and Chosey, J. J.: A prospective study of life changes and subsequent health changes. Arch. Gen. Psychiat. 21: 51 (1972)
[30] Coates, E. K., Allodi, F.: The concept of crisis. Can. Psychiat. Assoc. J. 15: 463–472 (1970)
[31] Cochrane, R. and Robertson, A.: The life events inventory: A measure of the relative severity of psycho-social stressors. J. Psychosom. Res. 17: 135–139 (1973)
[32] Coddington, R. D.: The significance of life events as etiologic factors in the diseases of children. I. A survey of professional workers. J. Psychosom. Res. 16: 7–18 (1972 a)
[33] Coddington, R. D.: The significance of life events as etiologic factors in the diseases of children. II. A study of a normal population. J. Psychosom. Res. 16: 205–213 (1972 b)
[34] Cofer, C. N. and Appley, M. H.: Motivation: Theory and Research. New York, John Wiley & Sons (1964)

[35] Cohen, E. H.: Human behavior in the concentration camp. New York, W. W. Norton & Company (1953)
[36] Coleman, J. C.: Life stress and maladaptive behavior. J. Occup. Ther. 27: 169–180 (1973)
[37] DeAraujo, G., van Arsdel, P. P. jr. Holmes, Th. H., Dudley, D. L. Life change, coping ability and chronic intrinsic asthma. J. Psychosom. Res. 17: 359–363 (1973)
[38] Dohrenwend, B. S.: Life events as stressors: a methodological inquiry. J. Hlth. Soc. Behav. 14: 167–75 (1973)
[39] Dohrenwend, B. S.: Social status and stressful life events. J. Personality Soc. Psychol. 38: 225–235 (1973)
[40] Dohrenwend, B. S.: Social status and stressful life events. J. Personal. 23: 225–235 (1973)
[41] Dohrenwend, B. S. and Dohrenwend, B. P.: Problems in defining and sampling the relevant population of stressful life events. In: Stressful Life Events: Their Nature and Effects. New York. London. Sydney, Toronto, John Wiley & Sons 275–310 (1974)
[42] Dohrenwend, B. S. and Dohrenwend, B. P.: Stressful Life events: Their Nature and Effects. New York, London, Sydney, Toronto, John Wiley & Sons (1974)
[43] Dudley, D. L. et al.: Long-Term adjustment, prognosis, and death in irreversible diffuse obstructive pulmonary syndromes. Psychosom. Med. 31: 310–325 (1969)
[44] Duffy, E.: Activation and Behavior. New York, John Wiley & Sons (1962)
[45] Engel, G. L.: Psychological Development in Health and Disease. Philadelphia, WB Saunders Com. (1962) dt.: Psychisches Verhalten in Gesundheit und Krankheit. Bern, Stuttgart, Wien, Hans Huber (1969)
[46] Engel, G. L.: The concept of psychosomatic disorder. J. Psychosom. Res. 11: 3–9 (1967)
[47] Engel, G. L.: A life setting conductive to illness: The giving-up, given-up complex. Ann. Intern. Med. 69: 293–300 (1968)
[48] Engel, G. L. and Schmale, A. H.: Conservation-withdrawal: A primary regulatory process for organismic homeostasis. Presented at Ciba Foundation Symposium, Phys., Emotion and Psychosomatic Illness. London (1972) 57–85
[49] Frankenhäuser, M.: Some aspects of research in physiological psychology. In Levi, L.: Emotional Stress. Basel, Karger 16–26 (1967)
[50] Frankenhäuser, M. and Rissler, A.: Effects of punishment on catecholamine release and efficiency of performance. Psychopharmacol. 17: 378–90 (1970)
[51] Frankenhäuser, M.; Nordheden, B.; Myrsten, A. L. et al.: Psychological reactions to underestimation and overstimulation. Acta Psychol. 35: 298–308 (1971)
[52] Frankenhäuser, M.: Experimental approaches to the study of human behavior as related to neuroendocrine functions. In Levi, L.: Society Stress and Disease. The Psychosocial Environment and Psychosomatic Diseases London, New York, Toronto, Oxford University Press, 22–35 (1971)
[53] French, J. and Caplan, R.: Organizational stress and individual strain. In Marrow, A.: The Failure of Success. New York, American. Manag. Assoc. 30–66 (1973)
[54] Freud, A.: Das Ich und die Abwehrmechanismen. Kindler Taschenbücher, 8. Auflage (1973)
[55] Friedmann, S. B., Mason, J. W., Hamburg, D. A.: Urinary 17-hydroxycorticosteroid levels in parents of children with neoplastic disease. Psychosom. Med. 25: 365–376 (1963)
[56] Funkenstein, D. H.: Nor-epinephrine-like and epinephrine-like substances in relation to human behavior. J. Nerv. Ment. Dis. 124: 58–68 (1956)
[57] Funkenstein, D. H.; King, S. H.; Drolette, M. E.: Mastery of stress. Cambridge, Mass. (1957)
[58] Grinker, R. and Spiegel, J.: Men and stress. New York, McGraw-Hill Book Company (1945)
[59] Hamburg, D. A.; Hamburg, B., DeGoza, S.: Adaptive problems and mechanisms in severely burned patients. Psychiatry 16: 1–20 (1953)
[60] Hamburg, D.: Coping behavior in life-threatening circumstances. Psychother. Psychosom. 23: 13–25 (1974)
[61] Handlon, J. H.: Hormonal activity and individual responses to stresses and easements in everyday living. In: R. Roessler, NS. Greenfield: Physiological correlates of psychological disorders. Madison, Wis.: Univ. Wisc. Press, 157–170 (1962)
[62] Handlon, J. H., Wadeson, R. W., Fishman, J. R., Sacher, E. H., Hamburg, D. A., Mason, J. W.: Psychological factors lowering plasma 17-hydroxycorticosteroid concentration. Psychosom. Med. 24: 535–541 (1962)
[63] Harlow, H. F. and Zimmermann, R. R.: Affectional responses in the infant monkey. Science 130: 421 (1959)
[64] Hawkins, N. G., Davies, R., Holmes, T. H.: Evidence of psychosocial factors in the development of pulmonary tuberculosis. Amer. Rev. Tuberc. Pulmon Dis. 75: 5 (1957)
[65] Hebb, D. O.: Drives and the C. N. S. (conceptual nervous system). Psychol. Rev. 62: 243–254 (1955)
[66] Hebb, D. O.: A Textbook of Psychology. Philadelphia: Saunders (1958) Deutsch: Einführung in die moderne Psychologie. Weinheim, Belz (1967)
[67] Hinkle, L. E. Jr., Pinsky, R. H., Bross, I. D. J., Plummer, N.: The distribution of sickness disability in an homogeneous group of »healthy adult men«. Am. J. Hyg. 64: 220–242 (1956)
[68] Hinkle, L. E. and Wolff, H. G.: The nature of men's adaptation to his total environment and the relation of this to illness. AMA Arch. Intern. Med. 99: 442–460 (1957)
[69] Hinkle, L. E. Jr. and Wolff, H. G.: Ecologic investigations of the relationship between illness, experiences and the social enviroment. Ann. Intern. Med. 49: 1373–1388 (1958)
[70] Hinkle, L. E. Jr., Christenson, W. N., Kane, F. D., Ostfeld, A., Thetford, W. N., Wolff, H. G.: An investigation of the relation between life experience, personality characteristics, and general susceptibility to illness. Psychosom. Med. 20: 278–295 (1958)
[71] Hinkle, L. E. jr.: The concept of »Stress« in the biological and social sciences. J. Psychiatry in Med. 5: 335–357 (1974)
[72] Hinkle, L. E.: The Effect of Exposure to Culture Change, Social Change, and Changes in Interpersonal Relationships on Health. Edited by: Dohrenwend, B. S. and Dohrenwend, B. P.: Stressful Life Events: Their Nature and Effects. New York, London, Sydney, Toronto, John Wiley & Sons 9–44 (1974)
[73] Hobson, C. J.: Widows of Blackton. New Society 24: 13 (1964)
[74] Holmes, T. H. and Rahe, R. H.: The social readjustment rating scale. J. Psychosom. Res. 11: 213–218 (1967)
[75] Holmes, T. H., Masuda, M.: Life Change and Illness Susceptibility. In: Dohrenwend, B. S. and Dohrenwend, B. P. Stressful Life Events: Their Nature and Effects. New York. London, Sydney, Wiley & Sons 45–72 (1974)

[76] Hooper, D., Gill, R., Powesland, P., Ineichen, B.: The health of young families in new housing. J. Psychosom. Res. 16: 367–374 (1972)

[77] Hudgens, R. W., Morrison, J. R.; Barchha, R. G.: Life events and onset of primary affective disorders. Arch. Gen. Psychiat. 16: 134–145 (1967)

[78] Jacobs, M. H. et al.: Interaction of psychologic and biologic factors in allergic disorders. Psychosom. Med. 29: 572 (1967)

[79] Jacobs, M. H., Spilken, A., Norman, M.: Relationship of life change, maladaptive aggression, and upper respiratory infection in male college students. Psychosom. Med. 31: 31–44 (1969)

[80] Jacobs, M. A., Spilken, A. Z., Norman, M. M. and Anderson, L. S.: Life stress and respiratory illness. Psychosom. Med. 32: 233–242 (1970)

[81] Janis, J. L.: Psychological Stress. New York, John Wiley & Sons (1958)

[82] Kagan, A. R. and Levi, L.: Adaptation of the psychosocial environment to man's abilities and needs. In Levi, L.: Society, Stress and Disease. The Psychosocial Environment and Psychosomatic Diseases. London, New York, Toronto, Oxford Univ. Press, 399–404 (1971)

[83] Kasl, S. and Cobb, S.: Blood pressure changes in men undergoing job loss: a preliminary report. Psychosom. Med. 32: 19–38 (1970)

[84] Kasl, S. V., Gore, S., Cobb, S.: The experience of losing a job: Reported Changes in Health, Symptoms and Illness Behavior. Psychosom. Med. 37: 106–122 (1975)

[85] Katz, J., Weiner, H., Gallagher, T., Hellman, L.: Stress, distress and ego defenses. Arch. Gen. Psych. 23: 131–142 (1970)

[86] Kiely, W. F.: From the symbolic stimulus to the pathophysiologic response: neurophysiological mechanisms. J. Psychiatry in Med. 5: 517–29 (1974)

[87] Kiritz, S. and Moos, R. H.: Physiological effects of social environment. Psychosom. Med. 36: 96–114 (1974)

[88] Korner, A. F.: Individual differences at birth: Implications for early experience and later development. Amer. J. Orthopsychiat. 41: 608 (1971)

[89] Lacey, J. I.: Somatic response patterning and stress: some revisions of activation theory. In: Appley M. H. and Trumbull, R.: Psychological Stress: Issues in Research. New York, 14–42 (1967)

[90] Lader, M. H.: The responses of normal subjects and psychiatric patients to repetitive stimulation. In Levi: Society, Stress and Disease. New York, 417–432 (1971)

[91] Lazarus, R. S., Opton, E. M., Nomikos, M. S., Rankin, N. O.: The principle of short-ciruiting of threat: further evidence. J. Pers. 33: 622–635 (1965)

[92] Lazarus, R. S. and Opton, E. M.: The use of motion picture films in the study of psychological stress. A summary of experimental studies and theoretical formulation in: Spielberger, C.: Anxiety and Behavior, New York Academic Press (1965)

[93] Lazarus, R. S. and Opton, E. M.: The study of psychological stress: A summary of theoretical formulations and experimental findings. In Spielberger, C. D.: Anxiety and Behavior. New York, Academic Press 225–262 (1965)

[94] Lazarus, R. S.: Psychological Stress and the Coping Process. New York, Toronto, London, McGraw-Hill (1966)

[95] Lazarus, R. S.: The concept of stress and disease. In: Levi, L.: Society, Stress and Disease. The Psychosocial Environment and Psychosomatic Diseases. London, New York, Toronto, Oxford University Press 53–58 (1971)

[96] Leiderman, H., Mendelson, J. and Wexler, D.: Sensory deprivation: A review. J. Psychiat. 114: 357–363 (1957)

[97] Levi, L.: The urinary output of adrenaline and noradrenline during pleasant and unpleasant emotional states. Psychosom. Med. 27: 80–85 (1965)

[98] Levi, L.: Biochemische Reaktionen bei verschiedenen experimentell hervorgerufenen Gefühlszuständen, in: Kielholz, P.: Angst, psychische und somatische Aspekte. Bern und Stuttgart, Verlag Hans Huber, 83–101 (1967)

[99] Levi, L.: Society, Stress and Disease, The Psychosocial Environment and Psychosomatic Disease. New York – Toronto – London, Oxford University Press (1971)

[100] Levi, L.: Stress and Distress in Response to Psychosocial Stimuli. Oxford, Pergamon Press (1972)

[101] Levitt, E. E.: Die Psychologie der Angst. Urban Taschenbücher, Stuttgart (1971)

[102] Lieberman, M. A.: Adaptive processes in late life. In: N. Datan; Ginsberg, L.: Life-span developmental psychology: Normative life crises. Academic Press, New York (1975)

[103] Lieberman, M. A.: Ein Testmodell zur Voraussage der Reaktionen auf Krisen im Alter. dt. in: Triangel (Sandoz) 14: 57–66 (1976)

[104] Lindemann, E.: Symptomatology and management of acute grief. Amer. J. Psychiat., 101: 141–148 (1944)

[105] Lipowski, Z. J.: New perspectives in psychosomatic medicine. Can. Psychiatr. Assoc. J. 15: 515–525 (1970)

[106] Lipowski, Z. J.: Psychosomatic medicine in a changing society: some current trends in theory and research. Psychosom. Med. 14: 203–215 (1973)

[107] Lipowski, Z. J.: Affluence, information inputs and health. Soc. Sci. Med. 7: 517–29 (1973)

[108] Lipowski, Z. J.: Introduction: Current trends in psychosomatic medicine. J. Psychiatry in Med. 5: 303–308 (1974)

[109] Luborsky, L., Todd, T. C., Katcher, A. H.: A self-administrated social assets scale for predicting physical and psychological illness and health. J. Psychosom. Res. 17: 109–120 (1973)

[110] Maddison, D. C. and Walker, W. L.: Factors affecting the outcome of conjugal bereavement. Brit. J. Psychiat. 113: 1057 (1967)

[111] Maddison, D. and Viola, A.: The health of widows in the year following bereavement. J. Psychosom. Res. 12: 297–306 (1968)

[112] Maddison, D. C.: The relevance of conjugal bereavement for preventive psychiatry. Brit. J. med. Psychol. 41: 223 (1968)

[113] Malmo, R. B., Boag, T., Smith, A.: Physiological study of personal interaction. Psychosom. Med. 19: 105–119 (1957)

[114] Malmo, R. B.: Activation: a neurophysiological dimension. Psychol. Rev. 66: 367–386 (1959)

[115] Marris, P.: Widows and Their Families. London, Routhedge & Kegan Paul (1958)

[116] Martin, B.: The assessment of anxiety by physiological behavioral measures. Psychol. Bull. 58: 234–255 (1961)

[117] Mason, J.: A review of psychoendocrine research on the pituitary-adrenal cortical system. Psychosom. Med. 30: 576–607 (1968 a)

[118] Mason, J.: A review of psychoendocrine research on the sympathetic adrenal medullary system. Psychosom. Med. 30: 631–653 (1968 b)

[119] Mason, J.: A re-evaluation of the concept of »nonspecificity« in stress theory. J. Psychiat. Res. 8: 323–333 (1971)
[120] Masuda, M. and Holmes, T. H.: Magnitude estimations of social readjustments. J. Psychosom. Res. 11: 227–237 (1967)
[121] Masuda, M., Perko, K. P., Johnston, R. G.: Physiological activity and illness history. J. Psychosom. Res. 16: 129–136 (1972)
[122] McKegney, F. P. and Williams, R. B. Jr.: Psychological aspects of hypertension: II. The differential influence of interview variables on blood pressure. Am. J. Psychiat. 123: 1539–1545 (1967)
[123] Mechanic, D.: Medical Sociology. New York, Free Press (1968)
[124] Moos, R. H.: Evaluating treatment environments: a social ecological approach. N. Y. Wiley u. Sons (1974)
[125] Moss, G. E.: Biosocial Resonation: A conceptual model of the links between social behavior and physical illness. J. Psychiatry in Med. 5: 401–410 (1974)
[126] Murphy, G. E., Robins, E., Kuhn, N. O. & Christenson, R. F.: Stress, sickness and psychiatric disorder in a »normal« population: A study of 101 young women. J. Nerv. Ment. Dis. 134: 228–236 (1962)
[127] Mutter, A. Z., and Schleifer, M. J.: The role of psychological and social factors in the onset of somatic illness in children. Psychosom. Med. 28: 333–343 (1966)
[128] Myers, J. K., Lindenthal, J. J., Pepper, M. P.: Life events and psychiatric impairment. J. Nerv. Ment. Dis. 1952: 149–157 (1971)
[129] Myers, J. K., Lindenthal, J. J., Pepper, M. P., Ostrander, D. R.: Life events and mental status. J. Hlth. soc. Behav., 13: 398–406 (1972)
[130] Oken, D., Grinker, R. R., Heath, H. A., Herz, M., Korchin, S. J., Sabshin, M., Schwartz, N. B.: Relation of physiological response to affect expression. Arch. Gen. Psychiat. 6: 336–351 (1962)
[131] Oken, D.: The psychophysiology and psychoendocrinology of stress and emotion. In: Appley and Trumbull: Psychological Stress. New York, Appleton-Century-Crofts, 43–76 (1967)
[132] Parkes, C. M.: Widows and their Families. London, Routledge (1958)
[133] Parkes, C. M.: Effects of bereavement on physical and mental health: a study of the medical records of widows. Brit. Med. J. 2: 274–279 (1964)
[134] Parkes, C. M.: Recent bereavement as a cause of mental illness. Brit. J. Psychiat. 110: 198–204 (1964)
[135] Parkes, C. M., Benjamin, B., Fitzgerald, R. G.: Broken heart: a statistical study of increased mortality among widowers. Brit. Med. J. 1: 740–743 (1969)
[136] Parkes, C. M.: The Psychosomatic Effects of Bereavement. In: W. Hill (ed.): Modern Trends in Psychosomatic Medicine. 2. London: Butterworth 71–80 (1970)
[137] Parkes, C. M.: The First Year of Bereavement: A Longitudinal Study of the Reaction of London Widows to the Death of their Husbands. Psychiatry 33: 444–467 (1970)
[138] Parkes, C. M. and Brown, R.: Health After Bereavement: a Controlled Study of Young Boston Widows and Widowers. Psychosom. Med. 34: 449–461 (1972)
[139] Parkes, C. M.: Bereavement – Studies of Grief in Adult Life. Intern. Universities Press, New York (1972) dt.: Vereinsamung. Die Lebenskrise bei Partnerverlust. Reinbek, Rowohlt (1974)
[140] Patkai, P.: Laboratory studies of psychological stress. J. Psychiatry in Med. 6: 575–585 (1975)
[141] Paykel, E. S., Myers, J. K., Dienelt, M. M., Klerman, G. L., Lindenthal, J. H., Pepper, M. P.: Life events and depression: A Controlled study. Arch. Gen. Psychiat. 21: 753–760 (1969)
[142] Paykel, E. S., Prusoff, B. A., Ulenhuth, E. H.: Scaling of life events. Arch. Gen. Psychiat. 25: 340–347 (1971)
[143] Paykel, E. S.: Life Stress and Psychiatric Disorder: In Dohrenwend, B. S. and Dohrenwend, B. P.: Stressful Life events: Their Nature and Effects. New York, London, Sydney, Toronto, John Wiley & Sons (1974)
[143a] Pflanz, M., Rosenstein and Th. v. Uexküll: »Socio-psychological aspects of peptic ulcer«. J. Psychosom. Res., 1: 68 (1956)
[144] Price, D. H., Thaler, M., Mason, J. W.: Preoperative emotional states and adrenal cortical activity. AMA. Arch. Neurol. Psychiat. 77: 646–656 (1957)
[145] Poerksen, N.: Über Krisenintervention. Z. Psychother. med. Psychol. 20: 85–95 (1970)
[146] Querido, A.: Forecast and follow-up: An investigation into the clinical, social and mental factore determining the results of hospital treatment. Brit. J. Prev. Soc. Med. 13: 33–49 (1959)
[147] Rahe, R. H., Meyer, M., Smith, M., Kjaer, G., Holmes, T. H.: Social stress and illness onset. J. Psychosom. Res. 8: 35–44 (1964)
[148] Rahe, R. H. and Holmes, T. H.: Social, psychologic and psychophysiologic aspects of inguinal hernia. J. Psychosom. Res. 8: 487–491 (1965)
[149] Rahe, R. H., McKean, J., Arthur, R. J.: A longitudinal study of life change and illness patterns. J. Psychosom. Res. 10: 355–366 (1967)
[150] Rahe, R. H. and Arthur, R. J.: Life change patterns surrounding illness experience. J. Psychosom. Res. 11: 341–345 (1968)
[151] Rahe, R. H.: Life change measurement as a predictor of illness. Proc. roy. Soc. Med. 61: 1124–1126 (1968)
[152] Rahe, R. H.: Multi-cultural correlations of life change scaling: America, Japan, Denmark and Sweden. J. Psychosom. Res. 13: 191–195 (1969)
[153] Rahe, R. H., Mahan, J. L., Arthur, R. J.: Prediction of near-future health change from subjects preceding life changes. J. Psychosom. Res. 14: 401–406 (1970)
[154] Rahe, R. H. and Lind, E.: Psychosocial factors and sudden cardiac death: A pilot study. J. Psychosom. Res. 15: 19–24 (1971)
[155] Rahe, R. H., Pugh, W. M., Erickson, J., Gunderson, E. K. E., Rubin, R. T.: Cluster analysis of life changes. 1. Consistency of cluster across large navy samples. Arch. Gen. Psychiat. 25: 330–332 (1971)
[156] Rahe, R. H. and Paasikivi, J.: Psychosocial factors and myocardial infarction. II. An outpatient study in Sweden. J. Psychosom. Res. 15: 33–39 (1971)
[157] Rahe, R. H., Gunderson, E. K. E., Rugh, W., Rubin, R. T., Arthur, R. J.: Illness prediction studies. Use of psychosocial and occupational characteristics as predictors. Arch. Env. Hlth. 25: 192–197 (1972)
[158] Rahe, R. H.: Subjects recent life changes and their near-future illness susceptibility. In: Reichsman, F.: Advances in Psychosomatic Medicine 8, Basel, New York, S. Karger, 2–19 (1972)
[159] Rahe, R. H., Bennett, L., Romo, M. et al.: Subjects recent life changes and coronary heart disease in Finland. Amer. J. Psychiat. 130: 1222–1226 (1973)
[160] Rahe, R. H.: The pathway between subjects recent life changes and their near-future illness reports: Repre-

sentative results and methodologic issues, in Stressful Life Events: Their Nature and Effects. Ed. Dohrenwend and Dohrenwend, New York, John Wiley and Sons, 73–86 (1974)

[161] Rahe, R. H., Rubin, R. T., Arthur, C. R. J.: The three investigators study. Serum uric acid, cholesterol, and cortisol variability during stresses of everyday life. Psychosom. Med. 36, 258–268 (1974)

[162] Rahe, R. H.: Epidemiological studies of life change and illness. J. Psychiatry in Med. 6: 133–146 (1975)

[163] Rees, W. D. and Lutkins, S. G.: Mortality of Bereavement. Brit. med. J. 4: 13–16 (1967)

[164] Roessler, R. and Engel, B. T.: The current status of the concept of physiological response specificity and activation. J. Psychiatry in Med. 5: 359–366 (1974)

[165] Rubin, R. T. and Mandell, A. J.: Adrenal cortical activity in pathological emotional states: A review. Amer. J. Psychiat. 12: 387 (1966)

[166] Rubin, R. T., Gunderson, E., Arthur, R. J.: Life stress and illness patterns in the US navy. III. Prior life change and illness in an attack carrier's crew. Arch. Environ. Hlth. 19: 753–757 (1969)

[167] Rubin, R. T., Gunderson, E. K. E. & Arthur, R. J.: Life stress and illness patterns in the U.S. Navy. V. Prior life change and illness onset in a battleship's crew. Psychosom. Res. 15: 89–94 (1971)

[168] Ruch, O. and Homes, T. H.: Scaling of life change: Comparison of direct and indirect methods. J. Psychosom. Res. 15: 221–227 (1971)

[169] Sachar, E. J., Hellmann, L., Fukushima, D. K., Gallagher, T. F.: Cortisol production in mania. Arch. Gen. Psych. 26: 137–139 (1972)

[170] Schachter, J.: Pain, fear, and anger in hypertensives and normotensives. Psychosom. Med. 19: 17–29 (1957)

[171] Schachter, S. and Singer, J. W.: Cognitive, social and physiological determinants of emotional state. Psychol. Rev. 69: 379–99 (1962)

[172] Schachter, S.: The interaction of cognitive and physiological determinants of emotional state, in psychobiological approaches to social behavior. Edited by Leiderman and Shapiro, Stanford University Press, 138–73 (1964)

[173] Schmale, A. H.: A genetic view of affects with special reference to the genesis of helplessness and hopelessness. Psychoanal. Study Child 19: 287–310 (1964)

[174] Schmale, A. H. and Iker, H.: The psychological setting of uterine cervical cancer. Annals of N. Y. Acad. Sci. 125: 807–813 (1966)

[175] Schmale, A. H. and Engel, G. L.: The giving up–given up complex illustrated on film. Arch. Gen. Psychiat. 17: 135–145 (1967)

[176] Schmale, A. H. and Iker, H. P.: Hopelessness as a predictor of cervical cancer. Soc. Sci. Med. 5: 95 (1971)

[177] Schmale, A. H.: Giving-up as a final common pathway to changes in health. Advances in Psychosom. Med. 8: 20–40 (1972)

[178] Schüffel, W.: Arbeitsansätze in der heutigen Psychosomatik: Angst, Stress und körperliches Geschehen. Z. Psychoth. Med. Psychol. 25: 1–15 (1975)

[179] Schur, M.: Comments on the metapsychology of somatization. Psychoanal. Study Child 10: 119–164 (1955)

[180] Selye, H.: The general adaptation syndrome and the diseases of adaptation. J. Clin. Endocrinol. 6: 117–230 (1946)

[181] Selye, H.: The physiology and pathology of exposure to stress. Montreal (1950)

[182] Selye, H.: The stress of life. New York, McGraw-Hill (1956)

[183] Selye, H.: Stress – Bewältigung und Lebensgewinn. München-Zürich, R. Piper & Co. Verlag (1975)

[184] Shannon, I. L. and Isbell, G. M.: Stress in dental patients: effect of local anestetic procedures. Brooks Air Force, Texas, May (1963)

[185] Singer, M. Th.: Presidential Address-Engagement-Involvement: A central Phenomenon in psychophysiological research. Psychosom. Med. 36: 1–17 (1974)

[186] Solomon, G. F. and Moos, R. H.: The relationship of personality to the presence of rheumatoid factor in asymptomatic relatives of patients with rheumatoid arthritis. Psychosom. Med. 27: 350 (1965)

[187] Solomon, G. F.: Psychophysiological aspects of rheumatoid arthritis and autoimmune disease, in modern trends in psychosomatic medicine. Edited by Hill, O. W. Butterworth, 189–216 (1970)

[188] Spielberger, Ch. D. (ed): Anxiety and Behavior. New York, Academic Press (1966)

[189] Spilken, A. Z. and Jacobs, M.: Prediction of illness behavior from measures of life crisis, manifest distress and maladaptive coping. Psychosom. Med. 33: 251–264 (1971)

[190] Spitz, R. A.: Streß: Psychische Beanspruchung und ihre Folgen. In: Freud in der Gegenwart. Europäische Verlagsanstalt, Stuttgart (1957)

[191] Spitz, R.: Die Entstehung der ersten Objektbeziehungen. Stuttgart, Klett, 1960

[192] Stevens, S. S. and Galanter, E. H.: Ratio scales and category scales for a dozen perceptual continua. J. Exp. Psychol. 54: 377–411 (1957)

[193] Sweeney, D. R., Tingling, D. C., Schmale, A. H.: Differentiation of the »Giving-Up« Affects – Helplessness and Hopelessness. Arch. Gen. Psychiat. 23: 378–382 (1970)

[194] Syme, S. L., Hyman, M. M. and Enterline, P. E.: Some social and cultural factors associated with the occurrence of coronary heart disease. J. Chron. Dis. 17: 277 (1968)

[195] Theorell, T. and Rahe, R. H.: Psychosocial factors and myocardial infarction. I. An inpatient study of Sweden. J. Psychosom. Res. 15: 25–31 (1971)

[196] Theorell, R., Lind, E., Fröberg, J., Karlsson, C.-G., Levi, L.: A longitudinal study of 21 subjects with coronary heart disease – life changes, catecholamine excretion and related biochemical reactions. Psychosom. Med. 34: 465–516 (1972)

[197] Theorell, R., Lind, E., Fröberg, J., Karlsson, C. G., Levi, L. A.: A longitudinal study of 21 subjects with coronary heart disease: Life changes, catecholamine excretion and related biochemical reactions. Psychosom. Med. 34: 505–516 (1972)

[198] Theorell, T.: Selected illnesses and somatic factors in relation to two psychosocial stress indices. A prospective study on middleaged construction building workers. J. Psychosom. Res. 20: 7–20 (1976)

[199] Thiel, H., Parker, D., Bruce, T.: Stress factors and the risk of myocardial infarction. J. Psychosom. Res. 17: 43–57 (1973)

[200] Tollefson, D. J.: The relationship between the occurrence of fractures and life crisis events (1972), zitiert in: Holmes, T. H., Masuda, M.: Life change and illness susceptibility, in: Dohrenwend, B. S. und Dohrenwend, B. P.: Stressful Life events: Their Nature and Effects. New York, London, Sydney, Toronto, John Wiley & Sons 45–72 (1974)

Maladaption und Krankheitsmanifestation

[201] Uexküll, Th. von: Untersuchungen über das Phänomen der »Stimmung« mit einer Analyse der Nausea nach Apomorphingaben verschiedener Größe. Zschr. f. klin. Med. 149: 132–210 (1952)

[202] Uhlenhuth, E. H. and Paykel, E. S.: Symptom intensity and life events. Arch. Gen. Psychiat. 28: 473–477 (1973)

[203] Uhlenhuth, E. H. and Paykel, E. S.: Symptom configuration and life events. Arch. Gen. Psychiat. 28: 744–748 (1973)

[204] Visotsky, H. M., Hamburg, D. A., Groß, M. E., Lebovits, B. Z.: Coping behavior under extreme stress. Arch. Gen. Psychiat. 5: 423–448 (1961)

[205] Weizsäcker, V. v.: Fälle und Probleme. Enke, Stuttgart (1947)

[206] Wolff, C. T., Friedman, S. B., Hofer, N. A., Mason, J. W.: Relationship between psychological defenses and mean urinary 17-hydroxycorticosteroid excretion rates: Part. I A predictive study of parents of children with leukemia. Psychosom. Med. 26: 576–591 (1964)

[207] Wershow, H. J. and Reinhart, G.: Life change and hospitalization – a heretical view. J. Psychosom. Res. 18: 393–401 (1974)

[208] Wold, D. A.: The adjustment of siblings to childhood leukemia. zitiert in: Holmes, T. H., Masuda, M.: Life change and illness susceptibility, in Dohrenwend, B. S. und Dohrenwend, B. P.: Stressful Life events: Their Nature and Effects. New York, London, Sydney, Toronto, John Wiley & Sons 45–72 (1974)

[209] Wolff, C. T., Friedman, S. B., Hofer, N. A., Mason, J. W.: Relationship between psychological defenses and mean urinary 17-hydroxycorticosteroid excretion rates: Part. I A predictive study of parents of children with leukemia. Psychosom. Med. 26: 576–591 (1964)

[210] Wolff, H. G.: Stress and Disease. (zweite verbesserte Auflage, red. von Wolf, S. und Goodell, H.) Thomas, Springfield (Ill. USA), 1968

[211] Wyler, A. R., Masuda, M., Holmes, T. H.: Seriousness of Illness Rating Scale. J. Psychosom. Res. 11: 363–374 (1968)

[212] Wyler, A. R., Masuda, M. Holmes, T. H.: The Seriousness of Illness Rating Scale: Reproducibility. J. Psychosom. Res. 14: 59–64 (1970)

[213] Wyler, A. R., Masuda, M., Holmes, T. H.: Magnitude of life events and seriousness of illness. Psychosom. Med. 33: 115–122 (1971)

[214] Young, M., Benjamin, B., Wallis, C.: Mortality of Widowers. Lancet 2: 454 (1963)

[215] Zubek, J. P.: Sensory deprivation: Fifteen years research. New York, Appleton-Century-Crofts (1969)

[216] Zuckerman, M.: Perceptual Isolation as a Stress Situation. Arch. Gen. Psychiat. 11: 255–276 (1964)

[217] Zuckerman, M.: Theoretical formulations, in Zubeck, J. P.: Sensory deprivation: Fifteen years research. New York, Appleton-Century-Crofts, 407–432 (1969)

11 Die klassischen psychoanalytischen Konzepte der Psychosomatik und ihre Beziehungen zum Konzept der »pensée opératoire«

Franz G. Plaum und Samir Stephanos

11.1 Einleitung

In der vorliegenden Arbeit werden die klassischen psychoanalytischen Konzepte der Psychosomatik dargestellt. Gleichzeitig wird erstmals der Versuch unternommen, ihre Beziehungen zum Konzept der pensée opératoire herauszuarbeiten. Die Anregung dazu ergab sich aus der eingehenden Beschäftigung mit den Ideen der Pariser psychosomatischen Schule, denen sich die Autoren verbunden fühlen. Aufgrund dieser Akzentuierung konnten die tradierten Modelle in ihrer Bedeutung für die Entwicklung einer psychoanalytischen Psychosomatik prägnanter dargestellt werden; zum Teil ließen sich Ansätze zur Neuinterpretation der klassischen Hypothesen finden. So konnten die einzelnen Beiträge aufgrund inhaltlicher und historischer Verknüpfungen in eine gewisse Reihenfolge gebracht werden; sie sollen den Entwicklungsprozeß der psychoanalytischen Theorie in der Psychosomatik verdeutlichen.

Die Darstellung beginnt mit dem Beitrag S. Freuds; dieser unterschied scharf zwischen zwei Neuroseformen mit somatischer Ausprägung, der Konversionsneurose und der Aktualneurose, ließ jedoch ansonsten Organerkrankungen beiseite. Ihm folgte G. Groddeck, der in einer gewagten Generalisierung das Freudsche Konversionsmodell zur Erklärung aller Erkrankungen, psychische wie körperliche, heranzog. In deutlicher Abhebung zu ihm betonte F. Alexander die Eigengesetzlichkeit der somatischen und der psychischen Abläufe; er forderte daher methodisch ein zweigleisiges Vorgehen mit eingehender somatischer und psychologischer Diagnostik, um dann in seiner Spezifitätstheorie eine Brücke zwischen beiden Ansätzen zu schlagen. Die Beiträge von M. Schur und A. Mitscherlich beschließen das Kapitel. Bei beiden Autoren wurde, im Gegensatz zur Auffassung Alexanders, der neurotische Triebkonflikt als maßgebender pathogener Faktor bei der Entstehung psychosomatischer Störungen deutlich relativiert. Überlegungen zur Funktionsweise des Ich, also zur Ich-Struktur und zur Ökonomie, rückten in den Vordergrund. In dieser Umgewichtung kündigte sich eine Tendenz zur Abgrenzung von Neurose und psychosomatischem Geschehen an, eine Differenzierung, wie sie später von der Pariser psychosomatischen Schule postuliert wurde. Diese Unterscheidung wurde, wie sich zeigen läßt, schon von Freud in abgewandelter Form, jedoch mit ähnlicher Entschiedenheit vertreten.

11.2 Der Beitrag Sigmund Freuds zur Entwicklung einer Psychosomatischen Medizin: Sein Konversionsmodell, sein Konzept der Aktualneurose, die traumatische Neurose

Die Beiträge Freuds (1856–1939) zur psychosomatischen Medizin sind höchst zeitgemäß. Obwohl er selbst mit seiner psychoanalytischen Methode nie Organkranke behandelte, wurde er dennoch durch seine theoretische Konzeption und die analytische Technik zum Initiator der Psychosomatik. Einige seiner Hauptgedankengänge – in erster Linie seine Ausführungen zur Aktualneurose – dienten als Anknüpfungspunkt für moderne Auffassungen über die Entstehung psychosomatischer Affektionen[1]*; sein Konversionsmodell wurde bis zum heutigen Tag nur unwesentlich modifiziert.

Die psychoanalytischen Forschungen Freuds nahmen bekanntlich ihren Ausgangspunkt von der Beobachtung und genauen Untersuchung aller somatischen Ausprägungen der Hysterie. Dieser Ansatz entsprach dem medizinischen Denken der damaligen Zeit, das die Neurosen auf somatisch-neurologischen Faktoren zurückzuführen versuchte. Indem Freud an das Somatische anknüpfte, gelang es ihm, eine psychologisch fundierte Neurosentheorie zu entwickeln, die zwei Modelle zur Erklärung von Körpersymptomen bei Neurosekranken enthielt. In diesen beiden Modellen beschrieb er unterschiedliche Mechanismen der Symptombildung, die ihrerseits an bestimmte strukturelle Bedingungen im Ich geknüpft sind.

Bei der Untersuchung der großen hysterischen Anfälle und der körperlichen Monosymptome bei der Hysterie entdeckte er deren psychischen Hintergrund: Vom Bewußtsein abgespaltene, »separate psychische Gruppen« (GW, I. S. 60)[2]) mit einem verdrängten »Vorstellungsinhalt« (GW, I, S. 96), der sich im Moment der hysterischen Symptombildung »der Körperinnervation und der Existenz des Kranken bemächtigt, Dauersymptome und Anfälle schafft« (GW, I. S. 96). Später erkannte er den

---
* Anmerkungen siehe am Ende des Kapitels.

sexuellen Charakter »dieser starken Vorstellungen« (GW, I. S. 63); es handelte sich um infantile sexuelle Phantasien, die das Über-Ich nicht zuließ, die sehr angstbesetzt und daher in Verdrängung gehalten werden mußten. Im Unterschied zu den Phobien und Zwangsneurosen »erfolgt die Unschädlichmachung der unverträglichen Vorstellungen dadurch, daß deren Erregungssumme ins Körperliche umgesetzt wird« (GW, I. S. 63) und sich durch »Symbolisierung einen somatischen Ausdruck schafft« (GW I, S. 250). Diesen Umsetzungsvorgang bezeichnet er als Konversion[3]). Bei diesem »Mechanismus der Konversion zum Zwecke der Abwehr« (GW, I. S. 210) wird der Körper – meistens im Bereich der Sensomotorik – durch einen komplizierten Abwehrmechanismus in die Lösung eines psychischen Konflikts einbezogen. Damit wird deutlich, daß die Konversionssymptome für Freud unmittelbarer Ausdruck von Phantasietätigkeit darstellen, wie sie sich bei differenzierten neurotischen Strukturen, den Psychoneurosen, findet. Mit seiner Konversionstheorie der hysterischen Symptombildung erkannte er zudem als erster die Möglichkeit der pathogenen Einwirkung der Psyche auf den Organismus.

Einen völlig anders gearteten Mechanismus der Symptombildung entdeckte Freud bei den Aktualneurosen, die durch vegetative Beschwerdebilder charakterisiert waren. Dazu zählte er die Neurasthenie, die Angstneurose und später auch die Hypochondrie, die er als Vertreter eines zweiten Neurosentyps den Psychoneurosen – Hysterie, Zwangsneurose, Phobie usw. – gegenüberstellte. Auch bei den Aktualneurosen nahm er einen sexuellen Ursprung an, doch lag dieser in einer »Störung des aktuellen Sexuallebens« (GW, I. S. 414, Übers. d. Verf.) und nicht in einer konflikthaften Fehlentwicklung der Sexualität. »Aktual« – ist also zuerst im Sinne einer zeitlichen Aktualität zu sehen. Andererseits verstand er ihre Ätiologie vergleichsweise somatisch und nicht psychisch: » ... die Erregungsquelle, der Anlaß zur Störung, (liegt) auf somatischem Gebiete, anstatt wie bei der Hysterie und der Zwangsneurose auf psychischem« (GW, I. S. 341). Der aus der Kindheit stammende sexuelle Triebkonflikt, bei der Entstehung der Psychoneurosen unabdingbar, spielte demnach bei der Entstehung der Aktualneurosen keine Rolle. Freud nahm vielmehr an, daß »deren Symptome wahrscheinlich durch direkte toxische Schädigungen entstehen« (GW. XI, S. 404)[4], die aus einer unbefriedigenden Abfuhr von Sexualspannung herrühren. Der Sexualstoffwechsel ist gestört, so daß »von diesen Sexualtoxinen mehr produziert wird, als die Person bewältigen kann« (GW. XI, S. 403).

Die Neurasthenie war für ihn daher ein »monotones Krankheitsbild ... in welchem, wie Analysen zeigten, ein »psychischer Mechanismus« keine Rolle spielt. Von der Neurasthenie trennte sich scharf die Zwangsneurose, ... für die sich ein komplizierter psychischer Mechanismus, eine der hysterischen ähnlichen Ätiologie ... erkennen ließ« (GW, I, S. 255). Ihre Symptomatik charakterisierte Freud durch physische Müdigkeit nervösen Ursprungs, Kopfschmerzen, Dyspepsie, spinale Parästhesien und Nachlassen der sexuellen Aktivität; es handelt sich also um ein Beschwerdebild, das heute oft als nervöser Erschöpfungszustand oder als funktionelles Syndrom mit diffuser Polysymptomatik beschrieben wird. Die Symptome waren für ihn die Folge der Verarmung an somatischer Sexualerregung, »in typischen Fällen durch regelmäßige Masturbation« (GW, V, S. 150)[5]). Dagegen kommt die Angstneurose sowie die Hypochondrie »durch die Anhäufung physischer Spannung zustande, die selbst wieder sexueller Herkunft ist; diese Neurose hat auch keinen psychischen Mechanismus« (GW. I, S. 255). Bei ihr erfolgt eine direkte Umwandlung aufgestauter Sexualerregung in Angst, ängstliche Erwartung und die somatischen »Äquivalente von Angstäußerungen« (GW, I, S. 255) wie in funktionelle Störungen der Herztätigkeit, der Atmung, Schweißausbrüche, Schwindel, Zittern usw. Das sind Beschwerden, wie sie Richter und Beckmann später in ihrer Monographie über die »Herzneurose« beschrieben haben[6]). Diese Autoren verneinten die sexuelle Ätiologie und setzten den Akzent auf die ausgeprägte Ich-Schwäche, die keinem Objektverlusterlebnis gewachsen ist.

Für Freud lag der entscheidende Akzent bei der Entstehung vegetativer Symptome auf der Annahme einer veränderten somatischen Spannung – für ihn sexuellen Ursprungs – und dem Fehlen psychischer Mechanismen. Damit kommt er modernen Auffassungen sehr nahe, denen zufolge vegetative Symptome dann erscheinen, wenn die Möglichkeiten des Ich, Spannungen psychisch zu verarbeiten, erschöpft sind. Das Individuum ist mit einer Situation konfrontiert, die es mit psychischen Mitteln nicht meistern kann, sein Ich ist nicht in der Lage, die »Erregung zu bewältigen oder zu binden« (GW, XIII, S. 36)[7]). Diese wird auf der Ebene der Physiologie in Form von Symptomen abgeführt, ohne daß »psychische Mechanismen«, d.h., psychische Abwehrvorgänge symptomgestaltend wirken. Die Symptome der Aktualneurosen bieten daher »der Psychoanalyse keine Angriffspunkte« (GW, XI, S. 404); sie lassen »keine psychische Ableitung« zu (GW, I, S. 333), wohingegen das Konversionssymptom der Analyse den Zugang zu einer gestaltenden Phantasietätigkeit ermöglicht.

Dieser Gegensatz – fehlende »psychische Mechanismen« beim vegetativen Symptom, reiche Phantasie bei der Konversionshysterie – manifestiert sich auch in der Art und der Länge der jeweiligen Krankengeschichten. Über viele Seiten hinweg entfaltete Freud das Innenleben seiner begabten phantasievollen Hysterikerinnen, während er die Berichte über aktualneurotische Patienten episodisch kurz hielt und sie auf die Beschreibung der aktuell auslösenden Faktoren und der Symptomatik beschränkte. Die Neurasthenie blieb für ihn ein »monotones Krankheitsbild (GW. I, S. 255), bei dem er keinen psychischen Hintergrund erhellen konnte.

11.2.1 Über die Bedeutung S. Freuds für die psychoanalytische Psychosomatik

Freuds Konzeption beeinhaltet also eine strukturelle Differenzierung im Ich von Patienten mit Psychoneurosen gegenüber denen mit Aktualneurosen. Damit ist schon durch ihn der Weg vorgezeichnet für zwei Krankheitsbilder, die sich deutlich voneinander abheben. Diese Sichtweise wurde später von Groddeck wieder aufgegeben; sie findet sich jedoch wieder im Konzept der pensée opératoire, in dem eine scharfe Unterscheidung zwischen Neurose und psychosomatischer Störung gemacht wird[8]. Obwohl Freud nie an Zusammenhänge zu Patienten mit Organläsionen gedacht hat, führt der alte Begriff der Aktualneurose direkt zu einer modernen Auffassung über die psychosomatischen Affektionen. Diese postuliert, daß das Ich von Patienten, die zu psychosomatischen Reaktionen neigen, strukturelle Defekte aufweist; sie machen sich z.B. in Belastungssituationen als eine Verarmung an psychischen Verarbeitungsmöglichkeiten bemerkbar. Mit der Annahme eines Mangels an Phantasien, einer »inneren Leere«[9] ist die Brücke geschlagen zu den fehlenden »psychischen Mechanismen« Freuds. Hier Phantasiearmut als Resultat einer psychobiologischen Reifungsstörung, da eine psychoneurotisch verformte, reichhaltige Phantasietätigkeit als Zeichen einer durchlaufenen psychosexuellen Entwicklung.

Auch ein anderer Gesichtspunkt läßt die Aktualität von Freuds Ansichten erkennen: seine Überlegungen zur psychischen Ökonomie bei Aktualneurosen. Während Freud bei den Psychoneurosen qualitative Abläufe, d.h. Konflikte und komplizierte Abwehrmechanismen in den Vordergrund rückt, beschäftigte er sich bei den Aktualneurosen vorrangig mit quantitativen Faktoren. Er formulierte: »Es reicht nicht hin, daß das spezifische ätiologische Moment (gemeint ist die veränderte somatische Sexualspannung, d. Verf.) vorhanden ist, es muß auch dann ein bestimmtes Maß davon voll werden und bei Erreichung dieser Grenze kann eine Quantität spezifischer Noxe durch einen Beitrag banaler Schädlichkeit, z.B. ein Schreck, ein psychischer Schock oder Ermüdung auf dem Boden einer verdrängten Sexualspannung eine Aktualneurose hervorrufen, dies hängt »von der Gesamtbelastung des Nervensystems im Vergleich zu dessen Resistenzfähigkeit«, d.h. von dessen Tragfähigkeit ab (GW. I, S. 355).

Derartige Überlegungen zur inneren Ökonomie psychosomatischer Patienten wurden von nahezu allen späteren Autoren angestellt. Mitscherlich sah einen »Leistungskonflikt zwischen sozialer Anpassung und induzierten Spannungen«[10]. Stephanos sprach in Anlehnung an die Pariser psychosomatische Schule von einem »labilen narzißtisch-energetischen Gleichgewicht«[11] bei Patienten, die zu somatischen Reaktionen neigen. Diesen Standpunkt vertrat auch Schur[12]. Die Symptome entstehen nach Auffassung dieser Autoren dann, wenn die Verarbeitungskapazität des Ich überschritten ist; sie dienen der Abfuhr einer unspezifischen psychischen Spannung in physiologische Kanäle. Die Bezeichnung »unspezifisch« weist darauf hin, daß diese Autoren die Annahme einer sexual-toxischen Ätiologie aufgegeben haben.

Freud selber vollzog diesen Schritt bei der Beschreibung der traumatischen Neurose, einem Neurosentyp, bei dem die Symptome Folge eines emotionalen Schocks sind. Dieser wird ausgelöst durch äußere Ereignisse, die unerwartet auf die Psyche des Individuums eindringen, z.B. Unfälle, Explosionen usw. Dieses Trauma führt zu einer somatischen Erschütterung des Organismus und zu einem Schreck, einem »Zustand, in den man gerät, wenn man in Gefahr kommt, ohne auf sie vorbereitet zu sein« (GW, XIII, S. 10). Eine psychische Verarbeitung findet nicht statt, die Reizüberflutung wirkt traumatisierend auf die psychische Organisation. Eine derart traumatische Komponente ließ sich nach Freuds Ansicht auch bei den beiden anderen Neurosentypen nachweisen. Als auslösendes Moment reaktiviert sie bei den Psychoneurosen verdrängte infantile Phantasien, während sie bei den Aktualneurosen eine Spannung induziert, welche die psychische Verarbeitung überfordert und zu vegetativen Symptomen führt.

11.3 Die monistische Schule von Georg Groddeck

Georg Groddeck (1866–1934) war der bedeutendste Vertreter der sog. »spekulativen Phase« der Psychosomatik[13]. Er war der erste, der den psychoanalytischen Ansatz Freuds konsequent auch zur Erklärung und zur Behandlung von organischen Krankheiten heranzog. Er wird deshalb von vielen als der eigentliche »Vater der Psychosomatik« angesehen. Dabei verließ er den von Freud vorgezeichneten Weg zweier sich voneinander abhebender Krankheitsbilder. Freud selbst hatte sich zeitlebens »aus erziehlichen Gründen« gegen eine derartige Ausweitung ausgesprochen. In einem Brief an V. v. Weizsäcker schrieb er, »Innervationen, Gefäßerweiterungen, Nervenbahnen wären zu gefährliche Versuchungen für sie (die Analytiker, d. Verf.) gewesen, sie hatten zu lernen, sich auf die psychologische Denkweise zu beschränken«[14]. Der Begründer der Psychoanalyse fürchtete nicht ohne Grund um die wissenschaftliche Glaubwürdigkeit seiner Methode, falls diese direkt auf organische Krankheiten übertragen wurde. Er überließ diese daher lieber den Internisten.

Ganz anders Georg Groddeck. Er verstand sich mehr als Heiler und Weiser denn als Arzt; sein analytisches Denken bewegte sich innerhalb eines kosmisch angelegten naturphilosophischen Rahmens, stets bereit, den Spekulationen seiner üppigen und genialen Phantasie zu folgen. Zwangsläufig sprengte er die Grenzen des starren psychologischen Determinismus, wie er von Freud vertreten wurde. Über sein Verhältnis zu dem »Vater der Psychoanalyse« schrieb er: »Was vernünftig oder nur ein wenig seltsam klingt, stammt von Prof. Freud in Wien und dessen Mitarbeitern; was ganz verrückt ist, beanspruche ich als mein geistiges Eigentum«[15]). Freud dagegen antwortete ihm: »Vergebens beteuert Georg Groddeck, mit der (psychoanalytischen, d. Verf.) Wissenschaft nichts zu tun haben« (Es, S. 5). »Wenn Sie begriffen haben, was Übertragung und Widerstand sind, ... können Sie ruhig an die psychoanalytische Behandlung Kranker herangehen« (Es, S. 145).

Groddeck gelangte durch seine jahrzehntelange ärztliche Tätigkeit in seiner berühmten Baden-Badener Klinik zu der Auffassung, daß es »kein Gebiet der Medizin (gibt), auf dem sich Freuds Entdeckung nicht verwerten ließe« (Es, S. 271). Dort »bekämpfte er Krebs und Schwindsucht, nicht Neurosen. Seine Hauptwaffen waren Diät, Massage und psychologische Erforschung nach Freudschen Grundsätzen« (Es, S. 5). Er erkannte die zentrale Bedeutung der Arzt-Patient-Beziehung für den Behandlungsprozeß: »Wer Kranke behandeln will, mag er Chirurg ... oder praktischer Arzt sein, hilft nur soweit, als es ihm gelingt, die Übertragungen des Kranken auszunutzen und die Widerstände zu lösen« (Es, S. 95).

Die Experimente Groddecks in seiner Klinik können als Pionierarbeiten angesehen werden. Seine Auffassungen haben das Denken einer ganzen Generation von Psychosomatikern beeinflußt.

In den Krankheiten, gleich welcher Art, sah er »zweckmäßige Schöpfungen unseres Mikrokosmos, unseres Es, genauso zweckmäßig, wie der Aufbau der Nase und des Auges, die ja auch vom Es geschaffen werden« (Es, S. 32). Das Es »zwingt ... diese Erkrankung auf, gegen ... (den) bewußten Willen, weil ... das Es ... sein Recht verlangt« (Es, S. 33). Und weiter: »Ein Kranker will krank sein, er wehrt sich gegen die Genesung« (Es, S. 126). Das Es ist bei Groddeck also keine strukturelle Instanz im Rahmen eines Es-Ich-Überich-Modells wie bei Freud, sondern eine kreative Urkraft, die über Krankheit und Gesundheit verfügt. Diese »biotisch-naturhafte« Urkraft umfaßt Bewußtes und Unbewußtes, Physiologisches und Biologisches. Damit gelang es ihm, »einen Gott zu finden, den ... (er) für alles verantwortlich machen könnte« (Es, S. 275). Die Menschen versteht er dementsprechend als »Werkzeuge des Es« in Gesundheit wie in Krankheit (Es, S. 275). In der Annahme eines derart omnipotenten, allgegenwärtigen Prinzips verdeutlicht sich der gläubige Charakter, auf dem sein naturphilosophisch-analytisches Modell letztlich basiert.

Das Es besitzt eine unbegrenzte Fähigkeit, den Körper durch Symbolisierungsvorgänge in seinen Dienst zu nehmen. Der Mensch wird »vom Symbol gelebt« (Es, S. 60). »Die Erkrankung hat einen Zweck, sie soll den Konflikt lösen, verdrängen oder das Verdrängte am Bewußtwerden hindern ... Die Erkrankung ist aber auch ein Symbol, eine Darstellung eines inneren Vorgangs, ein Theaterspiel des Es, mit dem es verkündet, was es mit der Zunge nicht auszusprechen vermag« (Es, S. 118). Jedes Symptom ist also für ihn ein Symbol, ein Ausdrucksgeschehen; jedes Symptom »redet«, drückt also einen verstehbaren Hintergrund aus.

11.3.1 Über die Bedeutung G. Groddecks für die psychoanalytische Psychosomatik

Vor allem aus dem Symptomverständnis Groddecks wird ersichtlich, daß sein psychosomatischer Entwurf ausschließlich ein monistischer sein kann. Er gibt die Unterscheidung zwischen psychisch und organisch auf, denn für das Es existiert kein derartiger Unterschied; »das sind doch nur Bezeichnungen, um sich über irgendwelche Besonderheiten des Lebens leichter zu verständigen, im Grunde ist beides dasselbe, beides denselben Hauptlebensgesetzen unterworfen, demselben Leben entsprungen« (Es, S. 139). Körper und Seele sind für ihn daher bloße »Erscheinungsformen des Es« ohne Eigengesetzlichkeiten (Es, S. 139). In der Annahme ihres gemeinsamen Ursprungs im Es glaubte er, den Leib-Seele-Dualismus überwinden zu können, denn durch die übergreifende Instanz des Es hob sich für ihn die Grenze zwischen beiden Bereichen auf. Damit wurde für ihn die Freudsche Trennung zwischen Psychoneurose und Aktualneurose hinfällig.

Mit Hilfe der Symbolisierungsfähigkeit des Es versucht er, unbegrenzt körperliche Symptombildungen psychologisch zu erklären. Damit wird deutlich, daß Groddeck das Freudsche Konversionsmodell in banaler Weise auf organische Krankheiten übertragen hat. Psychosomatische Störungen waren für ihn stets ein Ausdruck eines psychoneurotischen Phantasiegeschehens, meist sexuellen Charakters; sie waren letztlich also Varianten der Konversionshysterie. Diese gleichsam gläubige Überdehnung des konversionsneurotischen Ansatzes führte ihn zu originellen Einsichten, aber auch zu Konstruktionen, die uns heutzutage geradezu phantastisch anmuten. »Der Herzfehler pflegt von Liebe und ihren Verdrängungen ... zu erzählen, das Magenleiden berichtet von dem Tiefsten in der Seele, denn der Sitz der Seele hat das Es in den Bauch verlegt, der Gebärmutterkrebs spricht von Sünden wider die Mutterpflicht und bereuter Wollust ... Das Es entscheidet darüber, ... ob beim Fallen der Knochen zerbrochen wird oder nicht«.[16])

Die Bedeutung Groddecks für die psychosomatische Medizin beruht also weniger auf seinem psychosomatischen Konzept, sondern vor allem auf dem Impuls, den er der Medizin seinerzeit gab, indem er mit großer Kühnheit psychoanalytische Kategorien an Organkranken herantrug. Seine therapeutischen Erfolge verdankte er in den seltensten Fällen seinen Vorstellungen von psychosomatischen Zusammenhängen; er erreichte sie vielmehr durch eine ausgeprägte suggestive Ausstrahlung und die konsequente Anwendung von Übertragung und Gegenübertragung in der Arzt-Patient-Beziehung. Freud akzeptierte ihn deshalb trotz der von ihm kritisierten Neigung, bestehende Unterschiede zwischen Körperlichem und Seelischem zu verwischen, als Vertreter der Psychoanalyse. »Wer erkennt, daß Übertragung und Widerstand die Drehpunkte der Behandlung sind, gehört nun einmal rettungslos zum wilden Heer« (der Analytiker, d. Verf.))[17]. Seine Ideen beeinflußten vor allem die angelsächsische analytische Psychosomatik, z.B. die Schule von Melanie Klein.

11.4 Das psychodynamische Spezifitätskonzept von Franz Alexander

Franz Alexander (1891–1964), Arzt und Psychoanalytiker, war langjähriger Leiter des Instituts für Psychoanalyse in Chicago. Seine psychosomatischen Forschungen waren geprägt von einer engen Kooperation zwischen Psychoanalytikern und Fachärzten anderer medizinischer Disziplinen. Durch seine grundlegenden Beiträge zur Auseinandersetzung zwischen der naturwissenschaftlichen Medizin und dem neuen »Psychologismus« (P.M., S. 1)[18], der sich um die Erklärung psychosomatischer Zusammenhänge bemühte, versuchte er sich scharf von Groddecks generalisierender Betrachtungsweise abzuheben. Th. v. Uexküll sah in ihm daher den bedeutendsten Vertreter der »psychophysiologischen Phase« der Psychosomatik[19]).

Alexander verstand dabei unter »psychosomatisch« in erster Linie eine Methode des Vorgehens bei der Untersuchung von Krankheiten, »die gleichzeitige und koordinierende Verwertung von somatischen und psychologischen Methoden und Vorstellungen« (P.M., S. 28). Dementsprechend postulierte er, daß »psychosomatische Untersuchungen eine detaillierte und exakte Beschreibung von psychologischen Folgeabläufen genauso erfordern, wie eine exakte Beobachtung der zugehörigen physiologischen Prozesse« (P.M., S. 31).

Damit wird deutlich, wie sehr Alexander um einen Brückenschlag zwischen der Organmedizin seiner Zeit und einem psychoanalytischen Ansatz bemüht war. Er relativierte zwar in entscheidender Weise den Ausschließlichkeitsanspruch des von R. Virchow (1855) formulierten allgemeingültigen Krankheitskonzepts (»Alle Pathologie ist eine Pathologie der Zelle«); er distanzierte sich zugleich jedoch von dem umgekehrten, von Groddeck vollzogenen Versuch, alle somatischen Erkrankungen in ein globales psychologisches Erklärungsmodell gleichsam einzuverleiben.

Im Vergleich zu dessen uneingeschränkter monistischer Grundauffassung war sein Ansatz in erster Linie ein dualistischer; er vertrat – wie auch später Mitscherlich – die Position eines psychosomatischen Parallelismus, der annimmt, daß psychische und physiologische Prozesse sich simultan zueinander vollziehen, ohne daß eine Seite die andere determiniert. »Dieser psychosomatische Zugang zu den Lebens- und Krankheitsproblemen bringt innere physiologische Prozesse in eine Synthese mit den Beziehungen des Individuums zu seiner gesellschaftlichen Umwelt« (P.M., S. 27).

Von seiner wissenschaftlichen Grundeinstellung her war Alexander stets um klare Begriffsdefinitionen bemüht. Der Terminus »Psychosomatische Krankheit« war für ihn als diagnostische Einheit wertlos, denn »theoretisch hat jede Krankheit einen psychosomatischen Charakter, weil emotionale Faktoren sämtliche körperlichen Vorgänge auf nervösen und humoralen Bahnen beeinflussen können« (P.M., S. 30). So sind beispielsweise auch die Immunitätslage und die Widerstandskräfte gegen Infektionen zum Teil von emotionalen Faktoren abhängig. Dementsprechend vertrat Alexander ein differenziertes ätiologisches Konzept, das die jeweiligen Konstellationen von somatischen, emotionalen und sozialen Faktoren zu formulieren versuchte. Er sprach vom gleichzeitigen Bestehen verschiedener Faktorenreihen, die ein Kontinuum von sozial beeinflußten seelischen Ereignissen und physiologischen Folgeabläufen nach sich ziehen. »Alle vorliegende Erfahrung weist auf multikausale Bedingtheit in allen Zweigen der Medizin hin« (P.M., S. 30). »Das psychosomatische Vorgehen kann daher auf jegliches Phänomen Anwendung finden, das innerhalb des lebendigen Organismus statt hat. Die Universalität der Anwendbarkeit berechtigt uns, von einer psychosomatischen Ära in der Medizin zu sprechen« (P.M., S. 11).

In dieser Ausweitung des psychosomatischen Ansatzes unterschied er sich fundamental von Freud, der aus methodischen Gründen vor diesem Schritt warnte. Im Vergleich zu Groddeck, der psychosomatische Phänomene global mit Hilfe des Freudschen Konversionsmodells zu erklären versuchte, grenzte er zwei grundlegend unterschiedliche Reaktionsmöglichkeiten des Organismus auf psychologische Reize voneinander ab. In der Psychoneurose werden die »motorischen Tätigkeiten durch psychologische Tätigkeiten ersetzt, durch das Handeln in der Phantasie anstelle von wirklichem Handeln« (P.M., S. 41). Bei der vegetativen Neurose dagegen wird die nach »außen gerichtete Handlung unterlassen und die nicht abgeführte emotionale Spannung ruft chronische innere vegetative Veränderungen hervor« (P.M., S. 41).

Die Blockade der Handlungsabläufe bei der vegetativen Neurose wird nach seiner Ansicht durch Über-Ich-Einflüsse bedingt. Der internalisierte normative Druck also, gegen die Triebimpulse gerichtet, induziert Spannungen, die zu somatischen Reaktionen führen. Kommt es in einem zweiten, nicht näher erläuterten Schritt zu Gewebsveränderungen und zu einer irreversiblen organischen Krankheit, spricht Alexander von psychogenen organischen Störungen bzw. von Organneurosen.

Im Unterschied zur Symptombildung bei der Konversionsneurose bedeutet das Symptom der vegetativen Neurose nicht ein Versuch, »eine Emotion zum Ausdruck zu bringen, sondern die physiologische Reaktion der vegetativen Organe auf Anhalten der periodisch wiederkehrenden emotionalen Zustände. Eine Blutdruckerhöhung z.B. unter dem Einfluß von Wut führt den Affekt nicht ab, sondern ist die physiologische Komponente des Gesamtphänomens der Wut« (P.M., S. 22). Die physiologische Komponente ist somit eine Anpassung des Organismus auf die gesteigerte emotionale Spannung hin, eine vegetative Bereitstellung. Diese kann als Reaktion auf akute emotionale Belastungen wieder abklingen. Unter dem Einfluß andauernder emotionaler Spannung jedoch, bedingt durch eine vom Über-Ich gesteuerte Blockade der psychischen Verarbeitung und der physiologischen Abfuhr nach außen, persistiert die physiologische Reaktion als Affektkorrelat im Leerlauf und führt zur vegetativen Neurose bzw. zur Organneurose. Es wird deutlich, daß Alexander weder strukturelle Aspekte wie der charakteristische Mangel an Phantasie, die »innere Leere«[20]), noch bestimmte Ich-Funktionsweisen wie die Regression auf die Ebene des Primärprozesses[21]) zur Erklärung von Symptombildungen heranzog.

Das hysterische Konversionssymptom, das er ausschließlich auf den Bereich der Sensomotorik beschränkt wissen wollte, ist im psychologischen Gesichtspunkt »seiner Natur noch ähnlich jeder beliebigen willkürlichen Innervation, Ausdrucksbewegung oder Sinneswahrnehmung« (P.M., S. 21). Der Sprung vom Psychischen ins Somatische unterscheidet sich demnach nicht von dem Sprung, wie er etwa bei willkürlichen Bewegungen stattfindet. Andere Autoren, u.a. M. Schur, haben konversionsneurotische Reaktionen auch in anderen somatischen Bereichen beschrieben, z.B. im vegetativen Nervensystem und an der Haut. »Ein Konversionssymptom ist ein symbolischer Ausdruck eines emotional geladenen psychologischen Inhalts« (P.M., S. 21); der Körper wird als Stätte eines symbolischen Ausdrucksgeschehens in den Dienst genommen, ist also nicht mehr wie bei der vegetativen Neurose Vollzugsort einer simultan verlaufenden vegetativen Anpassungsreaktion. In Weiterführung der Alexanderschen Gedanken bezeichnete v. Uexküll 1963 die Konversionssymptome als Ausdruckskrankheiten, die psychosomatischen Krankheiten im engeren Sinne als Bereitstellungskrankheiten[21a]).

So gesehen unterscheiden sich bei Alexander Konversionsneurose und vegetative Neurose bzw. Organneurose lediglich im Sinnverständnis der jeweiligen Symptombildung. Diese wird, und das ist das Gemeinsame, in beiden Fällen von qualitativ ähnlichen neurosenpsychologischen Abläufen, d.h., von primär pathogenen Triebkonflikten, somit von Phantasietätigkeit gesteuert.

Die Frage nach der emotionalen Spezifität bei der vegetativen Neurose bzw. Organneurose beschäftigte ihn zentral. Bei einer Reihe von Krankheiten versuchte er, Korrelationen von psychologischen Abläufen zu physiologischen Reaktionsweisen herauszufinden. Auf diese Weise gelangte er zu seinem Konzept der psychodynamischen Spezifität.

Ein erster Schritt zu einer Grobeinteilung besteht in der Zuordnung bestimmter emotionaler Verfassungen zu den beiden Komponenten des vegetativen Nervensystems. Diese strenge Trennung von sympathischen und parasympathischen Bereitstellungen ist internistischerseits in Frage gestellt worden, da zwischen beiden kein einfacher Antagonismus besteht. Alexander schrieb: »Immer dann, wenn die Ausdrucksmöglichkeit von Konkurrenz-, Aggressions- und Feindseligkeitshaltungen in Willkürverhalten gehemmt ist, gerät das sympathisch-adrenergische System in einen Dauererregungszustand. Die vegetativen Symptome entspringen aus der festgehaltenen sympathischen Erregung, die andauert, weil der Vollzug der Kampf- oder Fluchtreaktion nicht ... stattfindet« (P.M., S. 42). Diese persistierende Vorbereitung zum Kampf oder zur Flucht versuchte er an Kranken mit essentiellem Bluthochdruck zu veranschaulichen. Es handelt sich um oberflächlich aggressionsgehemmte und beherrschte Menschen, die weder psychisch noch physisch die in ihnen angestauten aggressiven Spannungen abführen können.

Neben dieser kämpferischen Bereitstellung beschrieb Alexander einen Rückzug von »der rauhen Wirklichkeit ... auf regressive Bahnungen« (z.B. Magen-Darm-Trakt, Besetzung der oralen Welt), wie sie für das Kleinkind charakteristisch gewesen sind (P.M., S. 39). »In den Fällen, bei denen die Befriedigung von hilfesuchenden regressiven Strebungen im oberflächlichen Verhalten vermißt wird, ... können sich die vegetativen Reaktionen in Fehlfunktionen manifestieren, die das Ergebnis gesteigerter parasympathischer Erregung sind« (P.M., S. 42). Die physiologischen Korrelate der oralen Einverleibung werden reaktiviert durch die spannungsbedingte Steigerung von Geborgenheits- und Abhängigkeitswünschen, die ihrerseits nicht gestillt werden. Dieser zweigleisige Regressionsvorgang – er vollzieht sich simultan im Ich und im physiologischen Bereich – wurde von ihm besonders eindrucksvoll am Beispiel der Ulkusentstehung beschrieben. »Eine starke Fixierung an die frühe Abhängigkeitssituation der Kleinkindzeit gerät mit dem Erwachsenen-Ich in Konflikt, was verletzten Stolz zum Ergebnis hat; da diese Abhängigkeitshaltung dem Verlangen nach Unabhängigkeit und Selbstbestätigung widerspricht, muß sie verdrängt werden« (P.M., S. 68). »Der Wunsch, geliebt zu werden, verschiebt sich in den Wunsch, gefüttert zu werden. Das verdrängte Verlangen mobilisiert die Mageninnervation« (P.M., S. 72).

Durch die genaue Analyse der Sequenz von intrapsychischen Abläufen kam er jeweils zu einem dynamischen Grundschema, das er für die jeweilige somatische Symptombildung als spezifisch ansah. Er formulierte folgende dynamische Kette, die zur Überfunktion des Magens führt: Versagung oral-rezeptiver Wünsche – oral-aggressive Reaktion – Schuldgefühle – Angst – Überkompensation für orale Aggression und Abhängigkeit durch real erfolgreiche Leistungen bei verantwortlichen Tätigkeiten – Verstärkung unbewußter oral-abhängiger Strebungen als Reaktion auf exzessive Anstrengungen und Konzentration – Hypersekretion des Magens« (P.M., S. 81). Indem er eine Spezifität von Konfliktsituationen postulierte, d.h., die besondere dynamische Konfiguration von Antrieben, Ängsten und Abwehrprozessen konstruierte, distanzierte er sich von dem Bemühen anderer Psychosomatiker, konstante Persönlichkeitszüge mit somatischen Reaktionsweisen zu korrelieren (Dunbar, 1947)[22]). »Die echten psychosomatischen Korrelationen liegen zwischen emotionalen Konstellationen und vegetativen Reaktionen« (P.M., S. 50).

Diese Ausführungen sollen verdeutlichen, daß es nach der Ansicht Alexanders vor allem prägenitale Triebkonflikte sind, die bei den psychosomatischen Affektionen pathogen wirksam sind. Anstelle sexuell-genitaler Triebinhalte bei der Psychoneurose treten hier orale und anale Triebstrebungen in den Vordergrund.

11.4.1 Über die Bedeutung F. Alexanders für die psychoanalytische Psychosomatik

Die Konzeption Alexanders war so gesehen nicht nur ein Versuch, die naturwissenschaftliche Medizin seiner Zeit mit dem neuen Psychologismus in eine Beziehung zu bringen; er versuchte auch, zwischen den Vorstellungen Freuds und Groddecks zur Entstehung psychosomatischer Reaktionsweisen eine Brücke zu schlagen; zwar vollzog er einerseits wie Freud eine scharfe Trennung zwischen zwei Arten von Symptombildungen, andererseits hielt er jedoch wie Groddeck am klassisch psychoneurotischen Es-Über-Ich-Konflikt fest. Hinter seinem dualistischen Ansatz verbirgt sich also letztlich eine monistische Auffassung vom psychosomatischen Geschehen, das wesentlich von der Neurose bestimmt wird.

Die psychologischen Abläufe lassen sich nämlich nach seiner Ansicht durchgehend bis zur Aktivierung physiologischer Bahnen verfolgen; sie besitzen die Fähigkeit, die ihnen phylogenetisch zugeordneten und im Laufe der kindlichen Entwicklung besetzten Organkreise regressiv zu aktivieren. So kann Alexander allenfalls hinsichtlich seiner Untersuchungsmethodik als Vertreter eines psychophysiologischen Parallelismus angesehen werden. Es besteht bei ihm also letztlich ein Kontinuum zwischen Psyche und Soma, also keine Diskontinuität zwischen psychischem Ereignis und körperlichem Symptom, wie es die Pariser psychosomatische Schule postulierte. Der spezifische Konflikt strukturiert linear das Symptom, der neurotische Überbau formt die körperliche Reaktion; er nimmt den Körper also in den Dienst, bei der Hysterie in Form des Konversionssymptoms, bei der vegetativen Neurose in Form der Bereitstellung. Es kommt also auch bei der psychosomatischen Affektion letztlich zu keinem Zusammenbruch des verarbeitungsfähigen Ich, wie es z.B. auch von Schur postuliert wird[23]). Das Ich als die Symptombildung steuernde Instanz bleibt stets erhalten, ein »Machtwechsel« vom Psychischen zum Somatischen findet nicht statt.

In seinem Versuch, der klassischen Neurosenpsychologie treu zu bleiben, gelangte Alexander demnach nicht zu einer strukturellen Differenzierung im Ich von Patienten mit Neurosen und solchen, die überwiegend zu somatischen Störungen neigen. Der neurotische Hintergrund bleibt für ihn bei vegetativen Neurosen und Organneurosen stets erhalten; sie sind Affektkorrelate strukturierter neurotischer Triebkonflikte, also körperliche Komponenten eines psychosomatischen Simultangeschehens.

Da er das Ich von Patienten, die zu psychosomatischen Störungen neigen, keiner weiterführenden Analyse unterzog, entdeckte er auch nicht dessen Strukturdefekte und Funktionsmängel, wie Stephanos sie unter der Bezeichnung »psychosomatisches Phänomen und Regression auf das automatistisch-mechanistische Denken« beschrieb[24]). Auch die Unfähigkeit solcher Patienten, Kontakte herzustellen, d.h. die besondere Qualität ihrer Objektbeziehungen spielen bei Alexander keine Rolle.

Offensichtlich hatte Alexander, der sich intensiv auch mit der psychoanalytischen Charakterlehre auseinandersetzte, in erster Linie Patienten vor Augen, bei denen sich neben einer Neigung zu psychosomatischen Symptombildungen brüchige charakterneurotische Formationen nachweisen lassen. Damit sind neurotische Strukturanteile gemeint, die Charakterzüge aus allen psychosexuellen Entwicklungsstufen enthalten können, jedoch aufgrund ihrer unzulänglichen Organisation – ganz im Gegensatz zum »Charakterpanzer« – nur sehr begrenzt eine Abwehrfunktion ausüben können. Der Zusammenbruch dieser Abwehrformationen zieht dann oft eine somatische Symptombildung nach sich[25]). Sicherlich sind die von Alexander beschriebenen Triebkonflikte auch bei derartigen Patienten in irgendeiner Form vorhanden. Allein die Existenz dieser Konflikte – sie lassen sich bei nahezu jeder neurotischen Struktur diagnostizieren – reicht nicht aus, um mit ihrer Hilfe Somatisierungen zu erklären; diese Feststellung gilt erst recht für die Frage spezifischer Zuordnungen. Eine ausschließlich an neurosenpsychologischen Abläufen orientierte Betrachtungsweise vermag nicht zu erhellen, warum in einem Fall bei gleicher Konfliktthematik ein Ulkus, im anderen Fall eine neurotische Ausgestaltung erfolgt. Der Aussagewert der spezifischen Konflikte ist also für sich genommen zu allgemein gehalten, um andere Interpretationen auszuschließen.

Neuere Autoren (Ziwar, Marty, Fain, de M'Uzan, David, Sami-Ali, Schur, Stephanos) haben auf die Bedeutung der gesamten Ich-Organisation für die Entstehung der psychosomatischen Störung hingewiesen; sie rückten den strukturellen und ökonomischen Gesichtspunkt in den Mittelpunkt ihrer Überlegungen. Es bleibt künftigen Untersuchungen überlassen zu klären, ob und in welcher Weise sich zwischen den neurotischen Triebkonflikten, wie Alexander sie formulierte und modernen ich-psychologischen Ansätzen Beziehungen herstellen lassen, die eine Neufassung der These von der emotionalen Konfliktspezifität ermöglicht.

11.5 Das Konzept der De- und Resomatisierung von Max Schur

Max Schur (1897–1969), Internist und Psychoanalytiker aus den Anfängen der Analyse in Wien, war ein enger Vertrauter Freuds. Im Jahr 1928 hatte ihn dieser, schon lange unheilbar an Krebs erkrankt, zu seinem persönlichen Arzt bestimmt. Nach Freuds Tod 1939 im Londoner Exil emigrierte er in die USA; dort beteiligte er sich von New York aus federführend am Aufbau einer psychoanalytischen Fachgesellschaft. Seiner zweifachen Ausbildung und vielseitigen praktischen Erfahrung entsprechend veröffentlichte er neben internistischen und psychoanalytischen Arbeiten auch bedeutende Beiträge zur psychosomatischen Medizin.

Schurs Hypothesen zur De- und Resomatisierung basieren auf der Annahme bestimmter Zusammenhänge zwischen der Reifung der somatischen Apparate und der Etablierung des Ich. Nach seiner Ansicht gehen die Vorgänge bei der psychobiologischen Reifung mit einer »zunehmenden Desomatisierung der Reaktionen auf bestimmte Erregungen« einher (MS, S. 340)[26]). Das besagt, daß auch die Reaktionen auf bedrohliche Reize zunehmend von Phantasietätigkeit geprägt sind; die psychischen Verarbeitungsmöglichkeiten gewinnen die Oberhand, während gleichzeitig die somatisch-vegetativen Abfuhrprozesse in den Hintergrund treten.

Der Säugling befindet sich in den ersten Lebenswochen in einer noch »undifferenzierten psychosomatischen Phase der Entwicklung« (MS, S. 340). Sein Ich hat sich noch nicht gebildet. Er reagiert daher auf Störungen seines homöostatischen Gleichgewichts mit physiologischen Regulationsmechanismen. Bei Hunger z.B. kommt es zu einem Anstieg physiologischer Spannungen, die auf somatischem Wege in Form einer diffusen motorischen Reaktion wie Schreien, Bewegungsunruhe abgeführt wird. In diesen physiologischen Reaktionsweisen sah Schur die Vorläufer von Ich-Funktionen, aus denen sich zunächst primitive, später immer differenziertere Angstreaktionen entwickeln. Die Angst ist für ihn also »phylogenetisch aus einer biologischen Reaktionsform hervorgegangen«, »die Gefahrenreaktion das Ergebnis einer langen komplizierten Entwicklung, damit aber auch anfällig für regressiven Funktionswandel« (MS, S. 340). Ähnliche Verknüpfungen bestehen nach Schurs Ansicht hinsichtlich der Ausreifung der somatischen Apparate – des ZNS, der sensorisch-motorischen Funktionen, der homöostatischen Regelvorgänge – und der Entfaltung des Sekundärprozesses. Diese Form des Denkens ist von wesentlicher Bedeutung für die Etablierung eines funktionsfähigen Ich. Das Ich vermag zunehmend Triebenergien zu »neutralisieren«, d.h., es kann die Energieform bereitstellen, die das Ich für eine adäquate Bewältigung der inneren und äußeren Realität benötigt. Die primären Vorgänge – direkte, ungesteuerte Abfuhr unbewußter Spannungen, Fehlen einer räumlich-zeitlichen Orientierung, Fehlen der Logik – also die zunächst im Ich vorherrschenden Funktionsweisen werden zurückgedrängt; Reflexion, Trieb- und Affektkontrolle werden möglich. Das Denken gemäß dem Sekundärprozeß hat die Vorherrschaft gewonnen.

Schur nahm nun an, daß sich auch die Neutralisierungsfunktion aus einer Matrix homöostatischer Regelmechanismen entwickelt; diese dienen analog zur Entstehung der Angstreaktion aus physiologischen Vorgängen als Ich-Vorläufer. Dementsprechend postulierte er, daß bei Kindern mit angeborenen oder früh erworbenen Störungen dieser Mechanismen »auch Entwicklungshemmungen der Neutralisierungsfunktion des Ich« wahrscheinlich sind (MS, S. 345).

Vor allem von der Fähigkeit des Individuums, Triebenergien zu neutralisieren, wird es abhängen, ob in Belastungssituationen regressive Reaktionen vermieden werden können. Die Intaktheit der Neutralisierungsfunktion wird maßgeblich dazu beitragen, ob das Individuum auf dem Niveau des Sekundärprozeßdenkens reagieren kann oder ob primärprozeßhafte Funktionsweisen erneut die Oberhand gewinnen. Das Funktionieren bzw. das Versagen der Neutralisierungsfunktion bestimmt somit auch den Charakter der Angstreaktion. Schur, der sich ausführlich mit der psychoanalytischen Angsttheorie auseinandergesetzt hat, beschrieb diese als ein biphasiges Geschehen: »Die erste Phase besteht in einer Wahrnehmung und Einschätzung der Gefahr durch das Ich, in der zweiten erfolgt dann die Reaktion des Ich auf die solchermaßen eingeschätzte Gefahr« (MS, S. 477). Ein derartig komplexes Reaktionsmuster, das zahlreiche Ich-Funktionen beansprucht, ist naturgemäß störanfällig. Dies gilt in besonderem Maße für psychosomatische Patienten, bei denen eine defekte Ich-Entwicklung zu einem labilen narzißtischen Gleichgewicht geführt hat. Ihr Ich ist höchst brüchig, somit anfällig für regressive Reaktionsweisen. Im Falle einer reifen Angstreaktion funktioniert das Ich optimal und ermöglicht eine adäquate Problemlösung. Werden jedoch in belastenden Situationen unbewußte neurotische Konflikte aktiviert, die der Kontrolle des Individuums entzogen sind, kann das Ich unter dem Druck der Verunsicherung regredieren. Infantile Formen der Angstreaktionen tauchen erneut auf; die Gefahr wird neurotisch verzerrt eingeschätzt und mit einer inadäquaten – regressiven – Reaktion beantwortet. Dies kann je nach dem Ausmaß der Ich-Schädigung zu psychoneurotischen Verhaltensweisen oder zu somatischen Symptombildungen führen, falls die psychische Verarbeitungskapazität überschritten wird.

»Ein langer und schmerzlicher Reifungsprozeß wird hier gewissermaßen in einem einzigen Moment wieder rückgängig gemacht. Das Ich verliert seine Fähigkeit zum Sekundärprozeßdenken, es operiert mit nicht neutralisierten Energieformen und vermag die mühsam erreichte Desomatisierung seiner Reaktionen nicht mehr aufrecht zu erhalten. Dieser Typus von Regression mit Resomatisierung bezeichnen wir als physiologische Regression« (MS, S. 345). Die Neutralisierungsfunktion versagt, primärprozeßhafte Denkvorgänge gewinnen erneut die Oberhand; ist das Ich nicht mehr in der Lage, die durch den Zusammenbruch von Ich-Funktionen »explosiv« freigesetzten Kräfte mit psychischen Mitteln zu binden, erfolgt die psychosomatische Reaktion. Schur formulierte: »Daraus läßt sich der Schluß ziehen, daß das Auftreten somatischer Erscheinungen an bestimmte Ich-Funktionsweisen gebunden ist ... Es scheint demnach eine Parallele zu bestehen zwischen dem Vorherrschen von Primärprozeßdenken, dem Versagen der Neutralisierungsfunktion und der Resomatisierung von Reaktionen« (MS, S. 354).

Ein noch ausgeprägterer Ausfall von Ich-Funktionen liegt vor, wenn bedrohliche Reize psychisch keine Angstreaktion hervorgerufen haben. Der gefährliche Charakter des Reizes ist psychisch nicht wahrgenommen worden; klinisch fehlt dementsprechend ein Angsterleben bzw. ein entsprechendes psychisches Beeinträchtigtsein. Es hat eine tiefgreifende Regression bis in ein »präverbales, Vor-ich-haftes Entwicklungsstadium stattgefunden, in dem die Reaktionen auf Reize noch ganz global psychosomatisch sind und das bewußte Erleben nur in dumpfen Spannungsabfuhrvorgängen besteht, die genetisch als Vorläufer des eigentlichen Angstaffektes anzusehen sind« (MS, S. 347). Die Spannung gelangt unmittelbar in physiologische Kanäle ohne durch eine psychische Verarbeitung gegangen zu sein. Die Abwehr mit psychischen Mechanismen ist in diesem Fall nicht mehr nur insuffizient, sondern völlig zusammengebrochen. Stephanos bezeichnete diesen Vorgang als »Kollaps des Ich«, dem klinisch das »Phänomen der Diskontinuität« entspricht.

Schur betonte jedoch zugleich, daß nicht jede derartige partielle bzw. weitergreifende Ich-Regression zwangsläufig zu einer somatischen Symptombildung führt. So sehr er auch die Brüchigkeit der Ich-Funktionen als gewichtiges genetisches Moment hervorhob, ausschlaggebend für das Zustandekommen einer Somatisierung waren seiner Ansicht nach nicht einzelne Kausalfaktoren, vielmehr deren »individuelle(n) Gesamtkonstellation«. Damit meinte er die »momentane Gesamtheit aller angeborenen und Umweltfaktoren in ihrem komplexen Zusammenwirken« (MS, S. 349), d.h., jeweilige Trieb- und Ich-Ausstattung, einen bestimmten anlage- und entwicklungsbedingten Zustand der Organe und Organsysteme« sowie Umweltfaktoren (MS, S. 385).

Über den Stellenwert der neurotischen Komponente im Vergleich zur somatischen Disposition hinsichtlich der Ätiologie formulierte Schur: »Die Neurose ist hier gewissermaßen zwischen der Traumatisierung durch die Umwelt und dem reagierenden Organ dazwischengeschaltet ... Je stärker eine bestimmte Organreaktion genetisch determiniert ist, desto geringer ist das relative ätiologische Gewicht der Neurose« (MS, S. 386). Verkomplizierend kommt hinzu, daß die Ausbildung der neurotischen Struktur über die Ich-Vorläufer unmittelbar durch somatische Anlagefaktoren beeinflußt wird. So kann eine angeborene Labilität der physiologischen Regelvorgänge z.B. infolge einer allergischen Diathese die Etablierung einer stabilen Neutralisierungsfunktion des Ich erheblich beeinträchtigen.

In seiner Auffassung zur Spezifitätsfrage hob sich Schur deutlich von Alexander ab. Spezifität ist für ihn lediglich »eine Bereitschaft zu bestimmten spezifischen Organreaktionen« (MS, S. 386) und nicht eine Zuordnung definierter Konflikte oder Persönlichkeitszüge zu Symptomen. Er wandte sich auch gegen Alexanders enge Fassung der Konversionsreaktion, da es im Bereich »des Psychischen keine starren Grenzen gibt« (MS, S. 370). Die Haut kann seiner Ansicht nach durchaus als »Ausdrucksorgan für primitive Symbolik des Denkens, Sprechens und Handelns« benutzt werden. So können sich bei Effluoreszenzen am Penis als Folge eines sexuellen Konflikts Trieb und Abwehr in der Lokalisation der Hauterkrankung widerspiegeln. Dem Ich des Patienten ist es hier gelungen, im Sinne einer Ich-Leistung eine »archaische Organhandlung« mit primärer Symbolik zu gestalten (MS, S. 364).

Besondere Aufmerksamkeit widmete Schur den sekundären »pathoneurotischen« Reaktionsweisen bei chronischen Symptombildungen, wie er sie besonders eindrucksvoll bei Patienten mit Hauterkrankungen beobachten konnte (MS, S. 372). »Das Symptom bzw. die Läsion wird zum Fokus einer narzißtischen Regression« (MS, S. 376), d.h. es wird zum Kristallisationspunkt zusätzlicher psychopathologischer Mechanismen, mit deren Hilfe ein neues narzißtisches Gleichgewicht hergestellt werden soll. Der Versuch, die Symptome psychisch zu besetzen, kann zu nachhaltigen Veränderungen in allen psychischen Strukturen führen. Die französischen Autoren sowie Stephanos sprachen in diesem Zusammenhang von dem Phänomen der »Reorganisation«, dem Versuch psychosomatischer Patienten, unter Einbeziehung des Symptoms ein neues narzißtisches Gleichgewicht zu erreichen. Dies mißlingt nach Schur, wenn sich eine gravierende »Pathoneurose« entwickelt; sie geht mit fortschreitender »Atrophie von Ich-Funktionen« einher und führt zu einer schweren Ich-Einschränkung, »wie man sie heutzutage oft als Borderline-Syndrome bezeichnet« (MS, S. 384). Seine Ausführungen erinnern an die Vorstellung von der »progredienten Desorganisation« bei Patienten, die in ihren Reorganisationsversuchen gescheitert sind[27]). Bei ihnen hat eine archaische Regression auf das automatistisch-mechanistische Denken stattgefunden, die mit einem zunehmenden somatischen Verfall einhergeht.

11.5.1 Über die Bedeutung M. Schurs für die psychoanalytische Psychosomatik

Die Stärke Schurs psychosomatischen Ansatzes lag im Versuch, die Erkenntnisse der psychoanalytischen Ich-Psychologie, wie sie nach dem Zweiten Weltkrieg vor allem von H. Hartmann entwickelt wurde, zur Erklärung psychosomatischer Störungen fruchtbar zu machen. Seine Konzeption ist daher geprägt von differenzierten Überlegungen zur Struktur und Funktionsweise des Ich von Patienten, die zu somatischen Reaktionsweisen neigen. Daher unterschied er sich wesentlich von Alexander, der zur gleichen Zeit mit seinem psychodynamischen Spezifitätsmodell die wissenschaftliche Auseinandersetzung in den USA über analytische Psychosomatik beherrschte. Setzte dieser den Akzent auf die Korrelation von neurotischen Konflikten mit somatischen Befunden, so beschäftigte sich Schur in erster Linie mit den Ich-psychologischen Voraussetzungen für das Zustandekommen von Somatisierungen. Er analysierte daher eingehend die Abläufe im Ich, die gegeben sein müssen, damit Konflikte zu somatischen Reaktionen führen können. Im Vergleich zu bisher diskutierten Autoren kam er daher neueren Auffassungen von den Entstehungsbedingungen psychosomatischer Affektionen sehr nahe, wie sie u.a. im Konzept der pensée opératoire vertreten werden.

Das Bemühen Schurs, sich über die Auseinandersetzung mit der Ich-Psychologie dem psychosomatischen Geschehen zu nähern, führt zu Zusammenhängen zwischen somatischen Ereignissen und ich-psychologischen Abläufen. Die Denkweise gemäß dem Sekundär- bzw. Primärprozeß ist eng verknüpft mit dem Vorgang der De- bzw. Resomatisierung. Der neurotische Triebkonflikt tritt demgegenüber in seiner pathogenetischen Bedeutung in den Hintergrund; somit zeichnete sich bei Schur ein Abrücken vom neurosenpsychologischen Erklärungsmodell ab.

Dennoch blieb er mit seiner Ich-Psychologie psychosomatischer Störungen letztlich dem Bezugsrahmen des Neurosenmodells verhaftet. Nur so wird verständlich, warum er weder den strukturellen Ich-Defekten noch den besonderen Ich-Funktionsweisen klinische Spezifität zuerkannte, d.h. sie nicht von typisch neurotischen Gegebenheiten differenzierte. Anders als er haben die Pariser Autoren und Stephanos, ausgehend von der klinischen Beobachtungssituation im Interview, zu Phänomenen gefunden, die ihrer Ansicht nach für eine psychosomatische Störung pathognomonisch sind: Das automatistische-mechanistische Denken, das psychosomatische Phänomen, die besondere Qualität der mechanistischen Objektbeziehung. Schur beschäftigte sich seinerseits nicht mit den unterschiedlichen Formen der Objektbeziehung zwischen Neurotikern und psychosomatischen Patienten, die der vie opératoire nahestehen. Dies hatte zur Konsequenz, daß er – zumindestens theoretisch – seine psychosomatischen Patienten wie Neurosenkranke behandelte, da er keine spezielle, auf die Besonderheiten des psychosomatisch Kranken zugeschnittenen therapeutischen Strategien entwickelt hatte.

11.6. Der Beitrag von Alexander Mitscherlich zur Theorie der Psychosomatik

Seine Beiträge zur Psychosomatik sind entscheidend geprägt von dem Bemühen, zur Etablierung des psychosomatischen Denkens in der deutschen Medizin beizutragen. Mitscherlich entwickelte seine Vorstellungen in Anlehnung an V.v. Weizsäcker (»Krankheit als Krise«), M. Schur (»Konzept der De- und Resomatisierung«), G.L. Engel (»Bedeutung des Objektverlustes«), J.R. Schmale (»Vorstellung der Hilfs- und Hoffnungslosigkeit«) und F. Alexander (»Vorstellung der Konfliktspezifität«). Mit Hilfe des Modells der zweiphasigen Abwehr versuchte er die Entstehung und Chronifizierung psychosomatischer Erkrankungen zu erklären. Die Mehrzahl seiner sonstigen Ausführungen wollte er als eher fragmentarische Überlegungen verstanden wissen, als Bausteine einer künftig zu erstellenden Theorie der Psychosomatik. Dabei blieb jedoch stets unklar, auf welche Formen psychosomatischen Krankseins er seine Überlegungen bezogen wissen wollte.

Die psychosomatische Störung war für ihn untrennbar mit der Existenz einer Neurose verknüpft; sie entsteht in enger Wechselbeziehung mit den neurotisch geprägten Anteilen der Charakterstruktur. Diese sind gewissermaßen eine Vorbedingung, da »die psychosomatische Erkrankung ohne gleichzeitig bestehende Psychoneurose nicht zu denken ist« (II., S. 1[28]). Dementsprechend betonte er die pathogene Bedeutung des zentralen Konflikts zwischen Triebbedürfnissen einerseits und einem repressiven Über-Ich andererseits, das den Anpassungsdruck an die Normen der Gesellschaft enthält. »Der dynamische Faktor in den psychosomatischen Erkrankungen ist also sowohl die Triebspannung wie die unbewußte Angst vor Straf-, Schuld- oder Schamerlebnissen; die pathologischen Erscheinungsformen im psychischen wie im somatischen Bereich hat man als Reaktionsformen auf diese Angst zu begreifen« (II., S. 126). Mit der Annahme eines primär pathogenen Triebkonflikts auch für die psychosomatischen Störungen glaubte sich Mitscherlich auf Freud berufen zu können (II., S. 38). Dieser postulierte jedoch hinsichtlich der vegetativen Symptomatik bei den Aktualneurosen eine sexualtoxische Ätiologie, im Gegensatz zum Konfliktursprung der Psychoneurosen. Nach Mitscherlich unterscheiden sich beide Krankheitsgruppen nicht in ätiologischer Hinsicht, wohl aber im Endresultat, d.h. in der jeweiligen Verarbeitung der Triebkonflikte: Hier autoplastische Ausgestaltung der Krankheit in den Körper hinein; dort ein Überwiegen einer psychischen Symptomatik. Er formulierte die Hypothese, daß »Triebspannungen, die nach dem Verdrängungsvorgang außerhalb des bewußten Erlebens fortdauern, in einem Fall die psychoneurotische Symptomatik, im anderen Fall eine autoplastische Veränderung von Organleistungen oder Zellstrukturen nach sich ziehen können« (II., S. 23).

Der Mechanismus der Weichenstellung, der in einem Fall eine neurotische Symptomatik hervorbringt, z.B. eine zwangsneurotische Reaktion, im anderen Fall zu einer Körperstörung führt, blieb für ihn letztlich ungeklärt. Prinzipiell jedoch schrieb er dem Ich die Fähigkeit zu, unter dem Druck einer anstehenden konflikthaften Erlebnisverarbeitung das Krankheitsbild aktiv ausgestalten zu können. Psychosomatische Krankheit »ist bei uns allen nicht anonym wirkender Zufall, sondern Reaktionsmöglichkeit des erlebenden Individuums in hilfloser Lage« (I., S. 9)[29]. Sie ist also – auch als pathologische Leistungsstörung – eine vom Ich speziell organisierte Form des Rückzugs, in sich schon eine Ich-Leistung. Dieses Krankheitsverständnis setzt voraus, daß die »unbewußte seelische Tätigkeit die somatischen Funktionen ebenso beherrscht wie bewußt erlebte« (I., S. 38). Die psychosomatische Störung steht daher »im Dienste der psychoneurotischen (vom sozialen Milieu erzwungenen) Charakterentwicklung« (II., S. 53).

Diese Zitate sollen verdeutlichen, daß dem von Mitscherlich vertretenen psychophysischen Parallelismus, wie er sich in der Vorstellung von psychosomatischen Simultangeschehen ausdrückt, letztlich eine monistische Auffassung vom psychosomatischen Geschehen zugrunde liegt. Sie verleiht dem primär pathogenen Triebkonflikt, d.h. dem typisch psychoneurotischen Konflikt, eine entscheidende Bedeutung. Ungeachtet seines Festhaltens an dieser Grundthese beschrieb er Phänomene, die an Beobachtungen erinnern, wie sie von neueren Autoren (Ziwar, Marty, Fain, de M'Uzan, David, Sami-Ali, Stephanos) als pathognomonisch für Patienten mit psychosomatischen Störungen angesehen werden. Dazu gehören seine Überlegungen zur Charakterstruktur derartiger Patienten, ferner zur Funktionsweise des Ich und den Parametern bei Konfliktlösungsversuchen.

In Anlehnung an M. Schur betonte er Unterschiede in der Ich-Organisation: »Da das Erleben und das Verhalten der Menschen gleichermaßen von körperlichen und seelischen Faktoren bestimmt und die Prävalenz des Denkens eine geschichtlich späte Errungenschaft ist, liegt der Schluß nahe, die psychosomatische Krankheit sei die ursprünglichere, die archaischere.... Die psychoneurotische Erkrankung stellt demgegenüber modellhaft gedacht, eine auf Empfindungen, Gedanken reduzierte Erkrankungsform dar« (II., S. 32, 33). Mitscherlich bezog sich mit diesen Ausführungen offensichtlich auf den voneinander abweichenden Entwicklungsstand wichtiger Ich-Funktionen. Er deutete somit Ichstrukturelle Unterschiede zwischen Psychoneurose und psychosomatischem Kranksein an. Die sich hier abzeichnende Differenzierung in zwei Krankheitsbilder wird später zur zentralen Hypothese der Pariser psychosomatischen Schule[30]).

Mitscherlich beschäftigte sich auch mit der Möglichkeit der erlebnisbedingten Entstehung von Fixierungspunkten im Somatischen; zudem beschrieb er Ich-Funktions-Einschränkungen, die er bei Patienten mit psychosomatischen Symptombildungen beobachtete. Die »Desomatisierungsvorgänge ... können durch traumatisch wirksame Erlebnisse eine definitive Behinderung erfahren« (II., S. 45), so daß später der unbewältigbare affektive Druck in vom »Ich nur schwach gebremste somatische Ausdruckskorrelate« kanalisiert werden kann (II., S. 45). In diesen Fällen hat eine Störung der »psychobiologischen Reifung« (II., S. 106) zu einer unzulänglichen Desomatisierung geführt; somit ist zusammen mit erblich bedingten somatischen Verwundbarkeiten eine Disposition zum Aufflammen von Symptomen entstanden. Ein Ich, in dem neurotisch deformierte Charakterzüge vorherrschen, ist nicht in der Lage, extreme Affekte durch Konfliktbearbeitung zu beherrschen; »es hat sich vielmehr eine Einförmigkeit der Reaktion, man könnte sagen: eine Charaktermonotonie, hergestellt«, die keine kreative Anpassung mehr zu leisten vermag (II., S. 45). Diese ist die »Vorbedingung für den Übergang des alloplastischen in das autoplastische Geschehen, von einem Verhalten, dessen Aktivität sich nicht mehr nach außen, ... sondern ... auf die eigene Körperfunktion richtet« (II., S. 45).

1973 wiesen de Boor und Mitscherlich auf die Beziehung dieser Vorgänge zu frühen Störungen hin: »... frühe Störungen in der Beziehung zwischen Mutter und Kind (haben) mit ihren traumatischen Wirkungen auf die Trieb-, Ich- und Über-Ich-Entwicklung zu Formen charakterneurotischer Abwehr geführt ..., die unter der Last aktueller Konflikte insuffizient wurde und zu ... Kompromißversuchen auf biologischer Ebene führten«.[31])

Mitscherlichs Überlegungen zur Genese psychosomatischer Störungen werden also nicht nur von der Annahme eines pathogenen neurotischen Triebkonflikts bestimmt; vielmehr bezieht er den strukturellen und ökonomischen Gesichtspunkt mit ein. Die Relation von Verarbeitungskapazität zum Ausmaß der affektiven Verunsicherung wird betont; Begriffe wie »seelische Widerstandskraft« (I., S. 13) und »biologische Leistungsbreite« (I., S. 55) werden als limitierende Variablen angegeben. Mitscherlich formulierte: »Im Falle des psychosomatischen Krankseins ist das Objekt einer erregenden Erfahrung nicht gewachsen« (I., S. 55). »Übersteigt die psychische Erregungskomponente die Spannweite physiologischer Variationen, so provoziert sie den Übergang in pathologische Reaktionen« (I., S. 57). Das Individuum ist dem »Leistungskonflikt zwischen sozialer Anpassung und induzierten Spannungen« dann nicht mehr gewachsen (I., S. 31). Ein passagerer bzw. andauernder Zusammenbruch der neurotischen Abwehr – ist die Folge, wie seine Ausführungen zur »Krankheit als Krise« bzw. zur Chronizität erkennen lassen.

Bei aktuen krisenhaften Reaktionen, z.B. Erkältungen, Anginen, beobachtete Mitscherlich in Analysen eine »Regression auf die biologische Intelligenz«, nachdem die »höhere Intelligenz der psychischen Instanzen versagt hat« (II., S. 72). Gerade die bei einer dramatischen Zuspitzung erweckten Gefühle und Spannungen scheinen den Ausweg eines »Verschwindens im Leib zu wählen« (II., S. 72). Durch die »Verschiebung ins Körperliche« (II., S. 74) wird in der erzwungenen Ruhe eine Konfliktlösung begünstigt: »Die Krankheit hat in ihrem kritisch-lytischen Ablauf auch die individuelle Lebenskrise überwunden« (II., S. 74). Die Abwehr mit psychischen Mechanismen ist in diesem Fall nach Ansicht Mitscherlichs also unter dem affektiven Druck vorübergehend zusammengebrochen. Die nicht psychisch gebundene Spannung beeinträchtigt den physiologischen Bereich und führt zu einer somatischen Entgleisung. Während der Rekonvaleszenz hat die psychische Verarbeitung wieder eingesetzt; sie ist jetzt in der Lage, die zur Krise führenden Konflikte zu bewältigen.

Anders verhält es sich diesbezüglich bei den chronischen psychosomatischen Erkrankungen, deren Entstehung er mit Hilfe seiner Theorie der zweiphasigen Abwehr – er sprach ursprünglich von zweiphasiger Verdrängung – zu erklären versuchte. Hier mißlingt der Versuch einer psychischen Verarbeitung. In der ersten Phase der Abwehr schafft es das durch grobe neurotische Formationen eingeschränkte Ich noch, die andauernde Krise mit Mitteln der neurotischen Symptombildung zu stabilisieren, z.B. durch Angstproduktion. »Wenn diese psychischen Mittel der Konfliktbewältigung nicht ausreichen, erfolgt in einer zweiten Phase die Verschiebung in die Dynamik körperlicher Abwehrvorgänge. Wir sprechen deshalb von zweiphasiger Verdrängung oder Abwehr« (II., S. 77). Also »zunächst ist die Symptomatologie klassisch neurotisch .... In der zweiten Phase erneuter Konfliktabwehr findet eine Resomatisierung, eine Regression der Konfliktdarstellung auf körperliches Leiden statt.«[32])

Eine »chronische Leistungsüberforderung oder Blockierung (der psychischen Mechanismen, d. Verfasser) hat dann zu irreversiblen Veränderungen der Organstrukturen geführt. Man darf in einem solchen Fall von Verengung der Lebensbewegungsrichtung auf eine Verselbständigung eines Regelkreises sprechen: von biologischen Leistungen, die sich nach dem Zerfall höherer Lebenseinheiten abspielen. Hier kommt die Therapie der Psychosomatiker zu spät« (II., S. 82). Eine Desintegration hat stattgefunden; das psychosomatische Simultangeschehen, die leib-seelische Gleichzeitigkeit der Abläufe also, ist zerrissen. Mitscherlich beschrieb damit offensichtlich den Bruch, der sich bei diesen Kranken zwischen Phantasiewelt und somatischen Abläufen etabliert hat. Dem zu »irreversibler Starrheit« (II., S. 98) festgefahrenen Seelenleben stehen dann pathologische Körperveränderungen gegenüber mit einer vom Psychischen losgelösten biologischen Eigendynamik. Er sprach deshalb von »Defektautonomie« (II., S. 27). Die chronifizierte Körpersymptomatik, z.B. ein Bluthochdruck drückt nichts mehr aus, sondern ist eine »mechanische Konsequenz« (I., S. 115) der zusammengebrochenen höheren Integration. Dies entspricht klinisch dem »Phänomen der Diskontinuität« (Pariser psychosomatische Schule).

Zusammenfassend nannte Mitscherlich vier Vorbedingungen für die Chronifizierung eines psychosomatischen Leidens:
1. Eine »vorangehende grobe neurotische Fehlhaltung« (II, S. 75), die auf die Dauer den Abwehrforderungen der ersten Phase nicht gewachsen ist. Allem Anschein nach versuchte er mit dieser Formulierung Patienten zu beschreiben, denen es zunächst noch gelingt, ihr Gleichgewicht mit charakterneurotischen Mechanismen zu stabilisieren. Erst in zweiter Linie meinte er wohl Patienten, die auf das automatistisch-mechanistische Denken regrediert sind.
2. Die dadurch geschaffene »chronifizierte Störung des seelischen Gleichgewichts« schafft ihrerseits die Basis für die im zweiten Abwehrschritt erfolgende »Resomatisierung des Affektgeschehens« (II, S. 104). Diese Formulierung erinnert an das Konzept vom »labilen ökonomischen Gleichgewicht«.[33])
3. Auslösend wirkt ein realer oder phantasierter Objektverlust. Die Existenz des Objektes muß vorher die Anpassung zentral stabilisiert haben. Hier betonte Mitscherlich das totale Angewiesensein des psychosomatischen Patienten auf ein ihn tragendes »omnipotentes Objekt«. Der primär pathogene Triebkonflikt wird in diesem Zusammenhang nicht erwähnt.
4. Eine daraufhin entstehende »Grundstimmung der Hoffnungslosigkeit und Hilflosigkeit« (II, S. 104) durch den »Kollaps der Erwartung« (II, S. 94). Sie führt zur weitgehenden »Resignation des Ich« (Stephanos).

11.6.1 Über die Bedeutung A. Mitscherlichs für die psychoanalytische Psychosomatik

In seinem Beitrag zur analytischen Psychosomatik formulierte Mitscherlich mit seiner Theorie der zweiphasigen Abwehr einen neurosenpsychologischen Mechanismus der somatischen Symptombildung. Er ging dabei in seinen Überlegungen wie vor ihm Groddeck und Alexander vom klassischen Konzept der Psychoneurose aus. Wie für diese war auch für ihn die verdrängte Triebspannung der »dynamische Faktor« (II, S. 126) bei der Entstehung der psychosomatischen Erkrankung. Bei gleichsinniger Ätiologie von neurotischer bzw. psychosomatischer Symptombildung lag die Differenzierung allein in der jeweiligen Symptomatologie. Die psychosomatische Störung steht »im Dienste der psychoneurotischen ... Charakterentwicklung« (II, S. 53) und ist, so gesehen, eine generative Ich-Leistung »in hilfloser Lage« (I, S. 10).

Anhand seiner Ausführungen zur Chronifizierung läßt sich jedoch ablesen, wie sehr Mitscherlich seinen ursprünglichen Ansatz modifiziert hat. Statt von der »gleichzeitig bestehenden Psychoneurose«, ohne die »eine psychosomatische Erkrankung ... nicht zu denken ist« (II, S. 127), sprach er nun von einer »der somatischen Symptombildung vorangehenden groben neurotischen Fehlhaltung« (II, S. 94); sie kann »bisweilen durch spezielle Anpassungsleistungen unauffällig gemacht« sein (II, S. 75).

Mit dieser Formulierung, mit der er die »vorgegebene psychoneurotische Struktur« (II, S. 47) zu präzisieren versuchte, beschrieb er qualitative Ich-Veränderungen, wie sie von der Pariser psychosomatischen Schule als pathognomonisch für psychosomatische Patienten im engeren Sinne angesehen wurden. Es hat sich eine »Einförmigkeit der Reaktion ... eine Charaktermonotonie, hergestellt« (II, S. 45), »eine chronifizierte Störung des seelischen Gleichgewichts« (II, S. 94). »Der betreffende Kranke (gem. ist der chronisch psychosomatisch Erkrankte, d. Verf.) ist nicht mehr empfindlich für neue Erfahrungszusammenhänge, er vermag nicht mehr zu lernen, sich nicht mehr emotionell zu korrigieren; sein Wahrnehmungssystem ist durch unbewußte Projektionsmechanismen (Erwartungshaltungen) und ihre Stereotypie behindert. Eine solche unbeeinflußbare, sich wiederholende Verhaltensweise affiziert nicht nur die Seite des psychischen Organisationspols, sondern wirkt als »rigide Haltung« oder emotionelle Unfähigkeit, Gefühle leibhaft vollziehen und damit erst erleben zu können, natürlich auch auf das gesamte psychobiologische Gleichgewicht wie ein schwerer Streß« (II, S. 198).

Mitscherlich beschrieb mit dieser Formulierung eindrucksvoll zentrale Wesenszüge des automatistisch-mechanistischen Lebens, der vie opératoire[34]): Das Abgeschnittensein vom Unbewußten, die Unfähigkeit, Gefühle wahrzunehmen; den Kollaps des Phantasieraumes, somit den Mangel an psychischen Verarbeitungsmöglichkeiten und das »flache« pragmatisch-instrumentelle Denken. Er betonte das völlige Angewiesensein derartiger Patienten auf ein sie tragendes Objekt. Stets um Anpassung bemüht bleiben ihre Objektbeziehungen brüchig; sie sind daher, wie Mitscherlich in Anlehnung an G.L. Engel darlegte, aufs höchste gefährdet durch Objektverlusterlebnisse.

Das Hervortreten dieser Charakteristika beim chronischen psychosomatisch Kranken kennzeichnet den Zusammenbruch des verarbeitungsfähigen Ich, das Abgleiten in eine »Physiologie der Hoffnungslosigkeit (II, S. 54). Es sind die »großen Krankheiten zum Tod« (II, S. 82), die um den Preis der lokalisierten Symptomatologie den sofortigen Zusammenbruch der leib-seelischen Persönlichkeit verhindern.

Die Ich-Veränderungen im Zuge dieser progredienten psychosomatischen Desorganisation problematisieren die These von der Symptombildung als generative Ich-Leistung. Sie provozieren die Frage, inwieweit der »Umschlag von Enttäuschung und Ohnmacht in körperliche Krankheit« (II, S. 94) von einem dermaßen zerstörten Ich noch aktiv »autoplastisch« in Gang gesetzt werden kann. Andere Autoren[35]) verwiesen auf die primitive Abwehrorganisation derartiger Patienten, die mit Anpassungsmechanismen, Verleugnung und Vermeidung funktioniert und keine mit den klassischen Psychoneurosen wie Hysterie usw. vergleichbaren Verdrängungsleistungen zustande bringt. Die zweite Phase des psychosomatischen Abwehrvorganges, die »Verschiebung in die Dynamik körperlicher Abwehrvorgänge« (II., S. 77) also, kann nach deren Ansicht aufgrund des außerordentlich begrenzten Abwehrpotentials keine Ich-Leistung sein; vielmehr muß das durch den Zusammenbruch seiner Verarbeitungsmöglichkeiten insuffizient gewordene Ich die somatische Reaktion ohnmächtig geschehen lassen.

Mitscherlich hat somit einerseits am Konzept der Psychoneurose festgehalten, andererseits gerade den klassisch neurotischen Triebkonflikt bei der Chronifizierung völlig in den Hintergrund treten lassen. Er schilderte Phänomene, die im Konzept der pensée opératoire als eigenständiges, von der Neurose abgehobenes Syndrom mit klinischer Spezifität beschrieben wurden. Diesen Schritt der Distanzierung von der Neurosenpsychologie hat Mitscherlich in seiner theoretischen Position nicht nachvollzogen. Er sah in den Charakterdeformationen und in der eingeschränkten Ich-Funktionsweise derartiger Patienten lediglich tiefer gestörte Varianten psychoneurotischer Strukturen.

»Infolgedessen ist auch die gleiche Therapie indiziert« (II, S. 127). Allerdings zeigt sich bei vielen Patienten »eine psychoanalytische Unbehandelbarkeit (etwa die Unfähigkeit, eine Übertragung herzustellen oder sie zu nutzen)«, die »nicht alleine von unserer mangelhaften Technik, sondern von der zu irreversibler Starrheit veränderten Eigenart ihrer seelischen Reaktionen und Leistungen bestimmt ist« (II, S. 98). Da Mitscherlich seine psychosomatische Behandlungskonzeption an der Technik der Neurosenbehandlung orientierte, also zu keiner auf die Besonderheiten psychosomatischer Patienten zugeschnittenen Behandlungsweise gelangte, mußte er bei Patienten mit einer »Defektautonomie« (II, S. 27) therapeutisch resignieren.

Dennoch leiten seine Überlegungen über zu den Hypothesen der pensée opératoire, die eine ich-strukturelle Differenzierung zwischen Neurosen und psychosomatischer Störung postulieren. Erst durch die konsequente Anwendung dieses Ansatzes in der Behandlungspraxis der Gießener Modellstation gelang es Stephanos, die Methode der analytisch-psychosomatischen Therapie zu entwickeln[36]).

Literatur

Alexander, F.: Psychosomatische Medizin, Grundlagen und Anwendungsgebiete. De Gruyter, Berlin, 1971

Freud, S.: Gesammelte Werke I, 1892–1899, Gesammelte Werke V, 1904–1905, Gesammelte Werke XI, 1917, Gesammelte Werke XIII, 1920–1924. Herausgeber: H. Freud, Fischer Verlag, Frankfurt

Freud, S.: Briefe 1873–1939. Herausgeber: E. u. L. Freud, Fischer-Verlag, Frankfurt, 1968

Groddeck, G.: Das Buch vom Es, 2. Auflage, aus der Reihe Geist und Psyche. Kindler-Taschenbücher, München, 1972

Groddeck, G.: Psychosomatische Forschung als Erforschung des Es. In: Psyche, IV, 1950

Mitscherlich, A.: Krankheit als Konflikt, Studien zur psychosom. Med., I, Edition Suhrkamp SV, 1966

Mitscherlich, A.: Krankheit als Konflikt, Studien zur psychosom. Med., II, Edition Suhrkamp SV, 1969

Richter, H.E. u. Beckmann, D.: Herzneurose. Thieme-Verlag, Stuttgart, 1969

Schur, M.: Zur Metapsychologie der Somatisierung. In: Einführung in die psychosom. Medizin. Herausgeber: C. Brede, Fischer Athenäum, Taschenbuch 4037

Uexküll, Th.v.: Grundfragen der psychosomatischen Medizin, rowohlts deutsche enzyklopädie, 179/180, 1963

Weizsäcker, V.v.: Körpergeschehen und Neurose, analytische Studie über somatische Symptombildung, Klett Verlag, Stuttgart 1947

Die klassischen psychoanalytischen Konzepte der Psychosomatik

Anmerkungen

1. gemeint ist das Konzept der pensée opératoire.
2. Freud, S.: Gesammelte Werke, I, 1892–1901, Zitate im Text
3. s. Kapitel 23
4. Freud, S.: Gesammelte Werke, XI, 1917
5. Freud, S.: Gesammelte Werke, V, 1904–1905
6. Richter, H. E., Beckmann, D.: Herzneurose, Thieme, 1969
7. Freud, S.: Gesammelte Werke, XIII, 1920–1924
8. s. Kap. 12
9. Stephanos, S.: Analytisch-Psychosomatische Therapie, Huber, Bern, 6, 1973, S. 34
10. Mitscherlich, A.: Krankheit als Konflikt, Studien zur Psychosomatischen Medizin, I, Edition Suhrkamp SV, 1966, S. 31
11. Stephanos, S.: Analytisch-Psychosomatische Therapie, s. o.
12. Schur, M.: Zur Metapsychologie der Somatisierung, s. u.
13. Uexküll, Th. v.: Grundfragen der psychosomatischen Medizin, rowohlts deutsche enzyklopädie 179/180, 1963, S. 276
14. Weizsäcker, V. v.: Körpergeschehen und Neurose, E. Klett, Stuttgart, 1947
15. Groddeck, G.: Das Buch vom Es, Kindler Taschenbuch 2040 aus der Reihe Geist und Psyche, 2. Aufl., S. 28; Zitate im Text
16. Groddeck, G.: Psychosomatische Forschung als Erforschung des Es, Psyche, IV, 10, 842, 1950
17. Briefe S. Freuds 1873–1939, S. Fischer, 2. Aufl., 1960, S. 332, Brief an G. Groddeck, 1917.
18. Alexander, F.: Psychosomatische Medizin, de Gruyter, 2. Aufl., 1971, Zitate im Text
19. Uexküll, Th. v.: Grundfragen der psychosomatischen Medizin; rowohlts deutsche enzyklopädie 179/180, 1963, S. 276
20. Stephanos, S.: Analytisch-psychosomatische Therapie, s. o.
21. Schur, M.: Zur Metapsychologie der Somatisierung. In: Einführung in die psychosomatische Medizin; Carola Brede, Fischer-Athenäum Taschenbücher 4037, S. 364
21a v. Uexküll, Th.: Grundfragen der psychosomatischen Medizin, rowohlts deutsche enzyklopädie 179/180, 1963, S. 171
22. Dunbar, F.: Mind an Body: Psychosomatic medicine, New York, Random House, 1947
23. Schur, M.: Zur Metapsychologie der Somatisierung. In: Einführung in die Psychosomatische Medizin, Herausgeber: C. Brede; Fischer-Athenäum Taschenbuch 4037, 1974
24. Stephanos, S.: Analytisch-psychosomatische Therapie, s. o.
25. s. Kap. 12
26. Schur, M.: Zur Metapsychologie der Somatisierung. In: Einführung in die psychosomatische Medizin. Klinische u. theoretische Beiträge Herausg.: C. Brede, Fischer Athenäum-Taschenbuch 4037, Zitate im Text
27. siehe Kap. 12
28. Mitscherlich, A.: Krankheit als Konflikt, Studien zur psychosom. Med., II; Edition Suhrkamp-SV, 1969, Zitate im Text
29. Mitscherlich, A.: Krankheit als Konflikt, Studien zur Psychosom. Med., I, Edition Suhrkamp-SV, 1966, Zitate im Text
30. s. Kap. 12
31. de Boor, C., Mitscherlich, A.: Verstehende Psychosomatik: Ein Stiefkind der Medizin, Psyche, Heft 1, Jan. 73, Klett-V., Stuttgart, S. 8
32. de Boor, C., Mitscherlich, A.: Verstehende Psychosomatik ... S. 5, s. o.
33. Marty, P., de M'Uzan, M., David, C.: »L'investigation psychosomatique«
34. Siehe Kapitel 12
35. Siehe Kapitel 12
36. Siehe Kapitel 19

12 Das Konzept der »pensée opératoire« und »das psychosomatische Phänomen«

Samir Stephanos* (unter Mitarbeit von Falk Berger)

12.1 Vorbemerkungen des Herausgebers

Die Darstellung eines neuen, noch unter verschiedenen Gesichtspunkten umstrittenen Konzepts in einem Lehrbuch bedarf einer klärenden Einführung des Herausgebers. Sie ist in diesem Fall auch nötig, um zu verhindern, daß unvorbereitete Leser durch noch nicht etablierte Formulierungen wie »das psychosomatische Phänomen« oder verallgemeinernde Bezeichnungen wie »der Patient mit psychosomatischen Störungen« voreilig gegen die dargestellten Hypothesen ablehnend reagieren. Die folgende Vorbemerkung soll dem Leser die Auseinandersetzung mit den vorgetragenen Ausführungen erleichtern und ihm durch das Aufzeigen von Querverbindungen helfen, das Konzept in den größeren Zusammenhang des Ringens um Theorienbildung in der psychosomatischen Medizin einzuordnen.

Alle Hypothesen, Theorien, Modelle und Konzepte haben zwei einander entgegengesetzte Aspekte: Sie öffnen den Blick für vorher übersehene oder unverstandene Phänomene, indem sie uns sagen, wie und wo wir nach ihnen suchen und wie wir sie interpretieren sollen. Gleichzeitig verschließen sie unsere Augen gegen Phänomene, die unseren (so vorbereiteten) Erwartungen widersprechen. Wirklicher wissenschaftlicher Fortschritt kann daher nur durch Konzepte herbeigeführt werden, die von den bisherigen abweichen oder ihnen widersprechen. Erst die Auseinandersetzung zwischen alten und neuen Konzepten kann dann zu einer Erweiterung unseres Horizonts führen. Das Konzept der pensée opératoire der französischen Autoren P. Marty, M. de M'Uzan und C. David (1963) hat ohne Zweifel unseren Blick für eine vorher – jedenfalls in ihrer Bedeutung und Problematik – übersehene psychische Besonderheit einer Reihe psychosomatisch Erkrankter geöffnet. Die heute oft leidenschaftlich geführte Diskussion um dieses Konzept betrifft nicht das Phänomen selbst, dessen Existenz allgemein akzeptiert wird, sondern dessen Interpretation und die Folgerungen, die aus den Interpretationen gezogen werden.

Sifneos (1972) hat für dieses Phänomen den Terminus »Alexithymie« vorgeschlagen (a = alpha privativum, lexis = Wort, thymos = Gefühl); dieser Terminus bedeutet also die Unfähigkeit, Gefühle zu »lesen«. Gemeint ist damit die Unfähigkeit, Gefühle so wahrzunehmen, daß

* Anmerkungen siehe am Ende des Kapitels.

sie in Worten ausgedrückt (verbalisiert) werden können. Wie die französischen Autoren fand auch Sifneos, der in den Jahren 1954 bis 1968 in der psychiatrischen Abteilung des Massachusetts General Hospital in Boston Patienten mit psychosomatischen Störungen untersuchte, daß viele – aber bei weitem nicht alle – von ihnen unfähig waren, mit dem Interviewer zu kommunizieren. Bei der Auswertung der Protokolle und Bandaufzeichnungen der Interviews von 20 derartigen Patienten fand er im Jahre 1968 bei 16 ausgesprochene Schwierigkeiten, Gefühle zu verbalisieren, Mangel an Phantasie und eine Form des Denkens, die der entsprach, welche die französischen Autoren als pensée opératoire bezeichnet hatten. Nemiah (1972) illustrierte den Unterschied des Umgangsstils mit Mitmenschen, Ärzten und sich selbst bei neurotischen und alexithymen Patienten sehr eindrucksvoll an dem Beispiel der Krankengeschichte einer Hysterika, die Charcot 1891 in seinen Vorlesungen vorgestellt hatte, und einer Patientin, die an rheumatoider Arthritis und einem Ulcus duodeni litt: Auf dem Hintergrund der bunten, hochdramatischen Symptomatik der Hysterika wird der Kontrast zu der trockenen, einsilbigen und an der Oberfläche der Fakten klebenden Art der Alexithymikerin außerordentlich plastisch. Shands (1975) objektivierte diesen Kontrast durch eine Analyse des Sprachverhaltens von phobischen Patienten und Patienten mit rheumatoider Arthritis. Wolff (1074) schilderte in einer kritischen Auseinandersetzung mit dem Konzept, wie der Interviewer solcher Patienten auf deren ständige Wiederholungen von Details ohne begleitende Emotionen mit wachsender Langeweile und schließlich mit Ärger und Ablehnung reagiert. Cremerius (1977) beschrieb in einer kritischen Stellungnahme zu dem Konzept seine Enttäuschungen und Frustrationen bei solchen Patienten. Auch ich erinnere mich sehr deutlich an Patienten, die stundenlang, ohne zu ermüden, mit fast den gleichen Worten immer wieder ihre somatischen Beschwerden beschrieben, ohne sie mit irgendwelchen Gefühlsregungen oder Ereignissen ihres Lebens verknüpfen zu können.

Diese Beispiele zeigen also, daß gegen die Termini pensée opératoire oder Alexithymie als Beschreibung eines Phänomens von keiner Seite Bedenken erhoben werden. Der Einmütigkeit der Beobachtungen und ihrer phänomenologischen Beschreibung stehen aber sehr divergierende Meinungen gegenüber, sobald es um Interpretation und die daraus zu ziehenden diagnostischen und therapeutischen Konsequenzen geht. Gegen das Konzept einer einheitlichen Pathogenese für diese klinischen Befunde – wie Stephanos es darstellt – werden u. a. folgende Einwände vorgebracht: Es würden entsprechende Kontrollgruppen fehlen (Wolff); die Beobachtungen stammten nur aus relativ kurzen Interviews, aber nicht aus längerdauernden psychoanalytischen Behandlungen (McDougall, Cremerius, Wolff). Demgegenüber kann aber vorgebracht werden, daß zumindest Stephanos seine Patienten über lange Zeiträume sehr eingehend beobachtet und psychotherapeutisch behandelt hat.

An dieser Stelle soll angemerkt werden, daß Stephanos den von ihm eingeführten Terminus »psychosomatisches Phänomen« (1972) lediglich als eine Erweiterung der oben genannten Begriffe pensée opératoire und Alexithymie versteht. Er versucht damit, die klinischen Beobachtungen zur Pathologie in einen breiteren ätiologisch-genetischen Zusammenhang einzuordnen. Seiner Ansicht nach bezeichnen die Termini pensée opératoire und Alexithymie nämlich nur die vordergründigen Erscheinungen eines Lebens auf Sparflamme.

Dies sei aber – und um diese Hypothese geht die Diskussion – die Folge einer frühkindlichen Störung, die sich in Krisensituationen aktualisieren und zum vorübergehenden oder endgültigen Zusammenbruch von Objektbeziehungen mit der Gefahr von somatischen Komplikationen führen könne.

Zum anderen solle der Terminus »psychosomatisches Phänomen« darauf hinweisen, daß ein Mensch, der vorübergehend dieses Symptom zeigt, in einen regressiven Grenzbereich geraten sei, in dem er sowohl mit psychischen als auch mit somatischen Störungen reagieren kann. Jeder Neurotiker, aber auch jeder Normale, könne unter extremen Umständen bis auf diesen Bereich regredieren und dann – oft nur für kurze Zeit – die Erscheinungen dieses Ausnahmezustandes aufweisen. Er habe aber nach Stephanos mehr Chancen als der alexithyme Patient, sich psychisch zu reorganisieren. Stephanos vertritt den Standpunkt, daß diese Gefährdung einerseits von der psychischen Struktur abhänge, zum anderen, daß die Gefahr des Auftretens und Andauerns des Ausnahmezustandes durch äußere und innere Geschehnisse bedingt sei. Insofern widerspricht dieses Konzept auch nicht der von manchen Kritikern angeführten Feststellung, daß es viele kreative Menschen und phantasievolle Künstler gibt, (denken wir z. B. an Proust oder Kafka), die unter psychosomatischen Krankheiten leiden oder gelitten haben.

Es handelt sich bei dem Konzept, das Stephanos vorträgt, um einen *psychoanalytischen* Beitrag zur Psychosomatik. Dieser Beitrag weicht aber von den klassischen psychoanalytischen Konzeptionen darin ab, daß zur Erklärung des psychosomatischen Geschehens die Mechanismen der Neurosenbildung als zu einseitig und ungenügend angesehen werden. Das von Stephanos vorgetragene Konzept versucht vielmehr, außer den psychischen Reaktionsweisen auch der Biologie des Menschen Rechnung zu tragen und durch Einführung des Modells vom »Vor-Ich« (die physiologische Matrix des Ich nach M. James oder das Es von Schur) die psychische und biologische Ebene miteinander zu verknüpfen.

Die Meinungen über ätiologische Hypothesen gehen sehr weit auseinander. Sifneos (1974) betont, wie mager unsere Kenntnisse über die Psychologie der Alexithymie seien. Nemiah (1972) diskutiert als verschiedene Möglichkeiten: Einen neurophysiologischen oder neurochemischen Defekt im limbischen System; Entwicklungsstörungen in der frühen Kindheit, die zu einer Unfähigkeit geführt haben, Gefühle wahrzunehmen; oder soziale bzw. kulturelle Faktoren. Letztlich bleibt für diese zwei amerikanischen Autoren der Begriff der Alexithymie entsprechend der Tradition der klassisch-phänomenologischen Psychiatrie im Deskriptiven verhaftet und eröffnet keinen dynamischen Zugang zu therapeutischen Konsequenzen. Dagegen würden nach Stephanos die französischen Psychosomatiker ein ätiologisches Konzept anbieten, das sich jedoch auf intraindividuelle Verhältnisse beschränkt.

Stephanos versucht, durch Einbeziehung der modernen analytischen Objekt- und Entwicklungspsychologie dieses Konzept zu erweitern und damit einen therapeutisch orientierten Ansatz zu finden. Für Cremerius (1977) ist die Alexithymie bzw. die pensée opératoire weder krankheitsspezifisch noch etwas Primäres, sondern im wesentlichen Merkmal einer bestimmten sozialen Schicht. Wolff (1976) vertritt die Meinung, daß frühe Kontaktstörungen zwischen Kind und Eltern, besonders zwischen Kind und Mutter, dazu geführt haben könnten, daß das Kind nicht lernte, seine emotionalen Bedürfnisse zu entwickeln.

In diesem Zusammenhang ist jedoch zu betonen, daß diese scheinbar so gegensätzlichen Meinungen sich keineswegs auszuschließen brauchen. Wir wissen, daß im Zentralnervensystem Funktionsabläufe Strukturen bilden oder ändern können, die dann wieder Funktionsabläufe programmieren (s. Kapitel 7, Die Rolle des Nervensystems im psychosomatischen Geschehen.). Sifneos (1975) entwickelt im Zusammenhang mit einer Kritik an der terminologischen Konfusion bei Verwendung der Begriffe Affekt, Emotion und Gefühl eine Vorstellung, welche die Möglichkeit einer Synthese enthält: Er schlägt vor, mit Affekt einen Zustand zu bezeichnen, der sowohl biologische wie psychologische Komponenten umfaßt. Den Terminus Emotion will er für die biologische Seite des Affekts, die sich vor allem im Verhalten äußert, reservieren und mit dem Wort Gefühl die subjektiven Phantasien und Gedanken bezeichnen, mit denen Emotionen verknüpft sind. Mit dieser terminologischen Differenzierung verbindet er neurophysiologische Unterscheidungen: Gefühle, die Großhirnaktivitäten voraussetzen, sind für ihn im Wesentlichen humane Phänomene, während Affekte tieferen Hirnregionen, vor allem dem limbischen System zuzuordnen sind. Wenn Lernen neurophysiologisch mit der Herstellung von Verbindungen zwischen verschiedenen Teilen des Gehirns einhergeht, lassen sich die verschiedenen psychologischen und psychosozialen Thesen mit der neurophysiologischen These verbinden.

Trotzdem ist bei so weit auseinandergehenden Vorstellungen nicht zu verwundern, daß die Konsequenzen, die daraus für die Therapie solcher Zustände gezogen werden, ebenso weit auseinandergehen: Zwischen der These, daß alexithyme Patienten nur mit supportiver Therapie (Sifnoes, Freyberger) behandelt werden könnten, bis zu der Forderung einer klassischen psychoanalytischen Behandlung gibt es fast alle Varianten und Übergänge. Immerhin gibt es eine Reihe von Autoren, die eine Modifikation der analytischen Therapie vorschlagen, die sich sehr dem Konzept nähert, das Stephanos vorstellt.

Für Stephanos stellen die Wahrnehmung der von ihm als psychosomatisches Phänomen bezeichneten Erscheinungen und die spezifische Einstellung des Arztes auf diese Erscheinungen die Chance zur Therapie dar. In Anlehnung an die Arbeiten von D. W. Winnicott und in Übereinstimmung mit den Vorstellungen von H. H. Wolff hat er sein Behandlungskonzept des *facilitating environment* entwickelt. Bleibt der Arzt sich stets seiner therapeutischen Funktion bewußt und seinem Konzept des facilitating environment treu, kann er zwei Gefahren vermeiden, auf die Wolff aufmerksam gemacht hat:

1. Die alexithyme Gegenübertragung, die darin besteht, gemeinsam mit dem Patienten alles zu tun, um Kontakte auf der emotionalen Ebene zu vermeiden und sich allein auf somatische Symptome zu konzentrieren. Diese Haltung wird dem Arzt durch die Tendenz unserer ärztlichen Ausbildung nahegelegt.
2. Eine Gegenübertragung, die ihm vom Patienten im Wiederholungszwang zudiktiert wird, nämlich die Rolle einer signifikanten Elternfigur zu übernehmen, die das Kind (bzw. den Patienten) durch Ungeduld und durch Ärger stets frustriert und zurückweist.

Wolff relativiert – ebenso wie Stephanos in seinem Theorienkapitel – die Konzepte der pensée opératoire und der Alexithymie, indem er betont, es seien keine Alles-oder-Nichts-Phänomene. Alexithyme Züge seien vielmehr, wie bereits erwähnt, auch bei Menschen ohne neurotische oder psychosomatische Symptome, zu finden. Häufigkeit und Manifestation in der Gesamtbevölkerung müßten durch künftige Untersuchungen ebenso eruiert werden wie das Vorkommen derartiger Charakteristika bei Eltern alexithymer Kinder. Es müßten ferner die Familien und die soziale Umgebung erforscht werden, in der Kinder mit derartigen Symptomen aufgewachsen sind.

Den Ärzten rät er, nicht mit den alexithymen Zügen der Patienten gemeinsame Sache zu machen. Sie sollten stattdessen ihre Gegenübertragung als positives Werkzeug benutzen und ihren Patienten mit Spontaneität, Erfindungsgabe und Variation ihrer therapeutischen Methoden helfen, den alexithymen Zustand in einen spontaneren und organischeren Weg des Lebens und des Umgangs mit ihren Mitmenschen zu verwandeln.

Thure v. Uexküll

Literatur

J. Cremerius: Ist die »psychosomatische Struktur« der französischen Schule krankheitsspezifisch?. Psyche 31: 293–317 (1977).

H. Freyberger: Die supportive Psychotherapie in der klinischen Medizin. Psychotherapie und Psychosomatik 152: 141–169 (1976).

J. C. Nemiah: Emotions and Physiology: In Introduction into Physiology, Emotion and Psychosomatic Illness, Ciba Foundation, Symposium 8 (1972).

H. C. Shands: How are »psychosomatic« patients?. Psychotherapie und Psychosomatik 26: 270–285 (1975).

P. E. Sifneos: The prevalence of »alexithymic characteristics in psychosomatic patients. Psychotherapie und Psychosomatik 22: 255–262 (1973).

P. E. Sifneos: A reconsideration of psychodynamic mechanisms in psychosomatic symptom formation in view of recent clinical observations. Psychotherapie und Psychosomatik 24: 151–155 (1974).

P. E. Sifneos: »Problems of Psychotherapy of patients with alexithymic characteristics and physical disease«, Psychotherapie und Psychosomatik 26: 65–70 (1975).

S. Stephanos, U. Auhagen: Die Bewältigung des psychosomatischen Phänomens. Überlegungen zur Biografie von Blaise Pascal. In: Confinia Psychiatrica, Karger, Basel 1977.

H. H. Wolff: The contribution of the interview-situation to the restriction of fantasy life and emotional experience in psychosomatic patients. Vortrag anläßlich der Conference of psychosomatic research, 1976 Heidelberg.

12.2 Einleitung

Die psychoanalytisch orientierte Forschung in der Psychosomatik hat zu der Entwicklung verschiedener Schulen geführt. Ihre Konzepte werden von Sami-Ali (Paris) dem homogenen und dem heterogenen Modell zugeordnet.

12.2.1 Das homogene Modell

Die klassischen psychoanalytischen Konzepte sind mehr oder weniger von einer monistischen Auffassung der Zusammenhänge zwischen dem psychischen und dem somatischen Geschehen geprägt. Dies wird vor allem in den entsprechenden therapeutischen Konsequenzen deutlich. Insbesondere die Psychosomatiker, die von den Arbeiten von G. Groddeck und M. Klein beeinflußt sind, verstehen die psychosomatische Störung als Variante der Konversionshysterie. Ihnen zufolge drücken die psychosomatischen wie auch die hysterischen Symptome auf symbolische Weise unbewußte Phantasien und emotionale Konflikte aus. Im Symptom materialisieren sich also die unbewußten Phantasien. H. H. Wolff postuliert: »Psychosomatische Symptome können durch die Sprache des Körpers solche Phantasien, Triebimpulse und Konflikte zum Ausdruck bringen, die verdrängt geblieben sind und denen versagt ist, sich auf psychologischen Wegen zu äußern.«[1]

Das homogene Modell hat für den Therapeuten den Vorteil, daß er mit einer psychosomatischen Theorie operieren kann, die an die eingehend erforschte psychoanalytische Lehre von den unbewußten Phantasien angegliedert ist. Die psychosomatische Störung hat innerhalb dieses Modells keine strukturelle Spezifität.

12.2.2 Das heterogene Modell

(Die pensée opératoire der Pariser Schule: P. Marty, M. Fain, M. de M'Uzan, C. David, M. Sami-Ali, die Alexithymie: J.C. Nemiah, P.E. Sifneos; das psychosomatische Phänomen: S. Stephanos)

Das heterogene Modell, wie die Pariser Schule es dargestellt hat, knüpft an die Vorstellungen von Freud zu den Aktualneurosen und an seine Überlegungen zur traumatischen Neurose an.

Die Autoren setzen den Akzent:
1. auf den Aspekt der Diskontinuität (Sami-Ali: l'aspect discontinu) beim psychosomatischen Geschehen. Das psychosomatische Symptom hat keinen direkten Zusammenhang mit dem psychischen Konflikt.
2. auf die Notwendigkeit, Spannungen sofort abzureagieren. Die Spannungen erreichen den Körper unmittelbar, ohne durch psychische Prozesse abgefangen zu werden. In diesen Fällen führen sie zu unspezifischen somatischen Reaktionsformen: humoralen, viszeralen, neurovegetativen, senso-motorischen. So können körperliche Symptome entstehen, die von funktionellen Störungen bis hin zu gravierenden Organläsionen reichen.

Das psychosomatische Symptom stellt nicht wie das neurotische eine Kompromißbildung zwischen verschiedenen Instanzen, wie Es-Wünschen und Ich, oder zwischen Es- und Über-Ich-Abwehr dar. Die physiologischen Mechanismen sind zwangsweise mobilisiert. Das heterogene Modell erkennt der psychosomatischen Störung strukturelle Autonomie gegenüber den Neurosen und somit klinische Spezifität zu.

12.3 Die »pensée opératoire«

12.3.1 Die Entwicklung des Konzepts »pensée opératoire«

Der ägyptische Psychoanalytiker M. Ziwar kann als der Gründer der Pariser psychosomatischen Schule angesehen werden. In seinen Hauptarbeiten (1945–1950) über die klassischen psychosomatischen Störungen wie das Asthma bronchiale, das juvenile Glaukom, die essentielle Hypertonie und den Ulcus duodeni stellt er »psychosomatische Wechselwirkungen« zwischen psychischen Spannungen und Körpersymptomen her, die als die ersten Überlegungen zum Phänomen der Diskontinuität und zur Bedeutung der ökonomischen Betrachtungsweise in der Psychosomatik gelten können. In seinen Untersuchungen über das Glaukom beschrieb er eine »aggressivité fruste«, also eine archaische aggressive Energie, die – wie er formulierte – weder genügend verdrängt ist noch gebunden an ein neurotisches System. Der Patient, der für psychosomatische Störungen anfällig ist, befindet sich in einem Zustand chronischer Erregung. Unter bestimmten Frustrationen reagiert er mit Mechanismen, die zur Bildung somatischer Symptome führen.

Diese Forschungsergebnisse gaben zu Beginn der fünfziger Jahre Pierre Marty und Michel Fain die Anregung, sich mit psychosomatischen Erkrankungen zu beschäftigen. Ihre Publikation über die Bedeutung der Motorik in den Objektbeziehungen[2] stammt aus dieser Zeit. Pierre Marty publizierte 1958 seine bahnbrechende Arbeit über die Objektbeziehungen des allergischen Patienten[3].

1960 bildeten die beiden Autoren mit Michel de M'Uzan und Christian David einen Arbeitskreis. In ihren Diskussionen versuchten sie, ihre Ergebnisse aus Erstuntersuchungen von Patienten, die an somatischen Erkrankungen litten, zu systematisieren. Solche Interviews wurden in der Poliklinik des »Service de clinique neurochirurgicale« von Professor Marcel David durchgeführt. Die Forscher waren beeindruckt zu sehen, wie sehr sich diese Kranken von den Neurotikern, also der klassischen psychoanalytischen Sprechstundenklientel, unterscheiden. Die Patienten waren meistens gut oder sogar hervorragend sozial angepaßt. Neurotische Symptome waren schwach ausgeprägt oder fehlten ganz. Lediglich ihre somatischen Beschwerden schienen sie von der »Norm« zu trennen. Eine Eigentümlichkeit jedoch wurde den Forschern immer deutlicher: die Mehrzahl der Patienten schien unfähig, frei zu phantasieren. Diese Erkenntnis ließ die französischen Autoren in dem Mangel an Phantasien einen pathognomonischen Zug des Patienten mit psychosomatischen Störungen sehen. Von diesem Augenblick an haben sich diese Autoren von denjenigen klassischen Psychosomatikern abgesetzt, die sich zur Interpretation der Zusammenhänge in den somatischen Erkrankungen auf das Modell der Konversionsneurose stützten und die somatischen Symptome als »Materialisationen« (Verdinglichungen) unbewußter Phantasien verstanden. Den französischen Forschern erschien diese Betrachtungsweise weder geeignet, das Phänomen der psychosomatischen Symptombildung, noch die Besonderheit der psychischen Eigenart ihrer Patienten, nämlich den Mangel an Phantasien, zu erklären. In dem Bewußtsein, einen neuen klinischen Bereich aufgedeckt zu haben, systematisierten sie ihre Befunde, wobei sie diese in Anlehnung an das Konzept Freuds zur Aktualneurose einzuordnen versuchten.

Die Erstinterviews ergaben, daß viele Patienten mit somatischen Symptomen im Gegensatz zu Neurotikern offensichtlich keine Beziehung zu den Untersuchern anstrebten. Die Kranken verhielten sich undifferenziert und unpersönlich; sie zeigten keinerlei Interesse an der Person des Analytikers, warteten auf seine Fragen und antworteten mechanisch, ohne sich auf einen assoziativen Prozeß einzulassen. Die Gespräche verliefen schleppend. Ohne gezieltes Eingreifen und eine adäquate energetische Zufuhr von seiten des Therapeuten drohten diese Interviews zu versanden. Es kam jedoch auch vor, daß einige Kranke im Laufe des Erstinterviews plötzlich dekompensierten, und zwar in einer so gravierenden Weise, daß der Therapeut genötigt war, das Gespräch abzubrechen.

Die französischen Forscher entwickelten eine speziell auf körperlich Kranke zugeschnittene analytische Interviewmethode. Dabei orientierten sie sich an der »assoziativen Anamnese« von F. Deutsch und erweiterten diese im Sinne einer Technik der »expression associative«. Diese räumt den senso-motorischen Reaktionen des Patienten als Kommunikationssignalen besondere Bedeutung ein.

Der Untersucher muß also seine Aufmerksamkeit auf die Mimik, Gestik, motorische Unruhe, Zittern, Muskelverspannungen, die Schmerzreaktionen und allgemein auf alle weiteren somato-funktionellen Reaktionsweisen seines Patienten richten. Er gibt ihm im Laufe des Gesprächs Gelegenheit zur Konfrontation mit seinen Reaktionsweisen. Wenn der Patient sich ihrer bewußt wird, kann er zu gedanklichen Assoziationen finden. Die Autoren stützen sich auch auf die Lehre von M. Bouvet[4]) und auf sein Konzept der »relation à distance«[5]). In diesem Konzept wird die Funktion des Ich nicht bloß als Verdrängungsinstanz gegenüber den unbewußten Wünschen, sondern auch als Organisationsfaktor der libidinösen und aggressiven Triebe in der Interaktion mit dem Gegenüber betont. Dem Ich fällt also die Aufgabe zu, die Beziehung zum Objekt in den Dimensionen »Nähe und Distanz« zu gestalten. Bouvet versteht unter Objektbeziehungen alle Interaktionen des Patienten zu seinen psychischen und körperlichen Vorgängen, also die Beziehungen zu den Außenobjekten, zu den internalisierten Objekten und Instanzen (Ich-Ideal und Über-Ich) sowie zu den Symptomen neurotischer und charakterneurotischer Art. Das Ich bedient sich der Abwehrmechanismen im Umgang mit inneren Bedürfnissen und der Anpassungsmechanismen in der Bewältigung der äußeren Realität. Es muß zwischen diesen Bereichen Kompromisse finden. Aus diesem Ansatz geht hervor, daß die Begründer der Pariser psychosomatischen Schule von vornherein den Objektbeziehungen der Patienten besondere Aufmerksamkeit widmeten. Die Ergebnisse der Objektpsychologie, so wie sie in der angelsächsischen Literatur (Balint, Winnicott, Bion) beschrieben sind, berücksichtigten sie jedoch bei ihrer Forschung nicht.

Auf dem Kongreß der Psychoanalytiker der romanischen Sprachen 1962 in Barcelona stellten P. Marty und M. de M'Uzan zum ersten Mal ihre Gedanken zur Spezifität des psychischen Geschehens unter dem Begriff »la pensée opératoire« zur Diskussion.

12.3.2 Die Klinik der »pensée opératoire«

Den französischen Forschern zufolge ist die pensée opératoire – diesen Begriff übersetzen wir mit dem Terminus »automatistisch-mechanistisches« Denken[6]) – neben den Phänomenen der »reduplication« und der »inhibition fantasmatique de base« pathognomonisch für die psychosomatische Pathologie. Dieser Begriff soll ein archaisches, ein primärprozeßhaftes Denken im Patienten beschreiben, das stets dem Konkreten und Aktuellen verhaftet bleibt. Es hat ausschließlich pragmatisch instrumentellen Charakter und ist eng verknüpft mit senso-motorischen Aktivitäten. Es mündet nicht in psychisches Geschehen ein. Diesem Denken fehlen also die Schattierungen des differenzierten Urteils; es bewegt sich stets zwischen »Ja« und »Nein«. Dem geschulten Beobachter wird die pensée opératoire im analytischen Interview leicht deutlich.

Fordert der Analytiker seinen Patienten auf, frei zu berichten über das, was in ihm vorgeht und was ihn bewegt, gibt er also seinem Patienten die Möglichkeit zur Selbstdarstellung, dann zeigt es sich, daß der Kranke überfordert ist. Er vermag nicht, von sich aus die nicht-strukturierte, offene Situation zu meistern. Ein Gespräch kommt erst in Gang, wenn der Analytiker eine konkrete Hilfestellung leistet, indem er den Patienten bittet, über seine Krankheit (Vorgeschichte, Symptome, durchgemachte Behandlungen usw.) zu berichten. Oft bleiben diese ganz konkreten Aufforderungen die einzige Möglichkeit, einen Dialog einzuleiten. Der psychosomatische Patient beginnt nun einen Bericht »herunterzuspulen«, indem er versucht, durch eine möglichst getreue Darstellung der Erkrankung den »Erwartungen« des Interviewers zu entsprechen. Er zählt seine Symptome auf, er beschreibt sie und versucht, ihr Auftreten in eine zeitliche Reihenfolge zu bringen. Dies gelingt ihm aber nur unvollkommen.

Hier wird deutlich, daß sein Zeitgefühl unzureichend entwickelt ist; dies ist eine Störung, die er zu verbergen oder durch »Tricks« zu vertuschen sucht. Die Symptome werden wie »Dinge« beschrieben, d.h. der Patient vermittelt den Eindruck, eher Zeuge als direkt Betroffener seiner Krankheit zu sein. Wurde der Patient schon mehrfach behandelt, gibt er häufig die verschiedenen Meinungen von Experten und Laien über seinen »Fall« wieder. Er stellt sie zusammenhanglos nebeneinander, genauso wie er seine Symptome darstellt; er reproduziert diese Meinungen, ohne ein Vorliebe für die eine oder andere zu erkennen zu geben. Ein affektiver Bezug zu den unterschiedlichen medizinischen Erklärungen ist nicht spürbar. Sie bleiben ihm ein nicht faßbares, außerhalb seiner Welt liegendes Feld. Zuweilen ist es verblüffend zu sehen, daß Patienten sich ein umfangreiches technisches Wissen angeeignet haben. Sie kennen die bei ihrer Krankheit indizierten Therapien und Medikamente bis ins Detail. Aber auch hier fehlt ein emotionales Engagement, das Wissen wird wie »abfotografiert« wiedergegeben. Die Sprache des Patienten ist häufig durch sein spezifisches Denken geprägt. Sie ist mechanistisch, unpersönlich, formelhaft, ja »konkretistisch«. Der Interviewer vermißt die Nuancierungen, die Sprache ist also verarmt. Pierre Marty, Michel de M'Uzan und Christian David bezeichneten sie als »langage dévitalisé«[7]. Das Unpersönliche in der Sprache des Patienten und der defekte Bezug zu seiner inneren Welt werden besonders deutlich an der häufigen Verwendung des Wortes »man«. Dies verweist auf die Notwendigkeit des Kranken, sich der »Norm« anzupassen. Dazu gehören auch »Paradeantworten«, das sind überraschend einfache Erklärungen von komplexen Ereignissen. So antwortet ein asthmatischer Patient auf die Frage, aus welchen Gründen er geheiratet habe: »Die Fahrerei zwischen meinem Wohnort und dem meiner Frau wurde uns auf die Dauer zuviel.« Eine Colitispatientin sagte zu Beginn des Erstinterviews: »Man hat mir gesagt, daß Konflikte krank machen, man müßte erlebnisfähig sein, sicher ist bei mir da etwas defekt, deswegen bin ich hier.«

Die knappen sprachlichen Äußerungen korrelieren häufig mit dem Gesamteindruck, daß der Patient wie auf »Sparflamme« lebt, d.h. er lebt affektiv reduziert in einer Schonhaltung, die ökonomische Funktion hat. Dies verhilft ihm dazu, seine tiefgreifende Angst vor dem totalen physischen Zusammenbruch zu verleugnen. Interventionen des Analytikers vermögen nicht, den Patienten aus seiner Erstarrtheit in der pensée opératoire zu lösen. Er haftet in der Gegenwart. Der Patient scheint in einer gleichförmigen, sich nicht ändernden Welt ohne Vergangenheit und Zukunft zu leben. Wünsche und Pläne wirken »mechanistisch«, denn sie sind nicht in Phantasien verankert. Der Patient beendet seinen Bericht plötzlich, er hält inne wie entleert, er wirkt erschöpft. Er hat seine »Pflicht« erfüllt, »man« soll ihm nun Erklärungen abgeben und Rat und Rezept liefern. Daß über die Darstellung seiner Krankheit hinaus das Interview fortgesetzt werden soll, bleibt ihm unvorstellbar. Seine Biographie und seine Krankheiten sind für ihn völlig voneinander isoliert, d.h. er sieht zwischen Veränderungen in seinem Leben (Heirat, Geburt von Kindern, Tod der Eltern usw.) und dem Auftreten von Symptomen keinen Zusammenhang. So ist es ihm auch nicht möglich, sich auftretender Affekte dem Untersucher gegenüber bewußt zu werden. Der Arzt ist für ihn »funktionalistisch« reduziert auf das Anhören seiner Krankengeschichte.

Der Psychoanalytiker gewinnt den Eindruck, daß der Patient ihn als Person nicht wahrnimmt. Diese Form von Kontakt bleibt für ihn unbefriedigend. Hier zeigt sich die affektarme »relation blanche«, die leere Beziehung. »Relation blanche« korreliert mit dem im Untersucher entstehenden Gefühl, daß die verschiedenen Systeme des psychischen Apparats beim Patienten in keinem dynamischen Zusammenhang stehen. Sie scheinen wie »wasserdichte Schotten« voneinander getrennt zu sein. Dies Phänomen ist auf einen spezifischen Defekt in der Bildung der Repräsentanzen und Imagines zurückzuführen. Die Vorstellungswelt im Patienten und das Vorbewußte sind nur, wenn überhaupt, mangelhaft entwickelt.

Die »relation blanche« bleibt nicht auf die Untersuchungssituation beschränkt, vielmehr ist es die Beziehung, die der Kranke mit allen seinen Objekten hat; d.h. er zeigt eine spezifische psychosoziale Seinsweise. Dies ist die »vie opératoire«, das »automatistisch-mechanistische« Leben. Dieses charakteristische »In-der-Welt-Sein« (Heidegger) hat eine ökonomische Funktion, denn es schützt den Patienten vor Überflutung durch Reize in Krisensituationen. Hat der Rückzug in die pensée opératoire die Spannungen nicht ausreichend neutralisiert, kommt es zu akuten körperlichen Komplikationen. Das ist die »pathologische Desorganisation«. Das biologische Gleichgewicht des Patienten ist ständig bedroht; er schwebt in der Gefahr des totalen physiologischen Zusammenbruchs, des Todes. Die Phänomenologie der pensée opératoire mit ihren verschiedenen Facetten, so wie sie hier dargestellt wurde, trifft zu für eine Reihe von Desorganisationszuständen[8]). Zuweilen wird das Krankheitsbild überwiegend nur durch den einen oder den anderen Aspekt des automatistisch-mechanistischen Denkens geprägt.

12.3.3 Ein exemplarisches Erstinterview zur Problematik der pensée opératoire

Wir stellen den Fall der 24jährigen Patientin Christine vor, die an einer schweren Colitis ulcerosa leidet.

Zunächst einiges zur Vorgeschichte und Symptomatik der Patientin: Sie ist die dritte von vier Schwestern. Ihre Eltern stammen aus Pommern. Bis zum Ende des Krieges besaßen sie einen kleinen Landwirtschaftsbetrieb. Der Vater, jetzt 65 Jahre alt, mußte nach der Vertreibung eine Aushilfsstelle als Landarbeiter in Norddeutschland übernehmen. Diese Arbeit gab er vier Jahre später auf und begann in einer Stadt im Rheinland eine Tätigkeit als Müllfahrer. Die Mutter, jetzt 54 Jahre alt, stammt aus Berlin; sie war von Beruf Säuglingsschwester. Seit der Heirat kümmert sie sich nur noch um ihren Haushalt und die Familie. In Norddeutschland lebten Eltern und Kinder in einem einzigen Raum. Als Flüchtlinge waren sie sehr isoliert. In diesen beengten Verhältnissen kamen die Patientin und ihre vier Jahre jüngere Schwester zur Welt.

Die Kindheit der Patientin war unauffällig. Mit 4 Jahren, kurz nach der Geburt ihrer jüngeren Schwester, wurde sie am Nabelbruch operiert. Sie hat bis zu ihrem 10. Lebensjahr die Volksschule besucht, dann wechselte sie auf ein Gymnasium. Zwei Jahre vor dem Abitur verließ sie die Schule. Sie gibt an, während der Schulzeit zwar fleißig, aber still gewesen zu sein. Mit 16 Jahren begann sie eine Ausbildung als Kinderkrankenschwester, die sie nach 5 Jahren beendete. Seitdem arbeitet sie auf einer Spezialstation für geschädigte Neugeborene. Ihren zukünftigen Mann lernte sie zu Beginn ihrer Ausbildung kennen. Sie heiratete mit 23 Jahren. Ihr Mann, von Beruf Facharbeiter, ist ein begeisterter Sportler. Die Colitis ulcerosa trat ein Jahr nach der Eheschließung auf. Die röntgenologische Untersuchung bei der Aufnahme auf unsere psychosomatische Station ergab einen Befall des gesamten Colons, besonders des aufsteigenden Teils.

Zum Interview: Auszüge aus dem Beginn der – auf Band aufgezeichneten – Untersuchung von Christine sollen wiedergegeben werden:

Interviewer: »Sie sind vor einigen Wochen in unserer Poliklinik von Dr. P. schon untersucht worden.«

Patientin: »... Im Februar ... glaube ich ...«. Schweigen.

Auf die Aufforderung, über sich zu berichten, gibt sie keine Antwort. Dann sagt sie: »Was soll ich erzählen, ich weiß nichts ...«.

Ihre Ratlosigkeit wird deutlich.

Der Interviewer bittet sie nun, über ihre Krankheit zu sprechen. Die Patientin erwidert: »Seit vier Jahren habe ich Colitis ulcerosa, und es ist plötzlich aufgetreten, und man weiß nicht den Grund, es wechselt immer, mal geht es gut und dann, äh, tritt es wieder ganz schlimm auf, in akutem Zustand ... stationär war ich noch nie, sondern immer ambulant ... in 3½ Jahren hatte ich 8 Doktoren, die mich behandelt haben, und jeder hatte immer wieder eine andere Meinung, und einer von ihnen schickte mich einmal in die psychiatrische Ambulanz ... da mußte ich 3 oder 4 mal hin, der hat auch Fragen gestellt und so, er hat eben vorgeschlagen, daß ich mich mal hier vorstellen sollte ... Seit 3 Jahren gibt's in unserer Stadt eine Ambulanz für Colitis ulcerosa, ein Herr Dr. M. ...«. Längeres Schweigen folgt. »So zu erzählen, das fällt mir schon unheimlich schwer ...«.

Die typische Aufreihung, das »Herunterspulen« wird deutlich. Die Patientin ist jetzt erschöpft.

Der Interviewer muß ihr nun mit energetischer Zufuhr helfen. Im weiteren Verlauf des Gesprächs wird die Tendenz der Patientin deutlich, ihre Krankheit zu bagatellisieren. Sie schildert ihre Symptome ohne affektiven Bezug, ihre Ausführungen bleiben ungenau.

Auf die Frage des Interviewers, wieviel Durchfälle sie täglich habe, antwortet sie.

Patientin: »Ja ... so 10–15mal kann's schon sein ... ich weiß es nicht genau.«

Der Psychoanalytiker versucht durch gezielte Interventionen, sie von ihrer verleugnenden Haltung gegenüber ihrer Erkrankung abzubringen. Sie gerät zunehmend in Unruhe. Dann berichtet sie in monotoner Weise über alle Befunde, die ihre verschiedenen Ärzte erhoben haben. Sie kann sie fast wortwörtlich wiederholen.

Jetzt beginnt sie wieder zu stocken. Der Interviewer muß erneut intervenieren, um sie zu stützen.

Patientin: »Ja, eben, entweder meinte man eben Überarbeitung, also Überanstrengung, dann eben die Konflikte auf der Station. Einige Ärzte, die mich behandelt haben, die hielten quasi gar nichts davon und meinten, es hätte damit gar nichts zu tun, es waren eben so viele verschiedene Meinungen ...«

Christine ist dem medizinischen Geschehen ausgeliefert und unfähig, sich für die eine oder andere ärztliche Meinung zu entscheiden.

Dieser Auszug aus dem Interview ist typisch für die pensée opératoire. Der Bericht ist »mechanisiert«, die Interaktion Patientin–Interviewer ist eine »relation blanche«. Im weiteren Verlauf des Interviews stellt der Psychoanalytiker die aufkommende Angst der Patientin fest, von ihm vereinnahmt zu werden.

Seine Intervention: »Sie versperren sich, so als ob Sie diese Untersuchungssituation als bedrohlich erlebten. Vielleicht haben Sie Angst, daß ich Ihnen zu nahe trete und Sie verletze«, bringt eine Wende des Gesprächs:

Die Patientin: »Sie haben recht, ich möchte weglaufen.«

Sie hat sich vorübergehend von der pensée opératoire distanziert. Deshalb kann sie jetzt über Schwierigkeiten sprechen, die sie mit ihren Eltern hat und die sie belasten.

12.4 Die Objektbeziehungen des psychosomatischen Patienten

12.4.1 Die Reduplikation

Das Phänomen der Reduplikation ist eng mit dem automatistisch-mechanistischen Denken verknüpft. Reduplikation bedeutet: Stereotyp sieht der Patient die anderen als psychisch unkonturierte, unprofilierte Wesen. Spezifische Eigenschaften kann er beim anderen nicht wahrnehmen und wendet sich vom Objekt ab, wenn dieses sich vor ihm in seiner Individualität, in seiner Originalität darstellt. Der Patient hat also die Tendenz, Objekte nach dem Muster seines eigenen nichtstrukturierten Selbstbildes wahrzunehmen. Er selbst und alle seine Objekte sind aus ein und derselben einfachen Form gegossen. Er ist unfähig zu antizipieren, daß jemand sich anders verhalten könnte als er selbst. Da ihm diese Einstellung notwendigerweise große Konflikte bringt, bedient er sich auch hier »banaler« Tricks, um alle Objekte in ein einfaches, grobes Klassifikationsschema zu pressen: »Sie haben schwarzes Haar wie mein Mann, Leute mit schwarzem Haar haben mich noch nie enttäuscht.« Die ökonomische Funktion wird deutlich, der Patient versucht sein Leben nach und nach mit einem Minimum an Kontakten so zu organisieren, daß ihm echte Kommunikation mit anderen erspart bleibt.

Die Reduplikation ist ein Mechanismus, der enge Zusammenhänge mit den Defekten in den primären Identifikationsmechanismen aufweist. Die französischen Autoren hatten bis vor kurzem von der »reduplication projective« gesprochen. Das Wort »projective« in dieser Formulierung wurde fallengelassen. Der Begriff der Projektion bezeichnet – im klassischen Freudschen Sinne – einen Abwehrmechanismus des Ich, der gegen unlustvoll erlebte, unbewußte Wünsche gerichtet ist. Er setzt eine Strukturiertheit des psychischen Systems voraus, die bei vielen psychosomatischen Kranken nicht gegeben ist. Die Reduplikation ist ein primitiver Anpassungsmechanismus, der dazu dient, den Patienten vor Spannungen und Konflikten zu schützen. Die Reduplikation prägt die Objektbeziehungen des psychosomatischen Patienten. Fain und Marty haben in diesem Sinne von der »Mechanisierung« seiner Objektbeziehungen gesprochen.

Am Beispiel der Patientin Christine soll in zwei verschiedenen Situationen das Phänomen der Reduplikation aufgezeigt werden.

Christine berichtet im zweiten Abschnitt des Erstinterviews über ihre Eltern, ihre Geschwister und ihre Ehe. So beschreibt sie ihren Vater als schweigsam, er teile sich nicht mit, er schlucke immer alles.

Interviewer: »Also genau so, wie Sie sich vor ein paar Minuten selbst dargestellt haben.«

Patientin: »Ja, ja das stimmt... wir sind alle zurückhaltend...« Dann kommt sie auf ihre Mutter zu sprechen:

Pat.: »Sie ist still und ruhig.«

Auf die Frage des Interviewers: »Sind Sie mehr nach Ihrem Vater oder mehr nach Ihrer Mutter geraten?«, erwidert die Pat.: »Wir sind alle gleich.«

Also sind die Interaktionen in der Familie durch das Phänomen der Reduplikation bestimmt.

Später gibt sie an, daß ihre Mutter leicht zu Kopfschmerzen neige, und sagt nach einer Pause:

Pat.: »Migräne habe ich auch... das sind Erkältungen...«

Diese Passage zeigt deutlich die Verknüpfung von Reduplikation und »Paradeantworten«. Sie sind verschiedene Facetten des psychosomatischen Phänomens.

Jetzt fällt Christine ihre Ausbildung als Kinderkrankenschwester ein.

Pat.: »Jeder von uns Kindern konnte sich einen Beruf aussuchen, während des Gymnasiums gab es eine Berufsberatung... doch, ich war später noch einmal mit meiner Mutter zur Berufsberatung... Meine Mutti selbst war auch Säuglingsschwester... ich bin Kinderkrankenschwester.«

Die Abhängigkeit der Patientin von ihrem mütterlichen Objekt zeichnet sich auf dem Hintergrund der Reduplikation ab. Ihr blieb keine andere Möglichkeit, als den Beruf ihrer Mutter zu ergreifen, es gab also keine echte Berufswahl.

Nun kommt sie auf ihren Kinderwunsch und ihre Angst, zu sprechen, selbst Mutter zu werden.

Das Thema wird mit der Bemerkung eingeleitet:

Pat.: »Der Bruder meines Mannes hat zweimal Zwillinge... meine beiden älteren Schwestern haben Kinder... ich möchte auch gern ein Kind... aber es gibt so viele kranke Kinder, ich sehe sie auf meiner Station...«

Im weiteren Verlauf des Gespräches traut sie sich zu, ihre Angst zu verbalisieren. Sie meint, Eltern und Schwiegereltern »erwarten«, daß sie viele Kinder, sogar Zwillinge, bekommt.

Der Interviewer hat nun Einblick in einen basalen Konflikt der Patientin gewonnen: Einerseits steht sie unter dem Diktat des Objekts, Kinder zu haben, andererseits wehrt sie sich gegen die Schwangerschaft und die Übernahme der Mutterrolle. Die Erwartungen des Objekts zu erfüllen, bedeutet totale Auslieferung an das Objekt; die Mutterrolle zu übernehmen, bedeutet Trennung von der »schutzgewährenden«, der eigenen Mutter, also Verlust des existentiell notwendigen Halts.

Das Phänomen der Reduplikation wurde auch während der ersten vier Monate der analytisch psychosomatischen stationären Therapie beobachtet. Christine orientierte sich an ihren Mitpatienten. Den Mitgliedern des Therapeutenteams fiel auf, daß Christine sich in ihren Verhaltensweisen und in ihrem Tagesrhythmus voll der Patientin R. angepaßt hat: Sie steht zur selben Zeit wie Frau R. auf, betritt immer mit ihr zusammen den Tagesraum, schaut dieselben Fernsehfilme an. Ihr Verhalten war jedoch nicht auf eine sich anbahnende Freundschaft mit der Mitpatientin zurückzuführen. Frau R. bringt den Therapeuten gegenüber zum Ausdruck, wie sehr sie sich von Christine irritiert fühlt. Später, als Frau R. ihre Individualität noch stärker behauptete, wandte sich Christine von ihr ab und suchte sich ein anderes »Reduplikationsobjekt«. Diesmal ist es Herr E., der genau wie sie selbst unter einer Colitis ulcerosa leidet.

12.4.2 Die Interaktionen des psychosomatischen Patienten mit seinen Eltern und das Krankheitsgeschehen in der eigenen Familie

Der psychosomatische Patient ist einer symbiotischen Abhängigkeit von seinem primären Objekt verhaftet. Er ist hilflos gegenüber der »besitzergreifenden« Mutter wie auch gegenüber seiner Familie als Einheit; d. h. er ist einem »omnipotenten« Objekt ausgeliefert. Seine Eltern weisen häufig chronisch funktionelle oder organische Störungen auf, verleugnen aber in charakteristischer

TAFEL 1

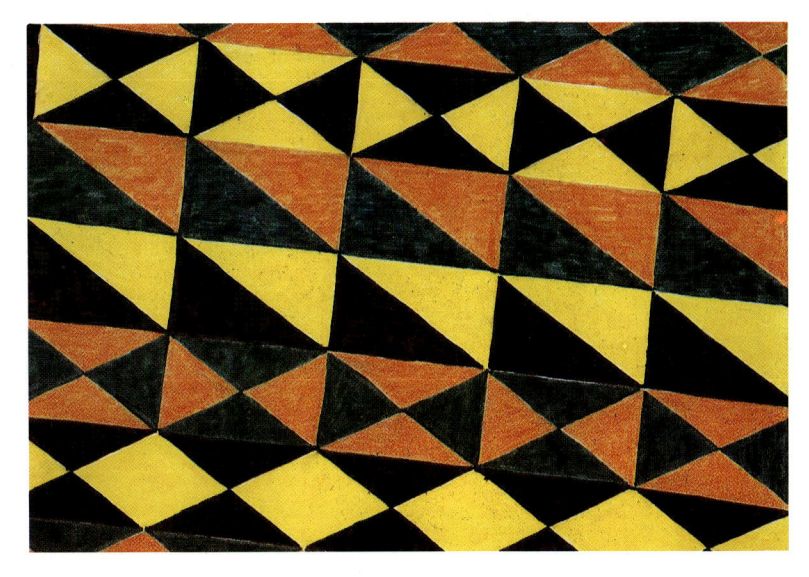

Kap. 12 Abb. 3.

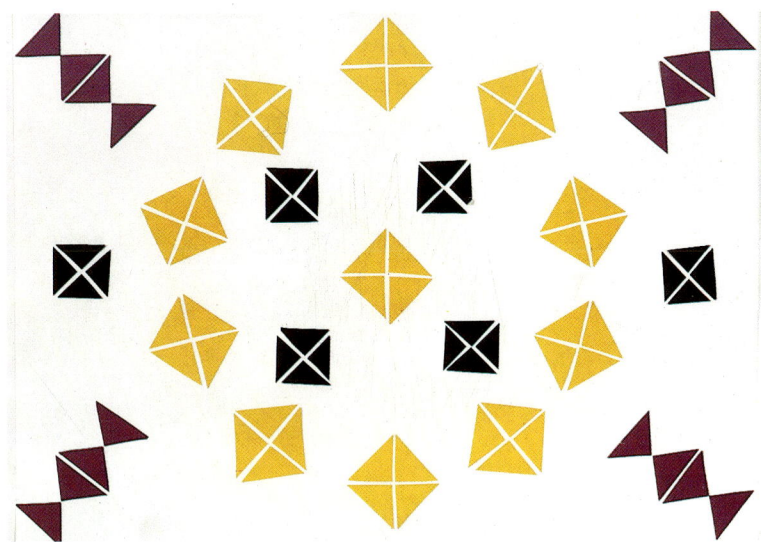

Kap. 12 Abb. 4.

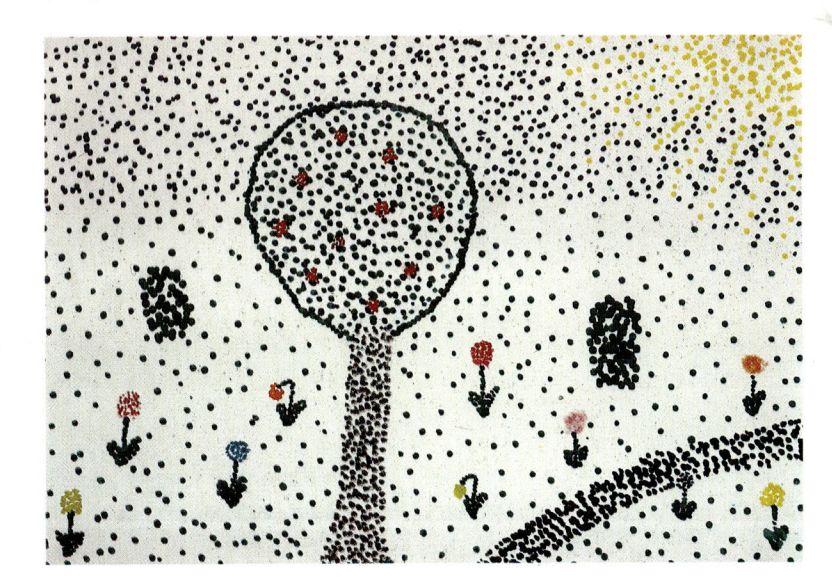

Kap. 12 Abb. 5.

Weise das Krankheitsgeschehen. Die Angehörigen, ob Eltern, Geschwister oder Ehepartner, sind meist durch Primärprozesse gesteuert und in sie verstrickt. Sie verhalten sich unkontrolliert distanzlos oder in übertriebener Weise ängstlich besorgt.

Die Interaktionen des psychosomatischen Patienten mit seinen Eltern sollen durch Abschnitte aus einem Therapieverlauf und einem Erstinterview illustriert werden.

1. Die Patientin Christine:
Im Laufe ihrer stationären analytisch psychosomatischen Therapie gelang es Christine, von der Anklammerung an ihre Eltern Abstand zu gewinnen. Nach und nach konnte sie sich mit der »kranken« Wirklichkeit ihrer Eltern auseinandersetzen. So stellte sich heraus, daß die Kopfschmerzen ihrer Mutter gravierende Migräneanfälle sind. Außerdem hat die Mutter einen Herzfehler, der bereits in der Kindheit diagnostiziert wurde; sie leidet ständig unter schweren vegetativen Kreislaufbeschwerden. Nach einigen Wochen erfahren die Therapeuten: Christines Mutter sei seit der Menopause depressiv. Infolge schwerer vaginaler Blutungen wurde bei ihr eine Hysterektomie durchgeführt. Seitdem hat sie sich in ihrem Wesen verändert. Die Patientin äußert: »Meine Mutter gibt sich nach außen energisch, sie will ihre Hilflosigkeit nicht zeigen.«

Im Erstinterview hat Christine über ihren Vater lediglich berichtet, daß er an »Krampfadern« leide und daß es einmal zu einem gefährlichen »Blutsturz« gekommen war. Sie berichtet nun, wie lebensgefährlich diese Blutung gewesen ist und wie sehr sich die Familie von dieser ernsten Erkrankung des Vaters bedroht gefühlt hat. Nach und nach ergibt sich ein Bild des Vaters, das durch zwei Aspekte gekennzeichnet ist. Einerseits schildert Christine ihren Vater als stillen und tapferen Mann, den die Flucht aus der Heimat, also seine Entwurzelung, gebrochen hat, zum anderen hat sie sich immer gegen eigene Fragen und Zweifel wehren müssen, der Vater sei eine verkrachte Existenz, er sei sogar »pervers« geworden. Hat er es nicht in seinem Arbeitsbereich – bei der Müllabfuhr – mit »lauter Haltlosen, dem Alkohol verfallenen Menschen zu tun?« Nach ca. 1 Jahr Psychotherapie erfahren wir von der Patientin, daß ihr Vater mit 15 oder 16 Jahren epileptische Anfälle hatte. Die »grand mal-Anfälle« sind zwar später nicht mehr aufgetreten, EEG-Kontrollen, die in den letzten Jahren durchgeführt wurden, haben jedoch eine latente Krampfbereitschaft ergeben.

Die typische Konstellation wird deutlich: Beide Eltern sind krank. Ein echtes Ehe- und Familienleben gibt es nicht. Der Vater ist in den Augen der Patientin und ihrer »dominierenden« Mutter ein krankes und asoziales, ein »kastriertes« Objekt. Die Familie als Ganzes stellt für die Patientin ein omnipotentes Objekt dar, dem sie ausgeliefert war. Die Familienmitglieder klammern sich aneinander und sind nicht in der Lage, auftretende Autonomieansprüche bei einem ihrer Angehörigen zu tolerieren.

2. Die Patientin Karin:
Die Erstuntersuchung der 32jährigen Karin exemplifiziert, welche Schwierigkeiten Patienten haben können, über die Krankheit ihrer Eltern zu berichten.

Erfahrungen mit den Therapien haben uns dazu motiviert, die Problematik »Krankheiten in der Familie« bereits im Interview gezielt anzugehen. Dies kann allerdings erst dann geschehen, wenn der Patient sich von Interviewer verstanden fühlt. Kann der Patient einiges über die Krankheiten in seiner Familie aussagen, dann hat er sich vorübergehend von der Reduplikation distanziert. Seine Einstellung zum Interviewer ist von Vertrauen getragen. Dies ist ein Ereignis von therapeutisch prognostischem Wert für die Therapie.

Zur Anamnese von Karin: Karin wirkt zerbrechlich, blaß, erschöpft, von einem gravierenden körperlichen Leiden gekennzeichnet. Sie ist von ihrem sie behandelnden Lungenarzt an die psychosomatische Ambulanz zur Klärung ihrer hartnäckigen Appetitlosigkeit überwiesen worden. Sie erweckt nicht den Eindruck einer Patientin mit einer hysterisch charakterneurotischen Anorexie. Der Interviewer vermißt die Merkmale der hysterischen Magersucht, nämlich die Fähigkeit, mit dem Objekt manipulativ umzugehen und sich von ihm in einer strategischen Distanz zu halten; auch fehlen ihr die für die Charakterneurose spezifischen Anpassungsmechanismen.

Als Säugling bekam sie Milchschorf. In den ersten drei Lebensjahren wurde sie oft von Fieberzuständen befallen. Als sie vier Jahre alt war, wurden beidseitig Bronchiektasen diagnostiziert. Kindheit und Jugend der Patientin sind geprägt durch den chronisch entzündlichen Bronchialprozeß. Exazerbationen traten immer wieder auf. Sie besuchte die Volksschule, mußte aber häufig wegen Krankheit zu Hause bleiben. Von ihren Eltern berichtet sie, daß diese eine Pension besitzen. Ihr Vater sei von Beruf Industriekaufmann. Bis zu ihrem 17. Lebensjahr half Karin ihrer Mutter bei der Arbeit in der Pension. Danach begann sie eine Lehre in einem Konfektionsgeschäft, die sie aber nicht zu Ende führte. Zu dieser Zeit traten Appetitlosigkeit, Ekelgefühle und Amenorrhö auf, und sie wurde in eine psychiatrische Klinik überwiesen. Einige Zeit später, mit 22 Jahren, heiratete sie. Seitdem geht es ihr wieder schlecht. Kurz nachdem die Patientin mit ihrem Mann zu ihrer Schwiegermutter gezogen war, litt sie unter akuten Bronchialkomplikationen mit Lungenblutungen, auch unter Perikarditis und Myokarditis. Zunehmende Spannungen mit ihrem Ehemann führten zu ihrer Scheidung. Bald danach wurde eine beidseitige Lobektomie der Unterlappen in zwei Eingriffen durchgeführt. Die Patientin lebt jetzt bei ihren Eltern. Sie kann nicht arbeiten. Ihr Allgemeinzustand hat sich trotz kontinuierlicher Behandlung verschlechtert, der Bronchialprozeß hält an. Außerdem hat sie Ödeme an den Beinen und schmerzhafte Schwellungen der Ohrspeicheldrüsen. Sie ißt wenig, erbricht viel und fühlt sich kraftlos. Sie wisse nicht, wie es mit ihr weitergehen soll. Das Interview zeigt sie als eine Patientin, die ohne Abwehrmechanismen der pathologischen Desorganisation ausgeliefert ist.

Auszug aus dem Interview:
Karin hatte berichtet, daß ihre Mutter eine sehr tüchtige und tapfere Frau sei, welche die viele Arbeit in der Pension allein bewältigt habe, der Vater habe sich darum nicht gekümmert.
Interviewer: »Ihre Mutter arbeitet also viel. Wie steht es um deren Gesundheit?«
Patientin: »Ja ... sie ist ziemlich gesund, glaube ich.«
Int.: »Sie hat also keine Krankheiten?«
Pat.: »Sonst hätte sie das alles nicht gekonnt, denn ich liege ja den ganzen Tag im Bett, und es ist ein Wunder, daß ich heute überhaupt aufstehen konnte, ich liege den ganzen Tag im Bett ...«
Int.: »Also, Ihre Mutter ...«
Pat.: »Ja, sie ist so tapfer, sie läßt es sich auch nicht anmerken, daß sie Sorgen hat.«
Int.: »Ich habe Sie gefragt, ob Ihre Mutter Krankheiten hat.«
Pat.: »Nein.« Schweigen ...
Pat.: »Sie hat wohl was mit der Bandscheibe ...«

Die Patientin will zunächst nicht auf die Frage nach der Krankheit ihrer Mutter eingehen. Die Mutter, das »omnipotente« Objekt, ist für sie die vitale Person, die das Leben meistert. Also die Mutter muß gesund bleiben. Nach der Andeutung des Bandscheibenleidens berichtet sie, daß ihre Mutter häufig starke Rückenschmerzen habe, daß sie jedoch selten einen Arzt aufsuche.

Fortsetzung des Interviews:
Int.: »Nun, vielleicht können Sie uns jetzt etwas über Ihren Vater berichten, was ist er für ein Mensch?«
Pat.: »Ja, mein Vater macht sich über mich die gleichen Sorgen wie meine Mutter, er leidet vielleicht noch mehr darunter, ein Mann kann das nie so zeigen ...«

Die Anpassung an die »Norm« wird deutlich: Männer zeigen keine Gefühle. Die Realität des Vaters bleibt noch schemenhaft. Was er in seinem Beruf als Industriekaufmann arbeitet, scheint der Patientin unklar zu sein.

Int.: »Was ist das für eine Firma, in der ihr Vater arbeitet, was hat er für eine Stellung?«
Pat.: »Ich kann es Ihnen nicht genau sagen, er ist im Verkauf, er hat schon etwas zu sagen, aber ich habe ihn nie danach gefragt.«
Int.: »Und ist er gesund? Oder hat er Krankheiten?«
Pat.: »Ja, so am Herzen hat er es wohl ... er hat eine Angina ... vielleicht Herzinfarkt, er war sowieso nie gesund.«

Die Aussagen zu den Krankheiten ihrer Eltern bleiben vage. Sie kann offensichtlich nicht über das Krankheitsgeschehen, das das Familienleben belastet, reflektieren. Sie hat die rigide, verleugnende Haltung ihrer Eltern gegenüber der »kranken« Wirklichkeit übernommen.

Krankheit bedeutet für Karin Schwachsein. Für sie gilt daher, der Realität zum Trotz die Pseudoomnipotenz der Eltern aufrechtzuerhalten, die sie vor äußeren und inneren Reizen schützen sollen. Aber zugleich leidet sie unter der extremen Angewiesenheit auf ihre primären Objekte. Dieses Dilemma spiegelt sich in ihren anorektischen Symptomen wieder.

12.5 Der Mangel an Phantasien; Störungen des Körperschemas; die »Alexithymie«

12.5.1 Die »inhibition fantasmatique de base«, die Unfähigkeit zu phantasieren

Bedeutung und Funktionen der Phantasien im Leben des Individuums sollen kurz erörtert werden.

Die Phantasien stellen sich dem Psychoanalytiker in zwei Erscheinungsformen dar: es gibt bewußte Phantasien oder Tagträume und unbewußte Phantasien. Freuds Denken zielt darauf ab, die Analogien zwischen diesen beiden Erscheinungsformen aufzudecken, ihre engen Beziehungen zueinander zu verdeutlichen. Danach stellen beide Formen der Phantasien ein imaginäres Szenarium dar, in dem das Subjekt anwesend ist und das der Erfüllung eines letztlich unbewußten Wunsches dient. Das Phantasieleben charakterisiert die psychische Realität des Menschen, die eine besondere Existenzform ist und mit der materiellen Realität nicht verwechselt werden darf. Die Auseinandersetzung des Individuums mit seiner Umwelt wird durch den organisierenden, den strukturierenden Einfluß von Phantasien geformt. Das gilt sowohl für den Neurotiker, als auch für den »Normalen«, wobei der Unterschied in dem spezifischen Charakter der dominierenden Phantasien liegt. Die Phantasien des Neurotikers haben vorwiegend prägenitale Inhalte und sind eher mit Angst als mit Lust verknüpft.

Der Patient, der der »vie opératoire« verhaftet ist, konfrontiert uns mit dem charakteristischen Mangel an Phantasien und mit seiner psychischen »Leere«. Es fehlt weitgehend die strukturierende, organisierende Wirkung der psychischen Instanzen auf Handlungen und Verhaltensweisen.

Der Patient wirkt auf seine Umwelt sozial angepaßt, ja manchmal sogar überangepaßt. Er kennt keine Extravaganzen und hat keine Launen. Seine Handlungen sind nicht auffällig, nicht originell und wirken stereotypisiert. Der Patient steht unter der Diktatur des »man«, er verhält sich wie »jedermann«. Affektäußerungen wie Lachen und Weinen haben bei ihm einen »mechanistischen« Charakter. »Man« lächelt, »man« weint. Häufig stellen sie auch senso-motorische Abwehrreaktionen dar, ähnlich wie Hypermotorik oder Apathie. Er paßt sich »mechanistisch« den Bedürfnissen seines Objektes an. Seine Handlungen sind mit der »pensée opératoire« verknüpft und werden durch archaisches Denken gesteuert. Er verfügt weder über den inneren Raum noch über die psychischen Möglichkeiten und Nuancierungen des Neurotikers. Er bleibt an den Umständen hängen, er kann sie weder manipulieren noch sich von ihnen distanzieren. Der Mangel an Phantasien läßt sich im Umgang mit dem Patienten deutlich als Gegenübertragungsphänomen beobachten. Die Gegenübertragung gilt in der Psychoanalyse als wichtiges differentialdiagnostisches

Kriterium. Der Interviewer vermißt die unbewußten sexuellen Phantasien des Neurotikers, er fühlt sich nicht von dem Patienten »verführt«, er nimmt in ihm keine Ambivalenz wahr, er vermißt den Sog und das manipulierende Spiel des Hysterischen, das Tauziehen des Zwanghaften oder die »Trauer« des Depressiven. Vielmehr verspürt er gegenüber dem psychosomatischen Patienten Anstrengung, Enge, Müdigkeit, Erschöpfung. Die »Sinnlosigkeit« des Symptoms wird deutlich. Der Interviewer stößt auf »Leere«. Der geschulte Analytiker realisiert, welche Bedrohung die »Leere« für ihn selbst darstellt. Der Kontakt mit dem »Mangel« kann ihn unbewußt dazu bringen, den »leeren« Raum im Patienten mit seinen eigenen Phantasien zu füllen.

Der psychosomatische Patient mobilisiert im Therapeuten Widerstände gegen die notwendige Wahrnehmung der Desorganisationsprozesse. M. Fain meint, daß der psychosomatische Patient, weil er unter tiefgreifender somatischer Erschöpfung leidet, in dem Therapeuten Ängste vor der eigenen Erschöpfung weckt – »Ces malades nous font tellement craindre l'épuisement« (M. Fain)[9]).

12.5.2 Der mechanistische Traum

Der Patient mit einem »automatistisch-mechanistischen« Denken hat, wenn überhaupt, wenige und auffallend »banale« Träume; in ihnen wird der Hintergrund an Phantasien vermißt.

Nach Michel Fain[10]) hat der Traum des psychosomatischen Patienten eine vorwiegend ökonomische Funktion. Das traumatisierende Geschehen, das dem Patienten am vorausgegangenen Tag widerfahren ist, wird durch seine Wiederholung im »mechanistischen« Traum banalisiert, und die drohenden Desorganisationsprozesse werden so zum Schweigen gebracht. Soll der Patient im Interview über Träume berichten, reagiert er meist verständnislos. Diese Aufforderung kommt ihm unangemessen vor, oder er antwortet: »Ich träume nichts.« Mitunter gibt er jedoch an, daß er selten träume, sich aber nicht erinnern könne. Realisiert er das Interesse des Therapeuten an Träumen, bemüht er sich, welche zu rekonstruieren.

Neben Tagesresten drücken sich manchmal in seinem Traum unmittelbar – also ohne psychische Verarbeitung – Affekte und Gefühlsandeutungen aus: Verselbständigungsansprüche gegenüber dem Objekt, Unfähigkeit, diese Ansprüche zu realisieren, Desorientierung, Resignation und Gefühl des »Mangels«.

Träume der Patientin Christine aus den ersten Wochen ihrer Behandlung illustrieren dieses Phänomen.

Ihr körperlicher Zustand hatte sich verschlechtert, sie mußte im Bett bleiben, da träumte sie:

Es ist Visite. Sie liegt im Bett und hält die Augen geschlossen. Der Arzt spricht mit ihr über ihre Krankheit. Es folgt eine zweite Szene. Es ist Wochenende, sie geht zur Krankenschwester und fragt sie, ob sie zu einem Spaziergang ausgehen darf.

In einer zweiten Sequenz des Traumes befindet sich die Patientin in der Küche auf der Station, sie ist allein.

Die Patientin berichtete dann über ihren Traum in einem auffallend affektleeren Ton. Sie reproduzierte in ihrem Traum die traumatischen Ereignisse des zurückliegenden Tages, die sie nicht bewältigen konnte. Sie empfand Unbehagen, weil der Psychoanalytiker ihre somatische Verschlechterung registriert hatte, also war er ihr zu nah gekommen. Im Bett zu bleiben bedeutete für sie, von den anderen getrennt zu sein. Die Wiederholung der Visite im Traum ermöglichte eine Reduzierung der Spannungen. Die Patientin hielt die Augen geschlossen, um sich gegen eine bedrängende Nähe zu schützen. Der Traum brachte auch ihre Resignation zum Ausdruck, sie konnte sich gegenüber dem Objekt nicht behaupten.

Die Traummechanismen, die dem Neurotiker zur Verfügung stehen, wie Verschiebung, Verdichtung, Umkehrung ins Gegenteil, fehlen hier weitgehend.

12.5.3 Die Störungen in der Integration des Körperschemas

Zunächst soll auf die Lehre von M. Sami-Ali hingewiesen werden. Sami-Ali, seit 1965 Mitglied des »Institut d'études psychosomatiques« in Paris, hat sich in seiner Forschung mit der Problematik des Körperschemas (l'image du corps) beschäftigt. Er hat festgestellt, daß sich der imaginäre Raum (l'espace imaginaire) in Abhängigkeit von jenem entwickelt. Beobachtungen an kranken Kindern ließen ihn erkennen, daß die psychosomatische Pathologie vor dem Hintergrund eines gestörten Körperschemas und eines defekten imaginären Raumes entsteht.

Sami-Ali postuliert, daß das Subjekt sein ihm eigenes Objekt gestaltet. Dies ist die Voraussetzung für eine weitere psycho-biologische Entwicklung. Der Autor hat in Anlehnung an die Thesen von Merleau-Ponty dem Begriff »Objekt« eine spezifische Bedeutung gegeben. Das Subjekt erkennt sein Objekt in dem »anderen« zu dem Zeitpunkt, da es ihn in seine Welt aufgenommen und sich angeeignet hat.

Mit Hilfe seines Konzepts vom imaginären Raum versucht Sami-Ali, die Genese des Objekts und den Aufbau des Raums, in dem der andere als Objekt entstehen kann, zu erklären.

Das Subjekt (genauer formuliert, das »werdende Subjekt«) ist in der allerersten postnatalen Phase nur »corps propre«. Dieser »archaische Körper« ist noch ausschließlich in physiologischen Aktionsschemata verankert. Als »corps propre« hat das werdende Subjekt zu psychischen Reaktionsformen noch nicht gefunden und ist zur autoerotischen Besetzung seiner physiologischen Mechanismen noch nicht stimuliert worden. Der Säugling ist von der Pflege und der libidinösen Zufuhr von seiten der Mutter abhängig. Er hat die Mutter noch nicht als sein Objekt wahrgenommen. Sami-Ali beschreibt eine erste Phase der psychischen Entwicklung, der Subjektivität, in der »eine primäre Besitzergreifung des Objekts durch den ›corps propre‹ erfolgt«. Voraussetzung für diesen Prozeß ist ein bestimmter Grad von neurophysiologischer Reifung des »corps propre«. Das Objekt profiliert sich nun für das sich aus dem »corps propre« konstituierende Subjekt »zweidimensional« als die »surface plane«. Die »surface plane« korreliert mit der primär »taktilen«, »flachen« Wahrnehmung des mütterlichen Objekts durch das Kind. Dem Konzept von Sami-Ali zufolge setzt nun eine autoerotische Besetzung des Körpers ein. Auf dieser Entwicklungsstufe ist bereits eine erste Identität als »image spéculaire« (Spiegelbild) und eine »imaginäre« Präsenz des Objekts im Subjekt gegeben. Die absolute Angewiesenheit des Subjekts auf die Realpräsenz des anderen ist überwunden worden.

In der sich so entfaltenden Interaktion Subjekt–Objekt differenzieren sich gegen Ende des ersten Lebensjahres die senso-motorischen Mechanismen aus. Hat das Kind motorische Autonomie erworben, kann es im Hintergrund der Mutter das Gesicht des Vaters – die dritte Person – entdecken. Damit findet es zu seiner Vorstellungswelt, zur Welt der Imagines und Symbole. Die »surface plane« verwandelt sich jetzt durch Hereinbrechen einer dritten Dimension, einer Tiefendimension, zur räumlichen Struktur. Zu diesem Zeitpunkt setzt das binokulare Sehen ein; es etabliert sich im Verlauf der weiteren psychobiologischen Entwicklung.

Sami-Ali erörtert die Wechselwirkungen von Integration des Körperschemas und Bildung des imaginären Raums und beschreibt einen »corps tactile« (taktiles Körperbild), Korrelat der »surface plane« und als weitere Entwicklungsstufe einen »corps visuel« (visuelles Körperbild), Korrelat des imaginären Raums. Sami-Ali vertritt die Meinung, daß der Patient mit psychosomatischen Störungen eine fundamentale Störung in der Ebene des »corps tactile« aufweist. Entsprechend bleibt der Aufbau des »corps visuel« rudimentär. In der psychosomatischen Regression tritt die »imaginäre Aktivität« zurück und wird durch die »taktile« Organisation ersetzt.

Diese Ergebnisse haben unsere analytisch-psychosomatische Interviewtechnik geprägt. Bei gezielter Untersuchung lassen sich bei einer Reihe von psychosomatischen Patienten Störungen (es sind Ich-Defekte) feststellen, die im Zusammenhang mit der defekten Integration des Körperschemas stehen: Störungen der Lateralität, der Orientierung im Raum, des Zeitgefühls, des binokularen Sehens. Diese Störungen haben die Kindheit des Patienten belastet; das Kind, beeinflußt durch die rigide, dem Krankheitsgeschehen gegenüber verleugnende Haltung seiner Eltern, versucht, diese Störungen durch »Tricks« und Anpassungsmechanismen zu überspielen und zu kompensieren. Bei einsetzenden Desorganisationen treten die Störungen als Vorläufer somatischer Komplikationen deutlich in den Vordergrund.

12.5.4 Die »mechanistische« Zeichnung

Die Störungen des Körperschemas, die Unfähigkeit des Patienten, sich im Raum zu situieren und das Phänomen der Reduplikation spiegeln sich in seinen »mechanistischen« Zeichnungen. Der Patient hat im Laufe seiner psychischen Entwicklung nicht zur »dritten Dimension« gefunden und bleibt der »Zweidimensionalität« verhaftet. Seine Zeichnungen sind flach, durch seine Störungen in der Lateralität gekennzeichnet. Oben und unten, rechts und links heben sich für ihn als Begrenzungen nicht deutlich voneinander ab.

Zeichnungen der Patientin Christine aus den ersten Wochen ihrer stationären analytisch-psychosomatischen Behandlung sollen diese Störungen und das psychosomatische Phänomen illustrieren. Abbildung 1 und 2 zeigen, wie die Patientin auf die Konfrontation mit der stationären Behandlung reagiert hat. Sie reproduziert in beiden Zeichnungen sowohl ihren Alltag im Beruf, also ihre Tätigkeit auf ihrer Säuglingsstation, wie auch ihre eigene Therapie, also ihr Leben auf der psychosomatischen Station. Es wird deutlich, daß sie unfähig ist, beide Bereiche voneinander zu trennen. Die Säuglingsstation und das analytische Setting, die psychosomatische Station, werden vermischt. Sie bleibt dem Konkreten und Aktuellen verhaftet, wobei die Außenwelt von ihr eintönig, »grau in grau« empfunden wird. Die Therapeuten werden auf

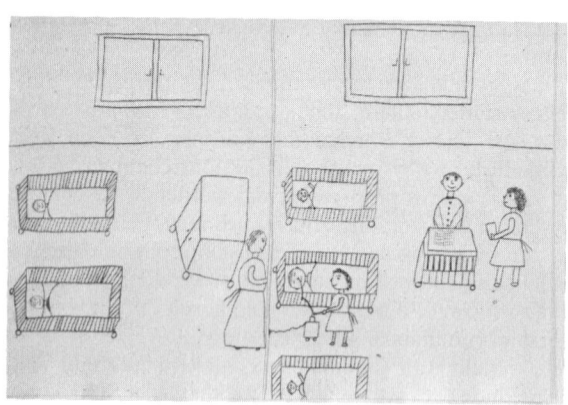

Abb. 1.

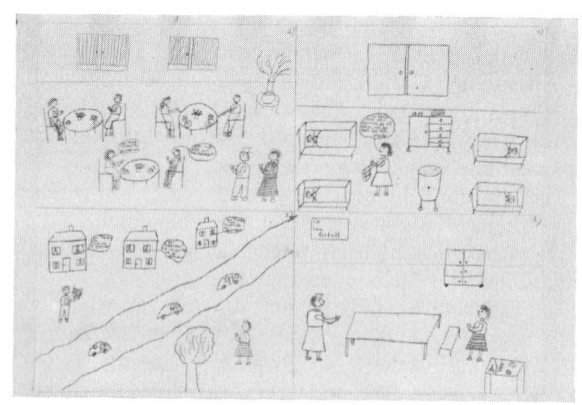

Abb. 2.

eine »mechanistische« Athmosphäre hingewiesen. Die Unfähigkeit der Patientin mit dem Raum umzugehen wird deutlich. Es gelingt ihr in den Zeichnungen nicht, die Tiefendimension darzustellen.

Abbildung 3 und 4 (Tafel 1) verweisen auf den Mangel an Phantasien in der Patientin. Sie hat sie in der dritten Woche ihrer Behandlung angefertigt, also zu der Zeit, da ihre Ratlosigkeit verstärkt aufgetreten war. Es ist die Phase des »Leerlaufs«, in der sich die »innere Leere« deutlich abzeichnet. Da sie kein gestelltes Thema als Orientierungshilfe hatte, mußte sie das Blatt fleißig, »mechanistisch« unter »Leistungszwang« bedecken.

Abbildung 5 (Tafel 1) entstand, als die Patientin von Mitpatienten angeregt wurde, eine Landschaft zu malen. Dieses Bild ähnelt am meisten den Arbeiten von Kindern, die noch kein Raumgefühl entwickelt haben. Der Baum ist unproportioniert in die Mitte des Bildes gesetzt. Eine naive kindliche Vorstellung der Landschaft wird deutlich, mit einer strengen »konkretistischen« Ordnung. Um die Landschaft darzustellen, hat sich die Patientin an eindeutige banale Merkmale gehalten. Sie versuchte, diese so akkurat wie möglich wiederzugeben.

12.5.5 Der Begriff »Alexithymie«

Der Begriff der Alexithymie ist von den amerikanischen Psychiatern Nemiah und Sifneos (Boston)[11] eingeführt worden, um die Besonderheiten des psychischen Geschehens bei psychosomatischen Patienten zu beschreiben. Dieser Begriff verweist auf die charakteristische Unfähigkeit des Patienten, Gefühle wahrzunehmen und eigene Gefühle angemessen zu beschreiben (»a«=»Fehlen von«, »Lexis«=»Wort«, »thymos«=»Gefühl«).

Die alexithymischen Charakteristika, wie sie von den o. g. Autoren in den Jahren 1967–1974 beschrieben worden sind – eingeschränktes Einsichtsvermögen, Unfähigkeit, neues emotionales Verhalten zu erlernen, verarmte Phantasiewelt, Störungen im affektiven Erleben, schizoide Kontakte – stimmen mit den Befunden zur pensée opératoire überein. Die Autoren stützen sich in ihrem Konzept der Alexithymie auf die Ergebnisse der Pariser psychosomatischen Schule.

Nemiah und Sifneos stellen zwei unterschiedliche Hypothesen, eine psychologische und eine biologische, zur Genese der psychosomatischen Störungen auf. In ihren Überlegungen zur Psychodynamik diskutieren die beiden Autoren die Frage, ob neurotische Verleugnungsprozesse oder ein primärer emotionaler Defektzustand oder beides zusammen den Hintergrund des pathologischen psychischen Geschehens bilden. Dies sind ihre psychologischen Postulate. Neben diesen Überlegungen vertreten Nemiah und Sifneos die biologisch fundierte These, daß die Alexithymie durch »kongenitale und biochemische Defekte« bedingt sei.

Nemiah (1975)[12] ist der Meinung, daß die psychosomatische Pathologie auf neurophysiologische Dysfunktionen zurückzuführen ist. Demnach entsteht das psychosomatische Symptom durch die Auswirkungen gestörter Funktionsabläufe im Bereich der neutralen Faserzüge im Großhirn, die das limbische System (Ort der Bildung und »Organisation« der Gefühle) und den Neokortex (Ort der bewußten Repräsentation von Gefühlen) verbinden.

12.6 Zur Theorie der psychosomatischen Störung, das ökonomische Konzept der Desorganisation und Reorganisation

12.6.1 Die psychosomatischen Fixierungsmechanismen

Die französischen Autoren haben betont, daß ihre Überlegungen zur pensée opératoire und zur Genese der psychosomatischen Störungen noch nicht abgeschlossen sind. Ihre Postulate über die primären Fixierungsmechanismen und über die psychosomatische Ökonomie basieren auf einem Evolutionskonzept. Dieses Konzept stellt eine Erweiterung der klassischen psychoanalytischen Entwicklungstheorie dar, denn es erfaßt sowohl die primären physiologischen Organisationen wie die psychischen (orale, anale, phallische und genitale) Libidostufen.

Den Autoren der Pariser Schule zufolge sind primäre, im Physiologischen verankerte Fixierungsmechanismen für die psychosomatische Pathologie verantwortlich. Die Anwendung des Begriffs »Fixierung« stellt hier eine Abweichung von der herkömmlichen psychoanalytischen Definition dar. Es handelt sich nicht um eine Fixierung an eine Phase der Libidoentwicklung oder an eine erogene Zone, sondern an primäre physiologische Mechanismen. Die französischen Psychosomatiker vertreten die Meinung, daß derjenige Sektor im Ich des Patienten, der im unentwickelten Zustand verblieben ist – der »mechanistische« Kern – die psychosomatische Desorganisation bewirkt.

In seiner Arbeit über die Ökonomie der Allergie gibt Pierre Marty[13] der Vermutung Ausdruck, daß beim Allergiepatienten die Fixierungsmechanismen infolge von pathologischen, vorwiegend humoralen Interaktionen zwischen Fötus und Mutter entstanden seien, also noch während der intrauterinen Zeit. Diese Arbeitshypothese verweist auf die Bedeutung, die Marty in seinem Konzept dem biologischen Geschehen beimißt.

Michel Fain stützt sich bei seinen theoretischen Ausführungen auf Beobachtungen von kranken Säuglingen. Er führte seine Untersuchungen in Zusammenarbeit mit dem Kinderpsychoanalytiker M. Soulé und dem Pädiater L. Kreisler durch[14]. Eine Reihe von diesen Säuglingen (sie leiden u. a. an Meryzismus, früher Anorexie, Erbrechen) zeigt eine charakteristische Hemmung in der psychischen Entwicklung. Diese Säuglinge finden nicht zum Stadium der halluzinatorischen Wunscherfüllung (Freud) und sind deshalb nicht in der Lage, die Abwesenheit der Mutter zu ertragen. Ihre physiologischen Mechanismen haben keine autoerotische Besetzung erfahren. Sie reagieren auf Frustrationen mit diffusen Erregungen und ungeordneten Entladungen, die zu somatischen Symptomen und zur physischen Erschöpfung führen.

Fain erklärt, daß beim psychosomatischen Patienten ein archaischer Modus des Reagierens und die daraus resultierende somatische Erschöpfung (épuisement) als Fixierungsmechanismen verbleiben[15]).

Sami-Ali[16] beschreibt die psychosomatische Erkrankung als Folge einer Regression in der Ebene des »Körperbildes« (l'image du corps). Die Regression geht einher mit dem Abbau des historisch-psychisch determinierten, »visuell-imaginären Raums« und mit der Reaktualisierung des »taktilen Körperbildes« (le corps tactile).

Das Leben des Individuums ist in der psychosomatischen Regression auf vorwiegend biologische Prozesse reduziert, denn es steht unter der Herrschaft der »primitiven taktilen Organisation«.

Fain und Marty[17]) sprechen in diesem Sinne von einem Es, das keine psychische Repräsentanz gebildet und sich nicht von seinem somatischen Ursprung gelöst hat.

In seiner Arbeit über die vegetative Dystonie spricht W. Loch[18]) von einer Regression »bis zur narzißtischen Besetzung des eigenen Körpers«. Er schreibt: »Aufgabe des Objekts und anschließende Regression bis zur narzißtischen Besetzung des eigenen Körpers können im Sinne einer Ergänzungsreihe durchaus in Beziehung gesetzt werden zur Aktivierung neurophysiologisch älterer Funktionssysteme, z. B. des Rhinenzephalon – das McLean sehr bezeichnend »visceral brain« genannt hat – und des Dienzephalon, d. h., zentral nervöser Regionen, deren enge Koppelung mit vegetativen Funktionen bekannt ist«.

Diese Auffassung von W. Loch steht also der Konzeption der französischen Psychosomatiker sehr nahe.

P. Marty hat in seiner Arbeit: »Les mouvements individuels de vie et de mort« (Marty, 1976)[19]) ausgeführt, welch eminent wichtige Rolle der Dualismus Lebenstrieb-Todestrieb für die Entwicklung des Individuums spielt. Das Schicksal des Individuums – von der Geburt bis zum Tod – ist durch dieses Spannungsfeld, durch den fundamentalen Triebdualismus geprägt. Mit Hilfe seines Evolutionsmodells erklärt Marty die Genese der primären Fixierungsmechanismen.

Jeder Säugling erfährt unter der vorübergehenden Herrschaft des Todestriebes physiologische Dysfunktionen und damit Störungen in seiner biologischen Ökonomie. Mit der Herstellung eines neuen homöostatischen Gleichgewichts treten die Dysfunktionen in den Hintergrund, sie werden bewältigt. Dabei verlieren sie ihren unmittelbar pathologischen Charakter. Sie werden zwar neutralisiert, fungieren jedoch weiterhin in vielen Fällen – eingebettet in eine mehr oder weniger strukturierte Abwehrorganisation – als psychosomatische Fixierungsmechanismen. Nach Marty bestimmen alle diese Fixierungsmechanismen zusammen die »ligne de faiblesse« (die latente »Schwäche«) des Individuums, m. a. W., sie bestimmen seine spezifische Anfälligkeit für die somatische Dekompensation.

Die Aktivierung der »ligne de faiblesse« (des mechanistischen Sektors) findet in traumatischen Sitationen (organischer oder psychischer Natur) statt, dies, wenn der Lebenstrieb geschwächt ist und das Individuum seine psychischen Verarbeitungsmechanismen weitgehend verloren hat.

12.6.2 Die psychosomatische Ökonomie des Individuums

Die ökonomische Betrachtungsweise in der Psychosomatik vermittelt einen Zugang zum Individuum in seiner Ganzheit. Sie hilft, die dynamischen Vorgänge von der elementaren Biologie (in ihren physikalisch-chemischen Aspekten) bis hin zu den differenzierten intrapsychischen Mechanismen und sozialen Interaktionen zu erfassen und die Beziehungen dieser dynamischen Vorgänge zueinander zu regeln. Durch die ökonomische Perspektive werden sie in jedem einzelnen Fall in ihrer »relativen« Bedeutung erkannt. Marty erörtert (Marty, 1976), daß die Theorie der Lebens- und Todestriebe und das Evolutionsmodell Basis und Bezugsrahmen des psychosomatischen ökonomischen Konzepts bilden. Alle physiologischen und psychischen Funktionen des Individuums sind in jeder Entwicklungsphase durch die Wechselwirkungen von »evolutionären« Vorgängen (sie stehen unter der Herrschaft des Eros) und »anti-evolutionären« Strukturveränderungen (sie unterliegen dem Thanatos) geprägt. Marty spricht von: »mouvements de vie et de mort« (Marty, 1976).

Der Psychosomatiker kann durch die Erforschung der Zusammenhänge in den Organisations-, Desorganisations- und Reorganisationsprozessen, die das Individuum erfahren hat, Aspekte dieser komplexen Beziehungen in der Regel annähernd erschließen. Damit gewinnt er Einblick in die psychosomatische Ökonomie des Individuums.

Jedes Individuum hat eine ihm eigene, eine spezifische Ökonomie. Diese Ökonomie wird durch konstitutionelle Faktoren und durch Entwicklungsprozesse bestimmt.

Marty hat erörtert (Marty, 1976), daß der seelisch Gesunde und der Neurotiker über eine »vitale« Ökonomie verfügen, die vorwiegend durch ihre differenzierte psychische Organisation bestimmt wird; hingegen weist der psychosomatische Patient eine »brüchige« Ökonomie auf, die durch erlittene Dysfunktionen und somatische Erkrankungen determiniert ist.

Unsere Erfahrungen mit Therapien veranlaßten uns zur Einführung des Begriffs »narzißtisch-energetisches Gleichgewicht«[20]). Dieser Begriff, den wir als Erweiterung des herkömmlichen psychologischen Begriffs »narzißtisches Gleichgewicht« verstehen, trägt auch den

Auswirkungen der Energien, die den physiologischen Fixierungsmechanismen verhaftet sind, Rechnung.

Das narzißtisch-energetische Equilibrium des psychosomatischen Patienten bleibt – dies ist unsere Auffassung – deshalb stets äußerst labil, weil die physiologischen Mechanismen, die Vor-Ich-Organisation, nicht integriert und der Körper autoerotisch nicht besetzt werden konnten.

Der psychosomatische Patient ist seinen archaischen Erregungen ausgeliefert. Er kann sie nicht an psychische Vorstellungen binden. Die Autoren der Pariser Schule stützen sich in ihren theoretischen Ausführungen zu dieser Problematik auf das erste topische Modell Freuds (dieses Modell unterscheidet drei Systeme im Individuum: Unbewußtes, Vorbewußtes und Bewußtes). Sie postulieren nämlich, daß beim psychosomatischen Patienten das Vorbewußte – es ist der Ort der gebundenen Energien und der bewußtseinsnahen Phantasien – »fehlt«. D. h.: die Welt der Imagines und Symbole ist beim psychosomatischen Patienten mangelhaft konstituiert, deshalb kann er seine Spannungen nicht mit seinen Phantasien verknüpfen und auf diese Weise bewältigen. Seelische Traumen führen beim Patienten zur Mobilisierung seiner physiologischen Fixierungsmechanismen und zu malignen psychosomatischen Regressionen. Der eben durch diese Traumen eingeleitete Zusammenbruch des narzißtisch-energetischen Gleichgewichts führt zur pathologischen Desorganisation, zuweilen zum Tod.

12.6.3 Desorganisation und Reorganisation

Das von P. Marty vertretene Evolutionskonzept erkennt dem Todestrieb einen »nützlichen und fördernden Charakter« für die Organisation des Individuums zu. Die Desorganisation wird von dem Autor als Zeuge (témoin) des Todestriebes verstanden. Marty erörtert die Immanenz des Todes auf jeder Stufe der menschlichen Entwicklung. Er formuliert: »La mort est parallèle à la vie qu'elle que soit l'organisation de cette dernière« (der Tod bewegt sich parallel zum Leben – nach seiner eigenen Gesetzmäßigkeit – und ist Bestandteil jeder Organisationsform des Lebensstriebes).

Die in der frühen Kindheit unausweichlich auftretenden biologischen Desorganisationen ergeben – vorausgesetzt, daß der Organismus weitgehend im Bereich und unter der Kontrolle der Lebenstriebe bleibt – die Basis für die Bildung der strukturierenden Reorganisationsprozesse. Diese Reorganisationsprozesse bestimmen die »ligne évolutive«, die Entfaltung des Individuums. Das Ich konstituiert sich aufgrund der Reorganisationen.

Die Reorganisationsprozesse, in denen sich das Selbsterhaltungspotential materialisiert, bestimmen auch die libidinöse Entwicklung des Individuums. Dies ist ein Phänomen, das entscheidend dazu beiträgt, die »vitale« Ökonomie des Subjekts zu gestalten und zu festigen.

Martys Überlegungen zum fundamentalen Triebdualismus haben ihn dazu geführt, zwischen den Desorganisationen als notwendigen Etappen in der menschlichen Entwicklung einerseits und den pathologischen Desorganisationen als psychosomatischer Pathologie (funktioneller und organischer Natur) andererseits zu unterscheiden.

Marty beschreibt zwei Aspekte des Todestriebes, die eng miteinander verknüpft sind:
1. Die Reorganisationsprozesse spiegeln das Zusammenwirken von Lebens- und Todestrieb wieder. Über das Phänomen der Reorganisation ist Thanatos an den Prozessen der Individuation und der Ich-Strukturierung indirekt beteiligt.
2. Der Todestrieb führt – unter bestimmten Umständen – zu pathologischen Desorganisationen. Wenn das Subjekt seine psychischen Verarbeitungsmechanismen in zunehmendem Maße oder gar plötzlich verliert und infolgedessen unfähig ist, rechtzeitig zu stabilisierenden Reorganisationsprozessen zu finden, ist sein Organismus der somatischen Erkrankung ausgeliefert.

Das Konzept der pathologischen Desorganisation soll also die Veränderungen beschreiben, die zu dem Zeitpunkt auftreten, da die Entlibidinisierung der psychischen und physiologischen Funktionen zum brutalen Abriß von der inneren Welt geführt hat. Physiologische Dysfunktionen treten nun an die Stelle der psychischen Vorgänge. Ein »Machtwechsel« wird eingeleitet, ein biologisches »Chaos« löst das bisher bestimmende charakterneurotische Abwehrsystem ab. Setzt eine pathologische Desorganisation ein, geht sie in der Regel mit Regressionen einher; diese werden vom »mechanistischen« Sektor gesteuert.

Die Regression im klassischen Sinne (Freud) bezeichnet die Rückkehr des Individuums zu bereits überwundenen Entwicklungsstufen (Libidophasen, Objektbeziehungen, Identifikationen usw.). Das von uns vertretene Konzept der »psychosomatischen Regression« erfaßt – in Abweichung von der klassischen psychoanalytischen Lehre – die frühen libidinösen Stufen wie auch die primären physiologischen Organisationen. Die Regressionen tragen zum Ausbruch und zur Chronifizierung der psychosomatischen Erkrankung bei.

Das Konzept der Reorganisation erklärt, wie der Patient in der pathologischen Desorganisation ein neues energetisches Gleichgewicht auf der regressiven psycho-biologischen Ebene wiederherstellen und aufrechterhalten kann. Die Reorganisation setzt ein, wenn der Patient in der Regression zu seinen primären homöostatischen Bedingungen und damit zu seinem Lebenstrieb gefunden hat. Dieses komplexe Geschehen wird durch die Zuwendung von Seiten des Objekts entscheidend gefördert und hält den Patienten am Leben.

Nach Marty können charakterneurotische Abwehrmechanismen und sekundäre libidinöse Besetzungen von somatischen Symptomen zu einer stabilen Reorganisation beitragen. Daraus folgt, daß die Fähigkeit zur Reorganisation – nach einer pathologischen Desorganisation – und der psychosomatische Krankheitsverlauf abhängig sind von Grad und Qualität der libidinösen Entwicklung, die der Patient durchgemacht hat.

Patienten mit »frühen Störungen« – damit sind die

Störungen des ersten Lebensjahres gemeint – haben unter günstigen Umständen eine partielle libidinöse Entwicklung erfahren. Sie haben archaische Anpassungsmechanismen und funktionelle Symptome gebildet, die mehr oder weniger libidinös besetzt, sexualisiert sind. So können diese früh prägenital gestörten Patienten ihre primären Störungen kompensieren und sich auf prägenitale Objektbeziehungen einlassen. Sie versuchen sich bei auftretenden Desorganisationen mit Hilfe ihrer Anpassungsmechanismen, die in der Regel ihre libidinöse Besetzung eingebüßt haben, zu reorganisieren. Ihre Reorganisationsversuche erweisen sich als brüchig. Deshalb sind diese Patienten für die »progrediente Desorganisation« anfällig.

Jeder Desorganisation folgen Phasen der Reorganisation mit qualitativ unterschiedlichen Wirkungen.

Beim charakterneurotischen Patienten, der eine mehr oder weniger gelungene Integration seiner Abwehrmechanismen vollzogen hat, bleibt der »psychosomatische Kern« über längere Zeit neutralisiert. Dieser »mechanistische Sektor« kann sich aber auch durch einzelne lokalisierte Symptome gelegentlich manifestieren.

Auf Spannungen reagieren diese Patienten meistens mit Regressionen, die die primären Fixierungsmechanismen mobilisieren und deshalb »partielle« Desorganisationen auslösen. Eine schwere Krise kann eine »essentielle Depression«[21] des Patienten zur Folge haben und den Zusammenbruch seines biologischen Gleichgewichts und damit seiner gesamten Abwehr bewirken. Der Patient zieht sich auf seine frühen biopsychischen Abwehrformen zurück und versucht, sich auf dieser Ebene zu reorganisieren. Bietet die pensée opératoire ihm keinen adäquaten Schutz, setzt eine massive Desorganisation unausweichlich ein. Der Patient erkrankt an einer schwerwiegenden Organläsion. Dieser Desorganisationsmodus ist u. E. für das Auftreten des Herzinfarkts charakteristisch.

Marty hat die gravierende Desorganisation des Allergiepatienten als einen Mechanismus der »globalen Regression« beschrieben[22]. Dieser Patient weist Abhängigkeit von seinem Objekt und ein manipulatives Agieren diesem gegenüber auf. Er verfügt infolge seiner spezifischen symbiotischen Beziehung zum mütterlichen Objekt über eine empathische Fähigkeit, die ihm dazu verhilft, sich seinem sozialen Milieu anzupassen und dieses Milieu libidinös zu besetzen. Wenn der Patient in eine extreme Krisensituation gerät und er seine »strategische Distanz« verliert, kommt es zu einer »globalen Regression«. Solch eine Desorganisation kann sich als lebensbedrohlich erweisen.

Aus diesen Ausführungen geht hervor, welche Bedeutung wir dem ökonomischen Gesichtspunkt in der psychosomatischen Pathologie zuerkennen. Desorganisations- und Reorganisationsprozesse zusammen ergeben das Krankheitsbild. Die ökonomische Betrachtungsweise vermittelt einen Zugang zur Genese der somatischen Erkrankungen und erlaubt uns prognostische Aussagen zum Verlauf der Erkrankung. Auch öffnet sie uns den Weg zu einer neuen psychosomatischen Nosologie.

12.6.4 Die »primären strukturellen Mangelzustände« (die »états d'inorganisation« in der Terminologie von Marty)

Pierre Marty hat eine Reihe von Patienten beschrieben, die keine neurotischen Mechanismen haben und eine extrem brüchige biologische Ökonomie zeigen. Er hat für diese Fälle den Begriff »états d'inorganisation« eingeführt (Marty, 1969). Neue Erkenntnisse veranlaßten ihn dazu (Marty, 1976[23]), diesen Terminus als »apparentes inorganisations« umzubenennen (apparente = scheinbar). Wir bezeichnen diese Kranken als »primäre strukturelle Mangelzustände«.

Der Patient weist eine tiefgreifende bio-psychische Reifungsstörung auf, die sowohl durch konstitutionelle Faktoren (in vielen Fällen ist eine angeborene, ausgeprägte Triebschwäche gegeben) als auch durch das Fehlen der adäquaten mütterlichen Zuwendung (carence des soins maternels) bedingt ist.

Projektions- und Identifikationsprozesse haben bei den Patienten nicht stattgefunden. Ihre Ich-Funktionen sind entsprechend mangelhaft ausgebildet.

Im Kontakt mit den Objekten erfahren diese Patienten partielle Triebbefriedigungen, die ihnen helfen, psychische Bereiche, wenn auch rudimentär, zu besetzen. Immerhin tragen diese Bereiche zu einer minimalen vitalen Energie bei. So konstituiert sich ein primitiver senso-motorischer Apparat, der ihnen eine Basis für ihre archaischen sozialen Beziehungen schafft. Die Patienten wirken so leer auf den Interviewer, als hätten sie überhaupt keine psychische Struktur.

Die Kranken haben ihre Mutter als gutes Objekt nicht internalisiert und keine »halluzinatorische Wunscherfüllung« (Freud) entwickelt. Ihnen fehlt die Symbolisierungsfähigkeit. Sie können das Stadium der Reduplikation nicht überwinden und leben immer dem Aktuellen und Konkreten verhaftet.

Ein automatistisch-mechanistisches Denken prägt ihr Wesen und ihre rigiden Verhaltensweisen. Sie wirken apathisch, ausgesprochen »automatisiert«, manchmal hektisch und fahrig. Ihre Sprache ist eindeutig affektarm und »devital«. Stets bemüht sich ihrer Umwelt anzupassen, sind sie jedoch nicht in der Lage, ihre realen Leistungsmöglichkeiten einzuschätzen. Ihr Ich-Ideal unterliegt archaischer Allmacht, was sich in »mechanistischer« Emsigkeit äußert.

Diese Patienten sind auftretenden Desorganisationen ausgeliefert. Ihr bio-psychisches Abwehrsystem ist ausgeprägt defizient. Deshalb kann es ihnen nicht gelingen, stabilisierende Reorganisationsprozesse herzustellen. Die »vie opératoire« (das Leben auf Sparflamme) hat sich nicht zu einem funktionsfähigen Abwehrsystem ausgebildet und bietet darum keinen Schutz. Auf Spannungen reagieren die Patienten unmittelbar mit somatischen Reaktionsformen. Zuweilen wird die »vie opératoire« auch von motorischen, ungeordneten Entladungen unterbrochen.

Gravierend verlaufende körperliche Erkrankungen können bereits in der frühesten Kindheit – nicht selten infolge geringfügiger Frustrationen – auftreten. Manchmal zeichnet sich die somatische Pathologie erst in der Pubertät, in der Adoleszenz oder sogar im späteren Erwachsenenalter ab. In diesem Fall hat sich der Patient bis zum Einsetzen des somatischen Zusammenbruchs in einer »Scheingesundheit« gehalten.

Wir haben Fälle beobachtet, in denen der Patient in einer Familie lebte, die als Ganzes in einer starren phobischen Schonhaltung verharrte. Die Dekompensation des Patienten wurde durch Veränderungen in seinem Milieu ausgelöst.

Patienten, die einen »primären strukturellen Mangelzustand« zeigen, haben eine ausgesprochen schlechte Prognose. Dies trifft z. B. bei einer Reihe maligner Verläufe von juvenilem Diabetes mellitus zu. Bei diesen Diabetikern lassen sich schon im Erstinterview schwere Störungen in den Objektbeziehungen feststellen. In der Regel ist es äußerst schwierig, sie auf eine antidiabetische Medikation einzustellen. Die Patienten bleiben der Symbiose mit dem omnipotenten Objekt verhaftet und dekompensieren – d. h., der Diabetes tritt auf – sobald die Realpräsenz des Objekts nicht mehr gegeben ist.

12.6.5 Die psychosomatische Pathologie – Versuch einer Nosologie auf der Basis des ökonomischen Konzepts

Pierre Marty zufolge kann die psychosomatische Pathologie, die pathologische Desorganisation, in vier fundamentale ökonomische Kategorien eingeteilt werden. Marty[24] beschreibt:
1. Die primären strukturellen Mangelzustände (états d'inorganisation)
2. Die progredienten Desorganisationen (les désorganisations progressives)
3. Die globalen Regressionen (les régressions globales)
4. Die partiellen Regressionen (les régressions partielles)

Der Verlauf der Desorganisation hat in jeder ökonomischen Kategorie seine spezifischen Gesetzmäßigkeiten. Die psychosomatische Ökonomie des Individuums (seine Konstitution, seine primären bio-psychischen, homöostatischen Organisationen, seine Entwicklungsprozesse) bestimmt seine Anfälligkeit für die pathologische Desorganisation und steuert den Verlauf der aufgetretenen somatischen Erkrankungen. Denn die Möglichkeit, sich zu reorganisieren und die somatische Pathologie zu überwinden, ist Funktion der herrschenden Wechselwirkungen von Lebens- und Todestrieben im Individuum.

Wenn auch jedes der von Marty beschriebenen vier Kategorien ein nosologisches Ganzes bildet, werden in der Praxis Übergangsformen, »ökonomische Mischformen«, beobachtet.

In Weiterführung von Martys Konzept zur psychosomatischen Pathologie haben wir eine hypothetische Skala entworfen, die alle Patienten mit manifestem oder latentem »automatistisch-mechanistischem Leben« erfaßt. Am unteren Ende der Skala ist der primäre strukturelle Mangelzustand lokalisiert. Hier ist also der Patient zu suchen, der keine neurotischen Abwehrprozesse zeigt und den destruktiven Kräften (dem Todestrieb) immer mehr oder weniger ausgesetzt ist. Am oberen Ende der Skala liegen die charakterneurotischen Patienten, bei denen der »mechanistische Sektor« in einer psychischen Organisation eingebettet ist und weitgehend kompensiert bleibt. Diese Patienten zeigen zuweilen die von Marty beschriebenen »partiellen Regressionen«. Zwischen diesen beiden Polen der Skala finden sich die globalen Regressionen und weiter unten die progredienten Desorganisationen.

Abb. 6 soll diese Skala illustrieren und in schematischer Form die vier ökonomischen Kategorien und korrelierende Patiententypen darstellen. Jeder Patiententyp definiert sich aus dem für seine Struktur charakteristischen Verhältnis von psychischem Bereich (Fähigkeit zu phantasieren und Konflikte zu verarbeiten) und pensée opératoire«. Jede ökonomische Kategorie spiegelt spezifische Konstellationen von Lebens- und Todestrieben wider. Die vier Patiententypen auf unserer Skala – es ist eine schematische Vereinfachung – lassen sich in den von Marty beschriebenen unterschiedlichen Kategorien von pathologischer Desorganisation zuordnen. Dieses Schema (ein Patiententyp korreliert mit einer Desorganisationsform) entspricht nicht immer der klinischen Realität, denn jeder Patient kann durchaus – entsprechend den momentanen Bedingungen seines psycho-sozialen Feldes – für unterschiedliche Desorganisations-

4) partielle Regression; der charakterneurotische Patient

3) globale Regression; der Patient mit "allergischen" Fixierungsmechanismen

2) progrediente Desorganisation; der automatistisch-mechanistische Charakter

1) der primäre strukturelle Mangelzustand; der Patient mit instabiler "vie opératoire"

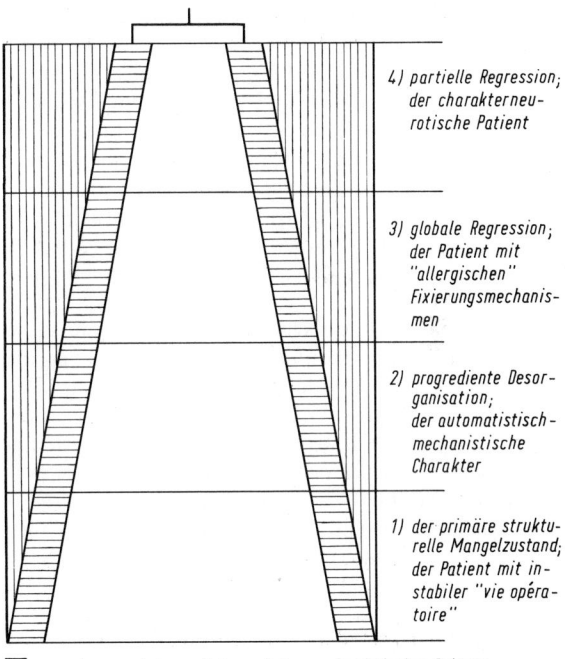

☐ pensée opératoire und Ausmaß des mechanistischen Sektors
☰ Varianz des mechanistischen Sektors, die durch konstitutionelle Faktoren bestimmt wird
||| psychischer Bereich (Phantasien, neurotische Abwehrmechanismen)

Abb. 6.

formen anfällig sein. Abb. 1 veranschaulicht auch das Ausmaß der Beteiligung von konstitutionellen Faktoren am mechanistischen Sektor.

Im folgenden sollen die vier ökonomischen Kategorien von pathologischer Desorganisation besprochen werden:

1. Der Patient, den wir als primären, strukturellen Mangelzustand (état d'inorganisation) bezeichnet haben, steht immer unter der Herrschaft des mechanistischen Sektors. Sein Leben ist auf ein vorwiegend biologisches Sparflammensystem reduziert; er ist bemüht, sich in seiner »instabilen« vie opératoire zu halten.

Seine primären homöostatischen Organisationen und seine physiologischen Anpassungsmechanismen sind brüchig. Wenn seine labile biopsychische Abwehr zerfällt, ist er maligne verlaufenden Desorganisationen ausgeliefert. Seine Reorganisationsmöglichkeiten sind äußerst begrenzt.

2. Der Patient, den wir als »automatistisch-mechanistischen Charakter« bezeichnen, ist anfällig für die progrediente Desorganisation. Er hat eine defekte narzißtisch-energetische Ökonomie und einen ausgedehnten »mechanistischen Sektor«. Er verfügt nur über archaische, labile neurotische Mechanismen und ist der »vie opératoire« verhaftet. Dies prägt seine rigiden charakterneurotischen Verhaltensweisen und seine Neigung zu motorisch geprägten Ausbrüchen (acting-out). Das automatistisch-mechanistische Denken hat für ihn Abwehrfunktion. Wie man im analytisch-psychosomatischen Interview erfährt, hat der Patient oft eine nach außen hin unauffällige Kindheit gehabt. Als Kind war es ihm gelungen, seine frühen Störungen durch die Bildung von Anpassungsmechanismen weitgehend zu kompensieren.

Ein vitales Trauma kann häufig eine schwerwiegende Desorganisation auslösen und damit zu umfassenden energetisch-ökonomischen Veränderungen führen. Bei eine Reihe von Patienten zeichnet sich die erste gravierende Desorganisation gegen Ende der Pubertät oder in der Adoleszenz ab. Verselbständigungsansprüche und Ohnmacht gegenüber diesen Ansprüchen bilden den Hintergrund der auslösenden Krisensituation. Die auftretende pathologische Desorganisation wird zwar häufig durch Reorganisationsmechanismen abgefangen, diese Reorganisationsversuche haben jedoch nur begrenzt ökonomisch stabilisierende Wirkung. Der Patient kann sich nicht vollständig von seinem somatischen Zusammenbruch erholen. Die in der Desorganisation erlittenen biologischen Dysfunktionen oder Organläsionen schwächen meist dauerhaft das basale, narzißtisch-energetische Gleichgewicht und die gesamte defensive charakterneurotische Organisation im Patienten. Somatische Rückfälle treten deshalb immer wieder auf. Wenn Resignation (es ist eine Variante des Todestriebes) beim Patienten die Oberhand gewinnt, verfällt er ganz der progredienten Desorganisation. Jetzt gerät er zunehmend unter die alleinige Herrschaft des mechanistischen Sektors und verliert mehr und mehr den Kontakt zu seinem psychischen Raum. Diese »Sackgasse« endet nicht selten in kurzer Zeit mit dem Tode.

3. Die »globale Regression« stellt eine Sonderform von gravierender Desorganisation dar. Dieser Terminus wurde von Marty in seiner Arbeit über die Ökonomie der Allergie eingeführt (Marty, 1969)[25]. Globale Regressionen beobachten wir in erster Linie bei Patienten mit Defekten im Autoimmunsystem und entsprechenden allergischen Fixierungsmechanismen.

Die Patienten verfügen im Gegensatz zu den automatistisch-mechanistischen Charakteren über ein relativ gut organisiertes, charakterneurotisches Abwehrsystem und, wenn auch begrenzt, über neurotische Regressionsmöglichkeiten. Ihre Objektbeziehungen sind vorwiegend prägenitaler Natur und wurden von Marty als »allergische Objektbeziehungen« beschrieben (Marty, 1958)[26].

Die pensée opératoire zeichnet sich beim Patienten in Konfliktsituationen immer aufs Neue ab. Seine psychische Organisation – wenn sie auch relative Flexibilität aufweist – steht permanent unter dem Einfluß der »ligne de faiblesse«. Krisensituationen können einen massiven Kollaps der Ich-Funktionen auslösen. Dann setzt eine globale Regression ein, die von den humoral verankerten »allergischen« Fixierungsmechanismen gesteuert wird. Der Zusammenbruch des narzißtisch-energetischen Gleichgewichts hat schwerwiegende autoimmun bedingte Dysfunktionen, ja sogar lebensbedrohliche »allergische« somatische Komplikationen (z. B. den gravierenden Status asthmaticus) zur Folge. Auch der Patient mit globalen Regressionen ist Rezidiven ausgesetzt und zeigt eine Neigung zu fortschreitendem Abbau seiner charakterneurotischen defensiven Organisation.

4. Die charakterneurotischen Patienten, die über relativ stabile Ich-Funktionen verfügen, können über weite Strecken Frustrationen psychisch verarbeiten. Sie haben sich im Laufe ihrer libidinösen Entwicklung der genitalen Stufe genähert und die ödipale Position partiell besetzt. Dann haben sie sich regressiv auf der Stufe prägenitaler Fixierungsmechanismen organisiert. Dabei haben sie in unterschiedlicher Ausprägung charakterneurotische Anpassungsmechanismen (den charakterneurotischen »Panzer«) und differenzierte neurotische Bereiche gestaltet. Entsprechend ist der mechanistische Sektor in ihnen mehr oder weniger neutralisiert.

Der Grad ihrer Ich-Entwicklung und ihre neurotischen Fixierungsmechanismen (oraler, analer, phallischer Natur) bestimmen ihre strukturelle Verwandtschaft entweder zur automatistisch-mechanistischen Charakterneurose oder zur Abwehrneurose.

Unter bestimmten traumatischen Umständen vollzieht sich im Patienten der »Machtwechsel« zugunsten des mechanistischen Sektors und des Todestriebes. Begrenzte oder ausgedehnte Sektoren in der Ich-Struktur des Patienten werden desexualisiert, sie verlieren ihre libidinöse Besetzung. Die »ligne de faiblesse« bewirkt nun tiefgreifende Regressionen und löst somatische Erkrankungen aus. Der Patient verliert jedoch dabei nur partiell den Kontakt zu seiner psychischen Welt.

In der psychosomatischen Regression gelingt es ihm, sich auf seine vitalen bio-psychischen Reserven (sie stehen im Dienst des Lebenstriebes) zurückzuziehen und alsbald zu stabilen Reorganisationsprozessen zu finden. Er ist nun in der Lage, seine somatischen Symptome in die Kommunikation mit seinen Objekten einzubeziehen. So verleiht er ihnen psychische Bedeutung. Wir sprechen in diesen Fällen von »partiellen Desorganisationen«. Mit der Überwindung der somatischen Erkrankung stellt der Patient sein ursprüngliches narzißtisch-energetisches Gleichgesicht wieder her. Er hat keinen »vitalen Abbau« erfahren.

12.6.6 Klinische Beispiele

Mit Hilfe klinischer Beispiele soll die Problematik der Desorganisation und Reorganisation veranschaulicht werden.

1. Der Fall Christine
Christines Kindheit ist durch die charakteristische Abhängigkeit vom mütterlichen Objekt geprägt. Ihr Vater bot sich nicht als Idealfigur an, und die Patientin konnte nicht ihre Verstrickung in die Dualunion überwinden.

Eine EEG-Untersuchung, die während der stationären Therapie durchgeführt wurde, läßt eine frühkindliche Hirnschädigung vermuten, also kann eine organische Störung als zusätzliche Belastung für Christines Ich-Entwicklung angenommen werden.

Die Geburt ihrer jüngeren Schwester, als Christine 4 Jahre alt war, stellte für sie ein Trauma dar, nämlich den drohenden Verlust ihres mütterlichen Objekts. Sie wurde von heftigen Bauchschmerzen befallen und am Nabelbruch operiert. Seitdem zeigte sie sich auffallend verschlossen.

In der Schulzeit war sie ein scheues, leicht schreckhaftes und unselbständiges Kind.

Die Krankheit ihres Vaters, (»der Blutsturz«) als sie 8 Jahre alt war, versetzte sie in Panik. In der Schule ließen ihre Leistungen deutlich nach. Ihre Störungen des Körperschemas: schlechte Orientierung in Raum und Zeit, gestörte Lateralität – sie kann links und rechts kaum unterscheiden – wurden manifest. Der Lehrer empfahl die Konsultation eines Psychiaters, aber ihre Eltern lehnten diesen Rat ab. Christine stabilisierte sich in einer Schonhaltung. Sie mußte das Gymnasium mit 16 Jahren verlassen und litt seither zunehmend unter Kopfschmerzen und Konzentrationsstörungen.

Zu dieser Zeit lernte sie ihren zukünftigen Mann kennen. Die Freundschaft mit ihm gab ihr Sicherheit. Sie begann ihre Ausbildung als Kinderkrankenschwester. Nach der Heirat wurde ihre Beziehung zu ihrem Mann konflikthaft, als er den Wunsch äußerte, ein Kind zu haben. Die Auseinandersetzungen mit ihren Eltern und Schwiegereltern verunsicherten sie, weil auch diese erwarteten, daß sie Kinder bekomme. Ihre Kontakte mit kranken Säuglingen auf der Station mobilisierten in ihr heftige Ängste, so daß ihr narzißtisch-energetisches Gleichgewicht zunehmend ins Wanken geriet. Sie ergriff die Flucht nach vorn, stürzte sich intensiv in Arbeit und leistete Überstunden, was ihr aber nicht half, ihr Gleichgewicht aufrechtzuerhalten. Somatische Labilisierungen setzten ein: eine Ganglion-Entzündung an der rechten Hand, dann eine Geschwürbildung in der Cervix. Bald danach brach die Colitis ulcerosa aus. Die Patientin reorganisierte sich vorwiegend durch Rückzug in ein archaisches automatistisch-mechanistisches Leben. Sie litt unter funktionell vegetativen Kopfschmerzen; die libidinöse Besetzung dieser Symptome trug zu ihrer energetischen Stabilisierung bei. Die Konfrontation mit den Anforderungen ihrer Umwelt erschütterte sie jedoch immer wieder aufs Neue. So kam es wiederholt zu schweren Colitisschüben. Die durchgeführten retrograden Kolon-Kontrastuntersuchungen ließen einen fortschreitenden Befall des Kolons erkennen, die laborchemischen Befunde verschlechterten sich trotz organischer Behandlung. Eine progrediente Desorganisation hatte eingesetzt.

Am Beispiel von zwei Patienten mit Asthma bronchiale soll veranschaulicht werden, wie Grad und Qualität der libidinösen Entwicklung im Patienten seine Desorganisations- und Reorganisationsformen bestimmen.

2. Der Fall Frauke
Frauke ist 38 Jahre alt. Sie ist die Zweitälteste von 4 Schwestern. In der Familie sind allergische Erkrankungen bekannt. Sie war 2 Jahre alt, als ihr Vater eingezogen wurde und an die Front mußte. Zu dieser Zeit bekam sie Asthmabeschwerden. Der Vater nahm ohne Unterbrechung als SA-Mann am Krieg teil und kehrte 1947 nach 2jähriger Gefangenschaft nach Hause zurück, als Frauke 8 Jahre alt war.

Sie beschreibt ihre Mutter als eine energische Frau, die jedoch nervös und in ihren Reaktionen manchmal unberechenbar war. Sie hat sich, als der Vater im Krieg war, sehr intensiv und fürsorglich ihren Kindern gewidmet. Die Patientin erinnert sich, ihrer Mutter bei allen Haushaltsarbeiten zur Seite gestanden und sich als ihre Vertrauensperson gefühlt zu haben. Die Mutter habe in einer schwärmerischen Weise vom Vater gesprochen und ihn als Held dargestellt. Die schönsten Erinnerungen der Patientin seien die kurzen Fronturlaube des Vaters gewesen. Später kam der Vater krank, deprimiert und verbittert aus der Gefangenschaft zurück. Das Wiedersehen mit ihm, das damals für die Patientin eine große Enttäuschung bedeutete, ließ ihr Idealbild vom Vater zusammenbrechen. Nach dem Tod ihres Vaters, 2 Jahre später, kam sie ins Internat einer Klosterschule. Sie entwickelte sich zu einem stillen und nachdenklichen Kind. Mit 14 Jahren trat ihre Asthmaerkrankung in den Hintergrund. Seit dem 16. Lebensjahr litt sie unter andauernden heftigen Kopfschmerzen und Erschöpfungszuständen. Mit 18 Jahren wurde sie von ihrer Mutter nach Hause zurückgeholt; die Asthmaanfälle traten seitdem wiederholt auf. Sie absolvierte ein pädagogisches Studium. Mit 25 Jahren übernahm sie eine Stelle als Auslandslehrerin in einem nordafrikanischen Staat. Eine Liebesbeziehung zu einem Kollegen mobilisierte Unruhen in ihr. Nach einer Schwangerschaftsunterbrechung und dem Abbruch der Beziehung zu ihrem Freund verschlechterte sich das Asthma bronchiale zusehends. Als sie 34 Jahre alt war, kehrte sie zu ihrer Mutter nach Deutschland zurück und nahm eine neue Tätigkeit auf. Sie lernte ihren jetzigen Freund kennen, mit dem sie sexuelle Schwierigkeiten habe. Chronische asthmatoide Beschwerden persistieren, nur gelegentlich kommt es zu Asthmaanfällen. Als sie auf Anraten eines Facharztes auf die psychosomatische Station aufgenommen wurde, war sie ratlos und hatte das Gefühl, ihr Leben sei in einer Sackgasse angelangt.

Es handelt sich bei Frauke um eine Charakterneurose, in der die anal-hysterischen Abwehrmechanismen und der psychosomatische Sektor gemeinsam den Hintergrund des Krankheitsgeschehens bilden. Eine subdepressive Verstimmung prägt ihr Wesen.

Frauke hat in der Kindheit ihren Vater als Ideal-Objekt besetzt. Ihre Mutter hat diesen Prozeß offensichtlich gefördert, so daß die Patientin eine libidinöse Entwicklung durchmachen konnte. Der psychosomatische Sektor wurde somit in neurotische Mechanismen eingebettet, d. h., er trat in den Hintergrund, er wurde relativiert, »entschärft«. Krisensituationen haben bisher nicht zu einer gravierenden Desexualisierung der Abwehrmechanismen und nicht zu einem totalen Abriß vom psychischen Geschehen geführt. Ihre Reorganisationen gehen mit einer Mobilisierung der neurotischen Mechanismen einher. Deshalb blieb sie vor gravierenden Asthmaanfällen geschützt.

3. Der Fall Günther

Günther, 36 Jahre alt, ist der zweite von vier Brüdern. Wie im Fall Frauke, wurde auch hier in der Familienanamnese eine Reihe allergischer Erkrankungen festgestellt. Der Vater leidet an Hautausschlägen und ist seit seinem 20. Lebensjahr Diabetiker. Von Beruf ist er Küster und Totengräber; er ist ein kontaktarmer, wortkarger Mensch, der sich, wenn er zu Hause ist, meist in sein Zimmer einschließt.

Die Mutter weist typische Eigenschaften des »omnipotenten« Objektes auf. Sie hat alle Zügel in der Hand.

Mit vier Jahren, nach der Geburt des zweiten Bruders, beobachteten seine Eltern eine Veränderung in seinem Verhalten. Er zeigte motorische Unruhe, hatte Ängste und neigte zu Bettnässen. Mit 7 Jahren erkrankte er an einer doppelseitigen Orchitis, ein ausgedehnter, allergischer Hautausschlag folgte. In der Schule hatte er Lernschwierigkeiten. Sein gestörtes Raumgefühl und häufig auftretendes Flimmern vor den Augen bereiteten ihm große Schwierigkeiten, als er mit 14 Jahren eine Lehre als Blechschlosser begann. Ein Jahr darauf –, er war nun 15 –, bekam er eine schwere Lungentuberkulose. Im Sanatorium wurde außerdem ein Diabetes mellitus leichten Grades festgestellt. Nachdem er sich von seiner Tuberkulose erholt hatte, beendete er seine Lehre und legte die Facharbeiterprüfung ab. Er konnte seine Arbeit nur unter größter Anstrengung bewältigen. Er litt unter heftigen Kopfschmerzen und häufig auftretenden Bindehautentzündungen. Er lebte isoliert, bis er sich mit 28 Jahren verlobte. Kurz darauf erkrankte er erneut an einer akuten Orchitis. Dann setzte eine Prostatitis ein, die einen chronischen Verlauf annahm. Er heiratete, als er 30 Jahre alt war. Die Prostatitissymptome traten zurück, als er 3 Jahre nach der Eheschließung einen ersten Asthmaanfall bekam. Trotz kontinuierlicher organischer Behandlung gerät er immer wieder in schwere, lebensbedrohliche Asthmaanfälle. Der Status asthmaticus hält bei ihm manchmal tagelang an.

Der Behandlungsverlauf zeigt folgende Zusammenhänge: Wie bei Frauke besteht auch bei Günther ein allergischer konstitutioneller Faktor. Der Patient erfuhr aber im Gegensatz zu Frauke ausgeprägte Störungen in seiner Ich-Entwicklung. Günther zeigt große Abhängigkeit von seinem mütterlichen Objekt. Sein Vater konnte nicht als Ideal-Vater fungieren, also als der Vater, der die Abgrenzung von der Mutter als dem Dualobjekt ermöglichen soll. Der Patient hat die Stufe der triangulären Konstellation nicht besetzt. Archaische Anpassungsmechanismen und eine rudimentäre charakterneurotische Abwehr haben zur Aufrechterhaltung seines narzißtisch-energetischen Gleichgewichts beigetragen. Dieses Equilibrium blieb jedoch stets labil. In Belastungssituationen verfällt Günther immer wieder in somatische Erkrankungen. Verlobung und Ehe verunsicherten ihn zunehmend. Eine »globale« Desorganisation setzte ein, und die Asthmaerkrankung entwickelte sich. Seine Ich-Funktionen und Anpassungsmechanismen haben im Laufe der durchgemachten »somatischen« Regressionen zunehmend an libidinöser Qualität eingebüßt, er hat nach und nach die Beziehung zu seinem psychischen Bereich verloren. Die Schwere der Asthmaerkrankung und die häufigen Anfälle verweisen auf seine Unfähigkeit, zu stabilen Reorganisationsformen zu finden.

4. Der Fall Karin

Der Fall der Patientin Karin, der schon dargestellt wurde, exemplifiziert einen primären strukturellen Mangelzustand. Karins Vater und Mutter zeigen Eigenschaften, die für Eltern von psychosomatischen Patienten charakteristisch sind. Von frühester Kindheit an war Karin Desorganisationen ausgeliefert, und mit 4 Jahren manifestierten sich die Bronchiektasen. Sie war auf ihre Mutter angewiesen; nur die unmittelbare Nähe ihres Objekts konnte sie am Leben erhalten. Ihr erster Verselbständigungsversuch war ihre Lehre im Konfektionsgeschäft, er mobilisierte in ihr archaische Ängste. Sie fand jedoch Verständnis bei ihrer Meisterin, und sie konnte sich in ein defensives, charakterneurotisches Verhalten zurückziehen: das »mechanistisch« geprägte magersüchtige Syndrom. Diese primitive Reorganisationsform gab ihr ein neues Gleichgewicht. Nun begegnete sie ihrem zukünftigen Mann. Auch in ihm hat sie die Realpräsenz, also die Dualunion, gesucht. Sie wurde von Vernichtungsängsten befallen, als ihr Mann sie vernachlässigte, was eine schwerwiegende Verschlechterung ihres Gesundheitszustandes zur Folge hatte. Karin befindet sich seitdem in einer rapid fortschreitenden Desorganisation. Sogar ihre Rückkehr zu ihren Eltern konnte ihr nicht dazu verhelfen, ihre Resignation zu überwinden und ihre basale Homöostase wiederherzustellen.

12.7 Überlegungen zum »psychosomatischen Phänomen«

12.7.1 Die Problematik des psychosomatischen Phänomens

In engem Zusammenhang mit dem »mechanistischen Sektor« im Patienten steht das von uns beschriebene psychosomatische Phänomen[27]. Es kann nur auf indirekte Weise definiert werden, nämlich als ein charakteristischer Mangel. Es ist der Mangel an Phantasien im Patienten, seine psychische Leere und seine Unfähigkeit, Kontakte aufzunehmen. Der Patient weist in unterschiedlichem Maße gravierende Ich-Defekte und ein labiles narzißtisch-energetisches Gleichgewicht auf. Seine brüchige biologische Ökonomie ist durch das Vorherrschen primärer, im Physiologischen verankerter Dysfunktionen gegeben. Wenn Reduplikation, pensée opératoire, mechanisierte Objektbeziehungen – sie sind archaische Anpassungsmechanismen – auftreten, dann prägen sie das »So-Sein« des Patienten. Alle diese Befunde zusammen ergeben das psychosomatische Phänomen, jeder einzelne Befund ist eine seiner Facetten.

An dieser Stelle soll der Versuch unternommen werden, einen psychoanalytischen Beitrag zur Genese des psychosomatischen Phänomens zu leisten. Uns ist bewußt, daß die Psychoanalyse allein nicht in der Lage ist, dieses Phänomen mit seinen multiplen Determinanten vollständig zu erhellen. Basale Störungen in der bio-psychischen Homöostase lassen sich nur durch ein komplexes Theoriemodell erfassen. Eine interdisziplinäre Forschung, die auf die Konzepte der klassischen naturwissenschaftlichen Medizin und auf die psychoanalytischen Konzepte der frühen Objektbeziehungen aufbaut, ist Voraussetzung zur Entwicklung eines entsprechenden Modells zum Verständnis des psychosomatischen Phänomens.

Das psychosomatische Phänomen hat klinische Spezifität. Der Kliniker kann sich mit diesem Phänomen nur vertraut machen, wenn er bereit ist, sich auf frühe Interaktionen und Entwicklungsbereiche seines Patienten einzulassen[28]. Wenn der Therapeut das psychosomatische Phänomen im Patienten wahrnimmt und sich auf dessen basale Defekte adäquat einstellt, findet er Zugang zum Patienten. Im psychoanalytischen Interaktionsmodell hat das psychosomatische Phänomen genauso gut wie etwa die narzißtische Störung und der basale psychotische Kern, die sog. »psychose blanche« (der Terminus ist von André Green)[29], diagnostisch therapeutische Relevanz.

Jedes dieser Phänomene verweist auf eine ihm entsprechende spezifische prägenitale Störung in den Objektbeziehungen. Die analytische Behandlung muß – dies ist unser Postulat – dem schwer zugänglichen psychosomatischen Phänomen Rechnung tragen, die Psychotherapie muß auf bestimmte Parameter[30] aufbauen, die den Patienten in die Lage versetzen, sich von seiner Erstarrtheit in archaischen Anpassungsmechanismen zu lösen. So kann er sich auf neue Objektbeziehungen einlassen und eine psychische Reifung erfahren. Mit diesem Ansatz ist eine Brücke geschlagen zu den modernen Konzepten von der Grundstörung (Balint, 1968)[31] und von dem »environmental failure« (Winnicott, 1965)[32].

12.7.2 Theorie des psychosomatischen Phänomens

Die charakteristischen Interaktionsformen des psychosomatischen Patienten mit seiner Umwelt – die Reduplikation und die »mechanisierten« Objektbeziehungen – weisen u. E. auf Defekte im Bereich der »primären Identität« hin (dieser Begriff sei hier im Sinne von H. Lichtenstein verstanden). H. Lichtenstein[33] zeigt, wie die primäre Identität das Resultat einer Spiegelerfahrung ist, in der das »Du-Sein« des Kindes und seine ersten Potentialitäten über die unbewußten und bewußten Bedürfnisse der Mutter aktualisiert werden. Die Ur-Identität, die sich nach Lichtenstein in der allerfrühesten postnatalen Phase bildet, enthält noch kein Identitätsgefühl, sondern stellt ein organisierendes Prinzip dar, »das der psychologischen Entwicklung vorausgeht«. Die Ur-Identität steht in Analogie zu dem Konzept der »Organisatoren von der Psyche« in der Terminologie von R. Spitz[34].

Die primäre Identität fällt in die Phase des physiologischen Vor-Ich, »pre-ego«. James hat diesen Begriff eingeführt, den er auch »symbiotic body ego«[35] nennt, um das physiologische Stadium der Ich-Entwicklung zu bezeichnen. In dieser Phase wird Anpassung an die Umwelt – insofern sich diese Anpassung vollzieht – durch Veränderungen in den physiologischen Abläufen ermöglicht. Wir vertreten die Meinung, daß die Interaktionen mit der Mutter die Basis ergeben, auf der sich die physiologischen Anpassungsmechanismen entwickeln.

Nach James ist der normale Aufbau des »pre-ego« Voraussetzung für die autoerotische Besetzung des Körpers und für das Einsetzen von Ich-Funktionen.

James postuliert, daß diese Phase beendet ist, wenn das Kind die Fähigkeit erworben hat, seine Mutter als eine Frau wahrzunehmen, die sich von den anderen Frauen unterscheidet.

In enger Beziehung zur Ur-Identität steht die Bildung der »primären Identifikation« (W. Loch)[36]. Beide Prozesse verlaufen synchron und sind Bedingung für die weitere psychisch-geistige (mentale) Entwicklung.

Im folgenden soll das Konzept der primären Identifikation erörtert werden: Primäre Identifikation ergibt sich aus der Summe der Erfahrungen, die das Kind mit der Mutter als dem tragenden Objekt durchgemacht hat.

Die Mutter kann sich als das tragende Objekt anbieten, wenn sie zur »primary maternal preoccupation«, zur primären Mütterlichkeit (D. W. Winnicott, 1958)[37], gefunden hat. Winnicott beschreibt die »primary maternal preoccupation« als einen spezifischen Zustand von erhöhter Sensibilität bei der Mutter, der bereits während der Schwangerschaft eingesetzt hat und sie in die Lage versetzt, sich nach der Geburt den Bedürfnissen ihres Säuglings anzupassen und ihn zu »tragen«.

Die »holding function« (Tragen und Festhalten, Winnicott) ermöglicht es, Einwirkungen, auf die der Säugling sonst bis zur Vernichtung seines Wesens reagieren müßte, auf ein Minimum zu reduzieren.

»Primary maternal preoccupation« verstehen wir als die Bereitschaft der Mutter, ihren libidinös besetzten Körper, ihre psychobiologischen Funktionen, für kürzere oder für längere Zeit, immer aufs Neue, doch immer uneingeschränkt, ihrem Kind, das sie als Bestandteil ihres Selbst erlebt, zur Verfügung zu stellen. Die Mutter ist dazu fähig, wenn sie ihre mütterliche Verantwortung und ihre feminin-sexuelle Identität integriert hat.

Während der Phase der primären Identifikation erfolgt eine erste »Besitzergreifung des Objekts« (Sami-Ali) durch das Kind. Dieser aktive Schritt leitet die Überwindung der primären Indentifikation ein. Das Kind hat jetzt die Mutter als das tragende Objekt angenommen und libidinös besetzt. Zu diesem Zeitpunkt vollzieht sich der Übergang vom physiologischen zum psychologischen Geschehen, also vom physiologischen »pre-ego« zum »mental-ego«.

Störungen in dem Aufbau der primären Identifikation haben eine defekte psycho-biologische Entfaltung zur Folge. Diese Störungen bestimmen die Bildung des »mechanistischen Sektors«, der für die pathologische Desorganisation verantwortlich bleibt.

Die Angewiesenheit des psychosomatischen Patienten auf sein Objekt ist ein charakteristischer Befund von großer klinischer Bedeutung. Weil der Patient den Bereich der Ur-Identität und der primären Identifikation nicht bewältigt hat, braucht er das »omnipotente Objekt«, um sich anderen gegenüber zu situieren und sich im Raum zu orientieren. Das gehört zu seiner, einer »mechanistischen« Anpassungsweise. Der Patient verharrt in der Reduplikation. Dieses archaische »In-der-Welt-sein«, in dem er Spiegelung der Bedürfnisse seines Objekts ist, schützt ihn vor dem Zusammenbruch seines labilen energetischen Gleichgewichts.

Unsere Erfahrungen mit dem analytisch-psychosomatischen Behandlungsarrangement[38]) gab uns Einsicht in die Objektbeziehungen des psychosomatischen Patienten und in seine toxische Umwelt.

Das omnipotente Objekt entsteht vor dem Hintergrund pathologischer Interaktionen, die durch chronische funktionelle oder organische Störungen in der Familie geprägt sind. Dieses omnipotente Objekt ist die besitzergreifende, die »toxische« Mutter, die im Kind die psychobiologischen Entwicklungsprozesse extrem gehemmt und den Erwerb der Autonomie blockiert hat.

M. Fain[39]) hat die Funktion der »pare-excitations«, der Reizabschirmung, die die Mutter für ihren Säugling ausübt, beschrieben und gezeigt, daß eine exzessive »pare-excitations« pathologische Folgen hat. Nach Fain empfindet der Säugling das Verhalten seiner Mutter, die sich ständig »beschützend« um ihn kümmert, als intensiven Reiz und beklemmende Unlust. Als mögliche Auswirkungen einer solchen Verhaltensweise der Mutter erwähnt Fain in seinen Arbeiten u. a. das frühe Asthma und die Kolik des ersten halben Lebensjahres.

Nach R. Spitz[40]) verbergen eine Reihe von Müttern hinter ihrer übertriebenen Ängstlichkeit eine Feindseligkeit, die auf den Säugling die Wirkung eines »psychologischen Toxins« haben kann. Spitz untersuchte eine Anzahl von Kindern, die in ihrem ersten Lebensjahr Hauterkrankungen aufwiesen. Er stellte fest, daß sie im Lernen und in ihren sozialen Beziehungen retardiert waren; ihre Mütter erreichten hohe Werte in den Angstskalen psychologischer Tests. Wir haben beobachtet, daß viele solcher Mütter eine prägenitale Verhaltensstörung und automatistisch-mechanistische Charakterzüge aufweisen.

D. Braunschweig und M. Fain[41]) haben gezeigt, welche Bedeutung das sexuelle Leben der Mutter für das psychische Schicksal des Kindes hat. Die Frau, die sich ihres sexuellen Verlangens bewußt ist und sich nach ihm richtet, also »l'amante«, die Liebende, wendet sich zwischendurch von ihrem Kind ab und ihrem Mann zu. Sie überläßt das Kind sich selbst oder seinem Schlaf, und gerade dadurch fördert sie im Säugling die Entwicklung der Autoerotik. Er kann durch den Schlaf seinen Körper libidinös besetzen. Der Schlaf bekommt die Bedeutung der guten Mutter. So entsteht die halluzinatorische Wunscherfüllung, eine Vorstufe der Phantasien.

Der psychosomatische Patient hat seine Mutter nur als ein übertrieben ängstliches und ein sich an ihn anklammerndes Objekt kennengelernt und sie nicht als »femme amante« wahrgenommen. Deswegen ist seine frühe Entwicklung dadurch geprägt, daß er Projektions- und Internalisierungsvorgänge nicht vollzogen und sich nicht von der Mutter als dem besitzergreifenden Objekt unabhängig gemacht hat. Deshalb ist es ihm nicht gelungen, über den Aufbau eines potentiellen Raumes sich ein »libidinöses Objekt« zu eigen zu machen[42]).

Die »toxische Umwelt« des psychosomatischen Patienten kann jetzt erörtert werden. Das pathologische »environment«, die »psychosomatische Familie«, hat im Säugling frühe Störungen entstehen lassen.

In seiner Umwelt erfährt das Kind kaum affektive Kontakte. Die Mutter ist für das Kind durch bedrängende, also desorganisierende, »hektische« overprotection nur körperlich präsent. Sie kennt kein sexuelles Verlangen und kann sich auf eine erotische Partnerschaft nicht einlassen. Sie phantasiert, der Geschlechtsverkehr sei Auslieferung dem Mann gegenüber. Sie versteht sich nicht als sexuelle Partnerin ihres Mannes und fühlt sich ihm nicht als Frau zugehörig. Sie ist nicht fähig, ihre Beziehung zu ihrem Kind libidinös zu besetzen und versperrt ihm so den Weg der psychischen Entfaltung.

Der Vater hat keine ödipale Autorität. Die defekte Beziehung zu seiner Gefühlswelt bedingt seine Hemmung, sich in seine Partner, Frau und Kind, hineinzudenken und sich mit ihnen zu identifizieren. Das Kind hat keine Chance, den Vater als die dritte Person zu entdecken und zu ihm eine echte Objektbeziehung herzustellen. So kann es sich mit ihm auch nicht auseinandersetzen, um die Erstarrung in der Reduplikation zu überwinden. Langeweile und Leere charakterisieren das Verhältnis der Eltern. Sie sind auf »sterile« Weise voneinander abhängig und nicht in der Lage, sich liebend einander hinzugeben. Die psychosomatische Familie kann die Ur-Szene nicht gestalten. Das Kind wird mit dem Inzesttabu nicht konfrontiert. Dies ist die ödipale Herausforderung, die der Mensch annehmen, das väterliche Gesetz, das er trotz der Ängste seinem Selbst zuschreiben muß, um zu Phantasiewelt und Selbstanschauung zu reifen.

Literatur

Balint, M. (1968): The Basic Fault. Therapeutic Aspects of Regression. London, Tavistock Publications. Deutsch: Therapeutische Aspekte der Regression. Ernst Klett, Stuttgart, (1970).
Bion, W. R. (1961): Learning from Experience. London, Heinemann. (1963): Elements of Psychoanalysis. London, Heinemann.
Bouvet, M. (1958): Les variations de la technique. In: Oevres Psychoanalytiques. – (1967/68): Oeuvres Psychoanalytiques I und II. Payot, Paris.
Braunschweig, D., Fain, M. (1971): Eros et antéros. Petite Bibliothèque. Payot, Paris.
Fain, M. (1966): Régression et Psychosomatique. In: Rev. franç. psych. 30, S. 451–456. – (1971): Prélude à la vie fantasmatique. In: Interprétation, Vol. 5, S. 22–104. Auch in: Rev. franç. psych., 35 (1971), S. 291–364.
Fain, M., Marty, P. (1965): A propos du narcissisme et sa genèse. In: Rev. franç. psych., 29, S. 561–572.
Freud, S. (1894): Über die Berechtigung, von der Neurasthenie einen bestimmten Symptomenkomplex als »Angstneurose« abzutrennen. In: Ges. Werke I, S. 313. – (1895): Entwurf einer Psychologie. In: Aus den Anfängen der Psychoanalyse, Imago Publishing Co., London, 1950; Fischer-Verlag, Frankfurt, 1962, S. 291–384. – (1900): Die Traumdeutung, Kap. VII: Zur Psychologie der Traumvorgänge, G. W. Bd. 2–3. – (1905): Drei Abhandlungen zur Sexualtheorie, G. W., Bd. 5, S. 27. – (1915–1917): Vorlesungen zur Einführung in die Psychoanalyse, 2. Teil: Der Traum, G. W., Bd. 11. – (1937): Die endliche und die unendliche Analyse, G. W., Bd. 16, S. 57.
Green, A. (1974): L'analyste, la symbolisation et l'absence dans le cadre analytique. In: Nouvelle Revue de Psychoanalyse 10, Aux limites de l'analysable, Gallimard, Paris, S. 225–258. – (1975): Analytiker, Symbolisierung und Abwesenheit im Rahmen der psychoanalytischen Situation; aktuelle Probleme der psychoanalytischen Theorie und Praxis. In: Psyche, 29, S. 503–541.
Hoppe, K. D. (1975): Die Trennung der Gehirnhälften. In: Psyche 29, S. 919–940.
James, M. (1966): (Anxiety, Socialization and Ego Formation in Infancy). Comment on the paper by Drs. Axelrad and Brody. In: Int. J. Psych., 47, S. 230–235.
Kreisler, L., Fain, M., Soule, M. (1974): L'enfant et son corps; le fil rouge; P.U.F., Paris.
Lichtenstein, H. (1964): The Role of Narcissism in the Emergence and Maintenance of a Primary Identity. In: Int. J. Psych., 45, S. 49–56.
Loch, W. (1959): Vegetative Dystonie, Neurasthenie und das Problem der Symptomwahl. In: Psyche 13, S. 49–62. – (1969): Über die Zusammenhänge zwischen Partnerschaft, Struktur und Mythos. In: Psyche 23, S. 481–506.
Marty, P. (1958): La relation objectale allergique. In: Rev. franç. psych., 22, S. 5–33. – (1969): Notes cliniques et hypothèses à propos de l'économie de l'allergie. In: Rev. fr. psych. 23, S. 243–253. – (1976): Les mouvements individuels de vie et de mort. Payot, Paris.
Marty, P., Fain, M. (1955): Importance de la motricité dans le relation d'objet. In: Rev. franç. psych., 19, S. 205–284.
Marty, P., de M'Uzan, M., David, C. (1963): L'investigation psychosomatique. P.U.F., Paris.
McLean, P. D. (1949): Psychosomatic Disease and the Visceral Brain. In: Psychosom. Med., 11, S. 338–353.
Nemiah, J. C., Sifneos, P. E. (1970): Affect and Fantasy in Patients with Psychosomatic Disorders. In: Hill, O. W. (ed): Modern Trends in Psychosomatic Medicine, 2, Butterworths, London, S. 26–34.
Sami-Ali, M. (1969a): Préliminaire d'une théorie psychanalytique de l'espace imaginaire. In: Rev. fr. psych., 33, S. 25–76. – (1969b): Etude de l'image du corps dans l'urticaire. In: Rev. fr. psych., 33, S. 201–226. – (1974): L'espace imaginaire. In. Collection: Connaissance de l'inconscient, Gallimard, Paris.
Sifneos, P. E. (1967): Clinical Observations on Some Patients Suffering from a Variety of Psychosomatic Diseases. In: Acta Medica Psychosomatica, Proc. of the 7th Europ. Conference on Psychosom. Research, Rome, Italy, Sept. 11–16th. – (1975): Problems of Psychotherapy of Patients with Alexithymic Characteristics and Physical Disease. In: Psychotherapy and Psychosomatics 26, S. 65–70.
Spitz, R. (1951): The Psychogenic Diseases in Infancy. In: The Psychoa. Study of the Child 6, S. 255–275. – (1972): Eine genetische Feldtheorie der Ich-Bildung, Fischer-Verlag, Frankfurt/M.
Stephanos, S. (1973): Analytisch-Psychosomatische Therapie. Huber–Bern. – (1976): Begriff und Problematik des »Sexualobjekts« im Konzept der analytisch-psychosomatischen Therapie. In: Therapiewoche 7, 1976.
Winnicott, D. W. (1954): The External Nature of Objects. In: Collected Papers (1958). – (1955): Very Early Roots of Aggression. In: Collected Papers (1958).
Winnicott, D. W. (1956): Primary Maternal Preoccupation. In: Collected Papers (1958). – (1958): Collected Papers: Through Paediatrics to Psycho-Analysis. London, Tavistock Publications, New York, Basic Books. – (1960): The Theory of the Parent-Infant Relationship. In: Int. J. Psya., 41, S. 585–595. Auch in: The Maturational Processes ... (1965). – (1965): The Maturational Processes and the Facilitating Environment, London, Hogarth Press. Deutsch: Reifungsprozesse und fördernde Umwelt. Kindler, München, 1974.
Wolff, H. H. (1965): Why do emotional conflicts express themselves in physical symptoms? In: The Role of the Psychosomatic Disorder in Adult Life, Eds: Wisdom, J. O. and Wolff, H. H., Pergamon Press, London, S. 45–52.
Ziwar, M. (1943): A clinical study of anxiety. In: Journ. Roy. Egypt. Med. Ass. 26 (6). – (1945): Aggression and intercostal neuralgia, a psychosomatic study. In: Egyptian J. Psychol. 1 (2), 1–7. – (1948a): Etude psychosomatique d'un cas d'asthme bronchique. In: Ann. méd.-psychol. 106 (II, no. 3), 349. – (1948b): Etude psychosomatique d'un cas de glau-

come juvénile chronique. In: Ann. méd.-psychol. 106 (I, no. 4), 458. – (1948c): Etude psychosomatique d'un cas d'ulcère duodénal. In: Ann. méd.-psychol. 106 (II., no. 5), 612. – (1948d): Psychoanalyse des principaux syndromes psychosomatiques. In: Rev. franç. de psych. 12, 505–540. – (1950a): Investigation diagnostique des maladies de l'estomac. In: Comptes rendus des séances premier congrès mond. de psychiatrie, 5, 435. – (1950b): Psychogénèse des manifestations somatiques. In: Comptes rendus des séances premier congrès mond. de psychiatrie, 5, 397. – (1950c): Asthme et psychisme. In: Egyptian J. of Psychol. 6 (1), 1–10, 147–156

Anmerkungen

0. Frau Dr. med. Ute Auhagen bin ich für viele Anregungen zu Dank verpflichtet.
1. Wolff, H. H.: Why Do Emotional Conflicts Express Themselves in Physical Symptoms? In: The Role of Psychosomatic Disorder in Adult Life, ed. Wisdom, J. O. and Wolff, H. H., Pergamon Press, London, 1965, 5.48
2. Marty, P., Fain, M.: Importance de la motricité dans la relation d'objet, Rev. fr. psych., 19, 1955, S. 205–284
3. Marty, P.: La relation objectale allergique, Rev. fr. psych., 22, 1958, S. 5–33
4. Bouvet, M.: Oeuvres Psychanalytiques I + II, Payot, Paris, 1967, 1968
5. Bouvet, M. (1958): Les variations de la technique. In: Oeuvres Psychanalytiques, S. 251–293
6. Stephanos, S.: »Analytisch-Psychosomatische Therapie«, Huber–Bern, 1973
7. Marty, P., de M'Uzan, M., David, C.: L'investigation psychosomatique. P. U. F., Paris, 1963, S. 262–263
8. Dieses Problem wird in dem Unterkapitel 12.6.5 erörtert: Die psychosomatische Pathologie – Versuch einer Nosologie auf der Basis des ökonomischen Konzepts.
9. Fain, M.: »Régression et Psychosomatique«, Rev. fr. psych., 30. 1966, S. 456
10. Fain, M.: Prélude à la vie fantasmatique; in: Interpretation; Vol. 5, 1971, S. 39–40
11. Nemiah, J. C., Sifneos, P. E. (1970): Affect and Fantasy in Patients with Psychosomatic Disorders. In: Modern Trends in Psychosomatic Medicine, 2, by Hill, O. W., Butterwoths, London, S. 26–34
    Nemiah, J. C., Sifneos, P. E. (1972): Physiology, emotion and psychosomatic Illness, Elsevier, Excerpta Medica, Amsterdam
    Sifneos, P. E. (1967): Clinical Observations on Some Patients Suffering from a Variety of Psychosomatic Diseases. In: Acta Medica Psychosomatica, Proc. of the 7th Europ. Conference on Psychosom. Research, Rome, Italy, Sept., 11–16, 1967
12. Nemiah, J. C. (1975): Denial Revisited: Reflections on Psychosomatic Theory, Psychiatric Service, Beth Israel Hospital and Dep. of Psychiatry, Harvard Medical School, Boston, Mass.
13. Marty, P.: Notes cliniques et hypothèses à propos de l'économie de l'allergie, Rev. fr. Psyych., 23, 1969, S. 243–253
14. Kreisler, L., Fain, M., Soulé, M.: L'enfant et son corps; PUF, Paris, 1974
15. Fain, M.: Régression et psychosomatique, Rev. fr. Psych., 30, 1966, S. 451–456
16. Sami-Ali: Préliminaire d'une théorie psychoanalytique de l'espace imaginaire, Rev. fr. Psych., 33, 1969, S. 25–76
    Etude de l'image du corps dans l'urticaire, Rev., fr. Psych., 33, 1969, S. 201–226
17. Fain, M. u. Marty, P.: A propos du narcissisme et sa genèse, Rev. fr. Psych., 29, 1965, S. 561–572
18. Loch, W.: Vegetative Dystonie, Neurasthenie und das Problem der Symptomwahl, Psyche, 13, 1959, S. 49–62
19. Marty, P.: Les mouvements individuels de vie et de mort; essai d'économie psychosomatique, Payot, Paris, 1976
20. Stephanos, S.: Analytisch-psychosomatische Therapie, S. 40
21. Nach Marty eine Depression ohne psychischen Inhalt, die von innerer »Leere« geprägt ist.
22. Marty, P.: Notes cliniques et hypothèses à propos de l'économie de l'allergie, Rev. fr. Psych., 23, 1969, S. 243–253
23. Marty, P.: Les mouvements individuels de vie et de mort; essai d'économie psychosomatique, Payot, Paris, 1976
24. Marty, P. (1976): Les mouvements individuels de vie et de mort; essai d'économie psychosomatique, Payot, Paris, 1976
25. Marty, P. (1969): Notes cliniques et hypothèses à propos de l'économie de l'allergie. In: Rev. fr. psych., 23. S. 243–253
26. Marty, P. (1958): La relation objectale allergique. In: Rev. fr. psych., 22, S. 5–33
27. Stephanos, S.: Analytisch-psychosomatische Therapie
28. s. Kapitel: Theorie und Praxis der analytisch-psychosomatischen Therapie
29. Green, A. (1974): L'analyste, la symbolisation et l'absence dans le cadre analytique. In: Nouvelle Rev. fr. Psych., 10, 1974; Aux limites de l'analysable; Gallimard, Paris, 225–258
    (1975): Analytiker, Symbolisierung und Abwesenheit im Rahmen der psychoanalytischen Situation; aktuelle Probleme der psychoanalytischen Theorie und Praxis. In: Psyche, 29. S. 503 ff.
30. s. Kap.: Theorie und Praxis der analytisch-psychosomatischen Therapie
31. Balint, M. (1968): The Basic Fault. Therapeutical Aspects of Regression, London: Tavistock Publications
    deutsch: Therapeutische Aspekte der Regression, Ernst Klett, Stuttgart, 1970
32. Winnicott, D. W.: The Maturational Processes and the Facilitating Environment, London, Hogarth Press, 1965
    deutsch: Reifungsprozesse und fördernde Umwelt, Kindler-Verlag, München, 1974
33. Lichtenstein, H. (1964): The role of Narcissism in the emergence and Maintenance of a Primary Identity, Int. J. Psy. 45, 1964, S. 49–56
34. Spitz, R.: Eine genetische Feldtheorie der Ich-Bildung, Fischer-Verlag, 1972.
35. James, M.: Anxiety, Sozialization and Ego-Development, Early Infancy, Int. J. Psa., 47, 1966, S. 230–235
36. Loch, W.: Über die Zusammenhänge zwischen Partnerschaftsstruktur und Mythos, Psyche, 23. 1969, S. 489
37. Winnicott, D. W.: Primary Maternal Preoccupation, In: Collected Papers: Through Pediatrics to Psycho-Analysis, London, Tavistock Publications, New-Work, Basic-Books, 1958, 300

The Theory of the Parent-Infant-Relationship. In: Int. J. Psych., 41, 585–595
38. s. Kapitel: Theorie und Praxis der analytisch-psychomatischen Therapie
39. Fain, M.: Prélude à la vie fantasmatique. In: Interprétation, Vol. 5, 1971, S. 22–104, auch in: Rev. franç. Psych, 35, 1971, S. 291. 364
40. Spitz, R.: The psychogenic diseases in infancy. In: Study of the child, 6, 1951, S. 255–275
41. Braunschweig, D. u. Fain, M.: Eros et Antéros, Paris, Payot, 1971
42. s. Kapitel: Theorie und Praxis der analytisch-psychosomatischen Therapie

DRITTER TEIL

Organisationsformen psychosomatischer Krankenversorgung

13 Psychosomatische Medizin in der Praxis des niedergelassenen Arztes

Wolfgang Wesiack

13.1 Einleitung

Da der Erstkontakt zwischen Patient und Arzt in der Regel in der Praxis eines niedergelassenen Arztes stattfindet, ist es zweckmäßig, auch dieses Geschehen unter dem Gesichtswinkel der psychosomatischen Medizin zu betrachten, denn wir werden bei diesem Arzt der ersten Linie, wie R. N. Braun ihn treffenderweise nennt, manche Phänomene beobachten können, die sich später nach längerer Patientenkarriere mehr oder weniger stark zu verändern pflegen. Außerdem wird die überwiegende Mehrzahl der Patienten, nach wie vor von niedergelassenen Ärzten, und nicht von Klinikärzten behandelt, die ein immer schon vorausgelesenes Krankengut zu Gesicht bekommen.

Für den Leser mag es vielleicht verwirrend sein, daß hier etwas verallgemeinernd von der Praxis des niedergelassenen Arztes und nicht von der des Arztes für Allgemeinmedizin gesprochen wird. Das hat seinen Grund darin, daß sich heute meist, vom flachen Land abgesehen, die Zahl der niedergelassenen Allgemeinärzte und die der Fachärzte die Waage hält, ja vielerorts bereits die Fachärzte zahlenmäßig überwiegen, und daß heute viele niedergelassene Fachärzte, z. B. Internisten, Gynäkologen und Pädiater, die gleiche Tätigkeit ausüben wie die Ärzte für Allgemeinmedizin, mit der einzigen Ausnahme, daß ihr Patientenkreis durch ihr Fachgebiet etwas eingeengt ist. Bei den nachfolgenden Betrachtungen werden wir also in erster Linie an das Tätigkeitsfeld des Arztes für Allgemeinmedizin denken, dabei aber nicht aus den Augen verlieren, daß auch viele niedergelassene Fachärzte faktisch Allgemeinmedizin betreiben und somit auch die gleichen Probleme wie die Ärzte für Allgemeinmedizin haben.

Nach R. N. Braun (vgl. Abb. 1) erlebt der »Durchschnittsmensch« täglich mehrmals flüchtige Symptome, die von ihm nicht als Krankheiten gedeutet werden (E). Im Laufe seines Lebens erlebt er etwa 600 »Gesundheitsstörungen« (D) von denen die meisten ohne ärztliche Hilfe ablaufen. Davon gelangen ungefähr 140 an die Ärzte (C). Etwa zwanzigmal im Leben kommt es zu spezialärztlichen Behandlungen innerhalb und außerhalb von Krankenhäusern (B). Schließlich führt dann eine Erkrankung den Tod herbei (A). Dieses Schema verdeutlicht m. E. recht gut, welch große Bedeutung bei der Krankenversorgung dem Arzt der ersten Linie zufällt.

Obwohl natürlich zwischen den Praxen der niedergelassenen Ärzte erhebliche Unterschiede bestehen, die wir nicht nur zwischen den Ärzten für Allgemeinmedizin und den verschiedenen Fachärzten, sondern auch zwischen den Praxen der gleichen Fachrichtung feststellen können, abhängig vom Kenntnisstand und den Motivationen des jeweiligen Praxisinhabers aber auch vom Standort der Praxis und vom Krankengut (z. B. Großstadt-, Kleinstadt- oder Landpraxis usw.), sei es wegen vieler Gemeinsamkeiten doch erlaubt, die sich in mancherlei Beziehung ähnelnden Probleme der niedergelassenen Ärzte im Kontrast zu jenen der Klinik zu behandeln.

Zehn Punkte scheinen mir in dieser Hinsicht von besonderer Bedeutung und erwähnenswert zu sein:

1. Der *Erstkontakt* zwischen Arzt und Patient findet in der Regel in der Praxis des Arztes in der allen zugänglichen *Sprechstunde* statt, ausnahmsweise auch außerhalb der Sprechstunde und in der Wohnung des Patienten.
2. Die Anzahl der zu untersuchenden und zu behandelnden Patienten kann von vornherein nicht oder nur unzulänglich begrenzt werden, wodurch ein enormer *Zeitdruck* entsteht.
3. Die Patienten kommen noch weitgehend *unausgele-*

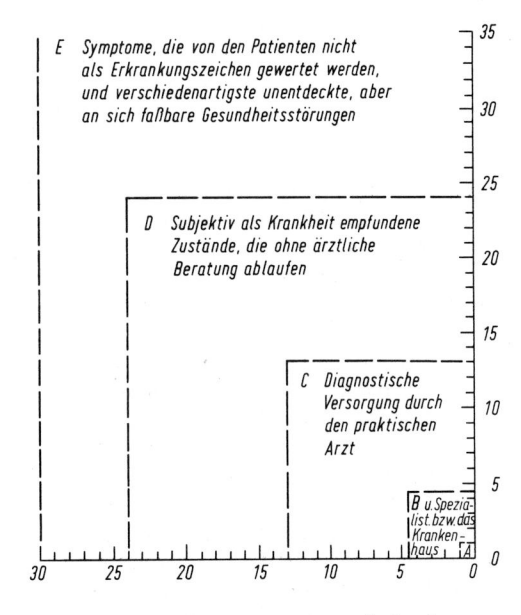

Abb. 1. Schema über die Häufigkeit von Gesundheitsstörungen im Leben eines »Durchschnittsmenschen«, der 70 Lebensjahre erreicht (aus Braun: Lehrbuch der ängstlichen Allgemeinpraxis, Urban & Schwarzenberg, München-Berlin-Wien 1970).

sen zum Arzt der ersten Linie, wodurch sich sein Tätigkeitsfeld enorm erweitert.
4. Er muß zunächst auf *kompliziertere technische Hilfsmittel*, sowie auf kollegialen und fachärztlichen Rat *verzichten* und muß trotzdem weitreichende Entscheidungen fällen.
5. Dies zwingt ihn, das *Wesentliche* bzw. das *Problem* das Patienten zu erkennen und sich darauf zu konzentrieren.
6. Er steht dem *Lebens- und Tätigkeitsbereich* seiner Patienten in der Regel viel *näher* als der Kliniker und ist häufig von vornherein mit dem ganzen persönlichen Hintergrund der Patienten vertraut.
7. Bei einer großen Anzahl seiner Patienten kann er eine *Langzeitbeobachtung* und *Langzeitbetreuung* betreiben.
8. Dadurch entsteht eine sehr starke persönliche *Beziehung* und *Bindung* zwischen Arzt und Patient.
9. Diagnostik und Therapeutik stehen bei ihm in noch viel engerem Zusammenhang als beim Spezialisten und Kliniker. Der *diagnostisch-therapeutische Zirkel* (vgl. Kap. 5) bildet bei ihm noch eine *Einheit*.
10. Durch rechtzeitiges Eingreifen vermag er Chronifizierungen zu verhindern. Seine Bedeutung für die *Prophylaxe*, die *Früherkennung* und die *Frühbehandlung* von somatischen, psychosomatischen und neurotischen Erkrankungen ist enorm und noch keineswegs voll ausgeschöpft.

Diese kurze Aufzählung der Tätigkeitsbereiche der Ärzte der ersten Linie gibt uns schon einen gewissen Einblick in das Aufgabenfeld des niedergelassenen Arztes. Er ist dem Kliniker gegenüber einerseits im Nachteil, andererseits aber auch im Vorteil. Die große Zahl der unausgelesen zu behandelnden Patienten und der dadurch hervorgerufene Zeitdruck, sowie das weitgehende Fehlen komplizierterer technischer und spezieller personeller Hilfen ist sicher als Nachteil zu bezeichnen. Daß demgegenüber die Einheit von Diagnostik und Therapeutik, die Nähe der Lebensbereiche, die viel engere persönliche Beziehung, die Möglichkeit der Langzeitbeobachtung und -betreuung und die Möglichkeit Prophylaxe, Früherkennung und Frühbehandlung zu betreiben nicht als eindeutige Vorteile erkannt und genützt werden, liegt einerseits wohl an einer zu einseitig klinischen und vorwiegend somatisch orientierten Ausbildung auch der niedergelassenen Ärzte und andererseits an einem Krankenversicherungssystem, das diese Gesichtspunkte, zumindest soweit sie sich auf psychosoziale Aspekte beziehen, rigoros unterdrückt.

Die unter Punkt 5–10 angeführten Merkmale allgemeinärztlicher Tätigkeit lassen den niedergelassenen Arzt in besonderem Ausmaß als Psychosomatiker in Erscheinung treten, und zwar als einen Psychosomatiker, der nur über sehr wenig Zeit verfügt und sich deshalb nach Möglichkeit auf das Wesentliche bzw. das Problem des Patienten beschränken muß. Ich betone einschränkend »nach Möglichkeit«, denn was das Wesentliche bzw. das Problem des Patienten ist, läßt sich meist nicht von vornherein und auf Anhieb feststellen.

Wir wollen nun diese zehn Punkte, in denen sich die Tätigkeit des Praktikers von der des Klinikers besonders unterscheidet, nachfolgend im einzelnen behandeln.

13.2 ad 1. Der Erstkontakt zwischen Patient und Arzt

Wie bereits erwähnt, findet der Erstkontakt zwischen Patient und Arzt und damit die ärztliche Basisversorgung in der Regel bei einem niedergelassenen, meist bei einem Arzt für Allgemeinmedizin statt. Für die psychosomatische Medizin kann die Bedeutung des Erstkontaktes gar nicht hoch genug veranschlagt werden, weil unserem Situationskreismodell entsprechend (vgl. Kapitel 1–5) erwartet werden muß, daß jede Änderung der Situation, also auch die erste Kontaktaufnahme zwischen Arzt und Patient, das Krankheitsgeschehen beeinflussen wird. Aus der Interaktion schlechthin, als integrierendem Bestandteil der »Situation«, gewinnt aber der Erstkontakt, die erste Interaktion zwischen Arzt und Patient deshalb eine so herausragende Bedeutung, weil sie den Patienten und sein Krankheitsgeschehen oft noch in einem relativ plastischen Stadium der Krankheitsentwicklung, gewissermaßen in statu nascendi der Krankheit antrifft, und weil hier erstmals der »signifikante Andere« (vgl. Kapitel 5) in die Beziehung zum Patienten eintritt. Balint[1]* spricht deshalb vom noch »unorganisierten« Krankheitsprozeß, der sich dann allmählich um ein Symptom herum organisiert.

So wird z.B. der Krankheitsverlauf einer jungen Frau, die bei Abwesenheit des Ehemannes plötzlich an nächtlichen Herzbeschwerden und Angstzuständen erkrankt, ein anderer sein, je nachdem, ob sie ihre Symptomatik mit Hilfe des erstberatenden Arztes um ihre Beziehung zum Ehemann oder aber um ein ebenfalls bestehendes akzidentelles Herzgeräusch »organisiert«. Im ersten Fall wird der Bearbeitung der Beziehungs- und Konfliktproblematik nichts im Wege stehen. Im zweiten Fall ist sie zunächst »herzkrank«. Bei einer gründlichen körperlichen Untersuchung der Patientin erhalten diese Untersuchungsmaßnahmen dann im ersten Fall die Bedeutung von »um nichts zu übersehen«, im zweiten Fall aber »um das Ausmaß des Herzfehlers« zu bestimmen. Das ist aber keineswegs dasselbe, sondern beinhaltet zwei für den Patienten und sein Schicksal oft entscheidend verschiedene Bedeutungen.

An diesem wie auch an ähnlichen Beispielen aus der ärztlichen Praxis, die an der »ersten ärztlichen Linie« sehr häufig sind, läßt sich die Verantwortung des erstbehandelnden Arztes gut erkennen, die dann entweder zu einer erfolgreichen Sofortbehandlung oder aber in eine den Patienten, die Gesellschaft und die Krankenkassen belastende Chronifizierung führen kann. Obwohl natür-

---

* Anmerkungen siehe am Ende des Kapitels.

lich das Übersehen eines bedeutsamen Befundes und eines wichtigen diagnostischen Aspektes für den Patienten immer von Nachteil, manchmal sogar verhängnisvoll ist, besteht bei der gegenwärtigen Struktur der ärztlichen Versorgung m. E. heute eine größere Gefahr, relevante psychosoziale als somatische Befunde zu übersehen: Während nämlich nichterkannte somatische Befunde, freilich für manche Patienten auch zu spät, an der zweiten oder dritten ärztlichen Linie, nämlich beim Facharzt oder in der Klinik doch noch aufgefunden und behandelt werden können, pflegen vom Allgemeinarzt zunächst übersehene wichtige psychosoziale Befunde von der vorwiegend technisch ausgerichteten Klinik – abgesehen natürlich von jenen wenigen, die psychosomatische Abteilungen haben – nicht mehr nachträglich entdeckt, sondern durch eine Unzahl weiterer, inzwischen mit Hilfe der reichlich eingesetzten technischen Hilfsmittel entdeckter Nebenbefunde eher zusätzlich verdeckt zu werden (vgl. auch Krankengeschichte in Kapitel 3). So gesehen, ist der Erstkontakt zwischen Arzt und Patient eine oft nie mehr wiederkehrende Chance, das Krankheitsgeschehen des Patienten psychosomatisch richtig zu verstehen!

13.3 ad 2 und 3. Das Krankengut der ärztlichen Praxis

Der niedergelassene Arzt, insbesondere der Arzt für Allgemeinmedizin, ist sowohl bezüglich der großen Zahl seiner Patienten als auch bezüglich des sehr breit gefächerten Krankengutes einem besonderen Druck ausgesetzt.

Um Aussagen über die quantitative Belastung des Allgemeinarztes machen zu können, hat Häußler unter Mitarbeit von 71 praktischen Ärzten die Abrechnungsunterlagen der Kassenärztlichen Vereinigung Nord-Württemberg im 2. Quartal 1966 überprüft und dabei festgestellt, daß der praktische Arzt durchschnittlich pro Arbeitstag 80–100 Patienten und davon 20 Neuzugänge zu betreuen hat[2]). Wenn andererseits R. N. Braun[3]) an seiner sehr kleinen Praxis, mit einem Durchgang von nur ca. 30 Patienten pro Arbeitstag errechnet hat, daß ihm »für die »nackte« Diagnostik und Therapie, also die unmittelbare Interaktion zwischen Arzt und Patient nur durchschnittlich $3\frac{1}{2}$ Minuten pro Patient zur Verfügung stehen, dann illustrieren diese Zahlen sehr wohl den enormen Zeitdruck, unter dem die Ärzte für Allgemeinmedizin arbeiten müssen. Zeit für längere Gespräche und Untersuchungen bei einzelnen Patienten kann der Allgemeinarzt nur dann gewinnen, wenn er einige der Patientenkontakte noch weiter einschränkt bzw. ärztlichen Hilfspersonen überläßt, oder aber sich zur teilweisen Anwendung gruppentherapeutischer Verfahren entschließt.

Bezüglich der qualitativen Belastung, also des recht breit gefächerten Krankengutes der Allgemeinmedizin, können wir der oben zitierten Untersuchung von Häußler[4]) entnehmen, daß über 70% der Beratungsursachen der Ärzte für Allgemeinmedizin in das Gebiet der inneren Medizin entfallen, während sich die anderen, weniger als 30%, auf alle anderen Fachdisziplinen verteilen. Der gleichen Untersuchung[5]) kann ferner entnommen werden, daß die oben erwähnten 71 Ärzte nur 9,34% ihrer Patienten an Fachärzte und nur 1,61% zur stationären Diagnose oder Therapie in ein Krankenhaus oder in eine Universitätsklinik eingewiesen, also über 90% ihrer Patienten selbst versorgt haben.

Brandlmeier[6]) stellt fest, daß in der Allgemeinpraxis 200–250 Krankheitsbilder gesehen werden, davon 20–30 Krankheitsbilder mit überragender Häufigkeit. Er bezieht sich unter anderem (S. 12/13) auf eine Umfrage unter amerikanischen Werkärzten, die als Grund für die Arbeitsunfähigkeit bei den 11 häufigsten Syndromen die in Tabelle 1 aufgeführten Diagnosen stellten.

Tabelle 1. Grund für Arbeitsunfähigkeit (nach Brandlmeier).

Infektionen der oberen Atemwege
Psychologische Probleme
Kleine Unfälle
»Rückenschmerzen«
Hieb-, Stich-, Platzwunden
Muskelzerrungen, Verstauchungen
Hautentzündungen
Gastro-intestinale Beschwerden
Augenverletzungen
Persönliche oder Familienprobleme
Kopfschmerzen

Eine Zusammenstellung des eigenen Krankengutes bei den 352 Kassenpatienten im II. Quartal 1967 ist in Tabelle 2 gegeben[7]).

Tabelle 2. Eigene Untersuchung über die Häufigkeit der Erkrankungen einer internistischen Praxis.

Funktionelle Syndrome	119 (34%)
Chronische organische Erkrankungen	89 (25%)
Chronische organische Erkrankungen mit erheblicher psychischer Beteiligung	51 (15%)
Psychoneurosen	37 (10%)
Psychosomatische Erkrankungen im engeren Sinn	24 (7%)
Akute organische Erkrankungen	18 (5%)
Akute organische Erkrankungen mit erheblicher psychischer Beteiligung	8 (2%)
Psychoneurosen mit (unbedeutendem) vom Grundleiden unabhängigem Organbefund	3 (1%)
Psychosen	3 (1%)
	n 352 (= 100%)

Aus diesen Tabellen ist die Bedeutung zu ersehen, die psychische und psychosomatische Erkrankungen im Krankengut des niedergelassenen Arztes haben. 1960 fand ich nach meiner Niederlassung unter den ersten 50 Patienten, die mich aufgesucht haben und die ich deshalb ausgewählt habe, weil ihnen zu diesem Zeitpunkt mein besonderes Interesse für psychoneurotische und psychosomatische Erkrankungen noch nicht bekannt war, was dann später allerdings zu entsprechenden Selektionsprozessen geführt hatte, folgendes:

1 »Bagatellfall«, d. h. ein Patient, bei dem ich weder einen behandlungsbedürftigen somatischen noch einen behandlungsbedürftigen psychischen Befund fand.

12 »somatischer Erkrankungen«, d. h. Patienten mit behandlungsbedürftigen somatischen Befunden, aber ohne behandlungsbedürftige psychische Befunde.

7 »psychische Erkrankungen«, d. h. Patienten mit behandlungsbedürftigen psychischen Befunden, aber ohne behandlungsbedürftige somatische Befunde.

30 »psychosomatische Erkrankungen«, d. h. Patienten mit behandlungsbedürftigen somatischen und psychischen Befunden.

Teilt man dieses Krankengut weiterhin in leichte (die auch ohne ärztliche Behandlung abheilen würden), mittelschwere und schwere (die ohne ärztliche Hilfe unweigerlich zum Tode führen würden) Erkrankungen ein, dann findet man 5 somatische, 6 psychische und 20 psychosomatische Erkrankungen unter den mittelschweren und immerhin eine somatische und 6 psychosomatische Erkrankungen unter den schweren, unbehandelt in absehbarer Zeit zum Tode führenden Erkrankungen[8]. Andere Untersucher kommen zu ähnlichen Ergebnissen. So konnte Keller an seinem allgemeinärztlichen Krankengut etwa 40% psychosomatisch Kranker finden[9], und Vogt und Blohmke konnten bei der Analyse des Krankengutes einer Allgemeinpraxis feststellen, daß 40–50% der Patienten den Arzt aus psychosozialen Motivationen aufgesucht haben[10].

Diesen Untersuchungen können wir entnehmen, wie groß die Belastung des niedergelassenen Arztes einerseits durch psychosomatische und psychoneurotische Erkrankungen andererseits aber auch durch schwerkranke Patienten ist.

13.4 ad 4 und 5. Der Mangel an personellen und technischen Hilfsmitteln und die Notwendigkeit der Praxis, sich auf das Wesentliche zu beschränken

Obwohl ärztliche Praxen heute im allgemeinen recht gut apparativ ausgestattet sind, kann auch die besteingerichtete Praxis weder mit den personellen, noch gar mit den technischen Möglichkeiten einer Klinik konkurrieren. Dies hat sich in der Vergangenheit immer wieder gezeigt und wird sich wohl auch in Zukunft nicht, auch nicht durch Errichtung von Gruppen- und Gemeinschaftspraxen, wesentlich ändern lassen. Das Übergewicht der Klinik in den technischen Möglichkeiten bleibt bestehen und zwingt die Praxis apparativ und personell auf den zweiten Platz. Eine Werthierarchie, die sich ausschließlich am technischen Potential mißt, wird deshalb die Praxis des Allgemeinarztes immer auf den letzten Platz verweisen. Die Frage ist nur, ob für alle Zeiten die technische Effizienz der Maßstab für ärztliche Leistungen bleiben wird, wie das in den letzten Jahrzehnten gewesen ist.

In den fünf einleitenden Kapiteln haben wir uns bemüht, ein neues Konzept der Medizin zu entwerfen, das technischen Fortschritt weder geringschätzt noch ablehnt, ihm aber im Rahmen des Situationskreismodells einen neuen und nicht mehr den bisher überragenden Stellenwert einräumt. Gerade unter dem Aspekt des Situationskreises gewinnt die Arbeit an der ersten ärztlichen Linie neues Gewicht. Anläßlich der Besprechung des Erstkontaktes wurde diese neue Bedeutung schon herausgestellt. Jetzt soll am Beispiel zweier Krankengeschichten[11] gezeigt werden, wie leicht der Einsatz technischer Mittel nicht nur aufklärend sein, sondern umgekehrt von einer richtigen Diagnose auch wegführen kann.

Erste Krankengeschichte: Ein Patient sucht vergeblich ärztliche Hilfe:

Ein 29jähriger blasser, leptosomer Metzgermeister klagt über dauernde Magenschmerzen, die als Völlegefühl, drückend und bohrend, geschildert werden und sich zu nächtlichen Koliken steigern. Dadurch sei sein Schlaf und in der Folge davon auch seine berufliche Leistungsfähigkeit schwer gestört. Durch Biertrinken könne er den Schmerz manchmal betäuben. Da er sich nichts mehr zu essen getraue, habe er stark abgenommen. Er habe bisher 18 bis 20 Ärzte erfolglos konsultiert, darunter drei Professoren, ferner mehrere Heilpraktiker, und habe bereits fünf Klinikaufenthalte und mehrere Heilkuren in Badeorten hinter sich. Die gestellten Diagnosen schwankten zwischen »Gastritis«, »nervösen Magenbeschwerden«, »Subazidität«, »Ulkusverdacht«, »Erkrankung der Bauchspeicheldrüse«, »Leber- und Gallenleiden«, »Porphyrieverdacht« und »vegetativer Dystonie«. Jeder Arzt stellte, aus der Sicht des Patienten, eine andere Diagnose und ordnete die verschiedensten Kuren an, die manchmal zunächst eine gewisse Besserung brachten, im Endeffekt aber alle gleichermaßen wirkungslos waren. Auf Anraten eines Professors habe er sogar sein gutgehendes eigenes Metzgergeschäft aufgegeben und sei wieder zurück ins Angestelltenverhältnis gegangen. Eine Besserung sei dadurch aber nicht eingetreten. Jetzt sei er völlig verzweifelt, habe kein Vertrauen mehr und betrachte sich als »verlorenen Mann«. Trotzdem aber sei er auf der Suche nach dem richtigen Medikament und nach Hilfe, falls sie überhaupt noch möglich sei.

Um die Psychodynamik dieses Patienten zu verstehen, will ich kurz die wichtigsten psychologischen Daten, gewonnen in zwölf psychotherapeutischen Sitzungen, berichten: Er stamme vom Lande, der Vater sei immer kränklich, aber sehr streng und jähzornig gewesen, so daß alle acht Kinder immer vor ihm Angst gehabt hätten. Die Mutter sei die Seele der Familie, unser Patient immer ihr Liebling gewesen. Die Lehrzeit wird als unmenschlich hart erlebt. Er habe sehr starkes Heimweh gehabt und wollte deshalb wiederholt heimlaufen, habe sich aber vor dem strengen Vater zu sehr gefürchtet. Als er nach vollendeter Lehrzeit an einem Wochenende nachts spät heimkam, sei es zu einer schweren Auseinandersetzung mit dem Vater gekommen. Daraufhin sei er zwei Jahre lang dem Elternhaus ganz fern geblieben. Aber auch danach sei es bis zum Tode des Vaters zu keiner richtigen Aussöhnung mit diesem gekommen. Im Alter von 20 Jahren hatte er mit einer verwitweten Frau die ersten intimen Sexualbeziehungen, die er als große Schuld empfunden habe. Danach ging er als Geselle zu einem Metzger, der ihn in seine Familie aufnahm und ihn »wie einen Sohn« behandelte. In dieser Zeit starb sein Vater an einem Magenkarzinom. Mit seiner Chefin, die von ihrem Ehemann vernachlässigt wurde, kam es zu einem leidenschaftlichen Liebesverhältnis, und als es etwa zwei Monate nach dem Tode des Vaters zur ersten intimen Liebesbeziehung mit ihr kam, reagierte er nicht nur mit schweren Schuldgefühlen, sondern erstmals auch mit heftigen Magenschmerzen, die ihn von da an nicht mehr verließen. Dann begann der jahrelange Leidensweg mit vergeblicher Suche nach Hilfe. Inzwischen hatte der Patient geheiratet und mit seiner recht tüchtigen Frau mit gutem Erfolg ein eigenes Metzgergeschäft gegründet. Jetzt traten bei ihm Eifersuchtsängste auf. Er befürchtete, obwohl objektiv kein Anlaß dazu bestand, seine Frau werde ihn ebenso betrügen, wie seine frühere Chefin ihren Mann mit ihm betrogen hatte. Er erwartete das geradezu als eine Art gerechter Strafe für seine Verfehlungen. In dieser Situation verschlimmerten sich widerum seine Magenbeschwerden. Da gründliche ambulante und klinische Untersuchungen keinen greifbaren somatischen Befund erbrachten, bekam er nun von ärztlicher Seite den völlig unbegründeten Rat, seine Existenz aufzugeben und wieder ins Angestelltenverhältnis zu geben, ein Rat den er auch befolgte. Der erhoffte Erfolg blieb, wie zu erwarten, aus.

Der Patient wurde wiederholt gründlich klinisch untersucht. Er wurde geröntgt und gastroskopiert, er wurde laparaskopiert und leberpunktiert und zuletzt noch mit dem Rat bedient, seine eigene wirtschaftliche Existenz zu vernichten. Es klingt fast wie ein Märchen, aber er hat es mir glaubhaft versichert: Keiner der vielen Ärzte, die er konsultierte, hat sich wirklich für seine Biographie und für die psychodynamischen Zusammenhänge interessiert oder ihm auch nur geraten, einen Psychotherapeuten aufzusuchen. Und dabei ist die Psychodynamik in ihren Grundzügen in diesem Fall keineswegs besonders kompliziert oder verborgen. Sie drängt sich dem einigermaßen Erfahrenen geradezu auf. Hier agiert ein Patient noch mitten im Ödipusdrama, er wird von Angst und Schuld erdrückt. Die Magenbeschwerden sind nicht allzuschwer als konversionsneurotische Identifikation mit dem magenkrebskranken Vater zu verstehen.

Zweite Krankengeschichte: Ein Patient ist verbittert.

Vor zwei Jahren erlitt ein damals 33jähriger Mann in einer Drahtzieherei einen Arbeitsunfall mit linksseitigem Rippenbruch. Der Unfall ist passiert, weil er versucht hat, sich gegen einen stark schwingenden Drahtzug zu stemmen, der die ganze elektrische Schaltanlage dieses Arbeitsraumes zu zertrümmern drohte. Nach glatter Abheilung der Rippenfraktur wurde der Patient aber nicht beschwerdefrei, sondern bekam unbestimmte Oberbauchbeschwerden, die er selbst als »Wundsein« beschrieb und die er übrigens seit seinem 16. Lebensjahr immer wieder hatte. Da der Patient immer stärker über Beschwerden klagte und gleichzeitig an Gewicht abzunehmen begann, wurde er von seinem Hausarzt wegen Verdachts auf eine Magenerkrankung einem Internisten überwiesen. Dieser äußerte den Verdacht auf eine Pankreaserkrankung und veranlaßte die Einweisung des Patienten in eine namhafte gastroenterologische Klinik. Dort wurden bei einer Laparaskopie »breitflächige Verwachsungen zwischen Colon ascendens und Peritoneum parietale« festgestellt. Da man in diesem Befund die »Ursache« der Beschwerden des Patienten erblickte, wurde dieser sogar in eine schweizer Universitätsklinik zur operativen Behandlung überwiesen. Der Versuch einer Adhäsiolyse war jedoch nicht erfolgreich, weil »die Verwachsungen offenbar zu weit dorsal lagen«. Das Befinden des Patienten hatte sich – inzwischen waren eineinhalb Jahre seit dem auslösenden Unfall vergangen – durch die vielen diagnostischen und therapeutischen Eingriffe laufend verschlechtert. Durch Appetitmangel hatte er inzwischen fast 20 kg abgenommen und war nur bei Einnahme von Dolantinsuppositorien, von denen er oft zwei bis drei täglich nahm, einigermaßen beschwerdefrei. Um den sehr ordentlichen und fleißigen, inzwischen aber völlig verzweifelten Mann vor der drohenden Fühinvalidierung zu bewahren und um nicht doch »irgend etwas übersehen« zu haben, veranlaßte der sehr gewissenhafte und besorgte Hausarzt noch eine Durchuntersuchung des Patienten in der Klinik für Diagnostik in Wiesbaden. Dort wurde der Patient erstmals auch einem Psychosomatiker vorgestellt und neben einigen wohl mehr oder weniger bedeutungslosen körperlichen Befunden der Verdacht auf eine »Konversionsneurose« geäußert.

Als ich den Patienten daraufhin erstmals sah, machte er zunächst einen sehr gedrückten und verschlossenen, ja fast versteinerten Eindruck, wobei an seiner Sprechweise eine eigenartig scharfe Artikulation und Betonung der Zischlaute auffiel. Wie gut gezielte Geschosse schleuderte er mir abgehackt einzelne Worte und Satzteile entgegen. Aus der Lebensgeschichte des Patienten war zu erfahren, daß er aus einer zerrütteten Ehe stammt, als Kind zwischen den geschiedenen Eltern, der Stiefmutter und den Großeltern hin und her geschoben wurde und sich ein Leben lang zurückgesetzt und zu kurz gekommen gefühlt hat. Nur seinen Lehrherrn hatte er in einigermaßen freundlicher Erinnerung behalten.

Zu seinem Betrieb hatte er ein recht ambivalentes Verhältnis. Da er sich dort durch Fleiß und Pünktlichkeit ein gewisses Ansehen erworben hatte, betrachtete er seinen Betrieb inmitten einer feindlichen und bedrohlichen Welt als relativ sicheren Festpunkt. Deshalb hat er auch versucht, ihn unter Einsatz aller seiner Käfte und mit der Folge eines Rippenbruchs vor empfindlichem Schaden zu bewahren (was ihm übrigens auch gelungen war). Andererseits blieb er stets mißtrauisch und sah jetzt sein Mißtrauen durch den Unfall und alles, was er seither erfahren hatte, bestätigt. Jetzt fühlt er sich offenbar zwischen dem Betrieb und den verschiedenen Ärzten und Kliniken unverstanden und ungeliebt hin und her geschoben, wie seinerzeit in der Kindheit zwischen den Eltern und Großeltern.

Diese beiden Krankengeschichten, so verschieden sie im einzelnen auch sein mögen, zeigen eines sehr deutlich: Durch die Reduktion der diagnostischen und therapeutischen Bemühungen ausschließlich auf den organischen physikalisch-chemischen Aspekt des Menschen werden wichtige pathogenetische Faktoren übersehen und dadurch wird die nie wiederkehrende Chance verpaßt, eine sich anbahnende neurotische Entwicklung im Entstehen therapeutisch aufzufangen. Auf Grund von Erfahrungen mit sehr vielen ähnlichen Krankheitszuständen und der in der Literatur niedergelegten Berichte anderer (siehe auch Kapitel »Funktionelle Syndrome« und die dort zitierte Arbeit von Chester) möchte ich die Behauptung aufstellen, daß man bei sehr vielen Patienten im Entstehen begriffene neurotische Entwicklungen relativ leicht, das heißt durch wenige die Psychodynamik aufgreifende ärztliche Gespräche auflösen kann, die man später nach Chronifizierung überhaupt nicht mehr oder nur noch durch einen unverhältnismäßig großen therapeutischen Aufwand (z. B. Psychoanalyse) beeinflussen kann.

Hier zeigt sich bei beiden Patienten, daß die wesentlichen Momente der pathogenetischen Kette im psychosozialen Bereich zu suchen waren und daß immer wieder durchgeführte nur somatische Untersuchungen nicht zu einer diagnostischen Klärung, sondern von dieser immer weiter weggeführt haben. Die richtige diagnostische Erfassung des »Wesentlichen« ist natürlich unterm enormen Zeitdruck der Praxis alles andere als einfach (vergl. auch die beiden therapeutischen Kapitel des gleichen Verfassers).

13.5 ad 6, 7 und 8. Die größere Nähe von Arzt und Patient in der Allgemeinpraxis und die Langzeitbetreuung

Die größere Nähe von Arzt und Patient ist in der Allgemeinpraxis vor allem zwei Umständen zu verdanken. Die Wohn- und Arbeitsbereiche des Arztes und seiner Patienten berühren sich häufig, sind zumindest nicht weit voneinander entfernt, manchmal überschneiden sie sich geradezu. Ein anderer Grund für die Nähe ist darin zu sehen, daß immer wieder der selbe Arzt den Patienten über Jahre und Jahrzehnte hinweg auch mit unterschiedlichen Erkrankungen und in verschiedenen Notlagen behandelt. Dies schafft ein Vertrauensverhältnis besonderer Art, wie es zu den Klinkärzten nur selten bestehen wird. Wenn der Patient nämlich nach einiger Zeit wieder in die Klinik eingewiesen werden sollte, sieht er sich nicht selten anderen Ärzten und auch einem anderen Pflegepersonal gegenüber. Die Stabilität der Bezugspersonen ist in der Klinik nicht so gewährleistet wie in der Praxis.

Ist der niedergelassene Arzt, was nicht selten der Fall sein wird, auch der Hausarzt der Familie, oder hat er als Facharzt schon mehrere Mitglieder derselben Familie kennengelernt und behandelt, dann kann ihm diese Kenntnis des familiären Milieus und des sozialen Hintergrundes bei der diagnostischen Wertung der Symptome seines Patienten sehr helfen. So wird er z. B. die neurotischen Reaktionen eines Patienten anders und wahrscheinlich zutreffender beurteilen können, wenn er den Ehepartner und die Eltern des Patienten und ihre Verhaltensweisen ebenfalls gut kennt.

Der Patient wird daher im allgemeinen dem Klinikarzt mehr technisch-apparative und wissenschaftliche Kompetenz zugestehen, vom niedergelassenen Arzt aber infolge seiner größeren Detailkenntnisse des psychosozialen Milieus, mehr psychosomatisches Wirken erwarten. Dies schließt natürlich nicht aus, daß er oft beiden Arztgruppen gegenüber stark magisch überhöhte und durch Vorurteile aus den verschiedensten publizistischen Quellen verzerrte Vorerwartungen hegt, die dann von vornherein die Interaktion zwischen Patient und Arzt beeinflussen.

Es wurde bereits erwähnt, daß der Arzt für Allgemeinmedizin bzw. der in freier Praxis tätige Arzt derjenige ist, der im allgemeinen auch die Langzeitbetreuung der Patienten übernimmt. Er ist demnach auch derjenige, der am ehesten dazu berufen wäre über Langzeitverläufe, über die wir bisher noch so wenig wissenschaftlich verbindlich wissen, zu berichten. Daß dies bisher nicht oder nur sehr vereinzelt geschehen ist, beruht darauf, daß sich in der Vergangenheit niedergelassene Ärzte kaum wissenschaftlich betätigt haben. Da der Kliniker nur die einzelnen Krankheitsepisoden, also gewissermaßen nur Querschnitte des gesamten Krankheitsgeschehens sieht, entgehen so die Gesamtverläufe, also die Längsschnitte, weitgehend der wissenschaftlichen Bearbeitung. Dies trifft ganz besonders dann zu, wenn verschiedene Syndrome wechselweise auftreten, die aus der Querschnittsicht der Klinik einzelnen voneinander unabhängigen »Krankheiten« anzugehören scheinen, im Grunde genommen aber wahrscheinlich doch die verschiedenen Auswirkungen eines tiefer gelegenen Krankheitsprozesses sind. Eine typische Krankengeschichte aus der Praxis soll das verdeutlichen:

Der bei Beobachtungsbeginn 44jährige Patient klagte damals über depressive Verstimmungen und Oberbauchbeschwerden, die in wechselnder Stärke seit über 10 Jahren bestünden. Ärztlicherseits seien mehrmals Zwölffingerdarmgeschwüre festgestellt worden. Die internistische Untersuchung ergibt einen narbig deformierten Bulbus doudeni mit einem frischen Ulcusschub. In psychischer Hinsicht ist eine depressive Grundstimmung nicht zu übersehen. Der Patient ist in kinderloser Ehe mit einer zwei Jahre älteren Frau verheiratet, mußte kürzlich wegen Unrentabilität seinen bisherigen Betrieb liquidieren und ist nun im Begriff, sich mit seiner Frau eine neue Existenz aufzubauen.

In den nächsten 1 1/2 Jahren erfolgen noch mehrere Ulcusschübe, die mit der üblichen internistischen Behandlung zunächst jeweils relativ rasch abklingen, bis dann ein therapieresistenter, von pankreatischen Erscheinungen begleiteter Krankheitsschub zunächst zur konservativen stationären Behandlung, und da diese keine Besserung bringt, zur Resektion eines ins Pankreas penetrierenden chronischen Ulcus duodeni führt.

In den folgenden sechs Jahren erscheint der Patient nicht mehr zur Behandlung, sondern nur noch vereinzelt zu kurzen Nachuntersuchungen, insbesondere dann, wenn er irgendwelche Bescheinigungen, etwa fürs Finanzamt oder aber fürs Gericht wegen Verwicklungen in Verkehrsunfälle, benötigt. Bei diesen relativ kurzen und seltenen Kontakten mit dem Patienten fällt auf, daß er zu trinken begonnen hat und Anzeichen einer alkoholischen Leberschädigung aufweist. Zu einer geregelten Behandlung ist er jedoch nicht zu gewinnen. Eines Tages erscheint die verzweifelte Ehefrau und berichtet, daß der Patient Alkoholiker geworden sei, wegen eines erneuten Verkehrsunfalles zum dritten Mal den Führerschein entzogen bekommen habe, gelegentlich deliriumartige Zustände bekomme und das inzwischen wiederaufgebaute und florierende Geschäft gefährde.

Solche und ähnliche Krankengeschichten, die für das Krankengut der Praxis durchaus typisch sind, werfen eine Reihe wissenschaftlich bisher nur wenig bearbeiteter Fragen auf. Die wichtigste scheint mir im vorliegenden Fall folgende zu sein: In welchem engeren Zusammenhang stehen die einzelnen Erkrankungen des Patienten? Sind nicht hier die depressiven Verstimmungen, das Ulcus-duodeni-Leiden, der Alkoholabusus und die Familienprobleme Ausdruck einer und derselben Grunderkrankung? Im Kapitel 1 haben wir von allgemeinem Kranksein gesprochen, das auch allen spezifischen Erkrankungen zugrundeliegt und im Kapitel 2 den symbiotischen Funktionskreis beschrieben, dessen Störungen für spätere Erkrankungen von großer Bedeutung sind. Balint nannte diese Grunderkrankung treffenderweise »Grundstörung«. Sie sollte behandelt werden, um wirklich kausale Therapie zu betreiben.

13.6 ad 9. Die Besonderheit des diagnostisch-therapeutischen Interaktionsprozesses in der ärztlichen Praxis

Auf die grundsätzliche Verklammerung aller diagnostischen und therapeutischen Interaktionen im »diagnostisch-therapeutischen Zirkel« wurde schon im einleitenden Kapitel 5 hingewiesen. Diese Verklammerung wird in der Allgemeinmedizin besonders deutlich, wo diagnostische und therapeutische Maßnahmen zeitlich, personell und räumlich viel stärker miteinander verbunden sind als in der Klinik. Eine Trennung von Diagnostik und Therapeutik, wie sie in der Klinik meist vorgenommen wird, ist in der Praxis schon aus zeitlichen Gründen nur in Ausnahmefällen möglich. Ein Fallbeispiel soll das wiederum verdeutlichen:

> Das Sprechzimmer betritt zum ersten Mal ein 52jährige Frau und berichtet, daß sie in den letzten 3 Wochen zweimal Anfälle von akuter Atemnot bekommen habe. Die Luft sei ihr weggeblieben und sie habe geglaubt, sterben zu müssen. Sie berichtet dann unter tiefem Seufzen weiter, daß sie mit einem Ausländer in schlechter Ehe verheiratet sei, der sie vernachlässige und oft nächtelang wegbleibe. Die so bedrohlich empfundenen Atemnotsanfälle seien just in dem Augenblick aufgetreten, als ihr ältester 18jähriger Sohn ihr erklärt habe, er wolle sich nun von daheim trennen und wegziehen. Dabei bricht sie in Tränen aus.
>
> Da es sich bei der sehr adipösen kurzatmigen Frau mit etwas zyanotischen Lippen, sie wog bei 161 cm Größe 108 kg, schon auf den ersten Blick hin um eine Fettsucht und Herzinsuffizienz handelte, konnte bereits auf Grund dieser Informationen noch vor jeder eingehenden körperlichen Untersuchung und ohne eine zeitraubende biographische Anamnese und ein umfangreiches Erstinterview die vorläufige diagnostische Hypothese »Fettsucht«, »Herzinsuffizienz«, »aktuelle Notsituation« durch drohenden Verlust des Sohnes und »chronische Notsituation« durch schlechte Ehe gestellt werden.

Diese diagnostischen Hypothesen führen uns zwangsläufig zu folgenden Handlungsanweisungen: Zunächst durch körperliche Untersuchung eine vielleicht lebensbedrohliche Kreislaufgefährdung rechtzeitig zu erkennen und das Ausmaß der medikamentösen Therapie festzulegen und andererseits zu der Notwendigkeit auf die akute Notsituation der Patientin, durch Bekundung mitfühlenden Verständnisses einzugehen. Zeigt sich, wie im vorliegenden Fall, daß eine akute Kreislaufgefährdung nicht besteht, und wirkt die Patientin schon nach kurzem Gespräch etwas erleichtert und entspannt, dann kann, je nach Praxissituation, der diagnostisch-therapeutische Zirkel hier schon zunächst unterbrochen werden, um ihn zu einem späteren Zeitpunkt fortzusetzen. Die Abklärung weiterer differentialdiagnostischer Überlegungen, die laborchemische Untersuchung des Blutes, aber auch das Erfahren weiterer biographischer Details, psychodynamischer Vorgänge und typischer Interaktionsformen kann auf später verschoben werden. Jede erneute Kontaktaufnahme mit der Patientin setzt dann den diagnostisch-therapeutischen Zirkel wieder in Gang, wobei es für den Arzt besonders wichtig ist, die wesentlichsten diagnostischen Hypothesen und therapeutischen Strategien auch über lange Zeiträume hinweg nicht aus den Augen zu verlieren.

Zusammenfassend läßt sich also zu diesem Abschnitt feststellen: In der Klinik müssen die diagnostische Abklärung und die therapeutischen Maßnahmen meistens voneinander getrennt und auf kurze Zeiträume zusammengedrängt werden. Sie haben deshalb zwangsläufig mehr umschriebenen Charakter. In der Praxis begleiten diese Interventionen im allgemeinen den Patienten über die ganze Zeit seines Kontaktes hinweg, den der Patient mit seinem Arzt hat. Sie haben daher einen mehr betreuenden Charakter.

13.7 ad 10. Die Bedeutung des niedergelassenen Arztes für die Prophylaxe, Früherkennung und Frühbehandlung psychosomatischer Erkrankungen[12])

Es besteht heute weitgehend Einigkeit darüber, daß zwar die Bereitschaft, mit psychoneurotischen oder psychosomatischen Erkrankungen zu reagieren, schon jeweils in den ersten Lebensmonaten und -jahren erworben wird, daß aber die Auslösung und die Aufrechterhaltung des Krankheitsgeschehens von bestimmten, das jeweilige Individuum besonders belastenden Situationen abhängen. Daraus können wir mehrere Ebenen der Prophylaxe ableiten: 1. Die Primärprophylaxe, die sich darum bemüht, daß Krankheitsbereitschaften gar nicht entstehen, 2. die Sekundärprophylaxe, die das Ausbrechen der manifesten Erkrankung zu verhindern sucht, und 3. die Tertiärprophylaxe, die sich darum bemüht, daß es nicht zu Chronifizierungen und Rezidiven kommt.

In der Primärprophylaxe kann der Arzt der ersten Linie vor allem indirekt wirksam werden, indem er die Eltern in bezug auf richtiges Verhalten bei der Kinderaufzucht und Erziehung berät und den jungen Müttern hilft, die Schwierigkeiten und Gefährdungen des symbiotischen Funktionskreises ohne nachhaltige Schädigung des Kindes zu meistern.

Viel weitgehender sind seine Möglichkeiten im Bereich der sekundären und tertiären Prophylaxe. Die Patienten, die den Arzt der ersten Linie aufsuchen, können nämlich in drei große Gruppen eingeteilt werden. Es sind dies erstens Patienten, die an einer akuten Störung ihres Befindens und ihrer Leistungsfähigkeit leiden, die sie gerne abgeklärt und nach Möglichkeit beseitigt haben möchten. Eine weitere große Gruppe von Patienten kommt zweitens zur Behandlung ihres oder ihrer chronischen Leiden. Drittens wird der Arzt der ersten Linie auch noch von Menschen aufgesucht, die sich selbst nicht eigentlich krank fühlen, die aber aus Gründen der Vorbeugung und Gesundheitsberatung den Arzt aufsuchen. Der Arzt hat nun, oder genauer gesagt hätte nun, gegenüber jeder dieser drei Gruppen besondere Aufgaben und Verantwortungen bezüglich der Früherkennung und Prophylaxe.

Am umfangreichsten und auch am folgenschwersten sind seine Aufgaben und Verantwortungen gegenüber der ersten Gruppe von Patienten, also gegenüber jenen, die ihn aus aktuellem Anlaß infolge irgendwelcher Befindensstörungen und Leistungsminderungen aufsuchen. Hier muß der Arzt mit dem Patienten gemeinsam zunächst sorgfältig die symptomauslösende oder die symptomauslösenden Situationen erarbeiten und sich im Erstinterview ein Bild von der Persönlichkeit des Patienten und seinen psychosozialen Beziehungen machen, ehe er ihn gründlich körperlich untersucht. Nur wenn dieser erste Interaktionsabschnitt zwischen Arzt und Patient – und das kann gar nicht stark genug betont werden – glückt, besteht die Chance, zu einer umfassenden Diagnose zu kommen, die uns dann Handlungsanweisungen für die Therapie gibt.

Mißglückt jedoch dieser erste Interaktionsschritt zwischen Arzt und Patient oder wird er gar – und dies dürfte heute die Regel sein – einfach übersprungen, weil der Arzt sich meist seiner Bedeutung nicht bewußt ist und in der Kassenpraxis auch keine Zeit dazu hat, dann sind eigentlich die Weichen für eine Fehlbehandlung und Chronfizierung des Krankheitsgeschehens schon gestellt.

Aber nicht nur bei den psychosomatischen Erkrankungen, sondern auch bei den reinen Neurosen, die ja gut ein Drittel, wenn nicht mehr unseres Gesamtkrankengutes ausmachen, wirkt sich diese eben beschriebene Informations- und Erlebnislücke, die wir bei den Ärzten und bei den Patienten gleichermaßen wiederfinden, verheerend aus. Die Patienten mit Neurosen und neurotischen Reaktionen haben ja sehr häufig organbezogene Beschwerden – man denke zum Beispiel an die physiologischen Begleiterscheinungen der Angst wie Herzklopfen, Zittern, Schweißausbrüche usw. – und suchen deshalb zunächst einen Arzt für Allgemeinmedizin oder einen Internisten und nicht den Psychotherapeuten oder Nervenarzt auf. Hier werden sie nun – meist ohne klärendes Erstinterview – einer subtilen und aufwendigen klinischen Diagnostik unterworfen, wodurch das Krankheitsgeschehen nur zu oft nicht geklärt, sondern weiter verdunkelt, auf jeden Fall aber chronifiziert wird. Chronifiziert deshalb, weil das bei allen Menschen vorhandene neurotische Potential und die damit verbundenen Abwehrprozeße nun von ärztlich autoritativer Seite her verstärkt werden. So können sich immer wieder von neuem durchgeführte Organuntersuchungen und Behandlungen geradezu psychotoxisch und chronifizierend auswirken.

Wenn wir nun bedenken, daß psychische und psychosoziale Faktoren bei so gut wie jedem Kranken eine Rolle spielen, bei sehr vielen aber entscheidend für den ganzen Krankheitsverlauf sind, ist es dann noch verwunderlich, wenn unser einseitig auf die Organmedizin ausgerichtetes ärztliches Versorgungssystem trotz ungeheurer Aufwendungen immer unproduktiver wird?

Auch bei der Versorgung chronisch Kranker wird dieses Problem wieder deutlich. Oft lassen sich hier Rezidive und bedrohliche Verschlimmerungen vermeiden, wenn der Arzt die Psychodynamik des Krankheitsgeschehens begreift und seinem Patienten etwas von diesem Verständnis vermitteln kann. Die Behandlung von Coronarkranken und Herzinfarktgefährdeten ist ein schönes Beispiel dafür. Wenn es nämlich nicht gelingt, den zwanghaft an Leistung gebundenen Lebensstil dieser Patienten zu ändern, dann läßt der nächste Infarktschub, der schon das Ende bringen kann, meist nicht mehr lange auf sich warten. Ähnliches gilt für andere Erkrankungen. Die psychosomatische Forschung ist in zunehmendem Maße in der Lage, Risikopersönlichkeiten und Risikosituationen, wie zum Beispiel die große pathogene Bedeutung des Verlustes wichtiger Beziehungspersonen (vergl. auch das Kapitel von Radebold), die dann in einem stark erhöhtem Maße zu Erkrankungen führt, zu definieren.

Durch rechtzeitige, gewissermaßen prophylaktische Behandlung dieser Risikogruppen müßte es möglich sein, die Erkrankungsraten wesentlich zu senken.

Wie sieht es aber nun bei der letzten großen Gruppe von Patienten aus, die den Arzt zum Zwecke der Vorsorge aufsuchen? Die bisher üblichen offiziellen Vorsorgeprogramme sind dürftig und im höchsten Maße unbefriedigend. Die meisten Ärzte sind deshalb, wie bereits übrigens auch schon in der Vergangenheit, bereit, ihre Patienten unabhängig von und außerhalb der offiziellen Vorsorgeprogramme gründlich zu untersuchen. Infolge ihrer bisher ganz einseitig naturwissenschaftlich ausgerichteten Ausbildung beschränkt sich diese aber meist ausschließlich auf den organischen Bereich und berücksichtigt die psychodynamischen Determinanten und die daraus folgenden Risikofaktoren bisher viel zu wenig. Es genügt nicht den Patienten nur über die Höhe seines Blutdrucks, die Beschaffenheit seines EKGs, seiner Röntgenbefunde, seiner Blutfettwerte, seines Rectal- oder Vaginalbefundes usw. zu unterrichten. Es ist darüberhinaus nötig ihn auf die Gefährdungen hinzuweisen, die sich aus seinem Lebensstil, seiner Psychodynamik und aus der Art seiner Objektbeziehungen ergeben. Nur so ist es möglich, auch vom psychosomatischem Standpunkt aus sinnvolle Prophylaxe zu betreiben.

Fassen wir unsere Überlegungen abschließend zusammen, dann können wir feststellen, daß es gegenwärtig nicht nur eine die psychodynamischen Determinanten berücksichtigende Vorsorgemedizin noch gar nicht gibt, sondern daß der Ausbildungsstand und die Arbeitsbedingungen der deutschen Ärzte im allgemeinen so beschaffen sind, daß psychoneurotische und psychosomatische Erkrankungen meist nicht erkannt und durch ärztliche Maßnahmen nur noch weiter chronifiziert werden. Diese Feststellung ist unerfreulich, ja deprimierend. Sie muß aber klar ausgesprochen werden, weil andererseits hier noch große Möglichkeiten einer sinnvollen Vorsorge bestehen. Einer Vorsorge, die nicht nur den Patienten viel Leid und Not, sondern der Gesellschaft auch sehr viel Kosten ersparen würde.

Diese Form der Vorsorge setzt aber eine Neubesinnung und eine Neuorientierung der Medizin voraus. Sie ist nur dann realisierbar, wenn sich einerseits das Wissen, das Können und die Motivation zumindest eines großen Teils der Ärzteschaft im Sinne einer Psychologisierung der ärztlichen Tätigkeit ändern und wenn andererseits die Gesellschaft und die Politiker bereit sind, dem diagnostisch-therapeutischen ärztlichen Gespräch die gleiche Bedeutung beizumessen, wie subtilen und aufwendigen klinischen Untersuchungen.

13.8 Schlußbetrachtungen über die Schwierigkeiten und Widerstände, die einer Anwendung psychosomatischer Gesichtspunkte in der ärztlichen Praxis entgegenstehen

Nachdem in den vorhergehenden Abschnitten zu zeigen versucht wurde, daß der niedergelassene Arzt in ganz besonderer Weise dazu berufen ist psychosomatische Medizin zu betreiben, soll nun abschließend noch auf einige Schwierigkeiten und Widerstände eingegangen werden, die diesen Bestrebungen entgegenstehen.

Seinem ganzen Ausbildungsgang entsprechend ist der heute niedergelassene Arzt im allgemeinen im eigenen Selbstverständnis in erster Linie ein »Organiker« und »Mikrokliniker«, der, wenn auch natürlich vergeblich, mit den Leistungen der Klinik zu wetteifern sucht. Dies ist eines der wesentlichsten Hindernisse einer Anwendung psychosomatischer Gesichtspunkte in der ärztlichen Praxis. Hinzu kommt, daß die wenigen bisher in der Praxis tätigen Psychosomatiker recht isoliert sind, weil sie weder bei den vorwiegend somatisch orientierten Allgemeinärzten, noch bei den Klinikern, aber auch nicht bei den Psychotherapeuten, zu denen sie ja wiederum nicht zählen, einen ausreichenden Rückhalt finden.

Bei den Patienten schwankt die Einstellung zur psychosomatischen Medizin gegenwärtig zwischen der Ablehnung einer nicht rein organischen Therapie (»Herr Doktor, ich hab's im Magen und nicht im Kopf!«) und magisch überhöhten Riesenerwartungen. Die Widerstände gegen vor allem unbewußte persönliche Probleme sind ja aus der psychotherapeutischen Literatur so bekannt, daß sie hier nicht besonders aufgeführt werden müssen. Erwähnt sei nur, daß in der Psychosomatik diese Probleme durch die stets bestehenden körperlichen Symptome und das Alexithymieproblem (vgl. Alexithymie-Kapitel) noch potenziert werden.

Gesellschaftspolitische Probleme, mit einem einseitig am organischen Krankheitsbegriff orientierten Versicherungssystem und einer Wertordnung, die den Kliniker und Organiker einseitig bevorzugt, sind weitere Schwierigkeiten, die erwähnt werden müssen. Sie müssen deshalb besonders erwähnt werden, weil sie die Tätigkeit des niedergelassenen Arztes in viel stärkerem Maß beeinflussen als die des Klinikers. Besonders nachteilig wirkt sich in diesem Zusammenhang unsere Gebührenordnung aus, die technische Leistungen prämiiert, den persönlichen Einsatz, den Zeitaufwand und das ärztliche Gespräch aber völlig unberücksichtigt läßt. Interessant sind in diesem Zusammenhang die Ausführungen eines amerikanischen Allgemeinarztes[13], der darauf hinweist, daß sein Einkommen nach seiner Ausbildung zum psychosomatisch arbeitendem Allgemeinarzt zunächst um über ein Drittel zurückging, dann zwar wieder anstieg, aber auch in späteren Jahren um über 20% unter seinem als naturwissenschaftlicher Arzt erzielten Einkommen zurückblieb. Diese erschwerenden Rahmenbedingungen können natürlich nicht ganz ohne Einfluß auf den Stil der ärztlichen Tätigkeit bleiben.

Abschließend sei zusammenfassend festgestellt: Die Allgemeinmedizin litt in der Vergangenheit an dem Selbstmißverständnis, angewandte Klinik zu sein. Obwohl sie gegenwärtig im Begriff ist, sich davon zu befreien, hat sie bisher, zumindest in ihrem offiziellen berufspolitischen Teil, noch nicht den Weg zur Psychosomatik, und damit auch noch nicht zu ihrer vollen Wirksamkeit gefunden.

Anmerkungen

1. Balint, M.: Der Arzt, sein Patient und die Krankheit. Klett, Stuttgart 1957
2. Häußler, S.: Der praktische Arzt heute und morgen. Gentner, Stuttgart 1967, S. 21
3. Braun, R.N.: Lehrbuch der ärztlichen Allgemeinpraxis. Urban & Schwarzenberg, München 1970, S. 37
4. Häußler, S.: l.c. S. 24
5. Häußler, S.: l.c. S. 39
6. Brandlmeier, P.: Die Allgemeinpraxis. Springer, Berlin-Heidelberg-New York 1974 S. 17
7. vergl. auch Wesiack, W.: Ist der Hiatus scientificus nur eine Berufskrankheit des praktizierenden Arztes? DMW (1970) 95, 34, S. 1724–1728
8. vergl. auch Wesiack, W.: Realitäten der psychotherapeutischen Versorgung. Praxis der Psychotherapie, Bd XX 1975 H. 4, S. 194
9. Keller, K.: Psychosomatik. Eine Bestätigung der Allgemeinmedizin. Z. f. Allgemeinmedizin 1975, 14
10. Vogt, H., Blohmke, M.: Häufigkeit psychischer und sozialer Problemfälle in einer Allgemeinpraxis. Der praktische Arzt, 1974, Heft 22
11. Die Krankengeschichten sind dem Buch W. Wesiack: Grundzüge der psychosomatischen Medizin. Beck'sche Schwarze Reihe, Bd. 114, München 1974 entnommen.
12. Vergl. auch Wesiack, W.: Möglichkeiten der Füherkennung und Prophylaxe psychoneurotischer und psychosomatischer Erkrankungen in der internistischen Sprechstunde. Psychother. Med. Psychol. 27 (1977) 31–34
13. vergl. Greco, R.S., and Pittenger, R.A.: One Man's Practice, Tavistock Publications London 1966, S. 76

14 Der Kliniker als Psychosomatiker

Rolf Adler

Um die Tätigkeit des psychosomatischen Klinikers darzustellen, ist es nützlich, sie in bezug auf Gemeinsames und Unterschiedliches mit derjenigen des somatischen Klinikers und der des psychotherapeutischen Konsiliarius zu vergleichen.

Der psychosomatische Kliniker ist ein Arzt, der über eine Technik der Anamneseerhebung verfügt und Kenntnisse in Entwicklungspsychologie und Neuroselehre hat, die es ihm erlauben, psychische, soziale und somatische Daten in einem Arbeitsgang zu erfassen und ihre Bedeutung zu erkennen. Er bemüht sich, ihre Wechselbeziehung zu erarbeiten und sie in Diagnostik und Therapie einzubeziehen, ohne aus Bevorzugung der einen oder Abneigung gegenüber der anderen Gruppe von Daten einer unter ihnen mehr Aufmerksamkeit zu schenken als der anderen. (Möglichkeiten und Schwierigkeiten für die Ausbildung dieses psychosomatischen Klinikers werden in Kap. 15.2.6 besprochen.)

Der somatische Kliniker, der keine Tätigkeit anstrebt, die die Persönlichkeit des Patienten, seine soziale Situation, seine zwischenmenschlichen Beziehungen und diejenige zum Arzt einbezieht, läßt sich theoretisch vom psychosomatischen Kliniker klar unterscheiden. Der somatische Kliniker kann diesen Unterschied aber kaum erkennen. Er muß annehmen, daß er Patient-zentriert arbeitet und die Diagnose der somatischen Krankheitsbilder nur als Teilorientierung gebraucht. Er beruft sich darauf, daß er auch etwas vom Hintergrund des Patienten weiß, daß er das relevante psychologische und soziale Material über den Patienten für den Therapieplan und die Prognose verwendet, auch wenn er es nicht in der Diagnose ausdrückt. Daß somatische Kliniker ein ausgesprochenes psychologisches Empfinden und Einfühlungsvermögen besitzen können, ist unbestritten. Der Somatiker ist aber im Gebrauch des psychologischen Instrumentes nicht geübt und vermag deshalb nur in beschränkten und von ihm selbst nicht bewußt gemeisterten Situationen Patient-zentriert zu arbeiten. Eine alltägliche Beobachtung, die durch beliebig viele Beispiele vermehrt werden könnte, möge belegen, daß es hier nicht um die Überheblichkeit des psychosomatischen Klinikers oder um Einzelfälle geht.

Auf der Visite lobt der Arzt eine Frau für ihr frisches Aussehen so kurz nach einer Operation. Nach der Visite bricht die Patientin in Tränen aus. Die Krankenschwester erkundigt sich nach deren Ursache. Die Patientin äußert jetzt die Befürchtung, daß ihr gutes Aussehen bald zur Entlassung nachhause führen werde, wo sie übermässig schwere Arbeit und eine belastende Familiensituation erwarteten.

(Der Arzt hat die Patientin nicht in ihrer psychosozialen Situation erfasst, weil er nur von seinem Standpunkt aus urteilte und es unterlassen hat, die Patientin ihre eigenen Empfindungen ausdrücken zu lassen.)

Außer der Übung in der technischen Fähigkeit, psychische und soziale zusammen mit somatischen Daten zu erheben, fehlt dem Somatiker auch das Wissen in psychologischer Entwicklung und Neurosenlehre, um diese Daten zu verstehen, und sie in einen Rahmen zu stellen, der ihm das Ableiten einer Gesamtdiagnose und -therapie erlaubt. Dies soll an einem Beispiel illustriert werden, in dem der Somatiker fälschlicherweise Daten psychologische Bedeutung zumass, weil er die Kriterien, die zur positiven Diagnose des von ihm vermuteten psychischen Leidens vorliegen müssen, nicht kannte.

Ein 19jähriges, 156 cm grosses, 34 kg schweres Mädchen wird mit der Diagnose einer Anorexia nervosa am 19. November 1974 zu uns eingewiesen. Im Januar desselben Jahres war es wegen einer angeblichen Hiatushernie mit gesichertem gastrischem Reflux operiert worden. Vorher hatte es etwa $1\frac{1}{2}$ Jahre lang über Erbrechen und Luftaufstossen nach dem Essen geklagt. Eine Fundoplication wurde durchgeführt. Nach der Operation ging es immer schlechter. Das Mädchen erbrach fast nach jeder Malzeit, magerte von 42 kg auf 30 kg ab und wurde arbeitsunfähig. Eine erneute dreimonatige Hospialisation brachte keine Wendung. Es wurde dann aufgefordert, sich einen Freund zu suchen. Es nahm zu einem Burschen Kontakt auf, konnte sich aber für ihn nicht erwärmen, vermied nähere Beziehungen zu ihm. Schließlich wurde es einem Psychiater zugewiesen, der nach monatelanger Behandlung ohne Erfolg die Patientin schließlich mit der Diagnose einer Anorexia nervosa zu uns einwies.

Wir fanden ein 19jähriges Mädchen in schlechtestem Allgemein- und Ernährungszustand. Es erbrach häufig nach den Mahlzeiten, und steckte hie und da ohne sich zu verbergen, den Finger zur Entlastung in den Hals. Im Interview wirkte es spontan, gab lebhaft Auskunft, und der Interviewer verspürte viel Wärme in der Beziehung. Es klagte über seine Beschwerden, über seinen Kräfteverlust und gab an, sich mit dem Herbeiführen von Erbrechen vom Völlegefühl im Oberbauch zu befreien zu versuchen. Es gab an, die Periode verloren zu haben, nie Laxantien zu benützen und fanden sich keine Anhaltspunkte dafür, daß es sich je zum Ziel gesetzt hätte, einem Schlankheitsideal nachzukommen und besondere Essgewohnheiten zu diesem Zwecke anzunehmen.

Diese Angaben genügen dem psychosomatisch Geschulten, stärkste Zweifel am Vorliegen einer Anorexia nervosa zu hegen. Bei diesem Leiden stellen sich im Interviewer ganz andere Empfindungen zur Patientin ein (vgl. Kap. 31), deren Verhalten zudem anders sein würde. Wir stellten die Diagnose einer Aerophagie, brachten diese aber nicht unter Kontrolle und klärten deshalb weiter ab. Die Gastroskopie zeigte eine Refluxoesophagitis und einen normal funktionierenden Pylorus. In der Magen-Darmpassage fand sich eine Entleerungsverzögerung von 5 Stunden. Die Magensäuresekretion war ganz gering, und stieg unter Pentagastrin und nach Insulin-Stimulation nicht an. Dies sprach dafür, daß bei der Fundoplicatio-Operation eine totale Vagotomie durchgeführt worden war. Wir verlegten die Patientin in die Chirurgie, wo eine Pyloroplastik vorgenommen wurde. Seither erfolgte eine vollständige Erholung. Im Juli 1975 arbeitete die Patientin wieder, das Gewicht betrug wieder 43 kg wie vor der Erkrankung, die Menses traten im April 1975 wieder auf. Fette Speisen und kohlensäurehaltige Wasser wurden nicht ertragen und nach Schweinefleisch setzten Oberbauchbeschwerden mit Durchfällen ein. – Der Chirurg, der Psychiater und der Gastroenterologe vermochten also weder die im Interview in Erscheinung tretenden emotionalen Aspekte der Arzt-Patient-Beziehung diagnostisch zu verwenden, noch kannten sie die positiven Kriterien, die für eine Anorexia nervosa sprechen, um sie in diesem Falle auszuschließen.

Der (psychoanalytisch) geschulte *Psychotherapeut als Konsiliarius* ist vom Psychologischen her für die psychosomatische klinische Tätigkeit gut gerüstet. Er besitzt aber auf somatischen Gebieten wie der Differentialdiagnose, der Pathophysiologie, usw. zu wenig Erfahrung, um auf den verschiedenen Ebenen, die beim Erfassen psychosomatischer Zusammenhänge berücksichtigt werden müssen, sicher urteilen zu können. (Diese Feststellung gilt nicht für Psychiater, die eine sorgfältige Ausbildung in einem somatischen Fach genossen haben und sich in diesem laufend fortbilden und betätigen.) Ein Beispiel soll erläutern, welchen Anforderungen der psychosomatische Kliniker gerechtwerden sollte:

Eine 47jährige Frau, früher Laborantin, seit 18 Jahren verheiratet und Mutter eines 16jährigen Jungen, wird wegen Gewichtsverlust von 41 kg auf 31 kg bei Größe von 152 cm zur Abklärung eingewiesen. Sie leidet an Episoden von nächtlichem Erwachen mit Übelkeit, schnellem Herzschlag, Blähungen, sowie Phasen von morgendlichem Entleeren von fünf bis sechs dünnen Stühlen, die scharf riechen und mit Verstopfung abwechseln. Das Leiden hat vor 1 1/2 Jahren eingesetzt und ist in den letzten drei Monaten schlimmer geworden.

Vor sechs Jahren wurde ein gutartiger Ovarialtumor entfernt. Postoperativ kam es zu einem Darmverschluss mit Relaparatomie und anschließend stieg das Gewicht von 31 kg auf 41 kg an.

Die Patientin sieht abgemagert aus. Sie gibt freundlich, lebhaft und spontan Auskunft. Die Angaben sind detailliert, der Interviewer hat aber Mühe, die Daten zeitlich zu ordnen. Der 14 Jahre ältere Gatte, früher Schauspieler, seit 18 Jahren Beamter, habe vor zwei Jahren einen Nervenzusammenbruch erlitten.

Unter den Laborwerten sind die Transaminasen leicht erhöht, das Gesamt-Eiweiss und das Kalium etwas erniedrigt, und der Galactosetest abnorm. Am Tag darauf sind die Transaminasen normal.

Nach dem Interview beklagt sich die Patientin bei den Krankenschwestern über den Interviewer, der so intensiv auf ihre ganze Situation eingegangen sei. Sie hat schlechte Venen, wird für eine einzige Blutentnahme von der Schwester achtmal gestochen und läßt dies lächelnd über sich ergehen.

Nachdem der Interviewer weder die psychischen Charakteristika für eine Anorexia nervosa, eine Depression mit Appetitverlust, noch Hinweise oder Beweise für eine Anorexie als Ausdruck einer konversionsneurotischen Störung gefunden hat, schlägt er die Weiterabklärung in Richtung Malabsorption vor. Er läßt dabei nicht aus den Augen, daß das Verhalten der Patientin den Schwestern auffiel, und daß sie im Gespräch offen war und nachher reagierte, wie wenn sie ihre Offenheit bereuen würde. Er zieht auch in Betracht, daß sie früher Medizinalperson war und ein Laxantienabusus sowie eine Manipulation der Labortests in Frage kommen könnten.

Das Gespräch mit dem Ehemann verläuft dramatisch. Er bedeutet dem Interviewer gereizt und misstrauisch, daß er weder in dessen Sprechzimmer kommen, noch viel Zeit für ein Gespräch haben werde. Dann betritt er das Sprechzimmer dennoch, und erzählt Dreiviertelstunden lang vollständig selbst-bezogen nur von seiner Künstlertätigkeit. Den seiner Frau vor drei Monaten aufgezwungenen Abbruch einer langjährigen Beziehung zu einem befreundeten Ehepaar mit folgendem Ehestreit streift er lediglich.

Der Interviewer bemerkt die zeitliche Übereinstimmung zwischen dem Ehestreit und der zunehmenden Verschlechterung des Zustandes der Patientin. Die Genese der nächtlichen Störungen bleibt aber weiterhin unklar. Der pathologische Xylose-Resorptionstest läßt die schlechtriechenden Stuhlentleerungen als Zeichen einer leichten Malabsorption verstehen.

Zwei Tage später fügt die Patientin auf der Visite der Beschreibung der nächtlichen Episoden eine Einzelheit an: sie muß dabei viel Luft aufstossen. Sie geht jetzt auf die Spannungen mit dem Gatten und dem schulfaulen Sohn ein und beschreibt, wie sie sich seit Jahren bemüht, die Spannungen in der Familie auszugleichen und niedrig zu halten.

Die Gesamtdiagnose lautet jetzt: 47jährige, lebhafte Frau, die versucht, familiäre Spannungen selbständig zu bewältigen und damit seit einem Ehekrach vor drei Monaten mehr Mühe hat. Sie schluckt wahrscheinlich im Zusammenhang damit viel Luft wie es oft bei Menschen gesehen wird, die unbefriedigt sind, in Situationen stehen, die sie nicht bewältigen können und die sie durch innere Anstrengungen zu meistern versuchen) [1] und leidet mit Blähungen, der Übelkeit und dem Aufstossen von Luft an einer Aerophagie und an einem sog. Roemheld-Syndrom mit Tachykardie. Daneben weist sie ein leichtes Malabsorptions-Syndrom auf, das möglicherweise mit der Laparotomie vor sieben Jahren (es soll Darm reseziert worden sein) in Zusammenhang steht.

Der Behandlungsplan umfaßt die Therapie der Malabsorption, der Aerophagie und eine Psychotherapie, welche die Stellung der Patientin als »Blitzableiter« in der Familie zum Fokus nimmt (der psychiatrische Konsiliarius hätte bei diesem Fall Schwierigkeiten gehabt, die Aerophagie zu erfassen, die zudem nicht im Erstgespräch klar wurde, sondern erst während einer der täglichen Visiten am Krankenbett. Er hätte vermutlich auch Mühe gehabt, Zusammenhänge zu sehen zwischen der familiären Spannung und der Tachykardie einerseits und der Stuhlunregelmässigkeit und der Bauchoperation in der Anamnese andererseits).

Außer diagnostischen Problemen begegnen ihm noch weitere Schwierigkeiten. *Es fällt ihm meist schwer, sich in eine somatische Klinik zu integrieren*, möglicherweise weil seine Isolierung von Psychiater-Kollegen einerseits und der enge Kontakt mit den Somatikern andererseits seine Identität als Psychotherapeutischer Psychiater ins Wanken bringen. Die Integration in die somatische Klinik wird von den Somatikern zusätzlich erschwert. Da jeder Arzt annimmt, daß er Patient-zentriert arbeitet, erlebt er den psychotherapeutischen Konsiliarius als einen ständigen Vorwurf. Damit soll nicht behauptet werden, daß der psychosomatische Kliniker sich reibungslos in die somatische Klinik intergrieren könne. Die Tatsache, daß er die Sprache und die Anliegen des Somatikers kennt, seine Leistungen ebenso hoch schätzt wie den eigenen Beitrag zur Behandlung der Patienten, ja, daß er die gleiche Tätigkeit ausübt wie der Somatiker, erleichtern nach meiner Erfahrung die Integration aber beträchtlich. Ihr stehen dann »nur« die tiefliegenden *Widerstände* entgegen, *die der psychologischen Medizin aus den Konflikten* des Somatikers als Individuum heraus immer entgegengebracht werden.

Eine zusätzliche Gefahr liegt in den Erwartungen, die von den Ärzten, die das Konsilium verlangen, in den Konsiliarius gesetzt werden, und in denen, die dieser in sich selbst setzt: Beachtet er nicht, daß er lediglich einen Beitrag zu leisten versuchen soll, anstatt das Rätsel lösen zu wollen, so weckt er bei den Ärzten unerfüllbare Wünsche. Zusätzlich muß er an sich selbst verzweifeln, weil die multifaktoriellen Einflüsse im psychosomatischen Krankheitsgeschehen immer nur zum Teil erfaßt werden können.

Der Unterricht in Psychosomatik stellt einen weiteren Ausschnitt aus dem Tätigkeitsbereich des klinischen Psychosomatikers dar. Der Somatiker, der fälschlicherweise annimmt, Intuition und »common sense« genügten, beschäftigt sich mit psychischen Aspekten nur aufgrund eines Einfühlens in die Bedeutung emotionaler Faktoren. Es beruht auf den individuell sehr verschiedenen unbewußten Einstellungen des einzelnen Klinikers und kann, da nicht bewußt gemeistert, nur schlecht mitgeteilt werden. Wir stoßen auf das Vorbild des humanen und »guten« Arztes, gelangen aber nicht zu einem wissenschaftlichen Verständnis dieser grundlegenden Phänomene [2]. Der psychiatrische Konsiliarius unterrichtet – im günstigsten Fall am Patienten der somatischen Klinik – psychische Aspekte des Krankseins. Dem Studenten aber vermag er psychosomatische Medizin nicht so vorzuleben, daß dieser die Spaltung in psychische und körperliche Aspekte gar nicht erfährt, denn er übt das Erfassen von Krankheit und Patient nicht tatsächlich und als Vorbild aus, und stellt somit kein Identifikationsmodell für den Studenten dar[1]. Dies vermag vor allem der psychosomatischen Kliniker, der das tut, was der Student später als Arzt auch zu tun hat. Die Erfahrung zeigt, daß psychosomatisches Arbeiten sich nicht von selbst einstellt, wenn man vom Somatiker in somatischen Aspekten und vom Psychiater in psychologischen Aspekten der Medizin unterrichtet worden ist. Psychosomatische Tätigkeit synthetisiert sich nicht einfach aus der Addition von somatischer und psychologischer Medizin, sondern erst das aktive Erarbeiten der Synthese macht den Arzt zum psychosomatischen Kliniker[2]).

Eine weitere Schwierigkeit, die mit der Betonung der Ausbildung des Somatikers in krankheitszentrierter Medizin zusammenhängt, bildet die *Auswahl von Patienten*, die der Somatiker dem konsiliarisch tätigen Psychiater zuweist. Es werden ihm vorwiegend Patienten vorgestellt, die Suizidversuche begingen, Patienten mit Depressionen, mit alterspsychiatrischen Krankheiten und solche, bei denen kein organischer Befund festgestellt werden konnte. Eine bedeutende Gruppe von Patienten, bei denen psychische Aspekte vielleicht nicht ins Auge springen, aber deshalb nicht minder bedeutsam sind, entgeht dem Psychiater (und dem Somatiker). Sie gehören auch ins Tätigkeitsgebiet des psychosomatischen Klinikers, und werden am Schluß dieses Kapitels beschrieben.

Das Instrument, dessen er sich bedient – *die Interviewtechnik* – ist in Kapitel 16.1.2. abgehandelt worden. Sie hilft nicht nur bei der Erarbeitung der Gesamtdiagnose, sondern besitzt auch *therapeutische Seiten*.

Der psychosomatische Kliniker arbeitet demnach bei jeder der täglichen Visiten, die meist nur wenige Minuten dauern, an der Vertiefung seines Kontaktes zum Patienten. Nach Berechnungen an der Medizinischen Klinik der Universität Ulm [3] werden den Patienten auf der Visite täglich vier Minuten gewidmet. Darin ist die Zeit für die Untersuchung am Eintrittstag miteinbezogen. Diese Zeit ist zu kurz. Sie hat Fehldiagnosen, eine gestörte Arzt-Patient Beziehung und unangepaßtes Verhalten des Patienten auf der Station zur Folge. Da es nicht unmöglich erscheint, durchschnittlich 10 Minuten pro Patient zur Verfügung zu haben, und in solchen Zeitspannen wesentliche patientzentrierte Medizin geleistet werden kann, wie kürzlich dargelegt wurde [4], ist der oft angeführte Zeitmangel kein wirkliches Argument gegen eine Patient-zentrierte Medizin. Zu diesem Zweck wird dem Patienten bei jedem Besuch mit einer einleitenden offenen Frage ermöglicht, sein derzeitiges Befinden, Wünsche und Befürchtungen in seinen eigenen Worten wiederzugeben. Die Durchsicht der Krankenblätter, sowie Diskussionen zwischen verschiedenen Ärzten und Arzt und Schwester werden während der Visite auf das nötigste beschränkt und der Patient einbezogen, damit er Fragen stellen kann und versteht, warum Verordnungen getroffen und neue Medikamente verabreicht werden sollen.

So erlebt sich der Patient als Partner und nicht als Gegenstand, über den beschlossen wird. In einem Klima von Wärme, das Kritik und Stellungnahme vermeidet, wird ihm Gelegenheit geboten, psychische Aspekte seines Krankseins und seines Krankheitserlebens zu erörtern. Diese Möglichkeit sollte jeder hospitalisierte Patient haben. Aus diesem Grunde halte ich eine eigentliche »Psychosomatische Bettenstation« für ungünstig

---

[1]) Meine Auffassung will die Verdienste der am »somatisch« Kranken interessierten Psychotherapeuten keineswegs schmälern oder gar auf ihren Beitrag für die Ausbildung der Ärzte, Studenten und Schwestern in psychologischer Medizin verzichten, denn die Arbeit des psychosomatischen Klinikers und diejenige des Psychotherapeuten, der beispielsweise eine Balint-Gruppe führt oder als Liaison-Psychiater dem Somatiker hilft, psychische Aspekte seiner Patienten zu verstehen, ergänzen sich. Sie will vielmehr Gewicht darauf legen, daß die Patientzentrierte Medizin aus der zweiten Verteidigungslinie, wo Somatiker den Psychotherapeuten konsultieren, in die erste Verteidigungslinie verlegt werden muß, wo der Arzt dem Kranken im ersten Kontakt begegnet.

[2]) Dies führt zur Frage der Ausbildung, die den Arzt für seine psychosomatische Tätigkeit vorbereitet (s. Kap. 15.2.6).

oder jedenfalls nicht für die alleinige Lösung, auch wenn sie ausgewählten Patienten und Forschungsfragen entsprechen mag. Es gelangen ja nur ganz ausgewählte Patienten in sie, die Auswahl geschieht durch den Somatiker, der v.a. Patienten mit Krankheitsbildern wie Asthma usw. überweist, die früher für *die* psychosomatischen Leiden gehalten wurden und diejenigen Patienten ohne nachweisbare organische Störung. Dies gereicht einer großen Zahl von Patienten zum Nachteil, auf die im letzten Abschnitt dieses Kapitels eingegangen wird. Daß damit das Einbeziehen der psychischen Aspekte in Diagnose und Behandlung in der somatischen Klinik Gefahr läuft, abgeschoben zu werden, und sich dadurch die Spaltung in eine somatische und eine psychologische Medizin vertieft, braucht nicht betont zu werden. (Die Möglichkeit, psychosomatisches Denken und Handeln in einer internistischen Station zu integrieren durch einen psychosomatisch tätigen, psychotherapeutischen Konsiliarius, findet sich im Kapitel 15.2).

Das Einbeziehen psychischer Faktoren bei jedem Patienten in die Behandlung soll aber nicht darüber hinwegtäuschen, daß für die Tätigkeit des psychosomatischen Klinikers nicht nur Möglichkeiten aufgehen, sondern sich auch Grenzen ergeben: die Persönlichkeit des Patienten stellt einen der begünstigenden oder limitierenden Faktor dar. Vorteilhaft sind Persönlichkeitszüge, die sich als günstig für sog. Kurzpsychotherapien erwiesen haben, denn der Spitalaufenthalt, der sich in den letzten Jahren zunehmend verkürzt [5], stellt einen Zeitraum für die Arzt-Patient Beziehung dar, der mit demjenigen während einer Kurzpsychotherapie verglichen werden kann. Diese Persönlichkeitszüge hat Malan [6] zusammengestellt. Sie umfassen gute Ich-Stärke, eine Lebensgeschichte mit befriedigenden zwischenmenschlichen Beziehungen, akute kürzlich aufgetretene Symptome, Anpassungsfähigkeit [7] und hohe Motivation [8].

Neben der Persönlichkeit spielen die jeweils vorliegenden Krankheitsbilder eine wesentliche Rolle. Der Psychosomatiker trifft häufig auf folgende Gruppen von Patienten und Leiden:

a) Kranke, die ihren Körper im Bemühen, das psychische Gleichgewicht zu bewahren, sekundär schädigen (Anorexia nervosa, Adipositas, Laxantienabusus usw.);

b) Patienten mit organischen Störungen, die durch psychischen Stress ausgelöst oder verschlimmert wurden, oder Patienten, bei denen sich das körperliche Leiden auf ihre psychische Homöostase auswirkt;

c) Kranke, deren Symptome körperlichen Erscheinungen entsprechen, die gewisse Affekte begleiten. Sie äußern sich in den unspezifischen Syndromen Nervosität, Schlaflosigkeit, usw.;

d) Patienten, bei denen die Symptome die Folge einer Konversion, eines psychischen Mechanismus sind, durch den Wünsche, Gedanken und Phantasien nicht verbal, sondern körperlich ausgedrückt werden, oft in Form von Schmerz von verschiedensten Lokalisationen;

e) Patienten mit schweren und unheilbaren Leiden, denen die Anpassung an ihre Krankheit Schwierigkeiten bereitet.

a) *Patienten, die ihren Körper beim Versuch, psychisch im Gleichgewicht zu bleiben, sekundär schädigen*, lassen die Möglichkeiten und Grenzen für die Tätigkeit des psychosomatischen Klinikers gut erkennen.

Eine 18jährige Seminaristin, 165 cm groß und 35 kg schwer, wog vor sechs Monaten noch 64 kg. Sie stellte fest, daß ihre Kleider nicht mehr zugingen und gab dem Wunsch nach, so auszusehen wie eine Mannequin, nahm ab, indem sie nur noch Salate aß und Laxantien einnahm.

Die Patientin ist das ältere von zwei Töchtern eines Eisenbahnbeamten, der oft Bergsteigen geht und die Familie alleine läßt, und einer an Hypertension leidenden Mutter, die schwerhörig und vereinsamt ist und sich durch die häufige Abwesenheit des Gatten und dessen fehlendes Einfühlungsvermögen gequält fühlt. Sie beschreibt die Patientin als ein pflichtbewußtes, zurückgezogenes, fleißiges und gut ins Familienleben eingeordnetes Mädchen.

Im Interview wirkt die Patientin zuvorkommend, zerbrechlich und auf den ersten Blick mitleidserregend. Sie beschreibt ihre Schwierigkeiten mit den Kameradinnen, ihre Mühe, beim Turnen mitzumachen, fühlt sich aber weiter nicht als krank. Sie schildert die Familienverhältnisse als harmonisch.

Die Mutter, die nicht von der Seite der Patientin weichen will, gibt ein großes Stück der Anamnese, ohne dazu aufgefordert zu sein, schildert auch die subjektiven Beschwerden der Patientin, bleibt bis drei Stunden am Bett des Mädchens und verlangt sofort ein Einzelzimmer, um es häufiger besuchen zu können. Am Abend des ersten Spitaltages der Patientin quartiert sie ihren Mann aus dem ehelichen Schlafzimmer aus, und nimmt die 13jährige Tochter zu sich mit der Begründung, daß diese Heimweh nach der Schwester habe.

Sowohl der Patientin wie der Mutter werden getrennt während des Spitalaufenthaltes wöchentlich je zwei halbstündige Sitzungen zum Gespräch mit dem Arzt eingeräumt. Daneben wird eine Verhaltenstherapie durchgeführt. Innerhalb von 62 Tagen nimmt die Patientin von 34,7 auf 43 kg zu. Nach der Entlassung wird sie weiter vom gleichen Arzt betreut. Ihr Gewicht steigt auf 48,5 kg an. Die Menses stellen sich nicht ein. Die Patientin wechselt vom Seminar auf eine Handelsschule, in der sie glänzende Leistungen erbringt. Der Kontakt zum Arzt bleibt freundlich, aber geht nicht in die Tiefe. Immer noch bestehen heftigste Ängste, daß das Gewicht hinaufschießen möge, weil die Patientin immer wieder erlebt, daß sich Essanfälle einstellen. Sie gerät auch immer wieder in depressive Verstimmungen, kratzt sich in Spannungszuständen die Haut auf, und der Arzt beobachtet die Patientin, wie sie bis zwei Stunden lang pro Tag im Spitalhochhaus Treppen steigt, ohne dies dem Arzt gegenüber zu erwähnen. Sie nimmt weiterhin vier Abführtabletten pro Tag ein. Nach etwa einem Jahr werden die Ängste ums Essen und die Eßanfälle so massiv, daß eine erneute Spitaleinweisung erfolgen muß.

Diese Patientin zeigt die klassischen Merkmale der Anorexia nervosa (s. Kap. 31).

Für uns an dieser Stelle ist bedeutsam, daß diese Patienten die Führerrolle der Mutter übergeben und diese andererseits dadurch bekämpfen, daß sie sie trotzig ablehnen, die eigene Autonomie betonen, und die Mutter mit den Essmanövern zur Verzweiflung treiben. Dieses gestörte Verhalten erlebt auch der Interviewer: er hat zuerst Mitgefühl mit den kindlich-zerbrechlich wirkenden Patienten, stellt dann das brave, überangepaßte, oberflächlich-freundliche Benehmen fest, prallt im Verlaufe der Gespräche auf konsequente Unspontaneität, Kälte, Überheblichkeit und fühlt sich abgewiesen und abgelehnt. Es entstehen Gefühle von Spannung, Ungeduld und Ärger im Arzt und dem Pflegepersonal, die diesem Verhalten ausgesetzt sind. Die Merkmale »Kälte, Überheblichkeit und Rücksichtslosigkeit hinsichtlich der Bedürfnisse der Pflegepersonen, das herablassende Benehmen, das mit der Umwelt so umgeht, wie wenn der Kranke der einzig Vernünftige wäre«, zu verstehen ist entscheidend für den psychosomatischen Kliniker. Er kann seine Grenzen und Möglichkeiten in der Behandlung solcher Patienten sonst nicht abschätzen. Da sich solche Charakteristika nicht nur bei Anorexia nervosa-Kranken zeigen, sondern auch bei anderen Patienten, die der psychosomatische Kliniker betreut, wird etwas länger auf sie eingegangen. Die genannten Wesenszüge entsprechen denjenigen, die Kohut [9] für das archaische »Größen-Selbst« (eine frühkindliche Entwicklungsstufe) beschrieben hat. Diese Position ist trotz der oberflächlich besehenen Stärke brüchig. Sie fragmentiert leicht, und der Kranke kann auf noch frühere Stufen in der psychischen Entwicklung zurückfallen, die sich wie bei unserer Patientin durch Depressionen, diffuse Ängste, Spannungen und Entladungen in Form von motorischer Aktivität und Eigenstimulation äußern. Dieses Zurückfallen auf eine sehr frühe Entwicklungsstufe setzt die Grenzen für die Behandlung durch den psychosomatischen Kliniker. Sie wird dadurch erschwert, daß für den Erwachsenen die Welt seiner eigenen Entwicklungszeit, in der das »Grössen-Selbst« herrschte, sehr weit zurückliegt, und beim Versuch, sich in den Patienten einzufühlen, kaum reaktiviert werden kann. Zudem sind diese Stadien präverbal, so daß der Kranke seine Gefühle und Vorstellungen schlecht ausdrücken kann. Weiter ist es für den Erwachsenen schwer erträglich, besonders wenn er zu helfen gewillt ist, mit dem Patienten in eine Beziehung treten zu müssen, in der er keine eigene Rolle spielt, sondern vom Patienten »benützt« wird. Da dem Kranken nicht genug reife Ich-Anteile zur Verfügung stehen, mit denen sich der Arzt für die Behandlung verbünden kann, sind alle Bemühungen, die darauf abzielen, mit ihm als einem vernünftigen Wesen umzugehen, erschwert. Es bleibt nichts anderes übrig, als dem Kranken »Entwicklungsstufen-gerecht« zu begegnen, damit sich sein »Selbstbezogenes Verlangen« nach Zuwendung auf der Stufe des »Größen-Selbst« vollziehen kann. Erst dadurch wird dem Patienten ermöglicht, ein Gefühl von Sicherheit zu entwickeln, das dem Arzt in geduldiger Arbeit erlaubt, dem Patienten schrittweise die Herkunft seiner Ansprüche zu deuten, als Entwicklungsphasengerecht anzunehmen und allmählich abzubauen. Dies führt über die Grenzen der Möglichkeiten des psychosomatischen Klinikers weit hinaus ins Gebiet der narzißtischen Persönlichkeitsstörungen und deren Therapie, die dem Psychoanalytiker vorbehalten ist. Diese Hintergründe lassen verstehen, warum bei solchen Patienten alle nicht-analytischen Therapien häufig nur Scheinerfolge bringen – wie in unserem Fall, und sogar gefährlich sind; wie kürzlich warnend hervorgehoben wurde [10], und warum analytische Therapien bei diesen Kranken meist schwierig sind. Nach der Gewichtszunahme durch Verhaltenstherapien, durch Sonderernährung usw. die einem äußeren Erfolg entspricht, geraten manche Patienten in Angst, Depression, begehen Suizidversuche und kehren in Verzweiflung zu anderen Ärzten zurück.

b) *Bei Patienten mit organischen Leiden, die durch psychische Faktoren ausgelöst oder verschlimmert wurden*, haben wir es schon durch die Tatsache, daß sie hospitalisiert werden mußten, oft mit Schwerkranken zu tun. Wie viele körperlich Leidende sind sie schlecht fähig, sich aktiv mit ihrer Umgebung und ihren psychischen Problemen auseinanderzusetzen. Sie können erschöpft sein und möchten ruhen und schlafen. Sie nehmen ihre früheren Verantwortungen weniger gut war, werden hilfloser, von anderen abhängig, und verletzlicher für Belastungen, die sie in gesunden Tagen zu meistern fähig waren [11]. Dieses Verhalten, das als Regression bezeichnet wird, bringt Aufgaben für den psychosomatischen Kliniker, die am Beispiel des Kranken mit ulzeröser Colitis erläutert werden sollen: bei Spitaleintritt ist er oft ferbril, anämisch und exsikkotisch. Der körperliche Zustand zwingt zur Regression. Zu dieser trägt die Neigung bei [12], sich auf Gedeih und Verderben an sog. Schlüsselfiguren zu klammern, im Spital an Arzt und Pflegepersonal, da eines ihrer Hauptprobleme die ständige Angst darstellt, zurückgestoßen und verlassen zu werden. Deshalb soll der psychosomatische Kliniker sein Abhängigkeitsbedürfnis stillen, indem er ein guter Zuhörer ist, der dem Patienten ermöglicht, seine Gefühle zu äußern, ohne befürchten zu müssen, vom Arzt deswegen verlassen zu werden und der sich als zuverlässig erweist und zu den versprochenen Zeiten am Krankenbett erscheint. Er tut gut daran, Zurückhaltung zu üben und es dem Patienten zu überlassen, psychische Seiten seines Krankseins anzubieten. Überfordert er ihn, und will er mit ihm zu früh psychische Probleme besprechen, kann es zu Rückfällen kommen. Es muß auch verhindert werden, daß der Patient mit ulzeröser Colitis a priori als psychosomatisch Kranker gestempelt und dem Psychiater überwiesen wird. Denn es gibt bei der ulzerösen Colitis und den anderen Störungen, die früher als *die* psychosomatischen Leiden betrachtet wurden, wie das Ulcus duodeni, usw. nicht selten Kranke, die aus ihrer ungünstigen Persönlichkeitsstruktur heraus von einer psychiatrischen Behandlung überhaupt nicht profitieren. Diejenigen Patienten mit ulzeröser Colitis seien auch nicht vergessen, bei denen die somatischen Faktoren einen derartig überwiegenden Einfluß auf das Krankheitsgeschehen besitzen, daß bei ihnen Erkrankungsschübe nicht (mehr) wesentlich von psychischen Faktoren abhängen. Unter einer Behandlung, die den eben erwähnten Problemen Rechnung trägt, können Rückfälle und Intensität der Schübe am besten hintangehalten werden [13]. Zudem wird dem Patienten durch die Überweisung das Erleben einer erneuten Zurückweisung aufgebürdet, d.h. eine allfällige spätere Überweisung muß mit dem Patienten vorbesprochen werden.

c) *Patienten mit körperlichen Symptomen, die Begleitzeichen gewisser Affekte* entsprechen, haben beim Eintritt ins Spital den zum Symptom gehörenden Affekt, oder die den Affekt auslösenden intrapsychischen Konflikte oder äußeren Einflüsse häufig bereits verdrängt oder verleugnen sie.

An dieser Verdrängung oder Verleugnung ist der einweisende Arzt oft nicht unschuldig, sei es, weil er nicht geschult ist, gewisse Affekte als Warn- oder Alarmsignale der entgleisten psychischen Homöostase zu erkennen, oder sei es, weil er sie als bedeutungslos abtut. Der Patient ist dann auf die Symptome wie Palpitationen, Muskelspannungen, Erschöpfung usw. fixiert, die den beiden polaren biologischen Reaktionen der von Cannon als »Fight-Flight« – und von Engel als »Rückzug-Konservierung« bezeichneten Verhaltensweisen entsprechen [14]. Die Aufgabe für den psychosomatischen Kliniker geht aus dem Beispiel auf Seite 256 dieses Kapitels hervor.

d) Vom psychosomatischen Kliniker häufig gesehen werden *Patienten mit konversionsneurotischen Symptomen* (Kapitel 23). Das Konversionssyndrom stellt einen Ausweg aus einem intrapsychischen Konflikt dar. Glückt er vollständig, so befreit er das Individuum von Unlustaffekten, wie aus der häufigen »Belle Indifférence« dieser Kranken ihrem Symptom gegenüber hervorgeht. Die Patienten erreichen auf Kosten des Symptoms einen Zustand psychischer Kompensation, in dem der Leidensdruck schwindet. Konversionssymptome als Diagnose besagen noch nichts über den Schwierigkeitsgrad, den sie dem psychosomatischen Kliniker therapeutisch stellen. Solche Symptome können schon unter dem Schutz der Hospitalisation und der Arzt-Patient-Beziehung verschwinden. Sie können aber auch ausgesprochen hartnäckig sein und sich ein Leben lang halten. Für den psychosomatischen Kliniker ist es wichtig, die Diagnose zu stellen, denn sie erspart großen zeitlichen, kostspieligen und für den Patienten unter Umständen gefährlichen diagnostischen Aufwand und therapeutische Umwege. Dies soll am Beispiel einer Patientin gezeigt werden, bei der sich Schmerz als Konversionssymptom eingestellt hat:

Eine 37jährige, unverheiratete Frau wird vom Hausarzt wegen Appetitverlust und Oberbauchschmerzen eingewiesen. Nach seinem Einweisungszeugnis war die Abklärung durch den Gastroenterolgen vor fünf Jahren unauffällig, die Magen-Darmpassage und die Colon-Röntgen-Untersuchung fielen normal aus. Bei Hausbesuchen wegen Oberbauchkoliken fielen ihm wiederholt Hyperventilationszustände auf, und die Tatsache, daß die Patientin auffällig viele spasmolytische und analgetische Medikamente benützt.

Die Patientin leidet an Blähungen und Erbrechen, die 10–20 Minuten nach jedem Essen auftreten, an Oberbauchschmerzen, die diffus in den Bauch, nach rechts gegen den Rücken und vorn in beide Oberschenkel ausstrahlen. Sie sind unabhängig von der Körperstellung, der Art der Speisen und der Stuhltätigkeit. Aufregung vermehrt die Beschwerden, wie vor zwei Jahren und vor vierzehn Tagen, als geschäftliche Probleme vorgelegen hätten.

Daneben leidet die Patientin auch an Gelenkschmerzen, vor allem im Bereiche der Schultern, der Ellenbogen und der Knie. Die frühere Anamnese umfaßt eine Diphterie mit sechs Jahren, mit 14 Jahren eine Schwäche, die einen Erholungsaufenthalt nötig machte. Fast während jeder Schulferien mußte sie das Bett hüten. Die Menses waren von Anfang an sehr schmerzhaft. Im Alter von 20 bis 24 Jahren wurden vier gynäkologische Operationen wegen Schmerzen und Blutungen durchgeführt. Vor fünf Jahren erfolgte schließlich die Hysterektomie und beidseitige Overaktomie mit Belassen eines einseitigen Ovarrests. Seither sind die Beschwerden im Unterbauch abgeklungen. Dafür sind die eingangs beschriebenen Oberbauchbeschwerden aufgetreten.

Die Familienanamnese ist gekennzeichnet durch einen Vater, der jähzornig und brutal ist. Er hat die Patientin angeblich vom 15. Lebensjahr an sexuell mißbraucht. Die Patientin hat aus Angst vor der Brutalität des Vaters dies nicht weitergesagt. Der Vater leidet seit Jahren an Gelenkbeschwerden, v. a. im Bereiche der Schultern, Ellbogen und der Oberschenkel. Die Mutter ist leberleidend, hat Blähungen, Kopfschmerz und Erbrechen.

Die Patientin ist in schlechtem Ernährungszustand. Sie gibt auf Aufforderung hin präzis Auskunft; die Beschwerden lassen sich aber keinem lehrbuchmäßigen Krankheitsbild zuordnen. Ihr Verhalten löst im Interviewer Mitgefühl aus, ohne daß er sich ausgenützt fühlt. Die Patientin schildert vom Interviewer wegblickend die Brutalität des Vaters, der sowohl seine Frau wie auch sie selber häufig körperlich gezüchtigt hätte. Sie sei wegen ihm schon früh in fürchterlichen Zwiespalt geraten, denn einerseits habe sie ihn geliebt und liebe ihn heute noch, andererseits hätte sie sein sexuelles Verhalten außerordentlich belastet, so stark, daß sie sich später nie einem Freund hätte nähern können. Während sie die Gelenkbeschwerden des Vaters beschreibt deutet sie mit ihren Händen auf die Schultern, Ellenbogen und Oberschenkel wie bei der Schilderung der eigenen Gelenkbeschwerden. Beim Beschreiben der Leberstörung und Blähungen der Mutter geht ihre linke Hand auf die gleiche Weise an die gleiche Körperstelle, wie bei der Schilderung der eigenen Bauchbeschwerden.

Die Patientin zeigt die typische Anamnese des »Schmerz-erleiden-Müssens« (s. Kapitel 29). Die Kindheit ist gekennzeichnet durch Brutalität von seiten der Bezugspersonen. Später folgen viele operative Eingriffe mit fraglicher Indikation, viele schmerzhafte Beschwerden, ein Suizidversuch, und süchtiges Abhängen von Analgetica, sowie zwischenmenschliche Beziehungen, die nie zu einem glücklichen Ende führen. Bei den meisten Beschwerden handelt es sich um sogenannte konversionsneurotische Symptome. Es ist leicht einzusehen, daß diejenigen im gynäkologischen Bereich den Konflikt um die Sexualität ausdrücken und wohl Schutzfunktionen hatten, indem sie jegliche Annäherung von Männern abhalten ließen. Die Beschwerden im Bereich des Oberbauches haben in bezug auf Lokalisation und Qualität diejenigen der leberleidenden Mutter als Modell, die Schmerzen im Bereiche der Gelenke gehen auf die Schmerzen des ambivalent geliebten Vaters zurück.

Die Neigung, »Schmerz erleiden zu müssen«, wird früh in der Kindheit eingeschliffen und übernimmt in der Aufrechterhaltung des psychischen Gleichgewichts auf dem Gebiet der Beziehung zu den Pflegepersonen und dem des Zusammenhanges zwischen »Aggression-Schuld-Bestrafung-Büßen« eine regulierende Rolle (s. Kapitel 29). Diese Bedeutung des Schmerzes und die »Belle Indifférence«, mit der die Patienten ihre Symptome tragen, begrenzen die Möglichkeiten des psychosomatischen Klinikers und überhaupt des Arztes, der sich mit solchen Patienten befaßt. Bei Patienten, für die der Schmerz eine derart zentrale Funktion hat, ist es das wichtigste, die Beschwerden nicht symptomatisch angehen und beseitigen zu wollen. Die Patienten müssen zuerst monate- bis jahrelang mit den Beschwerden vom Arzt ertragen werden. Erst dann stellt sich hie und da, aber relativ selten, eine so gute Beziehung ein, daß die hinter dem Schmerz liegenden Konflikte behandelt werden können. Die meisten solchen Patienten »brauchen« ihre Schmerzen aus psychodynamischen Gründen, die weit zurück in die Kindheit reichen, ein Leben lang und reagieren auf Wegnehmen des Schmerzes mit neuen Beschwerden und dem Abbruch der Beziehung zum Arzt [15].

e) Als letzte, aber die psychische Tragfähigkeit des Arztes (und der Schwestern) am schwersten belastende Aufgabe fällt dem psychosomatischen Kliniker die *Betreuung Schwerkranker und Sterbender* zu. Schon im zehnten Schritt des Interviews, wo der Patient aufgefordert wird, Fragen zu stellen, können solche des Kranken nach Diagnose und Prognose für den Arzt Probleme heraufbeschwören, für die es keine allgemein gültige Antwort gibt. Es muß aber betont werden, daß die oft hochgespielte Frage »Soll man die Wahrheit sagen?« selten berechtigt ist, ahnt oder weiß doch der Patient meistens, daß er schwer oder ernsthaft krank ist, so daß es eher darum geht, »wie man es sagt« und wie man den Patienten in seinem Leiden am besten begleitet.

Eine 32jährige, unverheiratete Frau leidet seit einem Jahr an einem Morbus Hodgkin III B. Derzeit lassen sich keine sicheren Manifestationen der Grundkrankheit feststellen, aber seit drei Monaten hat sie Fieber unklaren Ursprungs, eine vergrößerte Leber und eine wahrscheinlich zytostatikabedingte Panzytopenie. Die Patientin regt sich beim geringsten Fieberanstieg auf, gerät außer sich und wird gegen die Schwestern ausfällig.

Im Interview wirkt sie zuerst gespannt, unruhig. Sie gibt an, um die Bedeutung der Krankheit zu wissen, ihre Hoffnung auf die Besserung werde durch die wiederholten Fieberschübe immer wieder gestört. Sie bestätigt die Worte des Interviewers lebhaft, wie er ausdrückt, daß es ihm vorkomme, wie wenn der Thermometer ein Instrument wäre, an dem sie ihre Hoffnungen ablesen könne. Sie führt aus, daß sie sich als einzige Tochter um ihre Eltern Sorgen mache, daß diese wiederum um sie bangen würden, dies belaste sie zusätzlich zum langen Verlauf ohne Fortschritte.

Es fällt leicht, die Gefühle der Patientin in Worte zu fassen, ihr zu merken zu geben, wie sehr der Interviewer ihre Last und Situation mitempfindet. Nach Suizidgedanken gefragt, gibt sie diese zu, z. B. sich durch Zerreißen des Infusionsschlauches und Herbeiführen einer Lungenembolie das Leben zu nehmen.

Die Patientin beginnt im Verlaufe des Gesprächs etwas entspannter zu werden, sie weint und lächelt schließlich leise. Der Interviewer übersetzt die Gefühle der Patientin in Worte, er frägt detailliert nach Suizidgedanken, und nach allfälligen Gefühlen von Reue, nachdem sie ihren Zorn gegenüber dem Pflegeteam entladen hat. Er frägt sie nach ihren Vorstellungen über ihre Krankheit, die vage sind, und erklärt ihr, was eine Zelle ist, und daß sich diese bei ihr in gewissen Organen vermehrten und nicht dem Bauplan fügten.

Am nächsten Tag besucht der Interviewer die Patientin, während sie nüchtern und unter großem Durst auf eine Röntgenuntersuchung wartet. Es ist sehr heiß, und er bittet die Abteilungsschwester, der Patientin Eisstückchen zu verabreichen, damit sie diese lutschen und den ärgsten Durst löschen kann. Am übernächsten Tag erkrankt der Interviewer selber und muß vier Tage dem Spital fernbleiben. Er telefoniert kurz täglich mit der Patientin und verhält sich am Telefon wie während des dargestellten Gesprächs. Eine Unterhaltung mit der Abteilungsschwester ergibt, daß sich die Patientin seit dem Erstgespräch beruhigt hat, keine Wutausbrüche mehr zeigt, offener über ihre Gefühle spricht, dabei aber etwas resignierter wirkt.

Der Interviewer hatte mit seinem Vorgehen die folgenden Absichten: er versuchte durch das richtige Verbalisieren der Gefühle der Patientin ihr (in der Therapieforschung bestätigte) Hilfe zu bringen. Das Verbalisieren ist keine einfache Sache. Die Gefühle müssen vom Arzt verstanden werden. Sie müssen für seine Intervention die richtige Stärke erreicht haben. Das vernünftige Ich des Patienten muß bereit sein, die schmerzhafte Einsicht, die durch die Verbalisierung herbeigeführt wird, zu ertragen. Der Arzt muß mit der Wortwahl die Gefühle des Patienten treffen und durch Wortwahl, Stimmlage und Betonung das Schmerzliche der Einsicht dem Patienten erträglicher machen [16]. Bei unserer Patientin ging es beispielsweise darum, zu verbalisieren, daß ihrem Ärger über das Pflegepersonal eigentlich Hader und Wut über ihre Krankheit und ihr Schicksal zugrunde lagen. Tatsächlich antwortete sie auf die Verbalisierung bestätigend, daß sie sich schon einige Male überlegt hätte, daß ihre Wut eigentlich nicht den Schwestern gelte, und daß sie sich schon oft gefragt habe, warum gerade sie so schwer vom Schicksal getroffen worden sei. Sie hätte sich gefragt, warum es nicht jemand hätte treffen können, den mehr gesündigt hätte als sie, ihre einzige Sünde, wenn dies überhaupt eine sei, hätte ja nur darin bestanden, in ihrem katholischen Glauben nicht ganz so streng zu sein, wie dies von ihrer Kirche vorgeschrieben würde. Zusätzlich wollte der Interviewer die Suizidgedanken an den Tag bringen, denn wenn solche vermutet werden, müssen sie besprochen sein. Sie verlieren damit ein Stück ihres beängstigenden Charakters. Zudem versuchte der Interviewer, die Krankheit in für die Patientin vorstellbare Begriffe zu fassen, damit die bedrohende Vagheit abnimmt.

Dieses Beispiel soll zeigen, welch großes Gebiet das Tätigkeitsfeld des psychosomatischen Klinikers umfaßt. Es soll darlegen, daß auch eine bescheidene Zielsetzung, und um diese geht es bei seiner Arbeit oft, viel zur Behandlung der Patienten mit psychischen und sozialen Problemen im somatischen Spital beitragen kann. Zu hohes Ansetzen der vom psychosomatischen Kliniker zu erreichenden Ziele und eine Planung, die die besonderen Umstände des somatischen Spitals nicht berücksichtigt, hat schon manche gut gemeinten psychosomatischen Unternehmungen zum Scheitern gebracht.

Literatur

[1] Bräutigam, W., und Christian, P.: Psychosomatische Medizin G. Thieme, Stuttgart 1973 (S. 166).

[2] Engel, G. L., Greene, W., Reichsman, F., Schmale, A., and Ashenburg, N.: A Graduate and Undergraduate Teaching Program on the Psychological Aspects of Medicine. A Report on the Liaison-Program between Medicine and Psychiatry at the University of Rochester, School of Medicine, 1946–1956. J. Med. Educ. 32 (12) 859–871, 1957.

[3] Erdmann, H., Overrath, H. G., Adam, W., und Uexküll, Th. v.: Organisationsprobleme der ärztlichen Krankenversorgung. Dargestellt am Beispiel einer Med. Universitätsklinik. Versuch einer Arbeitsmessung ärztlicher Tätigkeit im Krankenhaus. Dtsch. Ärzteblatt: 47, 3421–3426, 1974.

[4] Balint, E., and Norell, J. S. (Hrsg.): Fünf Minuten pro Patient. Eine Studie über die Interaktion in der ärztlichen Praxis. Suhrkamp, Frankfurt 1975.

[5] Wyss, F.: Struktur der Medizinischen Universitätsklinik Bern. Praxis 58 (41), 1293–1318, 1969.

[6] Malan, D. H.: Psychoanalytische Kurztherapie. Eine kritische Untersuchung. Huber, Klett 1963.

[7] Alexander, F., and French, T. M.: Psychoanalytic Therapy. New York Ronald Press Co. 1946.

[8] Ripley, H. S. Wolf, S., and Wolff, H. G.: Treatment in a Psychosomatic Clinic. JAMA 138, (13), 949–951, 1948.

[9] Kohut, H.: Narzißmus. Eine Theorie der psychoanalytischen Behandlung narzißtischer Persönlichkeitsstörungen. Suhrkamp, Frankfurt, 1973.

[10] Bruch, H.: Eating Disorders: Obesity Anorexia Nervosa and the Person Within (Basic Books, New York 1973, Routlege and Kegan, London 1974).

[11] Engel, G. L.: Psychological Aspects of the Management of the Patients with Ulcerative Colitis. New York State J. Med. 2255–2261, 1952.

[12] Engel, G. L.: Studies of Ulcerative Colitis. V. Psychological Aspects and Their Implications for Treatment, Amer. J. Digest. Dis. New Series 3, (4), 315–337, 1958.

[13] O'Connor, J. F., Daniel, G., Flood, D., Karush, A., Moses, L., and Stern, L. O.: An Evaluation of the Effectiveness of Psychotherapy in the Treatment of Ulcerative Colitis. Ann. Int. Med. 60, (4) 587–600, 1964.

[14] Engel, G. L.: Psychisches Verhalten in Gesundheit und Krankheit. Ein Lehrbuch für Ärzte, Psychologen und Studenten. Kap. 33, Hans Huber-Verlag, Bern–Stuttgart–Wien 1970.

[15] Engel, G. L.: »Psychogenic« Pain and the Pain Prone Patient. Amer. J. Med. 26: (6) 899–918 (1959).

[16] Greenson, R. R., Technik und Praxis der Psychoanalyse. Klett, Stuttgart 1973.

15 Die Institutionalisierung der psychosomatischen Medizin im Klinischen Bereich

15.1 Ziele, Voraussetzungen, Bedarf und Konzepte
Karl Köhle und Peter Joraschky

»Psychosomatische Medizin ist ein relativ neuer Name für eine Form der Medizin, die so alt ist wie die Heilkunde selbst. Es handelt sich um keine Spezialität, sondern um eine Betrachtungsweise, die alle Disziplinen der Medizin wie der Chirurgie betrifft; eine Betrachtungsweise, die nicht etwa dem Körperlichen weniger, sondern dem Seelischen mehr Beachtung schenkt« (Weiss u. English, 1949).

»Der Naturwissenschaftler muß vor allem anderen darum bemüht sein, bei seinen Urteilen sich selbst auszuschalten« (Carl Pearson, 1892).

»Um Lebendes zu erforschen, muß man sich am Leben beteiligen. Man kann zwar den Versuch machen, Lebendes aus Nicht-Lebendem abzuleiten, aber dieses Unternehmen ist bisher mißlungen. Man kann auch anstreben, das eigene Leben in der Wissenschaft zu verleugnen, aber dabei läuft eine Selbsttäuschung unter« (V. v. Weizsäcker, 1946).

15.1.1 Die »psychosomatische Betrachtungsweise in der Medizin – Grundfragen und Konsequenzen für die Institutionalisierung

15.1.1.1 Zielvorstellungen und Verständnisansätze

Ziel der klinischen Psychosomatik ist es, die »psychosomatische Betrachtungsweise« den übrigen klinischen Fächern zur Ergänzung ihrer Arbeitsansätze anzubieten. Bei jedem Kranken soll es dadurch möglich werden, die Wechselwirkungen zwischen Leiblichem, Seelischem und Sozialem zu berücksichtigen, unabhängig von der Zuordnung des Kranken zu einer medizinischen Spezialdisziplin. Psychosomatik wird damit zu einem Grundlagenfach der klinischen Medizin, nicht zu einer neuen Subspezialität.

In »psychosomatischer Betrachtungsweise« versuchen wir den Kranken in seiner Lebenssituation, in seinen Wechselbeziehungen mit seiner Umwelt zu verstehen. In einer solchen, allgemeiner formuliert, systemtheoretischen Betrachtungsweise benötigen wir sowohl Verständnisansätze, die speziell für einzelne Teilsysteme – etwa biologische, psychologische oder soziale Teilsysteme – entwickelt wurden, als auch Verständnisansätze für die Beziehungen zwischen diesen Teilsystemen.

Gefordert wird damit die Einführung neuer Grundlagenfächer in die *wissenschaftliche* Medizin: die Einführung psychologischer und sozialwissenschaftlicher Verständnisansätze, vor allem aber auch die Einführung von Ansätzen der Kommunikationswissenschaften, die in einem systemtheoretischen Konzept die Regeln der Interaktion zwischen den einzelnen Systemen bzw. Subsystemen untersuchen.[1][2]

Der Arzt gehört in dieser »psychosomatischen Betrachtungsweise« zur Umwelt des Kranken. Die systematische Erforschung der wechselseitigen Beziehung zwischen Arzt und Patient und ihrer Folgen nicht nur für Diagnostik und Therapie, sondern auch für den wissenschaftlichen Erkenntnisprozeß wird zum zentralen Gegenstand klinischer Psychosomatik.

Gegenstand eines rein krankheitszentrierten biomedizinischen Verständnisansatzes sind pathologisch veränderte Organstrukturen und gestörte Organfunktionen. Die für Diagnostik und Therapie bedeutsamen Daten können dabei im Prinzip durch innerlich unbeteiligte, beliebig austauschbare Beobachter gewonnen werden. Einflüsse der Persönlichkeit des Beobachters müssen bei streng wissenschaftlichem Vorgehen sogar systematisch ausgeschaltet werden, beispielsweise im sogenannten Doppelblindversuch. Fragen nach Problemen im Interaktionsfeld zwischen Patient, Arzt und Pflegepersonal kommen in einer solchen Medizin nicht nur nicht vor, sie sind innerhalb des gewählten wissenschaftlichen Rahmens sinnlos. In einem solchen Verständnisansatz wird die Untersuchung des Kranken auf die Untersuchung einzelner Subsysteme reduziert; gleichzeitig werden diese Subsysteme aus ihrer Interaktion mit den übrigen Systemen herausgelöst. Dies stellt einen schwerwiegenden Eingriff in das untersuchte Objekt dar, der zu einer Verzerrung der Sicht führen kann und in jedem Falle bei der Interpretation der erhobenen Befunde zu berücksichtigen ist.

Exkurs: Veranschaulichung möglicher Folgen unreflektierter Reduktion in der Medizin

Wissenschaftliches Denken und Fortschritt der Wissenschaft haben auch in der Medizin häufig eine Isolation menschlicher Phänomene aus dem Gesamtzusammenhang und eine Reduktion in der Betrachtungsweise auf einzelne Teilaspekte zur Voraussetzung. Wir möchten versuchen, durch zwei Beispiele zu veranschaulichen, wie sehr es darauf ankommt, das wissenschaftliche Vorgehen immer wieder im größeren Rahmen des Gesamtzusammenhanges zu reflektieren, um einseitige Gewichtung, Verfälschung und zerstörerische Auswirkungen einzuschränken.

Vogel (1961) machte auf ein anschauliches Beispiel der Isolierung eines Kranken aus dem geistigen Gesamtzusammenhang aufmerksam: »Raffael hat am Ende seines kurzen Lebens

* Anmerkungen siehe am Ende des Kapitels.

Die Institutionalisierung der psychosomatischen Medizin

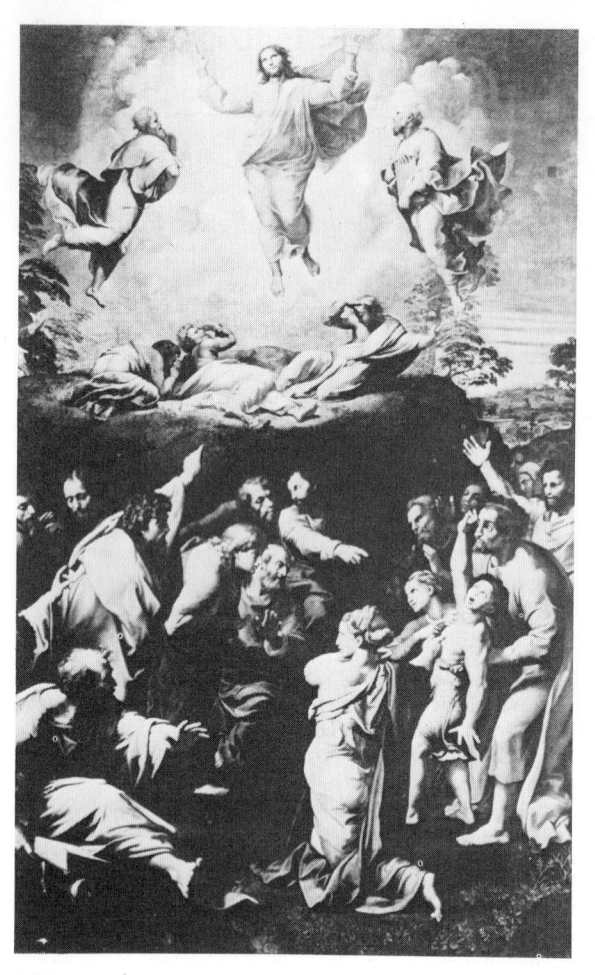

Abb. 1 Raffael: »Die Transfiguration«

ein herrliches Bild geschaffen, auf welchem er in einer Komposition zwei aufeinanderfolgende Erzählungen des Evangeliums vereinigte und aufeinander bezog. Das Bild zeigt in seiner unteren Hälfte die Vorstellung des epileptischen Knaben vor den Jüngern und darüber wie in einem transzendenten Raum – die Verklärung Jesu. Es hat den Namen »Die Transfiguration« erhalten.« (Abb. 1)

»Dieses Bild hat der verstorbene amerikanische Epilepsieforscher William Lennox seinem großen zusammenfassenden Werk über die Epilepsie als Leitbild vorangestellt – aber nicht in einer vollständigen Wiedergabe, sondern nur in einem Ausschnitt, der die Gesamtkomposition des Bildes nicht mehr erkennen läßt. Im Vordergrund steht nun ganz der epileptische Knabe und seine ratlose Umgebung; aber die obere Hälfte, die die Verklärung Jesu darstellt, ist völlig beseitigt. Bei Goethe können wir darüber lesen: »Wie will man nun das Obere und Untere trennen! Beides ist eins ... beides aufeinander sich beziehend, ineinander einwirkend. Läßt sich denn, um den Sinn auf eine andere Weise auszusprechen, ein ideeller Bezug aufs Wirkliche von diesem trennen?«

Lennox beschränkt sich in der Wiedergabe des Raffaelschen Bildes auf das rechte untere Viertel des Bildes, »auf den Bereich dieser unteren Hälfte, dem alle Hinweise auf die obere fehlen. Das entspricht gleichsam einer Beschränkung der Forschung auf ein bloßes Viertel des an den Phänomenen Zugänglichen. Zudem fehlt meist ein Bewußtsein davon«. (Kütemeyer 1963).

Grenzt der Arzt seine Anschauung der Wirklichkeit des Kranken derart ein, so kann der Patient mit seiner Krankheit auch nur innerhalb dieses vom Arzt akzeptierten Bezugsrahmens in Erscheinung treten, nur diesem Bereich seiner Existenz Gewicht beimessen. Die machtvollen Auswirkungen interpersonaler Wahrnehmung hat die experimentelle Sozialpsychologie hinreichend aufgezeigt, für die Theorie der Heilkunde sind diese Befunde jedoch noch nicht ausgewertet.

Im Lehrbuch der Anatomie von Braus (1954) wird im Abschnitt »Allgemeine Gestalt des Menschen« das wissenschaftliche Vorgehen bei der Klärung des Verhältnisses von Gewicht und Größe bei der Gestaltung des »menschlichen Habitus« dargestellt: »Denkt man sich den Körper eines beliebigen Menschen zu Brei zerstampft und damit ein zylindrisches Gefäß von der Länge des betreffenden Individuums bis zum Rande angefüllt, wird man bei geringerer Gesamtmasse einen engeren, bei größerer einen weiteren Zylinder benützen müssen. Die mittleren und höheren Gewichtszunahmen des Menschen sind nach dieser Anschauung für ein gleichmäßiges Menschenmaterial berechnet worden«. Es folgt eine entsprechende Graphik. Später wird auf die menschliche Entwicklung eingegangen: »Denkt man sich aus einem Zylinder des oben beschriebenen Schemas eine Scheibe von 1 cm Höhe herausgeschnitten, so wiegt sie beim Neugeborenen 60 Gramm, beim 17-jährigen 330 Gramm und beim Erwachsenen 460 Gramm.« In der dazugehörigen Abbildung wird noch einmal auf die besondere »Anschaulichkeit« dieses methodischen Vorgehens hingewiesen[3]).

Ohne Schwierigkeit könnte der erwünschte Befund über ein eleganteres Vorgehen gewonnen werden. Das Beispiel macht u. E. jedoch Aufwand und Ziel einer solchen Reduktion besonders exemplarisch deutlich. In der Graphik ist von dem erforderlichen affektiven Aufwand – das Zerstampfen beliebiger Menschen zu Brei fällt niemandem leicht – nichts mehr spürbar. Affektfrei kann nun mit den Daten des »Menschenmaterials« manipuliert werden. Der Kranke wird zu einem Objekt reduziert, dem alle Merkmale eines Subjektes, das »lebt und Seele hat«[4]) fehlen. Die Handlungsmöglichkeiten des Forschers scheinen erweitert. Die gewonnenen Daten sind für fast beliebige Zwecke verfügbar.

Für die *klinische Medizin* hat die skizzierte »psychosomatische Betrachtungsweise« weitgehende *Konsequenzen:*

1. Menschlicher Leib und körperliche Krankheit erhalten eine neue Position im Gesamtzusammenhang menschlicher Existenz.
2. Der Beziehung zwischen Arzt und Patient, ihrem Umgang, kommt prinzipielle Bedeutung für den wissenschaftlichen Erkenntnisprozeß und die klinische Tätigkeit zu.
3. Die Klinik wird zum entscheidenden Erfahrungsraum der psychosomatischen Medizin.
4. Struktur und Organisation medizinischer Institutionen sind auch unter dem Gesichtspunkt ihrer Auswirkungen auf die Kranken zu analysieren und modifizieren.

Wir möchten diese Gesichtspunkte im einzelnen näher ausführen.

Der menschliche Leib

»Ein junges Mädchen wird mit starker Angina, unfähig, auch nur zu sprechen, in die Klinik eingeliefert. Ein junger Arzt äußert nach der Untersuchung: »Ja, da haben Sie sich ja was Schönes geholt!«, worauf sie spricht und sagt: »Das ist immer noch besser als ein Kind kriegen«. Später stellt sich heraus, daß sie am Vortage dem Drängen eines Verehrers, welches solche Folgen hätte haben können, widerstanden hat« (V. v. Weizsäcker, 1946).

Die Rolle des Körpers zeigt sich in »psychosomatischer Betrachtungsweise« »in einem anderen Licht« und muß »nun anders dargestellt werden« (V. v. Weizsäcker, 1946). So kann der Körper u. a. eine wichtige Rolle in der Auseinandersetzung, in Konflikten zwischen dem Kranken und seiner Umwelt spielen. In solchen Konflikten können sich reales Verhalten, psychologische Verarbeitung und körperliche Reaktionen z. T. gegenseitig vertreten. Solche Möglichkeiten, solche Regeln der gegenseitigen Beziehung wären in der Medizin bis hinein in die Physiologie und Pathophysiologie zu berücksichtigen.[5])

Der Körper ist intensiv in das ganze Leben eingebunden: »Er ist nämlich jetzt einer, bei dem das Menschliche, welches die Psychoanalyse darstellt, mitredet, mitspricht, mitlügt und mitlistet, auch Wahres mitzeigt und Echtes mitfühlt; er handelt mit. Zu all dem müssen ihm Eigenschaften, Fähigkeiten erteilt werden, die er im Physikalismus und Chemismus nicht hatte" (V. v. Weizsäcker, 1950b).

Körperliche Krankheit läßt sich – hier am Beispiel der Angina tonsillaris – formal u. a. in Beziehung setzen zu einer »krisenhaften Zuspitzung des *Dramas*, wodurch ein spannender Konflikt zu einer Entscheidung kommt«. V. v. Weizsäcker (1946) faßt die formale Seite seiner entsprechenden Krankengeschichten so zusammen: »Eine Situation ist gegeben, eine Tendenz kommt auf, eine Spannung steigt an, eine Krise spitzt sich zu, ein Einbruch der Krankheit erfolgt, und mit ihr, nach ihr ist die Entscheidung da; eine neue Situation ist geschaffen und kommt zu einer Ruhe; Gewinne und Verluste sind jetzt zu übersehen. Das Ganze ist wie eine historische Einheit: Wendung, kritische Unterbrechung, Wandlung.«

Gestalt und Verlauf körperlicher Krankheit werden so mit abhängig vom Standpunkt und vom Verhalten des Untersuchers. Krankheit kann in einem Maschinenmodell »Betriebsdefekt sein« oder eine Funktion im Rahmen einer Lebenskrise haben. Krankheit begegnet uns nicht als etwas »objektiv Festgestelltes«, sondern wir bestimmen das Wesen von Krankheit mit der Wahl des jeweiligen Bezugssystems mit.[6])

In diese Wahl gehen »Entscheidungen« mit ein: »Was als psychisches oder somatisches Phänomen erscheint, ist bereits Resultat der Parteinahmen und hat sich aus Verdrängung und Entscheidung abgeschieden« (V. v. Weizsäcker 1927).

Dieses Konzept hat Folgen auch für die klinische Therapie. In einer entsprechend gestalteten Arzt-Patient-Beziehung oder unter den veränderten Lebensbedingungen einer Krankenstation können auch solche körperlichen Fehlfunktionen wieder in ihrem psychosozialen Zusammenhang sichtbar werden, die vorher in Eigengesetzlichkeit erstarrt waren und ihre Verbindung zum psychosozialen Kontext verloren zu haben schienen.

Ein 45jähriger, »hirngeschädigter«, »debiler«, seit Jahren in einer Psychiatrischen Anstalt hospitalisierter Mann wurde wegen einer »fixierten«, medikamentös nicht mehr behandelbaren Hypertonie bei beidseitiger Nierenarterienstenose operiert. Die erwartete Blutdrucksenkung trat zunächst nicht ein. Die Blutdruckwerte normalisierten sich erst, nachdem es dem Patienten gelang, freundliche Beziehungen zu Mitpatienten aufzunehmen; die Werte stiegen mehrfach wieder kritisch an, als der Patient sich von diesen Mitpatienten bei deren Entlassung trennen mußte.[7])

In »psychosomatischer Betrachtungsweise« können seelische und soziale *Konflikte* zu Erkrankungen des Leibes beitragen; Krankheiten können nur teilweise gelungene Lösungsversuche solcher Konflikte darstellen. *Widerstände* gegen die »psychsomatische Betrachtungsweise« haben z. T. ihren Grund darin, daß bei einer psychosomatischen Behandlung diese Konflikte in ihrer ursprünglichen Vehemenz wieder in Erscheinung treten können.

Sowohl die Kranken selbst als ihre Umwelt leisten nicht selten gegen Behandlung und Gesundung lebhafte, zunächst paradox erscheinende Widerstände. Die Kranken sehen eine »Leistung« – den bisherigen Lösungsversuch – in Frage gestellt, die hierdurch entlastete Umwelt befürchtet aufs neue durch den Konflikt irritiert zu werden. Beide, der Kranke und seine Umwelt, scheinen nicht selten die körperliche Erkrankung leichter ertragen zu können als die »äquivalenten« (V. v. Weizsäcker) seelischen und sozialen Spannungen.[8])

Arzt und Kranker

Von der Art des Umganges zwischen Arzt und Patient hängt es ab, was von der Krankheit in Erscheinung tritt. Mit dem Beginn ihrer Beziehung gehören Arzt und Patient jeweils der Umwelt des anderen Partners an. Stellt der Arzt sich dem Kranken flexibel als Person zur Verfügung, läßt er sich von ihm »benützen« (Winnicott), so kann der Kranke der Beziehung exemplarische Gestalt geben: In dieser Beziehung werden dann auch die Beziehungsformen des Kranken zu seiner übrigen Mitwelt deutlich. Für den Arzt wird die Reflexion seines Erlebens, seiner Reaktionen auf den Kranken zu einem wesentlichen Instrument von Erkenntnis und auch Therapie. Über sein Erleben kann er etwa Konflikte auch dem Erleben des Kranken zugänglich machen (vgl. u. a. Kütemeyer 1963, 1967).

In einer solchen »psychosomatischen Betrachtungsweise« können Kranker und Krankheit nicht mehr unabhängig von den Interaktionsprozessen verstanden werden, die zwischen dem Kranken und seiner medizinischen Umwelt ablaufen. Die Einbeziehung der Wechselwirkungen zwischen Subjekt und Objekt führt zu einer Veränderung des Wissenschaftsbegriffes. »Wissenschaft gilt nämlich hier nicht als »objektive Erkenntnis« schlechthin, sondern Wissenschaft gilt als eine *redliche Art des Umganges von Subjekten mit Objekten*. Die Begegnung, der Umgang, ist also zum Kernbegriff der Wissenschaft erhoben.« (V. v. Weizsäcker 1950; S. 15).

Nicht die additive Einbeziehung psychologischer Gesichtspunkte in eine biologisch orientierte Medizin macht die »psychosomatische Betrachtungsweise« aus, sondern die konsequente Pflege und Benutzung dieses Umgangs zwischen Arzt und Patient; diese Begegnung nimmt zunächst vor allem im Gespräch Gestalt an.

»Im Gespräch steckt aber das Subjekt, die Seele der Sache. ... Die Anwendung der Psychologie bleibt auch seelenlos, wenn sie in kein Gespräch eingeschlossen ist, und es gibt auch eine Psychiatrie ohne Seele, eine Innere Medizin ohne Inneres (V. v. Weizsäcker, 1947a).

Mit der Berücksichtigung der Wechselwirkungen zwischen Subjekt und Objekt wird in die psychosomatische Forschung und damit in die wissenschaftliche Medizin ein zirkuläres, kybernetisches Verständnismodell eingeführt, das das bisherige lineare, monokausale Modell ablöst. Ein solches zirkuläres Verständnismodell hat sich in anderen Wissenschaften – etwa der Atomphysik, der biologischen Verhaltensforschung (J. v. Uexküll), der Psychoanalyse und der Soziologie – bereits als fruchtbar erwiesen.[9])

Für die Heilkunde ergibt sich als Konsequenz die Aufgabe, heilsame und schädliche Auswirkungen in der Beziehung des Arztes und auch institutioneller Konstellationen auf Kranke in ihre wissenschaftliche Betrachtung einzubeziehen. Die Heilkunde steht vor der Aufgabe, all die Interaktionsprozesse, die schon immer zwischen dem Arzt bzw. den anderen Mitarbeitern von Institutionen und dem Kranken ablaufen, systematisch zu untersuchen und – falls erforderlich – ebenso systematisch ihre Entfaltung zu fördern.

Dies hat weitgehende Konsequenzen für den Arzt: »am wichtigsten erscheint mir immer wieder, daß in einer umfassenden Therapie der Arzt sich selbst vom Patienten verändern läßt, daß er die Fülle aller Regungen, die von der Person des Kranken ausgehen, auf sich wirken läßt ...« V. v. Weizsäcker 1928.

Widerstände gegen eine »psychosomatische Betrachtungsweise« können sich daraus ergeben, daß es für den Arzt und andere Mitarbeiter in Institutionen des Gesundheitswesens ungewohnt ist, daß es dem bisherigen Rollenverständnis widerspricht, sich vom Kranken bewegen zu lassen, sich einer Situation auszuliefern, die vom Kranken und seinen wieder auftauchenden Konflikten mitkonstelliert werden kann.

Medizinsoziologische Untersuchungen haben gezeigt, daß Ärzte – von ihnen selbst häufig unbemerkt – das Eingehen einer Beziehung mit dem Patienten, den Eintritt in einen Umgang mit ihm verweigern können. So fand Siegrist (1978), daß Ärzte in 92% der von ihm untersuchten Situationen, in denen schwerkranke Patienten während der Visite Fragen zu ihrer Krankheit an sie richten, nicht die erbetene Auskunft geben, sondern dem Patienten ausweichen. Dieses Verhalten wird mitbestimmt von einem Patientenmerkmal, der Schwere des Krankheitsbildes bzw. der Prognose. Leicht Kranken gegenüber fand Siegrist eine größere Bereitschaft der Ärzte auf Fragen einzugehen. Weitere Beobachtungen und Untersuchungen sprechen dafür, daß das Arztverhalten gegenüber Schwerkranken von dem Versuch mitbestimmt wird, sich vor den Belastungen einer intensiveren Gesprächsbeziehung mit diesen Kranken zu schützen.

Die Klinik

In der Klinik ist der Kranke stärker aus seinen sozialen Beziehungen herausgelöst, die Bedingungen der Institution bestimmen die Beziehung zwischen Arzt und Patient mit. Sie stehen der Verwirklichung einer »psychosomatischen Betrachtungsweise« vielfach entgegen, da die Strukturierung der klinischen Situation aufgrund anderer Konzepte erfolgte; eine systematische Berücksichtigung der Beziehungen zwischen Patienten und Mitarbeitern der Institution, die Möglichkeit zur Darstellung und gemeinsamen Reflexion der Konflikte des Patienten in der klinischen Situation wird nicht gefördert.

V. v. Weizsäcker hat bereits 1925 auf die schwierige Frage der Einbeziehung der Psychotherapie in die Praxis der Heilkunde aufmerksam gemacht und dabei auch auf strukturelle Aspekte der Klinik hingewiesen, die einer solchen Einbeziehung entgegenstehen: »Die Organisation der modernen Kliniken und Krankenhäuser mit großen Sälen und einer gewissen Hierarchie der Ärzteschaft erwächst aus einem völlig anderen Gedanken der Krankheit und des Heilprinzips als dem der Psychotherapie und dem einer Personalpathologie;« die Organisation der Klinik werde von den Methoden der rein somatischen Medizin bestimmt, »trotz alles Individualisierens in der Anwendung«. Die Milieuwirkung dieser Klinikstrukturen gehe »als ein total unkontrollierbarer Faktor in die Behandlung« mit ein, während für eine Psychotherapie zu fordern sei, »die Tragweite aller Handlungen des Arztes zu kennen«.

Bei »psychosomatischer Betrachtungsweise« nimmt der Umgang mit dem Kranken, insbesondere der therapeutische Umgang den Platz in der wissenschaftlichen Medizin ein, den sonst das Experiment innehatte.[10])

Die Krankenstation bildet für die Klinische Psychosomatik den wichtigsten Erfahrungs- und Forschungsraum. Dieser Arbeitsbereich sollte nun entsprechend den Erfordernissen einer »psychosomatischen Betrachtungsweise« gestaltet werden können, was ein Entgegenkommen medizinischer Institutionen erfordert. Insofern stellt die konsequente Weiterverfolgung einer »psychosomatischen Betrachtungsweise« auch herkömmliche Strukturen in Institutionen in Frage.

»Die recht verstandene psychosomatische Medizin hat einen umstürzenden Charakter. In einer solchen Situation wird dann öfters gesagt, ehe man etwas einreiße, solle man etwas Besseres an die Stelle setzen. Dieser Rat ist nicht ganz anschaulich, denn es ist nicht zu sehen, wie an demselben Ort das Alte und das Neue stehen soll.« (V. v. Weizsäcker 1949).[11])

Werden neben theoretischen Konzepten auch Struktur und Organisation von Institutionen in Frage gestellt, so werden Widerstände sichtbar, die sich gegen eine Verunsicherung richten; dabei wird deutlich, daß wissenschaftliche Theorien nicht nur als Erklärungsmodelle sondern auch als Hilfsmittel persönlicher Absicherung dienen, daß sie als Ideologien benutzt werden. In Institutionen wirken sich solche Ideologien gestaltbildend aus. Aus der Untersuchung eines bestimmten Realitätsausschnittes werden in der Überschreitung des Gültigkeitsbereiches Aussagen über das Ganze menschlicher Krankheit abgeleitet, Wissenschaft wird zur Ideologie, nicht selten zum Dogma, das nun nicht mehr dem Verständnis der Kranken sondern nur der Absicherung ihrer Betreuer dient. (Engel 1977, Richter 1978). Hierbei kann menschliche Krankheit radikal entsprechend den Verständnisansätzen eines biomedizinischen Konzeptes reduziert werden oder der Krankheitsbegriff selbst wird so gefaßt, daß etwa psychosoziale Phänomene nicht mehr in seinen Gültigkeitsbereich fallen. Entsprechende Strukturen der Institutionen können sowohl den reduktionistischen als den exklusionistischen Ansatz unterstützen. Ziel der »psychosomatischen Betrachtungsweise« wäre ein entgegengesetztes Vorgehen:

»Wenn also die Mahnung ergeht, die Psychologie neben der Somatologie, die Psychosomatik über Physiologie und Psychologie hinaus zu studieren, so ist es nur ein Kunstgriff, um das Unerforschliche in die Medizin *hineinzubringen* und *nicht* das bisher Unerkannte aus ihr *herauszubringen*.« (V. v. Weizsäcker, 1947b).

Abschließend sei angemerkt, daß sich Widerstände gegen eine »psychosomatische Betrachtungsweise« auch daraus ergeben können, daß Wissenschaft nicht in einem von den gesamtgesellschaftlichen u. wirtschaftlichen Interessen und Ordnungen isolierten Freiraum betrieben wird und dies bei allen Versuchen, eine solche Betrachtungsweise in der Medizin zu institutionalisieren mit zu reflektieren ist.

»Es ist völlig aussichtslos, die Krise zu verstehen, wenn man sich die Erkenntnis verbirgt, daß der Arztberuf ein Modus des Gelderwerbs oder, wie man in meiner Jugend schamhaft sagte, des Broterwerbs ist. Da Macht, Geld und Wissenschaft aber in einem Konnex stehen wie die drei Seiten eines Dreiecks, so kann niemand eine der drei Seiten zerschlagen, ohne die beiden anderen zu zerschlagen. Die naturwissenschaftliche Medizin ist also ganz präzise diejenige, welche mit der Machtordnung der bürgerlichen Gesellschaft und mit der Geldordnung, die Marx den Kapitalismus nannte, steht und fällt. Der Irrtum, man könne trotz der Vernichtung des Kapitalismus die Naturwissenschaft aufrechterhalten, – dieser Irrtum ist inzwischen dadurch offenbar geworden, daß man im Osten Europas statt des Kapitalismus nicht die kommunistische Gesellschaft sondern den Gewaltstaat bekam, der sich auf die Naturwissenschaft stützt.« ... Die Krise »erscheint hier als eine politische, nämlich in der Unzertrennlichkeit von Macht, Geld und Naturwissenschaft. So ernst ist also die Lage, daß man das System von keinem dieser drei ändern kann, ohne auch die beiden andern zu ändern.« (V. v. Weizsäcker 1950c).

15.1.1.2 Klinische Erfahrungen

In der klinischen Situation befinden sich die Beteiligten – Arzt und Patient oder Schwester und Patient – aufgrund des zwischen ihnen abgeschlossenen therapeutischen Vertrages in einer »gemeinsamen Situation« (Th. v. Uexküll). Ihr Verhalten beeinflußt sich wechselseitig. Bei Zugrundelegung eines zirkulären Verständnisansatzes kann das Verhalten des Patienten in einem bestimmten Ausmaß als eine Funktion des Verhaltens etwa seines Arztes oder seiner Schwester aufgefaßt werden und umgekehrt. Das Verhalten des einen beeinflußt die Erfahrung und damit auch das Verhalten des anderen (Laing, 1971) (Abb. 2).

Ein Experiment studentischer Nachtwachen (Geist 1976) illustriert eine solche Wechselwirkung zwischen ihrem Verhalten und dem Verhalten von Patienten in der klinischen Praxis (Abb. 3).

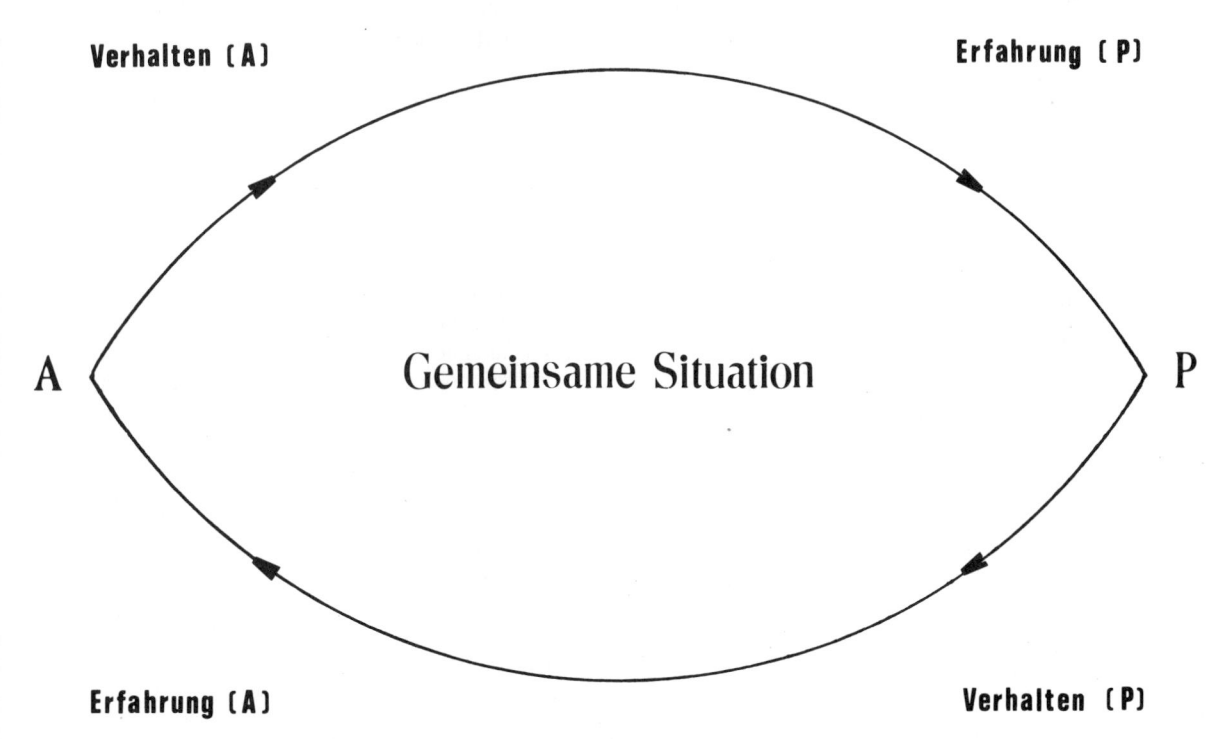

Abb. 2 Schema der gegenseitigen Beeinflussung von Verhalten und Erfahrung zweier Personen in einer gemeinsamen Situation (n. Laing 1971)

Die Institutionalisierung der psychosomatischen Medizin

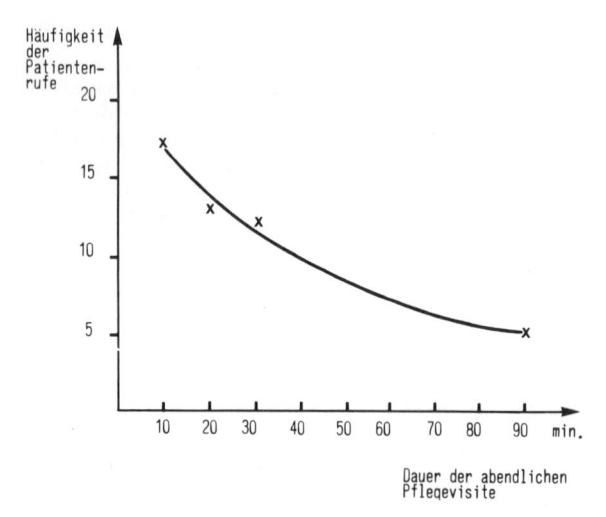

Abb. 3 Die Häufigkeit des Läutens von Patienten während der Nacht in Abhängigkeit von der Dauer der abendlichen Übergabevisite auf einer Station mit 15 Patienten. [Geist 1976]

Den Studenten war das häufige Läuten von Patienten während der Nacht aus »nichtigen Anlässen« aufgefallen; sie hatten den Eindruck, die Patienten würden vor allem aus innerer Beunruhigung so oft läuten; Beschwerden und Symptome würden von ihnen eher vorgeschoben, wohl, weil sie davon ausgingen, daß diese von den Nachtwachen leichter akzeptiert würden. Daraufhin variierten die Studenten ihr Verhalten während der abendlichen Stationsübernahme. Stellten sie sich beim Gang über die Station nur kurz vor, so lag die Häufigkeit der nächtlichen Rufe wesentlich höher als wenn sie im Rahmen einer ausführlichen Pflegevisite länger auf die Sorgen und Befürchtungen der Patienten eingingen. Vor allem die vorher als »seelisch bedingt« eingestuften Anlässe zum Läuten gingen fast vollständig zurück.

Der Verhaltensänderung der studentischen Nachtwachen entsprach so eine Verhaltensänderung der Patienten, die zunächst die Häufigkeit des Rufs nach der Nachtwache betraf, aber auch – soweit durch zusätzliche Beobachtungen erkennbar – das Schlafverhalten der Patienten.

Andererseits ergab eine Untersuchung von Le Shan in New York (Bowers, 1971), daß die Reaktion von Krankenschwestern auf das Läuten von Patienten mit von einem Patientenmerkmal, der Prognose, abhängt. Je aussichtsloser die Prognose der Kranken war, desto mehr Zeit verging, bis die Schwestern auf das Läuten reagierten. Es ist wahrscheinlich, daß das emotionale Betroffensein der Schwestern durch die Prognose der Kranken ihr Pflegeverhalten beeinflußte.

Im diagnostischen und therapeutischen Prozeß ist die klinische Psychosomatik entscheidend auf die Berücksichtigung der Wechselseitigkeit zwischen Arzt und Patient auch im emotionalen Bereich angewiesen, also auf Phänomene, die in der wissenschaftlichen Medizin bisher gerade systematisch von der Untersuchung ausgeschlossen worden sind. So hat der Soziologe Parsons (1958) emotionale Neutralität« geradezu als ein wesentliches Merkmal der Arztrolle beschrieben.

»Reflektierte Emotionalität« wird nun im Gegensatz hierzu zu einem wesentlichen Instrument klinisch-psychosomatischer und damit auch allgemein wissenschaftlich-medizinischer Diagnostik. Die psychologischen Konflikte des Patienten lassen sich nämlich nur zum Teil direkt erfragen oder aus objektiv erhebbaren Daten erschließen. Bei Patienten mit Krankheitsbildern, in deren Pathogenese psychosoziale Aspekte eine wesentliche Rolle spielen, hat häufig eine besonders tiefgehende Abwehr der Konflikte vom Bewußtsein stattgefunden. Der Untersucher ist deshalb darauf angewiesen, daß diese Konflikte in der Beziehung zwischen dem Arzt und dem Kranken, bzw. in den Beziehungen im sozialen Feld einer Krankenstation wieder in Erscheinung treten und so direkt beobachtet oder über in den Beteiligten ausgelöste emotionale Bewegungen indirekt erkannt werden können. Dies ist möglich, weil Patienten entsprechend ihrer unbewußten Dynamik gegenwärtige Beziehungen analog zu früher internalisierten Beziehungsstrukturen zu konstellieren versuchen. Der Patient kann jedoch nur dann *seine* Konflikte im gegebenen sozialen Feld darstellen und auf diesem Wege mitteilen, wenn Ärzte, Schwestern und die übrigen Mitarbeiter einer Krankenstation bereit sind – etwa wie ein eingestimmter Resonanzkörper –, sich vom Patienten in Bewegung setzen zu lassen, mitzuschwingen, und über die Reflexion ihrer Mitbewegung, ihres emotionalen Mitschwingens, versuchen, vom Kranken ausgehende Impulse zu erkennen und zu verstehen (»reflektierte Emotionalität«). Eigene Abwehrhaltungen der Mitarbeiter können das Wieder-in-Erscheinung-Treten der Konflikte beim Kranken behindern und sollten im Rahmen eines solchen Konzeptes deshalb der Reflexion zugänglich sein.

Ein solcher Ansatz erweist sich auch für die therapeutische Arbeit als fruchtbar. So kann der Patient im Umgang mit den hier, im Gegensatz zu seiner Alltagswelt, nicht unreflektiert mitagierenden Partnern neue emotionale Erfahrungen machen und oft erstmals neue Verhaltensweisen erproben.

Ein solcher intensiver Umgang mit Kranken bringt jedoch für alle Beteiligten auch erhebliche emotionale Belastungen mit sich. Aus diesen Belastungen können Widerstände, Vermeidungs- und Rückzugsreaktionen beim Einzelnen, aber auch Schwierigkeiten in der Teamarbeit, in der interdisziplinären Kooperation und damit insgesamt für die Institutionalisierung klinischer Psychosomatik resultieren.

Verstärkt gilt dies für den *therapeutischen* Umgang mit solchen Kranken, die ihre Emotionen weitgehend verbergen oder unterdrücken müssen, bei denen derartige Abwehrvorgänge mit zur Krankheitsentstehung beigetragen haben. Hier gehört es zum Behandlungsziel, ein Wiederauftauchen und eine Bearbeitung dieser abgewehrten Emotionen und Phantasien zu ermöglichen. Die Bearbeitung solcher Phantasien und Emotionen erfolgt vor allem auch im Hier und Jetzt der Arzt-Patient-Beziehung: Eine reifere Verarbeitung wird unter der Bedingung möglich, daß der Arzt dem Patienten eine neue

Erfahrung zugänglich macht: er läßt sich nicht wie früher Bezugspersonen voll in die Aktion miteinbeziehen, sondern versucht, mit dem Patienten ein neues Verständnismodell zu erarbeiten, das allmählich auch eine Integration der früher abgewehrten Phantasien und Emotionen in das alltägliche Leben möglich werden läßt. Die Reflexion des eigenen Betroffenseins, der Mitbewegung des Arztes wird so zu einer Voraussetzung für den Erkenntnis- *und* Heilungsprozeß.

Der Arzt wird während seiner Ausbildung auf diese Anforderungen bisher kaum vorbereitet. Anhand einiger Beispiele möchten wir sie im Rahmen dieses Abschnittes wenigstens noch etwas verdeutlichen.

Eine 25jährige Patientin mit einer leichten Form von *Colitis ulcerosa* malt im Anschluß an Psychotherapiestunden einige ihrer während der Stunden aufgetauchten Phantasien (Tafel 2 u. 3, Abb. 4–7). Sie konnte nicht ertragen, daß andere Menschen, insbesondere Männer, in ihr Gefühle, Wünsche oder gar leidenschaftliche Bewegungen hervorrufen; deshalb wirft sie in der Phantasie alle Männer »in ein Höllenfeuer«, »wie Don Giovanni« (Abb. 4). Anschließend spielt sie auf den verkohlten Gerippen Xylophon (Abb. 5). Diese Phantasien beziehen sich insbesondere auch auf den Therapeuten, die Patientin betont: ihr Arzt hänge als größtes Gerippe ganz vorne. Dabei wird die Verbindung zwischen dem leidenschaftlichen Wunsch nach Beziehung und dem Abwehrvorgang durch die Darstellung einer »glühenden Zigarre« im oberen Bildteil, die assoziativ mit sexuellen Beziehungswünschen verbunden ist, deutlich; später im Therapieverlauf phantasiert dieselbe Kranke, wie sie – zunehmend im Mittelpunkt stehend – die anderen Menschen, einschließlich ihres Arztes, wie Marionetten »herumspringen« läßt, ihnen »Hörner und Masken« aufsetzt, u. a. m. (Abb. 6). Parallel zur Milderung der Aggressionen und zur Aufnahme der Beziehungen kann sie ihre eigenen aus früheren Entwicklungsphasen stammenden Abhängigkeits- und Versorgungswünsche hervortreten lassen: sie möchte im Bett liegen wie ein krankes Kind und von den Eltern versorgt werden (Abb. 7).

Auf die Mitarbeiter der Krankenstation kommen gleichzeitig die infantilen Versorgungsansprüche der Patientin und die geschilderten abweisenden und aggressiven Reaktionen zu. Die sich hieraus ergebenden Konflikte und Reaktionsweisen der Teammitglieder lassen sich leicht vorstellen.

Ein 20jähriger *Asthmatiker* hielt während seiner häufigen stationären Aufenthalte Ärzte und Schwestern vor allem während des Nachtdienstes ständig in Atem. Er kompensierte extreme Angst- und Abhängigkeitsgefühle während der Asthmaanfälle bereits auf dem Weg ins Krankenhaus regelmäßig über folgende Phantasie: jetzt könne er »wieder alle nach seiner Pfeife tanzen lassen«.

Während der psychotherapeutischen Behandlung wurde im einzelnen deutlich, welche Probleme zu den zeitweise extremen emotionalen Belastungen für Ärzte und Schwestern im Krankenhaus beigetragen haben. Während der ersten zwei Jahre der Psychotherapie reagierte der Patient besonders empfindlich, wenn die Regulation von Nähe und Distanz seiner Kontrolle zu entgleiten drohte. Drohten seine eigenen Beziehungswünsche zu große Nähe herbeizuführen, so schlugen sie in heftige Aggressionen und Distanzierungsversuche um. Dann phantasierte der sonst sozial unauffällige, eher überangepaßte Kranke z. B., den Therapeuten zu töten. Aber auch als Toten erlebte er ihn dann noch als zu gefährlich; ausführlich phantasierte er, wie er ihn in Stücke zerhacken, anschließend einem Hund zum Fraß vorwerfen und schließlich auch den Hund töten und beerdigen müsse, um ihn wirklich unschädlich machen zu können.

Später im Behandlungsverlauf bemerkte der Patient bei sich Schwierigkeiten, die Stimme des ihm gegenübersitzenden Therapeuten zu hören. Über Wochen klang sie für ihn so, als säße er mehrere Räume vom Therapeuten entfernt.

Das Verhalten des Kranken wäre für den Arzt unerträglich, ein solcher Umgang ohne therapeutischen Nutzen, gelänge es nicht, die Aggression und den Schmerz, den der Kranke jetzt in der Phantasie dem Arzt zufügt, zum Gegenstand der Behandlung zu machen und die Schwierigkeiten in der gegenwärtigen Beziehung zum Arzt durchzuarbeiten; im Rahmen einer solchen Durcharbeitung können die aktuellen Gefühle dann auch in Beziehung gesetzt werden zu den Empfindungen, die in der Pathogenese der Asthmaerkrankung wirksam waren, etwa zu den Schmerzen, die der Patient in der Beziehung zu seiner Mutter erlebte. Seine Mutter war ihm einerseits immer zu nahe: er lebte bis zum 20. Lebensjahr mit ihr in einem einzigen Zimmer; andererseits fühlte er sich von ihr als Kind immer wieder im Stich gelassen: die Mutter arbeitete abends als Kellnerin, wenn er nachts aufwachte, war er allein und fühlte sich hilflos seiner Angst ausgeliefert. Diesen äußeren Merkmalen in der Beziehung entsprachen erhebliche chronische emotionale Konflikte, die u. a. von der Art bestimmt wurden, in der die Mutter ihren Sohn als Objekt ihrer eigenen Bedürfnisse benutzte.

Für die Bearbeitung der emotionalen Probleme reicht die Kenntnis bzw. die Erinnerung der realen Situation und der realen Beziehung jedoch nicht aus; vielmehr kommt es darauf an, daß die Gefühle und Phantasien, die einst etwa der Mutter galten, in der gegenwärtigen Beziehung zum Arzt wiedererlebt und durchgearbeitet werden können. Dann besteht die Chance, die Reaktionen auf der körperlichen Ebene (Allergie) mit den Reaktionen in den zwischenmenschlichen Beziehungen wieder verknüpfen und so günstigenfalls beide modifizieren zu können.

In welchem Grade die Störung der Beziehungen des Patienten zu seiner Umwelt, die Störung seiner zwischenmenschlichen Beziehungen, auch seine eigene Gefühls- und Phantasiewelt beeinträchtigen, ja zerstören, zeigt eine Phantasie, die nach etwa dreijähriger Behandlung zur Sprache kommt: der Patient sitzt am Meer, die Wellen treiben eine Flaschenpost heran. Er öffnet die Flasche, entnimmt ihr ein altes, vergilbtes Pergament mit kaum lesbaren Schriftzeichen, die nur mühsam zu entziffern sind. Er weiß, daß der Inhalt der Botschaft für ihn außerordentlich wichtig ist. Er vergleicht den Inhalt dieser Botschaft mit dem Inhalt seiner Phantasien, die sich ihm, schon bevor er darüber nachdenkt, »immer in ein Nichts auflösen«. Er spürt, daß er vom Inhalt dieser Botschaft gefühlsmäßig stark berührt wird; er fürchtet, überwältigt werden zu können und meint, dies könne oder möchte er nicht ertragen. Schließlich steckt er das Pergament in die Flasche zurück und sieht »mit tiefer Befriedigung« zu, wie die Flasche sich auf den Wellen schaukelnd langsam wieder entfernt, aufs weite Meer hinausgetragen wird. Dem Therapeuten gegenüber empfindet er ein triumphierendes Gefühl: auch ihm bleibe dies nun alles vorenthalten.

An diesen Beispielen wird auch der heftige, oft verzweifelte Widerstand der Kranken vor einer neuen Erfahrung und einer Modifikation ihres Verhaltens, ihr Widerstand insbesondere auch gegenüber dem Erwachen ihrer Affekte in der therapeutischen Beziehung deutlich.

Die Institutionalisierung der psychosomatischen Medizin

In diesem Zusammenhang sei noch erwähnt, daß im Verlauf der Behandlung die Asthma-Symptomatik von schwersten Angstzuständen und Depressionen im Sinne eines Symptomwandels abgelöst wurde. Diese Verlagerung der Symptombildung in den psychischen Bereich wurde vom Patienten jedoch als so unerträglich erlebt, daß er sich zunächst intensiv die für ihn in der Vergangenheit mehrfach lebensbedrohliche Asthmasymptomatik zurückwünschte.

Jeder Ansatz zur Institutionalisierung der Klinischen Psychosomatik hat auch das Ausmaß dieser Widerstände zu berücksichtigen. Solche Widerstände können nämlich nur in intensivem Umgang mit Ärzten, Schwestern und den übrigen Bezugspersonen bearbeitet werden, die Patienten benötigen hierfür auch Zeit und eine in besonderer Weise auf sie eingehende Mitwelt.[12] Ein solcher Arbeitsansatz darf jedoch für die Mitarbeiter nicht unzumutbare Belastungen mit sich bringen, wie es vor allem dann der Fall ist, wenn nicht eine Bearbeitung der Bedürfnisse der Patienten erfolgt, sondern unreflektiertes Gewährenlassen und Möglichkeit zu Abreaktion gefordert wird.

Die Bearbeitung der Konflikte kann nur im *Schutz* einer tragfähigen Beziehung erfolgen; Agieren-lassen bedroht die Beziehung und damit den notwendigen Schutz.

Eine 30jährige Patientin mit einer bedrohlich verlaufenden Form der *Colitis ulcerosa* rief durch ihr anspruchsvolles und auch trotziges Verhalten erhebliche *Aggressionen bei den Schwestern* der Station hervor. Zwar berichteten die Schwestern von der Mühe, die sie sich gaben, trotz ihrer Verärgerung freundliche Miene zum bösen Spiel der Kranken zu machen; beispielsweise versuchten sie beim Betreten des Zimmers trotz ihrer gegenteiligen Gestimmtheit eine lachende Miene aufzusetzen. Auf Dauer konnten sie dies jedoch nicht durchhalten und wurden gegenüber der schwerstkranken Patientin immer abweisender. Schließlich besprach der Stationsarzt mit ihnen die schwierige Situation. Die Schwestern gewannen nun auch ein weitergehendes Verständnis für die übergroßen Bedürfnisse der Kranken, verwöhnt zu werden: alle gaben sich nun wieder große Mühe und verhielten sich außerordentlich freundlich zu der Patientin. Bei diesem Vorgehen waren jedoch die eigenen Gefühle der Schwestern weitgehend unberücksichtigt geblieben. Die Folgen erlebten wir eine Woche später: die Stationsschwester erschien mit verbundenen Handgelenken; es war ein Schub ihrer »chronischen Gelenkentzündung« aufgetreten. Die psychosomatische Hypothese, daß die Unterdrückung der Aggressionen und die hiermit verbundenen Spannungen im Berufsfeld mit zu diesem Beschwerderezidiv beigetragen haben, erschien uns sehr wahrscheinlich. Die bloße Mitteilung von Bedürfnissen der Patienten und die Verordnung einer Verhaltensänderung ohne die gleichzeitige Berücksichtigung der Emotionen der an der Behandlung Beteiligten ermöglichte in diesem Fall jedenfalls keine Lösung der bestehenden Interaktionsprobleme. Die Schwester wurde überfordert, der Konflikt zwischen ihren realen Verhaltensmöglichkeiten und den von ihr mit der Rolle einer Krankenschwester untrennbar verbunden erlebten realen Forderungen wurde verschärft.

Als Ärzte und Schwestern fühlen wir uns von den in körperlichen Krankheiten oft verborgenen psychischen und sozialen Wirkkräften nicht selten intensiv bedroht und aktivieren verschiedenartige Schutzreaktionen.

Hierzu gehört auch der Versuch, den Gültigkeitsbereich physikalischer und biologischer Methoden unzulässig zu erweitern und in einer Art naturwissenschaftlichem Dogmatismus andere Verständnisansätze als unzulässig auszuschließen. Ein Motiv hierfür ist, daß eine rein naturwissenschaftliche Betrachtung zunächst gegenüber den bedrängenden Phänomenen keine Sicherheit, wenigstens im Sinne eines ordnenden Verständnisansatzes, zu bieten vermag. So meinte ein Kollege während der Diskussion über den Krankheitsverlauf bei dem oben zitierten Asthmatiker: wenn unsere Schilderung zutreffe, fühle er sich bedroht, wie verloren auf einem wackelnden Stein inmitten eines reißenden Flusses stehend, und – inhaltlich unverständlich, jedoch den Bezug zum Dogma verdeutlichend: dann könne das ganze Christentum nicht stimmen.

Schließlich möchte ich ein Beispiel für das diagnostische und therapeutische Vorgehen geben, wie es unserer Auffassung von Klinischer Psychosomatik entspricht:

Ein 33jähriger Patient ist vor einem halben Jahr an *Diarrhoe mit extremem Gewichtsverlust* (von ursprünglich 110 kg auf 60 kg) erkrankt. Er wurde dem Psychosomatiker erst nach Abschluß sämtlicher, ergebnislos verlaufener organmedizinischer Untersuchungen zu Interviews überwiesen, blieb dann jedoch wegen der Schwere der Symptomatik noch mehrere Wochen in stationärer Behandlung.[13, 14] In seinem sozialen Verhalten wirkte der Kranke auffallend angepaßt, psychologisch gesehen war er zunächst völlig »unauffällig«. Die Mitarbeiter der Station kritisierten die Anwendung psychologischer Fragestellungen, man solle doch nicht in so unauffällige, »normale« Patienten auch noch Probleme hineintragen. Während der ersten konfliktorientierten Interviews kam es naturgemäß zu einer gewissen Beunruhigung des Patienten. Nach den Interviews nahm sich seiner auf Station eine ältere, überfürsorgliche Schwester an. Herr B. hatte dieser Schwester immer bereitwillig bei allen Arbeiten, vor allem beim Bettenmachen, geholfen. Von den Interviews zurück auf der Station, erhielt er jetzt mit folgender Bemerkung Wurstbrote: solche psychologischen Gespräche seien sicher sehr anstrengend. Der konfliktvermeidenden Abwehr des Patienten entsprach diese, selbstverständlich vom Patienten mitinduzierte, bzw. mitaktualisierte Abwehrhaltung der Schwester und damit eines wesentlichen Teils der Station. Derartige Widerstände wurden noch deutlicher, als der Patient begann, sein Verhalten zu verändern; als er etwa nicht mehr alle ihm aufgetragenen Arbeiten widerspruchslos ausführte, vielmehr anfing, sich zu wehren oder an bestimmten Verhaltensweisen der Schwestern Kritik zu üben. Nun warnte auch der Stationsarzt den Psychosomatiker: »Machen Sie mir meine Patienten nicht unruhig!«. Der innere Konflikt des Patienten drohte jetzt externalisiert als Konflikt zwischen den verschiedenen Ärzten und als Konflikt zwischen den Ärzten und Schwestern auf der Station ausgetragen zu werden.[15] Jetzt war es entscheidend, daß die Mitbewegung der an der Behandlung Beteiligten mit dem Ziel reflektiert werden konnte, den Kranken besser zu verstehen.[16]

Dies erwies sich als umso wichtiger, als bald auch die Ehefrau des Kranken erschien und im Wechsel entweder über die Unwirksamkeit der Behandlung oder über die durch die Behandlung verursachten und für sie selbst zum Teil unangenehmen Verhaltensänderungen des Patienten heftig zu klagen begann.

In den Besprechungen ermöglichten uns diese Vorkommnisse jedoch, die Abwehrvorgänge des Kranken besser zu verstehen.

Wir konnten sehen, wie er im Umgang mit der älteren, ihn überfürsorglich bemutternden Schwester unter Verzicht auf eigenständige Entfaltungsmöglichkeiten seine Abhängigkeitsbeziehung zur eigenen Mutter »szenisch reproduzierte«, und uns wurde allmählich deutlicher, warum dieser Patient bei seinem übergroßen Bedürfnis, akzeptiert zu werden, in seinem Beruf als Vertreter jede aggressive Regung sowohl gegenüber Kunden als auch gegenüber seiner Firmenleitung abwehren mußte. Nachdem der Patient sich auf der Station geborgen fühlte, eine tragfähige Beziehung zwischen ihm und den Teammitgliedern entstanden war, war es möglich, auch seine Widerstände langsam zu bearbeiten; dieser Absicht entsprach dann das Vorgehen der »psychosomatischen Schwester«. Als davon die Rede war, daß der Patient sich durch das Ertragen der Belastungen während der psychotherapeutischen Gespräche eine Medaille verdient habe – es war zur Zeit der Olympiade –, meinte diese Schwester: dieser Kampf sei wohl ein »olympischer Abwehrkampf«. Eine solche Konfrontation mit seiner Abwehr war im Rahmen des Stationsmilieus möglich: die Verbindung aus Behandlungsinteresse und Beunruhigung führte dazu, daß der Patient auch andere Schwestern, insbesondere die Nachtschwester, nach ihrer Einstellung zu einer psychotherapeutischen Behandlung zu fragen begann. Durch Hilfestellungen in diesen Gesprächen abgesichert, d. h. durch eine mütterliche Sicherheit bietende Funktion der Schwesterngruppe gestärkt, ließ sich der Kranke umgekehrt während der Einzeltherapiestunden ermutigen, auf der Station neue Verhaltensweisen zu erproben, neue Erfahrungen zu machen. So war er z. B. überrascht, ja tief betroffen, daß er auf der Station auch Forderungen stellen konnte und diese erfüllt wurden; daß er z. B. zu unüblichen Zeiten ohne besondere Gegenleistung etwas zu essen bekommen konnte.

Seine Symptomatik begann sich bald insofern zu ändern, als die Durchfälle nun zeitlich nicht mehr ungeordnet, regellos auftraten, sondern dieses Symptom bestimmten Situationen im Stationsleben, bestimmten Konflikten in Beziehungen und auch innerpsychischen Zuständen zugeordnet erschien oder, wohl zutreffender: daß aus der aus psychosozialer Sicht scheinbar regellosen Verselbständigung der pathophysiologischen Abläufe sich eine in der Pathogenese wohl vorausgegangene Verknüpfung mit Konflikten in zwischenmenschlichen Beziehungen und mit innerseelischen Zuständen wieder einstellte. Während der ambulant fortgeführten Einzelpsychotherapie trat das Symptom dann bald – und dieser Verlauf hatte für den Patienten selbst Evidenzcharakter – im Rahmen der Übertragungsbeziehung zum Therapeuten auf. Während der Patient ein Bewußtsein für seine Konflikte und die Notwendigkeit von Einstellungs- und Verhaltensänderungen entwickelte, wurden parallel zu den Widerständen auf der Station auch die Widerstände seiner Mitwelt, insbesondere die Widerstände seiner Ehefrau gegen solche Veränderungen deutlich; dies machte eine vorübergehende Einbeziehung der Ehefrau in die Behandlung erforderlich.

Während einer zweijährigen Behandlung bildeten sich die funktionellen Körperbeschwerden vollkommen zurück. Vor allem aber vermochte der Patient im weiteren Verlauf auch an seiner Einstellung gegenüber seiner Ehefrau, seinen Eltern und seinen Haltungen im beruflichen Bereich zu arbeiten. Es gelang ihm, in beiden Lebensbereichen neue Lösungsmöglichkeiten zu erarbeiten, die ihn innerlich unabhängiger und damit freier in der Wahl seiner Verhaltensmöglichkeiten werden ließen. Die Voraussetzung für eine erfolgreiche Einleitung dieser Behandlung war die dargestellte Abstimmung und Reflexion des Erlebens und Verhaltens aller Mitarbeiter der betreffenden Krankenstation. Aus unserer Sicht wäre dieser Kranke ohne die stationäre Behandlungseinleitung kaum für eine psychotherapeutische Behandlung zu motivieren gewesen.

15.1.1.3 Allgemeine Voraussetzungen für die Institutionalisierung

Die Institutionalisierung der Klinischen Psychosomatik erfordert *Modifikationen der konkreten Arbeitssituation*, die der Erweiterung des theoretischen Bezugsrahmens entsprechen. Hierzu gehört nicht nur eine angemessene Verbesserung der zeitlichen und räumlichen Rahmenbedingungen, sondern auch die *Entwicklung von Organisationsformen,* die eine auf das psychosomatische Arbeitskonzept abgestimmte Zusammenarbeit aller Beteiligten erlaubt. Eine weitere Voraussetzung für eine qualifizierte Tätigkeit ist die Möglichkeit einer fachspezifischen Weiterbildung für alle Teammitglieder. *In Tabelle 1* sind die Voraussetzungen für eine Institutionalisierung der Psychosomatischen Medizin in die klinische Praxis zusammengestellt.

Tabelle 1. Voraussetzungen für die Institutionalisierung der psychosomatischen Medizin in die klinische Praxis

1. **Möglichkeit zur Modifikation der Rahmenbedingungen**
   - Zeitliche Verhältnisse: Stellenplan
   - Räumliche Verhältnisse

2. **»Organisationsentwicklung«**
   - Teamarbeit:
     Kooperation zwischen verschiedenen Berufsgruppen (Ärzte und Schwestern)
   - Interdisziplinäre Kooperation
   - Abstimmung aller Maßnahmen und Veranstaltungen (Pflegesystem, Visiten u.a.) auf psychosomatisches Konzept

3. **Fachspezifische Weiterbildung**
   - Wissensvermittlung
   - Verhaltensschulung (z. B. Interviewtraining)
   - Berufsbezogene Selbsterfahrung

Fragen der *»Organisationsentwicklung«* wurden in der Vergangenheit bei Versuchen, den psychosomatischen Arbeitsansatz in die klinische Medizin zu integrieren, häufig unterbewertet oder überhaupt nicht berücksichtigt. Hierzu gehören insbesondere die Fragen der Organisation einer interdisziplinären Zusammenarbeit in der Klinik. Die Folge war entweder ein Scheitern solcher Versuche oder eine Isolation der psychosomatischen Medizin in ausgegliederten Spezialstationen oder in Spezialkliniken, in denen auf die Probleme der Kooperation mit den übrigen Klinikern weniger Rücksicht genommen werden mußte.

Die Sozialwissenschaften bieten seit einiger Zeit Hilfestellungen für die Entwicklung neuer Organisationsformen, wie sie etwa auch in Industriebetrieben oder Schulen bei neuer Aufgabenstellung erarbeitet werden müssen, an (Aregger 1976, French u. Bell 1977, Fürstenau 1975, Morin 1974, Sievers 1977). Erstaunlich ist, wie wenig solche Hilfestellungen innerhalb der Medizin bisher benützt werden.

Forderungen nach Teamarbeit und interdisziplinärer Kooperation im Rahmen von Festreden und ähnlichen Veranstaltungen sind zwar üblich geworden, dabei wird jedoch häufig nicht deutlich genug gesehen, daß es sich bei Teamarbeit und interdisziplinärer Kooperation im Einzelfall meist um eine anspruchsvolle, schwierige und nur gegen zahlreiche Widerstände zu realisierende Innovation handelt. Die Widerstände resultieren vielfach aus ideologisch mißbrauchten theoretischen Konzepten und entsprechenden sozialen Interessen ihrer Vertreter.

Im Rahmen der *fachlichen Weiterbildung* sollte ein der Vielseitigkeit der Arbeitsanforderungen entsprechend differenziertes psychologisches Konzept angeboten werden. Unserer Auffassung nach kommt hierfür vor allem das psychoanalytische Konzept in Frage, da es ein dynamisches Verständnis sowohl der intrapsychischen Konflikte als auch der Interaktionsvorgänge zwischen Patienten und Mitarbeitern medizinischer Institutionen ermöglicht. Dieses Konzept kann jederzeit durch weitere psychologische Ansätze, vor allem solche, die sich aus der Lerntheorie ableiten, ergänzt werden.

Dagegen reicht es unserer Auffassung nach nicht aus, den naturwissenschaftlichen Ansatz lediglich durch einige sozialwissenschaftliche Gesichtspunkte zu ergänzen, wie es auch heute noch nicht ganz selten im Sinne einer »Psychologie des gesunden Menschenverstandes« versucht wird. Es ist nicht möglich, »in der Psychosomatik auf der somatischen Seite eine hochentwickelte Naturwissenschaft einzusetzen, auf der psychischen aber sich einer Trivialität zu bedienen, die denn doch kein so gutes Licht auf solche Forscher fallen läßt.« Bei Berücksichtigung der nötigen Ergänzungen gilt u. E. auch heute noch: »Die psychosomatische Medizin muß eine tiefenpsychologische sein oder sie wird nicht sein« (V. v. Weizsäcker 1949).

Die Weiterbildung aller im Bereich der Klinischen Psychosomatik tätigen Teammitglieder kann sich entsprechend dem Grundverständnis der psychosomatischen Medizin nicht auf eine reine Wissensvermittlung beschränken; sie muß vielmehr auch eine Schulung der erforderlichen Fähigkeiten, insbesondere auch eine Schulung konkreter Verhaltensweisen – z. B. Interview- und Gesprächsführung – sowie eine systematische Möglichkeit zur Reflexion der während der Berufstätigkeit gemachten emotionalen Erfahrungen (»berufsbezogene Selbsterfahrung«) einschließen.

15.1.2 Aufgaben und Arbeitsgebiete der klinischen Psychosomatik

Im klinischen Feld hat die Psychosomatik entsprechend den hier gestellten Aufgaben sich bisher vor allem in vier Arbeitsrichtungen entwickelt *(Tab. 2)*.

15.1.2.1 Orientierung auf die Pathogenese (Tab. 3)

Die Klärung einer Beteiligung psychischer und sozialer Faktoren an der meist als multifaktoriell aufzufassenden Pathogenese bzw. im Verlauf zahlreicher Erkrankungen ist Ziel dieser Arbeitsrichtung. Den einzelnen in

Tabelle 2. Arbeitsrichtungen der Klinischen Psychosomatik

Orientierung auf:
1. Pathogenese
2. Krankheitsverarbeitung (Coping)
3. Krankheitsverhalten (Compliance)
4. Psychische Begleit- oder Folgeerkrankungen körperlicher Krankheitszustände (symptomatische Psychosen)

Tabelle 3. Orientierung auf die *Pathogenese:* Die verschiedenen Verständnisansätze.

– Komplexe Verhaltensstörungen
  (z. B. Anorexia Nervosa)
– Spezifische Risikoverhaltensweisen
  (Überernährung, Rauchen, Alkoholmißbrauch)
– Äußere Lebensbelastungen
  (Psychosozialer Streß; Verlusterlebnisse)
– Innerseelische Fehlanpassung
  (z. B. Konversionshysterie)
– psychophysiologische Fehlanpassung
  (z. B. Situationshypertonie)

Tabelle 3 dargestellten Verständnisansätzen kommt prinzipiell bei allen Erkrankungen eine, wenn auch im einzelnen oft erst noch zu gewichtende Bedeutung zu[17a]). Dies gilt auch für Erkrankungen, die epidemiologisch und in der Mortalitätsstatistik eine führende Rolle spielen, wie etwa für arteriosklerotisch verursachte Herz-Kreislauf-Erkrankungen (Schäfer 1976).

Gerade bei diesen Krankheiten steht der Arzt vor einer für ihn noch ganz neuartigen Aufgabe: das Therapieziel beinhaltet die Veränderung menschlicher Verhaltensweisen, wie z. B. die Beeinflussung von Risikoverhaltensweisen.[17]

15.1.2.2 Orientierung auf die Krankheitsverarbeitung (Tab. 4)

Das Verständnis *krankheitsreaktiver* psychologischer und sozialer Probleme in Diagnostik und Therapie, die Entwicklung von Hilfestellungen für Patienten im Pro-

Tabelle 4. Orientierung auf die *Krankheitsverarbeitung*

– Innerpsychisch
  Verarbeitung der akuten Bedrohung
  (Angst u. Depression des Infarktkranken)
  Adaptation an chronische Abhängigkeit
  (Dialyse)
  Trauerprozeß
  (Unheilbar Kranke)
– Familie
  Rollenveränderungen
– Beruf
  Rehabilitation

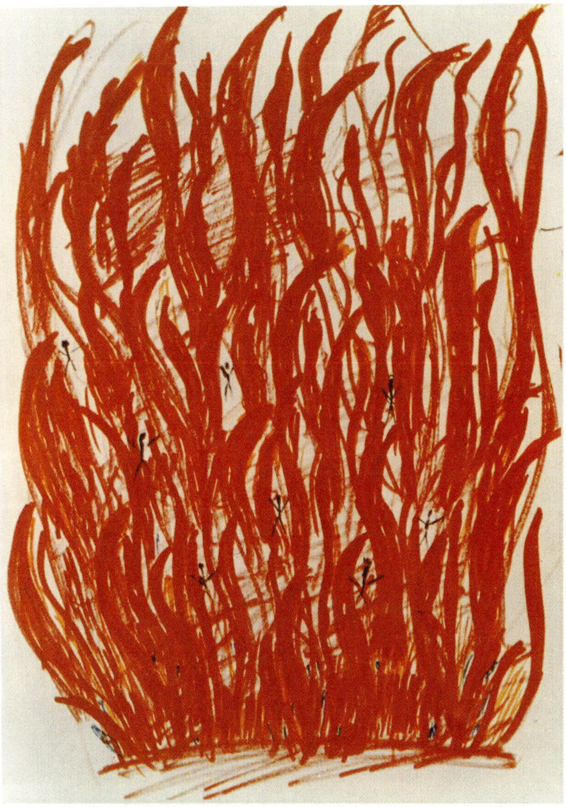

TAFEL 2

Kap. 15.1. Abb. 4. Zeichnung einer 25jährigen Patientin mit Colitis ulcerosa: »Alle Männer werden in ein Höllenfeuer geworfen.«

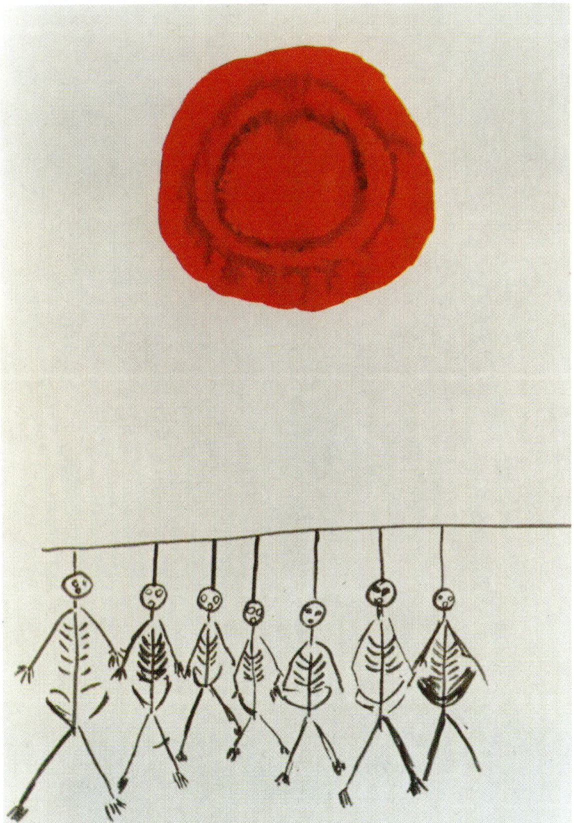

Kap. 15.1. Abb. 5. Zeichnung einer 25jährigen Patientin mit Colitis ulcerosa: auf den Gerippen der im Höllenfeuer verkohlten Leichen möchte die Kranke Xylophon spielen. Im oberen Bildteil: »Brennende Zigarre« (vgl. Text).

TAFEL 3

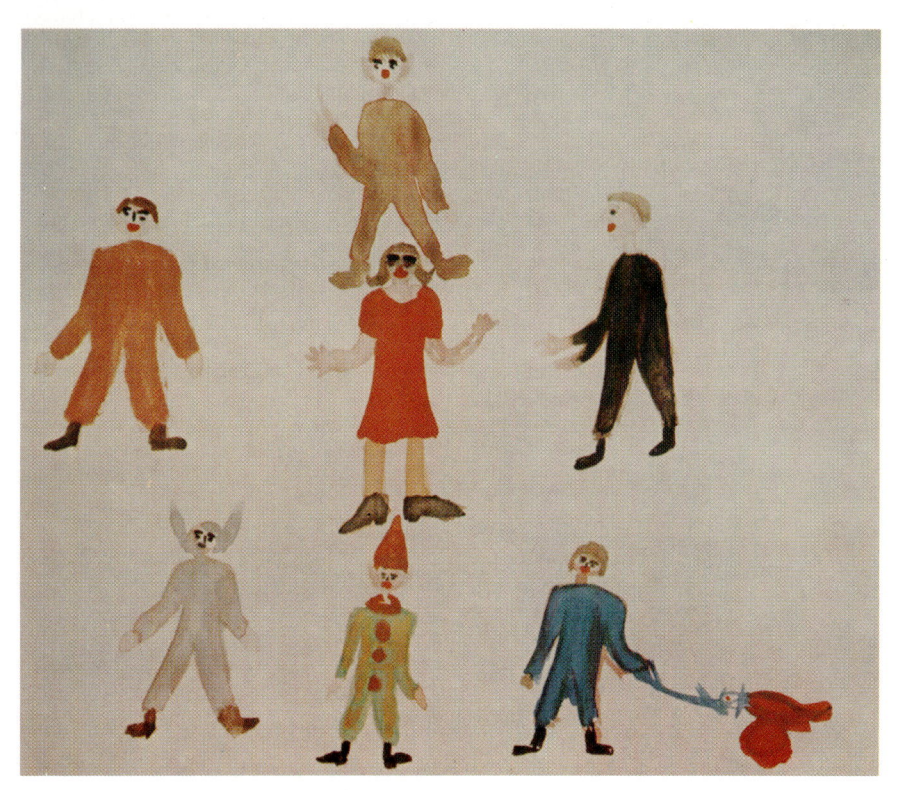

Kap. 15.1. Abb. 6. Zeichnung einer 25jährigen Patientin mit Colitis ulcerosa: Die Patientin läßt die Personen ihrer Umgebung – den Arzt eingeschlossen – als Marionetten um sich herumtanzen.

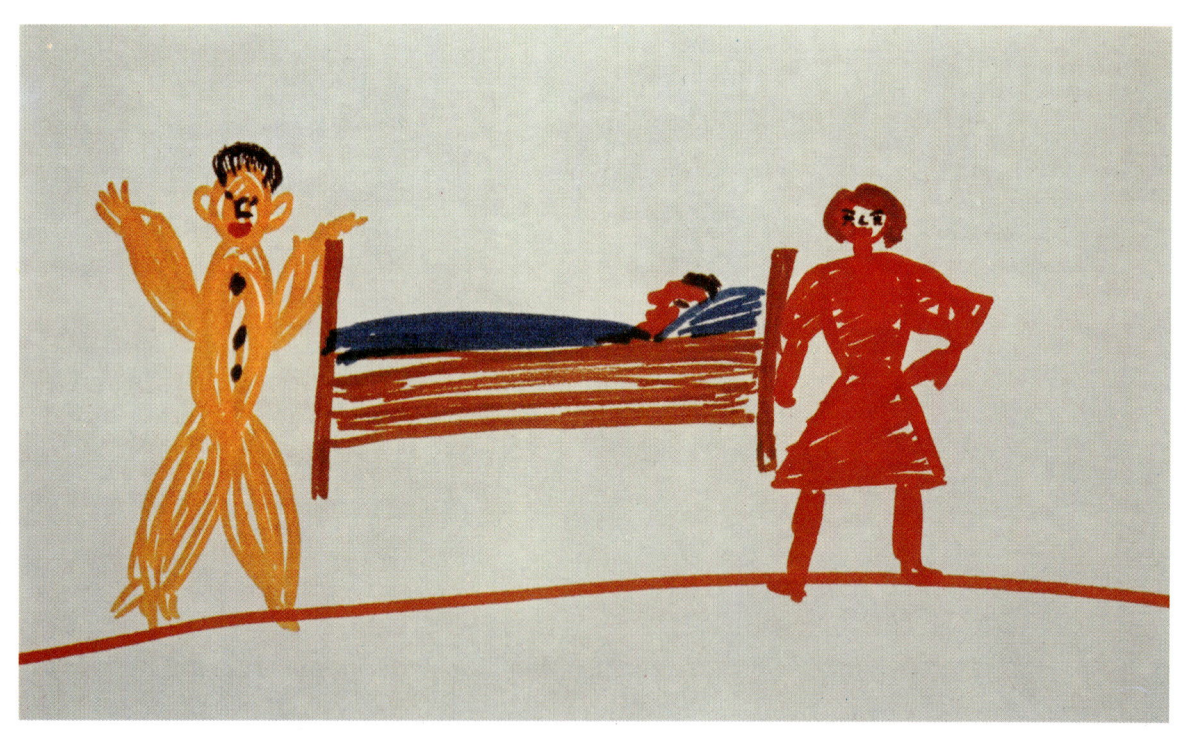

Kap. 15.1. Abb. 7. Zeichnung einer 25jährigen Patientin mit Colitis ulcerosa: die Kranke stellt ihre eigenen bisher abgewehrten Versorgungswünsche dar.

zeß der Adaptation an die Erkrankung (»Coping«) ist Gegenstand dieses Arbeitsbereiches, dessen wichtigste Aspekte in Tabelle 4 zusammengestellt sind.[18])

15.1.2.3 Orientierung auf das Krankheitsverhalten (Tab. 5)

In diesem Arbeitsbereich geht es um die Klärung und Optimierung des *therapeutischen Bündnisses* zwischen dem Arzt und den übrigen Mitarbeitern im klinischen Bereich einerseits und dem Patienten andererseits. Dem Patienten sollen Hilfestellungen angeboten werden, die ihm ein realitätsgerechtes Krankheitsverhalten und langfristige Kooperation bei seiner Behandlung ermöglichen. Hiervon hängt in hohem Ausmaß der heute prinzipiell oft mögliche Erfolg medikamentöser und apparativ aufwendiger sowie mit hohen Kosten verbundener Langzeitbehandlungsmaßnahmen mit ab. Beispiele hierfür sind die medikamentöse Dauertherapie von Hypertoniekranken oder die Dialysebehandlung von Patienten mit terminaler chronischer Niereninsuffizienz.

Die Beachtung der Qualität dieses »Arbeitsbündnisses« mit dem Patienten ist zunehmend als ärztliche Basisaufgabe anzusehen, seitdem in den letzten Jahren immer deutlicher wurde, in welchem Ausmaß dieses Arbeitsbündnis Voraussetzung *jeder* rationalen Behandlung ist.

Tabelle 5. Orientierung auf das *Krankheitsverhalten*

Arbeitsbündnis zwischen Arzt und Patient u. a. *Compliance* (Einhaltung von Verordnungen)
mit abhängig von:
– *Kommunikationsverhalten* des Arztes
  Informationsverhalten
  affektive Einstellungen: Interesse, Zuwendung
– *Persönlichkeitsvariablen* von Arzt und Patient

Untersuchungen über die Einhaltung der verordneten Medikation durch den Patienten zeigten, daß die »compliance« der Patienten weitaus schlechter ist als bisher angenommen und daß sie in hohem Ausmaß mit abhängt von Persönlichkeitsvariablen und Verhaltensweisen sowohl der Ärzte als auch der Patienten.

Als Compliance wird die Befolgung ärztlicher Anordnungen durch den Patienten bezeichnet. Die Kooperation des Patienten betrifft die Medikamenteneinnahme, die Einhaltung von Diätvorschriften, die Änderung von Risikoverhaltensweisen bzw. des gesamten Lebensstils.[19]) Das Ausmaß von Non-Compliance ist überraschend hoch. Eine Übersicht über 50 Studien ergab, daß 25 bis 50% aller ambulanten Patienten die verschiedenen verordneten Medikamente überhaupt nicht einnimmt (Davis, 1971, Blackwell, 1973, Schmädel, 1976). Selbst gutverträgliche Medikamente wie Digitalispräparate werden nur von 36% der Kranken konsequent entsprechend der ärztlichen Anweisungen eingenommen; 40% nahmen die Digitalismedikation so unregelmäßig ein, daß sie nicht mehr therapeutisch wirksam war (Schettler, 1975). Nur 34% stationärer Patienten nahmen ein verordnetes Präparat in Heidelberg regelmäßig ein, 66% der Patienten mußten als unzuverlässig eingestuft werden (Gundert-Remy, 1978). Diese Befunde stehen in deutlichem Gegensatz zur Einschätzung der Kooperation von Patienten durch Klinikärzte (Davis, 1966).

Die Compliance ist von zahlreichen Variablen abhängig. In diesem Rahmen sei lediglich darauf hingewiesen, daß auch hier eine Wechselseitigkeit der Beziehung zwischen Arztverhalten und Patientenverhalten von wesentlicher Bedeutung ist. Die Compliance von Patienten ist so u. a. abhängig von Merkmalen des *ärztlichen Kommunikationsverhaltens*, sowie von Persönlichkeitsvariablen von Patienten und Ärzten.

Eine Voraussetzung für die Entwicklung eines guten Arbeitsbündnisses stellt die *Informiertheit* des Patienten dar. Aufgrund der vorliegenden Untersuchungen muß heute mit einem völlig unzureichenden Informationsstand gerechnet werden. Nur etwa 30% der Kranken einer internistischen Klinik sind über das Wesen ihrer Erkrankung, nur ca. 20% über die nach der Klinikentlassung erforderlichen Behandlungsmaßnahmen ausreichend informiert (Engelhardt, 1973, Raspe, 1976). Dieses Informationsdefizit hat mehrere Ursachen; neben dem mangelhaften Informationsverhalten der Ärzte spielen auch Abwehrvorgänge bei Patienten eine Rolle.

Auch das *sprachliche Verhalten* (Ley, 1977), vor allem aber die *affektive Einstellung* ist von Einfluß auf die Compliance. So werden in den Untersuchungen von Korsch (1968, 1972; Schmädel, 1976) etwa Mangel an Wärme und Freundlichkeit des Arztes, sowie die Nichtbeachtung der vom Patienten ausgehenden Erwartungen als Grund für die Non-Compliance hervorgehoben. In einer pädiatrischen Ambulanz befolgten nur 42% der Mütter die ärztlichen Instruktionen in allen wesentlichen Einzelheiten. Die Befolgung der Instruktionen entsprach im wesentlichen der Einschätzung der Arzt-Patienten-Beziehung durch die Mütter. Diejenigen Mütter, die den Besuch als »sehr unbefriedigend« bezeichnet hatten, befolgten nur in 17% die Anweisungen (Korsch, 1972).

Der Einfluß von *Persönlichkeitsvariablen* wird bei groben Störungen des Arbeitsbündnisses besonders deutlich; so gibt es Kranke, die sich nicht konsequent helfen lassen können und die Fähigkeiten ihrer Ärzte immer wieder in Frage stellen müssen: charakteristisch sind Patienten, bei denen mit großer Regelmäßigkeit eine anfängliche Idealisierung des Arztes durch eine sich anschließende Entwertung abgelöst wird (»Koryphäen-Killer-Syndrom«, Beck, 1977), wobei sich dieses Verlaufsmuster bei jedem der häufigen Arztwechsel wiederholt.

15.1.2.4 Orientierung auf psychische Begleit- oder Folgeerkrankungen körperlicher Krankheitszustände: Durchgangssyndrome und Funktionspsychosen

Dieser Arbeitsbereich der Klinischen Psychosomatik überschneidet sich mit Arbeitsbereichen der Psychiatrie.

Bei ca. 10% aller körperlich Kranken, die sich in stationärer Behandlung außerhalb psychiatrischer Fachkliniken befinden, liegen bei genauer Diagnostik psychische Begleit- oder Folgeerkrankungen im Sinne von Durchgangssyndromen oder Funktionspsychosen vor. Diese Erkrankungen bedürfen einer sorgfältigen diagnostischen Bewertung und zum Teil einer speziellen Behandlung.[20])

Die vielfältigen, in dieser Übersicht dargestellten Aufgaben der Klinischen Psychosomatik erfordern in methodischer Hinsicht einen breiten Ansatz und die Bereitschaft zu interdisziplinärer Zusammenarbeit bei der organisatorischen Eingliederung der Psychosomatik in die klinischen Institutionen.

Die Institutionalisierung der psychosomatischen Medizin

Eine solche komplexe Auffassung von Psychosomatik hat auch international die frühere, sehr enge Orientierung auf die Pathogenese einiger weniger Krankheitsbilder unter einseitiger Anwendung psychoanalytischer Konzepte abgelöst, wie sie während der 40er und 50er Jahre vorherrschte (Engel 1954, 1972, 1977; Lipowski 1977; vgl. auch Richter 1978).

15.1.3 Beteiligung der psychosomatischen Medizin an der Krankenversorgung innerhalb der medizinischen Institutionen. Angaben zum Bedarf.

Die vorliegenden Angaben schwanken in Abhängigkeit von der Intensität der diagnostischen Maßnahmen; das Fehlen entsprechender Institutionen und die mangelhafte Ausbildung der Kliniker in diesem Bereich tragen dazu bei, daß dieser Bedarf im allgemeinen nicht wahrgenommen bzw. unterschätzt wird.

15.1.3.1 Poliklinischer Bereich

Im Bereich internistischer Polikliniken muß aufgrund der bisher vorliegenden Untersuchungen bei ca. 50 bis 80% aller Patienten eine wesentliche Beteiligung psychosozialer Faktoren am Krankheitsbild angenommen werden (vgl. Tab. 6).

Einen Minimalwert ergeben Untersuchungen über Patienten mit »reinen funktionellen Syndromen«, bei denen sich keinerlei pathologischer Organbefund und bei Laboruntersuchungen keine Abweichungen von Normwerten erheben lassen. M. Pflanz (1962) fand bei 25,5% von 7825 Patienten der Gießener Medizinischen Polikliniken solche »reine funktionelle Syndrome«.

15.1.3.2 Stationärer Bereich

Bei 30 bis 60% aller Patienten internistischer Kliniken wird eine erhebliche oder entscheidende Beteiligung psychosozialer Faktoren am Krankheitsbild angegeben (vgl. Tab. 6). Engelhardt (1973) fand, daß nur bei 28% aller Patienten einer Inneren Klinik *kein* Einfluß der persönlichen Vorgeschichte auf die Beschwerden nachweisbar ist. Wir selbst erhielten ähnliche Befunde auf einer internistischen Allgemeinstation (Tab. 7).

Tabelle 7. Einfluß der persönlichen Vorgeschichte auf Beschwerden

	Engelhardt 1973 (120 Pat.)	Internistische Allgemeinstation Ulm (100 Pat.)
Kein Einfluß	28%	18%
Teilweiser Einfluß	26%	31%
Großer Einfluß	44%	51%
Unklar	2%	

Die genannten Befunde werden durch eine prospektive Studie von Querido (1959) bestätigt. Er untersuchte mit einem Team von Interviewern 1630 Patienten und stellte bei 46,6% einen erheblichen Einfluß psychosozialer Belastungsfaktoren fest; diesen psychosozialen Belastungsfaktoren kam ein signifikanter Vorhersagewert für die Prognose der Erkrankung zu: nur 29,6% der Patienten, die gesund wurden, hatten unter ungünstigen psychosozialen Bedingungen zu leiden, während die nicht Genesenden in 70,4% derartigen Belastungen ausgesetzt waren. Die günstige Prognose einer Genesung, die aufgrund des somatischen Befundes bei der Entlassung vorhergesagt worden war, trat entgegen den Erwartungen der Kliniker nur bei etwas über der Hälfte der Patienten ein; die anhand psychosozialer Belastungsfaktoren getroffene prognostische Aussage war im Vergleich wesentlich genauer. Weniger als ein Drittel der psychisch belasteten Patienten erholten sich nach dem Krankenhausaufenthalt. Nach der Auffassung von Querido unterstreicht dies die Notwendigkeit, aus den bereits vorliegenden Untersuchungsbefunden auch therapeutische Konsequenzen zu ziehen.

Eine Orientierung über die Verteilung der Problemstellungen über die vier Arbeitsbereiche der Klinischen Psychosomatik gibt für die Patienten einer internistischen Allgemeinstation Tabelle 8.

Tabelle 6. Häufigkeit der Beteiligung psychosozialer Faktoren am Krankheitsbild.

Stationäre Patienten Innere Medizin	Cuplan u. Davis	1960	USA	100 Pat.	51%
	Stoeckle	1964	Boston	101 Pat.	84%
	Kaufman u. Bernstein	1957	New York	1000 Pat.	81%
	Lipowski (Übersicht über 8 Studien)	1967	USA		50–80%
Ambulante Patienten Poliklinik	Kaufman	1959	New York	253 Pat.	66,8%
	Querido	1959	Amsterdam	1630 Pat.	46,6%
	Richmann	1964	USA	184 Pat.	36,0%
	Rosen	1972	USA	1413 Pat.	22,0%
	Porot		Frankreich	604 Pat.	40,0%
	Porot (Übersicht über 7 Studien)	1972			30–60%
	Lipowski (Übersicht über 8 Studien)	1967			30–60%

Tabelle 8. Art der wichtigsten psychosomatischen Probleme bei 123 Patienten in einer internistischen Allgemeinstation (Ulm 1974)

	Patienten in %
1. Psychosoziale Faktoren mit wesentlicher Bedeutung für die Pathogenese	30,1
2. Schwierigkeiten der Krankheitsverarbeitung	32,5
3. Gravierende Schwierigkeiten im Vergleich des Krankheitsverhaltens	7,3
4. Durchgangssyndrome, Funktionspsychosen	7,3
Keine psychosomatischen Probleme	14,6
Nicht sicher einzuordnen	8,2

15.1.3.3 Inanspruchnahme vorhandener psychosomatischer Konsiliardiensteinheiten[21]

Eine erste Orientierung über ein Bedarfsminimum an psychosomatischer Krankenversorgung im stationären Bereich erlauben Untersuchungen über die Inanspruchnahme vorhandener psychosomatischer Konsiliardiensteinheiten. In gut ausgestatteten Zentren werden solche Einrichtungen bei ca. 10% aller internistischen Patienten in Anspruch genommen (Tab. 9).

Tabelle 9. Inanspruchnahme des psychosomatischen Konsiliardienstes (in % der Gesamtpatientenzahl)

Lipowski	1967	USA (Übersicht über 8 Studien)	9,0%
Crisp	1968	England	10,0%
Meyer u. Mendelson	1961	USA	8,8%
Goldenberg u. Sluzki	1971	Argentinien	17,9%
Papastamou	1970	USA	11,3%
Schüffel	1973	Ulm/BRD	11,0%

Die Beratungsfrequenz ist dabei abhängig vom Grad der Verfügbarkeit des Konsiliarius. Ist seine Tätigkeit in den Ablauf der Stationsarbeit weitgehend integriert (»Liaison-Dienst«), wurde er z. B. in Ulm bei 11% aller internistischen Patienten in Anspruch genommen; wird lediglich eine telefonische Rufbarkeit (»Konsultationsdienst«) angeboten, so sinkt die Beratungsfrequenz auf 4% ab (Schüffel, 1973).

Zusammenfassend kann gesagt werden, daß heute ein großer Bedarf nach einer intensiven Beteiligung der psychosomatischen Medizin an der klinischen Krankenversorgung besteht. Soll dieser Bedarf auch nur einigermaßen befriedigt werden, so ist die Institutionalisierung eines großzügig ausgelegten und vielfältig abgestuften Versorgungssystems erforderlich.

Dabei ist anzumerken, daß noch keine zuverlässigen epidemiologischen Untersuchungen über diesen Bedarf vorliegen. Die vorhandenen Angaben stammen aus Forschungsprojekten und ausgewählten Institutionen. Eine weitergehende Integration des psychosomatischen Arbeitsansatzes ist selbst wiederum entscheidende Voraussetzung für eine genauere Bedarfserhebung und vor allem auch für die Bewertung der erhobenen Daten in Bezug auf die erforderlichen Konsequenzen. Eine Behinderung der Institutionalisierung integrierter psychosomatischer Arbeitsansätze behindert so auch die rationale Abklärung des Bedarfes in diesem Bereich medizinischer Krankenversorgung, woraus sich ein circulus vitiosus ergibt.

15.1.4 Konzepte und Modelle für die Institutionalisierung der psychosomatischen Medizin im klinischen Bereich

Für die Realisierung des psychosomatischen Arbeitsansatzes im klinischen Feld wurden mehrere Konzepte entwickelt. Sie unterscheiden sich vor allem hinsichtlich des Ausmaßes der fachlichen Spezialisierung und des Grades der Integration in das jeweilige klinische Fach.

Beim heutigen Entwicklungsstand der klinischen Psychosomatik scheint die gleichzeitige Erprobung verschiedener Ansätze wünschenswert und jede einseitige Festlegung verfrüht; die verschiedenen Modelle vermögen sich gegenseitig zu dem benötigten vielfältig abgestuften Versorgungssystem zu ergänzen. Ihre endgültige Beurteilung erscheint auch deshalb verfrüht, weil die bisherigen Konzepte nur in seltenen Ausnahmefällen außerhalb von Projekten an Universitätskliniken längerfristig erprobt wurden. Zur Zeit lassen sich vor allem folgende Modellansätze unterscheiden:

15.1.4.1 Der Kliniker als Psychosomatiker[22]

Der klinisch tätige Arzt integriert den psychosomatischen Arbeitsansatz in seine eigene klinische Tätigkeit. Er arbeitet als Internist, Pädiater, Gynäkologe usw. »patientenzentriert« (Balint 1965, 1969, Engelhardt 1971).[23]

Das Konzept des Klinikers als Psychosomatiker entspricht der internistisch-psychosomatischen Tradition in Deutschland und wurde insbesondere von der Arbeitsgruppe um G. L. Engel in Rochester/USA weiterentwickelt. In Deutschland wurde es nach 1945 vor allem von v. Weizsäcker zusammen mit Christian und Kütemeyer (Heidelberg), von Jores (Hamburg), von Seitz (München) und von v. Uexküll (Gießen und Ulm) im Bereich der Inneren Medizin, von Römer (Tübingen) im Bereich der Gynäkologie, von Wallis (Hamburg) im Bereich der Pädiatrie, sowie einigen ihrer Mitarbeiter vertreten.

Diesem Konzept kommt besondere Bedeutung dann zu, wenn die psychosomatische Medizin möglichst weitgehend in die klinische Routinetätigkeit des einzelnen Arztes integriert werden soll. Die Arbeitsgruppen um Balint und seine Schüler haben nachgewiesen, daß eine solche Integration im Rahmen der Tätigkeit niedergelassener Ärzte möglich ist. Für den in der Klinik tätigen Arzt ist ein solches Arbeitskonzept aus verschiedenen Gründen heute noch schwieriger zu realisieren. Zwar wird dieser Ansatz in der Bundesrepublik durch die Einbeziehung der psychosozialen Fächer in den von der Approbationsordnung vorgesehenen Ausbildungsgang gefördert, es fehlen jedoch noch weitgehend jene klinischen Einrichtungen, in denen der Arzt entsprechend seinen in der Ausbildung erworbenen Kenntnissen tätig sein kann. Die bestehenden Institutionen behindern vielmehr eine solche integrierte Tätigkeit erheblich.

Es darf auch nicht übersehen werden, daß dieser Arbeitsansatz eine besonders breit angelegte Weiterbildung erfordert. Die Weiterbildung in der jeweiligen klinischen Spezialität ist durch eine psychotherapeutische Weiterbildung zu ergänzen. Hinzu kommt die hohe Forderung an die Integrationsfähigkeit des betreffenden Arztes; sie bildet die Voraussetzung für die Entwicklung einer tragfähigen beruflichen Identität.

15.1.4.2 Der psychosomatische Konsiliardienst[24]

Der Psychosomatiker stellt sich als spezialisierter Berater den übrigen Klinikern zur Verfügung. Als Konsiliarius kann er dabei entweder selbst diagnostische und therapeutische Aufgaben beim Patienten übernehmen oder sich aber indirekt über die Beratung des behandelnden Arztes bzw. die Beratung des gesamten Behandlungsteams an Diagnostik und Therapie beteiligen.

15.1.4.3 Klinisch-psychosomatische Krankenstationen[25])

Im Rahmen dieses Konzeptes wird versucht, den psychosomatischen Arbeitsansatz möglichst weitgehend in die gesamte klinische Krankenversorgung zu integrieren. Von besonderer Bedeutung wird dabei die Einbeziehung des gesamten Behandlungsteams, die intensive Kooperation zwischen Ärzten, Schwestern, Sozialarbeitern, Psychologen und Krankenhausseelsorgern. Durch den Teamansatz, der eine intensive Kooperation ermöglicht, lassen sich die Anforderungen an die Integrationsleistung des einzelnen auf ein leichter realisierbares Maß reduzieren. Im Rahmen eines solchen Konzeptes ist es im Unterschied zur konsiliarischen Beratung möglich, die psychosozialen Aspekte bei jedem Kranken von Anfang an ebenso systematisch zu untersuchen und zu gewichten wie die somatischen Aspekte. In diesem Konzept entfallen die Probleme einer Patientenselektion im Zusammenhang mit der Überweisung.

15.1.4.4 Psychosomatisch/psychotherapeutische Spezialstationen bzw. Spezialkliniken[26])

Den verschiedenen Konzepten für solche Spezialstationen bzw. Fachkliniken, die eine intensive psychotherapeutische Behandlung bereits ausgewählter Patienten mit funktionellen Beschwerden und psychosomatischen Krankheitsbildern erlauben, sind einige Grundprinzipien gemeinsam. Die spezifische Behandlung erfolgt meist in psychoanalytisch orientierter Einzel- und/oder Gruppentherapie. Gleichzeitig kann in solchen Spezialeinheiten die ganze Vielfalt der heute entwickelten, die spezifische Psychotherapie unterstützenden paraverbalen und averbalen psychotherapeutischen Techniken angeboten werden. Diese Behandlungsansätze sind eingebettet in ein therapeutisches Milieu, dem als einer Art alternativer Umwelt zur Lebenswelt der Patienten eine unspezifisch heilende oder doch die psychotherapeutischen Prozesse fördernde Wirkung zukommt.

Für die Indikation zu einer solchen stationären psychotherapeutischen Behandlung ist mitentscheidend, daß ein Teil der psychosomatisch und auch der psychoneurotisch Kranken aufgrund ihrer schweren Zugänglichkeit für psychotherapeutische Methoden und aufgrund ihrer Ich-Schwäche oft nicht in der Lage ist, in einer ambulanten Behandlung eine therapeutische Beziehung aufzunehmen und aufrechtzuerhalten. Die Patienten benötigen das Milieu eines Krankenhauses oder einer Krankenstation, das ihnen jenes Maß an Sicherheit vermitteln kann, das sie für die Einleitung eines psychotherapeutischen Prozesses benötigen. Ist diese Sicherheit gegeben, dann sind sie leichter in der Lage, von den vielfältigen Anregungen des psychosozialen Milieus einer Station oder einer Fachklinik, sowie von den vielfältigen Psychotherapieformen zu profitieren, die für eine erfolgreiche Behandlung dieser Störungen meist erforderlich sind. (Psychiatrie-Enquête, 1975).

Bei Patienten mit psychosomatisch mitbedingten Erkrankungen ist häufig eine längerfristige Nachbehandlung erforderlich. Wir möchten deshalb abschließend nachdrücklich darauf hinweisen, daß Einrichtungen der Psychosomatischen Medizin im klinischen Bereich nur dann voll wirksam werden können, wenn sie im Rahmen einer Versorgungskette institutionalisiert werden, die eine solche ambulante Nachbehandlung gewährleistet. Diese Nachbehandlung kann im Rahmen der Zusammenarbeit mit niedergelassenen Kollegen, durch Polikliniken und Ambulanzen erfolgen. Ein solches Versorgungssystem besteht heute nur an wenigen Orten in ersten Ansätzen. Die im Auftrag des Bundestages erstellte »Psychiatrie-Enquête«[27] enthält Vorschläge für ein solches Versorgungssystem und seine Realisierung. Anzustreben ist in jedem Fall die Nähe zu den Lebensbedingungen der Patienten (»gemeindeorientiert«) und – bei entsprechender Indikation – die Möglichkeit zur Einbeziehung der Familie in diagnostische und therapeutische Überlegungen. Von Bedeutung ist weiterhin die Möglichkeit einer kontinuierlichen Behandlung bei gleichzeitiger Differenzierung des Behandlungssystems und Spezialisierung der in ihm tätigen Mitarbeiter. Die Kooperation psychosomatisch orientierter Einrichtungen mit den anderen therapeutisch und beratend tätigen Institutionen des psychosozialen Bereiches innerhalb eines regionalen Versorgungssystems ist anzustreben (Dilling 1978, Richter 1978b).

Literatur

[1] Aregger, K.: Innovation in sozialen Systemen, Bd. I und II, UTB Haupt 1976.
[2] Balint, M.: Der Arzt, sein Patient und die Krankheit, 3. Aufl., Klett, Stuttgart 1965.
[3] Balint, M., Ball, D. H., Hare, M. L.: Unterricht von Studenten in patientenzentrierter Medizin, Psyche 23 (1969): 532–546.
[4] Beck, D.: Das Koryphäen-Killer-Syndrom, DMW 102 (1977): 303–307.
[5] Blackwell, B.: Patient compliance, New Engl. J. Med. (1973): 249–252.
[6] Bowers, M., Jackson, E. N., Knight, J. A., LeShan, L.: Wie können wir Sterbenden beistehen? Kaiser, München, 1971.
[7] Braus, H.: Anatomie des Menschen, (fortgeführt von C. Elze), Bd. I, 3. Aufl., Springer, Berlin 1954, S. 15 und 16.
[8] Crisp, A. H.: The role of the psychiatrist in the general hospital, Postgraduate Med. J. 44 (1968): 267–276.
[9] Culpan, R., Davis, B.: Psychiatric illness at medical and surgical outpatient clinic, Compr. Psychiat. 1 (1960): 228.
[10] Davis, M.: Variations in patients' compliance with doctors' order, J. Med. Educ. 41 (1966): 1037–1048.
[11] Davis, M.: Variations in patients' compliance with doctors' advice: an empirical analysis of patterns of communication Am. J. Publ. Health 58 (1968): 274–288.
[12] Davis, M.: Variations in patients' compliance with doctors Psychiat. Med. 2 (1971): 31–54.
[13] Dietzsch, F. u. Reichwald, U.: Psychosoziale Bedingungen

der Befolgung ärztlicher Anordnungen. Medizinsoziologische Mitteilungen 3 (1977): 6–38.
[14] Dilling, H.: Epidemiologie psychischer Störungen und psychiatrische Versorgung, Fortschr. Med. 96 (1978): 1870–1874.
[15] Engel, G. L.: Selection of clinical material in psychosomatic medicine, Psychosom. Med. 16 (1954): 368–373.
[16] Engel, G. L.: Is Psychiatry failing in its responsibilities to medicine? Amer. J. Psychiat. 128 (1972): 1561–1563.
[17] Engel, G. L.: The need for a new medical model: a challenge for biomedicine science 196 (1977): 129–136.
[18] Engelhardt, K.: Der Patient in seiner Krankheit, Thieme, Stuttgart, 1971.
[19] Engelhardt, K.: Kranke im Krankenhaus, Enke, Stgt., 1973.
[20] Filter, P. M., Wegemann, P., Bayerl, P., Demmering, M., Franz, J., Kettner, W., Korenberg, H., Reim, W., Schmidt, S.: Patientenzentrierte Medizin an einer internistischen Fachklinik, Med. Klinik 1978 (im Druck).
[21] French, W. L., Bell jr., C. H.: Organisationsentwicklung, UTB, Haupt 1977.
[22] Freud, S.: Die zukünftigen Chancen der Psychotherapie. Gesammelte Werke, Bd. 8 (1969): 104–115, 5. Aufl., Fischer, Frankfurt, 1969.
[23] Fürstenau, P.: Institutionsberatung. Ein neuer Zweig angewandter Sozialwissenschaft in: Schwitajewski, H., Rohde, J. J.: Berufprobleme der Krankenpflege, Urban & Schwarzenberg, München, 1975.
[24] Geist, W., Urban, H., Köhle, K.: Der Nachtdienst in der Krankenpflege aus der Sicht patientenzentrierter Medizin, in: Psychosoziale Probleme im Krankenhaus, Urban & Schwarzenberg, München, 1976.
[25] Goldenberg, M., Sluzky, L. E.: Setting up a psychiatric service in a general hospital, Mental Hygiene 55 (1971): 85–90.
[26] Gundert-Remy, Möntmann, V. u. Weber, E.: Studien zur Regelmäßigkeit der Einnahme verordneter Medikamente bei stationären Patienten, Inn. Med. 2 (1978): 78–83.
[27] Hartmann, F.: Kranksein im Krankenhaus, Vortrag auf der 109. Versammlung der Ges. Deutscher Naturforscher und Ärzte am 23.9.1976 in Stuttgart.
[28] Kaufman, R. M.: A psychiatric unit in a general hospital, J. Mt. Sinai Hosp. 24 (1957): 572.
[29] Kaufman, R. M.: Psychiatric Findings in Admissions to a Medical Service in a General Hospital, J. Mt. Sinai Hosp. 26 (1959): 110.
[30] Kimball, Ch. P.: The languages of psychosomatic medicine, Psychother. Psychosom. 28 (1977): 1–12.
[31] Köhle, K., Kächele, H., Franz, H., Urban, H., Geist, W., Bosch, H.: Integration der psychosomatischen Medizin in die Klinik: Die Funktion einer Schwesternarbeitsgruppe »patientenzentrierte Medizin«, Med. Klinik 67 (1972): 1611–1615 und 1644–1648.
[32] Korsch, B. M., Gozzi, E. K., Francis, V.: Gaps in doctor-patient-communication, Pediatrics 42 (1968): 855.
[33] Korsch, B. M., Negrete, V.: Doctor-patient-communication, Scient. Am. 227 (1972): 227–266.
[34] Kütemeyer, M.: Anthropologische Medizin oder die Entstehung einer neuen Wissenschaft. Med. Diss. Heidelberg, 1973.
[35] Kütemeyer, W.: Die Krankheit in ihrer Menschlichkeit, Vandenhoeck u. Ruprecht, 1963.
[36] Kütemeyer, W.: Anthropologische Medizin als klinisches Forschungsprinzip an einem Fall von primär chronischer Polyarthritis erläutert. Antrittsvorlesung, Heidelberg, 1967 (unveröffentlicht).
[37] Laing, R. D., Phillipson, H., Lee, A. R.: Interpersonelle Wahrnehmung, Suhrkamp, Frankfurt, 1971.
[38] Ley, P.: Psychological studies of doctor-patient communication, in: Rachman, S. (Ed.): Contributions to Medical Psychology Vol. I, Pergamon Press, Oxford-New York, 1977, pp 9–42.
[39] Lipowski, Z. J.: Review of Consultation Psychiatry and Psychosomatic Medicine, II. Clinical Aspects, Psychosom. Med. 29 (1967): 201–224.
[40] Lipowski, Z. J.: Psychosomatic Medicine in the seventies: An Overview, Am. J. Psychiat. 134 (1977): 233–244.
[41] Meyer, E., Mendelson, M.: Psychiatric Consultation with Patients on Medical and Surgical Wards: Patterns and Process, Psychiatry 24 (1961): 197.
[42] Mitscherlich, A.: Zusätzliche Gedanken über die Chronifizierung psychosomatischen 'Geschehens, in: Krankheit als Konflikt. Studien zur psychosomatischen Medizin 2, Suhrkamp, 1967, S. 94–124.
[43] Morin, P.: Einführung in die angewandte Organisationsentwicklung, Klett, Stuttgart, 1974.
[44] Papastamou, P. A.: Psychiatric consultation in a general hospital, Psychosom. 11 (1970): 57–62.
[45] Parsons, T.: Struktur und Funktion der modernen Medizin, eine soziologische Analyse, in: König u. Tönnesman (Hrsg.): Probleme der Medizinsoziologie, Kölner Zeitschrift für Soziologie und Sozialpsychologie, Sonderheft 3, Köln-Opladen, 1958.
[46] Pflanz, M.: Sozialer Wandel und Krankheit, Enke, Stuttgart, 1962.
[47] Porot, M., Duclaux, B., Coudert, A. J.: Les besoins psychiatriques des hôpitaux généraux, Ann. Med.-psychol. 130 (1972): 609–624.
[48] Psychiatrie-Enquête: Bericht zur Lage der Psychiatrie in der BRD – Zur psychiatrischen und psychotherapeutischen/psychosomatischen Versorgung der Bevölkerung, Deutscher Bundestag, 7. Wahlperiode, Drucksache 7/4200.
[49] Querido, A.: Forecast and follow up: an investigation into the clinical, social and mental factors determining the results of hospital treatment, Brit. J. prev. soc. Med. 13 (1959): 33.
[50] Raspe, H. H.: Informationsbedürfnisse und faktische Informiertheit bei Krankenhauspatienten, in: Begemann, H. (Hrsg.): Patient und Krankenhaus, Urban & Schwarzenberg, München, 1976.
[51] Richman, A. et al.: Symptom questionnaire validity in assessing the need for psychiatrist's care, Brit. J. Psychiat. 112 (1966): 549.
[52] Richter, H. E.: Erfahrungen und Überlegungen beim Aufbau einer Psychosomatischen Universitätsklinik, Med. Welt 7 (1965): 352–359.
[53] Richter, H. E., 1978a: Ist psychosomatische Medizin überhaupt zu verwirklichen? in: Richter, H. E.: Engagierte Analysen, Rowohlt, Hamburg, 1978: 89–111.
[54] Richter, H. E., 1978b: Die Psychosoziale Arbeitsgemeinschaft Lahn-Dill. Erfahrungen mit einem selbstorganisierten Kooperationsmodell in: Richter, H. E.: Engagierte Analysen, Rowohlt, Hamburg, 1978: 201–241.
[55] Rosen, B.: Identification of Emotional Disturbance in Patients Seen in General Medical Clinics, Hosp. Comm. Psychiat. 23 (1972): 364–370.
[56] Ruesch, J. and Bateson G. Communication. The social matrix of psychiatry Norton Library, New York 1968.
[57] Ruesch, J. Therapeutic Communication Norton Library, New York 1973.

Anmerkungen

[58] Sackett, D. L.: Compliance. Workshop symposium on compliance with therapeutic regimes, Baltimore, 1976.
[59] Schäfer, H.: Lebenserwartung und Lebensführung, Medizin, Mensch, Gesellschaft 1 (1976): 27–32.
[60] Schettler, G.: Arzt und Patient in der Leistungsgesellschaft, Dt. Ärzteblatt 1975: 1138–1141, 1218–1224.
[61] Schmädel, D.: Nichtbefolgen ärztlicher Anordnungen, Med. Klinik 71 (1976): 1460–1466.
[62] Schüffel, W.: Psychosomatic Medicine III: Patients of the psychosomatic consultant Psychother. Psychosom. 22 (1973): 192–195.
[63] Siegrist, J.: Arbeit und Interaktion im Krankenhaus Enke, Stuttgart 1978.
[64] Sievers, B. (Hrsg.): Organisationsentwicklung als Problem. Klett-Cotta, Stuttgart, 1977.
[65] Stoeckle, J. D. et al.: The quantity and significance of psychological distress in medical patients, J. Chronic Dis. 17 (1964): 959.
[66] Thaler-Singer, Margaret: Psychological dimensions in psychosomatic patients, Psychother. Psychosom. 28 (1977): 13–27.
[67] Uexküll, Th. v.: Grundlagen der psychosomatischen Medizin, Intern. Praxis 16 (1976): 817–828.
[68] Uexküll, Th. v.: 40 Jahre psychosomatische Medizin, MMW 119 (1977): 795–800.
[69] Vogel, P.: Von der Selbstwahrnehmung der Epilepsie – Der Fall Dostojewskij. Nervenarzt 32 (1961): 438.
[70] Watzlawick, P., Beavin J. H., Jackson D. D. Menschliche Kommunikation, Huber, Bern 1969
[71] Weiss, S., English, M. D.: Psychosomatic Medicine, 2. Aufl., Philadelphia, 1949.
[72] Weizsäcker, V. v.: Randbemerkungen über Aufgabe und Begriff der Nervenheilkunde, Dtsch. Z. Nervenheilk. 87 (1925): 1.
[73] Weizsäcker, V. v.: 1928 Kranker und Arzt in: Arzt und Kranker, K. F. Koehler Verlag, Stuttgart, 1949.
[74a] Weizsäcker, V. v.: 1927 Über Medizinische Anthropologie. In: Arzt und Kranker K. F. Koehler Verlag Stuttgart 1949: S.35–61.
[74] Weizsäcker, V. v.: Studien zur Pathogenese, 2. Aufl. Thieme, Wiesbaden, 1946: S. 11.
[75] Weizsäcker, V. v., 1947a: Klinische Vorstellungen, 3. Aufl. Hippokrates Verlag, Stuttgart, 1947: S. 5–6.
[76] Weizsäcker, V. v., 1947b: Der Begriff der Allgemeinen Medizin in: Beiträge aus der Allgemeinen Medizin, (Hrsg.: V. v. Weizsäcker), Heft 1 (1947) S. 44, Enke, Stuttgart, 1947.
[77] Weizsäcker, V. v.: Psychosomatische Medizin, Psyche 3 (1949): 331–341.
[78] Weizsäcker, V. v. 1950a: Der Gestaltkreis, 4. Aufl. Thieme, Stuttgart, 1950.
[79] Weizsäcker, V. v. 1950b: Nach Freud in: Diesseits und Jenseits der Medizin, 2. Aufl. Koehler, Stuttgart, 1950, S. 251–262.
[80] Weizsäcker, V. v. 1950c: Grundfragen medizinischer Anthropologie in: Diesseits und Jenseits der Medizin, Koehler, Stuttgart, 1950, 2. Aufl. S. 153.
[81] Weizsäcker, V. v. 1950 d. Der Begriff sittlicher Wissenschaft in: Diesseits und Jenseits der Medizin, Koehler, Stuttgart 2. Aufl. 1950, S. 188.

Anmerkungen

1. Vgl. Uexküll (1976) und Kimball (1977), sowie Th. v. Uexküll und W. Wesiack, Kapitel 1–4 dieses Bandes.
2. Für die Medizin von Bedeutung sind kommunikationswissenschaftliche Ansätze von der Semiotik (Allgemeine Lehre von den Zeichen und Sprachen) bis zu klinischen Anwendungen des kommunikationstheoretischen Konzeptes etwa in der Familienpsychotherapie. Zur Einführung in die Kommunikationswissenschaften s. Watzlawick et al. (1969); Ruesch and Bateson (1968), Ruesch (1973).
3. Den Hinweis auf dieses Beispiel verdanken wir Frau M. Kütemeyer.
4. ... »In der Objektivität üben wir uns, das nur als Objekt zu nehmen, was doch ein Subjekt ist, lebt und Seele hat. So wird die Objektivität nicht nur ungenügend, sondern Fälschung. Die Gegenseitigkeit im Umgang geht zugrunde«. V. v. Weizsäcker (1950d) verweist in diesem Zusammenhang auf das Dilemma und Verhängnis der in der wissenschaftlichen Forschung auch erforderlichen Objektivität und das durch sie bedingte Eingehen »unbewußter Schuld.«
5. Weizsäcker (1949) weist darauf hin, daß es dabei nicht nur um die Addition psychologischer Aspekte, sondern um eine *veränderte Betrachtungsweise* geht. »Aber die Einführung von Psychologie ist dabei nur ein Symptom. Es handelt sich dabei um eine andere Auffassung des Menschen, des kranken Menschen, der Krankheit und der Therapie. Es kommt hier nicht darauf an, Beispiele und Argumente dafür zu bringen, daß in Pathologie und Therapie auch Seelisches mitspricht, sondern es handelt sich darum, daß eben, weil dies der Fall ist, jede rein anatomische Beschreibung, jede rein psychologische Analyse bereits einen Fehler enthält, wenn sie Tun und Leiden des menschlichen Subjekts nicht enthält«.
6. »Hier kann nur angemerkt werden, daß mit der Wahl von Standpunkt und Bezugsystem auch eine Stellungnahme zur Frage der Bewertung menschlichen Lebens verbunden ist; es kommt darauf an, ob Medizin und die Ärzte sich der Bewertung des Betriebsstaates anschließen, oder ob sie den Wert des Menschenlebens ganz woanders, sagen wir einmal in seiner menschlichen Vervollkommnung sehen«. »Vollkommenheit« weder nur individuell noch nur kollektiv sondern sowohl individuell als kollektiv. Für den Betriebsstaat ist Gesundheit gleich beliebiger Verwertbarkeit, z.B. in der Wehrmacht, im Erwerbsleben, durch Arbeit, ja sogar im privaten Glücksgefühl« ... (V. v. Weizsäcker 1949).
7. Mitscherlich (1967) hat auf die Möglichkeit einer endgültigen »Zerreißung der psychophysiologischen Spontankorrelationen« aufmerksam gemacht. Diese Zerreißung kann aus einer fortschreitenden Eigengesetzlichkeit des somatischen Krankheitsprozesses herrühren. Sie kann aber auch durch einseitige medizinische Verständnisansätze unterstützt bzw. endgültig besiegelt werden, wenn diese die »somatischen« Anteile des Krankheitsprozesses aus dem Gesamtzusammenhang »herausreissen«. (Daß es sich hierbei um eine aktive, ja gewaltsame Reduktion handeln kann, zeigt das oben angeführte Beispiel aus dem Lehrbuch von Braus).
8. »Wenn die Organkrankheit ein Stellvertreter eines ungelösten Konfliktes ist, wenn auch sie eine Art Flucht aus dem Konflikt in die Krankheit sein kann, wenn sie also gleichsam

eine Materialisierung des Konfliktes ist, dann ist mit ihrer Spiritualisierung auch der Konflikt wieder da. Anders ausgedrückt, die gelungene Psychotherapie organischer Krankheit ist dann zugleich eine Neuproduktion eines Konfliktes. Wenn aber der Konflikt nun zu vorher unerhörten Gedanken, zu größeren Taten führt, dann wird es eine Umwelt geben, welcher das gar nicht gefällt. Ob Ehescheidung, politischer Umsturz oder religiöse Revolution – allemal wird der so geheilte zum Gegner gewohnter Ordnung werden und sein Arzt von den Freunden und Nutznießern dieser bisherigen Ordnung mißbilligt werden. Was ich hier ausspreche, ist zur Hälfte Prophetie, zur anderen Hälfte aber Beschreibung von bereits Geschehendem.« (V. v. Weizsäcker 1949)

9. Einen solchen Verständnisansatz hat V. v. Weizsäcker in seiner Lehre vom »Gestaltkreis« seit den 20er Jahren entwickelt; er liegt auch der Darstellung der theoretischen Konzepte in den Kapiteln 1–5 dieses Lehrbuches zugrunde.

10. ». . . Die Wucht ihrer Leidenschaft kann ja bei Versuchspersonen in einem physiologischen Institut . . . auch im günstigen Fall nur sehr verkümmert zur Entfaltung kommen. Adel, Heroismus und Opfer, Neid, Faulheit und Feigheit sind nicht laboratoriumsfähig. Sie sind aber für die Entstehung, Verlauf und Behandlung von Krankheiten von entscheidender Bedeutung« (Kütemeyer 1967).

11. V. v. Weizsäcker wendet sich dabei nicht gegen naturwissenschaftliche Forschungsmethoden, sondern er fordert eine Reflexion ihres Gültigkeitsbereiches und ihres Einflusses auf Institutionen: »Von einer Überwindung des Materialismus und Mechanismus im Sinne eines Aufgebens der naturwissenschaftlichen Forschungsmethoden und ihren logischen Grundlagen kann doch gar keine Rede sein. *Nicht ihr Prinzip, sondern ihr Gewicht* für die Medizin steht zur Debatte.« (1925).
Den »umstürzenden Charakter« der Psychosomatik leitet Weizsäcker aus der zentralen Bedeutung der Konfliktabwehr in der Pathogenese und der Konfliktbearbeitung für die Therapie ab. (1949)

12. Die übliche Umwelt in medizinischen Institutionen, mitbestimmt u. a. durch die Übermacht des technischen Aufwandes, behindert im allgemeinen ein Wieder-in-Erscheinung-Treten der in der Krankheit abgewehrten Emotionen massiv. Es ist noch nicht genügend erforscht, inwieweit Phänomene wie »Alexithymie« oder »Psychosomatisches Phänomen« (Vgl. . . . . S. Stephanos in diesem Band) auch als Resultat der Interaktion zwischen medizinischer Umwelt und Patienten und nicht einfach nur als Patienteneigenschaften angesehen werden müssen.

13. Dieser Überweisungsmodus charakterisiert ebenfalls eine der Schwierigkeiten der interdisziplinären Zusammenarbeit zwischen Klinischer Psychosomatik und den übrigen klinischen Fächern. Vgl. K. Köhle und P. Joraschky: »Die Institutionalisierung der Psychosomatischen Medizin im klinischen Bereich II. Der psychosomatische Konsiliardienst«, in diesem Band.

14. Die Behandlung dieses Kranken erfolgte auf der im Kapitel K. Köhle: »Die Institutionalisierung der Psychosomatischen Medizin im klinischen Bereich III. Klinisch-psychosomatische Krankenstationen« näher beschriebenen Station.

15. Nicht selten werden innere Konflikte der Patienten auf diese Weise externalisiert, z. B. im Rivalisieren zwischen Ärzten verschiedener Disziplinen oder Ärzten und Pflegepersonal ausgetragen. Ein Verständnis dieser Spannungen als vom Patienten induziert setzt eine enge Zusammenarbeit innerhalb eines Teams mit definierten Aufgaben und institutionalisierten Möglichkeiten zur Klärung von Spannungen voraus.

16. S. Freud hat bereits 1910 auf die Kooperationsschwierigkeiten zwischen Psychotherapeuten und somatisch orientierten Ärzten hingewiesen:.
Es war auch wirklich nicht bequem, psychische Operationen auszuführen, während der Kollege, der die Pflicht der Assistenz gehabt hätte, sich ein besonderes Vergnügen daraus machte, ins Operationsfeld zu spucken und die Angehörigen den Operateur bedrohten, sobald es Blut oder unruhige Bewegungen bei dem Kranken gab. Eine Operation darf doch Reaktionserscheinungen machen; in der Chirurgie sind wir längst daran gewöhnt. Man glaubte mir einfach nicht, wie man heute uns allen noch wenig glaubt; unter solchen Bedingungen mußte mancher Eingriff mißlingen. Um die Vermehrung unserer therapeutischen Chancen zu ermessen, wenn sich das allgemeine Vertrauen uns zuwendet, denken Sie an die Stellung des Frauenarztes in der Türkei und im Abendlande. Alles, was dort der Frauenarzt tun darf, ist, dem Arm, der ihm durch ein Loch in der Wand entgegengestreckt wird, den Puls zu fühlen. Einer solchen Unzugänglichkeit des Objektes entspricht auch die ärztliche Leistung. Unsere Gegner im Abendlande wollen uns eine ungefähr ähnliche Verfügung über das Seelische unserer Kranken gestatten. Seitdem aber die Suggestion der Gesellschaft die kranke Frau zum Gynäkologen drängt, ist dieser Helfer und Retter der Frau geworden.«

17. Schäfer (1976) hat darauf hingewiesen, daß der Fortschritt der modernen Medizin vor allem durch solche Risikoverhaltensweisen begrenzt wird: die Lebenserwartung für Männer zwischen 20 und 60 Jahren ist in der Bundesrepublik rückläufig; diese Entwicklung kommt durch die rasche Zunahme von nur sechs Krankheitsbildern zustande: koronare Herzerkrankungen, Lungen- und Bronchialkarzinom, Leberzirrhose, Bronchitis, Verkehrsunfälle und Diabetes. Der Anstieg der Sterblichkeit an diesen Erkrankungen sei vorwiegend durch Umweltfaktoren und falsche Verhaltensweisen bedingt, die in der Verantwortlichkeit des Menschen selbst liegen. Der Erfolg der modernen Medizin wird damit mit abhängig von der Berücksichtigung psychosozialer Krankheitsfaktoren auch bei organischen Krankheiten, insbesondere von der Berücksichtigung von Risikoverhaltensweisen. Bisher sind jedoch weder die einzelnen Ärzte, noch die Institutionen darauf vorbereitet, die Modifikation von menschlichen Verhaltensweisen und Umweltfaktoren zu unterstützen.

17a Diese Verständnisansätze sind in den Kapiteln 1–5 und im Zusammenhang der jeweiligen Krankheitsbilder ausführlich dargestellt.

18. Vgl. auch E. Gaus u. K. Köhle: »Anpassungs- und Abwehrvorgänge bei organisch Kranken«, in diesem Band. In besonderem Maße ergeben sich emotionale Probleme für Ärzte und die übrigen Mitarbeiter in der Krankenversorgung im Umgang mit unheilbar Kranken. Hierauf wird ausführlicher eingegangen in: K. Köhle. »Die Kommunikation mit unheilbar Kranken«, in diesem Band.

19. Übersicht in: Sackett, 1976, Dietzsch u. Reichwald, 1977, Ley, 1977.

20. Vgl. E. Gaus u. K. Köhle: »Organische Psychosyndrome aus der Sicht der Klinischen Psychosomatik: Funktionspsychosen und Durchgangssyndrome«, in diesem Band.

21. Vgl. K. Köhle u. P. Joraschky: »Institutionalisierung der psychosomatischen Medizin II: Der psychosomatische Konsiliardienst«, in diesem Band.

Anmerkungen

22. Dieser Arbeitsansatz ist ausführlicher dargestellt in: R. Adler: »Der Kliniker als Psychosomatiker«, in diesem Band.
23. Das Konzept einer »*patientenzentrierten*« Orientierung wurde von Balint in England und Engelhardt in Deutschland der sonst in der Medizin üblichen »*krankheitszentrierten*« Orientierung gegenübergestellt. Mit diesen Begriffen sollten wissenschaftliche Konzepte und Interessen gekennzeichnet werden, nicht Art und Ausmaß des Engagements einzelner Ärzte für ihre Kranken. Darüber hinaus sollte mit diesem Begriff nicht wiederum die Einführung einer neuen Spezialdisziplin assoziiert werden, wie es bei »psychosomatische Medizin« immer wieder der Fall gewesen war. Zumindest im deutschsprachigen Raum hat sich jedoch der Begriff »patientenzentriert«, vor allem im hochschulpolitischen Zusammenhang, nicht bewährt; er erwies sich als mißverständlich und wurde von den Vertretern anderer klinischer Fächer häufig als persönlich kränkend aufgefaßt.
24. Vgl. K. Köhle u. P. Joraschky: »Die Institutionalisierung der psychosomatischen Medizin im klinischen Bereich II: Der psychosomatische Konsiliardienst«, in diesem Band.
25. Eine ausführliche Darstellung dieses Konzeptes erfolgt in K. Köhle: »Die Institutionalisierung der psychosomatischen Medizin im klinischen Bereich III: Klinisch-psychosomatische Krankenstationen«, in diesem Band.
26. Literatur zu den einzelnen Konzepten in: K. Köhle: »Die Institutionalisierung der Psychosomatischen Medizin im klinischen Bereich III: Klinisch-psychosomatische Krankenstationen«, in diesem Band.
  Ein spezieller Ansatz ist in diesem Lehrbuch ausführlicher dargestellt: S. Stephanos: »Theorie und Praxis der analytisch-psychosomatischen Therapie nach dem Konzept der Pensée-operatoire«.
27. Psychiatrie-Enquête: Bericht zur Lage der Psychiatrie in der BRD. Zur psychiatrischen u. psychotherapeutisch psychosomatischen Versorgung der Bevölkerung. Dtsch. Bundestag, 7. Wahlperiode, Drucksache 7/4200 (1975).

15.2 Psychosomatische Konsultations- und Liaisondienste

Peter Joraschky und Karl Köhle

15.2.1 Historische Entwicklung und Definition der Liaison-Psychosomatik

15.2.1.1 Historische Entwicklung

Während sich in Deutschland die psychosomatische Medizin in internistischen Universitätskliniken[1]* und an einigen wenigen psychoanalytischen Instituten[2] entwickelt hat, erfolgte in den USA ihre Institutionalisierung in die Klinik auf breiter Basis durch die zunehmende Angliederung psychiatrischer Abteilungen an Allgemeinkrankenhäuser auch außerhalb der Universitäten (Lipowski 1977, Engel 1977). Dies trug einerseits entscheidend zu einer Öffnung der Psychiatrie, zu ihrem Heraustreten aus der Isolation innerhalb des medizinischen Versorgungssystems bei und ermöglichte andererseits eine Kooperation mit den übrigen medizinischen Fächern. Als Organisationsformen dieser Kooperation etablierten sich die Konsultations- und Liaison-Psychiatrie mit sowohl psychiatrischen wie psychosomatischen Aufgabenbereichen. Die fortschreitende Integration in die Klinik führte zu einem Aufschwung klinisch-psychosomatischer Forschung und festigte den Stellenwert der Psychosomatik innerhalb der psychiatrischen Facharztausbildung in den USA: Im Gegensatz zu der raschen Entwicklung der Psychosomatik in der Forschung und Ausbildung sind jedoch die Organisationsformen und Konzepte der klinischen Kooperation mit anderen klinischen Fächern weniger klar umrissen.

In den USA wurde erstmals 1902 eine psychiatrische Abteilung einem Allgemeinkrankenhaus angegliedert. 1934 finanzierte die Rockefeller-Foundation die Einrichtung von 5 psychiatrischen »Liaison-Departments« an Universitätskliniken. Deren Unterstützung ermöglichte u.a. die Pionierarbeit von F. Dunbar am Columbia University Medical Center. Von 1933–1942 entwickelten R. Kaufman und Mitarbeiter am psychiatrischen Department des Beth-Israel-Hospitals in Boston (Harvard) ein Arbeitskonzept, das gleichzeitig die psychotherapeutische Versorgung ambulanter Patienten, einen psychiatrisch-psychosomatischen Konsiliardienst für die stationär behandelten Kranken des übrigen Krankenhauses und ein entsprechendes Weiterbildungsangebot sowohl für die Spezialisten als auch für die Ärzte der übrigen klinischen Fächer enthielt (vgl. Zinberg 1964). Nach dem Zweiten Weltkrieg wurden verschiedene Modelleinrichtungen aufgebaut, in denen besonderer Wert auf die enge Zusammenarbeit mit internistischen und chirurgischen Stationen gelegt wurde: G.L. Bibring am Beth-Israel-Hospital in Boston und R. Kaufman am Mount-Sinai-Hospital in New York (Zinberg 1964, Kaufman 1965). Der Liaison-Psychiatrie bzw. Liaison-Psychosomatik fiel aufgrund ihrer Aktivitäten in klinischer Versorgung und Aus- und Weiterbildung bald eine Schlüsselrolle als Bindeglied zwischen Psychiatrie und der somatischen Medizin zu. In diesem Zusammenhang wiesen Kaufman und Margolin (1948) nachdrücklich auf die Bedeutung des Weiterbildungsangebotes der Psychosomatiker für die Ärzte der übrigen klinischen Fächer hin.

In der Zwischenzeit hat die Konsultations- und Liaison-Psychiatrie und –Psychosomatik vor allem im Zusammenhang mit der Einrichtung zahlreicher psychiatrischer Abteilungen an Allgemeinkrankenhäusern auch außerhalb von Universitätskliniken erheblich an Bedeutung gewonnen. 1974 bestanden in den USA 800 solche, an Akutkrankenhäuser angegliederte psychiatrische Abteilungen. In ihnen arbeiteten 22,4% aller Psychiater; 14,4% ihrer Arbeitszeit galt der Konsultation für andere klinische Fächer. 68,4% derjenigen Psychiater, die eine landesweite Umfrage in den USA beantworteten, waren auch im Rahmen eines Konsultationsdienstes tätig (Lipowski 1975). 1976 führten 76% aller psychiatrischen Ausbildungszentren der USA Ausbildungsprogramme auch für Konsultationsarbeit durch, an den meisten psychiatrischen Kliniken gibt es heute entsprechende Postgraduate-Trainingsprogramme für Residents, die einen Einsatz als Konsiliarius für internistische und chirurgische Abteilungen vorsehen.

Dieser Institutionalisierungsprozeß förderte das psychosomatische Denken in der Allgemeinmedizin; im Zusammenhang mit der Übernahme der Versorgungsaufgaben fand eine Weiterentwicklung der Psychosomatik in Richtung auf eine ganzheitliche und komplexe Auffassung von Krankheit statt, die den ursprünglich hochspezialisierten, auf wenige Krankheitsbilder bezogenen psychoanalytischen Ansatz ablöste (Lipowski 1977).

Ein derartiger Institutionalisierungsprozeß hat in der Bundesrepublik erst begonnen. Die psychosomatische Medizin etablierte sich fast ausschließlich an Universitätskliniken – gefördert durch die Einführung der psychosozialen Fächer in die Ausbildung aufgrund der ärztlichen Approbationsordnung – und in Form meist ausgelagerter Fachkliniken, die sich oft aus Kurkliniken entwickelten. Die Beziehung zu den übrigen Fächern der klinischen Medizin konnte – z.T. wegen eigener Entwicklungsprobleme des Faches, z.T. wegen äußerer Widerstände – nur selten zufriedenstellend hergestellt werden[3].

Krakowski veröffentlichte 1974 eine in 30 Ländern durchgeführte Umfrage über den Entwicklungsstand der Psychosomatik: in den USA, Kanada, Holland und Argentinien existieren

* Anmerkungen siehe am Ende des Kapitels.

demnach die meisten und personell am besten ausgestatteten psychosomatischen Konsultationseinrichtungen. Die Bundesrepublik rangiert in dieser Hinsicht hinter der Türkei; in der BRD sind Konsultations- bzw. Liaisoneinrichtungen in weniger als 1% der Kliniken vorhanden, was wohl vor allem auch auf das Fehlen von psychiatrischen Abteilungen an Akutkrankenhäusern zurückzuführen ist.

Aufgrund dieser unterschiedlichen historischen Tradition und der umfangreicheren und stabileren Integration gehen die in den folgenden Abschnitten wiedergegebenen Erfahrungen auch fast ganz auf ausländische, überwiegend US-amerikanische Berichte zurück. Da dort zwischen Psychiater, Psychotherapeut und Psychosomatiker nicht scharf unterschieden wird, stehen diese Bezeichnungen auch in den folgenden Abschnitten oft füreinander. Dies rührt auch daher, daß durch die Einbeziehung psychoanalytischer Konzepte die psychiatrische und psychosomatische Krankheitslehre[4]) eng miteinander verbunden sind und daß die vorrangig mit der psychosomatischen Diagnose und Therapie beauftragten Liaison-Psychiater fast alle psychotherapeutisch ausgebildet sind.

15.2.2 Definition: Konsultations- und Liaisondienste

In den Darstellungen psychosomatischer Konsiliartätigkeit wird nicht scharf zwischen sogenannten Konsultations- und Liaisondiensten getrennt (Lipowski 1967 a, b; 1968), obwohl beide Ansätze in Konzept und Praxis erheblich divergieren.

Die *Konsultationsdienste* sehen sich vor allem mit psychiatrischen Dringlichkeitsanforderungen konfrontiert: Suizidversuche, Alkoholismus, organische Psychosyndrome, endogene Psychosen (Anstee 1972). Der Konsiliarius übernimmt die psychiatrische Notfalldiagnostik, berät hinsichtlich der Therapie, meist einer akuten medikamentösen Therapie, oder führt in seltenen Fällen auch eine Krisenintervention durch. Häufig vermittelt er die Überweisung von Patienten in psychiatrische Fachkliniken: in der Untersuchung von Anstee (1972) wurden 69% der Konsultationsfälle in psychiatrische Kliniken überwiesen. Die Konsultationsdienste arbeiten also im allgemeinen unabhängig von den Stationen, der Konsiliarius steht auf telefonische oder schriftliche Anforderungen zur Verfügung.

Die *Liaisondienste* haben weitergefaßte Arbeitsziele bzw. Aufgaben und stehen in engerer Verbindung mit den übrigen medizinischen Abteilungen. Der Liaisonpsychiater ist dem klinischen Schauplatz näher; meist arbeitet er intensiv mit den Ärzten und Schwestern der Station zusammen, nimmt einmal oder mehrmals wöchentlich an der klinischen Visite teil; er ist für alle Mitarbeiter der Station möglichst jederzeit erreichbar. Der Liaison-Psychiater versucht im jeweiligen Fall, eine Brücke zwischen dem verhaltenswissenschaftlichen und dem naturwissenschaftlichen Verständnisansatz zu schlagen. Das Arbeitsfeld der Liaison-Psychiater ist damit grundsätzlich verschieden von dem der Konsultations-Psychiater, es umfaßt die klinisch-psychosomatische Tätigkeit im eigentlichen Sinn, so daß zur besseren Unterscheidung vom Liaison-Psychosomatiker gesprochen werden kann, wobei nicht unerwähnt bleiben soll, daß dieser auch psychiatrische Notfallkonsultationen durchführt.

15.2.2 Tätigkeitsfelder und Inanspruchnahme von Konsultations- und Liaisonsdiensten

15.2.2.1 Tätigkeitsfelder

Der Liaison-Psychosomatiker hat Aufgaben in der Krankenversorgung, in der Aus- und Weiterbildung sowie in der Forschung. Er arbeitet dabei am häufigsten mit Internisten, aber auch mit Chirurgen, Pädiatern, Gynäkologen, Neurologen und Dermatologen zusammen. Diese Zusammenarbeit hat sich während der letzten Jahre im Bereich der medizinischen »Spitzentechnologie« (Meyer 1977) und medizinischer Extremsituationen intensiviert: Intensivstationen der Inneren Medizin, Chirurgie und Anästhesie, Coronary Care Unit, Isolationsbettsysteme, Nierentransplantation, Operation am offenen Herzen. Die Belastungen von Ärzten und Schwestern im Umgang mit sterbenden Patienten führten zur Entwicklung der klinischen Thanatologie durch Mitarbeiter der Liaisondienste[5].

Die Arbeit in den genannten Tätigkeitsfeldern führte innerhalb weniger Jahre zu einer entscheidenden Erweiterung des psychosomatischen Arbeitsansatzes insgesamt und – zumindest in den USA – zu einem Aufblühen der Psychosomatik während der 70-er Jahre, wohl auch deshalb, weil die übrigen Kliniker von diesen Arbeitsansätzen mehr Hilfestellungen erhalten als von dem vergleichsweise engen rein psychoanalytisch orientierten Ansatz während der 40-er und 50-er Jahre (Lipowski 1977, Pasnau 1975).

15.2.2.2 Inanspruchnahme von Konsiliarien

Aus den *quantitativen* Unterschieden der Inanspruchnahme von Konsultations- und Liaisondiensten (vgl. Tabelle 1 und 2) läßt sich die Intensität der Kooperation ablesen. Entsprechend den verschiedenen Organisationsformen manifestiert sich eine deutlich unterschiedliche Beratungsfrequenz. Bei einer Untersuchung von Goldenberg und Sluzki (1971) in Argentinien stieg bei einer entscheidenden Vergrößerung der Mitarbeiterzahl und damit des Liaisondienst-Angebotes die Zahl der Anforderungen auf 17,9% aller stationären Patienten; in Ulm bezogen sich die Anforderungen im Rahmen eines stationsnahen Liaisondienstes auf 11% aller Patienten (Schüffel 1973), ein Jahr später wurde ein stationsfernes Konsultationsangebot nur für 4% aller Patienten in Anspruch genommen.

Qualitativ, d.h. unter dem diagnostischen Gesichtspunkt gesehen, stehen beim Konsultationsdienst, wie be-

Tabelle 1. Inanspruchnahme von Konsultationsdiensten (Angaben in Prozent der gesamten Patientenpopulation des Krankenhauses).

Namen	Jahr	Prozent
Shepard et al.	1960	1,34
Eilenberg	1965	2,2
Bridges	1966	2,8
McLeod u. Walton	1969	1,6
Anstee	1972	1,4

Tabelle 2. Inanspruchnahme von Liaisondiensten (Angaben in Prozent der gesamten Patientenpopulation des Krankenhauses).

Namen	Jahr	Prozent
Meyer u. Mendelson	1961	8,8
Lipowski (Übersicht über 8 Studien)	1967	9,0
Crisp	1968	10.0
Papastamou	1970	11,3
Goldenberg u. Sluzki	1971	17,9
Schüffel	1973	11,0

schrieben, psychiatrische Dringlichkeitsanforderungen im Vordergrund.

Nach den Angaben von Lipowski (1967) werden von Konsultationsdiensten überwiegend Patienten mit organischen Psychosyndromen (20%), schweren Persönlichkeitsstörungen (20%), verschiedenen Formen depressiver Erkrankungen (25%) und akuten Psychosen aus dem schizophrenen Formenkreis untersucht.

Auch beim stationsfernen Liaisondienst stellt das Spektrum der Anforderungen an den Konsiliarius weder quantitativ (ca. 30% aller stationären Patienten werden als psychisch behandlungsbedürftig angesehen)[6]) noch qualitativ ein Spiegelbild der tatsächlichen psychosomatischen Morbidität im Krankenhaus dar; es ist vielmehr als das Ergebnis eines Interaktionsprozesses zwischen den behandelnden Ärzten und ihren Patienten zu betrachten. Zumeist handelt es sich um Kranke, die für den anfordernden Arzt bzw. die Schwestern oder das ganze Team »Problempatienten« sind, wie z. B. sozial oder psychologisch »auffällige« Patienten, die sich schlecht in den Stationsablauf einfügen, offen aggressiv sind oder in anderer Form die Kooperation stören. Dies hat u.a. zur Folge, daß der zurückgezogene, depressive, verhaltensunauffällige Patient gewöhnlich übergangen wird (Wilson und Meyer 1962, Meyer und Mendelson 1961). In dieser Gruppe finden sich andererseits viele im engeren Sinne psychosomatisch Kranke. Sie haben allenfalls dann eine Chance, an einen psychosomatischen Konsiliarius überwiesen zu werden, wenn sich kein organischer Befund erheben läßt; damit erfolgt jedoch eine einseitige Auswahl »funktioneller Syndrome«.

Eine vergleichende Darstellung der von Konsultations- und Liaisondienst betreuten Patienten, etwa nach Diagnosen, ist schon wegen der uneinheitlichen Terminologie in der psychopathologischen Deskription schwierig; immerhin wird eine zunehmende Veränderung des Krankheitsspektrums im Verlauf der Jahre sichtbar.

Während Kaufmann (1948) noch vorwiegend Patienten mit klassischen psychosomatischen Krankheiten behandelte, machen diese heute nach den durchschnittlichen Angaben in der Literatur nur noch etwa 7% des Patientengutes von Liaisondiensten aus; allerdings hängt dies auch damit zusammen, daß von den Internisten der Beitrag der Psychosomatik zu der Behandlung dieser Kranken noch immer unterschätzt wird (Stewart 1962), Wilson u. Meyer 1962, Schwab 1964, Spencer 1964, Lipowski 1967b und 1967c, Eilenberg 1969, Papastamou 1970, Weiner 1977).

Bei Liaisondiensten verschiebt sich mit der zunehmenden Integration auch das diagnostische Spektrum beträchtlich: Der Schwerpunkt liegt nicht mehr auf einer psychiatrisch orientierten Selektion der Patienten, sondern bei Patienten, deren Diagnosen in etwa der durchschnittlichen Krankheitsverteilung im jeweiligen Fach entsprechen (Porot 1972, Schüffel 1973). Die Anforderung erfolgt verstärkt für Malignompatienten und andere chronisch Kranke mit emotionalen Problemen in der Krankheitsverarbeitung (30%; Schüffel 1973) und für Patienten mit funktionellen Beschwerden (20% nach Schüffel 1973). Ähnliches berichten Goldenberg und Sluzki (1971).

15.2.3 Organisationsformen

Organisatorisch wird der Konsiliardienst in den USA von einer psychiatrischen Abteilung, in der Bundesrepublik von einer Abteilung für psychosomatische Medizin bzw. für Psychiatrie wahrgenommen. Größe und Zusammensetzung des Konsiliardienst-Teams sind abhängig von der Größe des Krankenhauses und der Verfügbarkeit von Psychosomatikern. Vom »Ein-Mann-Dienst« bis zu großen Teams an manchen Universitätskliniken, die eine Spezialabteilung des psychiatrischen Departments bilden, gibt es zahlreiche organisatorische Ansätze (Beigler 1959, Richmond 1965, Zinberg 1964, Goldenberg und Sluzki 1971), wobei die Größe der Abteilungen die diagnostischen und therapeutischen Möglichkeiten mitbestimmt.

Anzumerken ist, daß an den großen amerikanischen psychiatrischen Universitätskliniken eine für deutsche Verhältnisse fast unvorstellbar große Zahl psychoanalytisch ausgebildeter Vollzeit- und Teilzeitmitarbeiter sowohl in der direkten Krankenversorgung als auch in der Weiterbildung der jüngeren Psychiater und z.T. auch der übrigen Kliniker tätig sind.

In größeren Liaison-Einrichtungen hat sich eine Arbeit im Team durchgesetzt, wobei innerhalb des Teams eine klare Abgrenzung der Aufgabenbereiche zweckmäßig ist (Lipowski 1975). Bewährt hat sich eine gemischte Besetzung mit Ganztags- und Teilzeitpsychosomatikern, die Beteiligung eines Sozialarbeiters, eines Psychologen und einer psychosomatischen Schwester (»psychiatric-liaison-nurse«).

Die psychosomatische Schwester vermag vor allem die häufigen Interaktionsprobleme zwischen Patienten und Pflegepersonal mitzubearbeiten bzw. ihre Kolleginnen und Kollegen bei der Lösung dieser Probleme zu beraten (Barton u. Kelso 1971).

Einsatzbereich und Tätigkeiten des Liaisondienstes sind im einzelnen nicht klar definiert. Der Liaison-Psychosomatiker nimmt gewöhnlich ein- bis zweimal pro Woche an den Stationsvisiten teil (Beigler 1959), er ist dem Stationspersonal gut vertraut, leitet regelmäßig Stationskonferenzen und kasuistische Seminare; darüber hinaus »sollte er den ganzen Tag jederzeit auf Abruf zur Verfügung stehen« (Lipowski 1967a).

Solche Liaisondienste bestehen entsprechend der jeweiligen medizinischen Weiterbildung und den wissenschaftlichen Intentionen vor allem im Bereich der Inneren Medizin. Bei einer Kooperation mit medizinischen Spezialabteilungen ist meist eine besonders enge Zusammenarbeit mit dem Stationsteam möglich; die Liaisontätigkeit hat hier häufig eine fruchtbare Zusammenarbeit im Rahmen überschaubarer und klinisch orientierter Forschungsprojekte ergeben.

Die Effektivität eines Liaisondienstes ist einerseits abhängig von der Kooperation innerhalb des Teams, von der Koordination der einzelnen Tätigkeitssektoren (Krankenversorgung, Weiterbildung, Forschung) miteinander, andererseits von der Qualität der Kooperation mit den Vertretern der jeweiligen klinischen Abteilungen. Die Leitung des Liaisondienstes sollte bei der Vielfalt der Aufgaben und der Abhängigkeit der Kooperation auch vom Erfolgserleben der Kooperationspartner ein erfahrener Psychosomatiker übernehmen.

Entscheidende Bedeutung für eine stabile Etablierung eines Liaisondienstes wird dem Leiter der psychosomatischen bzw. psychiatrischen Abteilung zugemessen. Er muß in der Lage sein, durch gute Kooperation mit den Leitern der anderen klinischen Abteilungen die Arbeit der am Liaisondienst beteiligten Mitarbeiter zu unterstützen und persönlich mitzutragen. Gelingt dies nicht, erweisen sich Liaisondienste als leicht verletzbar (Lipowski 1975).

15.2.4 Funktion und Arbeitsweise von Liaisondiensten

15.2.4.1 Orientierung am Patienten versus Orientierung am Therapeuten

Im wesentlichen lassen sich drei verschiedene Ansätze, die sich jedoch gegenseitig zu ergänzen vermögen, unterscheiden:

15.2.4.1.1 *Der Patientenzentrierte Arbeitsansatz*

Gesprächspartner des Konsiliarius ist der Kranke selbst. Der Konsiliarius übernimmt die Untersuchung und evtl. auch die Behandlung des Patienten, allenfalls ist der anfordernde Kollege bei dieser Untersuchung anwesend. Ein solches Vorgehen wurde im einzelnen als »therapeutische Konsultation«, etwa von Weisman und Hakkett (1961), konzipiert. Es bewährt sich insbesondere bei speziellen differentialdiagnostischen Problemen, die eine entsprechend hochdifferenzierte Weiterbildung erfordern, und bei akuter Krisenintervention.

Dieser Ansatz ist sehr zeit- bzw. personalaufwendig; er hat nur wenig Weiterbildungseffekt für die anfordernden Kollegen, und die Effizienz im Sinne eines verstärkten Einflusses psychosomatischen Denkens in den klinischen Fächern ist gering. Deshalb wird von Liaisondiensten ein arztzentriertes oder – wenn möglich – ein teamzentriertes Vorgehen bevorzugt. Eine Zwischenform besteht darin, daß der konsultierende Arzt wenigstens bei der Untersuchung durch den Konsiliarius anwesend ist, die Untersuchungsergebnisse im Anschluß diskutiert und das weitere Vorgehen gemeinsam abgesprochen werden.

15.2.4.1.2 *Der arztzentrierte Arbeitsansatz*

Bei dieser Form der Beratung sieht der Liaison-Psychosomatiker den Patienten häufig nicht selbst; er versucht sich über die Darstellung des Kollegen, unter Einbeziehung von dessen emotionaler »Mitbewegung«, ein Bild von dem Kranken zu machen. Insbesondere werden die Motive des anfordernden Arztes zur Konsultation, seine Erwartungen an die Konsultation und die Schwierigkeiten in der Behandlung bzw. im Umgang mit dem Patienten berücksichtigt. Es wird versucht, die zwischen dem behandelnden Arzt und seinem Patienten ablaufenden Interaktionsprozesse zu verstehen und eine Beziehung zu Vorgängen während der vom Arzt selbst erhobenen biographischen Anamnese herzustellen.

Dieses arztzentrierte Vorgehen orientiert sich möglichst konkret an der aktuell gegebenen Situation. Es ist die Aufgabe des Konsiliarius, seine Befunde und Hypothesen in einer Sprache zu formulieren, die dem Kollegen die Zusammenhänge deutlich werden läßt; es hat sich bewährt, Fachjargon und psychodynamische Spekulationen zu vermeiden. Der Kollege soll in die Lage versetzt werden, die Situation selbst zu bewältigen. Hierdurch bleibt eine ganzheitliche Betreuung des Patienten durch seinen Arzt gewährleistet, der Liaison-Psychosomatiker übernimmt lediglich Supervisionsfunktion.

Eine Verbindung zwischen arztzentriertem Vorgehen und systematischer Weiterbildung kann in regelmäßig über längere Zeit durchgeführten *berufsorientierten Selbsterfahrungsgruppen*, wie sie Balint beschrieben hat, erfolgen. Hier diskutiert eine Gruppe von Ärzten über Probleme, die im Umgang von jeweils einem Arzt mit einem Kranken auftreten. Für niedergelassene Kollegen hat sich diese Form der Verbindung zwischen Beratung und Weiterbildung sehr bewährt; bei Durchführung solcher Gruppenarbeit mit Ärzten im Krankenhaus ist sorgfältig auf den Ausschluß hierarchischer Probleme sowie auf die Möglichkeit zu längerfristiger Patientenbetreuung durch die beteiligten Ärzte zu achten.

15.2.4.1.3 *Der teamzentrierte Ansatz*

Hier werden nach Möglichkeit alle an der Betreuung des »Problempatienten« Beteiligten – also auch das Pflegepersonal – in die Beratung einbezogen. Die Beratung erfolgt im allgemeinen im Rahmen einer Stationskonferenz. Dabei wird versucht, die Hauptkonflikte in den Interaktionsprozessen und die Art der affektiven Spannung zu klären. Prinzipiell wird davon ausgegangen, daß diese Konflikte und Spannungen durch die spezifischen Probleme, die Persönlichkeitsstruktur des Patienten und die in ihm ablaufenden psychodynamischen Prozesse induziert wurden.

Dieser Ansatz wurde von Meyer und Mendelson (1961) als Konzept einer Beratung »der operationalen Gruppe« genauer beschrieben.

Der Psychosomatiker versucht aus seiner distanzierten Position die zu beobachtenden Spannungen zu klären und zu interpretieren. Die unterschiedliche Wahrnehmung desselben Patienten durch die verschiedenen Stationsmitglieder, die Beobachtung der vielfältigen Interaktionsprozesse ermöglicht im allgemeinen die Bearbeitung skotomisierender Wahrnehmungsvorgänge und erlaubt häufig ein Verständnis des aufgetretenen »Problems«. Oft erweisen sich die Konflikte und Spannungen als eine für den Kranken charakteristische Neuinszenierung von Konflikten, die auch in seinen früheren und gegenwärtigen Beziehungen außerhalb des Krankenhauses auftreten. In vielen Fällen lösen sich Spannungen schon dadurch, daß nach solchen Besprechungen der Patient von den Mitarbeitern der Station in veränderter Weise wahrgenommen und ihm dadurch die Möglichkeit zu einer Änderung seines Verhaltens eröffnet wird. Eine solche Veränderung des sozialen Feldes bewirkt oft unmittelbar überraschende und weitgehende Änderungen des Patientenverhaltens. Nicht selten ereignet es sich, daß Patienten nach einer solchen Konferenz »spontan« über die dort diskutierten Probleme zu sprechen beginnen. In anderen Fällen kann eine direkte Besprechung der Schwierigkeiten mit dem Patienten durch die Konferenz vorbereitet oder auch – was allerdings seltener vorkommt – die Indikation zu einer gezielten psychotherapeutischen Intervention gestellt werden.

Dieser Arbeitsansatz wird von vielen Autoren als besonders fruchtbar beschrieben; eine systematische Überprüfung seiner Effizienz erweist sich jedoch als schwierig.

Bei diesem teamzentrierten Arbeitsansatz wird jedem Beteiligten die Wirksamkeit eines zirkulären Verständnismodells, das die Gegenseitigkeit im Umgang mit dem Patienten berücksichtigt, unmittelbar erlebbar. Umgekehrt läßt sich aus dieser Sicht verdeutlichen, in welch ungeahntem Ausmaß in medizinischen Insitutionen die Äußerungs- und Mitteilungsfähigkeit des Patienten nicht nur gefördert, sondern auch blockiert werden kann.

Ein Beispiel aus einer Stationsbesprechung auf der internistischen Intensivstation soll die Art des dargestellten Veränderungsprozesses illustrieren:

Zwei Schwestern der Intensivpflegestation klagten darüber, daß ein Patient, der erst am Vortag extubiert worden war und seit Wochen wegen einer aufsteigenden Lähmung unter teils kontrollierter, teils assistierter Beatmung auf der Station lag, immer noch nicht verlegt worden sei. Der Stationsarzt war von der Heftigkeit der Klage überrascht, objektiv erschien diese Verlegung verfrüht. Auf die fortbestehende Gefährdung des Patienten aufmerksam gemacht, begannen die Schwestern über sein ständiges Läuten und Quengeln zu klagen. Weiter habe der Patient paranoide Befürchtungen geäußert, u. a. behauptet, es werde ihm Gift in die Infusionsflaschen getan; und schließlich habe er geklagt, er sei der am schlechtesten versorgte Patient der Station. Die extreme Abhängigkeit des Patienten und seine Versuche, sie zu bewältigen, wurden mit den Schwestern durchgesprochen. Ohne daß die Schwestern nun ihr Verhalten für sie selbst erkennbar geändert hätten, erschien ihnen der Patient schon während der nächsten Schicht »wie verwandelt«. Alle Klagen und paranoiden Befürchtungen waren verschwunden; der Patient bedankte sich dafür, daß er der am besten versorgte Patient auf der Station sei. Etwas am Verhalten der Schwestern hatte ihm offenbar gezeigt, daß er sich verstanden fühlen konnte.

Überraschende therapeutische Erfolge nach solchen Besprechungen – nicht selten als »Wunderheilungen« erlebt – verstärken die Bereitschaft der Konferenzteilnehmer, an diesem Verständnisansatz mitzuarbeiten. Ein Beispiel aus der Arbeit einer Schwesterngruppe soll dies etwas ausführlicher darstellen:

Eine 50jährige Geschäftsfrau war nach einem Schlaganfall auf die Privatstation eingeliefert worden. Die Symptome, Bewußtlosigkeit und Sprachstörungen, hatten sich rasch wieder zurückgebildet. Überraschenderweise entstanden bei der Rehabilitation Schwierigkeiten. Die Patientin blieb unbeweglich im Bett liegen und verhielt sich ablehnend allen Maßnahmen gegenüber, die eine Mobilisation zum Ziel hatten. Den Schwestern war die Patientin »furchtbar unsympathisch«. Besonders irritierte sie das zugleich fordernde und kritische Verhalten der Kranken, die z. B. versuchte, beim Herrichten des Essens Vorschriften zu machen, eine Verhaltensweise, die nach Aussage der Schwestern zugleich Zorn und Schuldgefühle hervorrief. Die Schwestern berichteten, daß die Patientin, bei der sie einen hilflosen und zugleich trotzigen Gesichtsausdruck beobachteten, ihnen das Gefühl vermittle, sie wolle ihnen einerseits etwas mitteilen, vermeide aber andererseits das Gespräch mit ihnen. Eine Schwester schloß ihren Bericht: »Ich empfand gegenüber der Patientin eine nie gekannte tiefe Hilflosigkeit und Trostlosigkeit, ich hatte einfach das Gefühl, ich muß dies in der Gruppe erzählen.«

Das Problem der Verärgerung durch die Patientin stieß in der Gruppe auf starke Resonanz. Zunächst wurden wir darauf aufmerksam, daß die Schwestern sich irgendwie gekränkt fühlten. Gekränkt in ihrem Selbstverständnis als Schwestern, zurückgewiesen in ihrem Hilfsangebot. Es stellte sich heraus, daß die Patientin eine selbständige Geschäftsfrau war, immer gewohnt, nicht nur ihre eigenen Angelegenheiten, sondern auch die ihrer ganzen Familie zu regeln. Sie war bisher nie krank gewesen. Die jetzige Krankheit brachte sie in eine Abhängigkeit, gegen die sie sich ihr ganzes Leben lang gewehrt hatte. Nun fiel einer Schwester auch noch ein, in welcher Weise sie versucht hatte, die Patientin zu loben: Sie hatte z. B. gesagt: »Ich bin heute ganz zufrieden mit Ihnen«. Die Patientin, durch die vorübergehende Hilflosigkeit nach dem Schlaganfall in ihrem Selbstwerterleben bereits gekränkt, mußte diese Behandlung, die ja etwa dem Umgang mit einem Kind entspricht, als weitere Kränkung empfunden haben: sie reagierte hierauf mit Zurückweisung. Wir schlugen der Schwester vor, das Selbstvertrauen der Kranken zu stärken; sie sollte das Lob über den Fortschritt ihrer Rehabilitation nicht in Verbindung mit der Abhängigkeit vom Pflegepersonal erfahren. Wir empfahlen ihr daher folgende Formulierung: »*Sie* können aber heute mit sich zufrieden sein«. Die Schwester hielt sich an unseren Vorschlag und berichtete in der nächsten Sitzung: »Ich hätte nie geglaubt, daß mit wenigen Worten so eine Wirkung erzielt werden kann. Ich habe das Gesicht der Patientin ganz bewußt beobachtet und ganz große Änderungen feststellen können«.

Die Patientin machte in den nächsten Tagen fast unglaublich erscheinende Fortschritte. Während vorher die Hilfsangebote der Schwestern die Patientin in einem circulus vitiosus weiter gekränkt hatten, die vermeintlich therapeutische Interaktion sie weiter in die Krankenrolle gezwungen hatte, nahm jetzt die Patientin ihre Rehabilitation selbst in die Hand. Wie sehr auch umgekehrt die Schwestern die Hilfsbedürftigkeit der Kranken für ihre eigene berufliche Befriedigung brauchten, kam in dem deprimierenden Gefühl zum Ausdruck, das die zuständige Schwester befiel, als sie eines Tages entdeckte, daß die Patientin wieder ohne fremde Hilfe gehen konnte. Einerseits freute sie sich über den Erfolg, andererseits verspürte sie schmerzlich, daß die Patientin sie nun nicht mehr benötigte.

Eine solche positive Barbeitung von Problemen im Umgang zwischen Patienten und Mitarbeitern der Station ist nach unseren eigenen Erfahrungen bei den vielen Patienten möglich, die unter der Abhängigkeit der Krankenrolle leiden oder die im Rahmen der Krankheitsverarbeitung verstärkt mit Angst und/oder Depressionen reagierten.

Ein zentrales Forschungsthema klinischer Psychosomatik wäre daher die Untersuchung, wie sich Einstellungsveränderungen der Mitarbeiter auf Verhaltensweisen und auch die Symptomatik des Patienten auswirken. Eine solche Untersuchung müßte die Erforschung der häufig averbalen Vermittlungsvorgänge in diesem Prozeß einbeziehen.

15.2.4.2 Der Beratungsverlauf

15.2.4.2.1 *Die Anforderung von Beratung*

Bereits die Formulierung der Anforderung gibt Hinweise auf die Wahrnehmung des Problems durch den konsultierenden Arzt. Verallgemeinernd läßt sich sagen, daß der Ungenauigkeit der Formulierung die Hilflosigkeit des Anfordernden entspricht. Der Liaisondienst hat zunächst die Problemstellung zu klären und eine neue Definition der Anforderung vorzunehmen.

Die Anforderung des Liaison-Psychosomatikers erfolgt etwa gleich häufig wegen differentialdiagnostischer Probleme wie wegen einer Beratung in therapeutischen Fragen. Die Angaben über Diagnosen als Anlässe für die Konsiliaranforderung sind nur schwer vergleichbar (Ellenberg 1965, Kaufman 1957, Kenyon 1963, Kornfeld und Feldman 1965). Kaufman (1957, 1972) etwa gibt an, daß bei 61,4% aller Anforderungen differentialdiagnostische Probleme vorlagen, während andere Autoren diese Kategorie überhaupt nicht erwähnen.

Zumeist werden als Anforderungsgrund »ein psychisch auffälliger Patient«, »ein psychiatrisches Problem«, »z. B. Psyche«, genannt, nicht selten auch das Vorliegen sozialer Probleme.

Als Auslösefaktoren für eine Anforderung spielen die »Klagsamkeit« der Kranken und Abweichungen ihres Verhaltens von den Erwartungen innerhalb der medizinischen Institution eine wesentliche Rolle. Im Rahmen der Krankheitsverarbeitung werden Angst, Depression und auch Panik als »normale Reaktionen« angesehen, dagegen werden Verhaltensweisen, die Ärzte und Schwestern persönlich tangieren, wie aggressive Äußerungen, zu enge persönliche Annäherung, Verliebtheit, als irritierend erlebt und als Anlaß zur Anforderung eines Liaison-Psychosomatikers genommen. Der stille, zurückgezogene Patient wird kaum überwiesen, dagegen eher Kranke, deren »Depressionen« von ausgeprägten körperlichen Klagen begleitet sind. Zusammengefaßt erfolgt die Konsultation weniger aufgrund des Krankheitsbildes oder der es begleitenden psychischen Auffälligkeiten, sondern eher entsprechend der Irritation der behandelnden Ärzte und Schwestern. Auffallend ist, daß die Anforderung häufig zu einem Zeitpunkt stattfindet, an dem die bisher stabile Arzt-Patient- bzw. Team-Patient-Beziehung aus einem näher zu klärenden Grund gestört wurde. Bei Patienten, deren Beschwerden auf keine somatische Ursache zurückgeführt werden können, erfolgt die Anforderung häufig spät. (Kaufman, 1957)

Die Liaison-Psychosomatiker erkannten sehr bald, daß das zur Anforderung führende Problem nur in seltenen Fällen tatsächlich allein aus den beim Patienten zu erhebenden psychischen Befunden verstanden werden kann. Meyer und Mendelson (1961) faßten die Anforderungssituation als eine »Interaktionskrise« auf, der eine Entfremdung innerhalb des Arzt-Patienten-Verhältnisses, ein Zusammenbruch der auf Verständnis und Toleranz gegründeten Beziehung vorausgeht.

Schwab (1964, 1965, 1966) fand bei 100 ihm als Liaison-Psychosomatiker überwiesenen Patienten in abnehmender Häufigkeit folgende Problemstellungen: Unbefriedigendes Familienleben, trotz Therapie unveränderte Symptomatologie, »unbehandelbare Patienten«, Häufung von Fragen an den Arzt, Verschlechterung einer chronischen Erkrankung. Nur jeder zweite Patient mit funktionellen Störungen wurde dem Liaison-Psychosomatiker überwiesen.

Der Anforderung eines Konsiliarius geht beim konsultierenden Arzt meist eine Verunsicherung durch die Probleme des Patienten voraus. Er wünscht nun die Verantwortung zu teilen oder zu delegieren. Bleiben die Interaktionsschwierigkeiten weiter ungeklärt bestehen, kann es zu einer zunehmenden Entfremdung kommen, und Abwehrmechanismen können das Verhalten des Arztes kennzeichnen: Interesselosigkeit, Stereotypie im Verhalten, Vermeidung, schließlich Verleugnung des Problems. Deshalb sollte im Beratungsprozeß möglichst rasch eine wenigstens vorläufige Klärung des Hauptproblems angestrebt und für den anfordernden Arzt Handlungsempfehlungen bzw. Handlungsanweisungen abgeleitet werden.

15.2.4.2.2 *Die Beratung*

Am Anfang steht die Klärung der Erwartungen des konsultierenden Arztes. Zumeist artikulieren sie sich in dem Wunsch, konkrete Ratschläge zu erhalten, wie »mit diesem Patienten«, » mit diesem Charakter« umzugehen sei (Nadelson 1971). Eine möglichst präzise Beschreibung des »Problems«, der Arzt-Patient-Beziehung, der Team-Patient-Beziehung, der Psychodynamik des Patienten sowie seiner Lebenssituation in Beruf und Familie schließt sich an.

Wesentliche Arbeitsinstrumente des Liaison-Psychosomatikers sind neben der Interaktionsanalyse das psychosomatische Interview, klinische Beobachtung und verschiedene, flexibel zu handhabende psychotherapeutische Techniken, die wiederum sowohl direkt patientenzentriert angewandt oder den anfordernden Ärzten im

Rahmen eines Supervisionsangebotes vermittelt werden können.

Weiter ist häufig eine detaillierte Sammlung von Informationen von Familienmitgliedern, Hausärzten und weiteren Kontaktpersonen erforderlich, die meist ein Sozialarbeiter übernimmt.

15.2.4.2.3 Das psychosomatische Interview

Wenn im Rahmen der Beratung der Patient untersucht wird, kommt dem psychosomatischen Interview besondere Bedeutung zu. Es versucht, die Beteiligung organischer, psychischer und sozialer Faktoren an der Krankheitsgenese ausgewogen und gleichzeitig zu berücksichtigen und hat das Ziel, eine Gesamtdiagnose unter Einbeziehung der individuellen Krankheitsverarbeitung und des Krankheitsverhaltens zu stellen. Das Verhalten des Arztes während des psychosomatischen Interviews kann bereits die Angst und Depression des Patienten verringern und zu einer Verbesserung des Arbeitsbündnisses führen. Eine Klärung der gesamten Situation, das Ventilieren von gefühlsmäßigen Erlebnisinhalten und Hilfestellungen beim Verbalisieren von Konflikten und Emotionen können bereits während des ersten Interviews zu einer wesentlichen Entlastung des Patienten führen (F. Deutsch 1955, Kimball 1970).

15.2.4.3 Therapie

Lipowski (1975) hält Formen der *Kurzpsychotherapie* für stationäre Patienten, die dem Liaison-Psychosomatiker vorgestellt werden, für besonders geeignet. Meist nehmen die überwiesenen Patienten die Gelegenheit zu einem Gespräch gerne wahr, da sie sich sonst im Krankenhaus in ihren Kommunikationsmöglichkeiten sehr beschnitten fühlen[8]. Therapeutisch können aktuelle Probleme, wie etwa präoperative Angst, Reaktionen auf die Mitteilung der Diagnose einer unheilbaren Krankheit, Trauerreaktionen auf krankheitsbedingte Funktionseinbußen oder den Verlust von Angehörigen, Konflikte in der Familie, im Beruf und auf der Krankenstation herausgegriffen und häufig erfolgreich bearbeitet werden. Dabei hält es Lipowski nur in seltenen Fällen für sinnvoll, daß der Liaison-Psychosomatiker die Behandlung selbst übernimmt.

Besonders die *supportive Psychotherapie* bei chronisch Kranken könne erfolgreicher vom somatisch tätigen Arzt durchgeführt werden. Dieser kann für den Patienten überzeugend körperliches und seelisches Leiden gleichzeitig in die Behandlung einbeziehen. Der Patient wird so nicht »aufgeteilt«, fühlt sich nicht an den Psychiater »abgeschoben«, was nur unnötig Widerstände auslöst (»Mir fehlt es doch im Bauch und nicht im Kopf!«).

Die Beschreibung der Konsultation mit den Phasen der Anforderung, Diagnostik und Beratung stellt ein deskriptives Konzept dar, das aus der Organmedizin abgeleitet ist. Die beschriebenen Prozesse konvergieren in der Interaktionsanalyse, die gleichzeitig diagnostische und therapeutische Funktionen hat, wie es für ein psychotherapeutisches Vorgehen charakteristisch ist.

15.2.4.4 Effizienz einer Beratung

Untersuchungen der Effizienz konsiliarischer psychosomatischer Beratungen liegen noch kaum vor. Aus den bisherigen Befunden können noch keine Hinweise für eine Indikationsstellung und die Auswahl geeigneter Patienten abgeleitet werden.

Lipowski (1975) untersuchte mittels Fragebogen und Interviews die Zufriedenheit der Patienten mit der Beratung. Insgesamt waren 30 bis 60% der Patienten mit der Beratung zufrieden; das Ausmaß der Zufriedenheit hing dabei insbesondere von der Art und Weise ab, in der die Kranken von dem die Konsultation anfordernden Arzt auf die Beratung vorbereitet wurden. Daneben wirkten sich Persönlichkeitsvariable und Aspekte der Interaktion auf die Zufriedenheit der Patienten aus. Ein Drittel der Patienten empfand bereits die Konfrontation mit einem »Psychiater« als eine persönliche Diskriminierung.

Bisher existieren kaum systematische Untersuchungen von therapeutischen Resultaten der Beratungen und deren ökonomischer Effizienz, etwa ihre Auswirkung auf die Dauer der Hospitalisierung, die Zahl der Laboruntersuchungen und die Ausgaben für Psychopharmaka usw.

Bei Herzinfarktpatienten konnte die Wirksamkeit einer Einbeziehung des psychosomatischen Konsiliarius in die Behandlung im Sinne eines günstigeren Krankheits- und Rehabilitationsverlaufs mehrfach nachgewiesen werden[9].

Solange derartige Effizienzuntersuchungen[10] fehlen, müssen die Zielvorstellungen für die Beratung gemäß der bisherigen klinischen Erfahrung in folgendem Aufgabenkatalog formuliert werden:

1. Aufstellung von besonderen Richtlinien für die Betreuung unter Berücksichtigung der Bedürfnisse des Patienten: »Psychosoziales Behandlungs- bzw. Betreuungsprogramm.«
2. Lösung von »Managementproblemen«: unkooperatives Krankheitsverhalten z. B. eines Infarktkranken, Zurückweisung einer Magenresektion bei lebensbedrohlicher Blutung, Verweigerung der Einnahme von Medikamenten usw.
3. Beitrag zur Klärung der Differentialdiagnose und damit Beitrag zur Verkürzung der Behandlungszeit bzw. zur Verringerung der Wiederaufnahmerate.
4. Beitrag zur Verminderung der Medikation mit Tranquilizern und Analgetika.

Die bisherige Darstellung des Beratungsprozesses beruht auf Erfahrungsberichten. Es war bisher nicht möglich, ein systematisches Konzept der Tätigkeit des Liaison-Psychiaters zu entwickeln. Offen blieb auch, welche Bedingungen im stationären Bereich erforderlich sind, um das beschriebene interaktionelle Vorgehen auf Dauer und unabhängig von einzelnen Forschungsprojekten institutionalisieren zu können.

Aus den vorliegenden Erfahrungsberichten wird auch deutlich, daß eine kritische Analyse der Interaktionsschwierigkeiten zwischen Liaison-Psychosomatiker und Organmedizinern, d. h. eine kritische Analyse der interdisziplinären Kooperation, teilweise vermieden wird. Erfolgreiche und positiv erlebte Kooperation ist sicherlich stark persönlichkeitsabhängig; dies stellt wohl auch einen wesentlichen Grund für die Scheu von Liaison-Psychosomatikern dar, ihre Arbeitskonzepte offen zu diskutieren (Golden 1975).

15.2.5 Der Prozeß der Integration des Liaison-Psychosomatikers in das klinische Setting – Interaktionsprobleme zwischen Liaison-Psychosomatikern und den zu beratenden Klinikern

15.2.5.1 Die Entwicklung der Berufsidentität des Liaison-Psychosomatikers

Die Arbeit an der Grenze zwischen zwei Berufen und zwei Verständniskonzepten von menschlicher Krankheit erschwert die Ausbildung einer Berufsidentität und erfordert große Kompromißbereitschaft, die Fähigkeit zum Ertragen ständiger Ambiguität. Der Liaison-Psychosomatiker verläßt den sicheren Standort in seiner Spezialdisziplin zugunsten einer Tätigkeit, die sich auch auf ihn leicht verunsichernd auswirkt.

Lipowski (1967), Goldenberg und Sluzki (1971) und Pasnau (1975) beschreiben den Integrationsprozeß des Liaison-Psychosomatikers in das klinische Setting als einen langen Weg von Ignoranz und Isolation bis zu Anerkennung und Kooperation. Dieser Prozeß läßt sich in mehrere Phasen gliedern:

Zunächst ist es zu einer ersten Überwindung der »inneren Front« (Goldenberg und Sluzki 1971), d. h. der passiven und aktiven Widerstände, erst einmal notwendig, »eine Art Nützlichkeit« unter Beweis zu stellen. Die von den Autoren gegebenen Empfehlungen für »ein erfolgreiches Einschleichen« in die somatische Medizin spiegeln das Ausmaß der Widerstände, die überwunden werden müssen: Einsatz nur der erfahrensten Psychosomatiker, maximale Kooperationsbereitschaft, sofortige Beantwortung jeder Anforderung, schnelle therapeutische Intervention. Zusammengefaßt: Angebot eines optimalen Service (Lipowski 1967).

Die günstigste Ausgangsbasis stellen gute Kenntnisse der Erfahrungswelt körperlich Kranker und Versiertheit auch im Denken der somatischen Medizin dar. Die zusätzliche internistische Kompetenz der Liaison-Psychiater bzw. Liaison-Psychosomatiker erwies sich vor allem in der Rochester-Gruppe (G. L. Engel) als förderlicher »carrier« für die Integration; reine Psychiater tendieren eher dazu, die Skepsis und Ignoranz ihrer Kollegen zu beklagen. Die Voreingenommenheit der Kliniker gegenüber der Psychiatrie veranlaßte Porot (1972), seinen Liaisondienst »medizinpsychologischen Service« zu benennen. In Deutschland liegen ähnliche Erfahrungen vor.

Als Gradmesser erfolgreicher Integration kann vor allem die erfolgreiche Betreuung psychosomatischer und psychiatrischer Problempatienten dienen. Dabei verlangt vor allem anfangs die Überweisung schwieriger bis aussichtsloser Kranker (Alkoholiker u. a.) vom Psychosomatiker hohe Einsatzbereitschaft und Frustrationstoleranz. Kommunikative Fähigkeiten und »persönliches Charisma« kommen dem Konsiliarius ebenso zugute wie das geduldige Bemühen um Annäherung an das Stationsteam. Außerordentlich hilfreich ist es, wenn es ihm gelingt, den zu Beratenden selbst Erfolgserlebnisse zu vermitteln – und zu ertragen, daß sie von diesen für sich verbucht und keineswegs auf die Beratung zurückgeführt werden.

Zu den äußeren Bedingungen gehört auch, daß ein psychosomatischer Konsiliardienst einen Zeitraum von etwa 5 Jahren braucht, um akzeptiert zu werden (Pasnau 1975).

Pasnau wählte während der ersten beiden Jahre vor allem ein patientenzentriertes Vorgehen und erst nach zunehmender Vertrautheit mit den Ärzten und Mitarbeitern einen arzt- bzw. teamzentrierten Ansatz. Während des ersten Jahres nahm Pasnau an den Stationsvisiten teil und führte einmal wöchentlich Gruppenbesprechungen mit Stationsschwestern und Sozialarbeitern durch. Im Verlauf des zweiten Jahres begann er mit kasuistischen Seminaren und der Planung einzelner Konsultationsprojekte.

Wie auch bei der Entwicklung anderer Liaisondienste erwiesen sich gemeinsam mit den Ärzten anderer Abteilungen durchgeführte Forschungsprojekte als besonders förderlich für die Integration. Hier können sowohl Erfolge als auch Anerkennung als gemeinsame Erlebnisse gewonnen werden.

Im 4. und 5. Jahr akzeptierte Pasnau Aus- und Weiterbildungsanforderungen.

Schließlich stellte sich seinem Bericht zufolge eine befriedigende Kooperation ein.

In ähnlicher Weise wird die Entwicklung anderer erfolgreich funktionierender Liaison-psychosomatischer Dienste beschrieben (Lipowski 1967, 1968, 1975).

15.2.5.2 Frustration der Liaisondienst-Tätigkeit

Die *Frustrationen der die Beratung anfordernden Kliniker* haben mehrere Quellen:
1. Die Notwendigkeit, einen psychosomatischen Fachkollegen zuzuziehen, kann eigene Insuffizienzgefühle auslösen und als kränkendes Scheitern erlebt werden.
2. Die Konsultation führt zur Konfrontation mit emotionalen Problem, die belastend sein können.
3. Häufig werden die therapeutischen Erwartungen enttäuscht.

Das Ausmaß der Enttäuschung wird oft erst bei genauerer Kenntnis der Erwartungen verständlich: viele Kliniker betrachten psychische Erkrankungen im Vergleich zu somatischen Krankheiten als leichter heilbar, u. a. deshalb, da sie nicht selten »psychisch krank« mit »willenskrank« oder »willensschwach« gleichsetzen. Zudem fallen diesen Klinikern häufig nur ausgeprägte, schwere psychische Störungen auf; die diagnostische Leistung wird mit Engagement für den Kranken gleichgesetzt, und vom Psychiater bzw. Psychosomatiker wird eine prompte und erfolgreiche Behandlung erwartet. Es fällt diesen Kollegen oft schwer, zu akzeptieren, daß es im psychologischen Bereich ebenso wie im somatischen therapeutisch schwierige und prognostisch aussichtslose Erkrankungen gibt. Therapeutischer Mißerfolg löst besonders bei engagierten Kollegen oft scharfe Reaktionen gegenüber dem Psychosomatiker aus.

Auch *für den Psychosomatiker gibt es zahlreiche Frustrationsquellen*. Hieraus ergeben sich Kränkungen und Identitätsprobleme, welche die Interaktion mit den Klinikern belasten und die für die häufig nur geringe Attraktivität dieser Tätigkeit für Psychosomatiker und Psychiater, jedenfalls außerhalb bestimmter Forschungsprojekte, verantwortlich sind.

Zwar werden in der Literatur immer wieder die positiven Aspekte der Liaisontätigkeit herausgestellt: die Breite der zu gewinnenden diagnostischen und therapeutischen Erfahrung, die Fülle der wissenschaftlichen Aufgaben. Diesem »Angebot« steht jedoch eine offenbar nur geringe Motivation der in der Facharztweiterbildung begriffenen Psychiater gegenüber, diese Tätigkeit über die vorgeschriebene Zeit hinaus auszuüben. In den USA gibt es sogar auch Tendenzen, den Wert dieser Tätigkeit für die Ausbildung in Zweifel zu ziehen. Relativ wenige Psychiater arbeiten längere Zeit in diesem Bereich. Wer länger als zehn Jahre als Liaison-Psychosomatiker tätig ist, wird als »grizzled veteran« (Lipowski 1975) betrachtet.

Insgesamt sind die Interaktionsprobleme von der Seite des Konsiliarius kaum systematisch untersucht worden. Immerhin lassen sich für Frustration und Unbehagen einige Ursachen angeben:

1. Die häufig verzweifelte Lage der Patienten, die dem Liaison-Psychosomatiker überwiesen werden, führt auch bei ihm zu starken emotionalen Belastungen. Dies gilt insbesondere für die zahlreichen Patienten mit unheilbaren Krankheiten, zu denen er wegen ungelöster Probleme der Krankheitsverarbeitung gerufen wird.
2. Bei psychosomatisch Kranken im engeren Sinne trägt vor allem bei psychotherapeutisch orientierten Liaison-Psychosomatikern die distanzierende, affektisolierende Abwehr vieler dieser Kranken, ihr Widerstand gegen jeden psychotherapeutischen Behandlungsversuch zu den Frustrationen bei. Der Widerstand der Patienten selbst gegenüber einer psychosomatischen Betrachtung ihrer Krankheiten bildet eine weitere Frustrationsquelle. Psychosomatisch Kranke stehen nicht wie neurotisch Kranke unter psychischem Leidensdruck, vielmehr muß ihnen erst ein entsprechendes Problembewußtsein, häufig gegen ihren Widerstand, vermittelt werden; der Psychosomatiker muß gewissermaßen um ihre Mitarbeit werben.
3. Übereinstimmend wird die häufig negative Haltung der somatisch orientierten Kliniker bzw. die negative Haltung des ganzen Stationsteams als der am stärksten frustrierende Faktor beschrieben. Unter diesem Gesichtspunkt werden die Möglichkeiten einer Integration eher pessimistisch beurteilt. In der Literatur werden häufig Erfahrungen über das geringe Interesse von Ärzten an psychosozialen Faktoren geschildert, Einstellungen von Kollegen wiedergegeben, die Psychiater und Psychosomatiker als medizinisch ignorant, wissenschaftlich inkompetent, in der Praxis unbeholfen und umgeben von fragwürdigen Theorien und Praktiken ansehen (Eaton 1965, Meyer und Mendelson 1961).
Lipowski (1967) weist noch damals bereits über zehnjähriger Tätigkeit in Liaisondiensten auf Indifferenz, Vorurteile, stereotypes Infragestellen der Kompetenz und Feindschaft der Kliniker gegenüber den Psychosomatikern hin. Selbst engagierte und erfahrene Liaison-Psychosomatiker schildern sich oft als »am Rande der Verzweiflung« (Lipowski 1967, McKegney 1972). In noch stärkerem Ausmaß sind hiervon die jüngeren Ärzte in der Facharztweiterbildung betroffen, die noch keine stabile Berufsidentität entwickeln konnten.
4. In dieser »troubled marriage« (Pasnau 1975) findet der Liaison-Psychosomatiker weniger Möglichkeiten, etwa durch befriedigende Kooperation seine eigene gefährdete Sicherheit zu stabilisieren. Er kann sich kaum auf berufliche Vorbilder berufen, es gibt noch keine Tradition des Rollenverständnisses, er muß sich von seiner erlernten Fachsprache lösen. Auch die äußeren Bedingungen seiner beruflichen Tätigkeit bringen eher Unsicherheit mit sich. Durch die Kommunikationsschwierigkeiten und die z. T. negative Haltung der zu beratenden Kollegen werden auch in ihm affektive Prozesse in Gang gesetzt, die seine Fähigkeit zur Beratung einschränken können.
5. Der Liaison-Psychosomatiker kann sich zwar um die Weiterbildung, um die Verbesserung der therapeutischen Fähigkeiten von Ärzten und Schwestern bemühen, er hat jedoch meist keinen Einfluß auf die äußeren Verhältnisse (Zeit und Raum für Gespräche, Stellenplan, Einfluß anderer Konsiliarien, u. a.). Nur selten hat er die Möglichkeit, die gesamte Institution einschließlich der Führungskräfte zu beraten und mit ihnen gemeinsam einen »Prozeß der Organisationsentwicklung« einzuleiten. Seine Tätigkeit behält so fast immer das Merkmal des Bruchstückhaften, Ansatzweisen. Bis in die Architektur hinein entsprechen Krankenhäuser – im besten Falle – den Konzepten und Bedürfnissen lediglich der naturwissenschaftlich orientierten Medizin (Cleghorn 1973).
6. Der Faktor, der für die Unsicherheit, Verletzlichkeit und die Schwierigkeit einer Identitätsfindung des Liaison-Psychosomatikers am meisten verantwortlich ist, scheint jedoch das Fehlen einer sicheren Karriere und eines festen Berufsbildes zu sein. Die Kontinuität, die ein institutionalisiertes Fach gewährleistet, ist eine Voraussetzung für die Anerkennung unter den ärztlichen Kollegen und für eine gedeihliche Entwicklung wissenschaftlicher Konzepte und Methoden. Das Pionierbewußtsein, das notwendig ist, um diese Situation zu ertragen, erschwert die Kooperation mit den Kollegen, die weder diese Probleme noch diese Überzeugung haben.

Die Interaktionsprobleme im psychosomatischen Liaisondienst werden von der Haltung der ratsuchenden Ärzte einerseits und den Einstellungen und Reaktionen der Konsiliarien andererseits, ihren *Übertragungs- und Gegenübertragungsreaktionen* – im weitesten Sinne dieser Begriffe – mitbestimmt.

Die Reaktionen des Liaison-Psychosomatikers in der Interaktion mit unterschiedlichen Arzt-Typen haben Rotmann und Karstens (1974) eingehender untersucht. Sie weisen zunächst darauf hin, daß die Ausgangssituation – Notwendigkeit zu übergroßem Entgegenkommen, Anpassung bis zur Unterwürfigkeit, um akzeptiert zu werden, therapeutisches Überengagement beim Versuch, die Widerstände bei Patient und Institution zu überwinden – bei den Konsiliarien selbst häufig zu überschießenden Reaktionen führt. Die Verunsicherung wird nicht selten durch die Überzeugung kompensiert, »eine bessere Medizin« zu betreiben; der Konsiliarius hat also mit seinen eigenen Omnipotenzgefühlen zu kämpfen. Kränkungen werden nicht selten mit Rückzugsreaktionen u. a. in die Rolle des psychotherapeutischen Fachmannes, der in seinem Spezialgebiet arbeitet, beantwortet.

Im einzelnen beschrieben Rotmann und Karstens (1974) vier charakteristische Interaktionsmuster zwischen Kliniker und psychosomatischem Konsiliarius, die sich bei bestimmten Einstellungen und Persönlichkeiten der Kliniker ergeben. Dieser Beschreibung liegen mehrjährige Erfahrungen mit insgesamt 22 beratenen Fach-Internisten bzw. Ärzten, die sich in der internistischen Facharzt-Ausbildung befanden, zugrunde.

Die Autoren beschreiben mit 4 dieser 22 Ärzte ein ausgezeichnetes, mit 3 ein gutes, mit 6 ein mäßiges und 9 ein schlechtes Konsultationsbündnis. Zusammengefaßt war mit einem Drittel der zu beratenden Ärzte eine sowohl erfolgreiche als auch befriedigende Zusammenarbeit im Rahmen des psychosomatischen Liaisondienstes möglich.

15.2.5.2.1 *Der unsensible und offen ablehnende Arzt*

Schon aus dem Mangel an Wissen dieses Arztes – er bringt selten die für die Beratung nötigen Basisdaten über den Patienten mit –, als auch aus seinen Zweifeln an der Nützlichkeit der psychosomatischen Konsultation ergeben sich erhebliche Schwierigkeiten. Bei diesen Ärzten bleiben alle Anforderungen an den Konsiliarius sofort aus, wenn der Konsiliarius nicht ständig auf der Station ist und seine Mithilfe aktiv anbietet.

15.2.5.2.2 *Der ambivalente Arzt*

schwankt zwischen Ablehnung und Interesse, und der Liaison-Psychosomatiker kann mit einer Reihe komplexer Abwehrmanöver reagieren. Zunächst bemüht er sich um Freundlichkeit und verstärkte Mitarbeit, schon um seinen eigenen Ärger abzuwehren, eine Reaktion, die auch unter dem Gesichtspunkt einer masochistischen Haltung gesehen werden kann. Sie kann in Kritik am zu beratenden Arzt umschlagen, wenn dieser etwa Empfehlungen mißachtet und seine latente Aggression manifest wird. Die Abwehr der eigenen Enttäuschung und Wut kann bei dem Konsiliarius zu einer Einengung der Reaktionsbreite und Toleranz führen. Oberflächlich betrachtet herrscht Friede, die Wirksamkeit der Arbeit wird jedoch beeinträchtigt. Das Interesse des Konsiliarius kann sich nun auf die Schwestern oder direkt die Patienten verschieben, was vor allem dann geschieht, wenn der zu beratende Kollege auch als Kliniker Schwächen zeigt und der Konsiliarius selbst über eine klinische Ausbildung im betreffenden Fach verfügt. Die Tendenz des ambivalenten Arztes, besonders große Ansprüche an den Psychosomatiker zu stellen, kann zu der entsprechenden Rivalität auf dem betreffenden klinischen Gebiet beitragen. Die Rollen- und Identitätsunsicherheit des Psychosomatikers läßt ihn auf die Identität des Somatikers ausweichen.

15.2.5.2.3 *Der motivierte Arzt mit aktivem Interesse an seelischen Prozessen des Patienten*

Mit diesem Arzt traten in der Konsultationsbeziehung nie größere Schwierigkeiten auf. Auch wenn der Konsiliarius von sich aus mit dem Arzt rivalisierte, indem er somatische Fragen diskutierte, handelte es sich letztlich doch mehr um ein Werben um diesen Kollegen, nicht um destruktive Rivalität; solche Reaktionen traten auch nur flüchtig und vorübergehend auf. Bei zeitweiligen Störungen der Kommunikation tendierte der Konsiliarius zu einer direkten, patientenzentrierten Konsultation. Er konkurrierte mit dem zu beratenden Arzt um den Patienten.

15.2.5.2.4 *Der freundliche, jedoch unerreichbare Arzt*

Dieser meist als Internist sehr fähige Arzt stellt wenig Fragen, er verlangt selten nach einer Konsultation; er hört sich jedoch die Vorstellungen und Empfehlungen des Konsiliarius, etwa während der Visite, höflich an, beachtet sie jedoch nicht weiter. Seine Abwehr ist eher subtil, bei gleichbleibender Freundlichkeit insgesamt jedoch erfolgreich. Er leistet vor allem passiven Widerstand bis hin zur Verleugnung der Tätigkeit des Konsiliarius. Er schätzt Konsiliarien lediglich als Fachkollegen, mißversteht aber ihr Konsultationsangebot, interpretiert es als Ausdruck ihres persönlichen oder »rein wissenschaftlichen« Interesses. Der Konsiliarius reagierte auf die Unerreichbarkeit dieser Kollegen nicht unwillig oder ärgerlich; offensichtlich bedeutet der narzißtische Rückzug dieses Arzt-Typs die wirksamste Form der Vermeidung.

Die Entwicklung der Arbeitsbeziehungen zwischen Konsiliarius und zu beratendem Kliniker ließ sich meist nach dem ersten Zusammentreffen voraussagen. Rotmann und Karstens empfehlen, bei Ambivalenz, Interesselosigkeit, scheinbarer Unempfänglichkeit des Klinikers für die Affekte der Patienten und Intoleranz gegenüber seinen eigenen Ängsten zunächst mit einer Verstärkung des Weiterbildungsangebotes in Form gemeinsamer Patienteninterviews zu reagieren, um die Nützlichkeit psychosomatischen Verständnisses zu demonstrieren. Bleibt dieser Versuch erfolglos, so sollte der Konsiliarius die Grenzen seiner Arbeitsmöglichkeiten anerkennen und weitere Versuche unterlassen.

Zusammengefaßt hat der Liaison-Psychosomatiker im Vergleich zu Konsiliarärzten anderer Fächer mit besonderen Schwierigkeiten von seiten der Kollegen, der Patienten und der Institution umzugehen. Hinzu kommt, daß er sich durch die methodische Einbeziehung emotionaler Reaktionen in den Beratungsprozeß persönlich exponiert und so verletzbarer wird. So ist die psychosomatische Konsultation im Vergleich zu anderen Konsultationen wesentlich störanfälliger, vor allem auch durch narzißtische Kränkungen beider Beteiligter. Darüber hinaus kann die Verletzung omnipotenter Besitzansprüche an den Patienten die Bildung einer guten Arbeitsbeziehung zwischen Konsiliarius und klinischem Kollegen, eines Konsultationsbündnisses, behindern.

Aufgrund der Aufnahme der psychosozialen Fächer in die ärztliche Approbationsordnung ist zu hoffen, daß Wissen und Fähigkeiten in diesem Bereich in Zukunft zunehmen und psychosomatische Liaison-Dienste von günstigeren Voraussetzungen ausgehen können. Eine Aufgabe der psychosomatischen Medizin sehen wir dann darin, Ärzten, die gelernt haben, biographische Anamnesen bzw. psychsomatische Erstinterviews zu führen, im Rahmen der Weiterbildung auch das »Handwerkszeug« an die Hand zu geben, das ihnen in einem noch zu bestimmenden Maße erlaubt, mit den ihnen vom Patienten mitgeteilten Problemen therapeutisch umzugehen. Noch fühlen sich gerade fortgeschrittene Studenten und Ärzte in diesem Punkt völlig unzureichend unterstützt.

15.2.6 Aus- und Weiterbildung

15.2.6.1 Beteiligung von Liaison-Diensten an der Ausbildung von Medizinstudenten und an der Weiterbildung von Ärzten

Die Effektivität einer Beteiligung der psychosomatischen Medizin in der ärztlichen Aus- und Weiterbildung hängt weitgehend von der Institutionalisierung der psychosomatischen Medizin im klinischen Bereich und damit auch von der Integration eines psychosomatischen Liaison-Dienstes in die Arbeit der klinischen Abteilungen ab (Kimball 1960, 1970; West 1975).

Besonders bewährt hat sich die Einführung der Studenten während der Internats- bzw. Medizinalassistentenzeit durch die Liaison-Psychosomatiker. Sie lernen selbst Anforderungen an die Beratung zu stellen und die Anforderungssituation zusammen mit dem Liaison-Psychosomatiker zu analysieren, erhalten bei den von ihnen durchgeführten biographischen Interviews und Behandlungen die nötige Supervision. Nach unserer Erfahrung sind Internatsstudenten während des Übergangs von der Studentenrolle in die Arztrolle für die Annahme eines entsprechenden Weiterbildungsangebots besonders aufgeschlossen.

Eine solche Einführung der Studenten in die Arbeit der Liaison-Psychosomatik vor Abschluß des Studiums kann durch eine Beteiligung am Unterricht während früher Semester unterstützt werden.

Besonders bewährt haben sich Interviewseminare mit Studenten über mehrere Semester, Balint-Gruppen mit Studenten (»Junior-Balint-Gruppen«), sowie die Beteiligung von Studenten an der supportiven Therapie Schwerkranker.[11]

15.2.6.2 Die Ausbildung zum Liaison-Psychosomatiker

Abgesehen von dem sehr umfangreichen Ausbildungsprogramm, das Engel (1957) in Rochester für Liaison-Psychosomatiker durchführt – es hat eine komplette internistische und psychotherapeutische Ausbildung zum Inhalt –, wird in den USA die Weiterbildung zum Liaison-Psychosomatiker im allgemeinen während der Rotationstätigkeit innerhalb des fachpsychiatrischen Weiterbildungsprogramms durchgeführt. In den meisten psychiatrischen Ausbildungszentren sind differenzierte Weiterbildungsprogramme zum Liaison-Psychiater bzw. Liaison-Psychosomatiker institutionalisiert.

15.2.7 Klinische Forschung

In der Literatur wird immer wieder auf die Befriedigung hingewiesen, die Liaison-Psychosomatiker aus der Vielfalt der klinischen Forschungsansätze ziehen können, als Ausgleich für die Frustration im klinischen Alltag. Neben der Untersuchung einzelner Krankheitsbilder steht die Untersuchung psychosomatischer Gesichtspunkte bei der Anwendung neuer medizinischer Technologien wie Hämodialyse, Operation am offenen Herzen, Implantation von Schrittmachern, Organtransplantationen, Chemotherapie in Isolierbettsystemen u. a. im Vordergrund. Viele Fortschritte der Psychopharmakologie und der Psychophysiologie psychosomatischer Störungen sind das Ergebnis enger Kooperation zwischen psychosomatischer Medizin und den entsprechenden klinischen Fächern. Durch die wachsende Bedeutung von Präventivmedizin und Rehabilitation ergibt sich auch für den Liaison-Psychosomatiker ein neues Arbeitsfeld, das im Übergangsbereich zwischen Gesundheit und Krankheit liegt.

15.2.8 Zusammenfassung

Die Liaison-Psychosomatik stellt das Bindeglied zwischen den psychosozialen und den klinischen Fächern dar. Ihre Tätigkeit eröffnet die Möglichkeit, bei jedem Krankheitsgeschehen biologische, psychologische und soziale Daten gleichzeitig und ihrer Bedeutung gemäß gewichtet zu betrachten. Für diese Aufgabe benötigt die Liaison-Psychosomatik ein breitgefaßtes, komplexes und holistisches Verständnismodell für menschliche Krankheit und Gesundheit.

Bis heute hat sich jedoch die Prophezeihung F. Dunbars aus der Gründerzeit, daß von der Liaison-Psychosomatik eine »Psychiatrisierung« der Medizin ausgehen würde, nicht – oder noch nicht? – erfüllt. Vielmehr spricht Lipowski (1975) von einem 40-jährigen »Kampf«. Die Probleme der Integration in die klinische Medizin blieben vielfältig; die Möglichkeiten, auf die klinische Praxis im Allgemeinkrankenhaus Einfluß zu nehmen, erweisen sich meist als minimal. Hierfür erscheint uns wesentlich, daß noch kaum Modelle entworfen wurden, in denen der Liaison-Psychosomatiker vollintegriert an der Krankenversorgung teilnimmt. Er ist abhängig von der Einstellung der Ärzte, auf deren Anforderung er reagiert. Er hat kaum Einfluß auf eine Weiterentwicklung des klinischen Settings im Sinne der theoretischen Konzepte psychosomatischer Medizin. Es bleibt für ihn schwierig, dauerhaft eine stabile berufliche Identität zu entwickeln. Das Konsultationsbündnis mit den zu beratenden Ärzten und Teams ist meist labil und weitgehend auf gute persönliche Beziehungen angewiesen. Kleinere personelle Veränderungen in einem Liaison-Stab, aber auch in der Gruppe der zu Beratenden können das Bündnis gefährden und damit die Effizienz des konsiliarischen Dienstes in Frage stellen. Allerdings ist auch zu betonen, daß es, wenn auch persönlichkeitsabhängig, immer wieder gelingt, mit einigen Klinikern eine befriedigende Kooperation zu erreichen und auf diese Weise wenigstens den Freiraum für eine dann meist wesentlich befriedigendere Zusammenarbeit in der klinischen Forschung zu schaffen.

Literatur

Vorbemerkung

Dieser Arbeit wird ein besonders ausführliches Literaturverzeichnis beigefügt. Es soll Interessierten den Zugang zu Originalarbeiten über die einzelnen Fragestellungen der Konsultations- und Liaison-Psychosomatik ermöglichen. Weil in deutscher Sprache keine ausführlicheren Übersichten zu diesem Thema vorliegen, werden z. T. auch ältere Arbeiten mitzitiert.

Monographien und Sammelbände

[1] Balint, E., Norell, J. S.: 5 Minuten pro Patient. Eine Studie über die Interaktionen in der ärztlichen Allgemeinpraxis. Suhrkamp, Frankfurt, 1975.
[2] Bandler, B.: Psychiatry in the General Hospital. IPC, Vol. 3; 1966.
[3] Beckmann, D., Moeller, M. L., Richter, H. E., Scheer, J. W.: Studenten. Urteile über sich selbst, über ihre Arbeit und über die Universität. Aspekte, Frankfurt, 1972.
[4] Berger, L., Luckmann, T.: Die gesellschaftliche Konstruktion der Wirklichkeit. Fischer, Frankfurt, 1969.
[5] Boor, de, C., Künzler, E.: Die psychosomatische Klinik und ihre Patienten. Huber u. Klett, Bern und Stuttgart, 1963.
[6] Clauser, G.: Klinische Psychotherapie Innerer Krankheiten. Springer, Berlin, 1959.
[7] Deutsch, R., Murphy, W. F.: The Clinical Interview. Int. Univ. Press, New York, Vol. 1, 1955.
[8] Dörner, K.: Gesellschaftlicher Nutzen und Schaden des Krankheitsbegriffes. In: Lauter, H., Meyer, J. E. (Eds.): Der psychisch Kranke und die Gesellschaft. Thieme, Stuttgart (1971): 9–19.
[9] Engelhardt, K.: Kranke im Krankenhaus. Enke-Verlag, Stuttgart, 1973.
[10] Fink, P. J., Oaks, W. W.: Psychiatry and the Internist Grune & Stratton, New York, 1970.
[11] Foudraine, J.: Wer ist aus Holz? Piper, München, 1973.
[12] Hill, O. W.: Modern Trends in Psychosomatic Medicine. Butterworths, London, 1976.
[13] Kaufmann, M. R. (Ed.): The Psychiatric Unit in a General Hospital. Int. Univ. Press, New York, 1965.
[14] Kayser, H., Krüger, H., Mävers, W., Petersen, P., Rohde, M., Rose, H.-K., Veltin, A., Zumpe, V.: Gruppenarbeit in der Psychiatrie. Thieme, Stuttgart, 1973.
[15] Loch, W.: Psychotherapeutische Behandlung psychosomatischer Erkrankungen in: Zur Theorie, Technik und Therapie der Psychoanalyse. Conditio Humana, Fischer, Frankfurt, 1972.
[16] Locher, H.: Der Pflegedienst im Krankenhaus. Huber, Bern-Stuttgart, 1973.
[17] Mannino, F. V.: Consultation in Mental Health und Related Fields. Chevy Chase, Md, National Institute of Mental Health, 1969.
[18] Mead, D. H.: Geist, Identität und Gesellschaft. Suhrkamp, Frankfurt, 1968: 195–196.
[19] Mendel, W. M., Solomon, P.: The Psychiatric Consultation. Grune & Stratton, New York, 1968.
[20] Morgan, W. L., Engel, G. L.: The Clinical Approach to the Patient. W. B. Saunders, Philadelphia, 1969.
[21] Morin, P.: Einführung in die angewandte Organisationspsychologie. Klett, Stuttgart, 1974.
[22] Pasnau, R. O.: Consultation-Liaison Psychiatry. Seminars in Psychiatry Series. Grune & Stratton, New York, 1975.
[23] Ploeger, A.: Die therapeutische Gemeinschaft in der Psychotherapie und Sozialpsychiatrie. Thieme, Stuttgart, 1972.
[24] Rappaport, J., Chinsky, J. M., Cowen, E. L.: Innovations in Helping Chronic Patients. College Students in a Mental Institution. Acad. Press, New York, 1971.
[25] Raspe, H. H.: Informationsbedürfnisse und faktische Informiertheit bei Krankenhauspatienten in: Begemann, H. H. (Ed.): Patient und Krankenhaus. Urban & Schwarzenberg, München, 1970.
[26] Schwab, J. J.: Handbook of Psychiatric Consultation. Butterworth, London, 1968.
[27] Siegrist, J. J.: Lehrbuch der medizinischen Soziologie. 2. Aufl., Urban & Schwarzenberg, München, 1975.
[28] Stephanos, S.: Analytisch-psychosomatische Therapie. Jhrb. d. Psychoanalyse, Beiheft Nr. 1, Huber, Bern, 1973.
[29] Strain, J. J., Grossman, S.: Psychological Care of the Medically III. A Primer in Psychological Psychiatry. Appleton-Century-Crofts, New York, 1975.
[30] Weizsäcker, V. v.: Soziale Krankheit und soziale Gesundheit. Vandenhoeck & Ruprecht, Göttingen, 1953.
[31] Zinberg, N. E.: Psychiatry and Medical Practice in a General Hospital. Intern. Univ. Press, 1964.

Einzelarbeiten

[1] Abrahamson, S.: Methods of Teaching. In: Mendel, W. M. u. Solomon, P.: The Psychiatric Consultation New York, 1968.
[2] Abram, H. S.: Interpersonal Aspects of Psychiatric Consultations in a General Hospital. Psychiat. Med. 2 (1971): 321–326.
[3] Adler, R.: Die Kurztherapie in der nichtpsychiatrischen Klinik. Med. et Hyg. 30 (1972): 156–159.
[4] Adler, R.: Das klinische Interview in der Psychosomatik. Therapiewoche 26 (1976): 994–1006.
[5] Aldrich, C. K.: A Specialized Teaching Program for Residents in Psychiatry. In: Mendel, W. M. u. Solomon, P.: The Psychiatric Consultation New York, 1968.
[6] Anstee, B. H.: The Pattern of Psychiatric Referrals in a General Hospital. Brit. J. Psychiat. 120 (1972): 631–634.
[7] Bacal, H. A.: Training in Psychological Medicine: An Attempt to Assess Tavistock Clinic Seminars. Psychiat. in Med. 2 (1971): 13–22.
[8] Balint, E.: Psychoanalysis applied to Medicine: A Personal Note. Psychiat. in Med. 7 (1976): 35–46.
[9] Balint, M.: Medicine and Psychosomatic Medicine – New Possibilities in Training and Practice Comprehensive. Psychiatry 9 (1968): 267–274.
[10] Balint, M., Ball, D. H., Hare, M. L.: Unterrichtung von Medizinstudenten in patientenzentrierter Medizin. Psyche 12 (1969): 532–546.
[11] Bartenmeier, L. H.: Psychiatric Consultation. Am. J. Psychiat. 111 (1954): 364–365.
[12] Barton, D., Kelso, M. T.: The Nurse as a Psychiatric Consultation Team Member. Psychiat. Med. 2 (1971): 108–115.
[13] Beckmann, D.: Psychologische Determinanten in der Arzt-Patient-Beziehung. MMW 4 (1972): 133–139.
[14] Beigler, J. S. et al.: Report on Liaison Psychiatry at Michael Reese Hospital 1950–58. AMA Arch. Neurol. 81 (1959): 733–737.
[15] Bepperling, W.: Modell einer psychosomatischen Kran-

kenhausabteilung. Dt. Ärzteblatt 71 (1974): 3496–3502.
[16] Berblinger K. W.: Brief Psychotherapy and the Psychiatric Consultation. Psychosom. 8 (1967): 6–10.
[17] Berblinger, K. W.: The Teaching of Psychiatric Consultation Techniques in: Mendel, W. M. u. Solomon, P.: The Psychiatric Consultation New York, 1968.
[18] Berman, L.: Countertransferences and Attitudes of the Analyst in the Therapeutic Process. In: Zinberg, N. E.: Psychiatry and Medical Practice in a General Hospital Int. Univ. Press (1964): 17–27.
[19] Bernstein, A. E., Flegenheimer, W., Roose, L.: Transference and Countertransference Problems in a Critically Ill Patient. Psychiat. Med. 4 (1973): 191–199.
[20] Bibring, G. L.: Psychiatry and Medical Practice in a General Hospital. New Engl. J. of Med. 254 (1956): 366–372.
[21] Bibring, G. L.: Psychiatry and Social Work. In: Zinberg, N. E.: Psychiatry and Medical Practice in a General Hospital Int. Univ. Press (1964): 28–40
[22] Bibring, G. L.: Psychiatric Principles in Casework in: Zinberg, N. E.: Psychiatry and Medical Practice in a General Hospital Int. Univ. Press (1964): 41–50.
[23] Bibring, E.: Psychoanalysis and the Dynamic Psychotherapies. In: Zinberg, N. E.: Psychiatry and Medical Practice in a General Hospital Int. Univ. Press (1964): 51–71.
[24] Billings, E. G.: The Psychiatric Liaison Department of the University of Colorado Medical School and Hospitals. Am. J. Psychiat. 122 (1966): 28–33.
[25] Bloomberg, S.: Problems Associated with the Introduction of a Psychiatric Unit into a Rural General Hospital. Am. J. Psychiat. 130 (1973): 28–31.
[26] Boor, de, C.: Widerstände gegen die psychosomatische Behandlung. Psyche 9 (1958): 511–520.
[27] Borens, R., Wittich, G.: Klinische Rehabilitation von psychosomatischen Patienten – eine Rehabilitation zu Verhaltensgestörten? Therapiewoche 26 (1976): 950 ff.
[28] Bräutigam, W.: Pathogenetische Theorien und Wege der Behandlung in der Psychosomatik. Nervenarzt 45 (1974): 354–363.
[29] Bridges, P. K., Koller, K. M., Wheeler, T. K.: Psychiatric Referrals in a General Hospital. Acta Psych. Scand. 42 (1966): 171–182.
[30] Brodsky, C. M.: A Social View of the Psychiatric Consultation. The Medical View and the Social View. Psychosom. 8 (1967): 61–68.
[31] Brodsky, C. M.: 1970a The Culture of the Small Psychiatric Unit in a General Hospital. Am J. Psychother. 25 (1970): 246–257.
[32] Brodsky, C. M.: 1970b Decision-Making and Role Shifts as they Affect the Consultation Interface. Arch. Gen. Psychiat. 23 (1970): 559–565.
[33] Brooks, P. W.: A Psychiatric »Liaison« Service in a General Hospital. Health Bull. 32 (1974).
[34] Brosin, H. W.: Communication Systems of the Consultation Process. In: Mendel, M. W. u. Solomon, P.: The Psychiatric Consultation Grune & Stratton, New York, 1968.
[35] Brown, J. H., Harvey, Ch. B., and M.: Emergency Services. Psychiatric Emergencies in the General Hospital. A Review. Canad. Psychiat. Ass. J. 16 (1971): 105–109.
[36] Cassem, N. H., Hackett, T. P.: Psychiatric Consultation in a Coronary Care Unit. Ann. Int. Med. 75 (1971): 9–14.
[37] Cavanaugh, J. L.: Psychiatric Consultation Services in the Large General Hospital: A Review and a New Report. Psychiat. Med. 7 (1977): 193–207.
[38] Cleghorn, J. M.: Organization of Psychosocial Care in a Teaching Hospital. Presented to the Int. Congr. of Psychosom. Med., Amsterdam, 1973 (Manuskript).
[39] Corney, R. T.: The Efficacy of a Liaison Psychiatric Consultation Program. Medical Care, Bd. 4, Philadelphia (1966): 133–138.
[40] Crisp, A. H.: The Role of the Psychiatrist in the General Hospital. Postgraduate Med. J. 44 (1968): 267–276.
[41] Davis, M. S.: Varations in Patients Compliance with Doctors Orders Medical Practice and Doctor-Patient Interaction Psychiat. Med. 2 (1971): 31–54.
[42] Dawson, D. F., Phillips, J.: Problems of Institutional Change. The Development of a Therapeutic Community and Teaching Unit on one Ward of a Provincial Mental Hospital. Canad. Psychiat. 17 (1972): 443–448.
[43] Dunbar, F. H., Wolfe, T. P., Rioch, J. McK.: Psychiatric Aspects of Medical Problems. Am J. Psychiatry 93 (1936): 649–679.
[44] Eaton, J. W. et al.: Resistance to psychiatry in a General Hospital. Ment. Hosp. 16 (1965): 156.
[45] Eck, L. A., v.: Transference Relation to the Hospital. Psychother. Psychosom. 20 (1972): 135–138.
[46] Edwards, G., Angus, J. W. S.: Inpatient Psychiatric Referrals in an American Country Hospital. Comprehens. Psychiat. 9 (1968): 517–524.
[47] Eilenberg, M. D.: Survey of In-Patient Referrals to an American Psychiatric Department. Brit. J. Psychiat. 111 (1965): 1211–1214.
[48] Enelow, A. J.: Teaching Consultation Psychiatry in a Country General Hospital. In: Mendel, W. M. u. Solomon, P.: The Psychiatric Consultation New York, 1968.
[49] Engel, G. L.: Selection of Clinical Material in Psychosomatic Medicine. Psychosom. Med. 16 (1954): 368–373.
[50] Engel, G. L. et al.: A graduate and undergraduate teaching program on the psychological aspects of medicine. J. Med. Ed. 32 (1957): 859.
[51] Engel, G. L.: »Psychogenic« Pain and the Pain-Prone Patient. Amer. J. Med. 26 (1959): 899–918.
[52] Engel, G. L.: Medical Education and the Psychosomatic Approach: a Report on the Rochester Experience, 1946–1966. J. Psychosom. Res. 11 (1967): 77.
[53] Engel, G. L.: Is Psychiatry Failing in Its Responsibilities to Medicine? Am. J. Psychiat. 128 (1972): 1561–1563.
[54] Engel, G. L.: Personal Theories of Disease as Determinants of Patient-Physician Relationship. Psychosom. Med. 35 (1973): 184–186.
[55] Engelhardt, K.: »Patientenzentrierte Medizin«. MMW 21 (1971): 803–809.
[56] Erdmann, H., Overrath, H. G., Adam, W., v. Uexküll, Th.: Organisationsprobleme der ärztlichen Krankenversorgung. Dtsch. Ärzteblatt 71 (1974): 3421–3422.
[57] Fischer, K. H.: The Hospital Bedside Interview. Psychosom. 2 (1961): 445–449.
[58] Frank, J., Frank, R. K.: The Changing Role of the Primary Physician and the Involvement of the Professional Nurse in the Handling of Emotional Disorders. Psychother. Psychosom. 21 (1972): 47–50.
[59] Freyberger, H.: Aufgabenbereiche des Psychosomatikers in der Gastroenterologie. Leber-Magen-Darm 4 (1974): 85–92.
[60] Freyberger, H., Speidel, H.: Die supportive Psychotherapie in der klinischen Medizin. Bibl. Psychiat. Neurol. (Basel) 152 (1976): 141–169.

[61] Goldberg, D. A., Goodman, B.: The Small-group System and Training on an Acute Psychiatric Ward. Psychiat. Med. 4 (1973): 173–181.
[62] Golden, J. S.: The Surgeon and the Psychiatrist: Special problems in Psychiatric Liaison. In: Pasnau, R. O.: Consultation-Liaison Psychiatry. Seminars in Psychiatry Series. Grune & Stratton, New York, 1975: 123–133.
[63] Goldenberg, M., Sluzki, C. E.: Setting Up a Psychiatric Service in a General Hospital. Ment. Hyg. 55 (1971): 85–90.
[64] Green, M. R., Hyams, L., Haar, E.: Interactional Problems between Mental Health Professionals and Non-Psychiatric Physicians. Ment. Hyg. 55 (1971): 206–213.
[65] Greenberg, I. M.: Approaches to Psychiatric Consultation in a Research Hospital Setting. Arch. Gen. Psychiat. 3 (1960): 691–697.
[66] Greenhill, M. H., Kilgore, S. R.: Principles of Methodology in Teaching the Psychiatric Approach to Medical House Officers. Psychosom. Med. 12 (1950): 38–48.
[67] Gunn-Sechehaye, A.: Le psychiatre, le somaticien, leurs relations et les thérapeutiques psychosomatiques à l'hôpital général. In: Labhardt, K.: Fortbildungskurse Schweiz. Ges. Psych., Vol. 6 (1973): 49–58.
[68] Haar, E., Green, M. R., Hyams, L., Jaffe, J.: Varied Needs of Primary Physicians for Psychiatric Resoners. Psychosom. 18 (1972): 255–262.
[69] Hahn, P., Vollrath, P., Petzold, E.: Aus der Arbeit einer klinisch-psychosomatischen Station. Prax. Psychother. 20 (1975): 66–77.
[70] Hale, M. L., Abram, H. S.: Patients' Attitudes Toward Psychiatric Consultations in the General Hospital. Virginia Medical Monthly 94 (1967): 342–347.
[71] Hartmann, F.: Kranksein im Krankenhaus. Unveröffentlichter Vortrag auf der 109. Versammlung der Gesellsch. Deutscher Naturforscher u. Ärzte, September 1976, Stuttgart.
[72] Harvey, M. L., Brown, J.: Psychiatric Patients in the General Hospital Casualty Service. Canad. Psychiat. Ass. J., Vol. 16 (1971): 129–135.
[73] Heilmeyer, L.: Vorwort in: Clauser, E. (Ed.): Klinische Psychotherapie Innerer Krankheiten Springer, Berlin, (1959): pp. II-V.
[74] Heim, E.: Therapeutische Gemeinschaft: Verändertes Rollenverständnis. Psychiat. Prax. 3 (1976): 15–31.
[75] Heising, G., Beckmann, D.: Gegenübertragungsreaktionen bei Diagnose- und Indikationsstellung. Zt. f. Psychother. med. Psychol. 21 (1971): 2–8.
[76] Henry, G. W.: Some Modern Aspects of Psychiatry in General Hospital Practice. Am. J. Psychiatry 9 (1929/30): 481–499.
[77] Hughson, B., Lysons, R.: Patient Response to Psychiatric Consultation in a General Hospital. Australien and New Zealand J. of Psychiatry 7 (1973): 279–282.
[78] Ima, K. Tagliacozzo, D. M., Lashof, J. C.: Physician Orientation and Behavior: A Study of Outpatient Clinic Physicians. Medical Care 8 (1970): 189–199.
[79] Janes, R. G., Weisz, A. E.: Psychiatric Liaison with a Cancer Research Center. Comprehens. Psychiatry 11 (1970): 336–345.
[80] Kahana, A. R., Bibring, G. L.: Personality Types in Medical Management. In: Zinberg, N. E. (Ed.): Psychiatry and Medical Practice in a General Hospital Intern. Univ. Press, New York (1964): 108–123.
[81] Kahana, R. J.: Studies in Medical Psychology: A Brief Survey. Psychiat. in Med. 3 (1972): 1–22.
[82] Kaplan De-Nour, A., Czaczkes, J. W.: Emotional Problems and Reactions of the Medical Team in a Chronic Haemodialysis Unit. Lancet 9 (1968): 987–991.
[83] Karasu, T. B., Hertzman, M.: Notes on a Contextual Approach to Medical Ward Consultation: The Importance of Social System Mythology. Psychiat. Med. 5 (1974): 41–49.
[84] Karstens, R.: Psychosomatic Medicine, IV. Difficulties of Integration. Psychother. Psychosom. 22 (1973): 196–199.
[85] Kaufman, M. R., Margolin, S. G.: Theory and Practice of Psychosomatic Medicine in a General Hospital. Med. Clin. N. Amer. 32 (1948): 611–616.
[86] Kaufman, M. R.: Psychiatric Findings in Admissions to a Medical Service in a General Hospital. J. Mt. Sinai Hosp. 26 (1959): 110.
[87] Kaufman, M. R., Roose, L.: The Function of a Liaison Service in Medical Education Psychotherapeutic Implications for the Non-Psychiatrist. Psychother. Psychosom. 24 (1972): 220–221.
[88] Kaufman, R. A.: A Psychiatric Unit in a General Hospital. J. Mt. Sinai Hosp. 24 (1957): 572–579.
[89] Kearney, T. R.: Psychiatric Consultations in a General Hospital. Brit. J. Psychiat. 112 (1966): 1237–1240.
[90] Kellett, J. M., Mezey, A. G.: Attitudes to Psychiatry in the General Hospital. Brit. Med. J. 10 (1970): 106–108.
[91] Kenyon, F. E., Rutter, M. L.: The Psychiatrist and the General Hospital. Comprehens. Psychiatry 4 (1963): 80–89.
[92] Kimball, Ch. P.: Diagnosis and Treatment: Techniques of Interviewing I. Interviewing and the Meaning of the Symptom. Ann. Intern. Med. 71 (1969): 147–154.
[93] Kimball, Ch. P.: Techniques of Interviewing: Setting up an Interviewing Course. Psychiat. Med. 1 (1970): 167–170.
[94] Kimball, Ch. P.: Conceptional Developments of Psychosomatic Medicine 1939–1969. Am. Intern. Med. 73 (1970): 307–316.
[94] Kimball, Ch. P.: Role of Liaison Psychiatrist in Teaching Medical Students. Comprehens. Psychiat. 12 (1971): 456–460.
[95] Kimball, Ch. P.: A Liaison Department of Psychiatry. Psychother. Psychosom. 22 (1973): 219–225.
[96] Kimball, Ch. P.: A Report of the First Workshop in Liaison Psychiatry and Medicine. Psychosom. Med. 35 (1973): 176–178.
[97] Kimball, Ch. P.: The Second Annual Psychiatric Liaison Workshop. Psychosom. Med. 36 (1974): 85–88.
[98] Klagsbrun, S. C.: Cancer, Emotions and Nurses. Amer. J. Psychiat. 126 (1970): 1237–1244.
[99] Kligerman, M. J., Mc Kegney, F. P.: Pattern of Psychiatric Consultation in two General Hospitals. Psychiat. In Med. 2 (1971): 126–132.
[100] Köhle, K., Kächele, H., Franz, H., Geist, W.: Integration der psychosomatischen Medizin in die Klinik: Die Funktion einer Schwesternarbeitsgruppe »Patientenzentrierte Medizin«. Med. Klin. 67 (1972): 1611ff., 1644ff.
[101] Köhle, K., Simons, C., Scholich, B., Schäfer, N.: Psychosomatic Medicine: V. Critical Theses concerning the Future Development of Integrated Psychosomatic Departments. Psychother. Psychosom. 22 (1973): 200–204.
[102] Kornfeld, D. S., Feldman, M.: The Psychiatric Service in the General Hospital. New York J. Med. 65 (1965): 1332.
[103] Kornfeld, D. S.: Psychiatric Aspects of Patient Care in the

Operating Suite and Special Areas. J. Anesthesiology 31 (1969): 166–171.
[104] Kornfeld, D.: The Hospital Environment: Its Impact on the Patient. Adv. Psychosom. Med. Vol. 8 (1972): 252–270.
[105] Korsch, B. M., Negrete, V. F.: Doctor-Patient Communication. Scient. Amer. 1972: 66–74.
[106] Krakowski, A. J.: Psychosomatic or Comprehensive? The Role of the Physician in the Total Management of the Patient. Psychosom. 11 (1970): 587–590.
[107] Krakowski, A. J.: Doctor-Doctor Relationship I. Psychosom. 12 (1971): 11–15.
[108] Krakowski, A. J.: Doctor-Doctor Relationship II. Psychosom. 13 (1972): 158–164.
[109] Krakowski, A. J.: Doctor-Doctor Relationship III: A Study of Feelings Influencing the Vocation and its Tasks. Psychosom. 14 (1973): 156–161.
[110] Krakowski, A. J.: Liaison Psychiatry: Factors Influencing the Consultation Process. Psychiat. u. Med. 4 (1973): 439–447.
[111] Krakowski, A. J.: Role of Consultation Psychiatry in Teaching Psychopharmacology in the General Hospital. New York State J. of Med. 1 (1973): 1987–1991.
[112] Krakowski, A. J.: Consultation Psychiatry, Present Global Status. A Survey. Psychother. Psychosom. 23 (1974): 78–86.
[113] Krakowski, A. J., Langlais, L. M.: Acute Psychiatric Emergencies in a Geriatric Hospital. Psychosom. 15 (1974): 72–75.
[114] Krakowski, A. J.: The Role of Consultation-Liaison Psychiatry in the Management of Hospitalized Patients. Position Paper, Third Congress of the Intern. College of Psychosom. Medicine, Rome 1975.
[115] Krakowski, A. J.: Psychiatric Consultation in the General Hospital: An Exploration of Resistances. Nerv. Syst. 36 (1975): 242–244.
[116] Lawson, A. A., Mitchell, J.: Patients with acute Poisoning seen in a General Medical Unit (1960–1971). Brit. Med. J. 21 (1972): 153–156.
[117] Lazerson, A. M., Tufo, R. P., Downey, L.: The First Experience in Teaching Psychiatry. Psychiat. in Med. 4 (1973): 403–410.
[118] Leigh, H.: Psychiatric Liaison on a Neoplastic In-patient Service. Psychiat. Med. 4 (1973): 147–154.
[119] Lindner, R.: A Seminar in Doctor-Patient Relationship in a Rehabilitation Medicine Setting. Psychosom. 10 (1969): 354–359.
[120] Lipowski, Z. J.: Review of Consultation Psychiatry and Psychosomatic Medicine I: General Principles. Psychosom. Med. 29 (1967): 153–171.
[121] Lipowski, Z. J.: Review of Consultation Psychiatry and Psychosomatic Medicine II: Clinical Aspects. Psychosom. Med. 29 (1967): 201–224.
[122] Lipowski, Z. J.: Review of Consultation Psychiatry and Psychosomatic Medicine III: Theoretical Issues. Psychosom. Med. 30 (1968): 395–422.
[123] Lipowski, Z. J.: Psychosocial aspects of Disease. Ann. Intern. Med. 71 (1969): 1197–1206.
[124] Lipowski, Z. J.: New Perspectives in Psychosomatic Medicine. Canad. Psychiat. Ass. J. 15 (1970): 515–525.
[125] Lipowski, Z. J.: Consultation – Liaison Psychiatry in General Hospital. Comprehens. Psychiatry 12 (1971): 461–465.
[127] Lipowski, Z. J.: Psychiatric Liaison with Neurology and Neurosurgery. Am. J. Psychiatry 129 (1972): 136–140.
[128] Lipowski, Z. J.: Consultation Liaison Services in the General Hospitals. Psychother. Psychosom. 21 (1972): 232–234.
[129] Lipowski, Z. J.: Psychosomatic Medicine in a Changing Society: Some Current Trends in Theory and Research. Am. Psychiat. 14 (1973): 203–215.
[130] Lipowski, Z. J.: Current Trends in Psychosomatic Medicine I. Psychiat. in Med. 5 (1974): 303–611.
[131] Lipowski, Z. J.: Current Trends in Psychosomatic Medicine II. Psychiat. in Med. 6 (1975): 3–311.
[132] Lipowski, Z. J.: Psychiatry of Somatic Diseases: Epidemiology, Pathogenesis, Classification. Comprehens. Psychiatry 16 (1975): 105–124.
[133] Lipowski, Z. J.: Psychosomatic Medicine in the Seventies: An Overview. Amer. J. Psychiat. 134 (1977): 233–244.
[134] Lipsitt, D. R.: Integration Clinc: An Approach to the Teaching and Practice of Medical Psychology in an Outpatient Setting. In: Zinberg, N. E.: Psychiatry and Medical Practice in a General Hospital. Int. Univ. Press (1964): 231–249.
[135] Litin, E. M.: Preoperative Psychiatric Consultation. J.A.M.A. 170 (1959): 1369–1371.
[136] Livest, C. G., Lindenbaum, S.: A Family oriented Psychiatric Clinic in a General Hospital. Hosp. Comm. Psychiat. 23 (1972): 371–374.
[137] Loch, W.: Balint-Seminare: Instrumente zur Diagnostik und Therapie zwischenmenschlicher Verhaltensmuster. Jb. Psychoanalyse 6 (1969): 141–156.
[138] Loch, W.: Sprechstunden-Psychotherapie: Training in Balint-Gruppen. Psychosomatische Medizin (1970): 231–244.
[139] Maass, G.: Psychiatrische Störungen in der Allgemeinpraxis. Diagnostik 6 (1973): 649–652.
[140] Mallott, I. F., Earley, L. M.: The Consultation Situation and Program Content. In: Mendel, W. M. u. Solomon, P.: The Psychiatric Consultation. Grune & Stratton, New York, 1968.
[141] McKegney, P. F.: Consultation-Liaison Teching of Psychosomatic Medicine: Opportunities and Obstacles. J. Nerv. Ment. Dis. 154 (1972): 198–205.
[142] McKenzie, K. R., Pilling, L. F.: An Intensive Therapy Day Clinic for Out-of-Town Patients with Neurotics and Psychosomatic Problems. Int. J. Group Psychotherapy 22 (1972): 352–363.
[143] McLeod, J. G., Walton, H. J.: Liaison between Physicians and Psychiatrist in a Teaching Hospital. Lancet, ii (1969): 789–792.
[144] Mendel, W. M.: The Education of the Consultant. In: Mendel, W. M. u. Solomon, P.: The Psychiatric Consultation. Grune & Stratton, New York, 1968.
[145] Mendel, W. M.: The Psychosomatic Consultation. In: Mendel, W. M. u. Solomon, P.: The Psychiatric Consultation. Grune & Stratton, New York, 1968.
[146] Mendelson, M., Meyer, E.: Countertransference Problems of the Liaison Psychiatrist. Psychosom. Med. 23 (1961): 115–122.
[147] Meyer, E.: The Psychosomatic Concept. Use and Abuse. J. Chronic Disease 9 (1959): 298–314.
[148] Meyer, E., Mendelson, M.: The Psychiatric Consultation in Postgraduate Medical Teaching. J. Nerv. ment. Dis. 130 (1960): 78–81.
[149] Meyer, E., Mendelson, M.: Psychiatric Consultations with Patients on Medical and Surgical Wards: Patterns and Processes. Psychiatry 24 (1961): 197–220.

[150] Miller, W. B.: Psychiatric Consultation, Part I: A General System Approach. Psychiat. in Med. 4 (1973): 135–145.

[151] Miller, W. B.: Psychiatric Consultation: Part II: Coneptual and Pragmatic Issues of Formulation. Psychiat. in Med. 4 (1973): 251–271.

[152] Mogstad, T. E.: Consultation Psychiatry: Psychosomatics or Psychiatry in Medicine? Paper read at the 10th European Conference for Psychosom. Res., Edinburgh, 1974.

[153] Munoz, R., Tuason, V. B.: Psychiatric Emergency Room Service Patterns. Compr. Psychiatry 11 (1970): 185–189.

[154] Mushatt, C., Cutler, R. E., Altman, H. G.: Teaching Dynamic-Psychological Principles and their Application to General Medical Care. In: Zinberg, N. E.: Psychiatry and Medical Practice in a General Hospital. Int. Univ. Press (1964): 205–230.

[155] Nadelson, T.: Emotional Interactions of Patient and Staff: A Focus of Psychiatric Consultation. Psychiat. in Med. 2 (1971): 240–246.

[156] Naylor, K., Mattsson, A.: Fot the Sake of the Children: Trials and Tribulations of Child Psychiatry – Liaison Service. Psychiat. in Med. 4 (1973): 389–402.

[157] Nigro, S. A.: A Psychiatrist's Experiences in General Practice in a Hospital Emergency Room. J.A.M.A., 214 (1970): 1657–1660.

[158] Noy, P., Kaplan De-Nour, A., Moses, R.: Discrepancy Between Expectations and Service in Psychiatric Consultation. Arch. Gen. Psychiat. 14 (1966): 651–657.

[159] Ostenberg, D. L., van: Therapy Groups for Staff and Interns Hospital & Community. Psychiatry 24 (1973): 474–475.

[160] Papastamou, P. A.: Psychiatric Consultations in a General Hospital. Psychosom. 11 (1970): 57–62.

[161] Payne, E. C.: Teaching Medical Psychotherapy in Special Clinical Settings. In: Zinberg, N. E.: Psychiatry and Medical Practice in a General Hospital Int. Univ. Press (1964): 135–168.

[162] Payson, H. E., Davids, J. M.: The Psychosocial Adjustment of Medical Inpatients after Discharge: A Follow-up Study. Am. J. Psychiat. 123 (1967): 1220–1225.

[163] Peterson, S.: The Psychiatric Nurse Specialist in a General Hospital. Nursing Outlook 17 (1969): 556–558.

[164] Porot, M., Duclaux, B., Coudert, A. J.: Les besoins psychiatriques des hôpitaux généraux Ann. méd.-psychol. 130 (1972): 609–624.

[165] Pritchard, M.: Who sees a Psychiatrist? A Study of Factors Related to Psychiatric Referral in the General Hospital. Postg. Med. J., 48 (1972): 645–651.

[166] Querido, A.: Forecast and Follow up: An Investigation into the Clinical, Social and Mental Factors Determining the Results of Hospital Treatment. Brit. J. Prev. Soc. Med. 13 (1959): 33–49.

[167] Richmond, J. B.: Relationship of the Psychiatric Unit to other Departments of the Hospital. In: Kaufmann, R. M. (Ed.): The Psychiatric Unit in a General Hospital. Intern. Univ. Press, New York, 1965.

[168] Rohde, J. J.: Veranstaltete Depressivität: Über strukturelle Effekte von Hospitalisierung auf die psychische Situation des Patienten. Internist 15 (1974): 277–282.

[169] Romano, J.: The Teaching of Psychiatry to Medical Students: Past, Present and Future. Amer. J. Psychiat. 126 (1970): 99–110.

[170] Romano, J.: Psychiatry and Medicine, 1973. Ann. Intern. Med. 79 (1973): 582–588.

[171] Rosen, B. M., Locke, B. Z., Goldberg, I. D.: Identification of Emotional Disturbance in Patients Seen in General Medical Clinics. Hosp. Commun. Psychiat. 23 (1972): 364–370.

[172] Rosenbaum, P. C.: Supportive Outpatient Treatment. Ment. Hyg. 55 (1971): 225–227.

[173] Rosenbaum, S. D.: Hospital Culture as Collective Defense. Psychiat. 1 (1970): 21–35.

[174] Rosenthal, M.: The Psychologist in the General Hospital. In: Bandler, B.: Psychiatry in the General Hospital. Little, Brown and Co., Boston, 1966.

[175] Rotmann, M.: Psychosomatic Medicine II: A Model of an Integrated Psychosomatic Consultation Service. Psychother. Psychosom. 22 (1973): 189–191.

[176] Rotmann, M. Karstens, R.: Psychosomatische Beratung im Krankenhaus Psyche 28 (1974): 669–683.

[177] Safirstein, S. L.: A System of Secondary Prevention in a Psychiatric Aftercare Clinic of a General Hospital. Dis. Nerv. Syst. 30 (1969): 122–125.

[178] Sandt, J. J., Leifer, R.: The Psychiatric Consultation. Comprehens. Psychiatry 5 (1964): 409–418.

[179] Satloff, A., Worby, Ca.: The Psychiatric Emergency Service: Mirror or Change. Am J. Psychiat. 126 (1970): 1628–1632.

[180] Schmädel, D.: Nichtbefolgung ärztlicher Anordnungen. Med. Klin. 71 (1976): 1460–1466.

[181] Schüffel, W.: Psychosomatic Medicine III: Patients of the Psychosomatic Consultant. Psychother. Psychosom. 22 (1973): 192–195.

[182] Schüffel, W., Schairer, U., Schonecke, O. W., Schott, E., Schott, U., Wesiack, W.: Ist der Basisarzt eine Utopie? Überlegungen von psychosomatischer Seite zum Arzt als Subjekt. Therapiewoche 26 (1976): 1023–1032.

[183] Schulman, B. M.: Group Process: An Adjunct in Liaison Consultation Psychiatry. Psych. in Med. 6 (4) (1975): 489–499.

[184] Schuster, D. B., Freeman, E. N.: Supervision of the Resident's Initial Interview. Arch. Gen. Psychiat. 23 (1970): 516–523.

[185] Schwab, J. J.: Problems in Psychosomatic Diagnosos: I. A Controlled Study of medical Inpatients. Psychosom. 6 (1964): 369.

[186] Schwab, J. J.: Differential Characteristics of Medical Inpatients Referred for Psychiatric Consultation: A controlled study Psychosom. Med. 27 (1965): 112.

[187] Schwab, J. J., Clemons, R. S., Valder, M. J., Raulerson, J. D.: Medical Patients' Reactions to Referring Physicians After Psychiatric Consultation. J.A.M.A. 195 (1966): 1120–1122.

[188] Schwab, J. J.: Evaluating Psychiatric Consultation Work. Psychosom. 8 (1967): 309–317.

[189] Schwab, J. J.: Comprehensive Medicine and the Concurrence of Physical and Mental Illness. Psychosom. 8 (1970): 591–595.

[190] Schwab, J. J.: Consultation Liaison Training Program. In: Mendel, W. M. u. Solomon, P.: The Psychiatric Consultation New York, 1968.

[191] Schwab, J. J.: Psychosocial Medicine and the Contemporary Scene. Comprehens. Psychiatry. 12 (1971): 19–26.

[192] Schwab, J. J.: The Psychiatric Consultation: Problems with Referral. Nerv. Syst. 32 (1971): 447–452.

[193] Schwab, J. J.: Psychosomatics and Consultations. Psychosom. 13 (1972): 9–12.

[194] Shepard, M., Davies, B., Culpan, R. H.: Psychiatric Illness in the General Hospital Acta Psychiat. Scand. 35 (1960): 518–525.

[195] Shochet, B. R.: The Role of the Mental Health Counselor in the Psychiatric Liaison Service of the General Hospital Psychiat. in Med. 5 (1974): 1–17.
[196] Shrier, D. K., Lorman, S.: Psychiatric Consultation at a Day Care Center. Am. J. Orthopsychiat. 43 (1973): 394–400.
[197] Siegel, A.: A Hospital Program for Young Adults. Arch. Gen. Psychiat. 22 (1970): 101–106.
[198] Siegrist, J. J.: Visiten bei Schwerkranken. Ansätze zu einer Theorie asymmetrischer Verhandlungen Med. Klin. (im Druck).
[199] Silvermann, H. K.: Psychiatric Liaison as an Educational Experience in Total Patient Care. Psychosomatics 12 (1971): 101–106.
[200] Silverman, M.: A Comprehensive Department of Psychological Medicine. Brit. Med. J. 2 (1961): 698–701.
[201] Silverman, M.: A Comprehensive Department of Psychological Medicine: The Problem of the Day-Patient Case-load: A 12-months' Review. Int. J. of Soc. Psych. 11 (1965): 104–209.
[202] Silverman, M.: Further Studies on a Comprehensive Department of Psychol. Medicine. Brit. J. Psychiat. 114 (1968): 493–500.
[203] Silverman, M.: Comprehensive Department of Psychological Medicine: Three-year Review of Inpatients Referred for Aftercare Visite. Brit. Med. J. 3 (1971): 99–101.
[204] Simmel, F.: Die psychoanalytische Behandlung in der Klinik. Int. Z. Psychoanal. 14 (1928): 352–370.
[205] Small, I. F., Foster, L. G. Small, J. G., Goodmann, J. J.: Teaching the Art and Skill of Psychiatric Consultation. Dis. Nerv. Syst. 29 (1928): 817–822.
[206] Spencer, R. F.: Medical Patients: Consultation and Psychotherapy. Arch. Gen. Psychiat. 10 (1964): 270.
[207] Steiger, W. A.: Managing Difficult Patients. Psychosom. 8 (1967): 305–308.
[208] Stein, E., Murdaugh, J., McLeod, J.: Brief Psychotherapy of Psychiatric Reactions to Physical Illness. Am. J. Psychiat. 125 (1969): 1040–1047.
[209] Stewart, M. A. et al.: A Study of Psychiatric Consultations: in a General Hospital. J. Chronic Dis. 15 (1962): 331.
[210] Stoeckle, J. D., Davidson, G. E.: The Use of »Crisis« as an Orientation for the study of Patients in a Medical Clinic. J. Med. Educ. 37 (1962): 604–613.
[211] Sutherland, J. D.: Psychoanalysis in the post-industrial Society. Int. J. Psychoanal. 50 (1969): 673–682.
[212] Troschke, J. v.: Über Aufwand und Effizienz der Gesundheitserziehung in der BRD. Med. Klin. 71 (1976): 2085–2089.
[213] Uexküll, Th. v.: Psychosomatic Medicine I: Subspeciality or an integrated Discipline? Psychoth. Psychosom. 22 (1973): 185–188.
[214] Vaillant, G. E., Shapiro, L. N., Schmitt, Ph. P.: Psychological Motives for Medical Hospitalization. J. Am. Med. Ass. 214 (1970): 1661–1665.
[215] Vonbrauchitsch, H., Mueller, K.: The Impact of a Walk-in Clinic on a General Hospital Psychiatric Service. Hosp. Commun. Psychiat. 24 (1973): 476–479.
[216] West, L. J.: Liaison Psychiatry and Medical Education. In: Pasnau, R. O.: Consultation-Liaison Psychitry. Seminars in Psychiatry Series. Grune & Stratton, New York (1975): 2459–267.
[217] Weisman, A. D., Hackett, T. P.: Organization and Function of a Psychiatric Consultation Servise. Int. Rec. Med. 173 (1960): 306–311.
[218] Weizsäcker, V. v.: Psychosomatische Medizin. Psyche 3 (1949/50): 331–341.
[219] Whiteborn, J. X.: Orienting Medical Students toward »the Whole Patient« J.A.M.A. 164 (1957): 538–541.
[220] Whybrow, P. C., Spencer, R. F.: Changing Characteristics of Psychiatric Consultationen in a University Hospital. Canad. Psychiat. Ass. J. 14 (1969): 250–266.
[221] Williams, R. B., Overlan, E. M., Ryzewski, J.'H., Beach, M. J., Willard, H. N.: The Use of a Therapeutic Milieu on a Continuing Care Unit in a General Hospital. Am J. Med. 73 (1970): 957–961.
[222] Wilmer, H. H.: The Role of the Psychiatrist in Consultation and some Observations on Video Tape Learning. Psychosom. 8 (1967): 193–195.
[223] Wilson, M. S., Meyer, E.: Diagnostic Consistency in a Psychiatric Liaison Service. Amer. J. Psychiat. 119 (1962): 207.
[224] Wingate, D. L.: Psychiatry in General Hospitals. Proc. R. Soc. Med. 61 (1968): 112–115.
[225] Wolf, St., Wolff, H.: Notes on a Symposium: The Internist as a Psychiatrist. Ann. Int. Med. 34 (1951): 212–216.
[226] Zabarenko, R. N. und L., Pittenger, R. A.: The Psychodynamics of Physicianhood. Psychiatry 33 (1970): 102–118.
[227] Zinberg, N. E.: Psychiatric Rounds on the Private Medical Service of a General Hospital. In: Zinberg, N. E.: Psychiatry and Medical Practice in a General Hospital. Int. Univ. Press (1964): 124–134.
[230] Zinberg, N. E., Shapiro, D., Gruen, W.: A Group Approach to Nursing Education in: Zinberg, N. E.: Psychiatry and Medical Practice in a General Hospital Int. Univ. Press (1964): 283–289.
[229] Zinberg, N. E., Shapiro, Da., Gruen, W.: Some Vicissitudes of Nursing Education. In: Zinberg, N. E.: Psychiatry and Medical Practice in a General Hospital. Int. Univ. Press (1964): 290–300.
[230] Zinberg, N. E.: The Psychiatrist as Group Observer: Notes on Training Procedure in Individual and Group Psychotherapy. In: Zinberg, N. E.: Psychiatry and Medical Practice in a General Hospital. Int. Univ. Press (1964): 322–336.
[231] Zola, I. K.: Studying the Decision to see a Doctor. Adv. Psychosom. Med. Vol. 8 (1972): 216–236.

Die Institutionalisierung der psychosomatischen Medizin

Anmerkungen

1. Zunächst vor allem in Heidelberg (V. v. Weizsäcker), nach dem Krieg in Hamburg (A. Jores), München (G. Bergmann, G. Seitz), Freiburg (L. Heilmeyer, G. Clauser, Enke, Wittich), Hannover (Hartmann), Heidelberg (P. Christian, W. Kütemeyer), Gießen und Ulm (Th. v. Uexküll).
2. Vor allem in Heidelberg (A. Mitscherlich), Berlin (A. Dührssen) und Göttingen, dort in Verbindung mit dem Niedersächsischen Landeskrankenhaus für Psychiatrie, Tiefenbrunn (W. Schwidder).
3. Vgl. K. Köhle u. P. Joraschky: »Institutionalisierung der Psychosomatischen Medizin (Kap. 15/1).
4. Das Ausmaß der Rezeption psychoanalytischen Denkens in der Psychiatrie wird etwa im führenden Textbuch deutlich: A. M. Freedmann, H. I. Kaplan, B. J. Sadock: »Comprehensive Textbook of Psychiatry«, William & Wilkins/Baltimore, 2. Auf 1975.
5. Vgl. K. Köhle: »Zum Umgang mit unheilbar Kranken«, (Kap. 48)
6. Vgl. Köhle/Joraschky: »Die Institutionalisierung der Psychosomatischen Medizin I«, Kap. 15.1.
7. Vgl. R. Adler: »Die Technik der Anamneseerhebung in der Psychosomatik« und Wesiack: »Das Gespräch in der psychosomatischen Therapie«, Kap. 16.
8. Dies gilt insbesondere auch für Kontakte mit Studenten im Rahmen des Klinischen Grundkurses, des Psychosomatischen Praktikums, des Anamnese-Praktikums, u. a.
9. Vgl. Köhle, K. u. Gaus, E.: »Psychotherapie von Herzinfarktpatienten während der stationären und poststationären Behandlungsphasen«, Kap. 32.2
10. Derartige Effizienzuntersuchungen sind jedoch insgesamt in der Medizin ein ungelöstes Problem.
11. In Deutschland haben hierauf vor allem Schüffel (Ulm/Marburg), Freyberger (Hannover), in der Schweiz Adler (Bern) und Luban-Plozza (Ascona), in den USA G. L. Engel (Rochester) und Kimball (Chicago) hingewiesen.

15.3 Klinisch-Psychosomatische Krankenstationen

Karl Köhle

>»Die *Selbstzerstörung* ist es, welche Krankheit vor allem charakterisiert. Die *Unzulänglichkeit* des Menschen ist es, was ihn anfällig für Krankheit macht. Die *Bescheidung* vor dem *nie* Erklärbaren und nie Verstehbaren ist als der Anfang jeder Therapie bezeichnet worden; aber Therapie, als Hilfe, muss verzichten auf ein Herren- und Machtbewußtsein des Arztes; denn Hilfe ist *gegenseitig*, nicht einseitig zu verstehen. Die *Solidarität* der Krankheit wurde als ein Prinzip der Pathologie vorgestellt.«

(„Hauptsätze einer medizinischen Anthropologie", *V. v. Weizsäcker*, 1947a, S. 44)

>»Der Kernpunkt wäre der formulierte Satz, daß ich meine Krankheit nicht nur bekomme und habe, sondern auch mache und gestalte; daß ich mein Leiden nicht nur dulde und fortwünsche, sondern auch brauche und will. Daß meine Krankheit deine Krankheit ist, infolge der allgemeinen Solidarität des Todes.«

(*V. v. Weizsäcker*, 1947b, S. 165)

>»Es gibt meines Erachtens Gegenstände der Erkenntnis, welche nur zu erkennen sind durch Akte des Handelns. Im Grunde ist jedes Experiment ein solcher Fall und vielleicht ist das ganze neuzeitliche naturwissenschaftliche Erkennen ein solcher Fall.«

(*V. v. Weizsäcker*, 1955, S. 15)

Vorbemerkung

Vor der Darstellung eines eigenen Modellversuchs – »internistisch-psychosomatische Krankenstation« – gebe ich einen Überblick über die geschichtliche Entwicklung stationärer Behandlungsansätze in der Psychosomatik. Ich möchte hierdurch den derzeitigen Entwicklungsstand kennzeichnen und gleichzeitig auf Schwierigkeiten bei der Realisierung derartiger Konzepte hinweisen. Viele Kenntnisse der Grundlagen gehen bis in die 20er Jahre zurück und sind bis heute nicht zureichend rezipiert und in die Praxis umgesetzt worden.

In der Bundesrepublik wird die Institutionalisierung Klinischer Psychosomatik häufig um den Kernbereich einer psychosomatischen Krankenstation herum versucht. Seit Kriegsende wurden verschiedene Modelle erprobt; während der letzten zehn Jahre hat sich bei den meisten Fachvertretern die Auffassung herausgebildet, daß eine solche Krankenstation für Krankenversorgung, Forschung sowie Aus- und Weiterbildung unentbehrlich sei. Die Effizienz dieser Modellversuche, vor allem ihre Wirkung auf andere klinische Fächer, kann noch nicht abschließend beurteilt werden.

15.3.1 Zur Geschichte Stationärer Einrichtungen in der psychosomatischen Medizin [1])

Psychotherapie auf psychoanalytischer Grundlage wurde zunächst ambulant, meist in der Privatpraxis durchgeführt; Alternative war der Hausbesuch, nicht die Behandlung in der Klinik. Der Beginn Freuds psychotherapeutischer Tätigkeit fiel in die Zeit, als die ärztliche Tätigkeit allmählich vom Hausbesuch in die eigene Praxis verlagert wurde (de Swaan, 1978).

Im Rahmen der Privatpraxis wurden das »Setting« entwickelt und die äußeren Bedingungen formuliert, die den psychoanalytischen Prozeß erst ermöglichen. Zunächst blieben im Gegensatz zum Hausbesuch Störungen etwa durch Familienmitglieder der Patienten ausgeschlossen. Grundlegende Regeln für den Patienten (freie

Assoziation) und den Arzt (Abstinenz, Diskretion) wurden entwickelt und konsequent angewandt. Setting und Regeln formten einen begrenzenden und schützenden Raum, in dem sich die Beziehung zwischen Arzt und Patient entwickeln konnte und in dem diese Beziehung für beide Partner erkennbar und verstehbar wurde. Setting und Regeln sollten es dem Patienten erlauben, aufgrund *seiner* Bedürfnislage und *seiner* Geschichte die aktuelle Beziehung zum Analytiker zu konstellieren. Diese Situation erlaubt eine „Wiederholung" früherer Beziehungsmuster unter gleichsam experimentellen Bedingungen; da der Arzt nicht mitagiert, werden Abweichungen von den sonst üblichen Beziehungsmustern erkennbar, wie sie entsprechend verinnerlichten Strukturen »geplant« werden (Habermas nach de Swaan 1978); darin liegt die Chance für Erkenntnis und Therapie. Der Erkenntnisprozeß wird auch dadurch unterstützt, daß Schwierigkeiten bei der Einhaltung des Setting und der vereinbarten Regeln mit in die Analyse der Beziehung einbezogen werden können.

Es zeigte sich jedoch bald, daß nur ein Teil der psychisch Kranken dazu fähig war, unter den genannten Rahmenbedingungen eine Arbeitsbeziehung zum Psychoanalytiker aufzunehmen und längerfristig durchzuhalten. Neben solchen Patienten, die als Folge krankheitsbedingter Behinderungen den Arzt nicht in seiner Praxis aufsuchen konnten, waren viele Kranke mit Psychosen, schweren narzißtischen Neurosen, chronifizierten Charakterstörungen, Süchtige und auch psychosomatisch Kranke aufgrund krankheitsbedingter Einschränkungen und störender Umgebungseinflüsse nicht in der Lage, eine solche therapeutische Beziehung aufzunehmen. Die Vertiefung der psychodynamischen Verständnisansätze und die Verbesserung der psychotherapeutischen Technik – vor allem die intensivere Benutzung der Beziehung zwischen Arzt und Patient für Verständnis und Therapie – erweiterten den Anwendungsbereich psychoanalytischer Psychotherapie. Vielfach fehlte jedoch ein Rahmen, der den verunsicherten Patienten jene Sicherheit hätte bieten können, die ihnen ein Sich-Einlassen in die therapeutische Beziehung erst ermöglicht hätte. Die Durchführung psychoanalytischer Behandlungen in herkömmlichen Kliniken war nicht möglich; der erforderliche, zugleich Schutz bietende und in seiner Wirksamkeit klar überschaubare Rahmen für psychotherapeutische Behandlungen war nicht herstellbar, u.a. weil mit einer konsequenten Kooperation der ärztlichen Kollegen nicht gerechnet werden konnte.

Mit der Weiterentwicklung der psychoanalytischen Methode war zunehmend deutlich geworden, daß sich Einstellung und Verhalten des psychotherapeutisch tätigen Arztes grundsätzlich von ärztlichen Einstellungen und Verhaltensweisen unterscheiden, wie sie in der naturwissenschaftlichen Medizin üblich und auch erforderlich sind.

Diese Unterscheidung bildete sich erst allmählich heraus; zum Zeitpunkt der ersten Entdeckung Freuds, bei der Anwendung der Hypnose und der Ableitung der ersten therapeutischen Techniken aus der Hypnose war sie noch nicht deutlich erkennbar.

Die traditionellen Merkmale der Beziehung zwischen Arzt und Patient: »scheinbar allwissend, autoritär, hilfreich der eine; unwissend, völlig ergeben, hilfsbedürftig der andere« (Stone, 1973), entsprechen dem naturwissenschaftlichen Verständnisansatz, der auf ein »Beherrschen« der Natur zielt und sind für die Anwendung der hieraus abgeleiteten therapeutischen Techniken auch erforderlich. Wissen und Tun liegen dabei ganz auf der Seite des Arztes. In der Psychotherapie dagegen versucht der Arzt, dem Patienten zu helfen, sich selbst entscheiden zu können, »Freiheit« zu gewinnen, »sich so oder anders zu entscheiden« (Freud, 1923). Jede dieser beiden Einstellungen und Verhaltensweisen hat im Rahmen des Gültigkeitsbereiches des jeweiligen Verständnisansatzes wissenschaftlich begründete Berechtigung. Schwierigkeiten entstehen dann, wenn wir versuchen, beide Verständniskonzepte menschlicher Krankheit nicht getrennt, sondern aufeinander bezogen gleichzeitig in derselben Situation anzuwenden. Dann wird deutlich, daß sich hierbei Widersprüche sowohl auf der Ebene menschlicher Grundeinstellungen als auch auf der Ebene von Organisationsformen und Institutionen ergeben.

Heidegger (1927) hat hierauf in seiner Analyse der Formen des menschlichen »Mitseins« am Phänomen der »Fürsorge« aufmerksam gemacht:

»Die Fürsorge hat hinsichtlich ihrer positiven Modi zwei extreme Möglichkeiten. Sie kann dem Anderen die »Sorge« gleichsam abnehmen und im Besorgen sich an seine Stelle setzen, für ihn »*einspringen*«. Diese Fürsorge übernimmt das, was zu besorgen ist, für den anderen. Dieser wird dabei aus seiner Stelle geworfen, er tritt zurück, um nachträglich das Besorgte als fertig Verfügbares zu übernehmen, bzw. sich ganz davon zu entlasten. In solcher Fürsorge kann der Andere zum Abhängigen und Beherrschten werden, mag diese Herrschaft auch eine stillschweigende sein und dem Beherrschten verborgen bleiben. Diese einspringende, die »Sorge« abnehmende Fürsorge bestimmt das Miteinandersein in weitem Umfang, und sie betrifft zumeist das Besorgen des Zuhandenen.

Ihr gegenüber besteht die Möglichkeit einer Fürsorge, die für den anderen nicht so sehr einspringt, als daß sie ihm in seinem existentiellen Seinkönnen *vorausspringt*, nicht um ihm die »Sorge« abzunehmen, sondern erst eigentlich als solche zurückzugeben. Diese Fürsorge, die wesentlich die eigentliche Sorge – d. h. die Existenz des anderen betrifft und nicht ein *Was*, das er besorgt, verhilft dem anderen dazu, in seiner Sorge sich durchsichtig und *für sie frei* zu werden.«

Für die Einbeziehung der Psychotherapie in die Klinik, für die Behandlung stationärer Patienten, entwickelten sich zwei Ansätze:
(1) Psychotherapeuten schaffen sich einen völlig neuen, erweiterten Rahmen für die Behandlung. Der einzelne Therapeut wird durch eine Gruppe von Therapeuten unterstützt, in neugegründeten Kliniken wird ein schutzbietendes »therapeutisches Milieu« entwickelt.
(2) In psychiatrischen, internistischen und neurologischen Kliniken entstehen Versuche, das herkömmliche klinische Setting kritisch zu überprüfen und so zu verändern, daß psychotherapeutische Methoden in das klinische Handeln einbezogen werden können.

Mitarbeiter Freuds, vor allem Federn, begannen um 1920, auch Patienten mit schweren »psychiatrischen« Störungen psy-

---

* Anmerkungen siehe am Ende des Kapitels.

choanalytisch zu behandeln. Die spezifische analytische Behandlung wurde dabei durch eine Gruppe von Therapeuten unterstützt, die den Raum für die Behandlung schützend absichern sollten. Federn (1933) bezog so u. a. Angehörige von Patienten als Hilfspersonen mit in die Behandlung ein; er betonte dabei die besondere Bedeutung mütterlicher Personen im Rahmen eines solchen Behandlungsansatzes.

Simmel richtete nach ersten Erfahrungen mit psychoanalytischer Psychotherapie bei Kriegsneurotikern in einem Militärkrankenhaus 1920 in Tegel bei Berlin eine psychoanalytische Klinik (»Psychoanalytisches Sanatorium«) ein (Bartemeier, 1978, Simmel, 1928, 1937). Simmel erarbeitete hier Regeln für die Zusammenarbeit u.a. von Psychoanalytikern und Krankenschwestern bzw. -pflegern im Rahmen eines strukturierten Teams mit dem Ziel, einen psychoanalytischen Prozeß auch für Patienten mit Psychosen, narzißtischen Neurosen, schweren Charakterstörungen und Süchten zu ermöglichen. Dabei erwies sich neben dem Wegfall von Störungen aus der Umwelt als wesentlich, daß das Agieren der Patienten, das bei ambulanter Behandlung außerhalb der therapeutischen Situation stattfindet und die analytische Therapie unwirksam macht oder gefährdet, in der Klinik innerhalb eines erweiterten therapeutischen Feldes, nämlich im Umgang mit Schwestern und Pflegern erfolgte und über die Zusammenarbeit im Team sofort wieder für die Behandlung des Patienten benutzt werden konnte. Die Therapeutengruppe, das strukturierte Team, entsprach für den Patienten in vieler Hinsicht dem »Urtyp seiner Familie überhaupt« (Simmel, 1928); im Umgang mit diesem Team konnten sich die Konstellationen und Konflikte aus der Familiensituation der Kindheit wieder darstellen, die Zusammenarbeit des Teams machte ihre Bearbeitung möglich.

Freud hat das Tegeler Sanatorium mehrfach längere Zeit besucht, er hat diesen Arbeitsansatz unterstützt; Freud hat vor allem auch auf die Bedeutung einer solchen Klinik für die psychoanalytische Ausbildung hingewiesen; er war beeindruckt von den Möglichkeiten der direkten Zusammenarbeit zwischen erfahrenen Analytikern und in Ausbildung befindlichen Ärzten (Bartemeier, 1978).

Das Tegeler Sanatorium mußte allerdings nach viereinhalbjähriger Arbeit wegen finanzieller Schwierigkeiten geschlossen werden.

Ein ähnlicher Ansatz wurde unter Simmels Beratung in der Menninger-Klinik in Topeka, USA, entwickelt (Menninger, 1936, Simmel, 1937, Bartemeier, 1978). Hieraus entstand eines der führenden psychotherapeutischen Forschungszentren. Bekanntgeworden ist auch die ähnlich strukturierte psychoanalytische Klinik in Chestnut Lodge bei Washington. Später entwickelten hier Frieda Fromm-Reichmann und Harry Stack Sullivan die Ansätze zur Psychotherapie von Psychosekranken entscheidend weiter (Bartemeier, 1978, Foudraine, 1973). Die Arbeitsmöglichkeiten dieser Klinik lassen sich durch einen Hinweis auf den Stellenplan veranschaulichen: für 90 erwachsene Patienten und 32 Kinder bzw. Adoleszenten stehen 29 Psychoanalytiker zur Verfügung (Bartemeier, 1978).

In diesen klinischen Arbeitssituationen gelang es auch, die Untersuchung der Arzt-Patient-Beziehung im therapeutischen Prozeß voranzutreiben. Die psychoanalytische Forschung hat zunehmend auf die Bedeutung der »Gegenübertragung« des Arztes für den Erkenntnis- und Heilungsprozeß aufmerksam gemacht (Heimann, 1950), nun konnte in dem geschützten Milieu der therapeutischen Gruppe auch die Gegenübertragung bei psychisch Schwergestörten näher untersucht werden (Searles, 1965).

Während in diesen psychoanalytischen Spezialkliniken Möglichkeiten einer weiteren Indikationsstellung und einer Intensivierung des psychoanalytischen Prozesses erprobt wurden, wurde die weitere Entwicklung vor allem in England und den USA dadurch gefördert, daß sich die Psychiatrie zunehmend neuen Verständnis- und Therapieansätzen öffnete. Neben dem psychodynamischen Verständnisansatz führte vor allem der kommunikationstheoretische Ansatz zu tiefgreifenden Veränderungen der klinischen Praxis. Etwa gleichzeitig wurde nach Ende des Zweiten Weltkrieges an psychiatrischen Kliniken versucht, die Behandlungssituation im Sinne einer »therapeutischen Gemeinschaft« (Jones, Main) umzustrukturieren.

Kommunikationstheoretische Ansätze verdeutlichten ähnlich wie entsprechende Entwicklungen in der Psychoanalyse – vor allem die Untersuchung der frühen Mutter-Kind-Beziehung und die Entwicklung einer expliziten »Objektbeziehungstheorie« –, daß eine Betrachtung des Patienten als Einzelperson immer schon Ergebnis wissenschaftlicher Reduktion ist und daß bei einer solchen isolierten Betrachtung unverständlich wirkende Phänomene bei Berücksichtigung der Wechselwirkungen zwischen Patienten und ihrer Umwelt und der Kommunikationsvorgänge zwischen den Patienten und den für sie bedeutsamen Bezugspersonen verständlich und veränderbar werden können (Ruesch und Bateson, 1951, Ruesch, 1961, Foudraine, 1973) In einem solchen systematisch orientierten Ansatz wurden auch die Auswirkungen der »interpersonellen Wahrnehmung« auf das zwischenmenschliche Verhalten in ihrer Bedeutung für die Psychiatrie neu entdeckt (Laing, 1971).

Die Bewegung zur »*therapeutischen Gemeinschaft*« kam nicht zuletzt auch unter dem Druck der Frage zustande, wie die aus psychoanalytischer Psychotherapie gewonnenen Erkenntnisse größeren Patientengruppen zugutekommen könnten als dies bei der Einzeltherapie der Fall ist. Nach dem Zweiten Weltkrieg versuchten vor allem Maxwell Jones (1976a, 1976b) und Tom Main (1946), die klinische Situation als relevante Umwelt der Kranken so umzustrukturieren, daß sie in Form einer »therapeutischen Gemeinschaft« als Alternative zur bisherigen »pathogenen« Umwelt den therapeutischen Prozeß untersützen kann. Main formulierte 1946 als Zielvorstellung:

»The socialization of neurotic drives, their modification by social demands within a real setting, the ego-strengthening, the increased capacity, sincere and easy social relationships, and the socialization of super-ego demands, provide the individual with a capacity and a technique for stable life in a real role in the real world.«

Das Behandlungssetting im Krankenhaus wurde damit radikal geändert. So berichtet Main davon, daß die Patienten bei der Entlassung ihre Besserung auf den intensiven Kontakt mit Mitpatienten zurückführten und nur selten den Psychiater als Therapeuten erwähnten.

Die Arbeitsrichtung »therapeutische Gemeinschaft« hatte ihren Ausgang von der Erkenntnis therapiebehindernder, oft »pathogener« Umweltstrukturen und Interaktionsprozesse in der psychiatrischen Klinik genommen: der Tendenz, den Patienten vom realen Leben in der Gesellschaft zu isolieren; der Tendenz, ihn in Rollen zu halten, die mit Abhängigkeit und Unmündigkeit verbunden sind und in denen er von Ärzten und Pflegepersonal autoritär geführt wird. Daneben wurde auch darauf hingewiesen, daß sich im Krankenhaus Strukturen der primären Umwelt des Patienten reproduzieren können, wie sie auch an der Entstehung der Krankheit mitbeteiligt gewesen seien. In der »therapeutischen Gemeinschaft« wird Therapie auch als Lernprozeß und Lernen entschieden als sozialer Prozeß verstanden (Jones 1976a) Der Patient soll nun möglichst selbstverantwortlich sein Leben in der Gruppe gestalten, die Schranke zwischen Ärzten und Pflegepersonal einerseits und Patienten andererseits soll abgebaut werden, so daß sich ein mehr partnerschaftliches Verhältnis entwickeln kann. Im Rahmen dieses Setting werden dann die verschiedenen Formen der Einzel- und Gruppenpsychotherapie angewandt. Verschiedene Formen der therapeutischen Gemeinschaft für unterschiedliche Patientengruppen wurden inzwischen erprobt und beschrieben (Beese, 1975, Bettelheim, 1977, Cooper, 1971, Foudraine, 1973, Jones, 1976a, 1976b, Kayser, 1973, 1974, Main, 1946, Ploeger, 1972, Talbot, 1968).

Maxwell Jones hat seine erste »therapeutische Gemeinschaft« 1947 in London aufgebaut. Für die Entwicklung seines Konzeptes waren jedoch Erfahrungen »maßgebend« (1976a) die er von 1940 bis 1945 mit der Leitung einer 100-Betten-Station für Soldaten gewann, die an Herzneurosen litten (im Rahmen des Maudsley-Hospitals in London); er konnte dabei nicht nur die psychogene Ätiologie dieses Krankheitsbildes (»Effort-Syndrom«) klären, sondern begann auch »das physiologische Forschungsmaterial« in Versammlungen sämtlichen 100 Patienten und dem Personal zugänglich zu machen. In diesen Versammlungen wurden auch »so wichtige Fragen wie Entlassung aus der Armee wegen Invalidität oder Rückbeorderung in den Aktivdienst« besprochen. Dabei begannen auch die Patienten Zusammenhänge der Symptombildung zu verstehen: »nach und nach übernahmen die älteren Patienten, die inzwischen Zeit gehabt hatten, den Mechanismus der Symptombildung zu begreifen, die Verantwortung für den Lernprozeß und übertrugen ihn auf die neueren Patienten.«

»Die Belastung des Personals nahm zusehends ab, und die meisten von uns erkannten – vielleicht zum ersten Mal – die potentielle Macht einer Gruppe von gleichgestellten Patienten. Hinzu kam der Therapieerfolg: »nahezu 80% der auf unserer Station behandelten Patienten wurden erneut im Armeedienst eingesetzt, größtenteils jedoch als nichtkämpfendes Personal«. Zu diesen Erfahrungen auf der »Psychosomatischen Station« kamen für Jones dann Erfahrungen auf einer neuen Station hinzu, auf der die schwerstgestörten der aus den Lagern in Deutschland, Italien und im Fernen Osten heimkehrenden britischen Kriegsgefangenen behandelt wurden. Hier ging es vor allem um Probleme der Umstellung aus der oft mehrjährigen Anpassung an die soziale Ordnung in Kriegsgefangenenlagern an die Umwelt im eigenen Heimatland. Auch hier erwies sich eine strukturierte »Übergangsgemeinschaft« als außerordentlich hilfreich im Rehabilitationsprozeß.

Parallel zur Untersuchung pathologischer Strukturen in therapeutischen Institutionen wiesen einzelne Forscher auch auf *pathologische Prozesse in gesellschaftlichen Strukturen* außerhalb von Kliniken hin. Vor allem Sullivan hat darauf aufmerksam gemacht, daß solche Strukturen für das Individuum pathogen sein können. Die Psychiatrie hatte für die Behandlung ihrer Patienten vor allem im Zusammenhang mit der Entlassung aus »therapeutischen Gemeinschaften« hieraus Konsequenzen zu ziehen. Der Aufbau ambulanter Versorgungseinheiten hatte den Zusammenhang mit der »Empfangswelt« der Patienten, ihren Familien und ihrer Arbeitssituation zu berücksichtigen. Dies führte zur Entwicklung neuer Gesamtversorgungsmodelle und zu psychiatrischen Aktivitäten auch im politischen Raum. Mit einem solchen breiten Ansatz erarbeiteten seit 1960 Basaglia und später Pirella (1975) in Italien Konzepte, die zu einer Öffnung der psychiatrischen Anstalten, zur Rückkehr der Patienten in die Gesellschaft und zu einer Einbeziehung der therapeutischen Konzepte in die Gemeinschaft führten. An einigen Zentren dieser Arbeit wurde chronische Hospitalisierung in psychiatrischen Anstalten weitgehend überflüssig.

Psychosomatisch Kranke wurden in den bisher dargestellten stationären Einrichtungen nur gelegentlich behandelt. Simmel wies zwar bereits 1928 darauf hin, daß in der psychoanalytischen Klinik »auch eine nach psychoanalytischen Gesichtspunkten orientierte *systematische Psychotherapie organischer Krankheiten* ihre Stätte finden« müsse: »denn auch bei ihnen ist oft die Beziehung des Kranken zu seiner Umwelt ein ausschlaggebender Faktor.« Psychoanalytiker waren jedoch lange Zeit mit der Erforschung rein psychisch Kranker beschäftigt; von psychophysiologischen Zusammenhängen, schreibt Freud 1932 an V. v. Weizsäcker, habe er »die Analytiker aus erziehlichen Gründen fernhalten« müssen, »denn Innervationen, Gefäßerweiterungen, Nervenbahnen wären zu gefährliche Versuchungen für sie gewesen, sie hatten zu lernen, sich auf psychologische Denkweisen zu beschränken.« Freud fügt allerdings hinzu: »dem Internisten können wir für die Erweiterung unserer Einsicht dankbar sein.«

Erst der Versuch einiger Internisten, den psychoanalytischen Ansatz in die Innere Medizin einzubeziehen, führte zur Begründung einer »*Psychosomatischen Medizin*«. Mit den theoretischen Fragen dieser Einbeziehung und den sich hieraus ergebenden praktischen Konsequenzen hat sich V. v. Weizsäcker besonders grundlegend befaßt. Auf einige seiner Überlegungen möchte ich hier etwas ausführlicher eingehen.

Für die psychosomatische Medizin stellte sich von Anfang an die Frage nach dem Verhältnis zwischen Psychotherapie und Innerer Medizin. V. v. Weizsäcker stellte bereits 1926 fest, daß die additive Hinzufügung der Psychotherapie als Fach nicht genüge; wenn die Psychotherapie ein Gewinn für die ganze Medizin sei, dann müsse »sie auch auf den klinischen Brennpunkt wirken, indem aus einer Einheit geschaffen werden muß«. Er sah klar, daß die Einführung der Psychotherapie in die Innere Medizin eine Herausforderung an die Medizin zu einer Veränderung im Prinzipiellen darstellt. Er forderte in dieser Situation »die Neubildung eines geistigen Systems der Medizin als Grundform«. »Die Abwehr und das Nichteindringen der Persönlichkeitsmedizin« könne »zum Verlust des ärztlichen Gedankens überhaupt, zu einer Auflösung der Klinik in diagnostische und therapeutische Technisierung und Betriebshaftigkeit führen.« (V. v. Weizsäcker, 1926)

Für die Beurteilung von Schwierigkeiten und Widerständen in der Entwicklung einer psychosomatischen Medizin erscheint mir folgende Überlegung V. v. Weizsäckers hilfreich:

Die Einführung des psychoanalytischen Verständnisansatzes in die Medizin sei nicht nur deshalb etwas prinzipiell Neues, weil nun auch der psychische Bereich mit einer ihm angemessenen Methode wissenschaftlich erforscht werde und so seinen Platz in der wissenschaftlichen Medizin erhalte, vielmehr enthalte der psychoanalytische Ansatz auch ein verändertes wissenschaftliches Grundverständnis mit prinzipiellen Folgen für das Verständnis der ärztlichen Rolle bzw. der Arzt-Patient-Beziehung im therapeutischen Prozeß.

Für v. Weizsäcker beinhaltet der psychoanalytische Verständnisansatz einen Versuch, das *Unerkennbare* in die Medizin hineinzunehmen; er beinhaltet das Eingeständnis, daß es nicht erkennbar Unbekanntes als im Menschen Wirkendes gibt; die Einführung des unbewußten Psychischen durch Freud, dessen »Umgang mit dem Menschen vom Hereinnehmen des Unerkennbaren durchtränkt ist«, sieht v. Weizsäcker als entscheidenden Schritt an: das Unbewußte sei kein vorläufig Un*ge*wußtes, ein prinzipiell rational Erkennbares, »sondern ein Block, der immer unerkennbar inmitten des Menschen liegenbleibt« (1947a). Der Rationalismus der naturwissenschaftlichen Medizin wird für v. Weizsäcker »im Begegnungssturm der Übertragung tatsächlich« gebrochen. So kann Krankheit nicht im Kranken unabhängig vom Umgang zwischen dem Kranken und seinem Arzt, von ihrem Verhältnis und ihrer Begegnung, sich darstellen.

Daraus ergibt sich eine Wechselwirkung zwischen Arzt und Patient, die das Verhältnis von Solidarität annehmen kann (1947a). Die Bestimmung dieser Beziehung zwischen Arzt und Patient wird zur zentralen Aufgabe der Psychosomatischen Medizin. Arzt und Patient bilden ein System; hieraus leitet sich die Forderung nach einer umfassenden Therapie ab[2]).

»Ich habe immer gefunden, daß an dieser Stelle eigentlich eine Bruchlinie durch Ärzte wie Patienten geht, die heute geschichtlich vielleicht prägnant und unvermeidlich ist und die doch wohl allen Epochen der bekannten Medizin innewohnt. Quer durch psychotherapeutisch und nicht psychotherapeutisch eingestellte Ärzte, quer durch die Erwartung der Patienten, ja quer durch jeden einzelnen von uns allen geht die Differenz von objektiver und von umfassender Therapie. Es ist ungeheuer schwer, diesen Unterschied ohne Erfahrung und Beispiele darzustellen. Am wichtigsten scheint mir immer wieder, daß in einer umfassenden Therapie der Arzt selbst sich vom Patienten verändern läßt; daß er die Fülle aller Regungen, die von der Person des Kranken ausgehen, auf sich wirken läßt; daß er sich nicht einengt in das System der Diagnostik und der systematischen Krankheitseinheit; »... »In dieser Bewußtseinsherrschaft über den seelischen Verlauf einer *Beziehung*, in dieser langen und von Fall zu Fall immer neu dargebrachten Kette von Opfern und neuen Einsätzen der Persönlichkeit kann allein das im Arzte erzogen werden, was ihn befähigt, auch die Widerstände zu umfassen und das Wurfziel weit hinauszustecken in den Umkreis der objektiven Heilkunde.«(V. v. Weizsäcker, 1928)

Diese Auffassung der Beziehung zwischen Arzt und Patient mache »einen Kanon der Zuwendung« erforderlich. Wesentlich sei zunächst, daß zwischen Arzt und Patient immer ein Austausch stattfinde. Hierbei weist v. Wezsäcker darauf hin, daß jede ärztliche Handlung, etwa auch ein Rat, »die Dynamik einer Bewirkung, einer Kraftübertragung vom Arzt auf den Patienten, tatsächlich« besitze. Ebensogut müsse diese Bewegung jedoch auch in umgekehrter Richtung, »als Kraftabgabe des Kranken zum Arzt, bewertet werden«. »Jetzt wird manifest, was schon immer war, nämlich, daß beim Befehlen das Geben beim Gehorchenden ist. Befehlen ist Nehmen. Der also mit dem Wort wirkende Arzt nimmt »im Zureden eine Kraft vom Kranken weg, ebenso wie er, gäbe er ihm ein Ei zu essen, ihm Kraft hingibt«.[3])

Diese Beziehungsstruktur hat Folgen, gerade auch dann, wenn sie nicht berücksichtigt wird; dies wird heute z.B. am Problem der non-compliance deutlich, also an der Tatsache, daß bis zu 50% aller vom Arzt verordneten Medikamente von den Patienten nicht eingenommen werden. Die Folgen der Beziehung bleiben so auch bei einem rein somatischen Therapieansatz erhalten: »jede Somatotherapie hat auch eine psychische Bilanz und umgekehrt« (V. v. Weizsäcker, 1927).

Damit werden Aufgabe und Rolle des Arztes neu bestimmt: »Nicht der Arzt heilt, sondern die organische Natur, nicht die Verordnung, sondern die Arznei. Nicht Reparation ist das letzte Ziel, sondern der Werdegang, der Stufengang des Kranken zu seinem metaphysischen Endziel, zu dem der Arzt aber als ein wahrer Sokratiker nicht hindeuten, nicht hinschieben, nicht hinzeigen darf. Denn er ist weder Führer noch Deuter, noch Weiser, sondern er ist ein Arzt, d.h. kein Bewirker, sondern ein Ermöglicher; er steht nicht über der Entscheidung, sondern mit dem Kranken in der Entscheidung.« (1927)

Die *Beziehung* zwischen Arzt und Patient wurde damit zum zentralen Gegenstand von Erkenntnis und Therapie. Eine Analyse dieser Beziehung hat die möglichst genaue Klärung der Einstellungen und Handlungen des Arztes selbst zur Voraussetzung. Die Reflexion der Wirkung des Arztes wird zur wichtigsten Aufgabe, mehr noch als die detaillierte Kenntnis des Patienten.

»Nicht darum handelt es sich in erster Linie, auch das außertherapeutische Milieu der Kranken zu verändern und zu beherrschen, sondern darum, die Tragweite aller Handlungen des Arztes zu kennen: nicht die Isolierung des Patienten, sondern die des Arztes gegenüber dem Patienten ist der wichtigere Zweck einer streng durchgeführten Einzelbehandlung.« (V. v. Weizsäcker, 1925).

Dieses Ziel gilt sinngemäß auch für die stationäre Psychotherapie: wichtig ist die genaue Kenntnis und die ständige Reflexion der Wirkungen des ganzen Setting, des Milieus und des Therapeutenteams auf den Patienten, nicht das Bemühen, den Patient 24 Stunden lang mit verschiedenartigsten Methoden verändern zu wollen.

V. Weizsäcker dachte früh daran, Psychotherapie in die Klinik einzuführen, die er für den »Konfliktort von Kopf und Herz« als »Konfliktort von Theorie und Tätigkeit« und zugleich die Entwicklung in der Medizin leitende Institution hielt.

Die Institutionalisierung der Psychosomatischen Medizin

»Das Wesentliche der Klinik liegt ja nicht darin, daß sie betriebsmäßige Behandlungsanstalten sind, sondern, wie Krehl es einmal beschrieben hat, in derjenigen Verbindung von Theorie und Tätigkeit, welche sich ergab, als man im 17. Jahrhundert von der sinkenden Scholastik zur erfahrungs- und dann naturwissenschaftlich begründeten Medizin überging. Aber wesentlich ist weiter, daß diese Aufgabe hier in einer institutionellen Ordnung von einer Führerperson mit ihren Mitarbeitern gelöst wird und ferner, daß mit den staatlichen Approbationen die erste Prägung der Jugend in ihre Hände gelegt wurde. Darin liegen Kraft und Gefahr der Klinik (1926).

Die konkrete Einbeziehung der Psychotherapie in die klinische Arbeit wird durch zwei Probleme erschwert, auf die v. Weizsäcker immer wieder zurückkam:

(1) Soll und kann Psychotherapie und somatische Therapie durch denselben Arzt durchgeführt werden oder sollte diese Aufgabe von einer eng kooperierenden Gruppe von Ärzten – mit verteilten Rollen übernommen werden? Das Problem ist die *Identität* des Arztes als Psychosomatiker.

(2) Die Eignung der *Organisationsstruktur* moderner Kliniken für die Psychotherapie bzw. die Frage nach den hierfür erforderlichen Veränderungen.

Zunächst spricht viel für die *Verbindung von Somato-Therapie und Psychotherapie*. Seelische und körperliche Phänomene lassen sich beim Kranken nicht unabhängig von der Arzt-Patient-Beziehung erkennen: »Was als psychisches oder somatisches Phänomen erscheint, ist bereits Resultat der Parteinahmen und hat sich aus Verdrängungen und Entscheidungen abgeschieden« (1929). Zwei Spezialisten werden zu unterschiedlichen Gewichtungen neigen, diese Gewichtungen werden in einer unterschiedlichen Beziehungsstruktur getroffen. Die Behandlung scheint *nicht* auftrennbar: »Wird er (der Neurosenarzt) vom Chirurgen oder Internisten »zugezogen«, so ergibt sich regelmäßig, daß ein Behandeln zu mehreren nirgends aussichtsloser, ja schädlicher ist als hier« (1925). Hinzu kommt, daß ein »zweigleisiges« Vorgehen keineswegs immer vereinbar ist, sondern daß vor Aufnahme der Psychotherapie Entscheidungen fallen müssen.

Die psychotherapeutische Behandlung kann – dies leitet sich aus ihrem Grundverständnis her – ja auch im Gegensatz zur somatischen Behandlung stehen:

»Denn Übertragung als Heilmittel steht in scharfem Gegensatz zur Methode des Wirkens mit Mitteln und es ist dabei gleichgültig, ob es sich um physikalische, diätetische, chemische, klimatische, hygienische oder selbst psychologische Bewirkungen handle. Bei einer Analyse soll der Kranke sich selbst darstellen, so wie er eigentlich ist, sie ist eine Identifikation. Bei einer kausalen und aktiven Therapie soll durch jene Mittel an ihm etwas bewirkt werden, sie ist eine Veränderung. Identifikation und Alteration, Gleichsetzung und Veränderung sind Gegensätze, welche im Therapeuten zu widerspruchsvollem Handeln führen können. Denken wir an die häufigste Mischung organischer und neurotischer Motive bei inneren Krankheiten...«

Weizsäcker spricht davon, daß die Klinik hier in doppelter Beziehung vor einem Konflikt stehe. Sie müsse »wählen« zwischen der bisher gewohnten »internen« Therapie und andererseits einer »reinen Psychotherapie«, die in vielen Fällen auch eine sogenannte große, »der Psychoanalyse nahestehende Psychotherapie sein müsse«. »Zweitens aber läßt sich der Internist hier *neben* dem Gehalt der inneren Medizin dann leiten von den Grundsätzen der Psychotherapie und gelangt so zu einer kombinierten Verfahrensweise.« Bei dieser kombinierten Verfahrensweise, so meint Weizsäcker »aber liegen, wie ich glaube, die allerdringendsten und zugleich erst im status nascendi befindlichen Aufgaben«. »Hier muß sich entscheiden, wie und was von der Psychotherapie Besitz und Methode auch des nicht-spezialistisch ausgebildeten Psychotherapeuten werden kann und soll«. (1926). Weizsäcker plädiert mit Nachdruck für eine systematische Klärung des seinerzeitigen – und oft auch noch heute bestehenden Zustandes, bei dem »die Therapie tief unter der Theorie« stehe und von Klinikern nur eine sehr oberflächliche Psychotherapie« praktiziert werden könne. Zur Entscheidung in der Therapie gehört der Umgang mit der Symptomatik. Beim Kranken hat z. B. der unbewußte Prozeß zu Herzbeschwerden geführt. Die herzbezogene Symptomatik kann Anlaß werden zu einem Versuch, Zugang zum innerpsychischen Prozeß, zum Konflikt zu finden, oder aber bei einer entsprechenden medikamentösen Therapie eine Fortführung der Abwehrvorgänge im Kranken unterstützen.

Allerdings komplizieren sich durch die gleichzeitige körperliche Behandlung oft auch die Übertragungsvorgänge des Patienten zum Arzt und erschweren so für den Patienten die Möglichkeit, *seine* Beziehungsprobleme in der Arzt-Patient-Beziehung zu reproduzieren. Bei intensiverer Psychotherapie wird deshalb eine Aufteilung der therapeutischen Funktion auf Mitglieder eines Teams, die in engem Kontakt stehen, oft unumgänglich. Allerdings ist dann auch nötig, daß »hier diejenigen Bedingungen in Kraft« treten können, »unter welchen allein zwei oder mehrere Personen eine Anschauung, eine Erkenntnis als gemeinsame teilen, weil sie sich als Personen untereinander verstehen. Hier werden also die *Lebensgesetze von Personengemeinschaften zu erkenntnistheoretischen Voraussetzungen*. Drücken wir die Dinge praktisch aus, so läßt sich sagen, es komme hier darauf an, daß eine Gruppe von Ärzten, aber auch von Ärzten und Patienten sich untereinander verstehen und einigermaßen zusammen zufrieden sind«. Hierfür ist jedoch ein umfassenderer theoretischer Ansatz Voraussetzung: »Eine solche Einigung läßt sich aber von der Theorie der naturwissenschaftlichen Medizin aus heute nicht mehr begründen, noch erzwingen.« (1926)

Weizsäcker erkannte, daß aufgrund der *institutionellen Gegebenheiten* Versuche, die Psychotherapie in die klinische Behandlung einzubeziehen, auf größte, kaum zu überwindende Schwierigkeiten stoßen mußten:

»Die Organisation der modernen Kliniken und Krankenhäuser mit großen Sälen und einer gewissen Hierarchie der Ärzteschaft erwächst aus einem völlig anderen Gedanken der Krankheit und des Heilprinzips als dem der Psychotherapie und dem einer Personalpathologie...« (1925)

In diesem Zusammenhang weist v. Weizsäcker auf das fehlende Bewußtsein der Medizin für »psychotherapeutische Kunstfehler« hin:

»Eine entschiedene Theorie und ein allgemein deutliches Bewußtsein der psychotherapeutischen Kunstfehler besitzt die heutige Medizin als legitimes Thema kaum«. Gemeint sind die »Kunstfehler«, die sich aus der Nichtberücksichtigung bzw. der Nichtreflexion der *schon immer* wirksamen Beziehungen zwischen Arzt und dem übrigen Personal einerseits und Patienten andererseits ergeben: »Pflegerin und Arzt erzeugen zugleich aber eine eigene Kategorie von seelischen Erlebnissen: Feindschaften, Freundschaften, Eifersüchten, Mißverständnissen, Intrigen und Kümmernissen des Krankenhausdaseins, eine Milieuwirkungsmasse, die jedenfalls als ein total unkontrollierbarer Faktor in die Behandlung umso mehr mit eingeht, weil er an die ärztlichen Handlungen unlösbar geknüpft ist. Dies Letztere und eigentlich Entscheidende macht oft die Behandlung einer Neurose überhaupt zur Unmöglichkeit« (1925).

V. v. Weizsäcker hat von 1928 bis 1930 in der Heidelberger Neurologischen Klinik eine besondere Behandlungsstation für Rentenneurotiker geführt und eingehend beschrieben (1955). Dort wurde nach den Grundsätzen einer Psychotherapie behandelt, »die sich alles zunutze macht, was klinische, analytische und psychagogische Erfahrung bieten kann«. Hierzu gehört vor allem auch »die umfassende Ergründung der Situation«. Der Konflikt von Rentenneurotikern, die Wechselwirkung zwischen eigenen Ansprüchen und Umweltversagungen boten sich für einen solchen Verständnisansatz geradezu an. Ein Arbeitskonzept, wie es später von den »therapeutischen Gemeinschaften« beschrieben wurde, verbunden mit konsequenter Psychotherapie, erwies sich bei diesen Patienten als erfolgreich. V. v. Weizsäcker beabsichtigte, dieses Konzept auch auf die Behandlung internistischer Erkrankungen auszudehnen. Aufgrund der politischen Veränderungen konnte er diese Pläne zunächst nicht verwirklichen.[4])

Nach dem Krieg war es v. Weizsäcker aufgrund seiner Freundschaft mit Siebeck möglich, in der Heidelberger Medizinischen Klinik Ansätze zu einer Integration der Psychosomatik in die Innere Medizin zu erproben. Er strebte eine enge Verflechtung zwischen Psychotherapie und Innerer Medizin an und nahm dafür methodische und institutionelle Schwierigkeiten in Kauf.

»Dem Fernstehenden kann es wie eine zufällige Äußerlichkeit oder Willkür aussehen, daß hier ein Laboratorium, eine Krankenvisite, eine schulmedizinische Therapie und zugleich biographische Anamnesen, Psychoanalysen und psychosomatische Forschungen, Arbeits- und Sozialtherapie angetroffen werden. Aber es ist kein persönlicher Zufall, keine äußerliche Willkür, daß dies alles unter demselben Dach und zu gleicher Stunde vor sich geht. Denn nur so entstehen die nötigen Reibungen, Kämpfe und produktiven Mißerfolge, die wir uns ersparen, wenn wir Feuer und Wasser getrennt halten, Psyche und Soma, Geist und Materie überall unterscheiden wollten.«

Sein Ziel war eine »*allgemeine Medizin*«; die enge Verflechtung der verschiedenen Ansätze erschien ihm vor allem auch unter dem Gesichtspunkt wichtig, Arbeitsmöglichkeiten für Studenten und jüngere Ärzte zu schaffen:

»Die Beobachtung der jüngeren Ärzte und Studenten zeigt, daß unter ihnen immer einige sind, die gar nicht die freie Wahl mehr haben, sich entweder einer naturwissenschaftlichen Medizin *oder* einer psychotherapeutischen zuzuwenden. Ihre Lage ist unentrinnbar. Freilich nenne ich das weder Begabung noch Schicksal. Denn auch ihnen steht eine nicht endende Kette von Konflikten mit sich und ihrer Umwelt bevor, in denen sie noch ebenso oft unterliegen oder siegen können – unterliegen, indem sie einseitig werden, siegen, indem sie zweiseitig bleiben.« (1947b)

Mitarbeiter v. Weizsäckers wandten sich in der Folgezeit auch der psychosomatischen Behandlung von körperlich Schwerkranken zu. Sie erlebten nun auch in der täglichen Praxis, daß dabei der einzelne Arzt häufig den Kräften der psychischen Selbstzerstörung und der Abwehr in den Patienten alleine nicht gewachsen ist. Die Auseinandersetzung mit diesen Kräften erfordert vielmehr die Zusammenarbeit in einer »Gruppe von Therapeuten«. Im Umgang mit einem strukturierten Team konnten sich dann die Konflikte des Kranken darstellen und die Gemeinschaft der Therapeuten gab dem behandelnden Arzt den Halt, den er für den Umgang mit dem Patienten benötigte (Kütemeyer, 1963). Die Konflikte und Beziehungsstörungen der körperlich Kranken erwiesen sich dabei oft als besonders tief verborgen; die Kranken erschienen gleichzeitig sozial oft besonders gut angepaßt. Mitscherlich sprach von einer »zweiphasigen Verdrängung« des Konfliktes; seiner Rückkehr aus der »Latenz der Latenz« (Kütemeyer) stehen besonders intensive Widerstände entgegen. Diese in intensivem Umgang erfahrene Dynamik wurde später unter dem Begriff der Alexithymie neu beschrieben und von der Forschung aufgegriffen.

Diese Erfahrungen wurden auch vom Nachfolger Siebecks, Matthes, noch anerkannt.

»Für die Klinik bedeutet das allerdings, daß neben der somatisch-naturwissenschaftlichen auch der anthropologischen Forschung das ihr zukommende Gewicht gewährt werden muß. Wie die naturwissenschaftliche Forschung aufwendige Laboratorien und diagnostische Einrichtungen benötigt, so braucht die anthropologische Richtung eine – im Verhältnis zu Patientenzahl – recht große, auf Zusammenarbeit im gleichen Geiste eingestellte Ärztegruppe.«

»Es bedarf der selbstverständlichen Unterstützung durch einen in gleicher Gesinnung verbundenen Kreis, der geeint ist durch die Überzeugung, daß das Menschliche im Kranksein ein ärztliches Problem, ja ein Problem der Forschung ist. Nur innerhalb eines solchen Kreises ist eine Erfahrungsbildung auf dem Gebiet der anthropologischen Medizin und eine entsprechende Therapie... möglich« (Matthes, 1963).

Aus der Entwicklung der letzten 20 bis 30 Jahre möchte ich drei Aspekte herausgreifen:
(1) Die Vertiefung und Intensivierung des psychoanalytischen Verständnisses psychosomatisch Kranker;
(2) die Weiterentwicklungen der psychoanalytischen Theorie und Technik und
(3) die verstärkte Institutionalisierung der Psychosomatik an den Universitäten in der Bundesrepublik.

(1) *Psychoanalytische* Untersucher beobachteten bei Patienten mit körperlichen Erkrankungen nun in systematischerer Weise besondere gemeinsame Strukturmerkmale, auf die allerdings bereits Meng (1934) und

Mitarbeiter v. Weizsäckers (Kütemeyer, 1963) aufmerksam gemacht hatten. Unter denjenigen Patienten aus der Gruppe der körperlich Kranken im Allgemeinen und der »psychosomatisch« Kranken im Speziellen, die in Institutionen untersucht wurden, fanden sich gehäuft Patienten, die stark symptomfixiert, phantasiearm und wenig introspektionsfähig erschienen; die Untersucher fanden sie kaum in der Lage, ihre Probleme zu verbalisieren, sie neigten vielmehr zum Agieren ihrer Konflikte und ließen wenig Voraussetzungen für ein psychotherapeutisches Arbeitsbündnis erkennen (Becker und Lüdecke, 1978). Die einzelnen Untersucher hatten auf verschiedene, miteinander zusammenhängende Persönlichkeitsmerkmale dieser Patienten aufmerksam gemacht. Gemeinsamer Nenner aller Befunde ist die eingeschränkte Entwicklung und Differenzierung der Persönlichkeit. Ruesch (1948) nannte sie »infantile Persönlichkeit«; Analytiker wie Alexander (1950), Engel (1962), Margolin (1953) und Schur (1955) wiesen auf die intensive unaufgelöste Bindung dieser Patienten an frühe Bezugspersonen, auf die hierdurch verursachte Abhängigkeitsproblematik und mangelhafte Individuation hin. De Boor und Künzler (1963) beschrieben eine geringe intellektuelle und emotionale Differenziertheit, zusammen mit einer eingeschränkten Fähigkeit, mit der eigenen Erlebniswelt umzugehen als »Primitiv-Persönlichkeit«. Marty und de M'Uzan (1963) hoben das mechanistische Denken (»pensée operatoire«) hervor, Sifneos die Unfähigkeit, Gefühle zu erleben und auszudrücken (»Alexithymie«, 1973, 1977).

Faßt man diese Beobachtungen zusammen[5]), so zeigen »psychosomatische Patienten« im Unterschied zu neurotisch Kranken gehäuft folgende Merkmale (v. Rad, 1978)[6]):
1. einen auffallenden Mangel an Phantasie;
2. ein typisch konkretistisch-technisches Denken;
3. eine ausgesprochene Unfähigkeit, Gefühle auszudrücken oder gar zu erleben;
4. einen bestimmten Typus von Objektbeziehungen und
5. ein hohes Maß von sozialer »Angepaßtheit«.

In psychodynamischer Sicht hat sich bei diesen Patienten im Zusammenhang mit der Entwicklungsbehinderung ein *Mangel an psychischer Strukturbildung* ergeben, der sich deutlich von den spezifischen Konflikten bei gebildeter psychischer Struktur der Neurotiker unterscheidet. Aufgabe der Psychotherapie ist es in dieser Auffassung, Hilfestellung für die Entwicklung aus der Abhängigkeit von den primären Bezugsobjekten, für die *Individuation*, zu geben, die Bildung psychischer Strukturen zu unterstützen und so auch die durch den psychischen Mangel bedingte große Abhängigkeit von allen anderen Umwelteinflüssen zu vermindern und damit die bisherigen pathologischen Rückzugs- und Schutzhaltungen der Patienten überflüssig werden zu lassen.

(2) Zahlreiche Entwicklungen der *psychoanalytischen Theorie und Technik* verbesserten auch die Zugangsmöglichkeiten zu den psychischen Problemen körperlich Kranker. Sie können hier nur angedeutet werden.

Die Entwicklung der *Kinderpsychoanalyse* (u. a. Klein, 1932; Winnicott, 1960 Mahler 1968, 1975) förderte das Verständnis der frühen Mutter-Kind-Beziehung und der in sie eingebetteten seelischen Entwicklung des Kindes zu seiner Individuation. Die differenzierte Darstellung der Entwicklung der Gegenseitigkeit in der Beziehung innerhalb der Mutter-Kind-Dyade zeigte in aller Deutlichkeit die Verfälschungen auf, die durch eine Reduktion auf eine Ein-Personen-Psychologie zustandekommen können.[7]) In engem Zusammenhang mit der Kinderpsychoanalyse steht die Entwicklung einer expliziten *Objekt-Beziehungs-Theorie* innerhalb der Psychoanalyse (Fairbain, Winnicott).[7a])

Die Anwendung der *Ich-Psychologie* auf psychosomatische Fragestellungen (Schur, 1955) ermöglichte ein vertieftes Verständnis der Abwehrvorgänge bei körperlich Kranken und damit ihres psychischen Funktionsniveaus, einschließlich der sowohl für das Krankheitsverständnis als für die therapeutischen Ansätze bedeutsamen regressiven Prozesse.

Für die allgemeine ärztliche Psychotherapie körperlich Kranker sind zunächst die bahnbrechenden Arbeiten M. Balints (1965) zu nennen, die ein systematisches Benutzen der Beziehung zwischen Arzt und Patient zum Ziel haben.

Fortschritte in der Benützung der Beziehung zwischen Arzt und Patient erweiterten auch die Möglichkeiten der psychoanalytischen Technik. Einerseits wurden durch die Untersuchungen der »psychoanalytischen Situation« (Stone, 1973) und der Arbeitsbeziehung zwischen Patient und Analytiker (Greenson, 1973) die Wirksamkeit des therapeutischen Raumes geklärt und gefördert, andererseits auf dem Boden von Kinderanalyse, Objektbeziehungstheorie und Ich-Psychologie der Zugang zu genetisch früh entstandenen psychischen Störungen wesentlich erweitert (u.a. Balint, 1968, Winnicott, 1960, 1974, McDougall, 1974).

Eingehend stellt Loch diese Entwicklungen in den »nach-klassischen psychoanalytischen Untersuchungsfeldern«, zu denen auch die beschriebenen psychischen Störungen bei körperlich Kranken gehören, dar (1974). Loch weist auf die Gemeinsamkeit im Umgang mit der »Grundstörung« (M. Balint) bei der Behandlung der Trennungs- und Individuationsphase (M. Mahler), der Ermöglichung eines kreativen Umgangs mit Objekten und der gleichzeitigen Entwicklung des »wahren Selbst« (Winnicott), sowie der Analyse des Settings bzw. des Rahmens der Therapie hin: hier gehe es nicht um eine Bearbeitung von Konflikten über ein Symbolverständnis, sondern erst um die Ermöglichung einer Entwicklung von Symbolen und Sprache. Als therapeutisches Mittel spielte die »Objektbeziehung« und das Setting, das »facilitating environment« (Winnicott) die entscheidende Rolle. »In allen diesen Fällen geht es nicht um das »Weg-Analysieren« (M. Balint) von Symptomen und Übertragungen, vielmehr kommt es primär auf die Ermöglichung einer Entwicklung, auf die Freilegung des Weges zur Entfaltung der Kreativität des Individuums an, was letztlich nur dem gelingt, der ein »unaufdringlicher Analytiker« (M. Balint) ist.« (Loch, 1974, S. 449)

Bei der Diskussion von Konzepten von Einrichtungen zur stationären Psychotherapie wird immer wieder auf Winnicotts Begriff des »facilitating environment« hingewiesen. Die Überlegungen zu diesem Begriff werden dabei kaum je ausführlicher dargestellt. Winnicott selbst hat diesen Begriff auf eine Haltung des Psychotherapeuten in der Einzelanalyse bzw. Einzelpsychotherapie bezogen. Der Analytiker stellt für den Patienten unmittelbar oder in der Übertragung einen Ausschnitt des »facilitating environment« dar und übernimmt Funktionen dieser Umwelt, insbesondere das »holding«, »handling« und »object presenting« (Winnicott, 1962). Der Analytiker schafft so einen Raum mit Strukturen, die demjenigen der kindlichen Entwicklungsbedingungen analog sind und die Entwicklung bzw. Nachentwicklung bestimmter Anteile der Persönlichkeit zu fördern vermögen.[8])

In Winnicotts Auffassung geht die schwere psychische Erkrankung, u.a. die Psychose, auf ein Umweltversagen in einem frühen Stadium der emotionalen Entwicklung des Individuums zurück. Das Milieu der Psychoanalyse reproduziert Aspekte der frühesten Bemutterung. Es vermittelt Zuverlässigkeit und lädt zur Regression ein. In der Regression kehrt der Patient in organisierter Form in frühe Formen der Abhängigkeit zurück. Auch in dieser therapeutisch induzierten Abhängigkeitssituation tritt Umweltversagen auf; der Patient ist hier jedoch fähig, diese Situation zu bewältigen, ohne pathologische Abwehrmechanismen aufbauen zu müssen. Seine Reaktionen auf die frühen Umweltversagungen, seine Abwehrhaltungen können in der therapeutischen Situation nach und nach »aufgetaut« und abgebaut werden. Von Bedeutung ist, daß das therapeutische Milieu die Sicherheit vermittelt, daß es nicht durch die Wut, die sich auf das Umweltversagen in der frühen Kindheit bezieht und jetzt neu verspürt und geäußert wird, zerstört werden kann.

Winnicott (1960, 1962) hat das Halten (holding) als Eigenschaft einer die Entwicklung fördernden Umwelt, als Grundhaltung und Verhalten einer auf den Säugling optimal eingestellten Mutter ausführlich beschrieben.

Das Halten ist eine Form der Liebe, zu ihm gehört besonders auch das physische Halten und Tragen des Säuglings. Die Mutter unterstützt zunächst das Ich des Kindes durch ihre Fürsorge, vertritt es bzw. stabilisiert es durch ihre Kraft. So geschützt, wird das Ich mit zunehmender Entwicklung fähig, das Es zu beherrschen und allmählich auch im Umgang mit Einflüssen der Umwelt unabhängiger von der Mutter zu werden. In der Haltephase reduziert die Mutter die Übergriffe aus der Umwelt auf ein Minimum, so daß sich im geschützten Raum kontinuierlich die Existenz des Kindes, sein personales Sein (»wahres Selbst«) entwickeln und differenzieren kann; der Säugling ist so davor geschützt, ständig auf überfordernde Umweltreize reagieren und zu früh eine eigene Organisationsform für solche Schutz-Reaktionen (»falsches Selbst«) entwickeln zu müssen. Zunächst unterstützt die Mutter das Ich des Säuglings, übernimmt für ihn Ich-Funktionen, bietet Befriedigung der physiologischen Bedürfnisse, Zuverlässigkeit, Schutz vor Beschädigung, Pflege, und paßt diese Unterstützung fortlaufend an die Entwicklung des Säuglings an. Allmählich gelingt es dem Kind dann, von dieser Unterstützung der Mutter relativ unabhängiger zu werden, die störenden Einflüsse in den Bereich seiner eigenen Omnipotenz einzubeziehen und aus dem ihm adäquat von der Umwelt angebotenen Objekten sich seine eigenen subjektiven Objekte zu »erschaffen«.

Winnicott beschreibt, an der frühen psychologischen Entwicklung orientiert, eine analoge Haltung des *Psychoanalytikers*, die eine Lösung aus der frühkindlichen Abhängigkeit und die Entwicklung eines autonomen Selbst ermöglichen kann. Verschiedene Konzepte für die Institutionalisierung stationärer Psychotherapie bei psychosomatischen Kranken versuchen, dieses von Winnicott für die psychoanalytische Behandlung einzelner Kranker differenziert entwickelte und ausführlich dargestellte Konzept auf Einstellung und Verhalten des therapeutischen Teams zu übertragen. Diese Arbeitsansätze befinden sich im Stadium der Erprobung; über eine differenzierte Auswertung von Erfahrungen, insbesondere im Vergleich mit denjenigen aus der Einzeltherapie, wurde bisher nicht berichtet.[9]) Zwei Formen der Anwendung eines u.a. aus den Winnicott'schen Überlegungen abgeleiteten Konzepts zeichnen sich ab:

1. Die Einleitung der Psychotherapie erfolgt im Schutze des stationären Settings, das die Aufnahme einer therapeutischen Beziehung im Zusammenhang mit dem Zulassen regressiver Prozesse und dem Abbau von Abwehrhaltungen ermöglicht. Die unter diesen Schutzbedingungen eingeleitete Therapie kann dann längerfristig ambulant fortgesetzt werden (u.a. Becker und Lüdecke, 1978, Köhle et al., 1977, Künsenbeck, 1978), sowohl als Einzel- oder Gruppenpsychotherapie.

2. Das Stationsteam und seine Arbeit wird so strukturiert, daß der spezifische psychotherapeutische Prozeß während des längerfristigen stationären Aufenthaltes stattfindet. So können – vereinfachend skizziert – vor allem die Schwestern die Funktionen des »facilitating environment« übernehmen, während der Psychoanalytiker in seinen Deutungen stärker strukturierend dem Patienten hilft, sich aus seinen bisherigen Schutzhaltungen und Abhängigkeitsbeziehungen zu lösen. Ein solches Modell stationärer Therapie hat vor allem Stephanos entwickelt und erprobt (1973, 1978 und in diesem Lehrbuch, Kap. 19)

(3) Die *Einführung der Fächer Psychosomatik und Psychotherapie* als Pflichtfächer in die medizinische Ausbildung hat die Einrichtung psychotherapeutisch-psychosomatischer Krankenstationen an Universitätskliniken gefördert.

In der Bundesrepublik sind zunächst zwei psychotherapeutische Fachkrankenhäuser – Klinik für psychogene Störungen in Berlin-Grunewald (1948) und Niedersächsisches Landeskrankenhaus Tiefenbrunn (1949) – dann 1950 unter der Leitung Mitscherlichs an der Universität Heidelberg eine psychosomatische Klinik mit Bettenstation (Ruffler 1953, 1957) sowie 1959 mit Förderung Heilmeyers an der Medizinischen Klinik der Universität Freiburg die psychosomatische Station im Landhaus Umkirch (Clauser 1959, Enke 1959, 1965a, 1965b, 1966, Enke und Wittich, 1963, Hau, 1968, 1972) eingerichtet worden. Heute bestehen psychotherapeutisch-psychosomatische Stationen an der Universität Heidelberg: am Lehrstuhl für

Psychosomatische Medizin (Bräutigam, 1974, 1978, Becker und Lüdecke, 1978); am Lehrstuhl für Allgemeine Innere Medizin II (früher Christian) die »klinisch-psychosomatische Station« (Hahn, 1975, 1976, Reindell, 1977); am Zentrum für Psychosomatische Medizin der Universität Gießen (Richter, 1965, Stephanos, 1973 Zenz 1979), an der Abteilung für Psychosomatik der Medizinischen Hochschule Hannover (Freyberger, 1977, 1978 Künsenbeck 1978); in Verbindung mit der Abteilung für Psychotherapie und Psychosomatik an der Inneren Klinik der Universität Freiburg; an der Abteilung für Psychosomatik der Inneren Klinik der Universität Berlin (Klinikum Steglitz); an der Abteilung Psychosomatik der Universität Mannheim (Schepank 1978) sowie in Verbindung mit den Abteilungen für Psychotherapie und Psychosomatik an den Universitäten Essen und Düsseldorf. An großen allgemeinen Krankenhäusern wurden bisher nur sehr vereinzelt psychosomatische Abteilungen mit Bettenstationen eingerichtet, zuerst in Hamburg-Ochsenzoll (1949–1953, Mauz und Bepperling). Als Modell kann die seit 1961 entwickelte psychosomatische Abteilung am Städtischen Krankenhaus Esslingen (Bepperling, 1974) angesehen werden. In den letzten Jahren entstanden zahlreiche psychotherapeutisch-psychosomatisch orientierte Fachkliniken, ein Modell hierfür wurde seit 1966 in Gengenbach erprobt und beschrieben (Wittich, 1970, 1975).[10] Auch an psychotherapeutischen Fachkliniken werden psychosomatische Abteilungen eingerichtet, modellhaft am Niedersächsischen Landeskrankenhaus Tiefenbrunn (Neun 1978).

Der Schwerpunkt der erwähnten psychotherapeutisch-psychosomatischen Stationen und Kliniken liegt in der Entwicklung und Anwendung psychotherapeutischer Behandlungsansätze bei bereits vorausgewählten psychosomatisch Kranken.

Nur wenig Berichte finden sich über Versuche, den psychosomatischen Arbeitsansatz in die allgemeine klinische Tätigkeit – z. B. in die internistische Krankenversorgung – zu integrieren und damit die medizinische Krankenversorgung etwa im Sinne v. Weizsäckers zu ergänzen bzw. zu erweitern (Filter, 1978, Hahn, 1975, Klagsbrun, 1970, Köhle, 1972, 1973, 1976, 1977).[11] Die somatische Medizin hat ihre Ergänzungsbedürftigkeit bisher stärker in therapeutischen Extremsituationen als innerhalb der durchschnittlichen stationären Krankenversorgung artikuliert. Psychosomatiker wurden häufig gebeten, sich an der Arbeit auf Dialyseeinheiten, Intensivstationen, Isolierbetteinheiten, bei der Vorbereitung und Nachbehandlung von Herzoperationen, also in der medizinischen »Spitzentechnologie« (A. E. Meyer), zu beteiligen, da hier die psychischen Belastungen für Patienten und Teammitgliedern am deutlichsten spürbar und ihre Folgen am leichtesten sichtbar sind.[12] Die Zusammenarbeit zwischen Psychosomatikern und übrigen Klinikern in diesen therapeutischen Extremsituationen hat sich vielerorts vor allem auch in wissenschaftlicher Hinsicht als sehr fruchtbar erwiesen; für die Realisierung einer psychosomatischen Medizin erscheint es mir jedoch mindestens ebenso wichtig, daß Modelle für die intensive Kooperation in der alltäglichen, »durchschnittlichen« stationären Krankenversorgung entwickelt werden:

Dort haben beide Partner, die Kliniker aus den verschiedenen Spezialfächern und die Psychosomatiker mehr Freiraum für Lernprozesse als in der Notfallsituation und können so eher Konzepte zu einer partnerschaftlichen und integrierenden Zusammenarbeit in einem Team entwickeln.

In der im Auftrag des Deutschen Bundestages erstellten »Psychiatrie-Enquete« wird für Schwerpunktkrankenhäuser die Realisierung beider Statusmodelle empfohlen (1975).

15.3.2 Ein Konzept für klinisch-psychosomatische Krankenstationen: Die internistisch-psychosomatische Krankenstation der Universität Ulm[13] [14] [15]

Nach den theoretischen Vorüberlegungen und der Übersicht über mögliche Konzepte im Kapitel »Institutionalisierung der Psychosomatischen Medizin I (Kap. 15.1)« berichte ich hier über eigene Erfahrungen aus einem konkreten Projekt, der Ulmer »internistisch-psychosomatischen Krankenstation«, die wir in dieser Form seit sieben Jahren führen.

15.3.2.1 *Die Interessen bei der Begründung des Modellversuches*

Es war uns im Rahmen der in das Department für Innere Medizin der Universität Ulm voll integrierten »Abteilung für Innere Medizin und Psychosomatik« in der eigenen Tätigkeit als Stationsärzte internistischer Allgemeinstationen und über den psychosomatischen Konsiliardienst nicht ausreichend und befriedigend gelungen, das psychosomatische Arbeitskonzept entsprechend dem heutigen Wissensstand in die internistische Krankenversorgung einzubeziehen. Wir versuchten deshalb seit 1972 in einem enger umschriebenen Arbeitsfeld, einer allgemein-internistischen Krankenstation mit 15 Betten, einen solchen integrativen Ansatz intensiver voranzutreiben.

Unser Ziel war es, den psychosomatischen Arbeitsansatz in der Versorgung aller internistischer Kranker zu erproben. Mit Ausnahme weniger Krankheitsbilder (u. a. Patienten mit Anorexia nervosa) werden die Patienten dieser Krankenstation nicht speziell ausgewählt, die Aufnahme erfolgt wie bei allen anderen internistischen Allgemeinstationen des Departments für Innere Medizin über die Aufnahmestation bzw. die vorgeschaltete internistische Poliklinik.

Wir meinen, daß ein Stationskonzept nur bei einem solchen Vorgehen Leitbild und Herausforderung für Innovationen in anderen klinischen Fächern sein kann. Eine Vorauswahl von Patienten kann allenfalls im Sinne einer Indikationsstellung für das jeweilige psychotherapeutische Konzept erfolgen, nicht jedoch unter dem Gesichtspunkt der Bedeutung psychosozialer Faktoren für Entstehung und Verlauf eines Krankheitsbildes; ein Vorgehen, bei dem vor der Aufnahme auf der psychosomatischen Station »auf der internistischen Station oder ambulant die Basisdiagnostik abgeschlossen und die somatische Therapie weitgehend eingeleitet« wird (Freyberger, 1978), übersieht, daß hierbei Vorentscheidungen darüber gefällt werden, welche

Anteile am Krankheitsgeschehen wie gewichtet werden bzw. in welcher Form sie im institutionellen Rahmen in Erscheinung treten können. Im übrigen leitet sich eine solche krankheitsbezogene Selektion von der Annahme spezifisch »psychosomatischer Krankheiten« (Alexander, 1950) ab, die sich in dieser Form heute nicht mehr aufrechterhalten läßt.

In der Diskussion um die Reform der stationären Krankenversorgung spielt die psychosoziale Betreuung zum Tode kranker und sterbender Patienten eine wesentliche Rolle. Diese Probleme wurden lange Zeit aus der *wissenschaftlichen* Medizin, und zwar unter Einschluß der Fächer Psychotherapie und Psychosomatik, weitgehend ausgeklammert. Klinisch-psychosomatische Stationen mit unausgewähltem Patientengut bieten hier eine Chance, auch diese Probleme systematisch zu untersuchen und zu bearbeiten.

Auch zur Verwirklichung wesentlicher Zielvorstellungen der ärztlichen Approbationsordnung von 1970 erscheinen mir klinisch-psychosomatische Einrichtungen in der stationären Krankenversorgung wesentlich. Die Einbeziehung der Fächer des psychosozialen Bereiches in die ärztliche Grundausbildung ist nur dann zu verwirklichen, wenn das Angebot von Wissen und Erfahrungsmöglichkeiten während des Studiums ergänzt wird durch konkrete Arbeitsmöglichkeiten während des Praktischen Jahres und der Facharztausbildung, die nach den theoretisch vermittelten Prinzipien gestaltet wurden. Die späteren Einstellungen und Verhaltensweisen von Ärzten werden ganz entscheidend durch die konkreten Arbeitssituationen während der klinischen Semester und des Praktischen Jahres mitgeprägt (Siegrist, 1975).

15.3.2.2 Zielvorstellungen des Modellversuches

Zielvorstellung bei der Veränderung des krankheitszentrierten Arbeitsansatzes einer Krankenstation zu einem patientenzentrierten ist es, alle zwischen den Beteiligten ablaufenden Interaktionsprozesse auf ihre Bedeutung und Folgen für die Kranken hin zu untersuchen und umzugestalten. Daraus folgt die Aufgabe,
(1) Hilfestellungen für die Klärung und Korrektur von Einstellungen und Haltungen der beteiligten Mitarbeiter bereitzustellen;
(2) sämtliche »Veranstaltungen« – wie Anamneseerhebung, körperliche Untersuchung, Visiten, Pflegemaßnahmen, Konferenzen u. a. – entsprechend dem heutigen Kenntnisstand klinischer Psychosomatik weiterzuentwickeln und – soweit erforderlich – neue Veranstaltungen einzuführen;
(3) den Informationsaustausch und die Kooperation unter den Mitarbeitern zu fördern.

Gleichzeitig sollten Standard und Differenziertheit in der internistischen Krankenversorgung unvermindert aufrechterhalten werden.

15.3.2.2.1. Allgemeine Voraussetzungen

15.3.2.2.1.1 *Äußere Arbeitsbedingungen*

Stellenpläne und Raumverhältnisse sind den Erfordernissen eines psychosomatischen Arbeitsansatzes anzupassen. Die Notwendigkeit, diese Arbeitsbedingungen gegenüber der durchschnittlichen klinischen Arbeitssituation zu verbessern, läßt sich durch das Ergebnis zweier am Department für Innere Medizin in Ulm durchgeführten Untersuchungen verdeutlichen:

Auf einer 17-Betten-Station mit internistisch Schwerkranken beträgt bei einer Besetzung mit zwei Ärzten die durchschnittliche Zeit für Gesprächskontakte zwischen Patient und Arzt nur 4,4 Minuten pro Tag und Patient (Erdmann, 1974). Die Dauer der Visite liegt pro Patient bei 3,7 Minuten. Nur weniger als 30% dieser Zeit steht dem Patienten für eine seinen Bedürfnissen entsprechende Kommunikation mit dem Arzt zur Verfügung (Siegrist, 1975, 1976).

15.3.2.2.1.2 *Die fachliche Kompetenz der Mitarbeiter*

Für das Pflegepersonal und die internistisch tätigen Ärzte ist eine intensive Weiterbildung in psychologischer Medizin zu fordern. Als theoretisches Grundkonzept für eine solche Weiterbildung bietet sich unserer Auffassung nach vor allem das psychoanalytische Modell für das Verständnis intra- und interpersoneller Konflikte an.

Eine wesentliche Vorbedingung für die Realisierung eines derartigen Stationskonzeptes ist die Möglichkeit zur Auswahl der Mitarbeiter entsprechend ihrer Motivation und Eignung.

15.3.2.2.1.3 *Einstellung der Mitarbeitergruppe gegenüber den Kranken*

Wesentlich ist die Bereitschaft, sich im diagnostischen und therapeutischen Prozess in einen Umgang mit dem Patienten in einer gewissen »Gegenseitigkeit« einzulassen, wie er in Kapitel 15.1 ausführlich beschrieben wurde.

Aufgabe von Weiterbildung und Supervision ist es, immer wieder zu verdeutlichen, in welchem Ausmaß sich von Patienten ausgehende Kräfte auf die emotionalen Bewegungen der Mitarbeiter und des Teams auswirken können.

Entscheidend ist es, daß diese Bewegungen, einschließlich der Konflikte im Team, immer wieder vor allem auch auf ihre Verursachung *durch den Patienten* hin untersucht und so als Instrument von Erkenntnis und Therapie benützt werden können.

15.3.2.2.1.4 *Kommunikation zwischen den Mitarbeitern*

Die Organisationsstruktur einer internistisch-psychosomatischen Krankenstation hat Möglichkeiten zur intensiven Kommunikation zwischen allen Mitarbeitern der Station vorzusehen, in denen die Reflexion des eigenen Erlebens im Umgang mit den Patienten gefördert wird. Insbesondere gilt dies für die noch neu zu entwickelnden Formen der Zusammenarbeit zwischen Ärzten und Schwestern; hier stellt sich die Aufgabe, einem Verharren in traditionsbestimmten Rollenschemata mit hierarchisch bestimmten Funktions- und Machtzuteilungen im Sinne einer patientenzentrierten Arbeit entschieden entgegenzuwirken.

15.3.2.2.2 *Spezielle Zielvorstellungen für die Arbeit einer internistisch-psychosomatischen Krankenstation*

15.3.2.2.2.1 *Krankenversorgung*

Unabhängig von der jeweils speziellen Problemstellung besteht das Hauptziel darin, mit den Kranken eine tragfähige Arbeitsbeziehung herzustellen, in der sie gegenüber Ärzten und Krankenschwestern zu möglichst selbständigen Partnern in der Behandlung ihrer Krankheit werden, sowie eine therapeutische Beziehung, in der sie entsprechend ihren Bedürfnissen ausreichend Information, emotionale Stützung und Halt gewährende Führung bekommen.

In Tabelle 1 sind entsprechend den Arbeitsrichtungen der Klinischen Psychosomatik (vgl. Tabelle 2, Kapitel 15.1) Gesichtspunkte für das Vorgehen bei der Förderung des erwünschten Krankheitsverhaltens, bei der Unterstützung der Krankheitsverarbeitung und bei der Einleitung einer Bearbeitung pathogener psychischer und sozialer Konflikte zusammengefaßt.

15.3.2.2.2.2 *Der psychosomatische Ansatz im Pflegebereich.*
Die Kooperation zwischen Ärzten und Schwestern. [16])

Krankenschwestern haben den zeitlich ausgedehntesten und – bestimmt durch den Charakter der Pflegetätigkeit – unmittelbarsten Kontakt mit dem Patienten. Die Aufgaben der Pflegepersonen umfassen die Sorge für das körperliche und seelische Wohl der Kranken oder, weniger anspruchsvoll, als Negativaussage formuliert: Es gibt keinen Bereich menschlicher Bedürfnisse, für den die Pflegepersonen ausdrücklich nicht zuständig sind. Für die Bestimmung ihrer Rolle ist es wesentlich, daß die Schwestern als einzige Mitarbeiter einer Station vom Patienten jederzeit mit der Klingel herbeigerufen werden können.

Den Krankenschwestern könnte somit eine zentrale Rolle in der Praxis einer Psychosomatischen Medizin zukommen; in ihrer Tätigkeit ließe sich die pflegerische Versorgung des Patienten mit dem Eingehen auf dessen Informations- und Kommunikationsbedürfnis und damit der Vermittlung emotionaler Sicherheit und Geborgenheit verbinden. Einem solchen patientenzentrierten Ansatz in der Pflege stehen zunächst traditionelle Auffassungen des Arzt-Schwester-Verhältnisses entgegen. Die Organisation der Pflege als »Funktionspflege« teilt die Pflegeaufgaben entsprechend der hierarchischen Gliederung auf verschiedene Pflegepersonen auf und behindert die Entwicklung einer intensiveren Arbeitsbeziehung zwischen Schwestern und Patienten entscheidend. Voraussetzung für eine »ganzheitliche« und patientenorientierte Pflege ist die Möglichkeit der Übernahme der Pflege einer kleinen Anzahl von Patienten durch jeweils eine Schwester oder eine Schwesterngruppe in voller Verantwortung. Gleichzeitig müssen neue Lösungen für die organisatorische Leitung der Station erarbeitet werden, die der neuen Funktionsaufteilung entsprechen.

Eine intensivere Einbeziehung von Krankenschwestern in die Krankenbehandlung wird jedoch auch durch das Verständnis der Ärzte und ihre Rolle und Funktion behindert. Ärzte gehen in der klinischen Arbeit – sowohl in der krankheitszentrierten Medizin als in herkömmlichen psychotherapeutisch-psychosomatischen Arbeitsansätzen – meist davon aus, daß die Dyade Arzt-Patient die Grundlage der Therapie bildet. Schwestern können im Rahmen dieser Auffassung lediglich Teilfunktionen übernehmen, vor allem als Mittler Anweisungen des Arztes ausführen und ihm Informationen über den Zustand des Patienten vermitteln. Im Rahmen der krankheitszentrierten Medizin impliziert diese Auffassung, daß die Interaktionen zwischen Schwester und Kranken im Rahmen der Mittlerfunktion therapeutisch bedeutungs- und wirkungslos sind; im klassischen psychotherapeutischen Modell wird die Wirksamkeit dieser Interaktionsprozesse gesehen, aber nur selten systematisch für die Behandlung benützt; sie stellt vielmehr eine unerwünschte Störung der therapeutischen Beziehung zwischen Arzt und Patient dar. Die Ereignisse innerhalb der psychotherapeutischen Beziehung werden im allgemeinen vor den Schwestern »geheimgehalten«, allenfalls werden die Informationen der Schwestern über den Patienten in der Behandlung berücksichtigt.

Wird einmal anerkannt, daß Beziehungen zwischen Schwestern und Patienten potentiell immer den Behandlungsverlauf beeinflussen und im klinischen Setting nicht neutralisiert werden können, stellt sich die Aufgabe, diese Beziehungen systematisch zu untersuchen und Krankenschwestern und -pfleger als Verbündete des Arztes in den therapeutischen Prozeß mit einzubeziehen.

Entsprechend den in der Tabelle 1 dargestellten Formen des Vorgehens im Rahmen einer internistisch-psychomatischen Krankenstation könnten den Schwestern folgende Funktionen zukommen:

1. Krankenschwestern orientieren sich über die Pflegebedürfnisse und die mit der Krankheit verbundenen emotionalen Probleme der Patienten. Sie stellen eine eigenständige »Pflegediagnose«. Sie gehen auf die Gesprächswünsche der Patienten ein und informieren die Kranken im einzelnen über die geplanten diagnostischen und therapeutischen Maßnahmen; hierbei bietet sich häufig eine wesentliche Gelegenheit, Patienten emotional zu unterstützen. Die Schwestern tragen damit zur Ausbildung eines Stationsklimas bei, das speziellere Formen supportiver und konfliktbearbeitender Psychotherapie überhaupt erst ermöglicht, da es dem Patienten erst jene Sicherheit vermittelt, die er benötigt, um sich in einen therapeutischen Prozeß überhaupt einlassen zu können.

2. Die Beobachtungen und Informationen der Schwestern tragen in der gemeinsamen Diskussion zum Verständnis der Patienten bei und vermehren die Interventionsmöglichkeiten während der Visite und therapeutischer Einzel- und Gruppengespräche.

3. Die Schwestern sind daneben entsprechend den auf der Station gemeinsam entwickelten Zielvorstellun-

Tabelle 1. Spezielle Ziele und Vorgehen in der Krankenbehandlung auf einer internistisch-psychosomatischen Krankenstation

Generell: Tragfähige Arbeitsbeziehung	– Emotionale Unterstützung in halt- und schutzbietendem Milieu – Beziehungsangebot mit Merkmalen von »Gegenseitigkeit« – ausreichende Gesprächsmöglichkeit
Speziell: Compliance und Krankheits- verarbeitung	– ausreichende Information – Beachtung pathologischer Anpassungs- und Abwehrvorgänge – Supportive Psychotherapie – Einbeziehung der Angehörigen – Sozialarbeit
Arbeit an patho- genen psychischen u. sozialen Konfikten	– Möglichkeit zur Darstellung von Beziehungsstörungen bzw. Konflikten im Rahmen der Station – Erarbeitung eines Bewußtseins von diesen Beziehungsstörungen bzw. Konflikten – Erarbeitung von Zusammenhängen zwischen diesen Störungen und der Symptomatik durch u. a. Konfrontation mit Zusammenhängen zwischen Situation und Symptom (Lebenssituation, Interaktion auf Station, Übertragungsbeziehung) – Konfliktbearbeitung in längerfristiger vorwiegend poststationärer Psychotherapie – »Sozialtherapie«: Einbeziehung der Konfliktpartner in Familie und Beruf

gen auch selbständig therapeutisch tätig; sie versuchen mit den Kranken Probleme des Krankheitsverhaltens und der Krankheitsverarbeitung zu besprechen und bei pathogenetisch wirksamen psychologischen Konflikten durch entsprechende Konfrontation zur Bildung eines Konfliktbewußtseins beim Patienten beizutragen.

4. Bei Patienten, die sich in psychotherapeutischer Einzelbehandlung befinden, können die Schwestern die Therapie in vielfacher Hinsicht unterstützen, wenn sie um die ablaufenden Prozeße wissen; schon das Vermeiden kritischer Aussagen zur Therapie stellt eine wesentliche Hilfe dar; daneben können die Schwestern Fragen der Patienten zur Therapie klärend beantworten und die Kranken bei entsprechenden Verhaltensweisen auf den Zusammenhang mit dem Widerstand gegen den therapeutischen Prozeß aufmerksam machen.
5. Nach einer entsprechend intensiven Weiterbildung können einzelne Schwestern auch unter Supervision eine selbständige Betreuung oder Nachbetreuung von Patienten übernehmen.

Die Realisierung einer derartig neu bestimmten Kooperation zwischen Schwestern und Ärzten ist entscheidend auch davon abhängig, ob es den Beteiligten gelingt, eine gemeinsame Sprache zu finden, die ihnen erst eine gemeinsame Betrachtung der Probleme der Kranken ermöglicht. Oft scheitern organisatorisch gut vorbereitete gemeinsame Konferenzen von Ärzten und Schwestern auf der Station schon daran, daß eine Verständigung über bestimmte Phänomene deshalb extrem schwerfällt, weil eine gemeinsame Fachsprache fehlt.

Soll eine partnerschaftliche Zusammenarbeit zustandekommen, sind die Schwestern schließlich auf die Bereitschaft der Ärzte angewiesen, trotz deren Bildungs-, Macht- und Statusvorsprung zum Abbau der hierarchischen Verhältnisse zugunsten einer funktionsorientierten Zusammenarbeit beizutragen.

15.3.2.3 Die Durchführung des Modellversuches

15.3.2.3.1 Der institutionelle Rahmen

Die internistisch-psychosomatische Krankenstation war sieben Jahre lang eine von 12 internistischen Allgemeinstationen des Departments für Innere Medizin in Ulm. Die Mitarbeiter der Station sind der Abteilung Psychosomatik zugeordnet, die während des angegebenen Zeitraums als »Abteilung Innere Medizin und Psychosomatik« Teil des Departments für Innere Medizin war. Die Funktionsbereiche dieser Abteilung Psychosomatik können aus Abb. 1 entnommen werden. Die Beratung der Stationsärzte der Allgemeinstationen hinsichtlich der Spezialprobleme einzelner internistischer Subdisziplinen erfolgt durch einen institutionalisierten Konsiliardienst der jeweiligen Fachabteilung oder Fach-»Sektionen« (Unmittelbare Stationsversorgung = »Vertikaldienst«; Tätigkeit im Konsiliardienst = »Horizontaldienst«).

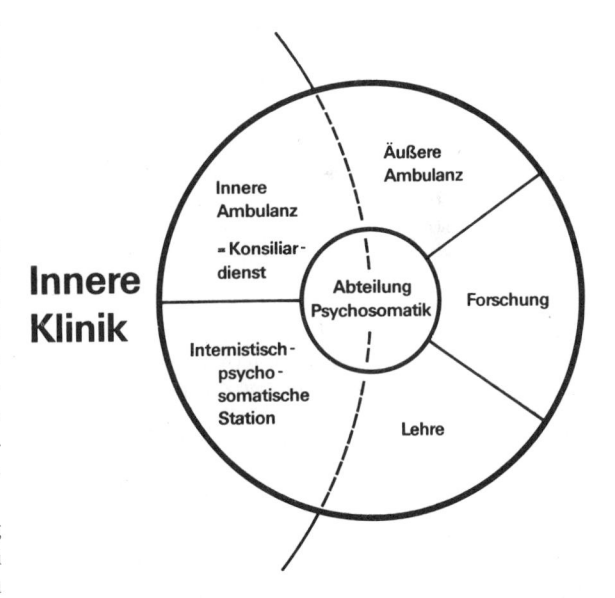

Abb. 1. Funktionsbereiche der Abteilung Innere Medizin und Psychosomatik des Departments für Innere Medizin der Universität Ulm.

15.3.2.3.2 Äußere Arbeitsbedingungen, Patienten, Mitarbeiter

15.3.2.3.2.1 Die Krankenstation

Die Station liegt zentral im Klinikum, nahe bei Aufnahmestation, Dialyseeinheit und Intensivstation. Dies fördert eher eine Belegung mit internistisch Schwerkranken. Sie hat insgesamt 15 Betten in sieben Zweibett- und einem Einbettzimmer. Es steht je ein Arbeitsraum für Ärzte und Schwestern, sowie eine Dachkammer als Aufenthaltsraum für die Schwestern und als Raum für sämtliche gemeinsame Veranstaltungen und die Gruppengespräche mit den Patienten zur Verfügung. Der Flur der Station wird als Aufenthalts- und Kontaktraum genützt.

15.3.2.3.2.2 Die Patienten

Tabelle 2 gibt eine Übersicht über die Diagnosen von 138 Patienten (1974)

Tabelle 2: Patientengut der internistisch-psychosomatischen Station (Diagnosen von 138 Patienten)

Diagnosegruppen	Patienten	Patienten (in Prozenten der Bettenbelegung)
Organerkrankungen insgesamt	76%	82%
Davon: Leukämien und andere Malignome	26%	39%
zum Tode kranke insgesamt	34%	54%
»Psychosomatische Krankheiten«	10%	13%
Funktionelle Störungen	6%	3%
Psychiatrische Erkrankungen	8%	2%

Die Häufigkeitsverteilung der Liegezeiten entsprach weitgehend derjenigen im gesamten Department für Innere Medizin; 50% der Patienten haben eine Aufenthaltsdauer von nicht mehr als 14 Tagen. Die Mortalität auf der Station beträgt 11,7%, im gesamten Department unter Einschluß der Intensivstation 12,8%. Diese Angaben zeigen, daß die auf der Station Tätigen überwiegend mit den psychosozialen Problemen internistisch Schwerkranker konfrontiert sind, wie es auch sonst der Situation in einer Universitätsklinik oder in einem Schwerpunktkrankenhaus entspricht.

Eine Typisierung der psychosomatischen Probleme bei diesen Patienten entsprechend den Hauptarbeitsgebieten der psychosomatischen Medizin gibt Tabelle 8 in Kapitel 15.1. (S. 274).

15.3.2.3.2.3 Die Mitarbeiter

Der Stellenplan der Station wurde im Vergleich zu den übrigen Stationen des Departments um eine Zweitarztstelle und die Stelle der »psychosomatischen Schwester« erweitert. Hinzu kommen Mitarbeiter der Abteilung Psychosomatik, die der Station mit einem Teil ihrer Arbeitszeit zusätzlich zur Verfügung stehen, teils unmittelbar für die Krankenversorgung, teils für Supervisionsaufgaben (vgl. Tabelle 3).

Rollen und Funktionen der Mitarbeiter veränderten sich im Lauf der Entwicklung des Stationskonzeptes. Nach einer anfänglichen Tendenz zur Rollendiffusion mit Angleichung der Funktionen wurde – auch im Zusammenhang mit der Verbesserung der Kooperation untereinander – eine stärkere Rollenspezifität und Aufteilung der Aufgaben erarbeitet.

Tabelle 3: Stellenplan der internistisch-psychosomatischen Station

Mitarbeiter Der Station fest zugeordnet (»Vertikaldienst«)	Für Spezialaufgaben (Teilzeitmitarbeiter im »Horizontaldienst«)
2 Ärzte	internistischer Oberarzt
1 Medizinalassistent bzw. ein Arzt einer anderen internistischen Abteilung (Rotation)	psychosomatischer Oberarzt
	Chefarzt
5 Schwestern, 1 Nachtschwester	
	Psychologin
2 Schwesternschülerinnen	Sozialarbeiterin
1 »psychosomatische Schwester«	Krankengymnastin
	Seelsorger

15.3.2.3.2.4 Spezielle Rollen

15.3.2.3.2.4.1 Die »psychosomatische Schwester«

In Anlehnung an entsprechende Versuche in psychiatrischen Kliniken (psychiatric consultation nurse; Barton und Kelso, 1971) übertrugen wir einer für diesen Arbeitsbereich bereits weitergebildeten Schwester spezielle Funktionen. Zu ihren Aufgaben gehörte es zunächst, die übrigen Schwestern, auf deren Auswahl wir zunächst keinen Einfluß hatten, für unseren Veränderungsversuch zu gewinnen. Gerade bei den in diesem Zusammenhang auftretenden Widerständen erwies sich die Zusammenarbeit mit der ständig auf Station tätigen »psychosomatischen Schwester« von entscheidender Bedeutung. Andererseits hatte diese Schwester die Interessen der übrigen Mitglieder des Pflegeteams gegen die Ärzte zu vertreten. Nicht selten hatte sie die Führung in Auseinandersetzungen zwischen beiden Gruppen zu übernehmen. Insgesamt fiel ihr so immer wieder die Aufgabe als Vermittlerin zu.

Im Rahmen der Krankenversorgung beteiligt sich die »psychosomatische Schwester« an der Basispflege und versucht, diese exemplarisch patientenzentriert zu gestalten. Sie berät die übrigen Schwestern bei Problemen im Umgang mit Patienten und versucht in den gemeinsamen Besprechungen, zum Beispiel bei der Schichtübergabe, die psychosozialen Probleme der Patienten herauszuarbeiten. Im Rahmen des »Weiterbildungskurses für Krankenschwestern in patientenzentierter Pflege/psychosomatischer Medizin« übernimmt sie die Supervision der Kursteilnehmerinnen während ihrer Tätigkeit auf der Station.

15.3.2.3.2.4.2 Die Sozialarbeiterin

Entsprechend dem gewandelten Verständnis der Sozialarbeit im Krankenhaus versteht sich die Sozialarbeiterin nicht mehr als bloße Fürsorgerin, die sich fast ausschließlich mit materiellen Hilfestellungen befaßt, sie bietet vielmehr dem Kranken Hilfen zur eigenen Bewältigung seiner psychosozialen Konflikte an. Sie ist ständige Mitarbeiterin im Stationsteam, nimmt an den täglichen Aufnahmebesprechungen und an allen weiteren

Konferenzen teil, um rechtzeitig selbst ihre Auffassung über die Probleme der Patienten in die Diskussion einzubringen und eventuell die Indikation für eigene Interventionen stellen zu können. Sie achtet vor allem auf die sozialen Beziehungen der Kranken und bemüht sich, sie bei der Verarbeitung der Krankheitsfolgen in materieller, psychischer und sozialer Hinsicht zu unterstützen. Ihr stellt sich auch die Aufgabe, den Patienten auch bei der Aufrechterhaltung ihrer sozialen Beziehungen während der jetzigen Krankheit und des Krankenhausaufenthaltes bzw. bei der Umgestaltung gestörter und belasteter Beziehungen zu helfen. Bei entsprechender Indikation führt sie mit den Patienten und, falls erforderlich, mit deren Angehörigen Beratungsgespräche. Die Sozialarbeiterin leitet die wöchentlich stattfindende offene Patientengruppe mit dem Ziel, die Patienten darin zu unterstützen, intensivere Kontakte mit Mitpatienten aufzunehmen und auch so ihre soziale Isolation im Krankenhaus zu verringern.

15.3.2.3.2.4.3 Die Krankengymnastin

Eine weitgehende Einbeziehung einer Krankengymnastin in das Stationsteam hat sich insbesondere im Rahmen der Bemühungen um die Rehabilitation der Patienten als außerordentlich wertvoll erwiesen.

15.3.2.3.2.4.4 Der Krankenhausseelsorger

Ein Krankenhausseelsorger arbeitet im therapeutischen Team mit; er nimmt regelmäßig an den Stationskonferenzen teil, bietet den Patienten einmal wöchentlich während eines Besuches im Krankenzimmer die Möglichkeit zu einem Gespräch an und steht sonst jederzeit auf Wunsch für Gespräche zur Verfügung. Es geht dem Seelsorger dabei weniger um die aktive Vermittlung von Glaubensinhalten, sondern mehr darum, eine annehmende, mittragende Beziehung zum Gesprächspartner herzustellen.

15.3.2.3.3 Organisatorische Hilfen für den Informationsaustausch

Bei der großen Anzahl der Mitarbeiter kommt einer optimalen Regelung der formalen Seite des Informationsaustausches eine wichtige Bedeutung zu. Wir haben hierfür das »Kardex-System« gewählt. Durch dieses System werden Anordnungen überschaubarer und in ihrer Ausführung kontrollierbar; dieses System ersetzte die bisher üblichen Krankenblätter und -kurven. Im Kardex-System werden auch psychologische Befunde, vor allem die Verhaltensbeobachtungen dokumentiert und so allen Mitarbeitern zugänglich.

15.3.2.3.4 Das Therapiekonzept und die Supervision

Ärzte und Schwestern der Station bemühen sich in ihrer Arbeit mit Patienten um eine *Integration* des psychosomatischen Arbeitsansatzes in die internistische Krankenversorgung bzw. die Krankenpflege. Der Arzt verbindet das Gespräch mit dem Patienten mit den internistischen Maßnahmen. Im Falle spezifischer Psychotherapie wird in jedem Einzelfall abgewogen, ob die Verbindung mit der allgemeinärztlichen Versorgung den Zugang zum Patienten erleichtert – wie das oft z. B. bei schweren Asthmatikern der Fall ist – oder durch die Komplizierung der Übertragungsbeziehung erschwert, wie z. B. im allgemeinen bei Anorexia nervosa-Patientinnen; in letzterem Fall teilen sich aus methodischen Gründen zwei Ärzte in die Behandlung.

Grundkonzept für die spezifische, konfliktbearbeitende Therapie ist auf dieser Station die *analytisch orientierte Einzelpsychotherapie*. Für die Einzelpsychotherapie sprechen schon rein praktische Gründe, wie die Verpflichtung zu fortlaufender Patientenaufnahme; daneben erscheint es uns gerade innerhalb eines solchen Stationskonzepts wichtig, daß therapeutische Prozesse *auch* in klar definierten und überschaubaren Zweierbeziehungen stattfinden, ganz abgesehen vom didaktischen Wert solcher Behandlungen für die Ausbildung der Mitarbeiter.

Bei entsprechender Indikation ergänzen wir die Einzeltherapie durch eine Beratung der Familie.

Auf der Supervisionsebene haben wir ein *Kooperationsmodell* entwickelt. Die internistische Oberarztfunktion übt ein erfahrener und für psychosoziale Fragestellungen aufgeschlossener Internist aus. Die Supervision der psychosomatisch-psychotherapeutischen Arbeit übernimmt jeweils ein entsprechend weitergebildeter Mitarbeiter der Abteilung Psychosomatik.

Die krankenhausübliche Pflegesupervision wird durch die fachlich spezialisierte Supervision der »psychosomatischen Schwester« ergänzt.

15.3.2.3.5 Die Veranstaltungen

Abbildung 2 gibt eine Übersicht über die auf der Station stattfindenden Veranstaltungen.

15.3.2.3.5.1 Das Erstgespräch der Schwester

Am Tag der stationären Aufnahme versucht die Schwester im Erstgespräch Kontakt mit dem Patienten aufzunehmen und eine eigene »Pflegediagnose« zu erstellen.[17])

Dieses Erstgespräch, für das die Schwestern systematisch weitergebildet werden, wurde eingeführt, um dem Patienten zu vermitteln, daß er auf der Station »aufgenommen« wird und sich eine Schwester verantwortlich um seine Bedürfnisse als Kranker in einer für ihn zunächst fremden, oft beängstigenden Umwelt verantwortlich kümmert.

Das Interesse der Schwester gilt in diesem Erstgespräch vor allem dem subjektiven Krankheitsgefühl des Patienten, Art und Ausmaß seiner Hilfsbedürftigkeit, seinen subjektiven Vorstellungen über Wesen und Folgen der Erkrankung, seinen Erwartungen an den Krankenhausaufenthalt, seiner sozialen Situation und den Umständen beim Beginn seiner Krankheit. (Vgl. Köhle et al. 1977)

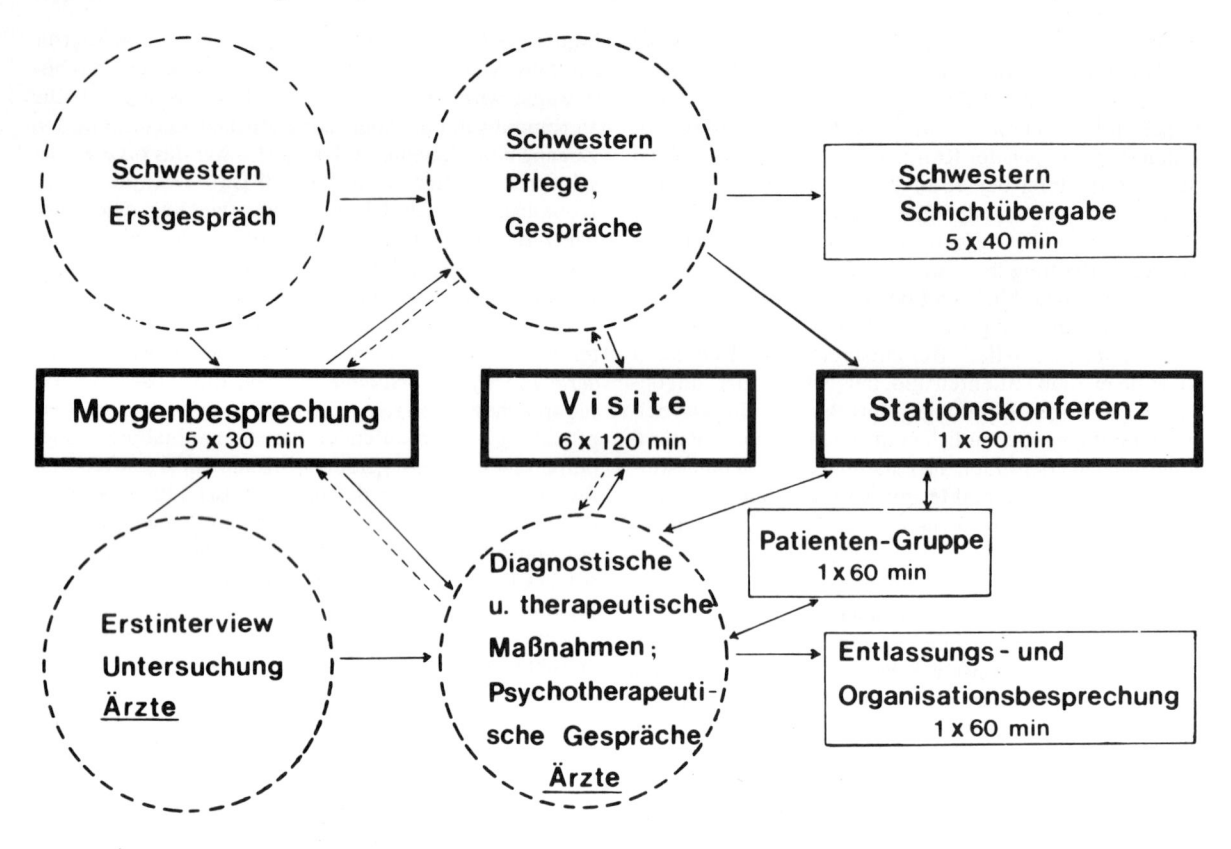

Abb. 2. Veranstaltungen auf der Station.

15.3.2.3.5.2 Das Erstinterview des Arztes

Das Erstinterview des Arztes orientiert sich an der Technik der »assoziativen Anamneseerhebung«, bzw. an der Technik des »klinischen Interviews«, wie sie vor allem von Deutsch und Murphy (1955) sowie Morgan und Engel (1969) entwickelt wurden.[18]

15.3.2.3.5.3 Die Morgenbesprechung

In der Morgenbesprechung berichten Schwester und Arzt jeweils zusammenfassend über ihre Erstgespräche mit dem oder den am Vortrag neu aufgenommenen Patienten; anschließend versuchen wir, vorläufige Hypothesen über die psychosozialen Probleme und psychosomatischen Zusammenhänge beim Patienten aufzustellen und einen ersten integrierten internistisch-psychosomatischen Behandlungsplan festzulegen. Daneben werden auch aktuelle Probleme anderer Patienten der Station diskutiert.

Dieses Vorgehen ermöglicht es uns, vom ersten Tag an auch die psychosozialen Probleme systematisch mit in den Behandlungsplan aufnehmen zu können.

15.3.2.3.5.4 Die Visite

Die Visite ist auf einer Krankenstation *die* zentrale gemeinsame Veranstaltung im Tagesablauf. Sie stellt gleichzeitig die hauptsächliche Gelegenheit zur Kommunikation zwischen Arzt und Patient dar. Die wenigen vorliegenden empirischen Untersuchungen (Siegrist, 1976, 1978, Begemann-Deppe, 1978, Urban, 1978, Witfeld, 1978) zeigen, daß diese Möglichkeit zur Kommunikation meist nur unzureichend genutzt wird. Die Visite ist zu stark mit anderen Funktionen überfrachtet; z.B. findet am Krankenbett häufig der Informationsaustausch zwischen verschiedenen Ärzten und Schwestern statt, so daß während dieser Zeit häufig mehr über den Patienten als mit ihm gesprochen wird. Wir hielten deshalb die Umgestaltung der Visite zu einer patientenzentrierten Veranstaltung für besonders vordringlich. Eine solche Umgestaltung erschien uns auch deshalb wichtig, weil die Visite sich auch hervorragend für ein Training eines »Sprechstundengespräches« eignet, wie es der niedergelassene Arzt in seiner Praxis führt. So gesehen ist es überraschend, daß über die Funktion der ärztlichen Visite so wenig wissenschaftliche Untersuchungen und für ihre Durchführung keinerlei systematische Anleitungen vorliegen.[19]

Wir versuchen, die Visite im Sinne unserer allgemeinen und speziellen Zielvorstellungen in den gesamten Behandlungsplan einzubeziehen und sie in bestimmten Abschnitten als *»therapeutische Visite«* zu führen. Während der Visite soll der Patient zunächst seine Fragen und

Erwartungen möglichst unbehindert vorbringen können, er soll zur aktiven Beteiligung am diagnostischen und therapeutischen Prozeß ermutigt werden und hierzu in für ihn verständlicher Form ausreichend Information erhalten. Diese *Informationsvermittlung* kann bereits eine stützende und ermutigende Wirkung haben. Darüber hinaus kann die Visitensituation auch zu psychotherapeutischen Interventionen im Sinne der von Balint und Norell (1975) entwickelten »Sprechstundenpsychotherapie« genutzt werden. Je nach Indikation werden mehr emotional stützende oder mehr mit den anstehenden Konflikten konfrontierende Interventionsformen gewählt. Diese Interventionen sind dabei auf die jeweils sich zwischen Patient und Arzt einstellende Beziehungskonstellation bezogen.

Hinweise auf mögliche Zusammenhänge zwischen dem Auftreten von Beschwerden und auslösenden emotionalen oder situativen Faktoren auch während der Visite können dazu beitragen, zunächst psychotherapeutisch nur schwer erreichbare Kranke für eine *konfliktbearbeitende Psychotherapie* zu gewinnen.
Dies wird auch dadurch erleichtert, daß im Rahmen des therapeutischen Gespräches auf die Beschwerden und Symptome, unter denen der Kranke ja leidet, eingegangen wird. Beschwerden und Symptome werden gerade dadurch ernst genommen, daß sie in einen Gesamtzusammenhang gestellt werden.

Während der täglichen Visite kann vor allem auch der Prozeß der *Krankheitsverarbeitung* gefördert werden; gelingt es dem Arzt, den Patienten in seiner Angst, Depression oder emotionalen Zurückgezogenheit, in seinem Zorn, seiner Enttäuschung über die Medizin oder einzelne Ärzte im Beisein des gesamten Teams während der Visite zu erreichen, entsteht hieraus nicht selten ein Prozeß, der bei weiteren Visiten und anderen Kontakten fortgeführt werden kann und der dem Patienten schließlich die Aufarbeitung seiner derzeitigen Situation ermöglicht. Besonders der »Trauerprozeß« schwerkranker Patienten kann so im unmittelbaren Kontext der medizinischen Versorgung unterstützt werden. Dies gelingt dem Arzt, der den Patienten auch sonst behandelt, im allgemeinen wesentlich leichter als einem spezialisierten Konsiliarius, der für »die seelischen Probleme« hinzugezogen wird.

Der Patient kann sich dem Arzt und dann auch der übrigen Welt leichter wieder zuwenden, seine »Objekte« wieder »libidinös besetzen«, wenn er sich als kranke *Person* vom Arzt beachtet und wertgeschätzt fühlt.

Wir versuchen die Situation am Krankenbett während der Visite möglichst weitgehend für das Gespräch mit dem Patienten und die körperliche Untersuchung freizuhalten. Wir haben die Visite deshalb formal in *drei Abschnitte gegliedert:* Vorsprechung und Austausch von Informationen vor der Tür des Krankenzimmers; die eigentliche Visite am Bett des Patienten; die Nachbesprechung wieder außerhalb des Krankenzimmers.

Die Krankenschwestern bringen ihre Informationen während der Vorbesprechung ein. Am Bett des Patienten spielt sich die Kommunikation vorwiegend zwischen dem Patienten und dem ihn behandelnden Arzt ab – die Ärzte der Station teilen sich die Zuständigkeit für die Patienten untereinander auf. Die Einbeziehung der für den Patienten zuständigen Krankenschwester und anderer Visitenteilnehmer in das Gespräch ist möglich; hierfür ist jedoch eine gute Abstimmung der Visitenteilnehmer untereinander Voraussetzung. Auf den Patienten kann eine aktive Beteiligung von zu vielen Visitenteilnehmern auch verwirrend wirken; oft genügt für ihn schon die Gewißheit, daß seine Probleme auch dem übrigen Team vertraut sind.

Tabelle 4 gibt in schematisierter Form eine Übersicht über Ziele und Vorgehen während der Visite.

Für die Weiterentwicklung unseres Visitenkonzeptes und unser eigenes Verhaltenstraining erwies sich die Teilnahme eines erfahreneren Psychosomatikers einmal wöchentlich an der Visite und die Disskusion von Video-Aufnahmen als sehr hilfreich. Wir waren immer wieder überrascht, wie schwierig es ist, im nachhinein erkennbare »Angebote« von Patienten in der Visitensituation zu verstehen und sinnvoll aufzugreifen.

Die Visite dauert durchschnittlich acht Minuten pro Patient, fünf Minuten am Krankenbett, drei Minuten außerhalb des Krankenzimmers.

15.3.2.3.5.5 Oberarzt- und Chefarztvisite

Wir versuchen, diese Visiten analog zu den Stationsarztvisiten so zu gestalten, daß die fachliche Supervision der Mitarbeiter die unmittelbare Beziehung des Oberarztes bzw. des Chefarztes zum Patienten, die diesem vor allem zusätzlich Sicherheit vermitteln soll, nicht zu stark beeinträchtigt.[20] Nach Möglichkeit erarbeiten wir vor dem Zimmer eine spezielle Zielvorstellung für die Chefarztvisite.

15.3.2.3.5.6 Die Pflegevisite

Gegen Ende der Nachmittagsschicht führen die Schwestern bei den ihnen zugeordneten Patienten eine »Pflegevisite« mit dem Ziel durch, noch ausstehende pflegerische Maßnahmen und ärztliche Verordnungen durchzuführen und gleichzeitig mit den Patienten am Ende des Tages noch einmal ins Gespräch zu kommen. Die Schwester erkundigt sich nach dem Befinden des Kranken und etwaigen aktuellen Bedürfnissen, sie bespricht mit ihm die Ergebnisse bereits durchgeführter Untersuchungen und erläutert ihm bevorstehende diagnostische und therapeutische Maßnahmen, sowie die Wirkungsweise verordneter Medikamente. Die Gespräche während der abendlichen Pflegevisite können unserer Erfahrung nach auch wesentlich dazu beitragen, dem Patienten die für eine entspannte Nachtruhe erforderliche Sicherheit zu vermitteln (vgl. Kapitel 15.1.1.2). Daneben haben die Gespräche während der Pflegevisite nicht selten auch die Funktion, den Patienten darin zu unterstützen, Informationen, Anregungen und psychotherapeutische Interventionen, die er während des Tages erhielt, zu verarbeiten.

Tabelle 4. Ziele und Vorgehen während der Visite

	Ziele	Vorgehen
Vorbesprechung außerhalb des Zimmers	Aufstellung diagnostischer und therapeutischer Ziele	– Verbindung von Vorwissen mit neuen Informationen: – Austausch zwischen Schwestern und Ärzten – Formulierung des engeren Visitenzieles
Visite am Bett des Patienten	Berücksichtigung von: Befinden; Bedürfnissen; Qualität des Arbeitsbündnisses psychosomatischen Zusammenhängen; Interpretation und Gewichtung der Befunde	*Begrüßung* – »Wie geht es Ihnen heute?« – Eventuell eingehen auf Abwehr (kann der Patient die Situation für sich nützen?) *Untersuchungsgang* – Open-ended Interview (situationszentriert), evtl. mit Information, Interpretation und Stützung; – körperliche Untersuchung; – Diskussion der Kurvenwerte; – Einbeziehung der Umstehenden (»wir«); – Angaben zur weiteren Diagnostik; – Zusammenfassung der Befunde und Bewertung für den Patienten; – Hinweise auf nächste Schritte; – Aufforderung an den Patienten, Fragen zu stellen.
Nachbesprechung außerhalb des Zimmers	Ergebnis der Visite; Aufgabenverteilung.	– Kurze Diskussion der gemeinsamen Beobachtungen; Kritik am Vorgehen; – Absprache weiterer Maßnahmen.

15.3.2.3.5.7 Die Stationskonferenz

In der Stationskonferenz diskutieren alle Mitglieder der Station unter Leitung eines erfahrenen Psychosomatikers über Schwierigkeiten im Umgang mit einem einzelnen Patienten. Methodisch orientieren wir uns an der Balint-Gruppen-Arbeit (vgl. Köhle, 1972). Ausgehend vom jeweils vorgeschlagenen »schwierigen« Patienten, bemühen wir uns darum, die Beziehung zwischen den einzelnen Stationsmitarbeitern und diesem Kranken für das Verständnis des Patienten zu benützen. Die unterschiedliche Wahrnehmung desselben Patienten durch verschiedene Stationsmitglieder und die Beobachtung der vielfältigen Interaktionsprozesse zwischen dem Kranken und den Mitarbeitern ermöglichen im allgemeinen die Bearbeitung skotomisierender Wahrnehmungsvorgänge und erlauben häufig ein Verständnis des aufgetretenen »Problems«. Die Konflikte mit dem Kranken erweisen sich häufig als eine *für den Patienten*[21]) charakteristische Neuinszenierung von Konflikten seiner früheren oder gegenwärtigen Beziehungen auch außerhalb des Krankenhauses. Ziel dieser Konferenzen ist es, die aufgetretenen Schwierigkeiten zu verstehen und Lösungsmöglichkeiten zu erarbeiten. Häufig lösen sich Spannungen schon dadurch, daß wir Patienten nach solchen Besprechungen in veränderter Weise wahrnehmen und ihnen damit die Möglichkeit zu einer Änderung ihres Verhaltens eröffnen; in anderen Fällen sind die Besprechung der Schwierigkeiten mit dem Patienten oder gezieltere psychotherapeutische Interventionen erforderlich.

Es überrascht uns immer wieder, in welchem Ausmaß bereits *Wahrnehmungsveränderungen bei uns selbst* zu Lösungen von »Schwierigkeiten« im Umgang mit Patienten beizutragen vermögen. Nicht selten ereignet es sich, daß Patienten nach einer solchen Konferenz »spontan« über die in der Konferenz vermuteten, belastenden Probleme zu sprechen beginnen – wohl weil wir dies aufgrund unserer geänderten Wahrnehmung vom Patienten nun zulassen und – u. a. über unser Ausdrucksverhalten können.

In den Stationskonferenzen werden daneben auch Teamprobleme diskutiert.

Ein Beispiel soll die Arbeitsweise in der Stationskonferenz veranschaulichen.

Zu Beginn der Besprechung herrscht zwischen Schwestern und Ärzten der Station eine ungewöhnlich intensive aggressive Spannung; es wird vorgeschlagen, über »Teamprobleme« zu sprechen. Anlaß ist die entgegen ärztlichen Überlegungen vorgenommene Verlegung einer infektionsgefährdeten 45-jährigen Patientin mit dem dritten Rezidiv einer akuten Leukämie aus dem Einzel- in ein Zweibettzimmer u.a. mit dem Hinweis, daß sie dann nicht mehr so oft unnötig zu läuten brauche und mehr Kontakt habe. Nur gegen intensiven Widerstand gelingt es mir als Leiter der Besprechung, Überlegungen einzubringen, ob die Spannung etwas mit der Patientin zu tun haben könnte. Langsam stellt sich heraus, daß die Patientin vor allem gegenüber den Schwestern ungewöhnlich aggressiv ist, ständig Forderungen an sie stellt, jedes Kontaktangebot von seiten der Schwestern jedoch zurückweist und versucht, die Schwestern gegeneinander auszuspielen. Die Versorgung der Patientin wird als Zumutung erlebt, die affektive Betroffenheit ist so heftig, daß die Schwestern zum Teil mit Empörung, Ablehnung und offenem Rückzug reagieren. Nur mit Mühe gelingt es in der Gruppe, Überlegungen zur Motivation der Patientin anzustellen. Allmählich werden dann ihre panische Angst und ihre Versuche, diese zu bewältigen, sichtbar: sie bemüht sich, über ihre Aktivitäten ihr passives Ausgeliefertsein umzukehren: wegen jeder Kleinigkeit ruft sie die Schwestern herbei und versucht sie herumzukommandieren. Als ihr dies nicht ausreichend gelingt und die Schwestern sich eher zurückziehen, wird die Patientin inkontinent, dies zwingt die Schwestern zu vermehrtem Aufwand in der Pflege, verstärkt jedoch ihre gefühlsmäßige Ablehnung der Patientin. Angst und Hilfsbedürfnis, den ursprünglichen Anlaß des Läutens, können die Schwestern, von ihren Affekten behindert, gar nicht mehr wahrnehmen. Ähnlich verfährt die Patientin mit ihrer Familie: Ehemann und Tochter versucht sie übers Telefon zu dirigieren, was sie selbst als aufopfernde Fürsorge erlebt und darstellt.

Nun werden auch aggressive Gereiztheit und Zorn verständlicher: die Patientin versucht, ihre tiefe Depression, ihre Verzweiflung angesichts von Tod und Verlassenheit zu kompensieren. Erstmals nach Wochen kann statt gereizter Ablehnung wieder Mitleid für die Patientin aufkommen. Nach der Konferenz ist ein völlig offenes Gespräch der Sozialarbeiterin mit der Kranken möglich: die Kranke kann direkt ihre Befürchtungen, zuhause schon abgeschrieben zu sein, äußern und erstmals ihre Situation mit allen Gefühlen ausführlich besprechen. Ihr »Trauerprozeß« ist jetzt nicht mehr blockiert, die aufkommende Depression ist einfühlbar, Ärzte und Schwestern können sie jetzt unterstützen, die Schwierigkeiten im Umgang treten nicht mehr auf; es entwickeln sich wirklich therapeutische Beziehungen. Der Konflikt zwischen Ärzten und Schwestern spiegelte einen Konflikt in der Patientin wieder.

15.3.2.3.5.8 Die Schichtübergabe

Der mit dem Schichtdienst des Pflegepersonals verbundene Wechsel der Bezugspersonen der Patienten macht einen intensiven Erfahrungsaustausch und eine sorgfältige Absprache aller Betreuungsmaßnahmen während der Schichtübergabe erforderlich. Die tägliche Übergabebesprechung findet in der Gruppe statt, so daß alle Schwestern der Station bis zu einem gewissen Grad über alle Patienten informiert sind. Die »psychosomatische Schwester« kann während der Schichtübergabe die anderen Schwestern beraten; ihre Dienstzeit überbrückt den Wechsel zwischen beiden Tagschichten.

15.3.2.3.5.9 Die Entlassungs- und Organisationsbesprechung

Wir versuchen, einmal wöchentlich die mit einzelnen während der Vorwoche entlassenen Patienten gemachten Erfahrungen kritisch zu diskutieren. Daneben besprechen wir Probleme der organisatorischen Weiterentwicklung des Stationskonzeptes.

15.3.2.3.5.10 »Patientengruppe« und »Patientencafé«

Ziel der »Patientengruppe« ist es, den Kranken eine Möglichkeit zur Kontaktaufnahme miteinander und zu Mitarbeitern der Station auch außerhalb der »Routine«-Veranstaltungen der Station anzubieten. Daneben soll die Gruppe auch Möglichkeit dazu bieten, gemeinsam Kritik an Vorkommnissen auf der Station, am Stationskonzept oder am Verhalten einzelner Mitarbeiter äußern zu können. Während dieser Gruppenbesprechungen kann bei einzelnen auch das Bewußtsein für Konflikte im psychischen Bereich dadurch gefördert werden, daß auch andere Kranke von ihren Problemen berichten. Durch die Gruppenprozesse kann die Auseinandersetzung mit den Folgen der eigenen Krankheit, die nicht selten in stummer Anklage oder Depression (Rohde, 1974) erstarrt ist, dann wieder in Gang gebracht werden, wenn für die Patienten bei anderen Teilnehmern oder durch Intervention des Gruppenleiters Lösungsansätze sichtbar werden.

Während wir die Patientengruppe zunächst als reine Gesprächsgruppe führten, bezogen wir später auch nichtverbale Ansätze, vor allem gestalterische Methoden, mit ein. Die Gruppe wird von der auf der Station tätigen Sozialarbeiterin geleitet. Bei der kurzen durchschnittlichen Liegezeit der Patienten bemühen wir uns darum, jede Gruppensitzung als in sich geschlossene Einheit aufzufassen. Die Gruppenleiterin strukturiert die jeweilige Sitzung, indem sie der Gruppe Thema, Methode und Materialien vorschlägt. Über die inhaltliche Gestaltung des Themas und in den begleitenden Gesprächen gelingt es häufig, in lockerer Atmosphäre die gemeinsamen Probleme auf der Station und bei der Krankheitsverarbeitung zu besprechen.

Einmal wöchentlich findet auf dem Stationsflur ein »Patientencafé« statt. Wir versuchen auch hierdurch die informelle Kontaktaufnahme zu unterstützen. Die Patienten kommen zu dieser Veranstaltung besonders gerne.

15.3.2.3.6 Die Fort- und Weiterbildung der Mitarbeiter der Station

Die Ärzte der Station befinden sich zugleich in internistischer und psychoanalytischer Weiterbildung.

Die auf der Station tätigen Schwestern haben in der Mehrzahl an dem in Ulm institutionalisierten einjährigen »Vollzeitweiterbildungskurs für Krankenschwestern und -pfleger in patientenzentrierter Pflege/psychosomatischer Medizin teilgenommen«. Dieser Kurs besteht zur Hälfte aus einem Praktikum, das auf der geschilderten Station durchgeführt wird.[22]

15.3.2.4 Bisherige Ergebnisse des Modellversuches

15.3.2.4.1 Erfahrungen mit dem Stationskonzept

Die bisher siebenjährigen Erfahrungen mit dem dargestellten Stationskonzept haben bei der Versorgung von insgesamt ca. 2000 Patienten gezeigt, daß es in einem solchen Rahmen möglich ist, den psychosomatischen Arbeitsansatz in die internistische Krankenversorgung zu integrieren. Alle Kranken können von Anfang an auch unter psychosomatischen Gesichtspunkten, d.h. gleichzeitig internistisch und psychotherapeutisch untersucht werden.

Psychotherapeutische Maßnahmen können frühzeitig und eng mit der internistischen Behandlung verbunden eingeleitet werden. Neben psychotherapeutischen Gesprächen fördert in dem dargestellten Stationskonzept der Umgang mit den Mitarbeitern im Rahmen aller dargestellten »Veranstaltungen« und bei informellen Gelegenheiten die Bildung eines Bewußtseins von Konflikten und Beziehungsproblemen im psychosozialen Bereich. Dieser Prozeß ist bei vielen Kranken wichtig, um ihnen eine psychotherapeutische Behandlung überhaupt zugänglich machen zu können. Das Stationsmilieu bildet dabei einen schützenden und Halt bietenden Raum, der umschriebene Regressionsprozesse als Voraussetzung einer inneren Umstrukturierung oder Wandlung fördert; er ermöglicht zugleich ein konfrontierendes Vorgehen. Den Patienten können Hinweise auf auch für sie beobachtbare Zusammenhänge zwischen bestimmten Situationen und dem Auftreten von Symptomen gegeben werden. Bei schwer gestörten, ich-schwachen psychosomatisch Kranken können bedrohliche Dekompensationsvorgänge in diesem Milieu durch das Angebot zuverlässiger Objektbeziehungen und ich-stützender Maßnahmen aufgefangen werden. Ein derartiges Stationsmilieu stellt m. E. eine conditio sine qua non für eine längerfristige intensive »supportive« Therapie von Patienten mit schweren psychosomatischen Erkrankungen, wie etwa schweren Formen von Colitis ulcerosa, dar.

Das Problem der ambulanten Nachbehandlung konnten wir im Rahmen des Stationskonzepts nur zum Teil lösen; nur ein kleiner Teil der Patienten kann durch Mitarbeiter der Station längerfristig nachbehandelt werden, zum Teil ist eine Überweisung der Patienten an niedergelassene Psychotherapeuten oder an solche Ärzte möglich, die sich in Balint-Gruppen psychotherapeutisch weiterbilden. Wir bemühen uns darum, die Zusammenarbeit mit solchen niedergelassenen Ärzten zu intensivieren, um die Isolation unseres Modellversuchs im medizinischen Versorgungssystem zu vermindern.

Für die *Aus- und Weiterbildung* hat sich die Station insofern bewährt, als hier die sonst nur theoretisch vermittelbaren Arbeitskonzepte der klinischen Psychosomatik in der konkreten Tätigkeit eingeübt werden können. Dies gilt sowohl für uns als Psychosomatiker, als für solche Kollegen, die im Rahmen einer Rotation bzw. als Medizinalassistenten auf der Station mitarbeiten, als auch für die beteiligten Psychologen, Krankenschwestern und Sozialarbeiter.

Für die klinisch psychosomatische *Forschung* bietet die Station die Möglichkeit, Krankheitsbilder und Therapieansätze unter kontrollierbaren Bedingungen systematisch zu unterscheiden und darüber hinaus im Sinne einer »Aktionsforschung« neue Behandlungskonzepte zu erproben und gleichzeitig begleitend wissenschaftlich zu untersuchen.

Die *Grenzen unserer Arbeitsmöglichkeiten* werden bisher vor allem durch den Stand der psychotherapeutischen sowie der internistischen Weiterbildung der ärztlichen Mitarbeiter bestimmt. Die Schwierigkeit, somatisch und psychosomatisch Kranke für eine Anerkennung der Bedeutung psychosozialer Faktoren am Krankheitsgeschehen und evtl. für eine psychotherapeutische Behandlung zu gewinnen, die Notwendigkeit, psychotherapeutische Interventionen flexibel den situativen Gegebenheiten anzupassen, die Kürze der zur Verfügung stehenden Zeit, sowie die oft schwierige Überschaubarkeit der Gruppenprozesse stellen besonders hohe Anforderungen an die Weiterbildung; hinzu kommen die ebenso berechtigten Anforderungen aus internistischer Sicht.[23] Dies bedeutet für die meist am Beginn ihrer Weiterbildung stehenden Stationsärzte eine enorme zeitliche und emotionale Belastung, vor allem auch hinsichtlich der Integration der verschiedenen Gesichtspunkte zu einer eigenen beruflichen Identität.

15.3.2.4.2 Kasuistische Beispiele[25])

Um die therapeutischen Möglichkeiten der Station zu illustrieren, habe ich drei Beispiele ausgewählt:

Einer 50jährigen Patientin mit Hypertonie (Patientin A) fiel es schwer, ihre Erkrankung und die Folgen zu verarbeiten und ein angemessenes Krankheitsverhalten zu entwickeln; gleichzeitig ergaben sich auch Hinweise dafür, daß diese Schwierigkeiten Einfluß auf den Verlauf der Erkrankung (»essentielle Hypertonie«) hatten.

Bei Patientin C, einer 15-jährigen Kranken mit einem angeborenen, inoperablen Herzvitium, konnte eine bis dahin nicht mehr möglich gehaltene Verbesserung des körperlichen Zustandsbildes und der Rehabilitation erreicht werden.

Bei Patient D, einem 58-jährigen Leukämiekranken, erfuhren wir, welche Bedeutung auch bei Todkranken die Beteiligung des Patienten am Entscheidungsprozeß über die Fortführung einer als »aussichtslos« erlebten Behandlung für die noch verbliebenen Rehabilitationsmöglichkeiten und auch den Krankheitsverlauf selbst haben kann.

Ein vierter Patient B mit funktionellen abdominellen Beschwerden, bei dem es um die schwierige Einleitung einer konfliktbearbeitenden Psychotherapie ging, wurde in Kapitel 15.1. (S. 270) dargestellt.

Patientin A
Die 50-jährige Kranke wurde wegen einer ambulant nicht mehr behandelbaren Hypertonie aufgenommen. Die Hypertonie war erstmals vor fünf Jahren im Zusammenhang mit der Operation eines Bandscheibenvorfalls aufgefallen, nach sorgfältiger Untersuchung war sie als »essentielle Hypertonie« diagnostisch eingeordnet worden. In der Zwischenzeit mußte Frau A. zweimal wegen apoplektischer Insulte und einer zusätzlichen Blutung in die Sehrinde stationär behandelt werden. Eine Behinderung beim Lesen (mnestische Störung) und ein Gesichtsfeldausfall (homonyme Hemianopsie) sind als Folge dieser Ereignisse zurückgeblieben. Vor sechs Monaten war nach schweren Blutungen eine Uterusexstirpation durchgeführt worden. Die jetzige Aufnahme erfolgte, nachdem die Patientin nach einer hypertonen Krise wieder kurzzeitig bewußtlos geworden war.

In den Erstgesprächen wirkte die große, massige Frau unruhig; sie ließ den Arzt kaum zum Sprechen kommen, stellte ihre Erklärungen aller Beschwerden in den Vordergrund. Der Arzt fühlte sich eher ängstlich, »wie vor einem Dampfkessel, der gleich explodieren könnte«. Die Patientin klagte indirekt über die extreme Einschränkung in allen Lebensbereichen, die nur zum Teil auf die körperlichen Behinderungen zurückführbar sind. Seit der Uterusexstirpation hat sie sich weiter zurückgezogen; auch die sexuellen Beziehungen zum Ehemann hat sie abgebrochen. Jetzt verlasse sie kaum mehr das Haus, weil sie immer noch unter Narbenschmerzen leide.

In den Gesprächen wird ihre Enttäuschung über den Verlust von Selbständigkeit, Leistungsfähigkeit, Unabhängigkeit und die trotzig-depressive Form ihres Rückzugs deutlich. Ihre jetzige Situation charakterisiert sie im Kontrast zu ihrer Lebensgeschichte: In der CSSR aufgewachsen – sie betont ihre Zweisprachigkeit –, ernährte sie nach dem Krieg als Lehrerin den verletzt zurückkehrenden Mann, den sie »aus Fairneß«, »trotz seinen Verletzungen«, geheiratet habe. Sie gebar vier Kinder; aus Zeitgründen konnte sie ihren Beruf nicht mehr ausüben. Später übernahm sie die Leitung einer Lebensmittelfiliale; sie betont, wie sie sich damals auf ihr phänomenales Gedächtnis verlassen konnte: Sämtliche Bilanzen habe sie sich nach einmaligem Lesen merken können. Invalidität nach der Bandscheibenoperation und Berentung führten zum Bruch in dieser Entwicklung.

Im Zusammenhang mit der jetzigen Erkrankung klagt sie über heftige Kopfschmerzen, »ein Druckgefühl«; sie befürchtet dabei, ihr »Röhrensystem« könne gleich platzen.

Die Schwierigkeiten im Krankheitsverhalten der Patientin stehen in enger Beziehung zu den Schwierigkeiten in der Krankheitsverarbeitung. Von den Ärzten ist sie enttäuscht, sie hat das Gefühl, diese könnten ihr auch nichts anbieten als »einen Tod auf Raten«. Ein tragfähiges Arbeitsbündnis konnte sie nicht eingehen: Im Gespräch ergibt sich jetzt, daß sie die verordneten Medikamente nicht eingenommen hat; rationalisierend gibt sie als Grund die auf den Packungen angegebenen Nebenwirkungen an; sie hat es abgelehnt, sich den Blutdruck selbst zu messen – und fährt in dieser trotzigen Ablehnung auch zu Beginn des stationären Aufenthaltes fort.

Auf der Station werden allmählich Zusammenhänge zwischen bestimmten Situationen und dem krisenhaften Ansteigen des Blutdrucks sichtbar. Bei der Visite klagt die Patientin darüber, daß ihr Blutdruck gleich auf 220 mm Hg angestiegen sei, als auf dem Stationsflur ein älterer bewußtloser Patient an ihr vorbeigefahren worden sei. Sie habe angenommen – was zutraf –, daß der Mann einen Schlaganfall erlitten habe. Dabei erinnert sie sich an ihren Vater, der an einem Schlaganfall als Folge einer Hypertonie gelähmt habe liegen müssen und schließlich daran gestorben sei. »Dann sei es doch besser, gleich tot zu sein«. Während der ersten Visiten fällt regelmäßig eine stark zunehmende Gesichtsrötung der Patientin auf, die sich angestrengt darum bemüht, Verständnissuche für den situativen Kontext ihrer Symptome abzuwehren, »nichts auf sich sitzen zu lassen«. In der sich anschließenden Visite klagt die Patientin über ihren »rebellierenden Magen«. Der Arzt versucht eine Beziehung zwischen ihrem Gesamtverhalten und dieser Schilderung des Magens herzustellen, die Patientin fühlt sich grob mißverstanden. Sie schreibt dem Arzt einen Brief, in dem sie ihm vorwirft, ihre Äußerungen »zu wörtlich« zu nehmen. In dem sich anschließenden Gespräch kann sie erstmals über ein Gefühl der Ohnmacht während der Visite sprechen: Es falle ihr schwer, sich zu konzentrieren, sie stehe unter dem Druck, immer eine »intelligente Antwort« parat haben zu müssen, und fühle sich den Ärzten unterlegen.

Allmählich kommen auch ihre familiären Beziehungen ins Blickfeld: Ein weiterer krisenhafter Blutdruckanstieg tritt auf, als sich die Patientin mit einer jüngeren Mitpatientin, von Beruf Kindergärtnerin, unterhält. Wir erfahren dann von ihr, sie leide darunter, daß sie vor einem halben Jahr auch »ihre jüngste Tochter« habe »hergeben« müssen, die sich als Kindergärtnerin ausbildet. Die Patientin beschreibt sich selbst als »Löwenmutter« (»Supermutter«), sie weist dabei darauf hin, daß sie all ihre Kinder eineinhalb Jahre lang gestillt habe. Heute kämen die Kinder noch mit allen Problemen zu ihr.

Eine Veränderung tritt nach einer Chefarztvisite ein. Frau A. hatte darüber geklagt, daß sie früher alle Telephonnummern im Kopf gehabt habe und sich heute kaum noch eine einzige merken könne. Die Antwort des Chefarztes, er wisse beispielsweise auch nicht, wann Napoleon geboren sei, so etwas könne man ja in Büchern nachlesen, imponiert ihr sehr. Sie geht auf den Vorschlag einer Schwester ein, sich vor dem Telephonat die Nummer aufzuschreiben. Allmählich scheint sie die hohen Idealvorstellungen, die sie erfüllen zu müssen meint, in einem Trauerprozeß reduzieren zu können. Wohl, weil sie erlebt, daß die Umwelt sie auch als Kranke achtet, beginnt sie, sich selbst wieder mehr zu akzeptieren. Jetzt kann sie auch eine Leistung ihrer Tochter annehmen und voll Stolz weiterberichten; dabei meint sie, sie könne diese Leistung anerkennen, ohne wie früher alle komplizierten Einzelheiten selbst verstehen und eventuell kritisieren zu müssen. Darauf müsse sie jetzt verzichten, ihr eigenes Wohlbefinden ginge ihr jetzt vor.

Der bisher auch in der Klinik nur schwer einstellbare Blutdruck sinkt; Die Abwehrhaltungen von Frau A bilden sich zurück, während der Visite tritt auch die Gesichtsrötung nicht mehr auf. Sie meint schließlich, jetzt wisse sie selbst, wie es zu Hause wieder weitergehen könne. Sie müsse eben bestimmten belastenden Situationen ausweichen, insgesamt sich mehr um sich selbst kümmern. Sie hatte auch begonnen, selbst ihren Blutdruck zu messen. Wir wissen noch nicht, ob der Krankheitszustand hierdurch längerfristig ausreichend behandelbar geworden ist; das Beispiel läßt unserer Ansicht nach jedoch die Bedeutung der Beziehung zwischen Patient und medizinischer Umwelt – und die stellvertretende Funktion der medizinischen Umwelt für die alltägliche Mitwelt – für das Gelingen der Krankheitsverarbeitung und für die Entwicklung eines angemessenen Krankheitsverhaltens erkennen.

Patientin C
Die 15-jährige Kranke leidet an den Folgen eines angeborenen, inoperablen Herzvitiums (Cor triloculare): pulmonale Hypertonie, AV-Block I. Grades mit anfallsweise auftretenden Kammerextrasystolen; häufig treten Synkopen auf. Die Patientin wurde seit der frühen Kindheit in einem Herzzentrum behandelt, nach der Ablehnung einer Operation waren mit Hilfe von Massenmedien Mittel für die Untersuchung in der Mayo-Klinik gesammelt worden; dort hatte sich eine Operation ebenfalls als undurchführbar erwiesen.

Die Patientin war jetzt nach einer besonders lang andauernden Synkope stationär aufgenommen worden; die Angehörigen hatten sie während dieses Ereignisses bereits als »tot« erlebt, der zufällig hinzukomme Hausarzt hatte sie »reanimiert.«[24] In der Klinik wurde die Prognose als hoffnungslos eingeschätzt. Die Eltern, von der langen Krankheit und dem Miterleben der sich wiederholenden Anfälle von Bewußtlosigkeit zermürbt und durch ihre Hilflosigkeit verstört, weigerten sich, überhaupt noch über die Möglichkeit nachzudenken, daß sie ihre Tochter noch einmal mit nach Hause nehmen könnten. Die Patientin blieb »aufgegeben«, »zum Sterben« in der Klinik, nicht ihr selbst, aber auch ihren Eltern weitere unzumutbare »Belastungen zu ersparen«. Als sie von der Aufnahmestation auf unsere Station verlegt wurde, wirkte die Kranke außerordentlich zerbrechlich, ängstlich, anklammernd, hochgradig »infantil«. Sie weckte Assoziationen an Klara im Roman Heidi, als Inkarnation von Schwäche, Zartheit und Hilflosigkeit. Die Anamnese ergab, daß sie in totaler Abschirmung aufgewachsen war, von Hauslehrern unterrichtet wurde und bis jetzt keinerlei Kontakt zu gleichaltrigen Jugendlichen hatte aufnehmen können.

Im Verlauf von vierzehn Tagen gelang bei gleichzeitiger entsprechender medikamentöser Therapie, vorsichtiger krankengymnastischer Arbeit und allmählicher Reduzierung der Sauerstoffzufuhr über die Nasensonde eine Teilmobilisierung der Kranken. Während dieser Zeit fiel allen Beteiligten immer stärker das unauffällige, zurückgezogene und schüchterne Verhalten der Kranken auf. Zunehmend gewann für sie die Beziehung zu ihrer Bettnachbarin, einer zehn Jahre älteren »ausbehandelten« Leukämiekranken mit hoffnungsloser Prognose, Bedeutung. Diese Kranke war trotz der Schwere ihres Zustandsbildes noch sehr aktiv, sie vermochte die Aufmerksamkeit von Schwestern und Ärzten stets auf sich zu lenken. Als sich mit der rapiden Verschlechterung ihres Befindens die Zuwendung aller Beteiligten ihr gegenüber noch einmal verstärkte, kam es gleichzeitig zu einer erheblichen Verschlechterung im Zustand von Frl. C. Es traten schwerste rezidivierende Rhythmusstörungen mit Zeichen zerebraler Hypoxie, Benommenheit, Amnesie und Krämpfen auf; eine Schiefhalsstellung – der Kopf war von der Mitpatientin abgewandt – blieb längere Zeit bestehen. Jetzt erst fielen panische Angstzustände auf, die die Verschlechterung begleiteten. Auf Drängen der »psychosomatischen Schwester« wurde in den Besprechungen erstmals ein möglicher Zusammenhang zwischen der beobachteten Angst und dem Auftreten von Rhythmusstörungen besprochen und bald auch allgemein über die Zusammenhänge psychischer und sozialer Situation mit den verbliebenen physiologischen Kompensationsmöglichkeiten diskutiert. Die Patientin wurde in ein anderes Zimmer verlegt, die Mitarbeiter der Station begannen sich intensiv mit ihr zu beschäftigen. Es kam zu einer überraschend schnellen Besserung der Symptomatik. Die Leukämiepatientin starb, Frl. C. hatte über Mitpatienten davon erfahren, während das Stationsteam noch zögerte, mit ihr darüber zu sprechen. Zum Zeitpunkt der Beerdigung der Mitpatientin zündete sie Kerzen an; dabei konnte sie erstmals über ihre Gefühle für die Leukämiekranke und dann auch über ihre auf den eigenen Tod bezogenen Ängste sprechen; jetzt erst begann sie, zunächst die Schwestern und später auch die Ärzte über das Wesen ihrer eigenen Erkrankung und das Schicksal anderer Herzkranker auszufragen. Erstmals wurde dabei deutlich, daß die Patientin trotz ihrer langen Leidensgeschichte kaum Informationen über Art und Prognose ihrer Erkrankung erhalten hatte oder entsprechend den Spielregeln ihrer Umgebung das in Erfahrung Gebrachte weitgehend hatte verleugnen müssen: In ihrem Erleben waren Schweigen und Abriegelung vor Problemen und Ängsten bisher die Reaktionen der Erwachsenen gewesen.

Auf der Station bemühten wir uns nun darum, die nur ansatzweise vorhandenen Autonomiebestrebungen der Patientin zu unterstützen. Den Angehörigen fiel bald eine »Verwandlung« ihrer Tochter auf: Während sie früher von ihrer Mutter als ängstlich, kontaktarm und unfähig zur Formulierung eigener Gedanken erlebt worden sei, würde sie jetzt öfter wie eine Erwachsene wirken und an Selbständigkeit gewinnen. Überraschenderweise erwies es sich trotzdem als außerordentlich schwierig, den Widerstand der Familie gegen eine wieder möglich erscheinende Entlassung aus dem Krankenhaus zu überwinden. Die völlig verängstigte Mutter benützte dabei sogar eigene Beschwerden als Druckmittel, um die Patientin im Krankenhaus zu halten. Erst nachdem auch mit den Eltern ein Arbeitsbündnis aufgebaut werden konnte, ließ sich das therapeutische Ziel erweitern. Die Patientin sollte unabhängiger vom Sauerstoffgerät werden, eine intermittierende Sauerstoffzufuhr wäre ja auch zu Hause möglich. Der Entwicklung autonomer Verhaltensweisen sollte die Entwicklung zur Fähigkeit für die Aufnahme sozialer Kontakte entsprechen. Frl. C. wurde es allmählich möglich, an der wöchentlichen Patientengruppe und an Spielen mit anderen Patienten teilzunehmen. Es befriedigte sie dabei besonders, daß die anderen Patienten sie nicht – wie früher in der Familie üblich war – in den Spielen regelmäßig gewinnen ließen; sie registrierte es vielmehr mit Genugtuung, als »Todkranke« nicht nur verhätschelt zu werden, und lernte auch, solche und ähnliche Gefühle und Erlebnisse zu verbalisieren. Eine Gruppe von Studenten beteiligte sich schließlich an der Betreuung der Patientin und setzte diese Betreuung auch nach ihrer Entlassung fort: Die Studenten besuchten die Patientin daheim und nahmen sie auf kleinere Ausflüge mit. Der Patientin gelang es tatsächlich, zu Hause von zusätzlicher Sauerstoffzufuhr weitgehend unabhängig zu werden. Getragen durch den Schutz der Familie, vermag sie in begrenztem Umfang eigene Aktivitäten zu entfalten: Sie übernimmt schriftliche Arbeiten für eine religiöse Gruppe, der sie angehört, und konnte mehrfach an bis zu zweiwöchigen Ferienlagern teilnehmen. Sie beteiligte sich an Überlegungen zu einer etwaigen eigenen Berufstätigkeit. Fräulein C. lebte noch 4 1/2 Jahre.

Patient D

Herr D., ein 58-jähriger Maurer, weiß seit zwei Jahren, daß er Leukämie hat. Er kam bereits in kurzen Abständen ambulant zur Kontrolle und mußte dann wegen eines tiefergehenden entzündlichen Prozeßes im rechten Sprunggelenk stationär aufgenommen werden. Nach zweimonatiger, erfolgloser Behandlung mußte Herr D. unterhalb des Kniegelenkes amputiert werden. Während der Operation kam es zu einem Herzstillstand mit anschließender erfolgreicher Reanimation. Er schien sich erstaunlich leicht mit seiner Amputation abzufinden und hoffte baldmöglichst so weit zu sein, sich mit Hilfe einer Prothese wieder fortbewegen zu können. Vielleicht half ihm der Gedanke an seinen Schwiegersohn, der, ebenfalls amputiert, sich wieder gut bewegen gelernt hatte.

Im Gegensatz zu solchen Hoffnungen verwirrte er allerdings durch Äußerungen, deren Bedeutung für die Schwester schwer verständlich war: als sie dabei ist, ein Bild an die Wand zu hängen, schlägt er ihr zum Beispiel vor, doch die Wasserwaage zu nehmen, sie liege ja neben ihr. Oder er sagt, er fühle sich längst tot, aber auch lebendig. Näher befragt, erzählt er dann von seinem Haus, das er als Maurer kurz vor seiner Einlieferung ins Krankenhaus fertiggestellt hatte. Diese Zustände der Verwirrung werden als Folge der Hirndurchblutungsstörungen während der Reanimation verstanden und angesichts seines wenig hoffnungsvollen Zustandes auch vom Arzt eher positiv erlebt und bewertet. Die Unfähigkeit, seine Phantasiewelt zu ordnen, schützt den Patienten gleichzeitig vor der Einsicht in die Ernsthaftigkeit seiner Situation. Dies akzeptiert der Arzt bereitwillig als gütige Laune des Schicksals.

Nachdem sich diese Verwirrungszustände allmählich verlieren und sich Herr D. für seine Prognose zu interessieren beginnt, äußert der Arzt besorgt gegenüber der Schwester, die sich über diese Entwicklung erfreut zeigt: »Der wird immer klarer; das ist schrecklich! – Ob das bis zum Ende durchhält?« Die Schwester fragt sich ironisch, ob sich der Arzt nicht vielleicht selbst damit meint.

Trotz intensiver Bemühung verschlechtert sich der Zustand des Patienten, so daß eine Heilung der Wunde ausgeschlossen scheint und jede medizinische Therapie abgesetzt wird. Herr D. fragt nicht nach den Gründen, klagt selten über Schmerzen und hat allerlei kleine Wünsche, deren Erfüllung er zu genießen versteht. Er füllt den kleinen Lebensbereich aus, freut sich an einem frisch gemachten Bett, am Obst, seinem Fläschchen Bier. Manchmal spricht er davon, daß es »wohl nichts mehr mit ihm werde«. Er stellt sich vor, daß er einfach so einschläft, das Blut immer weniger wird, und vermittelt eine müde Traurigkeit. Er spricht davon, daß sein Haus fertig ist, die Familie eingezogen ist, während er bereits im Krankenhaus liegt, und erweckt damit den Eindruck, er sei bereit, mit dem Leben abzuschließen.

Bei der Visite verfolgt Herr D. aufmerksam das Gespräch der Ärzte und fragt auf die Bemerkung, daß sich sein Blutbild erstaunlich gebessert habe, ob ihm eine Bluttransfusion nicht guttun würde. Daraufhin läuft die Therapie wieder an: Bluttransfusionen, Antibiotika. Der Amputationsstumpf zeigt zwar keine Heilungstendenz, aber der Patient fühlt sich wieder wohler und nicht mehr so müde. Eines Tages äußert er, die Chirurgen hätten davon gesprochen, sein Bein noch einmal zu amputieren, aber sie wollten ihm die Entscheidung überlassen. Er wird nicht mehr darauf hin angesprochen, schiebt eine Entscheidung vor sich her, bis eine akute Blutung den plötzlichen Eingriff veranlaßt. In letzter Minute unterschreibt er die Einwilligung.

Nach der zweiten Amputation schöpft er neue Hoffnung. Er sieht sich mit zwei Krücken am Waldrand spazierengehen, später reduziert er die Vorstellung darauf, wenigstens allein, das heißt ohne Hilfe, in sein neugebautes Haus gehen zu können. Das Krankheitsgeschehen scheint stehenzubleiben. Schließlich schwankt der Patient zwischen der Hoffnung, noch einmal nach Hause zu kommen, und dem Wunsch, endlich sterben zu können. Einer Schwester gegenüber äußert er, es sei doch eigentlich nichts dabei, wenn er seinen Zustand mit Hilfe einer Überdosis Schlaftabletten entscheide.

In der Therapie läßt er willenlos alles mit sich geschehen. Inzwischen hat sich am Ohr eine Phlegmone gebildet. So bemühen sich abwechselnd die Chirurgen um den Stumpf, die Hämatologen um das Blutbild, der HNO-Arzt um das Ohr, und der Stationsarzt kommt täglich zur Visite. Einige Schwestern haben das Gefühl, daß keiner der Ärzte eigentlich die Initiative übernehmen will, eine gemeinsame therapeutische Konzeption zu entwickeln. Die Schwestern wissen nicht, auf welcher Seite sie stehen sollen: auf der Seite des Arztes, dessen Anweisungen zum Teil für fragwürdig gehalten werden, oder auf der Seite des Patienten, über dessen Ohnmacht sie betroffen sind.

In der Stationsgruppe diskutieren die Schwestern immer wieder den Sinn ihres Tuns: »Soll man nicht endlich die Therapie abbrechen?« – »Nun haben wir wieder angefangen, jetzt müssen wir auch weitermachen!« – »Welchen Sinn hat sein Leben, wenn er nur noch im Bett existieren kann?« – »Soll man ewig so weiterbehandeln?« – Wir können aber doch nicht einfach garnichts mehr tun!« – »Wir dürfen doch die Hoffnung nicht aufgeben. Wer kann schon entscheiden, wann es Zeit ist, zu sterben?«

In dieser Diskussion, in der der Arzt dafür plädiert, die Therapie fortzusetzen, weil er meint, dem Willen des Patienten damit zu entsprechen, die Schwestern jedoch diese Meinung nicht teilen können, wird deutlich, daß der Patient in diesem Entscheidungsprozeß eine wesentliche Rolle spielen müßte. Es wird auch klar, daß man ihn nicht mehr, wie im Falle der Zweitamputation, mit der Entscheidung allein lassen kann. Fast selbstverständlich kommt ihnen der Entschluß vor, dem Patienten in einem Gespräch mit Arzt und Schwester Zeit einzuräumen, in der er sich mit dem Für und Wider einer Therapie auseinandersetzen kann. In dieser Situation könnte er sein Informationsbedürfnis stillen und seine Ängste und Hoffnungen äußern.

Im anschließenden Gespräch zwischen Arzt, Herrn D. und der Schwester kann der Kranke das Angebot zur Mitentscheidung zunächst nicht annehmen. In seiner Frage an den Arzt: »Was würden Sie denn an meiner Stelle tun?« zeigt sich sein Wunsch, die Entscheidung von sich zu schieben. Der Arzt kann diese Frage nicht beantworten, woraufhin Herr D. sehr betont davon spricht, was er auf keinen Fall für seine Zukunft wünsche. So sieht er z. B. keinen Sinn darin, sich als pflegebedürftiger Krüppel zu Hause von seinen Angehörigen das Essen am Bett servieren zu lassen. Seine Hoffnung besteht eigentlich nur noch darin, sich mit Hilfe seiner Krücken in seinem eigenen Haus bewegen zu können. Am Ende des Gesprächs meint er dann:

»Nun, dann versuchen wir's halt nochmal.«

Der Patient, der bisher alle Rehabilitationsmaßnahmen abgelehnt hatte, begann nun mit der Krankengymnastin zusammenzuarbeiten und übte bald selbstständig mit den zur Verfügung stehenden Geräten. Nach drei Wochen begann er mit Krücken zu gehen. Die Rehabilitation gelang weitgehend. Der Patient konnte noch in sein neues Haus einziehen, er lebte noch eineinhalb Jahre. Die in dreiwöchigen Abständen erforderlichen Bluttransfusionen wurden meist ambulant auf der Station durchgeführt; hierbei ergaben sich Möglichkeiten zu weiteren Kontakten und Gesprächen. Für uns war erstaunlich, daß die Wunde am Amputationsstumpf und die eitrige Otitis, die bis dahin keine Heilungstendenz gezeigt hatten, nach der Entscheidung des Patienten, weiterbehandelt werden zu wollen, ohne weitere Veränderungen der Therapie abzuheilen begannen. Inwieweit hier ein »psychosomatischer« Zusammenhang vorliegt, vermögen wir nicht abschließend zu beurteilen.

15.3.2.4.3 Ergebnisse der Begleitforschung: Ärztliches Interaktionsverhalten während der Visite

Durch eine systematische inhaltsanalytische Auswertung von über Tonbandaufnahmen protokollierten Visiten versuchen wir zu überprüfen, ob es uns tatsächlich gelingt, die Kommunikation zwischen Arzt und Patient während der ärztlichen Visite zu verbessern.[26] Besonders interessiert es uns, ob es im Visitengespräch gelingt, Merkmale der »Gegenseitigkeit« in der Beziehung zwischen Arzt und Patient verwirklichen.

Für die Herstellung einer solchen »Gegenseitigkeit« ist ein angemessener zeitlicher Rahmen für das Visitengespräch, eine Strukturierung des Gesprächs im Sinne eines Dialoges zwischen visiteführendem Arzt und dem Patienten und damit eine Offenheit der Chancen für Äußerungen, Voraussetzung. Inhaltlich können als Merkmale von Gegenseitigkeit im Gespräch u. a. die Quantität von Patienteninitiativen – z. B. das Stellen von Fragen, das Einführen von Gesprächsthemen –, das Eingehen des Arztes auf solche Patienteninitiativen sowie ein positiver Einfluß Krankheitsbezogener Patientenmerkmale auf das Arztverhalten wie z. B. ein Zusammenhang zwischen Prognose und Schweregrad der Erkrankung mit der Dauer der Visite bzw. der Quantität und Qualität des ärztlichen Informationsverhaltens angesehen werden.

Erste orientierende Untersuchungen (Urban, 1978 Witfeld, 1978) sprechen dafür, daß die Kommunikation während der ärztlichen Visite tatsächlich in die erwünschte Richtung weiterentwickelt werden konnte.

Im Vergleich zur Visite auf anderen Stationen und in anderen Krankenhäusern (Siegrist 1978) nehmen sich die Ärzte für die Visite mehr Zeit (ca. 8 gegenüber 3,7 Minuten), am Krankenbett findet das Gespräch praktisch ausschließlich zwischen dem visiteführenden Arzt und dem Patienten statt, es wird kaum *über* den Patienten gesprochen. Der Umfang des Gespräches ist entsprechend der längeren Dauer vermehrt, die Verteilung der Redeaktivität zwischen Patient und Arzt ist ausgeglichener (45%/53% gegenüber 30%/59%). Während auf den anderen untersuchten Krankenhausstationen Patienten am häufigsten »implizite Information«[25] (Begemann-Deppe) erhalten, d. h. für sie selbst bedeutsame Information aus dem Gespräch der Teammitglieder untereinander entnehmen müssen, erhalten sie bei uns Information vor allem »reaktiv«, d.h. als Antwort auf eine von ihnen gestellte Frage. Die Patienten stellen im Ver-

Die Institutionalisierung der Psychosomatischen Medizin

gleich insgesamt mehr Fragen, diese Fragen werden auch bei schwerkranken Patienten in einem höheren Ausmaß beantwortet als auf den von Siegrist untersuchten Stationen. (Siegrist, 1978). Der Umgang des Arztes mit dem Patienten wird positiv durch Patientenmerkmale beeinflußt: So beträgt der Gesprächsumfang bei schwerkranken Patienten das zwei- bis dreifache des Gesprächsumfanges bei leichtkranken Patienten.

Weitere Untersuchungen sollen das Ausmaß der erzielten Veränderungen der verbalen Kommunikation im einzelnen klären. Darüber hinaus sind die Auswirkungen dieser Veränderungen auf die Patienten, vor allem auf ihre Zufriedenheit und ihr Krankheitsverhalten systematisch empirisch zu untersuchen.

Hier schließen wir mit der spontanen Äußerung einer 29-jährigen Patientin mit Hirnmetastasen nach Mammakarzinom, die sich im terminalen Krankheitsstadium befand:

»Also auf der Station ist es ganz anders wie auf den anderen Stationen, wo ich eben war. Das Personal ist freundlicher und man kann Wünsche äußern und die Schwestern sind ganz anders finde ich, die sind, die sprechen mit einem über die Krankheit und des, also ich fühle mich nachher immer erleichtert ein bißl, sonst könnte man das vielleicht manchmal fast gar nicht schaffen. Also mir geht es so. Bin da froh darüber, daß man sich aussprechen kann und daß einem nicht alles so verschwiegen wird, das finde ich auch, das find ich, ist auf anderen Stationen so nie gesagt worden, wie mirs hier gesagt wird und alles des ist auf anderen Stationen nie, da konnte man auch keine Schwester nicht fragen über seine Krankheit, da hat man nie Auskunft bekommen so und das ist eben hier, finde ich ganz schön, wenn man mit jemandem reden kann.«

Literatur

[1] Adler, R.: Das klinische Interview in der Psychosomatik Therapiewoche 26 (1976): 994–1006.
[2] Alexander, F.: Psychosomatic Medicine 1950, deutsch: Psychosomatische Medizin De Gruyter, Berlin, 1951.
[3] Arnegger, K.: Innovation in sozialen Systemen, Bd. I und II UTB Haupt 1976.
[4] Balint, M.: Der Arzt, sein Patient und die Krankheit Klett, Stuttgart, 1965.
[5] Balint, M.: Therapeutische Aspekte der Regression Klett, Stuttgart, 1968.
[6] Balint, E., Norell, J. S. (Ed.): Fünf Minuten pro Patient. Eine Studie über die Interaktionen in der ärztlichen Allgemeinpraxis. Frankfurt: Suhrkamp, 1975.
[7] Bartemeier, L. H.: An historical note on the psychoanalytic hospitals. The Psychiatric J. of the Univ. of Ottawa 3 (1978): 77–79.
[8] Barton, D., Kelso, M. T.: The Nurse as a Psychiatric Consultation Team Member. Psychiat. in Med. 2 (1971): 108–115.
[9] Becker, H. und Lüdecke, H.: Erfahrungen mit der stationären Anwendung psychoanalytischer Therapie. Psyche 32 (1978): 1–20.
[10] Beese, F.: Das Modell der therapeutischen Gemeinschaft und seine Anwendung auf psychotherapeutische Kliniken. In: Hau (Hrsg.): Die Klinische Psychotherapie in ihren Grundzügen. Stuttgart (Hippokrates) und Göttingen (Vandenhoek u. Ruprecht) (1975): 193–204.
[11] Beese, F. und Enke, H.: Die Stellung der Krankenschwester in psychotherapeutischen Kliniken. in: Hau (Hrsg.): Die Klinische Psychotherapie in ihren Grundzügen. Stuttgart (Hippokrates) und Göttingen (Vandenhoek u. Ruprecht) (1975): 240–252.
[12] Begemann-Deppe, M.: Sprechverhalten und Thematisierung von Krankheitsinformationen im Rahmen von Stationsvisiten. Eine empirische Untersuchung zur Arzt-Patient-Beziehung im Krankenhaus. Diss. (Med.-Soz.) Marburg, 1978.
[13] Bepperling, W.: Modell einer psychosomatischen Krankenhausabteilung. Dtsch. Ärztebl. 71 (1974): 3496–3502.
[14] Berger, L., Luckmann, T.: Die gesellschaftliche Konstruktion der Wirklichkeit. Frankfurt, Fischer, 1969.
[15] Bettelheim, B.: Der Weg aus dem Labyrinth. Deutsche Verlagsanstalt Stuttgart, 1975.
[16] De Boor, C., Künzler, E.: Die psychosomatische Klinik und ihre Patienten. Bern und Stuttgart: Huber und Klett, 1963.
[17] Bräutigam, W.: Pathogenetische Theorien und Wege der Behandlung in der Psychosomatik. Nervenarzt 45 (1974): 354–363.
[18] Bräutigam, W.: Verbale und präverbale Methoden in der stationären Therapie. Zt. f. Psychosom. Med. u. Psychoanalyse 24 (1978): 146–155.
[19] Bräutigam, W. and von Rad, M. (Eds) Toward a theory of psychosomatic disorder. Alexithymia, Pensée operatoire, Psychosomatisches Phänomen. Karger, Basel, München 1977.
[20] Bülow, M., Ottersbach, H.-G.: Aktionsforschung. Interdisziplinäres Zentrum für Hochschuldidaktik der Universität Hamburg, 1977.
[21] Clark, A. W. (Ed.): Experimenting with organizational life. The action research approach. Plenum Press New York-London, 1976.
[22] Clauser, G. (Ed.): Klinische Psychotherapie Innerer Krankheiten. Berlin, Heidelberg, New York: Springer, 1959.
[23] Cooper, D.: Psychiatrie und Anti-Psychiatrie. Edition Suhrkamp, Frankfurt, 1971.
[24] Cumming, J. and Cumming, E.: Ego and Milieu. Aldine Publishing Comp. Chicago, 1973. dt. 1979
[25] Deutsch, F., Murphy, W. F.: The Clinical Interview. Vol. I. New York: International Univers. Press, 1955.
[26] Engel, G. L.: Selection of Clinical Material in Psychosomatic Medicine. Psychosom. Med. 16 (1954): 368–373.
[27] Engel, G. L.: Psychological development in health and disease. W. B. Saunders, Philadelphia, 1962; deutsch: Huber, Bern, 1970.
[28] Engel, G. L.: Medical Education and the Psychosomatic Approach; a Report on the Rochester Experience, 1946–1966. J. Psychosom. Res. 11 (1967): 77.
[29] Engel, G. L.: Is Psychiatry failing in its responsibilities to medicine? Amer. J. Psychiat. 128 (1972): 1561–1563.
[30] Engelhardt, K., Wirth, A., Kindermann, K.: Kranke im Krankenhaus. Stuttgart: Enke, 1973.
[31] Enke, H.: Klinische Psychotherapie Innerer Krankheiten Springer, Berlin-Göttingen-Heidelberg, 1959.
[32] Enke, H. und Wittich, G.: Gedanken zur internistischen Psychotherapie. Praxis 52 (1963): 794–798.

[33] Enke, H.: 1965a Der Verlauf in der Klinischen Psychotherapie. Springer, Berlin, 1965.

[34] Enke, H.: 1965b Bipolare Gruppenpsychotherapie als Möglichkeit psychoanalytischer Arbeit in der stationären Psychotherapie. Z. Psychother. med. Psychol. 15 (1965): 116–121.

[35] Enke, H.: Patientenselbstverwaltung und Gruppenpsychotherapie in der psychosomatischen Klinik. Therapiewoche 16 (1966): 756–760.

[36] Erdmann, H., Overrath, H. G., Adam, W., von Uexküll, Th.: Organisationsprobleme der ärztlichen Krankenversorgung. Dtsch. Ärztebl. 71 (1974): 3421–3422.

[37] Federn, P.: 1933 Ich-Psychologie und die Psychosen. Suhrkamp, Frankfurt, 1978: 107–151.

[38] Filter, P. M., Wesemann, P., Bayerl. P., Demmering, M., Franz. J., Kettner, W., Korenberg, H., Reim, W., Schmidt, S.: Patientenzentrierte Medizin an einer internistischen Fachklinik. Med. Klinik 1979 (im Druck).

[39] Foudraine, J.: Wer ist aus Holz? München: Piper, 1973.

[40] French, W. L., Bell jr., C. H.: Organisationsentwicklung. UTB, Haupt 1977.

[41] Freud, S.: Vorlesungen zur Einführung in die Psychoanalyse (1917) in: Gesammelte Werke. S. Fischer, Frankfurt, Bd. XI, 1966: 477–478.

[42] Freud, S.: Das Ich und das Es (1923) in: Gesammelte Werke, Fischer Verlag, Frankfurt, Bd. XIII, 1967: S. 280.

[43] Freud, S.: Brief an V. v. Weizsäcker (3. XI. 1932) in: V. v. Weizsäcker: Körpergeschehen und Neurose. Klett, Stuttgart, 1947.

[44] Freyberger, H., Speidel, H.: Die supportive Psychotherapie in der klinischen Medizin. Bibl. psychiat. neurol. (Basel) 152 (1976): 141–169.

[45] Freyberger, H.: Klinische Psychosomatik. Aufgabenbereiche und Arbeitsweisen. Med. Klinik 72 (1977): 1098–1107.

[46] Freyberger, H.: Klinisch-psychosomatische Praxis. Der Krankenhausarzt 51 (1978): 645–658.

[47] Fürstenau, P.: Institutionsberatung. Ein neuer Zweig angewandter Sozialwissenschaft. In: Schwitajewski, H., Rohde, J. J.: Berufsprobleme der Krankenpflege. Urban & Schwarzenberg, München, 1975.

[48] Greenson, R. R.: Technik und Praxis der Psychoanalyse Bd. I, Klett, Stuttgart, 1973.

[49] Görres, A.: Denkschrift zur Lage der Ärztlichen Psychotherapie und der Psychosomatischen Medizin. Verf. im Auftrag der Deutschen Forschungsgemeinschaft Verlag Steiner, Wiesbaden, 1964.

[50] Hahn, P., Vollrath, P., Petzold, E.: Aus der Arbeit einer klinisch-psychosomatischen Station. Prax. Psychother. 20 (1975): 66–77.

[51] Hahn, P.: Möglichkeiten der Realisierung Klinischer Psychosomatik: Das Heidelberger 3-Stufen-Modell. Vortrag 4. Tagung des Deutschen Kollegium f. Psychosomatische Medizin, Ulm, 5. 3. 1976.

[52] Hartmann, F.: Kranksein im Krankenhaus. Vortrag auf der 109. Versammlung der Ges. Deutscher Naturforscher und Ärzte am 23. 9. 1976 in Stuttgart.

[52a] Hartmann F. 1977a Psychologischer Hospitalismus bei Erwachsenen. Ärztl. Praxis 5 (1977): 171–174

[52b] Hartmann F. 1977b Hospitalismus – Macht das Krankenhaus krank? Bild der Wissenschaft 14 (1977): 96–111

[53] Hau, Th. F.: Stationäre Psychotherapie: ihre Indikation und ihre Anforderungen an die psychoanalytische Technik. Zt. Psychosom. Med. u. Psychoanalyse 14 (1968): 116–120.

[54] Hau, Th. F., Messner, K., Strasser, P.: Fünf Jahre Klinische Psychotherapie und Psychosomatik. Freiburg, 1972.

[55] Heidegger, M.: Sein und Zeit (1927) Niemeyer, Tübingen, 8. Aufl., 1957: S. 122.

[56] Heilmeyer, L.: Vorwort in: Klinische Psychotherapie Innerer Krankheiten. Ed.: Clauser, G., Berlin, Heidelberg, New York: Springer, 1959, pp II–V.

[57] Heimann, P.: On countertransference. Int. J. Psa. 31 (1950): 81–84.

[58] Jones, M.: 1976a Prinzipien der therapeutischen Gemeinschaft. Huber, Bern–Stuttgart, 1976.

[59] Jones, M.: 1976b Maturation of the therapeutic community. Human Sciences Press, New York, 1976.

[60] Kayser, H., Krüger, H., Mävers, W., Petersen, P., Rohde, M., Rose, H.-K., Veltin, A., Zumpe, V.: Gruppenarbeit in der Psychiatrie. Stuttgart: Thieme, 1973.

[61] Kayser, H.: Die verschiedenen Formen der therapeutischen Gemeinschaft und ihre Indikation für die Praxis. Psychother. u. Med. Psychologie 24 (1974): 80–94.

[61a] Kernberg, O. F. Borderline-Störungen und pathologischer Narzißmus. Suhrkamp, Frankfurt 1978

[62] Kimball, C. P.: Conceptual Developments in Psychosomatic Medicine: 1939 to 1969. Ann. intern. Med. 73 (1970): 307–316.

[63] Kisker, K. P.: Mediziner in der Kritik. Enke Verlag, Stuttgart, 2. Aufl., 1975.

[64] Klagsbrun, S. C.: Cancer, Emotions, and Nurses. Amer. J. Psychiat. 126 (1970): 1237–1244.

[65] Klein, M.: Die Psychoanalyse des Kindes (1932) Geist und Psyche, Kindler Verlag, München, 1973.

[65a] Kohut, H. Narzißmus, Suhrkamp, Frankfurt 1973

[66] Köhle, K., Kächele, H., Franz, H., Geist, W.: Integration der psychosomatischen Medizin in die Klinik; Funktion einer Schwesternarbeitsgruppe »patientenzentrierte Medizin«. Med. Klin. 67 (1972): 1611 ff., und 1644 ff.

[67] Köhle, K., Simons, C., Scholich, B., Schäfer, N.: V. Critical Theses Concerning the Future Development of Integrated Psychosomatic Departments. Psychother. Psychosom. 22 (1973): 200–204.

[68] Köhle, K. et al.: Klinische Psychosomatik in: Begemann, H. (Hrsg.): Patient und Krankenhaus, Urban & Schwarzenberg, München (1976): 91–135.

[69] Köhle, K., Böck, D., Grauhan, A. (Hrsg.): Die internistisch-psychosomatische Krankenstation. Ein Werkstattbericht. Rocom, Basel, 1977.

[70] Künsenbeck, H. W., Otte, H., Ritter, J., Liebicher-Rawohl, J., Dreess, A.: Erste Arbeitserfahrungen der psychosomatisch-psychotherapeutischen Station der Medizinischen Hochschule Hannover. Therapiewoche 28 (1978): 8079–8094.

[71] Kütemeyer, W.: Die Krankheit in ihrer Menschlichkeit. Göttingen, 1963.

[72] Laing, R. D., Phillipson, H., Lee, A. R.: Interpersonelle Wahrnehmung. Edition Suhrkamp, Frankfurt, 1971.

[73] Lipowski, Z. J.: New Perspectives in Psychosomatic Medicine. Canad. psychiat. Ass. J. 15 (1970): 515–525.

[74] Lipowski, Z. J.: Psychosomatic Medicine in the seventies: An Overview. Am. J. Psychiat. 134 (1977): 233–244.

[75] Loch, W.: Der Analytiker – Gesetzgeber und Lehrer. Psyche 28 (1974): 431–460.

[76] Locher, H.: Der Pflegedienst im Krankenhaus. Bern, Stuttgart: Huber, 1973.

[77] Mahler, M. S. Symbiose und Individuation, Stuttgart 1972 (engl. 1968).
[78] Mahler, M. S., Pine F. and Bergman A. The psychological birth of the human infant. Hutchinson u. Co, London 1975. dt. 1979.
[79] Main, T. F.: The hospital as a therapeutic institution Bull. Menninger Clin. 10 (1946): 66.
[80] Margolin, S. G.: Genetic and dynamic psychophysiological determinants of pathophysiological processes in psychoanalysis. In: F. Deutsch (Ed.): The Psychosomatic concept in psychoanalysis. Int. Univ. Press, New York (1953): pp 3–34.
[81] Mc Dougall, J.: The Psychosoma and the psychoanalytic process. Int. Rev. Psycho-Anal. 1 (1974): 437–459.
[82] Marty, P. and M. de M'Uzan: La »pensée operatoire« Rev. Franc. Psychoanal. 27 (1963): 1345–1356, deutsch: Psyche 32 (1978): 974–984.
[83] Matthes, K.: Prinzipien und Probleme der klinischen Forschung. Mitt. Ges. Dtsch. Naturforscher und Ärzte 1 (1963): 5–10.
[84] Mead, D. H.: Geist, Identität und Gesellschaft. Frankfurt: Suhrkamp (1968): 195–196.
[85] Meng, H. Das Problem der Organpsychose. Int. Z. Psa. 20 (1934): 439–458.
[86] Menninger, W.: Psychoanalytic principles applied to the treatment of hospitalized patients. Bull. Menninger Clinic 1 (1936): 35.
[87] Mentzos, St.: Interpersonale und institutionalisierte Abwehr. Suhrkamp, Frankfurt, 1976.
[88] Morgan, W. L., Engel, G. L.: The Clinical Approach to the Patient. Philadelphia: Saunders, 1969. deutsch: Huber Bern 1978
[89] Morin, P.: Einführung in die angewandte Organisationspsychologie. Stuttgart: Klett, 1974.
[90] Moser, H.: Praxis der Aktionsforschung. Kösel, München, 1977.
[91] Moser, H.: Methoden der Aktionsforschung. Kösel, München, 1977.
[92] Neun, H.: Unveröffentlichtes Arbeitspapier, Göttingen 1978.
[93] Pirella, A. (Hrsg.): Sozialisation der Ausgeschlossenen. Praxis einer neuen Psychiatrie. Rowohlt Taschenbuch, Hamburg, 1975.
[94] Ploeger, A.: Die therapeutische Gemeinschaft in der Psychotherapie und Sozialpsychiatrie. Stuttgart: Thieme, 1972.
[95] Psychiatrie-Enquête. Bericht zur Lage der Psychiatrie in der BRD – Zur psychiatrischen und psychotherapeutischen/psychosomatischen Vorsorgung der Bevölkerung. Deutscher Bundestag, 7. Wahlperiode, Drucksache 7/4200.
[96] Rad, M. v. und Lolas, F.: Psychosomatische und psychoneurotische Patienten im Vergleich. Psyche 32 (1978): 956–973.
[97] Reindell, A., Petzold, E., Deter, C., Stindl, E., Hahn, P.: Simultandiagnostik und Simultantherapie auf einer klinisch-psychosomatischen Krankenstation. Zt. f. Psychosom. Med. u. Psychoanalyse 23 (1977): 387–396.
[98] Richter, H. E.: Erfahrungen und Überlegungen beim Aufbau einer Psychosomatischen Universitätsklinik. Med. Welt 7 (1965): 352–359.
[99] Rohde, J. J.: Veranstaltete Depressivität: Über strukturelle Effekte von Hospitalisierung auf die psychische Situation des Patienten. Internist 15 (1974): 277–282.
[100] Rohde, J. J.: Psychosomatik: Maquillage, Alibi oder Herausforderung der Klinischen Medizin. Therapiewoche 28 (1978): 8065–8078.
[101] Ruesch, J.: The infantile personality. Psychosom. Med. 10 (1948): 134–144.
[102] Ruesch, J. and Bateson, G.: Communication. The social matrix of psychiatry (1951), Norton, New York, 1968.
[103] Ruesch, J.: Therapeutic communication (1961) Norton, New York, 1973.
[104] Ruffler, G.: Grundsätzliches zur psychoanalytischen Behandlung körperlich Kranker. Psyche 7 (1953/54): 521.
[105] Ruffler, G.: Aus der Arbeit einer psychosomatischen Abteilung. Med. Welt 57 (1957): 1226.
[106] Schepank, H.: Konzepte und Realitäten der Versorgung mit psychosomatischer Therapie in Deutschland. Z. f. Psychotherapie und Med. Psychologie 28 (1978): 145–151.
[107] Schüffel, W., Schairer, U., Schonecke, O. W., Schott, E., Schott, U., Wesiack, W.: Ist der Basisarzt eine Utopie? Überlegungen von psychosomatischer Seite zum Arzt als Subjekt. Therapiewoche 26 (1976): 1023–1032.
[108] Schur, M.: Comments on the metapsychology of somatization. Psychoanal. Study Child 10 (1955): 119–164. deutsch in K. Brede (Hrsg.): Einführung in die psychosomatische Medizin. Fischer Athenäum, Frankfurt, 1974, S. 335–395.
[109] Searles, H. F.: Collected papers on schizophrenia and related subjects, J. u. P, New York, 1965; deutsch: Kindler, 1974.
[110] Siegrist, J.: Lehrbuch der Medizinischen Soziologie, 2. Aufl. München: Urban & Schwarzenberg, 1975.
[111] Siegrist, J.: Asymmetrisch Kommunikation bei der klinischen Visite. Med. Klinik 45 (1976): 1962–1966.
[112] Siegrist, J.: Klinische Arbeit und Interaktion Stuttgart, Enke. Verlag, 1978.
[113] Siebers, B. (Hrsg.): Organisationsentwicklung als Problem. Klett-Cotta, Stuttgart, 1977.
[114] Sifneos, P. E. The prevalence of »alexithymic« characteristics in psychosomatic patients. Psychother. Psychosom. 22 (1973): 255–262.
[115] Sifneos, P. E., Apfel-Savitz, R. and Frankel F. H. The phenomenon of »Alexithymia«. Observations in neurotic and psychosomatic patients. Psychotherapie and Psychosomatics 28 (1977): 47–57.
[116] Simmel, E.: Die psychoanalytische Behandlung in der Klinik. Int. Z. Psychoanal. 14 (1928): 352–370.
[117] Simmel, E.: The psychoanalytic sanatorium and the psychoanalytic movement Bull. Menninger Clinic 1 (1937): 133.
[118] Stephanos, S.: Analytisch-psychosomatische Therapie. Jahrbuch der Psychoanalyse, Beiheft Nr. 1, Bern: Huber, 1973.
[119] Stephanos, S.: Analytisch-psychosomatisches Setting zur Behandlung internistischer Erkrankungen in: Overbeck, G. und Overbeck, A. (Hrsg.): Seelischer Konflikt-Körperliches Leiden. Rowohlt, Hamburg, 1978: 201–222, und Therapiewoche 43 (1978): 8097–8115.
[120] Stone, L.: Die psychoanalytische Situation. S. Fischer, Frankfurt, 1973.
[121] De Swaan, A.: Zur Soziogenese des psychoanalytischen »Settings«. Psyche 32 (1978): 793–826.
[122] Talbot, E. and Miller, St. C.: The struggle to create a sane society in the psychiatric hospital. Psychiatry 29 (1968): 165–171.
[123] Uexküll. Th. von: Psychosomatic Medicine. I. Subspecia-

lity or an Integrated Discipline? Psychother. Psychosom. 22 (1973): 185–188.
[124] Uexküll, Th. von: Grundlagen der psychosomatischen Medizin. Internist. Praxis 16 (1976): 817–828.
[125] Uexküll, Th. von: 40 Jahre psychosomatische Medizin MMW 119 (1977): 795–800.
[126] Uexküll, Th. von: Die Chefarztvisite als Problem. Med. Klinik 72 (1977): 269–276 u. in: Köhle et al. 1977
[127] Urban, H.: Sprachliche Kommunikationsstrukturen der ärztlichen Visite auf einer internistisch-psychosomatischen Station. Med. Diss. Ulm, 1978.
[128] Watzlawick, P., Beavin, J. H., Jackson, D. D.: Menschliche Kommunikation. Huber, Bern, 1969.
[129] Wedler, H. L. und Heizer, M.: Therapeutische Gruppenarbeit in der Medizinischen Klinik. Verh. Dt. Ges. Inn. Med. 81 (1975).
[130] Weed, L. L.: Medical records, medical education, and patient care. The Press of Case Western Reserve University Cleveland, 1969. deutsch: 1979
[131] Weizsäcker, V. von: (1925) Randbemerkungen über Aufgabe und Begriff der Nervenheilkunde. Dtsch. Z. Nervenheilk. 87 (1925): 1–22.
[132] Weizsäcker, V. von: (1926) Psychotherapie und Klinik. Therapie der Gegenwart 65 (1926): 241–248.
[133] Weizsäcker, V. von: 1927. Über Medizinische Anthropologie in: Arzt und Kranker, K. F. Koehler Verlag, Stuttgart (1949): 35–61.
[134] Weizsäcker, V. von: (1928) Kranker und Arzt in: Arzt und Kranker, K. F. Koehler Verlag, Stuttgart (1949): 169–170.
[135] Weizsäcker, V. von: 1947a. Der Begriff der Allgemeinen Medizin. Enke-Verlag, Stuttgart, 1947.
[136] Weizsäcker, V. von: 1947b Grundfragen Medizinischer Anthropologie in: Diesseits und Jenseits der Medizin K. F. Koehler Verlag, Stuttgart. 2. Aufl. 1950: 156–166.
[137] Weizsäcker, V. von: 1949 Psychosomatische Medizin. Psyche (Stuttg.) 3 (1949/1950): 331–341.
[138] Weizsäcker, V. von: 1955 Sozialer Krankheit und soziale Gesundheit. Göttingen: Vandenhoeck & Ruprecht, 1955.
[139] Winnicott, D. W.: The Theory of the Parent-Infant Relationship. Int. J. Psychoanal. 41 (1960): 585–599. deutsch: Die Theorie von der Beziehung zwischen Mutter und Kind in: Reifungsprozesse und fördernde Umwelt, Kindler Verlag, München (1974): 47–71.
[140] Winnicott, D. W.: 1962. Ich-Integration in der Entwicklung des Kindes in: Reifungsprozesse und fördernde Umwelt, Kindler Verlag, München (1974): 72–81.
[141] Witfeld, F.: Informationsübermittlung während der ärztlichen Visite auf einer internistisch-psychosomatischen Krankenstation. Med. Diss. Ulm, 1978.
[142] Wittich, G. H. und König, K.: Beitrag zur methodischen Grundlegung einer mehrdimensionalen Therapie in der psychosomatischen Klinik. Fortschritte der Psychoanalyse Bd. IV (1970): 104–117.
[143] Wittich, G. H.: Therapy in psychosomatic hospitals. Strategy and management. in: Antonelli, F. (Ed.): Therapy in Psychosomatic Medicine. Luigi Pozzi, Rom, 1975.
[144] Zenz H.: Empirische Forschung in therapeutischen Institutionen: Fallstudie einer psychosozialen Station erscheint 1979 (voraussichtlich Vandenhoeck und Ruprecht, Göttingen

Nachtrag zum Literaturverzeichnis

Beese, F. (Hrsg): Stationäre Psychotherapie, Vandenhoeck u. Ruprecht, Göttingen–Zürich 1978
Beese, F.: Klinische Psychotherapie in: Die Psychologie des XX. Jahrhunderts. Bd. III. S. 1144–1160 Kindler, Zürich 1977
Deter, H.C., Lenkeit, St., Becker-von, Rose und Rapp W: Die Bedeutung des psychosozialen Hintergrundes für Diagnose und Therapie von Patienten einer allgemein-internistischen Station. Praxis der Psychotherapie und Psychosomatik 24 (1979) im Druck

Anmerkungen

1 Diese Übersicht schließt an die einleitenden Überlegungen im Kapitel 15.1 an.
2 Vgl. Th. v. Uexküll und W. Wesiack, Kapitel 1–5 sowie K. Köhle und J. Poraschky Kapitel 15.1 in diesem Lehrbuch.
3 Der Bezug zu Hegels Darstellung der Dialektik in der Beziehung zwischen Herr und Knecht ist deutlich.
4 Zwar wurden von psychotherapeutisch weitergebildeten Ärzten in verschiedenen internistischen Kliniken einzelne Stationen geführt, so z.B. von Heyer in der Klinik Friedrich v. Müllers in München (Heilmeyer, 1959), in systematischer Form konnten solche integrative psychosomatische Arbeitsansätze erst nach Beendigung des Zweiten Weltkrieges erprobt werden.
5 Ausführliche Übersicht zum Stand der internationalen Forschung und Diskussion in Bräutigam und v. Rad 1977
6 Vgl. auch S. Stephanos: »Das psychosomatische Phänomen«, in diesem Lehrbuch.
7 Vgl. auch v. Uexküll u. Wesiak Kapitel 2 dieses Lehrbuches.
7a Nicht eingegangen werden kann hier auf die ebenfalls für die Psychosomatik wichtige Weiterentwicklung der Verständnis- und Therapieansätze bei schweren narzißtischen Störungen und sog. »borderline« Patienten (Kohut 1973; Kernberg 1978).
8 Ausführliche Darstellung bei Stephanos, 1978 und in diesem Lehrbuch (Kapitel 19).
9 Zu bedenken ist, daß die Anwendung von Winnicotts therapeutischem Konzept eine hochqualifizierte psychoanalytische Ausbildung und – seinen eigenen Aussagen zufolge – langjährige psychoanalytische Erfahrung voraussetzt.
Die Anwendung eines solchen Konzeptes durch eine Gruppe von Therapeuten unter klinischen Bedingungen, und oft nicht in Einzel- sondern in Gruppenpsychotherapie ist noch nicht ausreichend diskutiert und evaluiert. Deutlich wird dabei jedoch, welche Weiterbildungsansprüche an die Therapeuten auch im stationären Setting gestellt werden.
10 Auf spezielle psychotherapeutisch-psychosomatische Stationen für Kinder und Jugendliche kann ich hier nicht eingehen.
11 Gearbeitet wird nach einem solchen Konzept in der Bundesrepublik u.a. an den Internistischen Universitätskliniken in Heidelberg (Hahn) und Lübeck (Feiereis) und zur Zeit noch in Ulm (früher: v. Uexküll).
12 Vgl. Gaus und K. Köhle Kapitel ... in diesem Lehrbuch.
13 Dieses Konzept wurde ausführlicher dargestellt in Köhle et al. (1976 und 1977).
14 An der Entwicklung des hier dargestellten Konzeptes waren

beteiligt: D. Böck, H. Bosch, A. Erath-Vogt, E. Gaus, M. Ginglmaier, A. Grauhan, H. Holl, M. Klingenburg, B. Kubanek, G. Paar, M. Rassek, Ch. Scheytt, K.-H. Schultheis, C. Simons, H. Urban, J. Zenz.
Der Zentraloberin der Ulmer Universitätskliniken, Frau I. Schulz, sowie dem seinerzeitigen Leiter der Abteilung Psychosomatik, Prof. Dr. Th. v. Uexküll, danke ich für ihre verständnisvolle Förderung und ihre eigene Beteiligung an dem Projekt.
gneton). Der Film kann über den Verfasser oder über die Firma Arge Kino, 2 Hamburg, von Mellepark 17, ausgeliehen werden.

16 Ich danke Frau A. Grauhan für die Zusammenarbeit bei diesem Abschnitt.
17 Literaturhinweise zur »Pflegediagnose« bei Locher (1973).
18 Vgl. R. Adler: »Die Anamneseerhebung in der Psychosomatischen Medizin«, in diesem Lehrbuch.
19 Ich meine, daß sich Veränderungen in diesem Bereich nur über die systematische Einführung eines psychosomatischen Ansatzes und nicht durch aus medizinsoziologischen Untersuchungen abgeleitet punktuelle Modifikationen erreichen läßt. Das psychotherapeutische Gespräch wird in der Einzelbehandlung erlernt und kann dann auch auf andere Situationen übertragen werden. »Wer diese Einzelbehandlung konsequent durchführt, bei dem ändert sich auch das Bild der allgemeinen Visite...« (V. v. Weizsäcker, 1925).
20 Eine ausführliche Darstellung und Diskussion der Chefarztvisite hat v. Uexküll (1978) vorgelegt.
21 Entscheidend ist, daß die emotionalen Bewegungen der einzelnen Mitarbeiter und auch etwaige Spannungen zwischen ihnen im Team auf ihre Verursachung auch *durch den Patienten* hin untersucht werden; nur dann werden die Möglichkeiten einer solchen Arbeit für die Therapie ausgeschöpft.
22 Konzept und Ablauf dieses Weiterbildungskurses sind ausführlich dargestellt in: Köhle et al. (1977).
23 Dies hat zur Folge, daß trotz aller Anstrengungen ein schmerzlich empfundener Abstand zum heute prinzipiell Möglichen in der Psychotherapie besteht, daß oft »die Therapie tief unter der Theorie« steht (v. Weizsäcker, 1926).
24 Die Angaben »tot« und »reanimiert« stammen von den Angehörigen bzw. der Patientin.
25 Hiltrud Bosch, M. Rassek und K.-H. Schultheis waren an der Behandlung und Darstellung dieser Patienten besonders beteiligt.
26 Hierzu wurden wir vor allem durch die Untersuchungen von Siegrist (1976, 1978) und Begemann-Deppe (1978) angeregt.

VIERTER TEIL

Diagnostische und therapeutische Verfahren psychosomatischer Krankenversorgung

16 Anamneseerhebung in der psychosomatischen Medizin

Rolf Adler

Patient-orientierte Medizin am Krankenbett und in der klinischen Forschung beruht auf drei Voraussetzungen: Erstens muß der Arzt entscheiden können, welche psychischen und sozialen anamnestische Angaben im Zusammenhang mit den erhobenen somatischen Daten wichtig sind und welche Bedeutung ihnen zukommt. Dies setzt medizinisch-psychologisches Wissen und ärztliche Erfahrung voraus. Zweitens muß er diese psychischen und sozialen Daten überhaupt erheben können. Dies verlangt eine bestimmte Technik der Anamneseerhebung. Drittens muß der Arzt es verstehen, die Beziehung zum Patienten von allem Anfang an so zu gestalten, daß der Patient Vertrauen fassen kann, damit sich ein »Arbeitsbündnis« zwischen ihm und seinem Arzt errichten läßt. Dieses ermöglicht die optimale Anwendung und Wirksamkeit der Technik.

Dieser Abschnitt befaßt sich mit der zweiten Voraussetzung, nämlich mit einer Technik der Anamneseerhebung, die es erlaubt, psychische, soziale und somatische Daten integriert zu erfassen. Der dritte Aspekt, der Aufbau eines Arbeitsbündnisses, kann praktisch von der zweiten Voraussetzung, der Technik, nicht getrennt werden. Die beste Technik ist unnütz, wenn der Aufbau eines Vertrauensverhältnisses nicht gelingt. Aus didaktischen Gründen wird die Technik hier gesondert behandelt. Die therapeutischen Aspekte, die das Arbeitsbündnis einschließen, werden in Kapitel 14 besprochen.

Anamnesen können auf verschiedene Arten erhoben werden. Alle gehen aber auf zwei Prinzipien zurück: das Prinzip der »offenen« und das Prinzip der »geschlossenen« (determinierten) Fragen. Die typische internistische Anamnese und auch die psychiatrische Exploration erfolgen mehr nach dem Prinzip der »geschlossenen« Fragen. Sein Vorteil besteht in der vermeintlichen Zeitökonomie und der Übersichtlichkeit der Befragung, die es dem Befrager erlaubt, nach einem vorentworfenem Schema vorzugehen. Die Nachteile sind Information in Form von Antworten, die den in den Patienten hinein gefragten Vorstellungen des Arztes entsprechen und ein falsches Bild von den Vorgängen im Patienten und seinen Überlegungen, Vorstellungen und Erlebnissen ergeben können. Das psychoanalytische Interview, das dem Patienten breiten Spielraum gibt und ihm ermöglicht, das auszusprechen, was ihn beschäftigt, hilft dem Interviewer, das freie Spiel der Kräfte im Patienten und die Interaktion zwischen dem Patienten und ihm selbst zu beobachten. Es erlaubt aber nicht, diejenigen Informationen einzuholen, die neben der Beurteilung der Persönlichkeit des Patienten die Erfassung der somatischen Störung ermöglichen.

Dieser Abschnitt will eine Technik der Anamnese darstellen, die es erlaubt, beide Formen von Anamnesen zu integrieren. Er wendet sich vor allem an den Nicht-Psychiater, obwohl grundsätzliche Aspekte der Technik nach meiner Meinung auch für das psychiatrische Interview gelten sollten. Die dargelegte Anamnese-Technik wurde von Engel entwickelt, der praktizierender Internist und Psychoanalytiker ist. Dies muß vorausgeschickt werden, um klar zu machen, daß als Hintergrund für das Verständnis bedeutsamer psychologischer Daten die psychoanalytische Entwicklungslehre steht, wie sie z.B. von Engel in »Psychisches Verhalten in Gesundheit und Krankheit« (1) dargelegt wurde, und daß die Entwicklung dieser Anamnesetechnik sowohl auf Engels praktischer internistischer Tätigkeit als auch auf seiner psychoanalytischen Schulung beruht.

Die vorliegende Darstellung der Technik soll es Arzt und Studenten erleichtern, in einem Arbeitsgang die mehr unpersönlichen, mehr objektiven Daten zusammen mit den mehr persönlichen-subjektiven (2) zu erheben, und zwar in Form einer Handlungsanweisung, die beide Aspekte harmonisch und zwanglos kombinieren läßt. Den meisten Vorschlägen für eine integrale Erfassung des Kranken und seines Leidens haften Mängel an (3). Häufig wird die Aufgabe des Somatikers nicht berücksichtigt, oder es erfolgt keine konkrete Anweisung, die das »klinisch-objektive« und das »subjektiv-teilnehmende« Vorgehen kombinieren läßt. Die nachfolgende Darstellung zielt darauf hin, die Patient-orientierte Medizin aus der zweiten Verteidigungslinie, wo Somatiker den Psychotherapeuten konsultieren, in die erste Verteidigungslinie zu tragen, wo der Arzt dem Patienten im ersten Kontakt begegnet. Sie möchte den Nachteil ausmerzen, daß ein Patient erst dann subjektiv-teilnehmend erfaßt wird, wenn der Somatiker keine oder nur ungenügende Befunde zur Erklärung der vorgebrachten Beschwerden erhoben hat, denn die diagnostischen und therapeutischen Um- und Irrwege dieses zweistufigen Vorgehens liegen auf der Hand. Dabei ist es klar, daß jedes Interview wieder anders verläuft, und daß ein sklavisches Befolgen der Interview-Anleitung nicht das Ziel sein kann. Die aus didaktischen Gründen systematische, »schulmeisterliche« Darlegung der Interview-Technik darf nicht darüber hinwegtäuschen, daß ihr intellektuelles Verstehen noch lange keine erfolgreiche Handhabung bedeutet. Diese verlangt Kenntnisse der psychoanalytischen Entwicklungslehre, fundierte Kenntnisse in somatischer Medizin und Übung unter Anleitung.

Das Üben unter Anleitung muß neben der Interview-Technik vor allem daraufhin arbeiten, den Interviewer seine eigenen Empfindungen und Gedanken, die sich während der Anamneseerhebung in ihm entwickeln, sorgfältig beobachten zu lassen. Nur so kann er lernen, den Einfluß seiner eigenen Reaktionen auf die Arzt-Patient-Beziehung wahrzunehmen und zu verstehen. (Beim Beispiel des unter Schritt 3 des Interviews erwähnten Patienten mit zerebraler Insuffizienz reagiert der Arzt auf die Mühe des Patienten, die Anamnese geordnet zu schildern, häufig mit Verärgerung. Diese findet in der Krankengeschichte dann Ausdruck in Begriffen wie »unkooperativer Patient«. Eine Selbst-Befragung des Interviewers über sein Ärgergefühl hätte ihn nicht nur die Diagnose »zerebrale Insuffizienz« stellen lassen, sondern ihm auch erlaubt, die Schwierigkeiten des Patienten zu verstehen, die eigenen Affekte von Wut und Ungeduld aus der Beziehung zum Patienten herauszuhalten und das Interview ruhiger zu führen. Im Kommentar des Interviewers zum im Anhang verbatim wiedergegebenen Interview finden sich solche Selbstbeobachtungen auf S. 336, 337, 340).

16.1 Interview-Technik

Ihr liegt die Erfahrung zugrunde, daß die Krankengeschichte, eingeschlossen die Bedeutung psychischen Materials und dessen Zusammenhang mit somatischen Daten, umso zuverlässiger und typischer für den jeweiligen Patienten wiedergegeben wird, je geschickter und behutsamer der Arzt das Interview führt und strukturiert und es dem Patienten ermöglicht, seine Angaben in seinen Worten, in seiner Reihenfolge und zum ihm möglichen Zeitpunkt zu machen (4).

Der Vorwurf übermäßigen Zeitaufwandes kann durch eine schriftliche Darlegung nicht entkräftet werden. Ich kann lediglich aus meiner Erfahrung sagen, daß der in dieser Technik Geübte nicht mehr Zeit benötigt, um eine zuverlässige Anamnese zu erheben als andere Ärzte, und daß sich diese Technik mit entsprechender Modifikation auch beim Schwerkranken, in der Notfallsituation und beim Befragen von Angehörigen bewährt. Dauert ein Erstinterview dabei eine ganze Stunde, so handelt es sich gewöhnlich um Patienten, bei denen das Verpassen bedeutsamer psychischer und sozialer Faktoren bereits zu einem diagnostischen und therapeutischen Zeitaufwand geführt hat, der weit über die für das Erstinterview benötigte Zeit hinausgegangen ist.

16.2 Interview-Schema

Erster Schritt: Der Arzt begrüßt den Patienten und stellt sich vor.
Zweiter Schritt: Er bringt den bettlägerigen wie auch den ambulanten Patienten für das Interview in eine möglichst bequeme Lage. (Er achtet beispielsweise darauf, daß der Patient nicht durch mühsames aktives Heben des Kopfes im Augenkontakt mit dem Interviewer bleibt, sondern erleichtert dies durch stützende Anordnung des Kopfkissens. Auch erkundigt er sich beispielsweise, ob der Zeitpunkt für das Interview günstig ist, oder ob es für den Patienten in die Essens- oder Besucherzeit fällt.)

Die ersten zwei Schritte sollen dem Patienten von Beginn an das warme und wohlwollende Interesse des Arztes verraten. Fühlt sich der Patient seines Arztes nicht sicher, so hält er wesentliche Informationen zurück oder entstellt sie.

Diese zwei Schritte mögen für selbstverständlich und nicht für erwähnenswert gehalten werden. Die Beobachtung von Ärzten und Studenten zeigt aber immer wieder ihre Vernachlässigung mit nachteiliger Auswirkung auf den Interview-Ablauf.

Die Mutter eines 12-jährigen stark abgemagerten Jungen, der seit zwei Monaten an einer Eßstörung leidet, wird interviewt. Obwohl die Hospitalisation des Kindes dringend erscheint, lehnt es die Mutter, die selbst Krankenschwester war, ab, den Knaben für längere Zeit im Spital zu lassen. Bei der Besprechung des auf Tonband aufgenommenen Gesprächs zwischen Student und Mutter fällt dem Tutor die schon zu Beginn gespannt-ärgerliche Stimme der Mutter auf. Er fragt, ob dem Interviewer aufgefallen sei, daß er am Anfang des Gesprächs und auch in seinem Verlauf die Mutter nie nach ihren eigenen Gedanken und Empfindungen bei der Krankheit ihres Kindes gefragt habe. Jetzt teilt der Student mit, daß beim Gatten der Mutter drei Monate vor Beginn der Eßstörung des Kindes eine Myelose festgestellt worden sei.

Es muß angenommen werden, daß das Übersehen des gespannten Zustandes und das Vermeiden des Studenten, gleich zu Beginn mit der Mutter die Einwirkung der schweren Erkrankung ihres Mannes zu besprechen und empathisch auf sie einzugehen, am Zusammenbruch der Beziehung zwischen ihr und dem Studenten beteiligt war.

Dritter Schritt: Der Patient wird mit einer »offenen« Frage (z.B. »Wie fühlen Sie sich?«) angeregt, alle Beschwerden und den Grund für das Aufsuchen des Arztes in seinen eigenen Worten zu schildern. Dieser Schritt versichert dem Patienten, daß er sich frei äußern darf. Er umfaßt die Hauptbeschwerden und Probleme, ihre wichtigsten zeitlichen Zusammenhänge, gibt einen Überblick über die derzeitigen Lebensumstände, die bedeutsamen Bezugspersonen und vermittelt einen Eindruck vom »Stil« des Patienten und seiner Persönlichkeit. Der Arzt kann daraus die im weiteren Verlauf des Interviews anzuwendenden Modifikationen seiner Technik ableiten.

Einen weitschweifigen Patienten bringt er durch strukturierende Fragen auf ergiebigeres Gebiet zurück, einen ängstlich-unsicheren regt er zu spontaner Schilderung an, indem er beispielsweise den letzten Teil des vom Patienten gesprochenen Satzes wiederholt, oder fragt »Haben Sie sonst noch etwas bemerkt«, usw. Er soll schon zu diesem Zeitpunkt erkennen, daß ein Patient mühsam nach Worten sucht, beim Bemühen Daten zu erinnern angestrengt die Brauen runzelt, sich zeitlich in Widersprüche verwickelt, Fragen lächelnd oder sarkastisch abweist und vermutlich das Bild der zerebralen Insuffizienz zeigt (Delir, Demenz), wie es bei hospitalisierten Patienten so häufig vorliegt, und praktisch bei jeder schwereren Störung vorkommt, die den Gehirnstoffwechsel indirekt oder direkt beeinträchtigt (Anämie, respiratorische Insuffizienz, Elektrolytstörung, Medikamentennebenwirkung usw.). Ein ausgedehntes Interview lohnt sich hier wegen den gestörten Gedächtnisfunktionen, der erlahmenden Aufmerksamkeit und Konzentrationsfähigkeit nicht, und das Befragen einer Drittperson ist angezeigt. Er soll zu diesem Zeitpunkt auch schon den pseudounabhängigen Patienten erkennen – wie er sich beispielsweise unter den an Myokardinfarkt Erkrankten häufig findet (s. Kapitel 32) – und das Interview seinen Persönlichkeitszügen anpassen. Er muß wissen, daß ein solcher Patient seine Symptome bagatellisieren kann, seine Gesundheit betont, ängstlich reagiert, wenn er sich als hilflos und krank erkennen muß, und gereizt und verärgert antwortet, ja den Interviewer als lästigen Eindringling sogar zurückweisen kann, wenn dieser auf die detaillierte Symptom-Beschreibung durch den Patienten drängt. Hier muß der Interviewer die Symptome indirekt erfahren, indem er beispielsweise im Verlauf der Anamnese das Augenmerk darauf richtet, zu welchem Zeitpunkt der Patient in seinen üblichen Tätigkeiten eingeschränkt zu werden begann. Er sollte also nicht auf das Symptom lossteuern, das der Patient aus intrapsychischen Gründen bagatellisieren oder verleugnen muß.

Wird zu früh aktiv und detailliert gefragt, so gerät der Patient in passives Abwarten, das Interview führt zum »Ausfragen« und läuft Gefahr, diejenige Anamnese zu ergeben, die der Arzt in den Patienten hineinlegt und nicht mehr dessen eigene Krankengeschichte. Die Folgen sind diagnostische Irrtümer und eine von Beginn an gestörte Wechselbeziehung zwischen Arzt und Patient.

Vierter Schritt: Der Arzt erforscht das jetzige Leiden. Er erhellt jedes der bei Schritt 3 erwähnten Symptome nach seinem zeitlichen Auftreten (a), seiner Qualität (b) und Intensität (c), der Lokalisation und evtl. Ausstrahlung (d), dem Zusammenhang mit anderen Beschwerden (e), den Umständen, unter denen es auftritt (f) und sich intensiviert und mildert (g); (a) – (g) sind die »7 Dimensionen« des Symptoms.

Beim zeitlichen Auftreten (a) achtet der Interviewer auf den Zeitpunkt des Beginns, die Dauer, die Reihenfolge, die Periodizität und freie Intervalle des Symptoms. Bei der Qualität (b) auf den gewählten beschreibenden Ausdruck, der unter Umständen die Aetiologie eines Symptoms schon ein Stück weit verraten kann.

Die Bemerkung »Der Arm ist gelähmt, ich kann ihn nicht mehr heben« stellt bei einem mit Verdacht auf Herzinfarkt zugewiesenen Mann, der den in den linken Arm ausstrahlenden Schmerz beschreibt, einen Hinweis auf die Möglichkeit eines Konversions-bedingten Schmerzes dar (Kapitel 29.4.1).

Bei der Qualität darf man sich nicht mit Ausdrücken wie »es war ein Bauchkrampf« zufriedengeben. Der Patient wird aufgefordert zu beschreiben, was er dabei verspürt hat. Der Interviewer stellt dann fest, daß der eine Patient unter Bauchkrampf ein Völlegefühl versteht, ein anderer Blähungen und ein dritter eine Kolik. Wenn der Patient nicht imstande ist, seine Empfindungen genau zu beschreiben, kann man ihn fragen, ob er sie mit früher erlebten Empfindungen vergleichen könne. Zuletzt bietet man ihm verschiedene Möglichkeiten wie »ein innerhalb einiger Sekunden ansteigender Schmerz«, »ein Gefühl, wie wenn man Stuhlgang haben müßte« usw. an, ohne dabei aber eines der Angebote überzubetonen. Denn gewisse suggestible Patienten neigen dazu, die vom Interviewer angebotenen Möglichkeiten zu übernehmen und zu bestätigen, so daß zuletzt nicht mehr eruierbar ist, ob der Patient wirklich das empfunden hat, was er jetzt angibt.

Eine 38jährige ledige, bei ihrer Mutter wohnende Frau, die eine Anamnese mit verschiedensten Schmerzzuständen vieler Körperregionen, die schwer einem bekannten Krankheitsbild einzuordnen sind, und viele schmerzhafte, diagnostische und therapeutische Eingriffe mit zum Teil fraglicher Indikation aufweist, schildert »Bauchkrämpfe«. Sie ist aber unfähig, diese näher zu beschreiben. Sie übernimmt das Angebot des Interviewers eines Schmerzes »wie wenn Winde abgehen müßten« so unauffällig und bereitwillig, daß der unachtsame Interviewer irregeleitet wird. Erst die Beobachtung, daß sich dasselbe bei den verschiedensten Körperregionen und Organsystemen wiederholt, läßt ihn die Suggestibilität erkennen, die wahrscheinlich an einigen der schlecht indizierten Eingriffe in der Vergangenheit schuld war (eine beidseitige Nephropexie bei Wanderniere und drei Laparotomien mit Adhäsiolyse innerhalb von knapp zwei Jahren).

Die Intensität (c) betrifft den Stärkegrad, die Funktionseinbusse, das Volumen (beispielsweise Menge des erbrochenen Blutes), und die Anzahl (beispielsweise Fieberschübe) eines Symptoms. Auch hier soll der Interviewer darauf achten, in welchem Zusammenhang das Symptom geschildert wird, beispielsweise welche mimischen Veränderungen und Gebärden es begleiten.

Das distanzierte, zweideutige Lächeln einer 28jährigen Frau während der Beschreibung unerträglich heftiger »Neuralgien«, die von der Gegend des linken Ohres in die Schläfenregion, die Schulter und den Nacken ausstrahlen, erwecken im Interviewer den Verdacht der für ein konversions-neurotisches Schmerzsyndrom typischen »Belle indifférence« (Kapitel 29.4.1). Er ist im weiteren Verlauf des Interviews nicht erstaunt zu erfahren, daß dem Schmerz ein Konflikt am Arbeitsplatz vorangegangen ist mit einem Vorgesetzten, und daß die Patientin eine Kindheit mit brutalen Züchtigungen (Schläge ins Gesicht) durch die sich schlecht vertragenden Eltern durchgemacht hat.

Bei der Lokalisation (d) achtet man darauf, ob eine Empfindung beispielsweise in der Tiefe oder oberflächlich liegt und wohin sie ausstrahlt.

Ein 34jähriger Mann leidet seit einer Erkältung im Militärdienst vor acht Jahren an einer »Trigeminusneuralgie« des zweites Astes rechts, die auf die verschiedensten Medikamente nicht angesprochen hat. Das Interview ergibt, daß die Lokalisation im Bereich der rechten Wange die rechte Nasenseite, die Oberlippe und das rechte Unterlid nicht einbezieht, was von einer klassischen Trigeminusneuralgie des zweiten Astes erwartet werden müßte.

Zur Zusammenhang mit anderen Beschwerden (e) – oder das Fehlen von Begleitsymptomen, ist für das Verständnis ebenfalls bedeutsam.

Ein 32jähriger, gut eingestellter diabetischer Mann klagt über ausgesprochene Müdigkeit. Dieses Symptom steht allein da;

Anamneseerhebung in der psychosomatischen Medizin

tritt jeweils kurz nach Arbeitsbeginn auf. Nächtlicher Schlaf und ausruhen und schlafen während des Tages ändern am Müdigkeitsgefühl nichts. Die Beschwerde Müdigkeit wird vom Patienten stark betont. Dies sind Merkmale, die auf eine psychogene Genese dieses Symptoms hinweisen (5). Der Interviewer erfährt weiter, daß sich der Patient am Arbeitsplatz in der Funktion als Vorgesetzter überfordert fühlt, kurz vor der Entlassung steht und sich mit seinem schon jahrelang bestehenden Diabetes keineswegs auseinandergesetzt hat.

Die Umstände, unter denen sich ein Symptom intensiviert *oder* mildert (f) sind für das Symptomverständnis sehr wichtg.

Ein 60jähriger Mann klagt über Brennen im linken Oberbauch, das bis in den linken Unterbauch und die Analgegend ausstrahlt. Das Symptom steigert sich während der Woche vom Montag bis Freitag und klingt übers arbeitsfreie Wochenende wieder etwas ab. Die körperliche Untersuchung und die Labor-Tests ergeben bis auf die Zeichen einer mäßigen chronischen obstruktiven Bronchitis normale Befunde; insbesondere wird bei der klinischen Untersuchung der Wirbelsäule und des Abdomens keine Abnormität festgestellt. Am Arbeitsplatz besteht eine ausgeprägte Konfliktsituation, auf die der Patient seit Monaten mit Hilflosigkeit und Verzweiflung reagiert und mit dem Wunsch, sind nach 39 Dienstjahren vorzeitig pensionieren zu lassen. Diesem Wunsch steht ein starkes Streben nach Pflichterfüllung und mannhaftem Ertragen gegenüber. Der zuweisende Arzt denkt an eine Depression. Der Interviewer stellt fest, daß der Patient beim Sitzen den Oberkörper leicht nach vorn und seitlich links neigt, und berichtet, daß das Brennen beim Flachliegen abnimmt und sich bei Arbeiten mit erhobenem linken Arm steigert. Er denkt deswegen an eine organische Störung und vermutet, daß das Brennen ein sogenanntes Substitutions-Symptom bei einem hyposensitiven Mann sein könnte. Die Prüfung der Schmerzsensitivität mit dem Libman-Test (6, 7) ergibt Hyposensitivität. Die Vermutung liegt nahe, daß dieser Patient Brennen angibt, wo ein normo- oder hypersensitiver Mensch bei gleicher organischer Läsion Schmerz als Symptom angeben würde. Die Untersuchung wird ausgedehnt. Auf der Röntgenaufnahme der Brustwirbelsäule finden sich multiple Kompressionsfrakturen im Bereich der Wirbelkörper, die dem Dermatom, wo das Brennen empfunden wird, entsprechen.

Fünfter bis *achter* Schritt: Handelt es sich nicht um ein eng umschriebenes Symptom bei einem bis dahin ganz gesunden Individuum, was ja selten der Fall ist, dann kommt der Patient während seiner Schilderung spontan auf frühere Krankheiten (5. Schritt), die Gesundheit seiner Angehörigen (6. Schritt), seine persönliche Entwicklung (7. Schritt) und seine sozialen Lebensumstände (8. Schritt) zu sprechen. Der Arzt folgt den Assoziationen des Patienten zu den Schritten 5–8, während er das jetzige Leiden erforscht, und integriert sie dadurch in Schritt 4.

Die Berücksichtigung assoziativer Verknüpfungen, die mit Empathie und Intuition wahrgenommen werden, erlaubt Zusammenhänge zu erkennen, die der direkten Befragung entgehen.

Eine ledige junge Frau wird hospitalisiert. Sie leidet seit einigen Monaten an Enge im Halsbereich und Atemnot. Sie erwähnt, daß ihre Mutter (6. Schritt) etwa vor einem halben Jahr an Herzversagen gestorben sei. Wegen der Erkrankung der Mutter habe sie widerwillig ihre Stelle im Ausland aufgegeben (7. und 8. Schritt). Vom Leiden der Mutter habe sie durch die Tonband-Korrespondenz mit ihr erfahren, auf dem die schwere Atmung der jetzt Verstorbenen sie so beeindruckt habe. Der Interviewer denkt aufgrund der zeitlichen Zusammenhänge, der Ähnlichkeit der Symptome von Mutter und Patientin sowie deren Einstellung gegenüber der Heimkehr an die Möglichkeit eines Konversionssymptoms.

Ein Mann Mitte Sechzig wird mit atemabhängigen Schmerzen im Bereiche des linken unteren seitlichen Thorax ins Spital eingewiesen. Die körperliche Untersuchung ergibt eine Dämpfung links lateral basal, das Atemgeräusch ist dort abgeschwächt. Das Thoraxbild zeigt einen Zwerchfellhochstand links und pleurale Veränderungen. Obwohl Temperatur, Senkung und EKG normal sind und der Patient nicht Blut gehustet hat, wird als wahrscheinlichste Diagnose an eine Lungenembolie gedacht. Der unvoreingenommene Interviewer erfährt über die jetzige Lebenslage und die Umstände, unter denen das Leiden aufgetreten ist (8. Schritt), zusätzlich, daß die Frau des Patienten (6. Schritt) genau eine Woche vor Krankheitsbeginn des Patienten im gleichen Spital an einer Lungenembolie verstorben ist. Ein daraufhin gesuchtes früheres Thoraxröntgenbild des Patienten wird gefunden und ergibt, daß sich die pleuralen Veränderungen schon vor mehr als einem Jahr feststellen ließen. Die Beschwerden der Frau haben also als Modell für die Symtomatik beim Patienten gedient. Dieser Fall macht auch deutlich, daß zur Familienanamnese nicht nur die Blutsverwandten, sondern alle bedeutsamen Bezugspersonen gehören.

Neunter Schritt: Der Arzt forscht systematisch nach Symptomen der verschiedenen Organsysteme, von denen er die für das Leiden des Patienten bedeutsamen schon in den Schritten 3–8 erfahren haben sollte und vervollständigt sie. Hier entspricht sein Vorgehen der traditionellen Anamnese, wobei er aber auch an dieser Stelle Suggestivfragen, Fragen die die Antwort bereits enthalten, Doppelfragen sowie den Gebrauch von Worten, die der Kranke bis dahin nicht zur Beschreibung seiner Symptome verwendet hat, möglichst vermeidet.

Zehnter Schritt: Abschließend soll der Patient Gelegenheit erhalten, Fragen aufzuwerfen und noch nicht Besprochenes beizufügen. Erkundigt sich der Kranke nicht spontan nach den Vorstellungen, die sich der Arzt während des Interviews von Ursache und Behandlungsmöglichkeit des Leidens gebildet hat, so bringt sie der Interviewer ins Gespräch und ersucht den Kranken, sie zu beantworten (z.B. »Wie stellen sie es sich vor, wie es zu ihrer Krankheit kam« und »Wie soll die Behandlung in ihren Augen vor sich gehen?«).

Die Beantwortung durch den Patienten bringt oft entscheidende Klarheit darüber, wie bewußtseinsnah Zusammenhänge zwischen psychischen Problemen und Symptomen dem Patienten sind, oder umgekehrt, wie stark dieser deren Erkennen noch von sich weisen muß. Daraus gewinnt der Arzt Anhaltspunkte, inwieweit er Widerstand und Abwehr, beide Begriffe – Widerstand und Abwehr – sind im psychoanalytischen Sinn verstanden, des Kranken im Behandlungsplan zu berücksichtigen hat (8), und er vermag sich für die Erläuterung seiner diagnostischen unt therapeutischen Pläne, die den Abschluß des Interviews bilden, Patient-gerechter einzublenden.

Ein Lehrer wird mit der Klage über Doppeltsehen eingewiesen. Er führt seine Störung auf eine Zeit voller Konflikte und Meinungsverschiedenheiten mit seinen Amtskollegen zurück, die sich über die Art des Einrichtens des Naturkundezimmers nicht zu einigen vermögen: »Seine Augen würden so auseinanderweichen – bemerkt der Patient –, wie die Auffassung seiner Arbeitskollegen von seiner eigenen Meinung.« Es wird eine organische neurologische Störung diagnostiziert. Dieser Fall illustriert den Versuch des Patienten, eine Kausalität zwischen Lebensumständen und Erkrankung herzustellen unter Benützung des psychischen Abwehrmechanismus der Rationalisierung. Aus ihm läßt sich die Faustregel ableiten, daß die Betonung von Konflikten und Lebensumständen als Ursache eines Symptoms den Interviewer mehr an eine organische Läsion denken lassen soll und umgekehrt.

16.3 Schwierigkeiten der Interviewtechnik

Eine Schwierigkeit liegt darin, daß die Information nicht einem vorgefaßten Plan eingeordnet und in einer logischen Reihenfolge erhoben werden kann, wie bei der traditionellen Technik. Läßt der Interviewer die Informationsfäden sich nach ihrer eigenen Logik (die psychodynamischen Prozessen des Patienten entspricht) zu einem Teppich weben, dann tritt aber ein Anamnese-»Muster« hervor, das den Vorzug hat, für den jeweiligen Patienten charakteristisch zu sein und somatische, psychische und soziale Faktoren in engem Zusammenhang wiederzugeben. Eine weitere Erschwerung kommt hinzu. Die Interview-Technik zwingt den Interviewer, sich den psychischen Spannungen und Konflikten des Patienten zu stellen, was seine eigenen unerledigten Konflikte aktiviert (eine Schwierigkeit, aus der dem Interviewer im Verlaufe des Erlernens der Interview-Technik die Chance erwächst, seine eigene Persönlichkeit ein Stück weit zu modifizieren; dies ist eine Voraussetzung für die patientorientierte ärztliche Tätigkeit).

Die Technik sollte anfänglich bei Patienten geübt werden, die nicht nach psychologischen Gesichtspunkten ausgewählt wurden. So entgeht der Interviewer der Gefahr, anzunehmen, daß psychologische Beobachtungen nur am psychiatrischen Patienten gemacht werden können, und es wird selbstverständlich, daß jeder körperliche Kranke auch psychische Phänomene – und meist auch Probleme aufweist.

Der Interviewer, der die dargestellte Technik benützt, wird auf spezielle Fragen stoßen: Schweigepausen, Weinen, Feindseligkeit, Verwirrtheit, Einfluß schwerer körperlicher Erkrankung auf die Bedürfnisse des Patienten während des Interviews, persönliche – an den Interviewer gerichtete Fragen usw. Diese speziellen Fragen zu diskutieren würde den Rahmen des Abschnittes sprengen. Näheres darüber findet der Leser im Buch von Morgan und Engel (9) über die klinische Untersuchung des Patienten.

Die Interviews verhelfen auch zur vermehrten Einsicht in die häufig vorkommenden psychischen Aspekte der vom Somatiker gesehenen Kranken:

a) Hypochondrische und konversionsneurotische Beschwerden (Kapitel 29.4.2),
b) anhaltende und unbeeinflußbare Schmerzzustände (Kapitel 29.4.1),
c) unspezifische Syndrome wie Nervosität, Müdigkeit und Erschöpfung (Kapitel 10),
d) psychische Faktoren, die bei Auslösung, im Verlauf und in der Heilungsphase organischer Leiden wirken (Kapitel 32.1/2/3, 33, 34, 35, 36, 37),
e) psychische Komponenten bei den früher als eigentliche »psychosomatische« Leiden bezeichneten Krankheiten (die heute besser unter den Begriff »somato-psychisch-psycho-somatisch« eingereiht werden) (Kapitel 32.1/2/3, 33, 34, 35, 36),
f) psychische Probleme des Schwerkranken und des sterbenden Patienten (Kapitel 14).

16.4 Beispiel

Frau L.U., 57jährig

Interview vom 30. Januar 1976
I. = Interviewer, *Pt.* = Patientin
I. = verantwortlicher internistischer Oberarzt, hat Patientin am Eintrittstag zusammen mit der Stationsärztin kurz gesehen, den Körperstatus kontrolliert, die Anamnese aber noch nicht aufgenommen. Es geht um die Abklärung von seit etwa einem Jahr vorliegenden heftigen, diffusen Bauchschmerzen.
Aus der Vorgeschichte sind bekannt:
Totalprothese der rechten Hüfte mit anschließender Beckenvenenthrombose.
[] = Interviewschritt, + = Interpretation/Überlegung

[1] fällt weg, da Patientin Arzt schon kennt vom Eintrittstag.	*I:* Ich möchte mit Ihnen die Krankengeschichte besprechen. *Pt:* Alles, was bis heute geschehen ist, *I:* Alles, was bis heute geschehen ist,

Anamneseerhebung in der psychosomatischen Medizin

[2] hat stattgefunden, Tonband aber erst nachher eingeschaltet.
+ [3] Ist Patientin durch Sorgen bedrückt, die nicht mit dem Einweisungsgrund zusammenfallen?

[3] *I.* will Pt. zu spontaner Schilderung ermuntern.

+ Auffällige Antwort auf Frage nach weiteren Beschwerden, wie wenn Pt. vor sich selbst Nichtwissen betonen müsste.
+ Betonung des »Wissen-Wollen:« fällt auf, es wird nicht eindeutig ausgedrückt.
+ Hausarzt wird als machtlos geschildert.

+ Stimmänderung und Stottern weisen darauf hin, daß Pt. an etwas Belastendes denkt.
I. hält es noch für verfrüht, dem nachzufragen.

[4]
[4b, f]

[4g]

[4f]
+ Vagheit der Angaben.
I. ahnt langes und schweres Interview. Wird durch Gedanken ruhiger, daß »Vagheit« ein wichtiges diagnostisches Zeichen sein kann bezüglich Symptom und Persönlichkeitsstil.

I: weil ich finde, daß es günstig wäre, es besser zu verstehen. Zum Beginn möchte ich fragen, wie Sie sich fühlen? Jetzt, im Moment.
Pt: (seufzt) ja, jetzt bin ich vor allem müde, bin schläfrig – und *(mit leiserer Stimme) die Schmerzen. Die Schmerzen?* Gestern abend hat es wieder begonnen. Ich habe noch Besuch gehabt einen Augenblick, der Sohn ist gekommen, die Schwiegertochter, sie haben noch mit mir gespasst ..., das Lachen tut mir weh und dann bin ich ... endlich habe ich ein bißchen einschlafen können *(seufzt)*, habe ich ein Momentchen geschlafen, aber nicht lange, dann hat's mich richtig geplagt, bin wieder erwacht;
I: also Müdigkeit und Schmerzen,
Pt: ja, ja.
I: Ist sonst noch etwas, das Sie im Moment stört?
Pt: einfach das Verstopftsein, das tut mich auch ein wenig, immer *(seufzt)*,
I: sonst noch etwas?, irgendetwas anderes?
Pt: nenin, nichts mehr. Einfach immer das, das Gefühl, *daß ich bald einmal wissen will, was los ist.*
I: mhm ..., das ist auch etwas, das Sie ...
Pt: ja, das ist auch etwas, das mich vielleicht etwas belastet. Weil immer, besonders in dem Moment, die Schmerzen wieder vermehrt kommen, hab' ich einfach das Gefühl, *was ist auch das?*
Und ich habe gesehen, dass sich Herr Dr. G. (einweisender Arzt) eine große Mühe gegeben hat, *hat mich immer wieder kommen lassen, hat einfach gesagt, ich kann's nicht sagen.*
I: Jetzt im Moment, ist neben den Schmerzen, der Müdigkeit, der Verstopfung und der Frage, was eigentlich dahinter steckt, sonst noch etwas?
Pt: (mit leiser Stimme) ... nein, ... ir .. irgendwie etwas, das mich beschäftigen würde ...? ... so?
I: oder etwas, das Sie plagt, was Sie empfinden?
Pt: ... nein ... (hauchend) nein ...
I: Sind die Schmerzen im Moment auch vorhanden?
Pt: Ja, ja, und eben das ist das Merkwürdige, oft sind sie mehr links, und dann gibt es Momente, wo sie mehr rechts sind, jetzt habe ich sie wieder mehr rechts.
I: jetzt mehr rechts,
Pt: ja.
I: Können Sie diese näher beschreiben?
Pt:Pt: (seufzend, leise) Es ist einfach Schmerz, manchmal habe ich das Gefühl, wie wenn es sticht, und dann wiederum so bohrend ... (seufzt), und eben wenn ich huste, spüre ich es, wenn ich lache, spüre ich es auch, ...
I: Gibt es sonst noch Umstände, unter denen Sie es mehr spüren?
Pt:
... lange zuhause, wenn ich lag, habe ich mehr, habe ich es mehr ..., es mich, es mich einfach mehr störte, und jezt in letzter Zeit schien es mir, wie wenn es gleich stark sei, ob ich liege oder auf bin, ist es, ist es einfach gleich gewesen, was ich das Gefühl habe, daß ich hier (im Spital) nicht mehr den grossen Bauch habe, aber das ist durch das viele Liegen, glaube ich.
I: Hängt Ihr Bauchweh mit der Stuhltätigkeit zusammen?
Pt: Ja und nein. Ich habe ja Zeiten, wo ich regelmässig wieder jeden Tag gehen kann *(leiser, hauchend)* und habe diese Schmerzen gleichwohl.
I: oder hängt es zusammen mit der Zeit des Tages oder der Nacht?
Pt: Nein, das wäre mir eigentlich noch nie so aufgefallen, nein ..., was beim Bein, je mehr ich drauf stehe, je wärmer wird es, das habe ich schon beobachtet, ja.
I: Das haben Sie festgestellt?
Pt: Ja, ja, daß wenn ich lang drauf stehe, daß es ...
I: Haben Sie beim Bauchschmerz auch irgendeinen Zusammenhang festgestellt?
Pt: Es hat schon Tage gegeben, wo ich gedacht habe, es könnte, jedenfalls das

	Aufgeblähtsein, wenn ich länger stand, am Nachmittag, daß ich manchmal schon um 14 Uhr aufstand, aber manchmal bin ich bis um 15 Uhr liegengeblieben.
	Mein Mann hat immer gefunden, daß ich ein wenig liegen sollte ... ja.
[4d]	*I:* und das kann rechts sein, jetzt ist es rechts?
	Pt: ja, oder links,
	I: es kann links sein,
	Pt: ja.
	Kann es noch an anderen Stellen sein?
	Pt: Oft habe ich es noch hier (Oberbauch) und sobald die Schmerzen kommen, desto mehr habe ich auch Druck auf der Blase.
	I: mhm, und hat das dann zur Folge ...
	Pt: und manchmal kann ich dann Wasser lösen und manchmal habe ich das das Gefühl, ich sollte und kann dann noch nicht.
[4g]	*I:* mhm ..., und wenn Sie Wasser lösen, wie geht das?
	Beim Wasserlösen habe ich keine Schmerzen, Brennen, gar nicht.
	I: und wie oft müssen Sie in der Nacht?
	Pt: (seufzt) Ja, jetzt waren es zweimal, einmal, aber zuhause da war es viel häufiger, da musste ich oft drei- bis viermal auf ..., aber ich habe nie etwas mit der Blase gehabt, so etwas habe ich gar nie gekannt. Auch nie Bauchweh, nie.
	I: Strahlt Ihr Bauchweh noch in andere Stellen aus?
	Also, oft geht es auch da hinauf, zieht es sich dann hinauf (Epigastrium) und dann hab' ich da, gestern habe ich beispielsweise hier gehabt, gerade als der Herr Professor schaute, hier.
	I: Bis zu den Rippen hinauf?
⁺ Lokalisation, Qualität werden vage beschrieben	*Pt:* Wenn man hier drückt, *und es geht auch hier, es wandert*
[3]	*I:* sonst noch irgendwo hin?
	Pt: nein, wüsste nicht.
[4]	*I:* und die Müdigkeit, wie steht es damit?
	Pt: Es ist jetzt eigentlich ..., ich bin im August und September (1975) so richtig müde gewesen, und dann ist es eigentlich gegangen, heute spüre ich es, bin so etwas müde, gestern war ich noch ziemlich lebhaft, habe ich gedacht.
[4a]	*I:* und im Augsut/September, wie war Ihre Müdigkeit?
	Pt: Ich habe einfach nicht *(seufzt),* habe das Gefühl gehabt, immer nur schlafen zu wollen, habe nichts mehr zu unternehmen gemocht, haben einen ganzen Monat das Geschäft geschlossen gehabt, *nicht weg, einfach zuhause ge ... legen ... und ...*
⁺ Depression?	
[4a]	*I:* und wenn Sie den ganzen Tag betrachten, wann war Ihre Müdigkeit vor allem da?
	Pt: Einfach gerade so nach dem Mittag, nach dem Mittag und am Abend, um 19 Uhr war ich immer schon auf dem Ruhebett.
	I: Hat Ihnen das geholfen?
[4g]	*Pt:* Nein, ich hatte gleichwohl Schmerzen.
	I: und in bezug auf die Müdigkeit, hat Ihnen das geholfen?, wenn Sie sich hinlegten, mittags oder abends?
	Pt: Ja, wenn ich aufgestanden bin, hatte ich den Eindruck, es ginge etwas besser, aber eigentlich nicht lange, nicht lange, so nicht mehr zum Schaffen, ich bin sonst nicht eine Faule, gar nicht (lächelt), aber jetzt einfach nicht mehr so, *die Arbeit macht mir auch viel mehr Mühe, ich kann mich nicht*
⁺ Antriebslosigkeit, Konzentrationsschwierigkeiten: Depression?	*mehr beeilen, brauche eine Anlaufzeit,* was ich sonst nicht hatte, *kann mich auch nicht mehr so konzentrieren rasch auf alles, vergesslich.*
	I: Was ist es für eine Arbeit?
[8]	*Pt:* Einfach im Haus, im Haushalt, und helfe auch dem Mann im Geschäft etwas, aber in den letzten Monaten eigentlich fast nicht mehr.
	I: Was ist es für ein Geschäft?
	Pt: Wir haben ein Uhrengeschäft, mein Mann ist Uhrmacher, ja.
	I: Wo?

	Pt: In U.
	I: In U.
	Pt: Es ist nur ein kleiner Betrieb, aber es geht uns gut ..., ja.
[4 und 5] abgrenzen	*I:* Wann haben Sie das Gefühl, waren Sie das letzte Mal gesund?
	Pt: (seufzt) Ja, da muss ich (unverständlich) sagen, wenn... durch den Sommer (1975) ist es so gegangen, aber ich habe eben einen Garten, und was bei uns gewesen ist, wenn ich etwas im Garten gearbeitet habe, dann habe ich wieder Beschwerden gehabt, mit dem Rheuma, die Hüfte, es ist so, das hat mich auch immer geplagt diese Sache, aber im August hat das Bauchweh angefangen.
[4a] I. Versucht, mehr Klarheit in [4] zu bringen, die Erfassung von [4] ist auffällig schwierig. I: Bemerkt in sich Ungeduld und und Hilflosigkeit.	*I:* letzten August
	Pt: ja, August, ja.
	I: Erzählen Sie mir, wie's begonnen hat.
	Pt: Einfach plötzlich, habe ich, hat's mich gedünkt manchmal, was hab ich jetzt im Bauch? Hab' ich manchmal gedacht, irgendwie Krämpfe und habe dem noch gar nicht so Beachtung geschenkt und plötzlich hat es angefangen, hat es da in der Leiste zu blockieren begonnen und das Bein hat mir weh getan. Ich weiss, wir haben einmal zur Tochter gehen wollen nach Pt. Hat der Mann gesagt, gehen wir um 12 Uhr am Sonntag, hab' ich gesagt, ich glaub', ich kann gar nicht zum Bahnhof hinunterlaufen, es hat mir blockiert, wie vor der Operation und an diesem Tag hab' ich einen Schmerz gehabt, und mit dem ist es tags darauf..., hab' ich andertags richtig im Bauch, hab'
+ Hüft- und bauchbeschwerden scheinen zusammenzuhängen [4 e]	ich einfach Schmerzen gehabt. Und dies hat mich immer so komisch angemutet, und jeden Tag hab' ich gedacht, das vergeht dann sicher am nächsten aber es ist nicht vergangen. Ich habe aber gar nicht mehr viel gesagt, und da bin ich dann in die Badekur, und dort habe ich immer Fango genommen,
[4a, d, e, f]	das hat mir immer gut getan, habe es immer ertragen können, und nach dem zweiten Fango habe ich einen Schmerz gekriegt, und dann sind mir die Venen herausgestanden, und Schmerzen gekriegt in diesem Bein und zugleich im Bauch, und dann hab' ich Ende der ersten Woche gesagt, ich nehme keinen Fango mehr, und habe es dem Arzt gezeigt das Bein, dann habe ich Warmluft gehabt, und massieren, und turnen habe ich noch gehabt, aber das Turnen habe ich auch nicht mehr ertragen, Trockenturnen gehabt, war für mich immer etwas schwierig, im Wasser turnen ist besser gegangen, aber ich habe gefunden, ich sollte nur noch wenig baden.
⁺I. möchte über das Symptom, das die Pt. ins Spital brachte, die 7 Dimensionen ergänzen.	*I:* und die Bauchschmerzen?
	Pt: die kamen immer stärker und das Bein wurde immer heißer.
	I: und sind die Bauchschmerzen vergleichbar mit den derzeitigen?
	Pt: genau das Gleiche.
	I: genau das Gleiche
	Pt: ja.
	I: Wann im August haben Sie diese ...
	Pt: Als es anfing? Also, Mitte August und eben anfangs Oktober bin ich ins Bad M.
	I: und was war das Datum des Tages, an dem Sie ihre Tochter besuchen wollten? Wissen Sie das noch?
	Pt: Das war so Ende August, das weiß ich nicht ...
	I: War das vor Bad M.?
	Pt: Ja, ja, Ende August, ins Bad M. ging ich Ende Oktober.
	I: Das war also die Zeit, wo Sie mit dem Bauch Schwierigkeiten kriegten?
	Pt: ja,
⁺Die Dimensionen lassen sich im Moment bezügl. Bauchweh nicht näher fassen, deshalb geht I. zu [5] über.	*I:* und wie ist es Ihnen vorher gegangen?
	Pt: (leise) habe eigentlich gar nie Bauchweh gehabt. Nie Bauchweh, nur immer das Theater mit dem Rheuma.
	I: Wie lange geht denn die Geschichte mit dem Bein schon?
⁺Beginn der Hüftbeschwerden 1960	*Pt:* Das Rheuma hat 1960 begonnen, habe ich plötzlich hie und da gemerkt, bei Wetterwechsel hat es mich so geplagt, wir haben ein etwas rauhes Klima in T., viel Nordwind, einfach rauh ist's dort, und auch wenn ich im Garten war und dergleichen, und da hat mein Mann gefunden, ich solle einmal baden

Schilddrüsenerkrankung 1964	gehen, da ging ich nach A., und der Arzt hat gefunden, ja das wäre gut, und da bin ich jährlich gegangen, und 1964 habe ich die Schilddrüsensahse gehabt und im 1966 hat es so richtig begonnen ...
	I: Erzählen Sie mir, wie es weitergegangen ist.
⁺Neurogener Beinschmerz mit Parästhesien? Schwäche? Dramatische Beschreibung.	Pt: Immer Beschwerden gehabt, viel in der Nacht, fast nicht mehr auf dieser Seite liegen können, es war wie wenn mir das Bein einschlafen würde.
	I: mhm
	Pt: Wenn ich mich drehen wollte, *mußte ich das Bein hinüberheben,* und dann bin ich zum Arzt, unserem Hausarzt, und er gab mir hie und da Tabletten und es hat einfach nicht gebessert, *oft hatte ich das Gefühl, ich könnte das Bein nicht über eine Schwelle heben,* und einfach Schmerzen gehabt, und im 1967 haben sie geröngtgt, und da hat er gesagt, er hätte gern, wenn ich nach B. käme zum Prof. N., da in die Neurologie, und da bin ich auch gewesen, da haben sie auch geröngtgt und haben mir doch die Nerven geröngtgt, und
⁺Myelogramm, anscheinend negativ, Hüftoperation scheint nicht aus eindeutiger Indikation empfohlen worden zu sein.	die Kontrastspritze gemacht, und da hat es geheissen, ich hätte ..., ich müßte doch die Hüfte operieren lassen, und das war Ende Oktober und dann hat's geheissen, ich könne sagen, ob ich hier wolle oder in M. Da habe ich gefunden, ich ginge nach M. und da habe ich warten müssen bis 4. oder 5. Januar und dann haben sie telefoniert und mir gesagt, ich könne jetzt kommen, und da habe ich immer Schmerzen gehabt, und ich habe mich gesehnt, jeden Tag, daß ich doch gehen kann.
	I: Was für Schmerzen haben Sie gehabt, können Sie mir diese näher beschreiben?
⁺Beinschmerzen sind bis jetzt vage beschrieben worden, I. prüft, ob klares Erfassen möglich oder ob Vagheit durch psychische Faktoren bedingt ist. (I. gibt sich nicht mit Ausdruck „Beinschmerz" zufrieden)	Pt: (seufzt) Das Bein, einfach das Bein, dass mir einfach alles wehgetan hat ... die Leiste, und das ganze Bein, ... war oft ... ich hatte etwa das *Gefühl ich hätte kein Gefühl drin,* und dann wiederum hatte ich so einen dumpfen Schmerz, und nach der Operation ist es dann nicht gut gewesen. Wo im Bein war der dumpfe Schmerz?
	Pt: Einfach das ganze Bein, ich konnte es nicht richtig bewegen und ich konnte nicht so hinüber ... es war so richtig handicapiert, die Nacht war am Schlimmsten, ich habe nicht gewußt, wie liegen, weil es mir so weh gemacht hat, wenn ich in der Nacht im Vergessen vielleicht auf diese Seite, habe ich Schmerzen gehabt, einfach das gefühllos habe es einfach hinübertun müssen, Kraft nicht gehabt, um selber ... habe einfach nachhelfen müssen.
	I: Gab es etwas, das Ihnen Besserung brachte?
[4f] ⁺I. wird ungeduldig, Gespräch verläuft zäh. Pt. fügt sich den ärztlichen Anordnungen, betont dies.	Pt: Tabletten oder so? (seufzt) nein.
	I: Was für Tabletten haben Sie versucht?
	Pt: oh, la la, (seufzt) was hat er mir für welche gegeben? Habe sie alle vom Arzt gehabt. Nahm nie welche selber oder von der Drogerie, *nahm immer nur was er mir verordnet hat,* und Spritzen hat er mir dann hie und da gemacht.
	I: Hat es außer der Nacht sonst noch verschlimmernde Einflüsse gegeben?
⁺Hüftgelenkarthrose? Abklärung mit Hauptgewicht auf Myelogramm macht dies eher unwahrscheinlich.	Pt: Einfach durch den Tag ... Mühe zum Laufen und plötzlich das Gefühl, es stelle an, das Bein wolle nicht mehr vorwärts, und einfach Schmerz gehabt.
	I: Hat das Husten etwas ausgemacht?
	Pt: Das glaube ich nicht.
	I: das Niesen?
⁺Detailbefragung ergibt keinen Hinweis auf eindeutig organische Läsion	Pt: ... Herr Doktor, das kann ich nicht mehr sagen.
	I: Wie war damals die Farbe des Beines?
	Pt: das ist ..., das ist ... normal gewesen, ich habe da nichts anderes gesehen, nichts anderes gesehen.
	I: und wie ist es dann weitergegangen? Denn Sie sagten, daß es nach der Operation nicht besser gewesen sei.
	Pt: Nein, da bin ich drei Wochen drunten gewesen in M. Da habe ich noch gefragt, Herr Doktor, jetzt wo ich heimgehe, muß ich da die Beine nicht einbinden? Da hat er gesagt: „Nein, Frau U., Sie haben ja schöne Beine". Da bin ich zwei Tage zuhause gewesen, da habe ich gemerkt, daß das Bein dick geworden ist, und ich habe Schmerzen gehabt, und da habe ich gedacht,
⁺Pt. jetzt kritisch gegenüber ihren Ärzten.	so jetzt habe ich Venenentzündung. Und da haben wir dem Arzt Bericht gemacht, und er ist gekomen und hat gesagt, ja also es ist das, und das ist

Anamneseerhebung in der psychosomatischen Medizin

         also gewesen, Ende Januar und da bin ich zuhause gewesen etwa zwei Monate mit der Venenentzündung. Er ist immer wieder gekommen und hat gesagt, so jetzt stehn Sie wieder etwas auf, und herumlaufen, er ist fast jeden Tag gekommen, hat dann wieder gesagt, so jetzt bleiben Sie heute wieder etwas mehr im Bett, *aber er hat mir nie das Blut verdünnt, und das hat mich schon..., heute würde ich mich wehren* und würde das sagen, aber damals ich weiß gar nicht, ich kann nicht verstehen warum, manchmal kann ich nicht sagen warum. Und dann habe ich immer mehr Schmerzen gekriegt, und manchmal habe ich gesagt, ich habe von oben so Schmerzen, und dann in der Leiste so Schmerzen, und dann habe ich im Bauch Schmerzen gekriegt, und das ist mir aufgefallen, denn ich habe auch in meinen jungen Jahren nie Krämpfe wenn ich Periode bekam, so etwas habe ich gar nie gekannt, und dann habe ich etwa zwei Monate später, das war an einem Ostermontag, nach M. gehen müssen zum Röntgen, da hat mir die Sekretärin des Dr. N. gesagt, der Doktor sei nicht da, er sei gerade weggegangen, die Mutter sei ihm gestorben, da sagte ich der Sekretärin, ich hätte das Bein immer gut eingebunden gehabt, und ich sagte: Fräulein, schauen Sie *da mein Bein an. Sagte sie, ja das ist ja unerhört* und ruft ihn an und er ist noch zuhause, er kommt, und er hat geschaut und gesagt: Frau U. Sie haben eine Thrombose. Und vorher mußte ich ja alle zwei Tage hinunter ins Gehbad, das habe ich noch zu sagen vergessen, und wir haben kein Auto, da habe ich ein Taxi genommen, und da habe ich gedacht, alle andern, die sie in der gleichen Woche operiert haben, sind so leicht an ihren Stöcken durch den Gang gelaufen, und konnten sich selber an- und ausziehen, und ich mußte immer warten bis die Therapeutin kam und mir die Strümpfe auszog, ich konnte einfach nicht, es war wie wenn ich einen Stecken in dem Bein hätte, und der Mann mußte mir die Hosen ausziehen.

I: und wie hat es damals ausgesehen?
Pt: Das Bein ist dick gewesen, dick, dick, immer (seufzt), die Farbe, das weiss ich nicht mehr.
     und in der letzten Zeit? Wie war es in der Dicke?
Pt: damals? als ich in M..
I: Nein, jezt.
Pt: Wenn ich nicht viel drauf stehe, ist kein großer Unterschied, aber wenn ich drauf stehe, am Morgen aufgehe bis zum Mittag, und dann liege bis um 14 Uhr und dann wieder aufstehe, und bis abend 19 Uhr, 19 1/2 Uhr drauf stehe, dann ist immer ein Unterschied, da in der Wade, auch so ein bißchen fest,
I: Wie ist es dann weitergegangen nach jener Zeit?
Pt: und ich sagte, lieber nicht da bleiben, das Taxi sei draußen, ich möchte heim, und gehe dann zuhause ins Spital und da hat er gesagt, er rufe den Arzt gleich an, und als ich heimkam, sagte mein Mann, das Spitalzimmer sei schon bestellt, ich müsse gleich hinauf, und da war Doktor G. und da mußte ich wie lange? .... mußte ich auch wieder drei Wochen oben sein, und fast zwei Wochen gänzliche Bettruhe, nichts, aufstehen, nichts.
I: Wurde damals Ihr Blut verdünnt?
Pt: Ja, da hat man mir das Blut sofort verdünnt, wie ich ins Spital kam.
I: Wie ist es dann weitergegangen nach jenem Spitalaufenthalt?
Pt: Da ist es allmählich besser gegangen und ich habe immer hinaufgehen müssen, um den Quick machen lassen, und als ich ohne Stöcke gehen konnte und belasten durfte, sie hatten es mir – wie gesagt man – ja gedreht, deshalb mußte ich länger an den Stöcken laufen als später bei der Totalprothesenoperation, und wie ich auf das Bein stehen durfte, begann das Bein anzuschwellen, hat mir das Bein Beschwerden gemacht, den Herbst, den ganzen Winter, und war immer geschwollen, und Doktor T. hat mir halt Spritzen gegeben ins Bein, manchmal einmal pro Woche, manchmal vierzehntäglich, und da hat der Mann gesagt, dass kann doch nicht einfach so weitergehen, da muß man doch schauen, und da sagte er, so jetzt müsse ich nach B. ins Spital T. schauen, ob es Meniskus sei, und da bin

⁺farbig-dramatische Darstellung.

⁺Vor Operation den Arzt zu Eingriff ,,drängend'', nach Operation rebellierend. Interview zäh, Angaben vage;

Beispiel

	ich gegangen und als ich heimkam, es hat mir niemand gesagt, wie es nachher schmerzhaft ist, sonst hätte ich ein Taxi genommen oder es hätte mich jemand hineingeführt, so bin ich nach dem Röntgen hinabgelaufen zur Bahnstation, und heim nach T. gefahren, und es war unerhört, diese Schmerzen nach dem Knieaufblasen, und da hat Doktor T. gesagt, ich hätte Meniskus, tun wir doch röntgen, vorher hatten sie mich noch 14 Tage ins Bad L. geschickt, und als ich heimkam hat's geheissen, ich müsse den Meniskus doch operieren lassen, und dann hat man das gemacht, und dann war es mit dem Bein doch nicht besser, immer Beschwerden gehabt, immer Beschwerden gehabt.
	I: und wann hat man die Totalprothese eingesetzt?
+1970 April: Totalprothese.	Pt: im 70 im April, Ende April, glaube im 1970, ja.
	I: und wie war Ihre Gesundheit vor dem?
+Seufzen, Satzbrüche, Pause: weist auf Bedeutung der psychischen Probleme hin.	Pt: *(seufzt)* vor den Rheumasachen, ja, *da habe ich viel etwa mit dem Schm ... den Nerven gehabt, etwas mit den Nerven, ein Problem gehabt, eigentlich in den jungen Jahren, nachdem ich verheiratet gewesen bin, habe ich viel mit den Nerven zu tun* gehabt, aber nachher habe ich dies, habe ich dies ...
+I: überlegt, ob er das „Angebot" der psychischen Problematik aufnehmen soll. Läßt es noch fallen, da Pt. sofort Verleugnung-„überbrückt" verwendet.	I: wie alt ...
	Pt: ... einfach gut überbrückt.
	I: ... waren Sie, als Sie sich verheirateten?
	Pt: da muß ich studieren ... 22ig. Da muß ich ... mein Gedächtnis läßt mich mich ... 22ig.
	I: 22ig.
	Pt: 22ig, ja ... , ja ...
	I: Aufgewachsen sind Sie wohl nicht in T., der Sprache nach.
[7]	Pt: Nein, in B., das ist nicht weit von ... weg, nein, 13 Kinder hat Mutter gehabt, 10 sind groß geworden ...
	I: Welches in der Reihe der 10 sind Sie?
	Pt: Das letzte.
	I: sind das Letzte gewesen ...
[6]	Pt: Ja, das Letzte. Vater ist mit 48 Jahren gestorben. Konnten aber alle zuhause sein, die Mutter hat uns alle zuhause behalten.
	I: Wie alt waren Sie damals?
+Vater mit 4 Jahren verloren. [6]	Pt: 4jährig.
	I: An was ist er gestorben?
	Pt: An Lungenentzündung.
	I: und drei sind gestorben
	Pt: und 10 sind aufgewachsen, drei als klein und drei sind jetzt davon auch schon gestorben.
	I: Welche in der Reihe?
	Pt: Das Drittälteste, das Viertälteste und das Sechstälteste.
	I: Wie heiß das Drittälteste?
+Eine Schwester mit „Depression".	Pt: Das Drittälteste war Frau O. Das ist die, die hatte so mit den Nerven. Es war sehr gut verheiratet. Nach dem ersten Kind hatte es mit den Nerven und sie haben es in der Psychitrischen Klinik M. gehabt, aber es hat eigentlich nur Depressionen gehabt, es war nichts Bösartiges, nur eine Traurigkeit.
	I: Wann ist sie gestorben?
	Pt: 1969, damals habe ich gerade das Knie operieren lassen.
	I: Wissen Sie noch das Datum der Beerdigung im 1969?
+I. sucht Modell für Konversions-neurotisches Syndrom	Pt: ... im frühling es war im April, das Datum kann ich nicht genau ...
	I: Hat diese Schwester außer an Depressionen sonst noch an etwas gelitten?
	Pt: Sie hat noch einen Schlag gehabt, die Seite gelähmt, hat sich richtig darein ergeben, ist nicht etwa turnen gegangen, oder hat, die Mittel waren dazu alle vorhanden gewesen
	I: Wie alt ist sie geworden?
	Pt: 54ig, sie hat immer behauptet, sie habe eine Baumnuss da hinten im Hals, sie könne nicht schlucken, und sie hat so quasi nicht mehr gegessen und ist abgemagert.

[6]

	I: und das vierte Geschwister, also jenes, das gerade nachher folgt? das haben Sie auch verloren.
	Pt: ja ... das hat ... das ist ein Bruder gewesen, da hat es immer geheissen, der hat ein großes Herz und hat hat er Atemnot gehabt, zuletzt haben sie ihm Sauerstoff gegeben, der ist 55-jährig gewesen.
	I: und wann war das?
⁺Verlust eines Bruders ein oder zwei Jahre vor Beginn des „Rheuma".	*Pt:* im 1958, im 58 (seufzt), ja.
	I: Hat er sonst noch etwas an Krankheiten außer mit dem Herzen?
	Pt: Er *hat einen Rückenschaden gehbt,* da hat er immer gesagt, er habe so Mühe mit dem Rücken.
	I: sonst, Operationen?
	Pt: er ist oft in den Spitälern gewesen, aber immer wegen jener Sache, wegen dieser Sache, ja.
	I: Wie hat er gehen können?
⁺Bruder mit Rückenleiden, Pt. mit Rückenleiden während des Nervenzusammenbruchs mit 27 Jahren: Handelt es scih um ein Modellsymptom bei einer Konversion?	*Pt:* Ja, schon nicht, schon nicht, er kam so gebückt, ich habe ihn gar nie anders gekannt, schon als Junge kam er *immer gebückt.*
	I: und mit den Beinen, wie ist es gegangen?
	Pt: mit den Beinen? Da kann ich nichts anderes
	I: dann kam das sechste Geschwister
	Pt: Ja, das starb mit 42 Jahren, das ist auch eine Schwester, die hat mit der Leber, die war nur fünf Wochen im Spital, Leberschrumpfung, sie ist ganz braun geworden.
	I: Hat sie noch andere Krankheiten gehabt?
	Pt: Sie hat ein Büblein mit drei Jahren verloren, das in einen Zuber mit heißem Waser gefallen ist, und von dann an ist sie einfach, sie hat sich häufig eingeschlossen, und ist irgendwie ganz apathisch gewesen und hat der Krankheit langsam nachgegeben.
	I: Wann ist sie gestorben?
	Pt: (seufzt) Da muß ich jetzt, 1954 oder 55.
	I: Welcher Verlust dieser Geschwister hat Sie am meisten betroffen?
	Pt: Alle, ja, alle *(spricht ganz leise, hauchend,* unverständlich).
⁺Nicht verarbeitete Verluste, Bewältigung durch Verleugnung. I. gibt Pt. zu verstehn, daß er die Verleugnung verstanden hat und ihren Wert als Schutz anerkannt. I. fühlt sich entspannter, beteiligt, nimmt an, daß die Arzt-Patient-Beziehtung sich festigt.	*I:* Mir scheint, daß es noch heute für Sie nicht leicht ist, davon zu sprechen.
	Pt: (hauchend) Ich tue mir solche Sachen einfach aus dem Sinn.
	I: Weil es Ihnen sonst zu nahe kommt
	Pt: ja *(weinend)* asber wir haben ein wirklich schönes Verhältnis zusammen gehabt ... *(seufzt)*
	und das Älteste, wie alt ist es jetzt:
	Pt: 76-jährig, 76-jährig
	I: Ist es eine Schwester oder ein Bruder?
	Pt: Eine Schwester.
	I: Wie geht es ihr?
	Pt: Sie hat viel Migräne-Kopfweh gehabt, aber jetzt ist sie lange – sie haben ein ein großes Geschäft gehabt, eine Metzgerei, hat sie jeden Winter so Migräne gehabt, aber seit sie dies nicht mehr besitzen, hat sie es nicht mehr.
	I: Hat sie sonst noch Krankheiten gehabt?
	Pt: Das ist mir einfach, da, nicht, nichts ... das Migräne-Kopfweh
	I: Operationen?
	Pt: und da ist eine 74j
	Pt: und da ist eine 74jährige Schwester, die hat auch mit dem Herz, sie haben sie auch schon im Spital gehabt, und wenn ich sie jeweils gefragt habe, hat sie geantwortet, sie habe es einfach mit dem Herz,
	I: Hat sie sonst an etwas gelitten?
	Pt: Nein, nichts, keine Operationen, die ich wüßte.
	I: vom 3. und 4. haben wir gesprochen, das fünfte?
	Pt: wäre wieder ein Bruder, der hat in der Rekrutenschule, da hat man gesehen, daß er Tuberkulose hat, da mußte er nach J. für $1/2$ Jahr, und dann war es wieder ganz gut.
	I: Welches Organ war betroffen?
	Pt: Lunge.

Beispiel

	I: Wie geht es ihm jetzt?
	Pt: Gut, gut.
	I: Wie alt ist er?
	Pt: Wie alt ist er, muss ca. 62-jährig sein.
	I: dann kommt das Siebente
	Pt: Ja, das ist wieder eine Schwester, *die hat nach der zweiten Geburt Venenentzündung gekriegt und seither hat sie ein offenes Bein,* das ist eigentlich das Leiden, das sie hat.
	I: Wann war der Beginn?
	Pt: I, Herr Doktor, die Daten alle, 1950 hat sie den zweiten Sohn gekrigt, eine schwere Geburt, Kaiserschnitt, und seither hat sie Venenentzündung.
+Das rechte Bein, wie bei der Pt. Möglichkeit der Identifikation der Pt. mit der Schwester und Übernahme des Leidens im Sinne der Konversion im Auge behalten, bezüglich Anhalten der Beschwerden auch nach der abgeklungenen Venenentzündung 1967. [6] wird fortgesetzt	I: Welches Bein ist betroffen?
	Pt: das rechte
	I: und dann haben Sie noch zwei Geschwister, von denen wir noch nicht gesprochen haben.
	Pt: Ja, da habe ich noch einen Bruder, der wird jetzt 60. Der ist eigentlich immer gesund gewesen, weiß gar nichts von Spitalaufenthalten.
	I: und das zweite?
	Pt: Die Zweitjüngste ist eine Schwester, hat dauernd Beschwerden, ist viel zu dick, man sagt immer, sie habe einen zu hohen Blutdruck und ... und Angstgefühle und so, und ich finde immer, sie sollte etwas weniger essen (lacht).
	I: Über die Mutter haben Sie noch nichts gesagt, wie alt ist sie geworden?
	Pt: Sie ist 80-jährig geworden, hat auch mit dem Herz gehabt, lange, hat Wasser gehabt.
[6] weitgehend erschöpft, I. möchte [7] aufnehmen, und damit das frühere Angebot der psychischen Problemen.	I: Krankheiten, Operationen?
	Pt: Nein, nichts, nie.
	I: und Sie sagen, daß Sie etwa 1960 begonnen hätten, das Rheuma zu verspüren und seit der Heirat mit den Nerven. Können Sie mir mehr darüber sagen?
	Pt: Ja, ich habe geheiratet und da haben wir noch den Schwiegervater gehabt, so ein bißchen (seufzt), es ist einfach anders gewesen, als in unserer Familie, wie ich es gewohnt war, und mein Mann ist etwas oft weggegenagen, er war 33 als er heiratete, und er war halt gewohnt, sie haben die Mutter ziemlich früh verloren, am Abend einfach weg, und *das hat er beibehalten,* etwas, und als ich kam, ich war vorher immer in Betrieben, wo ich arbeitete und jetzt plötzlich war ich in diesem Häuschen alleine (seufzt) ..., das war mir etwas viel, und der Sohn, den ich habe, hatte ich schon als ich in die Ehe kam und – es war vielleicht *etwas eine Vernunftsehe,* die ich da eingegangen bin, und da habe ich mich zuerst an alles gewöhnen müssen, und das habe ich beinahe nicht ausgehalten *(Stimme leiser seufzend), (sehr leise, seufzend), jetzt ist alles gut, jetzt ist alles gut herausgekommen zum Glück (Stimme lauter, schwankend),* aber ich habe viel leiden müssen. Und 1943 haben wir noch eine Tochter gekriegt, der Mann war immer sehr, sehr lieb zu mir, aber er war einfach viel in der Wirtschaft, das ist etwas, das war ich nicht gewohnt in unserer Familie (unverständlich) *und ich habe meine Kraft (schluchzt) immer nur gebraucht, um meine Kinder recht zu erziehen, und einfach den Halt an den Kindern gehabt (weint, flüsternd), es ist mir zum Glück*
+Wahl des Ehemannes wird sehr kurz abgehandelt. Frühzeitig Enttäuschung in der Ehe. Dauernde Anwesenheit des Gatten erwünschte sich die Pt. Zusammenhang mit Aufwachsen ohne Vater? +Es wird ganz deutlich, daß die Beziehung zum Ehemann ein außerordentliches Problem darstellt, das die Pt. mit knapper Not von sich weghält. +Pt. scheint der Nähe eines sie sie liebenden Menschen sehr zu bedürfen. Sie hält die Kinder an sich, weil der Ehemann sich nicht anbietet.	
	I: Sie haben zwei Kinder?
	Pt: Ja, ja,
	I: und das ältere ist der Sohn, wie alt ist er jetzt!
	Pt: Er ist, jetzt wird er 34 im Mai,
	I: 34. Wo ist er!
[6] wird in [7] verwoben.	Pt: Er ist in N. Er ist Bauingenieur, ging in A. zur Technischen Hochschule, und durch sein Studium bin ich selber noch (schluchzt) schaffen gegangen, habe es neben dem Geschäft noch selber verdient; aber der Mann hat nicht gesagt, er würde nicht bezahlen helfen, aber er hat sich nicht darum bekümmert, wie man es bezahlen soll, *ich habe ihm immer alles Schwere*

⁺selbstquälerische Haltung. Schuld und Aggressionsprobleme!.	*weggenommen und habe es immer selber getragen, und selber geregelt (weint), und es ist gut herausgekommen, es hat sich gelohnt;* I: und wie geht es Ihrem Sohn! Pt: Sehr gut, sehr gut. I: gesundheitlich? Pt: Ja, sie sind, als er in A. fertig war, hat er eine Schwedin kennengelernt, sie war dort, um nach der Matur noch besser Deutsch zu lernen, war sie ½ Jahr in einer Arztfamilie, und hat dort meinen Sohn kennengelernt, und dann ist sie weg nach Schweden, und hat auch die Krankenschwesterlehre angefangen, und er hat gesagt, wenn er fertig sei, gehe er ½ Jahr später auch nach Schweden, wenn er eine Stelle finde, und er hat sie gefunden in einer großen Firma, und ist nach K. und sie haben daraufhin geheiratet, und die Schwiegertochter hat ihre Lehre als Krankenschwester gemacht und schon gearbeitet ½ Jahr. Dann hat ihn die Firma gefragt, ob er nicht für sie nach Südamerika ginge. Sie hatten ein großes Projekt vor und haben ihn dafür vorgeschlagen, er hat gefunden ja, er ist immer gern gereist, war schon während des Studiums zu Fuß, per Autostop in ganz Europa, überall, mit wenig Geld, daraufhin ist er nach C., die Schwiegertochter hat fertig gemacht und ist dann auch gereist als sie abgeschlossen hatte.
	I: Wie lange liegt diese Zeit zurück?
[6] und [7] werden in [4] einbezogen. ⁺Heirat des Sohnes, für den die Pt. alles geopfert hat 1966, also in der Zeit, bevor es 1967 zur ersten Hüftoperation kam.	Pt: 1966 haben sie geheiratet, im 1967 war es, im 1968 ging er nach Caracas. I: und nach Schweden im? im 68 ging er nach Caracas I: und nach Schweden? Pt: im 1967, und von dort nach Caracas I: Vielleicht habe ich unklar gefragt. In welchem Jahr verließ er die Schweiz, um nach Schweden zu gehen? Pt: im 1967, nein, nein, 1966. IO: Wissen Sie noch in welchem Monat?
⁺I. versucht den zeitlichen Ablauf zwischen Heirat des Sohnes und Beginn der Hüftbeschwerden zu erfassen.	Pt: Also im 1966 im September haben sie geheiratet, und dann ist er gerade dortgeblieben. I: und Pt: im 1967 I: Und in welchem Monat verließ er 1966 die Schweiz? Pt: Im August. I: Im August Pt: Ja, ja, einfach 14 Tage vor der Hochzeit, um noch vorbereiten zu können. I: Wie war es für Sie, dass er doch recht weit wegging?
⁺Satzbrüche widerspiegeln möglicherweise die psychischen Schwierigkeiten, die durch die Trennung vom Sohn entstanden, ⁺Abreise nach Caracas 1968 fällt in eine Zeit anhaltender Beschwerden, die 1969 zur Meniskusoperation führen.	Pt: Es hat mich schon belastet, *etwas aber nicht, aber nicht so wichtig, eigentlich, wie soll ich sagen, ich habe das Gefühl gehabt,* man kann ja zu ihm und er und er kann zu uns kommen, erst als er nach Caracas ging, dann schon mehr. I: Wie war das? Pt: es war schon schwierig, es traf in die Zeit zudem mit meinen Beinen, I: Ich frage Sie, weil Sie vorhin eben so deutlich erwähnten, wie stark Sie sich für Ihre Kinder eingesetzt hätten.
⁺I. macht Ansätze für die psychotherapeutische Betreu- und, konfrontiert die Pt. mit der Bedeutung ihrer Kinder für ihr seelisches Gleichgewicht.	Pt: Ja I: wie viel Sie beigetragen, zu Pt: ja, das war schlimm I: ihrer Erziehung Pt: Die Heirat aber, wo Mütter oft verzweifeln, wenn ihre Söhne heiraten, *die Heirat hat mir also nicht gemacht.* Ich habe gesehen, daß er ein rechtes Mädchen erhält und das ist bis heute so geblieben. I: Wo ist er jetzt? in N. ist er jetzt ...
⁺Pt. widerruft die kurz zuvor mitgeteilte Belastung durch die Heirat des Sohnes	Pt: Er war dann ja in Caracas, er hätte sich für drei Jahre verpflichten sollen und das abgelehnt, er wolle, wenn es ihm nicht passe, doch wieder zurückkommen, und dann war er 2½ Jahre dort, und dann haben sie noch eine Reise durch Südamerika gemacht, und in Uruguay hat die Schwiegertochter gemerkt, dass es ihr schlecht geht, und nicht gut, und sie hat sofort gedacht, das müsse Gelbsucht sein, weil sie Krankenschwester ist, ging zum Arzt

und dieser riet ihr, sofort heimzufliegen, und der Sohn hat aber noch nichts gemerkt, und sie ging nach Schweden, und der Sohn hat gesagt, er bleibe jetzt noch drei Wochen in Brasilien, er habe dieses Land noch nicht gesehen, er möchte gern noch in Brasilien, noch reisen, und die Schwiegertochter ist heimgekommen und es ist relativ rasch gut gewesen, und der Sohn ist noch drei Wochen geblieben, und dann hat er gemerkt, dass es bei ihm auch, und er ist sofort zurückgekehrt, und hat gesagt, die Schwiegertochter solle hierherkommen nach T., er möchte nicht in Schweden ins Spital, und ist hierhergekommen, das war 1970 ... 1970 Ende Januar, ja, und er war schon so schlimm zuwege, und er war gelb und man hat ihn sofort ins Spital getan (seufzt) in T. und acht Tage darauf hat's geheissen, er müsse nach B. ins Spital E. zu Prof. R., damals war er schlimm, ganz schlimm gewesen, wirklich hart krank, und es traf sich gerade in die Zeit, wo ich die Hüfte wieder operieren lassen mußte, und im Juli hat er dann in N. begonnen,

I: im Juli 70

⁺Krankheit des Sohnes fällt in die Zeit vor der zweiten Hüftoperation.

Pt: im Juli 1970, bei Firma M., jetzt war er immer dort.

I: Haben sie Kinder?

Pt: Ja, zwei, ja, ein 3½-jähriges und ein 7-monatiges.

I: und die Tochter?

Pt: die ist in T. verheiratet

I: Sie wollten sie besuchen an jenem Sonntag?

Pt: Ja, ja, sie ist in T. verheiratet, ist 31-jährig, wird 32jährig dieses Jahr. Es geht ihr auch gut,

[6] wird benützt, um Zusammenhänge zwischen [7] und [8] mit [4] zu erfasen.

I: Mein Mann ist eigentlich relativ immer bei guter Gesundheit gewesen, was er gehabt hat, dass ihm vor gut 20 Jahren die Zehen weh zu machen anfingen, und manchmal im Finger, konnte ihn nicht krümmen, wir sagten dem „das Zipperlein", bei uns, da hat er Tabletten, oft hatte er hier so geschwollen, und jetzt nimmt er Tabletten, so bald er merkt, dass es an einer Stelle beginnt, die ihm der Arzt verschrieben hat, dann kann er es kontrollieren,

I: Wo hat er seine Schwellungen und Schmerzen jetzt vor allem?

Pt: Jetzt vor einem Monat, um Weihnachten, hat er gefunden im Knie, aber dann hat er einfach wieder Tabletten genommen und dann geht es rasch wieder weg.

I: Hat er es noch an andern Stellen?

Pt: Also am Knie, und unten im Rist, und hier, und in den Händen oft, und eben hier

⁺I: prüft, ob ein Symptom vom Ehemann von der Pt. „übernommen" worden ist, im Sinne der Konversion

I: in den Hüften?

Pt: Nein, gar nichts.

I: Wie hielt sich seine Gesundheit unter seinem Trinken?

Pt: Ah, ja, und dann hat er noch viel geraucht, am Tag oft fast 2 Päckchen, und einmal an einem Montagmorgen hatte er so einen Anfall, er war ganz langsam auf dem Stuhl, sagte, jetzt stimmt etwas nicht mit mir, und ich konnte nicht so schnell denken und dem Arzt anrufen und habe gedacht, ich springe schnell zu ihm hinunter, habe gedacht, bis ich die Nummer herausgesucht habe, springe ich, es ist nicht weit von uns, und wie ich auf die Straße trete kommt eben der Doktor T. vom Spital herauf, da habe ich es ihm gesagt, weil er schon mal bei ihm war, wegen der Sache, dass es ihm so geflimmert hat, und er ein so seltsames Gefühl hatte, und er ist sofort zu uns gekommen und man hat gesehen, wie das Blut zurückgeht, und wie er fast starr wird, da hat er ihm eine Spritze gegeben, da hat er ein paar Tage liegen müssen, und er hat wirklich, von diesem Tage an keine Zigarette mehr,

I: und das Trinken?

Pt: hat er langsam auch abgebaut.

I: Merkt man ihm etwas an vom Trinken? Hat es ihn geschädigt?

⁺An langwierigen Schmerzzuständen leidende Pt. zeigen nicht selten masochistische Züge.

Pt: Nichts, also ich weiß nicht, was man ihm ansehen sollte, was ich sagen sollte, nichts, er war nie bösartig, auch wenn er manchmal zu viel hatte, wenn er heimkam, er war nie bösartig,

I: geschlagen?

Anamneseerhebung in der psychosomatischen Medizin

⁺Gespräch über den Ehemann zwingt zu Verleugnung der Konflikte.
⁺I. interpretiert die hinter der Verleugnung nur wenig verborgene Problematik und ist bereit, sie entgegenzunehmen.

⁺I. hebt positive Aspekte hervor, um das Selbstgefühl der Pt zu stärken.

⁺Pt. scheint sich verstanden zu fühlen und gibt die Verleugnung ein Stück weit auf.

[4] wieder aufgenommen.
⁺Die Trennung vom Sohn spielt vermutlich eine zentrale Rolle, denn er scheint für das psychische Gleichgewicht der Pt. eine wesentliche Bedeutung zu besitzen.

⁺Beide Kinder verliessen das Elternhaus in den zwei Jahren vor Beginn des ≤[4].

⁺Sohn in der Rolle des Ehemannes, ev. auch des Vaters. [8]

Pt: Nie, er hat einfach immer gesagt, du mußt Geduld haben mit mir, es kommt sicher eine Zeit, wo es weggehen wird, ich werde auch älter und ich hatte die Mutter, die mich tröstete, wirklich, es ist so gekommen, es ist ganz normal, alles, und wir haben keinen Streit, wir haben nicht, wir haben keinen Streit mit den Kindern, *es ist alles nur bestens.*
I: *Wenn ich richtig mitgefühlt habe, scheint doch eine gewisse Enttäuschung zu bestehen, über Ihre Erwartungen,* wie das Zusammenleben sein könnte.
Pt: Ja, schon, das schon (flüstert)
I: das schon?
Pt: Ja,
I: *während andererseits die Kinder sie nicht enttäuscht zu haben scheinen*
Pt: Nein, nein, gar nicht
I: dort haben Sie gesagt, das hätte sich gelohnt,
Pt: das hat sich gelohnt, und wie!
I: Aber die Ehe, das ist nicht so einfach gewesen.
Pt: *Nein, nein (leise Stimme, lächelt),* aber es ist seit langer Zeit, vielleicht seit 10 Jahren, seit 10 Jahren habe ich einfach das Gefühl, dass es vielleicht alles nicht so wichtig war, wie ich es mir vorgestellt hatte.
I: Was finden Sie, war Ihre schlimmste Zeit in der Ehe?
Pt: Einfach nach der Heirat, die Zeit bis die Kinder so weit waren, dass sie aus der Schule kamen, als ich mit ihnen sprechen konnte, ich fühlte mich oft gar nicht als Mutter zu den Kindern, ich konnte, ich, ich, ich hatte zu ihnen ein Verhältnis, wie wenn ich eine Kameradin wäre von ihnen, ich konnte mit ihnen reden; so Probleme, die ich hatte, habe ich ihnen aber nie mitgeteilt, aber der Sohn war so intelligent, der hat es vermutlich gespürt, dass ich sicher viel leide, und trotzdem war er so gut zu mir, er war nie frech zu mir, auch die Tochter nicht, weil sie bei uns nichts derartiges sahen, keinen Streit und nichts, ich nahm mich am Tag jeweils zusammen und litt in der Nacht.
I: Sie kämpften in der Nacht, und am Tag hatten Sie sich wieder in der Hand
Pt: ja, ja ...
I: In welchen Jahren studierte Ihr Sohn in A? Ich nehme an, dass er in dieser Zeit in A wohnte ...
Pt: und immer Freitag abend fürs Wochenende heimkam,
I: Wann ist er weggezogen? von Ihnen
Pt: Also ... vom Gymnasium in C. ist er jeden Tag heimgekommen ..., *1959 im Herbst, 1959 im Herbst (Stimme leise, nahe am Weinen),* ja, er war 4½ Jahre weg. Im Frühling *1960* haben sie (zu studieren) angefangen
I: und die Tochter?
Pt:; die ist nach Schulabschluß für ein Jahr nach N., das war im *1968.*
I: Wie war das für Sie, als die
Pt: das war schlimm
I: beiden Kinder
Pt: es war schon schlimm für mich, aber ich habe mich einfach gefreut, wenn sie wieder heimgekommen sind, der Sohn ist während diesen 4½ Jahren wirklich jedes Wochenende – nur nicht, wenn Technikumsball war – heimgekommen, am Freitag abend, und am Sonntag abend wieder gegangen, *wir sind oft zusammen laufen gegangen,* laufen, laufen, er hat sich viel mit mir abgegeben.
I: Wie ist es im Geschäft gegangen letzthin, jetzt in den wirtschaftlich schweren Zeiten?
Pt: Wir haben bis jetzt über Erwarten gut gehabt,
I: Arbeitet Ihr Mann noch täglich?
Pt: Ja, jetzt wird er doch dann 68-jährig, er arbeitet noch jeden Tag etwas, sagt, ich gehe ins Geschäft, ich sage, *er ist ein guter, tut mir nichts, tut nichts,* ich kann Kleider kaufen, was ich will, sagt nie, dass ich, er überläßt mir die Buchhaltung, alles, er tut nicht irgendwie fragen, für was hast Du dieses Geld, er überläßt mir alles, er hat so Zutrauen zu mir, er weiß, daß ich nicht mehr brauche, als was wir uns leisten können.

Beispiel

[5] wird ergänzt.	*I:*	Wir haben jetzt doch von manchem gesprochen. Sie haben noch erwähnt, daß Sie mit der Schilddrüse zu tun hatten.
	Pt:	Im 1964.
	I:	Was hatten sie damals für Krankheitszeichen?
⁺Pt. jetzt fähig, die Beteiligung psychischer Faktoren anzuerkennen.	*Pt:*	Ich bin so müde geworden, das ist die Zeit gewesen, wo ich schaffen ging in die Fabrik, ich hatte so ein Vibrieren, Körper war wie ein Motor, immer in einem Lärm geschüttelt, und in der Nacht, wenn ich den Kopf hob und die Augen geschlossen hatte, kam das Gefühl, das Bett stelle sich auf, und da wurde ich im Spital B bei Prof. Z. hospitalisiert, einen ganzen Monat, aber *die Nerven waren auch,* es hat viel einander geholfen, ich war auch überarbeitet, habe zuhause den Haushalt dennoch sehr genau gemacht, und am Morgen mußte ich um 5 Uhr aufstehen, damit ich vorkochen konnte, bin erst um 11.30 heimgekommen, wir waren gewohnt dennoch richtig zu essen, und alles sauber halten ...
⁺Übernahme vieler Verantwortungen gegenüber Mitmenschen wird als Auslösefaktor bei der Hyperthyreose beschrieben (vgl. Kap.).	*I:*	Hatten Sie noch andere Krankheitszeichen in jener Zeit? bevor sie ins Spital B. kamen?
	Pt:	Ja, da habe ich das Rheuma auch schon gespürt in den Schultern, im Bein, aber nicht so, daß es mich so belastet hätte, wie später
⁺Gesichtsausdruck läßt I. an Hyperthyreose denken.	*I:*	und jene Zeichen, die Sie damals hatten, bestehen die heute noch?
	Pt:	Wie im 1964, nein.
	I:	Das haben sie nicht.
	Pt:	Nein, ... nein. Jetzt zwei, drei Tage hatte ich beim Imbettliegen das Gefühl, es tue mir, aber eigentlich nicht wie ich es vorher im ganzen Körper gehabt habe, gefühlt, in den Beinen sei so ein Zittern, aber nur in den Beinen.
⁺(Beispiel für eine „offene" Frage. Eine „geschlossene" wäre: „Ziehen Sie Wärme oder Kälte im Zimmer vor") [9]	*I:*	*Wie ertragen Sie die Temperatur um Sie herum?*
	Pt:	Ach, ich bin kälteempfindlich, furchtbar, das ist das Einzige, wenn wir uneinig sind zuhause, dann ist es wegen der Wärme. Ich möchte immer recht warm, und mich friert es immer.
	I:	und mit dem Gewicht, haben Sie da etwas gemerkt?
	Pt:	Ich habe zwei Kilo abgenommen, es tut immer so etwas, ich tue bewußt essen, will einfach nicht dick werden, schreibe das nicht irgendeiner Krankheit zu, daß ich abgenommen habe.
[5] noch einmal aufgenommen, um Bereitschaft für eine das Psychische einbeziehende Betreuung zu untersuchen.	*I:*	In der Zeit während der Heirat als Sie die Nerven plagten, gingen Sie da zum Arzt! mit diesen Problemen?
	Pt:	Ja, der Hausarzt hat nicht so genau gewußt, hat mir Tabletten gegeben und dann hat mein Mann gesagt, du mußt zu einem anderen Arzt, und in dieser Zeit hatte er mit dem Herz, hatte so Angstgefühle, damals rauchte er noch, und da hat er mir Prof. T. angegeben (bekannter Internist), und da hat er (mein Mann) gesagt, jetzt gehst Du auch zu dem. Und daraufhin bin ich zu jenem gegangen, und und er hat gefunden, ich sei völlig gesund, es seien alles die Nerven, ich müsse, ich solle ins Spital T. kommen, bin gegangen, war acht Tage dort, und sie haben festgestellt, ich sei organisch ganz gesund, es seien nur die Nerven, und er kam oft zu mir, war damals schon ziemlich alt, hat mit mir gesprochen, und hat mir einmal den Vorschlag gemacht, ich solle den Mann verlassen für etwa ¹/₂ Jahr (flüstert) und solle schauen, und sich bei mir etwas ändere, und ich habe geantwortet, das kann ich nicht, ich habe die Kinder nicht im Stich lassen können, damals waren wir finanziell noch nicht so gut dran, dass ich hätte sagen können, und überhaupt, was hätte ich wollen, ich wollte doch die Kinder mitnehmen, ich hätte sie nicht, hätte sie nicht daheim lasen können,
	I:	Haben Sie in den letzten 10 bis 15 Jahren daran gedacht, den Mann zu verlassen? zu scheiden eventuell?
⁺Zukünftige Betreuung muß in Rechnung stellen, dass der Verzicht der Pt. auf vorwiegend vorwiegend körperliche Klagen die konfliktgeladene Beziehung zum Ehemann zu Tage bringen wird.	*Pt:*	Nein, nie, überhaupt nicht. Damals wäre der Moment gewesen, er hat es mir gesagt, er würde mir irgendwie helfen ... (längere Pause). Haben Sie das Gefühl, Herr Doktor, das sei alles nur Nerven-bedingt?
	I:	Ich habe mir überlegt in dieser Richtung, ob von dort her etwas beitragen möge.

Anamneseerhebung in der psychosomatischen Medizin

+Verleugnung	Pt: Warum kommt denn das jetzt, das hätte früher kommen sollen, als ich die Probleme noch hatte, nicht jetzt, jetzt, das, das ...
+Der Arzt muß aufpassen, daß er von der Pt. nicht manipuliert und gegen den Ehemann eingenommen wird. Die Pt. neigt dazu, z.B. die Ärzte gegeneinander auszuspielen.	I: Es ist ja eine Frage, die Sie sich stellen
	Pt: ja, (erstaunt, wieso jetzt, wieso nicht früher)
	Pt: ja, ja ... (flüstert), *jetzt wo ich überhaupt keine Probleme habe, es geht ja alles so, so spielend ...*
+I. passt sich dem Tempo der Pt. an, die Bedeutung psychischer Faktoren am Kranksein anzunehmen.	I: *Ist es für Sie erschreckend, macht es Ihnen Angst, wenn Sie ... Probleme nicht wegtun, verbannen, sondern etwas näher kommen lassen?*
	Pt: Sie haben das Gefühl, ich hätte ein Problem und wolle es nicht wahrhaben, oder wie?
	I: Ich frage mich (Pt. lächelt), Sie haben vorhin die Frage angetönt, ob es nicht doch schlußendlich
	Pt: ja
	I: noch Probleme seien, jetzt wo es mir doch scheint, ich hätte keine mehr, und ich hätte doch auch keinen Grund zu haben
+Pt. verleugnet wieder stärker.	Pt: *(seufzt) ja, ich habe keine, ich wüßte nicht was, ich wüßte also nicht was, beim besten Willen nicht,* denn besser als es jetzt geht, und eben für die Kinder auch, ist der Weg gebahnt, und alles (leise Stimme) kann es gar nicht, kann es ja gar nicht,
	I: Es dünkt Sie, wenn es einmal keine haben sollte, dann müßte dies jetzt sein
	Pt: ja, ja
	I: und wenn es gehabt hat, hätte es früher sein sollen
	Pt: ja, ja, hätte es früher sein müssen, ja, ja natürlich war ich immer unter Druck, dachte immer, schafft er es, oder schafft er es nicht, obschon man sah, daß es kein Problem war, so wie er vorwärts kam. Auch als er heiratete, die Schwiegertochter, könnte in der ganzen Schweiz keine bessere haben, in allen Teilen, und die Tochter ist auch recht verheiratet, und sie machen einem nur Freude, kommen viel, viel heim, ich muß oft staunen, wie sie immer sagen, wir kommen heim, dürfen wir wieder heimkommen, es gibt Leute in T., die finden, diese Kinder sind ja immer da, was zieht die Kinder wohl an dieses Häuschen, wir haben ein ganz altes Haus, ein 200-järhiges, wir haben es schön eingerichtet, es ist gemütlich alles,
	I: Mir scheint – auch wenn es Probleme hätte –, ich kenne Sie jetzt noch nicht lange, dann ist es wohl etwas, das man gar nicht so einfach auf einmal verstehen kann, weder für Sie noch für mich, weshalb das eine Rolle spielen könnte, jetzt, und ich würde meinen, jetzt wo wir doch einmal ein Stunde lang zusammen haben reden können, würde ich Ihnen vorschlagen, wieder zusammen zu sitzen und zu schauen,
	Pt: ja,
	I: wie es Ihnen geht,
	Pt: ja,
	I: zu schauen, was Ihnen durch den Kopf geht und wie es Ihnen geht mit dem Bauch. Das scheint mir, wäre mein Vorschlag.
[10] wird von der Pt. spontan angeschnitten.	Pt: Ja, ja. Ist einfach alles in Ordnung, was man bisher untersucht hat? alles in Ordnung?
	I: Was ich bis jetzt gehört habe, und ich habe heute morgen das Röntgen gesehen, ist es gut, man sieht auf dem Röntgen, dass es zwischen den Venen in der Tiefe des Beines und denen unter der Haut etwas undicht ist und von der Tiefe zur Oberfläche zurückfließt,
	Pt: ja,
	I: gewöhnlich ist das ein Einbahnstraße von außen gegen innen, und bei Ihnen geht auch etwas Blut von innen nach außen, das sieht man auf dem Bild,
	Pt: ja, ja,
	I: aber sonst etwas, das Sie bedrohen würde, eine Verstopfung, ein Gerinsel, liegt nicht vor.
	Pt: Nicht, ja,

> *I:* Also ich würde Ihnen vorschlagen, daß wir wieder eine Stunde zusammensitzen und nachdenken, sobald ich morgen Zeit habe und Sie nicht gerade in einer anderen Untersuchung stecken.
> *Pt:* Ja.
> *I:* Auf Wiedersehen.
> *Pt:* Auf Wiedersehen.

[9] wurde nicht vollständig aufgenommen, da die Stationsärztin die Systemanamnese schon aufgenommen hatte.

16.4.1 Weiterer Verlauf des zehntägigen Spitalaufenthaltes

Die körperliche Untersuchung und die Laborbefunde erklärten das Leiden nicht. Die Totalprothese saß röntgenologisch fest und das Phlebogramm zeigte normale Oberschenkelvenen mit unbehindertem Abfluß im Bereiche der Beckenvenen. Die tiefen Unterschenkelvenen wiesen rechts eine allgemeine Erweiterung auf und eine Insuffizienz der Vv. perforantes mit variköser Degeneration der oberflächlichen Venen.

Am 8. Spitaltag betonte die Patientin während der Visite, psychisch sei alles in Ordnung, es seien körperliche Beschwerden, alles sei doch so in Ordnung, daß das Seelische keine Rolle spielen könne. Und in einem Nachsatz: Ich halte es weg von mir.

Am nächsten Tag, demjenigen vor der Entlassung, ersuchte die Patientin um eine Unterredung für den Entlassungstag. In diesem Gespräch bat sie um Rat, was sie zuhause als Diagnose sagen solle, da ich (der Arzt) ich glaube, es sei seelisch, eine Auffassung, zu der auch Sohn und Tochter neigen würden. Es könnte schon seelisch sein, denn beim Spitalaufenthalt mit 27 Jahren sei es ja auch seelisch gewesen, und sie habe so starkes Rückenweh gehabt, daß sie kaum mehr habe laufen können. Der jetzige Hausarzt habe vielleicht auch etwas geahnt, aber es scheine ihr, er habe nicht zu fragen gewagt. Wenn mir jemand wie hier zugehört hätte, hätte ich schon früher sprechen können. Auf die Frage, ob sie glaube, mit ihrem Hausarzt hier anknüpfen zu können, meinte sie ja, bat aber, noch ambulant einmal zu einer Besprechung kommen zu dürfen.

Diese Besprechung fand vier Tage später statt: Sie war gekennzeichnet durch verdeckte Klagen über den Gatten, die sie jeweils sofort abschwächte, und die wiederholt ausgesprochen und wieder fallengelassene Vermutung, daß dieses Problem vielleicht doch in ihr arbeite.

Abschließend wurde besprochen, ob und was ich dem mir gut bekannten Hausarzt mitteilen solle, den ich als ausgesprochen Patient-orientiert kenne.

Bei der ersten Konsultation nach Spitalentlassung fand der Hausarzt die Patientin offener, sie konnte weinen und gelöster berichten. Bei der zweiten wirkte sie deutlich depressiv. Sie bezeichnete sich z. B. als »verdorrte Blume«, als Mensch, »der nichts mehr leisten könne«. Bei der dritten Konsultation, jetzt unter Noveril, wirkte sie wieder sicherer, gefaßter, schilderte, daß sie wieder arbeiten könne. Dies wurde auch von ihrer Umgebung festgestellt.

16.4.2 Beurteilung

Die in bezug auf den Bauchstatus negative klinische Untersuchung, die fehlenden Laborhinweise für ein abdominelles Leiden, die dramatische, farbige Schilderung, das Verwenden der Körpersprache (z. B. Stimme), frühere Symptome, die auf Konversion verdächtig sind, die Vagheit der Schilderung, sowie die muknar unterdrückten Konflikte mit dem Ehemann, die wohl auch sexuelle Probleme einbeziehen, lassen an das Vorliegen eines Konversions-neurotischen Symptoms denken (s. Kap. 23).

Die Beschwerden im Bereich des rechten Oberschenkels, wo eine leichte Überwärmung der Haut festgestellt wurde, sind diagnostisch noch unklar, und ein Prozeß im Gebiet der Prothese, der radiologisch nicht faßbar ist, erscheint nicht ganz ausgeschlossen. Den Schmerzen im Bereich des rechten Beines könnten diejenigen der auf S. 341 erwähnten Schwester als Modell gedient haben. Die mit der Symptomentstehung zeitlich zusammenfallenden Konflikte betreffen den Verlust zweier Geschwister, die Trennung von beiden Kindern, die das elterliche Heim verlassen, später den Wegzug des geliebten Sohnes aus der Schweiz nach Skandinavien und dann nach Südamerika, und bezüglich des jetzigen Leidens, der Bauchschmerzen, vermutlich Konflikte mit dem Ehemann, den Verlust der Periode vor einem Jahr und das Älterwerden.

Zusammenfassend ergibt sich als Diagnose eine Insuffizienz der Unterschenkelvenen des rechten Beines, Bauchschmerzen, vermutlich konversions-neurotischer Natur; deren vollständiger Beweis fehlt aber noch, und eine Persönlichkeit, die zum tapferen Überwinden von Schwierigkeiten und zum sich Aufopfern neigt, wodurch sie die Beziehung zu wichtigen Bezugspersonen, den Kindern, aufrecht zu erhalten versucht.

Die Betreuung dieser Patientin muß zum Ziel haben, sie vor weiteren unnötigen Eingriffen zu schützen. Sie soll Gelegenheit haben, ihre ambivalente Beziehung zum Gatten zu äußern, und zwar in dem Maße und Tempo, wie sie es erträgt. Das Alter der Patientin, die fehlenden Möglichkeiten zu einem vom Mann getrennten Leben und nicht zuletzt die Wahrscheinlichkeit, daß sie den Gatten negativer erlebt, als er wohl ist, müssen im Auge behalten werden. Das Trauern um den Verlust der Kinder, ein Leben in einer unbefriedigten Ehe und das Älterwerden mit Verlust der noch vorhandenen Atraktivität werden für die ärztliche Betreuung im Vordergrund stehen.

Literatur

[1] Engel, G.L.: Psychisches Verhalten in Gesundheit und Krankheit. Hans Huber Verlag, Bern-Stuttgart-Wien, 1969.
[2] Meerwein, F.: Schweiz. Med. Wochenschrift 18, 497, 1960.
[3] Lisansky, E.T.: Modern Treatment 6, 656, 1969.
[4] Schmale, A.H., et al: An Established Program of Graduate Education in Psychosomatic Medicine. Edv. psychosom. Med. IV. p. 4–13, Karger, Basel/New York, 1964.
[5] Engel, G.L.: Nervousness and Fatigue. Chap. 25, »Signs and Symptoms: Applied Physiology and Clinical Interpretation«, C.M. MacBryde, Editor. 5th Edition, J.B. Lippincott, 1969.
[6] Libman, E.: Observations On Individual Sensitiveness To Pain, J. Amer. med. Ass. 102, 335–341, 1934.
[7] Adler, R., Lomazzi F.: Die Bedeutung der individuellen Schmerzempfindlichkeit für die Beurteilung von Schmerzzuständen. Schweiz. med. Wschr. 104, 1192–1195, 1973.
[8] Meerwein, F.: Die Grundlagen des ärztlichen Gesprächs. Eine Einführung in die psychoanalytische Psychosomatik. S. 100. Hans Huber Verlag, Bern-Stuttgart-Wien, 1969.
[9] Morgan W.L. und Engel G.L.: »Der klinische Zugang zum Patienten.« Anamnese und Körperuntersuchung. Eine Anleitung für Studenten und Ärzte. Hrsg. R. Adler. Verlag Hans Huber, Bern–Stuttgart–Wien, 1977.

17 Psychoanalyse und psychoanalytisch orientierte Therapieverfahren

Wolfgang Wesiack

17.1 Einleitende Vorbemerkungen

Die Psychoanalyse ist nicht nur für die Theorie, sondern ebenso für die therapeutische Praxis der psychosomatischen Medizin ein Grundelement. Sie soll deshalb nachfolgend sowohl in den Grundzügen ihrer klassischen Form, als auch in ihren für die psychosomatische Medizin wichtigsten Weiterentwicklungen dargestellt werden. Auf Vollständigkeit muß dabei natürlich verzichtet werden. Es kommt nur auf die Herausarbeitung der wichtigsten Gesichtspunkte an.

Um Mißverständnisse zu vermeiden, muß auch darauf hingewiesen werden, daß man psychotherapeutische Techniken nicht aus Büchern, sondern nur durch geduldige Übung unter Anleitung und Supervision von Erfahrenen erlernen kann.

Wir werden so vorgehen, daß wir in diesem Kapitel zunächst versuchen wollen, einen zusammenfassenden Überblick über die von der Psychoanalyse ausgehenden und für die psychosomatische Medizin bedeutsamen therapeutischen Techniken zu geben, um dann das nächste Kapitel dem diagnostisch-therapeutischen ärztlichen Gespräch zu widmen, das viele Elemente sowohl psychoanalytischer als auch nicht-psychoanalytischer Herkunft enthält.

17.2 Psychoanalyse

In seinem umfangreichen Werk hat uns Freud mehrere Definitionen dessen gegeben, was wir unter Psychoanalyse zu verstehen haben. Eine der klarsten ist am Anfang seines Aufsatzes »Psychoanalyse und Libidotheorie« zu finden. Sie lautet: »Psychoanalyse ist der Name 1. eines Verfahrens zur Untersuchung seelischer Vorgänge, welche sonst kaum zugänglich sind; 2. einer Behandlungsmethode neurotischer Störungen, die sich auf diese Untersuchung gründet; 3. einer Reihe von psychologischen, auf solchem Wege gewonnenen Einsichten, die allmählich zu einer neuen wissenschaftlichen Disziplin zusammenwachsen.«[1]* Über die Grundpfeiler der psychoanalytischen Theorie schreibt Freud in der gleichen Arbeit: »Die Annahme unbewußter seelischer Vorgänge- die Anerkennung der Lehre vom Widerstand und der Verdrängung, die Einschätzung der Sexualität und des Ödipus-Komplexes sind die Hauptinhalte der Psychoanalyse und die Grundlagen ihrer Theorie, und wer sie nicht alle gutzuheißen vermag, sollte sich nicht zu den Psychoanalytikern zählen.«[2] Und wieder einige Seiten weiter heißt es: »Die Psychoanalyse ist kein System wie die philosophischen, das von einigen scharf definierten Grundbegriffen ausgeht, mit diesen das Weltganze zu erfassen sucht, und dann, einmal fertig gemacht, keinen Raum mehr hat für neue Funde und bessere Einsichten. Sie haftet vielmehr an den Tatsachen ihres Arbeitsgebietes, sucht die nächsten Probleme der Beobachtung zu lösen, tastet sich an der Erfahrung weiter, ist immer unfertig, immer bereit, ihre Lehren zurechtzurücken oder abzuändern. Sie verträgt es so gut wie die Physik oder die Chemie, daß ihre obersten Begriffe unklar, ihre Voraussetzungen vorläufige sind, und erwartet eine schärfere Bestimmung derselben von zukünftiger Arbeit.«[3]

Viel wichtiger als die Theorie der Psychoanalyse, die sogenannte »Metapsychologie«, die Freud selber in seiner »Selbstdarstellung« den »spekulativen Überbau der Psychoanalyse« genannt hat, »von dem jedes Stück ohne Schaden und Bedauern geopfert oder ausgetauscht werden kann, sobald eine Unzulänglichkeit erwiesen ist«[4]), ist für unsere Betrachtungsweise die psychoanalytische Methode. Sie ist es, die erstmals einen neuen wissenschaftlichen Zugang zur Subjektivität des Menschen bahnte, der sich bisher zwangsläufig naturwissenschaftlicher Objektivierung verschloß und lediglich philosophischer Kontemplation und Spekulation zugänglich war.

Freud entwickelte seine Methode, nachdem er vorher bei Charcot in Paris und bei Bernheim in Nancy Erfahrungen mit hypnotischen Heilbehandlungen gesammelt hatte, und nachdem er die sogenannte kathartische Therapie Breuers kennengelernt und selbst an einer größeren Anzahl von Kranken erprobt hatte. Bei den Hypnosetherapien lernte er den Einfluß der ärztlichen Suggestionen, aber auch die Kraft der unbewußten Phantasien kennen, während ihm die karthartische Therapie Breuers zeigte, daß es mit ihrer Hilfe in Hypnose gelang, »seelische Vorgänge zu einem anderen als dem bisherigen Verlaufe zu bringen, der in die Symptombildung eingemündet hat«.[5] Breuer und Freud erklärten sich die therapeutische Wirksamkeit dieses Verfahrens mit der »Abfuhr« bzw. dem »Abreagieren« des bis dahin gleichsam »eingeklemmten« Affektes, der an unterdrückten seelischen Aktionen gehaftet hatte.[6] Freud verzichtete spä-

---

* Anmerkungen siehe am Ende des Kapitels.

ter auf Suggestion und Hypnose »da das Hypnotisiertwerden, trotz aller Geschicklichkeit des Arztes, bekanntlich in der Willkür des Patienten liegt...«[7]) und ersetzte sie durch die Technik der freien Assoziation. »Die technische Grundregel, dies Verfahren der »freien Assozation«, ist seither in der psychoanalytischen Arbeit festgehalten worden. Man leitet die Behandlung ein, indem man den Patienten auffordert, sich in die Lage eines aufmerksamen und leidenschaftslosen Selbstbeobachters zu versetzen, immer nur die Oberfläche seines Bewußtseins abzulesen und einerseits sich die vollste Aufrichtigkeit zur Pflicht zu machen, andererseits keinen Einfall von der Mitteilung auszuschließen, auch wenn man 1. ihn allzu unangenehm empfinden sollte, oder wenn man 2. urteilen müßte, er sei unsinnig, 3. allzu unwichtig, 4. gehöre nicht zu dem, was man suche. Es zeigt sich regelmäßig, daß gerade Einfälle, welche die letzterwähnten Ausstellungen hervorrufen, für die Auffindung des Vergessenen von besonderem Wert sind.«[8])

Freud ließ dabei seine Patienten »ohne andersartige Beeinflussung eine bequeme Rückenlage auf einem Ruhebett einnehmen... während er selbst ihrem Anblick entzogen, auf einem Stuhle hinter ihnen«[9]) Platz nahm.

»Die Erfahrung zeigte bald, daß der analysierende Arzt sich dabei am zweckmäßigsten verhalte, wenn er sich selbst bei gleichschwebender Aufmerksamkeit seiner eigenen unbewußten Geistestätigkeit überlasse, Nachdenken und Bildung bewußter Erwartungen möglichst vermeide, nichts von dem Gehörten sich besonders im Gedächtnis fixieren wolle, und solcher Art das Unbewußte des Patienten mit seinem eigenen Unbewußten auffange. Dann merkte man, wenn die Verhältnisse nicht allzu ungünstig waren, daß die Einfälle des Patienten sich gewissermaßen wie Anspielungen an ein bestimmtes Thema herantasteten, und brauchte selbst nur einen Schritt weiter zu wagen, um das ihm selbst Verborgene zu erraten und ihm mitteilen zu können. Gewiß war diese Deutungsarbeit nicht streng in Regeln zu fassen und ließ dem Takt und der Geschicklichkeit des Arztes einen großen Spielraum, allein wenn man Unparteilichkeit mit Übung verband, gelangte man in der Regel zu verläßlichen Resultaten, das heißt zu solchen, die sich durch Wiederholung in ähnlichen Fällen bestätigten.«[10])

Mit Hilfe dieser Methode gelang es Freud, hinter dem »manifesten Inhalt« auch den »latenten«, das heißt den »dynamisch unbewußten« Teil der Mitteilungen des Patienten zu erfassen, und so kommt er zu den beiden »Grundpfeilern« der psychoanalytischen Technik, die darin bestehen, »daß mit dem Aufgeben der bewußten Zielvorstellungen die Herrschaft über den Vorstellungsablauf an verborgene Zielvorstellungen übergeht, und daß oberflächliche Assoziationen nur ein Verschiebungsersatz sind für unterdrückte tiefer gehende...«[11])

Die konsequente Anwendung der psychoanalytischen Methode brachte nun Freud eine Reihe von fundamentalen Entdeckungen, wie etwa diese: Die »verborgenen Zielvorstellungen« der Patienten sind nicht nur ihnen selbst unbewußt, sie sind auch so gut wie immer triebbedingt.[12]) Da sie mit der Zielvorstellung der Person, den bewußten »Ich«-Anteilen und den im »Über-Ich«[13]) introjizierten Normen der Gesellschaft nicht vereinbar sind, werden sie abgewehrt[14]) und damit nicht nur am Bewußtwerden, sondern an jeglicher Integration und harmonischen Verschmelzung mit der Gesamtpersönlichkeit gehindert. Die triebbedingten »verborgenen Zielvorstellungen« werden so gleichsam zu störenden Fremdkörpern innerhalb der psychischen Struktur der Patienten, konstituieren mit den abwehrenden Instanzen »Ich« und »Über-Ich« einen ungelösten intrapsychischen Konflikt und führen so zu den verschiedensten Symptomen.

Die sich daran anschließenden Entdeckungen Freuds waren folgende: »Die verborgenen Zielvorstellungen« der Patienten zeigten sich nicht nur in ihren Träumen, Fehlhandlungen und Symptomen, sondern bereits in allen ihren Äußerungen und Mitteilungen – sofern man nur darauf achtete. Freud erkannte, daß die neurotisch Kranken so gut wie immer sowohl die Person des Patienten als auch alle anderen wichtigen Beziehungspersonen, wie zum Beispiel Familienangehörige, Vorgesetzte, Mitarbeiter und Untergebene unbewußt in ihre neurotischen Konflikte einbeziehen, und nannte dies »die Übertragung«.[15]) In der Übertragung manifestieren sich also die alten ursprünglichen und infantilen Verhaltensmuster, die meist mit den Forderungen der Realität unvereinbar sind. Aufgabe der psychoanalytischen Therapie ist es, die Manifestationen der Übertragung möglichst auf den Arzt zu konzentrieren, weil sie auf dieser Ebene einer therapeutischen Bearbeitung und Auflösung am besten zugänglich sind. »Was sind die Übertragungen? Es sind Neuauflagen, Nachbildungen von den Regungen und Phantasien, die während des Vordringens der Analyse erweckt und bewußt gemacht werden sollen, mit einer für die Gattung charakteristischen Ersetzung einer früheren Person durch die Person des Arztes.«[16]) Die sich in allen mitmenschlichen Beziehung manifestierende Übertragung nannte Argelander später treffend »die Szene« und meint damit die »situationsgerechte Darstellung einer unbewußten, infantilen Konfiguration – einer relativ stabilen, persönlichkeitsgebundenen Triebszene«[17]) Demnach ist »szenisches Verstehen« eine der wichtigsten Aufgaben des Psychoanalytikers. Da sich »die Szene« im Gegensatz zu anderen objektiven und subjektiven Informationen des Patienten, die oft erst nach längerer Zeit zu erhalten sind, meist »in Sekundenschnelle« schon im ersten Sprechstundeninterview entfaltet, ist das »szenische Verstehen« vor allem für die Sprechstundenpsychotherapie von überragender Bedeutung.[18])

Bei dem Versuch, die »verborgenen Zielvorstellungen« der Patienten bewußt zu machen und den intrapsychischen Konflikt und die Übertragung durchzuarbeiten, stieß Freud auf das Phänomen des Widerstandes und stellte fest: »Der Widerstand in der (psychoanalytischen) Kur geht von denselben höheren Schichten und Systemen des Seelenleben aus, die seinerzeit die Verdrängung durchgeführt haben.«[19])

Nach Greenson[20]) umfaßt die psychoanalytische Technik vier mehr oder weniger deutlich voneinander unterschiedene Verfahren: Die Konfrontation, die Klärung, die Deutung und das Durcharbeiten. Die Konfrontation mit dem und die Klärung des Konfliktes des Patienten bereiten die Deutung vor, die das Herzstück und das Spezifische der Psychoanalyse darstellt. Durch die Deutung werden unbewußte Phänomene, beziehungsweise unbewußte Anteile der »Situation« (im Sinne unseres Situationskreismodells, vgl. Kapitel 1 und 2) bewußt gemacht. Das zeitraubendste Element der psychoanalytischen Therapie ist aber meist das Durcharbeiten, weil sich neue Einsichten im allgemeinen nicht sofort, sondern erst allmählich und unter Überwindung von Widerständen in Verhaltensänderungen umsetzen lassen.

Hier möchte ich einige Anmerkungen darüber machen, wie sich Theorie und Praxis der Psychoanalyse zwanglos in das in den beiden einführenden Kapiteln entwickelte Situationskreismodell einfügen läßt:

Zunächst wird die Problemsituation des Patienten durch die Konfrontation mit und der eventuellen weiteren Klärung des Konfliktes etwas aufgehellt. Bei sehr bewußtseinsnahe gelegenen Konflikten genügen schon manchmal diese ersten beiden Schritte, die die Problemsituation klar herausarbeiten, um dem Patienten selbst die weitere Problemlösung zu ermöglichen und zu überlassen. Häufig gelingt dies dem Patienten selbst jedoch nicht, weil er unfähig ist, die unbewußten Anteile der Situation, meist die triebbedingten Programme, mit den Forderungen des eigenen Über-Ich, der Sozietät und der Außenwelt in Einklang zu bringen. Hier muß durch das Interpretationsangebot (= die Deutung) des Arztes das Programm-Repertoir und damit ein Stück individueller Wirklichkeit des Patienten verändert und umstrukturiert werden.

Wieso wirken sich jedoch therapeutische Deutungen des Analytikers im günstigen Fall »mutativ« auf das Erleben und damit auch früher oder später auf das Verhalten des Patienten aus? Wieso vermögen sie seine individuelle Wirklichkeit, im Sinne des Situationskreismodells zu verändern? Die Antwort darauf scheint mir folgende zu sein: Freud war es durch Schaffung des typischen psychoanalytischen »settings« gelungen eine therapeutische oder genauer gesagt eine Lebensatmosphäre zu schaffen, die in mancher Hinsicht die symbiotische Mutter-Kind-Beziehung wiederbelebt. Der den Blicken des entspannt liegenden Patienten entzogene Analytiker ist, wie seinerzeit die verstehende Mutter, einfach da; er kann gehört, aber nicht gesehen, wohl aber »erfühlt« werden.

Die psychoanalytischen Deutungen sind im Gegensatz zu sonstigen Feststellungen des Arztes besonders dann wirksam, wenn es dem Analytiker gelingt, in der Regression auf die symbiotische Stufe (vgl. Kapitel 2) die schützende Hülle der »Realität« des Patienten zu durchstoßen und mit ihm gemeinsam in der partiell symbiotischen analytischen Dyade eine neue Wirklichkeit zu konstituieren. Im psychoanalytischen Durcharbeiten wird dann diese neue Wirklichkeit mit der Entwicklung neuer Programme Schritt für Schritt weiter ausgebaut und es werden dabei neue Erlebens- und Verhaltensweisen (= Programme) eingeübt. So vollzieht sich im psychoanalytischen Prozeß ein Stück Neuaufbau von Wirklichkeit.

Dies gilt, wenn auch in etwas abgeschwächter Form, für die psychoanalytisch orientierten Therapien überhaupt, wie auch für andere Formen der (Psycho)therapie. Auch hier sind die ärztlichen Deutungen und Suggestionen dann besonders wirksam (= mutativ), wenn es gelingt, wie z. B. in der Flashtherapie (s. weiter unten), die unsichtbare Hülle der »Realität« des Patienten zu durchstoßen und zumindest für Augenblicke die symbiotische Ebene zu erreichen.

Nach diesen Ausführungen über das Situationskreiskonzept und die Freudsche psychoanalytische Methode, die erstmals einen wissenschaftlichen Zugang zur Subjektivität, also gewissermaßen zum Persönlichkeitskern der Patienten ermöglichte, müssen wir noch ein Ergebnis dieser Methode, nämlich die Theorie der Symptombildung näher ins Auge fassen.

Bereits 1896 erkannte Freud, daß die Symptome bei den Psychoneurosen »... Kompromißbildungen zwischen den verdrängten und den verdrängenden Vorstellungen«[21]) darstellen. 20 Jahre später schreibt er in den berühmten »Vorlesungen zur Einführung in die Psychoanalyse«: »Von den neurotischen Symptomen wissen wir bereits, daß sie der Erfolg eines Konfliktes sind, der sich um eine neue Art der Libidobefriedigung erhebt. Die beiden Kräfte, die sich entzweit haben, treffen im Symptom wieder zusammen, versöhnen sich gleichsam durch den Kompromiß der Symptombildung. Darum ist das Symptom auch so widerstandsfähig; es wird von den beiden Seiten her gehalten. Wir wissen auch, daß der eine der beiden Partner des Konfliktes die unbefriedigte, von der Realität abgewiesene Libido ist, die nun andere Wege zu ihrer Befriedigung suchen muß. Bleibt die Realität unerbittlich, auch wenn die Libido bereit ist, ein anderes Objekt an Stelle des versagten anzunehmen, so wird diese endlich genötigt sein, den Weg der Regression einzuschlagen und die Befriedigung in einer der bereits überwundenen Organisationen oder durch eines der früher aufgegebenen Objekte anzustreben. Auf den Weg der Regression wird die Libido durch die Fixierung gelockt, die sie an diesen Stellen ihrer Entwicklung zurückgelassen hat.«[22])

In dem oben zitierten Freudtext sind wir auf zwei weitere psychoanalytische Grundbegriffe, nämlich Libido und Regression, gestoßen, die noch kurz erklärt werden müssen. »Libido ist ein Ausdruck aus der Affektivitätslehre. Wir heißen so die als quantitative Größe betrachtete – wenn auch derzeit nicht meßbare – Energie solcher Triebe, welche mit all dem zu tun haben, was man als Liebe zusammenfassen kann.«[23]) Der Freudsche Begriff der Libido ist dadurch gekennzeichnet, daß er qualitativ auf den Sexualtrieb und seine verschiedenen Ausprägungen bezogen ist, darüber hinaus aber als quantifizierbare psychische Energie aufgefaßt wird. Nach Freud durchläuft die Libido in der psychosexuellen Entwicklung jedes Individuums die »orale«[24]), die »anale«[25]) und die »phallische«[26]) Stufe, ehe sie in der Pubertät die reife »genitale« Stufe erreicht.[27]) Jede dieser Entwicklungsstufen ist wiederum mit bestimmten »Objektbeziehungen« verknüpft, denn die Libido ist immer auf ein Objekt gerichtet. Dieses Objekt muß nicht immer eine wichtige Bezugsperson, sondern kann auch, je nach Organisations- und Reifungsstufe der Libido, lediglich ein Teil von ihr (etwa die Mutterbrust) sein. Wenn sich die Libido von den Objekten der Umwelt zurückzieht und sich dem eigenen Selbst, dem eigenen Körper oder teilen desselben zuwendet, dann sprach Freud in Anlehnung an die griechische Mythologie, in der der Jüngling Narkyssos in sein eigenes Spiegelbild verliebt war, von Narzißmus.

Die verschiedene Stufen durchlaufende Entwicklung bzw. Organisation der Libido kann gestört werden, wodurch es zu Fixierungen auf den einzelnen Stufen kommen kann. Im Gegensatz zur Fixierung spricht man von Regression, wenn das Individuum eine bereits erreichte Entwicklungsstufe wieder aufgibt und auf eine bereits früher durchlaufene Stufe der psychosexuellen Entwicklung bzw. Objektbeziehung zurückfällt. Diese wenigstens summarische Kenntnis der psychoanalytischen Grundbegriffe ist nötig, falls man die psychoanalytische Theorie der Symptombildung verstehen will.

Obwohl Freud selbst Organkranke nie behandelt hat und allen Versuchen einiger seiner Schüler, die psychoanalytische Methode auch auf Organkranke anzuwenden, mit erheblicher Zurückhaltung begegnete, wurde er doch zum Initiator der modernen psychosomatischen Medizin. Cremerius hat in einer Übersichtsarbeit »Freuds Konzept über die Entstehung psychogener Körpersymptome«[28]) dargestellt. Demnach hat Freud schon sehr früh sowohl beim Studium der Hysterie als auch bei der Angstneurose die Entstehung grundsätzlich verschiedener psychogener Körpersymptome beobachten können. Wie wir oben gehört haben, erkannte Freud, daß der neurotische Konflikt aus dem Gegensatz zwischen unbefriedigten Triebwünschen und abwehrenden Instanzen besteht, und daß man die Symptome am besten als »Kompromißbildungen zwischen den verdrängten und den verdrängenden Vorstellungen« auffassen könne. »Bei der Hysterie erfolgt die Unschädlichmachung der unverträglichen Vorstellung dadurch, daß deren Erregungssumme ins Körperliche umgesetzt wird, wofür ich den Namen der Konversion vorschlagen möchte.«[29]) Diese Umsetzung der »Erregungssumme ins Körperliche, konnte sich Freud offenbar nur mit Hilfe eines quantitativen Libidobegriffes vorstellen. Obwohl der Konversionsbegriff inzwischen durch Deutsch[30]), Rangell[31]) und andere eine erhebliche Erweiterung erfahren hat, ist er nach wie vor auch für die psychosomatische Medizin ein Grundbegriff, mit dessen Hilfe wir einen Teil der psychosomatischen Symptombildung erklären können[32]).

Völlig anders geartete Körpersymptome entdeckte Freud beim Studium der Angstneurose: Es sind dies vasomotorische Störungen, wie Tachycardie und Schwindelzustände, Störung der Atmung, Schweißausbrüche, Zittern und Schütteln, Heißhunger, Durchfälle und Paraesthesien. Er schreibt, daß sich die Psyche so verhalte, »als projiziere sie die Erregung nach außen« und »das Nervensystem reagiert gegen eine innere Erregungsquelle wie in dem entsprechenden Affekt gegen eine analoge äußere«[33]). Der Mechanismus der körperlichen Symptomentstehung ist also bei der Hysterie und bei der Angstneurose nach Freud wesenverschieden. Bei der Hysterie entsteht das Symptom durch Konversion und es ist der Repräsentant eines ins Unbewußte verdrängten Erlebnisses. Bei der Angstneurose entsteht jedoch das Symptom durch Projektion der Angstquelle nach außen oder ist überhaupt nicht im Bewußtsein enthalten und es ist lediglich das somatische Äquivalent eines psychischen Zustandes, nämlich der Angst.

Diese von Freud erstmals beschriebene Unterscheidung einerseits von Konversionssymptomen bei der Hysterie, die Kompromißbildungen eines intrapsychischen Konfliktes sind und somit verdrängte Triebwünsche repräsentieren bzw. ausdrücken, und andererseits körperlichen Begleitsymptomen bei der Angstneurose, die keine verdrängten Triebwünsche ausdrücken, sondern lediglich somatische Angstäquivalente sind, wurde später von vielen psychosomatischen Forschern übernommen. So unterschieden z. B. Fenichel[34]) Konversionssymptome und Organneurosen, Alexander[35]) Konversionsneurosen und vegetative Neurosen und v. Uexküll[36]) Ausdrucks- und Bereitstellungserkrankungen. Allen diesen Unterscheidungen liegt der Freudsche Gedanke zugrunde, daß viele Körpersymptome als Kompromißbildungen und Repräsentanten unterdrückter Triebwünsche aufgefaßt werden können, andere aber lediglich Begleitsymptome verschiedener Affekte sind und somit im Gegensatz zu den ersteren nichts repräsentieren bzw. ausdrücken, also auch nicht symbolisch interpretiert werden können.

Neben diesen beiden von Freud entwickelten und von der psychosomatischen Medizin übernommenen Grundbegriffen, nämlich der Konversion und dem Affektäquivalent, wurde für manche Autoren auch Freuds Narzißmuskonzept zur wichtigen theoretischen Grundlage der psychosomatischen Medizin. Bereits weiter oben haben wir festgestellt, daß Freud sich die »Libido« als prinzipiell quantifizierbare psychische Energie vorstellte, die das Individuum zu den Objekten aussendet, und er sprach von Narzißmus, wenn diese Libido von den Objekten abgezogen und auf das Individuum selbst zurückgezogen wurde. Psychosen und hypochondrische Zustände erklärte er libidotheoretisch so, daß bei diesen Krankheitszuständen die »Objektlibido« aufgegeben und in das Ich zurückgenommen wurde. So schreibt er z. B. in seiner Arbeit »Zur Einführung des Narzißmus«: »Wir bilden so die Vorstellung einer ursprünglichen Libidobesetzung des Ichs, von der später an die Objekte abgegeben wird, die aber, im Grunde genommen, verbleibt und sich zu den Objektbesetzungen verhält wie der Körper eines Protoplasmatierchens zu den von ihm ausgeschickten Pseudopodien. Dieses Stück der Libidounterbringung mußte für unsere von den neurotischen Symptomen ausgehende Forschung zunächst verdeckt bleiben. Die Emanationen der Libido, die Objektbesetzungen, die ausgeschickt und wieder zurückgezogen werden können, wurden uns allen auffällig. Wir sehen auch im groben einen Gegensatz zwischen der Ichlibido und der Objektlibido. Je mehr die eine verbraucht, desto mehr verarmt die andere. Als die höchste Entwicklungsphase, zu der es die letztere bringt, erscheint uns der Zustand der Verliebtheit, der sich uns wie ein Aufgeben der eigenen Persönlichkeit gegen die Objektbesetzung darstellt und seinen Gegensatz in der Phantasie (oder Selbstwahrnehmung) der Paranoiker vom Weltuntergang findet.«[37])

Im Gegensatz zu den Psychoneurosen, die Freud auch »Übertragungsneurosen« nannte, weil bei ihnen die »Objektlibido« auf den Arzt übertragen und damit der neurotische Konflikt in der Analyse bearbeitet werden konnte, nannte Freud die Psychosen, psychotischen Reaktionen und Hypochondrien »narzißtische Neurosen« weil die Libido bei diesen Krankheitsbildern ganz auf das Individuum zurückgezogen ist. Er war deshalb auch überzeugt, daß diese Krankheitsbilder einer psychoanalytischen Behandlung grundsätzlich nicht zugänglich sind, weil ja das Prinzip der psychoanalytischen Therapie in der deutenden Bearbeitung von Übertragung und Widerstand besteht und zwangsläufig da nicht anwendbar ist, wo es keine Übertragung gibt. Die inzwischen gesammelten Erfahrungen bei der psychoanalytischen Behandlung von Psychosen haben allerdings gezeigt, daß auch Psychotiker »übertragen«. Allerdings entnehmen sie die ihren »Übertragungen« zugrunde liegenden Verhaltensmuster sehr frühen Entwicklungsstadien und es ist letztlich eine Frage der Definition, ob man diese Form der Beziehung zum Therapeuten noch Übertragung nennt oder nicht. Kein Zweifel aber kann darüber bestehen, daß die Beziehung, d. h. Übertragung des neurotisch Kranken zum Therapeuten eine andere ist als die des psychotisch Kranken und daß Freuds Unterscheidung in »Übertragungsneurosen« und »narzißtische Neurosen« jenseits von theoretischen und terminologischen Schwierigkeiten zwei wichtige unterschiedliche Sachverhalte kennzeichnet.

Meng machte bei der psychoanalytischen Behandlung von Patienten mit Magersucht, Tuberkulose, Diabetes und Gallenleiden schon sehr früh die Beobachtung, daß diese Patienten frühe Ich-Schädigungen, wie wir sie sonst nur bei Psychosen zu beobachten gewöhnt sind, und einen weitgehenden Rückzug der Objektlibido, entsprechend dem Freudschen Konzept der narzißtischen Neurose, aufweisen, und machte deshalb bereits 1934[38]) den Vorschlag, diese Erkrankungen nicht als Organneurosen, sondern als »Organpsychosen« aufzufassen.

Diese von Freud libidotheoretisch interpretierte Zweiteilung der psychischen Erkrankungen in »Übertragungsneurosen«, die der psychoanalytischen Therapie zugänglich sind, und in »narzißtische Neurosen«, die der psychoanalytischen Therapie nicht zugänglich sind, wurde in jüngster Zeit durch Balints Theorie der Grundstörung noch präzisiert. »Die Hauptmerkmale der Ebene der Grundstörung sind, a) daß alle in ihr sich abspielenden Vorgänge zu einer ausschließlichen Zwei-Personen-Beziehung gehören – es gibt dabei keine dritte Person; b) daß die Zwei-Personen-Beziehung sehr eigenartig und gänzlich verschieden ist von den wohlbekannten menschlichen Beziehungen auf der ödipalen Stufe; c) daß die auf dieser Ebene wirksame Dynamik nicht die Form eines Konfliktes hat, und d) daß die Erwachsenensprache oft unbrauchbar und irreführend ist, wenn sie Vorgänge auf dieser Ebene beschreiben will, da die Worte nicht mehr ihre konventionelle Bedeutung haben.«[39])

17.3 Die psychoanalytisch orientierten Psychotherapien

Das Ziel der Psychoanalyse, das mittels deutender Bearbeitung von Übertragung und Widerstand erreicht werden soll, hat Freud folgendermaßen definiert: »Die Psychoanalyse ist ein Werkzeug, welches dem Ich die fortschreitende Eroberung des Es ermöglichen soll.«[40]) »Wo Es war, soll Ich werden.«[41]) Dieses weitgesteckte Ziel wird mittels der psychoanalytischen Behandlungsmethode zu erreichen gesucht.

Um die klassische Psychoanalyse von den psychoanalytisch orientierten Therapieverfahren, denen ebenfalls die Theorie der Psychoanalyse zugrunde liegt, abzugrenzen, hat man sich darauf geeinigt von Psychoanalyse im klassischen Sinne nur dann zu sprechen, wenn die Therapie den Freud'schen Vorschriften entsprechend im Liegen und zwar mindestens drei- bis viermal wöchentlich durchgeführt wird. Alle anderen von der Psychoanalyse abgeleiteten Therapieformen nennt man psychoanalytisch orientierte Therapieverfahren. Sie sind dadurch gekennzeichnet, daß sie an der Theorie der Psychoanalyse und an Freuds Forderung »dem Ich die fortschreitende Eroberung des Es« zu ermöglichen, festhalten, das ursprüngliche psychoanalytische »setting«, der viermal wöchentlichen Behandlung auf der Couch, aber modifiziert, beziehungsweise aufgegeben haben.

Wir werden uns hier nur auf eine kurze Charakterisierung und Beschreibung jener Methoden beschränken, die für den Psychosomatiker besonders bedeutsam sind und denen keine gesonderten Kapitel innerhalb dieses Lehrbuches gewidmet wurden. Ich meine die (31) analytische Psychotherapie, die (32) Fokaltherapie, die (33) Flashtherapie, (34) die analytisch orientierte Notfallpsychotherapie und die (35) analytische Gruppenpsychotherapie.

Die Methoden der Fokal-, Flasch- und Notfallpsychotherapie spielen als Kurzpsychotherapie eine besondere Rolle. Da letztere aber auch aus anderen Elementen besteht, wird anschließend in einem gesonderten Kapitel noch auf die Sprechstundenpsychotherapie eingegangen werden.

17.3.1 Die analytische Psychotherapie

Die geringste Modifikation der klassischen psychoanalytischen Technik stellt die analytische Psychotherapie dar. Die Behandlung erfolgt in der Regel auf der Couch und nur in Ausnahmefällen im Sitzen. Die Stundenzahl ist jedoch auf ein bis drei, am häufigsten wohl auf zwei Wochenstunden reduziert. Die im Abschnitt 2 beschriebene Technik der Psychoanalyse wird im Grundsatz unverändert beibehalten, wobei allerdings zu berücksichtigen bleibt, daß die Verringerung der Behandlungsstunden pro Woche auch häufig eine geringere Regression des Patienten in der Behandlung zur Folge hat, das heißt die sogenannte »Übertragungsneurose« ist nicht so stark ausgebildet, wie in der klassischen Psychoanalyse. Dadurch sieht sich der Therapeut in der analytischen Psychotherapie manchmal genötigt – was bei richtiger Handhabung nicht unbedingt ein Nachteil sein muß – sich etwas aktiver zu verhalten als in der klassischen Psychoanalyse.

Meist sind es zeitliche und finanzielle, also außerhalb des eigentlichen Krankheitsgeschehens liegende Gründe, die zur Anwendung dieser Behandlungsmodifikation zwingen. Indiziert ist die analytische Psychotherapie bei allen der klassischen Psychoanalyse zugänglichen Erkrankungen, in erster Linie also bei den Psychoneurosen. Darüber hinaus wird sie auch bei psychosomatischen Erkrankungen, bei Charakterstörungen, Süchten, Perversionen und neurotisch-psychotischen Grenzfällen (den sogenannten borderline cases) und vereinzelt auch bei Psychosen angewandt. Wie die klassische Psychoanalyse, ist auch die analytische Psychotherapie dann indiziert, wenn vor allem eine psychische Strukturänderung des Patienten und nicht lediglich eine Symptombeseitigung intendiert wird. Je stärker die Strukturänderung des Patienten angestrebt wird, um so eher wird man sich für die klassische Psychoanalyse entscheiden. Ist die therapeutische Zielsetzung, was häufig der Fall sein wird, nur auf eine bessere Einsichtsfähigkeit und verbesserte Lebensbewältigung des Patienten ausgerichtet, dann ist die analytische Psychotherapie oft der klassischen Psychoanalyse sogar vorzuziehen.

17.3.2 Die Fokaltherapie

Der Wunsch, die psychoanalytische Behandlung abzukürzen, ist nahezu so alt wie die Psychoanalyse selbst. Bereits 1913 hat Freud in seiner Arbeit »Zur Einleitung der Behandlung« gesagt, »die Abkürzung der analytischen Kur bleibt ein berechtigter Wunsch...«. Er hat aber gleich einschränkend hinzugefügt: »Es steht ihr leider ein sehr bedeutsames Moment entgegen, die Langsamkeit, mit der sich tiefgreifende seelische Veränderungen vollziehen, in letzter Linie wohl die ›Zeitlosigkeit‹ unserer unbewußten Vorgänge.«[42]) Freuds ambivalente Einstellung zur Kurzpsychotherapie spiegelt sich bis heute in den Diskussionen der Psychoanalytiker wider. Der klinisch und praktisch arbeitende Psychosomatiker wird allerdings an der Notwendigkeit einer psychoanalytischen Kurzpsychotherapie nicht mehr zweifeln können.

Die ersten Versuche, die Psychoanalyse »aktiver« und damit kürzer zu gestalten, sind von S. Ferenczi[43]) und von W. Stekel[44]) unternommen worden. Ende der vierziger Jahre entwickelten dann Deutsch[45]) die »Sektor«- und Alexander[46]) die »Vektor-Therapie«. Erst durch die Arbeitskreise um Bellak und Small[47]) und um Balint[48]) wurde die analytische Kurzpsychotherapie und insbesondere die Fokaltherapie in ihrer heutigen Form geschaffen.

Nach D. Beck ist die Fokaltherapie im allgemeinen indiziert »bei relativ ichstarken Patienten mit gutem Behandlungsmotiv, bei denen sich ein umschriebenes Problem als Therapieziel finden läßt, und die mit ihrem Therapeuten und seinen Deutungen arbeiten können«.[49]) Sie wird im Sitzen, in der Regel einmal wöchentlich, durchgeführt und umfaßt einen Behandlungsumfang von 10 bis 30 Behandlungsstunden. Die therapeutischen Interventionen (= Deutungen + Durcharbeiten) werden fast ausschließlich auf das vorher als Fokus definierte Problem ausgerichtet, unter relativer Vernachlässigung aller anderen Probleme des Patienten.

Dies soll durch ein Beispiel, das auch gleichzeitig als Beispiel für eine Notfalltherapie gelten kann, illustriert werden:

Eine 45jährige unverheiratete Angestellte erkrankt an Symptomen einer depressiven Erschöpfung. Sie fühlt sich zunehmend beruflich und persönlich überfordert, wird zunächst völlig appetit- und teilnahmslos und psychisch »wie gelähmt«. Todesängste stellen sich ein und steigern sich nachts zu panikartigen Zuständen. Wegen starker stenokardischer Beschwerden, die in den linken Arm ausstrahlen und von Schwindelzuständen begleitet sind, wird die Patientin ins Krankenhaus eingewiesen. Dort wird ein »nervöser Erschöpfungszustand mit hypotonen Kreislaufregulationsstörungen« diagnostiziert und ein psychischer Hintergrund vermutet.

Zum Erstinterview wird sie von ihrem um fast 30 Jahre älteren Freund gebracht und meint, etwas verlegen, als ob sie sich dessen schämen müßte, »daß sie einen so totalen Zusammenbruch erlitten habe und am Ende ihrer Kräfte sei, daß ihr Leben vermutlich bald zu Ende gehen werde, obwohl die Krankenhausärzte an ihrem Herzen bisher noch keinen ernsten organischen Schaden feststellen konnten«. Während des Gespräches ist sie offensichtlich bemüht, mit dem Arzt zusammenzuarbeiten, und macht im Ganzen einen etwas zwanghaften Eindruck. Sie berichtet, daß sie als Tochter eines Großgrundbesitzers in den ehemals deutschen Ostgebieten aufgewachsen sei. Zur Mutter habe sie kein gutes Verhältnis gehabt, weil diese sie gegenüber dem älteren Bruder und der jüngeren Schwester »vernachlässigt« habe. Der Vater sei ein »fernes Ideal« gewesen, von dem sie aber »nicht genügend Sicherheit« bekommen habe. Die Ehe der Eltern sei nicht gut gewesen. Sie und ihre Geschwister seien »streng und gottesfürchtig« erzogen worden. Als sie 13 Jahre alt war, sei bei ihr eine Schieloperation durchgeführt worden, und ein Jahr darauf sei der Vater im Krieg gefallen. Nach dem Krieg habe sie zunächst mit der Mutter und beiden Geschwistern in ärmlichsten Verhältnissen gelebt. Die ganzen Anstrengungen der Familie waren darauf ausgerichtet, dem Bruder, dem »Star der Familie«, ein Studium zu ermöglichen.

Sie habe sich dann in zäher Arbeit nach dem Abitur und nach einer kaufmännischen Lehre zur Abteilungsleiterin eines großen Unternehmens hochgearbeitet. Die Arbeit sei ihr ganzer Lebensinhalt gewesen. Seit sie vor eineinhalb Jahren durch Organisationsänderungen des Betriebes einen jüngeren Vollakademiker zum Vorgesetzten bekommen habe, fühle sie sich durch die Arbeit in zunehmendem Maße überfordert, habe aber in eiserner Disziplin ausgehalten.

Freunde und Freundinnen hatte sie in ihrer Jugend eigentlich kaum. Im Alter von 35 Jahren hatte sie ein erstes und nur flüchtiges sexuelles Erlebnis. Seit 8 Jahren hat sie nun mit ihrem ehemaligen, inzwischen pensionierten Chef eine intime Freundschaft. Obwohl seine Ehe »ganz zerrüttet« sei, belasten sie diese »ungeklärten Verhältnisse« ebenso wie ihre nach wie vor bestehenden sexuellen Hemmungen und das Alter ihres Freundes.

Über die mögliche Verursachung ihres »Zusammenbruchs« wurde gemeinsam herausgearbeitet:
1. Die völlige Dekompensation ist erst nach einem glücklicherweise glimpflich verlaufenem Autounfall, den sie gemeinsam mit ihrem Freund hatte, und nach einer vom behandelnden Arzt verabreichten Spritze aufgetreten.
2. Die »Überarbeitung« im Betrieb, verbunden mit dem neuen Vorgesetzten und der dadurch erfolgten Zurücksetzung.
3. Das »ungeklärte« Dreiecksverhältnis mit starken Schuld- und Aggressionsgefühlen gegenüber der Ehefrau des Freundes, Vorwürfen gegen den Freund, daß er nicht längst »klare Verhältnisse« geschaffen habe und eigenen Zweifeln, ob diese Bindung an einen so alten Mann für sie »das Richtige« sei.
4. Eine allgemeine Identitäts- und Lebenskrise in der Lebensmitte mit der Frage, ob nicht der Lebenssinn bisher weitgehend verfehlt wurde.

Nach dieser hier natürlich nur in Stichworten und stark verkürzt wiedergegebenen »Situationsanalyse« erhob sich die Frage: Um welchen Problemkreis läßt sich das Krankheitsgeschehen dieser Patientin am zwanglosesten fokussieren? Welcher Fokus ist am ehesten geeignet als gemeinsamer Nenner zu dienen und dabei gleichzeitig dazu beizutragen, den unbewußten (und damit vor allem pathogenen) Anteil der Situation zu erhellen?

Die zunächst nicht eindeutig ausgesprochene bzw. nur vorsichtig angedeutete Vermutung des Arztes, daß die Patientin jetzt wohl eine Neuauflage ihrer noch nie ganz durchgearbeiteten Ödipalproblematik erlebe, wird von ihr in der folgenden (dritten) Behandlungsstunde durch einen Traum »bestätigt«, den sie überrascht und völlig unaufgefordert berichtet: Sie habe mit ihrem Vater sexuelle Beziehungen. Beide werden deshalb von ihrer Mutter gehaßt, die in einer mittelalterlichen Festung einen Aufstand gegen sie vorbereite.

Ausgehend von diesem Traumbild wird die Ödipalproblematik zum Fokus bestimmt und der Patientin zu zeigen versucht, wie sehr sie unerledigte infantile Konflikt- und Verhaltensmuster noch in der Gegenwart agiert. Die aktuellen Probleme und Konflikte konnten nun in den folgenden Behandlungsstunden zwanglos in einen sinnvollen Zusammenhang mit den weitgehend unbewußten infantilen Problemen und damit mit dem Fokus, gebracht werden. Es war aber sehr beeindruckend zu beobachten, wie sehr sich nach der Formulierung des Fokus durch den Arzt und der Annahme desselben durch die Patientin das Befinden derselben gebessert und ihr Allgemeinzustand gefestigt hat.

Durch diese knappen Auszüge einer Behandlungsgeschichte habe ich versucht, das Prinzip der Fokaltherapie darzustellen, die auch bei der Behandlung von psychosomatisch kranken dann angezeigt ist, wenn die Patienten über eine genügende Ich-Stärke (= Reife) verfügen und der Fokus klar definiert werden kann.

17.3.3 Die Flashtherapie[50])

Als sich Michael Balint bemühte, im Rahmen seiner kurzpsychotherapeutischen Forschungen bei seinen Patienten jeweils einen Fokus zu bestimmen, machte er die Entdeckung, daß dies auf zweierlei verschiedenen Wegen möglich ist: Einmal auf dem klassisch psychoanalytischen Wege einer sogenannten »Detektivtechnik«, die unter Beachtung von Übertragung und Widerstand den Fokus allmählich sich »herauskristallisieren« läßt, und dann durch ein »Einstimmen« (= tuning-in) des Arztes in die Problematik des Patienten, die dann zu einem blitzartigem »Aha-Erlebnis« führt, das von Balint und Mitarbeitern »Flash« genannt wurde. In der Einleitung zur deutschen Ausgabe des Buches von Enid Balint und J. S. Norell schreibt W. Loch über den Flash (S. 9): »Wird das im Flash erfahrene Reaktionsmuster einschließlich der ihm zugehörigen Gefühle nun in geeigneter Weise, in einer der Situation entsprechenden Weise formuliert, dann konstituieren sich für Patient und Arzt neue Einstellungen und Erwartungen. Es wird so eine neue Realität für das Erleben des Patienten geschaffen, was bedeutet, daß er die alten pathogenen Verhaltensmuster aufzugeben vermag.«

Mit der Flashtechnik wird also gleichsam die ganze Psychopathologie des Patienten einschließlich seiner Abwehrsysteme unterlaufen. Inwieweit dieser die durch das »Aha-Erlebnis« gewonnene neue Einsicht und Lebenserfahrung ohne ein intensives Durcharbeiten zu nutzen vermag, muß allerdings von Fall zu Fall offen bleiben.

Obwohl wir erst am Anfang der Erforschung der Flashphänomene stehen, und diese deshalb auch noch nicht planmäßig herbeiführen, sondern nur sich ereignen lassen können, läßt sich heute schon nach den Arbeiten von Balint und Mitarbeitern folgendes sagen:

1. Mit dem, was wir »Flash« nennen, ist nicht so sehr die Neuschöpfung einer therapeutischen Technik gemeint, als vielmehr die Wiederentdeckung und systematische Erforschung eines schon immer von erfolg-

reichen Ärzten intuitiv geübten therapeutischen Verfahrens.
2. Flashes vollziehen sich in Sekundenschnelle. Sie sind deshalb im Gegensatz zu allen anderen recht zeitaufwendigen psychotherapeutischen Verfahren in der allgemeinärztlichen Sprechstunde keine Fremdkörper.
3. Flashes beziehen sich immer auf die gesamte »Situation« und bearbeiten nicht, wie die klassischen psychoanalytischen Deutungen, selektiv nur den unbewußten Anteil der Situation.
4. Im Gegensatz zur klassischen psychoanalytischen Technik, die auf dem Umweg über die »Übertragungsneurose« heilt und den Patienten dadurch vorübergehend vermehrt abhängig macht und infantilisiert, stellen geglückte Flashes für den Patienten eine Ich-Stärkung dar, ermöglichen ihm dadurch etwas mehr Freiheit und geben ihm so die Chance einer Neuorientierung. Sie sind deshalb durchaus auch bei Patienten mit einer Grundstörung im Sinne von Balint (= Alexithymie) mit Erfolg anwendbar und gewinnen so für die psychosomatische Medizin besondere Bedeutung.

Nachfolgend soll auch die Flashtechnik an einem einfachen Beispiel illustriert werden: Eine 29jährige Frau, Mutter einer 3jährigen Tochter, die ich schon seit einiger Zeit kenne, weil sie an Angstzuständen und funktionellen Herzbeschwerden leidet, kommt eines Tages in so hochgradig verängstigtem Zustand in die Sprechstunde, daß sie schon einen geradezu verstörten Eindruck macht. Auf meine Frage, wie es ihr denn gehe, bricht sie sofort in Tränen aus und berichtet, daß sie immer weinen müsse, wenn sie jemand nach ihrem Befinden frage. Sie müsse auch immer dann weinen, wenn sie ihre arme kleine Tochter ansehe. Vor einigen Tagen sei nun eine um zwei Jahre jüngere Arbeitskollegin an Brustkrebs verstorben und hinterlasse drei kleine unversorgte Kinder. Seither könne sie selber keinen klaren Gedanken mehr fassen und sei völlig verzweifelt. Auf mich macht sie dabei den Eindruck eines völlig verängstigten hilflosen kleinen Kindes (= szenische Information im Sinne von Argelander).[51]

Während ich die Worte der Patientin und die »Szene« auf mich wirken lasse, erinnere ich mich plötzlich daran, daß mir die Patientin beim Erheben der Vorgeschichte erzählt hat, daß sie selbst im Alter von etwa vier Jahren ihre Mutter durch vorzeitigen Tod verloren habe. Blitzartig schießt mir der Gedanke durch den Kopf (= Flash), die Frau erlebt jetzt die Verzweiflung und Angst wieder, die sie als Kind beim Tode ihrer Mutter erfahren hat. Sie ist überzeugt, selbst in naher Zukunft sterben zu müssen und glaubt, daß ihre arme kleine Tochter dann bald das gleiche Elend und die gleiche Verzweiflung wird durchmachen müssen, wie sie damals.

Während ich ihr das alles sage und diese Thematik mit ihr gemeinsam noch etwas vertiefe, beruhigt sie sich zusehends und fragt erstaunt: »Können Sie denn Gedanken lesen, Herr Doktor?!« (= Flash). Nach diesem kurzen Gespräch, das eine weiterhin kontrollierte völlige Beschwerdefreiheit »alles wie weggeblasen« zur Folge hatte, hatten wir wohl beide den Eindruck, einen zentralen Punkt ihres Krankheitsgeschehens getroffen und ein Stückchen positiver therapeutischer Arbeit geleistet zu haben.

Da blitzartige Erkenntnisse, die Karl Bühler »Aha-Erlebnisse« genannt hat, in jeder Analyse vorkommen, sei abschließend nochmals der Unterschied der Flash-Technik zur klassischen psychoanalytischen Deutungstechnik herausgearbeitet: Während letztere mit Hilfe der Methode des »Meisterdetektivs«, »jeden Stein umdrehen« muß, wie Balint sich ausdrückte, um dann in mühevoller Kleinarbeit Übertragung und Widerstand deutend zu bearbeiten, versucht die Flash-Technik durch ein »Sich-Einstimmen« (tuning-in) die Situation blitzartig zu erhellen. Die Deutungen, die der Arzt gibt, sind dann weder Übertragungsdeutungen noch gar sogenannte tiefe Deutungen, sondern beziehen sich ausschließlich auf die gegenwärtige Situation des Patienten, die ihm in der Rückspiegelung durch den Arzt verständlicher wird.

Der Flash-Technik, die mit dem »Sich-Einstimmen« arbeitet, auf das engste verwandt ist die von Loch beschriebene »Episoden-Technik«. »Mit der Episoden-Technik ist gemeint, daß der Arzt ein plötzlich ihm in der Interaktion mit dem Patienten überfallendes Gefühl oder auch einen plötzlichen Einfall als Indikator für das momentane interaktionelle Problem des Patienten nimmt und sofort benutzt, um nach rascher Analyse dieses Gefühls oder Einfalls eine sinnvolle Intervention anzuschließen.«[52]

Das »Einstimmen« in den Patienten, dieses »tuning-in«, dieses blitzartige Erfassen der »Situation« läßt sich jedoch nicht rational erlernen, sondern nur im Umgang mit Patienten erfahren. Die lernende Verarbeitung dieser Erfahrungen geschieht am zweckmäßigsten in sogenannten Balintgruppen[53]).

17.3.4. Die analytisch orientierte Notfallpsychotherapie

Mit der Fokaltherapie und der Flashtherapie haben wir schon zwei therapeutische Prinzipien kennengelernt, die wir für die Notfallpsychotherapie benötigen. »Als Notfallpsychotherapie bezeichnen wir eine Kurzpsychotherapie in besonderen Dringlichkeits- und Krisensituationen.«[54]) Die drohende oder bereits eingetretene (psychische) Dekompensation oder Desintegration der Patienten ist ihre Domäne.

Bedient man sich zum besseren Verständnis der psychischen Vorgänge der psychoanalytischen Strukturtheorie mit ihren »Konstrukten«[55]) »Es«, »Ich« und »Über-Ich«, dann kommt dem Ich eine vermittelnde, eine »synthetische« Funktion (Nunberg) zu. Es hat zwischen den Ansprüchen des Es, des Über-Ich und der äußeren Realität zu vermitteln. Mißlingt diese Synthese, dann kommt es zur Dekompensation und zur Desintegration.

So gesehen hätte die Notfallpsychotherapie zwei Aufgaben zu erfüllen: Sie muß einmal dem desintegrierten oder von Desintegration bedrohten Patienten Schutz und Anlehnungsmöglichkeit bieten, um ihn vor weiterer Desintegration zu bewahren und sie muß zweitens die synthetischen Funktionen seines »Ich« stärken, um ihm behilflich zu sein zu einer besseren Integration zu finden.

Die erste Aufgabe erfüllt der Arzt dadurch, daß er für den desintegrierten Patienten zumindest zeitweilig die beschützende Mutterrolle einnimmt, ihm also gestattet, eine symbiotische Beziehung (vgl. Kap. 2) zum Arzt einzunehmen. Der Arzt muß für den Patienten einfach da, zumindest stets (telefonisch) erreichbar sein. Diese beschützende und stützende Funktion ist vom Arzt aus äußeren und inneren Gründen nicht immer leicht durchzuhalten. Äußerlich stören ihn die vielen anderen Aufgaben und Verpflichtungen, innerlich muß er erst seine eigene Abwehr und Angst überwinden, nämlich von dem sich anklammernden Patienten ganz in Beschlag genommen, »aufgefressen« und »ausgesaugt« zu werden, ehe er diese tragende und schützende Funktion dem in Not Geratenen gegenüber einnehmen kann. Hat man erst einmal erkannt, daß man einen von Desintegration bedrohten Patienten ebenso wenig im Stich lassen kann wie einen Unfallverletzten, und daß die phantasierte Bedrohung durch das »Aufgefressen-« und »Ausgesaugtwerden« viel größer ist als die reale Gefahr, – das Angebot jederzeit erreichbar zu sein, schützt meist davor, zur Unzeit gestört zu werden –, dann wird man allmählich auch fähig, diese schwierige ärztliche Aufgabe zu erfüllen.

Zur schützenden und stützenden Funktion des Arztes gehört es auch manchmal, den Patienten allzu massiven pathogenen Einwirkungen seiner Umgebung zu entziehen, ihn also in den schützenden Bereich einer Klinik aufzunehmen.

Die Ich-Stärkung des von Desintegration bedrohten oder bereits desintegrierten Patienten kann durch mehrere Stufen bzw. Schritte erfolgen:

1. Die eben beschriebene stützende und schützende Haltung führt bereits zu einer gewissen Ich-Stärkung des Patienten, was man sich mit Hilfe des libidotheoretischen Modells der Psychoanalyse so vorstellen kann, daß in der symbiotischen Phase der Zweieinheit von der Mutter zum Kind bzw. vom Arzt zum Patienten ein Zufluß einer Art von »psychischer Energie« stattfindet.
2. Eng verbunden, vielleicht sogar identisch mit jener stützenden und schützenden (= symbiotischen) Funktion des Arztes, ist seine bedingungslose Annahme des Patienten, der sich dadurch vom Arzt bestätigt und damit narzißtisch gestärkt fühlt.
3. Eine weitere Stärkung der synthetischen Funktion des Ich wird durch die innere Spannungslösung, also durch die Katharsis der Affekte, erreicht. Man sollte deshalb den erregten, verzweifelten oder weinenden Patienten sich ruhig ausdrücken und im Rahmen des Möglichen sich auch abreagieren lassen und nicht versuchen, durch vorzeitiges Trösten oder sonstige Aktivitäten den kathartischen Prozeß zu unterbrechen. Anteilnehmendes und verständnisvolles Zuhören hilft dem Patienten im allgemeinen viel mehr, als noch so gut gemeinte Aktivität!
4. Einen weiteren Schritt der Ich-Stärkung finden wir in geglückten Flashes. Das im vorhergehenden (Flashtherapie-) Abschnitt gebrachte Beispiel der in Panik geratenen Patientin illustriert die Ich-stärkende und damit angstlösende Funktion eines geglückten »Aha-Erlebnisses«.
5. Man kann auch durch die Fokaltherapie eine entscheidende Ich-Stärkung erzielen, wie das Fallbeispiel im entsprechenden (Fokaltherapie-) Abschnitt zeigt, bei dem es sich ja auch wiederum um einen psychischen bzw. psychosomatischen Notfall handelt. Die Anwendung der Fokaltherapie setzt aber, wie dort bereits ausgeführt, eine gewisse Ich-Stärke voraus, ebenso wie die klare Definition eines Fokus. Ist der Patient völlig desintegriert, dann muß man sich zumindest zunächst mit den ersten vier hier erwähnten Stufen begnügen.

Dem psychosomatisch tätigen Arzt begegnet die akute Desintegration vor allem in drei Formen:
1. Hochgradige, bis zur Panik sich steigernde Angstzustände.
2. Der akute depressive Rückzug.
3. Die akute psychosomatische Dekompensation in Form von akuter Verschlechterung des körperlichen Befindens.

Obwohl die oben erwähnten Maßnahmen der Ich-Stärkung bei allen Notfallpatienten Anwendung finden können und sollen, seien nachfolgend noch einige spezielle Maßnahmen, bezogen auf die oben erwähnten drei Erscheinungsformen der akuten Dekompensation kurz skizziert:

Beim Angstpatienten hat die Angst nicht nur Signalfunktion, sondern gewinnt von einer gewissen Intensität an eine ausgesprochen desintegrative Kraft. Der Arzt wird daher bestrebt sein müssen, den circulus vitiosus der Angst notfalls medikamentös zu durchbrechen, um dem Patienten wieder eine Besinnungs- und Wiederfindungspause zu gewähren, die dann allerdings psychotherapeutisch genutzt werden muß.

Beim depressiven Rückzug des Patienten besteht eine der größten Gefahren darin, daß er alle Aggressivität, die er nicht mehr nach außen zu richten vermag, gegen die eigene Person (z.B. Suizid) wendet. Hier hat sich gezeigt, daß eine gute und tragfähige Arzt-Patienten-Beziehung nach wie vor die beste Suizidprophylaxe ist. Dies ist deshalb so wichtig, weil ja nicht jeder akut depressive und suicidgefährdete Patient in eine Klinik eingewiesen werden kann und soll. Hier wird der behandelnde Arzt bestrebt sein müssen, neben der Gabe entsprechender (antidepressiver) Medikamente dem Patienten behilflich zu sein, äußere Aggressionsobjekte zu finden, um seine innere Aggressionsspannung im Sinne der Katharsis etwas zu entlasten.

Bei der akuten psychosomatischen Dekompensation schließlich ist der Arzt zunächst einmal genötigt, die akute somatische Bedrohung (z.B. den Status asthmaticus, die Kolik, die Ulkusblutung, den Angina-pectoris-Anfall usw.) zu versorgen. Hier schafft eine gute und sachkundige somatische Versorgung jene stützende und schützende (symbiotische) Patient-Arzt-Beziehung, die dann ohne besondere Schwierigkeiten zu einer weiteren (psycho)-therapeutischen Interaktion ausgebaut werden kann. Gerade bei der akuten psychosomatischen Dekompensation zeigt sich, wie wichtig und vorteilhaft es ist, wenn die somatische und psychische Versorgung des Patienten in einer ärztlichen Hand liegt.

17.3.5 Analytische Gruppenpsychotherapie

Unseren Überblick über die für die psychosomatische Medizin bedeutsamen psychoanalytisch orientierten Psychotherapien wollen wir mit der Betrachtung der analytischen Gruppenpsychotherapie abschließen. Wir müssen uns dabei, wie bereits in den vorhergehenden Abschnitten, auf die Skizzierung einiger wesentlicher Gesichtspunkte beschränken.[56])

Zunächst seieien einige terminologische Abgrenzungen vorausgeschickt. In den Sozialwissenschaften gewinnt die Gruppendynamik seit den systematischen Untersuchungen von Kurt Lewin[57]) und seiner Schule eine zunehmende Bedeutung: Alle in menschlichen Gruppen sich abspielenden Interaktionen (wie z.B. Lernprozesse, gemeinsame Handlungen usw.) können unter gruppendynamischen Gesichtspunkten analysiert und beschrieben werden. Von Gruppentherapie bzw. Gruppenpsychotherapie können wir jedoch nur dann sprechen, wenn die gruppendynamischen Aktivitäten mit eindeutig therapeutischen Zielsetzungen erfolgen. Nur so ist es möglich gruppentherapeutische Methoden von allen möglichen anderen gruppendynamischen Aktivitäten abzugrenzen.

In der Medizin wurden gruppentherapeutische Methoden erstmals anfang unseres Jahrhunderts vom amerikanischen Pulmonologen Pratt durchgeführt, der 80–100 Tuberkulosekranke seiner Klinik zusammenfaßte, um ihre Einstellung zur Krankheit zu ändern. Er stimulierte dabei eine positive Beziehung zum ärztlichen Leiter, der für die Patienten so zu einer idealisierten Vaterfigur wurde, um dessen Bestätigung und Anerkennung ein erheblicher Wettstreit unter den Patienten entbrannte. In den dreißiger Jahren machte dann der amerikanische Psychiater Marsh erstmals gruppentherapeutische Versuche mit Psychosekranken. Im Gegensatz zu Pratt, der eine leiter- bzw. vaterzentrierte Gruppenstruktur geschaffen hatte, bemühte sich Marsh die ärztliche Autorität nach Möglichkeit abzubauen und versuchte eine Bruderschaftsstruktur in der Patientengruppe zu fördern.

Mit Slavson, Battegay und Heigl-Evers kann man fünf verschiedene Formen von Gruppenpsychotherapie unterscheiden:

1. Die Aktivitätspsychotherapiegruppen, bei denen das Ausagieren der Affekte im Mittelpunkt steht. Sie werden vor allem bei Kindern, aber auch in der sogenannten Gestalttherapie nach Perls angewandt.
2. Die direktiv-suggestive Gruppenpsychotherapie, bei der es darum geht, die Patienten zu lenken und zu bestimmten Zielen hinzuführen. Hierher gehören z.B. auch Gruppen zum Erlernen des autogenen Trainings.
3. Die Rollenspielmethode bzw. das Psychodrama, in dem persönlichkeitsspezifische Konflikte durch Übernahme bestimmter Rollen innerhalb der Gruppe dargestellt werden.
4. Die sozialkommunikative Methode, die eine Verbesserung der manifesten sozialen Wahrnehmung und Interaktion anstrebt.
5. Die psychoanalytische Gruppentherapie, die die latenten pathogenen Konflikte der Patienten mittels der freien Assotiation zu erfassen und durch deutende Bearbeitung von Übertragung und Widerstand einerseits, aber auch durch Bewußtmachen der symbiotischen Bedürfnisse und Phantasien der Patienten andererseits zu lösen sucht.

Für die psychosomatische Medizin ist neben der direktiv-suggestiven Methode, die in einem anderen Kapitel dargestellt wird, vor allem die psychoanalytische Gruppentherapie von besonderer Bedeutung.

Als erster berichtete bereits T. Burrow[58]) über Versuche psychoanalytische Konzepte in die Gruppenpsychotherapie einzuführen. Nach ihm waren es Wender und Paul Schilder. Durch Slavson, Foulkes, Bion, Ezriel und andere[59]) erhielt die analytische Gruppenpsychotherapie ein methodisches Gerüst, innerhalb dessen natürlich noch viele Fragen offen und die Meinungen geteilt sind. Während die ersten Gruppenanalytiker die Analyse des Einzelnen in der Gruppe anstrebten und dabei die Gruppe nur als Verstärker benützten, verschob sich im Laufe der weiteren Entwicklung das Interesse immer stärker auf die Analyse der Gruppe als ganzer. Am konsequentesten hat diese Entwicklung in Deutschland Argelander fortgeführt[60]), der das von der Psychoanalyse entwickelte Strukturmodell der Einzelperson auch der Gruppe zuschreibt, wodurch er die multipersonale Beziehung Therapeut-Gruppe zu einer bipersonalen Beziehung zwischen dem Therapeuten und einem fiktivem Gruppen-Ich umwandelt. Konsequenterweise besteht für ihn demnach auch kein nennenswerter methodischer Unterschied zwischen der Einzel- und der Gruppenanalyse und die Indikationskriterien sind nach Argelander für beide Methoden ebenfalls dieselben.

Für die psychosomatische Medizin erscheint diese strenge Form der Gruppenanalyse, bei der es sich auch um eine streng geschlossene Gruppe handelt, bei der der Platz eines eventuell ausscheidenden Gruppenmitgliedes auch nicht mehr ersetzt werden darf, ebenso wie die klassische Einzelpsychoanalyse weniger geeignet zu sein, weil sie durch ihre strengen Auswahlkriterien eine große Zahl psychosomatisch Kranker ausschließt. Zur Behandlung dieser Patienten scheint eher eine psychonalytisch orientierte halboffene Gruppe geeignet zu sein, in der gelegentlich ausscheidende Gruppenmitglieder wieder durch neue ersetzt werden können, so daß die Gruppe stets acht Gruppenmitglieder zählt. Der Therapeut zentriert seine Aufmerksamkeit auf den Gruppenprozeß und die unbewußten Gruppenphantasien und versucht diese unter Bearbeitung von Übertragung und Widerstand zu deuten. Er scheut sich aber auch nicht, auf (aktuelle) Einzelprobleme seiner Patienten einzugehen, wird aber dabei bemüht sein, diese mit dem Gruppenprozeß in Verbindung zu bringen. Die Regeln der freien Assoziation der Gruppenmitglieder und der Abstinenz des Therapeuten bleiben auch hier Richtschnur der therapeutischen Technik.

Nach der Zusammensetzung müssen wir noch zwischen homogenen und inhomogenen Gruppen unterscheiden. In homogenen Gruppen vereinigen wir nur Patienten einer bestimmten Erkrankung, etwa nur Asthmatiker oder nur Hypertoniker oder nur Ulkuskranke usw. Nach meinen (beschränkten) Erfahrungen arbeiten inhomogene Gruppen von verschiedenen neurotisch Kranken, unter denen sich auch vereinzelte Psychosomatosen befinden, am besten. Doch auch darüber fehlen noch große umfassende Untersuchungen.

Für die psychosomatische Medizin, stellt die Einführung der analytischen Gruppenpsychotherapie eine sehr große Bereicherung ihres therapeutischen Wirkungskreises dar. Es können nun in der gleichen Zeit nicht nur wesentlich mehr Patienten psychoanalytisch behandelt werden als früher, sondern vor allem auch Patienten mit Grundstörungen einer psychoanalytisch orientierten Therapie zugeführt werden. Für diesen therapeutisch so schwer angehbaren Patientenkreis erscheint die analytische Gruppenpsychotherapie nach meinen Erfahrungen deshalb besonders erfolgversprechend zu sein, weil die Gruppe einerseits eine tragende symbiotische Funktion erfüllt und trotzdem schwer geschädigten und gehemmten Patienten die Teilnahme am konfliktbearbeitendem Prozeß (zumindest durch Identifikation) ermöglicht, ohne sich dabei selbst exponieren zu müssen. Andererseits werden, wie jeder in Gruppentherapie Erfahrene bestätigen kann, hier meist auch tiefere Grade der Regression und damit nachhaltigere therapeutische Wirkungen erreicht als in der analytisch orientierten Einzeltherapie mit ein bis zwei Wochenstunden. Nur in der viermal wöchentlich durchgeführten Psychoanalyse kann ein vergleichbarer Regressionsgrad erreicht werden.

Die Chancen, Möglichkeiten und Grenzen der psychoanalytischen Gruppentherapie sowie der Gruppenpsychotherapie überhaupt sind noch nicht endgültig abzustecken. Hier ist die Forschung noch zu sehr im Fluß. Es kann aber schon heute ohne Übertreibung festgestellt werden, daß die Einführung der analytischen Gruppenpsychotherapie für die Behandlung der psychosomatisch Kranken einen ganz wesentlichen Fortschritt darstellt.

Anmerkungen

1. Vgl. S. Freud (1923): Ges. W. Bd. XIII S. 211.
2. Vgl. S. Freud (1923): Ges. W. Bd. XIII S. 223.
3. Vgl. S. Freud (1923): Ges. W. Bd. XIII S. 229.
4. Vgl. S. Freud (1925): Ges. W. Bd. XIV S. 58.
5. Vgl. S. Freud (1904): Ges. W. Bd. V S. 4.
6. Vgl. S. Freud (1904): Ges. W. Bd. V S. 4.
7. Vgl. S. Freud (1904): Ges. W. Bd. V S. 5.
8. Vgl. S. Freud (1923): Ges. W. Bd. XIII S. 214/215.
9. Vgl.: S. Freud (1904): Ges. W. Bd. V S. 5.
10. Vgl.: S. Freud (1923): Ges. W. Bd. XIII S. 215.
11. Vgl.: S. Freud (1900): Ges. W. Bd. II/III S. 536/537.
12. Der Triebbegriff und die Trieblehre haben für die psychoanalytische Betrachtungsweise eine zentrale Bedeutung. In der psychoanalytischen Theorie versteht man unter »Trieb« Kräfte, die ihren Ursprung in einer somatischen Triebquelle haben, sich durch ihren dranghaften Charakter und durch ihre Vorstellungs- und Affektrepräsentanzen psychisch repräsentieren und ihr Ziel in der Befriedigung an einem Objekt suchen. (Vgl. z. B. Loch: Die Krankheitslehre der Psychoanalyse S. 17 ff.).
13. In seiner zweiten Theorie des psychischen Apparates unterscheidet Freud drei psychische Instanzen: Das Es, das Ich und das Über-Ich. Das Es bildet das Hauptreservoir der psychischen Energie, der Triebe. Es ist unbewußt. Das Über-Ich wird durch Verinnerlichung der elterlichen Gebote und Verbote gebildet, während das Ich zwischen den triebbedingten Ansprüchen des Es, den Geboten des Über-Ich und den Forderungen der Realität vermitteln muß. (Vgl. z. B. Loch: Die Krankheitslehre der Psychoanalyse S. 27 ff.).
14. Der Abwehrbegriff ist ebenfalls ein Zentralbegriff der psychoanalytischen Theorie. Mit Hilfe verschiedener Abwehrmechanismen versucht sich das Ich der Triebansprüche des Es zu erwehren. Vgl. Anna Freud: Das Ich und die Abwehrmechanismen und Loch: Die Krankheitslehre der Psychoanalyse. S. 38 f.
15. Vgl. auch Sandler, J., Ch. Dare und A. Holder: The Patient and the Analyst. The Basis of the Psychoanalytic Process. London 1973; deutsch: Die Grundbegriffe der psychoanalytischen Therapie, Stuttgart 1973.
16. Vgl.: S. Freud (1904): Ges. W. Bd. V S. 275.
17. Vgl.: A. Argelander: Die szenische Funktion des Ichs... Psyche 24 (1970) S. 325.
18. Vgl.: O. Goldschmidt: Vorgeschichte und Entwicklung. Psyche 27 (1973) S. 1022.
19. Vgl.: S. Freud (1920): Ges. W. Bd. XIII S. 17.
20. Greenson, Ralph R.: The Technique and Practice of Psychoanalysis (Volume I) New York 1967; deutsch: Technik und Praxis der Psychoanalyse. Stuttgart 1973.
21. Vgl.: S. Freud (1896): Ges. W. Bd. I S. 387.
22. Vgl.: S. Freud (1917): Ges. W. Bd. XI S. 373.
23. Vgl.: S. Freud (1921): Ges. W. Bd. XIII S. 98.
24. Erste Stufe der Libidoentwicklung. Die Lustempfindungen sind vorwiegend um die Mundzone zentriert.
25. Zweite Stufe der Libidoentwicklung, in der die Vorgänge der Defäkation (Ausstoßen-Zurückhalten) von besonderer Bedeutung sind.
26. Auf dieser Entwicklungsstufe rückt das Genitale in den Mittelpunkt des Interesses. Nach der psychoanalytischen Theorie besteht die Unterscheidung der Geschlechter auf dieser Entwicklungsstufe in der Feststellung a) mit Phallus (männlich) oder b) ohne Phallus (kastriert bzw. weiblich).

27. Zur Frage der psychosexuellen Entwicklungsstufen vgl. auch G. L. Engel: Psychological Development in Health and Disease. Philadelphia 1962; deutsch: Psychisches Verhalten in Gesundheit und Krankheit, Bern 1970 und E. H. Erikson: Childhood and Society, New York 1950; deutsch: Kindheit und Gesellschaft, Stuttgart 1965.
28. Vgl. J. Cremerius: Freud's Konzept über die Entstehung psychogener Körpersymptome. Psyche 9 (1957) S. 125.
29. S. Freud (1894): Ges. W. Bd. I S. 63.
30. Vgl.: F. Deutsch: Symbolisation as a formative stage in the conversion process. In On the misterious Leap from the Mind to the Body. New York 1959.
31. Vgl.: L. Rangell: Die Konversion. Psyche 23 (1969) S. 121.
32. Vgl. auch das Kapitel 11, Plaum.
33. Vgl.: S. Freud (1895): Ges. W. Bd. I. S. 339.
34. Vgl.: O. Fenichel: The Psychoanalytic Theory of Neurosis. New York 1945.
35. Vgl.: F. Alexander: Psychosomatic Medicine 1950; deutsch: Psychosomatische Medizin, Berlin 1951.
36. Th. v. Uexküll: Grundfragen der psychosomatischen Medizin. Hamburg 1963.
37. Vgl.: S. Freud (1914): Ges. W. Bd. X S. 141.
38. Vgl.: H. Meng: Das Problem der Organpsychose. Int. Zschr. Psychoanal. 20. 443 (1934).
39. Vgl. Balint, M.: The Basic Fault. Therapeutic Aspects of Regression. London 1968; deutsch: Therapeutische Aspekte der Regression. Die Theorie der Grundstörung. Stuttgart 1970. S. 26.
40. Freud, S. (1923): Ges. W. Bd. XIII S. 286.
41. Freud, S. (1932): Ges. W. Bd. XV S. 86.
42. Freud, S. (1913): Ges. W. Bd. VIII S. 462.
43. Vgl.: Ferenczi, S.: Weiterer Ausbau der aktiven Technik in der Psychoanalyse. In: Bausteine der Psychoanalyse Bd. II Bern 1939.
44. Vgl.: Stekel, W.: Technik der analytischen Psychotherapie. Bern 1938.
45. Deutsch, F.: Applied Psycho-Analysis. New York 1949.
46. Alexander, F.: Fundamentals of Psychoanalysis. London 1949.
47. Bellak, L. und L. Small: Emergency Psychotherapie and Brief Psychotherapie. New York 1965; deutsch: Kurzpsychotherapie und Notfallpsychotherapie. Frankfurt 1972.
48. Balint, M., P. H. Ornstein und E. Balint: Focal Psychotherapy. London 1972; deutsch Fokaltherapie, Frankfurt 1972. Malan, D. H.: A Study of Brief Psychotherapie. London 1963; deutsch: Psychoanalytische Kurztherapie. Stuttgart 1965.
49. Beck, D.: Die Kurzpsychotherapie. Bern 1974.
50. Balint, E. und J. S. Norell: Six minutes for the Patient. London 1973; deutsch: Fünf Minuten pro Patient. Frankfurt 1975.
51. Vgl.: A. Argelander: Die szenische Funktion des Ichs... Psyche 24 (1970).
52. Vgl.: W. Loch: Die Balintgruppe. In Über Begriffe und Methoden der Psychoanalyse. Bern, Stuttgart, Wien 1975 S. 159 und W. Loch: Sprechstunden-Psychotherapie. In Theorie, Technik und Therapie der Psychoanalyse. Frankfurt 1972 S. 283.
53. Unter Balintgruppen versteht man Fallbesprechungsseminare, in denen unter sachkundiger Leitung eines psychoanalytisch ausgebildeten Arztes die Sensibilität der Seminarteilnehmer für die Arzt-Patient-Interaktion und insbesondere ihre unbewußten Komponenten gesteigert wird.
54. Bellak, L., und L. Small: Kurzpsychotherapie und Notfallpsychotherapie. Frankfurt 1972, S. 27.
55. Der Terminus »Konstrukt« soll ausdrücken, daß es sich dabei nicht um »Sachen«, sondern um wissenschaftliche Modelle im Sinne der Modelltheorie handelt.
56. Über Einzelheiten der Theorie und Praxis der analytischen Gruppenpsychotherapie möge sich der interessierte Leser in der Spezialliteratur orientieren. Diese ist inzwischen fast unübersehbar geworden. Ohne Anspruch auf Gewichtigkeit und Vollständigkeit seien nachfolgend einige Publikationen erwähnt, mit deren Hilfe sich der Leser in der Literatur zurechtfinden kann. Einen guten Überblick vermittelt: Anneliese Heigl-Evers: Konzepte der analytischen Gruppenpsychotherapie. Göttingen 1972.
Sowie in alphabetischer Reihenfolge:
Battegay, R.: Der Mensch in der Gruppe. Bern, Band I und II 1967, Band III 1969.
Foulkes, S. H.: Therapeutic Group Analysis; deutsch Gruppenanalytische Psychotherapie, München 1974.
Grinberg, L., Langer, M., und E. Rodriguè: Psychoanalytische Gruppentherapie, Stuttgart 1960.
Preuss, H. G.: Analytische Gruppenpsychotherapie. München, Berlin, Wien 1966.
Stefan de Schill: Psychoanalytische Therapie in Gruppen, Stuttgart 1971.
Slavson, S. R.: A Textbook in Analytic Group Psychotherapy. New York 1969; deutsch Analytische Gruppentherapie, Frankfurt 1977.
Yalom, J. D.: The Theory and Practice of Group Psychotherapy. New York 1970; deutsch Gruppenpsychotherapie. München 1974.
57. Lewin, K.: Frontiers in group dynamics. Human Realtions 5, 1947.
58. Burrow, T.: The group method of analysis. Psychoanalyt. Rev. 14 268 (1926).
59. Eine gute Übersicht über die verschiedenen Konzepte und über die Literatur vermittelt das Buch von A. Heigl-Evers l. c.
60. Argelander, H.: Die Analyse psychischer Prozesse in der Gruppe. Psyche 17, 450–470 und 481–515 (1963/64) und Gruppenanalyse unter Anwendung des Strukturmodells. Psyche 22, 913–933 (1968).

18 Das ärztliche Gespräch – Versuch einer Strukturanalyse

Wolfgang Wesiack

18.1 Vorbemerkungen

Die psychosomatische Medizin, die sich die Aufgabe gestellt hat, die gesamte Interaktion zwischen Arzt und Patient zu umfassen, und dabei vor allem die Aspekte der Beziehung und des emotionellen Erlebens berücksichtigt, ist in ganz besonderem Maße genötigt, die diagnostischen und therapeutischen Qualitäten des gesprochenen Wortes zu untersuchen und zu nützen. Im 5. Kapitel (vgl. S. 87) haben wir im Anschluß an die Darstellung des Situationskreismodells den diagnostisch-therapeutischen Zirkel beschrieben und darauf hingewiesen, daß im ärztlichen Gespräch diagnostische und therapeutische Interventionen stets auf das engste miteinander verknüpft und kaum voneinander zu trennen sind. Im Kapitel über das so wichtige Erstinterview (vgl. Kap. 16) hat Adler die verschiedenen Funktionen und die Technik des Erstinterviews eingehend beschrieben, und im vorhergehenden Kapitel (vgl. S. 349) habe ich kurz die Psychoanalyse und die für die psychosomatische Medizin wichtigsten psychoanalytisch orientierten Therapieformen dargelegt.

Jetzt wollen wir noch auf das ärztliche Gespräch als zentrales Kommunikationsmittel zwischen Arzt und Patient eingehen und es zunächst als Über- bzw. Sammelbegriff für alle zwischen Arzt und Patient gewechselten Worte verstehen. Eine so weite Definition des Terminus »ärztliches Gespräch« umfaßt dann auch das Erstinterview, die Psychoanalyse, die verschiedenen psychoanalytisch und nicht-psychoanalytisch orientierten Gesprächstherapieformen und reicht dann bis zu dem mehr oder weniger funktionsbezogenen Gespräch zwischen Arzt und Patient am Krankenbett oder in der ärztlichen Praxis. Aus diesem sehr weiten Feld des »ärztlichen Gesprächs« haben wir bereits verschiedene klar umgrenzbare Formen und Techniken ausgegliedert und gesondert beschrieben. Da aber »ärztliches Gespräch« nicht nur in Form dieser besonders beschriebenen Verfahren angewandt, sondern ununterbrochen in den Sprechstunden und am Krankenbett praktiziert wird, wollen wir unsere Aufmerksamkeit in diesem Kapitel ganz jenem bisher in Theorie und Praxis der Medizin stark vernachlässigten Bereich der Medizin zuwenden, um zu sehen, ob es sich nicht auch brauchbar strukturieren läßt.

Seit es eine wissenschaftliche Medizin gibt, ist diese nahezu ausschließlich damit beschäftigt, vorhandene diagnostische und therapeutische Techniken zu überprüfen, zu verbessern und neue zu entwickeln. In diesem Zusammenhang wurde das gesprochene Wort meist nur als notwendiges Hilfsmittel im Rahmen dieser Bemühungen gesehen, ohne daß ihm selbst besondere Aufmerksamkeit gewidmet worden wäre. Dies hatte zur Folge, daß das ärztliche Sprechstundengespräch lange Zeit keinen Platz in der medizinischen Theorie hatte, sondern der sogenannten ärztlichen Kunst zugeordnet wurde, worunter man eine Mischung mehr oder weniger verschwommener Vorstellungen aus den magischen und charismatischen Fähigkeiten des Arztes einerseits und seinem Einfühlungsvermögen, Taktgefühl und allgemeiner Lebenserfahrung andererseits verstand. Ohne diese Bereiche »ärztlicher Kunst« geringschätzen zu wollen, scheint es doch höchste Zeit zu sein, auch das ärztliche Sprechstundengespräch einer wissenschaftlichen Analyse zugänglich zu machen und es damit aus dem Bereich der mehr oder weniger unverbindlichen »ärztlichen Kunst« in den Bereich der lehr- und lernbaren ärztlichen Verhaltensweisen überzuführen.

Eine Analyse des ärztlichen Sprechstundengesprächs kann methodisch auf verschiedenen Wegen erreicht werden. Als praktisch brauchbares Gerüst erscheint mir vorläufig sowohl die informationstheoretische als auch die psychoanalytische Methode, die sich gegenseitig ergänzen und zusammen ein umfassendes Bild des ärztlichen Gespräches ergeben, ausreichend zu sein. Ich will mich deshalb darauf beschränken.

Hier sei noch eine kurze Anmerkung über den Zeitfaktor eingefügt. Da in der Vergangenheit die theoretische Bedeutung des ärztlichen Gesprächs nicht erkannt oder mißachtet wurde, wurde auch im praktischen Vollzug der Gesprächskontakt zwischen Arzt und Patient immer mehr reduziert und durch von der rein naturwissenschaftlichen Theorie her gesehen, »wichtigere« Maßnahmen ersetzt. So kommt es, daß verschiedenen Untersuchungen zufolge[1]* der Gesprächskontakt zwischen Arzt und Patient sowohl in der ärztlichen Sprechstunde als auch in der Klinik nur auf wenige Minuten reduziert ist. Durch eine mehr psychosomatisch ausgerichtete Heilkunde und durch organisatorische und strukturelle Änderungen unserer gegenwärtigen Krankenversorgung wird es, so hoffen wir, in Zukunft möglich sein, diesen beklagenswerten Zustand etwas zu mildern. Wir dürfen aber die Augen nicht davor verschließen, daß das Zeitproblem auch in einer optimal organisierten Krankenversorgung insbesondere für die ärztliche Praxis stets ein schwer zu bewältigendes Problem bleiben wird, denn für

---

* Anmerkungen siehe am Ende des Kapitels.

die Vielzahl der notleidenden Patienten und das nahezu unbegrenzte Informationsbedürfnis des Arztes, das dem Situationskreiskonzept zufolge nie endgültig gestillt sein kann, werden sich die Anforderungen mit den Möglichkeiten nie ganz zur Deckung bringen lassen. Der niedergelassene Arzt, der den Patienten oft schon von früheren Kontakten her kennt und auch über die Familienverhältnisse desselben mehr oder weniger gut informiert ist, wird sowohl seine Kenntnisse oft in fraktionierter Form erhalten, als auch seine therapeutischen Interventionen, verteilt auf mehrere Sprechstundenkontakte, erteilen. Auf diese und andere Probleme bin ich bereits in dem Kapitel »Psychosomatische Medizin in der Praxis des niedergelassenen Arztes« (vgl. S. 245) ausführlicher eingegangen.

18.2 Zwei exemplarische Krankheitsfälle

Die Problematik des ärztlichen Gesprächs in der Praxis des niedergelassenen Arztes soll nachfolgend am Beispiel zweier typischer Patienten aus der alltäglichen Praxis dargestellt werden. Es sei dabei darauf hingewiesen, daß die Untersuchung und Behandlung beider Patienten unter großem Zeitdruck in der allgemeinen Sprechstunde erfolgen mußte, so daß Erstinterview und gründliche erste Untersuchung zusammen nicht wesentlich länger als eine halbe Stunde, eher sogar etwas kürzer dauern mußten. Viele biographisch und psychodynamisch wichtige Informationen konnten daher erst im weiteren Verlauf der Behandlung gewonnen werden. Von Anfang an aber war es besonders wichtig, die jeweils bedeutendsten Informationen herauszugreifen und zu bearbeiten. Für den Medizinstudenten ist es nicht einfach, das Gewicht der Bedeutsamkeit einzelner Informationen abzuschätzen und in das Gesamtbild, das wir uns vom Patienten machen, einzuordnen. Neben ständigem Sammeln von Erfahrungen soll nicht zuletzt dieses Lehrbuch eine Hilfe in dieser Richtung darstellen.

Erster Krankheitsfall: Das Sprechzimmer betritt erstmals ein 49jähriger etwas übergewichtiger Mann, der keinen schwerkranken Eindruck macht. Er berichtet, daß er Handelsvertreter sei und ein ziemlich gehetztes Leben führe. Seit ungefähr einem halben Jahr bekomme er in zunehmendem Maße bei Anstrengungen, insbesondere beim Treppensteigen aber auch nach reichlicheren Mahlzeiten, stenokardische Beschwerden, die ihn mehr belästigen als beunruhigen. Daß er bei längerem Gehen auch Dysbasiebeschwerden bekomme, berichtet er erst auf direktes Fragen, nachdem bei der Untersuchung abgeschwächte Fußpulse aufgefallen waren. Die EKG-Untersuchung ergibt dann das Bild eines nicht mehr ganz frischen, bis auf die Herzspitze übergreifenden Herzmuskelhinterwandinfarktes.

Dieser eher zur Dissimulation neigende Patient mußte also zunächst so versorgt werden, daß möglichst neuen Infarktschüben vorgebeugt wurde, um dann seine ganze Lebensweise von Grund auf umzustellen. Zunächst schien mir eine Krankenhauseinweisung die zweckmäßigste Form der Einleitung einer Behandlung. Auf lange Sicht aber mußte erreicht werden, daß der Patient seinen ganzen Lebensstil ändert. Er mußte an Gewicht abnehmen, das Rauchen einstellen, später genügend körperliche Bewegung machen, Ruhepausen einlegen und das Arbeitstempo auf ein vernünftiges Maß reduzieren. Diese für ihn sehr einschneidenden Änderungen des Lebensstils waren jedoch nur auf dem Boden eines Vertrauensverhältnisses zu seinem Arzt zu erreichen, der ihn neben der Überwachung verschiedener Kreislauf- und Blutbefunde im Gespräch ständig beraten konnte. Über Einzelheiten der Therapie dieser Patienten orientiere man sich in Kapitel 32.

Zweiter Krankheitsfall: 1. Beratung. Das Sprechzimmer betritt erstmals eine etwas ängstlich und unsicher, aber körperlich gesund wirkende 29jährige Patientin und berichtet, daß sie seit mehreren Wochen schlaflos und unruhig sei und dauernd Herzklopfen habe. Die Beschwerden seien während des Umbaus des großväterlichen Hauses und bei den anschließenden Putzarbeiten aufgetreten. Der Großvater sei nämlich vor drei Monaten verstorben, und jetzt werde sein Haus für den Bruder der Patientin umgebaut und hergerichtet. Da sie bei diesen Arbeiten viel Staub habe schlucken müssen, sei ihr Hausarzt der Meinung gewesen, sie habe sich eine Staubvergiftung zugezogen und habe ihr deshalb ein Sulfonamid verordnet. Davon sei es aber nicht besser, sondern schlechter geworden und sie habe noch zusätzliche Übelkeit, Brechreiz und Durchfälle bekommen.

Auf meine Frage, wie denn ihre Beziehung zum verstorbenen Großvater gewesen sei, berichtet sie, daß ihre Mutter sehr früh, als sie selbst erst vier Jahre alt war, gestorben sei und daß sie dann bei den Großeltern aufgewachsen sei, zu denen sie ein herzliches Verhältnis gehabt habe. Nachdem die Großmutter schon vor mehreren Jahren gestorben sei, habe sie jetzt ihren Großvater bis zu seinem Tode gepflegt.

Sie berichtet dann spontan weiter, daß sie schon seit längerer Zeit in einem ihr selbst absonderlich erscheinenden Drang alle Todesnachrichten mit besonderem Interesse verfolge und dann immer denken müsse: »So schnell kann es gehen!«. Diese Mitteilung wird noch dadurch szenisch untermalt, daß sie nunmehr ängstlicher und hilfloser als zu Anfang wirkt und nur mühsam die Tränen unterdrücken kann. Auf mich macht sie dabei den Eindruck eines hilflosen verängstigten Kindes, dem ich gerne helfen möchte, ohne zunächst selbst so recht zu wissen wie.

Nach diesem einleitend anamnestischen Teil des ärztlichen Gesprächs wird am gleichen und darauffolgenden Tag eine gründliche internistische Untersuchung vorgenommen, die außer einer erhöhten vegetativen Labilität und einer kleinen unverdächtigen Struma ein leises systolisches Geräusch links parasternal im 2. und 3. ICR ergibt, das im PKG holosytolischen Bandcharakter bei sonst völlig normalem Herzbefund aufweist. Da alle anderen somatischen Befunde völlig regelrecht sind, kann hier offen bleiben, ob es sich, was wohl am wahrscheinlichsten ist, nur um ein akzidentelles Herzgeräusch oder aber vielleicht um einen kleinen hämodynamisch unbedeutenden angeborenen Septumdefekt handelt.

Abschließend wird der Patientin mitgeteilt, daß sie körperlich völlig gesund sei und die eingehende internistische Untersuchung nur zwei »Schönheitsfehler« ergeben habe, nämlich einen kleinen harmlosen Kropfknoten und ein ebenfalls harmloses Herzgeräusch, die beide mit ihren Beschwerden sicherlich in keinem Zusammenhang stehen. Diese seien vielmehr der Ausdruck eines Angstzustandes, der ja schon normalerweise mit körperlichen Begleiterscheinungen wie allgemein nervöser Unruhe, Herzklopfen, Zittern usw. einhergehe. Danach wird die Patientin mit einem Rezept für ein leichtes Sedativum entlassen und nach 2 bis 3 Wochen zur Kontrolle wiederbestellt.

2. Beratung. Nach zweieinhalb Wochen erscheint die Patientin wieder in der Sprechstunde und berichtet, daß alles in Ordnung sei. Sie wird mit dem Hinweis, daß sie mich jederzeit aufsuchen könne, wenn sie mich brauche, entlassen; diesmal ohne Rezept.

3. Beratung. Nach über fünf Wochen kommt die Patientin wieder in die Sprechstunde. Sie berichtet, daß sie jetzt keine Angst und auch keine Herzbeschwerden mehr habe, wohl aber immer etwas schwindelig sei. Da sie keine weiteren Informationen anbietet, wird sie wiederum mit einem Rezept für ein leichtes Sedativum entlassen.

4. Beratung. Nach knapp zwei Wochen erscheint sie wieder. Diesmal ist sie hochgradig verängstigt und macht einen geradezu verstörten Eindruck. Auf meine Frage, wie es ihr denn gehe, bricht sie sofort in Tränen aus und berichtet, daß sie immer weinen müsse, wenn sie jemand nach ihrem Befinden frage. Sie müsse auch immer dann weinen, wenn sie ihre arme kleine dreijährige Tochter ansehe. Vor einigen Tagen sei eine um zwei Jahre jüngere Arbeitskollegin an Brustkrebs verstorben und hinterlasse drei kleine Kinder. Seither könne sie selbst keinen klaren Gedanken mehr fassen, sitze nur noch da und grüble und werde selbst nachts von bösen Träumen verfolgt. So habe sie z.B. in der vergangenen Nacht der verstorbene Großvater aus dem Sarg böse angesehen.

Während sie mir das alles berichtet, macht sie auf mich in noch viel stärkerem Maße als bei der ersten Beratung den Eindruck eines völlig verängstigten hilflosen Kindes. Ich sage ihr das und sage weiter, daß ich den Eindruck habe, daß die Todesfälle in ihrer Umgebung alte, nur schlecht vernarbte seelische Wunden wieder aufgerissen und alte Ängste in ihr wiedererweckt haben. All das Fürchterliche, das sie im Alter von vier Jahren beim frühen Tod ihrer Mutter habe erleiden müssen, werde jetzt wieder lebendig. Beim Anblick ihrer kleinen Tochter müsse sie unwillkürlich denken, jetzt werde die arme Kleine bald die gleiche Angst und Verzweiflung durchmachen müssen, die sie bei dem Tod ihrer Mutter erlebt und nur mühsam überwunden habe, denn sie selbst sei ja wohl davon überzeugt, in nächster Zukunft sterben zu müssen, das heißt zum Tode verurteilt zu sein.

Während ich das sage und diese Thematik noch mit ihr gemeinsam etwas vertiefe, beruhigt sie sich zusehends und fragt erstaunt: »Können Sie denn Gedanken lesen, Herr Doktor?!«

Nach diesem Gespräch hatten wir beide den Eindruck, einen zentralen Punkt ihres Krankheitsgeschehens getroffen und ein Stückchen positiver therapeutischer Arbeit geleistet zu haben. Eine weiterhin kontrollierte Beschwerdefreiheit »alles wie weggeblasen« bestätigte diesen Eindruck.

18.3 Versuch einer informationstheoretischen Analyse

Auf einige grundsätzliche informationstheoretische Gesichtspunkte, vor allem die verbale, die nonverbale und die außersprachliche Kommunikation sind wir bereits in Kapitel 3 (vgl. S. 41) ausführlicher eingegangen. Hier wollen wir nur zum besseren Verständnis und zur besseren Strukturierung unserer ärztlichen Gespräche drei Informationsebenen aus der Sicht des Arztes und des Patienten voneinander unterscheiden, die im gesamten Interaktionsgeschehen natürlich miteinander verwoben sind:
1. Die Ebene der objektiven Informationen.
2. Die Ebene der subjektiven Informationen beziehungsweise der Bedeutungen.
3. Die Ebene der szenischen Information.

Auf der Ebene der objektiven Informationen berichten uns die Patienten über Tatbestände, die auch von anderen zumindest grundsätzlich nachprüfbar sind, wie z.B. die wichtigsten Lebensdaten. Zu den objektiven Informationen werden wir aber auch alle Befunde zählen können, die wir erhoben haben und die ebenso von anderen Ärzten erhoben und überprüft werden könnten. Hier zeigt sich bereits, wie unlösbar eng die Ebene der objektiven Information mit der der subjektiven verbunden ist, denn nach den Überlegungen, die wir im Kapitel V nach der Diskussion des Situationskreismodells über den Unterschied zwischen der individuellen und der sozialen Wirklichkeit angestellt haben, ist das ja nicht weiter überraschend. Die objektive Ebene entspricht der sozialen, die subjektive der individuellen Wirklichkeit. Während die nur naturwissenschaftliche Medizin so gut wie ausschließlich an der objektiven Informationsebene beziehungsweise an der »sozialen Wirklichkeit« im Sinne unseres Situationskreismodells interessiert ist und Bedeutungen nur im Sinne eines sozialen Konsensus zuläßt, versucht die psychosomatische Medizin, die subjektive Informationsebene, das heißt die subjektive Bedeutung aller Informationen und Befunde bzw. die »individuelle Wirklichkeit« unserer Patienten, zu erreichen.

Für unseren ersten Patienten bedeuten seine stenocardischen Beschwerden demnach mehr eine Belästigung als eine Bedrohung. Die Dysbasiebeschwerden werden zunächst wohl als subjektiv bedeutungslos unterschlagen und erst auf ausdrückliches Befragen erwähnt. Er erwartet vom Arzt nur ein gründliches check-up und eine möglichst rasche Beseitigung eventuell festgestellter Schäden. Der objektive EKG-Befund bedeutet für den Arzt, daß der Patient akut gefährdet ist. Der Patient aber muß erst vom Arzt dazu gebracht werden, dessen Interpretation sich zu eigen zu machen.

»Szenisch« vermittelt der Patient den Eindruck eines keineswegs besonders gefährdeten Kranken. Er bagatellisiert seine Beschwerden und sucht den Eindruck zu erwecken, es sei alles halb so schlimm. Diese szenische Information sagt über das Krankheitserleben und das Krankheitsverhalten des Patienten mehr aus als lange Gespräche.

Auch bei unserer zweiten Patientin können wir diese drei Informationsebenen, recht gut voneinander unterscheiden. Die (grundsätzlich objektiv nachprüfbare) Mitteilung, daß sie mit 4 Jahren ihre Mutter, vor einigen Monaten ihren Großvater und vor wenigen Tagen eine Arbeitskollegin durch den Tod verloren habe, hat sicherlich für die Patientin und den Arzt nicht die gleiche Bedeutung. Der Arzt kann aber diese (objektive) Information nur richtig verstehen und werten, wenn er in seiner Interpretation dieser Ereignisse der Bedeutung nahe kommt, die die Patientin diesen Ereignissen beimißt. Verwirft er die Interpretationsangebote der Patientin als »zeitraubendes, lästiges, subjektives Geschwätz«, dann wird er sie nie verstehen und ihr auch nicht helfen können.

Zum Verständnis der subjektiven Ebene der Patienten, das heißt zum Verstehen ihrer individuellen Wirklichkeit trägt aber ganz besonders die szenische Information bei. Erst das Wahrnehmen und »Verstehen« der szenischen Information des völlig verängstigten und hilflosen Kindes ermöglicht dem Arzt unter Einbeziehung der objektiven Informationsdaten einen Flash zu erleben und ihn für die Patientin fruchtbar zu machen, wie im vorhergehenden Kapitel (vgl. S. 355) beschrieben.

Mit den Konstrukten objektive, subjektive und szenische Information bzw. Informationsebene gelingt es dem Arzt schon recht gut, die Vorgänge des ärztlichen Gespräches zu strukturieren und es damit besser zu handhaben. Diese Vorgänge werden aber noch durchsichtiger, wenn wir die von der Psychoanalyse herausgearbeiteten verschiedenen Übertragungs- bzw. Beziehungsebenen mit in unsere Strukturanalyse einbeziehen.

18.4 Die psychoanalytische Interpretation des ärztlichen Gesprächs

Im Gegensatz zur Informationstheorie, die im ärztlichen Gespräch einen Informationsaustausch sieht und diesen zu analysieren sucht, sieht die Psychoanalyse im ärztlichen Gespräch einen Teil des Interaktionsprozesses zwischen Arzt und Patient, der sich auf verschiedenen Übertragungs- und Gegenübertragungsebenen abspielt und der das Ziel verfolgt, »die für die Ichfunktionen günstigsten Bedingungen« herzustellen[2]). Unter Ichfunktionen[3]) versteht die Psychoanalyse die Wahrnehmungsfähigkeit, die willkürliche Motorik, das Gedächtnis und die Intelligenz, Fähigkeiten also, die zur Lebensbewältigung erforderlich sind und bei Neurosen, Psychosen und psychosomatischen Erkrankungen immer mehr oder weniger gestört sind.

Hier kann natürlich kein Abriß der psychoanalytischen Theorie geboten werden.[4]) Zum besseren Verständnis des hier Gesagten muß aber doch kurz auf die verschiedenen Übertragungs- und Gegenübertragungsebenen eingegangen werden, wie sie etwa von Loch[5]) unter Berücksichtigung der wesentlichen Literatur herausgearbeitet wurden:

1. Die Beziehung zwischen dem »fiktiven Normal-Ich« des Patienten und dem »fiktiven Normal-Ich« des Arztes, wobei es natürlich eine Frage der Definition bzw. der Wortwahl ist, ob man diese Beziehungsebene bereits als Übertragung bezeichnet. Es ist jene Ebene der therapeutischen Allianz und jene Ebene der »personalen Begegnung« von Arzt und Patient, von der in der ausgedehnten Literatur der »personal und anthropologisch« ausgerichteten Autoren sehr eingehend die Rede ist. Die Psychoanalyse hat sich mit dieser Ebene, ohne ihre Existenz zu leugnen oder ihre Bedeutung herabzusetzen, nicht eingehender beschäftigt, weil sie nicht eigentlich zu ihrem Untersuchungsfeld gehört.

2. Die Ebene der zielgehemmten Libido, der »milden« bzw. »unanstößigen« Komponente der Übertragung, der »anaklitisch-diatrophischen Gleichung«[6]). Es ist jene »bewußtseinsfähige und unanstößige Komponente« der Übertragung, die nach Freud[7]) in der Psychoanalyse »ebenso die Trägerin des Erfolges wie bei anderen Behandlungsmethoden« ist, und die auch nach »Aufheben« bzw. »Vernichten« der neurotischen Übertragung bestehen bleibt. Es ist die Ebene jeder suggestiven Beeinflussung des Patienten durch den Arzt. Sie ist, wie Loch[8]), gestützt auf Gitelson[9]), schreibt, »eine primitive narzißtische Übertragung, mittels der über Besetzung einer pflegenden Person die Umwandlung narzißtischer Libido in Objektlibido in die Wege geleitet wird«. Die frühe Mutter-Kind-Beziehung, die Spitz[10]) so eingehend studiert hat, ist der Prototyp dieser grundlegenden Übertragungsebene: »Alle späteren Beziehungen mit Objektqualität, die Liebesbeziehung, die hypnotische Beziehung, die Beziehung der Gruppe zu ihrem Führer und letzten Endes alle zwischenmenschlichen Beziehungen haben ihren ersten Ursprung in der Mutter-Kind-Beziehung«.

3. Erst die dritte Ebene ist die der neurotischen Übertragung und Gegenübertragung im eigentlichen Sinn. Es ist die Ebene der neurotischen Objektbeziehungen. Das heißt, der Patient »wendet dem Arzt ein Ausmaß von zärtlichen, oft genug mit Feindseligkeiten vermengten Regungen zu, welches in keiner realen Beziehung begründet ist und nach allen Einzelheiten seines Auftretens von den alten und unbewußt gewordenen Phantasiewünschen des Kranken abgeleitet werden muß«[11]).

Was die Entstehungsgeschichte anbetrifft, müssen wir

natürlich die drei Loch'schen Beziehungs- bzw. Übertragungsebenen in anderer Reihenfolge sehen: Die Ebene der anaklitisch-diatrophischen Gleichung ist die früheste und entspricht unserem symbiotischen Funktionskreis. Im Umgang mit den ersten Beziehungspersonen, – psychoanalytisch gesprochen den frühen Objektbeziehungen – bildet sich dann die neurotische Übertragungsebene. Die Ebene des »fiktiven Normal-Ich« ist die jüngste und reifste Beziehungsebene, in der die anderen beiden als die genetisch älteren jeweils mitschwingen.

Die Analyse des ärztlichen Gesprächs unter dem Gesichtspunkt der hier kurz skizzierten Übertragungs- und Gegenübertragungsebenen ist deshalb so fruchtbar, weil das ärztliche Gespräch integrierender Bestandteil der Arzt-Patient-Beziehung ist und ohne Mitberücksichtigung dieser Beziehung weder theoretisch noch praktisch voll ausgeschöpft werden kann.

Wird die Arzt-Patient-Beziehung auf der reifsten (der des »fiktiven Normal-Ichs« bzw. der personalen) Beziehungsebene verfehlt, oder, was in der Realität viel häufiger ist, gar nicht angestrebt (um der Fiktion einer falsch verstandenen Objektivität willen), dann wird der Patient zwangsläufig zum Objekt mehr oder weniger selbstsüchtiger wissenschaftlicher oder materieller Strebungen des Arztes mit allen daraus folgenden, erschreckenden Gefahren einer rein technischen Medizin. Bringt der Patient die ursprüngliche »milde« bzw. »unanstößige« Komponente der Übertragung nicht zustande, dann wird er für den Arzt psychotherapeutisch unerreichbar, unbehandelbar. Ein etwaiger physikalisch-chemischer Eingriff, der ja prinzipiell immer möglich ist, bleibt ohne jeden mutativen Effekt für die Gesamtpersönlichkeit des Kranken.

Auf der symbiotischen bzw. anaklitisch-diatrophischen Ebene der Übertragung entwickelt sich das für jede Behandlung so notwendige Vertrauen des Patienten zum Arzt.

Stellen also diese beiden eben genannten Übertragungsebenen die Voraussetzungen dafür dar, daß ein fruchtbares ärztliches Gespräch überhaupt zustande kommen kann, so ist es die Übertragungsebene der neurotischen Objektbeziehung, die uns durch die szenische Information Einblick in die tieferen psychodynamischen Vorgänge des Patienten gewährt.

Die von der Psychoanalyse erarbeitete Trennung in die drei Beziehungs- bzw. Übertragungsebenen ermöglicht uns auch eine Trennung der verschiedenen Dialogformen des ärztlichen Gesprächs, die allein durch informationstheoretische Analyse nicht möglich ist. Der wissenschaftliche Dialog und das Funktionsgespräch des Alltags beschränken sich auf die Ebene des fiktiven Normal-Ichs«. In das freundschaftliche oder seelsorgerische Gespräch ist die Ebene des Vertrauens, die anaklitisch-diatrophische Übertragung, mit einbezogen. Wenn das ärztliche Gespräch, wie es bisher meist der Fall war, nicht auf dieser Stufe stehenbleiben will, dann muß es die Übertragungsebene der neurotischen Objektbeziehungen mit einbeziehen und gewinnt damit eine neue fruchtbare diagnostische und therapeutische Dimension.

Erst wenn diese Übertragungsebene, die sich informationstheoretisch u. a. als szenische Information beschreiben läßt, in das ärztliche Gespräch mit einbezogen wird, wird es zum psychoanalytisch orientierten ärztlichen Gespräch.

Ohne Einbeziehung dieser Übertragungsebene bleibt das ärztliche Gespräch eine sachliche Belehrung (Ebene des »fiktiven Normal-Ich«) oder ein philantropisch-suggestiver Akt (Ebene der »infantil-narzißtischen Ichanteile«). Diese beiden (Vor-)stufen des ärztlichen Gesprächs sollen keineswegs gering geachtet werden, denn sie bilden nicht nur die notwendige Basis jedes darüber hinaus gehenden therapeutischen Gesprächs, sondern genügen auch gewöhnlich zur Betreuung der vorwiegend akut somatisch Erkrankten. Zur Versorgung der funktionellen Syndrome, der Neurosen und der psychosomatisch Kranken, vor allem vieler chronisch und lebensbedrohlich erkrankter Patienten aber reicht dieses verkürzte ärztliche Gespräch meist nicht mehr aus.

Strebt man eine konfliktlösende Therapie an, dann gilt für das (psychoanalytisch-orientierte) ärztliche Gespräch bei allen sehr wesentlichen methodischen und technischen Unterschieden, die gleiche Zielvorstellung wie für die Psychoanalyse selbst, die Freud[12] folgendermaßen definiert hat: »Die Analyse soll die für die Ichfunktionen günstigsten Bedingungen herstellen; damit wäre ihre Aufgabe erledigt.«

Wie aber stellt die Psychoanalyse bzw. das psychoanalytisch orientierte ärztliche Gespräch »die für die Ichfunktionen günstigsten Bedingungen« her? Durch die deutende Bearbeitung von Übertragung und Widerstand, sowie in Grenzen auch durch die Flashtechnik. Um sich der ersteren Aufgabe zu unterziehen, ist es nötig, die technischen Grundregeln der Psychoanalyse zu beherrschen. Ohne auf diese Spezialfragen hier eingehen zu können[13], möchte ich kurz darauf hinweisen, wann nach psychoanalytischer Theorie und Erfahrung eine Deutung erfolgreich ist und im Patienten einen »mutativen Effekt« hervorruft. Loch[14], dem ich hier folge, hat das folgendermaßen zusammengefaßt: »Die erfolgreiche, die ›mutative Deutung‹ wird ermöglicht, wenn 1. drei Übertragungsdimensionen zur Konvergenz gebracht sind, die der ›fiktiven Normal-Ichs‹, die der ›infantil-narzißtischen Ichanteile‹ und die der ›neurotischen‹ Objektbeziehung, und wenn 2. die Übertragungsdeutung den ›dringlichsten Punkt‹ trifft.«

Auf Grund von Einsichten, die uns die Theorie des Situationskreises (vgl. Kap. 1 und 5) bietet und die von Balint und Mitarbeitern bei der Erforschung der Flaschphänomene gemacht wurden (vgl. vorhergehendes Kapitel), können wir die von Loch gemachte Feststellung noch durch einen weiteren Punkt erweitern und feststellen: Die erfolgreiche, die mutative Deutung wird ermöglicht wenn 1. die drei Übertragungsdimensionen zur Konvergenz gebracht sind, wenn 2. die Übertragungsdeutung den dringlichsten Punkt trifft und oder wenn 3. in Form eines Aha-Erlebnisses (= Flash) der Patient innerhalb seiner »subjektiven Wirklichkeit« die Lösung »seines Problems« erfährt und entdeckt.

Kehren wir nun zu unseren eingangs geschilderten Fallbeispielen zurück. Bei dem ersten Patienten bewegen wir uns zunächst so gut wie ausschließlich auf der Ebene des »fiktiven Normal-Ich«. Wir müssen ihm die Diagnose »Herzinfarkt« mit allen Implikationen mitteilen. Vom Erreichen der zweiten, der infantil-narzißtischen Übertragungsebene wird es dann abhängen, wieweit der Patient die ärztlichen Ratschläge befolgen und seine Lebensweise ändern können wird. Die dritte Ebene der Objektbeziehungen wird zunächst nicht erreicht und auch nicht vom Arzt angestrebt. Sie wird möglicherweise zu einem späteren Zeitpunkt der Behandlung eine Rolle spielen, wenn man mit dem Patienten seine zwanghafte Fixierung an Leistung durcharbeiten wird. Viele Arzt-Patient-Interaktionen brauchen diese Ebene nicht zu erreichen und führen trotzdem zu befriedigenden Resultaten.

Wenden wir uns nun dem zweiten Fallbeispiel zu. Auf der Übertragungsebene der »fiktiven Normal-Ichs« findet der Informationsaustausch zwischen Arzt und Patient statt, den ich weiter oben als Informationsaustausch auf der Ebene der objektiven Informationen beschrieben habe. Der Patient teilt Daten mit, der Arzt Ergebnisse der Befunderhebung und Diagnosen.

Unterhalb dieser Ebene des rationalen Gesprächs aber konstelliert sich die Ebene des Vertrauens, die zweite psychoanalytische Übertragungsebene, die »anaklitisch-diatrophische«, die der »infantil-narzißtischen Ichanteile«, die wir alle prototypisch in der frühen symbiotischen Kind-Mutter-Beziehung erleben und die in der Patient-Arzt-Beziehung wiederbelebt wird. Sie ist bei unserer Patientin so stark ausgeprägt, daß nach der ersten Beratung und gründlichen Untersuchung die Symptomatik zunächst verschwindet (siehe 2. Beratung). Dieses Phänomen – wir nennen es Suggestion – können wir ja immer wieder beobachten. Wir finden es nicht nur in der ärztlichen Sprechstunde, sondern genauso bei Kurpfuschern und Scharlatanen, »denn auf das Gemüt wirken könne jeder Prolet« (Ewald, zit. nach [15]), vorausgesetzt der Patient bringt das nötige Vertrauen auf.

Die 3. Beratung zeigt uns, daß sich eine Symptomverschiebung anbahnt. Die laute Symptomatik der 1. Beratung, die Herzbeschwerden und die Angst sind verschwunden. Das Aufsuchen des Arztes und die leichten Schwindelerscheinungen deuten jedoch darauf hin, daß die Patientin zwar oberflächlich beruhigt, ihr neurotischer Konflikt, ihre Angst aber nicht gelöst sind.

In der 4. Beratung ist dann, offenbar ausgelöst durch den Krebstod der Arbeitskollegin, der neurotische Grundkonflikt, nämlich die mit dem frühen Tod der Mutter zusammenhängende und nur unzureichend verarbeitete neurotische Problematik wieder voll aufgebrochen. Die Patientin bietet »in der Übertragung« erneut die szenische Information, das panisch verängstigte hilflose Kind, die dem Arzt jetzt nicht nur einen diagnostischen Zugang zum neurotischen Grundkonflikt, sondern auch seine deutende Bearbeitung ermöglicht. Der weitere Verlauf zeigt, daß hier offenbar der »dringlichste« Punkt getroffen wurde.

Was haben wir nun am Ende der 4. Beratung erreicht? Sind wir weiter als nach den vorhergehenden drei Beratungen, oder haben wir nach der akuten Verschlimmerung nur den status quo ante, wie er etwa zum Zeitpunkt der 2. Beratung bestand, wieder erreicht? Haben wir die Patientin gar von ihrer Neurose geheilt?

Um mit der zuletzt gestellten Frage zu beginnen: Nach unserem heutigen Wissen können wir eine neurotische Erkrankung, die auf primäre Traumen [16]) in der Kindheit zurückzuführen ist und die zu entsprechenden psychischen Strukturveränderungen geführt hat, durch eine noch so treffsichere und gute Deutung nicht heilen. Dazu bedarf es einer langfristigen Durcharbeitung [17]) der gesamten neurotischen Problematik, insbesondere der infantilen Neurose, die – wenn überhaupt – nur in einer psychoanalytischen Behandlung erfolgversprechend durchgeführt werden kann. Das heißt aber keineswegs, daß der Zustand der Patientin nach der 4. Beratung, in der eine konfliktbearbeitende Deutung vorgenommen wurde, mit ihrem Zustand nach den vorhergehenden Beratungen gleichzusetzen wäre, in denen lediglich (suggestiv) durch Vertrauen, durch die symbiotische bzw. die »anaklitisch-diatrophische« Ebene der Übertragung der Konflikt zugedeckt und damit die Symptomatik gebessert wurde. Wie labil dieses Gleichgewicht geblieben ist, zeigt nicht nur die Symptomverschiebung in der 3. Beratung, sondern auch die dramatische Exazerbation nach dem Tod der Arbeitskollegin in der 4. Beratung.

Der Unterschied nach der 4. konfliktbearbeitenden Beratung besteht gegenüber früher darin, daß die Ichfunktionen der Patientin jetzt weniger eingeschränkt sind als vorher. Die Patientin ist jetzt imstande, ihre früheren ihr bisher unbewußten Ängste in ihre bewußte Wahrnehmung, Einsicht und Motorik einzubeziehen. Sie ist jetzt gesünder und gegen etwaige erneute belastende Auslösungssituationen widerstandsfähiger geworden.

Zusammenfassung

In den vorhergehenden Abschnitten haben wir das ärztliche Gespräch nach den Qualitäten der Information (objektive, subjektive und szenische) sowie nach den Dimensionen der Übertragung (Ebene des »fiktiven Normal-Ich«, der »infantil-narzißtischen Ichanteile« und der »neurotischen Objektbeziehungen«) zu analysieren versucht. Abschließend wollen wir unser Augenmerk noch auf allgemeine Verhaltensweisen des Arztes richten, die weitgehend für das Glücken bzw. Mißglücken eines ärztlichen Gespräches verantwortlich sind.

Rogers und Mitarbeiter haben drei Verhaltensweisen von Psychotherapeuten ermittelt, die für das Zustandekommen eines psychotherapeutischen Erfolges von entscheidender Bedeutung sind. Es sind dies: 1. Die Verbalisierung emotionaler Erlebnisinhalte der Patienten, 2. die emotionale Wärme und positive Wertschätzung, die der Therapeut dem Patienten entgegenbringt, und 3. die Echtheit bzw. Selbstkongruenz, die der Therapeut zwischen seinem Erleben, seinen Wertvorstellungen und seinen verbalen und nonverbalen Äußerungen herzustellen vermag. Tausch drückt das folgendermaßen aus: »Je größer das Ausmaß angemessener Verbalisierung emotionaler Erlebnisinhalte von Klienten durch Psychotherapeuten, je größer das Ausmaß positiver Wertschätzung und emotionaler Wärme von Psychotherapeuten sowie innerhalb gewisser Grenzen das Ausmaß ihrer Echtheit-Selbstkongruenz, um so größer ist die Wahrscheinlichkeit gewisser konstruktiver Änderungen des Erlebens und Verhaltens von Klienten am Ende der Gesprächspsychotherapie und in der nachfolgenden Zeit.«[18]) Rogers beschreibt die ideale Einstellung des Therapeuten wie folgt: »Am charakteristischsten: Der Therapeut ist imstande, vollkommen an der Kommunikation des Patienten teilzunehmen. Sehr charakteristisch: Der Therapeut befindet sich mit seinen Anmerkungen immer in Übereinstimmung mit dem, was der Patient mitzuteilen versucht. Der Therapeut betrachtet den Patienten als einen Mitarbeiter, mit dem er gemeinsam an einem Problem arbeitet. Der Therapeut behandelt den Patienten als seinesgleichen. Der Therapeut ist sehr gut imstande, die Gefühle des Patienten zu verstehen. Der Therapeut teilt durch die Modulation seiner Stimme seine vollständige Fähigkeit mit, die Gefühle des Patienten zu teilen.«[19]) Dadurch hilft der Arzt dem Patienten, aus seiner individuellen Wirklichkeit in die soziale Wirklichkeit zurückzukehren (vgl. auch Kapitel 5).

Hat der Arzt die richtige Grundeinstellung zum Patienten gefunden, dann werden ihm die Kenntnis der Qualitäten der Information und der Ebenen der Übertragung eine Richtschnur bieten jedes ärztliche Gespräch zu strukturieren. Der kritische Leser wird hier wahrscheinlich einwenden, daß das ärztliche Gespräch ein so vielschichtiges und komplexes Gebilde ist, daß wir ihm Gewalt antun und es zu sehr vereinfachen, wenn wir es auf einige wenige Dimensionen reduzieren. Dieser Einwand ist prinzipiell richtig und gilt vor allem für den Erfahrenen und Geübten.

Wir wollen aber nicht vergessen, daß der Lernende vereinfachende Schemata braucht, um sich in der verwirrenden Vielheit der Phänomene zurechtzufinden. Wenn er bei entsprechender Grundeinstellung seine Aufmerksamkeit auf die Qualitäten der Information und die Ebenen der Übertragung richtet, dann weiß er, vergleichbar dem Chirurgen bei der Operation, in welcher Schicht er sich befindet, und er vermag den Umständen entsprechend zu entscheiden, bis zu welchem Ziel er das Gespräch fortzusetzen gedenkt.

Anmerkung

1. Vgl. z.B. Braun, R.N.: Die Allgemeinpraxis und der Zeitfaktor DMW 88, 2084 (1965).
   Braun, R.N.: Lehrbuch der ärztlichen Allgemeinpraxis. München, Berlin, Wien 1970.
   Erdmann, H., H.G. Overrath, W. Adam, Th. v. Uexküll: Organisationsprobleme der ärztlichen Krankenversorgung. Dtsch. Ärztebl.-Ärztl. Mitt. 71 (1974) 3421–3426.
2. Vgl. Freud, S.: Die endliche und die unendliche Analyse. Ges. Werke Band XVI.
3. Loch, W. (Hrsg.): Die Krankheitslehre der Psychoanalyse. Stuttgart 1967 und Roskamp: Grundzüge der Neurosenlehre. In Loch: Die Krankheitslehre der Psychoanalyse, Stuttgart 1967.
4. Freud, S.: Vorlesungen zur Einführung in die Psychoanalyse. Ges. Werke Band XI.
   Freud, S.: Über Psychoanalyse. Ges. Werke Band VIII.
   Kuiper, P.C.: Die seelischen Krankheiten des Menschen. Bern/Stuttgart 1968.
   Loch, W. (Hrsg.): Die Krankheitslehre der Psychoanalyse. Stuttgart 1967.
   Vergleiche auch vorhergehendes Kapitel.
5. Loch, W.: Über die theoretischen Voraussetzungen einer psychoanalytischen Kurztherapie. Jahrbuch der Psychoanalyse, Band IV 1967.
6. Gitelson, N.: The First Phase in Psychoanalysis. Int. J. Psychoanal. 1962.
   Unter der anaklitisch-diatrophischen Gleichung versteht man jene Beziehung auf Gegenseitigkeit, die auf der symbiotischen Mutter-Kind-Ebene zwischen den anlehnenden Bedürfnissen des Säuglings einerseits und den nährendpflegenden Bedürfnissen der Mutter andererseits bestehen.
7. Freud, S.: Zur Dynamik der Übertragung. Ges. Werke Band III.
8. Loch, W.: Voraussetzungen, Mechanismen und Grenzen des psychoanalytischen Prozesses. Bern/Stuttgart 1965.
9. Gitelson, N.: The First Phase in Psychoanalysis. Int. J. Psychoanal. 1962.
10. Spitz, R.A.: Vom Säugling zum Kleinkind. Stuttgart 1967.
11. Freud, S.: Über Psychoanalyse. Ges. Werke Band VIII.
12. Freud, S.: Die endliche und die unendliche Analyse. Ges. Werke Band XVI.
13. Greenson, R.R.: The Technique and Practice of Psychoanalysis. Vol. I New York 1968; deutsch Technik und Praxis der Psychoanalyse. Stuttgart 1973.
14. Loch, W.: Über theoretische Voraussetzungen einer psychoanalytischen Kurztherapie. Jahrbuch der Psychoanalyse, Band IV, 1967.
15. Schultz, J.H.: Psychotherapie. Stuttgart 1952.
16. Loch, W.: Seelische Ursachen psychischer Störungen. Praxis der Psychotherapie, Band XV, 49 (1970).
17. Freud, S.: Erinnern, Wiederholen und Durcharbeiten. Ges. Werke Band X.
18. Vgl. Tausch, R.: Gesprächspsychotherapie. Göttingen, 2. Aufl. 1968. S. 134.
19. Vgl. Rogers. C.R.: Die klient-bezogene Gesprächstherapie. München 1973 S. 62/63.

19 Theorie und Praxis der analytisch-psychosomatischen Therapie (Ergebnisse eines experimentellen stationären Behandlungsmodells)

Samir Stephanos*)

(unter Mitarbeit von Falk Berger)

19.1 Einleitung – Der klassisch-monistische Ansatz in der Psychosomatik und seine therapeutischen Grenzen

Die psychotherapeutische Behandlung von Patienten mit körperlichen Beschwerden funktioneller sowie organischer Natur, insbesondere der psychosomatischen Krankheiten im engeren Sinn, hat seit der Entwicklung der Psychoanalyse viele Forscher beschäftigt. Unter ihnen sei an Groddeck erinnert, dessen Experimente auf diesem Gebiet als Pionierarbeiten aufgefaßt werden können. Er vertrat die Meinung, daß jedes somatische Symptom symbolisch verdrängte sexuelle Phantasien ausdrückt, daß die Symptombildung bei Organerkrankungen unter der Herrschaft des Es geschieht und sich mit Hilfe des Freudschen Konversionsmodells erklären läßt.[1]** Deshalb stellte sich bei den Psychotherapien dieser Patienten die Aufgabe – ähnlich wie bei der Behandlung von Neurotikern – ihnen Einsichten in unbewußte psychische Zusammenhänge zu vermitteln und dem Es Möglichkeiten zu nicht pathologischen Ausdrucksweisen zu öffnen. Groddecks monistische Auffassungen haben das Denken einer ganzen Generation von Psychosomatikern beeinflußt und die klassischen Konzepte über die »psychosomatischen Störungen« entscheidend geprägt. Eine kritische Sichtung der analytischen Literatur bis Anfang der sechziger Jahre zeigt deutlich, wie in der Psychosomatik dem anfänglichen therapeutischen Enthusiasmus ausgeprägte Skepsis folgte. Viele katamnestische Untersuchungen stellten die Erfolge der Psychotherapien bei Patienten mit psychosomatischen Störungen in Frage (Cremerius, 1962, 1968). Im Gegensatz zum Neurotiker erweist sich der Patient mit funktionellen Symptomen bzw. Organläsionen oft als psychisch schwer zugänglich und resistent gegen eine psychotherapeutische Beeinflussung.

Wird ein Patient mit psychosomatischen Störungen entsprechend dem klassischen monistischen Modell behandelt, treten charakteristische Schwierigkeiten auf. Dieser Patient fällt nach Abklingen der anfänglichen suggestiven Wirkung des Therapeuten rasch in seine Kontaktstörung und in sein Grundmißtrauen zurück. In der Regel verstärken sich dann seine zwischenzeitlich gebesserten körperlichen Symptome. Diese somatische Labilisierung kann ihn sogar zum Abbruch seiner Psychotherapie motivieren. Selbst der Psychotherapeut tendiert dann dazu, in dieser Krisensituation seinen Patienten dem Organmediziner zur alleinigen Verantwortung zu überlassen, als ob eine Psychotherapie jetzt nicht mehr notwendig sei. Die Behandlung, auch wenn der Psychotherapeut mitwirkt, verläuft von nun an zweigleisig: der Organmediziner soll die aufgetretenen somatischen Komplikationen beheben; der Analytiker fühlt sich durch die entstandene Verschlechterung überfordert und beschränkt sich darauf, sich mit den neurotischen Anteilen seines Patienten zu befassen.

Psychotherapie und somatische Versorgung werden nicht aufeinander abgestimmt. Es resultiert ein dichotomes Vorgehen, das gerade dem Grunddefekt des Patient entgegenkommt, nämlich dem Fehlen eines linearen Zusammenhangs von somatischem und psychischem Geschehen. Im Gegensatz zu Groddecks Vorstellung, mit der Anwendung des konversionsneurotischen Modells in der psychosomatischen Behandlung dem schicksalhaften Dualismus zu entgehen, beobachten wir, daß der monistische Ansatz der Dichotomie Vorschub leistet. Damit gerät die Psychotherapie in eine Sackgasse. Der unterschiedliche erkenntnistheoretische Ausgangspunkt von naturwissenschaftlichen Disziplinen und psychoanalytischer Hermeneutik erschwert es zusätzlich, adäquate Lösungen für dieses therapeutische Problem zu erarbeiten.

Auf der Suche nach einem angemessenen Zugang zu den Patienten mit psychosomatischen Störungen erkannten psychoanalytische Forscher, daß viele dieser Patienten spontan keine Übertragungsneurose entwickeln und sich nicht auf einen analytischen Prozeß einlassen können. Als Ursache hierfür entdeckte man Besonderheiten der psychischen Struktur und spezifische Ich-Defekte.

Eine Gruppe von französischen Psychoanalytikern (Marty, Fain, de M'Uzan, David) sah in der »pensée opératoire« den pathognomonischen Ausdruck der psychosomatischen Pathologie (Marty, de M'Uzan, 1963). Diesen Autoren zufolge weist der Patient charakteristische Störungen in seiner primären psychobiologischen Ökonomie auf.[2])

---

*) Frau Dr. Ute Anhagen bin ich für viele Anregungen zu Dank verpflichtet.
**) Anmerkungen siehe am Ende des Kapitels.

Angeregt durch die klinischen Befunde der Pariser Psychosomatischen Schule haben wir eine neue Behandlungsmethode, die »analytisch-psychosomatische Therapie« (Stephanos, 1973), entwickelt. Unser Konzept wird in diesem Kapitel eingehend dargestellt. Es baut auf der psychoanalytischen Theorie auf, die als Grundwissen mitgebracht werden muß. Wie aber das wirkliche Verständnis und die Anwendung der Psychoanalyse immer die eigene Erfahrung und Involvierung zur Voraussetzung hat, so kann natürlich unser Stationsmodell allein durch schriftliche Studien nicht erlernt werden. Dem Psychoanalytiker als Leiter der Station fällt die Aufgabe zu, die Auszubildenden für die Wahrnehmung der psychosomatischen Zusammenhänge zu sensibilisieren und ihnen dabei zu helfen, die Verknüpfung ihrer theoretischen Kenntnisse und Erfahrungen am Patienten zu vollziehen und sich das differenzierte therapeutische Instrument anzueignen. Zwei zentrale Aspekte unseres therapeutischen Modells: seine Organisation als »facilitating environment« (Winnicott, 1965) und die Bedeutung des »taking care«, sollen zunächst erörtert werden.

19.2 Das »facilitating environment«

Die moderne psychoanalytische Literatur hat sich intensiv mit den Patienten befaßt, die allgemein als prägenital gestört bezeichnet werden, in erster Linie mit den psychotischen und narzißtischen Krankheitsbildern. Dabei zeigte sich, daß die klassische psychoanalytische Kur (Freud)[3], die auf die freien Assoziationen des Patienten aufbaut und mit Deutungen als dem bevorzugten therapeutischen Mittel operiert, sich nur für eine bestimmte Gruppe von neurotischen Patienten eignet, nämlich für diejenigen, die ein reifes Entwicklungsstadium, zumindest teilweise die genitale Stufe erreicht und ein Überich entwickelt haben.

Diese Einsicht hat die psychoanalytische Forschung in den letzten 15 Jahren entscheidend geprägt. Die jetzt klassisch gewordenen Arbeiten über die Grundstörung (Balint, 1937, 1949, 1968), die Trennungs- und Individuationsphase (Mahler, 1968; Searles, 1961) und den Narzißmus (Grunberger, 1959, 1967; Kohut, 1971) haben mehrere Autoren dazu angeregt, bei den Therapien von prägenital Gestörten die klassische Freudsche Behandlungsmethode durch Einführung von Parametern, also adäquaten Variationen in der Technik (Eisler, 1958)[4], zu modifizieren und darüber hinaus mit neuen analytisch orientierten Verfahren zu experimentieren, wie z.B. mit dem analytischen Psychodrama (Lebovici, Diatkine, Kestemberg, 1958).

Wenn auch in den psychoanalytischen Schulen erhebliche Unterschiede in den Konzepten zur Erklärung der psychosomatischen Erkrankungen und in den Auffassungen über die Struktur eines solchen Patienten bestehen, ist doch weitgehende Übereinstimmung vorhanden, daß er basale Störungen aufweist: Er hat pathologische Interaktionen mit seinen primär signifikanten Objekten erfahren.

Das gesteigerte Interesse an der Objektpsychologie seit Mitte der dreißiger Jahre ließ die Problematik von Objektbeziehungen gegenüber der Trieb- und Ich-Psychologie mehr und mehr in den Mittelpunkt der psychoanalytischen Überlegungen rücken. Die Einsichten in die grundlegende Rolle, die dem Objekt für die Ich-Entwicklung des Subjekts von Anfang an zukommt, hat die analytische Technik entscheidend beeinflußt; die Gegenübertragung wurde nun als wichtiges diagnostisches und therapeutisches Instrument erkannt. S. Ferenczi und sein Schüler M. Balint können als Pioniere dieser neuen Richtung in der Psychoanalyse angesehen werden. In seinen späteren technischen Schriften (Ferenczi, 1919, 1921, 1925, 1927–28) forderte Ferenczi den Psychoanalytiker ausdrücklich auf, sich dem Analysanden als Objekt anzubieten. In dieser Bereitschaft des Therapeuten sah er die Voraussetzung zur Entstehung einer Übertragungsneurose im Patienten. Dies ist nur durch einen reflektierten Umgang mit der Gegenübertragung möglich.

In der psychoanalytischen Forschung hat sich in den letzten Dezennien der Akzent eindeutig von einer Patientenzentrierten Psychologie zu einer Zwei-Personen-Psychologie verlagert. W. Loch in Anlehnung an die Arbeiten von Racker und Masud-Khan, erörtert, daß die Psychoanalyse »eine Technik der menschlichen Entwicklung oder Verwandlung (ist) und nicht ein Verfahren, in dem es um die Enthüllung der Entstellungen eines je schon gebildeten ›psychischen Apparates‹ geht« (Loch, 1974; Racker, 1958; Masud-Khan, 1970). In Anlehnung hieran sieht die »analytisch-psychosomatische Therapie« (Stephanos, 1973) vor, daß sich der Therapeut dem Patienten als Objekt anbietet und ihm dadurch Anstöße zur psychischen Reifung (psychic maturation) und innerer Strukturbildung gibt.

D.W. Winnicott, M. Masud-Khan und W. Loch haben in überzeugender Weise gezeigt, daß dem Setting – damit meinen wir das therapeutische Arrangement – in seiner Funktion als »facilitating environment« bei der Behandlung von Patienten mit Ich-Defekten entscheidende Bedeutung zukommt.

Wir verwenden den Winnicottschen Begriff »facilitating environment«, den er ursprünglich für die Umwelt des Säuglings geprägt hat, um das therapeutische Milieu zu definieren, in dem der Patient seine Abhängigkeit von seinem primär signifikanten Objekt überwinden und zur Individuation finden soll. Das »facilitating environment« ergibt sich, wenn der Therapeut für den Patienten zum »tragenden Objekt« wird und die »holding function« (Tragen und Festhalten, Winnicott, 1956, 1960) ausübt. Der Therapeut bringt dem Patienten die Sicherheit entgegen, die dieser für seinen psychischen Reifungsprozeß braucht. Der Patient, der »holding« erfahren hat, kann einen ersten Kontakt mit seinem Therapeuten aufnehmen und nach und nach in der Auseinandersetzung mit ihm sich seinen »potentiellen Raum« (Winnicott, 1967, 1971) bilden. Ist ihm dieser Schritt gelungen, hat er ein neues Identitätsgefühl und damit eine Bewegungsfreiheit, einen Spielraum gegenüber seinem Objekt, erworben. Der potentielle Raum ist jener Bereich, den sich das Kind im Laufe seiner Entwicklung aufbauen muß, um sich die kulturellen Erfahrungen (Winnicott, 1967), die Lebenserfahrungen der Mutter, anzueignen. Diese »Besitzergreifung« ermöglicht es dem Kind, seine inneren Bereiche nach und nach zu erweitern, m. a. W. in der Terminologie von Winnicott, sein »kulturelles Leben« zu gestalten. Die Therapie schafft ein Spannungsfeld, in welchem sich Patient und einsichtsvoller Therapeut begegnen. Der Patient beansprucht dieses als seinen potentiellen Raum. Sein Aufbau im Patienten, ein langwieriges und mühsames Geschehen, fällt mit dem Einsetzen des psychischen Prozesses zusammen; dieses erfolgt zu dem Zeitpunkt, da der Patient von seinen pathologischen somatischen Reaktionsweisen abgelassen, das Stadium des passiven Getragenwerdens überwunden und zu ersten Identifikationsprozessen gefunden hat. Der potentielle Raum, wie er hier verstanden werden soll, ist also Voraussetzung zur Überwindung der Symbiose, in der der prägenital gestörte Patient festgehalten ist.

Das Konzept des »facilitating environment« bei der psychosomatischen Therapie verlangt, daß der Therapeut fähig ist, sich auf das psychosomatische Phänomen im Patienten einzustellen. Unter diesem Begriff verstehen wir den charakteristischen Mangel an Phantasien, Kontakten sowie psychischer Erlebnis- und Verarbeitungsfähigkeit. Dieses Phänomen spiegelt – wie wir es erörtert haben[5] – die Störungen in den basalen Interaktionen wider. Die analytische Behandlung muß diesem schwer zugänglichen Phänomen Rechnung tragen und zum Ziel haben, den charakteristischen Mangel und die damit verknüpften frühen Entwicklungsdefekte des Patienten in die historische Perspektive zu verlagern, d. h., in einer psychischen Dimension verankern. Der Therapeut muß für die Wahrnehmung der basalen Störungen sensibilisiert sein. Dann kann er sich auf jene frühen Entwicklungsbereiche einlassen, die noch nicht psychisch repräsentiert wurden, »die bisher noch nicht ihre Repräsentanz in der sinnlichen Welt, im So-Sein, gefunden haben,« (Loch, 1974). Der Therapeut muß sich also auf die Ebene der pensée opératoire, der mechanisierten Objektbeziehungen, aber auch auf die Realität der somatischen Symptome seines Patienten einstellen können. Die Therapie muß also bis in die primär-biologischen »Reaktionsweisen« des Patienten hineingreifen. Diese frühen Entwicklungsbereiche sind nur über die Interaktionen mit dem mütterlichen Objekt zugänglich. Mit diesem theoretischen Ansatz distanzieren wir uns eindeutig von jenen psychoanalytischen Schulen, die die Therapie des psychosomatischen Patienten vorwiegend als Therapie des neurotischen Sektors und dessen Konflikte verstehen.

Der Patient, der dem psychosomatischen Phänomen unterliegt, ist von seiner psychischen Welt weitgehend abgeschnitten. Die psychisch-historische Perspektive – so lautet unsere These – eröffnet sich, nachdem er Zusammenhänge zwischen seinen somatischen Reaktionsformen und auftretenden Affekten, die dem Sicherheit gebenden Therapeuten gelten, entdeckt hat. Er muß in die Lage versetzt werden, seinen Therapeuten libidinös zu besetzen und in der Übertragung zu ihm sich seiner somatischen Reaktionsformen und seines Körpers als ganzen bewußt zu werden. Als Folge der Herstellung der oben genannten Zusammenhänge kann der Patient unter günstigen Umständen, angestoßen durch die Deutungen des Therapeuten, zu seinen unbewußten archaischen Phantasien Zugang finden. Nun kann das psychologische Ereignis sensu strictiori (Spitz, 1946, 1963) einsetzen. Damit meinen wir: Dem Patienten gelingt es, seine somatischen Reaktionsweisen mit seinen auftretenden primären oral kaptativen Phantasien zu verknüpfen und sich auf erste ich-konstituierende Identifikationsvorgänge einzulassen. Diese These stellt einen wichtigen Apsekt unseres Behandlungskonzepts dar.

19.3 Das Konzept des »taking care«

Die Erfahrungen mit unserem Stationsmodell haben uns die Bedeutung eines spezifischen »tragenden« Umgangs mit dem Patienten erkennen lassen. Dieser hilft uns, seine innere Leere und seine brüchige, also gefährdete biologische Ökonomie entgegenzutreten. Wir haben diesen tragenden Umgang in Anlehnung an die Thesen von Winnicott über die Funktion der Mutter (sich des Säuglings annehmen und ihn pflegen, Winnicott, 1956, 1960) das »taking care« genannt. Unser Konzept soll im folgenden unter fünf Aspekten dargestellt werden:

1. Das taking care des Patienten basiert auf der »*holding function*« (Winnicott, 1956, 1960). Die »holding function«, wie sie die Mutter ihrem Neugeborenen gegenüber ausübt, reduziert äußere und innere Reize, auf die der Säugling sonst bis zur Vernichtung seines Wesens reagieren müßte, auf ein Minimum. Ein optimales holding von Seiten des Analytikers – es trägt den Schwierigkeiten des Patienten, Spannungen auszuhalten, Rechnung – ist Voraussetzung für das Sicherheitsgefühl des Patienten und für seine therapeutische Regression. W. G. Joffe und J. Sandler (1967, 1 u. 2) haben ein basales Sicherheitsgefühl (»Gefühlshomöostase Sicherheit«) beschrieben, das die Voraussetzung für die Entwicklung des Ich ist. Michel Fain (1971) bezeichnet mit dem ökonomischen Begriff *pare-excitations* die Reizabschirmung, mit der die Mutter ihren Säugling schützt. Der Therapeut muß bereit sein, seinem Patienten eine adäquate »pare-excitations«, Sicherheit und Wohlbefinden zukommen zu lassen. Damit gibt er ihm die Möglichkeit, sich trotz seiner auftretenden Vernichtungsängste auf therapeutische Kontakte einzulasen.

2. Um die tragende Funktion zu erfüllen, muß sich der Therapeut des Parameters der »*dosierten Nähe*« (Stephanos, 1973) bedienen. Damit trägt er der »psychosomatischen Ökonomie« Rechnung, die den Patienten sofort mit körperlichen Störungen reagieren läßt, sobald

die von ihm als zu bedrohlich erlebte Nähe zustande kommt. Der Patient, der doch so sehr auf basalen Halt angewiesen ist, hat zugleich panische Angst vor Abhängigkeit und Auslieferung. Er ist nicht fähig, seine Übertragungsspannungen und Vernichtungserlebnisse, die die Therapie in ihm mobilisiert, zu realisieren und zu verarbeiten. Die Technik der dosierten Nähe haben wir in Anlehnung an das Konzept von Bouvet: »la relation à distance« entwickelt (ni trop loin, ni trop près; d.h. nicht zu nah und nicht zu fern; Bouvet 1958). Um einen Kontakt zum therapeutischen Partner herzustellen, muß sich der Patient in einer für ihn optimalen Entfernung von diesem bewegen können. Er braucht außerdem – dosiert – narzißtische Zufuhr von seinem Therapeuten. Hat sich auf diese Weise ein Kontakt hergestellt, kann er sich nach und nach seiner unterdrückten Sehnsucht nach Nähe des Objekts stellen, sich dem psychischen Prozess überlassen und den Therapeuten als gutes Objekt besetzen.

3. Hat der Patient die holding function erfahren, so gelangt er zu einer neuen Ebene, einem »geglückten biopsycho-sozialen Zustand« (Loch, 1971), der ruhigem Wohlbefinden gleichkommt.

Für den Säugling stellt die holding function die Grundlage für die Bildung einer Ur-Identifikation – es ist die Identifikation mit der guten Mutter, die die pare-excitations ausübt – und für die Etablierung eines basalen Sicherheitsgefühls dar. Erst dann verfügt das Kind über eine *psycho-biologische Homöostase*, kann sich von der ausschließlich schutzgewährenden Mutter distanzieren und sich der frühen triangulären Konstellation, dem sog. »frühen Ödipus« (M. Klein, 1946, 1957), nähern. Das Kind ist nun fähig, die dritte Person, den Vater neben der Mutter, wahrzunehmen und ihn als ein potentielles Idealobjekt zu entdecken.

4. Holding ist möglich, wenn die Mutter fähig ist, den Körper ihres Kindes libidinös zu besetzen. Durch das enge Band von Einfühlung und Genießen stellt die Mutter ihrem Kind automatisch ihre körperlichen und seelischen Reaktionsweisen und ihre differenzierten Anpassungsmechanismen zur Verfügung. Aber sie ist nicht nur Mutter, sondern zugleich auch die Frau ihres Mannes; als die »femme amante«, die Liebende[6]), entfernt sich die Mutter vorübergehend immer wieder von ihrem Kind, um sich ihrem eigenen sexuellen Leben zuzuwenden. Das Kind wird durch diese verletzenden, jedoch notwendigen Einschränkungen seitens der Mutter dazu angeregt, seinen eigenen Körper autoerotisch zu besetzen und die halluzinatorische Wunscherfüllung (Freud, 1900), die Vorstufe der Phantasien, zu entwickeln. Diese beiden Entwicklungsschritte, die *Autoerotik und das Phantasieleben*, regen das Kind dazu an, sich erste Vorstellungen über seinen Körper zu machen, und führen dadurch zu seelischen Repräsentanzen des eigenen Körpers. Damit wird das Körperschema in das Ich integriert. Der Patient, der das psychosomatische Phänomen zeigt, hat eine Störung in der Integration seines Körperschemas erfahren und weist eine entsprechend »gebrochene« Beziehung zu seinen somatischen Funktionen auf. Seine körperlichen Symptome bleiben »isoliert«, d.h. sie haben in seinem Erleben keine Verbindung zum Körper als ganzem und sind nicht in einer psychischen Dimension eingebettet. In der Therapie ermöglicht die Übertragung zur mütterlichen Figur dem Patienten, über Identifikationsprozesse sich seines Körpers bewußt zu werden und die »gebrochene« Beziehung zu seinen somatischen Symptomen aufzuheben.

5. Das Setting als tragendes Milieu kann nur wirksam werden, wenn es auch dem somatischen Zustand des Patienten voll Rechnung trägt. Denn Sicherheitsgefühl erfordert u.a. *adäquates biologisches Feedback*, also angemessene medizinische Versorgung. Deshalb baut unsere »analytisch psychosomatische Therapie« auf eine enge Zusammenarbeit von Psychoanalytikern und Organmedizinern auf. Gegenseitiges Vertrauen und gemeinsame Forschungsinteressen helfen ihnen, ein einheitliches Team und eine in sich stimmige therapeutische Instanz zu bilden. Dies ist die Möglichkeit, die Gefahr der Dichotomie in der Behandlung des Patienten zu vermeiden.

19.4 Unser Modell der stationären analytisch-psychosomatischen Therapie und das Konzept des libinösen Objekts

In der Monographie »Analytisch-psychosomatische Therapie« (Stephanos, 1973) wurde die Entwicklung unseres Stationsmodells[7]) dargestellt. Die Station wurde 1965 als gruppentherapeutisch geführte Neurotikerstation eröffnet. Bald stellte sich heraus, daß viele Patienten mit psychosomatischen Störungen sich im Laufe der Gruppentherapie nicht wesentlich besserten. Das psychosomatische Phänomen als Eigenart dieser Patienten wurde nun von uns erfaßt und beschrieben. Daraus ergab sich die Notwendigkeit, sich gezielt auf den einzelnen Patienten einzustellen. Die Therapeuten auf der Station (Stationsarzt, Pflegepersonal, Gestaltungstherapeutin) wurden deshalb im Jahre 1968 als Team, als die Stationsgruppe, organisiert, grundlegende Modifikationen der Arbeitsformen und das Konzept der Stationsgruppe als »strukturiertes Ganzes« entwickelt. Die sog. kombinierte Behandlung, bei der sich Gruppentherapie und Einzeltherapie durch die Stationsgruppe sinnvoll ergänzen sollten, wurde eingeführt. Personalkonferenzen wurden eingerichtet, um alle Aktivitäten auf der Station zu koordinieren, ihre Mitglieder mit der tragenden Funktion vertraut zu machen und sie zu befähigen, sich den Patienten gegenüber entsprechend zu verhalten. Die Visite des Stationsarztes bekam neue Bedeutung für das Behandlungsgeschehen. Die Auseinandersetzung des Patienten mit dem Arzt regte jenen dazu an, seine Spannungen und Affekte zu verbalisieren, zu erleben und Zugang zu seinen unbewußten Phantasien zu finden. Die Erfahrungen mit der Stationsgruppe als strukturiertem

Ganzen und die Erforschung des charakteristischen Mangels im Patienten führten uns zur Präzisierung des therapeutischen Konzepts und ließen uns im Sommer 1971 von der Gruppentherapie vollständig absehen. Unser anfängliches Konzept der psychischen Reifung entwickelten wir 1977 zu dem Konzept des libidinösen Objekts weiter, das den pathologischen primären Identifikationen des Patienten und seiner inneren Leere Rechnung trägt. Hier ist ein zentraler Unterschied unseres therapeutischen Arrangements zu anderen Setting (Heidelberger Modell, Bräutigam 1974, v. Rad u. Rüppell, 1976), die ebenfalls die Alexithymie (Nemiah, Sifneos, 1970; Sifneos 1967, 1975) des Patienten berücksichtigen, zu finden. Unser therapeutisches Konzept hat die psychische »Verwandlung« (Loch, 1974) des Patienten zum Ziel, während Bräutigam, v. Rad u. Rüppell den Akzent auf das Erlernen neuer emotionaler Verhaltensweisen unter dem Schutz der Station setzen. Diese Autoren interpretieren die Alexithymie als Folge einer konflikthaften Hemmung des Patienten im Bereich des Emotional- und Phantasielebens, während wir die Grundstörung des Patienten in dem verbliebenen mechanistischen Sektor und den fehlenden psychischen Bereichen sehen.

Bei unserem Konzept gibt es für eine stationäre psychosomatische Behandlung grundsätzlich keine Kontraindikation. Einschränkend fungieren hier lediglich die Schwere des organischen Kankheitsbildes sowie die augenblickliche Kapazität und Tragfähigkeit der Station, die gleichzeitig mehr als zwei bis drei schwer Erkrankte nicht verkraften kann.

Die *Indikation* zur stationären Behandlung ist gegeben, wenn man eine ambulante Therapie wegen der labilen biologischen Ökonomie des Patienten nicht für ausreichend hält, dabei aber hofft, daß der Patient irgendwann das psychotherapeutische Angebot für sich nutzen und sich auf den psychischen Reifungsprozess einlassen kann.

Für unsere Station haben wir eine *eigene psychosomatische Ambulanz* eingerichtet, in der die Patienten für die stationäre Aufnahme ausgewählt werden. Der Psychoanalytiker führt die Interviews dort in Gegenwart aller Mitarbeiter durch. Anschließend wird im Team über das Krankheitsbild des Patienten, seine Prognose und die Indikation zur stationären Behandlung beraten.

Unsere Klientel hat sich im Laufe der Jahre gewandelt. Der Anteil der Patienten mit Organerkrankungen hat gegenüber den neurotischen und funktionellen Störungen kontinuierlich zugenommen, so daß die Station mehr und mehr den Charakter einer internistisch-psychotherapeutischen Einheit bekam. Die zunehmende Sicherheit der Therapeuten im Umgang mit schwer Erkrankten förderte diesen Prozess.

Die Entwicklung der Station zu einer *klinisch psychosomatischen Spezialeinheit* läßt sich anhand von drei Graphiken veranschaulichen. Sie sind Teil einer Krankenstatistik, die im Juli 1975 erhoben wurde.

Die Säule a der Abb. 1 erfaßt die Gesamtzahl der auf der Station behandelten Patienten vom 1. Januar 1971 bis zum 30. Juni 1975. Alle Patienten litten unter somatischen Beschwerden, wiesen jedoch unterschiedliche psychische Strukturen auf: Patienten mit charakterneurotischen Abwehrmechanismen, Patienten mit automatistisch-mechanistischem Denken und entsprechenden Ich-Defekten. Die Säule b zeigt den Anteil der Patienten mit gefährdeter biologischer Ökonomie, die in Krisensituationen zu akuten pathologischen Desorganisationen bzw. globalen Regressionen neigen. Diese Fälle reichen von »automatistisch-mechanistischen Charakterneurotikern« mit funktionellen Störungen (z. B. Migränepatienten, Patienten mit generalisierter, schmerzhafter Muskelhypertonie und Erschöpfung) bis hin zu den primären Mangelzuständen mit gravierenden Organläsionen (z. B. maligne Verläufe von Colitis ulcerosa bei ju-

Abb. 1

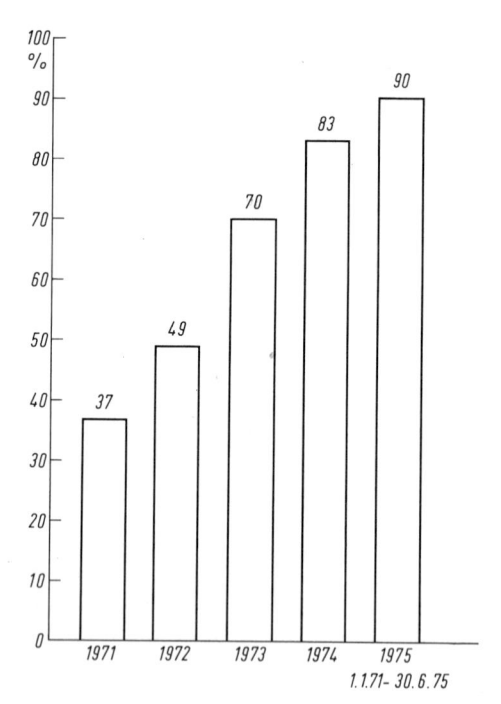

Abb. 2

gendlichen Patienten)[8]). Von 1971 stellen wir eine konstante Steigerung dieser Patienten fest. Die Säule c gibt den Anteil der Patienten mit Organerkrankungen an der Gesamtklientel wieder. Wir beobachten, daß dieser Anteil von Jahr zu Jahr konstant wächst.

Abb. 2 illustriert die zunehmende Anzahl der Patienten mit gefährdeter biologischer Ökonomie in Prozent, 37% im Jahr 1971 und 90% im Jahr 1975.

In der Abb. 3 ist die prozentuale Steigerung der Patienten mit Organerkrankungen auf der Station von 14% im Jahr 1971 auf 66% im Jahre 1975 dargestellt. Es sind all jene Patienten, die an schweren Formen der Colitis ulcerosa, des Morbus Crohn, des Asthma bronchiale, der allergischen Hauterkrankungen, der Glomerulonephritis, der Anorexia nervosa usw. erkrankt waren und intensiver internistischer Behandlung bedurften.

Diese Entwicklung der Station war möglich, weil wir unser analytisch-psychosomatisches Konzept mehr in die Organmedizin integrieren konnten. Zu Beginn des Jahres 1976 wurde das Stationsmodell beendet.

Unser therapeutisches Arrangement soll nun nach diesem historischen Überblick erörtert werden:

Die Therapie erstreckt sich über zwei Etappen, den stationären Aufenthalt und die anschließende ambulante Weiterbehandlung. Die stationäre Therapie – in der Regel von einer Dauer von 5–7 Monaten – vollzieht sich in einem spezifischen Bezugsrahmen. Wir verstehen sie als Behandlung des einzelnen Patienten durch eine Therapeutengruppe, die sog. Stationsgruppe. Die auf der Station tätigen Therapeuten: der Psychoanalytiker, der als Leiter der Therapeutengruppe fungiert, sein Assistent, die 3 Krankenschwestern (die Stationsschwester und 2 Zweitschwestern), die 2 Pfleger (für den Nachtdienst), die Gestaltungstherapeutin, auch der konsiliarische Internist, schließen sich zusammen zu einem homogen kooperierenden und einheitlich vorgehenden Team, das als »strukturiertes Ganzes« fungiert.

Die Personalkonferenz – viermal in der Woche – ist die wichtigste Instanz des Setting. Hier werden die verschiedenen Aktivitäten der Stationsgruppe gegenüber dem Patienten koordiniert und gesteuert. Wir postulieren, daß in der Personalkonferenz die Behandlung des Patienten mit der kontinuierlichen Reflexion über den Fall einsetzt und sich strukturiert. In der Auseinandersetzung der Mitglieder der Stationsgruppe mit dem Psychoanalytiker ergibt sich ein Konzept über die Pathologie des Patienten. Seine gestörten Objektbeziehungen und seine Spannungen werden für alle Therapeuten durchsichtig. So entsteht in der Konferenz – im Dialog der Therapeuten miteinander – ein Prozeß. Diesen inneren Prozeß kann der Patient – weil er nicht zu einer Übertragung fähig ist – vorerst nicht nachvollziehen. Er kann sich aber auf ihn einlassen, sobald sich seine Beziehungen zu den Therapeuten strukturiert haben; d. h., ein Reifungsprozeß setzt ein, wenn sich die Übertragung etabliert hat.

Der Konferenz kommt eine weitere, wichtige Bedeutung in der Behandlung des Patienten zu. Der Patient weiß, daß die Konferenz der Ort ist, an dem der Psychoanalytiker und die Mitarbeiter über ihn beraten. Dieses Wissen versetzt ihn alsbald in eine Vertrauenskrise. Er wird sich bewußt, daß er die Mitarbeiterinnen, die »Mutterfiguren«, mit dem Arzt, dem »Vater«, teilen muß, und daß der Psychoanalytiker ihm nicht allein gehört. So erhält für ihn die Personalkonferenz die dramatische Bedeutung der »Ur-Szene«. Er sieht sich mit einer triangulären Konfiguration, dem »frühen Ödipus« konfrontiert.

Zweimal in der Woche hält der Psychoanalytiker als Arzt der Station die Visite ab. Unsere Überlegungen zum taking care motivierten uns dazu, der Visite einen traditionell medizinischen Charakter zu belassen. Die Visite findet in den Zimmern der Patienten statt, der Psychoanalytiker führt mit jedem Patienten (bzw. jeder Patientin) ein Gespräch. Die Krankenschwestern sind zugegen, beteiligen sich aber nicht an dem Dialog mit dem Patienten. Dadurch ergibt sich eine psychodramatisierte Atmosphäre; eine ödipale Szenerie prägt das stationäre Arrangement. Der Analytiker hat durch diese Konstellation die Möglichkeit, gezielt Zugang zum Patienten zu finden und in ihm den analytischen Prozeß einzuleiten.

Die medizinisch-organische Betreuung des Patienten ist in unser Vorgehen integriert worden. Alle Patienten werden kurz nach ihrer Aufnahme auf die Station von dem internistischen Konsiliarius in der medizinischen Poliklinik untersucht.[9]) Die Mitglieder der Stationsgruppe und der Internist treffen sich einmal wöchentlich zu einer zweistündigen Konferenz. Hier werden das psychische Geschehen des Patienten, seine Organbefunde, die Konzepte der Organmedizin, die psychoanalytischen Einsichten – immer am Fall orientiert – zueinander in Beziehung gesetzt.

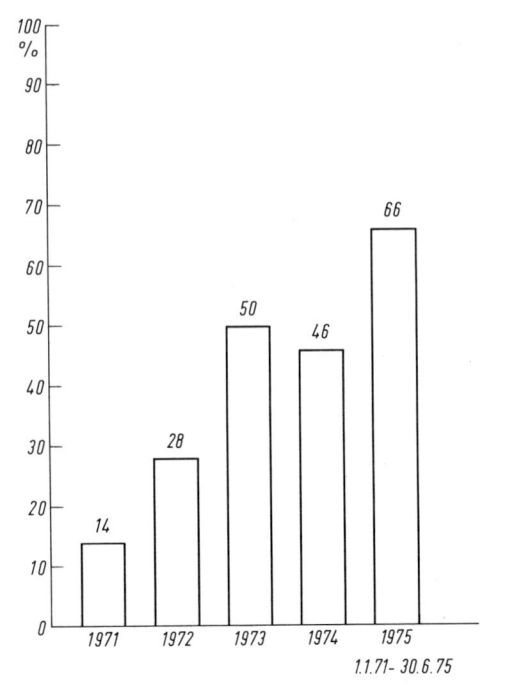

Abb. 3

Bei der Visite bespricht der Psychoanalytiker mit dem Patienten u.a. die Befunde, die Medikation und weitere Untersuchungen, die der Konsiliarius empfohlen hat. Der Patient wird davon unterrichtet, daß er bei der Visite und in den Gesprächen mit den Mitarbeitern sowohl von seinen körperlichen Symptomen wie auch von seinen seelischen Schwierigkeiten sprechen darf und daß die körperlichen Symptome, die durch organische Läsionen bedingt sind, in der Psychotherapie eine Rolle spielen. Er wird informiert, daß körperliche Behandlung und Psychotherapie nicht getrennt voneinander zu verstehen sind, und daß die Behandelnden sich bemühen, die somatischen und psychischen Aspekte aufeinander abzustimmen. Der Patient hat außerdem die Möglichkeit, sich an den Internisten zu wenden, wenn er dies wünscht. Der Patient weiß, daß der Internist in die Psychotherapie integriert ist, und er sieht in ihm eine schützende und wohlwollende Autoritätsfigur, eine therapeutische Bezugsperson, die ihm ein Sicherheitsgefühl gibt. Unser therapeutisches Arrangement regt den Patienten dazu an, im Laufe seiner Therapie Zusammenhänge zwischen seinen somatischen Symptomen und seinen seelischen Spannungen zu erkennen.

Seine Kontakte mit den Krankenschwestern, die ihn psychotherapeutisch betreuen und somatisch pflegen, helfen ihm, diese Zusammenhänge zu verarbeiten. Dem Patienten ist bereits zu Beginn seiner Behandlung mitgeteilt worden, daß er sich jederzeit mit seinen Problemen an eine Krankenschwester wenden kann. Welche Krankenschwester er sich als therapeutischen Gesprächspartner aussucht, ist ihm überlassen. Diese Möglichkeit zur Selbstinitiative beruhigt seine Ängste, fördert sein Selbstvertrauen und gestattet ihm, im Laufe der Therapie sich auch den Krankenschwestern anzuvertrauen, gegenüber denen er zunächst eine negative Übertragung hatte. Die Krankenschwester entscheidet weitgehend in eigener Regie, wie oft sie den Patienten sieht – und mit wie vielen Patienten sie täglich psychotherapeutische Gespräche führt. Dabei orientiert sie sich an den Beratungen und Überlegungen in der Personalkonferenz. Die Autonomie, die die Krankenschwestern bei ihrer Tätigkeit auf der Station – wenn auch in unterschiedlichem Maße – erworben haben, erhöht ihre therapeutische Effizienz. Dies wird deutlich am Beispiel der Stationsschwester. Sie hat integrierende Funktionen und führt jeden Tag bis zu zwei oder drei psychotherapeutische Gespräche mit den stationären Patienten. Außerdem sieht sie täglich bis zu drei »Nachbehandlungspatienten«.

Unsere Forschungsergebnisse über die Beziehung des Patienten mit psychosomatischen Störungen zu seinem mütterlichen Objekt veranlaßten uns, den Interaktionen des Patienten mit den Krankenschwestern und der Gestaltungstherapeutin erhöhte Aufmerksamkeit zu widmen. Die Thesen von Denise Braunschweig und Michel Fain (Braunschweig u. Fain, 1971; Fain, 1971) über die Rolle der Mutter haben uns wichtige Anregungen gegeben. Diese Autoren unterscheiden zwei Haltungen, die die Frau in sich vereinigen muß, um ihre mütterliche Funktion zu erfüllen. Es ist ihre Rolle als das »objet de pare-excitations« und ihre Rolle als »l'amante«. Diese Spezifizierung der weiblichen Position hat unser Konzept der Mitarbeiterin als therapeutischer Bezugsperson geprägt, stellt ein wichtiges Element unserer Methode dar und grenzt unsere Psychotherapie eindeutig von herkömmlichen institutionellen Behandlungen und »therapeutic communities« ab.

Einmal bringt die Mitarbeiterin dem Patienten die notwendige Sicherheit entgegen. Sie kann sich auf ihren Patienten adäquat einstellen, ihn vor gefährlichen Reizen schützen und seinen vitalen Bedürfnissen entsprechen; d.h., sie kann ihm gegenüber zu ihrer »primären Mütterlichkeit«[10]) (Winnicott, 1956, 1960) finden und die holding function (Tragen und Festhalten) ausüben, weil sie für das Verständnis der frühen Störungen sensibilisiert worden ist, ihre Zusammenarbeit mit dem Analytiker libidinös besetzt hat und weil sie realisiert hat, daß die Behandlung auf ihre feminine Identität aufbaut.

Zum anderen übernimmt die Mitarbeiterin gegenüber dem Patienten die Rolle der Mutter als der »Frau des Vaters«. Das Setting mit seiner »psychodramatisierten« ödipalen Atmosphäre begünstigt die Herstellung einer entsprechenden Übertragung zur mütterlichen Bezugsperson.

Das Behandlungsangebot an den Patienten, das im Stationsarrangement enthalten ist, kann folglich so übersetzt werden: »Du wirst von einer Familie, unserer Stationsgruppe, aufgenommen und von ihr betreut; der Psychoanalytiker ist für Dich Vaterfigur, die Schwestern und die Gestaltungstherapeutin, vor allem die Stationsschwestern als die erste Mitarbeiterin des Arztes, sind Mutterfiguren, Deine Mitpatienten sind Deine Geschwister. Das Therapeutenteam als Deine Familie mußt Du in Deine innere Welt einbeziehen und Dir über die dadurch entstehenden Veränderungen in Deinem Leben Gedanken machen«.

Der Patient macht die Erfahrung, daß die Mutterfigur sich seiner angenommen hat, ihm aber nicht ständig zur Verfügung steht. Diese Haltung der Therapeutin regt ihn dazu an, sich über ihre Aktivitäten Gedanken zu machen, in erster Linie über ihre Zusammenarbeit mit dem Psychoanalytiker. Die Mitarbeiterin hat ihn durch ihre Einstellung damit konfrontiert, daß sie sich ihm gegenüber als Mutterfigur fühlt, sich zugleich dem Therapeutenteam zugehörig weiß. Der Patient will sich jetzt in die Intimsphäre der Mitarbeiterin als der »Mutterfigur« einschleichen und Einblick in das Geschehen zwischen Psychoanalytiker und Mitarbeiterin – zwischen »Vater« und »Mutter« – bekommen. Dabei stößt er aber auf ein Tabu. Seine Frustrationserlebnisse mobilisieren in ihm nach und nach aggressive Impulse, aber die Fusionswünsche bleiben weiterhin in ihm wach. Diesen einander entgegengesetzten Triebwünschen begegnet der Patient mit archaischen Vereinnahmungsregungen (primitive Inkorporationsbedürfnisse). Jetzt wird dem Patienten erstmals bewußt, daß er ein Objekt für sich beansprucht, ohne sich seiner bemächtigen zu können. Um es dennoch in Besitz zu nehmen, muß er es als innere Instanz, als libidinöses Objekt in sich errichten und aufrechterhalten.[11])

Die Ergebnisse unserer Forschung ließen uns im Zusammenhang mit unseren Überlegungen zur Rolle der Mutter als »femme amante«, als der liebenden Frau, unser therapeutisches Konzept des libidinösen Objekts entwickeln. Das libidinöse Objekt – wie wir es in unserem objektpsychologischen Modell verstehen – stellt eine weitere Entwicklungsstufe des Übergangsobjekts[12] in der Terminologie von Winnicott (Winnicott, 1953) dar.

Das Übergangsobjekt und das libidinöse Objekt sind Voraussetzungen zur Herstellung realitätsverankerter Objektbeziehungen. Der langsame Aufbau eines libidinösen Objekts über das Übergangsobjekt und das Sexualobjekt soll hier kurz beschrieben werden.

Mit dem Erwerb des »unbelebten« Übergangsobjekts (z. B. ein Zipfel des Bettuchs oder ein Teddybär) und der zunehmenden Fähigkeit, Gebrauch von diesem Objekt zu machen, gelingt es dem Kind, eine erste Unterscheidung zwischen Innen- und Außenwelt zu vollziehen und sich im Ansatz von der Angewiesenheit auf seine Mutter zu befreien.

Winnicott postuliert, daß sich das Kind von seinen Übergangsobjekten zu dem Zeitpunkt absetzt, da es ein »objektives Objekt«[13] konstituiert hat. Das Übergangsobjekt wird nicht internalisiert und hinterläßt keine psychischen Repräsentanzen.

Winnicott's These lautet: Wenn die Mutter bereit ist, mit ihrem Kind zu spielen, erwirbt das Kind seine Übergangsobjekte. Die Mutter läßt das Kind immer wieder erfahren, daß das Spiel und ihr Körper identisch sind. Durch ihre Haltung motiviert sie das Kind dazu, das Spielen libidinös zu besetzen und so – über die Erfahrungen mit den Übergangsobjekten – zum »kreativen Spiel« (Winnicott, 1969, 1971) zu finden. Der potentielle Raum entwickelt sich nach Winnicott also vor dem Hintergrund dieses »Spielbereichs«, in dem das Kind Illusion und Desillusionierung durchlebt. Das Spiel von »Verlust und Wiederfinden des Objekts« bildet für das Kind eine Basis, auf der sich seine Phantasien entfalten können.

Nach der herkömmlichen triebpsychologischen Definition ist die Mutter als das Sexualobjekt (Freud, 1905) die erste Bezugsperson des Kindes. Das Sexualobjekt stößt das Kind zur Entfaltung von libidinösen und aggressiven Trieben an. Es bleibt jedoch selbst als bedürfnisbefriedigendes Außenobjekt zufällig und wird nicht internalisiert. Das bedeutet, es erhält im Kind keine Objektkonstanz; durch die Trieberfüllung, im orgiastischen Erleben, wird es als subjektives Objekt immer wieder vernichtet.

Das libidinöse Objekt entsteht nach unserer Auffassung als weitere Stufe für das Kind in der Auseinandersetzung mit der Mutter, die von ihm als femme amante wahrgenommen wird. Jetzt werden nämlich gleichzeitig die verbietenden Aspekte des Vaters mit internalisiert, die die Mutter vor der Vernichtung als reines Sexualobjekt schützen. Die Aneignung des libidinösen Objekts und sein Gebrauch (to use) ermöglicht es dem Kind, die Ebene der Dualunion aufzugeben und sich dem frühen Ödipus zu nähern. Das libidinöse Objekt wird vom Subjekt als die Bezugsperson, die geschlechtliche Anziehung ausstrahlt – also als erotisches und potentiell sexuell verführendes Objekt erlebt. Das libidinöse Objekt ist mehr als ein Sexualobjekt, weil das Subjekt das libidinöse Objekt als einen »subjektiv-objektiven« Bestandteil seiner inneren Welt beansprucht. Im Gegensatz zum Freudschen Sexualobjekt impliziert der Begriff libidinöses Objekt eine konstante Besetzung, eine libidinöse Objektkonstanz. Im Umgang mit ihm erweitert das Kind seinen potentiellen Raum und bildet Trieb- und Objektrepräsentanzen.

Die moderne psychoanalytische Literatur tendiert dazu, allzu einseitig der Mutter die Rolle zuzusprechen, sich den Bedürfnissen, Ansprüchen und wachsenden Fähigkeiten des Kindes anzupassen.

Dabei werden die Interaktionen des Kindes mit der femme amante, also der Frau, die sich ihres sexuellen Verlangens bewußt ist und ihm Rechnung tragen will, zu wenig berücksichtigt. In der Beziehung des Kindes zu diesem Teil der Mutter ergibt sich – nach unserer Auffassung – das Spannungsfeld, in dem sich das libidinöse Objekt konstituieren kann. Dieses Spannungsfeld hat spezifischen Charakter, denn es ist durch die ödipale Sexualität der Mutter und die auftretenden Phantasien des Kindes bestimmt. Die Übertragung zur mütterlichen Bezugsperson (zur Mitarbeiterin in unserem Stationsmodell) als der femme amante gibt dem Patienten die Chance, sein libidinöses Objekt zu gestalten. Wie es bei unseren Patienten zur Bildung dieses libidinösen Objekts kommt, soll nun näher erörtert werden:

Die mütterliche Bezugsperson auf der Station, ob Schwester oder Gestaltungstherapeutin, kann in ihrer Funktion als Mitglied der Stationsgruppe und Mitarbeiterin des Analytikers das Angebot des Patienten bzw. der Patientin annehmen, Objekt, Sexualobjekt seiner aufkommenden Triebwünsche zu werden. Die Personalkonferenz hilft der Mitarbeiterin, diesem Übertragungsangebot adäquat Rechnung zu tragen. Dabei bietet sie sich ihm als die Mutterfigur an, die mit dem »Vater« kooperiert, die den »Vater« in sich trägt. In seiner Interaktion mit der Mitarbeiterin überläßt sich der Patient immer wieder der Illusion, daß sie ihm gehört und sie sein »Besitz« ist. Er hat die Mutter, die gute Substanz des Vaters, seine Potenz, an sich »gerissen«. Dies ist eine Illusion der Allmacht, die noch keine ödipale Rivalitätssituation enthält. Dieser Illusion folgt eine schmerzhafte Desillusionierung. Er muß zur Kenntnis nehmen, daß die Mitarbeiterin sich nicht vom Analytiker, vom »Vater«, abgewandt hat, ebenso daß sie andere Patienten betreut. Er kann aber die Frustrationen aushalten, weil er sich auf der Station getragen fühlt. Die Station ist für ihn zu einem Ort geworden, der zwischen Realität und Phantasie liegt; so erhält die Station die Bedeutung eines Spielbereichs, den der Patient zu seinem potentiellen Raum gemacht hat. In der Regel wird er jetzt in der Gestaltungstherapie aktiver, seine Ausdrucksmöglichkeiten erweitern sich. Die Mitarbeiterin gewährt dem Patienten, daß er sich ihr als ihr Objekt anbietet, sich aber zugleich entzieht, wenn er sich z. B. einer anderen Schwester zuwenden will. Sie erlaubt ihm die Illusion, daß er sie zerstören kann. Damit ist die Stereotypie des besitzergreifenden allmächtigen Objekts durchbrochen. In dem Spannungsfeld: Gratifikation und Frustration, Illusion und Realität erfolgt die Auseinandersetzung des Patienten mit seinem libidinösen Objekt. Die Prozesse der Projektion, projektiven Identifikation und Reintrojektion[14]) setzen ein. Sie stellen eine Weiterentwicklung der primären Inkorporationsmechanismen dar und dienen dazu, sich gegen das sich abwendende, mütterliche Objekt zu wehren und das »gute« Objekt – es ist in der Phantasie des Patienten der Vater, der im Besitz der Mutter ist – sich zu eigen zu machen. Das Ich strukturiert sich: Illusion und Spiel treten im Laufe der Aneignung des libidinösen Objekts in den Hintergrund, die psychische Realität nimmt individuelle Form an. Eine zunehmende Integration der aggressiven Impulse in das Ich und die Entwicklung das Narzißmus sind die Folge. Der Patient überwindet seine Angst vor dem Vater als dem »Fremden« und läßt sich ihm gegenüber auf seinen Idealisierungswunsch ein. Seine bisherige Angst resultierte aus seiner Angewiesenheit (dependence) auf seine Mutter als dem omnipotenten Objekt. Sie ist nun überwunden; der Weg zu einem Neubeginn (Balint, 1952) hat sich geöffnet; d.h. der Patient kann jetzt die Erwachsenenwelt, die durch die ödipale Konstellation geprägt ist, besetzen und beanspruchen. An dieser Stelle möchten wir auf einen weiteren Aspekt unserer entwicklungspsychologischen und therapeutischen These hinweisen. Wir vertreten die Meinung, daß es eine weitere Funktion der femme amante ist, in ihrem Mann Lust und Verantwortung daran zu wecken, die väterliche Rolle zu übernehmen. Weil seine Frau ihm ihre Empfindungen dem umsorgten und geliebten Kind gegenüber vermittelt, will er sich ihm als Idealobjekt und Autoritätsinstanz anbieten. Auf unserer Station kann der Psychoanalytiker den Patienten realitätsgerecht wahrnehmen, da er sich an den Gefühlen und Reaktionen seiner einfühlsamen Mitarbeiterin orientiert.

Die stationäre Behandlung bedient sich einer psychodramatisierten Szenerie, um das libidinöse Objekt in die Welt des Patienten einzuführen. Es ist das Objekt, von dem er Gebrauch machen kann, das seine Aggressionen annimmt, ihm die Illusion erlaubt, daß er es zerstören kann, es ist das Objekt, das als konstanter innerer Besitz Teil seines Selbst wird. Somit bereitet die stationäre Behandlung den Patienten darauf vor, ödipale Beziehungen aufzunehmen. Solche Beziehungen sind erst möglich, wenn der Patient Realitätssinn erworben hat. An diesem Wendepunkt kann die ambulante Psychotherapie, die sog. Nachbehandlung, einsetzen. Sie baut auf die Resultate der stationären Behandlung auf und spielt sich unter modifizierten Bedingungen ab.

Die Stationsschwester ist mit der ambulanten Therapie betraut. Der Patient kommt zu psychotherapeutischen Gesprächen in regelmäßigen Abständen, manchmal mehrmals in der Woche. Die ambulante Therapie kann sich über einen Zeitraum von zwei bis vier Jahren erstrecken. In der sog. Nachbehandlungskonferenz wird mit dem Psychoanalytiker über den Verlauf der Psychotherapie beraten. Dies weiß der Patient. Er ist auch darüber informiert, daß der Analytiker in Krisensituationen in die Therapie direkt intervenieren wird. Die Stationsschwester kann die ambulanten psychotherapeutischen Gespräche führen, weil sie mit dem Analytiker kooperiert, sich stets an dem Behandlungskonzept orientiert und in der Durchführung von Psychotherapien Selbständigkeit erworben hat. Das ambulante Setting motiviert den Patienten, sich mit seinen ödipalen Schwierigkeiten auseinanderzusetzen. Der Patient sieht jetzt – noch deutlicher als in der stationären Behandlung – in der Stationsschwester die Frau, die die gesamte Stationsgruppe vertritt, die »Mutter«, die im Besitz der väterlichen Potenz ist. Dies veranlaßt ihn dazu, seine Trennung von dem »Vater«, dem Analytiker, zu akzeptieren. Er hat sich vom »Vater« als einer Realpräsenz getrennt, er hat ihn jedoch nicht verloren, denn der »Vater« bleibt stets präsent im Hintergrund seiner Übertragungsbeziehung zur Mutterfigur. Die Identifizierung des Patienten mit der ödipalen Mutter, die die Dreierbeziehung und zugleich die Autonomie personifiziert, begünstigt eine vertiefte Durcharbeitung der Konflikte mit der besitzergreifenden Mutter, mit dem Dualobjekt, und damit eine Ichstrukturierung. Im Laufe der Nachbehandlung beobachten wir wichtige Veränderungen im Leben der Patienten. Diese vollziehen sich meist erst nach ein bis zwei Jahren Therapie. Der Patient kann zwischendurch Labilisierungen erfahren, die seine Wiederaufnahme auf die Station notwendig machen, dann bleibt er aber nur für eine kurze Zeit. Die Auseinandersetzung mit den Konflikten, die den Rückfall ausgelöst haben, hilft dem Patienten, seine Labilisierung zu überwinden. Der analytische Prozeß kann sich nun mit erhöhter Intensität aufs Neue entfalten.

19.5 Ein exemplarischer Behandlungsverlauf

Die Darstellung von drei Episoden aus einem Behandlungsverlauf auf der Modellstation soll helfen, unser Konzept des libidinösen Objekts zu illustrieren.

Die Patientin Birgit wurde uns zu Beginn des Jahres 1972 wegen einer Colitis ulcerosa zur Untersuchung überwiesen und im Juni 1972 auf unsere Station aufgenommen. Sie war damals 20 Jahre alt.

19.5.1 Zur Anamnese

Zu Beginn des Jahres 1970 – Birgit war 17 Jahre alt – wurde sie von einem akuten rheumatischen Fieber befallen. Zu dieser Zeit setzte ihre Menstruation aus; seitdem bestand eine sekundäre Amenorrhoe. Gegen Mitte des Jahres 1970 traten zum ersten Mal Durchfälle mit Blut auf. Ihr Allgemeinzustand verschlechterte sich zusehends.

Die medikamentöse Behandlung war ohne Erfolg geblieben, ja, es ging mit ihrer Gesundheit eindeutig bergab. Die bei der Aufnahme der Patientin auf unsere Station durchgeführte retrograde Kolon-Kontrastuntersuchung zeigte eine gravierende Colitis ulcerosa mit Befall des gesamten Kolons. Bei den laborchemischen Untersuchungen wurden eine hochbeschleunigte BSG und eine schwere Eisenmangelanämie festgestellt. Das analytisch-psychosomatische Interview ergab: eine Patientin mit brüchigen charakterneurotischen Anpassungsmechanismen und einer äußerst labilen »psychosomatischen Ökonomie«, die der progredienten Desorganisation[15]) ausgeliefert war. Ihr Wesen war durch die charakteristische innere Leere und das automatistisch-mechanistische Denken geprägt; außerdem beobachteten wir Störungen in der Integration des Körperschemas. Sie war schlecht lateralisiert, deswegen hatte sie deutliche Schwierigkeiten, die Frage zu beantworten, wo ihre rechte bzw. linke Hand sei. Rechts und links hoben sich für sie als Begrenzungen ihres Körpers nicht deutlich voneinander ab. Auch hatte sie kein differenziertes Raum- und Zeitgefühl. Sie berichtete, daß sie sich oft verläuft und keinen Zeitsinn hat.

19.5.2 Zum Behandlungsverlauf

1. In der 4. Woche auf der Station wird bei der Patientin eine gravierende Verschlechterung ihres somatischen Zustandes festgestellt, und es müssen Bluttransfusionen durchgeführt werden. Wenn auch diese tiefe Störung ihrer biologischen Ökonomie, eine Folge der Mobilisierung von Vernichtungsängsten, uns alarmiert hat, beobachten wir gerade in dieser Phase, daß die Patientin erste Kontakte anknüpft, zunächst mit den Krankenschwestern. Sie spricht von ihrer Abneigung gegen die Bluttransfusionen und von ihrer Angst, die Kontrolle über sich selbst zu verlieren. Ihre Träume verraten aber, daß archaische Identifikationsimpulse auftreten.

Eine Woche später verfällt die Patientin in eine regelrechte »Freßsucht«; die Fettsucht ihrer Pubertätszeit – zwischen dem 12. und 15. Lebensjahr – hat sich reaktualisiert. Sie befriedigt ihre orale Gier, indem sie sich »mechanistisch« vollstopft, was aktueller Ausdruck des psychosomatischen Phänomens, ihrer inneren Leere, ist. So wehrt sich die Patientin gegen ihre Fusionswünsche und gegen akut drohende Desorganisationsprozesse. Unsere Überlegungen in der Personalkonferenz zu diesem Phänomen lassen uns Einsicht gewinnen in das Verlangen der Patientin, mit ihrem Objekt zu verschmelzen, und in ihre Unfähigkeit, die Nähe des Objekts zu ertragen.

Unsere analytische Arbeit in der Konferenz ermöglichte uns, bei der Patientin präsent zu bleiben, sie mit »dosierter Nähe« zu behandeln und ihr Sicherheit zu vermitteln. Ihr Zustand bessert sich, sie äußert den Schwestern gegenüber: »Der Stationsarzt war heute sehr freundlich zu mir, mein Vater hat mich nie so nett behandelt«. Der Traum, den Birgit eine Woche später erzählt, zeigt uns, wie sie sich auf den psychischen Prozeß einläßt. Sie hat bereits Vertrauen zu den Therapeuten gewonnen und nimmt die ödipale Szenerie des stationären Arrangements wahr.

Sie träumt: Sie ist mit ihren Eltern auf einem Hügel; vor ihnen steht ein altes Schloß, das sie besuchen wollen. Sie wissen nicht, wie sie ins Schloß hineinkommen können. Die Patientin geht eine Treppe hinauf und klingelt an einer Tür. Sie ahnt, daß ein Mann ihr die Tür aufmachen wird. Sie fragt sich, ob er nett oder abweisend zu ihr sein wird. Der Mann steht an der Tür, zwar reserviert, aber nicht ablehnend... In ihrem Traum taucht der angstbesetzte Wunsch auf, den »Fremden« (Spitz, 1969) kennenzulernen. Im Traum wagt sie, der »dritten Person«, dem »Unheimlichen«, einen Schritt näherzukommen, und dies in Gegenwart ihrer Eltern. Dieser Mann, der ihr die Tür öffnete, repräsentiert den Analytiker, also die Vaterfigur.

Das tragende Setting hat nach und nach ruhiges Wohlbefinden herbeigeführt. Es hat sowohl ihren Ängsten wie ihrem somatischen Zustand Rechnung getragen. Sie ist in die Lage versetzt worden, sich vorübergehend der Vaterfigur zuzuwenden. Der Verlauf der Psychotherapie in den folgenden zwei Monaten weist jedoch darauf hin, daß sie Hemmungen hat, sich von der Abhängigkeit von ihrem mütterlichen Objekt zu lösen und die Vaterfigur als idealisiertes Objekt anzunehmen, daß ihr also noch die Fähigkeit zur Objektkonstanz fehlt.

Ihre Einstellung zu den Mitarbeiterinnen erfährt nach und nach prägnante Veränderungen. Sie ist ihnen, den Mutterfiguren, gegenüber – aus ihrer Erstarrung herausgekommen; ihre Gefühle für sie sind durch Ambivalenz – Zuwendung und Aggression – geprägt. Den Krankenschwestern und der Gestaltungstherapeutin fällt auf, daß sie zuweilen mit ihnen manipulativ umzugehen versucht, daß sie sie vereinnahmen, sie »benutzten« will. Die verständnisvolle Haltung der Mitarbeiterinnen hat der Patientin die Möglichkeit eröffnet, von den Therapeuten als Objekten Gebrauch zu machen und sie libidinös zu besetzen. Gegenüber dem Analytiker ist sie abwechselnd zurückhaltend und mißtrauisch oder aufgeschlossen. Auch er wird in der Übertragung als erotisches und sexuell verführendes Objekt wahrgenommen. Gegen Ende der 16. Woche wirft sie den Schwestern vor, sich nicht genügend um sie zu kümmern; sie würden als Therapeutinnen nichts taugen. Trotz ihrer negativen Affekte kommt sie jetzt oft zu ihnen mit allerlei Fragen und Wünschen. Die Schwestern registrieren, daß Birgit sich neuerdings häufig auf dem Flur der Station aufhält und sie bei ihrer Arbeit beobachtet. Manchmal wendet sie sich ihnen mit plötzlichen Anflügen von Zärtlichkeit zu.

2. Nach der Entlassung der Patientin nach 6 Monaten Behandlung im November 1972 zeigen die Ereignisse, daß die Patientin ihr Ich noch nicht genügend strukturiert hat und ihren aggressiven Impulsen ausgeliefert ist. Dies ist durch ihre immer noch bestehenden Schwierigkeiten bedingt, im Umgang mit dem Objekt einen eigenen »potentiellen Raum« zu beanspruchen. Sie hat jetzt ein sehr gespanntes Verhältnis zu ihrer Mutter. Bei dieser agiert sie Vernichtungswünsche aus, die dem frustrieren-

den Objekt gelten – es ist die »Frau des Vaters«, die ihr – so die Vorstellung der Patientin – den Weg zum Vater versperren will. Sie entwickelt einen starken Widerstand gegen die Stationsschwester, in deren Händen die Nachbehandlung liegt.

Im Juli 1973 erleidet die Patientin einen Rückfall und muß erneut auf die Station aufgenommen werden. Im Laufe des zweiten achtwöchigen stationären Aufenthalts beobachten wir bei ihr einen wichtigen Wendepunkt. Ihr Zustand bessert sich diesmal bereits in der zweiten Woche. In der dritten Woche weisen ihre Träume und Einfälle auf eine erneute Reaktualisierung der Pubertätsproblematik hin. Die Patientin verfällt jedoch nicht wie beim ersten Aufenthalt in die »Freßsucht«. Dagegen setzt hier das Ereignis ein, das von Balint als Neubeginn beschrieben wurde (Balint, 1952). Die Übertragung ist von ihnen durch die Therapie geweckten pubertären Liebesgefühlen geprägt, die der Vaterfigur gelten, sie aber sehr verunsichern. Einige Tage später träumt sie: Eine Frau steht mit nacktem Oberkörper vor dem Spiegel. Jedesmal, wenn die Patientin einen Blick auf sie richtet, deckt sich die Frau die Brüste mit den Händen zu. Der Traum zeigt, daß die Patientin sich von der Reduplikation[16] gelöst hat. Sie entdeckt in der Frau vor dem Spiegel ein Bild von sich, mit dem sie noch nicht vertraut ist. Sie erkennt es als ihr neues Körperbild. Sie nimmt trotz ihrer Angst vor den Blicken der besitzergreifenden Mutter, in deren Rolle sie im Traum erscheint, ihr neues Selbst wahr. Der Spiegel reflektiert ihr ihren weiblichen Körper. Eine beginnende Identifizierung mit der Mutter als der femme amante zeichnet sich also ab.

Die Überwindung der Reduplikation ermöglicht der Patientin, mit uns zum erstenmal über die Krankheit ihres Vaters zu sprechen, der Kreislaufbeschwerden bekam, als sie 16 Jahre alt war und sich mit einem jungen rauschgiftsüchtigen Mann befreundet hat.

Das Thema des kranken, also des »schwachen« Vaters spiegelt ihre Übertragungsabwehr, ihre Ängste vor der Dreierbeziehung wider. Sie hat aber die rigide verleugnende Haltung gegenüber der Tatsache, daß Krankheiten, seien es die eigenen oder die ihrer Familie sie zutiefst verunsichern, aufgegeben und kann ihre problematische Beziehung zu ihrer Großmutter, ihrem »omnipotenten« Objekt verbalisieren. Sie träumt: Der Krieg ist ausgebrochen, alle Leute flüchten... Ihre Großmutter liegt auf dem Sterbebett. Sie hat eine Spritze bekommen und befindet sich im Todeskampf. Die Patientin verspürt widersprüchliche Gefühle in sich und ist unfähig, sich zu entscheiden. Auf der einen Seite will sie für ihre Großmutter etwas tun, Hilfe holen, aber sie will diese auch sterben lassen. In ihrer Not flüchtet sie sich im Traum zu dem Nachtpfleger der Station, der in einem Nebenraum sitzt; er beruhigt sie.

In der Visite, eine Visite von hoher dramatischer Intensität, berichtet sie ausführlich über ihre Großmutter. Die Großmutter erkrankte an einer chronischen Polyarthritis, als die Patientin 9 Jahre alt war, wurde zum Krüppel und starb, als diese 12 Jahre alt wurde. Birgit realisiert jetzt ihre Bindung an ihre Großmutter und die Ambivalenz, die sie ihr gegenüber erlebt hat. »Sie hatte sich sehr um mich gekümmert, sie hat mich großgezogen, ich war ihr Ein und Alles, ja ihr Kind ... aber sie war hart, sie hat mit eiserner Hand ihr Geschäft geführt, ein Mannweib«!

Die langwierige und schmerzhafte Krankheit ihrer Großmutter hatte Birgit verunsichert. Ihr Tod löste in ihr Kettenreaktionen aus und brachte ihre psychobiologische Ökonomie ins Schwanken. So verfiel sie nach dem Tod ihrer Großmutter einer Fettsucht, die 3 Jahre anhielt. Ihre Einfälle zu ihrem Vater und ihrer Großmutter erklären uns das Scheitern ihres frühen Ödipus, ein frühes Ereignis, das zu ihrem Zusammenbruch nach dem Verlust ihres Objekts, der Großmutter, entscheidend beigetragen hatte. Sie konnte ihren Vater, für die Großmutter ein »Kastrierter«, der geldgierige kleine Angestellte in deren Porzellangeschäft, nicht als Idealobjekt besetzen. In dem Maße, wie sie sich von ihrem omnipotenten inneren Objekt, der verkrüppelten beherrschenden Großmutter, distanzieren konnte, durfte sie sich Liebesgefühle der Vaterfigur gegenüber eingestehen. Sie hat das libidinöse Objekt in ihre innere Welt zugelassen und sich damit im Ansatz der Ebene der Dreierbeziehung gestellt.

3. Dieses Ereignis leitet die dritte und letzte Phase der Behandlung ein. Nach ihrer zweiten Entlassung von der Station kommt die Patientin jetzt regelmäßig zweimal in der Woche zu ambulanten Gesprächen. Zum ersten Mal in ihrem Leben tritt sie eine bezahlte Stellung als Angestellte in einer Bank an. Wir erkennen in ihr eine Strukturänderung. Sie fängt an, ihr Körperschema in das Ich zu integrieren und erwirbt damit ein neues Raum- und Zeitgefühl. Die Stationsschwester registriert in einer Sitzung, daß die Patientin zum ersten Mal seit Behandlungsbeginn eine Uhr trägt. Auch schaut die Patientin gelegentlich demonstrativ nach der Zeit. Auf die Frage der Schwester, was dies bedeute, erklärt sie, daß sie die Uhr, die ihr Vater ihr geschenkt hatte, nach ihrem Scheitern auf der Kunstschule weggelegt hat. Neuerdings habe sie realisiert, daß »Zeit« für sie eine Bedeutung habe.

Das Aufgeben des omnipotenten Objekts und die beginnende Bildung einer analen Trieb- und Abwehr-Organisation schaffen die Basis für das Einsetzen von Introjektionsphantasien. Die Patientin gewinnt nach und nach Autonomie gegenüber ihren Eltern. Somatische Labilisierungen treten immer noch auf, sie werden jedoch relativ schnell bewältigt. Birgit wurde noch zweimal stationär behandelt, jeweils für kurze Dauer. Die gegen Ende 1974 durchgeführte retrograde Kolon-Kontrastdarstellung zeigt eine eindeutige Besserung. Außerdem stellt der gynäkologische Konsiliarius eine wichtige Veränderung fest: Vor zwei Jahren hatte er bei der Patientin eine ausgeprägte Uterus-Hypoplasie diagnostiziert, der nun eine normale Größe hat. Dies ist ein sicherer Hinweis auf ihre biologische Reifung. Ein Traum im Juli 1975 zeigte ihre Identifizierung mit der Mutterfigur als der femme amante: Eine hübsche, exotisch wirkende Frau hat ihre sexuellen Hemmungen, ihre Schwierigkeiten, sich zärtlich dem Partner zuzuwenden, verstanden. Sie bietet Birgit ein Medikament, das sie befreien soll: vier kleine Pillen und eine große. Die Patientin nimmt die Pillen ein.

Die Frau in ihrem Traum repräsentiert die Mutterfigur. Die Patientin erkennt jetzt die Stationsschwester als die Frau an, die ihr zu Hingabefähigkeit verhelfen kann. Die Mutter vermittelt ihr im Traum ein »Liebeselixier«. Dieses »Medikament« könnte auf die Therapeutengruppe hinweisen, auf den Analytiker und seine vier Mitarbeiterinnen der Station. Der Traum bringt zum Ausdruck, daß die Patientin ihre Identifizierung mit der »Frau des Vaters« als Möglichkeit verstanden hat, sich ihren Introjektionswünschen zu stellen. Sie hat sich auf diese Identifizierung eingelassen, um feminine Eigenschaften und »väterliche Potenz« in sich zu integrieren.

Die Ereignisse in den folgenden Monaten deuten auf Fortschritte im analytischen Prozeß hin. Birgit hat ihre Fahrprüfung – bisher das einzige Examen ihres Lebens – bestanden. Sie hat ihre Störungen des Körperschemas (defekte Lateralisierung, gestörtes Raum- und Zeitgefühl) bewältigt. Sie träumt: Sie ist als Braut gekleidet... sie geht auf einen Mann zu... er nimmt sie in seine Arme... sie schämt sich, weil sie Blutflecken auf ihrem weißen Kleid entdeckt hat.

Sie erzählt der Stationsschwester, daß sie vor einer Woche erstmalig seit dem Einsetzen der sekundären Amenorrhoe mit 17 Jahren, also vor 6 Jahren, Menstruationsblutungen bekommen habe. Ein paar Tage später berichtet sie – zum ersten Mal während ihrer Psychotherapie – von ihrem Großvater, dem Vater ihrer Mutter. Ihre Mutter hat ihr kürzlich anvertraut, daß er gestorben sei, als sie schwanger war. Sie habe sehr an ihm gehangen und seinen Tod lange nicht verwinden können.

Die Patientin ist stolz, daß ihre sonst sehr verschlossene Mutter ihr einen Einblick in ihre intime Sphäre gewährt hat. All dies beweist: die Patientin bekennt sich jetzt zu ihrer Feminität und zu ihrer Erwachsenenrolle. Sie ist bereit, ödipale Verantwortungen zu übernehmen.

Birgit befindet sich bis heute in unserer ambulanten Therapie. Der Strukturwandel hat sich verfestigt. Zwar persistiert eine gewisse somatische Fragilität, aber mit der Verlagerung ihrer somatischen Symptome in die historisch-psychische Perspektive ist es ihr gelungen, sich vom psychosomatischen Phänomen abzusetzen.

19.6 Die Gestaltungstherapie im Rahmen des stationären Behandlungsarrangements

Die Gestaltungstherapeutin hat im Therapeutenteam eine Sonderposition. Zwar bietet sie sich wie die Krankenschwestern den Patienten als therapeutische Bezugsperson und Mutterfigur an, aber sie organisiert ihre Arbeit mit ihnen in eigener Regie. Sie vermittelt dabei Grundkenntnisse im Umgang mit handwerklichem Material der Kunsterziehung (Wasserfarben, Kreide, Öl, Stifte, Speckstein, Plastika, Holz usw). Dabei stellt sie sich auf den einzelnen Patienten ein und begleitet seine Arbeiten, die nach und nach für ihn zu Übergangsobjekten werden. Er erhält Anstöße, die Gestaltung libidinös zu besetzen und in seinen »Spielbereich« aufzunehmen. So kann er zu Spontanäität und Selbstinitiative finden.

Der Patient weiß, daß seine Arbeiten in der Personalkonferenz gezeigt werden und daß über sie diskutiert wird. Dies verhilft ihm, über die Gestaltungstherapeutin zur Stationsgruppe eine weitere Beziehung herzustellen. Aber nur selten werden dem Patienten seine Arbeiten von den Therapeuten gedeutet. Dieses Vorgehen entspricht dem Konzept des »diskreten« unaufdringlichen Analytikers. Doch in der Personalkonferenz dient dieses Material zur Objektivierung von Veränderungen, die der Patient im Laufe seiner Therapie erfährt.

Die Funktion der Gestaltungstherapie soll mit Hilfe einiger Zeichnungen der Patienten Christine[17]) illustriert werden. In der 5. Woche ihrer Therapie zeigt sich Christine stark verunsichert und äußert, daß sie die Behandlung nicht verstehe und mit ihren Bezugspersonen nicht zurechtkomme. Sie reagiert irritiert auf Äußerungen ihrer Mitpatienten, daß der Arzt eine Vaterfigur sei. Sie zieht sich in eine Abwehrhaltung zurück. Die pensée opératoire prägt nun deutlich ihr Wesen. Dieses Phänomen spiegelt sich in ihren Zeichnungen aus dieser Zeit wider; sie wirken ausgesprochen »flach«.[18])

Eine Zeichnung (Abb. 4/Tafel IV), ihr erstes farbiges Bild, hebt sich eindeutig von ihren zahlreichen anderen Arbeiten ab, in denen sie Szenen aus ihrem Alltag und Landschaftsmerkmale stereotyp reproduziert hat. In der Personalkonferenz beraten die Therapeuten über die Hilflosigkeit, in der die Patientin erstarrt ist. Dieses Bild (Abb. 4) wird folgendermaßen verstanden: Die Patientin steht am Fuß eines Berges, auf dessen Schattenseite, ihm ausgeliefert. Der Berg, in brauner Farbe gemalt, eine unförmige und undifferenzierte Masse, stellt eine Ur-Bedrohung dar. Die Patientin sieht in dem Arzt den gefährlichen Partner, das omnipotente Objekt, das in sie eindringen und sie vernichten will. Zugleich hat sie die Vorstellung, sie sei in ihrer narzißtischen Welt – im Berg, im Leib der Mutter – für die Therapeuten unerreichbar. Christine hat durch dieses Bild die Auswegslosigkeit ihrer Situation dargestellt. Die Kegelgestalt des Berges steht auch für das Urschema »contenant-contenu« (Behälter-Inhalt), das sich in der nun einsetzenden Regression akutalisiert hat. Grunberger hat dieses Urschema als den Ausdruck der primären »narzißtisch-phallischen« Fusion zwischen Mutter und Kind verstanden (Grunberger, 1959, 1964, 1967). Das farbige Bild verweist also auf eine Bereitschaft der Patientin, unter günstigen Umständen sich trotz ihrer Ängste auf eine Verschmelzung mit dem Therapeuten einzulassen.

In den folgenden Wochen des ersten Aufenthalts gerät Christine in eine schwerwiegende Labilisierung; sie ist erschöpft, und ihre Colitis ulcerosa flammt wieder auf. Sie ist noch nicht in der Lage, das aufkommende Verlangen nach der Fusion mit dem Objekt (contenant-contenu) zu verarbeiten. In der 9. Woche erholt sich die Patientin von ihrer Erschöpfung, aber in der 11. Woche hat sie erneut blutige Durchfälle. Aus dieser Zeit stammt die Abbildung 5, Tafel IV. Sie kann jetzt mit den Therapeuten über ihre Kontakt- und Vernichtungsängste sprechen. Dieses Bild zeigt, daß die Patientin Zusammenhänge zwischen ihren Spannungen und ihren körperlichen Beschwerden hergestellt hat. Ihr archaisches Körperbild hat sich in der Regression reaktualisiert, und Christine erlebt jetzt, daß die Therapie, die »Medikamente«, in ihren Körper eingedrungen sind, daß sich die Behandlung ihres Körpers bemächtigt hat. Dieses regressive »taktile« Erlebnis geht mit heftigen Ängsten einher. Christine kann jetzt jedoch trotz ihrer paranoiden Vorstellung zu »platzen« die Therapeuten wahrnehmen und akzeptieren. Dieses Bild drückt die Phase der beginnenden Auseinandersetzung mit dem Sexualobjekt aus, das sie libidinös besetzen will.

Von nun an erweitern sich ihre Ausdrucksmöglichkeiten in der Gestaltungstherapie. Sie versucht jetzt, in ihren Zeichnungen menschliche Gestalten farbig darzustellen, die sie aus Kreisen zusammensetzt (s. Abb. 6/ Tafel IV). Die Zeichnungen der Patientin deuten darauf hin, daß Phantasien in ihr erwachen und daß sie einen potentiellen Raum aufbaut.

Abbildung 7, Tafel V dokumentiert die zunehmende Differenzierung im psychischen Prozeß. Ihre Übertragungsbeziehung zum Arzt als der Vaterfigur strukturiert sich.

Wir verstehen diese Zeichnung wie folgt: Christine hat sich mit dem »Vater« als sexuellem Partner identifiziert. Deswegen flammen ihre aggressiven Vereinnahmungstriebe auf. Die Zunge repräsentiert einen als kaptativ und zerstörerisch erlebten Phallus. Die Patientin verdeutlicht in ihrem Bild, daß sie sich der Dreierbeziehung genähert hat. In der rechten Ohrmuschel ist ein Mann, in der linken eine Frau dargestellt. Die Augen – wir verstehen sie als die ihren – richten sich auf die männliche Gestalt. Die Einfälle der Patientin bestätigen, daß sich in der Übertragung die Vaterfigur auf dem Hintergrund des mütterlichen Objekts profiliert hat. Christine hat das Gesicht des »Fremden« libidinös besetzt.

Abbildung 8, Tafel V illustriert das neue psychische Gleichgewicht, zu dem die Patientin gefunden hat. Die Kegelgestalt taucht in abgewandelter Form wieder auf und ist durch den Gesamtaufbau des Bildes repräsentiert. Christine ist sich nun der Bedeutung der »therapeutischen Familie«, des Stationsteams, für ihre »narzißtische energetische« Ökonomie bewußt (in ihrer Zeichnung hat sie die Therapeutengruppe in der linken Kugel des »Lebensmobiles« untergebracht).

In der Zeichnung (Abb. 9/Tafel V) – es ist das letzte Bild ihrer stationären Behandlung – greift sie noch einmal das Motiv der Kegelgestalt auf. Den unförmigen und bedrohlichen Kegel von Abb. 4 hat sie nun zu einem »Berg der Hoffnung« umgewandelt. Sie demonstriert durch den Pfeil in der Kerbe des Bergs, welche Strecke sie in ihrer Behandlung zurückgelegt hat.

Christines Leben hat sich gewandelt; sie hat das Gefühl des Ausgeliefertseins überwunden. Sie hat das libidinöse Objekt akzeptiert und die Fähigkeit zur Selbstreflektion erworben.

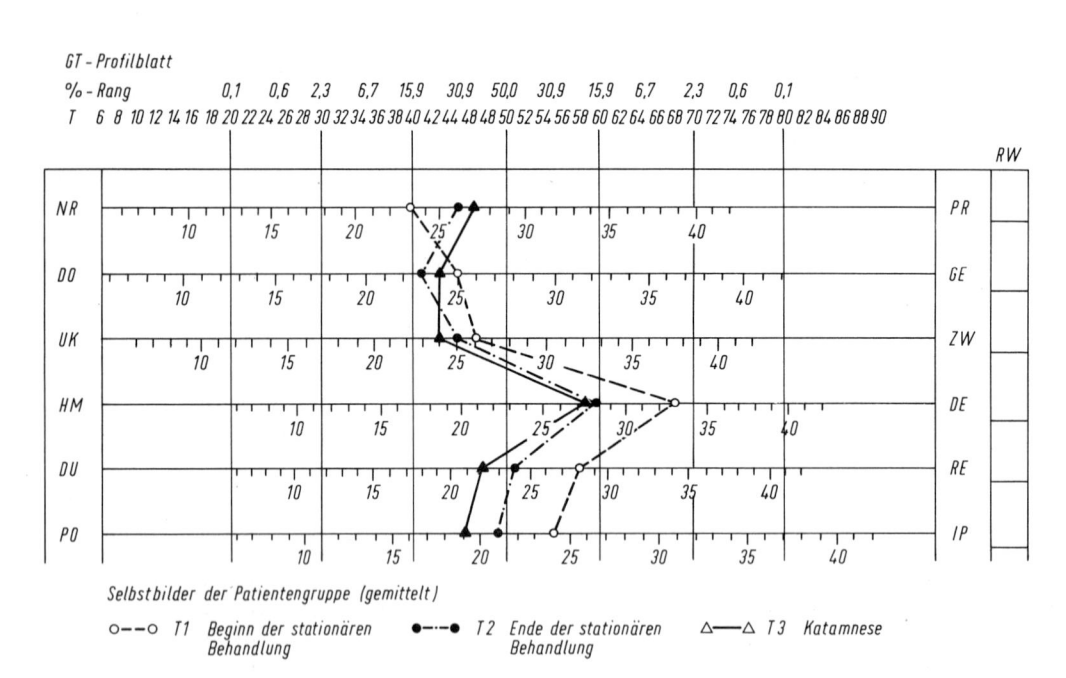

Abb. 10.

19.7 Eine katamnestische Untersuchung unserer stationären Patienten

Zur Frage der Erfolgskontrolle unserer Therapie aus statistischer Sicht liegt eine Vierjahreskatamnese vor (Leister 1976, Beckmann, Berger, Leister, Stephanos, 1976)[19], von der im folgenden zwei wichtige Ergebnisse dargestellt werden sollen:

13 Patienten, die 1971 auf unserer Modellstation behandelt wurden, sind Gegenstand der Katamnese. Zwei von ihnen wurden als Psychoneurotiker mit charakterneurotischen Abwehrmechanismen diagnostiziert;

11 zeigten die Charakteristika des psychosomatischen Phänomens, eine gefährdete biologische Ökonomie und litten an funktionellen Störungen bzw. Organläsionen.

An drei verschiedenen Zeitpunkten wurde den Patienten die Selbstbeurteilungsform des Gießen-Test (Beckmann, Richter, 1971) appliziert.
T 1 – Beginn der stationären Behandlung
T 2 – Ende der stationären Behandlung (ungefähr vier Monate später)
T 3 – Vier Jahre nach Beendigung der stationären Therapie

Der Gießen-Test ist ein Persönlichkeitsverfahren, das in sechs psychoanalytisch relevanten Kategorien Persönlichkeitsmerkmale mißt. Die sechs Kurzbezeichnungen für die einzelnen Skalen lauten:
Skala 1 – negative soziale Resonanz versus positive soziale Resonanz
Skala 2 – dominant versus gefügig
Skala 3 – unterkontrolliert versus zwanghaft
Skala 4 – hypomanisch versus depressiv
Skala 5 – durchlässig versus retentiv
Skala 6 – soziale Potenz versus soziale Impotenz

Abb. 10 zeigt die über alle Patienten gemittelten Profile des Gießen-Test zu den drei verschiedenen Zeitpunkten:

Ein Vergleich der Mittelwerte ergibt zwischen dem Zeitpunkt T 1 und dem Zeitpunkt T 2 Signifikanzen auf den Skalen 1, 4, 5 und 6. Die gleichen signifikanten Unterschiede werden auf denselben Skalen zwischen den Zeitpunkten T 1 und T 3 gefunden. Zwischen dem Zeitpunkt T 2 und dem Zeitpunkt T 3 ergeben sich keine signifikanten Werte; in den Skalen 1, 5 und 6 beobachten wir jedoch Bewegungen, die als eine weitere Stabilisierung der durch die Therapie erfolgten Veränderungen im Selbstkonzept der Patienten interpretiert werden können.

Betrachten wir die einzelnen Skalen des Gießen-Test, so läßt sich folgendes – in der Terminologie der Testautoren – feststellen:

1. In ihrem Selbstkonzept erleben die Patienten nach der Therapie in ihren sozialen Interaktionen stärkere narzißtische Gratifikation. D.h., ihre sozialen Beziehungen sind auf der emotionalen Ebene differenzierter und befriedigender geworden (Skala 1).

2. Der »Depressionswert« hat deutlich abgenommen, was auf eine Stabilisierung des Ich verweist. Das Selbstvertrauen hat eindeutig zugenommen, die emotionale Grundbefindlichkeit hat sich gefestigt. Dieser Befund entspricht der Aneignung eines Sicherheitsgefühls (Skala 4).

3. Das »Kontakterleben« im Sinne einer Aufgeschlossenheit gegenüber den Objekten und einer Fähigkeit zum Austausch von Gefühlen hat sich nach der Therapie im Normbereich etabliert. Der Patient hat also Gefühle entwickelt und kann sich ihnen stellen (Skala 5).

4. Eine Erweiterung der »sozialen Potenz« ist erfolgt. Der Patient traut sich jetzt eine aktive konkurrierende Haltung gegenüber seinen Objekten zu, auch hat er seine sexuellen Ängste überwunden und ist zu einer Dauerbindung fähig. Dieser Befund weist darauf hin, daß der Patient nun über seinen potentiellen Raum verfügt (Skala 6).

Nun zum zweiten Ergebnis:

Mit Hilfe der Fremdbeurteilungsform des Gießen-Test hatten zu Beginn der stationären Behandlung alle Therapeuten der Stationsgruppe ihr Konzept von den behandelten Patienten, wie sie sich im Laufe der Therapie verändern sollten, niedergelegt. Die Therapeuten hatten also als Aufgabe, sich vorzustellen, wie sich der Patient nach Beendigung der Therapie mit Hilfe der Selbstbeurteilungsform des Gießen-Test darstellen würde. Um die Übereinstimmung dieses von den Therapeuten entworfenen Bildes mit den Selbstbildern der Patienten – wie sie sich im Gießen-Test abzeichneten – zu den drei verschiedenen Zeitpunkten (T 1, T 2, T 3) zu überprüfen, bedienten wir uns des von Beckmann (Beckmann u. Richter, 1971) speziell für seinen Test entwickelten Konkordanzkoeffizienten.

Tabelle 1 gibt die für jeden Patienten zu allen drei Zeitpunkten ermittelten Konkordanzkoeffizienten wieder. Die Pfeile zeigen die Richtung der Veränderung (Zunahme oder Abnahme des Koeffizienten bezogen auf

Tabelle 1. Konkordanzkoeffizienten für die Beziehung zwischen dem »Bild vom therapierten Patienten« und dem Selbstbild.

Pat.Nr.	t 1		t 2		t 3	
1	−.26	→	.88	←	−.04	
2	−.06	←	−.66	→	−.39	
3	−.91	→	−.58	→	−.53	+
4	.41	←	.22	→	.50	
5	−.55	→	−.31	→	.57	+
6	.08	→	.22	←	.20	
7	−.53	→	.39	→	.83	+
8	−.37	→	.18	→	.32	+
9	−.32	→	−.02	←	−.39	
10	−.72	→	−.34	←	−.61	
11	−.44	←	−.51	→	−.06	
12	−.85	→	−.37	←	−.51	
13	−.25	→	.90	←	.79	
Konkordanz gemittelt	−.44		.00		.06	

seinen vorhergehenden Wert) an. Das Pluszeichen zeigt an, daß sich bei diesen Patienten eine konstante Zunahme der Konkordanz zwischen Selbstbild und dem Bild des Patienten, wie die Therapeuten es entworfen haben, über alle drei Zeitpunkte hinweg ergibt. Die letzte Reihe in der Tabelle zeigt den über alle Patienten gemittelten Konkordanzkoeffizienten. Es wird deutlich, daß sich eine zunehmende Übereinstimmung zwischen Zeitpunkt T 1 und T 2 unter dem Einfluß der Therapie ergeben hat, die darüber hinaus konstant geblieben ist, denn der gemittelte Konkordanzkoeffizient weicht vier Jahre nach Beendigung der Therapie nur unwesentlich von seinem vorhergehenden Wert ab.

Die Ergebnisse der katamnestischen Untersuchung lassen sich mit unserem therapeutischen Konzept in Beziehung setzen und erlauben folgende Interpretation:

Wir haben erörtert, daß der Patient seine basalen Störungen überwindet, wenn er das libidinöse Objekt in seine innere Welt aufgenommen hat. Dieses Ereignis führt zur Erweiterung seiner sozialen Möglichkeiten, zur Zunahme seines Realitätssinns und zu einer wachsenden Fähigkeit zur Objektkonstanz. Mit dem Gießen-Test konnten diese Befunde bei unseren Patienten erhoben werden. Die Stabilität der gemessenen Veränderungen im Selbstkonzept unserer Patienten und die Zunahme der Übereinstimmung zwischen Selbstbild und dem von den Therapeuten entworfenen Bild des Patienten bestätigen, daß die Patienten im Laufe ihrer Therapie einen Reifungsprozeß durchgemacht haben. Diese Reife konnten sie als konstanten inneren Besitz aufrechterhalten und im Laufe der vier Jahre sogar noch verfestigen.

In einer umfangreichen Studie (1978) wurden 40 Patienten testpsychologisch erfaßt, deren stationäre Behandlung (von 1971–1974) bis zu 7 Jahre zurücklag. Die Ergebnisse dieser Katamnese sichern die oben dargestellten Befunde. Das bedeutet eine weitere Verfestigung der Internalisierungsprozesse.

19.8 Die »relaxation analytique«. Eine ambulante Anwendung unseres stationären therapeutischen Konzepts

Die Methode der »relaxation analytique« wurde gemeinsam von S. Stephanos und G. de M'Uzan (Paris) als ein adäquates Setting für die ambulante Behandlung von Patienten mit psychosomatischen Störungen entwickelt und im Zusammenhang mit unserer Modellstation von Stephanos, Biebl und Plaum erprobt. Die »relaxation analytique« muß deutlich unterschieden werden von dem herkömmlichen Verfahren des autogenen Trainings. Seine Entspannungsübungen, die in modifizierter Form übernommen wurden, sollen lediglich die ambulante Psychotherapie erleichtern und unterstützen. Adäquat angewandt und orientiert am Konzept des »taking care« kann der Parameter des autogenen Trainings, die Relaxation, beim Patienten die Herstellung einer Übertragung fördern. Im Gegensatz zum autogenen Training versteht sich also die »relaxation analytique« nicht als zudeckende Behandlung (Stephanos, Biebl, Plaum, 1976; 1 u. 1976; 2)

Der Ablauf der Sitzung und unser Umgang mit den Entspannungsübungen in der relaxation analytique soll im folgenden erörtert werden: G. de M'Uzan und S. Stephanos empfehlen für die Sitzung, daß der Patient sowohl während der Relaxation wie auch während des anschließenden Gesprächs auf der Couch liegt. Dabei sitzt der Therapeut, für den Patienten sichtbar an seiner Seite. Besonderer Wert wird auf eine gute Entspannung in der ersten Stunde gelegt. Der Patient soll sofort Erleichterung verspüren und damit die »Reizabschirmung«, die »pare-excitations«, die durch das Setting gezielt gewährt wird, erfahren. Die Technik der Übungen entspricht dem klassischen Konzept von H.J. Schultz. Ihre Reihenfolge wird jedoch nicht starr eingehalten, sondern auf die individuellen Gegebenheiten des Patienten abgestimmt. Erkrankte Organe werden vorerst nur zurückhaltend einbezogen. Im Laufe der Entspannungsübungen wird auf die entstehenden Affekte geachtet, ob sie Zusammenhänge mit somatischen Empfindungen in einem bestimmten Organ aufweisen. Dies könnte dann allerdings dazu motivieren, in der Sitzung die für das Organ spezifischen Übungen vorzuziehen. Nach Beendigung der Entspannung, die in der Regel nicht länger als 10 Minuten dauert, wird ein analytisch orientiertes Gespräch eingeleitet. Phänomene, die im Laufe der Entspannung aufgetreten sind, wie z.B. körperliche Reaktionsweisen, Assoziationen zu durchgemachten Erkrankungen an einem Organ, Hemmungen bei der Durchführung der Übungen, bilden oft den Beginn des Gesprächs. Der Patient wird auch dazu motiviert, über Träume zu berichten. Die Sitzungen finden ein- bis zweimal in der Woche statt und erstrecken sich je nach Zustand des Patienten über 20–40 Minuten. Der Patient wird dazu angehalten, die Relaxation mindestens einmal täglich zu üben.

Im Jahre 1976 haben wir diese Methode weiterentwickelt. Sie wird jetzt durch ein Therapeutenteam durchgeführt, das aus dem Psychoanalytiker, seinem Assistenten und einer spezialisierten Krankenschwester besteht. Das Konzept des strukturierten Ganzen ist hier übernommen worden. Die reine Relaxation ist Aufgabe des Assistenten. Die Krankenschwester ist bei den Entspannungsübungen zugegen, dann führt sie mit dem Patienten ein erstes psychotherapeutisches Gespräch. Der Analytiker sieht ihn erst im Anschluß der Beratung mit dem Assistenten und der Krankenschwester, um gezielt den psychischen Prozeß einzuleiten und zu fördern. Diese Modifikation der relaxation analytique gibt dem Analytiker im Umgang mit dem Patienten größere psychoanalytische Handlungsfreiheit. Er kann so die verschiedenen Aktivitäten seiner Mitarbeiter aufeinander abstimmen, sich adäquat auf den Patienten einstellen und entgeht so der

Gefahr, in rein mechanistisch verlaufende Entspannungsübungen abzuleiten. Außerdem erlaubt ihm diese technische Modifikation die Relaxation wegfallen zu lassen, sobald sich der psychische Prozeß beim Patienten etabliert hat.

Folgende Ausführungen sollen verdeutlichen, wie die Methode der relaxation analytique aus unserem analytisch-psychosomatischen Konzept erwachsen ist.

1. Mit der Relaxation kann der Therapeut dem labilen energetischen Gleichgewicht seines Patienten Rechnung tragen und dessen Spannungen lösen. Hat dieser die Relaxation als effiziente Methode erfahren, kann er sich trotz seiner Ängste dem therapeutischen Prozeß »dosiert« überlassen.

2. Die Relaxation führt darüber hinaus zu einer für den Patienten befriedigenden senso-motorischen Aktivität. Nach relativ kurzer Zeit lernt er, in eigener Regie mit den Übungen umzugehen und sie seinen Spannungen und Bedürfnissen entsprechend anzuwenden. Damit ist ihm ein Instrument in die Hand gegeben worden, Unlust zu reduzieren und eine innere Homöostase herzustellen; die Übungen erhalten für den Patienten psychische Bedeutung. Die Entspannung, zu der er gefunden hat, kommt der Verschmelzung mit der Mutter, die pare-excitations gibt, gleich. Mit fortschreitendem Training kann er sich jederzeit, auch wenn er Frustrationen empfindet, in die »gute« Entspannung zurückziehen. Die Annahme der Relaxation hat zu einer positiven autoerotischen Besetzung seines Körpers geführt. Es ist ein Schritt zur Bildung einer psychischen Körperrepräsentanz.

3. Die Relaxation wird vom Patienten wie ein erotisch besetztes Übergangsobjekt benutzt. In der Regel berichtet uns der Patient zu diesem Zeitpunkt, daß ihm der Umgang mit der Entspannung Freude macht. Häufig stellen wir fest, daß er zuhause mehrmals täglich das Verfahren übt. Er kann aber auch vorübergehend Verstimmungen zeigen, in denen er sich gegen die Methode auflehnt, er äußert sich negativ und entwickelt paranoid gefärbte Ängste. Der Patient befindet sich jetzt nämlich in der ambivalenten Phase, in der er vom Verfahren des Therapeuten intensiven »Gebrauch« machen will, doch zugleich immer aufs Neue in die Angst verfällt, von ihm abhängig zu werden. In dieser Phase muß sich der Psychotherapeut dem Patienten als die gute Substanz ganz zur Verfügung stellen. So hilft er ihm, sich auf eine oralnarzißtische Regression einzulassen und weckt in ihm den Wunsch, mit dem Therapeuten als Idealobjekt zu verschmelzen. Aber diesen Weg kann der Patient noch nicht gehen, denn er kann auf die Dualunion noch nicht verzichten, und seine Ambivalenz löst in ihm Vernichtungsängste aus.

4. Aus dem qualvollen Dilemma von Verschmelzung und Ausstoßung – Idealisierung und Vernichtung – im Umgang mit dem Objekt findet der Patient heraus, wenn er den Therapeuten als einfühlsame, als »mütterliche« Vaterfigur (»le père maternel«; Marty, Parat, 1975; Stephanos, 1975 u. 1976) besetzt. Er nimmt ihn als libidinöses Objekt in seine innere Welt auf und erwirbt somit eine innere Objektkonstanz. Mit diesem festen Besitz ausgerüstet kann er auch den gefährlichen, verbietenden Aspekten des Therapeuten als der Vaterfigur ins Auge schauen. Er überwindet die Angst vor dem Vater als dem »Fremden« (Spitz, 1969) und nähert sich der triangulären Konstellation.

5. Die entscheidende Wende in der Behandlung ergibt sich aber erst dann, wenn der Patient das Inzesttabu erlebt. Weil der Therapeut sich ihm als reales Objekt entzieht, bekommt dieser für ihn Züge des »ödipalen Liebesobjektes«. Jetzt muß er sich von der konkreten Unterstützung, die ihm der libidinös besetzte Therapeut entgegengebracht hat, distanzieren und eigene Verantwortung übernehmen.

In den folgenden Phasen der Therapie wird die Entspannung als Parameter nach und nach an Bedeutung verlieren. Zwar kann die Sitzung noch mit Entspannungsübungen beginnen, der Hauptakzent der Behandlung verlagert sich jedoch auf den analytischen Dialog.

6. Der Therapeut wird jedesmal, wenn der Patient erneut in schwere Labilisierungen gerät, vorübergehend seine Taktik ändern und von der vorwiegend deutenden Technik Abstand nehmen. Er greift dann zum Parameter der Relaxation und der Vermittlung von Sicherheit zurück und fordert seinen labilisierten Patienten auf, sich verstärkt mit den Entspannungsübungen zu beschäftigen. So kann dieser zu einer inneren Ruhe zurückfinden und über seine Widerstände reflektieren.

In optimal seltenen Fällen, die der Neurose nahe stehen, kann die Behandlung gleitend in eine klassische psychoanalytische Kur (Freud) überführt werden. Bei anderen, z. B. bei denjenigen Patienten, die von uns als primäre Mangelzustände[20] (états d'inorganisation, Marty, 1969) beschrieben worden sind, empfehlen wir, die Therapie in ihrer bisherigen Form – regelmäßig einmal wöchentlich – zu dem Zeitpunkt zu beenden, da der Patient zur Internalisierung eines guten Objekts finden konnte. Es wird nun mit ihm vereinbart, sich bei auftretenden Labilisierungen wieder zu melden. In dieser lockeren Form der »Nachbehandlung« wird der Patient in der Regel selbst Zeitpunkt und Frequenz seines Erscheinens bestimmen.

Zwischen diesen beiden extremen Beispielen, dem neurosenahen Patienten und dem primären Mangelzustand, lassen sich in der Praxis die meisten Fälle aus unserer ambulanten Klientel, mit der wir die relaxation analytique durchgeführt haben, einordnen: Chronisch verlaufende funktionelle, asthmatische, diabetische Zustände mit brüchigen charakterneurotischen Abwehrmechanismen, Postinfarkt-Patienten. Auch behandelten wir ältere Kranke, die wir den Anforderungen unserer stationären analytischen Therapie nicht aussetzen wollten.

Zwei Episoden aus der Therapie der 63jährigen Patientin Bertha[21] sollen nun dargestellt werden.

Bertha litt unter mannigfaltigen funktionellen Beschwerden; die Erkrankung hatte im Laufe von 20 Jahren einen chronischen Verlauf angenommen. Sie wurde wegen ihrer Beschwerden mit 61 Jahren vorzeitig berentet, sie war als Stellenvermittlerin in einem Arbeitsamt tätig.

Der Behandlungsverlauf illustriert, wie das »taking care« in der »relaxation analytique« erfüllt wird. In diesem Bericht wird gezeigt, wie die somatischen Empfindungen der Patientin mit ihren einsetzenden Affekten im Lauf der relaxation analytique verknüpft wurden, und welche Bedeutung diese Verknüpfung für das Entstehen des psychischen Prozesses gehabt hat. Somatische Empfindungen werden ähnlich wie freie Assoziationen, als Kommunikationsangebote an den Therapeuten verstanden. Die Wahrnehmung der »Körpersprache« der Patientin und die Einbeziehung dieser »Körpersprache« in den Dialog mit dem Therapeuten ermöglichte ihm, sich in seine Patientin einzufühlen und sich auf ihre Bedürfnisse, ein Objekt libidinös zu besetzen, adäquat einzustellen.

1. Der Beginn von Berthas Therapie konfrontiert den Psychotherapeuten mit charakteristischen Problemen. In den ersten zwei Wochen kann die Patientin während der Übungen das Schweregefühl nur zeitweise erleben. Im analytischen Gespräch nach der Entspannung ist sie unfähig, freie Einfälle zu produzieren. In der vierten und fünften Woche gerät sie in ein Agieren und zeigt motorische Unruhe. Sie klagt über Erschöpfung und heftige Bauchschmerzen und will die Behandlung abbrechen. Ihre Sprache wirkt jetzt devital, mechanisiert. Die Einsicht des Therapeuten in die Kontaktstörung und in die pathognomonische innere Leere der Patientin bestimmt seine Behandlungstechnik. Zunächst muß ihr basaler Halt und damit ein neues energetisches Gleichgewicht vermittelt werden. Deswegen versucht der Therapeut in den Übungen gezielt eine Entspannung des ganzen Körpers der Patientin und insbesondere der Bauchmuskulatur herbeizuführen, was ihr spürbare Erleichterung bringt. In ihrer Interaktion mit diesem Therapeuten erfährt sie ein Gefühl der Sicherheit und des Wohlbefindens und gewinnt nach und nach Vertrauen zu der Methode. Aber zwei Wochen später äußert sie zu Beginn einer Sitzung:
»Meine Haut ist zart, ich müßte mir einen Panzer zulegen ... auch mein Vater war ein sensibler Mensch.« Die Patientin ist ambivalent; sie wünscht sich die Nähe des Therapeuten, des »guten Vaters«, aber fürchtet sich vor der Abhängigkeit. Bei der Relaxation kann sich nun erstmals das Wärmegefühl ohne Schwierigkeiten einstellen. Sie vertraut dem Therapeuten an, daß die Erinerung an ihren Vater in ihr erneut Ängste mobilisiert habe. In der 9. Woche spricht sie während der Entspannungsübungen von einem Bedürfnis, sich gegen das Schweregefühl in Armen und Beinen zu wehren, weil sie bei der Relaxation »unwirklich ruhig« werde, und diese Ruhe etwas wie der Tod sei.

In der folgenden Sitzung wird trotz dieser Angst während der Übungen zum ersten Mal ein Zustand der tiefen Entspannung erreicht. Bertha teilt am Ende der Relaxation dem Psychotherapeuten mit: »Ich bin mit der Entspannung sehr zufrieden, sie bekommt mir gut ... neuerdings trainiere ich zuhause mehrmals täglich.«

Die Relaxation hat nach und nach für die Patientin die Bedeutung des Übergangsobjekts erhalten. Das Vertrauen, das sie jetzt ihrem Psychotherapeuten entgegenbringt, mobilisiert ihre Verschmelzungswünsche und ermöglicht ihr, sich auf eine therapeutische oral-narzißtische Regression einzulassen, also – in ihrer Phantasie – die konfliktfreie Fusion mit dem guten Objekt zu verwirklichen.

2. Ein Ereignis in der 28. Sitzung leitet eine neue Phase in der Behandlung ein. Die Patientin schenkt zu Beginn der Stunde ihrem Therapeuten eine Orchidee. Sie mustert das Behandlungszimmer, beklagt den kahlen, kalten Gesamteindruck und drückt ihr Bedauern darüber aus, daß der Therapeut in einer solchen Umgebung arbeiten muß. Auf die Frage des Therapeuten, warum sie sich soviel Gedanken über ihn mache und so bemüht sei, ihm Freude zu bereiten, erwidert sie, es müsse ihn doch ärgern, wenn sie immer zu anderen Ärzten gehe. Sie äußert: »Für einen Arzt im herkömmlichen Sinn sind Sie sehr geduldig und sehr gut zu mir«.

Die Patientin kann nun die Umgebung, in der sich der Therapeu bewegt, deutlich wahrnehmen denn sie hat sich von der Reduplikation in der sie verharrte, gelöst. Sie hat ihn als einfühlsame Vaterfigur, als »père maternel« besetzt und gesteht sich jetzt zärtliche Gefühle ein, die ihm gelten. Dies gibt ihr narzißtische Gratifikation und läßt sie ihre bisher abgewehrten Triebregungen erkennen.

In den darauffolgenden Sitzungen verarbeitet sie ihre aufkommenden aggressiv besetzten Vereinnahmungsimpulse und ihre paranoid gefärbten Ängste. Sie projiziert auf den Psychotherapeuten ihre eigenen besitzergreifenden Wünsche, die sich auf seine Person richten und wandelt ihn damit zum sexuellen Angreifer um. Die Deutungen, daß sie Angst hat, vom Therapeuten als dem phantasierten sexuellen Angreifer zerstört zu werden, daß eigentlich aber sie sich seiner »Potenz« bemächtigen will, rufen in ihr Widerstände hervor. Die Integration der aggressiven Impulse in das Ich fördert die Strukturierungsprozesse der Patientin. Eine Wesensänderung macht sich jetzt bei ihr bemerkbar. Sie wirkt weicher, ja deutlich fraulicher. Sie erzählt von einer Auseinandersetzung mit einem jungen Arzt, der in das Nebenhaus eingezogen ist und durch lautes Radiospielen ihre Ruhe stört. Mehrere Tage habe sie sich überlegt, wie sie mit ihm sprechen könne, dann habe sie ihm einen Brief geschrieben.

In einer folgenden Sitzung vergleicht sie sich mit ihrer älteren Schwester. Diese habe sich im Leben immer durchgesetzt und sei im Beruf als Gymnasiallehrerin erfolgreich gewesen. Außerdem habe die Schwester mit einem Freund zusammengelebt. Bertha stellt fest, daß ihre Schwester mit Emotionen und Aggressionen besser umgehen könne als sie selbst. In der darauffolgenden Woche berichtet sie, daß sie in der Brustgegend ein schmerzhaftes Eingeengtsein verspüre. Das Einbeziehen der Herztätigkeit in die Relaxationsübungen hilft ihr, Einsicht in die psychischen Zusammenhänge ihrer Beklemmungs-

TAFEL 4

Kap. 19. Abb. 5.

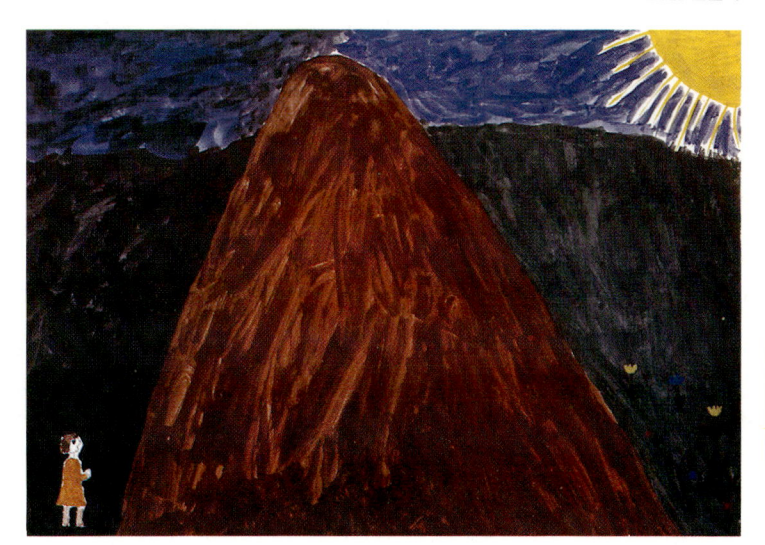

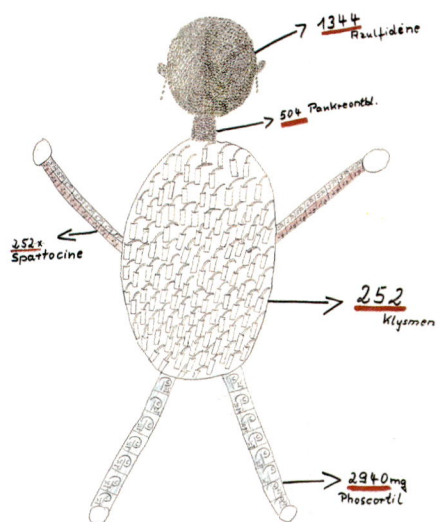

In 84 Tagen............

→ 1344 Azulfidine
→ 504 Pankreonthl.
252x Spattocine ←
→ 252 Klysmen
→ 2940mg Phoscortil

und nun ?????????

Kap. 19. Abb. 6.

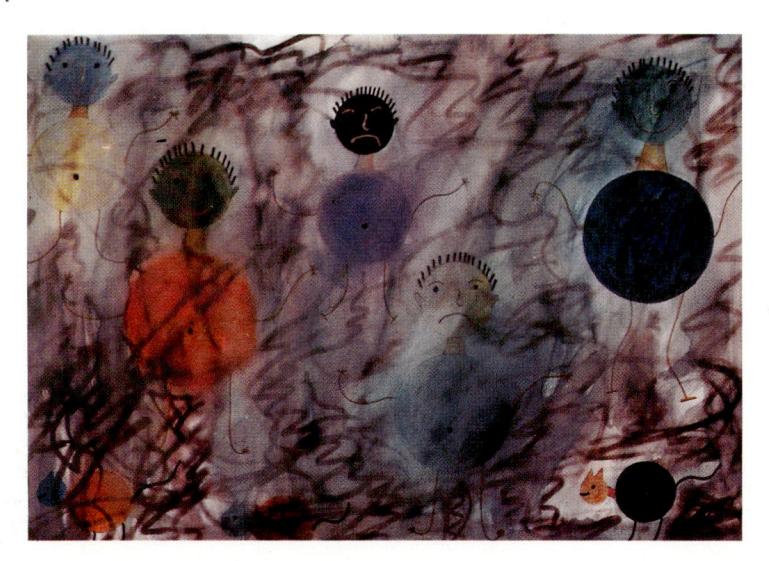

Kap. 19. Abb. 7.

TAFEL 5

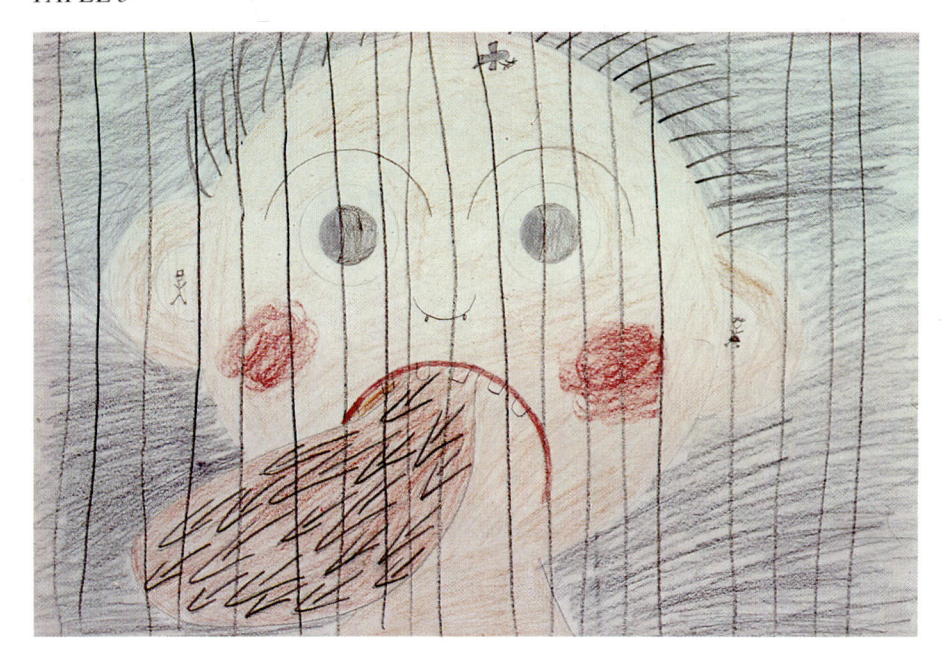

Kap. 19. Abb. 8.

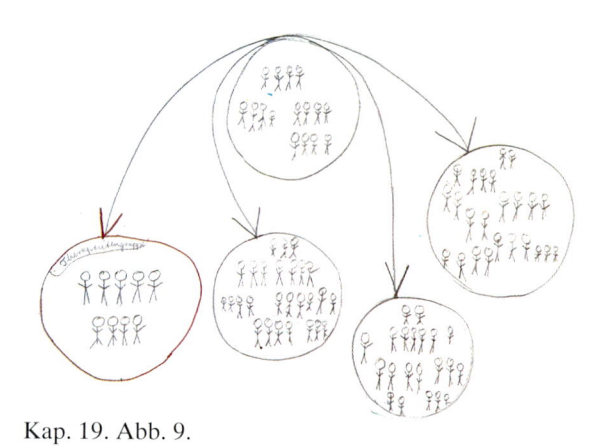

Kap. 19. Abb. 9.

Kap. 19. Abb. 10.

gefühle zu gewinnen und sich ihrer erwachten sexuellen Bedürfnisse bewußt zu werden. Sie kann jetzt eine »vertiefte« Präsenz des Therapeuten »bis in das Herz hinein« annehmen. Ihre Bereitschaft, den Therapeuten als libidinös besetztes Objekt zu beanspruchen, fördert in ihr die Entfaltung der psychischen Prozesse. Der Therapeut wird nun als Vater, Ehemann und Sohn zugleich erlebt. Sie realisiert und verarbeitet ihr Verlangen nach einem libidinösen Objekt, was sie in die Lage versetzt, ein neues Identitätsgefühl zu erwerben. In der 43. Stunde erzählt die Patientin einen Traum, ihren ersten während der Behandlung:

»Mein Haus war viel größer als in der Realität. Es hatte mehrere Treppenaufgänge und eine Verbindung zu dem Nachbarhaus, in welchem der junge Arzt lebte. Viele Menschen waren da. Ich fühlte mich von den Anwesenden bedroht, wurde unruhig und wollte mich verstecken. Dann besann ich mich auf den Verbindungsgang zu dem Arzt. Ich beruhigte mich und wies dann einige besonders störende Leute aus meinem Haus. Aber die übrigen Menschen konnte ich gut ertragen.« Der Therapeut deutet ihr, daß sie ihre Beziehung zu ihm jetzt bejahen, ihn in sich aufnehmen und in sich behalten kann; die Bereicherung durch die »väterliche Substanz« habe ihr dazu verholfen, eine eigene Potenz zu entwickeln. Die Patientin erwidert: »Ich habe tatsächlich viel von der Behandlung profitiert«.

Ihr Traum enthüllt die Fortschritte im psychischen Reifungsprozeß. Die Patientin hat das libidinöse Objekt internalisiert und kann sich gegen Bezugspersonen wehren, von denen sie sich bedrängt fühlt. Sie hat ihre Isolierung und ihr Gefühl des Ausgeliefertseins überwunden und eine Reihe von sozialen Aktivitäten aufgenommen. Ihre körperlichen Beschwerden verloren deutlich an Intensität.

19.9 Die Auswirkungen des therapeutischen Prozesses auf die Familie des Patienten; Ergebnisse unseres analytisch-psychosomatischen Therapiekonzepts

Unsere Einsichten in die Interaktionen eines Patienten mit der besitzergreifenden Mutter – mit dem omnipotenten Objekt – und in die Wechselwirkungen zwischen der Erkrankung des Patienten und der Pathologie in seiner Familie motivierten uns dazu, nach Möglichkeiten der Einflußnahme auf die Familie zu suchen. Unpersönliche und rigide, ja mechanisierte Objektbeziehungen innerhalb der Familien unserer Patienten sind ein charakteristischer Befund. Dafür haben wir den Begriff »psychosomatische Familie« geprägt. Die psychischen Veränderungen, die der Patient im Laufe seiner Therapie erfährt, verursachen nicht selten ein ausgeprägtes, mehr oder weniger bewußtes Unbehagen bei seinen Angehörigen. Die Familienmitglieder projizieren auf den Therapeuten ihre unbewußten Ängste; sie sehen in ihm einen Eindringling, der ihre Angepaßtheit an die »Norm« und das Familiengefüge zerstören will. Sie versuchen, sich gegen den »Unheimlichen«, die gefährliche dritte Person, zu wehren. In ihrer Vorstellung enthüllt die Therapie des Patienten eine gefährliche »Schwäche« in ihrer Gruppe; deshalb müssen die Angehörigen des Kranken sein therapeutisches Geschehen vor ihrer Umwelt geheim halten. Die Familie als Ganzes kapselt sich ab, ihre Mitglieder schließen sich enger zusammen und schränken ihre Außenkontakte ein. Die Angehörigen des Kranken greifen meist nicht – wie etwa Angehörige eines neurotischen oder psychotischen Patienten – direkt durch demonstrativ hysterisches, sadomasochistisches oder charakterneurotisches Agieren massiv in die Therapie ein, um ihren Abbruch zu erzwingen. Sie reagieren nicht durch »acting out«, sondern durch »acting in«, d. h., durch unmittelbare Entladung der Spannung im eigenen Körper.

Die Befürchtung, einer Auflösung zu unterliegen, läßt sie als Gesamtgruppe erstarren.

Solche negativen Reaktionen der Familie bedeuten für die Behandlung des Patienten eine ernstzunehmende Komplikation. Der Kranke ist in der Gefahr, sich von seinem Therapeuten abzuwenden und sich ebenfalls in das automatistisch-mechanistische Leben zu verkriechen. Der Therapeut muß jetzt versuchen, das Geschehen in der Familie zu beeinflussen und zu steuern. Wir meinen, daß eine direkte psychotherapeutische Behandlung der Familie zu diesem Zweck in den meisten Fällen nicht notwendig ist. Wir haben im Rahmen unsers analytisch-psychosomatischen Konzepts eine Behandlungstechnik, den Parameter der »indirekten Einflußnahme«, entwickelt, der sich von der herkömmlichen Familientherapie unterscheidet.

Im folgenden sollen zwei repräsentative Typen Angehöriger (A und B) von Patienten mit psychosomatischen Störungen beschrieben werden. Die Reaktionsweisen eines Mitglieds der Familie A und eines Mitglieds der Familie B sind zwar unterschiedlich, aber sie sind beide charakteristisch für die Dynamik in solchen Familien, in denen unsere Patienten aufgewachsen sind. Die verschiedenen Reaktionsweisen veranlassen den Therapeuten, in einer jeweils entsprechenden Variation den Parameter der indirekten Einflußnahme anzuwenden.

Ein Mitglied der Familie A leidet selbst an einer mehr oder weniger kompensierten organischen Erkrankung. Die psychischen Veränderungen in seinem Partner, unserem Patienten, verunsichern ihn. Seine Anpassungsmechanismen brechen bald zusammen, und er wird somatisch labilisiert (acting in), weil sein Partner im Begriff ist, sich von seiner Familie abzusetzen.

Der Therapeut registriert, welche Schwierigkeiten sein Patient hat, über die Krankheit seines Angehörigen zu sprechen. Die Technik des Therapeuten besteht darin, den Patienten auf die Zusammenhänge zwischen seinem psychischen Prozeß und der Dekompensation seines Angehörigen hinzuweisen, damit er sie entdecken und über sie reflektieren kann. Der Therapeut regt ihn dazu an,

Verständnis für die Schwierigkeiten seines Familienangehörigen zu gewinnen, sich nicht von ihm abzuwenden, ja ihn sogar bei der Bewältigung seiner Krise zu unterstützen, ohne jedoch die eigene Autonomieentwicklung stören zu lassen.

Der Patient kann so seine rigide verleugnende Haltung gegenüber dem Krankheitsgeschehen, ob in ihm oder in seinem Angehörigen, besser überwinden. Er übernimmt selbst eine therapeutische Aufgabe und erwirbt so Verantwortungsgefühl, ein Ereignis, das sich positiv auf die Interaktionen in seiner Familie und auf seine eigene psychische Reifung auswirken kann.

Ein Mitglied der Familie B weist eine narzißtisch-hysterische Charakterstruktur, sexuelle Hemmungen und rigides Verhalten auf; es leidet lediglich unter funktionellen Beschwerden. Dieser Typ ist im Vergleich zum Mitglied der Familie A der »Gesündere«. Wir finden ihn zuweilen als Ehepartner des Patienten, der der vie opératoire verhaftet ist. Dieser Angehörige ist in der Lage, die Übertragungsprozesse seines Objekts, des Patienten in der Therapie, wahrzunehmen. Er läßt sich durch diese Prozesse »anstecken«, eine Entwicklung kann nun auch spontan bei ihm einsetzen. Die Folge ist, daß er sich von seinem charakterneurotischen Panzer löst und Rivalitätsgefühle gegenüber dem Psychotherapeuten seines Partners verspürt. Es kann vorkommen, daß er jetzt selbst spontan einen Arzt aufsucht und eine eigene Psychotherapie wünscht.

Unser Patient ist aber noch nicht fähig, seinem Angehörigen Freiheit zu gönnen, und er fällt erneut in seine Kontaktstörung und seine mechanistischen Anpassungsweisen zurück. Der Therapeut muß jetzt dem Patienten helfen, die Autonomieansprüche seines Angehörigen zu akzeptieren und in ihm ein Orientierungsmodell für die eigene Verselbständigung aufzubauen. Dann können neue Interaktionen in der Familie entstehen und die Stereotypie der Reduplikation aufgelöst werden.

Es ergeben sich zusammengefaßt folgende Konsequenzen:

1. Die Familie des Patienten mit psychosomatischen Störungen lebt häufig in einer avitalen »sterilen« Atmosphäre. Dieses pathologische environment ist durch Mangel an affektiven Kontakten und an Phantasien gekennzeichnet. Die Verlagerung des »Spielbereichs« Patient-Therapeut in das Milieu der Familie ist eine notwendige Voraussetzung zur Entstehung neuer Identifizierungsmechanismen innerhalb der Familie. Der Patient – so postulieren wir – muß vom Therapeuten vorbereitet werden, seine Interaktionen mit seinen Angehörigen auf dem Hintergrund seines neu erworbenen »Spielbereichs« umzugestalten.

2. Wird der Therapeut als libidinös besetzte Elternfigur von der Familie des Patienten anerkannt, ergibt sich für diese meist eine erste Konfrontation mit der triangulären Problematik. Die »Ur-Szene« profiliert sich im Hintergrund der neuen Objektbeziehungen in der Familie.

3. Die Annahme dieser »ödipalen Wahrheit« durch die Familie modifiziert ihr Gefüge, indem sie sich der Welt der Emotionen und der Phantasien öffnet. Damit erhält der Patient eine bessere Chance, seine primären Defekte auszufüllen und eine differenzierte Ich-Struktur aufzubauen, wodurch sein Risiko, somatisch zu erkranken, vermindert wird.

Literatur

Balint, M.: (1937): Early Development States of the Ego: Primary Object-Love. In: Primary Love and Psycho-Analytic Technique; new and enlarged edition: London, Tavistock Publications (1965).
Deutsch: Frühe Entwicklungsstufen des Ichs, primäre Objektliebe. In: Die Urformen der Liebe und die Technik der Psychoanalyse. Huber-Klett, Stuttgart und Bern, 1966.
(1949): Changing Therapeutical Aims and Techniques in Psycho-Analysis. In: Primary Love und Psycho-Analytic Technique, 209–222.
Deutsch: Wandlungen der therapeutischen Ziele und Techniken in der Psychoanalyse. In: Die Urformen der Liebe und die Technik der Psychoanalyse.
(1952): New Beginning and the Paranoid and Depressive Syndrome. In: Int. J. Psa., 33, 214–224. In: Primary Love and Psycho-Analytic Technique, 230–249.
Deutsch: Der Neubeginn, das paranoide und das depressive Syndrom. In: Die Urformen der Liebe und die Technik der Psychoanalyse.
(1968): The Basic Fault: Therapeutic Aspects of Regression. London, Tavistock Publications.
Deutsch: Therapeutische Aspekte der Regression. Ernst Klett, Stuttgart, (1970).
Beckmann, D. u. Richter, H.E.: (1972): Der Gießen-Test. Hans Huber-Verlag, Bern, Stuttgart, Wien.
Beckmann, D., Berger, F., Leister, G., Stephanos, S.: (1976): A four-Year Follow-Up Study of in-Patient Psychosomatic Patients, Vortrag gehalten auf dem 11. European Congress on Psychosomatic Research, Heidelberg 1976.
Bouvet, M.: (1958): Les variations de la technique. In: Rev. franç. psych., 22.
Braunschweig, D., Fain, M.: (1971): Eros et Antéros. Petite bibliothèque, Payot, Paris.
Bräutigam, W.: (1974): Pathogenetische Theorien und Wege der Behandlung in der Psychosomatik. Nervenarzt 45, 354–363.
Cremerius, J.: (1962): Die Beurteilung des Behandlungserfolges in der Psychotherapie. Springer, Berlin.
(1968): Die Prognose funktioneller Syndrome – ein Beitrag zu ihrer Naturgeschichte. F. Enke, Stuttgart.
Eissler, K.R.: (1958): Remarks on some Variations in Psychoanalytical Technique. Int. J. of Psychoanal., XXXIX, II–IV, 222–229.
Deutsch: Variationen in der psychoanalytischen Technik. Psyche 13, 609–624 (1959/60).
Fain, M.: (1971): Prélude à la vie fantasmatique. In: Rev. franç. Psych., 35, 291–364.
Ferenczi, S.: (1919): Technische Schwierigkeiten einer Hysterieanalyse. In: Bausteine zur Psychoanalyse III, Huber-Bern, (1939).

(1921): Weiterer Ausbau der ›aktiven Technik in der Psychoanalyse‹. In: Bausteine zur Psychoanalyse II, Huber-Bern (1964).

(1925): Zur Psychoanalyse von Sexualgewohnheiten. In: Bausteine zur Psychoanalyse III, Huber-Bern (1939).

(1927–1928): Die Elastizität der psychoanalytischen Technik. In: Bausteine zur Psychoanalyse III, Huber-Bern (1939).

Freud, S.: (1900): Die Traumdeutung. G.W., II/III

(1905): Drei Abhandlungen zur Sexualtheorie, In: G.W., V., 24–145.

Groddeck, G.: (1923): Das Buch vom Es. Erstmals Wien 1923. 2. Aufl.: Aus der Reihe ›Geist und Psyche‹, Kindler Taschenbücher, München (1972).

(1974): Briefwechsel. Hrsg.: McGuire/Sauerländer, Fischer Verlag, Frankfurt.

Grunberger, B.: (1959): Préliminaires à une étude topique du narcissisme. In: Rev. franç. psych. 22, 269–295.

(1964): Über das Phallische. In: Psyche 17, 604–620 (1964).

(1967): L'oedipe et le narcissisme. In: Rev. franç. psych. 31, 1967, 825–839.

Joffe, W.G., Sandler, J.: (1967; 1): Über einige begriffliche Probleme im Zusammenhang mit dem Stadium narzißtischer Störungen. In: Psyche 21, 152–165 (1967).

(1962; 2): Kommentare zur psychoanalytischen Anpassungspsychologie, mit besonderem Bezug zur Rolle der Affekte und der Repräsentanzenwelt. In: Psyche 21, 728–744 (1967).

Klein, M.: (1946): Notes on Some Schizoid Mechanisms. In: Int. J. Psa., 27, 99–110.

(1957): Envy and Gratitude. London, Tavistock Publ.

Kohut, H.: (1971): The Analysis of the Self. New York, Int. Univ. Press.

Deutsch: Narzißmus. Suhrkamp Verlag, Frankfurt/M. (1973).

Lebovici, S., Diatkine, R., Kestemberg, E.: (1958): Bilan de dix ans de thérapeutique par le psychodrame chez l'enfant et chez l'adolescent. In: La psychiatrie de l'enfant. PUF, Vol. I, 98–136.

Leister, G.: (1976): Katamnestische Untersuchungen an einer stationär psychoanalytisch behandelten Patientengruppe. Unveröffentl. Diplomarbeit, Gießen.

Loch, W.: (1969): Über die Zusammenhänge zwischen Partnerschaft, Struktur und Mythos. In: Psyche, 23, 481–506.

(1971): Gedanken über Gegenstand, Ziele und Methoden der Psychoanalyse. In: Psyche 25, 881–910.

(1974): Der Analytiker als Gesetzgeber und Lehrer. In: Psyche 28, 431–460.

(1975): Anmerkung zur Einführung und Begründung der »Flash«-Technik als Sprechstunde-Psychotherapie. Vorwort zu: Fünf Minuten pro Patient. Hrsg. Balint, E. und Norell, J.S., Suhrkamp, Frankfurt/M.

(1976): Psychoanalyse und Wahrheit. Psyche 30, S. 865–898.

Mahler, M.S.: (1968): On Human Symbiosis and the Vicissitudes of Individuation. New York, Int. Univ. Press.

Marty, P.: (1969): Notes cliniques et hypothèses à propos de l'économie de l'allergie. In: Rev. franç. psych. 33, 243–250.

(1976): Les mouvements individuels de vie et de mort. Payot. Paris.

Marty, P., de M'Uzan, M.: (1963): La pensée opératoire. In: Rev. franç. psych. 27, 345–356.

Marty, P., de M'Uzan, M., David, C.: (1963): L'investigation psychosomatique. P.U.F., Paris.

Marty, P. et Parat, C.: (1975): De l'utilisation des rêves et du matériel onirique dans certains types de psychothérapies d'adultes. In: Rev. franç. Psych., 38, 1069–1075.

Masud-Khan, M.: (1969): Les vicissitudes de l'être, du connaître et de l'éprouver dans la situation analytique. In: Bulletin de l'Association Psychoanalytique de France 5, 132–144.

(1970): Towards an Epistemology of the Process of Cure. In: Brit. J. Med. Psych. 43, 363–366.

(1974): The privacy of the Self. Hogarth Press and the Institute of Psychoanalysis.

de M'Uzan, G.: (1972): Utilisation de la relation transférentielle au cours d'une cure de relaxation. In: Rev. franç. Psych. 36, S. 111–119.

v. Rad, M. and Rüppell, A.: (1975): Combined Inpatient and Outpatient Group Psychotherapy: A Therapeutic Model for Psychosomatics. Psychother. Psychosom. 26: 237–243.

Racker, H.: (1958): Classical and Present Techniques-Psychoanalysis. In: Transference and Counter-Transference. New York, 23–70 (1968).

Sandler, J.: (1960): The Background of Safety. Int. J. of Psychoanal. XLI, 352–356.

Deutsch: Sicherheitsgefühl und Wahrnehmungsvorgang. Psyche 15, 124–131 (1961/62).

Schultz, H.J.: (1960): Das Autogene Training. Georg Thieme, Stuttgart, 10. Auflage.

Searles, H.: (1961): Phases of Patient-Therapist Interaction in the Psychotherapy of Chronic Schizophrenia. In: H. Searles, Collected Papers on Schizophrenia and Related Subjects. London, Hogarth Press and Institute of Psychoanalysis, 521–559 (1965).

Sifneos, P.E.: (1967): Clinical Observations on Some Patients Suffering from a Variety of Psychosomatic Diseases. In: Acta Medica Psychosomatica, Proc. of the 7th. Europ. Conference on Psychosom. Research, Rome, Italy, Sept. 11–16th.

(1975): Problems of Psychotherapy of Patients with Alexithymic Characteristics and Physical Disease. In: Psychotherapy and Psychosomatics 26, 65–70.

Spitz, R.: (1946): Anaclitic Depression: An Inquiry into the Genesis of Psychiatric Conditions in Early Childhood II. In: The psych. Study of the Child 2, New York, Int. Univ. Press, 313–342.

(1963): Ontogenesis: The Proleptic Function of Emotion. In: Knapp, P.H. The Expression of Emotions. New York, Int. Univ. Press.

(1969): A Genetic Field of Ego Formation. In: The Freud Anniversary Lecture Series, New York, Int. Univ. Press.

Deutsch: (1972): Eine genetische Feldtheorie der Ichbildung. In: Die Sigmund Freud Vorlesungen. S. Fischer, Ffm.

Stephanos, S.: (1973): Analytisch-Psychosomatische Therapie. Beiheft zum Jahrbuch der Psychoanalyse Nr. 1, Huber-Bern.

(1974): Die Krankenschwester als therapeutische Bezugsperson und das Nachbehandlungsarrangement im Stationsmodell der Psychosomatischen Klinik, Gießen. In: Psychoth. u. med. Psychol., 24, 117–131.

(1975): A Concept of Analyticol Treatment for Patients with Psychosomatic Disorders. In: Psychoth. and Psychosom. 26, S. 178–187.

(1976): Begriff und Problematik des »Sexualobjekts« im Konzept der analytisch-psychosomatischen Therapie. In: Therapiewoche 7/76.

(1977): Überlegungen zur analytisch-psychosomatischen Therapie. In: Die Medizinische Welt

(1977): Sexualobjekt, libidinöses Objekt und Übertragungsprozeß. 10 Jahrbuch der Pschoanalyse, 10. Huber. Bern.

Stephanos, S., Biebl, W., Plaum, F.G.: (1976; 1): Die ambulante analytisch orientierte Psychotherapie von Patienten mit psychosomatischen Störungen – Erfahrungsbericht über die »relaxation analytique«. In: Zeitschr. f. Psychoth. u. Med. Psych., 26.

(1976); 2): Ambulatory Analytical Psychotherapy for the Treatment of Psychosomatic Patients – A Report on the Method of »Relaxation Analytique«. In: Brit. J. Med. Psychol., 49, 305–313.

Winnicott, D. W.: (1953): Transitional Objects and Transitional Phenomena. In: Int. J. Psa. 34, 89–97.
Deutsch: Übergangsobjekte und Übergangsphänomene. In: Psyche 23, 666–681 (1969).
(1956): Primary Maternal Preoccupation. In: Collected Papers: Through Paediatrics to Psycho-Analysis, London, Tavistock Public. New York, Basic Books (1958).
Deutsch: Primäre Mütterlichkeit. Psyche 14, 393–399 (1960/61).
(1960): The Theory of the Parent-Infant Relationship. In: Int. J. Psa. 41, 585–595.
(1967): The Location of Cultural Experience. In: Playing and Reality (1971).
(1969): The Use of an Object and Relating through Identification. In: Playing and Reality (1971).
(1971): Playing and Reality. London, Tavistock Publications.
Deutsch: Vom Spiel zur Kreativität. Klett, Stuttgart, 1973.

Anmerkung

1. s. Kap. 11
2. s. Kap. 12.
3. s. Kap. 12.
4. Eisler, K. E.: Variationen in der Psychoanalytischen Technik, Psyche, 1960, S. 609–624. Engl. Fassung in: Int. J. of Psycho-Analysis, XXXIX, II–IV, 1958.
5. s. Kap. 13.
6. s. Kap. 12.
7. Dieses Stationsmodell wurde 1971 als Forschungsprojekt in den Sonderforschungsbereich 32 der DFG aufgenommen. s. Kap. 12.
8. s. Kap. 12.
9. Diese Funktion hat 1970/71 Herr Oberarzt Dr. med. T. Brecht innegehabt. Dann übernahm Herr Oberarzt Doz. Dr. med. W. H. Krause diese Aufgabe. Ihnen beiden sei an dieser Stelle unser Dank für die fruchtbare Zusammenarbeit und die vielen Anregungen bei dem Ausbau unseres Modells ausgesprochen.
10. s. Kap. 12.
11. Stephanos, S.: Sexualobjekt, libidinöses Objekt und Übertragungsprozeß. Jahrbuch der Psychoanalyse, Huber-Bern, 1978.
12. Dieser Begriff sei im Sinne von D. W. Winnicott (1953) verstanden: »Das Übergangsobjekt ist noch nicht ein verinnerlichtes Objekt, aber schon ein eigenes Besitzstück, also nicht mehr ein äußeres Objekt« – das Übergangsobjekt stellt also einen ersten Schritt zur Abgrenzung von dem müttlerichen Objekt dar und ist ein Ansatzpunkt für die Schaffung der Imagines und Symbole.
13. Winnicott vertritt die These, daß die Konstitution des objektiven Objekts, des objektiv wahrgenommenen Objekts, über das Übergangsobjekt erfolgt; das objektive Objekt wird dann seinerseits repräsentiert. So kommt es zur Bildung des subjektiven Objekts und damit zur Trennung zwischen Ich und Nicht-Ich (D. W. Winnicott, 1969, 1970).
14. Es sind ich-strukturierende Prozesse, die von M. Klein und ihrer Schule beschrieben worden sind.
15. s. Kap. 12.
16. s. Kap. 12.
17. s. Kap. 12.
18. Diese Zeichnungen sind im obengenannten Kapitel abgebildet.
19. Leister (1976): Katamnestische Untersuchungen an einer stationär psychoanalytisch behandelten Patientengruppe; unveröffentlichte Diplomarbeit, Gießen, Beckmann, D. Berger, F., Leister, G., Stephanos, S.: A four-Year Follow-Up Study Of in-Patient Psychosomatic Patients, Vortrag gehalten auf dem 11. European Congress on Psychosomatic Research, Heidelberg 1976.
20. s. Kap. 12.
21. Die Patientin war in der Behandlung des Kollegen Dr. W. Biebl, der zu unserer Arbeitsgruppe gehört. Für sein Einverständnis, den Fall in diesem Kapitel zu veröffentlichen, sind wir ihm zu Dank verpflichtet.

20 Verhaltenstheoretisch orientierte Therapieformen in der psychosomatischen Medizin

Othmar W. Schonecke

20.1 Der lerntheoretische Ansatz

Im folgenden sollen psychologische Therapiestrategien, die sich hauptsächlich auf lern- oder verhaltenstheoretische Prinzipien stützen, bzw. von ihnen abgeleitet wurden, sowie ihre Anwendungsmöglichkeiten im Bereich der Psychosomatik dargestellt werden. Dazu wird es notwendig sein, stichwortartig die für das Verständnis dieser Methoden erforderlichen lerntheoretischen Prinzipien, sowie deren methodische Ausgangspunkte zu erörtern.

Es existiert eine Kontroverse darüber, ob unter dem Begriff Verhaltensmodifikation oder Verhaltenstherapie ausschließlich lerntheoretisch fundierte Verfahren (V. Mayer, 1970) oder allgemein empirisch und im engeren Sinne experimentell fundierte Verfahren verstanden werden sollen (Yates, 1970, Franks, 1969).

Zum gegenwärtigen Zeitpunkt sind fast sämtliche der angewandten Verfahren dieser Art zumindest teilweise lerntheoretisch orientiert, wobei allerdings zu betonen ist, daß lerntheoretisch nicht gleichzusetzen ist mit »behavioristisch« (Westmeyer, 1972, 1973; Mahoney, 1974).

Unter »Behaviorismus« wird die Auffassung verstanden, daß sämtliche Verhaltensweisen von Organismen, also auch etwa die menschliche Sprache, ausschließlich durch beobachtbare äußere Tatbestände hinreichend erklärt werden können, so daß die wissenschaftliche Sprache, die Verhalten beschreibt und durch beobachtbare Tatbestände erklärt, keine theoretischen Konstrukte benötigt (Skinner, 1953, Suppes, 1969). Theoretische Konstrukte bezeichnen stets erschlossene, nicht beobachtbare, also angenommene Elemente in einer erklärenden Aussage (Carnap, 1956, McCorquodale und Meehl, 1948), im Bereich der Psychologie also Begriffe wie Triebstärke, psychische Struktur und ähnliche.

Lerntheoretische Forschung und aus ihr abgeleitete Prinzipien beziehen sich nun ebenfalls zunächst auf sogenannte äußere, d. h. beobachtbare Bedingungen von ebenfalls mit oder ohne Hilfsmittel beobachtbarem Verhalten. Tatsächlich werden innerhalb lerntheoretischer Erklärungen jedoch theoretische Konstrukte wie Triebstärke (Hull, 1952) und andere benutzt, so daß der Begriff »Behaviorismus« hier nicht mehr anwendbar ist (Westmeyer, 1973). Hilgard definiert Lernen folgendermaßen: »Lernen ist der Prozeß, durch den eine Aktivität hervorgerufen oder verändert wird, durch Reagieren auf eine zugehörige Situation, vorausgesetzt, daß die Charakteristika der Veränderungen der Aktivität nicht auf der Basis angeborener Reaktionstendenzen von Reifung oder temporären Zuständen des Organismus (z. B. Müdigkeit, Drogen usw.) erklärt werden können.« (Hilgard und Bower, 1956, S. 2).

In Bezug auf die äußeren Bedingungen von Verhalten, die in der Definition von Hilgard als Situation gekennzeichnet werden, läßt sich die Unterscheidung in klassisches Konditionieren und instrumentelles Lernen oder operantes Konditionieren verdeutlichen.

20.1.1 Das Modell des klassischen Konditionierens

Im Falle von Lernen im Sinne des klassischen Konditionierens bestehen Reiz-Reiz-Verknüpfungen, die dem Verhalten vorausgehen oder gleichzeitig mit ihm auftreten. Dabei ist die Verknüpfung zwischen einem der beiden Reize, dem unkonditionierten Stimulus (UCS) und der Reaktion, der sogenannten unkonditionierten Reaktion (UR), als angeborene Verknüpfung vorausgesetzt. Geht nun der Reaktion wiederholt in bestimmten zeitli-

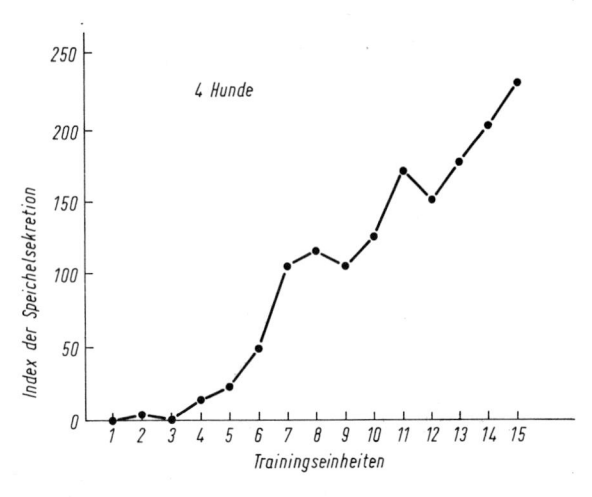

Abb. 1. Verlauf der Akquisition von konditioniertem Speichelfluß (Aus: Hilgard und Bower: Theories of Learning. Appleton Contury Crofts, New York, 1966).

chen Grenzen »gleichzeitig« der unkonditionierte und ein neutraler Reiz voraus, so wird der neutrale Reiz die Reaktion, die dann als konditionierte Reaktion (CR) bezeichnet wird, ebenfalls hervorrufen, und der Reiz wird in bezug auf die Reaktion (CR) ein konditionierter Reiz (CS). Die Unterscheidung der Reaktion in UCR und CR ist vor allem darum sinnvoll, weil sich bei genauerer Betrachtung von CR und UCR feststellen läßt, daß CR UCR nur angenähert entspricht, so kann beispielsweise die Reaktionsamplitude von CR etwas kleiner als bei UCR sein. (Abb. 1)

So wie eine Reaktion durch eine Verbindung von UCS und CS durch CS hervorgerufen werden kann, so ist es auch möglich, daß durch eine Verbindung von CS mit einem neutralen Reiz, letzterer zu einem CS im Hinblick auf die Reaktion wird. Dieser Vorgang wird als *Konditionieren höherer Ordnung bezeichnet.* (Abb. 2)

Besteht die Reiz-Reiz-Verbindung nicht in der »Gleichzeitigkeit« ihres Vorkommens in dem Sinne, daß sie sich zumindest teilweise überlappen, sondern nur in einer zeitlichen Nähe, so spricht man von »*Spurenkonditionierung*« (Trace-conditioning). Für Lernen im Sinne

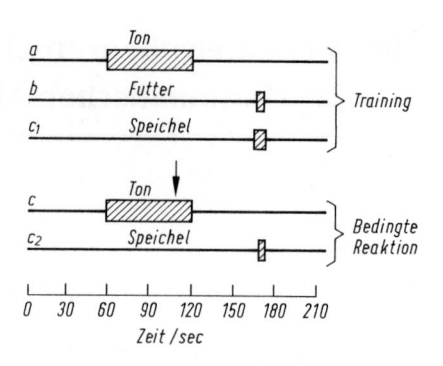

Abb. 3. Spurenkonditionierung (Aus: Angermeier u. Peters: Bedingte Reaktionen. Grundlagen: Beziehungen zu Psychosomatik und Verhaltensmodifikation. Springer, Berlin-Heidelberg-New York 1973).

des klassischen Konditionierens ist als die »äußere Bedingung« eine dem zur Frage stehenden Verhalten vorausgehende Reiz-Reiz-Verbindung wesentlich.

Generalisatation: (Abb. 3)

Es läßt sich nun feststellen, daß nicht nur CS CR hervorruft, sondern auch ein ihm ähnlicher Reiz. Mit abnehmender Ähnlichkeit nimmt die Frequenz und die Amplitude von CR ab, die Latenzzeit, (d. h. die Zeit vom Beginn von CS bis zum Beginn von CR) nimmt zu. Dieser Sachverhalt wird mit dem Begriff »Generalisation« bezeichnet, die Beziehung zwischen der Ähnlichkeit und den verschiedenen Reaktionsmerkmalen, wie Amplitude, Frequenz usw. als »Generalisationsgradient«.

Extinktion: (Abb. 4)

Der Vorgang der zeitlichen Verbindung von UCS und CS mit dem Erfolg der Auslösbarkeit von CR durch CS wird als »Verstärkung« von CS bezeichnet. Für den Bestand der Auslösbarkeit von CR durch CS ist eine gelegentliche Verstärkung notwendig. Unterbleibt diese, so kommt es zur Löschung »Extinktion« der Verbindung CS–CR. (Abb. 5)

Diskrimination:

Wird eine differentielle Verstärkung zweier oder mehrerer Reize vorgenommen, d. h., der eine Reiz wird vom

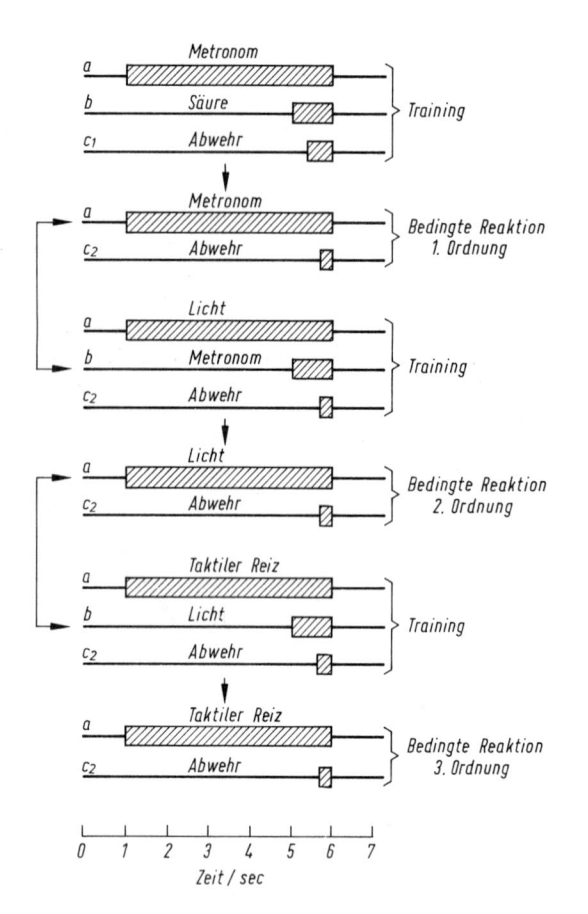

Abb. 2. Bedingte Reaktionen höherer Ordnung (aus: Angermaier u. Peters: Bedingte Reaktionen. Grundlagen: Beziehungen zur Psychosomatik und Verhaltensmodifikation. Springer, Berlin-Heidelberg-New York 1973).

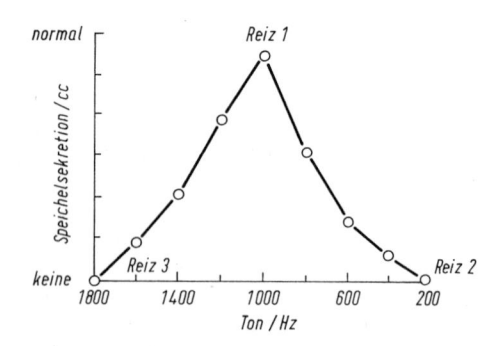

Abb. 4. Generalisationsgradient. Mit zunehmender Unähnlichkeit des Reizes nimmt die Reaktionsamplitude ab. (Aus: Hilgard u. Bower: Theories of Learning. Appleton Contury Crofts, New York 1966).

Der lerntheoretische Ansatz

heit im Hinblick auf eine Stimulus oder Reiz-Gesamtheit, eine Situation (siehe auch allgemeiner Teil, Kapitel 1–4).

In Situationen werden ständig neue Reiz-Konfigurationen vorhanden sein, deren untereinander bestehenden Beziehungen Verhalten beeinflussen und damit auch ständig modifizieren. Sich in vergleichbaren (ähnlichen) Situationen vergleichbar zu verhalten (Generalisation) oder verschieden zu verhalten (Diskrimination), setzt eine, wenn auch endliche, so doch fast unüberschaubare Menge von Einzellernleistungen in diesem Sinne voraus.

20.1.2 Das Modell des instrumentellen Lernens

Der Begriff »instrumentelles Lernen« oder »operantes Konditionieren« bezieht sich auf äußere Bedingungen, die auf das Verhalten in bestimmten zeitlichen Grenzen folgen, sogenannte Verhaltenskonsequenzen. Die Logik der Beziehung zwischen Verhalten und seinen Konsequenzen wird als Kontingenz (contingency) bezeichnet.

Es lassen sich dabei zwei Typen unterscheiden, solche die sich auf die Anzahl der zu verstärkenden Verhaltensweisen beziehen, und solche, die sich auf die zeitlichen Zusammenhänge zwischen Verhalten und seiner Konsequenz beziehen. (Abb. 7)

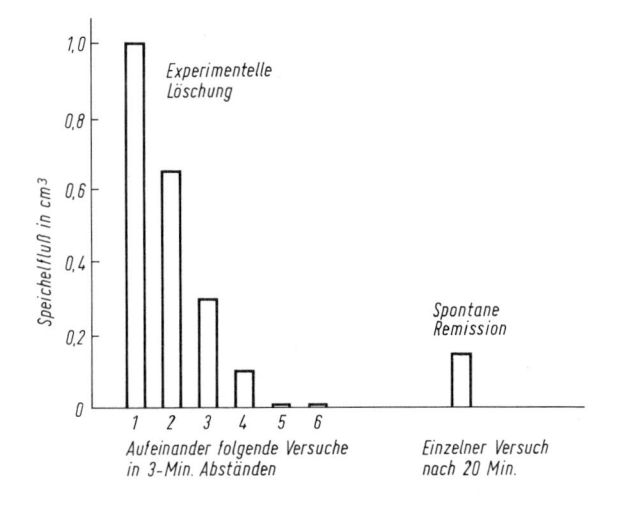

Abb. 5. Verlauf der Extinktion einer Speichelsekretion sowie das spontane Wiederauftreten der Reaktion (Spontaneous recovery). (Aus: Hilgard u. Bower: Theories of Learning. Appleten Contury Crofts, New York 1966).

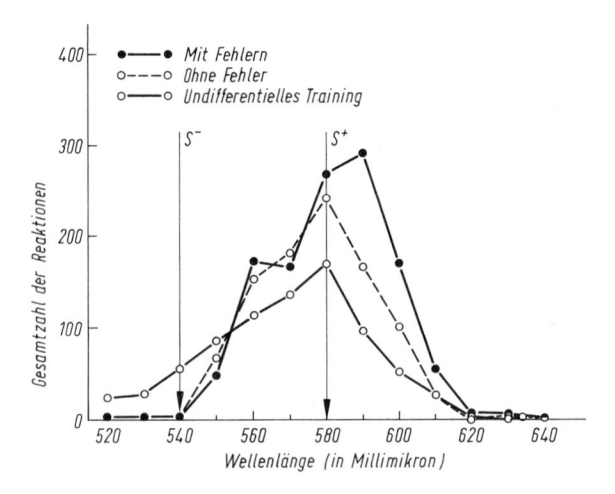

Abb. 6. Diskriminationslernen: Unterschiedliche Generalisationsgradienten einmal ohne Diskriminationslernen o———o, und zweimal mit unterschiedlichem Diskriminationslernen ●———● o--------o (Aus: Hilgard und Bower: Theories of Learning. Appleten Contury Crofts, New York 1966).

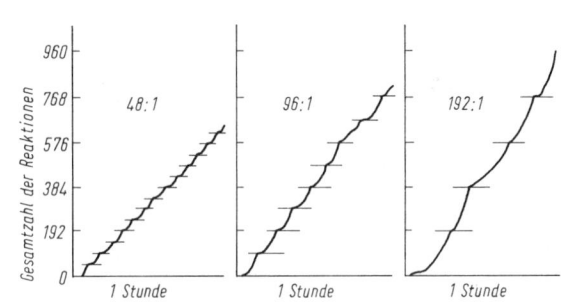

Abb. 7. Kumulativkurve von Reaktionen, die mit einem Verhaltens-Verstärkerplan bekräftigt wurden, mit verschiedenen Verhältnissen zwischen Anzahl der Reaktionen und dem Auftreten des Verstärkers. Die höchste Reaktionsrate zeigt sich beim niedrigsten Verstärkungsverhältnis (aus: Hilgard u. Bower: Theories of Learning. Appleten Contury Crofts, New York 1966).

UCS begleitet, die anderen Reize nicht, so wird nur der durch die Verbindung mit dem UCS verstärkte Reiz CR (die konditionierte Reaktion) hervorrufen, die anderen, obwohl sie möglicherweise dem verstärkten Reiz ähnlich sind, nicht. Dieser Vorgang wird als »Diskrimination« bezeichnet. (Abb. 6)

Die Bergriffe »Diskrimination«, »Generalisation«, »Konditionieren höherer Ordnung« bzw. die durch sie bezeichneten Sachverhalte sind von besonderer Bedeutung, versucht man das Modell des klassischen Konditionierens auf Verhaltensweisen nicht im Sinne isolierter Reiz-Reaktionsverbindungen anzuwenden, sondern auf normales Verhalten im Sinne einer Reaktions-Gesamt-

Für den ersten Typ ist die Unterscheidung in kontinuierliche und intermittierende Verstärkung wichtig. Bei der kontinuierlichen Verstärkung wird jede, bei der intermittierenden Verstärkung nur eine bestimmte Anzahl von Verhaltensweisen verstärkt. Verschiedene Verstärkungspläne haben verschiedene Konsequenzen in Merkmalen der entsprechenden Verhaltensweisen, wie zum Beispiel der Löschungsresistenz. (Abb. 8)

Grundsätzlich muß der Verstärkungswert einer Verhaltenskonsequenz ermittelt werden, er ist vom Zustand des betreffenden Organismus abhängig. Da im allgemei-

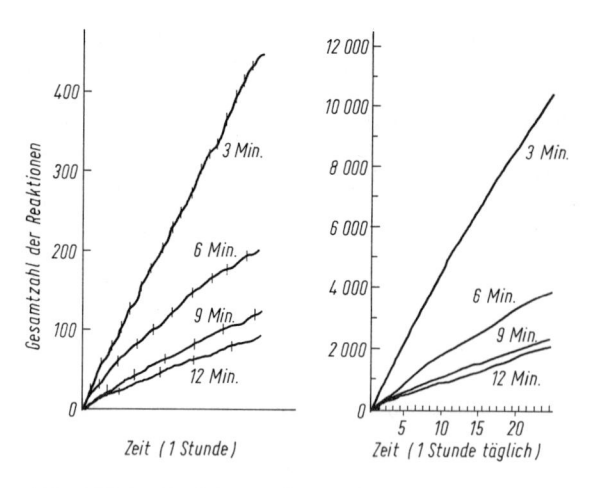

Verhaltenstheoretisch orientierte Therapieform

Abb. 8. Links: Reaktionen, die durch einen Verstärkerplan mit einem festen Zeitintervall aufrechterhalten werden. Rechts: Die Reaktionsraten sind nach mehreren Tagen unverändert (aus: Hilgard und Bower: Theories of Learning. Appleten Century Crofts, New York 1966).

nen positive Verstärker in der Reduzierung von Bedürfnissen bestehen (Hull, 1935), könnte auch von der Abhängigkeit des Verstärkungswertes von der Bedürfnislage gesprochen werden. Skinner hielt den Begriff der Triebstärke, der in Hull's System eine große Rolle spielt, nur dann für wissenschaftlich haltbar, wenn er operationalisierbar sei. So wird versucht, Triebstärke durch Deprivationsdauer zu explizieren, was nach Auffassung Skinner's den Dispositionsbegriff »Triebstärke« redundant und damit überflüssig macht, da er reduzierbar sei auf dessen operationalisierbare Bedingungen.

Die Abhängigkeit des Verstärkungswertes einer Konsequenz für einen Organismus von der Bedürfnislage wird an folgendem Beispiel deutlich: während der Mahlzeiten tadelt eine Mutter ihr Kind, weil dieses zu wenig ißt. Sie tut dies in der Annahme, der Tadel würde das Eßverhalten modifizieren.

Der Tadel ist als negativer Verstärker gedacht und bezieht sich auf die Art der Nahrungsaufnahme. Tatsächlich ändert sich u. U. nichts an dem Eßverhalten des Kindes, d. h., der Tadel wirkt nicht als negative Verstärkung, im Gegenteil, das Eßverhalten stabilisiert sich, was den Schluß zuläßt, der Tadel wirke wie ein positiver Verstärker.

Betrachtet man nun die Bedürfnislage des Kindes, so stellt man möglicherweise fest, daß beide Elternteile berufstätig sind und sehr wenig Zeit für das Kind haben. Günstigenfalls erhält man vielleicht noch die Information, daß der Beginn der Störung des Eßverhaltens mit dem Zeitpunkt der Aufnahme einer Berufstätigkeit durch die Mutter zusammenfällt, sowie, daß sich die Eltern bei den Mahlzeiten hauptsächlich untereinander unterhalten haben. So kann ein starkes Bedürfnis nach Zuwendung bei dem Kind bestehen, das durch den Tadel, der ja immerhin auch Zuwendung und Interesse von seiten der Eltern für das Kind beinhaltet, reduziert wird. In diesem Beispiel wäre das Bedürfnis nach Zuwendung sogar stärker als das nach Reduzierung eines Rest-Hungergefühls. Das Verhalten der Mutter hat für diese eine ganz andere »Bedeutung« als für das Kind. (Zum Begriff der Bedeutung siehe auch Kapitel 1–4).

Mit dieser erklärenden Beschreibung des Zusammenhangs des Eßverhaltens des Kindes mit dem tadelnden Verhalten der Mutter wird gleichzeitig die Schwierigkeit des »behavioristischen« Erklärungsansatzes deutlich. Der Begriff der Bedeutung wurde bewußt in diesem Zusammenhang benutzt, um das »interpretatorische« der Erklärung zu betonen. Man könnte auch sagen, durch die Einführung des Elements »Bedürfnis nach Zuwendung« in die erklärende Aussage wird ein Schluß auf eine Disposition eingeführt, die auch mit dem Begriff der Motivation explizierbar wäre. Der Zusammenhang der angenommenen Disposition mit den beobachtbaren Sachverhalten kann als »im Lichte der Theorie des instrumentellen Lernens plausibel« bezeichnet werden. Empirische Verifikationen eines dabei angenommenen allgemeinen Satzes von der Art: die Wahrscheinlichkeit dafür, daß verbale Zuwendung der Eltern einen durchschnittlichen Verstärkungswert von X hat, wenn beide Elternteile berufstätig sind, fehlen allerdings.

Andererseits wird man Erklärungsvorschläge wie den obigen, dadurch in Grenzen überprüfen können, daß man die kritischen Bedingungen ändert. (Unterlassen des Tadels bei den Mahlzeiten, Einführung von sonstiger Zuwendung).

Diese letztgenannte Tatsache ist insofern wichtig, als der Versuch der Modifikation des Verhaltens in der Modifikation der äußeren Bedingungen besteht, von denen angenommen wird, daß sie das Verhalten aufrechterhalten.

20.2 Verhaltensmodifikation

20.2.1 Grundannahmen der Verhaltensmodifikation

Als einer der Grundsätze der Theorie der Verhaltensmodifikation kann die Annahme gelten, daß »Fehlverhalten« oder »Verhaltensstörungen« hauptsächlich nach den experimentell gestützten Prinzipien der Lerntheorien erworben werden, d. h. gelernt werden. Daher können sie auch durch die Anwendung dieser Prinzipien modifiziert z. B. gelöscht werden.

Eysenck und Rachmann (1968) unterschieden 2 Formen von Verhaltensstörungen, solche die ein »Zuviel« an Verhalten implizieren, z. B. eine Angstreaktion in Bezug auf harmlose Spinnen, sowie solche, die ein »Defizit« an Verhalten beinhalten, z. B. Mangel an sozialen Verhaltensweisen bei Kontaktstörungen oder auch bestimmten Formen der Kriminalität.

Im Zentrum des Interesses steht das zur Frage stehende Fehlverhalten selbst, sowie die Bedingungen, die es aufrecht erhalten. Entsprechend wird als Kriterium für die Effizienz einer Modifikationsstrategie die Modifikation des Verhaltens selbst herangezogen, und nicht etwa wie in anderen Therapieverfahren die Veränderung der Persönlichkeitsstruktur.

Weitgehend abgelehnt wird der sogenannte »medizinische« oder »krankheitsorientierte« Ansatz, der beinhaltet, daß Verhaltensstörungen als Symptome einer psychischen Krankheit aufzufassen seien (Eysenck und Rachman 1968, Kanfer und Philips 1970). Geht man jedoch davon aus, daß Krankheit den Zustand eines Organismus bezeichnet und bestehen darüber hinaus erklärende Aussagen, die sich auf einen bestimmten Zustand des Organismus und bestimmte beobachtbare Sachverhalte beziehen, so ist es legitim, die Sachverhalte durch den Zustand zu erklären. Eine derartige Erklärung wird auch Diagnose genannt. Daß Diagnosen letztlich klassenlogische Aussagen sind, d. h. der Zustand, oder die Krankheit, bzw. deren Definition ein klassenlogisches Argument beinhaltet, zeigt sich an Formulierungen wie: »Es handelt sich bei A um einen Fall von X«. Daß es sich auch im Bereich der Verhaltensmodifikation bei Diagnosen um Diagnosen im Sinne des sogenannten medizinischen Modells handelt, hat Westmeyer (1972) nachgewiesen. Entsprechend wird auch in dem oben angeführten Beispiel die Essverhaltensstörungen durch einen Zustand erklärt, eine Bedürfnissituation. Daran ändert sich auch nichts, wenn diese reduzierbar wäre auf die Deprivation elterlicher Zuwendung.

Darüber hinaus ist die Stellungnahme zu Dispositionsbegriffen, wie «Neurotizismus«, »Extraversion« und ähnlichen, also Begriffen, die Persönlichkeitsmerkmale bezeichnen, sehr unterschiedlich. Kanfer und Philipps (1970) lehnen in Anlehnung an Mischel (1968) derartige Begriffe und entsprechende persönlichkeitsdiagnostische Verfahren ab; andere wie Eysenck und Rachman (1968) halten es für sinnvoll, sie zu verwenden. Es zeigt sich hier wiederum, wie auch an den beiden Beispielen, daß ein rein behavioristischer Standpunkt nicht nur nicht haltbar ist, sondern auch im Bereich der Verhaltensmodifikation weitgehend nicht vertreten wird.

20.2.1.2 Verhaltensanalyse

Geht man von der Annahme aus, daß symptomatisches Fehlverhalten entsprechend den durch die Lerntheorie ermittelten Lernbedingungen erworben und aufrechterhalten wird, ist es notwendig, diese Bedingungen zu erfassen. Von Skinner (1953) wurde das Erfassen dieser Bedingungen als funktionale Analyse bezeichnet. Es geht also um die Feststellung der vorhandenen Beziehungen zwischen einem problematischen Verhalten und den es kontrollierenden Bedingungen.

Zunächst wird deskriptiv, beschreibend symptomatisches Verhalten erfaßt, wobei nach Schulte (1974) auf die folgenden drei Aspekte einzugehen ist:

1. Topographie und Intensität, wobei darunter die Ebenen des Verhaltens, die motorische, die physiologische und die subjektiv verbale verstanden wird. Die Intensität bezieht sich auf die Amplitude des Verhaltens, bzw. der Reaktion, wie heftig eine motorische Reaktion ist, oder wie groß eine Veränderung der Herzfrequenz ist usw.
2. Frequenz, d. h., es soll erfaßt werden, wie häufig das Verhalten auftritt.
3. Typ der Symptomatik. Dabei wird ermittelt, warum ein Verhalten als störend aufgefaßt wird. Dabei kann ein Verhalten a) völlig unangemessen sein (z.B. irreale Ängste vor Spinnen), b) ein Verhalten dann dadurch problematisch sein, daß es zu häufig oder c) zu selten auftritt, oder d) völlig fehlt. Es ist nun wichtig, bei der deskriptiven Erfassung des Verhaltens möglichst konkret und differenziert vorzugehen. Sagt also ein Patient z. B. von sich, er sei schüchtern, so ist diese Aussage zu ungenau. Tatsächlich basiert sie auf einer Reihe von konkreten Erfahrungen, die der Patient in verschiedenen Situationen gemacht hat. Es muß dann also erfragt werden, wie er sich verhält, was er empfindet usw. Er empfindet nicht Schüchternheit, sondern vielleicht, daß er sich am liebsten aus der Situation entfernen möchte, daß er feuchte Hände bekommt, daß er seinen Pulsschlag schneller schlagen spürt, ihm die Knie zittern, ihm das Sprechen schwerfällt usw. Ebenso wichtig ist es zu erfahren, daß er möglicherweise Einladungen ausschlägt, weil er Angst hat, die Symptome könnten dann auftreten, wenn er der Einladung folgeleistet, aber auch, daß diese konkreten Symptome in bestimmten Situationen nicht auftreten, oder es in wieder anderen Situationen dazu kommt, daß er sich aus der Situation entfernt.

Mit dem Erfassen der Situation, in denen ein problematisches Verhalten auftritt ist bereits nach den äußeren Bedingungen gefragt worden, die das Verhalten kontrollieren. Hierbei lassen sich zwei Klassen von Bedingungen unterscheiden, zunächst solche, die dem Verhalten vorausgehen, die es auslösen, entsprechend dem Modell des klassischen Konditionierens, und solchen, die ihm folgen, die als Verhaltenskonsequenzen bezeichnet werden, entsprechend dem Modell des oparanten Lernens. Erstere Verhaltensweisen werden dann als respondent, letztere als operant bezeichnet.

Hierbei wird deutlich, daß es sehr wesentlich ist, auf die zeitliche Abfolge von Verhaltensweisen und deren situativen Kontext zu achten. Häufig wird ein problematisches Verhalten nicht nur als eine Reaktion aufzufassen sein, sondern als Reaktionskette, in der einige Elemente als respondent andere als oparant zu verstehen sind.

Kanfer und Phillips (1970) stellten eine Verhaltensgleichung auf, in der diese Zusammenhänge deutlich werden.

S-O-R-K-C

S steht für vorausgehende Reizbedingungen, O für Organismusbedingungen, die von medizinischer Seite sorgfältig abzuklären sind, R für Reaktion, K für die Kontingenzverhältnisse und C für die Konsequenz.

Die Bestimmung der Kontingenz von Verhaltenskonsequenzen ist für die Planung einer Therapie wichtig, da bekannt ist, daß verschiedene Kontingenzen eine verschiedene Löschungsresistenz für Verhalten ergeben.

Ergänzt wird die Verhaltensanalyse auch von anderen psychodiagnostischen Verfahren, sozialpsychologischen Analysen, um eine möglichst vollständige Übersicht über den weiteren Kontext eines Symtoms zu gewinnen. So ist die Verhaltensanalyse als ein Element, allerdings ein sehr wichtiges einer umfassenden Psychodiagnostik anzusehen. Ihre Wichtigkeit bezieht sich jedoch nicht nur auf eine verhaltenstherapeutische Therapieplanung, sondern ist in jedem Falle für ein angemessenes Verständnis einer Symtomatik erforderlich.

20.2.2 Beispiele von Techniken der Verhaltensmodifikation

20.2.2.1 Die systematische Desensibilisierung

Die wohl bekannteste Strategie der Verhaltensmodifikation ist die systematische Desensibilisierung. Sie wird zur Behandlung von Angstreaktionen benutzt und wird vom Vorgang des Gegenkonditionierens (counter-conditioning) (Guthrie, 1934) abgeleitet. Dieser Vorgang bezeichnet die Tatsache, daß eine Raktion auf einen Reiz dadurch gelöscht werden kann, daß eine andere Reaktion etwa durch Verbindung des ersten Reizes mit einem zweiten, der seinerseits eine bestimmte Reaktionstendenz aufweist, eingeübt wird. Dabei ist wichtig, daß es sich bei der Reaktion um eine konditionierte Reaktion handelt, die während dieses Vorgangs ihrerseits nicht verstärkt wird, im Sinne des klassischen Konditionierens.

Dieses Prinzip wurde von Wolpe (1958) unter der Bezeichnung »reziproke Hemmung« erweitert, in dem angenommen wird, daß eine mit den physiologischen Komponenten der Angst inkompatible Reaktion, bzw. ein inkompatibler Zustand, die Relaxation die Löschung der Angst begünstigt.

Die Behandlung besteht im Prinzip nun darin, daß der Patient den angstinduzierenden Reizen graduiert im Zustand der Relaxation ausgesetzt wird. Für die Graduierung ist es notwendig, vorher eine Hierarchie der angstinduzierenden Inhalte oder Reize zu ermitteln. Tatsächlich läßt sich Angstverhalten mit dieser Methode effektiv behandeln.

20.2.2.2 Operante Methoden der Verhaltensmodifikation

Die operanten Techniken der Verhaltensmodifikation bestehen mehr oder weniger in der direkten Anwendung der Prinzipien des operanten Lernens. Die Anwendung operanter Techniken ist relativ einfach in den Fällen, in denen eine Verhaltensweise, die verstärkt werden soll, im Verhaltensrepertoire eines Patienten vorhanden ist. In diesem Fall ist es lediglich notwendig, auf die erwünschte Verhaltensweise einen positiven Reiz folgen zu lassen, bzw. einen negativen zu entfernen. In diesem Zusammenhang spielt selbstverständlich die Möglichkeit von Instruktionen eine wesentliche Rolle. Da es nicht immer möglich ist, auf eine erwünschte Verhaltensweise einen als bekräftigend ermittelten Reiz zu applizieren, so ist man dazu übergegangen, einen sekundären Verstärker zu geben, etwa eine Münze, der am Abend in einen primären Verstärker eingetauscht werden kann. Therapiepläne dieser Art werden als »token economy« (Münzverstärkersystem) bezeichnet. Dabei ist es wesentlich, daß die eintauschbaren primären Verstärker tatsächlich eine verstärkende Wirkung besitzen.

Ist ein Verhalten, das erlernt werden soll, nicht im Verhaltensrepertoire des Patienten enthalten, so kann durch selektive Verstärkung zunächst ähnlicher Verhaltensweisen das erwünschte Verhalten schrittweise angenähert, approximiert werden (shaping). Isaak, Thomas und Golddiamond (1965) wandten diese Methoden an, um verbales Verhalten bei Schizophrenen, die für einen längeren Zeitraum mutistisch gewesen waren zu trainieren. Dabei wurden zunächst Augenbewegungen, dann Gesichtsbewegungen, Lippenbewegungen und das Ausstoßen von bestimmten Lauten selektiv verstärkt. Mit diesen Methoden waren die Autoren in der Lage, verbales Verhalten dieser Patienten wieder herzustellen. Ebenfalls erfolgreich verlief eine Studie von Sherman (1965), der die Methode von Isaak, Thomas und Golddiamond wiederholte.

Die Methode des aversiven Konditionierens, oder der Bestrafung (punishment) wird hauptsächlich dort eingesetzt, wo eine unerwünschte Verhaltensweise gelöscht werden soll, die hauptsächlich selbst-bekräftigend ist. Wird eine derartige Verhaltensweise von einem Patienten ausgeübt, so wird ein aversiver Reiz zeitlich kontigent gekoppelt, als Verhaltenskonsequenz. Wichtig bei diesen Techniken ist vor allen Dingen, daß der unangenehme Reiz sofort und ohne Verzögerung auf das Verhalten folgt.

Für die Langzeit-Wirksamkeit der aversiven Techniken ist es notwendig, daß eine Übertragung (transfer) des Effekts aus der Therapie-Situation auf andere Situationen erreicht wird. Es könnte angenommen werden, daß außerhalb der Therapie-Situation der Patient »weiß«, daß kein negativer Reiz auf die Verhaltensweise folgt. Einen kognitiven Einfluß dieser Art konnten Bridger und Mandel (1965) bei der Konditionierung der Hautwiderstandsreaktion eindeutig feststellen. Rachman (1969) weist jedoch darauf hin, daß bei aversiven Behandlungstechniken gewöhnlich eine bedeutend größere Anzahl von Versuchsdurchgängen stattfindet als bei den zitierten Untersuchungen von Bridger und Mandel, die hauptsächlich experimentellen Charakter hatten.

Es gibt eine Reihe von theoretischen Erklärungsversuchen für die Wirksamkeit von Bestrafung. Estes (1944) sieht den Effekt von Strafreizen darin, daß der aversive Reiz mit Situationsreizen klassisch konditioniert wird. So konnte gezeigt werden, daß nach einer Trainingsphase die Präsentation von Reizen aus der Situation auch ohne die aversiven Reize bereits einen Effekt hatten. Mowrer (1960) erweitert dieses Modell dahingehend, daß die durch den Strafreiz hervorgerufenen negativen Emotionen nicht nur mit Situationsreizen, sondern auch mit propriozeptiven Reizen konditioniert werden, die durch das bestrafende Verhalten selbst produziert werden.

Wichtig scheint die Diskriminationshypothese zu sein, die vor allen Dingen die informative Funktion strafender Ereignisse betont (Bandura, 1969). So können strafende Reize, wenn ihnen positive Verstärker folgen, Verhalten verstärken, wie eine Untersuchung von Hendry und van Toller, (1964) zeigt.

Von Bandura (1969) wird eine symbolische Kontrolle für die Wirksamkeit von Strafreizen betont. Auf der Basis verfügbarer Information durch frühe Reaktionskonsequenzen, die in Verbindung mit verschiedenen situativen, zeitlichen und sozialen Hinweisen erfahren worden seien, wird auf die Wahrscheinlichkeit geschlossen, daß eine bestimmte Aktion ignoriert, belohnt oder bestraft wird, Verhalten sei dann teilweise durch antizipatorische Konsequenzen gleitet, die symbolisch produziert seien. Das würde bedeuten, daß antizipatorisch aversive Konsequenzen einen reaktionshemmenden Effekt hätten, wogegen die Antizipation von positiven Verhaltenskonsequenzen die Auftretenswahrscheinlichkeit des selben Verhaltens erhöhen würde.

20.3 Die Anwendung in der psychosomatischen Medizin

Geht man davon aus, daß Methoden der Verhaltensmodifikation bei Verhaltensstörungen anwendbar sind, so erscheint es zunächst unwahrscheinlich, daß derartige Methoden im Rahmen der psychosomatischen Medizin generell anwendbar sein sollen. Tatsächlich gibt es auch deutliche Schwerpunkte. Zum einen beziehen sich Therapieformen dieser Art auf Störungen, die Verhalten direkt betreffen, hier besonders Störungen des Eßverhaltens. Zum anderen ist es ebenfalls gelungen, mit Methoden des klassischen, sowie des operanten Konditionierens autonome Reaktionen, die für verschiedene Krankheitsbilder wesentlich sind, direkt zu beeinflussen.

20.3.1 Störungen des Eßverhaltens

20.3.1.1 Adipositas

Zur Behandlung der Adipositas wurden bisher mehrere Methoden angewandt. Ziel der Behandlungsversuche ist es, die Häufigkeit und Menge der Nahrungsaufnahme zu verringern. Entsprechend den Prinzipien des operanten Konditionierens könnte angenommen werden, daß die Auftretenswahrscheinlichkeit der Nahrungsaufnahme durch negative Verhaltenskonsequenzen verringert werden kann.

20.3.1.1.1 *Methoden des aversiven Konditionierens*

Ein Therapieplan müßte dann als kritisches Element eine Verbindung von Eßverhalten oder Annäherung an Speisen mit negativen Verhaltenskonsequenzen enthalten.

Tatsächlich gab es zahlreiche Versuche in dieser Richtung, (Wolpe, 1954, Mayer und Crisp, 1964, Thorpe u. a. 1964, Stollak, 1967, Kennedy und Foreyt, 1968, Foreyt und Kennedy, 1971). So versuchten z.B. Mayer und Crisp (1964) eine Gewichtsreduktion dadurch zu erreichen, daß sie auf das Annähern an die angebotene Speise unangenehme elektrische Schocks folgen ließen. Der Erfolg war mäßig. Foreyt und Kennedy (1971) koppelten Vorstellungen von Lieblingsspeisen mit äußerst unangenehmen Gerüchten. Sie kamen aufgrund ihrer Behandlungsergebnisse zu dem Schluß, daß aversive Konditionierung höchstens als Teil eines umfassenderen Verhaltenstrainings, z.B. in Bezug auf besonders bevorzugte Speisen in Frage käme. Vor allem zeigte sich, daß trotz nachweisbarer Therapieerfolge die Dauer dieser Erfolge recht gering war.

Ebenfalls mit negativen Verhaltenskonsequenzen versuchte man mit der Methode der »Covert sensitization« die Adipositas zu behandeln (Cautela, 1966, 1967, 1972; Barlow u.a. 1960, Anand 1967, Ashem und Donner 1968; Garcia und Koelling 1966, Janda und Rimm, 1972, Manno und Marston 1972, Sachs und Ingram 1972). Die Methode besteht in der Koppelung »verdeckter« (covert) Verhaltensweisen in dem Falle der Vorstellung von Nahrungsaufnahme von ebenfalls »verdeckten« negativen Konsequenzen wie Vorstellungen besonders unangenehmer Ereignisse, die vorher beim Patienten ermittelt worden waren.

20.3.1.1.2 *Unspezifische Methoden*

Sachs und Ingram (1972) kamen zu dem Ergebnis, daß die Motivation für den Behandlungserfolg wichtiger sei als die durch die genannte Methode geschaffene Lernbedingung. Sowohl in der behandelten als auch in der Kontrollgruppe kam es zu Gewichtsverlust.

Jandra und Rimm (1972) fanden dagegen einen signifikant höheren Gewichtsverlust in der behandelten Gruppe als in zwei Kontrollgruppen. Dabei wurde eine der Kontrollgruppen überhaupt nicht behandelt, die zweite mit unspezifischer Zuwendung und Relaxation. In beiden Untersuchungen gibt es keine follow-up-Untersuchung.

Mannow und Marston (1972) verglichen die Effektivität von covert sensitization mit covert reinforcement. Bei diesen Verfahren wird nicht mit direkten Reizen, bzw. Verstärkern gearbeitet, sondern mit deren Vorstellung. Beim convert reinforcement wurde die Vorstellung des Verzichts von Essen durch die induzierte Vorstellung sozialer Verstärker wie Lob, besseres Aussehen belobt. Die Autoren fanden heraus, daß beide Methoden effektiver waren als eine »minimale Kontrollbehandlung«. Darüber hinaus zeigte sich eine geringfügige Überlegenheit der Methode des covert reinforcement gegenüber der des covert sensitization.

Die Arbeit dieser Autoren ist auch darum interessant, weil eine recht ausführliche Diagnostik durchgeführt wurde. So fanden die Autoren in der Gruppe, die mit covert reinforcement behandelt wurden, signifikante Veränderungen von »Body-Image-Werten« (siehe Kapitel Adipositas), der Stärke der Eßgewohnheit, sowie der allgemeinen Annäherungstendenzen an Nahrungsmittel.

Ebenso wurde eine Abhängigkeit des Gewichtsverlustes vom Verhältnis der realen zur idealen Körpervorstellung gefunden. Je größer dabei die Diskrepanz war, desto geringer war der Gewichtsverlust.

Zwischen Werten auf der Skala I-E (Rotter »Internal vs. external locus of control«; diese Skala erfaßt die Unterschiedlichkeit der Verhaltensabhängigkeit von Aussen- oder Innenreizen) und Gewichtsveränderungen gab es Zusammenhänge nur bei der Kontrollgruppe, nicht bei den Behandlungsgruppen. Die Autoren fanden darüber hinaus eine allgemeine Tendenz für extern orientierte Patienten, d.h. solche, bei denen Verhalten mehr durch externe Reize kontrolliert wird, weniger abzunehmen.

Ebenfalls gesichert werden konnte eine Beziehung zwischen der Höhe des Ausgangsgewichts und dem Ausmaß der Gewichtsreduktion, wobei die Gewichtsreduktion größer war, wenn das Ausgangsgewicht höher war. In einer Übersichtsarbeit konnte Murray (1975) eine ähnliche Beziehung nachweisen.

Auch bei dieser Methode sind die Behandlungsergebnisse insgesamt wenig ermutigend, auch signifikante Gewichtsreduktionen sind unter klinischen Gesichtspunkten wenig zufriedenstellend, oft betragen sie nur wenige Pfund.

20.3.1.1.3 *Die Methode der Selbst-Kontrolle*

Ein dritter Behandlungsansatz der Adipositas wird als »Selbst-Kontroll-Training (Self-controll-) bezeichnet. Diese Bezeichnung beinhaltet den Begriff »Selbst« der für einen strikten »Behaviorismus« problematisch ist. Skinner (1953) spricht von einer funktionalen Verhalteneinheit als von einem System vereinheitlichter Reaktionen um den Begriff »selbst« zu explizieren. Letztlich würden sich Menschen auch dann nur verhalten, wenn sie ihr Verhalten kontrollierten. Sie würden sich ebenso kontrollieren, wie sie das Verhalten einer anderen Person zu kontrollieren versuchten, nämlich durch die Manipulation derjenigen Variablen, von denen das Verhalten eine Funktion ist (Skinner, 1953).

Grundsätzlich wird eine Verhaltensweise, die dazu dient eine andere zu kontrollieren als Selbst-Kontrolle angesehen. Steckt sich jemand keine Zigaretten in die Manteltasche, um unterwegs nicht zu rauchen, so ist dies ein Kontrollverhalten. Wichtig für den Begriff der Selbstkontrolle ist in diesem Beispiel die Tatsache, daß die betreffende Person selbst das Kontrollverhalten ausführt und nicht durch äußere Einwirkungen kontrolliert wird, das heißt, daß sie z.B. selbst die Zigaretten zuhause läßt.

Der Erfolg der Kontrolle verstärkt seinerseits das Kontrollverhalten. Die Effektivität der Selbstkontrolle ist allerdings abhängig von vielen Faktoren, sowohl situativen, als auch organismischen. Insofern ist eine gewisse Instabilität anzunehmen, so daß bestimmte Techniken, die häufig zur Stützung herangezogen werden nach einer bestimmten Zeit versagen. Dies ist vor allem immer dann der Fall, wenn ein Bedürfnis »kumulativ« mit der Zeit anwächst. Ist ein Bedürfnis aber abhängig von äußeren Bedingungen, so kann ein Kontrollverhalten, das diese manipuliert, durchaus erfolgreich sein.

Es sei noch darauf hingewiesen, daß die Fähigkeit der Selbstkontrolle häufig als ein Persönlichkeitsmerkmal aufgefaßt wird. Diese Fähigkeit wird im Laufe der kindlichen Entwicklung in Abhängigkeit von äußeren Einflüssen erworben. Unter Selbstkontrolle wird in diesem Zusammenhang die Fähigkeit verstanden, eine Gratifikation aufzuschieben, in dem eine verzögerte aber größere Gratifikation gewählt wird und nicht eine zeitlich näherliegende aber geringere (Mischel und Straub, 1965; Örtendahl 1972).

Das Selbstkontrolltraining ist für die Behandlung der Adipositas auch darum von besonderem Interesse, weil vor allem von Schachter und Nisbett (1968, 1971a, 1971b) festgestellt worden war, daß Adipöse mehr von Außenreize in ihrem Eßverhalten abhängig sind als Vergleichspersonen. Diese sogenannte »stimulus-binding« Hypothese besagt, daß Adipöse mehr durch Außenreize beeinflußbar seien, weniger durch physiologische Hunger-Reize und weniger Aufwand für Essen betreiben, es sei denn Hinweisreize auf Nahrungsmittel seien in der Situation vorhanden (siehe auch Kapitel Adipositas). Aufgrund dieser Ergebnisse wird häufig die Rotter I-E-Skala (siehe oben) in vergleichenden Untersuchungen angewandt.

Bandura (1969, 1971) sowie Kanfer (1970, 1971) haben 3 Kernstücke eines Selbstkontrolltrainings herausgestellt.

1. Selbstbeobachtung, d.h. eine genaue Analyse in diesem Falle des Eßverhaltens, sowie der situativen Bedingungen unter denen es auftritt,
2. das Aufstellen von Zielvorstellungen und die Bewertung des tatsächlichen Verhaltens im Hinblick auf diese Zielvorstellungen,
3. Die Selbst-Bekräftigung, z.B. durch Geld (self-reward).

Die Ergebnisse mit diesen Behandlungsmethoden sind sehr unterschiedlich, nicht nur im Hinblick auf Unterschiede zwischen einzelnen Untersuchungen, sondern auch im Hinblick auf interindividuelle Unterschiede innerhalb einzelner Untersuchungen. So fand beispielsweise Mahoney (1974) in einer follow-up-Untersuchung von 49 Adipösen nach einem Jahr im Vergleich zu Werten vor der Behandlung eine Schwankung des Gewichtsverlustes zwischen + 4,0 bis −74,0 Pfund, wobei 74 amerikanische Pfund 33,56 kg entsprechen.

Stuart (1967) hatte sehr erfolgversprechende Ergebnisse bei 8 Patienten gefunden, hier sogar ohne die sonst so häufigen interindividuellen Unterschiede. Im Durchschnitt hatten die Patienten 17 kg abgenommen. Im Anschluß an diese Ergebnisse wurde das Behandlungsprogramm von Stuart weiter ausgebaut (Stuart, 1971) und erhielt dann zusätzlich Diätplanungen und ein Programm für körperliche Belastungen (Stuart und Davis 1972).

In verschiedensten Arbeiten wurde untersucht, welche Bedingungen der Behandlung in welcher Form zum Erfolg beitragen. So wurde wiederholt gefunden, daß »self-monitoring«, also Gewichtsregistrierung allein allgemein wenig erfolgreich ist (Mahaoney, 1974, Romanczyk, 1974).

Mahoney (1974) fand darüber hinaus, daß self-reward für Veränderungen der Eßgewohnheiten längerfristigen und auch quantitativ höheren Erfolg hatte als self-reward für Gewichtsverlust.

Wollersheim (1970) fand, daß folgende zum Teil zusätzliche Behandlungsbedingungen erfolgreich waren: Relaxationstraining für besondere Situationen, in denen Angespanntheit zur Nahrungsaufnahme führt, Diskussion der Berichte über die verzehrten Nahrungsmittel (food-record), sowie self-reinforcement.

Zum gegenwärtigen Zeitpunkt kann das Selbstkontrolltraining als erfolgversprechendste Methode der Verhaltensmodifikation für die Behandlung der Adipositas angesehen werden.

20.3.1.2 Anorexia nervosa

Die Anorexia nervosa oder Magersucht stellt eine weitere Störung des Eßverhaltens dar, bei der Methoden der Verhaltensmodifikation zur Anwendung gekommen sind. Die hierbei angewandten Methoden basieren hauptsächlich auf dem Prinzip des operanten Lernens.

Als Verstärker werden häufig physische Aktivität, sozialer Kontakt, sowie zunehmende Außenkontakte verwendet (P. E. Garfinkel, S. A. Kline, H. C. Stancer 1973; B. J. Binder, D. A. Freeman, A. Ringold 1967; B. J. Blinder, D. M. A. Freeman, A. J. Stunkard 1970; R. Liebman, S. Minuchin, L. Baker 1974).

Die Rolle physischer Aktivität im Rahmen der Erkrankung und ihrer Behandlung wurde vor allem von Stunkard (1972) hervorgehoben. Der bekräftigende Wert derartiger Möglichkeiten wird durch eine Deprivation erhöht.

Auf die möglichen Gefahren derartiger Behandlungsmethoden wurde von Bruch (1974) hingewiesen, die an Hand von drei Fallbeispielen ihre Meinung belegt, daß ohne Berücksichtigung bestimmter psychodynamischer Faktoren der Behandlungserfolg entweder kurzfristig ist oder zu Symptomverschiebungen führen kann.

Eine genauere Darstellung der Behandlungsmethoden der Anorexia nervosa findet sich im Kapitel über Anorexia nervosa.

20.3.2 Direkte Beeinflussung von physiologischen Variablen

20.3.2.1 Experimentelle und theoretische Grundlagen

Die Definition von Lernen nach Hilgard (1966) hatte zum Inhalt, daß eine Aktivität eines Organismus durch Reagieren auf eine zugehörige Umgebungssituation hervorgerufen oder verändert wird. Die traditionelle Unterscheidung in zwei Typen von Lernen, das klassische Konditionieren und das operante Lernen war dargestellt worden anhand der zeitlichen Verhältnisse der Umgebungsbedingungen, die für das Lernen kritisch sind. Im Falle des klassischen Konditionierens tritt ein Reiz gleichzeitig mit einem unkonditionierten Reiz auf, im Falle des operanten Lernens folgen auf ein Verhalten bestimmte Bedingungen, welche die Auftretenswahrscheinlichkeit des Verhaltens beeinflussen.

Es war ebenfalls gezeigt worden, daß im Falle des operanten Lernens eine Beziehung zu motivationellen Bedingungen (Bedürfnissen, drives) besteht, die auch die theoretische Interpretation dieser Art von Lernen kompliziert.

Aufgrund der größeren Komplexität der Lernsituation wurde das operante Lernen stets als höhere Form des Lernens angesehen und angenommen, daß »niedere« autonome Funktionen dadurch nicht direkt beeinflußbar seien. Diese Annahme folgte der funktionellen Aufteilung des Nervensystems in einen niederen visceralen oder autonomen Teil und in einen höheren cerebrospinalen Teil.

Man glaubte daher, operantes Lernen könne lediglich willkürliches Verhalten beeinflussen, klassisches Konditionieren dagegen viscerale oder vegetative Funktionen. (Siehe zusammenfassend H. D. Kimmel 1974).

Diese Unterscheidung in zwei Lerntypen im Hinblick auf verschiedene Teilsysteme des Nervensystems hat ihre Entsprechung in der Unterscheidung zwischen Konversion und vegetativer Neurose, wie sie von Alexander definiert wurde. Danach ist ein Konversionssymptom »ein symbolischer Ausdruck emotional geladenen psychologischen Inhalts. Es findet im willkürlichen neuromuskulären oder Wahrnehmungssystem statt. Eine vegetative Neurose besteht nicht in dem Versuch ein Gefühl auszudrücken, sondern ist die physiologische Reaktion der vegetativen Organe auf konstante oder periodisch wiederkehrende emotionale Zustände.« (F. Alexander 1950).

Neal E. Miller bezweifelte die Berechtigung der Aufteilung von Lernen in zwei grundverschiedene Typen (Dollard und Miller 1950). Um diesen Zweifel zu stützen mußte der Nachweis erbracht werden, daß autonome Reaktionen wie Blutdruck, Herzfrequenz, Magenmotilität usw. operant konditionierbar sind. Bei einem derartigen Nachweis ist es wesentlich, daß ein Einfluß von Mechanismen im Sinne des klassischen Konditionierens ausgeschlossen wird.

Untersucht man etwa die Modifizierbarkeit der Herzfrequenz durch operantes Konditionieren, so ist es notwendig, bekannte willkürliche Beeinflussungsmöglichkeiten wie die Atmung auszuschließen. Sonst könnte argumentiert werden, es werde lediglich eine bekannte Willkürreaktion erlernt oder beeinflußt, die dann die Veränderung der autonomen Reaktion verursacht. Sie würde also zwischen den Reizen und der Reaktionsveränderung vermitteln. Die Reize würden daher nicht unmittelbar auf die Reaktion wirken. Aus diesem Grunde wurden in zahlreichen Untersuchungen von Miller und Dicara die Versuchstiere kurarisiert.

Dicara und Miller (1968) untersuchten zum Beispiel die Möglichkeit, bei kurarisierten Ratten den systolischen Blutdruck zu beeinflussen. Eine Hälfte der Versuchstiere wurde durch die Vermeidung eines milden elektrischen Schocks dafür belohnt, den Blutdruck zu steigern, die andere Hälfte, ihn zu senken. Der Blutdruck wurde intraateriell gemessen, die Herzfrequenz durch implantierte Elektroden.

Die Kontrolltiere wurden nach einem »yoked-control-«Schema identisch wie die experimentellen Tiere geschockt, ohne daß die Schocks oder ihre Beendigung eine Beziehung zu Veränderungen des Blutdrucks hatten. Die experimentellen Tiere konnten dagegen milde elektrische Schocks durch Veränderungen ihres Blutdrucks vermeiden.

Die Ereignisse zeigen einen signifikanten Unterschied der Blutdruckhöhe zwischen beiden experimentellen Gruppen. Ebenfalls signifikant war der Unterschied zwischen beiden experimentellen Gruppen und der Kontrollgruppe.

Bemerkenswert ist ebenfalls, daß bei den experimentellen Gruppen eine sehr niedrige Korrelation zwischen Veränderungen des Blutdrucks und der Herzfrequenz (r = 0,08) gefunden wurde, was bedeutet, daß der Blutdruck direkt beeinflußt wurde und nicht über den Mechanismus einer Herzfrequenz-Steigerung oder -Senkung.

Inzwischen gibt es eine Vielzahl von Untersuchungen, in denen es gelungen ist, eine Reihe autonomer Reaktionen direkt differentiell operant zu konditionieren.

Ein großer Teil dieser Arbeiten war methodisch und theoretisch orientiert und diente etwa dem Nachweis, daß autonome Reaktionen überhaupt operant konditionierbar sind oder versuchten spezifische Verstärkereinflüsse zu untersuchen.

Harris und Brady (1974) unterschieden zwischen klassischem Konditionieren autonomer Funktionen, gleichzeitigem (Concurrent) Konditionieren und instrumentellem Konditionieren autonomer Funktionen.

Beim klassischen Konditionieren ist die autonome Reaktion eine unkonditionierte Reaktion und läßt sich, wie oben bereits dargestellt, durch den Vorgang des Konditionierens als konditionierte Reaktion durch einen konditionierten Reiz hervorrufen.

Beim gleichzeitigen Konditionieren (Concurrent autonomic conditioning) wird ein Willkürverhalten operant konditioniert, wobei gleichzeitige autonome Veränderungen eine systematische Beziehung zum intrumentellen Willkürverhalten aufweisen und damit indirekt mitbeeinflußt werden. Die im Kapitel Psychophysiologie dargestellten Untersuchungen zur »konditionierten emotionalen Reaktion« (Conditiond emotional reaction oder CER) sind dieser Kategorie zuzuordnen. Die oben geschilderte Untersuchung von Dicara und Miller (1968) ist schließlich ein Beispiel für die Kategorie des instrumentellen Konditionierens autonomer Funktionen. Hierbei kommt eine derartige Funktion unter direkte operante bzw. instrumentelle Kontrolle.

Für pathogenetische Erklärungen psychosomatischer Störungen sind alle drei Kategorien des »autonomen Konditionierens« von Bedeutung.

Zunächst kann eine unkonditionierte autonome Reaktion durch den Vorgang des klassischen Konditionierens und vor allem der Stimulusgeneralisierung mit einer Vielzahl von konditionierten Reizen verknüpft werden, die diese dann konditionierte Reaktion hervorrufen können. In der Anamnese funktioneller Herz-Kreislaufbeschwerden etwa läßt sich der Vorgang der Stimulusgeneralisierung häufig nachweisen; die Beschwerden treten in einer zunehmenden Anzahl von Situationen auf. Dabei kann das Prinzip des klassischen Konditionierens für sich alleine genommen sicherlich nur einen Aspekt der Symptomgenese erklären.

Die Bedeutung gleichzeitigen autonomen Konditionierens für pathogene Prozesse erscheint unmittelbar plausibel. Nimmt man etwa an, daß die Vermeidung aggressiven Verhaltens von Blutdruckerhöhungen begleitet ist, so können durch das häufige Auftreten dieses Vermeidungsverhaltens immer wieder hohe Blutdruckwerte auftreten, so daß es zumindest zu einer labilen Hypertonie kommen kann. (Zur Bedeutung der labilen Hypertonie für die Entwicklung einer fixierten Hypertonie siehe Kapitel Hypertonie).

Cahoon und Turner (1972) führen als einfaches Beispiel für die direkte operante Kontrolle autonomer Funktionen das psychogene Fainting an, indem etwa dadurch sozial unangenehme Situation vermieden werden können. Durch die Vermeidung einer aversiven Situation werden die dem Fainting zugrunde liegenden autonomen Reaktionen verstärkt und somit ihre Auftretenswahrscheinlichkeit erhöht. Wolpe und Lazarus (1966) haben diese Reaktionen als »Anxiety-Relief« Reaktion bezeichnet.

Die experimentellen Arbeiten zum operanten Konditionieren autonomer Reaktionen wurden hauptsächlich im Verlauf der 60-er Jahre durchgeführt.

Zur selben Zeit wurde der Konversionsbegriff ganz parallel erweitert. Engel und Schmale (1967) beschreiben einen Vorgang, durch den »ein physiologischer Prozeß, der primär autonom kontrolliert wird für die Konversion verfügbar wird« womit die Unterscheidung zwischen vegetativer Neurose im Sinne Alexanders (1950) und Konversion nach dem Schema einer Zuordnung zu Teilen des Nervensystems relativiert wird. Diese Entwicklung hat möglicherweise gewisse Parallelen zu der Entwicklung, die innerhalb der Lerntheorie stattfand.

Für den tierexperimentellen Bereich kann es als gesichert angesehen werden, daß autonome Reaktionen direkt operant kontrolliert werden können. Die Übertragung dieser Befunde auf den Menschen vor allem im Hinblick auf theoretische Interpretationsmöglichkeiten ist teilweise ausgeschlossen. Experimentell läßt sich etwa die Vermittlung autonomer Reaktionsänderungen durch die Skelettmuskulatur aus ethischen Gründen nicht durchführen. Hinzu kommt die Möglichkeit kognitiver Vermittlung, die nachgewiesenermaßen eine wesentliche Rolle spielt, wie es sich schon aus den Techniken von Entspannungsübungen ergibt. Katkin und Murray (1968) schlagen darum vor, bei der Anwendung derartiger Methoden nicht von operantem Lernen, sondern von Kontroll-Lernen zu sprechen. Auf diesen Sachverhalt wurde von verschiedensten Autoren ebenfalls hingewiesen (Vaitel 1975, Furedy 1975). Andere Autoren, z.B. Brener (1974) verwenden den Begriff »willkürliche Kontrolle« (Voluntary Control).

Neben der Bedeutung für pathogenetische Erklärungen sind die Befunde zur operanten Kontrolle autonomer Funktionen vor allem für Behandlungsmöglichkeiten von großer Bedeutung. Gelingt es beispielsweise im Experiment die Herzfrequenzvariabilität eines Probanden durch die systematische Anwendung von Belohnung zu reduzieren, so erscheint es sinnvoll, eine derartige Technik anzuwenden, wenn entsprechende Funktionsänderungen im Bereich psychosomatischer Störungen eine Rolle spielen.

Prinzipiell ist es möglich, die erwünschte Veränderung einer physiologischen Funktion dadurch zu erreichen, daß sie systematisch belohnt wird, etwa durch das Abschalten eines unangenehmen Geräusches oder ähnliches. In verschiedensten Untersuchungen hat sich nun gezeigt, daß der Effekt eines derartigen Planes dadurch vergrößert werden kann, daß der Proband eine zusätzliche Information über die Veränderung der physiologischen Reaktionen erhält. Aufgrund dieser Tatsache fand zunehmend der Begriff Biofeedback Verwendung. Bei dieser Methode werden Körperfunktionen oder deren Änderungen rückgemeldet und für die Wahrnehmung verfügbar gemacht, die normalerweise nicht wahrnehmbar sind.

Dabei kann die Rückmeldung kontinuierlich sein, indem der Proband etwa ein Anzeigegerät beobachtet – dieses Vorgehen wird mitunter auch analoges Feedback genannt – andererseits kann auch ein Kriterium für einen Erfolg festgelegt werden und bei Erreichen dieses Kriteriums eine Rückmeldung gegeben werden, z.B. ein Tonsignal oder ein Lichtsignal; dieses Vorgehen nennt man im allgemeinen digitales Feedback.

Es gibt nun eine Reihe von Untersuchungen, die gezeigt haben, daß die Rückmeldung von Funktionsveränderungen in sich bereits ein Effekt ausübt, so daß die Annahme gerechtfertigt sein kann, daß die Rückmeldung über den Erfolg bei der Bemühung, z.B. die Herzrate zu senken, in sich einen verstärkenden bzw. belohnenden Wert darstellt. Andere Untersuchungen fanden, daß die zusätzliche Gabe eines positiven Verstärkers, etwa die Anzeige eines »verdienten« Geldbetrages einen zusätzlich fördernden Einfluß hat (siehe unten).

Für die Anwendung von Rückmeldesignalen spielt das

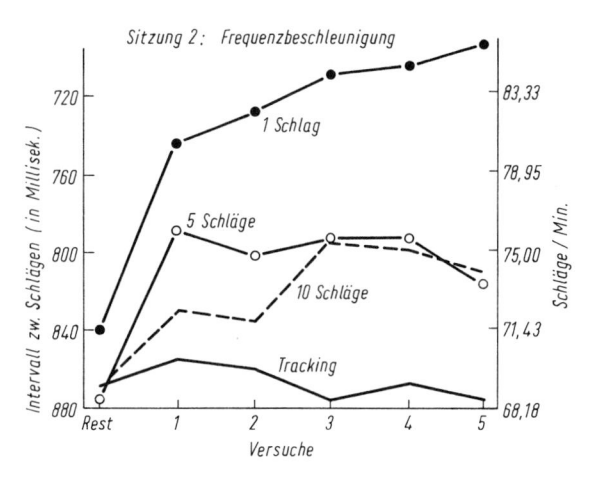

Abb. 9. Veränderungen der durchschnittlichen Länge des R-R-Abstandes für fünf Feed-back-Versuche, in denen die Herzfrequenz beschleunigt werden sollte (aus P.J. Lang: In Obrist, Black Brener and Dicara: Cardiovarscular Psychophysiology. Aldine, Chicago 1974).

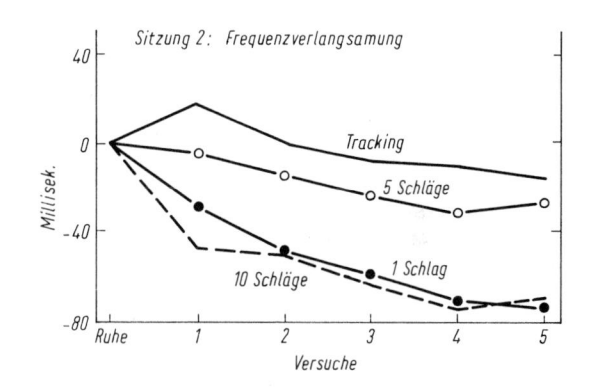

Abb. 10. Veränderung des R-R-Abstands für fünf Feed-back-Versuche, in denen die Herzfrequenz verlangsamt werden sollte (aus P.J. Lang: In Obrist, Black, Brener, Dicra: Cardiovascular Psychophysiology. Aldine, Chicago 1974).

Maß der Information, das rückgemeldet wird eine Rolle. Bei analogem Feedback ist das Maß an Information bedeutend höher als dies bei digitalem Feedback der Fall ist. So fand Lang (1974) (Lang u. Twentyman, 1974), daß für das Lernen von Herzfrequenzanstiegen ein analoges Feedback digitalem Feedback überlegen war, bei dem nur alle 5 oder 10 Herzschläge eine Rückmeldung durchgeführt wurde. (Abb. 9) Beim Erlernen einer Herzfrequenzverlangsamung war eine derartige Überlegenheit des analogen Feedback jedoch nicht nachweisbar. (Abb. 10) Vaitl (1975) wandte bei der Behandlung einer Sinustachykardie einer Patientin zwei verschiedene Methoden von analogem Feedback an, wobei beide Methoden jeweils einen unterschiedlichen Informationsgehalt hatten. Das Prozessrechner-gesteuerte Rückmeldesignal beinhaltete bei der Methode mit einem hohen Informationsgehalt die Rückmeldung von jeweils 50 der letzten Herzaktionen auf einem Sichtgerät, sowie einer Referenzlinie, die durch den gleitenden Mittelwert der letzten 50–150 Schläge gebildet wurde. Bei der Methode mit reduzierter Information wurde ebenfalls die Referenzlinie als gleitender Mittelwert über die letzten 50 Herzaktionen dargeboten, als Linie mit einem bestimmten Abstand von der Referenzlinie jedoch nur die jeweils letzte Herzaktion. Die Ergebnisse zeigen, daß die Methode reduzierter Information der Methode, die eine genaue Verlaufinformation enthält, nicht unterlegen ist. (Abb. 11)

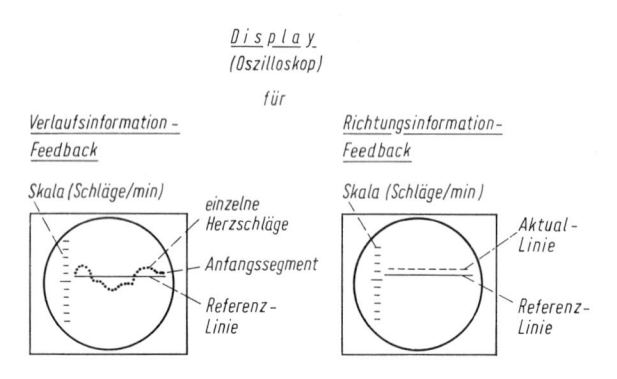

Abb. 11. Rückgemeldetes Signal; links: mit Information über die letzten 50 Herzaktionen (Verlaufsinformation); rechts: mit Information über die jeweils letzte Herzaktion (Richtungsinformation). Die Referenzlinie wurde in beiden Fällen durch den gleitenden Mittelwert der letzten 50 Herzaktionen gebildet (aus D. Vaitel: In Legewie, Nusselt: Biofeedback-Therapie. Urban & Schwarzenberg, München. Berlin-Wien 1975).

Besondere Probleme treten allerdings auf, wenn eine physiologische Größe lediglich in diskreten relativ großen Zeitintervallen erfaßt werden kann. Dies spielt vor allen Dingen bei der Blutdruckmessung eine Rolle, da mit den vorhandenen Manschettenmethoden eine kontinuierliche Messung beider Blutdruckgrößen (systolisch, diastolisch) nicht möglich ist. Trotz dieser Schwierigkeiten ist es gelungen, mit Hilfe von Methoden des operanten Lernens auch den Blutdruck bei Patienten mit essentieller Hypertonie wenn auch in unterschiedlichem Ausmaß zu senken (siehe unten).

20.3.2.2 Anwendungen operanten Konditionierens zur Beeinflussung psychosomatischer Störungen

Ist die Frage, ob autonome Reaktionen auch operant konditionierbar sind, von großem theoretischem Interesse, so steht im Rahmen der klinischen Anwendungsmöglichkeiten eher die Frage der Effektivität im Vordergrund, und es geht weniger um einen Versuchs- oder Behandlungsplan, der theoretische Fragen beantworten läßt. Hier wäre daher an eine Kombination verschiedener Methoden zu denken, etwa an eine Behandlungsphase, in der vor dem eigentlichen operanten Konditionieren klassisches Konditionieren durchgeführt wird, um anschließend die durch ein Signal kontrollierbare Reaktion operant zu verstärken.

So hat J.J. Furedy (1975) mit Hilfe eines Kipptisches eine Herzfrequenzverlangsamung produziert, darauf einen Singalreiz klassisch konditioniert, um anschließend die Verlangsamung, die nun durch ein Signal produzierbar war operant zu verstärken.

Im Folgenden soll die Anwendung von Methoden operanten Lernens bei denjenigen psychosomatischen Störungen dargestellt werden, bei denen direkt physiologische Parameter beeinfluß werden. Störungen, zu denen nur wenige Arbeiten, bzw. Falldarstellungen vorliegen werden hierbei ausgeklammert. So werden Arbeiten, in denen gezeigt wurde, daß die Expiration bei Asthmatikern durch Relaxatation beeinflußt werden kann nicht dargestellt, da hierbei die Expiration nicht unmittelbar unter operante Kontrolle kommt.

20.3.2.3 Essentielle Hypertonie

Benson, Shapiro, Tursky und Schartz (1971) versuchten bei 7 Patienten mit essentieller Hypertonie mittels operanten Konditionierens den Blutdruck zu senken. Zunächst wurde bei den Patienten in einer Reihe von Kontrollsitzungen 30 Mal je Sitzung der systolische Blutdruck mit Hilfe einer automatischen Blutdruckmanschette gemessen. In den anschließenden Konditionierungssitzungen wurde nach 5 Ruhe-Messungen bei 25 Konditionierungsversuchen pro Sitzung nach einer Senkung des Blutdrucks ein Lichtreiz sowie ein leiser Ton von jeweils 100 msec. Dauer dargeboten, wobei den Patienten mitgeteilt worden war, das Auftreten dieser Reize sei anzustreben. Nach 20 erfolgreichen Blutdrucksenkungen, die von den genannten Reizen gefolgt wurden, wurde ein Dia 5 Sekunden lang gezeigt, wobei dieses Dia die Patienten darauf aufmerksam machte, daß sie durch die erfolgreiche Blutdrucksenkung einen Bonus von 5 Cents erreicht hatten.

Durch die anfänglichen Kontrollsitzungen kam es zu keinen signifikanten Änderungen des Blutdrucks. Durch die Konditionierung konnte eine Blutdrucksenkung von durchschnittlich 16,5 mm Hg (systolisch) erreicht werden. Bei einem Patienten kam es zu keiner Veränderung des Blutdrucks, bei diesem lag eine Nierenarterienstenose vor. (Tabelle 1)

Der Erfolg der Konditionierung war sehr unterschiedlich und reichte von einer Senkung von 3,5 mm Hg bis zu einer solchen von 33,8 mm Hg. Für diese Untersuchung ist es wichtig anzumerken, daß die Anzahl der Konditionierungssitzungen für die Patienten variabel gehalten war, da die Sitzungen solange durchgeführt wurden, bis in 5 aufeinanderfolgenden keine weiteren Blutdrucksenkungen mehr auftraten.

Elder, Ruiz, Deabler u. Dillenkofer (1973) untersuchten den Einfluß zweier verschiedener Methoden des Biofeedback auf die Senkung des Blutdrucks bei 18 Patienten mit essentieller Hypertonie.

Die erste Gruppe diente als Kontrollgruppe und er-

Die Anwendung in der psychosomatischen Medizin

Tabelle 1: Einfluß operanten Konditionierens auf den mittleren systolischen Blutdruck von 7 hypertonen Patienten. (Aus Benson u.a., 1971).

Patient No.	Alter (Jahre)	Ge-schlecht	Antihypertensive Medikation während der Studie		Anzahl der Kontroll-stunden	Anzahl der Konditi-nierungs-stunden	Mittlerer systolischer Blutdruck (mm – Hg)		
			Medikation	Menge (mg/Tage)			Letzten fünf Kontroll-stunden	Letzten fünf Konditio-nierungs-stunden	Konditionie-rung minus Kontrollen
1	30	M	Keine		5	8	139,6	136,1	– 3,5
2	49	F	Spironolacton	100	5	33	213,3	179,5	– 33,8
			Methyl dopa	1500					
			Guanethidin	30					
Ü 3	52	M	Methyl dopa	500	5	22	162,3	133,1	– 29,2
4	54	M	Chlorothiazid	1000	16	34	166,9	150,5	– 16,5
			Spironolacton	100					
			Methyl dopa	1500					
5	44	M	Chlorothiazid	1000	15	31	157,8	141,7	– 16,1
6	53	F	Chlorothiazid	1000	15	31	165,7	166,6	+ 0,9
			Spironolacton	100					
			Methyl dopa	1000					
7	53	M	Hydrochloro-thiazid	100	15	12	149,0	131,7	– 17,3
			Spironolacton	100					
			Methyl dopa	1000					
Mittel-wert	47,9				10,9	21,7	164,9	148,4	– 16,5

hielt keine reaktionsabhängige Rückmeldung. Die zweite Gruppe erhielt mit einem Lichtreiz von 3 Sekunden Dauer eine auf die Reduktion des diastolischen Blutdrucks folgende Rückmeldung und die dritte Gruppe erhielt zusätzlich zusammen mit dem Signal verbales Lob, das je nach Erfolg abgestuft war.

Die Behandlung erstreckte sich auf eine Dauer von 4 Tagen, wobei sowohl vormittags als auch nachmittags je eine Sitzung durchgeführt wurde. Im Verlauf der Konditionierung wurde das Kriterium für die Rückmeldung langsam gesenkt. Lag es etwa zu Beginn bei 105 mm Hg diastolisch, und wurde dieser Wert dreimal hintereinander erreicht, so wurde das Kriterium auf 100 mm Hg diastolisch gesenkt. Die Autoren sehen diese Methode des »shaping« als wesentlich für den Erfolg dieser Methode an. Nach einer Woche wurde eine Kontrollmessung durchgeführt. (Abb. 12)

Bei der Kontrollgruppe veränderte sich weder der systolische noch der diastolische Wert signifikant. In der zweiten Gruppe, in der die Senkung des Blutdrucks lediglich rückgemeldet wurde, ergab sich ein Effekt nur für den diastolischen Blutdruck und erst in den Sitzungen 7 u. 8. Insgesamt wurde bei dieser Gruppe der diastolische Blutdruck um 13 mm Hg, der systolische Druck um knapp 10 mm Hg gesenkt. In der dritten Gruppe, bei der zusätzlich zur Rückmeldung der Blutdrucksenkung Lob ausgesprochen worden war, kam es zu Senkungen des diastolischen Blutdrucks von durchschnittlich 10 mm Hg und des systolischen Blutdrucks von 24 mm Hg. Diese Gruppe unterschied sich signifikant von beiden anderen in einer Varianzanalyse. (Abb. 13)

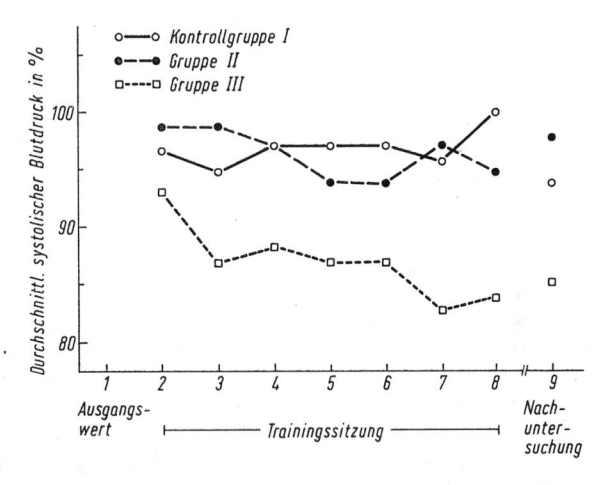

Abb. 12. Verlauf der Beeinflussung des systolischen Blutdrucks bei drei Gruppen von Patienten mit essentieller Hypertonie. I: Kontrollgruppe; II. Feed-back, III. Feed-back mit zusätzlicher Bekräftigung (aus: Elder, Ruiz, Deabler, Dillenkofer: J. Appl. Analysis Behavior 6, 377–382, 1973).

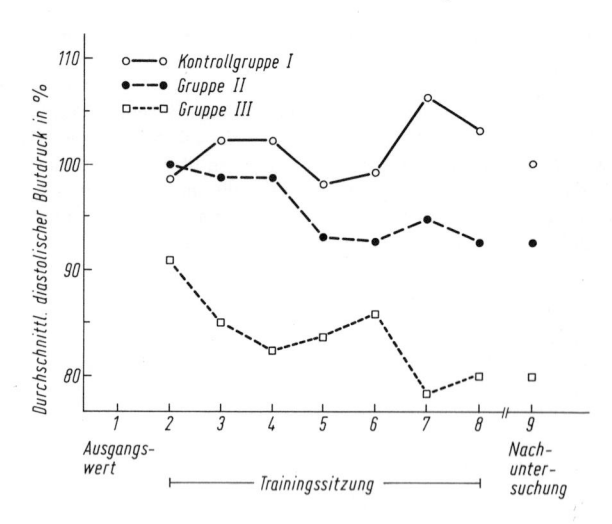

Abb. 13. Beeinflussung des diastolischen Blutdrucks (s. Abb. 12) (aus Elder, Ruiz, Deabler, Dillenkofer: J. Appl. Analysis Behavior 6, 377–382, 1973)

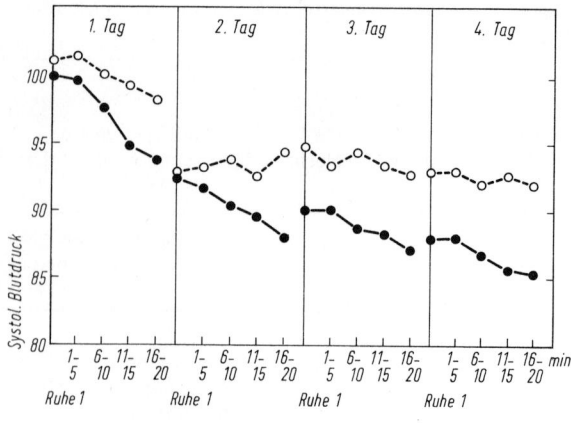

Abb. 14: Beeinflussung des systolischen Blutdrucks durch operantes Konditionieren bei Patienten mit essentieller Hypertonie. ●————● behandelte Gruppe, o--------o yoked control-Gruppe (aus Richter-Heinrich, Kunst, Müller, Schmidt, Sprung: J. psychosom. Res. 19, 4, 251–258, 1975).

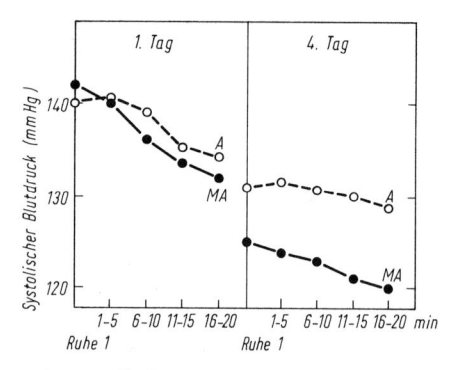

Abb. 15. Senkung des systolischen Blutdrucks durch operantes Konditionieren bei Patienten mit mäßiger Angstbereitschaft (●————●) und hoher Angstbereitschaft (o--------o). (aus Richter-Heinrich, Kunst, Müller, Schmidt Sprung: J. psychosom. Res. 19, 4, 251–258, 1975).

Auch an dieser Untersuchung ist auffällig, daß bei einigen Patienten diese Methode kaum von Einfluß ist, bei anderen der Einfluß sehr groß ist, so wird in der Gruppe 3 bei einem Patienten der Blutdruck lediglich um 3 mm Hg sowohl systolisch als auch diastolisch gesenkt, bei einem anderen Patienten um 53 mm Hg systolisch und um 46 mm Hg diastolisch.

Richter-Heinrich, Kunst, Müller, Schmidt und Sprung (1974) behandelten 30 Patienten, die jedoch nach der WHO-Definition nicht als Hypertoniker einzustufen sind, sondern mit durchschnittlich 140 mm Hg systolisch als grenzwertig anzusehen sind. Auch in dieser Untersuchung wurde die Behandlung an 4 Tagen, jedoch pro Tag mit nur einer Sitzung durchgeführt. 10 der 30 Patienten dienten als Kontrollgruppe im Sinne eines »Yoked-Control Designs«. Diese Versuchsanordnung besteht darin, daß ein Proband eine Rückmeldung in Abhängigkeit der Reaktion eines anderen Probanden erhält.

Bei dieser Untersuchung wurde keine Signalrückmeldung im eigentlichen Sinne durchgeführt, den Patienten wurde vielmehr ein Landschaftsdia oder ein solches das Blumen darstellte usw. als Belohnung gezeigt. An allen 4 Tagen zeigte die Behandlungsgruppe signifikante Veränderungen des systolischen Blutdrucks. Innerhalb der 4 Tage wurde der Blutdruck systolisch um durchschnittlich 21 mm Hg gesenkt, wobei der effektive Abfall für jeden Tag zunehmend geringer wurde. (Abb. 14)

Auch bei dieser Untersuchung zeigte es sich, daß zwischen den einzelnen Patientengruppen große Unterschiede des Ausmaßes der erreichten Blutdrucksenkung bestanden. Die Autoren unterteilten mit Hilfe einer Angstskala die Patienten in sehr ängstliche und durchschnittlich ängstliche Patienten und verglichen damit das Ausmaß der erreichten Blutdrucksenkungen. Dabei zeigte es sich, daß die weniger ängstlichen Patienten ihren Blutdruck innerhalb der 4 Tage um durchschnittlich 10 mm Hg mehr senken konnten als die ängstlichen Patienten, wobei der Unterschied signifikant war. (Abb. 15)

Die Autoren weisen darauf hin, daß durch die Art der Kontrollgruppen Einflüsse wie Placebo-Effekt, Arzt-Patienten-Beziehung usw. ausgeschlossen werden konnten. Dagegen seien kognitive Faktoren, Motivation usw. bei dieser Art von Untersuchungen am Menschen ebenso von Bedeutung wie bei Konditionierungsuntersuchungen am Menschen überhaupt.

Blanchard, Young und Haynes (1975) erreichten allerdings bei nur 4 Patienten, von denen 3 ebenfalls als Grenzwerthypertoniker anzusehen sind mit Blutdruckwerten zwischen 141 und 149 mm Hg systolisch, in durchschnittlich 10 Sitzungen eine durchschnittliche Senkung des systolischen Blutdrucks von 10 mm Hg. Auch hier war die Unterschiedlichkeit der erreichten Senkung außerordentlich groß. Sie reichte von 9 bis zu 55 mm Hg.

In Anbetracht dieser Ergebnisse kann kaum ein Zweifel daran bestehen, daß der Blutdruck durch lerntheoretische Methoden beeinflußt werden kann. Gleichzeitig werden vor allem bei den klinischen Untersuchungen eine Reihe von Problemen deutlich.

Zunächst erscheint das Ausmaß der durchschnittlich erreichten Senkung im Sinne einer Behandlung als relativ gering, obwohl es größer ist als häufig angenommen wird. Dabei wird zudem deutlich, daß das Ausmaß der erreichbaren Senkung interindividuell sehr verschieden ist. So gibt es Probanden, bei denen eine Senkung nicht oder in nur sehr geringfügigem Maße zu erreichen war, andere hingegen bei denen eine Senkung des diastolischen Wertes über 40 mm Hg erreicht wurde, sowie eine Senkung des systolischen Wertes von 55 mm Hg, Ergebnisse die für eine Bhandlung durchaus ausreichend sein können.

Es stellt sich somit die Frage, ob man Probanden im Hinblick auf ihre Eignung für die Anwendung dieser Methoden unterscheiden kann.

In der Untersuchung von Richter-Heinrich u.a. (1974) konnte das Ausmaß einer allgemeinen Angstbereitschaft als eine kritische Variable dafür festgestellt werden. Neben der Frage möglicher Unterschiede der Persönlichkeit könnte ebenfalls daran gedacht werden, daß verschiedene Regulationsmuster des Blutdrucks unterschiedlich beeinflußt werden könnten. Ein Widerstandshochdruck mit strukturellen Veränderungen der Widerstandsgefäße dürfte bedeutend schwerer zu beeinflussen sein, als ein Hochdruck weitgehend neurogenen Ursprungs, der hauptsächlich durch ein erhöhtes Herzminutenvolumen verursacht ist.

Ein weiteres Problem besteht in der Übertragung des Erfolgs aus der Behandlungssituation in die des Alltags. Hierfür wird es wichtig sein, einen langsamen Abbau der Rückmeldung vorzunehmen, also einen Übergang von einer externen zu einer internen Kontrolle. Ebenfalls für diese Übetragung aus der Behandlungs- in die Alltagssituation wird von Bedeutung sein, daß der Patient lernt mit »Stress beinhaltenden« Situationen umzugehen. Daraus ergibt sich, daß die Methode des Biofeedback Teil einer Gesamtbehandlungsstrategie darstellen könnte. Andere Methoden sollten zur Anwendung gelangen, um Verhaltensweisen, aber auch Einstellungen in spezifischen Konfliktsituationen zu modifizieren.

Im Zusammenhang mit dieser Problematik erscheint es notwendig, Follow-up-Studien über längere Zeiträume durchzuführen, um die Stabilität des Effekts besser einschätzen zu können.

Trotz dieser Probleme rechtfertigen die bisherigen Ergebnisse, die mit dieser Methode erzielt werden konnten intensive Bemühungen, diesen Ansatz für die Behandlung der essentiellen Hypertonie, bzw. bestimmter Formen dieser Erkrankung auszubauen. Dazu wird es notwendig sein, einerseits meßtechnische Probleme zu lösen, die es möglicherweise gestatten, den Blutdruck oder eine entsprechende Größe, wie die Pulswellengeschwindigkeit kontinuierlich rückzumelden, zum andern werden Fragen der Indikation dieser Methode zu klären sein.

20.3.2.4 Kopfschmerz

Bei zwei Arten von Kopfschmerz, Migräne und Spannungskopfschmerz, ist bisher versucht worden, verhaltenstherapeutische Methoden der Behandlung anzuwenden.

Migräne soll mit einer Vasokonstriktion der extrakranialen Gefäße in der prodromalen Phase und Vasodilatation der eigentlichen Schmerzphase verbunden sein. Die charakteristischen Symptome der Migräne sind die einseitige Lokalisation der Schmerzen und das gelegentliche Erbrechen. In der Prodromalphase der anfallsartig auftretenden Schmerzen kann es zu sensorischen Störungen und zu Stimmungsschwankungen kommen.

Spannungskofschmerz rührt vermutlich von Kontraktionen der Muskulatur im Bereich der Stirn, Kopf, Hals und Schultern her. Sainbury und Gibson (1954) stellten bei 7 Kopfschmerzpatienten während der Schmerzperioden erhöhte Frontalis-EMG-Werte fest im Vergleich zu schmerzfreien Zeiten. Malmo und Shagass (1949) hatten die Raktion von Kopfschmerzpatienten im Vergleich zu solchen mit vaskulären Beschwerden auf einen Schmerzreiz untersucht. Sie hatten festgestellt, daß auf den Schmerzreiz eine Erhöhung der EMG-Werte der Nackenmuskulatur auftrat. Die Patienten hatten allerdings nicht von einem Ansteigen oder Auftreten von Kopfschmerzen berichtet.

Insgesamt sind jedoch die Anhaltspunkte für eine Korrelation zwischen Spannungskopfschmerz und Erhöhung der Muskelspannung, wie sie mit dem Elektromyogramm erfaßt wird, nur durch wenige Untersuchungen gestützt. Bei den zitierten Untersuchungen fanden sich neben Patienten, bei denen eine höhere Muskelaktivität im Kopf- und Schulterbereich festzustellen war, auch Patienten, bei denen eine Korrelation zwischen Schmerz und Muskelaktivität in diesem Bereich nicht festgestellt werden konnte.

Budzynski, Stoyva, Adler und Mullaney (1973) behandelten bei 18 Patienten Spannungskopfschmerz mit Hilfe von Rückmeldungen des Elektromyogramms. Die Patienten wurden zunächst über ein Inserat in einer Lokalzeitung gesucht, anschließend einer genauen internistischen Untersuchung unterzogen.

Die Patienten wurden sodann in 3 Gruppen eingeteilt, wobei die erste Gruppe eine Rückmeldung über eine erfolgte Senkung des EMG's erhielt, die zweite Gruppe ebenfalls vergleichbare Signale erhielten, ohne daß diese jedoch mit ihrer EMG-Aktivität in einem Zusammenhang standen und schließlich erhielten die Patienten der 3. Gruppe keinerlei Behandlung.

Den Patienten in der ersten Gruppe wurde mitgeteilt, daß die Signale (akustisch) immer dann auftreten würden, wenn sie erfolgreich ihre Muskelspannung reduzieren würden, den Patienten der 2. Gruppe wurde ein derartiger Zusammenhang nicht mitgeteilt, die Signale wurden lediglich als Ablenkungsreize klassifiziert, jedoch mit dem Hinweis, daß eine derartige Ablenkung den Kopfschmerz reduzieren würde.

Die Ergebnisse zeigen einen deutlichen Unterschied

zwischen der ersten und der zweiten Gruppe, wobei die EMG-Mittelwerte der ersten Gruppe im Verlauf der Behandlung deutlich absanken. Während der beiden letzten Trainingswochen war der Unterschied zwischen der ersten und der zweiten Gruppe signifikant.

Bei einer Nachuntersuchung nach 3 Monaten hatte sich der Unterschied zwischen diesen beiden Gruppen sogar noch vergrößert.

Bei der ersten Gruppe zeigte die Kopfschmerzaktivität im Mittel eine signifikante Abnahme während bei der Gruppe zwei und drei keine Abnahme der Kopfschmerzaktivität festzustellen war.

Wichtig ist anzumerken, daß die Patienten angehalten waren, die Entspannungsübungen auch zu Hause regelmäßig durchzuführen. Die Autoren meinten daraufhin, daß ein Training in der normalen Umgebung der Patienten absolut notwendig für den Erfolg der Behandlung sei.

Tasto und Hinkle (1973) behandelten 6 Patienten mit Spannungskopfschmerz nur durch das Training tiefer Muskelrelaxation nach Jacobsen. Sie berichten ebenfalls von Erfolgen der Behandlung vor allem gemessen in einer Reduktion des Medikamentenkonsums.

Ebenfalls mit der Technik der Relaxation behandelte Lutker (1971) einen Patienten mit Migräne.

Sowohl Migräne als auch Spannungskopfschmerz wurden von Werner und Lance (1975) bei 25 Patienten mit der Technik der Relaxatation behandelt. Die Therapie wurde in 24-minütigen Sitzungen in wöchentlichen Intervallen durchgeführt und auch hier wurden die Patienten angewiesen, die Entspannung zu Hause selbständig zu üben.

Nach einer Behandlungsdauer von 6 Monaten berichteten 18 Patienten eine wesentliche Besserung ihrer Beschwerden. Von diesen hatten 6 keinerlei Kopfschmerz mehr. Bei keinem der Patienten hatte sich die Schmerztätigkeit verschlechtert, 19 Patienten gaben eine Reduktion der Medikation an.

Einen anderen Ansatz zur Behandlung der Migräne wählten Sargent, Green, und Walters (1972). Sie hatten angenommen, daß eine willkürliche Zunahme der Fingertemperatur mit einem Ansteigen der Durchblutung in peripheren Regionen und einem Abfall der Durchblutung der kranialen Regionen einhergeht.

74% der Patienten empfanden die Behandlung als erfolgreich. Die Autoren geben jedoch nicht an, ob die Fingertemperatur während des Biofeedback-Trainings anstieg und ob ein möglicher Anstieg nach der Behandlung anhaltend war.

Wickramaskera (1973) behandelte 2 Patienten die unter Migräne litten zunächst mit EMG-Feedback. Als dies keine Besserung der Beschwerden erbrachte, verwendete er eine Rückmeldung der Differenz zwischen der gemessenen Temperatur an der Stirn und an der Hand.

Unter dieser Behandlung nahm die Oberflächentemperatur an der Hand über die insgesamt 14 Trainingswochen kontinuierlich zu, während gleichzeitig die Anzahl der Stunden, während derer die Patienten unter Kopfschmerz litten und die Intensität des Kopfschmerzes kontinuierlich abnahmen.

Mitchell und Mitchell (1971) gingen von der Annahme aus, daß Kopfschmerz ein komplexes psychophysiologisches Geschehen darstellt, bei dem Persönlichkeitsfaktoren und Konflikte eine wesentliche Rolle spielen, so daß eine Veränderung der Lebensgewohnheiten des Patienten effektiver ist als Behandlungsmethoden, die lediglich das Symptom ändern. So behandelten sie ihre Patienten mit Muskelrelaxation, Desensibilisierung und einem Selbstbehauptungstraining. Im Vergleich zu einer Kontrollgruppe die lediglich mit Relaxation und systematischer Desensibilisierung behandelt wurden, zeigte sich ein deutlicher Einfluß des Selbstbehauptungstrainings. Der Erfolg des Selbstbehauptungstrainings stützt die Annahme, daß Migränepatienten unfähig sind ihre feindseligen Gefühle auszudrücken.

Zu den relativ wenigen Untersuchungen, in denen versucht wurde, Kopfschmerz mit verhaltentheoretisch orientierten Methoden zu behandeln ist anzumerken, daß lediglich in zwei Untersuchungen die Anzahl der behandelten Patienten, sowie das Vorhandensein von Kontrollgruppen irgendwelche Schlüsse rechtfertigen. In den meisten der dargestellten Untersuchungen fehlen entweder Kontrollgruppen, oder es handelt sich um Fallbeispiele deren Wert einerseits nicht unterschätzt werden sollte, die andererseits jedoch nicht in der Lage sind, die Effektivität dieser Methoden mehr als nur plausibel zu machen.

Anwendungen der Verhaltensmodifikation bei anderen psychosomatischen Störungen sind bisher hauptsächlich im Sinne von Einzelfallstudien beschrieben worden. Beispielsweise behandelte Vaitl (1973) mit einem aufwendigen Versuchsplan Sinustachykardien bei einer Patientin mit gutem Erfolg.

Will man die Anwendungsmöglichkeiten verhaltensorientierter Therapieformen in der Psychosomatik zusammenfassend beurteilen, so ist die geringe Anzahl gut kontrollierter Studien mit Follow-up-Untersuchungen zu berücksichtigen. Dieser Mangel ist z.T. dadurch zu erklären, daß erst seit einem kurzen Zeitraum Psychologen, die derartige Techniken beherrschen im Bereich der Medizin tätig sind.

Darüber hinaus erfordert die Anwendung derartiger Methoden einen erheblichen apparativen Aufwand, um die entsprechenden physiologischen Größen zu messen und während der Behandlung auf eine Art weiterzuverarbeiten, die sinnvolle Rückmeldungen ermöglicht.

Obrist (1976) hat darauf hingewiesen, daß noch eine intensive Grundlagenforschung über das komplexe Zusammenspiel zwischen physiologischen Regelvorgängen und Verhalten notwendig ist, um die Methoden der direkten Beeinflussung physiologischer Größen zu verbessern und auf eine gesicherte Grundlage zu stellen. Bei der Anwendung von Biofeedback bei der essentiellen Hypertonie hatte sich außerdem gezeigt, daß Meßprobleme eine erhebliche Rolle spielen, die immer dann besonders gravierend sind, wenn die kontinuierliche Messung eines Signals nicht möglich ist, wie im Falle des Blutdrucks. Es ist dann notwendig, eine Ersatzgröße zu finden wie etwa die Pulswellengeschwindigkeit im Falle des Blutdrucks

(Steptoe 1975, 1976), wobei dann allerdings die Korrelation auf einer Schlag zu Schlagbasis ermittelt werden muß.

Die Anwendung von Biofeedback-Methoden muß also zum gegenwärtigen Zeitpunkt als vorläufig und im Forschungsstadium befindlich angesehen werden. Die vorliegenden Ergebnisse rechtfertigen die Forschungsbemühungen nicht nur, sondern müssen als vielversprechender Ansatz zur Entwicklung spezieller psychosomatischer Behandlungsmethoden gelten, auch weil im Bereich lerntheoretisch orientierter Psychophysiologie wesentliche pathogenetische Modelle experimentell entwickelt wurden. (Siehe Kapitel Psychophysiologische Konzepte).

Liegt einer psychosomatischen Störung dagegen eine Verhaltensstörung zugrunde, wie bei der Adipositas, so ist die Anwendung der Methoden der Verhaltensmodifikation weit weniger problematisch. Die Erfolge der Verhaltensmodifikation bei der Adipositas lassen diese Methode als am erfolgversprechendsten erscheinen und werden bereits vielfach routinemäßig angewendet. (Siehe Kapitel Adipositas).

Literatur

[1] Alexander, F.: Psychosomatic Medicine: Its Principles and Applications George Allen and Unwin Ltd., London, 1950
[2] Angermeier, W. F. u. M. Peters: Bedingte Reaktionen. Grundlagen: Beziehungen zur Psychosomatik und Verhaltensmodifikation Springer, Heidelberg, 1973.
[3] Bandura, A.: Principles of Behavior Modification. Holt, Rinehart and Winston, London, 1969
[4] Bandura, A.: Vicarious and Self-Reinforcing Processes In: R. Glaser (Ed.) The Nature of Reinforcement. Academic Press, New York, 1971
[5] Benson, J.; Shapiro, D.; B. u. Schwartz, G. E.: Decreased Systolic Blood Pressure Through Operant Conditioning Techniques in Patients with Essential Hypertension. Science, 1971, 173, 740–742
[6] Blinder, B. J.; Freeman, D. M. A. u. Ringold, A. u. a.: Rapid Weight Restoration in Anorexia Nervosa. Clin. Res. 1967, 15, 473
[7] Blinder, B. J.; Freeman, D. M. A. u. Stunkard, A. J.: Behavior Therapy of Anorexia Nervosa: Effectiveness of Activity as a Reinforcer of Weight Gain. Amer. J. Psychiat. 1970, 126, 1093–1098
[8] Brener, J.: A General Model of Voluntary Control Applied to the Phenomena of Learned Cardiovascular Change. In: Obrist, P. A.; Black, A. H.; Brener, J. u. Dicara, L. V. (Eds.) Cardiovascular Psychophysiology Aldine, Chicago, 1974
[9] Bridger, W. H. u. Mandel, I. J.: A Comparison of GSR Fear Responses Produced by Threat of Electric Shock. J. Psychiat. Research 1965, 2, 31–40
[10] Bruch, H.: Perils of Behavior Modification in Treatment of Anorexia Nervosa. Jama 1974, 230, 10, 1519–1433
[11] Budzynski, T. H.; Stoyva, J. M.; Adler, C. S. und Mullaney, D. J.: EMG Biofeedback and Tenson Headache: A Controlled Outcome Study. Psychosom. Med. 1973, 35, 484–496
[12] Carnap, R.: Philosophical Foundations of Physics. Basic Books, New York, 1966
[13] Cahoon, D. D. u. Turner, A. J.: Three Hypotheses Concerning the Establishment and Maintenance of Psychosomatic Processes. Beh. Ther. 1971, 2, 97–100
[14] Dicara, L. V. u. Miller, N. E.: Instrumental Learning of Systolic Blood Pressure Responses by Curarized Rats: Dissociation of Cardiac and Vascular Changes. Psychosom. Med. 1968, 30, 5, 489–494
[15] Dollard J. u. Miller, N. E.: Personality and Psychotherapy: An Analysis in Terms of Leraning, Thinking, and Culture. Mc Graw Hill, New York, 1950
[16] Elder, S. T.; Ruiz, Z. R.; Deabler, H. L. u. Dillenkofer, R. L.: Instrumental Concitioning of Diastolic Blood Pressure in Essential Hypertensive Patients. J. App. Analysis Behavior 1973, 6, 377–382
[17] Engel, G. L. u. Schmale, A. H.: Psychoanalytic Theory of Somatic Disorder. J. Amer. Psychonal. Ass. 1967, 15, 344–365
[18] Estes, W. K.: An Experimental Study of Punishment. Psychol. Monogr. 1944, 57, 263
[19] Eysenck, H. J. u. Rachman S.: Neurosen: Ursachen und Heilmethoden. VEB Dtsch. Verlag d. Wissenschaften, Berlin, 1968
[20] Festinger L. (Ed.): Conflict, Decision and Dissonance. Stanford University Press, Stanford 1964
[21] Foreyt J. P. u. Kennedy, W. A.: Treatment of Over weight by Aversion Therapy. Beh. Res. Ther. 1971, 9, 29–34
[22] Franks, C. M.: Introduction: Behavior Therapy and It's Pavlovian Origins: Review and Perspectives. In: Franks, C. M. (Ed.): Behavior Therapy: Appraisal and Status. McGraw Hill. New York, 1969.
[23] Franks, C. M. (Ed.): Behavior Therapy: Appraisal and Status. Mc Graw Hill, New York, 1969
[24] Furedy, J. J.: Some Principles and Problems in the Behavioural Control of Stress-Elicited Cardiovascular Dysfunction. Vortrag: 3rd. Congress of the International College of Psychosomatic Medicine, Rom, Sept. 1975
[25] Furedy, J. J.: Paulovian und Operant Procedures Combined Produce Large Magnitude Conditional Heart-Rate Decelerations. Nato-Symposium »Biofeedback and Behavior« München, Juli 1976
[26] Garcia J. u. Koelling, R. A.: Relation of Cue to Consequence in Avoidance Learning. Psychosom. Sci. 1966, 4, 123–124
[27] Garfinkel, P. E.; Kline S. A. and Stancer, H. C.: Treatment of Anorexia Nervose Using Operant Conditioning Techniques. J. nerv. ment. Dis. 1973, 157, 6, 428–433
[28] Glaser, R. (Ed.): The Nature of Reinforcement. Academic Press, New York, 1971
[29] Harris, H. u. Brady J. v.: Animal Learning: Visceral and Autonomic Conditioning In: M. R. Rosenzweig u. L. W. Porter (Eds.) Anual Review of Psychology, Volume 25, 1974. Anual Reviews Inc. Palo Alto, Calif. 1974
[30] Hendry, D. P. u. van Toller C.: Fixed Ratio Punishment With Continuous Reinforcement. J. exp. anal. Beh. 1964, 7, 293–300
[31] Hilgard, E. R. u. Bower, G. H.: Theories of Learning. (Appleton Century Crofts, New York, 1966)
[32] Hull, C. S.: A Behavior System: An Introduction to Behavior Theory Concerning the Individual Organism. Yale University Press, New Heaven, 1952

[33] Isaac, W.; Thomas, J. u. Goldiamond, I: Application of Operant Conditioning to Reinstate Verbal Behavior in Psychotics In: L. P. Ullmann u. L. Krasner (Eds.) Case Studies in Behavior Modofication. Holt Rinehart and Winston, New York, 1965
[34] Jacobs, A. and Sachs, L. B.: (Eds.)) The Psychology of Private Events: Perspectives on Covert Response Systems. Academic Press, New York, 1971
[35] Jandra, L. H. u. Rimm, D. C.: Covert Sensitization in the Tratment of Obesity. J. abn. Psychol. 1972, 80, 1, 37–42
[36] Kanfer, F. H. u. Phillips, J. S.: Learning Foundations of Behavior Therapy. Wiley, New York 1970
[37] Kanfer, F. H.: The Maintenance of Behavior by Self-Generated Stimuli and Reinforament In: A. Jacobs and L. B. Sachs (Eds.): The Psychology of Private Events: Perspectives on Covert Response Systems. Academic Press, New York, 1971
[38] Katkin, E. S. u. Murray, E. N.: Instrumental Conditioning of Autonomicaly Mediated Behavior: Theoretical and Methodological Issues. Psychol. Bull. 1968, 70, 1, 52–68
[39] Kennedy, W. A. u. Foreyt, J.: Control of Eating Behavior in an Obese Patient by Avoidance Conditioning. Psychol. Rep. 1968, 22, 571–576
[40] Kimmel, H. D.: Instrumental Conditioning of Autonomically Mediated Responses in Human Beings. Amer. Psychol. 1974, 29, 5, 325–335
[41] Lang, P. J.: Learned Control of Human Heart Rate in a Computer Directed Enviroment. In: P. A. Obrist, A. H. Black, J. Brener u. L. V. Dicara: (Eds.) Cardiovascular Psychophysiology. Aldine, Chicago, 1974
[42] Lang, P. J. u. Twentyman, C. G.: Learning to Control Heart Rate: Binary Versus Analogue Feedback. Psychophysiology 1974, 11, 6, 615–629
[43] Legewie, H. u. Nusselt, L.: Biofeedback-Therapie: Lernmethoden in der Psychosomatik, Neurologie und Rehabilitation. Urban u. Schwarzenberg, München, 1975
[44] Levin, K.: Field Theory in Social Science. Harper, New York, 1951
[45] Liebman, R.; Minuchin, S. u. Baker, L.: An Integrated Treatment Program for Anorexia Nervosa. Amer. J. Psychiat. 1974, 131, 4, 432–436
[46] Lutker, E. R.: Tratment of Migraine Headache by Conditioned Relaxation: A Case Study. Beh. Ther. 1971, 2, 592–593
[47] Maccorquodale, K. u. Meehl, P. E.: On a Distinction Between Hypothetical Constructs and Intervening Variables. Psychol. Rev. 1948, 55, 95–107
[48] Mahoney, M. J.: Cognition and Behavior Modeification. Bullinger Publishing Comp., Cambridge, Mass. 1974
[49] Mahoney, M. J.: Self-Reward and Self-Monitoring Techniques for Weight Control. Beh. Ther. 1974, 5, 1, 48–57
[50] Malmo, R. B. und Shagass, C.: Physiologic Study of Symptom Mechanism in Psychiatric Patients under Stress. Psychosom. Med. 1949, 11, 25–29
[51] Manno, B. u. Marston, A. P.: Weight Reduction as a Function of Negative Covert Reinfoscement (Sensitization) Versus Positive Covert Reinforcement. Beh. Res. Ther. 1972, 10, 201–2107
[52] Meyer, V. and Crisp, A. H.: Aversion Therapy in Two Cases of Obesity. Beh. Res. Ther. 1964, 2, 143–147
[53] Meyer, V.: Comments on A. J. Yates »Misconceptions About Behavior Therapy: A Point of View«. Beh. Ther. 1970, 1, 1, 108–112
[54] Mischel, W. u. Straub, E.: Effects of Expectancy on Working and Waiting for Larger Rewards. J. Pers. Soc. Psychol. 1965, 2, 625–633
[55] Mischel, W.: Personality and Assessment. Wiley, New York 1968
[56] Mitchell, K. R. und Mitchell, D. M.: Migraine: An Exploratory Treatment Application of Programmed Behavior Therapy Tochniques. J. Psychosom. Research 1971, 15, 137–157
[57] Murray, D. C.: Treatment of Overweight: I. Relationship Between Initial Weight and Weight Change During Behavior Therapy of Overweight Individuals: Analysis of Data 7 from Previous Studies. Psychol. Rep. 1975, 37, 243–248
[58] Nisbett, R. E.: Determinants of Intake in Obesity. Science 1968, 159, 1254–1255
[59] Nisbett, R. E.: Hunger, Obesity, and the Ventromedial Hypothalamus. Psychol. Rev. 1972, 79, 6, 433–453
[60] Obrist, P. A.; Black, A. H.; Brener, J. u. Dicara, L. V. (Eds.): Cardiovascular Psychophysiology. Aldine, Chicago, 1974
[61] Obrist, P. A.: The Cardiovascular – Behavioral Interaction. As it Appears Today. Psychophysiology 1976, 13, 2, 95–107
[62] Örtendahl, M.: The Relationship Between Age and Delay Behavior. Göteborg Psychol. Reports 1973, 5, 3.
[63] Örtendahl, M.: Studies on Delay Processes. Göteborg Psychol. Reports 1975, 5, 4
[64] Rachman, S.: Aversion Therapy: An Appraisal. In: C. M. Franks (Ed.): Behavior Therapy, Appraisal and Status Mc Graw Hill, New York 1969
[65] Richter-Heinrich, E.; Knust, U.; Müller, W.; Schmidt K. H. u. Sprung, K.: Psychophysiological Investigations in Essential Hypertensives. J. psychosom. Res. 1975, 19. 4, 251–258
[66] Romanczyk, R. G.: Self-Monitoring in the Treatment of Obesity: Parameters of Reactivity. Beh. Ther. 1974, 5, 531–540
[67] Rosenzweig, M. R. u. Porter L. W. (Eds.) Anual Review of Psychology, Volumne 25, 1974
[68] Rotter, J. B.: Social Learning and Clinical Psychology. Prentice Hall, Englewood Cliffs, N. Y. 1954
[69] Rotter, J. B.; Chance. J. E. u. Phares, E. J.: Applications of Social Learning Theory of Personality. Holt, Rinehart and Winston, New York, 1972
[70] Sachs, L. B. u. Ingram, G. L.: Covert Sensitizationas a Treatment for Weight Control. Psychol. Rep. 1972, 30, 971–974
[71] Sherman J. D.: Use of Reinforcement and Imitation to Reinstate Verbal Behavior in Mute Psychotics. J. abn. Psychol. 1965, 70, 155–164
[72] Sainsbury P. und Gibson, J. G.: Symptoms of Anxiety and Tension and the Accompanying Physiological Changes in the Muscular System. J. of Neurology, Neurosurgery and Psychiatry 1954, 17, 216–224
[73] Sargent, J. B.; Green, E. E. und Walters, E. D.: The Use of Autogenic Feedback Training in a Pilot Study of Migraine and Tension Headaches. Headache 1972, 12, 120–124
[74] Schachter, S.: Emotion, Obesity and Crime. Acad. Press, New York, 1971 (a)
[75] Schachter, S.: Some Extraordinary Facts About Obese Humans and Rats. Amer. Psychologist 1971 (b) 26, 129–144
[76] Skinner, B. F.: Science and Human Behavior. Mac Millan, New York, 1953

[77] Schulte, D.: Ein Schema für Diagnose und Therapieplanung in der Verhaltenstherapie In: D. Schulte (Hrsg.) Diagnostik in der Verhaltenstherapie Urban & Schwarzenberg, München, 1974

[78] Schulte, D.: (Hrsg.) Diagnostik in der Verhaltenstherapie. Urban & Schwarzenberg, München, 1974

[79] Steptoe, D.; Smulyan, H. und Gribbin, B.: Pulse Wave Velocity and Blood Pressure Changes: Calibration and Applications. Psychophysiology 1976, 488–493

[80] Stuart, R. B.: Behavioral Control of Overeating. Beh. Res. Ther. 1967, 5, 357–365

[81] Stuart, R. B.: A Three Dimensional Program for the Tratment of Obesity. Beh. Res. Ther. 1971, 9, 177–186

[82] Stuart, R. B. u. Davis, B.: Slim in a Fat World: Behavioral Control of Overeating. Research Press, Champaign, Ill. 1972

[83] Stunkard, A.: New Therapies to the Eating Disorders: Behavior Modification of Obesity and Anorexia Nervisa. Arch. Gen. Psychiat. 1972, 26, 391–398

[84] Stollack, G. B.: Weight Loss Obtained Under Different Experimental Procedures. Psychotherapy: Theory, Research, and Practice 1967, 4, 61–64

[85] Suppes, V.: Stimulus – Response Theory of Finite Automata. J. math. Psychol. 1969, 6, 327–355

[86] Tasto, D. L. und Hinkle, J. E.: Muscle Relaxation Treatment for Tension Headaches. Beh. Res. Ther. 1973, 11, 347–349

[87] Thorpe, J. G.; Schmidt, E.; Brown, P. T. u. Castell, D.: Aversion Relief Therapy: A New Method for General Application. Beh. Res. Ther. 1964, 2, 71–82

[88] Ullmann, L. P. and Krasner: Case Studies in Behavior Modification. Holt Rinehard and Winston, New York, 1965

[89] Vaitl, D.: Biofeedback und Lernen. Med. Klin. 1975, 70, 1763–1769

[90] Vaitl, D.: Biofeedback – Einsatz in der Behandlung einer Patientin mit Sinustachykardie. In: H Legewie u. L. Nusselt: Biofeedback-Therapie: Lernmethoden in der Psychosomatik, Neurologie und Rehabilitation Urban & Schwarzenberg, München, 1975

[91] Warner, A. und Lance J. W.: Relaxation Therapy in Migraine and Chronic Tension Headache. The Medical Journal of Australia 1975, 8, 298–301

[92] Westmeyer, H.: Logik der Diagnostik. Stuttgart, Kohlhammer, 1972

[93] Westmeyer, H.: Kritik der psychologischen Unvernunft: Probleme der Psychologie als Wissenschaft. Kohlhammer, Stuttgart, 1973

[94] Wickramasekera, I.: The Application of Verbal Instructions and EMG Feedback Training to the Management of Tension Headache – Preliminary Observations. Headache 1973, 13, 74–76a

[95] Wickramasekera, I.: Temperature Feedback for the Control of Migraine. J. Beh. Ther. Exper. Psychiat. 1973, 4, 343–345b.

[96] Wollersheim, J. P.: Effectiveness of Group Therapy Based upon Learning Principles in the Treatment of Overweight Women. J. abnorm. Psychol. 1970, 76, 462–474

[97] Wolpe, J.: Psychotherapy by Reciprocal Inhibition. Stanford University Press, Stanford, 1958

[98] Wolpe, J. u. Lazarus, A. A.: Behavior Therapy Techniques: A Guide to the Treatments of Neuroses. Pergamon Press, New York, 1966

[99] Yates, A. J.: Behavior Therapy. Wiley, New York, 1970

[100] Yates, A. J.: Misconceptions About Behavior Therapy: A Point of View. Beh. Ther. 1970, 1, 1, 92–107

21 Suggestive und übende Verfahren

Reinhard Lohmann

> »Die alten Komplexe sind wie große Steine im Flußbett, die bei tiefem Wasserstand störend über die Oberfläche kommen. Steigt der Pegelstand, so liegen dieselben Steine bedeutungslos auf dem Grund und die Schiffe fahren ruhig oben weg.«
> (*E. Kretschmer*, »Psychotherapeutische Studien« 26)

21.1 Suggestive Verfahren

21.1.1 Vorbemerkungen zum Suggestionsbegriff[1]

Unter Suggestion verstehen wir »die Beeinflussung des Denkens, Fühlens, Wollens oder Handelns eines anderen Menschen unter Umgehung seiner rationalen Persönlichkeitsanteile auf der Grundlage eines zwischenmenschlichen Grundvollzuges, der zur affektiven Resonanz führt« (Stokvis und Pflanz, 52). Die Suggestion spielt im Leben des Einzelnen wie ganzer Völker eine große Rolle, die sich sowohl normalpsychologisch als auch psychopathologisch äußert. Man denke nur an ihre Bedeutung im Bereich der Religion, der Politik, der Pädagogik, der Reklame und der Mode in der Geschichte wie im Zeitalter der modernen Massenmedien. Wir unterscheiden dabei eine »negative Suggestion« (= beunruhigende bzw. ängstigende Suggestion) von einer »positiven Suggestion« (= beruhigende bzw. ermutigende Suggestion). Für die Psychotherapie ist vor allem die »positive Suggestion« von Belang, die die affektive Beziehung zwischen Arzt und Patient mitkonstelliert, u.a. in Form von Beruhigung, Ermutigung, Hoffnung, Tröstung, Vertrauen und Glauben. Weiter wird unterschieden zwischen einer »getarnten« oder »larvierten«, meist indirekten und einer »gezielten«, meist direkten Suggestion. Mit der larvierten Suggestion arbeiten viele naturheilerische und homöopathische Ärzte sowie nichtärztliche Heilpraktiker. Ihr Glaube an die Wirksamkeit der von ihnen angewendeten Heilmittel und/oder ihre Überzeugungskraft übertragen sich auf die Patienten und bewirken bei diesen mitunter verblüffende Anfangs- oder Teilerfolge. Aber auch im Bereich der Schulmedizin geschieht vieles »unter dem Schein körperlicher Therapie«, was zur larvierten Suggestion zu rechnen ist. Das betrifft u.a. die Medikamentenwirkung, bei der ein »Placebo-Effekt« mit im Spiele sein kann, auch wenn es sich um eine pharmako-dynamisch wirksame Substanz handelt. In diesem Zusammenhang muß auf das bahnbrechende Werk von M. Balint (1) hingewiesen werden, das uns die große Bedeutung der »Droge Arzt« ganz allgemein und besonders bei der Verschreibung von Medikamenten gezeigt hat und das einen ersten großartigen Entwurf zu ihrer Pharmakologie wie auch Toxikologie darstellt. Als Beispiel für die Toxikologie soll die »iatrogene Neurose« hervorgehoben werden, die sich durch unkontrolliertes und unpsychologisches Verhalten des behandelnden Arztes nicht selten auf ein psychoneurotisches bzw. psychosomatisches Krankheitsbild aufpfropft und damit zu dessen Chronifizierung beiträgt.

Der russische Psychiater Bechterew (4) gibt für den komplizierten Vorgang der Suggestion einen einfachen und anschaulichen Vergleich, wenn er davon spricht, daß sich die Suggestion wie ein Dieb des nachts durch die Hintertür in ein fremdes Haus einschleiche, um dieses am kommenden Morgen als Hauseigentümer verkleidet durch die Vordertür wieder zu verlassen. Anhand dieses Vorganges können wir die 3 Stadien des »erlebnismäßigen Gesamtgeschehens« bei der Suggestion (Stokvis 50) erkennen:

1. *Das Stadium der Annahme* eines Ich-fremden Bewußtseinsinhaltes ohne nähere Motivation, genauere Kontrolle und eingehendere Realitätsprüfung = unauffälliges Eindringen in das fremde Haus.
2. *Das Stadium der Verwirklichung*, in dem das für die Suggestion Typische stattfindet, nämlich das »subgerere« (= unterschieben, eingeben, einbilden). Ein Ich-fremder Bewußtseinsinhalt wird nun vom Suggerierten als dessen eigene Meinung, eigenes Gefühl, ei-

---

[1] Bezugnehmend auf die ersten 5 theoretischen Kapitel sei hier angemerkt, daß sich die in der Literatur als Suggestion beschriebenen Vorgänge innerhalb des »symbiotischen Funktionskreises«, wie er in Kapitel 2 beschrieben wurde, abspielen, wobei zwischen Arzt und Patient ähnliches geschieht wie in den ersten Lebenswochen und -monaten zwischen Mutter und Kind.

gener Wille, eigene Handlung erlebt = Inbesitznahme des fremden Hauses.
3. *Das Stadium der Handlung,* wobei es zur Ausführung des Ich-fremden Bewußtseinsinhaltes in Gestalt einer eigenen Vorstellung, eines eigenen Gefühls, eines eigenen Willensaktes kommt = Wiederverlassen des fremden Hauses als dessen Besitzer.

Ehe wir zur psychoanalytischen Theorie des Suggestionsvorganges kommen, müssen wir uns noch mit dem Begriff der *Suggestibilität* beschäftigen. Hierunter wird die affektive Empfänglichkeit für Bewußtseinsinhalte verstanden, die ohne Reaktionsprüfung oder Nachprüfung »untergeschoben« werden sollen. Die Suggestibilität kann bei ein und demselben Patienten, je nach seinem affektiven Zustand und seiner »Übertragung« schwanken. Sie ist von zahlreichen Einflüssen abhängig. Neben dem Lebensalter – Kinder sind besonders suggestibel – werden dem Geschlecht – Frauen werden aufgrund ihrer für gewöhnlich stärkeren affektiven Ansprechbarkeit als suggestibler beurteilt –, dem Triebleben, dem Temperament, der Intelligenz, der Rasse und auch der Volkszugehörigkeit Einflußnahmen zugeschrieben. Bekannt sind auch Verstärkungen der Suggestibilität in Zuständen von Ermüdung und Erschöpfung mit den ihnen zugehörigen Senkungen der Bewußtseinsschwelle. Auch hier wird zwischen einer negativen Suggestibilität, die bis zur Verwerfung der Suggestion (= »regressive Nein-Haltung«) und einer positiven unterschieden, die sich im Extrem als »masochistische Ja-Haltung« ausdrückt.

Psychoanalytisch gesehen, drückt die Suggestibilität in erster Linie die Bereitschaft zur Wiederbelebung infantiler Objektbeziehungen (Übertragung) aus (Freud 15, 16, Ferenczi 13). »Die Allmacht des Suggestors wird als Wiederholung der Allmacht der Eltern über die Kinder erlebt. In beiden Fällen sind Liebe und Furcht die Beweggründe für das Zeigen einer Art von Gehorsam, die über das Normale hinausgeht. Frühere, lang vergessene Lebenssituationen wiederholen sich« (Stokvis 49, 50). Die Fremd- (Hetero-) Suggestion wird von Jones (24) auf die Vater-Imago zurückgeführt, die Selbst- (Auto-) Suggestion auf den Narzißmus. Fremd-Suggestion besagt demnach, daß ein Stadium vorausgegangen ist, in dem das Ich-Ideal in das frühere Vater-Ideal aufgelöst wurde. Selbst-Suggestion bedeutet in diesem Sinne, daß zwischen dem narzißtischen Ich-Ideal und dem realen Ich eine harmonische Vereinigung stattfindet. Diese wird durch Regression in autoerotische Richtung möglich, wenn der primäre Narzißmus aufgegeben und dann durch Konzentration auf die Vorstellung des Selbst wiedererlebt wird. In den meisten Suggestionstheorien sind die klassischen psychoanalytischen Gesichtspunkte wiederzufinden, nach denen immer eine Interaktion zwischen zwei Personen, zwischen zwei Ichs oder zwischen zwei Teilen einer Persönlichkeit stattfindet.

Von seiten der *Neurophysiologie* sind u.a. die Erklärungsversuche von Pawlow (39) und seiner Schule der »objektiven Psychologie« zu erwähnen. So erklärte Biermann (7) die Suggestion als kortikal bedingten Reflex. Völgyesi (58) bezog in diese Erklärung ebenso die Autosuggestion ein. Über erstaunliche körperliche Auswirkungen der Fremd- und Selbstsuggestion liegt ein großes Schrifttum vor, das sich seit O. Vogt (59) insbesondere mit den Befunden der Hypnose als experimentell-psychologischer Methode befaßt. Hingewiesen sei in diesem Zusammenhang auf die verschiedenen motorischen, sensorischen und vegetativen Symptome, die dadurch hervorgerufen werden können. Wenn man z.B. einer Versuchsperson suggeriert, daß sie Brot ißt, so ist die Zusammensetzung des Magensaftes anders als bei der Suggestion, Fleisch zu essen (u.a. Heyer 21). Eine hypnotische oder autosuggestive »Durchwärmung« der Leber ändert z.B. den Blutzuckergehalt und das Blutbild signifikant (Marchand 37). Schließlich sind die »Stigmatisierten« (z.B. Therese von Konnersreuth) eindrucksvolle Beispiele für diese weitreichenden, hier insbesondere autosuggestiven Wirkungen.

Bei den Interaktionen zwischen dem Suggestor und dem *Suggerendus* spielt der zu Suggerierende die wichtigere Rolle. Das gilt vor allem hinsichtlich seiner Persönlichkeit. Begünstigend sind hier u.a. masochistische Charakterzüge, Ich-Schwäche, Intelligenzschwäche, aber auch Hingabefähigkeit, Duldsamkeit, Gläubigkeit bei guter Intelligenz. Von Bedeutung sind weiter die Einstellung des Patienten zum Arzt (Sympathie/Antipathie, positive »Übertragung«/negative »Übertragung«) sowie zur Krankheit (Hoffnung auf Besserung bzw. Heilung/Selbstaufgabe). Demgegenüber tritt der *Suggestor* zurück. Dieser muß jedoch immer eine überzeugende Selbstsicherheit und Selbstvertrauen zum Ausdruck bringen, egal welcher Zweifel am eigenen Tun sich dahinter verbirgt, und muß so Vertrauen erwecken sowie Glauben an ihn als den »Arzt der Wahl« einflößen. Selbstunsicherheit und übertriebene Selbstkritik können andererseits hinderlich für den Suggestor sein und dessen suggestive Wirkungen beeinträchtigen. Schließlich sind noch der *Suggestionsinhalt* und die *Situation* zu erwähnen. Außer der Affektwirkung ist hier auch die moralische und ethische Seite des Suggestionsinhaltes zu beachten. So kann der Suggerendus die fremde Vorstellung nur mit Billigung seines Ideal-Ichs zur eigenen machen. Hinsichtlich der Formgebung ist die Wiederholung besonders hervorzuheben, weiter die Monotonie der Reizgebung. Mitunter wirkt aber auch ein einzeitiger aktiver Reiz (z.B. scharfes Kommando, energischer Befehl, eventuell in Verbindung mit faradischem Reiz) schon heilsam. Auch die Situation, in der die Suggestion gegeben wird, darf nicht unberücksichtigt bleiben. Hier können mitunter zahlreiche Imponderabilien eine Rolle spielen, so das Erscheinungsbild und das Auftreten des Suggestors, seine Kleidung, seine Überzeugungskraft, seine Fähigkeit zur Dramatisierung im gegebenen Falle, seine Geistesgegenwart, Intelligenz usw.

Das Problem *Heterosuggestion/Autosuggestion* ist in der Literatur viel diskutiert worden. Bei der Fremdsuggestion handelt es sich, wie gesagt, um zwei Personen, die in einem gegenseitigen affektiven Beeinflussungsverhältnis zueinander stehen. Bei der Autosuggestion handelt es sich demgegenüber um zwei Teile derselben einheitlichen Persönlichkeit, um das Ich und um das Selbst. Auch hier hat man es nach Stokvis (50) mit einer erotischen (autoerotischen) Gefühlsbeziehung zu tun. Unter dem Einfluß triebhafter Bedürfnisse identifiziert sich das bewußte Ich mit dem eigenen Selbst (narzißtische Identifikation). Die Vorstellung, die zum Objekt der Autosuggestion werden soll, muß für den Betreffenden eine affektive Bedeutung haben. Jedes Erleben kann Inhalt einer Autosuggestion sein. Die *Autosuggestibilität* schwankt, ebenso wie die Suggestibilität, inter- und intraindividuell beträchtlich und ist von denselben Faktoren abhängig, wie sie dort erwähnt wurden. Auch hier unterscheiden wir eine negative von einer positiven Autosuggestibilität. Negative Autosuggestibilität kann z.B. durch Angstzustände kommen, daß gewisse vom Ideal-Ich nicht geduldete Triebneigungen bewußt werden. Dann fühlt oder tut der Betreffende das Entgegengesetzte von dem, was er sich selber suggeriert hat (»Gesetz der das Gegenteil bewirkenden Anstrengung« nach Baudouin 3).

Die *Wirkungsweise* der Suggestion kann nur ganzheitlich betrachtet werden. Zusammen mit den psychischen Einflüssen auf Denken, Fühlen, Wollen vollziehen sich, entsprechend dem psychosomatischen, »zweieinheitlichen« Affektgeschehen« (Stokvis 49, 50) auch solche auf die somatischen Funktionen. Von besonderer Bedeutung sind jene auf den Muskeltonus, die zum Ausgangspunkt zahlreicher Entspannungsverfahren geworden sind. Ihnen eng verbunden sind die Wirkungen auf das Gefäßsystem sowie in der Folge auf alle vom vegetativen Nervensystem innervierten inneren Organsysteme im Sinne eines »Plus-« bzw. »Minus-Effektes« bzw. einer Ruhigstellung in eutoner Mittellage. Dazu gehört auch die Haut. Schließlich muß in diesem Zusammenhang noch das System der endokrinen Drüsen erwähnt werden, das in vielfältiger und wechselseitiger Abhängigkeit vom vegetativen Nervensystem steht.

Leider ist der Begriff »Suggestion« zu einem Schlagwort geworden, das bei Medizinern wie bei Laien »in schlechten Ruf gekommen ist«, wie Stokvis (49, 50) ausführt. Ebenso haben die suggestiven Verfahren bei vielen Ärzten die Prägung von etwas Minderwertigem erhalten, egal ob sie nun getarnt oder gezielt stattfinden. Doch sind sie aus der ärztlichen Heilkunde nicht wegzudenken, kommen doch viele Kranke aufgrund ihrer Persönlichkeit, ihrer Krankheit und ihrer Lebensumstände nicht für eine ursachengerechte, aufdeckende Behandlung infrage. Zudem ist das »Heer der Nervösen« bzw. »seelischen Störungen« (Langen 30) viel zu groß, um den zeitintensiven tiefenpsychologischen Verfahren das Alleinvertretungsrecht in der Psychotherapie zuzugestehen. Auch kann vielfach schon eine Symptomheilung eine Krankheitsheilung bedeuten. Wir müssen uns hier ganz von der verführerischen Illusion freimachen, daß nur eine Änderung der Persönlichkeitsstruktur das alleinseligmachende Psychotherapieziel sei. »*Vielmehr läßt sich günstigenfalls teils durch Sanierung der aktuellen Lebensverhältnisse, teils durch induktive Trainingsmethoden der affektive Pegelstand so einregulieren, daß die Störungen durch Affekt- und Spannungsentzug unterschwellig und bedeutungslos werden*« (E. Kretschmer 26).

Mit Nachdruck verteidigt deshalb auch J. H. Schultz (45), der unermüdliche Streiter für eine »Psychologisierung des Arztens« und Nestor der ärztlichen Psychotherapie in Deutschland aufgrund jahrzehntelanger Erfahrung als praktischer Nervenarzt in Berlin, in den verschiedenen Vorworten zu seiner »Hypnose-Technik« die suggestiven Verfahren, wenn er 1952 schreibt: »Allgemein verständnisvolle Menschenführung (Psychagogik), Unterstufe des Autogenen Trainings und besonders auch methodisch einwandfreie Hypnotherapie richtiger Indikation können Wertvolles leisten (bei etwa 50–60% »funktioneller« Anomalien); und an anderer Stelle 1958: »Möge auch diese Auflage dazu dienen, der aktiv-klinischen »organismischen« Psychotherapie, die allein für den beschäftigten Allgemeinpraktiker und Facharzt anderer Gebiete infrage kommt, neben der heute oft einseitig überheblich als allein wesentlich geschilderten »mentalen«, insbesondere psychoanalytischen Therapie den gebührenden Platz zu sichern« (43).

21.1.2 Geschichtlicher Exkurs zu den Suggestivverfahren

Die Suggestion ist in der Geschichte der Heilkunst das älteste und am häufigsten verwendete Heilmittel zur Linderung menschlicher Not. Berichte über fremdsuggestive Behandlungsmaßnahmen reichen bis in die Frühzeit der Geschichte zurück. So heißt es im Papyrus Ebers (1552 v. Chr.), der ältesten Urkunde der Ägypter, die unter den Trümmern von Theben gefunden wurde:

»Lege die Hände auf ihn, um den Schmerz der Arme zu beruhigen, und sage, daß der Schmerz verschwinden wird".

Auch bei den Chaldäern blühte die weiße (gute) und schwarze (böse) Magie, wie zahlreiche Bibelstellen zeigen. So findet sich im Evangelium Marci 16 (17, 18) folgende Stelle:

»In meinem Namen werden sie Teufel austreiben, mit neuen Zungen reden, Schlangen vertreiben, und so sie etwas Tödliches trinken, wird's ihnen nicht schaden; auf die Kranken werden sie die Hände legen, so wird's besser mit ihnen werden". –

Erinnert sei auch an das Institut des Tempelschlafes, das noch bis ins 6. Jahrhundert n. Chr. existierte. Die Mönche traten später das Erbe der Tempelpriester an und vollzogen Wunderheilungen mittels Gebeten, Reliquien von Märtyrern und Weihwasser. Selbst die Päpste, Könige und Kaiser beteiligten sich bis ins Mittelalter an diesem Heilsgeschäft. So behandelte z.B. Ludwig der XIV. mit Vorliebe Skrofulöse, denen er nach der Berührungsprozedur ein Geschenk von 2–5 Sous überreichen ließ mit den Worten: »Le Roi te touche, Dieu te guérit«. Indessen, während die suggestiven Phänomene hier zu einem nützlichen therapeutischen Zwecke Verwendung fanden, machten sich daneben in immer steigendem Maße hypnotische und somnambule Erscheinungen spontaner und fremder Entstehungsart geltend, die die Grundlage der mittelalterlichen Massenepidemien, sowie der Hexenverfolgungen bildeten. Visionen und Halluzinationen, lethargische und somnambule Zustände, Nymphomanien und Dämonomanien herrschten endemisch und epidemisch und wurden teils zur Grundlage abergläubischer Verehrung, teils zum Gegenstand grausamster Verfolgung gemacht.

In jüngerer Zeit ist vor allem Mesmer (1733–1815, 38) mit seiner Lehre vom »animalischen Magnetismus« hervorgetreten. Er hat als erster geschulter Arzt der Neuzeit, wie J. H. Schultz (44) ausführt, die Wirkung erlebt und immer wieder hervorgerufen, die von einer suggestiven Persönlichkeit, von ihrem Nahesein, Sprechen, Reden und Befehlen auf erschütterte Kranke heilsam ausgeht. Jedoch vermochte Mesmer diese Wirkung nicht zu erklären und sah in der ihm unverständlichen psychischen Mechanik noch mittelalterliche Magie. Ihm fehlte, wie allen seinen Zeitgenossen, der entscheidende Begriff der Suggestion. Dieser ist vor allem J. Braid (8), einem englischen Augenarzt zu verdanken, der die Grundlagen der Hypnose gelegt und dieser heterosuggestiven Methode den Namen gegeben hat. In seiner Nachfolge ist vor allem die Schule von Paris (Charcot 10) zu erwähnen, die die Hypnose als Ausdruck eines »hysterischen Psychismus«, als Erscheinung einer »kollektiven Pathologie« auffaßte. Die erste Schule von Nancy (Liebeault und Bernheim 6) stellte dieser pathophysiologischen Hypothese von Charcot eine psychologische, nämlich die der Suggestion, entgegen. Diese hat sich bis heute behauptet. In beiden Forschergruppen arbeitete Freud mit und schuf so die Voraussetzungen für die 1895 gemeinsam mit J. Breuer in den »Studien über Hysterie« (15) beschriebene »Psychokatharsis«, aus der er dann später die Psychoanalyse entwickelte. In Hypnose wurden für das betreffende Krankheitsbild entscheidende Erlebniszusammenhänge aufgedeckt und hinsichtlich ihrer »eingeklemmten Affekte« kathartisch abreagiert, mit dem Erfolg, daß die vorwiegend hysterischen Krankheitsbilder sich vorübergehend oder dauerhaft zurückbildeten.

Verfolgen wir den Entwicklungsgang suggestiver Verfahren am Beispiel der Hypnose bis in die Neuzeit weiter, so ist vor allem der später als Hirnforscher bekannt gewordene O. Vogt (59) hervorzuheben, der die erste wissenschaftliche Bearbeitung des Hypnotismus durchgeführt hat. Von ihm stammen u.a. die Begriffe »hypnotische Hypermnesie« (= Bewußtmachen vergessener bzw. verdrängter Erlebnisse in Hypnose aufgrund des Fortfalls von Hemmung bzw. Verdrängung) und »seelisches Mikroskop« (= systematische Selbstbeobachtung in Hypnose zum Studium von Aufbau und Entwicklung der Neurosen sowie zu allgemeinpsychologischen Erkenntnissen). Von besonderer Bedeutung für die moderne Hypnotherapie war ihre Fortentwicklung in Gestalt der »fraktionierten Methode«. Hierbei handelte es sich um eine systematische Erfassung der Selbsterfahrungen von Patienten in Hypnose, die zur Grundlage der nächstfolgenden Behandlung gemacht wurden, was die so notwendige Mitarbeit der Patienten stimulierte und insgesamt zu einer mehr gezielten und tiefer reichenden, der Individualität des jeweiligen Patienten besser angepaßten Form der Hypnotherapie führte. Nach Braid war es vor allem O. Vogt, der die praktische Bedeutung der Selbst- (Auto-) Hypnose erkannte und diese in Form von »prophylaktischen Ruhepausen« bei Labilen, Erschöpften und krisenhaft Asthenischen anwendete. Vogt faßte die Hypnose als ein »partielles Wachsein« auf, im Gegensatz zu Pawlow (39), der sie als »partieller Schlaf« bezeichnete, hervorgerufen durch inadäquate, langanhaltende Reize, die bedingte Reflexe auslösen. Diese wirken dann »wie ein punktförmiger Reiz im Gehirn«.

Um den weiteren Ausbau des wissenschaftlichen Hypnotismus in Deutschland haben sich vor allem J. H. Schultz (43, 46), der Begründer der Selbst-Hypnose des Autogenen Trainings und E. Kretschmer mit D. Langen (27, 31) durch die »gestufte Aktivhypnose« und die »zweigleisige Methode« verdient gemacht, weiter der Niederländer B. Stokvis (48, 49, 51, 53), der seine wichtigsten Hypnose-Veröffentlichungen in deutscher Sprache geschrieben hat. Aus Raumgründen kann nicht auf die weitere Entwicklung der Hypnoseforschung in den übrigen Sprachräumen eingegangen werden. Hier liegen gerade in jüngerer Zeit aus anglo-amerikanischen, französischen, italienischen und spanischen, sowie sowjetischen und osteuropäischen Quellen so viele Forschungsergebnisse und Veröffentlichungen vor, daß tatsächlich z.Zt. von einer »Renaissance der Hypnose« gesprochen werden kann, wie J. H. Schultz dies vorausgesehen hat. Diese Entwicklung geht einher mit einer allgemeinen Wiederaufwertung der stützenden und insbesondere auch der suggestiven Methoden bei der Behandlung der Psycho- und vor allem Somato-Neurosen (= psychosomatische Störungen und Erkrankungen) gegenüber den lange Zeit beherrschenden psychoanalytischen. Dazu hat auch die neuere psychoanalytische Forschung selbst beigetragen, etwa mit dem Konzept der »Grundstörung« im Sinne von Balint (2) oder der »phantasie opératoire« der französischen psychoanalytischen Schule bzw. der »Alexithymie«. Siehe die betreffenden Kapitel!

21.1.3 Hypnose

Bei der *Hypnose* handelt es sich nach Stokvis (51) um einen mittels bestimmter Einleitungs-Techniken durch »affektive Faktoren hervorgerufenen Zustand einer (oftmals geringen) Senkung des zuvor eingeengten Bewußtseins, in dem ein Rückschritt der Grundfunktionen der Persönlichkeit (Denken, Fühlen, Wollen) sowie der animalischen Verrichtungen eintritt. Die Einsicht in die reale Situation geht höchst selten verloren. Seine Reaktionsweise in der Hypnose bleibt dem Hypnotisierten fast immer bewußt.«

Das Wesentliche an der Hypnose sind der vor allem auf den Hypnotiseur eingeengte Bewußtseinszustand sowie die unterschiedlich starke Senkung des Bewußtseins, die mit einer erhöhten Suggestibilität einhergeht. Mit diesen Bewußtseinsveränderungen kommt es zu einer Regression, einem Zurückschreiten in frühere (infantile) Entwicklungsstufen mit Wiederherstellung von Verhaltensweisen, die diesen Perioden angehören. Vorrangig ist dabei das Wiederaufleben eines »Gefühlsprimitivismus«. Abgesehen von der frühkindlichen Einstellung der Passivität und Hingabe, kommt dabei das Magisch-Archaische dieser Entwicklungsstufe zur Wiederbelebung. Wie das Kind seinen Eltern, so traut der Patient seinem Hypnotiseur eine magische Potenz zu und gewinnt selber mit Hilfe der Identifikation Anteil an dieser magischen Macht. Bedeutsam für das Gelingen der Hypnose ist eine positive affektive Beziehung zwischen dem Hypnotiseur und dem Hypnotisanden. Diese wird aus *psychoanalytischer Sicht* auch als »infantil-erotische Bindung« bezeichnet. Unter ihrem Einfluß »nimmt die Neigung zur Identifikation mit dem Arzt stark zu, wodurch auf dem Wege der Introjektion die suggerierten Vorstellungen eher angenommen werden, und der Psychismus der Suggestion im engeren Sinne sich leichter vollziehen kann. Diese Neigung zur Identifikation ist zuweilen derartig stark, daß der Hypnotisand in der Befolgung der Suggestionen einen narzißtischen Vorteil erblickt« (Stokvis 51), bzw. sich gelegentlich sogar masochistisch verhält. Dementsprechend wird der Hypnotiseur, je nach seinem mehr autoritären Auftreten als »Vater-Imago« bzw. mehr fürsorglichen als »Mutter-Imago« erlebt.

Bei der Hypnose kann man vereinfacht ein oberflächliches (leichtes) von einem tiefen Stadium unterscheiden. In den Zustand der *leichten Hypnose* kann jeder Mensch versetzt werden, der einsichtig genug und bereit dazu ist. Charakteristisch, wenn auch nicht spezifisch sind: Wach-Sein unterschiedlichen Grades bis zum »Hypnoid« (Zustand unmittelbar vor dem Einschlafen) mit Ruhe, Schwere, Wärme, Müdigkeit, Verlangsamung von Herzaktion und Atmung, eventuell Wachträumen. Therapeutische Suggestionen werden schon in leichter Hypnose mitunter besser akzeptiert und realisiert als in der *tiefen Hypnose*. Kennzeichnend sind hier Schlaferscheinungen unterschiedlichen Grades vom Pseudoschlaf bis zum »echten«, hypnotischen Schlaf. Der Somnambulismus, in dem der Hypnotisierte schlafend mit geschlossenen oder offenen Augen umhergehen kann, in dem Katalepsie auftritt, posthypnotische Suggestionen meist verwirklicht werden und Amnesie besteht, kann sowohl im Pseudo- als auch im echten Schlaf auftreten. Er wird nur relativ selten und dann besonders bei dazu disponierten Hypnotisanden (z.B. besondere Fähigkeiten zur »Ideoplasie«; hysterische Charakterzüge bzw. Verhaltensweisen) oder aufgrund längerer Wiederholung und Vertiefung von Hypnosen erreicht. Der »Rapport« zwischen Hypnotiseur und Hypnotisand bleibt erhalten. Therapeutische Suggestionen und insbesondere posthypnotische werden realisiert, wenn die entsprechenden Voraussetzungen gegeben sind.

Voraussetzung der Hypnotherapie, wie jeder Psychotherapie, ist eine gründliche körperliche und psychische Untersuchung mit Diagnose und Indikationsstellung. Dabei braucht der Hypnotherapeut nicht auf eine körperliche Untersuchung zu verzichten, wenn diese erforderlich ist und soweit sie in seinen Kompetenzbereich fällt. Aus den oben geschilderten Gründen ist es aber verständlich, daß die körperliche Untersuchung mit dem erforderlichen Takt und mit möglichst großer Zurückhaltung durchgeführt wird. Von besonderer Bedeutung ist eine ausreichende *psychische Vorbereitung* des Patienten auf die geplante Hypnotherapie. Dabei hat sich als günstig erwiesen, das ominöse Wort »Hypnose« zu vermeiden und stattdessen von »Ruhe- und Entspannungsbehandlung« zu sprechen. Ein eventueller Zweifel des Patienten, ob es sich bei der geplanten Behandlung nicht doch um Hypnose handle, sollte nicht negiert, aber dadurch entkräftet werden, daß kein automatenhafter Gehorsam, keine lächerliche Zuschaustellung, keine Entlockung von persönlichen Geheimnissen und keine Erinnerungslosigkeit stattfinden, sondern daß es bei dieser Form der Therapie ganz wesentlich auf die Mitarbeit des Patienten ankommt. »Die Leistung liegt bei dem Hypnotisierten, der Hypnotisierende kann ihm die Aufgabe nur erleichtern« (J. H. Schultz 43).

Hypnosen werden sowohl im Sitzen als auch im Liegen durchgeführt. Die Lagerung in der Horizontalen ist für therapeutische Zwecke vorzuziehen. Dabei ist der Patient weniger des Wärmeverlustes als seines Wohlgefühls wegen leicht zuzudecken. Das Äußere des Raumes, in dem Hypnosen stattfinden, ist weniger bedeutungsvoll als das Vertrauensverhältnis zwischen Arzt und Patient. Dieses wird z.B. durch eine anfängliche Pulskontrolle noch gestärkt. Die älteste Form der Einleitungstechnik ist die *Faszinations-Methode*. Der Patient fixiert dabei die Pupillen des Arztes, dieser jedoch eher die Glabella des Patienten, um nicht in die Gefahr einer eigenen Spontanhypnose zu kommen, wenn z.B. der Widerstand des Patienten zu groß und die eigene Ermüdung eventuell mit im Spiele sind. Diese Form der Hypnose-Einleitung wird vor allem von Laien-Hypnotiseuren geübt. Wegen ihres autoritären Unterwerfungscharakters wird sie heutzutage in der ärztlichen Praxis nur noch selten benutzt. Im Vordergrund stehen demgegenüber die Fixations- und die Farbkontrast-Methode mit begleitender Verbal-Suggestion. Bei der *Fixations-Methode* wird ein kleiner, evtl. glänzender Gegenstand (z.B. Zeigefingerkuppe, Reflexhammerende, Kugelschreiberspitze) möglichst nahe fixiert, bis die üblichen Ermüdungserscheinungen der Augen und ein Undeutlichwerden des fixierten Gegenstandes auftreten, was durch begleitende, monotonisierende Verbalsuggestionen der Ruhe, des Wohlgefühls, der Geborgenheit, zunehmender Müdigkeit, Schläfrigkeit, Schwere usw. verstärkt wird, bis der Patient von selbst oder mit Hilfe des Arztes die Augenlider schließt und damit die für den weiteren Behandlungsgang notwendige »optische Subtraktion« und »Introversion« durchführt. Die *Farbkontrast-Methode* beruht auf dem physiologischen Simultan-Kontrast der Farben und wird mit einer Farbtafel (blau-gelb oder rot-grün-Kontrast) durchgeführt. Auftreten der Gegenfarbe im Umkreis der fixierten Farbe sowie damit verbundene weitere Farbsensationen werden verbal begleitet und als Suggestionshilfen benutzt. Die Allgemeinsuggestionen, die zum Augenschluß und zur Introversion führen sollen, sind im übrigen dieselben wie bei der Fixations-Methode.

Ist mit einer der geschilderten Techniken die »neuroorganismische Umschaltung« (J. H. Schultz 43) zu Ruhe, Entspannung und Erholung erreicht worden, so bietet der Patient, äußerlich betrachtet, den Anblick eines ruhig Schlafenden, was zu der irreführenden Bezeichnung »Heilschlaf« geführt hat. In Wirklichkeit handelt es sich dabei nur um einen behaglichen Ruhezustand, in dem eine gesteigerte Suggestibilität gegenüber verbalen und haptischen Reizen besteht. Alle kontrollierbaren Körperfunktionen zeigen eine gelöste Mittelstellung. Die willkürliche Körpermuskulatur ist entspannt (= Schweregefühl). Die oberflächlichen Hautgefäße sind ebenfalls entspannt, erweitert und mehrdurchblutet (= Wärmegefühl). Die Atmung ist nach anfänglicher Unruhe- und Angst-Beschleunigung ruhig und regelmäßig, ebenso der Herzschlag. Befragt man die Patienten nach einem solchen Zustand über ihr Selbsterleben, so geben sie in der Regel an, daß sie sich sehr ruhig und ausgesprochen wohl gefühlt hätten. Es ist verständlich, daß dieser Ruhe-, Entspannungs- und Erholungszustand in vielen Fällen von »konstitutioneller Nervosität« (Bumke 9, J.H. Schultz 42), »vegetativer Stigmatisierung« (von Bergmann 5), »funktionellen Syndromen« (von Uexküll 56, 57) mit ihren vielfältigen psycho-vegetativen Symptomen als wiederholt durchgeführte Behandlungsmaßnahme mitunter allein ausreicht oder in schwierigen Fällen bis zu Schlafhypnosen unterschiedlicher Dauer vertieft bzw. verlängert werden muß. Bei speziellen Krankheitsindikationen und -symptomen wird die hypnotische Beeinflussung durch gezielte Verbalsuggestionen in die gewünschte Richtung weiter fortgesetzt und ausgebaut. Dabei ist die Redaktion der Suggestionen wichtig. Diese sollen ruhig, klar, sicher und insbesondere anschaulich gegeben werden, unter Einschluß der den Suggestionsvorgang allgemein begünstigenden Hilfsmittel der Wiederholung und der Monotonie.

Haptische Suggestionen, z.B. in Form von Hand-Auflegen auf bestimmte Organbereiche, »passes« (= »Mesmerische Striche«, die im Abstand einiger Zentimeter vom Körper des Patienten vorgenommen werden) sind aus den oben angeführten psychologischen Gründen in der Hypnose nur zurückhaltend zur Verstärkung der Verbalsuggestionen vorzunehmen (Vorsicht vor der »infantil-erotischen Bindung«). Die Reichweite dieser gezielten hypnotischen Suggestionen ist, entsprechend der ganzheitlichen Wirkungsweise von Suggestionen, wie sie weiter oben ausgeführt wurde, außerordentlich groß und erstreckt sich auf die gesamten vegetativen Regulationen innerer Organsysteme. Im Prinzip ergibt sich von daher eine ausgedehnte Wirkungs- und Verwendungsmöglichkeit der Hypnose. »Gleichgültig, ob es sich um einen organisch gesunden oder kranken Organismus handelt, kann grundsätzlich Hypnose (oder Psychotherapie anderer Form) Heilwirkungen entfalten, soweit funktionelles Geschehen reicht.« Diese Bemerkung von J. H. Schultz (43) bezieht sich u.a. auch auf den Schmerz, von dem bekannt ist, daß er in besonderer Weise hypnosuggestiv beeinflußbar ist. Das hat z.B. dazu geführt, daß Operationen und Entbindungen in hypnotischer Analgesie durchgeführt worden sind. Selbstverständlich ist dabei Rücksicht auf die Signalfunktion des Schmerzes zu nehmen.

Entsprechend der Reichweite hypnosuggestiver Wirkungsmöglichkeiten, ist es schwer, eine Indikationsliste aufzustellen. Ehe dies geschieht, sollen noch einige wichtige Punkte besprochen werden. Unter diesen steht die *Desuggestionierung* an erster Stelle, die in einer dem individuellen Verlauf der jeweiligen Hypnose angepaßten Form zu geschehen hat, bei der möglichst alle Suggestionen in einer schonenden Form wieder zurückgenommen werden, die eventuelle Störungen des Wohlbefindens nach dem Aufwecken verursachen können. Vor allem sind dies jene der Müdigkeit, Schläfrigkeit und Schwere, während Ruhe, Erholung und Entspannung posthypnotisch fixiert werden. Die Zurücknahme des hypnotischen Zustandes geschieht entweder drei- oder besser sechszeitig. Die Dauer der Hypnose wird unterschiedlich beurteilt. Zeiten von einer viertel- bis zu einer halben Stunde reichen aber für gewöhnlich aus. Auch über die Anzahl der Wiederholungen bestehen Differenzen in der Literatur. J. H. Schultz rät, nicht zu früh abzubrechen. Als Anhalt mögen 30 bis 50 Hypnosen gelten, die je nach den Umständen in Form einer großen hypnotischen Kur (1. Woche 2 × tgl., 2. Woche 1 × tgl., 3. Woche 3 × wchtl., 4. Woche 2 × wchtl., 5. und 6. Woche 1 × wchtl., dann alle 14 Tage, alle Monate je eine Behandlung) oder 2 bis 3 mal wöchentlich stattfinden. Auch in der Hypnotherapie gilt das alte Sprichwort, wie in der Psychotherapie insgesamt: »Langsam aber sicher!« Die besten Hypnose-Zeiten werden bestimmt durch den jeweiligen Tagesablauf des Patienten und die Zeiten ausreichender Konzentration und Hingabefähigkeit. Diese Zeiten sollten nach Möglichkeit bei den Wiederholungen beibehalten werden. Die *Einzelbehandlung* ist im allgemeinen der *Gruppenbehandlung* vorzuziehen, im Gegensatz zum Autogenen Training. Das »Mehrkammersystem« ist unter seriösen Psychotherapeuten umstritten und birgt die Gefahr einer schablonenhaften statt individualisierenden Hypnotherapie in sich. Dieser letzte Einwand wird auch gegen die »Ablations-Hypnose« vorgebracht. Dabei wird der Hypnosevorgang vom Hypnotiseur abgetrennt und durch verschiedene Hilfsmittel ersetzt (u.a. Signalhypnose mit Farbtafel und selbstgesprochener Formel, Schallplattenhypnose, Tonbandhypnose etc.).

Leuner und Schroeter (35) haben einen aufschlußreichen Überblick über die *Indikationen* und *spezifischen Applikationen* der Hypnotherapie gegeben. In ihm beziehen sie sich hinsichtlich der psychosomatischen Krankheiten auf Spiegelberg (41), der unter den Indikationen 1. Grades aufführt:

Asthma bronchiale, Ulcus pepticum, Colitis ulcerosa, irritables Colon, habituelle Obstipation, Ösophago- und Kardiospasmus (Achalasie), Herzphobie, Brady- und Tachykardien, juveniler Hypertonus. Unter den Indikationen 2. Grades finden sich: Adipositas, Cholezystopathien, Pankreopathien, pectanginöse Syndrome, periphere Durchblutungsstörungen, gastro-intestinale und kardiovaskuläre »Dysfunktionen«, essentielle Hypertonie, Migräne.

Als Indikationen 3. Grades werden angegeben:

Anorexia nervosa, Hyperthyreose, Zustände nach Herz- und Lungenoperationen, chronischer Gelenkrheumatismus, pulmonale Tuberkulose, Hämophilie, Schmerzbekämpfung bei Malignomen und Operationen. Nicht aufgeführt sind hier z.B. die besonders dankbaren Angstzustände und Schlafstörungen und die vielfach dadurch komplizierten somatopsychischen Krankheiten (= chronische Körperkrankheiten mit psychischer Überlagerung). Hier, wie allgemein, zeigt sich, daß die Hypnose eine weitreichende und wertvolle unterstützende Funktion im Rahmen einer mehrdimensionalen psychosomatischen Therapie ausüben kann. Wie J.H. Schultz (43) jedoch ausführt, bleibt der Wach-Psychotherapie stets die führende Rolle. »Die Hypnotherapie ist nur eine spezielle Form, eine Unterstützung der gesamten Psychotherapie, in vielen Fällen darum besonders wirksam, weil die Hypnose einen Zustand »gesteigerter Suggestibilität« und, bei anderer Leitung, der Minderleistung darstellt, die der Erholung dienen kann«. Bei einer Aufzählung und Besprechung der Indikationen der Hypnose darf eine Erwähnung der *Kontraindikationen* nicht fehlen. Hierzu gehören in erster Linie alle Formen von Psychosen sowie die paranoischen Entwicklungen. Eine Ausnahme macht jedoch die Involutionsdepression, bei der sich, entweder in Kombination mit einer antidepressiven Therapie oder in der Nachbehandlung, mitunter gute Heilerfolge zeigen. Auch bei larvierter Depression kann die Hypnose in Kombination mit anderen psychotherapeutischen Verfahren eventuell eine gute Hilfe sein. Weitere Kontraindikationen sind Vergewaltigungserlebnisse in der Vorgeschichte, soweit diese noch nicht aufgearbeitet worden sind und deshalb hypnotisch reaktiviert werden können. Es versteht sich von selbst, daß Patienten mit einer »negativen Suggestibilität« bzw. einer ablehnenden Einstellung zur Hypnose aus den verschiedensten Gründen sowie sehr Erregte und Ängstliche nicht dazu veranlaßt bzw. überredet werden sollten. Einen Hinderungsgrund stellen auch engere persönliche Beziehungen zwischen Hypnotiseur und Hypnotisand dar. Hysterisch strukturierte Patienten sind mit Vorsicht zu hypnotisieren, am besten in Gegenwart einer vertrauensvollen dritten Person.

21.1.4 Hypnokatharsis (Psychokatharsis).

Hierbei handelt es sich um eine Variante der Hypnose, bei der diese als Hilfsmittel benutzt wird, um unbewußte Konfliktsituationen aufzudecken und damit verbundene »eingeklemmte Affekte« zur »Abreaktion« zu bringen. Diese Methode wurde zuerst von Breuer und Freud (15) entwickelt und zum Ausgangspunkt der Psychoanalyse gemacht. Durch den vom Arzt provozierten und geleiteten Affektausdruck des pathogenetisch bedeutsamen psychischen Traumas kommt es unter günstigen Umständen zu einer »Reinigung der Seele« (Katharsis im Sinne von Aristoteles) und damit zu einer nachträglichen Konfliktlösung unter therapeutischen Bedingungen. Stokvis (48) legt dabei besonderen Wert auf eine »tiefgreifende epikritische Nachschau« im Anschluß an die Hypnose. Wenn auch die Hypermnesie und gesteigerte Integrationsfähigkeit für frühere Konflikterlebnisse in der Hypnose günstige Voraussetzungen für einen Behandlungserfolg darstellen, so muß doch gerade bei psychosomatisch Kranken auch auf die Gefahren hingewiesen werden, die mit einer affektiven Wiederbelebung und Abreaktion psychischer Traumen aufgrund der starken begleitenden vegetativen Erregungen einhergehen. Das Risiko, das darin enthalten ist, muß von dem die Hypnokatharsis durchführenden Arzt sorgfältig abgewogen werden. Das gilt besonders für psychosomatische Krankheiten mit Organschaden und mit Neigung zur Dekompensation. In enger Beziehung zur Hypnokatharsis steht auch die *Narkoanalyse*. Hier wird eine kurze Narkose z.B. mit Pentothal oder Narkonumal dazu benutzt, um in der Einschlaf- und vor allem in der Wiederaufwach-Phase eine Katharsis von pathogenetisch bedeutsamen psychischen Traumen durch eine gezielte Exploration zu erreichen. Die Narkoanalyse hat in den letzten Kriegsjahren und in der ersten Nachkriegszeit eine vorübergehende Rolle als psychotherapeutische Kurztherapie gespielt, ist dann aber bald wegen ihres insgesamt unpsychotherapeutischen Geschehens aus dem Blickfeld getreten. Das betrifft auch Versuche, die in ähnliche Richtung mit *Halluzinogenen* (= Psychodysleptica = Phantastica) wie Lysergsäure-diäthylamid (LSD) oder Psilocybin (= Wirkstoff des mexikanischen Zauberpilzes (Teonanàcatl) zur Unterstützung der psychotherapeutischen Behandlung vorgenommen wurden. Mit Hilfe rauschartiger Zustände wurde hier versucht, die affektive Entäußerungsfähigkeit, vor allem von gehemmten Patienten, zu erleichtern (Leuner 33).

21.1.5 Gestufte Aktivhypnose, zweigleisige Methode.

Diese von E. Kretschmer (27) entwickelte und von D. Langen (31) weiter ausgebaute psychotherapeutische Methode stellt »die direkte Form einer auf Selbstübung aufgebauten Autohypnose dar. In der Praxis ist die gestufte Aktivhypnose immer gekoppelt an einen selbständigen, zeitlich befristeten analytischen Arbeitsgang, der außer einer detaillierten Aufarbeitung des aktuellen Konfliktes mit all seinen reaktiven und charakterogenen Verzahnungen auch mit einer Charakteranalyse sowie mit einer psychagogischen Endführung verbunden ist. Aus der Kombination beider therapeutischer Züge resultiert die »zweigleisige Methode« nach E. Kretschmer.« Die Durchführung gliedert sich in 4 Abschnitte:

1. Erlernen der psychotherapeutischen Grundübungen des Autogenen Trainings (Ruhe und Schwere, Wär-

me), z.T. mit Begleitsprechen des Arztes bei gemeinsamen Übungen.
2. Aktive Erlernung der Fixierübung (siehe Hypnose, Einleitungstechniken, S. 412) mit Erzielung hypnoider Zustände und anschließender Vertiefung der Hypnose durch den Arzt, bei zunehmender Verlängerung der einzelnen Hypnosen bis zu einer halben und einer Stunde.
3. Therapeutische Anwendung der Hypnose mit aus der Analyse gewonnenen »wandspruchartigen Leitsätzen«. Die gleichzeitig durchgeführte »steuernde Analyse« konfliktzentrierten Charakters tritt jetzt zurück. Daraus gewonnene »wandspruchartige Leitsätze« (= formelhafte Vorsatzbildungen des Autogenen Trainings) werden nun systematisch in die gestufte Aktivhypnose eingebaut. Zunächst sollen dabei störende Faktoren (z.B. Leitsymptome) zur »Indifferenz« gebracht werden. Dann wird versucht, die Charaktereigenschaften anzusprechen, die der Patient aus eigener Kraft nicht mobilisieren kann.
4. Selbsttätige Weiterführung der Entspannungsübungen und gelegentliche Hypnosen in größer werdenden Zeitabständen. Dieser Abschnitt stellt eine Kombination von den unter 1. aufgeführten beiden Grundübungen mit »wandspruchartigen Leitsprüchen« dar. Immer ist auf ein exaktes Zurücknehmen am Ende der Übungen zu achten, ähnlich dem bei Hypnosen bzw. Autogenem Training.

Die Besonderheiten der gestuften Aktivhypnose gegenüber dem Autogenen Training bestehen darin, daß der Lernvorgang einmal durch das dem jeweiligen Übungsstand des Patienten angepaßte begleitende Vorsprechen des Arztes beschleunigt wird, zum anderen, daß der hypnoide Zustand durch die Fixierübungen weiter vertieft wird. Im übrigen ist die gestufte Aktivhypnose dem Autogenen Training sehr ähnlich, wie Langen mit Recht hervorhebt. Der Indikationsbereich der gestuften Aktivhypnose ist etwas enger als der des Autogenen Trainings, weil er nicht so weit in den psychohygienischen Bereich hineinreicht. Von Ausnahmen abgesehen, wird sie vor allem bei »seelischen Störungen« (= Neurosen) mit Erfolg angewendet, die von den Fremdneurosen im Sinne von J. H. Schultz über die Rand- und Schichtneurosen, die abnormen Persönlichkeiten – einschließlich der Kernneurosen –, die Medikamentenabhängigkeit und den Alkoholabusus, die Störungen des Sexualtriebes bis zu den vegetativen Regulationsstörungen bzw. psychosomatischen Krankheiten im engeren Sinne reichen. Die psychosomatischen Störungen und Krankheiten sind nach Stokvis und Langen (53) »die Domäne kombinierter psychotherapeutischer Verfahren, da ausschließlich analytische Behandlungen aus mehreren Gründen nur bei etwa 10–20% der Kranken in Frage kommen«. Für die Kontraindikationen gelten die gleichen Gesichtspunkte wie beim Autogenen Training. Hinzu kommt: hysterisch strukturierten Persönlichkeiten wird nur selten vorgesprochen. Die Fixierübung unterbleibt oder wird, falls mehrere Ärzte zur Verfügung stehen, von einem anderen Arzt durchgeführt.

21.1.6 Wachsuggestive Verfahren

21.1.6.1 Allgemeines

Grundsätzlich ist bei jeder ärztlichen, insbesondere therapeutischen und erst recht psychotherapeutischen Tätigkeit die Suggestion in unterschiedlicher Weise und Stärke mit im Spiel, ob es sich dabei um die Verordnung von Medikamenten und Bettruhe, von Diät und Kuren, um die Anwendung von physikalischen Heilmitteln jeglicher Art oder um die in der Arzt-Patient-Beziehung immer wieder zu Worte kommende »Beeinflussung der inneren Haltung« des Patienten handelt, wie z.B. in Form von Beruhigung, Bagatellisierung, Ignorierung, Überredung (Persuasion), Tröstung und Ermutigung, bzw. um »Beeinflussung der äußeren Haltung« z.B. durch Ablenkung und Zerstreuung, Übung, Isolierung, Milieuwechsel usw. Das gilt auch für die Psychoanalyse, wo die Suggestion durch ihre ständige Bearbeitung bewußt klein gehalten wird, für die Verhaltenstherapie, wo dies durch eine möglichst rationale Versuchsanordnung geschieht, und erst recht für das Psychodrama, wo sie eine sehr große Bedeutung hat, um nur einige wenige Beispiele aus dem engeren Kreis psychotherapeutischer Methoden zu nennen. Es würde im Rahmen dieser Abhandlung zu weit gehen, auf die zahlreichen speziellen wachsuggestiven Verfahren einzugehen, die z.T. auf uraltes ärztliches Allgemeingut gegründet sind, z.T. nicht mehr in unsere Zeit hineinpassen. Das gilt auch für die in den 20iger Jahren bekannt gewordene und vorübergehend in große Mode gekommene Methode von Coué (11), eine passiv autosuggestive Methode, bei der zweifellos aber auch hypnosuggestive und massensuggestive Faktoren mitwirksam waren. Erwähnt werden hier nur 2 Methoden, die die Polarität wachsuggestiver Verfahren aufzeigen sollen.

21.1.6.2 Persuasion

Diese von P. Dubois (12) um die Jahrhundertwende entwickelte Methode der »Überzeugung« des Patienten von der scheinbaren Widersinnigkeit seines Krankheitszustandes hat zum Ziel, mittels rationaler Psychotherapie »mit sanfter Geduld den Patienten aufzuklären, wobei man die Gesprächsform jeweils seinen geistigen Fähigkeiten anpaßt«. In Wirklichkeit handelt es sich dabei aber auch, wie Stokvis mit Recht hervorhebt, zur Hauptsache um Suggestivwirkungen, die von der eindrucksvollen Persönlichkeit dieses Arztes, seiner Eloquenz sowie seiner eigenen, festen Überzeugung von der Echtheit und Richtigkeit seiner Methode ausgingen. Dubois hat auch versucht, Patienten mit sonst nicht beeinflußbaren Schlafstörungen zur inneren Annahme des Nicht-Schlafen-Könnens zu bringen. Diese Idee findet später bei Baudouin (3) ihre Bestätigung in dem Gesetz »der das Gegenteil bewirkenden Anstrengung« und zuletzt bei Frankl (14) ihre Weiterentwicklung in Form der Technik der »paradoxen Intention« (= intensiver Willensentschluß, das leidvoll erlebte oder gefürchtete Symptom mit allen Kräften herbeizuführen, was unter günstigen Voraussetzungen dessen Verschwinden bewirkt). Auch die von Dubois empfohlene Nichtbeachtung von Krankheitssymptomen bzw. Indifferenzhaltung ihnen gegenüber findet sich bei Frankl wieder als Technik der »Dereflexion«.

21.1.6.3 Protreptik

Als spezielle Methode der Behandlung funktioneller und insbesondere grobhysterischer Symptome hat E. Kretschmer (29) am Modell der Dressur ein Verfahren entwickelt, das als »einzeitige aktive Reiztherapie« mittels kräftiger sensorischer, insbesondere faradischer Reize in Kombination mit verbalen Reizen und dadurch hervorgerufenen unangenehmen Affekten neurotische Fehlhaltungen in möglichst einer Sitzung in eine normale Verfassung überführen soll. Positive Indikationen haben nach W. Kretschmer (29) folgende Leiden: Blindheit, Taubheit, Anästhesie, Aphonie, schlaffe und tonisierte Extremitätenlähmungen, Tremor, Steh- und Gehunfähigkeit bei Hysterie. Dabei spielt es keine Rolle, ob diese Störungen akut (etwa durch Schreck) oder langsam im Verlauf eines Lebenskonfliktes bzw. als hysterische Fixierung und Überlagerung früherer Organschäden entstanden sind. Gegenindikationen sind: hysterischer Dämmerzustand mit Bewegungssturm oder Stupor, Organneurosen, vegetativ-funktionelle und schmerzhafte Konversionssymptome, schwächende bzw. gefährliche organische Begleitkrankheiten, komplizierte Neurosen, insbesondere Psychoneurosen und Psychosen. Wichtig ist zur Erhaltung des Behandlungserfolges eine konsequente Nachbehandlung im unmittelbaren Anschluß an die Protreptik mittels Übungstherapie und Psychagogik.

21.2 Übende Verfahren

21.2.1 Vorbemerkungen zum Übungsbegriff

Übung ist nach Jaspers (23) »die Steigerung der Leichtigkeit, Schnelligkeit und Gleichmäßigkeit einer Leistung durch deren Wiederholung. Diese geschieht z.T. durch Mechanisierung ursprünglich mehr absichtlicher, willkürlicher seelischer Leistungen zu mehr reflektorischen, mechanisch ablaufenden«. Ebenso wie die Suggestion ist die Übung ein allgemein menschliches Wirkungsprinzip, das sich von der »immanenten Übung« (= biologisch vorhandene, aber nicht durch Leistungssteigerung zutage tretende Übung mit dem Ziel, unter geringem Energieaufwand das leistungsübliche Maß zu erreichen bzw. zu erhalten) über die psychophysische Fähigkeits- und Fertigkeitsschulung in Schule, Universität und Beruf bis hin zur Rehabilitation (= Wiederherstellung verloren gegangener Fähigkeiten durch Übung und Umübung) erstreckt. Auch hier unterscheiden wir zwischen einer positiven (erfolgreichen) und negativen Übung (»Paradoxübung« = Leistungsverschlechterung aus Unlust und Hemmung). In der *Psychotherapie* ist der Mechanismus der Übung und der mit ihm eng verbundene des Lernens in allen Methoden mit enthalten und wirksam. Besonders deutlich ist dies bei der Verhaltenstherapie. Die speziellen psychotherapeutischen Übungsmethoden haben zum Inhalt, daß der Kranke nach bestimmten Vorschriften an sich selber arbeitet, und zum Ziel, daß auf diese Weise therapeutisch »erwünschte Veränderungen der seelischen Haltung« erreicht und neue »Fähigkeiten erworben werden«. Zwischen den übenden und den suggestiven, insbesondere autosuggestiven Verfahren sind die Grenzziehungen oft schwer durchführbar, und es bestehen fließende Übergänge, wobei im einen Falle der Akzent mehr auf dem Suggestiv-, im anderen mehr auf dem Übungsfaktor liegt.

21.2.2 Autogenes Training

Das Autogene Training (A.T.) ist das klassische Beispiel einer psychotherapeutischen Methode, bei dem sich Autosuggestion und Übung zu einer Einheit verbinden. Dieses aus dem Selbst (griech. = autos) entstehende (griech. = genos) Üben (= Training) ist eine »aus alten und sicheren ärztlichen Erfahrungen der Hypnose« hervorgegangene Methode der Selbst-(Auto-)Hypnose.

Das A.T. wurde aus Anregungen von Vogt (»prophylaktische Ruhepausen«) und auf der Grundlage von Selbsterfahrungen hypnotisierter Versuchspersonen in den zwanziger Jahren von J.H. Schultz (46, 47) entwickelt und zu einer vorbildlich klaren, systematischen Selbstentspannungsmethode ausgebaut, deren weitreichendes Wirkungsspektrum von der Psychohygiene bis zur Psychotherapie reicht. So wird es z.B. in der Schule, im Betrieb, im Sport – einschl. des Leistungssportes – eingesetzt, um hier das Gleichmaß zwischen Spannung und Entspannung zu wahren und damit gesundheitlichen Störungen, die aus anhaltenden Überspannungen, aus Streß etc. herrühren, vorbeugend zu begegnen. Zahlreiche Volkshochschulen vermitteln das A.T. an Interessierte und Bedürftige. Der wichtigste Anwendungsbereich liegt aber zweifellos im Bereich der Heilkunde und hier besonders dem der Psychotherapie, wo es, wie Schultz ausführt, bei einem größeren Prozentsatz funktionell Gestörter oft schon allein ausreicht, um wieder eine »eutone Mittellage« herzustellen, in anderen Fällen und insbesondere bei den psychosomatischen Krankheiten im engeren Sinne wie auch bei den Psychoneurosen eine wichtige und vielfach unentbehrliche psychotherapeutische Hilfe darstellt. »Das Prinzip der Methode ist darin gegeben, durch bestimmte physiologisch rationale Übungen eine allgemeine Umschaltung der Versuchsperson herbeizuführen, die in Analogie zu den älteren fremdhypnotischen Feststellungen alle Leistungen erlaubt, die den echten suggestiven Zuständen eigentümlich sind.« Dabei kann das A.T. einmal als »übungsmäßig erworbene Umschaltung von Körpersystemen« betrachtet werden, »deren Funktionsänderung wieder den Gesamtzustand in erwünschter Weise beeinflußt«, zum anderen, als eine Umkehrung des Ausdrucksgesetzes, in dem Funktionen, die sonst unter dem Einfluß affektiver Erregungen sich verändern, nunmehr durch selbst gesetzte Veränderungen gewissermaßen einen rückwirkenden Einfluß ausüben«. Entspannung im A.T. ist, wie Schultz weiter darstellt »nicht nur Mittel und Weg zur Versenkungsruhe, sondern auch Wert an sich. Alles gesunde Lebendige wogt zwischen den Polen Spannung – Entspannung; das gesunde Tier ohne Tätigkeit schläft! Der Mensch von heute braucht ein Höchstmaß von spannender Leistung und spannender Selbstbeherrschung; daher ›verkrampft‹ er sich leicht, so daß ganz grob mechanische Dinge wie die Atmung, Verdauung usw. notleiden, vom Lebensgefühl und höheren Seelenleben ganz zu schweigen. Das A.T. verlangt zwar unbedingten und ausdauernden Einsatz der inneren Sammlung (Konzentration), es benutzt aber nicht den bewußten Willen, sondern eine innere Hingabe an bestimmte Übungs-Einbildungen«. – Die konzentrative Selbstentspannung des A.T. hat also den Sinn, mit genau vorgeschriebenen Übungen sich immer mehr innerlich zu lösen und zu versenken und so eine von innen kommende Umschaltung des gesamten Organismus zu erreichen, die es erlaubt, Gesundes zu stärken, Ungesundes zu mindern oder abzustellen. Wie der Mensch, der Lesen gelernt hat, nun lebenslänglich lesen ›muß‹, wenn er Schriftzeichen sieht, ›muß‹ dem autogen Trainierten eine entsprechend gelassene Haltung zur zweiten Natur werden. Wir sprechen von einem ›erworbenen Vollzugszwang im normalen Seelenleben‹«. Dabei kann grundsätzlich alles aus eigener Leistung erreicht werden, was auch in der Hypnose hinsichtlich Entspannung und Versenkung erreicht wird. Allerdings ist zu berücksichtigen, daß es allgemein schwerer ist, sich selbst zu hypnotisieren, als hypnotisiert zu werden, und daß die zur erhöhten Suggestibilität und Autosuggestibilität führende Bewußtseinssenkung und -einengung für gewöhnlich nicht so stark ist wie in der Hypnose. Das hat auch Kretschmer (27) und Langen (31) dazu gebracht, die Variante der »gestuften Aktivhypnose« zu entwickeln. Deshalb sind »sorgfältige und ausdauernde Mitarbeit und ausreichende Selbstverfügung der Versuchspersonen (V.P.)« wichtige Voraussetzungen erfolgreicher Selbst-Behandlung, und es dauert immer sehr viel länger, ehe sich die Heilerfolge einstellen als bei der Hypnose. Deshalb schreibt Schultz aus eigener kritischer Grundhaltung heraus, die sich wohltuend von vielen unkritischen Propagierungen des A.T. in jüngster Zeit abhebt, einschränkend: »Je gesünder V.P. seelisch, umso besser gelingt die Einarbeitung und umso günstiger ist die Aussicht auf Erfolg«.

Zu den erreichbaren *Zielen* des A.T. gehören:
1. Selbstentspannung, insbesondere der willkürlichen Körpermuskulatur und der Blutgefäße, hier vor allem der oberflächlichen Hautgefäße.
2. Selbstruhigstellung mit Entängstigung durch »Resonanzdämpfung des Affektes«; von daher auch Schlafförderung.
3. Erholung mit Leistungssteigerung (z.B. Gedächtnis).
4. Selbstregulierung sonst ›unwillkürlicher‹ Körperfunktionen (z.B. Herz-Kreislauf-, Atmungs-, Verdauungssystem).
5. Schmerzlinderung bzw. -abstellung.
6. Selbstkritik und Selbstkontrolle durch Innenschau in der Versenkung.
7. Selbstbestimmung durch in der Versenkung eingebaute formelhafte Vorsätze, die wie posthypnotische Suggestionen automatisch wirken.

Wie schon unter den Voraussetzungen zur Hypnotherapie erwähnt, ist u.a. eine ausreichende *psychische Vorbereitung* des Patienten unbedingt erforderlich, um ihm das nötige Verständnis und die erforderliche Motivation zur aktiven Mitarbeit an seiner Gesundung zu vermitteln. Wir tun dies in Gestalt eines 2-stündigen Aufklärungsvortrages mit klaren Anleitungen zur praktischen Durchführung des Trainings für die jeweilige Patientengruppe. Wie schon im Kapitel Hypnose ausgeführt, ziehen wir dort eine Einzelbehandlung, beim A.T. jedoch die Gruppentherapie vor, sowohl aus zeitlich-ökonomischen Gründen, als auch im Hinblick auf didaktische Gesichtspunkte, insbesondere auf eine Verbesserung des Verständnisses durch die zahlreichen Zwischenfragen der Beteiligten wie auf eine allgemeine Verstärkung der aktiven Mitarbeit durch die lebendigen und inhaltsreichen Gruppendiskussionen über die Selbsterfahrung der einzelnen Teilnehmer, über ihre Schwierigkeiten und Fehler im A.T. sowie die diesbezüglichen Erklärungen, Ratschläge und Hilfen zu deren Behebung.

Wie bei zahlreichen ostasiatischen Meditationspraktiken und insbesondere beim Yoga erleichtern bzw. ermöglichen bestimmte *Übungshaltungen* (»Asanas«) die Selbstentspannung und -versenkung. Diese sind für das A.T.:
1. *Liegehaltung* in horizontaler Rückenlage mit den Armen über einer leichten Zudecke, mit im Ellbogen abgewinkelten Armen, pronierten Händen und mit Adduktoren-Entspannung der Beine. Siehe *Abb. 1*.
2. *Droschkenkutscherhaltung* auf einem Hocker oder Stuhl ohne Seitenlehnen (ca. 10 cm von der Rückenlehne entfernt) mit im Knochen-Gelenk-Bandapparat der Wirbelsäule möglichst entspannt ruhendem Rumpf, leicht nach vorn fallendem Kopf, zwanglos aufgestellten und gespreizten Beinen, auf deren Oberschenkeln die Unterarme ruhen, während die Hände locker in den Schoß fallen. Siehe *Abb. 2*.
3. *Passive Sitzhaltung* in einem bequemen Lehnsessel. Siehe *Abb. 3*.

Weitere *Voraussetzungen* für die A.T.-Übungen sind der Augenschluß, analog zum »reflektorischen Lidschluß« bei den Einleitungstechniken der Hypnose, ein abgedunkelter, möglichst geräuscharmer (notfalls ein sogenannter dunkler »Augentröster« vor den Augen, Ohropax in den Ohren) und angenehm temperierter Raum. Notwendig ist mindestens 2–3 maliges tägliches Üben in einer der angegebenen Haltungen, wobei ein täglicher Wechsel zwischen Liege- und Sitzhaltungen günstig ist. Die Übungen sollen möglichst zu den gleichen

Suggestive und übende Verfahren

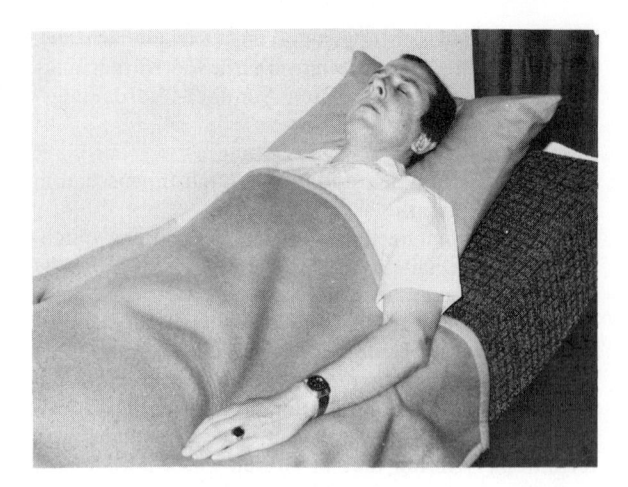

Abb. 1. Liegehaltung in horizontaler Rückenlage des Autogenen Trainings. Näheres Siehe Text!

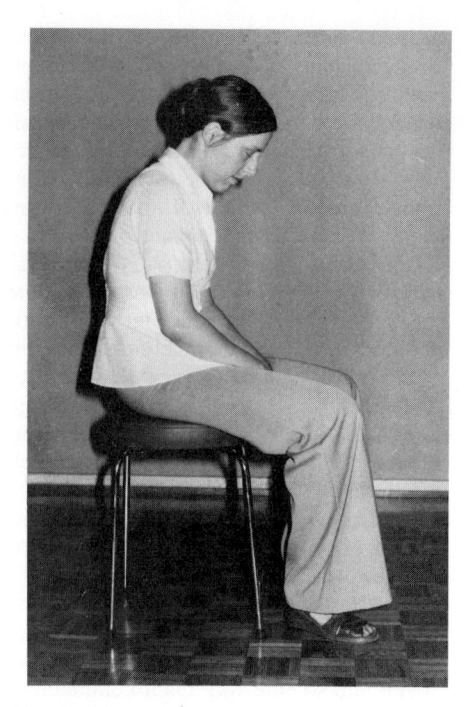

Abb. 2. Droschkenkutscherhaltung des Autogenen Trainings.

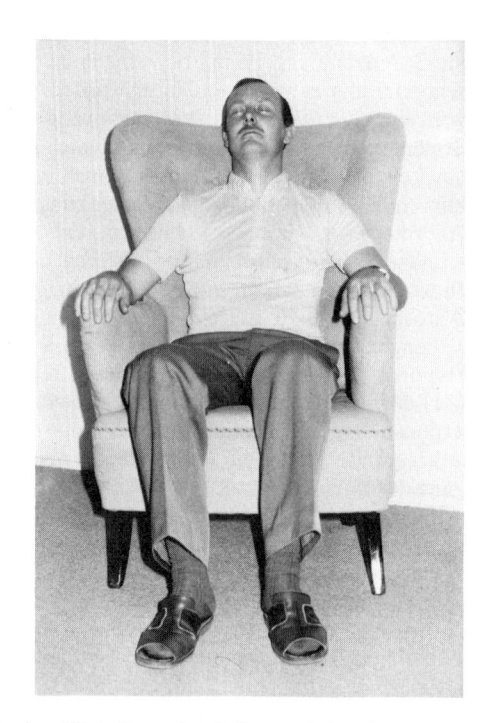

Abb. 3. Passive Sitzhaltung im Lehnsessel im Autogenen Training.

Zeiten stattfinden, die für die konzentrative Selbstversenkung am besten geeignet sind. Die Übungszeiten sollen im Anfang nicht zu lang sein, um die Übungen nicht durch ein »zu gut machen wollen« in Gefahr zu bringen, brauchen aber doch nach unseren Erfahrungen zwischen 3 und 10 Minuten Dauer, um gelingen zu können. Eventuell empfiehlt sich bei starker Unruhe und Erwartungsspannung eine Zweiteilung in eine Vor- und eine Nachübung jeweils. Unentbehrlich, wie bei der Hypnose (siehe Desuggestionierung!), ist das »Zurücknehmen« der einzelnen Übungen, das vor allem der Muskelentspannung (= Schwere) und allgemeinen Entspannung (= Ruhe), der optischen Subtraktion und Introversion (= Augenschluß und Selbstversenkung) gilt und dreizeitig durchgeführt wird mit dem kurzen Formelkommando:

1. *Arm(e) fest!* Dabei werden die Arme im Ellbogen ein paarmal kräftig gebeugt und gestreckt.
2. *Tief atmen!* Es wird tief ein- und ausgeatmet.
3. *Augen auf!* Die Augen werden wieder weit geöffnet.

Die Zurücknahme (Weckreiz) erfolgt jedoch nicht, wenn das A. T. als Einschlafhilfe benutzt wird. Dann dreht sich der Patient im Hypnoid in die gewohnte Schlafhaltung um, um einzuschlafen, und das A. T. löst sich im Schlaf ohne Zurücknahme ganz von selbst wieder auf. Ausnahmen sind einzelne Perfektionisten, die nicht einschlafen können, ehe sie nicht eine ihnen gegebene Vorschrift von A–Z erfüllt haben.

Das A. T. hat einen sechsstufigen *Übungsaufbau*. Die einzelnen Übungen werden im Abstand von gewöhnlich 14 Tagen erlernt, wozu die Patientengruppe jeweils wieder zusammenkommt, die Erfahrungen mit der vorausgegangenen Übung diskutiert, und in die nächste Übung eingeführt wird.

1. Schwereübung. Sie dient der Muskelentspannung, die bekanntlich als schwer empfunden wird. Die Übung erstreckt sich zuerst auf den dominanten Arm, um die Konzentration nicht zu überfordern, und generalisiert sich für gewöhnlich im weiteren Übungsverlauf ganz von selbst auf den übrigen Körper, wobei die autosuggestive Formel dem jeweiligen Übungszustand angepaßt wird.

Zu Beginn heißt es:
1. »Der rechte (linke) Arm ist ganz schwer« (ca. 6 × wiederholt);
2. »Ich bin ganz ruhig« (ca. 2 × wiederholt).

2. Wärmeübung: Diese dient der Blutgefäßentspannung und verfährt analog zu 1.
Anfangsformel:
1. »Der rechte (linke) Arm ist ganz warm« (ca. 6 × wiederholt);
2. »Ich bin ganz ruhig« (ca. 2 × wiederholt).

Die Wärmeübung wird nicht gesondert zurückgenommen, da sich die Blutgefäße spontan wieder einregulieren.

Die Übungen 1 und 2 sind für sich allein schon vielfach ausreichend für eine Selbstentspannung, -ruhigstellung und -versenkung mit den oben angegebenen Leistungen der affektiven Resonanzdämpfung, der Erholung und der Leistungssteigerung. Auch kommt es dadurch schon zu einer induktiven Entspannungswirkung auf die in ihren Regulationen gestörten anderen Organsysteme. Deshalb haben Kretschmer und Langen auf die anderen Übungen des A. T. verzichtet. Für die psychosomatischen Funktionsstörungen und Krankheiten sind aber die weiteren autogenen Organübungen von Bedeutung und werden in der Folge ausgeführt. Außerdem führen sie zu einer fortschreitenden Verstärkung der trophotropen Umschaltung.

3. Herzübung. Sie dient zur selbsttätigen Beeinflussung der Herztätigkeit, insbesondere des Herzrhythmus. Die Formeln dazu lauten: 1. »Das Herz schlägt ruhig und regelmäßig« bzw. »ruhig und kräftig« (ca. 6 × wiederholt);
2. »Ich bin ganz ruhig« (ca. 2 × wiederholt).

4. Atemübung. Siehe Herzübung. Die Formeln dazu lauten:
1. »Die Atmung ist ganz ruhig« oder »es atmet mich« (ca. 6 × wiederholt);
2. »Ich bin ganz ruhig« (ca. 2 × wiederholt).

Die beiden Übungen 3 und 4 sind Rhythmus-Übungen, die nicht solche Sensationen erleben lassen wie die Übungen 1 und 2 und stellen von daher in zahlreichen Fällen Übungen im Dunkelfeld des Körpers und seiner Lebensvollzüge dar. Darauf ist der Patient vorbereitend hinzuweisen, ebenso wie darauf, daß jedwede Art von Manipulation des Herzschlages wie des Atemrhythmus – etwa wie bei bestimmten Formen von Atemgymnastik – vermieden werden muß, um keine Störungen zu produzieren.

5. Sonnengeflechtsübung. Hier wird eine Beeinflussung der Abdominal- und Unterleibsorgane gesucht und erreicht, wozu sich die Konzentration auf den Plexus solaris als größtem sympathischem Nervengeflecht im Leib besonders gut eignet. Die Formeln dazu lauten:
1. »Das Sonnengeflecht ist ruhig, strömend warm« (6 ×);
2. »Ich bin ganz ruhig« (ca. 2 ×).

6. Kopfübung (Stirnkühleübung). Auf dem Umweg über die Stirnkühle (1. »Die Stirn ist angenehm kühl« – ca. 2–6 ×; 2. »Ich bin ganz ruhig« – ca. 2 ×) wird eine weitere Ruhigstellung der psychischen Funktionen angezielt und erreicht, wobei das Motto wegweisend ist: Warmes Herz und kühler Kopf! Diese Übung bewirkt eine Minderdurchblutung der Stirn und ist von daher, wie alle Minderdurchblutungen, nicht so indifferent wie die Mehrdurchblutung bei der Wärmeübung und der Sonnengeflechtsübung. Sie muß deshalb mit Vorsicht eingeübt werden. Das gilt besonders für Patienten mit Herz-Kreislauf-Störungen, mit Neigungen zu Ohnmachts- und zu Migräneanfällen. Eventuell kann der Kopf deshalb oder überhaupt durch eine Ersatz- bzw. Zusatzformel angesprochen werden:
»Der Kopf ist ganz ruhig, frisch, frei und klar.« Aus den angeführten Gründen ist es verständlich, daß die einzelnen Übungen des A. T. nur unter fortlaufender ärztlicher Kontrolle durchgeführt werden sollen.

Hat der Patient nach ca. 3 Monaten auf diese Weise eine »selbstgesetzte Entspannungs-Spannungsumschaltung« mit den geschilderten Leistungen erworben (»Vereinheitlichung«), so genügt für die praktische Verwendung oft eine »Teilentspannung«, zu der sich das Schulter-Nackenfeld besonders eignet (Formel: Schulter-Nackenfeld ganz ruhig und schwer). Diese kann auch ohne die eingangs beschriebene Übungshaltung, im Sitzen, Stehen und Gehen auch ohne Augenschluß und Introversion an beliebigem Ort und zu verschiedenen Zwecken (z.B. zur momentanen Selbstruhigstellung, affektiven Resonanzdämpfung und kurzfristigen Erholung bei akuter Erregung bzw. Überlastung) durchgeführt werden und wird als *Schulter-Nackenfeld-Übung* bezeichnet, die natürlich auch zusätzlich zu den Standard-Übungen eingeübt werden kann, damit sie im Bedarfsfalle parat ist.

Zur Technik des A. T. sind noch einige wenige Bemerkungen nötig. Für einen großen Teil von Patienten ist die Verbalisation der Übungsformel gemäß, allerdings ohne diese laut oder leise vorzusprechen, was die Konzentration ablenken würde. Sogenannte Eidetiker müssen sich jedoch bildlicher Vorstellungen (»Einbildungen«) bedienen, um zu dem gewünschten Erfolg zu kommen, andere wieder kommen besser mit »Leuchtbuchstabenschrift im Dunkel der geschlossenen Augen«, mit »Klangsprüchen« oder ähnlichem zurecht. Das muß ausprobiert und flexibel gehandhabt werden. Der stufenweise Aufbau des A. T. verlangt ferner, daß jede einzelne Übungsstufe jeweils durchschritten wird, wobei sich mit zunehmender Einübung die bereits beschriebene »Mechanisierung« bzw. »Automatisierung« der einzelnen Teilübungen vollzieht, so daß es oft schon bei Einnahme der gewohnten Übungshaltung zur »Vereinheitlichung« der »organismischen Gesamtumschaltung« kommt. Demzufolge können im weiteren Übungsverlauf die erreichten Übungen weitgehend autosuggestiv verkürzt werden (z.B. »Schwere«, »Wärme«, »Herzschlag« usw.), während jede neue Übung zunächst einmal wiederholt und monotonisierend eingeübt werden muß. Zuletzt ein Wort zu den »*formelhaften Vorsatzbildungen*«. Siehe auch die »wandspruchartigen Leitsätze« in der gestuften Aktivhypnose. Diese wirken, in den Übungsaufbau der Unterstufe des A. T. günstig eingepaßt und persönlichkeitsgerecht formuliert, in der übenden Wiederholung automatisch wie posthypnotische Suggestionen und dienen zur besseren Selbstbeherrschung, Selbstbestimmung und Selbstverwirklichung. Beispiele dafür sind: »Angst geht vorüber«, »Mut ist Sieg«, »Ordnung ist Freiheit«, »Arbeit macht Freude« usw. Die formelhaften Vorsatzbildungen sind auch auf bestimmte neurotische Zielsymptome ausgerichtet und wirken natürlich auf diese nur insoweit reduzierend, wie der betreffende Patient dazu bereit und einsichtig genug ist.

Die *Oberstufe* des A. T., die erst nach vollständiger und sicherer Beherrschung der zuvor geschilderten Grundstufe erlernt werden kann, ist ein vertiefter und systematisierter Einstieg in die Welt der inneren Bilder mit der Zielsetzung einer bewußten Einflußnahme auf die Innenerlebnisse und damit auf das Unbewußte des betreffenden Menschen. Darauf kann hier aus Platzgründen nicht näher eingegangen werden. Von der Oberstufe des A. T. bestehen enge Beziehungen zum »Bildstreifendenken« (Happich 20, Kretschmer 28) sowie insbesondere zum »*katathymen Bilderleben*« (K. B., Leuner 34).

Primäre Grundlage des K. B. ist die Imaginationsfähigkeit des Menschen, wie sie spontan im entspannten Zustand und beim Einschlafen nicht selten zum Ausdruck kommt. Beim K. B. wird dieser Entspannungs- und leichte Versenkungszustand durch einige Suggestionen von Ruhe, Schwere und Wärme oder durch die ersten beiden Übungen der Grundstufe des A. T. hergestellt. Dann folgt das Angebot von vage formulierten Vorstellungsmotiven als Kristallisationskernen für die projektive Imagination der katathymen Bilder. Standardmotive der *Grundstufe* sind:
1. Wiese, 2. Bach (Quelle, Meer), 3. Berg, 4. Haus, 5. Waldrand;
der *Mittelstufe*:
6. Beziehungspersonen, 7. Sexualität, 8. Aggressivität, 9. Ich-Ideal, 10. Höhle.

Die imaginierten Bilder symbolisieren vielfach einen Konflikt oder eine affektive Haltung neurotischer Wertigkeit. In der Grund- und Mittelstufe wird teils übend, teils assoziativ vorgegangen. Dabei können, je nach dem Ausbildungsstand des Therapeuten, vorsichtige Deutungen oder Interpretationen dem Patienten angeboten bzw. von diesem gefundene Einsichten bestätigt werden. Eine besondere therapeutische Möglichkeit der Mittelstufe stellt die Symbolkonfrontation dar, die »akute, fokussierte neurotische Störungen und Konflikte schnell kompensieren« und die »damit ein vorzügliches Instrument der Kurztherapie« sein kann (Krapf 25). Eine ausgesprochene *Kontraindikation* besteht bei der neurotischen Depression hysterisch strukturierter Patienten, die von einem Übermaß aufkommenden Materials überschwemmt werden können, was zu einer Verstärkung der Symptome führen kann. Die *Oberstufe* des K. B. Standardmotiv: 11. Sumpfloch (Vulkan) ist in Kombination mit der psychoanalytischen Technik dem psychoanalytisch voll ausgebildeten Therapeuten vorbehalten. Die imaginierten Inhalte können hier wie Träume in der klassischen Analyse behandelt werden. *Hauptindikationen* des K. B. liegen auf der Kompensation akuter neurotischer Störungen, ferner in der Behandlung vegetativer und psychosomatischer Störungen und Erkrankungen leichter bis mittelschwerer Art, von Angstzuständen und Phobien, Fremd- und Randneurosen und locker strukturierten Schichtneurosen. Auch bei einfacher strukturierten Patienten, die einer psychoanalytischen Behandlung nicht zugänglich sind,

sowie bei Verhaltensstörungen im Kindesalter werden z.T. überraschend gute Ergebnisse erzielt.

Hinsichtlich der *Indikation* ist hervorzuheben, daß das A.T., entsprechend seinem Wesen als selbstgesetzte »allgemein organismische Umschaltung«, eine überaus weite Anwendung hat. War schon bei der Hypnose eine ausgedehnte Wirkungs- und Verwendungsmöglichkeit festzustellen, so trifft dies in noch weit größerem Maße für das A. T. zu. Es gibt praktisch keine psychosomatische Störung bzw. Erkrankung, bei der das A. T. nicht eingesetzt werden kann bzw. angewendet worden ist, meist im Rahmen eines mehrdimensionalen Behandlungskonzeptes zur Unterstützung der übrigen klinischen und insbesondere psychotherapeutischen Therapiemaßnahmen. Das 6-bändige Handbuch des Autogenen Trainings (Hrsg. W. Luthe 36) referiert die einschlägigen Veröffentlichungen bis zum Jahre 1969 kritisch und umfassend. Sie reichen von den Krankheiten der Verdauungsorgane über die des Herz-Kreislaufsystems, der Atmungsorgane, der inneren Drüsen und des Stoffwechsels, der Bewegungsorgane, der Hämophilie, des Urogenitalsystems bis hin zu Anwendungen im Bereich der Gynäkologie, der Geburtshilfe, der Dermatologie, der Ophthalmologie, der Chirurgie und der Zahnheilkunde. Hingewiesen sei in diesem Zusammenhang, quasi stellvertretend für die zahlreichen Anwendungsbereiche, nur auf die Methoden der schmerzarmen Geburt, bei denen die autogene Entbindungserleichterung ein wesentlicher Bestandteil ist.

Kontraindikationen sind nicht bekannt, wobei daran erinnert werden muß, daß psychisch Gesunde mit freier Selbstverfügung und ausdauernder Mitarbeit das A. T. am besten erlernen, Nervöse, psychosomatisch Gestörte und Kranke sowie chronisch körperlich Kranke dies schwerer lernen, während psychisch schwer Gestörte (z.B. Kernneurosen, psychopathische Persönlichkeiten), Geisteskranke und Geistesschwache das A. T. meist gar nicht lernen. Wegen der mitunter beträchtlichen Schwierigkeiten beim Erlernen des A. T. bei psychosomatischen und somatopsychischen Patienten, die mit der mangelnden freien Selbstverfügung und der vielfach nicht ausdauernden Mitarbeit zusammenhängen, sind hier Geduld, Geschick und Überzeugungskraft von seiten des Therapeuten besonders wichtig. Als wertvolle Hilfe hat sich für uns hier in der Einzelbehandlung oft der anfängliche Einstieg in die Hypnose erwiesen, mit sukzessiver Überleitung in das A. T. und mit wiederholtem »Begleitsprechen« im weiteren Verlauf der Übungen.

21.2.3 Progressive Relaxation

Von experimentell-psychologischen und psychophysiologischen Erfahrungen ausgehend, hat E. Jacobson (22), ebenfalls in den zwanziger Jahren, seine Methode der progressiven Relaxation (P. R.) entwickelt. Hier liegt der Akzent eindeutig auf dem Faktor der Übung. Zum Unterschied vom A. T. handelt es sich bei der P. R. um eine Selbstentspannungstechnik auf der Grundlage einer psychophysiologischen Muskelarbeit, während die systematische Erzielung eines Ruhe- und Versenkungszustandes durch konzentrative Vergegenwärtigung fehlt. Dementsprechend stellt die im A.T. zentrale Bewußtseinsveränderung des Hypnoids mit organismischer Gesamtumschaltung bei J. nur einen Nebenbefund dar. Die P.R. besteht aus »willkürlich fortgesetzter Reduktion des Tonus oder der Aktivität von Muskelgruppen und von motorischen oder assoziierten Teilen des Nervensystems. Ist die Relaxation auf eine besondere Muskelgruppe oder einen Teil, wie ein Glied, begrenzt, wird sie lokal genannt; schließt sie so gut wie den ganzen lebenden Körper ein, so wird sie allgemein genannt.« Auf die engen Beziehungen zwischen psychischer und motorischer Spannung sowie umgekehrt zwischen motorischer und psychischer Entspannung, die bis zur »Bewußtseinsleere« gehen kann, sei hier erklärend nur kurz hingewiesen. Von lokaler Muskelentspannung ausgehend, schreitet die V.P. durch tägliches Üben zu den verschiedenen Hauptgruppen der Körpermuskulatur fort und kommt so mehr und mehr zu einer »Gewohnheit der Ruhe«, die sich als Haltung automatisiert. Die Muskelarbeit von J. ist darauf ausgerichtet, durch das systematische Erleben von muskulären Spannungs- und Entspannungszuständen quasi eine »Kultur des Muskelsinnes« herzustellen, mit dem Ziel, »einen glücklichen Durchschnitt« zwischen zu viel und zu wenig Aufmerksamkeit zu erreichen. Ist die Relaxation ausgebildet, so soll sie »am besten automatisch und mit weniger oder nicht deutlich bewußter Führung weitergehen«.

Die *psychische Vorbereitung* ist knapp und allgemein gehalten. Rasch geht es zu den *praktischen Übungen*. Diese geschehen im Liegen unter Augenschluß und halbschwebender Aufmerksamkeit täglich 1–2 Stunden lang, unter Zuhilfenahme von $\frac{1}{2}$ – 1-stündigen gemeinsamen Übungssitzungen, die je nach der Aufgabe und den Schwierigkeiten 3 mal wöchentlich für Wochen, Monate und eventuell Jahre stattfinden. Man beginnt mit einer Entspannung der Gliedmaßen in ihren einzelnen muskulären Anteilen und größeren Muskelgruppen, worauf in den folgenden Schritten die Muskeln der Brust, Stirn, Augen, Zunge, Lippen, Kehle und Kehlkopf zur lösenden Entspannung gelangen. Als besondere Geschicklichkeitsprobe dient die Augen- und Lidentspannung, einschließlich der Brauen. Hier sind die Vorbedingungen zu partiellen Einschlaferlebnissen besonders deutlich, was die Methode ebenfalls, wie das A.T., gut zur Linderung von Schlafstörungen geeignet sein läßt. Zur Überleitung auf »geistige Entspannung« führt J. seine V. Pn. den Weg, sie die kleinen Kontraktionserlebnisse der Augen, des Sprachapparates und anderer hochausdruckswertiger Systeme kontrollieren zu lassen, die bei »Gedanken«, »Gefühlen« usw. auftreten.

Sprachwerkzeugentspannung soll Gedankenruhe bringen. Vereinfacht und verkürzt kann das Verfahren werden, indem nur einige Muskelgruppen bearbeitet oder bilaterale Übungen angestellt werden; auch einheitliche Zusammenfassung von Muskelgruppen kann diesen Zweck erfüllen, ferner Auslassung der Ausbildung des Muskelsinnes. Im einfachsten Falle besteht die Arbeit lediglich in Anleitung zur Entspannung solcher Partien, die dem Arzt besonders verkrampft erscheinen, ohne daß irgendein allgemeines Training stattfindet. Es handelt sich dann um den »Relaxationfall örtlicher Gymnastik«. Eine differentielle, gewissermaßen nur graduelle Relaxation soll entspannte Aktivität vermitteln, wie sie im Unterricht der Körperbildung gymnastischer und künstlerischer Art als zentrale oder als Teilaufgabe angestrebt wird.

Die P.R. hat sich vor allem in den USA durchgesetzt, während sie bei uns nur wenig Zuspruch gefunden hat. Der Grund dafür ist vor allem in der einseitigen Ausrichtung auf die Muskelarbeit, dem komplizierten Übungsaufbau bis zum allgemeinen Training sowie dem erheblichen Zeitaufwand zu sehen. Erfolge werden, wie bei dem A.T., u.a. bei den psychosomatischen Störungen und Krankheiten beschrieben. In vereinfachter Form dient die P.R. als einleitende Entspannungstechnik bei der Verhaltenstherapie. Siehe das betreffende Kapitel.

21.2.4 Funktionelle Entspannung

Im Gegensatz zu den beiden zuvor beschriebenen, klar aufgebauten und gut strukturierten Verfahren ist die funktionelle Entspannung (F.E.) von M. Fuchs (17) besser erleb- als beschreibbar. Sie ist ebenfalls ein Verfahren, das entspannend und übend »den Leib als Medium der Therapie« benutzt. Mit dem A.T. hat die F.E. die »konzentrative Selbstentspannung« sowie die erstrebte »Selbstregulation« gestörter Funktionen gemeinsam. Sie unterscheidet sich jedoch von dem A.T. durch das Fehlen von Selbsthypnose und autosuggestiven Vorstellungen. Die F.E. ist ein sehr individualisierendes Verfahren ohne feste Regeln, das von der Erfahrung ausgeht, daß schon minimale Empfindungen, Vorstellungen, Fehlspannungen den persönlichen Atemrhythmus stören können, und daß dieser umso besser in eine optimale Gleichgewichtslage zurückfindet, je freier die Haltung des betreffenden Menschen ist, je mehr dieser sich, »zentriert in seiner Mitte, das heißt – physiologisch ausgedrückt – ein schwingungsfähiges Zwerchfell bewahrt«. Der bequem gekleidete Patient empfängt sitzend oder liegend nur wertneutrale Anregungen und keine Anweisungen zur Entspannung, derart »Loslassen«, »Hergeben«, »Sich fallen lassen«, »Sich gehen lassen«, »Sich abgeben (zur Erde oder zur eigenen Mitte)«. Diese lassen den Patienten sich somatisch-konkret »im Leibe« entdecken und finden. So ist die F.E. ein Selbsterfahrungsprozeß im Dialog mit dem Therapeuten, der sowohl verbal als auch averbal vor sich geht und einzeln wie auch in kleinen Gruppen durchgeführt werden kann. Die averbale Kommunikation geschieht durch die behutsam aufgelegte Hand des Therapeuten, die nicht drängt oder zwingt, sondern mitfühlt, mitgeht und zwar bis zum Ende der intendierten Suche und Bewegung. Medium dieser im Lernprozeß dialogisch ausgetauschten, später auch allein fortgesetzten Arbeit zur Rhythmisierung der ge-

störten Funktion ist die Atmung. Die Störungsstelle wird an jeweils spezifischer Stelle in ihrer Verspannung aufgesucht. Die Lösung der Spannung wird dann mit dem sich lösenden Atem korreliert. So beruht die F.E. nach Rosa (40) im wesentlichen auf der methodisch ausgefeilten Koppelung zweier Vorgänge:
1. Die im Patienten selbst geweckte imaginative Wahrnehmung seiner selbst in umschriebenen somatischen Bezirken (»Hinfühlen«, »Sichspüren«) läßt sich begreifen als bewußt gewordenes Körperschema im Detail.
2. Dorthin gelenkte »kleine Reize« in und nur für die Dauer der unbeeinflußten Ausatemphase – dem »Aus«-haben die Wirkung intendierter oder im Ansatz minimal ausgeführter Bewegungen. Solche Bewegungen ereignen sich gebunden an die unbetonte, ja unbeachtete Ausatemphase, die Loslassen bedeutet. Damit ist Entspannung und Entkrampfung an beliebiger Körperstelle funktionell verknüpft mit dem natürlichen Vorgang des (allerdings undirigierten!) Exspiriums.

Die F.E. hat darüberhinaus aber auch einen tiefenpsychologischen Aspekt, der darin besteht, daß analog zum aufdeckenden Gespräch sowohl in der konventionellsprachlichen als auch in der spezifisch organsprachlichen Verständigung therapeutische Kommunikationen eingesetzt werden, die darauf hinauslaufen, daß bislang unbewußt Gewesenes aufgedeckt und bewußt gemacht wird. Die Inhalte dieses aufdeckenden Therapieteiles sind sowohl unartikulierte Binneneinsichten wesentlich körperlicher Qualität als auch ausformulierte Einsichten. Die spezifische Aufdeckung in der F.E. betrifft die verbesserte Selbstwahrnehmung über leibliche Zustandsänderungen. Die erreichte Wandlung wird dabei weniger rational gewußt als physisch bemerkt. In der F.E. findet keine »organismische Umschaltung« statt wie im A.T., sondern der Patient »arbeitet« und »ruht« im neugierig gemachten, einwärts gerichteten Bewußtsein kurzfristig abwechselnd, nach Maßgabe minimaler Reize. Folgende therapeutische Schritte sind, mit gewisser Variation, wirksam: Es wird aufgesucht, erspürt, gefunden, behutsam bewegt, ruhen gelassen, verändert, nachgespürt. Dabei gibt der in der F.E. sich tätig lockernde Patient seine Schwere an den Boden ab und gibt sich dieser nicht hin wie im A.T.

Die F.E. eignet sich gut für Patienten mit psychosomatischen Funktionsstörungen und Krankheiten. Sie hat eine ähnlich große Indikationsbreite wie das A.T.

Kontraindiziert ist die F.E. bei Patienten, die nicht freiwillig kommen bzw. nicht bereit zur aktiven Mitarbeit an ihrer Gesundung sind, außerdem bei Erethikern und extrem Unkonzentrierten, Psychotikern aller Art, Kernneurotikern mit starken Ängsten und großer Hypochondrie, da diese durch die Hinwendung auf den eigenen Leib meist verstärkt wird.

21.2.5 Konzentrative Bewegungstherapie

Dieses von E. Gindler (18) entwickelte und vor allem von G. Heller, H. Stolze (54, 55), M. Goldberg (19) weiter ausgebaute Verfahren bildet den Abschluß unseres Kapitels. Die Bezeichnung »Konzentrative Bewegungstherapie« (K.B.T.) kennzeichnet diese Methode nicht vollständig, denn es handelt sich dabei nicht um eine weitere Form von Entspannungs- oder Bewegungstherapie, auch wenn von »Entspannung« oder »Bewegung« gesprochen wird. Auch die Bezeichnung »meditatives Sich-Verhalten« kann irreführend sein, wenn der Begriff Meditation im abendländisch-christlichen Sinne bzw. im ostasiatisch-buddhistischen verstanden wird und nicht im ursprünglich ethymologischen »als richtiges Messen, als Maßhalten nach allen Seiten«. Mit Stolze (54) kann das Verfahren so charakterisiert werden: »Das Erspüren des Körpers, sowohl in Ruhe wie in Bewegung, führt zum Erlebnis des Ganzen des menschlichen Körpers als einer unteilbaren Einheit; auf diesem Weg kann man dem Körper zur Regeneration verhelfen, nicht durch äußere Übungen, sondern durch innere Erfahrung«. Die wichtigste Aufforderung E. Gindler's an ihre Schüler war dementsprechend: »Werden Sie erfahrungsbereit!«

Von Bedeutung ist mit Stolze noch die allgemeine Übungsanweisung, »immer zu versuchen, das *ganz* zu sein, was gerade ist und was sich gerade tut«. Mit dem A.T. hat die K.B.T. die Konzentration als notwendige Einengung des Bewußtseins auf den Körper und auf seine verschiedenen Teile gemeinsam. Sie unterscheidet sich jedoch davon durch das Fehlen einer Senkung des Bewußtseins, eine Hypnoids. Vielmehr geschieht die »Arbeit« in voll-wacher Bewußtseinslage. Wie bei der F.E. ist es ein wesentliches Ziel der K.B.T. die Empfindungs- und Wahrnehmungsfähigkeit durch Weckung der Sinne zu erweitern und Erfahrungen mit dem Leib zu sammeln, um mit ihm vertrauter und verarbeitungsfähiger zu werden. Dabei ist es wichtig, eine akzeptierende Haltung einzunehmen, die den eigenen Körper annimmt, wie er ist, anstatt ihm ängstlich, besorgt oder gar ablehnend gegenüber zu stehen. Diese Gemeinsamkeit betrifft auch den dialogischen Prozeß zwischen Therapeut und Patient. Die K.B.T. geht jedoch über die Selbstwahrnehmung des eigenen Körpers hinaus, indem sie auch die Selbsterfahrung mit Objekten und Mitmenschen einbezieht. Demzufolge ist die K.B.T. noch stärker gruppenzentriert als die F.E. und von daher auch besonders soziotherapeutisch wirksam. Ähnlich wie bei der F.E., fällt es schwer, die K.B.T. in der hier gebotenen Kürze und Klarheit ausreichend zu beschreiben, denn sie ist viel besser erleb- und erfahrbar als mit Worten darzustellen. Deshalb ist auch hierbei eine ausreichende Selbsterfahrung des Therapeuten eine unabdingbare Voraussetzung erfolgreicher Arbeit. Von systematischen Übungen im Sinne des A.T. oder der P.R. kann bei der K.B.T. nicht gesprochen werden, denn es wird geübt »ohne Übungen«. »Jede Körperfunktion, *jedes* menschliche Tun kann in unser Üben aufgenommen werden. Womit sich unsere Patienten beschäftigen, soll nicht kontrapunktisch dem »normalen Leben« gegenüberstehen. Es wird vielmehr angestrebt, die Übungsstunden mehr und mehr dem Alltag anzugleichen oder – zutreffender gesagt – den Alltag mit *den* Einstellungen zu leben, wie sie erübt (= erfahren) worden sind« (Stolze 54).

In der konzentrativen Bewegungstherapie wird nun, entweder anfangs in der Einzel- oder gleich in der Gruppentherapie mit der Zuwendung auf den eigenen Körper begonnen. Ausgangspunkt für gewöhnlich ist, wie beim A.T., die Rückenlage mit geschlossenen Augen, jedoch nicht auf einer bequemen Liege ruhend, sondern auf dem Boden, auf einer Decke oder auf einem Teppich liegend. Daraus entwickelt sich »eine neue, nicht reflektierende, nicht intellektuelle Beziehung zum Boden, das Erlebnis eines Getragen- und Gehaltenwerdens«. Es führt im weiteren zu einer Schwerpunkterfahrung: »Der übende Patient fühlt sich wieder im Kraftfeld der Erde, erlebt sich als gewichtig, gewinnt wieder einen Standort.« Dieses Erlebnis erlaubt es ihm auch, z.B. Symptome der Angst, des Schmerzes usw. anzunehmen und sich mit ihnen auseinanderzusetzen. Von besonderer Hilfe ist hierbei ein 2 m langer Stock, auf den sich der Patient zwischendurch der Länge nach legt, wodurch sich rasch Verspannungen und Versteifungen lösen und das Bodengefühl verstärkt wird. Daneben werden im Liegen und im Stehen die Extremitäten angespürt, zuerst in Ruhe, dann während einfacher Bewegungen, wodurch »ein Gefühl für die Eigengesetzlichkeit dieser Körperpartien und ihrer Funktionen« entwickelt wird, das die »Erfahrung der Echtheit« vermittelt. »Aus diesem Erlebnis »Ich-Selbst«, aus einem neuen Selbstvertrauen ergeben sich wiederum zahlreiche Korrekturen der Erlebensweise, besonders in bezug auf die Raum-Erfahrung des Oben/Unten, Vorn/Hinten, Rechts/Links, der Nähe und Ferne und der eigenen Ausdehnung im Liegen, Sitzen, Stehen und Gehen –, in bezug auf die Objekte – Erfahrung ihrer Qualitäten, des Sich-zu-eigen-Machens und Wiederhergebens –«. Hierzu eignet sich besonders ein Gummiball von etwa 15 cm Durchmesser. Die Beziehung zu den Mitmenschen wird durch die mitübenden Patienten hergestellt, die nach und nach in die neue Erfahrung und Erlebnisweise einbezogen werden (Stolze 54). Das Gruppenerlebnis wird nun immer mehr gefördert durch Kreisbildungen verschiedenster Art, durch Exponierung des Einzelnen gegenüber der Gruppe usw., was mit der Zeit und im Rahmen des dialogischen Prozesses zu einer echten und intensiven Wir-Bildung führt, die psychotherapeutische Forderungen »nach Begegnungsmöglichkeit, nach tragendem Kontakt und nach einer dialogischen Beziehung« erfüllt. So wird der Patient »auf dem Wege des Sich-Erspürens in Ruhe und in Bewegung zunächst zum unvoreingenommenen Erleben seiner selbst und damit zu einem neuen Selbstgefühl geführt. Durch Versuchen und Vergleichen kann er dann in allmählicher Überwindung der neurotischen Fixierung die Möglichkeit zurückgewinnen, zu wählen und zu entscheiden.«

Indiziert ist das Verfahren vor allem bei Patienten, denen Beruhigung, konzentrative Selbstentspannung und passivierende Selbsthingabe keine Hilfen sind und die vielmehr nach Ausdruck, Bewegung und Aktivität drängen, ohne daß es sich dabei um ein »Ausagieren« handeln muß. Unter den speziellen Indikationen werden von Stolze u. a. die »Neurosen der intellektuell Überbelichteten« genannt, jener Menschen, die zwar alles in Begriffe fassen können, aber nichts mehr begreifen. Ihre Symptome äußern sich meistens in Phobien, Anankasmen, Leistungsversagen und Zweifelsucht und kommen nicht selten bei jungen Menschen, speziell bei Studenten in höheren Semestern vor. Weiter wird auf kontaktgestörte Menschen hingewiesen, »die zu keinem Ding eine wirkliche Beziehung haben, die deshalb ständig mit der ›Tücke des Objekts‹ kämpfen, auch auf Neurosen, die sich einem Sinnesmangel aufgepfropft haben sowie auf solche Gestörte, ›die verschlampt, agierend, spannungslos, hypermotorisch, hetzwütig sind, also alle die Dysrhythmischen, die ›Aus-dem-Leim-Gegangenen‹, Haltungsgestörten.«

Für die psychosomatisch Gestörten bzw. Erkrankten ist die Kombinationsfähigkeit des Verfahrens mit allen anderen therapeutischen Methoden besonders hervorzuheben. »Die Kontaktnahme wird erleichtert; in den überschaubaren Aktualsituationen, die wir übend herstellen, ist eine weiterreichende Realitätsprüfung möglich, und wir können durch das Einspüren ›Material‹ für die sogenannten ›stillen Zeiten‹ gewinnen, fördern und verkürzen dadurch die Behandlung«. *Nicht geeignet* sind stumpfe Patienten und solche, die sich nicht in eine Gruppe eingliedern lassen. Eingeschränkt wird das Verfahren dadurch, daß es sich einer Systematisierung entzieht und über längere Zeit fortgeführt werden muß, um zu den angestrebten Heilerfolgen zu gelangen.

Literatur

[1] Balint, M.: Der Arzt, sein Patient und die Krankheit. Klett, Stuttgart 1957.
[2] Balint, M.: Therapeutische Aspekte der Regression. Die Theorie der Grundstörung. Klett, Stuttgart 1970.
[3] Baudouin, Ch.: Suggestion und Autosuggestion. Sibyllen-Verlag, Dresden 1924.
[4] Bechterew, W. v.: Was ist Suggestion? J. Psychol. Neurol. 3, 110–111 (1904).
[5] Bergmann, G. v.: Das vegetative Nervensystem und seine Störungen; in G. v. Bergmann, B. Staehelin »Hb. d. inneren Medizin«, Springer, Berlin 1926.
[6] Bernheim, H.: Die Suggestion und ihre Heilwirkung (Übers. S. Freud). Leipzig/Wien 1888.
[7] Biermann, B.: Der Hypnotismus im Lichte der Lehre von den bedingten Reflexen. J. Psychol. Neurol. 38, 265 (1929).
[8] Braid, J.: Neurypnology or the rationale of nervous sleep considered in relation with animal magnetism. Churchill, London 1843.
[9] Bumke, O.: Lehrbuch der Geisteskrankheiten, 4. Aufl. Bergmann, München 1936.
[10] Charcot, J.M.: Poliklinische Vorträge (Übers. S. Freud), Deuticke, Leipzig/Wien.

[11] Coué, E.: Die Selbstbemeisterung durch bewußte Autosuggestion. Schwabe, Basel/Stuttgart 1966.
[12] Dubois, P.: Die Psychoneurosen und ihre seelische Behandlung, 2. Aufl. Francke, Bern 1910.
[13] Ferenczi, S.: Die Psychoanalyse der Hypnose und Suggestion. Gyógyászat, Budapest 46 (1910). Ref. Zbl. ges. Neurol. 30, 734 (1911).
[14] Frankl, V. E.: Der Wille zum Sinn. Ausgewählte Vorträge über Logotherapie. Huber, Bern/Stuttgart/Wien 1972.
[15] Freud, S. und J. Breuer: Studien über die Hysterie. S. Fischer TB 6001, Frankfurt/M. 1970.
[16] Freud, S.: Massenpsychologie und Ich-Analyse. S. Fischer TB 6054, Frankfurt/M. 1970.
[17] Fuchs, M.: Funktionelle Entspannung. Hippokrates, Stuttgart 1974.
[18] Gindler, E.: Die Gymnastik des Berufsmenschen. Gymnastik 1, 82–89 (1926).
[19] Goldberg, M.: Über meine Therapie-Formel in der konzentrativen Bewegungstherapie. Prax. Psychother. XIX, 327 (1974).
[20] Happich, C.: Zbl. Psychotherap. 663 (1932).
[21] Heyer, G.: Psychogene Funktionsstörungen des Verdauungstraktes; in O. Schwarz »Psychogenese und Psychotherapie körperlicher Symptome«, pp. 228–258. Deutike, Wien 1925.
[22] Jacobson, E.: Progressive relaxation. University of Chicago Press, Chicago 1938.
[23] Jaspers, K.: Allgemeine Psychopathologie, 8. Aufl. Springer, Berlin/Heidelberg/New York 1965.
[24] Jones, E.: Papers of psychoanalysis. London 1936.
[25] Krapf, G.: Das katathyme Bilderleben. Fortschr. Med. 95, 2603–2612 (1977).
[26] Kretschmer, E.: Psychotherapeutische Studien; Thieme, Stuttgart 1949.
[27] Kretschmer, E.: Gestufte Aktivhypnose – Zweigleisige Standardmethode; in V. E. Frankl, V. E. Freiherr v. Gebsattel, J. H. Schultz »Hb. d. Neurosenlehre u. Psychotherapie«, vol. IV, pp. 130–141. Urban & Schwarzenberg, München/Berlin 1959.
[28] Kretschmer, E.: Medizinische Psychologie, 13. Aufl. Thieme, Stuttgart 1971.
[29] Kretschmer, W.: Protreptik; in V. E. Frankl, V. E. Freiherr v. Gebsattel, J. H. Schultz »Hb. d. Neurosenlehre u. Psychotherapie«, vol. IV, pp. 122–129. Urban & Schwarzenberg, München/Berlin 1959.
[30] Langen, D.: Psychodiagnostik, Psychotherapie. Thieme, Stuttgart 1969.
[31] Langen, D.: Gestufte Aktivhypnose, 3. Aufl. Thieme, Stuttgart 1969.
[32] Langen, D.: Kompendium der medizinischen Hypnose, 3. Aufl. Karger, Basel/München/Paris/London/New York/Sydney 1972.
[33] Leuner, H.: Die experimentelle Psychose. Springer, Berlin/Göttingen/Heidelberg 1962.
[34] Leuner, H.: Katathymes Bilderleben. Unterstufe. Thieme, Stuttgart 1970.
[35] Leuner, H. und E. Schroeter: Indikationen und spezifische Applikationen der Hypnosebehandlung. Huber, Bern/Stuttgart/Wien 1975.
[36] Luthe, W. (ed.): Autogenic therapy, vol. I-VI. Grune & Stratton, New York/London 1969–1973.
[37] Marchand, H.: Die Suggestion der Wärme im Oberbauch und ihr Einfluß auf Blutzucker und Leukozyten. Psychotherapie 1, 154–164 (1956).
[38] Mesmer, F. A.: cit. in J. H. Schultz »Psychotherapie«, Hippokrates, Stuttgart 1952.
[39] Pawlow, I. P.: Sämtliche Werke. Akademie-Verlag, Berlin 1953–1954.
[40] Rosa, K. R.: Funktionelle Entspannung. Gedanken zur »atemrhythmisierenden Entspannungstherapie«. Prax. Psychother. 19, 49 (1974).
[41] Spiegelberg, U.: Hypnose und autogenes Training in der gegenwärtigen inneren Medizin. Therapiewoche 18, 1061–1064 (1968).
[42] Schultz, J. H.: Die konstitutionelle Nervosität; in O. Bumke »Hb. d. Geisteskrankheiten«, vol. V, p. 28. Springer, Berlin 1928.
[43] Schultz, J. H.: Hypnose-Technik, 3.–7. Aufl. G. Fischer, Stuttgart/New York 1952–1979.
[44] Schultz, J. H.: Psychotherapie, Hippokrates, Stuttgart 1952.
[45] Schultz, J. H.: Arzt und Neurose, 2. Aufl. Thieme, Stuttgart 1953.
[46] Schultz, J. H.: Das autogene Training, 13. Aufl. Thieme, Stuttgart 1970.
[47] Schultz, J. H.: Übungsheft für das autogene Training, 15. Aufl. Thieme, Stuttgart 1972.
[48] Stokvis, B.: Hypnose in der ärztlichen Praxis. Karger, Basel/New York 1955.
[49] Stokvis, B.: Hypnose, Suggestion, Entspannungstherapie; in E. Stern »Die Psychotherapie der Gegenwart«, vol. II, pp. 143–184. Rascher, Zürich 1958.
[50] Stokvis, B.: Suggestion; in V. E. Frankl, V. E. Freiherr v. Gebsattel, J. H. Schultz »Hb. d. Neurosenlehre u. Psychotherapie«, vol. IV, pp. 1–59. Urban & Schwarzenberg, München/Berlin 1959.
[51] Stokvis, B.: Allgemeine Überlegungen zur Hypnose; in V. E. Frankl, V. E. Freiherr v. Gebsattel, J. H. Schultz »Hb. d. Neurosenlehre u. Psychotherapie«, vol. IV, pp. 71–121. Urban & Schwarzenberg, München/Berlin 1959.
[52] Stokvis, B. und M. Pflanz: Die Psychologie der Suggestion. Karger, Basel/New York 1961.
[53] Stokvis, B. und D. Langen: Lehrbuch der Hypnose, 2. Aufl. Karger, Basel/München/Paris/London/New York/Sydney 1965.
[54] Stolze, H.: Psychotherapeutische Aspekte einer konzentrativen Bewegungstherapie; in E. Speer (ed.) »Kritische Psychotherapie«, p. 67–76. Lehmann, München 1959.
[55] Stolze, H.: Konzentrative Bewegungstherapie; in »Die Psychologie des 20. Jahrhunderts«, vol. III, pp. 1250–1273. Kindler, Zürich 1977.
[56] Uexküll, Th. v.: Funktionelle Syndrome in psychosomatischer Sicht; in R. Cobet, K. Gutzeit, H. E. Bock »Klinik der Gegenwart«, vol. 9, p. 299. Urban & Schwarzenberg, München/Berlin 1960.
[57] Uexküll, Th. v.: Grundfragen der psychosomatischen Medizin. Rowohlt TB RDE 179/180, Hamburg 1963.
[58] Völgyesi, F.: Menschen- und Tierhypnose. Orell Füssli, Zürich/Leipzig 1938.
[59] Vogt, O.: Die direkte psychologische Experimentalmethode in hypnotischen Bewußtseinszuständen. Barth, Leipzig 1897.

22 Psychopharmaka in der psychosomatischen Medizin

Gerhard Paar

> Rezepte schreiben ist leicht,
> aber im übrigen sich mit den
> Leuten verständigen, ist schwer.
>
> Franz Kafka, Ein Landarzt

22.1 Einleitung

Wenn wir einer älteren Frau, die mit dem veränderten Lebensstil ihrer Kinder nicht mehr zurecht kommt – einer Patientin, die unglücklich verheiratet ist, oder einem alten Mann, der isoliert von den Kindern und seiner Umgebung lebt, lediglich ein Psychopharmakon verordnen, haben wir das zugrunde liegende Problem häufig nur verdeckt. Die folgende Darstellung einiger Aspekte der Psychopharmakologie kann sich daher nicht mit einer Beschreibung der »reinen« psychopharmakologischen Aspekte der in Frage stehenden Medikamente zufrieden geben. Wir glauben, daß in der Verordnung von Psychopharmaka in dem Ausmaß wie es heute in der ärztlichen Praxis und in Kliniken geschieht, nicht die Lösung psychosozialer und psychosomatischer Probleme bei unseren Patienten liegen kann.

22.2 Sozialmedizinische Aspekte der Anwendung von Psychopharmaka

Zunächst wollen wir anhand einiger Zahlen auf die zunehmende Bedeutung der Psychopharmaka in der kurativen Medizin hinweisen. In allen Industrieländern steigt seit Jahren der Medikamentenverbrauch kontinuierlich. Seitdem mit der Einführung des Chlorpromazins in die Psychiatrie Anfang der 50er Jahre eine neue Ära begann, hat sich die Verschreibung zentralnervös wirksamer Medikamente sprunghaft gesteigert. In den Vereinigten Staaten lagen 1972 Valium® und Librium® an erster und dritter Stelle der am häufigsten verschriebenen Medikamente. Beide zusammen machten fast 50 Prozent aller verschiedenen psychotropen Drogen aus (Blackwell, 1973).

In der Bundesrepublik waren 1974 unter den 50 häufigst verkauften Präparaten – Verkäufe in öffentlichen Apotheken auf der Basis des Wertumsatzes – Valium®, Persumbran®, Limbatril® (Arznei-Telegramm, 1975)[1].

[1] Die Bezeichnung der Psychopharmaka wird in diesem Kapitel nicht einheitlich durchgeführt. Je nach dem Zusammenhang wird einmal der Firmenname, dann die generische Bezeichnung verwendet. Zur Orientierung des Lesers findet sich am Ende des Kapitels eine Liste, die beide Bezeichnungen der aufgeführten Medikamente bringt.

In einer Studie aus den USA, in der 2552 Personen zwischen 18 und 74 Jahren nach ihren Einstellungen zu und Erfahrungen mit Psychopharmaka befragt wurden (Mellinger et al., 1974), gaben 15% der amerikanischen Erwachsenen an, Tranquilizer oder Tagessedativa, ärztlich verschrieben, im letzten Jahr eingenommen zu haben; 5% benutzten Stimulantien. Beide Medikamentengruppen wurden häufiger von Frauen als von Männern verwendet (Tabelle 1).

Tabelle 1. Prozentsatz amerikanischer Erwachsener, die verschiedene ärztlich verschiedene Psychopharmaka im Laufe des letzten Jahres eingenommen haben.

Psychopharmaka	Prozentsatz der Einnehmer, nach Geschlecht aufgeteilt		
	Männer	Frauen	zusammen
Tranquilizer/Sedativa	8	20	15
Stimulantien	2	8	5
Hynotika	3	4	3
Antidepressiva	2	2	2
Neuroleptika	1	2	1

In der Bundesrepublik gaben bei einer Befragung 8% der Männer und 19% der Frauen an, im letzten Jahr Tranquilizer oder Sedativa eingenommen zu haben (Parry et al., 1973).

In der Bundesrepublik gaben bei einer Befragung 8% der Männer und 19% der Frauen an, im letzten Jahr Tranquilizer oder Sedativa eingenommen zu haben (Parry et al., 1973).

Ältere Personen nehmen mehr Psychopharmaka ein als jüngere; dabei ist die Differenz bei Frauen weniger eindeutig. Auffällig ist die steigende Einnahmequote bei Tranquilizern und Hypnotika. Stimulantien nehmen besonders Frauen im jüngeren und mittleren Alter ein; das mag mit Gewichtsproblemen zusammenhängen (Tabelle 2).

Die Autoren versuchten dann herauszufinden, bei welcher »Krankheit« Psychopharmaka verordnet bzw. eingenommen werden. Für die Messung der Größe einer emotionalen Krise oder des Ausmaßes lebensverändernder Situationen bedienten sie sich dabei zweier Instrumentarien: der Symptom-Checkliste (Lipman, 1968)

Tabelle 2. Verteilung der Psychopharmaka auf Geschlecht und Alter.

Psychopharmaka Geschlecht	Prozentsatz der Einnehmer nach Altersgruppen aufgeteilt				
	18–29	30–44	45–59	60–75	Zusammen
Männer					
Tranquilizer/Sedativa	5	7	9	11	8
Stimulantien	1	2	2	1	2
Hypnotika	1	1	2	7	3
Antidepressiva	–	2	1	4	2
Neuroleptika	0,5	1	1	0,5	1
Einnehmer	6	12	14	21	13
Nichteinnehmer	94	88	86	79	87
Frauen					
Tranquilizer/Sedativa	12	21	22	25	20
Stimulantien	10	11	6	3	8
Hypnotika	3	3	4	8	4
Antidepressiva	2	2	2	2	2
Neuroleptika	1	2	2	2	2
Einnehmer	23	32	31	32	29
Nichteinnehmer	77	68	67	68	71

Tabelle 3. Prozentsatz der Personen, die einen hohen Grad emotionaler Verunsicherung (psychischer Distreß) oder einen hohen Grad lebensverändernder Situationen (Life Change Units) angaben.

Geschlecht Index	Altersgruppen				
	18–29	30–44	45–59	60–75	Zusammen
Alle Personen					
Psychischer Distreß	31	29	26	22	27
Life Change Units	51	33	26	15	33
Männer					
Psychischer Distreß	24	21	15	18	19
Life Change Units (LCU)	51	31	19	13	29
Frauen					
Psychischer Distreß	36	35	35	25	34
Life Change Units (LCU)	52	34	32	17	35

und der Social Readjustment Rating Scale (Holmes, 1967; siehe auch Kap. 10, Joraschky).

Tabelle 3 zeigt, daß insgesamt etwa ein Drittel der amerikanischen Erwachsenen zum Zeitpunkt der Befragung psychischen Distress oder lebensverändernde Situationen angaben. In beiden Skalen sind Frauen häufiger vertreten als Männer. Überraschend an diesen Ergebnissen ist die Tatsache, daß zwar bei jungen Menschen häufiger Distreß und hohe LCU-Werte angegeben werden als bei älteren, daß die älteren aber häufiger Psychopharmaka nehmen als die jungen. Hier müssen also Belastungsfaktoren zusätzlich eine Rolle spielen, die in dieser Untersuchung nicht mit erfaßt sind.

Whitlock hat die Behandlung mit psychotropen Medikamenten bei englischen Allgemeinärzten untersucht (Balint et al., 1975). An zwei Stichtagen im Jahr 1957 und 1967 wurden die Krankenblattarchive von 9 Allgemeinpraktikern durchgesehen und der Prozentsatz an Patienten festgestellt, die mit Psychopharmaka versorgt wurden. 1967 erhielten 2,8% der Patienten seit mindestens einem Jahr täglich ein Psychopharmakon, wobei die durchschnittliche Dauer dieser Medikation 5,2 Jahre betrug. 80% der Dauerkonsumenten waren über 40 Jahre alt, 75% davon waren Frauen. Im Vergleich zu 1957 war die Zahl der mit Psychopharmaka behandelten Patienten um 80% gestiegen (s. auch Trethowan, 1975, und Greenblatt et al., 1975).

Bislang haben wir einige Daten über Geschlecht und Altersverteilung bei der Einnahme von Psychopharmaka erfahren. Jetzt interessiert uns die Beziehung zwischen psychischer Krankheit, Sozialstatus und Behandlungsart. Aufschlußreich war hier eine schon in den 50er Jahren erschienene Arbeit von Hollingshead und Redlich (Hollingshead, Redlich, 1975). Sie wies eine Beziehung nach

zwischen Schichtenzugehörigkeit und
a) Prävalenz psychischer Erkrankungen,
b) Formen psychischer Störungen,
c) Behandlungsart.

Für unsere Darstellung ist bedeutsam, daß psychotherapeutische Methoden fast nur Patienten der oberen Schicht zugute kamen, während organische Behandlungsformen, wie Psychopharmaka und Elektroschock, vorwiegend in den unteren Schichten angewendet wurden. Dem entspricht, daß Unterschichtspatienten eher organische Behandlungsmethoden erwarteten.

Ausführlicher soll eine Arbeit zitiert werden, in der bei neurotischen Patienten die Beziehungen zwischen Patient, Arzt, Praxisform und Medikamentenwirkung untersucht wurden (Hesbacher et al., 1970). In einer Doppelblindstudie wurden 472 Patienten mit Angstneurose mit 2 mg Valium®, 3 mg Phenobarbital oder Placebo über 4 Wochen behandelt. Die Patienten kamen aus 3 verschiedenen Praxen: einer medizinischen Klinik, einer Allgemeinpraxis und einer privaten psychiatrischen Praxis. Frauen überwogen, das Patientenalter lag zwischen 31 und 54 Jahren. Unter den Klinikpatienten waren Neger aus größeren Familien mit niedrigerem Bildungsgrad und niedrigerem Einkommen besonders häufig. Die ambulanten Patienten hatten eher weiße Hautfarbe, kamen aus kleineren Familien und hatten höhere Bildung, mehr Einkommen und waren häufiger verheiratet. Arzt und Patienten schätzten unabhängig voneinander den Behandlungsfortschritt ein. Die Ergebnisse der Studien sehen folgendermaßen aus: die Klinikpopulation brach im Vergleich zu den beiden ambulanten Gruppen leichter die Behandlung ab und nahm die Tabletten unregelmäßiger. Privatpatienten nahmen ihre Medikamente regelmäßiger. Die Klinikpatienten zeigten den höchsten Grad symptomatischer Besserung auf Phenobarbital, Allgemeinpatienten sowohl auf Valium® wie auf Phenobarbital, die privaten psychiatrischen Patienten überwiegend auf Valium®. Verglichen mit der Phenobarbitalgruppe brach die Valiumgruppe die Studie seltener vorzeitig ab, nahm Medikamente regelmäßiger und gab weniger Nebenwirkungen an. Valium- und Placebo-Patienten hatten die gleiche Rate an Nebenwirkungen.

Nach Meinung der Autoren liegen die unterschiedlichen Ergebnisse zunächst im unterschiedlichen Sozialstatus begründet. In den 3 Patientengruppen gaben von den Klinikpatienten nur 33% psychische Probleme als Grund der Inanspruchnahme ärztlicher Hilfe an, von den Patienten der Allgemeinpraxis dagegen 70%, und von den Patienten aus privater psychiatrischer Praxis 93%. Klinik- und Allgemeinpatienten erwarteten von ihren Ärzten eher eine medikamentöse Behandlung und sprachen auch besser darauf an. Sie waren mehr an einem Nachlassen somatischer als an dem psychischer Symptome interessiert. Patienten aus höheren Schichten erhofften sich eine Hilfe in ihren emotionalen Problemen. 85% der Patienten aus privaten psychiatrischen Praxen erwarteten als Therapieform eine Psychotherapie, in den Medikamenten sahen sie nur eine Begleittherapie. Bei Patienten, die vorwiegend krankheitsorientiert waren und Medikamente erwarteten, sprachen vor allem die somatischen Symptome an.

Ein Vergleich der von Arzt und Patient am meisten geschätzten Behandlungsmethoden ergab interessante Übereinstimmungen und Differenzen. Für Klinikpatienten bestand aus der Sicht der Patienten und der Ärzte die geeignete Behandlung in der Verschreibung eines Medikaments; für Patienten der Allgemeinpraxis in Medikanten und supportiver Therapie; für privatpsychiatrische Patienten aus ihrer Sicht in Psychotherapie, aus der Sicht der Ärzte in Psychotherapie und Medikamenten.

Uns seint in dieser Studie die Bedeutung der sogenannten »nicht-spezifischen Faktoren« in der Wirksamkeit von Psychopharmaka besonders deutlich hervorzutreten (s. auch Rickels, 1968).

22.3 Das Placebo-Problem[2])

Die Beschreibung der »nicht-spezifischen Faktoren« weist auf die Bedeutung nicht-pharmakologischer Faktoren bei der Wirkung von Psychopharmaka hin. Wir wollen daher versuchen, die Frage, was bei der Gabe und Einnahme von Psychopharmaka wirksam ist, von einem anderen Aspekt her zu beleuchten.

In der Geschichte der Medizin haben schon immer bewußt oder unbewußt psychologische Faktoren eine wichtige Rolle gespielt. Patienten wurden mit fast allem, was an organischen und anorganischen Substanzen in der Natur existiert, behandelt. Sie wurden Kälte, Hitze, Schock, Punktionen, Injektionen, Infiltrationen, Klystieren, Operationen usw. ausgesetzt. Erstaunlich ist dabei, daß Medizinmänner und Ärzte trotz der Verschreibung von pharmakologisch unwirksamen oder gefährlichen Medikamenten Erfolge erzielen und ihre sozial geachtete Position behaupten konnten.

Seit einigen Jahrzehnten wissen wir genauer, daß die Wirksamkeit vieler Prozeduren auf dem »Placebo-Effekt« beruht. So gesehen, kann man die Geschichte der Medizin auch als eine Geschichte des Placebo charakterisieren. Shapiro (1963) definiert das Placebo als jede therapeutische Prozedur, die wegen eines Symptoms, Syndroms oder Krankheit verabfolgt wird, aber ohne spezifische Aktivität, ohne spezifischen Nutzen für die Behandlungsabsicht ist. Wahrscheinlich ist das Placebo das am häufigsten eingesetzte Therapeutikum des Arztes. Von Trousseau, einem Arzt des 19. Jahrhunderts, soll der Ausspruch stammen: »Nutze die neuen Medikamente, solange sie noch die Kraft zum Heilen haben«. Damit sprach er den suggestiven Effekt an, der von neuen Medikamenten für Arzt und Patient ausgeht.

Das Interesse am Placebo-Problem hat in den letzten Jahrzehnten stark zugenommen.

Im folgenden sollten einige Charakteristika der »Pharmakologie des Placebos« wie Dosis-Wirkungs-Beziehung und Kumulation aufgezeigt werden.

---

[2]) »Placebo« (lateinisch): »Ich werde gefallen«.

Roberts und Hamilton (1958) behandelten 34 angstneurotische Patienten 5 Wochen lang mit Placebos. Besserungen zeigten sich zunächst im Nachlassen von Angstsymptomen, später auch im Nachlassen vegetativer somatischer Symptome. Die Autoren schließen, daß Placebo zunächst eine Minderung psychischer und später auch somatischer Symptome bewirken. Physikalische Charakteristika, wie Farbe, Form, Größe, Geschmack und Geruch des Pharmakons erwiesen sich als Determinanten der Placebowirkung. Lasagna (1955) schreibt: »Man glaubt, daß außerordentlich lange Pillen durch ihre Größe imponieren, eine besonders kleine durch ihren Wirkungsgehalt. Eine Injektion wird für wirksamer gehalten als etwas, das durch den Mund genommen wird: vermutlich ist die Anwesenheit der Schwester oder des Arztes bei der Injektion eine wichtige Komponente des psychologischen Effektes.« Placebos scheinen in ihren Wirkungen und Nebenwirkungen dosisabhängig zu sein. Als Schlafmittel zeigte eine doppelte Dosis annähernd den zweifachen Effekt. »In Notfällen« konnten auch 3 Einheiten gegeben werden. Wichtig war, die Patienten zur genauen Einhaltung der Dosis zu verpflichten.

Pogge (1963) wertete 67 Studien über Placebowirkung aus und unterschied 38 verschiedene Typen von Nebenwirkungen. In fallender Häufigkeit fand er Apathie, Müdigkeit, Verwirrung (6%); Kopfschmerzen (3%); gesteigerte zentrale Erregung und Brechreiz (3%); Obstipation und Schwindel (2%); trockener Mund, Übelkeit, Brechreiz, usw. Natürlich stehen die angegebenen Nebenwirkungen in Beziehung zu der Hauptwirkung der aktiven Pharmaka, die sonst gegen die betreffenden Beschwerden verordnet waren. Ärzte fragen gezielt nach Symptomen, Patienten kommunizieren untereinander.

Lehmann und Knight (1960) testeten unter Placebogabe 24 gesunde Versuchspersonen und fanden die Geschwindigkeit, in der Aufgaben gelöst wurden, placeboabhängig, die Konzentrationsleistung dagegen placebounabhängig. Tibbets und Hawkins (1956) meinen, daß Patienten mit panischer Angst eher positiv auf Placebos reagieren, hysterische Patienten fast überhaupt nicht. (s. auch: Beecher, 1962 und Kapitel Schmerz)

Placebos werden in »reine« und »unreine« eingeteilt. Reine Placebos sind z.B. weiße Zucker- oder Stärketabletten. Als unreine Placebos bezeichnet man Substanzen, bei denen eine geringe unspezifische pharmakologische Wirkung möglich ist. Dazu gehören Vitamintabletten oder homöopathische Arzneimittel. Es ist aber wichtig, zu betonen, daß auch bei pharmakologisch hochwirksamen Medikamenten – sogar bei Operationen – ein Placeboeffekt eine wichtige Rolle spielt.

Viele Untersuchungen wurden zur Frage unternommen, ob es einen Placebo-Reaktor gibt, also definierbare Personen oder Charakteristika von Personen, die voraussagbar auf Placebos reagieren (Übersicht bei Honigfeld, 1964). Frühere Forscher hatten dazu die theoretische Überlegung geliefert, daß Medikamentenevaluationen bei Ausschluß der Placebo-Reaktoren präziser sein könnten.

Heute scheint die Suche nach einer fiktiven Placebopersönlichkeit aufgegeben worden zu sein.

22.4 Der Doppel-Blind-Versuch

In einem Exkurs wollen wir ein methodologisches Problem erörtern, das gerade in der Wirksamkeitserforschung neuer Pharmaka wichtig geworden ist. Um den Einfluß von Psychopharmaka auf Persönlichkeit und Verhalten beurteilen zu können, ist es notwendig, die nicht-spezifischen Faktoren abtrennen zu können. In den Untersuchungsgang der Wirksamkeitsprüfung – biologisch, pharmakologisch und klinisch – wurden deshalb exakte Methoden unter Einschluß von Placebo und Doppel-Blind-Methode eingeführt. Klerman (1963) formulierte theoretisch 5 Interaktionsmodelle zwischen spezifischen und nicht-spezifischen Faktoren. Unter »Millieu« wird im folgenden die Situation im Krankenhaus mit einer therapeutischen Qualität der Beziehung zwischen Patient und Personal oder in der Ambulanz mit einer bestimmten Arzt-Patient-Beziehung verstanden.

1. Medikamentenefekte sind unabhängig vom Milieu, in dem sie gegeben werden.
2. Medikamenteneffekte werden durch das Milieu verstärkt. Beide wirken additiv aufeinander, sodaß in einem sehr therapeutisch orientierten Milieu das Medikament wirksamer wird.
3. Medikamente und Milieu stehen in reziproker Wirkung zueinander. In der »schlechteren« Milieugruppe ist das Medikament signifikant wirksamer als in der Kontrollgruppe.
4. Negative Beziehungen zwischen Medikament und Milieu. Pharmaka, die in einem Milieu helfen, schaden in einer anderen Umgebung. Es könnte sein, daß auf Stationen mit wenig therapeutischem Milieu, die also mehr Asylierungscharakter haben, Medikamente wirksamer sind.
5. Bei Patienten in psychotherapeutischer Behandlung könnte selbst bei Placebogabe der therapeutische Fortschritt behindert werden. Die Medikamenteneinnahme beeinflußt die Motivation des Patienten, indem sie seine magischen Wünsche und die Abhängigkeit vom Therapeuten oder die Widerstände des Patienten verstärkt.

Für Psycho- und soziotherapeutisch orientierte Stationen, sowie für die ambulante Behandlung scheinen die Modelle 2 und 5 zu gelten. Daß auch die Doppel-Blind-Methode nicht immer die erhoffte »reine« Medikamentenwirkung erweist, ist in mehreren Untersuchungen gezeigt worden. So können bei der Untersuchung eines neuen Medikamentes die mitbehandelnden Ärzte und das Pflegepersonal versucht sein, durch genaue Beobachtungen der Nebenwirkungen die aktive Substanz zu erraten. Damit würden sie die Untersuchten beeinflussen und den Doppel-Blind-Versuch verfälschen.

Wir wollen noch eine Untersuchung anführen, die als »Rosenthal-Effekt« in die Literatur einging. Rosenthal untersuchte die Wirkung absichtlicher, aber indirekter Beeinflussung von Versuchspersonen. Er konnte nachweisen, daß die bewußten und selbst die unbewußten Annahmen seiner Versuchsleiter die Leistungen der Versuchspersonen beeinflußten. Diese Zusammenhänge gelten sogar im Tierversuch, z.B. wenn der Versuchsleiter überzeugt ist, mit besonders intelligenten Tieren zu experimentieren (s. dazu Watzlawick et al., 1969).

22.5 Intrapsychische Aspekte der Wirksamkeit von Psychopharmaka

Seit langem wird angenommen, daß Persönlichkeitsmerkmale für die Wirksamkeit von Psychopharmaka bedeutsam sind. Wir wollen uns hier mit zwei Modellen beschäftigen, den Persönlichkeitsdimensionen Eysenck's und dem psychoanalytischen Persönlichkeitsmodell, mit denen der Zusammenhang zwischen Persönlichkeitsaspekten und den Reaktionen auf ZNS-wirksame Medikamente gedeutet wurde.

Eysenck (1957) faßte seine Vorstellungen in drei Drogenpostulaten zusammen (s. auch Dittrich, 1974). Die erste Hypothese über die Wirkungsabhängigkeit einer psychotropen Substanz von deren Persönlichkeitsdimensionen Introversion/Extraversion ging von neurophysiologischen Versuchen aus, in denen gefunden wurde, daß Introvertierte resistenter gegen Alkohol seien. Damit bezog er sich auf Befunde von Pawlow, der bei Hunden im Zusammenhang mit der Wirkweise verschiedener Medikamente zwischen »exzitatorischen« und »inhibitorischen« Verhaltensweisen unterschieden hatte. Eysenck hat diese Theorie eines konstitutionell variierenden Hemmungs-Erregungs-Verhältnisses aufgegriffen. Im Drogenpostulat I stellt er Hypothesen zwischen der Wirkung von Tranquilizern und Sedativa sowie Stimulantien und der Persönlichkeitsdimension »Extraversion« auf. »Stimulierende Drogen haben introvertierende Eigenschaften, d.h. sie vergrößern die Exzitation und vermindern die Inhibition, während hemmende Drogen extravertierende Eigenschaften haben, d.h. sie vermindern die Exzitation und erhöhen die Inhibition (a.O.).« In vielen Arbeiten wurden verschiedene Variablen als Erregungs- oder Hemmungsindikatoren angewendet. Einige, methodisch allerdings anfechtbare, Arbeiten wiesen nach, daß Versuchspersonen eine umso geringere Dosis eines Tranquilizers zum Erreichen einer definierten Sedationsschwelle benötigen, je extrovertierter sie sind. Die unterschiedlichen Befunde hat Janke (1965) folgendermaßen erklärt:

a) Tranquilizer, Neuroleptika und Sedativa haben eine zweifache Wirkungskomponente: eine entspannende wie eine sedierende.
b) Die primären Effekte der Pharmaka werden sekundär, je nach der Motivationslage der Versuchspersonen, psychisch verschieden verarbeitet.

Im Drogenpostualt II formulierte Eysenck einen Zusammenhang zwischen der Persönlichkeitsdimension »Neurotizismus« und den Wirkungen subcortical stimulierender oder subcortical dämpfender Pharmaka.

Im Drogenpostulat III wird eine Beziehung zwischen der Eysenck'schen Persönlichkeitsdimension »Psychotizismus« und der Wirkung bestimmter Psychopharmaka formuliert. Empirische Untersuchungen über die Drogenpostualte II und III liegen meines Wissens noch nicht vor.

Eine Möglichkeit, Erfahrung über die psychodynamische Wirksamkeit von psychotropen Substanzen zu machen, bestand in ihrem Einsatz in Psychotherapien, besonders in längeren Psychoanalysen. Psychotherapeuten scheinen dem Einsatz von Pharmaka in der Therapie skeptisch gegenüberzustehen, weil damit ein Parameter eingeführt wird, dessen intra- und interpersonale Wirksamkeit zunächst nicht überschaubar ist. Deswegen haben auch nur wenige Psychoanalytiker systematisch Drogenwirkung im psychoanalytischen Prozeß untersucht (s. Gottschalk, 1968, Lindemann, v. Felsinger, 1961, Azima, Sawer-Founer, 1961, May, 1971).

In der Weitereintwicklung der psychoanalytischen Theorie und Technik hat sich auch die Indikation für psychotherapeutische Verfahren erweitert. Es wurden Krankheitsbilder miteinbezogen, die vorher nur betreut werden konnten, wie schwere Zwangsneurosen, akute Psychosen, schwerste pschosomatische Erkrankungen. Die Pharmaka wurden in der Einleitungsphase der Therapie eingesetzt. Damit ermöglichten sie, bei ich-schwachen Patienten vorübergehende Gefährdungen des therapeutischen Prozesses durch Angsteinbrüche zu überbrücken. Besonders Ostow (1962) hat diesen Aspekt hervorgehoben. Er bezeichnete deswegen die Neuroleptika, die dem Ich die zur Triebabfuhr nötigen Libidoenergien erhöhen, als »energizer«. Bellak et al. (1973) konnten die ich-stabilisierende Funktion eines Anxiolytikums im psychotherapeutischen Prozeß zeigen. In einer Doppel-Blind-Studie wurden 12 Ich-Funktionen (Realitätsprüfung, Objektbeziehung, Triebkontrolle, usw.) bei normalen, neurotischen und psychotischen Patienten durch unabhängige Beurteiler im Verlauf einer Psychotherapie überprüft. Die Anwendung von Diazepam in der Therapie verbesserte den Behandlungserfolg gegenüber Kontrollen. Psychologisch ließe sich der ich-stabilisierende Effekt folgendermaßen beschreiben: Ich-Stärkung, Stärkung der Triebabwehr, Verminderung von Angst und Affekten.

Die entlastende Wirkung von Hypnotika auf Angstzustände wurde schon vor der Aera der Psychopharmaka beschrieben. Kubie und Margolin (1945) sprachen von »psychiatrischer Analgesie« in der Anwendung von Barbituraten, die die Reaktion auf unangenehme und schmerzhafte Affekte vermindere. Damit sei es in der Therapie des Patienten möglich, kontrolliert frühere Zustände von Ich-Desorganisation wieder zu erinnern.

Gerade bei Patienten mit schweren narzißtischen Störungen[3], schweren neurotischen Depressionen scheinen

---

[3] Narzismus bedeutet libidinöse Zuwendung zum eigenen Selbst.

terte oft eine Therapie, weil es dem Therapeuten unmöglich war, ein Arbeitsbündnis herzustellen. Die kritische Anwendung von Psychopharmaka verstärkt nun die Toleranz des Patienten für Interpretationen von seiten des Therapeuten, stärkt die Möglichkeit, diese Interpretationen emotional bedeutsam zu finden und sie für sich zu integrieren.

Ein anderer Aspekt des Einsatzes von Psychopharmaka unter psychodynamischem Gesichtspunkt soll noch betont werden. Im Umgang mit dem Medikament kann sich einer der Grundkonflikte des Patienten manifestieren. Gibt der Arzt ein Medikament, können dabei magische Vorstellungen mit eingehen. Der Patient nimmt in sich ein Stück des Arztes auf, etwas, das für ihn gut ist, als stellvertretende Befriedigung infantiler Bedürfnisse. Er kann sich aber auch gegen die Einnahme von Medikamenten wehren; statt der erhofften Zuwendung vom Arzt erhält er ein Medikament und fühlt sich abgeschoben, das mag mag ein unbewußter Ausdruck seiner Geschwisterrivalität sein. Das notwendige Absetzen eines Medikamentes mag vom Patienten als Liebesentzug erfahren werden; durch Agieren gegenüber dem Arzt oder der Nachtschwester versucht er, wieder in Besitz des begehrten Medikaments zu kommen.

Immer wieder erlebt man beim Einsatz von Psychopharmaka »paradoxe Reaktionen«, die dem Arzt allein von der pharmakologischen Wirkungsseite des Medikaments her unerklärlich sind. Besonders Sawer-Founer (s. Gottschalk, 1968) hat herausgearbeitet, daß dabei die Wirkung des Pharmakons mit Abwehrmechanismen interferiert. Einige Beispiele zu paradoxen Reaktionsweisen:

> Männliche Patienten mit Zweifeln an ihrer Potenz können mit vermehrter motorischer Aktivität und intellektueller Anstrengung die medikamentös induzierte Passivität abwehren. So kann ein Anxiolytikum zu verstärkter Angstreaktion und Agitiertheit führen. Patienten, die sich ihrer körperlichen Integrität nicht sicher sind oder Störungen des Körperschemas haben, können auf Neuroleptika oder Anxiolytika mit einer Störung der Körperkontrolle (beispielsweise Sinken der Kontrolle) reagieren. Patienten, die einen erheblichen sekundären Krankheitsgewinn aus ihrer Krankheit beziehen, sind oft resitent gegenüber aktivierenden Wirkungen von Psychopharmaka. Diese psychodynamisch bewirkten Nebeneffekte lassen sich nur von pharmakologischen Nebenwirkungen unterscheiden, wenn man auch die Arzt-Patient-Beziehung betrachtet.

22.6 Psychopharmaka aus der Sicht der Arzt-Patient-Beziehung

Wir wollen unser Problem, das Ritual des Medikamentengebens und »-einnehmens« nun aus dem Blickwinkel der Arzt-Patient-Beziehung betrachte. Aus der idealistischen Sicht des Soziologen Parsons könnte die Aufnahme einer solchen Beziehung folgendermaßen aussehen: der Arzt nimmt die Krankengeschichte auf, erfragt den gegenwärtigen Gesundheitszustand, untersucht den Patienten, formuliert auf der Basis seiner Überlegung eine Diagnose, gibt dem Patienten einige Informationen und Erklärungen und erteilt eine medikamentöse Verordnung. Eine »Compliance« (Übereinstimmung) kann angenommen werden, wenn der Patient sich an die Anordnungen des Arztes hält. In Wirklichkeit sind aber in der Beziehung zwischen Arzt und Patient die Erwartungen, die jeder vom anderen hat, selten kongruent.

In einer Literaturübersicht über 31 Studien, die das Problem der Nicht-Compliance bei Patienten behandeln, fand Davis (1966), daß durchschnittlich ein Drittel der Patienten die Anordnungen der Ärzte nicht durchführten. Frauen, ältere Personen und Angehörige mit niedrigerem sozio-ökonomischem Status und niedrigerem Bildungsgrad schienen eher zur Nicht-Compliance zu neigen. Gefragt, warum die Patienten die Anordnungen nicht durchführten, gaben die Ärzte überwiegend den Patienten die Schuld: entweder sie hätten die Anordnungen nicht verstanden oder sie seien nicht kooperativ. Jüngere Ärzte meinten übrigens, alle Formen von restriktiven Anordnungen wie Diät und Gewichtsabnahme seien für die Patienten schwer durchführbar, Medikamenteinnahme und Veränderungen am Arbeitsplatz dagegen leichter! Vielleicht liegt auch hier ein Verständnisansatz für unser Problem: Medikamente können leicht verschrieben werden – Lebensformen sind schwer zu verändern.

Zwischen Arzt und Patient, die in einem längeren Zeitraum miteinander zu tun haben, stellen sich Verschränkungen der gegenseitigen bewußten und unbewußten Erwartungen ein. Diese Übertragungen sind stereotype Wiederholungen eines lebensgeschichtlich (meist frühkindlich) erworbenen, unbewußten Erwartungsverhaltens gegenüber Partnern. Als Rückschritt auf früher erlerntes Verhalten sind Übertragungen gleichzeitig Regressionen. Jedes Symptom, mit dem der Patient in die Praxis kommt, sei es organisch oder funktionell, beinhaltet eine Aufforderung an den Arzt, eine bestimmte Rolle gegenüber dem Patienten einzunehmen. Der Arzt reagiert auf die mehr oder weniger bewußte Übertragung mit einer Gegenübertragung. Sie ist die emotionale Reaktion auf meist unbewußtes Erwartungs-Verhalten. Die Gegenübertragung ist abhängig von der Intensität der Übertragungen des Partners, der eigenen emotionalen Haltung und kognitiven Prozessen.

M. Balint legte uns in seiner letzten Arbeit ein Beispiel über den dynamischen Einfluß der Arzt-Patient-Beziehung auf Medikamentenverordnung vor (Balint et al., 1975). Die an der Gruppe teilnehmenden praktischen Ärzte fanden bei Durchsicht ihrer Karteien, daß 25 % ihrer Patienten an einem Stichtag nichts anderes als eine Rezepterneuerung bekommen hatten. Daraufhin beschloß die Gruppe, die Patienten mit Dauerrezepten auf ihre Beziehung zu ihren Ärzten genauer zu untersuchen. Die Hälfte der Dauerrepetenten hatte eine somato-psychische oder psychosomatische Diagnose. 30 % der verordneten Mittel waren Psychopharmaka. Von diesen

wurden 80% längerfristig, bis zu 4 Jahren, verordnet. Balint charakterisiert Patienten mit Dauerrezepten nun folgendermaßen: »Sie scheinen Menschen zu sein, die von anderen etwas erwarten, das sie nötig brauchen; sie können jedoch nicht genau sagen, worin dieses Etwas besteht. Dieses Bedürfnis scheint im Laufe des Lebens erworben zu sein, vielleicht in Folge einer ungünstigen Bilanz zwischen Befriedigungen und Versagungen. Das Bedürfnis zeigt sich dann auf mancherlei Weise:
a) solche Menschen tendieren dazu, früh zu heiraten;
b) sie haben zahlreiche Kontakte mit ihren Ärzten, die sie um Hilfe bitten müssen, und
c) die anfängliche Form, um diese Hilfe zu bitten, besteht im Angebot von Symptomen und Krankheiten.«

Offensichtlich sind diese Patienten jedoch nur schwer zufriedenzustellen. Da sie Nähe und Intimität nicht aushalten, weichen sie auf »indirekten Kontakt« wie Briefe, Telefonanrufe aus und zwingen damit, besonders dem praktischen Arzt, das Regime der Dauer-Medikation auf. Im Verlauf dieser Beziehung beschreibt Balint folgende Phasen:

Phase 1: Unter dem Druck seines Kontaktbedürfnisses bietet der Patient verschiedene Symptome oder Krankheiten an und erzeugt beim Arzt das Bedürfnis, die »richtige« oder »zufriedenstellende« Einstellung dafür zu finden. Dies führt zu einer vorwiegend negativen Arzt-Patient-Beziehung; der Patient wird häufig zur Facharztuntersuchung und zu Labortests geschickt, worauf sich wieder die Diagnose und die Therapie ändern. Diese Phase nennen wir die Periode des »heißen Krieges« oder eines unsicheren Waffenstillstandes.

Phase 2: Mit Einführung des Dauerrezepts pflegt die Arzt-Patient-Beziehung sich zu bessern; die Anzahl der Überweisungen an Fachärzte nimmt ab, es werden fast keine Labortests mehr benötigt, aber es entwickelt sich das Bedürfnis nach ein und demselben unveränderlichen Rezept.

Die noch gespannte Beziehung deutet sich im hohen Anteil indirekter Kontakte an. Bedingungen für den Übergang in eine friedliche Beziehung ist, daß Arzt und Patient sich an ein strenges Ritual halten, das beiden vorschreibt, was sie zu tun und zu lassen haben und worüber auf keinen Fall gesprochen werden darf. Das »Etwas«, das der Patient braucht, ist ein mitfühlendes Verständnis für die ungünstige Bilanz zwischen Entbehrung und Bedürfnisbefriedigungen und Hilfe zur Verbesserung dieser Bilanz.

Eine Einsicht am Ende dieser Studie: »Vielleicht war der größte Gewinn aus unserer Studie die Erkenntnis, daß wir uns wegen unserer sogenannten »irrationalen« Rezepte nicht mehr so schuldbewußt zu fühlen brauchten; wir sahen, daß die Dauer-Verordnungen ihren eigenen, außer-pharmakologischen Sinn hatten.«

22.7 Spezielle Psychopharmakologie

22.7.1 Einleitung

Im weiteren Sinn kann man als Psychopharmaka *alle* Medikamente bezeichnen, die auf das zentrale Nervensystem (ZNS) wirken. Im engeren Sinn sind es Substanzen, die nicht nur einzelne psychophysiologische Funktionen wie Schmerzempfinden, Schlaf, sondern auch komplexere seelische Vorgänge sowie verschiedene psychische Störungen beeinflussen. Über Einteilungskriterien der Psychopharmaka bestehen auch heute noch unklare und widersprüchliche Auffassungen. Das »Anti«-Klassifikationssystem (antipsychotisch, antidepressiv) teilt die Medikamente nach den Krankheiten ein, die damit behandelt werden sollen. Eine andere Einteilung klassifiziert Psychopharmaka nach ihrer Wirkung auf Zielsymptome (antriebssteigernd, stimmungsaufhellend). Alle diese Klassifikationsversuche scheitern aber an dem Problem, daß die spezifischen integrativen und desintegrativen Prozesse, die den verschiedenen psychosomatischen, somato-psychischen und psychiatrischen Syndromen zugrunde liegen, bisher nur zum Teil verstanden sind. So ist weder die Einteilung nach »Krankheitsentitäten« noch nach »Zielsymptomen« umfassend genug, um allen Tatsachen gerecht zu werden.

Wir klassifizieren psychotrope Pharmaka in folgende Gruppen:
Neuroleptika
  Phenothiazine
  Butyrophenone
  Rauwolfia Alkaloide
Tranquilizer
Antidepressiva
Hypnotika
Sedativa
Substanzen, die auf adrenerge Rezeptoren wirken
Psychotonika

22.7.2 Neurobiologische Wirkungstheorie

Zur Wirkung der Psychopharmaka gibt es verschiedene biochemische und neuropharmakologische Wirkungshypothesen. Wir beziehen uns zunächst auf Hess (1958), der die Reaktionen eines Lebewesens auf Veränderungen der Umwelt auf den Einfluß kortikaler und besonders subkortikaler Zentren bezog, welche somatische, autonome und psychische Funktionen integrieren. Er konzipierte zwei reziprok organisierte Systeme, die er »ergotroph« und »tropotroph« nannte[4]).

---

[4]) Ergotroph kommt vom griechichen Ergon = Werk, Arbeit, und Tropein = wenden. Ergotroph bedeutet daher soviel wie antriebsbezogen, aktiv, weltzugewandt. Tropotroph kommt vom griechischen Trophe = Nahrung und bedeutet soviel wie auf Erhaltung oder Schonung (des Körpers) gerichtet, weltabgewandt.

Sowohl eine komplexe Reihenfunktion wie kognitive Prozesse, als auch alle Perzeptionen, seien sie exteroceptiv oder enteroceptiv, unterliegen dem modulierenden Einfluß dieser subkortikalen Systeme. Neurophysiologische Bahnen und Neurotransmitter sind heute in groben Zügen bekannt.

Das ergotrophe, sympathische oder »Go-System« entwickelt alle Funktionen, die das Individuum für eine positive Aktion bereithält, charakterisiert durch Erregung, Wachheit, erhöhten Skelettmuskeltonus, Aktivität des sympathischen Nervensystems und Ausschüttung von Katecholaminen. Das tropotrophe, parasympathische oder »Non-go«System integriert Systeme, die Energie zurückhalten und speichern: Erhöhung der Stimulusbarriere für perzeptuelle Einflüsse, Erniedrigung des Skelettmuskeltonus sowie der parasympathischen Nervenaktivität und der Ausschüttung anaboler Hormone. Die biogenen Amine Adrenalin und Dopamin wirken als Neurotransmitter im ergotrophen System, Acetylcholin im tropotrophen.

Die Wirkung zahlreicher Psychopharmaka auf den Stoffwechsel dieser Neurotransmitter ist gesichert (s. Kap. »Psychosomatische Aspekte in der Endokrinologie«). Exemplarisch für das Bemühen, psychische Erkrankungen neurobiologisch zu verstehen, soll hier die Depression stehen. Die Katecholamin-Hypothese besagt, daß Depressionen aus einer funktionellen Verarmung von Katecholaminen im Gehirn resultieren. Pharmakologisch ist bedeutsam, daß alle Pharmaka, die zur Behandlung der Depression eingesetzt werden, auf die zentralen Bioamine wirken, indem sie durch verschiedene Wirkungsmechanismen ihre Konzentration an zentralen Synapsen erhöhen. Umgekehrt kann Reserpin, das die zentralen Katecholaminspeicher entleert, eine Depression herbeiführen (s. z.B. Schildkraut, 1973).

22.7.3 Neuroleptika

Charakterisierung: Neuroleptika sind antipsychotisch wirksam durch Drosselung der halluzinatorischen, zwanghaften oder wahnhaften Erlebnisproduktion. In niedriger Dosierung wirken sie ähnlich wie Tranquilizer. Bei antipsychotischer Dosierung dämpfen die heute gebräuchlichen Mittel die emotionale Spannung (psychotische Angst), den Antrieb (psychotische Aggressivität), und sedieren durch Förderung der Schlafbereitschaft. Je stärker die sedative Wirkung einer Substanz, desto geringer ist aber die antipsychotische Potenz.

Indikationen: Die Hauptindikation liegt in der Behandlung produktiver Psychosen, also paranoid-halluzinatorischer und katatoner Schizophrenien und manischer Phasen. Für uns sind sie auch interessant im Einsatz bei schwerkranken Patienten mit somatopsychischen Störungen.

Der Wirkungsverlauf ist mehrphasisch:

1. Woche: Sedation, vegetative Labilität und Blutdruckabfall
2. Woche: Mögliches Auftreten extrapyramidaler Symptome
3. Woche: Wirkungseintritt mit Distanzierung von psychotischen Erlebnissen

Nebenwirkungen und Komplikationen:
1. Wirkungen auf das ZNS:
   Die Häufigkeit und Schwere von Nebenwirkungen variieren je nach Patient und Medikament. Wichtig ist, sie als Nebenwirkungen wahrzunehmen und nicht als Manifestation der Krankheit fehlzudeuten. Die akuten extrapyramidalen Nebenwirkungen bestehen in Parkison-artigen Erscheinungen und Dyskinesien.
   Zu Beginn der Therapie kann es zur sogenannten neuroleptischen Wirkungsdissoziation kommen: die charakteristischen Hauptwirkungen treten nach unterschiedlichen Zeitabständen ein. Besonders bei älteren Patienten können bei Therapieeinleitung die psychotischen Symptome zunehmen.
2. Vegetative Wirkungen:
   Orthostatische Hypotension, Nasenverstopfung, Mundtrockenheit, Durchfall, Miktionsstörungen, Ejakulationsstörungen, Glaukomanfall.
3. Wirkungen auf Haut und Augen:
   Hautausschlag, Phototoxizität, Linsenveränderungen.
4. Endokrine Störungen:
   Menstruationsstörungen, Gewichtszunahme, Galactorrhoe, Gynäkomastie, Polydipsie.
5. Ferner wurden beschrieben:
   Potenzierung von Alkohol und ZNS-wirksamen Medikamenten, Medikamentenikterus, Thromboseneigung, Agranulozytose.

22.7.3.1 Phenothiazine

Die zahlreichen Phenothiazine können entsprechend den Seitenketten in 3 Gruppen eingeteilt werden:
1. die Methyl-Untergruppe mit den Vertretern Chlorpromazin, Triflupromazin.
2. Piperidin-Untergruppe: Thioridazin.
3. Piperazin-Untergruppe: Perphenazin, Triflupromazin.

Charakterisierung: Die Methyl- und Piperidin-Phenothiazine wirken mehr sedativ, während die Piperazin-Phenothiazine stärker antipsychotisch wirken, aber mehr extrapyramidale Nebenwirkungen haben.

Thioridazin hat in Dosen zwischen 100 und 800 mg geringere Nebenwirkungen als andere Phenothiazine. In niedriger Dosierung ist es bei organisch induzierten Spannungs- und Angstzuständen wirkungsvoll, z.B. bei senilen, aktivierten Patienten. Triflupromazin ist durch eine starke anti-emetische Komponente bei allen Formen von Schwindel und Erbrechen induziert. Wir setzen es häufig bei Patienten mit abdominellen Tumoren, Ileus oder Urämie ein.

Chlorpromazin war das erste Phenothiazin und hat weite klinische Anwendung gefunden. Die Dosierung kann bei 3-4 mal 25 mg täglich beginnen und bis auf 200 – 800 mg täglich gesteigert werden. Es wird in niedrigen Dosen oft als Anxolyticum eingesetzt; dabei ist aber zu bedenken, daß bei dieser Indikation Benzodiazepine geringere Nebenwirkungen haben. Zusätzlich wirkt es antiemetisch. Wir geben es bei internistischen und chirurgischen Patienten mit organischem Psychosyndrom. Allein oder als lytischer Cocktail (eine Ampulle Megaphen®, 1 Ampulle Atosil®, 1 Amp. Dolantin®), hat es sich zur Sedierung und Schmerzminderung in den terminalen Phasen bei Krebspatienten bewährt. In der Behandlung des akuten Asthma bronchiale erreicht Chlorpromazin eine Angstminderung, reduziert aber kaum die Häufigkeit und Schwere der Anfälle. Manche Patienten klagen infolge der zäheren Schleimproduktion sogar noch über eine Zunahme der Dyspnoe.

In der Behandlung der Magersucht mit extremer Unruhe und Schlafstörungen werden Megaphen® oder auch Neurocil® nach vorheriger Information mit der Sondennahrung gegeben (s. auch Kap. Magersucht). Während dieser Zeit müssen die Patienten wegen der hypotensiven Nebenwirkungen fest im Bett bleiben.

22.7.3.2 Butyrophenone

Wirkung: Die Butyrophenone wirken stark antipsychotisch und werden in Kombination mit Lithium auch bei Manien verwendet. Sie haben neben einer stark antiemetischen Wirkung eine sedierende Komponente. Haloperidol hat ausgeprägte extrapyramidale Nebenwirkungen.

Indikation: Haloperidol wird als Antipsychotikum, bei agitierten Depressionen, bei flash-back nach LSD und bei Singultus gegeben. Es hat wenig autonome Nebenwirkungen und interagiert nicht mit Herzglycosiden oder Diuretika. Es ist deswegen bei älteren Patienten mit Herz-Kreislauferkrankungen zur Behandlung psychotischer oder deliranter exitierter Zustandsbilder indiziert. Die niedrige orale Tagesdosis liegt zwischen 6-15 mg, eine höhere orale Dosis zwischen 15 und 60 mg.

22.7.3.3 Rauwolfia-Alkaloide

Rauwolfia-Alkaloide sind für unsere Darstellung von untergeordnetem Interesse. Reserpin findet kombiniert mit anderen Pharmaka vor allem in der Behandlung der essentiellen Hypertonie Verwendung. Als wichtigste Nebenwirkung ist die Auslösung schwerer Depressionen bekannt.

Der Einsatz der Neuroleptika bei den klassisch psychosomatischen Erkrankungen ist begrenzt und oft auch durch Nebenwirkungen auf das autonome Nervensystem und extrapyramidale Störungen behindert. Es kommen nur Substanzen in Frage, die sich niedrig dosieren lassen und dabei ähnlich den Tranquilizern wirken.

22.7.4 Tranquilizer

Charakterisierung: Der Begriff »Minor«-Tranquilizer ist unglücklich gewählt: er unterstellt, daß sich diese Substanzgruppe wie die der »Major«-Tranquilizer – nur mit geringerem Wirkungsgrad – verhält. Tranquilizer erzeugen Gleichmütigkeit bei der Erlebnisperzeption, Entspannung bei der Erlebnisverarbeitung, Ausgeglichenheit bei der Reaktion auf eine Vorstellung oder ein Erlebnis. Diese Wirkungen begünstigen die Homöosthase dysregulierter vegetativer Funktionen. Tranquilizer erzeugen keine Beeinträchtigung des Bewußtseins. In höheren Dosen reduzieren sie aber die Reaktionsgeschwindigkeit (Vorsicht bei Autofahrern).

Indikation: Die Tranquilizer werden in der Behandlung aller Formen von Angst gegeben. Wegen der Minderung emotionaler Spannung werden sie bei vielen psychosomatischen Erkrankungen eingesetzt, bei gastrointestinalen, kardiovaskulären, gynäkologischen, neurologischen Symptomen, bei Erkrankungen des Atemtraktes. Wertvoll sind sie bei Erkrankungen, die mit vermehrter Muskelspannung einhergehen. Wie bislang bekannt, wirken die Tranquilizer nicht direkt auf das autonome Nervensystem, sondern indirekt über die emotionale Spannungsreduktion.

Wirkungsmechanismen: Der Effekt der Tranquilizer wird durch einen dämpfenden Einfluß auf das limbische System erklärt, das man als Modulator für Antrieb, Affekt, Vegetativum und motorisches Verhalten bezeichnet. Auf den zerebralen Cortex oder den Hypothalamus wirken die Tranquilizer kaum. Ob die Eignung bestimmter Benzodiazepine zur Therapie von Schlafstörungen durch ihre »abschirmende« Wirkung am limbischen System bedingt ist, ist nicht hinreichend bewiesen. Die REM-Schlafphasen werden bei kurzfristiger Anwendung kaum beeinflußt. Valium® wird häufig als Muskelrelaxans bei muskulären Verspannungen, auch beim Tetanus, eingesetzt. Es hat in der Anästhesie eine weite Verbreitung gefunden.

Kontraindikationen: Die Tranquilizer, und besonders Benzodiazepine, sollen nicht zum Dauergebrauch verschrieben werden! Da sie meist ohne begleitende Psychotherapie gegeben werden, ist die Gefahr einer psychischen und physischen Drogenabhängigkeit bei längerem Gebrauch groß. Da sie potenzierend wirken, sollten sie keinesfalls bei Alkoholikern oder Medikamentsüchtigen gegeben werden. Kraftfahrer und Personen in vergleichbaren Berufen sollten über die Einschränkung der Aufmerksamkeit bei höheren Dosen und über die Potenzierungsgefahr von Alkohol aufgeklärt werden. Bei Prostathypertrophie und beim Glaukom (leichte anticholinergische Wirkung der Benzodiazepine) bestehen relative Kontraindikationen. Paradoxe Wirkungen können bei arteriosklerotischen Verwirrtheitszuständen auftreten.

Toxizität: Die therapeutische Breite der Benzodiazepine und von Meprobamat ist erheblich höher als die der Sedativa und Hypnotika. Ursache des zunehmenden Mißbrauchs von Benzodiazepinen scheint die leichte Verfügbarkeit und der »Ruf« der Harmlosigkeit zu sein. In den USA wurde vor kurzem die Verschreibungsdauer begrenzt. Untersuchungen der amerikanischen Regierung hatten ergeben, daß Valium® und Librium® zunehmend bei Suizidversuchen verwendet werden.

22.7.4.1 Benzodiazepine

Chemie und Pharmakokinetik: Häufig verwendete Substanzen sind: Valium®, Librium®, Adumbran®, Mogadan®, Demetrin®. Der Abbau der einzelnen Benzodiazepine erfolgt unterschiedlich; z.T. entstehen wirksame Substanzen als Zwischenstufen. Auch die Halbwertszeit ist bei den einzelnen Substanzen verschieden, liegt jedoch im Bereich von 12 bis 30 Stunden (Hollister, 1972).

Indikation: Zur Hauptindikation siehe oben. Nebenindikationen richten sich nach besonderer Eignung eines bestimmten Benzodiazepins: Medikamentenzug, Schlafstörungen, bestimmte Formen von Epilepsie. In hoher Dosierung hat auch Diazepam eine atemdepressive Wirkung und ist deswegen beim Koronarinfarkt als Alternativpräparat dem Morphium nicht überlegen.

Dosierung: Typische Tagesdosierungen sind: Valium® 2–5 mg, 3–4 mal täglich; Librium® 10–20 mg, 3–4 mal täglich; Adumbran® 15–30 mg, 3 mal täglich. Hollister meint, daß fast jeder Patient, der unter Angst leidet, auch Schlafstörungen hat. Gibt man deshalb die Hauptdosis der Tagesdosierung zur Nacht, nützt man den hypnotischen Effekt aus. Die lange Halbwertszeit sichert einen Überhang der Wirkung auf den nächsten Tag, so daß damit eine milde Sedierung erreicht wird. Braucht der Patient wegen seiner Symptome tagsüber Benzodiazepine, so sollten die Dosen niedrig sein (Übersichtsarbeit: Greenblatt und Shader, 1974).

22.7.4.2 Meprobamat

Im Vergleich zu den Benzodiazepinen ist die Wirkung kürzer. Im Tierexperiment hat Meprobamat muskelrelaxierende, antikonvulsive und sedierende Eigenschaften. Es wird hauptsächlich bei Neurosen zur Dämpfung der Angst verwendet.
Nebenwirkungen sind häufigere allergische Reaktionen und die Möglichkeit einer Gewöhnung mit Entzugssymptomen, ähnlich denen bei Barbituraten. Die übliche Dosis beträgt 800–1600 mg täglich bei Erwachsenen.

22.7.5 Antidepressiva

Charakteristika: Die Antidepressiva zeichnen sich durch unterschiedliche stimmungsaufhellende (thymoleptische), antriebssteigernde (thymeretische) und angstlösende (anxiolytische) Wirkung aus. Vor allem bei den tricyclischen Antidepressiva Imipramin, Amitryptilin, Doxepin überwiegt die dämpfende Komponente, während bei Desipramin, Nortryptilin die hemmungslösende, aktivierende Komponente überwiegt. Zusätzlich haben viele Antidepressiva vor allem am Therapiebeginn eine sedative Wirkung.

Mit den MAO-Hemmern und den sympathomimetischen Stimulantien wollen wir uns hier nicht beschäftigen.

Wirkungsmechanismus: Die trizyklischen Antidepressiva (TCA) wirken am adrenergen Neuron und beeinflussen entweder direkt oder indirekt die Neurotransmitter Noradrenalin und Dopamin. So wurde bei Imipramin und Amitryptilin nachgewiesen, daß sie die neurale Rückresorption von Noradreanlin hemmen und es so zu einem Überschuß im synaptischen Spalt kommt.

Indikation: TCA sind indiziert bei verschiedenen Formen der Depression, wie neurotische, psychotische Depression, bei somatischen Äquivalenten der sogenannten larvierten Depression.

Für unser Indikationsgebiet ist besonders die Kombination von Amitryptilin und Chlordiazepoxyd in Form von Limbatril® interssant. In akuten Phasen psychosomatischer Erkrankung des Magen-Darm-Traktes wie Colitis ulcerosa, Morbus Crohn, Spastisches Colon, ist es auch wegen der anticholinergen Nebenwirkung indiziert. Limbatril® hat neben der anxiolytischen und antidepressiven Wirkung auch einen schmerzdistanzierenden Effekt. Deswegen ist es in der Behandlung verschiedenster Schmerzformen geeignet (siehe auch: Kapitel Schmerz). Bei der Enuresis haben sich Imipramin und Amitryptilin als erfolgreich erwiesen. Wahrscheinlich beruht die Wirkung ebenfalls auf dem anticholinergen Effekt und darauf, daß die Schlaftiefe zurückgeht, so daß der Patient aufwacht, wenn die Harnblase sich füllt. Ob die tetrazyklischen Antidepressiva wie Marprotilin oder bizyklischen wie Nomifensin mit weniger Nebenwirkungen behaftet sind, bleibt abzuwarten.

Bei den TCA läßt sich folgender Wirkungsverlauf beschreiben:
1. Woche: Sedation,
2. Woche: Beginn der thymeretischen Wirkung,
3. Woche: Beginn der thymoleptischen Wirkung.

Die TCA sollten zumindest für eine Periode von 4 Wochen eingesetzt werden, ehe man entscheidet, daß dem Patienten mit diesem Medikament nicht geholfen werden kann. Danach ist es unwahrscheinlich, daß durch das Medikament eine weitere Verbesserung eintreten kann. Da die Antriebssteigerung vor der Stimmungsaufhellung erfolgt, ist während der Therapieeinleitung mit einer Aktivierung suizidaler Tendenzen zu rechnen.

Nebenwirkungen: Zentrale Zusatz- und Nebenwirkungen: Die TCA können einen dauernden feinschlägigen Tremor hervorrufen, der besonders bei älteren Patienten in einen Parkinsonismus übergehen kann. Zuckungen, Dysarthrie, Parästhesien und Ataxien treten selten auf. Pharmaka mit depressiver Wirkung auf ZNS-Funktionen wie Neuroleptika werden potenziert. Appetit- und Gewichtszunahme sind häufig.

Periphere Zusatz- und Nebenwirkungen: Die autonomen Wirkungen sind primär anticholinergisch; es entstehen Mundtrockenheit, Miktionsstörungen, Obstipation, Mydriasis, verstärkte Schweißabsonderung, Darmatonien. Seltener treten toxische Schäden bis hin zum Medikamentenikterus auf. Über kardiotoxische Nebenwirkungen wurde in letzter Zeit häufiger berichtet (Rasenack und Gattenlöhner, 1975, Jefferson, 1975). Therapeutische Dosen können reversible EKG-Veränderungen herbeiführen; Hypotension, hypertensive Reaktion, Tachykardien oder verschiedene Herzrhythmusstörungen treten aber häufiger bei kardiovaskulärer Vorerkrankung auf. Es wurden aber auch Herzinfarkte, kongestive Kardiomyopathien und plötzlicher Herztod als seltene Nebenwirkungen beschrieben.

Bei Patienten mit kardiovaskulären Erkrankungen sollten die TCA mit besonderer Vorsicht angewendet werden.

Medikamenteninteraktion mit TCA: Einige Reaktionen sind voraussagbar: so eine anagonistische Wirkung gegen das Antihypertensivum Guanethidin und eine Blockierung der vasopressorischen Wirkung von indirekt wirkenden Sympathomimetika. Interaktionen mit -Methyldopa, Clonidin, Reserpin und Digitalis wurden beschrieben.

Dosierung: Das beste klinische Kriterium liegt in der Verminderung der depressiven Symptome und im Auftreten von pharmakologischen Wirkungen, wie oben beschrieben. Allgemein wird häufig mit niederen Dosen begonnen und schnelle Dosissteigerung entsprechend der Tolerierung des Patienten oder dem Auftreten therapeutischer Effekte angestrebt. Das Dosisschema für Imipramin, Amitriptilin und Desimipramin liegt zwischen 50 und 150 mg täglich in der ersten Woche und 150 225 mg in der folgenden Woche.

Vergiftungen: Hauptsymptome sind Krämpfe, hypertensive Krisen und Hyperthermie, die mit Barbituraten, Beta-Blockern und physikalischer Fiebersenkung behandelt werden können.

22.7.6 Hypnotika

Charakterisierung: Hypnotika sind Stoffe, die durch Angriff, vornehmlich am ZNS, zu einer schlafähnlichen Ausschaltung des Bewußtseins führen, aus der man allein durch äußere Reize geweckt werden kann. Die Wirkung hängt nicht nur von der chemischen Struktur, sondern auch von der Dosis ab. So wirken Barbiturate in niedriger Dosierung als Sedativa, in mittlerer als Hypnotika, in höherer als Narkotika.

Barbiturate können in langwirksame (Barbital, Phenobarbital, Methylphenobarbital), mittellang wirksame (Hexobarbital, Pentobarbital), und kurzwirksame (Thiopental) eingeteilt werden. Auf ihre Pharmakologie brauchen wir hier nicht einzugehen.

Indikationen: Barbiturate sind wegen der hohen Nebenwirkungsrate mit Zurückhaltung zu verordnen und haben in der Psychosomatik nur eine begrenzte Indikation. Der Mißbrauch, der mit diesen Substanzen betrieben wird, ist hoch!

Die meisten Barbiturate sind nicht sehr spezifisch in ihrer Hemmung von ZNS-Neuronen. Sie unterdrücken den REM-Schlaf, wodurch die Schlaferholung herabgesetzt wird und beim Absetzen eine REM-rebound-Phase mit Albträumen entstehen kann. Trotzdem werden Hexobarbital und Pentobarbital als Einschlafmittel und Cyclobarbital und Heptobarbital als Durchschlafmittel häufig verschrieben. Allzu oft wird übersehen, daß diese Medikamente häufig monate- bis jahrelang kontinuierlich eingenommen werden, wobei sich herausstellte, daß Patienten, welche die Medikamente chronisch nehmen, mehr oder weniger Schwierigkeiten mit dem Ein- oder Durchschlafen haben. Mit anderen Worten: längere Einnahme ist wirkungslos und schädlich (Kales et al., 1974). Thiopental und Amytal wurden früher in der Narkoanalyse verwendet. In diesem Zustand konnten besonders Patienten mit Kriegsneurosen oder traumatischen Neurosen dazu gebracht werden, den traumatischen Augenblick wiederzuerleben und sich so über eine Abreaktion von den Symptomen zu befreien.

Methylphenobarbital ist ein auch heute noch häufig verwendetes, wenig hypnotisch wirkendes Mittel mit geringen Nebenwirkungen.

Nebenwirkungen: Patienten entwickeln leicht eine psychische und physische Abhängigkeit von Barbituraten: die Dosis muß erhöht werden, um gleiche Wirkung zu erreichen. Einzelne Patienten entwickeln eine euphorische Stimmung. Bei lang- und mittellang wirksamen Barbituraten entwickelt sich eine Katerstimmung am Tag nach Einnahme. Andere Nebenwirkungen sind: Minderung tonischer und statischer Reflexe; Dämpfung des Atemzentrums; paradoxe Reaktionen, besonders bei Kindern und älteren Menschen; allergische Blutbild- und Hautveränderungen; Enzyminduktion in der Leber; Reduktion der Motilität des Magen-Darm-Traktes.

Tranquilizer, Neuroleptika, Analgetika, Antihistaminika, Alkohol, Reserpin und andere zentral wirksame Antihypertensiva verstärken die hypnotische Wirkung. Die größte Gefahr liegt in der häufigen Verwendung bei Suizdversuchen. Schon etwa 10 Tabletten können zusammen mit Alkohol den Tod herbeiführen.

22.7.7 Sedativa

Sedativa sind Stoffe verschiedener Substanzgruppen, die relativ unspezifisch eine große Zahl von ZNS-Funktionen dämpfen. Hierzu gehören emotionelle Reaktionen, Aufmerksamkeit, Reaktionsschnelligkeit und andere sensomotorische Funktionen, sowie vegetative Reaktionen, die durch Sinneseindrücke oder Vorstellungen ausgelöst werden. Gegenüber den Tranquilizern unterscheiden sie sich, indem diese allein Reaktionen im emotionalen Bereich dämpfen, aber Aufmerksamkeit und kognitive Funktionen nicht beeinflussen.

Hypnotika wirken in niedriger Dosierung auch sedativ. Stoffe mit sedativem Nebeneffekt sind: Antihistaminika (Promethazin, Diphenhydramin), Parasympatholytika (Scopolamin), Beta-Sympathikolytika, Antisympathikotonika (Reserpin), Bromide.

22.7.8 Substanzen, die auf adrenerge Rezeptoren wirken

Charakterisierung: An den peripheren adrenergen Synapsen sind zwei Rezeptortypen beschrieben worden: Alpha- und Beta-Rezeptoren. Noradrenalin entfaltet vorwiegend eine Alpha-Aktivität, ruft Vasokonstriktion der Hautarteriolen, der Splanchnikusgefäße und eine Erhöhung des Blutdrucks hervor. Adrenalin, ein Beta-Sympathomimetikum, bewirkt erhöhte Herzfrequenz, Arteriolendilatation der Skelettmuskulatur und Bronchodilatation. Zu den Alpha-Sympathikolytika gehören Phenoxybenzamin, Phentolamin; zu den Beta-Sympathikolytika Propranolol, Practolol, Sotalol und andere. Die beta-adrenergen Rezeptoren am Herzen, β_1-Rezeptoren genannt, unterscheiden sich von denen der Bronchial- und Gefäßmuskulatur, β_2-Rezeptoren genannt.

Indikation: Granville-Grossmann und Turner zeigten 1966, daß Propranolol wirksam in der Behandlung von Angstzuständen, besonders mit somatischen Begleitsymptomen, war. Diese Therapie mit Sympathicolytika hat die Möglichkeit eröffnet, komplizierte Interaktionen zwischen Affekten, autonomer Stimulation und physiologischer Antwort zu studieren. Klinische Erfahrungen ergaben, daß autonom vermittelte Symptome wie Herzklopfen, Schwitzen und Durchfall durch β-blockierende Medikamente wirkungsvoll beeinflußt werden konnten. Gottschalk et al. (1974) haben in einer neueren Arbeit zur Erklärung dieser angstreduzierenden Wirkung zwei Hypothesen formuliert:
1. Die -Sympathikolytika vermindern die periphere -adrenerge Reizübermittlung und damit den afferenten feed-back vom peripheren zum zentralen Nervensystem. Die konsequente Reduktion der viszeralen und somatischen autonomen Korrelate der Angst vermindern den angst-verstärkenden Aspekt des afferenten Biofeedback zum zentralen Nervensystem.
2. Die -Sympathikolytika wirken direkt auf das zentrale und das periphere Nervensystem. Der zentrale Effekt beruht primär in einer Verminderung des basalen Angstspiegels. (Übersichtsarbeit: Whitelock, Price, 1974).

Beta-Sympathikolytika vermindern bei Angina pectoris-Anfällen wirksam Frequenz und Schwere der Attacken. Ebenso können sie Herzrhythmusstörungen, die bei exzessiver Catecholaminfreisetzung entstehen, beseitigen. Propranolol wird in der Behandlung vieler Begleitsymptome der Hyperthyreose eingesetzt. In der Basistherapie der Migräne sind die Beta-Blocker indiziert.

22.7.9 Psychoanaleptika

Zu den Psychoanaleptika gehören Amphetamin, Methamphetamin und Methyphenidat. Sie fördern die Bewußtseinshelligkeit, rufen ein starkes Aktivitätsbedürfnis hervor, und erleichtern körperliche Dauerleistungen. In der Behandlung von Depressionen war im Doppel-Blind-Versuch Amphetamin gegenüber Placebo nicht wirksamer. Die Wirkung der Psychoanaleptika beruht in einer indirekten sympathomimetischen Aktion. Wegen der höheren Suchtgefahr und als unterstützende Droge beim Rauschgiftmißbrauch sind die Weckamine obsolet geworden. Leider werden sie und ihre Abkömmlinge, die

Tabelle 4. Liste der in der Arbeit angegebenen Pharmaka (Die Aufzählung der Markenbezeichnungen ist unvollständig).

Chemische Bezeichnung (generic name)	Markenname® (trade-mark)
Amytryptilin	Laroxyl, Saroten, Tryptizol
Amphetamin	Benzedrin
Barbital	Veronal
Clonidin	Catapresan
Chlordiazepoxid	Librium
Cyclobarbital	Phanodorm
Chlorpromazin	Megaphen
Desipramin	Petofran
Diazepam	Valium
Doxepin	Aponal, Signon
Haloperidol	Haldol
Heptobarbital	Medomin
Hexobarbital	Evipan
Imipramin	Tofranil
Laevopromazin	Neurocil
Marprotilin	Ludiomil
Meprobamat	Cyrpon, Miltaun
Methamephetamin	Peroitin
Alpha-Methyldopa	Aldometril, Presinol
Methylphenidat	Ritalin
Methylphenobarbital	Prominal
Nitrazepam	Mogadan
Nomifensin	Alival
Nortryptilin	Nortrilen
Oxacepam	Adumbran
Prazepam	Demetrin
Pentobarbital	Nembutal
Perphenazin	Decentan
Phenobarbital	Luminal
Phentolamin	Regitin
Phenoxibenzamin	Dibenzylin
Promethazin	Atosil
Propranolol	Dociton
Reserpin	Serpasil
Thiopental	Tropanal
Thioridazin	Melleril
Trifluperazin	Jatroneural, Stelazine
Triflupromazin	Psyquil
Chlordiazepoxid + Amytrytilin	Limbatril
Oxazepam + Dipyridamol	Persumbran

Appetitzügler, noch heute in der Behandlung der Adipositas gelegentlich eingesetzt. Erst nachdem Menocil® gehäuft primäre pulmonale Hypertension hervorrief, wurde man wieder auf die Gefährlichkeit dieser Gruppe aufmerksam.

22.8 Zusammenfassung einiger Aspekte für die Verordnung von Psychopharmaka

In einer neueren Arbeit über kontrollierte Psychotherapiestudien überblicken Luborsky et al. (1975) 11 Studien bei Psychosomatosen. 9 Arbeiten weisen überzeugend nach, daß bei Ulcus duodeni, Colitis ulcerosa,

Asthma und Hauterkrankungen diese Therapie zusammen mit Psychopharmaka signifikante Verbesserungen ergibt.

Wir glauben, daß es nicht mehr zu verantworten ist, Psychopharmaka ohne irgendeine Form ärztlicher Zuwendung zu verschreiben: sei es ein Aufklärungsgespräch, supportive Psychotherapie oder analytische Psychotherapie.

Zusammenfassend wollen wir noch einmal einige Gesichtspunkte betonen, die für die Verordnung von Psychopharmaka bedeutsam sind. Wir beziehen uns dabei auf Zauner (1972):
1. Die Wahl des Medikaments folgt den gleichen Gesichtspunkten wie in der Psychiatrie.
2. Bei der Dosierung ist darauf zu achten, daß sich die Wirkung des Medikaments nicht störend auf den Behandlungsverlauf auswirkt.
3. Der Verordnung sollten diagnostische Überlegungen auf zwei Ebenen vorausgehen:
   a) welche Erscheinungen sollen beeinflußt werden;
   b) warum soll gerade in diesem Augenblick ein Psychopharmakon gegeben werden.
4. Die Verordnung des Medikaments ist Teil der Arzt-Patient-Beziehung. Sowohl von seiten des Arztes als auch des Patienten können unbewußte Momente die pharmakodynamische Wirkung beeinflussen.
5. Psychopharmaka werden verordnet:
   a) um Diagnostik und Behandlung überhaupt erst möglich zu machen;
   b) um den Verlauf zu unterstützen;
   c) um dem Patienten zu Zeiten der Ausweitung seiner sozialen Erfahrungen einen Angstschutz zu geben.

Literatur

[1] Arznei-Telegramm, Berlin, 1975, p. 22
[2] Azima, H. and Sarwer-Foner, G. J.: Psychoanalytic formulations of the effect of drugs in pharmacotherapy. Rev. Canad. Biol. 20, 603–615, 1961.
[3] Balint, M., Hunt, J., Joyce, D., Marinker, J., Woodcock, J.: Das Wiederholungsrezept – Behandlung oder Diagnose. E. Klett Verlag, Stuttgart, 1975.
[3a] Beecher, H. K.: Pain. Placebus and Physicians, Practitioner 189: 141–155, 1962
[4] Bellak, L., Chassen, J. B., Gediman, H. K., Hurvich, M.: Ego function assessment of analytic psychotherapy combined with drug therapy. J. Nerv. Ment. Dis. 157: 465–469, 1973
[5] Blackwell, B.: Psychotropic Drugs in Use Today. J. A. M. A. 225: 1637–1641, 1973
[6] Davis, M. S.: Variations in Patients' Compliance with Doctors' Orders: Analysis of Congruence Between Survey Responses and Results of Empirical Investigations. J. Med. Educ. 41: 1966, 1037–1048
[7] Dittrich, A.: Probleme der pharmakologischen Forschung. In: Klinische Psychologie II, Huber Verlag: Stuttgart, 1974
[8] Eysenck, H. J.: Drugs and Personality. J. Ment. Sci. 103: 119–131, 1957
[9] Gottschalk, L. A.: Some Problems in the Evaluation of the Use of Psychoactive Drugs, with or without Psychotherapy in the Treatment of Non-Psychotic Disorders. In: Efron, D. H., Cole, J. O., Levine, J. et al. (Eds.): Psychopharmacology: A review of progress 1957–1967. Public Health Service Publication No. 1836. U. S. Government Printing Office, Washington, 1968
[10] Gottschalk, L. A., Stone, W. A., Gleser, G. C.: Peripheral versus central mechanisms accounting for antianxiety effects of Propranolol. Psychosomatic Medicine 36: 47–56, 1974
[11] Granville-Grossmann, K. L., Turner, P.: The effect of propranolol on anxiety. Lancet 1: 788, 1966
[12] Greenblatt, D. J., Shader, R. J.: Benzodiazepines in Clinical Practice. Raven Press, New York, 1974
[13] Greenblatt, D. J., Shader, R. J., Koch-Weser, J.: Psychotropic Drug Use in the Boston Area. Arch. Gen. Psychiatry 32: 518–521, 1975
[14] Hesbacher, P. T., Rickels, K., Gordon, P. E., Gray, B., Meckelnburg, R., Weise, C. C. and Vandervort, W. J.: Setting, Patient and Doctor Effects on Drug Response in Neurotic Patients, I, II. Psychopharmacologia 18: 180–208 und 209–226, 1970.
[15] Hess, W. R.: The Functional Organization of the Diencephalon. Grune and Stratton, New York, 1958
[16] Hollingshead, A. B., Redlich, F.: Der Sozialcharakter psychischer Störungen. S. Fischer Verlag, Frankfurt, 1975
[17] Hollister, L. E.: Clinical Use of Psychotherapeutic Drugs. Drugs 4: 321–410, 1972
[18] Holmes, T. H. and Rahe, R. H.: The Social Readjustment Rating Scale. J. Psychosom. Res. 11: 213–218, 1967
[19] Honigfeld, G.: Non-Specific Factors in Treatment I und II. Diseases of the Nervous System 25: 145–156 und 225–239, 1964
[20] Janke, E.: Über einige methodische Probleme bei pharmapsychologischen Untersuchungen mit Tranquillantien, Neuroleptika und Sedativa. Arch. ges. Psychol. 117: 306, 1965
[21] Jefferson, J. W.: A Review of the Cardiovascular Effects and Toxity of Tricyclic Antidepressants. Psychosomatic Medicine 37: 160–179, 1975
[22] Kafka, F.: Ein Landarzt. In: Sämtliche Erzählungen. Frankfurt, Fischer, 1970
[23] Kales, A., Bixler, E. O., Tau, E.-L., Schar, M. B., Kales, J. D.: Chronic Hypnotic – Drug Use. J. A. M. A. 227: 513–517, 1974
[24] Klerman, G. L.: Assessing the influence of the hospital milieu upon the effectiveness of psychiatric drug therapy: problems of conceptualisation and of research methodology. J. Nerv. Ment. Dis. 137: 143–154, 1963
[25] Kubie, L. and Margolin, S.: The therapeutic role of drugs in the process of repression, dissociation and synthesis. Psychosomatic Medicine 7: 147–151, 1945
[26] Lasagna, L.: Placebos. Scientific American 193: 68–71, 1955
[27] Lehmann, H. E., Knight, D. A.: Placebo-pronveness and placebo-resistance of different psychological functions. Psychiat. Quat. 34: 505–516, 1960
[28] Lennard, H. L., Eystein, et al.: Hazards Implicit in Prescripting Psychoactive Drugs. Science 169: 438–441, 1970

[29] Lindemann, E., v. Felsinger, J. M.: Drug Effects and Personality Theory. Psychopharmacologica 2: 67–92, 1961
[30] Lipman, R. S., Covi, L., Rickels, K., Uhlenhuth, E. H., et Lazar, R.: Selected Measures of Change in Out-patient Drug Evaluation. In: Efron, D. H., Cole, J. O., Levine, J. et al. (Eds.): Psychopharmacology: A review of progress 1957–1967. Public Health Service Publication No. 1836. U. S. Government Printing Office, Washington, 1968
[31] Luborsky, L., Singer, B., Luborsky, L.: Comparative Studies of Psychotherapies. Arch. Gen. Psychiatry 32: 995–1008, 1975
[32] May, P. R. A.: Psychotherapy and Ataraxic Drugs. In: Bergin, A. E. and Garfield, S. L.: Handbook of Psychotherapy on Behavior Change: An empirical Analysis. J. Wiley, New York, 1971
[33] Mellinger, G. D., Balter, M. B., Parry, H. J., Mannheimer, D. J. and Cisin, J. H.: An Overview of psychotherapeutic Drug Use in the USA. In: Josephson, E. and Caroll, E. E.: Drug Use: Epidemiological and Sociological Approaches. John Wiley and Sons, 1974, New York
[34] Ostow, M.: Psychopharmaka in der Psychotherapie. Huber-Klett Verlag: Bern-Stuttgart, 1962
[35] Parry, H. J., Balter, M. B., Mellinger, G. D., Cisin, J. H., Manheimer, D. J.: National Patterns of Psychotherapeutic Drug Use. Arch. Gen. Psychiatry 28: 769–783, 1973
[36] Pogge: The Toxic Placebo. Med. Times 91: 773–778, 1963
[37] Rasenack, U., Gattenlöhner, W.: Gefahren trizyklischer Antidepressiva. Deutsches Ärzteblatt, Heft 34, 2347–2350, 1975
[38] Rickels, K. (Ed.): Non-Specific Factors in Drug Therapy. Springfield, Illinois, Charles C. Thomas, 1968
[39] Rickels, K., Lipmann, R. S., Fischer, S., Park, L. C., Uhlenhuth, E. H.: Psychopharmaca in a Double-Blind-Clinical Really Double Blind. Psychopharmacologica (Berlin) 16, 329–336, 1970
[40] Roberts, J. M., Hamilton, M.: Treatment of Anxiety States. J. Ment. Sci. 104: 1052–1055, 1958
[41] Schildkraut, J. J.: Neuropharmacology of the Affective Disorders. Annual Review of Psychopharmacology, 13, 427–454, 1973
[42] Shapiro, A. K.: Psychological Aspects of Medication. In: Lief, H. J., Lief, V. F. and Lief, N. R. (Eds.): The Psychological Basis of Medical Practice. Harper and Row, New York, 1963
[43] Tibbets, R. W., Hawkins, J. R.: The Placebo Response. J. Ment. Sci. 102: 60–66, 1956
[44] Trethowan, W. H.: Pills for Personal Problems. British Medical Journal 3: 749–751, 1975
[45] Watzlawick, P., Beavin, J. H., Jackson, D. D.: Menschliche Kommunikation. Huber Verlag, Stuttgart, 1969
[46] Whitelock, F. A., Price, J.: Use of $\hat{}$-Adrenergic Receptor Blocking Drugs in Psychiatry. Drugs 8: 109–124, 1974
[47] Zauner, J.: Psychopharmaca und klinische Psychotherapie. Zeitschrift für Psychosomat. Medizin und Psychoanalyse 20: 138–148, 1972

FÜNFTER TEIL

Störung von Funktionsabläufen

23 Die Konversionssyndrome

Samir Stephanos, Wilfried Biebl und Franz G. Plaum

23.1 Der Begriff der Konversion

Der Begriff Konversion wurde von Freud geprägt, um den Mechanismus der Bildung von somatischen Symptomen bei der Hysterie und insbesondere bei der Konversionshysterie zu bezeichnen. Nach Freud drückt das Konversionssymptom verdrängte Vorstellungen durch den Körper aus und hat entsprechend pathognomonische symbolische Bedeutung (Laplanche und Pontalis, 1967[1])*. Angeregt durch die Thesen Charcots zur Hysterie hat Freud sein Konzept der Konversion erarbeitet.

J.M. Charcot, der große Neurologe des 19. Jahrhunderts an der Salpetrière in Paris, lenkte durch seine Hypnoseforschung die Aufmerksamkeit der medizinischen Wissenschaft auf das Krankheitsbild der Hysterie. Diese galt bis zur Zeit Charcots als degeneratives Stigma, als Ausdruck einer organischen und psychischen Minderwertigkeit. »Es hieß, bei der Hysterie ist alles möglich, und dem Hysterischen wollte man nicht glauben. Die Arbeit Charcots gab dem Thema zunächst seine Würde wieder..., da Charcot mit seiner vollen Autorität für die Echtheit und Objektivität der hysterischen Phänomene eintrat« (S. Freud, G.W.I, S. 30)[2]. Doch Charcot war es nicht gelungen, die Genese der hysterischen Erkrankung aufzudecken.

Charcots Hypnoseexperimente fanden in den wissenschaftlichen Kreisen seiner Zeit große Beachtung. Ihm war es gelungen, die somatischen Reaktionsformen der Hysterie mit Hilfe von imperativen Appellen in der Hypnose zum Verschwinden und zum Wiederauftauchen zu bringen.

Breuer und Freud entwickelten auf der Basis dieser Resultate eine eigene Technik zur Behandlung hysterischer Symptome, die sog. kathartische Methode. Ihr modifiziertes Hypnoseverfahren basierte auf einer Beobachtung, die sie bei einer Reihe von Patienten gemacht hatten: Die Symptome der Hysterie verschwanden schlagartig in dem Augenblick, da der Patient in Hypnose Erinnerungen mitteilte, die in Zusammenhang mit dem Auftreten seiner Symptome standen.

Durch ihre Hypnosetherapien wurden Breuer und Freud zwei Phänomene deutlich:
1. Die Neigung des hysterischen Patienten zur Dissoziation des Bewußtseins,
2. die Wirksamkeit der sog. »Kontrastvorstellung«, die wie Freud formulierte, »sich sozusagen als ›Gegenwille‹ etabliert«. (S. Freud, G.W.I., S. 10).

* Anmerkungen siehe am Ende des Kapitels.

Freud versuchte zunächst die Dissoziation des Bewußtseins neurophysiologisch zu erklären. Die weitere Beschäftigung mit diesem Phänomen führte im Jahre 1900 zur Beschreibung der ersten Topik, die den psychischen Apparat modellhaft in Unbewußtes, Vorbewußtes und Bewußtes differenzierte.

Der Begriff der »Kontrastvorstellung« war zunächst noch eine vage Hypothese. Aber bereits 1894 und 1896 in den Arbeiten über die »Abwehr-Neuropsychosen« systematisierte Freud sein Konzept der Verdrängung. Die Kontrastvorstellung wurde nun als die verdrängte Triebregung beschrieben.

Freud formulierte im Jahre 1892/93: »Wie es der Neigung der Hysterie zur Dissoziation des Bewußtseins entspricht, wird die peinliche Kontrastvorstellung, die anscheinend gehemmt ist, außer Assoziation mit dem Vorsatz gebracht und besteht, oft dem Kranken selbst *unbewußt*, als abgesonderte Vorstellung weiter. Exquisit hysterisch ist es nun, daß sich diese gehemmte Kontrastvorstellung, wenn es zur Ausführung des Vorsatzes kommen soll, mit derselben Leichtigkeit durch Innervation des Körpers objektiviert, wie im normalen Zustand die Willensvorstellung.« (S. Freud, G.W.I., S. 10).

So kam Freud zur ersten Definition der »Konversion« als die »Umsetzung psychischer Erregung in körperliche Dauersymptome« (S. Freud, G.W.I., S. 142). Eine unerträgliche und daher unterdrückte Kontrastvorstellung führt zu einer unbewußten psychischen Erregung, die auf Abfuhr drängt. Freud erkannte die Bedeutung der tabuierten sexuellen Vorstellung bei der Bildung konversionsneurotischer Symptome. Dieser kurze historische Abriß soll die fundamentale Bedeutung der Konversion für die Ausgestaltung der psychoanalytischen Theorie hervorheben.

Heute ist es durchweg üblich, in Übereinstimmung mit F. Alexander[3] und Th. von Uexküll[4] die konversionsneurotischen Symptome als »Ausdruckskrankheiten« zu sehen. Sie können auch Ausdruck »abgespaltener Handlungsbruchstücke« sein (v. Uexküll). Diese Autoren betonen, daß sich die hysterischen Symptome vorwiegend auf dem Niveau der willkürlich innervierten motorischsensorischen Ebene befinden. Sie können sich aber auch an vegetativen Reflexketten dokumentieren, die willentlich in Gang gebracht werden, dann aber automatisch ablaufen und autonome Anteile enthalten, wie beispielsweise im Schluckakt.

In der modernen psychoanalytischen Literatur wird

die Konversion als ein neurotischer Prozeß beschrieben, der nach dem Freudschen Strukturmodell zwischen Ich-Abwehr und funktioneller Symptombildung steht[5]). Eine verpönte und deshalb verdrängte Triebvorstellung wird aufgrund von solchen Mechanismen, die Freud in seinen späteren Arbeiten als Identifikation, Verschiebung, Symbolisierung, Wendung gegen das Ich und ganz besonders Verdrängung beschrieb, zum konversionsneurotischen Symptom transformiert. Die Konversion ist also das Resultat einer komplizierten, adaptiven Ich-Leistung. Sie ist die Folge einer neurotischen Verarbeitung der Konfliktsituation, während das funktionelle Symptom – entsprechend dem von uns vertretenen psychosomatischen Konzept – immer auf einen mehr oder weniger ausgeprägten Ich-Zusammenbruch hinweist.[6])

Freud hat postuliert, daß es bei der Konversion zu einem Kompromiß zwischen den drei psychischen Instanzes Es, Ich und Über-Ich kommt. Das Symptom drückt diesen unbewußten Kompromiß aus, der alle drei Instanzen hinreichend befriedigen soll. Das Es erfährt eine Minderung der Triebstauung, da das Symptom autoerotisch eine partielle sexuelle Triebbefriedigung ermöglicht. Das Über-Ich ist durch den Selbstbestrafungscharakter des Symptoms entlastet. Für das bewußte Ich ist der Konflikt durch den Verdrängungsvorgang vorübergehend aufgehoben. Also infolge der Konversion sind die anstößigen sexuellen Vorstellungen aus dem Bewußtsein entfernt und die zugehörigen Affekte und Triebe verdrängt oder an das Symptom gebunden.

Freud stellte fest, daß die anstößigen Vorstellungen infantile Phantasien sind. Infolge einer konfliktreichen sexuellen Entwicklung in der frühen Kindheit konnten sie nicht bewältigt werden. Sie gehören dem Themenkreis des Ödipuskomplexes an und »repräsentieren sowohl inzestuöse als auch phallisch-narzißtische, heterosexuelle wie auch homosexuelle Erregungen« (S. Freud, G. W. XII, S. 197–226)[7]). Sie bilden den Hintergrund der konversionsneurotischen Symptomatik.

23.2 Die Psychodynamik der Hysterie

Die Untersuchungen hysterischer Phänomene und die Therapieexperimente veranlaßten Freud, sein Konzept der Konversion zu entwickeln. Dieses Konzept stellt einen Beitrag zur Erklärung des »Sprungs« vom Psychischen ins Somatische dar. Bis heute jedoch bleibt der genaue pathophysiologische Mechanismus dieses Sprungs ein ungelöstes Problem (mysterious leap).

Ausgehend von seinem Konversionsmodell beschrieb Freud die Psychodynamik der hysterischen Neurosen.

Diese Neurosengruppe bietet ein sehr unterschiedliches Bild. Die beiden am besten herausgearbeiteten Formen sind die Konversionshysterie oder Konversionsneurose, sowie die Angsthysterie oder Phobie.

Bei der Konversionsneurose manifestiert sich der psychische Konflikt symbolisch in den verschiedensten körperlichen, paroxysmal auftretenden Symptomen (Beispiel: Emotionale Krise mit theatralischem Gebaren) oder in dauerhaften Symptomen (Anästhesien, hysterische Lähmungen, Globusgefühl usw.). Bei der Angsthysterie ist die Angst auf mehr oder weniger beständige Weise an ein bestimmtes äußeres Objekt fixiert. Dieses Krankheitsbild soll in diesem Kapitel nicht behandelt werden, denn es zeigt keine konversionsneurotischen Symptome. Es darf nicht mit der Angstneurose verwechselt werden, die Freud als eine Form der Aktualneurosen beschrieben hat[8]). Der Ausdruck »Angsthysterie« wurde von ihm eingeführt, um eine Neurose, deren zentrales Symptom die Phobie ist, von anderen Neuroseformen zu unterscheiden und zugleich ihre strukturelle und psychodynamische Ähnlichkeit mit der Konversionsneurose zu betonen[9]).

Wir werden jetzt die spezifische hysterische Psychodynamik näher erläutern:

1896 fand Freud bei seinen Untersuchungen, daß es in der Regel sexuell-genitale Phantasien sind, die der Verdrängung anheimfallen. Seine weitere Arbeit führte im Jahre 1897 zur Beschreibung des Ödipuskomplexes. Hier soll zusammengefaßt dieser Entwicklungsschritt dargestellt werden. Die Bewältigung der ödipalen Problematik ist eine notwendige Voraussetzung zur Individuation.

Die Libido – zunächst ein noch undifferenziertes sexuelles Energiepotential – ist dem Säugling von Anfang an mitgegeben. Sie entfaltet sich im Laufe der psychosexuellen Entwicklung bis hin zur Stufe der Genitalität. Freud beschrieb die einzelnen Entwicklungsetappen als orale, anale, phallische und genitale Phasen. Von den genetischen, also konstitutionellen Einflüssen einerseits, von den psychosozialen Bedingungen, d.h. den Interaktionen mit den primären Bezugspersonen andererseits, sowie von ihren Wechselwirkungen wird es abhängen, ob und an welchen Phasen Traumatisierungen zustandekommen. Dadurch entstehen Fixierungspunkte der Libido, zu denen sie in pathologischen Krisensituationen als regressive Bewegung zurückkehrt. Das Kind findet im Laufe seiner Auseinandersetzungen mit seinen Objekten in der genital-ödipalen Phase durch Identifikationen mit dem gleichgeschlechtlichen Elternteil zur sexuellen Identifizierung. Damit wird es mit dem Problem der Heterosexualität konfrontiert. Es empfindet inzestuöse Liebesgefühle für den gegengeschlechtlichen Elternteil, zugleich erlebt es gegenüber dem gleichgeschlechtlichen Elternteil Kastrationsängste. Mit der Bildung des Überich durch Internalisierung der väterlichen Autorität und Sublimation der sexuellen Triebregungen gelangt das Kind jetzt zu einer Autonomie gegenüber seinen Partnern.

Die neurotischen Störungen, die zur Hysterie führen, sind vorwiegend als Scheitern bei diesem Reifungsschritt zu verstehen. Die Inzestwünsche werden nicht überwunden; sie persistieren und bilden mit den Kastrationsängsten den Hintergrund der neurotischen Erkrankung.

Durch den Abwehrmechanismus der Verdrängung, der als pathognomonisch für die Hysterie gilt, wird das

Auftreten der gefürchteten ödipalen Phantasien zunächst verhindert. Diese Phantasien jedoch – wenn auch verdrängt – bleiben weiterhin im Unbewußten aktiv und werden zu Primärvorgängen umgewandelt. Mit Primärvorgängen werden solche psychischen Abläufe bezeichnet, die den Gesetzen der psychischen Verarbeitung und der Reflexion entzogen sind. Der Primärvorgang ist eine direkte, ungesteuerte Abfuhr des Es und unterliegt nicht der Kontrolle von Ich und Über-Ich. Die Primärvorgänge entsprechen dem Lustprinzip, die reifen Sekundärvorgänge werden dagegen vom Realitätsprinzip gesteuert. Die abgewehrten Phantasien können in sexuellen Verführungssituationen immer aufs Neue mobilisiert werden. Mit der Reaktivierung der Inzestwünsche treten die Kastrationsängste verstärkt auf. Das Ich versucht jetzt die Gefahrensituation zu bewältigen, indem es auf frühere Organisationsstufen der Libido, vor allem auf die genetisch davorliegende Stufe, auf die phallische Ebene, »regrediert«.

Die Regression, ein wichtiges Konzept der Psychoanalyse, ermöglicht dem Ich, stark angstbesetzte Positionen aufzugeben und auf frühere, minder konfliktreiche Entwicklungsebenen zurückzukehren. Die Regression hat eine ökonomische psychische Entlastung zur Folge.

Die Hysterie geht mit der regressiven Überbesetzung der phallischen Thematik einher, d.h. in der Hysterie dominieren im Vorbewußten solche Phantasien, die sich um den Besitz eines omnipotenten Phallus drehen. Das phallisch-narzißtische Verhalten des hysterischen Patienten läßt sich vor diesem Hintergrund als spezifische Abwehr gegen die verdrängten ödipalen Vorstellungen erklären. Der Patient präsentiert sich sehr potent. Er setzt sich mit entsprechendem Imponiergehabe in Szene und ist bemüht zu verbergen, unter welchen tiefliegenden Minderwertigkeitsgefühlen er leidet und daß er unfähig ist, seine Probleme zu verarbeiten. Nicht selten kommt es bei dem Hysteriker zur Bildung konversionsneurotischer Symptome. In ihnen drücken sich symbolisch vorwiegend Phantasien aus, die von der regressiven Überbesetzung des phallischen Themas herrühren. Diese Phantasien werden durch einen komplizierten Abwehrvorgang in Beziehung zu Körperstellen gebracht, denen ursprünglich keine besondere Bedeutung als erogene Zone zukommt. Jetzt ist durch den Konversionsprozeß ein Symptom entstanden, das den Wunsch nach dem Besitz des Phallus symbolisch ausdrückt.

Diese hysterische Thematik wirkt sich bei Mann und Frau unterschiedlich aus. H. Roskamp[10]) in Anlehnung an die Arbeiten von J. Lampl de Groot[11]) und P.C. Kuiper[12]), beschreibt diese Thematik ausführlich: »Ein Grund, weshalb die hysterische Frau außerstande ist, den Wunsch nach dem Penisbesitz aufzugeben, liegt in der Wertschätzung, die der Penisbesitz auf dem Boden der phallischen Organisation erfährt: ohne Penis hält sich die Frau auf dieser Stufe für minderwertig und nicht für liebenswert (Lampl de Groot)...«.

Die Angst, vom Vater als die Penislose nicht geachtet zu werden, bestimmt also das Verhalten der Hysterika.

Auch ein anderer Faktor ist relevant: »... die Inzestwünsche, die hinter der phallischen Rivalität verborgen sind, wecken (in der Hysterika) lebhafte Schuldgefühle. Die Angst, die Liebe der Mutter zu verlieren, mit der die Hysterika unbewußt um den Besitz des Vaters rivalisiert, drückt sich in Schuldgefühlen aus...

Diese Schuldgefühle hemmen die unbewußt inzestuösen Hingabewünsche und tragen... zur Frigidität mit bei«. Der »Penisneid« prägt bei der Frau sowohl das Verhältnis zum Vater wie zur Mutter. Sie ist zu beiden ambivalent eingestellt. Sie wirbt um die Liebe des Vaters, hat aber Angst vor dem Kontakt mit ihm, da sie den Vater als sexuell bedrohlich erlebt. Sie muß ihre erotischen Wünsche und ihre Vergewaltigungsängste, die sie dem Vater gegenüber hat, verleugnen und ihre Aggressionen, die dem vermeintlichen Angreifer gelten, unterdrücken. Für ihre Mutter empfindet sie Haß und Verachtung, denn sie sieht in ihr sowohl die Rivalin als auch die Penislose, d.h. die minderwertige Frau. Zugleich besteht die Angst, die Mutter als gutes Objekt zu verlieren, als die Partnerin, die sie vor dem als gefährlich erlebten Vater schützen soll.

Zur hysterischen Thematik des Mannes äußert sich H. Roskamp: »Auch beim Mann wecken die unbewußten Inzestwünsche lebhafte Schuldgefühle und konstellieren den Kastrationskomplex. Der hysterische Mann weicht in die passiv-feminine Einstellung aus«, also in die negativ-ödipale Position, die mit Aktivierung seiner anal geprägten Einverleibungswünsche einher geht. »Er gibt die Rivalität mit dem Vater auf, um sich dessen Liebe zu erhalten«, also den väterlichen Penis in sich aufzunehmen.

»Potenzstörungen sind die unausbleibliche Folge. Eine mehr aktiv homosexuelle Einstellung ergibt sich dagegen häufig dann, wenn statt der ödipalen Wünsche die phallisch-narzißtischen Regungen überwiegen.« Der Besitz eines mächtigen Phallus wird vorgetäuscht. Das betont männliche Gehabe soll die Kastrationsängste abwehren.

Also die dargestellte imponierende Männlichkeit »soll bestätigen, daß der Mann tatsächlich mit einem Penis ausgestattet ist« (P.C. Kuiper).

Dieses Potential an Konflikten stellt naturgemäß eine ständige Bedrohung für das ökonomische Gleichgewicht hysterischer Patienten dar. Viele von ihnen haben daher im Laufe ihrer Entwicklung typische Charakterzüge aufgebaut, die dazu dienen, sie vor dem Aufflammen der gefährlichen Triebe und vor dem Auftreten von Symptomen zu schützen. Entsprechend sind ihre Objektbeziehungen geprägt. Man spricht in solchen Fällen von einem hysterischen Charakter. Dieser ist gekennzeichnet durch Eigenschaften, die – auch innerhalb desselben Geschlechts – unterschiedlich ausgestaltet sein können. Schillerndes Verhalten, Unechtheit, Infantilität, Egozentrizität und sado-masochistische Grundeinstellung werden von vielen Autoren als Hauptcharakterzüge des hysterischen Patienten erwähnt. Charcot beobachtete bei der Hysterika eine gewisse Affektverarmung, die er treffend als »la belle indifférence« beschrieb.

Sexualfunktionsstörungen als Folge der ödipalen Konflikte und der entsprechenden regressiven Abwehr – Frigidität bei der Frau und Impotenz beim Mann – liegen in der Regel in mehr oder weniger ausgeprägtem Maße vor. Nicht selten jedoch wird eine »Pseudo«-Hypersexualisierung als Variante der Störungen im erotisch-sexuellen Bereich und als charakterneurotische Reaktionsbildung gegen die sexuelle Hemmung beobachtet.

Der »Vamp« – die Frau, die als Nymphomanin imponiert und der »Don-Juan-Typ« sind charakteristische Beispiele.

Das nicht bewältigte Triebleben erfaßt und verformt die ganze Persönlichkeit. Deshalb ist der hysterische Patient oft nicht in der Lage, Freundschaftsgefühle, Zärtlichkeit und Liebe für seinen Partner, den er im Wechsel idealisiert und entwertet, zu empfinden.

Die Angst, ihre Minderwertigkeitsgefühle preiszugeben – diese sind eine Variante der phallischen Thematik, nämlich ihre Kehrseite – prägt die Interaktionen der hysterischen Patienten. Ihre Phantasie, keinen vollwertigen Penis zu besitzen, bildet den Hintergrund ihrer pathognomonischen Störung im narzißtischen Gleichgewicht. Sie müssen sich immer in Szene setzen, theaterhaft sich selbst und den anderen etwas vorspielen. Ihre Reaktionen auf geringfügige Anlässe sind meist übersteigert, »hysterisch«. Belastende Situationen werden extrem dramatisiert und sehr demonstrativ ausagiert. Sie fühlen sich ständig zurückgesetzt und sind schnell beleidigt. Wenn sie verärgert sind, ziehen sie sich schmollend zurück oder reagieren unangemessen zänkisch. Sie versuchen immer aufs Neue, sich in den Mittelpunkt des Geschehens zu manövrieren, erwarten von den anderen Anerkennung und Bewunderung. Aber sie sind nicht fähig, sich auf echte Kontakte einzulassen. Sie können sich nicht in ihre Mitmenschen einfühlen, sich nicht auf längere Zeit an andere binden oder sich auf etwas festlegen. Ihr starkes Strafbedürfnis, Folge ihrer ödipalen Schuldgefühle, läßt sie jeden möglichen Erfolg in einen dramatischen Mißerfolg verwandeln.

23.3 Monosymptomatische Konversionsneurosen

Unter monosymptomatischen Konversionsneurosen versteht man hysterische Neurosen, bei denen die Konversionssymptome in oft eindrucksvoller Weise vorherrschen. Die Symptome etablieren sich in der Regel im Bereich des willkürlichen Nervensystems, in seinen neuro-muskulären und sensorisch-perzeptiven Bereichen.

23.3.1 Motorische Symptome

In unserem soziokulturellen Raum gibt es auch heute noch, wenn auch selten, psychogene Lähmungen. Diese funktionellen Ausfälle können als schlaffe und spastische Lähmungen auftreten. Am häufigsten werden psychogene Funktionsstörungen von koordinierten Bewegungsabläufen beobachtet. Sie äußern sich in der Unfähigkeit zu gehen oder zu stehen (Abasie bzw. Astasie) bei ungestörter Muskelfunktion.

Bei psychogenen Lähmungen richten sich die Ausfälle nicht nach zerebro-spinalen Innervationsgebieten, sondern beziehen sich auf »psychisch« – d. h. in der Phantasie des Patienten – zusammengehörige Muskelgruppen, also etwa auf die Muskeln eines Gliedabschnitts, z. B. des Unterarms oder der Hand. Das ist ein wichtiges differentialdiagnostisches Merkmal. Freud zeigte, daß die Hysterie bei ihren Lähmungen und anderen Manifestationen sich so verhält, als ob die Anatomie nicht existierte oder als ob sie keine Kenntnis davon hätte (G. W. I, S. 51). Sami-Ali[13]) hat erörtert, daß die Symptome der Patienten »Zusammenhänge mit einem phantasierten, stark erotisch besetzten Körperbild aufweisen«. Sie sind als »Ausdrucksweisen eines unbewußten Spiels mit dem eigenen Körper« aufzufassen. Die hysterischen Patienten neigen ferner dazu, Symptome ihrer Bezugspersonen, mit denen sie sich identifiziert haben, zu übernehmen.

Die Lähmungen sind, wie alle konversionsneurotischen Symptome, Resultate der Umsetzung psychischer Spannungen ins Körperliche; sie sind nicht das Ergebnis anatomischer Läsionen. Daher fehlen – im Gegensatz zu neurologisch bedingten Funktionsausfällen – entsprechende Reflexänderungen, Sensibilitätsstörungen sowie andere hirnpathologische Ausfälle.

Eine 22 Jahre alte Amerikanerin, hübsch und von zierlicher Gestalt, kam mit ihren Eltern nach Europa. Sie hatte keine berufliche Ausbildung erhalten, sondern wurde von ihrer ehrgeizigen kulturbewußten Mutter in vielen Kunstrichtungen gefördert. In ihrer kleinen Heimatstadt stand sie als Malerin, Pianistin und Poetin in dem Ruf, eine Universalbegabung zu sein. Ihre besondere Liebe galt dem klassischen Ballett. Ihr Vater war stolz auf die Begabung seiner Tochter für den Spitzentanz. Sie hatte zwar viele Freunde und Bekannte, aber sie konnte nie lange bei einer Freundschaft mit einem Mann aushalten. In Europa verliebte sie sich bei dem Besuch einer Ballettschule in einen älteren Kollegen. Es kam zu intimen Beziehungen. Daraufhin fühlte sie sich nicht wohl und konnte nicht mehr gehen, denn ihre Beine knickten ein. Sie wurde später zwar wieder gehfähig, behielt jedoch einen hüpfenden Gang. Als sie in die Klinik kam, brachte sie ihre Ballettschuhe mit.

Die neurologische Untersuchung ergab keinen pathologischen Befund. Das analytische Interview erhellte hysterische psychodynamische Zusammenhänge; insbesondere wurde eine sexuelle Besetzung der Beine deutlich. Die Patientin hatte eine inzestuös geprägte Beziehung zu ihrem Vater. Der Spitzentanz – in diesem Fall eine exhibitionistische Aktivität, die symbolisch der »Erektion« des Penis gleichkommt, hatte für sie eine autoerotisch-phallische Bedeutung. Er verkörperte den Phallus, den ihr Vater ihr in ihrer Phantasie geschenkt hatte. Die Verliebtheit in den älteren Kollegen hatte ihre ödipalen Konflikte reaktualisiert. In dem intimen Kontakt mit dem Freund lebte sie die Verwirklichung ihrer Inzestwünsche aus. Die Folge war die Mobilisierung ihrer Ängste und der Zusammenbruch ihrer phallisch-narzißtischen Abwehr. Sie mußte ihre Phantasie, im Spitzentanz einen Phallus zu besitzen, aufgeben. In der Gangstörung materialisierte sich symbolisch die inzestuöse »Vergewaltigung« durch den Vater, und die Kastration, die ihr zugefügt worden war. Mit dem Auftreten des konversionsneurotischen Symptoms, vor allem durch den Selbstbestrafungscharakter, hatte sich ein neues narzißtisches Gleichgewicht eingestellt. Der sekundäre Krankheitsgewinn infolge der erhöhten Zuwendung durch ihre Umgebung trug zu ihrer Stabilisierung bei. So hatte sich mit dem Konversionssymptom ein unbewußter Kompromiß etabliert.

23.3.2 An- und Hyperästhesien

Auch bei An- und Hyperästhesien gilt, daß Art, Begrenzung und Ausdehnung der Läsionen in der Regel den laienhaften anatomischen Vorstellungen des Patienten über seine Körpermechanismen entsprechen: Anästesien bzw. Hyperästesien z. B. eines Unterarms, einer ganzen Hand, der rechten oder linken Körperhälfte mit genauer Begrenzung in der Körpermitte.

Diese hysterischen Symptombildungen unterscheiden sich deutlich von organischen Sensibilitätsstörungen. Trotz Anästhesie, beispielsweise an der Hand, verletzen sich diese Kranken, im Gegensatz zu den echten Organpatienten, an der betroffenen Hand nicht, und sie können trotz der verminderten Sensibilität feine Arbeiten verrichten.

Auch andere Befunde von differentialdiagnostischer Relevanz lassen sich erheben. Die Schmerzreaktion der Pupille bleibt in der Regel erhalten. Eine Schmerzunempfindlichkeit ist oft mit geringerer oder fehlender Blutungsneigung bei kleineren Verletzungen und mit Erhöhung des galvanischen Hautwiderstandes verbunden. Dagegen sind die Hautreflexe meist unverändert und das Elektromyogramm ergibt normale Innervationsverhältnisse.

Freud äußerte sich wie folgt über die Hyperalgesie der »hysterischen Zone«: »Wenn man eine schmerzhafte Stelle bei einem organisch Kranken oder einem Neurastheniker reizt, so zeigt dessen Physiognomie den unvermischten Ausdruck des Unbehagens oder des psychischen Schmerzes, der Kranke zuckt ferner zusammen, entzieht sich der Untersuchung, wehrt ab. Wenn man aber bei Frl. von R. (eine hysterische Patientin Freuds[14]) die hyperalgische Haut und Muskulatur der Beine kneipte oder drückte, so nahm ihr Gesicht einen eigentümlichen Ausdruck an, eher den der Lust als des Schmerzes« (S. Freud, G. W. I, S. 198). Freud veranschaulicht hier, wie sich in der Untersuchungssituation die sexuelle Besetzung eines Organs bemerkbar machen kann.

Zu den hysterischen Manifestationen an der Haut gehört auch das Phänomen der Stigmatisierung. Die Stigmen treten z. B. in der religiös-hysterischen Ekstase auf als die Wundmale Christi an Händen und Füßen. Diese Erscheinungen sind, wie R. Brun[15] es ausführte, nicht immer simuliert, d. h. durch künstliche Verletzungen zu erklären. Dieser Autor vertritt die Meinung, daß es sich bei Stigmen um ein komplexes hysterisches Syndrom handelt, das mit lokalisierten vasomotorischen Ausfällen und entsprechenden trophischen Störungen einhergeht.

Die Kombination von motorischen Syndromen und Sensibilitätsausfällen ist ein häufiger Befund. Hier ein Beispiel:

Eine etwa 30jährige, phallisch-dominierend wirkende Frau, erlitt nach der Trennung von ihrem Freund, mit dem sie seit Jahren zusammenlebte, eine schlaffe Lähmung beider Beine. Bei der neurologischen Untersuchung – diese wurde von zwei Ärzten durchgeführt – kam es während einer Sensibilitätsprüfung zu einer spontanen Dorsalflektion der linken Großzehe. Die Neurologen hatten in ihrer Gegenwart – wie man es einige Tage später von ihr erfuhr – sich über den hysterischen Charakter der Ausfälle geäußert.

Das analytische Interview ergab:

Die Patientin hatte die Abwendung ihres Freundes als Kastration erlebt, als eine Strafe für ihren phallisch-dominierenden und sadistischen Umgang mit ihm. Ihre phallisch-hysterische Abwehr brach nach der Trennung zusammen. Sie war nicht in der Lage, ihre narzißtische Kränkung und ihre Unzufriedenheit mit sich zu verarbeiten. Das sensorisch-motorische Symptom – sie konnte über ihre Beine nicht mehr verfügen und konnte nichts mehr fühlen – hatte eine masochistische Selbstbestrafungs- und deswegen ich-entlastende Funktion.

In der Verführungssituation – wie die Untersuchung sie darstellte – wurden erneut sexuelle und aggressive Triebregungen und Ängste aktiviert. Ihr Gleichgewicht geriet wieder ins Schwanken, und die sensorisch-motorische Hemmung wurde vorübergehend aufgehoben. Die Nähe der zwei Ärzte und die körperliche Berührung mobilisierten in ihr nun Ängste und führten zu Muskelverspannungen. Sie war nicht in der Lage, ihren Protest gegen die erlittene Kastration bewußt zu realisieren, sie konnte ihn nicht verbalisieren. Ihr Aufbegehren äußerte sich symbolisch als »Erektion« der linken Großzehe, als Kontraktion in deren Streckern.

23.3.3 Häufiges Erbrechen

Beim »häufigen Erbrechen« werden Funktionskreise betroffen, die sich im Gegensatz zur Lähmung einer Extremität nicht primär im willkürlichen Innervationsbereich abspielen. Hier wird als Ausdruck der spezifischen unbewußten hysterischen Problematik ein zerebro-viszeraler Reflex im Sinne Pawlows in Gang gesetzt, der vom autonomen Nervensystem innerviert, zugleich durch Willkürinnervation beeinflußbar ist; also es entsteht ein Funktionskreis, in dem autonome und Willkürinnervationsimpulse zusammenwirken.

Der gesamt oro-laryngeale Raum ist wegen seiner

entwicklungspsychologischen Bedeutung eine Prädelektionsstelle für das Auftreten von Konversionssymptomen. Durch den Mechanismus der Verschiebung von »unten nach oben« bekommen Mund und Schlund außerdem eine genital-sexuelle Bedeutung. So entstehen als Varianten des Erbrechens auch solche oro-laryngeale, relativ benigne Symptome wie intermittierende Zungenkrämpfe, bei denen die Zunge krampfhaft nach vorn gestreckt wird, Schluckkrämpfe oder Aphonien. Das Globusgefühl gehört auch zu dieser Symptomgruppe; diese Symptome werden relativ häufig in der Praxis gesehen. Meist wird erst bei länger dauernden Störungen der Arzt aufgesucht. Differentialdiagnostisch müssen sie von Beschwerden bei organischen Erkrankungen unterschieden werden; so kann z. B. ein Globusgefühl Begleiterscheinung einer Struma sein.

Das sog. nervöse Erbrechen ist ein Phänomen, das mehr oder weniger zum Grenzbereich zwischen Normalität und Erkrankung gehört. Niemand regt sich auf, wenn etwa ein Kind beim Anblick von etwas Unappetitlichem erbricht. Krankheitswert bekommt das Erbrechen nur dann, wenn es unstillbar wird oder zu einer Gewichtsreduktion führt.

Freud erkannte, daß Erbrechen, auch Ekel- und Übelkeitsgefühle bei einer Reihe von Fällen Ausdruck von Schwangerschaftsphantasien sind. Diese Symptome sind also nicht selten Begleitphänomene der hysterischen Neurose, manchmal sind sie die Ursache, die den Patienten dazu motiviert, einen Arzt aufzusuchen.

Ein 26jähriger Mann litt unter Kontaktschwierigkeiten, Arbeits- und Potenzstörungen. Seit mehreren Jahren war er regelmäßig morgens beim Zähneputzen von Ekelgefühlen befallen, die Übelkeit und Erbrechen nach sich zogen. Im Laufe der Therapie konnten diese Symptome als symbolischer Ausdruck von Empfängniswünschen im Rahmen einer passiv-homosexuellen Problematik verstanden werden.

Allerdings ist »häufiges Erbrechen« nur in seltenen Fällen eine monosymptomatische Erkrankung. Zuweilen ist es Vorläufer einer Anorexia nervosa. Deshalb ist es wichtig, bei der Untersuchung der Patienten solche Symptome wie Obstipation, Gewichtsverlust und Amenorrhoe zu eruieren und die zugrunde liegende Ich-Organisation, also die Abwehrmechanismen, die Ökonomie und die Objektbeziehungen, zu erforschen.

23.3.4 Hysterische Blindheit

Häufig werden bei der hysterischen Blindheit sektorenförmige bzw. röhrenförmige Ausfälle des Gesichtsfelds beobachtet, deren Flächengröße charakteristischerweise mit der Entfernung nicht zunimmt. Auch Ausfälle im peripheren Gesichtsfeld oder im Bereich des Farbsehens kommen vor.

Bei den wenigen Fällen von hysterischer Blindheit, die wir gesehen haben, war die affektive Haltung der Patienten charakteristisch. Das Symptom trat in der Regel bei jungen Frauen auf, die affektiv ausgeglichen, besonders geduldig und fügsam wirkten. Mit weichen, schmiegsamen Bewegungen gingen sie tastend umher. Das Symptom der Sehstörung ging offensichtlich mit einer eingeengten Bewußtseinslage einher, wie sie bei psychogenen Dämmerzuständen zu beobachten ist.

EEG-Untersuchungen bei Patienten mit hysterischer Blindheit ergaben eine veränderte Aktivierungsbereitschaft im Gehirn. Eine Läsion der peripheren Sehbahnen konnte ausgeschlossen werden.

Konversionsprozesse höherer Ordnung müssen als Sonderformen der Konversion bezeichnet werden. Bei diesen Krankheitsbildern ist die Beeinträchtigung einer sensorischen Fähigkeit wie Sehen, Hören, Riechen oder Schmecken eng verknüpft mit einer isolierten Einengung des Bewußtseins und einer entsprechenden Wahrnehmungseinschränkung für spezifische Reize.

Am Beispiel dieser Erscheinungen zeigt sich eindrucksvoll, daß der Konversionsprozeß nicht als ein isoliertes Geschehen angesehen werden kann; die Persönlichkeit als Ganzes ist im Krankheitsfall immer mehr oder weniger beteiligt.

23.4 Der hysterische Anfall

Es gibt neben den monosymptomatischen Konversionsneurosen auch solche hysterische Erkrankungen, bei denen sich der psychische Konflikt in paroxysmal auftretenden »hysterischen Anfällen« zeigt. Zur Zeit Charcots und Freuds war dieses Krankheitsbild relativ häufig zu beobachten. Heute wird es in dem mitteleuropäischen soziokulturellen Raum seltener gesehen.

Der hysterische Anfall ist als eine spezifische Variante des konversionsneurotischen Phänomens aufzufassen.

Charcot gab vom »großen« hysterischen Anfall (la grande attaque) eine schematische Beschreibung, »welcher zufolge ein vollständiger Anfall vier Phasen erkennen läßt«. (S. Freud, G. W. I, S. 93):

1. Die epileptoide Phase. Tonisch-klonische Krämpfe treten auf, die häufig in eine ausgeprägte, lang anhaltende tonische Streckphase unter Aufbäumen des Körpers, dem sog. »arc de cercle«, übergehen.
2. Die Phase der großen Bewegungen. Wälzbewegungen des Körpers mit Herumschlagen von Armen und Beinen werden beobachtet.
3. Die Phase der »attitudes passionnelles«, auch halluzinatorische Phase genannt. Der Patient wird abwechselnd von heftigen Angstzuständen und beglückenden Lusterlebnissen befallen, die meistens mit optischen, akustischen wie auch taktischen Halluzinationen einhergehen.
4. Die Phase des abschließenden Deliriums. Gegen Ende des Anfalls versinkt der Patient in tiefe Erschöpfung und Schlaf.

Freud postulierte in seiner Arbeit »Allgemeines über den hysterischen Anfall« (1909), daß dieser Anfall und die Träume eng verwandt seien: »Der hysterische Anfall bedarf also der gleichen deutenden Bearbeitung wie wir sie mit den nächtlichen Träumen vornehmen« (S. Freud, G.W. VII, S. 235)[16]). Dieses Postulat Freuds hat die Technik des psychoanalytischen Interviews bei hysterischen Patienten geprägt.

Freud formulierte zu den dynamischen Zusammenhängen des Anfalls:

1. »Der Anfall wird dadurch unverständlich, daß er in demselben Material gleichzeitig mehrere Phantasien zur Darstellung bringt, also durch Verdichtung«.
2. »Der Anfall wird dadurch undurchsichtig, daß die Kranke die Tätigkeit beider in der Phantasie auftretenden Personen auszuführen unternimmt, also durch *mehrfache Identifizierung*«. Die Kranke spielt gleichzeitig beide Rollen der zugrundeliegenden sexuellen Phantasie. Also wird zugleich männliches und weibliches Sexualverhalten dargestellt:
»... in dem die Kranke mit der einen Hand (als Mann) das Kleid herunterreißt, während sie es mit der anderen Hand (als Weib) an den Leib preßt«.
3. »Ganz außerordentlich entstellend wirkt die *antagonistische Verkehrung der Innervationen*, welche der in der Traumarbeit üblichen Verwandlung eines Elementes in sein Gegenteil analog ist, z. B., wenn im Anfall eine Umarmung dadurch dargestellt wird, daß die Arme krampfhaft nach rückwärts gezogen werden, bis sich die Hände über der Wirbelsäule begegnen. Möglicherweise ist der bekannte Arc de cercle der großen hysterischen Attacke nichts anderes als eine solche energische Verleugnung einer für den sexuellen Verkehr geeigneten Körperstellung durch antagonistische Innervation«.
4. »Kaum minder verwirrend und irreführend wirkt dann die *Umkehrung in der Zeitfolge* innerhalb der dargestellten Phantasie, was wiederum sein volles Gegenstück in manchen Träumen findet, die mit dem Ende der Handlung (gemeint ist hier der Koitus[17]) beginnen, um dann mit deren Anfang zu schließen«. eb. S. 236/237)

Über die Verführungsphantasie einer Hysterika schreibt Freud in demselben Aufsatz: »Sie (spielt) diese Phantasie im Anfall derart..., daß sie mit dem Krampfstadium beginnt, welches dem Koitus entspricht, dann aufsteht, in ein anderes Zimmer geht, sich dort hinsetzt, um zu lesen, und dann auf eine imaginäre Anrede (des Verführers)[18]) Antwort gibt«. Die Phantasien, die im hysterischen Anfall symbolisch dargestellt werden, sind infantil-sexuellen Ursprungs. Freud brachte sie in Zusammenhang mit solchen Vorstellungen, die die kindliche Masturbation begleiten. Der Anfall stellt – so postuliert Freud – für den Patienten ein Äquivalent für den Geschlechtsverkehr dar. Im Anfall können sich alle physiologischen und psychologischen Abläufe des Sexualakts verzerrt ausdrücken. Die infantilen Phantasien werden voll ausgelebt und vermitteln eine hochgradige erotische Befriedigung. Dies erklärt, warum der hysterische Anfall einer Amnesie anheimfallen muß.

1909 beschrieb Freud die Nähe des hysterischen Anfalls zum Sexualakt mit folgenden Worten: »Der Bewußtseinsverlust, die Absence des hysterischen Anfalles geht aus jenem flüchtigen, aber unverkennbaren Bewußtseinsentgang hervor, der auf der Höhe einer jeden intensiven Sexualbeschäftigung (auch der autoerotischen) zu verspüren ist... Die sog. hypnoiden Zustände, die Absencen während der Träumerei, die bei Hysterischen sehr häufig sind, lassen die gleiche Herkunft erkennen. Der Mechanismus der Absencen ist ein relativ einfacher. Zunächst wird alle Aufmerksamkeit auf den Ablauf des Befriedigungsvorganges eingestellt, und mit dem Eintritt der Befriedigung wird diese ganze Aufmerksamkeitsbesetzung plötzlich aufgehoben, so daß eine momentane Bewußtseinsleere entsteht. Diese sozusagen physiologische Bewußtseinslücke wird dann im Dienst der Verdrängung erweitert, bis sie all das wieder aufnehmen kann, was die verdrängende Instanz von sich weist.« (S. Freud, G. W. VII, S. 239).

Auslösend für einen hysterischen Anfall sind in der Regel Verführungssituationen, die zur Aktualisierung der ödipalen Thematik führen. Am Beispiel eines 21-jährigen Studenten soll ein hysterischer Anfall mit arc de cercle illustriert werden.

Der Patient wurde wegen phobischer Ängste stationär auf eine psychiatrische Abteilung aufgenommen. Bei der Blutabnahme bemerkte der Arzt, als er ihm eine Staubinde anlegte, wie der Gesichtsausdruck des Patienten starr und amimisch wurde. Die Augen blieben geöffnet; langsam verspannte sich der ganze Körper des Patienten zu einem konvexen Halbkreis. Dieser Zustand dauerte etwa 10 Sekunden, dann ließ die Muskelspannung nach, der Patient sank auf sein Bett zurück und war wieder ansprechbar. Er hatte für dieses Ereignis keine Erinnerung.

Die psychoanalytische Untersuchung ließ folgende psychodynamischen Zusammenhänge erkennen: Der Patient war ältester Sohn eines Landwirts, der in seiner Gemeinde großes Ansehen hatte. An die Kinder stellte er hohe Anforderungen. Dem Patienten, dem ältesten von drei Söhnen, wurde vom Vater oft vorgeworfen, zu weich und zu unpraktisch veranlagt zu sein. Die Landwirtschaft wollte er daher einem seiner jüngeren Söhne überlassen. Er entschied, daß der Älteste studieren sollte. Zu seiner Mutter hatte der Patient ein sehr gutes Verhältnis; sie konnte sich in ihn einfühlen, verstand ihn und zeigte ihm ihre Zuneigung.

Der Patient studierte Sport. Bis zum Ausbruch seiner Erkrankung war er körperlich immer sehr aktiv. Seit 2 Jahren lebte er mit einem Studienkollegen in einer kleinen Wohnung. Vier Wochen vor Ausbruch seiner Krankheit zog die Freundin seines Mitbewohners zu ihnen. Er geriet daraufhin in eine große Unruhe; er konnte nicht mehr schlafen, konnte sich nicht mehr konzentrieren und hatte auch an nichts mehr Freude. Auf einem Spaziergang, bei dem er allein war, überfiel ihn die Phantasie, daß ein Mann ihn umbringen wolle. Angstgefühle und starkes Herzklopfen traten auf; seitdem traute sich der Patient nicht mehr aus dem Haus.

Der Einzug der Freundin seines Studienkollegen in die gemeinsame Wohnung hatte in ihm ödipale Spannungen mobilisiert. In ihr sah er eine Mutterfigur. Seine Inzestwünsche, die der Mutterfigur, der »Frau des Vaters« galten, mußte er abwehren. Er bekam Angst, seinen Freund, sein homosexuelles Objekt, zu verlieren oder als Rivale von ihm zerstört zu werden. Er flüchtete in eine Unterwerfungshaltung und übernahm die passiv-feminine Position. Er phantasierte sich als Frau. Der Wunsch, eine geschlechtliche Beziehung mit dem »Vater« aufzunehmen, versetzte ihn in panische Angst. Die Blutabnahme durch den Arzt stellte eine entsprechende, gefährliche Verführungssituation dar, in der der »Vater« sexuell in ihn eindringen wollte.

23.5 Der psychogene Dämmerzustand

Die psychogenen Dämmerzustände weisen enge Zusammenhänge mit den hysterischen Anfällen auf. In unseren Breiten überwiegen sie zahlenmäßig gegenüber den typischen »großen Anfällen«. Im Vordergrund steht die akut auftretende tranceartige Einengung des Bewußtseins; nicht selten werden vorübergehende halluzinatorische Erlebnisse beobachtet. Wie beim hysterischen Anfall besteht für die Dauer des Zustands Amnesie. Diese Dämmerzustände treten häufig bei schizoiden und hysterischen Charakterneurosen als Dekompensationserscheinungen auf.

Eine 25-jährige Frau wurde von ihrem Mann in die Klinik gebracht. Sie wirkte völlig ruhig, lächelte leicht, erschien glücklich und verträumt. Sie war ansprechbar, antwortete nur auf direkte, sehr präzise Fragen, dies jedoch uninteressiert und deutlich ungeduldig. Immer wieder betonte sie, sie wäre so glücklich, sie hätten am Tag zuvor gerade geheiratet. Der Mann berichtete, seine Frau wäre im Verlaufe des hochzeitlichen Festessens auffällig geworden. Die Gäste hätten bemerkt, daß die Braut an den Gesprächen nicht mehr teilnahm. Sie hätte unbeteiligt dagesessen und gelächelt. Die Verwandten wurden sich erst nach und nach des Ernstes der Veränderung bewußt.

In dem Dämmerzustand beschäftigte sich die Patientin mit inzestuösen Erlebnissen, die mit entsprechenden taktilen Empfindungen und optischen Halluzinationen einhergingen. Insgesamt hielt dieses Syndrom drei Tage an. Es kann vorkommen, daß psychogene Dämmerzustände bis zu mehreren Wochen andauern.

An dieser Stelle soll auf einen klinischen Grenzbereich zwischen epileptischen und psychogenen Anfallsmanifestationen hingewiesen werden.

Solche »Mischformen« werden z. B. bei einer Reihe von geistig retardierten Patienten (Debilen) beobachtet, die ein mehr oder weniger manifestes epileptisches Leiden (die Krampfbereitschaft ist bei allen diesen Fällen elektroenzephalographisch gesichert) aufweisen. Aufregungen können bei diesen Patienten neben epileptischen Anfällen auch regelrechte hysterische »Attacken« und psychogene Verwirrtheitszustände auslösen.

Bei Patienten mit Dämmerzuständen muß durch EEG-Untersuchungen immer ein epileptisches Leiden aus dem »petit-mal«-Formenkreis ausgeschlossen werden. Bei jugendlichen Patienten kann die Differentialdiagnose zuweilen äußerst schwierig sein.

Eine besonders eindrucksvolle Variante des hysterischen Dämmerzustandes ist das Gansersche Syndrom, auch Faxensyndrom oder Pseudodemenz genannt. Darunter versteht man psychogene Dämmerzustände, die unter den Bedingungen von Ausnahmesituationen, etwa in einer Untersuchungshaft, auftreten können. Dabei verhält sich der Patient grotesk. Er vermittelt seiner Umgebung das Bild einer Geisteskrankheit. Elementare Kenntnisse, wie z. B. die persönliche Orientierung, scheinen verloren gegangen, das Gedächtnis ausgelöscht zu sein, auf Fragen erfolgt Vorbeireden. Überwiegt die motorische Ausgestaltung in Form alberner Mimik oder sinnloser Handlungen, wird dieses Zustandsbild als »Faxensyndrom« bezeichnet. Steht im Vordergrund eine läppisch-infantile Haltung, wird also ein Schwachsinniger dargestellt, spricht man von einer »Pseudodemenz« (Wernicke Syndrom).

Wichtig an diesen Zustandsbildern ist, daß sie nicht als Simulationen aufzufassen sind, wenn auch der Zweck des Zustandes eindeutig die Vermeidung einer ausweglos erscheinenden Situation, etwa einer bevorstehenden Bestrafung, ist.

Die Haftbedingungen, die eine ausgesprochen beängstigende Entwurzelungs- und Deprivationssituation darstellen, die Unsicherheit und der damit verbundene schwere psychische und somatische Streß haben nach und nach zu einer psychosomatischen Labilisierung und zum Ganserschen Syndrom geführt. Die Labilisierung ist durch das Auftreten archaischer hysteriformer Reaktionen und primär motorischer Reaktionsmuster charakterisiert.

Solche Syndrome haben wir in erster Linie bei Charakterneurotikern mit brüchigen Abwehrmechanismen beobachtet.

In diesem Zusammenhang soll die Frage der differentialdiagnostischen Kriterien zur Unterscheidung hysterischer Phänomene von Simulationen erörtert werden. Simulationen sind ich-synton, d. h., sie sind bewußt provoziert, m. a. W., der Patient simuliert mit vollem Bewußtsein. Simulationen sind daher suggestiven therapeutischen Maßnahmen gegenüber resistenter als die hysterischen Symptombildungen. Die Gegenübertragung ist ein wichtiges differentialdiagnostisches Kriterium. Sie ermöglicht es, sich in den subtilen Verführungswunsch, die unbewußten sexuellen Phantasien und die Ambivalenz des hysterischen Patienten einzufühlen. Sie läßt den bewußten verbissenen Widerstand des Simulanten gegen eine Kontaktaufnahme mit dem Untersucher erkennen.

23.6 Die Charakterneurose und ihre Beziehung zum Konversionssyndrom

Unter Charakter wird in der Psychoanalyse die Gesamtheit der habituellen Reaktionsweisen verstanden, die dem Individuum eine relativ konstante Haltung und charakteristische Eigenschaften verleihen. Die Charakterzüge sind strukturell im Ich verankert. Sie sind die zur Struktur »geronnenen« Antworten des Individuums auf die Gegebenheiten in seiner psychosexuellen Entwicklung; sie sind also verfestigte Reaktionsmuster, die in dem Abwehrkampf gegen die ungünstigen somatisch-konstitutionellen Faktoren und die spannungsreichen psychosozialen Interaktionen zustande gekommen sind.

23.6.1 Charaktertypen und Konversionsanteile bei Körpersymptomen charakterneurotischer Patienten

Als Charakterneurosen werden solche Strukturen definiert, bei denen die Charakterzüge pathologisch deformiert sind. Sie unterscheiden sich von den sog. Symptomneurosen dadurch, daß sie sich nicht durch die Bildung eindeutig isolierbarer Symptome, sondern durch komplexe pathologische Verhaltensformen[19]) äußern. Welche Charakterstörung entsteht, hängt davon ab, ob nur eine psychosexuelle Entwicklungsstufe oder die gesamte frühe Kindheit durch einen zu großen Konfliktdruck belastet war. Die Charakterneurose kann sich auf einen Sektor der Persönlichkeit beschränken oder eine pathologische Organisation der gesamten Persönlichkeit nach sich ziehen. In jenem Fall entspricht die charakterneurotische Abwehr der Generalisierung eines Verhaltensmusters, das ursprünglich gegen die spezifische Bedrohung durch traumatische Ereignisse in einer bestimmten Triebphase entstanden ist. In der psychoanalytischen Charakterlehre entsprechen daher die verschiedenen Charaktertypen den großen psychoneurotischen Affektionen (zwanghafter, phobischer, paranoischer Charakter usw.) oder den jeweiligen libidinösen Entwicklungsstufen (oraler, analer, urethraler, phallisch-narzißtischer, genitaler Charakter). Ist jedoch die Libidoentwicklung durchweg einer Bedrohung ausgesetzt, so kommt in der Regel eine sehr brüchige charakterneurotische Abwehr zustande, die neurotische Anteile aus allen Entwicklungsphasen enthalten kann. Hinzu kommt, daß bei sog. »frühen Störungen«, die im ersten Lebensjahr entstanden sind, die Bildung stabiler Verdrängungsmechanismen unterbleibt. Stattdessen kommt es zu Verhaltensweisen, die zur Anpassung an die Umwelt verhelfen und nach und nach zu Bestandteilen des Charakters werden. Sie dienen ebenso wie die oben erwähnten Strukturelemente in erster Linie der Abstützung einer defekten und brüchigen Ich-Organisation, d.h., es hat sich nach und nach ein Charakterpanzer gebildet, der zur Wahrung des »narzißtisch-energetischen« Gleichgewichts notwendig ist.

Ein derartiger Charakter kann hysterienahe Züge aufweisen. Es handelt sich dabei um Strukturfragmente aus der mißglückten Verarbeitung der ödipalen Phase. Diesen pseudohysterischen Mechanismen fehlt jedoch der reichhaltige Phantasiehintergrund einer klassischen Hysterie.

S. Stephanos[20]) stellt in Anlehnung an die Pariser Schule[21] fest, daß solche charakterneurotischen Formationen in bestimmten Teilbereichen dem automatistisch-mechanistischen Leben nahestehen. Es handelt sich dabei um Bereiche, die in Belastungssituationen die Oberhand bekommen können und zur »vie opératoire« führen. Sie weisen einen engen Zusammenhang zu somatischen Reaktionsformen auf. Erschöpfen sie sich, was bei ihrer brüchigen Organisation sehr schnell geschieht, kann es regressiv zum Auftreten des psychosomatischen Phänomens[22]) (Mangel an Phantasien, Kontakten, psychischer Erlebnis- und Verarbeitungsfähigkeit) und zu pathologischen Desorganisationen kommen. Dann entstehen vorübergehend oder anhaltend funktionelle Störungen, bzw. gravierende Organläsionen.

Wir postulieren, daß im Zuge einer Reorganisation das somatische Symptom, das primär keinen Bezug zum Phantasiehintergrund hat, eine libidinöse Besetzung erfahren kann.[23]) Damit wird es in das Phantasieleben des Patienten mehr oder weniger einbezogen. Das Symptom hat jetzt einen sekundären Ausdruckscharakter gewonnen, und der Patient kann sich nun aufgrund seiner neurotischen Mechanismen des Symptoms manipulativ bedienen; so ist die somatische Reaktionsform in die Nähe des klassischen konversionsneurotischen Symptoms gerückt, denn sie kann jetzt Phantasien symbolisch darstellen.

Man spricht in diesen Fällen von funktionellen Syndromen mit konversionsneurotischen Anteilen. Fast alle funktionellen Krankheitsbilder können durch sekundäre Libidinisierungen zu einem mehr oder weniger stabilen Ausdrucksgeschehen (v. Uexküll) umgewandelt werden. In ihm können sich von Fall zu Fall Triebimpulse mit oraler, analer oder phallischer Prägung manifestieren. Im Gegensatz zum hysterischen Konversionssydrom bringt ein derart nachträglich einbezogenes Symptom eher selten einen sexuell-genitalen Inhalt zur Darstellung. Dies ist nach unserer Meinung der Fall bei den sog. prägenitalen Konversionen, wie Rangell sie beschrieben hat.[24])

Klinisch vermitteln diese Patienten dem Beobachter manchmal den Eindruck, als seien sie in der Lage, Symptome gezielt herbeizuführen und sie als Mittel in einer konflikthaften Auseinandersetzung zu benutzen, so als könnten diese Patienten »auf Abruf« über somatische Reaktionsweisen verfügen, um auf diesem Umweg ihren unbewußten Intensionen manipulativ Nachdruck zu verleihen. Im Präsentationsverhalten derartiger Patienten kommen also hysterisch anmutende charakterneurotische Mechanismen zum Tragen. In diesem Zusammenhang sprechen einige Autoren von sog. labilen hysterischen Charakteren.

23.6.2 Konversion und Hypochondrie

Unter Hypochondrie versteht man ein Krankheitsbild, bei dem trotz normaler körperlicher Befunde beim Patienten die Überzeugung besteht, an einer schweren Krankheit zu leiden, z.B. an Krebs, an einer Geschlechtskrankheit oder gar an einer Geisteskrankheit. Diese Befürchtungen werden von den Kranken ausgesprochen hartnäckig vorgetragen und sind oft schwer, mitunter überhaupt nicht korrigierbar. Ein Hypochonder neigt zwanghaft zur ständigen ängstlichen Selbstbeobachtung, wobei sich seine Befürchtungen meist auf Körperhöhlen richten, z.B. auf die Bauchhöhle.

In der Regel liegt einer derartigen narzißtischen Besetzung des eigenen Körpers eine schizoide Charakterneurose zugrunde. Es handelt sich bei der hypochondrischen Einstellung um Projektionen von paranoiden Inhalten auf den eigenen Körper. Dies ist ein Vorgang, der eine Beziehung zum wahnhaften Erleben aufweist, wie es Schizophrenen eigen ist. Damit unterscheidet sich die Hypochondrie in ihren Symptombildungsmechanismen deutlich von den herkömmlichen Neurosen; sie befindet sich in der Nähe der Psychose. Übergänge zu einem regelrechten paranoid-hypochondrischen Wahn werden beobachtet.

23.6.3 Berufsbezogene konversionsneurotische Reaktionen und Rentenneurosen

Bei den berufsbezogenen Konversionen ist die Verknüpfung zwischen Symptom und Beruf charakteristisch. Die Symptombildung betrifft einen wesentlichen Handlungsablauf der beruflichen Tätigkeit. Dadurch wird die Berufsausübung praktisch unmöglich gemacht.

Am bekanntesten ist wohl der *Schreibkrampf* (Graphospasmus) bei Sekretärinnen, die, einmal erkrankt, nicht mehr in der Lage sind, eine Schreibmaschine zu bedienen.

Zu dieser Symptomgruppe gehören auch der Geiger, den in der Bogenhand ein Zitterkrampf befällt, der Chauffeur, der unter Blinzelkrämpfen leidet, sobald er am Steuer sitzt, der Elektriker, der von Angst gepackt wird, er könne einen Stromunfall erleiden und Krämpfe an Händen und Armen bekommen, wenn er an Steckdosen hantieren soll. So gefährdet die jeweilige Symptombildung die berufliche Existenz.

Eine 43jährige, gutaussehende, vital wirkende Chefsekretärin kam wegen eines seit Wochen bestehenden Schreibkrampfes zur Erstuntersuchung. Die Patientin arbeitete seit vielen Jahren am selben Arbeitsplatz und war »die rechte Hand« des Chefs. Sie ging in ihrem Beruf auf, aber betreute auch ihre alten Eltern, bei denen sie wohnte. Sonst hatte sie kaum Bekannte. Eine für sie enttäuschende Liebschaft vor vielen Jahren hatte sie motiviert, sich von Männern zurückzuziehen. Auch gegenüber ihren Kolleginnen hielt sie strenge Distanz, denn sie wollte, daß »nichts durcheinander käme«.

Das Symptom trat zu einer Zeit enormer Arbeitsbelastung auf. Die Patientin machte Überstunden, auch am Wochenende. In der Zeit der Erkrankung ließ sie nur ungern eine Kollegin ihren Arbeitsplatz im Büro einnehmen, wo sie selbst sich trotz Krankheit pflichtgetreu einfand.

Die gravierende Behinderung belastete die Patientin sehr stark. Sie war gereizt und schämte sich, eine »so lächerliche Krankheit zu haben«. Sie betonte mehrfach, ein Herzinfarkt wäre ihr lieber gewesen.

Bei der Patientin wurde eine subdepressive Verstimmung auf dem Hintergrund einer hysterischen Charakterneurose diagnostiziert. Ihr narzißtisches Gleichgewicht war in einer Situation verminderter somatischer Belastungsfähigkeit (Vorklimakterium) und andauerndem beruflichen Streß ernsthaft in Frage gestellt. Sie konnte ihre mobilisierten Aggressionen nicht bewußt erleben. Der völlige Zusammenbruch drohte, sie befürchtete die psychische Auflösung, den »Herzinfarkt«. Das Auftreten des Schreibkrampfes zu diesem Zeitpunkt zwang sie dazu, ihre Tätigkeit an der Schreibmaschine einzustellen und auf Überstunden zu verzichten. In dem Schreibkrampf materialisierte sich symbolisch die Psychodynamik auf dem Hintergrund ihres Versagens: Sie konnte ihrem Chef nicht mehr »zur Hand gehen«, und heftige Schuldgefühle traten auf. Das Symptom verhalf ihr also dazu, sich auf einem regressiven konversionsneurotischen Niveau mehr oder weniger zu reorganisieren. Diese adaptive Ich-Leistung verhinderte einen psychosomatischen break-down. Der Preis dafür war ihre Berufsunfähigkeit.

Eine derart »berufsbezogene Hemmung« hebt sich im allgemeinen deutlich von einer Rentenneurose ab. Die Behinderung beim Schreibkrampf beschränkt sich nur auf eine spezielle Tätigkeit; auch wird in der Regel keine Rente angestrebt.

Das neurotische Rentenbegehren entsteht im allgemeinen nach Unfällen oder auch nach Erkrankungen. Dabei können, – entsprechend unserem psychosomatischen Konzept – die somatischen Symptome als Matrix für konversionsneurotische Reaktionen benutzt werden. Häufig schließt sich eine Rentenneurose an ein postkommotionelles Syndrom an. Das zielstrebige, nicht selten ausgeprägt querulatorische Bemühen um eine Rente wird zur Hauptaktivität des Patienten. Er gibt seinen Kampf, der oft eine sado-masochistische und paranoide Prägung hat, gegen die medizinischen Instanzen und Verwaltungsbehörden nicht auf; er will unbedingt zu einer Entschädigung für das erlittene Unrecht kommen. Diese Haltung verhilft dem Patienten dazu, seine Kontaktstörung und seine Ängste im Zusammenhang mit seiner existentiell bedrohten Situation zu kompensieren. In der Regel sind eine Fülle von Symptomen gegeben: Psychogene Lähmungen, Krampf- und Zitteranfälle, auffällige hysteriforme Verhaltensweisen, die manchmal sogar pseudodement wirken. Hierbei sei auf die demonstrative Überbetonung der Symptome und das sado-masochistische Agieren mit ihnen hingewiesen. Bei der Rentenneurose kommt es zur allgemeinen Arbeits- und Erwerbsunfähigkeit.

Einmal berentet, versinken diese Patienten nicht selten in eine mehr oder weniger ausgeprägte Apathie und in ein chronisches Dahinvegetieren. Meist entsteht die Rentenneurose auf dem Hintergrund einer schizoid-hysterischen Charakterstruktur. Wir postulieren, daß sie einen Grenzbereich zwischen psychosomatischer Regression und »psychoneurotischer Reorganisation« darstellt.

Der Widerstand gegen eine psychotherapeutische Behandlung ist bei diesen Patienten in der Regel unüberwindbar – im Gegensatz zu den Patienten mit berufsbezogenen Konversionen. Diese sind zu einer Therapie echt motiviert.

23.6.4 Die »borderline psychosomatiques«

Die Auseinandersetzungen mit der Psychosomatik und die Beschäftigung mit den Zusammenhängen von somatischen Symptomen organisch erkrankter Patienten ließen uns neue Einsichten in solche Grenzbereiche gewinnen, die das wichtige Kapitel »Charakterneurotische Strukturen« bilden. Aber dieses Problem konnte in der vorliegenden Abhandlung nur gestreift werden.

Klassische hysterische Erkrankungen, wie Freud sie beschrieben hat, kommen heute, zumindest in den industrialisierten Ländern, relativ selten vor. Dagegen besteht ein nicht unbedeutender Anteil der heutigen psychotherapeutischen Klientel aus solchen prägenital Gestörten, die als atypische Krankheitsbilder betrachtet werden müssen.

An dieser Stelle soll noch auf diese Fälle hingewiesen werden, die von den Autoren der Pariser Psychosomatischen Schule als »borderline psychosomatiques«[25]) oder »névroses de comportement« beschrieben wurden; sie sind u. E. kompensierte und stabilisierte »automatisch-mechanistische Charaktere«.[26]) Die »pensée opératoire« prägt also weitgehend die rigiden Verhaltensweisen und die archaischen charakterneurotischen Anpassungsmechanismen (den charakterneurotischen Panzer) des Patienten. Vor dem Hintergrund defekter Ich-Funktionen zeigt er zuweilen somatische Symptome, funktionelle oder organische, denen er jedoch selbst wenig Aufmerksamkeit schenkt. Er hat nur eine sehr begrenzte libidinöse Entwicklung durchgemacht und seine energetische Ökonomie ist labil. Er ist nicht in der Lage, in einer klassischen Psychoanalyse »spontan« zu echten Kontakten mit dem Therapeuten zu finden und eine »Übertragungsneurose zu entwickeln« (M. de M'Uzan.[27])

Die Behandlung von Patienten mit »frühen Störungen« verdeutlicht die Grenzen des Konversionsmodells. Gerade solche schwer kranken Fälle sind Gegenstand von Überlegungen in der modernen analytisch-psychosomatischen Forschung.

Literatur

Alexander, F. (1971): Psychosomatische Medizin, Grundlagen und Anwendungsgebiete. De Gruyter, Berlin.
Brun, R. (1956): Vorlesung: Neurosen II. In: H. Hoff, Lehrbuch der Psychiatrie, Band II. Benno Schwabe, Basel/Stuttgart 573–677, 1956.
Charcot, J. M. (1877): Leçons sur les maladies du système nerveux. Tome III, 3me éd., Paris.
Freud, S.: Alle Gesammelte Werke, S. Fischer, Frankfurt 1972. Insbesondere: (1892/3) Ein Fall von hypnotischer Heilung, nebst Bemerkungen über die Entstehung hysterischer Symptome durch den »Gegenwillen«. Ges. W. Bd. I, 1–17.
(1893a): Charcot. Ges. W. Bd. I, 19–35.
(1893b): Quelques considérations pour une étude comparative des paralysies motrices organiques et hystériques. Ges. W. Bd. I, S. 39–55.
(1895): Studien über Hysterie. Ges. W. Bd. I, S. 75–312.
(1909): Allgemeines über den hysterischen Anfall. Ges. W. Bd. VII, 235–240.
(1919): Ein Kind wird geschlagen. Ges. W. Bd. XII, 197–226.
Kuiper, P. C. (1962): Probleme der psychoanalytischen Technik in bezug auf die passiv-feminine Gefühlseinstellung des Mannes, das Verhältnis der beiden Ödipuskomplexe und die Aggression. Psyche XVI, 321–344.
Lampl-de Groot, J. (1927): Zur Entwicklungsgeschichte des Ödipuskomplexes der Frau. Erstveröffentlichung: Int. Z. Psa. II, dann: Psyche XIX, 403–416 (1965).
(1937): Masochismus und Narzißmus. Erstveröffentlichung: Int. Z. Psa. XXIII, dann: Psyche XIX 443–453 (1965).
Pontalis, J.-B., Laplanche J (1967): Vocabulaire de la Psychoanalyse. PUF, Paris: Deutsch: Das Vokabular der Psychoanalyse. Suhrkamp, Frankfurt/M., 1972
Marty, P. de M'Uzan, M., David, C. (1963): L'investigation psychosomatique, PUF, Paris.
de M'Uzan, M. (1973): Psychanalyse et médicine psychosomatique. In: Psychologische Grundlagen der Psychosomatischen Medizin, Fortbildungskurse der Schweizerischen Gesellschaft für Psychiatrie, Band 6, S. Karger, Basel.
Rangell, L. (1969): Die Konversion. In: Psyche XXIII, 121–147.
Roskamp, H. (1971): Grundzüge der Neurosenlehre. In: W. Loch (Hrsg.): Die Krankheitslehre der Psychoanalyse. Hirzel Verlag, Stuttgart.
Sami-Ali, M. (1969): Etude de l'image du corps dans l'urticaire. In: Rev. fr. Psych. 33, 201–227.
Stephanos, S. (1973): Analytisch-Psychosomatische Therapie. Huber, Bern.
von Uexküll, Th. (1963): Grundfragen der Psychosomatischen Medizin, Rowohlt, Reinbeck.

Die Konversionssyndrome

Anmerkungen

1 Laplanche, J., J. B. Pontalis: Vokabular der Psychoanalyse, Suhrkamp, Frankfurt 1972.
2 Freud, S.: Gesammelte Werke I, Studien über Hysterie/Frühe Schriften zur Neurosenlehre (1892–1899); S. Fischer, Frankfurt, 1972.
3 Alexander, F.: Psychosomatische Medizin, Grundlagen und Anwendungsgebiete, de Gruyter, Berlin, 1971
4 Uexküll, Th. v.: Grundfragen der Psychosomatischen Medizin, Rowohlt, Reinbeck, 1963
5 Dieses Postulat wird von den Autoren der Pariser psychosomatischen Schule und von S. Stephanos (s. Kap. 12) vertreten.
6 s. Kap. 12 und 11
7 Freud, S.: Gesammelte Werke XII., Werke aus den Jahren 1917–1920, S. Fischer, 1972
8 s. Kapitel 11
9 Laplanche, J., u. J.-B. Pontalis: Das Vokabular der Psychoanalyse, Suhrkamp Frankfurt 1972
10 Roskamp, H.: Grundzüge der Neurosenlehre, in: Die Krankheitslehre der Psychoanalyse, Herausg.: W. Loch, Hirzel-Verlag, Stuttgart 123, 1971
11 de Groot Lampl de, J.: Zur Entwicklungsgeschichte des Ödipuskomplexes der Frau; Erstveröffentlichung in der Int. Z. Psychoanal. II (1927), Deutsche Fassung: Psyche XIX, 403–416 (1965)
Masochismus und Narzißmus, Erstveröffentlichung in der Int. Z. Psychoanal. XXIII, (1937) Deutsche Fassung: Psyche XIX, 443–453 (1965)
12 Kuiper, P. C.: Probleme der psychoanalytischen Technik in Bezug auf die passiv-feminine Gefühlseinstellung des Mannes, das Verhältnis der beiden ödipuskomplexe und die Aggression, Psyche XVI, 1962, 321 ff.
13 Sami-Ali, M.: Etude de l'image du corps dans l'urticaire, Rev. fr. Psych., 33, 201–241, 1969.
14 Zusatz des Verfassers
15 Brun, R. (1950): Kapitel – Neurosen II, S. 620 im Lehrbuch der Psychiatrie, Handbuch Band II, H. Hoff, Benno Schwab, Basel
16 Freud, S.: Gesammelte Werke VII, Werke aus den Jahren 1906–1909, S. Fischer, 1972
17 Zusatz des Verfassers
18 Zusatz des Verfassers
19 Laplanche, J., J.-B. Pontalis: Das Vokabular der Psychoanalyse, Suhrkamp Frankfurt. 1972
20 Stephanos, S.: Analytisch-Psychosomatische Therapie, Huber, Bern, S. 39, 1973
21 Marty, P., M. de M'Uzan, C. David: l'investigation psychosomatique, PUF, Paris, S. 13, 260, 261, 1963
22 s. Kap. 12
23 s. Kap. 12
24 Rangell, L.: Die Konversion, Psyche XXIII, 121–147 (1969)
25 Marty, P., M. de M Uzan und C. David: L'investigation psychosomatique, PUF, Paris 1963, S. 10.
26 s. Kap. 12
27 de M'Uzan, M.: Psychanalyse et médicine psychosomatique; in: Psychologische Grundlagen der Psychosomatischen Medizin; Fortbildungskurse der Schweizerischen Gesellschaft für Psychiatrie, Band 6, S. Karger, Basel 4–13 1973.

24 Funktionelle Syndrome in der inneren Medizin

Thure v. Uexküll

24.1 Exemplarische Falldarstellung[1])

Die Patientin wurde zweimal – mit einem Intervall von 2 Jahren – in der Ambulanz einer internistischen Universitätsklinik gesehen. Bei der ersten Überweisung klagte die damals 37-jährige Frau seit mehreren Monaten über Druckgefühl im Hals, Herzklopfen, Kopfschmerzen, Schlafstörungen und nachts Taubheitsgefühl in den Armen. Sie hatte seit Jahren unter Appetitlosigkeit und Obstipation zu leiden. Frühere Krankheiten wurden nicht angegeben. Sie war Einzelkind, Flüchtling und verlor beide Eltern auf der Flucht nach dem II. Weltkrieg. Jetzt lebte sie auf dem Lande, war mit einem tauben Mann verheiratet und hatte eine fünfjährige Tochter.

Zur Orientierung hatte der Hausarzt Befundberichte aus den vergangenen Jahren mitgeschickt. Sie berichteten über eine Lungendurchleuchtung mit normalem Befund vor 8 Jahren, eine frauenärztliche Untersuchung vor 6 Jahren, bei der an die Möglichkeit eines Vaginismus gedacht und eine Schwangerschaft festgestellt wurde. Dann folgte der Bericht über die normale Geburt einer Tochter. Vor 3 Jahren wurde ein dermatologischer Befund, Ekzem beider Hände angeführt.

Die ambulante Untersuchung in der Klinik stellte lediglich Zeichen einer vegetativen Labilität mit vermehrtem Dermographismus und leichtem Fingertremor sowie eine geringgradig vergrößerte Schilddrüse, jedoch keine Zeichen einer Überfunktion fest. Es wurde zu einer Behandlung mit leichten Sedativa geraten.

2 Jahre später wurde die Patientin noch einmal vorgestellt. Der Hausarzt schickte jetzt weitere Berichte zur Einsicht. Die Briefe des Hausarztes, die ich mit seiner Zustimmung wiedergebe, zeigen einen Aspekt der Krankheitsbilder, über die in diesem Kapitel berichtet wird, der in der Klinik gewöhnlich zu kurz kommt, nämlich den lebensgeschichtlichen Zusammenhang mit der Familie, der beruflichen Umwelt, dem Hausarzt und den anderen medizinischen Instanzen unseres Gesundheitsversorgungssystems. Die folgenden Auszüge aus den Berichten des Hausarztes zeigen, daß sich das zunächst relativ unerhebliche Beschwerdebild im Laufe der Zeit dramatisch gesteigert hatte.

Der erste Bericht stammt von dem Chefarzt eines Städtischen Krankenhauses in X. Er datiert 7 Monate nach der ersten ambulanten Untersuchung in der Universitätsklinik. Er ist von lakonischer Kürze: »Patientin wurde wegen Herzbeschwerden bei uns aufgenommen. Blutdruck 125/90 mm Hg, BSG 5/20. Wir behandelten stationär mit 12mal Strophantin-Cordalin i.v., Megaphen-Tabletten, Favistan-Tabletten und Pandigal-Tropfen. Nach 3 Wochen gebessert in hausärztliche Weiterbehandlung entlassen.«

4 Wochen nach dieser Entlassung datiert ein Brief des Hausarztes an einen Chirurgen, Dr. Z. In ihm heißt es: »Frau L., die einen nicht ganz leichten Alltag hat (ehelich) und ihrer Persönlichkeit nach wahrscheinlich über dem Niveau des Lebens steht, zu dem sie sich nun einmal verpflichtet hat, klagt über starken Druck im Hals, den man nur mit der Schilddrüse in Zusammenhang bringen kann. Typenmäßig bestehen Kreislaufschwankungen, die ihr zu schaffen machen. Moderner ausgedrückt könnte man auch von »vegetativen Störungen« sprechen. Vor einiger Zeit erfolgte geradezu ein Kollaps des Kreislaufes, der es erforderlich machte, daß sie einige Zeit in das Krankenhaus in X einrückte. Auf meinen Vorschlag, sich Ihnen einmal vorzustellen, der an sich nur gering vergrößerten Schilddrüse wegen, willigte sie sofort ein. Die acht in meinen Händen befindlichen Unterlagen lege ich bei und bitte Sie, zu entscheiden, ob es für Sie etwas zu tun gibt oder welche Behandlung Sie vorschlagen.«

Kurz darauf wurde Frau L. strumektomiert. Der Hausarzt schreibt bei der Überweisung an die Universitäts-Ambulanz 7 Monate nach der Operation: »Frau L. schicke ich Ihnen noch einmal. Heute war die Frau wieder einmal in der Sprechstunde, nachdem ihr tauber Ehemann ihren Besuch schon angekündigt und auch davon berichtet hatte, daß die Hebamme seiner Frau den Blutdruck gemessen habe. Bei den Ihnen beigelegten Befunden, die Sie zum Teil schon einmal gesehen haben, ließ ich einen Bericht an Dr. Z., weil ich darin von der Situation schrieb, in der die Patientin sich befindet. Bei solchen Patienten – schreibt der Arzt weiter – bei denen man zunächst schon nicht den Weg findet, auf dem unter Umständen ein Erfolg zu bekommen wäre, bei denen in der eigenen Unsicherheit einem stets eine gewisse Furcht bleibt, am Ende doch eine organische Veränderung übersehen zu haben, ziehe ich dann ab und zu an der Notleine und frage bei Ihnen an, weil mir die Gefahr des Übersehens einer organischen Veränderung bei Ihnen geringer erscheint.«

Es folgt noch ein Hinweis auf die »innerbetriebliche

---

[1]) Die folgenden Ausführungen sind z. T. eine Neufassung des Aufsatzes: »Die Bedeutung funktioneller Syndrome in der Allgemeinpraxis«. Ärztl. Wochenschrift. 14, H $^{30}/_{31}$, 573 (1957).

Funktionelle Syndrome in der inneren Medizin

Unordnung mancher Menschen, die sich zur Linderung ihrer Beschwerden in der Durchführung irgendwelcher Maßnahmen Heilkundiger erschöpfen.«

Bei der ambulanten Untersuchung gibt die Patientin an, daß sich das Engegefühl im Hals nach der Schilddrüsenoperation gebessert habe. Sie leide jedoch jetzt unter zeitweilig auftretenden Angstgefühlen, Schwindel und Übelkeit. Sie nehme Nitropräparate. Vor 3 Wochen habe sie eine Halsentzündung durchgemacht, dabei sei der Hals »voll Eiter« gewesen. Sie baue oft ab, bleibe dann tagelang im Bett. Zur Zeit rausche es im Scheitel, der Kopf schmerze, in der Brust verspüre sie Stechen. Der Befund der Ambulanz: Normaler Allgemeinzustand, reizlose Strumektomienarbe, deutlich verstärkte Hautschrift, Tonsillen, Herz, Lunge, EKG, Blutdruck, Blutbild, Laborstatus und Urin o.B. Die Diagnose: »Funktionelles Syndrom« stützte sich in diesem Fall auf drei Argumente:
- Den trotz zunehmender somatischer Beschwerden – über zwei Jahre hinweg – negativen Organbefund. Wir werden noch darauf hinweisen, daß dieses Argument allein nicht ausreicht, sondern daß die positive Diagnose einer emotionalen Problematik dazu kommen muß. Dafür ergeben sich in diesem Fall zwei Hinweise:
- Die Ehe mit dem älteren, ihr geistig unterlegenen, tauben Mann. Der Vaginismus, der in der Vorgeschichte erwähnt wird, verstärkt den Verdacht, daß hier ein Problemfeld liegt.
- Die Interaktion mit dem zunehmend irritierten Hausarzt und dessen Überweisungsstrategien.

Diesen Hinweisen hätte in dem Gespräch mit der Patientin nachgegangen werden müssen. Das geschah auch in der Ambulanz der Klinik nicht. Auch das ist – wie wir noch sehen werden – ein ziemlich charakteristisches Schicksal dieser Patienten.

24.2 Symptomatologie

Der Bericht zeigt einige charakteristische Züge, die wir bei funktionellen Syndromen finden:
Das Beschwerdebild ist schwer abgrenzbar. Die Symptome reichen von relativ genau lokalisierbaren körperlichen Beschwerden, wie Herz-, Hals- oder Kopfschmerzen bis zu vagen Gefühlen eines Bedrücktseins. Diese gehen oft ohne feste Grenzen in rein seelisch empfundene Spannungszustände; wie Angst, Unruhe, Unlust usw. über.
Die Neigung zum Chronischwerden und die *Wandlungsfähigkeit der Symptomatik*: Bei der Patientin standen zuerst das Herz, dann der Hals und schließlich der Kopf im Vordergrund. Gleichzeitig traten Angstzustände auf.
Die Schwirigkeiten, die sie dem Arzt bereiten:
- *einmal diagnostisch*: Zum Ausschluß organischer Krankheiten werden immer neue Untersuchungen durchgeführt.
- *Dann therapeutisch*: Hier ist die Resignation des Hausarztes eindrucksvoll. Als Konsequenz sehen wir das, was Balint »Aufteilung der Verantwortung« genannt hat, die durch Überweisungen an Fachärzte oder Kliniken erreicht wird. Sie beschwört bestimmte *Gefahren* herauf:
- Einmal die Überbewertung von Teilbefunden durch den Spezialisten (zum Beispiel der Struma durch den Chirurgen Dr. Z.),

dann
- die Gefahr iatrogener Schäden: Durch die wiederholten Untersuchungen und durch nicht indizierte Behandlungen wird bei den Patienten die Überzeugung fixiert, ein organisches Leiden zu haben (nach der ambulanten Untersuchung in der Universitätsklinik wurde die Patientin zu einer stationären Behandlung eingewiesen. Nach der stationären Herzbehandlung suchte sie ihren Arzt immer häufiger auf. Nach der Strumektomie wurden ihre Besuche immer dringlicher. Zwischen den Besuchen muß die Hebamme den Blutdruck messen. Die Patientin muß schließlich tagelang im Bett bleiben).
- Endlich sind die hohen Kosten zu erwähnen, die durch die vielen diagnostischen Untersuchungen, die nutzlosen oder schädlichen Behandlungen und – nicht selten – die Kurverschickungen entstehen. Zu diesen Kosten muß man den Arbeitsausfall durch die Krankheit und Frühinvalidisierung rechnen, zu der es nicht selten kommt.

Bei der Betrachtung dieser Krankengeschichte gewinnt man den Eindruck, daß alle diese Probleme zusammenhängen. Ja, daß sie sich vielleicht sogar nach Art eines circulus vitiosus – in den Patient, Hausarzt, Spezialist und Krankenhaus eingeschlossen sind – gegenseitig hervorbringen und verstärken.

Man wird einwenden, daß die Geschichte der Patientin einen Sonderfall darstellt. Wir dürfen sicher nicht verallgemeinern. Es gibt aber zwei Untersuchungen, die sich mit der Frage beschäftigt haben, wie oft bei solchen Patienten nicht indizierte Eingriffe vorgenommen werden. Danach scheint unser Fall keine Rarität zu sein:

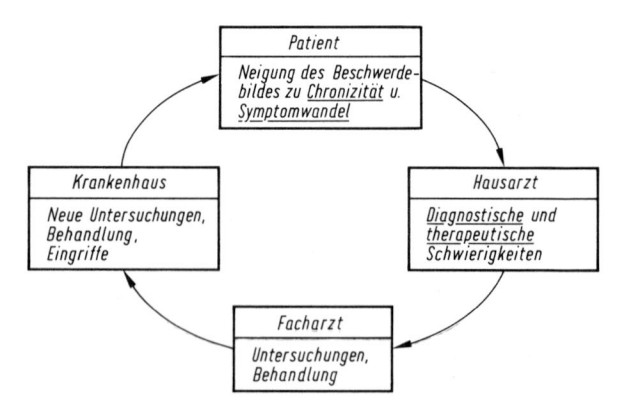

Abb. 1. Kreislauf der Überweisungen und seine Gefahren für den Patienten mit »funktionellen Syndromen«.

Macy und Allen (1) berichten über eine Nachuntersuchung von 235 Patienten, bei denen die Mayoklinik vor 6 Jahren die Diagnose »nervöser Erschöpfungszustand« (»chronic nervous exhaustion«) gestellt hatte. Die Nachuntersuchung sollte klären, ob das Beschwerdebild der Beginn eines damals noch nicht erkannten organischen Leidens war. Das Resultat bestätigte in 94% wiederum das Fehlen organischer Schäden, ergab aber, daß im Verlauf der 6 Jahre an 200 Patienten 289 verschiedene Operationen durchgeführt worden waren. Bennet (2) stellt fest, daß 150 Patienten der Psychiatrischen Abteilung eines Allgemeinkrankenhauses, die früher unter verschiedenen Diagnosen als organische Krankheiten behandelt worden waren, 244 chirurgische Operationen durchgemacht hatten.

Hinter diesen Zahlen verbirgt sich ein Problem, vor dem der Arzt täglich steht: Bei der Diagnose »funktionelles Krankheitsbild« geht es nicht nur darum, einen organischen Befund auszuschließen – fast ebenso häufig geht es darum, einen Befund, der erhoben wurde, richtig einzuschätzen. Hier ergeben sich nicht selten große Schwierigkeiten.

24.2.1 Begriffsbestimmung

Die Schwierigkeiten beginnen bereits mit der Begriffsbestimmung. Ich glaube, wir präjudizieren am wenigsten, wenn wir diese Krankheitsbilder als »funktionelle Syndrome« bezeichnen. Dieser Terminus gibt uns die Möglichkeit, einen Oberbegriff für ein Krankheitsbild zu verwenden, hinter dem sich sowohl organische wie psychische Störungen als auslösende beziehungsweise unterhaltende Faktoren verbergen. Wir können dann im ersten Fall von »symptomatischen« im zweiten von »essentiellen funktionellen Syndromen« sprechen. Dies Kapitel handelt von den weitaus häufigeren essentiellen Formen. Bei ihnen hat der Terminus »funktionell« noch eine weitere Berechtigung: Er deutet an, daß die somatischen Symptome für den Patienten eine »Funktion« haben – das heißt, daß sie für ihn nicht »sinnlos« sind, sondern eine Aufgabe erfüllen, die dem Patienten zwar nicht bewußt ist, die der Arzt aber versuchen muß aufzudecken. Jores schlägt für das gleiche Krankheitsbild die Bezeichnung »psycho-vegetative Störungen« vor. Früher war der Begriff »vegetative Dystonie« am beliebtesten.

H. Hoff bekam auf eine Umfrage, was »vegetative Dystonie« sei, von 10 verschiedenen Ärzten 10 verschiedene Antworten. Die gleiche Unklarheit zeigt sich, wenn wir die Fülle verschiedenartiger Bezeichnungen betrachten, die letzten Endes alle dasselbe meinen.

Die Zusammenstellung der Tabelle 1 zeigt eine Musterkollektion, die keinen Anspruch auf Vollständigkeit erhebt. In ihr finden wir die verschiedenen Lieblingsmythologien über den Sitz der Krankheit, die mit der Mode der Medizin wechseln. Einmal wird er in das vegetative Nervensystem, dann in das Endokrinum und schließlich in die Psyche verlegt.

Tabelle 1. Synonyme Bezeichnungen für funktionelle Syndrome

1. – a) Sympathikotonie	– b) Vagotonie
2. – a) Sympathische Hypertonie	– b) Vegetative Areflexie
3. – Vegetative Stigmatisation	
4. – Vegetative Dystonie	
5. – Vegetative Neurose	
6. – Vegetative Ataxie	
7. – Vegetativ-endokrines Syndrom	
8. – Funktionelle Erkrankung	
9. – Psychogene Syndrome	
10. – Organneurosen	
11. – Lavierte Depression	

Wesiack macht darauf aufmerksam, daß diese Krankheitsbilder die Medizin schon seit 300 Jahren beschäftigen und den Ärzten schon immer ähnliche Rätsel aufgaben wie heute. Er erwähnt einen Brief, in dem Thomas Sydenheim 1681 diese Krankheitsbilder schildert und bereits darauf hinweist, daß sie infolge ihres »proteus- und chamäleonartigen« Charakters andere organische Krankheiten nachahmen würden. Sie seien außerordentlich häufig und machten über die Hälfte seines nicht fieberhaften Krankengutes aus[2]).

Allen medizinischen Begriffen haften Mängel an. Sie sind umso größer, je größer ihr Gehalt an unbewiesenen Voraussetzungen ist. Auch der Begriff »funktionelle Syndrome« enthält unbewiesene Voraussetzungen, aber sie sind weniger apodiktisch und mehr auf die praktische Situation des Arztes zugeschnitten als die anderen Begriffe. Wir wollen sie der Reihe nach ansehen:

Der Begriff »funktionelles Syndrom« stellt drei Hypothesen auf:

1. Das Beschwerdebild soll das Resultat von Funktionsstörungen sein.
2. Diese Funktionsstörungen sollen nicht auf organischen Veränderungen beruhen.
3. Sie sollen im Falle der essentiellen funktionellen Syndrome durch seelische, vor allem emotionale Vorgänge ausgelöst und unterhalten werden.

Alle drei Hypothesen werfen Fragen auf, die wir im Einzelfall zwar oft nur schwer – manchmal überhaupt nicht – beantworten können. Sie umreißen aber die konkrete Problematik, vor der der Arzt bei diesen Krankheitsbildern immer wieder steht. Beginnen wir mit der ersten Hypothese:

1. Die Zuordnung körperlicher Beschwerden zu objektiv nachweisbaren Funktionsstörungen bleibt oft problematisch. Auch dort, wo wir Funktionsstörungen finden, ist die Diskrepanz zwischen dem objektiven Befund und der subjektiven Beschwerde oft erheblich. Diese Feststellung gilt aber auch für die organischen Krankheiten. Wir stoßen hier auf ein grundsätzliches Problem. Es betrifft die Frage, was ein »Symptom« eigentlich ist und

---

[2]) Wesiack, W.: »Grundzüge der psychosomatischen Medizin« – Seite 85, München (1974)

wie es sich bildet? Dabei zeigt sich, daß eine Betrachtungsweise nicht ausreicht, die das subjektive Beschwerdebild lediglich als kausale Folge körperlicher Störungen auffaßt, seien diese Störungen nun funktioneller oder struktureller Art. Wir kommen weiter, wenn wir Symptome als »Ausgleichsbestrebungen« auffassen, das heißt als aktive Leistungen der Gesamtpersönlichkeit des Kranken. Auf diese Weise können wir auch den Anteil ins Auge fassen, den die psychische und soziale Situation des Patienten an der Ausgestaltung der Symptomatik hat.

2. Die zweite Hypothese, daß die Funktionsstörungen nicht durch organische Schädigungen des Organismus verursacht seien, wirft ein Problem von großer praktischer Bedeutung auf: Organische Schäden liegen nicht offen zutage, wir müssen nach ihnen suchen. Wann und auf Grund welcher Kriterien dürfen wir mit dem Suchen aufhören? Vor dieser Frage stehen wir vor allem deswegen immer wieder, weil funktionelle Syndrome eine große Ähnlichkeit mit Syndromen haben, die wir im Prodromalstadium einer Infektionskrankheit, bei chronischen Infekten, zum Beispiel einer Tuberkulose, einer Endokarditis, bei chronischen Vergiftungen aber auch im Anfangsstadium bösartiger Krankheiten beobachten. In solchen Fällen ist ein organisches Substrat oft nur schwer, manchmal überhaupt nicht zu finden. Die Diagnose »essentielles funktionelles Syndrom« kann also außerordentlich schwierig sein. Sie ist in jedem Fall sehr verantwortungsvoll. Der Gefahr, ein beginnendes organisches Leiden zu übersehen und damit den Zeitpunkt für eine erfolgversprechende Behandlung zu versäumen, steht die andere Gefahr gegenüber, durch zu lange fortgesetzte Untersuchungen und durch nicht indizierte Behandlungsverfahren einen Patienten auf die Diagnose eines organischen Leidens zu fixieren. Schließlich kommt zu der Gefahr, einen Befund zu übersehen – wie bereits betont wurde – noch die Gefahr, einen Befund zu erheben und falsch zu deuten.

Unser Krankenbericht zeigte auch, welche Rolle eine bestimmte Einstellung der modernen Medizin und unserer Gesellschaft bei diesem Problem spielt: Ein organisches Geschehen zu übersehen, gilt als »Kunstfehler«. Ein neurotisches Problem zu ignorieren, hat keine derartigen Konsequenzen. Der Arzt ist daher mit der Aufgabe, die »essentiellen« von den »symptomatischen« funktionellen Syndromen zu unterscheiden, oft überfordert.

3. Die dritte Hypothese, daß Funktionsstörungen seelisch ausgelöst sind, wirft ein ätiologisches und diagnostisches Problem auf. Hier gehen die Überlegungen des ärztlichen Alltags meist so, daß seelische Gründe angenommen werden, weil man keine organischen Veränderungen findet. Auf diese Weise wird die Annahme eines funktionellen Syndroms zu einer »Exklusiv-Diagnose«, aber nicht im Sinne der alten Wiener Schule, die festumrissene Krankheitsbilder gegeneinander abwog, sondern eher nach dem Motto: »Was ich nicht diagnostizieren kann, das sehe ich als »seelisch« an.«

Hier ist die Forderung zu erheben: »*Seelische Störung*« oder »*emotionaler Konflikt*« darf keine Ausschlußdiagnose – sondern kann und muß eine positive Diagnose sein.

Dem stehen aber Hemmungen und Widerstände des Arztes entgegen, sich mit diesen Problemen seiner Patienten einzulassen, die sehr reale Hintergründe haben: Die eingehende Exploration, die zur Stellung der Diagnose unerläßlich ist, kostet Zeit, die dem Arzt – vor allem im Vergleich zu physikalischen Untersuchungen – nicht entsprechend vergütet wird. Und dann: welche Konsequenzen soll er aus der Diagnose ziehen? Zur Behandlung dieser Patienten fehlt ihm nicht nur die Zeit, sondern – wie unser Bericht zeigt – auch die Erfahrung, und die Überweisung an einen Psychotherapeuten ist in den seltensten Fällen möglich.

24.2.2 Untergruppen und spezielle Erscheinungsformen

Es würde die Diagnose erleichtern, wenn es bestimmte Organe oder Organsysteme gäbe, die von funktionellen Syndromen verschont oder bevorzugt werden. Es gibt zahlreiche Statistiken, aus denen die Bevorzugung bestimmter Organsysteme hervorzugehen scheint. Übereinstimmung herrscht aber nur insoweit, als das kardiovaskuläre und das gastrointestinale System besonders häufig betroffen sind, daß es im übrigen aber kein Organ gibt, das nicht im Mittelpunkt funktioneller Beschwerden stehen könnte.

Dagegen gibt es unter den funktionellen Syndromen profilierte Beschwerdebilder, deren Kenntnis schon relativ frühzeitig eine Vermutungsdiagnose ermöglicht. In der Tabelle 2 sind 8 Syndrome zusammengestellt, die sich zwar oft überschneiden, aber doch relativ gut abgrenzen lassen. Sie werden zum Teil in den folgenden Kapiteln besprochen.

Dieses Schema müßte – wie Cremerius [3] hervorhebt – noch durch die funktionellen Syndrome ergänzt werden, die in den nicht-internistischen Fachbereichen, wie z.B. der Ophtalmologie, der Otologie, der Dermatologie usw. zur Beobachtung kommen.

24.2.3 Psychologische Symptomatik

Es gibt bei Patienten mit funktionellen Syndromen eine Reihe relativ charakteristischer Verhaltensmerk-

Tabelle 2 Einteilungsschema der »funktionellen Syndrome« nach Cremerius (3).

1. – Funktionelle Magensyndrome
2. – Funktionelle Atmungssyndrome
3. – Funktionelle kardiovaskuläre Syndrome
4. – Funktionelle Kopfschmerzsyndrome
5. – Funktionelle Hautsyndrome
6. – Funktionelle Syndrome des Urogenitaltraktes
7. – Funktionelle Syndrome des unteren Verdauungstraktes
8. – Funktionelle diffus wechselnde, nicht dauernd an ein Organ lokalisierte Syndrome

male: Die Art und Weise, wie Befürchtungen geäußert oder unterdrückt werden – die emotionale Reaktion auf bestimmte Ereignisse in der Lebensgeschichte – die Einstellung dem Arzt gegenüber, können wertvolle Aufschlüsse über die Persönlichkeit des Kranken geben. Darauf wird unter 24,5 näher eingegangen. Hier sollen nur drei auffällige Verhaltensmerkmale aufgeführt werden: Es besteht häufig die Meinung, daß Patienten mit funktionellen Syndromen durch eine wortreiche, klagsame Theatralik zu erkennen seien. Das gilt jedoch nur für einen – nicht einmal häufigen – Typ, viel häufiger ist es, daß dem Patienten solche Ausdrucksmöglichkeiten fehlen. Auch die »Symptom-Pedanten« – wie man sie nennen könnte – die ihre Beschwerden aus einer Liste vorlesen, um ja keine zu vergessen, findet man unter den Kranken mit funktionellen Syndromen immer wieder, aber auch sie sind nicht allzu häufig. Eine andere Gruppe sind die stillen, unauffälligen, depressiven, zu hypochondrischen Ideen neigenden Kranken, die mit großer Hartnäckigkeit immer wieder zur Schilderung ihrer Symptome zurückkehren.

In diesen Verhaltenstypen werden bestimmte neurotische Umgangsstile sichtbar: Hysterische Züge in der theatralischen Selbstdarstellung – zwanghafte Züge des Pedanten und die depressive Stimmungslage von Patienten, die Anklagen nur in Form von Klagen vorbringen können.

24.3 Epidemiologie

Wie häufig sind diese Krankheiten? Epidemiologische Untersuchungen lassen trotz großer Unterschiede ihrer Ergebnisse keinen Zweifel, daß die Gruppe der funktionellen Syndrome sehr groß ist. Sie ist sicher nicht viel kleiner, vielleicht sogar größer als alle anderen Krankheitsgruppen zusammen. Die folgende Abbildung enthält eine Zusammenstellung aus 13 verschiedenen Arbeiten (4).

Man sieht, daß die Angaben erheblich differieren. Dafür sind zweifellos die Auswahlkriterien verantwortlich, die so unterschiedlich sind, daß ein Vergleich kaum möglich ist. Eine genauere Besprechung erfordert die Arbeit von Kaufmann und Bernstein (5) wegen der überraschend hohen Zahl, die diese Autoren angeben, aber auch wegen der besonderen Sorgfalt der Untersuchungen, auf denen ihre Angaben beruhen: Es handelt sich um die Auswertung der Diagnosen von 1000 Patienten, die in einem bestimmten Zeitraum dem Ambulatorium des Mount Sinai Hospital in New York wegen diagnostischer Schwierigkeiten überwiesen wurden. Alle Patienten wurden von einem Internisten und – soweit erforderlich – von anderen Spezialärzten untersucht. Durchschnittlich wurde jeder Patient 5mal bestellt und jedes Mal etwa zwei Stunden untersucht, so daß auf den Einzelnen im Durchschnitt 10 Untersuchungsstunden kommen. Die Konsultation des Psychiaters, der die Diagnose »psychogenes Syndrom« stellte, erfolgte erst, wenn die Untersuchung der anderen Spezialisten keine organische Ursache aufdecken konnte, welche die Beschwerden hinreichend erklärt hätte. Die Autoren meinen, daß bei einer Konsultation des Psychiaters in allen Fällen der Prozentsatz noch höher liegen würde.

Eine Ursache für einen hohen Prozentsatz funktioneller Syndrome bei einer epidemiologischen Untersuchung kann also auch die Genauigkeit der Diagnostik sein. Wir stellen ja – wenn wir ehrlich sind – nicht ganz selten die Diagnose einer organischen Krankheit, ohne daß sich der Zusammenhang zwischen Beschwerden und einem mehr oder weniger eindrucksvollen Befund auf eine sehr strenge Beweisführung stützen kann. Bei genauer, eventuell wiederholter Kontrolle kann sich aber mancher – auch anfangs eindrucksvolle – Befund als belanglos erweisen.

Eine Zusammenstellung aus der Gießener Medizinischen Poliklinik (4,6) hatte die Aufgabe, die Zahl der »reinen« funktionellen Syndrome zu ermitteln. Mit dieser Bezeichnung sind Patienten gemeint, bei denen sich überhaupt kein organischer Befund – auch belangloser Art, wie EKG-Veränderungen ohne pathologische Bedeutung, vorübergehende leichte Hypertonie usw. – erheben läßt. Es wurden also alle Fälle mit der Problematik

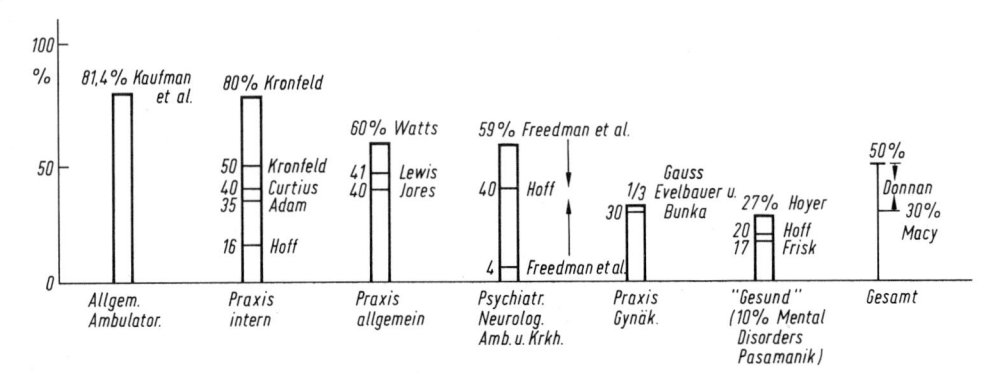

Abb. 2. Häufigkeit der »funktionellen Syndrome«. (Die Autorennamen sind in Höhe der Häufigkeitsangaben eingezeichnet; unten stehen die ärztlichen Institutionen, aus denen die Angaben stammen). ®4]

Funktionelle Syndrome in der inneren Medizin

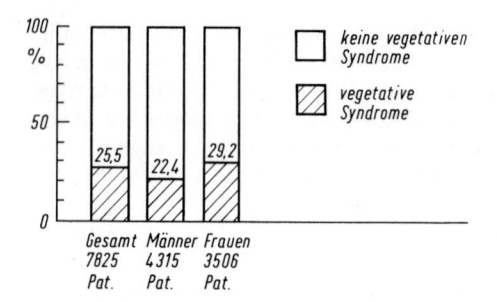

Abb. 3. Häufigkeit der »reinen« funktionellen Syndrome unter den Patienten der Gießener Medizinischen Poliklinik. (Statt »funktioneller Syndrome« findet sich noch die Bezeichnung »vegetative Syndrome«).

Tabelle 3. Liste der Beschwerden, nach denen gefragt wurde

1. – Kopfschmerzen
2. – Schwindelgefühl
3. – Herzklopfen
4. – Herzschmerzen
5. – Schweißneigung
6. – Zittern
7. – Innere Unruhe
8. – Müdigkeit
9. – Oberbauchbeschwerden

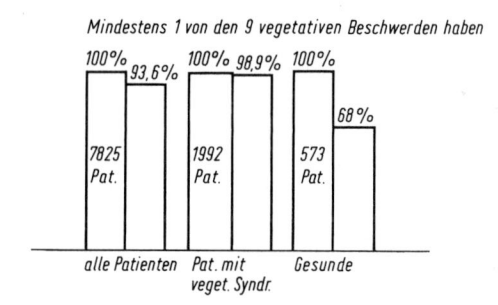

Abb. 4. Größe der verschiedenen Gruppen, die mindestens eine von den 9 verschiedenen Beschwerden angaben.

der möglichen Überwertung eines Befundes eliminiert. Die Patienten waren ausnahmslos von niedergelassenen Ärzten zur diagnostischen Klärung überwiesen. Die Zahl der Patienten, bei denen die Diagnose »funktionelles Syndrom« nach diesen sehr strengen Kriterien als Grund ihrer Überweisung gestellt wurde, stellt also einen Minimalwert dar. Sie betrug bei 7825 Kranken 25,5%, wobei die Frauen leicht überwogen. Jeder 4. Patient wurde also wegen Beschwerden überwiesen, die ohne jeden Zweifel nur funktioneller Natur waren.

Weiss und English (7) schlagen eine Gruppeneinteilung vor, die dieser Problemstellung Rechnung trägt. Sie unterscheiden:
1. Eine Gruppe der »reinen« funktionellen Syndrome und schätzen, daß etwa ein Drittel aller Patienten, die einen Arzt aufsuchen, in diese Gruppe gehört.
2. Ungefähr ebenso groß ist nach ihrer Schätzung die Gruppe der Patienten, die den Arzt wegen Beschwerden aufsuchen, die teilweise funktioneller Natur sind, bei denen aber organische Befunde erhoben werden. Sie betonen, daß diese Gruppe besonders wichtig ist, einmal weil sie dem Arzt die größten diagnostischen Schwierigkeiten bereitet, dann aber auch, weil Funktionsstörungen bei einem vorgeschädigten Organismus mehr Schaden anrichten können als bei einem gesunden.
3. Die dritte Gruppe würde schließlich die Patienten umfassen, bei denen wir zum Schluß kommen, daß die organischen Veränderungen für ihre Beschwerden allein entscheidend sind.

Um ein Bild von der Zahl der Patienten zu erhalten, die unabhängig von der Krankheit, an der sie leiden, über Beschwerden klagen, wie wir sie bei den funktionellen Syndromen besonders häufig finden, haben wir seinerzeit (6) allen poliklinischen Patienten die Frage gestellt, ob sie an einem oder mehreren der folgenden, relativ willkürlich herausgegriffenen Symptome leiden (Tab. 3).

Mindestens eines dieser Symptome gaben 93,6% aller poliklinischen Patienten und 98,9% der Patienten mit der Diagnose »funktionelles Syndrom« an. Dagegen nur – aber immerhin auch! – 68% einer gesunden Kontrollgruppe.

Es sieht also so aus, als ob die Beschwerden, unter denen Patienten mit funktionellen Syndromen leiden, einen fast ubiquitären Befund darstellen. Die Frage ist noch völlig offen, warum und wann solche Beschwerden mit einem Krankheitserleben gekoppelt werden. Dafür spielt nach H. Hoff die Intensität der Beschwerden keine entscheidende Rolle.

24.3.1 In welchen Altersklassen treten diese Krankheitsbilder auf?

Zu dieser Frage machten Pasamanik (8) und Mitarbeiter eine interessante Feststellung: Sie fanden funktionelle Syndrome in der Altersklasse zwischen 14 und 34 Jahren, doppelt so oft als zwischen 35 und 64 Jahren. Jenseits des 65. Lebensjahres dagegen gar nicht mehr. Diese Feststellung deckt sich im wesentlichen mit den Ergebnissen der Untersuchung in der Gießener Medizinischen Poliklinik, nur mit dem Unterschied, daß auch jenseits des 65. Lebensjahres noch funktionelle Syndrome – wenn auch in geringer Zahl – gefunden wurden.

Franke und Mitarbeiter (9) fanden in einer Studie über 148 Hundertjährige, daß die Zahl der 50jährigen, die über Herzschmerzen klagten, höher war, als die der 75jährigen, und daß bei den Hundertjährigen die Zahl am niedrigsten lag.

Für die Abnahme der funktionellen Syndrome im höheren Alter gibt es prinzipiell 5 verschiedene Erklärungsmöglichkeiten:

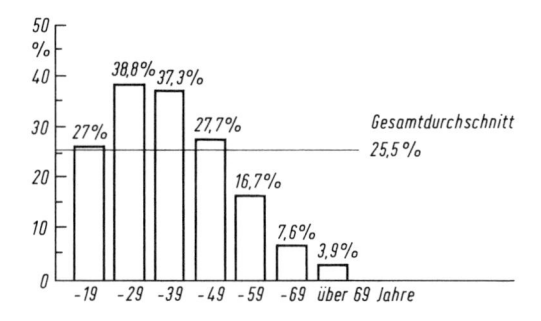

Abb. 5. Altersverteilung »funktioneller Syndrome«.

1. Die Störungen heilen mit zunehmendem Alter aus.
2. Patienten, die an solchen Störungen leiden, sterben früh.
3. Die früher funktionellen Störungen sind inzwischen in organische Krankheiten übergegangen.
4. Ein Patient, der ein organisches Leiden erwirbt, verliert sein funktionelles Syndrom.
5. Die Abnahme ist nur vorgetäuscht: Jenseits des 65. Lebensjahres werden die Symptome funktioneller Syndrome über den Beschwerdebildern der dann vorherrschenden organischen oder degenerativen Krankheiten übersehen.

Die unter 1. und 2. aufgeführten Möglichkeiten sind wenig wahrscheinlich. Funktionelle Syndrome sind ein chronisches Leiden, Spontanheilungen sind auch im Alter selten. Die Lebenserwartung dieser Patienten ist nicht gemindert. Die dritte Möglichkeit ist durch Untersuchungen der letzten Jahre weitgehend ausgeschlossen. Nur bei Patienten mit funktionellen Beschwerden des Oberbauches und bestimmten kardiovaskulären Syndromen wird überdurchschnittlich häufig das Auftreten von Magengeschwüren und Hypertonien beobachtet.

Um die vierte und fünfte Möglichkeit zu prüfen, wurde die Häufigkeit funktioneller Beschwerden, organischer und degenerativer Leiden in den verschiedenen Altersklassen untersucht (Abb. 6).

Während die Zahl der Patienten, bei denen ein organisches oder degeneratives Leiden diagnostiziert wurde, zwischen dem 50. und 60. Lebensjahr stark zunahm und dann noch weiter stieg, fiel mit dem 60. Lebensjahr die Zahl der Patienten, die auf Befragen die oben aufgezählten Beschwerden (Kopfschmerzen, Herzklopfen, Herzschmerzen, innere Unruhe) angaben, in eindrucksvoller Weise ab. Der alte Spruch, daß das Alter die meisten Plagen habe, stimmt also für die funktionellen Plagen offenbar nicht.

Damit bleibt nur die vierte Möglichkeit als Erklärung für die Abnahme funktioneller Syndrome im Alter: Patienten, die an einem organischen oder degenerativen Leiden erkranken, verlieren ihre funktionellen Syndrome. Die wahrscheinlichste Deutung dafür scheint die Annahme, daß die Symptome organischer Krankheiten die funktionellen Beschwerden überflüssig machen. Wahrscheinlich verlieren sie den subjektiven Krankheitswert, den sie vor dem Auftreten der organischen Erkrankungen hatten.

Dieser Punkt ist auch differentialdiagnostisch von Bedeutung: Es wird immer wieder über Fälle berichtet, in denen der Arzt die Diagnose eines »funktionellen Syndroms« gestellt und die Beschwerden erfolgreich psychotherapeutisch behandelt hat – bis sich herausstellte, daß der Patient »doch« – an einer organischen Krankheit litt. Diese Fälle gibt es natürlich und der Arzt muß dieser Möglichkeit durch exakte Diagnostik Rechnung tragen – aber sie sind offenbar außerordentlich selten. Sonst würde man in den Berichten nicht immer wieder den gleichen Paradefällen begegnen, zum Beispiel der psychotherapeutisch erfolgreich behandelten Polydipsie, hinter der sich bei der Obduktion des durch einen Unfall ums Leben gekommenen Patienten ein Hirntumor fand oder dem Patienten mit erfolgreich behandelten Durchfällen, bei dem dann »doch« ein Coloncarcinom entdeckt wurde. Wir haben ja bereits (Seite 456) darauf hingewiesen, daß die Einstellung der modernen Medizin seltene Fehldiagnosen organischer Krankheiten ungleich schwerer bewertet als ungemein häufige Fehldiagnosen, bei denen psychologische Probleme übersehen werden.

24.4 Ätiologie und Pathogenese

Bei der Frage nach Ätiologie und Pathogenese müssen wir – wie bei allen Krankheiten – zwischen konstitutionellen (genetischen), disponierenden (im Verlauf der Entwicklung erworbenen) und auslösenden Faktoren unterscheiden, die gemeinsam das multifaktorielle Wurzelgeflecht einer Krankheit bilden.

Über genetische Faktoren wissen wir bei den funktionellen Syndromen wenig Sicheres.

Über disponierende Momente gibt es eine Reihe gut belegter Untersuchungen. Sie sprechen dafür, daß pathogene zwischenmenschliche Beziehungen in der Kindheit eine entscheidende Rolle spielen, wobei die soge-

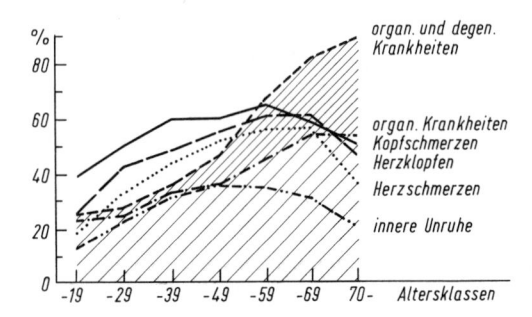

Abb. 6. Altersabhängige Häufigkeit von organischen und degenerativen Krankheiten sowie von einzelnen funktionellen Symptomen (bei Männern).

nannten »broken-home-Situationen« nicht die Bedeutung haben, die man ihnen früher zumaß. Patienten mit funktionellen Syndromen stammen häufiger aus Familien, die durch eine »kohäsive« und «rigide« Struktur auffallen, und die sozial überangepaßt sind (10).

Nach Jores (11) haben bei der Entstehung einer Disposition für den Erwerb eines funktionellen Syndroms folgende Momente eine besondere Bedeutung:

(a) Spezielle Formen familiärer Einflüsse auf die Angstverarbeitung.
(b) Unbewußte, auf das Kind gerichtete elterliche Erwartungen.
(c) Bestimmte Erziehungsbilder und
(d) die sozio-dynamische Familienkonstellation.

Unter den Patienten mit funktionellen Syndromen lassen sich keine einheitlichen Persönlichkeitsstrukturen oder neurotische Krankheitsbilder finden. Bei entsprechender Belastung (s. unten) können offenbar alle Menschen ein funktionelles Syndrom entwickeln. Trotzdem findet man bei diesen Patienten häufig Unsicherheit und Kontaktschwierigkeiten als Ausdruck einer Störung des Selbstwerterlebens. Als Kompensation entwickeln manche ein extremes Bemühen, sich anzupassen und durch Leistung Zuneigung und Anerkennung zu erwerben. Solche Patienten können dann vor jeder Leistung Angst haben zu versagen. Schließlich ist für überangepaßte Menschen jede Änderung der sozialen Umgebung beunruhigend.

Als auslösende Faktoren werden immer wieder »Belastungen« (Streß) oder »Verlusterlebnisse« beschrieben. Die Schwierigkeit dieser Begriffe liegt in der Unmöglichkeit, einem Ereignis anzusehen, ob, für wen und unter welchen Bedingungen es eine »Belastung« oder einen »Verlust« bedeutet. Diese Definition ist meist erst post factum möglich. Aus diesem Grunde ist der neutrale Begriff der »psycho-sozialen Veränderungen« (psycho-social transition) hilfreich. Mit ihm lassen sich Ereignisse identifizieren, die Anpassungsleistungen an veränderte Situationen erfordern. Solche Anpassungsleistungen spielen als auslösende Faktoren funktioneller Syndrome (aber auch organischer Krankheiten) eine wichtige Rolle. (s. Kapitel »Maladaption und Krankheitsmanifestation«)

So fand Chester (12) zum Beispiel bei einer epidemiologischen Untersuchung geschiedener Frauen bei 85% nach der Scheidung Gesundheitsstörungen, die 75% von ihnen zum Arzt führten. Die meisten klagten über 4 bis 5 verschiedene Symptome, unter denen Kopfschmerzen, Schwindel, Hautausschläge, Abszesse, Haarausfall, Anorexie, sowie Herz- oder Magenbeschwerden am häufigsten genannt wurden. Von diesen Patienten wurde nur ein Bruchteil psychotherapeutisch behandelt oder zu einer Sozialberatung überwiesen. Fast immer bestand die Therapie in der Verschreibung von Psychopharmaka oder Sedativa. Die Behandlungsdauer lag nur in 25% unter 6 Monaten, in 25% über 2 Jahren. In vielen Fällen entstand eine Drogenabhängigkeit.

24.5 Psychologie, Psychodynamik, Lebensgeschichte und soziale Interaktion

Unter der Symptomatologie wurden als besondere Persönlichkeitsmerkmale die Patienten mit klagsamer Theatralik, die »Symptom-Pedanten« und die stillen, depressiven, zu hypochondrischen Ideen neigenden Kranken aufgezählt. Sehr viele Patienten sind psychisch bei oberflächlicher Betrachtung völlig unauffällig. Hier ist – auch darauf wurde bereits hingewiesen – der Interaktionsstil, den der Patient dem Arzt gegenüber an den Tag legt, aufschlußreich. Er kann zeigen, wie der Patient mit den Menschen einer Umgebung – und mit sich selbst – umgeht. Dieser Interaktionsstil läßt sich auch in der Vorgeschichte verfolgen, wenn man darauf achtet, wie der Patient über Schlüsselfiguren in seiner Familie, in seinem Beruf, aber auch über Ärzte spricht, die ihn früher behandelt hatten. Dieser Interaktionsstil sagt dem Arzt etwas über die Erwartungen, mit denen der Patient ihm gegenüber tritt. Der Arzt muß diese Erwartungen kennen, um sich adäquat auf sie einstellen zu können.

Der oben skizzierte circulus vitiosus zwischen Hausarzt, Patient, Spezialisten und Krankenhaus läßt sich als Ausdruck eines besonderen Interaktionsstils zwischen diesen Patienten und ihrer sozialen Umwelt verstehen: Psychodynamisch läßt sich das Mißtrauen, das diese Patienten gegen Diagnosen und Behandlungsformen ihrer Ärzte an den Tag legen, als »Übertragung« früherer Erfahrungen mit der Unzuverlässigkeit von Personen, die Schutz und Hilfe leisten sollten, deuten. Das Verhalten der Medizin diesen Kranken gegenüber, läßt sich als »Gegenübertragung« interpretieren. Dabei spielt beim Arzt die negative Einstellung allen Patienten gegenüber eine Rolle, deren Beschwerden sich nicht in die bekannten Kategorien organischer Krankheitsbilder einordnen lassen. Darüberhinaus muß man sich klar machen, daß Symptome, die ein Patient äußert, für den Arzt »Auslöser« für bestimmte Verhaltensweisen sein können. Da die Beschwerden funktioneller Krankheitsbilder fast alle organischen Krankheiten nachahmen, veranlaßt der Arzt immer neue Untersuchungen. Weiss (13) hat die sogenannten »big charts« – Krankengeschichten, die über 2 englische Pfund wogen – heraussuchen lassen und die Patienten nachuntersucht. Dabei stellte er fest, daß es sich in den meisten Fällen um funktionelle Krankheitsbilder handelte, die immer wieder von neuem in die Klinik kamen und dort immer von neuem von Kopf bis Fuß durchuntersucht wurden.

Soziologisch läßt sich der Gesamtzusammenhang zwischen Patient und unserem Gesundheitsversorgungssystem als »abweichendes Verhalten« des Patienten von sozial erwarteten Verhaltensschemata interpretieren, gegen das sich das soziale System mit »Sanktionen« verteidigt.

24.6 Differentialdiagnose

Die Ähnlichkeit der Symptomatik funktioneller Syndrome mit der Symptomatik organischer Krankheitsbilder verursacht erhebliche differentialdiagnostische Schwierigkeiten. Deshalb sind gewisse allgemeine Kriterien hilfreich:

Die meisten funktionellen Beschwerdebilder weisen sogenannte »Randsymptome« auf, die bei organisch Kranken gewöhnlich nicht gefunden werden (Tabelle 4).

Tabelle 4. Rand- oder Begleitsymptome funktioneller Syndrome.

Somatisch	Psychisch
Globus	Innere Unruhe,
Parästhesien (an Mund,	Konzentrationsschwäche
Zunge und Extremitäten),	Erschöpfbarkeit
Atemhemmung	depressive Stimmungslage
Herzsensationen	Angstzustände
Aufstoßen in Salven	Schlafstörungen
Anfallsweises Gliederzittern	

Ein weiteres, diagnostisch wichtiges Kennzeichen ist die Länge der Anamnese: Ein funktionelles Beschwerdebild reicht gewöhnlich weit in die Vergangenheit zurück. Meist können die Patienten nicht angeben, wann es begonnen hat. Eine kurze Vorgeschichte ohne den Hinweis auf eine akute seelische Belastung in letzter Zeit spricht eher für eine organische Krankheit.

Die Zahl der Beschwerden ist ebenfalls ein wichtiger Hinweis: Je größer ihre Zahl, umso unwahrscheinlicher wird es, daß ein organisches Leiden vorliegt. Die Patienten, die über ihre Beschwerden Buch führen, um dem Arzt eine möglichst vollständige Liste vorlegen zu können, wurden schon erwähnt.

Viele dieser Krankheitsbilder zeichnen sich durch einen Wandel ihrer Beschwerden aus (»Symptomwandel«). So kann es vorkommen, daß Patienten, die bei der ersten Konsultation über Herzschmerzen klagten, den Arzt später wegen Kopfschmerzen aufsuchen oder umgekehrt. Von der früheren Symptomatik ist dann häufig nicht mehr die Rede. Die differentialdiagnostischen Überlegungen und Bemühungen, die bei der ersten Untersuchung in eine bestimmte Richtung gegangen waren, erscheinen jetzt nutzlos. Man muß von neuem anfangen und fragt sich, ob man bei der ersten Erhebung der Vorgeschichte aufmerksam genug war oder ob man eine Krankheit übersehen hat, die in ihrem Fortgang neue Symptome macht. Wenn man weiß, daß dieser proteusartige Charakter für viele funktionelle Beschwerdebilder typisch ist, kann das ein wichtiger diagnostischer Hinweis sein. Auch bei der Patientin, über die am Anfang berichtet wurde, wandelte sich das Beschwerdebild im Laufe der Zeit erheblich.

Der zeitliche Zusammenhang mit einer einschneidenden Veränderung in der Lebensgeschichte zeigt manchmal den richtigen Weg. Auch die Mitteilung, daß Verwandte oder Bekannte im zeitlichen Zusammenhang mit dem Auftreten der Beschwerden erkrankt oder verstorben sind und daß sie an ähnlichen Symptomen gelitten hatten, kann ein wichtiger diagnostischer Hinweis sein. Die Identifikation mit solchen Personen ist ein relativ häufiges Ereignis.

Selbstverständlich können diese Informationen nur Hinweise aber niemals Beweise sein, die ein »symptomatisches« funktionelles Syndrom ausschließen. Für das Vorliegen eines »essentiellen« funktionellen Syndroms gelten zwei Grundsätze:

1. Wir müssen durch eine genaue somatische Untersuchung das Vorliegen organischer Krankheiten ausschließen.

2. Wir müssen mit der gleichen Gewissenhaftigkeit nach psychosozialen Störungen suchen und dürfen uns nicht mit Allgemeinplätzen wie »Stress«, »Belastung«, »Zivilisationsdruck« usw. zufrieden geben. Hier muß eine biographische Anamnese eine möglichst genaue Übersicht über disponierende und auslösende Faktoren, sowie über die akuten und chronischen Probleme des Patienten geben. Gleichzeitig muß sich der Arzt einen Eindruck über den Umgangsstil des Kranken mit wichtigen Personen in seiner Umgebung einschließlich der Ärzte verschaffen. Dabei ist eine Differentialdiagnose zwischen folgenden Gruppen anzustreben:

1. Reaktive Bilder als Folge akuter seelischer Belastungen. Diese Krankheitsbilder haben eine gute Prognose, wenn der Arzt das Problem mit dem Patienten durchspricht und erforderlichenfalls mit stützenden psychotherapeutischen Maßnahmen eingreift.

2. Neurotische Störungen, die sich hinter einer somatischen Symptomatik verbergen. Die Prognose dieser Patienten ist je nach der neurotischen Erkrankung, den Möglichkeiten der Kranken die Diagnose zu akzeptieren – und schließlich den Aussichten, eine psychotherapeutische Behandlung zu finden, verschieden.

3. Eine große Kerngruppe von Patienten, die ständig auf ihre somatischen Beschwerden zurückkommen und die einen Zusammenhang mit auslösenden emotionalen Erlebnissen entweder nicht akzeptieren oder nicht erfahren können. Diese Patienten stellen an die Geduld und an den Optimismus der Ärzte die größten Anforderungen. (Vergl. Kap. Pensée operatoire u. Alexithymie). Bei ihnen ist die Prognose »quoad sanationem« am ungünstigsten. Hier sind auch die Probleme der Therapie noch weitgehend ungelöst.

24.7 Therapie

Die Therapie beginnt – bei allen Patienten – bereits mit der Erhebung der Anamnese, die dem Patienten Gelegenheit geben muß, über sich und die Probleme zu sprechen, die möglicherweise hinter seinen Symptomen verborgen sind. Das geschieht am besten mit einer Technik, die, soweit wie möglich, »offene Fragen« verwendet und die dem Patienten erlaubt, seine Beschwerden mit seinen Worten und in der Reihenfolge, die ihm wichtig ist, zu schildern. (Vergl. Kapitel: »Die Technik der Anamneseerhebung in der Psychosomatik«). Mit »geschlossenen Fragen«, die sich an den bekannten Diagnoseschemata der organischen Medizin orientieren, sind wir stets in Gefahr die Symptomatik, die wir hören wollen, in den Patienten hineinzufragen. Darüberhinaus legen wir ihn auf diese Weise auf ein Kommunikationsschema mit Ärzten fest, in dem er dazu erzogen wird, seine Beschwerden in der Terminologie der Organmedizin auszudrücken. Schließlich versäumt der Arzt bei diesem Frage-Antwort-Spiel die Gelegenheit, sich ein Bild darüber zu machen, wie der Patient seine Krankheit erlebt.

Meist wird der Patient mit seinen somatischen Beschwerden beginnen. Hier ist es von entscheidender Wichtigkeit, die einzelnen Symptome genau durchzusprechen. Damit erwirbt der Arzt das Vertrauen des Patienten und kann gleichzeitig die erforderlichen differentialdiagnostischen Überlegungen anstellen.

Der diagnostische Plan muß alle Untersuchungsverfahren einschließen, die notwendig sind, um dem Arzt ein klares Bild über den körperlichen Zustand des Patienten zu geben und um organische Ursachen der Beschwerden auszuschließen. Dann muß man jedoch mit den Untersuchungen aufhören und darf – wenn der Patient früher oder später mit den gleichen oder anderen Klagen kommt und auf neue Untersuchungen drängt – nicht ohne zwingenden Grund wieder mit neuen Untersuchungen beginnen.

Ein entscheidender Moment ist die *Mitteilung der Diagnose* nach Abschluß der Untersuchung. Die Art, wie diese Mitteilung erfolgt, entscheidet darüber, ob der Patient sein Mißtrauen überwindet und ein therapeutisches Bündnis mit dem Arzt eingeht oder ob er den nächsten Arzt beziehungsweise die nächste Klinik aufsucht.

In diesem Augenblick muß der Arzt sich klar machen, daß Patienten unter ihren Beschwerden leiden, ganz gleich, ob sie eine organische Ursache haben oder ob sie psychisch ausgelöst sind. Weiter muß er sich vor Augen halten, daß es für einen Kranken beunruhigend ist, wenn für seine Beschwerden keine organischen Ursachen gefunden werden. Er befürchtet, daß eine Krankheit, deren Ursachen so schwer zu finden sind, ein besonders unheimliches Leiden sein könnte. Da er meistens schon viele Ärzte aufgesucht, die widerspruchsvollsten Diagnosen und die verschiedensten Kuren mit nur vorübergehendem Erfolg durchgemacht hat, ist er besonders mißtrauisch. Auf der einen Seite beweist ihm jede neue körperliche Untersuchung, daß der Arzt ein organisches Leiden vermutet, auf der anderen Seite leidet er unter dem Gedanken, daß ein Kranker, bei dem die Ärzte keine organischen Ursachen für seine Beschwerden finden, für einen Simulanten oder Hypochonder gehalten wird, den man nicht ernst nimmt.

In dieser Situation ist es keine einfache Sache, dem Patienten mitteilen zu müssen man habe für seine Beschwerden – wieder – keine organische Ursache finden können. Hier ist es entscheidend wichtig, dem Patienten Verständnis dafür zu zeigen, daß er über den negativen Befund nicht nur erleichtert, sondern auch enttäuscht sein wird, und daß man bereit ist, mit ihm über seine Enttäuschung zu sprechen. Dies ist – nach meiner Erfahrung – der beste Weg, um das Vertrauen des Patienten zu gewinnen, das auch die Voraussetzung für jede Art psychotherapeutischer Betreuung darstellt.

Die Psychotherapie wird bei jeder der drei Gruppen verschieden sein:
– Bei den Patienten mit reaktiven Beschwerden genügt häufig eine einmalige Aussprache mit dem Angebot des Arztes, dem Patienten für weitere Gespräche zur Verfügung zu stehen, wenn er dies wünscht. Wir haben darauf hingewiesen, daß der Arzt bei diesen Patienten eine besondere Verantwortung hat, die Entstehung chronischer Leiden zu verhindern.
– Bei den Patienten der zweiten Gruppe richtet sich die Indikation für die Therapie nach der neurotischen Grundkrankheit. Diese Patienten haben nicht selten Schwierigkeiten, zu akzeptieren, daß hinter ihren somatischen Beschwerden seelische Probleme verborgen sein können, sind aber früher oder später meist doch in der Lage, diesen Zusammenhang zu sehen.
– Die größten therapeutischen Probleme bieten die Patienten der Kerngruppe, die den Zusammenhang zwischen ihren Symptomen und emotionalen Problemen nicht wahrnehmen können, ja, denen häufig überhaupt der Zugang zu ihrem emotionalen Erleben verschlossen zu sein scheint. Hier gibt es noch viele offene Probleme, nicht nur der Therapie, sondern auch der Epidemiologie, denn hier scheint die Zugehörigkeit zur sozialen Schicht eine Rolle zu spielen – worauf auch amerikanische Untersuchungen hinweisen.

Bei diesen Patienten erlebt der Arzt aber immer wieder, daß seine Bereitschaft, die Klagen der Patienten anzuhören, eine therapeutische Wirkung erzielen kann. Manchen Patienten genügt es, den Arzt ein- oder zweimal im Jahr aufzusuchen und ihm ihre Beschwerden vorzutragen, um im beruflichen und familiären Bereich kompensiert zu bleiben. Die Tatsache, daß der Arzt für sie – im weitesten Sinne des Wortes – »erreichbar« ist, scheint für diese Patienten von großer Bedeutung zu sein. Hier muß der Arzt sich klar machen, daß es sich bei diesen Patienten fast immer um chronisch Kranke handelt, bei denen schon viel gewonnen ist, wenn eine Verschlimmerung der Beschwerden verhindert wird. Spektakuläre Erfolge sind auch von einer psychoanalytischen Therapie – zu der die Patienten in den seltensten Fällen bereit sind – nicht zu erwarten.

24.8 Medikamentöse Behandlung

Die Verschreibung von Medikamenten ist oft – nicht immer – sinnvoll. Wichtig ist dabei, daß man dem Patienten die Wirkungsweise der Medikamente erklärt und ihm deutlich macht, daß nicht kranke Organe (ein krankes Herz, ein kranker Magen usw.) behandelt werden sollen, sondern daß die Medizin dem Patienten hilft, mit sich und seinen Beschwerden besser fertig zu werden. Mit einem Wort: Die psychologische Bedeutung der Medikamente für den Patienten muß bei der Therapie berücksichtigt werden.

24.9 Prognose

Es gibt nur wenige katamnestische Untersuchungen über den Verlauf funktioneller Syndrome. Nach Cremerius (14) beträgt die Spontanheilung nach 10 bis 30 Jahren im Durchschnitt 8%. Christian (15) fand nach 10 Jahren 12% einer Spontanheilung. Interessant ist, daß die Prognose bei den verschiedenen Syndromen verschieden ist, worauf bei den einzelnen Kapiteln eingegangen wird.

Literatur

[1] Macy and Allen, zit. in E. Weiss and O.S. English »Psychosomatic Medicine«, Philadelphia and London (1949) S. 9
[2] Bennet, A.E.: J. Am. Med. Ass. 130, 1203 (1936)
[3] Cremerius, J: »Zur Frage der nosologischen Einordnung funktioneller Syndrome«. Med. Welt 19, 689–692 (1968)
[4] v. Uexküll, Th.: »Funktionelle Syndrome in psychosomatischer Sicht«, Klin. d. Gegenwart IX, 303 (1960)
[5] Kaufman, M.R. and S. Bernstein: J. Am. Med. Ass. 108 (1957)
[6] v. Uexküll, Th.: »Funktionelle Syndrome in der Praxis« Psyche, 31 9/58, 481 f (1958)
[7] Weiss, E. and English O.S.: »Psychosomatic Medicine«, Philadelphia and London (1949)
[8] Pasamanik, B., Dean, W.R. et al.: J. Publ. Health 1957, 923
[9] Franke, H.; Bracharz, H.; Laas, H. und Moll, E.: »Studie an 148 Hundertjährigen. Dtsch. med. Wschr. 31, 1950 (1970)
[10] Grollnick, L.: »A family perspective of psychosomatic factors in illness; a review of the literature«, ... Familiy Process 11, 457–486 (1972)
[11] Jores, A.: »Der Kranke mit psychovegetativen Störungen«, Göttingen (1973)
[12] Chester, R.: »Health and marital break down«, J. of Psychosom. Res. 17, 317 (1973)
[13] Weiss, W.: Persönliche Mitteilung
[14] Cremerius, J.: »Die Prognose funktioneller Syndrome«, Stuttgart (1968)
[15] Christian, P.: Handbuch Neurosenlehre, II, 1382

25 Das funktionelle kardiovaskuläre Syndrom

Othmar W. Schonecke und Jörg Michael Herrmann

25.1 Exemplarischer Fall

Ein 36jähriger Patient leidet seit ca. 1 Jahr unter anfallsweise auftretenden Herz-Kreislauf-Beschwerden, bei denen im Mittelpunkt Herzjagen, Schwächegefühle und Schweißausbrüche stehen. Begleitet werden diese Beschwerden von einem intensiven Gefühl der Todesangst. Der Patient, er ist von Beruf Bankkaufmann, schildert seine Lebenssituation, vor allem seine berufliche Situation als außerordentlich belastend. Er sei aus beruflichen Gründen häufig gezwungen, Überstunden zu machen und dann noch Arbeit mit nach Hause zu nehmen. Seine Frau, die zwar sehr verständnisvoll sei, habe ihm des öfteren Vorwürfe gemacht.

Durch die Überlastung sei er insgesamt sehr reizbar, so würde er sich beispielsweise sehr aufregen, wenn seine Kinder nicht sofort gehorchten oder in der Schule Schwierigkeiten hätten.

Zu einem ersten »Herzanfall«, der zu seiner Einweisung in das örtliche Kreiskrankenhaus führte, kam es, nachdem er nach einem intensiven Arbeitstag abends auf einer Veranstaltung eine Rede habe halten müssen. Als er anschließend in der Nacht nach Hause gekommen sei, habe ihm seine Frau Vorhaltungen gemacht. Etwas später sei er dann im Badezimmer zusammengebrochen, ohne jedoch bewußtlos zu sein, er habe intensive Todesangst verspürt, Herzjagen, Schwäche, Schweißausbrüche usw. Der von der Ehefrau herbeigerufene Hausarzt veranlaßte die sofortige Einweisung in das örtliche Kreiskrankenhaus, wo die Diagnose eines Herzinfarktes gestellt wurde.

Bemerkenswert dabei ist, daß der genannte Hausarzt, mit dem der Patient befreundet ist, ihm wenige Tage vorher in bezug auf sein berufliches Verhalten Vorwürfe gemacht und geäußert hatte, wenn er so weitermache, würde es zwangsläufig zu einem Herzinfarkt kommen.

Nach der Entlassung aus dem Krankenhaus konnte er sich in seinem beruflichen Verhalten nicht ändern, er habe voll wieder einsteigen müssen, vor allem, nachdem durch seine Krankheit größere Mengen von Arbeit liegen geblieben seien.

Nachdem es etwa ein halbes Jahr später zu einem erneuten »Herzanfall« gekommen war, wurden erneut extensive kardiologische Untersuchungen vorgenommen. Diese erbrachten keinen Anhaltspunkt für das Vorliegen eines durchgemachten Herzinfarktes. So sprachen auch die vom Patienten im Zusammenhang mit seinem ersten »Herzinfarkt« geschilderten Beschwerden nicht für das Vorliegen eines solchen.

Genau befragt gab der Patient dann später an, er habe ähnliche Beschwerden, wenn auch in geringerer Intensität schon seit längerer Zeit vor seinem ersten »Herzinfarkt« gehabt, und zwar immer dann, wenn er öffentlich habe sprechen müssen. Er habe vor solchen Situationen intensive Angst gehabt, habe ihnen jedoch nicht ausweichen können, da seine berufliche Position derartige Reden notwendig machten. Er habe damals jedoch das Gefühl von Herzklopfen und Herzjagen, verbunden mit Mundtrockenheit und starkem Schwitzen auf die Angst zurückgeführt und nicht das Gefühl gehabt, er sei in irgendeiner Form »herzkrank«. Dieses Gefühl habe er erst nach seinem »Herzinfarkt« gehabt, als die geschilderten Beschwerden bei den entsprechenden Anlässen auch in größerer Intensität aufgetreten seien.

25.2 Definition und Terminologie

Der Begriff »Herzneurose« wurde nach Richter und Beckmann (1969) erstmals vom Wiener Kliniker Oppholzer 1867 verwendet. In der Folgezeit wurde den »nervösen Herz-Kreislaufbeschwerden« zunehmend Beachtung geschenkt. So beschrieb Da Costa 1871 bei Militärangehörigen Herzbeschwerden, die er als »irritable heart« bezeichnete. Aufgrund der Untersuchungspopulation wurde auch der Begriff »soldiers heart« verwendet.

In der darauffolgenden Zeit folgten eine Reihe von Veröffentlichungen, die sich mit dieser Krankheit vom klinischen Gesichtspunkt aus deskriptiv auseinandersetzten und Bezeichnungen einführten, wie »Effort Syndrom«, »Neurozirkulatorische Asthenie«, »Herzneurose«, »Herzphobie«, »Neurasthenie«, »Angstneurose«, »vasomotorische Neurose«, »funktionelle Herz-Kreislaufstörungen«, »vegetative Dystonie« usw. In Freud's Arbeit »über die Berechtigung von der Neurasthenie« einen bestimmten Symptomenkomplex als »Angstneurose« abzutrennen, findet man unter der Bezeichnung »Angstneurose« eine klinisch-phänomenologisch sehr treffende Beschreibung funktioneller Herz-Kreislaufbeschwerden, wobei allerdings auch auf die Atmung bezogene Beschwerden mit einbezogen werden, so daß der Begriff Angstneurose weitergefaßt ist als der des funktionellen kardiovasculären Syndroms. Bedeutsam ist diese Arbeit auch darum, weil in ihr schon früh die Beziehung von funktionellen Herz-Kreislaufbeschwerden zur Angst und ihrer inadäquaten Verarbeitung hergestellt wurde.

Zum Begriff der »Herzphobie« wiesen Fürstenau und Mitarbeiter (1964) darauf hin, daß der Begriff irrtümlich verwendet wird, da bestimmte Merkmale einer Phobie, wie die Vermeidbarkeit des angstauslösenden Stimulus nicht vorhanden sind. »Der Tierphobiker kann die betreffenden Tiere, der Agoraphobiker unter Umständen die freie Straße meiden, aber der Herzneurotiker kann um sein Herz keinen Bogen machen.« (Fürstenau u.a., 1964).

Auch der Begriff »Herzneurose« ist nach Bräutigam (1964) nicht zutreffend, da »der Patient neurotisch ist, aber nicht das Herz«. (Bräutigam, 1964).

V. Uexküll (1962) verwendet den Begriff funktionelle Beschwerden generell und versteht darunter »eine Gruppe von Gesundheitsstörungen, bei denen verschiedene, in Charakter oder Intensität wechselnde, nicht auf anatomischen Organveränderungen beruhende Symptome das Befinden dauernd oder zeitweise beeinträchtigen«. Nach v. Uexküll wird damit nichts präjudiziert, jedenfalls »nichts falsches über die Ätiologie und die Pathogenese dieser Zustandsbilder«. (V. Uexküll, 1962).

25.3 Symptomatologie

25.3.1 Klinisches Erscheinungsbild

Das Beschwerdebild der Patienten läßt sich nach v. Uexküll in 5 Hauptgruppen unterteilen:

1. Auf das Herz bezogene Beschwerden: Herzklopfen, Extrasystolen, die als Herzstolpern empfunden werden, Herzjagen. Weiterhin Schmerzen, z.B. Drücken, Stechen in der Brust mit Ausstrahlung in den linken Arm, Beschwerden, die bisweilen an einen Infarkt denken lassen.
2. Allgemeine Beschwerden: Klagen über Abgeschlagenheit, Schwarzwerden vor den Augen, Müdigkeit, Erschöpfung, insgesamt Beschwerden, wie sie beim hypotonen Symptomkomplex häufig gefunden werden.
3. Auf die Atmung bezogene Beschwerden: Klagen der Patienten über Beklemmungsgefühle, erschwertes Atmen, das bis zur ausgesprochenen Atemnot reicht, und sowohl in Ruhe als auch bei körperlicher Belastung auftreten kann. Diese Beschwerden werden z.T. auch als eigenes Krankheitsbild definiert (Hyperventilation).

Tabelle 1. Eine Aufstellung von Beschwerden (nach Richter und Beckmann).

	Herzneurose					Kontrollgruppe			
	I	II	III	IV	V	I	II	III	IV
Herzklopfen	89	97	92	77	93	65	12	—	9
anfallsweise Beschwerden	—	—	88	93	—	39	—	—	—
innere Unruhe	79	89	100	93	100	79	28	75	17
niedergedrückte Stimmung	—	—	80	85	80	—	1	75	—
Schmerzen in der Herzgegend	78	85	—	82	60	30	48	—	10
Mattigkeit (Schwächegefühl)	—	70	69	82	80	—	44	43	12
Atembeschwerden	93	90	78	80	79	36	28	15	13
diffuse Ängstlichkeiten (Erwartungsangst)	—	61	82	72	—	—	0	—	3
Kopfschmerzen	73	58	67	—	83	52	—	—	26
Sexualstörungen	—	—	69	40	69	—	—	10	—
Schwitzen	—	—	65	43	67	56	—	13	—
Parästhesien	56	58	29	67	30	—	20	—	7
Zittern	65	54	73	65	76	—	8	13	16
Schwindelanfälle	78	78	55	63	57	68	36	23	16
Schlafstörungen (Schlaflosigkeit)	19	53	51	63	—	59	32	38	4
Magen-Darm-Beschwerden	—	—	80	63	—	30	8	40	—
Furcht, herzkrank zu sein	—	—	—	63	—	—	8	—	—
Schonungstendenz	—	—	—	62	—	—	0	—	—
körperliche Beschwerden verschiedener Art	—	—	—	60	—	—	—	—	—
Furcht vor Infarkt	—	—	—	57	—	—	8	—	—
Befürchtungen verschiedener Art	—	—	45	40	—	—	—	—	—
Todesangst	—	42	—	—	—	—	—	—	2

4. Vegetative Beschwerden: z.B. Schlaflosigkeit, Parästhesien, Zittern, nervöses Kältegefühl, Schwindelgefühle, Schwitzen, sowie Kopfschmerzen.
5. Psychische Beschwerden: Häufig geben die Patienten an, unter Reizbarkeit, Angst, innerer Unruhe, und niedergedrückter Stimmung zu leiden.

Tabelle 1 zeigt eine Zusammenstellung von Beschwerden, wie sie von verschiedenen Autoren im Gegensatz zu dem Auftreten von Beschwerden von Kontrollgruppen gefunden wurden.

In einer Reihe von Untersuchungen wurde versucht, mit der Methode der Faktorenanalyse das äußerst vielfältige Beschwerdebild zu ordnen.

»Unter Faktorenanalyse versteht man ein mehrdimensionales Modell, das die Analyse quantitativer, (ausgezählter, gemessener) Merkmale in funktional einfachere Grundvariablen oder Faktoren gestattet.« (K. Pawlik, 1968, S. 17). Es handelt sich also um ein Verfahren zur Datenreduktion einerseits, andererseits um eines, das einen mathematisch stringenten Zusammenhang etwa von Einzelitems einer Beschwerdeliste zu einer angenommenen Grundvariable, dem »Faktor« herstellt.

Ausgangspunkt einer Faktorenanalyse ist im allgemeinen die Interkorrelationsmatrix einer Itemstichprobe, etwa einer Beschwerdeliste. Das Ergebnis einer Faktorenanalyse besteht in der Ermittlung (Extraktion) einer Anzahl von Faktoren, von denen angebbar ist, wie groß der Varianzanteil der Datengesamtheit ist, den sie jeweils bedingen. Ebenfalls Ergebnis ist eine sogenannte Ladungsmatrix, aus der das Maß des Zusammenhangs jedes Items mit den Faktoren ersichtlich ist. Für das vorliegende Problem der ordnenden Reduktion einer Vielfalt von Beschwerdedaten wird als besondere Problematik die der Benennungen der Faktoren deutlich. Das Modell der Faktorenanalyse liefert prinzipiell keine Hinweise für die Bezeichnung von Faktoren. Dies ist der Grund, warum manche Autoren es vorziehen, die Faktoren zu numerieren. Häufig wird auch mit einem gewissen Maß von Plausibilität die Kennzeichnung der Faktoren mit den höchstladenden Items vorgenommen. In den beiden folgenden Untersuchungen wurde dieser Weg beschritten.

Eine Faktorenanalyse der subjektiven Symptomatik von Christian (1965) ergab 3 Faktoren:

Der erste Faktor, der einem erhöhten Sympatikotonus zugeordnet werden kann, ist gekennzeichnet durch Beschwerden wie ungenügende Entspannung, Nervosität, herzbetonte Beklemmung, Schlafstörungen, Herzklopfen, Herzbeschwerden bei Erregung und Anstrengung.

Dieser erste Faktor erscheint nahezu als Generalfaktor. Dabei ist bemerkenswert, weil es dem klinischen Erscheinungsbild zu widersprechen scheint, daß er als Beschwerde mit hoher Ladung Herzbeschwerden bei Anstrengung enthält.

Der zweite Faktor kann angstbetonten Beschwerden zugeordnet werden. Dieser Faktor ist definiert durch Beschwerden wie dauernde oder sich häufig wiederholende Herzbeschwerden, Angst, Herzschmerzen, anfallsweise Herzstiche, sowie kalte Füße und Hände.

Ein dritter nur schwer zu interpretierender Faktor scheint durch eine allgemeine Hyperreaktivität gekennzeichnet zu sein. Seine Leitbeschwerden sind in den beiden ersten Faktoren enthalten.

Eine von Richter und Beckmann (1969) durchgeführte Faktorenanalyse ergab 5 Beschwerdefaktoren:

Der erste Faktor erfaßt Beschwerden einer gedrückten Ängstlichkeit. Betont wird die Affinität zu depressiver Stimmungslage.

Der zweite Faktor läßt sich in zwei Untergruppen ausgliedern, die eine leichte Tendenz haben, sich gegenseitig auszuschließen. Die erste Gruppe bezieht sich auf körperliche Beschwerden, wie Herzklopfen und Schwindel, die zweite Gruppe auf eher psychologisch zu bezeichnende Beschwerden, wie Trennungsängste, niedergedrückte Stimmung und Schlafstörung.

Der dritte Faktor wird durch Beschwerden des akuten Angstanfalls bestimmt, z.B. Herzklopfen, Zittern usw.

Der vierte Faktor zeigt keine direkt herzbezogenen Beschwerden auf und erfaßt Symptome des, wie die Autoren es nennen, »nervösen Angstsyndroms«.

Der fünfte Faktor schließlich erfaßt Beschwerden einer körperlichen Mattigkeit mit Zittern, Schwindel, Angst vor Herzinfarkt und Magen-Darm-Störungen.

25.3.2 Verhaltensauffälligkeiten

Das Verhalten von Patienten mit funktionellen Herz-Kreislaufbeschwerden ist hauptsächlich durch eine allgemeine Ängstlichkeit gekennzeichnet. Diese kann sich in einer ausgeprägten Schonhaltung zeigen, in der alles vermieden wird, von dem angenommen wird, daß es das Herz belasten könne.

Zusammen damit wird häufig ein Kontrollbedürfnis deutlich. Derartige Patienten beachten fast zwanghaft ärztliche Vorschriften, wie z.B. Medikamente einzunehmen. Ebenfalls deutlich wird dieses Kontrollbedürfnis in der zentralen Rolle, die das EKG im Leben dieser Patienten spielt. Die beruhigende Wirkung der Feststellung des Arztes, daß kein Infarkt vorliege, hält jedoch im allgemeinen nur kurze Zeit an.

Häufig beschrieben wird ebenfalls eine ausgeprägte Trennungsangst, die sich hauptsächlich in anklammerndem Verhalten zeigt, dessen verständnisvolle Berücksichtigung für den Umgang mit diesen Patienten wichtig ist.

Diese Verhaltensauffälligkeiten erklären, daß es dem Patienten häufig in Gegenwart eines Arztes schnell besser geht und es sehr selten unter ärztlicher Kontrolle zu starken Herzbeschwerden kommt. Für den Patienten ist dann eine Person vorhanden, von der er annimmt, daß sie die Herzfunktionen beeinflussen bzw. kontrollieren kann; zum anderen repräsentiert der Arzt vermutlich in einer derartigen Situation ganz allgemein eine schützende Bezugsperson.

Ebenfalls charakteristisch für diese Patienten ist eine depressive Stimmungslage. Neben der Angst und der Depressivität besteht ein wesentliches Verhaltensmerkmal in der Unfähigkeit, aggressiven Gefühlen oder Impulsen Ausdruck zu verleihen. So wirken diese Patienten häufig im Umgang mit Ärzten unterwürfig. Sie können nicht zum Ausdruck bringen, daß sie etwa darüber enttäuscht sind, daß der Arzt ihnen nicht mehr Zuwendung zuteil werden läßt. Oder eine Vorwurfshaltung, weil die Behandlungsbemühungen keinen Erfolg haben, wird nur sehr indirekt spürbar.

25.4 Epidemiologie

Über die Häufigkeit funktioneller Herz- und Kreislaufbeschwerden finden sich in der Literatur sehr unterschiedliche Angaben. Gross (1948) findet in ländlichen Gebieten sowie Roth (1943) und Mitarbeiter ein Vorkommen von etwa 2%. In der Stichprobe einer Population in Boston hatten 4,7% der Befragten funktionelle Herz- und Kreislaufbeschwerden. In einer psychosomatischen Klinik wird nach Bräutigam (1964) bei 8% der Patienten diese Diagnose gestellt, ebenfalls fand Cremerius (1963) unter 2330 Fällen einer medizinischen Poliklinik 8% mit funktionellen Herz-Kreislaufbeschwerden.

Delius (1964) schätzt die Häufigkeit dieser Erkrankung in der Allgemeinen Praxis auf etwa 10–15%. Im psychiatrischen Bereich sind es nach Cobb (1943) ca. 27%.

Jorswieck und Katwan (1967) ermittelten im Berliner Zentralinstitut für psychogene Störungen, daß die Zahl der Patienten mit Herzsymptomen sich in den Jahren 1945 bis 1965 verdoppelt hat.

Gloor (1955) fand bei 200 Patienten mit der Diagnose »vegetative Dystonie« unter den Männern 43% und unter den Frauen 55% Patienten mit Herzbeschwerden. Maass (1975) fand bei 16332 Patienten, der Deutschen Klinik für Diagnostik in Wiesbaden bei 20–25 Prozent Angaben von Beschwerden, die einen Verdacht auf das Vorliegen funktioneller Herz-Kreislaufbeschwerden rechtfertigen.

Im Hinblick auf den sozio-ökonomischen Status fanden sich bisher keine nennenswerten Charakteristika (Richter, Beckmann, 1969; Pflanz, 1962).

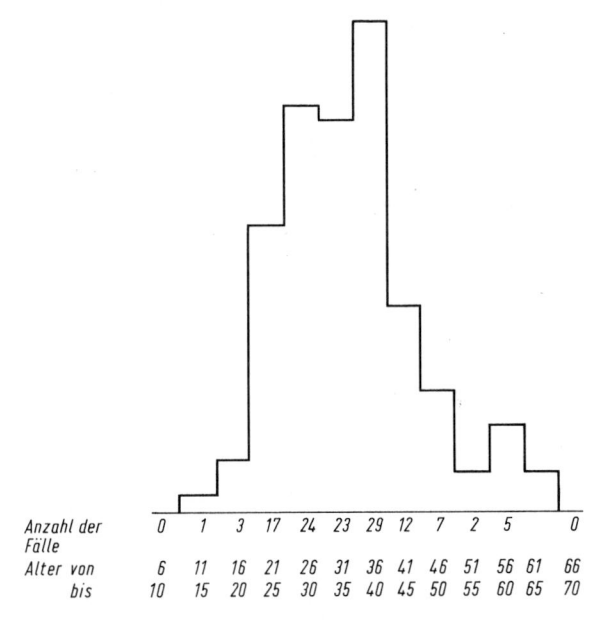

Anzahl der Fälle	0	1	3	17	24	23	29	12	7	2	5	0
Alter von	6	11	16	21	26	31	36	41	46	51	56	61	66
bis	10	15	20	25	30	35	40	45	50	55	60	65	70

Abb. 1. Altersverteilung von 125 Herzneurotikern der Psychosomatischen Universitätsklinik Gießen. (Aus Richter u. Beckmann 1969)

Nach v. Uexküll (1966) treten funktionelle Beschwerden häufig bei jüngeren Menschen auf, während die Häufigkeit funktioneller Syndrome jenseits des 40. Lebensjahres abnimmt und mit fortschreitendem Alter aus bisher noch nicht endgültig geklärten Gründen stark zurückgeht. Eine entsprechende Altersverteilung geben auch andere Autoren an (Bräutigam, 1964; Pflanz, 1962; Cremerius, 1963; Richter u. Beckmann, 1969).

25.5 Theorien zur Ätiologie und Pathogenese

Theoretische Ansätze zur Ätiologie und Pathogenese lassen sich als psychophysiologisch, psychoanalytisch oder persönlichkeitstheoretisch kennzeichnen. Die Abgrenzung dieser Bereiche ist sicher artefiziell. So lassen sich psychoanalytische Überlegungen zur Pathogenese auch als persönlichkeitstheoretische verstehen. Ebenso implizieren psychophysiologisch orientierte Erklärungsansätze persönlichkeitstheoretische Annahmen. Die Abgrenzung erfolgt im Hinblick auf inhaltliche Schwerpunkte innerhalb der Erklärungsansätze und ihre methodischen Unterschiede.

Darüber hinaus wird die Unterscheidung in die Schwerpunktbereiche notwendig, da ein einheitliches, die verschiedenen Bereiche integrierendes Erklärungskonzept zur Ätiologie fehlt.

25.5.1 Psychodynamik

An emotionalen Faktoren fand Alexander (1950) bei Störungen der Herzfunktion (Tachykardie und Arrhythmie) hauptsächlich chronisch freiflottierende Angst und verdrängte Feindseligkeitsantriebe.

Nach neueren psychoanalytischen Ansichten stellt einen prädisponierenden Faktor in der Pathogenese des funktionellen kardiovaskulären Syndroms ein bestimmter Typ der Objektbeziehung in der frühen Kindheit dar, der als Modell für spätere Objektbeziehungen gilt. Dabei spielt ein symbiotisches Verhältnis zur Mutter, die das Kind aufgrund eigener Unsicherheit und mehr oder weniger erfolglosen Dominanzstrebens zu sehr an sich bindet, ein wesentliches Charakteristikum dar.

Baumeyer (1966) konnte anhand von 18 Fallbeispielen aufzeigen, daß für die Entstehung einer Herzangstsymptomatik vor allem aggressive Impulse und zusätzlich sexuelle Impulse von Bedeutung sind. Aus dem Andrängen aggressiver Impulse wird die Versuchungs- bzw. Versagungssituation definiert.

Die Angst vor dem Objektverlust läßt sich nach Fürstenau (1964) als orale Trennungsangst bestimmen, die vor allen Dingen durch das Aufkommen von Selbständigkeitstendenzen aktiviert wird. Entwicklungsgeschichtlich spätere Angstformen, wie anale Verlustangst oder Frustrationsangst treten in einzelnen Fällen überformend auf, aber dominierend bleibt die orale Vereinsamungsangst, die mit der Herzsymptomatik verknüpft zu sein scheint.

Auf die zwangsneurotische Überformung weist vor allen Dingen Völkel (1954) hin. Er findet bei Patienten mit funktionellen Herz-Kreislaufbeschwerden ein Abwechseln vegetativer Symptome mit psychoneurotischen Symptomen (aggressiven Zwangsvorstellungen).

Aufgrund der Erfolglosigkeit der Selbständigkeitsbemühungen, d. h. der erfolglosen Ablösungsversuche aus der Abhängigkeit von Mutterfiguren werden verstärkt aggressive Tendenzen aktiviert, die ihrerseits zu Angst führen, das notwendige Objekt entweder zu zerstören oder durch die Aggression zu verlieren.

Bräutigam (1964)) sieht ebenfalls den Kernkonflikt in der Trennungsangst dieser Patienten, die vor allem von hoch ambivalent besetzten Personen ausgelöst wird, die einerseits Schutz repräsentieren, andererseits aber auch Beengung und demütigende Abhängigkeit.

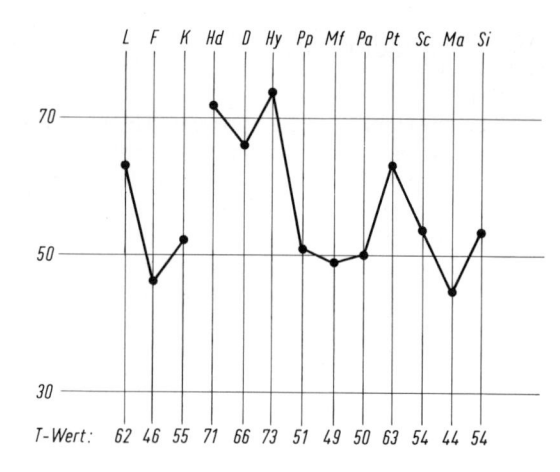

Abb. 3. B-Profil im MMPi von 43 Herzneurotikern der Psychosomatischen Universitätsklinik Gießen. (Aus Richter u. Beckmann 1969)

25.5.2 Persönlichkeitsfaktoren

Nach Alexander (1950) ist es aussichtslos, ein »bestimmtes psychologisches Profil als Charakteristikum für funktionell Herzleidende zu suchen«.

Jedoch konnten Richter und Beckmann (1969) bei Herzneurotikern zwei Typen der Angstabwehr feststellen, die sich mit Hilfe des MMPI objektivieren lassen.

Die Patienten des A-Typs zeichnen sich dadurch aus, daß sie ihre Angstproblematik relativ wenig verleugnen und so auch im Test sehr deutlich oder zu offen darstellen (faking bad). Es wird angenommen, daß diese A-Typ-Patienten nicht in der Lage sind, ihre Ängste abzuwehren, und von ihnen »überflutet« werden.

Im Gegensatz dazu gelingt den B-Typ-Patienten eine Angstabwehr. Sie zeigen auch im Fragebogen die Tendenz, ihre Schwierigkeiten zu verleugnen (faking good).

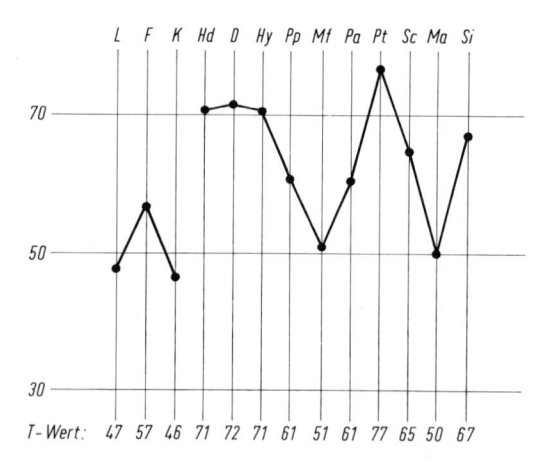

Abb. 2. A-Profil im MMPI von 59 Herzneurotikern der Psychosomatischen Universitätsklink Gießen. (Aus Richter u. Beckmann 1969)

Die Angstabwehr gelingt jedoch nur oberflächlich und hat den Charakter des »krampfhaft Normalen«.

Im MMPI-Profil lassen sich die zwei Typen am deutlichsten durch die sogenannten Validitätsskalen unterscheiden. Nach Richter und Beckmann lassen sich 84% der Herzneurotiker einer der beiden Gruppen A oder B zuordnen. Der Typ A kommt fast bei der Hälfte der Patienten (48%), der Typ B bei etwas mehr als einem Drittel (36%) vor.

Was die Beschwerdesymptomatik anbelangt, seien A- und B-Typ-Patienten jedoch nicht zu unterscheiden.

Bräutigam beschreibt eine charakteristische Schonhaltung dieser Patienten. Sie vermeiden sexuelle Kontakte, jeglichen Sport, schließlich jede Form körperlicher Anstrengung, bei der eine Steigerung der Herztätigkeit wahrgenommen werden könnte. Besonders stellt er die Fixierung dieser Patienten auf ihre Symptomatik heraus: die Patienten lesen entsprechende Literatur, gehen von Arzt zu Arzt und beobachten sich ängstlich.

Baumeyer (1966) schildert die Persönlichkeit von Patienten, die an einem akuten psychogenen Herzanfall erkrankt sind, als gefügig, bescheiden, unterwürfig, gutmütig und weich; die Patienten gehen jedem Streit aus dem Wege. Schwierigkeiten werden umgangen. Vorhandene aggressive Gehemmtheit läßt sich bis in die Kindheit verfolgen (Fehlen der Trotzphase, die Patienten waren in der Schule Musterkinder usw.).

Mit Hilfe der Aggressionsskalen von Foulds und Caine konnten Schonecke u. a. (1972) nachweisen, daß eine Gruppe unausgelesener Herzneurotiker signifikant von einer Kontrollgruppe im Hinblick auf die Tendenz Feindseligkeit gegen sich selbst zu richten, unterscheidbarer war, wobei Herzneurotiker höhere Werte hatten. Eine nach außen gerichtete Aggressivität zeigte sich lediglich in der Möglichkeit, andere in ihrer Abwesenheit zu kritisieren. Darüber hinaus konnte nachgewiesen werden, daß die Wahrnehmung von Aggressivität bei anderen Personen in Abhängigkeit von der sozialen Distanz variiert. Das bedeutet, daß nahe Bezugspersonen, wie die Eltern oder Ehepartner, als nicht aggressiv erlebt werden, diese Eigenschaft jedoch bei Arbeitskollegen oder anderen sozial weiter distanten Personen wahrnehmbar wird.

25.5.3 Psychophysiologie

In der Ätiologie der Angstneurose fand Freud regelmäßig Störungen der Sexualfunktion (Coitus interruptus, sexuelle Abstinenz, Aufgabe von Masturbation). Darum versuchte er die Ursachen für die Angstneurose aus den physiologischen Prozessen des Sexualvorgangs abzuleiten. »Im geschlechtsreifen männlichen Organismus wird, wahrscheinlich kontinuierlich, die somatische Sexualerregung produziert, die periodisch zu einem Reiz für das psychische Leben wird. Schalten wir, um unsere Vorstellungen darüber besser zu fixieren, ein, daß diese somatische Sexualerregung sich als Druck auf die mit Nervenendigungen versehene Wandung der Samenbläschen äußert, so wird diese viszerale Erregung zwar kontinuierlich anwachsen, aber erst von einer gewissen Höhe an im Stande sein, den Widerstand der eingeschalteten Leitung bis zur Hirnrinde zu überwinden und sich als psychischer Reiz äußern«. Wird die psychische Verarbeitung der somatischen Sexualerregung verhindert, so kommt es nach Freud zur Angstneurose. Dabei ist es für seine Auffassung wichtig, daß es sich um eine Anhäufung von Erregung handelt, und nicht um ein einmaliges Ereignis wie ein Trauma. »Durch einen einmaligen Schreck kann zwar eine Hysterie oder eine traumatische Neurose erworben werden, *nie aber* eine Angstneurose« (Freud, 1895).

Für dieses Modell ist aus heutiger Sicht nicht so wesentlich, wie der Prozeß der Erregungsbildung vorgestellt wird, sondern daß dieses Modell den Versuch darstellt, einen Prozeß oder Vorgang psychophysiologisch zu konzeptualisieren.

Ein bestimmtes Verhalten (sexuelle Abstinenz) hat eine physiologische Resultante (Druck auf Nervenendigungen), die ihrerseits unter bestimmten möglicherweise dispositionell erklärbaren Bedingungen (fehlerhafte psychische Verarbeitung) eine in einem bestimmten psychologisch beschreibbaren Vorgang bestehende Konsequenz hat, die Angstneurose.

Nach Alexander (1950) stellt die Trennung zwischen organischen und nervösen (funktionellen Störungen) Störungen des Herzens, vor allem aufgrund bestimmter organischer Faktoren, die Innervierung des Herzens und zentrale Regulation, eine Vereinfachung dar. Er geht davon aus, daß funktionelle Störungen die Entstehung organischer Schäden begünstigen, andererseits aber organische Läsionen die Entstehung von neurotischen Symptomen fördern können.

Diese Anschauung wird auch von Bergmann (1932) vertreten, der die funktionellen Syndrome als »Formes frustes« oder Mikroschädigungen organischer Erkrankungen versteht. Er geht davon aus, daß chronische Irritationen der Funktion schließlich zu einer organischen Schädigung führen könnten. Cremerius betont jedoch, daß die psychosomatische Medizin diese Thesen nie an größeren Patientenzahlen empirisch überprüfte.

Tatsächlich besteht bei funktionellen Beschwerden keine Tendenz in ein organisches Herzleiden überzugehen. Wheeler und andere (1950), die 173 Patienten über 20 Jahre lang beobachtet hatten, fanden sogar eine statistisch signifikant höhere Lebenserwartung. Obwohl sie darauf hinweisen, daß dieses Ergebnis nur mit Vorsicht zu interpretieren sei, darf doch daraus geschlossen werden, daß zumindest keine besondere Gefährdung durch das Auftreten funktioneller Beschwerden gegeben ist.

Neuere systematische Untersuchungen konnten einen Zusammenhang in Form nachweisbarer psychophysiologischer Beziehungen aufweisen. So beschreibt Koepchen (1972), daß psychische Einflüsse auf die Herzgefäße, »die vor Beginn der perpipheren Leistung oder sogar ohne sie stattfinden, nicht sekundär von der arbeitenden Muskulatur ausgehen können«. Als Beispiele führte er an: Steigerung der Herzfrequenz beim Sportler in Vorbereitung auf den bevorstehenden Start, ebenso Herzfrequenzanstiege bei nur suggerierter Muskelarbeit in Hypnose.

Er gibt eine Deutung vegetativer Kreislaufstörungen, bei denen Beschwerden im somatischen Bereich (wechselnde subjektive als unangenehm empfundene Schwankungen der Herzfrequenz, des Blutdrucks oder der peripheren Durchblutung) nachweisbar sind, und zwar glaubt er, daß es sich dabei »um eine übriggebliebene vegetative Komponente einer ursprünglich an eine bestimmte Situation gekoppelte »Leistungsanpassung ohne Leistung handelt«. (Koepchen 1972). Er deutet die Erkrankung also als Cannon'sche Bereitstellungsphänomene.

Rushmer und Mitarbeiter (1959) konnten in Tierversuchen nachweisen, daß bereits die Vorbereitung eines Trainingsprogramms z. B. durch den Experimentator zu eben solchen Kreislaufveränderungen führt wie reale Arbeit. So steigen die Herzfrequenz, das Schlagvolumen und damit das Herzminutenvolumen, sowie die Anstiegsgeschwindigkeit des Ventrikeldruckes an, während die enddiastolische Füllung absinkt. Bei solchen »Startreaktionen« fehlt bei gleichzeitig erhöhtem Herzminutenvolumen die periphere Dilatation infolge nicht stattfindender Muskelarbeit, es kommt zu einem Anstieg des arteriellen Drucks.

Nach Thauer u. Wetzler (1953) lassen sich unter dem Einfluß psychischer Erregung folgende physiologische Korrelate finden, die vorwiegend sympatikoton geprägt sind: Tachykardie, Abnahme des Schlagvolumens, Minderung der Koronardurchblutung, Zunahme des systolischen und vor allem des diastolischen Drucks, bedingt durch eine Zunahme des peripheren Widerstandes. Demgegenüber findet sich bei körperlicher Belastung eine Zunahme des Schlagvolumens mit Besserung der Koronardurchblutung und ein Absinken des peripheren Widerstandes.

Die genannten Untersuchungen von Koepchen,

Rushmer und Thauer wurden zitiert, nicht etwa weil angenommen wird, daß eine Steigerung des arteriellen Blutdrucks den funktionellen Herz-Kreislaufbeschwerden zugrunde liegt, sondern um deutlich zu machen, daß wenig auffällige äußere und/oder interne Einflüsse zu Funktionsveränderungen führen können, die dann möglicherweise vom Patienten wahrgenommen werden, auch dann, wenn ihr Ausmaß noch in keiner Weise als pathologisch angesehen werden kann.

Delius (1964) entwarf ein Modell der Ätiopathogenese des funktionellen Kardiovaskulären Syndroms als psycho-vegetative Desorganisation. »Die psycho-vegetative Organisation« – nur sie ist für das Thema wichtig – wird definiert als Leistungseinheit derjenigen biopsychischen Abläufe, welche an die (das Retikulär und das limbische System einschließenden) vegetativen Strukturen des zentralen und peripheren Nervensystems gebunden sind. Die psychovegetative Organisation verdichtet als dynamische Gliederung das somatische und das erlebnismäßige Geschehen in genau der gleichen Weise, wie das die psycho-motorische Organisation in ihrem Bereich vollzieht.« (Delius, 1964).

In Anlehnung an Eysenck (1957) geht er von »in der Erbmasse vorgeprägten, von der somatischen und seelischen Lebensgeschichte unterschiedlich ausdifferenzierten Instabilitäten aus, die eine Anfälligkeit in der psycho-vegetativen Organisation schaffen. »Ein sehr wichtiger Typ solcher Regulationsschwächen im engeren komplementären Bereich der Leib-seelischen Grundverfassung läßt sich in Anlehnung an Eysenck (1957, 1960, 1962) als »Dysthymie« bezeichnen und testpsychologisch objektivieren.«

Eysenck (1957) stellt die Dysthymie der inhibitorischen Natur der Hysterie in Anlehnung an Pawlow gegenüber. »Amnesien beinhalten die Inhibition eines Teiles des corticalen Systems, die das Gedächtnis unterstützen. Gegenteilig schienen die Symptome einer Dysthymie für ihn den Hinweis eines Übermaßes an exitatorischen Potentialen zu zeigen, sowie das Fehlen der Entwicklung eines ausreichenden inhibitorischen Potentials. ... Dysthymische Symptome entwickeln sich bei Individuen, bei denen die Exzitation – Inhibition – Balance in Richtung auf eine übermäßige Exzitation verschoben ist.« (H.J. Eysenck, 1957).

Neben der vegetativen Überregbarkeit zeichnen sich Dysthymiker durch eine höhere Streßanfälligkeit, leichtere Konditionierbarkeit, eine Neigung zu Introversion, Ängstlichkeit und Sensitivität aus. »Diese faktorenanalytisch verifizierbare Konstellation bildet eine wesentliche, wenn nicht prädisponierende Wurzelform der Syndromgenese bei Herz-Kreislauf-Störungen bzw. psychovegetativen Syndromen überhaupt.« (L. Delius, 1964).

Für die Ausprägung eines funktionellen cardiovasculären Syndroms gibt Delius 3 Mechanismen an:
1. Die Entstehung zusätzlicher vegetativer Reflexe
2. Die Entregelung, Umprogrammierung oder »Umstimmung« physiologischer Rückkoppelungs- und Steuerungsvorgänge.
3. Die Entwicklung besonderer, d. h. atypischer Regulationsmuster höherer Ordnung oder entsprechender Verhaltensweisen.

Der Erwerb solcher Änderungen in den 3 Mechanismen vollziehe sich auf dem Wege der Übung, des Lernens und der Prägung.

Ebenfalls bedeutsam für die Pathogenese sei die Annahme von individualcharakteristischen Reaktionsmustern, die beinhalten, daß es interindividuelle Unterschiede in den physiologischen Reaktionsweisen auf Streßreize gäbe. Für das Modell von Delius darüber hinaus auch von allgemeiner Bedeutung ist ein Befund von Klein und Siedeck (1963), die bei Patienten mit vegetativen Funktionsstörungen in differenzierten Kreislaufuntersuchungen, in denen eine Reihe wichtiger Kreislaufparameter gemessen wurden, im Unterschied zu Kontrollpersonen, vor allem in Ruhelage, erhebliche Kreislaufschwankungen fanden.

Bergold und Kallinke (1973) legten ein lerntheoretisch orientiertes Konzept vor, das in bestimmten Anteilen psychoanalytischen Überlegungen nahekommt, und das möglicherweise zur Erklärung funktioneller kardiovasculärer Beschwerden nützlich sein könnte.

Die Autoren gehen vom Prinzip der negativen Verstärkung aus, das beinhaltet, daß ein Verhalten, wird es von der Beendigung eines negativen Reizes gefolgt, wahrscheinlicher auftreten wird. Es wird nun angenommen, daß in einer Konfliktsituation, in der äußere den Konflikt auslösende Reize nicht vermieden werden können, die physiologischen Anteile bei einer konflikthaften Reaktion, die nicht ausgeführt werden kann, wahrgenommen werden, so daß der Konfliktinhalt vermieden werden kann. Die konfliktauslösende Situation erhält damit eine neue Bedeutung in der der Konfliktinhalt nicht mehr oder nur noch in einer tolerablen Form vorhanden ist. Durch die Vermeidung des Konfliktinhaltes wird die Wahrnehmung des physiologischen Reaktionsanteils verstärkt.

Als Beispiel führen die Autoren einen Fabrikarbeiter am Fließband an, der die Situation trotz ihrer Aversivität zunächst nicht vermeiden kann. Aber auch aggressive Reaktionen könne er sich nicht leisten, da er sonst Schwierigkeiten mit seinen Vorgesetzten bekomme, den Arbeitsplatz verlieren könne usw. Unter bestimmten quantitativen Bedingungen (besonders großem Ärger über irgendein Ereignis) kann der in der Situation enthaltene Konflikt dazu führen, daß die physiologischen Komponenten einer verhinderten aggressiven Reaktion wie Herzfrequenzanstieg usw. wahrgenommen werden. Werden diese Wahrnehmungen als ungewöhnlich, möglicherweise als Krankheitssymptome interpretiert, so hat die Situation den eigentlichen Konfliktinhalt verloren, eine Bedrohung geht jetzt nicht mehr von den mit einem bestimmten Verhalten (aggressiv zu reagieren) verbundenen negativen Verhaltenskonsequenzen aus, sondern von einer befürchteten Erkrankung. Darüber hinaus treten zusätzlich verstärkende Ereignisse ein, die Arbeit kann beispielsweise unterbrochen werden, der Patient erfährt Zuwendung usw.

Das hier referierte Modell scheint besonders wichtig

für die Erklärung der Stabilisierung eines solchen Verhaltens zu sein. Es gibt zwei Voraussetzungen für dieses Modell. Erstens ist es notwendig, daß autonome Reaktionen tatsächlich durch Vorgänge des operanten Lernens beeinflußbar sind. Die von Miller und Mitarbeitern (Di Cara u. a., 1969, 1970) ausgehenden Untersuchungen haben gezeigt, daß dies möglich ist. Zweitens setzt dies Modell voraus, daß der Einfluß kognitiver Prozesse für das diskriminative Erleben eines Affektes bei relativ gleichen physiologischen Veränderungen von ausschlaggebender Bedeutung ist. Die Arbeiten von Schachter und Singer (1962) haben zeigen können, daß in Abhängigkeit der Situation experimentell durch Injektion von Adrenalin herbeigeführte Änderungen physiologischer Parameter zu unterschiedlichen Affekten wie Wut und Ärger oder zu Freude führten, zu Affekten gegensätzlicher Valenz.

Auch in Erklärungsansätzen von psychoanalytischer Seite wird unter der Symptombildung ein Vorgang angenommen, bei dem die eigentliche Angst, d. h. Trennungsangst oder die Angst vor aggressiven Impulsen nicht mehr wahrgenommen wird, sondern eine »sekundäre« Angst, die sich auf Körpervorgänge bzw. auf eine Herzerkrankung bezieht.

V. Uexküll (1962) legte ein Modell der Symptombildung bei funktionellen Herz- und Kreislaufstörungen vor. Er geht dabei davon aus, daß ein angstauslösender, psychischer oder somatischer Vorgang zu einer Funktionsveränderung führt, die ihrerseits eine körperliche Sensation oder Empfindung hervorruft, die emotionell verarbeitet werden muß. Unter bestimmten Umständen kann eine emotionale Verarbeitungsweise zu einer anhaltenden Funktionsveränderung führen, die wiederum wahrgenommen wird, womit sich der Kreis schließt.

Wichtig für diese Überlegungen war die Größe der Diskrepanz zwischen nachweisbaren Funktionsstörungen und subjektiven Beschwerdebildern. So habe man sich daran gewöhnt, die subjektiven Beschwerdebilder als kausale Folge von objektiven nachweisbaren Störungen im Körpergeschehen aufzufassen, seien diese nun funktioneller oder struktureller Natur.

»Wir suchen bei Magenbeschwerden nach Spasmen, bei Herzschmerzen nach Durchblutungsstörungen und bei Hunger nach Leerkontraktion des Magens usw. und sind überzeugt, daß zwischen dem Ausmaß der somatischen Befunde und dem Grad der Beschwerden auch quantitative Beziehungen bestehen müssen.« (v. Uexküll, 1962). Diese Art des Denkens läßt vor allen Dingen die Rolle der subjektiven Erlebnisverarbeitung der Körpersensationen durch den Patienten für das Zustandekommen von Beschwerdebildern außer acht. »So kann z. B. Herzklopfen, das wohl jeder Mensch im Augenblick der Spannung empfindet, bei bestimmten Personen Angst auslösen und damit zum Anlaß zusätzlicher Spannungen werden. Hier ist also die Möglichkeit für die Entstehung eines Circulus vitiosus gegeben, in dem ein seelisch belastender Vorgang Körpersensationen und diese dann wieder zusätzliche seelische Belastungen hervorrufen«. Dabei ist es wichtig festzustellen, daß die primär auslösenden psychischen oder somatischen Bedingungen für das daraus resultierende Symptom relativ bedeutungslos sind. Durch sie wird nur ein Anlauf in Gang gesetzt, der sich im »Vorgang der Symptombildung gewissermaßen selbständig macht«.

Wollte man das Modell des Funktionskreises (siehe Kapitel 1–3) hierauf anwenden, so müßte man den Prozeß der Symptombildung etwa folgendermaßen konzeptualisieren:

Im Vorangegangenen ist deutlich geworden, daß sich zwei Typen der Symptombildung unterscheiden lassen. Im ersten Falle, auf den sich das Modell von Bergold und Kallinke (1973) anwenden ließe, wird einer Situation zunächst eine Bedeutung erteilt, die eine Verhaltensweise als Reaktion erfordert bzw. impliziert, die aber nicht ausgeführt wird, da aversive Konsequenzen antizipiert werden.

Aufgrund der Blockierung des Verhaltens wird der Funktionskreis gleichsam aufgebrochen, es findet keine Rückmeldung über das geforderte Verhalten statt, so daß ein Ansteigen der Bedürfnisspannung stattfinden könnte. Die Antizipation aversiver Verhaltenskonsequenzen impliziert die Durchführung einer Probehandlung in der Phantasie, welche die Bedeutungserteilung der Situation verändert. Ist z. B. die Situation eine, die Ärger bereitet, würde in der Phantasie eine ärgerliche oder aggressive Verhaltensweise probehaft durchgespielt und eine aversive Konsequenz antizipiert. Die Situation erhält dadurch die zusätzliche Bedeutung von Angst.

Unter bestimmten Bedingungen kann jetzt durch eine Wahrnehmung der physiologischen Reaktionsanteile der Situation eine neue Bedeutung erteilt werden, nämlich eine, die sich auf Körperveränderungen bezieht.

Durch diese Bedeutungserteilung, die den eigenen Körper zum Objekt hat, isoliert sich das Individuum zunehmend von der äußeren Situation. Der Funktionskreis ist quasi kurzgeschlossen.

Im Falle des zweiten Typs der Symptombildung liegt kein Konflikt vor, der zum Vermeiden einer Verhaltensweise führt. Hier wird der Vorgang der Bedeutungsertei-

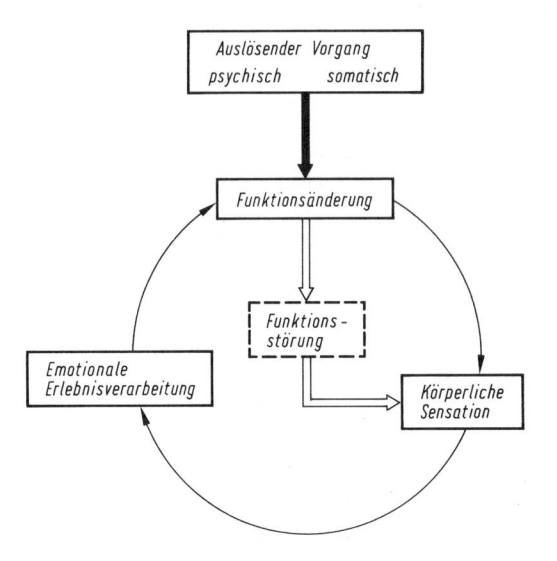

Abb. 4. Schema der Symptombildung.

lung, der die Situation realitätsgerecht interpretieren sollte, durch eine Sensibilisierung von außen gestört. Die durch die Sensibilisierung beeinflußte Bedeutungserteilung bezieht sich jetzt sofort auf den eigenen Körper, wobei sonst unbemerkte Funktionsänderungen in der Bedeutung »krank« wahrgenommen werden. Die Sensibilisierung resultiert dann bereits in der dritten Änderung der Bedeutungserteilung des ersten Typs der Symptombildung, die ersten beiden Veränderungen werden dabei übersprungen, bzw. finden nicht statt. Dieser zweite Typ der Symptombildung dürfte dann vorliegen, wenn beispielsweise ein nahestehender Verwandter erkrankt und dadurch eine Sensibilisierung erfolgt, oder wenn ärztliche Warnungen, wie im Fallbeispiel, den Beschwerden vorausgehen.

Für fast alle angeführten psychophysiologischen Modelle zur Pathogenese funktioneller Herz-Kreislaufbeschwerden gilt, daß sie Funktionsänderungen als den Beschwerden zugrundeliegend annehmen. Bei Bergold und Kallinke kommt eine Funktionsveränderung unter den Einfluß operanten Konditionierens, und auch bei v. Uexküll steht zu Beginn der Beschwerden eine wahrgenommene Funktionsveränderung. Bei beiden Modellen wird allerdings angenommen, daß es sich um »normale« Funktionsänderungen handelt, wie sie bei jedem Menschen auftreten können.

Tatsächlich reichen vermutlich die Funktionsänderungen, die in Zusammenhang mit dem Auftreten der Beschwerden gesehen werden könnten, von einem sehr geringen Ausmaß bis zu größerem Änderungen etwa im Sinne einer Tachykardie.

Festzustehen scheint, daß es eine Gruppe von Patienten mit funktionellen Herz-Kreislaufbeschwerden gibt, bei denen sich Funktionsänderungen so innerhalb der Norm bewegen, daß sie nicht als pathologisch angesehen werden können.

In solchen Fällen käme es den zitierten Modellen entsprechend zu normalerweise affektbegleitenden Funktionsänderungen, ohne oder mit stark verändertem Affekt. Es bleibt jedoch das Problem bestehen, wie der Vorgang beschreibbar ist, der bewirkt, daß ein normalerweise nicht wahrgenommener körperlicher Vorgang, eine Funktionsänderung, im Falle der Symptombildung wahrgenommen wird.

25.6 Auslösende Bedingungen

Nach Bräutigam (1964) wird der Auslösemechanismus für funktionelle Beschwerden hauptsächlich durch eine Trennungsproblematik hervorgerufen, die real vorhanden sein kann oder aber nur als Bedrohung erlebt wird. Letzteres wird unterstützt von Fürstenau und Mitarbeitern (1964), die folgende Auslösefaktoren darstellen:
1. Ein gefährlicher Impuls (die unbewußt phantasierte Einheit mit der Mutter wird gefährdet) überschreitet von sich aus einen bestimmten Schwellenwert.
2. Die Bedrohung von Seiten der Mutterfigur kann dadurch erfolgen, daß sie beleidigt ist, keine Briefe mehr schreibt, krank wird oder stirbt.
3. Eine magische Bedrohung von Seiten des eigenen Körpers kann durch eine organische Ursache erfolgen: Grippe, Intoxikation, Überanstrengung, Schlafentzug usw.
4. Eine magische Bedrohung könnte dargestellt sein durch irgendeinen Unglücksfall in der Umgebung: Herzanfall, Unfall überhaupt, Tod irgendeines Außenstehenden.

Baumeyer (1966) weist darauf hin, daß eine Verstärkung aggressiver Impulse ebenfalls zum Ausbruch der Beschwerden führen kann, weil die Impulse nicht im Sinne zielgerichteter Selbstverteidigung verwendet werden konnten und es so zu einem immer stärker werdenden Stau dieser Impulse kommt. »Die Angst tritt dann, wie Freud beschrieben hat, als ein Signal auf, das den gefürchteten Triebdurchbruch anzeigt. Dies wäre das schematische Beispiel einer aggressiven Versagungssituation«. Als »aggressive Versuchssituation« wird die Beobachtung unbekümmerter Triebbefriedigung bei anderen bezeichnet. Immer wird also ein durch die verschiedenen Abwehrvorgänge aufrechterhaltenes Gleichgewicht gestört.

25.7 Differentialdiagnose

Das funktionelle kardiovaskuläre Syndrom muß hauptsächlich von der relativen oder absoluten Koronarinsuffizienz differentialdiagnostisch abgegrenzt werden. Neben EKG und enzymatischen Laborwerten muß hierzu in erster Linie die charakteristische Symptomatik herangezogen werden. Heggling (1972) sowie v. Uexküll (1962) schildern folgende Charakteristika funktionell bedingter Schmerzen:
1. Dumpfer Druck, Brennen. Dauer: Stunden bis Tage, kein eindeutiger Zusammenhang mit körperlicher Belastung; oft Hyperalgesie der linken Brustseite (Stethoskopschmerz),
2. kurze, Sekunden dauernde nadel- oder messerstichartige Schmerzen in der Herzgegend, meist unter der linken Brustwarze, von starker Intensität. Es besteht ebenfalls keine Beziehung zu körperlicher Belastung. Die Tabelle 2 von Masters zeigt das Auftreten der Beschwerden in bestimmten Situationen.

Häufige Fehldiagnosen sind Koronarinsuffizienz, Hyperthyreose, Myokarditis, Mitralinsuffizienz, Hypotonie, Tetanie. Allerdings weist v. Uexküll (1962) darauf hin, daß ein negativer Herzbefund eine organische Krankheit keineswegs ausschließt, und er betont in diesem Zusammenhang, daß auch an Fernwirkungen von Organen z. B. aus dem Abdominalbereich gedacht werden muß (Gallenblase, Ulcus ventriculi, Pankreatitis).

Abschließend sei bemerkt, daß Cohen u. White (1951)

Tabelle 2. Das Auftreten von kardiovaskulären Beschwerden nach Masters, zit. n. Hegglin. (1972).

	100 Koronar-kranke	100 funktionelle Patienten
nach körperlicher Anstrengung	91	3
nach Aufregung	53	25
spontan	31	66
nach Mahlzeiten	25	10
nach Kälteeinwirkung	23	3
nach Koitus	13	2

ausdrücklich darauf hinweisen, daß differentialdiagnostisch auch an gesunde Personen gedacht werden muß, die Schwierigkeiten oder Sorgen haben, bei denen kurzfristig Herz-Kreislaufsymptome auftreten können.

25.8 Therapie und Prognose

Für das therapeutische Vorgehen hält v. Uexküll (1962) zwei Gesichtspunkte für besonders wichtig:
1. Der Patient muß gründlich untersucht sein, damit ein genaues Bild von seinem körperlichen Zustand entsteht. Beim Vorliegen einer funktionellen Störung sollten die Untersuchungen abgeschlossen werden, um den Patienten nicht auf ein Organ oder ein Krankheitsbild zu fixieren.
2. Es muß mit gleicher Gründlichkeit die seelische Seite diagnostiziert werden, da das Krankheitsbild nicht nur durch eine Ausschlußdiagnose angenommen werden darf und um den Patienten evtl. einer psychotherapeutischen Behandlung zuführen zu können.

25.8.1 Psychotherapie

Im einzelnen lassen sich folgende therapeutische Möglichkeiten voneinander abgrenzen:
1. Das psychotherapeutisch – diagnostische Gespräch oder Interview (Thomä, v. Uexküll, Weimann, 1968),
2. Psychotherapeutische Verfahren: Hier wird das gesamte Spektrum psychotherapeutischer Möglichkeiten angewandt, reichend von einer Kurzpsychotherapie von wenigen Stunden, bis hin zu Langzeitpsychoanalysen, die sich über mehrere Jahre erstrecken können. Zauner (1967) weist auf die Möglichkeit der Anwendung analytischer Gruppentherapie vor allem bei Patienten »mit ausgeprägten Haltungsstrukturen als alleiniges oder initiales Behandlungsverfahren« hin. Sowohl Zauner als auch Thomä weisen jedoch darauf hin, daß die Indikation für die Anwendung psychotherapeutisch – analytischer Verfahren eine neurotische Persönlichkeitsstruktur darstellt.
3. Übende Verfahren, wie autogenes Training und psychagogische Behandlung sind vor allem bei älteren Menschen und bei Patienten, die auf eine organische Herzerkrankung mit sekundärer neurotischer Verarbeitung reagieren, indiziert (Zauner, 1967).

25.8.2 Präventive Aufgaben

Weiterhin kommt in Betracht die sozial-medizinische Beratung, die Maßnahmen initiiert, wie Arbeitsplatzwechsel oder Beseitigung von besonderen äußeren Belastungen überhaupt.

25.8.3 Psychopharmaka

Für die Pharmakotherapie psychosomatischer Kreislaufstörungen kommen hauptsächlich Neuroleptika, Tanquilizer und Thymoleptika in Betracht.

Neuroleptika sollten zur Anwendung kommen, wenn im Mittelpunkt der Beschwerden Schlafstörungen oder konversionsneurotische Beschwerden stehen.

Tranquilizer, wenn bei Angstzuständen eine generelle Herabsetzung der Angstintensität angezeigt ist.

Thympoleptika dagegen, wenn reaktiv-depressive Verstimmungen das Krankheitsbild beherrschen.

Mehrere Autoren weisen übereinstimmend darauf hin, daß der Einsatz von Psychopharmaka, bei geschickter Führung des Patienten durch den Hausarzt sinnvoll sein kann, daß jedoch die alleinige Behandlung funktioneller Herz-Kreislaufstörungen durch Psychopharmaka wenig erfolgversprechend ist. Dabei ist es erforderlich, daß der Arzt die Problematik des Patienten versteht, sowie die Schwierigkeiten, die sich daraus für den Umgang mit dem Patienten ergeben, (siehe auch Kapitel: Psychopharmaka in der Psychosomatischen Medizin).

25.9 Therapeutische Konsequenzen

Augenblicklich bedeutet das für den Patienten, der mit funktionellen Herz- und Kreislaufbeschwerden den Arzt aufsucht, daß er nach einer möglicherweise langwierigen Diagnostik entweder auf eine organische Diagnose, die gar nicht zutrifft, fixiert wird, oder aber in den Augen des Arztes, ein nicht zu therapierender Hypochonder ist und mit Psychopharmaka »behandelt« wird. Möglicherweise wird der Patient von einem aufgeschlossenen Arzt in ein psychotherapeutisches Institut geschickt und dort, sofern er einen Platz findet, über mehr oder weniger lange Zeit psychotherapeutisch behandelt.

Letzteres wird aber nur dann sinnvoll sein, wenn die Indikation zu einer Psychotherapie gegeben ist, d. h. wenn eine Neurose vorliegt.

Das Ziel eines psychosomatischen Ansatzes sollte es sein, den vorhandenen Krankheitsprozeß als Ganzes zu verstehen, und nicht in diverse weit voneinander entfernte Teile zu zerlegen. Dies impliziert die Integration verschiedener nur künstlich zu trennender Prozeßeinheiten auf verschiedenen Integrationsebenen.

Für die Forschung bedeutet dies, daß es ein Kontinuum zu geben hat von der Erforschung psychophysiologischer Prozesse bis hin zu Prozessen sozialer Strukturen wie Familie, Berufsleben oder gesellschaftlicher Verhältnisse. Dabei sollte erkannt werden, inwieweit sich diese Ebenen gegenseitig beeinflussen bzw. wie weit und in welcher Weise verschiedene Ebenen und damit Prozesse voneinander abhängen.

Entsprechend den methodischen Anforderungen, die für wissenschaftliche Forschung bestehen, ist es notwendig, in größerem Umfang Detailforschung zu betreiben, ohne jedoch die ermittelten Ergebnisse isoliert zu betrachten, oder das gesamte Geschehen auf sie zu reduzieren. Erst so würde es möglich, beispielsweise zu erklären, warum ein spezifischer Typ der Mutter-Kind-Beziehung unter bestimmten Bedingungen zu einem späteren Zeitpunkt zu den genannten Beschwerden führt. Erst wenn derart eine eigentliche Kenntnis des Krankheitsprozesses vorhanden ist, wird es möglich sein, rationalere Strategien für Diagnostik und Therapie zu entwickeln.

Literatur

Alexander, F.: Psychosomatische Medizin, de Gruyter, Berlin, 2. Aufl., 1971.
Bach, H.: Herz-Kreislaufstörungen unter psychosomatischen Gesichtspunkten. Psychosom. Med. 1954, 1, S. 89.
Baumeyer, F.: Der psychogene akute Herzanfall. Psychosom. Med. XII, 1/1966.
v. Bergmann, G.: Funktionelle Pathologie. Springer, Berlin, 1932.
Bergold, J. und Kallinke, D.: Lerntheoretische Überlegungen zur Psychosomatischen Medizin. Fortbildungskurse der Schweiz. Ges. f. Psychol. 1973, 6, 78.
Bloedorn, W. A.: Cardiac Neuroses. Ann. Clin. Med. Bd. 4, S. 89, 1926.
Bräutigam, W.: Typus, Psychodynamik und Psychotherapie herzphobischer Zustände. Psychosom. Med. X, 4/1964, S. 276.
Bräutigam, W.; Christian, R.: Psychosomatische Medizin. Thieme-Verlag, Stuttgart, 1973.
Christian, P.; Hahn, P.: Psychosomatische Syndrome im Gefolge internistischer Erkrankungen. Allg. Med., Jg. 5 H. 4, April 1964, S. 163.
Christian, P.; Kropf, R.; Kurth, H.: Eine Faktorenanalyse der subjektiven Symptomatik vegetativer Herz- und Kreislaufstörungen. Arch. Kreislaufforschung 45, S. 171–194 (1965).
Christian, P.; Fink-Eitel, K.; Huber, W.: Verlaufsbeobachtungen über 10 Jahre bei 100 Patienten mit vegetativen Herz- und Kreislaufstörungen. Zeitschr. für Kreislaufforschung, Bd. 55, Heft 4, S. 342 (1966).
Cobb, S.: Borderlands of Psychiatry. Cambridge, Harvard University Press (1943).
Cohen, M. E.; White, P. D.; Johnson, R. E.: Neurocirculatory, Asthenia, Anxiety Neurosis or the Effort Syndrome. Arch. int. Med. 81, 260 (1948).
Cohen, M. E.; White, P. D.: Life Situations, Emotions, and Neurocirculatory Asthenia (anxiety Neurosis, Neurasthenia, Effort Syndrome). Psychosom. Med. 13 (1951), 335.
Cremerius, J.: Die Prognose funktioneller Syndrome. Enke Verlag Stuttgart, 1963.
Da Costa, J. M.: On irritable heart, a clinical study of a form of functional cardiac disorder and its consequences. Am. Journal, Jan. 1871.
Delius, L.: Vegetative Regulationsstörungen des Herzens und des Kreislaufs. Z. Kreisl. Forsch. 1958, 47, 346.
Delius, L.: Psychosomatische Aspekte bei Herz-Kreislaufstörungen. Psychosom. Med. X, 4/1964, S. 242.
Delius, L.; Christian, P.; Enke, H.; Jores, A.; Koepchen, H. P.; Kulenkampf, C.; Labhardt, F.; Meier, O.; Schaefer, H.; v. Uexküll, Th.: Ordnung und Störung der Herz-Kreislaufregulation im Zusammenhang mit emotionalen Vorgängen. Verh. dtsch. Ges. inn. Med. 1964, 70, S. 255.
Delius, L.; Fahrenberg, J.: Psychovegetative Syndrome. Thieme-Verlag, Stuttgart, 1966.
Di Cara L. V.; Miller, N. E.: Heart-rate Learning in the Noncurarized State, Transfer to the Curarized State; Physiology and Behavior. Vol. 4, S. 621. Pergamon Press, 1969.
Di Cara L. V.; Stone, E. A.: Effect of Instrumental Heart-Rate Training on Rat Cardiac and Brain Catecholamines. Psychosom. Med. 1970, Vol. 32, No.359.
Dieckmann, H.: Mutterbindung und Herzneurose. Psychosom. Med. XII, 1/1966, S. 25.
Dunbar, H. F.; Wolfe, Th.; Rioch, J.: Psychiatric Aspects of Medical Problems. Am J. Psychiat. 93, (1936), S. 649.
Engel, B. T.; Chism, R. A.: Operant conditioning of heart rate speeding. Psychophysiology 1967, 3, S. 418.
Engel, B. T.; Sheldon, H.: Differential Operant Conditioning of Heart Rate in the Restrained Monkey. Journal of Comparative and Physiological Psychology 1970, Col. 73, No. 2, S. 217.
Eysenck, H. J.: Dimensions of personality. London, 1947.
Eysenck, H. J.: The scientific study of personality. London 1958.
Eysenck, H. J.: Handbook of Abnormal Psychology. London Pitmann, 1960.
Fenichel: The psychoanalytic theory of neurosis. Paul, London, 1946.
Freud, S.: Über die Berechtigung, von der Neurasthenie einen bestimmten Symptomenkomplex als »Angstneurose« abzutrennen. (1895 I 1894 I); Studienausgabe, Bd. VI. S. 52 ff. S. Fischer, Frankfurt 1971.
Fürstenau, P., Mahler, E., Morgenstern, H., Müller-Braunschweig, H., Richter, H. E.: Untersuchungen über Herzneurose. Psyche 1964, 3, S. 177.
Gloor, P. A.: Etude psychosomatique de 200 cas de dystonie neuro-végétative. Schweiz. Med. Wochenschr. 1955: 1209.
Gross, W. M.: Mental health survey in a rural area. Eugenics Rev. 40: 140 (1948).
Hahn, P.: Zur Analyse der auslösenden Situation bei der sog. »Herzphobie«. Psychosom. Med. XI, 4/65, S. 264 ff.
Hegglin, R.: Differentialdiagnose innerer Krankheiten. 12. Auflage, Thieme-Verlag, Stuttgart (1972).
Hochrein, M.; Schleicher, I.: »Herz-Kreislauferkrankungen«. Angewandte Physiologie und funktionelle Therapie«. Steinkopff, Darmstadt 1959.
Jorswieck, E.; Katwan, J.: Neurotische Symptome. Eine Stati-

stik über Art und Auftreten in den Jahren 1947, 1956 und 1965. Z. psychosom. Med. 13 (1967, 12.)

Klein, K.; Siedek, H.: Zur Erfassung und Bedeutung vegetativ-nervöser Kreislaufänderungen. Med. Klin. 58, S. 1885, 1963.

Klepzig, H.: Die Behandlung funktioneller Herzbeschwerden in Klinik und Praxis. Herz/Kreisl. 2. Jg. Nr. 8, Aug. 1970.

Knittel, G.: Herzneurose und Depression in testpsychologischem Vergleich. Diss. Gießen 1968. (Zit. nach H. E. Richter u. D. Beckmann 1969.)

Koepchen, H.P.: Kreislaufregulation in: Gaier, Kramer, Jung. Physiologie des Menschen. Bd. 3, S. 327 ff, Urban u. Schwarzenberg, München (1972).

Kulenkampff, C.; Bauer, A.: über das Syndrom der Herzphobie. Der Nervenarzt Bd. 31, S. 443, 1960.

Maas, G.: Praktisches Vorgehen bei Herzneurose. Med. Welt 1975, 26, S. 592

Morgan, W.L.; Engel, G.L.: The Clinical Approach to the Patient. W. B. Saunders, Philadelphia (1969).

Pawlik, K.: Dimensionen des Verhaltens. Eine Einführung in die Methodik und Ergebnisse faktorenanalytischer psychologischer Forschung. Huber, Bern 1968.

Pflanz, M.: Sozialer Wandel und Krankheit. Enke Verlag, Stuttgart, 1962.

Richter, H.E.; Beckmann, D.: Herzneurose. Thieme-Verlag, Stuttgart, 1969.

Richter, H.E.: Zur Psychodynamik der Herzneurose. Z. Psychosom. Med. X/4/1964, S. 253 ff.

Richter, H.E.; Beckmann, D.: Zur Psychologie und Therapie der Herzneurose. Verh. Dtsch. Ges. Inn. Med. 73, S. 181, 1967.

Roth, W. F.; Luton, F. H.: The mental health program in Tennessee. Am J. Psychiat. 99: S. 662, 1943.

Rushmer, R. F.; Schmidt, O. A.: Cardiac Control. Physiological Review Vo. 39, 1959.

Schachter, R.; Singer, J.E.: Cognitive, Social, and Physiological Determinants of Emotional State. Psychol. Rev. 1962, 69, 5, 379–399.

Schneider, D.; Birgin, D.; Gnirss, F.: Pharmakotherapie psychosomatischer Kreislaufstörungen. Herz/Kreisl., 3. Jg., Nr. 1, Jan. 1971.

Schonecke, O.W.; Schüffel, W.; Schäfer, N.; Winter, K.: Assessment of Hostility in Patients with Functional Cardiac Complaints. Psychotherapy und Psychosomatics 20: S. 272 (1972).

Schüffel, W.; Schonecke, O.W.; Schäfer, N.: Funktionelle Herzbeschwerden; Beurteilung psychopharmakologischer Therapieerfolge. Verh. Deutsche Gesellsch. inn. Med. 77, Band 1971.

Schwartz, G.E.: Cardiac Responses to Self-Induced Thoughts. Psychophysiology, 1971, 8, 4, S. 462

Shapiro, D.; Tursky, B.; Schwartz, G.E.: Differentiation of Heart Rate and Systolic Blood Pressure in Man by Operant Conditioning. Psychosomatic Medicine, 1970, Vol. 32, No. 4, S. 417.

Shapiro, D.; Tursky, B.; Schwartz, G. E.; Control of Blood Pressure in Man by Operant Conditioning. Supplement I to Circulartion Research, 1970, Vol. 26 u. 27, S. 27.

Shapiro, D.; Schwartz, G.E.: Biofeedback and Visceral Learning. Clinical Applications. Seminars i. Psychiat. 4, S. 171, 1972

Thauer, R.; Wezler, K.; Ergebnisse von Kreislaufuntersuchungen am Hund ohne Narkose. Arch. Kreisl.-Forsch. 12 (1943)

Thomä, H.; Uexküll, Th. v.; Weimann, G.: Die Behandlung funktioneller Syndrome. Münchner Medizinische Wochenschrift 110, Jg. 1968, Nr. 36, S. 2034.

Tuschy, G.: Depressive Struktur und Herzneurose – Kasuistischer Beitrag –. Z. psychosom. Med. 18/2 (1972), S. 101 f.

Uexküll, Th. v.: Funktionelle Syndrome in der Praxis. Psyche 31 9/1958.

Uexküll, Th. v.: Funktionelle Herz- und Kreislaufstörungen. II. Internistentagung Jena – Halle – Leipzig (1959) VEB Thieme, Leipzig, 1962.

Uexküll, Th. v.: Die sogenannte vegetative Dystonie. Naturwissenschaft und Medizin (1964) H. 1, S. 52, Boehringer, Mannheim.

Uexküll, Th. v.: Funktionelle Krankheitsbilder in der inneren Medizin. Der Landarzt 42. Jg. 1966, H. 26, S. 1125–1131.

Völkel, H.: Funktionelle Herzstörungen als zwangsneurotisches Organsyndrom. Z. psychosom. Med. 1954/1, 111–116.

Weizsäcker, V. v.: Studien zur Pathogenese. Thieme, Stuttgart, 1946.

Weizäcker, V.v.: Psychosomatische Medizin. Verh. Dtsch. Ges. inn. Med. Kong. 55, S. 13 (1949).

Weizäcker, V.v.: Psychosomatische Medizin. Psyche 3, 331, 1949/1950.

Wheeler, E.O., White, P.D., Reed, E.W., Cohen, M.E.: Neurocirculatory asthenia (anxiety neurosis, effort syndrome, neurasthenia). J. Amer. med. Ass. 1950, 142, 878.

Zauner, J.: Grundsätzliche Möglichkeiten der Entstehung psychogener Herzsymptome mit Indikation zur Psychotherapie. Psychosom. Med. XIII, 4/1967.

26 Funktionelle Syndrome im gastro-intestinalen Bereich

Wolfram Schüffel und Thure v. Uexküll

26.1 Einleitung

»In der Medizin gibt es nur wenige, gleichermaßen weit verbreitete und ökonomisch wichtige Bilder, bei denen Geduld und menschliches Interesse des Arztes derart viel bedeuten.« (1).

Obwohl die funktionellen Syndrome im Abdominalbereich die häufigsten Beschwerdebilder in der gastroenterologischen Praxis darstellen, man schätzt sie auf 40% bis 60% der gastroenterologischen Klientel (2,3), ist der Stand des gesicherten Wissens über Ätiologie und Pathogenese dieser Beschwerdebilder außerordentlich dürftig. Auch unsere Kenntnisse über die Psychodynamik dieser Patienten und ihren Zusammenhang mit den Beschwerdebildern sind noch lückenhaft. Manches von dem, was hier gebracht wird, muß problematisch bleiben und soll als Leitfaden durch den verwirrenden Bereich der Symptomatik funktioneller Patienten angesehen werden.

26.2 Falldarstellung

Ausschnittweise wird die Beschwerdeschilderung eines 45-jährigen Mannes und seine Darstellung der biographischen Umstände wiedergegeben, unter denen die jetzt geklagten Beschwerden auftraten. Dieser Patient war zunächst in die internistische Ambulanz gekommen und von dem dort tätigen Kollegen an die psychosomatische Abteilung weitergeschickt worden. Die Ausschnitte entstammen dem ersten Interview in der Abteilung Psychosomatik.

Zur Vorgeschichte des Patienten

Er litt seit 15 Jahren unter Durchfällen und unter überwiegend im linken Unterbauch periodisch auftretenden, zeitweise kolikartigen Bauchschmerzen. Seit 12 Jahren stand er in hausärztlicher Behandlung. Nachdem der Hausarzt vor knapp einem Jahr das wiederholt verordnete Mexaform abgesetzt hatte, waren die Beschwerden verstärkt aufgetreten und der Patient war der Ambulanz der Klinik überwiesen worden.

Der gutgenährte, ängstlich unterwürfig wirkende Patient erinnerte sich, in der Kindheit bei Anspannung ähnliche Symptome gehabt zu haben. Seit er vor 15 Jahren aus seinem fränkischen Heimatdorf wegen einer verwitweten, 5 Jahre jüngeren Frau und Mutter zweier Kinder in die Stadt, d.h. nach Ulm, gezogen war, hatten ihn die bisher sehr sporadisch aufgetretenen Beschwerden nicht mehr verlassen. Zu diesem Zeitpunkt hatte er seinem Gefühl nach *alles gegeben*, was er nur geben konnte, um mit einem anderen Menschen eine Lebensgemeinschaft aufzubauen. – Ursprünglich hatte er sich eine Karriere in mittlerer Beamtenposition bei der Post vorgestellt. Er überwarf sich wegen enttäuschender Arbeitsbedingungen (wie wechselnder Schichtdienst, nicht seinen Fähigkeiten entsprechenden Aufgaben) jedoch mit seinen Vorgesetzten und kündigte. Weit unter seinen Fähigkeiten übernahm er eine Hilfsarbeiterstellung. Mehrfach und fast unmotiviert betonte er jedoch, daß er diese Arbeit durchaus akzeptiert. Um die Zeit des Stellenwechsels wurden die Beschwerden so stark, daß er den Arzt aufsuchte. Die in Ulm geplante Heirat wurde durch das Verhalten der Frau zunächst hinausgeschoben, dann aufgegeben. Der Frau machte er in einer ihm selbst nicht bewußten Weise den Vorwurf, ihn von seiner Heimat fortgeholt zu haben und nun zu wenig auf ihn einzugehen. Potenzschwierigkeiten stellten sich ein, die ihre beiderseitigen Beziehungen weiterhin erschwerten. Er empfand es als nicht möglich, mit der Frau über diese belastende Atmosphäre zu reden.

Nun die Beschwerden des Patienten in seinen Worten:
Arzt: Herr G., ich möchte mir zunächst einmal ein Bild machen von dem, was Sie mir erzählt haben, mit welchen Beschwerden Sie gekommen sind; können Sie mir das nochmals schildern.
Pat.: Ja, mit meinen Worten: Ich habe äh erstens bin ich nervös, so wie ich mich fühle, labil, sensibel, wenn ich die Worte gebrauchen darf. Und wie mir Herr Dr. H. sagte, wirkt sich das wahrscheinlich auf die inneren Organe aus. Ich habe nämlich Durchfall und äh Bauchbeschwerden und Magenbeschwerden. Jahrelang laboriere ich ja schon damit. Und mir konnte nicht geholfen werden, auch nicht, mit den verschiedensten Medikamenten.
Außerdem fühle ich mich sehr verkrampft innerlich. Wenn ich äh, auch wenn ich irgendwas mach', wo mich eben anstrengt, dann äh merke ich, daß bei mir da arbeitet der Magen nicht. So nehm ich das jedenfalls an, denn hinterher, und ich bin so richtig verkrampft. Ich kann mich net lösen. Genauso wie unten im Fragebogen gefragt wurde. Wenn ich etwas länger schreib', dann ich drücke immer mehr auf, immer mehr, ich merke wirklich die Verkrampfung der Hand, ich muß einen Moment loslassen. Das sind Sachen, die mich irgendwie äh beunruhigen; und vor allen auch bezüglich meiner inneren Organe merke ich eben: daß ich sehr starken Stuhldrang habe, wenn ich jetzt z.B. aufs Klo muß, muß ich das in den nächsten 5 Minuten. Ich kann es nicht halten, gewissermaßen. Natürlich ein sehr, sehr lockerer Stuhl auch, oder aber ein äh teilweises Ziehen im Hals. Wenn ich mich aufreg', dann tut's mir ganz weh im Hals.

Wie bedrängend die damalige Situation vom Patienten erlebt wurde, geht aus folgenden Passagen hervor. In ihnen ist ein Element des Aufgebens, des Nicht-mehr-Könnens enthalten; entsprechende Passagen sind kursiv gedruckt:

Pat.: Ich war bei der Post. Und – äh –, vor ca. 15 Jahren und hab' dann viel Nachtschicht machen müssen und hab' dann – äh –, *ich möcht' es fast als Affekthandlung bezeichnen,* gekündigt; *unwiderruflich gekündigt,* obwohl man mir die Möglichkeit eingeräumt hat, nach der Kündigung trotzdem wieder zur Post zu kommen. Weil ich, und das hab' ich auch in meinem Zeugnis erwähnt bekommen, dem anstrengenden Nachtdienst *mich nicht gewachsen fühlte.* Ich konnte z. B. beim Tag nicht schlafen. Schlaftabletten wollt' ich nicht nehmen, also bin ich mittags schon wieder aufgestanden und hab dann die nächste Nacht wieder durchgemacht, und *so konnte ich nichts mehr essen, dann hab' ich eben gekündigt.* Ich mußte dann *als Hilfsarbeiter wieder anfangen; obwohl ich mit meiner derzeitigen Arbeit zufrieden bin.* Ich arbeite in einem Werkzeuglager. Es ist körperlich schwer, aber es ist regelmäßiger Dienst, und nur bei Tag. *Ich hab' mir zuviel Hoffnungen gemacht.* Dann hat man mir in wohl Versprechungen gemacht, aber – *vielleicht – wenn ich ausgehalten hätt', wär's anders geworden: so hab' ich eben nicht ausgehalten, aufgrund meiner körperlichen Verfassung. Ich geb' mir selber die Schuld,* das hören Sie ja aus dem, was ich sag', es wäre eine Affekthandlung gewesen. *Mich konnt' man nicht vom Gegenteil überzeugen, daß ich es nicht richtig mache. Und heute bereu' ich's natürlich. Und heute bin ich zu alt, mit ca. 45 Jahren.*
Arzt: Seit wann bereuen Sie das?
Pat.: Bitte?
Arzt: Seit wann bereuen Sie das?
Pat.: Schon seit – ich möcht'sagen, vielleicht in den ersten zwei, drei Jahren nicht. Aber man kann sagen, *seit 10 Jahren weiß ich, daß ich's verkehrt gemacht hab'.* Man denkt weiter, wenn man logisch denkt und ruhiger denkt. Aber damals habe ich's nicht und jetzt habe ich erst Zeit zum Drüber-Nachdenken. *Das bleibt mir nur noch.*
Arzt: Wieso bleibt Ihnen das nur noch?
Pat.: Wenn ich zur Post gehe in Ulm . . ., aber das möchte ich nicht mehr. Und ich glaube nicht, daß es das Richtige ist, wo ich schon weg bin und gekündigt hab'. Da müßte ich wahrscheinlich nach München, und da bin ich wieder fremd, weil ich jetzt schon über 15 Jahre hier bin; und noch einmal anfangen von vorn – außerdem hab' ich wahrscheinlich nicht *mehr die Chance, als Beamter dort zu sein, nachdem ich jetzt das Alter schon überschritten hab'.*

26.3 Symptomatologie

Hier lassen sich drei relativ gut abgrenzbare Beschwerdebilder unterscheiden:

26.3.1 Die funktionellen Oberbauchsyndrome

Sie zeigen als Leitsymptome Schmerz- und/oder Völlegefühl im Oberbauch, rechts oder links unter dem Rippenbogen (4,5). Die Schmerzen werden als brennend oder dumpf geschildert, sie strahlen selten aus und sind meist von mittlerer Intensität (5,6). Manchmal werden sie durch das Essen oder unmittelbar danach verstärkt. Sonst lassen sich keine gehäuft auftretenden Beziehungen zu bestimmten Ereignissen feststellen, auch eine jahres- oder tageszeitliche Periodik oder eine zeitliche Abgrenzbarkeit, wie bei Anfällen (Gallenkoliken) sind meist nicht festzustellen. Bestehen die Beschwerden während des ganzen Tages, so nimmt ihre Intensität gewöhnlich gegen Abend hin ab. Nachts treten sie selten auf (7). Ist dies doch der Fall, geschieht es gewöhnlich in den frühen Morgenstunden (im Gegensatz zum Nachtschmerz des Ulcus duodeni, der gewöhnlich zwischen 2.00 und 3.00 Uhr nachts auftritt).

Als häufige Klagen finden sich zusätzlich: (8)
– Mundtrockenheit
– schlechter Mundgeruch
– Zungenbrennen (ähnlich wie bei perniziöser Anämie oder Plummer-Vinson-Syndrom)
– Schluckbeschwerden
– substernales Krampf- oder Druckgefühl (Globus)
– Aufstoßen
– Sodbrennen
– Blähungen
– Appetitstörungen (Anorexie, Hyperphagie, Bulimie)
– epigastrischer Schmerz
– Übelkeit
– Erbrechen

Die Schilderung der Beschwerden wird vom Patienten häufig schwallartig vorgebracht, ein vorwurfsvoller Ton schwingt mit, der Umgebung wird die Verursachung der Beschwerden offen oder versteckt angelastet (9). Obwohl der Patient vielfach die Nahrung als »Auslöser« anschuldigt, bringen diätetische Verordnungen keine Besserung. Bei längerer Unterhaltung mit dem Patienten fällt ihre depressive Grundstimmung auf. Der unbestimmte Charakter der Beschwerden macht die Exploration zeitraubend und zähflüssig.

26.3.2 Die funktionellen Unterbauchsyndrome (1, 10, 11)

Hier finden sich als Leitsymptome – häufig miteinander kombiniert

– abdomineller Schmerz (gewöhnlich unterhalb des Nabels) *und*
– Diarrhoe oder Obstipation (auch im Wechsel).

Bei Obstipation kann der Stuhl bleistiftartige oder schafkotartige Form annehmen (spastische Obstipation). Eine kleinere Gruppe (ca. 20%) leidet an schmerzloser Diarrhoe, eine noch kleinere (unter 10% weist schleimartige Abgänge auf (Reizcolon).

Auch hier finden sich außer der Angabe, daß die Beschwerden häufig gegen Abend hin besser werden, keine Hinweise auf eine tageszeitliche oder jahreszeitliche Periodik.

Folgende Beschwerden finden sich gehäuft (8):
- abdominelle Krampfzustände
- ein vages Gefühl des Brennens, Drücken oder Zerrens,
- Durchfall und/oder Verstopfung
- Pruritus ani
- Inkontinenz des Stuhls [dieses Symptom ist jedoch immer verdächtig auf organische Veränderungen!].

Gewöhnlich beschreiben die Patienten ihre Beschwerden äußerst minutiös. Obwohl ihre Schilderung einen sehr exakten und gewissenhaften Eindruck macht, lassen sich selten auslösende, verstärkende oder Erleichterung bringende Ereignisse eruieren. Spontane Hinweise auf psychologische oder soziale Zusammenhänge sind selten.

26.3.3 Die Aerophagie (12)

Die Leitsymptome sind Schmerzen und rasch entstehendes Aufgetriebensein des Leibes. Beweisend ist salvenartiges, oft geräuschvolles Aufstoßen (6 – 7-mal hintereinander und mehr), nach dem jedoch gefragt werden muß, da die Patienten es meist nicht von selbst angeben und keinen Zusammenhang zwischen diesem Symptom und ihren Beschwerden sehen. Das Symptom findet sich aber nur, wenn Aufstoßen und Schlucken von Luft reflexartig wechseln. Wenn die Luft nicht aufgestoßen, sondern in den Dünndarm weitertransportiert wird, sind Meteorismus und häufige, nichtriechende Winde charakteristisch.

Als Roemheld'scher Symptomenkomplex werden Herzschmerzen bezeichnet, die durch ein hochgedrängtes Zwerchfell bei überblähter Magenblase hervorgerufen sind.

Im Gegensatz zu den funktionellen Ober- und Unterbauchsyndromen sind die Beschwerden bei Aerophagie – nicht jedoch die Aerophagie selbst! – mechanisch (durch Dehnung des Darmes durch Luftinhalt) zu erklären. Auch hier gilt, daß die Beschwerden während des Tages an Intensität abnehmen und selten während der Nacht auftreten.

Allen drei Beschwerdekomplexen ist gemeinsam, daß die Patienten fast nie stärkere Gewichtsabnahme zeigen!

26.3.4 »Randsymptome«

Die Differentialdiagnose dieser Beschwerdebilder wird dadurch erschwert, daß funktionelle gastro-intestinale Syndrome fast alle organischen Krankheitsbilder im gastro-intestinalen Bereich nachahmen können. Das ist einer der Gründe dafür, warum die Patienten immer von neuem untersucht werden. Daher ist es wichtig zu wissen, daß alle funktionellen Syndrome häufig sogenannte »Randsymptome« aufweisen, das heißt Beschwerden allgemeiner Art, die mit den eigentlichen Beschwerdebildern in keinem unmittelbaren Zusammenhang stehen und die bei organischen Krankheiten meist nicht gefunden werden. Sie sind in dem Kapitel »funktionelle Syndrome in der inneren Medizin« (Nr. 24) zusammengestellt.

26.3.5 Allgemeine Kriterien

Schließlich gibt es bei allen funktionellen Syndromen noch allgemeine Kriterien, die für die Differentialdiagnose hilfreich sind. Auch sie können in dem genannten Kapitel nachgelesen werden.

26.3.6 Die körperliche Untersuchung

Diese deckt gewöhnlich auch unter Zuhilfenahme aller technischen Hilfsmittel keine organischen Veränderungen auf. Meist finden sich Normalbefunde. In einer gewissen Anzahl der Fälle werden aber Befunde erhoben, die für die Erklärung der Beschwerden nicht ausreichen. Hier können sich besonders schwierige differentialdiagnostische Probleme ergeben.

26.3.7 Synonyma

Im ärztlichen Alltag gibt es eine Reihe von Bezeichnungen, die jedoch mehr über die gerade herrschende Modeströmung der Medizin als über zugrundeliegende Störungen Aufschluß geben. Für die funktionellen Oberbauchsyndrome finden sich folgende Synonyma:

- Dyspepsie
- Gastritis
- Gallenwegsdyskinesien
- Magenneurose
- Reizmagen
- nervöser Magen
- Gastropathie
- vegetative Dystonie

Für die funktionellen Unterbauchsyndrome finden sich:

- spastisches Kolon
- Colon irritabile (Reizkolon)
- instabiles Kolon
- spastische Obstipation
- nervöse Kolitis
- Colica mucosa

26.4 Epidemiologie

Wie oben aufgeführt, machen Patienten mit funktionellen Abdominalbeschwerden 40% bis 60% aller Patienten mit Beschwerden im gastro-intestinalen Bereich aus (1, 2, 3). Wir finden Patienten mit funktionellen Abdominalbeschwerden gleichermaßen in der allgemeinärztlichen wie in der fachärztlichen internistischen oder gastroenterologischen Sprechstunde und in den Ambulanzen der Kliniken. Häufig gestaltet sich die Abklärung dieses Beschwerdebildes so schwierig, daß sie auch regelmäßig in hochspezialisierten Universitätskliniken zu finden sind. Männer und Frauen sind gleich häufig befallen. Obwohl üblicherweise ein Häufigkeitsgipfel zwischen dem 20. und 40. Lebensjahr angenommen wird, finden sie sich *in allen Altersgruppen*. Bei kindlichen Magen-Darm-Patienten werden sogar in über 90% funktionelle Abdominalbeschwerden angegeben (15, 16, 17).

Entgegen der vielfachen Annahme, daß funktionelle Abdominalbeschwerden im höheren Alter abnehmen oder gar verschwinden, finden sie sich nach neueren epidemiologischen Untersuchungen in einer den jüngeren Altersabschnitten vergleichbaren Häufigkeit (18, 19).

Über ihre Verteilung in Abhängigkeit von dem sozialen Status und beruflicher Tätigkeit ist überraschend wenig bekannt.

26.5 Psychologie, Psychodynamik, Lebensgeschichte und soziale Interaktion

Für die differentialdiagnostischen Überlegungen und die richtige Einordnung der Patienten ist die Forderung entscheidend, daß die Diagnose »funktionelles Syndrom« nicht nur auf Grund eines negativen organischen Befundes (als Ausschlußdiagnose) gestellt werden darf. Da es nie möglich ist, alle in Frage kommenden Krankheiten auszuschließen, sind Fehldiagnosen unvermeidbar, solange die Diagnose nicht auf positiven Kriterien aufgebaut ist. Dazu reichen die Beschwerden auch bei Beachtung der »Randsymptome«, der allgemeinen Kriterien und der epidemiologischen Zusammenhänge oft nicht aus. Wenn man jedoch die im folgenden zu besprechenden psychologischen, biographischen und soziologischen Kriterien mit heranzieht, kann eine ausreichende diagnostische Sicherheit erreicht werden (20).

26.5.1 Die Psychologie

Bei Patienten mit funktionellen Abdominalbeschwerden lässt sich keine einheitliche Persönlichkeitsstruktur finden, wohl aber treten gehäuft bestimmte Persönlichkeitszüge auf.

26.5.1.1 Funktionelle Oberbauchsyndrome

Klinisch wie testpsychologisch wird überdurchschnittlich häufig eine neurotische Symptomatik (bei über 2/3 der Patienten) gefunden (21, 22, 23, 24). Weiter finden sich die bereits erwähnten depressiven Züge, vermischt mit einer situations- oder objektbezogenen Angstproblematik.

26.5.1.2 Funktionelle Unterbauchsyndrome

Hier sind weniger neurotische Symptome zu beobachten (die Patienten erscheinen eher »übernormal«), viel häufiger sind Persönlichkeitszüge, die ihnen die Äußerung von Affekten, insbesondere von Ängsten und unmittelbaren Aggressionen verbieten und die mit ihrem Wunsch nach Unabhängigkeit von Anderen und ihrem Streben nach überdurchschnittlichen Leistungen zu tun haben (22, 25).

26.5.1.3 Aerophagie

Bei dieser findet man häufig, daß die Patienten im übertragenen Sinne etwas »herunterschlucken« müssen, d.h. sie müssen Kränkungen hinnehmen, ohne sich dagegen wehren zu können. Hoff hat diese Patienten als »arme Schlucker« bezeichnet (26). (s. auch Kapitel 14 »Der Kliniker als Psychosomatiker«).

26.5.2 Psychodynamik

Über die Psychodynamik bei der Aerophagie ist nichts Sicheres bekannt. Bei den Patienten mit Ober- oder Unterbauchsyndromen läßt sich tiefenpsychologisch eine oft orale Problematik nachweisen, die von den beiden Gruppen in verschiedener Weise verarbeitet wird (27, 28, 29).

26.5.2.1 Bei den funktionellen Oberbauchsyndromen

soll der primäre (infantile) Wunsch, versorgt zu werden und sich erstrebte Objekte »einzuverleiben«, übermäßig ausgeprägt sein. Daher fällt es ihnen schwer, die erforderlichen Befriedigungsmöglichkeiten zu finden. Vor Ausbruch der Beschwerden ist es ihnen jedoch gelungen ein labiles Gleichgewicht herzustellen. Wenn die Befriedigung nicht mehr ausreicht, bricht es zusammen und ihre Abhängigkeit von versorgenden Objekten wird offenbar, die sie aus zwei Gründen belastet:

– Einmal entsteht Furcht vor dem Ausgeliefertsein an Andere, von denen man abhängig, bzw. in deren Gewalt man ist. Gleichzeitig stellt dieses Erlebnis der Abhängigkeit eine Kränkung dar.
– Auf der anderen Seite rufen die Angst vor Abhängigkeit und die Erfahrung der Kränkung Aggressionen gegenüber denjenigen hervor, die über die Befriedigungsmöglichkeiten verfügen. Die Aggression muß wiederum abgewehrt werden, um das versorgende Objekt nicht zu verlieren, und bewirkt Schuldgefühle, durch die sich das Individuum als »schlecht« empfindet. Die oben beschriebenen Depressionen werden so verständlicher.

26.5.2.2 Funktionelle Unterbauchsyndrome

Hier nimmt man an, daß im Verlauf der Lebensgeschichte die primären Wünsche nach oraler Versorgung bereits durch Abwehrmechanismen differenziert worden sind (28, 30, 31, 32). Mit anderen Worten: Diese Personen bestehen nicht auf unmittelbarer Versorgung und es kommt daher nicht zu unmittelbaren Reaktionsbildungen auf unbefriedigte Versorgungswünsche. Die Patienten haben vielmehr gelernt, Haltungen zu entwickeln, die ihnen auf bewußter Ebene die Gewißheit verleihen, ihrer Mitwelt viel geben zu können, dafür können sie auf unbewußter Ebene umsomehr fordern. Sie handeln gewissermaßen nach dem Motto: »Wer viel gibt, kann auch viel verlangen«. Im Gegensatz zu den Oberbauch-Patienten können die Unterbauch-Patienten auf der intellektuellen Ebene *offen* zugeben, mehr haben zu wollen, da sie auf ihre Leistungen hinweisen können. Unbewußt fühlen sie sich doch immer als diejenigen, die »zuviel« geben. Ihre Abwehr bricht dann zusammen, wenn sie sich – im übertragenen Sinne – als »nicht zahlungsfähig« erleben, bzw. wenn ihnen zu »wenig gezahlt« wird oder wenn beides geschieht.

26.5.3 Lebensgeschichte

Hier sind kritische Ereignisse im Leben des Patienten zu beachten (biographische Hinweise) und zwar:

26.5.3.1

Soziologisch relevante Umstellungen, seien sie lebensgeschichtlich begründet, wie Pubertät, Heirat, Kinder, Klimakterium und Alter oder berufsgeschichtliche Ereignisse, wie Eintritt in das Berufsleben, sozialer Abstieg und Aufstieg, Berufswechsel und anderes mehr (33, 34).

26.5.3.2 Änderungen im sozialpsychologischen Beziehungsfeld, das durch die Bezugspersonen in der Kindheit und in der Gegenwart (Familie und Beruf) gebildet wird, zum Beispiel durch einen Objektverlust.

Sowohl die sozialpsychologisch relevanten Umstellungen wie die Änderungen im sozialen Beziehungsfeld im Laufe der Lebensgeschichte geben Hinweise auf die Adaptationsfähigkeit der Patienten.

26.5.3.3 Die zeitliche Koinzidenz von Ereignissen in der Biographie mit Ereignissen in der Pathographie der Beschwerden (Beginn, Verschlechterung oder Besserung) ist bedeutsam. Hier sind besonders die unter 5.3.1 und 5.3.2 genannten Ereignisse wichtig.

26.5.3.4 Die qualitative Koinzidenz

Damit ist gemeint, daß die Beschwerden eines Patienten manchmal die Symptome einer erkrankten oder verstorbenen Bezugsperson imitieren, z.B. die Herzsymptomatik nach dem Herzinfarkt eines Verwandten oder nahen Bekannten oder die Magensymptomatik einer Bezugsperson, die an Magencarcinom verstorben ist usw. (3).

26.5.4 Soziale Interaktion

26.5.4.1 Der Interaktionsstil

Was macht der Patient aus sich und mit sich? Was macht er aus seinen Beschwerden und mit ihnen? Und was macht er aus den Anderen und mit den Anderen, auch dem Arzt?

Hier ist zu beachten, daß Klagen über Beschwerden auch Auslöser für soziales Verhalten der Mitmenschen sind. Das wird bei Ärzten besonders deutlich, bei denen bestimmte Beschwerden von Patienten bestimmte ärztliche Verhaltensmuster auslösen (wiederholte Untersuchungen, Gaben von Schmerzmitteln oder Überweisungen). Dieser Zusammenhang erklärt zum Teil, warum Patienten mit funktionellen Beschwerden immer wieder von neuem untersucht werden, häufig mit dem Effekt einer Chronifizierung ihres Leidens. Weiss hat in Philadelphia folgende Untersuchung durchgeführt: Er hat die sogenannten »big charts«, das heißt besonders umfangreiche Krankengeschichten (die über 2 Pfund wogen) heraussuchen lassen und die Patienten nachuntersucht. Dabei stellte er fest, daß es sich in den meisten Fällen um Patienten mit funktionellen Krankheitsbildern handelte, die immer wieder in die Klinik kamen und dort immer von neuem von Kopf bis Fuß durchuntersucht wurden (35).

Der Interaktionsstil dieser Patienten bestimmt auch die Arzt-Patienten-Beziehung. Sie ist auf der einen Seite durch die Klagen des Patienten über seine somatischen Beschwerden, seine affektive Verschlossenheit bzw. Unerreichbarkeit für Fragen, die das Gefühlsleben betreffen, bestimmt; auf der anderen Seite durch die diagnostische Unsicherheit des Arztes, der zwar weiß, daß organpathologisch keine Veränderungen gefunden wurden, während psychosoziale Probleme bestehen, der aber fürchtet, eine organische Krankheit übersehen zu können.

26.5.4.2 Stereotypien der Interaktion zwischen Patient und Gesellschaft

Nicht nur das Verhalten und Empfinden des Arztes, auch das Verhalten und die Einstellung der Gesellschaft zu dem Patienten muß als Reagens auf dessen Empfinden und Verhalten gewertet werden, kann also aufschlußreich sein.

In diesem Zusammenhang ist das »*Überweisungs-Ritual*« oft charakteristisch aber auch pathogenetisch bedeutsam: Der Hausarzt schickt den Patienten zum Spezialisten, der eine Reihe von Untersuchungen durchführt und den Patienten dann ohne überzeugende Diagnose an den Hausarzt zurücküberweist. Nach neuerlichen Überweisungen zu Fachärzten wird der Patient in die Klinik geschickt und dort durchuntersucht und wiederum ohne handfeste Diagnose und Therapievorschläge an den Hausarzt zurücküberwiesen. Je häufiger dieser circulus vitiosus durchlaufen wird, um so mehr festigt sich in dem Patienten die Überzeugung, daß hinter seinen rätselhaften Beschwerden, die kein Arzt befriedigend deuten kann, eine geheimnisvolle und gefährliche Krankheit steckt: Das Beschwerdebild wird chronifiziert. (Vergl. Kap. »Funktionelle Syndrome in der inneren Medizin«).

Dabei spielen *Protest* und *Bestrafung des Protests* eine wichtige Rolle: Der Patient protestiert mit seinen Beschwerden – unter Umständen auch mit Arbeitsunfähigkeit – gegen die Ablehnung seiner (ihm selbst oft unbewußten) Wünsche durch die Gesellschaft. Die Gesellschaft reagiert mit Bestrafung (Ablehnung als »nicht richtig krank«, Einstufung als »Simulant«, sozialem Abstieg usw., während die Ärzte mit Überweisungen an andere Kollegen reagieren).

Zwischen Patient und Gesellschaft entwickelt sich ein »kalter Krieg«, der häufig in Form eines Rentenkampfes ausgetragen wird.

Anwendung auf die Krankengeschichte des Herrn G.

Der Patient hatte sich Zeit seines Lebens durch eine besondere Gewissenhaftigkeit und, in seinen Augen, durch sehr hohe Leistungen ausgezeichnet. Auch für den außenstehenden Beobachter war das deutlich geworden, denn der Patient hatte bis zum Zeitpunkt seines Umzugs nach Ulm einen, für ihn beachtlichen, sozialen Aufstieg zustande gebracht. In seiner ursprünglichen Umgebung hätte er seine Beamtenlaufbahn weiter verfolgen können.

In seinem Erleben opfert er dies alles der Frau. Von dieser erhofft er nun die erforderliche »Entschädigung«. Durch eigenes Versagen, indem er sich nicht in die Arbeitsbedingungen fügen kann (so wird es zumindesten subjektiv bewußt erlebt), verliert er die angestrebte Anstellung und wird damit »zahlungsunfähig«. Wenn wir seine Schwierigkeiten bei der Post als *Protest* deuten, wird sein sozialer Abstieg als *Bestrafung dieses Protests* durch die Gesellschaft verständlicher.

Die Entwicklung mündet in eine Situation der Hilfsigkeit und teilweisen Hoffnungslosigkeit gegenüber der weiteren Zukunft. Er hat das Glück, einen Hausarzt zu finden, mit dem offenbar eine gute Beziehung zustande kommt. Erst als der Hausarzt ihm das Mexaform verweigert, kommt es zur Überweisung.

In der Anamnese des Patienten finden sich Hinweise auf bereits in der Kindheit kurzfristig auftretende Magen-Darm-Beschwerden. Es ist anzunehmen, daß im späteren Leben unter der streßartigen Belastung, der latente Konflikt um Versorgungswünsche wieder auflebte und der Organismus mit dem eingeschliffenen Reaktionsmuster antwortete.

26.6 Theorien zur Ätiologie und Pathogenese

werden bei den funktionellen Syndromen allgemein abgehandelt.[1])

---

[1]) Ausführliche Diskussion s. auch bei Schüffel, Patienten mit funktionellen Abdominalbeschwerden (36).

26.7 Differentialdiagnose

26.7.1 Krankheiten, die ausgeschlossen werden müssen

Die Feststellung, daß funktionelle Abdominalsyndrome fast alle organischen gastro-intestinalen Erkrankungen imitieren können, zwingt zu umfassenden differentialdiagnostischen Überlegungen. Vor allem müssen folgende Krankheiten ausgeschlossen werden:
– eine Hiatushernie,
– ein Kardiospasmus,
– ein Ulcus ventriculi,
– ein Magenkarzinom,
– ein Ulcus duodeni,
– Gallenwegs-, Pankreas- und Lebererkrankungen
– Erkrankungen des Dünndarms (z.B. Morbus Crohn)
– Erkrankungen des Dickdarms (Colitis, Divertikuliden, Karzinom)
– Entzündungen im kleinen Becken,
– Tumoren,
– Ileus,
– Enzymdefekte (bei Durchfall)
– aber auch Erkrankungen der Thoraxorgane, die abdominelle Beschwerden verursachen können (z.B. ein Hinterwandinfarkt).

26.7.2 Der Plan für die diagnostischen Untersuchungen

Es ist unerläßlich, den Patienten so eingehend (einschließlich aller Labor- und Röntgenmethoden) durchzuuntersuchen, daß der Arzt sich ein umfassendes Bild über seinen körperlichen Zustand und die Möglichkeit eines Zusammenhanges zwischen Organbefunden und Beschwerden machen kann. Dabei ist zu beachten, daß die Diagnose eines »*funktionellen Syndroms*« nicht nur bei negativem Organbefund, sondern auch bei einem positiven Befund (z.B. Gallensteine) gestellt werden muß, wenn dieser Befund die Beschwerden nicht hinreichend erklärt und psychologische, biographische und soziologische Kriterien vorliegen, welche die positive Diagnose eines »funktionellen Syndroms« rechtfertigen. Es muß also stets das gesamte »*Beurteilungsraster*« berücksichtigt werden.

Für eine erfolgreiche diagnostische Abklärung sind zwei Punkte besonders wichtig:

26.7.2.1 Die Anamnese

In einer »offenen Anamneseerhebung« (s. Kap. 16 »Die Technik der Anamneseerhebung in der psychosomatischen Medizin«) – und nur in dieser – kommt der Patient im Zusammenhang mit seinen Beschwerden auf deren Bedeutung und auf die Zusammenhänge mit Ereignissen seiner Biographie zu sprechen. Hier kann sich z. B. herausstellen, daß Beschwerden die Symptome von

Bezugspersonen imitieren. Der Arzt erhält damit einen wichtigen Hinweis auf einen Konversionsmechanismus, der dann näher abgeklärt werden muß.

26.7.2.2 Das Untersuchungsprogramm

Meist handelt es sich um Patienten mit chronischen Verläufen. Sie waren schon bei vielen Ärzten und haben bereits viele Untersuchungen und Kuren hinter sich. Sie sind enttäuscht, skeptisch und voller Angst, an einer geheimen Krankheit zu leiden, die schwer zu finden ist. Der Arzt, der das Vertrauen des Patienten erwecken will, muß zunächst die Skepsis des Patienten gegen frühere Untersuchungen teilen – eine Haltung, die übrigens immer angebracht ist! Da er sich nicht auf frühere Untersuchungen verlassen darf, muß er ein umfassendes Untersuchungsprogramm durchführen, das alle differentialdiagnostischen Möglichkeiten organischer Erkrankungen berücksichtigt. Nur dadurch gewinnt er die Sicherheit, die es ihm erlaubt, dann mit weiteren Untersuchungen aufzuhören und dem Patienten die Diagnose in einer Form mitzuteilen, die der Patient akzeptieren kann. Die umfassende Untersuchung ist auch notwendig, um nicht später, wenn der Patient mit neuen Klagen kommt, wieder mit Untersuchungen anfangen zu müssen, was von dem Patienten immer so gedeutet wird, daß der Arzt im Grunde doch davon überzeugt ist, daß der Patient an einer geheimen organischen Krankheit leidet.

Das Untersuchungsprogramm muß in der Regel folgende Maßnahmen umfassen:
- die körperliche Untersuchung (einschließlich rektaler Austastung).
- die üblichen Laboruntersuchungen, einschließlich BSG, Hämoglobin, Leberfunktionen, Amylasen, Fettstoffwechsel, Blutzucker
- Stuhlbetrachtung (bei Durchfällen)
- Kolonkontrasteinlauf
- Rektoskopie mit Biopsie
- Gallendarstellung
- Magen-Darm-Passage, einschließlich fraktionierter Dünndarmpassage

Zur Ergänzung können je nach der Art der Beschwerden noch folgende Untersuchungen angebracht sein:
- Angiographie (insbesondere bei älteren Patienten),
- Urogramm,
- Analysen von Magensaft und exkretorischer Pankreasfunktion,
- Resorptionstests,
- Allergietests,
- histologische Untersuchung von Leber, Dünndarm, Magen,
- Untersuchungen der Schilddrüsenfunktion,
- Untersuchungen der Genitalorgane (besonders bei Frauen),
- psychiatrische Fachuntersuchung.

26.8 Therapie

Die Behandlung der Patienten mit funktionellen abdominellen Syndromen ist allein wegen ihrer Häufigkeit (s. Epidemiologie) primär Sache des Allgemeinarztes, bzw. des Internisten (37).

26.8.1 Die Therapie beginnt bereits mit der Erhebung der Anamnese

in Form des biographischen Interviews. Bereits hier muß der Arzt auf den Interaktionsstil des Patienten achten und entsprechend darauf reagieren. Die Vorwurfshaltung des Patienten mit funktionellen Oberbauchbeschwerden sollte offen angesprochen werden. Sein Mißtrauen gegen Ärzte und seine Skepsis gegen die Medizin überhaupt, sollte man in das Gespräch mit einbeziehen.

26.8.2 Die Mitteilung der Diagnose ist der kritische Punkt

bei dem sich entscheidet, ob eine Therapie durchgehalten werden kann. Viele Patienten äußern bei der Mitteilung der Diagnose mit halbem Herzen ihre Erleichterung, daß keine organische Krankheit vorliegt. Hier ist es wichtig, dem Patienten zu zeigen, daß der Arzt versteht, daß der Patient trotzdem enttäuscht ist, weil er Beschwerden hat, für die die Untersuchung keine plausiblen Ursachen aufdecken konnte und weil ein organischer Befund für den Patienten mit der Anerkennung seiner Wünsche, von der Gesellschaft als »Kranker« akzeptiert zu werden, identisch sein kann. Vor der Besprechung der fehlenden organischen Ursachen sollte man versuchen, Beziehungen zu bestimmten Lebenssituationen oder psychischen Belastungen – sofern sich diese aus der Anamnese ergeben haben – aufzuzeigen. Dabei muß man sehr behutsam vorgehen, um den Patienten nicht zu kränken und das bei diesen Kranken ohnehin sehr prekäre Arbeitsbündnis zwischen Arzt und Patienten nicht zu gefährden.

26.8.3 Man darf in einem späteren Stadium dem Wunsch des Patienten nach neuen Untersuchungen,

der häufig in offener oder versteckter Form vorgetragen wird, nicht nachgeben. Man muß vielmehr die Gründe für diesen Wunsch aufgreifen und durchsprechen. Dabei ergibt sich häufig, daß eine alte Angst durch ein Erlebnis aktiviert worden ist.

26.8.4 Die Gabe von Medikamenten,

zum Beispiel von Spasmolytika oder Psychopharmaka, kann sinnvoll und notwendig sein, nur muß man dem Patienten die Wirkungsweise und den Grund der Verschreibung erklären und ihm sagen, daß die Medikamente nicht gegen die körperliche Krankheit gegeben werden (dieser Verdacht ist in dem Patienten ständig wach!), sondern ihm helfen sollen, mit sich und seinen Schwierigkeiten leichter umzugehen. Kurz formuliert: *Keine Pharmakotherapie ohne Berücksichtigung ihrer psychotherapeutischen Relevanz!*

26.8.5 Besondere therapeutische Verfahren

Je nach den Beschwerden des Patienten kommen zusätzlich folgende therapeutische Verfahren zur Anwendung:

– Psychotherapie
– übende Verfahren (autogenes Training)

Nur in Ausnahmefällen ist eine Psychotherapie im engeren Sinne oder gar eine Psychoanalyse indiziert, während das ärztliche Gespräch, d. h. das interaktionsorientierte Gespräch die Therapie der Wahl darstellt.

26.9 Prognose

Sieht man von den akuten, einmalig auftretenden Abdominalbeschwerden ab, so läßt sich eine überaus starke Neigung zu chronisch rezidivierenden Verläufen feststellen (34, 37, 38, 39). Diese sind stark abhängig von der sozialen Situation, sowie von dem Arzt-Patienten-Verhältnis. Um Enttäuschungen vorzubeugen, sollte sich der Arzt vor Augen halten, daß schon viel erreicht ist, wenn es gelingt, den Patienten einigermaßen zu rehabilitieren.

Eine differenzierte Beurteilung der Prognose hinsichtlich eines Zusammenhanges zwischen Beschwerdebild und psychosozialen Bedingungen ergibt (26):

Ein Trend zu zunehmend günstigerer Prognose findet sich für die folgende Reihe von Beschwerdebildern in Anlehnung an White et. al: Unterbauchbeschwerden und Durchfall mit schleimigen Abgängen im Sinne des Colica mucosa-Begriffes (ungünstige Prognose) – Unterbauchbeschwerden mit Obstipation (etwas bessere Prognose) – Oberbauchbeschwerden mit Druckgefühl (günstigste Prognose). Almy ergänzt diese Beobachtung mit dem Hinweis, daß sich beim Durchfallpatienten gehäuft und stärker neurotische Züge und das Syndrom des »giving up« findet, beim funktionellen Patienten mit Obstipation dagegen häufiger ein »coping-Verhalten« im Sinne vermehrter Bemühungen um eine Adaptation vorliegt (1). – Faßt man die Literaturangaben zur Prognose zusammen, so fällt auf, daß die Angaben außerordentlich schwanken und etwa in einem Falle bei $1/3$, dann wieder bei $1/8$ aller Patienten Symptomfreiheit erreicht wird. Bei genauerer Durchsicht wird dann deutlich, daß die Zahlenangaben sehr stark von den jeweiligen Begleitumständen abhängen, die man in die drei Bereiche: die psychobiologische Situation des Patienten, in den Bereich des sozialen Umfeldes und in den Bereich ärztlicher Maßnahmen einordnen kann. Erst eine Beurteilung dieser drei Bereiche ermöglicht genauere prognostische Angaben. Ist etwa eine konstante und als tragfähig empfundene Arzt-Patienten-Beziehung vorhanden, so verbessert sich die Prognose wesentlich.

Ein Übergang in organische Erkrankungen findet sich bei den funktionellen Unterbauchpatienten und der Aerophagie nicht. Ganz besonders ist hervorzuheben, daß sich bösartige Veränderungen bei Patienten mit funktionellen Abdominalbeschwerden *nicht* häufiger finden als im Durchschnitt der Bevölkerung, d.h. die oft zu beobachtende Krebsfurcht nicht berechtigt ist. Ein Übergang in organische Erkrankungen wird dagegen bei funktionellen Oberbauchbeschwerden beobachtet. Hier werden in bis zu 26% der Fälle Ulcera ventriculi oder duodeni beschrieben. Dieser Übergang erscheint umso wahrscheinlicher, je umschriebener das Beschwerdebild vom Patienten angegeben wurde (40, 41).

Literatur

[1] Almy, T.P.: The gastrointestinal tract in man under stress, in: Sleisenger M. H. Fordtran J. S., Gastrointestinal Disease. W. B. Saunders Company, Philadelphia, London, Toronto (1973)
[2] Fahrländer, H.: Funktionelle Beschwerden des Magen-Darm-Kanals. Dtsch. Med. J. 23: 162–167 (1972)
[3] Hill, O. W. Blendis, L.: Physical and psychological evaluation of »non-organic« abdominal pain. Gut 8: 221–229 (1967)
[4] Edward, F. C.; Coghill, N. F.: Clinical manifestations in patients with chronic atrophic gastritis, gastric ulcer, and duodenal ulcer. Quart. J. Med.: 337–360 (1968)
[5] Schönhals, M.; Wesslau, W.: Charakteristische psychotrope Wirkungen eines neuartigen Pyridylbenzodiazepins im Vergleich zu Diazepam. (unveröffentlicht)
[6] Way, L. W.: Abdominal pain in: Sleisenger M. H. Fordtran J.S., Gastrointestinal disease. W. B. Saunders Company, Philadelphia, London, Toronto, 326–337 (1973)
[7] Kirsner, J.B.: Clinical challenge of functional gastrointestinal disorders. Postgr. Med. 39: 565–575 (1966)
[8] Engel, G.L.: Psychological Processes and gastrointestinal disorders in: Paulson Moses, Gastroenterologic Medicine Lea & Febiger, Philadelphia, 1418–1457 (1969)
[9] Harris, I.D.: Relation of resentment and anger to functional gastric complaints. Psychosom. Med. 8: 211–215 (1946)
[10] Rinaldo, J. A., Jr.; Scheinok, P.; Rupe, C. E.: Symtom diagnosis. A mathematical analysis of epigastric pain. Ann. Intern. Med. 59: 145–154 (1963)
[11] Illig, H.: Symptomatologie der funktionellen Syndrome des Gastrointestinaltraktes. Münchner Med. Wochenschr. 103 Jhrg., Nr. 43: 2082–2086 (1961)
[12] Uexküll, Th. von: Funktionelle Syndrome in psychosomatischer Sicht. Klinik der Gegenwart 9: 299–340 (1960)
[13] Ingram, P. W.; Evans, G.: Right iliac fossa pain in young women. BMJ 3: 149–151 (1965)
[14] Rang, E. H.; Fairbairn, A. S.; Acheson, E. D.: An enquiry into the incidence and prognosis of undiagnosed abdominal pain treated in hospital. Brit. J. prev. soc. Med. 24: 47–51 (1970)
[15] Apley, J. A common denominator in the recurrent pains of childhood. Proc. Royal Soc. Med. 51: 1023–1024 (1959)

[16] Carey, W. B.: Maternal anxiety and infantile colic. Is there a relationship? Clin. Pediat. 7: 590–595 (1968)
[17] Green, M.: Diagnosis and treatment: Psychogenic, recurrent, abdominal pain. Pediatrics 40: 84–89 (1967)
[18] Berman, P. M.; Kirsner, J. B.: The aging gut. II. Diseases of the colon, pancreas, liver and gallbladder, functional bowel disease, and iatrogenic disease. Geriatrics 27: 117–124 (1972)
[19] Sklar, M.: Functional gastrointestinal disease in the aged. Amer. J. Gastroent. 53: 570 (1970)
[20] Hawkins, C. F.; Cockel, R.: The prognosis and risk of missing malignant disease in patients with unexplained and functional diarrhoea. Gut 12: 208–211 (1971)
[21] Palmer, R. L.; Stonehill, E.; Crisp, A. H.; Waller, L.; Misiewicz, J. J.: Psychological characteristics of patients with the irritable bowel syndrome. Postgr. Med. J. 50: 416–419 (1974)
[22] Klumbies, G.: Psychotherapie. S. Hirzel-Verlag, Leipzig (1974)
[23] Schüffel, W.; Schonecke, O.; Wolfert, W.: Patienten mit funktionellen Beschwerden im Abdominalbereich –Psychologische Charakteristik und Konsequenzen für Behandlung und Umgang mit diesen Patienten. In: Verhandlungen der Deutschen Gesellschaft für Innere Medizin 77: 118–119 (1971)
[24] Seward, G. H.; Morrison, Fest: Personality structure in a common form of colitis. Psychol. Monogr. 65: 1–26 (1965)
[25] Schüffel, W.; Schaumburg, C.; Schonecke, O.; Wolfert, W.: Funktionelle abdominelle Beschwerden als neurotisches Symptom. Psychother. Psychosom. 21: 235–240 (1972/73)
[26] Hoff, Persönliche Mitteilung. Autor: Th. von Uexküll
[27] Alexander, F.: Functional disturbances. Jama 100: 469–473 (1933)
[28] Alexander, F.: The influence of psychologic factors upon gastrointestinal disturbances: a symposium. General principles, objectives, and preliminary results. Psa. Qu. 3: 501–539 (1934)
[29] Bacon, C.: II. Typical personality trends and conflicts in case of gastric disturbances. Psa. Qu. 3: 540–557 (1934)
[30] Wilson, G. W.: III. Typical personality trends and conflicts in cases of spastic colitis. Psa. Qu. 3: 558–573 (1934)
[31] Wolf, S.: Psychosocial influences in gastrointestinal function. In: Levi L., Society, Stress and Disease, London, New York, Toronto (1971)
[32] Hislop, I. G.: Psychological significance of the irritable colon syndrome. Gut 12: 452–457 (1971)
[33] White, B. V.; Cobb, S.; Jones, C. m.: Mucous colitis, A psychological medical study of 60 cases. Psychosom. Med. Monograph I. N. R. C. (1939)
[34] Chaudhary, N. A.; Truelove, S. C.: The irritable colon syndrome. A study of the clinical features, predisposing causes, and prognosis in 130 cases. Quart. J. Med. 31: 307–322 (1962)
[35] Weiss. Persönliche Mitteilung. Autor: Th. von Uexküll
[36] Schüffel, W.: Patienten mit funktionellen Abdominalbeschwerden. (unveröffentl. Habil-Schrift, Ulm 1976)
[37] Waller, S. L.; Misiewicz, J. J.: Prognosis in the irritable bowel syndrome. Lancet II: 753–756 (1969)
[38] Apley, J., Hale, B.: Children with recurrent abdominal pain: how do they grow up? BMJ 3: 7–9 (1973)
[39] Chaudhary, N. A.; Truelove, S. C.: human colonic motility: A comparative study of normal subjects, patients with ulcerative colitis, and patients with the irritable colon syndrome. Gastroenterol. 40: 1–36 (1961)
[40] Cremerius, J.: Die Prognose funktioneller Syndrome. Ferdinand Enke-Verlag, Stuttgart (1968)
[41] Cremerius, J.: Prognose und Spätschicksale unbehandelter funktioneller Syndrome. Klin. Wschr. 50: 61–75 (1972)

27 Das Hyperventilationssyndrom

Jörg Michael Herrmann, Othmar W. Schonecke, Thure v. Uexküll

27.1 Falldarstellung

Die 41jährige Patientin litt seit einer Operation, die vor etwa 4 Wochen in der Urologischen Klinik wegen Harnröhrenstriktur durchgeführt worden war, an wiederholt auftretenden Anfällen, die mit Verkrampfung der Hände, Atemnot und Herzbeschwerden einhergingen.

Die Familie stammte aus Ostpreußen. Der Vater war Anfang der dreißiger Jahre in die Sowjetunion übergesiedelt. Dort war die Patientin auch geboren. Nach Ausbruch des deutsch-sowjetischen Krieges wurde der Vater der Patientin in der Ukraine von den Russen verhaftet und später getötet. Die Patientin gelangte mit ihrer Familie bei dem Rückzug der deutschen Truppen aus Rußland nach Deutschland und wurde dort während eines Bombenangriffes verschüttet. Dabei verlor sie die Sehkraft des rechten Auges.

Mit 21 Jahren heiratete sie einen Landwirt, ein Ereignis, das sie als einen sozialen Abstieg erlebt. In den Jahren von 1956 bis 1960 bekam sie 4 Kinder; bei allen Geburten habe es erhebliche Komplikationen gegeben. Dabei sollen auch die Vernarbungen am rechten Auge aufgebrochen sein.

Etwa seit dem 36. Lebensjahr leidet sie zunehmend unter Atemnot nach körperlicher Belastung und unabhängig davon an anfallsweise auftretendem Herzjagen. In den letzten 1 1/2 Jahren fühle sie sich in ihrer Leistungsfähigkeit durch Zunahme der Atemnot und der tachykarden Herzbeschwerden erheblich beeinträchtigt. Außerdem leide sie unter starker Müdigkeit.

Die oben geschilderten Anfälle treten in seelisch belastenden Situationen auf. Die Belastungen können geringfügig sein, so kam es auch bei der Ankündigung der Untersuchung in der psychosomatischen Abteilung zu einem Anfall. Sie wird im Rollstuhl zum Interview gebracht und hat versteifte Hände (Pfötchenstellung) als sie in das Zimmer gefahren wird. Im Laufe des Gespräches löst sich die Verkrampfung der Hände und die Patientin wirkt entspannter. Bei der Schilderung von Ereignissen, die sie emotional bewegen – als sie von dem Tod des Vaters spricht, oder die Verschüttung während des Bombenangriffes schildert – beginnt die Patientin auffallend tief und schnell zu atmen und es kommt erneut zu einer Versteifung der Hände.

Für ihre gegenwärtige Lebenssituation scheint es besonders bedeutsam zu sein, daß sie die Ehe mit dem ihr sozial und intellektuell unterlegenen Mann als außerordentlich bedrückend erlebt. Sie hat ihn offenbar nur unter dem Zwang äußerer Verhältnisse geheiratet. Dabei hat das Gefühl eine Rolle gespielt, daß sie sich wegen der Erblindung des rechten Auges als Krüppel fühlte, der froh sein mußte überhaupt einen Mann zu finden. In der Ehe komme es ständig zu Reibereien, vor allem über die Erziehung der Kinder. Der Mann verstünde nichts von Erziehung; er habe nur einen »verdummenden« Einfluß. Im Gegensatz zu ihrem Mann fühlt sie sich dafür verantwortlich, daß die Familie ein gewisses soziales Niveau aufrecht erhält. Sie scheint das Gefühl zu haben, ihr eigentliches Leben sei durch den Krieg zerstört worden, ihre körperliche Beeinträchtigung und als Folge davon die Heirat hätten sie zu einer Art von »Schattendasein« verdammt. Ihre Kinder aber sollten einmal das Leben führen können, das das Schicksal ihr vorenthalten habe. So lebt sie in dem Konflikt zwischen beherrschen, d.h. unbedingt die Kontrolle haben zu müssen und der Ohnmacht ihren eigenen Lebensumständen, z.B. auch dem Mann gegenüber.

Sehr wahrscheinlich kam es durch das Erlebnis der Operation zu einer »resonanzhaften« Reaktivierung der offenbar mit heftiger Angst erlebten Ohnmachtsgefühle während des Verschüttetseins in den letzten Kriegstagen. Man könnte auch daran denken, daß – in Zusammenhang mit der urologischen Operation – Kastrationsphantasien und Ängste eine Rolle spielten. Die Frage, was der Tod des Vaters für die Phantasieentwicklung der Patientin und für ihr Verhältnis mit dem Ehemann bedeutete, läßt sich aus den Informationen, die während der Interviews gewonnen wurden, nicht eindeutig beantworten.

Die tetanischen Symptome im Zusammenhang mit verstärkter Atmung sind typisch für ein Hyperventilationssyndrom.

27.2 Klinik und Symptomatologie

Die Beschwerden dieses Krankheitsbildes lassen sich folgendermaßen einteilen:

27.2.1 Parästhesien

Recht charakteristisch sind Beschwerden wie »Ameisenlaufen« an Händen (besonders in den Fingerspitzen)

und Füßen, wobei in manchen Fällen die Parästhesien als einziges Symptom geschildert werden und zum Arztbesuch führen. Häufig ist aber auch ein Kribbeln um die Mundregion, wobei vor allem die Lippen, manchmal auch die Zunge betroffen sind. Es gibt Patienten, die sich wegen dieser Beschwerden in zahnärztliche Behandlung begeben, wo unter Umständen galvanische Ströme vermutet werden, die von metallenen Zahnplomben ausgehen sollen.

27.2.2 Zentrale Symptome

Häufig wird über Sehstörungen berichtet und das Gefühl wie auf »Wolken zu gehen«, ein Zustand, den der Volksmund als »Mattscheibe« (blurry eyes) bezeichnet. Darüber hinaus klagen viele Patienten über Benommenheit, Kopfschmerzen und Schwindel, der weder ein Dreh- noch ein Schwankschwindel ist.

27.2.3 Respiratorische Beschwerden

Sehr häufig wird über Atemnot geklagt, wobei die Hyperventilation selbst nie bemerkt wird. Die Atemnot ist auch meistens der Grund für den Arztbesuch. Nicht selten besteht eine Tachypnoe, die aber von wiederholtem Seufzen, Gähnen oder Schnupfen, gelegentlich auch durch ein eigentümliches, trockenes abgehacktes Hüsteln (Hoff 1952) verdeckt sein kann. Klagen über Lufthunger und den Zwang tief atmen zu müssen, verbunden mit einem Engigkeitsgefühl über der Brust (Gürtel- oder Reifengefühl), bzw. das Gefühl »nicht richtig durchatmen zu können« (Schettler 1970, Bräutigam 1973) werden immer wieder angegeben. Die Patienten zeigen mitunter auf einen Punkt unter dem Zwerchfell, den sie bei der Atmung erreichen wollen, aber nicht erreichen können.

27.2.4 Kardiale Beschwerden

Die Hyperventilation wird nicht selten von Angina-pectoris-artigen Beschwerden begleitet, wie sie sich bei funktionellen Herz- oder Kreislaufbeschwerden finden. Die Kombination eines Hyperventilationssyndroms mit einem funktionellen kardiovaskulären Syndrom ist häufig (Hoff) oder das Hyperventilationssyndrom wird im Sinne eines Symptomwandels von einem funktionellen kardiovaskulären Syndrom abgelöst (Weimann 1968). Wie bei diesem Syndrom wird der Thoraxschmerz von den Patienten mit Hyperventilation in zwei Qualitäten erlebt: Entweder als stechender, kurzanhaltender Schmerz oder als dumpfes Druckgefühl über dem Herzen, eventuell mit Ausstrahlung in den Oberbauch und in den linken Arm (siehe Kap. 25 »Funktionelle kardiovaskuläre Syndrome«).

Interessant sind in diesem Zusammenhang Untersuchungen von Friedmann 1945, der im EKG zu Beginn des Präkordialschmerzes Arrhythmien nachweisen konnte.

27.2.5 Kältegefühl

Sehr häufig sind Klagen über kalte Hände und Füße, die Patienten fühlen sich dadurch oft sehr belästigt.

27.2.6 Allgemeine Beschwerden

Fast immer wird über Müdigkeit, Schlappheit, Schläfrigkeit, Wetterfühligkeit usw. geklagt.

27.2.7 Der akute Anfall

Der Arzt, der zu einem akuten Hyperventilationsanfall gerufen wird, findet einen ängstlichen und unruhigen Patienten mit schneller, unregelmäßiger Atmung, der über folgende Beschwerden klagen kann:

Seine Finger, seine Hände, Füße und Beine würden absterben. Das Herz würde klopfen, Atemnot und ein Druck auf der Brust würde sie zwingen, dauernd und schnell zu atmen, um nicht zu ersticken (Hayn). Die Lippen seien taub, der Mund nicht richtig beweglich, das Gesicht würde sich steif anfühlen. Sie hätten Schwindel, Druck im Kopf und im Oberbauch (viscerale Tetanie), Aufstoßen, Übelkeit, trockenen Mund und Kraftlosigkeit.

Sehr ausgesprochen ist meist die Ängstlichkeit der Patienten, wobei die Angst ansteckend auf die Umgebung wirkt. Auch bei der oben geschilderten Patientin war diese Dramatik vor und während des Interviews deutlich feststellbar.

27.3 Epidemiologie

Die meisten Untersuchungen geben an, daß das Krankheitsbild bei Frauen sehr viel häufiger, etwa dreimal so häufig (Weimann 1968) vorkomme, als bei Männern. In einer neueren Untersuchung, die mehr als 700 Fälle umfaßt, war die Häufigkeit gleichmäßig auf die beiden Geschlechter verteilt (Lum 1976). Mit fortschreitendem Alter nimmt die Häufigkeit bei beiden Geschlechtern ab: Wie bei den Patienten mit anderen funktionellen Syndromen findet sich ein Hyperventilationssyndrom vor allem im 2. und 3. Lebensjahrzehnt, bei über 60jährigen ist es ausgesprochen selten (Weimann). Nach der oben erwähnten Untersuchung über 700 Fälle ist die Altersverteilung etwas anders. Nach ihr sind die Jahrgänge zwischen 30 und 60 etwa gleich häufig betroffen, während die Hyperventilation zwischen dem 60. und 69. Lebensjahr zwar seltener, aber doch noch ebenso häufig vorkommt wie zwischen dem 20. und 29. Lebensjahr.

27.4 Theorien zur Ätiologie und Pathogenese

27.4.1 Psychische Faktoren

S. Freud beschrieb 1894 unter den klinischen Symptomen der Angstneurose auch Störungen der Atmung, die er als »nervöse Dyspnoe« bezeichnet. Er hebt hervor, »daß selbst diese Anfälle nicht immer von kenntlicher Angst begleitet sind«.

Als häufigste ätiologische Faktoren der Hyperventilation werden Emotionen und hier vor allem Angst und Aufregung beschrieben (Aldersberg und Porges, 1924, Cannon 1928, Kerr, Dalton und Gliebe 1937, Stead und Warren 1943, Christian und Mitarbeiter 1955, Dudley, Holmes, Martin und Ripley 1964).

Alexander und Mitarbeiter haben Anfang der vierziger Jahre darauf hingewiesen, daß sexuelles Verlangen und Abhängigkeitsgefühle einen spezifischen Einfluß auf die Atmung ausüben.

Nach ihnen ist Hyperventilation symbolischer Ausdruck eines gefühlsbesetzten, bzw. emotionalen Inhalts.

Hoff und Mitarbeiter (1952) beschrieben, daß Patienten mit Hyperventilationssyndrom einen psychischen Konflikt »nicht lösten«, sondern nur »abatmen – ausseufzen« können. Es fände eine neurotische Flucht vor Entscheidungen statt, die Flucht in eine beschleunigte Atmung oder Hyperventilation sei ein Ausweichen vor einer Auseinandersetzung mit realen Gegebenheiten. So werde die funktionelle Störung fixiert und es komme schon bei geringen psychischen Belastungen zu Hyperventilation. Zuerst sei die beschleunigte Atmung somit Antwort auf Schmerz, Wut oder Angst, in der auch Hoff den bedeutendsten Faktor für die Auslösung dieses Krankheitsbildes sieht. In der späteren Entwicklung würden die Atembeschwerden dann in jeder unangenehm erlebten Situation auftreten. Lum (1976) betont, daß die Hyperventilation in einer Vielzahl klinischer Situationen und in Verbindung mit verschiedenartigen Persönlichkeitsfaktoren und emotionalen Störungen vorkomme. Er legt besonderes Gewicht auf die Feststellung, daß es sich um eine Gewohnheit handle, die wie alle einer willkürlichen Beeinflussung zugänglichen Funktionen durch Konvention, Training oder auch Vorstellungen über Gesundheit, Tüchtigkeit usw. zustande kommen können. Die gewohnheitsmäßige Hyperventilation würde dann zu einer ständigen Disposition für das Auftreten der typischen Beschwerden in Situationen führen, in denen emotionelle Faktoren der verschiedensten Art eine weitere Steigerung der Atmung hervorrufen.

27.4.2 Pathophysiologie

Die auslösende Ursache ist die veränderte Atmung. Bräutigam (1973), der diese Krankheit nach Delius 1966 als »nervöses Atmungssyndrom« bezeichnet, hebt zwei charakteristische Atemtypen hervor:
a) die Angstpolypnoe mit unruhiger Hyperventilation. Sie wird als spezifischer Ausdruck von Angst (Angstneurose, Angsthysterie) aufgefaßt.
b) Die flachfrequente Polypnoe mit Seufzerzügen, die Christian (1955, 1957) beschrieben und als Ausdruck einer persönlichen Situation gedeutet hat, die durch Abgespanntheit und Resignation gekennzeichnet sei, in der »trotz Anstrengung gesteckte Ziele nicht mehr erreicht werden können«.

Von besonderer Bedeutung ist jedoch die Beobachtung, daß der Atemtyp bei diesen Patienten verändert ist: Sie atmen hauptsächlich mit dem Thorax und kaum mit dem Zwerchfell. Bei Patienten mit chronischem Hyperventilationssyndrom wird eine Zwerchfellatmung in weniger als 1% gefunden (Lum 1973). Diese Feststellung hat erhebliche diagnostische Bedeutung. Pathogenetisch ist die Feststellung wichtig, daß bei Menschen, die mit dem Thorax atmen, der P_{CO_2} unter 40 mm Hg zu liegen pflegt.

Nach Siegenthaler (1973) ist Hyperventilation durch eine im Verhältnis zum Gaswechsel gesteigerte Ventilation charakterisiert. Beim Hyperventilationssyndrom kommt diese gesteigerte Ventilation durch eine hohe Atemfrequenz mit inspiratorischer Verschiebung der Atemruhephase – vor allem aber wohl auch durch den veränderten Atemtypus zustande. Bei der Gasanalyse des arteriellen Blutes findet sich eine respiratorische Alkalose mit herabgesetzter CO_2-Spannung. Lum (1976) fand bei 200 Patienten mit Anfällen von Hyperventilation in der anfallsfreien Zeit einen P_{CO_2} von im Durchschnitt 33 mm Hg im Unterschied zu 152 Normalpersonen mit einem P_{CO_2} von 40,7 mm Hg.

Es lassen sich zwei Formen der Hyperventilation unterscheiden:
a) Eine vergrößerte alveoläre Ventilation und
b) eine bloße Zunahme der Ventilation des Residualvolumens. Dieses kommt beispielsweise bei dem Hecheln der Hunde vor.

Nur die alveoläre Hyperventilation führt zu einer Senkung des arteriellen CO_2-Partialdruckes, die sekundär folgende Veränderungen nach sich zieht:
a) Respiratorische Alkalose mit Abfall des ionisierten Serum-Calciums, der organischen Phosphate und mit anderen Störungen des Mineralhaushaltes.
b) Neuromuskuläre Übererregbarkeit mit tetanischen Symptomen (Parästhesien, Chvostek- und Trousseau-Phänomen, Karpopedal-Spasmen, Pfötchenstellung), hervorgerufen durch eine Ionenverschiebung, z. B. Abnahme des ionisierten Calciums, aber auch des Magnesiums.
c) Änderungen der regionalen Durchblutung: bei akuter alveolärer Hyperventilation nimmt die Gehirndurchblutung ab, was klinisch zu einem Präkollaps oder sogar zu einer Ohnmacht führen kann. Die verminderte Durchblutung im Hyperventilationsversuch läßt sich im Elektroenzephalogramm nachweisen, aber auch im Arteriogramm unmittelbar anschaulich machen (Lum 1976). Das wird verständlich, wenn man sich klar macht, daß der stärkste Reiz für die Ge-

hirndurchblutung Änderungen der CO_2-Konzentration im Blut sind. Engel und Mitarbeiter (1947) konnten nachweisen, daß die Schwere der EEG-Veränderungen mit dem Grad der Bewußtseinsstörung annähernd parallel geht. Die Klagen über Schwindel, »Mattscheibe« u. a. zerebrale Symptome werden dadurch verständlich.

Aber auch die Hautdurchblutung wird durch Hyperventilation verändert. Ihre Abnahme kann zu einem deutlichen Abfall der Hauttemperatur und zu einer Akrozyanose führen (Weimann 1968).

d) Aktivation des Sympathikus: Hyperventilation aktiviert das sympathische System. Dadurch kommt es zu einem Pulsanstieg und u. U. zu EKG-Veränderungen mit Extrasystolen.

e) Stoffwechselveränderungen, z.B. der Laktatkonzentration im Serum (Siegenthaler 1973).

Lewis (1957) hebt hervor, daß nicht nur Angst zu Hyperventilation führt, sondern daß die dadurch ausgelösten Symptome wieder die Hyperventilation verstärken und verlängern. Dadurch entsteht ein Circulus vitiosus, wobei die Patienten das Hyperventilieren meist nicht bewußt wahrnehmen. Schematisch wird der Ablauf des Geschehens, das zu Symptomen führt, in Abb. 1 dargestellt.

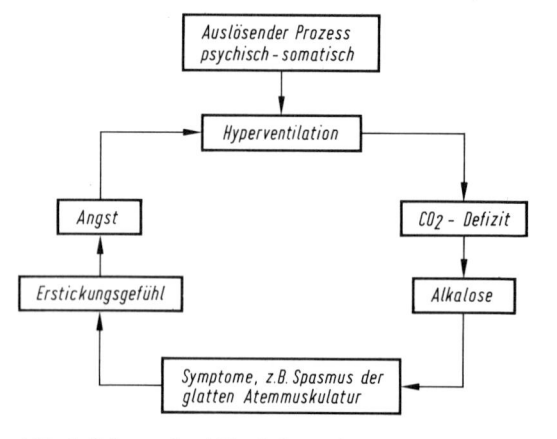

Abb. 1. Schema des Ablaufs des zu Symptomen führenden Geschehens (mod. n. Lewis und Siegenthaler).

27.4.3 Hyperventilation als Störung in dem Funktionskreis der Atmung

Bei jeder Störung der Atmung stellt sich zunächst die allgemeine Frage, welche Rolle die Atmungsfunktion in der Gesamtsituation des Patienten, d.h. in seiner Auseinandersetzung mit inneren (z.T. auch erlebten Bedürfnissen, Sensationen usw.) und äußeren (Umgebungs-) Faktoren spielt. Das in Kapitel I und II entwickelte Modell des Funktions- und Situationskreises hilft uns den Zusammenhang zwischen all diesen Einzelfaktoren zu sehen, zu ordnen und entsprechend ihrer Bedeutung für den einzelnen Fall zu gewichten.

Wir haben in Kapitel II darauf hingewiesen, daß der Funktionskreis der Atmung im Unterschied zu den Funktionskreisen der Nahrungsaufnahme, der Ausscheidung und der Sexualität in der normalen menschlichen Entwicklung nicht sozialisiert wird und daher zeitlebens eine archaische, gewissermaßen primärprozeßhafte Dynamik beibehält. Das bedeutet jedoch nicht, daß dieser Funktionskreis von anderen gleichzeitig ablaufenden Vorgängen während der Auseinandersetzung des Individuums mit den inneren und äußeren Faktoren isoliert sei. Er ist über den O_2-Bedarf des Körpers, die CO_2-Spannung, den pH-Wert des Blutes direkt und indirekt von zahlreichen somatischen Abläufen abhängig. Er ist reflektorisch (durch angeborene Verbindungen) mit dem Kreislauf und dem Schmerzgeschehen verflochten. Er nimmt an Stimmungsschwankungen teil, wobei die Sexualität eine besondere Rolle spielt und er ist schließlich aufs Engste nicht nur mit dem Ausdrucksgeschehen verknüpft. Schließlich wird die Atmung – wie Haltung und Gang – durch persönliche Gewohnheiten geprägt.

Es gibt also zahlreiche Faktoren, welche die Atmung direkt und indirekt beeinflussen. Um Störungen, die den Funktionskreis der Atmung selbst betreffen, von Störungen abzugrenzen, die auf seiner Verbindung mit anderen Funktionen beruhen, ist folgende Überlegung nützlich: Der Funktionskreis der Atmung wird durch ein Bedürfnis in Gang gesetzt, unangenehme Sensationen zu beseitigen, die sich bei zunehmender Intensität rasch zu dem Gefühl unmittelbarer Lebensbedrohung (»Atem-Not«) steigern. Unter diesem Gesichtspunkt lassen sich für differentialdiagnostische und therapeutische Überlegungen die verschiedenen Störungsmöglichkeiten nach folgendem Schema ordnen:

1. Störungen, die in dem Funktionskreis Atmung selbst angreifen (z.B. O_2-Bedarf; CO_2-Gehalt des Blutes; reflektorische Hemmungen, z.B. durch Reizung der Bronchial- oder Nasenschleimhaut; Entzündungen, Fremdkörper, Gerüche usw.).

2. Störungen durch (angeborene oder erworbene) Koppelungen an andere Funktionskreise, z.B. im Rahmen von Bereitstellungen zu Kampf oder Flucht.

3. Pathologische Entwicklung des Funktionskreises durch Einbau von Beziehungspersonen oder Objekten (Apparaten etc.), von denen der Ablauf der Atmung abhängig wird (siehe Kapitel II).

4. Indienstnahme der Befreiungsfunktion von Not durch andere Nöte, deren man (aus verschiedenen Gründen) nicht Herr werden kann und die man nun – etwa im Sinne einer Übersprunghandlung – »abzuatmen« versucht. Bei dem Hyperventilationssyndrom handelt es sich meistens um Störungen der Kategorie 2 oder 4 bzw. um eine Kombination aus beiden.

Von Störungen des Funktionskreises der Atmung, die unter den Ziffern 2–4 angegeben sind, macht die Feststellung der unter 3 genannten keine Schwierigkeiten. Aber auch hier müssen, wie bei den Störungen die unter

2 und 4 aufgezählt sind, Persönlichkeitsfaktoren des Patienten und seine psychosoziale Situation erkundet werden.

27.5 Diagnose

Wie bereits oben erwähnt, ist der Atemtyp – nämlich die Thoraxatmung und die geringe oder fehlende Bauchatmung – ein besonders wichtiges Merkmal: Das hilft dem Arzt seinen Verdacht auf das Vorliegen eines Hyperventilationssyndroms auch in anfallsfreien Zeiten zu untermauern, in denen die Patienten nur über die oben erwähnten subjektiven Beschwerden klagen.

Im Anfall sind die hohe Atemfrequenz ohne Zyanose, die inspiratorische Verschiebung der Atemlage, Tonuserhöhung der Muskulatur, die bis zur Tetanie führen kann, gesteigerte Reflexe und positiver Chvostek und Trousseau, Carpopedalspasmen, Karpfenmaul, Tremor und Hypothermie der Akren in wechselndem Ausmaß festzustellen. Im Astrup findet sich eine respiratorische Alkalose mit stark erniedrigter CO_2-Spannung. Eine Erniedrigung der P_{CO_2} kann – wie oben erwähnt – auch im anfallsfreien Intervall gefunden werden.

Nach Weimann (1968) ist die Beobachtung, daß das Hyperventilationssyndrom gehäuft bei jungen Frauen vorkommt, ebenfalls ein diagnostischer Hinweis. Die Beobachtungen Lum's (1976) sprechen jedoch dafür, daß man auch bei Männern häufiger an dieses Syndrom denken muß, als es bisher üblich war.

Der Verdacht läßt sich durch den Hyperventilationsversuch objektivieren: Durch bewußte Hyperventilation lassen sich bereits nach wenigen Minuten Pupillenerweiterung, kalte Extremitäten, Schwitzen an Handflächen und in den Achseln, sowie Tachykardie bei allen Menschen hervorrufen. Für das Vorliegen eines Hyperventilationssyndroms ist beweisend, daß der Patient das Auftreten der ihm bekannten Beschwerden feststellt: Kribbeln an den Fingern, Armen und Füßen, Verkrampfung der Finger bzw. Hände, Verkrampfung des Mundes, Benommenheit, Schwindel, Schwarzwerden vor den Augen, Unvermögen durchzuatmen, Herzdruck, Herzklopfen, Globusgefühl und Angst.

Der manchmal nach Strumektomie oder auch spontan auftretende Hypoparathyreoidismus, bei dem im Hyperventilationsversuch die oben geschilderten Symptome ebenfalls rasch auftreten, kann leicht durch das – im Gegensatz zum funktionellen Atmungssyndrom – erniedrigte Serum-Calcium ausgeschlossen werden.

Wie bei allen funktionellen Syndromen so gilt auch hier, daß die Diagnose nicht nur durch den Ausschluß einer organischen Krankheit, sondern auch durch positive psychologische Symptome gestellt werden muß. Allerdings haben bei der Polyätiologie dieses Krankheitsbildes und bei den charakteristischen subjektiven und objektiven Beschwerden psychologische Symptome für die Diagnose häufig nur einen ergänzenden Charakter. Sie sind jedoch unerläßlich für die Aufstellung eines vernünftigen Therapieplanes.

27.5.1 Differentialdiagnose

Grundsätzlich müssen bei jeder Hyperventilation somatische Krankheitsbilder (Störungen des Funktionskreises der ersten Form) in die differentialdiagnostischen Überlegungen eingeschlossen werden. Obgleich Schettler (1970) darauf hinweist, daß bei über 95% der Patienten ein psychisch bedingtes Hyperventilationssyndrom vorliegt.

Die folgende Zusammenstellung gibt einen Überblick über die Krankheitsbilder, an die bei tetanischen Symptomen gedacht werden muß:

A. *Tetanische Symptome mit alveolärer Hyperventilation*
  1. Hyperventilation bei primär normalen O_2- und H-Konzentrationen im Blut.
     a) Psychisch bedingte Hyperventilation
     b) Direkte Stimulierung des Atemzentrums durch lokale Prozesse (Enzephalitis, Tumor)
  2. Gewebshypoxie
B. *Alveoläre Hyperventilation ohne tetanische Symptome* (kompensatorische Hyperventilation)
  1. Gewebshypoxie
     a) arterielle Hypoxämie (atmosphärisch, pulmonal, kardial).
     b) arteriovenöse O_2-Differenz vergrößert (z.B. bei Anämie)
  2. Metabolische Azidose
C. *Tetanische Symptome ohne alveoläre Hyperventilation* (Ziegler 1976)
  1. Bei Normokalzämie
     a) relativer Parathormon-Mangel: latenter Hypoparathyreoidismus
     b) Magnesiummangel
     c) Hyperkaliämie
     d) Infektionskrankheiten (Tetanus!)
     e) Intoxikationen
     f) Alkalose (z. B. HCl-Verlust)
  2. Bei Hypokalzämie
     a) strumipriver Hypoparathyreodismus
     b) idiopathischer Hypoparathyreoidismus
     c) verminderte Ca-Aufnahme (Mangelernährung, Malabsorption, Niereninsuffizienz)
     d) Ca-Sog in die Knochen (Heilungphase der Rachitis, Zustand nach Operationen bei primärem Hypoparathyreoidismus)

27.6 Therapie

27.6.1 Symptomatisch

Während des Anfalls sollte zunächst versucht werden, den Patienten zu beruhigen. Das Auftauchen des Arztes genügt bereits häufig, um den Anfall zu beenden. Als einfachste Behandlungsmethode – auch in der Klinik – hat sich es sich bewährt, den Patienten in eine Plastiktüte atmen zu lassen, um so die Kohlensäurespannung im Blut wieder zu erhöhen. Nach Hayn (1974) soll es jedoch vorkommen, daß diese Methode die Angst des Patienten vermehrt. Er schlägt daher vor, statt dessen die untere Thoraxapertur mit beiden, flach angelegten Händen von beiden Flanken nach der Wirbelsäule zu kräftig zu komprimieren und den Thorax in dieser Kompressionsstellung etwa 2–3 Minuten fest zusammengedrückt zu halten. Dadurch werden die Atemexkursionen des Brustkorbs und das Atemvolumen wesentlich vermindert und die forcierte Atmung des Patienten unterdrückt. Wenn der Patient etwa nach einer Minute bereits eine Besserung verspürt, kann die Kompression gelockert und nach etwa 3 Minuten die Atmung völlig freigegeben werden. Bei dieser Maßnahme ist allerdings die symbolische Bedeutung zu beachten, die ein derartiger in engem körperlichem Kontakt ausgeübter Zwang für den Patienten haben kann. Die Methode sollte daher nur zur Anwendung kommen, wenn andere Maßnahmen versagen. Die häufig geübte Praxis der intravenösen Applikation von 10 ml einer 10%igen Calciumlösung ist nur gerechtfertigt, wenn man sich darüber im klaren ist, daß es sich hierbei im wesentlichen um einen Placeboeffekt handelt: die Calciuminjektion führt zu einem subjektiven Wärmegefühl, das sich bei Patienten, die sich vom Absterben ihrer Hände und Füße bedroht fühlen, günstig auswirken kann. In jedem Fall sollte aber vor einer Calciumgabe Blut für eine Calciumbestimmung abgenommen werden, um eine hypocalcämisch bedingte Tetanie mit Sicherheit ausschließen zu können.

27.6.2 Behandlung der gewohnheitsmäßigen Thoraxatmung

Da die Mehrzahl der Patienten zu wenig Kontrolle über ihr Zwerchfell haben und es bei der Atmung zu wenig benutzen, ist eine konsequente Atemtherapie von großer Bedeutung. Der Therapeut muß die Patienten lehren mit dem Zwerchfell zu atmen und vor allem in Ruhe ausschließlich die Zwerchfellatmung zu betätigen. Lum (1976) empfielt die Patienten täglich 2 Mal 20 Minuten die Atemübungen durchführen zu lassen und während der übrigen Zeit dauernd auf ihre Atmung zu achten. Nach seinen Erfahrungen stellt dann die Mehrzahl der Patienten bald fest, daß die anfangs für sie selbstverständliche Thoraxatmung für sie schwierig wird, was ein günstiges Omen bedeutet. 70% der von ihm nach dieser Methode behandelten Patienten wurden vollständig asymptomatisch und haben ihre Ängstlichkeit verloren. 25% behielten zwar einige Symptome, konnten sie aber durch Überwachung ihrer Atmung unter Kontrolle halten. Nur 5% zeigten keinerlei Besserung.

27.6.3 Psychotherapie

Eine effektive Behandlung verlangt, daß der Patient die Beziehungen zwischen auslösender Situation, Emotion und Hyperventilation durchschaut. Dazu ist es notwendig die emotionalen Probleme mit dem Patienten zu besprechen, was wiederum eine gute Arzt-Patienten-Beziehung voraussetzt, bei der der Arzt vor allem die Geduld nicht verlieren darf. Hoff (1952) schlägt vor, die Patienten über das Wesen der Störung als »eine Gewohnheitsreaktion« aufzuklären und auch die Angehörigen und die Umgebung des Patienten mit in die Behandlung einzubeziehen. Dadurch, daß man den Patienten darauf aufmerksam macht, wenn er zu hyperventilieren beginnt, könne ihm geholfen werden auf seine Atmung zu achten. Dabei ist allerdings wichtig, daß man dem Patienten und den Angehörigen klar macht, daß es sich bei seinen Beschwerden nicht um bloße Einbildungen, sondern um echte Symptome handelt, die auch ihre somatischen Äquivalente haben.

Eine tiefenpsychologisch fundierte Therapie ist nur bei schwereren neurotischen Störungen indiziert.

27.7 Prognose

Die Prognose des akuten Hyperventilationsanfalles, der nach unterschiedlicher Dauer spontan abklingt, ist immer gut. Organschädigungen durch Hypokapnie sind bisher nicht beschrieben worden. Anders steht es mit der chronischen Hyperventilation. Weimann (1968), der insgesamt 121 Patienten mit einem Hyperventilationssyndrom nach einem Zeitraum von 1–7 Jahren katamnestisch nachuntersucht hat, berichtet über eine Besserung in 65% und ein Verschwinden der charakteristischen Symptomatik in 26% der Fälle. Dabei ist interessant, daß das Ergebnis bei Kranken, die über den Ventilationsmechanismus nicht aufgeklärt worden waren, wesentlich schlechter ausfiel: Hier waren die hyperventilationsabhängigen Symptome in 78% unverändert oder hatten sich sogar verschlechtert. Wie oben erwähnt, kann die Prognose durch konsequente Atemtherapie und Besprechung der emotionellen Probleme des Patienten wesentlich verbessert werden.

Wie bei allen funktionellen Syndromen sind iatrogene Verschlimmerungen dadurch möglich, daß organische Leiden, wie z. B. ein Hypoparathyreoidismus oder eine coronare Herzkrankheit diagnostiziert und damit die Beschwerden fixiert werden. Bei Patienten, bei denen eine neurotische Störung vorliegt, ist ohne Psychotherapie eine Chronifizierung des Leidens zu erwarten (Cremerius 1968, Delius und Fahrenberg 1966).

Literatur

[1] Adlersberg, D.: Porges, O.: Die neurotische Atmungstetanie, eine neue klinische Tetanieform. Wien. Arch. Inn. Med. 8: 185–238 (1924)

[2] Alexander, F.: Psychosomatische Medizin. Berlin, De Gruyter (1951)

[3] Bräutigam, W.; Christian, P.: »Psychosomatische Medizin«. Stuttgart, Thieme (1973)

[4] Bühlmann, A. A.: Atmung, in: Siegenthaler, W. (Hrsg.): Klinische Pathophysiologie, Stuttgart, Thieme (1970)

[5] Cannon, W. B.: The mechanism of emotional disturbance of bodily functions. New Engl. J. Med. 198: 877–884 (1928)

[6] Cremerius, J.: Die Prognose funktioneller Syndrome. Ein Beitrag zu ihrer Naturgeschichte, Stuttgart, Enke (1968)

[7] Christian, P.: Die Atembewegung als Verhaltensweise. Nervenarzt 28: 243–247 (1957)

[8] Christian, P.; Mohr, P.; Schrenk, M.; Ulmer, W.: Zur Phänomenologie der abnormen Atmung beim sogenannten »Nervösen Atmungssyndrom«. Nervenarzt 26: 191–197 (1955)

[9] Delius, L.; Fahrenberg, J.: Psychovegetative Syndrome. Stuttgart, Thieme (1966)

[10] Dudley, D. L.; Holmes, T. H.; Martin, C. J.; Ripley, H. S.: Changes in respiration associated with hypnotically induced emotion, pain, and exercise. Psychsom. Med. 26: 46–57 (1964)

[11] Engel, G. L.; Ferris, E. B.; Logan, M.: Hyperventilation: Analysis of clinical Symptomatology. Ann. intern. Med. 27: 683–704 (1947)

[12] Friedman, M.: Studies concerning the etiology and pathogenesis of neurocirculatory asthenia. III. The cardiovasular manifestations of neurocirculatory asthenia. Amer. Heart. J. 30: 478–491 (1945)

[13] Hayn, H.: Das Hyperventilationssyndrom. Der Prakt. Arzt 1: 34–36 (1974)

[14] Herzog, H. Akute Atemnot. Therapiewoche 31: 2533–2539 (1973)

[15] Hoff, H.; Clotten, R.; Thurner, W.: Zur Frage des Hyperventilationssyndroms. Wien. Med. Wschr. 46: 917 (1952)

[16] Kerr, W. J.; Dalton, J. W.; Gliebe, P. A.: Some physical phenomena associated with the anxiety states and their relation to hyperventilation. Ann. intern. Med. 11: 961–992 (1937)

[17] Lewis, B. I.: The Hyperventilation Syndrome. Ann. int. Med. 38: 918–927 (1953)

[18] Lewis, B. I.: Chronic Hyperventilation Syndrome. Jama 155: 1204–1208 (1954)

[19] Lewis, B. I.: Hyperventilation Syndromes: Clinical and Physiologic Observations. Postgrad. Med. 21: 259–271 (1957)

[20] Lum, L. C.: »The Syndrome of Habitual Chronic Hyperventilation« in Modern Trends in Psychosomatic Medicine. Butterworth, London (1976) S. 196

[21] Schettler, G.: Innere Medizin, Bd. I. Stuttgart, Thieme (1970)

[22] Siegenthaler, W.: Klinische Pathophysiologie, Thieme, Stuttgart, 1973.

[23] Stead, E. A. jr.; Warren, J. V.: Clinical significance of hyperventilation. The role of hyperventilation in the production, diagnosis und treatment of certain anxiety symptoms. Amer. J. med. Sci. N. S. 206: 183–190 (1943)

[24] Uexküll, Th. v.: Funktionelle Syndrome in psychosomatischer Sicht. Wien. Klin. Wschr. 81, 21: 391–396 (1969)

[25] Weimann, G.: Das Hyperventilationssyndrom. München, Urban und Schwarzenberg (1968)

[26] Weimann, G.: Die Hyperventilation als pathogenetischer Faktor im Rahmen funktioneller Syndrome. Fortschr. Med. 86, 5: 230–232 (1968)

[27] Weimann, G.; Georg, D.: Zur Prognose des Hyperventilationssyndroms. Med. Welt 19: 710–715 (1968)

[28] Ziegler, R.: Krisenhafte Zustände bei Störungen des Kalziumstoffwechsels. D. Krhs. Arzt 49, 2: 2–8 (1976)

28 Synkopen

Claudia Simons, Karl-Heinz Schultheis und Karl Köhle

28.1 Definition und Symptomatik

In der Regel kurz andauernder, nicht epileptischer Anfall mit Bewußtseins- und Tonusverlust. Die erweiterte Definition schließt Symptome wie Schwindel, Ohnmachtsneigung, Kraftlosigkeit und Beschwerden im Sinne einer reduzierten Bewußtseinslage mit ein. Der Wechsel von Bewußtseinstrübung zu völliger Bewußtlosigkeit erfolgt nicht plötzlich. Es gibt alle Übergänge, die nur rascher oder langsamer durchlaufen werden, wobei auf jeder Stufe Rückbildung möglich ist. Die Diagnose einer »Synkope« sollte nicht nur bei Bewußtseins- und Tonusverlust gestellt werden, da die Vielzahl von Beschwerdebildern, bei denen es zu keinem vollständigen Bewußtseinsverlust kommt, sonst der Diagnostik und Therapie entgeht. Im einzelnen variiert die Symptomatik entsprechend den zugrundeliegenden Krankheitsbildern, die angegebenen Leitsymptome sind jedoch regelmäßig vorhanden.

Synonyma: »Ohnmacht«, »Fainting«.

28.2 Pathogenetische Mechanismen

Nach den pathogenetischen Mechanismen bietet sich folgende Einteilung an (n. Engel, 1962):
1. Verminderung des Gehirnstoffwechsels als Folge unzureichender Durchblutung bzw. Sauerstoffversorgung des Gehirns;
2. Verminderung des Gehirnstoffwechsels als Folge allgemeiner oder lokaler Stoffwechselstörungen;
3. direkte oder reflektorische Einwirkung auf Teile des zentralen Nervensystems, die mit der Regulation des Bewußtseins und des körperlichen Gleichgewichts zu tun haben;
4. psychische Mechnismen, die den Bewußtseinszustand und die Wahrnehmungsfunktionen beeinträchtigen.

28.3 Klassifikation

Bei den einzelnen Krankheitsbildern sind häufig mehrere dieser Mechanismen beteiligt. Deshalb wird im folgenden eine Klassifikation nach klinischen Gesichtspunkten gewählt (n. Engel, 1962):

1. Synkopen bei Insuffizienz der peripheren Kreislaufregulation verschiedenster Genese (z. B. akute Blutung, Exsikkose, postinfektiöse Kreislaufschwäche usw.)
2. Synkopen kardialer Genese
   – bradykarde u. tachykarde Rhythmusstörungen
   – Koronarinsuffizienz und Herzinfarkt
   – Aortenstenose, Mitralstenose
   – angeborene Herzvitien
3. Synkopen bei Störungen der Atmungsfunktion und bei Lungenerkrankungen
   – Hyperventilation
   – Verletzung des Larynx
   – Synkopen nach Husten und Niesen (der »Lachschlag«)
   – Lungenerkrankungen: Lungenembolie, pulmonale Hypertension
4. Synkopen bei Erkrankungen des Gehirns
   – Verschlüsse im Bereich des Systems der Arteriae carotis, vertebralis, basilaris
   – intrakraniale Gefäßerkrankungen
   – intrakraniale raumfordernde Prozesse
   – Überempfindlichkeit des Carotis-Sinus, Charcot-Weiss-Syndrom
   – Stoffwechselstörungen (Hypoglykämie)

In diesem Kapitel werden die unter psychosomatischen Gesichtspunkten besonders relevanten
5. Synkopen primär psychischer Genese besprochen
   vago-vasale Synkopen (»vaso-depressor-Synkope«)
   konversionsneurotische Synkopen
   Synkopen unklarer Genese bei akutem Streß

Diese Einteilung ist als idealtypisch anzusehen; klinisch sind die einzelnen Formen oft nicht scharf voneinander zu trennen.

28.4 Vago-Vasale Synkope

28.4.1 Symptomatik und Klinik

Die vago-vasale Synkope tritt charakteristischerweise bei Personen auf, die sich in einem akuten Angstzustand befinden, dem sie sich aus sozialen oder anderen Gründen nicht entziehen können. Erste Anzeichen sind Muskelschwäche, gefolgt von Nausea, Schweißausbruch, Unruhe, Blässe, Seufzeratmung und Gähnen. Das Ablaufen dieser Sequenz kann zu jedem Zeitpunkt durch Einnehmen der horizontalen Lage unterbrochen werden und ist voll reversibel. Wird der Ablauf nicht unterbrochen, kann Abnahme des Muskeltonus und plötzlicher Bewußtseinsverlust innerhalb weniger Minuten, sogar Sekunden, folgen. Dauert die Bewußtlosigkeit länger als 15 bis 20 Sekunden an, so können klonische Muskelkrämpfe auftreten. Die Symptomatik ist auch zu diesem Zeitpunkt noch rasch reversibel, wenn der Patient in die horizontale Lage gebracht wird.

Die vago-vasale Synkope zeigt charakteristische Kreislaufveränderungen: Der arterielle Druck sinkt ab, bei systolischen Werten zwischen 60 und 55 mm Hg tritt Bewußtlosigkeit ein. Der Blutdruckabfall wird zunächst von einer Pulsbeschleunigung begleitet; bei Erreichen des kritischen systolischen Wertes sinkt die Pulsfrequenz dann plötzlich auf 30 bis 60 Schläge pro Minute ab. Kontinuierliche EEG-Messungen ergaben Veränderungen der elektrischen Erregung als Folge der Minderdurchblutung des Gehirns bei Beginn des Bewußtseinsverlustes: Verlangsamung der Frequenz auf 2–4/sec.

Gegenüber Synkopen, die plötzlich nach starken Schmerzreizen oder Schreckerlebnissen auftreten, zeichnet sich die vago-vasale Synkope meist durch einen protrahierten Verlauf aus, bei dem die beschriebenen Stadien der Symptomatik relativ deutlich ausgeprägt sind. Erlebnismäßig wird retrospektiv während dieser Zeit ansteigende Angst beschrieben sowie der Wunsch, der beängstigenden Situation zu entfliehen. Entweder unmittelbar vor Auftreten der Bewußtlosigkeit oder auch schon in früheren Stadien bildet sich plötzlich zunehmende Gleichgültigkeit aus, die ein Umschlagen der Fluchttendenzen in das »Sich-der-Situation-Ausliefern« »giving-up« (Engel, 1962) einleitet. Der Übergang zur Bewußtlosigkeit kann dabei als durchaus angenehm geschildert werden, was u.a. damit zusammenhängen könnte, daß die Symptomatik vom psychodynamischen Verständnis her gesehen eine Lösung des angsterregenden Konfliktes darstellt. Sämtliche, oft als bedrohlich imponierenden Symptome und Befunde sind in der Regel rasch reversibel, zu einem protrahierten Verlauf im Sinne eines Kreislaufschocks kommt es relativ selten.

28.4.2 Epidemiologie

Die Erhebung zuverlässiger epidemiologischer Daten wird durch den Umstand erschwert, daß es sich bei vago-vasalen Synkopen oft um seltene oder einmalige, in der Regel kurzdauernde, Ereignisse handelt, denen häufig kein Krankheitswert zugeschrieben wird. Vorwiegend betroffen sind junge Männer. In größeren, unausgelesenen Stichproben werden von 15 bis 20% der Befragten anamnestisch eine oder mehrere Episoden von Bewußtseinsverlust seit der Adoleszenz angegeben. Der weitaus größte Teil dieser Attacken tritt während medizinischer Maßnahmen (Blutabnahme, Injektionen, zahnärztliche Behandlungen u.ä.) auf. Daneben sind vago-vasale Synkopen gehäuft in überfüllten Räumen und – besonders bei Jugendlichen, – z.B. während des Gottesdienstes in der Kirche zu beobachten. Die bei Jugendlichen gelegentlich epidemisch auftretenden Synkopen im Rahmen von Pop-Konzerten sind wahrscheinlich hysterischer Natur (s.u.).

28.4.3 Pathogenetische Konzepte

28.4.3.1 Beteiligung emotionaler Faktoren an der Pathogenese

Vago-vasale Synkopen treten bei sonst körperlich gesunden Personen zumeist in Situationen auf, in denen sich die Betroffenen extrem bedroht fühlen, die Situation aber weder verändern, noch aus ihr entfliehen können (s. Kap. 4 »Soldaten im Feuer«). Das in der Situation auftretende Angstgefühl wird aus Gründen der sozialen Anpassung nicht geäußert.

Kinder werden bei Blutabnahmen selten ohnmächtig, was u.a. damit zusammenhängen könnte, daß sie Angstgefühle und Ansätze zu Flucht- bzw. Kampfreaktionen in dieser Situation nicht unterdrücken. Auf die Bedeutung der Äußerung von Emotionen weist in diesem Zusammenhang auch eine Beobachtung von Engel (1962) hin: Bei einem Probanden wurden Synkopen durch Aufblähen eines ins Rektum eingeführten Ballons ausgelöst; als der Patient auf den zunehmenden Schmerzreiz hin wütend aufschrie, kehrten Puls- und Blutdruckwerte zur Norm zurück und die Synkopen-Symptomatik klang ab.

In luftfahrtmedizinischen Versuchen mit Überdruck/Unterdruckkammern ließ sich nachweisen, daß die Tendenz von Versuchspersonen, in angsterregenden Situationen mit Synkopen zu reagieren, vom Grad der Vertrautheit mit der Situation abhängt: Die Häufigkeit von Synkopen nahm vom ersten bis zum siebten simulierten Flug von 18 auf 2 Prozent ab, obwohl Auftreten und Schweregrad der übrigen, durch den Druckwechsel hervorgerufenen Symptome unverändert blieben (Romano, n. Engel, 1962).

Die größere Häufigkeit vago-vasaler Synkopen bei Männern läßt sich hypothetisch darauf zurückführen, daß Männer tiefergehende Ängste vor Verletzungen haben (Kastrationsangst) und daß in unserer Kultur die Äußerung von Angstgefühlen (die für das Vermeiden der Synkopensymptomatik entscheidend ist, s.o.) bei Männern weniger toleriert wird.

Dem wiederholten Auftreten vago-vasaler Synkopen bei organisch Gesunden liegt im allgemeinen eine psychische Störung zugrunde. In diesen Fällen entsteht die Bedrohung aus einem inneren Konflikt. Dieser innere Konflikt kann durch äußere Gefahren, die dem unbeteiligten Beobachter trivial erscheinen mögen, mobilisiert werden. Die betroffenen Patienten zeigen zumeist auch andere Zeichen frei flottierender (nicht an ein äußeres Objekt gebundener) Angst. Synkopen treten dabei häufig dann auf, wenn andere Abwehrformen, wie z.B. eine Konversionssymptomatik oder eine phobische Abwehr, zusammenbrechen.

Engel berichtet von einem Farmer, der wegen einer konversionshysterisch bedingten beidseitigen Lid-Ptose nicht in der Lage war, auf der Jagd zu schießen. In die hysterische Symptombildung war u. a. die Abwehr aggressiver Impulse zusammen mit der Kastrationsangst eingegangen. Der Versuch, den Farmer dadurch zu kurieren, daß ihm beide Augenlider hochgezogen wurden, führte zu einer vago-vasalen Synkope: Das Durchbrechen der mit der Symptombildung verbundenen Abwehr mobilisierte massive Angst, weder Flucht noch Affektäußerungen waren möglich.

In Beschleunigungsversuchen in Zentrifugen ließ sich experimentell nachweisen (Cohen et al., 1959) daß die Synkopen-Symptomatik bei solchen Versuchspersonen schon bei niedrigen Beschleunigungswerten auftritt, die testpsychologischen Befunden zufolge besonders ängstlich und selbstunsicher sind.

28.4.3.2 Psychophysiologie

Phänomenologisch ist das Gesamtgeschehen, das sich bei der Synkope abspielt, das Gegenstück zur fight-flight- oder defence reaction (Folkow, 1955, 1966), die mit gesteigerter Wachsamkeit und Erhöhung des Blutdruckes einhergeht (s. Kap. »Hypertonie«). Soweit Untersuchungen der Kreislaufparameter bei der Synkope vorliegen, scheint der Blutdruckabfall mit einer Verminderung des peripheren Widerstandes und des Herzzeitvolumens einherzugehen (Barcroft, 1944).

Mechanistische Interpretationen, die ein »Versacken des Blutes in der Peripherie« infolge akuter Vaso-Dilatation als Ursache annehmen, bleiben die Antwort auf die Frage nach der Ursache der Vaso-Dilatation schuldig. Sie übersehen auch, daß es sich nicht um ein bloßes Versagen von Regulationsvorgängen handelt, sondern um ein offensichtlich reguliertes und koordiniertes, in bestimmten Phasen ablaufendes Gesamtgeschehen, das mit einem phylogenetisch sehr alten Reaktionsmuster, dem Totstellreflex der Tiere, verwandt zu sein scheint. Neurophysiologisch lassen sich zwei Reaktionsweisen unterscheiden:
a) die »histiotrope« (Körpergewebe schützende, Energie sparende)
b) die »ergotrope« (auf Handlung und Energieverbrauch ausgerichtete) (Hess, 1948).

Die Synkope läßt sich – ähnlich wie die ebenfalls wenig erforschten hypotonen Kreislaufzustände – dem histiotropen Reaktionsmuster zuordnen, dessen psychologische und physiologische Komponenten sehr viel weniger gut untersucht sind als die des ergotropen Reaktionsmusters. Vor allem wissen wir über ihre Beziehungen zu Zuständen der Hilf- und Hoffnungslosigkeit, denen Schmale und Engel eine überragende Bedeutung für die Pathogenese vieler Krankheiten zumessen, noch so gut wie nichts.

Als psychophysiologische Gesamtreaktion hat die Synkope große Ähnlichkeit mit der Nausea, die nach Th. v. Uexküll (1952) der Prototyp einer histiotropen Reaktion ist, die psychologisch durch Rückzug, Minderung der emotionalen Spannung und Gleichgültigkeit gekennzeichnet ist und physiologisch den Prodromalstadien der Synkope entspricht.

28.4.4 Therapie und Prognose

Bei Auftreten einer vago-vasalen Synkope genügt im allgemeinen die horizontale Lagerung des Patienten, um die Symptomatik rasch zum Abklingen zu bringen. Aktive Bewegung der Beine verbessert den Rückstrom des Blutes.

Die therapeutische Aufgabe des Arztes besteht in einer beruhigenden Information des Patienten, der Angehörigen und der Umgebung über die Ungefährlichkeit der bedrohlichen Symptomatik. Darüber hinaus ist es unerläßlich, mit dem Patienten über das der Symptomatik zugrunde liegende Reaktionsmuster zu sprechen. Dabei ist besonders sorgfältig darauf zu achten, daß der Patient durch eine solche Mitteilung nicht gekränkt wird (etwa: »Wir haben bei Ihnen nichts gefunden«), d.h., daß er sich nicht als Simulant eingestuft erlebt. Auch wenn in der Symptomatik ein Konflikt bewältigt wird (diese könnte auch als »Leistung« des Organismus aufgefaßt werden), fühlt sich der Patient ja den Anfällen »ohnmächtig« ausgeliefert.

Eine Klärung der auslösenden Situation und ein Durchsprechen damit verbundener Ängste kann von prophylaktischer Bedeutung sein. Bei rezidivierenden vago-vasalen Synkopen ist eine psychotherapeutische Bearbeitung des zugrundeliegenden Konfliktes dann zu empfehlen, wenn die Synkopen-Symptomatik allein oder im Zusammenhang mit Symptomen im psychischen Bereich für den Patienten den Charakter eines Leidens angenommen hat.

28.5 Konversionsneurotische Synkopen

28.5.1 Exemplarische Krankengeschichte

Eine 17jährige, leicht adipöse Patientin wird innerhalb von 10 Tagen sechsmal mit dem Notarztwagen in die Klinik gebracht. Bei jedem dieser Ereignisse war sie an der Arbeitsstelle plötzlich bewußtlos geworden. Die sich in kurzen Abständen wiederholende dramatische Einlieferung in die Klinik führte dazu, daß über die Patientin in zahlreichen Besprechungen und Seminaren diskutiert wurde.
Symptomatik und klinischer Befund:
In bestimmten Situationen wird die Patientin unruhig, zum Teil beobachtet sie Zittern und Flimmern vor den Augen, innerhalb kürzester Zeit tritt dann Bewußtlosigkeit ein, die meist ca. 15 Minuten, gelegentlich aber auch bis zu zwei Stunden andauert. Beim Erwachen fällt ein heftiges und rasches Atmen auf, die Patientin klagt über Kopfschmerzen, die innerhalb von ein bis zwei Stunden wieder abklingen.

Die klinische Anamnese ist unauffällig. Im Anfall findet sich ein Blutdruck von 130/80 mm Hg und eine Pulsfrequenz von 100 Schlägen pro Minute.

Die fachneurologische Untersuchung einschließlich EEG, Schlafentzugs-EEG, Hirnszintigramm und Hyperventilationsversuch ergibt ebenfalls keinen pathologischen Befund.
Entwicklung der Symptomatik und auslösende Situation:
Zustände von anfallsartig auftretender Übelkeit, Zittern am

ganzen Körper, Weichwerden in den Knien und Sternchensehen beobachtete die Patientin erstmals vor zwei Jahren. Damals trat die Symptomatik plötzlich bei einer Auseinandersetzung mit den Eltern auf, in deren Verlauf diese ihr verboten hatten, weiterhin mit ihrem Freund auszugehen. Die Beschwerden klangen nach kurzem Ausruhen wieder ab, es kam damals zu keinem Bewußtseinsverlust. Zum jetzigen Zeitpunkt besteht ein Zusammenhang zwischen dem Auftreten der Beschwerden und starken »Aufregungen«, die mit dem Gefühl von Hilflosigkeit und ohnmächtiger Wut verbunden sind. Die Anfälle sind jetzt gekennzeichnet durch Unruhezustände mit Zittern und Flimmern vor den Augen, auf die rasch Bewußtlosigkeit folgt. Die zur stationären Aufnahme führenden Synkopen traten während der Berufstätigkeit auf, als auslösende Situation schildert die Patientin – sie ist kaufmännische Angestellte – Auseinandersetzungen mit ihrem Vorgesetzten, gegen den sie sich nicht durchsetzen kann. Als aktuellen Anlaß für die Symptomhäufung bietet sich zunächst die Kündigung einer älteren Arbeitskollegin an, zu der die Patientin ein besonders gutes Verhältnis hatte und von der sie sich auch beschützt fühlte. Seit deren Weggang fühlt sie sich alleingelassen und den Angriffen der Mitarbeiterinnen und Vorgesetzten hilflos ausgeliefert. Sie schildert sich als besonders erfolgreich, aber isoliert am Arbeitsplatz, den Neidreaktionen der älteren Kolleginnen ausgesetzt.

Familiäre Situation:
Die Patientin lebt in der elterlichen Familie, fühlt sich dort jedoch unterdrückt. Nach ihrer Schilderung wird sie besonders in der Kontaktaufnahme mit Gleichaltrigen durch die rigiden elterlichen Moralvorstellungen behindert, die zu verschiedenen Einschränkungen – so etwa des abendlichen Ausgehens – führen. Anstelle einer sexuellen Aufklärung wurde der Patientin immer wieder in Auseinandersetzungen anhand negativer Beispiele die Gefahr sexueller Beziehungen vor Augen geführt.

Besonders die *Mutter* übt Druck auf die Patientin aus, indem sie ihren Vorhaltungen durch Hinweis auf ihren Gesundheitszustand (sie leidet an nicht näher abgeklärten Herzbeschwerden) Nachdruck verleiht. Die herzbezogenen Symptome der Mutter, die sich in Auseinandersetzungen mit der Tochter verstärken, führten, als die Patientin 16 Jahre alt war, dazu, daß sich die Mutter mit der selbstgestellten Diagnose »Herzinfarkt« und ohne Zuziehen eines Arztes für 3 Monate ins Bett zurückzog. Die Patientin erlebt den Zustand der Mutter als bedrohlich und lebt in der Angst, sie durch aggressive Äußerungen umzubringen.

Zum *Vater*, der aufgrund einer Wirbelsäulentuberkulose Frührentner ist und sich viel um die Patientin kümmern konnte, bestand in der Kindheit eine enge Beziehung. Seit der Pubertät erlebt die Patientin ihn als distanziert; in Auseinandersetzungen ist er letzte Instanz, wobei er meist zur Mutter hält. Das Urteil des Vaters ist der Patientin sehr wichtig; ihre Unsicherheit, was er von ihr halten könnte, wird im Gespräch deutlich.

Den einzigen *Bruder* (+4) schildert sie als jähzornig; sie fühlt sich ihm gegenüber von den Eltern benachteiligt. Zum Zeitpunkt der Symptomhäufung stand die Rückkehr des Bruders von der Bundeswehr unmittelbar bevor.

Da die Patientin unter den familiären Konflikten deutlich litt und im ersten Gespräch gemeinsam mit ihr die wesentlichen Probleme herausgearbeitet werden konnten, wurde ihr eine psychotherapeutische Behandlung vorgeschlagen.

Verlauf der Behandlung:
Während der ersten Wochen standen Probleme am Arbeitsplatz und Auseinandersetzungen mit der Mutter ganz im Vordergrund. Eine Synkope trat jetzt erstmals auch zuhause in folgender Situation auf: Die Mutter hatte einen abendlichen Spaziergang mit einem Freund verboten; als sich danach der Streit über die von der Patientin als unnötig erlebten Einschränkungen soweit zuspitzte, daß die Patientin drohte, von zuhause auszuziehen, erlebte sie eine unerwartete Enttäuschung, als der Vater ihr dies ganz ruhig konzedierte. Darauf nahm der Bruder sie zur Seite und flüsterte ihr zu, dann werde er auch ausziehen, jetzt verlor sie ganz plötzlich das Bewußtsein. Nach diesem Ereignis grübelte sie lange über die Beziehung zum Vater nach.

Während der Therapie traten wiederholt Synkopen kurz vor der Therapiestunde auf, so daß der behandelnde Arzt zum Zeitpunkt der Stunde auf die Aufnahmestation gerufen wurde, wohin die Patientin gebracht worden war.

Im weiteren Verlauf der Behandlung wurde deutlich, daß der neurotische Konflikt die Beziehung zum Vater betraf. Er aktualisierte sich in einer beruflichen Parallelsituation, die durch das Ausscheiden einer mütterlichen Person und die Schutzlosigkeit gegenüber dem als bedrohlich erlebten Chef gekennzeichnet war. Im Elternhaus schützt die Anwesenheit der Mutter die Patientin vor dem Ausleben ihrer ödipalen Wünsche gegenüber dem Vater. Die Ambivalenz gegenüber der Mutter wird in der Angst deutlich, ihren Tod zu verschulden. Nach dem Tod der Mutter könnte der ödipale Wunsch, den Vater ganz für sich zu gewinnen, in Erfüllung gehen. Das Ausscheiden der schutzgewährenden älteren Kollegin verbindet sich mit deren Beseitigung (Tod der Mutter) und läßt sie mit dem Chef (Vater) allein.

Das Zustandekommen einer Übertragungssituation kündigt sich an, als die Symptomatik erstmals in der Beziehung zum Therapeuten auftrat.

Weiterer Verlauf:
Die Patientin gewinnt zunehmend Einsicht in ihren Beitrag zum regelhaften Ablauf der häuslichen Auseinandersetzungen. Sie kann ihre Unabhängigkeitswünsche besser durchsetzen und gewinnt einen Bewegungsfreiraum in der Familie, auf den sie zunächst depressiv reagiert, da sie das Nachgeben besonders des Vaters als Desinteresse interpretiert. Ihre Bindung an den Vater wird ihr zunehmend bewußt. Sie unternimmt Schritte zur Verselbständigung im Arbeitsbereich, läßt sich nach einer Übergangsphase des Rückzugs freier in Kontakte mit Gleichaltrigen ein und bleibt über mehrere Monate vor Abschluß der insgesamt zehnstündigen Therapie beschwerdefrei.

28.5.2 Symptomatik und Klinik

Die Symptomatik tritt unabhängig von der körperlichen Lage auf. Bei Eintritt der Synkope können die Patienten langsam zu Boden sinken oder auch abrupt fallen; sie verletzen sich für gewöhnlich nicht. Gelegentlich fallen bizarre Haltungen oder Bewegungen auf. Die Anfallsdauer schwankt zwischen wenigen Sekunden bis zu (seltener) mehreren Stunden.

Bei hysterischen Synkopen finden sich weder Kreislaufveränderungen noch EEG-Veränderungen. Die Pupillen sind unverändert und reagieren normal auf Licht, auch der übrige neurologische Status während der hysterischen Ohnmacht ist unauffällig. Hysterische Synkopen treten fast nur in Gegenwart anderer auf; dabei kann ein theatralisch-dramatisches Gehabe auffallen, was oft zum Vorwurf der Simulation gegenüber den Patienten führt.

Kulturelle Einflüsse können das Erscheinungsbild der hysterischen Synkope beeinflussen: So soll es in Viktorianischer Zeit üblich gewesen sein, daß Frauen durch malerisches Umsinken ihren Männern die Schwangerschaft mitteilten. In jüngerer Zeit haben Synkopen-Epidemien während des Auftritts von populären Rock-Musik-Idolen Aufsehen erregt.

Das Auftreten hysterischer Synkopen im Zusammenhang mit ärztlichen Untersuchungen hängt mit der unbewußten erotischen Bedeutung zusammen, die diese Patienten der Untersuchungssituation beimessen.

Die Symptomatik beginnt zumeist in der Pubertät, oft im Zusammenhang mit der Menarche. Vielfach finden sich weitere Konversionssymptome, insbesondere abdominelle Schmerzen, die gehäuft zu Appendektomien ohne pathologischen Befund führen. Für differentialdiagnostische Überlegungen ist es wichtig, daß aus den anamnestischen Daten die positive Diagnose einer konversionsneurotischen Synkope gestellt werden kann. Hierfür ist die Klärung des Konfliktes, der Bedeutung der Symptomwahl und des primären und sekundären Krankheitsgewinns erforderlich. Die Diagnose einer hysterischen Persönlichkeitsstruktur kann nur als Hinweis, nicht aber als Beweis gelten.

28.5.3 Epidemiologie

Die konversionsneurotische Synkope ist neben der vago-vasalen Synkope die häufigste Form der Ohnmacht bei jüngeren Erwachsenen. In der überwiegenden Mehrzahl sind Frauen betroffen. Bei den an konversionsneurotischen Synkopen leidenden Männern finden sich Hinweise auf Geschlechtsidentitätsstörungen.

28.5.4 Pathogenetische Konzepte

Das Konversionssymptom stellt nach der Krankheitslehre der Psychoanalyse einen Kompromiß zwischen Triebimpuls und Abwehr dar (vergl. Kap. 23). Die Lösung des Konfliktes zwischen Triebwunsch und Abwehr führt über verschiedene innerpsychische Mechanismen wie Identifikation, Verschiebung, Wendung gegen das Ich, Symbolisierung und Verdrängung zum Symptom, was als Endresultat einer Ich-Leistung (Konfliktlösung) angesehen werden kann und gleichzeitig Formen der Ersatzbefriedigung bietet. Die angstbesetzte Befriedigung des Triebwunsches in der Realität wird dadurch vermieden. Solange die Abwehr im Rahmen des Konversionssymptoms gelingt, sind die Patienten deshalb relativ angstfrei (»belle indifférence«). Diese stabilisierende Funktion der Symptombildung erklärt auch den Widerstand, der einer psychotherapeutischen Bearbeitung des Konfliktes entgegensteht: eine von den Patienten selbst geleistete »Lösung« des Konfliktes wird in Frage gestellt. Während die Ohnmacht für den Zuschauer häufig dramatisch und alarmierend wirkt, sind hysterische Patienten über ihre Symptomatik meist nur wenig beunruhigt. Im Gegensatz hierzu ist sich der Patient mit vago-vasaler Synkope seiner Angst – etwa vor einem medizinischen Eingriff – durchaus bewußt.

Auffallend ist das besondere Verhältnis der hysterischen Patienten zur Sexualität – sie wirken entweder scheu und gehemmt und vermeiden sexuelle Kontakte oder imponieren als promiskuös und sind dabei häufig frigide.

Die spezielle Bedeutung der hysterischen Synkope variiert individuell. Die sexuelle Bedeutung des Anfalls wird jedoch oft deutlich, wenn das Verhalten während der Ohnmacht genau beobachtet wird.

Bei der eingangs beschriebenen Patientin ist im Zusammenhang mit dem Wunsch, vom Vater akzeptiert zu werden, auch der ödipale Konflikt deutlich; er wiederholt sich in der Übertragungsbeziehung zum Arzt. Die Symptomwahl kann hier als Identifikation mit der Mutter, die in ihrer Jugend ebenfalls an Synkopen litt, verstanden werden.

28.5.5 Therapie

Die Synkope selbst bedarf keiner speziellen Behandlung, wohl aber in bestimmten Fällen das zugrunde liegende Leiden mit seinen Konflikten. Die Gabe blutdrucksteigernder Medikamente erzielt keinen Effekt und ist deshalb nicht indiziert. Bei der Besprechung der Diagnose ist die Vermeidung einer Kränkung der häufig besonders selbstunsicheren Patienten von größter Wichtigkeit (siehe Kapitel »Mitteilung der Diagnose«). Handelt es sich, vor allem im Rahmen der Pubertät, um leicht verständliche, entwicklungsbedingte, bewußtseinsnahe sexuelle Konflikte, so sind klärende Gespräche oft ausreichend, aber auch indiziert (Dührssen, 1974).

Bei ständig rezidivierenden konversionsneurotischen Synkopen ist eine psychoanalytisch orientierte Bearbeitung des zugrundeliegenden Konfliktes erforderlich.

Insbesondere bei dieser Patientengruppe hat die Wahl der psychotherapeutischen Methode eine sorgfältige diagnostische Abklärung zur Voraussetzung. Zu berücksichtigen ist dabei die Ausprägung der hysterischen Störung, insbesondere die Stabilität bzw. Fragilität der Ich-Funktionen. Nicht ganz selten finden sich rezidivierende Synkopen bei Patientinnen, die in krisenhaften Lebenssituationen, insbesondere vor der Verselbständigung am Ende der Adoleszenz sich vom Scheitern bedroht fühlen und in dieser Situation sozusagen vor einer negativen Gesamtbilanz immer wieder »ohnmächtig« zusammenbrechen. Die manifeste hysterische Symptomatik erweist sich bei diesen Patientinnen als pseudo-ödipal und pseudo-genital. Die Hauptkonflikte sind bei ihnen entwicklungsgeschichtlich früher entstanden, ihre Ich-Funktionen sind stark gestört. Bei dieser Patientengruppe kann die Synkopensymptomatik von schweren depressiven Reaktionen mit Suizidversuchen und psychosenahen Störungen abgelöst werden. Bei ihnen sind stützende Formen der Psychotherapie indiziert.

28.5.6 Psychogene Synkopen unklarer Genese

Schreck, Streß und akute Angst können sowohl zu vago-vasalen Synkopen als auch zu psychogenen Synkopen führen. Die Betroffenen fühlen sich typischerweise plötzlich schwindelig und verlieren oft rasch das Bewußtsein. Da es sich im allgemeinen um einmalige Ereignisse handelt, liegen keine detaillierten Untersuchungen über diese Formen der Synkope vor. Der in der Synkope enthaltene Rückzug (conservation-withdrawal) kann sich wahrscheinlich auch auf überwältigende oder sich zuspitzende innere Konflikte beziehen; so sind bei neurotischen und psychotischen Krankheitsbildern plötzlich auftretende psychogene Synkopen (ohne Kreislaufveränderungen) beobachtet worden.

28.6 Differentialdiagnostische Überlegungen

Die Differentialdiagnose hat Anfallsleiden (Epilepsie, Adams-Stokes-Anfälle, Hypoglykämie etc.) auszuschließen.

Die Diagnose läßt sich häufig aufgrund der genauen Beschreibung der Synkope stellen. Dabei sind in der Anamnese besonders zu beachten: Die Situation, in der die Symptome auftreten, vorausgehende Belastungen oder Konflikte, angsterregende Momente in der Situation, Anwesenheit anderer Personen, Atemverhalten, die Körperlage des Patienten bei Beginn des Anfalls, Charakter und Dauer prämonitorischer Symptome, die Zeit bis zum Bewußtseinsverlust, die Dauer des Bewußtseinsverlustes, das Auftreten von Krämpfen oder anderen neurologischen Symptomen, der Verlauf der Rekonvaleszenz, persistierende Symptome, Auftreten von Verletzungen oder Zeichen von Inkontinenz. Die Befragung von Zeugen des synkopalen Anfalles ist wichtig.

Die meisten Fälle der in diesem Kapitel beschriebenen wiederholten Anfälle von Bewußtseinsverlust werden durch wenige Synkopenformen verursacht. Vor allem bei jüngeren Patienten handelt es sich bei wiederholtem Auftreten von Synkopen zumeist um eine psychogene Verursachung; differentialdiagnostisch kommen hier die vago-vasale Synkope, die hysterische Synkope oder die Synkope bei Hyperventilation in Frage. Letztere tritt als Folge der Hypokapnie bzw. der resultierenden respiratorischen Alkalose auf. Das psychogene Hyperventilationssyndrom (vergl. Kapitel 27) kann sowohl als Folge neurotischer Angst wie auch als Konversionssymptom bei einem hysterischen Konflikt auftreten. Aus diesem Grund ist psychologisch die Abgrenzung gegenüber Patienten mit rezidivierenden vago-vasalen Synkopen einerseits und hysterischen Synkopen andererseits gelegentlich nicht streng möglich. Mischformen zwischen hysterischen Synkopen und Synkopen bei Hyperventilationssyndrom sowie alternierendes Auftreten dieser beiden Formen sind häufig. Synkopen psychogenen Ursprungs beginnen fast immer während der Jugend, meist während der Pubertät. Männer leiden öfter an vago-vasalen Synkopen, während bei Frauen die hysterischen Synkopen überwiegen und auch Synkopen infolge eines Hyperventilationssyndroms häufiger sind. Die Differentialdiagnose zwischen diesen drei Synkopenformen läßt sich aufgrund der klinischen Untersuchung einschließlich einer EEG-Untersuchung stellen; Provokationstests können nötigenfalls herangezogen werden: Orthostatische Belastung durch Stehen bzw. auf dem Kipptisch; evtl. Simulation der anamnestisch berichteten Angstsituation bei der vago-vasalen Synkope; Hyperventilationsversuch bei Verdacht auf Hyperventilationssyndrom. Ein Hyperventilationsversuch kann bereits – ohne daß der Patient die Absicht des Arztes bemerkt – während der Auskultation vorgenommen werden. Wenn dabei entsprechende Symptome auftreten, kann der Patient sie schildern, ohne damit die Abwehr des unbewußten Konfliktes aufgeben zu müssen. Patienten, die zur Hyperventilation neigen, sind oft schon am Atemtyp zu erkennen (s. Kapitel Hyperventilation).

Wiederholte Synkopen-Anfälle als Folge organischer Erkrankungen sind gegenüber psychogenen Synkopen selten. Es ist jedoch daran zu denken, daß eine organische Verursachung jenseits des 50. Lebensjahres häufiger wird und daß emotionale Belastungen auch vorwiegend organisch bedingte Synkopen auslösen können, ferner daß beim gleichen Patienten psychogen bedingte Synkopen in der Jugend in späteren Jahren durch organisch bedingte Synkopen abgelöst werden können. (s. Kapitel Arterielle Verschlußkrankheit, (Kap. 32/1).

Literatur

[1] Barcroft, H., Edholm, O.G., McMichael, J., Sharpey-Schafer, E.P.: Post hemmorhagic fainting, study by cardiac output and forearm flow. Lancet 15, 489 (1944).
[2] Dührssen, A.: Psychogene Erkrankungen bei Kindern und Jugendlichen. Verlag f. med. Psychologie, Göttingen (1974).
[3] Engel, G.L.: Fainting. Charles Thomas Publishers, Springfield, Illinois (1962).
[4] Folkow, B.: Nervous control of the blood vessels. Physiol. Rev. 35, 629 (1955).
[5] Folkow, B., Uvnas, B.: Discussion of sympathetic vasodilator system and blood flow. Physiol. Rev. 40 Suppl. 4,77 (1966).
[6] Hess, W.R.: Die Organisation des vegetativen Nervensystems. Schwabe, Basel (1948).
[7] Schmale, A.H., Iker, H.: The affect of hopelessness and the development of cancer. Psychosom. Med. 28, 714–721 (1966).
[8] Schmale, A.H., Iker, H.: Hopelessness as a predictor of cervical cancer. Soc. Sci. & Med. 5, 95–100 (1971).
[9] v. Uexküll, Th.: Untersuchungen über das Phänomen der »Stimmung« mit einer Analyse der Nausea nach Apomorphingaben verschiedener Größe. Ztschr. f. Klin. Med. 149, 132–210 (1952).

29 Schmerz

Rolf Adler

29.1 Einleitung

Schmerz ist eines der Leitsymptome, die den Patienten zum Arzt führen. Es wird häufig als ein neurophysiologisches Geschehen betrachtet, bei dem ein schädigender Stimulus auf einen peripheren Rezeptor trifft, durch dessen Reizung Impulse ins Zentralnervensystem gelangen, wo ihre Analyse zum Erlebnis »Schmerz« führt. Dabei herrscht die Vorstellung, daß die erlebte Schmerzintensität der Intensität des Stimulus entspricht. Diese Vorstellung wird dem Phänomen »Schmerz« nur ein Stück weit gerecht. Sie vermag die folgenden Aspekte von Schmerz nicht zu erklären: Die Wirkung von Placebo, das Fehlenkönnen von Schmerz bei ausgedehnten Läsionen (1), das Vorliegen von Schmerz ohne Läsion der Peripherie, des peripheren oder des zentralen Nervensystems, die hypnotische Linderung oder Erzeugung von Schmerz, die Behebung von Schmerz durch Ablenkung und durch Einschränkung des Bewußtseins, die Steigerung von Schmerz durch Angst und seine Verminderung durch Vertrautsein mit dem Stimulus, den Einfluß kultureller Faktoren auf Schmerzempfinden- und Verhalten.

Eine Definition von »Schmerz« muß diese Phänomene umfassen und berücksichtigen können, daß die Reizung eines peripheren Rezeptors für die Empfindung von Schmerz weder eine notwendige, noch hinreichende Bedingung darstellt. Die von Engel (2) gegebene Definition von Schmerz trägt diesen Faktoren Rechnung: *Schmerz ist eine grundlegend unangenehme Empfindung, die dem Körper zugeschrieben wird und dem Leiden entspricht, das durch die psychische Wahrnehmung einer realen, drohenden oder phantasierten Verletzung hervorgerufen wird.*

Ein Modell für das Zustandekommen von Schmerzempfindung- und Verhalten, das erlaubt, mit dieser Definition zu arbeiten und Ansätze bietet, mit denen die eingangs erwähnten Phänomene erforscht werden können, ist von Melzack (3) entwickelt worden. Einzelheiten dieses Modells sind noch nicht vollständig geklärt, aber im ganzen ist es so furchtbar, daß es in den letzten zehn Jahren zu einer erstaunlichen Zunahme der Schmerzforschung geführt hat (4).

29.2 Das Melzack'sche Schmerzkonzept

29.2.1 Peripherer Anteil

Es ist weitgehend gesichert, daß die peripheren Endorgane, deren Erregung zur Empfindung Schmerz führt, die freien Nervenendigungen sind. Von ihnen gelangen Impulse über marklose C-Fasern via Hinterwurzeln ins Hinterhorn, wo sie mit der T-Zelle, von der das zweite Neuron ausgeht, eine Synapse bilden. Von spezialisierten Endorganen, beispielsweise den Tastkörperchen, gelangen Impulse über markreiche A-Alpha Fasern zu den T-Tellen. Die Reizung der schneller leitenden, markreichen Fasern ruft Sensationen wie Druck hervor, die der dünneren A-Delta Fasern Schmerz, der bei Reizung der C-Fasern einen brennend-bohrenden Charakter annimmt (5).

29.2.2 Das »sensorisch-diskriminierende System«

Von den T-Zellen kreuzt eine Fasergruppe nach der Gegenseite und steigt im Tractuspinothalamicus anterolateralis via Lemniscus medialis zu ventrobasalen und posterolateralen Thalamuskernen auf, von wo das dritte Neuron zum somato-sensorischen Kortex führt. Dieses Faser- und Kernsystem ist streng nach Körperregionen gegliedert und vermittelt genaue Informationen über räumliche, zeitliche und Intensitäts-Charakteristika des Stimulus. Es wird deshalb das »sensorisch-diskriminierende System« genannt.

29.2.3 Das »motivierende affektive System«

Eine andere von den T-Zellen ausgehende Fasergruppe steigt paramedian als dichtes Netzwerk auf, und zweigt in seinem Verlauf Fasern an die Formatio reticularis, an mediale intralaminäre Thalamuskerne und das limbische System ab. Es ist nicht topographisch gegliedert. Es vermittelt den »Weh«-Charakter des Schmerzens und bestimmt Zuwendung zum oder Abwendung vom Stimulus. Es wird deshalb das »motivierende affektive System« genannt.

29.2.4 Das »zentrale Kontrollsystem«

Den beiden vorgenannten Systemen übergeordnet ist das »zentrale Kontrollsystem«. Es liegt im Neokortex. Durch absteigende Bahnen gelangen von ihm aus Einflüsse wie Bewußtseinslage, Aufmerksamkeit, Erfahrung und symbolische Bedeutung des Stimulus zur Einwirkung auf die afferenten Impulse, die bis hinab auf Rückenmarkebene gebahnt und gehemmt werden können. Das übergeordnete System kann zeitig genug modulierend eingreifen, weil es über das schnellstleitende Fasersystem, die Hinterstrangbahn, informiert wird.

29.2.5 Das »Reizzufluß-Kontroll-System« des Rückenmarks

(»Spinal Gate Control System«). Auf Rückenmarksebene werden die Impulse durch das »Reizzufluß-Kontroll-System« moduliert. Zellen der Substantia gelatinosa, die nahe den T-Zellen liegen, beeinflussen die über die C-Fasern einströmenden Impulse. Über die A-Alpha Fasern zufließende Impulse stimulieren die Zellen der Substantia gelatinosa, die ihrerseits die Synapse der A-Alpha- sowie der C-Fasern mit der T-Zelle hemmen. Über C-Fasern zuströmende Erregung blockieren die Substantia gelatiosa-Zellen, so daß die Synapse zwischen C-Faser und T-Zelle deblockiert wird. Die Reizung von C-Fasern öffnet also das Tor für weitere Impuse, die Stimulation der A-Alpha-Fasern schließt es für weiteren Zustrom über die C-Fasern.

Die Untersuchung der Bedeutung von Schmerz in der psychischen Entwicklung des Menschen läßt verstehen, wie sich Erfahrung, symbolischer Gehalt des Stimulus, usw. im »zentralen Kontrollsystem« niederschlägt.

29.3 Bedeutung von Schmerz in der psychischen Entwicklung

Die ersten Erfahrungen mit afferenten Impulsen, die zum Erlebnis Schmerz führen, stehen mit dem Aufbau des intrapsychischen Körper-Selbst im Zusammenhang. Man muß annehmen, daß das Neugeborene unfähig ist zu erkennen, ob Reize, die auf es eindringen, aus seinem Körperinnern oder von außen stammen. Es empfindet von einer gewissen Reizstärke an diffuses Unbehagen. Es befindet sich im Stadium des primären Narzißmus (6). Die Begriffe des primären Autismus (7) oder der objektlosen Phase (8) meinen weitgehend dasselbe (s. Kap. II. 2). Unter der Voraussetzung einer intakten Beziehung zu einer Pflegeperson (Mutter), die Missempfindungen des Säuglings behebt, indem sie ihn z. B. stillt und trocknet, und seines reifenden Nervensystems, erwirbt er allmählich die Fähigkeit, innere Reize von äußeren zu unterscheiden und wahrzunehmen, daß in seiner Umgebung etwas geschieht, das mit dem Verschwinden seiner Mißempfindungen zu tun hat. Diese Wahrnehmung des eigenen Körpers und der Gestalt der Mutter geschieht anfänglich nur bruchstückhaft. Je vollständiger sie wird, desto mehr tritt das Kind in die prä- oder teilobjektale Phase ein (9). Die Begriffe symbiotische Phase (7) und anaklitische Phase (8) sind für die gleiche Periode verwendet worden. Man stellt sich vor, daß die in der Phase des primären Narzißmus diffus im Körperinnern verteilte Energie in der symbiotischen Phase mehr und mehr die Körperoberflächenstrukturen und die Sinnesorgane besetzt, und daß das Ausmaß, in dem diese Besetzung erfolgt, für die Schärfe verantwortlich ist, mit der der eigene Körper differenziert wahrgenommen, als von der Umgebung getrennt erlebt und Reize intensiv empfunden werden. Das heißt, daß Reize (Schmerzreize) nötig sind, damit die Wahrnehmungsorgane besetzt[1]) werden, und daß diese Besetzung ihrerseits dafür verantwortlich ist, wie intensiv Reize später empfunden werden. Das Ausmaß der Besetzung der Wahrnehmungsorgane kann testpsychologisch erfaßt werden. (10, 11, 12). Eine hohe Besetzung der Wahrnehmungsorgane geht mit hoher Schmerzempfindlichkeit einher und eine geringe mit Schmerzunempfindlichkeit (11, 13, 14, 15). Da schmerz-unempfindliche Individuen bei identischer organischer Läsion andere klinische Schmerzbilder zeigen als schmerz-empfindliche Personen (16) scheint die Stärke der »Besetzung« für das entstehende klinische Bild und damit die Differentialdiagnose von Schmerz bedeutsam zu sein (20).

Die Beobachtung von Melzack und Scott (17), daß in Isolation aufgezogene Hunde später ihre Schnauze in eine Flamme stecken, ohne Schmerzreaktionen zu zeigen, und diejenige von Mahler (7), daß autistische Kinder, die sich selbst schlecht als von ihren Bezugspersonen losgelöst und getrennt erfahren, schmerzunempfindlich sind, passen zur Vorstellung vom Zusammenhang zwischen Schmerzempfindlichkeit und Ausmaß der Besetzung der Wahrnehmungsorgane.

Die in früher Kindheit erlebten Schmerzen werden in die Beziehung des Kleinkindes zu seinen Pflegepersonen integriert. Leidet es unter Schmerz und drückt es ihn in seinem Verhalten aus, so führt dieses Signal zur Zuwendung der geliebten Person, des sogenannten Objektes. Zuwendung des Objektes und Abklingen der Schmerzen verbinden sich erlebnismäßig. Es entspricht einer geläufigen Beobachtung, daß ein Kind, das sich beim Sturz weh getan hat, zu weinen beginnt, wenn es die Mutter gewahrt und zu weinen aufhört, sobald sie es aufnimmt und tröstet. Darauf beruht ein wesentlicher Anteil der Wirkung von Placebos: Sie besitzen eine viel größere analgetische Wirkung beim Vorliegen von Erregung als beim ruhigen Patienten (18), weil zum Medikament das schutzbietende Objekt kommt.

---

[1]) Der Begriff »Besetzung« wird im psychoanalytischen Sinn verwendet. (Eine bestimmte psychische Energie, die an eine Vorstellung oder Vorstellungsgruppe, einen Teil des Körpers, ein Objekt gebunden ist. Laplanche, J. L., und Potfalis, J. B.; Suhrkamp, Frankfurt a. M. 1973).

Schmerz

In der frühen Entwicklung verbinden sich auch Aggression und Schmerz im Erleben. Das Kind lernt, daß es durch aggressive Handlungen andern Schmerz zufügen kann und daß die andern auf sein Verhalten mit Zufügen von Schmerz zu antworten pflegen, den es dann als Strafe empfindet. Da es nicht wie der Erwachsene Gedanke und Handlung auseinanderzuhalten vermag, verbinden sich für es nicht nur aggressive Verhaltensweisen mit Bestrafung in Form von Schmerz, sondern es verquickt schon aggressive Gedanken mit Schmerz, den es als Buße für solche Gedanken zu erleben beginnt. (Dies wird für die Entstehung psychogener Schmerzen in Form sogenannter Konversions-Symptome (6–11) und die Lebenshaltung des »Schmerz-Erleiden-Müssens« bedeutsam). Moderne Sprachen scheinen Zeugnis für diese Zusammenhänge abzulegen. Im Englischen besitzen z.B. die Wörter »pain« (Schmerz) und »punishment« (Bestrafung) oder »penalty« (Buße) eine gemeinsame Wurzel.

Die Verbindung zwischen Schmerz und Vereinigung mit dem geliebten Objekt und zwischen Schmerz und Sühne läßt verstehen, daß Schmerz auch in der sexuellen Beziehung eine Rolle spielen kann. Dabei ist nicht der Schmerz lustvoll, sondern sein Erleiden die Vorbedingung für die sexuelle Befriedigung.

29.4 Klinische Schmerzbilder und der Einfluß psychischer Faktoren

29.4.1 Der konversions-neurotische Schmerz und die »Neigung, Schmerz erleiden zu müssen«

Anhand von Ausschnitten aus Anamnesen von zwei Patientinnen sollen die Kriterien, die den konversions-neurotisch bedingten Schmerz und die »Neigung Schmerz Erleiden zu Müssen« diagnostizieren lassen, herausgearbeitet werden. Das Material entstammt gewöhnlichen beim Spitaleintritt durchgeführten Erhebungen der Anamnese. Eine Anamnesetechnik wurde verwendet, die im Kapitel 16 dargestellt wird.

29.4.1.1 Das Symptom, seine Beschreibung und das Verhalten des Patienten während der Erhebung der Anamnese

Fall 1
H. Q., eine 37jährige unverheiratete Frau, leidet an Blähungen, Erbrechen und Schmerzen im Oberbauch, die zehn bis zwanzig Minuten nach jeder Mahlzeit auftreten, nach rechts in die Flanke und den Rücken, in den Unterbauch und in die Vorderseiten der Oberschenkel ausstrahlen. Sie sind unabhängig von der Körperstellung, der Art der Speisen und der Stuhltätigkeit. Zusätzlich bestehen Schmerzen im Nacken, beiden Schultern und Ellbogen. Die Patientin klagt über Müdigkeit und Mühe, sich zu konzentrieren. Sie gibt spontan, bescheiden und zurückhaltend Auskunft. Sie betont, daß es sich um organische Störungen handeln müsse, obwohl sie durch Aufregungen verstärkt würden. Die Angaben erfolgen detailliert, bereiten dem Arzt aber Mühe, sie in ihm vertraute Kategorien einzuordnen. Die Kranke erzeugt im Arzt das Gefühl, ein schweres Schicksal tapfer zu ertragen. Bei der Schilderung der Gelenkschmerzen ihres Vaters im Bereich des Nackens, der Schultern, der Ellenbogen und der Oberschenkel sowie der Beschreibung der Oberbauchschmerzen ihrer leberleidenden Mutter macht die Patientin die gleichen Handbewegungen und legt die Hände an die gleichen Körperstellen wie bei der Darstellung ihrer eigenen Schmerzen.

Fall 2
D.S., eine 32jährige unverheiratete Mutter eines Kindes, erleidet anderhalb Stunden nach einer Zahnbehandlung in Lokalanästesie heftigste Schmerzen im Bereich des linken Unterkiefers. Sie strahlen in die linke Gesichtshälfte aus, hinter das linke Ohr, in den Nacken, die linke Schulter und den linken Arm. Nach zwei Tagen gesellen sich Erbrechen, Schwindel und Kraftlosigkeit hinzu. Die Schilderung erfolgt spontan, farbig und dramatisch. Die Patientin wirkt auf den Arzt schutzlos und schweren Schicksalsschlägen ausgesetzt. Bei der Beschreibung gerade vorliegender, heftigster Schmerzen lächelt sie.

Ausführliche klinische und Laboruntersuchungen ergeben bei beiden Patientinnen keine Anhaltspunkte für organische Veränderungen, die die Symptomatologie erklären würden. Bei beiden sind die Symptome keinem bekannten Krankheitsbild zuzuordnen. Die nähere Befragung läßt die Unfähigkeit der Patientinnen hervortreten, die Symptome in bezug auf Lokalisation, Ausstrahlung, verschlimmernde und lindernde Faktoren, Begleitsymptome usw. präzis zu umreißen. Die ausgesprochen schüchterne, zurückhaltende Art der Schilderung der ersten Patientin und die farbig-dramatische Darstellung der zweiten, die beim Beschreiben intensivster Schmerzen lächelt, fallen auf.

29.4.1.2 Die persönliche Anamnese

Fall 1
H. Q. erkrankt mit sechs Jahren an Diphterie. Mit vierzehn Jahren setzen Schwächezustände ein, die sie zwingen, während fast allen Schulferien das Bett zu hüten. Die Menses sind von Beginn an sehr schmerzhaft. Zwischen dem zwanzigsten und vierundzwanzigsten Lebensjahr unterzieht sie sich vier gynäkologischen Operationen wegen Schmerzen und Blutungen. Diese Beschwerden verschwinden erst mit zweiunddreißig Jahren nach der Hysterektomie, der partiellen Ovarektomie links und der totalen rechts.

Schon kurz nach dem Eingriff setzt das jetzige Beschwerdebild ein. In den fünf Jahren seines Bestehens fallen verschiedene, vom Gastroenterologen durchgeführte Abklärungen normal aus.

Fall 2
D.S. erleidet mit zehn Jahren einen Nasenbeinbruch. Mit elf und zwölf Jahren erfolgen Eingriffe am Nasenseptum. Mit vierzehn Jahren wird die Appendektomie durchgeführt. Mit zwanzig verunfallt sie beim Skifahren und zieht sich einen Oberkieferbruch links zu. Wegen dauernder Schmerzen im Bereich der linken Wange wird der N. infraorbitalis in den folgenden zwei Jahren zweimal dekomprimiert und ein Neurom entfernt, ohne daß die Schmerzen nachlassen. Mit siebenundzwanzig wird der Nerv reseziert, und die Patientin bleibt zwei Jahre lang beschwerdefrei. Mit neunundzwanzig setzen die gleichen Schmerzen wieder ein. Während des letzten Jahres klingen sie

überhaupt nicht mehr ab. Zu ihnen kommen in den letzten Monaten Oberbauchschmerzen rechts, die sich nicht näher charakterisieren lassen. Das Cholezystogramm fällt normal aus.

Die Anamnese beider Patientinnen ist gekennzeichnet durch jahrelang anhaltende Beschwerden, vorwiegend Schmerzen, die in der Pubertät begannen und zu den verschiedensten Interpretationen, Abklärungsuntersuchungen, medizinischen und chirurgischen Behandlungen führten, ohne daß eine Heilung erzielt werden konnte.

29.4.1.3 Die Beziehung zu den Eltern und die persönliche Entwicklung

Fall 1

H O. hat einen jähzornigen und brutalen Vater, der die Patientin bis fast ins Erwachsenenalter körperlich züchtige und auch seine Ehefrau schlug. Vom Arzt wegblickend schildert die Patientin, wie der Vater sie vom fünfzehnten Lebensjahr an sexuell mißbraucht habe. Sie sei in fürchterlichen Zwiespalt geraten, denn einerseits habe sie ihren Vater überaus gern gehabt und liebe ihn heute noch und andererseits habe sie ihn gehaßt und über sein Verhalten aus Angst vor seiner Rache niemandem etwas anvertraut. Mit zwanzig Jahren hätte sie sich in einen bescheidenen, zuverläßigen Burschen verliebt, seine Annäherungsversuche aber nicht vertragen und deshalb mit ihm gebrochen. Sie habe ihn noch nach seiner Verheiratung und bis zu seinem Tode an Lungenkrebs geliebt. Spätere Freunde hätten sie lediglich auszunutzen versucht.

Mit zweiundzwanzig unternimmt sie einen Selbstmordversuch. Im Einweisungszeugnis für den jetzigen Spitaleintritt bemerkt der Hausarzt, daß die Patientin auffällig viele Analgetika und Spasmolytika gebrauchet.

Fall 2

D. S. wuchs bei Eltern auf, die sie wiederholt mit Lederriemen und Stöcken züchtigten. Sie erleidet dabei Verletzungen im Bereich der Nase. Sie fragt sich in der Kindheit oft, ob sie wohl ein so böses Kind sei, daß sie so häufig geschlagen werden muß. Sie verläßt das Elternhaus kurz nach der Ausschulung und zieht in eine 200 km entfernte Stadt. Dorf befreundet sie sich mit einem Mann, mit dem sie eine sexuelle Beziehung aufnimmt. Sie wird schwanger. Erst dann erfährt sie, daß ihr Freund bereits verheiratet ist. Er will für die Unterbrechung der Schwangerschaft aufkommen. Sie lehnt ab, nimmt die Schwangerschaft auf sich und zieht nach der Geburt des Kindes in eine andere größere Stadt. Hier wohnt sie isoliert von ihrer weit weg lebenden Familie, ohne Freund und Bekannte. Sie arbeitet ganztägig, gibt das Kind tagsüber in eine Krippe und betreut es abends und besorgt den Haushalt, ganz erschöpft von der Tagesarbeit. Sie hat keine Beziehungen zu den andern Hausbewohnern und kennt niemanden, der das Kind abends einmal hüten würde. Am Arbeitsplatz leidet sie stark. Sie fühlt sich von der Vorgesetzten zu Unrecht häufig geplagt.

Beide Patientinnen haben in der Kindheit unter der Brutalität ihrer Eltern gelitten, die nicht nur gegenüber dem Kind, sondern auch gegenseitig körperlich tätlich wurden. Die Mutter der ersten Patientin war dabei selbst dauernd krank. Die spätere Entwicklung war bei beiden gekennzeichnet durch Beziehungen zum andern Geschlecht, die nie in eine harmonische Verbindung mündeten, sondern zusammenbrachen und die Patientinnen vereinsamt zurückließen. Beide leben eingeengt, gequält, leiden an ihrem Arbeitsplatz und tragen ihr Los, ohne aus ihrer mißlichen Lage herauszukommen. Oberflächlich betrachtet scheint sich das Schicksal gegen sie verschworen zu haben. Eine genauere Prüfung der Lebensgeschichte zeigt hingegen, daß Kräfte, die in diesen Kranken selbst liegen, sie immer wieder in schwere Lebenslagen treiben. Die Neigung zu Depressionen, zum Selbstmord und die Abhängigkeit von Medikamenten fallen auf.

29.4.1.4 Zeitpunkt des Auftretens der Schmerzen, Wahl der Art des Symptoms und seiner Lokalisation

Fall 1

Bei H. Q. setzen die Schmerzen im Unterleib zu einer Zeit ein, in der sie sich erstmals mit einem Burschen befreundet und die Beziehung scheitern lassen muß. Die Oberbauchschmerzen beginnen, nachdem die gynäkologischen Eingriffe mit der Hysterektomie geendet haben. Sie werden zweimal während Konflikten mit Mitangestellten am Arbeitsplatz intensiver.

Fall 2

Bei D. S. intensivieren sich die Schmerzen in der Zeit einer Auseinandersetzung mit einer älteren Vorgesetzten am Arbeitsplatz.

Fall 1

Bei H. Q. lokalisieren sich die Schmerzen im Genitalbereich, wobei sexuelle Konflikte auf der Hand liegen. Der Wahl der Art und Lokalisation der Gelenkbeschwerden stehen diejenigen des Vaters als Modell zu Gevatter, zu dem eine ambivalente Beziehung besteht. Die Oberbauchschmerzen stützten sich auf das Vorbild der leberleidenden Mutter.

Fall 2

Bei D. S. erfolgt die Wahl der Symptome und ihre Lokalisation entsprechend den Schmerzen, die sie in der Kindheit wiederholt erlitten hat und die ihr von bedeutsamen Bezugspersonen zugefügt worden sind.

Der konversions-neurotische Schmerz tritt demnach in Konfliktsituationen auf, in denen verpönte Wünsche, Affekte, usw. z.B. Aggression, vom Bewußtsein abgehalten werden müssen (19,20), bei drohendem oder realem Verlust einer (meist ambivalent) geliebten Person, einer hochgeschätzten Tätigkeit, eines Besitzes usw. Ihre Wahl und Lokalisation erfolgt aufgrund von früher selbst erlebten Schmerzen, von Schmerzen, die von bedeutsamen Bezugspersonen erlebt wurden, oder in einem Körperbereich, der dem Ausdruck von (verpönten) Wünschen dient (2). Das Symptom Schmerz drückt dann diese Strebungen sowie die sie unterdrückenden Tendenzen der ethischen und moralischen Teile der Persönlichkeit im Sinne eines Kompromisses aus. Schmerz eignet sich für solche symbolische Ausdrucksweisen besonders gut, denn er bringt die verpönte Regung zum Ausdruck und bestraft das Individuum gleichzeitig dafür.

Die Schilderung des Symptoms erfolgt nach der intrapsychischen Vorstellung des Patienten, und entspricht nicht anatomischen und pathophysiologischen Gegebenheiten. Eine Ausnahme bildet der konversions-neurotische Schmerz, der als Modell einen vom Individuum selbst früher erlebten organisch bedingten Schmerz verwendet. Als Beispiel sei der Patient mit Pseudoangina pectoris genannt, der einen Myokardinfarkt erlitten hat, in dessen Folge er seine berufliche Situation nicht mehr meistern kann und in einen Konflikt gerät.

Konversions-neurotische Schmerzen bedürfen zur Diagnose wie jede andere Krankheit positiver Kriterien. Wir benötigen zur Diagnose den Nachweis, warum das Symptom »Schmerz« gewählt wurde und nicht ein anderes, wie z. B. Atemnot, wir müssen belegen, warum es gerade jetzt auftritt und wieso es diese Lokalisation wählt. Wir müssen zeigen, daß ein bestimmter Konflikt im Symptom neutralisiert wird (primärer Krankheitsgewinn) und das dem Patienten aus dem Kranksein heraus neue Möglichkeiten der Beziehung zu Objekten erwachen (Sekundärer Krankheitsgewinn). Als Hinweise, daß es sich beim vorliegenden Symptom um einen Konversions-neurotischen Schmerz handeln könnte, dienen die auffallend gehemmte, bescheidene, oder aber dramatisch-theatralisch wirkende Schilderung, die Vagheit, mit der das Symptom beschrieben wird, die Neigung, den Arzt gefühlsmäßig zu fesseln, ihm zu gefallen, seine Zuneigung zu gewinnen, die Suggestibilität, die Übernahme verschiedener Rollen innerhalb kurzer Zeiträume, die übermäßige Abhängigkeit von Bezugspersonen, die Neigung zu depressiven Reaktionen, Suizidversuchen, zur Abhängigkeit von Medikamenten, sowie eine Anamnese mit Symptomen, die sich keinem organischen Krankheitsbild zuordnen lassen. Häufig finden sich Störungen im sexuellen Verhalten wie häufiger Partnerwechsel, Scheidungen, Frigidität und Impotenz. (Diese Hinweise können unter dem Begriff des Hysterischen Charakters zusammengefaßt werden).

Wie die zwei Fallbeispiele zeigen, finden sich konversionsbedingte Schmerzen oft (aber nicht nur) bei Patienten die »Schmerz erleiden müssen«. Sie wirken oft traurig, schuldbeladen, schwernehmerisch, selbstquälerisch. Sie weisen Lebensgeschichten auf mit vielen Schmerzzuständen, die schwer einem organischen Krankheitsbild zugeordnet werden können, viele Operationen mit zum Teil unverständlicher Indikation, frustrierende zwischenmenschliche Beziehungen, die immer wieder auseinanderbrechen und sie versagen häufig, wenn ihnen die Umwelt günstig gesinnt ist, um andererseits stoisch schwerste Lebenssituationen zu ertragen. Engel hat diese Züge unter dem Begriff der »Pain Proneness« (Neigung, Schmerz erleiden zu müssen«) zusammengefaßt (21, 22).

Behandlung konversions-neurotischer Schmerzen. Sie können bei Änderungen in der Lebenssituation des Patienten ohne spezifische Therapie verschwinden. Sie können aber auch hartnäckig anhalten. Ihre Beeinflussung wird dadurch erschwert, daß das Symptom »Schmerz« den intrapsychischen Konflikt neutralisiert. Damit fehlt der Leidensdruck und die Motivation für eine Therapie. Dazu kommt, daß Schmerz bei Patienten mit Konversions-neurotischem Schmerz schon früh in der Kindheit für die Erhaltung des psychischen Gleichgewichts bedeutsam geworden sein kann und diese Funktion später beibehält. Daraus ergibt sich, daß eine Behandlung, die auf die Befreiung vom Symptom hinzielt, den Patienten des für ihn möglichen Wegs der Erhaltung seines psychischen Gleichgewichts beraubt. Die Beziehung zum Arzt wird für einen solchen Patienten damit bedrohlich. Er muß sie entweder scheitern lassen oder dann exazerbiert sein Schmerz oder es tritt ein neues Schmerz-Syndrom mit neuer Lokalisation auf. Der Arzt muß deshalb geduldig warten können, bis die Arzt-Patient-Beziehung so stabil geworden ist, daß der Kranke es riskieren kann, sein Symptom aufzugeben. Es kann nützlich sein, als Überbrückung der dafür nötigen Zeitspanne eines der mehr somatisch bedingten Symptome des Patienten mit physikalischen Mitteln oder medikamentös zu behandeln. Dabei muß aufgepaßt werden, daß der Arzt nicht »mitagiert«, das heißt, dem Wunsch nach somatischer Behandlung des Patienten nicht immer weitergehender entgegenkommt. Er soll im Gegenteil keine Gelegenheit verstreichen lassen, den Patienten im Sinne von Konfrontation (23) auf Lebensschwierigkeiten und emotionale Probleme hinzuweisen, auf die der Patient im Laufe der Zeit oft spontan zu sprechen kommt, wenn er im Arzt einen wohlwollenden und verständnisvollen Zuhörer kennenlernt. Die Aufgabe, den Patienten die zeitlichen und inhaltlichen Zusammenhänge zwischen Schmerzentstehung- oder Exazerbation und Wünschen, Phantasien und Affekten erleben zu lassen, stellt in bezug auf Wahl des Zeitpunktes, der Worte, der Stimmlage usw. an den Arzt Anforderungen, denen zu genügen er der Anleitung und Übung bedarf. Die »Neigung Schmerz erleiden zu müssen« kann aber bei gewissen Patienten so ausgeprägt sein, daß der Arzt schon viel erreicht, wenn er dem Kranken helfen kann, seine Schmerzen zu akzeptieren und ihn vor neuen, unnötigen Abklärungsuntersuchungen und therapeutischen Eingriffen schützt.

Bei psychogenen Schmerzen wird auch die Gruppentherapie vorgeschlagen (Pinski, 24). Die Möglichkeiten dieser Therapieform wird die Zukunft zeigen.

29.4.2 Hypochondrie und hypochondrische Reaktion (25)

Sie stellt einen Zustand dar, bei dem sich der Patient übermäßig mit Veränderungen in seinem Körper und Krankheiten beschäftigt. Sie reicht von der vorübergehenden, leichten Störung (hypochondrische Reaktion), z.B. des Studenten, der erstmals in der Klinik mit einem Schmerz beinhaltenden Krankheitsbild in Berührung kommt oder des Menschen, der eine wichtige Bezugsperson an einem mit Schmerz verbundenen Leiden verloren hat, bis zur hartnäckigen, invalidisierenden Überzeugung krank zu sein (Hypochondrie). Solche Patienten beobachten leichte Störungen, die mit Schmerz einhergehen, Flecken auf der Haut, mit der Darmtätigkeit in Beziehung stehenden leicht schmerzhaften abdominellen Druck usw. übermäßig und leiten aus ihnen schwere Krankheiten ab wie Krebs, usw., vor denen sie sich fürchten. Von der Konversion unterscheidet sich das hypochondrische Symptom hauptsächlich dadurch, daß es noch vager ist, wechselbar und nagenden, quälenden Charakter hat, während sich der Patient mit Konversion durch seine Unbeteiligtheit – »belle indifférence« – seinem Symptom gegenüber auszeichnet. Er beantwortet beispielsweise die Frage, an was er leide, mit »ich weiß es nicht«, während der Patient mit hypochondrischem Schmerz antwortet »ich habe Angst, daß der Schmerz Krebs usw. bedeutet«.

Prognose und Therapie entsprechen weitgehend dem unter Konversion Gesagten. Es sei speziell erwähnt, daß der Arzt nur diejenigen Patienten gezielt beruhigen und ihnen die Harmlosigkeit ihrer Befürchtungen bestärken soll, die von diesem Vorgehen profitieren können, also psychisch weitgehend ausgeglichene Individuen, bei denen eine akute, belastende äußere Situation hypochondrische Befürchtungen ausgelöst hat. Bei neurotischen und psychotischen Patienten führt die aufmunternde Beruhigung vielleicht zu einer kurzdauernden Besserung, dann aber zum Wiederauftreten der Befürchtungen und zum Aufsuchen eines neuen Arztes. Der geduldige Aufbau einer soliden Beziehung zum Patienten ist lohnender.

29.4.3 Depressive Reaktionen (25)

Sie sind gekennzeichnet durch Gefühle der Entmutigung, abnehmendes Interesse an der Arbeit und den Mitmenschen, Mangel an Energie und Lebenslust, Müdigkeit und Apathie. Weinanfälle »ohne Grund« sind häufig. Inaktivität und Schlafbedürfnis einerseits oder gespannte Unruhe und Schlaflosigkeit andererseits sind typisch. Gewisse Patienten verlieren den Appetit und nehmen ab, andere essen vermehrt, aber ohne Vergnügen und nehmen zu. Frigidität und Impotenz können sich einstellen. Somatische Symptome sind häufig, unter ihnen auch Schmerz, beispielsweise im Bereich des Bewegungsapparates. Die Hauptrolle bei der Schmerzentstehung spielt wahrscheinlich der veränderte Muskeltonus, denn der depressiv reagierende Patient, wie schon aus seiner vornübergebeugten Haltung, den hängenden Schultern usw. hervorgeht, zeigt eine andere Innervation bestimmter Muskelgruppen, wie elektromyographische Untersuchungen bei psychisch Ausgeglichenen und depressiven Patienten mit Ableitung aus Gesichtsmuskeln gezeigt haben (26). Depressive Reaktionen finden sich häufig nach Verlust einer bedeutsamen Bezugsperson, einer geschätzten beruflichen Tätigkeit, beispielsweise nach der Pensionierung, usw. Schmerzzustände bei reaktiv deprimierten Menschen können selbstverständlich auch konversions-neurotischer Natur sein oder körperlichen Begleitzeichen (z. B. Muskelverspannungen, s. Kap. 29.4.5) von Affekten entsprechen.

Die Behandlung des Schmerzen soll nicht symptomatisch erfolgen, auch wenn als Brücke zur kausalen Therapie der reaktiven Depression das Symptom »Schmerz« beispielsweise mit physikalischer Therapie angegangen wird. Bei einer reaktiven Depression, die vor allem durch äußere schwere Lebensumstände ausgelöst worden ist, bildet das patientorientierte Interview mit seinen psychotherapeutischen Aspekten den Schlüssel zur Behandlung. Die Unterstützung der Trauerarbeit, die der Patient zu leisten hat, durch den Arzt, stellt die Hauptaufgabe dar. (s. Kap. 14). Liegen neben äußeren Umständen, die nicht nur den psychisch verletzlicheren, sondern auch den ausgeglicheneren Menschen getroffen haben würden, Konflikte der Depression zugrunde (Depressiv-neurotische Entwicklung), dann stellt sich die Frage der Indikation zur Psychotherapie. Ihre Einleitung kann in manchen Fällen nicht sofort erfolgen, sondern der Patient bedarf der Vorbereitung, wie sie beim konversions-bedingten Schmerz beschrieben worden ist.

29.4.4 Endogene Depression (25)

Sie kann ebenfalls mit Schmerz-Symptomen einhergehen. Sie unterscheidet sich von der depressiven Reaktion und der depressiv-neurotischen Entwicklung hauptsächlich durch den Verlust der Realitätsprüfung und das unlogische Denken. Die Gefühle von Wertlosigkeit, Scham, Schuld usw. entsprechen nicht der realen Situation. Stimmung und die Intensität der körperlichen Symptome zeigen die bekannte Tagesschwankung mit morgendlicher Verschlimmerung und Besserung am Abend. Dem Schmerz kann eine wahnhafte Denkstörung zugrunde liegen im Sinne des Kompromisses (Konversion), die dem Kranken ermöglicht, sich für seine vermeintlichen Verfehlungen zu bestrafen, vergleichbar der Vorstellung zu verhungern, zu verarmen, usw. Schmerz kann auch über Veränderungen des Muskeltonus zustande kommen.

Die Behandlung richtet sich nicht nach dem Symptom, sondern nach der zugrunde liegenden Störung, nämlich der endogenen Depression. Der Leser findet sie in Lehrbüchern der Psychiatrie.

29.4.5 Schmerz als körperliches Begleitzeichen von Affekten

Unangenehme Affekte wie Angst, Furcht, Scham, Schuld, Ekel, Ärger und Wut, usw. treten auf, wenn Veränderungen im Bereich des eigenen Körpers, z.B. bei einer Krankheit, im Bereich der Psyche, z.B. bei einer bedrohlichen Phantasie oder in der Umwelt den Menschen vor eine Problem-Situation stellen (s. Kap. 1 und 2), zu deren Lösung er kein Programm gebrauchsfertig zur Verfügung hat. Die sogenannten Affekte stellen dann Signal- oder Prüfaffekte dar, die das Individuum zu einer Bereitstellungsreaktion veranlassen. Diesen Affekten sind als Bereitstellungsreaktionen die zwei biologischen Grundmuster zugeordnet, von denen das eine von Cannon (27) als »Flucht-Kampf«-Muster, das andere von Engel (28) als »Rückzug-Konservierungsmuster« bezeichnet worden sind. Zu den Affekten Ärger und Wut gehört das erstere, mit den körperlichen Zeichen wie Herzklopfen, Zittern, Schwitzen, Schwindel und für uns hier wichtig, Muskelanspannung, zum zweiten Nausea, Erbrechen. Diese Muskelanspannungen können zum Symptom »Schmerz« führen.

Patienten mit Schmerz durch Muskelanspannungen als Begleitzeichen der Affekte Ärger und Wut begeben sich mit ihrem Symptom zum Hausarzt, Internisten usw., weil sie die auslösende äußere Situation, und/oder intrapsychischen Konflikte, die zu den genannten Affekten geführt haben, oder sogar die vorliegende Affekte selbst verleugnen oder verdrängen. Solche Patienten klagen dann über Herzklopfen, Zittern, usw. und Schmerzen im Bereiche der Schläfen, des Nackens, des Unterkiefers im Gebiet der Kaumuskulatur, der Schultern und des Rückens. Dem Angebot von Muskelschmerzen als Leitsymptom an den Arzt liegt nicht immer Verleugnung und Verdrängung zugrunde, sondern es kann auch darauf beruhen, daß der Patient erfahren hat, daß sich Ärzte wohl mit körperlichen Symptomen abgeben, nicht aber mit quälenden Vorstellungen, Affekten und Erlebnissen. Patienten mit Muskelschmerzen, die Affekte von Ärger und Wut selbst nicht gewahren, verraten sich häufig durch zusammengepreßte Lippen, geballte Kiefermuskulatur, verkrampfte Fäuste, gezwungenes Lächeln, Verneinen jeglichen Ärgergefühle und die Schilderung ärgerlicher und gespannter mitmenschlicher Beziehungen mit Worten ausgewählter Freundlichkeit und Liebenswürdigkeit.

Wiederum liegt der therapeutische Schlüssel im richtig gehandhabten Interview (s. Kap. 16), das erlaubt, den Patienten auf seine Affekte aufmerksam zu machen und die mit ihnen verbundenen Erlebnisse usw. zu klären. Oft sind die Affekte so bewußtseinsnah, daß die therapeutische Arbeit im Sinne der konfliktgerichteten Kurztherapie geleistet werden kann. Schon die Entdeckung des Patienten, daß er beim Arzt auf einen Menschen stößt, dem Affekte von Ärger und Wut wichtig sind, und denen er nicht ausweicht, sondern sie beim Kranken sogar erwartet, kann zum raschen Abklingen der Symptome führen. Voraussetzung für ein solches ärztliches Verhalten ist, daß der Arzt seine eigenen Gefühle bemerken und verstehen kann. Bei zu Schmerz führenden Muskelspannungen kann das autogene Training zur Entspannung beitragen. Es muß aber die Therapeut-Patient-Beziehung zur Klärung der Affekte und den damit verbundenen Umwelts- und intrapsychischen Problemen gleichzeitig gehandhabt werden, denn das Training verlangt vor allem ein Aufgebenkönnen einer gewissen Kontrolle (über die Motorik), die gerade bei zu Dauerverspannungen der Muskeln neigenden Individuen eine der hervorstechenden Mechanismen der Streßbewältigung darstellt, also einem Schutz vor psychischer Dekompensation gleichkommt.

29.4.5.1 Die Bio-Feedback-Behandlung

Bei Spannungskopfschmerzen, die über Jahre dauern und zum chronischen Analgetikagebrauch geführt haben, wurde die Spannung des M. frontalis so elektrisch abgeleitet und dem Patienten in Form akustischer Signale zugeführt, daß einer erhöhten Spannung eine Zunahme und einer verminderten Spannung eine Abnahme in der Frequenz der Signale entsprach. Dabei lernte eine erste Gruppe von Patienten sich so einzustellen, daß sie bewußt eine Entspannung des Frontalmuskels herbeiführen konnte. Diese Gruppe zeigte eine erstaunliche Verminderung der Kopfschmerzen und des Analgetikaverbrauchs, die noch nach 18 Monaten nachweisbar war, während eine durch falsche Signale benachrichtigte zweite Gruppe und eine dritte, die auf die Warteliste für die Behandlung kam, keinerlei Erfolge zeigte (29). Hier scheint die erlernte Koppelung intrapsychischer Vorstellungen und Haltungen mit einer Verminderung der Muskelspannung zur Schmerzabnahme beigetragen zu haben, möglicherweise über eine Dämpfung des Beitrages des »Motivierenden Affektiven Systems« zum Schmerzempfinden.

29.4.6 Simulation (25)

Die willentliche Vortäuschung einer Krankheit, hier von Schmerz, trifft man in der zivilärztlichen Tätigkeit selten. Sie kam im Militärdienst, bei Gefangenen und bei Kindern vor und verschwindet meist, wenn die List entdeckt wird. Der Laie als Simulant ist leicht zu erkennen, denn er besitzt nicht genügende Kenntnisse über das dem vorgegebenen Schmerz zugrundeliegenden Krankheitsbild. Schwieriger bis unmöglich sind Simulanten zu erkennen, die beruflich mit Kranken zu tun haben. Zu ihnen gehört das gesamte paramedizinische Personal, wie Laboranten, Physiotherapeuten, Röntgenassistenten, Krankenschwestern, usw. Heute gesellen sich noch die Drogensüchtigen dazu, die durch Vortäuschung einer schmerzhaften Erkrankung zu ihren Suchtmitteln zu gelangen versuchen. Hier können sich diagnostische Schwierigkeiten ergeben, wenn der Simulant einen Schmerz anbietet, der einem Symptom entspricht, das er in der Vergangenheit anläßlich einer organischen Störung einmal erlebt hatte. Sind rechtliche und finanzielle Aspekte im Spiele, so kann der Simulant die für die Diagnose nötigen Informationen dem Arzt vorenthalten.

Die Unterscheidung von Simulation und Konversion kann schwer sein. Als Hilfszeichen kann verwendet werden, daß der Simulant meist mürrisch, verstimmt, verschlossen, geheimnisvoll und abweisend auftritt, der Konversion-Kranke hingegen ist offener, freundlicher, zugewandter, anhänglicher und unbekümmerter.

Das Stellen der Diagnose beim Symptom »Schmerz« beruht auf der in Kap. 16 dargestellten Technik der Anamneseerhebung, auf der Kenntnis organisch bedingter Schmerz-Syndrome, auf derjenigen der entwicklungspsychologischen Bedeutung von Schmerz, auf dem Wissen der Metapsychologie der Konversion, usw. Es kann nicht genug betont werden, daß »Schmerz« nie nach dem Ausschlußverfahren als »psychogen« oder »funktionell« bezeichnet werden darf. Fehlende organische Veränderungen sind nur einer unter vielen Hinweisen auf das mögliche Vorliegen eines vorwiegend oder ganz psychogenbedingten Schmerzzustandes, aber noch lange kein Beweis dafür. Man denke nur an Schmerz-Syndrome, bei denen die organischen Veränderungen diskret sind, oder gar nur auf biochemischen Störungen beruhen, wie bei der akuten, intermittierenden Porphyrie.

29.5 Ein Hilfsmittel für die Differentialdiagnose zwischen vorwiegend psychogenen und organisch bedingten Schmerzen. Der Libman-Test (16).

Patienten mit identischen organischen Läsionen zeigen häufig Unterschiede in Schmerzempfinden- und -Verhalten. Die zentralnervös bedingte, individuell unterschiedliche Lebhaftigkeit, mit der die beim Einwirken eines Reizes entstehen afferenten sensorischen Impulse registriert und verarbeitet werden, scheint dafür bedeutsam zu sein, mit anderen Worten also der »perzeptuelle Stil« (30, 13, 14). Ein einfacher, ohne besondere Hilfsmittel während der Körperuntersuchung durchführbarer Test der individuellen Schmerzempfindlichkeit, des Stils der Schmerzperzeption ist der Styloiddruck-Test (Libman): Der Daumen wird zuerst als Kontrolle auf das linke Mastoid gepreßt, dies löst beim gesunden Mastoid keinen Schmerz aus. Dann wird er unterhalb des linken Ohrläppchens zwischen Mastoid und aufsteigendem Unterkieferast in Richtung des Processus styloides gepreßt, so daß auf einen Ast des Nervus auricularis magnus ein Druck ausgeübt wird. Das gleiche Vorgehen wird rechts wiederholt. Der Test wird in die körperliche Untersuchung einbezogen, ohne daß der Patient darauf aufmerksam gemacht wird, daß es um die Erfassung seiner Schmerzempfindlichkeit geht. Sonst fließen emotionelle Faktoren, wie Angst, Verleugnung usw. störend in die genuine Schmerzempfindlichkeit ein. Auf Grund der Reaktion auf den Styloiddruck werden die Patienten in drei Gruppen eingeteilt: 0 sensitiv, + sensitiv, und +++ sensitiv. Zur Gruppe 0 zählen Personen, die beim Styloiddruck weder mimisch noch verbal eine Schmerzreaktion zeigen und auf die Frage »Was haben Sie gespürt« höchstens von Druck, nicht aber von Schmerz sprechen. In die Gruppe + werden Patienten eingereiht, die mimisch nicht reagieren, spontan verbal höchstens »leichten Schmerz« nennen und auch die erwähnte Frage höchstens mit »leichtem Schmerz« beantworten. Die Gruppen 0 und + werden der Gruppe +++ gegenübergestellt, die deutliche mimische und/oder verbale Schmerzreaktion zeigt. Sie wird »hypersensitiv« genannt. Die »hyposensitive« (0)-Gruppe fällt dadurch auf, daß die Patienten bei vorhandener Läsion nur wenig Schmerz oder an seiner Stelle »Substitutionssymptome« äußern, die Schmerz repräsentieren wie Brennen, Völlegefühl, Druck, Ameisenlaufen usw., oder »Ersatzsymptome« wie z. B. Dyspnoe, Husten, Aufstoßen usw. anstelle von Schmerz. Auch findet sich der Schmerz, falls er überhaupt verspürt wird, nicht selten auf der kontralateralen Körperseite der Läsion, und strahlt von der Pripherie zur Läsion. Bei den »hypersensitiven« Patienten stellt der Schmerz hingegen das Leitsymptom dar, findet sich am Ort der Läsion, und strahlt eventuell in die gleichseitige Headsche Zone aus. Auch wenn dieser Test nur eine grobe klinische Prüfung darstellt, so korreliert die mit ihm festgestellte Schmerzempfindlichkeit befriedigend mit derjenigen, die mit feineren Methoden gemessen wird (31, 32, 33). Die mit dem Libman-Test erfaßte Schmerzempfindlichkeit korreliert auch mit dem perzeptuellen Stil z. B. des visuellen Systems. Er erlaubt in Fällen, wo Anamnese und Körperuntersuchung keinen Entscheid zulassen, ob eine organische Läsion zum Schmerzempfinden- und Verhalten beiträgt, eine zusätzliche Orientierung: Bei einem »hypersensitiven« Patienten, der über Schmerz klagt, müssen die Beschwerden »verkleinert« werden, um Bedeutung und Ausdehnung der organischen Läsion beurteilen zu können. Klagt hingegen ein »hyposensitiver« Patient über Schmerz, so müssen seine Beschwerden »vergrößert« werden, damit eine Vorstellung von der Läsion gewonnen werden kann. Besondere Vorsicht sollte man walten lassen, wenn ein im Libman-Test hyposensitiver Patient über andere Beschwerden als typische Schmerzen klagt. Es sollte auch berücksichtigt werden, daß die Läsion auf der kontralateralen Körperseite lokalisiert sein kann und auch an der Stelle, die der Schmerz bei seinem Ausstrahlen erreicht. Schließlich sollte der Arzt beim Palpieren einer Region, die er als Sitz der Läsion betrachtet, nicht nur fragen, ob der Patient dabei Schmerz empfinde, sondern zu erfahren suchen, ob überhaupt etwas gefühlt werden, und dabei auf die Schilderung von Substitutions- oder Ersatzsymptomen achten, die auch an einer anderen als der palpierten Stelle auftreten können.

Ein 60jähriger Mann, klagt über Brennen im linken Oberbauch, das bis in den linken Unterbauch und in die Analgegend ausstrahlt. Es verstärkt sich beim Sitzen, das nur möglich ist, wenn der Oberkörper nach vorn und seitlich links geneigt wird. Das Brennen nimmt beim Flachliegen ab und verstärkt sich beim Arbeiten mit erhobenem linken Arm. Es steigert sich während der Woche vom Montag bis Freitag und klingt übers Wochenende wieder etwas ab. Am Arbeitsplatz ist eine ausgeprägte Konfliktsituation, auf die der Patient seit Monaten mit Hilflosigkeit und Verzweiflung reagiert und mit dem Wunsch, sich nach 39 Dienstjahren vorzeitig pensionieren zu lassen. Dem Wunsch steht ein starkes Streben nach Pflichterfüllung und mannhaftem Ertragen gegenüber. Bis auf die Zeichen einer mäßigen chronischen obstruktiven Brochitis ergeben die Körperuntersuchung und die Labortests normale Befunde, insbesondere werden bei der Prüfung der Wirbelsäule und des Abdomens keine Beschwerden angegeben. Die Lebenssituation des Patienten und sein Verhalten darauf, lassen an eine reaktive Depression denken, die mit Schmerz einhergehen kann. Die Hyposensitivität im Libman-Test läßt aber auch ein Substitutionssymptom-»Brennen« in Erwägung ziehen. Daraufhin wird die Untersuchung ausgedehnt. Auf Röntgenaufnahmen der Brustwirbelsäule werden multiple Kompressionsfrakturen erkennbar und die eindeutige Abhängigkeit der Symptome von der Körperstellung und der fehlende Nachweis anderer pathologischer organischer Veränderungen, die das Beschwerdebild erklären könnten, legen den Zusammenhang zwischen Wirbelsäulenläsion und dem Symptom nahe. Für Metastasen ergaben weder Klinik noch Verlauf Anhaltspunkte, Osteoporose- und Malazie konnten ausgeschlossen werden. Am wahrscheinlichsten sind multiple Traumata, vom Patienten nicht als solche wahrgenommen wegen Hyposensitivität.

29.6 Besondere Aspekte der psychosomatischen Schmerzbehandlung

29.6.1 Organische Krankheiten, bei denen Angst zu gesteigertem Schmerzempfinden und -verhalten beiträgt

Zahlreiche Untersuchungen mit experimentellem Schmerz und klinische Beobachtungen zeigen, daß Angst die Schmerzempfindung steigert. Deshalb soll der Arzt bei jedem Patienten, der Schmerzen hat, die Beziehung so gestalten, daß Angst vermindert wird. Dadurch lassen sich Analgetika einsparen und es kann gelingen, mit milden Analgetika auszukommen, wo bei gesteigerter Angst schon zu Narkotika gegriffen werden muß. Daß dabei beruhigende und ermutigende Worte nicht in jedem Fall genügen, geht aus Untersuchungen hervor (34, 35), die zeigen, daß der Arzt die Persönlichkeit des jeweiligen Patienten und die individuelle Situation berücksichtigen sollte. Der Patient mit einer dramatisierenden, ausdrucksvollen, suggestiblen, anklammernden Persönlichkeit bedarf eines aufmerksamen, warmen und Mitgefühl zeigenden Arztes, der sich aber davor hüten muß, übermäßig nachzugeben und sich vom Patienten manipulieren zu lassen. Der zu Ordnung, Kontrolle und intellektuellem Verstehen neigende Patient bedarf der sachlichen, kurzen Information. Er sollte nur im Notfall Sedativa erhalten, da sie seine Bemühungen um Kontrollieren und Meistern der Situation beeinträchtigen können.

29.6.2 Antidepressiva und Neuroleptika

Phenothiazinen und Antidepressiva wird eine analgetische Wirkung zugeschrieben (36, 37). Die Phenothiazine dämpfen das retikuläre aktivierende System und tragen wahrscheinlich dazu bei, die Tore des Reizdurchflusses zu schließen. Die Antidepressiva beeinflussen affektive Faktoren, die zum Schmerzempfinden- und -Verhalten beitragen. Da die Phenothiazine Depressionen auslösen können und da bei schweren, mit Schmerzen einhergehenden organischen Störungen depressive Verstimmungen häufig sind, empfiehlt sich eine kombinierte Behandlung mit einem Penothiazinpräparat und einem Antidepressivum. Dabei scheinen diejenigen Antidepressiva, die auf die zentralnervöse Übertragersubstanz Serotinin wirken – z. B. Chlorimipramin-ämie – zusätzlich zum antidepressiven Effekt noch einen analgetischen zu besitzen (38, 39). Eine Übersicht der bei Schmerzzuständen (Trigeminusneuralgie, Malignomen, muskelosekeletal bedingten Schmerzen) bisher verwendeten Psychopharmka findet sich bei Adler.[2])

29.6.3 Instrumentelles Konditionieren

Diese Methode macht sich die Erkenntnis zunutze, daß Schmerz nicht allein ein vom Stimulus abhängiges neurophysiologisches Geschehen ist, sondern sich bei chronischem Vorliegen mit gewissen Reaktionen der Umwelt verknüpft. Im Laufe der Zeit lernt der Patient, daß sein Schmerzverhalten gewisse Reaktionen bei den Mitmenschen auslöst. Als »Operant« wird die als Signal dienende, Schmerz einschließende Verhaltensweise bezeichnet, als positiver Verstärker« eine das Verhalten fördernde Umweltreaktion. Die Einflußnahme setzt sich zum Ziel, die Beziehung zwischen Schmerzverhalten und positiven Verstärkern zu lösen. So wird z. B. das Pflegepersonal geschult, positiv und aufmunternd auf Verhaltensweisen zu reagieren, die nicht Schmerz beinhalten, und auf mit Schmerz verknüpfte Verhaltensweisen möglichst nicht einzugehen (40).

Die bisher über diese Methode publizierten Arbeiten geben lediglich die oft erstaunliche Zunahme der darniederliegenden körperlichen Aktivität des Patienten wieder, eine subjektive Einschätzung etwaiger Schmerzen jedoch fehlt in den Angaben.

29.6.4 Hypnose (s. Kap. 21).

Der Beitrag der Hypnose zur Schmerzbehandlung ist alt und heute unbestritten. Übermäßige Hoffnungen in sie und ihr Gebrauch bei dafür ungeeigneten Patienten und Läsionen haben zu ihrer wechselhaften Beurteilung geführt. Die experimentelle Schmerzforschung der letzten Jahre hat ihren Wert und ihre Grenzen besser erkennen lassen. Die Hypnotisierfähigkeit von Mensch zu Mensch ist ganz unterschiedlich, aber recht konstant über die Zeit (4), und korreliert mit der hypnotischen Schmerzverminderung im experimentellen Schmerztest (42, 43).

Die Macht des Placebos zur Linderung von Schmerz ist ein so eindrückliches Phänomen, daß eine Prüfung eines Analgetikums ohne Doppelbindebedingung heute wissenschaftlich nicht mehr akzeptiert wird. Die Wirkung von Hypnose wurde oft der Placebowirkung zugeschrieben. McGlashan et al. (44), konnten aber nachweisen, daß sich die beiden unterscheiden. Gut hypnotisierbare Subjekte zeigten unter hypnotischer Analgesie eine starke Zunahme der Schmerztoleranz in einem ischämischen Muskelschmerztest, unter Placebo aber überhaupt keine analgetische Wirkung. Schlecht hypnotisierbare

---

[2]) Adler, R.: Psychotropic Agents in the Management of Chronic Pain. J. Human, Stress, 4: (2) 13–17, 1978.

Individuen zeigten unter beiden Bedingungen eine identische, leichte Zunahme der Schmerztoleranz. Hypnose ist auch nicht lediglich der Angstverminderung zuzuschreiben (45).

Obwohl die Hypnose die Schmerzempfindung bei gewissen Individuen vermindert, zeigen die physiologischen, den Schmerz normalerweise begleitenden Funktionen eine Mitreaktion im Sinne einer unveränderten Reaktion. Dies besagt, daß durch die Hypnose die Schmerzempfindung im Bereiche des »Zentralen Kontroll Systems« beeinflußt wird, nicht aber in Systemen, die mit den physiologischen Begleitreaktionen eng gekoppelt sind, wie z.B. im »motivierend-affektiven System«. Die Beobachtung, daß die »offene« Angabe des Subjekts unter Hypnose über die Schmerzintensität nicht mit der »verdeckten« übereinstimmt, legt diese Interpretation nahe (45). So gibt die Versuchsperson in hypnotischer Analgesie im experimentellen Schmerztest verbal nur geringe Schmerzen an, während sie mit der Hand, die in der Hypnose zum automatischen Schreiben aufgefordert wird, eine Schmerzintensität angibt, die nur wenig unter derjenigen liegt, die im Wachzustand im gleichen Experiment verspürt wird. Nach Hilgard stört die Tatsache, daß es »verdeckten« Schmerz in der Hypnose gibt, ihren klinischen Gebrauch nicht, solange die hypnotisierbaren Individuen und die klinischen Zustände sorgfältig ausgewählt werden.

29.7 Schlußbetrachtungen

Die Schmerzbehandlung verlangt das diagnostische Erkennen organischer Veränderungen, der »Neigung Schmerz zu erleiden« unnd des konversionsneurotischen Schmerzsyndroms, ferner die Erfassung psychischer Faktoren, wie Angst usw., welche Schmerzempfinden und -verhalten beeinflussen. Die Handhabung der psychischen Faktoren ist für jede Form von Schmerz wichtig, sei er konversionsneurotischer oder vorwiegend organischer Natur, weil es bei der Schmerzentstehung und -behandlung nicht um ein »psychisch oder somatisch«, sondern um ein »sowohl als auch« geht. Das multifaktoriell bedingte Entstehen von Schmerz verlangt in bestimmten Fällen ein ebenso multifaktorielles therapeutisches Vorgehen. Die Vorstellung, daß ein bestimmtes Medikament, ein spezifischer Eingriff, die *Ursache* eines Schmerzes ausschalten wird, ist Folge veralteter Schmerzkonzepte.

Literatur

[1] Becher, H. K.: Relationship of significance of wound to pain experienced. J.A.M.A. 161: 1609–1613, 1956.
[2] Engel, G. L. Pain. In: Symptoms and Signs. Applied Physiology and Clinical Interpretation. Ed. C. M. Mac Brycd. 5th ed. J. B. Lippincott. Philadelphia, 1969.
[3] Melzack, R.: Pain Perception. Res. Publ. Ass. nerv. ment. Dis. 48: 272–285, 1970.
[4] Shealy, C. N., Mortimer, J. T. and Reswick, J. B.: Electrical Inhibition of Pain by Stimulation of Dorsal Columns: Preliminary Clinical Resport. Aenaesth. Analg. Curr. Res. 46: 489–491, 1967.
[5] Casey, K. L.: The Neuro-physiologic Basis of Pain. Postgrad Med. 53: 58–63, 1973.
[6] Freud, S.: Zur Einführung des Narzissmus. Ges. Werke X. S. 137, S. Fischer 1969.
[7] Mahler, M. S.: Über Psychose und Schizophrenie im Kindesalter, autistische und symbiotische frühkindliche Psychosen. Psyche 21: 895, 1952.
[8] Spitz, R. A.: Vom Säugling zum Kleinkind. Naturgeschichte der Mutter-Kind-Beziehung im ersten Lebensjahr. Stuttgart, Klett 1969.
[9] Klein, M.: Neid und Dankbarkeit. In: Das Seelenleben des Kleinkindes, Stuttgart, Klett 1962.
[10] Witkin, H. A., Dyk, R. B., Faterson, H. F., Goodenough, D. R. and Karp, S. A.: Psychological Differentiation Studies of Development. John Wiley and Sons, Letd., New York, London 1962.
[11] Petrie, A.: Individuality in Pain and Suffering. University of Chicago Press 1967.
[12] Fisher, S.: Body Boundary and Perceptual Vividness. J. Abnorm. Psychol. 73:392, 1968.
[13] Adler, R. and Lomazzi, F.: Perceptual Style and Pain Tolerance. I. The Influence of certain Psychological Factors. J. Psychosom. Res. 17: 369–379, 1973.
[14] Adler, R. Gervasi, A. and Holzer, B.: Perceptual Style and Pain Tolerance. II. The Influence of an Anxiolytic Agent. J. Psychosom. Res. 17: 381–387, 1973.
[15] Adler, R. und Lomazzi, F.: Die Bedeutung der Individuellen Schmerzempfindlichkeit für die Beurteilung von Schmerzzuständen: Schweiz. med. Wschr. 104: 1192–1195, 1974.
[16] Libman, E. Observations of Individual Sensitiveness to Pain. J. Amer. Med. Ass. 102: 335–341, 1934.
[17] Melzack, R., and Scott, T. T.: The Effects of Early Experience on the Response to Pain. J. comp. physiol. Psychol. 50: 155, 1957.
[18] Becher, H. K. Pain, Placebos and Physicians. Practitioner 189: 141–155, 1962.
[19] Freud, S. Bruchstücke einer Hysterie-Analyse. Ges. Werke, Band V, Imago, London.
[20] Breuer, J. und Freud, S. Studien über Hysterie, F. Deutikke. Leipzig/Wien 1895.
[21] Engel. G. L.: Primary Atypical Facial Neuralgia. An Hysterical Conversion Symptom. Psychosom. Med. 13: 375–396, 1951.
[22] Engel, L. G.: Psychogenic Pain and the Pain Prone Patient. Amer. J. Med. 26: 899–918, 1959.
[23] Greenson, R. R.: Technik und Praxis der Psychoanalyse. I.E. Klett, Stuttgart, S. 380.
[24] Pinsky, J. J.: The Intractable Pain and Suffering Process-Facilitating Change. First World Congress on Pain. Florence, Sept. 5.-8. 1975. p. 111.
[25] Engel, G. L.: Draft of »The Psychological Aspects of Illness« (unpublished).

[26] Schwartz, G.E. Fair, P.L., Greenberg, P.S., Mandel, M.R. and Klerman, G.L.: Facial Expression and Depression. An Electromyographic Study. Ann. Meeting Amer. Psychosom. Soc. March 29–31, 1974 Philadelphia.

[27] Cannon, W.B.: Bodily Changes in Pain, Hunger, Fear and Rage. Zweite Auflage. New York, D. Appleton & Co. 1920.

[28] Engel, G.L.: Psychisches Verhalten in Gesundheit und Krankheit. H. Huber Bern, Stuttgart, Wien, 1970. 2. Auflage 1976.

[29] Budzynski, T.H., Stoyva, J.M., Adler, C.S. and Mullaney, D.M.: EMG biofeedback and tension headache: A controlled outcome study. Psychosom. Med. 35: 484–496, 1973.

[30] Sweeney, D.R. and Fine, B.J.: Pain Reactivity and Field Dependence. Percept. Motor. Skills. 21: 757, 165.

[31] Pelner, L.: The Determination of Sensitivity to Pain. A simple clinical method. J. Lab. clin. Med. 27: 248–251, 1941.

[32] Sherman, E.D.: Sensitivity to Pain (with an analysis of 450 cases). Canad. med. Ass. J. 48: 437–441, 1943.

[33] Keele, K.D. and Lond, M.D.: Pain Sensitivity Tests. The Pressure Algometer. Lancet 1954/I: 636–639.

[34] Lazarus, R.S. and Alfest, E.: Short Circuiting of Threat by Experimentally altering cognitive appraisal. J. abnorm. soc. Psychol. 69: 195–205, 1964.

[35] Egbert, L.D., Battit, S.E., Welch, C.E. and Bartlett, M.K.: Reduction of Postoperative Pain by Encouragement and Instructions of Patients. A Study of Doctor-Patient Rapport. N. Engl. J. Med. 270: 825, 1964.

[36] Moore, J. and Dundee, J.W.: Alterations in Response to Somatic Pain associated with anaestesia. V. The Effect of Promethazine. Brit. J. Anaesth. 33: 3–8, 1961.

[37] Merskey, H. and Hester, R.A.: The Treatment of Chrnic Pain with Psychotropic Drugs. Postgrad. med. J. 48: 594–598, 1972.

[38] Sternbach, R.A., Janowsky, D.S. and Huey, L.Y.: Effects of Altering Brain Serotonin Activity on Human Chronic Pain. I. World Congress on Pain, Florence, 5.–8. Sept. 1975, p. 249 (Abstract).

[39] Spencer, P.S.J.: Some Aspects of the Pharmacology of Analgesia. J. Int. Med. Res. 4: Suppl. (2), 1, 1–14, 1976.

[40] Fordyce, W.E.: An Operant Conditioning Method for Managing Chronic Pain. Postgrad Med. 53: 123–127, 1973.

[41] Morgan, A.H., Johnson, D.L. and Hilgard, E.R.: The stability of hypnotic suggestibility: A longitudinal study. Int. J. clin. exp. Hypn. 22: 249–257, 1974.

[42] Evans, M.B., and Paul, G.L.: Effects of hypnotically suggested analgesia on physiological and subjective response to cold stress. J. consult. clin. Psychol. 35: 362–371, 1970.

[43] Hilgard, E.R.: A quantitative Study of pain and its reduction through hypnotic suggestion. Proc. nat. Acad. Sci. (Wash.) 57: 1581–1586, 1967.

[44] Mc Glashan, T.H., Evans, F.J. and Orne, M.T.: The nature of hypnotic analgesia and the placebo response to experimental pain. Psychosom. Med. 31: 227–246, 1969.

[45] Hilgard, E.R.: The alleviation of pain by hypnosis. Pain, 1: 213–231, 1975.

SECHSTER TEIL

Störungen des Eßverhaltens

30 Fettsucht

Albert J. Stunkard

30.1 Definition

Fettsucht ist durch die übermäßige Anhäufung von Fett im Körper charakterisiert. Gewöhnlich spricht man von Fettsucht, wenn das Körpergewicht das Standardgewicht der Größe-Gewichtstabellen um 20% übersteigt. Aber dieser Index für Fettsucht stimmt bei mäßigem Übergewicht nur ungefähr. In Zukunft wird die Diagnose wahrscheinlich auf neueren und genaueren Methoden, das Körperfett zu messen, basieren. Einstweilen ist die simple Regel: »Menschen, die fett aussehen, sind fett«, für die meisten klinischen Zwecke ausreichend.

30.2 Epidemiologie

Selten, wenn überhaupt, hat in der Geschichte der Menschheit ein Volk für längere Zeit mehr als gerade genug zu essen gehabt. Infolgedessen ist Fettsucht im Verlauf der Jahrhunderte, wie in vielen unterentwickelten Ländern noch heute, auf die privilegierten Schichten beschränkt. In vielen Kulturen ist sie sogar ein Statussymbol, und der erst vor kurzem aufgegebene Brauch des legendären jährlichen Wiegens von Aga Khan läßt vermuten, daß das Gewicht seiner Führer eine Quelle des Stolzes für das ganze Volk war. Unter diesen Umständen müßte man annehmen, daß Fettsucht in privilegierten Gruppen häufiger ist. Wie wir sehen werden, trifft dies für eine Reihe von Kulturen zu. Aber bei den westlichen Überflußgesellschaften ist meist das Gegenteil richtig. Das neuerdings sich abzeichnende Bild der Beziehung zwischen sozialen Faktoren und Fettsucht ist faszinierend, und es zeigt den außergewöhnlichen Einfluß dieser Faktoren in eindringlichen Farben.

Aber zunächst wollen wir fragen, was überhaupt über die Häufigkeit von Fettsucht bekannt ist. Die Antwort lautet: erstaunlich wenig.

Da die meisten verläßlichen diagnostischen Methoden für die Untersuchung größerer Bevölkerungsgruppen zu aufwendig sind, basieren unsere Informationen überwiegend auf Größen- und Gewichtsangaben zweifelhafter Qualität, die über die gesamte Bevölkerung gemittelt und lediglich den üblichen Kriterien von 20% über Standardgewicht unterworfen wurden. Die verfügbaren Daten lassen vermuten, daß in den USA bei 35% der Männer und bei 40% der Frauen der Häufigkeitsgipfel für Fettsucht bei 40 Jahren liegt. Während der letzten 30 Jahre hat die Häufigkeit bei den Männern zugenommen, während sie bei den Frauen anscheinend unverändert blieb. Untersuchungen an kleineren Gruppen mit zuverlässigeren Daten zeigen, daß das Alter von erheblichem Einfluß auf die Häufigkeit von Fettsucht ist, mit einem monotonen Anstieg der Häufigkeit zwischen der Kindheit und dem 40. und einem doppelt so großen Anstieg zwischen dem 20. und dem 50. Lebensjahr. Mit 50 fällt die Häufigkeitskurve steil ab, wahrscheinlich weil bei älteren fettsüchtigen Menschen eine sehr hohe Mortalität durch kardiovaskuläre Erkrankungen besteht. Hier muß betont werden, daß, weil der Fettgehalt des Körpers mit dem Alter pro Gewichtseinheit zunimmt, Untersuchungen, die nur das Größe-Gewichtskriterium anwenden, ziemlich sicher die Häufigkeit der Fettsucht bei älteren Menschen unterschätzen. Neuere und genauere Methoden, das Körperfett zu bestimmen, wie die Messung der Hautfaltendicke, werden vermutlich bald zuverlässigere Angaben liefern. Bei Vergleichen der beiden Geschlechter zeigt sich immer wieder eine größere Häufigkeit der Fettsucht bei Frauen. Dieser Unterschied ist besonders nach dem 50. Lebensjahr deutlich, weil fettsüchtige Männer dieser Altersgruppe eine höhere Mortalität haben. Ein großer Teil unserer Kenntnis und die ersten Daten über die Beziehung zwischen sozialen Faktoren und Fettsucht stammen aus der Midtown-Manhattan-Studie, einer umfassenden epidemiologischen Untersuchung über Geisteskrankheiten (Scrole, Langer, Michael u.a., 1962). Diese Studie ist an anderer Stelle so detailliert beschrieben worden, daß hier eine kurze Übersicht über ihre Methodik genügt.

Die erfaßte Bevölkerungsgruppe bestand aus 110 000 Erwachsenen zwischen 20 und 59 Jahren eines Gebietes auf Manhattan, das unter dem Gesichtspunkt extremer Unterschiede des sozioökonomischen Status seiner Bewohner (von besonders hoch bis zu besonders niedrig) ausgewählt war. Auf Grund statistischer Kriterien wurden 1660 Personen als Repräsentativgruppe ausgewählt. Erfahrene Interviewer führten mit diesen Personen in deren Wohnungen zweistündige Gespräche und erhielten Informationen über ihren sozialen und ethnischen Hintergrund, eine Anzahl von Einzelangaben über psychologische und zwischenmenschliche Beziehungen, sowie über Körpergröße und Gewicht.

Die Midtown-Studie enthüllte auf dramatische Weise einen unerwarteten Einfluß sozialer Faktoren auf die Häufigkeit von Fettsucht (Stunkard, 1975). Diese sozialen Faktoren waren von so starkem Einfluß, daß jede

Fettsucht

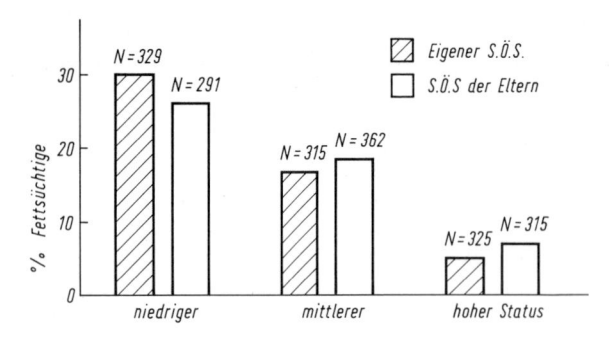

Abb. 1. Fettsucht und sozioökonomischer Status (SÖS) [Frauen]

einzelne der untersuchten Variablen zu der Häufigkeit von Fettsucht in Beziehung stand. Den größten Einfluß hatten die soziale Schicht bzw. der sozioökonomische Status. Diese Variable wurde durch eine einfache Bezugsgröße ermittelt, die auf der Beschäftigung, der Erziehung, dem Einkommen und der monatlichen Miete basierte und in »nieder«, »mittel« und »hoch« unterteilt war.

Zwischen der Höhe des sozioökonomischen Status und der Häufigkeit von Fettsucht wurde eine deutlich gegensätzliche Beziehung festgestellt. Abb. 1 zeigt, daß 30% der Frauen mit niederem sozioökonomischen Status fettsüchtig waren, 16% der Frauen mit mittlerem Status und nur 5% der Gruppe mit dem höchsten Status. Einfach ausgedrückt, Fettsucht ist bei Frauen mit niederem Status sechsmal häufiger als bei Frauen mit hohem Status! Als man den sozioökonomischen Status in 12 Klassen teilte, was die Fülle der Daten erlaubte, wurde der Unterschied zwischen der untersten und der obersten Klasse sogar noch größer – von etwa 2% in der obersten zu 37% in der untersten Klasse. Eine ähnliche, aber weniger eindrucksvolle Relation fand sich bei den Männern. Bei Männern mit niederem sozioökonomischen Status fand man z.B. bei 32% eine Fettsucht im Vergleich zu 16% bei Männern der Oberschicht.

Zwei Feststellungen legen nahe, daß diesen Korrelationen eine kausale Beziehung zugrunde liegt. Erstens, wie Abb. 1 zeigt, war die soziale Schicht der Eltern fast so eng mit Fettsucht verbunden wie die soziale Schicht der Person selbst. Obwohl die Fettsucht eines Menschen natürlich einen Einfluß auf seinen sozialen Status gehabt haben kann, ist es kaum denkbar, daß sie den sozialen Status der Eltern beeinflußt hat. Zweitens, Fettsucht ist bereits bei Kindern der Unterschicht viel häufiger als bei Kindern der Oberschicht; signifikante Unterschiede zeigen sich schon bei Sechsjährigen (Stunkard u.a. 1972).

Die Untersuchung der sozialen Variablen erstreckte sich außer auf den sozioökonomischen Status auf die soziale Mobilität, die Zahl der Generationen einer Familie in den USA und die ethnische und religiöse Zugehörigkeit. Fettsucht war bei sozialem Abstieg häufiger (22%) als bei denen, die in der sozialen Schicht ihrer Eltern blieben (18%) und viel häufiger als bei sozialem Aufstieg (12%). Noch auffallender war die enge Beziehung zwischen der Zahl der Generationen der Familie in den USA und Fettsucht. Die Untersuchten wurden in vier Gruppen geteilt, je nach der Anzahl der Generationen, die ihre Familien in diesem Land gelebt hatten: Generation I bestand aus nicht in den USA geborenen Einwanderern; Generation II aus all den im Land Geborenen mit mindestens einem nicht in den USA geborenen Elternteil; Generation III aus allen im Lande Geborenen, die von im Lande geborenen Eltern abstammten, aber mindestens einen nicht in den USA geborenen Großelternteil hatten; und Generation IV aus allen, die in den USA geborene Großeltern hatten und im übrigen der Generation III entsprachen. Die Ergebnisse zeigten, daß Frauen um so seltener fettsüchtig waren, je länger ihre Familien in den USA gelebt hatten. In der Generation I hatten 24% Übergewicht im Gegensatz zu nur 5% in der Generation IV. Da die Zahl der Generationen einer Familie in den USA eng mit ihrem sozioökonomischen Status verbunden ist, wurden die Beziehungen zwischen Generation und Fettsucht nochmals analysiert, wobei der sozioökonomische Status konstant gehalten wurde. Diese Analyse zeigt, daß die Beziehung zwischen Generation und Fettsucht unabhängig vom sozioökonomischen Status war.

Da die Midtown-Studie neun verschiedene ethnische Gruppen erfaßt, läßt sich auch der Einfluß der ethnischen Zugehörigkeit auf Fettsucht beurteilen. Obwohl die Gruppengröße nicht zur Errechnung statistischer Signifikanz ausreichte, enthüllte die Analyse doch überraschende Unterschiede der Häufigkeit von Fettsucht in den neun Gruppen, vor allem bei Frauen. Am deutlichsten war der Einfluß ethnischer Faktoren bei Personen mit niederem sozioökonomischen Status, mit einem Mittelwert von 30% bei großer Streuung. Ethnische Zugehörigkeit ließ jedoch keine ganz so zuverlässige Vorhersage zu wie der sozioökonomische Status mit seinem 6:1 Unterschied zwischen Unter- und Oberschicht. Trotzdem, wenn man nur die Unterschicht in Betracht zieht, zeigen sich einige bemerkenswerte Unterschiede. So war z.B. Fettsucht bei Ungarn und Tschechen der Unterschicht dreimal so häufig wie bei Amerikanern der Generation IV in der gleichen Schicht. Diese Daten enthüllten auch eine interessante Wechselbeziehung zwischen ethnischer Zugehörigkeit und sozioökonomischem Status.

Unter Ungarn und Tschechen fand sich ein großer Unterschied der Häufigkeit in Unter- und Oberschicht: 40% der Unterschicht waren fettsüchtig, keiner der Oberschicht. Im Unterschied dazu betrug der entsprechende Unterschied bei Amerikanern der Generation IV nicht mehr als 9%.

Religiöse Zugehörigkeit ließ sich als ein weiterer sozialer Faktor, der mit Fettsucht in Beziehung stand, identifizieren. Wiederum folgten die Ergebnisse dem zu erwartenden Muster: Fettsucht war am häufigsten bei Juden, gefolgt von Katholiken und Protestanten. Unter den Protestanten war Fettsucht am häufigsten bei den Baptisten, dann folgten mit abnehmender Häufigkeit Methodisten, Lutheraner und Angehörige der Episcopanischen Kirche.

Mehrere Untersuchungen über die Verbreitung von Fettsucht in anderen Ländern zeigen, daß der Einfluß der sozialen Faktoren kein ausschließlich amerikanisches Phänomen ist. Zwei Arbeiten aus England beschreiben die gleiche Beziehung zwischen

Tabelle 1. Verteilung von Fettsucht unter neun ethnischen Gruppen (Frauen).

	Sozioökonomischer Status	Insgesamt	Prozent Fettsüchtige
Amerikaner (vierte Generation)	niedrig	15	13
	mittel	23	4
	hoch	102	4
Puerto-Ricaner	niedrig	13	15
	mittel	4	25
	hoch	1	0
Russen, Polen, Littauer	niedrig	11	18
	mittel	25	12
	hoch	41	10
Engländer	niedrig	13	23
	mittel	22	0
	hoch	21	10
Iren	niedrig	69	25
	mittel	51	16
	hoch	29	3
Italiener	niedrig	31	32
	mittel	31	23
	hoch	5	20
Deutsche, Österreicher	niedrig	82	35
	mittel	69	16
	hoch	55	4
Tschechen	niedrig	46	41
	mittel	17	29
	hoch	5	0
Ungarn	niedrig	16	44
	mittel	17	24
	hoch	11	0

sozioökonomischem Status und Fettsucht bei Frauen wie die Manhattan-Studie. Silverstone u. a. (1969) fanden, daß Fettsucht fast doppelt so häufig bei Frauen mit niederem sozioökonomischen Status war als bei Frauen mit hohem Status. Baird u. a. (1974) bestätigen diese Beziehung in einer Studie an 1334 Personen in London.

Die einzigen weiteren vergleichbaren Untersuchungen über die Beziehung von sozialen Faktoren und Fettsucht bei Erwachsenen in westlichen Gesellschaften wurden in Deutschland durchgeführt. 1962 berichtete Pflanz, daß bei deutschen Frauen der sozioökonomische Status die zu erwartende negative Korrelation zu Fettsucht aufwies. Bei deutschen Männern fand er dagegen eine positive Korrelation: je höher der sozioökonomische Status, je häufiger war die Fettsucht. Zehn Jahre später stellte Pflanz fest, daß diese Korrelation sich umgekehrt hatte: jetzt war Fettsucht um so seltener, je höher der Status war. Und die negative Korrelation bei den Frauen war stärker geworden.

Die auffallend feste Beziehung zwischen sozialen Faktoren und Fettsucht hat drei Gruppen angeregt, die entscheidende Frage nach dem Alter zu stellen, in dem diese Beziehung sich geltend macht. Eine Untersuchung in Kalifornien fand die negative Korrelation zwischen sozioökonomischen Status und Fettsucht schon in der Adoleszenz, und eine in London stellte das gleiche Verhältnis schon bei Jungen und Mädchen im Alter zwischen 7 und 11 Jahren fest. Es ist von Interesse, daß diese letztere Studie keine Beziehung zwischen dem sozioökonomischen Status und durchschnittlicher Hautfalten-Dicke fand. Das läßt vermuten, daß der Einfluß sich nicht unterschiedslos auf alle Kinder, sondern besonders deutlich auf die offensichtlich fetten Kinder beschränkte.

Die umfassendste Untersuchung sozialer Faktoren und Fettsucht wurde an 3344 weißen Schulkindern im Osten der USA durchgeführt (Stunkard u. a. 1972). Sie lieferte einen überzeugenden Beweis und außerdem alarmierende Anzeichen dafür, wie frühzeitig dieser Einfluß sich auswirkt. Abb. 2 zeigt die Beziehung zwischen sozioökonomischem Status und Fettsucht bei Mädchen, wobei die Unterschiede hoch signifikant sind. Bei den Sechsjährigen waren in der niederen sozioökonomischen Gruppe 8% fettsüchtig, während sich in der Oberschicht weder unter den sechs- noch den siebenjährigen Mädchen Fettsüchtige fanden. Dieser Unterschied blieb bis zum 18. Lebensjahr bestehen, wobei mit einer Zunahme des Alters die Häufigkeit der Fettsucht in beiden Gruppen stieg.

Abb. 2 zeigt außerdem, daß die Zunahme in der Ober- und Unterschicht differierte, mit dem größeren jährlichen Zuwachs des Prozentsatzes von Fettsüchtigen bei den Mädchen der Unterschicht. Fettsucht ist also nicht nur häufiger bei armen Menschen, sondern ihre größere Häufigkeit tritt auch früher auf und steigt rascher an als bei Mädchen der Oberschicht.

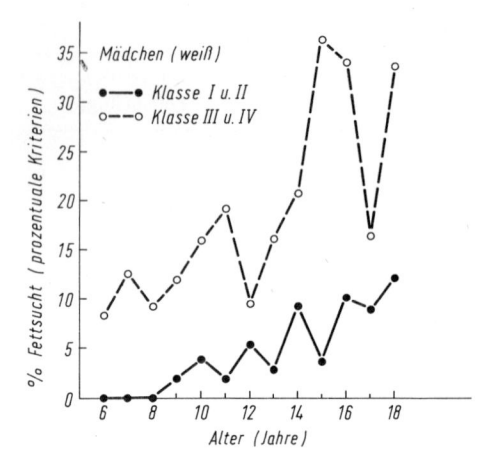

Abb. 2

In dieser Studie wurde Fettsucht als die 10% jedes Geschlechts in der Gesamtpopulation mit den dicksten Hautfalten definiert, und die geringste Hautfalten-Dicke wurde benutzt, um Fettsucht innerhalb jeder Altersgruppe zu definieren. Diese empirisch abgeleiteten Werte für Fettsucht betrugen 23 mm bei Mädchen und 18 mm bei Jungen. Jungen der Unterschicht zeigten eine größere Häufigkeit von Fettsucht als diejenigen der Oberschicht, mit Unterschieden, die denen bei Mädchen im Alter von 10 Jahren vergleichbar waren. Im Unterschied zu dem kontinuierlichen Anstieg der Fettsucht bei den Mädchen waren die Unterschiede bei den Jungen bis zum Alter von 18 Jahren nicht kontinuierlich. Jungen der Unterschicht zeigten größere Häufigkeit von Fettsucht als diejenigen der Oberschicht, aber wie bei den Männern waren diese Unterschiede nicht so groß und nicht so übereinstimmend wie bei den Mädchen.

In deutlichem Kontrast zu dem negativen Verhältnis westlicher städtischer Gesellschaften zeigen die ersten Daten über die Beziehung zwischen sozialen Faktoren und Fettsucht in einer weniger wohlhabenden Gesellschaft, daß unter diesen Umständen der Wohlstand in *direkter* Beziehung zur Häufigkeit der Fettsucht steht. Eine der mächtigsten sozialen Kräfte in der Navaho-Gesellschaft ist die Akulturation in die umgebende »englische« (weiße) Kultur, ein Faktor, der deutlich mit dem relativen Wohlstand korreliert. Bei einer Untersuchung über das Ausmaß der Akulturation von 690 Navaho-Kindern im Alter von 7 bis 11 war Fettsucht bei den akulturierten Jungen wesentlich häufiger als bei denen mit alter Tradition; und noch etwas häufiger bei den akulturierten Mädchen. Außerdem war im Gegensatz zu den Feststellungen in westlichen städtischen Gesellschaften die schlanke Körperform unter den traditionsgebundenen Kindern häufiger. Vereinzelte Informationen aus früheren Untersuchungen über den Zusammenhang zwischen sozialen Faktoren und dem durchschnittlichen Körpergewicht oder der durchschnittlichen Hautfalten-Dicke (nicht Fettsucht!) in Entwicklungsländern haben ebenfalls eine Beziehung festgestellt, die der in westlichen städtischen Gesellschaften genau entgegengesetzt ist: wachsender Lebensstandard ist verbunden mit steigendem Körpergewicht oder Zunahme der Hautfalten-Dicke.

Ein Vergleich des Lebensstandards der Navaho-Kinder mit dem von Stadtkindern im Osten der USA zeigt, daß zumindest die wohlhabenden Stadtkinder sich eines beträchtlich höheren Lebensstandards erfreuen als die meisten akulturierten und wohlhabenden Navahos. Diese Feststellungen erlauben uns eine allgemeine Hypothese aufzustellen, die Wohlstand und die mit ihm verbundenen sozialen Faktoren zu der Häufigkeit von Fettsucht in Beziehung setzt. Abb. 3 zeigt die größte Häufigkeit von Fettsucht bei den ärmeren Mitgliedern der städtischen Gesellschaften in den westlichen Ländern. Diese Häufigkeit sinkt sowohl bei abnehmendem als auch bei zunehmendem Wohlstand, aber die Gründe dafür sind ungeheuer verschieden. Mit abnehmendem Wohlstand verhindert der Mangel an Nahrung die Entwicklung von Fettsucht; nur die Privilegierten können sie sich noch leisten.

Mit wachsendem Wohlstand übernehmen Liebhabereien und Moden die Kontrolle. Im Augenblick haben wir noch nicht genug Informationen, um dieses qualitative Modell in ein quantitatives zu verwandeln, aber der Tag ist nicht mehr fern, an dem dies möglich sein wird. Es ist von Interesse, daß, obwohl weniger detailliert, Informationen über die Beziehung zwischen Wohlstand und schlanker Körperform ein spiegelbildliches Muster zur Fettsucht zeigen.

Die Konsequenzen dieser Befunde für unser Verständnis der Fettsucht und vor allem für einen Weg, sie unter Kontrolle zu bringen, müssen jedoch noch gezogen werden. Denn sie bedeuten, daß Fettsucht, was auch immer ihre genetischen Determinanten und ihre biochemischen Besonderheiten sein mögen, in ungewöhnlichem Maß durch die soziale Umgebung bestimmt wird. Damit ist das nächste Forschungsziel klar: wie wirkt die soziale Umgebung? Man darf vermuten, daß ein erfolgreicher Angriff auf die Fettsucht nicht auf das Verständnis weiterer biochemischer Determinanten zu warten braucht. Das Verständnis der sozialen Determinanten könnte ausreichen.

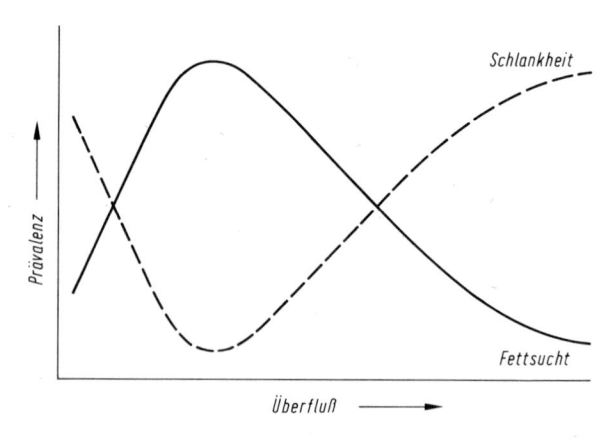

Abb. 3 Zusammenhang zwischen Lebensstandard und Fettsucht.

30.3 Der traurige Saldo der traditionellen Fettsuchtbehandlungen

Gewichtsabnahme bringt so vielen Fettsüchtigen so große Wohltaten und ist scheinbar so einfach, daß es eigentlich viele Menschen geben müßte, die früher fett waren. Aber es gibt sie nicht. Hilfe in der Behandlung von Fettsucht ist dringend nötig, von welcher Seite sie auch kommen mag. Wenn soziale Faktoren für die weite Verbreitung und ständige Zunahme der Fettsucht in der westlichen Welt mitverantwortlich sind, dann müßte es möglich sein, diese Faktoren auch für eine Behandlung der Fettsucht zu nutzen. Denn diese Behandlung war bisher – ohne Zweifel – wenig erfolgreich: In den letzten Jahren hat die systematische Untersuchung der Ergebnisse traditioneller Behandlungsformen von Fettsucht bestätigt, was jeder praktische Arzt und die meisten Fettsüchtigen längst wissen: die Resultate sind entmutigend. Der Stand der Dinge in jüngster Zeit läßt sich in fünf Sätzen zusammenfassen.

1. Die meisten Fettsüchtigen kommen nicht in die Behandlung.
2. Von denen, die sich behandeln lassen, brechen die meisten die Behandlung ab.

Abb. 4 zeigt die Schwundrate von 151 Personen während einer ambulanten Fettsucht-Behandlung (Shipman, Plesset, 1963). Die Abbildung verwendet die Daten aus einem Bericht, der ironischer Weise die Effektivität von Diätmaßnahmen belegen soll. Eine noch immer oft zitierte Übersicht über die medizinische Literatur aus dem Jahre 1959 zeigt bei der ambulanten Behandlung von Fettsucht eine Schwundrate von 20 bis 80% (Stunkard, McLaren-Hume, 1959).

3. Von denen, die in Behandlung bleiben, verlieren die meisten kaum Gewicht. Die oben erwähnte Literatur-Übersicht zeigt, daß nicht mehr als 25% der Personen, die eine ambulante Fettsucht-Behandlung begannen, 20 Pfund[1]) und nur 5% 40 Pfund verloren. Eine anspruchsvollere mathematische Behandlung der Daten einer noch größeren Serie aus dem folgenden Jahr zeigt ein detaillierteres Bild der Fehlschläge, und eine Studie über die Resultate medizinischer Routinebehandlungen enthüllte im Kontrast zu den Ergebnissen von Ärzten, die über ihre Forschungsarbeiten publizierten, ein noch traurigeres Bild: Nur 12% brachten es fertig, etwa 20 Pfund abzunehmen.

4. Die meisten, die Gewicht verlieren, nehmen es wieder zu. Von den 12% Ausnahmen, die es nach der eben erwähnten Studie fertig brachten, 20 Pfund zu verlieren, hatten ein Jahr später nur 2% ihr reduziertes Gewicht gehalten.

5. Viele müssen einen hohen Preis für den Versuch bezahlen. Eine kürzliche Analyse der medizinischen Literatur über ungünstige Reaktionen auf Diätmaßnahmen zeigte, daß emotionale Symptome bei ambulant behandelten Fettsüchtigen in großer Häufigkeit auftreten, und daß sich solche Symptome auch bei längerer stationärer Behandlung mit Diätmaßnahmen oder Fastenkuren nicht vermeiden lassen (Stunkard, Rush, 1974). Zwei sorgfältige Untersuchungen über ambulante Behandlung (s. Tabelle 2) sind besonders aufschlußreich. Die erste war retrospektiv: Hundert Personen, die von der medizinischen Ambulanz eines großen Allgemeinen Krankenhauses der Diätambulanz dieses Hauses überwiesen waren, wurden nach Symptomen gefragt, die sie während früherer Versuche, ihr Gewicht zu reduzieren, bemerkt hatten (Stunkard, 1975). Die retrospektive Methode wurde angewandt, um die Symptome auch der Personen zu erfassen, welche die Behandlung abbrachen (vielleicht gerade wegen dieser Symptome) und deren Informationen sonst verloren gegangen wären: von den 100 Patienten hatten 72 in der Vergangenheit ernsthaft versucht, eine Diät einzuhalten. Von ihnen gaben 54% an, zumindest einmal unter emotionalen Symptomen gelitten zu haben; 21% hatten unter »Nervosität«, 21% unter »Schwäche«, 8% unter »Reizbarkeit«, 5% unter »Erschöpfung« und 4% unter »Übelkeit« gelitten. (Manche Patienten berichteten aber über mehr als ein Symptom).

Eine zusätzliche prospektive Untersuchung mit einer Ausfallrate, die niedrig genug war (12%), um die Ergebnisse nicht ernsthaft zu beeinträchtigen, deckte eine ähnlich hohe Rate von Symptomen auf (Silverstone, Lascel-

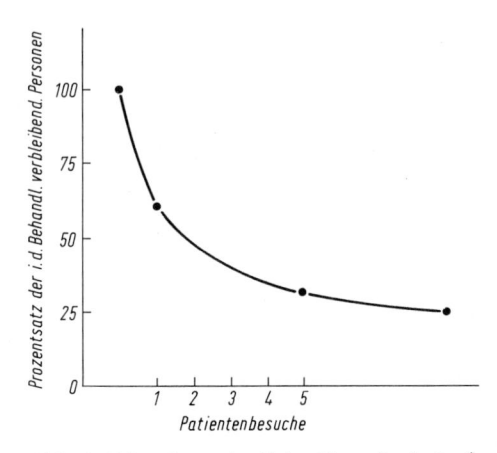

Abb. 4 Abbruchrate der Behandlung (ambulant)

[1]) Die Gewichtsangaben in diesem Kapitel beziehen sich auf englische Maßeinheiten: 1 Pfund = 450 g

Tabelle 2. Symptome während ambulanter Diätbehandlung.

Retrospektiv (alle Diätformen)	
»Nervosität«	21%
»Schwäche«	21%
»Reizbarkeit«	8%
»Erschöpfung«	5%
»Übelkeit«	4%
Summe	54%
Prospektiv (eine Diätform)	
Depression	50%
Angst	40%

Fettsucht

les, 1966): 50% berichteten über den Beginn oder die Intensivierung von Depression, 40% über eine Zunahme von Angst. Wiederum gaben einige Patienten beide Symptome an.

Diese Ergebnisse waren nicht etwa wegen des Unterlassens einer einfachen Therapie von bekannter Effektivität so schlecht, sondern weil keine einfache oder effektive Therapie existiert. Fettsucht ist ein chronisches Zustandsbild, das resistent gegen Behandlungsversuche ist und zu Rückfällen neigt.

30.4 Körperliche Aktivität als Determinante für Fettsucht

In den meisten unterentwickelten Ländern ist Fettsucht nicht nur wegen unzureichender Ernährung eine Seltenheit. Vor allem in ländlichen Gebieten ist ein hoher Grad an körperlicher Aktivität zumindest ebenso wichtig, um Fettsucht zu verhindern. In der westlichen Gesellschaft gehört eine so hohe Aktivität bekanntermaßen zu den Ausnahmen; tatsächlich scheint der Mangel an körperlicher Bewegung am meisten dazu beizutragen, daß Fettsucht in der Wohlstandsgesellschaft zu einem öffentlichen Gesundheitsproblem geworden ist. Wenn der Trend, illustriert durch automatische Büchsenöffner und elektrische Zahnbürsten, anhält, werden wir den Aufwand an Bewegungs-Energie bald nahezu auf das Ruhe-Basis-Niveau gesenkt haben. Fettsüchtige Frauen haben es darin schon sehr weit gebracht. Das amerikanische Volk ist in den letzten 70 Jahren bei

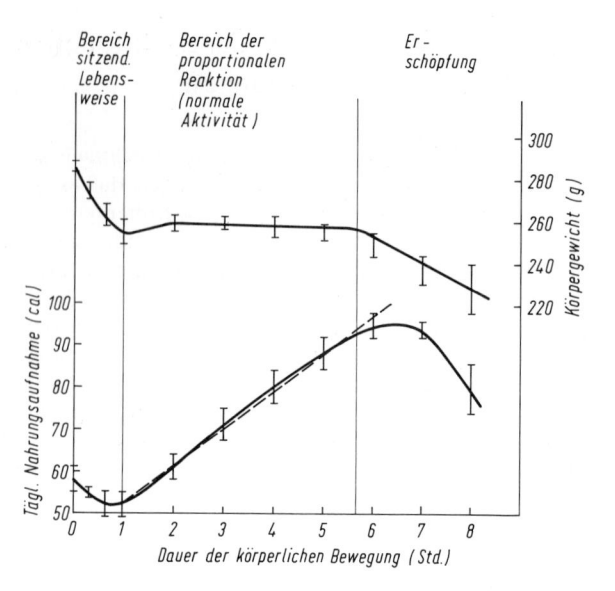

Abb. 6 Kalorienaufnahme und körperliche Bewegung.

einer Ernährung fett geworden, die um 1000 Kalorien reduziert wurde. Die Ursache dafür ist verminderte körperliche Aktivität.

Abb. 5 zeigt eine Reduktion der körperlichen Aktivität bei einer Gruppe fettsüchtiger amerikanischer Hausfrauen, die ausreicht, um ihr Übergewicht zu erklären.

Aber das gilt nicht für alle Fettsüchtigen. Abb. 5 zeigt auch, daß der Unterschied an körperlicher Bewegung zwischen fettsüchtigen und nichtfettsüchtigen Männern so gering ist, daß der zusätzliche Energieverbrauch der Fettsüchtigen einem Kalorienverbrauch Nicht-Fettsüchtiger vom gleichen Körpergewicht entspricht.

Bis vor kurzem war man der Meinung, daß Mangel an körperlicher Bewegung nur über eine Verminderung des Energieverbrauchs zu Fettsucht führe. Mayer und Thomas (1967) haben gezeigt, daß Inaktivität, zumindest bei Tieren, auch zu einer vermehrten Nahrungsaufnahme beiträgt. Obwohl über einen weiten Bereich mit wachsendem Energieaufwand die Nahrungsaufnahme ansteigt, vermindert sie sich, wie Abb. 6 zeigt, nicht proportional, wenn die körperliche Aktivität unter ein gewisses Minimum fällt. Wenn dieses Niveau erreicht ist, kann eine weitere Einschränkung körperlicher Aktivität die Nahrungsaufnahme im Gegenteil sogar erhöhen. Umgekehrt kann bei einer Zunahme körperlicher Bewegung die Nahrungsaufnahme abnehmen.

Diese Beobachtungen legen die Vermutung nahe, daß in technisch fortgeschrittenen Gesellschaften die körperliche Bewegung auf das Niveau abgefallen sein könnte, das für den Menschen dem Punkt entspricht, den Mayer bei Ratten als Inaktivitätsschwelle beobachtet hat, jenseits derer die Nahrungsaufnahme zunimmt. Wie bei den inaktiven Ratten könnte verminderte körperliche Bewegung also auch bei uns eine Zunahme der Nahrungsaufnahme begünstigen.

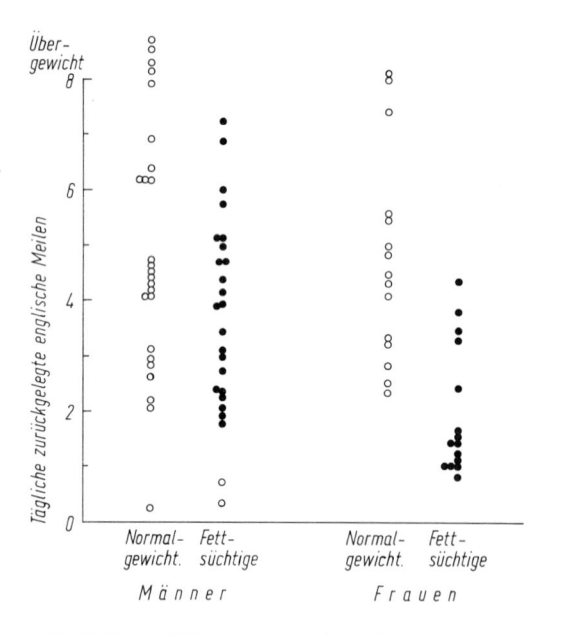

Abb. 5 Körperliche Bewegung (zu Fuß zurückgelegter Weg) und Fettsucht.

Wenn diese Annahme auch nur annähernd richtig ist,

könnte ein bedeutender Fortschritt in der Behandlung von Fettsüchtigen allein durch eine Erhöhung ihrer körperlichen Aktivität auf das Niveau erreicht werden, auf dem wieder normale Regulationsmechanismen für die Beziehungen zwischen Nahrungsaufnahme und körperlicher Bewegung zu wirken beginnen. Der Versuch, Steigerung der körperlichen Aktivität in eine Therapie einzubauen, muß natürlich Verhaltensfaktoren berücksichtigen, die Fettsüchtigen eine Änderung ihres Bewegungsverhaltens möglicherweise ebenso schwer machen wie eine Änderung ihrer Diät. Sicher ist auf diesem Gebiet noch eine Menge Forschungsarbeit notwendig; aber die vorläufigen Ergebnisse lassen doch schon verschiedene Forschungsansätze als vielversprechend erscheinen. Von den drei Möglichkeiten, körperliche Aktivität zu beeinflussen – durch emotionale, biologische und soziale Faktoren – scheinen nach meinen Beobachtungen die sozialen Faktoren bei weitem die effektivsten zu sein.

Vermehrte körperliche Bewegung wird zwar häufig als Teil von Maßnahmen zur Gewichtsreduktion empfohlen, aber die hier diskutierten Beobachtungen lassen vermuten, daß ihr Nutzen bisher sogar von ihren überzeugtesten Verfechtern unterschätzt worden ist. Berücksichtigung der Bedeutung möglicher regulatorischer Umschaltungen bei körperlich sehr indolenten Personen, Verständnis der Faktoren, die den einzelnen Patienten veranlassen können, mehr oder weniger aktiv zu sein, müßten die Effektivität einer Therapie wesentlich erhöhen können.

30.5 Emotionale Determinanten

Fettsucht war eine der ersten Störungen, für die man »psychosomatische« Faktoren verantwortlich machte, und diese Meinung hat sich bei den meisten Ärzten und Laien bis heute gehalten. Die Gründe dafür sind nicht schwer zu finden. Viele Fettsüchtige berichten, daß sie in Augenblicken, in denen sie seelisch beunruhigt sind, oder bald danach, zuviel essen. Unglücklicherweise berichten viele Nicht-Fettsüchtige von ähnlichen Erfahrungen, und es ist schwierig in kurzen Zeiträumen die Spezifität eines solchen Zusammentreffens von Ereignissen für Fettsucht zu beurteilen. Langzeitberichte über Zusammenhänge zwischen emotionalen Faktoren und Fettsucht scheinen spezifischer, Fettsüchtige verlieren häufig viel an Gewicht, wenn sie sich verlieben, und nehmen an Gewicht zu, wenn sie einen geliebten Menschen verlieren. Solche Veränderungen ereignen sich so völlig unbeeinflußt durch den Willen, ja sogar so außerhalb jeder Möglichkeit einer Kontrolle, daß man annehmen könnte, sie seien das Ergebnis einer fundamentalen Änderung der Regulation des Körpergewichts, vielleicht durch Verstellung des Sollwerts.

Die meisten Essgewohnheiten Fettsüchtiger ähneln den Mustern, die man bei verschiedenen Formen experimenteller Fettsucht gefunden hat. Die Beeinträchtigung des Sättigungsgefühls ist eine besonders wichtige Beobachtung. Solche Menschen klagen charakteristischer Weise darüber, daß sie nicht aufhören können, zu essen. Dagegen kommt es selten vor, daß Fettsüchtige über einen sehr starken Trieb oder gar eine Gier zu essen berichten. Dagegen scheinen Fettsüchtige ungewöhnlich verführbar zu sein; schon Hinweise auf Nahrung in ihrer Umgebung, aber auch deren Schmackhaftigkeit macht sie unfähig, mit essen aufzuhören, solange Nahrung erreichbar ist.

Schachter (1971) hat über eine Reihe von Experimenten berichtet, die viele dieser Charakteristika deutlich machen. Er fand, daß Fettsüchtige ungewöhnlich stark auf alle Arten »externer« Stimuli, aber relativ wenig auf die üblichen »internen« Hungersignale ansprechen. Fettsüchtige aßen von einem schmackhaften Eis viel größere Mengen als Normalgewichtige, aber weniger als diese, wenn das Eis weniger gut schmeckte. In einem anderen Experiment aßen sie, wenn die Nahrung vor ihnen stand, zu viel, aber zu wenig, wenn sie auch nur die Tür eines Eisschrankes öffnen mußten, um mehr Nahrung zu bekommen. Ihre Nahrungsaufnahme war darüber hinaus in außergewöhnlichem Maße von ihren Vorstellungen über die Tageszeit beeinflußt.

Bruch (1973) hat viele dieser Themen unter einem mehr klinischen Gesichtspunkt diskutiert und eindrucksvolle Beschreibungen der Fehlwahrnehmung wichtiger visceraler Prozesse bei Fettsüchtigen gegeben. Sie betont, daß einige, vor allem die emotional Gestörten, Schwierigkeiten haben, Hunger und Sattsein zu erkennen und oft unfähig sind, zwischen Hunger und anderen Zuständen von Unbehagen zu unterscheiden. Sie hat diese »Begriffsverwirrung« mit ernsthaften Störungen der Identität und mit Gefühlen persönlichen Versagens in Beziehung gebracht und überzeugend beschrieben, in welchem Maße solche Menschen auf äußere Signale angewiesen sind, die ihnen sagen, wann sie essen und wann sie damit aufhören sollen. Die Autorin hat diese Theorie experimentell untermauert: Sie zeigt, daß bei neurotischen Fettsüchtigen im Unterschied zu nichtneurotischen die Wahrnehmung der Magenkontraktionen durch Reaktionsvorurteile beeinträchtig ist, die auch ihre Interpretation von Hunger verändern.

In den Anfangsjahren der psychosomatischen Medizin wurde Fettsucht, wie die meisten anderen »psychosomatischen Störungen«, als ein einheitliches Zustandsbild aufgefaßt und alle Fälle von Hyperphagie auf emotionale Determinanten zurückgeführt. Es schien nichts auszumachen, daß verschiedene Autoren verschiedene emotionale Determinanten beschuldigten; da Fettsucht eine psychosomatische Störung sein sollte, mußte zuviel essen neurotisch bedingt sein. In gewisser Hinsicht folgt auch die bisherige Darstellung dieser Tradition und Schachter, Bruch und der Autor haben oft über »Fettsüchtige« geschrieben, als ob es sich um ein einheitliches Krankheitsbild handeln würde, auch wenn sie sich bewußt waren, daß dies wahrscheinlich nicht stimmte. Das Problem bestand darin, daß es keine einfache und wissenschaftlich begründete Methode gab, verschiedene Arten von Fettsucht zu unterscheiden.

Im Laufe der Zeit machte diese simplifizierende Darstellung des Fettsucht-Problems einer weniger eindeutigen, bescheideneren, aber wahrscheinlich realistischeren Darstellungsweise Platz. Obwohl es noch keine fundierte Nosologie gibt, glaubt man heute, daß Fettsucht ein heterogene Störung sei, und einige Autoren ziehen es vor, von »den Fettsüchten« ähnlich wie von »den Schizophrenien« zu sprechen. Wenn diese Auffassung auch nur auf einem Glauben beruht, so stimmt sie doch besser mit empirischen Beobachtungen überein. Solche Beobachtungen gibt es noch sehr wenige. So wissen wir z. B. noch nicht einmal, ob emotionale Störungen bei Fettsüchtigen häufiger sind als bei Nicht-Fettsüchtigen.

Eine neuere Studie aus England (Crisp, 1975) berichtet, daß Fettsüchtige nicht nur nicht häufiger emotionale Störungen haben als Nicht-Fettsüchtige, sondern sogar etwas seltener. Diese Studie ist eine sorgfältig kontrollierte Untersuchung der Zufallsauswahl einer Bevölkerungsgruppe ohne evidente Verzerrung. Sie steht in deutlichem Widerspruch zu einer Untersuchung der Daten der oben erwähnten Midtown-Studie (Stunkard, 1975). Diese letztere Studie fand, daß Fettsüchtige in sieben von acht psychopathologischen Indizes höher und in den Kategorien Unreife, Mißtrauen und Rigidität signifikant höher rangierten als Nichtfettsüchtige. Diese Unterschiede waren zwar statistisch signifikant, aber für die Gesamtpopulation relativ klein. In bestimmten Untergruppen schien der Unterschied jedoch erheblich zu sein. In diesen fielen junge Frauen mit hohem und mittlerem sozioökonomischen Status auf. Die Gründe für die Auffälligkeit dieser Gruppen sind interessant.

Da sowohl Fettsucht wie emotionale Störungen bei Personen mit niederem sozioökonomischen Status häufig sind, ist in dieser Schicht das Zusammentreffen beider Faktoren wahrscheinlich zufällig. Höher oben auf der sozialen Leiter ist Fettsucht viel weniger häufig und die Sanktionen gegen sie sind viel strenger. Da hier auch emotionale Störungen viel seltener sind, ist die Wahrscheinlichkeit, daß das gleichzeitige Auftreten von Fettsucht und emotionalen Störungen in dieser Gruppe einen Zusammenhang hat, viel größer. Bei jungen Frauen der Oberschicht ist Fettsucht sehr häufig mit Neurose verknüpft. Was steckt hinter dieser Verknüpfung?

Von den verschiedenen emotionalen Störungen, unter denen Fettsüchtige leiden, haben nur zwei eine spezifische Beziehung zu Fettsucht. Die erste ist Hyperphagie (overeating); die zweite eine Störung des Körper-Schemas (body image) (Stunkard, 1976).

30.5.1 Die Hyperphagie-Syndrome

Die überzeugendsten Hinweise dafür, wie emotionale Faktoren Fettsucht beeinflussen, erhielten wir von zwei kleinen Untergruppen Fettsüchtiger, die beide durch abnorme und stereotype Verhaltensmuster ihrer Nahrungsaufnahme charakterisiert sind. Der Autor hat berichtet, daß sich bei etwa 10 % der Fettsüchtigen, gewöhnlich Frauen, *das Syndrom nächtlichen Essens (night-eating syndrom)* findet, charakterisiert durch Anorexie am Morgen, Hyperphagie am Abend und Schlaflosigkeit. Dieses Syndrom scheint durch Stress-Situationen ausgelöst zu sein, und tendiert, wenn es einmal da ist, bis zur Lösung des Streß, zu täglichen Wiederholungen. Versuche, das Gewicht zu reduzieren, solange das Syndrom besteht, haben ungewöhnlich dürftige Ergebnisse und können sogar zu ernsteren psychologischen Störungen führen.

Das »Syndrom der Freßorgien« (binge eating), das wir bei weniger als 5 % der Fettsüchtigen fanden, ist eine der seltenen Ausnahmen von dem Muster gestörten Sättigungsgefühls. Es wird charakterisiert durch plötzliches, zwanghaftes Verschlingen sehr großer Nahrungsmengen in sehr kurzer Zeit, gewöhnlich gefolgt von großer Erregung und Selbstverdammung. Auch dieses Syndrom scheint eine Reaktion auf Streß zu sein. Aber im Gegensatz zu dem Syndrom nächtlichen Essens sind diese Anfälle von Hyperphagie nicht periodisch und viel öfter mit auslösenden Ereignissen verbunden. Die Veranstalter einsamer Freßorgien (binge eaters) können manchmal durch Strenge und unrealistische Diät sehr viel Gewicht verlieren, aber der Erfolg solcher Anstrengungen wird fast immer durch einen Rückfall zunichte gemacht.

30.5.2 Störung des Körperschemas (body-image)

Die zweite für Fettsüchtige typische Form emotionaler Störungen ist eine Störung des Körper-Schemas. Der Fettsüchtige, der daran leidet, erlebt charakteristischer Weise seinen Körper als grotesk, ekelerregend und sich selbst von anderen mit Feindseligkeit und Verachtung betrachtet. Dieses Erleben ist eng mit extremer Unsicherheit und gestörtem sozialen Verhalten verbunden. Obwohl man annehmen könnte, daß alle Fettsüchtigen solche entwürdigenden Gefühle über ihren Körper haben, trifft dies nicht zu. Fettsüchtige, die emotional gesund sind, haben keine Störungen des Körper-Schemas, wie sie hier beschrieben werden. Sie finden sich nur bei einer Minorität neurotischer Fettsüchtiger und zwar nur bei solchen, die schon seit der Kindheit fettsüchtig sind; sogar von diesen leiden weniger als die Hälfte darunter. In dieser Gruppe findet sich ein Majorität von Fettsüchtigen mit spezifischen Eß-Störungen.

30.6 Therapie

30.6.1 Allgemeine Probleme

Das Prinzip jeder Gewichtsreduktion ist äußerst einfach – man muß nur die Zufuhr von Kalorien unter ihren Verbrauch senken. Alle die vielen Diätbehandlungen haben diese scheinbar einfache Aufgabe zum Ziel. Vielleicht war die Einfachheit dieser Formel für einen unglücklichen Behandlungsaspekt mitverantwortlich: Da der Arzt oft unfähig war, zu verstehen, warum seine Patienten diese Vorschrift nicht einhalten konnten, verhielt er sich ihnen gegenüber strafend. Es ist uns erst seit kurzem klar, wie oft Fettsüchtige Opfer ebenso intensiver Diskriminierung sind wie andere Minderheiten. Der Arzt sollte sich daher, bevor er die Behandlung eines Fettsüchtigen beginnt, klarmachen, ob er zu der vorhandenen eine neue Belastung hinzufügen darf.

Der einleuchtendste Weg, die Kalorienzufuhr zu reduzieren, ist ein niedrigkalorische Diät; die besten Langzeiterfolge wurden mit einer ausgewogenen Diät aus überall erhältlichen Nahrungsmitteln erzielt. Vielen Menschen scheint es am leichtesten, eine Diät einzuhalten, die aus ihren gewohnten Nahrungsmitteln besteht und deren Menge mit Hilfe von Kalorientabellen bestimmt wird. Aber dies ist genau die am schwersten durchzuhaltende Diät: Für die meisten Fettsüchtigen ist es leichter, eine der neuartigen oder sogar bizarren Diäten durchzuhalten, von denen in den letzten Jahren genügend angeboten wurden. Aber welchen Erfolg diese Diätkuren auch haben mögen, er ist größtenteils auf ihre Monotonie zurückzuführen – fast jeder Mensch wird fast jeder Nahrung überdrüssig, wenn er nichts anderes als sie zu essen bekommt. Infolgedessen ist die Verführung, wieder zuviel zu essen größer als vorher, wenn diese Diät zugunsten der abwechslungsreicheren gewohnten Kost aufgegeben wird.

Hungern, das zu schnellem Gewichtsverlust führt, hat in den letzten Jahren ebenfalls beträchtlich an Popularität gewonnen. Viele Fettsüchtige finden es relativ leicht zu hungern: nach einigen Tagen ohne Nahrung läßt das Hungergefühl stark nach und der Patient kommt ganz gut zurecht, solange die Umgebung keine Forderungen an ihn stellt. Für einige massiv Fettsüchtige oder für die seltenen Patienten, die rasch abnehmen müssen, hat Hungern eine begrenzte Indikation. Nachuntersuchungen von Patienten, die über längere Zeit gehungert haben, zeigen jedoch, daß fast alle mindestens das verlorene Gewicht wieder zugenommen haben.

Diskontinuierliche Kurzzeit-Hungerkuren (10 Tage) scheinen bei mäßig fettsüchtigen Patienten etwas bessere Resultate zu haben. Aber es fehlen bisher adäquate Nachuntersuchungen. Wegen der gelegentlich auftretenden ernsthaften Komplikationen sollten Hungerkuren in einem Krankenhaus durchgeführt werden.

30.6.2 Psychotherapie

Informationen über Abmagerungs-Diäten sind so verbreitet, daß nur Menschen in die Sprechstunde des Arztes kommen, denen es nicht gelungen ist, selbst ihr Gewicht zu reduzieren; und nur die Mißerfolge ärztlicher Behandlungsversuche landen beim Psychiater. Auf diesem Hintergrund ist es leicht zu verstehen, warum es keinen Beweis dafür gibt, daß psychodynamische Psychotherapie effektiver ist als andere, weniger kostspielige Kuren zur Gewichtsreduktion. Weniger verständlich ist der weitverbreitete Glaube an die Wirksamkeit dieser Psychotherapie. Viele Menschen sind überzeugt, daß sie die einzig dauerhaft erfolgreiche Behandlung für Fettsucht sei. Es gibt keinen ersichtlichen Grund, der diese Vorstellung stützt.

Ebenso unbewiesen ist die Vorstellung, daß die Aufdeckung unbewußter Ursachen des Zuvielessens von Nutzen sei, weil der Patient danach nicht länger zu dieser Reaktion seine Zuflucht zu nehmen brauche (entsprechend dem psychoanalytischen Modell für die Auflösung neurotischer Symptome). Fettsüchtige können interessante Phantasien und Erinnerungen als Antwort auf das Interesse des Therapeuten produzieren, aber mit einer Ausnahme, auf die ich später zurückkomme, führen solche Enthüllungen selten zu positiven Verhaltensänderungen. Viele Fettsüchtige scheinen überdies besonders gefährdet, vom Therapeuten abhängig zu werden und während der Psychotherapie unkontrollierbar zu regredieren. Ich glaube, daß Psychotherapie das Basis-Muster des Zuvielessens als Reaktion auf Streß, das bei Fettsüchtigen so häufig ist, nicht ändern kann. Auch Jahre nach erfolgreicher Psychotherapie und erfolgreicher Gewichtsabnahme fallen Menschen, die unter Streß zuviel aßen, wieder in das alte Reaktionsmuster zurück.

Hat Psychotherapie also keinen Platz in der Behandlung von Fettsucht? Entschieden doch! Obwohl aller Wahrscheinlichkeit nach das Muster des Zuviel-essens als Reaktion auf Streß nicht zu ändern ist, kann Psychotherapie Fettsüchtigen helfen, weniger streßvoll und zufriedener zu leben. Wenn das erreicht ist, sind sie weniger gefährdet, zu viel zu essen. Sie können sich einschränken und sogar dabei bleiben. Diese Erfolge sind nicht weniger bedeutsam, weil sie keine spezifischen Behandlungseffekte sind.

Darüber hinaus kann Psychotherapie recht erfolgreich bei der Behandlung der beiden oben besprochenen Krankheitsbilder sein: Störungen des Körper-Schemas (body-image) und Freßorgien. Beide wurden erfolgreich psychotherapeutisch behandelt und die Patienten haben eine dauerhafte Gewichtsabnahme erreicht. Keines der beiden Krankheitsbilder konnte durch andere Behandlungsformen, auch nicht durch drastische Gewichtsreduktion, beeinflußt werden. Aber es muß betont werden, daß die Psychotherapie solcher Patienten häufig Jahre braucht, um dauernde Erfolge zu sichern. Der Prozeß kann durch Modifikationen der traditionellen psychoanalytischen Technik gefördert werden. Es sollten alle Anstrengungen gemacht werden, Intellektualisierungen und Regression zu minimalisieren, um den Patienten bei ihren Begriffsverwirrungen zu helfen und ihr oft schwer beeinträchtigtes Selbstwertgefühl zu stärken. Bruch bringt beispielhafte Beschreibungen solcher Maßnahmen in ihren zahlreichen Schriften.

Die erste Frage, die vor der Entscheidung zu einer Psychotherapie beantwortet werden muß – die aber nur allzu oft ignoriert wird – ist die, ob sie überhaupt notwendig ist. Die Tatsache, daß die Hälfte der von Hausärzten behandelten Fettsüchtigen Angst und Depression entwickeln und daß auch bei einer stationären Langzeitbehandlung (Stunkard, Rush, 1974) in einem hohen Prozentsatz emotionale Störungen auftreten, könnten von Befürwortern einer Psychotherapie ins Feld geführt werden. Aber Psychotherapie – die zwar ungünstige Effekte einer Behandlung eher wahrnimmt – ist nicht unbedingt harmlos. Da wahrscheinlich bei jeder Behandlung die Fähigkeit zu heilen der Möglichkeit zu schaden entspricht, so muß auch bei der Indikation zu einer Psychotherapie beides sorgfältig abgewogen werden. Auch wenn kein direkter Schaden entsteht, kann die Behandlung doch durch lange Perioden quälenden Stillstandes führen, die dem Patienten nicht helfen und die seine Energien und seine Aufmerksamkeit oft von nützlicheren Tätigkeiten ablenken. Patienten und Therapeuten, die in einer solchen Sackgasse gefangen sind, haben es oft schwer, das Problem zu erkennen, geschweige denn, die Behandlung zu beenden.

Als ersten Schritt bei der Abschätzung der Zweckmäßigkeit einer Behandlung sollte der Psychotherapeut klären, was der Patient für seine Probleme hält, wie es mit seinen Kräften bestellt ist, sich mit diesen Problemen auseinanderzusetzen und was er von der Behandlung erwartet. Während er sich mit der Klärung dieser Fragen befaßt, erfährt er auch sehr viel über andere Probleme, über die sich der Patient nicht völlig im Klaren ist. Die Entscheidung über die Indikation zur Behandlung sollte der Therapeut dann von der Einschätzung seiner eigenen Fähigkeiten abhängig machen, dem Patienten bei der Erreichung vernünftiger Ziele ohne unnötiges Risiko und ohne übermäßigen Aufwand an Zeit und Mühe zu helfen.

Die Wichtigkeit eines frühzeitigen Übereinkommens zwischen Patient und Therapeut über die Ziele der Behandlung kann nicht überschätzt werden. Ich glaube, daß die Psychotherapie durch das Versäumnis, rechtzeitig zu solchen Übereinkünften zu kommen, ebenso oft in Schwierigkeiten geraten ist, wie durch andere Probleme. Andererseits ist Psychotherapie auch angesichts bedrohlicher Schwierigkeiten oft erfolgreich gewesen, weil Patient und Therapeut zu Beginn eine klare Verständigung über die Ziele der Behandlung erreicht hatten.

Es gibt nur wenige Indikatoren, die es erlauben, den Erfolg einer Therapie vorauszusagen. Realistische Ziele, die der Patient klar artikulieren kann, sind ein gutes Zeichen. So wird der seit Kindheit fettsüchtige Patient, der in die Behandlung kommt, um in einen »Adonis« verwandelt zu werden, fast sicher ebenso enttäuscht werden wie der Therapeut, der hofft, ihm bei dieser Verwandlung helfen zu können. Die Reaktion des Therapeuten auf den Patienten ist ebenfalls ein wichtiger Faktor: Sympathie für den Patienten ist für den Erfolg der Behandlung ebenso wichtig wie positive Erwartungen. Ein anderes prognostisches Kriterium ist die Fähigkeit des Patienten, seine Symptome und seine Verhaltensstörungen zu bestimmten Problemen seines Lebens in Beziehung zu setzen. Da Psychotherapie zu einem großen Teil gerade in der Aufdeckung solcher Beziehungen besteht, sind natürliche Fähigkeiten des Patienten, solche Zusammenhänge zu sehen, ein Indikator für den Erfolg der Behandlung. Wenn der Patient hingegen zu Beginn der Behandlung keinerlei Fähigkeit zeigt, solche Verknüpfungen zu sehen, wird er sie wahrscheinlich auch während der Behandlung nicht entwickeln. Bis zu einem gewissen Grad sind zwar alle neurotischen Patienten außer Stande, solche Verbindungen zu sehen; aber Patienten mit guten Chancen für eine Therapie scheinen es doch wenigstens zu einem rudimentären Verständnis ihrer Schwirigkeiten zu bringen. Schließlich spricht für eine positive Erwartung die Beobachtung, daß Symptome oder ein gestörtes Verhalten des Patienten durch ein spezifisches Ereignis, das der Therapeut eventuell reproduzieren kann, unterbrochen werden können.

Eine Voraussetzung, die in gewisser Hinsicht die Basis für jede Psychotherapie bildet, ist schließlich supportiver, akzeptierender, nicht strafender menschlicher Kontakt.

Wenn nach Abwägung der Erfolgsaussichten und der Risiken für den Patienten eine Psychotherapie begonnen wird, was geht dabei vor?

Jerom Frank hat vorgeschlagen, bei dem psychotherapeutischen Prozeß zwei klar voneinander abgrenzbare Elemente zu unterscheiden (Frank, 1961). Eines ist »Überredung« mit dem Effekt eines Erlernens neuer Verhaltensformen, neuer Lebensaspekte, die besser an die Lebenssituation des Patienten angepaßt sind und ihm erlauben, besser mit Streß-Situationen fertig zu werden. Das andere ist »Heilen«, das vor allem zu einer Stärkung des Wohlbefindens und der Selbstachtung, sowie zu einer Abnahme unangenehmer Gefühle, wie Angst und Depression, führt. »Überredung« erfordert in dem therapeutischen Prozeß meist eine gewisse Zeit; »Heilung« kann sich dagegen während einer Sitzung ereignen und ereignet sich wahrscheinlich überhaupt nicht, wenn sie nicht sofort einsetzt. »Überredung« übt ihre Wirkung weitgehend durch einen primären Impuls auf den Verstand aus; »Heilen« baut stärker auf irrationale Elemente. Beide hängen bis zu einem gewissen Grad von Erfahrung und Geschick des Therapeuten ab, aber »Heilung« ist ein viel unberechenbareres Ereignis, das enger mit der Persönlichkeit des Therapeuten zusammenhängt.

Es gibt offenbar so viele Konzepte, um Psychotherapie zu erklären, wie Therapeuten, und es ist nicht leicht, eine Basis für eine Auswahl zu finden. Nach einem Konzept, das mir einleuchtet, besteht Psychotherapie aus fünf Komponenten:

1. einer besonderen, persönlichen Beziehung, die es ermöglicht,
2. die Probleme und die Kräfte des Patienten zu erkennen, sowie
3. die verschiedenen Elemente seiner Probleme zu isolieren und um
4. Strategien für den Umgang mit diesen Elementen zu entwickeln und dem Patienten zu helfen, diese Strategien erfolgreich einzusetzen, mit dem Ziel
5. zu besserer Beherrschung vor allem im Bereich seiner persönlichen Beziehungen und zu erhöhter Selbstachtung und Verminderung seiner schmerzhaften Gefühle zu kommen. Dies Konzept ist an anderer Stelle ausführlicher beschrieben (Stunkard, 1976).

30.6.3 Verhaltensmodifikation

30.6.3.1 Allgemeine Überlegungen

1967 löste ein kleiner Artikel in einer unbekannten Zeitschrift über Verhaltensmodifikation eine nie dagewesene Aktivität auf dem Gebiet psychologischer Behandlung von Fettsucht aus und führte zu bedeutenden Fortschritten ihrer wissenschaftlichen Erforschung. In den fünf Jahren nach der Veröffentlichung von »Verhaltenskontrolle des Zuvielessens« (Stuart, 1967) erreichte dieses Thema eine Popularität, die an modische Überschätzung grenzte. Es erschienen 50 Berichte über kontrollierte klinische Untersuchungen, die kürzlich in einem Überblick zusammengefaßt wurden (Stunkard, 1975).

Was versteht man unter Verhaltens-Modifikation oder Verhaltens-Therapie, Begriffe, die wir synonym verwenden werden?[2]). Später sollen einige Charakteristika dieser relativ neuen Behandlungsform von Fettsucht beschrieben werden. Im Allgemeinen ist das besondere Kennzeichen der verschiedenen Methoden, die man Verhaltens-Modifikation nennt, die Annahme, daß Verhaltensstörungen der verschiedensten Art teilweise erlernte Reaktionen sind, und daß die modernen Lerntheorien uns viel über das Entstehen und Vergehen dieser Reaktionen lehren können. Außerdem zeichnen sich die Verfechter der Verhaltens-Modifikationn durch die detaillierten Beschreibungen ihrer Methoden und deren Ziele aus, sowie durch ihre Bereitschaft, ihre Ergebnisse mit denen anderer Behandlungsmethoden zu vergleichen. So waren z.B. Verhaltenstherapeuten unter den ersten, welche die Bedeutung der Gewichtsveränderung in Pfund als eine abhängige Variable für die Psychotherapie-Forschung erkannten und sie haben sich in wachsender Zahl der Behandlung von Fettsucht zugewendet, um die hier liegende Möglichkeit nutzbar zu machen. Es ist eine Ironie, daß die Psychiatrie, die so dringend quantitative Maßstäbe nötig hat, um therapeutische Wirkungen beschreiben zu können, so lange brauchte, um die Empfindlichkeit, Verläßlichkeit und Gültigkeit von Gewichtsveränderungen als einen derartigen Maßstab zu erkennen.

An dieser Stelle scheint eine Richtigstellung nötig: Der Terminus Therapie bedeutet den Versuch, eine gestörte Funktion zu normalisieren: Einige der enthusiastischeren Verhaltenstherapeuten ziehen aus ihrer Beschäftigung mit Fettsucht derartige Schlußfolgerungen. Sie behaupten, gestörte Eßgewohnheiten müßten die Ursache für Fettsucht sein, weil Fettsüchtige durch Veränderung ihrer Eßgewohnheiten Gewicht verlieren können. Es gibt keinen Beweis für eine solche Behauptung. Es könnte ebenso sein, daß Verhaltensmodifikation nur einem aus biologischen Gründen fettsüchtigen Menschen hilft, in einem halbverhungerten Zustand zu leben. Eine solche Sachlage würde nicht für eine ätiologische Wirksamkeit von Verhaltens-Techniken sprechen. Es wäre ein größerer therapeutischer Triumph, eine solche biologische Tendenz zu überwinden als lediglich schlechte Gewohnheiten zu ändern. Wie dem auch sei, die unten beschriebenen Effekte einer speziellen therapeutischen Umgebung lassen keinen Schluß auf die Ätiologie von Fettsucht zu. Sie lehren uns jedoch etwas über die soziale Kontrolle einer biologischen Funktion, und sie beschwören die verlockende Möglichkeit, die planlosen und oft unberechenbaren Einflüsse, welche die komplexen Faktoren der jeweiligen sozialen Umgebung auf unsere Nahrungsaufnahme ausüben, durch eine durchdachte Kontrolle über Essen und Fettsucht zu ersetzen. In der Vergangenheit war es ziemlich einfach, ambulante Fettsucht-Behandlungen zu beurteilen. Die Ergebnisse waren so einheitlich dürftig und die Behandlungsweisen so offensichtlich inadäquat. (Stationäre Behandlungen mit der Möglichkeit einer schärferen Kontrolle der Patienten waren natürlich für eine Gewichtsabnahme effektiver. Aber ihr Nutzen war begrenzt, weil fast alle Patienten nach der Entlassung das verlorene Gewicht wieder zunahmen). Wie oben erwähnt, verloren nur 25% der Patienten, die ihre Fettsucht behandeln ließen, 20 und nur 5% 40 Pfund.

Vor diesem Hintergrund heben sich die Ergebnisse Stuarts von 1967 als etwas absolut Ungewöhnliches ab. Denn er beschreibt die besten Resultate ambulanter Fettsuchtbehandlung, die bis zu diesem Zeitpunkt berichtet worden waren und liefert den Ansatz für ein besseres Verständnis dieser Störung. Selbst das Fehlen einer Kontrollgruppe beeinträchtigt die Bedeutung seiner Feststellungen nicht. Stuarts Ergebnisse sind in den Abb. 7 und 8 zusammengefaßt. Sie zeigen während der Periode von einem Jahr die Gewichtsverluste von acht Personen, die von ursprünglich 10 in Behandlung blieben. Drei (oder 30%) der ursprünglichen Gruppe verloren mehr als 40 und 6 mehr als 30 Pfund. Alle waren Frauen, 6 verheiratet und zwei hatten Kinder. Alle waren zu privater Behandlung überwiesen.

Einige Einzelheiten des Berichts verdienen Beachtung. Zunächst war der Zeitaufwand nicht außergewöhnlich: Er war nicht größer als in vielen Untersuchungen mit sehr viel dürftigeren Ergebnissen. Zu Beginn der Behandlung wurden die Patienten dreimal wöchentlich für je 30 Minuten gesehen, im Ganzen 12–15 mal. Während der nächsten drei Monate wurden die Sitzungen nach Bedarf vereinbart, meistens im Abstand von zwei Wochen. Später waren die Sitzungen wöchentlich und schließlich wurden »Erhaltungs«-Sitzungen nach Bedarf durchgeführt. Die Gesamtzahl der Sitzungen während des Jahres betrug zwischen 16 und 41.

Das von Stuart benutzte Programm bildete die Basis für ein ständig wachsendes Angebot immer weiter verfeinerter Verhaltenstechniken. Ihr entscheidendes Merkmal ist die genaue Ausarbeitung einer starren Auswahl von Verhaltens-Vorschriften für jeden einzelnen der 10 oder 12 Kontakte mit dem Patienten. Innerhalb dieses Rahmens bietet sich jedoch eine überraschende

---

[2]) Vergl. das Kapitel »Verhaltenstheoretisch orientierte Therapieformen«

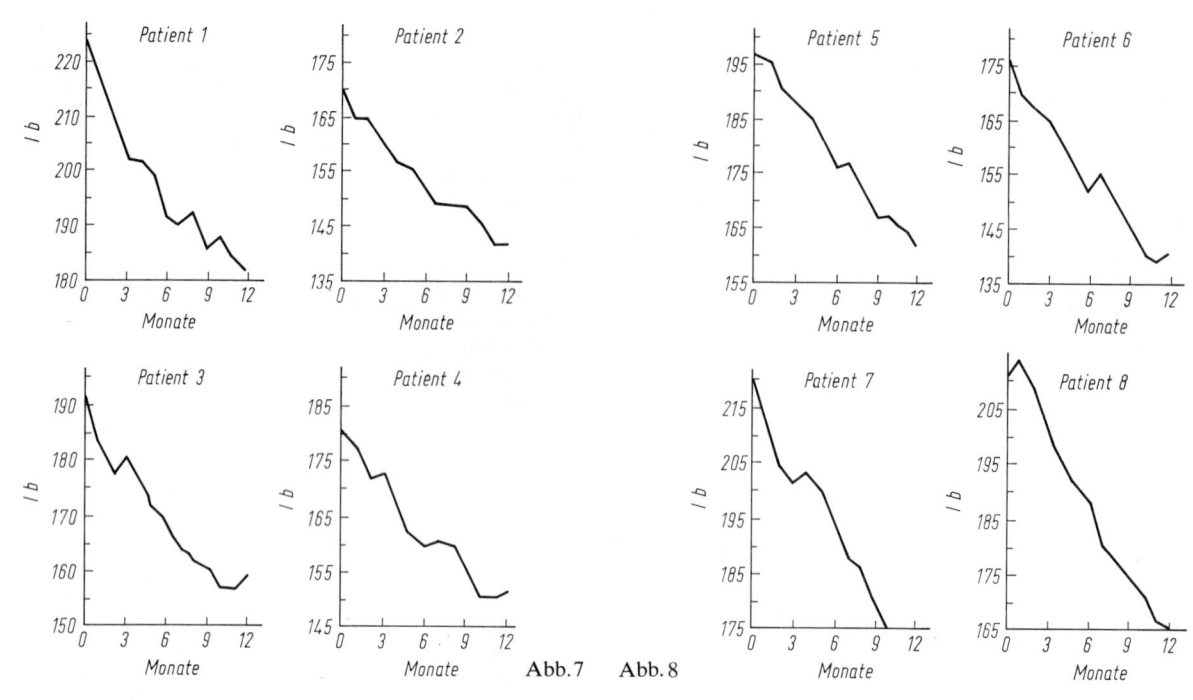

Abb. 7 u. 8 Die Gewichtsabnahme von acht Patienten während eines Jahres (Stuart, R. B., 1967)

Gelegenheit für Entfaltung von Kreativität sowohl des Patienten wie des Therapeuten. Stuart konstatierte z. B., daß für Patienten, die unter »Verhaltensdepressionen« leiden, Essen der einzig verfügbare Verstärker sein kann. Eine wirksame Behandlung ist dann darauf angewiesen, den Patienten zu helfen, einen Vorrat alternativer positiv verstärkender Antworten zu entwickeln. Für zwei Patienten in Stuarts Programm waren solche hilfreichen Antworten: Interesse an Veilchenzucht und Pflege von Vögeln im Käfig.

Es gab keinen Anhalt für negative Reaktionen auf das Programm oder für »Symptomverschiebungen«. Sieben der acht Patientinnen berichteten über eine Erweiterung ihrer sozialen Aktivitäten und drei der sechs verheirateten über befriedigendere Beziehungen zu ihren Männern. Darüber hinaus behandelten drei von den acht, die auch starke Raucherinnen waren, ihr Rauchen mit dem gleichen allgemeinen Programm und konnten es reduzieren oder ganz aufgeben. Diese Ergebnisse waren so gut, daß es keiner Kontroll-Personen bedurfte, um die Effektivität der Methode zu beweisen. Bald danach begannen jedoch sorgfältig kontrollierte Untersuchungen.

Das Ergebnis der ersten dieser Untersuchungen über Verhaltensmodifikation bei Fettsucht war ein Bericht über einen durchschnittlichen Gewichtsverlust von 10,5 Pfund bei mäßig übergewichtigen Studentinnen (Harris, 1969). In der nicht behandelten Kontrollgruppe kam es zu einer Gewichtszunahme von 3,6 Pfund. Der Unterschied ist statistisch signifikant. Eine Kontrollgruppe nicht behandelter Patienten, wie die von Harris, war in der Psychotherapieforschung 1969 noch durchaus annehmbar. Sie hat jedoch bedenklich Nachteile; denn der Aufschub einer Behandlung ist für den, der sie sucht, keineswegs ein neutrales Ereignis. Es ist möglich, daß die Gewichtszunahme der Personen in der Kontrollgruppe nur eine Folge ihrer Enttäuschung über den Aufschub der Behandlung war. Das Problem verlangt nach einer Placebo-Kontrollgruppe, in welcher die Patienten in vergleichbarem Maße Aufmerksamkeit und Interesse erfahren, wie die Patienten in dem aktiven Behandlungsprogramm. Eine ausgefeilte Studie von Wollersheim (1970) sah genau solche Kontrollgruppen vor und eröffnete damit der psychologischen Behandlung neue Perspektiven.

In Wollersheims elegantem faktoriellen Entwurf wurden vier experimentelle Bedingungen verglichen: 1. Verhaltenstherapie, 2. »unspezifische Therapie« auf der Basis traditioneller psychodynamischer Methoden, 3. »sozialer Druck«, der Gewichtsabnahme belohnt und bei Gewichtszunahme noch größere Anstrengungen fordert und schließlich 4. eine Kontrollgruppe ohne Behandlung. Vier Therapeuten übernahmen je eine Gruppe von fünf Patienten unter einer der vier Bedingungen. Die Behandlung dauerte 10 Wochen während einer Zeit von drei Monaten. Abb. 9 zeigt, daß am Ende der Behandlung und nach einer achtwöchigen Nachbeobachtung die Personen in der Gruppe mit Verhaltens-(focalen) Therapie mehr Gewicht verloren hatten, als die in der nicht behandelten und in den beiden anderen Gruppen. Diese hatten zwar auch abgenommen, aber nur geringfügig.

Wollersheims Studie beantwortete zwar die Frage nach Placebo-Gruppen, konfrontierte die Psychotherapie-Forschung aber gleichzeitig mit einem neuen Problem: Der unbewußten Parteilichkeit des Experimentators. Seine Placebo-Anordnung löste das Problem der

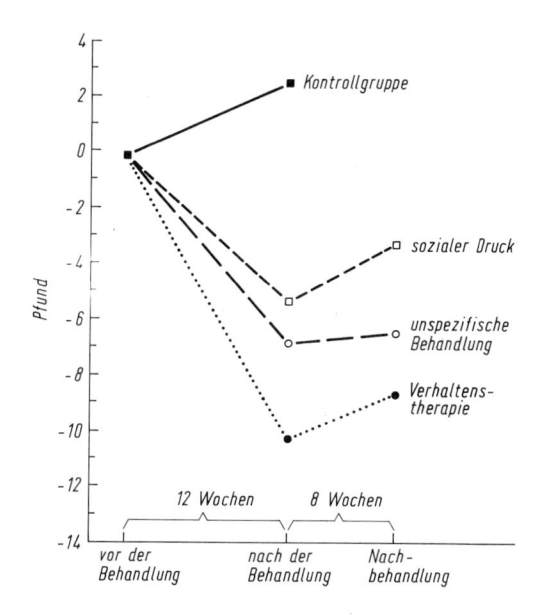

Abb. 9 Gewichtsabnahme bei vier Gruppen mit verschiedener Behandlung. (Wollersheim, F. P. 1970)

Erwartungen der Patienten, nicht jedoch das der Erwartungen des Therapeuten, und das ist keine triviale Angelegenheit. Der Doppel-Blind-Versuch der Psychopharmakologie hat gezeigt, welchen Einfluß diese Erwartung bereits auf die Wirkung von Arzneimitteln haben kann. In der viel emotionaleren Atmosphäre der Psychotherapie ist er sicherlich noch stärker.

Es ist unwahrscheinlich, daß die Psychotherapie-Forschung je die Eleganz und Ökonomie der Doppel-Blind-Methode der Psychopharmakologie erreichen wird. Die identisch aussehende Placebo-Kapsel der Psychotherapie wird kaum je erfunden werden. Die Kontrolle der unbewußten Parteinahme des Experimentators verlangt hier Methoden, die den speziellen Bedürfnissen und Möglichkeiten dieser Forschung angepaßt sind. Penick und Mitarbeitern (1971) gelang es, eine solche Methode, die noch dazu verblüffend einfach erscheint, zu entwickeln. Penick gab von Anfang an die Vorstellung auf, unbewußte Vorurteile könnten eliminiert werden und machte sie stattdessen bewußt zu einem Teil seiner experimentellen Anordnung. In einer der wenigen Verhaltens-Studien an klinisch fettsüchtigen Patienten (78% Übergewicht) wurden die Therapeuten aufgrund ihrer Bindung an Verhaltenstherapie oder an traditionelle Therapiemethoden ausgesucht. Darüber hinaus hatten sie einen sehr verschiedenen Erfahrungshintergrund: Die Verhaltenstherapeuten waren Anfänger, die Therapeuten in den Kontrollgruppen Experten. Die Verhaltenstherapeuten waren ein Psychologe mit ausgesprochen lerntheoretischem Hintergrund, aber ohne klinische Erfahrung und eine ebenfalls therapeutisch unerfahrene Forschungsassistentin. Die Therapie in der Kontrollgruppe übernahm Penick selbst, ein erfahrener Internist mit psychiatrischer Ausbildung, untersützt von der Schwester, die sein Forschungsprogramm betreute; sie setzten das ganze Rüstzeug traditioneller Fettsucht-Therapie ein, einschließlich medikamentöser Behandlung, Diät, Ernährungsberatung und des Prestiges einer Autorität auf diesem Gebiet. Fünfzehn Patienten wurden mit Verhaltenstherapie und siebzehn mit traditionellen Methoden behandelt, beide Gruppen auf der Basis von zwei Stunden wöchentlich für die Dauer von drei Monaten.

Die Behandlungsergebnisse sprachen eindeutig für die Verhaltenstherapie. Die Gewichtsverluste in der Kontrollgruppe entsprachen etwa den Werten, die in der medizinischen Literatur als Standard galten: niemand verlor 40 Pfund, 24% nahmen 20 Pfund ab. Im Gegensatz dazu verloren 13% der Verhaltens-Modifikationsgruppe mehr als 40 Pfund und 53% nahmen mehr als 20 Pfund ab. Der durchschnittliche Gewichtsverlust betrug nach Verhaltenstherapie 22,3 Pfund, in der Kontrollgruppe 16,5 Pfund.

Die Gewichtsverluste der Patienten in der Verhaltenstherapie-Gruppe variierten weit stärker als in der Gruppe mit traditioneller Behandlung. In der Verhaltens-Modifikationsgruppe fanden sich die fünf Besten und der am wenigsten Erfolgreiche. Größere Variabilität der Therapieerfolge gilt in anderem Zusammenhang als Ausdruck einer größeren Spezifität der Behandlung. Diese Erklärung leuchtet auch hier ein. Offenbar brachte die Hälfte der Patienten in der Verhaltens-Modifikationsgruppe etwas Spezifisches mit, das den ungewöhnlich hohen Gewichtsverlust möglich machte und das für die andere Hälfte offensichtlich wesentlich weniger bedeutsam war.

Die wichtigste Konsequenz, die aus der Penick-Studie gezogen werden kann, ist die Aussicht auf die Möglichkeit einer breiteren Anwendung von Verhaltenstherapie. Denn sie zeigt, daß Verhaltensmodifikation, die ein unerfahrenes Team durchführte, effektiver war, als das beste Alternativ-Programm eines Forschungsteams mit langer Therapieerfahrung. Die unerfahrenen Therapeuten hatten einen fast doppelt so großen Erfolg als er mit konventionellen Methoden erreicht wurde. Bei anderen Gesundheitsstörungen haben schon weit geringere Verbesserungen der Behandlungsergebnisse zu größeren Veränderungen der Behandlungsmethoden geführt. Daher die Frage: »wie können die Vorteile der Verhaltenstherapie am effektivsten genutzt werden?«

Eine der vielversprechendsten Bemühungen war der Versuch, verhaltenstherapeutische Methoden mit dem Ziel weiter zu entwickeln, daß sie auch von weniger Erfahrenen angewendet werden können. Diese Bemühungen gingen in drei Hauptrichtungen: die Bildung von Gruppen, die von Laien betreut werden, die Entwicklung einer Bibliotherapie« und der Einsatz der Massenmedien.

Die erste kontrollierte Studie, Verhaltenstherapie in großen Gruppen anzuwenden, wurde mit Tops (Take off Pounds Sensibly) durchgeführt, einer 25 Jahre alten Selbsthilfe-Organisation für Fettsüchtige mit 300 000 eingetragenen Mitgliedern in 12 000 örtlichen Gruppen in allen Teilen der USA. An der Studie waren alle 298 weiblichen Mitglieder der 16 Tops-Gruppen in West-

Philadelphia beteiligt (Levitz, Stunkard 1974). Es wurden vier Behandlungsmethoden, in vier vergleichbaren Tops-Gruppen für insgesamt 12 Wochen eingesetzt:
1. Verhaltens-Modifikation durch Psychiater,
2. Verhaltens-Modifikation durch Tops-Gruppenleiter (Laien),
3. Ernährungserziehung durch Tops-Gruppenleiter, die eine ähnliche Ausbildung wie die Verhaltenstherapeuten erhalten hatten und schließlich
4. Fortsetzung des üblichen Standard-Tops-Programms.

Die überraschendsten Resultate zeigten sich in der Ausfallrate, einem Hauptproblem bei Tops und allen anderen Langzeit-Programmen zur Gewichtskontrolle. Die Ausfallrate war in den beiden Verhaltenstherapie-Gruppen am Ende der Behandlung etwas, nach einem Jahr jedoch auffallend niedriger. Zu diesem Zeitpunkt waren 38% bzw. 41% der Personen, die Verhaltenstherapie erhalten hatten, aus den Gruppen ausgeschieden im Vergleich zu 55%, die aus der Gruppe mit Ernährungserziehung und 67%, die aus der mit dem Standard-Tops-Programm ausgeschieden waren.

Entgegen dem Vorurteil gegen die Ergebnisse der Verhaltenstherapie auf Grund der unterschiedlichen Ausfallrate, erzielte diese Behandlung bedeutend größere Gewichtsverluste als die beiden anderen Behandlungsformen und zwar sowohl am Ende der Therapie wie bei der Kontrolle nach einem Jahr.

Der eigentliche Nutzen dieser Studie betrifft jedoch die Anwendbarkeit der Verhaltensmodifikation. Ihr Ergebnis zeigte, daß die Behandlung mit Unterstützung einer Institution auch in großen Gruppen durchgeführt werden kann. Kommerzielle Organisationen haben bereits begonnen, diese Möglichkeit auszunutzen und die größte, »Weight Watchers«, hat kürzlich Verhaltensmaßnahmen in ihr Programm aufgenommen.

Der zweite Versuch, verhaltenstherapeutische Methoden für nicht ausgebildete Personen nutzbar zu machen, war die Entwicklung der sogenannten »Bibliotherapie« oder die Einführung von Korrespondenz-Kursen. Kontrollierte Versuche haben gezeigt, daß die Effekte der Bibliotherapie sich durchaus mit denen einiger Verhaltens-Programme mit persönlichem Kontakt vergleichen lassen. Das Zentrum der Bibliotherapie – oder Brief-Therapie-Forschung befindet sich jetzt im Max-Planck-Institut für Psychiatrie in München als ein Programm von Prof. J. Brengelmann. Brengelmann ist auch Leiter der Entwicklung von Verhaltensprogrammen für Massenmedien, einer sehr neuen Entwicklung. Auch in einigen amerikanischen Städten haben Fernsehanstalten Verhaltensprogramme zur Gewichtskontrolle gezeigt, in denen attraktive Nachrichtensprecherinnen richtiges Verhalten vorführten und von ihren Fortschritten in dem Programm berichteten. Brengelmann hat jedoch Erfolgskontrollen in solche Programme eingeführt und man ist auf die Ergebnisse seiner Untersuchung über Verhaltensmodifikation im Zweiten Deutschen Fernsehen gespannt.

Wie sieht nun das Basis-Verhaltensprogramm aus, das so viel Aktivität und Forschung auf sich gezogen hat?

30.6.3.2 Verhaltensmodifikation, Beschreibung eines Programms[3])

Eine kurze Beschreibung eines Behandlungs-Programms kann nur allgemeine Richtlinien geben, und Leser, die genaueres erfahren möchten, werden auf das Buch von Mahoney und Mahoney (1976) und das Handbuch von Ferguson (1975) verwiesen. Ein typisches Verhaltens-Programm besteht aus vier Elementen:

1. einer Beschreibung des Verhaltens, das kontrolliert werden soll;
2. der Kontrolle der Stimuli, die dem Essens-Akt vorausgehen;
3. Verlangsamung des Eßvorgangs und
4. Verstärkung vorangehender Aktivitäten.

1. Beschreibung des zu kontrollierenden Verhaltens

Die Patienten werden aufgefordert, über ihre Nahrungsaufnahme sorgfältig Buch zu führen: Jedesmal, wenn sie essen, schreiben sie genau auf, was es war, wieviel, zu welcher Tageszeit, wo sie sich befanden, mit wem sie zusammen waren und wie sie sich fühlten. Die unmittelbare Reaktion meiner Patienten auf diese zeitaufwendige und lästige Prozedur war Murren und Klagen. Rückschauend stellten wir jedoch fest, daß solche Reaktionen viel häufiger waren, als wir mit dem Programm begannen, so daß sie möglicherweise unserer eigenen Unsicherheit bei der Handhabung seiner Technik zuzuschreiben waren. Seit wir von der Wirksamkeit des Programms überzeugt sind und seine Wichtigkeit vorbehaltlos betonen, reagieren die Patienten positiver. Viele kamen zu der Überzeugung, daß die Aufzeichnung der allerwichtigste Teil des Verhaltens-Programms sein könnte. Sie bringt die Patienten dazu, bewußter zu essen. Wenn sie erst einmal begonnen haben, Buch zu führen, sind sie, ungeachtet ihres jahrelangen Kampfes mit dem Problem, überrascht, wieviel und unter welchen Umständen sie essen.

Drei Beispiele sollen die Effektivität der Buchführung illustrieren: Ein Geschäftsreisender mittleren Alters begann zum ersten Mal zu realisieren, daß er nur im Auto zuviel aß, in dem er einen großen Vorrat von Süßigkeiten, Erdnüssen und Kartoffelchips angelegt hatte. Er dachte über das Problem nach, entfernte die Vorräte aus seinem Auto und verlor prompt an Gewicht. – Eine 30 Jahre alte Hausfrau berichtete nach zwei Wochen Buchführung, es sei ihr zum ersten Mal in ihrem Leben klar geworden, daß Ärger sie zum Essen trieb. Sie reagierte prompt auf diese Entdeckung: Sobald sie sich ärgerte, versuchte sie, die Küche oder Orte, an denen Essen erreichbar war, zu verlassen und schrieb ihre Empfindungen nieder. Sie lernte es immer besser, essen als Reaktion auf Ärger zu vermeiden und begann ebenfalls Gewicht zu verlieren. – Ein eindrucksvolles Beispiel für den Erfolg der Buchführung war eine fettsüchtige Frau mittleren Alters, die seit drei Jahren in einer intensiven

---

[3]) Vergleiche auch das Kapitel: »Verhaltenstheoretisch orientierte Therapieformen«.

psychotherapeutischen Behandlung war, die sie und ihr Therapeut für ziemlich erfolgreich hielten. Sie meinte, zwei Wochen Buchführung hätten sie mehr über therapeutisch wichtige Aspekte ihres Essens gelehrt als die ganze frühere Behandlung.

2. Kontrolle der Stimuli, die dem Essen vorausgehen

Eine Verhaltensanalyse beginnt traditionsgemäß mit der Untersuchung der Ereignisse, die dem Verhalten, das kontrolliert werden soll, vorausgehen. Die sogenannte Stimulus-Kontrolle umfaßt viele Maßnahmen, die in Programmen für Gewichtsreduktion seit langem üblich sind. Es wird keine Mühe gescheut, den Vorrat an hochkalorischer Nahrung im Haus zu begrenzen und den Zugang zu Nahrungsmitteln zu erschweren. Für Zeiten, in denen der Patient dem Trieb zu essen nicht widerstehen kann, werden genügend niedrigkalorische Nahrungsmittel wie Sellerie und rohe Karotten bereitgehalten. Zusätzlich dazu hat das Verhaltensprogramm neue und spezifische Maßnahmen eingeführt. Die meisten Patienten berichten z. B., daß sie an den verschiedensten Orten und zu den verschiedensten Tageszeiten essen. Einige, die während des Fernsehens aßen, hatten festgestellt, daß sie erst seit kurzer Zeit vom Fernsehen zum essen stimuliert wurden. Es sah so aus, als ob die verschiedenen Zeiten und Orte zu sogenannten diskriminierenden Stimuli, die essen signalisieren, geworden waren.

Der Begriff »diskriminierender Stimulus« kommt von Tier-Versuchen, wo Stimuli wie das Aufleuchten einer Lampe oder ein Ton einem Tier signalisieren, daß es beim Drücken eines Hebels mit Futterbrocken oder etwas anderem belohnt wird. Da die Belohnung nie ohne den diskriminierenden Stimulus erfolgt, wird dieser in der Sprache der Lerntheorie zum »Kontrolleur« von Verhalten. Um die Anzahl und die Stärke der diskriminierenden Stimuli, die ihr Essen kontrollieren, zu vermindern, wird den Patienten geraten, alle Mahlzeiten, auch kleinere Naschereien, nur noch an einem Ort einzunehmen. Um die häuslichen Gewohnheiten nicht zu stören, ist dieser Ort meist die Küche.

Gleichzeitig bemüht man sich, neue diskriminierende Stimuli für essen zu entwickeln und ihren Einfluß zu verstärken. So wird den Patienten z. B. vorgeschlagen, aparte Tisch-Garnituren zu verwenden, wie Sets und Servietten in auffallenden Farben und besonderes Silber. An Stelle von Versuchen, die Menge der Nahrung zu verringern, wurden die Patienten angehalten, die aparten Tisch-Garnituren in jedem Fall auch bei kleinen Zwischenmahlzeiten zu benutzen. Eine Frau mittleren Alters war von der Wichtigkeit dieser Maßnahme so überzeugt, daß sie ihre Tisch-Garnituren mitnahm, wenn sie auswärts aß. Sie war einer unserer frühesten Erfolge.

3. Die Entwicklung von Techniken, um die Essenshandlung selbst zu kontrollieren

Wir haben spezifische Techniken verwendet, um den Patienten zu helfen, langsamer zu essen und sich der verschiedenen Komponenten bewußt zu werden, aus denen sich die Essenshandlung zusammensetzt. Um Kontrolle über diese Komponenten zu gewinnen, üben die Patienten, während des Essens die einzelnen Bissen, jedes Kauen oder jeden Schluck zu zählen. Sie werden angehalten, ihr Eßbesteck nach jedem dritten Bissen solange hinzulegen, bis sie den Bissen gekaut und hinuntergeschluckt haben. Schließlich werden längere Pausen eingeführt, zuerst von einer Minute Dauer und gegen Ende der Mahlzeit, wenn solche Pausen leichter erträglich sind. Allmählich werden die Pausen häufiger, länger und finden früher im Verlauf der Mahlzeit statt.

Weiter wird den Patienten klar gemacht, wie wichtig es ist, alle Nebenbeschäftigungen, wie Zeitung lesen oder Fernsehen, während des Essens zu unterlassen und sich bewußt auf den Versuch zu konzentrieren, ihr Essen wirklich zu genießen. Sie werden aufgefordert, alles zu tun, um eine behagliche und entspannte Atmosphäre für die Mahlzeiten zu schaffen und vor allem Diskussionen über alte Argumente und neue Probleme bei Tisch zu vermeiden. Sie sollen bewußt versuchen, sich auf den Geschmack des Essens zu konzentrieren, auf ihr Kauen und Schlucken zu achten und die Wärme und das angenehme Völlegefühl ihres Magens zu genießen. Sobald sich der Erfolg einstellte, aßen sie weniger und hatten mehr Spaß.

Mr. Ives, ein Mammut von einem Mann, der sich solche Ermahnungen zunächst mit Herablassung anhörte, berichtete einen Monat später: »wissen Sie, – es ist erstaunlich, als ich all dies so machte, habe ich zum ersten Mal in meinem Leben etwas geschmeckt. Ich schmeckte wirklich, was ich aß. Ich kann es garnicht verstehen. Wenn mich früher jemand fragte, ob ich gerne essen würde, antwortete ich immer: »sicher, ich esse gern«. Aber ich hatte es nie wirklich geschmeckt. Jetzt esse ich einen Löffel Eis und schmecke es wirklich und es macht mir soviel Spaß wie früher eine Riesen-Portion«.

4. Die Modifikation der Folgen des Essens

Die im Einzelnen nicht festgelegten, gelegentlichen Belohnungen, welche die Patienten durch das Verhaltens-Programm erhalten, werden durch ein System von formalen Belohnungen ergänzt. Das jetzt von uns verwendete Programm unterscheidet sich von bisherigen darin, daß es zwei verschiedene Belohnungslisten, eine für Veränderungen des Verhaltens und eine andere für Gewichtsabnahme aufstellt. Von diesen beiden scheinen Belohnungen für Verhaltensänderungen effektiver.

Um die Zeitspanne zwischen dem spezifischen Verhalten und der erwarteten Belohnung zu verkürzen, entwickelten wir ein System, durch das der Patient für jedes Verhalten, das er einübt, eine bestimmte Anzahl von Punkten erhält: Buchführen, Zählen von Kauen und Schlucken, Pausen während der Mahlzeit, nur an einem Ort essen usw. Die Patienten können auch Extra-Punkte verdienen, etwa ihre Anzahl verdoppeln, wenn sie sich angesichts großer Versuchung eine Alternative anstelle von essen ausdenken.

Diese Punkte, die eine unmittelbare Verstärkung des Verhaltens bewirken sollen, werden gesammelt und oft mit Hilfe des Ehepartners in greifbare Belohnungen verwandelt. Beliebte Belohnungen waren z.B. Kinobesuche oder Entlastung von Hausarbeit. Eine unpersönlichere Form war die Umwandlung von Punkten in Geld, das die Patienten zur nächsten Zusammenkunft mitbrachten und der Gruppe schenkten. In unserem ersten Programm schenkte die erste Gruppe das angesammelte Geld der Heilsarmee, die zweite schenkte es dem notleidenden Freund eines Mitglieds.

Prompte Verstärkung schien der Schlüssel zum Erfolg. Eine Hausfrau mittleren Alters sagte: »Mein Mann versprach mir immer ein Auto zu schenken, wenn ich 50 Pfund abnehmen würde. Ich strengte mich bis zur Erschöpfung an und verlor 30 Pfund. Das war eine Menge! Aber was bekam ich dafür? Ich bekam keinen halben Wagen. Ich bekam garnichts. In diesem Programm habe ich nur acht Pfund abgenommen, aber ich habe dafür schon eine Menge von ihm bekommen.«

30.6.3.3 Verhaltensmodifikation; abschließende, einigermaßen wissenschaftliche Nachschrift

Zwei weitere Aspekte der Verhaltensmodifikation sind vielleicht nicht genügend gewürdigt worden: Sie gibt sowohl dem Patienten wie dem Therapeuten die Möglichkeit, große Kreativität zu entfalten und dem Patienten die Ermutigung zur Übernahme eines ungewöhnlich hohen Maßes von Eigenverantwortung für die Behandlung.

30.6.3.3.1 *Kreativität in der Verhaltensmodifikation*

Eine wenig schmeichelhafte Vorstellung von Verhaltens-Modifikation sieht darin mechanische Manipulationen, die auf Kosten von innerer Freiheit und einzigartiger menschlicher Qualitäten trivale Veränderungen des äußeren Verhaltens erreichen sollen. Solche Polemiken zitieren gewöhnlich Beispiele systematischer Desensibilisierung von Phobien oder die Therapie konditionierter Aversion für Alkoholismus, Behandlungen, die auf der Methode der klassischen Konditionierung Pawlows beruhen. Wieweit die Kritik an diesen Behandlungen berechtigt ist, sei dahingestellt – für verhaltenstherapeutische Maßnahmen, wie sie hier dargestellt werden, ist sie kaum relevant: denn diese beruhen in erster Linie auf operanter (Skinners) Konditionierung. Eine genauere Betrachtung dieser Maßnahmen wird das verdeutlichen.

Eine Verhaltensanalyse beginnt mit einer sorgfältigen Untersuchung der Frage, welche Variablen in der Umgebung des Patienten sein krankhaftes Verhalten kontrollieren. Es ist nützlich, diese Variablen einzuteilen in vorangehende Ereignisse, die das Verhalten auslösen und in nachfolgende, die es belohnen und erhalten. Um die Episode einer Freßorgie zu verstehen, muß man z. B. genaue Informationen darüber haben, was dem Patienten kurz vor dem Zusammenbruch seiner Kontrolle über das Essen zustieß. Ebenso wichtig ist es, die unmittelbaren Auswirkungen auf die Gefühle der Patienten, auf das Verhalten des Ehepartners, ja auf jeden wichtigen Aspekt ihres Lebens in Erfahrung zu bringen.

Der Wert dieser Methode des Vorgehens wurde mir klar, als ich mir Rechenschaft gab, in welchem Ausmaß sie die Behandlungstechniken für Fettsucht, die ich seit etwa 20 Jahren empirisch entwickelt habe, differenziert hat. Diese Methode steht in deutlichem Kontrast zu den Empfehlungen für Behandlungen, die von psychodynamischen Theorien abgeleitet sind. Diese Theorien warnen z. B. davor, die einzelnen Eßsünden und die daraufolgende Gewichtszunahme mit den Patienten zu besprechen. Denn für sie sind diese Sünden nur Symptome eines zugrundeliegenden Konflikts. Sie lehren, daß jede kleine Wohltat, die aus der Beschäftigung mit diesen Symptomen entstehen könnte, wahrscheinlich bei weitem durch die Ablenkung des Patienten und des Therapeuten von ihrer primären Aufgabe, der Lösung der pathogenen Konflikte, aufgewogen werde; denn nur eine solche Lösung könne zu einer dauerhaften Heilung führen.

Erfahrungen mit Patienten überzeugten mich schon sehr frühzeitig, daß ein solches Vorgehen antitherapeutisch ist und ich begann mit ihnen ihre Eßgewohnheiten zu besprechen und meine Aufmerksamkeit immer detaillierter auf spezifische Episoden zuvielen Essens zu konzentrieren. Ich war bereit darzulegen, daß diese Abweichungen von der akzeptierten Lehre eine notwendige Anpassung an die speziellen Umstände von Eßstörungen darstellen. So leuchteten mir auch Empfehlungen, die meinem Vorgehen entsprachen, unmittelbar ein. Darüber hinaus schlagen diese Empfehlungen außerordentlich effektive neue Maßnahmen von großer Kreativität vor.

Was ist die Quelle dieser Kreativität? Im Mittelpunkt jeder Verhaltensanalyse steht die Suche des Patienten und des Therapeuten nach Lösungen von Problemen, die gleichzeitig relativ bescheiden und potentiell erreichbar sind. Dieses Vorgehen engt durch Begrenzung des therapeutischen Interesses auf einzelne, klar abgrenzbare Verhaltensweisen das prinzipiell grenzenlose Feld therapeutischer Begegnung ein und erlaubt dem Patienten und dem Therapeuten, ihre Anstrengungen auf eine überschaubarere Anzahl Variabler zu konzentrieren, als es in traditionellen Therapien möglich ist. Durch Konzentration eines großen Teils der Aufmerksamkeit auf relativ kleine Probleme steigt die Wahrscheinlichkeit ihrer Lösung erheblich und der Erfolg, wenn auch in kleinen Dingen, ermutigt den Patienten, sein Bemühen fortzusetzen, lösbare Probleme zu definieren und für sie nach Lösungen zu suchen. Man kann das Ausmaß an Kreativität, die sich im Laufe solcher Bemühungen entfalten kann, kaum überschätzen. Die wenigen in diesem Bericht erwähnten Beispiele können die Art, den Umfang und die Mannigfaltigkeit innovativer Maßnahmen nur andeuten, die in der Behandlung von Fettsucht zur Anwendung gekommen sind.

30.6.3.3.2 *Verantwortung in der Verhaltensmodifikation*

Die zentrale Wichtigkeit bei der Behandlung von Fettsucht, die Beobachtung auf Umgebungsvariable zu konzentrieren, wird durch Schachters Beobachtungen unterstrichen. Er konnte zeigen, in welchem Ausmaß das Eßverhalten vieler Fettsüchtiger von der Umgebung kontrolliert wird. So stellte er z. B. fest, daß Fettsüchtige durch »äußere« Faktoren wie Schmackhaftigkeit, Tageszeit und Erreichbarkeit von Nahrung viel mehr beeinflußt wurden als Nichtfettsüchtige, und viel weniger durch »innere« Faktoren wie Hunger, den er durch Selbstbeobachtung und die Länge der Zeit seit dem letzten Essen gemessen hatte.

Das ungewöhnliche Ausmaß, in dem die Umgebung die Nahrungsaufnahme von Fettsüchtigen konstelliert, hilft uns zu verstehen, warum die üblichen medizinischen Maßnahmen ebenso versagen wie die traditionelle Therapie, die auf Introspektion des Patienten basiert. Fettsüchtige passen sich zunächst leicht an das in der somatischen Medizin allgemein übliche autoritäre Patient-Arzt-Verhältnis an und nehmen ab, um dem Arzt zu gefallen. Durch die Vernachlässigung der Umgebungs-Variablen, die einen so großen Einfluß auf ihr Essen ausüben, bleiben die Patienten jedoch diesem Einfluß hilflos überlassen und werden früher oder später rückfällig. Solche Übertretungen ärztlicher Vorschriften tangieren dann die speziellen Eigenschaften dieser Art von Arzt-Patienten-Verhältnis: Es verliert seine Macht, das Zuvielessen beginnt von neuem und es entsteht ein Circulus vitiosus.

Den Fettsüchtigen in psychotherapeutischer Behandlung geht es häufig nur wenig besser. Eine Therapie, die ihr Augenmerk auf innere Triebe und Konflikte konzentriert, ignoriert die Faktoren der Umgebung, welche die Nahrungsaufnahme des Patienten kontrollieren, allzuoft ebenso vollständig wie die übliche medizinische Behandlung. Außerdem kann die magische Erwartung auf Heilung der Fettsucht durch Lösung von Konflikten den Patienten von näherliegenden Problemen mit größeren therapeutischen Möglichkeiten ablenken.

Im Gegensatz zu einer solchen Vernachlässigung der Umgebungseinflüsse, gegen die der Fettsüchtige offensichtlich so wehrlos ist, hilft ihm die Verhaltens-Modifikation, seine Aufmerksamkeit auf diese Einflüsse zu konzentrieren. Er wird nicht nur ermutigt, die Einflüsse der Umgebung auf seine Eßgewohnheiten zu beobachten und detailliert über sie Buch zu führen; es wird ihm auch gezeigt, wie er die so gewonnenen Informationen nutzen kann, um Aufgaben zu planen und auszuführen, die ihm helfen, Kontrolle über seine Gewohnheiten zu gewinnen. Der Unterschied zwischen Verhaltensmodifikation und den traditionellen Therapieformen besteht daher in erster Linie in dem Ausmaß an Anforderung, die in den Zeiten zwischen den Therapiestunden an den Fettsüchtigen gestellt werden. Im Gegensatz zu den begrenzten Erwartungen traditioneller Therapien an die Eigeninitiative des Patienten gibt die Verhaltens-Modifikation dem Patienten die Möglichkeit, in erheblichem Ausmaß eigene harte Arbeit in seine Behandlung zu investieren. Der offensichtliche Zusammenhang zwischen Erfolg und den eigenen Anstrengungen ermutigt die Patienten, Verantwortung in einem sonst ungewohnt hohen Ausmaß für ihre eigene Behandlung zu übernehmen. Dieser Zuwachs an Möglichkeiten die Übernahme von Verantwortung für sich selbst einzuüben, könnte sich als der wichtigste Beitrag der Verhaltensmodifikation für die Psychotherapie erweisen.

Literatur[1])

Baird, I. M.; Silverstone, J. T.; Grimshaw, J. I., et al.: Prevalence of Obesity in a London Borough. The Practitioner 212: 706–714 (1974)

Bruch, H.: Eating Disorders: Obesity, Anorexia Nervosa and the Patient Within. New York Basic Books, 1973, pp 309–387.

Chirico, A. M. and Stunkard, A. J.: Physical Activity and Human Obesity. New England Journal of Medicine 263: 935–940 (1960)

Crisp, A. H. and Mc Guiness: Jolly Fat: Relation Between Obesity and Neurosis in General Population. British Medical Journal 1: 7–9 (1975)

Ferguson, J. M.: Learning to Eat: Behavior Modification for Weight Control. Palo Alto, CA., Bull Publishing Co. (1975)

Frank, J. D.: Persuasion and Healing. Baltimore, Johns Hopkins University Press (1961)

Harris, M. B.: Self-directed Program for Weight Control. Journal of Abnormal Psychology 74: 263–270 (1969)

Levitz, L. and Stunkard, A. J.: A Therapeutic Coalition for Obesity: Behavior Modification and Patient Self Help. American Journal of Psychiatry 131: 423–427 (1974,

[1]) Der Autor bedauert, daß in seinem Literaturverzeichnis wichtige Arbeiten deutscher Autoren fehlen, wie die von Brengelmann, Ferstl, J. E. Meyer, Pudel u. a., die ihm nur zum Teil bekannt sind.

Mahoney, M. J.; Mahoney, K.: Permanent Weight Control: A Total Solution to the Dieter's Dilemma. New York, Norton & Co., 1976

Mayer, J. and Thomas, D. W.: Regulation of Food Intake and Obesity. Science 156: 328–337 (1967)

Penick, S. B.; Filion, R.; Fox, S. and Stunkard, A. J.: Behavior Modification in the Treatment of Obesity. Psychosomatic Medicine 33: 49–55 (1971)

Pflanz, M.: Medizinisch-soziologische Aspekte der Fettsucht. Psyche 16: 575–591 (1962–63)

Schachter, S.: Some Extraordinary Facts about Obese Humans and Rats. The American Psychologist 26: 129–144 (1971)

Shipman, W. G.; Plesset, M. R.: Anxiety and Depression in Obese Dieters. Archives of General Psychiatry 8: 530–535 (1963)

Silverstone, J. T. and Lascelles, B. D.: Dieting and Depression. British Journal of Psychiatry 112: 513–519 (1966)

Silverstone, J. T.; Gordon, R. P. and Stunkard, A. J.: Social Factors in Obesity in London. The Practitioner 202: 682–688 (1969)

Srole, L.; Langner, T. S.; Michael, S. T. et al.: Mental Health in the Metropolis: The Midtown Manhattan Study. New York, McGraw-Hill (1962)

Stuart, R. B.: Behavioral Control of Overeating. Behavior Research and Therapy 5: 357–365 (1967)

Stunkard, A. J.: The Dieting Depression: Incidence and Clinical

Characteristics of Untoward Responses to Weight Reduction Regimens. American Journal of Medicine 23: 77–86 (1957)

Stunkard, A.J.: From Explanation to Action in Psychosomatic Medicine: The Case of Obesity. Psychosomatic Medicine 37: 195–236 (1975)

Stunkard, A.J.: The Pain of Obesity. Palo Alto, California, The Bull Publishing Company (1976)

Stunkard, A.J. and McLaren-Hume, M.: The Results of Treatment for Obesity: A Review of the Literature and Resport of a series. Archives of Internal Medicine 103: 79–85 (1959)

Stunkard, A.J.; d'Aquili, E.; Fox, S. and Filion, R.: The Influence of Social Class on Obesity and Thinness in Children. Journal of the American Medical Association 221: 579–584 (1972)

Stunkard, A.J. and Rush, A.J.: Dieting and Depression Reexamined: A Critical Review of Reports of Untoward Responses during Weight Reduction for Obesity. Annals of Internal Medicine 81: 526–533 (1974)

Wollersheim, J.P.: The Effectiveness of Group Therapy Based Upon Learning Principles in the Treatment of Overweight Women. Journal of Abnormal Psychology 76: 462–474 (1970)

31 Anorexia nervosa

Karl Köhle und Claudia Simons

31.1 Zur Bedeutung des Krankheitsbildes

Die Anorexia nervosa ist eine Verhaltenskrankheit, eine krankhafte Störung des Eß-Verhaltens. Sie betrifft fast ausschließlich Jugendliche, führt häufig zu chronischer körperlicher und psychosozialer Invalidität, nicht selten zum Tode. Eine derartig weitgehende Störung der Fähigkeit zur Befriedigung eines menschlichen Grundbedürfnisses wie der Nahrungsaufnahme stellt sowohl an die Verhaltenswissenschaften als auch an die klinische Medizin eine Herausforderung zur Entwicklung von erklärenden Konzepten und daraus abgeleiteten Therapieansätzen dar.

Auf Ärzte und Laien wirkt diese Verhaltenskrankheit – wohl wegen der Radikalität der Verneinung eines menschlichen Grundbedürfnisses – immer wieder zugleich intellektuell faszinierend und emotional bewegend. Besonders eindrucksvoll hat dies Franz Kafka in seiner Erzählung »Ein Hungerkünstler« dargestellt.

Die weitere Erforschung des Krankheitsbildes und die Entwicklung effektiver und dauerhaft institutionalisierbarer therapeutischer Konzepte erfordert in besonderem Maße interdisziplinäre Zusammenarbeit psychoanalytischer, familienanalytischer, lerntheoretischer und psychophysiologischer Methoden.

31.2 Exemplarische Krankengeschichte

Die 18jährige Franziska kommt erst zur Aufnahme in die Klinik, nachdem sie zunehmend unter Schwächezuständen bis hin zu Schwindelanfällen litt; bei der Aufnahme wiegt sie 41 kg bei einer Größe von 172 cm.

Die stark abgemagerte Patientin wirkt im Gespräch sehr gehemmt: sie hält ihre Schultern hochgezogen, den Kopf schief. Der Untersucher wird bei der Betrachtung des hübschen Gesichtes der Patientin durch tickartige Bewegungen des Kopfes irritiert. Die Patientin äußert sich kaum spontan, sie verhält sich im Interview passiv-reaktiv; ihre Antworten wirken stark abwehrend; inhaltlich sind ihre Mitteilungen von Intellektualisierung bestimmt.

Die Patientin ist mittleres von fünf Kindern. Ihre Mutter arbeitet als Kindergärtnerin, der Vater ist mittlerer Angestellter. Aus ihrer Kindheit wird berichtet, daß sie als »extrem braves Musterkind« beispielhaft bei Verwandten herumgereicht wurde. Allerdings habe es bei bestimmten Speisen schon immer Essensschwierigkeiten gegeben, z. B. bei Reis, Sago, Joghurt, Milch. Die Beziehungen in der Familie werden als ständig gespannt geschildert: zum Vater war es schwierig, überhaupt eine engere Beziehung herzustellen; zur Mutter war die Beziehung zwar enger, doch konnte Franziska auch mit ihr kaum über gefühlsmäßige Probleme sprechen. Die Mutter übte Kontrolle aus, indem sie Schuldgefühle erzeugte; sie kommunizierte mit Franziska vorwiegend »analog«, weniger »digital«, d. h. es wurde in der Kommunikation weniger verbalisiert, als durch bestimmte Haltungen, Gesten, feste Gebräuche etwas ausgedrückt oder mitgeteilt. Auch sonst erscheint die Kommunikation innerhalb der Familie eingeschränkt; die Patientin spielt hierbei eine besondere Rolle: sie erlebt sich als »Informationsvermittlerin« zwischen den Eltern.

Aus der Zeit vor der Krankheitsmanifestation berichtet die Patientin von einigen äußeren und inneren Belastungen. Zunächst zog die Familie um, sie selbst mußte die Schule wechseln und verlor damit ihren Freundeskreis. Ein Jahr vor der Krankheitsmanifestation erkrankte die Großmutter, bei der Franziska als Kind zeitweise gelebt hatte, an einem Karzinom. Die dann im Haus lebende Großmutter starb schließlich unter dem Bild einer Tumorkachexie ein Jahr vor der stationären Aufnahme der Patientin. Franziska hat das Bild der Abmagerung und Auszehrung bei der Großmutter sowie deren durch die Krankheit neu gewonnene Fähigkeit, vieles in der Familie zu bestimmen, sehr beschäftigt. Im Zusammenhang mit dem Tod der Großmutter begann Franziska erstmals ihr Gewicht genauer zu kontrollieren. Neun Monate vor der Klinikaufnahme nahm die Mutter ihre Berufstätigkeit wieder auf, wodurch sich die häuslichen Gewohnheiten veränderten: die Versorgung durch die Mutter nahm ab, Franziska wurde stärker im Haushalt beansprucht. Jetzt begann die erste stärkere Gewichtsabnahme (Ausgangsgewicht 60 kg). Sechs Monate vor der Klinikaufnahme, bei einem Gewicht von 53 kg, sistierten die Menses (Menarche mit 13 Jahren). Vier Monate vor Klinikeintritt wurde die Gewichtsabnahme während eines Landschulaufenthaltes erneut stärker; Franziska erlebte diesen Landschulaufenthalt als Versuchungssituation, der sie nicht gewachsen war: heftige Ängste vor Kontrollverlust (Alkohol, sexuelle Neigungen) und als Reaktion hierauf Rückzug aus der Gemeinschaft kennzeichneten ihr Erleben und Verhalten. Ärztliche Behandlung wurde zunächst wegen der Amenorrhoe in Anspruch genommen; stationäre Aufnahme erfolgte jedoch erst, als Schlaflosigkeit und zunehmende Schwäche dazu geführt hatten, daß sie auch in der Schule kaum mehr mitarbeiten konnte.

Innerhalb der psychologischen Symptomatik stand vor allem eine auffallende *Verleugnung des Krankheitszustandes* im Vordergrund. Die Patientin erlebte sich weder als zu mager, noch irgendwie als krank; sie selbst wollte nur kurzdauernde Hilfe für ihre Schwächeanfälle in Anspruch nehmen. Trotz des reduzierten Allgemeinzustandes fiel ihre *motorische Aktivität* auf: bis zuletzt hatte sie ausgedehnte Spaziergänge unternommen, war schwimmen gegangen und hatte im Rahmen ihres Putzzwanges zuhause unter großer Anstrengung die ganze Wohnung gesäubert; schon nach wenigen Tagen Klinikaufenthalt bestieg sie das Ulmer Münster. Bemerkenswert war auch ihr enormer *Leistungsanspruch:* Trotz Schulwechsel war sie nach einem halben Jahr bereits wieder Zweitbeste der Klasse und wehrte sich gegen eine längere stationäre Behandlung auch aus der Angst heraus, in der Schule ins Hintertreffen zu kommen.

Charakteristisch war ihr *Eßverhalten*: sie bevorzugte kalorienarme Speisen; obwohl sie unter starken, ständig spürbaren Hungergefühlen litt und den ganzen Tag über fast ausschließlich mit Vorstellungen vom Essen beschäftigt war, entwickelte sie schon nach dem Essen nur geringster Nahrungsmengen Schuldgefühle, die mit monotonen Selbstanklagen einhergingen: »Mußte das denn wieder sein?« oder »Das wäre doch nicht nötig gewesen«. Hungrig bewegte sie sich oft stundenlang um den Eisschrank herum, um schließlich eine halbe saure Gurke zu sich zu nehmen und danach wieder tiefe Schuldgefühle zu empfinden.

In der Absicht, das Gegessene wieder aus dem Körper zu entfernen, gebrauchte sie regelmäßig *Laxantien*.

Franziska war besessen von der *Vorstellung, zuviel Raum einzunehmen* und dadurch »angreifbar« zu werden. In diesem Zusammenhang entwickelte sie eine Lieblingsvorstellung: bei vollständigem Verzicht auf das Essen könne sie so leicht und frei werden, daß sie schweben könne. Das Essen rief auch deshalb Angst bei ihr hervor, weil es ihrer Vorstellung zufolge bei ihr »im Busen« verschwand und sie befürchtete, dann wieder den spöttischen Bemerkungen ihrer Mitschüler ausgeliefert zu sein. Ihre Körperoberfläche erlebte sie als so porös, daß beispielsweise grelle Farben oder laute Geräusche direkt in sie eindringen könnten. Während des Höhepunktes der Erkrankung konnte sie deshalb z. B. keine Musik mehr hören.

31.3 Definition des Krankheitsbildes

»Anorexia nervosa« bezeichnet eine Störung des Eßverhaltens seelischen Ursprungs – ohne zugrunde liegende körperliche Erkrankung –, die zu Gewichtsabnahme und schließlich einem Zustand von Unterernährung führt, der bedrohliches oder doch schädliches Ausmaß annimmt (nach A. E. Meyer 1970). Die Gewichtsabnahme beträgt beim ausgeprägten Krankheitsbild mindestens 25 Prozent des Sollgewichtes.

Synonyme: »Pubertätsmagersucht«, »endogene Magersucht«, »psychogene Magersucht«, »hysterische Anorexie«, »weightphobia«.

Als Verhaltenskrankheit überwiegend jugendlicher Patienten, die zu schweren, zum Teil lebensbedrohlichen körperlichen Folgezuständen führt, fällt die Anorexia nervosa in einen Arbeitsbereich, in dem sich die Fachgebiete Psychiatrie und Innere Medizin bzw. Pädiatrie überlappen. Hieraus ergeben sich auch Folgen für die Forschung: die in der Literatur beschriebenen Patientenkollektive sind sehr unterschiedlich zusammengesetzt, was u. a. auch einen Vergleich verschiedener Therapieansätze und eine Beurteilung der Prognose erschwert.

Wir gehen davon aus, daß es sich bei der Anorexia nervosa um eine ausschließlich oder doch ganz überwiegend psychogene Erkrankung handelt. In psychologischen Verständnisansätzen gibt es – entsprechend dem heutigen Stand der psychosomatischen Theoriebildung – unterschiedliche Akzentsetzungen. In der folgenden Darstellung wird die Anorexia nervosa als eine *neurotisch* bedingte Störung des Eßverhaltens aufgefaßt. In der psychischen Struktur und der Psychodynamik von Anorexie-Patientinnen finden sich allerdings nicht selten auch »schwerere« Fehlentwicklungen, wie sie bei sogenannten Grenzfällen (»Borderline«) zu psychotischen Erkrankungen, insbesondere aus dem Formenkreis der Schizophrenie, beschrieben werden. Systematische Untersuchungen bezüglich einer Verwandtschaft der Psychodynamik von Anorexie-Patientinnen zu Borderline-Patienten (Kernberg 1975) bzw. schweren narzißtischen Störungen (Kohut 1973) liegen nicht vor.[1]* Einzelne Untersucher beschreiben bei Anorexie-Patientinnen auch einen Defekt bzw. eine funktionelle Einschränkung bestimmter Ich-Funktionen, wie der Fähigkeit zur Symbol- und Phantasiebildung (Nemiah 1972), wie sie neuerdings bei verschiedenen psychosomatischen Krankheitsbildern unter dem Oberbegriff »Alexithymie« (vgl. 12.5) beschrieben werden. In diesem Abschnitt kann hierauf nicht näher eingegangen werden.

31.3.1 Zur Geschichte der Beschreibung des Krankheitsbildes

Morton (1689) gab anhand einer Kasuistik die bekannteste Erstbeschreibung des Krankheitsbildes. Gull (1868) in England und Lasegue (1873) in Frankreich beschrieben im einzelnen die Symptomatik der Erkrankung, die sie als psychogene Störung auffaßten.[2] Ihre Beschreibung der Symptomatik ist bis heute gültig; beide Autoren weisen auch bereits auf die Bedeutung der Isolation der Patienten von ihrer bisherigen Umgebung für die Behandlung hin. Die intrapsychischen Prozesse, die Verhalten und Symptomatik zugrundeliegen, konnten

*) siehe Anmerkungen auf S. 556

erst durch psychoanalytische Untersuchung und Behandlung von Anorexie-Patientinnen seit etwa 1930 näher geklärt werden (u. a. F. Deutsch, H. Meng, F. Alexander, V. v. Weizsäcker, M. R. Kaufmann, H. Thomä, J. Nemiah).

Vor allem in Deutschland wurde die Anorexia nervosa zu unrecht lange Zeit als »Endokrinopathie« (»Simmonds'sche Kachexie«) aufgefaßt. Der Pathologe Simmonds hatte 1914 zunächst einen Fall von Kachexie als Endzustand nach einem organisch bedingten Hypophysenvorderlappenausfall beschrieben. Diese Auffassung der Erkrankung wurde durch den Erfolg hieraus abgeleiteter Therapieversuche, z. B. die Implantation von Tierhypophysen, scheinbar gestützt; übersehen wurde, daß es sich hierbei um eine Placebowirkung, bzw. um eine Wirkung aus der Arzt-Patient-Beziehung heraus, handelte. Ein weiterer Grund für das überlange Festhalten an dieser unzutreffenden Auffassung dürfte darin liegen, daß es Medizinern schwerfällt, einen so schweren »körperlichen« Krankheitszustand, wie er bei magersüchtigen Patienten vorliegt, als seelisch verursacht anzuerkennen.

Eine Anekdote möge die Wissenschaftsgeschichte veranschaulichen:

Auch Gustav von Bergmann war einige Zeit Anhänger der Therapie durch Hypophysenimplantation. Solche Behandlungen erforderten einen großen und für die Patientinnen sehr eindrucksvollen Aufwand; so mußten Hypophysen aus den Köpfen frischgeschlachteter Kälber in der Klinik gewonnen werden. Von Bergmann hatte eine seiner Patientinnen zur weiteren Beobachtung in sein Wochenendhaus mitgenommen. Er verwarf die Theorie einer »Endokrinopathie«, nachdem er durch die dünnen Wände des Wochenendhauses mitangehört hatte, wie seine Patientin ihr Erbrechen selbst induzierte (mündliche Mitteilung durch Th. von Uexküll).

31.4 Symptomatologie

31.4.1 Die Störung des Eßverhaltens

Die Störung des Eßverhaltens steht im Mittelpunkt: die Patientinnen nehmen zu wenig Kalorien zu sich (Weglassen von Mahlzeiten, Auswahl kalorienarmer Nahrungsmittel wie Obst und Salat), beseitigen die Nahrung häufig wieder durch selbstinduziertes Erbrechen und behindern die Resorption durch Laxantienabusus.

Gestört ist dabei die Motivation, zu essen: die Patientinnen können nicht essen wollen; sie wollen vielmehr abmagern und dünn bleiben. Dabei sind sie jedoch mit Nahrungsfragen präokkupiert, haben intensives Interesse an allem, was mit dem Essen zusammenhängt; eine Patientin beschrieb diesen Zustand als »living in a food world« (Walton 1975).

31.4.2 Gewichtsverlust

Ein starker Gewichtsverlust bis zur Kachexie ist die Folge dieses Eßverhaltens: die Patientinnen unterschreiten oft ein Gewicht von 30 kg, gelegentlich auch von 25 kg.

Die übrigen Befunde hängen weitgehend vom Ausmaß und der Dauer dieser Kachexie, von den Ernährungspraktiken und dem Laxantienabusus ab. Oft finden sich eine »vita minima« (Hypothermie, Bradykardie, Hypotonie) sowie Elektrolytstörungen, insbesondere eine Hypokaliämie.[3]) Veränderungen zahlreicher endokriner Funktionen sind ebenso wie andere körperliche Funktionsstörungen, bis hin zu einer für das Krankheitsbild charakteristischen Knochenmarkshypoplasie (Kubanek 1976) – soweit heute bekannt –, unspezifische Folge der Kachexie und mit Gewichtszunahme reversibel.

31.4.3 Amenorrhoe

Fast regelmäßig besteht eine sekundäre, selten eine primäre Amenorrhoe. Sie ist jedoch, pathogenetisch betrachtet, nicht notwendig die Folge der Gewichtsabnahme. Bei 50 bis 70 Prozent der Kranken Halmi's (1974) und 25 bis 50 Prozent der Patientinnen Frahm's (1973) setzte die Amenorrhoe vor oder mit Beginn der Gewichtsabname ein.

31.4.4 Obstipation

Häufig wird eine Obstipation angegeben, oft besteht dabei ein ausgeprägter Laxantienabusus. Die Patientinnen klagen über abdominelle Beschwerden, ihre Gedanken kreisen oft um den »zu dicken Bauch«.

Bei vorwiegend organisch orientierter Betrachtungsweise wird für Magersüchtige immer wieder die Bedeutung folgender »Trias« hervorgehoben: »*Abmagerung, Amenorrhoe, Obstipation*«.

Frahm (1973) hat für 83 der von ihm untersuchten Patientinnen die Häufigkeit des gemeinsamen Auftretens von Eßstörung, Gewichtsabnahme, Obstipation, Menstruationsstörungen und Erbrechen zusammengestellt: alle fünf Symptome wurden bei 35, vier der fünf bei weiteren 33, nur drei Symptome bei weiteren 13 der 83 Patientinnen beobachtet.

Keine Menstruationsstörung fand sich nur bei 9 Prozent von Halmi's (1974) Patientinnen. Eine primäre Amenorrhoe bestand bei 2 der 83 Patientinnen von Frahm.

31.4.5 Psychologische Symptome

Neben der Störung des Eßverhaltens finden sich regelmäßig weitere, für das Krankheitsbild pathognomonische psychologische Symptome.

31.4.5.1 Verleugnung des Krankheitswertes der Kachexie

Im Vergleich zu anderen Kranken mit extremem Gewichtsverlust fällt auf, daß die Patientinnen ihren kachektischen Zustand nicht als krankhaft erleben, ihn vielmehr hartnäckig und uneinsichtig als »normal« verteidigen. Anorektikerinnen sind mit ihrer skelettartigen Erscheinung identifiziert, sie versuchen alles, ja sie kämpfen darum, sich dieses Aussehen zu erhalten. Sie sehen in diesem Aussehen die einzige Möglichkeit, den von ihnen panisch gefürchteten Zustand des »Fettseins« auf Dauer von sich abzuwenden. Hierzu gehört auch das Bemühen, durch ständige Bewegung Kalorien zu verbrauchen (vgl. 31.4.5.4).

Entsprechende Ängste tauchen während der Behandlung auf und tragen zu Widerständen gegen die Behandlung bei. Franziska klagte während der Wiederauffütterungsphase über angstvolle Phantasien: zunächst befürchtete sie, »dick, aufgetrieben«, »wie ein Luftballon«, »wie eine häßliche Kröte« zu werden; später: »amorph« zu werden, die Grenzen der eigenen Gestalt zu verlieren«, »zu zerfließen«. Panische Angst mit Zittern und Weinen begleitete diese Vorstellungen.

31.4.5.2 Körperschemastörung

Die Wahrnehmung des eigenen Körpers, bzw. das innere Konzept vom eigenen Körper, das »Körperschema« (»Body-Image«), ist bei Magersüchtigen regelmäßig gestört. Vor allem von H. Bruch (1973) wird hierin ein Kernstück der Psychopathologie Anorexie-Kranker gesehen. Dieser klinische Befund wird durch zahlreiche experimentelle Untersuchungen bestätigt (Übersicht bei Hill 1976).

Läßt man Magersüchtige mit Hilfe horizontal verschiebbarer Lampen ihre Körpermaße auf einer Skala einstellen, so überschätzen sie die Breite des eigenen Körpers, insbesondere im Gesichtsbereich, erheblich, während normgewichtige Vergleichspersonen eher dazu neigen, ihre Körpermaße zu unterschätzen. Im Vergleich zum eigenen Körper überschätzen Magersüchtige die Breitenmaße eines Modells weniger und die von Gegenständen ebensowenig wie die eigene Körperlänge (Slade 1973, Slade and Russel 1973, Askevold 1975). Die Störung des »Body-Image« scheint der Behandlung entgegenzustehen: die Patientinnen mit der stärksten Fehleinschätzung ihrer Körpermaße tendieren stärker dazu, nach der Krankenhausentlassung wieder Gewicht zu verlieren (Slade and Russel 1973). Die Überschätzung der eigenen Körpermaße bildet sich mit Gewichtsnormalisierung teilweise zurück (Crisp and Kalucy 1974).

Die Störung des Körperschemas ist bei Anorektikerinnen am stärksten ausgeprägt, sie findet sich aber auch bei Adipösen und bei gesunden jungen Frauen. Möglicherweise hängt dies mit der häufigen Präokkupation junger Frauen in unserer Kultur mit einem ausgeprägten Schlankheitsideal zusammen; hier zeigt sich auch ein Übergangsbereich zwischen kulturell bedingten Idealvorstellungen während der Pubertätsentwicklung (»Twiggy«), und einer pathologischen Entwicklung im engeren Sinne. Die Zusammenhänge sind im einzelnen jedoch ungeklärt. Bemerkenswert erscheint, daß die genannten Störungen des Körperbildes nach kohlehydratreichen Mahlzeiten stärker ausgeprägt sind als nach kohlehydratarmen Mahlzeiten; bei normalen Kontrollpersonen wurde dieser Unterschied nicht gefunden; bei Anorektikerinnen ist dieser Unterschied mit Normalisierung des Körpergewichts nicht mehr nachweisbar (Crisp and Kalucy 1974).

Die Fehleinschätzung der eigenen Körpergrenzen bei Anorektikerinnen, aber auch bei Adipösen, korreliert mit anderen psychologischen Befunden, so mit dem Ausmaß von »Neurotizismus« (Eysenck »Personality Inventory«) und mit einer niedrigen Einschätzung der eigenen Fähigkeit zur Selbstkontrolle (Rotter: »Locus of Control Scale«) (Garner 1976).

Dabei haben Magersüchtige im Gegensatz zu Kontrollgruppen durchaus die Idealvorstellung von einem »dickeren Selbst«, dürfen dies jedoch wegen der hiermit verbundenen Ängste nicht erreichen (Fransella and Crisp 1975) (vgl. 31.7.6: Psychodynamik).

Es ist zu erwarten, daß diesen, den eigenen Körper betreffenden Wahrnehmungsstörungen auch Wahrnehmungsstörungen von Umweltausschnitten entsprechen; insofern bedürfen diese Körperschemastörungen einer weiteren Klärung, auch im Rahmen der Modellvorstellung des »Situationskreises« (v. Uexküll, Kap. 1–5 in diesem Band).

31.4.5.3 Wahrnehmung, Interpretation und Kontrolle physiologischer Stimuli und Bedürfnisse

Bei phänomenologischer Betrachtung nehmen Magersüchtige vom eigenen Körper ausgehende Reize, insbesondere Hungerempfindungen, im Vergleich zu Normgewichtigen verändert wahr bzw. sie interpretieren solche Stimuli und Bedürfnisse unterschiedlich. Hunger wird weitestgehend verleugnet. Eine Patientin von Bruch (1973) formulierte: »Ich brauche nichts zu essen«.

Die Patientinnen versuchen, eine völlige Unabhängigkeit von körperlichen Bedürfnissen, insbesondere von Hunger, zur Schau zu tragen. Dieses Bemühen um Autonomie und Autarkie wird ständig von der inneren Auseinandersetzung mit den Themen Hunger und Nahrungszufuhr gestört. Aus diesem Konflikt resultieren die häufig bizarren Eßgewohnheiten; die Patientinnen geben gelegentlich dem sonst abgewehrten Bedürfnis heimlich nach, stopfen sich in der Speisekammer oder nachts voll, während sie bei Tisch jegliches Essen verweigern; anschließend induzieren sie oft wieder Erbrechen. Ständig werden sie dabei von der Möglichkeit des Kontrollverlustes über ihren Hunger und die mit ihm verknüpften Triebbedürfnisse beunruhigt: »Ich wage nicht zu essen; wenn ich nur ein klein bißchen in den Mund nehme, bekomme ich Angst, daß ich nicht mehr damit aufhören kann.« (Bruch 1973).

Die innere Getriebenheit und Not dieser Kranken zeigt das bizarre Verhalten einer 18jährigen Oberschülerin: im Kontakt arrogant distanziert, versucht sie in allen Lebensbereichen ihre Autonomie zu demonstrieren, von Mitmenschen gibt sie sich ebenso unabhängig wie von der Nahrungszufuhr. Die Mutter der Patientin wird in der Apotheke auf die umfangreichen Käufe von Babykost durch ihre Tochter angesprochen. Bald stellt sich heraus, daß die zum Skelett abgemagerte Kranke abends heimlich den Inhalt vieler Gläser Babykost in sich hineinschlingt und diese nachts mit Hilfe einer entsprechend verformten Kerze im Bad der Familie wieder erbricht. Das verschmutzte Bad bringt dann schon morgens die Affekte der Eltern in Bewegung.

Für das Verständnis der Patientinnen ist es wesentlich zu sehen, daß Hunger und die mit ihm verknüpften Triebimpulse umso stärker drängen, je mehr die Kranken hungern und an Gewicht verlieren; sie müssen diesen Bedürfnissen dann immer stärkere Abwehrkräfte entgegensetzen. Mit zunehmender körperlicher Schwäche befürchten sie häufig einen Triebdurchbruch bzw. einen Zusammenbruch ihrer Kontrollmöglichkeiten.[4])

Franziska führte deshalb immer einige Zuckerstückchen mit sich; sie meinte, bevor sie so schwach werde, daß sie ihren Hunger nicht mehr kontrollieren könne, weil auch ihre Hirnzellen unterernährt und damit funktionsuntüchtig seien, würde sie sich so den für ihre Funktion nötigen Zucker zuführen können.

31.4.5.4 Hyperaktivität

Die körperlich extrem hinfällig wirkenden Patienten verleugnen Schwäche und Müdigkeit. Oft kommen sie erst dann zur Behandlung, wenn sie vor Schwäche in Schule oder Beruf leistungsunfähig geworden sind. Häufig haben sie bis kurz vor der Aufnahme in die Klinik ein anstrengendes sportliches Training durchgeführt. In der Klinik sind sie kaum im Bett zu halten, unternehmen sportliche Übungen, weite Wanderungen, besteigen Kirchtürme usw.

In diesem Zusammenhang ist auf die oft ausgeprägte *Leistungsorientiertheit* der Kranken und das nicht seltene Vorkommen von *Verhaltenszwängen,* die im Zusammenhang mit der Triebabwehr verstanden werden können, hinzuweisen.

Franziska unternahm trotz zunehmender Schwäche noch ausgedehnte Spaziergänge mit ihrem Hund, ging weiter schwimmen u.a.m. Gleichzeitig mit der Kachexie entwickelte sich bei ihr ein ausgesprochener Putzzwang. Häufig putzte sie schon frühmorgens vor dem Frühstück die gesamte Wohnung der Familie. Bei der Durchführung der Schularbeiten hielt sie einen ausgeklügelten Zeitplan starr ein: sie arbeitete trotz ihrer Schwäche bis zu 5 Stunden täglich, nach 2 ½ Stunden Schularbeiten gestand sie sich eine Unterbrechung von einer halben Stunde zu, um eine Tasse schwarzen Kaffee zu trinken.

31.4.5.5 Kontaktstörung

Die scheinbare Selbständigkeit der Kranken ist vor dem Hintergrund ihrer sozialen Isolation zu sehen. Sie halten sich in dieser »splendid isolation« künstlich von anderen unabhängig. Ihre Fähigkeit zu intensiverem Kontakt, zu emotionalem Austausch ist stark eingeschränkt.

Auch die Arzt-Patient-Beziehung wird von der Tendenz der Patienten, »auf Distanz« zu gehen, häufig unter Zuhilfenahme arrogant wirkender Verhaltensweisen, bestimmt.

Bei Franziska fiel auf, daß sie sich während des Bettens auf der Station, während der Visiten und anderer Kontaktmöglichkeiten, hinter ihren Schulbüchern (Buch mit englischen Vokabeln!) verschanzte und dabei sogar den Blickkontakt mied. Später konnte sie hierzu folgende Phantasie mitteilen und in der Stationsgruppe darstellen: sie sitze in einem Glashaus, das sie von den anderen isoliere; genüßlich warte sie darauf, daß sich die anderen bei dem Versuch, sich ihr zu nähern, die Hände zerschneiden würden.

31.5 Diagnose und Differentialdiagnose

31.5.1 Diagnostische Kriterien

Die Diagnose einer Anorexia nervosa läßt sich im allgemeinen ohne Schwierigkeiten aufgrund der genannten Symptome stellen; entscheidend für die Diagnose ist die Mitberücksichtigung der dargestellten psychischen Symptome.[5])

Zusammengefaßt wird die *Diagnose* aufgrund folgender Kriterien gestellt (nach Pierloot 1975):

1. *Gewichtsverlust* (mindestens 15 bis 25 Prozent des Ausgangs- bzw. Idealgewichtes), bei gleichzeitiger Krankheitsverleugnung und entsprechend gestörtem Körperschema.
2. *Reduzierte Nahrungszufuhr* mit charakteristischer Störung des Eßverhaltens.
3. *Amenorrhoe:* primär oder sekundär länger als 3 Monate. Fehlen oder Verlust der Libido.
4. Jugendliches *Alter* (zumindest bei Erstmanifestation der Erkrankung).
5. Abwesenheit primärer organischer Erkrankungen und psychotischer Krankheitsbilder.

31.5.2 Schwierigkeiten bei der Diagnosestellung

Die Patientinnen erleben ihr Verhalten als »normal«. Wenn sie es begründen, dann mit der Absicht, ihre tatsächlichen Körperformen ihren Idealvorstellungen anzunähern. Das Angebot einer therapeutischen Beziehung lehnen sie zunächst ebenso entschieden ab wie die vorausgegangenen Versuche der Umgebung, die Kranken zur Annahme von Nahrung zu bewegen. Bei der Erhebung der Anamnese muß davon ausgegangen werden, daß die Kranken häufig »ganz bewußt lügen«, sie sind »skrupellos unehrlich, sofern es um Essen, Gewicht etc. geht« (Fleck et al. 1965). Es ist die Aufgabe des ärztlichen Untersuchers, die Patientinnen damit zu konfrontieren, daß er wisse, daß sie aus inneren Gründen garnicht anders könnten als zu lügen und ihnen ihre Geheimnisse auf den Kopf zuzusagen. Dieses Vorgehen wirkt klärend, *entlastet* die Patientinnen von ihren mit dem Lügen verbundenen Schuldgefühlen und stärkt das Vertrauen zum Arzt. Jedes verharmlosende Eingehen von seiten des Arztes auf die Täuschungsmanöver der Patientinnen kostet nicht nur Zeit, es ist auch der Ausgangspunkt für die spätere Eskalation des Kampfes zwischen den Patienten und dem von ihnen enttäuschten Arzt.

Eine sorgfältige Fremdanamnese ist vor allem dann von Bedeutung, wenn sich das Eßverhalten der Patienten mit diesen nicht ausreichend klären läßt.

Die Diagnose bei männlichen Anorexie-Patienten ist etwas schwieriger zu stellen: während sich bei Frauen zumindest die Amenorrhoe schwer gänzlich verleugnen läßt, ist bei Männern das Ausmaß der Verleugnung oder der Störung des Körperbildes oft schwieriger einzuschätzen. Bei ihnen ist die Anorexie oft stärker in ein psychiatrisches Krankheitsbild eingebettet (vgl. auch Abschnitt Epidemiologie).

31.5.3. Differentialdiagnose

1. Die differentialdiagnostische Abgrenzung der Anorexia nervosa gegenüber *somatischen* Erkrankungen mit Gewichtsverlust macht bei der meist typischen Anamnese selten Schwierigkeiten.

   Es gibt keine endokrinologische Erkrankung – von Finalzuständen abgesehen –, die mit Kachexie einhergeht; insbesondere führen Erkrankungen der Hypophyse nicht zu einer Auszehrung in der beschriebenen Form, weder bei isoliertem, noch bei komplettem Ausfall der Hypophysenhormone.
   Die Symptomatik einer Thyreotoxikose oder einer primären Nebennierenrindeninsuffizienz läßt sich ebenfalls abgrenzen.
   Rasche Gewichtsabnahme mit unstillbarem Erbrechen sollte an folgende Erkrankungen denken lassen: stenosierende Prozesse im Intestinaltrakt, Malabsorptionssyndrom, Nierenerkrankungen, zerebrale Prozesse.

2. Von differentialdiagnostischen Überlegungen zu unterscheiden ist die *Diagnose somatischer Folgeerscheinungen* der Anorexie, denen Krankheitswert zukommen kann:
   So finden sich u. a. Elektrolytstörungen (Hypokaliämie!), Folgen einer funktionellen Hypoplasie des Knochenmarks mit Granulozytopenie, Anämie und gelegentlich auch Thrombozytopenie (Kubanek 1976), sowie gelegentlich Zeichen einer hungerbedingten Pankreatitis. Soweit bekannt, sind alle pathologischen endokrinologischen Befunde ebenfalls als funktionelle Folgeerscheinungen der Anorexie aufzufassen.

3. Bei ungewöhnlichen Symptomen, wie etwa einer ausgeprägten Anämie, muß auch an die *Tendenz der Patientinnen zur Selbstschädigung* gedacht und diese Möglichkeit mit aller Konsequenz abgeklärt werden.

4. Im *psychologischen Bereich* sind Patientinnen mit isoliertem *neurotisch bedingten Erbrechen*, das häufig ein Konversionssymptom darstellt, sowie Patientinnen mit einer vorübergehenden »*anorektischen Reaktion*« von Kranken mit dem Vollbild der Anorexia nervosa differentialdiagnostisch zu unterscheiden.

5. Gelegentlich bereitet die Abgrenzung gegenüber anderen psychopathologischen Prozessen, vor allem gegenüber schizophrenieartigen Zustandsbildern und depressiven Erkrankungen, Schwierigkeiten.

   Hilde Bruch (1973) unterscheidet von der Kerngruppe der Anorexia nervosa-Patientinnen eine Gruppe von Patientinnen, deren Psychopathologie stärker psychotischen Zustandsbildern bzw. der von »Borderline«-Patienten entspricht. Diese Unterscheidung erscheint uns insbesondere bei männlichen Anorexie-Patienten wichtig.

31.5.4 Früherkennung

Die Früherkennung von Anorexia nervosa-Kranken läßt sich verbessern, wenn differentialdiagnostisch an diese Erkrankung bei »Appetitstörungen« (mit Gewichtsverlust und Obstipation) bei Kindern und Jugendlichen sowie bei Amenorrhoen gedacht wird. Für die Differentialdiagnose kommt den Interaktionsstörungen innerhalb der Familie besondere Bedeutung zu. Durch frühe Diagnosestellung könnte die Prognose verbessert werden, da verschiedene selbstverstärkende Prozesse (vgl. 31.7.6 Psychodynamik) noch nicht angelaufen sind (Fries 1974).

31.6 Epidemiologie

Die Epidemiologie der Anorexia nervosa ist noch unzureichend untersucht. Die relative Kleinheit und die von der Institution abhängige Zusammensetzung der Patientengruppen, die unterschiedliche Bewertung leichterer Erkrankungsformen, vor allem aber das Fehlen systematischer Studien ganzer Bevölkerungsgruppen, erschweren derzeit noch die Beurteilung (Übersicht bei Hill 1976, Hill 1977, Crisp 1977).

31.6.1 Häufigkeit des Vorkommens

Die Anorexia nervosa kommt in allen Ländern der westlichen Zivilisation vor. Die jährliche Erkrankungs-Incidenz liegt zwischen 0,1 und 0,6 pro 100 000 Einwohner bzw. zwischen 15 und 75 Patienten pro 100 000 Personen der Risikopopulation (Frauen im Alter von 15 bis 25 Jahren) (Pflanz 1965, Halmi 1974). Über die Befunde neuerer Untersuchungen gibt Tabelle 1 eine Übersicht. Crisp (1977) schätzt aufgrund dieser und weiterer Untersuchungen, (vgl. 31.6.5) die Häufigkeit der Anorexia nervosa während der Adoleszenz auf 1% bei Frauen und 0,1% bei Männern.

Diese Befunde geben – wie dies bei allen Studien aufgrund von Unterlagen aus medizinischen Institutionen der Fall ist – lediglich Minimalzahlen an, die tatsächliche Krankheitsinzidenz liegt höher: immer sucht nur ein Teil der Erkrankten eine medizinische Institution auf, für Anorexie-Patientinnen gilt dies, auch bei lebensbedrohlichem Ausmaß der Erkrankung, in besonderem Grade: Theander (1970) berichtet, daß schwerstkranke Anorektikerinnen z. T. sogar zuhause sterben.

31.6.2 Häufigkeitsentwicklung

Im allgemeinen wird über eine Zunahme des Krankheitsbildes während der letzten Jahrzehnte berichtet (Halmi 1974). Hierfür sprechen auch die Befunde von Theander (1970): 1.1 Aufnahmen pro 100 000 Bevölkerung zu Beginn der 30er und 5.8 Ende der 50er Jahre.

Tabelle 1. Epidemiologische Untersuchungen zur Häufigkeit der Anorexia nervosa.

Autor	Inzidenz pro 100 000 Einwohner	Inzidenz Risikopopulation	Methodik
THEANDER 1970 Schweden	0,24 (1931–1960) 0,45 (1951–1960)		Alle Patientinnen, die von 1931 bis 1960 in psychiatrische und allgemeine Krankenhäuser wegen Anorexia nervosa aufgenommen wurden. Gewichtsverlust mehr als 25% des Ausgangsgewichts.
KENDALL 1973 England	1,6 Nord-Ost Schottland 0,37 Monroe County, NY/ USA 0,6 Camberwell (District von London)	pro 100 000 Frauen 15–34 J. 10,0 0,8 4,1	Psychiatrische Patientenregister ausgewählter Gebiete (6 bis 9 Jahrgänge zwischen 1960 u. 1971).
MORGAN and SYLVESTER 1976 England	./.	2% aller 18-jährigen Studentinnen	Fragebogenuntersuchung von 728 18-jährigen Erstsemestern in Bristol. Fragestellung: vorausgegangene Episoden einer anorektischen Erkrankung.
NYLANDER 1971 Skandinavien	./.	14- bis 19-jährige Minimum 0,65%, je nach Kritierien bis zu 2,7%	Repräsentative Stichprobe von 1 241 Mädchen. Berücksichtigt wurden: Eßverhalten, Amenorrhoe, Gewichtsverlust, vorliegende psychiatrische Diagnose.

Auch aus den zitierten psychiatrischen Patientenregistern ergibt sich eine ähnliche Zunahme von Anorexie-Patienten, die in Kontakt mit medizinischen Institutionen kommen. Duddle (1973) berichtet über eine rasche Zunahme leichterer Formen der Anorexie bei Studentinnen der Universität Manchester zwischen 1968 und 1971.

Aufgrund der vorliegenden Untersuchungen kann noch nicht endgültig beurteilt werden, ob es sich um eine tatsächliche Zunahme der Erkrankungshäufigkeit handelt oder lediglich die Diagnose aufgrund der zunehmenden Bekanntheit der Erkrankung und der Verbesserung und leichteren Zugänglichkeit medizinischer Versorgungseinrichtungen, auch für ärmere Bevölkerungsschichten, häufiger gestellt wird.

31.6.3 Altersverteilung

Das Manifestationsalter liegt vorwiegend zwischen dem 13. und 25. Lebensjahr. Allerdings sind auch Erkrankungen vor dem 10. Lebensjahr (bis zu 8%) und nach dem 25. Lebensjahr beschrieben (Halmi 1974).

31.6.4 Geschlechtsverteilung

Die Anorexie ist überwiegend eine Erkrankung junger Mädchen. Die Häufigkeit der Erkrankung bei Männern wird unterschiedlich angegeben, das Verhältnis von 5:2 (Registeruntersuchung in Monroe County) bis 15:1 (Registeruntersuchung in Schottland, Crisp 1972), bis 20 oder auch 30:1 in der übrigen Literatur. (Crisp 1977).

Bruch (1971), Beumont (1972) und Crisp (1972) haben insgesamt 48 männliche Anorexie-Patienten beschrieben. Auffallend ist, daß sich der Verteilungsgipfel des Manifestationsalters von dem bei den Patientinnen deutlich unterscheidet: zwölftes bei männlichen gegenüber siebzehntes bis achtzehntes Lebensjahr bei weiblichen Patienten.

In unserem eigenen Patientengut stehen 4 männlichen Patienten 45 Patientinnen gegenüber.

31.6.5 Kulturelle Faktoren

Die Anorexia nervosa scheint überwiegend in Ländern der westlichen Zivilisation vorzukommen. In Ländern mit allgemeinem Nahrungsmangel finden sich zahlreiche Personen in der Gewichtsgruppe von »Magersüchtigen« (nach Pflanz 1965 z.B. in Indien), ohne daß diesem Zustand dort Krankheitswert zukommt. Die Lebensbedingungen einer Überfluß-Kultur könnten eine notwendige Bedingung der Möglichkeit zur Erkrankung an Anorexia nervosa darstellen.

Von Bedeutung sind *kulturell bestimmte Idealvorstellungen* von weiblichen Körperformen und kulturelle Einflüsse auf die Pubertätsentwicklung der Frau.

So betrachten sich 50% der von Huenemann (1966) an High Schools in den USA untersuchten Mädchen als übergewichtig, obwohl nach objektiven Kriterien nur 25% übergewichtig waren. Ebenfalls 50% der von Nylander (1971) untersuchten 18-jährigen Mädchen gaben an, sich zu irgendeinem Zeitpunkt als übergewichtig erlebt zu haben, gegenüber nur 7% bei den 18-jährigen Männern. 40% dieser Mädchen hatten zu irgendeinem Zeitpunkt eine Reduktionsdiät eingehalten; diese Reduktionsversuche fanden sich zwar häufiger bei übergewichtigen, jedoch auch bei normgewichtigen Mädchen. Unter den 18jährigen Mädchen war es besonders ungewöhnlich, sich als zu dünn einzuschätzen.

Allerdings fand Fries (1974), daß die Motivation von Mädchen, die trotz der Warnzeichen von Amenorrhoe und Kachexie weiterfasteten, deutlich »krankhafter« erschien als die Motivation derjenigen, die lediglich aus »kosmetischen Gründen« fasteten.

Die Anorexia nervosa findet sich zwar in allen *Sozialschichten*, sie kommt jedoch häufiger in den sozioökonomisch höheren Schichten vor (Crisp 1977, Sperling und Massing 1972).

Crisp (1976) fand unter den 16- bis 18jährigen Mädchen auf englischen Privatschulen 1% Anorektikerinnen, dagegen nur eine einzige Patientin unter 550 Mädchen auf öffentlichen Schulen in der Grundausbildung.

31.6.6 Familienuntersuchungen

Das Auftreten der Erkrankung bei mehreren Kindern einer Familie, immer wieder beschrieben, findet sich auch in unserem Patientengut; systematische Untersuchungen hierüber liegen noch kaum vor. Theander (1970) berechnete ein Erkrankungsrisiko für Schwestern einer Patientin von 6,6%, was weit über dem oben angegebenen durchschnittlichen Krankheitsrisiko liegt. Besonders häufig scheint die Erkrankung von Geschwistern männlicher Anorexie-Patienten zu sein (Crisp and Toms 1972; n. Hill 1976).

Inwieweit genetische Einflüsse bei der Anorexia nervosa eine Rolle spielen, kann hieraus nicht abgeleitet werden. Auch die wenigen beschriebenen Zwillingspaare erlauben keine weitergehenden Schlüsse: in der Literatur finden sich insgesamt 10 eineiige Zwillingspaare mit einem erkrankten Zwilling und sechs eineiige Zwillingspaare, bei denen beide an Anorexie erkrankt waren (Hill 1976).[6] Auf den starken Einfluß familiärer Interaktionsprozesse weist Crisp (1972) hin, indem er eine Familie mit einem männlichen Anorektiker beschreibt, in der eine Adoptivtochter und ein Mädchen, das in der Familie zu Gast war, ebenfalls eine Anorexie entwickelten.

31.7 Pathogenetische Konzepte

Vorbemerkungen

Im folgenden gehen wir ausführlich auf psychologische Erklärungsansätze zur Pathogenese der Anorexia nervosa ein. Der Darstellung liegt der tiefenpsychologische Ansatz zugrunde, lerntheoretische Ansätze sind hierin enthalten; spezielle Konzepte wurden von Verhaltenstheoretikern zum Krankheitsbild der Anorexia nervosa bisher nicht entwickelt.

Die folgende Darstellung bezieht sich auf pathogenetische Überlegungen zur Anorexia nervosa bei Mädchen. Auf die Besonderheiten der Krankheitsentwicklung bei männlichen Patienten können wir nur anmerkungsweise hinweisen. Ausführlichere Angaben finden sich bei H. Bruch (1973) und Beumont et. al. (1972).

31.7.1 Psychophysiologie

Wie weit Besonderheiten der Thermoregulation und evtl. andere Funktionen des Hypothalamus im Sinne einer Disposition zur Pathogenese der Anorexia beitragen oder lediglich als Folge der Erkrankung aufzufassen sind, ist noch nicht geklärt. Eine Übersicht über die vorhandenen Befunde gibt Hill (1976) und Fehm (»Psychoendokrinologie« in diesem Lehrbuch. Hinweisen möchten wir hier auf den für die psychosomatische Forschung faszinierenden Befund, daß im Laufe der Krankheit bei den betroffenen Mädchen präpubertäre LH- und FSH-Sekretionsmuster[7], sowie eine präpubertäre Reaktion auf die Gabe von Gonadotropin Releasing Factor auftreten, d. h. auch im physiologischen Bereich eine »Regression« auf den präpubertären Zustand – wie von den Mädchen angestrebt – herbeigeführt werden kann (Übersicht Hill 1976, Katz und Weiner 1975)[8].

31.7.2 Angeborene Disposition, frühe Kindheitsentwicklung

Die psychoanalytische Untersuchung von Anorexie-Patientinnen ergab, daß sich die Krankheit zwar im Rahmen der Pubertätsentwicklung manifestiert, eine Störung der innerseelischen Entwicklung jedoch regelmäßig bis in die frühe Kindheit zurückverfolgbar ist. In der Genese dieser Störung spielen neben den prägenden Einflüssen der Bezugspersonen, vor allem der Eltern, möglicherweise auch Besonderheiten der Konstitution des Kindes selbst eine Rolle, die bereits früh die Interaktion zwischen Mutter und Kind mitbestimmen[9].

Das Geburtsgewicht Magersüchtiger differiert signifikant vom Geburtsgewicht der Durchschnittsbevölkerung (Abweichung sowohl nach oben als auch nach unten, Halmi 1974). Es könnte so für die Eltern z. B. schwieriger sein, adäquat auf die Ernährungsbedürfnisse dieser Kinder einzugehen. Von übergewichtigen Säuglingen ist bekannt, daß ihre Ernährungsgewohnheiten stärker als bei normgewichtigen sich in Abhängigkeit vom Angebot einregulieren. Das höhere Durchschnittsalter der Eltern bei der Geburt der später an Magersucht Erkrankten könnte zur Entstehung solcher Interaktionsschwierigkeiten beitragen (Halmi 1974).

Wir beobachteten bei Anorektikerinnen gelegentlich angeborene oder früh erworbene körperliche Anomalien – etwa eine Ichthyosis congenita, eine angeborene Kyphose, eine entstellende Gesichtsverletzung u. a. – die ebenfalls früh die Interaktion zwischen Mutter und Kind und damit die psychische Entwicklung des Kindes mitbeeinflußten.

H. Weiner (1975) (s.o.) berichtet über chromosomale Besonderheiten bei 5 von 13 untersuchten Patientinnen. Die Wertigkeit dieser Befunde ist im einzelnen noch ebenso wenig geklärt, wie Besonderheiten im EEG-Verlauf (Schenk und Remschmidt 1974).

31.7.3 Die familiäre Situation

Im Umgang mit Magersüchtigen fallen dem Untersucher die massiven Spannungen zwischen den Patientinnen und den übrigen Familienmitgliedern, aber auch die Spannungen der übrigen Familienmitglieder untereinander, sofort auf. Das Eßverhalten der Patientinnen und die Folgen der Erkrankung tragen zu diesen Spannungen bei, systematische Untersuchungen haben jedoch gezeigt, daß die ausgeprägten pathologischen Beziehungsstörungen nicht nur als Krankheitsfolge aufgefaßt werden können. Eine Systematisierung der beobachteten Beziehungsstörungen hat sich für die klinische Arbeit als wertvoll erwiesen; wie weit es berechtigt ist, in einem spezifischen Sinn von einer »Magersuchtsfamilie« (Sperling und Massing 1972) zu sprechen, möchten wir offen lassen.

In der klinischen Arbeit fiel zunächst auf, daß die Eltern, insbesondere die Mütter, die Klinikaufnahme ihrer oft schwerstkranken Töchter behindern und eine begonnene psychotherapeutische Behandlung ihrer Kinder häufig von sich aus abbrechen. Für die Hypothese, daß die übrigen Familienmitglieder die Magersuchtskranken zur Aufrechterhaltung von familiären Gleichgewichtsprozessen benötigen und deshalb die Behandlung behindern, spricht auch, daß häufig ein anderes Familienmitglied erkrankt, wenn die ursprüngliche Patientin sich entweder von der Familie zu trennen vermag oder in der Psychotherapie Fortschritte macht. Nicht ganz selten erkrankt sogar ein Geschwister an Anorexie (vgl. Epidemiologie).

Deskriptiv lassen sich vor allem zwei Aspekte der sogenannten **»Magersuchtsfamilie«** kennzeichnen (Sperling und Massing, 1972): *eine besondere Rollenkonstellation* und *eine eigentümliche Familienideologie*:

Es findet sich eine einseitige *Rollenverteilung*, eine »*Autoritätsballung*« auf eine stark die Dominanz ausübende Person. Sie ist zumeist weiblichen Geschlechts, entweder eine Großmutter (oder entsprechende Verwandte) oder die Mutter selbst. Die Mütter sind also zum Teil selbst in der dominierenden Rolle oder aber – ein zweiter Typ – selbst noch stark von der eigenen Mutter abhängig, unselbständig, hilflos oder unterdrückt. Überdurchschnittlich häufig sind die Mütter berufstätig, was mit der von ihnen vertretenen Leistungsideologie zusammenhängen soll. Die Väter der Patientinnen sind im Patientengut von Sperling und Massing häufiger als durchschnittlich zu erwarten bereits früh verstorben oder oft selbst chronisch krank. Den um's Essen kreisenden Konflikten der Patientinnen entspricht bei den Vätern eine »orale« Problematik: es finden sich gehäuft Magenerkrankungen, Alkoholismus und Lebererkrankungen. Auffallend ist, daß diese Väter oft trotz ihres deutlichen sozialen Versagens in der Familie eine Sonderstellung nach Art eines »Paschas« einnehmen (Sperling und Massing 1972). Die zumeist von den Müttern vermittelte und als pathogen anzusehende »*Familienideologie*« beinhaltet vor allem ein sinnen- und triebfeindliches *Leistungsideal*. Zumindest nach außen, gegenüber der Umwelt, soll die Familie den Eindruck asketischer Reinheit vermitteln, unabhängig von innerfamiliären Problemen oder einem bereits eingetretenen Scheitern in den familiären Beziehungen.

Betrachtet man die **Familie als offenes System**, so finden sich bei Familien mit einem »psychosomatisch« erkrankten Mitglied und insbesondere bei Familien Magersüchtiger im Vergleich zu Kontrollgruppen Besonderheiten. Das System solcher »*psychosomatogener Familien*« ist nach Minuchin (1974a und 1974b) durch folgende Merkmale gekennzeichnet:[9a]:
1. eine enge Vermaschung der Familienmitglieder untereinander;
2. eine überprotektive Haltung der Familienmitglieder;
3. eine ausgeprägte Rigidität der Familienorganisation,
4. die Unfähigkeit, Konfliktlösungen zu erarbeiten.

31.7.3.1 Enge Vermaschung

Die Beziehungen der Familienmitglieder sind zu eng verflochten, die einzelnen Mitglieder sind ständig überstark miteinander beschäftigt. Die interpersonalen Grenzen sind ebenso unscharf wie diejenigen von Subsystemen in der Familie, etwa der Eltern gegenüber den Kindern. Es findet ständig eine gegenseitige Vermischung in Gedanken, Gefühlen und in der Kommunikation statt. Die Autonomie der Individuen wird durch dieses Familiensystem stark eingeschränkt, eine überstarke gegenseitige Abhängigkeit in den Beziehungen ist die Folge. Selbstwahrnehmung und Wahrnehmung der anderen Familienmitglieder sind nur schwach differenziert. Veränderungen bei einem Familienmitglied oder Veränderungen in der Beziehung zwischen zwei Familienmitgliedern haben sofort Rückwirkungen auf das ganze Familiensystem. Ein zunächst dyadischer Konflikt kann eine ganze Kette wechselnder Allianzen in der übrigen Familie auslösen. Die Grenzen, die die Autonomie des Individuums charakterisieren, sind nur schwach, so daß leicht Übergriffe auf den Lebensraum des Individuums möglich sind.

Es herrscht ein Mangel an Privatheit, ein Druck in Richtung Gemeinsamkeit, »Zusammensein«. Um sich vor den Gefahren der Außenwelt zu schützen, wird ein enger »Zusammenhalt« mit Abschirmung nach außen angestrebt; die Kinder werden dadurch in ihren Entfaltungsmöglichkeiten, vor allem, was die Entwicklung von Außenbeziehungen angeht, behindert. Direkte Kommunikation wird oft blockiert; dafür kann ein Familienmitglied Botschaften eines zweiten einem dritten mitteilen. Auffallend sind die häufigen Unterbrechungen: die Familienmitglieder fallen anderen im Gespräch ergänzend ins Wort. Oft wird dabei wenig »digital«, sondern mehr »analog« kommuniziert.

Bei magersüchtigen Patienten fanden wir häufig Wohnverhältnisse, die einen Rückzug aus der »Gemeinsamkeit« kaum zulassen: die Kinder besitzen entweder keinen Raum, in den sie sich zurückziehen können oder die Benutzung ihres Zimmers wird etwa dadurch behindert, daß nur das Wohnzimmer geheizt oder beleuchtet werden darf.

Zwei Beispiele sollen diese Art der Familienorganisation, insbesondere die schlechte Abgrenzung von Subsystemen, illustrieren:

Eine 20jährige Anorexie-Patientin möchte sich von ihrem Freund trennen, wagt aber nicht, ihm dies direkt zu sagen. Als der Freund am Weihnachtsabend die Familie besuchen möchte, wird im ganzen Haus das Licht gelöscht, die ganze Familie stellt sich schlafend bzw. abwesend, bis der Freund nach langem Läuten wieder abzieht.

Die Mutter einer Abiturientin mit Anorexia nervosa kommt zum Psychotherapeuten und klagt darüber, daß ihre Tochter wohl unter Schuldgefühlen leiden müsse, weil »sie die Ehe der Eltern auseinandergebracht« habe. Nach der Schilderung der Mutter folgendes geschehen: die Tochter wollte sich von ihrem bisherigen Freund, zu dem noch keine intimen Beziehungen bestanden hatten, trennen. Die Mutter hatte nun »Mitleid« mit dem Freund bekommen und ließ sich in eine sexuelle Beziehung mit ihm ein. Darauf kam es zur Scheidung ihrer Ehe.

Die Familie versucht häufig, wie hier, Außenbeziehungen in Binnenbeziehungen umzuwandeln, wieder ein geschlossenes System herzustellen; aus dieser Sicht wäre die Alternative: die Tochter wird aus der Familie ausgestoßen oder der Mann wird – wie geschehen – über die Mutter von der Familie »verschlungen«.

31.7.3.2 Überprotektive Haltung

Ständig befinden sich die Familienmitglieder hochgradig in Sorge um ihr gegenseitiges Wohl. Schützende Aktionen werden übernommen und reaktiv ausgelöst. Beispielsweise ist die ganze Familie in übertriebener Form jedesmal involviert, wenn ein Kind krank wird. Der Kommunikationsfluß in der Familie ist ständig von Beschwerden und Klagen über Müdigkeit, Unbequemlichkeiten und Krankheiten gekennzeichnet. Konflikte werden unterdrückt, kritische Bemerkungen oder gar Forderungen durch pazifizierendes Verhalten entschärft. Ein emotionaler Ausbruch eines Kindes, das Symptomträger ist, führt lediglich zur Tröstung des Kindes, eine Klärung des Konflikts in der Familie wird vermieden.

Letztlich wird durch dieses Verhalten die Realität im Sinne des familiären Subsystems umformuliert, was zur Kontrolle bzw. Beherrschung der einzelnen Familienmitglieder beiträgt. Die überprotektive Haltung der Eltern verzögert die Entwicklung der Kinder zu Autonomie und Eigenkompetenz. Umgekehrt fühlen sich die Kinder, insbesondere das »psychosomatisch erkrankte« Kind, für den Schutz der Familie mitverantwortlich. Die Symptomatik kann hierdurch mitverstärkt werden.

31.7.3.3 Rigidität

Rigide Familien stellen sich so dar, daß sie Veränderungen in der Familie weder brauchen noch wünschen. Die krankhaft vermaschten Familien versuchen, den Status quo aufrechtzuerhalten. Besondere Schwierigkeiten bringen Reifung, der Drang nach Veränderung mit sich, etwa wenn der Beginn der Adoleszenz eines Kindes eine Veränderung der Rolle mit Vergrößerung der Autonomie erfordert. Familien mit einer anorektischen Tochter tendieren dazu, wie ein geschlossenes System zu funktionieren, was ebenfalls zu den Vermeidungshaltungen nach außen beiträgt. Die Symptomträgerin ist hierbei hilfreich: hinter der Sorge für das erkrankte Kind wird der Familienkonflikt versteckt. Umgekehrt erweist sich die Erkrankung für die Aufrechterhaltung des Gleichgewichts im Familiensystem als wertvoll, der Symptomträger wird für die Symptomatik belohnt. Nach außen präsentieren sich diese Familien als normal und ungestört.

31.7.3.4 Unfähigkeit, Konfliktlösungen zu erarbeiten

Pathologische Vermaschung, überprotektive Haltung und Rigidität lassen diesen Familien wenig Möglichkeit zu Konfliktlösung. Vielfach verstärkt noch eine starre religiöse oder ethische Einstellung die Vermeidungshaltung gegenüber Konflikten. Konflikte darf es in diesen Familien einfach nicht geben, sie werden nicht als Herausforderung erlebt, sondern bereits als Beweis für ein Versagen des Familiensystems angesehen. Über Differenzen wird kaum gesprochen, sie werden nicht ausgetragen, d.h. die Probleme bleiben ungelöst und aktivieren kontinuierlich Vermeidungs- und andere Abwehrreaktionen. Die Art der Konfliktvermeidung wird dabei im einzelnen durch die psychische Struktur der Beteiligten mitbestimmt.

Häufig ist ein Ehepartner ein »Vermeider«. Der »Nichtvermeider« versucht zwar, die Schwierigkeiten zur Sprache zu bringen, der »Vermeider« versucht jedoch immer wieder um die Konfrontation herumzukommen. So etwa kann der Ehemann einfach aufstehen und das Haus verlassen, wenn seine Frau versucht, ein Problem zu diskutieren. In anderen Familien wird zwar ständig genörgelt, aber durch fortlaufende gegenseitige Unterbrechung ein Austragen des Konfliktes vermieden.

Den erkrankten Kindern kommt in solchen «psychosomatogenen Familien« eine besondere Rolle zu: werden in der Elterndyade Konflikte nicht ausgetragen, so wird der identifizierte Patient in diese Beziehung miteingeschlossen und es bildet sich eine starre Triade.

Im Behandlungsverlauf ergeben sich für die Patienten dann größte Schwierigkeiten, sich aus dieser Triade zu lösen. So beobachtete eine 17jährige Patientin mit größtem Erstaunen, daß der Streit der Eltern sich nicht, wie sie jahrelang von Schuldgefühlen gequält angenommen hatte, ausschließlich um sie dreht, sondern daß die Eltern miteinander Konflikte haben. Die Lösung der Patientin aus der Triade gefährdet dann die bisher durch die Einbeziehung der Patientin geschützte dyadische Beziehung der Eltern: zum gleichen Zeitpunkt erleidet die Mutter nach einer Auseinandersetzung mit dem Vater einen »Nervenzusammenbruch« und zieht sich für mehrere Tage ins Bett zurück. Jetzt werden von beiden Eltern deutlich Scheidungsabsichten geäußert.

In Franziska's Familie wird viel »analog« kommuniziert: so kann der Vater etwa nicht verbal ausdrücken, daß ihm ein Teil des Frühstücks nicht geschmeckt hat, ebensowenig macht er Änderungsvorschläge; seine Kritik teilt er vielmehr dadurch mit, daß er vom Frühstückstisch aufspringt, die Wohnung verläßt und die Tür mit einem Knall hinter sich zuschlägt. Der Rest der Familie bleibt mit Schuldgefühlen sitzen, kann aber auch unter sich das Problem nicht besprechen.

In dieser Familie dominiert die Mutter, früher wurde sie darin noch von einer Tante und der Großmutter unterstützt. Entsprechend ihrer Leistungsideologie spielt für ihr Selbstwertgefühl die eigene Berufstätigkeit eine entscheidende Rolle. Im sexuellen Bereich vermittelte sie der Patientin kein Wissen, sondern nur die Angst vor einer bedrohlichen Umwelt: Die Patientin war nicht aufgeklärt worden, beim Eintritt der Menarche sagte die Mutter nur: »von jetzt ab mußt Du Dich in Acht nehmen«. Die Beziehungen zur Außenwelt wurden auch sonst nicht gefördert: traten in Freundschaften der Patientin Schwierigkeiten auf und wollte sie sich bei der Mutter Rat holen, so schlug ihr diese regelmäßig gleich den Abbruch der Freundschaft vor. Der Vater versucht sich zuhause durch »Herumkommandieren und Schreien« Geltung zu verschaffen; man fürchtet mehr seine unangenehme Art, als Autorität im eigentlichen Sinn wird er dagegen nicht anerkannt.

Als gegen Ende der ambulanten psychotherapeutischen Behandlung Franziska sich anschickte, ihr Elternhaus zu verlassen, um in einer entfernten Stadt ihre Ausbildung fortzusetzen, erkrankte die Mutter und drohte die Entwicklung von Franziska zu blockieren. Nur unter großen Mühen und unter Fortsetzung der psychotherapeutischen Behandlung (insgesamt 200 Std.) gelang schließlich die Trennung.

31.7.3.5 Besonderheiten der Kommunikationsstruktur

Ausgehend von dem systemtheoretischen Ansatz der Familienforschung der Paolo-Alto-Schule untersuchte Frau Selvini Palazzoli (1975) 35 Familien von Anorexie-Patientinnen. Sie vergleicht die Ergebnisse mit den von ihr erhobenen Befunden in Familien Schizophrener, vor allem hinsichtlich der folgenden fünf Parameter:

31.7.3.5.1 *Qualifikation der eigenen Kommunikation*

31.7.3.5.2 *Qualifikation der Kommunikation anderer Familienmitglieder*

Die Mitglieder *schizophrener Familien* benützen einen Teil ihrer Botschaften dazu, um vorausgegangene eigene Botschaften oder Mitteilungen anderer Familienmitglieder zu *disqualifizieren* oder zu verneinen. Die Familienmitglieder in der *Anorexie-Familie* unterscheiden sich in dieser Hinsicht in typischer Weise. Hier qualifiziert jedes Familienmitglied die eigenen Botschaften in zutreffend und umfassender Weise, während es genauso angemessen und zutreffend die Botschaften der anderen *zurückweist*. Dabei gilt die Zurückweisung immer der Definition, die das andere Familienmitglied der Beziehung gibt, auch wenn sich die Zurückweisung auf den Inhalt einer Botschaft zu beziehen scheint. Hieraus ergibt sich ein starres System gegenseitiger Zurückweisung, eine *starre Beziehungsdefinition* in einem symmetrischen Sinn. Über die Art dieser Beziehung kann nicht metakommuniziert werden, so daß das System nicht in Frage gestellt werden kann oder eine flexible Gegenregulation einsetzen könnte. Die Anorexie-Patientin operiert mit dem Zurückweisen der Zurückweisungen, und zwar mittels des Symptoms; das Symptom – es handelt sich ja um eine »Krankheit« – entzieht sich jeder Bestimmung von außen.

Die beteiligten Personen sind ausschließlich mit der Definition ihrer wechselseitigen Beziehungen beschäftigt und dadurch blockiert; Objektivität, Logik, Kohärenz und Gerechtigkeit verlieren an Einfluß, es ergibt sich schließlich durchgängig ein irrationales Verhalten. Im anorektischen Familiensystem scheinen die Eltern die Beziehung zu den Kindern ein für allemal komplementär definiert zu haben: sie können auf die Rolle der Kinder als diejenigen, die sie ernähren, umsorgen, schützen, führen, deren Leben sie regeln, nicht verzichten; sie ignorieren die Gegenseitigkeit menschlicher Beziehungen, etwa die Tatsache, daß es keinen Ernährer geben kann ohne jemanden, der akzeptiert, ernährt zu werden. Von den Töchtern wird eine solche komplementäre Rolle fast immer akzeptiert, solange sie Kinder sind; meist werden sie auf diesem Wege zu einem Musterkind. Im Zusammenhang mit den Veränderungen der Pubertät versucht das Mädchen dann eine Neudefinition der Beziehung; sie wird von den Eltern jedoch sofort zurückgewiesen. Nach einer depressiven Phase verändert das Mädchen sein Verhalten radikal. Es erscheint jetzt auffallend unglücklich, »kompliziert«, isoliert, versteht sich mit niemandem mehr, es erlebt sich als hilflos und von allen abgelehnt. Die Krankheit scheint in diesem Konflikt eine neue Lösung zu ermöglichen – das krankhafte Verhalten wird im Bewußtsein ja nicht vom eigenen Willen bestimmt. Jetzt verbietet eine geheimnisvolle Macht das Essen. Damit verschieben sich in der familiären Kommunikation die Akzente. Auch die Beziehungen im Zusammenhang mit der Ernährung kehren sich – zumindest teilweise – um: das Mädchen verweigert das Essen, aber es übernimmt unter Umständen die Herrschaft in der Küche, versorgt die übrigen, ja, zwingt sie gelegentlich sogar zum Essen.

Hinsichtlich der drei übrigen Parameter fanden sich im Vergleich mit den Familien Schizophrener weitgehende Übereinstimmungen bei den Magersuchtsfamilien:

31.7.3.5.3 *Die Übernahme von Führungsverantwortlichkeit*

Niemand ist in diesen Familien bereit, im eigenen Namen die Führung zu übernehmen oder den Führungsanspruch im Zusammenhang mit eigenen Interessen klar zu bekunden. Vielmehr wird immer eine verpflichtende Außenmotivation für Einzelinitiativen herangezogen: etwa eine zwingende Notwendigkeit, die Rücksicht auf eine Großmutter oder auf ein abstraktes Prinzip, wie »das Gute«, »die Moral«, »die Gesundheit«.

In diesem System kündigt auch die Anorektikerin ihren Hungerstreik nicht »im eigenen Namen«, als eigene Aktion, an. Sie sagt nicht: »Ich faste, um bei Euch diese oder jene Änderung zu mir zu erzielen«. Für ihr Fasten ist vielmehr eine abstrakte Macht, eine mysteriöse Kraft verantwortlich, die sich ihrer bemächtigt hat: die Krankheit.

31.7.3.5.4 *Allianzen zwischen einzelnen Familienmitgliedern*

Offene und ausdrücklich erklärte Allianzen sind in diesen Familien undenkbar. Die designierte Patientin ist von ihren Geschwistern getrennt. Die Eltern sind untereinander lediglich durch ihre Opposition gegenüber der

Abwendung der Patientin verbunden – ganz unabhängig von etwaigen Konflikten zwischen ihnen selbst. Koalitionen zwischen zwei Generationen finden nicht statt; bestehen sie averbal, werden sie auf anderen Ebenen verleugnet. Da auch sonst Verbindungen von zwei Personen gegen eine dritte verboten sind, erlebt die Anorektikerin sich schließlich völlig isoliert und ist dann auch den übrigen Familienmitgliedern der eigenen Generation gegenüber feindlich eingestellt.

31.7.3.5.5 *Übernahme von Verantwortung für Fehler und Scheitern*

Jeder Tadel für Fehler oder Scheitern wird von den Familienmitgliedern zurückgewiesen. Wird er tatsächlich einmal spontan angenommen, erfolgt dann angesichts präziser Verantwortungen doch sofort die Zurückweisung. Wie alle anderen, lehnt in diesem System auch die Anorektikerin einen eigenen Anteil am Mißlingen ab: zwar leiden alle in der Familie, die Anorektikerin kann jedoch nichts dafür.

Der strenge Gehorsam gegenüber den Regeln des Systems und der Ausschluß von Metakommunikation über diese Kommunikationsregeln führt zu einer ständigen Selbstverstärkung des starren Systems.

Frau Selvini berichtet von einem Gespräch mit einer Anorexie-Patientin und deren Eltern: die Patientin frägt ihre Mutter, warum sie sich zwar ständig sehr schöne Kleidung und teuren Schmuck kaufe, beides jedoch nie trage, sondern im Schrank bzw. Banksafe aufbewahre. Alle Äußerungen der Mutter lassen – ganz unabhängig vom konkreten Inhalt – erkennen, daß es ihr nicht möglich ist, ihrer Tochter die gewünschte Auskunft zu geben; während Fragen und Antworten in ihrer Schärfe eskalieren, wird immer deutlicher, daß es nicht um den Inhalt geht, sondern um die Rollendefinition: die Mutter gesteht der Tochter das Recht nicht zu, ihr überhaupt derartige Fragen zu stellen. Daran vermag auch die Intervention der Therapeutin nichts zu ändern; als schließlich die Mutter ihre Position nicht mehr alleine aufrecht zu erhalten vermag, beginnt der Vater, sie in entschiedener und autoritärer Form hierin zu unterstützen.

Versucht die Patientin, sich aus der starren Rollenzuweisung und den hiermit verknüpften festgelegten Kommunikationsmodi im Zusammenhang mit einer psychotherapeutischen Behandlung zu lösen, so kann der oft heftigste Widerstand der übrigen Familienmitglieder auch aus dieser familiendynamischen Sicht erklärt werden.

Eine 17jährige Anorexie-Patientin begann während der ambulanten Nachbehandlung zunehmend über ihre Rolle in der Familie und den Kommunikationsstil der einzelnen Familienmitglieder untereinander zu reflektieren, gleichzeitig begann sich das Arbeitsbündnis mit der Therapeutin zu festigen und die Patientin konnte zunehmend ihr Hilfsbedürfnis artikulieren. Nun begann die Mutter – und als dies offensichtlich nicht ausreichte, die Öffnung des Familiensystems rückgängig zu machen, bald auch der Vater –, den veränderten Kommunikationsstil der Patientin als »verrückt« im Sinne von »geisteskrank« zu definieren. Die Patientin wich aus dieser Disqualifikation vorübergehend auf die frühere Lösung zurück: sie begann wieder in erheblich verstärktem Ausmaß zu erbrechen[10]).

Wir haben die neueren Ansätze zum Verständnis der familiären Situation von Anorexie-Patientinnen ausführlicher referiert, da wir in ihnen eine wichtige Ergänzung des auf das einzelne Individuum bezogenen psychodynamischen Verständnisansatzes sehen. Die Ergebnisse der einzelnen die Familiendynamik erforschenden Untersucher stimmen in den Grundzügen überein; je nach Interessenrichtung und Forschungsmethodik werden einzelne Aspekte des Familiensystems unterschiedlich differenziert bearbeitet und z.T. auch unterschiedlich gewichtet.

31.7.4 Prämorbide Persönlichkeitsstruktur

Die Patientinnen fallen häufig schon vor Krankheitsbeginn durch ein reserviertes, distanziertes Verhalten auf. Häufig findet sich eine intellektualisierende Abwehrhaltung. Testpsychologisch sind Magersüchtige häufig überdurchschnittlich intelligent, insbesondere Patientinnen aus der Kerngruppe der während der Pubertät Erkrankten (Fleck et al. 1965). Die Mädchen werden vorwiegend als »ängstlich« und »nervös« beschrieben, sie sind schüchtern und gehemmt, zeigen starke Zeichen innerer Bindung und Abhängigkeit. Ausgeprägt ist ihre auch testpsychologisch objektivierte Tendenz zu sozialer Isolation (Stonehill 1977).

Versucht man sie neurosenpsychologisch zu klassifizieren, so finden sich sowohl schizoide Persönlichkeitsstrukturen, bei der Mehrzahl der Patientinnen auch zwangshafte Züge, und bei ca. 25 Prozent eine hysterische Charakterproblematik (Halmi 1974).

Zum Verständnis der Psychodynamik der Magersuchtspatientinnen reichen solche Befunde nicht aus, sie können jedoch zur Prognosestellung beitragen: bei Überwiegen der schizoiden Anteile ist die Prognose ungünstiger zu beurteilen als bei Überwiegen hysterischer Anteile.

Wie bei anderen Patienten mit »psychosomatischen Erkrankungen« haben sich die Magersuchtspatientinnen bereits als Kinder häufig überstark an die Forderungen ihrer Umgebung angepaßt, erscheinen als »Musterkinder«, die keinerlei Ärger verursachten. Es muß daran gedacht werden, daß diese Anpassungsprozesse zu einer Zeit der Entwicklung stattfanden, als das kindliche Ich noch nicht reif für solche Adaptationsleistungen war und die Anpassung mehr als »Dressat« erfolgte. Das unauffällige Verhalten entspricht dann mehr einer äußeren Fassade, der Leistung einer »Als-ob-Persönlichkeit«, eines »falschen Selbst« (Winnicott), als derjenigen eines autonomen Ich's.

Franziska war ein ausgesprochenes Musterkind, das sogar bei Verwandten als Vorbild herumgereicht wurde. Besonders wurden ihre Sauberkeit und ihre Anständigkeit gelobt; positiv bewertet wurde, daß sie keine Freunde hatte, immer nur der Mutter half usw. Sie entwickelte früh selbst eine ausgesprochene Leistungsideologie, wozu die Rivalität mit dem nur 11 Monate jüngeren Bruder wohl das erste Motiv bildete: in ihrem Erleben hatte sie »der Bruder vom Schoß der Mutter verdrängt«.

31.7.5 Lebenssituation zur Zeit der Krankheitsmanifestation

Entsprechend dem Erkrankungsalter finden sich *zwei für die Pubertät typische Situationen*: die tatsächliche oder phantasierte *Trennung* von den Eltern, sowie *erotische bzw. sexuelle Versuchungssituationen*. Der Impuls zur Trennung von der Familie und zur eigenen Individuation gefährdet – wie dargestellt – das Gleichgewicht des Familiensystems. Zur Identitätskrise der Pubertät kommt die Krise des Familiensystems.

Die Trennungsproblematik kann schon durch Ferienreisen, Auslandsaufenthalte, Besuch eines Internats u.a. aktualisiert werden. Sie kann aber auch durch das Ausscheiden anderer Familienmitglieder, etwa von Geschwistern, durch Krankheit oder Tod von Eltern oder Großeltern, oder anderen Gleichgewichtsverschiebungen in der Familie – etwa Wiederaufnahme der Berufstätigkeit durch die Mutter – hervorgerufen werden.

Kontakte zu Männern, auch wenn diese von außen gesehen als nur oberflächlich erscheinen, können bereits als schwere Gefährdung erlebt werden. Die Entdeckung der Entwicklung der sekundären weiblichen Geschlechtsmerkmale am eigenen Körper oder Bemerkungen anderer hierüber – diese werden oft als kränkend empfunden – werden dann häufig zu dem von den Patienten selbst beschriebenen Anlaß, Gewicht zu verlieren. Sie verfolgen damit ursprünglich das Ziel, die geschlechtliche Entwicklung zu verbergen. Häufig fehlen dabei auch positive Identifizierungsmöglichkeiten mit der Mutter oder anderen weiblichen Bezugspersonen.

Eine 19jährige Patientin meinte: »Ich möchte wieder so werden wie mit 14 und dann immer so bleiben. Das Schlimmste wäre, so zu werden wie die Mutter. Die entwertet sich selbst als Frau, und vom Vater wird sie auch nicht akzeptiert.«

Franziska erlebte zur Zeit der Krankheitsmanifestation einen »Zwang«, zuhause stärker die weibliche Rolle zu übernehmen, da die Mutter wieder berufstätig geworden war; diese Situation habe sie vor allem mit den »negativen Aspekten« dieser weiblichen Rolle konfrontiert: sie sollte nun selbst als Erwachsene handeln, die anderen versorgen, und auf die Erfüllung ihrer eigenen starken, fortbestehenden Wünsche nach kleinkindhaftem Versorgtwerden verzichten. Das Krankheitsbild verschlechterte sich ein halbes Jahr später in einer typischen »Versuchungssituation«: beim Aufenthalt im Landschulheim kam es zu Verbindung mit oralen Ausschweifungen (»Besäufnissen«), die die Patientin bei anderen als übertrieben und ekelerregend erlebte und von denen sie sich distanzierte, auch zu ersten sexuellen Annäherungen. »Der Busen« spielte bei den Jungen in der Klasse als »erotisches Signal« eine besondere Rolle. Die Patientin beschloß, noch stärker abzunehmen, schon aus Angst, andernfalls zu große Brüste zu bekommen.

Wesentlich für das Verständnis ist, daß die äußeren Belastungen unter dem Gesichtspunkt ihrer Bedeutung für das Subjekt gesehen werden, bzw. eigene Entwicklungstendenzen werden erst dann zur Gefahr, zum »Trauma«, wenn das Subjekt ihnen in seiner Verarbeitungsfähigkeit nicht gewachsen ist. Vor allem die altersentsprechende weibliche Entwicklung trifft bei den Patientinnen auf Unverträglichkeit dieser Entwicklung mit dem idealen Wunschbild vom eigenen Körper, die Nichtübereinstimmung von Ich-Ideal und Körper-Ich bestimmen den Konflikt (Thomä 1961).

31.7.6 Psychodynamik[11])

Die Magersuchtserkrankung manifestiert sich im allgemeinen im Rahmen einer nicht bewältigten Pubertätskrise. Neben den geschilderten familiendynamischen Vorgängen sind hierbei vor allem die *intrapsychischen Prozesse* zu berücksichtigen, die wir im folgenden nach A.E. Meyer (1970), gegliedert nach den vier am häufigsten anzutreffenden Konstellationen, zusammenfassend darstellen. Diese Konstellationen können auch miteinander kombiniert auftreten.

Die Kenntnis dieser psychodynamischen Abläufe bildet auch die Voraussetzung für ein Verständnis der *Interaktionsprobleme*, die sich im Umgang mit diesen Patientinnen für Arzt und Schwestern ergeben.

31.7.6.1 Abwehr aller weiblichen sexuellen Bedürfnisse (Kampf gegen die Sexualität als Trieb)

Die Abwehr richtet sich gegen die Übernahme der weiblichen Rolle als solcher, besonders aber gegen die Inkorporationsaspekte weiblicher Sexualität, sowohl auf der genitalen als auch auf der oralen Ebene. Weibliche Sexualität zeigt Parallelen zum Essen (In-sich-Hineinnehmen von Glied und Samen; Dickwerden durch Schwangerschaft). So finden sich bei Kindern ja z.B. Phantasien über »orale Schwängerung«. Über die Abwehrmechanismen »*Regression*« und »*Verschiebung*« werden die genital-sexuellen, jetzt in der Pubertät auftretenden Triebimpulse in den oralen Bereich zurückverlegt. Im Anschluß an die Regression erreicht die Abwehr jetzt neben dem innerpsychischen Erfolg (Angstreduktion) auch eine reale Wirkung: mit zunehmender Abmagerung schwinden die sekundären weiblichen Geschlechtsmerkmale und sistiert die Menstruation, und damit in der Phantasie und auch bald in die Realität der erotisch-sexuelle Anziehung.

Zum Zeitpunkt der Menarche (13 Jahre) hatte Franziska die Phantasie, durch Küsse geschwängert zu werden; daneben phantasierte sie auch, daß das Badewasser (im Hallenschwimmbad, beim Baden nach einem der Brüder zuhause) sie schwängern könne. Zu diesem Zeitpunkt bezogen sich die Schwängerungsphantasien umschrieben auf den genitalen und auf den oralen Bereich. Zum Zeitpunkt der Krankheitsmanifestation erfolgte eine Generalisierung der Gefährdung auf die gesamte Körperoberfläche (die gesamte Haut wurde »permeabel«), sowie eine Generalisierung der ursprünglich phantasierten Schwängerung über ein Eindringen eines männlichen Körperteils (Glied, Zunge) auf den Vorgang des »Eindringens« überhaupt. So wurden Blicke als stechend erlebt, ja starke Farben und Geräusche als gefährdend. Sie selbst bekam das Gefühl, »zuviel Raum einzunehmen« und damit eine zu große Angriffsfläche (»wie ein aufgeblasener Luftballon, in den man nur hineinzustechen braucht«) für die Umwelt zu bieten.

Das Beispiel zeigt, daß die Regression nicht nur die Triebabwehr betrifft, sondern auch das Ich im zunehmenden Konfliktdruck in seinen Funktionen ganz erheblich beeinträchtigt wird.

Die geringe Häufigkeit der Erkrankung bei *Männern* könnte dadurch mitbedingt sein, daß männliche Sexualität weniger mit Aufnehmen, sondern mit Eindringen und Ausstoßen zu tun hat. Weiter tritt mit der Gewichtsreduktion kein vergleichbarer Erfolg bezüglich der Attraktivität und der geschlechtlichen Entdifferenzierung ein.

31.7.6.2 Der Kampf um die Autonomie (Abwehr von Essen und Anstreben von Magerkeit als Kampf von Geist gegen Trieb)

Während der analen Entwicklungsphase lernen Kinder (oft in Form eines mit erheblichen Frustrationen verbundenen Sauberkeitstrainings), daß Körperbeherrschung höher bewertet wird und auch mehr Sicherheit verleiht als »Sich-treiben-Lassen« oder »Sich-gehen-Lassen«. Entsprechende moralische Imperative (»den inneren Schweinehund an die Leine nehmen«) werden später auch gegen neue Triebgefahren verwendet, wenn sie die einmal – oft nur notdürftig gewonnene Autonomie zu gefährden drohen: gegen die Sexualität, aber auch (vorausgesetzt die Abwehrmechanismen Regression und Verschiebung) gegen die »Völlerei«, als »eine der sieben Todsünden«. Fasten gibt sich dann als »geistige«, asketische Leistung aus und die erreichte Magerkeit dokumentiert dies gegenüber der Umwelt. Die Zuflucht zu asketischen Idealen findet sich während der Pubertät recht häufig (»Pubertätsaskese«, A. Freud). Auch im Rahmen christlicher Ideologie war solch ein asketisches Ideal oft gegen die Nahrungsaufnahme gerichtet: so schreibt etwa Tertullian (2. Jh. n. Chr.) in seiner Schrift über das Fasten: »Ein abgemagerter Leib wird hoffentlich leichter durch die Pforte des Heils eingehen, schneller wird ein leichter Körper einst auferstehen« (nach Schadewaldt 1965). Das Abwerfen jedes irdischen Ballastes, das Anstreben eines engelhaften Zustandes findet sich immer wieder bei den Patientinnen. Schon dem Nervenarzt Hoffmann, dem Verfasser des Struwelpeters, soll beim »Suppenkasper« eine magersüchtige Klavierlehrerin Modell gestanden haben, die glaubte, sich durch Fressen und Faulsein versündigt zu haben (n. Schadewaldt 1965).

Mit dem Erleben der Fähigkeit eigener Triebkontrolle ist für die Patientinnen ein narzißtisches Hochgefühl verbunden. Sie erleben, daß es ihnen weitgehend gelungen ist, vom Essen und auch sonst von ihrer Umwelt unabhängig zu sein. Scheinbar haben sie keine Bedürfnisse mehr. Sie leben in einem wahnähnlichen Glauben an die eigene Autarkie, in dem sie die Abhängigkeit, »das passive Ausgeliefertsein des Ich an die Nähe und unerbittlich wirkende Gewalt des Hungers« (H. Kunz nach Thomä 1961), »die Abhängigkeit des Ich von der Natur...«, und insbesondere auch von den sie (als Kind) versorgenden Person verleugnen können (Thomä 1961). Aus dieser Sicht wird jedes Hilfsangebot zu einer Gefahr, die die mittels Verleugnung erreichte Vollkommenheit und Sicherheit gefährden könnte (Thomä 1961). Dieser sekundäre Krankheitsgewinn trägt wesentlich zu den starken Widerständen gegen die Behandlung bei.

Das mit dem Erleben der Fähigkeit eigener Triebkontrolle verbundene innere Hochgefühl wird in einem Essay von Kazantzakis über Spanien deutlich, in dem er einen jungen Spanier beschreibt: »Das ist Manola«, sagte mein spanischer Freund und lachte dabei. »Den ganzen Tag liegt er hier ausgestreckt in der Sonne. Er will nicht arbeiten, sogar wenn das bedeutet, daß er wegen Hunger sterben muß.« Ich ging auf ihn zu. »Ah, Manola«, rief ich ihm zu, »die sagen mir, Du bist hungrig. Warum stehst Du nicht auf und arbeitest? Schämst Du Dich nicht selbst?« Manola starrte vor sich hin, dann hob er seine Hand in einer königlichen Gebärde: »Im Hunger bin ich der König«. Als ob der Hunger ein grenzenloses Königreich wäre und solange Manola hungrig blieb, konnte er das Szepter seines Königreiches in eigenen Händen halten (zit. nach H. Bruch 1973).

Für den Umgang mit den Patienten ist es wichtig, zu wissen, daß dieses narzißtische Hochgefühl für die Patienten eine Art regressive Ersatzlösung darstellt, der das Scheitern der Regulation ihres Selbstwertgefühls auf einer Erwachsenen-Ebene vorausgegangen ist. Anstelle eines gesunden Selbstwertgefühls herrscht jetzt ein infantiles »Größen-Selbst« (Kohut 1973). Der Patient hat sich in diese Abwehrbastion zurückgezogen, bildlich ausgedrückt, hat es keinen Sinn, ihn dort auch noch anzugreifen, vielmehr sollte ihm der Umgang ermöglichen, diese Position vorsichtig wieder zu verlassen. Adler[12] weist darauf hin, daß der Umgang mit diesen Patienten, deren arrogante Abweisung wir empfinden, uns auch deshalb schwerfällt, weil sie uns von dieser infantilen Position des »Größen-Selbst« aus allenfalls als ein unpersönliches Objekt »benützen« wollen; Arzt und Schwester dürfen in der Beziehung jedenfalls keine eigenständige Rolle spielen.

31.7.6.3 Abwehr des Essens als Kampf gegen den Wunsch nach Annäherung (bis zur Verschmelzung mit der Mutterfigur oder anderen Personen)

Essen ist während der oralen Phase mit Nähe, mit Hautkontakt, mit Zusammensein überhaupt verbunden. Die Nahrungsaufnahme kann diese Bedeutung beibehalten (stärkere Fixierung) oder wiedergewinnen (Regression). Sprachlich drückt sich dies im Wort »Kumpan« oder »Compagnon« (derjenige, mit dem man das Brot = panis teilt) aus (Thomä 1961). Der Wunsch nach Annäherung und die zugehörigen Motive sind bei den Patientinnen in der Regel unbewußt und werden nur in der psychoanalytischen Behandlung wieder deutlich. Die Magersüchtigen erleben bewußt das Unbehagen, wenn ihnen andere Menschen »auf die Haut rücken«.

Bei Franziska stellte sich mit der Wiederauffütterung mit Sondenkost ein Gefühl ein, »die Form zu verlieren«, »amorph« zu werden; dieses körperliche Erleben wiederholte sich im Gefühlsbereich später gegenüber der Therapeutin. Jetzt bedeutete Gefühl haben und Gefühle zeigen gleichzeitig, »die Form verlieren«, »sich aufzulösen«, »nicht mehr vorhanden zu sein«, das mit intensivem Angsterleben verbunden war.

31.7.6.4 Vorgänge, über die sich eine bereits angelaufene Anorexie selbst verstärkt bzw. perpetuiert

1. Wurde das Fasten einmal begonnen, so steigen Hungerbedürfnis und korrespondierende Triebimpulse ständig weiter an; dies wird zunehmend als eine immer bedrohlichere Macht erlebt, die die Aufrechterhaltung der Abwehr und damit der Selbstkontrolle zu überrennen droht: je hungriger, desto stärker die Abwehr, desto verhärteter die krankhaften Kontrollversuche.

Franziska befürchtete mit zunehmender Abmagerung, daß ihr Gehirn nicht mehr zur Kontrolle des Hungers in der Lage sein könnte und sie von unkontrollierbarer »Freßsucht« überwältigt werden könnte. In der Absicht, in einem solchen Notfall ihrem Gehirn die für den Zellstoffwechsel nötige Glukose zuführen zu können, trug Franziska immer einige Zuckerstückchen bei sich.

2. Die Anorexiekranken geraten im weiteren Verlauf immer stärker in soziale und psychische *Isolation*. Ihre äußere Erscheinung macht den Verbleib in Gruppen Gleichaltriger schwierig; sie selbst verlieren die gemeinsamen Interessen mit ihrer Umgebung: statt mit Freizeitaktivitäten, mit der beruflichen Situation, mit Mode- und Kosmetikproblemen beschäftigen sich die Kranken lieber mit Fasten und dem Thema der Selbstbeherrschung. Die hier erkämpften Erfolge werden im Erleben zum Beweis der eigenen Unabhängigkeit und der Überlegenheit gegenüber anderen umgemünzt: die anderen sind »primitiv«, ihren Körpergefühlen ausgeliefert. Die eigene Abhängigkeit (ständige Beschäftigung mit dem Essen) wird dabei verleugnet. Das Gefühl der eigenen Effizienz beruht ganz auf dem Autonomieerleben im Sinne der Triebkontrolle; im Sinne eines circulus vitiosus muß es trotz oder gerade wegen der zunehmenden *Inneffizienz* (Bruch 1973) in der Realität, die im Untergrund auch gespürt wird, nach Möglichkeit ständig noch gesteigert werden. Die Selbstwertprobleme wurden zum Teil über Größenphantasien kompensiert. Die entsprechende Arroganz, der Hochmut, die Anspruchlichkeit bekommen dann die Bezugspersonen, aber auch Ärzte und Schwestern, im Umgang mit diesen Patientinnen zu spüren. Oft kann ihnen niemand gerecht werden, »in jeder Suppe« finden sie »ein Haar«, die Mißerfolge der Behandlung bringen sie nicht mit ihrem Verhalten in Verbindung, sondern mit der Insuffizienz der Behandler bzw. deren Methoden. Ihre eigenen Ineffizienzgefühle werden zum Teil durch extreme ideologische Haltungen kompensiert.

So phantasierte Franziska sich auf dem höchsten Hügel einer Kurstadt sitzend, die ganze Stadt zu ihren Füßen. Sie betrachtete die dort versammelten Kurgäste gleichzeitig: »Diese Leute, die nichts anderes im Kopf haben als ihren Körper zu pflegen«. »Die haben vielleicht Probleme«. Der Ärger und die Verachtung gegenüber diesen »Abhängigen« führt bei Franziska zu einem ausgesprochenen Hochgefühl; danach kann sie, die sonst unter schweren Schlafstörungen leidet, leicht einschlafen.

3. Auch die familiären Auseinandersetzungen, die früher Themen wie die gewährten Freiheiten und die erzwungenen Pflichten, das Taschengeld, die Bevorzugung von Geschwistern beinhalteten, engen sich immer mehr auf's Essen ein: »Esse ich, so wie die mich drängen, oder bleibe ich hart?« Essen würde bei dieser Konstellation Gesichtsverlust und Niederlage bedeuten.

4. Die Umgebung (Familie, Ärzte, Krankenhauspersonal) kann durch ihr Verhalten die Lernprozesse der Patientinnen ständig in die falsche Richtung verstärken. Die Patientinnen haben einen unbewußten Wunsch nach Zuwendung und Versorgung, sie dürfen ihn jedoch nach außen nicht eingestehen. Sie bekommen nun aber immer dann Zuwendung, wenn die Krankheitssymptome zunehmen, wenn sie nicht essen oder abnehmen. Im doppelten Sinn wirkt dies als Belohnung: einmal erhalten sie die doch auch erwünschte Zuwendung, zum anderen können sie dann gegen die Zuwendung der anderen ankämpfen, ohne ihre Bedürftigkeit zeigen zu müssen.

Bei Franziska wird deutlich, wie über das Eßverhalten die Kommunikation mit den Hauptbezugspersonen – wenngleich auch eingeschränkt – aufrechterhalten werden kann. In der Familie können Affekte nicht direkt kommuniziert werden. Dies wird entweder durch autoritäres Diktieren und/oder durch Erzeugen von Schuldgefühlen verhindert. So beantwortet die Mutter Angriffe auf ihre Person durch direkte oder indirekte Androhungen, die Familie zu verlassen. Affektive Zeichen der Trauer oder der Verzweiflung werden durch Bemerkung wie »darüber brauchst Du Dich doch nicht aufzuregen« oder »das ist doch kein Grund zum Weinen« unterdrückt. Das Signal, das im affektiven Ausbruch enthalten ist, wird demnach durch einen Kommunikationsabbruch beantwortet. Lediglich auf das Eßverhalten wird dauernd mit intensivem Affekt reagiert, was zu einer ständigen Verstärkung (über diese Belohnung durch Zuwendung) dieses gestörten Eßverhaltens führt.

Bei einer 18jährigen Oberschülerin wurde dieser Circulus vitiosus besonders deutlich: die nach außen sich von jeder intensiveren Beziehung distanzierende Kranke aß zuhause überhaupt nichts, zu Besuch bei Bekannten, leerte sie dort jedoch heimlich die Eisschränke. Schließlich begann sie, auf Rechnung der Mutter in der Apotheke Unmengen von Babykost zu kaufen, die sie heimlich verschlang; nachts erbrach sie alles wieder mit Hilfe einer zurechtgebogenen Kerze zuhause eim Bad und verunreinigte dabei das Bad der Familie so sehr, daß die Familie weiter vollauf mit ihrer Krankheit beschäftigt blieb.

5. *Weitere häufig beobachtbare Phänomene*
a) Die »*altruistische Abtretung*« (A. Freud) ist ein häufiger Abwehrmechanismus in der Pubertät. Triebansprüche, die nicht gelebt werden können, werden insoweit bei anderen befriedigt, als an deren Befriedi-

gung über Projektion und Identifikation teilgenommen wird. So versorgen magersüchtige Patientinnen etwa Mitpatientinnen im Krankenhaus und andere Familinmitglieder zuhause oft mit Essen, beschäftigen sich (»paradoxerweise«) ausführlich mit Kochbüchern usw.

b) Die *motorische Hyperaktivität* der Patientinnen ist mehrfach determiniert, ihr liegen mehrere Motive zugrunde: zum Teil kann sie als Folge der Aufstauung des Hungerbedürfnisses verstanden werden. Die Kranken sind innerlich sozusagen ständig auf der *Suche* nach Objekten zur Befriedigung ihres Hungerbedürfnisses und der entsprechenden Triebimpulse, das »Appetenzverhalten« läuft jedoch leer, da es nicht zur triebverzehrenden Endhandlung (Essen) kommen darf (u. a. Thomä 1961). Weiter gehen in die motorische Unruhe auch die aufgestauten aggressiven Triebimpulse mit ein.

> Bei Franziska wird dieses Appetenzverhalten in dem oft Stunden in Anspruch nehmenden Kreisen um einen eßbaren Gegenstand deutlich. Bis zu zehnmal kann sie am Vormittag vom 1. Stock zur im Parterre liegenden Küche steigen, um dort neben einer halben Scheibe trockenen Brotes auf und ab zu gehen. Entsprechend intensiv ist ihre Beschäftigung mit Kochbüchern oder mit dem Kochen für andere. Auf der Station teilt sie – ein erschreckendes Bild: die zum Skelett abgemagerte Patientin mit der Nasensonde – das Essen für die Mitpatienten aus.

c) Die Symptome *Amenorrhoe* und *Obstipation* sind teils im Sinne einer funktionellen Symptombildung als »körperliche Verhaltensstörungen« (im Sinne einer »Organneurose«) aufzufassen, teils die Folge der allgemeinen Auszehrung bzw. der Ernährungspraktiken zu verstehen.[13])

31.8 Therapie

31.8.1 Allgemeine Zielvorstellungen

Jede Behandlung Magersüchtiger hat zugleich den lebensbedrohlichen körperlichen Zustand und dessen Ursache, die krankhafte Störung des Eßverhaltens, zu berücksichtigen. Jedes Behandlungsprogramm erfordert deshalb die Integration somatischer – internistischer bzw. pädiatrischer – Verfahren und psychotherapeutischer Methoden.

Die vorhandenen Therapieansätze sind nach zwei Kriterien zu beurteilen:

31.8.1.1 *Rationalität:* d.h., inwieweit entsprechen sie den Vorstellungen über die zugrunde liegende Pathogenese; auch die rein somatisch orientierten Behandlungsansätze sind daraufhin zu prüfen, ob sie den Zugang für eine anschließende psychotherapeutische Behandlung fördern oder blockieren. Die Durchführung des psychotherapeutischen Behandlungsansatzes ist an eine entsprechende Ausbildung, sowie – zumindest während des stationären Aufenthaltes – an eine systematische und kontrollierte Zusammenarbeit aller Teammitglieder gebunden.

31.8.1.2 *Spezifität und Übertragbarkeit:* es ist zu prüfen, inwieweit der Erfolg eines Behandlungsansatzes auf dem Engagement einzelner Forscher und einer speziellen Behandlungssituation beruht oder inwieweit dieser Ansatz lehr- und lernbar und in andere Arbeitssituationen übertragbar ist.

Allen erfolgreichen Therapieansätzen ist der Versuch gemeinsam, zunächst die akute Notsituation zu beherrschen und anschließend eine Korrektur des pathologischen Eßverhaltens herbeizuführen.

31.8.2 Die Elemente eines Behandlungsplans

31.8.2.1 Konfrontation mit dem Ernst der Erkrankung; Herstellung einer therapeutischen Beziehung (»Arbeitsbündnis«)

Patientin und Eltern sollten vor Behandlungsbeginn nachdrücklich mit dem Ernst der Erkrankung, dem prognostischen Risiko, sowie den Erfordernissen der Behandlung konfrontiert werden. Dabei wird klargestellt, daß mit Übernahme der Behandlung auch die Verantwortung dafür übernommen wird, die Patientin »nicht an der Abmagerung sterben zu lassen«, bei allem vorhandenen Verständnis für die psychologische Problematik. Wir konfrontieren die Patienten (wenn irgend möglich) gemeinsam mit den Eltern (vgl. Petzold 1976) und nehmen die Patienten nur unter der Bedingung auf, daß sie unser Behandlungsregime akzeptieren.

> Wie dargestellt, ist es häufig schwierig, die ihren Krankheitszustand verleugnenden Patienten die auch noch von ihren Eltern in ihrer ablehnenden Haltung unterstützt werden, überhaupt für eine Behandlung zu motivieren. So beobachteten Sperling und Massing (1972) zwischen poliklinischer Vorstellung und stationärer Aufnahme einen »Schwund« von 40 Prozent der Patienten.

31.8.2.2 Stationäre Aufnahme zur Behandlungseinleitung

Schon bei einigermaßen ausgeprägtem Krankheitsbild ist eine stationäre Behandlung indiziert, nur hier gelingt die Koordination der erforderlichen Maßnahmen; von einer ambulanten Behandlung kann im allgemeinen dann kein Erfolg mehr erwartet werden. Für die stationäre Behandlung sollte ein Zeitraum von mindestens 8 Wochen eingeplant werden.

31.8.2.3 Notfallbehandlung

Anorexie-Patienten mit ausgeprägtem Krankheitsbild sind zunächst als Notfall-Patienten anzusehen, bei denen die Kontrolle und Aufrechterhaltung vitaler Funktionen im Vordergrund steht (Schockbekämpfung, Elektrolytsubstitution); bei entsprechender Gefährdung ist eine sorgfältige Überwachung der Patienten notfalls analog zu dem Regime auf Intensivstationen beziehungsweise mit Hilfe von Sitzwachen nötig, auch um eine eventuelle weitere Selbstschädigung mit Sicherheit verhindern zu können.

31.8.2.4 »Wiederauffütterung«

Nächstes Ziel ist eine Gewichtszunahme auf ein Mindestgewicht: Sollgewicht minus 10 Prozent; hierdurch soll auch der im Abschnitt »Pathogenetische Konzepte« beschriebene circulus vitiosus durchbrochen werden. Die Wiederauffütterung kann kurzfristig mit freiem Nahrungsangebot versucht werden, zumeist ist neben einem solchen Nahrungsangebot die Zufuhr von ca. 3000 Kalorien über eine *Nasen-Magen-Dauersonde* notwendig.

Alternativ kann die Wiederauffütterung im Rahmen eines verhaltenstherapeutischen Ansatzes durchgeführt werden, wenn ein mehrstufiges Therapieprogramm unter stationären Bedingungen und ein entsprechend geschultes Team dies gewährleisten (Pierloot 1975a, 1975b, Schaefer und Schwartz 1974).

Während dieser Wiederauffütterungsphase wird den Patienten zunächst strenge Bettruhe verordnet, ihre Bewegungsfreiheit auf das Krankenzimmer beschränkt; Besuche von außerhalb und soziale Kontakte innerhalb der Klinik werden zumindest sehr stark eingeschränkt.[14])

Der vereinbarte Plan sollte für alle Teammitglieder verbindlich sein und schriftlich festgehalten werden. Klar sollte sein, daß das Ziel nicht strafende Einschränkung der Kranken ist, sondern die Schaffung einer klaren Situation mit der Möglichkeit, selbstschädigendes Verhalten zu besprechen. Alle Versuche der Patienten, die Behandlung zu behindern (Erbrechen, Magenaushebung über die liegende Sonde, Einnahme von Abführmitteln u. a.), werden sofort angesprochen und mit aller Konsequenz geklärt.

In schwierigen Fällen, vor allem bei stark ausgeprägter motorischer Unruhe, werden die Patienten konsequent durch Phenothiazingaben über die Sonde sediert; die Dosis wird entsprechend der Wirkung gesteigert (beginnend von 3 × 50 mg Paractan), wobei bis zu 1500 mg Phenothiazine pro Tag gegeben werden können (Frahm 1974).

In unserem eigenen Patientengut (internistische Klinik, internistisch-psychosomatische Station) war bei 90 Prozent der Patienten die Wiederauffütterung mit der Sonde indiziert, dagegen nur bei ca. 10 Prozent dieser Patienten eine stärkere Sedierung.

31.8.2.5 Modifikation des Eßverhaltens

Langfristig sollte immer eine Veränderung des Eßverhaltens angestrebt werden. Hierfür können z. Zt. folgende Methoden alternativ oder in Kombination eingesetzt werden:

31.8.2.5.1 *Konfliktbearbeitende psychoanalytisch orientierte Therapie*

Diese Behandlungsform wird als Einzeltherapie, beginnend mit der Wiederauffütterung oder im Anschluß daran, durchgeführt; sie kann durch die Behandlung in der Stationsgruppe, die Einzelbehandlung weiterer Familienmitglieder, oder auch der Familie als Ganzes ergänzt werden.

31.8.2.5.2 *Konfliktbearbeitende Familienbehandlung*

Schwerpunktmäßig wird hier die Familie als ein »Ganzes«, als ein zusammenhängendes System, behandelt; häufig wird dieser Ansatz durch Einzelbehandlung verschiedener Familienmitglieder flankiert.

31.8.2.5.3 *Verhaltenstherapie*

Zunächst als Monotherapie durchgeführt, wird auch die Verhaltenstherapie Magersüchtiger heute häufig durch Ansätze der Gruppen- und Familienpsychotherapie ergänzt.

31.8.2.5.4 *Kombination von Sonderfütterung und Sedierung mit »strengem Regime« (Frahm 1973).*

Vor der ausführlichen Darstellung dieser Behandlungsansätze zur Veränderung des Eßverhaltens möchten wir auf einige *Voraussetzungen* für die Durchführung der Akut-Behandlung sowie auf häufige *Schwierigkeiten* und *Fehler* während der *akuten Behandlungsphase* näher eingehen.

31.8.3 Voraussetzungen für die Durchführung von Akutbehandlung und »Wiederauffütterung«

31.8.3.1 *Therapeutisches Team:* Die Absprache und Einhaltung sämtlicher Vereinbarungen durch alle Beteiligten – Ärzte, Schwestern, Pfleger, Hausmädchen, vorgesetzte Ärzte, Konsiliarien – ist unabdingbare Voraussetzung für das beschriebene Vorgehen. Gelingt dies nicht, kommt es regelmäßig dazu, daß die Patienten einzelne Teammitglieder gegeneinander ausspielen bzw. die Teammitglieder im Rahmen eigener »Gegenübertragungs-Reaktionen« gegeneinander agieren; diese Aktionen werden häufig durch verschiedene psychodynamische Kräfte in den Patienten, die sich intrapsychisch unvereinbar gegenüberstehen, stimuliert. Die Koordination im therapeutischen Team gelingt dauerhaft nur auf entsprechend organisierten psychosomatischen Spezialstationen (vgl. Köhle et al. 1977).

Freud beurteilte bereits vor etwa 60 Jahren die Indikation zur psychotherapeutischen Behandlung von Anorektikerinnen unter dem Gesichtspunkt der äußeren Rahmenbedingungen für eine solche Behandlung: »Natürlich wären die inneren Voraussetzungen, um einen solchen Fall von Anorexia nervosa psychoanalytisch zu behandeln, gegeben, aber es fehlten die äußeren Bedingungen, weil man diese Mädchen nicht ohne Zusammenarbeit mit einer Klinik und mit Internisten behandeln kann«. Freud beklagte die fehlende Möglichkeit zur Zusammenarbeit und lehnte es seinerzeit ab, eine Patientin ohne den Rückhalt einer Klinik zu behandeln, weil »diese dem Tode nahen Patienten die Fähigkeit haben, den Analytiker so zu beherrschen, daß es ihm unmöglich gemacht wird, die Phase des Widerstands zu überwinden«. (unveröffentlichte Bemerkung von Anna Freud, zit. nach H. Thomä (Fleck, Lange u. Thomä 1965)).

31.8.3.2 Beachtung von »Gegenübertragungs-Reaktionen«

Unabhängig von der Art der durchgeführten Therapie ist für alle an der Behandlung Beteiligten wichtig, sich ihrer meist ambivalenten »Gegenübertragungs-Reaktionen« bewußt zu werden, die sich im Umgang mit Magersüchtigen sehr rasch, nahezu »automatisch« (Thomä 1961), einstellen. Aufgrund ihrer dargestellten Persönlichkeitseigenschaften bringen Anorexie-Patientinnen Therapeuten und Pflegepersonal regelmäßig in Konfliktsituationen. Ihr kachektischer Zustand mobilisiert zunächst Mitleid und Besorgnis; die Tatsache der »psychischen« Genese (»wenn sie nur wollten, könnten sie auch essen«), der Kooperationsmangel und schließlich die Enttäuschungen über die Betrugsmanöver der Patientinnen sowie deren Arroganz erwecken Zorn und Ablehnung. Auch gegenüber den Mitgliedern des therapeutischen Teams wiederholt sich oft der häusliche Kampf um Essen und Gewichtsentwicklung.

Eine zwar verständnisvolle, aber unbeirrbar das Therapieziel verfolgende Haltung rechnet von vornherein mit der Unfähigkeit der Patientinnen zu echter Kooperation und ihrer Tendenz, eine breite Palette von Mitteln einzusetzen, um die Behandlung zu hintertreiben. Schon um die hierdurch entstehenden – teils bewußten, teils unbewußten – Schuldgefühle der Patientinnen nicht noch weiter zu verstärken, ist es wichtig, sie deutlich mit ihren Verhaltensweisen zu konfrontieren. Dies vermag am ehesten die Beziehungen zu entlasten und die Möglichkeit zu einer weiteren Klärung der Situation zu eröffnen.

31.8.3.3 Psychologische Aspekte der Sonden-Behandlung

Widerstände gegen die Therapie mittels Nasen-Magen-Sonde treten im allgemeinen bei Ärzten und beim Pflegepersonal in stärkerem Maße auf als bei den Patienten selbst; dieses Vorgehen wird häufig als aggressiv gegenüber den Patienten erlebt, die bei den Ärzten und Schwestern zunächst eher Mitleid erregen. Von den Patienten wird die Sonde nach gelegentlichem anfänglichen Widerstand jedoch bald ausreichend gut toleriert. Selbstverständlich ist darauf zu achten, daß das Einführen einer Magensonde eine jeweils individuelle, auch psychologische Bedeutung hat bzw. zumindestens haben kann: vom Überwältigtwerden (gewaltsames Durchdringen der Körpergrenzen) bis zur schuldfreien Befriedigung von abgewehrten symbiotischen Bedürfnissen. Gelegentlich trennen sich die Patienten von der Sonde nur unter Schwierigkeiten: so entwickelte Franziska eine »Haßliebe« zur Sonde – wohl analog zur ambivalenten Beziehung zur Mutter bzw. der Ambivalenz in den oralen Triebbedürfnissen – und wollte schließlich noch länger als vom Behandlungsplan her nötig über die Sonde gefüttert werden.

31.8.4 Häufige Fehler in der Behandlung von Anorexie-Patientinnen

Vielfach wird in der Behandlung der Patienten durch ein insuffizientes, weil inkonsequentes Vorgehen wesentliche Zeit verloren; nicht zuletzt auch die mit dem Behandlungsaufwand verbundenen erheblichen Kosten (langer stationärer Aufenthalt) machen ein möglichst rationales Vorgehen erforderlich.

31.8.4.1 Inkonsequentes Vorgehen

Vielfach lassen sich Ärzte und Schwestern zunächst auf das Handeln und Feilschen der Patienten ein; es eskalieren dann therapeutische Bemühungen, sei es in Form besonderer Zuwendung oder in Form aggressiv geführter Auseinandersetzungen, bis dann endlich die Therapeuten resignieren und die Patienten triumphieren, wieder einmal »alle geschafft« zu haben. Ein erfolgreiches Vorgehen gerade bei schwierigen Patienten hat ein durchgängig klares Verhalten sämtlicher Teammitglieder zur Voraussetzung; Grundlage dieser Klarheit sollte die Einsicht in das Wesen des Krankheitsprozesses und nicht ein aggressives Gegenagieren gegen die herausfordernden Kranken sein.

Franziska konnte einen ganzen Tag lang nicht vor Lachen darüber an sich halten, daß es ihr beim ersten Aufenthalt gelungen war, mit 49 kg statt mit den vereinbarten 51 entlassen zu werden. Sie hatte das Gefühl, daß sie »alle geschafft« hatte.

Nicht selten unterstützen die Patienten ihr Feilschen durch eine Art »Pseudo-Flirt«, den sie als scheinbar liebe kleine Mädchen mit den Ärzten zu führen versuchen. Das Eingehen auf diese äußere »Fassade« ist auch deshalb gefährlich, weil dann nur allzu leicht die schwere Pathologie der Ich- und Selbst-Entwicklung hinter dieser Fassade übersehen wird.

31.8.4.2 Unterlassen der Konfrontation bei Behinderung der Therapie durch die Patienten

Häufig werden die Patienten nicht mit ihren, den Therapieerfolg behindernden Verhaltensweisen, wie Erbrechen, heimlicher Einnahme von Laxantien, Verstecken von Essen usw. konfrontiert. Sie werden vielmehr zu lange als brave, freundliche Mädchen mit naiver Zuwendung behandelt. Auch in der neueren Literatur finden sich hierfür noch Beispiele. Der Erfolg eines solchen, psychologisch gesehen »naiven« Vorgehens besteht lediglich in einer weiteren Vermehrung der unbewußten Schuldgefühle der Patienten. Die klare Konfrontation – ohne Anklage – »wir wissen, daß sie nicht anders können als ...« – *entlastet* die Kranken.

In schwierigen Fällen raten wir dringend dazu, Schubladen und Schränke usw. nach versteckten Medikamenten offen zu durchsuchen.[15])

31.8.4.3 Zu früher Behandlungsabbruch

Soll die stationäre Behandlung eine Erfolgschance haben, darf sie nicht bereits nach einer Gewichtszunahme von einigen wenigen Kilogramm unterbrochen werden, auch wenn hierdurch die akute Lebensbedrohung beseitigt wurde. Die Patientinnen sollen vielmehr die Chance bekommen, soweit aufgefüttert zu werden, daß zumindest der mit der Abwehr des Hungergefühls verbundene Selbstverstärkungsprozeß unterbrochen wird. Ein besonderer Widerstand tritt oft mit der Annäherung an dasjenige Gewicht auf, bei dem die Menstruation sistierte. Hier spielen wahrscheinlich hormonale Prozesse eine Rolle. Auch dieser Widerstand sollte nicht zur Beendigung der Behandlung führen.

Franziska konnte sich nach der Entlassung mit 49 Kilogramm gerade noch in ihre alten Kleider zwängen, was für sie konsequenterweise eine Aufforderung zu erneutem Abnehmen bedeutete. Nach der zweiten stationären Behandlung wurde sie mit 53 kg entlassen; diesmal besorgte sie sich neue Kleider, wozu sicher auch noch andere Motive, die sie jetzt bei fortgeschrittener Psychotherapie zulassen konnte, beigetragen haben dürften.

Die 50-Kilogramm-Grenze wird häufig als »magische Grenze« erlebt, die die Patientinnen nicht überschreiten möchten. Sie verbinden diese Gewichtsgrenze mit »endgültigem Erwachsensein«, mit »die Kinderschuhe endgültig ausziehen« (Clauser 1964).

31.8.4.4 Laisser-faire gegenüber exzessiver Flüssigkeits- und Nahrungszufuhr

Gelegentlich verändert sich das Eßverhalten der Anorektiker während der Behandlung in sein Gegenteil. Exzessive Nahrungsaufnahme kann Erbrechen perpetuieren, exzessive Flüssigkeitszufuhr, vor allem bei Behandlungsbeginn u. U. zu somatischen Komplikationen führen. In jedem Falle erleben die Patientinnen einen solchen unkontrollierten Durchbruch ihrer Bedürfnisse als beschämend und kränkend; ihr höchstes Ziel ist ja Selbstkontrolle und Selbstbestimmung. Aus dieser Kränkung können sich erneute Widerstände gegen die Behandlung, gelegentlich auch suizidale Tendenzen ableiten. Frühzeitige therapeutische Intervention und ein konsequentes Verhalten aller Beteiligten ist auch hier im Sinne eines schutzbietenden Halts für die Kranken erforderlich.

31.8.4.5 Fehler in der somatischen Therapie

Die Patienten werden in der Anfangsphase der Behandlung gelegentlich überwässert, was zu der sonst eher seltenen Ödembildung beitragen kann; in einem von uns beobachteten Fall eines 14-jährigen männlichen Magersüchtigen führte dies zum Lungenödem.

Bei einer Zufuhr von täglich 3500 Kalorien können die Patienten durchschnittlich täglich *ca. 220 g zunehmen*.
(1500 Kalorien für Basisumsatz, bei einem Äquivalent von 9 Kal. für 1 g Fett). Die von uns zuletzt behandelten 28 Patientinnen nahmen im Durchschnitt 230 g/Tag zu. Im Behandlungsverlauf ist darauf zu achten, daß die tatsächliche Gewichtszunahme etwa der möglichen entspricht. Nehmen die Patientinnen zuwenig zu, ist – die Korrektheit der Kalorienzufuhr durch Sondenkost vorausgesetzt – davon auszugehen, daß sie von sich aus die Behandlung behindern. Andererseits sollte nicht aus einem übertriebenen therapeutischen Ehrgeiz eine raschere Gewichtszunahme als die physiologisch mögliche erwartet werden; die Patientinnen sollten nicht für eine solche unphysiologische Gewichtszunahme, die immer nur auf vermehrte Wassereinlagerung zurückzuführen sein könnte, gelobt werden.

Bei der *Sondenbehandlung* ist auf folgende *Komplikationen* zu achten: Kontrolle der Lage der Sonde nach Einführen (Aspiration von Magensaft!); eine Lage der Sonde in den Bronchien kommt gelegentlich bei im Rachenraum anästhetischen Patientinnen (möglicherweise ein Konversionssymptom) vor, in der Folge als Komplikation bei der Einfuhr von Nahrung durch die Sonde schwere Aspirationspneumonien. Die Sonde sollte je nach Material nach ca. 14 Tagen gewechselt werden, da brüchiges Material zu stärkeren Reizungen der Schleimhaut führen kann. Es sollte auch nicht übersehen werden, daß die Patientinnen nicht selten den Mageninhalt durch Ansaugen wiederum über die Sonde entleeren.

Die *Wiege-Prozedur* nimmt in der Behandlung oft eine zu zentrale Bedeutung ein. Es genügt, die Patientinnen zweimal wöchentlich zu wiegen. Kleinere tägliche Gewichtsschwankungen führen nur zu Beunruhigung oder zu ständigem Feilschen.

31.8.5 Die Behandlungsansätze zur Beeinflussung des Eßverhaltens

31.8.5.1 Konfliktbearbeitende psychoanalytische Therapie und psychoanalytisch orientierte Psychotherapie

Dieser Behandlungsansatz hat eine Veränderung der der Eßstörung zugrundeliegenden pathologischen Motivation zum Ziel. Er stellt somit nach unseren heutigen Vorstellungen eine kausale Behandlungsform dar. Allerdings ist wegen der genannten Widerstände nur ein Drittel der Erkrankten dieser Therapie zugänglich. Besonders schwierig ist die Initialphase der Therapie, die Entwicklung eines Arbeitsbündnisses. Sonst unterscheidet sich die Behandlung im wesentlichen nicht von der psychoanalytischen Behandlung anderer Patienten mit entsprechenden Neurosen (Thomä 1961).

Wie auch sonst in der Psychotherapie von Adoleszenten, ergibt sich häufig die Notwendigkeit einer gleichzeitigen Beratung oder auch psychotherapeutischen Behandlung der Eltern oder zumindest eines Elternteils.

Mit einer entscheidenden Besserung kann bei 30 bis 50% der psychotherapeutisch behandelten Kranken gerechnet werden (Thomä 1961, Sperling 1964, Fleck 1965)[16]. Die Besserung bezieht sich sowohl auf das Eßverhalten als auch auf die Entwicklung im psychosozialen Bereich; auch die langfristige Prognose ist in diesem Fall als gut anzusehen (Thomä 1972, H. Bruch 1973).

31.8.5.2 Familientherapie

Die Untersuchungen zur Familiendynamik der Anorexie-Kranken forderten zur Entwicklung von Behandlungsansätzen heraus, die eine Veränderung des »Systems Familie« zum Ziel haben. In einzelnen amerikanischen Forschungszentren werden in gemeinsamen Sitzungen (alle Familienmitglieder mit zwei Therapeuten) zunächst die Interaktionsmuster innerhalb der Familie beobachtet und dann eine jeweils individuelle differenzierte Therapiestrategie erarbeitet. Dabei kann auch – oft ausgehend von der Situation bei einem gemeinsamen Essen (»Familien-Lunch«, Rosman, Minuchin, Liebman, 1976) – der »gemeinsame familiäre Konflikt« dramatisiert, sodaß er sich im Beisein der Therapeuten abspielt. Die »induzierte Familienkrise« entsteht um die Symptomatik herum – bei Anorexie-Patientinnen um die Essensszene –, es werden jedoch dabei auch die übrigen Interaktionsprobleme sichtbar. Nun können die Konflikte weder vermieden noch verleugnet werden (Barcai 1971, Liebman et al. 1972, Minuchin 1974a, 1974b). Veränderungen in der Familienorganisation führen zu einer raschen Verbesserung des gestörten Verhaltens beim einzelnen Kind. Die familientherapeutischen Interventionen verändern den gesamten Lebenskontext der Kranken; es kommt zu überraschend schnellen und dauerhaften Krankheitsremissionen, der Krankenhausaufenthalt kann meistens entscheidend verkürzt werden (Minuchin 1974a und b).

Minuchin und Mitarbeiter behandelten 25 Patientinnen einer Kinderklinik im Alter von 9 bis 15 Jahren. Die stationären Liegezeiten betrugen nur zwischen 8 und 25 Tagen, die Dauer der Familientherapie zwischen 4 Monaten und 1 Jahr. 21 Anorexie-Kranke erschienen den Autoren auch bei der Nachuntersuchung als geheilt, auch ihre soziale Anpassung als gelungen. 3 Patienten hatten die Behandlung abgebrochen, bei einer war sie noch nicht abgeschlossen.

1978 berichteten Minuchin und Mitarbeiter über die Nachuntersuchung von 53 familientherapeutisch behandelten Anorexie-Patienten. Das Durchschnittsalter dieser Gruppe (6 männliche Kranke) betrug $14^{1}/_{2}$ Jahre, 60% der Patienten befand sich im Adoleszentenalter. 3 Familien brachen die Therapie ab, die durchschnittliche Behandlungsdauer bei den übrigen Familien betrug 6 Monate (2 – 16 Monate). Die Behandlung wurde von insgesamt 16 verschiedenen Therapeuten (»3 Therapeutengenerationen«) durchgeführt. $1^{1}/_{2}$ – 7 Jahre nach Abschluß der Behandlung fanden die Autoren 86% (!) geheilt. Dies galt sowohl für die Gewichtsentwicklung und das Essverhalten als für die Situation im psychosozialen Bereich: das Verhalten und die Beziehungen in der Familie mit Gleichaltrigen und in der Ausbildungs- bzw. Arbeitssituation. Ein Vergleich mit einer parallelisierten Gruppe von Kranken aus der Patientengruppe von H. Bruch (1973) spricht für eine erhebliche Überlegenheit des familientherapeutischen Ansatzes.

Selvini (1974), die sich als Psychoanalytikerin viele Jahre lang mit der intrapsychischen Dynamik und den Objektbeziehungen von Anorektikerinnen befaßt hat, bei dieser Patientengruppe allerdings nur bescheidene therapeutische Erfolge erreichen konnte, berichtet über eine dramatische Verbesserung der Therapieerfolge nach Einführung des familientherapeutischen Ansatzes in die Behandlung. Bei 12 Patientinnen verschwand die Anorexie nach etwa 15 Sitzungen dauerhaft, gleichzeitig hatten sich ihre Familie tiefgreifend verändert. Auch Selvini sieht die Familien als ein System, für dessen Verständnis ein zirkuläres Modell erforderlich ist, das dem komplexen Wechselwirkungsgefüge einer Familie gerecht wird. In dem therapeutischen Ansatz von Frau Selvini spielt die Berücksichtigung von paradoxa in der Kommunikation, wie sie von der Paolo-Alto-Schule (Bateson, Haley, Watzlawick u.a.) herausgearbeitet wurden, eine besondere Rolle (Selvini 1974, 1975, 1977).

Eine solche *familienpsychotherapeutische* Behandlung kann bisher nur in wenigen Zentren durchgeführt werden, eine weniger spezifische *Beratung der Familien* vermag sie nicht zu ersetzen. Allerdings sei auf die Bedeutung der Einbeziehung der Familienangehörigen bei jedem Behandlungsansatz noch einmal ausdrücklich hingewiesen:

Grolnick (1972) fand bei einer Nachuntersuchung von 115 Anorexie-Kranken als auffallendes Merkmal der 4 verstorbenen Patientinnen, daß nur bei ihnen die Familie jede Kontaktaufnahme mit den betreuenden Ärzten und Schwestern vermieden hatte. Über ähnliche Erfahrungen berichten Petzold et al. (1976): Scheitern der Behandlung sowie letale Verläufe wurden nur bei solchen Patienten gesehen, bei denen es nicht gelungen war, die Familie mit in die Behandlung, im Sinne einer »Familienkonfrontationstherapie«, einzubeziehen.

31.8.5.3 Verhaltenstherapie

Ziel der Verhaltenstherapie ist die systematische Beeinflussung des Eßverhaltens im Sinne eines systematischen *Umlernens*. Während die Patienten sonst zumeist Aufmerksamkeit und Zuwendung für ihre pathologischen Verhaltensmuster – Hungern und Gewichtsabnahme – erhalten, werden sie jetzt systematisch für vermehrtes Essen und Gewichtszunahme belohnt.

Zu Beginn der Behandlung werden die Patientinnen im allgemeinen weitgehend sozial isoliert. Als Behandlungsmethode wird das *operante Konditionieren* bevorzugt. Dabei wird entweder das Eßverhalten selbst, z.B. über ein Münzverstärkungssystem, oder die Gewichtszunahme verstärkt. Als Verstärker werden vor allem die Möglichkeiten zu sozialem Kontakt (Gruppenaktivitäten, Beurlaubungen nach Hause u.a.) und die Möglichkeit zu körperlicher Aktivität gewählt. Im weiteren Therapieverlauf wird auch sonst im Kontrast zur sozialen Deprivation am Beginn eine Verbesserung des Eßverhaltens durch Kontaktmöglichkeiten, etwa auch durch die Gegenwart des Therapeuten beim Essen, belohnt. Belohnung und Verstärker werden dem jeweils erreichten Therapiefortschritt angepaßt; mit Erreichen des Sollgewichtes ist eine Umstellung von der Belohnung der Gewichtszunahme auf die Belohnung der Aufrechterhaltung des Sollgewichtes wesentlich (Schaefer und Schwartz 1974), was zunächst häufig übersehen wurde.

Das operante Konditionieren ist der alleinigen Rückmeldung über die aufgenommene Kalorienzahl sowie einem Belohnungsverhalten ohne direkte Verbindung mit dem Eß- oder Gewichtsverhalten überlegen (Agras 1974, Elkin 1973). Die höchste Gewichtszunahme wurde bei Einzelfallstudien bei einer Verbindung von operantem Konditionieren und erhöhtem Kalorienangebot erreicht.

Bei den Veröffentlichungen zum verhaltenstherapeutischen Vorgehen bei Anorexia nervosa-Kranken wird bisher zumeist allein die Gewichtsentwicklung als Erfolgskriterium berücksichtigt. In bezug auf die Gewichtsentwicklung ist die verhaltenstherapeutische Technik rein konfliktbearbeitenden psychotherapeutischen Techniken und rein internistischen Behandlungsmethoden (ohne Sonde) überlegen (kürzere Verweildauer, höheres Entlassungsgewicht) (Halmi 1970, Stunkard 1972). Auch bei verhaltenstherapeutischer Technik kann eine Fortsetzung der Behandlung nach Klinikentlassung erforderlich sein (Halmi 1970).

Die oftmals gravierenden Störungen des Sozialverhaltens von Anorexia nervosa-Kranken finden in den Publikationen zu verhaltenstherapeutischen Ansätzen bisher so gut wie keine Beachtung.

Eine abschließende Beurteilung des verhaltenstherapeutischen Ansatzes bei Anorexia nervosa-Kranken ist heute noch nicht möglich.

Die in der Literatur referierten Behandlungsergebnisse beziehen sich auf nur kleine Patientengruppen (Stunkard 1972: 6 Patienten, Halmi 1970: 8 Patienten, Kehrer 1975: 8 Patienten) oder auf Einzelfälle. Bei 5 der 6 von Schaefer und Schwartz konsequent behandelten Patientinnen war nach einer Zeit von 1 bis 2 Jahren keine anorektische Symptomatik mehr aufgetreten. Auf eine Selektion von Patientinnen mit kurzer Erkrankungsdauer haben die Autoren selbst hingewiesen.

Kehrer (1975) gab bei Katamnesen von einigen Monaten an, daß die mit operantem Konditionieren behandelten Patientinnen nicht nur das erreichte Gewicht gehalten hatten, sondern auch eine Verbesserung von Stimmung und Kontaktverhalten aufwiesen, allerdings wird letztere Feststellung nicht näher ausgeführt.

Wesentlich ist, daß auch der verhaltenstherapeutische Therapieansatz ausgebildete und hochmotivierte Mitarbeiter, insbesondere im Pflegebereich, zur Voraussetzung hat, ebenso eine intensive und reflektierte Kooperation aller beteiligten Teammitglieder.

Ebenso wie bei anderen Behandlungsansätzen ist auch bei der Verhaltenstherapie eine kritische Beurteilung des Einflußes der Motivation der zumeist als Forscher tätigen Therapeuten erforderlich bzw. eine Überprüfung des jeweiligen Behandlungsansatzes auf seine Übertragbarkeit in die durchschnittliche klinische Praxis.

31.8.5.4 Kombination von Sondenfütterung, Sedierung und »strengem Regime« (Frahm 1973)

Frahm kombinierte bei einer Serie von 83 Patienten konsequent die Wiederauffütterung mit der Nasen-Magen-Dauersonde und Sedierung mit hohen Phenothiazindosen mit einem »strengen Regime«, das soziale Deprivation mit bestimmten aversiven Reizen, nach Art einer »Gehirnwäsche«, verbindet: die Patienten werden ständig mit der Unsinnigkeit ihres Verhaltens konfrontiert, z. B. als »dummes Huhn« bezeichnet, das anderen Patienten durch sein blödsinniges Verhalten nur den Krankenhausplatz wegnimmt und hohe Kosten verursacht, u. a. In der von Frahm selbst betreuten Patientengruppe hatte diese Behandlung – zumindest was das Körpergewicht angeht – einen ausgezeichneten Akut- und Langzeiterfolg. Die gleichzeitig durchgeführten Untersuchungen zur psychischen Entwicklung und zur Veränderung des Verhaltens wurden bisher nicht publiziert.

Bei 33 der von Frahm behandelten Patientinnen, die auch psychologisch nachuntersucht werden konnten, hatte sich eine Großzahl auch im psychischen Bereich wesentlich gebessert: schwere psychische Störungen wiesen noch 54% der Patienten auf, 33% erschienen psychotherapiebedürftig (A. E. Meyer 1975).[17])

Eine Reproduktion des Frahm'schen Vorgehens bei erwachsenen Patientinnen an einer anderen Klinik wurde bisher nicht mitgeteilt. Niederhoff (1974) beschrieb ähnliche Erfolge mit diesem »somatisch orientierten« Vorgehen bei 6 Patientinnen in der Freiburger Kinderklinik.

Es ist möglich, daß bei einem Teil der Patienten – bei den psychologisch nur leichter gestörten (Thomä 1973) – bereits die Unterbrechung des selbst-verstärkenden Zirkelprozesses durch die Nahrungszufuhr via Sonde dazu führt, daß sich die Patientinnen auch von anderen krankhaften Verhaltensweisen zu distanzieren vermögen. Zu diskutieren bleibt allerdings noch, wie weit der Erfolg dieses Vorgehens auch an die Person und Motivation von Frahm selbst gebunden war, bzw. inwieweit dieses Vorgehen auch von anderen Therapeuten erfolgreich angewandt werden kann.

31.8.6 Kombination verschiedener Behandlungsverfahren zu einem abgestuften Therapieplan

Zusammengefaßt erscheint es heute am aussichtsreichsten, Anorexie-Patientinnen während der akuten Krankheitsphase stationär bei sozialer Isolierung mittels Verhaltenstherapie oder Nahrungszufuhr über die Nasen-Magen-Sonde wiederaufzufüttern und gleichzeitig zu versuchen, eine psychotherapeutische Behandlung einzuleiten, die anschließend unter stationären oder ambulanten Bedingungen längerfristig fortgeführt wird. Dieses Vorgehen sollte durch Methoden der Familientherapie ergänzt werden. Entsprechende mehrstufige Ansätze werden von verschiedenen Forschungszentren empfohlen (Liebman et al. 1974, Minuchin et al. 1974a, Wellens and Pierloot 1975b u. a.).

31.8.6.1 Dreistufenprogramm von Pierloot (1975):

Stufe 1:
Ziel ist die Wiederherstellung eines normalen Eßverhaltens und eine Gewichtsnormalisierung. Behandlungsteilziele sind:
1. die Kontrolle der Gesamtsituation. Dies schließt die Begrenzung von Kontaktmöglichkeiten zwischen dem Patienten und seiner Umgebung ein;
2. die Veränderung des pathologischen Eßverhaltens
3. die Entwicklung eines Arbeitsbündnisses mit dem Therapeuten. Es geht darum, daß die Patientinnen dem Therapeuten vertrauen, weil sie sehen, daß er sich darum bemüht, ihre Probleme zu verstehen und sie nicht nur »mästen« will.

Im allgemeinen wird diese Behandlung stationär durchgeführt, ambulante Therapie nur bei folgenden Kriterien: Alter unter 16, kurzes Intervall zwischen Krankheits- und Therapiebeginn, gute Kooperation sowohl mit Patienten als auch mit Familienangehörigen bei einer weitgehend ungestörten Beziehung zu den Eltern; mildes klinisches Bild und Abwesenheit anderer psychiatrischer Störungen.

Die Behandlung des Eßverhaltens ist nach verhaltenstherapeutischen Prinzipien gestaltet. Andere Maßnahmen werden nur bei extrem schwierigen Patienten angewandt. Diese Behandlung gelingt jedoch nur in Zusammenarbeit mit entsprechend weitergebildeten Schwestern und nur unter der Voraussetzung, daß auftretende Schwierigkeiten, insbesondere im Zusammenhang mit Gegenübertragungsproblemen, im Rahmen von Stationskonferenzen diskutiert werden können. Die Eltern werden regelmäßig vom Psychosomatiker gesehen und wenigstens über das Behandlungsprogramm aufgeklärt. Wichtig ist, daß die Gewichtszunahme mit einen allmählichen Eingehen auf die psychologischen Probleme der Patientinnen verbunden ist.

Stufe 2:

Ziel ist die soziale Reintegrierung über langfristige sozio- und psychotherapeutische Maßnahmen. Jetzt sollen die zugrundeliegenden psychodynamischen Prozesse geklärt und gelöst werden. Die Patientinnen werden auf eine Gruppenpsychotherapie-Station verlegt, die im Sinne einer therapeutischen Gemeinschaft organisiert ist und auf der sie mit anderen Patienten mit unterschiedlichen neurotischen Problemen zusammenkommen. Neben der Gruppenpsychotherapie finden analytisch orientierte einzelpsychotherapeutische Sitzungen statt. Es besteht jetzt die Möglichkeit zu einer therapeutischen Regression und zur Entwicklung konstruktiver Alternativen durch das Stationssetting. Voraussetzung für diesen Ansatz ist wiederum die intensive Kooperation zwischen Einzeltherapeuten und Stationsteam.

Stufe 3:

Ziel ist die längerfristige Nachbehandlung, teils durch stützend psychotherapeutische Maßnahmen, teils durch analytisch orientierte Psychotherapie. In Abhängigkeit vom Entwicklungsstand werden die Probleme der Rückkehr in die Familie, die Berufsausbildung und Ähnliches im einzelnen geklärt und gefördert.

Pierloot und Mitarbeiter (Wellens und Pierloot 1975) haben differenzierte Kriterien zur Einschätzung des Therapieerfolgs entwickelt (Symptome, Grundkonflikt emotionale Einstellung, soziales Funktionieren und weitere Behandlungsbedürftigkeit). Die Nachuntersuchungszeit der von ihnen behandelten 32 Patientinnen beträgt 1 bis 6 Jahre. 16 (50%) werden als geheilt angesehen, 5 als wesentlich gebessert, 11 als unverändert.

31.8.6.2 Eigenes Vorgehen an einer internistischen Klinik

Parallel zur Notfallbehandlung und Wiederauffütterung – zumeist mit Hilfe der Sondenbehandlung – versuchen wir, die Patienten in ihren psychischen Konflikten zu erreichen und ihnen hierfür Verständnis anzubieten, sie nach Möglichkeit für eine analytisch orientierte Psychotherapie zu gewinnen. In jedem Falle führen wir mit den Eltern ein oder mehrere Gespräche. Nach der Entlassung bemühen wir uns darum, entsprechend der Motivation und Eignung der Patienten und der vorhandenen eigenen Kapazität, eine kurz- oder längerfristige analytisch orientierte Psychotherapie anzubieten. Wir versuchen – zusammengefaßt –, eine differenzierende Haltung einzunehmen und bemühen uns mit Nachdruck darum, wenigstens diejenigen Patienten psychotherapeutisch zu erreichen, die einen Gewinn aus einer konfliktorientierten Behandlung ziehen können.

Zunächst behandelten wir Anorexie-Patientinnen auf verschiedenen Stationen einer internistischen Klinik. Die Behandlung sollte vom jeweiligen Stationarzt unter Hinzuziehung eines psychosomatischen Konsiliarius durchgeführt werden. Aufgrund der regelmäßig auftretenden Interaktionsprobleme zwischen Staionsteam und Patient und auch innerhalb des Stationsteams gelang es in vielen Fällen nicht einmal, die Wiederauffütterung mittels der Nasen-Magen-Sonde konsequent durchzuführen. Die Einleitung einer psychotherapeutischen Behandlung wurde durch diese Schwierigkeiten noch zusätzlich behindert. Deshalb führen wir die Behandlung Anorexiekranker heute ausschließlich auf einer internistisch-psychosomatischen Krankenstation (Köhle et al. 1977) durch, auf der das Behandlungsregime von allen Mitgliedern des Stationsteams mitgetragen wird und auftretende Probleme systematisch geklärt werden können. Selbst hier erweist sich die Koordination des Vorgehens noch häufig als schwierig genug (vgl. Kap. 15.3).

In Übereinstimmung mit anderen Autoren wird die somatische und psychotherapeutische Behandlung getrennt von *zwei verschiedenen Therapeuten* durchgeführt, da die konsequente somatische Behandlung, Strenge und Konsequenz erfordert und nicht selten Gegenübertragungsreaktionen erzeugt, die den verständnisvollen psychotherapeutischen Ansatz behindern würden. Bei diesem Vorgehen ist die intensive Kommunikation zwischen den beiden Therapeuten und den übrigen Teammitgliedern von besonderer Bedeutung. Bisher liegen lediglich Ergebnisse über den Verlauf der Gewichtszunahme während der stationären Behandlung vor, die in Tab. 2 mit aufgenommen sind.

Bei Franziska trat während der ersten Monate der ambulanten Nachbehandlung ein Rezidiv auf, das eine zweite stationäre Aufnahme erforderlich machte. Im weiteren Verlauf der Behandlung – 200 Psychotherapiestunden im Verlauf von 2 Jahren – gelang es Franziska, ihre Probleme soweit zu bearbeiten, daß sie die anorektische Symptombildung nicht mehr zur Konfliktlösung heranziehen mußte. Trotz großer innerer und äußerer Schwierigkeiten gelang ihr die Trennung von der Familie und der Studienbeginn in einer entfernten Universitätsstadt; bis zuletzt drohte die Mutter, den Weggang der Tochter zu behindern: verschiedene funktionelle Beschwerden der Mutter verschlimmerten sich derart, daß sie bettlägerig wurde; die Familie war hierdurch so beeindruckt, daß sie bereits eine chronische Pflegebedürftigkeit der Mutter zu akzeptieren begann. Franziska begann am Studienort erstmals in ungezwungener Weise Kontakt mit Gleichaltrigen aufzunehmen und im Zusammenhang mit der Wahl ihres Studienfaches ihre eigenen Interessen und Lebensziele zu klären. Die bisher 4-jährige Katamnese ergab eine weiterhin günstige Gesamtentwicklung.

31.9. Prognose

31.9.1 »Spontanverlauf«

Die Prognose bei Spontanverlauf muß als schlecht bezeichnet werden: die Mortalität beträgt zwischen 5 und 10 Prozent; die Anorexie chronifiziert bei ca. 40 Prozent der Patientinnen. Bei 20 bis 30 Prozent findet sich eine

Tabelle 2. Gewichtszunahme und Behandlungsdauer in Abhängigkeit vom Behandlungsansatz.

	n	Gesamt-Zunahme in kg	Dauer der stationären Therapie in Wochen
WILLIAMS 1958	51	4,5	7,6
(Allg. Therapie)	44	3,5	9,6
(Sondenbehandlung)	7	10,8	9,8
STAFFORD-CLARC 1958	13	9,9	16,9
(nur Psychotherapie)	7	11,6	11,6
(kombinierte Therapie)	6	8,9	23,17
DALLY	19	10,1	6,1
(Sondentherapie)			
THOMÄ 1961	19	4,6	30,1
(Psychotherapie)			
CLAUSER 1964	19	12,8	23,3
(Kombination Sondentherapie und Psychotherapie)			
FRAHM 1973	88	13,9	7,6 (Sondentherapie, ohne Vor- und Nachbeobachtungszeit)
(Sondentherapie, Phenothiazine, "strenges Regime")			
MINUCHIN 1974b	15	13,2	2,3 stationär + 28 ambulant
(Familientherapie)	53		
SIMONS u. KÖHLE 1977	44	11,8	7,8 (Gesamtdauer des Klinikaufenthaltes)
(Sondenbehandlung und Psychotherapie)			
MINUCHIN 1978 vgl. S. 548			

»Spontanheilung«, bezogen auf das Körpergewicht; schwere Störungen im psychischen und sozialen Bereich bleiben jedoch bestehen. Die Patientinnen leben in einer sozialen Randexistenz bzw. werden Dauerpatientinnen in psychiatrischen Kliniken. Bei ca. 10 Prozent der Kranken entwickeln sich chronische Psychosen.

Als Anhalt für eine Orientierung läßt sich zusammenfassen: »$^1/_3$ bleibt anorektisch und zeigt einen chronischen Verlauf, $^1/_3$ wird psychisch schwer krank bzw. psychotisch nach Verlust der Anorexia nervosa-Symptomatik, der Rest zeigt Syndromwandel und Besserung.« (Cremerius (1978)[18]).

Auch sorgfältigere Katamnesen haben den Krankheitsverlauf bisher nur kurz- bis mittelfristig erfaßt. Langfristige Untersuchungen bei einem größeren Patientengut liegen nicht vor. Einzelbeobachtungen weisen darauf hin, daß die Prognose langfristig gesehen, vor allem im psychosozialen Bereich noch schlechter ist als bisher angenommen wurde.

Cremerius (1965) beschrieb den »Spontanverlauf« von 10 Patienten mit chweren Krankheitsbildern über 15 bis 18 Jahre: zwei der Patienten waren zwischenzeitlich verstorben, drei zeigten einen chronischen Verlauf, die restlichen fünf verloren zwar die körperliche Symptomatik der Anorexie, litten jedoch an anderen Erkrankungen: eine unter schwerer Freßsucht, eine ist seit sechs Jahren unter der Diagnose Schizophrenie hospitalisiert, eine lebt seit Jahren völlig isoliert im Zimmer und leidet unter schwerden psychoneurotischen Charakterstörungen progedienter Art; eine weitere lebt verwahrlost unter Dirnen und Kriminellen, eine weitere ebenfalls als verwahrloste Existenz.

1978 berichtet Cremerius über eine weitere Nachuntersuchung seiner ursprünglich zwischen 1947 und 1950 beobachteten Krankengruppe. Aus den 11 sechsundzwanzig bis neunundzwanzig-jährigen Katamnesen ergibt sich folgendes Bild: von den ursprünglich 13 Kranken (12 Frauen, 1 Mann) sind 2 im Zusammenhang mit der Erkrankung verstorben; bei 7 Patienten ist das ursprüngliche Syndrom nicht mehr nachweisbar. In dieser Gruppe finden sich 4 Kranken mit mehr oder weniger deutlich ausgeprägten Psychosen. 2 Patienten ohne Anorexia nervosa-Symptomatik sind insgesamt wesentlich gebessert, 2 Patienten mit fortbestehender Anorexia nervosa-Symptomatik sind im sozialen Bereich entscheidend gebessert (Cremerius 1978).

Über einen ungewöhnlich günstigen Verlauf berichten Farquharson und Hyland (1966) bei 15 Patienten (3 Männer, 12 Frauen), die die Autoren 20 bis 30 Jahre nach der Erstbehandlung nachuntersuchten: 10 der Patienten waren symptomfrei, lebten ein »gut angepaßtes und nützliches Leben«; lediglich in einem Fall chronifizierte die Anorexie primär, 3 Kranke litten unter periodisch auftretenden schweren neurotischen Symptomen, in einem Fall kam es später zu einem Anorexie-Rezidiv. Die 4 zuletzt genannten Kranken waren jedoch während des größten Teils der Nachuntersuchungszeit in der Lage, ein einigermaßen befriedigendes Leben zu führen. Die ursprüngliche Behandlung bestand teils in einer erfolgreichen Ermutigung zu einer erhöhten Kalorienzufuhr unter stationären Bedingungen, teils in Sonderfütterung.

31.9.1.1 Anmerkung: Suizid bei Anorexia nervosa-Patienten

Über die Häufigkeit von Suizidversuchen gibt es in der Literatur nur wenig Angaben: 2 Versuche bei 12 Patienten (Nemiah 1950), 5 Versuche bei 30 Patienten (Thomä 1961). In unserem Patientengut beobachteten wir keinen Suizidversuch. Suizidgedanken beschäftigen Anorexie-Patienten dagegen häufig, wie auch andere Adoleszenten in Krisensituationen. Über die Häufigkeit vollzogener Suizide bei Anorexie-Kranken finden sich folgende Hinweise:

In der von Theander (1970) dargestellten Gruppe von 94 Patientinnen begingen 3 Selbstmord. Alle 3 Patientinnen gehörten zur Gruppe der atypischen Anorexia nervosa-Kranken; zum Zeitpunkt des Suizids hatte sich bei allen die klinische Symptomatik erheblich zurückgebildet, eine Patientin war stark übergewichtig. Kay (1965) beobachtete bei 38 Patienten des Londoner Maudsley-Hospitals einen Suizid, bei 27 später von ihm behandelten und nachuntersuchten Kranken in New Castle keinen Suizid. Crisp (1965) berichtet über einen Suizid bei 21 Kranken, Seidensticker und Tzagournis (1968) über 2 Suizide bei 60 Kranken. (Zitiert nach Theander). Von den 64 Patienten Hilde Bruchs (1971) beging keiner Selbstmord.

Damit liegt die Suizidrate der Magersüchtigen – soweit die kleinen Zahlen eine solche Einschätzung zulassen – in der Größenordnung der Suizidrate eines allgemeinen psychiatrischen Patientenguts: 0,2% pro Jahr (Rosman nach Theander 1970); das Suizidrisiko wäre nach diesen Angaben aus Schweden 20 mal höher als dasjenige der Durchschnittsbevölkerung.

Bei der Diskussion um das Suizidrisiko von Anorexie-Patienten ist zu berücksichtigen, daß Anorexiekranke nicht, wie oft angenommen, mit ihrer Krankheit einen »Suizid in Raten« begehen. Ihr Ziel ist die Abmagerung und nicht die Selbstvernichtung; in der Abmagerung sehen sie nicht den Tod, sondern häufig eine besonders hohe Entwicklungsstufe, die Verwirklichung eines Lebensideals (Selvini 1961). Die Kranken streben, oft in einem verzweifelten Kampf, die *Kontrolle* über ihre Bedürfnisse und ihre Körperfunktion als Lebensziel an und wollen primär keineswegs sterben (Olstrup nach Theander 1970, Bruch 1971). Hieraus läßt sich zum Teil ableiten, warum in der Kerngruppe von Anorexiekranken Suizidversuche selten sind. Das Suizidrisiko ist dann erhöht, wenn die Kranken in ihrem Kampf um die Aufrechterhaltung der Kontrolle sich vom Scheitern, vom *Kontrollverlust* bedroht fühlen; der Suizid erscheint dann als letzte »autonome« Handlung.

31.9.2 Einfluß der Therapie auf die Prognose

31.9.2.1 Intensive klinische Therapie

Die Prognose der *somatischen Symptomatik* läßt sich akut und – mit einiger Wahrscheinlichkeit – auch mittelfristig durch eine konsequente klinische Behandlung, etwa in der von Frahm geschilderten Form, entscheidend verbessern.

Frahm (1973) berichtet bei 83 Patientinnen mit einer Verlaufsbeobachtung von bis zu 9 Jahren eine Rezidivquote von nur 15%, bei Berücksichtigung der zweimal behandelten Patientinnen von nur 10%. Die Mortalität läßt sich erheblich vermindern. Frahm berichtet, daß in der von ihm behandelten Patientengruppe keine Kranke gestorben sei.

Tabelle 2 gibt eine Übersicht über Gewichtszunahmen und Therapiedauer bei verschiedenen Autoren. Die Ergebnisse beziehen sich auf die akute Behandlungsphase. Wir stellen diese Ergebnisse in der Absicht dar, wenigstens zu einer konsequenten somatischen Therapie der Anorexiekranken zu ermutigen, da selbst dies bisher nur an wenigen Orten der Fall zu sein scheint.

31.9.2.2 Psychotherapie

Durch eine konfliktbearbeitende, d. h. psychoanalytisch orientierte Psychotherapie wird die Prognose bei denjenigen Patientinnen wesentlich verbessert, die für eine solche Therapie erreichbar sind (Thomä 1972, H. Bruch 1973). Entscheidend ist die möglichst frühe Einleitung einer solchen Behandlung. Vor allem bei jüngeren Patientinnen vermag ein konsequenter familientherapeutischer Ansatz (Minuchin 1974b) entweder alleine oder in Ergänzung der individuellen Psychotherapie die Prognose zu verbessern.

Im einzelnen ist noch nicht genügend geklärt, welche Form der psychotherapeutischen Behandlung für einzelne Patientinnen optimal ist und ob im Vergleich zur Behandlung neurotisch Kranker Modifikationen der Psychotherapie erforderlich sind (Thomä 1972).

Über die Ergebnisse konfliktbearbeitender Psychotherapie liegen nur wenige, über diejenigen verhaltenstherapeutischer Ansätze keine längerfristigen Nachuntersuchungen vor.

Willi (1976) untersuchte 20 Patientinnen 8 bis 16 Jahre nach einer stationären analytischen Psychotherapie. Fünf weisen eine chronifizierte Anorexie auf, bei zwei kam es zum Übergang in eine endogene Psychose, eine Patientin ist im Beobachtungsintervall an Anorexiefolgen verstorben. Die Mehrzahl der übrigen Patientinnen wies nach wie vor typische Persönlichkeitszüge von Anorexiekranken auf; die Patientinnen litten unter überbewerteten Problemen der Nahrungsaufnahme und blieben untergewichtig. Willi weist darauf hin, daß das Hauptgewicht der damaligen Behandlung auf einer analytischen Einzeltherapie lag, in der Regel ohne Einbeziehung der Familie und ohne intensivere Bearbeitung der auf der Station sich entwickelnden Gruppendynamik. Eine konsequente Wiederauffütterung wurde nur in Ausnahmefällen durchgeführt.

31.9.3 Einfluß von Behandlungs- und Patientenvariablen auf die Prognose

31.9.3.1 Therapievariablen

Nach übereinstimmender Ansicht kann die Prognose heute durch die konsequente Anwendung eines abgestuften Behandlungsansatzes, der den körperlichen Zustand der Kranken ebenso berücksichtigt wie ihre seelischen Konflikte, entscheidend verbessert werden. Ein Vergleich der Ergebnisse verschiedener psychotherapeutischer Ansätze ist aufgrund der unterschiedlichen Zusammensetzung des Patientengutes derzeit noch nicht möglich.

Tabelle 3. Zusammenstellung prognostisch günstiger bzw. ungünstiger Merkmale von Anorexie-Patientinnen aus der Literatur.

(1)	CRISP et al.	(1974)	(5) MORGAN und RUSSEL	(1975)
(2)	DALLY	(1969)	(6) PIERLOOT et al.	(1975)
(3)	HALMI et al.	(1973)	(7) SAMUEL	(1976)
(4)	KAY and SHAPIRA	(1965)	(8) THEANDER	(1970)
			(9) WILLI et al.	(1976)

prognostisch günstig	prognostisch ungünstig
– Früher Krankheitsbeginn (zu Beginn der Adoleszenz) (3, 5, 6, 7, 8, 9)	– Später Krankheitsbeginn (Ende der Adoleszenz) (3, 5, 6, 7, 8, 9)
– Kurze Krankheitsdauer bei Behandlungsbeginn (5, 6)	– Längere Krankheitsdauer bei Behandlungsbeginn (5, 6)
	– Extremer Gewichtsverlust (5)
	– Vielzahl somatischer Beschwerden (3)
	– Unwillkürliches Erbrechen (1, 2, 3, 8)
	– Starker Laxantienabusus (3)
– Niedriger Neurotizismus bei hoher Abwehr ("Selbstschutz") (6)	– Hoher Neurotizismus (6)
– Überwiegen hysterischer Anteile in der Persönlichkeitsstruktur (4, 7)	– Überwiegen schizoider, depressiver (3) oder zwangsneurotischer (3, 4, 6) Züge
	– Suizidversuche (6)
– Traumatisches Ereignis vor Krankheitsmanifestation (7)	– Kein traumatisches Ereignis vor Krankheitsmanifestation (7)
– Niedrige Werte im gesamten MMPI (6)	– Hohe Werte im MMPI (6)
	– Hohe Werte auf Schizophrenieskala im MMPI (6)
	– Vorausgegangene psychiatrische Hospitalisation (5)
	– Tendenz zu unkontrollierten Triebdurchbrüchen (Stehlen, Selbstverletzung) (6)
– Gute Anpassung in der Schule (5) Höheres akademisches Leistungsniveau (3)	– Schlechte Anpassung in der Schule (5)
	– Höheres Alter der Mutter bei Geburt (8)
	– Hohe Depressionswerte bei Eltern (1)
	– Gestörte Beziehungen der Patientin zu anderen Familienmitgliedern (1, 6)
– Weniger Geschwister (7)	
– Heirat nach Erkrankung (9)	

31.9.3.2 Patientenvariablen

Eine Übersicht über Angaben in der Literatur über den Zusammenhang von Patientenmerkmalen mit günstiger bzw. ungünstiger Prognose gibt Tabelle 3.

Die günstigere Prognose bei Patientinnen mit frühem Krankheitsbeginn und kurzer Krankheitsdauer bei Behandlungsbeginn korreliert natürlich auch mit der Behandlungsmotivation dieser Kranken. Die übrigen psychologischen Merkmale bei Patientinnen mit günstiger Prognose lassen sich dahingehend zusammenfassen, daß diese Kranken im Leben, im Interview und testpsychologisch bessere Ich-Leistungen erkennen lassen, daß sie stärker unter einer abgrenzbaren traumatischen Situation gelitten haben, weniger tiefgehend neurotisch gestört sind und in einer günstigeren Umgebung leben. Insgesamt entsprechen also die prognostischen Kriterien den auch sonst in der Neurosenbeurteilung üblichen.

Zusammengefaßt kann gesagt werden, daß die Verbesserung der Behandlungsmöglichkeiten zu einer Abnahme der Mortalität und einer Verringerung der somatischen Komplikationen geführt hat. Die Anorexia nervosa ist jedoch nach wie vor als eine Krankheit mit hohem Risiko zur Chronifizierung anzusehen. Der Krankheitsverlauf hängt von biologischen Merkmalen, von der Persönlichkeitsstruktur, von familiären und sozialen Konstellationen ebenso ab wie von einer adäquaten Behandlung. Die Integration der an einzelnen Forschungszentren heute bereits entwickelten psychotherapeutischen Möglichkeiten in eine breitere klinische Praxis erscheint dringend erforderlich.

Literatur

[1] Agras, St. W., Barlow, D. W., Chapin, H. N.: Behaviour modification of anorexia nervosa. Arch. Gen. Psychiat. 30 (1974): 279–286.
[2] Argelander, H.: Der Flieger. Suhrkamp, Frankfurt, 1972.
[3] Askevold, F.: Measuring body image Psychother. Psychosom. 26 (1975): 71–77.
[4] Barcai, A.: Family therapy in the treatment of anorexia nervosa Am. J. Psychiat. 128 (1971): 286–290.
[5] Beckers, W., Massing, A.: Anorexia nervosa. Sexualmedizin 11 (1974): 574–578.
[6] Benedetti, G.: Behandlung anorektischer Kinder durch Psychoanalyse der Mütter. Helvetica Paediatrica Acta 6 (1956): 539–561.
[7] Beumont, P. J. V., Bearwood, C. J. and Russell, G. F. M.: The occurrence of the syndrome of anorexia nervosa in male subjects Psychological medicine 2 (1972): 216–231.
[8] Bruch, H.: Death in anorexia nervosa Psychosom. Med. 33 (1971): 135–144.
[9] Bruch, H.: Eating disorders. Obesity, anorexia nervosa and the person within Basic books, New York, 1973.
[10] Bruch, H.: Perils of Behaviour Modification in Treatment of Anorexia Nervosa. Jama 230 (1974): 1419–1422.
[11] Clauser, G.: Das Anorexia-nervosa-Problem unter besonderer Berücksichtigung der Pubertätsmagersucht und ihrer klinischen Bedeutung Ergeb. Inn. Med. und Kinderheilkunde 21 (1964): 97–164.
[12] Cremerius, J.: Diskussionbemerkung (1965a) in: Meyer, J. E. und Feldmann, H.: Anorexia nervosa Thieme, Stuttgart, 1965, S. 68–69.
[13] Cremerius, J.: Zur Prognose der Anorexia nervosa (1965b) Arch. Psychiatrie u. Ztschr. f. d. ges. Neurologie 207 (1965): 378–393.
[14] Cremerius, J.: Zur Prognose der Anorexia nervosa. (11 sechsundzwanzig- bis neunundzwanzigjährige Katamnesen psychotherapeutisch unbehandelter Fälle) Zt. Psychosom. Med. u. Psychoanalyse 24 (1978): 56–69.
[15] Crisp, A. H.: Clinical and therapeutic aspects of anorexia nervosa: a study of 30 cases J. Psychosom. Res. 9 (1968): 67–78.
[16] Crisp, A. H., Cohen, C., McKinnon, P. C. B., Corker, C. S.: Observations of gonadotrophic and ovarian hormone activity during recovery from anorexia nervosa Postgraduate Medical Journal 49: 584–590 (1973).
[17] Crisp, A. H., Harding, B. and McGuiness, B.: Anorexia nervosa, psychoneurotic characteristics of parents: relationship to prognosis. J. Psychosom. Res. 18 (1974): 167–173.
[18] Crisp, A. H., and Kalucy, R. S.: Aspects of the perceptual disorder in anorexia nervosa. Br. J. med. Psychol. 47 (1974): 349–361.
[19] Crisp, A. H.: The prevalence of anorexia nervosa and some of its associations in the general population in: Adv. in Psychosomatic Medicine Vol. 9 (1977): 38–47, Karger, Basel.
[20] Dally, P.: Anorexia nervosa. Heinemann, London, 1969.
[21] Elkin, Th. E., Hersen, M., Eisler, R. et al.: Modification of caloric intake in anorexia nervosa: An experimental analysis. Psychol. Rep. 32 (1973): 75–78.
[22] Farquharson, R. F. and Hyland, H. H.: Anorexia nervosa. The course of 15 patients treated from 20 to 30 years previously. The Canadian Medical Association J. 94 (1966): 411–419.
[23] Fleck, L., Lange, J. und Thomä, H.: Verschiedene Typen von Anorexia nervosa und ihre psychoanalytische Behandlung in: J. E. Meyer und F. Feldmann (Hrsg.): Anorexia nervosa Thieme, Stuttgart, 1965, S. 87.
[24] Frahm, H.: Beschreibung und Ergebnisse einer somatisch orientierten Behandlung von Kranken mit Anorexia nervosa. Med. Welt 38 (1966): 2004–2011 und 2068–2072.
[25] Frahm, H.: Anorexia nervosa. In: H. Hornbostel, W. Kaufmann und W. Siegenthaler (Hrsg.): Innere Medizin in Praxis und Klinik Stuttgart, Thieme, 1973, Bd. 4, Kap. 16: 13–19.
[26] Fransella, F., Crisp, A. H.: Comparisons of weight concepts in a group of (1) neurotic, (2) »normal« and (3) anorexic females, unpublished manuscript (1975).
[27] Fries, H.: Secondary Amenorrhoea, self-induced weight reduction and anorexia nervosa. Acta Psychiatrica Scandinavica Suppl. 248 (1974).
[28] Frisch, R. E., Revelle, R. and Cook, S.: Height, weight and age at menarche and the »critical weight« hypothesis. Science 174 (1972): 1148–1149.
[29] Garfinkel, P. E., Kline, St., Stancer, H. C.: Treatment of Anorexia nervosa using operant conditioning techniques. J. Nerv. Ment. Dis. 157 (1973): 428–433.
[30] Geller, J. L.: Treatment of Anorexia nervosa by the Integration of Behaviour Therapy and Psychotherapy. Psychter. Psychsom. 26: 167–177 (1975).
[31] Groen, J. J., Feldman-Tolendano, Z.: Educative Treatment of Patients and Parents in Anorexia nervosa. Brit. J. Psychiat. 112 (1966): 671–681.
[32] Grolnick, L.: A family perspective of psychosomatic factors in illness: a review of the literature Family process 11 (1972): 457–486.
[33] Halmi, K. A., Brodland, G., Lony, J.: Prognosis in anorexia nervosa Ann. Int. Med. 78 (1973): 707–709.
[34] Halmi, K. A.: Anorexia nervosa: Demographic and clinical features in 94 cases Psychosom. Med. 36 (1974): 18–26.
[35] Halmi, K. A., Powers, P., Cunningham, S.: Treatment of anorexia nervosa with behavior modification Effectiveness of formula feeding and isolation. Arch. Gen. Psychiatry 31 (1975): 93–96.
[36] Hartwich, P. und Steinmeyer, E.: Strukturmodell zur Darstellung krankheitserschwerender Faktoren der Anorexia nervosa mittels der Pfadanalyse. Arch. Psychiat. Nervenkr. 219 (1974): 297–312.
[37] Hill, O. W.: Anorexia nervosa in: Modern Trends in Psychosomatic. Medicine 3 Butterworth, London-Boston (1976).
[38] Hill, O. W.: Epidemiological Aspects fo anorexia nervosa in: Advances in Psychosomatic Medicine Vol. 9 (1977): 48–62.
[39] Hollatz, F., Ziolko, H. U.: Zur Differentialdiagnose der Anorexia nervosa. Koinzidenz von somatischer Erkrankung und psychogener Magersucht. Münchn. Med. Wschr. 118 (1976): 263–266.
[40] Katz, J. L. and Weiner, H.: A functional, anterior hypothalamic defect in primary anorexia nervosa? Editorial Psychosom. Med. 37 (1975): 103–105.
[41] Kaufmann, M. R. and Heiman, M.: Evolution of psychosomatic concepts: anorexia nervosa: a paradigm Int. Univ. Press, NY 1964.
[42] Kay, D. W. K. and Shapiro, K.: The prognosis in anorexia nervosa in: Meyer, J. E. and Feldman, H. (Hrsg.): Anorexia nervosa (Göttinger Symposium) Thieme, Stgt., 1965.

Literatur

[43] Kehrer, H. E.: Behandlung der Pubertätsmagersucht mit Verhaltenstherapie. Nervenarzt 43 (1972): 129–136.
[44] Kehrer, H. E.: Behandlung der Anorexia nervosa mit Verhaltenstherapie. Med. Klin. 70 (1975): 427–432.
[45] Köhle, K., Böck, D., Grauhan, A. (Hrsg.): Die internistisch-psychosomatische Krankenstation. Rocom, Basel, 1977.
[46] Kubanek, B., Heimpel, H., Paar, G. und Schoengen, A.: Hämatologische Veränderungen bei der Anorexia nervosa. Blut 35 (1977): 115–124.
[47] Liebman, R., Minuchin, S., Baker, L.: An integrated treatment program for anorexia nervosa. Am. J. Psychiat. 131 (1974): 432–436.
[48] Meyer, A. E.: Die Anorexia nervosa und ihre für die Allgemeinmedizin wichtigen Aspekte. Zeitschr. f. Allgemeinmedizin 46 (1970): 1782–1786.
[49] Minuchin, S., 1974a: Families and Family Therapy. Harvard Univ. Press, Cambridge Mass., 1974.
[50] Minuchin, S., Baker, L., Rosman, B. L., Liebman, R., Milman, L., Todd, Th. C., 1974b: A conceptual model of psychosomatic illness in children: family organisation and family therapy unpublished manuscript, 1974 u. Archives of General Psychiatry 32 (1975): 1031–1038.
[50a] Minuchin, S.; Rosman, B.; Baker, L.: Psychosomatic Families. Anorexia nervosa in context. Harvard University Press, Cambridge Mass. and London 1978.
[51] Morgan, H. G. and Russel, G. M. F.: Value of family background and clinical features as predictors of long-term outcome in anorexia nervosa: four year follow-up study of 41 patients Psychological Medicine 5 (1975): 355–371.
[52] Nemiah, J. C.: Anorexia nervosa. Fact and Theory American Journal of Digestive Diseases 3 (1958): 249–274.
[53] Nemiah, J. C.: The psychosomatic nature of anorexia nervosa in: Reichsman, F. (Ed.): Advances in Psychosomatic Medicine Vol. 7, pp 316–321, Karger, Basel, 1972.
[54] Niederhoff, H., Wiesler, B., Künzer, W.: Somatisch orientierte Behandlung der Anorexia nervosa. Mschr. Kinderheilk. 123 (1975): 343–344.
[55] Petzold, E., Vollrath, P., Ferner, H., Reindell, A.: Familienkonfrontation – Beitrag zur Therapie der Anorexia nervosa-Patienten. Therapiewoche 26 (1970): 970–975.
[56] Pflanz, M.: Sozialantropologische Aspekte der Anorexia nervosa in: J. E. Meyer und H. Feldman (Hrsg.): Anorexia nervosa Stuttgart 1965, S. 146–150.
[57] Pierloot, R. A., Wellens, W., Houben, M. E.: Elements of resistance to a combined medical and psychotherapeutic program in anorexia nervosa. An Overview. Psychother. Psychosom. 26 (1975): 101–117.
[58] Rosman, B. L., Minuchin, S., Liebman, R.: Der »Familien-Lunch«. Eine Möglichkeit zur Einleitung einer Familientherapie bei Magersucht. Familiendynamik 4 (1976): 334–347.
[59] Rowlund, Ch. V.: Anorexia nervosa. A survey of the literature and review of 30 cases. Int. Psychiatry Clin. 7 (1970): 37–137.
[60] Samuel, L. A.: Le prognostique de l'anorexie mentale. Rev. Neuropsychiat. Infant 15 (1976): 447–470.
[61] Schaefer, K., Schwartz, D.: Verhaltenstherapeutische Ansätze für die Anorexia nervosa. Z.f.Klin. Psychol. Psychother. 22 (1974): 267–284.
[62] Schenk, K. u. Remschmidt, H.: EEG-Befunde bei Anorexia nervosa. Z. Kinder-Jugendpsychiat. 2 (1974): 200–210.
[63] Selvini Palazzoli, M.: Self-starvation. From the intrapsychic to the transpersonal approach to anorexia nervosa. London (Chancer) 1974.
[64] Selvini Palazzoli, M.: Die Familie des Anorektikers und die Familie des Schizophrenen. Eine transaktionelle Untersuchung. Ehe 1975 (107–116).
[65] Selvini Palazzoli, M., Boscolo, L., Cecchin, G. und Prata, G.: Paradoxon und Gegenparadoxon. Ein neues Therapiemodell für die Familie mit schizophrener Störung. Stuttgart (Klett) 1977.
[66] Slade, P. D.: A short anorexic behaviour scale. Brit. J. Psychiat. 122 (1973): 83–85.
[67] Slade, P. D. and Russel, G. F. M.: Experimental investigations of bodily perception in anorexia nervosa and obesity Psychother. Psychosom. 22 (1973): 359–363.
[68] Slade, P. D. and Russel, G.F.M.: Awareness of body dimensions in anorexia nervosa: cross-sectional and longitudinal studies. Psychological Medicine 3 (1973): 188–199.
[69] Sours, J. A.: The Anorexia nervosa Syndrome. Int. J. Psych. Anal. 55 (1974): 567–579.
[70] Sperling, E.: Die Magersuchts-Familie und ihre Behandlung. In: J. E. Meyer und H. Feldman (Hrsg.): Anorexia nervosa. Thieme, Stuttgart, 1965, S. 156.
[71] Sperling, E., Massing, A.: Der familiäre Hintergrund der Anorexia nervosa und die sich daraus ergebenden therapeutischen Schwierigkeiten. Ztschr. Psychosom. Medizin und Psychoanalyse 16 (1970): 130–141.
[72] Sperling, E. und Massing, A.: Besonderheiten in der Behandlung der Magersuchtsfamilie. Psyche 26 (1972): 357–369.
[73] Stonehill, E. and Crisp, A. H.: Psychoneurotic characteristics of patients with anorexia nervosa before and after treatment and at follow-up 4–7 years later. J. Psychosom. Res. 21 (1977): 187–193.
[74] Stunkard, A.: New therapies for the eating disorders. Behavior Modification of obesity and anorexia nervosa. Arch. Gen. Psychiat. 26 (1972): 391–398.
[75] Theander, S.: Anorexia nervosa. Acta Psychiat. Scand. Suppl. 214.
[76] Thomä, H.: Anorexia nervosa: treatment. In: Reichsman F. (Ed.): Advances in psychosomatic medicine. Vol. 7 pp 300–315, Karger, Basel, 1972.
[77] Thomä, H.: Anorexia nervosa. Geschichte, Klinik und Theorien der Pubertätsmagersucht. Huber-Klett, Stuttgart, 1961.
[78] Vigersky, R. A. (Ed.): Anorexia nervosa (National Health Institut of Child Health and Human Development Monograph) New York, 1977.
[79] Waller, V., Kaufman, M. R., Deutsch, F.: Anorexia Nervosa: A Psychosomatic Entity. Psychosomatic Medicine 2 (1940): 3–16.
[80] Walton, H. J., Kalucy, R.: The Extent of Agreement about the nature of anorexia nervosa unpublished manuskript, 1975.
[81] Weizsäcker, V. von: Über Träume bei sogenannter endogener Magersucht. DMW 63 (1937): 253–257.
[82] Wellens, W. and Pierloot, R.: Clinical treatment of anorexia nervosa unpublished manuscript 1975.
[83] Willi, J. und Hagemann, R.: Langzeitverläufe von Anorexia nervosa. Schweiz. med. Wschr. 106 (1976): 1459–1465.
[84] Ziolko, H. U.: Anorexia nervosa. Fortschr. Neurol. Psychiat. 34 (1956): 353.

Anmerkungen

1. Auf die Beziehung zu narzistischen Störungen hat vor allem Thomä (1961; S. 295) hingewiesen. Die Entwicklung von einer schweren Anorexia nervosa zu einer narzißtischen Neurose bei einem Mann schildert Argelander (1972) in seinem Fallbericht »Der Flieger«.
Vgl. auch Kasuistik bei Adler (»Kliniker als Psychosomatiker« in diesem Band).
2. Gull beschrieb die seelische Störung bei Magersüchtigen bereits als eine wahnähnliche »perversion of the ego« (n. Thomä 1961).
3. Die Hypokaliämie ist Folge eines sekundären Hyperaldosteronismus mit Kaliumverlust durch die Niere; ausgelöst durch Natriumverlust infolge von Erbrechen und Diarrhoe nach Laxantien.
4. Die kachektischen Patienten sind maximal »hungrig«, eine Therapie mit appetitstimulierenden Medikamenten oder gar Insulin erscheint deshalb sinnlos.
5. Vgl. auch Kasuistik in Adler: »Der Psychosomatiker als Kliniker« (in diesem Band).
6. Immerhin fand Weiner bei 5 von 13 Anorektikerinnen chromosomale Besonderheiten (H. Weiner; Vortrag European Conference on Psychosomatic Research, Heidelberg 1976).
7. LH = Luteinisierungs-Hormon, FSH = Follikel stimulierendes Hormon.
8. In diesem Zusammenhang, aber auch im Hinblick auf hormonale Veränderungen als Folge therapeutisch induzierter Gewichtszunahme ist zu erwähnen, daß die Menarche unabhängig von der zeittypischen Altersverschiebung bei einem durchschnittlichen Gewicht von 47 kg eintritt. (Frisch 1972).
9. Ein Forschungsmodell zur Untersuchung der Gewichtung einzelner Faktoren innerhalb einer multikonditionalen Pathogenese haben Hartwich und Steinmeyer (1974) vorgestellt.
10. Für dieses Beispiel danken wir Frau A. Erath.
11. Eine ausführliche Darstellung der Psychodynamik von Anorexie-Patientinnen gibt Thomä (1961).
12. Adler »Der Kliniker als Psychosomatiker« Kap. 14.
13. Vgl. die Darstellung der Psychophysiologie der Amenorrhoe in diesem Band bei Fehm: Psyche, Nervensystem und Endokrinium.
14. Soziale Isolation wird vor allem auch in verhaltenstherapeutischen Ansätzen verwandt, auf ihre Bedeutung hatte bereits Gull hingewiesen. In entsprechend gelagerten Fällen kann sich gelegentlich eine absolute Unterbrechung des Kontakts zu den Eltern bzw. zu allen Familienmitgliedern als notwendig erweisen. Wesentlicher ist es jedoch, Eltern und evtl. auch andere Familienmitglieder mit in die Behandlung einzubeziehen, sie zumindest nachdrücklich mit dem Ernst der Situation zu konfrontieren um sie eingehend über die Einzelheiten der Behandlung zu informieren. Im Fall vollständiger Unterbindung des Kontaktes zwischen Patienten und Angehörigen ist wie auch sonst die Bedeutung dieses Vorgehens zu reflektieren und darauf zu achten, daß es nicht zu einer Eskalation in der Auseinandersetzung, insbesondere mit den Eltern kommt, die nicht selten derartige Verbote heimlich umgehen.
15. Man kann von vornherein annehmen, daß die Kranken ganz bewußt lügen. »In dem für Therapie und Krankheitsverlauf entscheidenden Bereich sind sie skrupellos unehrlich« (Fleck 1965).
16. Diese optimistische Einschätzung hat möglicherweise nur für die bereits wohl vorausgelesenen Patientengruppen psychotherapeutischer Kliniken Gültigkeit.
17. Beitrag im workshop Anorexia nervosa; Tagung des International College of Psychosomatic Medicine, Rom, September 1975.
18. Eine Auswertung des Verlaufs bei 656 Patienten aus der Literatur zwischen 1930 und 1963 durch Clauser (1964) bestätigt diese Tendenz. Die Mortalität betrug in dieser Zusammenstellung 6%; 30% der Patienten zeigten schon in Bezug auf die Magersuchtsymptomatik einen schlechten oder chronisch rezidivierenden Verlauf. Ziolko (1966) wertete 23 Untersuchungen mit zusammen 681 Patienten aus; er fand eine Mortalität von 9,3%.

SIEBTER TEIL

Psychosomatische Aspekte internistischer Krankheiten

32 Herz- und Kreislaufkrankheiten

32.1 Arterielle Verschlußkrankheiten: Koronare Herzkrankheit, Apoplexie und Claudicatio intermittens

Rolf Adler, Michael Rassek und Thomas H. Schmidt

32.1.1 Exemplarischer Fall

Ein 57-jähriger Schriftsetzermeister verspürt an einem Wochentag gegen 17.00 Uhr ein heftiges, schmerzhaftes Beklemmungsgefühl, das reifenförmig den Brustkorb umfaßt und mindestens 10 Minuten anhält. Nachdem es abgeklungen ist, fährt er mit dem eigenen Wagen zu seinem Sohn, um ihm beim Umzug in eine neue Wohnung zu helfen. Bei dieser Arbeit treten die gleichen Beschwerden wieder auf, diesmal begleitet von Schweißausbrüchen. Nach ihrem erneuten Abklingen begibt er sich nach Hause. Dort tritt heftiges Stechen und Druckgefühl über der linken Brustseite auf, das in den linken Arm ausstrahlt und nicht mehr verschwindet. Die Ehefrau benachrichtigt den Arzt, der den Patienten unter Verdacht eines Herzinfarktes in die Klinik einweist, wo die Diagnose bestätigt wird (EKG, Fermentablauf).

Der Patient ist das ältere von zwei Kindern. Die Mutter war nie berufstätig. Sie verstarb 72-jährig an einem Schlaganfall. Der Patient erinnert sich vor allem daran, daß sie seine Versetzung als Soldat von der Ostfront nach Hause zur Fliegerabwehr durchgesetzt habe. Der Vater war Eisengießer. Er verstarb mit 44 Jahren nach 1 $^{1}/_{2}$-jähriger Bettlägerigkeit, an »Nervenentzündung« und Lungenkrankheit. Der Patient war zu diesem Zeitpunkt 15-jährig. Der Vater sei ein fleißiger, strebsamer, sehr angesehener Mann gewesen, der ihn streng und gerecht erzogen hätte. Der um 2 Jahre jüngere Bruder sei immer der weichere gewesen und hätte viel gelesen. Er hätte Konditor gelernt. Er selber arbeite jetzt als Schriftsetzer seit 25 Jahren im gleichen Betrieb, in den letzten 15 Jahren als Abteilungsleiter. Seit 30 Jahren sei er verheiratet. Der 27-jährige Sohn hätte eine besonders gute Ausbildung erhalten sollen, hätte jedoch wegen einer Infektionskrankheit schon vor der mittleren Reife abgebrochen und sei mit einer kaufmännischen Lehre zufrieden gewesen. Sich selbst empfindet der Patient als korrekten Vorgesetzten, der darauf angewiesen sei, daß im Betrieb alles wie am Schnürchen laufe. Er könne auf nichts lange warten, sonst wäre er gleich aufgeregt, unruhig oder niedergeschlagen. Seine ganze Liebe gelte am Feierabend seiner handwerklichen Tätigkeit, die er sehr genau und sorgfältig ausführe. Am liebsten würde er mit seinem Sohn einen Hobbyraum teilen, aber zu seinem Leidwesen lasse sich dieser nicht gerne von ihm helfen.

Vor 1 $^{1}/_{2}$ Jahren sei er als Leiter in eine andere Abteilung versetzt worden, wo häufig kurzfristig angesetzte Termine eingehalten werden müßten. Seit dieser Zeit wären bei Aufregungen Druck auf der Brust und Magenbeschwerden aufgetreten. Außerdem hätte die Potenz seither nachgelassen. Wegen dieser Beschwerden sei drei Monate vor dem jetzigen Ereignis eine 4-wöchige Kur durchgeführt worden. Seither rauche er nicht mehr. 3 Tage vor dem Infarkt sei er einer außerordentlichen Terminhetze ausgesetzt gewesen. Ein großer Auftrag eines wichtigen Kunden hätte wegen der schlechten wirtschaftlichen Lage unbedingt in besonders kurzer Zeit von seiner Abteilung erledigt werden müssen. Das Gefühl habe ihn beherrscht, daß es nicht klappen werde, wenn er nicht hinter allem stünde.

Der Patient rauchte bis zur Kur vor 3 Monaten über 30 Zigaretten pro Tag, seine Blutdruckwerte betrugen während des Spitalaufenthaltes bis zu 165 mm Hg systolisch und 100 mm Hg diastolisch, dazu bestand eine Hyperurikämie.

Bemerkungen zum exemplarischen Fall: Der Patient erlebt sich selbst als harten, fleißigen Arbeiter, der hohe Anforderungen an sich und seine Mitarbeiter stellt. Ein großes Verantwortungsgefühl kennzeichnet ihn und eine Neigung, seine Mitarbeiter zu kontrollieren. Er reagiert mit Verunsicherung, wenn ihm diese Kontrolle zu entgleiten droht. Dazu fällt sein rastloser Tätigkeitsdrang auf, der auf das Erreichen von Zeitlimiten ausgerichtet ist. In den letzten 18 Monaten vor dem Infarkt wurde sein Verantwortungsgefühl besonders belastet. Das Bestreben, Zeitlimiten zu erfüllen, erreichte in den letzten drei Tagen vor dem Infarktereignis einen Höhepunkt.

32.1.2 Psychosomatisches Modell arterieller Verschlußkrankheiten

Es wurde schon lange vermutet, daß zwischen bestimmten Lebensumständen, gewissen Persönlichkeitszügen und dem Auftreten kardiovaskulärer Erkrankungen Zusammenhänge bestehen. Zur wissenschaftlichen Erhärtung dieser Annahme müssen folgende Fragen beantwortet werden:
1. Welche Lebensumstände werden vom betreffenden Individuum als Stressoren (s. Kapitel 10) erlebt?

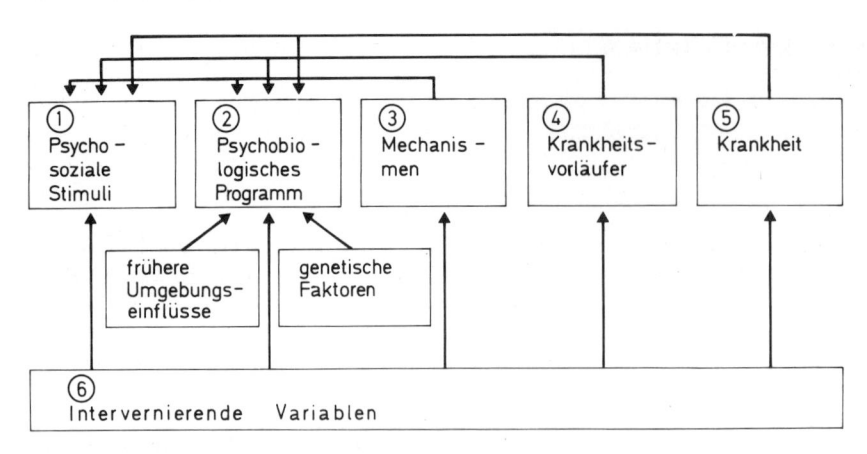

Abb. 1 Modell mit Feed-back Mechanismen für Krankheiten, bei denen psychosoziale Stimuli und das psychobiologische Programm die psychologischen und physiologischen Mechanismen beeinflussen (nach Levi, L., 1971).

2. Von welchen Persönlichkeitszügen hängt die Neigung dazu ab? Welche genetischen und frühkindlichen Einflüsse bestimmen die Entstehung dieser Persönlichkeitszüge?
3. Welche physiologischen und biochemischen Folgen ziehen die Reaktionen des Individuums mit diesen speziellen Persönlichkeitszügen auf die besonderen Lebensumstände nach sich?
4. Zu welchen Krankheitsvorläufern führen sie?
5. Tragen diese Krankheitsvorläufer zur untersuchten Krankheit bei? Auf welche Weise geschieht dies?

Die Darstellung dieser Ereignisse in Form einer Reaktionskette stellt eine Vereinfachung dar. In Wirklichkeit handelt es sich um ein komplexes kybernetisches System (Abb. 1).

Bei der Erkrankung an Herzinfarkt wird heute angenommen, daß genetische und frühkindliche Umwelteinflüsse die Entwicklung der Persönlichkeit so beeinflussen, daß sie in bestimmten Situationen unter psychischen Streß gerät. Dieser zieht physiologische und biochemische Prozesse nach sich, die zu Krankheitsvorläufen und schließlich zur Krankheit führen. Bezüglich des erkrankenden Organs entsteht die Krankheit möglicherweise darum, weil die Faktoren, die zur Ausprägung bestimmter Persönlichkeitszüge beigetragen haben, auch die Verletzlichkeit des betreffenden Organs bedingen. So wird ein somatopsychisch-psychosomatisches Geschehen vermutet. Das postulierte Modell wird in Abb. 1 durch dicke Pfeile dargestellt. Der Nachweis, daß psychische Faktoren zur Entstehung arterieller Verschlußkrankheiten beizutragen vermögen, kann für einzelne Schritte erbracht werden. Da es methodisch kaum möglich ist, Menschen über genügend lange Zeit psychologisch und unabhängig davon physiologisch und biochemisch genügend genau zu begleiten, werden die einzelnen Zusammenhänge wohl nie lückenlos analysierbar sein.

32.1.3 Psychische Faktoren und der akute Herzinfarkt bzw. Herztod

Eine erste, modernen statistischen Ansprüchen genügende Untersuchung über den Zusammenhang zwischen Lebensveränderungen und Mortalität an kardiovaskulären Leiden, also zwischen Schritt 1. und 5. erbrachte die Studie »Broken Heart« (1): 4486 Männer wurden nach dem Tod ihrer Frau 9 Jahre lang bezüglich Mortalität beobachtet und mit einer Kontrollgruppe verglichen, die keinen Partner verloren hatte. In den ersten 6 Monaten starben 213 Witwer, also 40% mehr als der berechneten Erwartung für verheiratete Männer entspricht. Dann fiel die erhöhte Mortalität ab und glich sich derjenigen der Kontrollgruppe an. Bei dem zum Tod führenden Krankheiten standen der Verschluß der Herzkranzgefäße und andere arteriosklerotische und degenerative Herzkrankheiten an der Spitze.

Untersuchungen mit dem Instrument der Lebensveränderungs-Einheiten (s. Kap. 10) bestätigen diese Beobachtung. In retrospektiven Studien zeigten Rahe und Lind (2), daß die Lebensveränderungspunkte in den letzten 6 Monaten vor dem plötzlichen Herztod gegenüber den zwei vorangehenden Jahren deutlich angestiegen waren. Die gleichen Veränderungen fanden Theorell und Rahe (3) in den letzten zwei Jahren vor Herzinfarkt. Sie waren ebenfalls höher bei Infarktpatienten in den sechs Monaten vor dem Herztod als bei den Mitpatienten, die den Infarkt länger überlebten (4). Die Resultate dieser retrospektiven Untersuchungen müssen vorsichtig interpretiert werden, denn in der Rückschau mögen Patienten und Angehörige die Ereignisse kurz vor dem Infarkt oder Herztod anders beurteilt haben als diejenigen, die weiter zurückliegen. Die individuelle Bedeutung der Lebensveränderungen untersuchten Lundberg et al. (5), indem sie nach dem Grad des »Aufgewühltseins« und des Aufwands an »Anpassungsleistung« bezüglich der einzelnen Lebensveränderung fragten. In einer retrospektiven Studie wiesen 56 Patienten mit Myokardinfarkt höhere Lebensveränderungs-Einheiten auf als 33 Kontrollpersonen, wobei die Signifikanzgrenze nicht erreicht wurde. Wurde das Ausmaß von »Aufgewühltsein« und »Anpassungsleistung« einbezogen, so zeigten sich signifikante Unterschiede zwischen beiden Gruppen. Allfällige Vorurteile, mit denen retrospektive Studien belastet sein können, müssen im Auge behalten werden. Deshalb wäre es günstig, wenn die Lebenssituation unmittelbar vor dem Auftreten der Erkrankung beobachtet werden könnte. Beim Herzinfarkt und Herztod entzieht sie sich aber meist der direkten Beobachtung. Studien an Mensch und Tier wollen wir kurz darauf hin prüfen, ob es sich überhaupt lohnt, den methodisch schwierigen Zugang zur Erforschung der Lebenssituation unmittelbar vor dem Herzinfarkt, bzw. dem Herztod zu suchen.

Bei subarachnoidaler und intracerebraler Blutung treten Herzarrhythmien auf und der plötzliche Herztod kann eintreten (6). Die Stimulation des Hypothalamus senkt die Schwelle für das durch elektrische Reize ausgelöste Kammerflimmern um 40% via sympathische Fasern, unabhängig von Blutdruck, Herzfrequenz, Nebennierenmark und Vagus (7). Taggart et al. (8) fanden bei 32 Patienten mit ischämischer Herzkrankheit unter dem psychischen Stress des Autofahrens 13 mit ST-Senkungen im EKG, von denen 6 massiv waren. 5 weitere Patienten zeigten gehäufte polytope ventrikuläre Extrasystolen, und zwei Angina pectoris. Von 32 Fahrern mit gesundem Herz fanden sich nur bei 3 eine ST-Veränderung.

Bei Hunden, die mehrere Tage lang in einem Käfig während einer Stunde in einer Schlinge festgehalten und pro Versuchstag einem einzigen transthorakalen elektrischen Schock ausgesetzt worden waren, war nach 4 Tagen das nur schon in die Schlinge gesteckt werden mit einer signifikanten Senkung der Reizschwelle für elektrische Reize verbunden, bei denen es zu Salven von Extrasystolen kam (9). Auch ohne elektrische Stimulation führte psychischer Stress bei Hunden, die während 5 Tagen der eben erwähnten Konditionierung ausgesetzt worden waren, nach dem künstlichen Verschluß der linken anterioren descendierenden Koronararterie zum Auftreten verschiedenster ventrikulärer Arrhythmien und früh einfallender Extrasystolen, die verschwanden, sobald das Tier aus der Schlinge befreit und in einen ruhigen Käfig verbracht worden war (10).

Diese Beispiele belegen, daß wir uns der klinischen Beobachtung zuwenden dürfen in der Erwartung, Zusammenhänge zwischen psychischem Stress und akuter ischämischer Herzerkrankung und akutem Herztod zu finden, die über den Zusammenhang zwischen Lebensveränderung und Mortalität an Herzerkrankungen hinaus Einblick geben. Greene et al. (11) untersuchten während zwei Jahren bei einer Fabrikbelegschaft von 44 000 Angestellten durch Befragung der Angehörigen die Lebenssituation, die dem akuten Herztod vorangegangen war. 54 Angestellte verstarben. 77% hatten vorher an koronarer Herzkrankheit gelitten. 76% waren eine Woche bis drei Monate lang vor ihrem Tod depressiv gewesen, meist wegen dem Wegzug eines Kindes oder der Enttäuschung durch ein Kind, das nicht den Erwartungen entsprochen hatte. Sie reagierten mit Überaktivität am Arbeitsplatz oder gerieten dort oder zu Hause in akute Aufregungen, kurz bevor der plötzliche Tod eintrat. Diese Studie mangelt der Beobachtung einer Kontrollgruppe von nicht verstorbenen Angestellten bezüglich der genannten psychosozialen Faktoren. Die Ergebnisse werden aber durch die folgenden Studien gestützt:

Bruhn et al. (12) beobachteten bei Patienten in der Intensivpflegestation, die auf den Tod eines Mitpatienten emotionell reagierten, gehäuft Arrhythmien. Bruhn et al. (13) stellten in einer prospektiven Studie bei Menschen, die einen Myocardinfarkt erlitten hatten und später starben, auf einer Depression messenden Skala höhere Werte fest als bei denjenigen, die den Infarkt überlebten. Medalie et al. (14) fanden prospektiv eine signifikante Korrelation zwischen den Werten auf drei Angstskalen und zwischen Lebensproblemen familiärer, finanzieller, usw. Natur und dem späteren Auftreten von Angina pectoris. Lown et al. (15) beobachteten einen 39-jährigen klinisch herzgesunden, gehemmt-aggressiven Mann, der in einer Phase ehrgeizigen Strebens um die Sicherung seiner Ausbildung erstmals Rückschläge erfuhr. Sie fielen in eine Periode, in der seine Frau mit einer reaktiven Depression auf den Tod ihres Vaters reagierte. Er wurde wegen einer Synkope, der Kammerflimmern zu Grunde lag, ins Spital eingeliefert. Im Gespräch über seine Probleme und im REM-Schlaf traten gehäuft ventrikuläre Extrasystolen auf, die jedesmal unter Mediationsübungen oder Gabe von Betablockern verschwanden. Die bisher besprochenen Studien beleuchten den Zusammenhang zwischen den Schritten 1. und 5.

32.1.4 Persönlichkeitszüge und Herzinfarkt/ Hirnschlag

Die klinische Beobachtung von besonderen Persönlichkeitszügen bei Patienten mit Myokardinfarkt und ihr Erkranken in bestimmten Lebenssituationen regte zu einer ganzen Reihe von Studien über den Zusammenhang zwischen Persönlichkeit und Herzinfarkt an. Im Jahr 1910 hielt Osler seine Beobachtungen wie folgt fest:

»In a group of 20 men, every ohne of whom I knew personally, the outstanding feature was the incessant treadmill of practice; and yet if hard work – that 'badge of all our tribe' – was alone responsible would there not be a great many more cases? Every one of these men had an added factor – worry; in not a single case under 50 years of age was this feature absent. Listen to some of the comments which I jotted down of the circumstances connected with the onset of attacks: 'A man of great mental and bodily energy, working early and late in a practice, involved in speculations in land'; 'troubles with the trustees of his institution'; 'lawsuits'; 'domestic worries'; and so through the list. At least six or seven men of the sixth decade were carrying loads light enough for the fifth but too much for a machine with an everlessening reserve«. (16).

Dunbar schilderte (17, 18) Patienten mit koronarer Herzkrankheit als hart arbeitend, ihrer Aufgabe ergeben, immer auf den Erfolg gerichtet, als Märtyrer der eigenen Ideale, die ihre Urteile unabhängig und selbständig fällen. Arlow (19) betonte zusätzlich die traumatische Wirkung des persönlichen Versagens in der Periode vor dem Infarktereignis. Schneider (20) beschrieb seine Infarktpatienten als unter einem »eigenartigen« Druck stehend, immer in körperlicher Hast, die, wenn sie blokkiert werden, zu Wutausbrüchen neigen. Sie waren von Ehrgeiz besessen, dabei aber außerordentlich verletzlich gegenüber Beschämung und Herabminderung, die zu heftiger Schuld und Gefühl von Wertlosigkeit führte. Wolf (21) bezeichnete seine Myokardinfarkt-Patienten als Sisyphus-Typen, verurteilt, immer wieder die gleiche Arbeit leisten zu müssen ohne Aussicht auf endgültigen Erfolg und Befriedigung, wenn sich Erfolge einstellen sollten. Van der Valk und Groen (22) und Van Heijningen und Treurniet (23) gaben sehr ähnliche Beschreibungen ihrer Patienten.

Russek (24, 25) charakterisierte seine Patienten als Opfer eines nicht nachlassenden Antriebes, eines intensiven Sehnens nach Anerkennung, und eines tiefen Gefühls von Verpflichtetseins. Am typischsten fand er eine Ruhelosigkeit in Mußestunden und ein Schuldgefühl in Zeiten der Entspannung.

Rosenmann, Friedmann und Mitarbeiter waren die ersten, die prospektive Untersuchungen durchführten. Sie faßten die erwähnten Persönlichkeitszüge zum sogenannten Typ A-Verhalten zusammen, das (a) ein anhaltendes, intensives Bemühen umfaßt, selbstgewählte aber meist schlecht definierte Ziele zu erreichen, (b) eine tiefe Neigung zu kompetitivem Verhalten, (c) ein andauerndes Bedürfnis nach Anerkennung und Vorwärtskommen, (d) ein unentwegtes Engagement in verschiedensten Funktionen mit ständigem Druck durch Zeitlimiten, (e) eine tief verankerte Gewohnheit, die Ausführung körperlicher und geistiger Tätigkeiten zu beschleunigen, und (f) eine außerordentliche geistige und körperliche Aufmerksamkeit und Bereitschaft. Studien mit diesem Typ A-Verhalten führten zu einer Reihe bemerkenswerter, gut kontrollierter prospektiver Untersuchungen. Die Bewertung des Typs A zwischen verschiedenen Beobachtern stimmte dabei in 84% überein, und diejenige über längere Zeiträume (12–20 Monate) blieb in 80% der Fälle identisch (26). In der Western Collaborative Group Study (WCGS) wurden große Populationen von Fabrikbelegschaften zur Bestimmung des Typ A-Verhaltens und seines Antipoden, des Typ B-Verhaltens mit einem strukturierten Interview untersucht (27, 28, 29, 30, 31, 32). Eine Untersuchung neuer Herzinfarkte nach 4,5, 6.5 und 8.5 Jahren ergab eine 1.7 bis 4.5 mal höhere Quote neuer Infarkte bei den Männern mit Typ A-Verhalten im Vergleich zu den Männern vom Typ B, wobei die Jüngeren ein erhöhtes Risiko zeigten. In einer Autopsie-Untersuchung beobachteten Friedman et al. (33) bei 27 Patienten, die an akutem Herztod gestorben waren, im Vergleich zu 16 Todesfällen aus nicht kardialen Gründen beim Interview der nächsten Angehörigen in der ersten Gruppe 24 × den Typ A, 1 × den Typ B und 2 × einen nicht bestimmbaren Typ, gegenüber 6 × Typ A, 7 × Typ B und 3 unbestimmbaren Typen in der zweiten Gruppe, ein signifikanter Unterschied.

Theorell et al. (34) stellten in einer prospektiven Studie 6579 schwedischen Bauarbeitern einen Fragebogen zu, der fünf für das Typ A-Verhalten charakteristische Fragen enthielt. Sie verfolgten die Morbidität und Mortalität dieser Stichprobe während 12–15 Monaten. Der noch durch andere Fragen ergänzte sogenannte »Discord Index« ergab eine signifikante Beziehung zur Infarktinzidenz. Jenkins (35) entwickelte auf Grund des durch das Interview bestimmten Typ A-Verhaltens einen Fragebogen zur Erfassung dieses Persönlichkeits-Typs (Jenkins Activity Survey). Der JAS korrelierte befriedigend mit dem durch das Interview bewerteten Typ A und ergab über mehrere Jahre stabile Resultate (26). Für die Skalen »Typ A«, »Speed-Impatience«, »Job Involvement« betrug die Korrelation zwischen 0,64–0,74, und für die Skala »Hard Driving« 0,56–0,60. In einer ersten Studie (36) zeigten 83 Männer mit Myokardinfarkt höhere Werte auf den Skalen Typ A und »Hard Driving« als 524 Kontrollpatienten. In einer zweiten (37) bei 48 Frauen und Männern mit Myokardinfarkt, ergaben sich im Vergleich zu 42 Patienten, die wegen anderer Krankheiten hospitalisiert worden waren, gleiche Resultate. Brand et al. (38) unterzogen die Resultate der WCGS der »Framingham Logistic Equation« und stellten fest, daß der Typ A unabhängig von den üblichen Risikofaktoren zur Voraussage künftiger Herzinfarkte beitrug mit einer geschätzten Verminderung des Risikos für koronare Herzkrankheit bei Elimination des Typ A-Verhaltens um 31%. Shekelle et al. (39) zeigten anhand einer stufenweisen Regressionsanalyse, daß der Typ A (JAS) etwas weniger stark als der Cholesterinspiegel und etwas stärker als der diastolische Blutdruck zum Myokardinfarktrisiko beiträgt.

Bis hierher haben wir Patienten mit Angina pectoris und solche, die an Herzinfarkt erkrankten, nicht unterschieden. Mit dem MMPI und dem Catell-16 PF, zwei Persönlichkeitszüge erfassenden Fragebogen, fanden Shekelle und Ostfeld (40,41) Unterschiede in einer prospektiven Studie an 1190 Männern aller Sozialklassen über 4 1/2 Jahre zwischen beiden Gruppen: Die 50 in diesem Zeitraum an Angina pectoris erkrankenden wiesen auf der Hypochondrieskala des MMPI den höchsten, und die 38 Infarktpatienten den tiefsten Wert auf, während die Werte der Kontrollgruppe dazwischen lagen. Im Catell 16 PF wirkten die Infarktpatienten argwöhnischer, eifersüchtiger, selbstgenügsamer und zurückgezogener als die Angina pectoris-Patienten, die emotionell weniger stabil wirkten. Medalie et al. (14) fanden in ihrer prospektiven Studie Zusammenhänge zwischen Angst und Angina pectoris, jedoch keine Beziehung zwischen Angst, Lebensproblemen und späterer Infarktinzidenz. Der Grund für diese Unterschiede zwischen Patienten mit Angina pectoris und Myokardinfarkt ist noch unbekannt.

Sind die für die Infarktpatienten beschriebenen Persönlichkeitszüge bei Patienten mit Erkrankung anderer arterieller Gefäßabschnitte ebenfalls zu beobachten? Dazu liegen noch wenige, und insbesondere keine kontrollierten Untersuchungen vor, und dies trotz der weitverbreiteten Meinung, daß zerebrovaskuläre Ereignisse durch heftige Emotionen, vor allem Wut, ausgelöst werden, und daß sie vor allem Individuen treffen, die gespannt sind und sich verhalten, wie wenn sie unter großen

Druck stünden. Tuke (42) beschrieb eine 56-jährige Frau, die unmittelbar, nach einer körperlichen Bedrohung eine Hirnblutung erlitt. Ecker (43) erwähnte als erster eine Reihe von Patienten mit Hirnschlägen. 13 hatten langdauernde, auf ihrer Persönlichkeit beruhende Schwierigkeiten hinter sich, und große Schwierigkeiten im Umgang mit aggressiven und feindseligen Gefühlen, und 15 hatten speziellen emotionellen Streß unmittelbar vor dem Hirnschlag durchgemacht. 7 wiesen eine Thrombose auf oder eine Ischämie bei Spasmen und 13 eine intrazerebrale oder subarachnoidale Blutung.

Storey (44) verfolgte 291 Patienten sechs Monate bis sechs Jahre nach Subarachnoidalblutung. Obwohl nicht speziell nach den Lebensumständen und dem psychischen Zustand unmittelbar vor dem Hirnschlag gefragt worden war, gaben sieben Patienten dramatische Umstände unmittelbar vor dem Ereignis an und 39 wiesen eine Anamnese mit emotionalen Störungen vor dem Hirnschlag auf. Ullman (45), der Verhaltensveränderungen nach dem Ereignis bei 300 Patienten untersuchte, beschreibt sechs Patienten, bei denen es unmittelbar vor dem ischämischen Hirnschlag zu tiefaufwühlenden Lebenssituationen gekommen war. Daneben fanden wir nur zehn vereinzelte Fälle mit Beschreibung der psychischen Umstände vor dem Hirnschlag (46, 47, 48, 49, 50, 51, 52).

Zusammenfassend entsteht der Eindruck, daß psychische Einflüsse gelegentlich zur Entstehung des Hirnschlags beitragen können. Zwei autobiographische Schilderungen von Schriftstellern (53, 54), die Hirnschläge erlitten hatten, betonen tiefgehende emotionale Probleme in den Monaten vor dem Hirnschlag. In einer retrospektiven anamnestischen Studie von 32 Männern, die insgesamt 35 ischämische Hirnschläge erlitten hatten, fanden Adler et al. (55), daß der Hirnschlag typischerweise in einer Periode anhaltender oder intermittierender und oft schwerer emotionaler Störungen auftrat, die wochen- bis monatelang gedauert hatten und manchmal kurz vor dem Ereignis intensiviert worden waren. Bestimmte Persönlichkeitszüge fanden sich häufig. Sie umfaßten eine Verhaltensweise, die als »pressured« charakterisiert wurde: ein Bedürfnis, selbstgesetzte Ziele zu erreichen mit einer Neigung, aktiv und ständig tätig zu sein; eine Selbsteinschätzung als harter Arbeiter; hohe Ansprüche an sich selbst und Verantwortungsgefühl; ein Gefühl der Zeitnot und ein Bedürfnis Zeitlimiten zu erfüllen und Ziele zu erreichen; Zielstrebigkeit und starker Wille. Dazu kamen Probleme in der Kontrolle von Ärgergefühlen, insbesondere in Bezug auf Menschen, von denen sich der Patient abhängig fühlte. Die Beziehung zu den Objekten war bei diesen Patienten durch starke Abhängigkeitswünsche charakterisiert. Entweder verleugneten sie diese durch selbstgenügsames und unabhängiges Verhalten, oder entsprachen ihnen durch ein unterwürfiges Verhalten, mit dem das Objekt befriedigt oder besänftigt wurde. Der Hirnschlag trat in Zeiten auf, in denen der Patient mit Gefühlen von Ärger, Hoffnungslosigkeit und manchmal Scham reagierte, wenn er die an sich selbst gestellten Anforderungen nicht zu erfüllen vermochte, die Objekte nicht mehr kontrollieren konnte, oder die Erwartungen anderer nicht mehr erfüllte. Adler fand (56) diese Persönlichkeitszüge auch in einer kontrollierten Studie bei Patienten mit Claudicatio intermittens, aber weniger ausgeprägt als bei Patienten, die neben der Claudicatio zusätzlich an einer koronaren arteriellen Verschlußkrankheit leiden.

32.1.5 Genetische und frühkindliche Einflüsse und das Typ A-Verhalten

Wenig Information besteht darüber, inwieweit die bei Patienten mit arteriellen Verschlußkrankheiten festgestellten Persönlichkeitszüge auf konstitutionellen Faktoren und/oder frühkindlichen Umwelteinflüssen beruhen. Bortner et al. (57) untersuchten 120 11–21 Jahre alte Söhne von Vätern der WCG-Studie. 79 Väter gehörten dem Typ A und 41 dem Typ B an. Die Söhne der Väter mit dem Typ A-Verhalten zeigten höhere Testergebnisse, die auf Typ A hinwiesen. Das Typ A-Verhalten der Söhne zeigte eine Verdeutlichung in seiner Ausprägung mit zunehmendem Alter. Der Mechanismus, mit dem das Typ A-Verhalten des Vaters auf die Ausprägung des Typ A-Verhaltens bei den Söhnen einwirkt, war damit noch nicht erklärt. Matthews und Krantz (58) versuchten diese Frage mit einer Zwillingsstudie zu beantworten. Zwillingspaare, 35 monozygote und 21 heterozygote im Studentenalter füllten den JAS aus. Eine bescheidene genetische Komponente für den Faktor »Hard Driving« stellte sich heraus, indem die Korrelation bei den monozygoten Zwillingen signifikant unterschiedlich und größer war, als bei den heterozygoten Zwillingen bezüglich des H-Scores. Zwischen den Eltern und den Zwillingen waren die JAS-Scores der Mädchen ähnlicher den JAS-Scores der Mutter als dem Score des Vaters, bei den männlichen Zwillingen näherte sich die Korrelation zwischen H-Score von Mutter und Sohn der Signifikanzgrenze. Rosenman et al. (59) fanden wenig Hinweise für die Heredität des Typ A-Verhaltens bei Männern mittleren Alters. Liljefors und Rahe (60) untersuchten 32 schwedische identische Zwillingspaare, die bezüglich koronarer Herzkrankheit diskorant waren. Sie beobachteten höhere Werte auf vier Skalen – »Arbeitseinsatz«, »Mangel an Muße«, »familiäre Probleme«, »Unzufriedenheit mit den Lebensumständen« –, bei den Brüdern mit Herzkrankheit, während sich die Zwillingspaare in Bezug auf Rauchen, Übergewicht, Cholesterinspiegel usw. nicht unterschieden. Diese Untersuchungen weisen zusammenfassend daraufhin, daß der genetische Einfluß bei der »Vererbung« des Typ A-Verhaltens schwach und der der frühkindlichen Umgebung stärker ist in der Herbeiführung des Typ A-Verhaltens.

Das Zusammenwirken genetischer Faktoren und frühkindlicher Umwelteinflüsse beim Entstehen der typischen Persönlichkeitszüge stellt sich Hahn (61) so vor: Ein Kind mit einer primären ausgeprägten Bewegungsfreudigkeit trifft in der Entwicklungsphase des Autonomiestrebens, das mit einem Schub in der Entwicklung der

Motorik einhergeht, auf eine einengende elterliche Erziehung, die wegen der starken Autorität keine erfolgreiche Auseinandersetzung erlaubt. Die mit den schließlich unerreichbaren Vaterfiguren erfolgende Identifizierung wird ambivalent erlebt mit einer tiefliegenden Auflehnung und einer oberflächlicheren Neigung zur Anpassung durch Leistung. Im Zusammenhang mit dieser Ambivalenz kommt es zu einer Störung im Umgang mit aggressiven Gefühlen und zu einem konflikthaften Verhältnis zu Autoritätspersonen, ausgelöst durch Konkurrenzbedürfnis und Wunsch nach Dominanz einerseits, und nach Anerkennung durch Unterziehung andererseits. Die aggressiven und autoritativen Bedürfnisse werden dann in der Berufswelt ausgelebt, und aus Abwehr tiefer liegender Abhängigkeitswünsche und Verleugnung der weiblichen Identifikation und Hingabe die Freiheit zu weichem, passivem Verhalten verloren (Bahnson 62).

32.1.6 Psychosoziale Stimuli, Persönlichkeitszüge und Krankheitsvorläufer

Mit diesen Untersuchungen ist erst die Beziehung zwischen psychischem Streß (1), Persönlichkeitszügen (2) und Krankheit (5) untermauert, jedoch noch nicht diejenige zwischen psychischem Streß und physiologischen und biochemischen Mechanismen oder Krankheitsvorläufern (4). Bei 91 Patienten, die aus anderen Gründen koronarographiert werden mußten, bestimmten Zyzanski et al. (63) einerseits den Grad der Verengung von vier Koronararterien und andererseits ließen sie unabhängig davon den JAS ausfüllen. Männer mit zwei oder mehr zu über 50% verschlossenen Arterien (n=55) zeigten auf allen vier Skalen signifikant höhere Werte als diejenigen mit geringerer Arteriosklerose (n=36). Blumenthal et al. (64) erfaßten bei Männern und Frauen, die sich unabhängig davon einer Koronarographie zu unterziehen hatten den Typ A mit dem Interview nach Rosenmann/Friedman. Bei 59 von 72 Patienten mit mehr als 75%igem Verschluß einer oder mehrerer Koronararterien fand sich das Typ A-Verhalten, gegenüber nur 26 von 70 der zweiten Gruppe mit weniger als 75%igem Koronararterienverschluß. (p = 0.001). Diese beiden Untersuchungen zeigen, daß das Typ A-Verhalten mit dem Grad der Arteriosklerose der Koronararterien korreliert. Auch im Tierreich wurden Zusammenhänge zwischen Umweltsbedingungen und Ausmaß von Arteriosklerose beobachtet. Im Zoo von Philadelphia zeigten Säugetiere und Vögel bei gleichbleibender Kost eine zehnfache Zunahme der Arterio- und Koronarsklerose in der letzten Dekade, die auf psychische Reaktionen durch die sozialen Interaktionen bei zunehmender Dichte der Populationen der Zootiere zurückgeführt wurde (65). Friedman (66) fand, daß Männer mit dem Typ A-Verhalten eine höhere Urinausscheidung von Katecholaminen, 17-Hydroxy- und 17-Ketosteroiden und 5-Hydroxyindol zeigten. Der gleiche Autor und seine Mitarbeiter (67) wiesen eine Korrelation zwischen Serumcholesterinspiegel und zyklischem chronischem psychischem Streß nach bei Treuhändern, die auf einen bestimmten Termin hin ihre Abschlüsse fertigzustellen hatten. Auf diesen Zeitpunkt hin stiegen die Spiegel signifikant an, um dann wieder abzusinken. Der Zusammenhang zwischen psychischem Streß und Serumcholesterinspiegel wurde von Grundy und Griffin (68, 69) und Thomas und Murphy (70) bestätigt.

Die Beziehung dieser Faktoren zur Entstehung der Arteriosklerose ist aber komplex: Groen und Mitarbeiter (72) wiesen nach, daß Benediktiner-Mönche mit fettreicher Nahrung und viel höherem Cholesterinspiegel, vergleichbar dem des Durchschnittseuropäers, gleich wenig Herzinfarkte erleiden wie Trappist-Mönche, die auf Fleisch, Fisch und Eier verzichten und einen viel niedrigeren Cholesterinspiegel aufweisen. Beide Orden leben weltabgeschieden auf dem Land. Der hohe Cholesterinspiegel scheint also nur im Zusammenspiel mit gewissen Umweltstimuli zur Arteriosklerose beizutragen.

Personen mit ausgeprägtem Typ A-Verhalten zeigten sowohl prae- wie postprandial einen höheren Triglyceridspiegel mit postprandial verlängerter Triglyceridämie (71). Bei ausgeprägtem Typ A-Verhalten sind bestimmte Hormonspiegel höher als beim Typ B: Acth und Insulinspiegel sind höher, und die Nor-Adrenalin-Ausscheidung im Urin während der Arbeitszeit ist fast doppelt so hoch, unabhängig von Alter, Größe, Gewicht, Rauchergewohnheiten, Diätform und körperlicher Aktivität. Die Höhe der Adrenalin- und Nor-Adrenalin-Ausscheidung im Urin korrelierte in einer Beobachtung von Theorell (73) mit der Summe der Lebensveränderungs-Einheiten der vorangehenden Woche. Ein weiterer Risikofaktor und sein Zusammenhang mit dem Typ A-Verhalten, der diastolische Blutdruck, wurde nie direkt untersucht. Die Persönlichkeitszüge von Patienten mit erhöhtem diastolischem Blutdruck decken sich zum Teil aber mit den bei Patienten mit Myokardinfarkt beschriebenen. Es ist deshalb anzunehmen, daß das Typ A-Verhalten und die Höhe des diastolischen Blutdrucks ebenfalls zusammenhängen, auch wenn das Typ A-Verhalten unabhängig vom diastolischen Blutdruck zum Infarktrisiko beiträgt. Fast alle Autoren, angefangen mit Moschcowitz (74) haben die starken, bewußten Anstrengungen dieser Patienten beschrieben, ihre Emotionen zu kontrollieren, vor allem Wut und Ärger, was zum äußerlichen Bild von Beherrschtheit, Zurückhaltung und Ruhe führt, während innerlich Spannung, Empfindsamkeit und Empfindlichkeit vorliegen (19, 47, 49, 74, 75). Ayman (76) fand diese Patienten in der großen Mehrzahl physisch hyperaktiv, und auch in der Selbstbeschreibung stellte er bei ihnen fest, daß sie überaus schnell essen, schnell gehen, sprechen und arbeiten (77, 78, 79). Außer dem naheliegenden Zusammenhang zwischen Typ A-Verhalten und Blutdruckspiegel legen klinische Beobachtungen zudem nahe, daß sich die Situationen, in denen der Herzinfarkt auftritt und sich die Blutdrucksteigerungen einstellen, ähneln: persönliche Fehler und persönliches Versagen, Objektverlust, und Unfähigkeit die eigene Unabhängigkeit zu erhalten, werden beobachtet (80, 81, 82, 83, 84).

Die Eingangsfrage, ob zwischen psychischen und psychosozialen Stimuli und kardiovaskulären Krankheiten Beziehungen bestehen, kann bejaht werden, obwohl die Verkettung der Zusammenhänge nicht lückenlos aufgedeckt ist. Ihr Studium wird durch ihre Interdependenz erschwert. So führen bestimmte Umweltstimuli bei gewissen Persönlichkeiten zu vermehrtem Rauchen, Essen und Anstieg des Cholesterinspiegels und des diastolischen Blutdrucks, die ihrerseits das Arteriosklerose- und Infarktrisiko vergrößern. Die Entstehung der Arteriosklerose unter dem Einfluß dieser Faktoren ist noch nicht geklärt. Es konnte bis jetzt gezeigt werden, daß hohe Cholesterinspiegel das Arterienendothel schädigen und zur Invasion von glatten Muselkzellen aus der Media führen, die ihrerseits Kollagen, elastische Fasern und Glycosaminoglycan produzieren und damit zur Bildung von fibrösen Plaques (85) beitragen. Hypercholinesterinämie führt beim Tier nicht nur zur Endothelschädigung, sondern auch zur Verkürzung der Plättchenüberlebenszeit. Ein makromolekularer, noch unbekannter Plättchenfaktor ist dabei für die Aktivierung der glatten Muskelzellen verantwortlich (86, 87). Die Aktivierung der Blutplättchen hängt möglicherweise vom emotionalen Stress ab: Dreyfuss und Czaczkes (88) fanden eine verkürzte Gerinnungszeit bei Medizinstudenten am Morgen eines Schlußexamens. Still und Mitarbeiter (89) stellten eine erhebliche Blutviskositätszunahme unter emotionalem Stress bei Tieren fest, der durch die Aktivierung des sympathischen Nervensystems zustande kam.

Arterielle Verschlußkrankheit und Krankheit überhaupt ist nach moderner Auffassung das Resultat eines dermaßen multifaktoriellen Geschehens, daß es wohl nie möglich sein wird, im Einzelfall alle Schritte zu klären. Am vielversprechendsten sind prospektive Untersuchungen über lange Zeit an einzelnen Individuen mit Erfassung physiologischer und biochemischer Parameter, und simultan aber unabhängig davon diejenige der psychosozialen Situation und der intrapsychischen Lage des betreffenden Menschen. Ein zweiter Weg, den Einfluß von psychischem Streß auf das Entstehen arterieller Verschlußkrankheiten zu untersuchen, stellt die Modifizierung psychischer und psychosozialer Faktoren dar mit anschließender prospektiver Prüfung der Inzidenz von Veränderungen physiologischer und biochemischer Parameter und von Morbidität und Mortalität. Eine Möglichkeit wäre beispielsweise zu versuchen, das Typ A-Verhalten zu modifizieren, um ein Einfluß dieser Modifikation auf die Inzidenz des Myokardinfarktes prospektiv zu klären. Einen Vorstoß in dieser Richtung unternahmen Luthe und Schultz. Sie führten bei 15 Patienten mit Hyper- und 15 mit Normocholesterinämie während Wochen bis Monaten das Autogene Training durch, zum Teil in Kombination mit Tranquilizern oder Antidepressiva. In beiden Gruppen senkte sich der Spiegel in 13 von 15 Fällen, wobei andere Faktoren, die einen Einfluß auf den Cholesterinspiegel haben könnten, nicht kontrolliert wurden (90). Ein dritter Weg besteht in der Veränderung der Umgebung bei Risikogruppen, zum Beispiel am Arbeitsplatz in Form von Umstellen bei einer Gruppe von Stunden- auf Monatslohn, usw., und die Untersuchung solcher Einflüsse auf Inzidenz von Morbidität und Mortalität an arteriellen Verschlußkrankheiten. Die Möglichkeiten zwei und drei scheinen auf den ersten Blick dem Forscher schwierige Detailarbeit zu ersparen, aber sie bergen die Gefahr von Fehlschlüssen. In einer Zeit, die durch sozialen und politischen Druck den Wissenschaftler zwingen will, sich möglichst »sofort anwendbaren Forschungszielen« zuzuwenden, wird leicht vergessen, daß sich nur solche Forschungsresultate anwenden lassen, die zuvor in mühseliger Kleinarbeit auf eine wissenschaftliche Grundlage gestellt wurden. Dazu eignet sich am besten der erste der drei möglichen Wege.

32.1.7 Prophylaxe und Therapie

Bei der Prophylaxe arterieller Verschlußkrankheiten geht es einmal um den Versuch, die bekannten Risikofaktoren Adipositas, Hypertension und Rauchen zu beeinflussen. In den entsprechenden Kapiteln (siehe Kapitel 30, 32.1) wird dargestellt, daß es nicht genügt, dem Patienten eine Diät zu empfehlen, ihm antihypertensive Medikamente zu verschreiben usw., sondern daß die Mitarbeit des Patienten benötigt wird, die von psychischen Faktoren und dem ärztlichen Verhalten entscheidend abhängt.

Die Beeinflussung psychischer Risikofaktoren, wie es das »Pressured Pattern«, resp. das Typ A-Verhalten darstellen, erscheint nicht aussichtslos, da nach den bisher vorliegenden Untersuchungen diese Verhaltensweisen nicht stark genetisch geprägt sind. Nach unseren Kenntnissen liegen bisher nur wenige Untersuchungen darüber vor, ob die Beeinflussung dieses Verhaltens durch Maßnahmen wie Meditation, Autogenes Training usw. Inzidenz von Morbidität und Mortalität an arteriellen Verschlußkrankheiten verändert. Rahe et al. (91) untersuchten bei Patienten mit Myokardinfarkt, die nur einige Sitzungen von Gruppentherapie erhalten hatten, nach 10 und 18 Monaten die Inzidenz von koronarer Insuffizienz, Anlegen eines koronaren Bypass, Reinfarkt und Tod. In der behandelten Gruppe von 36 Patienten kam es in keinem Fall zu Reinfarkt, in der nicht behandelten Kontrollgruppe (n = 21) in vier ($p < 0,01$), und in der ersten Gruppe kam es bei sieben Patienten zu einem der vier Ereignisse, in der Kontrollgruppe bei 16 ($p < 0,01$). Kellermann und Mitarbeiter wiesen signifikante Unterschiede in Morbidität und Mortalität zugunsten von Infarktpatienten nach, die ein fortlaufendes Rehabilitationsprogramm mitmachten (92). Nach den Beobachtungen von Lown (93), daß bei ischämischer Herzkrankheit psychischer Streß via sympathisch- nervöse Reize zu schweren Arrhythmien zu führen vermag, scheinen uns solche Studien dringend nötig.

Die Therapie nach erfolgtem Infarkt deckt sich bezüglich der genannten Risikofaktoren mit der Prophylaxe, muß aber zusätzlich das von den Persönlichkeitszügen des Infarktpatienten geprägte Krankheitsverhalten und die Probleme des Arztes im Umgang mit Patienten, die an möglicherweise tödlich ausgehenden Krankheiten leiden, in Rechnung stellen. Dabei treten immer wieder ähnliche Probleme auf. Sie betreffen die akute Phase nach dem Infarktereignis; sie werden im Kapitel über Intensivpflege (siehe Kapitel 32.2.8) besprochen. In der an die Intensivpflege anschließenden Periode der Behandlung kann die Umgebung des Patienten, also Arzt, Krankenschwestern und die Familie Schwierigkeiten in die Behandlung bringen: Die den Patienten Pflegenden haben es mit einem Kranken zu tun, dessen Schicksal ungewiß ist. Nach Friedberg (94) und Schettler und Nüssel (95) sterben 30% aller Herzinfarktpatienten innerhalb von 4–6 Wochen nach dem Infarktereignis. Von den Überlebenden sollen nach 10 Jahren noch 50–60% derjenigen Patienten leben, die die ersten 4 Wochen überstanden haben, 20 Jahre nach dem Ereignis noch 26–31% (94). Die für die Betreuung des Infarktpatienten Verantwortlichen können in zwei Richtungen ungünstig handeln: Durch die ungewisse und schlechte Prognose verängstigt können sie überfürsorglich und restriktiv reagieren (96) und den Patienten dadurch mit ihrer Angst anstecken. Dieser gerät dann in ein hypochondrisches Verhalten hinein, wird übervorsichtig, passiv, abhängig und deprimiert, oder aber er verleugnet seine körperliche Schädigung zum Schutz vor seiner Angst und beginnt, sich unabhängig und expansiv zu verhalten und sich im Sinne des früheren »Pressured«-Verhaltens zu benehmen. Eine Haltung der Pflegenden dem Patienten gegenüber, die die eigene Angst und Unsicherheit dem Infarktpatienten gegenüber in Rechnung stellen darf ohne ihr zu erliegen oder sie verleugnen zu müssen, erlaubt dem Patienten ein Verarbeiten der eigenen Angst und Trauer über den Verlust der Körperintegrität und deren Konsequenzen, und bietet die beste Gewähr für eine vernünftige und an den körperlichen Zustand angepaßte Lebensgestaltung.

Von Seiten des Patienten findet sich meistens ein verleugnendes, auflehnendes Verhalten gegenüber dem Verlust der körperlichen Integrität und dem überfürsorglichen Verhalten der Umgebung. Es ist einerseits sowohl für die Phase des Schocks und Unglaubens wie für diejenige des Haderns in der Auseinandersetzung mit einer bedrohlichen Krankheit typisch (97). Andererseits ist dieses Verhalten nicht nur Ausdruck einer vorübergehenden Periode im Trauerprozeß, sondern beruht auf den typischen Persönlichkeitszügen des Infarktpatienten, der oberflächlich kooperativ erscheint, unterschwellig aber zu Auflehnung gegen die Autorität und zur Steigerung seiner Aggressivität neigt. Dabei gilt die unbewußte Abwehr des Patienten weniger dem Inhalt der Anordnungen, die die Pflegenden ihm geben, sondern mehr dem emotionellen Ton und der Form, in der sie gegeben werden (61). Arzt und Schwestern tun deshalb gut daran, den sich gegen seine tiefliegenden Abhängigkeitsneigungen mit einem pseudounabhängigen Verhalten wehrenden Infarktpatienten als Partner zu behandeln, ihm zum Beispiel die ärztlichen Überlegungen so darzubieten, daß der Patient sie mitdiskutieren und zu ihrer Ausgestaltung in einer Form der praktischen Empfehlungen beitragen kann, welche die Eigenleistung und Verantwortlichkeit des Patienten anregt (98). Die Schuldgefühle, die sich im Patienten beim Auftreten von aggressivem und dominierendem Verhalten sowie bei der Neigung, sich Muße und Entspannung hinzugeben melden, bedürfen der besonderen Berücksichtigung (99). Die Arbeit des Trauerns, und um sie geht es bei der Bewältigung des Verlusts der körperlichen Integrität, benötigt Monate bis Jahre. Deshalb empfiehlt es sich, Patienten nach Spitalentlassung regelmäßig zu bestellen, um sie bei ihrer Trauerarbeit die Auflehnung, Hadern, Angst usw. einschließt, zu unterstützen. Patienten nach einem Infarkt ohne ambulante Kontrolluntersuchungen mußten 10 mal häufiger hospitalisiert werden als solche, bei denen regelmäßige Kontrolluntersuchungen durchgeführt wurden (Dominian und Dobson, 96). Acker (100) wies in einer nicht-randomisierten Studie nach, daß ein Rehabilitationsprogramm den Spitalaufenthalt und die Rekonvaleszenzzeit abkürzt, die Rückkehr an den Arbeitsplatz fördert und das Rauchen vermindert. Diese Einflüsse zeigten sich aber lediglich bei Patienten unter 50 Jahren, die tiefen sozialen Schichten angehören, wenig Schulbildung besitzen und ungelernte oder gelernte Tätigkeiten ausüben. Der Einbezug der Familie in die Betreuung kann bedeutsam sein: In einer Familie schleifen sich im Verlauf der Jahre die Rollen ein, die die einzelnen Mitglieder zueinander einnehmen. So stellt sich beispielsweise die Ehefrau auf einen pseudounabhängigen Ehemann ein, indem sie ihre eigenen Unabhängigkeitswünsche und Selbstverwirklichungstendenzen zurückstellt und sich führen läßt. Mit der Erkrankung des Mannes kann dieses Gleichgewicht aus den Fugen geraten, wenn der Ehemann in seiner Verunsicherung die Führerrolle abgibt, seine Frau mehr Verantwortung übernehmen muß und damit ihre seit Jahren zurückgestellten Wünsche plötzlich aktualisiert werden. Dies kann dazu führen, daß sie den Mann zu dominieren und in die passive Rolle zu drängen beginnen kann, oder aber daß sie sein Abhängigwerden nicht erträgt und ihn bewegt, sein früheres »Pressured«-Verhalten wieder aufzunehmen. Von Stichmann und Schönberg (101) liegen günstige Berichte über die Betreuung beider Ehepartner vor. Das Gespräch über sexuelle Probleme des Infarktpatienten ist dabei besonders wichtig. Bis heute haben sich die Ärzte bis auf oberflächliche Bemerkungen und Empfehlungen, die häufig mehr Angst erzeugten als Aufklärung brachten, wenig darum bekümmert. Dafür mag verantwortlich sein, daß Infarktpatienten häufig ältere Menschen sind und die Auffassung, daß Sex nichts für Kranke sei, und daß sich Herzerkrankungen und Sex nicht vertrügen. Sie stützte sich auf unbegründete Annahmen, auf unzulängliche oder in der künstlichen Laborsituation durchgeführte Untersuchungen (Wagner, 102). Es wurde angenommen, daß der Geschlechtsverkehr zu Herz- und Kreislaufbelastungen führe, die einem Infarktpatienten unzuträglich sein müssen. Wir lernen heute langsam, daß diese Annahmen unbegründet sind.

So zeigten Hellerstein und Friedman (103) mit telemetrischen Beobachtungen an Infarktpatienten, die nicht wußten, daß bei ihnen auch physiologische Messungen während des Geschlechtsverkehrs vorgenommen wurden, bei sexueller Tätigkeit in der vertrauten Situation zu Hause und mit dem Ehepartner, daß die physiologischen Reaktionen erstaunlich gering sind. Beispielsweise stieg die Pulsfrequenz während des Orgasmus nur kurze Zeit auf 117 an, während er bei den gleichen Menschen in beruflichen Situationen und bei leichter Arbeit auf 120 anstieg. Dorossiev und Mitarbeiter (104) wiesen nach, daß die sexuelle Aktivität bei Patienten in einem Rehabilitationsprogramm in einem Verhältnis von 6.5 : 1 erhalten blieb, während sie in einer unbehandelten Kontrollgruppe bei jedem zweiten Patienten abnahm. Ezra (105) betont, daß die ganze Familie in die Anpassungsprozesse einbezogen werden sollte. Mulcahy und Hickey (106) stellten fest, daß Entmutigung durch die Familie einen der Hauptgründe für das Versagen beim Versuch zur Rückkehr zur Arbeit darstellt. Die Familie soll an Gesprächen teilnehmen, wo realistische Ziele für den Patienten besprochen werden (Jefferson, 107).

Die Therapie von Herzinfarktpatienten mit Berücksichtigung ihrer Persönlichkeitsmerkmale und der familiären und psychosozialen Situation steckt forschungsmäßig noch in den Anfängen. Erst wenige Untersuchungen liegen vor: Lebovits et al. (108) fanden bei Infarktpatienten, die ihre Infarkte nicht lange überlebten, im MMPI höhere Werte für Hysterie, psychopathisch abweichendes und psychasthenisch-zwanghaftes Verhalten. Hartle und Bishop (109) beobachteten bei lange überlebenden Patienten eine Verminderung der Angst durch das Vertrauen auf wiedergefundene Leistungsfähigkeit und eine aufmunternde, bestätigende Umgebung. Hattingborg (110) beschreibt, daß Patienten, die nach dem Ereignis eine Periode vitaler Angst durchmachen, den Infarkt dann aber als Warnzeichen annehmen und ihre Lebensweise an die neue Situation anpassen können, und die spontan eine vorsichtige Aktivität wieder aufzunehmen, eine günstigere Prognose haben. Damit schildert er nichts anderes als einen gut verlaufenden Trauerprozeß. Es ist die Aufgabe des Arztes, diesen Trauerprozeß zu begleiten und dann zu beeinflussen, wenn er nicht normal abläuft und zu Komplikationen führt. Um dazu fähig zu sein, muß der Arzt wissen, was ein Trauerprozeß ist und welche Komplikationen in seinem Ablauf auftreten können (111, 112). Er muß schon früh, d.h. unmittelbar nach Erkrankung des Patienten, bei der Einlieferung in die Intensivpflegestation, der Mitteilung der Diagnose, den ersten Fragen des Patienten, seinen Reaktionen mit Verleugnen, Bagatellisieren, Angst und Depression bereit sein, im Sinne der in den Kapiteln über »Interviewtechnik« (s. Kapitel 16) und »Der Psychosomatiker als Kliniker« dargelegten Verhaltensweisen auf den Patienten einzugehen, ihn zu stützen, aber beispielsweise dessen Selbstbeurteilung der Situation in Rechnung zu stellen, damit er schon früh erkennen kann, wie die psychischen und sozialen Voraussetzungen für die Rehabilitation sind. Tests können ihm dabei helfen (Rambaugh, 113, 114, 115; Osten, 116 und Helmuth 117). Sie ersetzen aber niemals den Kontakt zwischen Arzt und Patient, sondern sind viel eher Instrumente der Forschung.

Literatur

[1] Parkes CM, Benjamin B. and Fitzgerald RG: »Broken Heart«: A statistical study of increased mortality among widowers. Brit Med. J. 1: 740–743, 1969.

[2] Rahe Rh. and Lind E.: Psychosocial factors and sudden cardiac death: a pilot study. J. Psychosom. Res. 15: 19–24, 1971

[3] Theorell T. and Rahe Rh: I. An inpatient study in Sweden. J. Psychosom. Res. 15: 25–31, 1971

[4] Theorell T. and Rahe Rh.: Life change events, ballistocardiography and coronary death. J. Hum. Streß 1: 18–24, 1975

[5] Lundberg U., Theorell T. and Lind E.: Life changes and myocardial infarctions: Individual differences in life change scaling. J. Psychosom. Res. 19: 27–32, 1975

[6] Estanol B.V. and Marin O.S.M.: Cardiac arrhythmias and sudden death in subarachoid hemorrhage. Stroke 6: 382–386, 1975

[7] Verrier R.L., Calvert A. and Lown B.: Effect of posterior hypothalamic stimulation on ventricular fibrillation threshold. American Journal of Physiology 228: 923–927, 1975

[8] Taggart P., Gibbons D. and Sommerville W.: Some effects of motor car driving on the normal and abnormal heart Brit. Med. J. 4: 130–134, 1969

[9] Lown B., Verrier R. and Corbalan R.: Psychological streß and threshold for repetitive ventricular response. Science 182: 834–836, 1973

[10] Corbalan R., Verrier R. and Lown B.: Psychological streß and ventricular arrhythmias during myocardial infarction in the conscious dog Amer. J. Cardiol. 34: 692–692, 1974

[11] Greene, W.A., Goldstein S. and Moss A.J.: Psychosocial aspects of sudden death: a preliminary report. Arch. Intern. Med. 129: 731–752, 1972

[12] Bruhn J.G., Thurman A.G. Jr., Chandler B.C. et al: Patient's reactions to death in a coronary care unit. J. Psychosom. Res. 14: 65–70, 1970

[13] Bruhn J.G., Paredes A., Adsett C.A. and Wolf S.: Psychological predictors of sudden death in myocardial infarction. J. Psychosom. Res. 18: 187–191, 1974

[14] Medalie J.H., Snyder M., Groen J.J. Neufeld H.N., Goldbourt U., and Riss E.: Angina pectoris among 10000 men: 5 year incidence, an univariate analysis. Amer J. Med. 55: 583–594, 1973

[15] Lown, B., Temte J.V., Reich P. et al: Basis für recurrent ventricular fibrillation in the absence of coronary heart disease and its management. N. Engl. J. Med. 294: 623–629, 1976

[16] Osler W.: The humleian lectures on angina pectoris. Lancet 1: 697–702, 1910

·17] Dunbar R.: Psychosomatic diagnosis. New York, Paul Hoeber, 1943

[18] Dunbar, F.: Psychiatry in the medical specialities. New York, Paul Hoeber, 1959

[19] Arlow J. A.: Identification mechanisms in coronary occlusion. Psychosom. Med. 7: 195–209, 1945
[20] Schneider D. E.: The image of the heart. Internat. universities press. New York, 1956
[21] Wolf S.: Cardiovascular reactions to symbolic stimuli. Circulation: 18: 287–292, 1958
[22] Van der Valk J. M. and Groen J. J.: Personality structure and conflict situation in patients with myocardial infarction. J. Psychosom. Res. 11: 41–46, 1967
[23] Van Heijningen H. and Treurniet N.: Psychodynamic factors in acute myocardial infarction. Internat. J. Psychoanal. 47: 370–374, 1966
[24] Russek H. I.: Role of heredity, diet and emotional streß in heart disease. J. Amer. Med. Ass. 171: 503–508, 1959
[25] Russek H. J.: Role of emotional streß in the etiology of clinical coronary heart disease. Dis Chest 52: 1–9, 1967
[26] Jenkins C. D., Rosenman R. H. and Friedman M.: Replicability of rating the coronary-prone behavior pattern. Brit. J. Prev. soc. Med. 22: 16–22, 1968
[27] Friedman M. and Rosenman R. H.: Association of specific overt behavior pattern with blood and cardiovascular findings: blood cholesterol level, blood clotting time, incidence of arcus senilis and clinical coronary heart diesease. J. Amer. Med. Ass. 169: 1286–1296, 1959
[28] Friedman and Rosenman R. H.: Overt behavior pattern in coronary disease. J. Amer. Med. Ass. 173: 1320–1325, 1960
[29] Rosenman, R. H., Friedman M., et al: A predictive study of coronary heart disease: The Western Collaborative Group Study. J. Amer. Med. Ass. 189: 15–26, 1964
[30] Rosenman R. H., Friedman M., Straus R. et al: Coronary heart disaese in the Western Collaborative Group Study: a follow-up experience of $4\,^{1}/_{2}$ years. J. Chronic Dis. 23: 173–190, 1970
[31] Rosenman R. H.: Assessing the risk associated with behavior patterns. J. Med. Assoc. Ga. 60: 31–34, 1971
[32] Rosenman R. H., Brand R. J., Jenkins C. D. et al: Coronary heart disease in the Western Collaborative Group Study: final follow-up eperience of $8\,^{1}/_{2}$ years. J. Amer. Med. Ass. 233: 872–877, 1975
[33] Friedman M., Manwaring J. H., Rosenman R. H. et al: Instantaneous and sudden deaths: clinical and pathological differentiation in coronary artery disease J. Amer. Med. Ass. 225: 1319–1328, 1973
[34] Theorell T., Lind E. and Floderus B.: The relationship of disturbing life changes and emotions to the early development of myocardial infarction and other serous illnesses. Int. J. Epidemiol. 4: 281–293, 1975
[35] Jenkins C. D., Rosenman R. H. and Friedman M.: Development of an objective psychological test for the determination of the coronary-prone behavior pattern in employed men. J. Chronic Dis. 20: 371–379, 1967
[36] Jenkins C. D., Zyzanski S. J. and Rosenman R. H.: Progress toward validation of a computer – scored test for the type A coronary – prone behavior pattern. Psychosom. Med. 33: 193–202, 1971
[37] Kenigsberg D., Zyzanski S. J., Jenkins C. D. et al: The coronary-prone behavior pattern in hospitalized patients with and without coronary heart disease Psychosom. Med. 36: 344–351, 1974
[38] Brand R. J., Rosenman R. H., Sholtz R. I. and Friedman M.: Multivariate prediction of coronary heart disease in the Western Collaborative Group Study compared to the findings of the Framingham Study. Circulation 53: 348–355, 1976
[39] Shekelle R. N., Schoenberger J. A., and Stamler J.: Correlates of the JAS type A behavior pattern score. J. Chronic Dis (in press). Zit. nach Jenkins D. J.: Psychological and social risk factors for coronary disease. I and II. N. Engl. J. Med 294: 987–994, 1033–1038, 1976
[40] Shekelle R. B. and Ostfeld A. M.: Psychometric evaluations in cardiovascular epidemiology. Ann NY. Acad Sci. 126: 696–705, 1965
[41] Ostfeld A. M., Lebovits B. Z., Shekelle R. B. and Paul O.: A prospective study of the relationship between personality and coronary heart disease. J. Chronic Dis. 17: 265–276, 1964
[42] Tuke D. H.: Influence of the mind upon the body. Philadelphia, Lindsay and Blakeston, 1872, s. 264
[43] Ecker A.: Emotional streß before strokes: a preliminary report of 20 cases. Ann. Intern. Med. 40: 49–56, 1954
[44] Storey P. B.: The precipitation of subarachnoid hemorrhage J. Psychosom. Res. 13: 175–182, 1969
[45] Ullman M. Behavioral changes in patients following strokes. Springfield, I11. Charles C. Thomas, Publishers, 1962.
[46] Engel G. L., Hamburger W. W., Reiser M. and Plunkett J.: Electroencephalographic and psychological studies of a case of migraine with severe preheadache phenomena. Psychosom. Med. 15: 337–348, 1953
[47] Binger C.A.L., Ackerman N. W., Cohn A. E. et al: Personality in arterial hypertension. Brunner, N. Y, Psychosomatic Medicine Monograph, 1945
[48] Fisher C. M.: Clinical syndromes in cerebral hemorrhage, pathogenesis and treatment of cerebrovascular disease. Fields W. S., Edit. Springfield, I11. Chares C. Thomas, Publishers, 1961
[49] Hambling J.: Emotions and symptoms in essential hypertension Brit. J. Med. Psychol. 24: 242–253, 1951
[50] Kaplan S. M. and Curtis G. C.: Reactions of medical patients to discharge or threat of discharge from a psychosomatic unit of a general hospital. Postgrad Med. 29: 358–364, 1961
[51] Pool L.: Discussion of Miller CM. Clinical syndromes in cerebral hemorrhage. Pathogenesis and treatment of cerebrovascular disease. Fields W. W., Edit. Springield, I11. Charles C. Thomas, Publishers, 1961
[52] Weiss E.: Cardiovascular lesions of probable psychosomatic origin in arterial hypertension. Psychosom. Med. 2: 249–264, 1940
[53] Hodgins E.: Episode. A report on an accident which occurred inside my head. Atheneum Publishers, 1964
[54] Wint G.: The third killer, Meditations on a stroke. New York, Abelard-Schulman, 1965
[55] Adler, R. Macritchie K. and Engel G. L.: Psychologic processes and ischemic stroke (occlusive cerebrovascular disease) I. Observations on 32 men with 35 strokes. Psychosom. Med. 33: 1–29, 1971
[56] Adler, R. H. und Galeazzi, R. L.: Persönlichkeitszüge (Typ A) bei Patienten mit Claudicatio intermittens. Schweiz. med. Wschr. 107: 1833–1855, 1977
[57] Bortner R. W., Rosenman R. H. and Friedman M.: Familial similarity in pattern A behavior. Fathers and sons. J. Chronic Dis. 23: 39–43, 1970
[58] Matthews K. A. and Krantz O. S.: Resemblences of twins and their parents in pattern A behavior. Psychosom. Med. 38: 140–143, 1976
[59] Rosenman R. H., Rahe R. H., Boshani N. O. and Feinleib M.: Heritability of personality and behavior pattern. Proc. I. Internat. Congress on Twins. Rome, Nov. 1974

[60] Lilyefors I. and Rahe R.H.: An identical twin study of psychosocial factors in coronary heart disease in Sweden. Psychosom. Med. 32: 523–542, 1970
[61] Hahn P.: Der Herzinfarkt in psychosomatischer Sicht. Verlag für Med. Psychologie im Verlag Vandenhoek und Ruprecht, Göttingen, 1971
[62] Bahnson C.B. and Wardell W.I.: Parent constellation and psychosexual identifications in male patients with myocardial infarction. Psychol. Rep. Monogr. Suppl. 3–10, 1962
[63] Zyzanski S.J. Jenkins C.D. Ryan T.J. et al: Emotions, behavior pattern and atherosclerosis, Annual Meeting American Psychosomatic Society New Orleans, March 21, 1975.
Psychological correlates of coronary angiographic findings. Arch. Intern. Med. 136: 1234–1237, 1976
[64] Blumenthal J.A., Kong Y, Rosenman R.H. et al: Type A behavior pattern and angiographically documented coronary disease. Annual Meeting Amer. Psychosom. Soc. New Orleans, March 21, 1975
[65] Ratcliffe H.L.: Environment, behavior and disease. Progress in physiological psychology 2: 197–219, 1968
[66] Friedman M., St. George S., Byers S.O. and Rosenman R.J.: Excretion of catecholamines, 17-ketosteroids, 17-hydroxysorticoids and 5-hydroxy- indole in men exhibiting a particular behavior pattern (A) associated with high incidence of clinical coronary artery disease. J. Clin. Invest. 39: 758–764, 1960
[67] Friedman M., Rosenman R.H. and Caroll V.: Changes in the serum cholesterol and blood clotting time in men subjected to cyclic variation of occupational streß. Circulation 17: 852–861, 1958
[68] Grundy S.M. and Griffin A.C.: Relationship of periodic mental streß on serum cholesterol levels. Circulation 19: 496–498, 1959
[69] Grundy S.M. and Griffin A.C.: Relationship of periodic mental streß. I. Amer. Med. Ass. 171: 1794–1796, 1959
[70] Thomas C.B. and Murphy E.A.: Further studies on cholesterol level in the John Hopkins medical students. The effect of streß at examination. J. Chronic Dis. 8: 661–668, 1958
[71] Friedman M.: Serum lipids and conjunctival circulation after fat ingestion in men exhibiting type A behavior Circulation: 29: 874–886, 1964
[72] Groen J.J. et al: Zit nach Russek H.J.: Emotional streß in the etiology of coronary heart disease. Geriatrics 22: 84–89, 1967
[73] Theorell T. and Rahe R.H.: Behavior and life statisfactions characteristics of Swedish subjects with myocardial infarction. J. Chronic. Dis. 25: 139–147, 1972
[74] Moschcowitz E.: Hypertension: its significance, relation to arteriosclerosis and nephritis and etiologgy. Amer. J. Med. Sci 158: 669–684, 1919
[75] Alexander F.: Psychosomatic medicine. WW Norton, 1950
[76] Ayman D.: The personality of patients with essential arterial hypertension. Amer. J. Med. Sci. 186: 213–223, 1933
[77] Hambling J.: Psychosomatic aspects of arterial hypertension. Brit. J. Med. Psychol. 24: 39–47, 1952
[78] Thomas C.B.: Psychophysiologic aspects of blood pressure regulation: the clinicians view. Psychosom. Med. 26: 454–480, 1964
[79] Wolf S., Pfeiffer J.B., Ripley H.S. et al.: Hypertension as a reaction pattern to streß: summary of experimental data on variations in blood pressure and renal blood flow. Ann. Intern. Med. 24: 1056–76, 1948
[80] Rees W.O. and Lutkins S.G.: Mortality of bereavement. Brit. Med. J. 4: 13–16, 1967
[81] Kasl S.V. and Cobb S.: Blood pressure changes in men undergoing job loss. A preliminary report. Psychosom. Med. 32: 19–39, 1970
[82] Moses L., Daniels G. and Nickerson J.L.: Psychogenic factors in essential hypertension. Psychosom. Med. 18: 471–485, 1956
[83] Reiser M.I., Rosenbaum M. and Ferris E.B.: Psychologic mechanisms in malignant hypertension. Psychosom. Med. 13: 147–159, 1951
[84] Adler R., Herrmann J.M., Schäfer N., Schmidt Th., Schonecke O.W. and V. Uexküll Th.: A context study of psychological conditions prior to shifts in blood pressure. Psychosom. Psychother. 27: 198–204, 1977
[85] Ross R. and Harker L.: (unpublished data). Zit. nach Ross R. and Glosmet J.A.: The pathogenesis of atherosclerosis I.N. Engl. J. Med. 295: 369–377, 1976
[86] Harker L., Ross R. and Slichter S. et al: Homocystine-induced arteriosclerosis: the role of endothelial cell injury and platelet response in its geneseis. I. clin. Invest. (in press). Zit. nach 84.
[87] Moore S., Friedman R.J., Singal D.P. et al: Inhibition of injury induced thromboatherosclerotic lesions by antiplatelet serum in rabbits. Zit. nach 84.
[88] Dreyfuss F. and Czaczkes J.W.: Blood cholesterol and uric acid of healthy medical students under the streß of an examination. AMA. Arch. Intern. Med. 103: 708–711, 1959
[89] Still et al.: Zit. nac Russek H.J.: Emotional streß in the etiology of coronary heart disease. Geriatrics 22: 84–89, 1967
[90] Lutke W. and Schultz J.H.: Autogenic Therapy. Vol. II. Medical Applications, Grune and Stratton, New York and London, 1969, s. 120.
[91] Rahe R.H.: Int. J. Psych. in Med. 6: 349–358, 1975
[92] Winter I. and Kellermann J.J.: Psychological factors involved in cardiac rehabilitation. In: Stocksmeier U. (Ed). Psychological approach to the rehabilitation of coronary patients. Springer-Verlag, Berlin, Heidelberg, New York, 1976, S. 156–172.
[93] Lown B. and Verrier R.L.: Neural activity and ventricular fibrillation N. Engl. J. Med. 294: 1165–1170, 1976
[94] Friedberg C.K.: Erkrankungen des Herzens. Bd. 1 Georg Thieme Verlag, Stuttgart, 1972. S. 899–900.
[95] Schettler G. und Nüssel E.: Neuere Resultate aus der epidemiologischen Herzinfarktforschung in Heidelberg. Deutsch. med. Wschr. 99: 2003–2008, 1974
[96] Dominian J. and Dobson M.: Study of Patients' Psychological Altitudes to a Coronary Care Unit. Brit. Med. J. 4: 795–798, 1969
[97] Kübler-Ross E.: Interviews mit Sterbenden. Kreuz-Verlag, Stuttgart, Berlin, 1969
[98] Pelser H.E.: Psychological aspects of the treatment of patients with coronary infarct. J. Psychosom. Res. 11: 47–49, 1967
[99] Baastians J.: Psychoanalytic investigations on the psychic aspects of myocardial infarction. Proc 7th Intern. Congr. Psychotherapy, Wiesbaden 1967 III. Myocardial infarct and other psychosomatic disturbances. Psychother. Psychosom. 16: 202–209, 1968
[100] Acker J.E.: Socio-enconomic factors affected by an in-hospital cardiac rehabilitation program. In: Stocksmeier

U. (Ed). Psychological approach to the rehabilitation of coronary patients. Springer-Verlag, Berling, Heidelberg, New York, 1976 S. 96–100.
[101] Stichmann J. and Schönberg J.: Heart wife councelors. Omega 3: 155–161, 1972
[102] Wagner N.: Some sexual aspects of rehabilitation of cardiac patients. In: Stocksmeier U. (Ed). Psychological approach to the rehabilitation of coronary patients. Springer-Verlag Berlin, Heidelberg, New York, 1976, S. 118–129
[103] Hellerstein H. K. and Friedman E. H.: Sexual activity and the postcoronary patient. Medical Aspects of human sexuality 3: 70–76, 1969
[104] Dorossiev D., Paskova V., Zachariev Z.: Psychological problems of cardiac rehabilitation. In: Stocksmeier U. (Ed). Psychological approach to the rehabilitation of coronary patients. Springer-Verlag, Berlin, Heidelberg, New York, 1976, S. 26–31.
[105] Ezra, J.: Social and economic effects on families of patients with myocardial infarction. Univ. of Denver. 1961
[106] Mulcahy R. and Hickey N.: The rehabilitation of patients with coronary heart disease. Scand J. Rehab. Med. 2: 108, 1970
[107] Jefferson G. E.: The social complex. J. Rehab. 32: 59–60, 1966
[108] Lebovits B. Z., Shekelle R. B., Ostfeld A. M. and Oglesby P.: Prospective and retrospective psychological studies in coronary heart disease. Psychosom. Med. 29: 265–272, 1967
[109] Bartle, St. H., and Bishop L. F.: Psychological Study of Patients with Coronary Heart Disease with Unexpectedly Long Survival and High Level Function. Psychosomatics 15, (2) 68–69, 1974
[110] Hattingberg, J.: Psychologische Methoden bei der Rehabilitation nach Herzinfarkt. Med. Klinik 64, 1907, 1969
[111] Engel G. L.: Psychisches Verhalten in Gesundheit und Krankheit. Ein Lehrbuch für Ärzte, Psychologen und Studenten. Hans Huber Verlag, Bern, Stuttgart, Wien. 2. Aufl. S. 325, 1976
[112] Engel G. L.: Is grief a disease? A challenge for medical research. Psychosom. Med. 23: 18–22, 1961
[113] Rambaugh D. M.: The cardiac adjustment scale. San Diego, Calif. Educational and Industrial Testing Service, 1964
[114] Rambaugh D. M.: Predication of work potential in heart patients through the use of the cardiac adjustment scale. J. Consul. Psychol. 29: 597, 1964
[115] Rambaugh D. M.: The psychological aspects. J. Rehab. 32: 56–58, 1966
[116] Josten J.: Emotional adaptation of cardiac patients. Scand J. Rehab. Med. 2: 49–52, 1970
[117] Hellmuth G. A.; Johannsen W. J. and Sorauf T.: Psychological factors in cardiac patients. Arch. Environ Health 12: 771–775, 1966

32.2 Psychotherapie von Herzinfarkt-Patienten während der stationären und poststationären Behandlungsphase

Karl Köhle und Ekkehard Gaus

32.2.1 Zur Begründung eines psychosomatischen Arbeitsansatzes in der Behandlung von Infarktkranken während der akuten Behandlungsphase

Die Akutbehandlung von Infarktkranken erfolgt heute auf Intensivstationen mit hohem technischen und personellen Aufwand. Zumindest während der ersten Tage gilt die »Abschirmung von äußeren Reizen«, die äußerste Schonung des Patienten, als therapeutische Maxime. Der Kranke soll »in Ruhe gelassen werden«. Intensivere Gespräche mit ihm werden vermieden, vielfach aus der Befürchtung heraus, solche Gespräche könnten somatische Komplikationen, etwa Rhythmusstörungen, auslösen. Diese Auffassung erweist sich bei näherer Untersuchung jedoch zumindest als unvollständig, häufig als falsch und für den Patienten schädlich. Sie übersieht die Bedeutung »innerer Reize« und innerpsychischer Prozesse für

1. das Befinden der Patienten und den Verlauf der Krankheitsverarbeitung,
2. die Kooperation der Kranken mit Ärzten und dem Pflegepersonal,
3. die Entstehung und den Verlauf der Erkrankung, sowie den Rehabilitationserfolg.

32.2.2 Übersicht über psychosomatische Befunde bei Infarktkranken während der stationären und der poststationären Behandlungsphasen

32.2.2.1 Beeinträchtigung des Befindens, psychologische und psychophysiologische Reaktionen

31.2.2.1.1 *Das Befinden*

Das Befinden von Infarktkranken wird während der Intensivbehandlungsphase vor allem durch Angstzustände und Depressionen beeinträchtigt.

Bis zu 80% der Infarktkranken leiden unter mehr oder weniger starken Angstzuständen, bis zu 58% unter Depressionen (Gentry 1972).

Cay (1972, 1976) beschrieb bei 65% der 203 von ihm untersuchten männlichen Infarktpatienten in Edinburgh während des stationären Aufenthaltes Angstzustände, bei einem Drittel der Patienten handelte es sich dabei um ernste Störungen. (Hackett (1968) beobachtete in Boston bei mindestens der Hälfte der Infarktpatienten Angstzustände und Depressionen während der Intensivbehandlungsphase.)

Auf das Angebot eines psychosomatischen Konsiliardienstes hin wurde in Boston der Konsiliarius bei 32% von insgesamt 441 Infarktpatienten während der ersten Behandlungstage auf der Coronary Care Unit hinzugezogen (Cassem 1971). Die Konsiliardienstanforderung erfolgte aufgrund schwerer Angstzustände (32,4%), schwerer Depressionen (30,4%) und erheblicher Verhaltensprobleme der Patienten gegenüber Schwestern und Ärzten (20,6%).

Im Rahmen dieses konsiliarischen Betreuungsprogrammes versuchten Cassem und Hackett (1971), den zeitlichen Ablauf der psychologischen Komplikationen bei 145 Herzinfarktpatienten näher zu bestimmen. Die Konsultation wegen Angstzuständen erfolgte durchschnittlich am zweiten Tag des stationären Aufenthaltes, die Konsultation wegen Depressionen am vierten und die Konsultation wegen Verhaltensstörungen, die vorwiegend als Folge von Verleugnungsprozessen zustandegekommen waren, am dritten Tag des Aufenthaltes. Aufgrund dieses Befundes entwickelten die Autoren eine hypothetische Darstellung des »natürlichen Verlaufes« der emotionalen Reaktionen nach einem Herzinfarkt (Abb. 1).

Bisher liegen kaum Untersuchungen vor, inwieweit diese emotionalen Reaktionen spezifisch für Infarktkranke sind und sich von den Reaktionen anderer lebensbedrohlich Erkrankter unterscheiden. Vetter (1977) untersuchte in Edinburgh 308 Patienten mit ischaemischer Herzerkrankung – darunter 272 Infarktkranke – bereits 30 Minuten nach Aufnahme in die Coronary Care Unit mit Hilfe eines kurzen Angstfragebogens. Die Angst der Infarktkranken entsprach zu diesem Zeitpunkt der Angst anderer, ebenfalls als Notfallpatienten, jedoch auf Allgemeinstationen aufgenommener Kranker. Die Angstreaktionen waren bei weiblichen Patienten und bei Kranken mit myocardialer Ischaemie stärker als bei den übrigen Infarktkranken. Bemerkenswert schien eine Tendenz zu höheren Angstwerten zum Zeitpunkt der stationären Aufnahme bei denjenigen Kranken, die später während des Krankenhausaufenthaltes verstarben.

32.2.2.1.2 *Psychophysiologische Reaktionen*

Untersucht wurde vor allem der Zusammenhang zwischen psychologischen Variablen und der Katecholaminproduktion.

Klein (1974) untersuchte bei 38 Infarktkranken während der ersten fünf Krankheitstage einerseits Angst, Depression und Feindseligkeit mittels Fragebogen und Einschätzungsskalen

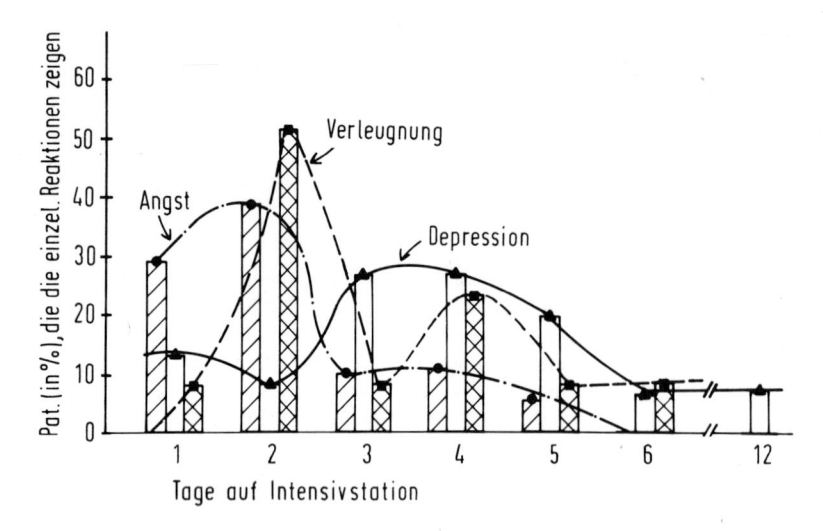

Abb. 1 Hypothetischer Verlauf emotionaler Reaktionen nach Eintritt eines Herzinfarktes (nach Cassem und Hackett, 1971).

sowie die Katecholaminausscheidung im Urin. Patienten mit ausgeprägter und anhaltender emotionaler Unruhe hatten eine deutlich erhöhte Katecholaminausscheidung sowie ein erhöhtes Letalitätsrisiko. Letzteres ließ sich bei der geringen Patientenzahl allerdings noch nicht ausreichend statistisch sichern.

Miller (1975) fand bei fortlaufender Registrierung somatischer und psychischer Parameter eine positive Korrelation zwischen psychometrisch ermitteltem Angstindex und Adrenalinausschüttung und dem Auftreten von Rhythmusstörungen[1])*).

Rythmusstörungen können vor allem während der ersten 24 Stunden nach dem Infarkt, häufig im Zusammenhang mit verschiedenen emotionalen Belastungen, die auch schon durch einfache Interaktionen im Rahmen der medizinischen Versorgung oder während des Besuchs von Verwandten auftreten, ausgelöst werden (Theorell 1973, Lynch 1974). Bemerkenswert ist der Zusammenhang zwischen Auftreten von Rhythmusstörungen und der Tendenz von Patienten, über unangenehme Erfahrungen auf der Station zu klagen (Theorell 1973).

Angemerkt sei die Beobachtung von Jarvinen (1955), dem eine Häufung von Todesfällen bei Infarktkranken im Anschluß an die Chefarztvisite aufgefallen war.

Die Wahrnehmung des Todes von Mitpatienten – entsprechend auch von Reanimationsmaßnahmen – in der kardiologischen Intensivstation führte regelmäßig zu Blutdruck- und Herzfrequenzanstieg bei den übrigen Kranken, auch wenn diese ihre Wahrnehmungen mittels Verleugnung vom Bewußtsein fernhielten (Bruhn 1970)[1a]).

Differenzierte Untersuchungen über psychophysiologische Reaktionsmuster bei Infarktkranken, die auch die Abwehr- und Anpassungsmechanismen der Betroffenen mit in die Betrachtung einbeziehen, sind bis jetzt nicht durchgeführt worden. In diesem Zusammenhang sei jedoch auf die Bestimmung der Exkretion von Wachstumshormon und Cortisol während Herzkatheteruntersuchungen hingewiesen (Greene 1970). Während der Katheteruntersuchung wiesen ängstlich-zurückgezogene Patienten stärkere Veränderungen der Hormonproduktion auf als Patienten, denen die Attribute »ruhig«, »depressiv« oder »ängstlich-engagiert« zugesprochen waren.

32.2.2.2 Der Einfluß psychosozialer Faktoren auf die Behandlungsmodalitäten und das Arbeitsbündnis

Eine rationale Behandlung von Infarktkranken erfordert die Berücksichtigung des Einflusses psychischer und sozialer Faktoren auf das Verhalten von Arzt und Patient und auf den Umgang der beiden Interaktionspartner miteinander. So führt die verleugnende Abwehr der Kranken beispielsweise häufig zu einer Bagatellisierung der Beschwerden durch den Kranken und ihre Unterbewertung durch den Arzt; die Folge ist bei Infarktkranken dann eine zu niedrige Dosierung von Analgetika, Tranquilizern und Schlafmitteln (Hackett 1969b).

Auch soziale Merkmale korrelieren mit den Behandlungsmodalitäten; so erhielten Infarktkranke auf der Privatstation signifikant mehr Schlafmittel als die übrigen Infarktpatienten desselben Krankenhauses (Hackett und Cassem 1976).

Ziel jeder Infarktbehandlung ist die Entwicklung eines befriedigenden *Arbeitsbündnisses* zwischen Arzt und Patient, das eine aktive und langfristige Beteiligung des Kranken an der Behandlung seiner Erkrankung ermöglicht. Wesentliche Voraussetzung für die Entwicklung einer solchen Zusammenarbeit ist die ausreichende Information des Patienten über die Natur des Herzinfarktes, den Ablauf der Heilungsvorgänge und die Erfordernisse der Behandlung.

Empirische Untersuchungen haben gezeigt, daß der tatsächliche Wissensstand der Patienten selbst in führenden Kliniken mit langjährigen Bemühungen um eine effiziente Behandlung von Infarktkranken gering ist.

So verfügten im General Massachusetts Hospital in Boston nur etwa 25% der Infarktkranken über ein ausreichendes Wissen über das Wesen des Infarktes und nur 23% über ein entsprechendes Wissen über die Art der Heilungsvorgänge. Im Krankenhaus der US-Marine in San Diego wußten die Infarktpatienten kaum mehr über das Wesen ihrer Erkrankung als eine vergleichbare Patientenpopulation, die keinen Herzinfarkt erlitten hatte (Rahe 1975a, b).

In den genannten Krankenhäusern lösten diese Befunde intensive Bemühungen aus, die psychosoziale Betreuung der Patienten unter besonderer Berücksichtigung der Vermittlung von krankheitsrelevanter Information zu intensivieren (Hackett 1977, Rahe 1975c). Dabei konnte der Nachweis für die Effizienz psychotherapeutischen Vorgehens für die Vermittlung des relevanten Wissens erbracht werden (Rahe 1975a, b).

Soziale Merkmale haben Einfluß auf den Wissensstand von Infarktkranken. Die Zugehörigkeit zu einer niedrigeren sozialen Schicht (»blue collar«) korreliert mit weniger Wissen über die Ausrüstungsgegenstände der Intensivstation, insbesondere die Monitoren, mit mehr Angst vor diesen Geräten sowie mit einem niedrigeren Wissensstand über die Heilungsvorgänge am Herzen, ausgeprägteren regressiven Verhaltenszügen und schließlich einer geringeren Tendenz, Fragen über die eigene Zukunft zu stellen. Unterschichtpatienten waren auch seltener in der Lage, die Namen der sie behandelnden Ärzte anzugeben (Hackett und Cassem, 1976).

32.2.2.3 Die Wirksamkeit psychosozialer Faktoren im Krankheits- und Rehabilitationsverlauf

1. Die prinzipielle Bedeutung von *Risikoverhaltensweisen* und anderen Persönlichkeitsmerkmalen ist für die Pathogenese des Herzinfarktes in zahlreichen Studien nachgewiesen[2]).

   In prospektiven Studien unterschieden sich die psychologischen Testergebnisse von Personen, die später an einem Herzinfarkt starben, bereits Jahre vorher von den Ergebnissen derjenigen, die später den Infarkt überlebten (Bruhn 1974).

2. Die *psychotherapeutische Intervention* während der stationären Behandlungsphase scheint zu einer Verminderung der Mortalität beitragen zu können (Cassem 1971); während der poststationären Behandlungsphase ermöglicht sie eine signifikante Verminderung von Reinfarkten und anderen Komplikationen der Koronarerkrankung (Ibrahim 1974, Rahe 1975a, b).

3. Psychosoziale Faktoren und *berufliche Rehabilitation*. Unter der Voraussetzung eines optimalen Rehabilitationsprogrammes können zwei von drei Infarktpatienten vier Monate nach dem akuten Ereignis die Arbeit wieder aufnehmen (Cay 1976). Das Mißlingen der Arbeitsaufnahme ist nach Untersuchungen in England, den USA und Australien häufiger die Folge psychosozialer als körperlicher Behinderung (Cay 1973).

Cay (1973) untersuchte den Rehabilitationsverlauf bei 203 unausgewählten männlichen Patienten über ein Jahr; körperliche, psychologische und soziale Daten wurden während der Krankenhausbehandlung, sowie vier Monate und ein Jahr nach der Entlassung erhoben:
Nach 4 Monaten hatten 66% der vor dem Infarkt arbeitenden Patienten die Arbeit wieder aufgenommen, davon arbeitete die Hälfte ebenso intensiv wie früher. Die Patienten dieser Gruppe hatten sich im Vergleich zur Zeit des stationären Aufenthaltes emotional stabilisiert, allerdings wurde die Hälfte von ihnen noch als ängstlich oder deprimiert, ein Viertel in einem deutlich pathologischen Sinn, eingestuft. Diese Befunde hatten sich auch ein Jahr nach dem Infarkt nicht wesentlich verändert.
Diejenigen Patienten, die die Arbeit nicht hatten wiederaufnehmen können, waren im Durchschnitt jünger und gehörten häufiger unteren sozialen Schichten an.
Die Art der Krankheitsverarbeitung bzw. der beobachtbaren emotionalen Reaktionen unmittelbar nach Infarkteintritt korrelierte mit dem späteren Rehabilitationsergebnis:
52% der Kranken, bei denen während des Krankenhausaufenthaltes keine ausgeprägte emotionale Erregung beobachtet worden war, befanden sich nach 4 Monaten wieder voll im Arbeitsprozeß, dagegen nur 36% derjenigen Patienten, die nach Krankheitseintritt unter Anzeichen von Angst und Depression gelitten hatten. Die Prognose für die Rehabilitation verschlechterte sich mit dem Schweregrad der emotionalen Störung: nach einem Jahr waren lediglich 29% der Patienten mit schweren Angstzuständen und Depressionen wieder auf ihrem früheren Berufsniveau tätig, im Vergleich zu 45% der Patienten mit milden Störungen und 64% der Kranken ohne emotionale Probleme. Umgekehrt gehörten diejenigen Patienten, die die Arbeit nicht wieder aufnahmen, ganz überwiegend der Gruppe derjenigen Patienten an, die bei Krankheitsbeginn besonders ausgeprägt pathologisch reagiert hatte. Nach einem Jahr arbeiteten aus dieser Gruppe 31% noch nicht wieder, gegenüber 12% der übrigen Kranken.

Auch Merkmale der prämorbiden Persönlichkeit korrelieren mit dem Rehabilitationsverlauf.

58% der als »stabile Persönlichkeiten« eingeschätzten Kranken arbeiteten nach im Durchschnitt 68-tägiger Rekonvaleszenz ebenso intensiv wie früher, im Vergleich zu nur 20% der »instabilen Persönlichkeiten« nach einer Rekonvaleszenzzeit von 92 Tagen (Cay 1975, 1976).

32.2.3 Psychodynamik von Angst, Verleugnung und Depression bei Infarktkranken

32.2.3.1 Angst

Bei jedem Infarktkranken ist es erforderlich, individuell Ausmaß und Verlauf der Angst zu beurteilen und die Art ihrer seelischen Verarbeitung herauszufinden.

32.2.3.1.1 *Klinische Beurteilung und quantifizierende Erfassung von Angstreaktionen*

Die Angst des Infarktpatienten kann sich offen äußern – gelegentlich bis hin zu panischer Todesangst – und dann auch für den ungeschulten Beobachter erkennbar sein. Häufiger äußert der Infarktkranke seine Ängste jedoch nicht spontan und direkt. Sie sind dann nur aus seinem Ausdrucksverhalten bzw. aus testpsychologischen Reaktionen zu erschließen. Die klinische Beurteilung der Angst und ihrer Auswirkungen erfordert eine sorgfältige und längerdauernde Beobachtung, wie sie auf Intensivstationen mit der hohen Zahl von Planstellen vor allem dem Pflegepersonal möglich sein sollte – eine entsprechende Schulung vorausgesetzt. Oft können die Patienten ihre Ängste leichter mitteilen, wenn sie gezielt darauf angesprochen werden. Die Kranken können ihre

Ängste dann entweder direkt verbalisieren oder sie teilen sie indirekt mit über Äußerungen wie »Ich gäbe eine ganz schöne Leiche ab, meinen Sie nicht?« (Cassem 1971), oder »Ich habe keine Angst, daß mich während des Schlafs der schwarze Wagen holt«. Innerpsychische Verarbeitungsprozesse bestimmen dabei die Formulierungen mit. So können Kranke versuchen, das eigene Betroffensein in ein Erschrecken des Arztes oder der Schwester zu verwandeln (»Identifikation mit dem Aggressor«)[3], wobei sie gleichzeitig an deren Reaktionen wiederum die Gefährlichkeit ihrer Situation testen.

Hierbei ist zu beachten, daß Ärzte in solchen »Krisensituationen« Fragen ihrer Patienten sehr häufig ausweichen, wie empirische Untersuchungen der ärztlichen Visite gezeigt haben (Siegrist 1976). Gegenüber Infarktkranken spielt die Bereitschaft von Ärzten, sich mit Patienten zu identifizieren (»Ich an Ihrer Stelle«), insofern eine besondere Rolle, als Ärzte besonders häufig von koronaren Herzerkrankungen betroffen werden.

Eine quantitative Erfassung der Angst wird bei dem beeinträchtigten Allgemeinzustand der Patienten am günstigsten von Ärzten oder Schwestern nach einem Gespräch bzw. nach den Pflegemaßnahmen mit Hilfe von Einschätzungsskalen vorgenommen; leicht anwendbar ist beispielsweise die Anxiety-Depression-Scale von Holland-Sgroi (1973), für die sich auch nach kurzem Training eine gute Interrater-Übereinstimmung erzielen läßt. Die Anwendung derartiger Skalen ermöglicht die Vergleichbarkeit der Ergebnisse bei verschiedenen Patienten sowie eine Verlaufsbeurteilung. Testpsychologische Untersuchung der Angst ist prinzipiell möglich, oft jedoch schwer durchführbar.

Froese (1974) untersuchte mit Hilfe der Anxiety-Depression-Scale von Holland-Sgroi den Angstverlauf bei Infarktkranken während der Zeit des gesamten stationären Aufenthaltes. Die höchsten Werte fanden sich bei der Aufnahme, während der ersten fünf Tage trat ein stärkerer Abfall, vor der Entlassung ein Wiederanstieg auf. Dabei wurde auch der Einfluß der Verleugnung als Abwehrmechanismus auf den Angstverlauf deutlich: in der Gruppe der »Verleugner« (Skala von Hackett und Cassem,

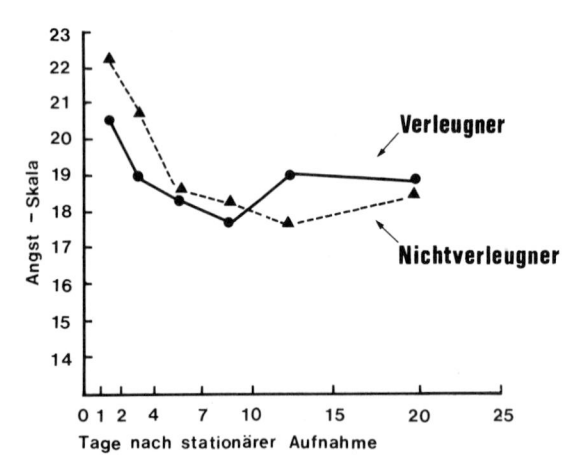

Abb. 2. Der Verlauf der Angst bei verleugnenden und nicht verleugnenden Infarktkranken während des stationären Aufenthaltes (nach Froese, 1974).

vgl. Abschnitt »Verleugnung«), fielen die Angstwerte zu Beginn des Aufenthaltes signifikant schneller ab (Abb. 2).

Auch für den *Verlauf* der emotionalen Reaktionen nach Entlassung aus dem Krankenhaus ist das Ausmaß der Betroffenheit zu Beginn der Erkrankung mit entscheidend. In der Untersuchung von Cay (1975) litten 72% derjenigen Kranken, die während des Krankenhausaufenthaltes verwirrt gewesen waren 4 Monate nach Entlassung noch unter Angstzuständen und Depressionen, im Vergleich zu nur 28% derjenigen Patienten, die vom akuten Ereignis weniger stark getroffen waren.

32.2.3.1.2 Quellen der Angst

1. Schmerzen

Die Angst der Infarktkranken wird in den Lehrbüchern oft als direkte Folge der meist heftigen, zum Teil als »Vernichtungsschmerzen« beschriebenen Thoraxschmerzen dargestellt.

Die Zusammenhänge zwischen Thoraxschmerzen und Angstentstehung sind im einzelnen jedoch nicht ausreichend geklärt; in keinem Falle ist der Thoraxschmerz die einzige Angstquelle. Für den Zusammenhang zwischen Thoraxschmerz und Angst ist zu berücksichtigen, daß das Herz in Angstzuständen auch als Ausdrucksorgan benützt wird, sowie daß auch als Begleiterscheinung von Angst bzw. Angstäquivalent in die Herzgegend lokalisierte Schmerzen entstehen bzw. dort bereits bestehende Schmerzen dann verstärkt empfunden werden können.

2. Vorstellungen und Phantasien über Natur und Konsequenzen des Herzinfarktes

Spricht man eingehender mit Infarktkranken und befragt man sie nach den Vorstellungen und Phantasien über ihre Erkrankung, so findet man regelmäßig[4], daß Infarktpatienten auf der Intensivstation tagelang unter der eindeutigen Vorstellung leben, sie müßten zwangsläufig an den Folgen des Infarktes sterben. Diese Vorstellungen bestehen im allgemeinen auch dann noch, wenn die gefährlichste Zeitspanne der ersten Stunden nach Infarkteintritt überwunden ist. Die Kranken assoziieren zum Begriff Herzinfarkt bildhafte Vorstellungen vom Tod wie »Schnitter Tod«, »Sensenmann«, sowie Gedanken an den Infarkttod von Verwandten und Bekannten.

Solche Assoziationen werden nicht selten, zum Teil auch durch die räumliche Gestaltung der Intensivstation – u. a. gekachelte Wände – mitgefärbt; »Leichenhalle«, »Metzgerei«. In verstärktem Ausmaß gilt dies für Patienten, die als Folge einer zerebralen Ischämie nach kardiogenem Schock bzw. Reanimationsmaßnahmen in ihrer kognitiven Leistungsfähigkeit beeinträchtigt sind.

Die Vorstellungen und Phantasien, die sich Infarktkranke über das erkrankte Herz machen, entsprechen diesen Ängsten und können ihrerseits wiederum die Ängste verstärken.

Das Herz wird in diesen Phantasien vielfach aus dem selbstverständlichen Zusammenhang des Körperbildes herausgerissen und als verletztes, zerrissenes Organ vorgestellt (Dlin 1966, Freyberger 1969, Lipowski 1967, 1968, Köhle 1972). Die Vorstellungen über das Ausmaß des Organschadens sind häufig derart übertrieben, daß bei rationaler Betrachtung ein Weiterleben nicht mehr denkbar wäre. So phantasieren Patienten etwa: »Das Herz ist »geplatzt«, »zerrissen«, »in zwei Hälften zerteilt« oder »alle Gefäße sind verstopft«, »die großen Gefäße sind vom Herzen abgerissen«.

3. Bedrohung des Selbstwerterlebens

Weniger bekannt ist, daß sich die Angst der Infarktkranken oft nicht so sehr unmittelbar auf den körperlichen Tod bezieht, sondern ihre Quelle in einer Bedrohung des Selbstwertregulationssystems hat. Die Erkrankung und ihre Folgen werden als schwere narzißtische Kränkungen erlebt.Gleichzeitig wird der Verlust der sozialen Wertschätzung befürchtet. Patienten, die sich aufgrund ihrer Persönlichkeitsstruktur geradezu süchtig um soziale Anerkennung bemüht hatten, haben nun Angst, in der Folge der Infarkterkrankung jeglichen sozialen Wert und alle sozialen Kontakte zu verlieren, einen »sozialen Tod« zu sterben (Huebschmann 1966, 1967; Hakkett 1968).

Die Kranken äußern oft in stereotyper Form die Furcht vor sozialem Abstieg, nicht selten finden sich diese Befürchtungen auch in ihren Träumen wieder. So befürchtet ein Arbeiter, der bisher als Kontrolleur in der Herstellung von Bremsen eine verantwortungsvoll erlebte Tätigkeit ausgeübt hatte, nun entweder ein »halbtotes Siechtum« als Frührentner führen oder – im günstigeren Fall – nur noch als »Laufbursche« im früheren Betrieb die ihm bisher unterstellten Kollegen bedienen zu müssen. Charakteristischerweise kompensierte er dabei die Angst vor sozialem Wertverlust gegenüber Ärzten und Schwestern durch nicht endenwollende Erzählungen über seine früheren Leistungen: seine Erfolge als Kriegsflieger und seine Fähigkeit, nach Abschüssen und Abstürzen zu überleben. In diese Erzählungen gingen zugleich sein Wunsch nach Anerkennung seines hohen Einsatzes, aber auch seine recht aggressiv getönten Vorwürfe ein: die jetzige koronare Herzerkrankung führte er mit auf die Kriegsbelastungen zurück.

4. Körperliche Beeinträchtigung als Krankheitsfolge

Neben dem Schmerz sehen Infarktkranke die krankheitsbedingte körperliche Schwäche oft als Beweis für den Ernst und die Irreversibilität der Herzerkrankung an. Aufgrund ihrer Persönlichkeitsstruktur benötigen sie Leistungsfähigkeit und Stärke in besonderem Maße für die Regulation ihres Selbstwerterlebens. Hinzu kommt die besondere Bedeutung motorisch-expansiven Verhaltens für die Abfuhr von Triebimpulsen und das Erleben intakter Ich-Funktionen bei Infarktkranken (Hahn 1971). Körperliche Schwäche und der hierdurch mitbedingte Zwang zur Passivität wird von den Patienten besonders bedrohlich erlebt.

Eine Berücksichtigung dieser Zusammenhänge erweist sich besonders wichtig im Falle der Verordnung von Tranquilizern, Sedativa und Hypnotika. Die Wirkung dieser Pharmaka erscheint oft unzureichend, nicht selten paradox; dies beruht gelegentlich darauf, daß diese Pharmaka zu einer weiteren körperlichen Schwächung und einer Einschränkung der Ich-Funktionen, wie Wahrnehmungs- und Denkvorgängen, führen können. Die Patienten beginnen zu befürchten, nicht mehr »Herr im eigenen Haus« zu sein, die Kontrolle über geistige, seelische und körperliche Funktionen zu verlieren; dies steigert wiederum die Angst, führt nicht selten zu einer Erhöhung der Psychopharmakadosis durch den Arzt und damit zur Schließung eines Circulus vitiosus, der nur durch eine psychotherapeutische Intervention unterbrochen werden kann.

Eine solche paradoxe Wirkung sedierender Medikamente konnte bei Infarktkranken sowohl durch psychometrische als auch durch psychophysiologische Untersuchungen im einzelnen bestätigt werden (Williams 1975).

5. Die Behandlungssituation im Krankenhaus

Während die Situation auf der Intensivstation von den Kranken im allgemeinen als unterstützend erlebt wird, kann vor allem die Beobachtung einer Verschlechterung der Erkrankung bei Mitpatienten oder das Miterleben von deren Tod zur Angstentstehung bzw. zur Steigerung bereits bestehender Ängste beitragen.

Der Tod von Mitpatienten wird regelmäßig direkt oder indirekt wahrgenommen, jedoch verleugnet[5]). Werden die Patienten nach ihren Wahrnehmungen bezüglich des Todes von Mitpatienten gefragt, so geben sie zumeist an, deren Tod nicht bemerkt zu haben, sie hätten zu dieser Zeit »geschlafen« o. ä. Psychophysiologische Untersuchungen, insbesondere der statistisch signifikante Anstieg von Herzfrequenz und Blutdruck zum Zeitpunkt des Todes des Mitpatienten stützen jedoch die Interpretation, daß es sich hierbei um ein Ergebnis von Verleugnung handelt (Bruhn 1970). Nach Reanimationen steigt in dem betreffenden Zimmer der Bedarf an Narkotika, die Überlebenden klagen über vermehrte Schmerzen und benötigen vermehrt Sedativa und Tranquilizer (Hackett 1977). Bei einer Befragung von Patienten nach der Entlassung, ob sie lieber in einem Einzel-, Doppel- oder Vierbettzimmer untergebracht wären, wählten alle Patienten, die in einem Vierbettraum gelegen hatten, wieder diese Unterbringungsart mit Ausnahme derjenigen, die eine Reanimation miterlebt hatten; sie verlangten nach einem Einzelzimmer (Hackett 1977)[6]).

Die Angst der Kranken wird vielfach durch die emotionalen Reaktionen und das Verhalten von Mitgliedern des Behandlungsteams verstärkt. Auch die hohe Mortalität auf Intensivstationen führt zu enormen emotionalen Belastungen und in der Folge zu Distanzierungstendenzen und anderen Abwehrhaltungen.

Medizinsoziologische Untersuchungen haben gezeigt, daß Ärzte besonders gegenüber Patienten mit unsicherer Prognose zur Distanzierung neigen, was u.a. eine mangelhafte Information gerade dieser Kranken zur Folge hat. Verkürzt formuliert, versucht der Arzt, durch die Aufrechterhaltung seines Wissensvorsprunges seine Überlegenheit und damit seine Sicherheit auf Kosten der Unsicherheit des Kranken zu festigen (»funktionale Unsicherheit«, n. Davis 1966; vgl. Siegrist 1976, McIntosh 1974, 1976, 1977).

Zu dieser Distanzierung tragen nicht selten auch Schuldgefühle bei, die im Zusammenhang mit aktiven Eingriffen, vor allem bei Reanimationsbemühungen, entstehen können.

So konnte eine sonst besonders mitfühlend auf Patienten eingehende Schwester das Zimmer eines schwerkranken Infarktpatienten nicht mehr betreten. Erst nach längerer Diskussion des Problems in einer »Balint«-Gruppe konnte erarbeitet werden, daß sie intensive Schuld empfand, weil während der von ihr durchgeführten externen Herzmassage Rippen gebrochen waren und der Patient im Anschluß an einer Pneumonie litt.

6. Reaktionen der Angehörigen

Insbesondere die Ehefrauen von Infarktpatienten reagieren auf die Erkrankung häufig mit einer überprotektiven Haltung, die die Verängstigung der Kranken noch steigern kann. Diese Haltung kann sowohl aus der Verlustangst der Ehefrau, als auch aus Schuldgefühlen unterschiedlicher Genese resultieren; ambivalente Einstellungen in der Partnerbeziehung, selbstkritische Vorwürfe im Zusammenhang mit der auslösenden Situation, aggressiv getönte Enttäuschung über den drohenden Tod des Partners im Sinne eines Verlassen-Werdens können zu diesen Schuldgefühlen beitragen[7]).

So beurteilte die Ehefrau eines 53-jährigen Infarktkranken die objektiv hinsichtlich der Rehabilitation sehr günstige Prognose folgendermaßen: beruflich habe er jetzt keine Aufstiegschancen mehr; seine Aktivitäten müsse er in jeder Beziehung einschränken: das Auto solle er verkaufen, denn sie habe Angst, er könne am Steuer einen weiteren Infarkt erleiden und einen Unfall verursachen. Um körperliche Belastung von ihrem Mann fernzuhalten, schlug sie einen Wechsel der Wohnung vor: sie benötigten eine Parterre-Wohnung, beim Treppensteigen könne ihr Mann bei einem Reinfarkt zusammenbrechen und neben ihr zu Boden sinken. In ihrer Vorstellung sollte der Ehemann in Zukunft zu Hause im Lehnstuhl sitzen, während sie ihn bediente. Für sie war es definitiv: ihr Mann würde nie mehr seine volle Leistungsfähigkeit erreichen, »ein Topf, der einen Riß hat, wird nie wieder ein voller, gebrauchsfähiger Topf«, »eine Maschine, die kaputt ging, wird nie wieder wie vorher funktionieren«.

Dieses angstverstärkende Verhalten der Ehefrau wurde u. a. auch durch Schuldgefühle mit verursacht: Der Herzinfarkt des Mannes war aufgetreten, während sie im Ausland in Urlaub war.

7. Prämorbide Persönlichkeitsstruktur und die Lebenssituation zur Zeit der Krankheitsmanifestation[8])

Das Verständnis der emotionalen Reaktionen von Infarktkranken, insbesondere ihrer Ängste, setzt die Kenntnis der wichtigsten Merkmale ihrer prämorbiden Persönlichkeitsstruktur voraus, wie sie weitgehend übereinstimmend in zahlreichen, zum Teil auch prospektiven Untersuchungen, ermittelt wurden (u. a. Rosenman 1968, 1970, Jenkins 1971, Friedman 1974). Von gleicher Bedeutung ist die Kenntnis der psychologischen und sozialen Belastungen, die der Erkrankung unmittelbar vorausgingen (Ostfeld 1964, Lipowski 1967, 1968, Pelser 1967, Rahe 1973, 1975).

Der gewöhnlich geradezu süchtig nach Leistung, Erfolg, Anerkennung, nach absolut festem und jederzeit seiner Kontrolle unterworfenem Besitz seiner Objekte strebende Infarktkranke lebt in ständiger Hyperaktivität, unter Zeitnot und Termindruck, er definiert seine Ziele in der Arbeitssituation und auch im übrigen Leben nur unzureichend und er kann aus seiner Tätigkeit und sogar auch aus seinen Erfolgen nur ganz unzureichend Befriedigungserlebnisse gewinnen. Er muß seine eigenen Passivitäts-, Abhängigkeits- und Versorgungswünsche abwehren. Häufig hat er seine ständigen Verlust- und Trennungsängste jahrelang kompensiert gehalten, sein allgemeines Lebensgefühl entsprach jedoch der Angst des Reiters über den Bodensee oder wie es ein Patient formulierte: »So, als könnte ich jederzeit ins Moor einsinken«. Psychodynamisch ist es von besonderer Bedeutung, daß diese Kranken unfähig sind, das Gute, das sie aufnehmen könnten, sich tatsächlich »einzuverleiben«, innerlich zu »assimilieren«, zu einem dauerhaften Bestandteil ihrer Person zu machen. Deshalb bleiben sie stark von der ständigen äußeren Zufuhr abhängig und müssen ständig auch Kontakt und Erfolg suchen.

In der »auslösenden Situation« kulminieren dann häufig die bereits chronisch bestehenden Belastungen und überfordern die Adaptationsmechanismen der Patienten. In der Regel erleben sie einen tiefgehenden Verlust, häufig in mehreren Lebensbereichen gleichzeitig, in Familie und Beruf, oder fühlen sich von solchen Verlusten bedroht. Nicht selten führt das in ihrem subjektiven Erleben zu einer tiefgreifenden Verunsicherung einem Schicksal gegenüber, dem sie sich weitgehend ohnmächtig – »hilflos und hoffnungslos« (Engel) – ausgeliefert fühlen. Sie befürchten ein endgültiges Scheitern (Dreyfuß 1959, van der Valk 1967, Bastiaans 1968, Liljefors 1970, Karstens 1970).

Ein 58-jähriger Büroleiter klagte am zweiten Morgen auf der Intensivstation während der Visite über stenokardische Beschwerden; die Nachfrage ergab, daß er die Schmerzen nach dem Erwachen aus einem Traum bemerkt hatte: er habe geträumt, daß andere Angestellte in seiner Firma in seinem Büro einbrachen, ihn mit Gewalt verdrängten und seine Möbel vor der Tür stellten. Sein Bericht war von diffuser Angst begleitet. Das anschließende Gespräch ergab den realen Hintergrund: Der Patient hatte seinen Herzinfarkt unmittelbar nach dem Verlassen der chirurgischen Klinik erlitten, wohin er seine Frau zur Operation eines Kolon-Karzinoms gebracht hatte. Der befürchtete Verlust seiner Ehefrau – seine erste Frau war 5 Jahre vorher am selben Leiden verstorben – wurde von ihm deshalb vollends als Katastrophe erlebt, da die Ehefrau zugleich seine Sekretärin war. Er fühlte sich während der letzten Monate seiner Arbeit in einem größeren Betrieb immer weniger gewachsen, er hatte die Arbeit jedoch mit Hilfe der jüngeren und tüchtigen Ehefrau bisher eben noch bewältigen können. Nachdem diese Problematik mit dem Patienten durchgesprochen worden war, nahmen seine Angst und seine Schmerzen rasch ab.

32.2.3.2 Verleugnung

32.2.3.2.1 Definition und Funktion des Abwehrmechanismus »Verleugnung«[9])

Mit »Verleugnung« wird ein psychologischer Schutzmechanismus bezeichnet, der wie andere psychische Abwehr- und Anpassungsmechanismen weitgehend unbewußt abläuft. Verleugnung richtet sich gegen eine bewußte Wahrnehmung äußerer Gefahren, gegen die Wahrnehmung der möglichen oder tatsächlichen Folgen solcher Bedrohungen (etwa körperliche oder seelische Verletzungen), sowie gegen die bewußte Wahrnehmung der mit diesen Folgen einhergehenden Emotionen (etwa Kränkung oder Trauer nach Verletzungen oder Verlusten). Ziel des Abwehrmechanismus Verleugnung ist eine Verminderung von Angst; hierdurch soll die Funktionsfähigkeit des Ichs für die Aufgaben der Realitätsbewältigung aufrechterhalten bzw. nach einer anfänglichen Schockphase als Folge der Gefahr – wiederhergestellt werden.

Zusammengefaßt kann mit Weisman (1966) Verleugnung auch definiert werden als »bewußte oder unbewußte Zurückweisung der gesamten verfügbaren Bedeutung einer Erkrankung in der Absicht, Angst zu mindern und emotionalen Streß zu minimieren«[10].

Als Abwehrmechanismus ist Verleugnung vor allem von der Verdrängung abzugrenzen.

Im allgemeinen wird als Unterscheidungskriterium die jeweilige Arbeitsrichtung der beiden Abwehrformen genannt: Verdrängung richtet sich mehr gegen unbewältigte innere Gefahren, die, wie etwa Triebimpulse, aus dem »Es« kommen, während Verleugnung gegen die Wahrnehmung äußerer Gefahren eingesetzt wird (S. Freud, A. Freud).

Für die klinische Beurteilung scheint jedoch bedeutsamer, daß die beiden Abwehrmechanismen auf unterschiedlichen Funktionsniveaus und in zu differenzierender Weise im Zusammenwirken mit anderen Abwehrmechanismen in der Angstverarbeitung eingesetzt werden. Im Falle der Verdrängung wird durch Signalangst ein komplexer *Abwehrkampf* gegen die meist inneren Gefahrquellen aktiviert, der Organismus setzt sich sozusagen mit der Gefahr auseinander. Verleugnung wird eingesetzt, wenn eine solche Auseinandersetzung nicht mehr oder nicht mehr in vollem Umfang möglich ist, Verleugnung aktiviert nicht eine Auseinandersetzung, die durch das Angstsignal ausgelöst wird, Verleugnung versucht vielmehr, das Angstsignal zu *negieren*. Das Individuum verhält sich – zumindest in Teilbereichen seiner Existenz – so, als bestünde gar keine Gefahr (n. Jacobson 1957).

Aus dieser Analyse des Verleugnungsmechanismus läßt sich die für die klinische Tätigkeit wichtige *Gefahr totaler Verleugnung* ableiten, nämlich eine weitgehende oder völlige Lähmung situationsgerechten Anpassungsverhaltens.

32.2.3.2.2 *Einstufung und Verlauf verleugnender Abwehr bei Infarktkranken*

Verleugnung konnte bis vor kurzem nur indirekt über ihren »Erfolg« eingestuft werden, d.h. komplementär zum Ausmaß der bei dem Patienten beobachteten Angstreaktionen. Erst die Entwicklung einer klinischen Einschätzungsskala durch eine Arbeitsgruppe in Boston (»Hackett-Cassem-Denial-Scale«; Hackett 1974) ermöglichte eine verläßliche quantitative Einschätzung von Verleugnung und die systematische Erforschung dieses Abwehrmechanismus bei Infarktkranken.

Froese (1974) untersuchte mit Hilfe dieser Einschätzungsskala 36 Patienten während des stationären Aufenthaltes. Die Kranken wurden entsprechend den Skalenwerten in zwei Gruppen, »Verleugner« und »Nicht-Verleugner«, eingeteilt.

Es fanden sich keine signifikanten Korrelationen zwischen Verleugnung einerseits und Geschlecht, Alter der Patienten sowie der Dauer ihres Aufenthaltes auf der Intensivstation andererseits.

Abb. 3 gibt den Verlauf der verleugnenden Abwehr der untersuchten Infarktkranken während des stationären Aufenthaltes getrennt für die Gruppen der »Verleugner« und »Nicht-Verleugner« wieder.

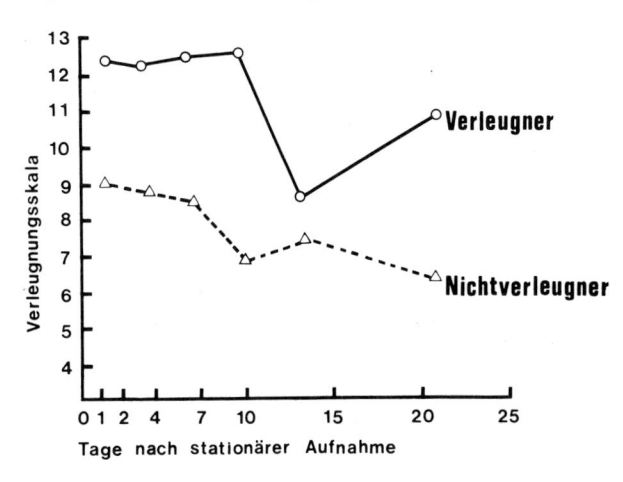

Abb. 3. Der Verlauf verleugnender Abwehr von Infarktkranken während des stationären Aufenthaltes in den Gruppen von »Verleugnern« und »Nicht-Verleugnern« (nach Froese, 1974).

Die als »Verleugner« eingestuften Kranken zeigten während des gesamten stationären Aufenthaltes – mit Ausnahme der Tage 11 bis 14 – signifikant höhere Verleugnungswerte als die »Nicht-Verleugner«. Bei den »Nicht-Verleugnern« ging die Verleugnungsreaktion am 8. bis 10. Tag zurück, bei den »Verleugnern« erst gegen Ende der zweiten Woche; die »Nicht-Verleugner« können diesen Abwehrmechanismus flexibler handhaben und zurücknehmen (»relaxation«). Bei den Verleugnern erfolgt diese Entspannung erst drei bis vier Tage später und auch nur vorübergehend; bei ihnen steigt die Verleugnungsreaktion vor der Krankenhausentlassung wieder an.

Die Wirkung der Verleugnung läßt sich am Verlauf der Angstreaktion verfolgen.

In der Studie von Froese (1974) fielen die Angstwerte in der Gruppe der »Verleugner« während der ersten Woche signifikant rascher ab als in der Gruppe der »Nicht-Verleugner«. Dabei fällt auf, daß bei den »Verleugnern« die Verleugnungsreaktion trotz abgefallener Angstwerte länger aufrechterhalten bleibt als bei den »Nicht-Verleugnern«. Offenbar muß der Abwehrmechanismus der Verleugnung gegen die aus der Latenz noch wirkende Angst aktiviert bleiben. Dieser Hypothese entspricht der stärkere Anstieg von Verleugnung und Angst in der Gruppe der »Verleugner« vor der Krankenhausentlassung (Abb. 4).

Das Ausmaß der Inanspruchnahme des Abwehrmechanismus Verleugnung scheint für den einzelnen individuellen Infarktkranken charakteristisch und über den Zeitverlauf stabil mit der übrigen Persönlichkeitsstruktur verbunden zu sein. In der Studie von Froese (1974) veränderte sich die Einstufung eines »Verleugners« nur sehr selten zu einem »Nicht-Verleugner« und umgekehrt. Die Anamnese von »Verleugnern« zeigte, daß sie auch früher in entsprechenden Lebensbelastungen meist ähnlich reagiert hatten. Auch die Reaktion zum Zeitpunkt der bevorstehenden Krankenhausentlassung bestätigte diesen Befund.

Die Mitglieder der Gruppe »Nicht-Verleugner« können offenbar diesen Abwehrmechanismus auch in einer Gefahrensituation flexibler handhaben. Bei den »Verleugnern« wird er schon bei geringgradigen Angstsignalen in Anspruch genommen. Bei den »Nicht-Verleugnern« wird er in der Gefahr, d.h. mit Eintritt des Infarkts, zwar ebenso schnell aktiviert, kann aber unterschiedlich rasch entsprechend der realen Situation wieder inaktiviert werden.

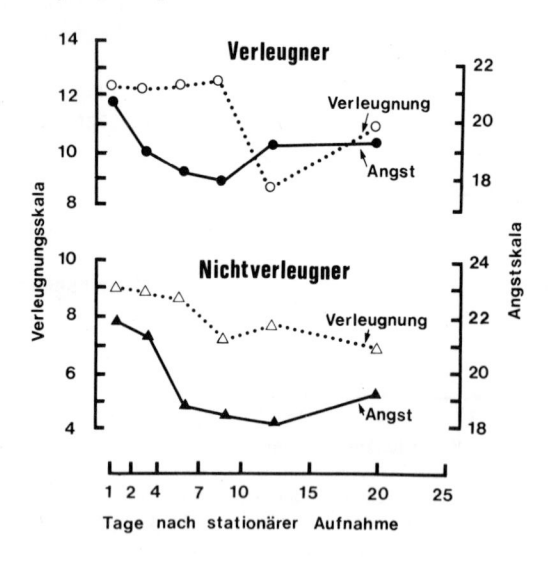

Abb. 4. Der Verlauf von Verleugnung und Angst bei Infarktkranken während des stationären Aufenthaltes bei »Verleugnern« und »Nicht-Verleugnern« (nach Froese, 1974).

Verleugnung eignet sich nach den Ergebnissen dieser Untersuchung insbesondere zur Angstabwehr. Die Beziehungen zwischen Depression und Verleugnung sind weniger klar, in der Untersuchung von Froese konnte die Depression weniger erfolgreich durch Verleugnung gesteuert werden.

Korrelationen zwischen Verleugnung, Angst und Ausprägung psychogalvanischer Reflexe (Hautwiderstand) konnten ebenfalls nachgewiesen werden. Dabei fand sich, daß solche Korrelationen nur bei bestimmten thematischen Inhalten bestanden; dies weist darauf hin, daß in Zukunft die Konzepte über die Wirkungen des Abwehrmechanismus Verleugnung weiter differenziert werden müssen.

Der Verlauf der verleugnenden Abwehr kann beim einzelnen Patienten, ebenso wie der Verlauf der Emotionen Angst und Depression, von Tag zu Tag stark schwanken, da er u. a. mit von äußeren Ereignissen, der Ausprägung der körperlichen Beschwerden, dem Ausmaß der Information über die Erkrankung, der Zuwendung von Ärzten und Schwestern abhängig ist.

32.2.3.2.3 Folgen der Verleugnung für das Krankheitsverhalten und die Behandlungsmodalitäten

1. Verzögerungsverhalten (»delay«) in der prähospitalen Phase

Verleugnungsvorgänge verzögern insbesondere die Entscheidung der Patienten, fachkompetente Hilfe in Anspruch zu nehmen (Hackett 1969b, Nüssel 1974). Der Tod vieler Infarktkranker – etwa 50% der Todesfälle ereignen sich in den ersten vier Stunden – ist hierauf zurückzuführen (Hackett 1969a, 1969b, Goldstein 1972, Greene 1972, Nüssel 1974). Die Hypothese, daß die Dauer dieser »Entscheidungszeit« im wesentlichen von Verleugnungsvorgängen und nicht durch Mangel an Informiertheit bestimmt wird, wird durch das Verhalten von Patienten mit einem Reinfarkt unterstützt: bei ihnen findet sich keine Verkürzung der Entscheidungszeit (Hackett 1969b, 1974, Nüssel 1974).

Die Patienten verzögern ihre Entscheidung, einen Arzt zu verständigen, obwohl sie aufgrund der massiven Beschwerden die Gefährlichkeit der Situation mehr oder weniger bewußt erkennen; so gaben 31 der 32 von Hackett (1974) untersuchten Kranken Schmerzen als führendes Symptom an und bezeichneten diese Beschwerden fast immer als eine »der unangenehmsten Erfahrungen ihres Lebens«: »... als ob jemand auf meinem Brustkorb gestanden wäre, als ob ein Loch in meine Brust gerissen wurde, usw.«. Trotzdem nahmen nur 21 dieser Kranken innerhalb von 5 Stunden medizinische Hilfe in Anspruch.

Ein kasuistisches Beispiel soll den charakteristischen Verlauf dieses Verzögerungsverhaltens illustrieren.

Ein 67-jähriger Industrieller bekommt morgens um 5.30 Uhr, nach dem Aufstehen, heftige längerdauernde retrosternale Schmerzen. Seine Berufstätigkeit hat ihm genaueste medizinische Kenntnisse über Natur und Folgen des Herzinfarktes vermittelt. Der Patient entschließt sich jedoch, diese Schmerzen zunächst dadurch zu bekämpfen, daß er in seine Heimsauna geht und gymnastische Übungen macht. Als sich die Schmerzen nicht bessern, läßt er seine Schwester, die Ärztin ist, kommen. Sie stellt die Diagnose eines Hinterwandinfarktes und empfiehlt die sofortige Krankenhauseinweisung. Der Patient schickt jedoch den Krankenwagen wieder weg und begibt sich erst nach insgesamt 12 Stunden, als die Schmerzen für ihn unerträglich werden, am Steuer des eigenen Wagens in die Klinik. Es fand sich ein ausgedehnter Hinterwandinfarkt mit Rhythmusstörungen, die den Einsatz eines Schrittmachers erforderlich machten.

2. Erschwerung eines Arbeitsbündnisses zur rationalen Therapie der Erkrankung

Verleugnende Abwehr betrifft auch die Krankheitsfolgen, insbesondere die Schmerzen. Nicht selten verleugnen Patienten stenokardische Beschwerden sehr weitgehend, was ihre klinische Beurteilung sowie Indikation und Dosierung von Analgetika und Sedativa erschwert (Hackett 1969).

Während der Visite schildert sich ein Infarktkranker am zweiten Tag des stationären Aufenthaltes zunächst als völlig beschwerdefrei. Auf intensiveres Nachfragen hin klagt er über Beschwerden in der linken Großzehe. Erst nachdem wir mit ihm ausführlicher über seine Gesamtsituation und seine Ängste gesprochen haben, kann er über die noch fortbestehenden heftigsten stenokardischen Dauerschmerzen klagen. Zur verleugnenden Abwehr war eine *Verschiebung* der Beschwerden getreten.

Verleugnende Abwehr führt nicht selten zu Interaktionsproblemen zwischen dem Patienten einerseits und Arzt und Schwestern andererseits. Ein Hauptthema solcher Auseinandersetzungen ist die Einhaltung der verordneten Bettruhe. Infarktkranke können aufgrund ihrer Persönlichkeitsstruktur die körperliche Inaktivität und die damit verbundene Autonomieeinbuße oft nur schwer ertragen und übertreten nicht selten entsprechende therapeutische Vereinbarungen. Typisch ist der Infarktkranke, der bei der Visite im Trainingsanzug (»stramm wie eine Eins«) im Bett liegt und um die Erlaubnis zu körperlicher Aktivität bittet. In dieser Situation ist es wichtig, die Bedürfnisse der Kranken nach Autonomie, nach Wiederherstellung ihrer Leistungsfähigkeit verständnisvoll zu diskutieren.

F. Dunbar berichtete von einer zunächst erfolgreichen Behandlung eines Infarktpatienten, der die verordnete Bettruhe nicht einhalten konnte und dem deshalb die Benutzung eines Lehnstuhls und beschränkte Bewegung im Krankenzimmer erlaubt worden war. Derselbe Patient erlitt später einen Reinfarkt und starb, nachdem er nach einer Auseinandersetzung mit einem anderen Stationsarzt diesmal seine Privilegien nicht mehr erhalten hatte.

Die Abwehr der tiefen Verletzung des Selbstwertgefühls mittels Verleugnung trägt dazu bei, daß Patienten die Rollenverteilung zwischen Arzt und Patient in Frage zu stellen oder umzukehren versuchen.

Der bereits genannte Industrielle schilderte bei der Chefarztvisite auf die Frage, wie es ihm gehe, nicht etwa seine Beschwerden, sondern stellte erst einmal fest, daß der Chefarzt auch Ostpreuße sei und berichtete über seine Leistungen als Soldat beim Kampf um Ostpreußen. Er verleugnete seine augenblickliche Situation und versuchte, seinen jetzigen Autonomieverlust durch den Rückgriff auf frühere Erfolge und den sich anschließenden langen Bericht über seine jetzigen beruflichen Leistungen zu kompensieren. Schließlich fragte er den Professor, ob dieser nicht etwa unter ihm – in einer Studentenkompanie in Ostpreußen –»gedient« hätte. Die Umkehrung der gegenwärtigen Rollen- und Machtverteilung sollte die krankheitsbedingte narzißtische Kränkung ausgleichen.

Vom Ausmaß der Verleugnung hängt es mit ab, wie weit Patienten Informationen auch über die Natur ihrer Erkrankung und die Erfordernisse der Behandlung während des stationären Aufenthaltes aufnehmen können, die sie für eine konsequente Durchführung der späteren Therapie und Rehabilitationsmaßnahmen benötigen.

Croog (1971) untersuchte Infarktkranke zum Zeitpunkt der Entlassung aus einem Krankenhaus, in dem ihnen ausreichend Möglichkeit zur Information über das Wesen ihrer Erkrankung angeboten worden war. 20% von 293 Patienten antworteten auf die Frage, ob sie eine Herzattacke gehabt hätten, mit »nein« oder »weiß nicht«. Croog stufte diese Patienten als »massive Verleugner« ein. Dieses Abwehrverhalten erwies sich bei Interviews im Abstand von einem Monat und einem Jahr als stabil. Die Mitglieder dieser Gruppe der »massiven Verleugner« hielten sich in der Folgezeit weniger an die ärztlichen Ratschläge; sie waren weniger als die anderen Kranken bereit, zu versuchen, ihr Risikoverhalten zu ändern, insbesondere das Zigarettenrauchen einzuschränken. Die »Verleugner« befolgten seltener auf die Rehabilitation bezogene Ratschläge etwa zum Termin der Wiederaufnahme der Arbeit und zur Wahl des Arbeitsplatzes. Bei ihnen fand sich gehäuft die Tendenz, körperliche Symptome zu bagatellisieren.

Diese Befunde zeigen, wie wichtig die Beachtung von Verleugnungsvorgängen auch für die Durchführung von Rehabilitationsprogrammen ist.

Dabei soll noch einmal auf die Gefahr der Realitätsverkennung im Falle der Angstabwehr durch totale Verleugnung aufmerksam gemacht und darauf hingewiesen werden, wie subtil im einzelnen die Verleugnungsstrategien wirksam sein können:

Ein Infarktkranker, der sich zwar zunächst allen medizinischen Anordnungen exakt fügte und insgesamt kooperativ schien, lehnte die Diagnose »Herzinfarkt« mit folgender Begründung ab: Ärzte lernten alles aus Büchern, Patienten seien eben keine Bücher (Sullivan und Hackett 1963).

32.2.3.2.4 Klinische Beurteilung der Verleugnung, Indikationsstellung zu psychotherapeutischer Intervention

Verleugnung ist zunächst ein sinnvoller Abwehrmechanismus im Sinne einer physiologischen Schutzreaktion; bei entsprechender Disposition kann dieser Abwehrmechanismus in Belastungssituationen jedoch pathologisches Ausmaß annehmen, d. h. zu einer gefährlichen Einschränkung von Realitätsprüfung und Bereitschaft zur therapeutischen Mitarbeit führen. Eine Indikation zur psychotherapeutischen Intervention sehen wir dann als gegeben an, wenn hierdurch eine rationale Behandlung des Infarktkranken gefährdet wird.

Für die klinische Beurteilung von Verleugnungsprozessen erscheint uns vor allem auch die Mitberücksichtigung der sozialen Situation des Patienten in der Klinik wesentlich. Hat der Patient keine Möglichkeit zu entlastenden Gesprächen über das Wesen und die Prognose seiner Erkrankung, so muß er in verstärktem Ausmaße Abwehrmechanismen wie die Verleugnung benützen. In diesem Sinne kann Verleugnung auch als »sozialer Akt« angesehen werden (Weisman und Hackett 1968).

Hackett (1968) fand für stabil verleugnende Infarktkranke eine Tendenz zu einer besseren somatischen Prognose. Die angesichts anderer Befunde aufzustellende Hypothese, daß dies nur für Patienten gilt, denen keine psychotherapeutischen Gesprächs- und Hilfsmöglichkeiten angeboten werden, müßte jedoch vor einer endgültigen Bewertung dieses Befundes überprüft werden. Bisher liegen keine Studien über psychotherapeutische Interventionen bei Infarktkranken unter Benutzung einer Verleugnungsskala vor.

32.2.3.3 Depression

32.2.3.3.1 Diagnostik (quantifizierende Einstufung) und Verlauf

Auch depressive Zustandsbilder werden bei Infarktkranken häufig nicht erkannt, da sie kein »lärmendes« Bild machen: Mimik und Gestik sind starr, der Patient wirkt insgesamt verlangsamt, interesselos, oft zurückgezogen. Hinter der stillen Unauffälligkeit findet sich nicht selten weitgehende Hoffnungslosigkeit bis hin zu Tendenzen der Selbstaufgabe.

Der Traum eines erfolgreichen Geschäftsmannes in der Nacht nach Infarkteintritt soll den krankheitsbedingten Selbstwertverlust und die hieraus resultierende Depression veranschaulichen: der still und unauffällig wirkende Patient klagt bei der Morgenvisite über stenokardische Beschwerden. Im Gespräch ergibt sich, daß die Beschwerden nach dem Erwachen aus einem Traum aufgetreten seien: der Kranke sah sich im Traum selbst, wie er »auf den Lumpenwagen« geworfen wurde. Von dieser bei ihm unbewußt vorhandenen Phantasie kann er jedoch erst nach einem längeren Gespräch ausführlicher berichten, nachdem er schon eine gewisse Stützung seines Selbstwerterlebens erfahren hatte.

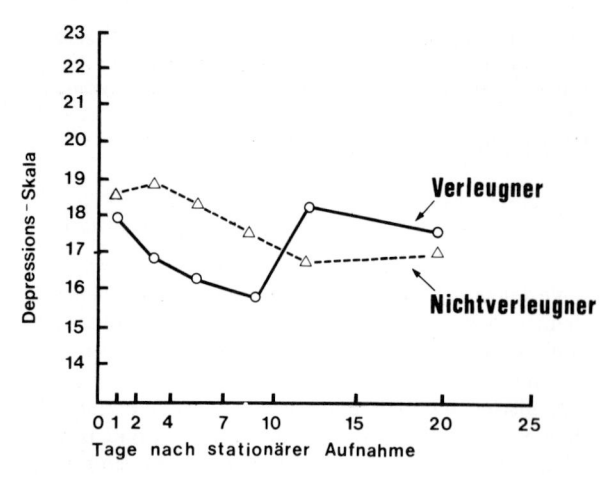

Abb. 5. Verlauf der depressiven Reaktion bei Infarktkranken, bei »Verleugnern« und »Nicht-Verleugnern«, während der stationären Behandlungsphase (nach Froese, 1974).

Der Verlauf der Depressionswerte (Holland-Sgroi-Skala) für die Gruppe der »Verleugner« und »Nicht-Verleugner« während der Zeit des stationären Aufenthaltes ist aus Abb. 5 ersichtlich (Froese 1974).

Bei den »Verleugnern« sinken die Werte auf der Depressionsskala vom 3. bis 10. Tag im Vergleich zu den »Nicht-Verleugnern« signifikant ab, um allerdings später wieder anzusteigen. Die Autoren halten den Verleugnungsmechanismus gegenüber depressiven Emotionen für nicht so wirksam wie gegenüber Angst; als Grund hierfür diskutieren sie, daß es sich bei der Depression wahrscheinlich um ein psychologisch und biochemisch komplexeres Phänomen als bei der Angst handelt (Froese 1974).

Nimmt man die Zeit des stationären Aufenthaltes zusammen, so lassen sich auch nach Untersuchungen anderer Autoren keine signifikanten Veränderungen der Depressionswerte nachweisen (Doehrman 1977).

32.2.3.3.2 Ursachen der Depression

In der Psychodynamik von Infarktkranken können verschiedene Faktoren zur Entstehung ihrer depressiven Reaktion in jeweils individuell zu bestimmendem Ausmaß beitragen.

1. Unspezifische Reaktionen auf die Erkrankung

Zunächst handelt es sich bei den depressiven Verstimmungen um eine einfühlbare emotionale Reaktion auf die krankheitsbedingten Veränderungen der Lebenssituation. Die Erkrankung bringt für den Patienten körperliche Schwäche, Hilfsbedürftigkeit, Abhängigkeit und Ohnmachtsgefühle mit sich.

2. Art der körperlichen Beeinträchtigung

Krankheitsbedingte Minderung des Selbstwerterlebens erfährt bei Infarktkranken häufig eine intensive Ausprägung und spezielle Akzentuierung. Aufgrund ihrer Persönlichkeitsstruktur trifft es sie besonders, daß »auf den eigenen Körper kein Verlaß mehr ist«. Die erwähnten Phantasien über die Natur der Herzerkrankung und die Herauslösung des Herzens aus dem Körperbild setzen spezifische Akzente, die sich psychopathologisch auswirken können:

So berichtet Stein (1969) von einem Infarktpatienten, der unter der Vorstellung litt, daß das Infarktereignis ein zum Gehirn führendes Gefäß verstopft habe, was ihn völlig hoffnungslos machte. Der Patient klagte besonders über einen hochgradigen Gedächtnisschwund, ohne daß sich testpsychologisch Hinweise für ein organisches Psychosyndrom fanden. Die Störung besserte sich nach der Korrektur dieser Fehlvorstellung des Patienten über das Wesen seiner Herzerkrankung rasch.

3. Persönlichkeitsstruktur und Psychodynamik

Die tiefgehende Verunsicherung im Bereich der Selbstwertregulation, die bei infarktgefährdeten Personen beschrieben wird, findet durch den Eintritt der Erkrankung sozusagen eine reale Bestätigung; hinzu kommt die Befürchtung, die bisherigen Kompensationsmöglichkeiten, etwa in der beruflichen Tätigkeit, zu verlieren. Insofern stellt die Infarkterkrankung nicht selten eine sehr tiefgehende »narzißtische Krise« (Henseler 1974) dar, die nach außen in Form der depressiven Reaktion bzw. den zugehörigen Abwehr- und Kompensationsversuchen sichtbar wird.

4. Objektverluste zur Zeit der Krankheitsmanifestation

Die der Erkrankung häufig vorausgehenden belastenden Lebensereignisse beinhalten häufig Objektverlusterlebnisse: Verlust von Personen oder Sachen, endgültiges Nichterreichen von Lebenszielen, Frustration von Versorgungswünschen u. a. Diese Verluste führen teils im Sinne von Trauerreaktionen unmittelbar zu depressiven Verstimmungen, teils aktivieren sie aggressive Impulse (Frustrationsaggressionen), die gegen die eigene Person gewandt zur Entstehung von Depressionen beitragen.

5. Aggressive Impulse und ihre Abwehr

Narzißtische Krise, Objektverluste sowie die Abhängigkeit von Ärzten und Schwestern und die krankheitsbedingte Hemmung der Motorik aktivieren aggressive Impulse. Aufgrund ihrer Angewiesenheit auf die Zuwendung von Ärzten und Schwestern und auch ihrer Angehörigen unterdrücken die Kranken diese aggressiven Regungen; dies führt nicht selten zu einer Situation der »feindseligen Abhängigkeit« und – zumindest zum Teil – zu einer Wendung der Aggressionen gegen die eigene Person; beides fördert das Entstehen depressiver Gefühle und ein entsprechendes Rückzugsverhalten. Spürbar wird die Abwehr der Aggressionen gelegentlich indirekt über hartnäckige, zum Teil hypochondrische Klagen, vor allem aber in einem unterschwellig anklagenden Verhalten der Patienten (Freyberger 1967a, 1977).

32.2.3.3.3 *Klinische Beurteilung der Depression*

Der Depression kommt bei Infarktkranken ein anderer Stellenwert zu als der Angst. Die depressive Reaktion ist ein notwendiger Bestandteil der Auseinandersetzung mit der durch die Erkrankung veränderten Lebenssituation. Die depressive Reaktion ist einfühlbar und verständlich. Die Patienten stehen vor einer längerfristigen Auseinandersetzung mit den Krankheitsfolgen: Sie befürchten Autonomieverlust, Verschlechterung der beruflichen Stellung und des Einkommens, reagieren auf die Infragestellung bisheriger Gewohnheiten und fühlen sich von vorzeitiger Alterung und Invalidität bedroht. Diese Auseinandersetzung ist vergleichbar der Arbeit, die während des Trauerprozesses nach dem Verlust eines Partners geleistet werden muß[11]. Eine Verarbeitung der Erkrankung und ihrer Folgen ist Voraussetzung für eine erfolgreiche Rehabilitation. Sie ist ohne depressive Reaktion, ohne »Trauerprozeß«, nicht möglich.

Wir weisen auf diesen Aspekt der depressiven Reaktion deshalb mit Nachdruck hin, weil häufig, insbesondere im Zusammenhang mit der vermehrten Einführung »antidepressiv« wirkender Psychopharmaka, versucht wird, das »Zielsymptom« Depression möglichst rasch und ohne Berücksichtigung seines Stellenwertes zu beseitigen[12].

Eine Indikation für psychotherapeutische Interventionen stellt sich dann, wenn die depressiven Reaktionen die rationale Behandlung der Erkrankung und ihre weitere Verarbeitung zu sehr behindern. So kann die Diskrepanz zwischen den idealen Forderungen an das eigene Selbst und der aktuellen Situation bei manchen Kranken zu einem Gefühl völliger Wertlosigkeit führen, sie können sich durch Gefühle des Versagens oder der Schuld erdrückt fühlen, es können Gefühle weitestgehender Hilf- und Hoffnungslosigkeit mit ihren bedrohlichen Folgen aufkommen. Solche Reaktionen behindern die Rekonvaleszenz und bedrohen einen erfolgreichen Rehabilitationsverlauf. Hier stellt sich die Indikation für supportive Psychotherapie, evtl. die Indikation zu einer sogenannten »Notfall-Psychotherapie« (Bellak 1972, Freyberger 1976)[13].

Wesentliche Voraussetzung für eine angemessene Verarbeitung der depressiven Reaktionen ist eine Einstellung bei Ärzten und Pflegepersonal, die depressive Gefühle und ihren Ausdruck auch im Krankenhaus akzeptiert. Schwierigkeiten treten hier insbesondere mit männlichen Patienten jüngeren und mittleren Alters auf: die Äußerung von Traurigkeit ist oft weder mit ihrem Selbstbild noch mit den Erwartungen von Ärzten und Pflegepersonal vereinbar.

32.2.4 Besonderheiten emotionaler Reaktionen bei reanimierten Infarktkranken[14]

Bei reanimierten Infarktpatienten wurden intensive und langanhaltende Angstzustände und eine Einschränkung der Ich-Funktionen durch einseitige Inanspruchnahme von Abwehrmechanismen beobachtet. Da es vor oder während der Reanimationsmaßnahmen häufig zu einer zerebralen Hypoxämie kommt, treten diese reaktiven Angstzustände in der Regel kombiniert mit Durchgangssyndromen auf. Zahlreiche psychische Störungen – vor allem Unruhe, Angst, Interessen- und Aktivitätsverlust und Alpträume – sind bei reanimierten Infarktpatienten oft noch nach Monaten nachweisbar und behindern die Rehabilitation.

Ärzte und Schwestern sollten bei reanimierten Patienten besonders sorgfältig auf Signale achten, durch die der häufig total verängstigte Patient seinen Wunsch nach einem Gespräch mitteilt bzw. ihm immer wieder Gesprächangebote machen. Die Kranken haben entweder in unterschiedlichem Ausmaß Erinnerungen an die Vorgänge der Reanimation oder sind durch die zeitliche Lücke in ihrem Erleben beunruhigt. Wenn sich Patienten scheinbar nicht an diese Situation erinnern oder nicht darüber sprechen, handelt es sich im allgemeinen um das Ergebnis psychischer Abwehrvorgänge, die nicht selten durch ärztliche Wunschvorstellungen (»Amnesie«) mitinduziert sind.

Systematische Befragung reanimierter Patienten sowie anderer Kranker, die sich in »Todesnähe« befunden hatten, ergaben eine charakteristische Sequenz bestimmter Erlebnisinhalte (Moody 1977). Diese »Todesnähe-Erlebnisse« scheinen weitgehend unabhängig von kulturellen Einflüssen zu sein (Kübler-Ross 1976, Becker 1977)[15]. Für das Verhalten der Mitarbeiter der Intensivstation ist es dabei wesentlich, zu wissen, daß nach klinischer Beurteilung »bewußtlose« Patienten sehr häufig Einzelheiten, insbesondere die Gespräche während der Reanimation, voll wahrnehmen (Moody 1977) und später nur dann über diese »Todesnähe-Erlebnisse« sprechen, wenn sie sicher sind, damit ernstgenommen zu werden; auch hier spielt die erhöhte Sensibilität der Kranken für Abwehrvorgänge bei Ärzten und beim Pflegepersonal eine zentrale Rolle. Die Untersucher stimmen jedoch darin überein, daß die Patienten ein großes Bedürfnis haben, über diese Erlebnisse zu sprechen (Moody 1977, Kübler-Ross 1976, Becker 1977).

Gelegentlich führen diese einfühlbaren Ängste zum Auftreten stenokardischer Beschwerden, worauf bei deren Beurteilung geachtet werden sollte.

So klagte ein 65-jähriger Patient jedesmal über heftigste stenokardische Beschwerden, wenn Schwestern und Ärzte nur in sein Zimmer traten, am ausgeprägtesten waren sie mit Beginn der Chefarztvisite. Der psychosomatische Konsiliarius wurde zugezogen, um die Ursachen dieser eher als »funktionell« aufgefaßten Beschwerden – im Gegensatz zu den eindeutigen stenokardischen Beschwerden des Patienten bei körperlicher Belastung – abzuklären. Der Patient war reanimiert worden und nach Aussage der Stationsärzte bestand für die ersten vier Tage des Krankenhausaufenthaltes eine »Amnesie«.

Im Gespräch zeigte sich, daß der Patient durchaus, wenn auch diffuse, Erinnerungen an diese Ereignisse hatte und für ihn das Erscheinen von Menschen in weißen Kitteln unmittelbar mit den Reanimationsmaßnahmen, u.a. der Defibrillation, assoziiert war. Nach einigen Gesprächen und der Gabe von Beta-Rezeptoren-Blockern ließen sich die Angstreaktionen und die stenokardischen Beschwerden abbauen.

Abschließend sei darauf hingewiesen, daß die Berücksichtigung der psychischen und sozialen Situation reanimierter Patienten auch während der Rehabilitationsphase dringend indiziert erscheint.

Ein 60-jähriger höherer Regierungsbeamter wurde nach infarktbedingtem Herzstillstand reanimiert und konnte trotz zahlreicher Komplikationen (Rippenserienfrakturen, Hämatothorax, organisches Psychosyndrom) und einer sich anschließenden vorübergehenden extremen Abhängigkeitshaltung schließlich erfolgreich rehabilitiert werden. Bei Wiedervorstellung nach einem halben Jahr klagte er lediglich über eine Impotenz, die jetzt die Ehe mit seiner wesentlich jüngeren Frau gefährdete. Der Patient hatte Angst vor dem Verkehr aus der Vorstellung heraus, es könnte dabei ein Reinfarkt auftreten. Ein einmaliges Gespräch von ca. 30 Minuten Dauer genügte, um dieses Symptom dauerhaft zu beseitigen.

32.2.5. Interaktionsprobleme mit Infarktkranken

32.2.5.1 Kooperation versus Auflehnung

Entsprechend ihrer Tendenz zu sozialer Anpassung wirken Infarktpatienten vordergründig zumeist kooperativ. Aus der Latenz werden jedoch vielfach Tendenzen zur Auflehnung spürbar und im Krankheitsverhalten sichtbar: die Verleugnung der Krankheitsfolgen und die Auseinandersetzung mit der erzwungenen Passivität führen zur Übertretung von Verhaltensregeln im Behandlungsverlauf, insbesondere zu einer nicht ungefährlichen körperlichen Belastung. Dabei geht es den Infarktpatienten im allgemeinen weniger um den Inhalt der Verordnungen als um ihre Form (Hahn 1971)[16]; in der klinischen Beurteilung solcher übertriebener Selbstbehauptungstendenzen sollte immer die besondere Sensibilität von Infarktkranken für Autoritätskonflikte berücksichtigt werden (Rose 1966).

Auch die nicht seltenen sexuellen Anzüglichkeiten männlicher Infarktkranker gegenüber Krankenschwestern, die von diesen oft als besonders unangenehm erlebt werden, können im Zusammenhang mit diesen Selbstbehauptungstendenzen, d. h. als Versuch einer Stabilisierung des Selbstwertgefühls, verstanden werden. Die besondere Schwierigkeit liegt darin, daß sich in diesem Verhalten oft eine eher anklammernde Kontaktsuche mit sexuellem Imponiergehabe verbindet, was wiederum von den Schwestern als unmännlich erlebt wird; diese Fremdwahrnehmung kann im Umgang mit dem Patienten wiederum im Sinne einer Schwächung seines Selbstwerterlebens zurückwirken und dann entweder zu depressivem Rückzug oder zu noch unangemesseneren Versuchen führen, imponierend zu wirken[17]).

32.2.5.2 Schwierigkeiten, Hilfe annehmen zu können

Hilfe annehmen ist bei Infarktkranken eng assoziiert mit Abhängigkeit. Hilfsangebote mobilisieren deshalb gleichzeitig Abwehrvorgänge und Selbstbehauptungsimpulse. Infarktkranke müssen die Kontrolle über sich und ihre Umwelt halten, können die Führung »nicht aus der Hand geben«. Hinzu kommt, daß die Helfer all die aggressiven Impulse zu spüren bekommen, die durch die Objektverlusterlebnisse, die narzißtische Kränkung und die realen krankheitsbedingten Frustrationen mobilisiert werden; durch diese aggressiven Impulse werden die Angebote der Helfer häufig in Frage gestellt oder entwertet. Schließlich ist auch hier die bei Infarktkranken oft tiefgehende Störung der Fähigkeit zur Introjektion, zur wirklichen inneren Aneignung, zur Assimilation von Fremdem (Köhle 1970) wirksam. Insgesamt resultiert, daß die Kranken von dem Angebot der Helfer nichts oder nur wenig annehmen können, daß sie vielmehr versuchen, ihre eigene Überlegenheit aufrechtzuerhalten oder wiederzugewinnen. Die Helfer werden dann mit Berichten über frühere Leistungen überschüttet und fühlen sich mit ihrem Angebot mehr oder weniger abgelehnt. Schließlich erscheinen den Helfern dann oft nur noch solche Eigenschaften der Infarktkranken akzeptabel, denen eher pathogene Bedeutung zukommt, wie zwanghafte Perfektion und Bereitschaft zu sozialer Anpassung. Die Gefahr, daß im Interaktionverlauf schließlich pathogene Verhaltensmerkmale durch die Helfer verstärkt werden, illustriert das folgende Beispiel:

Im Rahmen des psychosomatischen Praktikums soll ein Medizinstudent im 8. Semester einen 51-jährigen Infarktpatienten interviewen. Bevor der sich noch unsicher fühlende Student überhaupt mit einer Frage beginnen kann, übernimmt der Patient die Führung: »Na, schießen Sie los!«. Auch den übrigen Interviewverlauf bestimmt fast ausschließlich der Patient. Er stellt zunächst sich und seine Krankheit nach Art einer klinischen Demonstration für Anfänger dar, betont dann seine Überlegenheit recht aggressiv getönt, wenn auch in sehr wohlgeformte Sätze gekleidet: Er kenne die eigentlichen Interessen der Ärzte schon, sie seien häufig nur Geldschneider und hätten wenig Zeit für ihre Kranken. Er stamme selbst aus einer Arztfamilie. Immer wieder bezeichnet er die Studenten als »Anfänger«.

Der Infarkt war während des Urlaubs der Ehefrau des Patienten – sie war allein ins Ausland gefahren – aufgetreten. Obwohl der Patient die Verdachtsdiagnose sofort stellte – sein Vater war ein Jahr vorher unter ähnlichen Beschwerden an einem Infarkt verstorben –, wartete er zunächst darauf, ob nicht ein Hausbewohner mehr oder weniger zufällig auf ihn aufmerksam würde – schon hier wirkte er ganz irrational enttäuscht, daß dieser Zufall nicht eintrat. Erst nachdem er auch die Ehefrau im Ausland telefonisch nicht hatte erreichen können, verständigte er schließlich Stunden später Arzt und Sanitätsdienst. Obwohl *er* den Beginn ärztlicher Hilfe hinausgezögert hatte, ist er jetzt im Gespräch noch voller Beschuldigungen gegenüber seinen Helfern: die Sanitäter hätten ihn die Treppe hinunterlaufen lassen, anstatt ihn zu tragen; auf der Aufnahmestation habe er eineinhalb Stunden auf der Bank warten müssen und schließlich habe ihm der Stationsarzt auch falsche Tabletten gegeben – ausführlich schildert er die Kritik des Oberarztes am Stationsarzt.

Erst bei genauerem Zusehen wird deutlich, daß die verleugnende Abwehr des Patienten wohl auch auf der Aufnahmestation dazu geführt hatte, daß er nicht rasch genug beachtet worden war. Auch im Interview kann er Gefühle von Schwäche und Hilfsbedürftigkeit nicht mitteilen; er wehrt diese Gefühle ab, kann so nicht auf seine Hilfsbedürftigkeit aufmerksam machen und erhielt auch im Interviewverlauf zuwenig Hilfestellungen.

Die anschließende Diskussion war zunächst durch die Verärgerung der Studenten über den Patienten bestimmt; sie hatten sich von ihm massiv entwertet gefühlt. Sie erlebten ihn als Spielverderber, waren durch seine aggressiven Äußerungen stark irritiert. Die weitere Bearbeitung führte dazu, daß sie über ihn als »komische Figur« nur noch lachten. Vom Gruppenleiter nach vielleicht doch auch gleichzeitig vorhandenen Sympathiereaktionen befragt, erkannten die Studenten vor allem das Bemühen des Patienten um eigene Leistung – insbesondere im Beruf – und seine perfekte Darstellung des Krankheitsverlaufes im Interview an; darüberhinaus habe ihnen – im Vergleich zu anderen Patienten – seine Fähigkeit imponiert, die eigenen Affekte zu kontrollieren. Die weitere Diskussion ließ die Tragik dieser Entwicklung in der Interaktion erkennen: Leistungsbezogenheit und überstarke Affektkontrolle sind genau diejenigen Charakterzüge, um derentwillen der Patient auch sonst sozial akzeptiert wird, die ihn aber gleichzeitig darin behindern, von anderen etwas zu bekommen. Nach dieser Klärung änderte sich die Stimmung in der Studentengruppe: aus dem Bild des lächerlichen Patienten, der »komischen Figur«, war das Bild eines »armen Tropfes« geworden.

32.2.6 Ärztliche Psychotherapie bei Infarktkranken

32.2.6.1 Allgemeines zum methodischen Vorgehen

Das ärztlich-psychotherapeutische Gespräch[18] bzw. die supportive Psychotherapie (Freyberger 1976, Kimball 1975) soll Patienten bei der Verarbeitung ihrer Erkrankung Hilfe anbieten. Ein wesentliches Element ist der Versuch, über die Entwicklung einer auch emotional tragfähigen Arzt-Patient-Beziehung dem Kranken zumindest vorübergehend einen Ausgleich für die erlittenen Objektverluste und narzißtischen Kränkungen zu vermitteln. Konstante Zuwendung, auch aktiv geäußertes Interesse, Anteilnahme und die Bereitschaft, den Patienten auch direkt emotional zu unterstützen, sollte der Arzt in die therapeutische Beziehung einbringen können.

Mit diesen Gesprächen wird zweckmäßigerweise möglichst bald nach der stationären Aufnahme zusammen mit oder parallel zu der somatischen Behandlung begonnen. Hierdurch ist eine rechtzeitige Abklärung auch der emotionalen Probleme und eine Indikationsstellung für das weitere psychotherapeutische Vorgehen möglich. Schon im ersten Gespräch, in dem der Arzt zunächst versucht, die individuelle psychische und soziale Situation des Patienten kennenzulernen, kann auch mit therapeutischen Interventionen begonnen werden.

Die in jeder Phase patientenzentrierten Gespräche nehmen ihren Ausgang von den vom Kranken direkt geäußerten, aus seinem Verhalten erschlossenen oder vom Untersucher über die Analyse seiner Gegenübertragung empfundenen Bedürfnissen des Patienten. Dabei werden die dem Kranken aktuell zur Verfügung stehenden Verarbeitungsmöglichkeiten und die bereits aktivierten Abwehrmechanismen berücksichtigt. Insgesamt geht es darum, die Gespräche an den aktuellen Problemen zu orientieren, den Patienten vor allem gegenüber seinen Ängsten zu unterstützen und ihm Hilfe im Trauerprozeß anzubieten; es ist nicht das Ziel solcher supportiver Therapie in der akuten Krankheitssituation, die Persönlichkeitsstruktur zu verändern; angesichts der akuten Gefährdung sind, da alle psychischen Valenzen in Anspruch genommen werden, Entwicklungsprozesse kaum möglich. Im Verlauf dieser Gespräche wird der Patient auch über das Wesen der Erkrankung informiert.

Ein solches Gesprächsangebot ist für viele Kranke ungewohnt, manchen Patienten fällt es recht schwer, über sich und insbesondere über ihre Gefühle zu sprechen. Ein solches Vorgehen setzt deshalb eine Schulung voraus[19]. Dabei macht die Persönlichkeitsstruktur des Patienten und die besondere Behandlungssituation gelegentlich eine Modifikation der sonst eher abwartenden Haltung des Arztes und seiner Gesprächsführung mit offenen Fragen erforderlich. So müssen etwa die Ängste der Patienten nicht selten ganz direkt und mit großem Nachdruck angesprochen werden, damit die Kranken davon berichten können. So bestehen wir etwa darauf, daß die Patienten ihre Vorstellungen, die sich auf die Verletzung des Herzens und auf das Wesen des Infarktes beziehen, äußern; wir formulieren etwa: »Sie sind krank und in dieser Situation macht sich jeder Mensch Vorstellungen über das Wesen und die Konsequenzen seiner Erkrankung«. Ebenso nachdrücklich versuchen wir die Vorstellungen der Patienten über die Verursachung ihrer Erkrankung zu erfahren. Wir formulieren etwa: »Ein Infarkt kommt nicht aus heiterem Himmel, was haben Sie in letzter Zeit alles mitmachen müssen?«[20]

Die Gespräche können, eine entsprechende Weiterbildung vorausgesetzt, vom Intensivmediziner selbst oder aber von einem Mitarbeiter des psychosomatischen Konsiliardienstes geführt werden[21]. In jedem Falle erscheint es uns aufgrund der eigenen Erfahrung und den Empfehlungen zahlreicher Autoren[22] wichtig, daß diese Gespräche in der Gesamtversorgung des Patienten nicht isoliert stehen, sondern daß die Kollegen der Intensivstation und die Schwestern-Pfleger-Gruppe auch in die psychologische Betreuung der Patienten einbezogen werden. Wie andere Autoren beobachteten auch wir, daß die Patienten oft gegenüber Schwestern und Pflegern leichter über ihre Ängste sprechen und Klagen äußern können als gegenüber Ärzten. Zumindest für das Erleben der Patienten kommt auch der gesamten therapeutischen Atmosphäre der Krankenstation wesentliche Bedeutung zu. Für die Gestaltung einer solchen therapeutischen Teamarbeit hat sich die Einführung regelmäßiger Stationskonferenzen bewährt, in denen unter Leitung eines psychosomatischen Konsiliarius über Schwierigkeiten, die im Umgang mit einem Kranken auftreten, sowie über Teamprobleme gesprochen werden kann.

Der psychosomatische Konsiliarius wird häufig erst in zugespitzten Krisensituationen zugezogen. Um die Situation für den Kranken nicht weiter zu belasten, sollte der Konsiliarius dem Patienten nicht als »Psychiater« oder »Psychotherapeut« vorgestellt werden, sondern als ein Arzt, »der über besondere Erfahrungen in der Behandlung von Infarktkranken verfügt« (Hahn 1971)« oder sich besonders mit Infarktkranken beschäftigt hat« u.ä.

Hierdurch wird vermieden, beim Patienten unnötige Widerstände gegen ein solches Vorgehen hervorzurufen. Andernfalls könnten die Patienten die Zuziehung eines »Psychiaters« als Versuch zur Reglementierung erleben, wodurch der Konflikt eskalieren und der Zugang weiter erschwert werden könnte.

Die Gespräche haben eine Dauer von ca. 15 bis 20 Minuten. Bei einem Teil der Patienten genügt bereits ein einmaliges Gespräch, das in verkürzter Form dann bei den täglichen Visiten fortgesetzt werden kann, bei anderen Kranken ist eine Fortführung solcher stützend-psychotherapeutischer Gespräche während der ersten Behandlungstage erforderlich.

In der Untersuchung von Cassem (1971) waren bei den 145 konsiliarisch betreuten Infarktkranken durchschnittlich 2,4 Gespräche pro Patient nötig, bei 29% der Kranken waren 5 oder mehr Gespräche erforderlich.

Im Gegensatz zu früheren Befürchtungen hat sich in den verschiedenen Untersuchungen keinerlei Hinweis dafür ergeben, daß derartige Gespräche bei Infarktkranken zu psychischen oder somatischen Komplikationen führen. Die Patienten begrüßen regelmäßig die Möglichkeit zu derartigen Gesprächen.

Bei den 80 von uns (Karstens 1970, Köhle 1972) betreuten Infarktkranken trat weder eine weitere psychische Beunruhigung auf, noch kam es zu irgendwelchen körperlichen Komplikationen wie Tachykardien oder einem vermehrten Auftreten von Rhythmusstörungen. Während für die Patienten die Gespräche deutlich entlastenden Charakter hatten, war es für uns anfangs recht belastend, uns den oft massiven Ängsten der Kranken auszusetzen. Vermutlich tragen solche Reaktionen auch dazu bei, daß solche Gespräche häufig vermieden werden.

32.2.6.2 Spezifische Hilfestellungen im ärztlich-psychotherapeutischen Gespräch

Das Angebot einer stabilen Arzt-Patient-Beziehung bildet die Grundlage jeder supportiven Psychotherapie; diese Beziehung soll dem Kranken jene Sicherheit vermitteln, die eine Entlastung seiner Ich-Funktionen von Abwehraufgaben erlaubt und ihm dadurch eine realitätsgerechte Anpassung an die gegebene Situation und die Kooperation bei der Behandlung ermöglicht.

Von dem Verlauf der emotionalen Reaktionen – Angst, Verleugnung und Depression – beim Infarktkranken lassen sich für ein spezifisches Vorgehen zusätzliche Gesichtspunkte ableiten.

32.2.6.2.1 *Entängstigung*

Angst wird durch das *Angebot einer tragfähigen Beziehung*, die auch die direkte Äußerung starker Affekte erlaubt, vermindert, sowie durch die eingehende Information über das Krankheitsbild und die Behandlungssituation.

Infarktpatienten benötigen Ärzte und Schwestern, die sich Zeit für Gespräche nehmen und die auch in der Lage sind, emotionalen Reaktionen Raum zu geben.

Eine kritische Situation entsteht nicht selten nach Anschluß des Patienten an den Monitor. Aus der Sicht des Personals ist er nun versorgt und kann alleingelassen werden. Die Patienten fühlen sich jedoch oft verlassen, ja vereinsamt (Hackett 1977). Es ist wichtig, daß ein Teammitglied oder, noch besser, ein Familienmitglied beim Patienten bleibt oder doch immer wieder nach ihm sieht. Die Erläuterung der Monitorfunktion (»Mechanischer Schutzengel«, Hackett 1977) sowie der Möglichkeit eines »falschen Alarms« (locker sitzende Elektrode) sollte in jedem Fall ausführlich erfolgen.

Information vermindert Unsicherheit und damit Angst. Infarktkranke werden deshalb eingehend über die Diagnose und das Wesen ihrer Erkrankung sowie den Sinn aller therapeutischen Maßnahmen informiert. Wichtig ist auch die Mitteilung der Abnahme des Mortalitätsrisikos bei unkompliziertem Verlauf 24 Stunden nach Infarkteintritt. Bereits im ersten oder zweiten Gespräch werden den Kranken Zielvorstellungen und ein klarer Rahmenplan für die Behandlung und auch die spätere Rehabilitation mitgeteilt.

Bei der Erläuterung des Krankheitsprozesses empfiehlt es sich häufig, das Vorstellungsvermögen der Patienten durch kleine Skizzen zu unterstützen. Cassem und Hackett (1971) fanden dies bei drei Viertel der von ihnen betreuten Kranken erforderlich.

Uns hat es sich bewährt, Herzinfarktkranken den Heilungsprozeß vom Infarkt zur Narbe am Beispiel einer Hautverletzung zu erläutern; etwa: nach einer Verbrennung werde funktionsfähiges Gewebe durch Bindegewebe ersetzt; die Narbe gewährleiste später wieder einen mit dem früheren Zustand vergleichbar festen Zusammenhalt des Gewebes. Dabei unterstützt auch die Verlagerung der Verletzung in der Vorstellung nach außen auf die Haut die Beruhigung des Patienten. Allerdings ist es wichtig, daß der Arzt hier nicht nur eine logische Gedankenfolge vermittelt, sondern gleichzeitig den Patienten nachhaltig emotional unterstützt. Unterbleibt die emotionale Unterstützung, so kann auch die Vorstellung einer Narbenbildung am Herzen wieder angstvolle Phantasien hervorrufen.

Auch bei reanimierten Patienten empfiehlt sich eine eingehende Information über Erkrankung, aufgetretene Komplikationen und durchgeführte Therapiemaßnahmen. Anderenfalls fühlen sich die Patienten, die die gefährliche Extremsituation doch mehr oder weniger wahrgenommen haben, mit ihren Ängsten alleingelassen. In einer Nachuntersuchung von Dobson (1971) klagten Patienten und Ehepartner darüber, daß sie aufgrund des Informationsmangels oft monatelang – im Nachhinein gesehen, grundlos – unter ungewöhnlichen emotionalen Belastungen gelitten hatten.

Die *direkte Äußerung von Gefühlsreaktionen* – insbesondere Angst und Depression – wirkt sich oft sehr entlastend aus; nach einer solchen »katharstischen« Abreaktion bessern sich nicht selten auch stenokardische Beschwerden, die vorher gegenüber der pharmakologischen Therapie resistent geblieben waren.

32.2.6.2.2 *Verminderung verleugnender Abwehr*

Verleugnung kann die Anpassungsarbeit des Ich blockieren und auf diese Weise den Patienten behindern, zu einem informierten, sich aktiv an seiner Behandlung beteiligenden Partner zu werden. Das Angebot von Information und die klare Orientierung über die Ziele der Therapie und Rehabilitation vermögen den Abwehrvorgang zu entschärfen: der Patient muß die Situation nicht mehr alleine bewältigen und findet einen Orientierungsrahmen. Zu berücksichtigen ist jedoch auch die Abwehr von Abhängigkeitsbedürfnissen durch Infarktkranke; deshalb weisen wir bei solchen Patienten ausdrücklich auch auf die besonderen Schwierigkeiten eines bisher aktiven Mannes hin, der jetzt die mit der Patientenrolle verbundene Passivität auszuhalten hat. Unter Umständen ist es günstig, das Ertragen dieser »Schwäche« als besondere »Leistung«, als Ausdruck besonderer »Stärke« darzustellen (F. Dunbar). Der Patient kann ausdrücklich auf die Notwendigkeit von »Entspannung«, von »zur Ruhe kommen«, von »Erholung« hingewiesen werden, dabei kann betont werden, daß er sich diese Entspannung, nach all den Anstrengungen im Leben wohl auch verdient habe u. a.

In jedem Falle ist das Ziel, die Mitarbeit des Patienten zu gewinnen, allen anderen therapeutischen Maßnahmen übergeordnet.

Bei der Verordnung von Sedativa und Tranquilizern wird die Wirkung dieser Medikamente den Patienten genau erklärt und ihre Verordnung mit der Notwendigkeit zur Entspannung und Erholung in Zusammenhang gebracht. Die Zustimmung des Patienten zur Medikation wird nach sorgfältiger Information eingeholt. So läßt sich weitgehend verhindern, daß die Sedierung als weitere unerwünschte Schwächung erlebt wird und zu einer erneuten Beunruhigung des Kranken führt (Cassem 1971).

Verleugnende Abwehr wird häufig auch durch die Vorstellungen der Patienten über zukünftige Krankheitsfolgen in Beruf und Familie aktiviert. Eine Klärung dieser Vorstellungen und erforderlichenfalls auch der realen Situation, etwa am Arbeitsplatz, kann hier weiterhelfen.

32.2.6.2.3 *Bearbeitung der Depression*

Das Gesprächsangebot beinhaltet Interesse und Zuwendung des Arztes und stützt schon dadurch das Selbstwertgefühl des Kranken. Im Gesprächsverlauf kann die krankheitsbedingte Minderung des Selbstwertgefühls sowie die Diskrepanz zwischen der jetzt gegebenen Realität und den Idealvorstellungen des Kranken thematisiert werden. Die depressive Reaktion kann auch durch eine Hervorhebung positiver Gesichtspunkte, etwa auch der bisherigen Leistungen des Kranken im Leben, gemindert werden. Die Äußerung depressiver Gefühle – derentwegen sich Infarktkranke immer wieder auch schämen – kann als »natürlich« und einfühlbar – und das heißt für die Patienten auch als »normal«, angesprochen werden. Gerade in Verbindung mit der verständlichen Trauerreaktion[22a] können auch die Möglichkeiten einer späteren Umstellung der Lebensweise ins Gespräch kommen. Auf die Chance einer vollständigen Rehabilitation sollte – bei bisher komplikationslosem Verlauf – ausführlich eingegangen werden. Dabei kann auf erfolgreich rehabilitierte Patienten, die dem Kranken bekannt sind, hingewiesen werden.

Insgesamt geht es darum, den Kranken einen angemessenen Ausdruck ihrer depressiven Gefühle zu ermöglichen und die krankheitsbedingten Einbußen im Laufe eines Trauerprozesses zu verarbeiten.

Es empfiehlt sich, vorschnelle Entschlüsse des Patienten zur Änderung seiner Lebensweise, insbesondere der Berufstätigkeit, als Ausdruck der Depression aufzufassen und den Patienten darauf aufmerksam zu machen, daß es zu solchen definitiven Entschlüssen in dieser Phase noch zu früh sei. Dies gilt insbesondere auch für den Umgang mit den Angehörigen, die mit ihren häufig übertriebenen Befürchtungen den Rehabilitationserfolg behindern können.

32.2.6.3 Analgetika und Psychopharmaka

Eine ausreichende Gabe von Analgetika und Sedativa – vor allem auch nachts – sind bei jedem Infarktkranken indiziert. Die Dosis sollte individuell ermittelt werden und dem Patienten ermöglichen, in einen relativ angenehmen Entspannungszustand zu kommen. Die Verordnung wird mit dem Patienten besprochen. Sie sollte jedoch immer nach einem festen Schema und *nicht* »nach Bedarf« erfolgen; andernfalls ergibt sich bei zahlreichen Patienten als Folge ihrer verleugnenden Abwehr eine zu niedrige Dosierung. Nach den Untersuchungen amerikanischer Autoren steht der häufigste Fehler in einer Unterdosierung von Analgetika und Sedativa.

Empfohlen wird die Gabe von 5 bis 10 mg Diazepam (Valium) drei bis viermal täglich zu Beginn und eine Erhöhung bzw. eine Reduzierung (15 mg bzw. 2,5 mg) entsprechend der individuellen Wirkung. Alternativ kann Chlordiazepoxid (Librium) in einer Dosierung von 10 bis 20 mg viermal täglich gegeben werden (Hackett 1977).

Hingewiesen sei noch auf die Möglichkeit einer »paradoxen Wirkung« der Sedativa: ein Teil der Patienten erlebt die Wirkung der Sedativa als zusätzliche Schwächung, vor allem wenn die Wirkungen nicht ausreichend mit ihnen besprochen wurden. Das Schwächegefühl führt zu gesteigerter Unruhe, diese in einem circulus vitiosus zu einer Dosiserhöhung durch den Arzt, diese wieder zu einer Steigerung der Unruhe des Patienten. Gelegentlich werden Patienten dann schließlich so weitgehend »ruhiggestellt«, daß sie künstlich beatmet werden müssen. Unterstützt kann ein solches Vorgehen durch das mitbeunruhigte Stationspersonal werden, so kann eine »Routine« aufkommen, unruhige Patienten auf Intensivstationen mit Sedativa »abzuschießen«, wie es dann im Jargon heißt.

32.2.6.4 Die Verlegung von der Intensivstation

Die Verlegung von der Intensivstation auf die Allgemeinstation bedeutet für die Patienten den Verlust der ständigen Verfügbarkeit von Ärzten und Schwestern, sowie der Monitorüberwachung. Dieser Verlust kann zu schmerzlichen Trennungsreaktionen und zu einer Reaktivierung von Ängsten führen (Hackett 1969, Freyberger 1969, 1976b). Ein »Verlegungsgespräch«, in dem die eingetretene Besserung oder der Wegfall der unmittelbaren Bedrohung betont wird, kann den Patienten entsprechend beruhigen.

Hierbei ist zu beachten, daß initial stark verleugnende Patienten während der ersten Tage oft nur eine sehr geringe oder keine Besserung ihrer Symptome wahrnehmen (Gentry 1972). Gelegentlich werden in ihrer Wahrnehmung bei Abnahme der Verleugnung die Beschwerden sogar stärker.

Durch das »Verlegungsgespräch« läßt sich die nicht ganz geringe Zahl von Rückverlegungen von der Allgemeinstation auf die Intensivstation vermindern, die oft dadurch zustandekommt, daß die entstandene Verunsicherung und Angst zu Schmerzen oder anderen Symptomen führen, die wiederum zur Verunsicherung des Stationspersonals beitragen. Klein (1968) wies nach, daß praktisch nur solche Patienten mit erhöhter Catecholaminausschüttung auf die Verlegung von der Intensivstation reagierten, die auf diese Verlegung nicht vorbereitet worden waren.

32.2.6.5 Entlassung und Nachbetreuung

Es muß davon ausgegangen werden, daß bei einem größeren Teil der Patienten stärkere Probleme im emotionalen Bereich, insbesondere stärkere Angstzustände und depressive Reaktionen noch Monate und zum Teil Jahre nach der Krankenhausentlassung fortbestehen. So berichtet Cay (1972), daß 42% der Infarktpatienten eines schottischen Krankenhauses mit sozialen Problemen nach der Entlassung rechneten; einem Drittel dieser Patienten erschienen diese Probleme bedrohlich. Dabei ist zu beachten, daß Patienten aus unteren sozialen Schichten während des Krankenhaus-Aufenthaltes weniger Unterstützung und Ermutigung für die Zeit nach der Entlassung erfahren (Doehrman 1977). Für die Patienten in der Rekonvaleszenz scheinen die stärksten emotionalen und sozialen Belastungen etwa vier Monate nach der Krankenhausentlassung aufzutreten, wenn sie zwar nicht mehr krank, aber doch noch nicht voll rehabilitiert sind und sich vor der Aufgabe sehen, die Arbeit wieder aufzunehmen (Doehrman).

Hieraus läßt sich die Notwendigkeit von ärztlichen Kontrolluntersuchungen während der genannten Periode ableiten, die in besonderem Ausmaß auch die psychosozialen Gesichtspunkte mit einbezieht. Für Patienten mit ausgeprägten psychosozialen Problemen sollten Interventionsmöglichkeiten zur Verfügung stehen[23]).

32.2.7 Häufige Fehler im Umgang mit Infarktkranken in der akuten Behandlungsphase

32.2.7.1 Nichtbeachtung des »unauffälligen« Kranken

Der stille, zurückgezogene, »unauffällige«, »pflegeleichte«, für Ärzte und Schwestern oft angenehme Patient bleibt in der Regel unbeachtet. Gerade er leidet aber häufig unter großer Angst, scheut sich jedoch davor, diese zu äußern (Hackett 1960, 1968). Oft ist dem Rückzug aus der Kommunikation bereits ein Konflikt zwischen Abhängigkeitserleben und aggressiven Impulsen vorausgegangen: der Patient vermeidet die Äußerung feindseliger Affekte gegenüber Ärzten und Schwestern, um deren Zuwendung nicht zu verlieren. Solche aggressiven Impulse können als Reaktion auf die Erkrankung entstehen, aber auch als Reaktion auf die mit der Behandlungssituation verbundene Abhängigkeit.

32.2.7.2 Unnötige Frustration der Patienten

Den bereits aufs Äußerste frustrierten Kranken sollten noch verbleibende Befriedigungsmöglichkeiten nicht ohne zwingende Notwendigkeit genommen werden (Mandel 1964, Pelser 1967). So raten wir bei bestehendem Übergewicht dringend davon ab, bereits in den ersten Krankheitstagen eine Gewichtsreduktion einzuleiten. Da die Patienten als Folge von Erkrankung und Behandlungssituation häufig auf ein orales Organisationsniveau ihrer Bedürfnisse und Wünsche regrediert sind, werden solche Frustrationen umso stärker empfunden.

Die Kranken sollten vielmehr darauf aufmerksam gemacht werden, daß sie nach erfolgreicher Therapie und Rehabilitation weitgehend ohne Einschränkung ihrer Befriedigungsmöglichkeiten weiterleben können.[24])

Ein Teil der restriktiven Empfehlung von Ärzten für Infarktkranke hat ihre Quelle nicht in kontrollierten wissenschaftlichen Untersuchungen, sondern in der Abwehr eigener Ängste.

Die Folge einer solchen eher restriktiven Einstellung ist wohl auch die Vernachlässigung der Bedeutung sexueller Beziehungen im Rahmen der Rehabilitation Infarktkranker. Neuere Untersuchungen zeigten jedenfalls, daß die Wiederaufnahme sexueller Beziehungen bei sonst gelungener körperlicher Rehabilitation unbedenklich empfohlen werden kann (Green 1975, Halhuber 1976). Bei den Patienten besteht in dieser Hinsicht ein hohes Bedürfnis nach Beratung, die nach Möglichkeit unter Miteinbeziehung der Ehefrau erfolgen sollte (Stocksmeier 1976). Bei restriktiven Anweisungen ist auch zu bedenken, daß maximal verunsicherte Kranke häufig Anweisungen der Ärzte mißverstehen oder übertrieben stark zu befolgen suchen.

Bei einem unserer Infarktkranken fiel auf, daß er tagelang völlig steif und bewegungslos im Bett lag. Auch seine Mimik wirkte wie versteinert. Als er im Rahmen des Rehabilitationsplanes mit kleinen gymnastischen Übungen beginnen sollte, zeigte sich der Patient dazu unfähig. Gleichzeitig fielen deutliche Zeichen von Angst auf. Auf sein Verhalten angesprochen, meinte der Patient, ein Arzt auf der Intensivstation habe zu ihm gesagt: »Wenn Sie sich bewegen, bekommen Sie noch eine aufs Dach«. Danach war das merkwürdige motorische Verhalten des Patienten rasch abzubauen.

32.2.8 Beispiel eines Gesprächs mit einem Herzinfarktpatienten während der Intensivbehandlungsphase

Der 63-jährige Herr B. hat einen Hinterwandinfarkt erlitten; bei der Aufnahme auf die Intensivstation wirkt er extrem mürrisch; er beklagt sich zunächst über den als beengend erlebten gekachelten Raum; sein Verhalten wirkt auf mich gehemmt-aggressiv, unzufrieden, trotzig. Er scheint mit uns bzw. dem Schicksal zu hadern. Bei der Visite nach Schmerzen gefragt, klagt er lediglich über Beschwerden im Bereich des Venenkatheters am rechten Arm. Im Anschluß an die Visite ergibt sich folgendes Gespräch:

A.: Wie es ihm denn nun ginge, ich hätte den Eindruck, er sei irgendwie unzufrieden.
P.: An sich nicht, doch er habe Beschwerden im rechten Arm, wo er so oft gestochen worden sei. Außerdem habe er im Schultergelenk alte arthrotische Veränderungen. Diese seien schon oft behandelt worden, hätten auch bereits Kurbehandlungen erforderlich gemacht.
A.: Ob ihn diese Schmerzen jetzt sehr belästigten?
P.: Nein, diesmal – er fährt mit der linken Hand über die rechte schmerzende Schulter zum Brustbein hin, dann etwas nach links – habe es hier geschmerzt, sich zusammengezogen, »gekrampft«.

Der Patient hatte bisher überhaupt nicht über Schmerzen im Thoraxbereich geklagt, diese vollständig geleugnet bzw. in Arm- und Schultergelenke verschoben, wo er Schmerzen als ungefährlich kannte. Erst der Hinweis auf diese Schmerzen während des Gesprächs ermöglichte eine angemessene analgetische Therapie.

A.: Was er wohl für eine Krankheit zu haben meine?
P.: (zögernd) Er habe gedacht, es sei ein Herzinfarkt.
A.: Was er sich unter einem Infarkt vorstelle?
P.: (zögernd, überrascht, verlegen) »Ja, da kann man daran sterben«. Er habe da jemand gekannt, der sei daran gestorben.

Unserer Erfahrung nach hat ein Großteil der Patienten ähnliche Vorstellungen über die Konsequenzen eines Herzinfarktes. Diese Ängste vor dem Tod werden jedoch meist nicht spontan geäußert; die Patienten liegen vielmehr ängstlich im Bett und warten auf den häufig als »Schnitter« o. ä. personifiziert dargestellten Tod.

A.: Die Krankheit ist durchaus bedrohlich und ernstzunehmen; wenn man sie jedoch wie der Patient 36 Stunden ohne Komplikationen überstanden habe, sei trotz des Ernstes die Aussicht zu überleben sehr gut.
P.: Ja, er habe auch jemand gekannt, der sei zunächst nach dem Herzinfarkt nicht mehr recht arbeitsfähig geworden und dann später doch verstorben.
A.: Ich gehe zunächst auf die Arbeitssituation des Patienten ein und schildere dann Beispiele voll rehabilitierter Herzinfarktpatienten, etwa den US-Präsidenten Johnson u.ä.

Der soziale Wertverlust stellt auch hier das größte emotionale Problem dar. Die Vorstellung, nicht mehr arbeitsfähig und damit im sozialen Sinne nicht mehr wertvoll zu sein, belastet den Kranken außerordentlich stark.

A.: Wie er sich das nun vorstelle, so einen Herzinfarkt?
P.: (sehr zögernd, verlegen, sich abwendend) Das wisse er nicht so, da gäbe es etwas, wo die Gefäße zusammenkommen. Er spricht dann länger über seine Vorstellung von einem »gespaltenen Herzen«, die er durch die Bewegung seiner beiden Hände zu illustrieren versucht. Der Hausarzt habe ihm einmal so etwas erklärt.

Die Vorstellung vom zerstörten Herzen ist mit Angst und auch mit einer Selbstwertminderung verbunden, die mit einem deutlichen Schamgefühl einhergeht.

A.: Ich erkläre ihm dann am Beispiel der Verbrennung der Haut den Untergang von Gewebe und den Prozeß der Narbenbildung. Die Narbenbildung mache zunächst eine körperliche Schonung erforderlich, andererseits würde eine feste Narbe später wieder eine volle Funktion des Herzmuskels gewährleisten.
P.: Er sei überrascht, daß das so zerstörte Herz hinterher wieder voll funktionieren könne. (Jetzt wirkt Patient plötzlich wesentlich erleichtert.)

Wie häufig, äußert der Kranke jetzt auch die Angst, daß das Leben nach dem Infarkt nicht mehr lebenswert sein könnte.

P.: Er müsse eben jetzt ganz kurztreten, sich einschränken.
A.: Wie er das meine? (Die Stimmung läßt Vorstellung über weitere phantasierte Einschränkungen ahnen.) Zwar müsse er das Rauchen aufgeben, jedoch das Trinken keineswegs, vor allem das Spazierengehen sei jetzt sogar wichtig für ihn (der Patient hatte früher davon gesprochen), und auch alle anderen Genüsse seien ebenfalls erlaubt.

Es ergibt sich dann ein längeres Gespräch über die Zeitdauer des Klinikaufenthaltes, den späteren Rehabilitationsverlauf, einschließlich der Behandlung in einer Rehabilitationsklinik. Schließlich:

P.: Ob er dann auch wieder autofahren dürfe? (Dabei kann bedacht werden, wie weit Autofahren auch symbolisch für Autonomsein überhaupt steht und hierin auch die Frage nach der sexuellen Potenz enthalten ist.)
A.: Nach drei bis sechs Monaten, je nachdem. Ich betone wieder, wie wichtig in der Rehabilitationsphase die eigene Aktivität sei und daß mit Ausnahme des Rauchens sonst keine Einschränkungen der Lebensfreuden nötig seien.

Während des Gesprächs verlor sich zusehends der aggressiv-verspannte Gesichtsausdruck und die zurückgezogene, ablehnende Haltung des Patienten. Er lachte teilweise erleichtert, suchte später freundlich Kontakt, insgesamt wirkte er wesentlich entspannter.

Zusammengefaßt, läßt sich sagen, daß Herr B. zwar um seine Diagnose wußte, die für ihn damit verbundene Todesbedrohung jedoch abzuwehren versuchte. Er verleugnete seine Beschwerden bzw. verschob sie in den ungefährlicheren Bereich des Armes; dies hatte eine zu geringe Dosierung von Analgetika zur Folge. Das aggressive Verhalten des Patienten stellte einen Versuch dar, seine Depression durch Wiederherstellung der eigenen Autonomie zu vermindern. Aggressive Affekte mußte er bei der gleichzeitigen Abhängigkeit von Pflegepersonal und Ärzten jedoch abwehren, was zum Rückzug aus der Kommunikation führte; dieser Rückzug stellte einen letzten, wenn auch verzweifelten Versuch dar, sein bedrohtes Selbstwertgefühl aufrechtzuerhalten.

Später konnte mit dem Patienten auch die Lebenssituation vor Manifestation der Erkrankung ausführlich besprochen werden.

32.2.9. Ergebnisse psychotherapeutischer Behandlungsansätze bei Herzinfarktkranken

32.2.9.1 Auswahl geeigneter Therapieverfahren

Aus den Ergebnissen der psychosomatischen Untersuchung von Infarktkranken wurde immer wieder die Indikation zu psychotherapeutischer Behandlung abgeleitet. Therapieziele waren dabei:

1. Modifikation der Persönlichkeitsstruktur (psychoanalytisch orientierte Einzeltherapie bzw. psychoanalytische Gruppenpsychotherapie)
2. Modifikation von Risikoverhaltensweisen (verschiedene gruppenpsychotherapeutische Ansätze)
3. Unterstützung der Krankheitsverarbeitung (supportive Einzelpsychotherapie).

Versuche einer konfliktbearbeitenden psychoanalytisch orientierten Einzel- bzw. Gruppenpsychotherapie scheiterten – von wenigen Ausnahmen abgesehen – an den sich aus der Charakterstruktur von Infarktpatienten ergebenden Widerständen sowie an der Vorprägung der Patienten durch das somatische Krankheitserleben (Hahn 1971, Ohlmeier 1973). Eine längerfristige einzelpsychotherapeutische Behandlung ist nur dann sinnvoll, wenn die Patienten aus anderen Gründen als der Infarkterkrankung zu einer solchen Behandlung motiviert sind (Matussek 1958). Gruppenpsychotherapeutische Ansätze haben sich dagegen dann als durchführbar erwiesen, wenn Probleme der körperlichen Erkrankung – Fragen der Krankheitsverarbeitung, des Risikoverhaltens – in den Gruppengesprächen Berücksichtigung finden. Eine Kombination solcher Formen von Gruppenpsychotherapie mit autogenem Training und auch systematischem Bewegungstraining scheint sich zu bewähren. In der Gruppe kann das Kontakt- und Informationsbedürfnis der Patienten eher befriedigt werden, die Widerstandsschranke gegenüber einem introspektiven Vorgehen sinkt ab (Hahn 1971). Auf Formen der Gruppentherapie, die auf die Bedürfnisse körperlich Kranker abgestimmt sind, hatte bereits Groen hingewiesen; für Infarktkranke hat vor allem Hahn (1971) einen solchen Ansatz erprobt, die Wirksamkeit dieses Verfahrens wurde neuerdings von Ibrahim (1974) und Rahe (1975) nachgewiesen.

32.2.9.2 Psychotherapie während der Krankenhausbehandlung

Gruen (1975) untersuchte die Auswirkungen einer kurzfristigen Psychotherapie während der Krankenhausbehandlung auf den Erholungsprozeß.

70 Infarktpatienten wurden in eine Behandlungs- und eine Kontrollgruppe randomisiert. Mit den Patienten der Behandlungsgruppe wurde während der Intensivbehandlungsphase sechsmal, anschließend fünfmal wöchentlich ein ärztlich-psychotherapeutisches Gespräch geführt[25]). Die Auswirkungen der Behandlung sollten anhand objektiver Daten, der Aufzeichnungen von Schwestern und Ärzten, mit Hilfe psychologischer Tests sowie eines Interviews, das vier Monate nach Eintritt des Infarktes in der Wohnung des Patienten durchgeführt wurde, objektiviert werden.

In der Behandlungsgruppe war die durchschnittliche Aufenthaltsdauer sowohl auf der Intensivstation als auch insgesamt im Krankenhaus signifikant verkürzt; in der Behandlungsgruppe fanden sich signifikant weniger Patienten mit manifester Herzinsuffizienz; während der Aufenthaltstage 7 bis 11 wurden weniger supraventrikuläre Arrhythmien beobachtet. In der Kontrollgruppe beobachteten die Schwestern häufiger Zeichen allgemeiner körperlicher Schwäche, die Ärzte häufiger Depressionen. Die testpsychologische Untersuchung am 11. Tag ergab für die Gruppe der behandelten Patienten eine positivere Stimmungslage, größere soziale Aufgeschlossenheit und Kontaktfreudigkeit, geringere Deprimiertheit sowie niedrigere und homogenere Angstwerte. Die Auswertung der vier Monate nach Eintritt des Infarktes durchgeführten Interviews mit dem Patienten und seinem Hausarzt ergab für die Gruppe der behandelten Patienten geringere Angstwerte; die Patienten dieser Gruppe waren in weitaus stärkerem Ausmaß wieder zu ihren normalen Lebensaktivitäten zurückgekehrt.

Zusammengefaßt hatte die psychotherapeutische Behandlung während des Krankenhausaufenthaltes eine deutliche Wirkung im Sinne einer Verminderung des Auftretens von Herzinsuffizienz und Arrhythmien, einer kürzeren Behandlungszeit am Monitor, einer früheren Krankenhausentlassung; sie bewirkte die Entwicklung einer optimistischeren Gefühlseinstellung und verminderte exzessive Verleugnung und Angstreaktionen. Die psychotherapeutische Behandlung unterstützte die Entwicklung eines Gefühls von Hoffnung, das den Patienten erlaubte, ihre Angst zu bewältigen und ihre psychischen Energien wieder nach außen, auf Mitmenschen und die eigene Zukunft, zu richten.

Gleichzeitig war es den Kranken möglich, ihr Selbstkonzept zu erweitern und ihre Risikoverhaltensweisen durchzusprechen.

32.2.9.3 Psychotherapie nach Klinikentlassung und während der Rehabilitation

1. Hahn (1971) hat anhand der Behandlung von zwei Gruppen mit je 6–7 Teilnehmern über eineinhalb Jahre die gruppentherapeutischen Arbeitsmöglichkeiten mit Infarktkranken erprobt und ausführlich dargestellt.

Bewährt hat sich die Einbeziehung einer ausführlichen Information der Patienten über die Infarkterkrankung und die Bearbeitung von Problemen des Gesundheitsverhaltens; die gruppenpsychotherapeutische Arbeit kann dann durchaus etwa auf persönlichkeitsbedingte Schwierigkeiten des Gesundheitsverhaltens fokussiert werden. Bewährt hat sich die Verbindung von Gruppentherapie mit autogenem Training.

Hahn's Untersuchung läßt aufgrund des Therapieverlaufes der einzelnen Gruppenteilnehmer die Aussage zu, daß Infarktkranke doch ein Bewußtsein für die spezifischen, sie belastenden Konflikte entwickeln können; darüberhinaus ist bemerkenswert, daß ein Teil der Patienten nach Abschluß der Behandlung in Krisensituationen den Psychotherapeuten aufsuchte und es gelang, mit Hilfe von Interventionen, diese kritischen Situationen, in denen das Re-Infarktrisiko stark erhöht erschien, zu bewältigen. Ergebnisse im Sinne einer Beeinflussung des Krankheitsverlaufes in der behandelten Gruppe liegen nicht vor.

Adsett und Bruhn (1968) behandelten 6 Infarktpatienten und deren Ehefrauen in zwei getrennten Gruppen mit je 10 Sitzungen. Die Autoren berichten über eine erfolgreichere Wiederanpassung der behandelten Patienten im Vergleich zu einer Kontrollgruppe.

Bilodeau und Hackett (1971) beschreiben die gruppentherapeutische Behandlung von 5 Infarktkranken unter Leitung einer psychiatrischen Konsiliarschwester. Die Patienten erlebten die Behandlung als sehr hilfreich im Wiederanpassungs- und Rehabilitationsprozeß; auf Wunsch der Kranken wurde die Behandlungsdauer von ursprünglich 12 auf 24 Sitzungen verlängert.

Ohlmeier und Karstens (1973) führten psychoanalytische Gruppeninterviews mit Infarktkranken durch, in denen vor allem Risikoverhaltensweisen und dem Infarkt vorausgegangene berufliche Belastungssituationen zur Darstellung kamen.

2. Ibrahim untersuchte systematisch die Wirksamkeit eines gruppenpsychotherapeutischen Ansatzes im Rahmen eines Nachbehandlungsprogrammes für Infarktkranke.

Insgesamt wurden 118 Infarktkranke in je 5 Therapie- und Kontrollgruppen mit je 12 Patienten eingeteilt; die Gruppenpsychotherapie wurde über ein Jahr mit einer wöchentlichen Sitzung mit 90 Minuten Dauer durchgeführt.

Ziel der Gruppensitzungen war es, eine Atmosphäre zu bieten, in der die Infarktkranken ihre Lebensprobleme mitteilen und über ihre Gefühle und Einstellungen gegenüber ihren körperlichen und sozialen Lebensbedingungen sprechen können. Dabei wurden von den Gruppenteilnehmern auch Fragen der Medikation, der Diät und der körperlichen Aktivität diskutiert; der Therapeut nahm zu diesen Themen jedoch nicht Stellung, die Patienten wurden vielmehr gebeten, diese Fragen mit ihren unterschiedlichen Hausärzten definitiv zu klären.

Dieses Behandlungsangebot wurde von den meisten Kranken (84%) akzeptiert; die durchschnittliche Teilnahmequote an den wöchentlichen Sitzungen betrug 69%, die drop-out-Rate 15,5%. Im Vergleich zur Gruppenarbeit mit Neurotikern erwies es sich als schwierig, persönliche Gefühle und Haltungen frei zu explorieren. Bald erfolgte eine Fokussierung der Gespräche auf den körperlichen Zustand der Patienten und die Realitäten des täglichen Lebens. Viele Stunden wurden damit verbracht, über Freizeitprobleme und Reaktionen auf Lebensbelastungen zu sprechen und konstruktive Ansätze in diesen Bereichen zu entwickeln. Dabei fiel die große Bereitschaft der Infarktkranken auf, sich gegenseitig zu unterstützen. Insgesamt wird die Einstellung derjenigen Patienten, die das ganze Jahr über am Programm mitarbeiteten, als extrem positiv beschrieben.

Zwischen behandelten Gruppen und Kontrollgruppen fanden sich zum Zeitpunkt der Nachuntersuchung signifikante Unterschiede sowohl hinsichtlich des sozialen Anpassungsprozesses als auch hinsichtlich des Gesundheitszustandes.

Bei den Patienten der Kontrollgruppen nahmen die Anzeichen für »soziale Entfremdung« während der eineinhalb Jahre dauernden Beobachtungszeit (Dauer der Therapie und ein halbes Jahr Nachbeobachtung) im Vergleich zu den behandelten Patienten signifikant zu. Die spezifische Wirkung der Gruppentherapie wird dadurch verdeutlicht, daß sich hinsichtlich dieses Merkmals die Ehefrauen aller Patienten ebenso verhielten wir die Kontrollpatienten.

Die Überlebenszeit nach einem Jahr lag in den Behandlungsgruppen 10% höher als in den Kontrollgruppen, bei den als schwerer eingestuften Infarkten betrug die Überlebensrate in den Behandlungsgruppen 93%, in den Kontrollgruppen 74%[26]).

Der Prozentsatz der hospitalisierten Patienten war während der Beobachtungszeit in beiden Gruppen gleich groß, die durchschnittliche Dauer des Krankenhausaufenthaltes war jedoch bei den Mitgliedern der Behandlungsgruppen wesentlich kürzer: 26 gegenüber 36 Tagen bei den Mitgliedern der Kontrollgruppen. Hinsichtlich folgender Parameter fanden sich keine Unterschiede während der Beobachtungszeit: Blutdruck, Pulsfrequenz, Cholesterin, Triglyzeride, Glukose, Harnsäure im Serum; Körpergewicht.

Zusammengefaßt sieht Ibrahim in der geschilderten Form der Gruppenpsychotherapie eine wesentliche Ergänzung eines systematischen Behandlungsprogramms für Infarktkranke. Das Ich der Kranken kann unterstützt, Angst vermindert, soziale Anpassung und Gesundheitsverhalten gefördert werden. Zur Förderung der Einbeziehung des emotionalen Bereiches und introspektiver Arbeit schlägt Ibrahim eine Intensivierung der Gruppentherapie mit zwei wöchentlichen Sitzungen oder durch einen zwei bis drei Wochen dauernden Behandlungsblock zu Beginn, sowie evtl. auch die Einbeziehung der Ehefrauen in die Behandlung vor.

Im einzelnen wäre dann zu klären, inwieweit sich tatsächlich dauerhafte Einstellungs- und Verhaltensänderungen, insbesondere eine Änderung des Wettbewerbsverhaltens, erreichen läßt, sowie welche spezifischen und/oder unspezifischen Wirkfaktoren der Gruppentherapie isoliert werden können.

3. Rahe und Mitarbeiter (1971, 1973, 1975a, 1975b, 1975c) richteten am U.S. Naval-Hospital, San Diego, Kalifornien, eine Nachsorgeambulanz für Infarktkranke ein, in der den Kranken neben der kardiologischen Untersuchung eine Beratung hinsichtlich der Risikoverhaltensweisen und die Möglichkeit zu einer gruppenpsychotherapeutischen Behandlung angeboten wurde. Ziel der Untersuchung war die weitere Klärung des Krankheitserlebens und Krankheitsverhaltens von Infarktkranken sowie der Versuch, Rehabilitation, Risikoverhaltensweisen und nach Möglichkeit auch den weiteren Verlauf der coronaren Herzkrankheit durch eingehende Information der Kranken und gruppenpsychotherapeutische Maßnahmen zu beeinflussen. Rahe und Mitarbeiter berichten über insgesamt 60 Infarktkranke, die nach 18 Monaten nachuntersucht wurden.

Bei sonst identischer ambulanter Behandlung nahmen die 38 Mitglieder der Therapiegruppe an 4 bis 6 Gruppentherapiesitzungen teil. Die Kontrollgruppe umfaßte 22 Patienten; die Zuordnung Therapie- bzw. Kontrollgruppe war randomisiert erfolgt, die Kontrollgruppe mußte jedoch früher abgeschlossen werden, da es nicht mehr möglich war, einen bestimmten Teil des Behandlungsprogrammes (Informationsschrift) den Kontrollpatienten vorzuenthalten. Alle Patienten waren jünger als 60 Jahre, hatten ihren ersten Infarkt erlitten und schienen nach Beurteilung der Ärzte in der Lage, nach entsprechender Rehabilitation ihre Arbeit wiederaufzunehmen. Die gruppentherapeutischen Sitzungen wurden von einem Psychiater mit einer zusätzlichen zweijährigen internistischen Ausbildung geleitet, daneben nahmen weitere Mitarbeiter des Stabes, u. a. ein Kardiologe, teil. In der Behandlungsgruppe war auch eine Informationsschrift für Infarktkranke verteilt worden.

Die Ergebnisse des Nachbehandlungsansatzes von Rahe werden hier wegen ihrer grundsätzlichen Bedeutung und auch wegen der relativ leichten Übertragbarkeit dieses Modells ausführlicher dargestellt.

Themen der Gruppensitzungen: Die in der Literatur dargestellten psychologischen Merkmale und Charakteristika des Verhaltens von Infarktkranken kamen in den Gruppen deutlich zur Darstellung, insbesondere das Arbeitsverhalten mit den lebenslang durchgeführten zahlreichen Überstunden, der selbst auferlegten und als belastend erlebten Verantwortung, dem starken Ehrgeiz und der Tendenz zum Rivalisieren sowie dem Kampf gegen Termindruck; wesentlich erschien der von den Infarktkranken gleichzeitig erlebte Mangel an persönlicher Befriedigung. Die Infarktkranken gewannen Einsichten in die Belastungen, die der Krankheitsmanifestation vorausgingen, insbesondere auch in die unrealistischen Zielsetzungen in der Arbeit und in anderen Lebensbereichen. Im Zusammenhang damit trat bei einigen Kranken eine depressive Reaktion auf: sie fühlten sich am Eintritt des Infarktes mitschuldig. Bei der Erinnerung an den Krankenhausaufenthalt stand die verleugnende Abwehr während der ersten beunruhigenden Tage im Vordergrund. Deutlich wurde, daß während der zweiten und dritten Behandlungswoche in der Klinik die Patienten bereit sind, Information über die Erkrankung und den weiteren Umgang mit ihr anzunehmen, diese Bereitschaft von Ärzten und Schwestern jedoch offensichtlich stark unterschätzt wird: zu Beginn der Gruppenbehandlung war der Wissensstand der Kranken zu den genannten Themen minimal. Nach der Entlassung traten zunächst Anpassungsprobleme in der Familie auf; hier fiel auch die unzureichende Information der Ehefrauen, insbesondere über Diätprobleme, auf. Im Zusammenhang mit der beruflichen Rehabilitation wurde das Fehlen von Information über später wieder mögliche körperliche Aktivität sowie das Fehlen eines Fitnessprogramms, das einerseits durchführbar ist, andererseits zu einer systematischen Leistungssteigerung führt, deutlich. Ein entsprechendes Trainingsprogramm (tägliche Spaziergänge mit Pulskontrolle) wurde eingeführt; Dieses Trainingsprogramm wurde von allen Kranken akzeptiert, im Gegensatz etwa zum Diätprogramm. Auch die Rückkehr zum Arbeitsplatz wurde in den Gruppensitzungen durchbesprochen und geplant, dabei konnten dann auch die Verhaltensmuster im Zusammenhang mit der Berufstätigkeit diskutiert werden, was viele Gruppenteilnehmer als den größten Gewinn der Sitzungen empfanden. Andere Risikoverhaltensweisen wie Überernährung und Rauchen traten oft mit Arbeitsbeginn wieder verstärkt auf und konnten in der Gruppe besprochen werden.

Die Gruppensitzungen erlauben so eine gründliche und korrekte *Information* über das Wesen der Erkrankung; günstig erscheint, daß diese Information gerade zu einem Zeitpunkt erfolgt, in dem die Patienten sich wieder auf das Leben in ihrer natürlichen Umwelt einstellen. Die Ergebnisse der Nachuntersuchung zeigen, daß die Infarktkranken tatsächlich das für ihre Dauerbehandlung erforderliche Wissen erwerben können. Das mit Hilfe eines Fragebogens quantitativ untersuchte Wissen der Infarktkranken erwies sich in der Behandlungsgruppe als angemessen, während sich der Wissensstand der Kontrollgruppe nicht von demjenigen einer Vergleichsgruppe von Patienten ohne Infarkt unterschied. Gleichzeitig wurde deutlich, daß die Diskussion der Pathophysiologie von Infarkt und Heilungsvorgängen in den Gruppensitzungen die Motivation zu körperlichem Training, aber auch zur rechtzeitigen Einnahme von Nitroglyzerintabletten, förderte. Der Herzinfarkt alleine erwies sich dagegen nicht als ausreichender Stimulus, um sich Information über die Natur des Infarktes und die sich hieraus ergebenden Behandlungserfordernisse zu beschaffen. Der Wissensstand der Patienten, die an der Gruppentherapie teilgenommen hatten, erwies sich bei der Untersuchung auch als besser als derjenige, der während des stationären Aufenthaltes ein intensives koronares Lehrprogramm ohne gruppentherapeutische Behandlung absolviert hatten.

Die Autoren betonen, daß die gegenseitige, z. T. auch humorvolle Unterstützung der Patienten eine realistische Einschätzung der Gefährdung erleichterte sowie das Selbstwertgefühl der Kranken weiter stabilisierte.

Krankheitsverlauf: Nach 6 Monaten war in der Kontrollgruppe die Hospitalisierungsrate wegen Koronarinsuffizienz bzw. koronaren Bypassoperationen signifikant größer. Nach 12 Monaten fand sich daneben eine signifikant höhere Re-Infarkt-Häufigkeit in der Gruppe der Kontrollpatienten. Dieser Unterschied blieb auch nach 18 Monaten bestehen. Wurden alle Komplikationen, die als Folge der koronaren Herzkrankheit auftraten, zusammengerechnet (Koronarinsuffizienz, koronare Bypassoperationen, Re-Infarkt und Tod), so bestanden zwischen der Kontrollgruppe und der Behandlungsgruppe nach 6, nach 12 und nach 18 Monaten jeweils signifikante Unterschiede. Diese schweren Komplikationen betrafen nach 18 Monaten 19% der behandelten Patienten gegenüber 58% der Kontrollpatienten.

Entsprechende Unterschiede fanden sich auch nach einer Nachuntersuchungsperiode von 36 Monaten[27]).

4. Cay (1975, 1976) konnte zeigen, daß bei Einführung eines systematischen *Rehabilitationsprogrammes* 88% der Infarktkranken innerhalb von vier Monaten ihre Arbeit wieder aufnehmen können und viele der bisher nicht rehabilitierten Patienten durch ein entsprechendes Interventionsprogramm rehabilitierbar werden. Ein solches Programm muß somatische, psychische und soziale Aspekte ausreichend berücksichtigen. In einer kontrollierten Studie konnten Cay und Mitarbeiter in Edinburgh die Effizienz eines solchen Interventionsprogrammes bei ausgewählten Patienten mit gravierenden psychosozialen Problemen nachweisen.

Ein »Rehabilitationsteam«, zusammengesetzt aus Kardiologe, Psychiater, Psychologe und Sozialarbeiter, diagnostizierte bei 58,5% (161 Patienten) der untersuchten Infarktkranken gravierende psychosoziale Probleme, von denen sie annahmen, daß sie die Rehabilitation behinderten. Diese Patienten wurden in eine Therapiegruppe und eine Kontrollgruppe geteilt; bei den Patienten der Therapiegruppe wurde während des Rehabilitationsverlaufes gezielt entsprechend den vordiagnostizierten Problemen interveniert. Innerhalb dieser Gruppe zeichnete sich ein günstigeres Rehabilitationsergebnis ab: Frühere Wiederaufnahme der Arbeit, bessere Arbeitsfähigkeit, größere emotionale Stabilität (Cay 1975).

Cay (1975, 1976) weist auf die Bedeutung einer frühzeitigen Diagnose körperlicher, psychischer und sozialer Behinderungen für das Rehabilitationsergebnis sowie auf die erforderliche Qualität der Kommunikation im Behandlungsteam hin. Die Orientierung auf die Rehabilitation macht eine Umstrukturierung der medizinischen Versorgung im Sinne einer Beteiligung von Vertretern verschiedener Gesundheitsberufe im Team erforderlich (Cay 1975, Aitken 1975), wie sie heute erst an wenigen Zentren realisiert ist.

32.2.10 Zusammenfassung

Die Erkrankung an einem Herzinfarkt hat während der akuten Krankheitsphase und auch während der Zeit der Rehabilitation schwerwiegende Folgen im psychischen und sozialen Bereich. Lange dauernde emotionale Belastungen, familiäre Probleme und berufliche Anpassungsschwierigkeiten treten bei einer größeren Zahl der Patienten auf. Die Integration psychotherapeutischer Methoden in die Gesamtbehandlung scheint die Rehabilitation insgesamt zu erleichtern und auch zu beschleunigen. Dabei ist heute im einzelnen noch nicht geklärt, welche psychotherapeutischen Methoden am wirksamsten sind und als fester Bestandteil der Routinebehandlung von Infarktkranken und ihrer Familien eingesetzt werden sollen (Doehrman 1977).

Ziel der dargestellten psychotherapeutischen Methoden ist es ganz überwiegend, die Patienten bei der Verarbeitung ihrer Erkrankung und deren seelischer und sozialer Folgen zu unterstützen. Daneben wird eine Veränderung von Risikoverhaltensweisen angestrebt, seltener weitergehende Veränderungen der Persönlichkeitsstruktur.

Literatur

[1] Adsett, A., Bruhn, J. G.: Short-term group psychotherapy for post-myocardial infarction patients and their wives. Canad. Med. Ass. J. 99 (1968): 577–584

[2] Aitken, C.: Medical leadership in rehabilitation medicine. Proc. 3rd Congr. Int. College Psychosom. Med., Rome, 1975

[3] Barton, D., Kelso, M. T.: The nurse as a psychiatric consultation team member. Psychiat. Med. 2 (1971): 108–115

[4] Bastians, J.: Psychoanalytic investigations on the psychic aspects of acute myocardial infarction. Psychother. Psychosom. 16 (1968): 202–209

[5] Becker: Sterbeerlebnisse. Vortrag, Thanatologie Symposium, Sozialakademie Hannover, November 1977

[6] Bellak, L., Small, L.: Kurzpsychotherapie und Notfallpsychotherapie. Suhrkamp, Frankfurt, 1972

[7] Bilodeau, C. B., Hackett, T. B.: Issues raised in a group setting by patients recovering from myocardial infarction. Am. J. Psychiat. 128 (1971): 73–78

[8] Bruhn, J. G., Chandler, B. C., Wolf, S.: A psychological study of survivors and nonsurvivors of myocardial infarction. Psychosom. Med. 31 (1969): 8–19

[9] Bruhn, J. G., Thurman, A. E., Chandler, B. C.: Patients' reactions to death in a coronary care unit. J. Psychosom. Res. 14 (1970): 65–70

[10] Bruhn, J. G.: Psychological predictors of sudden death in myocardial infarction. J. Psychosom. Res. 18 (1974): 187–191

[11] Byrne, D. G.: Neuroticism, illness behavior and coronary heart disease. Psychother. Psychosom. Bd. 26/6 (1975): 317–321

[12] Cassem, W. A., Hackett, T. P.: Psychiatric consultation in a coronary care unit. Ann. Int. Med. 75 (1971): 9

[13] Cay, E. L., Vetter, N., Philip, A. E., Dugard, P.: Psychological status during recovery from an acute heart attack. J. Psychosom. Res. 16 (1972): 425–435

[14] Cay, E. L., Dugard P. and Philip, A. E.: Return to work after a heart attack. J. Psychosom. Res. 117 (1973): 1–13

[15] Cay, E. L., Gardner, A. V., Vetter, N. J., Philip, A. E.: Rehabilitation after a heart attack; the team approach Proc. 3rd Cong. Int. College Psychosom. Med., Rome 1975

[16] Cay, E., Philip, A. E., Aitken, C.: Psychological aspects of cardiac rehabilitation. In: O. W. Hill (Ed.): Modern trends in psychosomatic medicine. Butterworth, London-Boston, 1976

[17] Croog, S. H., Shapiro, D. S., Levine, S.: The heart patient and the recovery process. A review of the directions of research on social and psychological factors. Soc. Sci. Med. 2 (1968): 111–164

[18] Croog, S. H., Shapiro, D. S., Levine, S.: Denial among male heart patients. Psychosom. Med. 33 (1971): 383–397

[19] Davis, F.: Uncertainty in medical prognosis, clinical and functional. In: Scott, W. R., Volkart, E. H. (Eds.): Medical Care Wiley, New York 1966, S. 311–321

[20] Dlin, B. M., Winters, W., Fischer, K., Koch, P.: Psychological adaptation to pacemaker following cardiac arrest. Psychosomatics 7 (1966): 73–80

[21] Dlin, B. M., Stern, A., Poliakoff, S.: Survivors of cardiac arrest. Psychosomatics 15 (1974): 61–67

[22] Dobson, M., Tattersfield, H., Adler, M.: Attitudes and long-term adjustment of patients surviving cardiac arrest. Brit. Med. J. 24 (1971): 207–212

[22a] Doehrman, St. R.: Psycho-social aspects of recovery from coronary heart disease: A review. Soc. Sci. Med. 11 (1977): 199–218

[23] Druss, R. G., Kornfeld, D. A.: The survivors of cardiac arrest. JAMA 201 (1967): 291–296

[24] Freyberger, H., Haan, D., Müller-Wieland, K.: Psychosomatische Aufgabenbereiche auf Intensivbehandlungsstationen. Internist 10 (1969): 240–243

[25] Freyberger, H., Speidel, H.: Die supportive Therapie in der klinischen Medizin. Bibl. Psychiat. Neurol., Basel, 152 (1976a): 141–169

[26] Freyberger, H.: Psychosomatic aspects of an intensive care unit. In: J. G. Havells: Modern perspectives in the psychiatric aspects of surgery. Bruner/Mazel, New York, (1976 b)

[27] Freyberger, H.: Psychosomatik des Erwachsenen. In: Klinik der Gegenwart, Bd. XI, 1977, S. 613–675. Urban & Schwarzenberg, München

[28] Friedman, G. D., Ury, H. K., Llastsky, A. L., Siegelaub, A. B.: A psychological questionnaire predictive of myocardial infarction: Results from the Kaiser-permanent

epidemiologic study of myocardial infarction. Psychosom. Med. 36 (1974): 327–343
[29] Froese, A., Hackett, T.P., Cassem, N.H., Silverberg, E.L.: Trajectories of anxiety and depression in denying and nondenying acute myocardial infarction patients during hospitalization. J. Psychosom. Res. 18 (1974): 413–420
[30] Froese, A.P., Cassem, N.N., Hackett, T.P., Silverberg, H.: Galvanic skin potential as a predictor of mental status, anxiety, depression and denial in acute coronary patients. J. Psychosom. Res. 19 (1975): 1–9
[31] Gentry, W.D., Foster, S., Haney, T.: Denial as a determinant of anxiety and perceived health status in the coronary care unit. Psychosom. Med. 34 (1972): 39–44
[32] Goldstein, S., Moss, A.J., Greene, W.: Sudden death in acute myocardial infarction; relationship to factors affecting delay in hospitalization. Arch. Int. Med. 129 (1972): 720–724
[33] Green, A.W.: Sexual activity and the postmyocardial infarction patient. American Heart Journal 89 (1975): 246–252
[34] Greene, W.A., Condron, G., Schalch, D.S.: Psychological correlates of growth hormon and adrenal secretory responses of patients undergoing cardiac catheterization. Psychosom. Med. 32 (1970): 599–614
[35] Greene, W.A., Goldstein, S., Moss, A.J.: Psychological aspects of sudden death. Arch. Int. Med. 129 (1972): 725–731
[36] Gruen, W.: Effects of brief psychotherapy during the hospitalization period on the recovery process in heart attacks. J. Consult. Clin. Psychol. 43 (1975): 223–232
[37] Hackett, T.P., Weisman, A.D.: Psychiatric management of operative syndroms. Psychosom. Med. 22 (1960): 356–372
[38] Hackett, T.P., Cassem, N.H., Wishnie, L.A.: The coronary care unit – An appraisal of its psychological hazards. New England J. Med. 279 (1968): 1365
[39] Hackett, T.P., Cassem, N.H.: 1969a Factors contributing to delay in responding to the signs and symptoms of myocardial infarction. Am. J. Car. 24 (1969): 651–658
[40] Hackett, T.P., Cassem, N.H., Wishnie, L.A.: 1969b Detection and treatment of anxiety in the coronary care. Am. Heart J. 78 (1969): 727–730
[41] Hackett, T.P., Cassem, N.H.: Development of a quantitative rating scale to assess denial. J. Psychosom. Res. 18 (1974): 413–420
[42] Hackett, T.P., Cassem, N.H.: White-collar and blue-collar responses to heart attack. J. Psychosom. Res. 20 (1976): 85–95
[43] Hackett, T.P.: Myocardinfarkt: Emotionale Faktoren, die die Prognose verschlechtern (Interview). Tempo Medical 1 (1977): 7–12
[44] Hahn, P.: Der Herzinfarkt in psychosomatischer Sicht. Vandenhoeck u. Ruprecht, Göttingen, 1971
[45] Hahn, P., Reindell, A.: Psychosomatik des Herzinfarktes. In: Reindell, H. u. Roskamm, H. (Hrsg.): Herzkrankheiten. Springer-Verlag, Berlin, 1977
[46] Halhuber, M.J.: Rehabilitation nach Herzinfarkt. DMW 98 (1973): 1570–1572
[47] Halhuber, M.J.: Vortrag 25. Dt. Kongr. Ärztl. Fortbildung. Berlin, Juni 1976
[48] Halhuber, M.J. (Hrsg.): Psychosozialer Streß und koronare Herzkrankheiten. Springer, Berlin, 1977
[49] Henseler, H.: Narzißtische Krisen. Zur Psychodynamik des Selbstmordes. Rowohlt, Hamburg, 1974
[50] Holland, J., Sgroi, S., Marwit, S., Solkoff, N.: The ICU syndrome. Fact or Fancy. Psychiat. Med. 4 (1973): 241
[51] Huebschmann, H.: Über Angst- und Zwangssymptome bei Patienten mit Herzinfarkt. Med. Klinik 59 (1964): 893–894
[52] Huebschmann, H.: Vom Leiden organisch Herzkranker. Der Landarzt 42 (1966): 677–682
[53] Huebschmann, H.: Zur Psychopathologie von Patienten mit Herzinfarkt. Der Landarzt 43 (1967): 1152–1157
[53a] Huebschmann, H.: Krankheit – ein Körperstreik. Herder, Freiburg, 1974
[54] Ibrahim, M.A., Feldman, J.G., Sultz, H.A.: Management after myocardial infarction: A controlled trial of the effect of group therapy. Int. J. Psychiat. Med. 5 (1974): 253–269
[55] McIntosh, J.: Process of communication, information seeking and control associated with cancer. Soc. Sci. an Med. 8 (1974): 167–187
[56] McIntosh, J.: Communication and awareness in a cancer ward. Croom Helm – Prodist, London-New York, 1977
[57] Jenkins, C.D., Rosenman, M.D., Friedman, M.: Development of an objective psychological test for the determination of the coronary prone behavior pattern in employed men. J. Chr. Dis. (1967): 371–379
[58] Jenkins, C.D., Zyzansky, S.J., Rosenman, R.H.: Progress toward validation of a computer-scored test for the type A coronary prone behavior pattern. Psychosom. Med. 33 (1971): 193–202
[59] Jouve, A., Dongier, M., Delage, M., Mayaud, R.: Recherches psychosomatiques en cardiologie. Press méd. 69 (1961): 2545–2548
[60] Karstens, R., Köhle, K., Ohlmeier, D., Weidlich, S.: A multidisciplinary approach for the assessment of psychodynamic factors in young adults with acute myocardial infarctions. Psychoth. Psychosom. 18 (1970): 281–285
[60a] Kimball, Ch. P.: Medical Psychotherapy, Psychother. Psychosom. 25 (1975): 193–200
[61] Klein, R.F., Kleiner, V.A., Zipes, D.S.: Transfer from a CCU – Some adverse reactions Arch. Int. Med. 122 (1968): 104–108
[62] Klein, R.F., Garrity, T.F., Gelein, J.: Emotional adjustment and catecholamine excretion during early recovery from myocardial infarction. J. Psychosom. Res. 18 (1974): 425–433
[63] Köhle, K., Simons, C.: Psychodynamic aspects in young patients suffering from peripheral vascular occlusions. Psychother. Psychosom. 18 (1970): 313–320
[64] Köhle, K., Gaus, E., Karstens, R., Ohlmeier, D.: Ärztliche Psychotherapie bei Herzinfarktkranken während der Intensivbehandlungsphase. Therapiewoche 22 (1972): 4379–4382
[65] Koumans, A.J.: Psychiatric consultation in an intensive care unit. Jama 194 (1965): 633–637
[66] Krakowski, A.J., Krakowki, A.J.: Long-range psychosomatic effects on cardiac arrest survivors. Proc. 3rd Congr. Internat. College of Psychosom. Medicine, Rome 1975
[67] Kübler-Ross, E.: Vortrag, Thanatologie-Symposion, Kopenhagen, Dez. 1976
[68] Lebovits, B.S., Shekelle, R.B., Ostfeld, A.M., Paul, O.: Prospective and retrospective psychological studies of coronary heart disease. Psychosom. Med. 29 (1967): 265–272
[69] Lepper, M.: Die Psychotherapie an einer Rehabilitationsklinik für Herzkranke. In: Halhuber/Milz: Prakti-

sche Präventiv-Kardiologie. Urban & Schwarzenberg, München, 1972
[70] Lipowski, Z.J.: Review of consultation psychiatry and psychosomatic Medicine, II und III. Psychosom. Med. 29 (1967): 201 und 30 (1968): 395
[71] Mandell, A.J.: Psychological management of coronary artery disease. In: Wahl: New Dimensions in psychosomatic Medicine. Little, Brown Comp., Boston 1964
[72] Matussek, P.: Zum Problem der Psychogenese in der modernen Medizin. In: Matussek, P., Lotz, J.B.: Studien u. Berichte der Katholischen Akademie in Bayern, Heft 2, München 1958
[73] Miller, W.B., Rosenfeld, R.: A psychophysiological study of denial following acute myocardial infarction. J. Psychosom. Res. 19 (1975): 43–54
[74] Moody, R.A.: Leben nach dem Tod. Rowohlt, Hamburg, 1977
[75] Ohlmeier, D., Karstens, R., Köhle, K.: Psychoanalytic group interview and short-term group psychotherapy with post-myocardial infarction patients. Psychiat. Clin. 6 (1973): 240–249
[76] Ostfeld, A.M., Lebovits, B.Z., Shekelle, R.B.: A prospective study of the relationship between personality and coronary heart disease. J. Chron. Dis. 17 (1964): 265–276
[77] Pelser, H.E.: Psychological aspects of the treatment of patients with myocardial infarction. J. Psychosom. Res. 11 (1967): 47–49
[77a] Plügge, H.: Über das Befinden von Kranken nach Herzinfarkt. Ärztliche Wochenschrift 15 (1960): 61–66
[78] Rahe, R.H., Paasiviki, J.: Psychosocial factors and myocardial infarction. J. Psychosoom. Res. 15 (1971): 33–39
[79] Rahe, R.H.: Group therapy in the outpatient management of postmyocardial infarction patients. Psychiat. Med. 4 (1973): 77–88
[80] Rahe, R.H., O'Neill, T.O., Hagan, A., Arthur, R.J.: Brief group therapy following myocardial infarction: eighteen months follow up of a controlled trial. Psychiat. Med. 6 (1975a): 349–358
[81] Rahe, R.H., Scalzi, C., Shine, K.: A teaching evaluation questionnaire for postmyocardial infarction patients. Heart and Lung 4 (1975b): 759–766
[82] Rahe, R.H.: A Liaison psychiatrist on the coronary care unit. In: R.O. Pasnau: Consultation Liaison Psychiatry. Grune and Stratton, New York, 1975c. S. 115–122
[83] Rosen, J.L., Bibring, G.L.: Psychological reactions of hospitalized male patients to a heart attack. Psychosom. Med. 28 (1966): 808–821
[84] Rosenman, R.H.: Coronary heart disease in the western collaborative group study. JAMA 195 (1966): 130
[85] Rosenman, R.H.: Prospective epidemiological recognition of the candidate for ischemic heart disease. Psychother. Psychosom. 16 (1968): 193–201
[86] Rosenman, R.H., Friedman, M., Straus, R. et al.: Coronary heart disease in the western collaborative group study. A follow-up-experience of four-and-a-half-years. J. Chron. Dis. 23 (1970): 173–190
[87] Schaumann, H.-J., Stegarn, B., Neuss, H., Scheurlen, H.: Eine kontrollierte klinische Studie über die Frühmobilisation von Infarktpatienten. Med. Klinik 72 (1977): 465–470
[88] Schettler, G., Nüssel, E.: Neuere Resultate aus der epidemiologischen Herzinfarktforschung in Heidelberg. DMW 99 (1974): 2003–2008
[89] Siegrist, J.J.: Asymmetrische Kommunikation bei klinischen Visiten. Med. Klinik 71 (1976): 1962–1966
[90] Skelton, M., Dominian, J.: Psychological stress on wives of patients with myocardial infarction. Brit. Med. J. 2 (1973): 101–103
[91] Stocksmeier, U.: Vortrag 25. Dt. Kongr. Ärztliche Fortbildung. Berlin, Juni, 1967a.
[92] Stocksmeier, U. (Ed.): Psychological approach to the rehabilitation of coronary patients. Springer, Heidelberg, 1967b.
[93] Theorell, T., Lind, E., Fröberg, J.: A longitudinal study of 21 subjects with cororary heart disease: life changes, catecholamine excretion and related biochemical reactions. Psychosom. Med. 34 (1972): 505–516
[94] Theorell, T., Wester, P.: The significance of psychological events in a coronary care unit. Act. Med. Scand. 193 (1973): 207–210
[95] Van der Valk, J.M., Groen, I.J.: Personality structure and conflict situation in patients with myocardial infarctions. J. Psychosom. Res. 11 (1967): 41–46
[96] Vetter, N.J., Cay, E.L., Philip, A.E., Strange, R.C.: Anxiety on admission to a coronary care unit. J. Psychosom. Res. 21 (1977): 73–78
[97] Weinstein, E.A., Kahn, R.L.: Denial of illness. Thomas, Springfield 1955
[98] White, R.L., Liddon, S.C.: The survivors of cardiac arest. Psychiat. Med. 3 (1972): 219–225
[99] William, J.G., Williams, B., Jones, J.R.: The chemical control of preoperative anxiety. Psychophysiology 12 (1975): 40–49
[100] Wrzesniewski, K.: Anxiety and rehabilitation after myocardial infarction. Psychother. Psychosom. 27 (1976/77): 41–46

Anmerkungen

1 Die Noradrenalinausschüttung dagegen schien eng mit somatischen Indices korreliert und eher eine Folge der Myocardläsion bzw. des peripheren Schocks zu sein.
1a Bei Befragen gaben die Patienten oft an, sie hätten nichts bemerkt, geschlafen o.ä.
2 Vgl. R. Adler: »Arterielle Verschlußerkrankungen, insbesondere koronare Herzerkrankungen«, (Kap. 32.1).
3 Vgl. hierzu auch E. Gaus u. K. Köhle: »Psychische Anpassungs- und Abwehrprozesse bei lebensbedrohlich Erkrankten« in diesem Band und K. Köhle: »Die Kommunikation mit unheilbar Kranken«, (Kap. 48).
4 Diese Vorstellungen und Phantasien teilen die Kranken oft erst nach längerem Bemühen des Arztes mit. Diese Mitteilung entlastet die Kranken, wenn ihnen die Beziehung zum Arzt und der Inhalt des Gesprächs mit ihm Sicherheit vermittelt. Der Zurückhaltung dieser angstvollen Vorstellungen und Phantasien kommt nur sehr bedingt eine Schutzfunktion zu: Die Kranken befürchten, daß ihre Vorstellungen in der Realität oder durch die Aussagen des Arztes bestätigt werden können. Das »hartnäckige« Nachfragen durchbricht deshalb nicht gewaltsam einen sinnvollen Abwehrmechanismus, sondern macht eine in verzweifelter Situation aktivierte und nicht sehr effiziente Schutzmaßnahme für den Notfall überflüssig.

5 Die Mortalität auf internistischen Intensivstationen beträgt ca. 30 bis 35%, die Mortalität in Coronary Care Units um 20%.
6 Vgl. Abschnitt Reanimation in: Gaus u. Köhle: »Psychosomatische Gesichtspunkte in der Intensivmedizin«, in diesem Band.
7 Vgl. auch Adler: »Arterielle Verschlußerkrankungen, insbesondere koronare Herzerkrankungen«, (Kap. 32.1).
8 Vgl. auch Adler: »Psychosomatische Aspekte der Arterienverschlußerkrankungen, insbesondere koronare Herzerkrankungen«, (Kap. 32.1).
9 Vgl. auch Gaus, E., und Köhle, K.: »Psychische Anpassungs- und Abwehrprozesse bei lebensbedrohlich Erkrankten«, in diesem Band.
10 Verleugnende Abwehr beginnt entwicklungspsychologisch früh; eine Vorform findet sich beispielsweise im »Verschließen der Augen vor einer Gefahr« bei Kindern, zusammen mit der Phantasie, daß dann auch die angsterregende Person das Kind nicht mehr sieht.
11 Vgl. Joraschky und Köhle: »Maladaptation und Krankheitsmanifestation. Das Streßkonzept in der psychosomatischen Medizin«, in diesem Band.
12 Antidepressive Medikamente erweisen sich in dieser Situation im allgemeinen als nutzlos, ganz abgesehen von den eventuellen Nebenwirkungen bei kreislaufinstabilen Patienten.
13 Vgl. Wesiack: »Psychoanalyse und die psychoanalytisch orientierten Therapieverfahren«, in diesem Band.
14 Ausführlicher wird auf die speziellen Probleme reanimierter Patienten eingegangen in: E. Gaus und K. Köhle: »Psychosomatische Aspekte der Intensivtherapie«, in diesem Band. Gleichzeitig sei auf folgende Arbeiten verwiesen: Dlin (1966, 1974), Dobson (1971), Tross (1967), Hackett (1968), Krakowski (1975), White (1972).
15 Vgl. K. Köhle: »Kommunikation mit dem unheilbar Kranken«, (Kap. 48).
16 Vgl. R. Adler: »Psychosomatische Aspekte der Arterienverschlußkrankheiten, insbesondere des Herzinfarktes«, (Kap. 32.1).
17 Dabei ist im einzelnen zu diskutieren, wie weit sich in diesen Verhaltensauffälligkeiten Reaktion auf die Erkrankung und prämorbide Persönlichkeitsmerkmale, hier Störungen der psychosexuellen Entwicklung, wie sie bei Infarktkranken immer wieder beschrieben werden (Karstens 1970, Hahn 1977), vermischen.
18 Vgl. Wesiack: »Das ärztliche Gespräch«, in diesem Band.
19 Vgl. R. Adler: »Die Technik der Anamneseerhebung«, in diesem Band.
20 Auch hier geht es nicht darum, eine Schutzfunktion des Patienten zu zerstören, sondern darum, ihm eine realitätsgerechte Verarbeitung seiner Erkrankung zu erleichtern.
21 In der Literatur wird eine ärztlich-psychotherapeutische Betreuung durch Intensivmediziner selbst nie beschrieben; möglicherweise hat dies prinzipielle Gründe: die Tätigkeit des Intensivmediziners könnte Anforderungen an den Arzt stellen, die mit einer psychotherapeutischen Einstellung nicht oder nur sehr schwer in Einklang zu bringen sind. Falls dies zutrifft, sollte man sich davor hüten, den Intensivmediziner zu überfordern und versuchen, das Problem durch interdisziplinäre Kooperation zu lösen.
22 u. a.: Barton (1971), Cassem (1971), Freyberger (1969, 1976b), Hackett (1969), Koumans (1965).
22a Kimball (1975) hat die seelische Verarbeitung körperlicher Krankheit und ihrer Folgen als Trauerprozeß aufgefaßt und detailliert entsprechende therapeutische Interventionen dargestellt.
23 Plügge (1960) hat bereits früh und sehr differenziert auf Befindensweisen von Infarktkranken während der Rehabilitationsphase hingewiesen.
24 Selbstverständlich sollte dem Patienten später – falls erforderlich – ein entsprechendes Programm zur Gewichtsreduktion und zum Nikotinentzug vermittelt werden, am günstigsten zusammen mit einem »positiven« Programm für Bewegungstraining.
25 Die Gesprächstechnik entsprach weitgehend der in der vorliegenden Arbeit dargestellten.
26 Dieser Unterschied erreicht nicht ganz das Signifikanzniveau von 0,05.
27 Mündliche Mitteilung von Rahe.

32.3 Essentielle Hypertonie

Jörg Michael Herrmann, Michael Rassek, Nikolaus Schäfer,
Thomas H. Schmidt und Thure v. Uexküll

32.3.1 Exemplarischer Fall

Ein 25-jähriger Patient wird mit einem Blutdruck von 220/150 mm Hg in der Klinik aufgenommen. Während des ersten Gespräches berichtet er, daß seine Mutter vor 5 Jahren gestorben ist. 1/2 Jahr danach wurde bei ihm eine Hypertonie festgestellt. Sein Zwillingsbruder hat ebenfalls einen Hochdruck. Bei dem 63-jährigen Vater ist seit etwa 20 Jahren ein Hochdruck bekannt. Die 9 Jahre ältere Schwester und der 6 Jahre ältere Bruder haben keinen Hochdruck. Der Patient stottert sehr auffallend, der Zwillingsbruder weniger.

Zu dem sehr strengen und autoritären Vater hatten beide Brüder kein gutes Verhältnis. Der Vater war so »eigen«, daß er keine Haushälterin gebrauchen konnte. Der Patient mußte daher neben Schule und Lehre dem Vater den Haushalt führen. Die Zwillingsbrüder waren beim Vater allein zurückgeblieben, nachdem die beiden anderen Geschwister den elterlichen Haushalt verlassen hatten.

Der Vater lebt ganz für die von ihm aufgebaute Firma und nimmt an den Problemen der Familie keinen Anteil. Der Patient vermißt, daß der Vater ihn nie fragt, wie es ihm geht, wie er in Schule und Beruf zurechtkommt und ob er Hilfe braucht. Er bereitet dem Vater das Frühstück, bevor dieser morgens zur Arbeit geht, er richtet das Abendessen und bleibt fast immer abends zu Hause, damit der Vater nicht alleine ist.

Dieser Zustand wird für den Patienten unerträglich, als sein Zwillingsbruder zur Ausbildung nach Nürnberg geht und er mit dem Vater alleine bleibt. Jetzt sitzt er abends mit ihm zusammen und wagt nicht wegzugehen. Oft steht er auf, geht im Flur auf und ab und überlegt, wie er es anstellen kann, einmal wegzukommen. Dann aber setzt er sich doch zum Vater. Beide reden fast nie zusammen. Sie sitzen nur so da und der Vater trinkt. Seit die Mutter nicht mehr lebt, trinkt der Vater und ist jeden Abend mehr oder weniger betrunken. Nachdem der Patient aus der Klinik entlassen war, verläßt er dann schließlich doch das väterliche Haus, um in einer Firma in Norddeutschland zu arbeiten. Bei gelegentlichen ambulanten Blutdruckkontrollen, die dort vorgenommen werden, liegen die Werte um 150/100 mm Hg. Nach 2 Jahren kommt der Patient zurück, um im elterlichen Betrieb zu arbeiten. Jetzt steigt der Blutdruck wieder auf die bei der ersten Untersuchung gemessenen Werte an.

Ausschnitt aus dem letzten Teil des Erstinterviews mit dem Patienten:

A.: Haben Sie eine Frage an mich?
P.: Wie meinen Sie?
A.: Daß ich Ihnen vielleicht bei einer Frage helfen könnte, Ihnen etwas beantworten könnte.
P.: Sie können mir im Augenblick in meiner Lage zu Hause praktisch auch nicht helfen, Sie verstehen mich.
A.: Das wäre eigentlich Ihr Ziel?
P.: Das ist die Haupt...
A.: Haben Sie schon Vorstellungen, wie Sie diese Hilfe, wenn Sie möglich wäre, sehen würden?
P.: Ja, wissen Sie, ich bin ein – ich bin ein – ich bin viel zu sehr – oder das Problem liegt bei mir so: Ich kann meinen Vater jetzt nicht – oder sagen wir, bisher konnte ich ihn nicht ganz allein zu Hause lassen. Er wäre doch – nach einem halben Jahre wäre er vollkommen erledigt.
A.: Erledigt?
P.: Vollkommen erledigt wäre er, oder wie sagt man in der Medizin dazu?
A.: Hätten Sie auch ...
P.: Und zwar deswegen: Ich bin ein viel zu gutmütiger Mensch, das haben schon viele Leut' zu mir gesagt, mein älterer Bruder usw. viel zu gutmütig. Aber ich kann's aus menschlichen – aus menschlichen Beziehungen so, ich kann meinen Vater nicht – nicht so verkümmern lassen, wissen Sie.
A.: Haben Sie auch den Gedanken schon gehabt, daß er sterben könnte, wenn Sie weggehen?
P.: Also praktisch so nicht direkt, aber ich hab also, daß heißt jetzt also ganz ehrlich, ich habe schon mal gedacht, wo es jetzt so schlimm um ihn stand, wenn mein Vater die Augen zumachen würde, das wär – das wär besser für mich.
A.: Eine Erleichterung?
P.: Und für – und vielleicht noch für mehr Menschen. Vielleicht ist das kein christlicher Gedanke, aber man hat manchmal so – so komische Gedanken.
– Patient lacht.

32.3.2 Symptomatologie

32.3.2.1 Definition

Nach den derzeitigen Definitionen der WHO werden systolische Blutdruckwerte zwischen 140 und 160 mm Hg und diastolische Werte zwischen 90 und 95 mm Hg als »Grenzbereich«, darunterliegende als »Normalwerte« und höhere als »Hypertonie« bezeichnet. Das Risiko, infolge einer kardiovaskulären Erkrankung zu sterben, steigt jedoch kontinuierlich sowohl mit der Höhe des systolischen als auch des diastolischen Blutdrucks an (Kannel 1975). Dabei wird das durchschnittliche Risiko bereits bei einem diastolischen Blutdruck von 85 mm Hg überschritten (Pflanz 1977). (Abb. 1).

Nach diesen Ergebnissen muß man als Normalwert den niedrigsten Blutdruck (unter 120/80 mm Hg) bezeichnen, der mit körperlicher und geistiger Leistungsfähigkeit vereinbar ist.

Diagnostisch unterscheiden wir die »*essentielle Hypertonie*«, bei der bis heute keine organische Ursache be-

Essentielle Hypertonie

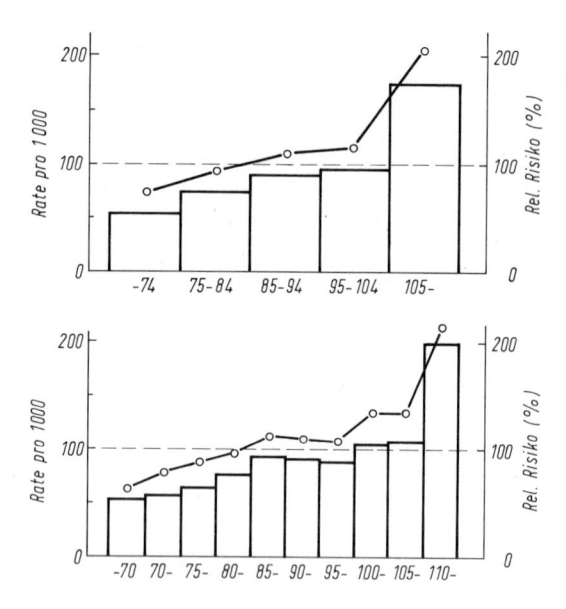

Abb. 1. Zwölfjahresraten an Herzinfarkt und kardiovaskulären Todesfällen pro 1000 nach diastolischem Blutdruck, berechnet nach dem Pooling-Projekt, welches die Daten aus Framingham, Albany, Chicago und Tecumseh zusammenfaßt. Die Erhöhung des Risikos für Herzinfarkt und kardialen Tod mit zunehmendem diastolischen Druck bei der Erstuntersuchung wird deutlich. Der systolische Druck steht in seiner prädiktiven Aussagekraft dem diastolischen kaum nach. Werden die diastolischen Werte von 10 zu 10 mm Hg zusammengefaßt, zeigt sich ein kontinuierlicher Anstieg des Risikos mit zunehmender Blutdruckhöhe; werden die Daten in Gruppen von 5 zu 5 mm Hg angeordnet, steigt das Risiko erst von diastolischen Werten von 100 mm Hg stärker an. (Nach Pflanz 1977).

kannt ist, die für den erhöhten Blutdruck verantwortlich gemacht werden kann, von den symptomatischen Hypertonieformen, die Komplikationen organischer Krankheiten sind (der Nieren, der Nebennieren, wie beim Phäochromocytom oder dem Morbus Cushing usw.).

32.3.2.2 Allgemein-klinische Symptomatologie

Patienten mit essentieller Hypertonie klagen im Gegensatz zu vielen Lehrbuchdarstellungen nicht häufiger über Beschwerden als die Durchschnittsbevölkerung. Meist wird die Hypertonie durch Zufall, z. B. bei einer Routineuntersuchung entdeckt. Nach einer Untersuchung von Tibblin (1972) werden von Hypertonikern sogar eher weniger Beschwerden angegeben als von Normalpersonen. Symptome, wie Schwindelgefühle, Ohrensausen, Flimmern vor den Augen, Sehstörungen, Nachlassen des Gedächtnisses usw. sind – soweit organisch bedingt – bereits Symptome von Gefäßkomplikationen, die als Folge der Hypertonie auftreten.

32.3.2.3 Psychologische Merkmale

Hypertoniker erwecken also den Eindruck, »normaler« zu sein als Normalpersonen. Bastiaans beschreibt eine »Fassadenstruktur«: »Nach außen erscheinen sie beherrscht, aktiv, ambitiös, perfektionistisch, gewissenhaft, zuverlässig, pflichtbewußt, genau, ehrlich, charmant, loyal und freundlich. Hinter dieser Fassade verbirgt sich jedoch in ausgeprägtem Maße Unsicherheit, Sensibilität, Verletzlichkeit, Abhängigkeit und Unausgeglichenheit. So gefügig und friedliebend, wie sie nach dem äußeren Eindruck wirken, sind sie in Wahrheit nicht. Wollen sie auch bewußt Frieden stiften (wie sie das oft zwischen Vater und Mutter tun wollten), so sind sie auf einem weniger bewußten Niveau zu ›Streit und Krieg‹ bereit.« Auch unser Patient zeigt als äußere Fassade ein zuverlässiges pflichtbewußtes Verhalten und großes Verantwortungsgefühl für den Vater, hinter dem sich Verletzlichkeit und leicht gekränkte Sensibilität verbergen. Auch er bemüht sich nach außen Frieden zu stiften, während im Hintergrund seines Bewußtseins Haß und Todeswünsche – aber auch große Schuldgefühle sichtbar werden.

32.3.3 Epidemiologie

Nach einer Zusammenstellung von Laragh steht in den USA die essentielle Hypertonie mit den von ihr verursachten Komplikationen an erster Stelle der Todesursachen noch vor Malignomen und Unfällen zusammengenommen.

Nach Ermittlungen der American Heart Association leiden etwa 20% aller 20–80-jährigen Menschen an einem Hochdruck. Davon sind auf Grund der Einschätzung der meisten Autoren 80% essentielle Hypertoniker, wobei von manchen bis zu 95%, von anderen nur 40% angegeben werden. Diese Unterschiede können damit zusammenhängen, daß bei fortgeschrittener Hypertonie kaum mehr zu unterscheiden ist, ob eine Nierenerkrankung Ursache oder Folge des Leidens ist.

In Westdeutschland rechnet man, daß 6.3 Millionen Menschen an einer essentiellen Hypertonie und etwa 3,8 Millionen an einer hypertensiven Herzerkrankung als deren Folge leiden (Pflanz). Frauen werden etwas häufiger betroffen als Männer. Die essentielle Hypertonie kann schon in der Kindheit beginnen, sie ist jedoch vom 3. bis 6. Lebensjahrzehnt am häufigsten.

Es gibt viele epidemiologische Untersuchungen, die Unterschiede der Hypertoniehäufigkeit zwischen verschiedenen Kulturen finden. Sie sind häufig nicht leicht zu interpretieren. So ist zum Beispiel bekannt, daß Neger in den Nordstaaten der USA gegenüber den weißen Mitbürgern, vor allem aber auch gegenüber den Negern in den Südstaaten und in Afrika häufiger an einem Hochdruck erkranken. Andererseits weiß man, daß auch in einigen sogenannten »unterentwickelten Gebieten« (zum Beispiel in Südwestafrika) die Hypertonie häufig gefunden wird. Bei den Bantunegern ist die Hypertonie sogar häufiger und mit schwereren Komplikationen belastet als in der BRD. Auch auf den Bahamas und den Jungferninseln (Westindien) gibt es mehr Hypertoniker als in den westlichen Ländern. Auf das Problem der Interpretation dieser Unterschiede kommen wir später zurück (s. S. 598 ff.).

32.3.4 Theorien zur Ätiologie und Pathogenese

Die Ursache der essentiellen Hypertonie ist bis heute nicht eindeutig bekannt. Es besteht nicht einmal Klarheit darüber, ob es sich
– um eine Krankheitseinheit handelt oder
– um ein Sammelbecken verschiedener Hypertonieformen, deren Ätiologie bisher nicht geklärt werden konnte (Sarre) oder
– um gar keine Krankheit, sondern nur das »Schwanzende der Normalverteilungskurve der Blutdruckwerte innerhalb einer Bevölkerung« (Platt).

Die weite Skala der Theorien über die Entstehungsbedingungen reicht von der chromosomalen Heredität (Pickerung, Platt) bis zur Plurikonditionalität (Stokvis) im Sinne einer Überschneidung von hereditären, konstitutionellen, sozialökonomischen und tiefenpsychologischen Gegebenheiten (Christian, Schunk, Michaelis). Theorien, die darauf abzielten, eine einzige isolierte Ursache für die essentielle Hypertonie verantwortlich zu machen, waren nicht geeignet, die Vielzahl der Befunde zu erklären. Der systemtheoretische Ansatz Guytons erlaubte eine genaue Analyse des komplexen physiologischen Geschehens bei der Blutdruckregulation. Guyton betont die zentrale Rolle der Niere als Langzeitbarostat, was für einige Hypertonieformen auch pathogenetische Bedeutung haben kann. Störungen, die schließlich zu einer anhaltenden Blutdruckerhöhung führen, sind aber an vielen Stellen des Regelsystems möglich, wie auch die verschiedenen sekundären Hypertonieformen belegen. Wie Weiner betont, gilt heute

1. die essentielle Hypertonie als heterogene Erkrankung; die Heterogenität manifestiert sich darin, daß
   a) verschiedene pathogenetische Mechanismen Blutdruckerhöhungen hervorrufen können, sowie darin, daß
   b) verschiedene physiologische Mechanismen in den verschiedenen Stadien während des Verlaufes der einzelnen Unterformen der essentiellen Hypertonie vorherrschen können;
2. wird die essentielle Hypertonie als multifaktorielle Erkrankung angesehen, bei der eben nicht nur ein einziger Faktor für Ätiologie, Pathogenese und Aufrechterhaltung zuständig ist.

Betrachten wir die Argumente, die für die verschiedenen Faktoren sprechen, im einzelnen.

32.3.4.1 Genetische Faktoren

Nach einer Übersicht von Jörgensen haben Familienuntersuchungen und Zwillingsforschung gezeigt, daß 45% bis 70% aller Patienten mit einer essentiellen Hypertonie aus Hypertonikerfamilien stammen. Familienbeobachtungen zeigten ferner, daß nicht nur die Hypertonie, sondern auch die Neigung zu einem frühzeitigen Beginn der Erkrankung und zu einem vorzeitigen Tod vererbt werden können. Allgemein kann man sagen, daß Personen, bei denen ein Elternteil Hypertoniker ist, ein größeres Risiko haben, an einer Hypertonie zu erkranken, als Personen, deren Eltern Normotoniker sind. Das Risiko, eine Hypertonie zu bekommen, wird noch größer, wenn beide Elternteile eine Hypertonie haben.

Für die Einschätzung der Bedeutung genetischer Faktoren ist folgende Überlegung aufschlußreich: Würde allein eine dominante Erbanlage die Manifestation der essentiellen Hypertonie bestimmen, wäre bei eineiigen Zwillingen eine Konkordanz der Hochdruckerkrankung in 100%, bei 2-eiigen Zwillingen in wenigstens 50% zu erwarten (Lenz). Tatsächlich findet sich jedoch bei eineiigen Zwillingen nur in etwa 50%, bei 2-eiigen Zwillingen nur in etwa 23% der Fälle ein konkordantes Blutdruckverhalten.

Neuere epidemiologische Untersuchungen aus Detroit (Chakraborty, R. u. a. 1977) belegen, daß nichtgenetische Variablen mehr zur Variation des Blutdrucks beitragen als genetische Unterschiede zwischen Personen. Der Unterschied dieser Ergebnisse gegenüber früheren Untersuchungen wird damit erklärt, daß dort Effekte genetischen Ursachen zugeschrieben wurden, die in Wirklichkeit von einer gemeinsam geteilten Umgebung oder zeitlichen Trends abhingen.

32.3.4.2 Umweltfaktoren

Die Tatsache, daß die essentielle Hypertonie familiär gehäuft auftritt, kann also auch im Sinne einer »psychologischen Vererbung« (Freud) interpretiert werden. Darunter ist zu verstehen, daß in der Familienatmosphäre von Hypertonikern bestimmte psychische Haltungen geprägt werden, die zum Erwerb einer Hypertonie disponieren. So konnten Chazan und Winkelstein auch bei nichtverwandten Personen, die in einer Hypertonikerfamilie lebten, häufiger als bei der Durchschnittsbevölkerung eine Hypertonie finden. Bekannt ist auch das Phänomen der positiven Korrelationen zwischen Blutdruckwerten von Ehepartnern (Kannel 1975). Das würde erklären, daß Umwelteinflüsse auch bei genetisch nicht belasteten Personen zu einer Hypertonie führen können. Diese Hypothese wird auch durch die Beobachtungen gestützt (Flynn, Friedmann und Kasanin), daß bei eineiigen Zwillingen der eine Zwilling auf Grund bestimmter emotioneller Belastungen eine Hypertonie bekam, der andere, bei dem diese Belastungen nicht gegeben waren, jedoch verschont blieb. Auch bei den beiden Zwillingsbrüdern, von denen eingangs berichtet wurde, waren Umwelteinflüsse – zumindestens für das Ausmaß ihrer Hypertonie – von maßgebender Bedeutung.

Zu den Umweltfaktoren werden sehr verschiedenartige Momente gezählt.

32.3.4.3 Ernährungsbedingungen

Es steht fest, daß Übergewicht und Hypertonie in einem Zusammenhang stehen. In der Hungerperiode nach dem Zweiten Weltkrieg ging die Zahl der Hypertoniker

Essentielle Hypertonie

in der BRD zurück und stieg mit der Besserung der Ernährungsbedingungen und dem Auftreten von Übergewicht an. Die klinische Erfahrung zeigt, daß übergewichtige Patienten mit Hypertonie nach Reduktion ihres Gewichtes häufig normale Blutdruckwerte aufweisen. Die enge Beziehung zwischen Adipositas und Hypertonie ist jedoch vermutlich nicht allein auf Ernährungseinflüsse zurückzuführen, sondern hat auch eine genetisch-konstitutionelle Komponente. Nach der Framinghamstudie können Gewichtszunahme und Blutdrucksteigerung zwar gleichzeitig auftreten; Adipöse entwickeln aber häufiger als Normalgewichtige später einen Hochdruck und normalgewichtige Hypertoniker besitzen ebenfalls ein größeres Risiko als Normotoniker später adipös zu werden (Kannel u. a. 1973).

Die Beziehung zwischen Körpergewicht und Blutdruckhöhe (r = 0,3) ist immerhin so ausgeprägt, daß die Hypertonie in einer durchschnittlich übergewichtigen Bevölkerung wie der unseren dreimal häufiger ist als in einer normalgewichtigen (Pflanz 1974).

Nach Dahl soll eine Hypertonie bei Bevölkerungsgruppen, die weniger als 5 Gramm Kochsalz am Tag zu sich nehmen, selten, dagegen bei Bevölkerungsgruppen mit einem durchschnittlichen Kochsalzverbrauch von 10 bis 15 Gramm pro Tag häufig sein. Bei einer epidemiologischen Untersuchung eines Betriebes teilte er die untersuchten Personen in 3 Gruppen:
– Personen, die niemals einen Salzstreuer benutzen,
– Personen, die einen Salzstreuer nach dem Kosten der Speisen verwenden,
– Personen, die ohne die Speisen zu kosten, gewohnheitsmäßig den Salzstreuer betätigen.

Er fand einen signifikanten Zusammenhang zwischen normalem Blutdruck in der ersten und hohem Blutdruck in der dritten Gruppe.

Diese Beobachtungen haben zu der Frage geführt, warum manche Personen mehr Salz essen als andere? Ein Unterschied der Geschmacksschwelle für Kochsalz zwischen Hypertonikern und Normotonikern konnte nicht nachgewiesen werden. Man muß daran denken, daß ebenso wie bei der Frage, warum einige Menschen mehr Kalorien zu sich nehmen als andere, psychosoziale Faktoren eine Rolle spielen.

Der feste Zusammenhang zwischen Kochsalzmenge pro Tag und Kopf und der Hypertoniehäufigkeit in einer Bevölkerung konnte allerdings nicht immer bestätigt werden. So wurden bei reisanbauenden buddhistischen Bauern in Thailand bei einem durchschnittlichen Kochsalzverbrauch von 18 bis 20 Gramm pro Tag und Kopf niedrige Blutdruckwerte – bei einer anderen Bevölkerungsgruppe mit niedrigem Kochsalzverbrauch dagegen häufig Hypertonien gefunden. Diese letzte Bevölkerungsgruppe zeichnete sich durch eine besonders schwierige Sozialstruktur aus.

32.3.4.4 Soziale Faktoren

Statistiken an großen Bevölkerungsgruppen zeigten, daß der Blutdruck mit zunehmendem Alter ansteigt. Diese Beobachtung wurde zunächst falsch interpretiert: Man hielt den Altersanstieg des Blutdrucks für physiologisch und sein Ausbleiben im höheren Alter für pathologisch. Eine Aufschlüsselung der epidemiologischen Untersuchungen ergab jedoch, daß im Alter lediglich die Zahl der Hypertoniker zunimmt, daß aber normalerweise der Blutdruck während des ganzen Lebens gleich bleibt.

Das Auftreten einer Altershypertonie kann nach Pikkering nicht allein auf genetische Faktoren zurückgeführt werden. Eine Erklärungsmöglichkeit legen vergleichende epidemiologische Untersuchungen bei verschiedenen Kulturen bzw. Subkulturen nahe, die feststellten, daß bei den einen der Blutdruck mit dem Alter anstieg, bei den anderen jedoch nicht. Bei der Durchsicht der vorliegenden Daten gewann die bereits 1929 von Donnison aufgestellte soziokulturelle Hypothese, daß Gruppen mit hohem Blutdruck vermehrten sozialen Spannungen und Konflikten ausgesetzt sind, an Wahrscheinlichkeit. Scotch fand in Bevölkerungsgruppen mit häufigen Altershypertonien mehr soziale Spannungen als in Kontrollgruppen. Cruz-Coke und Mitarbeiter konnten zeigen, daß ein niedriger bzw. normaler Blutdruck im Alter in Bevölkerungsgruppen zu finden ist, die in einer »ökologischen Nische« mit stabilen, nicht wechselnden sozialen Bedingungen leben. Daraus zogen sie den Schluß, daß ein Verlust dieser »Nische« durch den Einbruch soziokultureller Veränderungen vermehrt zu Krankheiten – und unter diesen vor allem zu Hypertonie führt.

Henry und Cassel stellten Untersuchungen über den Blutdruck bei verschiedenen Altersgruppen in sogenannten »stabilen und unstabilen« Kulturen zusammen. Abb. 2 gibt einen Überblick über ihre Ergebnisse: Die Unterschiede zwischen den Blutdruckanstiegen mit zunehmendem Alter in den oberen und unteren Reihen entsprechen Unterschieden in der sozialen Struktur. Dabei scheint ausschlaggebend zu sein, ob Bevölkerungsgruppen eine feste Tradition haben, die während einer Generation stabil bleibt, oder ob die sozialen Strukturen sich wandeln.

Diese Untersuchungen lassen sich so interpretieren, daß die Altersanstiege des Blutdrucks mit der Unfähigkeit älterer Menschen zusammenhängen, sich einschneidenden Änderungen der Lebensweise anzupassen und in einer veränderten Welt der jungen Generation geeignete soziale Verhaltensmuster zu vermitteln (Donnison, Scotch, Geiger, Henry).

Diese Thesen sind nicht unwidersprochen geblieben. Insbesondere warnen Ostfeld und D'Atri (1977) davor, soziale Faktoren zu diskutieren, ohne die unterschiedliche Häufigkeit der Adipositas in einzelnen Sozialgruppen berücksichtigt zu haben.

Durch Untersuchungen an japanischen Einwanderern auf Hawaii und in Kalifornien sowie der Bevölkerung, die von den Tokelau-Inseln nach Neuseeland auswanderte, ist aber die Bedeutung des soziokulturellen Wandels für die Hypertonie erneut unterstrichen worden (Prior 1977).

Unter dem Gesichtspunkt, daß veränderte Umweltbedingungen Anpassungsleistungen verlangen, die bei

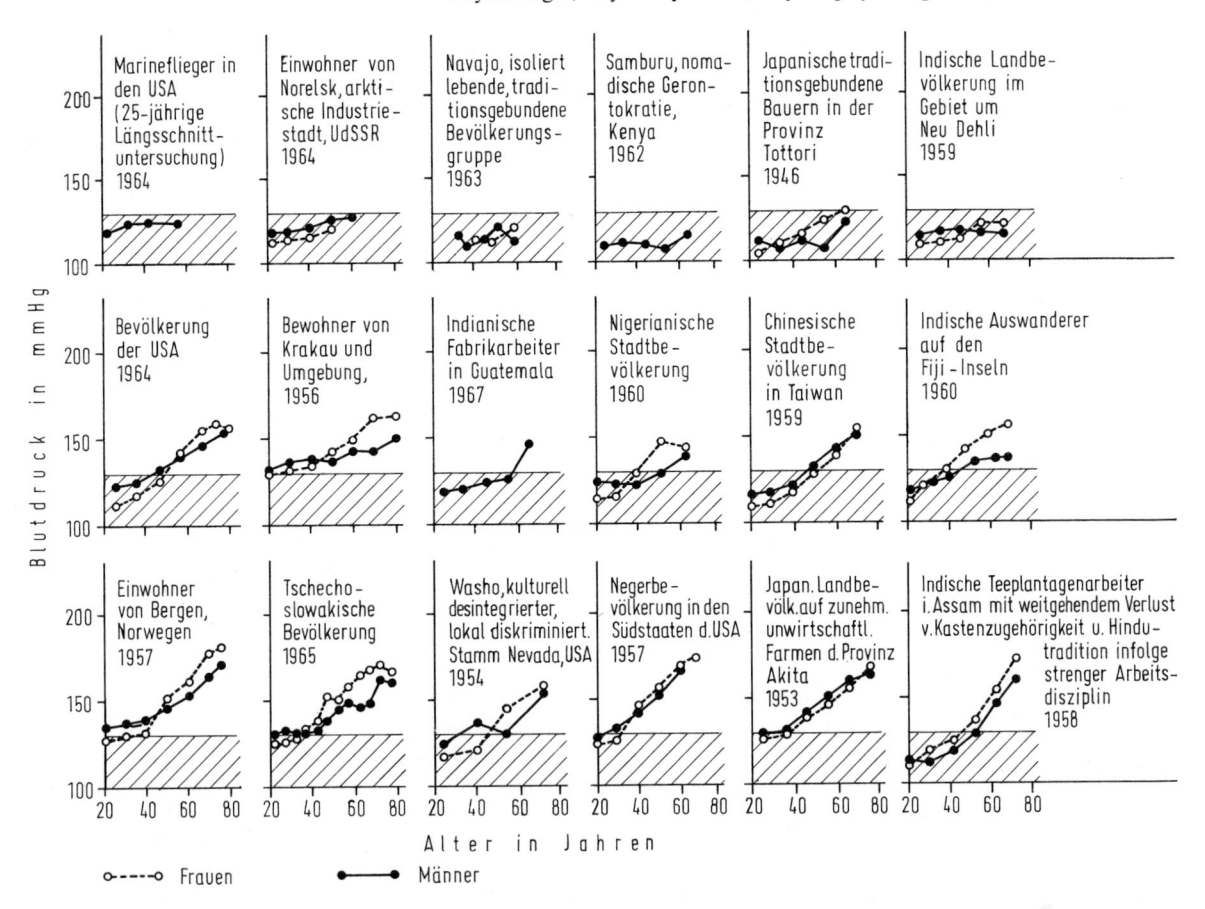

Abb. 2. Abhängigkeit des Blutdrucks vom Alter in verschiedenen Kulturen. Offene Kreise: Frauen; geschlossene Kreise: Männer (nach Henry u. Cassel 1969).

Überforderung Streßreaktionen hervorrufen, läßt sich die Altershypertonie auch als »Adaptationskrankheit« betrachten. (Siehe Kapitel 1, 4).

32.3.5 Psychologie, Psychodynamik, Psychophysiologie und soziale Interaktion

32.3.5.1 Emotionelle Faktoren

Der Zusammenhang zwischen sozialen Strukturen und der Häufigkeit des Auftretens einer Hypertonie weist bereits auf die Wichtigkeit emotionaler Faktoren für das Blutdruckverhalten und die Pathogenese der essentiellen Hypertonie hin. Dies ist von zahlreichen Autoren betont worden (Alexander, Bastiaans, Cannon, Cochrane, Delius und Fahrenberg, Jores, Quint, Reindell, Klepzig und Roskamp, Schunk, Thomas, v. Uexküll und Wick, Wyss).

Von besonderem Interesse sind zwei Beobachtungen Groen's:
1. Groen berichtet (1951) über den dauernden Abfall des Blutdrucks bei einem Patienten mit therapieresistenter maligner Hypertonie nach frontaler Leukotomie.
2. In Israel konnte Groen an einem Patienten mit einer therapieresistenten schweren Hypertonie beobachten, daß sich der Blutdruck während des 6-Tage-Kriegs normalisierte, die Hypertonie aber nach der Rückkehr ins Zivilleben wieder in dem vorherigen Schweregrad auftrat.

Systematische psychoanalytische Untersuchungen, die von Alexander 1939 an Hypertonikern durchgeführt wurden, haben gezeigt, daß chronisch gehemmte aggressive Antriebe, die stets mit (weitgehend unbewußter) Angst verbunden sind, den Blutdruck in ausgeprägter Weise beeinflussen. Das gemeinsame Charakteristikum der von Alexander beobachteten Hypertoniker, unter denen ganz verschiedene Persönlichkeitstypen waren, bestand in der Unfähigkeit, aggressive Antriebe frei zum Ausdruck zu bringen. Diese Beobachtungen wurden von zahlreichen Autoren beschrieben (Bach, Bastiaans, Dunbar, Quint, Pflanz u. v. Uexküll, Wyss u. a.).

In diesem Zusammenhang ist ein Experiment von Sapira et al. interessant. Sie projizierten je einer Gruppe von Hypertonikern und Normotonikern einen Film, in dem zunächst ein Patient bei einem »bösen« Arzt gezeigt wurde, der kurz angebunden, in Eile und desinteressiert war und der sich sowohl über den Patienten als auch über dessen Blutdruck zu ärgern schien. Im zweiten Teil des Films benahm sich der gleiche Arzt dem gleichen Patienten gegenüber entspannt, gefällig, höflich, schien erfreut über den Blutdruck und an dem Patienten als Person interessiert. In dem anschließenden Interview konnten die Hypertoniker im Gegensatz zur Kontrollgruppe der Normotoniker keinen Unterschied zwischen den beiden Szenen beschreiben.

Diese Ergebnisse zeigen, daß die Umgebung je nach Situation von Normotonikern und Hypertonikern anders verarbeitet wird. Dabei bleibt die Frage offen, ob bereits die Wahrnehmung der Umgebung verändert ist, oder ob das Wahrgenommene nicht verbalisiert werden kann. Unberücksichtigt bleibt auch, inwieweit sich Wahrnehmung und Verbalisierung nicht im Rahmen eines Kreisgeschehens (siehe Situationskreis) gegenseitig beeinflußen. Das gleiche gilt für die Beobachtung von Lee, der in dem Bericht von Hypertonikern und Normotonikern über aggressive Inhalte von Bildern Unterschiede feststellen konnte.

In psychoanalytischer Sicht läßt sich das oben beschriebene Verhalten folgendermaßen erklären: In der Kindheit scheinen mit großer Regelmäßigkeit Auseinandersetzungen mit strengen autoritären Vätern vorzuliegen (Bastiaans, Binger, Dunbar, Michaelis, Quint, Wyss). Diese Situation läßt sich als Quelle sowohl für feindselige, aggressive Gefühle, wie für deren Unterdrückung vorstellen. Nach Alexander neigen Hypertoniker in ihrer Kindheit zu Anfällen von Wut und Aggression. Die Erfahrung, die Zuneigung der Eltern und der Umwelt durch aggressives Verhalten zu verlieren, veranlaßt die Kinder, ihre feindseligen Impulse zu kontrollieren und zu unterdrücken. Im Sinne einer somato-psychisch-psychosomatischen Interpretation muß daran gedacht werden, daß eine vererbte Hyperreaktivität der Hypertoniker an den Differenzen mit dem dann als autoritär erlebten Vater eine Rolle spielt.

Bastiaans beschreibt nach der Auswertung von biographischen Anamnesen bei 40 Hypertonikern, daß sich diese als Kinder mit allmählicher Ausbildung der Über-Ich-Struktur verändert hätten: sie wurden still, ängstlich, sensitiv, überempfindlich und übermäßig fügsam. Diese Temperamentänderung während der Entwicklung wird in der Anamnese von Hypertonikern von vielen Autoren gefunden und als Folge der Entwicklung eines strengen und starren Über-Ich aufgefaßt, das Bastiaans als »Recht-Pflicht-Über-Ich« bezeichnet.

Diese psychische Disposition läßt sich in der psychoanalytischen Sprache als »masochistisch untergebene und oral abhängige Haltung gegenüber Eltern bzw. Elternfiguren und chronisch nicht zum Ausdruck gebrachte und deswegen unbefriedigte Rebellion gegen diese Unterwerfung« (Saul) beschreiben.

Diese Darstellungen sind nicht ohne Widerspruch geblieben. Während zum Beispiel Cochrane 1969 bei einer Übersicht über die amerikanische Literatur der letzten 30 Jahre noch zu dem Schluß kommt, daß sich eine Hypertonie neben anderen ursächlichen Faktoren bei Individuen entwickelt, die sich durch emotionale Labilität, neurotische Tendenzen und Unterdrückung von aggressiven Gefühlen auszeichnen, konnte er 1973 in einer Reihenuntersuchung keinen Zusammenhang zwischen unterdrückter Feindseligkeit und erhöhtem Blutdruck feststellen. Er stellt die These auf, daß die Hypertoniker, die psychologisch untersucht worden waren, eine Selektion von Patienten darstellten, die auf Grund ihrer neurotischen Beschwerden zum Arzt kamen. Ähnliche Einwände äußerten Pflanz und Robinson. Auf der anderen Seite wurde – wie erwähnt – gefunden, daß Hypertoniker nicht stärker über Beschwerden klagen als die Normalbevölkerung. Ostfeld kritisiert vor allem die Einseitigkeit des Alexander'schen Konzeptes und plädiert für flexiblere Hypothesen. Eine solche Forderung wird auch durch Beobachtungen nahe gelegt, die bei Hypertonikern ein besonderes Leistungsverhalten mit unrealistisch hoch gespanntem Anspruchsniveau feststellten (Aresin, Enke u. Gercken, Michaelis, Pflanz u. v. Uexküll, Stern, Wyss). Man vermißt bei ihnen oft den sachlichen Bezug zur eigenen Leistung, die häufig als eine von Autoritäten auferlegte Pflicht oder als ein Mittel, um Anerkennung zu erhalten, angesehen wird (Schuster-Erfmann). Ähnlich wie beim Typ-A-Verhalten von Patienten mit coronarer Herzkrankheit (Rosenman u. Friedman) und wie bei Patienten mit arterieller Verschlußkrankheit (Köhle) hat das Arbeitsverhalten oft einen Flucht-Charakter angenommen mit einer zwanghaften Tendenz zur Aktivität und einer unbedingten Neigung, andere zu führen und zu dominieren (Bräutigam und Christian). Sears hat darauf hingewiesen, wie stark emotionale Reaktionen auf Erfolg oder Mißerfolg davon abhängen, wie intensiv wir uns mit dem Leistungsziel identifizieren und welches Anspruchsniveau wir uns dabei setzen. Das Verhalten von Hypertonikern scheint weniger durch die unterdrückten aggressiven Gefühle selbst, sondern eher durch Schuldgefühle wegen dieser aggressiven Gefühle und von dem Problem des Akzeptiertseins trotz aggressiver Wünsche bestimmt zu sein.

32.3.5.2 Die auslösende Situation

Von Uexküll und Mitarbeiter konnten mit Hilfe eines – den Blutdruck (unblutig) automatisch registrierenden – Geräts den Einfluß emotional belastender Situationen (zum Beispiel des medizinischen Staatsexamens (Abb. 3) oder der Besprechung emotionell belastender Themen) auf das Blutdruckverhalten sowohl bei Hypertonikern als auch bei Normotonikern demonstrieren. Für solche emotionell ausgelösten – vorübergehende, eventuell aber auch längere Zeit anhaltende – Blutdrucksteigerungen prägten sie den Ausdruck »Situationshypertonie«. Ereignisse, die emotionell als Bedrohung, Kränkung oder Beeinträchtigung erlebt werden, gegen die sich der Betreffende aus äußeren oder inneren Gründen nicht zur Wehr setzen kann, schienen der gemeinsame Nenner für Situationen zu sein, die zur Hypertonie führten.

Außer bei aktuellen Ereignissen kam es aber auch bei Personen zu Blutdruckanstiegen, die über emotional belastende Situationen ihrer Vergangenheit berichteten. (Abb. 4) Dabei war es gleichgültig, ob sie während des Berichtes die emotionale Reaktion wieder erlebten oder verleugneten. (Abb. 5)

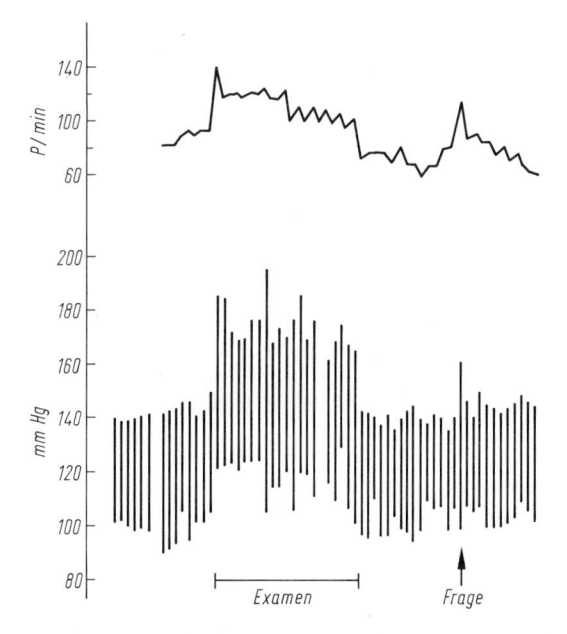

Abb. 3. Automatische Blutdruck- und Herzfrequenzregistrierung bei einem Medizinstudenten während des Staatsexamens; die Messungen erfolgten in 1-minütigen Abständen (nach v. Uexküll u. Wick 1962).

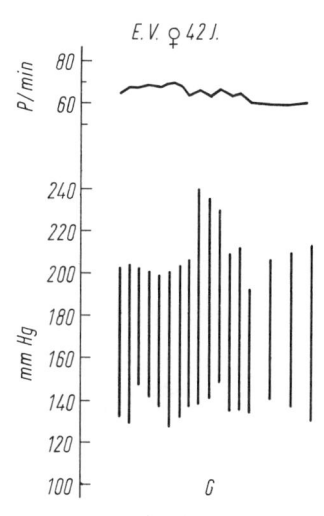

Abb. 5. Darstellung des Verhaltens von Blutdruck und Pulsfrequenz einer 42-jährigen Krankenschwester, die an einer essentiellen Hypertonie litt. Bei der Marke G erzählt sie von ihrer Arbeit in der Psychiatrischen Klinik; bei der Nachtwache im Wachsaal würde sie häufig von Patienten angefallen und dabei auch gekratzt; das mache ihr aber nichts aus; sie bleibe dabei ganz ruhig und könne ihren Dienst ohne Schwierigkeiten versehen (nach von Uexküll u. Wick 1962).

Als charakteristische Auslösersituationen werden von anderen Autoren (Bräutigam und Christian) konflikthafte Lebensumstände beschrieben, die Feindseligkeit und den Wunsch nach Selbstbehauptung mobilisieren – zu gleicher Zeit aber die Realisierung dieser Regungen und Wünsche verbieten. Reiser u. Mitarb. fanden, daß der Übergang einer Hypertonie in die maligne Phase deutlich mit Lebenssituationen zusammenhing, die emotional in ähnlicher Weise erlebt wurden.

Für den Arzt und seinen Umgang mit Hypertonikern ist es wichtig zu wissen, daß eine typische Auslösersituation für eine Verschlimmerung einer Hypertonie der plötzliche Verlust von Selbstsicherheit gegenüber Autoritätspersonen (zum Beispiel auch Ärzten, von denen Patienten abhängig sind) darstellt (Binger). Nach Quint ist diese Situation gegeben, wenn der Patient fühlt, daß seine Kooperationsbereitschaft nicht anerkannt oder akzeptiert wird.

Die Annahme, daß das Verhalten von Ärzten den Blutdruck der Patienten beeinflußt, wird durch den Vergleich der Durchschnittswerte aller Blutdruckmessungen, die 10 Ärzte einer Medizinischen Poliklinik während eines Jahres durchgeführt hatten, nahegelegt (Abb. 6).

Für die Beurteilung dieser Umstände als Auslösersituation einer Hypertonie oder deren Verschlimmerung muß man sich klar machen, daß Hypertoniepatienten ihre soziale Anpassung und ihre weitgehende Unauffälligkeit (»Übernormalität«) nur mühsam und oft nur unter Anspannung aller Kräfte aufrecht erhalten können (Schuster-Erfmann).

Sobald das Gleichgewicht von narzißtischem Gewinn aus Helferhaltung und Leistung als »Lastesel« und der

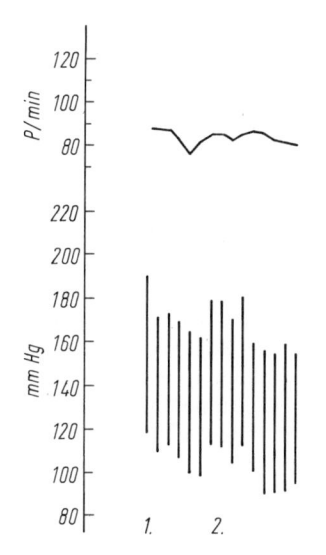

Abb. 4. Eine Patientin erinnert sich an die Vertreibung aus ihrer Heimat nach dem 2. Weltkrieg (nach von Uexküll und Wick 1962).
1: Angst vor dem ungewohnten Apparat, an den sich die Patientin nach einigen Minuten gewöhnt.
2: Bericht über Vertreibung und Flucht vor 17 Jahren.

Essentielle Hypertonie

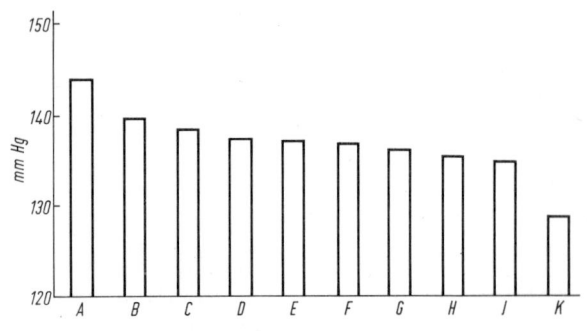

Abb. 6. Durchschnittswerte aller Blutdruckmessungen, die 10 Ärzte einer medizinischen Poliklinik (Gießen) während eines Jahres durchgeführt haben.

Energie, die zum Neutralisieren feindseliger aggressiver Gefühle (Schur) benötigt wird, durch Veränderungen der Umgebung gestört wird, besteht die Möglichkeit für das Auftreten oder Verschlimmerung des Symptoms.

Die Zusammenhänge zwischen Blutdruckverhalten und emotionalen Faktoren auf Grund bestimmter psychodynamischer Vorgänge wurden zu einem großen Teil mit psychoanalytischen Methoden beobachtet und beschrieben. Sie werden von schul-psychologischer, aber auch von statistischer Seite wegen ihrer Nicht-Quantifizierbarkeit, häufig zu geringen Fallzahl, dem Überwiegen von Kasuistik und der Selektion der Patienten kritisiert. Deshalb ist es wichtig, daß die Beobachtungen, die an Menschen gemacht wurden, im Tierversuch zum Teil überraschende Bestätigung erfahren.

32.3.5.3 Tierexperimentelle Untersuchungen

Die spontan hypertensiven Ratten (SHR) von Okamoto stellen mit einer multigenetischen Veranlagung zu hohem Blutdruck das bisher beste Tiermodell für die essentielle Hypertonie des Menschen dar. Hier scheint die Tendenz, auf Umwelteinflüsse mit verstärkten im Hypothalamus koordinierten neurohumoralen Reaktionsmustern zu antworten, genetisch festgelegt zu sein. Folkow, Hallbäck u. Mitarb. zeigten, daß die hypertensiven Ratten im Vergleich zu normotensiven eine Hyperreaktivität (auf Weckreize) der zentralen autonomen Strukturen aufweisen, die unter psychischem Streß das emotionale Verhalten in Alarmbereitschaft bestimmen. Die spontan hypertensiven Ratten haben somit möglicherweise – genetisch bedingt – eine niedrigere Schwelle für die Auslösung spezifischer hypothalamischer Reaktionsmuster auf Umweltreize. Diese Reaktionen umfassen differenzierte neurohormonale Entladungsmuster, die den Organismus z. B. auf Kampf oder Flucht vorbereiten und die dann der motorischen Antwort vorausgehen können (Eliasson u. a. 1951, Abrahams u. a. 1960). Sie können in einer zentral ausgelösten vagalen kardialen Hemmung bestehen, verbunden mit einem vermehrten sympathischen Einfluß auf Herz, Venensystem und die meisten Gefäßgebiete, was mit Ausnahme der Skelettmuskulatur zu einer Vasokonstriktion führt: in den Muskelgefäßen tritt dann vielmehr durch den Einfluß von Adrenalin und über sympathische cholinerge Nervenfasern eine starke Vasodilatation auf (Folkow u. Neil 1971). Humorale Reaktionen bestehen in einer Freisetzung von Adrenalin aus dem Nebennierenmark (Grant u. a. 1958), einer Aktivierung des ACTHCorticosteroid-Systems in Hypophyse und Nebennierenrinde (Folkow u. a. 1967), sowie in einer neurogenen Reninfreisetzung und damit Beteiligung des Angiotensin-Aldosteron-Mechanismus (Davies 1973, Zanchetti u. Stella 1975). Die Wirkungen psychosozialer Umweltreize auf den Organismus lassen sich zwei spezifischen Reaktionsmustern, der Ebene des emotionellen Verhaltens und der Ebene des neuroendokrinen Systems zuordnen, die beide für die Entwicklung einer Hypertonie bedeutsam zu sein scheinen (Henry 1976, 1977):

1. Der Abwehrreaktion (Cannon, Folkow u. Neil) mit Beteiligung des sympathischen Nebennierenmarksystems als Bereitstellungsreaktion zu Kampf oder Flucht, bzw. aggressivem Verhalten;
2. der Alarmreaktion (Selye) mit Beteiligung des Hypophysen-Nebennierenrindensystems mit dem Verhaltensmuster von Rückzug-Konservierung, bzw. Depression.

Beide Reaktionsmuster, sowie die beteiligten zentralnervösen Strukturen: Cortex-Hypothalamus und limbisches System sind allen Säugetieren gemeinsam. Im Hypothalamus sind die Zentren für spezifische Verhaltensmuster (Consummatory acts) z. B. Essen, Trinken und Sexualverhalten sowie die für Angst und Freude typischen Reaktionsmuster repräsentiert, darüberhinaus werden hier die Aktivität des endokrinen und des autonomen Nervensystems, das unter anderem auch das cardiovasculäre System steuert, integriert (Folkow und Neil, Ganong). Das limbische System scheint vor allem für die emotionale Tönung des Verhaltens verantwortlich zu sein. Beide, Hypothalamus und limbisches System sind an der Entstehung von Emotionen und dem damit verbundenen Verhalten beteiligt.

Auch die pathologischen Auswirkungen langanhaltender Abwehr- oder Alarmreaktionen scheinen bei verschiedenen Säugetieren mit denen des Menschen übereinzustimmen. Gleiche anatomische Verhältnisse der beteiligten zentralnervösen Strukturen, übereinstimmende physiologische und pathologische Reaktionsmuster bei vergleichbaren auslösenden Bedingungen der sozialen Umwelt lassen daher eine Übereinstimmung der an diesen Reaktionen beteiligten grundlegenden Emotionen bei Menschen und höheren Säugetieren vermuten (Henry 1972).

Die Abwehrreaktion versetzt ein Tier in einen Zustand, der durch die Tendenz, entweder anzugreifen oder zu fliehen, charakterisiert ist. Diese Reaktion kann durch Umweltreize und damit über den Cortex ausgelöst werden, wobei dem nucleus amygdala die Rolle zukommt, die hypothalamischen Strukturen, die das entsprechende emotionelle Verhalten kontrollieren, zu aktivieren, sobald die äußeren Bedingungen geeignet erscheinen. Situationen, die in der Erwartung bedrohlicher Ereignisse vermehrte Wachsamkeit verlangen, können dieses Reaktionsmuster auslösen. Dabei werden die sympathisch-cholinergen, vasodilatorischen Nervenfasern zu den Arteriolen der Skelettmuskulatur und zum Herzen sowie die adrenergen Fasern zu den übrigen Gefäßen und ebenfalls zum Herzen unter gleichzeitiger vermehrter Katecholaminausschüttung aus dem Nebennierenmark aktiviert. Als Ausdruck eines vermehrten sympathischen Einflusses bei diesem Reaktionsmuster gilt ein erhöhter Plasmareninspiegel. Folkow und Rubinstein konnten durch intermittierende direkte Stimulation des hypothalamischen Abwehrzentrums bei Ratten nach mehreren Wochen eine ausgeprägte Hyptertonie erzeugen. Schunk konnte zeigen, daß Katzen, die in einem Käfig mehrere Monate lang täglich bellenden Hunden ausgesetzt waren, einen erhöhten Blutdruck entwickelten, der alle Komplikationen einer malignen Hypertonie aufwies.

Früher hat man die sympathische Reaktion über das Nebennierenmark bei der Untersuchung psychophysiologischer Zusammenhänge in den Vordergrund gestellt. Psychologische Einflüsse sind aber auch für das Hypophysen-Nebennierenrinden-System die stärksten der bekannten aktivierenden Reize (Mason). Die Erwartung neuer Situationen, insbesondere die Bedrohung des Territoriums oder des Platzes in der sozialen Rangordnung führen zu einer vermehrten Freisetzung von Kortikosteroiden, vor allem wenn keine aggressive Auseinandersetzung möglich erscheint. An diesen Reaktionen ist der Hippocampus beteiligt; das Hypophysen-Nebennierenrindensystem steht unter seiner Kontrolle, vor allem in Streß-Stituationen. Angsterregende Bedingungen wie der Verlust des Status und der Kontrolle sind mit depressivem Verhalten, Immobilität, Unterwerfung und dem Gefühl der Hilflosigkeit verbunden, – eine Strategie, die über den Hippocampus unter Beteiligung des ACTH-Korticosteron-Mechanismus initiiert wird. Dabei besitzt ACTH gleichzeitig eine aggressionshemmende Wirkung, erleichtert und festigt Vermeidungslernen. Die vermehrte Stimulierung der Nebennierenrinde kann zu ihrer Hyperplasie und zu Störungen der Mineralocorticoidproduktion führen, in deren Gefolge eine größere Empfindlichkeit der Gefäße gegenüber pressorischen Reizen entsteht. Mit diesem Reaktionsmuster sind niedrige Plasmareninspiegel verbunden. Die Hyperplasie der Nebennierenrinde ist charakteristisch für ältere Hypertoniker, wie in autoptischen Untersuchungen nachgewiesen werden konnte (Russel u. Masi 1973).

Die Bedeutung beider Reaktionsmuster (Alarm- und Abwehrreaktion) im Zusammenhang mit psychosozialen Reizen konnte Henry demonstrieren, der den Einfluß der Bildung sozialer Verhaltensmuster in den ersten Lebenswochen auf die spätere Entwicklung einer Hypertonie und ihrer Folgeerkrankungen bei Mäusekolonien untersuchte: Er zog Mäuse von Geburt an in einem durch Röhren verbundenen Boxensystem auf, das durch seine Konstruktion zwangsläufig zu häufigen sozialen Konfrontationen und Kämpfen führte. Es bildete sich eine stabile soziale Hierarchie mit dominanten und rangniederen Tieren. Die Blutdruckwerte der gesamten Population dieses Boxensystems waren leicht erhöht gegenüber einer Gruppe von normal aufgezogenen Mäusen in isolierten Boxen, in denen keine Kämpfe um das Territorium auftraten.

Wurden die Mäuse in den ersten 14 bis 16 Tagen der Säugeperiode – noch ehe sie die Augen öffnen konnten – von den Elterntieren getrennt und isoliert aufgezogen, so fanden sich bei ihnen besonders niedrige Blutdruckwerte. Wurden diese – in sozialer Deprivation aufgewachsenen Tiere – 4 Monate später in das Boxensystem gesetzt, so entwickelten sich heftige Kämpfe, die aber nicht – wie bei den anderen Gruppen – zur Bildung einer stabilen Hierarchie und einem Respektieren des erkämpften Territoriums führten. In dieser Gruppe traten chronische Blutdruckerhöhungen, Gewichtsverlust, Hypertrophie der Nebennieren, Atrophie des Thymus sowie Kannibalismus an Neugeborenen auf. Die weiblichen Tiere waren unfähig, Junge großzuziehen. Nach 6 oder mehr Monaten konnten ausgeprägte pathologisch anatomische Veränderungen wie Arteriosklerose, Myocardfibrose und interstitielle Nephritis nachgewiesen werden. Selbst nach erneuter Isolierung der Tiere hielt die Hypertonie an.

Den Einfluß der Stellung in der sozialen Hierarchie, die sich durch Beobachtung des unterschiedlichen Territorialverhaltens der dominanten Tiere, deren Rivalen und der rangniederen Tiere bestimmen läßt, auf Blutdruck, Plasmacorticosteron und die Adrenalin bzw. Noradrenalin synthetisierenden Enzyme des Nebennierenmarks untersuchte Henry in einem für die stabile Hierarchiebildung geeigneten Käfigsystem zu verschiedenen Zeiten der Hierarchiebildung. In den ersten Wochen der intensiven sozialen Auseinandersetzungen wiesen die rangniederen Tiere höhere Corticosteronwerte auf als die dominanten Tiere, bei denen jedoch das noradrenalinbildende Enzym im Nebennierenmark erhöht war. Die Adrenalinbildung stieg bei allen Tieren zunächst an, fiel jedoch nach Ausbildung der sozialen Rangordnung bei rangniederen Tieren im Gegensatz zu den dominanten wieder ab. Der Blutdruck, der – in dieser Sozietät gut angepaßten – rangniederen Tieren blieb im Normbereich. Der Druck der dominanten Tiere stieg jedoch bis auf 150 mm Hg an.

Der Verlust der Position in der sozialen Rangordnung führt zu einem Verhalten von »Rückzug« und »Depression«. Dabei finden sich eine Erhöhung des Corticosteronspiegels. Kämpfe um die Position in der sozialen Hierarchie führen dagegen zur Abwehrreaktion mit erhöhtem Katecholaminspiegel.

Wurden dominante Tiere in eine fremde Kolonie gesetzt, mußten sich die – in der früheren Kolonie – dominanten Tiere wie rangniedere Tiere verhalten und Kämpfe vermeiden. Hierdurch stiegen die Corticosteronwerte an und das Enzym der Adrenalinsynthese sank bei weiter stark erhöhten Werten des Noradrenalin synthierenden Enzyms. Gleichzeitig zeigten die Blutdruckwerte jetzt einen besonders starken Anstieg bis auf 200 mm Hg. (Abb. 7).

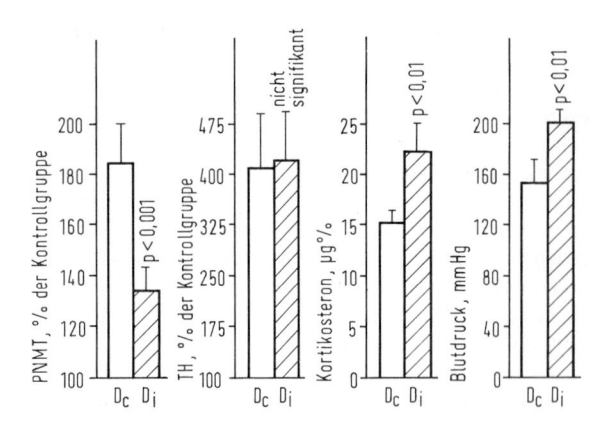

Abb. 7. Physiologische Auswirkungen des Verlustes der dominanten Stellung in der sozialen Rangordnung auf den Gehalt der adrenalin- und noradrenalinsynthetisierenden Enzyme PNMT (Phenylethanolamin-N-methyltransferase) und TH (Tyrosinhydroxylase) in den Nebennieren, auf den Plasmacorticosteroidspiegel und den Blutdruck bei Mäusen. Die offenen Säulen stellen diese Parameter bei normalen dominanten Kontrolltieren dar; die geschlossenen Säulen geben diese Größe bei ehemals dominanten Tieren wieder, die in eine fremde Mäusekolonie gesetzt wurden (nach Henry et al., 1974).

Das Bedeutsame dieser Ergebnisse liegt unter anderem in der Möglichkeit, verschiedenartige emotionelle Reaktionen zu differenzieren, die mit spezifischen neuro-humoralen Reaktionen und Blutdruckanstiegen einhergehen und alle unter dem Generalnenner »Aggression« zusammengefaßt werden können: Zu Beginn des sozialen Wettbewerbs in der Mäusekolonie herrschen aggressive mit Kampf und Flucht verbundene Verhaltensmuster, die mit einem Überwiegen der sympathischen Abwehrreaktion und Stimulation des Nebennierenmarks einhergehen. Mit zunehmendem Alter kämpfen die Mäuse weniger. Jetzt gewinnt das Vermeiden von Kämpfen mit einer Zunahme der Nebennierenrindenaktivität an Bedeutung.

32.3.5.4 Psychophysiologische Untersuchungen am Menschen

Obwohl am Menschen so eingreifende Untersuchungen, wie sie an Tieren durchgeführt wurden, nicht möglich sind, ist in den letzten Jahren unser Wissen, insbesondere über die hämodynamischen Reaktionen in emotional belastenden Situationen auch beim Menschen bereichert worden. Brod u. Mitarb. (1959) fanden ein für die Abwehrreaktion typisches kardiovaskuläres Muster: Unter Zeitdruck und Belästigung durch ein tickendes Metronom mußten Versuchspersonen Rechenaufgaben lösen. Hierbei traten Erhöhungen des arteriellen Drucks, Beschleunigung der Herzfrequenz, vermehrtes Herzminutenvolumen und stärkere Durchblutung der Muskeln auf – während die Durchblutung des Gastrointestinaltraktes, der Nieren und der Haut abnahm.

Andere Untersuchungen zeigen den Unterschied der Reaktionen unter emotioneller und physischer Belastung, wobei über unterschiedliches Kreislaufverhalten bei Menschen während Belastung durch physische Arbeit mit dem Fahrradergometer und während der Besprechung emotionell erregender Probleme berichtet wird (N. Schäfer 1976, Groen u. a. 1977). In beiden Situationen steigen sowohl der systolische wie der diastolische Blutdruck etwa gleich stark an. Während aber bei physischer Belastung diese Blutdruckerhöhung bei allen untersuchten Personen einheitlich durch eine Erhöhung des Herzminutenvolumens bei Absinken des totalen peripheren Widerstandes bedingt ist, sieht man bei psychischer Belastung zwei Gruppen. Bei der ersten (kleineren) steigt das HMW ähnlich wie bei physischer Belastung, jedoch in geringerem Ausmaß bei Absinken oder Gleichbleiben des Widerstandes. Bei der zweiten (größeren) Gruppe steigt der Widerstand bei uneinheitlichen Reaktionen des HMV, das ansteigen, gleichbleiben oder sogar absinken kann. Bedeutsam sind die Resultate dieser letzteren Gruppe unter dem Gesichtspunkt, daß ihr Kreislaufreaktionsmuster unter psychischer Belastung weitgehend dem der essentiellen Hypertonie entspricht. Durchschnittlich kommt es hier bei emotioneller Belastung zu einem Blutdruckanstieg, der im Gegensatz zu dem bei körperlicher Belastung durch veränderte Anteile von Herzminutenvolumen und totalem peripheren Widerstand bedingt ist: bei vergleichbarem Blutdruckanstieg ist der Anstieg des HMV's im Mittel geringer bei gleichzeitig leicht erhöhtem totalen peripheren Widerstand. Das Fehlen der Möglichkeit zu muskulärer Aktivität macht emotionelle Belastungen vermutlich gerade deswegen zu einem wichtigen Faktor in der Hypertonieentwicklung (Charvat, Dell u. Folkow).

Aus psychophysiologischen Untersuchungen, die das Blutdruckverhalten von Normotonikern und Hypertonikern in Aufgabensituationen vergleichen, geht hervor, daß Hypertoniker mit stärkeren Blutdruckanstiegen reagieren (Richter-Heinrich). Außerdem neigen sie bereits in Situationen zu Blutdruckanstiegen, die bei Normotonikern noch keine Blutdruckänderung hervorrufen (Hodapp und Mitarbeiter). Diese Untersuchungen stehen in Übereinstimmung mit der 1967 von v. Eiff formulierten Hypothese, daß die essentielle Hypertonie eine Krankheit sei, die durch eine angeborene Hyperaktivität des hypothalamischen sympathischen Zentrums charakterisiert ist, wobei Persönlichkeit und Umwelt für die Manifestation des Hochdrucks und periphere Mechanismen für die Fixierung des erhöhten Blutdrucks eine Rolle spielen. (s. auch v. Eiff und Piekarski 1977). Sie legen ebenso den Vergleich mit den tierexperimentellen Befunden nahe, bei denen die größere Reaktionsbereitschaft des Blutdrucks gegenüber Umweltreizen bei hypertensiven Ratten von genetischen Faktoren abhängt. Allerdings kann die Blutdruckhyperreaktivität im Laufe der Hypertonieentwicklung auch allein Ausdruck geänderter morphologischer Verhältnisse in den Widerstandsgefäßen sein (Folkow).

Die bisher besprochenen Ergebnisse lassen sich unter

dem Gesichtspunkt der Cannon'schen These zusammenfassen, nach der eine Erhöhung des Blutdrucks als »Bereitstellung« (emergency state) eines zusätzlichen Energievorrates für erwartete motorische Auseinandersetzungen mit der Umgebung interpretiert wird. Nach den Untersuchungen von Lacey hat die Blutdruckerhöhung psychophysiologisch aber nicht nur die Aufgabe, Energie bereitzustellen, sondern darüberhinaus die Funktion einer Rückkoppelung: Lacey konnte zeigen, daß eine Erhöhung des Blutdrucks und der Pulsfrequenz in Situationen auftreten, in denen die geistige Aktivität zur Lösung von Problemen in Anspruch genommen wird; er spricht von der Errichtung einer »Stimulusbarriere«, die das Individuum vor einer Überflutung mit unbewältigten Informationen aus der Umgebung schützt. Dieser Mechanismus könnte die oben erwähnten Beobachtungen einer Veränderung der Wahrnehmung bei Hypertonikern erklären und gleichzeitig zur Aufrechterhaltung der Hypertonie bei ungelösten Problemsituationen beitragen.

Es scheinen somit u. a. zwei verschiedene Möglichkeiten bei der Entstehung einer Hypertonie eine Rolle zu spielen:

1. Unter verschiedenen genetischen Dispositionen zur Hypertonieentwicklung läßt sich auch eine genetisch bedingte Bereitschaft isolieren, auf Umweltreize mit stärkeren und länger anhaltenden Blutdruckanstiegen zu reagieren;
2. auch bei Fehlen dieser genetischen Disposition (wie bei den Untersuchungen von Henry an Mäusen) können anhaltende psychosoziale Konflikte zu einer prolongierten Situationshypertonie und schließlich je nach Art und Dauer zu einer anhaltenden, irreversiblen Hypertonie führen.

In beiden Fällen ist wahrscheinlich die ständig wiederholte oder prolongierte Auslösung komplexer psychophysiologischer Reaktionsmuster als Schrittmacher für die Entstehung der Hypertonie verantwortlich. Die Untersuchung der Grenzwerthypertonie, die ein Prädiktor für das Auftreten einer stabilen Hypertonie darstellt (Julius u. Schork), gibt hierfür weitere Anhaltspunkte. Bei einem Teil der Grenzwerthypertoniker läßt sich ein erhöhtes HMV nachweisen, das neurogenen Ursprungs ist. Durch partielle autonome Blockade mit Propranolol und Atropin läßt sich eine vermehrte sympathische kardiale Stimulation und eine verminderte vagale Hemmung nachweisen, was auf eine veränderte Integration autonomer kardialer Kontrolle hinweist, wie es für die Abwehrreaktion typisch ist. Patienten mit einer milden anhaltenden Hypertonie, die gleichzeitig einen erhöhten Plasma-Renin-Spiegel aufweisen, zeigen einen vermehrten sympathischen Einfluß auf Herz- und Widerstandsgefäße; ihre Hypertonie ist vollständig neurogenen Ursprungs, da totale autonome Blockade mit Propralanolol, Atropin und Phentolamin Normotonie hervorruft. In mehreren Fragebogenskalen findet sich bei diesen Patienten ein Persönlichkeitsprofil, das sich als »unterdrückte Feindseligkeit« beschreiben läßt:
»controlled, guilt-prone, submissive persons with a high level of unexpressed anger...«

Der erhöhte Plasma-Renin-Spiegel ist als Indikator eines vermehrten sympathischen Einflusses auf das kardiovaskuläre System anzusehen und geht mit einer Erhöhung des Noradrenalins im Plasma einher (Esler, Julius u. a.).

Diese funktionellen Änderungen können als Ausgangspunkt einer Hypertonieentwicklung angesehen werden. Die Arbeiten Folkows haben Klarheit über die enge Verknüpfung von funktionellen und strukturellen Veränderungen bei der Hypertonieentwicklung gebracht. So können lang anhaltende sowie häufig situativ ausgelöste, mit Erhöhung des Herzminutenvolumens verbundene Blutdruckanstiege in den Arteriolen, – den Widerstandsgefäßen, die diese Druckimpulse auffangen, – allmählich eine zunehmende Hypertrophie der glatten Muskulatur der Media hervorrufen, wodurch eine Hypertonieentwicklung eingeleitet oder beschleunigt werden kann. Die Muskelmasse der Widerstandsgefäße nimmt zu; das Lumen der Arteriolen wird kleiner im Verhältnis zur dickeren Wandstärke der Gefäße. Das vergrößerte Wand/Lumen-Verhältnis ist dann die strukturelle Grundlage für den erhöhten Widerstand bei der vollausgebildeten essentiellen Hypertonie (Folkow u. a. 1973, Folkow 1975).

Durch diese »strukturelle Autoregulation« können situative Blutdruckanstiege eine pathogene Bedeutung für eine Hypertonieentwicklung bekommen, unabhängig von den Entstehungsbedingungen der jeweiligen Hypertonieform. Hierbei kann sich ein circulus vitiosus entwickeln, in dem eine stärkere Mediahypertrophie zu stärkeren Druckanstiegen und zu einer weiteren Zunahme des Widerstands führt. Daß dieser circulus vitiosus für die Entwicklung der menschlichen essentiellen Hypertonie bedeutsam ist, zeigt eine Untersuchung aus Wales: Diejenigen Individuen einer Population, bei denen die höchsten Ausgangswerte des Blutdrucks zu Beginn der Studie gemessen wurden, entwickelten im Laufe der Jahre den höchsten Blutdruckanstieg (Miall u. Lovell). Querschnittsuntersuchungen (Lund-Johannsen 1967) und die wenigen bis heute vorliegenden Längsschnittuntersuchungen (Lund-Johannsen 1976) bestätigten, daß das Folkow'sche Modell der strukturellen Autoregulation für den Menschen gilt. Danach kommt es mit zunehmendem Alter bei (Grenzwert-)Hypertonikern zu einem Abfall des Herzminutenvolumens und zu einem Anstieg des Widerstands. Normotoniker zeigen dagegen nur unwesentliche hämodynamische Veränderungen im Laufe ihres Lebens. Die zunehmenden strukturellen adaptativen Veränderungen in den Widerstandsgefäßen sind im Frühstadium noch reversibel. Ablagerungen von Mucopolysacchariden und Eiweißstoffen in der glatten Muskulatur der Media werden schließlich von Elastin und Kollagen ersetzt: diese Veränderungen sind irreversibel (Wolinsky), selbst wenn die pressorischen Reize nicht mehr auftreten. Die genaue Erforschung und Kenntnis der pathophysiologischen Zusammenhänge und Mechanismen legt die Bedeutung psychophysiologischer Faktoren bei der Entwicklung der essentiellen Hypertonie, wie wohl bei keiner anderen Krankheit, nahe.

Essentielle Hypertonie

32.3.5.5 Ein psychosomatisches Modell

Wir haben in den vorhergehenden Abschnitten die Faktoren aufgezählt, die – nach unseren heutigen Kenntnissen – für die Entstehung und den Verlauf der essentiellen Hypertonie verantwortlich sind: auf der somatischen Ebene vor allem genetische Faktoren, – auf der psychischen konflikthafte Einstellungen zu Aggression, Leistung und Autorität, – auf der sozialen Anpassungsprobleme. Ein psychosomatisches Modell, das dem Arzt die Möglichkeit gibt, diese verschiedenen Aspekte bei seinen Patienten in Rechnung zu stellen und die für Diagnostik und Therapie erforderlichen Konsequenzen zu ziehen, muß daher das Ineinandergreifen somatischer, psychischer und sozialer Vorgänge anschaulich machen. Es muß also auf Probleme eine Antwort geben, die wir im Kapitel 1 dargestellt haben. Dafür bietet sich an, von dem Phänomen der Situationshypertonie auszugehen.

32.3.5.6 Der Situationskreis

Die Feststellung, daß situative Faktoren zu Blutdrukkerhöhungen führen können, zeigt, daß das Regelgeschehen innerhalb des Organismus als Teilglied eines Regelungsgeschehens aufgefaßt werden kann, das den Organismus und seine Umgebung umgreift und die Ereignisse der Umgebung nach ihrer Bedeutung für das Individuum »mißt«. Man kann sich dann vorstellen, daß es in Abhängigkeit von der jeweiligen Umgebungssituation zu Sollwertverstellungen des Blutdrucks im Organismus kommt. Die resultierenden Blutdruckerhöhungen können kurzfristig und langanhaltend sein.

Eine »Situation« besteht aus äußeren und inneren Faktoren: der Umgebung (den äußeren Faktoren), an die wir uns entsprechend unseren Bedürfnissen (den inneren Faktoren) adaptieren müssen. Beide Arten von Faktoren zwingen uns, – wenn sie sich ändern – zu Adaptationsleistungen. Der Terminus »Adaptation« umschreibt also nur die Tatsache, daß wir die äußeren Faktoren ständig auf Grund innerer (psychischer und/oder physiologischer) Faktoren interpretieren und jede Diskrepanz zwischen Bedürfnis und Umgebung mit Hilfe unseres Verhaltens zu beseitigen suchen, wobei wir gleichzeitig die Angemessenheit unserer Interpretation und unseres Verhaltens testen müssen. Im Kapitel 1 wurde das Modell des Situationskreises entwickelt, das anschaulich macht, wie der einzelne mit den für ihn (auf Grund seiner inneren Bedürfnisse) relevanten Umgebungsfaktoren in einem großen Regelkreis zusammengeschlossen ist. (Abb. 8)

Dieses große Regelsystem, das Individuum und Umgebung umfaßt, muß von dem kleinen Regelsystem innerhalb des Organismus unterschieden werden. Großes und kleines Regelsystem lassen sich nach den Vorstellungen der Systemtheorie als System und Subsystem einander zuordnen. Damit wird verständlich, daß sie zwei verschiedenen Integrationsebenen angehören, die zur Beschreibung ihrer Phänomene verschiedene Terminologien erfordern: für Phänomene des kleinen Regelsystems ist die Sprache der Physiologie adäquat; die viel komplexeren Phänomene des großen Regelkreises erfordern dagegen eine verhaltensphysiologische und/oder psychologische Terminologie. Zwischen beiden Ebenen besteht ein Bedeutungssprung, der nur durch Bedeutungskoppelung überbrückt werden kann (Kapitel 4).

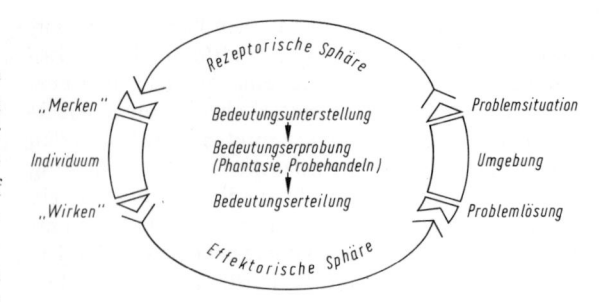

Abb. 8. »Der Situationskreis« stellt dar, wie die Umgebung durch das Individuum (bzw. dessen innere Bedürfnisse) als *Problemsituation* interpretiert wird (rezeptorische Sphäre »Merken«). Dem entspricht eine *Bedeutungserteilung*, die auf der Stufe biologischer Bedürfnisbefriedigung automatisch ein Verhalten (»Wirken«) auslöst, das in der effektorischen Sphäre die *Problemlösung* herbeiführen soll. Dieses primär-prozeßhaft ablaufende, zwanghafte Verhalten wird jedoch beim Menschen durch Zwischenschaltung der Phantasie modifiziert, in der Programme für Bedeutungsunterstellung vor der endgültigen Bedeutungserteilung (die dann das bedeutungsverwertende Verhalten in Gang setzt) durchgespielt und erprobt werden. Dadurch wird die *Situation* in der Phantasie experimentell (durch Probehandeln) vorstrukturiert.

Übertragen wir dieses Modell auf das Problem der essentiellen Hypertonie, so läßt sich das kleine Regelsystem nach dem bekannten physiologischen Modell (Blutdruck als Regelgröße, Blutbahn als Regelstrecke, Pressorezeptoren als Fühler, Vasomotorenzentrum als Regler, Herz und Arteriolen als Stellglieder) beschreiben, in dem Abweichungen des Blutdrucks vom Sollwert zurückgeregelt werden. In diesem Modell wird jede Blutdruckgröße im Hinblick auf einen im Regler anzunehmenden Sollwert als »zu hoch« oder »zu niedrig« interpretiert.

Im großen Regelsystem, das wir als »Situationskreis« bezeichnen, würde das psychische Erleben des Menschen die äußeren Faktoren der Umgebung im Hinblick auf seine Triebbedürfnisse (die Sollwerte) interpretieren, und damit seine »Situation« bestimmen. Abweichungen von diesen Sollwerten würden durch das Verhalten des Indiviuums (das Stellwerk des großen Regelsystem) den Sollwerten angepaßt. In diesem Regelkreis bilden die Sinnesorgane die Fühler, die Situation die Regelstrecke, das Zentralnervensystem den Regler und die Gliedmaßen einschließlich Mimik und Sprache das Stellwerk. In diesem Situationskreis wird zum Beispiel ein Mensch mit aggressiven Triebbedürfnissen eine für den unbeteiligten Beobachter neutrale Umgebung als Herausforderung erleben (interpretieren). Damit entsteht für ihn eine Problemsituation, die durch sein aktives Verhalten – in diesem Fall Angriff oder Verteidigung – in eine Situation des gelösten Problems überführt werden muß. Die »inneren« oder psychologischen Faktoren, die im Situationskreis Interpretation der Umgebungsfaktoren (=Erleben) und aktive Auseinandersetzung mit ihnen (=Verhalten) steuern, lassen sich als »Programme« beschreiben, die teils genetisch ererbt, teils im Laufe des Lebens erworben (erlernt) wurden, d. h. sozial bestimmt sind. Die Adaptation an eine veränderte Umgebung gelingt, wenn Programme abgerufen werden können, die im Stande sind, die Umgebungsfaktoren als eine Problemsituation zu interpretieren, für die Lösungsmöglichkeiten bereit stehen. Wenn derartige Programme jedoch nicht verfügbar sind und wenn es auch nicht gelingt, neue Programme aufzubauen, oder verfügbare entsprechend zu modifizieren, entsteht eine Problemsituation, die nicht gelöst werden kann. Der spezifische Konflikt unterdrückter Aggression (Alexander), aber auch die unrealistische Einstellung zu Leistungszielen, lassen sich in diesem Modell als einander störende oder blockierende Programme beschreiben, die durch ihre widerspruchsvolle Interpretation der Umgebung und durch einander widersprechende Verhaltenanweisungen immer wieder unlösbare Problemsituationen konstellieren. Diese Konstellation bezeichnet man mit dem Terminus »Streß«. Sie entspricht im Extremfall dem, was Engel und Schmale als »Zustand der Hilflosigkeit und Hoffnungslosigkeit« beschrieben haben, in dem sie ein typisches Merkmal für Situationen sehen, in denen die verschiedensten Krankheiten, u.a. auch Apoplexien auftreten können (Adler u. Engel).

Gehen wir von dem Modell eines Systems aus Regelkreisen verschiedener Integrationsebenen aus, so lassen die Beobachtungen der Situationshypertonie eine Verbindung (Bedeutungskoppelung) des großen Regelsystems mit dem kleinen Regelsystem an zwei Stellen vermuten.

1. In der Phase des Erlebens, in der Umgebungsfaktoren als Problemsituation interpretiert werden, die durch aktives Verhalten gelöst werden muß. Hier würde der Sollwert des kleinen Regelkreises im Sinne einer Bereitstellung für Kampf, Flucht oder andere aktive Leistungen dem Sollwert des großen Regelkreises angepaßt werden (emergency state).
2. In der Phase des Verhaltens, in der die aktive Auseinandersetzung mit der Umgebung stattfindet. Hier würde einmal die Muskelarbeit durch Öffnen der Gefäße in der Muskulatur in das kleine Regelsystem eingreifen und zum anderen würde eine Lösung der Problemsituation (durch aktive Veränderung der Umgebung) die Bereitstellung beenden, und damit auch die Erhöhung des Sollwertes im kleinen Regelkreis aufheben (Bedeutungsentkoppelung).

Mit Hilfe dieses Modells ließe sich vorhersagen, daß ein Fehlen adäquater Programme zur Interpretation der Umgebung zu unspezifischen Störungen im Ablauf des großen Regelkreises (zu unspezifischem Streß) führt. Konstellationen, in denen Programme für Bereitstellung zu Kampf, Flucht oder allgemein Leistungen, die mit erhöhter Muskelaktivität und erhöhtem Blutdruck einhergehen, nicht in adäquate Programme integriert werden können, würden zu dem unspezifischen Streß noch eine spezifische hypertone Komponente hinzufügen. In beiden Fällen liegt die Störung in dem Bereich des Situationskreises, in dem in der Phantasie Bedeutungsunterstellungen durch Probehandlungen geprüft werden. Mit Hilfe dieses Modells lassen sich also die Zusammenhänge zwischen somatischen, psychischen und sozialen Faktoren beschreiben und Störungen »lokalisieren«.

32.3.6 Differentialdiagnose

Die Differentialdiagnose hat zunächst die Aufgabe, die essentielle Hypertonie als Störung der Programme des großen Regelsystems von den sekundären Hypertonieformen als Folgen von Störungen in dem kleinen Regelsystems abzugrenzen. Wenn bereits Komplikationen der Niere eingetreten sind, ist diese Abgrenzung häufig nicht mehr mit Sicherheit möglich.

Eine Differentialdiagnose unter neurosenpsychologischen Gesichtspunkten ist für die Einstellung des Arztes dem Patienten gegenüber – aber auch für die Planung einer Therapie wichtig, die sowohl medikamentöse wie psychotherapeutische Erfordernisse berücksichtigt.

32.3.7 Prognose

Die Prognose der Hypertonie ist sowohl vom systolischen als auch vom diastolischen Blutdruck abhängig. (Build and Blood Pressure Study, Society of Actuaries: Chicago 1959). Epidemiologische Studien zeigen – wie bereits erwähnt –, daß auch schon leichte Blutdruckerhöhungen die Lebenserwartung verkürzen. Die Kombination mit weiteren Risikofaktoren: Diabetes mellitus, Hyperlipidämie, Übergewicht und Nikotinabusus führt zu einer zusätzlichen Verschlechterung der Prognose. Die genetische Belastung spielt – wie erwähnt – ebenfalls eine Rolle. Ein weiterer ungünstiger Faktor für die Prognose scheint ein hoher Plasma-Renin-Spiegel zu sein, während essentielle Hypertonien mit normalem oder niedrigem Reningehalt eine bessere Prognose haben sollen. Über die prognostische Bedeutung der Persönlichkeitsfaktoren gibt es noch keine statistischen Untersuchungen. Einzelbeobachtungen (Reiser et al.) und der klinische Eindruck sprechen jedoch dafür, daß sie erheblich sein muß.

Die Lebenserwartung eines Hypertonikers wird letztlich durch die Komplikationen der Hypertonie von Seiten des Herzens, des Zentralnervensystems, der peripheren Gefäße und der Nieren bestimmt.

Die vaskulären Komplikationen der Hypertonie können durch eine rechtzeitige Behandlung weitgehend verhindert werden (Epstein). Die bekannteste kontrollierte Untersuchung ist die Veterans Administration Cooperative Study in den USA. Die Studie mußte nach 18 Monaten abgebrochen werden, da bei Männern mit einem anfänglichen diastolischen Blutdruck zwischen 115–129 mm Hg in der Placebogruppe etwa 10mal soviele kardiovaskuläre Komplikationen und Todesfälle auftraten, als in der mit blutdrucksenkenden Mitteln behandelten Gruppe. Bei diastolischen Ausgangswerten von 90–114 mm Hg war zwischen den beiden Gruppen nach 40 Monaten ein etwa 3facher Unterschied nachweisbar.

Aufgrund der bisher vorliegenden randomisierten Langzeitversuche erscheint es allerdings zweifelhaft, ob es dem Hypertoniker mit diastolischen Werten zwischen 95 und 104 mm Hg nutzt, wenn er lebenslang behandelt wird, während bei höheren Werten eine medikamentöse Behandlung unerläßlich ist (Pflanz 1977). Die modernen pathophysiologischen Vorstellungen der »strukturellen Autoregulation« (Folkow) legen aber doch eine möglichst frühzeitige Behandlung nahe.

Die Behandlung mit antihypertensiven Medikamenten hat zu einer Verbesserung der Prognose der malignen Hypertonie, aber auch ganz allgemein zu einer Zunahme der Lebenserwartung aller lege artis behandelten Hypertoniker, auch der sekundären Formen geführt. Die Prognose ist daher entscheidend abhängig von der Qualität und Konsequenz der medikamentösen Therapie. Diese hängt aber wiederum von der Stabilität des therapeutischen Bündnisses zwischen Arzt und Patient ab.

32.3.8 Konsequenzen für die Therapie der essentiellen Hypertonie

Wir wissen, daß im Durchschnitt in allen Ländern mit »hohem medizinischen Standard« z.Zt. nur etwa 50% der Hypertoniker diagnostiziert und von diesen wiederum nur 25% ausreichend behandelt werden (Übersicht bei Bühler et al 1976). Von diesen 25% haben jedoch aus noch unerklärten Gründen nach 6 Monaten bereits fast die Hälfte die Behandlung abgebrochen (Sakkett et al. 1975). Die Erklärung für diese enttäuschenden Ergebnisse scheint nicht nur die Tatsache zu sein, daß Hypertoniker zunächst beschwerdefrei sind, sondern auch in ihren Persönlichkeitsmerkmalen und dem Versäumnis der Ärzte zu liegen, ihnen Rechnung zu tragen. Es sieht so aus, als ob viele Hypertoniker in der Therapie nicht aus eigenem Interesse kooperativ sind, sondern um dem Arzt einen Gefallen zu erweisen. Wird der Patient dann durch den Arzt enttäuscht, so bricht er die Behandlung abrupt ab, ohne daß sich der Arzt erklären kann, weshalb dies geschieht. Psychodynamisch spielt sich dabei vermutlich folgendes ab: Dem zur Abwehr aggressiver Tendenzen überangepaßten und überkooperativen Patienten macht Abhängigkeit – besonders von autoritären Ärzten – soviel Angst, daß sie früher oder später aus der Praxis verschwinden (Pflanz).

Wir haben oben bereits erwähnt, daß der plötzliche Verlust von Selbstsicherheit gegenüber Autoritätspersonen eine hypertonieauslösende Situation darstellt. Der Arzt sollte darauf gefaßt sein und versuchen, die schwierige Situation durch Verständnis zu überbrücken. Verärgerung auf Seiten des Arztes kann zu einem endgültigen Abbruch der notwendigen Arzneimitteltherapie führen. Da die medikamentöse Behandlung die Prognose der Hypertoniker entscheidend verbessert, ist der Aufbau einer tragfähigen Arzt-Patient-Beziehung von entscheidender Bedeutung (F. A. Finnerty et al. u. Svarstad).

Dabei muß der Arzt wissen, daß die Behandlung sich über Jahre zu erstrecken hat und daß in ihrem Verlauf eine Reihe kritischer Situationen auftreten oder auftreten können, in denen die Kontinuität der Behandlung und der Erfolg der Therapie immer wieder in Frage gestellt werden: Zu Beginn der medikamentösen Therapie führt der Blutdruckabfall bei vielen Patienten vorübergehend zu orthostatisch bedingten Schwindel- und Schwächezuständen und dem Gefühl des Verlustes der Kontrolle über die Umgebung und über sich selbst. Daher ist es notwendig, den Patienten die Wirkung der Medikamente zu erklären und sie davon zu überzeugen, daß diese Phase nicht durch Abbruch der Therapie, sondern durch Anpassung des Organismus an das neue Blutdruckniveau überwunden werden muß.

Es ist ferner wichtig, den Patienten die möglichen Ursachen ihrer Hypertonie zu erklären. Die Einsicht, daß Blutdrucksteigerungen unter bestimmten Bedingungen normal sind, kann die Patienten beruhigen. Wenn möglich, sollte man auch die Einsicht vermitteln, daß es in bestimmten Situationen besser sein kann, Spannungen abzureagieren als sie chronisch zu unterdrücken (Bastiaans). Nach Alexander reagiert der Hypertoniker während psychotherapeutischer Sitzungen oft mit einem wesentlichen Absinken des mittleren Blutdrucks, wenn er merkt, daß es erlaubt ist, seine zurückgestauten feindseligen Regungen zum Ausdruck zu bringen oder wenn er zur Selbstbestätigung in beruflichen oder familiären Situationen ermutigt wird. In manchen Fällen kann erst die Analyse von Schuldgefühlen und Abhängigkeitsbedürfnissen die Patienten in die Lage versetzen, ihre Strebungen zum Ausdruck zu bringen und für ihre Spannungen geeignete Abfuhrmöglichkeiten zu finden. Diese Hinweise, die Alexander für eine psychotherapeutische Behandlung gibt, lassen sich – wenn auch in abgeänderter Form – für den täglichen Umgang mit diesen Patienten verwerten. Sie können, – wie weiter unten an einem Beispiel dargelegt wird – für die Behandlung von Patienten mit medikamentös schwer einstellbarer, labiler Hypertonie von zentraler Wichtigkeit sein.

Unter diesem Gesichtspunkt ist auch die Verordnung von Blutdruckmeßgeräten zu betrachten, mit denen die Patienten in der Lage sind, ihren Blutdruck selbst zu kontrollieren. Diese Geräte haben zwei Vorteile:
- Auf der einen Seite erlauben sie den Patienten, den Erfolg einer Arzneimitteltherapie selbst zu überwachen, und auf diese Weise mehr Autonomie und Selbstbestätigung zu gewinnen, sowie ihre Bereitschaft zur Kooperation mit dem Arzt zu bekunden.
- Auf der anderen Seite geben sie dem Patienten die Möglichkeit, den Zusammenhang zwischen Blutdruckreaktionen und Lebenssituationen zu beobachten – ein Zusammenhang, der von vielen zunächst geleugnet wird.

Der Wert einer lediglich psychotherapeutischen Behandlung wird unterschiedlich beurteilt. Weiss, English u. Mitarb. äußern sich skeptisch über die Erfolgsaussichten. Reiser u. Mitarb. fanden bei 98 Hypertonikern in 60–80% der Fälle eine Besserung der Symptome, während der Blutdruck nur in 30–60% und anatomische Befunde nur in 20–45% beeinflußt wurden. Diese Befunde stammen aus einer Zeit, in der es noch keine effektiven Medikamente zur Senkung des Blutdrucks gab. Sie unterstreichen die Bedeutung einer konsequenten medikamentösen Behandlung. Bislang nur experimentell erprobte Behandlungsmethoden, denen aber aufgrund der bisher vorliegenden positiven Ergebnisse in der Zukunft durchaus stärkere Bedeutung zukommen dürfte, sind übende und entspannende Verfahren wie autogenes Training, Meditation, Yoga und Methoden des operanten Lernens (Richter-Heinrich, 1975, Shapiro u.a. 1977). Die Wirksamkeit dieser Methoden weist gleichzeitig auch wieder auf den psychophysischen Zusammenhang bei der Hypertonieentstehung hin.

Nachdem eine frühzeitige Behandlung eines erhöhten Blutdrucks aus pathophysiologischen Gründen erforderlich erscheint, eine medikamentöse Behandlung schon aller Patienten mit grenzwertig erhöhten Blutdruckwerten allein aus volkswirtschaftlichen Gründen nicht durchführbar ist, werden diese Verfahren in erster Linie bei Grenzwerthypertonikern indiziert sein. Die anhaltende Beeinflussung funktioneller Veränderungen bei dieser, einem vermehrten Sympathikotonus ausgesetzten Patientengruppe könnte die Wirksamkeit dieser Behandlungsmethoden belegen.

Bei Frühfällen oder bei hypertonen Regulationsstörungen und den transitorisch-jugendlichen Hochdruckformen sind nach Bräutigam und Christian Heilungen durch eine Psychotherapie durchaus möglich. Hier besteht allerdings auch eine spontane Remissionsrate von 40 bis 60% (Linneweh).

Über die Erfolge von Gruppentherapie liegen bisher wenig Untersuchungen vor. Gute Erfahrungen werden über informelle Gruppen berichtet, in denen Krankenschwestern mit Patienten mehrere Wochen über die Pathogenese, die Therapie und die Nebenwirkungen der Behandlung sprachen.

Zusammenfassend sei noch einmal darauf hingewiesen, daß eine stabile und vertrauensvoll-dauerhafte Beziehung, die der speziellen Psychodynamik des einzelnen Hypertonikers Rechnung trägt, Voraussetzung für eine konsequente Therapie ist, die ihrerseits wieder für das Leben eines Patienten entscheidend sein kann.

32.3.9 Das Problem der Therapie labiler Hypertoniker und der Hypertoniker mit Blutdruckkrisen

Ein Problem, das für die psychosomatische Behandlung eine besondere Herausforderung enthält, muß noch besprochen werden: Die labile und die mit Blutdruckkrisen einhergehende Hypertonie stellt den Arzt vor die kaum zu lösende Aufgabe einer befriedigenden Einstellung mit blutdrucksenkenden Mitteln. Medikamente, die in Phasen relativ geringer Blutdrucksteigerung eine Normalisierung der Werte erreichen, sind in Zeiten, in denen die Werte hoch liegen, ungenügend. Umgekehrt sind Medikamente, die ausreichen, um erhebliche Blutdruckanstiege wirksam zu bekämpfen, für Phasen mit relativ niedrigem Blutdruck zu stark. Die Verordnung eines Gerätes, mit dem die Kranken ihren Blutdruck selbst messen können und der Rat, die Medikamente nach den Meßergebnissen zu variieren, ist ein meist unbefriedigender Kompromiß. In Fällen mit krisenhaften Blutdruckanstiegen ist dieser Kompromiß deshalb ineffektiv, weil es auf diese Weise nicht gelingt, die Blutdruckspitzen zu vermeiden.

Blutdruckkrisen erwecken immer wieder den Verdacht auf das Vorliegen eines Phäochromozytoms, das natürlich durch entsprechende diagnostische Maßnahmen ausgeschlossen werden muß. Die klinische Erfahrung zeigt aber – was die Lehrbücher verschweigen oder nicht genügend betonen – daß das Phäochromozytom nicht nur sehr selten vorkommt und dann meist mit einer Dauerhypertonie einhergeht, sondern auch, daß bei den keineswegs seltenen Fällen mit krisenhaften Blutdruckanstiegen fast nie ein Phäochromozytom gefunden wird.

Bei diesen Fällen finden sich aber mit großer Regelmäßigkeit psychische Probleme und Konfliktsituationen, mit deren Auflösung auch die Blutdruckkrisen ausbleiben. Hier liegt daher eine absolute Indikation für eine Psychotherapie vor, die keineswegs immer eine langdauernde psychoanalytische Behandlung sein muß, deren Unterlassung aber ein ebenso schwerer ärztlicher Kunstfehler ist wie das Unterlassen einer lebensnotwendigen Operation.

Die Erfahrung, daß es sich bei sehr vielen Blutdruckkrisen um Situationshypertonien handelt, gilt auch für viele – vielleicht sogar alle – labilen Hypertoniker mit stark schwankenden Blutdruckwerten. Dabei ist die Tatsache von Bedeutung, daß alle Hypertoniker eine größere Neigung zu situativen Blutdrucksteigerungen haben als Normotoniker und daß bei ihnen Situationshypertonien mit höheren Blutdruckanstiegen einhergehen. Das gilt für Fälle von sekundärer Hypertonie ebenso wie für die essentiellen Hypertoniker.

Da in allen Fällen eine Normalisierung des Blutdrucks für die Prognose entscheidend ist, folgt zwingend, daß auch in Fällen mit sekundärer Hypertonie, in denen – wie so häufig – keine Möglichkeit besteht, den zugrundeliegenden Mechanismus auszuschalten, eine kombinierte medikamentöse und psychotherapeutische – mit einem Wort: eine psychosomatische Behandlung anzustreben ist. Das folgende Beispiel soll die Wichtigkeit einer psychosomatischen Therapie bei einer Patientin mit labiler Hypertonie und Blutdruckkrisen demonstrieren:

32.3.9.1 Bericht über die psychosomatische Behandlung einer Patientin mit labiler Hypertonie und Blutdruckkrisen

Die Patientin – Frau L. – war über die allgemeinen Risiken einer schweren Hypertonie hinaus durch zwei Komplikationen hochgradig gefährdet:

1. Sie war im Gefolge einer hypertensiven Retinopathie bereits auf einem Auge erblindet. Auf dem anderen Auge war es zweimal während krisenhafter Blutdruckanstiege zu einer vorübergehenden Amaurose gekommen.
2. Bei der einseitig nephrektomierten Patientin bedeutete der Fortbestand der Hypertonie auf Grund der durch pyelonephritische Schübe geschädigten Restniere die Gefahr einer zusätzlichen vaskulären Komplikation.

1972 wurde die damals 38-jährige Patientin wegen einer therapieresistenten Hypertonie mit Blutdruckwerten von 280/160 mm Hg stationär aufgenommen. Die internistische Vorgeschichte ergab, daß 1956 eine Nephrektomie wegen multipler Nierenabszesse bei einer Sepsis durchgeführt werden mußte. Damals war ein erhöhter Blutdruck festgestellt worden, der seitdem in wechselnder Höhe weiterbestand. 1968 kam es nach einer Kur, die der Hausarzt veranlaßt hatte, zu einer ersten Blutdruckkrise mit Werten von 280/150 mm Hg und der Erblindung des rechten Auges, auf Grund eines Verschlusses der Zentralarterie.

Während der ersten Tage der klinischen Behandlung blieben die Blutdruckwerte trotz antihypertensiver Behandlung bei Werten, die zwischen 290 und 240 mm Hg systolisch und 160 und 130 mm Hg diastolisch schwankten.

Am Augenhintergrund fanden sich auch auf dem gesunden Auge schwere Veränderungen im Sinne eines Fundus hypertonicus 3 bis 4. Die übrigen Untersuchungen ergaben pyelonephritische Veränderungen an der normal funktionierenden rechten Niere. Auffällig war, daß sich die Linkshypertrophie des Herzens in mäßigen Grenzen hielt.

Diagnostisch standen wir (wie so oft) vor folgender, nicht sicher zu entscheidender Alternative: Die Vorgeschichte der Nephrektomie und die pyelonephritischen Veränderungen sprachen für eine renale Hypertonie mit situativen Blutdruckkrisen und den entsprechenden Komplikationen. Die normale Nierenfunktion ließ an die Möglichkeit denken, daß es sich um eine essentielle Hypertonie handelte, die schon vor der Nierenoperation bestand und bei der die renale Komponente für die Blutdruckerhöhung nur untergeordnete Bedeutung hatte. Ein Phäochromozytom ließ sich ausschließen.

Die Patientin wurde von 1972 bis 1975 insgesamt viermal stationär aufgenommen. Bei jedem dieser stationären Aufenthalte wurden außer bei den täglichen Visiten jeweils 2 Stunden (insgesamt also 8 Stunden) psychotherapeutische Gespräche geführt.

32.3.9.1.1 Äußere Erscheinung und Verhalten

Die betont jugendlich zurechtgemachte Patientin, die einen fast jungmädchenhaften Eindruck machte, legte in auffallendem Gegensatz zu dieser äußeren Erscheinung ein recht unfreundliches Verhalten an den Tag. Sie war trotzig, schien ständig beleidigt und unzufrieden zu sein – ein personifizierter Vorwurf, der in dem Arzt Schuldgefühle hervorrief. Sein erster Eindruck läßt sich etwa folgendermaßen beschreiben: Ein sehr wohlerzogenes kleines Mädchen in Sonntagskleidern, das nicht spielen und herumtollen darf und das von dem Arzt erwartet, er solle ihm die verbotenen Spiele erlauben, das aber zugleich enttäuscht und trotzig überzeugt ist, daß seine Bitten abgeschlagen werden.

Auffällig war auch die Einstellung der Patientin zu ihrer Krankheit: Sie war tief beleidigt, als in ihrer Gegenwart die Frage diskutiert wurde, ob unter Umständen eine essentielle Hypertonie vorliegen könnte, weil sie der Meinung war, daß man ohne eine organische Ursache ihre Krankheit nicht ernst nehmen könne. Jede Möglichkeit eines Zusammenhangs zwischen psychischen Faktoren und Blutdruckanstiegen lehnte sie strikt ab. Sie war überzeugt, daß ihr Blutdruck von der kranken Niere komme und daß die immer wieder auftretenden Blutdruckspitzen mit dem Wetter zusammenhängen würden.

32.3.9.1.2 Verlauf

Im ersten Interview berichtete die Patientin folgende Einzelheiten zur Vorgeschichte: Der Vater, den sie als »besten Vater der Welt« schilderte, mit dem sie sich »phantastisch verstand«, starb in dem Jahr, in dem die Patientin an einer Sepsis erkrankte und nephrektomiert werden mußte, an einem Schlaganfall. Die Mutter habe »immer ihren Willen durchgesetzt«, sie war streng und brauchte die Kinder nur anzusehen, dann waren sie artig. Sie hat die Tochter immer unterdrückt und ganz selbstverständlich ihre Hilfe im Haushalt beansprucht. Zwei ältere Geschwister hatten das Elternhaus verlassen und kümmerten sich wenig um die Mutter. Als die Tochter schließlich trotz des Widerstandes der Mutter eine Berufsausbildung durchsetzte, hat sie hinter dem Rücken der Tochter solange intrigiert, bis die Tochter entlassen wurde und wieder in den mütterlichen Haushalt zurückkehren mußte. Mehrere Versuche, sich zu verloben, wurden von der Mutter hintertrieben. Die Tochter hat nie aufbegehrt, sie war höchstens »verletzt«. Die Mutter starb 1968 nach einem Schlaganfall, der sie völlig gelähmt ans Bett fesselte, unter qualvollen Umständen von der Tochter gepflegt. Die anderen beiden Geschwister haben sich auch dann nicht um die Mutter gekümmert.

Bei dem mißglückten Versuch ihrer Berufsausbildung geriet sie an einen sadistischen Vorgesetzten, der ihr nachstellte und sie ständig quälte. Nach einem Einbruchsdiebstahl in das Geschäft, in dem sie arbeitete, wurde sie verdächtigt. Sie wagte aber weder, sich zu beschweren, noch sich bei den Eltern auszusprechen. »Es war die Hölle!«.

Bei diesem ersten Interview wurde deutlich, daß die Patientin den offenbar sehr schwachen Vater in schwärmerischer Weise verehrt hat, ein Gefühl, das sie nun auf den Arzt übertrug. Im Verhältnis zur Mutter herrschte »Verletztsein«, gegen das man nicht aufzubegehren wagte und bockiger Gehorsam vor. Das gleiche Verhalten legte sie später ihrem Vorgesetzten gegenüber und jetzt wieder in der Klinik an den Tag. Dabei führte ihr unrealistischer Anspruch, verwöhnt und den anderen Patienten gegenüber bevorzugt zu werden, zu Schwierigkeiten im Umgang mit dem Pflegepersonal und den Ärzten. Bei dem Bericht über ihre häusliche Situation – sie hatte nach dem Tod der Mutter einen sehr viel älteren Mann geheiratet – zeigte sich, daß die Einstellung der Patientin im täglichen Umgang mit ihrer Umgebung und ihrem Ehemann zu ähnlichen Spannungen führte.

Nach diesem ersten Gespräch, in dem die Patientin über die Vorwürfe sprechen konnte, die sie gegen die Mutter empfand und bei dem ihre feindseligen Gefühle gegen die Umgebung deutlich wurden, von der sie sich immer wieder zurückgesetzt fühlte, sank der Blutdruck auf normale Werte. Gleichzeitig kam es zu erheblichen orthostatischen Beschwerden, über die die Patientin sehr vorwurfsvoll und anklagend berichtete. Trotzdem gelang es, mit der Patientin ein Arbeitsbündnis zu schließen, bei dem sie die orthostatischen Beschwerden als notwendige Umstellung ihres Organismus an den normalen Blutdruck – wenigstens rational – akzeptierte.

Dies überraschend befriedigende Behandlungsergebnis wurde dadurch getrübt, daß die Patientin vorzeitig die Klinik verließ. Bei ihrem nächsten Krankenhausaufenthalt – 1 Jahr später, weil der Blutdruck wieder angestiegen war und auf die Medikamente nicht ansprach – gab sie an, der Grund für »ihre Flucht« aus der Klinik seien ihre Gefühle für den behandelnden Arzt gewesen, in dem sie den Vater wiederzuerkennen glaubte und der sie – ähnlich wie der Vater der Mutter gegenüber – dem Pflegepersonal und den anderen Ärzten der Klinik gegenüber nicht genügend in Schutz nahm. Sie sei auch zur verabredeten Zeit nicht zur Nachuntersuchung gekommen, weil der Arzt sie nicht persönlich einbestellt habe.

Bei diesem Aufenthalt berichtete die Patientin Näheres über die Beziehung zu ihrem Ehemann, von dem sie sich nicht genügend verstanden fühlte. Besonders schlimm sei es, wenn er ihr – die doch alles tat, um ihm das Leben schön zu machen – ungerechtfertigte Vorwürfe machen würde.

Der Versuch, die Patientin darauf anzusprechen, daß sie außerstande sei, sich gegen Kränkungen und ungerechte Anforderungen zu verteidigen, beunruhigte sie offensichtlich sehr. Trotzdem war der Allgemeinzustand sehr viel besser als bei der ersten Untersuchung, der Blutdruck schwankte in erträglichen Grenzen, zeigte allerdings noch gelegentliche Steigerungen, die – wie sie weiterhin fest überzeugt war – mit Wetterumschlägen zusammenhingen.

1974 kam die Patientin erneut in die Klinik, diesmal wegen schwerer Angstzustände, die nach der Klinikentlassung vor 1 Jahr aufgetreten waren, und die sich etwa alle 6 bis 8 Wochen wiederholten. Sie wisse dann vor Angst nicht ein noch aus, müsse ihren Mann nachts wekken, der auch mit ihr sprechen würde, aber ohne ihr helfen zu können. In dieser Stunde fällt ihr ein, daß ihre Mutter sie mit 6 Jahren mit einem Stock so schlug, daß sie voller blutiger Striemen war und nachts nicht auf dem Rücken liegen konnte. Damals habe sie gedacht: »Das vergesse ich Dir nie«! Es fielen ihr dann nacheinander Episoden ein, in denen sie von der Mutter brutal behandelt und drangsaliert worden war. So wurde sie zum Beispiel mit 22 Jahren noch eingesperrt, als sie zu ihrem Verlobten fahren wollte. Nach der Nierenoperation, bei der sie beinahe gestorben sei, habe die Mutter sie im Krankenzimmer beschimpft und ihr vorgeworfen, sie würde sich nur aus Faulheit ins Krankenhaus legen. Da habe die Patientin – zu ihrem eigenen Entsetzen – die Mutter geschlagen. »Die Hand rutschte aus«. Diese Episode hatte sie völlig vergessen. Sie war lediglich von Angstträumen heimgesucht, in denen sie vor etwas Unheimlichem davonlief.

Offensichtlich lief sie im Traum vor dem Haß gegen die Mutter und den Schuldgefühlen, die diesen Haß unterdrückten, davon. Wahrscheinlich hat auch der qualvolle Tod der Mutter diese Schuldgefühle verstärkt. Jetzt wurde ihr Verhalten: die ständige Fürsorge für die Mutter trotz permanenter ungerechter und sadistischer Behandlung, ihr Verhalten den Ärzten und dem Ehemann gegenüber, sehr viel verständlicher. Nach dieser Aussprache sind die Angstzustände nicht wieder aufgetreten.

Vor dem letzten Krankenhausaufenthalt im Frühjahr 1975 waren die Blutdruckwerte wieder angestiegen. Die auslösende Situation ließ sich jetzt relativ leicht rekonstruieren: Der Ehemann wurde pensioniert und ist jetzt den ganzen Tag zu Hause. Dabei kommt es ständig zu Reibereien. Der Mann würde darunter leiden, nicht mehr die Anerkennung und Befriedigung seines Berufes zu haben. Es falle ihm schwer, sich mit der neuen Situation abzufinden. Das aber könne er nicht zugeben; er sei außerstande, Schwäche zu zeigen. Er werde dann ausfallend und kränkend. Das aber mache sie »krank«. Sie fühle sich dann zu unrecht beschuldigt, wie in ihrer Jugend von der Mutter oder während der Berufsausbildung, als man ihr einen Diebstahl zur Last legte. Die Patientin ist über die Spannungen mit dem Ehemann so beunruhigt, daß sie das Wochenende kaum nach Hause zu fahren wagt.

Bei der jetzigen Aussprache kann sie über ihre Aggressionshemmung freier berichten. Es fallen ihr folgende, besonders kränkende Situationen ein: Mit 4 Jahren als sie untröstlich war, weil die Nachbarskinder, mit denen sie eng befreundet war, wegzogen, wurde sie von ihrer Mutter hart zurechtgewiesen. Mit 5 Jahren wurde sie von der Mutter zur Strafe in ein dunkles Zimmer gesperrt. Sie sei nicht nur mit 6 Jahren, sonder häufig von der Mutter mit dem Stock blutig geschlagen worden.

Dann erinnerte sie sich an die Episode, in der man ihr den Diebstahl zur Last legte.

Die Patientin konnte jetzt den Rat annehmen, sich mit ihrem Mann auszusprechen und ihm zu erklären, was sie empfinden würde, wenn er ihr Vorwürfe macht. Sie würde ihn dann wie ihre Mutter oder den damaligen Vorgesetzten erleben. Trotzdem fährt die Patientin nach diesem Rat besorgt ins Wochenende, kommt aber sehr getröstet wieder. Es sei besser gegangen als sie erwartet habe. Der Mann habe es verstanden und sie selbst verstünde jetzt, daß sie – der Mann und sie selbst – »das Wetter machen würden«, das sie bisher für ihre Blutdruckschwankungen verantwortlich gemacht hatte.

Die Patientin ist jetzt unter der Therapie mit einem Saluretikum und einem Betarezeptorenblocker ständig normoton. Die orthostatischen Beschwerden haben sich völlig verloren.

32.3.9.1.3 Interpretation

Die »Situation«, welche die Patientin immer wieder aufbauen mußte, folgte früh erworbenen – und im Laufe ihres Lebens immer neu »bestätigten« Programmen. Diese Programme legten das Szenarium für den Ablauf der Handlung und die Rollen der Akteure in einem Drama fest, das sich – mit nur unwesentlichen Variationen – ständig wiederholte. In dem Drama ist die Patientin als kleines hilfloses Mädchen einer bösen Mutter ausgeliefert. Ihre brutale, ungerechte Behandlung und Quälereien muß sie mit zusammengebissenen Zähnen erdulden. Sie darf sich nicht offen auflehnen, ohne Gefahr zu laufen, die Gunst der Mutter, von der sie völlig abhängig ist, endgültig zu verlieren.

Der Vater ist ihre einzige Hoffnung. Von ihm träumt sie, er werde sie aus ihrer Abhängigkeit befreien und sich ihr zuwenden, wie der Prinz im Märchen der verkannten Prinzessin. Sie liebt ihn entsprechend schwärmerisch und umwirbt ihn. Aber er ist schwach und unzuverlässig. Er enttäuscht sie immer wieder, wenn er ihr die gehaßte und gefürchtete Mutter vorzieht. Gleichzeitig erwartet er von ihr, daß sie ein artiges und gutes Kind ist. Böse Gefühle und schlimme Gedanken würden ihn so erschrecken, daß er sich von ihr abkehren könnte.

Aggressive Gefühle und Gedanken waren also dreimal gefährlich: man durfte sie nicht äußern ohne von der Mutter verstoßen zu werden. Man durfte sie nicht einmal haben, ohne ein böses Kind zu sein, das die Zuneigung des Vaters nicht mehr verdient. Schließlich, mußten in Gefühlen und Gedanken, vor denen die mächtigen Eltern so große Furcht hatten, nicht wirklich unausdenkbar gefährliche und zerstörerische Kräfte schlummern?

Erst als die Patientin erlebte, daß man Vorwürfe äußern und Haßgefühle nicht nur haben, sondern ihnen sogar nachgeben darf, ohne verstoßen zu werden, beginnt sich das starre Programm zu lockern. Es wird möglich, die Rollen für mütterliche und väterliche Repräsentanten (Objekte) zu differenzieren und damit auch die eigene Rolle freier zu gestalten. Mit der Kommunikation über die gefürchteten Themen wird deren Korrektur möglich und in dem Maße, wie der Situationskreis seine Feindseligkeit, Gefahr und Auswegslosigkeit verliert, normalisiert sich der Blutdruck.

Literatur

Abrahams, V.C., Hilton, S.M.; Zbrozyna, A.: Active muscle vasodilatation produced by stimulation of the brain stem: its significance in the defence reaction. J. Physiol. (Lond.) 154: 491–513 (1960)

Adler, R.; Macritchie, K.; Engel, G.L.: Psychological Processes and Ischemic Stroke (Occlusive Cerebrovascular Disease) Psychosom. Med. 33: 1–29 (1971)

Alexander, F.; Emotional factors in essential hypertension. Psychosom. Med. 173–179 (1939)

Alexander, F.: Psychosomatische Medizin – Walter de Gruyter & Co., Berlin (1951)

Aresin, L.: Über Korrelationen zwischen Persönlichkeit, Lebensgeschichte und Herzkrankheit. VEB Fischer, Leipzig (1960)

Bach, H.: Herzkreislaufstörungen unter psychosomatischen Gesichtspunkten. Zeitschr. f. psychosomatische Medizin 1, 89 (1954/55)

Bastiaans, J.: Emotiogene Aspekte der ess. Hypertonie. Verh. der dtsch. Gesellschaft f. Innere Medizin 69, 7 (1963)

Binger, C.A.L.: Personality in arterial hypertension Psychosom. Med. Monographs, Am. Soc. for Research in Psychosomatic Problems, New-York (1945)

Bräutigam W. u. Christian, W.: Psychosomatische Medizin, Thieme-Verlag, Stuttgart, S. 132 (1973)

Brod, J., Fencl, V., Hejl, A., Jirka, J.: Circulatory changes underlying blood pressure elevation during acute emotional stress (mental arthimetic) in normotensive and hypertensive subjects. Clin. Sci. 18, 269–279 (1959)

Bühler, F.R. et al.: Das Hypertonieproblem in der Schweiz. Schweiz. med. Wschr. 106, 99–107 (1976)

Cannon, W.B., La Paz, D. de: Emotional stimulation of adrenal secretion. Am J. Physiol. 27, 64–70 (1911)

Cannon, W.B.: Bodily Changes in Pain, Hunger, Rage and Fear. Ch. F. Bradford Company, Boston (1953)

Chakraborty, R., Schull, W.J., Harburg, E., Schork, M.A., Roeper, P.: Hereditary, Stress and Blood Pressure, a family set Method-V Heritability Estimates. Journal of Chronic Diseases, 1977, 30, 683–699, Pergamon Press, Great Britain.

Charvat, J.; Dell, P.; Folkow, B.: Mental factors and cardiovascular diseases. Cardiologia 44: 124 (1964)

Chazan, J.A., Winkelstein, W.: Household Aggregation of hypertension. J. chron. Dis.: 17, 9–18 (1964)

Christian, P.: Psychohygiene der Zivilisationskrankheiten. Ärztliche Mitteilungen II, 2406 (1960)

Cochrane, R.: Neuroticism and the discovery of high blood pressure J. Psychosom. Res. 13: 21–25 (1969)

Chochrane, R.: Hostility and Neuroticism Among Unselected Essential Hypertensives. J. Psychosom. Res. 17: 215–218 (1973)

Cruz-Coke, R.: Environmental influences and arterial blood pressure. Lancet. 2: 885–886 (1960)

Dahl, L.K.: »Der mögliche Einfluß der Salzzufuhr auf die Entwicklung der essentiellen Hypertonie« – in: Essentielle Hypertonie – Hrsg.: Bock, K.P. and P. Cottier, Springer, Berlin (1960)

Davies, J.'O.: The control of renin release. Amer. J. Med. 55: 333–350 (1973)

Delius, L., Fahrenberg, J.: Ein kritischer Beitrag zur Psychosomatik der essentiellen Hypertonie. Med. Klinik 27: 1102–1107 (1963)

Donnison, C. P.: Blood pressure in the African Native, its bearing on the etiology of hypertension and arteriosclerosis. Lancet 1:6–7 (1929)

Dunbar, F.: Emotions and bodily changes 2nd Ed., Columbia University Press, New York (1947)

v. Eiff, A. W., Kloska, G., Qunit, H.: Essentielle Hypertonie, Klinik, Psychophysiologie und Psychopathologie. Thieme, Stuttgart, 1967

v. Eiff, A. W., und Piekarski, C.: Stress Reactions of Normotensives and Hypertensives and the Influence of Female Sex Hormones on Blood Pressure Regulation. In: Progress in Brain Reasearch Vol. 47: Hypertension and Brain Mechanismus. Elsevier Scientific Publishing Company, Amsterdam, Oxford, New York 1977, S. 289–299.

Eliasson, S., Folkow, B., Lindgren, P., Uvnäs, B.: Activation of sympathetic vasodilator nerves to the skeletal muscles in the cat by hypothalamic stimulation. Acta Physiol. Scand. 23, 333–351 (1951)

Engel, G. L., Schmale, A. H.: Conservation-withdrawal: a primary regulatory process for organismic homeostasis. Ciba Found. Symp. 8, 57–75 (1972)

Enke, H. und Gercken, G.: Der seelische Befund bei essentiellen Hypertonikern. Psychodiagnostisch-statische Untersuchungen. Klin. Wschr. 33: 551 (1955)

Esler, M., Julius, St., Zweifler, A., Randall, O., Harburg, E., Gardinger, H., Dequattro, V.: Mild High-Renin Essential Hypertension. New Engl. J. Med., 8: 405–411 (1977)

Epstein, F. H.: Die Epidemiologie des Hochdrucks. Verh. d. dtsch. Gesell. f. inn. Med. 80: 36–42 (1974)

Finnerty F. A. et al: Hypertension in the inner city. I. Analysis of clinic drop-outs Circulation 47: 73–75 (1973)

Flynn, J. T., Kennedy, M.A.K., Wolf, St.: Essential hypertension in one of identical twins, Res. publ. Ass. nerv. ment. Dis. 29: 954–961 (1949)

Folkow, B., Rubinstein, E. H.: Cardiovascular effect of acute and chronic stimulations of the hypothalamic defense area in the rat. Acta Physiol. Scand. 28, 48–57 (1966)

Folkow, B., Hedner, P., Lisander, B., Rubinstein, E.: Release of cortisol upon stimulation of the hypothalamic defence area in cats. Försvarsmedicin 3 Suppl. 2, 114–119 (1967)

Folkow, B., Neil, E.: Circulation Oxford University Press, London (1971)

Folkow, B., Hallbäck, M., Lundgren, Y., Siverston, R., Weiss, L.: Importance of Adaptive Changes in Vascular Design for Establishment of Primary Hypertension, Studies in Man and in Spontaneously Hypertensive Rats. Supplement I to Circulation Research, 32 u. 33, May 1973

Folkow, B.: Vascular changes in hypertension – review and recent animal studies. In: Pathophysiology and Management of Arterial Hypertension, G. Berglund, L. Hannson and L. Werkö (Ed.) Lindgren & Söner AB, Möndal (Sweden), pp 95–113 (1975)

Freis, E. D.: Effects of Treatment on Mordibity in Hypertension. Results in patients with diastolic blood pressures averaging 115 through 129 mm Hg. Veterans Administration Cooperative Study Group on Antihypertensive Agents. Jama 202, 11: 116 (1967)

Freud, S. zitiert nach: Uexküll, Th. v.: Psychologische Aspekte der essentiellen Hypertonie. Verh. Dtsch. Ges. f. Inn. Med. 69: 496 (1963).

Friedmann, M., Kadanin, J.S.: Hypertension in only one of identical twins. Report of a case with consideration of psychosomatic factors. Arch. int. med. 72: 767–774 (1943)

Ganong, W. F.: Neurophysiologic basis of instinctual behavior and emotions. In: Review of Medical Physiology (Ganong, W. F., ed), 173–185, Lange Medical Publications, Los Atos, Calif. (1971)

Grant, R., Lindgren, P., Rosen, A., Uvnäs, B.: The release of catechols from the adrenal medulla on activation of the sympathetic vasodilator nerves to the skeletal muscles in the cat by hypothalamic stimulation. Acta physiol. scand. 43: 135–154 (1958)

Groen, J. J.: Maligne hypertensie behandeld met prefrontale lobotomie en psychotherapie. Wed. T. Geneesk. 95: 2336–2344 (1951)

Groen, J. J.: Van der Valk, J. M., Wellner, A. and Ben-Ishay, D.: Psychobiological factors in the pathogenesis of essential hypertension. Psychother. Psychosom. 19: 1–26 (1971)

Groen, J. J., Hansen, B., Hermann, J. M., Schäfer, N., Schmidt, T. H., Selbmann, K. H., v. Uexküll, Th., Weckmann, P.: Haemodynamic Responses during Experimental Emotional Stress and Physical exercise in Hypertensive and Normotensive Patients. In: Progress in Brain Research, Vol. 47: Hypertension and Brain Mechanismus. Elsevier Scientific Publishing Company, Amsterdam, Oxford, N. Y. 1977. 301–308.

Guyton, A. C., Young, D. B., DeClue, J. W., Ferguson, J. D., McCaa, R. E., Cevese, A., Trippodo, N.C., Hall, J. E.: The role of the kidney in hypertension. In: Pathophysiology and Management of Arterial Hypertension, proceedings of a conference held in Copehagen, Denmark, April 10–11, 75. Edited by G. Berglund, L. Hansson and L. Werkö. Printed by A. Lindgren, Söner AB, Mölndal, Sweden, 1975. Seite 78–91.

Hallbäck, M., Folkow, B.: Cardiovascular responses to acute mental stress in spontaneously hypertensive rats. Acta physiol. scand. 90: 684–698 (1974)

Henry, J. P., Meehan, J. P., Stephens, P. M.: The use of psychosocial stimuli to induce prolonged systolic hypertension in mice. Psychosom. Med. 29 (5): 408–432 (1967)

Henry, J. P., Cassel, J. C.: Psychosocial factors in essential hypertension: recent epidemiologic and animal experimental evidence. Am. J. Epidemiol. 90 (3): 171–200 (1969)

Henry, J. P., Stephens, P. M., Axelbrod, J., Mueller, R. A.: Effect of psychosocial stimulation on the enzymes involved in the biosynthesis and metabolism of noradrenaline and adrenaline. Psychosom. Med. 33 (3): 227–237 (1971)

Henry, J. P., Ely, D. L., Stephens, P. M., Ratcliffe, H. L., Santisteban, G. A., Shapiro, A. P.: The role of psychosocial factors in the development of arteriosclerosis in CBA mice: observation on the heart, kidney, and aorta. Atherosclerosis 14 (2): 203–218 (1971)

Henry, J. P., Ely, D. L., Stephens, P. M.: Changes in catecholamine-controlling enzymes in response to psychosocial activation of defence and alarm reactions. In: Physiology, Emotion and Psychosomatic Illness, Ciba Found. Symp. 8, Excerpta Medica, Amsterdam (1972).

Henry, J. P.: Mechanisms of Psychosomatic Disease in Animals In: Advances in Veterinary Science and Comparative Medicine, Brandly, C. A., Cornerlius, Ch. E., Beveridge, W.I.B., (Ed.), 20: 115–145 (1976)

Henry, J.P., Stephens, P. M.: Stress, Health, and the Social Environment. A Sociobiologic Approach to Medicine. In: Topics in Environmental Physiology and Medicine, Springer Verlag, New York, Heidelberg, Berlin, 1977.

Henry, J. P., Stephens, P. M.: The Social Environment and Essential Hypertension in Mice: Possible Role of the Innervation of the Adrenal Cortex. In: Progress in Brain Research De Jong, W., Provoost, A. P. (Ed.), 47: 263–276 (1977)

Hodapp, V., Weyer, G., Becker, J.: Situational stereotypy in essential hypertension patients. J. Psychosom. Res. 19: 113–121 (1975)

Jörgensen, G.: Genetik des hohen Blutdrucks. In: Arterielle Hypertonie, Hrsg. Heintz-Losse, Thieme, Stuttgart (1969)

Jores, A.: Zivilisationskrankheiten Französisch-Westafrikas Med. Klin. 48: 2145 (1960)

Julius, S., Schork, M. A.: Borderline hypertension – a critical review. J. chron. Dis., 23: 723–754 (1971)

Kannel, W. B., Dawber, T. R.: Hypertensive cardiovascular disease: the Framingham study. In: Onesti, Kim, G. K. E., Moyer, J. H. (Ed.): Hypertension: mechanisms and management, Seite 93–110 (New York und London 1973)

Kannel, W. B.: Assessment of hypertension as a predictor of cardiovascular disease: the Framinghan study. International Symposium Malta 1974, Published by Ciba Laboratories, Horsham, England, 69–86 (1975).

Köhle, K.: Psychosomatische Untersuchungen an Patienten mit Gliedmaßenarterienverschlüssen. Diss. München (1969)

Lacey, J. I.: Somatic response patterning and stress: Some revisions of activation theory. in: Psychological Stress: Issues in Research Eds.: M. A. Appley and R. Trumbell, N. Y. Appleton, 14–42 (1967)

Lacey, J. I., Lacey, B. C.: Some automatic central nervous system interrelationship. in: Physiological correlates of emotion – Eds.: P. Black, Academic Press, New York (1970)

Laragh, J.: Conquering the quiet Killer. Time, January B: 30 (1975)

Lee, S. G., Cartairs, G. M., Pickersgill, M. J.: Essential Hypertension and the Recall of Motives. J. Psychosom. Res. 15: 95–105 (1971)

Lenz, W.: Medizinische Genetik. DTV Stuttgart (1961)

Linneweh, F.: Die Prognose chronischer Erkrankungen, Springer, Berlin (1960)

Lund-Johansen, P.: Hemodynamics in early essential hypertension. Acta Medica Scan., Suppl., 482, Bergen, 1–105 (1967)

Lund-Johansen, P.: Hemodynamic trends in untreated essential hypertension. Preliminary resport on a 10 year follow-up study. Acta Medica Scan., Suppl. 602, 68–81 (1976)

Mason, J. W.: A review of psychoendocrine research on the pituitary-adrenal cortical system. Psychosom. Med. 30, 576–607 (1968)

Miall, W. E., Lovell, H. G.: Relation between change of blood pressure and age Br. Med. J. 2: 660 (1967)

Michaelis, R.: Beitrag zur Kenntnis ätiologisch-pathogenetischer Faktoren der essentiellen juvenilen Hypertonie Z. Psychosom. Med. 12: 1 (1966)

Okamoto, K., Oaki, K.: Development of a strain of spontaneously hypertensive rats. Jap. Circ. J., 27: 282–293 (1963)

Ostfeld, A. M.: What's the payoff in hypertension research? Psychosom. Med. 35: 1 (1973)

Ostfeld, A.., and D'Atri, D. A.: Rapid Sociocultural Change and High Blood Pressure. Advances in Psychosomatic Medicine, 9, 20–37 (Karger, Basel 1977).

Pflanz, M., Uexküll, Th. v.: Psychosomatische Untersuchungen an Hochdruckkranken Med. Klin. 57: 345–351 (1962)

Pflanz, M.: Klinik der arteriellen Hypertonie. – Essentielle Hypertonie, Epidemiologie, Soziologie – in: Arterielle Hypertonie 166 ff Hrsg. Heintz, R., Losse, H., Thieme Stuttgart (1969)

Pflanz, M.: Psychosomatische Aspekte der essentiellen Hypertonie. in: Arterielle Hypertonie S. 185 ff. Hrsg. Heintz, R., Losse, H. Thieme, Stuttgart (1969)

Pflanz, M.: Epidemiologie des essentiellen Hochdrucks Verh. dtsch. Ges. Kreislaufforschung, 43 (Kongreß 1977)

Pickering G. W.: Die Erblichkeit der Hypertonie. In: Essentielle Hypertonie. Ein internationales Symposion. Hrsg. Bock, K. D., Cottier, P. Springer, Berlin (1960)

Platt, R.: Das Wesen der essentiellen Hypertonie. In: Essentielle Hypertonie 45 ff, Ein internationales Symposion. Hrsg.: Bock, K. D. Cottier, P., Springer, Berlin (1960)

Prior, I.: Migration and Physical Illness, Adv. psychosom. Med., 9, 105–131 (Karger, Basel 1977).

Quint, H.: In: Essentielle Hypertonie. Hrsg. A. W. v. Eiff, Thieme, Stuttgart (1976)

Reindell, H., Klepzig, H., Roskamm, H.: Krankheiten des Herzens und des Kreislaufs In: Innere Medizin Bd. I, Hrsg. Kühn A., Springer, Berlin (1971)

Reiser, M. F., Brust, A. A., Shapiro, A. P., Baker, H. M., Rauschoff, W., Ferris, E. B.: Life situations, emotions and the course of patients with arterial hypertension. Ass. Res. nerv. ment. Proc. 29: 870 (1950)

Richter-Heinrich, E., Läuter, J.: A psychophysiological test as diagnostic tool with essential hypertensives. Psychother. Psychosom., 17: 153–168 (1969)

Richter-Heinrich, E., Knust, U., Müller, W., Schmidt, K. H., Sprung, H.: Psychophysiological Investigations in Essential Hypertensives. J. psychosom. Re. 19: 251–258 (1975)

Robinson, J. O.: Symptoms and discovery of high blood pressure. J. Psychosom. Res. 13: 157 (1969)

Roseman, R. H., Friedman, M. et al.: Coronary herart disease in the western collaborative group study. A follow up experiments of 4 $^1/_2$ jears. J. chron. Dis. 23: 173 (1970)

Russell, R. P., Masi, A. T.: Significant associations of adrenal cortical abnormalities with »essential« hypertension. Amer. J. Med., 54: 44–51 (1973)

Sackett, D. L., Haynes, R. B., Bibson, E. S., et al.: Randomized clinical trial of strategies for improving medication complicance primary hypertension. Lancet 1: 1205–1207 (1975)

Sapira, J. D., Eileent, S., Heib, B. A., Moriarty, R., Shapiro, A. P.: Differences in perception between hypertensiv and normotensiv populations. Psychosom. Med. 33: 3 (1973)

Sarre, H. J.: Arterielle Hypertonie, Kurzmonographie bei Sandoz AG Nürnberg (1971)

Saul, L. J.: Hostility in cases of essential hypertension. Psychosom. Med. 1: 153–159 (1939)

Schäfer, N.: Umwelt und Blutdruck, »Das Konzept des großen Regelpreises.« Habilitationsschrift, Ulm, 1976.

Schunk, J.: Emotionale Faktoren in der Pathogenese der essentiellen Hypertonie. Klin. Med. 152: 251 (1954)

Schur, M.: Zur Metapsychologie der Somatisierung. In: Einführung i. d. Psychosomatische Medizin, Hrsg. Karola Brede, Fischer, Frankfurt (1974)

Schuster-Erfmann, J.: Die Hypertoniepatienten in psychologischer Sicht. In: Essenielle Hypertonie. Hrsg. A. W. v. Eiff, Thieme, Stuttgart (1967)

Scotch, N. A., Geiger, J. H.: Epidemiology of essential hypertension: psychology and sociocultural factors in etiology. J. Chronic Dis. 16: 1183–1213 (1963)

Sears, P. S.: Levels of aspiration in academically successful and unsuccessful children. J. Soc. abnorm. Psychol. 35: 498–536 (1940)

Selye, H.: A syndrome produced by diverse nocious agents. Nature 32: 138 (1936)

Shapiro, A. P., Schwartz, G. E., Ferguson, D. C. E., Redmond, D. P., Weiss, St. M.: Behavioral Approaches to the Treatment of Hypertension. Progress in brain research; 47: 309–316 Elsevier, North Holland Biomedical Press (1977)

Stern, E.: Zum Problem der Spezifität der Persönlichkeitstypen und der Konflikte in der psycho-somatischen Medizin. Z. Psychosom. Med. IV, 3: 153 (1958)

Stevenson, I. P., Doncan, C. H., Flynn, J. T., Wolf, S.: Hypertension as a Reaction Pattern to Stress, Correlation of Circulatory Hemodynammics with Changes in the Attitude and Emotional State. Amer. J. Med. Sci. 224/286 (1952)

Stokvis, B.: Psychosomatik: In: Handbuch der Neurosenlehre und Psychotherapie Band 3, 435 (1959)

Svarstad 1974: zitiert nach: Podell, R. N., Gary L. R. Hypertension und Compliance: Implications for the primary physician. N. Engl. J. Med. 294: 1120–1121 (1976)

Thomas 1965. Psychological dimensions of hypertension. Aus: The Epidemiology of Hypertension J. Stamler, R. Stamler, Th. M. Pullman Proceedings 1965, Grune and Stratton, New York, (1967) Seite 332 ff

Tibbets, R. W.: Leucotomy and hypertension: A case report. Brit. Med J. 1452–1454 (1949)

Tibblin, G., Lindström, B., Ander, S.: Emotions and heart disease in: Physiology, Emotion and Psychosomatic Illness – Ciba Foundation 8, Elsevier, Excerpta Medica – North Holland (1972)

Uexküll, Th. v., und Wick, E.: Die Situationshypertonie, Arch. f. Kreislaufforsch. 39: 236–271 (1962)

Weiner, H.: Essential Hypertension. In: Psychobiology and Human Disease. Elsevier, New York, Oxford, Amsterdam 1977.

Weiss, E., Englisch, O. S., Fischer, H. K., Kleinbart, M., Zatuchni, J.: The Emotional Problems of High Blood Pressure. Ann. intern. Med. 37: 677 (1952)

Wolinsky, H.: Long-term effects of hypertension on the rat aortic wall and their relation to concurrent aging changes. Circ. Res. 30: 301 (1972)

Wyss, D.: Psychosomatische Aspekte der juvenilen Hypertonie. Nervenarzt 26 (1955)

Zanchetti, A., Stella, A.: Neural control of renin release. Clin. Sci. Mol. Med. 48: (1975)

33 Asthma bronchiale

Jörg Michael Herrmann, Wolfram Schüffel, Thure v. Uexküll[1]

33.1 Krankengeschichte

Die Patientin, Ehefrau, teilzeitbeschäftigt, Mutter von zwei Töchtern im Alter von 17 und 11 Jahren, war ein Jahr zuvor in die Universitätsklinik eingeliefert worden, nachdem sie im nahegelegenen Kreiskrankenhaus vergeblich wegen eines protrahierten Status asthmaticus (u.a. mit hohen Cortisondosen) behandelt worden war. In der Universitätsklinik war der Verlauf dann komplikationslos, von ein bis zwei mittelschweren Anfällen abgesehen, die jedoch kein Cortison erforderlich machten. Die Patientin wurde nach 3 Wochen entlassen.

Seitherige Katamnese (1 Jahr):

Ca. vier Monate nach der Krankenhausentlassung mußte die Patientin aus der Praxis des Hausarztes erneut wegen eines beginnenden Status asthmaticus, der nicht auf Cortison ansprach, in das Kreiskrankenhaus gebracht werden. Einen Monat später konnte sie dort beschwerdefrei entlassen werden. Seither hat sie außer einem Schnupfen im Sinne einer Rhinitis vasomotorica keine Beschwerden.

Zur Vorgeschichte:

Der erste Anfall trat vor 8 Jahren auf. Die damals 35-jährige Patientin arbeitete aushilfsweise in einer Bäckerei. Sie mußte die halbjährlich stattfindende Reinigung der Mehlstube mitmachen. Es erschien ihr als abstoßende Aufgabe. Das Mehl war mit Spinnweben verbacken und hing in den Ecken, von den Wänden und von der Decke herab. Der Raum war dunkel und muffig. Neben ihr arbeitete die »Chefin«, die Bäckersfrau. Die Patientin verspürte einen zunehmenden Abscheu. Erst später wurde ihr deutlich, daß sie auch eine verhaltene Wut empfunden hatte. Sie fühlte sich ungerecht und unter ihrem Können eingesetzt. Sie hatte eine Ausbildung als kaufmännische Angestellte hinter sich und mußte jetzt in der Bäckerei arbeiten. Hierzu fühlte sie sich verpflichtet, da man ein Haus gebaut hatte und die Schulden erheblich waren. Gleichzeitig war die Bäckersfrau ihrer Familie entgegengekommen, und man hatte sie bereitwillig arbeiten lassen. Sie schluckte also ihren Ärger hinunter, wie sie später meinte.

Noch in der Mehlstube fühlte die Patientin eine zunehmende Kurzatmigkeit. Sie äußerte aber nichts davon, sondern ging am Nachmittag nach Hause; die Atembeschwerden besserten sich nicht. Während der Nacht geriet sie in einen Status asthmaticus.

Seitdem verspürte sie immer wieder Phasen von Kurzatmigkeit und mußte kurzfristig vom Hausarzt wegen asthmatischer Beschwerden behandelt werden. Ein ausgesprochener Anfall trat jedoch nicht auf. Sie litt häufig unter Heuschnupfen, die Atemnot trat dann auf, wenn der Schnupfen abgeklungen war.

Ein zweiter schwerer Anfall ereignete sich 7 Jahre später. Das war der oben erwähnte Anfall, der zur Einweisung in die Klinik führte. Die Patientin wurde vom Hausarzt wegen eines Atemweginfektes behandelt, der nur unbefriedigend auf die Therapie ansprach. Die Atemnot wurde stärker, vorsichtshalber lieferte sie der Arzt ins Krankenhaus ein. Als sie aufgenommen wurde, war sie sehr ängstlich. Sie erkundigte sich nach der Behandlung, und man erklärte ihr, daß ihre Krankheit ein Routinefall sei und man wisse schon, wie man damit umzugehen habe. Die Patientin bekam den Eindruck, daß man ihre Gefährdung nicht recht sehen wolle. Sie erinnerte sich an den ersten Asthmaanfall. Zunächst suchte sie den Arzt über die Schwestern zu erreichen, dann sprach sie den Arzt direkt an. Sie hatte jedoch den Eindruck, daß nichts mit ihr geschah. Als sie um die Mittagszeit ärztliche Hilfe erbat, wurde ihr gesagt, der Arzt habe Mittagspause. Sie wollte aufbegehren und sich laut beschweren, doch sie hielt inne und blieb still. Später sagte sie, sie hätte aufgegeben zu kämpfen. Sie sei mit der Zeit völlig willenlos geworden, ihr sei alles egal gewesen. Gleichzeitig habe man sie unter Beruhigungsmittel gesetzt. Da habe sie erst recht nicht mehr kämpfen können.

Ihr Zustand wurde bedrohlich. Aus den Unterlagen des Krankenhauses geht hervor, daß die O_2-Sättigung zu dieser Zeit um 60, der CO_2-Druck um 50 mm Hg lagen. Nur von Ferne hörte sie, daß man ihr hier nicht mehr helfen könne. Sie müsse in die Universitätsklinik evtl. zur Intubation und künstlichen Beatmung verlegt werden. In diesem Augenblick war die Atemnot fast vollkommen weg. In der hektischen Situation des Krankenhausbetriebes wurde dies allerdings nicht bemerkt und die Patientin mit Blaulicht in die Universitätsklinik transportiert. Bei der Aufnahme war sie fast beschwerdefrei, das Exspirium war nur noch mäßig verlängert, Giemen und Brummen war zwar noch deutlich über allen Lungenfeldern vernehmbar, jedoch nicht sehr ausgeprägt.

Zur Zeit des ersten Anfalles hatte die Patientin wie so oft unter einer heftigen Rhinitis vasomotorica gelitten. Gleichzeitig mußte sie sich um die Kleine besonders kümmern, die nahezu seit der Geburt mit den »Bronchien« zu tun hatte. Dann kam der Hausbau. Um die Schul-

---

[1] Wir danken Herrn J. Groen für Anregungen und Kritik bei vielen Diskussionen bei der Entstehung dieses Manuskripts.

den abzutragen, nahm sie die Arbeit beim Bäcker an. Sie mußte die Kleine regelmäßig morgens zu ihrer Mutter bringen. Alles wurde zu einer einzigen »Springerei«, und sie fühlte sich überfordert.

Sieben Jahre später hatte sie eine »Vertrauensstelle« in der Buchhaltung eines Betriebes übernommen. Da sie nur halbtags arbeitete, während eine andere Frau am selben Arbeitsplatz ganztägig arbeitete, fragte sie sich, wie sie die Vertrauensstellung ausfüllen könne. Da die Kollegin besser eingearbeitet war, bestand die Befürchtung, daß diese die Vertrauensstellung übernehmen könnte. Die Patientin wagte jedoch nichts dergleichen zu äußern. Zu dieser Zeit war ihr Arzt unsicher, ob er sie richtig behandeln würde. Da die Atembeschwerden immer wiederkamen, hatte er angedeutet, ob man nicht eine Berentung beantragen solle.

Die erneute Einweisung ins Krankenhaus erfolgte zu einem Zeitpunkt, als der Arzt geäußert hatte, eine Berentung sei nun definitiv notwendig. Die Patientin war »nicht ganz« einverstanden. Sie akzeptierte jedoch die Meinung des Arztes.

In der Zwischenzeit, noch vor Aufnahme in das ihr von früher bekannte Kreiskrankenhaus, hatte die Patientin eine Gruppentherapie begonnen. Dort machte sie die für sie wichtige Entdeckung, daß sie Schwierigkeiten hatte, ihre Wünsche zu äußern, ganz besonders in Situationen, in denen sie sich kritisiert oder feindselig behandelt erlebte. Sie stellte fest, wie schwer es ihr fiel, sich durchzusetzen. Während des Krankenhausaufenthaltes bemerkte sie dann, daß sie nun ihre Wünsche wesentlich besser äußern und auch durchsetzen konnte als früher. Sie wurde nahezu beschwerdefrei entlassen.

33.1.1 Situation im Krankenzimmer während des Aufenthaltes in der Universitätsklinik vor einem Jahr

Die Patientin richtet unentwegt die weit geöffneten Augen auf den am Bett stehenden Arzt, als wolle sie diesen nicht loslassen. Ihr gezwungenes Lächeln hat etwas bedrückend-verpflichtendes: so als wolle sie den Arzt durch vorbehaltlose Freundlichkeit gewinnen. Durch ihre fast demonstrativ gezeigte Anstrengung zu lächeln, scheint sie ihn aber gleichzeitig daran erinnern zu wollen, daß er für ihr Leiden verantwortlich sei. Die Visite geht ohne Unterbrechung vonstatten.

Während sich diese scheinbar reibungslose Konstellation für den Vormittag ergeben hatte, kristallisierte sich am Nachmittag eine zugespitzte Lage heraus. Im Gegensatz zum Vormittag atmete die Patientin schwer. Ohne Stethoskop war das exspiratorische Giemen zu hören. Sie schwitzte, setzte die Atemhilfsmuskulatur ein. Wieder stand der Arzt neben ihr. Jetzt waren Zeichen der Angst, aber auch des heftigen Vorwurfes vom Gesicht der Patientin abzulesen. Der neben ihr stehende Ehemann bestand nahezu drohend darauf, daß der Arzt massiv helfen müsse. Der Arzt war versucht, Cortison intravenös zu verabreichen. Nach einigem Schwanken unterließ er es. Er bat den Ehemann, den Raum zu verlassen.

Der Arzt setzte sich an das Bett der Patientin, und in kurzen Worten wurde eine schnellere Folge der noch angelegten Euphyllintropfinfusion vereinbart. Die Sitzposition der Patientin wurde so verändert, daß sie die von der Atemgymnastin angegebene Haltung einnehmen konnte. Die Patientin wurde aufgefordert, soviel zu sprechen, wie sie sich zutraute. Sie sollte berichten, wie es zum jetzigen Anfall gekommen war. Allmählich sprach sie flüssiger, nach einer weiteren halben Stunde war der Anfall überwunden. In Absprache mit der Patientin wurde die Infusionsgeschwindigkeit verringert. Die Patientin war erschöpft. Auch der Arzt fühlte sich ermüdet, die Situation war jedoch deutlich entspannt, sogar entspannter als am Vormittag.

Die Patientin hatte folgendes berichtet: Ihre beiden Kinder mußten von der bisher noch rüstigen Mutter versorgt werden. Der Ehemann hatte nun erzählt, wie die Mutter es nicht mehr bei der stundenweisen Aushilfe hatte bewenden lassen, sondern in der Wohnung Dauerquartier aufgeschlagen hatte. Für die Patientin war für die Zeit nach ihrer Entlassung aus dem Krankenhaus ein eigenes Schlafzimmer eingerichtet worden, um ihr »alle Ruhe« zu ermöglichen. Die Mutter selbst hatte angekündigt, für die nächste Zeit den Haushalt zu versorgen. Der Ehemann hatte in dieses Arrangement eingewilligt.

33.1.2 Interpretation

Mit der ausführlichen Schilderung dieser zwei Krankenhausepisoden sollen typische Merkmale des Arzt- und Mutterbildes, sowie des Arzt-Patienten-Verhältnisses bei Asthmatikern dargestellt werden. Der Asthmapatient verfügt über ein psychisches Grunderlebnis, nach dem sich seine zwischenmenschlichen Beziehungen entwickeln. Es handelt sich um das Gefühl der Ambivalenz, das zum einen von der Angst vor zu großer Nähe, zum anderen von der Angst vor zu großer Ferne bestimmt ist. Oder psychodynamisch ausgedrückt (in der sehr gedrängten Form des Gegenstandskataloges GK 3, S. 116, 1974), findet sich »ein starkes Bedürfnis nach Verschmelzung mit einem mütterlichem Objekt . . . andererseits die Angst . . ., in der Verschmelzung mit dem Objekt die Individualität zu verlieren (identisch mit dem Tod)«.

33.1.3 Das Arztbild

In einer Behandlungssituation, wie sie oben geschildert wird, spürt der sensible Arzt diese Ambivalenz, die im Anfall ihren Kulminationspunkt erreicht. Einerseits braucht der Patient die Spritze, d.h. größte Nähe des Arztes. Daher rührt seine Anklammerung. Andererseits fühlt sich der Patient dem Arzt ausgeliefert, möchte seine Identität bewahren. Seine aggressive Haltung rührt aus diesem Wunsch.

33.1.4 Mutterbild

Das Grunderlebnis ist in der Regel im Umgang mit der Mutter erfahren worden. Wie bei vielen Asthmatikern war auch von der geschilderten Patientin die Mutter als beherrschend distanziert empfunden worden. Ein Patient beschrieb seine Mutter als »Gräfin«. Von einer solchen Mutter wünscht man sich einerseits geliebt zu werden, andererseits mißachtet diese Mutter jegliche Individualität. Das asthmatische Atemgeräusch wurde daher auch mit einem (unterdrückten) Protest- oder Hilfeschrei gegenüber der Mutter verglichen.

33.1.5 Arzt-Patient-Verhältnis

Sehr schnell entwickelt sich entweder ein Machtkampf zwischen Arzt und Patient oder, seltener, man weicht sich gegenseitig aus. Jeder erfahrene Klinikarzt kennt die gereizte Stimmung, die er plötzlich in einem Zimmer mit Asthmatikern erlebt. Unbewußt kann diese Stimmung zur Folge haben, daß übergroße Mengen von Euphyllin oder Psychopharmaka bis zum Atemstillstand verordnet werden, ohne daß möglichen Auslösern nachgegangen wird. Ein erfahrener Kliniker war sich seiner Neigung zum Ausweichen bewußt und bekannte während der Chefarztvisite selbstkritisch: »Ich mag einfach nicht in das Zimmer. Sie werden Frau X schon richtig behandeln.«

Mit unübersehbaren Schwierigkeiten war schließlich die Behandlung eines Patienten für dessen Arzt verbunden, weil sich nicht nur eine Kampfstimmung eingespielt hatte, sondern der Patient bei einer Röntgenuntersuchung auf das Kontrastmittel mit einer Anaphylaxie reagierte. Hier konnte der psychosomatische Konsiliarius helfen, indem er mit dem behandelnden Arzt insbesondere dessen Schuldgefühle besprach, und er übernahm die Weiterbehandlung in der psychosomatischen Ambulanz.

33.1.6 Folgerungen für die Behandlung

In der Regel ist die Behandlung des Asthmatikers durch den Allgemeinarzt anzustreben, bzw. durch den Allgemeininternisten im Krankenhaus, der die somatischen und psychischen Probleme des Patienten in einer Person betreut. Hier gilt die Faustregel, eine »Mittelposition« zwischen den Bedürfnissen des Patienten nach Nähe und Ferne einzunehmen. Aus dem oben erwähnten Beispiel wird ersichtlich, daß etwa die Tropffolge der Euphyllininfusion mit dem Patienten abgesprochen wird, d. h. weder enthält man dem Patienten das Medikament vor, noch überschwemmt man ihn mit einer hohen Dosis (beides geschieht häufig).

Eine persönliche Mitteilung des holländischen Internisten und Psychosomatikers Pelser mag diese ärztliche Haltung verdeutlichen. Als Assistenzarzt ging Pelser bei seinen abendlichen Visiten und kurz vor Antritt des Nachtdienstes über die Stationen der Klinik, um die dort befindlichen Asthmatiker aufzusuchen. Er erkundigte sich nach ihrem Befinden und nach ihren Bedürfnissen. In jedem Fall legte er eine individuell dosierte Euphyllinmenge fest, die erst nach Gegenüberstellung der Ansichten von Arzt und Patient »erhandelt« worden war. Man hatte sich hier in der »Mitte« getroffen.

Mit diesem Vorgehen war berücksichtigt worden, was in dem bereits zitierten Gegenstandskatalog (GK 3, S. 116) folgendermaßen umschrieben wird: (Man sollte) »wissen, daß der Arzt in Gefahr ist, für eine der beiden Valenzen Partei zu ergreifen, statt eine mittlere Balance zwischen Nähe und Abstand zu wahren«.

Eine solche Wahrung der mittleren Balance wird es leichter machen, Art und Menge der einzusetzenden Medikamente in Abstimmung mit dem ärztlichen Verhalten gegenüber dem Patienten abzuwägen.

33.2 Epidemiologie

Die Angaben über Häufigkeit und Vorkommen von Asthma bronchiale in der Bevölkerung schwanken zwischen 0,5% und 1%. Anders (1958) schätzt, daß es in der Bundesrepublik Deutschland rd. 300 000 Asthmatiker gibt. Dagegen fanden amerikanische Autoren bei städt. Angestellten und bei einer Stichprobe in der Landbevölkerung in 1,1% der Fälle ein Asthma bronchiale. In bezug auf den sozialen Status fand sich in den oberen Schichten eine hohe Morbidität, aber eine meist unterschätzte Mortalität, in den Arbeiterschichten zeigten sich dagegen umgekehrte Verhältnisse. Im Status asthmaticus sterben etwa 0,3 bis 3% der Patienten (Pflanz, 1962). Betroffen werden alle Lebensalter, während der Kindheit werden vor allem Knaben betroffen (Knaben zu Mädchen wie 2:1).

33.3 Klinisches Bild

Bezüglich der Symptomatik sei auf die einschlägigen klinischen Lehrbücher verwiesen. Hervorzuheben ist, daß die Patienten häufig nachts in einem schwerkranken Zustand in die Klinik eingeliefert werden, morgens sind dann oft keine Beschwerden mehr nachweisbar. Im Umgang mit den Asthma-Patienten wird bei deren im Vordergrund stehenden Aggressivität häufig die mit der Atemnot verbundene Angst von den Ärzten nicht wahrgenommen.

Im anfallsfreien Intervall finden sich keine Symptome, die Atmung ist normal, und alle anderen Erscheinungen eines Asthma bronchiale fehlen. Von einem Status asthmaticus spricht man dann, wenn die Asthmaanfälle ohne Pause aufeinander folgen. Der Patient wird zunehmend zyanotisch und somnolent. Unter den Erscheinungen des

Herzversagens und der schweren alveolären Hypoventilation (Hypoxie, Hyperkapnie) kann der Tod eintreten.

33.4 Verlauf und Prognose

Bei Kindern, die unter einem Asthma bronchiale leiden, kommt es während der Pubertät in 50% der Fälle zu einer völligen Ausheilung. Bei den übrigen jugendlichen Asthmatikern geht das Asthma bronchiale vielfach in ein chronisches Infektasthma oder eine asthmoide Bronchitis über, die beide in der Regel in ein substantielles Lungenemphysem einmünden. Der Pathologe findet meist kein befriedigendes Substrat, allenfalls eine überblähte Lunge hinter den durch zähen Schleim weitgehend verlegten kleinen Bronchien (M. Giese 1961).

Als Todesursachen werden dann Intoxikationen durch Adrenalinkörper, Depression des Atemzentrums durch Sedativa oder Opiate, Vagusreflexe, Nebennierenrindeninsuffizienz und ausweglose Konfliktsituationen oder psychogene Ausnahmezustände diskutiert (A. Haemerli, A. Jores 1957).

33.5 Theorien zur Ätiologie und Pathogenese

Trotz intensiver und aufwendiger Untersuchungen war es nicht möglich, *den* Faktor zu finden, der die reversible Veränderung der Atemwege verursachte. Allgemein zeichnet sich ein multifaktorielles Konzept ab, das infektiöse, endokrine, immunologische, soziale, psychische und hereditäre Faktoren annimmt.

Unter den aufgezählten Faktoren sind immunologische und psychosoziale besonders intensiv untersucht worden. Psychophysiologische Überlegungen interessieren sich neben diesen beiden Faktoren für die Rolle der willkürlich innervierten Atemmuskulatur.

Immunologische Mechanismen:

Aus immunologischer Sicht wird als grundlegende Reaktion eine Immunreaktion des Typ I nach Coombs angenommen (P. W. Beeson, McDermott 1975). Der Hauptantikörper ist das Immunglobulin E, offenbar sind aber auch andere Immunglobulinklassen an der Reaktion beteiligt und werden zunehmend identifiziert.

Es ist sehr wahrscheinlich, daß immunologische Mechanismen durch psychologische Faktoren beeinflußt werden. Konditionierung unter streßvollen Bedingungen führte bei Mäusen zu größerer Anfälligkeit gegenüber Herpesviren. Bei Hunden wurde eine direkte Beziehung zwischen Intensität und Dauer künstlich erzeugter Verhaltensstörungen und Abfall zirkulierender Antikörper gefunden (P. W. Beeson, W. McDermott 1975).

Andererseits schwanken die Angaben über die Allergierate bei Asthmatikern zwischen 20 und 70% (W. Bräutigam). Dies beruht u. a. auf unterschiedlichen Untersuchungsmethoden (Hauttest, Inhalationstest) und nicht vergleichbaren Patientengruppen (z.B. unterschiedliche Allergieraten bei einzelnen Berufen).

Erst Versuche, einzelne Faktoren – und hierdurch ihre pathogenetische Bedeutung – zu isolieren, können weiterführen. Eine Beurteilung von asthmatischen Kindern auf ihre allergische Diathese hin zeigte, daß psychopathologische Reaktionen in den Gruppen mit geringer Diathese häufiger, solche Reaktionen in der Gruppe mit starker Diathese aber seltener waren (J. Block et al. 1964). Interessanterweise zeigten die ebenfalls untersuchten Mütter eine ähnliche Verteilung ihrer psychosomatischen Eigenschaften: Eine schwächere Allergieausprägung war mit einer größeren Neigung zu überprotektivem Verhalten gegenüber den Kindern verbunden.

Einzelfallbeobachtungen vieler Ärzte zeigen immer wieder, daß eine allergische Diathese allein noch zu keinem Asthma führt. So wird von einem 45jährigen Mann berichtet, der zunächst nur schwach gegen eine Reihe von Allergenen reagierte. Erst als Schwierigkeiten am Arbeitsplatz auftraten, wurden die allergischen Reaktionen heftiger, bis sich schließlich ein Asthmaanfall ereignete (G. de Araujo et al. 1973). Bei der hier geschilderten Patientin ist Ähnliches zu überlegen. Sie zeigte eine allgemeine allergische Disposition. Erst unter psychosozialer Belastung trat dann der Anfall auf.

Bei den psychosozialen Faktoren sind zwei Gesichtspunkte zu unterscheiden:

1. Die psychosoziale Konfliktsituation muß einen intrapsychischen Konflikt wachrufen, der früh angelegt wurde und weiterhin virulent blieb. Hierauf wird ausführlich im Abschnitt »Psychodynamik« eingegangen. Allgemein wird ein Zusammenhang zwischen psychischer Belastung, psychosozialer Integration und Ausprägung des Asthma, bzw. dessen Behandlungsbedürftigkeit beobachtet. Dies konnte in prospektiven Untersuchungen erhärtet werden (G. de Araujo et al.).
2. Asthmaanfälle werden durch Konditionierung beeinflußt. Die Arbeitsergebnisse in der Amsterdamer Gruppe um Groen, Dekker, Pelser, van der Valk sollen hierzu ausführlicher referiert werden, da sie die klinische Problematik des multifaktoriellen Geschehens besonders plastisch beleuchten:

Eines Tages kam Dekker – damals junger Assistenzarzt – zu Groen, um dessen psychosomatische Theorien zu widerlegen und zu beweisen, daß Asthma allein auf allergische Ursachen zurückgeführt werden kann. Dekker untersuchte dann Asthmapatienten, bei denen eine Überempfindlichkeit gegen Pollen, Hausstaub und andere Allergene bestand, indem er ein Aerosol inhalieren ließ, in dem das betreffende Allergen in verschiedenen Verdünnungsgraden aufgelöst war. Er konnte damit bei einem Teil der Patienten regelmäßig einen Asthmaanfall provozieren. Zu seiner Überraschung stellte er aber fest, daß zwei der Patienten bei der Wiederholung der Inhalation mit einem Aerosol, in dem sich kein Allergen mehr befand, auf die gleiche Weise reagierten. Bei ihnen ließ sich die Reaktion schließlich bereits bei der Einatmung von Sauerstoff, ja, sogar durch die Einführung des sterilisierten Glasmundstücks des Inhalators hervorrufen, das nicht einmal mehr mit dem Inhalationsapparat verbunden war.

Dekker interpretierte diese Ergebnisse als »Konditionierung« durch gleichzeitige Exposition mit dem Allergen und den Umständen, die das Inhalieren begleiteten. Diese Deutung liefert eine weitere Erklärung für die erwähnte Tatsache, daß in der Literatur der Anteil an gesicherter Allergie bei verschiedenen Autoren zwischen 20 und 70% der Asthmapatienten mit positivem Hauttest schwankt; sie erklärt auch die Beobachtung, daß eine anfangs spezifische Allergie bei vielen Patienten mit der Zeit »polyvalent« wird, d. h. daß der Patient eine Überempfindlichkeit auch gegen andere Reize entwickelt. So wird es verständlich, daß Patienten, je genauer, und das heißt, je häufiger man sie untersucht, um so unspezifischer reagieren. Dieser »Spezifitätsverlust« der allergischen Reaktion kann schließlich auch die psychologische Bedeutung der Begleitumstände einer Situation zum Auslöser werden lassen.

Gibt man Asthmapatienten Gelegenheit, die Umstände, in denen ihr Asthmaanfall ausgelöst wird, ohne Befürchtung, dafür verlacht zu werden, zu schildern, kommt man zu einer Sammlung von Situationen, die manchmal einen etwas bizarren Charakter haben. Die Situationen sind sehr verschieden und für jeden Patienten individuell charakteristisch und oft spezifisch. Die Patienten berichten davon aber nur einem Arzt, von dem sie überzeugt sind, daß er keine Vorurteile gegen die Annahme eines ursächlichen Zusammenhangs mit solchen Faktoren hat.

So berichtet Dekker, daß Patienten angaben, die Verkrampfung in der Brust würde bereits bei dem Anblick von Staub auftreten, z. B. wenn die Sonne in den Raum scheine und die Staubpartikel in der Luft sichtbar werden, oder, wenn im Film eine rauchende Lokomotive gezeigt wurde. Ein Juwelier bekam Atemnot, wenn er seine Juwelenkollektion aus dem Schrank holte. Ein Patient, der übersensibel auf Aspirin war, reagierte beim Anblick eines anderen Patienten, der eine Tablette schluckte. Ein Patient bekam einen Anfall, wenn er vom Zug aus Pferde auf einer Koppel herumgaloppieren sah. Zwei Patientinnen gaben an, ihre Asthmaanfälle würden beim Anblick eines Goldfisches in einem Wasserglas auftreten.

Dekker konnte bei einer Reihe dieser Patienten objektivieren, daß die Vitalkapazität[2]) in Zusammenhang mit den angegebenen auslösenden Faktoren signifikant reduziert wurde. Besonders eindrucksvoll ist seine Schilderungen der Untersuchung einer Patientin mit »Goldfischasthma«. Sie reagierte auch dann noch, als dieser Goldfisch durch einen Zelluloidfisch ersetzt war, ja, noch nachdem der Goldfisch herausgenommen und das Gefäß sterilisiert und mit destilliertem Wasser gefüllt war. Schließlich reagierte die Patientin auch schon auf den bloßen Anblick des leeren Gefäßes mit einer deutlichen Reduktion ihrer Vitalkapazität. Sowohl der Hauttest wie auch die Inhalation des Goldfischextraktes blieben negativ.

Dekker wollte den Circulus vitiosus durchbrechen. Er warf die Glasschale auf den Boden, so daß sie zersprang, und sagte: »So, jetzt haben wir die Ursache Ihres Asthmas ein für allemal beseitigt!«. Der Erfolg war, daß die Patientin mit einem so schweren Asthmaanfall reagierte, daß eine intravenöse Injektion notwendig wurde. (Dekker u. Groen 1956)

Dekker und Groen (1957) stellten bei ihren Untersuchungen noch einen wichtigen pathophysiologischen Faktor in der Genese des Asthma bronchiale fest: Sie fanden, daß die Erhöhung des Atemwiderstandes, der sich dann als exspiratorischer Stridor äußert, auch willkürlich – sogar von gesunden Versuchspersonen – durch Erhöhung des intrathorakalen Drucks ausgelöst werden kann. Jeder kann bei geöffneter Glottis und forcierter Ausatmung unter Anspannung der Bauchmuskulatur exspiratorischen Stridor erzeugen. Dabei kommt es zu einer Kompression der Hinterwand der intrathorakalen Trachea und der großen Bronchien. Dazu genügt bereits ein Überdruck von 1 mm Hg. Asthmatiker produzieren während des Anfalls viel höhere Drucke – nämlich bis zu 6 mm Hg.

Auf der anderen Seite wissen wir, daß bei der Erhöhung des Atemwiderstandes im Asthmaanfall eine starke Schleimproduktion und entzündliche Schwellungen der Bronchialschleimhaut eine Rolle spielen. Ob auch ein Spasmus der Bronchialmuskulatur zur Obstruktion – besonders der Bronchiolen – führt, wie allgemein angenommen wird, ist nicht bewiesen. Damit wird deutlich, wie sehr verschiedene Faktoren zu einem Circulus vitiosus führen können (Abb. 1).

Alle Faktoren tragen auf ihre Weise zur Genese der Obstruktion beim Asthma bronchiale bei. Welchem dieser Faktoren die größte Bedeutung zukommt, ist heute noch umstritten.

Gesichert ist, daß beim unkomplizierten Asthma bronchiale die Lungenfunktion im anfallsfreien Intervall normal ist. Finden sich zwischen den Anfällen erhöhte Atemwiderstände und ein vergrößertes Residualvolumen, so handelt es sich bereits um ein chronisches Asthma bronchiale, das sich von der sogenannten chronischen asthmoiden Bronchitis, die sich als Folgezustand rezidivierender Brochitiden, aber auch eines Emphysems, entwickeln kann, nur durch die Anamnese unterscheiden läßt. Die chronisch asthmoide Bronchitis wird als die häufigste Ursache des obstruktiven Lungenemphysems angesehen (Siegenthaler 1970).

33.6 Psychoanalytische Beobachtungen

Die historische Bedeutung des Asthma zeigt eine Fallschilderung von P. Federn im Seminar bei S. Freud 1913 (Protokolle der Wiener Psychoanalytischen Vereinigung).

Psychoanalytische Beobachtungen ergaben beim Asthmatiker eine zentrale Konfliktproblematik. Diese besteht darin, daß Ereignisse gefürchtet werden, die als Bedrohung der Beziehung zur Mutter (attachment to mother) erlebt werden (F. Alexander et al. 1968). Die

---

[2]) Der Autor war sich der möglichen Anfechtbarkeit dieses Parameters bewußt; er erschien ihm jedoch als der bestgeeignete Maßstab für die Beurteilung der kombinierten Effekte von allergischen und psychologischen Stimuli.

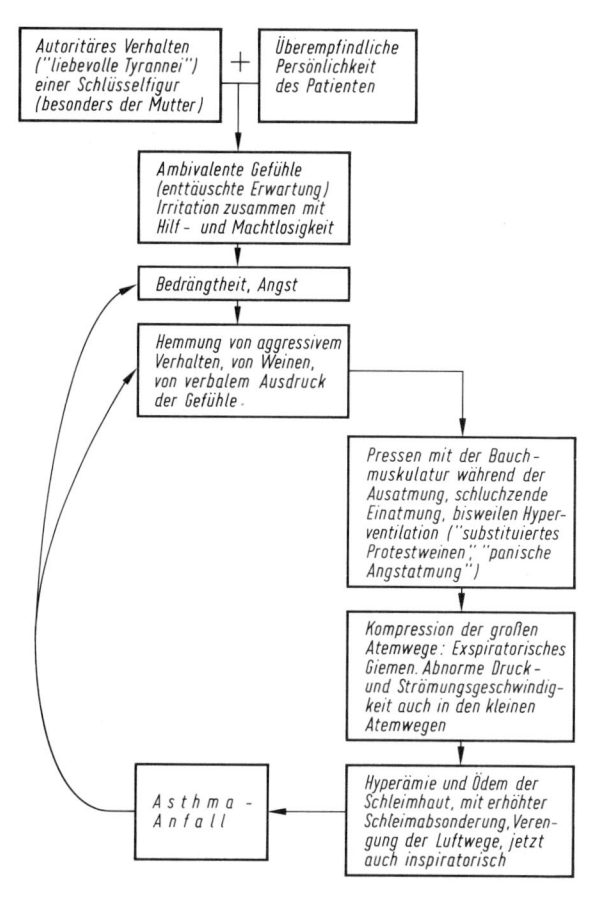

Abb. 1. Circulus vitiosus zwischen gestörter Kommunikation, Frustrationsgefühlen, verändertem Verhalten während der Atmung, Kompression der großen Luftwege, Exsudation, Schleimabsonderung und Schwellung der Schleimhaut des Bronchialtraktes und Erhöhung des intrathorakalen Drucks.

Beziehung zur Mutter wird auf *unbewußter* Ebene zwiespältig empfunden. Alle ihr zugewandten, freundlichen, im weitesten Sinne sexuellen Impulse müssen stark eingedämmt werden. Das asthmatische Kind hat in der Regel eine Mutter, die selbst Schwierigkeiten hat, freundliche und liebevolle Gefühle anzunehmen und sich bei deren Äußerung zurückzieht. Gleiches geschieht, wenn sich das Kind in aggressiver Form äußert.

French und Mitarbeiter schrieben dementsprechend: »Als durchgehenden Befund erhoben wir beim Asthmatiker den Konflikt zwischen Schreien (crying) und Anvertrauen (confiding) gegenüber einem Mutterbild, das der Patient zu verlieren fürchtet. Eine frühe Entdeckung von Weiss (1922) wurde damit bestätigt«. (F. Alexander et al. 1969).

Es besteht eine »Ambivalenz von Anziehung und Ablehnung, Anklammerungs- und Distanzierungstendenz« (Gegenstandskatalog). Diese Einstellung wird auch umschrieben mit »Bedürfnis nach Verschmelzung mit einem mütterlichen Objekt« und mit »Angst, ... in der Verschmelzung mit dem Objekt die Individualität zu verlieren (identisch mit dem Tod)« (Gegenstandskatalog). Die Auslösersituation spiegelt in der Regel den Zusammenbruch der bis dahin bestehenden Balance zwischen den Polen der Anziehung und Ablehnung im sozialen Bereich wider, was besonders deutlich wird in Objektverlust- oder Trennungserlebnissen, zu denen auch die Klinikentlassung gehören kann. Zur Auslösersituation wird gesagt:

»Es war ... beeindruckend, zu sehen, daß die psychologische Situation, in der sich der Patient zu Beginn seiner Beschwerden befand, genau in einer Aktivierung des charakteristischen psychodynamischen Konfliktmusters bestand, das von Kindheit an vorgelegen hatte« (F. Alexander et al. 1968).

Die Vorgänge, die zur Symptombildung führen, werden deutlich, wenn auf den oben beschriebenen pathophysiologischen Mechanismus der intrathorakalen Druckerhöhung zurückgegriffen wird. Jede verbale Kommunikation und jedes Schreien ist mit einer Verstärkung der Expiration verbunden. Der Asthmaanfall kann als Extrem einer Verstärkung des Exspiriums angesehen werden, welche das (exspiratorisch einsetzende) Schreien verhindern soll. Daher auch die bekannte Redewendung, der Asthmaanfall sei ein unterdrückter Schrei. Oder, zusammenfassend ausgedrückt: »... die Furcht, sich der Mutter zu entfremden, verlagert sich auf die verbale Kommunikation; die Auswahl der respiratorischen Funktion wird so erklärlich. Asthmaanfälle können als eine Abwehr gesehen werden, die Atemwege zur Kommunikation zu benutzen, sei es, um zu schreien oder zum Bekennen« (F. Alexander et al. 1968).

Diese zentrale Konfliktproblematik engt die Kommunikationsmöglichkeit des Asthmatikers ein. Ein differenziertes Erproben zwischenmenschlicher Beziehungen, das üblicherweise in der intimen Mutter-Kind-Beziehung stattfindet, wurde bei ihm verhindert. In der Familie entsteht eine Kommunikation, die folgendermaßen beschrieben wird: »Diese pathologisch intensivierte Art der Zweierbeziehung läßt alle anderen Familienmitglieder zu Rivalen werden (Vater, Geschwister), die vom Kind entweder tyrannisiert werden oder denen gegenüber es eine passive Unterwerfungshaltung einnimmt. In allen späteren Beziehungen wiederholt der Kranke diese Ursprungskonstellation« (F. Alexander et al 1968).

Dynamisch gesehen, wird vom Asthmatiker ständig versucht, einen Zusammenbruch seiner intrapsychischen Balance zu vermeiden. »Verschmelzung mit dem Objekt und Verlust des Objektes sind die beiden Gefahren, die einen psychosomatischen Alarmzustand auslösen« (Gegenstandskatalog). Für die sexuelle Entwicklung, die sich bei der reifen Persönlichkeit in der Möglichkeit der Hingabe manifestiert, hat diese Konfliktsituation Störungen in Form von Impotenz und Frigidität zur Folge, wie sie außerordentlich gehäuft bei Asthmatikern beschrieben werden (E. Kelly et al 1969).

Die Persönlichkeitsentwicklung kann auf verschiedenen Entwicklungsstufen behindert sein. Die unterschiedlichen Testbefunde sind auf diese Weise zu erklären. Es können im Rahmen einer neurotischen Struktur ausgesprochen prägenitale Züge vorherrschen, wobei die oralen Merkmale Versorgungswünsche und die analen Sauberkeitstendenzen beinhalten. Teilweise läßt sich auch die Geruchsüberempfindlichkeit des Asthmatikers im Rahmen dieser Sauberkeitstendenzen interpretieren. Auf der genitalen Stufe finden sich bei beiden Geschlechtern homosexuelle Haltungen. Asthmatiker können im Arbeitsleben durchaus erfolgreich sein, ebenso auf vielen anderen Sektoren zwischenmenschlicher Beziehungen. Kennzeichnend für ihre Ich-Entwicklung ist jedoch eine Unreife im emotionalen Erlebnisbereich. Die unter Umständen bis dahin stabile Abwehr (wie bei der hier beschriebenen Patientin) bricht nach langjährigem Funktionieren dann zusammen, wenn das Ich von frühen und unstrukturierten Phantasien überschwemmt wird.

Es gibt ein eindrucksvolles Zeugnis, wie das Verhalten der Mutter in der Kindheit von einem Menschen erlebt wurde, der später an Asthma erkrankte und dessen äußerst eingeschränkte Lebensführung das eigentliche Sozialverhalten des Asthmatikers illustriert: Marcel Proust, der in späteren Jahren fast nie sein Zimmer verließ – und wenn, dann nur bei Dunkelheit –, schildert die allabendliche Szene, in der er als Kind auf den Gutenachtkuß der Mutter wartete:

»Mein einziger Trost, wenn ich schlafen ging, war, daß Mama heraufkommen und mir einen Kuß geben würde, wenn ich bereits lag. Aber dies Gutenachtsagen dauerte nur so kurze Zeit, sie ging so bald schon wieder, daß der Augenblick, da ich sie heraufkommen und dann in dem Gang mit der Doppeltür das leichte Rascheln ihres Gartenkleides aus blauem Musselin mit kleinen strohgeflochtenen Quasten hörte, für mich ein schmerzlicher Augenblick war. Er kündigte schon den nächsten an, der auf ihn folgen sollte, wo sie mich verlassen haben und wieder unten sein würde. Das ging soweit, daß ich mir beinahe wünschte, dies von mir so heiß ersehnte Gutenachtsagen möge erst so spät wie möglich stattfinden und die Gnadenfrist, in der Mama noch nicht gekommen wäre, zöge sich recht lange hin. Manchmal, wenn sie, nachdem sie mich geküßt hatte, die Tür öffnete, um zu gehen, wollte ich sie zurückrufen und ihr sagen: ›Gib mir noch einen Kuß‹, aber ich wußte, daß sie dann auf der Stelle ihr strenges Gesicht zeigen würde, denn das Zugeständnis, das sie meiner Trauer und Aufregung machte, indem sie heraufkam und mir mit diesem Friedenskuß Gutenacht sagte, verdroß jedesmal meinen Vater, der das Zeremoniell übertrieben fand; viel lieber hätte sie mich diesen Wunsch, diese Gewohnheit aufgeben sehen, als mich auch noch darin zu unterstützen, daß ich einen zweiten Kuß von ihr wollte, wenn sie schon an der Tür war. Hatte ich sie nun aber erzürnt, so machte das die ganze Beschwichtigung meines Herzens, die sie mir einen Augenblick zuvor geschenkt hatte, als sie ihr liebevolles Antlitz über mein Bett neigte und es mir darbot, wie die Hostie einer Friedenskommunion, bei der meine Lippen ihre leibhafte Gegenwart und die Kraft, einzuschlafen, von ihr empfingen, zunichte.«

33.7 Familie und weiteres soziales Umfeld

Aufgrund ihrer langjährigen klinischen Arbeit mit Gruppen asthmatischer Patienten gewannen Groen und Pelser (1960) Einblick in das soziale Leben des Asthmatikers. Ihre Arbeit wird im Abschnitt »Therapie« ausführlicher abgehandelt.

Die Autoren beschreiben ihre Patienten als fixiert auf das Krankheitsbild. Die zwischenmenschlichen Beziehungen kommen zunächst kaum in das Gruppengespräch. Als sie begannen, über ihre Ehepartner zu sprechen, wurden diese weitgehend in einer geschlechtslosen Weise beschrieben. Männliche wie weibliche Asthmatiker berichteten über außerordentlich seltenen Geschlechtsverkehr, auch in der Jugend. Die Moralvorstellungen waren sehr strikt, außerehelicher Verkehr war auf das strengste verpönt. Männliche Asthmatiker sahen in ihren Frauen versorgende Personen, durch die sie gleichzeitig bestimmt wurden. Die (gesunden) Frauen fühlten sich hierdurch häufig in die Rolle einer »aggressiven Dominanz« gedrängt. Hierauf vermißten die Männer eine fürsorgliche Haltung, versuchten sich vielfach unterzuordnen und entwickelten einen Asthmaanfall.

Auch die weiblichen Asthmatiker vermißten warmherzige Einstellungen bei ihren (gesunden) Männern und klagten über diese, daß sie nur Sex haben wollten, aber eine Frau nicht verstünden.

Aus derselben Arbeitsgruppe stammen vergleichende Untersuchungen über die soziale Adaptationsfähigkeit von Asthmapatienten, Herzinfarktpatienten und gesunden Kontrollpersonen (J.M. van der Valk 1960). Die Asthmatiker hatten ein höheres Heiratsalter, weniger Familien- und Freundesbeziehungen und hatten größere Schwierigkeiten mit Arbeitskollegen und Vorgesetzten.

Mit der klinischen Einschätzung stimmen testpsychologische Befunde überein, u. a. erhöhte Angst- und intrapunitive Werte, im Picture Frustration-Test nach Rosenzweig höhere intrapunitive Werte als bei Psychoneurotikern und Normalen, im Rorschach vermehrt Schockphänomene auf Tafel VI, Unterschiede in psychosexueller Entwicklung auf dem sogenannten »Dynamic Personality Inventory« (DPI) im Vergleich zu Normalen, erhöhter Neurotizismus im MMPI im Vergleich zu Neurotikern und Normalen. Eine zusammenfassende Darstellung der Testergebnisse bei Asthmatikern findet sich bei Aitken und Zeally (1969).

Besonders muß auf die sozialen Beziehungen bei Kindern eingegangen werden, da sich aus diesen Beobachtungen für die Zukunft wahrscheinlich therapeutische Vorstellungen für eine Familientherapie, bzw. Soziotherapie ableiten lassen.

Es war mehrfach, auch im Zusammenhang mit der hier vorgestellten Patientin, auf den sozialen Druck hingewiesen worden, der auf asthmatischen Kindern lastet und eine Äußerung von Aggression verhindert. Sperling (1968) beschrieb in Kinderanalysen die starke Abwehr von Aggressionen.

Die Familienstrukturen fördern derartige Einstellungen. Hier sind feststehende Muster zu beobachten (R. Liebman et al.): »Ein Elternteil, gewöhnlich die Mutter, ist überbeschäftigt mit dem Patienten und vernachlässigt die Bedürfnisse der anderen Familienmitglieder. Ihre Betriebsamkeit geht auf Kosten der ehelichen Beziehungen. Bleibt die Familie intakt, entstehen dennoch erheblicher Konfliktstoff und Belastung zwischen den Eltern und dem Patienten, auch dem weniger betroffenen Elternteil. Eltern und Geschwister werden ermahnt, den Patienten nicht zu beunruhigen oder zu reizen. Feindseligkeit und Vorwurf bleiben daher verborgen und wirken sich nach außen in unangepaßten Verhaltensweisen aus.« Die ganze Familie organisiert sich um das Leiden und beginnt ihrerseits zu leiden. Ferien werden nicht angetreten, der Vater wird an der Arbeit gehindert, die Geschwister fühlen sich vernachlässigt, etc. Alles hat Rückwirkungen auf den Patienten, der sich minderwertig, schuldig und hilflos fühlt und schließlich isoliert wird.

33.8 Therapie

Arzt-Patienten-Beziehung

Im Umgang mit dem Asthmapatienten ist von zentraler Bedeutung, daß der Arzt im Erleben des Patienten weder zu bedrängend, noch zu abweisend erlebt wird. Der Arzt muß beim Patienten Assoziationen zu verhindern suchen, die seiner Mutter-Kind-Beziehung einer zu engen Anlehnung oder einer zu heftigen Ablehnung analog sind.

Für die Richtigkeit dieser Anleitung zur Gestaltung der Arzt-Patienten-Beziehung in der hier beschriebenen Weise gibt es keine kontrollierten klinischen Studien. Jedoch glauben wir sie als hinreichend gesichert ansehen zu können. Eine günstige Beziehung zum Patienten wird gefördert, wenn sich der Arzt wohlwollend neutral verhält, also keinesfalls überfürsorglich. Aggressive Gefühle entstehen sehr häufig in der Situation des Patienten im Anfall. Die geschilderte Patientin ist hier wiederum ein Beispiel. Derartige Gefühle muß der Arzt so schnell wie möglich identifizieren, um sie kontrollieren zu können. Die geschilderte Patientin zeigte gleichzeitig die Bedeutung einer ausreichenden Kommunikation zwischen Arzt und Patient. Dies gilt ganz besonders für den akuten oder auch drohenden Anfall, in dem der Arzt gewöhnlich sehr schnell zu Medikamenten greift, ohne den Versuch der Erhebung einer Anamnese gemacht zu haben. Diese muß aber bereits hier beginnen, um dem Patienten gerade in der schwersten Situation den Eindruck zu vermitteln, daß der Arzt als Gesprächspartner verläßlich ist. Der Arzt wiederum erfährt gerade in dieser für den Patienten außerordentlich belastenden Situation Einblicke in dessen Biographie, die er sonst nur schwer erhalten würde.

Diese Forderung stößt heute noch in der institutionaligsierten Medizin, für die Psychologie »Alchemie« ist, auf größte Widerstände. So sagt ein bekannter deutscher Pulmonologe zur Behandlung des Asthmapatienten: » . . . die Therapie hat den Rahmen von ›Alchemie‹ und ›Psychologie‹ definitiv verlassen . . . « (Meier-Sydow 1976).

Im übrigen hängt das therapeutische Vorgehen vom körperlichen Zustand des Patienten ab. Wieweit bedarf er sofortiger medikamentöser oder kommunikativer Therapie? Die biographische Anamnese soll neben der Abklärung somatischer Phänomene die Auslösersituation möglichst genau zu erfassen suchen. Hierbei ist auf das Vorliegen einer Konstellation zu achten, die vom Patienten als ein Verlust der Balance im oben beschriebenen Sinne zu deuten ist. Auf das vielfach angespannte Verhältnis zwischen Patient und bisher behandelndem Arzt ist besonders zu achten (z. B. Verschreibung von Phenobarbital, um sich den Patienten vom Halse zu halten!).

Im weiteren Verlauf sollten alle diagnostischen und therapeutischen Maßnahmen mit dem Patienten abgesprochen werden. Dies gilt für unmittelbare wie für weitere therapeutische Maßnahmen. So empfiehlt sich, mit dem Patienten den medikamentösen und physikalisch-therapeutischen Behandlungsplan bis ins Detail festzulegen.

Handelt es sich um ein chronisch-asthmatisches Leiden, treten zunehmend die Probleme des Cor pulmonale in den Vordergrund. Auf sie kann hier nur verwiesen werden. Eingehend werden sie von Dudley (1969) beschrieben.

33.9 Perspektiven einer psychosomatischen Asthmatherapie

Über eine spezifische psychosomatische Behandlungsform des Asthmapatienten verfügen wir bisher nicht, jedoch deuten sich hierfür Perspektiven an.

Bereits 1930 wurde in einer kontrollierten Studie berichtet, daß sich asthmatische Kinder wesentlich besserten, wenn man sie von den Eltern trennte (Peshkin). In einer prospektiven Untersuchung wurde dieses Ergebnis bestätigt und gleichzeitig wurden prognostische Kriterien für die Wahrscheinlichkeit entwickelt, mit der ein positives Ergebnis einer solchen Trennung (sogenannte Parentektomie) zu erwarten war (K. Purcell et al 1969).

Da die bloße Trennung von der Familie ohne besonderes therapeutisches Milieu für die Kinder mehr Gefahren als Nutzen bringt, setzten Liebmann et al. (1974) aufgrund dieser Ergebnisse Methoden der Familientherapie ein. Sie sahen die Asthmaanfälle als Symptom »familiärer Dysfunktion«. Ihre Methode führte bei sechs von sieben Kindern zu einem überzeugenden Erfolg. Die Katamnesen erstreckten sich über 10 bis 22 Monate.

Tabelle 1. Ergebnisse (in Prozent) der drei Therapieformen für Asthma bronchiale (n. Groen, Pelser).

Therapie	Klinisch »geheilt«/ deutl. gebessert	Zeitw. gebessert/ stationär	schlechter	gestorben
Symptomatisch	17	40	15	29
ACTH/Cortison	29	26	20	26
Gr.-Therapie + ACTH oder symptomatisch	75	12	3	12

Modifizierte Wiedergabe der Originaltabelle.

Bei der Behandlung wird im Initialstadium das Vorgehen bei beginnenden Atembeschwerden beschrieben. Hier werden Atemübungen durchgeführt, die der bisher an der Peripherie stehende Vater verantwortlich übernimmt. Damit werden gleichzeitig die Bindungen zur Mutter gelockert. Weiterhin erfolgen detaillierte Vorschriften über die Gabe von Spritzen durch die Eltern, Angaben, wann Rückfragen bei Ärzten notwendig sind, etc. Auf diese Weise erfolgt allmählich eine Entspannung in der Familie und das Kind wird sicherer. Wichtig ist, daß dieses Vorgehen in enger Absprache zwischen Familientherapeut und Pädiater erfolgt. Der Pädiater gibt initial bekannt, daß die bisherigen Behandlungsrichtlinien geändert werden und ein viel stärkeres Gewicht auf therapeutische Maßnahmen durch den Psychiater gelegt wird. Auf diese Weise gewinnt der Familientherapeut Gewicht. Wichtig ist die Beobachtung des Verlaufes: im späteren Verlauf der Therapie, wenn die organische Symptomatik beim Kind zurückgetreten ist, werden die Spannungen zwischen den Eltern zunehmend stärker. Erst zu diesem Zeitpunkt setzt die eigentliche Familientherapie durch den Psychiater ein, der nun seinerseits auf weit mehr Kooperation der Eltern bei der Behandlung ihrer eigenen Problematik rechnen kann. Die Kinder, über die Liebman berichtet, hatten seit Jahren an therapierefraktärem Asthma gelitten und der überweisende Arzt war von der Existenz schwerwiegender psychosozialer Probleme überzeugt. Die Familientherapie hatte also bei einer ausgewählten Gruppe psychosozial belasteter Kinder einen überzeugend günstigen Effekt gehabt.

Groen und Pelser (1960) haben von 302 Asthmatikern unter kontrollierten Bedingungen 102 kombiniert mit Medikamenten und Gruppentherapie behandelt. Alle Patienten waren wegen eines Status asthmaticus in die Klinik eingeliefert worden; mit Ausnahme von fünf Patienten waren es, wie sich aus der hohen Mortalität ergibt, schwere Fälle, insbesondere auch ältere Patienten. Die Sitzungen fanden wöchentlich zweimal über zwei bis drei Jahre statt. Die Katamnesen erstreckten sich über 1 bis 5 Jahre. Die kombinierte Behandlung war der rein medikamentösen Behandlung in den beiden Kontrollgruppen überlegen. (Tabelle 1)

Die Autoren weisen selbst auf einige statistische Probleme hin, die sich bei einer derartig lang hinziehenden klinischen Arbeit automatisch ergeben. Es bleibt als Fazit jedoch bestehen, daß diese Arbeit die wesentliche Bedeutung und gleichzeitige Überlegenheit einer kombinierten und damit psychosomatischen Therapie gegenüber der einseitig-medikamentösen Therapie im traditionellen Sinne nachweist.

Die Autoren weisen darauf hin, daß bei späteren Therapieversuchen Elemente einer Soziotherapie in die psychosomatische Behandlung eingeführt werden sollten, die Familie und Arbeitsplatz berücksichtigen. Es bietet sich an, die Ergebnisse von Liebman et al. modifiziert aufzugreifen mit der Möglichkeit, dadurch einen entscheidenden therapeutischen Ansatz zu entwickeln. Allerdings muß man sich darüber im Klaren sein, daß diese Therapie besondere Anforderungen an die Ausbildung des Therapeuten stellt.

Als Ergänzung zu den oben beschriebenen Therapieformen bei Patienten mit Asthma bronchiale nehmen Entspannungsübungen, vor allem das autogene Training, einen wichtigen Platz ein. Nach I. H. Schultz wird der Asthmatiker durch das autogene Training darauf eingestellt, »den gesamten Nasen-Rachen-Raum bis zum Kehlkopf mit einem Kühleerlebnis unterempfindlich zu machen und eine entsprechende Schleimhautabschwellung zu begünstigen; Luftröhre, Bronchien und Lungenraum werden dagegen intensiv wärmend durchströmt«.

Weiterhin gibt es inzwischen auch Hinweise dafür, daß verhaltenstherapeutische Methoden bei Asthmapatienten mit Erfolg eingesetzt werden können, obwohl bisher noch zu wenig Arbeiten darüber vorliegen (Chesser und Meyer 1970; Khan et al 1974).

Literatur

[1] Aitken, R.C.B.; Zealley, A. K.; Rosenthal, S. V.: Psychological Measures of Emotion in Chronic Asthmatic Patients. Psychosom. Res. 13, 289–297, (1969)

[2] Alexander, F.; French, T. M.; Pollock, G. H.: Psychosomatic Specificity. Experimental Study and Results. Univ. Chicago Press, Chicago, London, 1968

[3] Anders, W.: Soziale Probleme bei allergischen Erkrankungen am Beispiel des Asthma bronchiale. Öff. Ges. Dienst 19, 488 (1958)

[4] Araujo, G. da; Arsdel, P.O. van; Holmes, T. H.; Dudley, D.L.: Life Change, Coping Ability and Chronic Intrinsic Asthma. Psychosom. Res. 17, 359–363, (1973)

[5] Beeson, P.B.; McDermott, W. (Eds.): Textbook of Medicine (14th Ed.). Saunders, Philadelphia, London, Toronto, 1975

[6] Block, J.; Jenning, P. H.; Harvey, E.; Simpson, E.: Interaction between Allergic Potential and Psychopathology in Childhood Asthma, Psychosom. Med. 26: 307–320 (1964)

[7] Bräutigam, W.; Christian, P.: Psychosomatische Medizin (2. A.). Thieme, Stuttgart, 1975

[8] Chesser, E.; Meyer, V.: Behavior therapy and psychosomatic illness (asthma). In: Modern Trends in Psychosomatic Medicine. Vo. 2, Es. O. W. Hill. London, Butterworths (1970)

[9] Dekker, D; Groen, J.: Reproducible Psychogenic Attacks of Asthma. J. Psychosomatic Res. 1, 58 (1958).

[10] Dekker, E; Groen, J.J.: Asthmatic Wheeging: Compression of the Trachea and Major Bronchi as a Cause. Lancet, 1, 1064 (1957).

[11] Dudley, D.L.; Verhey, J. W.; Masuda, M.; Martin, C.J.; Holmes, T. H.: Long-Term Adjustment, Prognosis, and Death in Irreversible Diffuse Obstructive Pulmonary Syndromes. Psychosom. Med. 31: 310–325 (1969)

[12] Giese, W.: Die allgemeine Pathologie der äußeren Atmung. In: Handbuch der Allgemeinen Pathologie, Bd. V/I Berlin, Springer S. 401 (1961)

[13] Groen, J.J.; Pelser, H.E.: Experiences with, and Results of, Group Psychotherapy in Patients with Bronchial Asthma. J. Psychosom. Res. 4: 191–205 (1960)

[14] Haemmerli, A.: Asthma bronchiale. In: Klinik der Gegenwart. München, Urban & Schwarzenberg S. 431 (1957)

[15] Institut für Medizinische und Pharmazeutische Prüfungsfragen: Gegenstandskatalog für den zweiten Abschnitt der Ärztlichen Prüfung; Mainz, 1974

[16] Jores, A.; Kerekjarto, M. v.: Der Asthmatiker. – Ätiologie und Therapie des Asthma bronchiale aus psychologischer Sicht. Bern, Huber (1967)

[17] Kelly, E.; Zeller, B.: Asthma and the Psychiatrist. Psychosom. Res. 13; 377–395 (1969)

[18] Khan, A.U.; Bonk, C.; Gordon, Y.: Non-allergic asthma and the conditioning process Ann. Allergy 32, 245 (1974)

[19] Liebman, R.; Minuchin, S.; Baker, L.: The Use of Structural Therapy in the Treatment of Intractable Asthma. Amer. J. Psychiat. 131, 5, 535–540 (1974)

[20] Meier-Sydow, J.: Was ist »exogen-allergisches« Asthma bronchiale? Therapiewoche 26, 10: 1498 (1976)

[21] Pelser, H.E.: Persönliche Mitteilung 1976

[22] Peshkin, M.M.: Asthma in Children. Am. J. Dis. Child 39, 774 (1930)

[23] Pflanz, M.: Sozialer Wandel und Krankheit. Stuttgart, Enke (1962)

[24] Purcell, K.; Brady, K.; Chai, J.; Muser, J.; Molk, L.; Gordin, N.; Means, J.: The Effect on Asthma in Children of Experimental Separation from the Familiy. Psychosom. Med. 31, 144–164, (1969)

[25] Schultz, I.H.: Das autogene Training. Stuttgart, Thieme (1970).

[26] Siegenthaler, W.: Klinische Pathophysiologie. Stuttgart, Thieme (1970).

[27] Sperling, M.: Asthma in Children: an Evaluation of Concept and Therapies. J. Am. Acad. Child Psychiatry 71 44–58 (1968)

[28] Valk, J.M. van der: Comparison of Social Setting and Behaviour of Patients with Bronchial Asthma, Coronary Heart Disease and Healthy Subjects. Adv. Psychosom. Med. I, p. 60; Karger, Basel, New York (1960)

[29] Wiener Psychoanalytische Vereinigung, Protokolle der: Bd. 4 S. Fischer, Frankfurt (in Vorbereitung).

34 Ulcus duodeni

Wolfram Schüffel und Thure v. Uexküll

Einleitung

Der Grund, warum das Ulcus duodeni in einem Lehrbuch für psychosomatische Medizin abgehandelt wird, ist nicht der, daß diese Krankheit »psychosomatischer« wäre als andere – zum Beispiel das Ulcus ventriculi – sondern, weil die psychosomatischen Zusammenhänge bei diesem Krankheitsbild in den letzten 30 Jahren besonders gut erforscht wurden und weil man hier Konzepte entwickeln und empirisch nachprüfen konnte, die einen exemplarischen Charakter für die Beziehungen zwischen somatischen, psychischen und sozialen Faktoren haben. Mit anderen Worten: Eine Darstellung dieser Zusammenhänge läßt verfolgen, wie in der psychosomatischen Medizin Konzepte entstehen, aber auch, wie kompliziert hier die Hypothesenbildung und wie schwierig die Überprüfung der Hypothesen ist.

34.1 Exemplarischer Fall

Eine 29jährige Patientin wird mit Abdominalbeschwerden ins Krankenhaus eingeliefert, die besonders bei nüchternem Magen auftreten und sich nach Nahrungsaufnahme bessern. Sie wird häufig nachts durch diese Schmerzen geweckt. Diese Beschwerden sind vor etwa 4 Wochen aufgetreten, es sind die gleichen, die sie schon früher hatte. Damals war ein Ulcus duodeni diagnostiziert worden und da nach verschiedenen Kuren keine Besserung eintrat, hatte man sie schließlich operiert.

Die Patientin steht allein und ist als Chefsekretärin erfolgreich tätig. Sie hat als älteste von vier Geschwistern zeitlebens die vom Vater getrennt lebende Mutter unterstützt. Sie war für ihre Geschwister unter Hintanstellung eigener Wünsche in Selbstaufopferung eine Mutter.

Auf diese Weise konnte die Mutter selbst geschont werden und sich ein wenig der ältesten Tochter, nämlich der Patientin, zuwenden; denn diese wollte eigentlich immer die volle sorgende Zuwendung der Mutter haben.

In den letzten Jahren hatte sie alles für den Zuzug ihrer im Ausland lebenden Mutter vorbereitet, um nach langer Trennung wieder mit ihr zusammenzusein. Die Mutter entschloß sich jedoch kurzfristig, auf unbestimmte Zeit weiterhin im Ausland zu bleiben.

Die Tochter akzeptierte diese Entscheidung mit Selbstverständlichkeit und ist, statt gekränkt zu reagieren, erforderlichenfalls sogar zur Aufgabe ihrer Stellung bereit, um der Mutter zu helfen.

Einen Monat später wird sie mit den oben beschriebenen Beschwerden ins Krankenhaus eingeliefert.

34.2 Klinik und Symptomatologie

34.2.1 Somatische Beschwerden und Befunde

In typischen Fällen zeichnet sich das Ulcus duodeni durch eine jahreszeitliche und eine tageszeitliche Periodik aus: Jahreszeitlich finden sich im Frühjahr und im Herbst Perioden gehäuften Auftretens, tageszeitlich ist das Auftreten der Schmerzen mit der Periodik der Nahrungsaufnahme verknüpft: Die Schmerzen treten vor den Mahlzeiten (also bei nüchternem Magen) auf, häufig auch nachts und bessern sich durch Nahrungsaufnahme. Beim Ulcus ventriculi ist es gerade umgekehrt: Hier treten die Schmerzen nach der Nahrungsaufnahme auf und werden besser, wenn der Magen leer ist.

Röntgenologisch finden sich beim Ulcus duodeni in den meisten Fällen kurz hinter dem Pylorus ein oder mehrere Geschwüre im Bulbus duodeni, die bei narbiger Abheilung zu einer schmetterlingsförmigen Deformierung führen. Relativ selten sind pylorusferne Ulcera.

Laborchemisch fehlen bei unkomplizierten Fällen Entzündungserscheinungen. Eine beschleunigte Blutsenkung weist auf Komplikationen oder Begleiterkrankungen hin. Typisch für das Ulcus duodeni ist in den meisten Fällen der hyperacide Magensaft, der auch im Intervall gefunden wird[1].

Verlauf: Meist heilen die Geschwüre in Tagen bis Wochen ab. Sie neigen jedoch zu Rezidiven. Ein Patient, der einmal an einem Ulcus duodeni erkrankt ist, hat eine größere Chance, erneut zu erkranken, als Gesunde.

Vom chronischen Ulcus muß das akute Streß-Ulcus unterschieden werden. Es wurde gehäuft bei jungen

---

[1] Nach neueren Arbeiten, in denen die Basalsekretion der Sekretionsrate nach Stimulation gegenübergestellt wird, lassen sich wahrscheinlich unter Ulcus-Duodeni-Patienten verschiedene sekretorische Typen unterscheiden. Berücksichtigt man zusätzlich Unterschiede der Motilität (motorisch hyper- und hypo-aktives Verhalten des Magens), so werden die Variationsmöglichkeiten noch größer. Ackerman und Weiner (32).

Männern zu Beginn des Krieges in Deutschland und während der Bombenangriffe in London beobachtet. Dabei kam es nicht selten nach einer sehr kurzen oder fehlenden Vorgeschichte von Beschwerden zu einer Perforation. Die meisten in Tierversuchen erzeugten Ulcera (zum Beispiel bei Affen oder immobilisierten Ratten) sind akute Stress-Ulcera. Die Frage, wieweit die Entstehung dieser Geschwüre mit der Pathogenese der chronischen Ulcera duodeni verglichen werden kann, ist noch offen[2]).

Komplikationen sind: Die Blutung, die vor allem bei Arrosion einer Arterie lebensgefährlich sein kann; die Stenose, auf Grund narbiger Strikturen; schließlich die Perforation in die freie Bauchhöhle mit anschließender Peritonitis; die Penetration in die benachbarten Organe, vor allem in das Pankreas. Im Unterschied zum Ulcus ventriculi zeigt das Ulcus duodeni keine Neigung zu maligner Entartung.

34.3 Epidemiologie

34.3.1 Häufigkeit

In den westlichen Ländern hat man errechnet, daß im Jahr etwa 1% aller Männer ein Ulcus duodeni durchmachen und im Leben rund 10% aller Männer an einem Magen- oder Zwölffingerdarmgeschwür erkranken. Wahrscheinlich ist die Krankheit aber noch häufiger, denn pathologisch-anatomische Untersuchungen haben gezeigt, daß Ulcusnarben auch bei Menschen gefunden werden, die nie Ulcusbeschwerden hatten. Bei Frauen ist diese Diskrepanz noch größer. Über die Faktoren, die für das Zustandekommen oder Fehlen von Beschwerden bei vorhandenem Ulcus verantwortlich sind, wissen wir noch so gut wie nichts[3]). Die Tatsache, daß bei einigen Patienten nach Gastrektomie oder Vagotomie wieder Beschwerden von dem gleichen Typ wie vor der Operation auftreten – wie auch bei unserer eingangs vorgestellten

---

[2]) Nach Ackerman und Weiner (32) lassen sich beim akuten Streßulcus vier verschiedene Läsionen unterscheiden:
1. Eine diffuse, hämorrhagische, erosive Gastritis, die nach schweren Traumen und großen chirurgischen Eingriffen gefunden wird.
2. Oberflächliche lineare Erosionen in Fundus und mittleren Corpus, die als Curlings Ulcus bezeichnet werden.
3. Ein zur Perforation neigendes Geschwür, das eigentliche Cushing-Ulcus. Es wird vorzugsweise nach schweren Verletzungen oder Operationen des ZNS gefunden.
4. Ein Ulcus, das bevorzugt im Antrum lokalisiert ist. Es wird häufig nach Corticoidgaben beobachtet.
Nur 3. und 4. können sich als Ulcus duodeni manifestieren und nur 4. spricht auf die Gabe von Antacida an.

[3]) Vergl. die Ausführungen über die Bedeutung der Erlebnisverarbeitung für die Symptombildung: In dem Kapitel »Funktionelle kardiovaskuläre Syndrome«, Seite 476f., und in Kapitel »Schmerz«, Seite 499f.

Patientin – unterstreicht, daß zwischen anatomischem Substrat und Beschwerden keine einfachen Ursache-Wirkung-Beziehungen herrschen können.

34.3.2 Lebensalter und Häufigkeit

Ulcera duodeni werden bereits bei Kindern gefunden. Die Häufigkeit erreicht um das 45. Lebensjahr einen Gipfel, um dann abzusinken. Gleichzeitig verschiebt sich das Verhältnis der Häufigkeit zwischen Ulcus duodeni und Ulcus ventriculi. Letzteres nimmt im Alter zu. Männer erkranken häufiger als Frauen. In dem Krankengut der Medizinischen Universitätspoliklinik in Gießen betrug im Jahre 1959 das Verhältnis Ulcus ventriculi zu Ulcus duodeni bei den männlichen Patienten 1 : 3,6; bei den Frauen 1 : 2,3 und das Verhältnis Männer zu Frauen bei allen Ulcuskranken 5,2 : 1 (1).

34.3.3 Transkulturelle Untersuchungen

zeigen, daß diese Zahlen nicht generell gelten, sondern daß es in verschiedenen Kulturen Unterschiede gibt. Man weiß jedoch vorläufig nicht, wieweit diese real oder nur Ausdruck der in den einzelnen Ländern sehr unterschiedlichen ärztlichen Versorgung und diagnostischen Möglichkeiten sind. Sicher ist aber, daß die Ulcuskrankheit in allen Kulturen vorkommt: In Grönland, in Belgisch-Kongo, in Abessinien, und daß es in Südindien sehr häufig ist. In China wurde es früher ebenso häufig angetroffen wie in den USA. (1)

Es ist daher nicht sehr wahrscheinlich, daß Ernährungsbedingungen für die Häufigkeitsunterschiede verantwortlich sind. Unterschiede der politischen und sozialen Struktur und somit soziale Faktoren scheinen eine größere Rolle zu spielen.

34.3.4 Soziale Faktoren

scheinen auch für die sich ändernde Relation zwischen Ulcus ventriculi und Ulcus duodeni bedeutsam zu sein: in den meisten westlichen Ländern ist das Ulcus duodeni bei Männern häufiger als das Ulcus ventriculi. In einzelnen Gegenden, zum Beispiel in Nordnorwegen ist jedoch das Ulcus ventriculi häufiger und bei krassen Änderungen der sozialen Situation kann sich die Rate verschieben. So wurde während des Zweiten Weltkrieges in Deutschland das Ulcus ventriculi wieder häufiger (1).

Die Frage, ob das Ulcus duodeni in den westlichen Ländern während der letzten 50 Jahre soviel häufiger geworden ist, wie es von den meisten Autoren angenommen wird, oder ob diese Zunahme nur durch die Verbesserung der Diagnostik vorgetäuscht wird, kann nicht mit Sicherheit entschieden werden. Immerhin spricht das Ansteigen der Häufigkeit an perforierten Ulcera duodeni für eine echte Zunahme. Dafür spricht auch die Feststellung Halliday's, daß im Ersten Weltkrieg nur

709 Personen wegen eines Ulcus aus der britischen Armee entlassen wurden, während diese Zahl im Zweiten Weltkrieg 22 754 betrug. (1) Bei den deutschen Truppen war die Ulcuskrankheit während des Zweiten Weltkrieges so häufig, daß man sogenannte »Magenkompanien« mit besonderer Diätversorgung aufstellte[4].

Für die Bedeutung sozialer Faktoren spricht ferner die Feststellung, daß das Ulcus im allgemeinen in den Städten häufiger gefunden wird als auf dem Lande und daß es in der untersten sozialen Schicht besonders oft vorkommt. Auch die Feststellung, daß Ärzte in allen Ländern eine besonders hohe Ulcusrate haben, gehört hierher.

Epidemiologische Untersuchungen unterstützen die These, daß soziale Isolierung für die Entstehung oder das Rezidiv eines Magengeschwürs von Bedeutung ist. Pflanz (1) stellte auf Grund einer Untersuchung an fast 10 000 Patienten der Gießener Medizinischen Poliklinik und einer ebenso großen Vergleichsgruppe folgendes fest: Das Ulcus kommt häufiger bei Menschen vor, die aus einer Gemeinschaft ausgeschieden sind: Bei verheirateten Männern, die eine Männerkameradschaft oder ihr Elternhaus aufgeben müssen, bei Heimatvertriebenen, die aus ihrem alten Gemeindeverband ausscheiden mußten, und bei Geschiedenen, welche die Gemeinschaft der Ehe verloren haben.

34.4 Psychologie, Lebensgeschichte und soziale Interaktion

34.4.1 Psychologie

Von den verschiedensten Autoren ist immer wieder der Ehrgeiz und das Erfolgsstreben des Ulcuspatienten als besonderes Charakteristikum hervorgehoben worden (2). In den USA wird das Ulcus manchmal als »Wallstreet Disease« bezeichnet (1). Wir werden noch sehen, daß diese Charakteristika nur für eine bestimmte Gruppe von Ulcus duodeni-Patienten gelten.

34.4.1.1 Biographisch

lassen sich in der Vorgeschichte von Ulcus duodeni-Kranken häufig Trennungserlebnisse finden. Die Trennung vom Elternhaus, der Eintritt in den Beruf, ein Berufswechsel, Heirat, Kinder, aber auch Scheidung scheinen Krisenpunkte im Leben dieser Patienten zu sein.

34.4.1.2 Soziale Interaktionen

Für diese Patienten hat die Beziehung zu der sozialen Gruppe, in der sie leben, besondere Bedeutung. Ruesch und Mitarbeiter (3) fanden bei Marineangehörigen, die aus dem Mannschaftsstand zum Offizier emporgestiegen waren, eine besondere Häufung von Erkrankungen an Ulcus duodeni. Die Autoren interpretieren diesen Befund damit, daß die Patienten die Gruppe, zu der sie gehört hatten, verlassen haben, in der neuen Gruppe aber nicht wirklich akzeptiert wurden. Pflanz (1) weist darauf hin, daß Werkmeister häufiger als andere Berufsgruppen an einem Ulcus erkranken. Auch hier besteht eine soziale Isolierung; denn Werkmeister werden von den Arbeitern nicht mehr und von den Höherstehenden noch nicht als ihresgleichen anerkannt. Sie stehen zwischen zwei Gruppen.

Der Verlust der Zugehörigkeit zu einer Gruppe, die Anerkennung, Schutz und Verwöhnung verleiht – als auslösender Faktor für die Erkrankung an einem Ulcus duodeni oder einem Rezidiv dieser Erkrankung, wurde von verschiedenen Autoren, sowohl durch biographische wie durch epidemiologische Untersuchungen festgestellt. Besonders eindrucksvoll ist in diesem Zusammenhang die erhöhte Krankheitsinzidenz bei Gastarbeitern. Wir selbst (4) fanden in einer Analyse von Biographien Ulcuskranker nach dem letzten Weltkrieg einen engen Zusammenhang zwischen dem Ausbruch eines Ulcus oder eines Ulcusrezidivs und dem Verlust der Zugehörigkeit zu einer relevanten Gruppe. Dabei war die enge Beziehung zwischen Gruppensituation und Verträglichkeit von Speisen bemerkenswert: Es zeigte sich immer wieder, daß diese Patienten Hunger und schlechte Ernährung ohne Beschwerden ertrugen, solange sie in Harmonie mit ihrer sozialen Gruppe waren. In sozialer Isolierung klagten sie jedoch auch bei guter Ernährung, selbst bei sorgfältiger Diät, über Beschwerden. Die soziale Isolierung war in der Lebensgeschichte dieser Ulcuskranken ein spezifischer Faktor für die auslösende Situation. Dagegen hatten Todesgefahr und Katastrophen, die zu einer Zerstörung der wirtschaftlichen Existenz führten – Situationen, die während des Zweiten Weltkrieges und kurz danach von vielen erlebt wurden –, sofern sie nicht zu einer sozialen Isolierung führten, keinen Einfluß auf die Entstehung eines Geschwürs.

Zur Illustration folgende Krankengeschichte (5):
P. war ein ehrgeiziger Mann, der in seinem Leben immer nach Anerkennung und Verantwortung strebte. Sein Beruf als Lehrer genügte ihm nicht. 1928 wurde er Mitglied der Nationalsozialistischen Partei und auf Grund seines Eifers bald als Parteiredner herausgestellt. Das ging gut, bis er nach 1933 merkte, daß die Praxis der Partei in krassem Gegensatz zu den Idealen stand, die er in seinen Ansprachen verkünden mußte. Es kam zu einer wachsenden Entfremdung von seinen Parteifreunden, aber er hatte nicht den Mut, die Konsequenzen aus seiner Erkenntnis zu ziehen. In dieser Konfliktsituation bekam er Magenschmerzen, die er vordem nie gekannt hatte. Sie traten zunächst nur während seiner Ansprachen auf, bald aber auch zu anderen Zeiten und er mußte schließlich nach jeder Rede erbrechen.

---

[4]) In den letzten drei Jahrzehnten wird in allen industrialisierten Ländern ein bislang unerklärter Rückgang der Erkrankungszahlen beim Ulcus duodeni in der westlichen Welt beobachtet. Ruppin (28)

Der Arzt stellte ein Zwölffingerdarmgeschwür fest, das trotz intensiver Behandlung und strenger Diät nicht ausheilen wollte. Bei jedem Versuch, seine Tätigkeit wieder aufzunehmen, kam es zu einem Rückfall. Das zog sich mehrere Jahre hin, bis der Krieg ausbrach. Jetzt meldete sich P., um dem verhaßten Zwang zu entgehen, freiwillig zum Militär. Von diesem Augenblick an war er gesund und blieb während des ganzen Krieges, den er an der Front oft unter großen Entbehrungen und Strapazen mitmachte, völlig beschwerdefrei. Er konnte gefrorenes Brot, rohe Kartoffeln und verdorbene Speisen essen, ohne daß sein Magen sich rührte. Das blieb auch so während seiner Gefangenschaft, aus der er 1947 zurückkehrte. Zuhause angekommen, wurde er vor die Spruchkammer gestellt, die ihm wegen seiner politischen Vergangenheit die Tätigkeit im Lehrerberuf untersagte. Von da ab begann das Magenleiden von neuem. Er stand vor einem Rätsel. Immer wieder fragte er den Arzt, warum er im Krieg und in der Gefangenschaft, trotz größter Entbehrungen gesund war, während er jetzt bei intensiver Pflege und strenger Diät ständig von Schmerzen gepeinigt wurde.

Auf die Frage, warum die Zugehörigkeit zu einer Schutz und Verwöhnung gebenden Gruppe für diese Patienten so wichtig ist, gibt die Feststellung eine Antwort, daß Ulcuspatienten aus Familien stammen, die sich durch ihr soziales Muster von anderen Familien unterscheiden. Ruesch (6) stellte auf Grund der Kindheitserinnerungen von Ulcuspatienten ein spezifisches Familienmuster fest, das durch eine dominierende Mutter und einen wenig einflußreichen Vater charakterisiert war. Goldberg (7) legte 1958 eine der ersten Familienuntersuchungen vor, bei der er die Familien von 32 Patienten, die im Alter von 16 bis 25 Jahren an einem Ulcus duodeni erkrankt waren, mit 32 Familien einer Kontrollgruppe verglich. Dabei konnte eine Reihe von Hypothesen widerlegt werden, die über die Beziehungen zwischen Familienstruktur und dem Ausbruch der Erkrankung an einem Ulcus duodeni aufgestellt worden waren. So zeigte es sich, daß häufige neurotische Züge, die Größe der Familie, die Position des Patienten in der Geschwisterreihe, Desorganisation (»broken home«), Faktoren, die in anderen Zusammenhängen bedeutungsvoll sein mögen, für Familien von Ulcus duodeni-Patienten nicht charakteristisch waren. Stattdessen konnten folgende Hypothesen wahrscheinlich gemacht werden:

a) Junge Männer, die an einem Ulcus duodeni erkranken, stammen aus Familien, in denen die Beziehungen zwischen den Mitgliedern besonders eng, aber auch besonders rigide sind.
b) Die Mutter spielt eine dominierende Rolle, nicht nur als Hausfrau, sondern auch als Autoritätsfigur, mit der Gefahr, ihren Sohn zu eng an sich zu binden.
c) Der Vater spielt mehr die Rolle eines älteren Bruders, selten die eines bewunderten Vorbilds.
d) Beide bemühen sich, ein »braves Kind« zu erziehen, das seine Aggressionen unterdrückt.

In Familien von Ulcus duodeni-Patienten kamen Dyspepsie und psychosomatische Symptome gehäuft vor. Inzwischen hat man festgestellt, daß diese Familienstruktur auch bei anderen psychosomatischen und psychiatrischen Erkrankungen gehäuft gefunden wird. Sie ist in dieser Form also nicht »spezifisch« für die Disposition zum Erwerb eines Ulcus duodeni – wohl aber einer der Faktoren, der im Zusammentreffen mit anderen (zum Beispiel einer bestimmten somatischen Konstitution, wie Hyperacidität) eine spezifische Vorbedingung zu sein scheint.

Goldberg diskutiert die Bedeutung dieser Befunde auf dem Hintergrund der allgemeinen Entwicklung in den westlichen Industriekulturen unter dem Gesichtspunkt der Zunahme der Krankheitshäufigkeit an Ulcus duodeni in den letzten 50 Jahren. Er hält es für möglich, daß das typische Beziehungsmuster in den Familien von Ulcus duodeni-Patienten eine besonders prononcierte Antwort auf Forderungen der modernen Gesellschaft sein könnte: In ihr würde gefordert, daß Mütter sich besonders intensiv um ihre Kinder kümmern und daß Väter verständnisvoll und kameradschaftlich, aber nicht autoritär sein dürfen. Ferner würde gefordert, daß beide Eltern das Ziel verfolgen, ihre Söhne zu »kultivierten Gentlemen« zu erziehen. Das würde dazu führen, daß die Kinder früh entmutigt werden, unerwünschte Ausdrücke triebhafter Regungen zu zeigen. Goldberg meint weiter, daß die Änderung der männlichen und der weiblichen Rolle in unserer Zivilisation und die dadurch ausgelösten Unsicherheiten und Konflikte in den Familien eine besondere Bedeutung haben könnten, eine Annahme, die bereits vor ihm von Halliday (8) formuliert wurde.

Auf Grund dieser Hypothesen muß man die sonst recht problematische Annahme von »Zivilisationskrankheiten« neu diskutieren. Goldberg geht von der Tatsache aus, daß in der industriellen Gesellschaft die Familie viele ihrer früheren Funktionen einbüßt und meint, daß dies zu einer »pathologisch engen Verfestigung der emotionellen Beziehungen« zwischen Kindern und Eltern – besonders im städtischen Milieu – führen könne. Er diskutiert dann folgende Möglichkeit: Von »außen« gesehen scheinen moderne Eltern demokratischer und weniger autoritär zu sein als die Eltern früherer Generationen. Die Kinder scheinen mehr Freiheit zu haben und mehr als Persönlichkeiten behandelt zu werden. Von »innen« gesehen könnte es sich aber ganz anders verhalten: In der kleinen Familie könnte das übergroße Interesse an der emotionellen Entwicklung der Kinder angesichts der hohen Ansprüche der Gesellschaft an die Sorge für das kindliche Wohl zu einer wachsenden Ängstlichkeit der Eltern und damit zu einer Verfestigung der emotionellen Bindungen zwischen Eltern und Kindern führen, die schließlich eine größere Unfreiheit erzeugt als die Bindungen, die frühere Generationen durch Zwang und äußere Kontrollen erreicht haben.

Wir geben dieses Denkmodell deswegen so ausführlich wieder, weil es zusammen mit dem später zu besprechenden Konzept einer »somato-psychisch-psychosomatischen Genese« des Ulcus duodeni ein allgemeines Ordnungsschema entwirft, in dem die vielen Einzelbefunde über physiologische, psychologische und soziale Faktoren in einen engen Zusammenhang gebracht werden können.

34.5 Theorien zur Ätiologie und/oder Pathogenese

In internistischen Lehrbüchern heißt es lapidar: »Die Ätiologie des Ulcus pepticum ist ungeklärt« (9). Über die Pathogenese gibt es zwar Theorien und Hypothesen, von denen einige heute als bewiesen, andere als widerlegt gelten können. Die »pathogenetische Kette« übersehen wir jedoch noch keineswegs.

Auch die Frage, ob Ulcus ventriculi und Ulcus duodeni die gleiche Ätiologie und Pathogenese haben, oder ob es sich um zwei verschiedene Krankheiten handelt, ist noch nicht entschieden. Für die zweite These werden fünf Punkte aufgeführt:

1. Beide befallen verschiedene Altersklassen und ihre Verteilung auf die Geschlechter und Sozialklassen ist verschieden.
2. Die Krankheitshäufigkeit des Ulcus duodeni hat im Verlauf des 20. Jahrhunderts zugenommen, die des Ulcus ventriculi ist dagegen zurückgegangen.
3. Nur beim Ulcus duodeni findet sich eine erhöhte sekretorische Aktivität.
4. Die genetischen Faktoren der beiden Krankheitsbilder scheinen verschieden zu sein und die Beziehungen zu den Blutgruppen ist nicht die gleiche.
5. Auch der Persönlichkeitstyp unterscheidet sich beim Ulcus duodeni von dem des Ulcus ventriculi.

Einige dieser Behauptungen über Unterschiede zwischen den beiden Krankheitsbildern sind allerdings noch nicht genügend gestützt. So wissen wir über den Persönlichkeitstyp beim Ulcus ventriculi erstaunlicherweise sehr wenig. Pflanz (1) weist im übrigen darauf hin, daß die physiologischen und anatomischen Kriterien, die die verschiedenen Untersucher benutzt haben, um Ulcus duodeni und Ulcus ventriculi zu definieren, häufig nicht vergleichbar sind.

34.5.1 Pathophysiologie

Die älteste Theorie nimmt an, daß Durchblutungsstörungen die Vitalität der Schleimhaut beeinträchtigen. Virchow glaubte an Mikroembolien, die zu kleinen Infarkten führen würden. Gustav von Bergmann stellte die These auf, daß Motilitätsstörungen – Spasmen der Magenwandmuskulatur – Durchblutungsstörungen verursachen. Es gibt eine Reihe von Beobachtungen, die diese These stützen. Da aber Methoden, welche die Durchblutung des Magens und Dünndarms messen können, noch unzuverlässig sind, ist ein exakter Beweis über das Ausmaß und die Bedeutung von Durchblutungsstörungen bei der Entstehung von Magen- und Zwölffingerdarmgeschwüren vorläufig nicht zu führen. Änderungen der Magendurchblutung, über die berichtet wird, konnten bisher nur durch direkte Beobachtung der Magenschleimhaut bei Fistelträgern festgestellt werden.

Die Annahmen, daß eine Magenschleimhautentzündung (10) oder mechanische Läsionen (11) in der Pathogenese eine Rolle spielen würden, gelten heute als widerlegt. Dagegen ist die These, daß ein hyperaktiver Magensaft für das Ulcus duodeni von zentraler Bedeutung ist, heute mit gewissen Einschränkungen (s. Anm. S. 626) allgemein anerkannt. Wir wissen, daß die Träger eines Ulcus duodeni meist eine erhöhte Sekretion von Salzsäure und Pepsin haben, daß Ulcera nur an Stellen des Magen-Darm-Traktes auftreten, die mit Salzsäure und Pepsin in Berührung kommen (Ulcus jejuni pepticum nach Gastroenterostomie-Operationen) und daß bei dem Zollinger-Ellison-Syndrom, bei dem eine abnormale Stimulation der Magensäuresekretion durch Gastrin produzierende Tumoren des Pankreas vorliegt, gehäuft Ulcera im Duodenum und Jejunum auftreten. Als Ursache für die Hypersekretion beim Ulcus duodeni wird eine erhöhte Zahl säuresezernierender Belegzellen in einem übernormal großen Magen diskutiert. Ob dafür genetische und/oder hormonale Faktoren (zum Beispiel Wachstumshormon) verantwortlich sind, ist eine noch offene Frage.

Die Hypersekretion kann jedoch nur ein disponierender Faktor sein; denn nicht alle Menschen, die vermehrt Magensäure und Pepsin produzieren, erkranken an einem Ulcus, und Ulcuspatienten mit Hypersekretion behalten diese auch in den beschwerdefreien Intervallen. Auch die Tatsache, daß bei dem Ulcus ventriculi in den meisten Fällen keine Hypersekretion gefunden wird, spricht dafür, daß für die Geschwürsentstehung noch andere Faktoren wirksam sein müssen.

Zu diesen gehören nach neueren Untersuchungen mit größter Wahrscheinlichkeit vor allem die gastrointestinalen Hormone. So nimmt man an, daß *Secretin*, das im Duodenum nach Säurereizen sezerniert wird, durch Auslösung der Produktion des alkalischen Pankreassaftes und durch Beeinflussung der Motilität als *Gastrin*-Antagonist eine Schutzwirkung für die Schleimhaut des Duodenum entfaltet. Man hat daher einen Secretinmangel als pathogenen Faktor vermutet. Ferner ist man heute der Ansicht, daß Veränderungen der *Schleim*-Produktion (z. B. seiner Viscosität) ebenfalls in der Ulcus-Genese eine Rolle spielen, die auch bei der Entstehung eines Ulcus duodeni eine Bedeutung haben könnte.

Allgemein kann man sagen, daß Störungen der Autoregulation des Gleichgewichtes zwischen defensiven (bzw. protektiven) und aggressiven (bzw. schädigenden) Mechanismen zur Geschwürentstehung führen können, wie auf S. 633f. noch näher ausgeführt wird. Störungen der Autoregulation können durch Kombination verschiedener Teilstörungen zustandekommen, wobei offenbar spezifische Kombinationen für die Produktion des akuten und des chronischen Geschwürs erforderlich sind. Zur Zeit ist jedoch noch nicht bekannt, welche Kombinationen von Störungen der neuralen, der hormonellen, der sekretorischen, der zirkulatorischen Funktion und der Motilität vorkommen und welchen Stellenwert sie in der Pathogenese des Ulcus duodeni haben.

Neben »endogenen« Störungen, zu denen auch durch Streß über das ZNS verursachte Regulationsänderungen zu zählen wären, spielen exogene, vor allem durch Medikamente verursachte Schäden eine Rolle. Sie können durch Cortisonderivate, Phenyl-Butazon, Salicylsäure, aber auch durch andere Pharmaca zustandekommen. Wir verstehen aber noch nicht, warum solche Medikamente bei einigen Patienten zur Geschwürsentstehung führen, bei anderen nicht. Wahrscheinlich sind dafür endogene disponierende Faktoren verantwortlich (32).

Wir müssen ferner annehmen, daß normalerweise die verschiedenen Teilfunktionen, vor allem Sekretion, Durchblutung und Motilität der Magen- und Duodenalschleimhaut eng koordiniert sind. Es gibt Hinweise, daß in bestimmten Situationen diese Koordination zusammenbrechen kann. Margolin (12) hat das bei einer Patientin mit Magenfistel beobachtet. Ohne Zweifel begünstigt eine Kombination von Aciditätsanstieg und Drosselung der Schleimhautdurchblutung die Entstehung von Geschwüren.

34.5.2 Psychophysiologie

Die Beobachtung über Zusammenhänge zwischen emotionalen Vorgängen und der Entstehung von Magenkrankheiten ist schon sehr alt. Bereits die Umgangssprache drückt diese Beobachtung in Formen aus wie »es liegt mir im Magen«, »das ist nicht zu verdauen« usw. Die ersten ärztlichen Beobachtungen über einen Zusammenhang zwischen emotionalen Vorgängen und dem Verhalten der Magenschleimhaut wurden von dem amerikanischen Militärarzt William Beaumont (1785–1853) mitgeteilt, der 1822 dem schwer verwundeten Franco-Kanadier Alexis St. Martin, der eine Schußverletzung in den linken Oberbauch erhalten hatte, das Leben rettete. Nach dieser Verletzung blieb eine Magenfistel zurück. Dadurch war die Möglichkeit gegeben, die Magenschleimhaut und die Magentätigkeit direkt zu beobachten. Beaumont war davon so fasziniert, daß er den Invaliden als Diener einstellte und während vieler Jahre Veränderungen der Durchblutung und der Sekretion des Magens im Zusammenhang mit den täglichen Erlebnissen seines Dieners beobachtete. In seiner 1833 erschienenen Schrift: »Experimente und Beobachtungen über den Magensaft und die Physiologie der Verdauung« konnte er nachweisen, daß die Aktivität der Magenschleimhaut, also die Durchblutung, die Sekretion und die Motilität, sowohl von Nahrungsstoffen als auch von psychischen Einflüssen abhängig ist. Wesiack (13) zitiert Diepgen, der feststellt, daß Beaumont dadurch zum Führer und Pionier der experimentellen Psychologie in Amerika wurde und daß sein Buch das wichtigste Werk über die Magenverdauung bis Pawlow blieb. In neuerer Zeit haben Wolf und Wolff (14) die Versuche an dem Labordiener »Tom« unter Laboratoriumsbedingungen wiederholt und ebenfalls Durchblutungsstörungen, sogar das Auftreten von Erosionen in emotional belastenden Situationen beschrieben.

Über den Zusammenhang zwischen Emotionen und Magensekretion weiß man seit den klassischen Versuchen Pawlow's über bedingte Reflexe um die Jahrhundertwende sehr genau Bescheid. Die Kenntnis des Zusammenhanges zwischen emotionellen Ereignissen und gastrointestinalen Funktionen hat jedoch zunächst nicht viel zu unserem Verständnis der Ätiologie und Pathogenese der Ulcuskrankheiten beigetragen. Es gibt viele einander widersprechende Beobachtungen, die bei emotioneller Belastung einmal eine Steigerung, dann ein Versiegen der Sekretion festgestellt haben. Mahl (15) stellte die Hypothese auf, daß Angst – gleichgültig, ob durch unbewußte Konflikte oder durch bewußt erlebten Streß ausgelöst – zur Ulcusentstehung führen würde. Demgegenüber betont Engel (16), daß bewußte emotionelle Erlebnisse für die Entstehung und den Verlauf der Ulcuskrankheit weniger bedeutsam sind als psychische Vorgänge, die unbewußt ablaufen. Er fand bei dem Kind Monika mit einer Magenfistel, das er lange Zeit sehr genau beobachtete, daß Gefühle, die mit Schuld, Ärger und Furcht einhergingen, sowohl zu einer Steigerung wie zu einer Verringerung der Säureproduktion und der Peristaltik führten. Der Grund für diese Unterschiede war, daß Gefühle, die offen ausgedrückt werden konnten, einen anderen Effekt hatten als Gefühle, die unterdrückt werden mußten. Margolin (12) beobachtete – wie bereits erwähnt –, daß es in derartigen Konfliktsituationen zu einer Dissoziation zwischen Säuresekretion und Durchblutung kommen kann.

Alexander (17) hat auf Grund detaillierter psychoanalytischer Untersuchungen bei einer relativ kleinen Gruppe von Patienten die These aufgestellt, daß Kranke mit Ulcus duodeni – im Gegensatz zu der Hypothese von Dunbar (18) – keinem bestimmten Persönlichkeitstyp zuzuordnen sind. Charakteristisch für sie sei vielmehr ein »spezifischer Konflikt«, der sich bei sehr verschiedenartigen Persönlichkeiten entwickeln könne. Die Grundlage des Konfliktes ist nach Alexander eine enge Abhängigkeit von der Belohnung und Zuwendung schutzgebender Instanzen (mütterliche Objekte) – d.h. der unbewußte Wunsch, in der kindlichen Situation, in der man geliebt und verwöhnt wird, zu bleiben, der mit dem Streben des erwachsenen Ich nach Unabhängigkeit und Erfolg in Widerspruch gerät. Je nachdem, wieweit Patienten ihren unbewußten Wünschen nach Abhängigkeit nachgeben oder sie ablehnen und durch überbetontes Streben nach Unabhängigkeit überkompensieren, erscheinen sie als »offen abhängig«, fordernd und unzufrieden oder erfolgreich, produktiv, ehrgeizig und bestrebt, andere von sich abhängig zu machen. Da dies letztere Verhalten den Wunsch nach Abhängigkeit überkompensiert, hat man es als »Pseudounabhängigkeit« bezeichnet.

Die Beobachtungen, auf die Alexander diese These gestützt hat, sind seitdem von vielen Seiten und mit verschiedenen Methoden bestätigt worden. Immer wieder fand man bei Patienten mit Ulcus duodeni diese Konstellation: Ihr Streben nach Unabhängigkeit und Anerkennung in Familie und Beruf verfolgt das Ziel, eine unbewußt unentbehrliche Verwöhnung in einer sozial akzeptierten Form zu sichern. Krisen, die zum Ausbruch der Krankheit oder zum Auftreten eines Rezidivs führen, treten in Situationen auf, in denen das mühsam erreichte labile Gleichgewicht zusammenbricht. Dabei spielt die Bindung an die Mutter und an das Elternhaus beziehungsweise an Personen oder Institutionen, die als Schutz und Anerkennung gewährende Mächte erlebt werden, eine zentrale Rolle.

Kapp (19) und Mitarbeiter stellten fest, daß man neben der größeren Gruppe der Ulcuspatienten, für die das psychodynamische Schema der »Pseudounabhängigkeit« zutrifft, und der kleineren Gruppe der »passiv Abhängigen« eine dritte Gruppe, die »offen Parasitären«, unterscheiden kann, bei denen schwere Charakterstörungen und psychische Defekte zu beobachten sind und die offenbar keine Abwehr gegen ihre egoistisch fordernden Tendenzen entwickelt haben. Die »offen abhängigen« oder »offen parasitären« Patienten zeigen keinen Ehrgeiz: Sie sind in untergeordneten Positionen zufrieden, sobald sie dort ein bestimmtes Maß an Sicherheit und Verwöhnung finden (Engel).

Alle diese Beobachtungen fügen sich recht gut in die Erfahrungen ein, die man mit Ulcuspatienten bezüglich ihrer Einstellung zu einer relevanten Gemeinschaft gemacht hat. Wir konnten in der oben erwähnten Studie (5) zwei Gruppen von Patienten unterscheiden:

1. Personen, die keine Schwierigkeiten haben, Kontakt mit gleichgesinnten Menschen aufzunehmen. Sie fühlen sich isoliert, wenn sie keine derartigen Gruppen finden.
2. Personen, die auf Grund ihrer Kontaktschwierigkeit nur schwer Beziehungen zu anderen Menschen knüpfen. Diese »konstitutionellen Individualisten« lehnen sich an anonyme Organisationen an. Sie versuchen Schutz durch ihre berufliche Tüchtigkeit zu erwerben. Sie fühlen sich isoliert, wenn sie selbst versagen oder wenn die Organisation, auf die sie sich verlassen, versagt.

Overbeck (20) hat diese auf konfliktpsychologischen Kriterien beruhende Einteilung durch Heranziehung ich-psychologischer und sozialpsychologischer Gesichtspunkte weiter differenziert. Er kommt dadurch zu fünf Typen, die er auch durch klinische Beobachtungen und testpsychologische Untersuchungen weiter absichern konnte:

1. Persönlichkeiten mit guten Ich-Funktionen und stabilen Objektbeziehungen, die bei massiver unspezifischer oder spezifischer (aus dem oralen Erlebnisbereich stammender) psycho-sozialer Belastung unter starker Ich-Regression und Resomatisierung bei gewisser Disposition des Magens an einem Ulcus als einer einmaligen psychosomatischen Reaktion erkranken. Overbeck spricht in diesem Fall von »psychisch gesunden« Ulcuskranken.
2. Die charakterneurotischen Ulcuskranken mit pseudounabhängigen Reaktionsbildungen oder zwanghaft-depressiven Zügen mit den auch für ihre Umgebung spürbaren oralen Konflikten . . ., die schließlich bei chronischem Verlauf unter besonderen Erlebnissen, einer Kränkung, einer Versagung, eines Liebesverlustes nach 2-phasiger Verdrängung mit einem Ulcus dekompensieren – kurz der charakterneurotische Ulkuskranke.
3. Die Ich-schwachen, passiv-abhängigen Patienten mit extremer Objektangewiesenheit, die zu Triebdurchbrüchen oder paranoid-querulatorischen Verhaltensweisen neigen, die ihre oralen Konflikte auch als »asoziale Patienten« (z.B. ulcuskranke Alkoholiker, Rentenneurotiker) ausagieren, schon bei kleinen äußeren Versagungen an Liebe und Zuwendung erkranken und deren Magen-Darm-Störung als ein ihren psychischen Bedürfnissen entsprechender Organmodus oder physiologisches Korrelat verständlich erscheint. – Der »soziopathische« Ulcuskranke.
4. Die ausdruckslosen, phantasiearmen Persönlichkeiten, die eigentümlich starr und mechanistisch in Lebensweise und Objektbeziehungen erscheinen, die auch im Untersucher das Gefühl der völligen Beziehungsleere erzeugen, in Mitmenschen nur sich selber zu sehen vermögen und die bei unspezifischen Belastungen und Krisen (oft jedoch im Zusammenhang mit Objektverlust) *habituell* psychosomatisch reagieren. Häufig kommt es neben der Ulcuserkrankung auch zu anderen psychosomatischen Störungen, wie Fieberreaktion, Herzbeschwerden, Rheumatismus, Tuberkulose ect. Weiterhin findet man bei solchen Patienten häufig Unfälle und Operationen. – Der »psychosomatische« Ulcuskranke.
5. Die extrem auf Verhaltensnormalität bedachten, überangepaßten Ulcuskranken mit deutlichen Ich-Einschränkungen auf Grund starker Verleugnungstechniken (z.B. gegenüber der Realität und dem eigenen Erschöpfungszustand und körperlichen Befinden), die sich als Arbeiter oder kleine Angestellte meist mit doppelberuflicher Tätigkeit in einem chronisch autodestruktiven streßähnlichen Überlastungszustand befinden, aus dem heraus sie dann häufig mit foudroyanter Ulcussymptomatik erkranken – der »normopathische« Ulcuskranke.

Auch diese Einteilung basiert letztlich auf der Alexander'schen These einer pathogenen Bedeutung der Abhängigkeitsproblematik für die Entstehung eines Ulcus duodeni.

Kritiker haben gegen diese These zwei Einwände geltend gemacht:

1. Abhängigkeitswünsche könnten bei allen Menschen gefunden werden. Die Einschätzung ihrer Bedeutung für die Entstehung einer Krankheit würde von dem Urteil des Untersuchers abhängen.
2. Alexander habe zunächst keine Untersuchungen an Kontrollgruppen durchgeführt, vor allem hätten Untersuchungen gefehlt, bei denen der Untersucher nicht im voraus weiß, welche Patienten ein Ulcus haben und welche nicht.

Alexander hat daher 1951 eine groß angelegte Kontrolluntersuchung begonnen, in der die Interviews von Patienten aus 7 verschiedenen Krankheitsgruppen Internisten und Psychoanalytikern vorgelegt wurden, welche die Patienten nicht kannten. Beide stellten die Diagnose nur auf Grund der Interviews, aus denen zuvor alle Hinweise auf die Krankheit eliminiert waren. Dabei konnten Internisten und Psychoanalytiker bei Ulcus duodeni-Patienten etwa gleich häufig die richtige Diagnose stellen. Bei anderen Krankheiten (z. B. Colitis ulcerosa, rheumatoide Arthritis oder Asthma) konnte die Analytiker sehr viel häufiger die richtige Diagnose stellen als die Internisten (21).

Die Ergebnisse dieser Untersuchung konnten also die Zweifel an der Richtigkeit der Hypothese der pathogenen Bedeutung eines spezifischen Konflikts für die Entstehung des Ulcus duodeni nicht beseitigen. Dafür waren die folgenden Untersuchungen, welche die Hypothese etwas modifizierten, erfolgreicher:

34.5.3 Das somato-psychisch-psycho-somatische Modell

Weiner und Mirsky (22) haben (1957 und 1958) eine Hypothese aufgestellt, welche die verwirrende Vielfalt der Beobachtungen bei Patienten mit Ulcus duodeni in einen ätiologischen und pathogenetischen Zusammenhang bringt:

34.5.3.1 Genetische Faktoren

Es ist bekannt, daß Erkrankungen an Ulcus duodeni in bestimmten Familien $2^1/_2$-mal so häufig auftreten als in anderen. Offen bleibt allerdings, ob die Häufigkeit mit der Familienstruktur oder mit genetischen Faktoren oder mit beiden zusammenhängt. Ferner ist bekannt, daß beim Ulcus duodeni häufig die Blutgruppe 0 gefunden wird. Auch die Neigung zur Hypersekretion scheint genetisch festgelegt: Mirsky (23) konnte bei einer Gruppe Neugeborener einen erhöhten Pepsinogengehalt bereits im Nabelschnurblut feststellen. Diese Neugeborenen kommen also bereits als »Hypersekretoren« auf die Welt.

34.5.3.2 Die Hypothese einer psycho-physiologischen Disposition

unterstellt, daß eine vermehrte sekretorische Aktivität des Magens auch mit einem vermehrten Nahrungsverlangen des Säuglings einhergeht und daß dieses wiederum die frühen Beziehungen zur Mutter belastet. So kann man sich vorstellen, daß schließlich auch die großzügigste Mutter auf ein unersättliches Baby mit Zurückweisung reagieren wird, so daß frühe Kränkungen des Nahrungsverlangens (orale Frustrationen) fast unvermeidlich sind. Für das Ineinandergreifen somatischer (genetisch bedingter) und psychischer (früh erworbener) Faktoren als pathogenetisch bedeutsame Konstellation (somatopsychisch) spricht auch eine Untersuchung von Eberhard (24) an 30 eineiigen Zwillingspaaren, von denen wenigstens ein Zwilling an einem Ulcus erkrankt war.

Die Interviews aller Probanden wurden von einem unabhängigen Untersucher ausgewertet. Die Ergebnisse zeigten, daß die Zwillinge, die an einem Ulcus erkrankt waren, oder der Zwilling, der sein Ulcus früher entwickelte als der andere, statistisch signifikant durch höhere Empfindlichkeit für Streß und gestörte Abwehrmechanismen von den anderen Zwillingen unterschieden war.

34.5.3.3 Die Bedeutung der sozialen Situation,

Die bei gegebener psychophysiologischer Disposition (somato-psychisch-psycho-somatisch) zur Ulcuskrankheit führt, ist durch Verhältnisse gekennzeichnet, die es unmöglich machen, Wünsche nach Versorgt- und Umhegtsein zu erfüllen.

Weiner und Mitarbeiter (22) und Mirsky (23) haben dieses hypothetische Modell in einer *prospektiven Studie* geprüft: Sie untersuchten 2073 zur Armee einberufene Rekruten und sonderten aus dieser Gesamtgruppe 63 mit besonders hohem Pepsinogengehalt (die »Hypersekretoren«) und 57 mit besonders niedrigem Pepsinogengehalt (die »Hyposekretoren«) – insgesamt also 120 junge Männer – aus. Diese 120 Probanden wurden vor und 8 bis 16 Wochen nach Beginn der militärischen Grundausbildung testpsychologisch und röntgenologisch untersucht. Die Autoren stellten 2 Hypothesen auf:

1. Hypothese: »Hypersekretoren« lassen sich von »Hyposekretoren« allein auf Grund psychologischer Tests unterscheiden. Diese Hypothese konnte verifiziert werden, allerdings unterschied kein Test die beiden Gruppen mit einer größeren Genauigkeit als 64%.

2. Hypothese: Ebenfalls allein auf Grund psychologischer Kriterien läßt sich vorhersagen, ob ein Mensch in einer definierten Situation an einem Ulcus duodeni erkranken wird. Diese Hypothese ließ sich sehr viel eindrucksvoller verifizieren: Auf Grund des psychologischen Kriteriums intensiver Bedürfnisse nach Abhängigkeit und Umsorgtsein – Bedürfnisse, die mit großer Wahrscheinlichkeit während der Periode der Grundausbildung in der Armee (einer soziologisch definierten Situation) frustriert werden würden –, wurde vorhergesagt, daß zehn der einhundertundzwanzig Probanden mit hoher Wahrscheinlichkeit an einem Ulcus duodeni erkranken würden.

Von den als »besonders gefährdet« definierten Personen erkrankten sieben an einem röntgenologisch nachgewiesenen Ulcus duodeni. Von den drei, die nicht erkrankten, gehörte einer in die Gruppe der »Hyposekretoren«. Zwei andere aus der Gesamtgruppe der einhundertundzwanzig (beide »Hypersekretoren«) entwickelten ebenfalls ein röntgenologisch nachgewiesenes Ulcus duodeni.

Von den einhundertundzwanzig untersuchten Rekruten erkrankten also neun an einem Ulcus duodeni. Alle waren »Hypersekretoren«. Sieben der neun Erkrankten gehörten zu den 8%, der auf Grund psychologischer Kriterien als »besonders gefährdet« eingestuften Gruppe. Damit wurde ein hypothetisches Modell untermauert, das die meisten bekannten ätiologischen und pathogenetischen Faktoren in einen Zusammenhang bringt.

In einer sehr kritischen Übersicht über die »psychosomatischen Konzepte« für das Ulcus duodeni schreibt

Fordtran (25): »Die Genauigkeit, mit der Weiner und Mitarbeiter allein auf der Basis psychologischer Tests mit hoher Treffsicherheit die Erkrankung an einem Ulcus duodeni vorhersagen konnten, ist außerordentlich eindrucksvoll. Dieses Urteil wird nicht wesentlich dadurch beeinträchtigt, daß keine Gruppe von »Normalsekretoren« in die Untersuchung einbezogen wurde; denn sie konnten immerhin die besonders Gefährdeten aus einer großen Gruppe von Hypersekretoren herausfinden... Die Studie stützt daher bestimmte Aspekte der psychosomatischen Theorie über die Pathogenese eines Ulcus duodeni bei jungen Männern. Sie legt außerdem nahe, daß Hypersekretion wenigstens in einem bestimmten Prozentsatz unabhängig von dem psychischen Konflikt auftreten kann und daß der psychische Konflikt, selbst wenn er schwer ist, bei Hyposekretoren kein Ulcus hervorruft.«

Fordtran betont auch, daß über Frauen, die an einem Ulcus duodeni erkranken, erstaunlicherweise fast keine Untersuchungen vorliegen und daß wir – worauf bereits hingewiesen wurde – über Persönlichkeitsfaktoren bei Patienten mit Ulcus ventriculi noch gar nichts wissen.

Diese kritische Feststellung ist angesichts der weitverbreiteten Neigung, psychosomatische Modelle zu schnell zu verallgemeinern, notwendig. Ackerman und Weiner (Fußnote S. 626) betonen nach einer Diskussion der neueren Befunde über die verschiedenen Kombinationsmöglichkeiten von Störungen einzelner Teilfunktionen (wie Sekretion, Motilität, Durchblutung und Wirkungsweise der gastrointestinalen Hormone), daß die psychosomatische Medizin die Verbindung zwischen den psychischen Faktoren, die sie als bedeutsame Variable in der Pathogenese des Ulcus duodeni betrachtet, und den verschiedenen Störungen der Autoregulation im Verdauungstrakt aufzeigen müsse. Dabei könnten soziale und emotionale Momente, vor allem während der frühen Kindheit, die neurale und endokrine Organisation des heranwachsenden Organismus beeinflussen. Die Natur der dabei stattfindenden Interaktion sei jedoch bisher nur rudimentär verstanden. Das gelte besonders für die gastrointestinalen Hormone.

Für den Zusammenhang zwischen psychischen Vorgängen und Sekretion im Magen-, Darmtrakt, den Alexander besonders betont hat, würde sich die Frage stellen, ob verschiedene psychologische Typen mit bestimmten Sekretionstypen korrelieren. (Diese Frage stellt sich natürlich auch bei der von Overbeck [20] entwickelten Typologie.) Ackerman und Weiner erwähnen zwei Arbeiten, in denen solche Zusammenhänge gefunden wurden. Sie meinen abschließend, daß diese Arbeiten, obgleich ihre Ergebnisse noch nicht hinreichend gesichert seien, doch dafür sprechen würden, daß der Zusammenhang zwischen psychologischen und physiologischen Vorgängen bei der Entstehung des Ulcus duodeni komplexer sei, als die verallgemeinernde These Alexanders von dem Zusammenhang zwischen einem spezifischen Konflikt und einer Funktionsstörung des Verdauungsgeschehens es darstellt.

34.6 Das somato-psychisch-psycho-somatische Modell unter wissenschaftstheoretischen Aspekten

Unabhängig von diesen Einschränkungen ist das Modell unter wissenschaftstheoretischen Aspekten von allgemeiner Bedeutung: Es spricht vieles dafür, daß somato-psychisch-psycho-somatische Zusammenhänge nicht nur beim Ulcus duodeni, sondern bei vielen anderen – ja, vielleicht sogar bei allen – Krankheiten eine Rolle spielen. Mit anderen Worten: Das Weiner-Mirsky-Modell scheint die spezifische Variante eines allgemeinen psychosomatischen Konzepts zu sein.

Wir haben im ersten Kapitel dieses Buches besprochen, daß sich die wichtigsten ungelösten wissenschaftstheoretischen Fragen der Heilkunde zwei großen Problemkreisen zuordnen lassen: Dem Problemkreis der Beziehungen zwischen Organismus und Umgebung und dem Problemkreis des Zusammenhangs zwischen physiologischen, psychologischen und sozialen Faktoren. Wir haben ausgeführt, daß jede psychosomatische Hypothese auf diese beiden Problemkreise Antworten gibt, die mehr oder weniger vollständig und mehr oder weniger befriedigend ausfallen. Unter dem Gesichtspunkt der beiden Problemkreise kann sie daher in ein gemeinsames Bezugssystem eingeordnet werden.

Wir haben dann ein Modell entwickelt, das auf beide Problemkreise eine Antwort zu geben sucht. Ausgangspunkt dafür ist die Vorstellung, daß jeder Mensch die (objektive) Umgebung auf Grund seiner subjektiven Bedürfnisse und Erfahrungen interpretiert und daher in einer »individuellen Wirklichkeit« lebt, die sich von den Wirklichkeiten seiner Mitmenschen mehr oder weniger unterscheidet. Da sie (und nicht die objektive Umgebung) sein Erleben und Verhalten bestimmt, muß sie auch den Schlüssel zum Verständnis körperlicher Reaktionen in Gesundheit und Krankheit enthalten.

Die Schwierigkeit liegt dann darin, daß die individuelle Wirklichkeit eines Menschen dem außenstehenden Beobachter nicht ohne weiteres zugänglich ist und auch von den Betroffenen selbst nur unzureichend geschildert werden kann. Das gilt vor allem für ihre vorbewußten und unbewußten Anteile.

Der außenstehende Beobachter kann jedoch – so lautete unsere These – die individuelle Wirklichkeit eines anderen Menschen rekonstruieren, wenn er davon ausgeht, daß sie aus aktuellen Situationen besteht, die aus Informationen, welche teils aus dem eigenen Körper, teils aus der Umgebung stammen, aufgebaut wird.

Als Schema für diesen Aufbau haben wir das Modell des »Situationskreises« entworfen, in dessen Verlauf das Individuum immer wieder die für seine Probleme relevante Situation auf Grund angeborener und erworbener Programme aufbauen muß. Danach definieren wir »Erleben« als Aufbau einer subjektiven Situation durch Deutung der Umgebung als Potential für die Befriedigung von Bedürfnissen (= »Problemsituation«) und

»Verhalten« als Nutzung dieses Potentials entsprechend den gegebenen Deutungen (= »Lösung der Problemsituation«). Nach dem Modell des Situationskreises schreitet also die Entwicklung aus einer Problemkonstellation (die durch Bedeutungserteilung aufgebaut wird) in eine Konstellation fort, in der das Problem gelöst wird, bzw. in der die Bedeutungserteilungen durch den Versuch der Bedeutungsverwertung geprüft werden.

Auf diese Weise gibt das Modell Antwort auf die Fragen des ersten Problemkreises, wie wir uns die Beziehungen zwischen Organismus und Umgebung vorstellen sollen. Auf den zweiten Problemkreis, wie der Zusammenhang zwischen physiologischen, psychologischen und sozialen Faktoren vorstellbar sei, gibt das Modell die folgende Antwort: Die Beziehungen zwischen Organismus und Umgebung differenzieren sich im Verlauf der kindlichen Entwicklung. In ihr werden angeborene biologische Programme »sozialisiert« und nehmen dabei psychologische und soziale Dimensionen an.

Eine Situation wird pathogen, wenn die vorhandenen (angeborenen oder erworbenen) Programme versagen und wenn weder die Konstruktion neuer, noch die Modifikation verfügbarer Programme gelingt. Diese Konstellation wurde als »Streß« definiert.

Das Weiner-Mirsky-Modell unterstellt angeborene Programme, welche die Magensekretion mit Deutungs- und Verhaltensanweisungen für die Umgebung des Säuglings koppeln. Nach diesen Programmen baut bereits der Säugling eine subjektive Situation auf, in der die Umgebung als Potential zur Befriedigung seiner oralen Bedürfnisse gedeutet wird. Nach diesen angeborenen Programmen kann die Problemsituation jedoch nicht von dem Säugling selbst gelöst werden. Er ist auf die Mutter angewiesen. Ein Erwachsener, der nicht gelernt hat, diese primären Programme so zu modifizieren, daß er seine Bedürfnisse selber befriedigen kann, wird immer wieder in Situationen gestellt, die nur unter besonders günstigen Bedingungen – durch eine sehr entgegenkommende Umgebung – mit Hilfe der ihm verfügbaren Verhaltensprogramme gelöst werden können. Er wird also sehr leicht in eine »Streß-Situation« geraten. Unter diesem Gesichtspunkt läßt sich das Modell, das Weiner und Mirsky entwickelt haben, als spezifische Variante eines allgemeinen (unspezifischen) psychosomatischen Modells verstehen.

34.6.1 Das Modell im »einzelnen«

Die innere Medizin hat ein Schema entworfen, nach dem die zahlreichen Vorgänge, die innerhalb des Organismus für die Pathogenese des Ulcus duodeni eine Rolle spielen, unter zwei Gesichtspunkten, als *aggressive* beziehungsweise als *defensive* Mechanismen, geordnet sind (Abb. 1). Da beide Mechanismen gemeinsam auf die Magenschleimhaut einwirken, führt eine Verstärkung der aggressiven und/oder eine Schwächung der defensiven Mechanismen zum Ulcus.

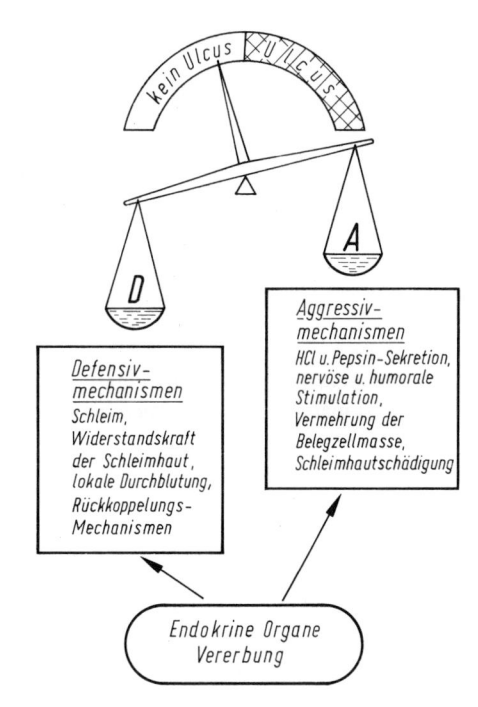

Abb. 1. Schema der bei der Ulcusentstehung wirksamen Faktoren (nach Schettler, G.: »Innere Medizin« – II, Seite 165).

Da die Verdauungstätigkeit des Magens aber nur eine Teilfunktion in dem Regelkreis »Nahrungsaufnahme« ist, der auch die Umgebung des Menschen einschließt, müssen wir das Schema erweitern. Der Regelkreis »Nahrungsaufnahme«, der den Menschen und seine Umgebung umfaßt, besitzt einen endogenen 24-Stundenrhythmus. Ihm entspricht eine »periodische Sollwertverstellung«, die mit dem Auftreten und Abklingen des Nahrungsbedürfnisses einhergeht und die Einzelfunktionen des Magens (HCL- und Pepsinsekretion – Schleimhautdurchblutung – Produktion von Schleim usw.) mit den Nahrungsangeboten der Umgebung koordiniert.

Damit lassen sich dann psychodynamische und biologische Aspekte in einen Zusammenhang bringen: Dem endogenen 24-Stunden-Rhythmus, in dem beim Neugeborenen Hunger, motorische Unruhe und Schreien, Gefüttertwerden, Sättigung und Schlaf periodisch wechseln, entspricht einem Rhythmus ansteigender und sich lösender psychischer Spannungen, deren Triebaspekt als »oral« bezeichnet wird. Dieser Rhythmus schließt – wenn er störungsfrei ablaufen soll – die Umgebung »kontrapunktisch« mit ein: Beim Säugling ist die Umgebung die Mutter, deren Erleben und Verhalten gewissermaßen mit dem Erleben und Verhalten des Säuglings »verzahnt« ist; denn die motorische Unruhe und das Schreien des Säuglings wird von ihr als Auslöser für ihr Stillverhalten erlebt, dem psychisch wiederum Spannungsanstieg und Spannungslösung entspricht. Das Stillverhalten der Mutter führt zur Sättigung (zum Stillen des Bedürfnisses) des Säuglings. Auf diese Weise haben wir einen umfassenden Regelkreis vor uns, der Erleben und Verhalten von zwei Individuen umschließt, von denen jedes die »Umwelt« für das Andere darstellt (Mutter-Kind-Dyade) (Abb. 2).

In unserer Terminologie könnten wir sagen, daß zwei Funktionskreise zu einem System verbunden sind. Jeder der beiden Funktionskreise wird von den angeborenen Programmen geleitet, die Deutungs- und Verhaltensanweisungen für Erleben und Beantworten der Umgebung (beziehungsweise für Bedeutungserteilung und Bedeutungsverwertung) enthalten, und damit zwei spezifische – einander ergänzende – Umwelt-Situation aufbauen. Immer wieder löscht das »Wirkmal« des einen Kreises das »Merkmal« des anderen aus, bis das ganze System zur Ruhe kommt.

Im Verlauf der kindlichen Entwicklung erfolgt dann in Auseinandersetzung mit der Umgebung durch zwei Vorgänge eine Überwindung der Dyaden-Situation:

1. Es bildet sich ein Ich, in dem die angeborenen (primärprozeßhaften) sensomotorischen Programme in Auseinandersetzung mit der Umgebung (durch Lernprozesse) umgeformt, differenziert und mit anderen erlernten Programmen verbunden werden. So entstehen verzweigte Programme mit komplexen (sekundärprozeßhaften) Anweisungen für die Bedeutungserteilung und Bedeutungsverwertung der Umgebung mit der Möglichkeit konflikthafter Konstellationen.
2. Es entsteht eine Außenwelt, in der andere Menschen (Objekte oder soziale Institutionen) die Erlebnisbedeutung einer nahrungsspendenden und schützenden oder enttäuschenden und zurückweisenden Instanz erhalten.

Eine Konfliktsituation ist dann gegeben, wenn die Umgebung auf Grund primitiver Abhängigkeitsbedürfnisse als nahrungsspendende Instanz erlebt wird, die Bedürfnisbefriedigung aber (aus endogenen oder exogenen Gründen) nicht zustande kommt – und wenn es nicht gelingt, Programme zu entwerfen, welche die mit einer solchen Situation gestellten Aufgaben lösen.

In diesem Schema ist dargestellt, wie der Säugling und später das Kind unter dem Einfluß der sozialen Matrix die Regulation der Oralität und damit nicht nur des triebhaften Verlangens nach Nahrung, Schutz und Verwöhnung, sondern auch der zugeordneten Magenfunktionen, den gesellschaftlichen Bedürfnissen anzupassen lernen. Psychodynamisch wird das orale Triebverhalten gesellschaftlich induzierten Bedürfnissen angepaßt, so daß das Nahrungsverhalten des Erwachsenen weitgehend zu einem Erziehungsprodukt wird. Diese »Sozialisierung des Nahrungsverhaltens« beobachtet man in Anfängen bereits bei Tieren, die zum Beispiel bei der Fütterung die Rangordnung beachten.

Damit läßt sich das somato-psychisch-psycho-somatische Modell – das in Wahrheit ein »somato-psychisch-soziopsychosomatisches Modell« darstellt – dem allgemeinen Schema einfügen, das wir eingangs entwickelt haben: Die Situation, in der die Umgebung auf Grund überwältigender Bedürfnisse nach Nahrung, Schutz und Verwöhnung gedeutet wird, ist eine spezifische (orale) Variation der allgemeinen Problemsituation, für deren Lösung keine Programme verfügbar sind. Betrachten wir auf dem Hintergrund dieses Modells die Krankengeschichte unserer Patienten, so lassen sich die Zusammenhänge besser verstehen: Die Kranke stammt aus einer Familie, in der die Mutter eine überragende Rolle spielt und der Vater fehlte. Eine genetische Disposition läßt sich aus der Tatsache rekonstruieren, daß die Patientin an einem Ulcus duodeni erkrankt und operiert worden war. Psychologisch ist eine enge Bindung an die Mutter eindrucksvoll und psychodynamisch sehen wir den Versuch, den Wunsch nach Versorgt- und Umhegtsein durch die Mutter durch das gleichzeitige Streben, unabhängig und erfolgreich zu sein, zu kompensieren, was ihr wiederum die Möglichkeit gibt, für die Mutter zu sorgen und auf die Weise deren Zuwendung zu erreichen. Das Beschwerderezidiv (nach chirurgischer Entfernung von Zweidrittel des Magens!) trat in einer Situation auf, in der die Mutter die Patientin wiederum enttäuschte und in sozialer Isolierung zurückließ.

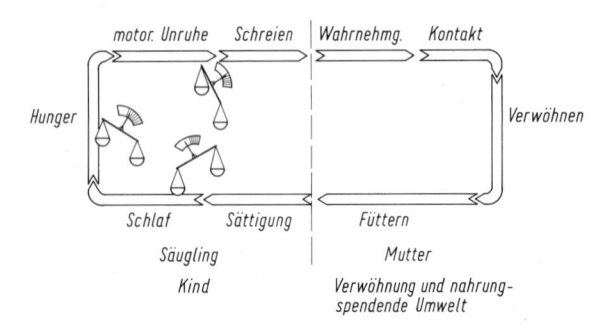

Abb. 2. Das hier dargestellte Regelkreisschema des Nahrungsverhaltens unter Einschluß der Umgebung entspricht dem Modell des »symbiotischen Funktionskreises«, das in Kapitel 2 dieses Buches dargestellt ist. Hier übernimmt der Säugling die Aufgabe des Fühlers, der die »Meßwerte« registriert und (durch sein Verhalten) an das Stellwerk meldet. Das Stellwerk stellt in diesem Fall die Mutter dar. Durch das Stillen des Säuglings sorgt sie dafür, daß seine »Meßwerte« wieder dem »Sollwert« entsprechen.

34.7 Diagnostisches Vorgehen

34.7.1 Anamnese

Die jahres- und tageszeitliche Periodizität der Schmerzen ist keineswegs in allen Fällen so charakteristisch, daß der Verdacht auf ein Ulcus duodeni schon bei der Erhebung der Vorgeschichte ausgesprochen werden kann. Schon aus diesem Grunde ist es wichtig, auf die psychologischen und biographischen Hinweise und den Interaktionsstil der Patienten zu achten. Charakteristisch ist ferner die Neigung zur Chronizität (immer neue Rezidive).

Dabei finden wir fast nie eine Gewichtsabnahme, es sei denn, die Patienten halten eine »Angstdiät« ein. Eine kurze Anamnese mit Gewichtsabnahme bei Patienten in höherem Alter ist immer verdächtig auf ein Carcinom.

34.7.2 Differentialdiagnose

Das Spektrum auszuschließender Krankheiten ist relativ klein. Es beschränkt sich im wesentlichen auf das Ulcus ventriculi, maligne Prozesse und funktionelle Syndrome.

34.7.3 Der Untersuchungsplan

An Laboratoriumsuntersuchungen genügt es, das Blutbild und die Blutsenkung durchzuführen. Entscheidend ist das Röntgenbild, das in typischen Fällen die »Nische« als eines der seltenen eindeutigen Symptome ergibt. Da beim Ulcus duodeni die Gefahr einer malignen Entartung nicht besteht, kann man auf endoskopische Verfahren und Biopsie verzichten. Die Untersuchung muß jedoch Komplikationen (Blutung, Stenosierung, Penetration) ausschließen.

34.8 Therapie

34.8.1 Die Bedeutung des Interaktionsstils

Der Patient mit frischem Ulcus befindet sich in einem Zustand, in dem seine Abwehr gegen oral versorgende Wünsche zusammengebrochen ist. Er verzichtet auf die Reaktionsbildung einer übertriebenen Unabhängigkeit, auf den Mechanismus einer Veränderung oraler Bedürfnisse. Er zieht sich stattdessen zurück und benutzt die Zeit der Krankschreibung und des Krankenhausaufenthaltes, um sich von Arbeitsplatz, Freundeskreis und Familie abzuschirmen. Selbst hyperaktive Geschäftsleute ziehen sich in diesem Stadium auf der Krankenstation zurück und lassen sich keine Post nachschicken (ein ganz anderes Verhalten finden wir zum Beispiel bei Herzinfarktpatienten).

Die Angehörigen sind besorgt und sehen in diesem Verhalten Zeichen einer bedrohlichen Erkrankung. Bei dem Pflegepersonal scheinen ähnliche Gefühle bewußt oder unbewußt zu entstehen. Es wird beschrieben, daß Ulcuspatienten seitens der Schwestern eine Aufmerksamkeit erhalten, wie sie sonst nur Schwerkranken zuteil wird. Der Arzt erlebt Kranke mit frischem Ulcus als »angenehme Patienten«, die sich willig allen Verordnungen unterwerfen. Ulcuspatienten kommen dem Angebot des Krankenhauses beziehungsweise des Medizinbetriebs zur Regression voll nach, zumal hier Bedingungen geschaffen sind, die nicht nur zu einer solchen Regression einladen, sondern die Regression auch ohne Gefahr sozialer Sanktionen gestatten.

Die Situation ändert sich, wenn die Patienten in die Rekonvaleszenzphase kommen. Jetzt stabilisieren sich die alten Abwehrmechanismen. Pseudounabhängige und offen abhängige Patienten verlangen dann differenzierte Strategien des Arztes:

Im ersten Fall zeichnet sich unter Umständen eine zunehmende Auflehnung gegen das bis dahin akzeptierte strenge diagnostische und therapeutische Schema ab. Der Arzt sieht sich möglicherweise in seiner Autoritätsrolle bedroht. Es kann zu Spannungen und auf seiten des Patienten zu Rückfällen kommen. Hier ist für das ärztliche Vorgehen anzuraten: Dem Patienten in seinen Unabhängigkeitswünschen entgegenzukommen, ihm möglichst freien Spielraum zu gewähren und ärztliches Handeln nach dem Motto auszurichten »Nicht verordnen, sondern empfehlen« (Nemiah [26]).

Der offen abhängige Patient wird dagegen seine Wünsche nach Versorgung verstärkt zeigen und gleichzeitig diese in ängstlich hypochondrischer und quängelnder Weise vorbringen. Hier entsteht in dem Arzt unter Umständen ein Gefühl des Überfordertseins, und unbewußt zieht er sich von dem Patienten zurück, der sich seinerseits aufgegeben fühlt. Bei solchen Patienten sind detailliert ausgearbeitete Behandlungs- und Diätschemata eine therapeutische Hilfe: Sie verleihen dem Patienten das Gefühl eines zusätzlichen Haltes und symbolisieren die Gegenwart des Arztes, von dem er abhängig ist.

Damit stimmen Beobachtungen überein, die bei den gleichen Patienten gemacht wurden, während sie einmal wegen eines Ulcus und dann wegen beliebiger anderer Krankheiten stationär behandelt wurden (Cremerius [27]). Während der stationären Behandlung ihres Ulcus verhielten sich die Patienten in der oben beschriebenen Weise regressiv. Wurden sie wegen anderer Krankheiten stationär aufgenommen, waren die Mitglieder der einen Gruppe hyperaktiv und drängten auf baldige Entlassung. Die Mitglieder der anderen Gruppe zeichneten sich durch übergroße Besorgtheit um das tägliche Essen aus und betonten im Gegensatz zu der anderen Gruppe bereits am Anfang des Krankenhausaufenthaltes, daß sie früher ein Ulcus gehabt hatten.

Der Hausarzt wird sein Verhalten darauf abstellen, Rückfälle zu vermeiden. Er sollte sich vor Augen halten, daß die Regel: »*Einmal ein Ulcuspatient, immer ein Ulcuspatient*« bedeutet, daß diese Kranken auch in beschwerdefreien Intervallen Ulcuspatienten bleiben. Treten Schwierigkeiten im psychosozialen Bereich auf, die alte orale Konfliktlösungen in Frage stellen – werden sie auch nur am Rande erwähnt – sollte der Arzt aufhorchen und ihre Besprechung in seinen Behandlungsplan einbeziehen.

Die Kenntnis des Interaktionsstils dieser Patienten ist also wichtig, um ein tragbares »Arbeitsbündnis« zwischen Arzt und Patient aufzubauen.

Ulcus duodeni

34.8.2 Pflegerische Maßnahmen

Die klassische Therapie mit Bettruhe, Wärme (Kataplasmen), häufigen kleinen Mahlzeiten und passierten Speisen in Breiform erreicht immer wieder, daß auch hartnäckige Beschwerden rasch abklingen. Ob die Ausheilung eines Geschwürs dadurch beschleunigt wird, ist nicht erwiesen. Man hat darauf aufmerksam gemacht, daß diese Form der Behandlung in klassischer Form die Situation wieder herstellt, in der man als Kind umhegt und gefüttert wurde. Die strengen Diätschemata, auf die man früher so großen Wert legte, sind heute verlassen. Man verbietet das Rauchen und wird scharf geröstete und scharf gewürzte Speisen sowie Kaffee und konzentrierten Alkohol in der akuten Phase der Krankheit vermeiden.

Heiß-feuchte Leibwickel, die über eine Hautreizung (Head'sche Zone) zu einer Hyperämie der Abdominalorgane führen, sind bei Patienten, die keine Blutungsneigung haben, nützlich.

34.8.3 Pharmakotherapie

Spasmolytika (zum Beispiel Buscopan oder Belladenal) und Antacida sind in allen Fällen indiziert. Ob die sogenannten »Rollkuren« (zum Beispiel mit Azulon) mehr als einen Suggestiveffekt haben, ist ungewiß. Spezifisch wirkende Medikamente sind nicht bekannt. Es tauchen immer wieder neue Pharmaka auf, denen eine solche Wirkung nachgesagt wird. Jores und Droste haben festgestellt, daß allein innerhalb von zehn Jahren 315 verschiedene Medikamente und Behandlungsmethoden in der Literatur angegeben wurden (Wesiack).

In den letzten Jahren haben mehrere Doppelblindstudien für Antacida, Anticholinergica und Pepsininhibitoren vor allem bei ambulanter Behandlung signifikant beschleunigende Effekte auf den Heilungsverlauf von Ulcera ventriculi nachgewiesen (28). Es ist daher sinnvoll, diese Medikamente auch in der Therapie des Ulcus duodeni einzusetzen.

34.8.4 Operative Therapie

Die Frage, ob und wann eine Operation durchgeführt werden muß, hat verschiedene Gesichtspunkte zu berücksichtigen: Eine *unbedingte Indikation zur Operation* stellen die Perforation in die freie Bauchhöhle und die dekompensierte Narbenstenose dar. Bei Blutungen versucht man zunächst konservativ vorzugehen. Nach der ersten, spätestens zweiten *großen* Blutung ist jedoch die Operation angezeigt. – In allen anderen Fällen muß die Gefährdung des Patienten durch Komplikationen und die Neigung zu Rezidiven berücksichtigt werden – aber ebenso der Gesichtspunkt, daß die Patienten durch eine Operation zwar vor einer neuen Geschwürsentstehung, aber nicht vor anderen Manifestationen ihrer zugrundeliegenden psychosomatischen Krankheit geschützt werden (s. u.).

34.9 Prognose

Die Prognose wird wesentlich davon abhängen, wieweit es dem Arzt gelingt, für den Patienten belastende Situationen rechtzeitig zu erkennen und sie mit ihm zu besprechen. Der Patient sollte darauf aufmerksam gemacht werden, daß Rückfälle nicht auszuschließen sind und daß er in entsprechenden Lebenssituationen, möglichst vor dem Wiederauftreten einer Magensymptomatik den Arzt aufsuchen soll. Im Gegensatz zu der in vielen Lehrbüchern vertretenen Meinung, daß ein Ulcus nach dem zweiten oder spätestens dritten Rezidiv operiert werden müsse, weil die Krankheit dann in ein chronisches Stadium eingetreten sei, ist zu betonen, daß viele Ulcera auch noch nach jahrelangen Rezidiven vollständig ausheilen können.

Für die Prognose eines Patienten, der an einem Ulcus duodeni erkrankt, ist die psychische Symptomatik bedeutsam. Eine prospektive Untersuchung stellte fest, daß auch milde psychische Symptome, wie Angstzustände oder depressive Verstimmung zu Beginn einer Ulcusperiode signifikant mit einer schlechten Prognose nach sechs Monaten korrelierten (29). – Bei der Abwägung einer Indikation zur Operation ist zu bedenken, daß die psychische Problematik durch eine Operation nicht beseitigt wird, ja, daß sie sich – wie Szasz (30) an einer kleinen Gruppe ausgewählter Patienten feststellte, sogar verschlimmern kann. Er beobachtete das Auftreten von Drogensucht, schwerer Depression, von Angstzuständen und Phobien nach Vagotomie wegen eines Ulcus. Für die Entscheidung, ob ein Patient operiert werden soll oder nicht, ist auch die Beobachtung von Bedeutung, daß Patienten mit depressiver Verstimmung, Angst und pathologischen Charakterzügen schlechte chirurgische Resultate erwarten lassen (32).

Literatur

[1] Pflanz, M.: »Sozialer Wandel und Krankheit«. Stuttgart, 1962
[2] Glatzel, H.: »Ulcuspersönlichkeit und Ulcuserlebnis«. Klin Wschr. 24/25, 257 (1947)
[3] Ruesch, J., Harris, R. E., Christiansen, C., Loeb, M. B., Dewees, S. Jacobson, A.: »Duodenal Ulcer – a Socio-Psychological Study of Navel Enlisted Personnel and Civilians« Univ. of California Press, Berkly, Los Angeles (1948)
[4] Pflanz, M., E. Rosenstein, Th. von Uexküll: »Socio-psychological aspects of peptic ulcer« – J. Psychosomatic Research, 1, 68 (1956)
[5] von Uexküll, Th.: »Grundfragen der psychosomatischen Medizin« Hamburg (1963) Seite 58/59
[6] Ruesch, J., Bateson, G.: »Communication, the social matrix of psychiatry« New York (1951)
[7] Goldberg, E. M.: »Familiy influences in psychosomatic illness« London (1958)
[8] Halliday, J. L.: »Psycho-social Medicine« – New York (1943)
[9] Schettler, G.: »Innere Medizin« – Stuttgart (1969)
[10] Die Ansicht, daß eine Magenschleimhautentzündung für die Ulcusentstehung eine ursächliche Rolle spielt, wurde vor allem von Chirurgen in einer Zeit vertreten, in der man noch keine bioptischen Untersuchungen der lebenden Magenschleimhaut durchführen konnte.
[11] Die Theorie der mechanischen Läsion als pathogenetischer Faktor für die Ulcusentstehung stützte sich auf die Beobachtung der Ulcusentstehung bei Kälbern nach Rauhfuttergabe. Diese These wurde vor allem von dem Pathologen Aschoff vertreten.
[12] Margolin, S. G.: »The behavior of the stomach during psychoanalysis. A Contribution to a method of verifying psychoanalytic data. Psychoanalytic Quart. 20, 349 (1951)
[13] Wesiack, W.: »Grundzüge der psychosomatischen Medizin« – München (1974), Seite 80/81
[14] Wolf, S., Wolff, H. G.: »Human Gastric Function« – New York, Oxford University Press (1943)
[15] Mahl, B. F.: »Anxiety, HCL-Secretion and Peptic ulcer etiology« – Psychosomatic Medicine (1950) 12, 158
[16] Engel, G., F. Reichsman, H. L. Segal: »A study of an infant with a gastric fistula« – Psychosomatic Medicine 18, 374 (1956)
[17] Alexander, F.: »Psychosomatic Medicine« – New York (1950) Deutsch: Berlin (1951)
[18] Dunbar, Fl.: »Mind and Body« – New York (1947)
[19] Kapp, F. T., Rosenbaum, M., Romano, J.: »Psychological Factors in men with peptic ulcers« – Amer. J. Psychiatry, 103, 700 (1947)
[20] Overbeck, G.: »Objektivierende Beiträge zur Pensée opératoire der französischen Psychosomatik«. Habilitationsschrift Gießen (1975)
[21] Alexander, F., French, T. M., Pollock, G. H.: »Psychosomatic Specifity – Vol. I Experimental study and Results« – Chicago (1968)
[22] Weiner, H., Thaler, M., Reiser, M. F., Mirsky, I. A.: »Etiology of duodenal ulcer I – Relation of specific psychological characteristics to rate of gastric secretion (serum pepsinogen).« – Psychosom. Med. 19, 1 (1957)
[23] Mirsky, I. A.: »Physiologic, psychologic and social determinants in the etiology of duodenal ulcer« – Amer. J. Digest. Dis. 3, 285 (1958)
[24] Eberhard, G.: »Peptic ulcer in twins« – A study in personality, heredity, and environment« – Acta Psychiat. Scand., Suppl. 205, v. 44 (1968)
[25] Fordtran, J. S.: »The Psychosomatic Theory of Peptic ulcer« – in: Gastrointestinal Disease – W. V. Saunders Company (1973)
[26] Nemiah, J. C. »The Psychological Management and Treatment of Patients with Peptic Ulcer«. Adv. Psychosom. Med. 6: 185–196 (1971)
[27] Cremerius, J. »Zur Dynamik des Krankenhausaufenthaltes von Ulkuskranken«. Z. Psychosom. Med. Psychoanal. 17, 282–293 (1971)
[28] Ruppin, H.: »Neues u. Wiederentdecktes in der Ulcustherapie«. Deutsches Ärzteblatt 33, 2025, (1977).
[29] Rutter, M.: »Psychosocial factors in the short-term prognosis of physical disease«, I: Peptic ulcer – Psychosom. Res. 7, 45 (1963)
[30] Szasz, T. S.: »Psychiatric aspects of Vagotomy«: A preliminary report. Ann. Intern. Med. 28, 279 (1948) und: »Psychiatric aspects of Vagotomy« – II: A psychiatric study of vagotomized ulcer patients with comments on prognosis« Psychosomatic Med. 11, 187 (1949)
[31] Leading article: »Mind and ulcer« – Brit. Med. J. 3, 374 (1969)
[32] Ackerman, H. S., Weiner, H.: »Peptic Ulcer Disease: Some Considerations for Psychosomatic Research.« In: »Modern Trends in Psychosomatic Medicine«, London (1976) und Weiner, H.: »Psychobiology and Human Disease«, New York, Oxford, Amsterdam (1977) S. 29f.

35 Psychosomatische Aspekte des Morbus Crohn

Karl-Heinz Schultheis † und Thure v. Uexküll[1])

35.1 Exemplarische Fallgeschichte

Ein 21-jähriger, unverheirateter kaufmännischer Angestellter erkrankt im Frühjahr 1973 mit breiigen Durchfällen (8–10 am Tag), krampfartigen Bauchschmerzen, Fieberschüben, Übelkeit, Appetitlosigkeit und einer Analfistel. Der Röntenbefund ergibt eindeutige Veränderungen im Sinne eines Morbus Crohn mit Befall des terminalen Ileum.

Die Krankheit wird dem Patienten als chronische Entzündung des letzten Dünndarmabschnittes erklärt und auf die Neigung eines chronischen Verlaufs in Schüben und Remissionen hingewiesen. Die ambulante Therapie mit Azulfidine, Reasec, Stopfpulver und Eispräparaten (parenteral) erreicht keine Besserung. Ein Behandlungsversuch mit Corticosteroiden muß wegen Auftretens eines Ulcus duodeni (gastroskopisch gesichert) abgebrochen werden.

Bei persistierenden Symptomen und einer Gewichtsabnahme von 20 kg verliert der Kranke jegliches Interesse an den früher ausgeübten Hobbys, seinen Außenkontakten und zieht sich ganz ins Bett zurück. Acht Monate nach Krankheitsbeginn wird er in die Klinik eingewiesen.

Aufnahmebefund:
Somatisch: Schwerkranker Patient, Gewicht 48 kg, bei einer Größe von 165 cm, Tachykardie, Druckschmerz und Resistenz im rechten Mittel- und Oberbauch, ausgeprägte Fußrücken- und Unterschenkelödeme.
Labor: BSG-Erhöhung, Leukozytose, hypochrome Anämie, Hypalbuminämie, pathologischer Schilling- und Gordon-Test.
Psychischer Eindruck: Auffallend formales, affektarmes, zwanghaftes Verhalten, Gebrauch stereotyper Formulierungen, Schilderung seiner Krankengeschichte so distanziert, als handle es sich um einen Fremden.
Anamnese und Biographie:
Übliche Kinderkrankheiten und Appendektomie. Ältester von 2 Brüdern (– 3 Jahre) in einer Familie, die sich nach der Vertreibung aus dem Sudetenland nach dem Krieg in strebsamer Arbeit eine neue Existenz aufbaute.
Beziehungen innerhalb der Familie: Enge Bindung an die Mutter bei eher distanziertem Verhältnis zum Vater. Das Familienklima scheint von einer Ideologie krampfhafter Harmonie geprägt zu sein, die keine Aggressionen zuläßt.

Vor Beginn der ersten Krankheitserscheinungen Verlobung und Entschluß zur Heirat. Für diesen Entschluß war die Unterwerfung unter die zur Familienideologie gehörige Konvention entscheidend: »An das Kennenlernen eines Mädchens schließt sich die Verlobung und daran eben die Heirat an«.

Interpretation: Konflikt zwischen dieser Forderung der Familienmoral und ungelösten Bindungen an die Mutter und die Familie. Dadurch ausgelöst starke unbewußte Trennungsängste im Rahmen einer Ablösungsproblematik von der Familie, insbesondere von der Mutter.

35.2 Begriffsbestimmung

35.2.1 Das Krankheitsbild

1932 beschrieben Crohn, Ginzburg und Oppenheimer 14 Fälle mit entzündlichem Befall des terminalen Ileum als »regional ileitis – a pathological and clinical entity«. Bereits früher waren wiederholt stenosierende, granulomatöse entzündliche Darmveränderungen beschrieben worden, man hatte sie jedoch nicht einem einheitlichen Krankheitsbild zugeordnet.

Der Morbus Crohn (Synonyme: u.a. Ileitis Crohn, Ileocolitis Crohn, Colitis granulomatosa, Ileitis terminalis) wird als chronische, nicht spezifische, segmentäre oder plurisegmentäre Darmentzündung, insbesondere des terminalen Ileum, doch auch häufig des Colon sowie des analen Bereichs, seltener auch anderer Bereiche des Magen-Darm-Kanals definiert. Man unterscheidet eine akute, vorwiegend bei Kindern unter dem Bild der akuten Appendizitis auftretende Form mit ödematös- entzündlicher Schwellung des terminalen Ileum und der zugehörigen Lymphdrüsen von einer chronisch sklerosierenden Form. Histologisch finden sich bei der akuten Erkrankung ein Wandödem und eosinophile Infiltrate, während bei der chronischen Verlaufsform in 50–70% epitheloidzellige Granulome in der Darmwand und den mesenterialen Lymphknoten nachgewiesen werden können. Ein Charakteristikum der Erkrankung ist die Durchsetzung der ganzen Darmwand mit entzündlichen Veränderungen.

Ätiologie und Pathogenese der Erkrankung sind un-

---

[1]) Karl-Heinz Schultheis, der in Zusammenarbeit mit der Gastroenterologischen Ambulanz der Klinik (Leiter Prof. Dr. Goebell) die Morbus Crohn-Patienten betreute, hatte dies Kapitel schon fast beendet, als er im April 1977 starb. Mein Beitrag beschränkt sich auf Ergänzungen und eine letzte Überarbeitung.

bekannt. Es werden genetische Faktoren, immunologische Prozesse, virale oder parasitäre Erkrankungen zu Beginn, sowie Beziehungen zum ätiologisch ebenfalls noch weitgehend unklaren Morbus Boeck diskutiert. Weiner (1977) referiert die Diskussion, ob es sich bei der Krankheit u. U. um eine späte oder sekundäre Reaktion auf initiale Läsionen der Mukosa und Submukosa, der Arteriolen oder der Lymphgefäße unklarer Genese – ja überhaupt um eine Krankheitseinheit handelt. Er weist auf die Möglichkeit hin, daß durch die Entwicklung eines Tiermodells (einige Hunderassen erkranken an histologisch gleichartigen Darmveränderungen) in Zukunft neue Einsichten gewonnen werden.

35.2.2 Symptomatologie

Der Krankheitsbeginn der chronischen Form ist in der Mehrzahl der Fälle schleichend, kann jedoch auch, wie die akute Form, dramatisch mit starken Schmerzen, Fieber und Diarrhoe einsetzen. Die Symptome sind häufig uncharakteristisch. Daher wird die Diagnose oft erst spät gestellt. Nicht selten findet sich eine Appendizitis in der Vorgeschichte als möglicherweise erster Schub der Erkrankung. Durchfall, Gewichtsabnahme, Fieber und eine Anämie, die auf Eisenmangel, B_{12}-Mangel oder Folsäuremangel oder einer Kombination beruhen kann, sind Leitsymptome, die einzeln oder kombiniert auftreten können. Bei der Palpation findet man im akuten Zustand Schmerzen im rechten unteren und oberen Quadranten, sowie eine mehr oder weniger durchschmerzhafte Resistenz. In dem Verlauf des Leidens kann es zu einem Eiweißmangel und Ödemen kommen.

35.2.3 Differentialdiagnose

Die Diagnose des Morbus Crohn ist nicht einfach. Neben dem Ausschluß einer tuberkulösen, bakteriellen oder Pilzerkrankung, Durchblutungsstörungen, Befall der mesenterialen Lymphdrüsen im Rahmen anderer Krankheiten muß vor alleim eine Colitis ulcerosa ausgeschlossen werden. Die Abgrenzung von der Colitis ulcerosa kann wegen der großen Ähnlichkeit der Symptome und weil beide Krankheiten auch kombiniert vorkommen, recht schwierig sein. Auch Begleitkrankheiten (Konjunktivitis, Iritis, Uveitis, Arthritis, Erythema nodosum, Befall von Leber und Niere) wird bei beiden Krankheiten beobachtet (Weiner, 1977).

Im allgemeinen sprechen Darmblutungen mit und ohne Durchfall und ein Befall des Rektum mehr für eine Colitis ulcerosa. Fisteln, vor allem im Perineum und Beteiligung des Ileum sprechen mehr für Morbus Crohn. Strikturen werden bei dieser Erkrankung doppelt so häufig gefunden wie bei der Colitis ulcerosa. Charakteristisch aber nicht entscheidend ist der bioptische Befund von nichtverkäsenden Granulomen und die Beteiligung aller Schichten der Darmwand.

35.3 Epidemiologie

Die Häufigkeit des Morbus Crohn ist bei verschiedenen Rassen unterschiedlich. Schwarze und Asiaten erkranken seltener als Europäer, amerikanische Juden scheinen besonders häufig befallen zu sein.

In Tabelle 1 (nach Evans, 1972) sind die wichtigsten Arbeiten über die jährliche Neuerkrankungsrate, bezogen auf 100 000 Einwohner, zusammengefaßt. Dabei sind die Schwierigkeiten epidemiologischer Untersuchungen einer Krankheit zu berücksichtigen, deren Seltenheit, Unsicherheit der Diagnosestellung in Einzelfällen und die unterschiedlichen diagnostischen Kriterien zu verschiedenen Zeiten und an verschiedenen Orten Vergleichsbeurteilungen erschweren. Dies gilt besonders für Arbeiten die vor 1960 erschienen sind, da vor diesem Zeitpunkt die Unterscheidung zwischen Morbus Crohn und Colitis ulcerosa noch sehr unsicher war.

Die Prävalenzraten schwanken zwischen 9.1/100 000 in Oxford (Evans und Acheson, 1965) für das Jahr 1960 und 32,5/100 000 in Nordost-Schottland (Kyle, 1971) für das Jahr 1969.

Tabelle 1. Jährliche Rate an Neuerkrankungen, bezogen auf 100 000 Einwohner (*Evans*, 1972).

			Autor	Männer		Frauen		Gesamt
England	Oxford	1951 – 60	Evans und Acheson, 1965	0,8		0,8		0,8
	Leeds	1963 – 68	de Dombal, 1971					3,4
Schottland	Aberdeen	1955 – 61	Kyle und Blaire, 1965	1,6		3,0		2,2
Norwegen		1956 – 63	Gjone et al., 1966	0,3		0,3		0,3
		1964 – 69	Myren, 1971	1,0		0,8		0,9
Schweden	Upsala und	1956 – 61	Krause, 1971; Norlen et al., 1970	1,8	2,6	1,8	2,4	2,5
	Västmanland	1962 – 67		3,4	2,6	2,8	2,4	2,5
	Dalarna		Krause, 1971					2,1
	Malmö	1955 – 68						3,0
Schweiz	Basel	1960 – 69	Fahrlander und Baerlocher, 1971	1,8		1,4		1,6
USA	Baltimore	1960 – 63	Monk et al., 1969	2,5		1,2		1,8

Beide Geschlechter sind ungefähr gleich häufig betroffen. Die Altersverteilung zeigt Abb. 1, in der 5 Studien zusammengefaßt sind. Auffallend ist ein Gipfel der Erkrankungshäufigkeit zwischen dem 15. und 30. Lebensjahr, die annähernd gleichmäßige Verteilung in den folgenden Lebensjahren und nach den Studien aus Schweden und Schottland ein zweiter Gipfel im höheren Lebensalter, der allerdings verschwindet, wenn die Fälle mit ausschließendem Colonbefall eliminiert werden.

Die Erkrankungshäufigkeit scheint in den letzten Jahren zuzunehmen. Als Beispiel seien die Ergebnisse von Fahrländer und Baerlocher (1971) erwähnt. Sie beobachteten in den Jahren 1967–1969 eine Erkrankungshäufigkeit von 2,6/100000/Jahr gegenüber 1,1/100000/Jahr in den Jahren 1960–66.

Die Abhängigkeit der Erkrankungshäufigkeit von der Rasse, das gehäufte familiäre Vorkommen (nach Kirstner und Spencer, 1963, bei 11% von 185 Patienten) und die Häufigkeit begleitender Entzündungen in anderen Organgebieten bei denen genetische Mechanismen diskutiert werden, (z.B. Artritis, Spondylitis, Iritis und Erythema nodosum) gelten als Hinweise für einen disponierenden genetischen Faktor, möglicherweise des Immunsystems (Hammer und Mitarbeiter, 1968).

35.4 Psychosoziale Faktoren

35.4.1 Kritik der Kritik an den einschlägigen Untersuchungen

Die Darstellung von Untersuchungen über die Bedeutung psychosozialer Faktoren bei der Entstehung und dem Verlauf von Krankheiten sollte sich zunächst mit der prinzipiellen Kritik an psychosomatischen Vorstellungen bei dem betreffenden Krankheitsbild auseinandersetzen. Für den Morbus Crohn (Tabelle 2) hat das Weiner in beispielhafter Weise getan. Er schreibt:

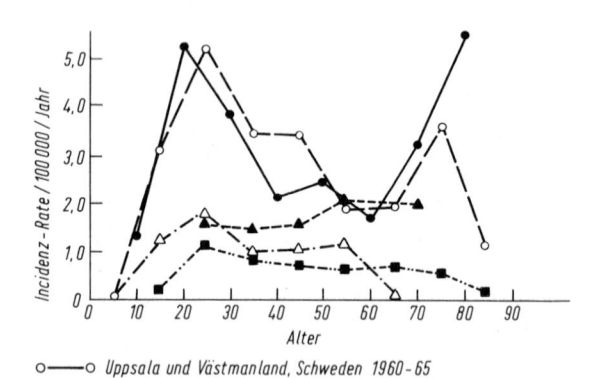

»Der Rolle psychischer und sozialer Faktoren im Rahmen der Ätiologie und Pathogenese des Morbus Crohn wird in den Lehrbüchern für Innere Medizin und Gastroenterologie nicht viel Gewicht beigelegt. Gleichzeitig betont man dort, daß niemand die Ursache dieser Erkrankung kennen würde. Angesichts der Tatsache, daß es bei den meisten Krankheiten keine einzelne Ursache gibt, ist ein solches Urteil Ausdruck einer sehr engen Auffassung von Ätiologie und Pathogenese der Krankheiten. Man kritisiert die retrospektive und oft anekdotische Natur psychologischer und soziologischer Arbeiten über den Morbus Crohn. Da jedoch niemand Risikofaktoren oder Risikopersonen bei diesem Leiden kennt, sind alle anderen Untersuchungen (z.B. radiologische oder histopathologische) gleichermaßen retrospektiv. Man hat weiterhin Kritik an der bemerkenswerten Ähnlichkeit zwischen psychischen und sozialen Eigentümlichkeiten von Patienten mit Morbus Crohn und Patienten mit Colitis ulcerosa geübt. Diese Beobachtungen können verschiedenes bedeuten: 1. Es fehlte eine korrekte Diagnose oder es war, wie in anderen Bereichen klinischer Untersuchung, nicht genug Sorgfalt auf die Abgrenzung dieser beiden Krankheiten gelegt worden. 2. Unsere Beobachtungs- und Testmethoden psychologischer Art sind noch zu grob um feinere Differenzierungen zu erlauben. 3. Patienten, die an diesen Krankheiten leiden, haben viele psychische und soziale Charakteristika gemein; sie reagieren auf ähnliche Umgebungsfaktoren und beide Krankheiten haben eine nur quantitativ verschiedene genetische Grundlage, wobei eine höhere Konzentration relevanter Gene oder ein vollständigerer Genotypus zu Morbus Crohn, eine geringere Anzahl relevanter Gene zu einer Colitis ulcerosa disponieren könnten.« (Weiner, 1977).

35.4.2 Psychopathologische Konzepte

Die Feststellung, daß Patienten mit Morbus Crohn und Kranke mit Colitis ulcerosa ähnliche psychische Symptome aufweisen, geht auf klinische Beobachtungen von G. Engel (1973) und eine vergleichende Studie von Mc Kegny und Mitarbeiter (1970) zurück. Engel rechnet den Morbus Crohn zu den »somato-psychisch-psychosomatischen Krankheiten«. Darunter versteht er ein Pathogenese-Konzept, nach dem ein somatischer (z.B. genetischer) Faktor direkt oder in der frühkindlichen Auseinandersetzung mit den Beziehungspersonen, vor allem der Mutter, zur Entstehung spezifischer psychischer Charakteristika beiträgt. Diese sollen dann im späteren Leben in mehr oder weniger spezifischer Weise die Streß-Situationen konstellieren, in denen der pathologische Organprozess, der zur Krankheit führt, aktiviert werden kann.

Die Beobachtungsergebnisse bei Patienten mit Morbus Crohn lassen sich folgendermaßen gliedern.

35.4.2.1 Entwicklung in der Kindheit, Familienkonstellation

Ähnlich wie bei Colitis-Patienten werden auch für an Morbus Crohn Erkrankte symbiotische Mutter-Kind-Beziehungen beschrieben. In einer solchen Beziehung kann sich das kleine Kind nicht zu einem selbständigen Individium entwickeln. Da aggressive Äußerungen des Kindes die Gefahr eines Rückzuges der Mutter beinhal-

Abb. 1. Altersverteilung nach 5 Studien (Evans, 1972).

○——○ Uppsala und Västmanland, Schweden 1960–65
▲----▲ Baltimore, USA 1960–63   ■·–·■ Norwegen 1956–69
△—·—△ Oxford, England 1951–60   ○– – –○ N.E., Schottland 1955–69

Tabelle 2. Die bisher publizierten Forschungsergebnisse über die Bedeutung psychischer Faktoren für die Entstehung und den Verlauf des Morbus Crohn (nach Whybrow, 1973).

Autor	Zahl der Patienten	Art der Untersuchung	Psychosoziale Faktoren, für die Pathogenese als bedeutsam angesehen	Psychosoziale Faktoren, für den Verlauf der Krankheit als bedeutsam angesehen	Allgemeine Charakteristika der Persönlichkeit aufgeführt	Manifeste psychiatrische Störung vorhanden
Blackburn et al., 1939	22	retrospektiv	nein		nein	
Bockus, 1949	19	retrospektiv			ja (Angst, emotionale Unreife)	21%
Stewart	27	retrospektiv	ja	ja (Schwere des physischen Krankheitsbildes, auf die Schwere der emotionalen Störung bezogen)	ja (offene Furcht und unterdrückte Wut, Anpassungsmuster der Abhängigkeit)	74%
Paulley, 1949	11	retrospektiv	ja		ja (Hinweise auf emotionale Ähnlichkeiten mit Colitis-ulcerosa-Patienten)	
Crocket, 1952	16	retrospektiv	nein	Emotionaler Streß kann den Verlauf der Krankheit in einigen Fällen beeinflußt haben	nein	58%
Grace, 1954	4	retrospektiv persönliche Interviews über mehrere Monate	ja	ja	ja (Bedürfnis, die Dinge "hinter sich zu bringen")	100%
Crohn et al., 1956	500	retrospektiv	nein	nein	nein	
Sperling, 1960	1	Psychoanalyse eines Falles	ja	ja	ja (anale Fixierung)	
Mersereau, 1963	2	retrospektiv	ja	ja		
Kraft und Ardali, 1964	8	retrospektiv	nein		nein	nein
Feldman et al., 1967	19	Klinische Interviews bei einander folgenden Fällen	nein	nein	17 von 19 als "normal" aufgefaßt	nein
Whybrow et al., 1968	39	retrospektiv	kann in manchen Fällen eine Rolle spielen	ja	in 40% passiv-abhängige Persönlichkeitsmuster.	62,5%
Ford et al., 1969	17	Klinische Auswertung aufeinanderfolgender Fälle	ja	ja	ja (zwangsneurotische Züge, Abhängigkeitskonflikte)	
Monk et al., 1970	69	retrospektiv	nein	nein	nein	nein
Cohn et al., 1970	12	retrospektiv	ja	ja	Chronische Angst, Schwierigkeiten bei zwischenmenschlichen Beziehungen.	100%
McKegney et al., 1970	55	Retrospektive und prospektive Auswertung aufeinanderfolgender Patienten	ja	ja (die Schwere der physischen Krankheit entspricht der Schwere der emoonalen Störung)	in 32% Zeichen für psychische Störung nach dem Cornell Medical Index. 47% der retrospektiven und 53% der prospektiven Gruppe hatten in der Vorgeschichte eine psychiatrische Diagnose	1970

ten, muß diese im unbewußten Erleben des Kindes ständig besänftigt oder ihre Zuneigung immer wieder durch besondere Leistungen erkauft werden.

Reinhart und Succop (1968), die 17 an einem Morbus Crohn erkrankte Kinder im Alter von 6–16 Jahren und deren Familien untersuchten, beschreiben die Mütter als extrem ängstlich und furchtsam in ihrem Verhalten diesen Kindern gegenüber. Nur wenige dieser Mütter konnten ihre Ängste verbalisieren. Meist verleugneten sie sie, ebenso wie sie mögliche Zusammenhänge zwischen psychischen Faktoren und somatischer Krankheitsmanifestation weit von sich wiesen.

In der Regel dominierten die *Mütter* im Haushalt, zeigten zwanghafte Persönlichkeitsmerkmale ohne dem Kind das Gefühl von Sicherheit, Geborgenheit und emotionaler Wärme, die auch aggressive Äußerungen des Kindes erträgt, zu vermitteln. Sie neigten zu einer übermäßigen Kontrolle ihrer Gefühle und Äußerungen und bemühten sich die Töchter in einer infantilen Abhängigkeit zu halten, während die Beziehung zu den Söhnen auch verführerische Aspekte hatte.

Die *Väter* schienen eher passiv, wenig effektiv und wenig einbezogen in die Sorge um die Kinder. Die Beziehung zu den Söhnen war oft relativ distanziert und oberflächlich, im Gegensatz zu einer mehr verführerischen und engagierteren Haltung gegenüber den Töchtern.

In der Adoleszenz, einer wichtigen Phase zur Entwicklung der Erwachsenenidentität, neigen die Patienten dazu eine abhängige Beziehung unter Vermeidung von Konflikten aufrecht zu erhalten. Boccus (1945) beschreibt die meisten seiner Patienten als »emotional, empfindsam, leicht erregbar« und betont als gemeinsame Persönlichkeitszüge eine ausgesprochene Ängstlichkeit und psychische Unreife.

Stewart (1949) beobachtete »offenkundige Ängste und abgewehrte Aggressionen als Ausdruck eines Anpassungsverhaltens an die Umwelt, das der Befriedigung von Abhängikeitswünschen dienen sollte«. Er schränkt jedoch ein, daß ähnliche Befunde bei vielen psychosomatischen Krankheiten zu erheben seien.

Sperling (1960), die einen 44-jährigen Mann mit einer langjährigen Morbus-Crohn-Anamnese über 3 Jahre psychoanalytisch behandelte, beschreibt ihren Patienten als zwanghaft und unfähig seine Gefühle zu zeigen. Vor allem zu Beginn der Therapie provozierten neue »Streßituationen« abdominelle Krämpfe und Durchfälle. Diese Stressituationen ließen sich als Konflikterlebnisse interpretieren, die der Patient nicht bewußt unter Kontrolle halten konnte und die zu unbewußten Gefühlen von Hilflosigkeit mit der Angst führten, die Selbstkontrolle zu verlieren. Die Schmerzen werden interpretiert als »somatische Rebellion«, die u. a. eine Fixierung in der analretentiven Phase der Entwicklung wiederspiegelt.

Whybrow et al. (1968) beobachteten in einem Drittel der von ihnen untersuchten Patienten (39 Fälle) Schwierigkeiten in zwischenmenschlichen Beziehungen, die häufig mit chronischen Ängsten verbunden waren. Auch Crohn et al. (1970) sehen chronische Ängste und Schwierigkeiten in zwischenmenschlichen Beziehungen als gemeinsames Merkmal von Crohn-Patienten an. Abhängigkeitskonflikte und zwanghafte Persönlichkeitszüge werden auch von Ford et al. (1969) beschrieben.

Mc Mahon et al. (1973) verglichen 75 von ihnen definierte Persönlichkeitszüge und 16 Abwehrmechanismen bei Patienten mit Colitis ulcerosa und Morbus Crohn mit den gleichen Kriterien bei gesunden Geschwistern. Bei 35 Persönlichkeitszügen zeigten sich statistisch signifikante Unterschiede zwischen den Patienten und den gesunden Geschwistern. Neben anderem fanden sich folgende Eigentümlichkeiten: Die Patienten waren viel mehr als die Geschwister bemüht, den Eltern zu gefallen und ihren Erwartungen entsprechend zu leben. Sie hatten die Stufe der Idealisierung und des Akzeptierens der elterlichen Autorität nicht überwunden und konnten ihre Identität nur durch den Schutz und die Billigung von Seiten der elterlichen Autorität aufrecht erhalten. Im Gegensatz zu den gesunden Geschwistern machten sie nicht die übliche rebellische Pubertätsentwicklung durch. Zwar hatten auch sie Autoritätsprobleme, diese waren aber versteckter und schwieriger zu erkennen – »ihr Autoritätsproblem schlägt keine Wellen«. Sie schienen den Kampf um eine eigene Identität als psychisch autonome Idividien aufgegeben und die Entwicklung reifer Beziehungen innerhalb und außerhalb der Familie auf ein Minimum beschränkt zu haben. Im Gegensatz dazu machten die Geschwister eine normale Adoleszentenentwicklung mit der typischen Rebellion gegen elterliche Normen und die Erwachsenenidentitätsbildung durch.

Der eingangs vorgestellte Patient vermittelte uns ein extrem idealisiertes Bild von elterlichem Verständnis, Familienharmonie und dem Fehlen von Konflikten. Während des stationären Aufenthaltes war die Mutter ständig an seinem Bett, die Verlobte hingegen trat nur selten in Erscheinung, der Vater praktisch nie.

35.4.2.2 Perönlichkeitsstruktur

Ein klassisches Konzept der psychosomatischen Forschung versucht bestimmten Krankheitsbildern eine spezifische Persönlichkeitsstruktur zuzuordnen. Dahinter steht die Überlegung, daß ähnliche Persönlichkeitscharakteristica in belastenden Lebenssituationen ähnliche Reaktionsmuster zeigen. Daraus leitet sich die Hypothese ab, daß daraus auch ähnlich somatische Krankheitsmanifestation resultieren. So wurden, zwar weniger intensiv als bei manchen anderen Erkrankungen, z. B. bei Colitis ulcerosa, auch bei Morbus-Crohn-Patienten Anstrengungen unternommen, gemeinsame Persönlichkeitsmerkmale zu identifizieren.

Als deren Ergebnis wird das manifeste Verhalten von Crohn-Patienten meist als höflich, gewissenhaft bis zur Pedanterie, ängstlich und gespannt beschrieben. Sie sollen oft überfreundlich, ja unterwürfig gegenüber den Eltern und verinnerlichten Normen sein und durch mangelnde Fähigkeit auffallen, Emotionen, insbesondere aggressive Tendenzen zu zeigen. Im einzelnen wurden von den verschiedenen Autoren jedoch sehr divergente Befunde erhoben.

Wie bereits unter 4.2.1 erwähnt, waren bei Vergleichsuntersuchungen die gesunden Geschwister signifikant unabhängiger, rebellischer, vertrauender, weniger ängstlich, gehemmt und zurückhaltend. Die Patienten waren dagegen signifikant mehr abhängig, gewissenhaft, konformistisch und überempfindlich, mit ausgeprägter Tendenz, sich beliebt zu machen – weniger entschlossen und psychisch weniger reif. Folgende Abwehrmechanismen wurden bei den Patienten signifikant häufiger gefunden als bei ihren Geschwistern: Verleugnung, Projektion, Rationalisierung, Reaktionsbildung. Der Vergleich zwischen Morbus Crohn- und Colitis ulcerosa-Patienten erbrachte keine Unterschiede.

Bei unserem Patienten fiel das formale, affektarme, zwanghafte Verhalten und der Gebrauch stereotyper Formulierungen auf. Vordergründig freundlich und kooperativ mußte die erste psychotherapeutische Stunde wegen akut einsetzender Bauchbeschwerden, allgemeiner Schwäche und Schweißausbrüchen angebrochen werden. Die, durch das für ihn ungewöhliche Setting provozierten, Ängste konnte er nicht verbalisieren, zur zweiten Stunde schickte er die Mutter mit der Entschuldigung, er habe gerade erbrochen und fühle sich unwohl.

Weniger auffällig, jedoch meist nachweisbar ist eine soziale Introversion. Die Beziehungen zu anderen Menschen sind oberflächlich, da die rigiden Charakterstrukturen und der Mangel an Spontaneität Freundschaften verhindern. Grobe sexuelle Störungen fallen nicht auf, meist spielt die Sexualität eine eher untergeordnete Rolle.

Andere Autoren konnten keine psychopathologischen Züge bei Patienten mit Morbus Crohn finden. Vor allem Feldman et al. (1967) beschrieben die von ihnen untersuchten Patienten als »supernormal«. Allerdings wurden in dieser Studie die von anderen Autoren beschriebenen psychischen Besonderheiten größtenteils nicht berücksichtigt. Es wurde auch die Frage nicht diskutiert, wieweit ein »supernormales« Verhalten ein pathologischer Befund sein kann.

Zusammenfassend läßt sich sagen, daß bei Patienten, die an Morbus Crohn erkrankt sind, ohne Zweifel in ungewöhnlicher Häufigkeit psychische Störungen vorliegen, die sich in der Regel als Abhängigkeitskonflikte (Aggressionshemmung!) definieren lassen. Die Erhebung ähnlicher Befunde bei anderen chronischen Erkrankungen und die retrospektive Art der durchgeführten Untersuchungen erlauben jedoch noch nicht die Annahme, daß in der Genese des Morbus Crohn eine spezifische Persönlichkeitsstruktur eine Rolle spielt (Whybrow, 1973). Dafür sind weitere Untersuchungen notwendig, welche die bisherigen Befunde absichern.

35.4.2.3 Situation bei Krankheitsbeginn

Ein Großteil der Crohn-Patienten erkrankt, wie Tabelle 3 zeigt, in der Adoleszenz bzw. dem frühen Erwachsenenalter. In diese Jahre fällt die Entwicklung der Erwachsenenidentität mit den Ablösungsprozessen von der Familie und der Aufbau tragender Beziehung außerhalb der Familie.

Nimmt man an, daß die Fixierung in einer abhängigen Beziehung zu wichtigen Bezugspersonen bis ins Erwachsenenalter hinein zu den bereits vor der Krankheit bestehenden Charakterzügen gehört, so leuchtet es ein, daß diese Patienten vulnerabler gegenüber realen oder befürchteten Trennungserlebnissen sind als Gesunde. »Normale« Entwicklungsprozesse würden sich dann im Erleben dieser Patienten zu aktuellen Konflikten verdichten können, die jedoch nur durch genaue Anamneseerhebung und Erfassung der subjektiven Bedeutung dieser Ereignisse zu erfassen sind.

Die detaillierten Pläne unseres 21-jährigen Patienten bis zur Hochzeit ein eigenes Haus in der Nähe der elterlichen Wohnung zu bauen, wurden durch äußere Umstände verzögert. Den Vorschlag seiner Verlobten vorübergehend eine Wohnung in einer benachbarten Gemeinde zu mieten, wollte er nicht akzeptieren, meinte jedoch sich nicht dagegen wehren, ja seine eigenen Vorstellungen nicht einmal diskutieren zu können. So manövrierte er sich in eine Situation, die seiner Kontrolle entglitt und die unbewußt Gefühle von Hilflosigkeit, mit der Angst die Selbstkontrolle zu verlieren, provozierte.

Viele Untersucher fanden eine enge Beziehung zwischen »psychischem Streß« und Krankheitsbeginn bzw. Recidiv. Diese belastenden emotionalen Ereignisse lassen sich unter den Oberbegriff des »Objektverlustes« zusammenfassen (Einzelheiten siehe Kapitel Colitis ulcerosa. Mc Kegney et al. (1970) fanden in einer prospektiven Studie bei 40 Patienten (21 mit Colitis ulcerosa und 19 mit Morbus Crohn) in einem Zeitraum von 6 Monaten vor einem Recidiv bei 82% der Colitis- und bei 68% der Morbus Crohn-Patienten eine genau definierbare »Lebenskrise«.

Im einzelnen ließen sich die psychischen Stressituationen folgendermaßen gliedern:
a) Tod oder Erkrankung eines nahestehenden Angehörigen, Trennung vom Elternhaus, Eheschwierigkeiten mit drohender Trennung, bei jüngeren Patienten schon Landschulaufenthalte bzw. Besuch eines Internates (realer bzw. phantasierter Objektverlust);
b) Übernahme von größerer Verantwortung, z. B. Arbeitsbeginn, beruflicher Aufstieg;
c) Kränkungen z. B. Zurückweisung durch wichtige Bezugspersonen, Beeinträchtigung des Selbstwertgefühls oder zwanghaftes Grübeln über einen schier unlösbaren Konflikt (Ford et al. 1969).
d) Paulley (1971), der 40 Patienten mit Morbus Crohn bis zu 18 Jahren internistisch-psychotherapeutisch betreute, beschrieb als charakteristisch vor Ausbruch der Erkrankung bzw. Beginn eines neuen Schubes eine sogenannte »in-between-situation«. Als Beispiel: ein zwischen den Fronten des streitenden Elternpaares stehender Patient, der von diesen in den Konflikt einbezogen wird, sich nicht entscheiden kann, die Rolle des Friedensstifters übernimmt, den Konflikt in sich unbewußt weiter führt und die »Strafe bezahlt«.

Wie die psychischen Streßsituationen durch reale, meist jedoch phantasierte Objektverluste charakterisiert sind, so scheint nach Meinung von Ford et al. (1969) die

Erkrankung in mancher Beziehung den Objektverlust verhindern zu sollen. Häufig seien die Patienten mit Forderungen konfrontiert, von denen sie glaubten, sie nicht erfüllen zu können. Die Erkrankung würde den Familien Gelegenheit geben ihre Forderungen an den Patienten zu vermindern und seine Leistung anzuerkennen. Die Autoren verstehen die Erkrankung als primitive Methode, um durch Zuwendung und Gratifikation das psychische Gleichgewicht auf einer infantileren und weniger komplexen Ebene wiederherzustellen. Sie unterscheiden dabei offenbar nicht ganz eindeutig zwischen »primären« und »sekundären Krankheitsgewinn«.

35.4.2.4 Krankheitsverlauf und psychische Faktoren

Im Einzelfall kann die Erkrankung einen extrem unterschiedlichen Verlauf nehmen. Jahrzehntelange weitgehende Beschwerdefreiheit wechselt mit Phasen schwerwiegender und folgenreicher Recidive, die u.U. zu operativen Eingriffen und Anlage eines Anus praeter naturalis zwingen können.

Besondere Bedeutung, vor allem auch für therapeutische Interventionen, haben in diesem Kontext die von einigen Autoren beschriebenen engen Beziehungen zwischen Schwere der somatischen Verlaufsform und dem Ausmaß der psychischen Störung beim Morbus Crohn. An Morbus Crohn erkrankte Kinder erschienen bei schwerer somatischer Verlaufsform auch psychisch kränker. Sie verleugneten intensiver und zeigten große Widerstände gegenüber Psychotherapie und Änderungen des Verhaltens. Psychische Entwicklungsstörungen, Aggressionshemmung, Aufrechterhaltung symbiotischer Beziehungen mit der Unfähigkeit die Eltern zu verlassen und sich autonom zu entwickeln, waren bei ihnen ausgeprägter, als bei den leichter Erkrankten. Diese konnten mit Trennungsängsten besser umgehen und die symbiotischen Beziehungen lösen. Ihre Mütter waren eher bereit die Bedeutung psychischer Faktoren für Krankheitsentstehung und -verlauf zu akzeptieren. (Reinhart und Succop, 1968).

In einer prospektiven Studie an 19 Morbus Crohn-Patienten unterschieden Mc Kegney et al. (1970) drei Schweregrade der somatischen Verlaufsform nach genau festgelegten Kriterien. Sie schätzten ohne Kenntnis der somatischen Befunde die Schwere der psychischen Störung mit Hilfe des Cornel Medical Index und eines Interview. Das Ergebnis war einmal eine hohe Korrelation zwischen dem Testergebnis und der Diagnose einer psychischen Störung auf Grund des Interviews, sowie eine hohe Korrelation zwischen der Schwere der psychischen Störung und der somatischen Verlaufsform des Morbus Crohn.

Wie bei vielen anderen chronischen Leiden korrelieren chronische Ängste und Depressionen signifikant mit zunehmender Dauer der Erkrankung. Im Rahmen der sich nach der Krankheitsmanifestation entwickelnden Regression werden infantile Persönlichkeitsstrukturen und Trennungsängste von wichtigen Bezugspersonen oft besonders deutlich. Jetzt kann auch ein sekundärer Krankheitsgewinn auffällig werden.

Nach der Mitteilung der Diagnose, einer im Grunde unheilbaren, chronischen Erkrankung, stellte sich der Patient auf ein langes »Siechtum« (wörtliche Äußerung) und ein Frührentnerleben ein. Die von ihm gezogenen Konsequenzen waren: Abbruch fast aller Außenkontakte, Rückzug ins Bett mit »babyhafter« Versorgung durch die Mutter, die diese Konstellation offensichtlich genoß. Die Krankheit ganz bewußt als Argument benutzend, um den Heiratstermin hinauszuschieben, argumentierte er rationalisierend: Die Pflege eines jungendlichen Krüppels könne er doch einer so jungen Frau nicht zumuten, das könne seine Mutter sicher besser. Sie habe ja bereits 2 Kinder großgezogen. Gleichzeitig entwickelte er ganz konkrete Vorstellungen, wie er sich sein Leben im Elternhaus in Zukunft einrichten werde.

35.5 Differentialdiagnose

Bisher fehlen eindeutige psychische Kriterien, die eine Unterscheidung zwischen Colitis ulcerosa und Morbus Crohn erlauben. Morbus-Crohn-Patienten erscheinen jedoch oft etwas flexibler und zeigen nicht die Intensität symbiotischer Beziehungen wie Patienten, die an Colitis ulcerosa leiden. Sie werden während stationärer Krankenhausaufenthalte vom Stationspersonal eher akzeptiert, da sie bei ihrer Aversion gegen Streit die aktive Rolle als »Friedensstifter« übernehmen (Paulley, 1971).

Mc Kegney et al. (1970) fanden bei ihrer Vergleichsstudie (Colitis ulcerosa und Morbus Crohn) keine signifikanten Unterschiede in den meisten demographischen und psychosozialen Krankheitsvariablen. Nach ihrer Meinung stellen die somatisch unterscheidbaren Erkrankungen nur zwei verschiedene Antworten auf ein Spektrum ähnlicher psychosozialer und Persönlichkeitsfaktoren dar, die möglicherweise zu der Entwicklung der Krankheit beitragen, ja vielleicht eine notwendige Voraussetzung bilden, und die den Verlauf der Erkrankung offensichtlich beeinflussen.

35.6 Therapie

Arzt und Patient müssen mit einer langjährigen, manchmal lebensbegleitenden Therapie rechnen, in der Phasen weitgehender subjektiver Beschwerdefreiheit mit akuten Krankheitsmanifestationen wechseln. Neben der internistisch-psychotherapeutischen Betreuung ist oft eine enge Zusammenarbeit mit Chirurgen (Stenosenbildung, Analfistel) erforderlich.

Während der Initialphase, d.h. in dem akuten Schub, ist eine stützende Therapie mit intensivem Eingehen auf die Abhängigkeitswünsche des Patienten indiziert. Nach dieser Phase, in der die frühen Abhängigkeitswünsche therapeutisch wichtig sind, sollte versucht werden dem Patienten zu helfen, die auch auf den Arzt übertragenen Anlehnungsbedürfnisse zu überwinden.

Besonders wichtig ist die Bearbeitung der psychodynamisch relevanten aktuellen Konfliktsituation vor Krankheitsbeginn bzw. -Recidiv. Dies bedeutet vor allem auch eine Bearbeitung der Aggressionshemmungen und das Angebot in der therapeutischen Arzt-Patient-Beziehung Gefühle zu verbalisieren, statt mit dem »Darm zu reagieren«. Das allgemein zu formulierende Therapieziel wäre: eine psychische Nachreifung der infantilen Persönlichkeitsstruktur, die diesen Patienten adäquatere Konfliktlösungen ermöglicht.

Zu Beginn der stationären Behandlung einigte sich das Stationsarztteam (Ärzte und Schwestern) auf eine rein supportive Therapie. Der Patient genoß ganz offensichtlich diese Verwöhnungen und stellte immer größere Ansprüche, ohne daß es zu einer entscheidenden Besserung des Krankheitsbildes kam. Bei vordergründig freundlich-kooperativer Haltung des Patienten entstanden zunehmende Interaktionsschwierigkeiten mit den Schwestern, (Diätprobleme, Falschangaben über die Stuhlhäufigkeit, usw.) mit Mitpatienten (es war eine zweimalige Verlegung in ein anderes Zimmer notwendig) und den Ärzten (er nahm einen Teil der Medikamente nicht regelmäßig ein, gab dies bei der Visite jedoch nicht an). Aspekte der Gegenübertragung beim Stationsteam waren: vorherrschend Kränkung und Wut, provoziert durch die bestimmende, trotzige Haltung des Patienten gegenüber unserer verwöhnenden Einstellung und Tendenzen eine autoritäre Führung und Zurechtweisung zu verlangen. Daraus abgeleitete Hypothese: im Verhalten des Stationsteams wiederhole sich die Situation, die der Patient seit jeher gewohnt ist: nie ernst genommen zu werden, in seiner Infantilität und in seinem Trotz immer auf Ablehnung zu stoßen, häufig lächerlich zu wirken und ständigen Kränkungen ausgesetzt zu sein. Schlußfolgerung: Änderung des therapeutischen Vorgehens, Konfrontation des Patienten mit seinem Verhalten, Durcharbeiten der psychodynamisch akutellen Konfliktsituation. Folge: entscheidende Besserung im Krankheitsverlauf. (u. a. jetzt auch regelmäßige Medikamenteneinnahme).

Im Beschwerdefreien Intervall ist die Motivation zu seiner konfliktbearbeitenden Psychotherapie oft sehr gering. Die Arzt-Patient-Beziehung sollte auf der Basis der Erfahrungen des Patienten in der akuten Krise so stabil sein, daß er in der Lage ist bei drohenden Konfliktsituationen von sich aus den Therapeuten aufzusuchen (Paulley).

Literatur

[1] Bockus, H. L.: Present status of chronic regional or cicatrizing enteritis J.A.M.A. 127, 449, 1945
[2] Cohn, E. M.; Ledermann, J.; Score, E.: Regional enteritis and its relation to emotional disorders, The Am. J. Gastroent. 54, 378, 1970
[3] Crocket, R. W.: Psychiatric findings in Crohn's disease, Lancet, 946–959, 1952
[4] Crohn, B. B.: Granulomatosous diseases of the small and large bowel, Gastroenterology 52, 767, 1967
[5] Engel, G. L.: Ulcerative colitis in: Emotional factors in gastrointestinal illness, Exerpta Medica Amsterdam, 1973
[6] Evans, J. G.: The epidemiology of Crohn's disease in: Clinics in gastroenterology (Crohn's disease) B.B. Brooke, M. Chir, Saunders Co. Ltd. 1972
[7] Evans, J. G.; Acheson, E. D.: An epidemiological study of ulcerative colitis and regional enteritis in the Oxford area, Gut, 6, 311, 1965
[8] Fahrländer, H.; Baerlocher, C. H.: Clinical features and epidemiological data on Crohn's disease in the Basle area, Scand. J. Gastroent. 6, 657, 1971
[9] Fahrländer, H; Shalev, E.: Die Enterocolitis regionalis Crohn, Dtsch. med. Wschr. 99, 2207, 1974
[10] Fahrländer, H.; Scalev, E.: Colitits ulcerosa und Enterocolitis regionalis Crohn, Dtsch. med. Wschr. 99, 2235, 1974
[11] Feldmann, F. et al.: Psychiatric study of a consecutive series of 19 patients with regional ileitis, British Med. J. 4, 711–714, 1967
[12] Ford, C. V.; Glober, G. A.; Castelnuovo-Tesesco, P.: A Psychiatric study of patients with regional enteritis, J.A.M.A. 208, 311–315, 1969
[13] Freyberger, H.: in: Krauspe: Müller-Wieland/Stelzner Colitis ulcerosa und granulomatosa, Urban & Schwarzenberg 1972
[14] Goldberg, D.: A psychiatric study of patients with diseases of the small intestine, Gut, 11, 459, 1970
[15] Hammer, B.; Ashurst, P., Naish, J.: Diseases associated with ulcerative colitis and Crohn's disease, Gut: 13 (1968)
[16] Kraft, J. A.; Ardali, C.: A psychiatric study of children with diagnosis of regional enteritis, Southern Med. J. 57: 799, 1964
[17] Kyle, J.: An epidemiological study of Crohn's disease in northeast Scotland, Gastroent. 61, 826 (1971)
[18] Langen, D.: Ist die Ileitis eine psychosomatische Krankheit? Ther. Umschau, 26, 11, 1969
[19] Mc Kegney, F. P.; Gordon, R. O.; Levine, S. R.: A psychosomatic comparison of patients with ulcerative colitis and Crohn's disease, Psychosomatic Med. 32, 153, 1970
[20] Mc Mahon, A. W.; Schmitt, T. H.; Patterson, J. F.; Rothmann, E.: Personality differences between inflammatory bowel disease patients and their healthy siblings, Psychosom. Med. 35, 91, 1973
[21] Mersearn, B. S.: Regional enteritis in depressed patients, Amer. J. Psych. 119, 1099–1100, 1963
[22] Parfitt, H. L.: Psychiatric aspects of regional enteritis, Canad. Mec. Ass. J. 97, 807, 1967
[23] Paulley, J. W.: Crohn's disease, Lancet, 959–960, 1958
[24] Paulley, J. W.: Crohn's disease, Psychother. Psychosom. 19, 111–117, 1971
[25] Paulley, J. W.: Psychological management of Crohn''s disease, The Practitioner 213, 59, 1974
[26] Reinhart, J. B.; Succop, R. C.: Regional enteritis in pediatric patients, J. Amer. Acad. Child Psych. 72, 252, 1968
[27] Riemer, M. D.: Ileitis – underlying aggressive conflicts, N. Y. St. J. Med. 60, 552–557, 1960
[28] Sherlock, P. et al.: Familial occurrence of regional enteritis and ulcerative colitis, Gastroent. 45, 413, 1963
[29] Singer, H. C.; Anderson, J. D.; Fischer, H.; Kirsner, J. B.: Familial aspects of inflammetory bowel disease, Gastroent. 61, 423, 1971
[30] Sperling, M.: The psycho-analytic treatment of a case of chronic regional ileitis, Int. J. Psycho. Anal. 41, 612–618, 1960

[31] Stewart, W. A.: Psychosomatic aspects of regional ileitis, N. Y. J. St. Med. 49, 2820–2824, 1949
[32] Sherlock, P.; Bell, B. M.; Steinberg H.; Almy, T. P.: Familial occurence of regional enteritis and ulcerative colitis, Gastroernt. 45, 413–420, 1963
[33] Weiner, H.: Psychobiology and Human Disease. A note on Crohn's Disease. Elsevier, S. 549 f (1977)
[34] Whybrow, P. C.; Kane, F. J.; Lipton, M. A.: Regional enteritis and psychiatric disorder, Psychosom. Med. 30, 209–221, 1968
[35] Whybrow, P. C.; Ferrel, R. B.: Psychic factors and Crohn's disease in: Emotional factors in gastrointestinal illness, Exerpta Medica Amsterdam Amer. Elsevier New York 1973

36 Colitis ulcerosa

George L. Engel[1])

36.1 Allgemeines

Als chronische oder schubweise verlaufende Störung mit primärer Beteiligung der Mucosa und Submucosa des Dickdarms und gelegentlich auch des Dünndarms erfüllt die Colitis ulcerosa fast alle Kriterien, die den Stempel einer somatopsychisch-psychosomatischen Störung berechtigen. Diese ist eine Störung, bei der prädisponierende biologische Faktoren schon während der frühesten Kindheit vorhanden sind und die psychische Entwicklung und damit die psychischen Bedingungen beeinflussen, die zur klinisch-manifesten Krankheit führen (Engel, 1962). Klinisch besteht Beweismaterial, das zeigt, daß die Neigung, oder man könnte auch sagen das »Talent«, zur Krankheitsentwicklung früh im Leben vorhanden ist, obwohl bis jetzt noch kein biologischer Indikator identifiziert werden konnte, der dem hypersekretorischen Zustand entspricht, der so typisch für die zum Ulcus duodeni neigenden Bevölkerung ist. Ein signifikantes, familiäres Auftreten unterstützt jetzt die Ansicht einer genetischen Beziehung zwischen einer wahrscheinlich polygenen Vererbung und der Interaktion mehrerer Gene (Morris, 1965; Singer et al., 1971; Kirsner, 1971). Das Fortbestehen einer anormalen Mucosa sogar während symptomfreien Intervallen stimmt mit einer solchen Ansicht überein (Dick et al., 1966). Burch stellt die Hypothese auf, daß äußere Faktoren, die psychischen Streß einbeziehen, einen endogenen Abwehrmechanismus stören könnten, der gegen einen »verbotenen« Verband von Zellen gerichtet ist, der von einer Genmutation abstammt, so daß es dadurch zu einer Aktivierung der Krankheit kommt (Burch et al., 1969). Shorter et al. (1972) schlagen vor, daß die entzündliche Reaktion das Resultat einer schon früh im Leben entstandenen Überempfindlichkeit gegen bakterielle Antigene ist, die normalerweise im Magen-Darm-Trakt vorhanden sind. Die pathologischen und klinischen Eigenschaften der entzündlichen Darmerkrankung sind dann das Resultat einer vorwiegend zellbedingten Überempfindlichkeitsreaktion auf die Darmwand. Sie besprechen, wie verschiedene Faktoren, psychische Belastung inbegriffen, den Zusammenbruch des Abwehrsystems in solch »immunologisch stigmatisierten« Patienten auslösen und eine manifeste Krankheit produzieren können. Engel (1955) hat schon früher den Vorschlag anhand klinischer, psychischer und pathologischer Daten gemacht, daß die Krankheit eventuell dank »noch nicht identifizierten Veränderungen zustande kommt, die die Verhältnisse im Kolon derart stören, daß es auf die eigene Flora so reagiert als wäre sie eine pathogene«. Kürzlich wurde über eine spontane Entstehung von colitis-ähnlichen Läsionen in Gibbon Affen als Antwort auf psychischen Streß berichtet (Stout und Synder, 1969; Engel, 1969).

Die manifeste Krankheit kann sich in jedem Alter entwickeln, auch im neugeborenen. Nach erstmaligem Einsetzen wird sie entweder durch schubfreie Intervalle und Rückfälle oder durch einen chronischen Verlauf ohne Remissionen gekennzeichnet. Wenn man die Lebenssituation in der die Symptome entstehen und vergehen genau betrachtet, findet man einen deutlichen zeitlichen Zusammenhang zwischen psychischem Streß und dem Beginn oder dem Schub auf der einen Seite und psychischer Unterstützung und Remission auf der andern. Zudem findet man nicht nur eine Konstanz in der Art der Umstände, die entweder psychischen Streß oder Entlastung bedeuten können, sondern auch in den psychischen Eigenschaften der Colitis ulcerosa Patienten als Gruppe. Meistens sind diese Eigenschaften schon vorbestehend, das heißt, sie existieren schon vor Ausbruch der eigentlichen Krankheit. Sie können aber in gewisser Hinsicht in Gegenwart der symptomatischen Darmstörung ausgeprägter werden. In welchem Ausmaß die bis jetzt noch nicht identifizierten biologischen Vorbedingungen für die Darmkrankheit zur psychischen Entwicklung des Patienten eindeutig beitragen, kann im Moment nur vermutet werden.

36.2 Zusammenfassung der psychischen Daten

1955 haben wir die Kenntnisse über die psychischen Eigenschaften, die über Colitis ulcerosa Patienten erhältlich waren, zusammengestellt. Wir begannen mit der ersten Studie von Murray in 1930 (Engel, 1955). Seither haben zahlreiche klinische Berichte jene Beobachtungen weitgehend bestätigt (Daniels et al., 1962; Kollar et al., 1964; Sifneos, 1964; Mohr et al., 1958; Karush et al., 1968; Karush et al., 1969; Karush et al., 1969; Finch und

---

[1]) mit Erlaubnis übersetzt aus: International Congress Series No. 304 (ISBN 90 219 0243 5): Emotional factors in gastrointestinal illness Excerpta Medica, Amsterdam. PD Dr. Rolf Adler.

Hess, 1962; Arthur, 1963; Groen und Birnbaum, 1968; Wijsenbeek et al., 1968; Sundby und Auestad, 1967; Freyberger, 1970; Askevold, 1964). Dies gilt auch für projektive psychologische Tests (Arthur, 1963; Wijsenbeek et al., 1968). Auf der andern Seite ist es Studien, die Colitis ulcerosa Patienten mit »Kontrollfällen« (meistens solchen mit andern Magen-Darm-Erkrankungen oder allgemein internistischen Patienten) vergleichen mittels MMPI oder verschiedenen Skalen, mit denen psychische Normalität beurteilt werden, nicht gelungen, Unterschiede darzustellen. Eine Gruppe, die sich einer solchen Methode bediente, stellte sogar fest, daß die Colitis Patienten »Übernormal« wären!

(Feldman et al., 1967; West, 1970; Fullerton et al., 1962). Meistens kranken solche Studien an einem naiven Konzept, in dem behauptet wird, daß Colitis ulcerosa eine »psychogene Erkrankung« sei, verursacht durch psychische Störungen, weshalb Colitis Patienten eine »wildere« Psychopathologie aufweisen sollten als Kontrollpatienten. Ferner waren die angewandten psychologischen Methoden nicht spezifisch genug, um die Persönlichkeitsstruktur der Colitis ulcerosa Patienten, wie sie von Klinikern beobachtet wurde, abgrenzen zu können. Diese Eigenschaften, wie sie unten beschrieben werden, können in Ausprägung von Patient zu Patient unterschiedlich sein. Immerhin bieten sie einen zuverlässigen Überblick über die zu erwartenden psychischen Charakteristika solcher Patienten. Unter den wichtigeren Variablen, die verantwortlich für die Unterschiede zwischen einzelnen Patienten sind, finden wir Geschlecht und Alter zum Zeitpunkt des Krankheitsbeginns (Arthur, 1963).

36.2.1 Persönlichkeitsstruktur

Unter den Charaktereigenschaften, die bei Colitis ulcerosa Patienten aufgezählt werden, findet man bei einem hohen Prozentsatz solche, die unter den Begriff der Zwangshaftigkeit fallen: Ordentlichkeit, Pünktlichkeit, Gewissenhaftigkeit, Unentschlossenheit, Hartnäckigkeit und Über-Anpassung. Einige wenige sind auffallend ungepflegt und schmutzig. Zusätzlich findet man Verhaltenheit des Gefühlsausdrucks, Überintellektualisierung, eine starre Haltung der Moral und Sitten gegenüber, peinliche Genauigkeit der Sprache, gestörten Sinn für Humor, Vermeidung von Zoten, zwanghaftes sich-Sorgen machen und Schüchternheit. Hingegen findet man selten eine fulminante Zwangsneurose. Einige sind pöchelnd, querulierend, anspruchsvoll und herausfordernd. Im großen und ganzen sind zielgerichtete Aggression und ausgesprochene Wutausbrüche rar. Viele Autoren waren von der extremen Feinfühligkeit dieser Patienten beeindruckt. Diese haben eine fast unheimliche Fähigkeit, feindliches oder zurückweisendes Gebaren anderer wahrzunehmen. Sie sind sehr verletzlich und prüfen ständig aufmerksam das Verhalten und Benehmen anderer ihnen gegenüber. Sie zeigen Tendenz zum Brüten und sich zurückziehen. Sie verwenden viel Kraft darauf, um sich Zurückweisung vom Leib zu halten oder überhaupt zu vermeiden. Dies offenbart sich bei einzelnen Patienten als versöhnende Haltung, Unterwürfigkeit, Höflichkeit, Versuche sich anzupassen oder zu gefallen. Bei andern zeigt sich dies im Versuch zu verleugnen oder sich nicht zu achten, indem sie sich stolz, von obenherab, hochmütig oder blasiert geben.

Es gibt Patienten, die äußerlich energisch, ehrgeizig und tüchtig wirken. Bei näherer Betrachtung merkt man aber, daß sie damit eigentlich nur Minderwertigkeitsgefühle, übermäßiges Pflichtbewußtsein und ein Sicherheitsbedürfnis vertuschen müssen. Im allgemeinen vermeiden sie Situationen, die waghalsig oder risikoreich sein könnten. Solche Menschen werden häufig für ihre Tugend, und ihre moralische und ethische Einstellung bewundert. Sie neigen eher dazu Leistungen auf intellektuellem Gebiet zu vollbringen und scheuen eine Lebensweise, die mit strenger körperlicher Aktivität verbunden ist. Es muß betont werden, daß solche Eigenschaften ganz in Einklang mit einer effektiven Leistung stehen können. Unter den Colitis ulcerosa-Opfern findet man einige namhafte Wissenschaftler, Künstler, Schriftsteller und sogar ein paar Athleten. Obwohl keine guten statistischen Daten vorliegen, besteht der klinische Eindruck, daß die Störung in sozial niedrigeren und intellektuell wenig begüterten Schichten weniger häufig vorkommt (Acheson und Nefzger, 1963).

36.2.2 Beziehung zum Mitmenschen

Der Colitispatient zeigt ein ziemlich konstantes Muster in bezug auf zwischenmenschliche Beziehungen mit Ursprung in der Mutter-Kind-Beziehung (siehe unten). Einerseits scheint er eine ziemlich »abhängige« Beziehung zu ein oder zwei Schlüsselfiguren, meist den Eltern oder einem Elternteil oder einem Elternersatz, zu haben; andererseits besitzt er eine beschränkte Fähigkeit warme und echte Freundschaften mit andern Personen zu schließen. Genaue Betrachtung zeigt, daß der Patient oft durch eine Schlüsselfigur lebt, die gleichzeitig auch durch ihn lebt. Gewöhnlich ist dies die Mutter oder ein Mutterersatz. Der Patient scheint diese Schlüsselfigur zu benützen als wäre sie ein Teil seiner Ausrüstung, um mit der Außenwelt fertig zu werden. Er sucht Führung, Rat und Unterstützung in der Schlüsselfigur. Er scheut es, die Initiative zu ergreifen oder selbständige Handlungen vorzunehmen, und neigt dazu, die bewußten oder unbewußten Wünsche der Schlüsselfigur auszuleben. Gleichzeitig ist diese Beziehung eine äußerst ambivalente, in der manifeste Ausdrücke von Feindschaft mit großen Gefahren verbunden sind. Zurückweisung könnte nämlich unbewältigbare Gefühle der Hilflosigkeit auslösen. Diese Art der Beziehung widerspiegelt eine Fixierung auf einem symbiotischen Niveau der Objektbeziehung und ist eine Eigenschaft, die sich in der Mehrzahl der Patienten wiederholt. Die Qualität der in die Schlüsselfigur gesteckten Erwartung (Mutter) ist magisch, absolut und omnipotent. In den meisten Fällen ist es offensichtlich, daß nicht nur der Patient, sondern auch die Mutterfigur die gemeinsame Symbiose brauchen.

Dieses Verhaltensmuster kann auch auf die Beziehung zum Arzt übertragen werden. Normalerweise wird der Patient entweder sehr »abhängig« vom Arzt oder wird überhaupt nicht fähig sein eine Beziehung zu ihm aufzubauen oder bestenfalls eine sehr oberflächliche. Ferner gedeihen diejenigen Patienten, die imstande sind eine »abhängige« Beziehung zu entwickeln im allgemeinen besser als diejenigen, die es nicht fertig bringen. Wenn das Verhältnis einmal hergestellt ist, ist es für den Patienten schwierig die Beziehung ohne eine Einbusse der Gesundheit aufzugeben. Ein Abbruch der Arzt-Patient-Beziehung wird nicht selten von einem Rückfall gefolgt (Poser und Lee, 1963; Freyberger, 1970).

36.2.3 Mutter: Psychische Eigenschaften und die symbiotische Beziehung

Die Art der Beziehung zur Mutter zu kennen ist von entscheidender Bedeutung wenn man die Psyche des Colitispatienten verstehen will. Es ist eindrücklich, wie konstant die Mütter der Colitispatienten beschrieben werden, obwohl weibliche Patienten ihre Mütter anders beschreiben als männliche. Diese Konstanz wird durch direkte Beobachtung der Mütter und projektive Testuntersuchungen der Kinder bestätigt (Mohr et al., 1958; Arthur, 1963).

Im allgemeinen werden die Mütter als kontrollierend und herrschsüchtig beschrieben. Weibliche Patienten neigen dazu ihre Mütter als mächtige und überwältigende Figuren zu sehen, die ihnen das Gefühl von Hilflosigkeit und Abhängigkeit vermitteln. Oft beschreiben sie ihre Mütter als kalt, lieblos, strafend, starr, streng und verurteilend. Die männlichen Patienten tendieren, trotz ähnlicher Beschreibung von Herrschsucht, dies eher zu akzeptieren und ihre Mütter als liebe, rücksichtsvolle Frauen zu beschreiben, die ständig um ihr Wohlergehen besorgt sind. Frauen sehen sich häufiger im Wettkampf oder in Konkurrenz mit der Mutter, während die Männer eher bereit sind zu kapitulieren und nachzugeben. Trotz diesen unterschiedlichen Haltungen der Männer und Frauen ihren Müttern gegenüber, findet man sofort viele Ähnlichkeiten unter den Müttern. Sie sind gewöhnlich entweder unglückliche, freudlose oder düstere Frauen, die nicht viel Lebensfreude aufbringen, oder aber zielgerichtete, geschäftstüchtige, perfektionistische Frauen, die sehr aktiv sind und sich mit vielen Aktivitäten außerhauses beschäftigen, aber meistens sowohl mit den eigenen Leistungen wie denjenigen anderer unzufrieden sind. Oft sind sie übermässig besorgt, pessimistisch, hypochondrisch und beschweren sich über vieles. Sie haben Mühe echte Wärme, Liebe und Verständnis auszudrücken. Ein hoher Prozentsatz weist zwangshafte Eigenschaften mäßigen bis schweren Grades auf, ein kleinerer Prozentsatz legt ein pathologisch gestörtes Verhalten oder ausgefallenes, übermäßiges Interesse am Sammeln von Ramsch an den Tag. Ein paar haben psychotische Eigenschaften oder sind ausgesprochen psychotisch, meist paranoid. Von vielen Müttern wird behauptet, sie wären depressiv. Ein hervorstechendes Merkmal ist die Tendenz der Mutter, eine Märtyrerrolle einzunehmen, um damit Schuldgefühle im Patienten auszulösen.

Der anhaltend symbiotische Charakter der Beziehung des Patienten zur Mutter, wird widergespiegelt in der einzigartigen Empfindsamkeit den Gefühlen und dem Verhalten der Mutter gegenüber. Oft verhält sich der Patient, wie wenn er nicht imstande wäre, seine eigenen Gefühle von denjenigen der Mutter zu unterscheiden. Die Patienten geben ihre Empfindsamkeit zu, indem sie das Seufzen der Mutter, ihren ablehnenden Blick oder eine Veränderung der Haltung oder des Gesichtsausdruckes registrieren. Gewisse Patienten, hauptsächlich Männer, unterziehen sich auf passive und gehorchsame Art der Herrschsucht der Mutter. Andere unterziehen sich und beschweren sich gleichzeitig, daß die Mutter es nicht anders erlauben würde, oder daß sie es nicht vertragen würden, wenn die Mutter aufgebracht würde. Im allgemeinen empfindet der Patient einen großen Leistungsdruck seitens der Mutter, sei es im Sinne der allgemein gültigen sozialen Leistung oder auf eine der Mutter dienliche Art, um entweder ihre emotionellen Bedürfnisse zu befriedigen oder um ihre Schuld, Schamgefühle oder Ängste zu lindern. Dies kann so weit führen, daß sich der Patient gezwungen fühlt, andere so zu manipulieren, daß seiner Mutter Unannehmlichkeiten erspart bleiben. Mit anderen Worten: der Patient »lernt«, unter welchen Bedingungen ihm Zurückweisungen erspart bleiben. Die Liebe der Mutter zum Patient hängt häufig völlig davon ab, ob er ihre Bedürfnisse erfüllt. In der gegenseitigen Symbiose kann der Patient unter Umständen die versteckten Wünsche oder Eigenschaften der Mutter unbewußt ausleben. Dies kann so weit gehen, daß die Rolle des Krankseins aufrechterhalten wird. Bemerkenswert ist das Bedürfnis dieser Mütter, ihre Kinder auch im Erwachsenenalter zu beherrschen. Viele bestehen darauf, ihre kranken Söhne oder Töchter zu pflegen – auch dann, wenn Ehepartner vorhanden und bereit wären.

36.2.4 Vater

Im allgemeinen neigt die weibliche Patientin dazu, ihren Vater als einen sanften, lieben, passiven, meist unzulänglichen Mann zu beschreiben, zu dem sie ein ziemlich enges Verhältnis hat. Der männliche Patient hingegen beschreibt seinen Vater entweder als eher brutal, bestrafend, bedrohlich, grob und sehr männlich, oder gelegentlich als passiv und schwach und unfähig, der Mutter die Stange zu halten. Der Mann erlebt seinen Vater unter Umständen als bedrohlich und zu Mißhandlungen der Mutter gegenüber geneigt. In diesem Falle wird er ausgesprochen unterwürfig beiden Elternteilen gegenüber. Nicht selten findet man, daß der männliche Patient das Gefühl hegt, daß sein Vater ihn mit einem männlicher wirkenden Bruder verglich, der den Idealen und Erwartungen des Vaters näher kam. Die Frau hingegen, beschwert sich oft, daß ihr Vater sie nicht genügend vor den Aggressionen der Mutter geschützt hat, daß er sie im Stich gelassen hat.

Wir haben zwei männliche Patienten mit symbiotischer Objektbeziehung zum Vater und nicht zur Mutter gesehen. In beiden Fällen versuchte der Sohn, die Ambitionen für körperliche Leistungen eines Vaters, der durch Verkrüppelung in der Adoleszenz frustriert worden war, zu erfüllen. Oberflächlich betrachtet, wirkten diese zwei Patienten als sehr aktive, sogar abenteuerlustige Männer. Bei beiden fing die Krankheit an, als sie den Vater enttäuschten, indem sie während einer wichtigen sportlichen Konkurrenz versagten.

36.2.5 Familiendynamik

Eine Untersuchung von Familien mit Kindern mit Colitis ulcerosa hat diese Familien als »eingeengt« charakterisiert. Sie weisen eine ausgeprägte Unfähigkeit auf, am Leben außerhalb ihrer engsten zwischenmenschlichen Beziehungen teilzunehmen oder Gelegenheiten für Tätigkeiten außerhalb ihrer engsten Umgebung wahrzunehmen. Sie sind in ihren Beziehungsmöglichkeiten eingeschränkt, verhalten sich darin sehr vorsichtig und in einer Vielfalt von Situationen auf eine stereotype Art. Dies wurde als falsche Solidarität oder Pseudogemeinsamkeit bezeichnet. Weitere Familienuntersuchungen sind notwendig (Jackson und Yalom, 1966).

36.2.6 Sexuelle und eheliche Anpassung

Im allgemeinen zeigen diese Patienten eine gestörte psychosexuelle Entwicklung. Interesse an Sexualität und sexuelle Aktivität sind in der Regel gering. Die meisten der weiblichen Patienten sind frigid, und auch diejenigen, die zum Orgasmus fähig sind, erleben ihn selten. Einige Patienten zeigen eine geringe oder keine heterosexuelle Aktivität sogar wenn sie verheiratet sind. Viele bestätigen, daß sie bevorzugen, eher wie ein Kind gestreichelt oder gehegt zu werden, und weisen die genitale Sexualität von sich. Sie neigen dazu, diese in analen Begriffen zu betrachten, und verwenden dafür Begriffe wie »schmutzig«, »dreckig«, »ekelerregend«, »unsauber«, usw., und sie sind prüde in bezug auf Körperkontakt, Sekretionen und Gerüche. Diese Patienten können übermässig baden, Desodorantien benützen, sich sorgen daß sie schlecht riechen oder schmutzig sind, selbst wenn sie vom Darm aus keine Symptome aufweisen, und sie verwenden diese Sorgen als Rationalisierungen, um sexuellen Kontakt zu vermeiden. In der ehelichen Beziehung erfüllt der Partner gewöhnlich die Rolle der beschützenden, unterstützenden Mutter oder eine der Mutter-untergeordnete Rolle. Hie und da ist es die Schwiegermutter, die der Mutter sehr ähnelt, die das eigentliche Objekt des Patienten darstellt. Unter diesen Umständen gleicht die Beziehung zum Ehepartner dann mehr derjenigen zu einem Geschwister als zu einem Ehepartner.

36.3 Die Natur des bedeutsamen psychischen Streß

Um den genauen zeitlichen Beginn der Erkrankung zu erfassen, müssen die allerersten Abweichungen von der normalen Darmtätigkeit festgehalten werden. Bei vielen Patienten stellt man rektale Blutungen oder unvermittelte schwere Obstipation während Tagen, Wochen oder sogar Monaten vor dem Einsetzen des Durchfalls fest. Erfaßt man den Beginn der Erkrankung genau, so findet man oft, daß das Zeitintervall zwischen psychisch belastenden Umständen und dem Einsetzen des ersten Symptoms der Colitis eine Frage von Stunden oder 1–2 Tagen ist. Es finden sich aber auch Fälle, wo der Beginn allmählich und zeitlich nicht leicht festzulegen ist. Hier hat man es nicht mit einem scharf erfassbaren belastenden Erlebnis zu tun, sondern eher mit einem allmählich sich verändernden psychischen Zustand, währenddem die Symptome allmählich oder mit zeitlichen Abständen auftreten. Dieser letztere Verlauf ist typisch für die Colitis, die sich während der Adoleszenz entwickelt. Im allgemeinen fallen die psychischen Streß-bedeutenden Erlebnisse in die folgenden Kategorien: (1) wirkliche, fantasierte oder drohende Unterbrechung einer Schlüsselbeziehung; (2) Forderungen einer Leistung, die zu erbringen der Patient sich unfähig fühlt, besonders wenn ihm die Unterstützung schon entzogen wurde oder Verhaltensweisen verlangt werden, die er mißbilligt; (3) überwältigende Bedrohung oder Mißbilligung durch eine elterliche Person. In der Regel wird Feindseligkeit und Wut gegenüber der mißbilligenden Eltern-Person verdrängt. Allen diesen Erlebnissen ist das akute oder sich allmählich einstellende Gefühl des Patienten gemeinsam, daß er hilflos geworden ist in der Bewältigung der Situation. Die Krankheit wird im Verlauf dieses psychischen »Aufgebens« aktiv, das durch die Affekte der Hilflosigkeit gekennzeichnet ist. Die Patienten äußern dieses Aufgeben in Begriffen wie »zu viel«, »hilflos«, »überwältigt«, usw.

Die folgenden Ausschnitte aus Krankengeschichten illustrieren Situationen, in denen die Krankheit auftritt und typische auslösende Ereignisse mit psychischem Streß.

Fall 1. Verstopfung und Blutung. Eine 31-jährige verheiratete Frau wurde wenige Monate nach Geburt ihres ersten Kindes wieder schwanger. Die erste Schwangerschaft hatte einem absichtlichen und erfolgreichen Versuch entsprochen, ihren Ehemann an sich zu binden, der sein Auge auf eine andere Frau geworfen hatte. Zwei so kleine Kinder so eng aufeinander zu haben, schien aber mehr, als die Patientin zu bewältigen vermochte. Kurz nachdem die erste Periode nicht eingetreten war, wurde sie verstopft und stellte Entleerung hellroten Blutes durch den Darm fest, und dies 1–3 mal pro Tag. Der Stuhl blieb geformt und etwas verhärtet und zeigte oft frisches Blut auf der Oberfläche. Richtiger Durchfall setzte 6 Monate nach dem Beginn der Blutungen ein, als die

Unvermeidlichkeit des zweiten Kindes nicht mehr zu verleugnen war und die Folgen überwältigend schienen.

Fall 2. Akute Verstopfung. Eine 21-jährige verheiratete Frau erwartete die Rückkehr ihres in Übersee als Soldat dienenden Ehemannes am Tag, an dem er mit dem Zug in der Stadt eintreffen sollte. Nachdem er sie 4–5 Stunden hatte warten lassen, in dem er seine Mutter besuchte, erschien er plötzlich unter der Tür, und verlangte ohne weitere Kommentare die Scheidung. Nach diesen Worten verließ er sie. Am gleichen Tag noch setzten schreckliche krampfartige Schmerzen im linken Unterbauch und Tenesmen ein, aber sie war unfähig, Stuhl zu entleeren. Sie wurde ins Spital gebracht, wo sie innerhalb 2 Tagen acht Einläufe erhielt, bevor ihr Erleichterung verschafft werden konnte. Danach hatte sie geformte Stühle, 3–4 pro Tag während eines Monats, und dann stellte sie erstmals kleine Mengen Blut fest. Darauf entleerte sie Blut und Schleim 4–5 mal pro Tag, die Stühle wurden halbgeformt, dann eindeutig durchfallartig und blutig.

Fall 3. Blutiger Durchfall. Eine 29-jährige Frau heiratete, als sie entdeckte im zweiten Monat schwanger zu sein. Sie hoffte die voreheliche Schwängerung vor ihrer puritanischen Mutter zu verbergen, in dem sie plante, ihr zu sagen, daß das Kind vorzeitig zur Welt gekommen sei. Die Schwangerschaft dauerte dann tatsächlich nur 7 Monate, so daß das Kind 5 Monate nach Eheschluß zur Welt kam. Zwei Tage nachdem sie das Kind vom Spital nach Hause gebracht hatte und die Mutter zum Helfen eingetroffen war, setzten unvermittelt Schüttelfröste, Fieber und Durchfälle ein, die innerhalb weniger Tage ganz blutig wurden.

Fall 4. Allmählich einsetzender Durchfall. Ein 15-jähriges Mädchen bemerkte während einer Periode von 2 Monaten eine allmählich zunehmende Häufigkeit der Stuhlentleerungen, wobei der Stuhl aber geformt, wenn auch weich blieb. Diese Zeit fiel mit dem ersten Auftauchen der typischen Adoleszenzkonflikte zusammen. Sie war dann in einen Autounfall verwickelt, bei dem niemand ernstlich verletzt wurde, der aber einige Probleme, die mit typischen adoleszenten Verhaltensweisen zusammenhingen, zu Tage förderten. Unmittelbar nach dem Unfall wurden ihre Stühle wässerig und dann rein blutig.

Fall 5. Tenesmen und Krämpfe. Unmittelbar nach dem Tod ihres Bruders entwickelt eine 31-jährige unverheiratete Frau postprandiale Blähungen, Aufstossen, leichte Unterbauchkrämpfe und Tenesmen, die mit der Entleerung kleiner Mengen von Blut, Schleim und Luft verbunden waren. Ihre Stühle blieben geformt und hart, und sie war während eines Monats verstopft. Danach traten 1–3 weiche Stuhlentleerungen, mit Blut vermischt pro Tag auf.

Im allgemeinen entspricht die auslösende Situation um so eher einer massiven Veränderung in der Umwelt, je älter der Patient im Zeitpunkt des Krankheitsbeginnes ist. So erlebte ein 50-jähriger Abteilungsleiter eines Universitätsinstituts seinen ersten Schub, der tödlich verlief, kurz nachdem beide Eltern in einem Brand umgekommen waren. Seine Frau, die seine Quelle der Unterstützung gewesen wäre, hatte ihre Mutter um die gleiche Zeit verloren. Derzeit liegt noch keine Information darüber vor, warum dieser psychobiologische Zustand des Aufgebens und der Hilflosigkeit mit der Aktivierung des Colitis ulcerosa-Prozesses einhergeht. Von Interesse ist die Tatsache, daß, wenn der Patient wütend und aggressiv wird und nicht aufgibt, sondern sich stattdessen schuldig fühlt, er eher zur Entwicklung von Kopfschmerzen als zu einer Aktivierung der Colitis neigt (Engel, 1956). In der Tat ist das Auftreten von Kopfschmerzen bei einem bis anhin akut kranken Colitis-Patienten ein gutes prognostisches Zeichen.

Drei Vorkommnisse bei Fall 1 (siehe oben) illustrieren dies: 31. Oktober 1947 – Kopfschmerzen: Die Patientin war 3 Monate lang frei von Darmsymptomen gewesen. Ihr 2 $\frac{1}{2}$-jähriger Sohn entleerte seinen Stuhl ins Kinderbettchen und verschmierte den Kot. »Ich war außer mir vor Wut und verhaute ihn. In dieser Nacht erlitt ich eine Migräneattacke. Am nächsten Morgen hatte ich immer noch Kopfschmerzen. Dann realisierte ich, wie sehr ich mich schuldig fühlte weil ich ihn gehauen hatte. Kurz danach verschwand mein Kopfweh«.

20. August 1954 – Blutungen: Die Patientin und ihr Mann hatten ein Grundstück gekauft aber es stellte sich heraus, daß der Grundstückmakler sie betrogen hatte. Die Patientin wurde wütend über ihn und sagte ihm ihre Meinung. Er reagierte nicht. »Ich wurde so wütend, aber es gab nichts, was ich hätte unternehmen können«. Jetzt standen die beiden vor dem Verlust ihrer prekären geldlichen Reserven. An diesem Abend setzten die Blutungen ein.

28. März 1951 – Kopfweh mit Abklingen eines Schubes der Colitis: Am 20. Februar 1951 begannen Blutungen, als die Patientin feststellen mußte, daß ein Geschäft, das ihr Mann zu tätigen im Begriffe war, scheitern würde. Die Blutungen nahmen ständ zu, ebenfalls der Durchfall – und nach 2 Wochen mußte sie sich zuhause ins Bett legen. Auf meine Veranlassung besuchte sie ein anderer Arzt zuhause, aber sie hatte das Gefühl »Sie lassen mich im Stich«. Ich rief sie täglich an, aber sie war apathisch und ungesprächig. Der andere Internist und ich faßten die Verlegung ins Spital ins Auge, schoben sie aber so lange wie möglich hinaus, um die finanzielle Bürde so niedrig wie möglich zu halten. Am 28. März 1951 rief sie mich zum erstenmal an und sagte überzeugt und angriffig »Sie müssen mich ins Spital aufnehmen, ich bin zu krank«. Bei ihrem Eintritt entdeckte ich zu meinem Erstaunen, daß sie eben an einer heftigen linksseitigen Migräne mit Brechreiz und Erbrechen litt. Ihre erste Bemerkung war ein noch nie vorher geäußertes »ich hasse Sie«. Ihr Kopfweh ließ bis am Mittag nach, und innerhalb der nächsten zwei Tage hatte sie geformte Stühle ohne Blut.

Im allgemeinen haben Patienten, die ihre Gefühle fein zu erfassen vermögen, wenig Schwierigkeiten, den Gefühlszustand zu identifizieren, der am ehesten zu Rückfällen führt. So äußerte eine weibliche Patientin, daß ihre mit schon lange vorbestehenden phobischen Symptomen verbundene Angst nie Symptome der Colitis ausgelöst hätte, noch Wutausbrüche, die sie gegenüber ihrem abgeschiedenen Ehemann hatte. Gefährlich wurde es erst dann, wenn sie aufhörte, aktiv diese Belastungen zu bewältigen zu versuchen und aufgab, manchmal indem sie sich zu Bett legte, um es »wegzuschlafen«, nur um dann mit Bauchkrämpfen oder Darmblutungen zu erwachen.

36.4 Folgerungen für die Behandlung

(Engel, 1958; Karush et al., 1968; Karush et al., 1969; Kirsner, 1971).

Derjenige Arzt, der die grundlegenden psychischen Prozesse kennt, die sich in diesen Patienten abspielen, ist viel besser ausgerüstet das zu tun, was diesen Patienten hilft und das zu vermeiden, was ihnen schadet. Der erste Schritt in der Behandlung eines akut kranken Patienten besteht im Aufbau einer Beziehung. Dies erreicht der Arzt am besten durch sein empathisches Eingehen auf den Patienten im Erstgespräch und seine auf das Lindern von unangenehmen Symptomen gerichtete Aufmerksamkeit. Anschließend ist das ständige Gewahren der Bedürfnisse des Patienten und seine charakteristische Art und Weise sich zu verhalten von einer Bedeutung, die nicht genug unterstrichen werden kann. Sie befähigt nämlich den Patienten, die Beziehung zum Arzt zur Wiederherstellung seines psychischen Gleichgewichts und seiner Gesundheit zu verwenden. In vielerlei Hinsicht stellt diese Arzt-Patient-Beziehung den Schlüssel zum gesamten Behandlungsplan dar und dieser kann scheitern, wenn die ersten Schritte mißlingen.

Der Arzt, der es unternimmt, einen Patienten mit Colitis ulcerosa zu betreuen, übernimmt eine ausgesprochen komplexe Verantwortung, denn wenn es ihm gelingt, in einem ersten Schritt eine Beziehung zum Patienten herzustellen, dann muß er sich darüber klar sein, daß er durch diese Tat wenigstens zum Teil die Rolle der Schlüsselfigur übernimmt. Dies bedeutet, daß diese Beziehung, die einerseits ein mächtiger Faktor darstellt, der die Wiedergenesung in Gange bringt, andererseits durch ihren Abbruch die genau gleich große Gefahr des Auslösens eines Rückfalls in sich trägt. Der Patient bleibt nämlich, wenigstens für eine gewisse Zeit, ebenso verletzlich durch eine Störung in seiner Beziehung zu seinem Arzt, wie er durch Störungen in der Beziehung zur ursprünglichen Schlüsselfigur verletzlich war. Schnell stattet er nämlich seinen Arzt mit Allwissen und allmächtigen Eigenschaften aus. Er erwartet von seinem Arzt buchstäblich, daß dieser mehr von seinen Nöten und Wünschen wisse, als er selber zeigt. Deshalb muß der Arzt sehr aufmerksam auf das Signalisieren von Bedürfnissen und von Unbehagen achten und darauf entsprechend reagieren, auch wenn diese nicht verbal verraten werden. Dies verlangt Geduld, eine Bereitschaft, dem Patienten Zeit zu widmen, und vor allem die Fähigkeit, das Bedürfnis des Patienten zu achten und anzunehmen, daß er einen offensichtlichen Beweis von der Zuverlässigkeit des Arztes erhalten muß, sogar bezüglich scheinbar so nebensächlicher Aspekte wie Pünktlichkeit, Einhalten von Versprechungen und Verfügbarsein für Hilfe. Schon die einfache Versicherung, daß der Arzt jeder Zeit erreichbar ist, kann sich als mächtige Quelle zur Hilfe erweisen, sogar wenn der Patient dieses Angebot in Wirklichkeit nie benützen wird. Man kann schwerlich überbetonen, wie bedeutsam diese nicht ins Auge springenden Einzelheiten sind, die vom Patienten als Hinweise interpretiert werden, daß der Arzt erfolgreich und wirksam die Betreuung des Patienten in der Hand hält.

Eine Patientin (Fall 1) hatte einen ernsthaften Rückfall, wie sie den Arzt anrief, um ihn etwas über den Zeitplan zu fragen, nach dem sie ihre Medikamente einnehmen sollte, um zu entdecken, daß er verreist und für eine ganze Woche nicht erreichbar war. Als sie meine Patientin wurde, hatten wir eine fortan für immer geltende Abmachung ausgehandelt, nach der sie mich zu jeder Tages- oder Nachtzeit anrufen konnte, auch wenn ich verreist war. Sie rief mich selten an, und dann nur, um mir bedeutsame Symptome oder eine stark aufwühlende Situation zu schildern. Ein Rückfall stellte sich nach einer fast ein Jahr lang anhaltenden Symptomfreiheit ein, als die Patientin in ein Haus in einer neuen Vorstadt umzog, wo sie entdecken mußte, daß die Telefongesellschaft die Leitungen noch nicht installiert hatten und sie deshalb für eine unbestimmte Zeit ohne Telefon sein würde. Die Symptome ließen sofort nach, als es mir gelungen war, auf die Telefongesellschaft Druck auszuüben und eine Notfalleitung ins Haus zu ziehen, so daß die Patientin wußte, daß sie mich wieder erreichen konnte.

Die Betreuung der Familie stellt einen andern wichtigen Sektor dar. Das Gewahren der typischen Beziehungen, die mit andern Familienmitgliedern existieren, vor allem mit der Mutter oder dem Gatten, bereitet den Arzt auf diejenigen Schwierigkeiten vor, die eintreten können. Gewöhnlich erlebt die Schlüsselfigur starke Schuldgefühle wegen der Erkrankung des Patienten und kann ein heftiges Bedürfnis zeigen, sich der Kontrolle über sich selbst und über den Patienten zu versichern. Es ist wichtig für den Arzt, daß er nicht eine rächende oder bestrafende Haltung gegenüber den andern Familienmitgliedern einnimmt. Andererseits muß er dem Patienten stärker erscheinen als die übrigen Familienmitglieder. So können wir beispielsweise einen Patienten treffen, der Forderungen stellt, wie beispielsweise das Spital zu verlassen oder die Medikamente zu ändern, die in Tat und Wahrheit nicht die Bedürfnisse oder Sorgen des Patienten betreffen, sondern vielmehr diejenigen irgendeines Familienmitgliedes. Diesen Ansinnen nicht nachzugeben kann für den Patienten eine große Erleichterung darstellen, denn der Arzt schützt den Patienten, indem er ihn seiner ärztlichen Autorität versichert, vor der erschreckenden Möglichkeit, die Mißbilligung der Familienmitglieder zu provozieren.

Diese Haltung beruht auf einem psychotherapeutisch orientierten Ansatz. Darüber hinaus ist es natürlich selbstverständlich, daß gewisse Patienten von einer systematischeren Psychotherapie durch einen Spezialisten profitieren können (Karush et al., 1968; Karush et al., 1969). Diese Fähigkeit des Patienten, durch eine solche Therapie Fortschritte zu erzielen, muß vom Psychiater beurteilt werden. Der Arzt muß aber sehr vorsichtig sein, daß die Überweisung an den Psychiater, sogar wenn sie vom Patienten angeregt wurde, von diesem nicht als Zurückweisung durch den Internisten oder Gastroenterologen erlebt wird. Die letzteren sollen unter allen Umständen aktiv an der Betreuung des Patienten beteiligt bleiben, so daß die einsetzende Psychotherapie als eine Ergänzung und nicht als ein Ersatz erlebt wird.

In einer Untersuchung, in der Patienten, die zusätzlich zur medizinischen Betreuung eine Psychotherapie erhielten, mit Patienten verglichen wurden, die lediglich die medizinische Therapie hatten, konnten die Faktoren, die günstige Voraussetzungen für eine Psychotherapie bedeuten, herausgearbeitet werden (Karush et al., 1968). Diese umfaßten: (a) das Vorliegen eines offensichtlich auslösenden Ereignisses, besonders wenn es vom Patient als das erlebt wurde; (b) eine Depression, die auf einen Verlust zurückgeführt werden kann, im Gegensatz zur depressiven Verstimmung ohne offensichtlichen Verlust; (c) die unbewußte Verwendung des Durchfalls und der Blutungen als ein Ersatz für Wut und als Mittel der Bestrafung – im Kontrast zum Erleben der Krankheit ohne Scham oder Schuld und als Berechtigung, hilflos zu bleiben und bei den andern die Bedürfnisse anzumelden; (d) einen Wunsch, unabhängig zu werden.

Betrachtet man die Rolle der Psychotherapie in der Behandlung dieser Patienten, so sollte man sich ganz klar sein, was Psychotherapie erreichen kann, und was sie nicht zu erreichen vermag. Derzeit liegen keine Hinweise dafür vor, daß Psychotherapie, mag sie noch so intensiv sein, die biologische Störung ausschalten kann, die der Colitis zugrunde liegt. Deshalb ist die Hoffnung auf eine komplette Ausheilung unberechtigt. Während Besserungen und vollständige Symptomfreiheit häufig vorkommen, kann die Psychotherapie nicht gegen Rückfälle angesichts genügenden Streß versichern. Der Hauptbeitrag der Psychotherapie besteht darin, daß die grundlegende psychische Struktur so verändert wird, daß das Individuum weniger verletzlich wird für diejenigen typischen Situationen, in denen die Krankheit bisher manifest wurde. Diese Modifizierungen betreffen vor allem die Fähigkeit des Patienten, zwischenmenschliche Beziehungen herzustellen und ihren Verlust oder ihren drohenden Verlust auszuhalten. Erfolgreiche Psychotherapie zieht gewöhnlich eine bedeutsame Verbesserung der Fähigkeit des Patienten nach sich, sich mit frühen elterlichen Bezugspersonen auseinanderzusetzen, und führt ein Stück weit zur Lösung früher Konflikte. Damit verbunden, beobachtet man gewöhnlich eine allmähliche Emanzipation von den Elternfiguren und eine zunehmende Fähigkeit, befriedigende und dauernde Beziehungen zu andern aufzunehmen. Aber wie im Leben eines jeden Menschen, können immer noch Ereignisse eintreten, denengegenüber sich der Patient hilflos und bewältigungsunfähig fühlt; unter diesen Umständen kann die Krankheit wieder auftreten. Trotzdem stellen wir aber fest, daß der Patient, der in der Psychotherapie Fortschritte gemacht hat, eine größere Chance hat, symptomfrei zu bleiben. Es ist aber überaus wichtig, daß der Patient, der sich in eine Psychotherapie begibt, ganz klar versteht, daß die Psychotherapie die Neigung, an Colitis zu erkranken, nicht ausschaltet; sonst kann sogar ein leichter Rückfall als ein persönliches Versagen erlebt werden oder das Vertrauen des Patienten in den Therapeuten zerstören, was eine schwere Belastung bedeuten kann, die zu einem heftigen Rückfall führt. Viele der ernstlichen Rückfälle während oder kurz nach dem Abschluß der Psychotherapie oder Psychoanalyse hatten diese Grundlage und führten zu einem ungerechtfertigten Pessimismus in bezug auf die Wirksamkeit dieses therapeutischen Zugangs.

Zur Form der Psychotherapie: Eine aufdeckende Therapie ist günstiger beim eher aktiven unabhängigen Patienten, wohingegen stark symbiotische oder zwischen Symbiose und Unabhängigkeit pendelnde Patienten mehr von einer unterstützenden, die Catharsis fördernden und suggestiven, als von einer interpretativen Therapie profitieren. Die besten Resultate werden erreicht durch Therapeuten, die einen großen Einsatz und großes Interesse für ihre Patienten zeigen, viel Empathie haben und bezüglich der erreichbaren Resultate optimistisch sind, und mit Patienten, die große Hoffnung haben, daß ihnen geholfen werden kann, und die ein herzliches und vertrauensvolles Arbeitsbündnis mit dem Therapeuten entwickeln. Wichtig ist die Fähigkeit des Therapeuten, sich den wechselnden Abhängigkeitsbedürfnissen des Patienten anzupassen. Symbiotische Patienten erfahren Besserungen, wenn ihre Therapeuten imstande sind, ihre infantilen Abhängigkeitsbedürfnisse ohne Zurückweisungen zu ertragen, ohne Ungeduld zu zeigen oder erzieherische Haltungen an den Tag zu legen. Die Arbeiten von Karush et al. (1968, 1969) und von Groen und Birnbaum (1968) stellen ausgezeichnete Informationsquellen über die Psychotherapie des Patienten mit Colitis ulcerosa dar.

Zieht man die gebräuchlichen Indikationen für Ileostomie und Colectomie in Betracht, nämlich unstillbarer Durchfall, wiederholte Fistelbildungen oder Abszesse, massive Blutungen, rektale Inkontinenz und die Möglichkeit der Krebsentwicklung, dann ist es bedeutsam, sich zu vergegenwärtigen, wie belastend es für diese Patienten ist, keine vollständige Kontrolle über ihre Darmtätigkeit zu besitzen, sei es in Form unvorhersagbarer Blutungen, von Durchfällen oder Krämpfen. Beim Colitis ulcerosa-Patienten, der ein so großes Bedürfnis hat, seine Gedanken, Handlungen und seinen Körper unter Kontrolle zu haben und gute Leistungen zu vollbringen, bedeutet die Unfähigkeit auf diesem Gebiet oft tatsächliches Versagen, für das der Patient oft in einem Maß sich verantwortlich fühlt, das aus der Sicht der Umgebung nicht nötig wäre. So hat die Entfernung des so lästigen Colon und das Anlegen eines künstlichen Darmausganges (Ileostomie), über die der Patient gewöhnlich eine viel bessere Kontrolle ausüben kann, oft einen viel heilsameren psychischen Effekt, als der Patient, seine Familie oder sein Arzt angenommen hatten, die ja alle den Eingriff vielmehr von der Auferlegung einer Verstümmelung her betrachtet hatten. So tut der Psychotherapeut gut daran, nicht nur diese Operationsindikationen im Auge zu behalten, sondern auch den Beitrag, den er dadurch leisten kann, indem er den Patienten auf die Operation und die postoperative Anpassungsphase vorbereitet. Vor allem muß er sich darüber klar werden, daß das Heranziehen eines chirurgischen Eingriffes nicht ein Versagen der Psychotherapie oder einen Grund zur Aufgabe seiner therapeutischen Rolle darstellt. Für den zukünftigen Ileostomieträger ist es von großer Bedeutung, wenn er einen Patienten treffen kann, der seine Ileostomie erfolgreich trägt, um aus erster Quelle die Vorteile und die realen Probleme der Ileostomie kennenzulernen. Zusätzliche Hilfe kann der Patient erfahren, wenn er an den Aktivitäten eines Ileostomie-Clubs teilnimmt, die nicht nur eine Quelle für praktische Informationen darstellen, sondern für Gruppenerlebnisse, die für diese Patienten psychisch günstig sind. Ihr Motto Help (Help = Hilfe, Encouragement = Ermutigung, Learning = Lernen, Participation = Teilnahme) spiegeln eindeutig das intuitive Erfassen der grundlegenden menschlichen und psychischen Bedürfnisse des Patienten mit Colitis ulcerosa wider.

36.5 Enteritis ulcerosa

Wie man schon seit langem weiß, kann der gleiche pathologische Prozeß auch das terminale Ileum befallen. Weniger bekannt ist, daß er auch in einem bis dahin gesunden Ileum nach Colectomie und Ileostomie einsetzen kann, und zwar unter den gleichen psychisch streßvollen Situationen, die früher zur Aktivierung der Colitis ulcerosa geführt hatten.

Selten befällt der Prozeß den gesamten Dünndarm. Anschwellen des Stoma mit teilweiser Verlegung, profuser wässeriger Durchfall oder Perforation können folgen. Ödem, petechiale Blutungen und Ulceration der heraustretenden Schleimhaut können sich ergeben. Das Risiko dieser Komplikation stellt einen weiteren Grund dafür dar, daß mit einer anhaltenden stützenden oder eher aufdeckenden Psychotherapie fortgefahren werden soll, auch nach der Colectomie und Ileostomie, und dies besonders, wenn der Patient vorher in psychotherapeutischer Behandlung war.

Literatur

Acheson E. D. and Nefzger, M. D. (1963): Ulcerative colitis in the United States Army in 1944 Epidemiology: comparisons between patients and controls. Gastroenterology, 44, 7.

Arthur E. (1963): Role of perceptions of children with ulcerative colitis. Arch. gen. Psychiat., 8, 536.

Askevold F. (1964): Studies in ulcerative colitis. J. psychosom. Res., 8, 89.

Barker, W. F. (1962): Family history of patients with ulcerative colitis. Amer. J. Surg., 103, 25.

Burch, P. R. J., De Dombal, F. T. and Watkinson, G., (1969): Aetiology of ulcerative colitis. II A new hypothesis. Gut, 10, 277.

Daniels, G. E., O'Connor, J. F., Karush, A., Moses, L., Flood, C. A. and Lepore, M. (1962): Three decades in the observation and treatment of ulcerative colitis. Psychosom. Med. 24, 85.

Dick, A. P., Holt, L. P. and Dalton, E. R. (1966): Persistence of mucosal abnormality in ulcerative colitis. Gut, 7, 355.

Engel, G. L. (1955): Studies of ulcerative colits. III. The natur of the psychologic processes. Amer. J. Med., 19, 231.

Engel, G. L. (1956): Studies of ulcerative colitis. IV. The significance of headaches. Psychosom. Med. 18, 334.

Engel, G. L. (1958): Studies of ulcerative colitis. V. Psychological aspects and their implications (for treatment. Amer. J. dig. Dis., 3, 315.

Engel, G. L. (1962): Psychological Development in Health and Disease. W. B. Saunders Company, Philadelphia, Pa.

Engel, G. L. (1969): Psychological factors in ulcerative colitis in man and gibbon. Gastroenterology. 57, 362.

Feldman, F., Cantor, D., Soll, S. and Bachrach, W. (1967): Psychiatrie study of a consecutive series of 34 patients with ulcerative colitis. Brit. med. J., 1, 14.

Finch, S. M. and Hess, J. N. (1962): Ulcerative colitis in children. Amer. J. Psychiat. 118. 819.

Freyberger, H. (1970): The doctor-patient relationship in ulceratice colitis. Psychother. Psychosom. (Basel), 18, 80.

Fullerton, D. T., Kollar, E. J. and Caldwell, A. B. (1962: A clinical study of ulcerative colitis. J. Amer. med. Ass., 181, 463.

Groen, J. and Birnbaum, D. (1968): Conservative (supportive) treatment in severe ulcerative colitis. Methods and results. Israel J. med. Sci., 4, 130.

Jackson, D. and Yalom, I. (1966): Family research in the problem of ulcerative colitis. Arch. gen. Psychiat., 15, 410.

Karush, A., Daniels, G. E., O'Connor, J. F. and Stern, L. O. (1968: The response to psychotherapy in chronic ulcerative colitis. I. Pretreatment factors. Psychosom. Med., 30, 255.

Karush, A., Daniels, G. E., O'Connor, J. F. and Stern, L. O. (1969: The response to psychotherapy in chronic ulcerative colitis. II. Factors arising from the therapeutic situation. Psychosom. Med., 31, 201.

Kirsner, J. B. (1971): Ulcerative colitis, mysterious, multiplex and menacing. J. chron. Dis., 23, 681.

Kirsner, J. B. and Spencer, J. A. (1963): Family occurrence of ulcerative colitis. Regional enteritis and ileocolitis. Ann. intern. Med., 59, 133.

Kollar, E. J., Fullerton, D. T., Dicenso, R. and Agler, C., (1964): Streß specificity in ulcerative colits. Comprehens. Psychiat., 5, 101.

Mohr, G. J., Josselyn, I. M., Spurlock, J. and Barron, S. H. (1958): Studies in ulcerative colitis. Amer. J. Psychiat., 114, 1067.

Morris, P. J. (1965): Familial ulcerative colitis. Gut, 6, 176.

Poser, E. G. a. Lee, S. G. (1963): Thematic content associated w. two gastrointestinal disorders. Psychosom. Med., 25, 162.

Shorter, R.G., Hinzenga, K.H. and Spencer, R.J. (1972): A working hvpothesis for the etiology and pathogenesis of nonspecific inflammatory bowel disease. Amer. J. dig. Dis., 17, 1024.

Sifneos, P.E. (1964): Assent from Chaos. A Psychosomatic Case Study. Harvard University Press, Cambridge, Massachusetts.

Singer, H.C., Anderson, J.G.D., Frischer, H. and Kirsner, J.B. (1971): Familial aspects of inflammatory bowel disease. Gastroenterology, 61, 423.

Stout, G. and Snyder, R.L. (1969): Ulceratice colitis-like lesion, in siamang gibbons. Gastroenterology, 57, 256.

Sundby, H.S. and Auestad, A.M. (1967): Ulcerative colitis in children. A follow-up study with special reference to psychosomatic aspects. Acta psychiat. scand., 43, 410.

West, K.L. (1970): MMPI correlates of ulcerative colitis. J. clin. Psychol., 26, 214.

Wijsenbeek, H., Maoz, B., Nitzan, I. and Gill, R. (1968): Ulcerative colitis. Psychiatric and psychologic study of 22 patients. Psychiat. Neurol. Neurochir. (Amst.), 71, 409.

37 Rheumatoide Arthritis und Weichteilrheumatismus

Jörg Michael Herrmann und Othmar W. Schonecke

37.1 Rheumatoide Arthritis

37.1.1 Einleitung (Definition)

Unter der Überschrift »Rheumatismus« oder »rheumatische Erkrankungen« werden verschiedenartige Krankheitsbilder zusammengefaßt. Vor allem in Laienkreisen werden unter der Bezeichnung »Rheuma« die verschiedenartigsten Schmerzzustände verstanden, auch Schmerzen, die als Symptome einer Organkrankheit auftreten, deren Verkennung oder falsche bzw. verspätete Behandlung lebensgefährlich sein kann.

Der Begriff »Rheuma« kommt von dem griechischen Wort »Rheo« = »fließen« und bezeichnet das Kommen und Gehen von Schmerzen, die dazu tendieren, von einer Körperregion zur anderen zu wandern.

Heute teilen wir die rheumatischen Erkrankungen folgendermaßen ein:

I. *Entzündliche Gelenkerkrankungen*
  – Akuter Gelenkrheumatismus (»rheumatic fever«):
    – Primär chronische Polyarthritis (»rheumatische Arthritis«)
    – Andere, seltenere entzündliche Gelenkerkrankungen.
II. *Degenerative Gelenk- und Knochenerkrankungen*
  – Arthrosen (z. B. Koxarthrose usw.)
  – Spondylarthrosen
  – Osteochondrosen (Bandscheibenschäden etc.)
III. *Rheumatische Weichteilerkrankungen*

Unter diesen sehr verschiedenartigen Leiden nimmt die *primär chronische Polyarthritis* oder *rheumatoide Arthritis* eine Sonderstellung ein, einmal wegen ihrer Häufigkeit, dann aber wegen ihrer chronischen Verlaufsform und ihrer Bedeutung für die Invalidität. Sie hat daher eine große sozialmedizinische Bedeutung. Ätiologie und Pathogenese dieser Erkrankung geben uns noch zahlreiche ungelöste Rätsel auf. Sie soll im folgenden besprochen werden:

37.1.2 Allgemeine epidemiologische Hinweise (s. auch unter 37.1.7)

Belart findet in der Gesamtpopulation eine Häufigkeit von 0,7 bis 2,1% sicherer primär chronischer Polyarthritis. Die Zahl der Patienten, bei denen die Diagnose mit Wahrscheinlichkeit gestellt werden kann, beträgt 1,7 bis 4,7%. Nach seinen Angaben wurden in England bei 50 Millionen Einwohnern 28 Millionen Arbeitstage pro Jahr durch Rheuma verloren. Das entspricht einem halben Tag pro Einwohner pro Jahr. In der Schweiz wurden 1,5 Rheumakrankentage pro Krankenkassenmitglied pro Jahr gezählt. 19 bis 25% aller Frühinvalidisierungen erfolgen auf Grund einer rheumatischen Erkrankung.

37.1.3 Symptomatologie

Die Krankheit beginnt meist schleichend und befällt anfangs vor allem die kleinen Gelenke. Oft besteht längere Zeit hindurch nur eine Steifigkeit in den Fingergelenken morgens nach dem Erwachen, die im Verlauf des Tages verschwindet (Morgensteifigkeit). Später kommt es zu Schmerzen und Gelenkschwellungen, besonders zu spindelförmiger Auftreibung der Fingermittelgelenke auf Grund einer bindegewebig entzündlichen Proliferation der periartikulären Weichteile. Charakteristisch in diesem Stadium ist auch eine teigige Schwellung der Findergrundgelenke.

Gleichzeitig finden sich degenerative Veränderungen im Röntgenbild am Skelett, in Form einer Atrophie der den Gelenken benachbarten Knochen, die diesen ein fleckiges Aussehen verleiht (*gelenknahe Osteoporose*). Es kommt dann zu einer Verschmälerung der Gelenkspalten bis zu Gelenkzerstörungen mit Subluxation, Ankylosen und Versteifung der Gelenke, wobei die Muskeln atrophieren.

Weitere charakteristische Symptome sind die sogenannten *»Rheumaknoten«* (subkutane Knoten über Knochenvorsprüngen) und *serologische Befunde*, (ein positiver Latex-Fixations-Test: Agglutination gammaglobulinbeladener biologisch inaktiver Partikel zum Nachweis des durch die Antigen-Antikörper-Reaktion gebildeten Rheumafaktors), eine erhöhte *Blutsenkungsgeschwindigkeit*, eine *Dysproteinämie* (Albuminverminderung und Gammaglobulinvermehrung), sowie die *Ausbildung einer Infektanämie*. Es finden sich Hinweise auf pathologische Vorgänge im Immungeschehen, die ätiologische Beziehungen zu Autoimmunkrankheiten (LE) aber auch zu Kollagenosen (z. B. der Sklerodermie) vermuten lassen.

Der *Verlauf ist außerordentlich chronisch*, über Jahre und Jahrzehnte mit Remissionen und neuen Schüben, aber auch der Möglichkeit zum Stillstand in jeder Phase. Während des akuten Krankheitsverlaufes, aber auch im Endzustand nach Versteifung von Gelenken, sind die

Pat. häufig ans Bett gefesselt und auf fremde Hilfe angewiesen.

37.1.4 Primär chronische Polyarthritis und psychosomatische Medizin

Das alles sind handfeste somatische Veränderungen, die sich an bestimmten Organen und Organsystemen abspielen, so daß die Frage berechtigt ist, warum dieses Krankheitsbild auch im Rahmen der psychosomatischen Medizin abgehandelt wird. Dazu einige grundsätzliche Bemerkungen: Psychosomatische Medizin ist nicht eine Lehre der psychischen Verursachung von Krankheiten mit oder ohne organische Symptome (Psychogenese). Eine solche eingleisige, »monokausale« Betrachtung ist in der Medizin zugunsten einer multifaktoriellen Betrachtungsweise aufgegeben worden, die das Zusammentreffen verschiedener pathogener Faktoren annimmt und sich bemüht, das Netz der konstitutionellen (genetischen), dispositionellen (erworbenen) und auslösenden Momente zu erkennen. In diesem Zusammenhang fordert die psychosomatische Medizin nicht den pathophysiologischen Momenten weniger, sondern den psychologischen Momenten mehr Aufmerksamkeit zu schenken als es bisher der Fall war. Sie fordert, daß man die Rolle psychischer Faktoren in der Pathogenese von Krankheiten ebenso ernsthaft untersucht, wie die Rolle von Bakterien, Viren, biochemischen und physikalischen Faktoren (Weiss u. English).

Über dieses Interesse an der Ätiologie und Pathogenese hinaus, bemüht sich die psychosomatische Medizin bestimmte charakteristische Erlebnis- und Verhaltensweisen von Kranken genauer kennenzulernen, die für den Umgang des Arztes mit dem Patienten von Bedeutung sind. Es hat sich gezeigt, daß Erwartungen, die Patienten oft unbewußt an den Arzt herantragen, die Möglichkeiten der Kommunikation und Interaktion zwischen beiden beeinflussen. Diese Zusammenhänge sind nicht nur diagnostisch, sondern auch für die Therapie wichtig und zwar unter drei Gesichtspunkten:

1. Der Aufbau eines therapeutischen Bündnisses zwischen Arzt und Patient schafft erst die Möglichkeit für eine Therapie. Besonders dann, wenn es sich, wie bei chronisch Kranken, darum handelt, eine Therapie über Jahre, manchmal Jahrzehnte hindurch fortzusetzen.
2. Wir wissen von Placebountersuchungen (Doppelblindversuch), daß die Wirksamkeit pharmakologischer Medikamente durch suggestive Faktoren günstig oder ungünstig beeinflußt werden kann, und daß diese suggestiven Faktoren von der Einstellung des Patienten zum Arzt abhängen.
3. Schließlich hat man festgestellt, daß das Auftreten und der Verlauf von Krankheiten aller Art von psycho-sozialen Faktoren beeinflußt wird. So konnte Hinkle in ausgedehnten epidemiologischen Langzeituntersuchungen nachweisen, daß Krankheiten immer dann gehäuft auftreten, wenn Ereignisse in der Lebensgeschichte von einem Menschen besonders Anpassungsleistungen erfordern. Die moderne Streßforschung hat hierzu neues Material gebracht (Siehe auch Kap. 10). Hier hat der Arzt eine wichtige Aufgabe, auch im Sinne der Prophylaxe.

37.1.4.1 Falldarstellung

Bei der primär chronischen Polyarthritis war es schon den alten Klinikern aufgefallen, daß die Patienten ein unerwartetes Verhalten an den Tag legen. Sie sind besonders geduldig, sie leiden still und bemühen sich, trotz ihrer Schmerzen, freundlich und heiter zu erscheinen. Sie haben etwas von einem »Martyrer« an sich. Für den Arzt und die Schwestern sind es ausgesprochen »angenehme Patienten«.

Frau B. war von Beruf Friseuse. Sie hat durch Tüchtigkeit und Umsicht verstanden, ein eigenes Geschäft aufzubauen, das sie nach ihrer Heirat mit Hilfe des Ehemannes weiter ausbaute. Bis zu ihrer Erkrankung beaufsichtigte sie täglich die Arbeit in dem Geschäft, in dem mehrere Angestellte beschäftigt waren.

Seit 3 Jahren leidet Frau B. an außerordentlich schmerzhaften Gelenkschwellungen, die mit einer Steifigkeit in den Fingergelenken begonnen hatten, aber bald zu heftigen Schmerzen und Schwellungen führten. Seit 2 Jahren sind auch die Schultern und die Knie erkrankt. Sie lag schon 2mal, jedes Mal für mehrere Wochen, in der Klinik und wurde mit sehr geringem Erfolg mit den verschiedensten antirheumatischen Verfahren behandelt. Zur Zeit nimmt sie ein Medikament (Metalcaptase) mit großer Gewissenhaftigkeit, obwohl sie davon immer wieder Übelkeit und Erbrechen bekommt und obwohl die Wirkung nicht sehr überzeugend ist.

Gegen die Schmerzen nimmt sie täglich nur 1 Amuno-Supp[1]), obgleich damit die Schmerzen nur vorübergehend gebessert werden. Seit sie entlassen ist, zwingt sie sich täglich, trotz ständiger Schmerzen, am Arm ihres Mannes kleine Spaziergänge zu machen, die sie ebenso, wie die auch sehr schmerzhafte physikalische Behandlung und die Bewegungsübungen, gewissenhaft durchführt. Wenn man mit ihr spricht, sieht man ihr nicht an, daß sie Schmerzen hat. Sie beklagt sich nie und berichtet von ihren Schmerzen nur dann, wenn man sie danach fragt.

Beobachtungen dieser Art machte man bei Patienten, die an primär chronischer Polyarthritis leiden, immer wieder. Es besteht zwischen ihnen so etwas wie eine »Familienähnlichkeit«. Diese Ähnlichkeit zwischen Patienten, die an einer gleichen Krankheit leiden, ist schon den alten Ärzten aufgefallen. Besonders deutlich wird das bei Patienten, die an Myxödem oder Hyperthyreose leiden. Hier handelt es sich eher um eine Ähnlichkeit eines Verhaltens- und Reaktionsstiles. Natürlich läßt sich die Frage nicht leicht beantworten, ob diese »Familienähnlichkeit« eine Folge der Krankheit ist oder ein Persönlichkeitszug, der schon vor Ausbruch der Erkrankung

---

[1]) Indometacin

bestand und der möglicherweise etwas mit ihrer Disposition zu dieser Krankheit zu tun hat.

Unter diesem Gesichtspunkt kann den durch eine Vielzahl von Untersuchungen gewonnenen Faktoren, über die im folgenden referiert wird. auch nur sehr eingeschränkt ein spezifischer Stellenwert in der Pathogenese zugeordnet werden. Dagegen sind diese Beobachtungen für das Verständnis der Patienten und ihres Umgangs mit der Krankheit ebenso wie für die Arzt-Patienten-Beziehung und damit für die Therapie relevant.

37.1.5 Psychologie, Psychodynamik, Lebensgeschichte und soziale Interaktion

37.1.5.1 Psychologie

Die Art und Weise wie diese Patienten mit ihren Schmerzen und den erkrankten Gelenken umgehen, läßt vermuten, daß sie ihren Körper in besonderer Weise erleben, so daß die sogenannte »Familienähnlichkeit«, soweit sie sich auf bestimmte Verhaltenseigentümlichkeiten erstreckt, möglicherweise mit dem zusammenhängen könnte, was man als »Körperschema« (body image) bezeichnet hat. Untersuchungen über das Körperschema bei verschiedenen Krankheiten bestätigen diese Annahme.

Fisher und Cleveland, die ausgedehnte Untersuchungen über das Körperschema bei verschiedenen Krankheiten durchgeführt haben, wollten ursprünglich die Patienten mit rheumatoider Arthritis als Kontrollgruppe benutzen, um damit das Körperschema von Patienten mit anderen Krankheiten zu vergleichen. Dabei stellten sie zu ihrer Überraschung eine hoch signifikante Besonderheit des Körpererlebens bei Patienten mit primär chronischer Polyarthritis fest:

Bei dem Vergleich zwischen einer Gruppe von 26 männlichen Arthritikern und 33 männlichen Patienten mit Ulcus duodeni mit Hilfe eines Kurzinterviews und eines bestimmten psychologischen Tests (Holzmann-Test), mit dessen Hilfe sie den sogenannten »Barriere-Score« ermitteln, war dieser score bei den Arthritikern signifikant gegenüber den Ulcuspatienten erhöht. Sie interpretierten dies Ergebnis in dem Sinne, daß der Arthritiker die beschützenden und abgrenzenden Züge des Körperschemas betont, wohingegen Patienten mit Ulcus die Körpergrenzen als relativ schwach und verletzlich erleben.

Die Beobachtungen der alten Kliniker über die »Familienähnlichkeit« von Patienten mit bestimmten Krankheiten regten schon relativ früh psychosomatische Untersuchungen über bestimmte Persönlichkeitszüge an. Dunbar beschreibt die Persönlichkeitsstruktur von Patienten mit rheumatoider Arthritis folgendermaßen:

Unbewußte, sadomasochistische Tendenzen, leichte seelische Verletzbarkeit und ein Bedürfnis, bewundert zu werden. Häufig sei eine gegengeschlechtliche Identifikation zu beobachten. Die Patienten neigten zur Flucht in eine Traumwelt. Der Beginn der Krankheit sei mit einem Ereignis verbunden, das ein Verlust von persönlicher Sicherheit darstelle.

Nach außen würden sich die Patienten ruhig und diplomatisch geben, zudem hätten sie perfektionistische Tendenzen. Halliday fand folgende Charakteristika: Erhöhte Selbstbeherrschung, Gehemmtheit im Ausdruck von Emotionen, sowie eine Tendenz zur Unabhängigkeit, die jedoch durch Passivität zu erreichen versucht wird.

Spätere und genauere Untersuchungen konzentrierten sich auf folgende drei Persönlichkeitsmerkmale:
1. Die Einstellung zu aggressiven Tendenzen,
2. zur physikalischen Aktivität und
3. dem Streben nach Unabhängigkeit.

37.1.5.1.1 *Die Aggressionshemmung*

Zur Einstellung gegenüber aggressiven Tendenzen wurden folgende Befunde erhoben: Eine vermehrte Tendenz, Aggression gegen sich selbst, bzw. nach innen zu richten. Sogar in frustrierender Situation waren die untersuchten Patienten nicht in der Lage, nach außen gerichtete (extrapunitive) aggressive Tendenzen auszudrücken, sie neigten eher dazu, die frustrierenden Situationen zu übergehen (Müller et al). Cobb war bei der Beobachtung eines Krankheitsverlaufes die Rolle unausdrückbarer feindseliger Gefühle im Zusammmenhang mit akuten rheumatischen Schüben aufgefallen. Er untersuchte daraufhin die Hypothese, daß das Unvermögen, feindselige Gefühle auszudrücken, im Zusammenhang mit den Schüben der Erkrankung stehen könnte an 300 Arthritikern, die über 30 Monate beobachtet wurden. Er fand, daß Patienten, die angaben, nur selten wütend zu sein, oder daß das letzte Mal, an das sie sich erinnern konnten, Wut empfunden zu haben, mehr als 1 Jahr zurücklag, häufiger dazu neigten, arthritische Schübe zu haben als Patienten, die sich noch kürzlich an Wut erinnern konnten.

Moos und Salomon prüften die Hypothese eines Zusammenhangs zwischen dem Grad psychischer Störungen und dem Verlauf der Erkrankung mit Hilfe des MMPI in einer Studie, in der Patienten mit chronischem und akutem Verlauf einer rheumatoiden Arthritis einander gegenübergestellt wurden. Dabei zeigte sich, daß die Patienten mit einer relativ langsam verlaufenden rheumatoiden Arthritis höhere Werte auf Skalen hatten, die Unterwürfigkeit, Perfektionismus, Leugnung von Feindseligkeit, sozialer Verantwortung und Statusabhängigkeit reflektierten.

Die gleichen Autoren untersuchten in einer anderen Studie die Angehörigen von Patienten mit rheumatoider Arthritis, die selbst keinerlei rheumatische Beschwerden hatten. Bei ihnen fand sich eine Gruppe mit positivem Rheumafaktor im Serum, während bei der anderen Gruppe dieser Faktor nicht nachweisbar war. Diese beiden Gruppen wurden mit Hilfe des MMPI untersucht. Dabei stellte sich heraus, daß die Angehörigen mit einem positivem Rheumafaktor höhere Werte in den Skalen hatten, die eine Hemmung von Aggressivität, sowie das Bemühen, sich sozial akzeptiert zu verhalten, erfaßte. Die Autoren nehmen an, daß bei dieser Erkrankung somatische und psychische Disposition gekoppelt sind und daß der Verlauf der Erkrankung mit dem Ausmaß einer bestimmten psychischen Disposition positiv korreliert.

Die Autoren ziehen daraus den Schluß, daß beim Vorliegen einer genetischen oder konstitutionellen Prädisposition zu rheumatischen Erkrankungen, die bei einigen Individuen mit Hilfe des Rheumafaktors erkannt werden kann, die Krankheit dann zum Ausbruch kommt, wenn größere psychische Belastungen im Sinne emotionaler Konflikte vorliegen.

37.1.5.1.2 *Die Neigung zu physischer Aktivität*

Schon relativ früh wurde berichtet, daß Patienten mit rheumatoider Arthritis in der Vorgeschichte eine besondere Neigung zu körperlicher Aktivität, vor allem Sport in frischer Luft, aufweisen würden. Dieser Drang nach Aktivität in der biographischen Anamnese wurde im Sinne eines Versuches sozial-akzeptierter Aggressionsverarbeitung gedeutet (Fisher and Cleveland, Booth). Man sah darin Hinweise für eine »psychodynamische Prädisposition«.

Neuere Untersuchungen (Moos und Salomon) konnten keinen Unterschied im Ausmaß der physischen Aktivität zwischen einer gesunden Kontrollgruppe und einer Gruppe von Patienten mit rheumatischer Polyarthritis feststellen. Allerdings ließ sich aus der Schilderung der physischen Aktivität der Patienten eine größere Begeisterung für solche Tätigkeiten entnehmen. Möglicherweise spiegelt sich diese Vorliebe in den Befunden mit Persönlichkeitsskalen wieder, die für die Patienten ein größeres Maß an physischer Aktivität gezeigt haben.

Auf der anderen Seite gibt es Untersuchungen, die zeigen, daß emotionale Reize den Muskeltonus weit über ein normales Maß hinaus steigern können (Gemeinschaftsarbeit des Psychosomatischen Insituts des Michael Reesy-Hospitals und des Chikagoer Instituts für Psychoanalyse, Alexander). Moos und Engel untersuchten die physiologischen Reaktionen auf Streß bei Hypertonikern und Arthritikern. Sie fanden, daß Arthritiker mit Veränderungen des Muskeltonus, Hypertoniker jedoch mit Veränderungen des Blutdrucks reagierten. Die Autoren interpretierten diese Ergebnisse im Sinne einer Theorie der Reaktionsspezifität (response specifity).

37.1.5.1.3 *Das Streben nach Unabhängigkeit*

Außer der Aggressionshemmung und der Begeisterung für physische Aktivität wurde bei diesen Patienten ein besonderer Drang nach Unabhängigkeit beobachtet.

Unsere Patientin hatte ihr eigenes Geschäft aufgebaut und übte bis zu ihrer Erkrankung eine leitende Position aus. Epidemiologische Untersuchungen haben eine Korrelation zwischen Position im Beruf und dem Arbeitsausfall durch Rheumatismus gefunden. Danach soll eine subalterne Berufsstellung zu einer Vermehrung von krankheitsbedingtem Arbeitsausfall durch rheumatoide Arthritis im Vergleich zu Personen in selbständiger und verantwortlicher Tätigkeit führen (Booth).

Fassen wir diese verschiedenen Befunde zusammen, so läßt sich daraus eine erste Hypothese formulieren:

Die Unfähigkeit, Aggressionen anderen Menschen gegenüber zu äußern, führt zu Ersatzlösungen in Form von motorischer Hyperaktivität, z. B. in Form sportlicher Betätigung. Bis zum Ausbruch der Krankheit wird auf diesem Wege eine Kompensation der gehemmten Aggressivität möglich. Aggressivität, bzw. feindselige Antriebe führen zu einer erhöhten Tendenz von Muskelkontraktionen, wobei aber gleichzeitig auch der Antagonistentonus gesteigert wird, was im Laufe der Zeit zu einer Summation von Traumen der betroffenen Gelenke führen soll (Alexander).

Diese Hypothese erklärt nicht die serologischen Besonderheiten der Erkrankung. Sie kann aber ein Moment in dem Faktorenbündel der Pathogenese deuten.

37.1.5.2 Psychodynamik und soziale Interaktion

Die spezifischen Probleme von Patienten mit rheumatoider Arthritis betreffen vor allem gestörte Objektbeziehungen. Diese sollen bereits in die Frühphasen der Kindheitsentwicklung zurückreichen, wobei die Beziehungen zu den Eltern eine wesentliche Rolle spielen. Moos und Solomon fanden bei ihren bereits erwähnten Untersuchungen, daß die an rheumatoider Arthritis erkrankten Patienten mehr unter der Zurückweisung von seiten ihrer Mütter und der Strenge ihrer Väter litten als die Kontrollgruppe gesunder Angehöriger. Dabei wird die Rolle der Eltern unterschiedlich beschrieben, wobei über die Person der Mutter größere Übereinstimmung als über die des Vaters herrscht.

Die Persönlichkeit der Mutter zeichnet sich durch folgende Merkmale aus:

In der Familienkonstellation spielt sie eine beherrschende und zentrale Rolle. Ihr Verhalten wird von den Patienten retrospektiv als »gefühlskalt« und »zurückweisend« beschrieben. Dabei ist zu vermuten, daß das als Gefühlskälte erlebte Verhalten der Mutter ähnlich wie bei den Patienten selbst, auf einer Unfähigkeit, Emotionen auszudrücken, beruht. Zugleich erleben die Patienten ihre Mutter als »aggressiv«, was wiederum ihre Abhängigkeit und Furcht vor der Mutter verstärkt. In dieser Beschreibung stimmen die Patienten mit ihren gesunden Geschwistern überein. Jedoch spielen diese Eigenschaften der Mutter für die Patienten eine größere Rolle als für die gesunden Geschwister.

Der Vater wird weniger einheitlich beschrieben. Seine Persönlichkeitsstruktur bleibt unklar, vor allem aufgrund der extrem verschiedenartigen Darstellungen. Übereinstimmend ist jedoch, daß der Vater stets in sehr extremer Form beschrieben wird, entweder als außerordenltich positiv oder als außerordentlich negativ.

Wird der Vater positiv gesehen, so wird er als »hart arbeitend«, »umgänglich«, »ehrlich« und »freundlich« beschrieben. Diese Beschreibung stimmt mit dem Vatertypus überein, den Alexander beschrieben hat, der jedoch zusätzlich betont, daß die Väter von Patienten mit rheumatoider Arthritis »anhänglich« und »nachgiebig« seien und sich der Mutter unterordnen.

Wird der Vater negativ beschrieben, so wird er als »streng«, vor allem aber als »unvorhersehbar« in seinen Reaktionen geschildert. Die Elternkonstellation erklärt es, daß die Kinder schon früh ihre Affekte, insbesondere ihre Aggressionen, zu unterdrücken lernen und daß sie nach Unabhängigkeit von ihrer Umgebung streben.

37.1.6 Ätiologie und Pathogenese

Fassen wir die Befunde über spezifische Persönlichkeitsmerkmale und psychodynamische Faktoren bei Patienten mit rheumatoider Arthritis zusammen, so findet sich bei ihnen folgendes:
Der Ausdruck von Emotionen ist generell gehemmt. Davon ist besonders der Ausdruck von offener Feindseligkeit betroffen.
Die Angabe, daß sie in der Vorgeschichte mehr motorische Aktivitäten an den Tag legen als Gesunde, ist nicht sicher belegt, dagegen herrscht Übereinstimmung darin, daß sie eine besondere Begeisterung für motorische Aktivitäten empfinden und in Streßsituationen mit der Neigung zu Muskelkontraktionen reagieren. Darüberhinaus haben sie ein großes Verlangen nach Unabhängigkeit.
Die emotionale Entwicklung in der Kindheit ist durch eine besondere Familienkonstellation gekennzeichnet.

Alle diese Befunde fügen sich in eine Hypothese, die Alexander aufgestellt hat und die einen spezifischen Konflikt, bzw. ein spezifisch dynamisches Grundschema bei Patienten mit rheumatoider Arthritis postuliert: »Einschränkende elterliche Einflüsse in der Kindheit führen zu Protest gegen die Einschränkung durch die Eltern. Der Protest führt zu Angst, diese wiederum zur Verdrängung der aufsässigen Tendenzen infolge der exzessiven Abhängigkeit, die durch übergroße Kontrolle der Eltern erzeugt wird. Die Aufsässigkeit und die aggressiven Tendenzen führen als Kompensationsversuch zu einer Neigung zu konkurrierenden Sportarten und Freiluftbeschäftigungen in der Kindheit und frühen Jugend auf der einen Seite, auf der anderen Seite zu einer Kombination von »Bedienen und Beherrschen« der Umgebung im späteren Leben (wohlwollende Tyrannei, Märtyrerrolle). Bei Frauen findet sich darüberhinaus eine Ablehnung der weiblichen Rolle (männlicher Protest). Eine Unterbrechung des erfolgreichen Abfuhrschemas von Beherrschen der Umgebung durch Bedienen führt zu gesteigertem Muskeltonus, auch der antagonistischen Muskelpartien. Dies führt auf dem Umweg über fortgesetzte Mikrotraumen zur Arthritis.

Neurophysiologisch läßt sich folgender Circulus vitiosus als zusätzliches Moment feststellen: Schmerzen bedingen durch Rezeptorreize (der Muskeln, Gelenke usw.) oder Faserirritation (Neuralgie) einen Muskelhartspann, der nicht nur reflektorisch, sondern auch durch Ischämie bedingt sein kann. Ein gesteigerter Muskeltonus führt wiederum zu Schmerzen (Struppler).

Dieses Modell erklärt jedoch höchstens ein Teilgeschehen der Ätiologie und Pathogenese der rheumatoiden Arthritis, nämlich die Belastungen der Gelenke durch unphysiologische Bewegungen infolge von Muskelkontraktionen. So wissen wir z.B., daß Bewegungsübungen in der entzündlichen Phase der Erkrankung zu Rezidiven führen können. Es erklärt aber – wie schon erwähnt – nicht die entzündlichen und immunologischen Vorgänge, die dabei eine Rolle spielen.

In diesem Zusammenhang sind die Untersuchungen von Moos und Solomon bedeutsam, die aufgrund der Feststellung ähnlicher Persönlichkeitsstrukturen bei Colitis ulcerosa, Hyperthyreose, Erythematodes visceralis und rheumatoider Arthritis die Hypothese aufgestellt haben, daß immunologische Dysfunktionen, die bei diesen Krankheiten eine Rolle spielen, in Verbindung zu bestimmten Persönlichkeitsfaktoren stehen. Diese Hypothese eröffnet einen neuen Forschungsansatz. So fanden Hendrie und Mitarbeiter bei Patienten mit rheumatischer Polyarthritis einen Zusammenhang zwischen erhöhtem Immunglobulin und vermehrter Streßbelastung (life change score).

Eine dritte Hypothese nimmt an, daß das Unabhängigkeitsstreben dieser Patienten eine Abwehr überstarker Abhängigkeitswünsche sei und daß eine Störung des Gleichgewichtszustandes, den diese Patienten durch ihre Form der Beherrschung der Umgebung erreichen, ein wichtiger Faktor für die Auslösung der Krankheit darstellen würde. So beschreibt King, daß finanzielle Schwierigkeiten und Familienstreitigkeiten als auslösende Faktoren eine besondere Rolle spielen.

37.1.6.1 Die psychologischen Merkmale als Zeichen einer besonderen Disposition oder als Folge der Erkrankung

Die meisten Beobachtungen, die diesen Hypothesen zugrunde liegen, wurden durch Untersuchungen an Patienten gewonnen, die bereits mehr oder weniger lange unter rheumatoider Arthritis litten, während es bisher noch keine prospektiven Untersuchungen gibt. Es wäre daher denkbar, daß die Persönlichkeitsmerkmale, sowie die emotionellen Faktoren, eine sekundäre Folge des Krankheitserlebnisses (Schmerz, Chronizität usw.) sind und nichts mit disponierenden Faktoren zu tun haben.

Untersuchungen von Robinson stützen diese Interpretation bis zu einem bestimmten Grad. Er verglich Patienten mit rheumatoider Arthritis mit neurochirurgischen Patienten, die an chronischen Schmerzzuständen litten (Cattels 16 PF-Test). Er fand bei allen untersuchten Gruppen eine Erhöhung der Introversionswerte und eine Erhöhung der Werte für emotionale Instabilität und Unreife, sowie eine Neigung zu Schuldgefühlen, also Befunde, die auch bei Patienten mit rheumatoider Arthritis erhoben wurden.

37.1.7 Epidemiologie und psychosoziale Faktoren

Im folgenden sollen einige soziologische Daten referiert werden, die für die Pathogenese der rheumatoiden Arthritis von Bedeutung sein könnten und die sich darüberhinaus zur Prüfung der Brauchbarkeit der Hypothesen und Modellbildungen eignen:

Pflanz weist darauf hin, daß niederes Einkommen, bzw. niedere Sozialklasse als wesentlicher Faktor bei der Polyarthritis gefunden worden sind. So nimmt in New York die Häufigkeit des Rheumatismus mit Fallen der Sozialklasse zu (Rennie). Nach Grave kommen in Australien Kinder mit akuter Polyarthritis häufiger aus stark belebten und feuchten Wohnungen. Das Einkommen der Eltern war häufig unzureichend. Die Mütter wirtschafteten schlecht und kümmerten sich wenig um die Kinder.

Hawkins berichtet, daß Polyarthritis in der Stadt häufiger vorkommt als auf dem Lande. Nach Cobb und King korreliert bei Männern die Polyarthritis mit niedrigem Einkommen, geringer Schulbildung und höherer Scheidungsrate; bei Frauen mit geringerer Schulbildung, hoher Kinderzahl, geringerer Freizeit in der dritten Dekade des Lebens und vermehrter Arbeit.

Diese Befunde können eher als Unterstützung somatischer Theorien angesehen werden, da Infektionen und feuchte Wohnungen, die für die somatische Ätiologie wichtig sind, in den unteren Schichten eine größere Rolle spielen. Auch sollen unterdrückte Aggressionen, bzw. Hemmung der Motorik, die bei den psychologischen Untersuchungen gefunden werden, eher Charakteristika des Mittelstandskindes sein.

Cobb und Mitarbeiter stellten fest, daß eine Beziehung zwischen der Scheidungshäufigkeit und rheumatoider Arthritis besteht. Bei der Untersuchung einer Population von fast 500 Personen, die in Scheidung lebten oder eine Scheidung anstrebten, zeigte sich eine höhere Rate von rheumatoider Arthritis als in einer Vergleichsgruppe, die in intakten Ehen lebte. Dieser Unterschied war für Männer deutlicher als für Frauen. Ob dieser Befund im Sinne der Aggressionstheorie verwendet werden kann, wie Cobb und Mitarbeiter es tun, erscheint fraglich.

37.1.8 Differentialdiagnose

Die Differentialdiagnose bietet in den meisten Fällen keine Schwierigkeiten. Es geht im wesentlichen darum, die Erkrankung von anderen Leiden des rheumatischen Formenkreises abzugrenzen.

37.1.9 Therapie

Auf die medikamentöse und physikalische Therapie soll hier nicht eingegangen werden. Zur Frage der Psychotherapie ist eine Arbeit von Gottschalk und Mitarbeitern wichtig. Sie fanden, daß während psychoanalytischer Therapien der Muskeltonus bei Patienten mit rheumatoider Arthritis reduziert und die subjektiven Beschwerden geringer wurden. Demgegenüber zeigten Patienten, die nicht in psychoanalytischer Therapie waren, einen deutlich gesteigerten Muskeltonus, starke subjektive Beschwerden und einen progredienten Verlauf.

Cormier und Wittkower weisen in einer Untersuchung darauf hin, daß in der akuten Phase einer rheumatoiden Arthritis die Rolle des Psychiaters notwendigerweise begrenzt ist, »da ein Patient mit akutem Schmerz, mit geschwollenen Gelenken und hoher Temperatur ein ungeeigneter Kandidat für eine psychologische Exploration« ist. Ausgenommen sind selbstverständlich Patienten, bei denen durch die Krankheit akute und schwere emotionelle Konflikte ausgelöst worden sind.

Eine intensive Psychotherapie scheint bei den Patienten indiziert zu sein, bei denen die emotionalen Probleme für Ätiologie und Verlauf der Erkrankung von wesentlicher Bedeutung sind. Die Art der Psychotherapie, die der betreffende Patient erhalten soll, sollte entsprechend der Art und Schwere der psychischen Problematik ausgewählt sein, wobei die Bereitschaft des Patienten zu einer Behandlung und die verfügbaren Behandlungsmöglichkeiten notwendigerweise die Entscheidung beeinflussen müssen.

37.2 Weichteilrheumatismus

37.2.1 Exemplarisches Beispiel

Mitte August 1956 brach im Bergbau akut eine Epidemie aus, die zu einem erheblichen Anstieg der »Fehlschichtenzahlen«, d.h. Arbeitsausfall führte. Die Kranken klagten über schwere Myalgien, vor allem im Bereich des Rückens. Bei der ärztlichen Untersuchung wurde ein echtes »rheumatisches« Syndrom diagnostiziert, das die angegebenen Beschwerden voll erklärte. Eine genaue Analyse der Zusammenhänge ergab, daß diese Epidemie im Anschluß an die Katastrophe in dem belgischen Bergwerk Marcinelle am 9. August 1956 ausgebrochen war. Es handelte sich also um »Weichteilrheumatismus«, ausgelöst durch schwere Angstzustände, die durchaus einfühlbar waren und die sich als körperliche Symptome des Bewegungsapparates manifestierten. Die Angst saß den Bergleuten »im Nacken« und verursachte durch Hartspann und Verkrampfung der Muskulatur die schweren »epidemischen« Schmerzen (H. Sopp).

Weichteilrheumatismus ist ein Sammelbegriff für eine Vielzahl von schmerzhaften Erkrankungen nichtentzündlicher Natur im Bereich der Weichteile von Körperstamm und Extremitäten.

Synonym werden Begriffe wie extraartikulärer Rheumatismus, Muskelrheumatismus, psychogener Rheumatismus, Fibrositis-Syndrom, Arthritic neurosis, Myalgie, »low back pain«, »Hexenschuß« oder »stiff shoulder« benutzt.

Nach Miehlke orientiert man sich am besten an den Gewebsstrukturen des Bewegungsapparates. Dazu gehören das Subcutangewebe (Panniculose), Sehnen (Tendinosen, Tendovaginosen, Tendoperiostosen, Tendomyosen), Fascien (Fasciose), Bänder, Muskeln (Myose), lockeres Bindegewebe (Fibrose) und Periost (Zeidler, W. Müller). Andere Autoren wie Mathies rechnen auch periphere Neuropathien, Angiopathien und Lymphangiopathien mit Manifestationen im Bereich des Bewegungsapparates zu den Weichteilerkrankungen.

Geringfügige organische Befunde am Bewegungsapparat werden häufig entweder als morphologisches Substrat eines Beschwerdebildes überbewertet oder als »rein psychische Störung« ignoriert. Beide Betrachtungsweisen werden dem Problem des sogenannten »Weichteilrheumatismus« nicht gerecht, da einerseits bereits minimale, makroskopisch kaum erfaßbare Strukturänderungen von Sehnen, Muskulatur, Bändern oder Periost durch die Summation zu erheblichen Beschwerden und andererseits psychische Faktoren sowohl über die formatio reticularis auf Willkürmotorik, wie auch über das limbische System und den Kortex (siehe Kapitel Schmerz) erheblichen Einfluß auf Manifestation und Intensität von Beschwerden nehmen können. Dies erklärt sowohl die häufig nachweisbaren lokalisierten degenerativen Erscheinungen, wie auch die Vielfalt und Lokalisation der Schmerzen, die für den Weichteilrheumatismus typisch sind.

Allerdings muß auch betont werden, daß im Bewegungsapparat die Variationsbreite von der Norm abweichender Befunde, die weder die Funktion beeinträchtigen, noch Beschwerden oder Beschwerdearmut zur Folge haben, sehr groß ist.

37.2.2 Epidemiologie

Angaben über die Häufigkeit von Weichteilrheumatismus sind sehr unterschiedlich: Miehlke weist darauf hin, daß der Weichteilrheumatismus in den 50-er Jahren und zu Beginn der 60-iger Jahre in den Statistiken des Bundesverbandes der Deutschen Ortskrankenkassen an der vierten Stelle aller Arbeitsunfähigkeit bedingenden Leiden stand.

Nach einer Untersuchung der Universitäts-Rheumaklinik und Poliklinik in Zürich wurde 1967 bei 23 % der wegen einer rheumatischen Erkrankung untersuchten Patienten (n = 1525) die Diagnose Weichteilrheumatismus gestellt (Wagenhäuser). Nach Siegenthaler handelt es sich bei 55 % aller Patienten mit einer Rheumatischen Erkrankung um Weichteilrheumatismus, während nach einer britischen militärmedizinischen Statistik sogar in 90 % aller Rheumafälle ein Weichteilrheumatismus vorliegt (Rausch).

37.2.3 Klinik und Symptomatologie

Leitsymptom ist häufig ein ubiquitärer, schlecht lokalisierbarer Schmerz im Bewegungsapparat (»Herr Doktor, es tut mir überall weh«). Prädilektionsstellen sind Lumbal- und Zervikalbereich. Grundsätzlich kann der Weichteilrheumatismus aber jede Körperregion befallen. Neben dem Lumbal- und Zervikalbereich werden Schmerzen besonders häufig in den Schultern, der Serratusmuskulatur, den Innenseiten der Kniegelenke und im Bereich der Cristae illiacae angegeben. Besonders wichtig ist, die Muskeln zu untersuchen, die häufig einen Hartspann aufweisen: das gilt vor allem für die Mm. Trapecius, Erector trunci, biceps brachii, triceps brachii, brachioradialis, triceps surae und den gastrocnemius (Wieck, Rausch).

Charakteristisch ist, daß die Beschwerden häufig während Freizeit, Ablenkung und Ferien deutlich geringer werden oder sogar verschwinden. Bei genauerer Analyse lassen sich oft Zusammenhänge zwischen Beginn der Beschwerden und psychischen Belastungen aufdecken (siehe Epidemie der Bergleute). Häufige Begleiterscheinungen sind psychovegetative Symptome wie verstärkter Dermographismus, Hyperhidrosis, funktionelle Magen-, Darm- und Herzbeschwerden. Bei der diagnostischen Bewertung muß das Nichtansprechen der Beschwerden auf Antirheumatika und ihre Besserung nach Gabe von Psychopharmaka und Muskelrelaxantien kritisch gesehen werden, da auch bei organischen Beschwerden Psychopharmaka wirksam sind (s. Kap. 29).

An »psychischen Auffälligkeiten« fand R. Schild bei insgesamt 1400 Patienten folgende Charakteristika:
a) Depressionssyndrom,
b) inadäquater Befund, d. h. Zahl, Art und Intensität der Beschwerden stehen in einem deutlichen Mißverhältnis zu den Befunden der klinisch somatischen Untersuchung,
c) Therapieresistenz,
d) Arztwechsel,
e) Logorrhöe,
f) aggressive Haltung.

In all diesen Aspekten kommt – nach Schild – die Hilflosigkeit von Arzt und Patient dem Beschwerdebild gegenüber zum Ausdruck. »Logorrhöe« steht hier als Bezeichnung für den Versuch des Patienten, affektive Bedürfnisse zu überspielen, die von der Umwelt nicht wahrgenommen und daher durch den Schmerz betont werden müssen. Die Aggression soll in den meisten Fällen als Versuch einer Bewältigung diffuser Angst vor schlecht faßbarer Bedrohung zu verstehen sein. Weiterbestehende Schmerzen könnten einen neuen Versuch des Patienten darstellen, den Konflikt schließlich durch eine Wendung der Aggression gegen sich selbst zu lösen.

37.2.4 Psychodynamik

Die bisher beschriebenen psychodynamischen Befunde sind sehr uncharakteristisch und lassen kein einheitliches Bild erkennen, kontrollierte Studien liegen bisher nicht vor. Es scheint so zu sein, daß der Patient mit Weichteilrheumatismus seine Aggressionen offener zeigen kann als der Rheumapatient. Folgende Hypothesen werden angeboten: Bräutigam beschreibt die Psychodynamik bei Patienten mit Weichteilrheumatismus als Konflikte zwischen Hingabe und Standfestigkeit, Opfersinn und Egoismus, Sanftmut und Aggressivität. Emotionen, vor allem Angst und Depressionen, sollen weniger verdrängt sein. Nach Weintraub sollen Kreuzschmerzen häufig bei Menschen vorkommen, die nicht im Stande sind, sich mit einer Konfliktsituation auseinanderzusetzen und die unfähig sind, ihre psychischen Probleme zu verbalisieren.

Labhardt charakterisiert die Persönlichkeit von Patienten mit Weichteilrheumatismus folgendermaßen:
– Äußerlich finden sich überwiegend beherrschte, zwanghaft perfektionistische Persönlichkeitstypen.
– Innerlich zeigt sich häufig ein Ambivalenzkonflikt zwischen Fremd- und Selbstbeherrschung einerseits und dienend – aufopfernder Haltung andererseits.
– Diese Ambivalenz führt zu chronisch gehemmter Aggressivität, die sich u. a. in gesteigertem Muskeltonus äußert, der als Dauerzustand das psychophysiologische Äquivalent des Weichteilrheumatismus sein soll.
– Bei Frauen, die ihre weibliche Rolle nicht akzeptieren, finden sich häufig Züge des Beherrschen wollens.

Weintraub betont dagegen den Bedeutungsgehalt verschiedener durch Weichteilrheumatismus bedingter Schmerzzustände:
– Zervikalgie als Ausdruck einer emotionalerschwerten Be- Haupt- ung, hartnäckiges Gesichtwahren.
– Dorsalgie als Ausdruck von Trauer, Verzweiflung, Mutlosigkeit und kompensatorische zwangshaft aufrechte Haltung.
– Lumbalgie als Ausdruck psychischer Überlastung, Sprunghaftigkeit, Frustration, besonders bei gestörter Sexualität.
– Brachialgie als Ausdruck gehemmter Aggression: Wut, Zorn. Symbol: geballte Faust.

37.2.5 Pathopsychophysiologie

Holmes und Wolff zeigten, daß aggressive Konflikte mit erhöhten Werten im Elektromyogramm einhergehen. Dagegen soll eine Verbalisierung von Konflikten den nach dem EMG erhöhten Muskeltonus deutlich herabsetzen (Shagaas und Malmo). Eine ebenfalls deutlich reduzierte EMG-Aktivität der Gesichtsmuskulatur konnte bei depressiven Patienten nachgewiesen werden. Schwartz und Mitarbeiter konnten mit Hilfe des EMG verschiedene affektive Zustände, wie Depression, Fröhlichkeit oder Ärger unterscheiden.

Nach Fassbender finden sich elektronenoptisch Hinweise dafür, daß dem »Muskelrheumatismus« eine stufenweise Zerstörung der kontraktilen Substanz zugrunde liegt, deren Ursache in einem nerval bedingten Dauertonus und einer dadurch ausgelösten relativen Hypoxie zu suchen sei. Er betont, daß dem Weichteilrheumatismus mit Sicherheit weder in seiner muskulären noch in seiner bindegewebigen Manifestation ein entzündlicher Mechanismus zugrunde liegt (Abb. 1). Vielmehr soll es sich um morphologisch unterschiedliche Auswirkungen von Störungen der lokalen Sauerstoffversorgung handeln, deren Ursache verschiedenartig sein kann.

Bei Störungen im Bereich des subcutanen Fettgewebes spricht man von einer Panniculose. Da hier Entzündungen nicht vorkommen, sollte der Begriff Panniculitis nicht mehr benutzt werden. Pathophysiologisch nimmt man einen bisher noch unbekannten endokrinen Mechanismus an, der – ähnlich wie in der obigen Abbildung – über einen unspezifischen (mechanischen, psychischen, thermischen, traumatischen) Reiz zu einer gesteigerten subcutanen Wasseraufnahme und dadurch zu Schwellung und Schmerzen führen soll.

37.2.6 Hinweise zur Differentialdiagnose

Die proteusartige Symptomatologie des Weichteilrheumatismus birgt die besondere Gefahr, Schmerzzustände anderer Ätiologie zu übersehen. Um Fehldiagnosen zu vermeiden, ist es daher notwendig, alle Krankheitsbilder auszuschließen, die ähnliche Beschwerden auf anderer Basis vorursachen. Von diesen sollen hier nur die folgenden genannt werden: Rücken- und Kreuzschmerzen können als Frühsymptom maligner Oberbauchtumoren (z. B. Pankreaskopf- und schwanzkarzinom) oder auch bei gutartigen Oberbaucherkrankungen wie Cholelithiasis, Pankreatitis, Ulcus duodeni und ventriculi auftreten (G. Eppinger). Bei Pankreaskarzinomen kann die Differentialdiagnose schwierig sein, da hier oftmals Ängste, Depressionen und Persönlichkeitsveränderungen der Schmerzsymptomatik vorausgehen oder sie begleiten (J. Benos, K. Müller-Wieland).

Bei diffusen, nichtlokalisierbaren Schmerzen ist vor allem bei Frauen mittleren und höheren Alters an Knochenschmerzen bei Osteoporose, Osteomalazie oder Myelom zu denken. Schmerzen in einer Extremität können durch einen benignen Glomus-Tumor bedingt sein. Da bei dieser Erkrankung somatopsychisch häufig Angst und Depressionen bestehen, ist die Verwechslung besonders leicht möglich.

Ein besonderes Kapitel sind die Schmerzen bei Bandscheibenläsionen (Goldner). Hier ist die Differentialdiagnose besonders schwierig: Auf der einen Seite finden sich vor allem bei älteren Menschen fast regelmäßig anatomische Veränderungen der Wirbelsäule im Röntgen-

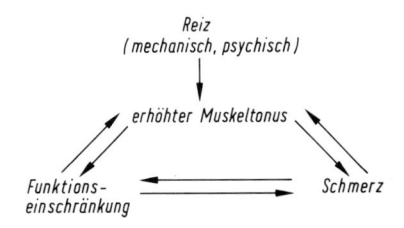

Abb. 1. Regulationsmechanismus des Muskeltonus und die Beziehung zwischen Nervensystem, Psyche und Muskulatur (modifiziert nach E. Neumayer)

bild (Osteochondrose, Verschmälerung der Zwischenwirbelräume etc.), deren Ausmaß in keiner festen Beziehung zu Funktionseinschränkungen und Beschwerden steht. Auf der anderen Seite sind die anatomischen Veränderungen der Wirbelsäule fast immer selbst wieder die Folge von psychisch bedingten oder mitbedingten Haltungsanomalien. Hier steht daher vor allem die Frage im Vordergrund, ob und inwieweit ein anatomischer Defekt bereits zu einer selbständigen Krankheitsursache geworden ist. Im übrigen sind alle im Zusammenhang mit dem Weichteilrheumatismus besprochenen Vorgänge Faktoren, die in der Pathogenese der heute meist unter der Bezeichnung »Bandscheibenschäden« zusammengefaßten degenerativen Wirbelsäulenveränderungen eine Rolle spielen.

37.2.7 Therapie

Die Therapie des Weichteilrheumatismus umfaßt Pharmakotherapie, Physiotherapie und Psychotherapie.
a) Bei der *Pharmakotherapie* steht die Schmerzbekämpfung der Muskelverspannungen mit Analgetika und Lokalanaesthetika im Vordergrund. Ergänzend können Psychopharmaka mit zentral myotonolytischem Effekt[2]) eingesetzt werden. Bei depressiven Patienten mit Schlafstörungen empfiehlt sich die Gabe von 75 mg Saroten[3]) abends. Diese Dosierung kann um 25 mg/Woche bis zu einer Gesamtdosis von 200 mg/Tag erhöht werden. Bei depressiven Patienten mit Weichteilrheumatismus, aber ohne Schlafstörungen können äquivalente Dosen von Tofranil[4]) eingesetzt werden (R. A. Sternbach et al.).
b) Bei der *Physiotherapie* müssen passive und aktive Maßnahmen unterschieden werden. Zu den passiven Maßnahmen zählen Hydro- und Thermotherapie, Elektro-, Ultraschall- und Balneotherapie. Zu den aktiven physiotherapeutischen Methoden gehören krankengymnastische Bewegungstherapie, Gymnastik Schwimm- oder Turngruppen.
c) *Psychotherapeutische Techniken* sind umstritten. Nach Seidel soll Psychotherapie bei psychogenen Bewegungsstörungen wenig Erfolg haben. Er betont die menschliche Führung durch den Hausarzt in Kombination mit gezielten symptomgerechten physikalischen Maßnahmen, die eine Besserung des organischen Befundes wie auch der psychischen Haltung erreichen sollen.

Nach Weintraub ist die Unterscheidung zwischen somatopsychischen Begleiterscheinungen, d. h. Angst, Depression bei Schmerzsyndromen des Bewegungsapparates – dem Krankheitsgewinn –, strukturellen oder funktionellen Veränderungen – oder psychosomatischen Schmerzzuständen im Sinne einer Konversion besonders wichtig. Konversionszustände sind zwar schwer zu diagnostizieren und zu beurteilen, einer tiefenpsychotherapeutischen Behandlung aber durchaus zugänglich. Wenn psychosoziale Probleme im Vordergrund stehen – und bei Störungen der Beweglichkeit, der Bewegung überhaupt werden die sozialen Kontakte, ja die aktive Auseinandersetzung mit der Umwelt überhaupt immer wesentlich beeinflußt – ist die Mitarbeit von Sozialarbeitern oft unerläßlich. Bei konversionsneurotischen Zuständen wird die Verschickung zu einer Badekur kaum Erfolg haben. Auch wenn es den Patienten in der »Subkultur des Badeortes« besser gegangen war, stellen sich ihre Beschwerden nach Rückkehr in ihr gewohntes Milieu fast regelmäßig wieder ein.

Da muskuläre Verspannungen die häufigste Schmerzursache sind, kommt dem autogenen Training in der Therapie des Weichteilrheumatismus eine wesentliche Bedeutung zu.

Für den Umgang mit diesen Patienten betont Goldner, daß sie sich ständig nach neuen Behandlungsarten und Mitteln, wie Akupunktur, neuen Medikamenten oder anderen speziellen Methoden, von denen »man gehört oder gelesen hat« erkundigen. Darin komme ihre Angst zum Ausruck an einer lebensbedrohlichen, z. B. malignen Krankheit zu leiden. Da sich dahinter häufig ein ungelöster Konflikt der verschiedensten Art und ein weder vom Patienten noch vom Arzt verstandenes Bitten um Hilfe verberge, würden unkomplizierte Behandlungs- und Diagnostikmethoden die Angst dieser Patienten wesentlich verringern. Wenn der Arzt realisiert, daß die Angst des Patienten häufig die Ursache seiner dauernden Suche nach einer Antwort auf die Frage ist, woran er leide, würden er und sein Arzt sich schnell auf eine gemeinsame Richtung bei Diagnose und Therapie einigen.

---

[2]) z. B. Diazepin-Derivate
[3]) Amitriptylin
[4]) Imipramin.

Literatur

Rheumatoide Arthritis

[1] Alexander, F.: »Psychosomatische Medizin« Berlin: de Gruyter (1971)
[2] Belart, W.: »Therapie und Rehabilitation rheumatischer Krankheiten« Rheumatismus in Forschung und Praxis, Bd. V Bern: Huber (1969).
[3] Booth, G. C.: »Personality and Chronic Arthritis« J. Nerv. Ment. Dis. 85/6, 637 (1937).
[4] Cleveland, S. E., Fischer, S.: »A Comparison of Psychological Characteristics and Psychological Reactivity in Ulcer and Rheumatoid Arthritis Groups« Psychosom. Med. 22/24, 283 (1960).
[5] Cobb, S., Miller, M., Wieland, M.: »On the Relationship between Divorce and Rheumatoid Arthritis« Arth. Rheumat. 2, 414 (1959).

[6] Cobb, S.: »Contained Hostility in Rheumatoid Arthritis« Arth. Rheumat. 2, 419 (1959)
[7] Cobb, S.: »Hostility and its Control in Rheumatoid Disease« Arth. Rheumat. 5, 290 (1962)
[8] Cormier, B. M., Wittkower, E. D., Marcotte, Y., Forget, F.: »Psychological Aspects of Rheumatoid Arthritis« Ca. Med. Ass. J. 77/6, 533 (1957)
[9] Dunbar, F.: »Emotions and Bodily Changes« New York: Columbia (1947).
[10] Gottschalk, L. A., Serota, H. M., Shapiro, L. B.: »Psychologic Conflict and Neuromuscular Tension; I. Preleminary Report on a Method, as Applied to Rheumatoid Arthritis« Psychosom. Med. 12, 315 (1950).
[11] Grave, Ph. E.: »Social and environmental factors in the etiology of rheumatic fever« Med. J. Australia 602 (1957).
[12] Halliday, J. L.: »Psychological Aspects of Rheumatoid Arthritis« Proc. Roy. Soc. Med. 35, 455 (1942).
[13] Hawkins, N. G.: »Medical sociology. Theory, scope and methods« Springfield: C. C. Thomas, III (1958).
[14] Hendrie, H. C., Paraskevas, F., Baragar, F. D., Adamson, J. D.: »Streß, Immunoglobulin Levels and Early Polyarthritis« J. Psychosom. Res. 15, 337 (1971).
[15] Hinkle, L. E. jr., Christenson, W. N., Kane, F. D., Ostfeld, A., Thetford, W. N., Wolff, H. G.: »An Investigation of the Relation Between Life Experience, Personality, Characteristics, and General Susceptibility of Illness« Psychosom. Med. 20: 278–295 (1958).
[16] King, S. H.: »Psychological Factors Associated with Rheumatoid Arthritis« J. Chron. Dis. 2, 287 (1955).
[17] Moos, R. H., Engel, B. T.: »Psychophysiological Reactions in Hypertensive and Arthritic Patients« J. Psychosom. Res. 6, 227 (1962).
[18] Moos, R. H., Solomon, G. F.: »Psychologic Comparisons Between Women with Rheumatoid Arthritis and Their Noarthritic Sisters« I. Personality Test and Interview Rating Data, Psychosom. Med. 27/2, 135 (1965).
[19] Moos, R. H., Solomon, G. F.: »Psychologic Comparisons Between Women with Rheumatoid Arthritis and Their Nonarthritic Sisters« II. Content Analysis of Interviews, Psychosom. Med. 27/2, 150 (1965).
[20] Moos, R. H., Solomon, G. F.: »Social and Personal Factors in Rheumatoid Arthritis: Pathogenetic Considerations« Clin. Med. 21 (1966).
[21] Mueller, A. D., Lefkovits, A. M., Bryant, J. E., Marshall, M. L.: »Some Psychosocial Factors in Patients with Rheumatoid Arthritis« Arth. Rheumat. 4, 275 (1961).
[22] Pflanz, M.: »Sozialer Wandel und Krankheit« Stuttgart: Enke (1962).
[23] Rennie, T. A. C., Srole, L.: »Social class prevelance and distribution of psychosomatic conditions in an urban population« Psychosom. Med. 18, 449 (1956).
[24] Robinson, H., Kirk, R. F., Frye, M. S., Frye, R. L.: »A Psychological Study of Rheumatoid Arthritis and Selected Controls« J. chron. Dis. 23, 791 (1971).
[25] Robinson, H., Kirk, R. F., Robertson, J. T.: »A Psychological Study of Patients with Rheumatoid Arthritis and other Painful Diseases« J. Psychosom. Res. 16, 53 (1952).
[26] Struppler, A.: »Rheumatische Erkrankungen und ihr neurophysiologisches Korrelat« In: Rheuma und Nervensystem; Wissenschaftlicher Dienst »Roche« (1969).
[27] Weiss, E., English, O. S.: »Psychosomatic Medicine« Philadelphia: Saunders (1943).

Weichteilrheumatismus

[1] Benos, J.: »Psychische Störungen, ein Frühkriterium des Pankreaskarzinoms« Med. Welt, 25, 952–953 (1974)
[2] Eppinger, G.; Endsberger, G.: »Kreuzschmerzen, Hinweis und Ablenkung von Grundleiden« Z. Allgemeinmed. 31, 1423–1425 (1975)
[3] Fassbender, H. G.: »Pathologie des Weichteilrheumatismus« Ärztliche Praxis 51, 2497–2501 (1973)
[4] Goldner, J. L.: »Musculosketetal Aspects of Emotional Problems« South Med. J. 69/1, 6–8 (1976)
[5] Holmes, Th.; Wolff, H. G.: »Life situations, Emotions and Backache« Psychosom. Med. 14, 18 (1962)
[6] Labhardt, A.: »Psychosomatische und psychodynamische Aspekte weichteilrheumatischer Erkrankungen« Referat: 17. Tag. Deutsche Gesellschaft für Rheumatologie, Regensburg (1976)
[7] Mathies, H.: »Differentialdiagnose der chronischen Polyarthritis« Med. Welt 18, 2689 (1967)
[8] Mathies, H.: »Was ist Rheuma? Zur Definition des Rheumabegriffes« Med. Wschr. 26, 403 (1972)
[9] Miehlke, K.: »Der Weichteilrheumatismus unter besonderer Berücksichtigung des sogenannten Muskelrheumatismus« Therapiewoche 8, 598–608 (1973)
[10] Miehlke, K.: »Zur Ätiologie und Pathogenese rheumatischer Erkrankungen« Therapiewoche 26, 2855 (1976)
[11] Müller-Wieland, K.: »Das Beschwerdebild des Pankreaskranken« Dtsch. med. Wschr. 32, 391–394 (1968)
[12] Müller, W.: »Der Weichteilrheumatismus« in: G. Kaganas et al. (Hrsg.): »Der Weichteilrheumatismus« Karger, Basel (1971)
[13] Neumayer, E.: »Wirbelsäule, Nervensystem und Psyche« Wien. Med. Wschr. 45, 61–655 (1974)
[14] Rausch, F.: »Die Rheumatismusdiagnose in der ärztlichen Praxis« Europaeum Medicum Collegium, München (1967)
[15] Schwartz, E.; Fair, P. L.; Greenberg, P. S.; Mandel, M. R.; Klerman, G. L.: »Facial Expression and Depression. An electromyographical study« American Psychosomatic Society, Annual Meeting, Philadelphia (1974)
[16] Seidel, A.: »Beschwerden am Bewegungsapparat ohne ausgeprägten organischen Befund« Z. f. Allg. Med. 51, 1356–1359 (1975)
[17] Shagaas, C.; Malmo, R. B.: »Psychodynamic Themes and Localized Muscular Tension during Psychotherapy« Psychosom. Med. 16, 295 (1954)
[18] Sopp, H.: Was der Mensch braucht ...« Econ, Düsseldorf (1958)
[19] Sternbach, R. A.; Murphy, R. W.; Akeson, W. H.; Wolf, S. R.: »Chronic Low-Back Pain« Postgraduate Medicine 53, 6, 135 (1973)
[20] Wagenhäuser, F. J.: »Die Arthrosen« Therapiewoche 8, 577 (1973)
[21] Weintraub, A.: »Psychosomatischer Beitrag zur Diagnose und Therapie des Kreuzschmerzes« Psychosom. Med. 7, 109–118 (1975)
[22] Weintraub, A.; Battegay, R.; Beck, D.; Kaganas, G.; Labhardt, F.; Müller, W. (Hrsg.) »Psychosomatische Schmerzsyndrome des Bewegungsapparates« Schwabe + Co., Basel (1975)
[23] Wieck, H. H.: »Psychovegetative Allgemeinstörungen in der Sprechstunde« Med. Welt, 25, 291–294 (1974)

38 Psychosomatische Aspekte des Diabetes Mellitus

Christoph Binswanger und Jörg Michael Herrmann

38.1 Exemplarischer Fall

Fräulein Z. ist 20-jährig, schlank, Studentin, und seit dem 10. Lebensjahr Diabetikerin. Ihr Diabetes war immer labil, und es war entsprechend schwierig, die Insulindosis anzupassen. Verschiedene Male mußte die Patientin wegen ihres schwer einstellbaren Diabetes hospitalisiert werden.

Mit 18 Jahren hatte Fäulein Z. ein mehrtägiges, wichtiges Examen zu bestehen. In den zwei Monaten vor dem Examen war ihr Diabetes ausgezeichnet eingestellt. Ihre selbst durchgeführten und aufgezeichneten Urintests zeigten eine Glukosurie zwischen 0% und 1/4%. Zu Beginn des Examens wurde eine ambulante Blutzuckerkontrolle durchgeführt. Dabei fand sich bei bestem Wohlbefinden der Patientin ein Blutzuckerwert von 700 mg%. Die Hyperglykämie wurde mit einer kleinen Dosis Altinsulin zusätzlich zur üblichen Tagesdosis von 36 E. korrigiert. Zwei Tage später hatte Fäulein Z. wieder normale Blutzuckerwerte.

Ein Jahr später hatte die Patientin erneut ein Examen zu bestehen. Die ambulanten Blutzuckerkontrollen in einem auswärtigen Spital zeigten Werte von über 900 mg%. Ohne die Insulindosis zu ändern, ohne Hospitalisation hatte die Patientin zwei Tage später erneut ein normales Blutzucker-Tagesprofil.

Mit 20 Jahren wurde Fäulein Z. zur Einstellung des labilen Diabetes hospitalisiert. Die anfänglich stark schwankenden Blutzuckerwerte stabilisierten sich rasch, als ein Medizinstudent im Rahmen seines klinischen Praktikums mit der Patientin eine tragfähige Beziehung aufbaute. Gegen Ende des Praktikums des Studenten war die Diabeteseinstellung der Patientin dann wieder sehr labil, und Fäulein Z. wurde mit einem unbefriedigend eingestellten Diabetes entlassen. Die Rekonvaleszenz verbrachte sie bei ihrer jüngeren Schwester, bei der sie sich geborgen und zuhause fühlte. Eine ambulante Kontrolle, drei Wochen nach Spitalentlassung, zeigte wieder einen stabilen, gut eingestellten Diabetes.

Bemerkungen zum Fall: Diese junge, intelligente Patientin zeigte in Streß-Situationen hohe pathologische Blutzuckerwerte ohne subjektive Symptome. Es fällt ebenfalls auf, daß die Diabeteseinstellung in dem Moment befriedigend wurde, als Fäulein Z. eine tragfähige Bindung mit einem Studenten, bzw. später mit ihrer Schwester aufbauen konnte. Während der Hospitalisation wurde deutlich, daß die Eltern Mühe hatten, ihrer Tochter Selbständigkeit, sei es in der Behandlung ihres Diabetes, sei es in der Planung ihres Studiums zu gewähren.

38.2 Zur Regulation des Zuckerstoffwechsels

38.2.1 Neuroendokrine Beeinflussung der Insulinsekretion

Im geschilderten Fall injizierte sich die Patientin täglich 36 E. Insulin; dennoch ist ihr Diabetes mellitus durch Streß leicht beeinflußbar. Wie bei den meisten Diabetikern besteht auch bei dieser Patientin eine Restinsulinsekretion des Pankreas. Diese steht unter mannigfachen Einflüssen und kann für die Entgleisung des Diabetes verantwortlich sein. Im folgenden soll eine kurze Übersicht die heute bekannten Zusammenhänge zwischen Insulin-Produktion und neuroendokrinen Faktoren darstellen:

38.2.1.1 Adrenerge Faktoren

Porte u. a. (1,2) zeigten, daß die Insulinsekretion beim Menschen in vivo und in vitro durch Adrenalin oder Noradrenalin gehemmt wird. Diese Hemmung der Insulinsekretion kann durch alpha-Rezeptorenblocker neutralisiert werden. Beta-Blocker vermögen die katecholamininduzierte Insulinsekretionshemmung nicht zu neutralisieren, zumal beta-adrenerge Stimuli zu einer gesteigerten Insulinsekretion führen. Der Einfluß eines Katecholamins auf die Insulinsekretion scheint davon abzuhängen, ob und wieweit es alpha-, bzw. beta-Rezeptoren aktiviert (Lindquist 4). Gerich (5) zeigte im weiteren, daß Katecholamine beim Menschen zu einer gesteigerten Gulkagonsekretion führen. Sie wird, wie man heute weiß, über die Betarezeptoren gesteuert.

38.2.1.2 Cholinerge Faktoren

Kjinuma (6) wies nach, daß beim Menschen Azetylcholin zu einer Insulinsekretion führt, die durch Atropin gehemmt werden kann (Bergmann, 34). Die Studien über Insulinsekretion vor und nach Durchtrennung des Nervus vagus sind bis heute nicht schlüssig. Beim Hund und Pavian führt eine elektrische Stimulation des Nervus vagus zu einer Insulinsekretion. Durchtrennt man jedoch den Nerv, stellt man nur leicht veränderte basale Glukose- und Insulinwerte fest. Bloom (8, 35) zeigte beim Menschen, daß nach totaler Vagotomie weniger immunoreaktives Glukagon (IRG) auf einen Insulinstimulus hin sezerniert wird, und daß eine Atropingabe von 15 mikrog. pro kg Körpergewicht ebenfalls zu einer erniedrigten IRG führt. Hakanson und Uvnäs (7, 12) vergleichen diese Befunde mit ihren eigenen tierexperimentellen Studien und kommen zum Schluß, daß diese Tiere eine geringere Glukosetoleranz haben und mehr Schwierigkeiten aufwiesen, mit einer Hyperglykämie fertigzuwerden.

38.2.1.3 Hypothalamische Einflüsse

Verschiedene Studien über die Funktion der ventrolateralen (VLH) und der ventromedialen (VMH) Gebiete des Hypothalamus zeigen, daß der VLH ein parasympathisches Zentrum darstellt und der VMH ein sympathisches. Entsprechend findet man bei der Stimulation der VMH eine gehemmte Insulinsekretion und eine verminderte basale Magensäureproduktion und bei der Stimulation des VLH eine gesteigerte Glukagonsekretion (3, 9, 10).

Beim Menschen wie beim Tier stellt man eine biphasische Insulinsekretion nach Einnahme einer Mahlzeit fest. Die initiale Insulinsekretion erreicht nach 5–10 Minuten ihr Maximum, die folgende (unverzögerte) Reaktion hat ihren Höhepunkt erst 30–60 Minuten nach der Mahlzeit (3, 13). Tepperman (36) zeigte, daß beim Menschen die Einnahme von gezuckertem Zitronensaft beide Insulinphasen hervorruft. Wird dieselbe Menge Zucker in einer Gelatinekapsel gegeben, bleibt die erste Phase der Insulinsekretion aus. Wird der Zucker durch Sacharin ersetzt, kommt es dagegen nur zur ersten Insulinsekretionsphase. Dieser Versuch beweist, daß auch Stimuli, die lediglich die Sinnesrezeptoren reizen, zu einer Insulinsekretion führen. Was hier für Geschmacksreize gezeigt wurde, gilt offenbar auch für olfaktorische und visuelle Stimuli 11, 14).

38.2.1.4 Zusammenfassung der verschiedenen Befunde

Woods (3) versucht eine Synopsis der Einzelbeobachtungen. Er meint, die basale Insulinsekretion sei wahrscheinlich nicht durch das parasympathische Nervensystem gesteuert, da weder nach Vagotomie noch nach Gabe von azetylcholinergischen Substanzen eine konstante Änderung der Insulinsekretion gefunden wird. Es beständen jedoch gute Anhaltspunkte, daß das sympathische Nervensystem einen regulatorischen Einfluß auf die Insulinsekretion hat. Dies werde vor allem in Experimenten mit alpha-Rezeptoren-blockierenden Substanzen (meist Phentolamin), die unter basalen Bedingungen gegeben werden, gezeigt. Eine Zunahme des zirkulierenden Insulins nach Phentolamingabe wurde bei Ratten, Mäusen, Hunden und Pavianen beschrieben. Beim fastenden Menschen wurde ebenfalls eine Zunahme des zirkulierenden Insulins nach Phentolamingabe nachgewiesen. Zur Zeit bestehen allerdings noch Kontroversen über die Allgemeingültigkeit dieser Befunde. Zusammenfassend meint Woods, daß die basalen Insulinwerte als das Ergebnis einer gegensätzlichen Wirkung der alpha- und beta-adrenergen Stimuli auf die Betazellen des Pankreas aufgefaßt werden können, wobei eine Alpha-Stimulierung die Insulinsekretion verringert und eine Beta-Stimulation diese und die Glucagonsekretion zunehmen läßt. Die Hypothese deckt sich mit den klinischen Untersuchungen Bakers (15), der nachwies, daß diabetische Kinder nach einer Adrenalininjektion einen signifikant schnelleren Anstieg der Blutketonkörper haben als gesunde. Darüber hinaus fand er bei zwei adoleszenten Diabetikerinnen nach einem Streß-Interview einen deutlichen Anstieg der Blutzuckerwerte und der freien Fettsäuren, verbunden mit einer deutlichen Zunahme der Plasmasteroide und des Wachstumshormons, sowie eine gesteigerte Urinausscheidung von Adrenalin. Die Gabe von Betablockern vor dem Streß-Interview konnte die metabolischen Veränderungen blockieren, während die hormonalen Veränderungen unbeeinfluß blieben.

38.2.2 Die Rolle des Insulins im Intermdiärstoffwechsel

Insulin nimmt im Metabolismus der Glukose eine Schlüsselstellung ein. Die einzelnen Schritte seines Eingreifens sollen kurz aufgezählt werden:

a) es fördert den Umbau von Glukose über Glukose-6-Phosphat zu Glykogen,
b) es fördert den Umbau von Pyruvat über Azetylkoenzym A zu freien Fettsäuren,
c) es fördert den Umbau von freien Fettsäuren zu Triglyzeriden in der Leber (vor allem VLDL),
d) es fördert die Glukoneogenese und die Aufnahme von Aminosäuren in den Leberzellen,
e) im Muskel stimuliert es die Lipoproteinlipase, die Triglyzeride zu freien Fettsäuren spaltet, und
f) fördert den Abbau von Proteinen zu Aminosäuren,
g) im Fettgewebe hemmt Insulin den Abbau der Triglyzeride zu Glyzerol oder freien Fettsäuren.

Ganz allgemein gesagt, bewirkt Insulin eine Induktion der glykolytischen Schlüsselenzyme, die bei der Glykogen- und Eiweiß-Synthese, sowie beim Kaliumtransport in der Leber-, Fett- und Muskelzelle eine Rolle spielen. Die Kenntnis dieser Zusammenhänge ist nötig, um die verschiedenen Hypothesen beurteilen zu können, die über das Eingreifen psychischer Faktoren bei der Entstehung und dem Verlauf des Diabetes mellitus aufgestellt worden sind.

38.3 Konzepte über den Einfluß psychischer Faktoren bei Diabetes mellitus

38.3.1 Zwei Hypothesen zur Rolle psychischer Faktoren in der Ätiologie der Zuckerkrankheit

Die Hypothesen, die in der Vergangenheit über die Rolle psychischer Faktoren in der Ätiologie und Pathogenese des Diabetes mellitus aufgestellt worden sind, lassen sich auf zwei Modelle zurückführen.

38.3.1.1 Die Hypothese einer permanenten Bereitstellung zu Kampf oder Flucht

Cannon und Mitarbeiter hatten gezeigt, daß man bei Katzen, die man für kurze Zeit festbindet, eine emotionale Glukosurie auslösen kann (16). Die Menge der Zuckerausscheidung entsprach etwa der Wut der Tiere. Bei der Untersuchung einer Fußballmannschaft der Harvard-Universität nach einem Wettspiel konnte er zeigen, daß emotionale Faktoren auch bei gesunden Menschen zu einer Glukosurie führen können: Von 25 Spielern hatten 12 Zucker im Urin; von diesen 12 waren 5 Ersatzspieler, die an dem Spiel gar nicht aktiv teilgenommen hatten. Auch bei Zuschauern, die sich aufgeregt hatten, fand sich eine Glukosurie (17). Später gelang es Cannon nachzuweisen, daß psychische Erregung, wie Wut, Hunger, Angst und Schmerz, die hauptsächlichen Emotionen (major emotions«), wie er diese Gemütszustände nannte, zu einer erhöhten Adrenalinausschüttung führen. Wie oben dargestellt führt eine erhöhte Katecholaminausschüttung zu einer Verminderung der Insulinsekretion, einem Anstieg der Glukagonsekretion und einer Zunahme der Glykogenolyse. Die dadurch bedingte Hyperglykämie führt, sobald die Nierenschwelle überschritten ist, zur Glukosurie. Die von Cannon erstmals nachgewiesenen Zusammenhänge zwischen emotionaler Erregung und endokrinen Reaktionen sind in der Folgezeit vor allem in der Streß-Forschung weiter untersucht worden (s. Kapitel 10). Die Annahme, daß sie in der Ätiologie und Pathogenese des Diabetes mellitus von Bedeutung sein könnten, geht auf Weiss und English, in gewisser Weise auch auf F. Dunbar zurück:

Weiss und English gingen von der Feststellung Cannon's aus, daß der Organismus auf Bedrohungen verschiedenster Art über eine Adrenalinausschüttung mit einer Bereitstellung zu Kampf oder Flucht reagiert, in die auch eine Zuckermobilisation mit Hyperglykämie gehört. Sie stellten die Hypothese auf, daß in der frühen Kindheit erlittene psychische Schäden zu einer permanenten unbewußten Angst führen könnten, auf die der Organismus über Jahrzehnte hinweg so reagieren würde, als sei seine psychische und physische Sicherheit bedroht. Da bei einer unbewußt bleibenden Angst eine Lösung der psycho-physischen Spannung durch Kampf oder Flucht mit entsprechender Affektabfuhr nicht möglich ist, sollte die Bereitstellung mit der sie begleitenden Hyperglykämie zu einem Dauerzustand werden können, aus dem dann schließlich über eine Erschöpfung des Inselapparates des Pankreas ein Diabetes mellitus resultieren würde (19). Auf diese Weise sollte eine an sich physiologische Bereitstellung – wie von Uexküll es formuliert hat – zu einer Bereitstellungskrankheit führen können.

Dunbar (19) glaubte diese Hypothese durch den Nachweis eines spezifischen Persönlichkeitsprofils stützen zu können, das sie bei Diabetikern beschrieben hat und das auch schon vor Ausbruch der Krankheit feststellbar sein sollte. Es hat folgende Charakteristica: affektive Unreife und infantile Abhängigkeit; psychosexuelle Reifungsstörungen, Passivität und Masochismus.

38.3.1.2 Die Hypothese eines chronischen Hungerzustandes

Nach Hinkle, Bleuler, Alexander und Margolin (20–29) kommt es bei manchen Menschen zu einer unbewußten Gleichsetzung von Essen mit Liebe. Sie sollen Belastungen verschiedener Art, die unbewußt als Liebesentzug, bzw. drohender Liebesverlust empfunden werden, gleichzeitig als Entbehrung von Nahrung erleben. Darauf soll der Organismus so reagieren, als befände er sich im Hungerzustand.

Hinkle und Mitarbeiter zeigten, daß der Stoffwechsel des Diabetikers qualitativ die gleichen Reaktionen zeigt, wie der des Nichtdiabetikers im Hungerzustand. Beim hungernden Menschen fällt der respiratorische Quotient ab, und die Stoffwechselvorgänge werden weitgehend vom Fett unterhalten. Es kommt zu einer rasch auf hohe Werte ansteigenden Ketonämie. Zu Beginn des Hungers kann eine mittlere Diurese auftreten. Wenn dem Hungernden Glukose gegeben wird, erscheint ein hoher Blutzuckerspiegel mit Glukosurie. Die intermediären Produkte des Zuckerstoffwechsels treten im Blut nicht auf, und die anorganischen Serumphosphate fallen nicht ab. All dies legt nahe, daß die Glukose nicht von den Geweben aufgenommen wird (30). Hinkle zeigte, daß diese Reaktionen charakteristisch für den Diabetiker ohne Insulin sind.

Aufgrund dieser Gleichartigkeit der Reaktionen stellten Hinkle und Mitarbeiter folgende Arbeitshypothese auf: Diabetiker reagieren auf bestimmte Belastungen des Lebens wie auf Nahrungsmangel, d. h. sie antworten mit einer unangepaßten, für den Hungerzustand spezifischen Stoffwechselreaktion, bei der vom Organismus vor den Kohlehydraten bevorzugt Fett als Brennstoff für den Muskelstoffwechsel herangezogen wird.

Bleuler versteht den diabetischen Stoffwechsel ebenfalls als einen ins Krankhafte gesteigerten Hungerstoffwechsel ohne Nahrungsmangel. Gleichzeitig weist er darauf hin, daß Diabetiker tatsächlich an übertriebenem Hunger leiden und eher als andere Menschen auf jede Art von psychischem Druck mit vermehrter Nahrungseinnahme reagieren.

Alexander und Mitarbeiter (28) konnten (an 2 Fällen) zeigen, daß Patienten ungewöhnlich starke rezeptive Tendenzen und Sehnsüchte nach Versorgtsein in sich trugen. »Diese Kranken behielten eine infantile, abhängige und fordernde Einstellung bei und litten an Versagung, weil ihre Forderungen nach Zuwendung und Liebe sich außerhalb jeder Möglichkeit der realen Situation eines Erwachsenen bewegten und infolgedessen niemals ausreichend befriedigt werden konnten. Auf diese Versagung reagierten die Patienten mit Feindseligkeit. Der Diabetes entstand, als diese infantilen Wünsche der Versagung anheim fielen.«

Auf diese Fallstudie stützt sich die Hypothese von Hinkle, daß Diabetes oft bei Personen auftritt, die wiederholt an emotionalen Entbehrungen gelitten haben und die psychisch so reagieren, als wenn sie im Hungerzustand wären.

Margolin (29) berichtet von einem 16-jährigen Diabetiker, der die Vorstellung hatte, daß seine Mutter ihm ihre Liebe versage und daß Liebe durch Essen symbolisiert sei. Kennzeichnend für ihn waren exzessiver Hunger und Durst, d.h. er forderte das, was seine Mutter ihm entzog. Er setzte Süßigkeiten mit Muttermilch gleich.

Eine Variante der Hypothese eines chronischen Hungerzustandes ist die Hypothese von Alexander, Bleuler, Mirsky und Hinkle (25, 26, 27, 28, 31): Eine z.T. genetisch bedingte, z.T. in der kindlichen Frühentwicklung erworbene Koppelung zwischen Nahrungsaufnahme und Liebe im Erlebnisbereich ist bei bestimmten Menschen verantwortlich dafür, daß sie versuchen, Konfliktsituationen durch vermehrtes Essen zu bewältigen. Diese Freß-Sucht wird zur Ursache einer Fettsucht, die über eine durch dauernde Hyperglykämie bedingte Überbeanspruchung des Inselapparates des Pankreas zum Diabetes führt.

38.3.2 Alexanders Versuch eines umfassenden psychosomatischen Modells: Die Organneurose und der spezifische Grundkonflikt

Alexander machte als erster den Unterschied zwischen der von Freud beschriebenen Konversionshysterie und »Organneurose« bzw. »vegetativer Neurose«. Beide Erkrankungen sind Reaktionen auf psychische Reize, jedoch in Psychodynamik und Physiologie grundsätzlich von einander verschieden (s. Kap. Konversion). Bei der Organneurose sollen Emotionen, deren offener Ausdruck nicht möglich ist, über das autonome Nervensystem ihren Weg zu bestimmten Organen finden, die wenn der Spannungszustand lang genug andauert, zuerst funktionell und dann auch morphologisch erkranken. Als auslösenden Faktor für die Entstehung solcher psychosomatischer Krankheitsbilder hat Alexander einen spezifischen Grundkonflikt postuliert: Er zitiert Mirsky, der annimmt, daß das Vorhandensein übermächtiger oralinkorporativer, d.h. einverleibender Tendenzen beim Diabetiker ursprünglich Ausdruck eines vererbten physiologischen Fehlers sei. Ein Kind mit einer derartigen genetischen Anlage könne seine biologischen Bedürfnisse niemals befriedigen.

Alexander glaubt, der bedeutsamste pathogene Faktor für einen Diabetes mellitus sei die Fettsucht, die in nahezu 75% der Fälle angetroffen wird. Fettsucht selbst kann jedoch nicht als die Ursache des Diabetes mellitus angesehen werden, da nur 5% aller Fettsüchtigen einen Diabetes entwickeln. Es finden sich zwar Hinweise dafür, daß Adipöse einen erhöhten Insulinbedarf haben. Solange die Leistungsfähigkeit der Langerhans'schen Inseln des Pankreas ausreichend ist, kann der erhöhte Insulinbedarf jedoch gedeckt werden. Bei den Fettsüchtigen, bei denen der Insulinverbrauch außergewöhnlich hoch ist, kann es zu einem relativen Insulinmangel und u.U. zur Entstehung eines Diabetes kommen. Dieser Mechanismus könnte für die 5% der Fälle zutreffen.

Bleuler ist der Ansicht, daß Diabetiker psychisch gesund sind, bzw. daß sie die gleichen Persönlichkeitsvariationen wie andere Bevölkerungsgruppen zeigen. Er beschreibt das gehäufte Vorkommen von tüchtigen und intelligenten Diabetikern, die im Erwachsenenalter zu depressiven Stimmungen neigen, aber oft aufgeschlossen, umgangsgewandt, synton und zykloid sind, während diabetische Kinder und Jugendliche eher empfindsam, verschlossen, schwer zu verstehen und schizoid wirken.

38.4 Empirische Untersuchungen zur Rolle psychischer Faktoren

38.4.1 Zur Ätiologie des Diabetes

In einer Übersichtsarbeit erwähnt Kimball (44), daß verschiedene Autoren emotionale Faktoren, die das Entstehen des Diabetes mellitus begünstigen oder zu erklären vermögen, beschrieben haben.

So zeigte Slawson (36), daß bei 20 von 25 erwachsenen Diabetikern ein reeller oder drohender Objektverlust dem Manifestwerden des Diabetes voranging. Bei 10 Patienten fanden die Autoren eine unvollendete Trauerreaktion, bei 14 eine emotionale Verwahrlosung. 5 Patienten waren stark depressiv. Aimez (42) fand bei Diabetikern konfliktgeladene Beziehungen zur Nahrungsaufnahme. Häufig hätten sie Schwierigkeiten, sich über ihre Abhängigkeits- und Unabhängigkeitsbedürfnisse Rechenschaft zu geben. Bei instabilen Diabetikern würden chronische Unterdrückung von Schuld, Angstgefühlen, Feindseligkeit, sowie latente Depression dem Ausbruch des Diabetes mellitus vorangehen.

Stein und Mitarbeiter (41) verglichen 8 diabetische Kinder mit einer entsprechenden Kontrollgruppe in Bezug auf frühkindliche Ernährungsgewohnheiten. Sie fanden bei den Diabetikerkindern ein gestörtes Nahrungsverhalten im Sinne oraler Abhängigkeit. Es fragt sich, ob es sich hier um eine reaktive oder primäre Eigenschaft handelt. Treuting (46) ist der Ansicht, daß ein Diabetes mellitus als Folge von chronisch emotionellen Konflikten ausbricht. Er glaubt, eine ungewöhnliche Reaktion auf Streß-Situationen und eine unangepaßte Hungerreaktion führten über eine reduzierte Insulinsekretion bei erhöhter Glukoneogenese zu Hyperglykämie und Ketonämie.

Groen (53) beschreibt in seiner Monographie, daß bei Diabetikern vor Ausbruch der Krankheit häufig der Verlust einer wichtigen Bezugsperson oder ein Liebesentzug mit anschließendem Gefühl von Einsamkeit, Traurigkeit und Nichtverstandensein gefunden werden.

Bruni (48) untersuchte und interviewte 1200 erwachsene Diabetiker. Er fand 139 Patienten, bei denen psychische Faktoren bei der Entstehung oder im Verlauf des Diabetes mellitus eine Rolle spielten. Hinkle und Wolf (37) zeigen in detaillierten Einzelstudien, daß in den Lebensgeschichten von Diabetikern die Reaktionen auf Ereignisse im täglichen Leben mit der Feststellung übereinstimmen, daß Lebensereignisse beim Ausbruch, Verlauf und bei Komplikationen der Krankheit eine wichtige Rolle spielen.

Sie beschreiben eine 17-jährige Diabetikerin, die durch ihre häufigen Hospitalisationen wegen entgleistem Diabetes auffiel. Dieses ursprünglich unerwünschte Kind hatte Schwierigkeiten mit seiner Mutter eine tragfähige Beziehung aufzubauen, zeitweise wurde es von einer Tante aufgezogen. Die Familie wechselte häufig den Wohnort und für das Kind war es immer wieder schwierig, sich in eine neue Umgebung, Kindergruppen oder Schule einzuleben. Entsprechend reagierte die Patientin mit Rebellion, feindseligen Gefühlen gegenüber der Mutter und Angst. Nach einem erneuten Wohnungswechsel entdeckte man beim damals 10-jährigen Kind einen Diabetes mellitus. Sowohl das Kind wie auch die Mutter zeigten große Schwierigkeiten, die Krankheit zu akzeptieren. Furcht, Hoffnungslosigkeit und Dosierungsfehler waren häufig. In der Folge kam es beim Kind zu schwerwiegenden Entgleisungen des Diabetes mit notfallmäßigen Hospitalisationen, wann immer Schwierigkeiten zwischen den Eltern, neue Wohnungswechsel oder erzieherische Probleme auftauchten. So hatte das Mädchen innerhalb der letzten 5 Jahre 12 Hospitalisationen hinter sich, alle unmittelbar auf streßerfüllte Lebenssituationen folgend, ohne daß jemals Infekte oder andere Gründe zur Entgleisung des Diabetes vorlagen.

Das Mädchen war zum Zeitpunkt der Publikation der Arbeit 4 Jahre in enger Beobachtung und Behandlung. In dieser Zeit wurde vor allem das Verhalten gegenüber der Mutter diskutiert und besprochen. Während dieser Periode hatte die Patientin keine Hospitalisation wegen einer ketoazidotischen Stoffwechselentgleisung. Gleichzeitig führte die Patientin ein Tagebuch, in dem sie sämtliche großen und kleinen täglichen Konflikte aufführte. Sie notierte ebenfalls die Resultate ihrer eigenhändig durchgeführten Urinanalysen. Beim Vergleichen des Tagebuches mit den Urinanalysen stellte man einen ganz direkten Zusammenhang zwischen signifikanten Streß-Situationen und dem Erscheinen einer Ketonurie, Durst bzw. Polyurie fest.

38.4.2 Zum Verlauf des Diabetes

Hinkle und Wolf (37) haben bei Diabetikern nach Streß-Interviews einen Anstieg des Blutzuckers, der Azetonämie und der Wasserausscheidung festgestellt. Die Autoren sehen daher in psychischem Streß einen wichtigen Faktor, der bei Diabetikern ein Coma diabeticum auslösen kann.

Grant (51) untersuchte 37 erwachsene Diabetiker auf Zusammenhänge zwischen »life-events« während der letzten 8–18 Monate vor Änderungen in der Diabeteseinstellung. Er fand, daß vor allem unerwünschte »life-events« signifikant häufig zu einem Wechsel der Diabeteseinstellung führten.

38.4.3 Reaktionen und psychosoziale Anpassung

Diabetes mellitus ist eine chronische Erkrankung, bei der das Ob und Wann des Auftretens von Komplikationen ungewiß ist. Je nach Persönlichkeitsstil des Patienten kann die Diagnose eines Diabetesmellitus ein mehr oder weniger schweres psychisches Trauma darstellen. Das Ziel einer erfolgreichen Diabetesbehandlung ist zunächst eine gute Abstimmung der körperlichen Tätigkeit, der Kalorienzufuhr und der Insulindosis. Schon dies ist nicht immer eine einfache Aufgabe, wie Loebert (54) zeigte. Er fand, daß nur 17% der Diabetiker fähig waren, aufgrund ihrer Kenntnisse eine Diät einzuhalten. Nur 18% der Diabetiker konnten zwei oder mehr Symtome eines Coma diabeticum nennen, 24% konnten zwei Schocksymptome aufzählen und 97% waren fähig, sich ihrer zuletzt injizierten Insulindosis zu erinnern. Diese Zahlen lassen erkennen, wie wenigen Patienten eine Überwindung des Traumas, krank zu sein und eine realitätsgerechte Auseinandersetzung hiermit gelungen ist. Williams (32) beschreibt folgende Reaktionsmuster bei chronisch erkrankten Patienten: 1. Depression, 2. Aggression, 3. Ängstlichkeit, 4. Abhängigkeit, 5. Schuldgefühle, 6. Hypochondrie.

Diese Verhaltensmuster decken sich weitgehend mit Koskis (43) Feststellungen, daß diabetische Kinder vor allem Angstreaktionen, depressive Reaktionen, Suiziddrohungen und Aggressionen gegenüber Autoritätsfiguren zeigen.

Swift (45) fand, daß diabetische Kinder emotional häufiger gestört waren, verglichen mit einer Kontrollgruppe zeigen sie mehr Schwierigkeiten in bezug auf Abhängigkeit/Unabhängigkeit, Selbstbewußtsein, manifeste und latente Ängste, sexuelle Identifizierung, Ausdruck von Feindseligkeit und orale Fixierung. Er verglich 50 diabetische und 50 gesunde Kinder. Er fand, daß junge Diabetiker gehäuft abnorme Vorstellungen ihres Körpers, latente Ängste, Dysphorie und abhängiges Verhalten zeigten. Die diabetischen Kinder hatten auch Schwierigkeiten in der Krankheitsbwältigung, zuhause und beim Spielen mit anderen Kindern. Diese Untersuchungen stehen in Gegensatz zu einer Arbeit von Davis (38), welcher 58 diabetische Kinder im Alter von 8–15

Jahren mit Fragelisten bezüglich ihrer Einstellung dem Diabetes gegenüber untersuchte. Er fand, daß die diabetischen Kinder ihre Krankheit als einen normalen Bestandteil ihres Lebens betrachteten. Williams (32) stellte nicht nur bei den Patienten, die an einer chronischen Erkrankung leiden, Reaktionen fest, sondern auch bei deren Familienmitgliedern. Er fand: 1. Ärger und Gereiztheit gegenüber dem chronisch erkrankten Familienmitglied, 2. Panikreaktionen beim Auftreten alarmierender Symptome, 3. Hypochondrie bei Familienmitgliedern, 4. überprotektive und unnötige Einschränkungen gegenüber dem erkrankten Familienmitglied, 5. Angst von derselben Erkrankung betroffen zu werden oder dieselbe weiterzugeben.

Es fällt auf, daß bei Patienten und deren Familien ähnliche Reaktionsmuster gefunden werden. Die gute ärztliche Betreuung wir hierauf Rücksicht nehmen und den Patienten, sowie dessen Familie betreuen und auf mögliche Interaktionen achten. Das gilt für die Behandlung diabetischer Kinder in besonderem Maße. Hier fand Koski (43) bei der Untersuchung von 60 diabetischen Kindern, daß vor allem die Familie Gefühle des Entsetzens, Schock, unbestimmte Furcht und Ängste, Depressionen und Schlafstörungen aufwies. Diese Feststellungen sind weitgehend in Übereinstimmung mit Hinkle's (37) Beschreibung der schwer einstellbaren Diabetiker. Es handelt sich hierbei um Patienten mit: 1. äußerst labilem Diabetes mellitus, 2. Patienten, welche durch ihr Betragen eine vernünftige Führung erschweren, 3. Patienten, welche unfähig sind, eine Diät einzuhalten und 4. findet man gehäuft Familienprobleme oder Probleme zwischen diabetischen Kindern und ihren Familien. Aimez (39) fand ähnliche Resultate bei einer Untersuchung von 77 Diabetikern. Er stellte fest, daß die Insulintherapie häufig abgelehnt wird, daß die diätetischen Maßnahmen selten richtig befolgt werden, so daß diese Ablehnung via Schuldgefühle, Einstellungen gegenüber Autoritäten etc. alte Ängste mobilisieren können. Eine gute Arzt-Patienten-Beziehung half den Diabetikern, die vorgeschriebenen therapeutischen und diätetischen Maßnahmen zu befolgen. Wenige dieser untersuchten Diabetiker benötigten eine eigentliche Psychotherapie. Auch Koski (43) und Swift (45) betonen, daß Verlauf und Einstellung des Diabetes mellitus vor allem davon abhängen, wie gut das Kind oder der Erwachsene die Diagnose annehmen und verarbeiten können, aber auch davon, wieviel die Familie dem Diabetiker hilft, die Krankheit zu meistern.

38.4.4 Physische und psychische Schädigungen oder Veränderungen als Krankheitsfolge

Im Verlaufe des Diabetes kann es zu physischen und psychischen Komplikationen kommen. Die physischen Schäden wie Angiopathie, Nephropathie und Retinopathie sind bekannt.

McGregor (40) untersuchte 75 Diabetiker 12–27 Jahre nach der Diagnosestellung. Die Patienten waren zwischen 3 und 12 Jahre alt, als ihr Diabetes entdeckt wurde. 15% der Diabetiker waren innerhalb von 20 Jahren nach Diagnosestellung verstorben. Häufig handelte es sich um eine mit der Krankheit in Zusammenhang stehende Todesursache. 9 dieser 75 Diabetiker wiesen eine zusätzliche, nicht mit dem Diabetes mellitus zusammenhängede Krankheit auf. Die diabetischen Komplikationen bestanden vor allem in der diabetischen Angiopathie, in der diabetischen Nephropathie sowie in Wachstumsstörungen. Bezüglich dieser Schäden wird auf die einschlägigen Lehrbücher der inneren Medizin hingewiesen.

Die Frage, ob psychische Störungen Folge der Krankheit sind oder ihr vorausgehen, ist schwer zu beantworten. Stein und Mitarbeiter (41) fanden, daß 8 diabetische Kinder im Vergleich zu einer in bezug auf Geschlecht und Alter gepaarten Kontrollgruppe eine größere orale Abhängigkeit zeigten. Die Autoren fragten sich, ob dieser Befund Ausdruck einer primären Persönlichkeitsstruktur sei, die zu einem Diabetes mellitus disponiere, oder ob es sich um eine reaktive Entwicklung nach Ausbruch des Diabetes mellitus handle. Bruni (48) beschrieb, daß bei einer großen Anzahl juveniler Diabetiker mit guter Intelligenz im Verlauf des Diabetes neurotische Züge und soziale Anpassungsschwierigkeiten auftraten. Kissel (49) kommt in einer Untersuchung von 24 instabilen und 15 stabilen erwachsenen Diabetikern zu denselben Ergebnissen. Er fand vor allem affektive Unreife, Mißtrauen und diffuse Ängste bei alltäglichen Schwierigkeiten, bei einem schwachen Ich.

38.4.5 Richtlinien zur Arzt/Patienten-Beziehung

Die Grundlage für eine gute Arzt/Patienten-Beziehung kann in einem patientenorientierten Interview geschaffen werden. Dieses sollte offen geführt werden und dem Patienten die Möglichkeit geben, über seine Empfindungen, Gedanken zur Krankheit und Ängste zu sprechen (s. Kapitel ...). Der Kliniker erhält so in einem Arbeitsgang Einsicht in psychologische, somatische und persönliche Daten des Patienten und deren Zusammenwirken. Die Art und Weise, wie einem Patienten mitgeteilt wird, daß er Diabetiker ist, kann darüber entscheiden, wie erfolgreich die Betreuung des Patienten sein wird. Auch hier lohnt es sich, dem Patienten immer wieder Gelegenheit zu geben, über seine Gefühle, Ängste und Befürchtungen zu sprechen; dabei sollte der Arzt vor allem der Hörer sein, der Patient der Sprecher. Man muß sich vor Augen halten, daß der Patient einige Zeit braucht, um die neue Tatsache, Diabetiker zu sein, zu akzeptieren. Während dieser Zeit stellt man mannigfaltige Reaktionen wie Verleugnung der neuen Diagnose, Aggression und Feindseligkeit oder auch blinde Unterwürfigkeit gegenüber dem Arzt fest. In dieser Phase ist es z.B. besser, vom Patienten einen Protest in Worten entgegenzunehmen, als später denselben in Form von falschen Insulindosen zu erleben. In dieser Phase haben Patienten häufig starke Schuldgefühle gegenüber dem Arzt wegen ihrer Aggressionen. Man sollte nicht vergessen, daß es sich hier um normale psychische Reaktionen handelt, und daß es für den Patienten besser ist, wenn er seine Aggressionen gegenüber dem Arzt ausdrücken kann, als wenn er diese gegenüber seiner Familie oder in pathologischem Verhalten in der Therapie auslebt. Dabei ist es für den Arzt nicht leicht, solche Aggressionen zu ertragen; wenn er aber weiß, daß diese dem Schicksal gelten und nicht persönlich gemeint sind, lassen sie sich leichter aushalten. Spürt man, daß Patienten Aggressionen haben, lohnt es sich, diese für den Patienten in Worte zu fassen, um einer Aufstauung vorzubeugen.

Es muß auch darauf geachtet werden, wieviel ein Patient in einer Sitzung an theoretischem Wissen aufzunehmen fähig ist. Ängste, wie sie beim Bekanntwerden eines Diabetes meistens auftreten, können gewisse Patienten völlig unfähig machen, Wissen über die neue Krankheit aufzunehmen. Es bedarf des Gesprächs, dosierter Aufklärung und Zeit, um dem Patienten das für die Behandlung notwendige Wissen zu vermitteln. Es hat sich dabei immer wieder gezeigt, daß Lob und positive Kritik bessere Stimuli abgeben als Tadel und Strafe.

Ängste und Befürchtungen über den Diabetes, dessen Behandlung, Prognose und Komplikationen müssen diskutiert werden, sie können sonst neuen psychischen Störungen Vorschub leisten, die dann wiederum auf die Einstellung des Diabets wirken. Nicht nur der Patient, auch der Arzt hat Ängste und Unsicherheiten in bezug auf Prognose und Komplikationen der Krankheit. Erst wenn der Arzt sich dessen bewußt wird und sich damit auseinandersetzt, wird er dem Patienten helfen können, mit diesen Befürchtungen zu leben, sie zu begreifen und zu meistern. Es lohnt sich, auch auf Fantasien der Patienten einzugehen – gleichgültig ob diese vom Arzt aus gesehen falsche oder richtige Vorstellungen beinhalten – und diese nicht einfach mit rationellen Überlegungen abzutun. Für viele Patienten ist es wichtig, von Autoritätsfiguren immer wieder die Bestätigung zu erhalten, daß Sie sich korrekt verhalten und gut bei der Therapie ihrer Krankheit mithelfen. Für den Arzt ist es nicht immer leicht, diese Abhängigkeitsbedürfnisse der Patienten zu ertragen. Eine weitere schwere Aufgabe für den Arzt besteht darin, auch dann zum Patienten zu stehen, wenn die Therapie schlechter geht. Nur zu oft tritt beim Arzt das Gefühl auf, er habe versagt, und er sei unfähig, diesen Patienten erfolgreich zu behandeln, obschon es sich beim Diabetes um eine chronische Erkrankung handelt, bei der kein großes Erfolgserlebnis für den Arzt möglich ist. Das Annehmen und Ertragen der Grenzen, die der ärztlichen Tätigkeit gesetzt sind, stellt große Anforderungen an die Reife des Arztes.

Je nach Alter des Patienten ergeben sich verschiedene Schwerpunkte in der Arzt/Patienten-Beziehung.

Beim Kleinkind mit Diabetes mellitus ist es wichtig, mit den Eltern die Probleme der Diät, Insulindosierung, Zeichen einer Hypo- oder Hyperglykämie zu diskutieren. Genau so wichtig ist es, mit ihnen über ihre Gefühle, ein diabetisches Kind zu haben, zu sprechen; häufig sind die Eltern geplagt von Schuldgefühlen, daß irgend ein Fehlverhalten ihrerseits den Ausbruch des Diabetes mellitus begünstigt habe. Ebenfalls die Vererbung des Diabetes mellitus muß mit den Eltern diskutiert werden, da diese oft voreilig beschließen, keine weiteren Kinder zu haben aus Angst, diese könnten ebenfalls an Diabetes mellitus erkranken. In der Schule ist das Kind oft verletzenden Fragen und unklaren Vorstellungen der Schulkameraden über seine Krankheit ausgesetzt. Man kann den kleinen Diabetikern helfen, indem man diese Fragen erörtert, falsche Vorstellungen korrigiert und sie auf ungeschickte Verhaltensweisen gegenüber ihren Schulkameraden aufmerksam macht. Schulkinder leiden oft unter Schuldgefühlen, sie hätten durch unmäßigen Genuß von Süßigkeiten ihren Diabetes mellitus selbst verursacht. Eine kurze Erklärung kann hier oft Wunder wirken. In dieser Altersstufe ist es ebenfalls wichtig, dem Kind zu zeigen, daß die Einstellung des Diabetes eine gemeinsame Aufgabe des Kindes, der Eltern und des Arztes ist. Entsprechend muß man dem Kind auch eine altersgemäße Verantwortung und Entscheidungsgewalt über die Behandlung und Lebensführung einräumen. Für die Eltern ist es oft schwierig, einen Teil dieser Verantwortung für die gute Einstellung des Diabetes mellitus dem Kind abzutreten. Daraus resultierende Gefühle wie Angst und Unsicherheit sollten vom Arzt mit den Eltern besprochen und nicht stillschweigend übergangen werden. Die Erziehung eines diabetischen Kindes bietet den Eltern zusätzliche Schwierigkeiten: Geschwister des an Diabetes erkrankten Kindes können auf die zusätzliche Zuwendung zum diabetischen Kind mit Eifersucht reagieren, die Eltern können ganz unbewußt vom diabetischen Kind weniger Mitarbeit in der Familie verlangen usw. Im Gespräch mit den Eltern soll der Arzt auf solche, meist unbewußte, fehlerhafte Einstellungen dem diabetischen Kind gegenüber aufmerksam machen.

Der adoleszente Diabetiker gibt Eltern und Ärzten oft große Probleme auf. Diese Patienten wollen als unabhängige Menschen angesehen werden, und dementsprechend soll man sie möglichst viel an den Entscheidungen über ihre Behandlung teilhaben lassen. In ihrem Drang nach Unabhängigkeit bekunden diese Diabetiker oft Mühe, Insulin und diätetische Maßnahmen als notwendige Behandlung und nicht als Autoritätsausdruck des Arztes zu betrachten. Oft benützen sie deshalb die Einstellung des Diabetes als Mittel, um ihre Unabhängigkeit gegenüber der Autorität oder dem Arzt zu demonstrieren. Therapeutisch lohnt es sich, dem Unabhängigkeitsstreben dieser Patienten mit Verständnis zu begegnen, es in den Behandlungsplan einzubeziehen und auf ihre Renitenz nicht emotional gefärbt zu reagieren und sie nicht mit vermehrten Kontrollen, Strafen oder anderen Maßnahmen, die ihre Abhängigkeit aufdecken, zu behandeln. Es muß vielmehr versucht werden, dem Patienten Verständnis für sein Gefühl der verlorenen Unabhängigkeit entgegenzubringen. Kommen Diät- oder Insulindosierungsfehler vor, soll der Arzt den Patienten wissen lassen, daß er dies bemerkt hat, daß er sich aber vorstellen kann, daß verschiedene Gründe hierzu führen können. Viele Adoleszenten und Erwachsene zeigen eine bessere

Kooperation, wenn die Einstellung des Diabetes als eine gemeinsame Aufgabe des Patienten und seines Arztes aufgefaßt wird, wobei der Arzt die Funktion eines Beraters ausübt.

Viele diabetische Adoleszenten haben auch andere wichtige Fragen und Entscheide zu treffen, bei welchen ärztliche Beratung erwünscht ist: Der Adoleszente muß ein Berufwahl treffen, er stellt sich Fragen über Partnerwahl, Sexualität und Kinderwunsch. Für alle diese Fragen kann der Arzt Vermittler der entscheidenden Information sein.

Beim erwachsenen Diabetiker treten vor allem Fragen über das Wann und Wo des Auftretens von Komplikationen des Diabetes mellitus in den Vordergrund, zusammen mit den sich daraus ergebenden Problemen in bezug auf Sexualität, berufliches Weiterkommen, Unabhängigkeit, Familienplanung. Man soll dem Patienten immer wieder die Möglichkeit geben, über diese Sorgen zu sprechen, wobei es ebenfalls wichtig ist, im Einverständnis mit dem Patienten auch seinem Ehepartner Gelegenheit zu geben, über seine Probleme um und mit dem Patienten zu sprechen.

Beim Altersdiabetiker entstehen häufig Schwierigkeiten, ihn über seine Krankheit genügend aufzuklären. Bei dieser Altersgruppe ist es speziell wichtig, die Information den geistigen Fähigkeiten des Patienten anzupassen. Hier muß vor allem die Umgebung des Patienten genügend über die Belange des Diabetes orientiert werden, aber auch über Art und Weise, wie man dem Patienten helfen kann, eine gute Diabeteseinstellung zu erreichen. Das fehlende Frischgedächnis und der mangelnde Realitätssinn seniler Menschen machen sie häufig von ihrer Umgebung vollständig abhängig.

Zusammenfassung

Die Ätiologie des Diabetes mellitus ist multifaktoriell. Psychische, genetische, metabolische und nutritive Faktoren sind bekannt und beeinflußen sich wechselseitig. In diesem Kapitel beschränkten wir uns darauf, die psychischen Einflüsse auf Entstehung, Verlauf und Therapie des Diabetes mellitus näher zu betrachten.

Aus neuroendokrinologischen Arbeiten ist zu entnehmen, daß die basale Insulinsekretion wahrscheinlich durch das parasympathische Nervensystem gesteuert wird. Das sympathische Nervensystem scheint einen regulatorischen Einfluß auf die Insulinsekretion zu haben. Eine Stimulierung der alpha-Rezeptoren führt zu einer Abnahme der Insulinsekretion, die Stimulation der beta-Rezeptoren zu einer Zunahme der Insulinsekretion. Es existieren zahlreiche experperimentelle und klinische Untersuchungen, die vor allem die Auswirkung von Streß auf die Insulinsekretion in ihr Zentrum stellen. Eine weitere Gruppe von Untersuchungen betrachtet, inwieweit »life events«, Objektverluste und belastende Lebenssituationen einen Einfluß auf die Ätiologie und den Verlauf des Diabetes mellitus haben. Verluste von Bezugspersonen, Objekten oder Arbeitsstellen, gestörte frühkindliche Nahrungsaufnahme, chronische emotionelle Konflikte und Gefühle von Einsamkeit und Nichtverstandensein sind alles Faktoren, die möglicherweise in der Ätiologie des Diabetes mellitus eine Rolle spielen. Der Verlauf dieser Erkrankung ist verschiedenen Einflüssen unterworfen. Streß-Situationen, unerwünschte »life-events« und Objektverluste können Vorgänge sein, welche die recht delikate Diabeteseinstellung immer wieder empfindlich stören können.

Das Akzeptieren seiner chronischen Krankheit stellt für jeden Diabetiker eine sehr schwierige psychische Aufgabe dar, bei der sowohl der Patient wie auch seine Familie mit Depressionen, Aggressionen, Ängsten, Schuldgefühlen oder Hypochondrie reagieren können. Der Arzt kann dem Patienten entscheidend helfen, diese reaktiven Vorgänge zu überwinden.

Diabetiker haben eine nicht allein diabetesbedingte erhöhte Morbidität und Mortalität. Es wird diskutiert, wieweit die Tatsache, daß man bei Diabetikern vermehrt neurotische Züge feststellen kann, als Krankheitsfolge oder als disponierender Faktor zu werten ist.

Literatur

[1] Porte, D. Jr.: Sympathetic Regulation of Insulin Secretion. Arch. Intern. Med/Vol. 123, March 1969.
[2] Porte, D. Jr. et al.: Control of Insulin Secretion by Catecholamins, Stress and Sympathetic Nervous System. Federation Proc. 32, 1792–1796, 1973.
[3] Woods, S. C.: Physiol. Rev. 54, 596–619, 1974.
[4] Lundquist, I.: Interaction of amines and aminergic blokkage agents with blood glucose regulation. I. beta-adrenergic blockage. European J. Pharmacol. 18, 213–224, 1972.
[5] Gerich, J. E.: Reciprocal adrenergic control of pancreatic alpha and beta cell function in man. Diabetes 21, 332, 1972.
[6] Kajinuma, H. et al.: Effects of Methacholine on Insulin Secretion in Men. J. Clin. Invest. 28, 1384–1388, 1968
[7] Hakanson, R. et al.: Effect of vagal denervation on insulin release after oral and intravenous glucose. Experientia 27, 460–461, 1971.
[8] Woods, S. C. et al.: Neural-pancreatic interactions: a conference. Federation Proc. Vol. 35, No 5, 1118, April 1976.
[9] Ban, T.: The Hypothalamus, especially on its fiber connections and the septo-preoptico-hypothalamic system. Med. J. Osaka Univ. 15, 1–83, 1964.
[10] Inoue, S. et al.: The Effects of Subdiaphragmatic Vagotomy in Rats with Ventromedial Hypothalamic Obesity Endocrinology 100, 108, 1977.
[11] Woods, S. C. et al.: Conditioned insulin secretion and meal feeding in rats. J. of Comperative and Physiological Psychology 1977, Vol. 91, No I, 128–133.
[12] Uvnäs-Wallensten, K. et al.: Insulin release in response to vagal stimulation on anaesthezised cats. Horm. Metab. Res. 1977, 175–181.

[13] Fischer, U. et al.: The mechanism of insulin secretion after oral glucose administration. I: Multiphasic Course of insulin mobilisation ofter oral administration of glucose in conscious dogs. Differences to the behavior after i.v. administrations. Diabetologia 8, 104–116, 1972.

[14] Vinik, A. I. et al.: Overactivity of the entero-insular axis in maturity-onset diabetes. Lancet 2, 183–185, 1973.

[15] Baker, L. et al.: Beta adrenergic blockade and juvenile diabetes: Acute studies on long-term therapeutic trial. J. of Pediatrics, Vol. 75, No 1, 19–25, 1969.

[16] Cannon, W. B. et al.: Emotional glycosuria. Am. J. Physiol., 29, 280–287 (1911–12).

[17] Cannon, W. B.: Bodily changes in pain, hunger, fear and rage. Ed. 2, New York Appleton, 1929.

[18] Dunbar, F. H. et al.: The psychic component of the disease process (including convalescence) in cardiac, diabetic and fracture patients. Am. J. of Psychiatry: 93, 649–679, 1936.

[19] Weiss, E. and English O. S.: Psychosomatic medicine Philadelphia 1950.

[20] Hinkle, L. E. et al.: Importance of Life Stress in Course and Management of Diabetes mellitus. J.A.M.A. 148, 513 (1952).

[21] Hinkle, L. E. et al.: Studies in Diabetes mellitus I: The relation of stressfull life situation in the concentration of ketone bodies in the blood of diabetic and non-diabetic human. J. Clin. Invest. 29, 754 (1950)

[22] Hinkle, L. E. et al.: Studies in Diabetes mellitus II: The occurence of diuresis in diabetic persons exposed to stressfull life situations with experimental observations on its relation to concentration of glucose in blood and unrine. J. Clin. Invest. 30, 818 (1951)

[23] Hinkle, L. E. et al.: Studies in Diabetes mellitus III. Psychosom. Med. 13, 160 (1951)

[24] Hinkle, L. E. et al.: Studies in Diabetes mellitus IV. Psychosom. Med. 13, 184 (1951)

[25] Hinkle, L. E. et al.: Studies in Diabetes mellitus: Changes in glucose, ketone and water metabolism during stress. Am. Res. Nerv. and Met. Dis Proc. 29, 338 (1950)

[26] Hinkle, L. E. et al.: Experimental evidence on the mechanism of diabetic ketosis. J. Clin. Invest. 28, 788 (1949)

[27] Bleuler, M.: Endokrinologische Psychiatrie. Stuttgart: Thieme (1954)

[28] Alexander, F.: Psychosomatische Medizin. Berlin, de Gruyter (1971)

[29] Margolin, S. G.: Genetic and dynamic psychophysiological determinants of pathophysiological process. In: The Psychosomatic Concept in Psychoanalysis. Edited by F. Deutsch, New York, (1953)

[30] Cremerius, J. et al.: Psychosomatische Konzepte des Diabetes mellitus Psyche 94: 56, 785 (1956)

[31] Mirsky, J. A.: The Etiology of Diabetic Acidosis, J.A.M.A. 118, 690 – (1942)

[32] Williams, T. et al.: The managment of chronic illness in: Family Practice. W. B. Saunders Company 1973, 103–117

[33] Bergman, R. N. et al.: Direct enhancement of insulin secretion by vagal stimulation of the isolated pancreas. Am J. Physiol. 225, 481–486, 1973.

[34] Bloom, S. R. et al.: Release of glucagon induced by stress. Quart. J. Exptl. Phyiol. 58, 99–108, 1973

[35] Tepperman, J.: Some aspects of the control of carbohydrate and fat metabolism. In: Animal Science, adited by J. Sink, Philadelphia: Pennsylvania State Univ. Press

[36] Slawson, P. F. et al.: Psychological factors associated with the onset of diabetes mellitus. J.A.M.A. 185, No 3, 166–170, 1963.

[37] Hinkle, L. E. et al.: A summary of experimental evidence relating life stress to diabetes mellitus. J. of the Mount Sinai Hospital, Vol. XIX, No 4, 537–570.

[38] Davis, D. M. et al.: Attitudes of diabetic boys and girls towards diabetes. Diabetes, Vol. 14, No 2, 106–109, 1965.

[39] Aimez, P. et al.: Etude psycho-sociologique des contraintes thérapeutiques du diabète sucré. La Presse Médicale 79, No 25, 1149–1152, 1971

[40] MacGregor, M.: Juvenile diabetics growing up. Lancet, 1977, I, 944–945.

[41] Stein, S. P. et al.: Emotional factors in juvenile diabetes mellitus: A study of early life experience of 8 diabetic children. Psychosom. Med. 37, No 3, 237–244, 1975

[42] Aimez, P. et al.: Facteurs psycho-émotionnels dans le diabète sucré. Diabète et Métabolisme (Paris), 1976, 2, 73–79.

[43] Koski, M.-L.: The Coping Processes in Childhood Diabetes. Acta Peadiatrica Scandinavica. Suppl. 198, 1969.

[44] Kimball, Ch. P.: Emotional and psychosocial aspects of diabetes mellitus. Med. Clinics of North America, 1971, Vol. 55, 1007–1018.

[45] Swift, Ch. R. et al.: Adjustment Problems in Juvenile Diabetes. Psychosomatic Med. Vol. 29, No 6, 555–571, 1967

[46] Treuting, T. F.: The role of emotional factors in the etiology and course of diabetes mellitus: A review of the recent literature. Am. J. of the Med. Sciences, 244, 93–109, 1962

[47] Hinkle, L. E. et al.: Role of Environment and Personality in Management of the Difficult Patient with Diabetes Mellitus Diabetes, 8, 371, 1959

[48] Bruni, B.: Diabetes and psychic factors: Proceedings of the 6th Congress of the Intern. Diabetes Feder., Stockholm, 1967

[49] Kissel, P. et al.: Les caractéristiques psychologiques des diabètiques instables. Ann. Méd. psychol., 1965, 123, 219–250.

[50] Nacht, S. et al.: Interaction psychosomatique dans l'évolution d'une maladie chronique: le diabète. Psychosomatique et cronicité. Maloine, édit. Paris 1964, 155–182

[51] Grant, I. et al.: Recent life events and diabetes in adults. Psychosomatic Medicine, Vol. 36, No 2, 1974, 121–128

[52] Stearns, S.: Self-destructive behavior in young patients with diabetes mellitus. Diabetes, 1959, 8, 379–382.

[53] Groen, J.J. et al.: Psychosomatische aspecten van diabetes mellitus. De Erven Bohn BV, Amsterdam, 1973

[54] Loebert, L.: Kenntnisse des Diabetikers über seine Krankheit. Dtsch. Med. Wschr. 97 (1972), 1055–1057.

39 Psychogener Zwergwuchs, Hyperthyreose, Cushing-Syndrom, Diabetes insipidus

Horst Lorenz Fehm und Karl Heinz Voigt

Einleitung

Im folgenden Abschnitt ist nur ein Aspekt der Psychoendokrinologie dargestellt, nämlich der Einfluß psychischer Faktoren auf Entstehung und Verlauf endokrinologischer Krankheiten. Wegen der besonderen Bedeutung für eine psychosomatisch orientierte klinische Arbeit werden diese Zusammenhänge gesondert im Teil »Spezielle Psychosomatik« dargestellt. Andere für die Psychosomatik relevante Befunde, z.B. die psychopathologischen Erscheinungen, wie sie bei fast allen endokrinologischen Erkrankungen auftreten, sind bereits im Kapitel »Psychoneuroendokrinologie« im Teil »Allgemeine Psychosomatik« erörtert worden. Um einen vollständigen Einblick in die enge Verknüpfung psychischer und endokrinologischer Phänomene zu bekommen, empfehlen wir deswegen, beide Abschnitte im Zusammenhang zu lesen.

Die endokrinologischen Erkrankungen, die im folgenden besprochen werden sollen, stellen eine etwas willkürlich anmutende Auswahl dar. Dies darf nicht dahingehend fehlinterpretiert werden, daß für die hier nicht genannten endokrinologischen Krankheiten psychische Faktoren keine Rolle spielen; es besagt lediglich, daß es darüber heute noch keine oder zu wenig Untersuchungen gibt. Die bei der Anorexia nervosa zu erhebenden endokrinologischen Befunde sind im Abschnitt »Psychoneuroendokrinologie« dargestellt.

39.1 »Maternal deprivation«-Syndrom

Die Beobachtung, daß ein Mangel an emotionaler Zuwendung zu einer Wachstumsstörung bei Kindern führen kann, war an sich nicht neu, als 1967 Powell et al. 13 Kinder mit Minderwuchs als Folge einer »emotional deprivation« beschrieben. Dennoch wird der Begriff »maternal deprivation Syndrom« mit Recht mit dem Namen Powell in Verbindung gebracht.

Diesem Autor und seinen Mitarbeitern waren bei minderwüchsigen Kindern, bei denen zunächst eine Hypophysenvorderlappen-Insuffizienz vermutet worden war, schwere emotionelle Störungen aufgefallen, die auf die extreme häusliche Situation bezogen werden konnten. Fünf der elf Elternpaare waren geschieden oder getrennt. Schwere Eheprobleme gab es bei mindestens zwei weiteren Paaren. Fünf Väter waren exzessive Trinker, die meisten waren kaum zuhause und keiner der Väter verbrachte viel Zeit mit den Kindern. Über die Mütter war weniger zu erfahren. Eine gestand offen, ihren Sohn zu hassen, eine andere war Alkoholikerin. Die Kinder selbst boten vielfältige Symptome wie Polydipsie und Polyphagie, hatten eigenartige Eßgewohnheiten, unruhigen Schlaf, fanden keinen Kontakt zu anderen Kindern und waren sprachverlangsamt.

Die Veränderung der psychosozialen Situation, nämlich Hospitalisierung mit psychologischer Behandlung und viel persönlicher Zuwendung, führte in allen Fällen zu einer erheblichen Wachstumsbeschleunigung, die die normale Wachstumsrate bei weitem überschritt (Abb. 1).

Interessant sind die bei diesen Kindern erhobenen endokrinologischen Befunde: Die meisten hatten erniedrigte STH-Spiegel und zeigten nicht den üblichen Anstieg des Wachstumshormons im Insulinhypoglykämietest. Bei neun der dreizehn untersuchten Kinder fand sich weiterhin eine verminderte Ausscheidung von 17-Hydroxy-Corticoiden im Urin und bei 12 Kindern ein fehlender Anstieg derselben im Metopirontest. Die Schilddrüsenwerte lagen im Normbereich.

Insgesamt würde man aufgrund dieser Befunde eine partielle Insuffizienz des Hypophysenvorderlappens dia-

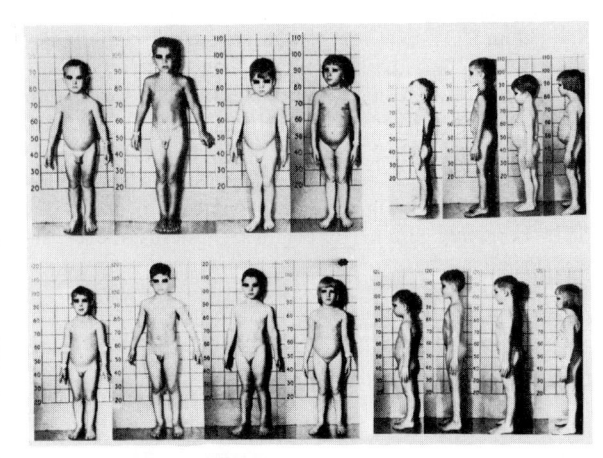

Abb. 1. Frontale und seitliche Ansicht von Kindern mit »Maternal deprivation-Syndrom« vor (obere Reihe) und einige Zeit nach der Hospitalisation (untere Reihe). Neben der Größenzunahme fällt die Rückbildung der auffälligen Vorwölbung des Abdomens auf (aus: Powell et al., New Engl. J. Med. 276: 1271, 1967).

gnostizieren. Jedoch normalisierten sich die pathologischen endokrinologischen Befunde rasch während der Hospitalisierung, was einen hypophysären oder hypothalamischen Organdefekt unwahrscheinlich macht. Vielmehr muß man schließen, daß das Syndrom auf einer psychisch bedingten reversiblen Inhibierung der STH- und ACTH-Sekretion beruht. Unsere Kenntnisse über die Bedeutung zentralnervöser Neurotransmitter für die Regulation der STH- und ACTH-Sekretion legen die Hypothese nahe, daß die Verminderung beider Hormone beim Deprivationszwergwuchs primär auf einer veränderten Neurotransmitteraktivität im Hypothalamus beruht. Diese Hypothese wird durch eine Beobachtung an einem einzelnen Patienten mit diesem Syndrom gestützt (Imura et al., 1971). Bei diesem Patienten konnte der fehlende Anstieg des STH im Insulinhypoglykämietest durch eine Behandlung mit Propranolol (einem β-Rezeptorenblocker) wiederhergestellt werden. Daraus schlossen die Autoren, daß die Störung der STH-Sekretion primär auf einer gesteigerten β-adrenergen Aktivität hypothalamischer Zentren beruht.

Die Zusammenhänge zwischen psychosozialen Faktoren und Hormonstörungen bei dem geschilderten Syndrom erscheinen so gesichert, daß es als »maternal deprivation syndrome« in die angloamerikanischen Lehrbücher der Endokrinologie aufgenommen wurde. Allerdings beschreibt der von Powell gewählte Ausdruck »emotional deprivation« den Sachverhalt korrekter.

Diese am Menschen gemachten Beobachtungen werden unterstützt durch zahlreiche an Tieren erhobene Befunde, wobei ebenfalls eine Beeinflussung von Wachstum und Wachstumshormon durch »psychische« Faktoren gefunden wurde (z.B. Ruegamer et al., 1954). Schalch & Lee (1968) haben gezeigt, daß junge Ratten, die infolge systematischen »handlings« (in die Hand nehmen und streicheln) eine größere Wachstumsrate und eine größere Gewichtszunahme per Einheit konsumierter Nahrung haben; gleichzeitig finden sich höhere Spiegel an STH. Dies macht wahrscheinlich, daß die beobachtete Wachstumsbeschleunigung auf eine vermehrte Sekretion von STH zurückgeführt werden kann. Eine ausführliche und kritische Übersicht über diese Arbeiten findet sich bei Brown und Reichlin (1972).

Insgesamt erscheint die Bedeutung psychischer Faktoren für die Entstehung klinisch relevanter Störungen der STH-Sekretion gesicherter als für irgendein anderes endokrines System.

39.2 Hyperthyreose

Die Hyperthyreose ist nach dem Diabetes mellitus die häufigste endokrine Krankheit. In der medizinischen Klinik hat durchschnittlich von 100 Patienten einer die Diagnose Hyperthyreose. Die Hyperthyreose ist eine Folge der Überschwemmung des Körpers mit Schilddrüsenhormon (Thyroxin und Trijodthyronin). Die wichtigsten Symptome sind die vermehrte Schweißneigung, der Gewichtsverlust bei gesteigertem Appetit und die Neigung zu Durchfällen; eine Myopathie mit Muskelschwäche und erhöhter Ermüdbarkeit kann vorkommen. Über die bei der Hyperthyreose beobachteten psychischen Veränderungen haben wir im Kapitel »Psychoneuroendokrinologie« bereits berichtet.

Die Liste der Symptome zeigt, daß die Abgrenzung der Hyperthyreose von Zuständen psychovegetativer Labilität mit erhöhter Sympathikotonie schwierig sein kann. Früher waren dafür Begriffe wie »Thyreoneurose« oder »Pseudohyperthyreose« im Gebrauch. Heute ist es fast immer möglich, mit Hilfe der unmittelbaren Bestimmung von Thyroxin, Trijodthyronin und TSH im Blut eine Abgrenzung zwischen normaler und pathologischer Schilddrüsenfunktion zu treffen.

39.2.1 Psychophysiologische Untersuchungen

Im Gegensatz zu unserer gut fundierten Kenntnis über die Stimulierbarkeit des Hypophysen-Nebennierenrinden-Systems und des Sympathikus-Nebennierenmark-Systems durch psychische Faktoren ist die psychoendokrinologische Forschung auf dem Gebiet des Hypothalamus-Hypophysen-Schilddrüsen-Systems wenig überzeugend. Es ist nicht sicher geklärt, ob die Schilddrüse überhaupt auf psychische Stimuli reagieren kann. Eine sehr gründliche Übersicht über die Literatur findet sich bei Mason (1968) mit 96 Zitaten. Die Mehrzahl der Publikationen über Untersuchungen beim Menschen lassen eine Tendenz erkennen, wonach die Aktivität der Schilddrüse als Antwort auf einen emotionalen Stimulus ansteigt. Es gibt jedoch auch Autoren, die einen solchen Anstieg nicht beobachten konnten (z.B. Volpe et al., 1960). Wie auch immer, die Veränderungen sind gering und liegen innerhalb des Normalbereiches. Dagegen scheint gesichert, daß beim Tier die Schilddrüsenhormone nach emotionaler Stimulation (z.B. Fesselung im Primatenstuhl) ansteigen (Mason 1972).

So schien lange Zeit ein Widerspruch zu bestehen zwischen der geringen Beeinflußbarkeit der Schilddrüse durch psychische Faktoren einerseits und der Bedeutung emotionaler Krisen in der Pathogenese der Hyperthyreose andererseits. Dieser Widerspruch hat sich insofern geklärt, als wir heute wissen, daß das Hypothalamus-Hypophysen-System für die Ätiologie der Hyperthyreose keine Rolle spielt: das TSH ist im Plasma und in der Hypophyse nicht vermehrt, sondern extrem erniedrigt. Die Hyperthyreose wird vielmehr durch ein pathologisches, im Plasma zirkulierendes Eiweiß mit Antikörpercharakteristik, den »long-acting thyroid stimulator«, »LATS«, hervorgerufen. Damit ist klar, daß die Hyperthyreose nicht den neuroendokrinen Erkrankungen zugerechnet werden darf und daß die für neuroendokrine Krankheiten entwickelten psychophysiologischen Modelle sich nicht auf die Verhältnisse bei der Hyperthyreose übertragen lassen. LATS kann nach jüngsten Untersuchungen als Autoantikörper gegen TSH-Rezeptoren aufgefaßt werden. Wir wissen aber, daß auch allergische Reaktionen dem Einfluß psychischer Faktoren unterliegen. So zeichnet sich ein neues Modell ab, das möglicherweise erklärt, wie psychische Faktoren die Schilddrüsenfunktion beeinflussen können.

39.2.2 Trauma-Theorie

Über die plötzliche Manifestation einer Hyperthyreose nach einer akuten seelischen Erschütterung ist oft berichtet worden, seit Parry 1825 zum erstenmal ein solches Ereignis beschrieb. Von manchen Beobachtern wird die Häufigkeit solcher Ereignisse mit 100% angegeben; nach Oberdisse handelt es sich um ein sehr seltenes Ereignis. Zu diesen Fragen hat Eickhoff (1949) wichtige tierexperimentelle Befunde beigesteuert. Es gelang ihm bei Wildkaninchen, die mit Frettchen gejagt wurden, einen Zustand zu erzeugen, der an eine Hyperthyreose denken läßt. Bei diesen Tieren tritt kurz nach dem Einfangen Adynamie, Tachykardie, Tremor und ein Exophthalmus auf. Histologisch kann man eine Verflüssigung und Ausschüttung des intrafollikulär gespeicherten Kolloids beobachten. Schilddrüsenexstirpation, Plummerung und Thiouracilgaben haben lebensverlängernde Wirkung. Im Radiojodtest findet sich eine vermehrte Speicherung und eine verminderte Ausscheidung des Radiojod im Urin. Da histologischer Befund, Jodidphase des Radiojodtestes, verminderte Ausscheidung des Radiojod im Urin nicht unbedingt für die Hyperthyreose charakteristisch sind und sehr wohl auf eine unspezifische Alarmreaktion zu beziehen sein könnten, ist der letzte Beweis, daß es sich bei diesem Zustand um eine echte Hyperthyreose handelt, noch nicht gegeben. Dazu würde der Nachweis eines erhöhten intrathyreoidalen Jodumsatzes und ein Ansteigen der Schilddrüsenhormone im Serum gehören. Jedoch konnten Schäfer et al. (1965) beim Frettieren von Wildkaninchen kein Ansteigen des PBI beobachten. Nach Oberdisse sollte man deswegen »aus diesen wichtigen und interessanten Beobachtungen von Eickhoff nicht auf einen experimentell erzeugten Zustand schließen, der der menschlichen Hyperthyreose entspricht. In jedem Fall sollte man bei der Beurteilung des menschlichen »Schreck-Basedow« zurückhaltend sein und Tierversuche nur mit Vorsicht heranziehen.«

39.2.3 Psychodynamische Aspekte

Es gibt eine Reihe von Untersuchungen zu psychodynamischen Aspekten bei Patienten mit Hyperthyreose. Jeder Autor hat dabei seine eigene Version eines psychosomatischen Modells benutzt und es ist von daher sehr schwierig, die entstandenen Hypothesen auf einen gemeinsamen Nenner zu bringen.

Eine sorgfältig und oft zitierte Darstellung haben Ham, Alexander & Carmichael (1951) gegeben. Dort findet sich auch eine sehr gründliche Übersicht über die Literatur zum Thema emotionale Faktoren und Thyreotoxikose bis zu diesem Zeitpunkt. Die Autoren haben 24 Patienten exploriert und fanden dabei die folgenden charakteristischen Persönlichkeitsmerkmale:

1. Vorzeitige Notwendigkeit, autark und reif zu sein durch frühe Verantwortung für sich selbst, für Geschwister und Eltern. Die unzureichende elterliche Zuwendung in der Kindheit führt zu frustrierten Abhängigkeitswünschen. Dies ist die Folge eines oder mehrerer der folgenden Ereignisse:
   a) Tod, Scheidung oder Trennung der Eltern; andere Formen der Zurückweisung durch die Eltern; fortgesetzter oder übermäßiger ökonomischer Streß; oder andere Ursachen, wie
   b) mehrere Geschwister, wobei der Patient mit signifikant hoher Inzidenz das älteste Kind ist,
   c) traumatisierende Auseinandersetzung mit relevanten Sterbefällen.
2. Unfähigkeit, Feindseligkeitsgefühle auszudrücken.
3. Ein Kampf gegen Furcht durch Verleugnung oder Unterdrückung, am charakteristischsten durch kontraphobische Verhaltensweisen.
4. Ein lebenslanges Streben nach beruflichem Erfolg mit erschöpfender Arbeitsamkeit.
5. Ein Bedürfnis, Kinder zu gebären, das signifikant größer ist als in einer Durchschnittspopulation.
6. Häufige und affektgeladene Träume über Tod, Särge etc.

Aus diesen Beobachtungen wurde ein spezifisches dynamisches Modell rekonstruiert, wonach die Hyperthyreose dann auftritt, wenn die fortgesetzten Bemühungen nach vorzeitiger Autarkie versagen.

Diese von Ham und Alexander aufgestellten Hypothesen wurden 14 Jahre später von Hermann und Quarton (1965) einer Überprüfung unterzogen. Diese Autoren verglichen 24 hyperthyreote Patienten mit 15 euthyreoten und 11 hypothyreoten Personen. Die psychosoziale Situation der Patienten wurde mit Hilfe strukturierter Interviews evaluiert. Die Methoden, wie die Beurteilung zustandekam, werden dort im Detail berichtet. Dabei zeigte es sich, daß keine der drei Gruppen von der anderen mit Hilfe eines der Kriterien der psychosomatischen Hypothese unterschieden werden konnte. Der einzige signifikante Unterschied in Übereinstimmung mit der Ham-Alexander-Hypothese war, daß hyperthyreote Patienten mehr Kinder haben. Die Schwierigkeiten, solche Hypothesen empirisch zu prüfen, wurden diskutiert. Darüber hinaus muß man allerdings fragen, ob es überhaupt sinnvoll ist, die »Objektivität« und Brauchbarkeit psychodynamischer Untersuchungen in dieser Weise zu prüfen oder ob hier nicht doch ganz verschiedene Verständnisebenen vorliegen.

Eine weitere gründliche Untersuchung der psychodynamischen Aspekte der Hyperthyreose stammt von Mandelbrote und Wittkower (1955). Diese Autoren berichten über 25 hyperthyreote Patienten, die von einem Team untersucht wurden, das aus einem Endokrinologen, einem Chirurgen, einem Nuklearmediziner, 2 Psychiatern und einem Psychologen bestand. Die emotionalen Aspekte der Thyreotoxikose wurden mit einer Kontrollgruppe verglichen, die aus Krankenhauspatienten bestand mit Leiden, bei denen psychologische Faktoren keine Rolle spielen sollen. Statistisch signifikante Unterschiede fanden sich für folgende Parameter:

Nur 10% der hyperthyreoten Patienten gaben an, eine »glückliche Kindheit« gehabt zu haben, im Vergleich zu 76% bei der Kontrollgruppe. Angepaßtes sexuelles Verhalten berichteten nur 8% der hyperthyreoten Patienten (52% in der Kontrollgruppe) und 60% waren schwer gestört (impotent oder frigide), im Vergleich zu 15% bei der Kontrollgruppe. Diese Befunde konnten durch psychologische Tests in großem Umfang bestätigt werden mit zum Teil hochsignifikanten Unterschieden. Das Vorkommen von »neurotischen Tendenzen« war in der thyreotoxischen Gruppe signifikant häufiger, wobei die Betonung auf vermehrter Angst, geringer Selbstbehauptung und Depressivität lag.

Mandelbrote und Wittkower formulieren schließlich folgende Hypothese: Das Grundbedürfnis dieser Patienten ist das nach mehr Zuwendung als sie bekommen können. Ihre Antwort auf diese Frustration ist aggressiver Natur und beinhaltet Todeswünsche. Die regressive Wiederbelebung dieser Phantasien und Impulse läßt Angst- und Schuldgefühle entstehen. Um diese Angst abzuwehren, und in Übereinstimmung mit dem Grundbedürfnis, können sie in eine übermäßige Abhängigkeit von der Mutter geraten oder sich ostentativ von der Mutter abkehren und eine Lösung suchen im frühzeitigen Bemühen um Selbständigkeit. Wenn diese Abwehrmechanismen zusammenbrechen, entweder durch den Verlust der Mutter oder des Muttersubstitutes oder durch unwiderrufliche Zurückweisung oder Verlassenwerden, sind die Voraussetzungen zur Entstehung einer Hyperthyreose gegeben.

In diesem Zusammenhang ist eine Untersuchung aus neuerer Zeit (Krüskemper und Krüskemper, 1970) interessant, wobei bei 14 Patienten mit dekompensierter diffuser Hyperthyreose vor Therapie und nach mindestens drei Monate bestehender euthyreoter Stoffwechsellage (Retest) eine psychologische Testbatterie angewandt wurde, die u.a. die Persönlichkeitsfragebogen MPI und MMQ enthielt. Dabei zeigte sich in fast allen Fällen eine Verminderung der Stärke der neurotischen Tendenz. Die Lügenskala blieb konstant. Die Neuroseskala des MPI sank unter Behandlung signifikant ab. Diese deutliche Verschiebung zum Normalen unter der Therapie veranlaßte die Autoren zu der Meinung, daß die im aktiven Stadium der Hyperthyreose erhobenen Befunde im MPI und MMQ als Symptom der krankheitsspezifischen Stoffwechselstörung aufzufassen und somit einer Somato-Therapie zugänglich seien.

Es ist auch der Versuch gemacht worden, die psychosomatische Spezifität der Persönlichkeitskonstellation, die für die Hyperthyreose postuliert wird, zu prüfen (Alexander, French und Pollock, 1968). Folgende Hypothese wurde geprüft:

Ist es möglich, zu einer korrekten Diagnose einer der folgenden sieben psychosomatischen Erkrankungen (Bronchialasthma, rheumatoide Arthritis, Colitis ulcerosa, essentielle Hypertonie, Neurodermitis, Hyperthyreose und Ulcus duodeni) zu kommen, ohne Hinweis auf irgendwelche organisch-medizinischen Symptome, ausschließlich auf der Basis der Formulierung der psychodynamischen und psychogenetischen Muster, wie sie sich aus der Beurteilung der Protokolle von psychiatrisch-anamnestischen Interviews ergeben. Die psychologische Konfiguration, die für die Hyperthyreose typisch sein soll, wurde dabei wie folgt definiert:

»Das zentrale dynamische Ereignis bei der Thyreotoxikose ist der anhaltende Kampf gegen die Furcht, die sich auf die physische Integrität des Körpers und auf den biologischen Tod bezieht. Noch charakteristischer ist der Versuch, der Furcht Herr zu werden, indem man sie verleugnet und indem man kontraphobisch gefährliche Situationen herbeiführt und versucht, mit ihnen allein fertig zu werden. In der Anamnese finden sich häufige Auseinandersetzungen mit dem Tod naher Angehöriger und mit anderen dramatischen Ereignissen, die in der Kindheit als lebensbedrohlich erlebt wurden. Ebenso charakteristisch ist das frühreife Verhalten dieser Patienten. Träume von toten Personen in Särgen sind üblich. Die auslösende Situation ist oft eine Art von Lebensbedrohung, die die kontraphobische Abwehr zusammenbrechen läßt. Nicht selten folgt die Thyreotoxikose unmittelbar einem dramatischen Ereignis, wie z.B. einem Unfall (Schreck-Basedow). In anderen Fällen kann man nur mit sorgfältigem methodischen Vorgehen die bedrohlichen Ereignisse eruieren, die dem Ausbruch der Erkrankung unmittelbar vorausgehen. Ein solches Trauma wird jedoch eine Thyreotoxikose nur in praedisponierten Individuen hervorrufen – prädisponiert nicht nur durch Vererbung und Konstitution, sondern auch durch die Art der Lebensgeschichte, innerhalb derer die Bedrohung des reinen Überlebens wiederholt auftrat.«

Das Ergebnis der Studie zeigt, daß der Prozentsatz richtiger Diagnosen größer war, als man hätte aufgrund der statistischen Wahrscheinlichkeit erwarten dürfen.

39.3 Das hypothalamo-hypophysäre Cushing Syndrom

Unter einem Cushing-Syndrom wird ein Krankheitsbild mit typischer klinischer Symptomatik verstanden, dem immer ein Überangebot von endogenen oder exogenen Glukokortikoiden zugrundeliegt. Die Begriffe Cushing-Syndrom und Hypercortisolämie werden synonym gebraucht. Eine Hypercortisolämie kann verschiedene Ursachen haben, die differenziert werden müssen, weil sich daraus unterschiedliche therapeutische Konsequenzen ergeben. Es handelt sich um die folgenden vier Formen:

1. das Cushing-Syndrom auf der Grundlage eines autonomen (d.h. ACTH-unabhängigen) Nebennierenrinden-Tumors (Adenom oder Carcinom)
2. das hypothalamo-hypophysäre Cushing-Syndrom, dem eine pathologisch gesteigerte ACTH-Sekretion durch die Hypophyse zugrundeliegt
3. das ektopische ACTH-Syndrom, bei dem die Nebennieren durch ektopisch in Tumoren (besonders Bronchialcarcinomen) gebildetes ACTH übermäßig stimuliert werden
4. das iatrogene Cushing-Syndrom (häufigste Form) durch übermäßige Zufuhr von Glukokortikoiden oder ACTH.

Zur Differentialdiagnose stehen eine Reihe von Funktionstests zur Verfügung, wie der ACTH-Stimulationstest, der Dexamethasonhemmtest mit verschiedenen Dosen, der Lysin-Vasopressintest, der Metopirontest. Wertvolle Dienste leistet insbesondere auch die radioimmunologische Bestimmung von ACTH im Plasma, wie sie heute möglich ist.

Die wichtigsten Symptome der Hypercortisolämie sind das rote, gedunsene Gesicht (Vollmondgesicht), die Stammfettsucht, Vorwölbung des Abdomen infolge Schwund des elastischen Gewebes, durch Muskelschwund grazile Extremitäten und Striae rubrae. Weiterhin findet sich ein Diabetes mellitus, eine Hypertonie, eine Osteoporose und eine Amenorrhoe bzw. Hypogonadismus. Bei Kindern vor der Pubertät führt das Cushing-Syndrom immer auch zu Minderwuchs. Über die psychischen Veränderungen, wie sie im Rahmen des Cushing-Syndroms auftreten, haben wir vorne bereits berichtet.

Bewiesen wird das Vorliegen eines Cushing-Syndroms durch folgende Laborbefunde: die Plasma-cortisolspiegel sind erhöht und zeigen nicht die üblichen cirkadianen Schwankungen, sondern bleiben auch während der Nacht hoch. Die Ausscheidung an 17-Hydroxykortikoiden und 17-Ketosteroiden im Urin ist erhöht. Die erhöhten Steroidwerte lassen sich durch die Gabe von 2 mg Dexamethason pro die nicht supprimieren. Im Insulinhypoglykämietest findet sich nicht der übliche Anstieg des Plasmacortisols. Beim hypothalamo-hypophysären Cushing-Syndrom finden sich trotz der erhöhten Steroidspiegel hochnormale bis leicht erhöhte ACTH-Werte. Beim Cushing-Syndrom auf der Grundlage eines autonomen Nebennierenrinden-Tumors ist ACTH dagegen nicht nachweisbar.

39.3.1 Pathophysiologie des hypothalamo-hypophysären Cushing-Syndroms

Es ist interessant zu verfolgen, wie durch systematische Forschung der diesem Krankheitsbild zugrundeliegende pathophysiologische Mechanismus zunehmend klarer erkannt wurde und wie dabei das Zentralnervensystem zunehmend in den Mittelpunkt des Interesses rückte (Übersicht bei Fehm et al., 1977). So hielt der Erstbeschreiber H. Cushing die nach ihm benannte Störung für eine primäre Erkrankung der Hypophyse, weil er bei seinen Patienten bei der Autopsie in der Hypophyse basophile Adenome fand. Die ACTH-Hypersekretion beim hypothalamo-hypophysären Cushing-Syndrom ist aber keineswegs autonom, sondern gehorcht durchaus den üblichen Regulationsprinzipien, nur eben auf einem anderen Niveau. So läßt sich durch höhere Mengen Dexamethason (8 mg/die) die ACTH- und Steroidsekretion doch supprimieren, und Lysin-Vasopressin stimuliert die ACTH-Sekretion. Mit der Entdeckung der hypothalamischen Neurohormone und insbesondere des Corticotropin-releasing-factors lag es deswegen nahe, zu vermuten, daß die vermehrte Bildung dieses Faktors die eigentliche Ursache der ACTH-Hypersekretion ist, daß es sich also um eine primär hypothalamische Störung handelt.

Nun haben wir schon seit längerer Zeit Hinweise, daß Störungen zentralnervöser Funktionen eine Rolle beim hypothalamo-hypophysären Cushing-Syndrom spielen. Es sind dies die ja auch in der Diagnostik benützten Phänomene, daß der cirkadiane Rhythmus des Cortisol und des ACTH gestört ist und daß die insulininduzierte Hpoglykämie zu keiner ACTH-Ausschüttung führt. In jüngster Zeit konnten Befunde erhoben werden, die wahrscheinlich machen, daß die primäre Ursache der Erkrankung in Funktionsstörungen zentralnervöser Zentren gesucht werden muß, die dem Hypothalamus übergeordnet sind. Krieger und Glick (1974) fanden bei diesen Patienten eine erhebliche Verminderung der Schlaf-EEG-Stadien III und IV, sowie des normalen nächtlichen Anstiegs des Wachstumshormons, der an das Auftreten dieser Schlafstadien geknüpft ist. Diese Störungen fanden sich auch bei Patienten, bei denen das Cushing-Syndrom durch totale Adrenalektomie therapiert worden war. Sie sind somit nicht einfach Folge der Hypercortisolämie. Da die Abhängigkeit der Schlaf-EEG-Stadien und der STH-Konzentration vom Neurotransmittergehalt bestimmter ZNS-Strukturen bekannt ist, kann man annehmen, daß Veränderungen des zentralnervösen Neutrotransmittermetabolismus auch für das hypothalamo-hypophysäre Cushing-Syndrom verantwortlich sind. Diese These konnte jetzt durch die gleichen Autoren in eindrucksvoller Weise bestätigt werden (Krieger et al., 1975). Sie konnten nämlich zeigen, daß man mit dem Serotoninantagonisten Cyproheptadin eine vollständige Remission bei diesen Patienten induzieren kann. Diese Substanz ist seit längerer Zeit als appetitförderndes Medikament im Gebrauch. Die seitherige Erfahrung zeigt, daß Cyproheptadin nur bei einem Teil der Patienten mit hypothalamo-hypophysärem Cushing-Syndrom wirksam ist. Wir selbst konnten bei vier mit dieser Substanz behandelten Patientinnen nur einmal eine Remission beobachten, wobei es zudem bereits nach 8 Wochen trotz Dosissteigerung zu einem Rezidiv kam. Dies schmälert jedoch den heuristischen Wert der oben zitierten Befunde von Krieger nicht. Insgesamt ist von allen endokrinen Erkrankungen für das hypothalamo-hypophysäre Cushing-Syndrom eine zentralnervöse Ätiologie am überzeugendsten dokumentiert. Damit erscheinen aber auch die dabei beobachteten psychischen Veränderungen in einem anderen Licht und ebenso gewinnen psychosomatische Modelle weitaus mehr Überzeugungskraft.

39.3.2 Psychodynamische Aspekte

Wir kennen nur eine Arbeit, die sich bemüht, ein psychosomatisches Konzept des Morbus Cushing zu erarbeiten (Gifford und Gunderson, 1964). Diese Autoren explorierten 16 Patienten mit nachgewiesenem hypothalamo-hypophysärem Cushing-Syndrom und fanden dabei die folgenden typischen Lebensläufe und Persönlichkeitsstrukturen:

1. Störungen der frühen familiären Beziehungen,
2. frühreife und ungewöhnliche Fähigkeiten,
3. eine Neigung zu persönlichen Beziehungen von besonderer Intensität,
4. während des ganzen Lebens Stimmungslabilität und Schwankungen der Aktivität,
5. neurotische Konflikte mit sexuellen und aggressiven Impulsen,
6. starke orale Persönlichkeitsmerkmale,
7. psychische Traumatisierung durch Trennung oder Tod von wichtigen Bezugspersonen,
8. Neigung zu Depressionen oder zu einer pathologischen Abwehr gegen Depressivität,
9. rasche Besserung der akuten mentalen Symptome nach Adrenalektomie, aber keine Veränderungen in der grundlegenden Persönlichkeitsstruktur.

Insgesamt wird das hypothalamo-hypophysäre Cushing-Syndrom von diesen Autoren als psychophysiologische Reaktion auf emotionelle Verluste (bereavement) aufgefaßt.

Zusammenfassend muß festgestellt werden, daß man trotz aller Kenntnisse über die Ätiologie und Pathophysiologie des hypothalamo-hypophysären Cushing-Syndroms nur spekulieren kann, welche Bedeutung psychische Faktoren für Entstehung und Verlauf dieser Erkrankung haben können. Mason hat 1972 seine Erfahrung sehr eindrucksvoll wie folgt zusammengefaßt:

»Finally, we know nothing of what factors cause the hypothalamus to loose its fine homeostatic control. ... To encourage discussion, I would like so speculate on the possibility that in some cases a fallible hypothalamus is thrown out of balance by psychiatric disturbance. I have been impressed by the seriousness of the psychiatric disturbances manifested by about one third of my patients with pituitary dependent Cushing's syndrome. I am more impressed by the fact that the psychiatric disturbances often appear as an event of the onset of the disease and that not one of my patients with cortisol secreting adrenal adenomas have had such disturbances. Of course, it may be that the degrea of cortisol excess is less in the case of adrenal adenoma. However, it has also been suggested that higher cerebral centres, changed by psychosis, might influence the hypothalamus and cause Cushing's syndrome. Depressive illness has been shown to cause temporary hypothalamic-pituitary changes akin to those of Cushing's syndrome are not specific for the disease. Obviously the psychiatric disturbance could only produce Cushing's syndrome if the higher cerebral centres were affecting an inherently abnormal hypothalamus but, as I stressed, this is mere speculation.«

39.4 Psychogene Polydipsie und Diabetes insipidus

39.4.1 Physiologie

Die Bedeutung des Hypophysenhinterlappenhormons Vasopressin (= Adiuretin) bei der Regulation der Konzentration der Körperflüssigkeiten haben wir bereits im Abschnitt »Psychoneuroendokrinologie« kurz erwähnt. Der adäquate Reiz zur Freisetzung von Vasopressin ist die durch Wassermangel erhöhte Salzkonzentration im Blut. Die erhöhte Osmolarität wird über Osmorezeptoren wahrgenommen, die im Bereich des vorderen Hypothalamus nachgewiesen werden konnten. Vasopressin führt dann zu einer Antidiurese und wirkt so einer weiteren Wasserverarmung des Organismus entgegen.

Selbstverständlich kann die Verminderung des renalen Wasserverlustes durch Vasopressin alleine eine Dehydration nicht verhindern. Der Organismus verliert ja ständig auch Wasser über die Lungen und die Haut. Deswegen muß die Wasseraufnahme – Trinkverhalten und Durstgefühl – in die Regulation integriert sein. Neurophysiologische Untersuchungen haben gezeigt, daß durch elektrische Stimulation bestimmter hypothalamischer Zentren (»Durstzentrum«) sehr prompt eine Polydipsie ausgelöst werden kann. Physiologischerweise wird Durstgefühl und Trinkverhalten durch eine lokale Hyperosmolarität ausgelöst, durch den gleichen Stimulus also, der auch zur Freisetzung von Vasopressin führt.

Vieles spricht dafür, daß die Osmorezeptoren, deren Stimulation letztlich zur Auslösung des Durstgefühls führt, identisch sind mit den obengenannten, die letztlich zur Freisetzung von Vasopressin führen (z.B. Andersson, 1971). Beide Phänomene werden durch cholinerge Neurone vermittelt: durch lokale intrahypothalamische Injektionen cholinerger Substanzen wird sowohl das Trinkverhalten als auch die Antidiurese stimuliert. In diesem Zusammenhang ist von besonderem Interesse, daß sich beide Phänomene auch durch ein Peptidhormon, nämlich Angiotensin II, auslösen lassen. Wird diese Substanz intravenös beim Menschen appliziert oder bei Tieren in die Hirnventrikel injiziert, so wird das Trinkverhalten und die Freisetzung von Vasopressin ausgelöst. Der Effekt einer Injektion von hypertonischer Salzlösung in den 3. Ventrikel wird durch Angiotensin II potenziert. Man nimmt deswegen an, daß dieses Hormon die Salzaufnahme der obengenannten Osmorezeptoren erhöht, wie es ja auch anderwärts die Salzaufnahme vaskulärer Strukturen fördert. In Situationen, wo Angiotensin II vermehrt ist, wie zum Beispiel beim hypovolämischen Schock, ist die Flüssigkeitsaufnahme deutlich gesteigert.

Der Einfluß »höherer« neuraler Zentren auf die Vasopressinsekretion wird durch Beobachtungen wie die Streß-induzierte Antidiurese bei Mensch und Tier belegt. Erfolgreiche Versuche, antidiuretische und diuretische Reaktionen zu konditionieren, sind mehrfach berichtet worden (so: Hofer und Hinkle, 1963). Weiterhin können Medikamente wie Morphin die Vasopressin-Freisetzung stimulieren. Die Regulation des Wasserhaushaltes ist in Abb. 2 schematisch dargestellt. Dieses Muster einer integrierten verhaltensmäßigen und neuroendokrinen Antwort auf einen Reiz ist typisch für viele homöostatische Regulationen, in die der Hypothalamus einbezogen ist.

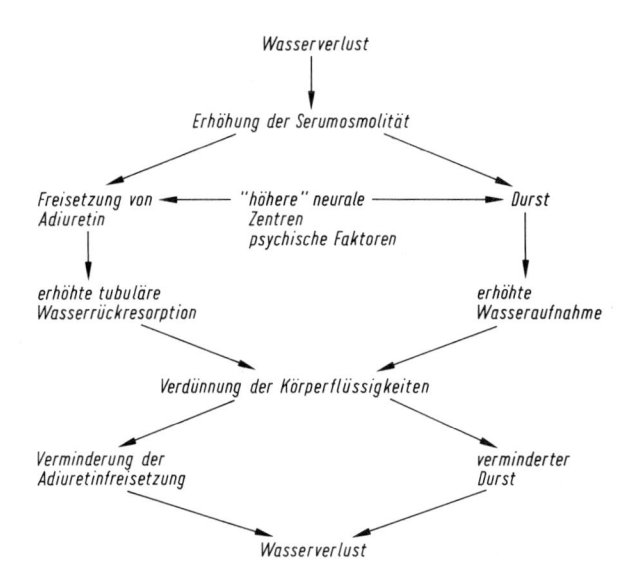

Abb. 2. Regulation des Wasserhaushaltes.

39.4.2 Klinik

Bei einer Unterfunktion des Hypothalamus-Neurohypophysen-Systems müssen drei Krankheitsbilder differentialdiagnostisch erwogen werden, nämlich
1. der »zentrale« Diabetes insipidus
2. der nephrogene Diabetes insipidus
3. die »psychogene Polydipsie«.

Der zentrale Diabetes insipidus beruht auf einer Störung der Bildung oder Ausschüttung des Vasopressin (= Adiuretin). Vasopressin bewirkt eine Steigerung der Wasserrückresorption im distalen Teil des Nephron. Sein Fehlen bedingt ein Unvermögen, den Urin zu konzentrieren und damit eine Polyurie von 5 bis 20 Litern täglich mit entsprechender Polydipsie. Das spezifische Gewicht des Urins übersteigt selten 1 005, die Plasmaosmolarität ist dagegen meist erhöht. Zur Sicherung der Diagnose können der Durstversuch und der Vasopressintest herangezogen werden. Der Hickey-Hare-Test (Infusion hyperosmolarer NaCl-Lösung) und der Nikotintest sind meist nicht nötig. Der Diabetes insipidus ist eine seltene Erkrankung. Männer sind etwas häufiger befallen als Frauen, ursächlich kommen verschiedene neoplastische, entzündliche und traumatische Schädigungen des Hypothalamus-Neurohypophysensystems in Frage. Bei etwa 50% der Patienten bleibt die Ursache unklar (idiopathischer Diabetes insipidus).

Der noch seltenere nephrogene Diabetes insipidus beruht dagegen auf einer angeborenen Unfähigkeit des distalen Nephron, auf endogenes oder exogenes Vasopressin anzusprechen. Die Urinmengen betragen bei Erwachsenen mit dem Vollbild stets mehr als 8 Liter am Tag. Die Abgrenzung des nephrogenen vom zentralen Diabetes insipidus erfolgt mit Hilfe des Vasopressintests, bei dem die Patienten mit nephrogenem Diabetes insipidus (im Gegensatz zum zentralen Diabetes insipidus) keine Reaktion zeigen.

Die psychogene Polydipsie (»compulsive water drinking« der angloamerikanischen Literatur) wird aufgefaßt als ein durch psychische Faktoren ausgelöster Reizzustand des hypothalamischen Durstzentrums. Die Existenz eines solchen Zusammenhangs ist aufgrund unserer Einsicht in die Physiologie der Regulation des Wasserhaushaltes (s. vorne) gut vorstellbar. Durch die exzessive Wasseraufnahme von bis zu 20 Litern täglich kommt es sekundär zu einer Hemmung der Vasopressin-Sekretion und zur Polyurie. Vier Fünftel der Patienten sind Frauen. Die Polydipsie entwickelt sich in der Regel allmählich über Wochen und Monate und kann intermittierend verlaufen (im Gegensatz zum Diabetes insipidus). Dieses Krankheitsbild ist für den Endokrinologen auch deswegen sehr wichtig, weil die Differentialdiagnose zum Diabetes insipidus sehr schwierig werden kann.

Zum einen kann durch eine längere Zeit bestehende psychogene Polydipsie die Fähigkeit der Neurohypophyse, Adiuretin freizusetzen, verloren gehen; zum anderen kann sich die Ansprechbarkeit der Niere gegenüber Adiuretin zunehmend verringern. So kann es sein, daß die üblicherweise zur Diagnose eines Diabetes insipidus durchgeführten Untersuchungen, nämlich Durstversuch und Vasopressin-Test, auch bei der psychogenen Polydipsie pathologisch ausfallen. Eingehende Untersuchungen der Pathophysiologie der Regulation des Wasserhaushaltes bei diesen Patienten werden dennoch in den meisten Fällen eine Unterscheidung ermöglichen. Darauf kann hier nicht näher eingegangen werden. Am ehesten schützt jedoch die Beachtung der Verhaltensstörung und Persönlichkeitsveränderungen bei diesen Patienten vor einer Fehldiagnose. Leider finden sich dazu in der Literatur kaum Angaben. Barlow & De Wardener (1959) haben 9 Patienten mit psychogener Polydipsie untersucht und fanden bei 8 gravierende psychische Störungen, nämlich Wahnvorstellungen, Depressionen, Agitiertheit und hysterisches Verhalten. Nur 1 Patient erschien »normal«. Ähnliche psychische Störungen bestanden schon vor der Manifestation der Krankheit.

Dabei muß natürlich berücksichtigt werden, daß beim Diabetes insipidus Charakterveränderungen als Folgen des Leidens auftreten können. Dies ist von Angst (1959) eingehend untersucht worden. Danach ist an elementaren Trieben nicht der Durst allein bei Patienten mit Diabetes insipidus betroffen. Appetit und Schlafbedürfnis sind oft gesteigert, Sexualtrieb und Bewegungsbedürfnis vermindert. Die gesamte Antriebhaftigkeit soll leicht gedämpft sein. Es bestehe eine Neigung zu dysphorischen oder depressiv-apathischen Verstimmungen. Insgesamt lassen sich diese Störungen dem endokrinen Psychosyndrom Bleuler's zuordnen.

Literatur

[1] Alexander, F., French, Th. M., Pollock, G. H.: Psychosomatic specifity. Uni. Chicago Press, Chicago u. London (1968)

[2] Andersson, B.: Thirst and brain control of water balance. American Scientist 59: 408 (1971)

[3] Angst, J.: Die Psychiatrie des Diabetes insipidus. Arch. Psychiat. Nervenkr. 199: 633 (1959)

[4] Barlow, E. D., De Wardener, H. E.: Compulsive water drinking. Quart. J. Med. 28: 235 (1959)

[5] Brown, G. M., Reichlin, S.: Psychologic and neural regulation of growth hormone secretion. Psychosom. Med. 34: 45 (1972)

[6] Bush, I. W., Mahesh, V. B.: Adrenocortical hyperfunction with sudden onset of hirsutism. J. Endocrin. 18: 1 (1959)

[7] Eickhoff, W.: Schilddrüse und Basedow. Thieme-Verlag, Stuttgart

[8] Fehm, H. L., Voigt, K. H., Pfeiffer, E. F.: Endocrinology of ACTH producing pituitary adenomas. In: European Workshop on Treatment of Pituitary Adenomas. Thieme Verlag, 1978.

[9] Gifford, S., Gunderson, J. G.: Cushing's disease as a psychosomatic disorder. Medicine 49: 397 (1970)

[10] Ham, G. C., Alexander, F., Carmichael, H. T.: A psychosomatic theory of thyreotoxicosis. Psychosom. Med. 13: 18 (1951)

[11] Hermann, H. T., Quarton, G. C.: Psychological changes and psychogenesis in thyroid hormone disorders. J. Clin. Endocr. 25: 327 (1965)

[12] Hofer, M. A., Hinkle Jr., L. A.: Production of conditioned diuresis in man. J. Clin. Invest. 42: 1421 (1963)

[13] Imura, H., Yoshimi, T., Ikekubo, K.: Growth hormone secretion in a patient with deprivation dwarfism. Endocrinol. Jap. 15: 301 (1971)

[14] Krieger, D. T., Glick, S.: Sleep EEG stages and plasma growth hormon concentration in stages of endogenous and exogenous hypercortisolemia or ACTH elevation. J. Clin. Endocrinol. Metab. 39: 980 (1974)

[15] Krieger, D. T., Amorosa, L., Linick, F.: Cyproheptadine-induced remission of Cushing's disease. N. Engl. J. Med. 293: 893 (1975)

[16] Krüskemper, G., Krüskemper, H. L.: Neurotische Tendenzen und Extraversion bei Hyperthyreose. Z. Psychosom. Med. 16: 178 (1970)

[17] Lidz, Th.: Emotional factors in the etiology and therapy of hyperthyroidam. J. Mount Sinai Hosp. N. Y. 20: 27 (1953)

[18] Mandelbrote, B. M., Wittkower, E. D.: Emotional factors in Graves disease. Psychosom. Med. 17: 109 (1955)

[19] Mason, A. S.: The Ätiology of Cushing's Syndrome. In: Cushing's Syndrome, Binder, Chr. & Hall, P. E. (DS.7 William Heinemann Medical Books, London, P. 8–12 (1972)

[20] Mason, J. W.: A review of psychoendocrine research on the pituitary-thyroid system. Psychosom. Med. 30: 666 (1968)

[21] Mason, J. W., Mongey, E. N.: Thyroid (plasma BEI) responce to chair restraint in the monkey. Psychosom. Med. 34: 441 (1972)

[22] Mason, J. W.: A review of the psychoendocrine research on the pituitary-adrenal cortical system. Psychosom. Med. 30: 576 (1968)

[23] Meyer, A. E.: Somatische und psychische Faktoren in der Pathogenese des genuinen Hirsutismus. In: Fellinger (Ed.): Funktionsabläufe unter emotionellen Belastungen. S. Karger, Basel, N. Y. (1964)

[24] Meyer, A. E., Zerssen, D. v.: Psychologische Untersuchungen an Frauen mit sogenanntem idiopathischen Hirsutismus. J. psychosom. Res. 4: 206 (1960)

[25] Oberdisse: Die Schilddrüse. Thieme-Verlag, Stuttgart (1964)

[26] Parry, C. H.: Collected workes. Bd. I, S. 478, London (1825)

[27] Powell, G. F., Brasel, J. A., Blizzard, R. M.: Emotional deprivation and growth retardation simulating idiopathic hypopituitarism I. New Engl. J. Med. 276: 1271 (1967)

[28] Powell, G. F., Brasel, J. A., Raiti, A., Blizzard, R. M.: Emotional deprivation and growth retardation simulatin idiopathic hypopituitarism. II. New Engl. J. Med. 276: 1279 (1967)

[29] Ruegamer, W. R., Bernstein, L., Benjamin, J. D.: Growth, food utilization, and thyroid activity in the albino rat as a function of extra handling. Science 120: 184 (1954)

[30] Schäfer, H., Voss, Ch., Heuschel, H.-J., Hartmann, N.: Jodthyroxin-Dejodasen im Stoffwechsel der Schilddrüsenhormone. Hoppe-Seylers Z. physiologische Chemie 341: 268 (1965)

[31] Schalch, D. S., Lee, L.: »Unpublished oberservations reported in Schalch, D. S., and Reichlin, S.: Stress and growth hormone release.« In: Growth hormone, Eds.: A. Pecile, E. E. Müller, Amsterdam, Exc. Med. Found. (1968), pp. 211–215.

[32] Volpe, R., Vale, J., Jonston, M. W.: The effect of certain physical and emotional tensions and strains on fluctuations in the level of serum protein-bound jodine. J. Clin. Endocrin. 20: 415 (1960).

40 Das Krebsproblem in psychosomatischer Dimension

Claus Bahne Bahnson

40.1 Exemplarischer Fall

Katharina war 28 Jahre alt, als sie starb. Vor drei Jahren hatte sie das erstemal ernstlich an Suizid gedacht, ein Jahr, bevor sie an Brustkrebs erkrankte. Die Sehnsucht nach Tod und Befreiung war die Reaktion auf wiederholte Verluste von Geborgenheit und Zuwendung im Zusammenhang mit ihren Liebhabern. Ich habe sie während der letzten sechs Monate ihres Lebens als Psychotherapeut behandelt.

Sie war die einzige Tochter eines russischen Emigranten, der in den USA eine Amerikanerin geheiratet hatte. Es war für ihn schwierig gewesen, eine Existenz aufzubauen und er hat immer hart arbeiten müssen. Er hatte, wie die Patientin es ausdrückte, Hände wie »grobe Kartoffeln«, war gut zu ihr und »weinte leicht«. Als sie drei Jahre alt war, fand sie ihre Mutter blutend, mit durchschnittener Kehle, sterbend in der Badewanne. Das Küchenmesser lag auf dem Fußboden. Sie habe ihre Tochter »angeschaut« und »die Hände nach ihr ausgestreckt«. Die Dreijährige war in ihr Zimmer gelaufen und hatte geschrien; dann hatte sie versucht, den Vater zu finden. Er war nicht da. Als er kam, war es »zu spät«. Die Mutter war tot.

Katharina ist dann für ein Jahr zu ihrem Onkel und ihrer Tante (der Schwester der Mutter) geschickt worden. Dort fühlte sie sich sehr unglücklich, unerwünscht und abgeschoben, teilweise, weil Onkel und Tante ihre eigene, ein Jahr ältere, »schöne, artige und blonde« Tochter bevorzugten; teilweise, weil der Onkel immer sagte: »Kathy, Du bist so schlecht wie Deine Mutter!«

Während dieses Jahres hatte die dann Vierjährige zwei »Freunde«: den Ice-Cream-Mann, der mit seiner Glocke auf dem Dreirad kam, sie mit Süßigkeiten tröstete und väterlich beschützte; und einen sechsjährigen Jungen aus der Nachbarschaft, der mit ihr spielte. Eine dramatische Episode führte dazu, daß sie beide »Freunde« verlor und der Onkel sie zu ihrem Vater zurückschickte: der befreundete Junge, der mehrere ältere Brüder hatte, war verlegen geworden, als seine Brüder ihn wegen seines Verhältnisses mit Katharina neckten. Als Rache sperrte der Junge sie in eine alte Garage ein, nachdem die Buben ihr lachend die Unterhose weggerissen hatten. Im Dunkeln eingesperrt, hatte sie weinend gehört, wie der Ice-Cream-Mann klingelnd vorbeifuhr, ohne ihr Geschrei zu hören. Er hatte sie nicht gerettet. Nach langem Weinen und Beten war sie schließlich zu einem zerbrochenen Glasfenster im Dach heraufgeklettert, um durch diese Öffnung zu fliehen. Sie zwängte sich hindurch, aber sie war aus großer Höhe auf den Boden gefallen und das Glas hatte ihr fast den Arm abgeschnitten, so daß sie in ihrem Blut gefunden wurde, beinahe das Schicksal ihrer Mutter schon damals wiederholend. Das war für den Onkel zuviel. Der Vater mußte sie abholen.

In den folgenden Jahren lebte sie dann mit ihm und der Großmutter zusammen in einer kleinen Familie. Der Vater hatte nicht wieder geheiratet; er war ein stummer, ernster Mann und Katharina hat sich seiner öfters »geschämt«, während sie sich ihm zur gleichen Zeit sehr nahe fühlte.

Diese Kindheitsepisoden wiederholten sich später in ihren Verhältnissen sowohl zu Frauen wie zu Männern: Eifersucht und Wut gegen Frauen (die schöne, bevorzugte Cousine), Mißtrauen und Furcht vor Männern, Gefühle, die immer wieder zu einem Schiffbruch der Beziehungen führten.

In dieser Kindheitsgeschichte finden wir viele Bedingungen wieder, die wir schon bei anderen Krebspatienten gefunden haben (Bahnson 1966 b):

1. Kindheitstraumen, Verlust von geliebten Objekten, Ungeborgenheit und elterliche Kälte.
2. Als alle Erlebnisse prägende Grundstimmung: Die Gewißheit, daß alles schiefgehen muß bei gleichzeitigen Schuldgefühlen.
3. Wiederholungszwang selbstdestruktiven Verhaltens.
4. Die Entwicklung eines Doppellebens oder eines Doppel-Selbst, in dem realistische und adaptive Ich-Operationen getrennt von parallel existierenden Gefühlen des Verwundetseins, des Nicht-geliebt-werdens, Isoliertseins und Verlassenheit existieren.

Katharina gelang es, in der Schule und bei ihrer Arbeit hervorragend und mit Erfolg zu »funktionieren«, während ihr persönliches Leben gleichzeitig voll Unzufriedenheit, Angst und Pein war. Ihre späteren Verhältnisse hatten das gleiche Schicksal wie die Episoden ihrer kindlichen Liebe: Sie hat sich immer wieder vertrauensvoll geöffnet, um immer wieder von einem »Judas« verraten zu werden. Sie schreibt drei Jahre vor ihrem Tod, daß Männer alles brutal wegnehmen und nie etwas geben; daß sie sich wie ein »großes schwarzes Loch« fühlt, das niemand füllen kann; daß sie Wut und Schmerz fühlt, wenn die Freunde (die Männer) vorbeifahren und nichts hören und nicht helfen.

Zum Schluß trifft sie einen Freund, der wieder mehr verlangt als er ihr gibt. Seine Eltern sind mit seiner Beziehung zu ihr nicht einverstanden und er ist zu schwach, um sich gegen sie durchzusetzen. Sie wartet zwei Jahre, bevor er endlich nach vielem Hin und Her zusagt, sie zu heiraten.

In den Wochen vor ihrer Hochzeit spürt sie die ersten Symptome an der Brust. Ein paar Wochen danach wird der Krebs diagnostiziert. Zwei Jahre später stirbt sie, ein Jahr nach ihrem Vater.

Drei Jahre vor ihrem Tod und ein Jahr vor der Diagnose des Mammakarzinoms schrieb sie in einer schweren Depression: »ich habe in letzter Zeit ernsthaft über Selbstmord nachgedacht, ich glaube nicht mehr, daß es darum geht, jemand anderen zu strafen oder ihm weh zu tun. Es dreht sich vielmehr darum, meinen eigenen Schmerz zu beenden – so wie ein Krebskranker, der weiß, daß er nie wieder gesund wird. Ich fühle ganz klar, daß mein Schmerz eine unheilbare Krankheit ist, daß ich diese Krankheit habe, daß sie hier ist und immer hier sein wird. Ich sehne mich danach zu schlafen und oft fühle ich Eifersucht mit den Toten, die nicht wieder aufzuwachen brauchen, wenn die Alarmglocke läutet.«

Sie wußte sehr wohl, warum sie öfters so depressiv war. Sie sagte, daß sie das zerbrochene kleine Mädchen immer in sich trug und daß dieses kleine Mädchen mehr Zuneigung brauche als es in der wirklichen Welt gab. Andere Menschen würden immer nur auf ihre Tüchtigkeit und Effektivität reagieren und sich nie an das bedürftige, zerbrochene, kleine Mädchen in ihr wenden.

Psychotherapie und Nachsorge waren sowohl schwierig wie kompliziert. Die Patientin war sehr fordernd und anklammernd (weil sie den »Ice-Cream-Mann« so dringend brauchte) und zur gleichen Zeit sehr kritisch, mißtrauisch und ablehnend (weil sie ja doch immer von allen verwundet und verlassen worden war).

Die erste therapeutische Phase beschäftigte sich mit ihrer Hoffnung, doch noch geheilt zu werden, obgleich Mamma-Amputation, Adrenalektomie, Chemotherapie und Röntgenbestrahlungen die Ausbreitung des Krebses nicht hatten verhindern können. Sie kam zur Psychotherapie als letztem Versuch, doch noch in ihr Leben zurückzukehren. Sie wußte genau, daß es jetzt zu spät war, aber – wie in der Garage durch schreien und beten – so suchte sie jetzt Hilfe herbeizurufen. Diesesmal hat der Ice-Cream-Mann ihr zugehört und sie bis zu ihrem Tod begleitet. Ihre Assoziationen waren, daß der männliche Therapeut mit dem grünen Gras im Garten ihres Onkels und auf dem Grab ihrer Mutter in Verbindung stand, so daß, allegorisch gesprochen, der »Vater« sie wieder zu ihrer verlorenen Mutter zurückführen würde. So waren die manifesten Wünsche der ersten therapeutischen Phase – die körperliche Heilung – vielleicht nur eine Decke über der latenten Sehnsucht, mit ihrer Mutter wieder vereinigt zu werden.

Durch unsere therapeutischen Interventionen wurde es für sie möglich, enge Verbindungen mit alten und neuen weiblichen Freunden einzugehen und sich nicht wieder verletzt und abgelehnt zu fühlen. Auch viele männliche Freunde und befreundete Ehepaare kamen während der letzten Monate in ihr Haus, nachdem wir die Probleme der Kindheitseifersucht und der kindlichen Verwundungen analysiert hatten.

In der zweiten Phase der Therapie ging es um eine langsame Konfrontation ihres Bewußtseins mit den Möglichkeiten, daß sie vielleicht doch nicht überleben würde. Es war eine ambivalente und schwankende Periode, in der sie begann, mit Mystik und Mystikern zu verkehren – im Grunde wohl deswegen, weil ihr jetzt das Leben, das ihr die Therapie neu eröffnet hatte, in der Realität doch nicht lebbar erschien. Katharina verstand das, aber sie wollte es nicht verstehen. Sie hat konsequent und mit Energie die Röntgenbestrahlungen mitgemacht, die für eine Weile gute Resultate brachten, obwohl ihre Haut und ihr Fleisch verbrannt waren und bluteten; aber sie hat auch an psychischen Wunderheilungs-Sitzungen teilgenommen, zu denen ihr Freunde geraten hatten. So war sie zwischen Realität und Glauben gespalten.

In der Psychotherapie bin ich mit ihr mitgegangen, soweit sie gehen wollte, und das war recht weit. Es kam zu einer spontanen Spaltung in ihr realistisches und ihr kindliches Selbst. Die »beiden Patientinnen« haben sich verschiedene Namen gegeben. Die kleine, drei Jahre alte Patientin brauchte viel anaklitische Zuneigung und Verständnis. Sie hat dann schließlich gelernt, zu ihrem Mann, zu ihren Ärzten und zu ihren Freunden Vertrauen zu fassen. Die kluge Ich-Person hat alles gut geregelt, intellektuell eingeordnet und alle Probleme gut und ausgiebig in den therapeutischen Sitzungen durcharbeiten können.

Die dritte und letzte Phase begann, als die Patientin spontan während ihrer immer mehr in Traumzustände übergehenden Assoziationen eine dritte, diesmal eine transzendentale, Person herantreten ließ. Diese Person war ein zeitloses Selbst, das von Erlebnissen sprach, die zweitausend Jahre zurücklagen und das sich wie ein körperloses Wesen beschrieb, das durch Zeit und Raum fliegen kann. Es war über ihr irdisches Selbst bekümmert und diskutierte mit mir mögliche Lebenslösungen. Diese innere Person hatte Krankheit und Tod überwunden und war sicher, daß ihr nichts passieren könne, obwohl sie während ihres früheren Lebens viele schwierige Situationen durchlebt hatte. Katharina schilderte mir diese alten Zeiten während ihrer veränderten Bewußtseinszustände ganz genau. Wichtige Erlebnisse stammten aus einer Epoche, in der sie als keusche Priesterin in Ägypten gelebt hatte. Sie hat sich in diesem Selbst als »Kollegin« des Therapeuten gefühlt und mit mir diskutiert, wie man der irdischen Person am besten helfen könne und was diese eigentlich brauche.

Als der Tod näher kam, teils zuhause, teils in der Klinik, ist diese dritte, transzendentale Person häufiger erschienen. Sie war ruhig, fast verklärt und hat keine Schmerzen gefühlt, auch als Katharina mit schwierigen terminalen Operationen, Infusionskanülen und Drainagen gequält werden mußte.

Die allerletzten Tage waren schwierig. Da ist plötzlich das kleine, zerbrochene Mädchen in Panik aufgewacht und hat so wie damals in der Garage geschrien, daß wir sie retten müßten, daß wir sie nicht verlassen dürften, daß sie nicht sterben will, daß sie doch noch nicht gelebt habe. Wir haben Katharina dann herausgeholfen – nicht durch das Glasfenster, aber durch das sich öffnende Tor. Sie hat sich beruhigt, vertraut und befreit gefühlt. Bevor sie starb, ist die transzendentale Person gekommen und hat mir wieder einmal versichert, daß alles gutgehen würde und daß wir uns »bald wiedertreffen«. Katharina ist mit einem ruhigen Lächeln gestorben.

40.2 Historischer Rückblick

Die Idee, daß psychologische Faktoren mit Krebs in Beziehung stehen, ist nicht neu. Sie reicht bis auf Galen (190 n. Chr.) zurück, der beobachtet hatte, daß melancholische Frauen häufiger an Brustkrebs erkranken als sanguinische. Solche Beobachtungen werden dann wiederholt in der Literatur des 18. und 19. Jahrhunderts berichtet. Gendron (1701) schrieb, daß Furcht oder tiefer Kummer Krebs hervorrufen würden und Guy (1759) kam zu dem Ergebnis, Frauen mit »hysterischen und nervösen Beschwerden« seien zu Krebs disponiert und dies sei bei der »abgestumpften, schwermütigen, phlegmatischen und melancholischen Frau« in noch höherem Maße der Fall, ganz besonders wenn sie viele »katastrophale« Situationen, die mit Schwierigkeiten und schmerzhaften Erlebnissen verbunden waren, erlebt hat.

Walshe (1846) schrieb ganz unbedenklich, daß »moralische Emotionen (seelisches Elend, plötzliche Rückschläge des Schicksals und überwiegende Schwermut) zu fehlerhaften Innervationen führen ... die dann wieder die Entwicklung von Krebstumoren auslösen« würden. Ähnlich äußerte sich Amussat (1854): Ihm schien »der Einfluß von Gram und Kummer ... die gewöhnliche Ursache von Krebs zu sein«. Zwischen 1870 und 1890 war die Literatur mit »psychosomatischen« Thesen über Krebs gesättigt, zum Beispiel von Paget (1870), Snow (1883, 1891), Parker (1885), Cutter (1887), Hughes (1887) und vielen anderen, die sich alle auf die eine oder andere Weise mit der Auswirkung von Verlust und Verlassenheit, Sorge und Kummer oder dauernder Melancholie auf die Entwicklung von Krebs beschäftigten.

In neuerer Zeit wiesen dann wieder Hoffman (1925) und Meyer (1931) auf Sorgen und Melancholie in der Vorgeschichte von Krebspatienten hin. 1926 untersuchte Elida Evans mit psychoanalytischen Methoden 100 Krebspatienten und fand, daß ihre Patienten vor der Entwicklung des Tumors ein gefühlsmäßig wichtiges Verhältnis entweder verloren oder abgebrochen hatten. Evans war auch unter den ersten, die eine dynamische Formulierung des Problems versuchten. Foque (1931), in Paris, wies auf »die Rolle von verzweifelten Gefühlen als aktivierende und sekundäre Ursachen bei ... bestimmten menschlichen Krebsarten« hin und konstatierte bei vielen seiner Patienten »große Krisen, ernstliche depressive Zustände, tiefes Trauern, und alle die düsteren Gefühle, die so langfristige Folgen haben ...«.

40.3 Depression und Krebs

In Psychologie und Psychoanalyse haben sich während der letzten Jahrzehnte zwei Hauptrichtungen der Hypothesenbildung über die Beziehung zwischen psychischen Faktoren und Krebs entwickelt: Die eine konzentriert sich auf Verlust und Depression, die andere auf charakteristische Persönlichkeitskonstellationen, besonders auf dynamische Abwehrmechanismen, wie Verneinung und Verdrängung, sowie auf internalisierte gesellschaftliche und moralische Verpflichtungen von hoher Verbindlichkeit.

Auf die Verlust-Depressionshypothese haben drei oder vier Forschergruppen ihre besondere Aufmerksamkeit gerichtet. Greene und Mitarbeiter (1954, 1956, 1966) sowie Schmale und Iker (1964, 1966) haben in einer Serie von Untersuchungen über die Rolle psychischer Faktoren bei Patienten mit Lymphomen, Leukämien und Uteruskrebs wiederholt festgestellt, daß erschütternde Verluste oder Trennungen, die zu Depression, Hilflosigkeit und Hoffnungslosigkeit führen, charakteristische Vorboten bei der Entwicklung dieser Krebsarten sind. Greene und Mitarbeiter haben bei Patienten beiderlei Geschlechts mit Lymphomen und Leukämien den Bruch in einer wichtigen Beziehung zu Schlüsselpersonen oder Lebenszielen vor den ersten Anzeichen der Krankheit beschrieben. 1969 untersuchten Greene und Swisher monozygote Zwillinge, von denen der eine an Leukämie erkrankt war, und fanden frühere Befunde bestätigt: der erkrankte Zwilling hatte schwere Verluste und Frustrationen hinnehmen müssen, während der andere durch glücklichere Umstände davon verschont geblieben war.

Schmale und Iker (1966) haben ein prediktives Modell erprobt: Sie untersuchten eine Gruppe von Frauen, die auf Grund eines Papanicolau-Tests Stadium III alle ähnliche biologische Chancen hatten, einen Gebärmutterkrebs zu entwickeln. Sie wählten diejenigen als mehr gefährdet aus, die vor kurzem eine Lebenssituation von Verlust und Hoffnungslosigkeit durchgemacht hatten. Die Vorhersagen aufgrund psychologischer Bedingungen waren in den meisten Fällen korrekt [mit einem Wahrscheinlichkeitsgrad von unter zwei Prozent ($p < .02$)].

Unabhängig von dieser Forschergruppe sind LeShan und Mitarbeiter (1956, 1960, 1966) nach der Untersuchung von mehr als 500 Patienten zu ähnlichen Ergebnissen gekommen. LeShan unterstreicht die tiefe, lähmende Erschöpfung und Depression (oder »Verzweiflung«, wie es bei Kierkegaard heißt) bei diesen Patienten, die immer wieder, ehe sie einen Krebs entwickelten, mit unlösbaren Lebenssituationen konfrontiert waren. LeShan und Worthington haben Krebs- und Kontrollpatienten auch mit einem »Persönlichkeits«-Test untersucht. Sie erhoben folgende Befunde:

1. Krebspatienten hatten, ehe die Krankheit diagnostiziert wurde, den Verlust einer wichtigen Beziehungsperson erlitten.

2. Krebspatienten konnten keine feindlichen und zornigen Gefühle entwickeln oder ausdrücken.
3. Bei Krebspatienten bestanden ungelöste Spannungen infolge des oft viele Jahre zurückliegenden Todes eines der Eltern.

Viele andere Forscher hatten ebenfalls die Bedeutung von Depression für die Krebsentwicklung hervorgehoben. Einige der wichtigsten sind: Meerloo (1954), der bei seinen Krebspatienten schwere psychopathologische und depressive Zustände vor Ausbruch der Krankheit beschreibt; Kowal (1955), der bei seinen Patienten wie die anderen hier zitierten Forscher beobachtete, daß der Verlust einer Schlüsselperson oder eines bedeutsamen Lebenszieles zu Hoffnungslosigkeit, passivem Aufgeben und Verzweiflung geführt hatte; und Neumann (1959), die angibt, daß 80% der von ihr beobachteten Krebspatienten während der letzten 1 bis 2 Jahre eine Schlüsselperson verloren hatten. Kütemeyer (1956, 1965) hat auf Grund eingehender klinischer Beobachtungen bei seinen Krebspatienten eine glatte Fassade und ein sehr gutes, aber unpersönliches Anpassungsvermögen an die Realität beschrieben, das sie mit unerhört großen inneren Kosten bezahlen. Die Patienten litten an innerer Leere und Sterilität; statt ihre Wut und ihren Haß zu erleben, würden sie diese Gefühle schweigend in der Krankheit ausdrücken. Die Realitätsanpassung sei daher im Grunde verlogen und unwirklich mit starken masochistischen Obertönen. Kütemeyer vergleicht den Krebspatienten mit einem Gefangenen, der zwar aus dem KZ-Lager befreit wurde, innerlich aber zu Füßen seiner früheren Unterdrücker hockt, um ihnen mit schwacher Stimme ihre Lieblingsmelodien vorzusingen.

Die Untersuchungen von Bahnson und Mitarbeitern (1967, 1969, 1971) haben zu einer Differenzierung der Verlust- und Depressionshypothese geführt. Sie könnte vielleicht erklären, warum nicht alle Depressionen zu Krebs führen. Danach ist ein ganz bestimmter biographischer Hintergrund die Voraussetzung dafür, daß spätere Verluste und Depressionen zu Krebs prädestinieren, oder eine Krebsentwicklung beschleunigen:

Diesen Autoren war aufgefallen, daß die meisten ihrer Krebspatienten in der frühesten Kindheit sehr eng an einen Elternteil oder einen Elternersatz gebunden waren. Diese Bindungen waren allerdings alles andere als glücklich oder unkompliziert, sondern von Konflikten, Tragödien und ambivalenten Gefühlen gezeichnet. Verschiedentlich hatten Patienten den gewaltsamen Tod eines Elternteiles erlebt, oder ein Elternteil war schon sehr früh in ihrem Leben gestorben und der Tod hatte Leere, Verwirrung, ja manchmal sogar Eifersucht, offene Feindschaft und inzestuöse Gefährdung in einem zerfallenen Elternhaus zurückgelassen. Es zeigte sich immer deutlicher, daß die meisten der untersuchten Patienten unter einer derartig frühen Störung litten und an den verbleibenden Elternteil (bzw. Elternersatz) in einer Weise fixiert waren, die zu einer »doppelten Bindung« durch einander blockierende Gefühle (double bind) geführt hatte. Dadurch wurde eine wirkliche Überwindung der frühen ambivalenten Abhängigkeit und kindlichen Agression sehr schwer, obwohl die Patienten in einigen Fällen auf der Basis von Verneinung, Reaktionsbildung und Überkompensation für eine gewisse Zeit ein normales und effektives Leben führen konnten. In diesen Fällen war jedoch der kompensatorische Umgang mit den unbefriedigten Abhängigkeits- und Aggressionsbedürfnissen stets ein paar Jahre vor dem klinischen Beginn der Krankheit zusammengebrochen. Für die meisten der übrigen Patienten hatten die unbefriedigenden Lösungen der frühen Entwicklungsprobleme im Erwachsenenalter zu zwischenmenschlichen Beziehungen geführt, in denen sich die ambivalenten Verhaltensmuster der Kindheit wiederholen. Diese Lösungen führten dann ihrerseits wieder zu schweren Konflikten, mit denen die Patienten manchmal mit Hilfe von Reaktionsbildungen fertig zu werden suchten. Oft gelang es ihnen auf diese Weise, für viele Jahre funktionsfähig zu bleiben. Immerhin kann diese Art einer abwehrenden Konfliktlösung mit einem labilen Gleichgewicht verglichen werden, das bei maximalen Veränderungen der Stärke der das Gleichgewicht aufrechterhaltenden Kräfte jederzeit aus der Balance geraten kann. Bei manchen Patienten brach diese Balance dramatisch, gewissermaßen »unter lautem Krachen«, zusammen. Diese Patienten machten eine kurze psychoseartige depressive Episode durch, die bisweilen ihre Hospitalisierung in einem psychiatrischen Krankenhaus erforderte. Andere Patienten bezahlten die Aufrechterhaltung des prekären Gleichgewichtes mit einem enormen Aufwand an Kraft und Mühe; denn die ständig wachsenden, schwelenden Antriebe machten es immer schwerer, die Balance aufrecht zu erhalten. Die zuletzt genannte Strategie führte zu einer zunehmenden Verengung der Lebensgewohnheiten und schließlich zu einer immer engeren, rigideren und unfruchtbareren Existenz, bis das Leben der Patienten schließlich zu einem bloßen Vegetieren auf der Basis der einfachsten täglichen Routineverrichtungen absank. In diesem Stadium erschienen sie dann als seelisch verarmte, frustrierte und zu kurz gekommene Wesen, die lebhaft an die leeren Schalen erinnerten, die sie so häufig in den Rorschach-Tafeln sahen. Ihre zwischenmenschliche Aktivität sank ständig und mit ihr der letzte Rest echter Selbsteinsicht und Selbstmitteilung. Es war dann, als würden sie zwei Leben führen: ein normales, realistisches und am gesunden Menschenverstand orientiertes, in dem sie ihre soziale Rolle in einer zwanghaften, unpersönlichen Art ausfüllten, und ein zweites, in dem ein verborgenes, verwundetes, bettelndes und hoffnungsloses Selbst ohne Beziehung zum bewußten und sozialen Selbst dahinvegetierte.

Dies verborgene Selbst ist primitiv, kindlich und verletzt. Es sehnt sich nach Zuneigung, Wärme und persönlicher Befriedigung. Das bewußte Selbst spiegelt die internalisierten, strafenden und abweisenden Elternfiguren, während das unbewußte und verstörte Selbst innerlich das Kind vertritt, das nie verstanden wurde und dem niemand half, zu einem reifen Menschen heranzuwachsen und sich mit anderen Aspekten seiner Persönlichkeit zu integrieren. Unter klinischem Aspekt ist das völlige Fehlen einer Kommunikation zwischen den beiden Persönlichkeitsschichten des Krebskranken besonders auffallend. Im Funktionieren der Primär- und der Sekundärprozesse hat gewissermaßen eine Trennung oder Rollenteilung stattgefunden. Die libidinösen regenerativen Antriebe scheinen sich verselbständigt und damit die Aktivitäten der Sekundärprozesse des Treibstoffs beraubt zu haben, der sonst ihr alltägliches soziales Leben belebt und intensiviert hatte. Nun aber sind die Triebe ihre eigenen biologischen Wege gegangen und haben das soziale Selbst als leere Schale ohne Orientierung und ohne Hilfsquellen zurückgelassen. Das ist der Zustand, den Kierkegaard »Verzweiflung« nennt.

Um eine begründete Krebsprognose stellen zu können, reicht daher die Feststellung von Verlusterlebnissen und Depression allein nicht aus. Es müssen auch die in der Vergangenheit erworbene individuelle Struktur der Persönlichkeit und die besonderen Abwehrprozesse des Ich mit herangezogen werden. Das führt uns zum zweiten Hauptthema einer psychosomatischen Ursachenforschung des Krebses.

40.4 Persönlichkeitsmerkmale bei Krebspatienten

Obwohl viele »Depressions-Theoretiker« bemerkt haben, daß deprimierte Krebspatienten sich auch gefühlsmäßig einschränken und verflachen, haben doch nur wenige Forscher die langfristigen Folgen der psychodynamischen Entwicklungen und die mit ihnen verknüpften Verdrängungsmanöver untersucht. Kissen und Mitarbeiter haben in Glasgow (1962, 1966, 1967) in sehr genauen und klaren empirischen Untersuchungen diese Zusammenhänge zunächst durch klinische Beobachtungen, später mit Hilfe objektiver Testverfahren erforscht. Sie setzten z.B. das von Eysenck entwickelte »Maudsley Personality Inventory« ein. Die Resultate der »Extraversion-Intraversion«- und »Neurotizismus«-Dimensionen des MPI zeigten, daß Krebspatienten große Schwierigkeiten mit ihrer emotionalen Abfuhr haben, nur über eingeengte Abfuhrmöglichkeiten verfügen und immer stärker gehemmt und verdrängt reagieren als Kontrollpatienten. Kissen nannte es »diminished emotional outlet«. Blumberg und Mitarbeiter (1954) untersuchten Krebs- und Kontrollpatienten mit dem MMPI-Test und beschrieben die Krebspatienten als ängstliche, überkontrollierte, fest verteidigte Persönlichkeiten, die ihre Spannungen nicht in motorische oder verbale Aktivitäten umzusetzen vermögen – keine »Katharsis« finden können. Sie fanden auch, daß Patienten mit schnell sich entwickelnden Tumoren stärker überkontrolliert und ängstlicher verteidigt waren als Patienten mit langsamer wachsenden Tumoren. Die Verfasser halten es für möglich, daß Krebs durch den physiologischen Effekt von chronischem inneren Streß hervorgerufen wird, besonders wenn der Streß nicht abreagiert oder adaptiv gelöst werden kann. Klopfer (1954) arbeitete ein Modell mit zwei Koordinaten aus: 1. Investition von Energie in Verteidigungsverhalten und 2. Verringerung von Realitätsprüfung. Er fand, daß Krebspatienten, besonders solche mit rascher Krebsentwicklung, sehr viele Energie in ihre Verteidigung investiert hatten, und daß Verringerung von Realitätsprüfung positiv mit Krebs korreliert. Tarlau und Smalheiser (1951), Cutler (1954), Jacobs (1954), Reznikoff (1955), Valadares (1967), Abse (1972) und viele andere haben ähnliche Befunde mit der gleichen Schlußfolgerung publiziert. Hagnell (1966) hat in einer prospektiven Untersuchung an 2550 schwedischen Probanden festgestellt, daß weibliche Krebspatienten, die 10 Jahre oder länger vor ihrer Erkrankung mit Sjöbrings Persönlichkeitstest geprüft worden waren, häufiger als andere Probanden eine »substabile« Adaptation hatten. »Substabil« bei Sjöbring heißt: mehr konkret als abstrakt; mehr an anderen Leuten als an Ideen interessiert und mehr sozial extrovertiert als introvertiert; diese Dimension ähnelt Bleulers »syntonischen«, Kretschmers »cyclothymen«, Sheldons »viscerotonischen« und Eysencks »extrovertierten« Dimensionen. Coppen und Metcalfe (1963) und Kissen und Eysenck (1962) fanden ebenfalls, daß Krebspatienten mehr extrovertiert sind als alle Kontrollgruppen. Diese »Extroversion« scheint eine Unwilligkeit zu reflektieren, die eigenen inneren Gefühle und Reaktionen kennen zu lernen.

Es sind also nicht Verlust und Depression allein, sondern die besonderen dynamischen Bedeutungen und Effekte, die Verlust und Depression für den zukünftigen Krebspatienten haben, die wir von den gewöhnlichen Depressionen unterscheiden müssen. Da viele Patienten Depressionen erleben, ohne Tumoren zu produzieren, ist es wichtig, die regressiven Implikationen und besonderen Ich-Abwehr-Prozesse zu berücksichtigen, um Krebsprognosen stellen zu können. Das regressive Potential kann angenommen werden, wenn der Verlust einer stabilen Elternbeziehung auf Grund von Tod oder Zerwürfnis früh im Leben eine Entwicklungsstörung hinterlassen hat. Der erneute Verlust einer nahestehenden Person ist dann besonders traumatisch, da er die ursprüngliche Situation wieder aufleben läßt, welche die latente psycho-biologische Pathologie (Regression) aktiviert. Eine alte Wunde, die unter dem trockenen Schorf einer Scheinlösung niemals recht verheilte, wird wieder aufgerissen. Empirische Untersuchungen von Thomas (1976) und Bahnson (1971) haben eindeutig gezeigt, daß Krebskranke größere Störungen im Elternhaus (Tod, Scheidung, u.s.w.) erlebt haben als Kontrollpatienten.

Unsere eigenen Arbeiten haben sich unter Verwendung verschiedener qualitativer und quantitativer Methoden (Interviews, Rorschach, TAT, Fragebogen, BRAT Projektions-Test, und anderer projektiver Verfahren) besonders mit Abwehrmechanismen beschäftigt (Bahnson u. Bahnson 1964a, b, 1966a, 1969a, b). Die Befunde sind klar: alle auf diese Weise untersuchten Tumorkranken zeigten eine besondere Neigung zu Verdrängung und Verleugnung. Vergl. Abbildung 1.

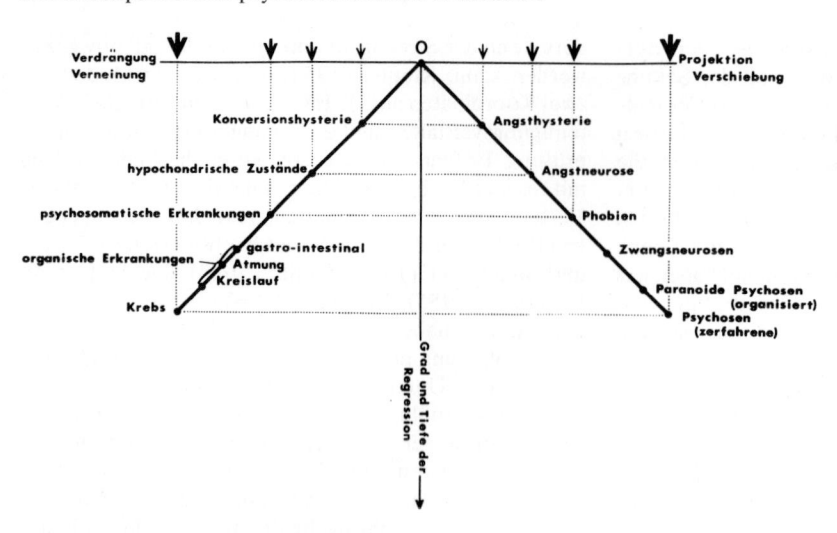

Das Krebsproblem in psychosomatischer Dimension

Abb. 1. In meiner »Komplementaritätshypothese« wird diese Neigung zur Verdrängung folgendermaßen gedeutet: Im somatischen Bereich spielen sich ähnliche Vorgänge ab wie bei der psychischen Regression (bei Neurosen und Psychosen). Wenn Verdrängung anstelle von Projektion die Hauptlast der Abwehrprozesse übernehmen muß, erfolgt die Verschiebung der Triebenergie in den somatischen Bereich. Dann finden wir eine Stufenfolge immer tiefer gehender somatischer Regressionen, beginnend mit Konversionshysterie bis hin zur tiefsten Regression im Bereich der Zellmitosen, d. h. der Zellentwicklung und -Organisation. Diese letzte Stufe hätte dann eine Parallele zur Zellproliferation in den frühesten Fötalstadien und – vielleicht noch wichtiger – der vorsexuellen Fortpflanzung einer längst überwundenen phylogenetischen Vergangenheit.

Aufgrund dieser Hypothese wurden von mir und meinen Mitarbeitern, in einer Reihe von Untersuchungen (Bahnson und Mitarbeiter 1967a, b) mit verschiedenen Methoden Persönlichkeitsfaktoren und Abwehrmechanismen bei Krebspatienten untersucht. Um sicherzustellen, daß die zugrundeliegenden, basalen Persönlichkeitsmerkmale und charakteristischen Abwehrmechanismen nicht mit krankheitsreaktiven Veränderungen verwechselt wurden, haben wir verschiedene Kontrollgruppen herangezogen. Fragebögen über autosyntone (bewußte) und projizierte (unbewußte) Affekte haben so schließlich zu spezifischen Profilen für Krebspatienten geführt (1969b). Verglichen mit verschiedenen Gruppen von Koronarpatienten, Patienten, die sich verschiedenen sehr ernsten Operationen unterzogen, Verkehrsunfallpatienten sowie gesunden Personen, zeigten Krebspatienten signifikant höhere Werte für Verdrängung und Verneinung von unangenehmen und sozial nicht akzeptierten Gefühlen. Gemessen an der Stärke der Verdrängung, ließ sich eine Reihenfolge aufstellen, bei der depressive Gefühle vor ängstlichen und feindseligen rangierten. Der kombinierte Verdrängungsexponent (für alle negativen Gefühle summiert) war bei Krebspatienten viel höher als bei allen Vergleichsgruppen. Diese Unterschiede waren statistisch hochsignifikant.

Die Rorschach-Protokolle von Krebskranken spiegelten die Verdrängung ebenfalls wieder. Nach dem Rorschach-Index für Verdrängung von Bahnson (1967 b) haben Krebspatienten wiederum hohe Werte erreicht, und zwar sowohl aufgrund der Protokolle Bahnsons, wie auch aufgrund von Rorschach-Material anderer Krebsforscher, wie Cobb (1952), Wheeler und Caldwell (1955), Blumberg (1954), und Tarlau und Smalheiser (1951). Inhaltlich spiegelten viele Rorschach-Deutungen Phantasien über Krankheit und Tod, obwohl die Patienten in frühen Stadien ihrer Krankheit und vor operativen Eingriffen untersucht worden waren. Typische Deutungen waren: »tote oder sterbende Tiere«, oft: »in Teile zerschnitten«, »geöffnet«, »gehäutet« oder »ohne Arme und Beine«. Andere metaphorische Todesbilder waren: »Fisch mit offenem Mund nach Luft schnappend« oder »ein Fuchs in einer Falle, der sein Bein abbeißt ... aber er schafft es nicht«. Die wenigen menschlichen Deutungen waren inkomplett, wie »Mädchen mit einem Bein« oder »Junge ohne Arme«. Eine andere Art von Todesphantasien kam in den »Schatten-Deutungen« zum Ausdruck. Hierzu gehörten Deutungen wie: »Der Schatten einer alten Frau« oder »ein Mensch mit einem schwarzen Schleier und ohne Gesicht«. Auch »Engelsflügel«, »ein dunkler Fluß« und »Stundenglas« sind metaphorische Todesdeutungen. Viele Krebskranke haben auch zu den inneren Details der Kleckse ungewöhnliche Deutungen gegeben, die sich auf primitive Wachstumsvorstellungen beziehen: »keimende Kartoffeln«, »Blumenzwiebeln«, »wachsende Pilze«, oder auch »steigende Lava« und »Entstehung neuer Inseln im Ozean« sind solche symbolischen Manifestationen. Diese Interpretationen stützen die Hypothese, daß Krebspatienten den Tumor zur gleichen Zeit, in der sie ihn als Katastrophe und Zerstörung fürchten, unbewußt als einen phylogenetisch alten, regenerativen Prozeß erleben. Die Rorschach-Deutungen waren sogar organspezifisch, insofern ein Patient mit Mundkrebs z.B. eine überwältigende Menge oraler Deutungen produzierte, wie Essens-Deutungen, anatomische Bilder von Zähnen und Lippen oder Tiere, die einander belecken oder ihre Schnauzen zusammenstecken. Ein Patient mit Mastdarmkarzinom gab Deutungen wie: »ein Haufen Dreck«, »ein Orientale, der Köpfe zählt«, »Schornstein mit schwarzem Rauch«, usw. Deutungen dieser Art können fast immer als Vorhersage für die Lokalisation des Tumors dienen.

Um die »Kindheits-Hypothese« zu testen, haben wir Anne Roe's »Eltern-Kind«-Fragebogen (1963) von Krebs- und Kontrollpatienten ausfüllen lassen (Bahnson und Mitarbeiter 1969a). Krebspatienten erlebten ihre Eltern als gefühlsärmer und weniger liebevoll als die Kontrollpatienten: die Mutter gab weniger Liebe und Wärme ($p<0.05$) und der Vater weniger Schutz ($p<0.01$); unbeschwertes Zusammensein war seltener ($p<0.01$) und Ansprüche und Erwartungen waren geringer ($p<0.02$). Diese Ergebnisse sprechen dafür, daß die Schwierigkeiten, die Krebspatienten haben, Gefühle auszudrücken und zu kommunizieren, schon in der familiären Umgebung ihrer Kindheit vorbereitet waren, und zwar in dem Sinne, daß die späteren Krebspatienten von ihren Eltern weder »gelernt« hatten, wie man Gefühle ausdrückt, noch wie man das Vertrauen zu anderen erlebt (Erikson, 1950), das später im Leben offenes und gebendes Verhalten möglich macht. Andere Forscher haben diese Befunde bestätigt. Thomas (1974, 1976) hat in einer prospektiven Unterschuchung 1337 Medizinstudenten erfaßt, um die Bedingungen einer differentiellen Vorhersage für Selbstmord, Psychose, Hypertension, Koronarthrombose und Krebs zu entwirren. Die multiple Diskriminationsanalyse der Daten hat gezeigt, daß enge emotionale Beziehungen zu den Eltern einer der wichtigsten diskriminierenden Faktoren waren: spätere Krebspatienten hatten, zusammen mit Studenten, die später Selbstmord begingen, wiederum die niedrigsten Werte. Die Selbstmordkandidaten hatten die am stärksten dominierenden Mütter, während die Mütter der Krebspatienten die am wenigsten dominierenden Mütter waren; hier war es fast so, als ob die Mütter überhaupt nicht existiert hätten. Perrin und Pierce (1959) und Booth (1974) haben bei ihren Krebspatienten ebenfalls auf schwierige und frustrierte Mutterbeziehungen hingewiesen.

Bei der Secon-Untersuchung (1976)[1] wurden viele soziale und Persönlichkeits-Dimensionen erfaßt. Im Vergleich zu Patienten mit Herzinfarkt, Patienten mit verschiedenen Operationen, und normalen Kontrollpersonen zeigten die Krebspatienten folgende Eigentümlichkeiten: sie rangierten *an niedrigster Stelle* auf Skalen für psychische Ängstlichkeit (bewußt erlebte) ($p<.01$); autonome Ängstlichkeit (manifestiert durch Reaktionen des autonomen Nervensystems) ($p<.05$); somatische Manifestationen von Angst; phobische Angst; Tendenz zu Somatisierung von Streß ($p<.02$); Streß – vor kurzer Zeit ($p<.01$); Arbeitsstreß ($p<.01$); Rosenman und Friedmans (1974) »Behavior Pattern A« ($p<.005$); erlebte »External Control« (Rotter) ($p<.01$); und Alienation (Entfremdung) ($p<.05$). *An höchster Stelle* rangierten sie auf Skalen für »Selbst-Bild«: körperliche Stärke ($p<.01$); Streß während der Kindheit ($p<.10$); Verpflichtung zu gesellschaftlichen Normen (Commitment) ($p<.01$); und Religiosität ($p<.10$). Wir sehen also wiederum, daß Krebspatienten Angst und Streß verleugnen; eine innere Kontrolle ihres Benehmens oder Verhaltens erleben und sich zu persönlicher Stärke, Verpflichtung (Dienst) und Religiosität bekennen.

Diese Studie hat die Entwicklung eines Fragebogens »dritter Generation« ermöglicht, der z.Zt. in den USA und in Deutschland eingesetzt wird. Die ersten transkulturellen Ergebnisse sind sehr ermutigend: sie unterstützen und bestärken einander im Hauptsächlichen, obwohl die Befunde in unterschiedlichen Kulturen erhoben wurden.

40.5 Psychologische Methoden der Krebsprognose

Tiefenpsychologisch (analytisch) orientierte Gespräche wären vielleicht der beste Weg, um zu Vorhersagen zu kommen. Überdies könnten derartige Gespräche auch prophylaktisch wirken. Da dieser Weg jedoch gegenwärtig nicht realisierbar ist, sind wir auf die Fragebogenmethode angewiesen, die es ermöglicht, als eine erste Stufe der Früherkennung hunderte von Personen recht schnell zu untersuchen. Ähnlich wie Holmes und Rahe (1967, 1974) einen *allgemeinen* Lebensstreß-Fragebogen entwickelt haben, versuchten Bahnson und Bahnson (1976), aufgrund der zitierten Forschungsergebnisse einen *spezifischen* Krebs-Fragebogen zu konstruieren. Mit Hilfe von Diskriminanz-Analyse gelang es, ein Krebs-Profil festzulegen, das dann bei einem Vergleich Krebs-versus-normale Kontrollpatienten in 86,2% der Fälle eine korrekte Klassifikation ermöglichte. Normale Kontrollpatienten (136 Personen) wurden in 88,3% der Fälle korrekt klassifiziert, während 45 Patienten der kleineren Krebsgruppe nur in 77,8% korrekt eingeordnet werden konnten. Nach der Wahrscheinlichkeits-Regel von Bayes zeigen diese Ergebnisse, daß sich die Chance für eine korrekte Vorhersage bei Einsatz dieses Fragebogens sechsmal vergrößert.

Cramer, Blohmke, Bahnson u. Mitarbeiter (1977) haben den Fragebogen in deutscher Übersetzung bei einer Heidelberger Untersuchung eingesetzt. Die Reliabilität des Fragebogens liegt nach dem Test-Retest-Design (3 Wochen) für verschiedene Fragen zwischen 91% und 98%. Dabei gelang es wieder, ein Diskriminanzprofil zu entwickeln, wobei die herangezogenen Fragen dem amerikanischen Profil sehr ähnlich sind. Das Ergebnis der Vorhersage mit 12 Variablen der Diskriminanzanalysen war in Heidelberg noch besser als in Philadelphia: 39 von 40 Karzinompatienten und 38 von 40 der Kontroll-

---

[1] Southeastern Connecticut Health Study (Principal investigators: Drs. Wardwell and Bahnson) Grant HE 07522, the National Heart Institute.

gruppe wurden korrekt klassifiziert. Die Nachprüfung in anderen Gruppen in Deutschland und USA muß zeigen, wie weit sich der Fragebogen auch in Zukunft bewährt.

40.6 Die psychophysiologischen Verbindungsglieder

Viele psychosomatische Forscher begnügen sich damit, Ko-Variationen zwischen Erlebnis, Verhalten, Streß und anderen psychosozialen Bedingungen einerseits und Krebserkrankungen andererseits empirisch festzustellen und zu berechnen. Das genügt zwar, um einen solchen Zusammenhang empirisch zu beweisen. Auf der anderen Seite gibt es aber bereits viele Forschungsresultate, besonders von Tierversuchen, welche auch ein Licht auf mögliche »psychophysiologische Brücken bzw. Bindeglieder« werfen. Ähnlich wie die physiologischen Krebsforscher immer noch den Fokus ihrer Untersuchung von endokrinen und nervalen Vorgängen zu immunologischen Prozessen, und vielleicht jetzt zu molekularen Vorgängen verändern, so müssen auch die Psychosomatiker immer wieder ihre Blickrichtung verschieben.

Die frühen Tierversuche z.B. von Ader und Friedman (1964), Newton (1964), Levine (1962) und anderen haben gezeigt, daß frühe Vernachlässigung oder Mißhandlung von Ratten (Elektroschock, Hunger, Durst, Mangel an Bewegung, frühe Separation und Einsamkeit, Lärm) zu späterem Versagen in der Abwehr gegen Krebsviren führen. Ratten, die solchen Belastungen ausgesetzt waren, starben früher, hatten größere Tumoren und wurden nach Impfung mit verschiedenen Krebsviren viel öfter krank. Im Gegensatz dazu waren Ratten, die gestreichelt oder in die Hand genommen worden waren, widerstandsfähiger. Zahlreiche ähnliche Versuche sind an Mäusen durchgeführt worden; von denselben Forschern, sowie von LaBarba (1970), Mühlbock (1951), Otis (1967) und vielen anderen. Die Resultate sind ähnlich. In letzter Zeit hat Riley (1975) gezeigt, daß Mäuse vom C3H/He-Typ als Träger von Bittner-Krebsviren unterschiedlich häufig erkrankten, je nachdem, ob sie chronischem Streß ausgesetzt wurden oder nicht. Am 400. Tag hatten 92% der Streß-Mäuse, aber nur 7% der behüteten und unter günstigen Bedingungen aufgewachsenen Mäuse Tumoren entwickelt.

Was sind nun die wahrscheinlichen Verbindungsglieder zwischen psychosozialem Streß und Krebs, die bei Tieren und Menschen solche signifikanten Effekte erklären können?

40.6.1 Neurologische Verbindungsglieder

Unter den heutigen Forschern haben besonders die Russen ihre Aufmerksamkeit auf das Nervensystem gerichtet. Kavetsky (1966, 1969) hat zur Klärung der Frage, welchen Einfluß das Nervensystem auf Tumoren hat, zahlreiche Tierexperimente mit der Pawlowschen Methode durchgeführt. Petrova hatte schon 1946 gezeigt, daß bei Hunden wiederholte Überlastungen des Nervensystems mit Schock und Traumen zu »spontaner« Tumorbildung führten. Diese Befunde haben mehrere russische Forscher bestätigt (z.B. Olenov (1955), Samudzhan (1954)). Turkevich hat 1955, ausgehend von Pawlows Modell des bedingten Reflexes, zeigen können, daß »Überstreß« des Nervensystems aufgrund wiederholter Konditionierungsversuche das Tumorwachstum stimulierte. Kavetsky (1966) hat die Pathogenese dieser Effekte untersucht: bei Hasen mit Brown-Pearce-Karzinomen und Mäusen mit Ehrlich-Karzinomen ließ sich durch Gabe von Sodium-Amytal[2]) und anderen ZNS-hemmenden Substanzen ein schnelleres Tumorwachstum erzeugen, das zu einem rascheren Tod der Versuchstiere führte. Im Gegensatz dazu konnten Substanzen wie Coffein und Strychnin, die das ZNS stimulieren, die Tumorentwicklung verhindern oder verzögern. Bei Hasen, die subkutan mit Brown-Pearce-Karzinom geimpft worden waren, kam es nach 30 bis 35 Tagen zu einer Auflösung der Tumoren. Diese Schutzrekation des Bindegewebes ließ sich durch Dekortikation der Versuchstiere unterdrücken. Nach diesem Eingriff kam es zu rascher Tumorentwicklung und Tod der Versuchstiere. Kavetsky hat später (1969) gezeigt, daß Zerstörung von kleinen paraventrikulären und dorsomedialen Zonen im Hypothalamus Adenocarcinome der Thyreoidea zur Rückentwicklung brachte. Korneva (1963, 1967, 1972) fand, daß die Zerstörung des dorsalen Hypothalamus zu einer Schwächung der primären Antikörperreaktion und verlängertem Aufenthalt von Antigen im Blut, sowie zu einem längeren Überleben von Tumorimplantaten führt. Stein (1976) hat nach elektrischer Zerstörung anteriorer, medianer oder posteriorer Zonen des Hypothalamus bei Hartley Meerschweinchen gefunden, daß Schäden im antierioren Hypothalamus zu niedrigeren Titern von Antikörpern ($p < .01$), sowie zu einer gehemmten, verspäteten Hypersensibilitätsreaktion führen. Es ist also durchaus möglich, daß Veränderungen im Cortex oder Hypothalamus direkt oder über Immunvorgänge den Widerstand gegen Krebswachstum herabsetzen.

40.6.2 Endokrine Verbindungsglieder

Aus vielen experimentellen Untersuchungen wissen wir heute, daß Streß zu verschiedenen psychoendokrinen Reaktionen führt. Hier sollen nur einige Sachverhalte erwähnt werden, die für das Krebsproblem von Bedeutung sind. Wollten wir alle relevanten Studien referieren, so würde das bei der Fülle der auf diesem Gebiet vorliegenden Untersuchungen leicht den Umfang eines ganzen Buches beanspruchen[3]).

---

[2]) = Na-Ethyl-Isoamyl-Barbiturat
[3]) Vergleiche die Kapitel »Psychoneuroendokrinologie« und »Maladaptation und Krankheitsmanifestation«.

Funkenstein, King und Drolette haben schon früh (1957) gezeigt, daß »nach-innen-gerichtete Aggression« mit einer überwiegenden Adrenalin-Produktion und »nach-außen-gerichtete Aggression« mit überwiegender Nor-Adrenalin-Produktion in Verbindung stehen. Curtis (1960, 1966) hat später bestätigt, daß Nor-Adrenalin und Adrenalin bei Depressionen und aggressiven Zuständen in unterschiedlicher Höhe gefunden werden. Wir sehen also, daß gehemmte Personen mit mehr Angst und Spannung ein höheres Adrenalin-Niveau erreichen. Adrenalin spielt eine wichtige Rolle bei der Kontrolle mehrerer Immunreaktionen (s. weiter unten). Mason (1968, 1972) hat aufgrund vieler experimenteller Untersuchungen gezeigt, daß Streß und starke Gefühlserregungen zu deutlichen Veränderungen des Blutspiegels mehrerer Hormone führen, und daß diese »Hormonwellen« einander beeinflussen und einander stufenweise ablösen. Obwohl die Reaktionen komplex und interaktiv sind, folgt auf Streß doch immer wieder eine Erhöhung von 17-OHCS, Katecholaminen, Thyroidea- und Wachstumshormonen. Einige Forscher haben besonders die Effekte verschiedener Typen von Streß auf 17-OHCS untersucht. Bliss (1956), Price (1957), Anderson (1965), Burstein (1965) und andere haben alle über gleichartige Befunde berichtet. Board, Persky und Hamburg (1956) sowie Wolff (1964) haben Eltern von Kindern, die an Leukämie erkrankt waren, langfristig beobachtet und festgestellt, daß die 17-OHCS-Produktion davon abhängt, wie effektiv und gut organisiert die Ich-Abwehrprozesse sind.

17-OHCS ist am höchsten, wenn die Abwehrbemühungen versagen, wie z.B. bei psychotischen Depressionen, und am niedrigsten, wenn die Ich-Abwehrprozesse optimal effektiv und flexibel ausgebildet sind. Hier haben wir wieder ein Bindeglied zwischen einem Abwehrverhalten, das psychologisch beobachtet werden kann, und endokrinen Prozessen, die, wie unten ausgeführt wird, zu einem immunologischen Versagen führen können. Kurland (1964) und Stenback (1966) haben bei klinisch deprimierten Patienten, die ihre Depression besonders ungehemmt und expressiv äußerten und erlebten, die höchsten 17-OHCS-Werte gefunden. Aber nicht nur Depression, auch Ängstlichkeit hat einen Einfluß auf die Hydrocortison-Produktion. Levitt und Persky (1969) sowie Bunney (1965) haben gezeigt, daß erlebte Angst ebenfalls mit einem erhöhten Hydrocortison-Spiegel in Zusammenhang steht. So stehen die beiden wichtigsten negativen (unangenehmen) Affekte in enger Verbindung mit der Hydrocortison- und Katecholamin-Produktion.

Levi (1964, 1968) hat die hormonalen Effekte von Streß und starken Gefühlserregungen mit verschiedenen Methoden untersucht. Er schließt aus seinen Ergebnissen, daß sowohl Adrenalin wie Nor-Adrenalin, NEFA (Nichtveresterte Fettsäuren), Triglyceride und Eisen im Blut, auf experimentell gesteigerte Gefühlserregungen reagieren. Katz fand (1969) bei Frauen mit Brustkrebs, daß die Effektivität der Ich-Abwehrprozesse gegen Depression und Angst für den Hydrocortison-Spiegel maßgebend war: Frauen mit fehlenden Abwehrprozessen hatten einen viel höheren Hydrocortison- und Cortison-Spiegel und eine schlechtere Prognose als Frauen mit einem besseren, flexibleren und effektiveren Abwehrstil. Als Erklärung bietet sich eine Hemmung des Immunsystems durch eine erhöhte Hydrocortison-Produktion an.

Kissen und Rao (1969) zeigten, daß Lungekrebspatienten eine größere und variablere Adrenalin-Produktion als Kontrollpatienten hatten und auf die Krankenhausaufnahme nicht, wie die Kontrollen, mit einer deutlichen Streßreaktion antworten. Aufgrund seiner Steroid-Befunde hat Rao (1970) dann eine prädiktive Methode für Lungenkrebspatienten mit einer Fehlerquote von weniger als 10 % entwickelt.

Marmorston und Mitarbeiter (1966, 1969) haben verschiedene Hormonprofile für spezifische Krebsarten so weit differenziert, daß diese Profile für Vorhersagen herangezogen werden können. Brust-, Prostata- und Lungenkrebs unterscheiden sich voneinander und bei jeder Krebsart konnten sie Hormonprofile zwischen bösartigeren und gutartigeren Tumoren unterscheiden. Marmorston hat auch gezeigt, daß eine Fraktionierung von Hormonbestandteilen *innerhalb* eines einzelnen Hormons, z.B. 17-KS, Verschiedenheiten aufdecken kann, die bei bloßer Betrachtung der Gesamtwerte verborgen bleiben. So war das Diskriminierungsvermögen der Bestandteile von 17-KS: ketonischer Teil; α-Teil; Androsteron; Etiocholanolone; 11-Oxy-17-Ketosteroide; β-Teil und Dehydroepiandrosteron verschieden für die verschiedenen Krebsarten und Organe.

Da sich die meisten Arbeiten mit Adrenalin und 17-KS beschäftigen, werden hier die Hormone der Schilddrüse und andere wichtige Hormone nicht weiter erwähnt. Die Befunde über Hormone aus dem Thyreoidea-Bereich sind aber ganz ähnlich: Streß führt, wie Mason (1972) gezeigt hat, bei Primaten zu einer deutlichen Erhöhung der 17-OHCS, Katecholamine, der Hypophysen- und der Schilddrüsen- und Wachstumshormone – alle im Zusammenspiel. Auch diese Hormone spielen eine maßgebende Rolle bei der Tumorentstehung. So wissen wir bereits, daß z.B. auch Thyroxin die immunologischen Reaktionen beeinflußt (Baroni und Mitarbeiter, 1970).

Es gibt also eine Reihe von Hormonen, die mit hemmenden oder stimulierenden Einflüssen eine entscheidende Rolle für die Immunreaktionen spielen und auf diese Weise, wie wir gleich besprechen werden, die Entstehung und das Wachstum von bösartigen Geschwülsten beeinflussen können. Und da viele (alle?) hormonale Vorgänge vom Hypothalamus und anderen Zentren im Zentralnervensystem abhängen, haben wir bereits zwei Bindeglieder zwischen psychologischen Befunden und Tumorentstehung bzw. -wachstum identifiziert: eine direkte Verbindung zwischen ZNS und Tumoren und eine andere, die vom ZNS über Hormone zum Immungeschehen führt.

40.6.3 Immunologische Verbindungsglieder

Nach Amkraut und Solomon (1974, 1975) gibt es mehrere Mechanismen für die Steuerung der Interaktion zwischen hormonalen und immunologischen Prozessen. Solomon (1975) teilt das Immunsystem in drei Phasen: eine afferente, eine zentrale und eine efferente, die alle von verschiedenen Hormonen beeinflußt werden.

Im Rahmen der afferenten Prozesse werden die Makrophagen-Aktivität, lymphatische und Blutkreislauf-Faktoren sowie die Aktivierung von Plasminogen zu Plasmin als besonders wichtige Vorgänge vom Hormonspiegel beeinflußt.

Unter den zentralen Faktoren sind die folgenden Prozesse beeinflußt: Verteilung von immunkompetenten Zellen; Produktion von Antikörpern in B-Zellen; T-Zellen-Produktion, und die Modifikation von Zellmembranen, um nur einige Vermittler in der langen Kette zu nennen. Die voneinander und von B-Zellen abhängigen Immunglobuline (IgM, G, A, D und E) sind ebenfalls sensive Vermittler innerhalb der zentralen Phase.

In der efferenten Phase sind die folgenden wichtigen Vorgänge ebenfalls durch Hormone beeinflußbar: die effektive Abstoßung von Antigen-Antikörper-Komplexen durch Makrophagen-Aktivität; Kinin- und Kininogen-Aktivierung mit Einfluß z.B. auf Entzündungen; Modifikation von Charakteristika der Zell-Oberfläche, die für die Identifizierung und Zerstörung von Antigen verantwortlich sind, sowie mehrere andere »Gleise«.

Im Rahmen efferenter Prozesse ist von besonderer Wichtigkeit, daß die Makrophagen-Aktivitäten durch eine mäßige Steigerung der Steroidproduktion gestützt und stimuliert werden, während starke Steroiderhöhungen die Makrophagen hemmen (Nicol und Bilbey 1960). Wenn die Makrophagen versagen, kommt es zu einer Ausbreitung der Krankheit, auch bei bisher hinreichenden Immunvorgängen. Diese Befunde sind wichtig; denn sie geben eine physiologische Erklärung für die Tatsache, daß milde Streß-Faktoren nützlich sein können, während intensiver Streß Infiltration und Verbreitung von Tumoren begünstigt (LaBarba, 1970).

In frühen Phase der Tumorentwicklung kann auch eine Hemmung der B-Zellen-Aktivität (durch cytotoxische Antikörper-Effekte) zur Verbreitung von Tumoren führen. Eine Hemmung der Aktivität der T-Zellen kann katastrophale Folgen haben, weil dann die an die mutierenden Zellen anknüpfenden Antigene nicht mehr identifiziert werden (Old et al., 1962). Die Lymphozyten sind ebenfalls für die Verteidigung wichtig, und auch sie sind sensitiv für Hormone. Sie haben, wie Lippman (1973), Lesniak (1973), Krug (1972), Bourne (1974) und Hadden (1970) so überzeugend zeigen konnten, für viele Hormone: Insulin, Histamin, sowie für alpha- und beta--adrenergische Hormone, Rezeptoren. Die Aktivitäten der Lymphozyten werden daher bereits vom Hormonspiegel gesteuert. Streß führt fast immer zu einer Steigerung der Corticosteroid-Produktion und je mehr die psychologischen Abwehrvorgänge versagen, je größer ist diese Steigerung. Katz (1969) und Mason (1972) haben diese Zusammenhänge klinisch und experimentell aufgedeckt.

Die zyklischen Nucleotide: cAMP und cGMP fungieren als Bindeglieder zwischen Hormonen und immunologischen Zellprozessen. Sie sind deshalb öfter als »die zweiten Boten« bezeichnet worden. Alpha-adrenergische Effekte hemmen cAMP, während beta-adrenergische Effekte cAMP stimulieren. Bei einer Reduktion von Angst beobachten wir eine höhere cAMP-Aktivität (Horovitz, 1972). Das cAMP-Niveau steigt, wie Paul, Cramer und Bunney (1971) gezeigt haben, auch, wenn eine Depression von einer manischen Phase abgelöst wird. Wir sehen also, daß Angst und Depression die immunologischen Kapazitäten von cAMP herabsetzen und daß daher möglicherweise die gesamte Immunabwehr bereits auf diesem Wege unterminiert werden kann.

Wie bereits erwähnt, wirken auch somatotrope Hormone und Thyroxin auf das Immunsystem. Die relevanten Zellvorgänge sind aber noch nicht bekannt. Baroni et al. (1970) haben gezeigt, daß Zwergmäuse, deren Thymus geschädigt wurde, ihre Immunkompetenz restaurieren und wieder entfalten konnten, wenn sie entweder mit Thyroxin oder STH behandelt wurden. Der Thymus steht in so enger Beziehung zur Hypophyse, daß Zerstörung des einen eine Schädigung des anderen zur Folge hat (Pierpaoli, 1973). Und weil Cortison die Thymozyten lähmt, führt Streß über ein erhöhtes Steroid-Niveau auch zu einer Störung der Thymus-Funktionen.

Schließlich ist auch die Interferon-Produktion von Streßfaktoren abhängig. Solomon et al. (1967) haben nach Elektroschock einen Anstieg von Interferon beschrieben, während andere Forscher eine Senkung beobachtet haben. Die Effekte sind wahrscheinlich, je nach Art der Streßsituation und der Tierart verschieden. Schließlich ist auch die Antikörperreaktion Streß-sensitiv. Solomon (1969) fand eine reduzierte Antikörper-Reaktion und eine Erhöhung der Steroide bei Ratten in überfüllten Käfigen, sodaß die Reihenfolge wahrscheinlich so aussieht: Streß → erhöhte Steroidproduktion → abgeschwächte Antikörper-Reaktion.

Streß durch Äther, Immobilisierung und Zentrifugieren reduziert die Zahl der verfügbaren B-Zellen und so die Stärke von Immunreaktionen. B-Zellen, Antikörper und Interferon – alles wichtige Faktoren im Rahmen von Immunreaktionen – sind, obwohl auf verschiedene Weise, Streß-sensitiv. Sie stellen daher ebenfalls wichtige Bindeglieder zwischen psychologischen und physiologischen Vorgängen dar.

Wenn wir die neurologischen, endokrinen und immunologischen Bindeglieder im Zusammenhang sehen, ist es natürlich naheliegend, anzunehmen, daß oftmals eine »Kettenreaktion« in dem Sinne vorliegt, daß nervale Reaktionen auf Umweltperzeptionen endokrine Prozesse in Gang setzen, die dann die verschiedenen Phasen von Immunreaktionen beeinflussen und steuern. Es gibt aber wohl auch, was besonders die russischen Forscher betonen, direkte Verbindungen zwischen Hypothalamus und den Zielorganen (Zellen), sowie sekundäre Wirkungen kleiner Verschiebungen im Hormonprofil, die nicht vom

Hirnstamm aus geregelt sind, die aber beide ebenfalls an dem komplexen Immunmosaik teilnehmen.

Bartrop und Mitarbeiter (1977) haben kürzlich einwandfrei meßbare Abweichungen immunologischer Reaktionen bei Personen unter schwerem psychischen Streß (Verlust des Ehepartners) nachgewiesen, die offensichtlich nicht Folge hormonaler Veränderungen waren. Die wichtigsten Verbindungslinien sind aber, wenigstens in den Bereichen, in welchen wir schon heute – in unserem wissenschaftlichen Mittelalter – beginnende Einsichten haben, die oben beschriebenen Zusammenhänge. Künftige Forschung wird vielleicht andere Verbindungslinien aufzeigen und unsere Formulierungen ganz und gar verwerfen. Immerhin haben diese Formulierungen dann wenigstens die Aufgabe erfüllt, zu zeigen, daß psychophysiologische Vorgänge auch im Krebsgeschehen eine Rolle spielen.

Literatur

Abse, D. W., Wilkins, M. M., Kirschner, G., Weston, D. L., Brown, R. S. and Buxton, W. D.: Self-frustration, night-time smoking and lung cancer. Psychosom. Med. 34: 395–404, 1972.

Ader, R. and Friedman, S. B.: Social factors affecting emotionality and resistance to disease in animals: IV. Differential housing, emotionality and Walker – 256 carcinosarcoma in the rat. Psychol. Rep. 15: 535–541, 1964.

Amkraut, A. and Solomon, G. F.: From the symbolic stimulus to the pathophysiologic response: immune mechanisms. Int. J. Psychiatry in Med. 5: 541–563, 1975.

Amussat, J. Z.: Quelques Réflexions sur la Curabilité du Cancer. E. Thunot et Cie, Paris, 1854.

Anderson, W. M. and Dawson, J.: The variability of plasma 17-OHCS levels in affective illness and schizophrenia. J. Psychosom. Res. 9: 237–248, 1965.

Bahnson, C. B. and Bahnson, M. B.: Denial and repression of primitive impulses and of disturbing emotions in patients with malignant neoplasms. In: Kissen, D. M. and Le Shan, L. L. (eds.), Psychosomatic Aspects of Neoplastic Disease, pp. 42–62. Pitman, London, 1964a.

Bahnson, C. B. and Bahnson, M. B. Cancer as an alternative to psychosis: A theoretical model of somatic and psychological regression. In: Kissen, D. M. and Le Shan, L. L. (eds.), Psychosomatic Aspects of Neoplastic Disease, pp. 184–202. Pitman, London, 1964b.

Bahnson, C. B. and Bahnson, M. B.: Psychodynamics of cancer. Paper presented at the Fourth Int. Conf. on Psychosomatic Aspects of Neoplastic Disease, Turin, Italy, 1965.

Bahnson, C. B. and Bahnson, M. B.: Role of the ego defenses: denial and repression in the etiology of malignant neoplasm. Ann. N. Y. Acad. Sci. 125 (3): 827–845, 1966a.

Bahnson, C. B.: Gegenwärtige Strömungen in der Psychosomatischen Forschung und Skizzierung eines Komplementären Theoretischen Modells. Therapie über das Nervensystem. Hippokrates Verlag, Wiesbaden 6: 11–44, 1966b.

Bahnson, C. B.: Psychiatrisch-Psychologische Aspekte bei Krebspatienten. Proc. of 73 Convention of the German Soc. for Internal Med.: 536–550, Bergman Publ., Munich, 1967a.

Bahnson, C. B.: Psychodynamische Prozesse und Persönlichkeitsfaktoren bei Krebskranken. Prophylaxe. Internat. J. Prophylactic Med. and Soc. Hyg. 6 (2): 17–26, 1967b.

Bahnson, C. B.: Psychophysiological complementarity in malignancies: past work and future vistas. Ann. N. Y. Acad. Sci. 164 (2): 319–334, 1969a.

Bahnson, M. B. and Bahnson, C. B.: Ego defenses in cancer patients. Ann. N. Y. Acad. Sci. 164 (2): 546–559, 1969b.

Bahnson, C. B.: The theory of psychophysiological complementarity: Applied to cancer and coronary heart disease. Proc. of the XVII Congress of Applied Psychology, Liege, Belgium, July, Editest, Brussels, 1971.

Bahnson, M. B. and Bahnson, C. B.: Development of a Psychosocial Screening Questionnaire for Cancer. Presented at Third International Symposium on Detection and Prevention of Cancer, New York, 1976. In press. Marcel Dekker, Inc., New York.

Bartrop, R. W., Lazarus, L., Luckhurst, E., Kiloh, L. G. and Penny, R.: Depressed lymphocyte function after bereavement. The Lancet: (8016): 834–836, 1977.

Baroni, C., Fabris, N. and Bertoli, G.: Hormonal control of lymphocytic tissue development in Snell-Bagg dwarf mice. In Reganey, R. H. (ed.), Progress in Immunological Standardization. Karger, Basel, 1970.

Bliss, E. L., Migeon, C. J., Branch, C. H. and Samuels, L. T.: Reaction of the adrenal cortex to emotional stress. Psychosom. Med. 18: 56–76, 1956.

Blumberg, E., West, P. and Ellis, F.: A possible relationship between psychological factors and human cancer. Psychosom. Med. 16: 277–286, 1954.

Board, F., Persky, H. and Hamburg, D. A.: Psychological stress and endocrine functions: blood levels of adrenocortical and thyroid hormones in acutely disturbed patients. Psychosom. Med. 18: 324–333, 1956.

Booth, G.: Psychobiological aspects of »spontaneous« regressions of cancer. J. Am. Acad. Psychoanal. 1: 303–317, 1974.

Bourne, H. R., Lichtenstein, L. M., Melmon, K. L., et al.: Modulation of inflammation and immunity by cyclic AMP. Science 184: 19–28, 1974.

Bunney, W. E., Mason, J. W. and Hamburg, D. A.: Correlations between behavioral variables and urinary 17-hydroxycorticosteroids in depressed patients. Psychosom. Med. 27: 299–308, 1965.

Burstein, B. and Russ, J. J.: Preoperative psychological state and corticosteroid levels of surgical patients. Psychosom. Med. 27: 309–316, 1965.

Cobb, B.: A socio-psychological study of the cancer patient. Unpublished doctoral dissertation. University of Texas, Austin, Texas, 1952.

Coppen, A. J. and Metcalfe, M.: Cancer and extraversion. Brit. Med. J. 5348: 18–19, 1963.

Cramer, I., Blohmke, M., Bahnson, C. B., Bahnson, M. B., Scherg, H. and Weinhold, M.: Psychosoziale Faktoren und Krebs: Untersuchung von 80, Frauen mit einem psychosozialen Fragebogen. Münch. Med. Wschr. 119 (43): 1387–1392, 1977.

Curtis, G. C., Cleghorn, R. A. and Sourkes, T. L.: The relationship between affect and the excretion of adrenaline, noradrenaline, and the 17-hydroxycorticosteroids. J. Psychosom. Res. 4: 176–184, 1960.

Curtis, G. C., Fogel, M. L., McEvoy, D. and Zarate, C.: The effect of sustained affect or the diurnal rhythm of adrenal cortical activity. Psychosom. Med. 28(5): 696–713, 1966.

Cutler, M.: Behavioral characteristics of 40 women with cancer of the breast. In Gengerelli, J. A. and Kirkner, J. J. (eds.), The Psychological Variables in Human Cancer. University of California Press, Berkeley, 1954.

Cutter, E.: Diet on cancer. Albany Med. Ann. July and August, 1887.

Erikson, E. H.: Childhood and Society. W. W. Norton, New York, 1950.

Evans, E.: A Psychological Study of Cancer. Dodd, Mead an Co., New York, 1926.

Foque, E.: Le problèm du cancer dans ses aspects psychiques. Gaz. Hop., Paris, 104: 827–833, 1931.

Friedman, M. and Rosenman, R. H.: Type A Behavior and your Heart. Knopf, New York, 1974.

Funkenstein, D. H., King, S. H. and Drolette, M. E.: Mastery of Stress. Harvard Univ. Press, Cambridge, Mass., 1957.

Gendron, D.: Enquiries into the Nature, Knowledge and Cure of Cancer. London, 1701.

Greene, W. A.: Psychological factors and reticuloendothelial disease. I. Preliminary observations of a group of males with lymphomas and leukemias. Psychosom. Med. 16: 220–230, 1954.

Greene, W. A., Young, L. E. and Swisher, S. N.: Psychological factors and reticuloendothelial disease. II. Observations on a group of women with lymphomas and leukemias. Psychosom. Med. 18: 284–303, 1956.

Greene, W. A.: The psychosocial setting of the development of leukemia and lymphoma. Ann. N. Y. Acad. Sci. 125 (3): 794–801, 1966.

Greene, W. A. and Swisher, S. N.: Psychological and somatic variables associated with the development and course of monozygotic twins discordant for leukemia. Ann. N. Y. Acad. Sci. 164 (2): 394–408, 1969.

Guy, R.: An Essay on Schirrhous Tumours and Cancer. W. Owen, London, 1759.

Hadden, J. W., Hadden, E. M. and Middleton, E. Jr.: Lymphocyte blast transformation: I. Demonstration of adrenergic receptors in human peripheral lymphocytes. J. Cell Immun. 1: 583–595, 1970.

Hagnell, O.: The premorbid personality of persons who develop cancer in a total population investigated in 1947 and 1957. Ann. N. Y. wacad. Sci. 125 (3): 846–855, 1966.

Hoffman, F. C., Some Cancer Facts and Fallacies. The Prudential Press, Newark, N.J., 1926.

Holmes, T. H. and Rahe, R. H.: The social readjustment rating scale. J. Psychosom. Res. 11: 213–218, 1967

Holmes, T. H. and Masuda, M.: Life change and illness susceptibility. In Dohrenwend, B. S. (ed.), Stressful Life Events: Their Nature and Effects. John Wiley and Sons, New York, 1974.

Horovitz, Z. P., Beer, B., Clody, D. E. et al.: Cyclic AMP and anxiety. Psychosomatics 13: 85–92, 1972.

Hughes, C. H.: The relations of nervous depression to the development of cancer. St. Louis Med. Surg. J., May, 1887.

Jacobs, J. S. L.: Cancer: Host resistance and host acquiescence. In Gengerelli, J. A. and Kirkner, F. J. (eds.), The Psychological Variables in Human Cancer. University of California Press, Berkeley, 1954.

Katz, J., Gallagher, T., Hellman, L., Sachar, E. and Weiner, H.: Psychoendocrine considerations in cancer of the breast. Ann. N. Y. Acad. Sci. 164 (2): 509–516, 1969.

Kavetsky, R. E., Turkevich, N. M. and Balitsky, K. P.,: On the psychophysiological mechanism of the organism's resistance to tumor growth. Ann. N. Y. Acad. Sci. 125 (3): 933–945, 1966.

Kavetsky, R. E., Turkevich, N. M., Akimova, R. M., Khayetsky, I. M. and Matveichuk, Y. D.: Induced cancerogenesis under various influences of the hypothalamus. Ann. N. Y. Acad. Sci. 164 (2): 517–519, 1969.

Kissen, D. M. and Eysenck, H. J.: Personality in male lung cancer patients. J. Psychosom. Res. 6: 123–127, 1962.

Kissen, D. M.: The significance of personality in lung cancer in men. Ann. N. Y. Acad. Sci. 125 (3): 820–826, 1966.

Kissen, D. M.: Psychosocial factors, personality and lung cancer in men aged 55–64. Brit. J. Med. Psychol. 40: 29–43, 1967.

Kissen, D. M. and Rao, L. G. S.: Steroid excretion patterns and personality in lung cancer patients. Ann. N. Y. Acad. Sci. 164 (2): 476–482, 1969.

Klopfer, B. A.: Results of psychological testing in cancer. In Gengerelli, J. A. and Kirkner, F. J. (eds.), The Psychological Variables in Human Cancer. University of California Press, Berkeley, 1954.

Korneva, E. A. and Khai, L. M.: Effect of destruction of hypothalamic areas on immunogenesis. Fiziol. Zh. S.S.S.S.R. Sechenov 49: 42, 1963.

Korneva, E. A.: The effect of stimulating different mesancephalic structures on protective immune response patterns. Fiziol. Zh. S.S.S.R. Sechenov 53: 42, 1967.

Korneva, E. A., Klimenko, V. M. and Khai, L. M.: The hypothalamus and specific defensive-adaptive responses. In Evolution, Ecology and the Brain. Medicina, Leningrad, 1972.

Kowal, S. J.: Emotions as a cause of cancer: Eighteenth and nineteenth century contributions. Psychoanal. Rev. 42: 217–227, 1955.

Krug, U., Krug, F. and Cuatrecasas, P.: Emergence of insulin receptors on human lymphocytes during in vitro transformation. Proc. Nat. Acad. Sci., U.S.A., 69: 2604–2608, 1972.

Kurland, H. D.: Steroid excretion in depressive disorders. Arch. Gen. Psychiat. 10: 554–559, 1964.

Kütemeyer, W.: Anthropologische Medizin in der inneren Klinik. In: Arzt im Irrsal der Zeit. Festschrift zum 70. Geb. von V. v. Weizsäcker, Göttingen. S. 243–256, 1956.

Kütemeyer, W.: Psychosocial Aspects of Cancer. Paper presented at the Fourth Intern. Conference on Psychosomatic Aspects of Neoplastic Disease, Turin, Italy, 1965.

La Barba, R.: Experimental and environmental factors in cancer: A review of research with animals. Psychosom. Med. 32: 259–276, 1970.

Le Shan, L. and Worthington, R. E.: Some recurrent life history patterns observed in patients with malignant disease. J. Nerv. Ment. Dis. 124: 460–465, 1956.

Le Shan, L. and Reznikoff, M.: A psychological factor apparently associated with neoplastic disease. J. Abnorm. Soc. Psychol. 60: 439–440, 1960.

Le Shan, L.: An emotional life-history pattern associated with neoplastic disease. Ann. N. Y. Acad. Sci. 125 (3), 1966.

Lesniak, M. A., Roth, J., Gordon, P. and Gavin, J. R. III. Human growth hormone radioreceptor assay using cultured human lymphocytes. Nature (New Biol.) 241: 20–22, 1973.

Levi, L.: The urinary output of adrenaline and noradrenaline during different experimentally induced pleasant and unpleasant emotional states: a summary. J. Psychosom. Res. 8: 197–198, 1964.

Levi, L.: Sympatho-adrenomedullary and related biochemical reactions during experimentally induced emotional stress. In Michael R. P. (ed.), Endocrinology and Human Behavior. Oxford Univ. Press, London, 1968.

Levine, S.: Psychophysiological effects of infantile stimulation. In Bliss, E. L. (ed.), Roots of Behavior. Harper, New York, 1962.

Levitt, E. E. and Persky, H.: Relation of Rorschach factors and plasma hydrocortisone level in hypnotically-induced anxiety. Psychosom. Med. 22 (3): 218–223, 1969.

Lippman, M., Halterman, R., Perry, S., et al.: Glucocorticoid proteins in human leukaemic lymphoblasts. Nature (New Biol.) 242: 157–158, 1973.

Marmorston, J.: Urinary hormone metabolite levels in patients with cancer of the breast, prostate and lung. Ann. N. Y. Acad. Sci. 125 (3): 959–973, 1966.

Marmoston, J., Geller, P. J. and Weiner, J. M.: Pretreatment urinary hormone patterns and survival in patients with breast cancer, prostate cancer, or lung cancer. Ann. N. Y. Acad. Sci. 164 (2): 483–493, 1969.

Mason, J. W.: Organization of psychoendocrine mechanisms. Psychosom. Med. 30: 565–808, 1968.

Mason, J. W.: Organization of psychoendocrine mechanisms: a review and reconsideration of research. In Greenfield, N. S. and Sternbach, R. A. (eds.), Handbook of Psychophysiology. Holt, Rinehart & Winston, Inc. New York, 1972.

Meerloo, J. A. M.: Psychologic implications of cancer. Geriatrics 9: 154–156, 1954.

Meyer, W.: Cancer. P. B. Hoeber, New York, 1931.

Muhlbock, O.: Influence of environment on the incidence of mammary tumors in mice. Acta. Un. Int. Cancr. 7: 351–353, 1951.

Neumann, C.: Psychische Besonderheiten bei Krebspatientinnen. Z. Psychosom. Med. 5: 91–101, 1959.

Newton, G.: Early experience and resistance to tumor growth. In Kissen, D. M. and Le Shan, L. L. (eds.), Psychosomatic Aspects of Neoplastic Disease. Lippincott, Phila., 1964.

Nicol, T. and Bibley, D. L. J.: The effect of various steroids on the phagocytic activity of the reticuloendothelial system. In Heller, J. H. (ed.), Reticuloendothelial Structure and Function. Ronald Press, New York, 1960.

Old, L. J., Boyse, E. A., Clarke, D. A. and Carswell, E. A.: Antigenic properties of chemically induced tumors. Ann. A. Y. Acad. Sci. 101: 80–106, 1962.

Olenov, Y. M.: On induced cancer in mice with experimental neurosis. Voprosy Onkologii, Trudy AMN SSSR 80: 26–32, 1955.

Otis, L. and Scholler, J.: Effects of stress during infancy on tumor development and tumor growth. Psych. Rep. 20: 167–173, 1967.

Paget, Sir J.: Surgical Pathology. 2nd ed. Lonmans Green, London, 1870.

Parker, W.: Cancer, a Study of Three Hundred and Ninety-seven Cases of Cancer of the Female Breast. G. P. Putnam Sons, New York, 1885.

Paul, M. I., Cramer, H. and Bunney, W. E. Jr.: Urinary adenosine 3′, 5′-monophosphate in the switch process from depression to mania. Science 171: 300–303, 1971.

Perrin, G. M. and Pierce, I. R.: Psychosomatic aspects of cancer: A review. Psychosom. Med. 21: 397–421, 1959.

Petrova, M. K.: On the role of functionally weakened cerebral cortex in the origin of various pathological processes. Medgis, 1946.

Pierpaoli, W. and Sorkin, E.: Relationship between thymus and hypophysis. Nature 246: 405–409, 1973.

Price, D., Haler, M. and Mason, J. W.: Preoperative emotional state and adrenalcortical activity. Arch. Neurol. 77: 646, 1957.

Rao, L. G. S.: Discriminant function based on steroid abnormalities in patients with lung cancer. Lancet 441–445, 1970.

Rasmussen, A. F. Jr.: Emotions and immunity. Ann. N. Y. Acad. Sci. 164 (2): 458–462, 1969.

Reznikoff, M.: Psychological factors in breast cancer: A preliminary study of some personality trends in patients with cancer of the breast. Psychosom. Med. 17: 96–108, 1955.

Riley, V.: Mouse mammary tumors: Alteration of incidence as apparent function of stress. Science 189: 465–467, August 1975.

Roe, A. and Siegelman, M.: A parent-child relations questionnaire. Child Development 34: 355–369, 1963.

Samundzhan, E. M.: Effect of functionally weakened cerebral cortex on growth of inoculated tumors in mice. Med. Zhurn. An Ukrainian SSSR 24 (3): 10–14, 1954.

Schmale, A. H. Jr. and Iker, H. P.: The affect of hopelessness in the development of cancer. I. The prediction of uterine cervical cancer in women with atypical cytology. Psychosom. Med. 26: 634–635, 1964.

Schmale, A. H. Jr. and Iker, H. P.: The psychological setting of uterine cervical cancer. Ann. N. Y. Acad. Sci. 125 (3): 807–813, 1966.

Smith, R. T.: Potentials for immunologic intervention. In Amos, B. (ed.), Progress in Immunology. Academic Press, New York, 1971.

Snow, H.: Clinical Notes on Cancer. J. & A. Churchill, London, 1883.

Snow, H.: The Proclivity of Women to Cancerous Diseases. J. & A. Churchill, London, 1891.

Solomon, G. F. and Moos, R. H.: Emotions, immunity and disease: a speculative theoretical integration. Arch. Gen. Psychiat. II: 657–674, 1964.

Solomon, G. F., Merigan, T. C. and Levine, S.: Variations in adrenal cortical hormones within physiologic ranges, stress and interferon production in mice. Proc. Soc. Exp. Biol. Med. 126: 74–79, 1967.

Solomon, G. F.: Stress and antibody response in rats. Int. Arch. Allergy 35: 97–104, 1969.

Solomon, G. F.: Psychophysiological aspects of rheumatoid arthritis and autoimmune disease. In Hill, O. W. (ed.), Modern Trends in Psychosomatic Medicine. Butterworth, London, pp. 189–216. 1970.

Solomon, G. F., Amkraut, A. A. and Kasper, P.: Immunity, Emotions and Stress. Psychother. Psychosom. 23, 1974.

Stein, M., Schiavi, R. C. and Camerino, M.: Influence of brain and behavior on the immune system. The effect of hypothalamic lesions on immune processes is described. Science 191, (4226): 435–440, February 6, 1976.

Stenback, A., Jakobson, T. and Rimon, R.: Depression and anxiety ratings in relation to the excretion of urinary total 17-OHCS in depressive subjects. J. Psychosom. Res. 9: 355–363, 1966.

Tarlau, M. and Smalheiser, I. Personality patterns in patients with malignant tumors of the breast and cervix: An exploratory study. Psychosom. Med. 13: 117–121, 1951.

Thomas, C. and Duszynski, K.: Closeness to parents and the family constellation in an prospective study of five disease states: Suicide, mental illness, malignant tumor, hypertension and coronary heart disease. Johns Hopkins Med. J. 134: 251–270, 1974.

Thomas, C. B.: Precursors of premature disease and death: The predictive potential of habits and family attitudes. Ann. Intern. Med. 85: 653–658, 1976.

Turkevich, N. M.: Significance of typological peculiarities of the nervous system in the origin and development of cancer of the mammaries in mice. Vopr. Oncol. I (6): 64–70, 1955.

Valadares, E. A.: Psychological features in E.N.T. oncology: Preliminary notes. Semana Medica, Vol. 9, No. 443, November, 1967.

Walshe, W. H.: The Nature and Treatment of Cancer. Taylor & Walton, London, 1846.

Wheeler, J. and Caldwell, B.: Psychological evaluation of women with cancer of the breast and of the cervix. Psychosom. Med. 17: 256–268, 1955.

Wolff, C. T., Friedman, S. B., Hofer, M. A. and Mason, J.: Relationship between psychological defenses and mean urinary 17-hydroxycorticosteroid excretion rates. I. A predictive study of parents of fatally ill children. Psychosom. Med. 26: 576–591, 1964.

41 Infektionskrankheiten

Jörg Michael Herrmann

41.1 Einleitung

Bei Infektionskrankheiten wie Tuberkulose oder Angina tonsillaris lassen sich konkrete organische Veränderungen, vor allem Erreger im Blut, Sputum oder Rachenabstrich nachweisen; auch die grippalen Infekte können heute auf bestimmte Virusarten zurückgeführt werden. Es stellt sich die Frage, warum derartige Krankheitsbilder im Rahmen eines psychosomatischen Lehrbuchs behandelt werden.

Bei der Bundespost verläuft – nach H. Sopp – die jahreszeitliche Entwicklung der Krankenstandskurve fast spiegelbildlich zu der der Gesamtbevölkerung (Abb. 1). Nach einem relativ hohen Krankenstand im Sommer fällt die Kurve im Herbst, um im Dezember den niedrigsten Jahresstand zu erreichen. Ende Januar/Februar steigt sie steil an und erreicht im Februar/März den Jahresgipfel. Wie kommt es, daß die Postbediensteten sich in ihrem Gesundheitszustand genau entgegengesetzt zu allen anderen Berufstätigen verhalten? Tatsächlich unterscheiden sich die Postler von den anderen Berufstätigen weder durch genetische oder geographische Besonderheiten noch durch Altersstruktur oder besondere soziologische Merkmale, sondern einzig durch ihren Beruf und ihren Arbeitsplatz. Es müssen also bei den Postbediensteten besondere Umstände vorliegen, durch die sie im November und Dezember vor Erkrankungen, insbesondere den grippalen Erkrankungen, geschützt werden. Als einziger Umstand, der ihren Beruf spezifisch von anderen Berufen unterscheidet, findet sich die Tatsache, daß die Zeit des Krankheitsminimums mit der Zeit des Arbeitsmaximums zusammenfällt. Man könnte sagen, die Postbediensteten »können es sich wegen der besonderen Arbeitsanforderungen nicht leisten«,, in dieser Zeit krank zu werden. Nur für einen Teil der Postler, nämlich die Päckchenzusteller und Briefträger wäre wegen des Trinkgeldes in dieser Zeit eine lerntheoretische Erklärung, im Sinne von Belohnung, möglich.

Sopp konnte ferner nachweisen, daß die Erkrankungshäufigkeit an banalen Infekten vom Betriebsklima abhängig ist. Darüber hinaus erkranken Personen, die bereits länger in einem Betrieb arbeiten, seltener als solche, die in einem Betrieb erst kurze Zeit beschäftigt sind. Weiterhin erkranken ungelernte Arbeiter häufiger als gelernte. Sopp interpretierte diese Ergebnisse, zu denen – nach Pflanz – auch andere Autoren gekommen sind, mit der Bemerkung: »Nur wer sich wohlfühlt, ist zu qualifizierter Leistung im Stande; nur wer sinnvoll arbeitet, fühlt sich wohl.«

Hinkle et al. konnten in ausgedehnten epidemiologischen Langzeituntersuchungen nachweisen, daß Krankheiten immer dann gehäuft auftreten, wenn Situationen besondere Adaptationsleistungen erfordern. Die Beispiele zeigen, daß zwischenmenschliche Probleme (schlechtes Betriebsklima, ungewohnte Arbeit, Neuartigkeit einer Situation) solche Situationen konstellieren, nicht aber erhöhte Anforderungen an die gewohnte Tätigkeit, die die ganze Berufsgruppe trifft (Postbedienstete). (Siehe dazu auch Kapitel 10).

41.2 Epidemiologie

Andere Feststellungen der Epidemiologie der Infektionskrankheiten relativieren die Theorie der monokausalen Erreger-Krankheits-Beziehung. Bei Untersuchun-

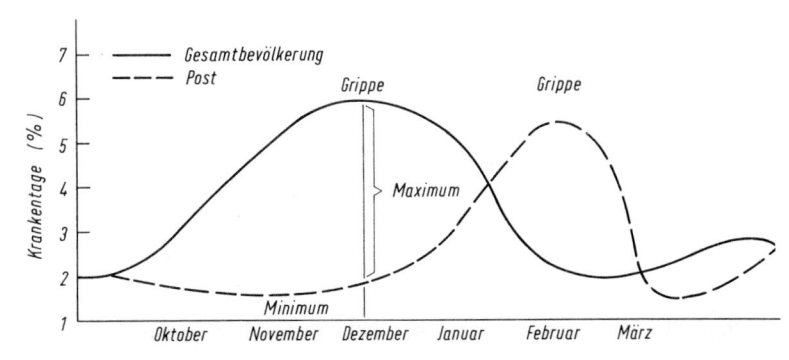

Abb. 1

gen an Studenten der Cornell University fanden Summerskill und Darling, daß Studenten, die öfter als andere an diversen Erkrankungen, insbesondere psychoneurotischen Störungen litten, auch häufiger an sogenannten »banalen Infekten« erkrankten. Möglicherweise gehört hierher auch die »psychogene Angina«, auf die später eingegangen wird.

Es ist allerdings bei den außerordentlich komplexen Zusammenhängen, die in der Pathogenese der meisten Infektionskrankheiten vorliegen, nur selten möglich, psychologische Belastungen von Umgebungsbedingungen, wie Exposition, Ernährung, hygienischen, immunologischen Bedingungen u.a.m. zu unterscheiden. Nach Spence et al. sind Infektionskrankheiten bei Kleinkindern umso häufiger, je niedriger die Sozialschicht der Eltern ist. Akute Bronchitiden, Pneumonien oder Keuchhusten kommen hier signifikant häufiger vor. Bei Kindern dieser Bevölkerungsschicht scheint die Mortalität an Infektionskrankheiten deshalb höher zu sein, weil das Erkrankungsalter früher liegt und damit die Gefährdung für den kindlichen Organismus größer ist. Das gilt vor allem für die Tuberkulose, bei der eine eindeutige Beziehung zwischen Erkrankungsalter, Unterernährung und Disposition, sowie Verlauf auf der ganzen Welt nachweisbar ist. Es ist bekannt, daß mit Fortschreiten der Industrialisierung auch die Morbidität für Tuberkulose zugenommen hat. Hierfür waren aber vor allem zu Beginn des 20. Jahrhunderts weniger mit technischen Umstellungen verbundene psychische Belastungen als vielmehr die besonderen Durchführungsformen der Industrialisierung schuld, welche sowohl die Verbreitung der Bakterien wie auch die Disposition zur Erkrankung (Resistenzverminderung) förderten.

Bereits Rudolf Virchow hat bei seiner Untersuchung der Typhusepidemie in Oberschlesien 1848 auf den Zusammenhang zwischen sozialen Lebensbedingungen und Krankheiten hingewiesen: »Denn daran läßt sich jetzt nicht mehr zweifeln, daß eine solche epidemische Verbreitung des Typhus nur unter solchen Lebensverhältnissen, wie sie Armut und Mangel an Kultur in Oberschlesien gesetzt hatten, möglich war. Man nehme diese Verhältnisse hinweg und ich bin überzeugt, daß der epidemische Typhus nicht wiederkehren würde.« Trotz dieser seuchenhygienisch ohne allen Zweifel vordergründig entscheidend wichtigen Zusammenhänge zwischen äußeren Lebensbedingungen und Infektionskrankheiten, sind im einzelnen Fall auch psychische Faktoren für die Erkrankung oder das Verschontbleiben bedeutsam. Diese Faktoren werden in dem Maße wichtiger, in dem durch sozialmedizinische und andere Maßnahmen die äußeren Krankheitsfaktoren zurückgedrängt werden und die Häufigkeit der Infektionskrankheiten abnimmt. So standen die Infektionskrankheiten, incl. Tuberkulose, Grippe und Pneumonie in der Todesursachenstatistik 1924 mit 21% noch an der Spitze. 1961 sind diese Erkrankungen mit 6% erst weit hinter Herz- und Kreislaufkrankheiten (41,1%), bösartigen Tumoren (18,1%) oder unnatürlichen Todesursachen (7,0%) zu finden (H. Schäfer). Bei dieser unübersichtlichen hochkomplexen Situation ist es verständlich, daß unsere Kenntnis über die Rolle psychischer Faktoren bei Infektionskrankheiten lückenhaft, vielfach vorläufig und auf wenige Krankheiten beschränkt ist.

41.3 Ausgewählte Krankheitsbilder

41.3.1 »Psychogene Angina«

Die folgenden Krankheitsbilder sollen zeigen, daß enge Beziehungen zwischen psychischen Faktoren und sehr häufigen Krankheitsbildern bestehen können, ohne daß man sie bereits schon einem bestimmten psychosomatischen Konzept zuordnen kann. V. v. Weizsäcker vermutete, daß solche Erkrankungen dazu beitragen können, Konflikte zu lösen, mit denen der Patient nicht fertig wurde. Als besonders eindrucksvolles Beispiel für die Bedeutung psychischer Faktoren bei infektiösen Erkrankungen gilt die Angina tonsillaris. Die Bezeichnung »psychogene Angina«, (auch »Couvade-«, »Männerkindbett-«, »Hochzeit-«, »Verlobungs-« oder »Junggesellen-«Angina) geht auf frühe Beschreibungen solcher Zusammenhänge durch v. Weizsäcker und Bilz zurück, die bei ihren Patienten besondere biographische Ereignisse in der Vorgeschichte der Krankheit fanden.

Zwei Fallbeispiele von Viktor v. Weizsäcker illustrieren den Begriff der »Couvade-Angina«:

»Ein junges Mädchen wird mit starker Angina, unfähig, auch nur zu sprechen, in die Klinik eingeliefert. Ein junger Arzt äußert nach der Untersuchung: »Nah, da haben Sie sich ja was schönes geholt«, worauf sie spricht und sagt: »Das ist immer noch besser, als ein Kind kriegen.« Später stellt sich heraus, daß sie am Vortage dem Drängen eines Verehrers, welches solche Folgen haben können, widerstanden hat.«

»Einem jungverheirateten Mann schenkt seine Frau das erste Kind, einen Sohn. Er ist sehr bewegt, er hat ein Kind gar sehr gewünscht; vielleicht war es ihm mit dem Eintritt der Geburt aber doch nicht so eilig gewesen, und er war in deren Vorbereitung recht lässig. Tatsächlich wurde das Kind drei Wochen zu früh geboren und übrigens am Tage nach einer Szene, in der er sich aufgeregt und in Gegenwart seiner Frau deren Sache nicht geschickt und kraftvoll geführt hatte. Einen Tag nach der Geburt wird er von heftiger Angina befallen. Aber er hat einen Grund, diese doch zu begrüßen, denn sie gibt ihm den triftigen Vorwand, eine weite Reise aufzugeben; sie hätte ihn zu einer Veranstaltung führen sollen, der er nicht gewogen war und auf der er ohne Begeisterung hätte öffentlich hervortreten müssen.«

41.3.1.1 Psychodynamik

Wie aus den verschiedenen Bezeichnungen bereits deutlich wird, scheinen Liebesbeziehungen, Verlobung oder Ehe bei dieser Erkrankung eine große Rolle zu spielen. Die verschiedenen Fallbeispiele von Bilz und v. Weizsäcker zeigen, daß ein »erotischer Ansturm« zu einer – lebensgeschichtlichen – Krise führt, in deren Verlauf bzw. Zuspitzung die Krankheit ausbricht. Nach Überwindung der Krankheit und Rekonvaleszenz ist eine Entscheidung getroffen, eine neue Situation da. Nach v. Weizsäcker: »Das Ganze ist wie eine historische Einheit: Wendung, kritische Unterbrechung, Wandlung.«

Schellack, der Mitte der fünfziger Jahre neurosenpsychologische Faktoren in Ätiologie und Pathogenese der Tonsillitiden untersuchte, fand Konflikte im Besitz- und Geltungsbereich, so etwa Ausbruch der Krankheit bei Geburts- und Weihnachtsfesten, Geburt von Geschwistern, bei Wettkämpfen und Examina und bei Liebesbeziehungen, in denen Angst vor der Aufgabe der eigenen Person besteht (v. Weizsäcker nannte das »Kränkung der erotischen Beziehung«).

41.3.2 Tuberkulose

Sehr eingehende Beobachtungen über psychische Zusammenhänge gibt es für die Tuberkulose. Sie stammen fast ausnahmslos aus der vorantibiotischen Aera. Der chronische und oft letale Verlauf und die damit verbundene langanhaltende Betreuung des Patienten durch den Arzt, sowie die große Häufigkeit der Tuberkulose haben schon zu Beginn des Jahrhunderts auf psychische Faktoren bei dieser Infektionskrankheit aufmerksam gemacht. In der Literatur finden diese Beobachtungen, vor allem aber auch die krankheitsreaktiven Veränderungen, die z.T. auch durch einen jahrelangen Sanatoriumsaufenthalt verursacht werden, in Thomas Mann's »Zauberberg« (1924) ihren Niederschlag. Im wissenschaftlichen Schrifttum zeigen die oft widersprüchlichen Resultate, wie schwierig bei einem derart komplexen Krankheitsbild das Auffinden von psychischen Faktoren ist.

Racamier (1950) hat 150 Paitenten untersucht. Er beschreibt sie als beziehungslos, einsam und mit einem tiefen Gefühl von Unsicherheit (Neurose d'abandon). Ihm waren frühkindliche Störungen der affektiven Beziehungen der Patienten zur Mutter (90%) – und zwar bei $^2/_3$ im Sinne der Versagung, bei $^1/_3$ im Sinne der Verwöhnung – und/oder zum Vater (70%) aufgefallen.

In den fünfziger Jahren waren es dann vor allem Hübschmann (1952), Stern (1954) und Bräutigam (1956/57), die psychosomatische und somatopsychische Phänomene bei dieser Infektionskrankheit untersucht haben. Bräutigam betont die Empfindlichkeit im Kontakt, sowie die Labilität des Selbstwertgefühls dieser Patienten.

Dunbar findet als Persönlichkeitsprofil bei Tuberkulösen Entscheidungsschwäche, Selbstunsicherheit und masochistische Züge, sie nennt die Tuberkulose »einen Flirt mit dem Tode« (Bräutigam). Selbstzerstörerische Züge werden auch von Hübschmann beschrieben. Nach ihm haben diese für Entstehung und Verlauf der Erkrankung eine entscheidende Bedeutung. Der Tod wird im Grunde als eine letzte Geborgenheit ersehnt. Er beschreibt – die auch später verschiedentlich bestätigte Beobachtung – daß Patienten, die sich gegen die strenge Disziplin in den Sanatorien auflehnten, vor allem die aus disziplinarischen Gründen entlassen wurden, eine bessere Prognose hatten als die fügsamen »angenehmen« Patienten.

Wittkower glaubt nicht, daß bei diesen Kranken eine spezifische Persönlichkeitsstruktur zu finden ist, er hat versucht verschiedene prämorbide, bzw. prätuberkulöse Strukturen zu beschreiben.

Er unterscheidet 3 verschiedene Persönlichkeitstypen:
a) den unsicheren Typ, den er noch unterteilt in übermäßig abhängige, sich anlehnende und ihre Unabhängigkeit kompensatorisch betonende Persönlichkeiten;
b) den rebellierenden Persönlichkeitstyp; und
c) Menschen, die mit Konflikten beladen sind.

Allerdings fand er unter seinen Patienten auch eine Reihe von Kranken, die keinem dieser Persönlichkeitstypen zuzuordnen waren. Wittkower betont, daß die psychische Reaktion auf die Krankheit das Ergebnis des Zusammenwirkens der Umweltreize und der Persönlichkeitsstruktur ist.

Keine der bisher vorliegenden Untersuchungen, soweit sie über bloße Kasuistiken hinausgehen und methodisch ausgereift sind, gibt einen Anhalt dafür, daß die Tuberkulose einen bestimmten Persönlichkeitstyp bevorzugt oder einen bestimmten Persönlichkeitstyp ausbildet. Die Tuberkulose befällt Menschen aller Konstitutionen und Persönlichkeitsstrukturen und ruft ganz verschiedene psychische Reaktionen hervor (Stern).

Schließlich seien noch die Ergebnisse psychologischer Untersuchungen, die Melzer mit Hilfe des Rorschach-Tests bei Tuberkulösen durchgeführt hat, erwähnt. Danach finden sich bei diesen Kranken mangelnde Schaffenslust, geringe seelische Stabilität, erhöhte Reizbarkeit in Bezug auf Affekte, Egozentrizität und Beherrschtwerden des Gefühlslebens durch verdrängte Konflikte. Die Kranken verlangen viel Rücksicht, ohne selbst dazu bereit zu sein. Darüber hinaus scheint eine tiefer liegende Angst vorhanden zu sein, Fahrigkeit, Flüchtigkeit, Nonchalance und Nachlassen der Selbstdisziplin.

41.3.2.1 Psychosoziale Befunde und auslösende Situationen

Aus den oben erwähnten Arbeiten und epidemiologischen Untersuchungen (Pflanz, Who) geht hervor, daß bei Morbidität und Mortalität der Tuberkulose exogene Faktoren, bzw. Belastungssituationen wie Kriege, Seuchen, Unterernährung, Vertreibung größerer Bevölkerungsanteile (Flüchtlingsprobleme wie in Mitteleuropa nach dem I. und II. Weltkrieg oder später im Nahen Osten) eine große Rolle spielen.

Sucht man nach Zusammenhängen zwischen biographischen Ereignissen und Krankheitsausbruch, z.B. Todesfälle von Angehörigen, Unfälle etc. so findet man – nach Bräutigam – keinen Zusammenhang zwischen Lebenssituationen und Zeitpunkt der Erkrankung. Nach Hübschmann und Studt sollen vor allem Liebeskonflikte wie Zeit des Kennenlernens, Verlobung, Entlobung, Heirat und verschiedene Ehe- und Familienkonflikte, besonders bei Frauen krankheitslösend wirken. Dagegen sollen bei Männern eher Probleme im Bereich der Berufs- oder Besitzsphäre eine Rolle spielen.

41.3.2.2 Verlauf und Therapie

Psychische Faktoren sollen dagegen für den Verlauf der Krankheit von besonderer Bedeutung sein. Studt fand bei mehr als 70% der Patienten mit psychischen Belastungen einen therapeutischen Mißerfolg; nur 28% dieser Patienten erreichten einen Kavernenschwund gegenüber 87% der psychisch unauffälligen Patienten. Mehr als die Hälfte der Patienten hatten einen oder mehrere Kurabbrüche oder »disziplinarische Entlassungen« hinter sich. Sie hatten Heilverfahren oder Operationen verweigert oder Medikamente nicht eingenommen und Injektionen abgelehnt (Bräutigam). Sehr häufig fand sich bei diesen Patienten auch ein Alkoholabusus: Bei Alkoholikern sind Rückfälle doppelt so häufig wie bei Nichtalkoholikern.

Für die Therapie wird die große Bedeutung einer guten Führung durch den Arzt betont und die Wichtigkeit eines verständnisvollen Eingehens auf die Probleme des Patienten und auf Konflikte, die sich vor allem durch die Krankheitssituation ergeben.

Die bei den Tuberkulösen oft anzutreffende Labilität und Ich-Schwäche soll eher eine supportive, stützende psychotherapeutische Technik erfordern, als Aufdecken und Konfrontation (Bräutigam).

41.3.3 Psychogenes Fieber

Im Rahmen dieses Kapitels soll auch auf ein psychosomatisches Symptom eingegangen werden, das bisher nur selten untersucht wurde (vgl. Overbeck und Meyer), dennoch aber relativ häufig vorkommt. Es gehört zwar nicht zu den Infektionskrankheiten, zeigt aber, wie psychische Faktoren einmal Reaktionen des Gesamtorganismus beeinflussen können und weiterhin auch für die Differentialdiagnose bei fieberhaften Zuständen eine Rolle spielen. So haben nach Studt etwa 3–4% aller Patienten, die neu in eine Klinik aufgenommen werden, eine kurzfristige psychogene Temperaturerhöhung. Ein »vorgetäuschtes Fieber«, d.h. eine Manipulation des Patienten am Thermometer, wird nur bei 3% dieser Kranken gefunden.

41.3.3.1 Psychodynamik und psychosoziale Befunde

R. Meyer und D. Beck fanden bei 13 Patienten mit subfebrilen Temperaturen ohne organische Ursache schwere Störungen in den zwischenmenschlichen Beziehungen, bzw. der *Familienstruktur*. Die Patienten zeichneten sich durch ein hochstehendes Ich-Ideal aus, worunter die Autoren moralisch hochbewertete Gedankeninhalte über richtungsweisende und erstrebenswerte Ziele verstehen, die das Denken und Handeln eines Menschen bestimmen. Als psychodynamische Faktoren zeigten sich gehemmte Aggressionen sowie als deren Folge ein mangelhaft entwickeltes Durchsetzungsvermögen.

Gleichzeitig fanden die Autoren, daß diese Patienten darüberhinaus an verschiedenen unspezifischen Symptomen litten. Overbeck beschreibt Fieberschübe, Palpitationen und Kopfschmerzen. Erikson erwähnt diese Symptome bei »Kriegsneurotikern«.

41.3.3.2 Auslösende Ursache

Nach R. Meyer tritt Fieber auf, wenn das hochstehende Ich-Ideal in Gefahr gerät, zusammenzubrechen oder wenn symbiotische Abhängigkeitsbeziehungen auseinandergerissen werden. Damit in Verbindung könnten die von Studt beschriebenen Temperaturerhöhungen bei Klinikaufnahme gesehen werden, auch die von ihm beschriebenen Fieberschübe nach Ehe- und Familienkonflikten, die mit heftigem Ärger oder Streit einhergehen. Verschiedentlich wird beschrieben, daß Aufregungen, Angst, Wut oder Ärger zu Temperatursteigerungen führen können. Dazu gehören: das leichte Fiebern von Klein- und Schulkindern in bestimmten, wiederkehrenden Situationen oder bei Erwachsenen in Prüfungen (Medizinstudenten im Examen), unklares Fieber auf der Hochzeitsreise oder nach Antritt der ersten Stelle.

41.3.3.3 Differentialdiagnose

Ausführlich beschreibt Hegglin den »status febrilis« bei der »vegetativen Dystonie«.

Von einer konstitutionellen Hyperthermie (konstante Temperaturerhöhung bei Gesunden) sind Simulationsversuche (»vorgetäuschtes Fieber«) zu unterscheiden, die durch einen atypischen Verlauf und eine Diskrepanz zwischen Höhe der Temperatur und der Pulsfrequenz auffallen.

Beim psychogenen Fieber zeigt das Blutbild wie bei Tuberkulösen oder Patienten mit Thyreotoxikose oft eine Lymphocytose bis 40%. Dagegen ist die Senkungsreaktion auffallend niedrig und überschreitet oft Werte von 1–2 mm in der ersten Stunde nicht. Nach Hegglin soll das Fehlen der Temperaturdifferenz bei rektaler und axillarer Messung von 0,5 Grand Celsius differentialdiagnostisch verwendet werden können.

Als wichtiges differentialdiagnostisches Kriterium gilt die Beobachtung, daß psychogene Temperatursteigerungen nicht auf Antipyretika, wie Pyrazolone oder Azetylsalizylsäure, aber auf Sedative oder Hypnose reagieren.

41.4 Resistenz

Das breite Spektrum von Faktoren, die das Individuum in seiner Interaktion mit den Erregern seiner Umgebung beeinflussen und das mögliche Ergebnis derartiger Interaktionen ist in Abb. 2 schematisch dargestellt (modifiziert nach Friedman und Glasgow):

Es besteht heute kein Zweifel daran, daß nur eine Minderheit der Bevölkerung, die mit einem potentiell pathogenen Erreger in Kontakt kommt, klinisch erkrankt. So wird beispielsweise geschätzt, daß nahezu 100% der Bevölkerung vorübergehend von Meningokokken befallen werden, aber nur bei einem Bruchteil infizierter Personen zeigen sich klinische Symptome (E. B. Shaw).

In dieser Art und Weise finden wiederholt Wirt-Erreger-Begegnungen statt. So finden Pädiater häufig in Rachenabstrichkulturen von symptomfreien Kindern β-hämolysierende Streptokokken. Welche Faktoren dafür verantwortlich sind, daß einige Menschen für Infektionskrankheiten empfänglicher sind als andere, ist weitgehend unklar.

Es gibt ein Modell, an dem sich die Komplexität der Resistenz des Wirtsorganismus erklären läßt, und zwar die Resistenz des Wirtes gegenüber Coxsackie-B-Virusinfektionen. Das wechselnde Erscheinungsbild von Infektionskrankheiten während und in Abhängigkeit von Reifung und Wachstum des Wirtsorganismus ist jedem Arzt bekannt, insbesondere dem Pädiater, der sich dauernd mit der besonderen Anfälligkeit von Früh- und Neugeborenen gegenüber viralen oder bakteriellen Infektionen auseinandersetzen muß. Coxsackie-B-Viren erzeugen bei älteren Kindern und Erwachsenen eine Reihe gewöhnlich gutartiger Symptome wie Pleurodynie und aseptische Meningitis. Die gleichen Viren führen aber beim Kleinkind zu einem Krankheitsbild mit einem fulminanten Verlauf mit rapider Ausbreitung und multipler Organbeteiligung in Leber, Pankreas, Herz und Gehirn.

Entsprechend den Beobachtungen beim Menschen stellte sich heraus, daß junge Mäuse – im Gegensatz zu alten Mäusen – äußerst empfindlich auf Coxsackie-B-Viren reagieren. Einer der Faktoren, der bei der Resistenz gegenüber viralen Infektionen eine Rolle spielt, ist das Interferon (s.u.). Heineberg et al. konnten zeigen, daß eine Coxsackie-B-Virus-Vermehrung bei jungen Mäusen zu einer nur geringen Stimulation der Interferonproduktion führte. Im Gegensatz dazu kam es nach Infektion mit diesem Virus bei älteren resistenten Mäusen zu einer charakteristischen eingeschränkten viralen Replikation, aber einer signifikant größeren Interferonantwort.

Diese Daten lassen u.a. vermuten, daß die Fähigkeit des Wirtes, auf Virusinfektionen mit der Produktion von Interferon zu antworten, eine Determinante der Resistenz gegenüber Virus-Infektionen darstellt. Bei dem genannten »Maus-Coxsackie-B-Modell« ist die Antwort abhängig vom Alter des Wirtes.

Andere Untersuchungen an diesem Modell konnten eine verminderte Resistenz während der Schwangerschaft und bei veränderten Hormonspiegeln nachweisen (G. Dalldorf et al.).

Ein weiterer interessanter Aspekt zeigt sich in der Beeinflußbarkeit des Verlaufs vieler Infektionskrankheiten durch Corticosteroide (E. H. Kass). Kilbourne und Boring konnten zeigen, daß ältere Mäuse, die normalerweise resistent gegenüber Coxsackie-B-Virusinfektio-

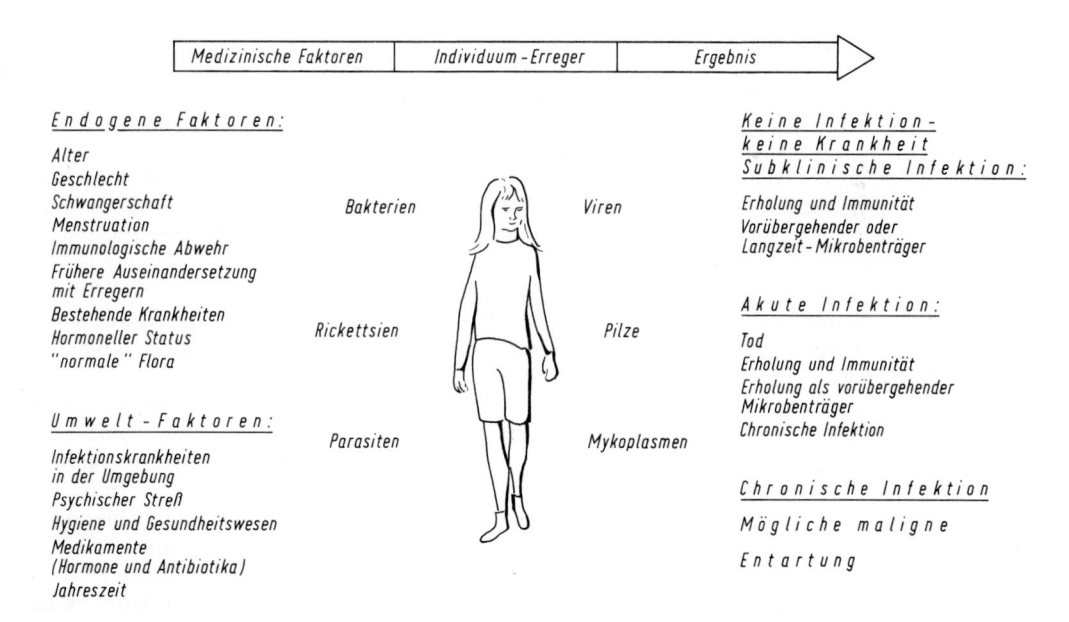

Abb. 2. Schema endogener und exogener Faktoren, die das Individuum in seiner Interaktion mit den Erregern in seiner Umwelt beeinflussen können, sowie das mögliche Ergebnis derartiger Interaktionen (modifiziert nach Friedmann und Glasgow).

nen waren, nach Behandlung mit Corticosteroiden äußerst empfindlich auf diese Viren reagierten.

Wenn exogen zugeführte Corticosteroide die Resistenz derart verändern können, ist es nicht abwegig anzunehmen, daß einige der vielen Faktoren – einschl. psychischem Streß oder giving up (siehe Kap. 10) – welche die Hypophysen-Nebennierenrinden-Achse und damit auch die endogenen Corticosteroid-Spiegel beeinflussen, auf diesem Wege auch die Empfindlichkeit gegenüber Infektionskrankheiten verändern. Inwieweit dies Modell auf alle Infektionskrankheiten anwendbar ist, ist noch nicht bekannt. Die Spezies- oder Rassenspezifische Disposition für die verschiedenen Erreger muß in jedem Fall berücksichtigt werden.

Die Disposition eines Kindes zu Masern ist bei einer sehr geringen individuellen Variationsbreite des sehr regelmäßig ablaufenden Krankheitsbildes und bei ausreichendem Kontakt mit dem Masernvirus sicherlich sehr groß. Die disponierenden Faktoren sind bei vielen Individuen im selben Ausmaß als species-spezifische, allerdings vielleicht rassendeterminierte Eigenschaft gegeben. Dagegen kommt es bei Kontakt mit Polioviren sehr viel weniger oft zum ausgeprägten Krankheitsbild der Kinderlähmung, inapparente Infektionen des Intestinaltraktes herrschen vor. Nach R. Thomssen ist der niedrige Manifestationsindex dieser Erkrankung darauf zurückzuführen, daß die disponierenden Faktoren, bzw. Bedingungen nicht wie bei den Masern speziesspezifisch obligat bei jedem Menschen zu jeder Zeit gleichmäßig vorhanden sind, sondern individuell variieren, wobei die Empfindlichkeit gegenüber Poliomyelitis durchaus vorübergehender Natur sein kann, also endogenen und exogenen Einflüssen (s. Resistenz) unterliegt.

41.5 Immunologische Faktoren

Es mehren sich die Hinweise, daß Verbindungen zwischen Persönlichkeit, Streß und Reaktionen des Immunsystems bestehen. Das gilt nicht nur für Auftreten und Verlauf von Infektionskrankheiten, das hat auch eine Bedeutung für Malignome und Autoimmunkrankheiten, insbesondere die rheumatoide Arthritis (s. Kap. 37).

In Abb. 3 ist dargestellt, wie sich – bisher hypothetisch – die Beziehung zwischen Emotionen, Streß, nervalen und biochemischen Mechanismen und einer Dys- oder Unterfunktion des Immunsystems vorstellen läßt (modifiziert nach Solomon):

Was in dieser Abbildung als Immunsystem bezeichnet wird, muß allerdings nach unseren heutigen Vorstellungen weiter in zelluläre und humorale Immunität differenziert werden. So soll – nach einer Hypothese – die Resistenz gegenüber Malignomen auf einer phylogenetisch entwickelten zellulären Immunität beruhen, die einen Überwachungsmechanismus gegenüber der Tumorzelle,

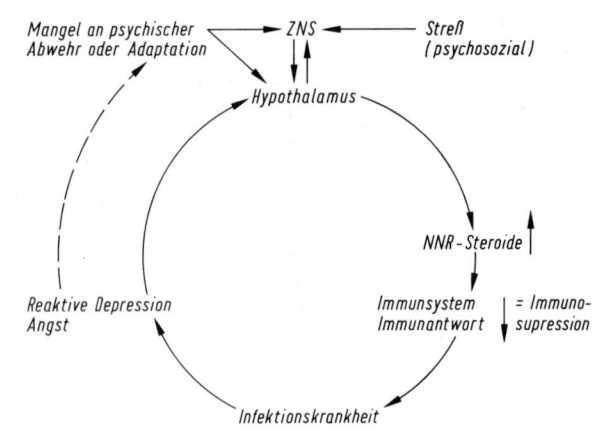

Abb. 3. Beziehung zwischen psychischen Faktoren und Immunsystem (modifiziert nach G. F. Solomon).

der »fremden« Zelle, darstellt. Dem gegenüber ist die humorale Immunität weitgehend verantwortlich für die Resistenz gegenüber einer Infektion mit Mikroorganismen.

Es gibt jedoch Wechselwirkungen zwischen dem zellulären und humoralen Immunsystem. So gibt es humorale Faktoren, wie blockierende Antikörper, welche tumorreaktive Lymphozyten hemmen. Außerdem werden auch sogenannte nicht blockierende Antikörper vermutet, welche blockierende Antikörper neutralisieren können.

Eine Suppression der humoralen Immunität könnte daher indirekt auch die zelluläre Immunität beeinflussen und so z.B. krebsfördernd wirken. Auf solchen Vorstellungen baut das Konzept einer »immunologischen Balance« zwischen zellulärer und humoraler Immunität auf, von der man annimmt, daß sie hormonell gesteuert, bzw. kontrolliert wird. Hierbei könnte auch das sogenannte Interferon, ein speziesspezifisches, nichtimmunologisches Eiweiß, das von Lymphozyten gebildet wird, eine Rolle spielen. Solomon fand, daß akuter Streß vor einer Virusinfektion die Interferonproduktion erhöht.

Nach Fessel und Forsyth ist aber nicht das Hormonsystem, sondern auch das ZNS an immunologischen Vorgängen beteiligt. Die Autoren konnten zeigen, daß mentaler Streß zu einer Erhöhung von 19 S-Globulin führt und daß es bei Ratten nach Elektrostimulation des lateralen Hypothalamus zu deutlichen Veränderungen der γ-Globulin-Konzentration kommt. Darüber hinaus konnten Korneva und Khai nachweisen, daß die Läsion eines bestimmten Gebietes im dorsalen Hypothalamusanteil bei Kaninchen unter anderem zu einer vollständigen Supression der primären Antikörperantwort, einer verzögerten Retention von Antigenen aus dem Blut und einer fast vollständigen immunologischen Schwäche gegenüber einer Streptokokken induzierten Myocarditis führte. Diese Autoren hatten Hinweise dafür, daß diese Effekte durch Wachstumshormon, das bei der Antikörpersynthese eine Rolle spielen soll, reversibel waren (siehe Kapitel 9).

Es gibt noch eine Reihe tierexperimenteller Untersuchungen (siehe auch Kap. 37), in denen der Einfluß von Streß auf Immunvorgänge nachgewiesen werden konnte (J. T. Marsh et al., C. J. F. Spry, A. Yamada et al., A. F. Rasmussen et al., T. Johnson et al., S. Friedmann et al.).

Ader konnte durch Kombination von Immunsuppressiva und mentalen Reizen eine konditionierte Suppression der Immunvorgänge erzeugen. Inwieweit sich diese Ergebnisse allerdings auf den Menschen übertragen lassen, müssen weitere Untersuchungen zeigen.

Literatur

[1] Ader, R., Cohen, N.: »Behaviorally Conditioned Immunosuppression«. Psychosom. Med. 37, 4, 333 (1975)
[2] Bilz, R.: »Psychogene Angina, Epikritische Betrachtungen über eine Mandelentzündung und ihre Psychopathologie«. Leipzig, Hirzel, 1. Beitr. Zbl. Psychother. (1936)
[3] Boring, W. D., Angevine, D. M., Walker, D. L.: »Factors Influencing Host-Virus Interactions. I. A Comparison of Viral Multiplication and Histopathology in Infant, Adult, and Cortisone – Treated Adult Mice Infected with the Conn-5 Strain of Caxsackie Virus.« J. Exper. Med. 102, 753 (1955)
[4] Bräutigam, W.: »Beitrag zur Psychosomatik der Lungentuberkulosen«. Fortschr. Tuberk.-Forsch. 7, 184 (1956)
[5] Bräutigam, W.: »Beobachtungen zur Erkrankungssituation und zur Psychotherapie bei Lungentuberkulosen«. Z. Psychother. med. Psychol. 7, 104 (1957)
[6] Bräutigam, W., Christian, P.: »Psychosomatische Medizin«. Stuttgart, Thieme (1973)
[7] Dalldorf, G., Gifford, R.: »Susceptibility of Gravid Mice to Coxsackie Virus Infection«. J. Exper. Med. 99, 21 (1954)
[8] Dunbar, F.: »Mind and body«. New York, Random House (1948)
[9] Erikson, E. H.: »Kindheit und Gesellschaft«. Stuttgart, Klett (1965)
[10] Fessel, W. J., Forsyth, R. P.: »Hypothalamic Role in Control of Gamma Globulin Levels«. Arth. Rheum. 6, 771 (1963)
[11] Friedman, S. B., Ader, R., Glasgow, L. A.: »Effects of Psychological Stress in Adult Mice Inoculated with Coxsackie B Viruses«. Psychosom. Med. 27, 361 (1965)
[12] Friedman, S. B., Glasgow, L. A.: »Psychologic Factor and Resistance to Infectious Disease«. Ped. Clin. N. Amer. 13, 315 (1960)
[13] Hegglin, R.: »Differentialdiagnose der inneren Krankheiten«. Stuttgart, Thieme (1964)
[14] Heineberg, H., Gold, E., Robbins, F. C.: »Differences in Interferon Content in Tissues of Mice of Various Ages Infected with Coxsackie B 1 Virus«. Proc. Soc. Exp. Biol. Med. 115, 947 (1964)
[15] Hinkle, L. E., Wolff, H. G.: »The nature of man's adaptation to his total environment and the relation of this to illness«. Arch. intern. Med. 99, 442 (1957 b)
[16] Hübschmann, H.: »Psyche und Tuberkulose«. Stuttgart, Enke (1952)
[17] Johnsson, T., Lavender, J. F., Hultin, E., Rasmussen, A. F.: »The Influence of Avoidance-Learning Stress on Resistance to Coxsackie B Virus in Mice«. J. Immunol. 91, 569 (1963)
[18] Kass, E. H.: »Resistance to Infection«. in: Brown, J. and Pearson, C. M. (Ed.): »Clinical Uses of Adrenal Steroids«. New York, McGraw-Hill (1962)
[19] Kilbourne, E. D., Horsfall, F. L.: »Lethal Infection with Coxsackie Virus of Adult Mice Given Cortisone«. Proc. Soc. Exp. Biol. Med. 77, 135 (1951)
[20] Korneva, E. A., Khai, L. M.: »Effect of Destruction of Hypothalamic Areas on Immunogenesis«. Fizio Zh SSSR Sechenov 49, 42 (1963)
[21] Mann, T.: »Der Zauberberg«. Berlin, S. Fischer (1924)
[22] Marsh, J. T., Lavender, J. F., Chang, S.-S., Rasmussen, A. F.: »Poliomyelitis in Monkeys: Decreased Susceptibility after Avoidance Stress«. Science 140, 1414 (1963)
[23] Melzer, E.: »Psyche und Tuberkulose«. Hippokrates 28, S. 1 und S. 35 (1957)
[24] Meyer, R., Beck, D.: »Zur Frage des psychogenen Fiebers«. Schweiz. Rundschau Med. 64/50, 1599 (1975)
[25] Overbeck, G.: »Psychosomatische Aspekte bei unklaren Fieberzuständen«. Z. Psychosom. Med. 19, 145 (1973)
[26] Pflanz, M.: »Sozialer Wandel und Krankheit«. Stuttgart, Enke (1962)
[27] Racamier, P. C.: »Le terrain psychologique des tuberculeux pulmonaires«. Paris, Chantenay (1950)
[28] Rasmussen, A. F., Marsh, J. T., Brill, N. Q.: »Increased Susceptibility to Herpes Simplex in Mice Subjected to Avoidance-Learning Stress of Restraint«. Proc. Soc. exp. Biol. N. Y. 96, 183 (1957)
[29] Schäfer, H., Blohmke, M.: »Sozialmedizin«. Stuttgart, Thieme (1972)
[30] Schellack, D.: »Neurosenpsychologische Faktoren in der Ätiologie und Pathogenese der Tonsillitis«. Z. Psychosom. Med. 4, 15 (1957/58)
[31] Shaw, E. B.: »Editorial – The Outbreak of Meningitis«. Calif. Med. 102, 234 (1965)
[32] Solomon, G. F., Moos, R. H.: »Emotions, Immunity and Disease«. Arch. Gen. Psychiat. 11, 657 (1964)
[33] Solomon, G. F., Merigan, T. C., Levine, S.: »Variation in Adrenal Cortical Hormones Within Physiologic Ranges, Stress and Interferon Production in Mice«. Proc. Soc. exp. Biol. N. Y. 126, 79 (1967)
[34] Solomon, G. F.: »Stress and Antibody Response in Rats«. Int. Arch. Allergy 35, 97 (1969)
[35] Sopp, H.: »Was der Mensch braucht...«. Düsseldorf, Econ (1958)
[36] Sopp, H.: »Soziologie des Krankenstandes«. MMW 100, 489 (1958)
[37] Spence, J., Walton, W. S., Miller, F. J. M., Court, S. D. M.: »A thousand families in Newcastle upon Tyne. An approach to the study of health and illness in children«. London, Oxford Univ. Press (1954)
[38] Spry, C. J. F.: »Inhibition of Lymphocyte Recirculation by Stress and Corticotropin«. Cell. Immunol. 4, 86 (1972)
[39] Stern, E.: »Zum Problem der Spezifität der Persönlichkeitstypen und der Konflikte in der psychosomatischen Medizin«. Z. Psychosom. Med. 4, 153 (1957/58)
[40] Studt, H. H.: »Zur Problematik psychischer Faktoren bei der Lungentuberkulose« I–IV. Z. psychosom. Med. 19, 1, 101, 201 (1973)
[41] Studt, H. H.: »Die Psychosomatik der Infektionskrankheiten«. in: A. Jores, »Praktische Psychosomatik«. Bern, Huber (1976)

[42] Summerskill, J., Darling, C. G.: »Group differences in the incidence of upper respiratory complaints among college students«. Psychosom. Med. 19, 315 (1957)
[43] Thomssen, R.: »Einführung in die mikrobiologisch-immunologischen Grundlagen der menschlichen Infektionskrankheiten«. in: Heilmeyer, L.: »Innere Medizin«. Berlin, Springer (1971)
[44] Virchow, R.: »Die Not im Spessart. Mitteilungen über die in Oberschlesien herrschende Typhus-Epidemie«. Hildesheim, S. 221 (1968)
[45] Weizsäcker, V. v.: »Studien zur Pathogenese«. Leipzig, Thieme (1935)
[46] Wittkower, E.: »A Psychiatrist Looks at Tuberculosis«. London (1949)
[47] Yamada, A., Jensen, M. M., Rasmussen, A. F.: »Stress and Susceptibility to Viral Infections. III. Antibody Response and Viral Retention During Avoidance Learning Stress«. Proc. Soc. exp. Biol. N. Y. 116, 677 (1964)

42 Psychosomatische Aspekte in der Gynäkologie

Wolf Eicher

Zum Verständnis psychosomatischer und somatopsychischer Störungen in der Frauenheilkunde hat sich eine symptomatologische Einteilung bewährt. Die Patientin sucht den Arzt mit ihren Beschwerden auf und bietet ihm Symptome an, die direkt Ausdruck funktioneller Störungen oder auch vorgeschoben sein können, besonders wenn es sich um sexuelle Probleme handelt. Im Zuge der sexuellen Liberalisierung wird aber der heutige Arzt immer mehr direkt mit Fragen aus dem sexuellen Erlebnisbereich konfrontiert. Am Anfang müssen organische Ursachen durch die gynäkologische Untersuchung sicher ausgeschlossen oder behandelt werden. Durch eine sorgfältige Inspektion und Palpation, das Prüfen entzündlicher Parameter durch Laboruntersuchungen, gegebenenfalls eine hintere Colpocoeliotomie oder die Laparoskopie erfassen wir Veränderungen, die Fluor, Juckreiz, Unterleibschmerzen, Kohabitationsschmerzen oder Blutungsstörungen bedingen, die ihrerseits aber auch Ausdruck seelischer Konflikte sein können. Die Sexualanamnese erfaßt die einzelnen Daten wie Menarche, Zyklus, Kohabitarche, Schwangerschaften und Partnerschaften. Da sie weniger die biologisch angegebenen Fakten benutzt, sondern den Erlebnisbereich beleuchtet und daher die damit in Zusammenhang stehenden Konfliktsituationen erfaßt, bietet sie sich als idealer Einstieg zur konfliktzentrierten, also fokalen Gesprächspsychotherapie.

Als Beispiel sei das Mädchen genannt, das ihre Menarche 11-jährig mit der Scheidung ihrer Eltern assoziiert und primär unter schwerster Dysmenorrhoe leidet, oder das Mädchen, dem die Mutter erklärte, »da müsse jetzt alle 4 Wochen der Schmutz raus«, und sie müsse jetzt vor Männern aufpassen. Eine direkte Gesprächsführung erlaubt meist eine kurze Behandlungsdauer von 5–30 Sitzungen. Ein strenges Schema sollte nicht verwandt werden, sondern die Patientin sollte vielmehr ihre Probleme selbst erkennen. Hierbei aufscheinende Konflikte rückt der Therapeut in den Bereich der uns interessierenden Störungen. Sie werden dann von und mit der Patientin bearbeitet. Bei der wiederholten Bearbeitung treten dieselben Mechanismen wie bei der Analyse auf, nämlich Deutung, Widerstand, Übertragung, Suggestion und Katharsis. Voraussetzung für den Erfolg ist das volle Vertrauen der Patientin. Der Therapeut muß menschliche Wärme ausstrahlen und empathisches Einfühlungsvermögen haben. Dann wird er zur Person, an der die Patientin eine Nachreifung vollziehen kann, und er wird zur Figur, an der eine Neuorientierung erfolgt, die am Ende der Behandlung vom gestärkten Ich selbst getragen werden kann. Dieses Vorgehen hat sich bei allen psychosomatischen Störungen in der Frauenheilkunde bewährt. Im folgenden werden die einzelnen Erkrankungen symptomatologisch systematisch dargestellt.

42.1 Psychosomatische Unterleibsschmerzen

42.1.1 Vorgeschobene Symptome

In vielen Fällen wird das Symptom Unterleibsschmerzen nur als Aufhänger benutzt. Die Frauen klagen über Unterleibsschmerzen und Nervosität, Rücken- und Kreuzschmerzen, stechende Schmerzen links oder rechts, Ziehen und Stechen im Unterleib, Unterleibskrämpfe, Brennen in der Scheide, Eierstocksentzündung sowie Kohabitationsschmerzen. Diese Beschwerden sind oft nur vorgeschoben, die Frau erwartet bewußt oder unbewußt, daß sie sich über ihre sexuelle Unzufriedenheit aussprechen kann, wobei eine Störung ihrer sexuellen Erlebnisfähigkeit durch eine Orgasmusdysfunktion oder Libidodysfunktion oder auch Störungen beim Mann vorliegen können. Gelegentlich lassen jedoch auch eine Carcinophobie oder die Furcht vor einer unerwünschten Schwangerschaft Schmerzen vortäuschen. Die vorgeschobenen oder simulierten Unterleibsschmerzen sind nicht wirklich existent, sondern Vorwand. Sie stellen aus Schüchternheit, Schamhaftigkeit oder Ängstlichkeit dem Frauenarzt angebotene Ersatzsymptome dar, in der manchmal ambivalenten Hoffnung, daß dieser die wahren Probleme erkennt und angreift.

42.1.2 Hysteriformes akutes Abdomen

Die hysterischen Erscheinungen, die von Charcot als »arc de cercle« beschrieben wurden, äußern sich heute besonders in der Gynäkologie als akutes Abdomen mit Schmerzen, Störungen der Darmperistaltik, Erbrechen, Herz-Kreislaufreaktionen und schwerstem Krankheitsgefühl. Wie bei einer Perforation kann über einen Vernichtungsschmerz berichtet werden. Die Patientin ist unruhig, gekrümmt, flach atmend, kollabiert, klagt über diffuse Schmerzen und hat eine »défence musculaire«. Differenzialdiagnostisch müssen Extrauterin-Schwangerschaft, Pankreatitis, Ureterkolik, perforierte Appendizitis, Pelveoperitonitis, Gallenkolik und Magenperforation ausgeschlossen werden. Bezeichnenderweise werden solche Patientinnen häufig in die Frauenklinik gebracht. Der Arzt muß sich dann besonders in den frühen Morgenstunden mit einem solchen Fall auseinandersetzen. Die akute Symptomatik tritt gegen Ende eines gesellschaftlichen Ereignisses auf, während einer Party, nach einem Kegelabend, vor Antritt einer Dienstreise oder vor einem entscheidenden öffentlichen Auftritt des Mannes, oder wenn der Mann spät nach Hause kommt. Dies unterstreicht den demonstrativen Charakter. Bei einer entsprechenden Persönlichkeitsstruktur handelt es sich um einen Protest gegen die Lebenssituation. Die Konfliktsituation scheint relativ oberflächlich. Gelegentlich manifestiert sie die Ablehnung eines auffälligen sozio-pathologischen oder lieblosen Verhaltens des Partners. Gelegentlich ist die laparoskopische Abklärung des aktuen Abdomens unvermeidlich. In anderen Fällen ist am nächsten Morgen die aktute Symptomatik verschwunden.

42.1.3 Pelvipathie

Die Pelvipathia nervosa ist die Krankheit mit den vielen Namen. Synonyme sind Pelvipathia vegetativa oder spastica, Parametropathia spastica, neurovegetative Störungen im kleinen Becken, pelvic congestion-Syndrom, pelvic pain. Die Frauen klagen über chronische, ereignisunabhängige Unterleibsschmerzen. Organische Veränderungen im Sinne entzündlicher Zeichen, Adhaesionen oder tumoröse Veränderungen lassen sich nicht finden. Pathognomonisch ist die Druckschmerzhaftigkeit des Beckenringes. Häufig werden auch extragenitale Symptome der vegetativen Dystonie wie Müdigkeit, Kopfschmerzen, kalte Füße, Nervosität und Kreislaufstörungen geklagt. Es finden sich auch Kombinationen mit Fluor oder Kohabiationsbeschwerden.

Bei einem Drittel der Fälle von Pelvipathie liegen schwere neurotische Störungen vor wie Konversionssymptome, hysterische Charaktere und Zwangsneurosen. In anderen Fällen bestehen eine allgemeine Versagenshaltung oder Konflikte wie unerfüllbarer Kinderwunsch, Furcht vor Gravidität, Partnerkonflikte oder reaktive Erschöpfungsdepressionen. Es sei hier besonders auf das Überlastungssyndrom hingewiesen. Abdominelle Schmerzen finden sich auch häufig bei der Depression. Bei nicht gelöster Vasokongestion kann es zu chronischen Zuständen der passiven Stauung im kleinen Becken kommen, was dann zu dem von Taylor (51) sogenannten pelvic congestion-Syndrom führt. Dies soll durch fehlende sexuelle Spannungsreduktion gefördert werden. Die Ursachen der Pelvipathie liegen sicher vielfach, jedoch keineswegs ausschließlich im Bereich der Sexualität. Die Diagnose der Pelvipathie sollte durch eine Laparoskopie oder Colpocoeliotomie gesichert werden, um nicht bei einem durchaus negativen Palpationsbefund organische Ursachen wie z.B. das Allen-Masters-Syndrom (1), eine Varicosis pelvinae und andere sonst nicht erfaßbare Läsionen aufzudecken. Auch kleine organische Schmerzursachen können übersteigert erlebt werden, wobei der organisch verursachte Schmerz zunächst ein unkonditionierter Stimulus ist, auf den ein zweiter Stimulus trifft, z.B. das Verhaltensmuster der Umgebung, die Antipathie gegenüber dem Ehepartner oder ein ähnliches Problem.

Wenn die organische Läsion schließlich verschwunden ist, kann in einer Wiederholungssituation der zweite Stimulus, das emotionale Problem allein weiterwirken und Schmerzen verursachen.

42.1.4 Chronisch rezidivierende Adnexitis

Die generativen Funktionen wie Menstruation, Kohabitation und Schwangerschaft stellen eine natürliche Disposition für Erkrankungen dar: Auf der einen Seite für aszendierende Infektionen und auf der anderen Seite für Körperbildstörungen und psychosomatische Erkrankungen. Während die Genese des Magengeschwürs heute hinreichend bekannt ist und auch die Reaktivierung der Lungentuberkulose unter besonderer psychischer Belastung auf der Hand liegt, ist dies für den gynäkologischen Bereich weniger bekannt. Hier eröffnet die psychogene Übersekretion der Zervix die Möglichkeit zu sekundärer Inflamation. Auch für die Adnexitiden sind psychosomatische Zusammenhänge bekannt. Nach der akuten Infektion mit einem virulenten Keim, also einer primär somatischen Störung bleibt ein Locus minoris resistentiae. Bei verminderter Resistenz durch seelische Konflikte kommt es zu Folgeentzündungen. Bei der »Unterkühlung« der Genitalorgane liegt häufig eine emotionale Unterkühlung vor, wobei die kalte Umwelt, das Alleinsein, das Verlorensein, das Unterdrücktsein, also die fehlende Wärme und Geborgenheit in kausaler Beziehung zur Erkrankung stehen. Bei der chronischen Adnexitis mit nun fehlenden Entzündungsreaktionen kommt es nach einem freien Intervall zur Reaktivierung. Der eitrige Inhalt eines Konglomerats war im Laufe der Zeit frei von pyogenen Bakterien geworden. Nach jahrelanger Latenz kann es »ohne erkennbaren Anlaß« zu einer plötzlichen Exazerbation mit lebensbedrohlichem Zustand kommen. Untersucht man solche rezidivierenden Adnexitiden, findet man bei $2/3$ eine erhöhte neurotische Tendenz. Im Interview zeigen sich häufig Konfliktsituationen, die in zeitlicher Korrelation mit dem Aufflackern stehen, z.B. extreme häusliche Belastungen, Doppelbelastung durch Beruf und Haushalt, schlechte Partnerschaft, Leistungsdruck (Prüfungsängste) und andere Drucksituationen. Im Disstress wird die Adaptation verfehlt. Es kommt zur Flucht aus der Drucksituation durch die Somatisierung. Aus diesem Grund ist auch eine ambulante Behandlung oder auch nur kurze stationäre Behandlung so wenig erfolgreich. Durch längere stationäre Behandlungen oder Kuren kann es zu einer Befreiung von sekundär seelischen Auswirkungen auf die Partnerschaft und Vita sexualis kommen. Bleibt der Konflikt jedoch bestehen und ändert sich nichts an der psychosozialen Situation, kommt es immer wieder zu Rezidiven.

42.1.5 Algopareunie

Kohabitationsschmerzen werden unter den sexuellen Dysfunktionen besprochen.

42.2 Fluor genitalis, Pruritus vulvae, Reizblase

Ein hartnäckiger Fluor genitalis bedeutet nicht selten eine psychogene Funktionsstörung im Sinne einer Übersekretion. In der Regel sind mehrere erfolglose Behandlungen mit Salben, Ovula, Tabletten, Scheidenspülungen und evtl. Portioverschorfungen vorausgegangen. Diese Frauen sind das Crux des organisch orientierten Gynäkologen. Zum psychogenen Ausfluß kann es durch Übersekretion der Zervix oder Scheidentransudation bei Erregung kommen. Auch eine vermehrte Ausschüttung der Bartholinischen Drüsen wird diskutiert. Erst sekundär entstehen dann Veränderungen des Scheidenmilieus in der Mikrobiologie. Der Fluor stellt entweder ein organneurotisches Symptom dar oder ist Ausdruck von allgemeiner Nervosität (46). Manchmal hat er Ausdruckscharakter. Vorübergehende emotionelle Erregbarkeit, reaktive Eheschwierigkeiten, Streitsituationen am Arbeitsplatz, generell jeder Disstreß kann Ausfluß bewirken. Die Fluorbeschwerden werden häufig hypochondrisch im Sinne einer Carcionophobie oder Venerophobie überbewertet. Gelegentlich stellen sie auch nur ein vorgeschobenes Symptom dar. Eine sachliche Aufklärung kann eine konfliktzentrierte Gesprächspsychotherapie einleiten.

Beim Pruritus vulvae (19) müssen organische Ursachen wie Vulvitis, Kraurosis vulvae, Diabetes mellitus, Ekzem, Krätze, Milben oder Filzläuse sorgfältig ausgeschlossen werden. Schließlich bleibt die psychogene Erkrankung. Bei der Inspektion findet man entweder keine Veränderung oder Kratzspuren, die sekundär entzündlich verändert sein können. Der Juckreiz kann anfallsweise auftreten oder auch chronisch sein und so heftig werden, daß die Kranken dem Bedürfnis zu kratzen, nicht widerstehen können, was dann zu Abschürfungen und Sekundärinfektionen führt. In ihrer Verzweiflung über die Heftigkeit des Juckreizes kann die Patientin Selbstmordgedanken entwickeln. Gelegentlich verbirgt sich hinter dem Symptom ein Selbstbefriedigungskomplex, wobei beim Jucken die Qualitätsdifferenz von der lustvollen Empfindung bis zur Qual fließend ist. Die Frau wird so von dem Juckreiz in Form des Reibens zu einer Art larvierter Ipsation ohne Gewissenszwang genötigt. Der Körper zwingt sie dann zu dem, wozu sie infolge der ihr anerzogenen Vorurteile nicht direkt in der Lage war. Häufig manifestiert sich jedoch allgemein ein Wunsch nach Beachtung und Zuneigung durch das Symptom. So handelt es sich immer wieder um ein hysterisches Ausdruckssymptom. Eine 28-jährige Patientin steht seit 8 Jahren wegen therapieresistentem rezidivierendem Pruritus in Behandlung und war inzwischen bei fünf Gynäkologen und drei Dermatologen in Betreuung. Das Symptom war 3 Wochen nach einem Schwangerschaftsabbruch, welcher vor allem auf das Betreiben des Mannes erfolgte, aufgetreten. Nach dem Schwangerschaftsabbruch heiratete die Patientin diesen Partner, der sich auch weiterhin keine Kinder wünschte. Nach 4 Jahren kam es zur Scheidung der Ehe, wonach der Juckreiz sistierte. Die Patientin baute eine erneute Partnerschaft mit einem 3 Jahre jüngeren Partner auf. Dieser befand sich noch in der Ausbildung und war für die nächsten 5 Jahre nicht bereit, eine Familie mit Kindern aufzubauen, wobei der Juckreiz wieder einsetzte.

Die chronische Reizblase (19) findet sich häufiger im Klimakterium aufgrund des Oestrogenmangels. Gelegentlich besteht aber überhaupt kein organisches Substrat für die Dysurie. Für eine Harninkontinenz kann kein Descensus und keine direkte neurogene Störung verantwortlich sein. Auch hier handelt es sich dann häufiger um hysterische Ausdruckssymptome.

42.3 Psychogene Zyklusstörungen

42.3.1 Dysmenorrhoe und prämenstruelles Syndrom

Dysmenorrhoe bedeutet einen Symptomenkomplex, der im Zusammenhang mit der Menstruation regelmäßig auftreten kann und dessen hervorstechendes Merkmal der Schmerz ist (Algomenorrhoe). Je nach gradueller Ausprägung kann die Algomenorrhoe begleitet sein von Übelkeit, Erbrechen, Migräne und anderen vegetativen Symptomen bis hin zu schwerem Krankheitsgefühl, welches Bettlägerigkeit und Arbeitsunfähigkeit bedingen kann. Sind die Schmerzen krampfartig, spricht man von Menstruationskoliken, die auch von Kreislaufstörungen begleitet sein können. Da die Beschwerden gehäuft bei Jugendlichen zu finden sind, kann dies immer wieder zu periodischen Beurlaubungen von der Schule zu dieser Zeit führen. Im Gegensatz zu den organisch erworbenen sekundären Algomenorrhoen, treten die Beschwerden mit der Menarche oder erst einige Monate nachher auf. Im zweiten Fall läßt sich dies damit erklären, daß die ersten Zyklen anovulatorisch waren. Interessanterweise beobachten wir Dysmenorrhoen nur selten ohne Ovulationen. Tiefenpsychologisch kommt in den Menstruationsschmerzen ein Rollenfindungskonflikt zum Ausdruck. Die Rolle als reife Frau und Sexualpartner wird abgelehnt. Nach Mayer (39) handelt es sich um einen Erwartungsschmerz im Sinne eines bedingten Reflexes. Bezeichnenderweise spricht der Volksmund von »Unwohlsein«. Wir finden eine familiäre Prädisposition und können von »familiärer Dysmenorrhoe« sprechen, in dem Sinn, daß die monatlichen Schmerzen als Verhaltensweise von der Mutter auf die Tochter weitergegeben werden. Erstaunlich hoch liegt bei der Psychogenese des Krankheitsbildes der Erfolg beim Einsatz der Pille. Es kommt dadurch 1. zu einer Hemmung der Ovulation und 2. zur Nachreifung im Sinne einer Bahnung durch die Pille, wenn dadurch ein Anreiz entsteht zu frühzeitiger Aufnahme sexueller Beziehungen und damit eine Rollenfindung erleichtert wird. Der Rollenfindungskonflikt kann aber auch bei ungünstiger Partnerkonstellation verschlimmert werden, wodurch eine Verstärkung der Symptomatik erfolgt. In schweren Fällen von Dysmenorrhoe mit Allgemeinsymptomen ist auch der Einsatz von Ovulationshemmern häufig ohne Erfolg und eine Psychotherapie indiziert.

Beim prämenstruellen Syndrom bestehen einige Tage vor Eintritt der Periode drückende und ziehende Schmerzen, Spannungsgefühl im Unterleib und in den Brüsten, Kopfschmerzen, Dysphorie, Depressionen und andere neurovegetative Erscheinungen. Die herannahende Menstruation erinnert die Frau immer wieder an ihre Fraulichkeit, an die Möglichkeit der Mutterschaft und ihre Geschlechtlichkeit. Liegen bei diesen drei Faktoren Konflikte vor, so können sie im prämenstruellen Syndrom somatisiert werden. Über gute Behandlungserfolge wird jedoch auch mit Retroprogesteron, Ovulationshemmern oder dem Prolaktinhemmer Bromocriptin (1 a, 45 b) berichtet. Ein derartiger Behandlungsversuch sollte vor aufwendiger Psychotherapie unternommen werden, da das Überwiegen endokrinologischer Faktoren in diesem Krankheitsbild nicht ausgeschlossen werden kann. Beim praemenstruellen Syndrom sind erhöhte Prolaktinwerte gefunden worden (29a). Die Prolaktinbildung selbst ist jedoch stark von seelischen Faktoren abhängig, wie wir das von der Scheinschwangerschaft (mit Hyperprolaktinämie und Laktation) z. B. wissen. Es gibt auch Streß-induzierte Hyperprolaktinämien. So ist es nicht klar, ob der erhöhte Prolaktinspiegel jetzt kausal mit den Symptomen des prämenstruellen Syndroms in Verbindung steht, was die erfolgreiche Therapie (1 a, 45 b) mit Prolaktinhemmer nahelegt, oder ob der chronische Konflikt als Streß eine hormonelle und nervale Imbalance mit Hyperprolaktinämie und daraus resultierenden Syndromen schafft.

42.3.2 Primäre und sekundäre Amenorrhoe, Anorexie, Scheinschwangerschaft

Wenn eine Schwangerschaft ausgeschlossen ist, ist die Mehrzahl der Amenorrhoen psychogener Natur. Bei psychogenen, primären Amenorrhoen handelt es sich um eine tieferliegende Störung in der psychosexuellen Reifung und der Identitätsfindung. Die Rolle der Frauen, insbesondere das vorgelebte Beispiel der Mutter will von dem Mädchen nicht übernommen werden. Die Mutter ist für das Mädchen bewußt oder unbewußt nicht akzeptabel. Sie ist entweder durch ihre zu schwache Persönlichkeit gegenüber dem dominierenden oder autoritären Vater nicht annehmbar, oder sie wird durch ihre überstarke, repressiv wirkende Struktur im Vergleich mit einem viel annehmbareren Vater abgelehnt. In beiden Fällen kann es dazu kommen, daß das Mädchen nach der männlichen Rolle strebt.

Diese Problematik der Ablehnung der vorgelebten Geschlechtsrolle oder einer dadurch hervorgerufenen Ambivalenz kann nach bereits erfolgter Spontanmenstruation zur sekundären Amenorrhoe führen. Ein bisher unterschwelliger latenter Rollenkonflikt kann sich als sekundäre Amenorrhoe somatisieren, wenn es in der Pubertät des Mädchens zur Scheidung der Eltern kommt und die bislang unbewußt empfundene Disharmonie der Eltern durch die Trennung offen die Reaktion des Mädchens herausfordert. Auch im späteren Alter finden wir bei sekundären psychogenen Amenorrhoen häufiger emotionale Konfliktsituationen, die bewußtseinsnah und relativ leicht durchschaubar sind und vom Gynäkologen aufgedeckt werden können. Hierher gehört die von Mayer (40) beschriebene Wunschamenorrhoe karrieresichtiger Akademikerinnen. Wir sehen die Psychodynamik heute etwas anders als sie Mayer zum Ausdruck brachte. Es handelt sich weniger um ein Problem des Ehrgeizes als vielmehr um die Empfindung, sich negativ auswirkender Ungleichheiten. Häufiger haben wir Mädchen gefunden, die sich als Mathematik- oder Jurastudentin allein und benachteiligt in einem Heer von Männern fühlten und durch die sekundäre Amenorrhoe unbewußt natürlich ihre Weiblichkeit verleugneten. Auch aus Prüfungs- und Terminängsten oder als Zeichen einer allgemeinen Überforderungssituation können solche Amenorrhoen entstehen. Hierher gehören die Internatsamenorrhoe junger Mädchen oder die Lager- oder Haft-, Flucht- und Kriegsamenorrhoen, die Elert (22) als Notstandsamenorrhoen zusammenfaßte. Die Notstandsamenorrhoen sind, wenn sie nicht über viele Jahre andauerten, in der Regel reversibel, nachdem der Druck gewichen ist. Vom tiefenpsychologischen Standpunkt her (Helene Deutsch) können über die Menstruation Kastrationskomplexe reaktiviert werden. Die Menstruation wird als Wunder erlebt, als Folge einer Strafe für die sexuellen Konflikte der ersten Kindheit. Das Ausbleiben der Blutung soll als die Erfüllung des Wunsches gesehen werden, ein unbeschädigtes Organ zu haben. Somit wird die sekundäre Amenorrhoe symbolisch als Heilung verstanden.

De Senarclens und Fischer (51a) fanden in der Kindheit ein gestörtes Familienbild, fehlende Zuwendung, ein frühzeitiges affektives Defizit, später unheilvolle psychosoziale Umstände, Trauer, Trennung, Konflikte mit den Eltern, generell also Faktoren der Enttäuschung. Die Pubertät wurde interessanterweise häufig ohne Schwierigkeit überstanden. Erst wenn die weibliche Funktion voll erreicht und ins Bewußtsein gelangt war tauchten Frustrationen auf. Das heranwachsende Mädchen wurde seinen Emotionen und neuen Empfindungen ausgeliefert in einem Klima der Spannung und anläßlich eines banalen Ereignisses wurde es amenorrhoisch. 70% der Fälle hatten im Verlauf der Therapie spontan ihre Periode wiederbekommen. Diese körperliche Entwicklung war konkordant mit der Phase der Aufdeckung der Schwierigkeiten und dem Versuch, sie zu lösen.

Die Anorexia nervosa ist zweifellos die ernsteste Form der Ablehnung der Weiblichkeit. Diese Frauen sind besonders uneinsichtig für ihre Krankheit. Die größte Schwierigkeit besteht darin, sie zur Psychotherapie zu motivieren. Sie verleugnen häufig das weibliche Körperbild und wünschen sich ein Unterbleiben der Brustentwicklung. Sie schämen sich über ihre Brüste oder finden sie oft hinderlich. Die sekundäre Amenorrhoe ist ein Symptom der Trias neben Gewichtsabnahme und Obstipation. Dieses Syndrom wird vorwiegend bei jungen Mädchen beobachtet, kommt jedoch in allen Altersgruppen vor. Die Anorexie kommt – wenn auch seltener – auch beim männlichen Geschlecht vor. Die Erkrankung gehört in intensive psychotherapeutische Behandlung und wird an anderer Stelle näher besprochen. Es existieren auch abortive Fälle, die nicht unbedingt eine Therapie bedürfen wie z.B. der Twiggy-Typ, der sich eine z. Zt. herrschende Modefigur zum Ideal gesetzt hat und sie imitiert. Die Verabreichung der Pille ist hier kontraindiziert, da nur Menstruationskosmetik betrieben wird und die Frau zum Bluten »zwingt«. Hierbei kann es dann zu Symptomverschiebungen, wie z.B. Bewußtseinsverlust beim Koitus kommen (19).

Eine Sonderform der psychogenen Amenorrhoe ist die Scheinschwangerschaft oder grossesse nerveuse. Unter dem Namen Pseudocyesis wurde sie sozusagen als das älteste Krankheitsbild der psychosomatischen Gynäkologie von Hippokrates (Littré) (34) beschrieben. Die Amenorrkoe ist psychodynamisch dreifach erklärbar (12): 1. kann sie Folge einer Angst vor Schwangerschaft sein, 2. Folge eines intensiven Wunsches nach einer Schwangerschaft und 3. ein hysterisches Ausdruckssymptom. Abortive Formen sind recht häufig. Es sind das Fälle, bei denen meist nach unregelmäßig, seltenem Geschlechtsverkehr aus Angst die Periode einige Zeit überfällig ist oder solche, bei denen als Folge einer erwarteten Schwangerschaft aufgrund einer endokrinologischen Behandlung wegen Kinderwunsches die Periode ausbleibt. In anderen Fällen dauert die Amenorrhoe bis zum vermeintlichen Geburtstermin. Die Frauen essen meist für zwei und werden adipös. Der Leibumfang nimmt zu, in ausgeprägten Fällen wie bei einer echten Schwangerschaft. Dann treten auch Schwangerschaftsstriae auf. Auffällig ist die Sorgfalt, mit der die Frauen Babywäsche kaufen, Kinderwagen und andere Dinge, die nach der Geburt notwendig sind, organisieren. Sie spüren Kindsbewegungen, welche durch Darmperistaltik erklärbar sind. Die Uterusgröße ist bei bimanueller Untersuchung nicht sicher festzustellen. Es besteht sogar häufig eine Linea fusca und eine Pigmentierung der Brustwarzen sowie ein Milcheinschuß und Laktation. Dieser ist auf einen erhöhten Prolaktinspiegel zurückzuführen. Wir wissen, daß die Prolaktinfreisetzung sehr von psychologischen Faktoren abhängig ist. So steigert das Saugen des Säuglings an der Brustwarze die Milchabsonderung. Wir wissen aber auch, daß die Stimulierung der weiblichen Brust beim Sexualakt durch den Partner eine Prolaktinausschüttung zur Folge hat. Der eindrucksvollste Fall einer Scheinschwangerschaft, der mir begegnete, war eine 49-jährige Patientin mit 5 lebenden Kindern, der vor drei Jahren die Gebärmutter entfernt worden war. Sie war ihr Leben lang durch ihre Mutter, welche heute noch das Familienleben regierte und ihr die Kinder entzog, frustriert worden. Die Kinder waren von der Großmutter gebadet, spazierengefahren, erzogen und verwöhnt worden. Die Patientin wurde depressiv und suchte im Essen ihren Halt. Die Pseudocyesis kam zum Ausbruch, nachdem der Patientin durch die Operation die Gebärfähigkeit genommen war und sie nicht mehr hoffen konnte, durch eine erneute Schwangerschaft doch noch erste Bezugsperson, d.h. zur Mutter zu werden.

42.3.3 Metrorrhagie, Schreckblutung, Abwehrblutung

Psychogene Blutungen sind nach Römer (49) entweder Hormonabbruchblutungen, oder sie werden über die vegetativ-nervöse Bahn vasomotorisch ausgelöst. So kann unabhängig vom Funktionszustand, selbst bei senilatrophischer Schleimhaut, nach heftiger Emotion, z.B. Explosionen, Todesnachricht, Stuprum (Vergewaltigung) oder Todesurteil, eine sogenannte Schreckblutung eintreten. Ihre Stärke und Dauer ist unabhängig vom anatomischen Substrat. Die verschiedensten Anlässe kommen als Auslöser psychogener Blutungen in Frage:

Heirat, Scheidung, Stellenwechsel, neue Liebesbeziehung, Zurückweisung und die Heirat des ehemaligen Freundes mit einer anderen Frau. Solche Blutungen können auch als Hyperpolymenorrhoen bestehen. Motive, die eine psychogene Blutung auslösen, haben häufig sexuellen Charakter wie Scham, sexuelle Zurückweisung, Verlust des Partners, Ablehnung der Kohabitation. Mayer (39, 40) sprach als erster von Abwehrblutungen. Wir haben eine ganze Reihe solcher Kontaktblutungen, die im Anschluß an die Kohabitation auftreten, beobachten können, welche organisch nicht erklärbar waren. In der Mehrzahl der Fälle ging vom Gynäkologen durchgeführt nach negativer Zytologie eine Elektrokoagulation oder Konisation oder Abrasio voraus. Jedoch persistierten meist die Kontaktblutungen bei Wiederaufnahme des Geschlechtsverkehrs. In einigen wenigen Fällen, in denen es zu keinen weiteren Blutungen kam, trat eine Symptomverschiebung auf z.B. in Form von Anorgasmie oder Libidoverlust. Die Frau erklärte dann: Seitdem ich ausgekratzt bin, bin ich kalt wie ein Fisch. Psychologisch gesehen handelt es sich bei allen Fällen um eine Abwehr, die häufig mit Kohabitationsschmerzen kombiniert ist. Eine indirekte Ablehnung des Partners oder der Lebenssituation verbirgt sich hinter der sogenannten Abwehrblutung, die wir als indirekte Sexualstörung auffassen. Oberflächliche Konflikte, die hierfür verantwortlich sind, sind eine als erzwungen empfundene Empfängnisverhütung oder die Frau hat einen aufrichtigen Kinderwunsch, der Ehemann lehnt ab. Wir beobachten sie auch nach Schwangerschaftsabbruch, der durch das Betreiben des Partners realisiert wurde und zu dem die Frau eine ambivalente Haltung zeigte. Die Konflikte liegen in der Regel relativ oberflächlich, so daß mit konfliktzentrierter Gesprächspsychotherapie bei entsprechender Motivation nach 5–10 Sitzungen in der Regel Beschwerdefreiheit erzielt werden kann (19).

42.4 Psychogene Sterilität und Infertilität

Zwei Mechanismen können für die psychogene Sterilität verantwortlich gemacht werden (15): 1. der hypothalamisch ausgelöste anovulatorische Zyklus, 2. die gestörte Peristialtik der Tuben mit Tubenspasmen. Bisher liegen keine kontrollierten Studien über die psychogenen Faktoren der Sterilität vor. Wir veranschlagen das Kontingent der psychogenen Sterilität auf 30%. Die Ursache ist ein ambivalenter Kinderwunsch. Bei einer Notlage oder bei einer Entscheidung für den erlernten Beruf ist der Konflikt relativ oberflächlich und für die Patientin einsehbar. Liegen Ängste vor der Schwangerschaft oder der Geburt oder vor einem geschädigten Kind vor, so ist die ausbleibende Schwangerschaft für die Patientin zunächst wenig einsehbar. Noch schwieriger wiegt die Situation, wenn eine tiefe Ambivalenz vorliegt. Gelegentlich beobachten wir ein direktes Erzwingenwollen der Schwangerschaft, wobei die Patientin jedoch in ihrer Persönlichkeitsstruktur völlig unreif, infantil wirkt. In anderen Fällen liegen Teilretardierungen vor, wobei oft starke Insuffizienzgefühle gegenüber der Rolle als Frau und Mutter überwiegen. In anderen Fällen liegen offenkundige Partnerprobleme auf der Hand. Es ist immer wieder beobachtet und beschrieben worden, daß vorher kinderlose Ehepaare eigene Kinder bekamen, nachdem sie ein Kind adoptiert hatten, vermutlich weil sie dadurch eine bessere Einstellung zur Elternschaft gewonnen und eine Nachreifung vollzogen hatten. Prill (46) hat Fälle beschrieben, in denen es sich um eine streßbedingte Sterilität durch inneren Erfolgszwang handelte. Gemeinsam mit Herms (29 b,c) haben wir gesehen, daß die Persönlichkeitsstruktur infertiler Frauen ähnlich unreif gestaltet sein kann wie bei Frauen, die psychosomatische Frühgeburtsbestrebungen aufweisen.

Nach eigenen Beobachtungen (19) führt eine häufig längere konsequent durchgeführte Sterilitätsbehandlung durch regelmäßige Basaltemperaturkurvenmessungen, die übrigen ärztlichen Maßnahmen und insbesondere die genaue Terminierung des Koitus nicht selten zum Libidoverlust und sekundärer Anorgasmie, wenn die Kohabitation nur noch zweckgebunden im Sinne einer Schwängerung und daraus resultierender Frustration erfolgt. Hier handelt es sich dann um eine reaktive depressive Verstimmung.

Die Anwendung psychotherapeutischer Kurzverfahren bei psychogener Sterilität erscheint uns problematisch. Wir haben in Einzelfällen unter der Therapie in relativ kurzer Zeit das Auftreten einer Schwangerschaft beobachtet. Spätere Nachuntersuchungen zeigten uns dann, daß es sich psychodynamisch bei der Sterilität um einen biologisch sinnvollen Abwehrmechanismus gehandelt hatte, daß es aber durch die Therapie nur zu einer passageren Kompensierung der Konfliktsituation gekommen war. In Wirklichkeit hatten wir einen schwelenden Partnerkonflikt zugedeckt, welcher später wieder aufgebrochen ist. Eine Scheidung war nun durch das inzwischen geborene Kind kompliziert.

Beim grundsätzlichen Vorgehen in der Beratung und Betreuung der kinderlosen Ehe, steht nach Fikentscher (23 a, b) an erster Stelle die Erfassung aller Faktoren, die im Zusammenleben der Ehepartner einer Fertilität zu- oder abträglich sein können. Es gibt Frauen, die durch eine Schwangerschaft die Ehe zu retten glauben, die aber nicht schwanger werden und die dann den Gynäkologen zur Sterilitätsbehandlung aufsuchen. In anderen Fällen liegen sogar wegen der Kinderlosigkeit Scheidungsdrohungen vom Ehepartner vor. Ziel und Aufgabe der Beratung ist es, diese Frauen ihre Partnerschaft realistischer einschätzen zu lassen, ihnen aufzuzeigen, daß erst nach der Harmonisierung der gestörten Diade eine Schwangerschaft sinnvoll wäre. In der Regel ist nicht die Kinderlosigkeit der Grund der Zerrüttung. Sie wird nur auf die Kinderlosigkeit projeziert. Letztere ist nich selten die Folge der unbewußten Abwehr eines Kindes mit einem Partner oder in dieser Situation (21a).

42.5 Psychosomatik der Schwangerschaft und Geburt

Schwangerschaft ist eine bioloische Selbstverständlichkeit im Leben der Frau. Die Möglichkeit ein Kind auszutragen und zu gebären ist als wesentlicher Faktor integriert im Körperbild und bildet einen gewissen Abschluß der Identitätsfindung der weiblichen Persönlichkeit. Während das Mädchen vor der Pubertät weibliches Verhalten von der Mutter übernimmt, lebt es sich mit dem Einsetzen der biologischen Uhr im Hypothalamus und den zyklischen Menstruationen weiter in die Rolle der Frau, zu der die Rolle als Sexualpartner gehört, die aber ihre Vollendung erst findet in der Mutterschaft. Mutterschaft beginnt aber nicht mit dem Gebären, sondern ist die vom Kind an vorbereitete Fortsetzung und Reifung zur Frau. Die letzte Phase zur Erreichung des Ziels stellt die Schwangerschaft dar. Hier zeichnen sich schon Harmonien und Dissonanzen im späteren Mutter-Kind-Verhältnis ab. Während wir die praenatalen Reaktionen des Feten auf Elebenisreaktionen der Mutter in ihrer Bedeutung noch nicht einschätzen können, kennen wir die typischen Persönlichkeitsveränderungen der Frau in der Schwangerschaft. So besteht schon eine Beziehung zwischen dem ungeborenen Kind und der werdenden Mutter. Wie sie ihre Rolle übernimmt, wirkt sich auf den Verlauf der Schwangerschaft und damit auf die Entwicklung des Feten aus. Ihr akzeptierendes, d.h. wünschendes, wollendes, verlangendes, erwartendes, positiv zugewandtes Verhalten oder ein ambivalentes, d.h. zögerndes, ängstliches, unentschiedenes Verhalten oder ein Versagen, d.h. ablehnendes, unglückliches, verzweifelndes Verhalten ist für diese Beziehung von Bedeutung.

Von der eigenen psychosexuellen Entwicklung der Mutter hängt der Erfolg oder das Gelingen der Übernahme der Mutterrolle ab. Sie muß als Mädchen den sogenannten Penisneid überwinden, um sich mit ihrem Geschlecht identifizieren zu können. Frauen, die in der ödipalen Phase stecken bleiben und nicht überwinden können, daß sie nicht dem männlichen Geschlecht angehören, welches auf mannigfaltige Weise als bevorzugt erlebt wird, finden sich schwer in ihre Muterrolle und entwickeln Störungen in der Schwangerschaft. Hat das Mädchen jedoch den unbewußten und manchmal auch bewußten Schmerz, kein Mann zu werden, überwunden und ist sie seit der Menarche und Pubertät mit dem Evaprinzip, d.h. der biologischen Uhr im Hypothalamus im Einklang, wird die Schwangerschaft als Vervollkommnung ihrer Identität gesehen. Die Frau ist dann voller Erwartung und Zuneigung und Liebe für das entstehende Kind. In ihren Träumen antizipiert sie das Miteinander und Füreinander mit dem Kind und auch die Zuneigung, die sie selbst empfangen wird. Diese Antizipationen sind für sie in gewisser Hinsicht eine Entschädigung für bisher erlebte Frustrationen und Enttäuschungen, was den Glückszustand ausgeglichener schwangerer Frauen erklärt.

42.5.1 Sexualität in der Schwangerschaft

Im Sinne einer Psychohygiene sollte man fordern, daß es vor dem Eintreten einer Schwangerschaft zu einer sexuellen Adaptation beider Partner gekommen ist und keine funktionellen Sexualstörungen bestehen. Dies ist leider in vielen Fällen nicht gegeben. Die Hoffnung, daß sich sexuelle Probleme durch die Schwangerschaft und in der späteren Ehe lösen, ist erfahrungsgemäß unbegründet. Hingegen kann mit einer erschwerten Verarbeitung der Schwangerschaft und Fortbestehen der sexuellen Dysfunktion nach der Geburt gerechnet werden. Ist das Sexualleben und die Partnerschaft ausgeglichen, wird man im Fortschreiten der Schwangerschaft eine leichte Verminderung der sexuellen Beziehungen feststellen. Wenn in der Partnerschaft der Mann auf sexuellem Gebiet dominiert, wird die Frau ihm eine gewisse Restriktion auferlegen. Ist die eheliche Beziehung schlecht, wird die Schwangerschaft ein ausgezeichneter Vorwand sein, Enthaltsamkeit zu üben. Eine Frau, die nur das Kind für sich empfangen hat, wird ihre Schwangerschaft unter einer stark narzistischen Form erleben, kontemplativ sein und die Sexualität völlig vergessen. Während manche Frauen ihr Kind mit Vergnügen als eine Art Geschenk für sich und ihren Mann zur Welt bringen, demonstrieren andere unreife Frauen unter der Geburt dem Ehemann ihr Leiden. Andere verweigern unbewußt den Austritt des Kindes, indem sie es ebenfalls unbewußt weiter in sich behalten wollen. Vom analytischen Standpunkt her empfinden sie eine übersteigerte Freude und verweigern eine neue Kastration. Schließlich erleben einige Frauen die Endphase, d.h. den Austritt des Kindes in einem orgastischen Zustand. Zahlenmäßig bleibt für unsere Bevölkerung in der Hälfte der Fälle das sexuelle Verhalten unverändert, während es bei einem Viertel zu einer Libidoabnahme und einem anderen Viertel zu einer Libidozunahme während der Schwangerschaft kommt.

42.5.2 Schwangerschaftserbrechen

In vielen Fällen beobachten wir, daß die Frucht in den ersten drei Monaten der Schwangerschaft noch apersonal und gewissermaßen als Fremdkörper erlebt wird, was häufig zusammenfällt mit Störungen in der Frühschwangerschaft, wie z.B. dem Schwangerschaftserbrechen. Erst allmählich bildet sich eine Beziehung zur Schwangerschaftsfrucht heraus und der Fet wird nun Kind und zwar ein eigenes Kind, zu dem eine echte Beziehung entsteht. Liegt eine neurotische Persönlichkeitsentwicklung vor, z.B. mit Störungen des Geltungsstrebens oder des Wertgefühls, die sich auch störend auf die sexuellen Beziehungen auswirken können, so kann es zu psychosomatischen Störungen, wie dem Schwangerschaftserbrechen oder auch EPH-Gestose kommen. In manchen Fällen gelingt eine Nachreifung während der Schwangerschaft. Dies zeigt sich z.B. beim Schwangerschaftserbrechen, welches meist mit der Bezugsfindung zum Kind und dem dritten Monat überwunden wird und das bei weiteren Schwangerschaften nicht mehr auftritt. In manchen Fällen kann diese Nachreifung ausbleiben und die Störungen treten bei weiteren Schwangerschaften erneut auf oder die Reifung kann durch Psychotherapie während und nach der Schwangerschaft aufgearbeitet werden.

Die Abstufungen des Schwangerschaftserbrechens wie Vomitus maturnus, Nausea, Emesis und Hyperemesis sind lediglich graduelle Unterschiede. Bei der Hyperemesis kommt es zu Stoffwechselveränderungen im Sinne von Wasser- und Salzverlust, Glycogenverarmung in der Leber und Acetuonurie. Es finden sich vermehrt Ketonkörper im Blut. In der Mehrzahl der Fälle enden die Beschwerden im vierten Monat, was psychodynamisch als Friedensschluß mit dem fremden Feten oder der fremden veränderten Situation zu interpretieren ist, in einigen Fällen wohl als Waffenstillstand. Seltener dauert die Hyperemesis bis zum Ende der Schwangerschaft an. In einigen primitiven Bevölkerungsgruppen soll das Schwangerschaftserbrechen unbekannt sein. In vielen Fällen dürfte es die Ablehnung einer Lebenssituation bedeuten, in der sich die Frau befindet, also Ausdruck der in Dissonanz mit der Gesellschaft befindlichen Frau oder aber direkte Ablehnung der Schwangerschaft oder des Partners. Eine auffällige Häufung der Dysmenorrhoe in der Anamnese von Hyperemesis-Patientinnen wurde beobachtet (32). Bei der psychogenen Dysmenorrhoe findet sich, wie oben beschrieben, meist ein Rollenfindungskonflikt.

42.5.3 Disstreß und EPH-Gestose

Der Streß ist eine biologische Antwort des Körpers auf Reize, die physikalisch oder chemischer, jedoch auch psychischer Art sein können. Zum letzten gehört die im psychosozialen Umfeld stehende Schwangerschaft. Krankheitswert kommt dem Disstreß zu, wenn die Adaptationsfähigkeit des Körpers überfordert wird. Zum Disstreß wird die unerwünschte Schwangerschaft, wenn die Mutter aufgrund des psychosozialen Umfeldes nicht zur Schwangerschaft sich selbst motivieren oder motiviert werden kann. Unter psychischen Stressoren verstehen wir Angst, Konflikt, Aggressionen, Frustration, die sich quantitativ und qualitativ in unterschiedlicher Form bei der Problemschwangerschaft finden. Je nach der Persönlichkeit und Ich-Stärke der Frau können die Stressoren die Stärke übermächtiger Intensität erreichen, die, wenn sie langfristig einwirkt, Krankheitswert gewinnt. Je nach der individuellen Reagibilität kann der Organismus die Adaptationsbeanspruchung nicht mehr bewältigen. Eine unangenehme belastende Situation, die den Menschen unter einen Druck setzt, dem er nicht entweichen kann, z.B. die Ängste und die Vereinsamungsgefühle, die bei einer unerwünschten Schwangerschaft entstehen, wirken sich als Disstreß[1]) aus und sie können zu psychosomatischen Störungen des Schwangerschaftsverlaufes führen, wie z.B. der EPH-Gestose (2, 11).

Bei der unreifen oder zur Schwangerschaft unwilligen Frau kommt es zu aggressiven Affekten, wobei sie unfähig ist, diese abzureagieren. Es entsteht hieraus eine Erregungshypertonie (Situationshypertonie). Psychologisch steht im Vordergrund die Situation des Unterdrücktwerdens und des Sich-nicht-wehren-könnens, sei es in der Realität oder in der Phantasie. Soziale Notsituationen, eheliche Konflikte und Probleme von Schwangerschaften mütterlicherseits sind die psychischen Stressoren. Das Gefühl, die Schwangerschaft allein tragen zu müssen, sämtliche Verantwortung aufgebürdet zu bekommen, bringt die Frau in einen Zustand des Unter-Druck-Seins, aus dem wie nach dem Dampfkessel-Prinzip als Somatisierung die Hypertonie entsteht[2]). Nur in Fällen, in denen eine positive Motivation zur Schwangerschaft zu erreichen ist, kann durch intensive Schwangerenbetreuung im Sinne von konflikt- und persönlichkeitszentrierter Gesprächspsychotherapie eine Normalisierung der Blutdruckwerte erreicht werden.

42.5.4 Spontanabort und psychosomatische Frühgeburtsbestrebungen

Aufgrund von Schreckerlebnissen wie z.B. der Verlust eines Ehepartners, sei es durch Tod oder durch ein Ehezerwürfnis, werden immer wieder Blutungen in der Frühschwangerschaft beobachtet, welche in einem Abort enden.

---

[1]) Wir verweisen auf das Kapitel Maladaption und Krankheitsmanifestation.
[2]) Wir verweisen auf das Kapitel Essentielle Hypertonie.

Ähnliche Erlebnisse können auch vorzeitige Wehen auslösen und die Geburt in Gang kommen lassen. Nicht allein der akute Anlaß, sondern auch chronischer Druck kann zu vorzeitigen Wehen führen. Psychosoziale Faktoren scheinen also bei vorzeitigen Wehen und damit bei der Frühgeburt eine wichtige Rolle zu spielen. In einer kontrollierten Studie (29c) konnte gezeigt werden, daß Frauen mit vorzeitigen Wehen häufiger unangenehm die Menarche erlebten, unter Dysmenorrhoe litten, sich dem anderen Geschlecht gegenüber unsicher fühlten, mehr sexuelle Dysfunktionen erkennen ließen. Die Schwangerschaft selbst war von Ängsten unterschiedlichster Art überschattet, stellte selbst häufig eine Konfliktsituation dar mit größeren sozialen Problemen. Frühgeburt als schwerwiegendste Folge vorzeitiger Wehen und häufigste Ursache perinataler Morbidität und Mortalität kann nur über die somatisch-gynäkologischen Ursachen und Persönlichkeitsfaktoren der Mutter hinaus unter Einbeziehung sozialer Mechanismen verstanden werden.

42.5.5 Geburtsschmerzen und Geburtspathologie

Ausreichende Erfahrungen liegen über die psychologischen Faktoren bei der Geburtsphathologie und eine Verminderung derselben durch die Psychoprophylaxe vor: Geburtsschmerzen werden durch Ängste und ambivalente Einstellung zur Schwangerschaft oder durch Ablehnung derselben vermehrt und beeinflussen den Ablauf der Geburt. Dies kann sich in der Eröffnungsperiode durch Zervixdystokie, als straffen, rigiden Muttermund bemerkbar machen, der sich protrahiert öffnet oder in gestörten pathologischen Wehenmustern oder in primärer oder sekundärer Wehenschwäche oder in einer protrahierten Austreibung. Durch eine gekonnte Schmerzlinderung wird eine verkürzte Geburtszeit erreicht. Das Konzept der sogenannten natürlichen Geburt ist darauf begründet, daß die Angst die Schmerzen und damit die Spannung steigert, daß man Schwangeren die Furcht vor der Geburt nehmen kann und damit eine Geburt mit weniger Schmerzen erreicht. Die Betonung liegt auf der Geburt ohne Angst. Dies wird nach der Dick-Read-Methode (7) erreicht durch Erziehung, Atemübungen und Entspannungsübungen sowie durch eine Unterrichtung in Diät, Hygiene und Verhalten. Über ausgezeichnete Erfolge mit dem autogenen Training in der Geburtshilfe wird vielfach berichtet (35).

42.5.6 Laktation und Wochenbett

Für ein erfolgreiches Stillen sind eine psychische und physische Entspannung wesentlich. Ein großer Teil von Stillschwierigkeiten wird von psychologischen Faktoren bedingt. Es muß betont werden, daß nicht jede nichtstillende Mutter a priori eine schlechte Mutter ist und wenn eine Frau stillen möchte, jedoch aus organischen Gründen nicht dazu in der Lage ist, aber einen moralischen Stillzwang empfindet, kann dies zum psychischen Trauma werden. Auf der anderen Seite gibt es Frauen, die narzistisch auf ihren Leib eingeengt sind und damit eine weibliche Unreife zum Ausdruck bringen. Für das Kind verläuft in der Säugeperiode die seelische Nabelschnur von der Mamille der mütterlichen Brust zu seinem Munde. Andererseits wird auch die Frau durch den Akt des Stillens in ihrem weiteren Verhalten geprägt. Durch das Stillen wird die Mutterliebe zum Kind gefördert (45). Viele Frauen erleben das Stillen mit einem ausgesprochenen Glücksgefühl. Es kann auch zur sexuellen Stimulierung der Frau bis zur Plateauphase kommen, was meist verdrängt und nicht bewußt erlebt wird, gelegentlich sogar bis zum Orgasmus. Auch das Verhältnis zum Partner wird beeinflußt. Was das sexuelle Verlangen der Frau anbelangt, besteht eine direkte Beziehung zum Stillen. Stillende Mütter sollen in den ersten drei Monaten nach der Geburt ein auffallendes sexuelles Verlangen haben im Vergleich zu nichtstillenden Frauen, bei denen das sexuelle Verlangen in den ersten drei postpartalen Monaten häufig sehr gering ist oder fehlt (Masters und Johnson, 37).

Der seelische Zustand im Wochenbett wird ebenfalls durch die Einstellung zur Schwangerschaft geprägt. In einem Teil der Fälle war die Schwangerschaft und das Kind freudig erwartet, in einem ebensogroßen Teil mußte durch eine ungeplante oder unerwünschte Schwangerschaft in den neuen Monaten erst eine Adaptation und positive Einstellung zum Kind gewonnen werden und nur in einem kleinen Teil bleibt die Ablehnung bestehen. Ist eine positive Einstellung zum Kind vorhanden, tritt mit der Geburt eine Entspannung und ein Befinden ein, wie nach dem Erreichen eines Zieles und einer vollbrachten Leistung. Bei negativer Einstellung ist häufig mit psychoreaktiven, psychosomatischen depressiven Störungen im Wochenbett zu rechnen.

Psychiatrische Erkrankungen im Wochenbett werden als Wochenbettpsychosen zusammengefaßt (2a, 45a). Wir unterscheiden in der Schwangerschaft und im Wochenbett Verwirrtheitszustände, hysterische Reaktionen und Psychosen. In der enormen hormonellen Umstellung (Östrogenabfall) wird ein pathogenetischer Faktor vermutet. Am 3. oder 4. Tag beobachtet man bei vielen Schwangeren einen sogenannten Heultag, an dem die Patientin äußerst labil und depressiv gestimmt ist. Schwangerschafts- und Wochenbettpsychosen bedürfen intensiver psychiatrischer Behandlung[3]).

42.5.7 Schwangerschaftsabbruch

Seit der Reform des § 218 ist der Schwangerschaftsabbruch zugelassen: Aus medizinischer Indikation – unabhängig von der Dauer der Schwangerschaft – um eine Gefahr für das Leben der Schwangeren oder eine Gefahr einer schwerwiegenden Beeinträchtigung ihres körperlichen oder seelischen Gesundheitszustandes abzuwenden, wenn die Gefahr nicht auf eine andere für sie zumutbare Weise abgewendet werden kann. Die Voraussetzungen für einen Schwangerschaftsabbruch sind auch erfüllt, wenn bis zur 22. Woche eine kindliche Indikation (Erbkrankheit oder Keimschädigung) vorliegt, bei einer ethischen Indikation (Vergewaltigung, sexueller Nötigung, sexueller Mißbrauch von Kindern oder Widerstansunfähigen) bis zur 12. Woche und bei der sogenannten Notlagenindikation bis zur 12. Woche. Die Notlage muß so schwer wiegen, daß die Fortsetzung der Schwangerschaft nicht verlangt werden kann und sie darf nicht auf eine für die Schwangere zumutbare Weise abgewendet werden können. Hier handelt es sich um eine sozial-medizinische oder psycho-soziale Indikation zum Schwangerschaftsabbruch. Depressive Reaktionen und Erschöpfungssyndrome können aufgrund psychosozialer Faktoren entstehen. Bei der Indikationsstellung müssen die Belastbarkeit der Persönlichkeit der Patientin, ihr soziales Umfeld und die Chancen des entstehenden Kindes begutachtet werden. Zu einer ungestörten Entwicklung des Kindes gehört eine Bejahung des Zeitpunktes seines Kommens und eine Einbettung in eine Familie, in der es akzeptiert und nicht als lästig empfunden und abgelehnt wird. So können psycho-soziale Faktoren auf der einen Seite zu reaktiven Depressionen und Kurzschlußhandlungen führen, auf der anderen Seite aber auch bei fortbestehender Schwangerschaft eine akute und chronische Notlage (im Sinne eines Disstreß) induzieren. Solche nicht, oder halb oder schlecht oder recht bewältigte Notlagen finden wir immer wieder als Ursache einer Störung der Partnerschaft und funktioneller Sexualstörungen. Im Zusammenhang mit einem Schwangerschaftsabbruch kann es jedoch auch zu Störungen in der seelischen Verarbeitung kommen. So können funktionelle Störungen im Genitalbereich die Folge sein aber auch extragenitale psychosomatische Beschwerden, welche das Herz-Kreislauf-System betreffen. Auch sexuelle Funktionsstörungen können auftreten. Ob diese jedoch häufiger sind als die, die durch die Notlage einer ungewollt ausgetragenen Schwangerschaft entstehen, kann noch nicht sicher beurteilt werden.

42.6 Psychosomatik der Kontrazeption

Freud schrieb der Sexualität primär die Funktion der Lustgewinnung aus den Körperzonen zu. Das Liebespaar genüge sich selbst und brauche nicht das gemeinsame Kind, um glücklich zu sein. Aus dieser Konzeption heraus schrieb er 1889, (24) daß es einer der größten Triumphe der Menschheit wäre und eine der fühlbarsten Befreiungen vom Naturzwang, dem unser Geschlecht unterworfen ist, wenn es gelänge, den verantwortlichen Akt der Kinderzeugung zu einer willkürlichen und beabsichtigten Handlung zu erheben und ihm von der Verquik-

---

[3]) Wir verweisen auf das Kapitel Durchgangssyndrome.

kung einer notwendigen Befriedigung eines natürlichen Bedürfnisses loszulösen. Das ist mit der Entwicklung sicherer Kontrazeptiva eingetreten. Die geplante Elternschaft als Leitbild und Wertbegriff einer Gesellschaft ist realisierbar geworden. Es ist weitgehend zu einer Dissoziation des Sexualverhaltens vom Vorgang der Produktion gekommen. Allerdings gelingt diese Trennung nicht allen Menschen und anderen wieder nur passager. Das ist eine wesentliche Ursache für Unverträglichkeiten und Nebenwirkungen psychosomatischer Genese besonders auch für den Libidoverlust. Auf der anderen Seite führt eine sichere Kontrazeption zu einer Befreiung besonders der Frau, aber auch des Mannes vor einer nicht erwünschten oder mehr oder minder stark belastenden Schwangerschaft. Häufig verhindert die Schwangerschaftsfurcht eine normale sexuelle Erlebnisfähigkeit. Dies wiederum beeinträchtigt das körperliche und seelische Wohlbefinden beider Partner und die ehelichen Beziehungen. Wird den Frauen die Furcht vor der Schwangerschaft genommen, kommt es erst zur Entwicklung eines freien Sexualverhaltens. Bei der Mehrzahl der Menschen tritt primär eine Steigerung der Koitusfrequenz ein. Unter oraler Kontrazeption ändert sich das sexuelle Verhalten etwa bei der Hälfte aller Frauen. Überwiegend kommt es initial zu einer Steigerung, weniger häufig zu einer Abschwächung der Libido. Wenn die Kontrazeption angstvoll erlebt wird, sich das Verhältnis zum Sexualpartner verändert oder eine Verminderung des Selbstwertgefühles der Frau eintritt, formulieren die Frauen ihre negativen Empfindungen gegen die Kontrazeption so: »Ich werde nur noch benutzt«, »ich habe das Gefühl, nur noch Objekt beim Geschlechtsverkehr zu sein«, »ich fühle mich unheimlich frei«. In diesen Äußerungen, insbesondere in der letzten drückt sich die Angst aus, hilflos zu werden, seinen Impulsen ausgeliefert zu sein. Hierbei handelt es sich um eine Angst vor einer notwendigen vorübergehenden Ich-Regression durch das Ausgeliefertsein an die Impulse, die die orgastische Kapazität einschränkt. Eine libidodepressive Komponente wird dem Progesteron und seinen Derivaten zugeschrieben. (19, 29) So soll es besonders nach Einnahme gestagenbetonter Ovulationshemmer häufiger zu einem Libidoverlust und Depressionen kommen. Wir konnten aber zeigen, (19) daß für psychische Nebenwirkungen, insbesondere für Libido- und Orgasmusstörungen die bei der oralen Kontrazeption auftreten, besonders psychosoziale Faktoren verantwortlich gemacht werden können. Solche Faktoren stellten eine fehlende Sexualerziehung, negative psychische Verarbeitung der Kohabitarche, Dysphorie, unerwünschte Schwangerschaften als Versagen nicht hormoneller Kontrazeption, schwaches Interesse des Partners, negative Einstellung desselben zur Kontrazeption und insbesondere Ehekonflikte dar.

Auch mit dem Intrauterinpessar werden depressive Reaktionen beobachtet, die mit denen identisch sind, welche Frauen unter der Pille erleben. Wenn diese Reaktionen auch nicht so häufig auftreten wie unter der Einnahme von Ovulationshemmern, so unterstreicht dies doch, daß Persönlichkeitsfaktoren und psychosoziale Umwelt für diese Stimmungsveränderungen einen wesentlichen Einfluß haben. Schmerzen bei der Kohabitation durch das Intrauterinpessar können entstehen
1. durch einen falschen Sitz,
2. durch die Wehen beim Orgasmus, die regelmäßig ablaufen und
3. als Fehlverarbeitung der Kontrazeption in Form von dauernden Unterleibsschmerzen im Sinne von Abwehrspasmen und Abwehrwehen. Hier liegt dann eine Störung im Rollenverständnis der Frau vor durch das Problem der Dissoziation des Sexualverhaltens vom Reproduktionsverhalten (19).

Unter den kontrazeptiven Methoden kommt der Sterilisation eine besondere Bedeutung zu (19, 21), da die Reproduktionsmöglichkeit definitiv und praktisch irreversibel genommen wird. Dies kann von der Frau als Verlust erlebt werden und das weitere Sexualverhalten beeinträchtigen, wenn die potenzielle Möglichkeit zur Schwangerschaft als Teil der Sexualität empfunden wird. Durch die Unterdrückung der Fortpflanzungsreaktion kann das Körperbild, welches sich das Individuum von sich selbst macht, tiefgehend erschüttert werden. Die Sterilisation wird auf einem mehr oder weniger bewußten Niveau wie eine Kastration oder Verstümmelung empfunden, auf jeden Fall als einen Verlust. Selbst bei gut informierten, intelligenten Frauen, bei denen der Eingriff im Detail erklärt wurde, können unbewußte Phantasien entstehen, um den Eingriff zu verarbeiten und Schuldgefühle, die sich mit einer von der Fruchtbarkeit befreiten Sexualität einstellen können. In den ersten Monaten nach dem Eingriff wird immer wieder eine sogenannte Trauerphase (Barglow, 3), wie allgemein bei Objektverlust, beobachtet, in der Restitutionsphantasien auftauchen. Der Vorteil der heutigen Sterilisationsmethoden (laparoskopisch, anläßlich einer Sectio caesarea, durch hintere Colpocoeliotomie und postpartal am ersten oder zweiten Wochenbett-Tag) besteht darin, keine sichtbare Laparotomienarbe und kein Krankheitsgefühl zu hinterlassen (21). Seelische Folgeerscheinungen treten am wenigsten auf, wenn der Entschluß zur Sterilisation von beiden Partnern frei und nach reiflicher Überlegung, ohne Druck und Zwang getroffen wurde. Am günstigsten ist der Eingriff außerhalb einer Schwangerschaft durch Laparoskopie oder hintere Colpocoeliotomie. Bei der postpartalen Tubensterilisation ist das Geschehen multifaktoriell, so daß sich die Verarbeitung komplizierter gestaltet. Es fällt auf, daß depressive Reaktionen und eine negative Beeinträchtigung der sexuellen Erlebnisfähigkeit bei der postpartalen Tubensterilisation häufiger ist (21). Dies weist darauf hin, daß die bestehende Schwangerschaft in einigen Fällen eine Drucksituation darstellt, welche bei der Patientin einen unausgereiften Entschluß fördert. Eine sachliche Auseinandersetzung mit der Irreversibilität der gewählten Kontrazeptiosnmethode und eine reifliche Abwägung ist ohne Schwangerschaft am besten möglich und fördert die Wahrscheinlichkeit einer positiven Verarbeitung des Eingriffs. Im Gespräch mit der Patientin sollte die Irreversibilität in den Vordergrund gerückt werden. Wird der Entschluß aus freien Stücken eindeutig gefaßt und tritt dadurch eine Entlastung vom Druck einer neuen Schwangerschaft auf, wird dies ein ausgeglicheneres, zufriedeneres Lebensgefühl schaffen, wie wir dies bei einer großen Anzahl von Frauen beobachtet haben. Hierbei kommt es auch zur Besserung neurotischer Zustandsbilder und insbesondere depressiver Symptome. Das Vorliegen schwieriger medizinischer Indikationen stellt ein erhöhtes Risiko dar, in dem der Eingriff als eine Erweiterung der Invalidisierung fehlverarbeitet und als weiterer Funktionsverlust erlebt werden kann. Die freie Entscheidung wird in diesen Fällen von der Patientin auf eine medizinische Notwendigkeit abgewälzt. Die Koppelung der Sterilisation mit einem Schwangerschaftsabbruch kann sich ebenfalls ungünstig auswirken, wenn dies von der Frau als Bedingung für die Durchführung oder als Conditio sine qua non empfunden wird. Bei Nachuntersuchungen fanden wir (21), daß sich in 40% das seelische Gleichgewicht der Frauen gegenüber vorher verbessert hatte. 15% wurden im negativen Sinne verändert und klagten über erstmals auftretende depressive Zeichen wie Traurigkeit, Hoffnungslosigkeit, Schlafschwierigkeiten, Reizbarkeit, Launen und Niedergeschlagenheit. Bei 60% wurde die sexuelle Erlebnisfähigkeit positiv beeinflußt. In allen Fällen bestand dies in einer Beseitigung von Schwangerschaftsängsten. In 22% wurde die Orgasmusfähigkeit verbessert, in 18% kam es zur Libidosteigerung. 15% der Frauen wurden jedoch auch in ihrer sexuellen Erlebnisfähigkeit negativ verändert, bei 11% bestand dies in einer Verminderung des sexuellen Verlangens oder in einem Libidoverlust. Bei 5% kam es zur Anorgasmie. Aus der Literatur (siehe 21) ist bekannt, daß 5–10% der Frauen später die Sterilisation bedauern. Wegen der möglichen Fehlverarbeitung sollte ein ausführliches Gespräch mit der Patientin vor dem Eingriff, wenn möglich unter Einbeziehung des Partners geführt werden, um Risikofaktoren zu erkennen. Hierbei sollte ganz besonders die Ehesituation und die Partnerbeziehung sowie die Gesamtpersönlichkeit der Patientin erfaßt und deren psychische Belastbarkeit geprüft werden. Nach Abwägung von Risikofaktoren ist die Tubensterilisation eine wertvolle Bereicherung der kontrazeptiven Methoden, wenn andere kontrazeptive Maßnahmen wegen ihrer Nebenwirkungen für die Frau nicht mehr akzeptierbar sind.

42.7 Geschlechtsidentität und fehlerhafte Geschlechtsentwicklung

Das Gefühl, selbst Mann oder Frau zu sein, sich als solche zu geben und zu erleben, ist das Ergebnis einer komplexen Entwicklung, die mit der Vereinigung der Gameten beginnt, durch biologische, insbesondere hormonale Faktoren sowohl intrauterin als auch postnatal gesteuert und unter psychosozialer Erfahrung als Lernprozeß entscheidend geformt wird. Die Geschlechtsrolle ist für den Menschen eine biosoziale Bestimmung. Mit der Bezeichnung Geschlechtsrolle werden äußere männliche oder weibliche Verhaltensweisen erfaßt. Bei dem inneren Gefühl oder der inneren Gewißheit, Mann oder Frau zu sein, handelt es sich jedoch um eine innere Erfahrung im Sinne einer Selbstwahrnehmung, die mehr darstellt als das Ergebnis einer Übernahme der Rolle von außen. Diesen Erfahrungswert der Gesamtpersönlichkeit bezeichnen wir mit Geschlechtsidentität.

Am Anfang wird die potentiell bisexuelle Anlage durch Adrogeneinwirkung auf eine männliche Bahn gelenkt, (sogenanntes Adamprinzip, Money, 43). Adrogene differenzieren intrauterin bei Feten verschiedene Hirnareale, insbesondere im Hypothalamus, zu späterem männlichen Verhalten. Selbst bei weiblich determinierten und phaenotypisch weiblichen Individuen läßt sich eine solche eventuell erfolgte intrauterine Adrogeneinwirkung im späteren Verhalten nachweisen. Bei fehlender Adrogeneinwirkung erfolgt eine weibliche Differenzierung, die später durch die Entwicklung des zyklischen Sexualzentrums der Frau gekennzeichnet ist. Letzeres ist im Hypothalamus lokalisiert, nimmt schon vor der Pubertät seine Tätigkeit auf und gibt sich schließlich durch die monatlichen Blutungen äußerlich zu erkennen. Das zyklische Geschehen, das sich nicht nur im Endokrinium, sondern auch im vegetativen Nervensystem und im seelischen Bereich manifestiert, ist geschlechtsspezifisch und wird als Evaprinzip bezeichnet (12, 16, 19).

Diese biologische Uhr kann jedoch durch das ganze Leben von Störfaktoren hormoneller und seelischer Art aus dem Gleichgewicht gebracht oder angehalten werden und spielt für die Geschlechtsidentität der meisten Frauen eine Rolle. Eine weibliche Geschlechtsidentität kann jedoch auch ohne zyklisches Geschehen erreicht werden.

Sie ist ein sich im Laufe der Ontogenese entwickelter Bewußtseinsinhalt, der von biologischen Faktoren, von Erziehung, von Umwelteinflüssen, Geschlechtszuweisung und späterer Übernahme von geschlechtsspezifischen Funktionen und Verhaltensweisen determiniert wird. Das von der Hebamme durch äußere Inspektion der Genitalien festgestellte Geschlecht ist relativ umformbar und wird erst in den folgenden Jahren der Entwicklung durch Auseinandersetzung mit Bezugspersonen im Sinne von Lernprozessen gefestigt und kristallisiert sich als Geschlechtsidentität.

Eine richtungsweisende und manchmal auch zwiespältige Einflußnahme der Eltern auf die Entwicklung spezifisch männlich oder weiblich definierter Verhaltensweisen beginnt im Säuglingsalter, angefangen von der Namenswahl über die Wahl der Kleidung bis hin zu unterschiedlicher Form des Umgangs und der Zuwendung zum Säugling.

So fanden amerikanische Untersucher (50), daß sich Mütter ihren Töchtern im Säuglingsalter warmherziger zuwandten als ihren Söhnen. Sie ernährten ihre Töchter jedoch nach festeren Zeitplänen, während sie bei Söhnen eher die Methode des free demand feeding anwandten und damit die Eigenwilligkeit verstärkten. Eigenschaften und Verhaltensweisen in einer Gesellschaft werden als männlich oder weiblich bezeichnet und von den Eltern entsprechend übermittelt. Bei den Eltern wurde beobachtet daß aggressives Verhalten bei ihren Töchtern weniger geduldet wird als bei ihren Söhnen und daß derart die gesellschaftlichen Vorstellungen des Mannes als Aggressor weitervermittelt werden.

Solche Stereotypien wie Dominanz, Aktivität, Aggressivität, Durchsetzungsvermögen für männliches Verhalten und Unterordnung, Passivität, Anpassung und Zurückhaltung für weibliches Verhalten sind weit verbreitet, können aber nicht verallgemeinert werden und gelten für bestehende Gesellschaftsschichten in unserer Zeit. Im Alter von 1 bis $1^{1}/_{2}$ Jahren werden die ersten Unterschiede im Geschlechtsrollenverhalten beobachtet, mit 2–3 Jahren können sie schon an einem breiten Verhaltensspektrum gemessen werden, z. B. bei Bewegungen, im Sprachstil und in den Interessensphären. Mit 2–3 Jahren beginnt sich die Geschlechtsidentität zu festigen, im Alter von 5–6 Jahren ist sie nicht mehr umkehrbar (Money u. Hampson, 42).

41.7.1 Chromosomenaberationen

Beim Klinefelter-Syndrom (47 XXY) findet sich (44) geistige Minderentwicklung als Begleiterscheinung; in anderen Fällen kann die Intelligenz jedoch normal oder sogar erhöht sein. Es kommen ebenfalls viele Verhaltensstörungen und psychiatrische Erkrankungen vor. Das überzählige X-Chromosom scheint das zentrale Nervensystem instabil zu machen und verletzbar gegenüber Erkrankungen in seiner Entwicklung. Drei grundsätzliche Charakterzüge finden sich beim Klinefelter-Syndrom: Sexuelle Apathie, leichte Ermüdbarkeit und geringes Durchsetzungsvermögen.

Beim 47-XYY Syndrom wurde von vermehrter Aggressivität und gehäufter Kriminalität berichtet. Dies läßt sich nicht aufrecht erhalten (Money, 44). Die beiden am meisten gefundenen Züge pathologischen Verhaltens sind allgemeine Impulsivität bei Reaktionen und verspätetes Erreichen der Erwachsenenreife mit Persistenz von juvenilem Verhalten.

Beim Turner-Syndrom (45 XO) oder Mosaik-Syndrom (45 X/XX) werden kognitive Störungen beim Raumempfinden und Richtungssinn beobachtet (44). Trotz der stigmatisierenden Behinderung durch die kleine Körpergröße, das Fehlen der Gonaden und anderer congenitaler Anomalien sind die Frauen häufig geistig völlig gesund.

Das Fehlen einer Psychopathologie kann mit einer hierbei häufig zu findenden stumpfen Emotionalität erklärt werden. Diese Charakterzüge bilden eine gewisse Schwerfälligkeit und Unerschütterlichkeit selbst gegenüber dem Schicksal. Ernsthafte Störungen in der Geschlechtsidentität haben wir beim Turner-Syndrom nicht beobachtet.

42.7.2 Rokitansky-Mayer-Küster-Syndrom

Hierbei handelt es sich um chromosomal und gonadal weibliche Individuen mit aplastischen Veränderungen der ableitenden inneren Genitalorgane und normaler Entwicklung der äußeren Geschlechtsorgane. Bei vorhandenen Ovarien ist der Uterus rudimentär, die Scheide endet blind und kann verkürzt sein. Ernstere Störungen in der Geschlechtsidentität konnten wir bei dem Syndrom nicht beobachten. Die weibliche Rolle wird eindeutig gelebt. Die Mutterschaft wird häufig angestrebt und bei stabiler Partnerschaft durch Adoption realisiert.

42.7.3 Testikuläre Feminisierung

Bei der testikulären Feminisierung handelt es sich um äußerlich weibliche, chromosomal und gonadal aber männliche Individuen ohne Uterus und ohne oder spärliche Sexualbehaarung, wobei die Tuben fehlen, die Vagina blind endet und in ihrer Länge stark variiert. Manche Frauen fallen durch ihren besonders weiblichen Habitus mit formvollendeter Brustentwicklung auf. Die weibliche Rolle wird voll angestrebt, und eine gewöhnlich ungestörte weibliche psychosexuelle Geschlechtsidentität liegt vor.

42.7.4 Adrenogenitales Syndrom

Untersuchungen über das sexuelle Verhalten von Frauen mit spätbehandeltem AGS und frühbehandeltem AGS zeigen (8, 9), daß Patientinnen vor der Behandlung mit Cortisol ein höheres sexuelles Verangen haben. Frühbehandelte Patientinnen zeigen als Mädchen oft ein wesentlich maskulineres Verhalten als Mädchen der gleichen Altersgruppe. Diese Beobachtung läßt vermuten, daß bestimmte Faktoren der dimorphen Geschlechtsentwicklung auf dem Gebiet des Verhaltens durch Adrogene in der Fetalzeit bei der Frau modifiziert werden können. Diese Modifikationen kehren nicht notwendigerweise die persönliche Überzeugung der Frau von ihrer Geschlechtsidentität um, aber fügen ihr eine spezielle Note hinzu.

42.7.5 Hermaphroditismus

Bei den echten Hermaphroditen übernimmt die Mehrzahl jener, die als Frauen aufgezogen wurden, eine weibliche Sexualrolle, die überwältigende Mehrheit derer, die als Männer aufgezogen wurden, eine männliche Sexualrolle. Bei fraglich echten Hermaphroditen sind die Verhältnisse bezüglich der Libido und sexuellen Rolle gleich. Diese Beobachtungen (23) zeigen, daß physiologische Faktoren nicht entscheidend für die Determinierung der Weiblichkeit oder Männlichkeit sind, daß also die Geschlechtsidentität, sexuelle Rolle und Libido nicht entscheidend von den inneren und äußeren somatischen Charakteristika abhängen. Dagegen spielt eine männliche oder weibliche Erziehung eine große Rolle.

42.7.6 Transsexualität

Es gibt männliche und weibliche Transsexuelle. Der körperlich männliche Transsexuelle hat eine komplette Transposition der Geschlechtsidentität und fühlt sich als Frau, der körperlich weibliche Transsexuelle als Mann. Für den Transsexuellen bedeutet dies mehr als ein Rollenspiel wie beim Transvestitismus und drückt den intensiven Wunsch aus, sein in der Gesellschaft durch seine äußeren Geschlechtszeichen deklariertes Geschlecht hormonell, chirurgisch und rechtlich umwandeln zu lassen. Der Transsexualismus ist dadurch charakterisiert, daß die Geschlechtsidentität lebenslang diskordant ist mit dem äußeren Erscheinungsbild, daß es sich also nicht um einen passageren Zustand handelt. Die Präferenz für die Rolle des anderen Geschlechts läßt sich schon in den ersten Lebensjahren beobachten. Wahrscheinlich ist in einigen Fällen die gegengeschlechtliche psychologische Ausrichtung intrauterin durch eine endokrine Störung eingeleitet, wobei es beim morphologisch weiblichen Individuum durch Androgeneinwirkung in den Zentren des Hypothalamus zur männlichen Prägung gekommen ist, während beim morphologisch männlichen Individuum durch ein Adrogendefizit in der entsprechenden Intrauterinperiode dieselben Zentren nicht männlich geprägt wurden und dadurch ein weibliches Verhalten resultiert. Hierzu gesellen sich in der weiteren Entwicklung postnatale Geschehnisse in den ersten Lebensmonaten und Lebensjahren, die zur Transsexualität führen. Hierzu gehört eine intrafamiliäre und psychosoziale Dynamik in der Elternbeziehung. Bei körperlich männlichen Transsexuellen wurde ein exzessiv enges Mutter-Sohn-Verhältnis beobachtet im Sinne einer symbiotischen Beziehung über Jahre bei fehlender Möglichkeit zu einer männlichen Identifikation (51 b). Der körperlich weibliche Transsexuelle erfährt durch eine emotional abwesende Mutter keine Verstärkung für weibliche Verhaltensweisen. Eine Identifikation findet mit einem streng maskulinen, distanzierten Vater statt (51 c). Eine Abgrenzung der Transsexualität von Homosexuealität und Transvestitismus ist wichtig: Im allgemeinen lehnt der Transsexuelle Homosexuelle strikt ab; das Transvestieren von effeminierten Homosexuellen ist ein passageres Gelegenheitseregins mit einem darstellerischen Effekt: Sie tun so, als ob sie Frauen seien, dabei besteht keine wirklich weibliche, sondern eine männliche homosexuelle Identität. Hiervon kann der Transvestitismus als Verkleidungsfetischismus unterschieden werden. Die männliche Identität ist gegeben. Ein Transsexueller ist im allgemeinen nicht zur Psychotherapie motiviert und wünscht die Operation. Körperliche Ausgleichungen durch hormonelle Behandlung an das andere Geschlecht registriert er mit Freude. Therapeutisch ist die kosmetische Anpassung die Methode der Wahl (16, 19). Sie besteht in endokrinologisch-operativen Eingriffen. Das operative Vorgehen ist heute unumstritten, stellt jedoch immer nur einen Kompromiß und eine Notlösung dar, da die Geschlechtsidentität zumindest bei erwachsenen Transsexuellen durch Psychotherapie nicht zu ändern ist. Es ist jedoch auch bei der endokrinologisch-operativen Angleichung eine psychotherapeutische Führung unbedingt erforderlich.

42.8 Sexuelle Dysfunktion

Die Untersuchungen von Masters und Johnson (37) über die sexuelle Reaktion bei Mann und Frau erlauben uns eine funktionelle Betrachtungsweise der Sexualität, da uns physiologische Parameter an die Hand gegeben wurden. Während Kinsey und Mitarbeiter (33) statistisch relevante Werte zum Verhalten lieferten, haben Masters und Johnson (37) die sexuelle Funktion im Experiment meßbar gemacht und einen regelmäßigen Ablauf beschrieben. Die sexuelle Reaktionsfähigkeit wird jedoch auch entscheidend von psychologischen Faktoren beeinflußt. Von Geburt an werden in jeder menschlichen Gesellschaft durch Lernprozesse und Erfahrungen die sexuelle Reizbarkeit und die sexuelle Antwort geformt. Um den seelischen Bereich zu erfassen, sprechen wir von sexueller Erlebnisfähigkeit und unterscheiden die Parameter (20): Sexuelles Verlangen (Libido), Orgasmus (Climax) und Befriedigung (Satisfaktion). Wenn wir von sexueller Funktion sprechen, liegt es nahe, bei Sexualstörungen oder sexuellen Funktionsstörungen, Dysfunktionen zu unterscheiden. Bezüglich der normalen sexuellen Funktion sei auf die Darstellung des sexuellen Reaktionszyklus nach Masters und Johnson (37) (Erregungsphase, Plateauphase, Orgasmusphase, Rückbildungsphase) hingewiesen.

Sexuelle Dysfunktion wird auf den einzelnen Stufen verständlich: (13, 19) Kohabitationsschmerzen entstehen durch mangelnde Lubrikation der Scheide. Die Erregungsphase ist gestört durch äußere Umstände oder die Frau hat kein sexuelles Verlangen oder die Erregung wird durch Ängste blockiert. Nach lerntheoretischen Vorstellungen kann es durch eine aversive Konditionierung zur sexuellen Dysfunktion kommen. Wenn ein Kind für seine sexuelle Betätigung (z.B. Masturbation) bestraft wurde, so kann dies als aversiver Stimulus gewertet werden, der um so wirkungsvoller ist, wenn er wiederholt auftritt. Im anderen Fall können eine traumatische Defloration und weitere Kohabitationen aversiv wirken.

Es gibt auch nichtsexuelle Ängste, die störend erinnert werden und sich hemmend auswirken im weiteren Sexualverhalten, wenn z.B. ein Mädchen beim Geschlechtsverkehr von der Mutter überrascht und beschimpft wird. Schließlich können auch freiflotierende Ängste bei allgemeiner Unsicherheit und Unreife eine normale sexuelle Funktion verhindern.

Sexuelle Erlebnisse haben negativen und positiven

Einfluß auf das weitere Sexualverhalten. Insbesondere kommen der Familienmatrix und der Vater-Mutter-Figur, die dem Kind als Geschlechtsrolle vorgelebt wird, eine wichtige Bedeutung zu (18, 19). Eine stabile Rollenidentität ist entscheidend für die spätere sexuelle Erlebnisfähigkeit. Identifikation mit der Mutter und die Komplementierung mit dem Vater formen das Mädchen in seiner späteren Rolle als Frau und Sexualpartner. Identifikationsschwierigkeiten sind häufig Ursachen einer Inhibition der Libido oder fehlender Hingabefähigkeit. Der Begriff der Frigidität, der kein einheitliches Krankheitsbild bezeichnet und der häufig verletzend gebraucht und empfunden wird und der Gefühlskälte der Frau bedeutet, wird in zunehmendem Maße fallen gelassen. Wir benutzen deshalb folgende symptomorientierte Einteilung für sexuelle Dysfunktionen (19):
1. Libidodysfunktion,
2. Orgasmusdysfunktion,
3. Vaginismus,
4. Algopareunie,
5. polysymptomatische Dysfunktion.

Diese Einteilung hat sich bei der Behandlung von Sexualstörungen bewährt. Sie erlaubt dem Gynäkologen und Allgemeinpraktiker einen besseren Zugang zur Erkennung und Behandlung.

42.8.1 Libidodysfunktion

Unter Libido verstehen wir hier den Sexualtrieb und das sexuelle Verlangen. Häufig wird von der Patientin eine Verminderung des sexuellen Verlangens selbst beobachtet, welches bis zum totalen Verlust führen kann. Alibidimie bedeutet völliges Fehlen, was in seltenen Fällen als primär angegeben wird. Eine extreme Form der Libidodysfunktion ist die hysteriforme Abwehr, die sich in einer Abneigung oder gar Abscheu und schließlich Ekel äußern kann. Im schlimmsten Fall kommt es zum Kreislaufkollaps und Bewußtseinsverlust. Psychodynamisch handelt es sich beim Libidoverlust um Abwehr, Verdrängung und Inhibition der Sexualität, dies wird durch eine neurotische Entwicklung, durch einen Rollenkonflikt oder Partnerprobleme bedingt. Schädigende Erlebnisse von früher oder jetzt können aversive Stimuli darstellen, wobei diese einmalig gewirkt haben können oder chronisch andauernd sind.

Beim Libidoverlust sehen wir immer wieder eine gestörte Familienmatrix, eine Störung in der Ehe der Eltern (18). Bei Störungen in diesem Sinne findet man oft brutal dominierende Väter und leidende oder emotional leere, übermächtige, dominierende Mütter. Identifikationsschwierigkeiten konnten als Ursache von Libidostörungen im Sinne einer Inhibition in der Hälfte der Fälle von uns nachgewiesen werden (18). Diese Frauen waren zusätzlich prädisponiert zu ungünstiger Partnerwahl und späteren Partnerproblemen.

Nur selten findet sich für den Libidoverlust eine organische Erkrankung wie Endokrinopathie, insbesondere Diabetes mellitus oder Morbus Addisson und Hypophysentumoren. Sowohl körperliche als auch seelische Erschöpfungszustände gehen mit einer Libidoverminderung einher. Bei der Depression ist der Libidoverlust ein häufiges Symptom.

Während bei sexuellen Funktionsstörungen die Lustphysiologie nicht in Gang kommt oder in ihrem Verlauf gehemmt ist, ist nach Molinski (41a) das manifeste sexuelle Verhalten bei Nymphomanie (siehe auch sexuelle Verhaltensabweichungen) und Don Juanismus durch Hypersexualität gekennzeichnet. Ätiologisch findet sich, von wenigen Fällen rein organischer Verursachung abgesehen, beim Phänomen der Hypersexualität fast immer eine Hemmung der sexuellen Erlebnisfähigkeit. Außer der Reaktionsbildung auf sexuelle Gehemmtheit beschreibt Molinski (41a) ursächlich auch Abwehrverhalten gegen Depression, Ersatzbefriedigung für Frustration aus anderer Quelle (damit Pseudosexualität). Suche nach dem Bild des Gegengeschlechtes und Psychosen.

42.8.2 Orgasmusdysfunktion

Ist eine Frau nicht in der Lage, den Orgasmus zu erreichen, sprechen wir von Anorgasmie. Diese kann primär bestehen oder erst sekundär aufgetreten sein. Um eine Pseudoanorgasmie handelt es sich, wenn die Frau durch Selbstbefriedigung zum Orgasmus kommen kann, nicht aber bei der Kohabitation mit dem eigenen Partner oder wenn sie unfähig ist, mit einem speziellen Partner, z.B. dem Ehemann, den Höhepunkt zu erreichen, nicht aber mit anderen Männern. Freud (25) unterschied einen unreifen klitoritalen und einen reifen Orgasmus, wobei bei dem heranwachsenden Mädchen ein Transfer von der Klitoris auf die Vagina erfolgen soll. Sollte die Erregbarkeit an der Klitoris fixiert bleiben, z.B. dadurch, daß das kleine Mädchen masturbiert, würde die Frau später sexuell anästhetisch, frigide werden. Nach den Master'schen Untersuchungen (37) gibt es keinen vaginalen Orgasmus, wie ihn sich Freud (25) vorstellte, sondern vaginale Kontraktionen beim Orgasmus. Diese müssen weder von der Frau noch vom Mann verspürt werden, ganz gleich woher die sexuelle Stimulation erfolgt, auch wenn der Orgasmus direkt über die Klitoris ausgelöst wird. Freud betrachtete die Klitoris als rudimentären Penis. Dieses aber ist das einzige vollfunktionierende Organ des Menschen, das ausschließlich und das ganze Leben der Lustvermittlung dient und keine andere Funktion hat. Die indirekte Stimulierung über den Zug der Kapuze, der sich über der Klitoris vereinigenden kleinen Labien, besteht in jeder Position und ist bedeutender als direkte mechanische Reizung der Klitoris.

Bei der psychogenen Orgasmusdysfunktion handelt es sich allgemein um eine mangelnde Hingabefähigkeit. Diese kann gegenüber dem sexuellen Trieb bestehen, oder gegenüber dem Empfinden von Lust oder gegenüber dem Mann allgemein, oder gegenüber einem speziellen Mann. In allen diesen Fällen gelingt dann die zum Orgasmus notwendige Ich-Regression nicht. Die Impulse aus dem Es werden abgewehrt, die aufwallende Lust wird blockiert. Der Orgasmusreflex unterliegt einer Inhibition durch Über-Ich-Kontrolle.

In einer leistungsorientierten Gesellschaft, in der unrealistische Maximalforderungen nicht selten sind, wird immer wieder die Erwartung, daß ein regelmäßiger Orgasmus zur Identität gehört, verbreitet. So wird die sexuelle Funktion mit Orgasmus zum Leistungzwang (27). Dies geschieht unter Selbstbeobachtung, wobei das erste Ausbleiben des Höhepunktes zu vermehrter Aufmerksamkeit führt. Dadurch geht Spontanität verloren und entsteht Angst und Versagen. Die Frau kommt nur noch selten zum Höhepunkt, die Erwartungsangst nimmt im Sinne eines Circulus vitiosus zu und am Ende steht die Anorgasmie.

Die sexuelle Abstumpfung mit einem Partner ist ein biologisches Phänomen. Sie ist tierexperimentell nachvollziehbar. Kinsey (33) spricht von psychischer Ermüdung. Die Folge verminderter sexueller Spannung zwischen beiden Partnern ist einer Verminderung der Libido- und Kohabitationsfrequenz, eine Verlängerung des Vorspiels wird notwendig, ebenso wie eine Vergrößerung des Stimulationspotentials. Im allgemeinen stellt sich eine Verminderung der Orgasmusfrequenz ein. Beim Mann kann eine Ejaculatio retarda oder Anorgasmie resultieren.

42.8.3 Algopareunie (Dyspareunie):

Wir sprechen von Algopareunie bei Kohabitationsschmerzen (13, 19). Die Mehrzahl der Fälle sind organisch bedingt. Häufig werden organische Erkrankungen durch seelische Konflikte agraviert. Schmerzen können fortbestehen, nachdem die Laesion beseitigt ist, wenn die begleitende Konfliktsituation weiter existiert. Die Differentialdiagnose der organischen Ursachen ist reichhaltig. Hier sei auf die Lehrbücher der Gynäkologie verwiesen. Drei Punkte sollen hier angesprochen werden: Es ist das Verdienst A. Mayer's aufgezeigt zu haben (40), daß die Mehrzahl der Fälle von Retroflexio uteri nicht für die von den Frauen geklagten Beschwerden verantwortlich ist. In einzelnen Fällen kann es jedoch auch bei der Retroflexio mobilis, wenn sie mit einer Varicosis pelvinae kombiniert ist, zu Kohabitationsschmerzen kommen, wenn bei der sexuellen Reaktion durch die Vasocongestion das Uterusvolumen und die Blutfülle im Bereich der Varicosis erheblich zunimmt und dort Schmerzen verursacht. Beim Allen-Masters-Syndrom ist es zu Einrissen in den seitlichen Parametrien aufgrund von Geburten, Fehlgeburten, oder Massenvergewaltigungen gekommen. Die Patientin klagt über Unterleibsschmerzen, insbesondere Algopareunie, weist häufig eine sogenannte Wackelportio und Retroflexio auf. Ein anamnestischer Hinweis ist das Auftreten der Beschwerden seit der letzten Geburt. Insbesondere aber können die weitverbreiteten entzündlichen Erscheinungen am Genitale, welche durch Soor und Trichomonaden entstehen, Schmerzen bei der Kohabitation verursachen.

Unter den psychogenen Ursachen der Algopareunie finden wir die Libidostörung. Hierbei ist die Reizbarkeit häufig reduziert. Bei fehlender sexueller Erregung aber bleibt die physiologische Vasocongestion und Lubrikation der Scheide aus. Findet die Kohabitation trotzdem statt, sind Kohabitationsschmerzen die Folge. Kohabitationsschmerzen finden sich immer wieder mit sogenannten Abwehrblutungen (von der Schmierblutung bis zur starken Metrorrhagie) kombiniert (siehe oben).

42.8.4 Die unvollziehbare Kohabitation

Beim Vaginismus der Frau handelt es sich um eine reflektorische Verkrampfung der Beckenbodenmuskulatur, insbesondere des Musculus levator ani und des Musculus bulbo-cavernosus. Hierbei besteht eine Unfähigkeit zur intravaginalen Kohabitation. Die Verkrampfung läßt das Einführen des Penis nicht zu. In ausgeprägten Fällen besteht eine totale Verkrampfung, die zur Lordose, Opistotonus, Adductorenspasmus und verzerrtem Gesicht führt. Einige Patientinnen präsentieren sich solchermaßen dem Gynäkologen, wenn er Anstalten zur Untersuchung macht. Häufig finden wir viele Jahre verheiratete Paare, bei denen Dehnung und Voroperationen in der Anamnese zu finden sind. Diese Hymenektomien bei sog. rigidem Hymen oder erweiternde Operationen, sind in allen Fällen ohne Erfolg. Mit der Zeit findet sich bei dem Paar ein Kompromiß durch sexuelle Ersatzhandlungen, jedoch bleibt der Konflikt als solcher unbereinigt. Friedmann (28) unterscheidet 3 Frauentypen: Beim Typ der Brunhilde handelt es sich um einen Konflikt zwischen Liebe und Aggression. Die Frau kann den Mann in seiner Machtposition nicht akzeptieren und kastriert ihn, indem sie ihm zeigt, daß es ihm bei ihr nicht gelingt. Die Folge sind Erektionsstörungen. Gelegentlich hat die Frau den Partner schon so gewählt, daß die Erektionsstörung nicht lange auf sich warten läßt. Beim Dornröschen ruht die Sexualität, sie ist verdrängt. Der Genitalbereich existiert nicht, er ist ausgeklammert. Diese Frauen halten sich meist für zu eng und »zu« und haben überhaupt keine Vorstellung über den genitalen Bereich, den sie aus ihrem Dasein verdrängt haben. Häufig sind es infantile Persönlichkeiten. Der dritte Typ, der sog. Bienenköniginnentyp, kommt zum Gynäkologen mit dem Wunsch, sich mit dem Sperma des Mannes inseminieren zu lassen. Die Frau hat gar kein Interesse daran, mit dem Mann zu kohabitieren. Der Mann hat nur die Funktion der Drohne, die der Befruchtung dient. Es kommt sogar vor, daß diese Frauen es versuchen, sich selbst mit einer Spritze mit dem Sperma des Mannes zu inseminieren. Die Motivation zur Psychotherapie dieser sog. Bienenköniginnen ist gering. Wir haben auch andere psychosoziale Faktoren bei Vaginismuspatientinnen gefunden, z.B. eine streng religiöse Erziehung oder ein Kindheitstrauma im Genitalbereich oder eine manuelle Defloration durch den Stiefvater. Auch frühkindliche Klistiere oder hohe Einläufe und Suppositorien können für einen Vaginismus ursächlich sein. Bei der sog. Pseudoobstipation des Kleinkindes in der analen Phase ist der Anus als erogene Zone lustbesetzt, und ein Klistier wird als Vergewaltigung und grausam erlebt (36). Hier existiert ein gemeinsam innervierter Genito-Analbereich und aus diesem Erlebnis heraus wird später jedes Einführen, auch das des Penis in die Scheide ein Zusammenkrampfen bewirken, da Urethra, Vagina und Anus jedenfalls in dieser Periode einen gemeinsamen Erlebnisbereich darstellen.

42.8.5 Therapie sexueller Dysfunktionen

Der Einstieg erfolgt mit einr sorgfältigen gynäkologischen Untersuchung zum Ausschluß und zur Behandlung von organischen Ursachen und mit der Erhebung der Sexualanamnese, wie dies oben dargestellt wurde. Aufscheinende Konflikte werden bearbeitet. In den ersten Gesprächen wird der Informationsstand des Patienten ermittelt und seine Einstellung zur Sexualität an physiologischen Parametern und physiologischen Normen bewußt gemacht. Hierbei wird je nach Bildungsstand dem Patienten Lektüre und Bildmaterial an die Hand gegeben. Sexuelle Themen, die in Massenmedien dargestellt werden, werden diskutiert. Dies erlaubt einen weiteren Einblick in das Verhalten des Patienten und zeigt Hemmungen und Blockierungen auf. Bei dem üblichen Verfahren nach Masters und Johnson (38) bei sexuellen Störungen in Kombination mit der Gesprächstherapie wird ein sog. Sensate-Focus geschaffen, das heißt ein angstfreies Milieu hergestellt. Hierzu müssen vorher Störfaktoren, wie beengende Wohnraumverhältnisse oder die Schwiegermutter im Hause oder andere Drucksituationen beseitigt werden. Dies ist eine Grundbedingung. Zum angstfreien Milieu, das hier hergestellt werden muß, das heißt zu diesem Sensate-Focus, gehört aber auch, zunächst den Koitus zu untersagen, um die Erwartungsangst vor dem Versagen abzubauen. Beide Partner stimulieren sich durch Streicheln angenehm erlebter erogener Zonen, wodruch das sexuelle Interesse gesteigert wird und die Erwartungsangst vor dem Koitus abgebaut wird. Hierbei kommt es auch zu einer gegenseitige Exploration und Erweiterung der Kenntnisse über die sensitiven Zonen des Partners. Die Erregung nimmt zu und der angstbesetzte Koitus und die Versagensangst werden ausgeschlossen. Die Karenz, in der kein intravaginaler Koitus ausgeführt werden soll, variiert individuell. Dazu ist ein kooperativer Partner Voraussetzung und es ist immer günstig, diesen mit einzubeziehen in eines oder mehrere Gespräche. Weigert sich jedoch der Partner mit zur Therapie zu kommen, ist das für die Störung der Partnerschaft bezeichnend und die weitere Therapie besteht darin, dies der Partnerin aufzuzeigen und bei ihr eine Ich-Stärkung anzustreben, ihr Ich so zu stärken, daß sie reif wird für eine entsprechende Entscheidung, so daß sie evtl. Konsequenzen ziehen kann. Neben dieser Konfliktaufhellung und Bearbeitung sind die wesentlichen Ziele der Sexualtherapie eine Erfassung und Aufklärung der sexuellen Bedürfnisse der Frau.

Danach wird eine Änderung der gestörten Kommunikationsmuster angestrebt. Dies ist erreichbar, wenn man beide Partner dazu anregt, offen über die Bedürfnisse und Vorlieben beim Sexualspiel zu sprechen, insbesondere auch über Phantasien und sexuelle Träume. In vielen Fällen besteht ein wesentliches Element der Störung darin, daß die Frau sich in der Rolle der Passivität sieht. Hier verbessert vor allem eine Einstellung zur aktiven Sexualität und Initiative von seiten der Frau die Voraussetzung für eine sexuelle Befriedigung. Bei primärer Anorgasmie ist die Anleitung zur Selbstbefriedigung der erste Schritt zur Lösung der konditionierten Hemmung. Eine Ablenkung von Ängsten kann durch erotische Phantasien erfolgen, welches zunächst von manchen Frauen als unnatürlich und schuldhaft abgewehrt wird. Bei der koitalen Anorgasmie hilft in einigen Fällen die Empfehlung, die intravaginale Kohabitation hinauszuzögern, und erst kurz vor dem Orgasmus, also in der späteren Plateauphase den Penis einzuführen, evtl. die klitoridale Stimulation während des intravaginalen Koitus fortzusetzen, nicht unbedingt bis zum Orgasmus, sondern bis in die späte Plateauphase. Diese technischen Anleitungen laufen simultan zur Gesprächspsychotherapie (19).

Beim Vaginismus führen wir (19) simultan zur Gesprächstherapie eine demonstrative Entfaltung der Scheide durch. Wir beginnen mit Kinderspekula und geben schließlich einen Hinweis auf die Größe des Penis, wenn die Scheide mit normalen Spiegeln entfaltbar ist. Wir regen die Patientin außerdem zur Selbstexploration mit dem Finger an und geben in einigen Fällen ein Graf'sches Spekulum zur Selbstentfaltung mit nach Hause. Wenn die Patientin durch Gespräche vorbereitet ist und die Entfaltung ohne Schwierigkeiten möglich ist, demonstrieren wir sie dem Partner. Dies ist besonders in den Fällen hilfreich, in denen es zu Erektionsstörungen gekommen ist.

42.9 Sexuelle Verhaltensabweichungen

Sexualität ist normal, wenn sie keinem der Beteiligten psychischen oder physischen Schaden zufügt und zur Bereicherung des Lustgefühls eines oder beider Partner beiträgt. Die Eigenschaft pervers hat einen Bedeutungswandel vollzogen und nur einen abwertenden Charakter, wenn dadurch das Objekt geschädigt wird oder der Betroffene darunter leidet. Von Bürger-Prinz und Giese (4) wurde eine Stufenleiter der Sexualentwicklung aufgestellt, auf deren Gipfel die Heterosexualität steht. Betrachtet man den aufsteigenden Weg, so geht er über den gegenständlichen Partner (Fetischismus), über den Anonymen (Exibitionismus, Voyeur, Frotteur) und Gleichgeschlechtlichen (Homosexualität, Transvestitismus) sowie unreifen Partner (Pädophilie) hin zur Heterosexualität. Der Aufenthalt auf einer Stufe kann situations- oder lebensgeschichtlich bedingt, er kann Ausdruck sein für Souveränität, Lebenshunger, Gleichgültigkeit, schließlich Krankhaftigkeit. Ebenso wie eine Weiterentwicklung, kann auch eine Rückentwicklung erfolgen. Der Sadomasochismus stellt ätiologisch funktionell eine Einheit dar. Nicht der Schmerz ist das Wesentliche bei diesen pathologischen Zuständen, sondern vielmehr die Unterwerfung, für die der Schmerz zuweilen allerdings ein Ausdrucksmittel ist. Es handelt sich um Impulse von heftigen und grausamen Handlungen des Partners mit der Idee, daß dadurch lustvolle Gefühle hervorgerufen werden. Nach Bürger-Prinz und Giese (4) handelt es sich beim Sadomasochismus jedoch weder um eine besondere Entwicklungsphase noch um altersabhängige Praktiken, sondern überhaupt um ein Radikal der Sexualität. Er findet sich auf sämtlichen Entwicklungsstufen mehr oder weniger verdünnt oder verstärkt. Schmerz und Orgasmus scheinen eng miteinander zusammenzuhängen.

Ein Synonym für weibliche Homosexualität ist Lesbianismus. Nach Kinsey (33) haben im Alter von 30 Jahren 17% der Frauen in Form von körperlichen Beziehungen spezifische sexuelle Begegnungen, die zumindest von der einen Partnerin bewußt gemeint waren. Die Techniken des Lesbianismus sind ebenso reichhaltig wie die der heterosexuellen Kontakte. Die lesbische Frau verhält sich meist gebundener als der häufiger ungebundene homosexuelle Mann.

Nymphomane Frauen sind unersättlich. Sie sind ewig auf der Suche nach voller sexueller Befriedigung und erreichen ihre weibliche Wesenserfüllung (Condrau, (5) nicht. Sie sind in ihrer menschlichen Kommunikationsfähigkeit auf den Bereich des Geschlechtlichen beschränkt. In ihrer Existenz haben sie nur eine Möglichkeit des triebhaften Existierenkönnens realisiert und sind kindlich gebliebene Wesen, die mütterliche Geborgenheit und Nestwärme suchen. Die Nymphomane zieht enttäuscht von einem Mann zum andern. Behandlung mit Psychopharmaka oder Progesteronderivaten oder Androgenen sind für das Krankheitsbild ohne Effekt (19). Allein die Psychotherapie kann Hilfe bringen.

Sexuelle Verhaltensabweichungen sind jedoch eher selten in der Praxis des Gynäkologen, insbesondere da beim Lesbianismus primär meist kein Leidensdruck besteht.

42.10 Klimakterium und Postmenopause

Das Klimakterium ist die Zeitspanne vom Ende des Fortpflanzungsstadiums bis zum Beginn des Seniums, d.h. die Zeit zwischen dem 45. und 60. Lebensjahr. Unter Menopause versteht man die letzte uterine Blutung, welche durch die Hormonfunktion des Ovars gesteuert wurde. Unter Postmenopause verstehen wir den Zeitraum zwischen Menopause und Beginn des Seniums, unter Prämenopause den Zeitraum von 4–5 Jahren vor der Menopause, in dem bereits klimakterische Beschwerden und Unregelmäßigkeiten bei der Menstruation vorhanden sind. Die Rückbildungsprozesse mit einer physiologischen Sklerosierung der Ovarialgefäße und einer Vermehrung ihres Bindegewebes führen zu einem progredienten Nachlassen der Östrogenproduktion mit typischen Östrogenmangelsymptomen. Neben den objektiven atrophischen Veränderungen durch den Östrogenentzug kommt es zu subjektiven und funktionellen Beschwerden durch vegetative Gefäßreaktionen wie Hitzewallungen, Schwitzen und Schwindel. Dazu kommt bei der Mehrzahl der Frauen ein Blutdruckanstieg. Alle anderen Symptome, wie z.B. Nervosität, Depression, Kopfschmerzen, Schlaflosigkeit usw. treten meist sekundär zu dem primären Syndrom in Erscheinung. Die Ovarien produzieren in der Postmenopause hauptsächlich Androgene, welche z.T. für Virilisierungserscheinungen alternder Frauen verantwortlich sind. Epidemiologische Untersuchungen zeigten (30, 31), daß Frauen mit später Menarche weniger Beschwerden haben, ebenso Frauen, die niemals schwanger und solche, die unverheiratet waren. Hierbei handelt es sich offenbar um eine Gruppe von Frauen, bei denen die Rolle als Sexualpartner und als Mutter weniger Bedeutung hatte. Je mehr Bedeutung diesen Funktionen zugemessen wird, umso wahrscheinlicher wird das Auftreten klimakterischer Beschwerden und umso schwerwiegender wird die Verarbeitung des Einstellens der generativen Funktion. Je mehr Wert diesen funktionellen Faktoren der Weiblichkeit zugemessen wurde, umso schwieriger wirkt sich deren Verlust aus. Je stärker die Fruchtbarkeit als Hauptzweck des Lebens erlebt wurde, umso eher sind Beschwerden am Ende dieser fruchtbaren Periode zu erwarten. Das ärztliche Gespräch im sog. Verlustalter oder Involutionsalter kann eine entscheidende Hilfe für die Frau sein, gerade weil es sich um körperliche und psychische Symptome handelt.

42.11 Psychosomatik gynäkologischer Operationen und der Strahlentherapie

Wenn das Sexualverhalten bei gynäkologischen Erkrankungen eine Rolle spielt und die sexuellen Dysfunktionen und psychosomatischen Störungen einen breiten Umfang in der gesamten Frauenheilkunde einnehmen, so gilt dies auch in ganz besonderem Maße nach gynäkologischen Operationen (17). Hier spielen schon die Erwartungen der Patientin vor der Operation eine große Rolle. So fürchten viele Frauen unbegründet und spontan, durch den Verlust der Gebärmutter alt zu werden; sie befürchten Folgen hormoneller Veränderungen, obwohl sie die Eierstöcke behalten. Solche primitiven Vorstellungen bestehen auch für die Sterilisation, also für Eingriffe an den Eileitern. Einige Frauen befürchten, danach keine Blutungen mehr zu haben oder dick zu werden. Die Angst vor Gewichtszunahme findet sich praktisch in sehr breitem Maße bei allen Eingriffen im

Genitalbereich. Mit der Entfernung der Gebärmutter verbinden nicht nur Frauen, sondern auch die Männer gelegentlich die Vorstellung, daß nun eine Kohabitation nicht mehr möglich sei. Andere Frauen meinen, nach der Unterleibsoperation gefühlskalt zu werden, wagen aber darüber mit niemandem zu sprechen oder sie reden mit einer Freundin, die dann bestätigend einen Fall aus der Nachbarschaft schildert. Eine ganz wesentliche Bedeutung kommt also dem präoperativen Gespräch zwischen Arzt und Patientin zu. Hierbei genügt es nicht nur über das Ausbleiben der Periode und mögliche evtl. hormonale Veränderungen zu reden, sondern der Arzt muß aktiv das Sexualverhalten ansprechen. Er muß die Patientin ausdrücklich nach Befürchtungen fragen und sie über mögliche Folgen aufklären, die aus der Operation für ihre sexuelle Funktionsfähigkeit entstehen können. Hier sollen nicht nur evtl. postoperative Beschwerden während der Kohabitation wie Schmerzen, die passager sind, angesprochen werden, sondern auch der Bereich des sexuellen Interesses, also der Libido- und der Orgasmusfähigkeit. Insbesondere die Libido unterliegt bei mangelnder Aufklärung, bei Befürchtungen und falschen Vorstellungen einer negativen Veränderung im Sinne von Libidoverminderung, Libidoverlust, evtl. Abneigung und Ekel vor dem Partner. Auch die Orgasmusfähigkeit kann durch unangenehme Sensationen nach dem Eingriff beeinträchtigt werden. Die Libidodysfunktion ist immer eine psychogene Störung und hängt nicht mit hormonellen Veränderungen zusammen. Fehlt das sexuelle Verlangen, bleibt die Erregung aus und damit auch die Lubrikation. In der Folge entstehen Kohabitationsschmerzen und Anorgasmie. Sind andererseits organisch, also chirurgisch bedingte Kohabitationsschmerzen vorhanden, leidet darunter auch sekundär das sexuelle Interesse, die Libido, so daß sich ebenfalls eine Alibidimie einstellen kann und eine nachfolgende Anorgasmie. Auch wenn durch eine Strahlentherapie Stenosierung und Lubrikationsstörungen entstanden sind, können sekundäre Libidostörungen und Anorgasmie auftreten.

42.11.1 Hysterektomie

Sowohl nach abdominaler als auch vaginaler Hysterektomie sollte die Patientin nach 6 Wochen die Kohabitationen wieder aufnehmen. Der frühzeitige Koitus wirkt Schrumpfungstendenzen der Vagina im postoperativen Verlauf entgegen. In vielen Fällen wird der Koitus in dieser frühen Phase eher ein Tolerieren darstellen als ein lustvolles Erleben. Er ist jedoch für die weitere sexuelle Funktionsfähigkeit ebenso wichtig wie für den Fortbestand der Partnerschaft. Im allgemeinen bestehen nach 3 bis 4 Monaten keine unangenehmen Sensationen mehr. Wenn man dem Paar erklärt, daß der Koitus die Dehnung der Scheide fördert, sobald sich eine Schrumpfung abzeichnet und erläutert, daß dadurch keine Verletzungen entstehen können, wird sich dieses Vorgehen für den weiteren Verlauf günstig auswirken. In manchen Fällen, in denen die Furcht vor weiterer Schwangerschaft durch die Hysterektomie behoben wurde, entwickelt sich nun erst ein freies ungezwungenes Sexualleben. Beschwerden wie Dysmenorrhoen, die sekundär das Sexualleben beeinträchtigt haben, werden durch die Hysterektomie beseitigt, was sich ebenfalls positiv auf die sexuelle Erlebnisfähigkeit der Patientin und des Partners auswirkt. Zyklische prämenstruelle vegetative Erscheinungen können nach der Hysterektomie fortbestehen, da die Ovarien weiter regelmäßig zyklisch funktionieren. Auch ein pseudomenstruelles Syndrom kann fortbestehen (14). Wenn die Erwartung der Patientin, die Operation würde alle diese Symptome beseitigen, nicht erfüllt wird, so können durch die Enttäuschung die Beschwerden, die im Zusammenhang mit einer prämenstruellen Symptomatik auftraten eher noch zunehmen. Immer wieder werden gynäkologische Beschwerden wie z.B. unregelmäßiger Blutungen oder Unterleibsschmerzen als Ausrede benutzt, um sexuelle Kontakte zu vermeiden und den Ehemann fernzuhalten. Dies bleibt der Frau und auch dem Gynäkologen häufig unbewußt. Ist nun der Vorwand, z.B. die Blutungen, welche die Kohabitation bisher immer wieder verhinderten, beseitigt, so hat die Frau kein Mittel mehr, dem Ehemann auszuweichen, und es tritt nun offen eine sexuelle Dysfunktion auf. Sie kann sich als Libidoverlust mit Abneigung gegenüber dem Partner äußern oder in anderen neuen Beschwerden, die Kohabitationen verhindern sollen.

Bei fehlender Aufklärung findet man immer wieder Frauen, die sich nach dem Eingriff nicht mehr als vollwertig erleben. Von Melody (41) wurden der Uterus, die weibliche Brust, der Mund und die Hautoberfläche des Körpers als soziale Kontaktorgane beschrieben. Die sozialen Rollen, die für ein Individuum erreichbar sind, werden wie das eigene Körperbild, das Selbstkonzept oder der Selbstwert zu einem hohen Grad durch die sozialen Kontaktorgane und ihre symbolische Bedeutung für das Individuum determiniert. Der Verlust eines Organs, dessen Anwesenheit monatlich regelmäßig bestätigt wird, kann nicht einfach verleugnet werden. So bedeutet die Gebärmutter ein wichtiges Organ im Körperbild des Ichs, welches ebenso beträchtlichen Wert im Bewußtsein der Frau bezüglich ihrer Identität und Weiblichkeit einnimmt. Wert und Bedeutung der Gebärmutter und die Einstellung zur Hysterektomie werden von der Patientin je nach ihrer psychosexuellen Reifung und Erfahrung und ihrer Bildung verschiedenartig eingeschätzt. Hier spielen sicher lokale kulturelle Faktoren eine entscheidende Rolle und das Jahrzehnt, in dem die Bewertung der Sexualität erfolgt. Wir haben bei hysterektomierten Frauen depressive Reaktionen in 13% beobachtet (14). 34% wurden in ihrer sexuellen Erlebnisfähigkeit negativ, 25% positiv beeinflußt. In den meisten Fällen handelte es sich um eine Beeinträchtigung der Libido. Eine Anorgasmie stellte sich in 7% ein. Eine Steigerung der Orgasmusfähigkeit war jedoch in 25% zu beobachten. Nach Richter hängt die seelische Verarbeitung des Eingriffs wesentlich von der präoperativen Aufklärung und Vorbereitung der Patientin ab. Richter et al. (46a) konnten in einer sehr detailliert durchgeführten

Studie zeigen, daß so Störungen im Erlebnisbereich, insbesondere sexuelle Dysfunktionen weitgehend vermieden werden können. Wird die Hysterektomie mit einer Senkungsoperation (vordere Kolporrhaphien, Kolpoperineoplastik kombiniert, so entstehen gelegentlich durch fehlerhafte Technik Verengungen am Scheideneingang oder ein zu hoher Damm oder eine sanduhrförmige Stenose im mittleren Drittel der Vagina. Hier ist in der Regel eine chirurgische Korrektur indiziert bevor es dadurch sekundär zu psychischen Störungen kommt.

42.11.2 Ovarektomie

Nach Eingriffen an den Eierstöcken werden häufig innere Probleme auf die Operation projiziert. So finden sich immer wieder Frauen, gleich welchen Alters, die sich seit der Ovarektomie »kalt wie ein Fisch« fühlen oder eine Abneigung gegen alles Sexuelle zeigen. Hier wird die Kastration durch Partnerkonflikte oder Minderwertigkeitskomplexe oder Schuldgefühle besetzt, obwohl die Ovarektomie und die mit ihr einhergehende Reduktion der körpereigenen Östrogenproduktion das sexuelle Verlangen in der Regel nicht beeinträchtigen. Man kann im Gegenteil Fälle beobachten, in denen das sexuelle Verlangen steigt, weil kein Anlaß mehr besteht zur Furcht vor weiteren Schwangerschaften. Wenn auch in einigen Fällen, und dies besonders bei jungen Frauen, durch körpereigene Östrogenproduktion z.B. in der Nebenniere die Ausfallserscheinungen nur minimal auftreten, so ist doch in der Mehrzahl der Fälle mit Atrophiezeichen im Bereich der Scheide zu rechnen, welche die Ursache von Verletzungen und chronischen Kohabitationsschmerzen sein können. Auch Hitzewallung, Nervosität und Depressionen treten durch den Östrogenmangel auf. Um solche Schäden zu vermeiden, sollte eine tägliche Östrogensubstitution erfolgen. Auch wenn nur ein Ovar entfernt wurde, können wir immer wieder beobachten, daß sich die Patientin seit dem Eingriff minderwertig fühlt und irgendwelche sexuellen Beschwerden auf diesen Eingriff projiziert. In diesem Fall handelt es sich mit Sicherheit nicht um eine hormonelle Wirkung. Vielmehr hat die Patientin einen Aufhänger für ihre innere Unzufriedenheit gefunden. Auch hier wäre eine prophylaktische Gesprächsführung vor der Operation in der Lage, unausgesprochene Erwartungen zu entschärfen.

42.11.3 Tubensterilisation

Siehe Psychosoamtik der Kontrazeption.

42.11.4 Genitalkarzinome

Gar nicht selten vermindert allein die Angst vor einem Krebs das sexuelle Interesse. Dabei werden Schuldgefühle auf sexuellem Gebiet, das Gefühl, etwas Böses zu tun und dafür seine Strafe zu bekommen, einfließen, so daß im Zusammenhang mit der Karzinophobie ein Libidoverlust auftreten kann. Hier ist die Laienpresse mit verantwortlich, wenn sie wahllos statistische Untersuchungen veröffentlicht, in denen dargestellt wird, daß das Risiko, an einem Collumkarzinom zu erkranken, steigt, je früher Koituserfahrungen bestehen und je größer die Partnerzahl ist. Diese Daten sind zwar als solche nicht falsch und statistisch gesichert, sie haben aber für die einzelne Person keine individuelle Relevanz. Das Mammakarzinom steht gerade konträr in seiner Epidemiologie: Alleinstehende Frauen sind vermehrt gefährdet (19).

Beim Portiokarzinom treten als erste Zeichen immer wieder Kontaktblutungen auf. Hier wird eine unmittelbare Beziehung der Erkrankung zum Geschlechtsverkehr hergestellt und von einfachen Persönlichkeiten unreflektiert in einen kausalen Zusammenhang gebracht, so daß im weiteren Verlauf eine Sexualabwehr resultiert. Bei der Nachuntersuchung therapierter Frauen mit Portiokarzinom findet man immer wieder Fälle, in denen Kohabitationen nicht wieder aufgenommen wurden, da Ängste vor der Kohabitation bestanden, Befürchtungen, daß wieder Kontaktblutungen auftreten würden und Kohabitationsschmerzen. Die Orgasmusfähigkeit ist auf die Hälfte reduziert. Mehr als 2 Drittel der Patientinnen erleiden einen Libidoverlust. Die Hauptursache für den Libidoverlust liegt in der unheilvoll erlebten Krebserkrankung der Geschlechtsorgane und deren Verarbeitung und in der Angst vor der Zukunft. Bei jüngeren Patientinnen muß auch der Verlust der Gebärmutter verarbeitet werden einschließlich des Verlustes der Fortpflanzungsfähigkeit und dem Sistieren der Regelblutung. Aus psychoanalytischer Sicht handelt es sich um eine Mobilisierung latenter Kastrationsängste. Bei der Strahlentherapie kommt es in vielen Fällen zur Atrophie der Scheidenhaut mit Schrumpfungstendenzen. Hierdurch wird die Lubrikation der Scheide gestört. Die Folge sind Kohabitationsschmerzen durch dauernde Mikrotraumen am atrophischen Epithel, eine Einengung des Lumens und durch Obliteration der Gefäße eine fehlende Lubrikation. Außerdem bilden sich im Bereich des Halteapparates des Uterus und im gesamten kleinen Becken Fibrosen aus, die zusätzlich für Kohabitationsschmerzen verantwortlich sind. Deshalb sollte man bei gegebener Operabilität besonders für jüngere Patientinnen das operative Vorgehen bevorzugen.

Der Frauenarzt beobachtet jedoch auch immer wieder, daß Frauen, die lediglich durch eine Wertheimsche Radikaloperation mit komplikationslosem Verlauf geheilt wurden, nun eine Abneigung gegenüber der Kohabitation und völliges sexuelles Desinteresse zeigen. In diesen Fällen hat die Patientin in der postoperativen Phase eine Bilanz über ihre Partnerschaft oder Partnerschaften gezogen, die rational und insbesondere emotional negativ ausfiel woraus nun eine Sexualabwehr resultiert. Dies kann im Kontext mit früheren Schwangerschaften und Schwangerschaftserlebnissen gesehen werden, besonders wenn der Partner damals ein egoistisches Verhalten zeigte.

Vergleicht man Collumcarzinompatientinnen mit Corpuscarzinompatientinnen so stellen die ersteren einwandfrei vor der Erkrankung eine sexuell aktivere Gruppe dar, was man an der größeren Partnerzahl, der größeren Kinderzahl, der früheren Kohabitarche und der größeren Orgasmusfähigkeit messen kann. Nach der Therapie kommt es aber beim Corpuscarzinom ebenso häufig wie beim Collumkarzinom zu erheblichen Störungen der sexuellen Erlebnisfähigkeit (19).

42.11.5 Mammakarzinom

Die biologische Bedeutung der weiblichen Brust liegt in der schwangerschaftsbedingten Laktation und Brutpflege einerseits und andererseits in ihrer sexuellen Funktion. Versucht man die beiden Aufgaben quantitativ zu messen, so nimmt der Stillvorgang bei der Frau in unserer Gesellschaft nur einige Monate ihres Lebens ein, während die Brust als Sexualorgan ihre Bedeutung behält, solange überhaupt sexuelle Aktivitäten bestehen.

Die Brust selbst ist ein Symbol für Weiblichkeit, und viele Frauen zeigen mit ihrer Brust, daß sie Frau sind. Auf diese Prominenz haben sie in ihrer Kindheit gewartet. Durch die Entwicklung der Brust wurden sie in ihrer Identität bestätigt. Der Verlust der Brust stellt deshalb für die meisten eine Verminderung ihrer eigenen Existenz dar, einer Reduzierung ihres Soseins und Daseins. Die Therapie des Mammakarzinoms besteht in der Ablatio mammae. Die Sicherheit neuerer kosmetischer Verfahren reicht noch nicht aus, um die Methodik zu propagieren. Wenn wir brustamputierte Frauen nachuntersuchen, so finden wir, daß nach einem halben Jahr viele Patientinnen Kohabitationen nicht wieder aufgenommen haben (19). Die Orgasmusfähigkeit und das sexuelle Verlangen sind drastisch reduziert. Hier könnte durch eine sexuelle Beratung nach dem Eingriff eine entscheidende Änderung erzielt werden, indem beide Partner nach Abschluß der primären Therapie zu einem Gespräch gebeten werden, in dem der behandelnde Arzt diese Fragen aktiv angreift und sie mit dem Paar bespricht.

Literatur

[1] Allen, W. M., Masters, W. H.: Traumatic laceration of uterine support: The clinical syndrome and the operative treatment. Amer. J. Obstet. Gynec. 70, 1955, 500
[1a] Andersen, A. N., Larsen, J. F.: Effect of bromocriptine on the premenstrual syndrome. A double-blind clinical trial. Brit. J. Obst. Gynec. 84, 1977, 370
[2] Aresin, L., Eicher, W. et al.: Psychosomatische Aspekte der EPH-Gestose. Fortschr. Med. 93, 1975, 926
[2a] Aresin, L.: Psychopathologische, psychiatrische und neurologische Aspekte der Schwangerschaft. VEB, Thieme, Leipzig, 1976
[3] Barglow, P.: Pseudocyesis and Psychiatric Sequelae of Sterilization. Arch. Gen. Psychiatr. 11, 1964, 571
[4] Bürger-Prinz, H., Giese, H.: Psychopathologie der Sexualität. In: Giese, H.: Die Sexualität des Menschen. Handbuch der Sexualforschung. Enke, Stuttgart, 2. Aufl. 1971
[5] Condrau, G.: Psychosomatik der Frauenheilkunde. Huber, Klett, Bern, Stuttgart, 2. Aufl. 1969
[6] Deutsch, H.: Psychologie der Frau. 2 Bde., Huber, Klett, Bern, Stuttgart, 1954
[7] Dick-Read, G.: Mutter werden ohne Schmerz. Hofmann und Campe, Hamburg, 1958
[8] Ehrhardt, A. A., Epstein, R., Money, J.: Fetal androgens and female gender identity in the early-treated adrenogenital syndrome. Johns Hopkins Med. J. 122, 1968, 160
[9] Ehrhardt, A. A., Evers, K., Money, J.: Influence of androgen and some aspects of sexually dimorphic behavior in women with the late-treated adrenogenital syndrome. Johns Hoplins Med. J. 123, 1968, 115
[10] Eicher, W., Heep, J.: Psychogene Schmerzzustände im kleinen Becken. Fortsch. Med. 90, 1972, 930
[11] Eicher, W., Heinz, F., Kubli, F.: Psychosomatische Aspekte bei der EPH-Gestose. Psychosomat. Med. 5, 1973, 120
[12] Eicher, W.: Psychosomatische Probleme in der Gynäkologie. Frauenarzt, 19, 1975, 90
[13] Eicher, W.: Kohabitationsstörungen der Frau. Fortsch. Med. 93, 1975, 1009
[14] Eicher, W., Herms, V., Repschläger, C.: Psychosomatik der Hyterektomie. Sexualmed. 4, 1975, 351
[15] Eicher, W.: Psychosomatik und Sexualmedizin in der Frauenheilkunde. Dtsch. Arbl. 73, 1976, 413 (Teil I), 499 (Teil II)
[16] Eicher, W.: Geschlechtsidentität und psychosoziale Aspekte bei fehlerhafter Geschlechtsentwicklung. Gynäkologe 9, 1976, 39
[17] Eicher, W., Herms, V.: Sexualverhalten nach Gynäkologischen Operationen und Carcinomtherapie. Sexualmed. 5, 1976, 86
[18] Eicher, W.: Libidostörungen aus gynäkologischer Sicht. Fortschr. Med. 94, 1976, 2017
[19] Eicher, W.: Die sexuelle Erlebnisfähigkeit und die Sexualstörungen der Frau. Leitfaden für die ärztliche Praxis. 2. erweit. Aufl., Fischer, Stuttgart, 1977. (Weitere Literaturangaben siehe dort!).
[20] Eicher, W.: Sexuelle Funktionsstörungen der Frau. Therapiewoche 27, 1977, 722
[21] Eicher, W.: L'influence de la stérilisation sur la sexualité de la femme. Vortrag Congrès internat. de sexologie, Montréal, 30.10.1976. Abgedruckt in: Contraception, fertilité, sexualité (Paris) 5, 1977, 155
[21a] Eicher, W.: Die geplante Elternschaft unter psychosomatischem Aspekt. Gynäkol. Praxis 3, 1979, im Druck
[22] Elert, R.: Zur Genese der Notstandamenorrhoe. Geburtsh. Frauenheilk. 12, 1952, 193
[23] Ellis, A.: The sexual psychology of human hermaphrodites. Psychosom. Med. 7, 1954, 108
[23a] Fikentscher, R.: Die kinderlose Ehe. Grundsätzliches Vorgehen in der Beratung und Betreuung. Münch. Med. Wschr. 119, 1970, 1579
[23b] Fikentscher, R.: Erfassung der männlichen und weiblichen Faktoren der Sterilitätsursachen. Münch. Med. Wschr. 119, 1970, 167
[24] Freud, S.: Die Sexualität in der Ätiologie der Neurosen (1898). Studienausgabe, Bd. V. Sexualleben. Fischer, Frankfurt, 1972, 11–37

[25] Freud, S.: Drei Abhandlungen zur Sexualtheorie (1905). Studienausgabe Bd. V. Sexualleben. Fischer, Frankfurt, 1972, 37–147
[26] Frick, V.: Erste Ergebnisse einer Untersuchung der psychologischen, gynäkologischen und endokrinologischen Beziehungen bei der sekundären Amenorrhoe. Med. Welt, 23, 1972, 1934
[27] Frick, V.: Frigidität und Anorgasmie. Sexualmed. 2, 1973, 58
[28] Friedmann, L. J.: Virginität in der Ehe. Huber, Klett, Bern, Stuttgart, 1963
[29] Grant, E., Pryse-Davies, J.: Effects of Oral Contraceptives on Depression Mood Changes and on Endometrial Monoamine Oxidase and Phosphatases. Brit. med. J. 3, 1968, 777
[29a] Halbreich, V., Ben-David, M., Assael, M., Bornstein, R.: Serum-prolactin in women with promenstrual syndrome. Lancet, Sept. 25, 1976, 654.
[29b] Herms, V., Redeker, O., Runnebaum, B., Kubli, F.: Personality traits and sterility – a contribution to the psychosomatic approach. Vortrag VI. Intern. Congr. Psychosomatic in Obstetrics and Gynecology, Rom, November 1977, Kongreßband im Druck
[29c] Herms, V., Eicher, W., Falk, K.: Psychosomatische Aspekte vorzeitiger Wehentätigkeit. Gynäkol. Praxis, 3, 1979, im Druck.
[30] Jaszmann, L.: Epidemiologie der klimakterischen und post-klimakterischen Beschwerden. In.: Keep, P. A. van, Lauritzen, C.: Älter werden und Östrogene. S. Karger, Basel, 1973, 23–36
[31] Keep, P. A. van.: The menopause, a study of the attitudes of women in Belgium, France, Great Britain, Italy and West Germany. Intern. Health Foundation, Geneva 1970
[32] Kidess, E., Klein, M.: Schicksal der Schwangerschaften nach Hyperemesis gravidarum. Geburtsh. Frauenheilk. 34, 1974, 181
[33] Kinsey, A. C., Pomeroy, W. B., Martin, C. E., Gebhard, P. H.: Das sexuelle Verhalten der Frau. Fischer, Frankfurt, Berlin 1963
[34] Littré, E. (éd.): Oeuvres complètes d'Hippocrate. 1839–61, Baillère, Paris
[35] Lukas, K. H.: Die psychologische Geburtserleichterung. Schattauer, Stuttgart, 1968
[36] Malleson, J.: Vaginism: Its Management and Psychogenesis. Brit. med. J., Aug. 1942, 213
[37] Masters, W. H., Johnson, V. E.: Die sexuelle Reaktion. Rowolt, Reinbeck, 1970
[38] Masters, W. H., Johnson, V. E.: Anorgasmie und Impotenz. Goverts, Krüger, Stahlberg, Frankfurt, 1973
[39] Mayer, A.: Über seelisch bedingte Menstruationsstörungen. Geburtshilfe Frauenheilk. 6, 1944, 178
[40] Mayer, A.: Seelische Krisen im Leben der Frau. Lehmann, München, 1952, 2. Aufl.
[41] Melody, G. F.: Depressive reactions following hysterectomy. Amer. J. Obst. Gynec. 83, 1962, 410
[41a] Molinski, H.: Nymphomanie und Don Juanismus. Vortrag 3. Fortbildungstagung für Praktische Sexualmedizin, 15.6.78, Heidelberg, abgedruckt in: Herms, V., Conrad, F.: Praktische Sexualmedizin 78, Verlag Medical Tribune, Wiesbaden, 1979
[42] Money, J., Hampson, J. G., Hampson, J. L.: Imprinting and the establishment of gender role. Arch. Neurol. Psychiatr. 77, 1957, 333
[43] Money, J.: Differentiation of gender identity. Congrès internat. de Sexologie médicale, 3. – 7.7.1974, Paris
[44] Money, J.: Human behavior cytogenetics: Review of psychopathology in three syndromes – 47XXY, 47XYY and 45X. J. Sex. Research 11, 1975, 181
[45] Newton, N., Newton, M.: Psychologic Aspects of Lactation. The New Engl. J. Med. 227, 1967, 1179
[45a] Pauleikoff, B.: Seelische Störungen in der Schwangerschaft und nach der Geburt. Enke-Verlag, Stuttgart, 1964
[45b] Philipp, E.: Zur Behandlung des praemenstruellen Syndroms. Therapiewoche 27, 1977, 7296
[46] Prill, H. J.: Psychosomatische Gynäkologie. Urban & Schwarzenberg, München, Berlin, 1964
[46a] Richter, K., Pieringer, W., Mayer, H. G. K.: Psychische Aspekte bei der Hysterektomie. Wien. Klin. Wschr. 88, 1976, 733
[47] Roemer, H.: Gynäkologische Organneurosen. Thieme, Stuttgart, 1953
[48] Roemer, H.: Methoden der Geburtserleichterung. In: Käser, O., Friedberg, V. et al.: Geburtshilfe und Frauenheilkunde Bd. II, Thieme, Stuttgart, 1967, 631–662
[49] Roemer, H.: Das Sexualleben der Frau und seine Störungen. In.: Käser, O., Friedberg, V. et al.: Geburtshilfe und Frauenheilkunde Bd. I., Thieme, Stuttgart, 1969, 508–544
[50] Sears, R. R., Maccoby, E. E., Levin, H.: Patterns of child rearing. Row Petterson, Evanston, Ill., 1957
[51] Taylor, H. C.: Die neuro-vegetativ bedingten Störungen im kleinen Becken der Frau. Arch. Gynäkol. 180, 1951, 181
[51a] Senarclens, M. de, Fischer, W.: Aménorhée: Féminité impossible? Masson, Paris, 1978
[51b] Stoller, R. J.: Parental influence in male transsexualisme. In Green, R., Money, J.: Transsexualisme and sex reassignment. S. 153 ff. John Hopkins, Univ. Press, Baltimore, 1969
[51c] Stoller, R. J.: Etiological factors in female transsexualism. A first approximation. Arch. Sex. Behavior, 2, 1972, 47

43 Psychosomatische Probleme in der Geriatrie

Hartmut Radebold

43.1 Einführung

Erstmanifestation und Häufigkeitsgipfel funktioneller Störungen und psychosomatischer Erkrankungen liegen nach übereinstimmender Ansicht im jüngeren und mittleren Lebensalter, d.h. zwischen dem 20. und 50./55. Lebensjahr und damit noch im engen ursächlichen und zeitlich überschaubaren Zusammenhang mit den entscheidenden Einflüssen der Kindheit und Adoleszenz. Demgegenüber ist das höhere und hohe Lebensalter, d. h. nach dem 50./55. Lebensjahr, nach allgemeiner Ansicht in der Regel durch das Fortbestehen psychosomatischer Erkrankungen früherer Lebensphasen oder durch die Manifestation ihrer organischen Folgeerscheinungen, wie z. B. bei der essentiellen Hypertonie, charakterisiert.

»Alter« wird dabei weitgehend entweder als rein statisch oder als Prozeß einer negativen Entwicklung mit Zunahme von pathologischen, physiologischen und morphologischen Veränderungen und Häufung von Krankheiten (Multimorbidität) bei gleichzeitiger progredienter Abnahme von physischen und psychischen Fähigkeiten (Defizitmodell) gesehen.

Damit wird dem Phänomen Alter im Bereich der Psychosomatik entweder überhaupt kein oder lediglich ein verschlimmernder, chronifizierender und/oder zu organischen Veränderungen führender Einfluß zugeschrieben.

Zusätzlich stellt der Bereich Alter und Altern innerhalb der psychosomatischen Forschung ein weitgehend vernachlässigtes Gebiet dar. Neben der beschriebenen allgemein negativ gefärbten Einstellung besteht im Alter ein sehr langer zeitlicher Abstand zu den relevanten Kindheitserlebnissen ohne Möglichkeit der Überprüfung der Relevanz derselben. Längsschnittuntersuchungen von psychosomatischen oder neurotischen Patienten im höheren und hohen Lebensalter liegen bisher kaum vor und die durchgeführten Querschnittsuntersuchungen sind aufgrund der verschiedenen Altersgruppeneinteilungen und methodologischen Ansätze häufig nicht miteinander vergleichbar. Zusätzlich haben weitere Forschungsprobleme, wie verschiedene theoretische Ansätze, Differenzierung der diagnostischen Möglichkeiten innerhalb der letzten Jahrzehnte, fehlende altersspezifische testpsychologische Untersuchungen usw. weiterhin entscheidend zu diesem Defizit beigetragen.

Außerdem haben die für die entsprechende psychosomatische Forschung relevanten Wissenschaftsdisziplinen (Psychoanalyse, Psychotherapie, Verhaltensforschung, Sozialpsychologie, Psychophysiologie usw.) die Determinanten »Alter« und »Altern« bisher wenig berücksichtigt und sich umgekehrt Geriatrie und Gerontopsychiatrie aufgrund ihrer im deutschsprachigen Raum weitgehend organisch ausgerichteten Forschung wenig mit neurotischen und psychosomatischen Störungen beschäftigt.

So führt die »Bibliographia Gerontpsychiatrica« bis einschl. 1971 lediglich 43 Publikationen auf, die sich sehr unterschiedlich mit den psychosomatischen Aspekten im Alter befassen.

Als Folge findet man in den aktuellen deutschsprachigen Lehrbüchern praktisch keine Hinweise auf psychosomatische Aspekte des Alterns und Alters, so im Bereich der Psychosomatik (Bräutigam/Christian 1973, Jores 1976), in der Geriatrie (Martin/Junod 1975, Hauss/Oberwittler 1975 und Lang 1976) und in der Gerontopsychiatrie (Österreich 1975). Lediglich Müller (1967) referierte erstmals die wenigen vorliegenden Forschungsergebnisse.

Trotzdem scheint es m. E. aus mehreren Überlegungen gerechtfertigt, die Bedeutung der Determinanten Alter und Altern für den psychosomatischen Bereich zu untersuchen:

- Das Alter (einschließlich des damit sinngemäß zusammenhängenden Lebensalters vom 50./55. Lebensjahr an) umfaßt bei einer durchschnittlichen Lebenserwartung von 74–76 Jahren einen langen Abschnitt des gesamten Erwachsenenalters. Im Gegensatz zur bisherigen, weitgehend statisch und organisch orientierten Sicht, ist es als Phase im Lebenszyklus mit weiteren eigenen Entwicklungsschritten im Sinne einer Progression und Regression anzusehen. Dazu ist bekannt, daß der Alternsprozeß von genetischen, physischen, psychischen, sozialen und ökonomischen Faktoren beeinflußt wird.
- Ebenso wie Kindheit und Jugend kann das höhere und hohe Lebensalter zahlreiche, von außen dem Individuum auferlegte Bedrohungen, Einschränkungen und Verluste mit neuer Abhängigkeit mit sich bringen.
- Dazu scheinen Erstmanifestationen funktioneller Störungen und psychosomatischer Krankheiten im höheren und hohen Lebensalter häufiger als bisher angenommen aufzutreten. Insgesamt handelt es sich zahlenmäßig dabei um eine relativ große Patientengruppe.
- Diese Patientengruppe wird dabei weitgehend unter der einseitig »organischen« Sicht vernachlässigt, da sowohl diagnostisch der Einfluß psychodynamischer und psychosozial relevanter Faktoren wenig berücksichtigt wird, kaum eine entsprechende differential-

diagnostische Abklärung erfolgt und therapeutisch außer einer medikamentösen Behandlung – oft in Form einer Polypragmasie – keine weiteren sinnvollen Ansätze gesehen werden.

43.2 Definitorische Schwierigkeiten

Der Versuch einer Darstellung psychosomatischer Aspekte im höheren und hohen Lebensalter begegnet erheblichen Schwierigkeiten, da die unter diesen Begriff fallenden Phänomene, Störungen und Krankheiten – je nach dem theoretischen Ansatz – sehr unterschiedlich beschrieben und definiert werden.

Mittelmann (1956) unterscheidet psychosomatische Erkrankungen im Alter in Übereinstimmung mit denen anderer Lebensphasen von solchen funktionellen oder organischen Störungen, die durch die problematische Alterssituation verstärkt werden oder Reaktionen auf dieselbe darstellen. Kleemeier (1958) versteht unter »somatopsychologischen Effekten« die Auswirkungen von Krankheiten im Alter auf die alternde Person bei einer Identität der Auswirkungen von Krankheit und Alter. Ernst (1959) weist darauf hin, daß psycho-somatische Störungen im Alter an die Stelle von früheren und andersartigen neurotischen Erkrankungen treten können. Condrau (1966) sieht die alterstypischen psychosomatischen Krankheiten durch »organische Befunde mit häufig chronischem Verlauf und nicht selten letalem Ausgang« gekennzeichnet. Müller (1967) diskutiert, ob psychosomatische Krankheiten im Alter ihre relative Spezifität gerade deshalb verlieren, weil als Substrat vermehrt abnutzungsbedingte körperliche Erkrankungen zur Verfügung stehen, Stenback (1975) bezieht sich ausschließlich auf die »klassischen« psychosomatischen Krankheiten.

Die nachfolgende Aufzählung darf nicht als Klassifikation oder inhaltliche Einteilung, sondern lediglich als geordnete Aufzählung der in der vorhandenen Literatur mit dem Begriff »Psychosomatik« verbundenen Vielfalt von Störungen und Erkrankungen in dieser Lebensphase verstanden werden. Dabei lassen sich folgende Gruppen beschreiben und unterscheiden:
– Typische psychosomatische Krankheiten, wie z.B. Asthma bronchiale, Colitis ulcerosa, essentielle Hypertonie usw., die zuerst im jüngeren/mittleren Erwachsenenalter auftreten, unverändert bis in das höhere und hohe Lebensalter fortbestehen und dabei zunehmend organische Veränderungen und weitere Krankheiten zur Folge haben.
– Wiederauftreten von Symptomen psychosomatischer Krankheiten früherer Lebensphasen im höheren und hohen Lebensalter nach einer langen Latenzzeit, unter Umständen von 20–30 Jahren bei bestimmten Konflikt- und Krisensituationen des Alterns.
– Erstmanifestationen typischer psychosomatischer Krankheiten jenseits des 50./55. Lebensjahres.
– Zunahme und Intensivierung sogenannter funktioneller Störungen, z.B. im Magen-Darm-Bereich oder Schlafstörungen im höheren und hohen Lebensalter.
– Auftreten von Konversionssymptomen als Ausdruck neurotischer Erkrankungen und Auftreten körperlicher Symptome als Ausdruck und Begleiterscheinung depressiver, hypochondrischer oder paranoider psychiatrischer Krankheitsbilder.
– Darstellung psychischer Konflikte und psychosozialer Schwierigkeiten durch Verstärkung bestehender organischer Krankheiten.
– Psychische Auswirkungen langfristiger, schwerer oder chronischer organischer Krankheiten im Alter.

43.3 Die Situation des Alterns und des Alters

43.3.1 Die Veränderungen im Alternsprozeß

In Abhebung von den früher stark betonten biologischen und physiologischen Alterstheorien wird heute »Altern« zunehmend als ein »Vorgang der Veränderung« (Lehr 1972) aufgefaßt, der sowohl biologisch/physiologische als auch psychische und soziale Veränderungen umfaßt. Dabei wird der gesamte Prozeß des Älterwerdens – und nicht etwa nur das höhere Lebensalter ab dem 65. Lebensjahr entsprechend der früheren Berentungsgrenze – in seinem subjektiven Erleben und in den objektiven Veränderungen gesehen.

In den letzten Jahren wurde die Situation des älteren/alten Menschen und die ihm begegnenden objektiven Veränderungen umfassend aus der Sicht verschiedener wissenschaftlicher Einzeldisziplinen dargestellt, so für die Soziologie (Tews 1974), für die Psychologie (Lehr 1977) und für die Biologie (Platt 1976).

Dabei muß sich jeder Arzt oder therapeutisch Tätige vergegenwärtigen, daß der Mensch im höheren und hohen Lebensalter jetzt nach der Kindheit zum zweiten Mal innerhalb seines Lebenszyklus in eine zunehmend von ihm selbst immer weniger beeinflußbare und fremdbestimmte Lebenssituation kommen kann. Diese physischen, psychischen und sozialen Einschränkungen sind nicht im Sinne der früher vertretenen »Defizit-Theorie« von vornherein die Determinanten des Alternsprozesses, sie können jedoch in zunehmendem Maße zu quantitativen und qualitativen defizitären Veränderungen führen.

Neuere Untersuchungen (Berlin 1974, Tismer 1975) weisen nachdrücklich auf das mit zunehmendem Alter ansteigende Ausmaß derartiger Veränderungen hin. So zeigt sich bei Frauen mit höherem Alter eine deutliche Zunahme der Verwitweten. Während von den 60- bis 64-jährigen Frauen 44% verwitwet sind, entfallen auf die Gruppe der 70- bis 74-jährigen 57% und der 80- bis 84-jährigen 65%. Bei den gleichaltrigen Männergruppen liegt der Prozentsatz der Verwitweten deutlich niedriger. Dabei fühlen sich »einsam« bei den Frauen 22% der verheirateten, 28% der ledigen und 43% der verwitweten und bei den Männern 14% der verheirateten, 28% der ledigen und 33% der verwitweten. Zusätzlich wird der Anteil der Hilfsbedürftigen auf 20–30% geschätzt. 38% weisen auf ernsthafte Mängel in ihrer Wohnung hin (ohne Badegelegenheit und WC; ungenügend schallisoliert, ohne Zentralheizung, ungenügend gegen Kälte und Feuchtigkeit geschützt, zu klein, zu teuer und zu hoch gelegen). Bei einer Einkommensgrenze von DM 600,– gehören fast jede 2. Frau und jeder 5. Mann zum potentiellen Empfängerkreis öffentlicher Unterstützung (Tismer 1975).

Damit stellt sich die dringende Frage, wieweit der ältere/alte Mensch in der Lage ist, derartige psychosoziale Einschränkungen neben den biologischen Veränderungen und der Multimorbidität zu ertragen, geschweige denn zu verarbeiten.

In engem Zusammenhang damit müssen auch die Aussagen der Psychiatrie-Enquête (1975) über die Häufigkeit psychischer Erkrankungen im höheren Lebensalter gesehen werden. Sie weist ausdrücklich darauf hin, daß »alte Menschen mit ihrer physischen, psychischen und sozialen Gefährdung eine ausgesprochene Risikogruppe für psychische Störungen darstellen«. Dabei wird geschätzt, daß ca. 25 bis 30% der über 65-jährigen Bevölkerung psychische Störungen im weitesten Sinne aufweisen, davon handelt es sich bei 25 bis max. 50% um Neurosen, abnorme Erlebnisreaktionen und Persönlichkeitsstörungen.

43.3.2 Psychodynamische Aspekte

43.3.2.1 Höheres und hohes Alter im Lebenszyklus

Im Rahmen eines psychodynamischen Lebenszyklus-Konzeptes (Erikson 1968, Neugarten 1968, Lidz 1971) sind die Phasen vom 50./55. Lebensjahr bis hin ins hohe Alter als eine Einheit im Sinne eines größeren, innerlich zusammenhängenden Zeitabschnittes, charakterisiert durch die Auseinandersetzung und das Akzeptieren des Alters und des Altseins einschließlich von Sterben/Tod zu sehen.

Diese Phasen umfassen folgende Zeiträume:
– Vom 50./55. Lebensjahr bis hin zum Ausscheiden aus dem Arbeitsprozeß (60. bis 65. Lebensjahr),
– von Beginn und Erleben des Ruhestandes bei gleichzeitigem Erleben des Altwerdens, und schließlich
– vom 75. Lebensjahr bis hin ins hohe Alter.

Auch diese Phasen unterliegen den gleichen psychodynamischen Gesetzmäßigkeiten, wie Kindheit, Jugend, jüngeres und mittleres Erwachsenenalter. Progressions- und Regressionsschritte und das Bemühen um eine neue psychosoziale Identität in der jeweiligen Phase sind typische Charakteristika derselben, wobei im Altern die Regressionsschritte überwiegen. Voraussetzung für das Erreichen einer Phase ist die individuell befriedigende Lösung von bestimmten, den einzelnen Phasen des Lebenszyklus zugeordneten psychosozialen Aufgaben (Erikson 1968), die allerdings auch als entsprechende Krisen (Caplan 1961) erlebt werden können.

Aufgrund der Ergebnisse zahlreicher psychologischer und soziologischer Forschungsarbeiten und der großen Längsschnittuntersuchungen aus den USA und der BRD lassen sich diese psychosozialen Aufgaben definieren (Tabelle 1).

Erleben, Auseinandersetzung, Akzeptieren und Bewältigung der psychosozialen Aufgaben der jeweiligen Phase des Alterns sind Voraussetzung zum Erreichen einer ausreichenden Ich-Stabilität und zur Ausschöpfung der noch vorhandenen Befriedigungsmöglichkeiten.

Die Ich-Stabilität hängt weiter von den bisher gefundenen – mehr oder weniger geglückten – Lösungen früherer psychosozialer Aufgaben, der Schaffung entsprechender Befriedigungsmöglichkeiten, der Übereinstimmung von Ich-Ideal mit der bisherigen Verwirklichung im Lebenszyklus, vom Weiterbestehen neurotischer Einschränkungen, von der augenblicklich bestehenden psychischen, physischen und sozialen Stabilität und dem Ausmaß der eintretenden Veränderungen ab.

43.3.2.2 Trennung und Verlust

Übereinstimmend werden Trennung und Verlust als entscheidende Bedrohungen der seelischen Gesundheit und damit als ernsteste Formen des psychologischen Stresses für Kindheit und Alter (u.a. Stenback 1965, Schmale 1972, Parkes 1974) gewertet. Neben den möglichen Einschränkungen und negativen Veränderungen im psychischen, physischen und sozialen Bereich ist die Phase des Altern und des Alters entscheidend durch die Zunahme und Häufigkeit von Objektverlusten charakterisiert.

Objektverlust kann dabei in verschiedener Form erlebt werden:

– Als aktueller Verlust in Form einer Trennung von dem libidinös besetzten Objekt, etwa durch Verlegung ins Heim, Aufnahme ins Krankenhaus und durch den im Alter immer häufiger werdenden Tod von Partnern, von Geschwistern und langjährigen Freunden, aber auch schon von eigenen Kindern;
– als drohender Verlust bei einer eingreifenden Veränderung in einer bestehenden Beziehung, die eine Bedrohung der Beziehung oder einer Antizipation eines Verlustes signalisiert, z.B. in Form schwerwiegender Gesundheits- und Verhaltensänderungen bei wichtigen Beziehungspersonen und
– als symbolischer Objektverlust durch Wiederbelebung kürzlicher oder früherer phantasierter oder erlebter Verluste durch eine äußerlich unspezifische, individuell jedoch sehr entscheidende Situation.

Die vorliegenden wenigen Untersuchungen über Bedeutung und Auswirkung des Verlustes bei Älteren lassen keine umfassenden Aussagen zu, weisen jedoch auf einige charakteristische Merkmale hin. So fanden Stern

Tabelle 1. Psychosoziale Aufgaben im höheren und hohen Lebensalter.

I. Phase	II. Phase	III. Phase
Übergang vom mittleren Lebensalter bis zum Ausscheiden aus dem Arbeitsprozeß (50./55. – 60./65. Lebensjahr)	"Ruhestand" und Altwerden (60./65. bis 75. Lebensjahr)	Hohes Lebensalter (nach dem 75. Lebensjahr)
Auseinandersetzung mit dem Erleben und der Situation des Älterwerdens (und der damit zum Teil verbundenen narzißtischen Kränkung) mit beginnender Einschränkung der körperlichen und psychischen Leistungsfähigkeit, mit den Verlusten von Eltern und älteren Verwandten und den ersten Verlusten von Gleichaltrigen; Beendigung der Ablösung von den bisherigen psychosozialen und biologischen Aufgabestellungen früherer Lebensphasen (Gründung und Aufbau einer Familie und ihre soziale und materielle Absicherung, berufliche Weiterentwicklung, Ablösung von den Kindern, Verarbeitung der Menopause usw.); Neudefinition der Zweierbeziehung in der alternden Ehe nach Ablösung der Kinder mit dem Versuch einer Abstimmung der eigenen und gegenseitigen Wünsche, Bedürfnisse und Triebimpulse; Einstellung auf das Ausscheiden aus dem Arbeitsprozeß und Vorbereitung desselben (auch zusammen mit dem Partner) mit Erstellung eines realistischen Planes für den folgenden weiteren Lebensabschnitt und der Bearbeitung der bisherigen, eher illusionären Wunschvorstellungen über die zukünftige Lebensgestaltung und in Verbindung damit Umlenkung der beruflichen Aktivitäten auf andere Interessensbereiche.	Realisierung der vorgesehenen Pläne für Zeit des Ruhestandes und individuelle befriedigende Gestaltung dieses Zeitabschnittes mit dem Partner; fortwährende adaptative Einstellung auf und Akzeptieren des Altwerdens; Auseinandersetzung (einschl., des Versuchs einer Bewältigung) mit den eintretenden sozialen Einschränkungen (Einkommensminderung, Verlust an sozialem Status und Aufgaben, Wohnbeschränkungen usw.), den zunehmenden Krankheiten (Multimorbidität), den Verlusten an Objektbeziehungen und Bedrohung der Selbständigkeit; Auseinandersetzung mit der zunehmenden Möglichkeit des Sterbens und Todes.	Fortsetzung der Auseinandersetzung mit den zunehmenden Einschränkungen, Bedrohungen und Verlusten; Akzeptieren des Altgewordenseins mit Krankheit, Vereinsamung und Isolierung; Auseinandersetzung mit der weiteren Bedrohung der Selbständigkeit und der zunehmenden Abhängigkeit; Vertrautwerden mit Sterben und Tod.

u. a. (1951) bei älteren Witwen einen »Mangel an sichtbaren mentalen Manifestationen von Gram«.

Parkes (1964) weist beim Vergleich von Trauerreaktionen von Witwen verschiedener Altersstufen darauf hin, daß die über 65-jährigen im Gegensatz zum Verhalten in früheren Lebensphasen innerhalb der ersten 6 Monate nach Verlust des Partners keine signifikante Zunahme an neurotischen/psychiatrischen Symptomen, im Verbrauch von Beruhigungsmitteln oder bei der Konsultationshäufigkeit ihes Hausarztes zeigten, dafür aber eine Zunahme an nicht-psychiatrischen Symptomen, wie z. B. häufigere Arztkonsultationen wegen Muskel- und Gelenkbeschwerden. Kay (1955) berichtete, daß ein eingetretener Verlust bei über 60-jährigen Patienten bestehende psychiatrische Krankheiten deutlich verstärkte, wobei die krankhafte emotionale Störung »weit über jede Reaktion hinaus ging, die als normal für das entsprechende Unglück angesehen werden konnte«.

Andere Untersuchungen wiesen auf den Einfluß von psychischen Faktoren auf die Sterblichkeit bei kränkelnden alternden Menschen hin, so z.B. lag die Sterblichkeitsrate bei Älteren um 40% innerhalb der ersten 6 Monate nach dem Tod des Ehepartners (Young u. 1963) höher. Dabei zeigte sich der größere proportionale Zuwachs bei Todesfällen nach Coronar-Thrombose und arteriosklerotischen degenerativen Herzerkrankungen (67% höher als erwartet). Rees und Lutkins (1967) zeigten auf, daß die Sterblichkeit bei Verwandten von Verstorbenen im ersten Jahr nach dem Verlust 4,67% gegenüber 0,68% bei einer entsprechenden Kontrollgruppe betrug. Die Sterblichkeitsziffer war besonders hoch bei Witwern und Witwen, von denen 12% in der gleichen Periode verstarben.

Das Akzeptieren des Verlustes mit der gleichzeitigen inneren Trennung von der Beziehungsperson und die Bewältigung der Trauerarbeit über ihre verschiedenen Stadien hinweg (Parkes 1974) setzt eine ausreichende Ich-Stabilität mit noch vorhandenen – oder zumindestens wiederbelebbaren – anderen Objektbeziehungen und weiteren libidinösen Befriedigungsmöglichkeiten bei einer gefestigten und genügend abgesicherten Umwelt voraus. Bei einer zunehmenden Ich-Instabilität, wie z. B. in der Situation des Alters, werden ein Sich-Zurückziehen und die Vermeidung von innerpsychischen Auseinandersetzungen zu Ungunsten des Angehens von innerpsychischen Problemen und einer intensiven Trauerarbeit überwiegen. Bei drohender Überwältigung durch Gefühle von Hilflosigkeit und/oder Hoffnungslosigkeit mit entsprechender Zunahme von Angst ist dann oft eine nachfolgende Regression (s. 3.2.6) zu beobachten.

Bedrohungen und Verluste werden offenbar zunächst mit einer Verstärkung der bisherigen Abwehrprozesse (s. 3.2.5) beantwortet, sichtbar an einer Verschärfung und Erstarrung der Charakterzüge, an Verdrängung, Verleugnung und Isolierung von Trauerreaktionen bei gleichzeitiger Tendenz zur Somatisierung. Dazu wurde die heutige Generation der 60- bis 80-jährigen durch ihre Erziehung angehalten, Gefühlsäußerungen weitgehend zu vermeiden. Bei neurotischen und psychiatrischen Vorerkrankungen fallen die Trauerreaktionen sowohl bezüglich Ausprägung als auch Dauer besonders intensiv aus (Parkes 1974).

Unter bestimmten Bedingungen muß mit besonders schweren, in der Alterssituation kaum zu bewältigenden Trauerreaktionen gerechnet werden. Dazu gehören:
– Verlust der einzigen, dazu noch aus der Kindheit stammenden, hoch besetzten und wichtigen Beziehungsperson ohne weitere vorhandene Objektbeziehungen;
– ein plötzlich eintretender Verlust ohne innere langfristige Vorbereitung, wie sie z.B. durch eine Krankenhausaufnahme, lange chronische Krankheit oder mehrere Vorerkrankungen der Beziehungsperson gegeben sind;
– Verluste außerhalb des gewohnten und erwarteten Ablaufs (Neugarten 1970), z.B. wenn ein Kind oder Enkelkind anstatt des Partners oder eines älteren Verwandten vorzeitig stirbt;
– das Zusammentreffen von Verlusten mit weiteren Bedrohungen und Einschränkungen (z.B. Wohnungswechsel, finanzielle Schwierigkeiten und eigene schwere Erkrankung).

Diese Verstärkung der bisherigen Abwehrprozesse mit Verleugnung und Isolierung von Trauerreaktionen bei gleichzeitiger Tendenz zur Somatisierung wird an der folgenden Krankengeschichte deutlich:

Eine 74-jährige Frau erkrankte relativ akut an Appetitmangel, Übelkeit, Ekelgefühl und Oberbauchbeschwerden bei langsamem Gewichtsverlust. Vom Hausarzt eingewiesen zur »Durchuntersuchung« fand man auf einer Inneren Universitätsabteilung im Rahmen einer umfassenden Diagnostik keinen Hinweis auf eine organische Erkrankung.

Auf der Station wirkte die Patientin abweisend, in sich zurückgezogen, bedrückt und deutlich inaktiv. Aufgrund der Zunahme der Inaktivität während des 8-wöchigen Krankenhausaufenthaltes bei fortbestehender Symptomatik trotz zahlreicher Behandlungsversuche wurde eine Verlegung ins Altenheim erwogen. In der gleichen Zeit heilte eine Unterarmfraktur links schnell und folgenlos aus.

Das Gespräch mit dem gleichfalls konsiliarisch zugezogenen Psychotherapeuten begann die Patientin mit der Feststellung, daß »im Frühjahr ihre Tochter verstorben sei, aber damit könne ihre Erkrankung 2 Monate später nicht zusammenhängen«. Sie zeigte dabei keine affektive Beteiligung oder Trauerreaktion und ging dann sofort im Gespräch auf ihre Symptomatik über. Erst als ihre akut aufgetretene Angst vor dem morgendlichen Klingeln des Briefträgers als Furcht vor einer neuen Hiobsbotschaft gedeutet wurde, konnte sie über den Verlust ihrer Tochter sprechen und erstmals durch Weinen ein Stück Trauer zulassen.

Die Patientin, die sich lebenslang als psychisch stabil und energisch erlebte, hatte den Verlust ihres Mannes vor 3 Jahren ohne ausgeprägte depressive Verstimmung überstanden. Ihre 2 Söhne lebten verheiratet entfernt der Nachbarschaft und hatten mehrfach angeboten, die Mutter zu sich zu nehmen. Sie selbst wollte aber in gewisser Distanz zu ihren Kindern leben.

Sie führte ihren Haushalt allein mit Hilfe einer Haushaltshilfe. Die unverheiratete, in einer entfernten Stadt lebende Tochter kam über das Wochenende nach Hause und versorgte die Mutter zusätzlich. Dabei bestand die stillschweigende Verabredung, daß die einzige Lieblingstochter bei einer Erkrankung der Mutter ihre Stelle wechseln und die Mutter bis zu ihrem Tode versorgen würde. Diese Tochter erkrankte akut mit 48 Jahren an einem Virusinfekt und verstarb innerhalb von 8 Tagen.

2 Monate später entwickelte sich die beschriebene Symptomatik, nachdem die Patientin zunächst jede Trauerreaktion verdrängt hatte. Zusätzlich fühlte sie sich von ihrem Hausarzt verlassen, der sie aufgrund eines Kongreßbesuches für »10 Tage zur Durchuntersuchung« einwies.

Nach Ansprache ihrer Trauerreaktion und Zulassen eines Teiles des Kummers konnte mit der Patientin eine Lösung erarbeitet werden, die ihr zu Hause eine größere Sicherheit und Verwöhnung bei Erhaltung der Selbstständigkeit versprach. Dazu bestand die Möglichkeit, später in der Nähe der Söhne eine Wohnung zu nehmen. Unter dieser Lösung kam es kurzfristig zum Verschwinden der obigen Symptomatik und so weitgehender Wiederherstellung der Patientin, daß sie nach 14 Tagen wieder voll aktiv nach Hause entlassen werden konnte.

So wird oft eine Trauerarbeit im Alter im Sinne einer aktiven Auseinandersetzung mit dem Verlust unmöglich gemacht, wobei es dann unter dem Eindruck der überwältigenden Bedrohung zu einem illusionären Festhalten an dem verlorenen Liebesobjekt und/oder zu weiteren Regressionsschritten kommt. Dazu muß berücksichtigt werden, daß ein Partnerverlust in der heutigen Situation für die Witwe häufig zahlreiche und entscheidende Veränderungen zur Folge hat (geringeres Einkommen, eingeschränkte Kontakte, u.U. Wohnungswechsel usw.).

Neben den Verlusten an Objektbeziehungen werden auch zahlreiche andere Bedrohungen und Einschränkungen als Verluste je nach ihrer Bedeutung und innerpsychischen Besetzung erlebt. Levin (1963, 1965) unterscheidet dabei die »Attacke«, z.B. in Form von Kritik, Vorwürfen und Kränkungen, die »Einschränkungen«, z.B. durch Krankheit und Verlust von physischen und psychischen Fähigkeiten und die »Drohung«, z.B. durch drohende und phantasierte Verluste und weist auf die Wichtigkeit ihrer Bedeutung bei Auslösung von Altersdepressionen hin.

Tews (1974) und Lehr (1977) haben aus soziologischer und psychologischer Sicht eine umfassende Literaturübersicht über das Ausscheiden aus dem Arbeitsprozeß in industrialisierten Ländern gegeben. Neben Variablen, wie sozioökonomischer Status und Bildungsniveau, Gesundheitszustand, zu erwartende Rentenhöhe, Einstellung des Ehepartners und Freizeitinteressen, hat das subjektive Erleben dieses Prozesses entscheidenden Einfluß auf den Verlauf des »Ruhestandes«.

Die bisherige innerpsychische Bedeutung der Berufstätigkeit, z.B. als dauernde neurotische Bestätigung gegenüber eigenen Minderwertigkeitsgefühlen oder als zwanghafte Regulierung des gesamten Privatlebens mit Abwehr entsprechender passiver Wünsche oder als Bestätigung des Jungseins mit entsprechender Leistungsfähigkeit u.a.m. und das der Beendigung der Arbeitstätigkeit folgende Gefühl der Leere und Bedeutungslosigkeit und die im Verlauf des Lebens immer weiter auf die Berentungszeit verschobenen – auch nicht mehr zu verwirklichenden illusionären Erwartungen an diese Zeit – entscheiden darüber, ob diese Veränderung als intensive Entwertung und Verlust erlebt wird oder allmählich verarbeitet werden kann. Bei mangelnder innerpsychischer Verarbeitungsfähigkeit – oft zusätzlich erschwert durch andere Verluste, wie z.B. des Partners, einer stabilen sozialen Umwelt – ist entweder eine zwanghaft verstärkte Fortsetzung des bisherigen Arbeitsalltages zu Hause oder eine psychische Dekompensation mit entsprechenden organischen Folgeerscheinungen oder eine Somatisierung des Konfliktes zu beobachten. Diese Krankheitsbilder wurden von Kehrer (1952) und Stauder (1955) als »Pensionierungsbankrott« beschrieben. Jores/Puchta (1959) wiesen bei ihrer Untersuchung an Hamburger Beamten auf die Möglichkeit des »Pensionierungstodes« hin durch Zusammenwirken »der zur Pensionierung führenden Krankheit mit dem Trauma der Pensionierung«.

Ebenso gehören dazu im physischen und psychischen Bereich Verluste von wichtigen und/oder hochbesetzten Eigenschaften und Fähigkeiten, wie z.B. intellektuelle Fähigkeiten eines Wissenschaftlers, Hören und Sehen für geistig und musisch Interessierte, Motorik für sportlich Aktive usw..

Parkes (1974) weist auf die entsprechende Bedeutung von Gliedmaßen, z.B. nach Amputationen hin.

Ebenso reagierten Ältere im Vergleich zu Jüngeren bei Katastrophen, wie z.B. bei Wirbelstürmen in den USA (Friedsam 1962) mit Apathie und Hoffnungslosigkeit.

Im hohen Lebensalter mit seinen weiter fortschreitenden Einschränkungen und zunehmender Vereinsamung erhalten dann ein stabiler Orientierungsrahmen (z.B. die vertraute Wohnung, der eingefahrene Tagesablauf u.a.m.) und die sogenannten Banal-Kontakte (Nachbarn, Briefträger, Pflegepersonal, Heiminsassen) entscheidende Bedeutung für die Ich-Stabilität. Bei Wegfall dieser vertrauten sozialen Umwelt, wie z.B. nach Verlegung von Heiminsassen, nach Auflösung von Altersheimen oder nach Verteilung von Insassen einer geriatrischen Abteilung nach einem Brand auf andere Abteilungen (Aleksandrowicz 1961) kommt es innerhalb kurzer Zeit zu einem signifikanten Anstieg der Todesfälle (s. pathologische Regression und »Depletion« 43.3.2.6).

43.3.2.3 Abhängigkeit

Schlechter Gesundheitszustand mit Einschränkung des Hörens, Sehens und der Mobilität; Multimorbidität und langfristige Erkrankungen; ungenügendes finanzielles Einkommen und mangelhafte Wohnungsausstattung (s. 43.3.1) bedingen mit ansteigendem Alter eine zunehmende Hilfs-, Versorgungs- und Pflegebedürftigkeit. Es wird geschätzt, daß 20 bis 30% der über 65-jährigen in irgendeiner Weise hilfs- und pflegebedürftig sind.

Mit dem Erleben dieser neuen Abhängigkeit und Hilfslosigkeit kommt es zur Wiederbelebung der Gefühle der Abhängigkeit aus der Kindheit in der Kind-Eltern-Beziehung und damit von entsprechenden früheren Konflikten. Neben dem Verlangen nach Hilfe, psychischer Sicherheit und gefühlsmäßigem Zuspruch durch Verwandte, Freunde, Ärzte, Helfer und Pflegepersonal werden auch frühere Konflikte zu den wichtigen Beziehungspersonen der Umwelt reaktiviert. Entweder wird versucht, diese zu beherrschen und zu manipulieren oder sich mit ihnen auseinanderzusetzen oder sich ihnen zu unterwerfen. Diese Problematik wird in der Interaktion in Form offener Schuldgefühle, von Haß und Ärger oder aber durch Verdrängung und Leugnung aller gefühlsmäßiger Probleme zur Umwelt sichtbar (Goldfarb 1969).

Busse (1962) und Coleman (1968) haben bei der Darstellung der psychosozialen Situation chronisch kranker alter Patienten auf die Behandlungsschwierigkeiten hingewiesen. Diese liegen in dem Erleben der langfristigen Erkrankung ohne Hoffnung auf Besserung, des Arrangements der Umgebung mit der Krankheit ohne Eingehen auf den Patienten, bei Anerkennung seiner duldenden, akzeptierenden Haltung der eigenen Krankheit gegenüber und zunehmender Ablehnung gegenüber allem seinem Aufbegehren und seinen Verselbständigungstendenzen.

Goldfarb (1969) hat aufbauend auf diesen Ergebnissen einen psychotherapeutischen Behandlungsansatz entwickelt, bei welchem das Erkennen und Annehmen der Abhängigkeit und Hilflosigkeit des Patienten eine entscheidende Voraussetzung für den Aufbau einer Arbeitsbeziehung zur Reaktivierung ist. Er versucht, älteren abhängigen Patienten akute und praktische Hilfe zu geben, wenn sie benötigt wird. Durch Gespräche über die bestehende Abhängigkeit mit den nachfolgenden Gefühlen von Haß, Ärger und Feindseligkeit wird versucht, zur Verringerung von Spannung und Angst beizutragen. Dabei wird Wert auf Befriedigungserlebnisse und Erleichterung des Umganges mit der als oft feindlich und ablehnend erlebten Umwelt gelegt. Unter diesem Arbeitsansatz ist dann eine allmähliche Verselbständigung im noch möglichen Rahmen zu erreichen.

43.3.2.4 Veränderung libidinöser und aggressiver Triebimpulse im Alter

Die bisherigen Untersuchungen u.a. von Kinsey (1948, 1953), von Master-Johnson (1966), Verwoerdt (1969), s. Literaturzusammenfassung von Berezin (1969) zeigen, daß regelmäßige sexuelle Aktivitäten bis weit über das 70. Lebensjahr hinaus bestehen können bei noch längerem Erhaltenbleiben von entsprechenden libidinösen Bedürfnissen, wie sie an Tagesphantasien und Träumen sichtbar werden. Das Ausmaß derselben hängt dabei entscheidend vom Lebensalter, bestehenden körperlichen Einschränkungen und Krankheiten, von der Existenz eines Partners (fast ausschließlich des Ehepartners) und dessen körperlicher Verfassung und Bedürfnissen ab. Ebenso wichtig ist der Umfang früherer sexueller Interessen und Aktivitäten.

Vergegenwärtigt man sich, daß die heutige Generation der 60- bis 80-jährigen nach den moralischen, religiösen und sexuellen Vorstellungen der Jahrhundertwende erzogen wurde, so wird verständlich, daß die Lebensabschnitte nach dem 50./55. Lebensjahr – besonders nach der Menopause für die Frau – eher dazu dienen, die bereits vorhandenen lebenslangen Konflikte und Schwierigkeiten noch stärker als bisher abzuwehren.

Auf der anderen Seite wird für den Mann berufliches Leistungsvermögen nach dem Leitbild der heutigen Gesellschaft mit sexueller Potenz gleichgesetzt.

Die intensive Abwehr lebenslang vorhandener Konflikte wird an folgender Krankengeschichte deutlich:

Eine 59-jährige Patientin war vor 4 Jahren an zunehmenden krampfartigen Blasenbeschwerden erkrankt mit der gleichzeitigen Befürchtung, »mitten auf dem Marktplatz den Urin nicht mehr halten zu können«. Zahlreiche Untersuchungen und Behandlungen hatten keinen Hinweis auf einen organischen Befund ergeben. Im Verlauf der psychotherapeutischen Behandlung wurde deutlich, daß die Patientin seit ihrer Menopause in einer Tochter-Vater-Beziehung zu ihrem 5 Jahre älteren Mann lebte. Dabei sollte der einzige fast erwachsene, in infantiler Abhängigkeit gehaltene Sohn alle Bedürfnisse nach Verständnis, Wärme und Zuneigung erfüllen.

Aufgewachsen im puritanischen Elternhaus mit deutlich gestörter Beziehung zu beiden Eltern im Sinne einer Ablehnung durch den sehr strengen, abweisenden Vater und mangelnde Identifizierungsmöglichkeit mit der Mutter, verblieb sie als äußerlich anhängliches Kind bis zum 35. Lebensjahr im Elternhaus. Dann heiratete sie einen »väterlichen Freund«. Sexuelle Beziehungen bestanden weitgehend nur aufgrund des Wunsches nach Kindern.

Auf eine gynäkologische Radikaloperation im 54. Lebensjahr reagierte sie mit einer ausgeprägten reaktiven Depression. Danach lehnte sie alle sexuellen Beziehungen aufgrund zunehmender »Blasenbeschwerden« beim Coitus ab, erlebte aber gleichzeitig die zahlreichen urologischen und gynäkologischen Untersuchungen unter heftigen Schuldgefühlen als sexuell stimulierend.

Gesellschaftliches Vorurteil, Abwertung der Älteren durch die jüngere/mittlere Generation, religiöse Ansichten über die Bedeutung der Sexualität nach Fortfall der biologischen Funktionen und die eigene Problematik erreichen gemeinsam eine weitgehende Verdrängung. Diese wird unterstützt durch die jahrzehntelange Gewöhnung an den Partner mit Wegfall entsprechender sexueller Stimulation und die zunehmenden körperlichen Veränderungen auf beiden Seiten. Dazu kommen das Desinteresse auf seiten der Frau (s. Kapitel »psychosomatische Aspekte der Gynäkologie«) und häufiger werdende Potenzstörungen beim Mann.

Ein Ausweg aus diesem Konflikt wird in verschiedener Weise gesucht. Einerseits werden Wünsche nach Wärme, Zärtlichkeit, Geborgenheit und Zuneigung immer ausgeprägter, wobei es die Frau im Gegensatz zum Mann aus gesellschaftlicher Sicht leichter hat, diesbezügliche Wünsche bei Kindern, Enkelkindern (ggfs. auch Haustieren) zu befriedigen.

Bei abwehrendem oder fehlendem Partner nehmen Masturbation und bei entsprechender Regression anale und orale Partialtriebbefriedigungen zu, die jedoch gleichzeitig aus der Sicht des reifen Erwachsenen mit entsprechenden Schuldgefühlen abgewehrt werden müssen.

Neben den regressiven Schritten wird die verstärkte Abwehr in der Zunahme bestimmter Abwehrmechanismen, wie Verleugnung, Verdrängung und schließlich auch Projektion sichtbar. Bekannt sind z. B. die alten Ehemänner, die plötzlich ihre Frauen der »Unzucht mit vielen Männern« beschuldigen.

Wie weit aggressive Triebimpulse durch den Prozeß des Alterns beeinfluß werden, ist bisher ungeklärt. Häufig besteht der Eindruck, daß Ältere schneller und intensiver aggressiven Impulsen nachgeben können und sie auch entsprechend zeigen. Ursächlich werden ein Nachlassen der Kontrolle über die Aggressivitätsimpulse oder eine beginnende Triebentmischung diskutiert.

43.3.2.5 Abwehr

Zur Aufrechterhaltung der Ich-Stabilität im Alter müssen im verstärkten Umfang Maßnahmen zur Abwehr der Konflikte und Bedrohungen eingesetzt werden. Zunächst kommt es zur Verstärkung der bisher schon lebenslang eingesetzten Abwehrmechanismen, besonders Verdrängung und Isolierung von Affekt und Inhalt. Weiterhin zeigen sich eine entsprechende Verschärfung, teilweise sogar Karikierung bisheriger Charakterzüge mit konservativer Einstellung bis hin zu Rigidität bei zunehmend zwanghafter Ordnung des Alltagslebens. Neue Erfahrungen werden unter Hinweis auf die bisher gemachten und als »unbrauchbar« eingestuften ungünstigen Lebenserfahrungen ebenfalls abgewehrt.

Bei zunehmenden Regressionserscheinungen (s. 3.2.6) treten genetisch gesehen frühere Abwehrmechanismen, nämlich Verleugnung, Projektion und Identifizierung mit dem Aggressor auf. Die Verleugnung zeigt sich z. B. in der positiven Einschätzung des eigenen Gesundheitszustandes gegenüber einer objektiv nachweisbaren Multimorbidität (Hauss 1975). Sexuelle Wünsche und Befürchtungen werden in die nächste Umgebung projiziert und dort in Form wahnhafter Befürchtungen erlebt. Zusätzlich ist oft zu beobachten, wie sich der pflegebedürftige und abhängige Ältere unbewußt nach den Vorstellungen des Pflegepersonals, der Ärzte und Angehörigen ausrichtet und entsprechend anpaßt.

Bei einer 86-jährigen pflegebedürftigen Patientin fiel der häufige Wechsel der Altenpflegerinnen auf, bei denen sie als schwierig, nörglerisch, uneinsichtig und oft verwirrt galt. Eine neu anfangende Altenpflegerin sprach die Patientin auf ihre sehr gepflegten und gut erhaltenen Hände an, woraufhin die Patientin zum ersten Mal lange und ausführlich über ihre Biographie berichtete. Danach entwickelte sich eine gute und stabile Beziehung zu dieser Pflegekraft mit ausgeglichenem, freundlichem und bemühtem Verhalten von seiten der Patientin ohne Hinweis auf Verwirrtheitszustände. Nach dieser Urlaubsvertretung zeigte die Patientin der ersten Pflegekraft gegenüber wieder das frühere Verhalten. Als die Urlaubsvertretung nach einem halben Jahr wieder zu der selben Patientin kam, zögerte diese einen Augenblick und erinnerte sich dann wieder gut an das Gespräch über ihre Hände. Danach bestand wieder die gleiche gute Arbeitsbeziehung mit dem freundlichen, bemühten, unauffälligen Verhalten der Patientin. Diese hatte sich offensichtlich unbewußt den Erwartungen des Pflegepersonals angepaßt und gleichzeitig in ihrer Abhängigkeit mit entsprechender Ablehnung reagiert.

Weiterhin werden offenbar organische Ausfälle oder hirnorganische Einschränkungen zu Abwehrzwecken benutzt. So zum Beispiel, wenn Ältere in schwierigen Situationen plötzlich nicht mehr gut hören oder gut sehen können, sich an nichts mehr erinnern können usw. Auch das Leben in der Vergangenheit, nämlich in Form der Rückkehr zu den rückwirkend oft befriedigend erlebten Kindheitszeiten oder die Verschiebung auf ein phantasiertes zukünftiges Leben weisen gleichzeitig auf die unbefriedigende Situation des heutigen Alterns hin.

Leider wird häufig der Abwehrcharakter derartiger Verhaltensauffälligkeiten nicht erkannt, sondern dieselben werden von vornherein als »organische Altersveränderungen« eingestuft.

43.3.2.6 Regression

Progression und Regression sind aus der Sicht eines psychodynamischen Lebenszyklus-Konzeptes wichtige und normale Determinanten der Entwicklung bei Überwiegen von Progressionsvorgängen in Kindheit, Adoleszenz und jüngerem und mittlerem Erwachsenenalter.

Dagegen wurden Regressionsvorgänge unter der Annahme unabänderlich und zunehmend nachlassender psychischer und physischer Fähigkeiten als charakteristische und normale Begleiterscheinung des Prozesses des Alterns angesehen. Aufgrund dieser postulierten organischen Veränderungen wurde parallel dazu eine Triebinvolution – bis hin zu teilweise völligem Verschwinden von Triebimpulsen im hohen Alter – vermutet. Daraus resultierte die Vorstellung der naturgemäßen Abnahme des Genitalprimats (Berezin 1963, Zinberg 1963) als Ursache der klinisch wohlbekannten regressiven Phänomene im Alter.

Die Ergebnisse aus den gerontologischen Längsschnittstudien über »normales Altern«, Untersuchungen über das langfristige Fortbestehen sexueller Interessen und Aktivitäten (s. 43.3.2.4) und die zunehmende Erkenntnis, daß die beobachteten ausgeprägten regressiven Phänomene weitgehend nur bei Bewohnern von Alters- und Pflegeheimen und Patienten mit schweren psychiatrischen und organischen Erkrankungen auftraten, führten zu einer differenzierteren Betrachtung von Regressionsprozessen im Alter.

Im Zusammenhang mit dem Altern scheint es zu einem allmählichen Rückzug von der Außen- in die Innenwelt mit größerer Distanz zur Umwelt (Havighurst, 1963, Neugarten 1970 u.a.) zu kommen. Bei stärkeren Verlusten von Objektbeziehungen mit entsprechender Abnahme von Befriedigungsmöglichkeiten in der Außenwelt bei gleichzeitig zunehmend stärkerer Besetzung der Körperfunktionen und Wichtigkeit der Integrität des Körpers kann sich dieser Rückzug im Sinne einer narzißtischen Regression (Levin 1965) verstärken. Von der Aufrechterhaltung bzw. Restitution der Ich-Integrität hängt jetzt ab, ob die Regression pathologische Formen annimmt oder adaptative Aufgaben im Dienste des Ich übernimmt. Wie bekannt, hängt die Fähigkeit des Ich Einschränkungen, Bedrohungen und langanhaltende Depressionen im Alter ertragen zu können, nicht nur von der Qualität früherer Objektbeziehungen, sondern ebenso von der erreichten Autonomie und den bisherigen Befriedigungsmöglichkeiten in Übereinstimmung mit dem Ich-Ideal zusammen (Modell 1970, Zetzel 1970). In der Regel scheint durch diese sich über viele Jahre hinziehende und allmählich verlaufende Adaptation die Integrität des Ich erhalten zu bleiben.

Zu wenig wird dabei beim Älterwerden die Möglichkeit von Progressionsschritten nach entsprechender Stabilisierung oder Adaptation, nach Lösung von innerpsychischen Konflikten, nach Schaffung neuer Befriedigungsmöglichkeiten oder Aufbau und Reaktivierung von Objektbeziehungen berücksichtigt (Modell 1970, Zetzel 1970 und Weisman 1970). Dabei dient die Regression oft auch als Abwehrmechanismus.

Bei nur mühsam aufrechterhaltener Ich-Stabilität infolge von oder in Verbindung mit fortgeschrittenen schweren oder chronischen Alterserkrankungen, bei Vereinsamung oder Isolierung kann es durch einen zusätzlichen Verlust an Objektbeziehungen oder bei einer weiteren Einschränkung im physischen, psychischen oder sozialen Bereich zu einer pathologischen Regression im Sinne einer Auflösung der Ich-Integrität kommen, welche sich klinisch als akuter Verwirrtheitszustand manifestiert. Typische Auslösesituationen sind tiefgreifende Veränderungen der bisherigen stabilen Umwelt, wie z. B. Umzug, Verlegung ins Heim oder Aufnahme ins Krankenhaus. Entsprechende Verwirrtheitszustände wurden auch nach den früher üblichen tagelangen vollständigen Abdunkelungen nach Star-Operationen (Weisman 1958) beobachtet. Bei anhaltendem Einfluß der beschriebenen Faktoren im Sinne einer fortbestehenden Bedrohung kann diese pathologische Regression schließlich mit dem Tode enden. Damit stellt sich auch in der Alterssituation die Frage der Möglichkeit eines »psychogenen« Todes.

Bei gleichzeitig oder kurz hintereinander erfolgenden Bedrohungen, Einschränkungen oder Verlusten in mehreren Bereichen (psychische und physische Fähigkeiten, soziale Sicherheit, Objektbeziehung) im Sinne einer für das Alter nicht seltenen Omnikonvergenz mehrerer Ereignisse ist auch bei relativ gesunden Älteren eine weitgehende psychische Erstarrung mit Erschöpfung bei völligem Rückzug und Sich-Aufgeben zu beobachten, die Cath (1965) als »Depletion« beschrieben hat. Häufig ist sie vom baldigen Todeseintritt in Form des »Erlöschens« ohne organische Ursache gefolgt. Die Übereinstimmung mit der Deprivation bei Kleinkindern und den Apathiesyndromen bei KZ-Häftlingen ist auffällig.

Sie scheint durch langjährige, sich im Alter nicht abschwächende, neurotische Erkrankungen, eine symbiotische Partnerbeziehung im Alter oder eine umfassend altruistische Abtretung eigener Bedürfnisse an die Umwelt gefördert zu werden. Da nach einzelnen klinischen Beobachtungen diese »Depletion« auch bei relativ stabilen und gesunden älteren und alten Menschen auftritt, wenn sie einer vielfältigen und sehr intensiven Bedrohung ausgesetzt sind, muß man umgekehrt fragen, wie viele Verluste im Alter ohne entsprechende schwerwiegende Auswirkungen zu ertragen sind.

Die Bedeutung derartiger Verluste soll an der folgenden Krankengeschichte verdeutlicht werden:

Die 66-jährige Patientin hatte zusammen mit ihrem Mann nach seiner langersehnten Pensionierung eine komfortable Neubauwohnung fernab von dem bisherigen Bekanntenkreis bezogen.

Die seit 45 Jahren bestehende kinderlose Ehe wurde von Außenstehenden als unkompliziert, befriedigend, sehr eng und sich gegenseitig stützend beschrieben. Weitergehende Außenkontakte bestanden bis auf Bekanntschaften mit mehreren Ehepaaren nicht. Die neue, ebenfalls langgewünschte Wohnung sollte zur »Verwöhnung« in der Alterssituation beitragen.

Kurz nach dem Umzug erkrankte der gleichaltrige Mann an einem Herzinfarkt und verstarb innerhalb von 2 Tagen. Kurze Zeit darauf wurde bei der Patientin ein Genital-Karzinom diagnostiziert, welches vollständig operativ entfernt wurde.

Die Patientin erholte sich jedoch nur sehr allmählich. Sie wurde apathisch und deutlich depressiv nach Hause entlassen, wobei sie aufgrund fortbestehender Beschwerden weiterhin fest davon überzeugt war, daß das Karzinom operativ nicht völlig entfernt worden sei und ihr die Ärzte nicht die Wahrheit sagten.

Nach Berichten aus ihrer Umgebung lebte sie während der nächsten 2 Monate in ihrer komfortablen, neu bezogenen Wohnung wie in einer »gläsernen Welt voller Spinnweben«, ohne daß es ihrem behandelnden Arzt, der betreuenden Sozialarbeiterin oder den Bekannten gelang, einen intensiven Kontakt aufrecht zu erhalten oder die Patientin zu neuen Interessen oder Aktivitäten zu bewegen. Dann wurde sie aufgrund allgemeiner Apathie, zunehmender Resignation und starkem Gewichtsverlust erneut ins Krankenhaus eingewiesen, wo sich ihre Gedanken ausschließlich mit der vermuteten fortbestehenden Krebserkrankung und dem verstorbenen Mann beschäftigten.

Nach weiteren 3 Wochen verstarb sie ohne Hinweis auf ein metastasierendes Karzinom oder eine andersartige organische Erkrankung (Obduktionsbefund).

Deutlich ist hier, wie eine 66-jährige Patientin ohne anamnestische Hinweise auf ausgeprägte neurotische oder psychosomatische Vorerkrankungen bei einer sehr engen symbiotischen Partnerbeziehung aufgrund von Verlusten in mehreren Bereichen mit einer entsprechenden pathologischen Regression mit letalem Ausgang reagiert.

Außerdem wurde mehrfach versucht, von den beschriebenen Regressionsformen diejenigen Prozesse abzugrenzen, die offenbar den systematisch organisch fortschreitenden, umgekehrt verlaufenden Reifungsprozessen der frühen Kindheit entsprechen und besonders bei bestimmten Alterspsychosen, ausgeprägten hirnorganischen Prozessen und bei seniler Demenz zu finden sind. Linden (1963) charakterisiert diesen Prozeß als »Rezession« und Weismann (1970) als »biodynamische Regression«.

43.4 Psychosomatische Störungen und Krankheiten im höheren und hohen Lebensalter

43.4.1 Häufigkeit und Erstmanifestation

Im folgenden sollen die bisher vorhandenen – und oft unzureichenden – Kenntnisse über einzelne psychosomatische Störungen und Erkrankungen im höheren und hohen Lebensalter dargestellt werden. Bestimmte Krankheitsbilder werden dabei ausgespart, da
- keine Untersuchungen über diese im höheren und hohen Alter vorliegen, wie z. B. Herzphobien, Atmungssyndrome, Erbrechen, Rheuma, Fettsucht, Hauterkrankungen u.a.m.,
- deren psychosomatische Aspekte bereits in dem vorliegenden Buch umfassend diskutiert wurden, wie Arteriosklerose und Diabetes mellitus,
- deren Manifestation und Bedeutung fast ausschließlich im jüngeren und mittleren Lebensalter liegen, wie z. B. bei der essentiellen Hypertonie.

Zur Häufigkeit und Erstmanifestation psychosomatischer Krankheiten im höheren und hohen Alter liegen nur wenige Angaben vor. Die bei den einzelnen Krankheitsbildern angeführten Zahlen sprechen dafür, daß psychosomatische Krankheiten insgesamt einen prozentual relativ großen Anteil an den Erkrankungen des höheren und hohen Alters haben, wobei die meisten sich bereits im mittleren Alter manifestieren.

In der Untersuchung von Erfmann (1962) lag die Erstmanifestation in 84% vor dem 40. Lebensjahr und jeweils 0,3% entfielen auf die Altersspanne vom 60. bis 64. und 65. bis 70. Jahr. Entsprechend den bei den einzelnen Krankheitsbildern angegebenen Zahlen muß diese Aussage dahingehend korrigiert werden, daß zumindestens bei einigen psychosomatischen Krankheitsbildern die Erstmanifestation in 10–15% nach dem 60./65. Lebensjahr erfolgt.

43.4.2 Unterschiede zu psychosomatischen Erkrankungen früherer Lebensphasen

Psychosomatische Krankheiten im höheren und hohen Lebensalter scheinen sich von denen des jüngeren und mittleren Lebensalters folgendermaßen zu unterscheiden:
- Erneut oder neu auftretende Störungen und Erkrankungen beginnen offenbar schleichend mit einem eher langfristigen, in der Intensität abgeschwächtem Verlauf bei geringerer Anzahl an Symptomen. Ein plötzlicher Beginn mit akutem Verlauf, wie z. B. bei einem bestimmten Typ des Alters-Ulcus scheint viel seltener zu sein;
- bestimmte, für frühere Lebensphasen typische Relationen, wie z. B. das Überwiegen der Männer bei Er-

krankungen am Magen-Ulcus oder bestimmte Krankheitslokalisationen verändern sich ebenfalls mit dem Alter;
- die funktionelle Störung wird zunehmend häufiger von der organischen Schädigung abgelöst;
- Die »organische Schiene« vorhandener Krankheiten wird bei zunehmender Unspezifität zum Ausdruck von Konflikten und Schwierigkeiten benutzt;
- ätiologisch wird immer wieder auf die Ursachenkomplexität durch physische, psychische und soziale Einflüsse hingewiesen bei Zurücktreten der für das jüngere und mittlere Lebensalter charakteristischen spezifischen innerpsychischen Konflikte.

43.4.3 Einzelne Krankheitsbilder

43.4.3.1 Kopfschmerzen

Über die Häufigkeit von Kopfschmerzen liegen keine Angaben vor, doch gelten sie als häufiges Symptom im höheren und hohen Lebensalter.

Die grundsätzlichen Überlegungen zur Psychosomatik des Kopfschmerzes (s. entsprechendes Kapitel) dürften auch für ältere und alte Patienten zutreffen. Neben der Beurteilung diffuser Kopfschmerzen als Spannungskopfschmerzen, als Ausdruck zunehmender Angst, Beunruhigung und aufgestauter Aggressionen vermutet Krauss (1974) zusätzlich einen nicht mehr erfüllbaren Leistungsanspruch in Konfrontation mit zunehmender hirnorganischer Symptomatik.

Alvarez (1958) beobachtete das Wiederauftreten von Migräneattacken – teilweise in reduzierter oder veränderter Symptomatik – nach Intervallen von 20 bis 30 Jahren im 50. bis 70. Lebensjahr. Teilweise handelte es sich dabei um Reaktivierung von früheren Belastungssituationen im Zusammenhang mit dem Erleben der eigenen Schwäche im Alter (so z.B. bei Auseinandersetzungen mit Geschäftspartnern, im Zusammenleben mit chronisch Kranken oder sterbenden Familienangehörigen oder bei Verschiebungen im Kräfteverhältnis einer Ehe), teilweise jdoch auch um Anzeichen einer neuen organischen Erkrankung.

Differentialdiagnostisch ist bei diffusen Kopfschmerzen an eine chronische internistische oder zerebrale Erkrankung, sowie an einen Medikamenten-Abusus zu denken. Bei Altersdepressionen wird ebenfalls häufig über diffuse Kopfbeschwerden geklagt.

43.4.3.2 Schlafstörungen

Klagen über ungenügenden oder gestörten Schlaf nehmen offenbar entsprechend mit dem Alter der Patienten in der ärztlichen Sprechstunde zu. Bei Strauss und Wohlschläger (1971) klagten 60% der über 65-jährigen über Einschlafschwierigkeiten und 95% über zu frühes Erwachen.

Dabei fällt im Alter die besonders ausgeprägte Diskrepanz zwischen der subjektiven Beurteilung und der objektiven Beobachtung auf. Hartleb (1966) stellte fest, daß unter den über 65-jährigen Klinikpatienten mehr als 50% einen gestörten Schlaf angaben, objektiv aber nur die Hälfte davon eine Schlafstörung aufwies. Zusätzlich dürfte die für das Alter gleichfalls charakteristische Abnahme der Schlafdauer und Schlaftiefe mitverantwortlich sein für die Aussagen über ungenügenden Schlaf.

Kaiser (1965) und Österreich (1975) haben auf zahlreiche weitere organische Ursachen der Schlafstörungen im Alter hingewiesen. Differentialdiagnostisch davon sind Schlafstörungen bei psychotischen Symptomen und Depressionen im Alter abzugrenzen.

Jores (1973) wies auf die starken seelischen Belastungen des Alterns als Ursache entsprechender Schlafstörungen hin. So spiegeln Einschlafstörungen auch aktuelle Belastungen des Alterns, durch die Alterssituation reaktivierte Konflikte, Bedrohungen und zunehmende Ängste, wie z.B. die symbolische Angst vor »dem Einschlafen«, nach Verlust von Abgehörigen wider. Daneben stehen Einschlafschwierigkeiten aufgrund des immer stärkeren Wunsches früh am Abend dem unbefriedigten, langweiligen, enttäuschenden Ablaufes des Tages zu entfliehen. Durchschlafstörungen sprechen dagegen für unbewußte Störungen, wobei sich meist häufig auch andere Anzeichen einer neurotischen Erkrankung finden. Häufig handelt es sich um durch die Alterssituation wiederbelebte innerpsychische Konflikte mit verstärkter Abwehr von Triebimpulsen, z.B. Masturbationsphantasien, die auch in entsprechenden Träumen sichtbar werden.

43.4.3.3 Ischämische zerebrale Durchblutungsstörungen

Im Gegensatz zur Häufigkeit von ischämisch bedingten Apoplexien (Martin, Junod 1975 u.a.) und zahlreichen Publikationen über ihre Pathophysiologie, Klinik und Therapie fällt die minimale Zahl von diesbezüglichen psychologischen respektive psychosomatischen Untersuchungen auf. So fanden Adler, MacRitchie und Engel (1971) in der englischsprachigen Literatur bis 1970 lediglich 40 Fallberichte mit fragmentarischen psychologischen Angaben, die sich weitgehend auf Patienten unter 50 Jahre bezogen. In ihrer eigenen umfassenden Untersuchung von 43 Männern zwischen 40 und 79 Jahren (davon 22 über 60 Jahre) stellten Adler u.a. (1971) fest, daß sich der Schlaganfall während einer Phase dauernder oder wechselnder und oft schwerer psychischer Belastungen über einen Zeitraum von Wochen bis Monaten hin ereignete, wobei sich die Belastungen teilweise kurz vor dem Eintritt verstärkten. Dabei zeigten sich folgende Persönlichkeitszüge:
- Eine Verhaltensweise des »unter Druck Stehens« mit der Verschaffung von Befriedigung durch selbstgesteckte Ziele mit dem Selbstbild eines aktiven, fleißigen und hart arbeitenden Mannes mit einem stark ausgeprägten Verantwortlichkeitsgefühl;
- dauernde Probleme mit der Kontrolle von Wut und Ärger;

– eine bestimmte Art von Objektbeziehungen, gekennzeichnet durch Übernahme von Verantwortung für die Befriedigung eigener Abhängigkeitswünsche, entweder mit einer betont unabhängigen Haltung mit Kontrolle der Beziehungspersonen oder durch Unterwerfung unter dieselben.

Die typische Situation des Eintritts des Schlaganfalles war dadurch charakterisiert, daß der Patient ein Gefühl von Wut, Hoffnungslosigkeit – teilweise auch Scham – erlebte, weil er nicht länger seinen eigenen Anforderungen gerecht werden konnte, noch seine Objektbeziehung oder seiner Umwelt kontrollieren, noch die Bedürfnisse anderer erfüllen konnte. Auffallend war dabei die weitgehende Übereinstimmung der Persönlichkeitsmerkmale dieser Patientengruppe mit Patienten mit Herzgefäßerkrankungen (Typ A von Friedman und Roseman, 1960) ebenso wie mit Patienten mit essentieller Hypertension und Migräne.

Finke u. Schulte (1964) haben auf die Notwendigkeit einer psychotherapeutischen Betreuung während der Initial- und Restitutionsphase hingewiesen. Nach ihrer Untersuchung zeigten derartige Patienten die Neigung, exogene Faktoren für die Entstehung verantwortlich zu machen, nur im geringen Umfang die eigene Leistungseinbuße zu registrieren bei einer in drei Viertel aller Fälle überwiegend unrealistischen positiven Zukunftsbezogenheit, während der Vergangenheit nur wenig Bedeutung beigemessen wurde.

43.4.3.4 Herzerkrankungen

Die grundlegenden Aussagen zur Psychosomatik von Herzerkrankungen (s. entsprechendes Kapitel des vorliegenden Buches) beziehen sich weitgehend auf Patienten im jüngeren und mittleren Lebensalter.

Bei Einteilung von Patienten mit Coronar-Erkrankungen in verschiedene Altersgruppen zeigen sich signifikante Verhaltensunterschiede. Im Gegensatz zu den Jüngeren (Durchschnittsalter 45 Jahre) zeigten die Älteren (Durchschnittsalter 63 Jahre) sich weniger psychologisch gestört bei stärkerer Neigung zur Somatisierung und zunehmender Unsicherheit gegenüber dem Erfolgsstreben (Miller, 1965). Bei Bahnson (1961) wies die Gruppe der älteren Infarktpatienten stärkere kompensatorische Mechanismen mit zunehmender Unzufriedenheit mit der Arbeit und der Art und Weise der Beschäftigung auf. Dreyfuß u. a. (1966) fanden bei der Untersuchung einer Gruppe von 50- bis 65-jährigen Patienten mit einem Herzinfarkt, daß die älteren sowohl im Gegensatz zu jüngeren als auch zu Patienten zweier Vergleichsgruppen den Erfolg noch anstreben, aber nicht mehr daran glauben. Dazu bemühen sie sich, das jugendliche Selbstbild zu erhalten ohne Einschränkung im Bereich der Arbeit und der sexuellen Aktivitäten. Dabei erscheint die Umwelt als mehr konfliktgeladen, das Ergebnis ihrer Handlungen mit zunehmendem Alter zweifelhafter und sie fühlen sich bezüglich ihrer Leistungen weniger des Erfolges sicher. Brown u. Ritzmann (1967) verglichen 133 Patienten im Alter zwischen 65 und 85 Jahren ohne Coronar-Erkrankungen mit einer entsprechenden Vergleichsgruppe von Patienten mit Coronar-Erkrankungen. Die Gruppe ohne Coronar-Erkrankungen zeichnete sich neben einer fehlenden familiären Belastung, mäßigen Eßgewohnheiten und regelmäßigem körperlichen Training durch eine hohe Zufriedenheit mit ihrem sozialen Status bei geringerer Zwanghaftigkeit und Aggressivität aus.

Zusätzlich muß man fragen, wie weit diese beim Coronar-Kranken zu beobachtende gewisse Verleugnungs- und Bagatellisierungstendenz der Beschwerden allgemein zu der Fehleinschätzung der eigenen Leistungsfähigkeit und des Gesundheitszustandes (Christian, 1969) gehören (s. Abwehr). Dazu rechnet auch die Beobachtung von Kuhlenkampff und Bauer (1962), daß phobische Reaktionen nach pectanginösen Zuständen im Alter sehr selten sind und sich der infarktgefährdete ältere Mensch damit gewissermaßen von seinen Beschwerden distanziert.

43.4.3.5 Bronchialasthma

Nach vorliegenden Untersuchungen (Fuchs 1947, Rowe und Rowe 1947, Rees 1956, Paley 1973) zeigt sich eine Erstmanifestation des Bronchialasthmas in 10–16% nach dem 60. und in 2% nach dem 65. Lebensjahr. Zusätzlich wird übereinstimmend darauf hingewiesen, daß mit zunehmendem Alter allergische und immunologische Einflüsse gegenüber infektiösen und psychologischen Faktoren zurücktreten. Paley (1973) weist auf die typische Anamnese mit Verbleiben intermittierender Asthmabeschwerden nach einer akuten Infektion bei weitgehend unauffälliger Vorgeschichte hin.

Schon Rees (1956) stellte fest, daß beim Ausbruch der Krankheit allgemeine Spannungszustände, Angst, Ärger bestanden beim Überwiegen der Gefühle von Zurückweisung und Abgelehntwerden. Dabei fielen die Asthmaanfälle umso heftiger aus, je mehr diese Gefühle im Alter unterdrückt oder nur unzureichend gezeigt werden durften. Bei Hall (1966) zeigten sich ältere im Vergleich zu jüngeren Asthma-Patienten statistisch gesichert zurückhaltender, instabiler und sehr ängstlich mit hypochondrischen Charakterzügen.

Dabei war der Einfluß der ungünstigen Lebenssituation im höheren Lebensalter (Verlust von Partner und Arbeitsplatz, Familienschwierigkeiten usw.) deutlich. Bei Rees (1956) zeigten 25% Symptome einer neurotischen Störung, die als Anpassungsschwierigkeiten an die Alterssituation interpretiert wurden.

Paley (1973) berichtet gute therapeutische Erfolge bei Zentrierung der psychotherapeutischen Arbeit auf eine größere Selbständigkeit mit Ablösung aus alten und Aufbau von neuen Objektbeziehungen.

43.4.3.6 Magen-Darm-System

43.4.3.6.1 *Funktionelle Störungen*

Am bekanntesten ist die Häufigkeit der Obstipation im höheren Lebensalter, an der allgemein 20 bis 25%, bei gezielter Befragung jedoch 40% der über 65-jährigen leiden (Lang 1976). Funktionelle Störungen insgesamt in Form von Sodbrennen, Aufstoßen, Magenbeschwerden, Übelkeit, Erbrechen, Durchfall, Verstopfung und Blähungen fand Sklar 1972 in 60% bei 300 Patienten über 65 Jahren.

Dabei wird den physiologischen und morphologischen Altersveränderungen im Bereich des Verdauungstraktes nur geringer Einfluß zugemessen. Entscheidendere Bedeutung wird den fehlenden Zähnen, den Essens- und Diätgewohnheiten der Älteren und der chronischen Einnahme von Abführmitteln zugesprochen. Ebenso wird auf den Einfluß psychischer Faktoren entsprechend der Genese im jüngeren und mittleren Erwachsenenalter hingewiesen. Allgemein können derartige Störungen – meist in Form zunehmender Verstärkung schon bestehender Symptomatik – Ängste und Beunruhigungen durch die Alterssituation signalisieren. Im Rahmen des vermehrten Rückzuges von der Außen- und die Innenwelt kommt es zu einer entsprechenden Wichtigkeit der Intaktheit der Körperfunktionen. Diese verstärkt sich bei entsprechenden Regressionsschritten und zunehmender Besetzung von analen und oralen Partialtriebbefriedigungen intensiv.

So beschäftigt sich der alte Mensch bei weitgehender Vereinsamung, eingeschränkter Mobilität infolge andersartiger chronischer Krankheiten, bei Bettlägerigkeit oder in der Heimsituation immer mehr mit sich selbst, kontrolliert zwanghaft die Ausscheidungsfunktionen und registriert dabei schon kleine Abweichungen mit entsprechender Beunruhigung. Außerdem ist er weitgehend auf die Befriedigung durch das Essen und Trinken eingeschränkt.

Hierbei liegen der Obstipation offensichtlich neben dem beschriebenen Ursachenkomplex spezifische Schwierigkeiten zugrunde. Nach den gesellschaftlichen Vorstellungen und dem eigenen Selbstideal wird gerade in der Alterssituation eine fortschreitende Einschränkung aller gefühlsmäßigen Äußerungen in Verbindung mit einer Lebensführung »jenseits von Gut und Böse« erwartet. Weiterhin fühlt sich der Ältere zunehmend durch die drohenden oder realen Einschränkungen seines sozialen Status, seines Einkommens und Vermögens beunruhigt. So wird die Angst besonders groß, »etwas herzugeben, was er nicht hat oder nicht darf«.

Neben der Regelung und ggf. Umstellung der Medikation, Beratung in entsprechenden Diät- und Ernährungsfragen scheint sich das Ansprechen bei deutlich sichtbarer Problematik entsprechend günstig auszuwirken. Dabei muß man allerdings berücksichtigen, daß bei fortgeschrittener Regression und/oder weitgehend eingeschränkten Lebensmöglichkeiten im Alter die intensive Beschäftigung mit Essens- und Verdauungsfunktionen möglicherweise die einzig verbliebene Partialtriebbefriedigung ist.

Neuauftretende Symptome, wie Abdominalschmerzen, Gewichtsabnahme, Obstipation oder Diarrhoe bedürfen zunächst einer differentialdiagnostischen Abklärung zum Ausschluß einer organischen Krankheit.

43.4.3.6.2 *Ulkus*

Ersterkrankungen durch ein Magenulcus sind am häufigsten zwischen dem 50. und 60. Lebensjahr (Henning 1975, Lang 1976) zu beobachten, wobei insgesamt ein Drittel in die Zeit nach dem 60. Lebensjahr fällt (Demole 1975). Demgegenüber hat das Ulcus duodeni seinen Morbiditätsgipfel im 30., bei nur 10% Neuerkrankungen im 60. Lebensjahr. Im Gegensatz zur Geschlechterrelation im jüngeren/mittleren Lebensalter erkranken ebenso viele Männer wie Frauen am Magenulcus und mehr als die Hälfte der Ulcera ist an der kleinen Magenkurvatur lokalisiert (Demole 1975).

Psychophysiologie, Psychodynamik und Persönlichkeitsstruktur von typischen Ulcuskranken jenseits des 60. Lebensjahres entsprechen vermutlich den jüngerer Lebensphasen, wobei die charakteristische Konfliktproblematik durch die Alterssituation verstärkt wird.

Bouliere (1965) fand bei einem Vergleich zwischen Ulcus-Duodeni-Patienten im Alter von 50–78 Jahre mit Nicht-Ulcuspatienten neben sehr viel häufigeren Persönlichkeitsabweichungen vom neurotischen Typ besonders schwierige psychologische Anpassungen an die ungünstigen biologischen und sozialen Veränderungen im Alter bei Überwiegen schlechter und alarmierender sozialer Verhältnisse.

Das im hohen Lebensalter neu auftretende Magenulcus ist im Gegensatz zur Entwicklung und zum Verlauf der Ulcera früherer Lebensabschnitte mit ihrer typischen periodischen Entwicklung und einer langen Anamnese durch plötzliches Einsetzen mit einer sehr kurzfristigen Anamnese und unspezifischen Beschwerden charakterisiert (Savic 1972, Henning 1975, Lang 1976). Dabei weist Bradley (1967) auf die Ähnlichkeit dieses Ulcus-Typs mit einem Streß-Ulcus hin und beschreibt, daß es häufiger als in jüngeren Lebensjahren schon bei geringeren Streß-Situationen auftritt. Auffallend ist die Übereinstimmung dieses Ulcus-Typs mit dem bekannten Hunger-Ulcus älterer Menschen (Demole 1975). Untersuchungen zur Spezifität und Umfang von Streß-Faktoren in der Ätiologie liegen bisher nicht vor.

43.4.3.6.3 *Colitis ulcerosa*

Übereinstimmend (Henning 1975, Demole 1975, Lang 1976) wird über die Erstmanifestation von Colitis ulcerosa nach dem 50. bis hin zum 80. Lebensjahr, charakterisiert durch einen allmählich schleichenden Beginn gegenüber den fulminanten Formen früherer Lebensphasen, berichtet, wobei der Anteil der Erkrankungen in diesem Lebensabschnitt auf 10% geschätzt wird (Law 1961).

Law (1961) und Paulley (1972) weisen auf die übereinstimmenden Charakterzüge der älteren Colitis ulcerosa Patienten mit denen jüngerer Lebensphasen hin. Dabei wurden diese von ihren Hausärzten als außergewöhnlich abhängig, häufig depressiv und furchtsam eingestuft (Law 1961). In der Regel ging dem Ausbruch der Krankheit der Verlust einer besonders wichtigen Beziehungsperson voraus (Paulley 1972), wobei bei Law (1961) bei der Untersuchung von 30 Patienten im Alter zwischen 50 und 79 Jahren sich auch andere als Bedrohung oder Verlust erlebte Ereignisse in der Vorgeschichte (häusliche Auseinandersetzung mit Androhung des Wegganges des Partners, Konkurs, finanzielle Schwierigkeiten, Operationen und Autounglücke) fanden.

43.4.3.7 Sexuelle Störungen

Nach weitgehend übereinstimmenden Untersuchungen bleibt die potentia coeundi grundsätzlich beim gesunden Mann bis ins hohe Lebensalter erhalten, da sich Libido, Erektions-, Ejakulations- und Orgasmusfähigkeit nur in einem gewissen Umfang verändern (Borelli 1971).

Dabei wird über eine deutliche Zunahme von Potenzstörungen berichtet, die für die 60-jährigen mit 18–25%, für die 65-jährigen mit 25% und für die 70-jährigen mit 27–35% angegeben (Kinsey 1948, Freemann 1961, Rubin 1965 u.a.) wird.

Während den psychogenen Potenzstörungen in der Adoleszenz und jüngerem Erwachsenenalter (bis zum 30. Lebensjahr) eindeutige Triebkonflikte zugrundeliegen, scheinen die des mittleren und höheren Lebensalters viel häufiger durch eine Summierung verschiedener Einflüsse bedingt zu sein, so durch eine schon immer bestehende geringe sexuelle Aktivität mit entsprechendem Desinteresse, Gewöhnung an den Partner, Ablehnung von seiten des Ehepartners, Verlust des Partners, negative Einstellung der Umwelt u.a.m. (teilweise in Verbindung mit einer gewissen Abnahme der körperlichen Leistungsfähigkeit).

Spezifischere Konflikte werden sichtbar, wenn entsprechende Potenzstörungen bei Wechsel zu einem jüngeren Ehepartner mit größeren sexuellen Ansprüchen, nach Verlust der Arbeit oder beruflichen Einschränkungen, nach Operationen im Sinne von Kastrationsäquivalenten und nach verstärkten Masturbationswünschen mit entsprechenden Schuldgefühlen auftreten.

Differentialdiagnostisch sind entsprechende Störungen bei organischen Krankheiten, chronischem Genußmittelabusus, Störungen und Verletzungen des ZNS und langfristige Einnahme bestimmter Medikamente abzugrenzen.

Insgesamt scheint jedoch der organische Anteil häufig überbewertet zu werden, wofür z.B. die Untersuchung von Finkle und Brian (1966) spricht, wonach bei 84% von 68 älteren potenten Männern nach einer Prostatektomie die Potenz erhalten blieb.

Berezin (1969) wies schon auf die geringe Anzahl von Publikationen über die weibliche Sexualität im höheren und hohen Lebensalter hin, wobei sexuelle Störungen bis auf vereinzelte klinische Hinweise nicht erwähnt werden. Dafür dürften weitgehend ebenfalls die häufig abwehrende eigene Einstellung, die religiöse und moralische Erziehung, der Verlust des in der Regel älteren Partners bei der heutigen Altersgeneration verantwortlich sein.

Interessant ist in diesem Zusammenhang die Beobachtung von Aresin (1970), daß von 18 ratsuchenden Frauen über 50 Jahre in einer Sexualberatungsstelle lediglich 2 eine Behandlung wegen langfristig bestehender anorgastischer Störungen aufgrund eines Partnerwechsels wünschten, während die Mehrzahl wegen Problemen des Partners Rat suchten.

43.5 Die psychosomatische Diagnose im höheren und hohen Lebensalter

Aufgrund der multifaktoriellen Genese des Alternsprozesses mit seiner engen Verbindung von und gegenseitiger Beeinflussung durch physische, psychische, soziale und ökonomische Bedingungen bedarf es noch mehr als in früheren Lebensphasen bei älteren und alten Patienten einer umfassenden mehrdimensionalen Diagnose, um daraus als Voraussetzung für jeglichen therapeutischen Ansatz ihre »subjektive und damit private Wirklichkeit zu verstehen« (Uexküll 1974).

Nachdem bereits die Grundzüge einer psychosomatischen Diagnose eingehend dargestellt wurden (s. betreffendes Kapitel), soll hier auf einige spezifische Aspekte hingewiesen werden:

– Im klinischen Bereich ist auf das Wiederauftreten von Symptomen nach einer langen Latenzzeit, u.U. von mehreren Jahrzehnten, zu achten, bei Beurteilung der funktionellen Anteile und des Umfanges schon erfolgter organischer Veränderungen.
Weiterhin sind Vorerkrankungen des entsprechenden Organsystemes und das Ausmaß der Multimorbidität mit Einschätzung entsprechender Wechselwirkungen oder Beeinflussungen zu berücksichtigen. Zusätzlich ist die Beurteilung einer möglichen Einschränkung der Herz- und Kreislaufsituation, der Mobilität und der Sinnesorgane (speziell Hören und Sehen) erforderlich.
– Im psychiatrischen Bereich müssen differentialdiagnostisch diffuse körperliche Beschwerden und/oder hypochondrische Klagen als Ausdruck entweder einer alterstypischen depressiven Symptomatik oder als Anzeichen diffuser oder lokaler hirnorganischer Altersveränderungen berücksichtigt werden.
– Im sozialen Bereich ist besonders nach drohenden, bevorstehenden oder eingetretenen Veränderungen zu fragen. Dazu gehören ein Überblick über die familiäre Situation (Vorhandensein von Partnern und Familienangehörigen und weiteren Kontakten) als auch die soziale Situation (Einkommen, jetziger Stauts, Wohnungssituation, Interessen usw.)

- Zusätzlich interessiert im Rahmen der bisherigen biographischen Entwicklung im Lebenszyklus, welche Entwicklungsphasen als Krisen erlebt, wie weit sie zu neurotischen oder psychosomatischen Symptomen führten und welche innerpsychischen Konfliktlösungen bisher gefunden wurden.
- Psychodynamisch ist besonders wichtig, welche Veränderungen sich durch die Situation des Alterns ergeben haben, welche Einschränkungen und/oder Verluste phantasiert werden, bevorstehen oder eingetreten sind und wie dieselben verarbeitet wurden.

Gerade bei älteren und alten Patienten ist eine umfangreiche – und leider auch zeitintensive – Erhebung der verschiedenen Bestandteile einer psychosomatischen Diagnose notwendig, die gleichzeitig mit einer Reihe von – gerade durch die Situation des Alterns bedingter – Schwierigkeiten konfrontiert:

- Aufgrund des langen zeitlichen Abstandes zu den entscheidenden Kindheits- und Jugendzeiteinflüssen begegnet der Arzt/Psychotherapeut der Fülle und Vielfalt einer biographischen Entwicklung über einen Zeitraum von 60 bis 70 Lebensjahren. Dabei sind die relevanten Ereignisse längst verdrängt, in einem mehrschrittigen und langwierigen Abwehrprozeß modifiziert und unkenntlich gemacht oder in einem für das Individuum günstigen Sinne (Ernst 1959) korrigiert.
- Dabei zeigen sich die zum Zwecke der Abwehr benutzten Mechanismen und Verhaltensweisen (s. 43.3.2.5 und 43.3.2.6) häufig derart so modifiziert, daß sie zu schnell als »hirnorganische Veränderungen« eingestuft werden können.
- In der Regel können zuerst in mehreren Gesprächen Wiederholungscharakter und Spezifität des innerpsychischen Konfliktes, das Ausmaß der jetzt bevorstehenden oder eingetretenen Veränderungen und Verluste, der Umfang depressiver/hirnorganischer Symptomatik und die bestehende Übertragungs-Gegenübertragungskonstellation geklärt werden.
- Noch mehr als bei jüngeren Patienten kann bei älteren/alten Patienten erst in mehreren Gesprächen eine Beurteilung der bestehenden therapeutischen Möglichkeiten erfolgen. Diese sind besonders erforderlich zur Einschätzung von Introspektion, Reflektion, des Ausmaßes vorhandener Regression, der Mitarbeit und der bisherigen Verarbeitung der in den Erstgesprächen angebotenen therapeutischen Deutungen und Interventionen.

43.6 Der psychotherapeutische Zugang zu älteren und alten Patienten

Die publizierte (zahlenmäßig geringe und dabei weitgehend unsystematische!) Erforschung und Erprobung psychotherapeutischer Behandlungsmöglichkeiten beschränkte sich zwischen 1945/50 und 1960/65 weitgehend auf die USA.

Die Entwicklung danach ist einerseits durch den Trend zu einer systematischeren psychoanalytischen Forschung (siehe Publikationen der Boston Society for Gerontologic Psychiatry seit 1963) und andererseits durch Berichte über weitere theoretische Ansätze, so nach Jung (Bekker, 1975), nach Frankl (Petrilowitsch, 1964), mit autogenem Training (Kleinsorge u.a., 1959) durch kommunikative Psychotherapie nach Schulte (1961/1970) und durch Verhaltenstherapie (Lehr, 1975) u.a.m. charakterisiert.

Neben den Erfahrungen über die Anwendung der Einzelpsychotherapie wird seit 1950/55 über den erfolgreichen Ansatz von gruppenpsychotherapeutischen Verfahren berichtet (s. Journal for Group Psychotherapy und Zusammenfassung bei Radebold 1972, 1976).

Spezielle Erfahrungen in der Behandlung von psychosomatisch Kranken wurden nur sehr vereinzelt publiziert. So von Schwöbel (1965) über die Psychoanalyse einer 60-jährigen Migräne-Patientin und von Paley (1972) über die psychotherapeutische Behandlung mehrerer Asthma-Patienten im höheren Lebensalter.

Die psychotherapeutischen Ansätze im höheren und hohen Lebensalter werden entscheidend durch eine veränderte Zielsetzung, eingeschränkte Möglichkeiten, eine spezielle Übertragungs- und Gegenübertragungssituation und das vorhandene Regressionsniveau bestimmt, wodurch sich häufig die Notwendigkeit einer Therapiemodifikation oder einer Kombination mit anderen Verfahren ergibt.

Die Möglichkeit einer strukturellen Veränderung von Konflikten, Charakterzügen oder Verhaltensweisen sind durch die jahrzehntelangen neurotischen Persönlichkeitsentwicklungen, die Zeitlosigkeit des Verdrängten und die chronifizierten Abwehrstrukturen erheblich eingeschränkt. Dazu bestehen aufgrund der veränderten psychosozialen Situation, der sich verringernden Objektbeziehungen und des noch bevorstehenden Lebensabschnittes geringere Entwicklungs- und Veränderungsmöglichkeiten als in früheren Lebensphasen. Zusätzlich sind die erreichten psychotherapeutischen Erfolge durch weiter fortschreitende Einschränkungen, Verluste und Erkrankungen immer wieder bedroht.

Inhaltlich werden in zunehmendem Maße Auseinandersetzungen mit dem bisherigen nicht befriedigenden, mißglückten und/oder enttäuschenden, aber jetzt nicht mehr korrigierbaren Lebensablauf, mit den Verlusten von physischen, psychischen Fähigkeiten und von Objektbeziehungen, mit der narzißtischen Kränkung des Alterns und der zunehmenden Bedrohung durch Sterben/Tod erforderlich.

So ergibt sich im Gegensatz zur Behandlung von Patienten im jüngeren/mittleren Erwachsenenalter mit der Absicht einer Bearbeitung der entsprechenden Kindheitskonflikte und einer nachfolgenden Umstrukturierung jetzt eine andere Zielsetzung. Erforderlich wird eine Bearbeitung von aktuellen abgrenzbaren innerpsychischen Konflikten in Zusammenhang mit der Problematik des Alters und Altseins, eine erweiterte und unter Umständen sogar zunehmende Hilfestellung auch bei sozialen und realen Schwierigkeiten und ggf. eine langjährige psychotherapeutisch orientierte Beratung.

Dazu erfordert die Interaktion mit Patienten im höheren und hohen Lebensalter von dem behandelnden Psychotherapeuten (von deren Gesamtzahl sich nur wenige bisher für die Behandlung älterer und alter Menschen interessieren) spezifische Fähigkeiten, nämlich Umgang und Kenntisse über und Erfahrungen mit den Problemen des Alterns und Alters, speziell in Form von Einschränkungen, Trennungen und Verlusten.

Die veränderte Übertragungs-/Gegenübertragungssituation konfrontiert mit zusätzlichen Schwierigkeiten, besonders in der Einleitung und der Anfangsphase einer psychotherapeutischen Behandlung. In der Regel ist der Psychotherapeut bei der Behandlung von Erwachsenen im jüngeren/mittleren Lebensalter zumindestens gleichaltrig, meist aber älter als der Patient und bietet sich damit von vornherein durch sein Alter und seine Position als Eltern-Imago für die Übertragung an. Bei der Behandlung von Patienten im höheren und hohen Lebensalter ist der Behandler dagegen in der Regel jünger, und so kommt es gerade in der Anfangsphase zu einer Umkehr der Übertragungskonstellation. Er wird jetzt in der Übertragung als Kind/Enkelkind phantasiert und erlebt umgekehrt den in der Realität älteren Patienten als Eltern-/Großelternteil. Der Jüngere soll dann als »geliebtes« oder »abgelehntes« Kind endgültig alle bisher frustrierten Erwartungen erfüllen, wobei er gleichzeitig mit den Problemen des Alterns, wie Abnahme physischer und psychischer Fähigkeiten, Auftreten von schweren Erkrankungen, Verlust von Status und finanzieller Sicherheit und von wichtigen Beziehungspersonen konfrontiert wird. Damit wird seine eigene Problematik mit Eltern/Großeltern wiederbelebt, von denen er sich erst langwierig und mühselig durch sein Erwachsenwerden – und unter Umständen mit Hilfe seiner Lehranalyse – gelöst hat.

Als Folge wird oft eine Behandlung erst gar nicht begonnen, nach kurzer Zeit abgebrochen oder ist in der Anfangsphase durch eine vergrößerte affektive Distanz auf beiden Seiten und/oder entsprechend große Erwartungen des Älteren charakterisiert. Beim Behandler finden sich dabei häufig eine rationalisierende Ablehnung unter Hinweis auf die organischen Altersveränderungen, eine infantilisierende oder latent aggressive Haltung, eine überbetont freundliche Einstellung im Sinne einer Verkehrung ins Gegenteil, eine zu weit gehende Idealisierung mit einer unrealistischen Beurteilung der Fähigkeiten des Älteren.

Bei fortgeschrittener Hilfsbedürftigkeit und Abhängigkeit, Einschränkungen der Ich-Funktionen in verschiedenen Bereichen und/oder ausgeprägter Regression wird eine aktivere Hilfestellung von seiten des Psychotherapeuten im Sinne der Übernahme von Ich-Funktionen erforderlich. Häufig ist dann auch eine erfolgreiche Ablösung bei Beendigung der Psychotherapie nicht möglich, sondern werden eher im Gegenteil das Erhaltenbleiben einer »milden positiven« Übertragung, eine sich lang fortsetzende Beratung oder ein dauerndes Hilfsangebot notwendig.

In einer derartigen Situation, bei weiteren Krankheiten und realen und sozialen Schwierigkeiten ist immer wieder die Kombination von psychotherapeutischen Maßnahmen mit anderen Hilfestellungen diskutiert worden. Möglich erscheint dies durch eigene zusätzliche reale Hilfestellung und Beratung, durch Zusammenarbeit mit Angehörigen anderer Berufsgruppen, durch die Wahrnehmung therapeutischer Aufgaben durch andere Berufsgruppen, wie z. B. durch Sozialarbeiter oder durch die Kombination von Psychotherapie mit Medikamenten. Auf jeden Fall muß mit dem Patienten Verteilung und Abgrenzung der Aufgaben und Bedeutung der zusätzlichen Maßnahmen eingehend besprochen und teilweise bearbeitet werden.

Wichtig erscheint besonders zu betonen, daß das Medikament/Heilmittel gerade für den älteren und alten Patienten zusätzliche Bedeutung gewinnt. Bei den zunehmenden Einschränkungen und Veränderungen von Körperfunktionen und Bedrohung von körperlichen Fähigkeiten in Verbindung mit dem Rückzug von der Außen- zur Innenwelt ergibt sich eine immer größere innere Notwendigkeit zur Erhaltung der körperlichen Integrität. Das verordnete Medikament dient dabei als Beweis, daß die erlebten Altersveränderungen aufgehalten, ausgeglichen oder zumindestens verzögert werden. Zusätzlich wird bei fortgeschrittener Regression mit Einschränkung aller weiteren libidinösen Befriedigungsmöglichkeiten die Verordnung von Medikamenten als »orale Fütterung« oder »orale Verwöhnung« durch den Arzt erlebt und daran die Zuneigung des Behandlers gemessen. Oft werden dann Beendigung oder Reduzierung der Medikation mit entsprechenden Enttäuschungen, Abwendung vom Behandler und einer verstärkten unkontrollierten Selbstmedikation beantwortet.

Literatur

[1] Adler, R.; MacRitchie, K.; Engel, G.: Psychologic Processes and Ischemic Stroke, Psychosom. Med. 33 (1971) 1–29

[2] Aleksandrowicz, D. R.: Fire and its aftermath on a geriatric ward, Bull. Menning, Clin. 25 (1961) 23–32

[3] Alvarez, W.: Abberrant types of migraine seen in later life, Geriatrics 13 (1958) 647–652

[4] Aresin, L.: Zur Sexualität des älteren Menschen, Vortrag Kongreß Dresden 1970

[5] Bahnson, C.; Wardwell, W.: Parent constellation and psychosexual identification in male patients with myocardial infarction, Psycho. Rep. 10 (1962) 831

[6] Becker, A. M.: Die anderen tiefenpsychologischen Schulen, in: Strotzka, H. (Hrsg.): Psychotherapie: Grundlagen, Verfahren, Indikationen, München, Urban & Schwarzenberg, 1975

[7] Berezin, M. A.: Some intrapsychic aspects of aging, in: Zinberg, N. E., Kaufmann, I.: Normal psychology of the aging process. Intern. Univ. Press, New York (1963) 93–117

[8] Berezin, A.: Sex and Old Age: A Review of the Literature, J. Geriat. Psychiat. 2 (1969) 131–149

[9] Bericht zur Lage der Psychiatrie in der Bundesrepublik Deutschland – Zur psychiatrischen und psychotherapeutisch-psychosomatischen Versorgung der Bevölkerung (Deutscher Bundestag. 7. Wahlperiode, Drucksache 7/4200, 1975)

[10] Borelli, S.: Potenz und Potenzstörungen des Mannes, Berlin, Hartmann, 1971

[11] Bourlière, F.; Debray, Ch.; Hellemans, J.; Poitrenaud, J.: L'ulcère gastro-duodénal du Sujet Agé. Etude physiologique et psychologique, Sem. Hôp. Paris (1965) 391–401

[12] Bradley, R.: Acute peptic ulcer in the elderly: similarity to stress ulcer, J. Amer. Geriat. Soc. 15 (1967) 254–259

[13] Bräutigam, W.; Christian, P.: Psychosomatische Medizin, Stuttgart, Thieme 1973.

[14] Brown, Ch.; Ritzmann, L.: Some factors associated with absence of coronary heart disease in persons aged 65 or older, J. amer. geriat. Soc. 15 (1967) 239–250

[15] Busse, E. W.: Some emotional complications of chronic disease, Gerontologist 2/3 (1962) 153–156

[16] Caplan, G.: An Approach ot Community Mental Health, New York, Grune & Stratton, 1961

[17] Cath, St.: Some Dynamics of Middle and Later Years: A Study in Depletion and Restitution, in: Berezin, M.; Cath, St. (ed.): Geriatric Psychiatry, New York, Intern. Univ. Press, 1965

[18] Christian, P.: Berufsunfähigkeit aus psychosomatischer und psychoneurotischer Ursache in der Lebensmitte und in der zweiten Lebenshälfte, Z. psychosom. Med. 15 (1969) 282–287

[19] Coleman, J.: Emotional Disturbances of Older Woman with Chronic Disease, Psychosomatics 9-4/2 (1968) 27–30

[20] Condrau, G.: Zur Psychosomatik des alternden Menschen, Therapeutische Umschau 23 (1966) 458–467

[21] Demole, M.: Krankheiten des Verdauungsapparates, in: Martin, E.; Junod, J.-P. (Hrsg.): Ein kurzes Lehrbuch der Geriatrie, Bern, Huber, 1975

[22] Dreyfuß, F.; Shanan, J.; Sharon, M.: Some Personality Characteristics of Middle-Aged Man with Coronary Artery Disease, Psychother. Psychosom. 14 (1966) 1–16

[23] Erikson, E. H.: Kindheit und Gesellschaft, Stuttgart, Klett, 1968

[24] Erfmann, I.: Age and Manifestation of Psychosomatic Disorders, Vita humana 5 (1962) 161–166

[25] Ernst, K.: Die Prognose der Neurosen, Springer Verlag, Berlin-Stuttgart-Heidelberg 1959

[26] Finke, J.: Schulte: W.: Über das Erleben des Schlaganfalles und seine Folgen, Fortschr. Neurol. Psychiat. 32 (1964) 78–101

[27] Finkle, A. L. and Brian, D. V.: Sexual potency in elderly men before and after prostatectomy, J. Amer. med. Ass. 196 (1966) 139–143

[28] Freeman, J. T.: Sexual capacities in the aging male, Geriatrics 16 (1961) 37–43

[29] Friedsam, H.: Reactions of Older Persons to Disaster-Caused Losses – A Hypothesis of Relative Deprivation, in: Tibbits, C., Donahue, W. (eds.): Social and psychological aspects of aging. New York, Columbia Univ. Press, 1962

[30] Fuchs, A.: Allergy Problems in Elderly Persons, Geriatrics 2 (1947) 235

[31] Goldfarb, A. I.: The Psychodynamics of Dependency and the Search for Aid, in: Kalish, R. (ed.): The Dependencies of Old People, Ann Arbor, Univ. of Michigan, 1969

[32] Hall, J.; Henderson, L.: Asthma in the aged, J. Am. Geriat. Soc. 14 (1966) 779–794

[33] Hartleb, O.: Behandlung von Schlafstörungen im Alter – aus internistischer Sicht, in: Kaiser, H. (Hrsg.): Schlaftstörungen im Alter und ihre Behandlung, Stgt., Thieme, 1966

[34] Hauss, W.; Oberwittler, W.: Geriatrie in der Praxis, Berlin, Springer, 1975

[35] Havighurst, R.: Successful Aging, in: C. Tibbitts and W. Donahue (ed.), Processes of Aging, New York, Williams, 1963

[36] Henning, N.: Gastrointestinaltrakt, in: Haus, W., Oberwittler, W. Geriatrie in der Praxis, Berlin, Springer, 1975

[37] Jores, A.; Puchta, H. S.: Der Pensionierungstod, Med. Klin. 54 (1959) 1158–1164

[38] Jores, A.: Der Kranke mit psychovegetativen Störungen, Göttingen, Verlag f. med. Psychol., 1973

[39] Jores, A.: (Hrsg.): Praktische Psychosomatik, Bern, Huber, 1976

[40] Kaiser, H.: Der gestörte Schlaf – Genese und Therapie, Köln, Deutscher Ärzteverlag, 1975

[41] Kay, D. W.; Roth, M.; Hopkins, B.: Aetiological Factors in the Causation of Affective Disorders in Old Age, J. ment. Sci. 101 (1955) 302

[42] Kehrer, F. A.: Vom seelischen Altern, Münster, Aschendorf, 1952

[43] Kinsey, A. C.; Gebhardt, P.: Sexual Behvior of the Human Female, Philadelphia, Saunders, 1953

[44] Kinsey, A. C.; Pomeroy, W.; Martin, C.: Sexual Behvior in the Human Male, Philadelphia, Saunders, 1948

[45] Kleemeier, R. W.: Somatopsychological effects of illness in the aged person, Geriatrics 13 (1958) 441–449

[46] Kleinsorge, H.; Klumbies, G.: Psychotherapie in Klinik und Praxis, München, Urban & Schwarzenberg, 1959

[47] Krauss, B.: Zur Interpretation und Wertung somatischer Beschwerden ältere Menschen, Internist 15 (1974) 254–257

[48] Kulenkampff, C. und Bauer, A.: Herzphobie und Herzinfarkt. Zur Anthropologie von Angst und Schmerz, Nervenarzt 33 (1962) 289

[49] Lang, E.: Geriatrie – Grundlagen für die Praxis, Stuttgart, Gustav Fischer, 1976
[50] Law, D.; Steinberg, H.; Sleisenger, M.: Ulcerative Colitis with onset after the age of fifty, Gastroenterology 41 (1961) 457–464
[51] Lehr, U.: Psychologie des Alterns, Heidelberg, Quelle & Meyer, 1977
[52] Lehr, U.: Die psychologischen Veränderungen im Alter als Voraussetzung der Rehabilitation, akt. geront. 5 (1975) 291–304
[53] Levin, S.: Depression in the aged, in: Berezin, M. A. and Cath, S. (ed.): Grief, Loos and Emotional Disorders in the Aging Process. Int. Univ. Press, New York (1965) 203–225
[54] Levin, S.: Libido equilibrium, in: Zinberg, N. E. and Kaufman, J. (ed.): Normal psychology of the aging process. International Univ. Press, New York (1963) 160–168
[55] Lidz, Th.: Das menschliche Leben, Ffm., Suhrkamp, 1970
[56] Linden, M. W.: Repression and recession in the psychoses of the aging. In: Zinberg, N. E. and Kaufman, I. (ed.): Normal Psychology of the Aging Process. Internat. Univ. Press. New York (1963), pp. 125–142
[57] Martin, E.; Junod, J.-P. (Hrsg.): Ein kurzes Lehrbuch der Geriatrie, Bern, Hans Huber, 1975
[58] Masters, W. H.; Johnson, V. E.: Human Sexual Response, Boston, Little, Brown, 1966
[59] Miller, C.: Psychological correlates of coronary artery disease, Psychosom. Med. 17 (1955) 455
[60] Mittelmann, B.: Psychosomatic medicine and the older patient. In: Mental disorders in later life (Hrsg. O. J. Kaplan). Stanford (Calif.), Univ. Press, 2nd ed., 1956
[61] Modell, A.: Aging and Psychoanalytic Theories of Regression, J. Geriat. Psychiat. 3 (1970) 139–146
[62] Müller, Ch.: Alterspsychiatrie, Stuttgart, Georg Thieme, 1967
[63] Müller, Ch. (Hrsg.): Bibliographia Gerontopsychiatrica, Bern, Stuttgart, Wien, Huber, 1973
[64] Neugarten, B. L.: Middle Age and Aging, Chicago, Univ. Chic. Press, 1968
[65] Neugarten, B. L.: Adaptation and the Life Cycle, J. Geriat. Psychiat. 4 (1970) 71–87
[66] Oesterreich, K.: Psychiatrie des Alterns, Heidelberg, Quelle & Meyer, 1975
[67] Paley, A. and Luparello, T. J.: Unterstanding the psychologic factors in asthma, Geriatrics 28 (1973) 54–62
[68] Parkes, C. M.: The Effects of Bereavement on Physical and Mental Health: A Study of the Case Records of Widows, Brit. med. J. 2 (1964) 274
[69] Parkes, C. W.: Vereinsamung, Hamburg, Rowohlt, 1974
[70] Paulley, J.: Psychosomatic and other aspects of ulcerative colitis in the aged, Modern Geriatrics 2 (1972) 30
[71] Petrilowitsch, N.: Probleme der Psychotherapie alternder Menschen, in: Bibliotheca Psychiatrica et Neurologica 123 (1964) 1–108
[72] Platt, D.: Biologie des Alterns, Heidelberg, Quelle & Meyer, 1972
[73] Radebold, H.: Gruppenpsychotherapie und geriatrische Sozialarbeit, in: Kanowski, S.: Gerontopsychiatrie 2, Düsseldorf, Janssen Symposien, 1972
[74] Radebold, H.: Psychoanalytische Gruppenpsychotherapie mit älteren und alten Patienten (II. Mitteilung über spezifische Aspekte), Z. Geront. 9 (1976) 128–142
[75] Rees, L.: Psychosomatic aspects of asthma in elderly patients, Psychosom. Res. 1 (1956) 212–218
[76] Rees, W. D.; Lutkins, S. G.: Mortality of Bereavement, Brit. med. J. 4 (1967) 13
[77] Rowe, A.; Rowe, A. Jr.: Bronchial Asthma in Patients over the Age of 55 Years, Ann. Allergy 5 (1947) 509
[78] Rubin, I.: Sexual life after sixty, Basic books Inc., New York (1965)
[79] Savic, B.; Schulz, D.: Säuresekretion bei gastro-duodenalen Ulcera älterer Patienten, Z. Geront. 5 (1972) 109–116
[80] Schulte, W.: Kommunikative Psychotherapie bei Störungen im höheren Lebensalter, Z. Psychother. med. Psychol. 11 (1961) 159–173
[81] Schmale.: Giving up as a Final Common Pathway to Changes in Health, Adv. psychosom. Med. vol. 18 pp. 20–40, Basel, Karger, 1972
[82] Schulte, W.: Über psychotherapeutische Probleme bei 50- bis 65-jährigen, Prax. Psychother. 15 (1970) 275–284
[83] Schwöbel, A.: Analyse einer 60-jährigen Migränekranken, Z. Psychosom. Med. 11 (1965) 164
[84] Senator für Arbeit und Soziales, Berlin (Hrsg.): Die Lebenssituation über 65-jähriger Bürger in Berlin, Berlin, Sonderdruck, 1974
[85] Sklar, M.: Functional bowel distress and constipation in the aged, Geriatrics 27 (1972) 79–85
[86] Stauder, K. H.: Über den Pensionierungsbankrott, Psyche 9 (1955) 481
[87] Stenback, A.: Psychosomatic States, in: J. Howells (ed.), Modern perspectives in the psychiatry of old age, New York, Brunner/Mazel, 1975
[88] Stenback, Å.: Object Loss and Depression, Arch. Gen. Psychiat. 12 (1965) 144–151
[89] Stern, K.; Gwendolyn, M.; Williams, B. A. and Prados, M.: Grief reactions in later life, Amer. J. Psychiat. 108 (1951/52) 289–294
[90] Strauss, J.; Wohlschläger, M.: Die Natur des Schlafes (Vortragsreferat), Med. Tribune (1971)
[91] Tews, H.: Soziologie des Alterns, Heidelberg, Quelle & Meyer, 1974
[92] Tismer, K.-G. u.a.: Psychosoziale Aspekte der Situation älterer Menschen, in: Schriftenreihe des Bundesministers für Jugend, Familie und Gesundheit, Stuttgart, Kohlhammer, 1975
[93] Uexküll, Th.: Grundsätzliches zur Psychosomatik in: Fellinger, K. (Hrsg.): Aktivitätsprobleme des Alternden, Basel, Editiones »Roche«, 1974
[94] Verwoerdt, A.; Pfeiffer, E.; Wang, H.: Sexual Behavior in Senescence, J. Geriat. Psychiat. 2 (1969) 163–180
[95] Weisman, A.; Hackett, T.: Psychosis after Eye Surgery, New Engl. J. Med. 258 (1958) 1284–1289
[96] Weisman, A.: Discussion: Modell, A. Aging and Psychoanalytic Theories of Regression, J. Geriat. Psychiat. 3 (1970) 147–152
[97] Young, M.; Benjamin, B.; Wallis, C.: Mortality of Widowers, Lancet 2 (1963) 454
[98] Zetzel, E.: Discussion: Modell, A. Aging and Psychoanalytic Theories of Regression, J. Geriat. Psychiat. 3 (1970) 152–159
[99] Zinberg, N. E.: The relationship of regressive phenomena to the aging process. In: Zinberg, N. E. and Kaufman, I.: Normal Psychology of the Aging Process. Int. Univ. Press, New York (1963) 143–159.

44 Psychische Anpassungs- und Abwehrprozesse bei lebensbedrohlich Erkrankten

Ekkehard Gaus und Karl Köhle

44.1 Psychische Anpassungsvorgänge, Abwehrvorgänge, Steuerungsprozesse

44.1.1 Allgemeine Grundsätze über Anpassungs- und Abwehrvorgänge im Rahmen der psychischen Steuerungsprozesse

Kapitel 1.3 und 2.4 in diesem Band befassen sich mit den Möglichkeiten des Umgangs des menschlichen Organismus mit Streß und den verschiedenen Formen der Anpassung an Streß. Streß bedeutet dabei ein vorübergehendes oder dauerndes Ungleichgewicht zwischen individuellen Anpassungsfähigkeiten und der äußeren und inneren Realität[1]. Enger formuliert, setzt Streß die Wahrnehmung einer bedrohlichen Situation voraus, wobei die Antizipation einer solchen Wahrnehmung oft schwieriger zu bewältigen ist als die Konfrontation selber (Mechanic 1962).

Wir wollen uns hier damit befassen, wie Individuen mit der tatsächlichen oder vermeintlichen Erfahrung einer *lebensbedrohlichen körperlichen Erkrankung* umzugehen pflegen, welche psychische Arbeit bei diesen Prozessen geleistet wird und von welchen Faktoren diese Prozesse abhängig sind. Eine lebensbedrohliche Erkrankung stellt ein besonders eingreifendes Geschehen im Leben eines Menschen dar und stellt damit auch besondere Anforderungen an sein Anpassungsvermögen[2]. Wir wollen dabei den krankheitsbedingten Streß unter dem Aspekt der [3]) drei Streß-Kategorien von Engel (1962) betrachten, nämlich

der drohenden, eingetretenen oder imaginierten Frustration von Trieben und Triebbedürfnissen,

der drohenden, eingetretenen oder imaginierten Verletzung im Sinne von Schmerz und Verstümmelung, und

des drohenden, eingetretenen oder imaginierten Objektverlustes.

Eine körperliche Krankheit bedeutet in individuell unterschiedlichem Ausmaß oft das Nebeneinander mehrerer dieser Bedrohungen. Wir wollen versuchen, darzustellen, wie psychische Prozesse bei schwerkranken Patienten dazu dienen, die Gefahr abzuwehren, eine Anpassung zu vollziehen und aktiv die Situation zu meistern. Das bedeutet einen Überblick über die vielfältigen Strategien von Menschen, mit einer schwer erträglichen Wirklichkeit fertig zu werden, in diesem Fall mit der lebensbedrohlichen Erkrankung und den Konsequenzen, die sich für die Therapie ergeben. Das führt zu der Frage nach Bewertungskriterien für Anpassungs- und Bewältigungsstrategien, insbesondere der Frage, inwieweit einzelne Strategien psychische Symptome verhindern oder provozieren und welche Rolle sie für Krankheitsverlauf und Gesundungsprozesse spielen.

44.1.2 Verhältnis von Anpassungs- und Abwehrvorgängen

Als Modellvorstellungen für das Funktionieren des »Psychischen Apparates« kann man bei der Reaktion auf eine Krankheit Anpassungs- und Bewältigungsmechanismen (in der angelsächsischen Literatur »Coping-Mechanism«) und Abwehrmechanismen unterscheiden. Erstere setzen ein Akzeptieren und eine aktive Auseinandersetzung (s. Lazarus 1966, 1974 a u. b) mit der Situation voraus, um eine Anpassung an den jetzigen oder künftigen Zustand zu ermöglichen. Lipowski (1970, S. 93) definiert »Coping« im Hinblick auf körperliche Krankheiten als »... alle kognitiven und motorischen Aktivitäten einer kranken Person, um ihre körperliche und psychische Integrität zu wahren, reversibel geschädigte Funktionen wiederherzustellen und möglichst weitgehend jede irreversible Behinderung zu kompensieren ...«. Dabei kann zwischen *Bewältigungsstrategien*, die einzelne Techniken in Abhängigkeit von der jeweiligen Situation umfassen, und dem *Bewältigungsstil* eines Individuums unterschieden werden, der ein individuelles Repertoire an spezifischen Techniken voraussetzt.

Bei *Abwehrprozessen* liegt, im Gegensatz zum Akzeptieren, die Betonung auf einer vollständigen oder teilweisen Zurückweisung einer Wirklichkeit oder deren Bedeutung für das Individuum. Im Verhalten schwerkranker Patienten findet man in der Regel sowohl Bewältigungs- als auch Abwehrprozesse. Beide haben Angst- und Spannungsverminderung angesichts einer Bedrohung zum Ziel. Dabei ist der Versuch einer strikten Trennung sicher illusorisch (s. Verwoerdt 1972, A. Freud 1965, S. 177). Aus Gründen klinischer Prakti-

---

* Anmerkungen siehe am Ende des Kapitels.

kabilität scheint es uns aber sinnvoll, Prozesse mit vorwiegender Anpassungsfunktion und solche mit vorwiegender Abwehrfunktion getrennt zu betrachten, da hinsichtlich des Verlaufs und der Ergebnisse unterschiedliche qualitative Merkmale bestehen (s. Haan 1969, 1977).

Weil beobachtet wurde, daß mit der Größe der Bedrohung auch die Wahrscheinlichkeit des Auftretens von Abwehrprozessen wächst, darf angenommen werden, daß bei Patienten mit lebensbedrohlichen Erkrankungen die Neigung besteht, in vermehrtem Maß Abwehrmechanismen einzusetzen. Aus diesem Grund sollen die Abwehrprozesse hier genauer diskutiert werden.

Die Frage nach Art und Funktion einer Strategie zur Situationsbewältigung hat praktische und theoretische Bedeutung: Für die therapeutische Praxis ist eine Kenntnis der beteiligten Prozesse Voraussetzung für eine sinnvolle Intervention. Theoretisch wäre es interessant zu erfahren, wie solche Strategien mit Verläufen bestimmter Erkrankungen und der Anpassung an einzelne Therapieformen verbunden sind. D. h.: es wäre zu untersuchen, wie die unterschiedliche individuelle psychische Belastbarkeit mit dem bevorzugten Stil, sich mit individueller Bedrohung auseinanderzusetzen, zusammenhängt (s. z. B. Heim 1978).

44.1.3 Determinanten psychischer Steuerungsmöglichkeiten

44.1.3.1 Ich-Funktionen

Nach psychoanalytischen Konzepten sind Begriffe wie Anpassungsfähigkeit und Fähigkeit zur Situationsbewältigung sowie Abwehrprozesse eng verknüpft mit der Qualität der Ich-Funktionen.

S. Freud hat das Ich als theoretisches Konstrukt und Bestandteil des psychischen Apparates nach seinen Funktionen definiert. Ich-Stärke und Ich-Schwäche hängen dabei eng mit der Ausprägung, Ordnung und Rangskala einzelner Ich-Funktionen zusammen (Bellak 1973). Hartmann (1960) unterschied bei den Ich-Funktionen zwischen autonomen Funktionen, Abwehrfunktionen und synthetischen Funktionen. Wichtig ist dabei, wie weit die autonomen Ich-Funktionen wie Wahrnehmung, Sprache, Motorik, Denken usw. einer Behinderung, beispielsweise durch Abwehrprozesse, widerstehen können. Besonders wichtig für die Anpassung sind die synthetischen Funktionen des Ich (Spannungsverminderung, Konfliktbereinigung, Auflösung von Widersprüchen).

Die Zahl der Ich-Funktionen ist eine Frage der Konvention, der Praktikabilität und des theoretischen Konzepts. Es wurden verschiedene Versuche unternommen, Ich-Funktionen zu quantifizieren[4]. Bellak (1973, S. 66–79) gibt eine Aufzählung von zwölf verschiedenen Ich-Funktionen und einen detaillierten Ansatz, einzelne dieser Funktionen zu quantifizieren, wie Realitätsprüfung, Urteilsfähigkeit, Unterscheidungsfähigkeit von Selbst und Umwelt, Kontrolle von Trieben, Affekten und Impulsen, Fähigkeit zu normalen Objektbeziehungen, Denkprozesse, adaptive Regression im Dienste des Ich, Abwehrfunktionen, synthetische und integrative Funktionen usw.

In einer experimentellen Untersuchung (Ibidem) wurden Psychotiker, Neurotiker und Normalpersonen im Hinblick auf ihre Ich-Funktion untersucht. Die individuellen Profile der Ich-Funktionen wurden zu Diagnose, Therapie und Prognose herangezogen. Bei Schizophrenen und Neurotikern fand sich dabei ein unterschiedlich großes Defizit verschiedener Ich-Funktionen mit unterschiedlicher Verteilung. Eine generelle Erniedrigung aller Funktionen ist dabei im Hinblick auf Therapieform und Prognose anders zu bewerten als beispielsweise eine Reduzierung einzelner weniger Funktionen.

44.1.3.2 Soziale Determinanten

Die isolierte Betrachtung eines Individuums kann nur einen unvollständigen Eindruck seiner Anpassungsmöglichkeiten geben. Soziokulturelle Variable, beispielsweise die Familie und andere Kleingruppen können ein Individuum unterstützen und Belastungen kompensieren helfen. Man kann auch typische familiäre Anpassungsmuster finden[5]. So verhalten sich beispielsweise geistig behinderte Kinder bei realistischer Reaktion der Familie weniger gestört (Freedman 1957). Auch bei Kindern mit chronisch-terminaler Niereninsuffizienz wurde bei realistischer Einstellung der Eltern eine positivere Anpassung der Kinder an ihre Krankheit und an die Hämodialyse festgestellt (Steffen 1974), ähnliche Beobachtungen wurden bei jugendlichen Diabetikern, Apoplektikern und Patienten mit traumatischen Paresen gemacht (Adams 1974).

44.2 Zum Anpassungsbegriff bei körperlich Kranken

44.2.1 Bewertung von Anpassungsstrategien

Eine gute und erfolgreiche Anpassung ist ein theoretisches Konstrukt, das ähnlich vage ist wie die Begriffe der Normalität oder Gesundheit. Üblicherweise wird die Anpassung körperlich Kranker aufgrund des Vorhandenseins oder Fehlens ausgeprägter Verstimmungszustände bewertet. Als Kriterien dienen zudem Kooperationsbereitschaft, Angepaßtheit des Verhaltens an soziale Normen und traditionelle Erwartungen im Krankenhaus, das Verhältnis von Willen und Fähigkeit zur Arbeit oder das Rehabilitationsergebnis, meist gemessen in Form der Wiederaufnahme beruflicher oder häuslicher Tätigkeit. Flexibilität, Rationalität und Effizienz sind wichtige Kriterien, um Anpassungsstrategien zu bewerten (Lazarus 1974).

44.2.1.1 Kriterien für geglückte und mißglückte Anpassung

Zur Bewertung psychischer Funktionen wie psychologische Anpassung kann man grundsätzlich ihr Ergebnis heranziehen. So kann man der Beurteilung das Auftreten psychopathologischer Phänomene, objektiv meßbare physiologische Indikatoren, die Hinweise auf eine besondere Belastung geben können, und somatische Reaktionen zugrundelegen. Man geht dabei von der theoretischen Annahme aus, daß eine Optimierung psychischer Funktionen mit einer Minimalisierung psychophysiologischer Reaktionen unter Belastung korreliere.

Haan (1969 und 1977) möchte hauptsächlich prozessuale Kriterien anwenden und nicht nur das Ergebnis des Anpassungsprozesses beurteilen. Sie schlägt vor, Ich-Prozesse unter dem Gesichtspunkt der Selbstbehauptung des Individuums in allgemeine Anpassungs- und Bewältigungsrozesse, Abwehrvorgänge und schließlich bruchstückhafte Prozesse als Ausdruck eines Scheiterns der Ich-Funktionen einzuteilen.

Anpassungs- und Bewältigungsmechanismen (»Coping«) werden durch ein flexibles, zweckgerichtetes Verhalten charakterisiert, das Wahlmöglichkeiten offenläßt und autonom organisiert ist. Dieses Verhalten ist zukunftsbezogen und berücksichtigt die Notwendigkeit der Gegenwart entsprechend den realen Bedürfnissen der jeweiligen Situation. Es ist weiterhin durch sekundärprozeßhaftes Denken charakterisiert, das bewußte und vorbewußte Momente miteinbezieht. Es richtet sich nach den körperlichen Bedürfnissen des Organismus und hat die Tendenz, störende Affekte in Grenzen zu halten. Die Befriedigung von Wünschen wird auf offene, regelrechte und angemessene Art ermöglicht.

Abwehrverhalten wird im Gegensatz dazu durch rigide, zwanghafte Eigenschaften charakterisiert. Es ist hauptsächlich durch die Vergangenheit bestimmt und berücksichtigt die gegenwärtige Situation in einer verzerrten Weise. Primärprozesse und unbewußte Elemente sind stärker vertreten. Die Annahme spielt eine Rolle, daß beunruhigende Affekte auf magischem Wege entfernt werden können. Typischerweise wird die Befriedigung von Wünschen z. T. durch Flucht vor der Wirklichkeit erlaubt.

Ich-Versagen angesichts einer Bedrohung soll durch stereotypes, ritualisiertes und automatisiertes Verhalten gekennzeichnet sein, das sich nach privatistischen Annahmen richtet, das, unabhängig von der gegebenen Situation, primär durch instinktive Bedürfnisse bestimmt ist. Es herrscht eine Überschwemmung durch Affekte und Emotionen vor. Das Verhalten selbst erlaubt die unregulierte Erfüllung einzelner Wünsche. Im Unterschied zu Abwehrprozessen[6]) verkleinern oder negieren diese Prozesse, die einem Ich-Zusammenbruch entsprechen, nicht die Bedrohung. Auch setzen sie sich nicht mit der Bedrohung in der Reihenfolge von Bewertung-Entscheidung-Handlung auseinander, wie das bei reiferen Anpassungsprozessen der Fall ist (Haan 1977, S. 35).

44.2.2 Faktoren, welche die Anpassungsprozesse bei körperlich Kranken bestimmen

Zur Antwort auf psychologischen Streß im Gefolge körperlicher Erkrankungen tragen viele Faktoren bei. Sie lassen sich drei Bereichen zuordnen: 1. dem zugrundeliegenden körperlichen Leiden, 2. Persönlichkeitsmerkmalen, 3. der aktuellen Gesamtsituation des Kranken wie sozialer Hintergrund, verfügbare soziale Kontakte, Arzt-Patienten-Beziehung, Bedeutung der Hospitalisierung, strukturelle Gegebenheiten des Krankenhauses.

44.2.2.1 Charakteristische Merkmale der körperlichen Erkrankung

Dazu gehören die Schwere der Krankheit, zeitliche Faktoren und betroffene Organsysteme.

Beispielsweise reagierten in einer Gruppe herzkranker Patienten alle nach Auftreten der Krankheit mit depressiven Symptomen. Bei mildem Krankheitsverlauf bildeten sich diese rasch zurück, war das Leiden schwer, blieben sie bestehen (Dovenmühle 1959). Malignompatienten mit schnell wachsenden Tumoren waren ängstlicher als solche mit langsam wachsenden Neoplasmen (n. Verwoerdt 1967 und 1972).

44.2.2.1.1 *Betroffene Organsysteme*

Die Wertigkeit des betroffenen Organsystems im Erleben eines Patienten wird durch objektive und subjektive Merkmale bestimmt, z.B. Sichtbarkeit von außen (z.B. Haut), vitale Bedeutung (Herz, Lunge, Leber), ebenso durch seine symbolische Bedeutung. Bei der symbolischen Bedeutung eines Organs kann es sich um individualspezifische Vorstellungen oder um überindividuelle, beispielsweise kulturelle oder gesellschaftsspezifische Vorstellungen handeln (z.B. Herz). Die psychodynamische Bedeutung eines Organs oder Körperteils ist eng mit der Reaktion bei Schädigung oder Verlust verbunden. Organe bzw. Körperteile können dabei Quellen von Vergnügen, Stolz und Selbstvertrauen sein, Hilfen, um befriedigende zwischenmenschliche Beziehungen aufrechtzuerhalten, Mittel zur Verringerung intrapsychischer Konflikte, Unterstützung des Gefühls der persönlichen Identität, der Stabilität des Körperschemas und der erwünschten sozialen Rolle. Zur Illustration:

Die Reaktion kann beispielsweise übersteigert wirken bei einem Patienten mit einer Hirnerkrankung und einer Zwangsstruktur, weil intellektuelle Fähigkeiten dem Patienten Sicherheit und Selbstbewußtsein verliehen. Sie kann auch besonders stark sein bei einem Patienten mit einer Colostomie, dem Sauberkeit und Ordnung »die halbe Welt« bedeuteten, ebenfalls bei solchen Patienten mit körperlichen Behinderungen, die höchsten Wert auf physische Aktivität und Fitness legen (Little 1968: »athletic personalities«).

Bei radikalen Veränderungen des Körperschemas finden sich häufig Scham und Rückzug. Die tatsächliche oder antizipierte Reaktion der Bezugsperson ist für diese Patienten, die nicht nur »krank«, sondern durch ihre

Tabelle 1. Auswirkungen der individuellen Bedeutung einer Krankheit für den Patienten.

Bedeutung der Krankheit	Besonder häufige Folgen
Krankheit als Herausforderung	flexible und rationale Strategien
Feind	Angst, Feindseligkeit, projektives Denken
Bestrafung (ungerecht)	oft passive Hinnahme, gelegentlich psychische Entlastung
Bestrafung (gerecht)	Aggression, Wut
Schwäche	Scham, Kränkung, Verleugnung
irreparabler Verlust und Schaden	Depression, Feindseligkeit

Entstellung »anders« geworden sind, besonders wichtig (Adams 1974).

Besonders häufige Formen der individuellen Bedeutung der Krankheit für Patienten sind:
Krankheit kann auch als Erleichterung oder positiver Wert erlebt oder als Strategie eingesetzt werden. So kann es beim Bestehen schwerer Schuldgefühle mit Krankheitseintritt zu einem praradoxen Aufklaren von Depressionen kommen im Sinne einer Erleichterung.

Als Strategie kann sie beispielsweise von Eltern benutzt werden, um ihre Kinder umso fester an sich zu binden. Krankheit als positiver Wert wird beispielsweise in Thomas Manns »Zauberberg« deutlich, wo die Krankheit zu einer neuen Qualität des Erlebens ästhetischer und intellektueller Werte führt.

44.2.2.2 Persönlichkeitsmerkmale

Die Anpassung wird beeinflußt von Faktoren wie Alter, Geschlecht, sozialer Status, Bildungsgrad, geistige Fähigkeiten, Persönlichkeitsentwicklung, beispielsweise frühe Objektbeziehungen, Persönlichkeitsstruktur, Körperschema, und durch intrapsychische Konflikte, welche die psychische Flexibilität beeinträchtigen.

Nach Verwoerdt (1972) ist Behinderung eine spezifischere Bedrohung für Männer, Entstellung spezifischer für Frauen.

Mit dem Einfluß von Persönlichkeitsmerkmalen bei der Verarbeitung von Trennungserlebnissen, Lebensveränderungen und sozialen Krisen auf Krankheitsverlauf und Krankheitsverhalten befaßten sich zahlreiche Studien (z. B. Imboden 1963): Trennungsangst; Rahe 1968: Life change units; Schmale 1958: Trennung, Depression).

Prämorbide Persönlichkeitsstrukturen könnten unter der Krankheitsbelastung deutlicher werden: Der Zwanghafte, der alle Dinge erklären und ordnen muß, um die Kontrolle nicht zu verlieren, kann noch zwanghafter reagieren. Krankheit braucht für passiv-abhängige oder masochistische Personen nicht unwillkommen zu sein; sie kann für eine überehrgeizige Person, die ihren Ambitionen nicht gerecht werden konnte, das kleinere Übel sein (Verwoerdt 1972) im Sinne einer Entlastung.
Im Hinblick auf die Bewältigung belastender Situationen lassen sich neben anderen folgende Persönlichkeitstypen unterscheiden. Ihnen kommt prognostische Relevanz im Hinblick auf Krankheitserleben und Krankheitsverhalten zu[7]):

Abhängige Personen mit besonderer Sensibilität gegen Verlusterlebnisse und einer ausgeprägten Tendenz zu sekundärem Krankheitsgewinn;

pseudounabhängige Personen mit der Fassade von Unabhängigkeit und vergleichsweise ähnlicher Sensibilität gegenüber Verlusterlebnissen;

symbiotische Personen mit Zügen von Unreife und Abhängigkeit, mit begrenztem Verhaltensrepertoire und außerordentlicher Anfälligkeit für Fehlanpassungen;

mütterlich-bemutternde (karitative) Personen, die im Krankheitsfall ihre Rolle aufgeben oder einschränken müssen;

aktiv-aggressive, affektgeladene Personen mit der Tendenz, die Passivität der Krankenrolle als besondere Belastung zu empfinden, und der Tendenz zur Rebellion;

passiv-aggressive Personen, die zu Problemen der Kooperation prädisponiert sind;

querulatorische, argwöhnische (*paranoide*) Personen mit der Tendenz, in projektiver Form Fehler in der Umgebung zu suchen;

unbeteiligt wirkende, abgesonderte, zurückgezogene (*schizoide*) Personen mit einer Tendenz zur Verniedlichung von Symptomen;

dramatisierende, expressive (*hysterische*) Personen mit hauptsächlicher Kommunikation durch Emotionen und besonderer Anfälligkeit gegenüber einem Verlust an Attraktivität, Körperverletzung und sexuellem Versagen;

Ängstlich-gehemmte Personen mit dem ausgeprägten Bedürfnis nach Aufmunterung, die von seiten des Untersuchers besondere Rücksichtnahme erfordern;

ordnungsliebende, kontrollierende, *zwanghafte* Personen mit besonderer Sensibilität gegenüber Gefühlen von Kontroll- und Autonomieverlusten;

chronisch leidende, selbstquälerische, *masochistische* Personen mit der Tendenz zu sekundärem Krankheitsgewinn;

überlegene, eitle (*narzißtische*) Personen mit besonderer Sensibilität gegenüber Verletzungen und Kränkungen.

primitiv-magische Personen mit der Tendenz zu mangelnder Kooperation und häufiger Inanspruchnahme pseudomedizinischer Institutionen.

44.2.2.3 Situative Faktoren, ...

... welche die Reaktion auf eine Krankheit beeinflussen, umfassen z. B. familiäre Beziehungen, die Reaktion der wichtigsten Bezugspersonen des Patienten auf die Erkrankung, mögliche Unterstützung innerhalb des sozialen Umfeldes, die wirtschaftliche Situation und ihre Veränderung durch die Erkrankung, die Einschätzung der Krankheitsrolle in der Gesellschaft. Dazu gehören auch Charakteristika des Aufenthaltsortes, beispielsweise des Krankenhauses mit seinem Zwang zu neuen Sozialbeziehungen, Abhängigkeit und Angewiesensein auf Ärzte und Schwestern.

Engelhardt und Mitarbeiter (1973) untersuchten bei 120 hospitalisierten Patienten auf internistischen Stationen solche situativen Faktoren: Sie fanden bei 73% familiäre und berufliche Probleme, die sich aus der Krankheit oder der Hospitalisation ergaben, bei 53% finanzielle Probleme, bei 44% Spannungen mit Angehörigen.

44.2.3 Phänomenologie der Anpassung

Die Form der Auseinandersetzung mit einer Bedrohung ist häufig für ein bestimmtes Individuum spezifisch, sodaß sich daraus typische Verhaltensmerkmale ableiten. Bei sorgfältiger Erhebung der Vorgeschichte läßt sich meist erkennen, wie ein Patient mit früheren Bedrohungen umgegangen ist und eine Hypothese dafür ableiten, wie er sich gegenüber der jetzigen Bedrohung verhalten wird. Phänomenologisch sind drei grundsätzlich verschiedene Formen der Auseinandersetzung mit einer Bedrohung zu unterscheiden[8]).

44.2.3.1 Kognitive Stilarten

Hier stehen sich als Extremform das Prinzip der »Minimalisierung« von Bedrohung und auf der anderen Seite das Prinzip der übertriebenen Eigenbeobachtung mit maximaler Aufmerksamkeit für die Bedrohung gegenüber. Zu den kognitiven Prozessen werden auch einfache Erklärungsversuche für eine Erkrankung, evtl. mit Vorwürfen gegen sich selbst oder andere, gerechnet, ebenso wie pseudowissenschaftliche Hypothesen bis zu wahnhaften Vorstellungen.

44.2.3.2 Affektive Stilarten

Hierunter faßt man das ganze Spektrum von Stimmungen, Affekten und Emotionen, von der normalen Angst- oder Trauerreaktion bis hin zu schwer pathologischen Zuständen, zusammen. Auch den affektiven Stilarten sind unter teleologischem Aspekt adaptive Funktionen zuzuschreiben. So können Stimmungen, Emotionen und Affekte als »Anweisungen für Bereitstellungen« dienen (v. Uexküll 1963, S. 177) und »Handlungen« vorbereiten, die in »eine andere Stimmung hineinführen« (S. 178). D.h., Stimmung kann hier Bestandteil eines zweckgerichteten Anpassungsversuches sein.

44.2.3.3 Stilarten, die sich im Verhalten ausdrücken

Typische Möglichkeiten dieser Form der Auseinandersetzung sind Angriff, Kapitulation und Vermeidung. Vermeidung ist in der Regel von stark ausgeprägten kognitiven Prozessen wie Minimalisierungsversuchen unter Beteiligung psychischer Abwehrprozesse begleitet. Patienten, die ihre Kapitulation offen zeigen, werden nicht selten als psychiatrischer Hilfe bedürftig angesehen. Es besteht eine Ähnlichkeit zu dem, was als giving-up – given-up – Komplex bezeichnet wird (Schmale 1972).

Eine Stilart des *Angriffs* wählt z.B. der Arthritiker, der seine volle Aktivität bewahrt und damit seine Gelenkschäden vergrößert. *Kapitulation* sollte nicht verwechselt werden mit dem Anteil passiven Akzeptierens, das bei jeder Anpassung an eine schwere Erkrankung erforderlich ist.

44.2.4 Krankheit als Lebenskrise

Man kann die mit schweren körperlichen Erkrankungen auftretenden Belastungen als Lebenskrisen sehen. Es ist daher gerechtfertigt, Erfahrungen und therapeutische Regeln der Krisenintervention zu berücksichtigen[9]). Eine Krisensituation ist durch einen Verlust des psychologischen Gleichgewichts und einen besonders vulnerablen Zustand des Individuums gekennzeichnet. Nach einem Versagen der normalen adaptiven Funktionen kommt es zunächst zu einem Bewußtsein der Krisensituation mit Ansteigen von Anspannung und Unbehagen. In einer weiteren Phase nehmen Spannung, Bestürzung und Auflösungserscheinungen zu, was die Möglichkeiten einer Überwindung der Situation beeinträchtigt. In einer dritten Phase kann es schließlich zur Mobilisierung aller externen und internen Ressourcen kommen, zur Anwendung von Notfalltechniken, möglicherweise auch zu einer Neueinschätzung der Situation und zu einer Aufgabe von bisherigen Zielen. Falls keine Lösung gelingt, ist zu erwarten, daß das Individuum in einen Zustand zunehmender psychischer Dekompensation gerät.

Die Krisenintervention, d.h. der Versuch einer Hilfe von außen, legt das Schwergewicht auf die Veränderung exogener Faktoren und die Mobilisation von Hilfsquellen für den Patienten. Nach Lindemann (1944) ist die Umgebung des Patienten eine Art von Matrix, die seine intra-psychischen Abwehr- und Anpassungsmöglichkeiten ergänzt.

44.2.5 Krankheit und Trauerprozeß

Krankheiten sind häufig mit dem Verlust psychischer Objekte verbunden. Anpassung an eine Krankheit ist daher auch das Ergebnis der psychologischen Vorgänge, die im Rahmen der »Trauerarbeit« ablaufen (s. Lindemann 1944).

Trauer ist ein schmerzlicher Prozeß mit Kummer, Einschränkung von Interessen und Verlust an Liebesfähigkeit. Dieser Prozeß ist Audruck eines intrapsychischen Konflikts zwischen der realistischen Wahrnehmung des endgültigen Verlustes und dem Widerstand, ein libidinös besetztes Objekt aufzugeben.

Die Rücknahme der emotionalen Besetzung geht in kleinen Schritten vor sich und benötigt viel Zeit und Energie. Die initiale Reaktion auf den Verlust eines Liebesobjektes ist üblicherweise Verleugnung (S. Freud 1917). Eine normale Zwischenstation des Trauerprozesses ist zeitweise Introjektion des Objektes, verbunden mit den Zeichen einer Regression. Dieser Versuch, das Objekt zu erhalten, ist bereits ein erster Schritt zu seiner Aufgabe. Verzögerungen im Ablauf der Trauerarbeit oder Fixation auf einer bestimmten Stufe können zu pathologischen Erscheinungen führen. Die Trauerarbeit ist daher ein gutes Beispiel für einen adaptiven Prozeß, an dem intermittierend regressive Abwehrmechanismen beteiligt sind, deren Persistenz pathologisch sein kann.

Aufgezwungene gesellschaftliche Regeln, erneute Versagenssituationen, Selbstvorwürfe wegen eines wirklichen oder vermeintlichen Versäumnisses und das Unvermögen, sich realistisch mit dem Verlust auseinanderzusetzen (Meyer 1977) können die Trauerarbeit ebenso stören wie Selbstvorwürfe körperlich Kranker das Ertragen ihrer Krankheit sehr erschweren können (Bard 1956).

Eine Haltung der Versteinerung und Abkapselung, sozialer Rückzug und Aggression gegenüber der Umgebung, Ressentiments und Verbitterung, aber auch funktionelle Störungen und psychosomatische Erkrankungen können die Folge einer mißlungenen Trauerreaktion sein.

Lindemann selbst wurde auf die Bedeutung einer mißlungenen Trauerarbeit für die Pathogenese von Krankheiten aufmerksam durch die Beobachtung, daß nach einem Katastrophenereignis gehäuft Fälle von Colitis ulcerosa auftraten (1944).

Aus dem Konzept der »Trauerarbeit« scheinen uns folgende Punkte für den Umgang von Patienten mit körperlichen Erkrankungen besonders wichtig:

1. Die Förderung eines bestimmten Maßes an Aktivität, das für die Patienten, besonders bei langfristiger Anpassung, notwendig wird.
2. Die Beachtung, daß regelmäßig, aber zeitlich und nach Intensität begrenzt, psychische Symptome im normalen Prozeß auftreten.
3. Die Möglichkeit einer Intervention, die einen pathologisch verlaufenden Prozeß korrigieren kann. Voraussetzung dafür ist allerdings die Kenntnis des normalen Ablaufs und seiner Varianten.

Es ist nach Lindemann (1944) nicht notwendig, alle Gründe einer verfehlten Trauerarbeit aufzudecken. Auch bei der psychotherapeutischen Betreuung körperlich Kranker können Fehlentwicklungen in der Kindheit und deren Korrektur gegenüber aktuellen Hilfsmaßnahmen in den Hintergrund treten (Spiegel 1973, Adams 1974, Janis 1958). Diese sollten vielmehr alle Hilfsmöglichkeiten der jeweiligen sozialen Umwelt des Patienten einbeziehen (Mechanic 1974, S. 34).

44.3 Abwehrprozesse im Dienst der Anpassung bei schwerkranken Patienten

44.3.1 Vorbemerkungen

Immer wieder erregen Gefaßtheit, Optimismus, manchmal sogar Heiterkeit von Patienten mit lebensbedrohlichen Erkrankungen beim Beobachter Erstaunen, wenn nicht gar Unverständnis. Theoretisch könnte es sich bei diesen Zuständen sowohl um eine Euphorie aufgrund toxischer oder sonstiger Einflüsse auf das Gehirn handeln als auch um psychodynamisch erklärbare Prozesse. Inwieweit die eine oder die andere dieser beiden Möglichkeiten beim jeweiligen Patienten vorherrscht, läßt sich häufig nicht mit letzter Sicherheit entscheiden. Da aber meist nur ganz bestimmte, häufig besonders belastende Aspekte der Wirklichkeit im Erleben der Patienten eine die günstigen Seiten betonende Verzerrung erfahren, kann daraus geschlossen werden, daß häufig psychologische Vorgänge eine wesentliche Rolle spielen.[10])

Ein literarisches Beispiel für eine sehr differenzierte Form der Abwehr findet sich in Solchenizyns Roman »Krebsstation« in der Gestalt Wadims, des 27-jährigen Wissenschaftlers mit einem Melanom. Die reale Bedrohung wird von ihm nicht direkt geleugnet, aber in ein anspruchsvolles und ideales Selbstbild integriert und das eigene Anspruchsniveau anfangs kompensatorisch gesteigert; erst allmählich erfolgt neben dem von Anfang an realistischen Akzeptieren der Diagnose auch ein Akzeptieren von Leiden und Schwäche, die mit der Krankheit verbunden sind.

Bei Infarktpatienten erstaunen z. B. immer wieder die Versuche, ihre Krankheit entweder nicht zur Kenntnis zu nehmen oder zu bagatellisieren, woraus bei oberflächlicher Betrachtung bei diesen vital gefährdeten Personen oft der Anschein extremen Leichtsinns und einer bei Erwachsenen schier unglaublichen Realitätsferne entsteht. Die folgenden Beispiele sollen die Auswirkungen von Abwehrvorgängen auf die initiale Reaktion, den Zeitpunkt der Inanspruchnahme ärztlicher Hilfe und das Krankheitsverhalten bei Infarktpatienten erläutern. Als erstes Beispiel sei ein Infarktpatient aus der Intensivstation angeführt:

Der damals 64-jährige Patient hatte schon zwei Jahre zuvor einen Herzinfarkt erlitten. Damals hatten sich an einem Samstag zur Mittagszeit, nachdem er morgens Überstunden im Betrieb gemacht hatte, typische Präkordialschmerzen eingestellt. Als die Schmerzen etwas nachließen, war der Patient in den Wald gegangen, um Teeblätter zu sammeln. Die pectanginösen Beschwerden mit Schmerzausstrahlung in beide Arme hatten sich während des ganzen Wochenendes wiederholt; trotzdem holte der Patient keine ärztliche Hilfe und wollte am Montag zur Arbeit. Eine erneute schwere Attacke verhinderte das und veranlaßte ihn schließlich, einen Arzt aufzusuchen. Mit der Diagnose »Angina pectoris« blieb der Patient dann zuhause. Versuche, die Arbeit wiederaufzunehmen, scheiterten. Nach 6 Wochen wurde von einem Internisten ein abgelaufener Vorderwand-Infarkt diagnostiziert.

Jetzt, zwei Jahre später, als die Ehefrau des Patienten wegen einer Magenoperation im Krankenhaus war, erlitt der Patient wieder eine präkordiale Schmerzattacke mit Ausstrahlung in den linken Arm. Er öffnete das Fenster, versuchte zu schlafen und nahm Herzmittel seiner Frau ein. Weil er sich im Hausgang hätte erkälten können, habe er nicht versucht, Hilfe bei seinem Sohn, der im ersten Stock wohnte, zu holen. So wurde am nächsten Morgen gegen 8 Uhr derjenige Arzt verständigt, der zwei Jahre zuvor den ersten Infarkt nicht erkannt hatte, und der ihn auch dieses Mal wieder erst mit zehnstündiger Verspätung ins Krankenhaus schickte.

Ähnlich berichten Weisman und Mitarbeiter (1967) von einem Patienten mit Herzinfarkt, dessen Ehefrau zuvor an einer vom Hausarzt nicht erkannten Hirnblutung verstorben war. Der Patient hatte seitdem den Kontakt zu diesem Arzt über mehrere Jahre hinweg abgebrochen, verständigte aber, als er die Präkordialschmerzen spürte, eben diesen Arzt wieder nach langer Bedenkzeit.

44.3.2 Der Abwehrbegriff

Der Begriff »Abwehr« wurde von S. Freud 1894 verwendet, um zu illustrieren, wie unangenehme Vorstellungen und Affekte in bestimmten Fällen von Hysterien, Phobien, Zwängen und Halluzinationszuständen nicht wahrgenommen wurden. Der Begriff bezog sich primär auf die psychoanalytische Situation und wurde im wesentlichen aus Erfahrungen bei der psychoanalytischen Behandlung von Patienten abgeleitet und weiterentwickelt. Abwehr diene als

> »... allgemeine Bezeichnung für die Techniken, deren sich das Ich in seinen eventuellen, zur Neurose führenden Konflikten bedient, während Verdrängung der Name einer bestimmten solchen Abwehrmethode bleibt, die uns infolge der Richtung unserer Untersuchungen zuerst besser bekannt geworden ist...« (S. Freud 1926, S. 186).

Abwehr bezeichnet also die Art, wie sich das Ich mit unerträglichen Vorstellungen und Affekten auseinandersetzt.

44.3.3 Die Abwehrmechanismen

sind die allen Arten von Abwehroperationen zugrundeliegenden Ich-Leistungen, die außerhalb des Bewußtseins ablaufen, aber analoge bewußte Derivate haben, z. B. als bewußte Entsprechung von Verdrängung Unterdrückung, als bewußtes Analogon zur Verleugnung Vermeidung. Die Operationen wirken dabei als Bestandteile einer Abwehrorganisation, die als »Substruktur des Ich« bezeichnet werden kann. Sie erfüllen Notfalls- und Dringlichkeitsfunktionen.

Zu berücksichtigen ist auch ihre Verbindung mit den »autonomen« und »synthetischen« Funktionen des Ich.

> Zu den autonomen Funktionen gehören beispielsweise Realitätsprüfung, Denken, Sprechen, Beherrschung motorischer Funktionen. Ihre Entstehung und Entwicklung beruht nicht auf Konflikten, sie sind ererbte Ich-Charakteristika und machen die konfliktfreie Ich-Sphäre aus (Hartmann 1960).

Abwehrfunktionen können die autonomen Prozesse beeinträchtigen, z.B. wenn Verdrängung das Gedächtnis, wenn Verleugnung die Wahrnehmungsfunktion oder Isolierung die synthetische Funktion beeinträchtigen[11]).

44.3.4 Die Ursache von Abwehr

Gemeinsame Ursache der Abwehr ist Angst. Angst als Gefahrensignal, das Kenntnis von einer äußeren oder inneren Bedrohung gibt, ist Auslöser für das Auftreten von Abwehrmechanismen. Die Gefahren können äußere, innere, verinnerlichte oder veräußerlichte Bedrohungen sein.

Ein Beispiel für eine äußere Gefahr wäre die Bedrohung durch einen Herzinfarkt, für eine innere Gefahr aggressive, vom Über-Ich mißbilligte Regungen. Eine verinnerlichte Gefahr kann am Beispiel eines Patienten illustriert werden, der vom Arzt während der Visite das Ergebnis einer Lumphknotenbiopsie mitgeteilt erhielt. Einige Tage später, nachdem er diese Information erhalten, die schlimme Bedeutung aber abgewehrt hatte, äußerte er die maligne Diagnose als eigene vage Vermutung, womit er offensichtlich die bedrohliche Situation etwas zu entschärfen vermochte. Ein Beispiel für eine veräußerlichte Gefahr sind gefährliche innere, beispielsweise aggressive Regungen, die nach außen projiziert und dort im Rahmen der Objektbeziehung bekämpft werden.

44.3.5 Die Rolle der Abwehr

Der Abwehr kommt eine Doppelrolle zu: Abwehrmechanismen haben, besonders in der frühen Entwicklung und in der Latenzperiode, weitgehend Anpassungsfunktion und behalten auch im Erwachsenenalter adaptive Aspekte (Cremerius 1968, Hartmann 1960, A. Freud 1965, S. 177):

> »... There is no antithesis between development and defense, since the strengthening of the ego and its defense organisation is itself an essential part of the child's growth and comparable in importance to the unfolding and maturing of the drives...« (A. Freud 1965, S. 177).

Allerdings muß nach dem Zeitpunkt des Auftretens in der psychischen Entwicklung, nach Intensität, Rigidität bzw. Flexibilität, Dauer und dem Bestehen einer gewissen Balance differenziert werden. Pathologisch werden Abwehrmechanismen u.a., wenn sie zur Unzeit, beispielsweise Verleugnung zu spät, Verdrängung zu früh, auftreten (A. Freud 1936, S. 65–73). Inwieweit die Mechanismen als *pathologisch* anzusehen sind, scheint neben dem zeitlichen Faktor und der Intensität einzelner Mechanismen für jeden Mechanismus unterschiedlich zu sein: Als relativ pathologisch bei Erwachsenen werden Verleugnung, Regression, Projektion und Introjektion angesehen (Bellak 1973, S. 205), wobei man zusätzlich nach dem Gesichtspunkt der die Abwehr auslösenden

Bedrohung differenzieren muß. Einzelne Beurteilungskriterien sind

Erfolg oder Mißerfolg von Abwehroperationen, gemessen daran, ob die angstauslösende Ursache weiter abgewehrt werden muß,

das Verhältnis des Anteils von Primär- und Sekundärprozessen, das Kriterium des »Angemessenseins« an die Situation,

qualitative, auf das Verhalten bezogene Variablen, z. B. der Grad der Stereotypie und Rigidität des von der Abwehr bestimmten Verhaltens.

Bei körperlich Kranken sind Abwehrphänomene in solcher Häufigkeit zu beobachten, daß es absurd wäre, ihr Auftreten unter diesen Umständen von vornherein als pathologisch zu werten.[35])

Für den klinischen Gebrauch dürfte es angebracht sein, zwischen bestimmten *Abwehrphänomenen* und dem psychoanalytischen Begriff der *Abwehrmechanismen* zu unterscheiden. Abwehrmechanismen dienen als theoretische Konstrukte zur Beschreibung einer psychischen Funktionsweise, um unerwünschte Impulse und Realitätsanteile abzuwenden oder in einem mehr akzeptablen Sinn zu verändern. Der Begriff Abwehr bezieht sich auf die Verhaltensweisen, Gefühle und Vorstellungen im Dienste der Abwehrmechanismen. Diese sind unbewußt und dienen in bestimmten Situationen als Ersatz für eine wirksamere Art, mit einer schwierigen Situation fertig zu werden. Zu einer echten Problemlösung sind sie nicht imstande. Stehen ihre Anwendung und das Resultat aber in einem angemessenen Verhältnis zum Problem oder zur Situation, oder zu den individuellen Fähigkeiten, Probleme zu lösen, haben sie dennoch eine nützliche Funktion. Allerdings ist die Wahrscheinlichkeit eines situationsgerechten Verhaltens größer, wenn alle Aspekte des Problems wahrgenommen, alle Alternativen durchdacht und die passendste gewählt wird (s. White 1974, S. 64–65).

44.3.6 Einzelne Kategorien von Abwehrmechanismen

Mit der Bevorzugung einzelner Abwehrmechanismen findet man häufig einen bestimmten Verhaltensstil[12]). So kann man bei Patienten, die, unter dem Gesichtspunkt der psychischen Entwicklung betrachtet, frühe Mechanismen bevorzugen, oft insgesamt ein unreifes Verhalten feststellen. Entsprechend kann man bei den Abwehrmechanismen solche reiferen wie die Verdrängung von einer anderen Gruppe regressiver Abwehrmechanismen mit schwacher Gegenbesetzungsfähigkeit (wie z. B. Identifizierung, Projektion) unterscheiden (Moser 1969, Greenson 1973).[13]) Bei letzteren werde die Abwehr besonders über eine *Manipulation der Objektbeziehungen* vollzogen. Dies kann beispielsweise durch ein Oszillieren im Abstand zu einem Objekt, durch einen Wechsel von Nähe und Ferne geschehen.

Man kann dies bei regredierten schwerkranken Patienten häufig beobachten. Oft sind zunächst solche Objekte betroffen, von denen der Patient nicht vital abhängig ist, z. B. das medizinische Hilfspersonal.

Beispiel: Empfindet ein Patient Aggressionen gegenüber den behandelnden Ärzten, kann er diese z. B. abwehren, indem er eine Schwesternschülerin ständig ohne eigentlichen Grund ruft und unverrichteter Dinge wieder wegschickt (Manipulieren des Objektes).

Als reifer Mechanismus, der eine psychische Differenzierung voraussetzt, stehe die Verdrängung an der Spitze der Hierarchie der Abwehrmechanismen (Moser 1969). Falls sie unzureichend wirksam sei, träten sogenannte sekundäre Mechanismen wie Rationalisierung, Intellektualisierung, Isolierung und Verleugnung auf, schließlich immer weniger differenzierte und ontogenetisch früher erworbene Mechanismen wie Projektion und Identifikation, die als regressive Abwehrmechanismen bezeichnet werden.

44.3.7 Einzelne Abwehrmechanismen

Zu den wichtigsten Abwehrmechanismen, die unbewußt Verhalten und Befinden von körperlich Kranken beeinflussen, gehören:[14])

44.3.7.1 Verdrängung

Sie bewirkt, daß nicht akzeptables Es-Material, meist mit einem Trieb zusammenhängende Vorstellungen (Gedanken, Bilder, Erinnerungen), sogenannte »Vorstellungsrepräsentanzen« des Triebs, aus dem Bewußtsein verbannt und durch eine Gegenbesetzung[15] am Wiedereintritt gehindert werden (s. Laplanche 1972, S. 582–587)[16]).

Beispiel: Ein Patient mit Herzinfarkt zeigt auf Station deutliche Anzeichen von Zorn und Aggressivität gegenüber dem Krankenhaus und der Behandlung; im Gruppengespräch, in dem Patienten ermuntert sind, über ihre Probleme zu reden, sagt er nichts über diese seine Gefühle, sondern äußert sich im Gegenteil außerordentlich lobend über seine Behandlung. Dahinter stehen aber Enttäuschung und Wut über seine Erkrankung. Im Verlauf der Sitzung berichtet er dann über einen Vorfall, bei dem Jugendliche eine Schaufensterscheibe zertrümmerten. Der Patient gerät darüber in einen ausgeprägten Wutzustand und redet sich seinen Zorn in einer heftigen Schimpfkanonade über »die Jugend« vom Leib. Das Beispiel zeigt ein Zusammenwirken mehrere Mechanismen. Dem ursprünglich verdrängten Affekt konnte durch Verschiebung auf ein ungefährlicheres Objekt, nämlich eine gesellschaftliche Gruppe, der häufig die »Sündenbockrolle« zufällt, Abfuhr verschafft werden, was insgesamt für den Patienten sehr viel weniger bedrohlich war[17].

44.3.7.2 Rationalisierung, Intellektualisierung

Rationalisierung ist ein Vorgehen zur logischen, verstandesmäßigen und moralischen Untermauerung eines alternativen und eher akzeptablen Vorgangs, Gedankens und Gefühls. Es kann Denkweisen beinhalten, die tatsächliche Ursache-Wirkungsbeziehungen ignorieren, unwichtige Aspekte einer Situation überproportional betonen und wichtige herunterspielen (L. S. 418–419).

Intellektualisierung zeichnet sich durch das Übergewicht aus, das dem abstrakten Denken gegenüber auftauchenden Affekten und Phantasien gegeben wird. Sie ist stärker als die Rationalisierung darauf bedacht, Affekte in Distanz zu halten und zu neutralisieren (L. S. 234).

Beispiel: Die bei Herzinfarkt-Patienten häufige Interpretation ihrer Beschwerden als Verdauungsstörungen und die »rationale« Erklärung durch die Einnahme bestimmter Speisen und Getränke. Möglicherweise Überlegungen, wie häufig doch solche Verdauungsstörungen und wie wenig gefährlich sie in der Regel sind (Intellektualisierung).

44.3.7.3 Isolierung vom Affekt

Isolierung bedeutet, daß ein Erlebnis, ein Verhalten oder eine Vorstellung usw. nicht vergessen wird, aber ihren Gefühlsgehalt und/oder ihre assoziativen Verbindungen mit anderen Gedanken oder mit der übrigen Existenz des Individuums verliert (L. S. 238–239).

Beispiel: Der Patient, der seine schwere Krankheit detailliert kennt (z.B. durch die Lektüre von Fachbüchern) und mit dem Arzt detailliert, aber ohne Äußerung von Affekt, diskutiert. Bewußtes Analogon: Selbstbeherrschung (»Ich weiß, wie schwer ich verletzt bin, und weiß, wie es passierte, aber es macht mir nichts aus!«).

44.3.7.4 Reaktionsbildung

Es handelt sich um die Abwehr von Impulsen und Strebungen durch solche gegensätzlicher Bedeutung[18]).

Beispiel: Ein Patient bekämpft unbewußte aggressive Regungen gegenüber dem Krankenhauspersonal dadurch, daß er betont untertänig und freundlich auftritt.

44.3.7.5 Verschiebung

Darunter versteht man die ganze oder teilweise Verlagerung emotionaler oder sonstiger Komponenten einer Vorstellung, Situation oder eines Objektes auf eine andere, mehr akzeptable Vorstellung, Situation oder ein anderes Objekt, das mit dem ersten durch eine Assoziationskette verbunden ist. Die Gefühlskomponente bleibt dabei konstant.

Beispiel: Ein Koronarpatient verneint, von Herzschmerzen gepeinigt und beunruhigt zu sein, er beklagt sich stattdessen über das Kribbeln in den Zehen, d.h. die beängstigende Wahrnehmung der Schmerzen wird auf ein weniger bedrohliches Gebiet verschoben.

44.3.7.6 Identifizierung, Introjektion

Identifizierung bedeutet unbewußte Übernahme eines fremden Verhaltens bzw. fremder Werte, Einstellungen und Gefühle eines anderen. Introjektion ist Aufnahme eines Vorbildes im Sinne einer Einverleibung in das Ich, das es zum Gegenstand unbewußter Phantasien macht (Ferenczi, zit. nach Laplanche 1972, S. 236). Der seelische Vorgang kann als ein körperlicher erlebt und symbolisiert (S. 222) werden bis hin zu kannibalistischen Einverleibungsphantasien.

Beispiel: Der zwanghafte Patient, der sich nach Nierentransplantation mit rigiden Vorschriften bezüglich Infektionsprophylaxe und Medikation so stark *identifiziert*, daß er noch nach Monaten ein unnützes Ritual der Infektionsverhütung zelebriert, um Angst, beispielsweise vor Abstoßungskrisen, abzuwehren. Bewußtes Analogon: Imitation. Von *Introjektion* könnte man sprechen, wenn z.B. Dialyseschwestern den Wunsch der Dialysepatienten nach einer gefügigeren Schwester in ihr Ideal aufnehmen und zu einer Wunschvorstellung hinsichtlich ihres idealen Selbstbilds machen[19]).

44.3.7.7 Ungeschehenmachen

Bei diesem psychologischen Mechanismus ist »das Subjekt bemüht, so zu tun, als ob Gedanken, Worte, Gesten und abgelaufene Handlungen nicht geschehen wären«. Es kann sich ausdrücken in Handlungen »irrational magischer Art«, die die Vergangenheit aufheben (L. S. 566). Solche Akte des Ungeschehenmachens erfolgen häufig im Rahmen der Verleugnung.

Beispiel: Der Infarktpatient, der sich nach Eintritt der Infarktzeichen physischen Belastungen aussetzt, z.B. eine größere Wanderung unternimmt, um sich selber Fitness zu beweisen.

44.3.7.8 Projektion

Damit werden unerwünschte Vorstellungen, Impulse, Gefühle und Objekte nach außen einem anderen Objekt zugeschrieben, wobei es sich um eine Abwehr sehr archaischen Ursprungs handelt (L. S. 400).

Beispiel: Der schwerkranke Patient, dessen größte Besorgnis es ist, ob seine Angehörigen seine Krankheit emotional verkraften können. Oder der Patient, der seine eigene Aversion und Aggression gegen die Behandlung auf Ärzte und Schwestern projiziert und in ihrem Verhalten Feindseligkeit empfindet.

44.3.7.9. Regression

Sie spielt bei körperlich schwerkranken Patienten eine besondere Rolle. Der Begriff enthält die Vorstellung einer Zurückentwicklung psychischer Vorgänge von einem bereits erreichten Zustand auf einen vor diesem gegebenen. Es liegt das Bemühen zugrunde, auf frühere, in damaligen Situationen bewährte, einfachere Programme zurückzugreifen. Entsprechend den verschiedenen Betrachtungsweisen der Psychoanalyse vollzieht sich dabei »*topisch*« ein Zurückgehen »entlang einer Folge von psychischen Systemen« innerhalb des psychischen Apparates, »die von der Erregung normalerweise in einer vorgegebenen Richtung durchlaufen werden« (L. S. 436);

zeitlich eine Rückkehr zu Etappen, die in der Entwicklung bereits überschritten waren, und

im formalen Sinn der Übergang zu »Ausdrucksformen und Verhaltensweisen eines vom Standpunkt der Komplexität, der Strukturierung und der Differenzierung aus niedrigeren Niveaus« (L. S. 436). Das Ausmaß der Regression ist dabei in unterschiedlichen Bereichen verschieden (Greenson 1973, S. 97).

Kranke Menschen erleiden durch ihr Kranksein nicht selten eine Einschränkung ihres Gefühlserlebens auf den Körper und bestimmte Körperfunktionen wie Essen, Schlafen und Ausscheidung. Damit kann sich eine Verstärkung der narzißtischen Gefühle gegenüber dem eigenen Körper verbinden. Die Zurücknahme emotionaler Besetzungen auf den Bereich der eigenen Körpersphäre bedingt häufig einen sozialen Rückzug mit Verringerung von Objektbeziehungen, was zu Teilnahmslosigkeit und Apathie führen kann.

Beispiel für Regression: Der Patient, der das Krankenhaus-Setting als orale Verwöhnungssituation und die Ärzte als omnipotente Elternfiguren erlebt. Immer wieder trifft man Schwerkranke, deren Verhalten und Erscheinungsbild sich im Laufe ihrer Krankheit zunehmend kleinkindhaften Formen nähert.[20])

44.4 Verleugnung als besonders wichtige Abwehrform bei lebensbedrohlich Erkrankten

Krankheit ist bei körperlich Kranken Teil ihrer äußeren und inneren Wirklichkeit. Eine partielle oder totale Zurückweisung dieser Wirklichkeit ist kennzeichnend für den Umgang Schwerkranker mit ihrem Schicksal. Um diese Beobachtungen genauer zu verstehen, ist eine Differenzierung zwischen den bisher beschriebenen Abwehrmechanismen und einer besonderen Art von Abwehr erforderlich, die als Verleugnung bezeichnet wird und, zumindest zu Beginn der Erkrankung, eine besondere Rolle spielt. Weil der Begriff Verleugnung z.T. gleichsinnig mit Abwehr gebraucht wird und alle Vorgänge zur Abwehr einer bedrohlichen Wirklichkeit umfaßt, z.T. im Sinne eines besonderen Abwehrmechanismus, der aus Beobachtungen in der psychoanalytischen Behandlung hervorgegangen ist, entstehen häufig Unklarheiten. Verständlich ist, daß Abwehrvorgänge bei der psychoanalytischen Behandlung von Neurotikern subtilerer Beobachtung zugänglich sind als bei der Behandlung schwerkranker Patienten im Krankenhaus.[21])

44.4.1 Definition, Entwicklung und Analyse des Begriffs

Der Begriff Verleugnung, von S. Freud (1923) im Zusammenhang mit der Haltung der Frau gegenüber Kastration und Penislosigkeit der Frau beschrieben, wurde ursprünglich für eine Abwehr der Wahrnehmung äußerer Wirklichkeitselemente geprägt. Im Laufe der Jahre wurde er jedoch auf andere Bereiche wie die innere Wirklichkeit erweitert (Lewin 1950, S. 53–54, Moore 1969, Jacobson 1957, Waelder 1951). Damit wurde er aber von der Verdrängung schwerer abgrenzbar, die ja ebenfalls innere Impulse abwehrt. Verleugnung als Abwehrform und andere Ich-Funktionen wie Realitätswahrnehmung stehen in einem gegenseitigen Spannungsverhältnis. S. Freud bezeichnete Verdrängung unter *topischen Gesichtspunkten* als intersystemischen Prozeß (Ich gegen Es), im Gegensatz zur Verleugnung als intrasystemischem Prozeß (Ich gegen Ich) (1938a und b), der sich gegen die Wahrnehmungsfunktion des Ich richte.[22])

Neben den unterschiedlichen beteiligten Instanzen – nach der Terminologie des psychoanalytischen Strukturmodells – sollen abgewehrte Inhalte bei Verleugnung und Verdrängung unterschiedliche Schicksale haben: Verdrängte Inhalte würden vom Bewußten ins Unbewußte verbannt, Verleugnung könne höchstens dazu dienen, Inhalte des Vorbewußten am Eintritt ins Bewußtsein zu hindern, was die Möglichkeit des Wiederauftauchens, verglichen mit verdrängten Inhalten, vergrößere.

Unter *ontogenetischen Gesichtspunkten* ist Verleugnung im Vergleich zur Verdrängung für A. Freud (1936, S. 65) ein archaischerer Mechanismus, der für das unreife kindliche Abwehrverhalten adäquat sei, wo die Wahrnehmung der Wirklichkeit abrupt in Verleugnung und Ersatz durch Phantasiegebilde, Tagträume und symbolische Handlungen übergehen könne. Der Verleugnung folgten häufig andere Mechanismen wie Vermeidung oder Umkehr der Realität.

Der Ursprung des Mechanismus Verleugnung datiere aus frühesten Versuchen des Individuums, Autonomie von schmerzhaften Reizen aus der Umwelt und von schmerzhaften Affekten zu erlangen. Er gehe zurück auf Versuche, Ich von Nicht-Ich zu unterscheiden und auf den Umgang mit der unvermeidlichen Angst, die aus der Trennung des Selbst von dem bedürfnisbefriedigenden Objekt und aus dem Gefühl des Verlustes der Omnipotenz erwachse (Moore 1969).

Im Laufe der ontogenetischen Entwicklung würde sich der Schwerpunkt der Verleugnung von einer Abwehr der Wahrnehmung der äußeren Wirklichkeit auf eine Verleugnung von Gefühlen verlagern, die durch die Wahrnehmung ausgelöst sind. Das entspräche dem Übergang vom Ich des Lustprinzips zu einem mehr am Realitätsprinzip orientierten Ich (Moore 1969, S. 34).

44.4.1.1 Beziehungen zu anderen Abwehrmechanismen

Meist werden Verdrängung und Verleugnung einander gegenübergestellt. So wird Verleugnung als einmaliger, Verdrängung als kontinuierlicher Vorgang bezeichnet.

Allerdings kann es sich bei der emotionalen Besetzung von Wunscherfüllungsphantasien, die bei Verleugnungsprozessen auftreten können, analog zur Gegenbesetzung bei Verdrängung um einen kontinuierlichen Prozeß handeln (Moore S. 46), ebenso bei den die Verleugnung stützenden akzessorischen Mechanismen wie Rationalisierung usw.

Beispiel: Eine gelähmte Poliomyelitis-Patientin, die das Ausmaß der Krankheit verleugnet und taktile kinetische Halluzinationen hat. D.h.: das Moment der Bewegung, das den Wunschvorstellungen der Patientin entspricht, taucht im halluzinatorischen Erleben auf.

Man nimmt bestimmte Gesetzmäßigkeiten des gemeinsamen Auftretens einzelner Mechanismen an: Mit Verleugnung gekoppelt findet man häufig primitive Formen von Introjektions- und Projektionsmechanismen, Verdrängung geht dagegen in der Regel mit differenzierten Formen von Projektion und Identifikation einher. Verleugnung, welche die gefühlsmäßige Bedeutung einer Vorstellung negiert, ist in ihrer Wirkung kaum von der Isolierung vom Affekt zu trennen. Ungeschehenmachen bedeutet letztlich Verleugnung durch Handlung.

44.4.1.2 Verleugnung und andere Persönlichkeitsvariable

Verleugnung ist im Vergleich zu Rationalisierung, Intellektualisierung und Verschiebung ein relativ rigider Mechanismus. Er wird mit engstirnigem, rechthaberischem und phantasielosem Verhalten verbunden.

Hackett und Mitarbeiter (1968) berichten bei ihren Infarktpatienten von einem lebenslänglich auffälligen Verhaltensmuster, was sich in Erklärungen ausdrücken könne wie den folgenden: »Man nennt mich den Eisernen« oder »Ich habe das Glück gepachtet«.

In einem kasuistischen Beitrag berichten Sullivan und Hackett (1963) von einem 53-jährigen Patienten, der, als er von seiner Infarktdiagnose hörte, in rüder Weise das Krankenhauspersonal beschimpfte und nach einem Streit mit dem behandelnden Arzt eigenmächtig das Krankenhaus verließ. Der Patient starb, als er, nach Hause kommend, mehrere Treppen hochgestiegen und zusammengebrochen war. Es hatte sich um einen Patienten gehandelt, der im Waisenhaus großgeworden und viel herumgestoßen worden war und für den Tüchtigkeit und Arbeitsfähigkeit ganz oben auf der persönlichen Werteskala standen. Krankheit hatte er zeitlebens nie akzeptieren können. Es war für ihn unerträglich, ein »Krüppel« zu sein.

44.4.2 Verleugnung als möglicher pathogener Faktor

Die Kollision mit anderen Funktionen des Ich, die für die normalen Leistungen des Erwachsenen erforderlich sind und z. B. Realitätswahrnehmung und synthetische Funktion voraussetzen, führt dazu, eine fortgesetzte Verleugnung bei erwachsenen Personen als ungünstiges Zeichen zu werten. Exakte Realitätsprüfung charakterisiert Ich-Reifung. Umgekehrt besteht eine quantitative Beziehung zwischen dem Ausmaß von Verleugnung und dem Ausmaß der Ich-Regression. Da die Wiederkehr des verleugneten Inhalts bei ständiger Konfrontation mit der Realität unvermeidlich ist, wird, falls Verleugnung der einzige Abwehrmechanismus bleibt, bei langer Dauer eine noch massivere Verleugnung mit einem regressiven Umbau der Ich-Struktur erzwungen (Modell 1961)[23]).

Je nachdem, ob Verleugnung nur den Bedeutungs- und Gefühlsgehalt der wahrgenommenen Wirklichkeit oder aber die Wahrnehmung selbst betrifft, wird begrifflich zwischen »impliziter« oder »neurotischer« Verleugnung im ersten Fall und »expliziter« oder »psychotischer« Verleugnung im letzteren Fall unterschieden[24]). In klinischen Studien konnte beobachtet werden, daß zahlreiche Konfabulationen von Patienten einen psychodynamischen Hintergrund haben (Weinstein 1955, Ploeger 1966).

Bei einer katamnestischen Untersuchung von 11 Bergleuten, die in Lengede 14 Tage nach einem Grubenunglück gerettet worden waren, wurde festgestellt, daß das Zeiterleben der Betroffenen durch Abwehrphänomene verändert worden war: Es fand sich eine »katathyme« Zeitverkürzung mit dem Aspekt der Angstentlastung, denn je kürzer die verflossene Zeit, desto eher erschien Rettung möglich. Diese Änderungen des Zeiterlebens stellten sich ein, obwohl genaue exogene Zeitgeber, nämlich Uhrzeit und periodischer Steinschlag, vorhanden waren (Ploeger 1966).

44.4.3 Verleugnung als sozialer Prozeß

Befaßt man sich mit dem Verhalten schwerkranker Patienten, findet man häufig das ganze Verhalten darauf ausgerichtet, die Erkrankung nicht zu akzeptieren. Dieser Aspekt der Verleugnung als komplexe Verhaltensstrategie in der Institution Krankenhaus wurde von Weisman und Hackett (1967) untersucht. Sie kritisieren die Vorstellung von Verleugnung als eines bloßen Mechanismus, dessen sich Individuen bedienen, um unliebsame Wirklichkeitsbestandteile vom Bewußtsein fernzuhalten und der immer wieder verfügbar sei wie ein Spinalreflex. Sie bezeichnen eine solche Vorstellung als »atomische« Betrachtungsweise. Es handle sich vielmehr um komplexe Verhaltensmuster, bei denen die Verleugnung das Resultat zahlloser Aktionen in einer Hierarchie von Einzelprozessen sei. Die Feststellung der Verleugnung und der Prozeß des Verleugnens verhielten sich wie Erinnerung zum Prozeß des Sich-Erinnerns mit seinen verschiedenen Hilfsprozessen und Untereinheiten wie Registrierung, Sichtung, Speicherung und Reproduktion des Gedächtnisinhaltes. Zu berücksichtigen sei der Zusammenhang, in dem sich Verleugnung abspiele: Verleugnungsobjekte, Zweck der Verleugnung, Bezug zur verleugneten Realität und das Schicksal nicht verleugneter Wirklichkeitsbestandteile müßten beachtet und es müsse gefragt werden, wer was wann zu welchem Zweck gegenüber wem in welcher Form verleugne, was er nicht verleugne, und wodurch er den verleugneten Inhalt ersetze.

Gegenüber verschiedenen Bezugspersonen kann bei Patienten immer wieder ein unterschiedliches Maß von Verleugnung beobachtet werden:[25]

Als Beispiel sei ein Patient erwähnt, der nach Nierentransplantation dem Pflegepersonal eine weit pessimistischere Sicht seiner Situation präsentierte, als er das den Ärzten gegenüber tat, und dabei die Freiwilligkeit seines Entschlusses zur Transplantation verschiedenen Bezugspersonen gegenüber in unterschiedlichem Ausmaß in Zweifel zog.

Erwähnt sei auch eine Mitteilung von Weisman (1972, S. 64) über eine Frau mit fortgeschrittenem Cervix-Carzinom, die sich gegenüber Ärzten und Schwestern so verhielt, als wisse sie nichts über ihre Krankheit. Die Patientin zeigte sich hingegen bestürzt über ein Ulcus duodeni, das bei ihrem Ehemann festgestellt worden war. Einen Psychiater, der sie zur konsiliarischen Betreuung besuchte, fragte sie dann unvermittelt, ob es stimme, daß das Stadium 3 eines Cervix-Carcinoms schlimmer sei als Stadium 1.

Die Kenntnis der Dynamik von Verleugnungsvorgängen ist bei unheilbar Kranken von besonderer Bedeutung: Die Einstellung des Gesprächspartners bestimmt wesentlich das Thema, das mit todkranken Patienten besprochen wird. Wird ein Kranker sofort in einer unrealistischen Einstellung bestärkt, wird er nicht selten diese Gelegenheit schnell wahrnehmen. Ein wesentliches Motiv, den bevorstehenden Tod zu verleugnen, ist dabei die Furcht, Kontakt und Unterstützung von Angehörigen und Pflegepersonal zu verlieren, die der Wahrheit selber nicht ins Auge schauen können. D.h., der Patient wird aus einem anderen Motiv heraus als Todesangst, nämlich durch Sozialangst, für die Verleugnung sensibilisiert.

Verleugnung darf nicht nur vereinfacht als Verneinung von Wirklichkeit oder von Wirklichkeitsbestandteilen betrachtet werden, nahezu immer handelt es sich um positive Umgestaltung (Weisman 1967). Zitiert wird ein Infarktpatient, der, entgegen früheren Gewohnheiten, zum Frühstück viele fette Würste verzehrt, um seine anginösen Beschwerden leichter als Gallenblasenbeschwerden rationalisierend deuten zu können.

Verleugnung ist die Feststellung einer am Ereignis unbeteiligten Person. Da Wirklichkeit jedoch ein subjektives Phänomen ist[26], wird mit einer solchen Feststellung die Grundfrage der Bewertung psychischer Funktionen überhaupt berührt: Das Verhalten einer Person mit einer anderen Hierachie von Werten und Maßstäben kann dem beurteilenden Beobachter als skurrile Form von Wirklichkeitsverzerrung und Unvernunft imponieren, obwohl es in sich höchst logisch und folgerichtig ist.

Hackett und Weisman (1967) zitieren dazu einen Patienten mit Thoraxschmerzen, der einen Herzinfarkt erlitten hatte, und der nicht zum Arzt ging in der Annahme, er habe Lungenkrebs. Angesichts der pessimistischen Version des Patienten erschiene es auf den ersten Blick unstatthaft, hier von Verleugnung zu sprechen. Bei genauerer Exploration stellte sich aber heraus, daß der Vater des Patienten an einem Herzinfarkt plötzlich verstorben war und der Patient es vorzog, unter dem Damoklesschwert einer chronisch-konsumierenden Erkrankung zu leben, als den für ihn schlimmeren Gedanken eines Infarktes mit der Assoziation »plötzlicher Tod« zu akzeptieren.

44.4.4 Klinische Untersuchungen zur Verleugnung

Bei klinischen Untersuchungen zur Verleugnung wurden meist unterschiedliche operationale Definitionen vorgenommen[27].

Weinstein und Kahn (1955) untersuchten beispielsweise bei 104 Patienten mit neurologischen Erkrankungen solche Phänomene, die durch das Nichterkennen ihrer Erkrankung gekennzeichnet waren. Besonders ging es darum, zu untersuchen, inwieweit psychodynamische Vorgänge am Phänomen der »Anonognosie«, d.h. am Nichterkennen größerer Funktionsausfälle des Zentralnervensystems durch den Patienten, beteiligt sein können[28]. Dabei drängte sich in zahlreichen Fällen des Nichterkennens oder Vergessens der Verdacht auf unterstützende Abwehrstrategien der Patienten auf. Die Verkennung der Situation erstreckte sich häufig nicht nur auf Tatsachen und Affekte, die mit der Krankheit zusammenhingen, sondern z.T. selektiv auch auf frühere schmerzliche Erfahrungen, beispielsweise die Verleugnung einer Fehlgeburt oder einer unglücklich verlaufenen Ehe.

Beim »expliziten« Verleugnen wurden folgende klinische Erscheinungsformen unterschieden, die zur Einordnung von Beobachtungen herangezogen werden können:
1. *Vollständige Verleugnung*, z.B. Blinder behauptet, zu sehen;
2. *Verleugnung der größeren Behinderung*, d.h. die schwerere Störung wird verleugnet, triviale Aspekte werden betont. Beispiel: Halbseitengelähmter beklagt sich nur über Obstipation;
3. *Minimalisierung der Beschwerden*. Beispiel: Gelähmter Patient behauptet, er könne den Arm bewegen, er sei nur zu faul dazu. Ein linksseitig gelähmter Patient sagt, jeder habe im linken Arm weniger Kraft als im rechten;
4. *Projektion der Behinderung*
   Beispiel: Ein Patient mit intrakranieller Blutung schreibt seine Kopfschmerzen den Angehörigen zu;
5. *Zeitliche Verschiebung der Behinderung*
   Beispiel: Ein gelähmter Patient sagt, er habe schon früher nicht gehen können.[29]

44.4.4.1 Verleugnung und »Middle Knowledge«:

Bei Beobachtungen an 350 schwerkranken Patienten, die konsiliarisch betreut wurden, konnte Weisman (1972) häufig ein Verhalten beobachten, das in der Mitte zwischen Wissen und Nichtwissen liegt. Er bezeichnete dieses Phänomen als »middle knowledge«, ein Stadium »ungewisser Sicherheit« (S. 56–78). Pragmatisch wird dabei eine Verleugnung ersten Grades, die das Faktum der Krankheit leugnet, Verleugnung zweiten Grades, d.h. der Verleugnung von Auswirkungen der Erkrankung, und Verleugnung dritten Grades unterschieden, mit dem Unvermögen, sich bei voller Akzeptation der Diagnose und deren Bedeutung den eigenen Tod auszumalen. Weisman stellt einen bei Schwerkranken häufigen Verlauf graphisch dar mittels einer Sanduhr, wobei die verschiedenen Verleugnungsformen in die korrespondierenden Formen der Akzeptation übergehen. In diesem Zusammenhang ist die klinische Erfahrung bedeutsam, daß Verleugnung umso rascher und vollständiger eintritt, wenn die Aufklärung völlig abrupt erfolgt ist (Bönisch 1975).

In den meisten Untersuchungen wird mit der Annahme eines umgekehrt proportionalen Zusammenhangs zwischen Angst und Verleugnung operiert. Diese Vorstellung leitet sich aus theoretischen Überlegungen über Angst als Auslöser von Abwehrprozessen her. Neuerdings wurde mittels subtilerer Techniken der Versuch gemacht, Verleugnung quantitativ bei Infarktpatienten zu messen[30].

44.4.5 Verleugnung und therapeutische Maßnahmen

Interessant ist die Frage nach der Stellung der Verleugnung in den verschiedenen Phasen des therapeutischen Prozesses bei unterschiedlichen Erkrankungen.

Dazu sollen hier nur grundsätzliche Anmerkungen gemacht und bei den verschiedenen therapeutischen Situationen Funktion und Stellenwert der Verleugnung jeweils gesondert diskutiert werden. Entscheidend ist die Frage, ob Krankheit durch Verleugnung in positivem oder negativem Sinn beeinflußt werden kann und: in welcher therapeutischen Situation soll man Verleugnung fördern und wann ist es angebracht, sie einzuschränken?

44.4.5.1 Krankheitsspezifität

Verleugnungsphänomene wurden bei verschiedenen Gruppen körperlich Kranker beobachtet, z. B. bei herzkranken Patienten, Tumorpatienten, und Patienten mit neurologischen Störungen. Viele klinische Beobachtungen liegen bei Infarktpatienten (Hackett 1968, 1969 a u.b, Sullivan 1963, Croog 1968 und 1971, Weisman 1972, Gentry 1972) und bei Malignompatienten vor (z. B. Shands 1951, Weisman 1972). Die meisten Arbeiten beziehen sich auf gefährliche Krankheiten und Malignome; Verleugnung bei benignen Erkrankungen wurde selten untersucht. Ausgehend von der theoretischen Vorstellung, daß mit der Angst die Abwehrtätigkeit wächst[31]), konzentrieren sich die wissenschaftlichen Fragestellungen auf solche Krankheiten, die man besonders mit der Auslösung von Angst in Verbindung brachte. Ein spezifischer Zusammenhang zwischen der Art der Erkrankung und der Tendenz zur Verleugnung ist nicht bekannt.

44.4.5.2 Bezug zur Therapie

Therapieverfahren, die ein größeres Maß an Kooperation und Einsicht vom Patienten verlangen, können durch Verleugnungsphänomene stärker behindert werden als andere, die weniger auf die Mitarbeit von Patienten angewiesen sind (z.B. Hämodialyse- und Herzschrittmacherpatienten). Ebenso dann, wenn vom Patienten Umstellungen der Lebensweise erwartet werden, wie es bei vielen Herzinfarktpatienten der Fall ist oder bei Patienten, die langfristig Medikamente einnehmen müssen (z. B. Tuberkulosepatienten, Arthritiker, Hypertoniker). Leider fehlen noch genaue Studien mit Kontrollgruppen, die Langzeitauswirkungen von Abwehrhaltungen von Patienten auf die Kooperation bei der Behandlung unterschiedlicher Erkrankungen untersuchen.

44.45.3 Phasenspezifität

Die Auswirkungen der Verleugnung sind bei Patienten mit unterschiedlichen Erkrankungen phasenspezifisch verschieden. Das Vorstadium des therapeutischen Prozesses umfaßt den Zeitraum bis zur Inanspruchnahme ärztlicher Hilfe. In diesem Stadium führt die Verleugnung von Beschwerden zur Verzögerung dieses Entschlusses, was bei malignen Prozessen (s. Shands 1951) ebenso wie bei Infarktpatienten (s. Hackett 1969a, Moss 1969)[32]) [33]) immer wieder beschrieben wurde und fatale Folgen haben kann. Öffentliche Erziehungsprogramme und -kampagnen verkürzten diese «Bedenkzeit» bisher nicht (Goldsen 1963, Lynch 1968, Weisman 1972, S. 105).

In der Phase der stationären Behandlung, in welcher der Patient mit dem bedrohlichen Ereignis konfrontiert ist, muß die Rolle der Verleugnung anders eingeschätzt werden. Verleugnung kann hier zu einer erträglichen Einschätzung einer unerträglichen Situation führen.

Bei Eltern leukämiekranker Kinder wurde durch Messung psychoendokrinologischer Parameter beobachtet, daß sie vor dem Tod des Kindes von Verleugnungsvorgängen zu profitieren scheinen, dafür aber nach dem Tod der Kinder mehr zu leiden haben (Chodoff 1964).

Nicht selten trägt Verleugnung aber auch in dieser Phase dazu bei, die Diagnosestellung zu verzögern. Oft kann man eine ausgeprägte Tendenz beobachten, körperliche Symptome als psychogen im Sinne eines Abwehrversuches zu präsentieren. Es kann geschehen, daß Patienten und Arzt »an einem Strang ziehen« und gemeinsam ein Bündnis der Verleugnung eingegangen sind.

44.4.6 Verleugnung und Rehabilitation

Ebenfalls noch unklar ist die Rolle von Verleugnungsprozessen in Rekonvaleszenz und Rehabilitationsverlauf und ihre prognostischen Auswirkungen. Zum Teil wird Verleugnung auch hier als pathologisch beurteilt, da sie die Kooperation mit dem Arzt behindert, z.T. aber auch als integrativer Faktor bezeichnet, der die Unverletzlichkeit des Körpers fingiert und mithilft, für den Patienten das Weiterleben erträglich zu machen[34]). Berücksichtigt man, daß bei verschiedenen Untersuchungen Verleugnung in der Regel nicht als genügend klar definierte Variable untersucht wird, werden die unterschiedlichen Beurteilungen verständlich. Es besteht Einvernehmen, daß Verleugnung für die Entscheidung, ärztliche Hilfe in Anspruch zu nehmen, potentiell gefährlich ist, ebenso in der Phase der Rehabilitation, wenn die anfangs oft autoritäre Arzt-Patienten-Beziehung verändert wird und der Arzt nur noch unterstützend, ermutigend und beratend zur Seite steht, vom Patient aber aktive Mitarbeit erwartet wird. Grenzen der erwünschten Verleugnung sind in jedem Fall eine zu weitgehende Einschränkung der Realitätsprüfung und mangelnde Motivation zur therapeutischen Mitarbeit. Übermäßige Angst, Hoffnungslosigkeit, Depression und regressives Verhalten können Folge zu geringer Verleugnung sei. Jedoch ist zu berücksichtigen, daß Regression im Angesicht einer schweren Bedrohung sowohl aus zu geringer als auch aus übermäßiger Verleugnung und einer gestörten Umweltbeziehung infolge einer psychotisch anmutenden Verleugnung resultieren kann. Allerdings handelt es sich auch in diesen Fällen meist doch nur um einen partiell veränderten Umweltbezug, wobei der Patient streng selektiv vorgeht und das Bild der Umwelt so verändert, daß ihm die Bewältigung erleichtert wird. Aus diesem streng selektiven

Vorgehen ergibt sich zwingend die Annahme eines sehr spezifischen geistigen Prozesses, der sich auch qualitativ von den Folgezuständen cerebraler Läsionen unterscheidet, obwohl hier wie dort das Erkennen der Realität auffallend gestört sein kann. Denn was verleugnet wird, muß vorher zumindest teilweise wahrgenommen und bewertet worden sein. Auch findet bei der Verleugnung, die man bei schwerkranken Patienten sieht, in der Regel kein bedeutsamer Rückzug der emotionalen Besetzung von Objekten statt, wie es bei schwer psychopathologischen Zuständen angenommen wird; meist handelt es sich nur um Verlagerung von Schwerpunkten emotionaler Besetzung. Dies alles bedeutet, daß es für die Frage, ob der Arzt das Abwehrverhalten eines schwerkranken Patienten unterstützen oder den Patienten verstärkt mit der Wirklichkeit konfrontieren soll, keine allgemeinen Regeln gibt. Er muß in jedem Fall genau abwägen, was die Krankheit in ihrer jetzigen Phase für den einzelnen Patienten bedeutet, welche psychischen und sozialen Ressourcen ihm zur Verfügung stehen, welche Anpassungsleistungen der Patient in der Vergangenheit unter welchen Bedingungen vollzogen hat und welche zusätzlichen Beeinträchtigungen möglicherweise seine jetzige Anpassungsfähigkeit schmälern. Das erfordert nicht nur ein Gewinnen von Information, sondern auch die Fähigkeit zur Empathie.

Literatur

[1] Adams, J. E., Lindemann, E.: Coping with long-term disability, in: Coelho, G. V. et al. (Ed.), 1974
[2] Andrew, J. M.: Coping style and declining verbal activities. J. Geront. 28 (1973): 183–197.
[3] Bard, M., Dyk, R.: The psychodynamic significance of beliefs regarding the cause of serious illness. Psychoanalyt. Rev. 43 (1956): 146–162.
[4] Bellak, L., Hurvich, M., Gediman, H. K.: Ego functions in schizophrenics, neurotics and normals. Wiley Sons, New York, 1973
[5] Bibring, G. L.: Psychiatry and Medical Practice in a General Hospital. New Engl. J. Med. 254 (1956): 366–372.
[6] Bönisch, E., Meyer, G. E.: Medizinische Extremsituationen und der sterbende Patient. In: Psychiatrie der Gegenwart, 2. Aufl. Berlin, Heidelberg, New York, Springer 1975.
[7] Chodoff, P., Friedman, S. B., Hamburg, D. A.: Stress defenses and coping behaviour: Observations on parents of children with malignant disease. Amer. J. Psychiat. 120 (1964): 743–749.
[8] Coelho, G. V., Hamburg, D. A., Adams, J. E.: Coping and adaptation. Basic Books, New York, 1974.
[9] Cremerius, J.: Abriß der psychoanalytischen Abwehrtheorie. Ztschr. Psychother. Med. Psychol. 18 (1968): 1–14.
[10] Croog, S., Levine, S., Lurie, Z.: The heart patient and the recovery process. Soc. Sci. a. Med. 2 (1968): 111–164.
[11] Croog, S., Shapiro, D., Levine, S.: Denial among male heart patients. Psychosom. Med. 33 (1971): 385–397.
[12] Deutsch, H.: Zur Psychologie der manisch depressiven Zustände, insbesondere der chronischen Hypomanie. Int. Ztschr. Psychoanal. 9 (1933).
[13] Doehrman, S. R.: Psychosocial aspects of recovery from coronary heart disease – A Review. Soc. Sci. a. Med. 11 (1977): 199–218.
[14] Dovenmühle, R., Verwoerdt, A.: Physical illness and depressive symptomatology. I) Incidence of depressive symptoms in hispitalized cardiac patients. Jama. 170 (1959): 932–947.
[15] Engel, G. L.: Psychological development in health and disease. W. B. Saunders, Philadelphia 1962.
[16] Engelhardt, K. H., Wirth, A., Kindermann, L.: Kranke im Krankenhaus. Enke Verlag, Stuttgart, 1973.
[17] Fenichel, O.: The psychoanalytic theory of neurosis. New York, Norton, 1945, S. 119; dtsch.: Psychoanalytische Neurosenlehre. Walter, Olten, 1974, S. 206.
[18] Fine, B. D. et al. (Ed.): The mechanism of denial. Monogr. III. New York, Intern. Univ. Press, 1969.
[19] Freedman, A. M.: Psychiatric aspects of familial dysautonomie. Am J. Orthopsychiat. 27 (1957): 96.
[20] Freud, A.: Das Ich und die Abwehrmechanismen. zit. n. Kindler Taschenbücher 8. Aufl. 1973; New York Univ. Press, 1936.
[21] Freud, A.: Normality and pathology in childhood. Intern. Univ. Press, New York, 1965.
[22] Freud, S.: Die Abwehr-Neuropsychosen. G.W.1 (1894): Imago Publ. Co., London, 1950.
[23] Freud, S.: Trauer und Melancholie. G.W.10 (1917), Ibid.
[24] Freud, S.: Das Ich und das Es. G.W. 13 (1923). Ibid.
[25] Freud, S.: Hemmung, Symptom und Angst. G.W. 14 (1926), Ibid.
[26] Freud, S., 1938a: Abriß der Psychoanalyse. G.W. 17 (1938), Ibid.
[27] Freud, S., 1938b: Die Ichspaltung im Abwehrvorgang. G.W.17 (1938), Ibid.
[28] Gentry, W., Foster, S., Haney, T.: Denial as a determinant of anxiety and perceived health status in the coronary care unit. Psychosom. Med. 34 (1972): 39–44.
[29] Greenson, R. R.: Technik und Praxis der Psychoanalyse. Klett, Stuttgart, 1973.
[30] Haan, N.: A tripartite model of ego functioning. J. Nerv. Ment. Dis. 148 (1969): 14–30.
[31] Haan, N.: Coping and Defending – Processes of self-environment organization Academic Press, New York, 1977.
[32] Hackett, T. P., Cassem, N., Wishnie, H.: The coronary care unit – an appraisal of its psychological hazards. New Engl. J. Med. 279 (1968): 1365.
[33] Hackett, T. P., Cassem, N., 1969a: Factors contributing to delay in responding to the signs and symptoms of acute myocardial infarction. Am. J. Card. 24 (1969): 651–658.
[34] Hackett, T. P., Cassem, N., Wishnie, H., 1969b: Detection and treatment of anxiety in the coronary care. Am. Heart J.78 (1969): 727–730.
[35] Hamburg, D., Hamburg, B., De Goza, S., 1953a: Adaptive problems and mechanisms in severely burned patients. Psychiat. 16 (1953): 1–20.
[36] Hamburg, D., Artz, C., Reiss, E., 1953b: Clinical importance of emotional problems in the care of patients with burns. New Engl. J. Med. 248 (1953): 355–359.
[37] Hartmann, H.: Ich-Psychologie und Anpassungsprobleme. Psyche 14 (1960): 81–164; New York, Intern. Univ. Press, 1939.

[37b] Heim, E., Moser, A., Adler, R. Defense mechanisms and Coping Behavior in terminal illness. Psychother. Psychosom. 30 (1978): 1–17

[38] Imboden, J. B., Canter, A., Cluff, L.: Separation experiences and health records in a group of normal adults Psychosom. Med. 25 (1963): 433–440.

[39] Jacobson, E.: Denial and repression. J. Am. Psychoanal. Assoc. 5 (1957): 61–92.

[40] Janis, I. L.: Psychological stress. Psychoanalytic and behavioral studies of surgical patients. Wiley and Sons, New York, 1958.

[41] Laplanche, J., Pontalis, J. B.: Das Vokabular der Psychoanalyse. Suhrkamp, Frankfurt, 1972.

[42] Lazarus, R., Alfert, E.: The short-circuiting of threat. J. Abnormal Soc. Psychol. 69 (1964): 195–205.

[43] Lazarus, R. S.: Psychological stress and the coping process. McGraw-Hill, New York, 1966.

[44] Lazarus, R. S., 1974a: Psychological stress and coping in adaptation and illness. Psychiatr. Med. 5/4 (1974): 321–333.

[45] Lazarus, R. S., Avevill, G. R., Opton, E. M., 1974b: The psychology of coping: Issues of research and assessment. In: Coelho, G. V. et al. (Ed.): 1974.

[46] Levine, J., Zigler, E.: Denial and self image in stroke, lung cancer and heart disease patients. J. Consult. Clin. Psychol. 43 (1975): 751.

[47] Lewin, B. D.: The psychoanalysis of elation. Norton, New York, 1950.

[48] Lindemann, E.: Symptomatology and management of acute grief. Am. J. Psychiat. 101 (1944): 141–148.

[49] Lipowski, Z. J.: Physical illness, the individual and the coping process. Psychiat. Med. 1 (1970): 91–102.

[50] Lipowski, Z. J. (Ed.): Psychosocial aspects of physical illness. Advances of Psychosom. Med., Karger, 1972.

[51] Little, J. C.: The athlet's neurosis – a deprivation crisis. 124th Ann. Meet. Am. Psychiat. Ass., Boston, 1968.

[52] Mechanic, D.: The concept of illness behaviour. J. Chron. Dis. 15 (1962): 189.

[53] Mechanic, C.: in: Coelho, G. V., et al. (1974)

[54] Meyer, J. E.: Über abnorme Trauerreaktionen. Ztschr. Psychosom. Med. Psychoanal. 23/4 (1977): 303–309.

[55] Miller, W. B., Rosenfeld, R. A.: Psychophysiological study of denial following acute myocardial infarction. J. Psychosom. Res. 19 (1975): 43–54.

[56] Modell, A. H.: Denial and the sense of separateness. J. Am. Psychoanal. Ass. 9 (1961): 533–547.

[57] Moore, B. E., Rubinfine, D. L.: The Mechanism of Denial. in: Fine et al. (Ed.), 1969.

[58] Moos, R. H.: Psychological techniques in the assessment of adaptive behavior. in: Colelho et al. (Ed.): 1974.

[59] Moser, U.: Zur Abwehrlehre: Das Verhältnis von Verdrängung und Projektion. Jahrbuch der Psychoanalyse, 3, Huber, Bern, 1964.

[60] Moss, A. J., Wynar, B., Goldstein, S.: Delay in hospitalization during the acute coronary period. Am. J. Cardiol. 24 (1969): 659–665.

[61] Peterson, M. H.: Understanding Defense Mechanisms – Programmed Instruction. Am. J. Nurs. 72/9 (1972): 1–24.

[62] Ploeger, A.: Zeiterleben in einer Extremsituation. Ztschr. Psychother. Med. Psychol. 16 (1966): 13–20.

[63] Rahe, R. H., Arthur, R. J.: Life-change patterns surrounding illness experience. J. Psychosom. Res. 11 (1968): 341–345.

[64] Shands, H. C. et al.: Psychological mechanisms in patients with cancer. Cancer 4 (1951): 1159–1170.

[65] Spiegel, Y.: Der Prozeß des Trauerns. Kaiser, München, 1973.

[66] Sullivan, P., Hackett, T. P.: Denial of illness in patients with myocardial infarction, Rhode Island Med. J. 46 (1963): 648–650.

[67] Schmale, A. H.: Relationship of separation and depression to disease. Psychosom. Med. 20 (1958): 259–277.

[68] Schmale, A. H.: Giving up as a final common pathway to changes in health. Adv. Psychosom. Med. 8 (1972): 20–40, Karger.

[69] Steffen, H. et al.: Psychische Reaktionen bei niereninsuffizienten Kindern auf intermittierende Hämodialyse und Nierentransplantationen. Ztschr. Kinderheilk. 116 (1974): 115–126.

[70] Verwoerdt, A., Elmore, J. L.: Psychological reactions in fatal illness. The prospect of impending death J. Am. Geriatric Soc. 15 (1967): 9–19.

[71] Verwoerdt, A.: Psychopathological responses to the stress of physical illness. in: Lipowski (Ed): 1972, 119–141.

[72] Waelder, R.: The structure of paranoid ideas, a critical survey of various theories. Int. J. Psychoanal. 32 (1951): 167–177.

[73] Weinstein, E. A., Kahn, R. L.: Denial of illness. Ch. C. Thomas, Springfield, 1955.

[74] Weisman, A. D., Hackett, T. P.: Denial as a social act. in: Lewin, S., Kahana, K. J. (Ed.): Psychodynamic studies on aging Int. Univ. Press, New York, 1967.

[75] Weisman, A. D.: On dying and denying. Behavioral Publications, New York, 1972.

[76] White, R. W.: Strategies of adaptation: An attempt at systematic description, in: Coelho, G. V. et al. (Ed.): 1974.

[77] White, R. B., Gilliland, R. M.: Elements of Psychopathology – The Mechanisms of Defense. Grune and Stratton, New York, 1975.

Anmerkungen

1. Zur näheren Erläuterung sei auf das Kapitel Joraschky/Köhle »Das Streßkonzept in der psychosomatischen Medizin« verwiesen.
2. Wir möchten uns dabei auf körperliche Erkrankungen beschränken, da schwere psychische Krankheiten in der Regel die Fähigkeit, mit Belastungen umzugehen, stark einschränken und daher andere Voraussetzungen für die individuelle Belastbarkeit schaffen.
3. Siehe Kapitel 2.4 in diesem Band.
4. Übersicht bei Bellak 1973, S. 35–59.
5. Übersicht bei Croog 1968.
6. Siehe Abschnitt über Abwehr und Verleugnung.
7. Vgl. Bibrings (1956) Beschreibung schwieriger »Patiententypen« in einem Allgemeinkrankenhaus.
8. Vgl. v. Uexküll, (Kap. 1) in diesem Band: Individuelle Programme mit Deutungs- und Handlungsanweisungen für das Individuum.
9. Siehe Kapitel Joraschky, P. u. Köhle, K.: »Das Streßkonzept in der Psychosomatischen Medizin«, in diesem Band.
10. Vgl. Kapitel E. Gaus/K. Köhle: »Akute organische Psychosyndrome«, in diesem Band.
11. Experimentelle Untersuchungen konnten z. B. nachweisen,

daß bei Probanden mit ausgeprägter Abwehrtendenz mit steigendem Alter die verbalen Ausdrucksfähigkeiten besonders beeinträchtigt sind (Andrew 1973).
12. Siehe 43.2.3, in diesem Kapitel.
13. Siehe Greenson 1973, S. 92, zit. Gill 1963.
14. Eine ausführliche Darstellung der Abwehrmechanismen mit vielen Beispielen für den klinischen Gebrauch findet sich bei White (1975). Ein Lernprogramm über Abwehrmechanismen wurde von Peterson (1972) zusammengestellt.
15. Am häufigsten findet sich als Gegenbesetzung eine Reaktionsbildung, gelegentlich in Form einer Zwangshandlung, z. B. eines Waschzwangs.
16. Die folgenden Literaturhinweise beziehen sich auf Laplanche 1972.
17. Dieses Beispiel zeigt das Zusammenwirken mehrerer Mechanismen (Verdrängung – Reaktionsbildung – Verschiebung).
18. Häufig erfolgt die Reaktionsbildung im Sinne der Gegenbesetzung zusammen mit Verdrängung.
19. Siehe E. Gaus und K. Köhle: »Behandlung der chronischen terminalen Niereninsuffizienz aus psychosomatischer Sicht«, in diesem Band.
20. Siehe Patientin B in Kapitel E. Gaus u. K. Köhle: »Behandlung der chronischen terminalen Niereninsuffizienz aus psychosomatischer Sicht«, in diesem Band.
21. Zum Verständnis des Begriffs Verleugnung möchten wir trotzdem, von der ursprünglichen psychoanalytischen Bedeutung ausgehend, die aktuelle Sicht darstellen.
22. Daraus folgt die Ansicht S. Freuds, daß Verleugnung bei Erwachsenen ein pathologischer Mechanismus sei wegen der hervorgerufenen Ich-Spaltung. Demgegenüber kann darauf hingewiesen werden (Moore 1969), daß das Ich sich selbst aus unterschiedlichen Teilfunktionen zusammensetzt und eine selektive Spaltung der Abwehrfunktionen auf Kosten anderer nicht notwendigerweise eine durchgängige Ich-Spaltung bedeute. Allerdings sei anzunehmen, daß frühe und schwere Störungen der Objektbeziehungen zur Wahl der Verleugnung als bevorzugtem Abwehrmechanismus prädisponieren, beispielsweise bei einer schweren Störung der Mutter-Kind-Beziehung (Ibidem). Ich, Es und Über-Ich seien an der Verleugnung beteiligt, was darauf hinweise, daß die Ursprünge der Verleugnung in einem undifferenzierten Stadium des psychologischen Apparates liegen (M. S. 33–35).
23. Verschiedene Autoren haben eine Beziehung von Verleugnung zu verschiedenen psychischen Erkrankungen und Charakteranomalien betont: H. Deutsch (1933) zur Depression, Lewin (1950) zu manischen Zuständen, ebenso White (1975, S. 145), Fenichel (1945) zu Fetischismus, schizophrenen Reaktionen, Gedächtnisstörungen, Schlafstörungen, A. Freud (1936) zu Psychosen, Hamburg (1953) zu Wahn- und Halluzinationszuständen, Jacobson (1957) zu Amnesien, Fehlhandlungen, Depersonalisationszuständen, Modell (1961) zur Auflösung von Ich-Grenzen.
24. »Explizite« Verleugnung – weitere synonyme Begriffe sind »kognitive« oder »ontologische« Verleugnung – soll dabei potentiell wesentlich pathogener sein. Trotzdem scheint es wenig ratsam, das Attribut »psychotisch« synonym zu verwenden, weil mit der Verwendung eines nosologischen Begriffes unzulässig präjudiziert wird und weil diese Form der Verleugnung in bestimmten Situationen durchaus angemessen sein kann.
25. Hingewiesen sei auf eine empirische Untersuchung von Miller et al. (1975) über psychophysiologische Korrelate von Verleugnung bei Infarktpatienten. Es stellte sich heraus, daß Schwestern, die die Patienten über viele Stunden täglich betreuten, hinsichtlich der Einschätzung deren Verleugnung nur wenig mit den Einschätzungen der an der Studie beteiligten Ärzte übereinstimmten, die die Patienten nur einmal täglich aufsuchten.
26. In diesem Zusammenhang möchten wir auf v. Uexkülls Einleitungskapitel in diesem Band verweisen, in denen gezeigt wird, daß es nur eine »individuelle Wirklichkeit«, wie sie vom Individuum aufgebaut wird, gibt, und daß die »gemeinsame Wirklichkeit« eine soziale Konstruktion darstellt.
27. Meist wurden die Auswirkungen eines Konglomerats von Abwehrmechanismen im ursprünglichen psychoanalytischen Sinne untersucht.
28. Bedingung der Möglichkeit ist die körperliche Laesion, siehe auch Kapitel E. Gaus u. K. Köhle: »Akute organische Psychosyndrome aus psychosomatischer Sicht« in diesem Band.
29. Dabei wird deutlich, wie andere Abwehrmechanismen an der Verleugnungsstrategie beteiligt sind, z. B. Verschiebung bei 2., Rationalisierung bei 3.
30. Vgl. K. Köhle u. E. Gaus: »Psychotherapie von Herzinfarktpatienten«, in diesem Band.
31. Diese Vorstellung wird durch Befunde von Levine u. a. (1975) gestützt, die die Verleugnung bei Patienten mit Schlaganfall, Lungenkrebs und Herzerkrankungen untersuchten.
32. Vgl. K. Köhle u. E. Gaus: »Psychotherapie von Herzinfarktpatienten«, in diesem Band;
33. ausführliche Literaturübersicht bei Doehrman 1977.
34. Siehe Adams u. Lindemann (1974) über querschnittsgelähmte Patienten.
35. Siehe auch Heim et al. (1978)

45 Akute organische Psychosyndrome aus der Sicht der klinischen Psychosomatik: Funktionspsychosen – Durchgangssyndrome

Ekkehard Gaus und Karl Köhle

45.1 Exemplarischer Fall

Bei der Morgenvisite auf der Intensivstation wurde eine etwa 50-jährige urämische Patientin als »endogen depressiv«, d. h. als psychotisch und daher ungeeignet für die Aufnahme ins chronische Dialyseprogramm, vorgestellt. Bei weiterer Untersuchung ergab sich, daß die unruhige und zur Kooperation unfähige Patientin stark verwirrt war. Sie war örtlich und zeitlich nicht voll orientiert, hatte sich in ihrer Verwirrtheit den Infusionsschlauch wiederholt herauszuziehen versucht und die Schwestern beschuldigt, Gift in die Infusion getan zu haben. Die weinerlich und sehr zurückgezogen wirkende Patientin hatte mehrfach geklagt, sie werde in der Klinik verfolgt; man habe versucht, sie in den Rücken zu stechen. Außerdem läutete sie ständig die Schwestern herbei und wußte dann meist nicht, warum sie geläutet hatte.

Mehrere Gespräche mit der Patientin und eine Rekonstruktion des Verlaufs ergaben, daß sie sehr verlangsamt war und sich in ihrer neuen Umgebung schlecht zu orientieren vermochte. Sie war sehr depressiv, konnte hierfür jedoch einfühlbare Gründe angeben: sie hatte so viel von ihrer Krankheit begriffen, daß sie meinte, von nun an völlig wertlos zu sein, worunter sie die Vorstellung von der Aufgabe ihrer Berufstätigkeit und ihrer Rolle als Hausfrau verstand. Die Bedeutung, die sie ihrem Beruf als Verkäuferin in einem großen Kaufhaus beimaß, entsprach ihrer Einschätzung durch den Arbeitgeber als einer besonders zuverlässigen Kraft. Erschwerend kam hinzu, daß ihr Ehemann Trinker war und sich gegenüber ihren Beschwerden sehr verständnislos zeigte.

Die für sie unübersichtliche Situation in der Klinik hatte sie extrem verängstigt, was zu dem ständigen Läuten nach den Schwestern beitrug. Auch die Verfolgungsvorstellungen hatten einen realen, wenn auch objektiv falschen Bezug: die Patientin, die zwischen Intensivstation, Dialysestation und zahlreichen Untersuchungsorten der Klinik hin- und hertransportiert werden mußte, sollte auch neurologisch untersucht werden. Sie war daher, nachdem eine offene Nierenbiopsie durchgeführt worden war, im Anschluß daran lumbal punktiert worden. Zu den Vergiftungsideen der Patientin mochte beigetragen haben, daß sie durch ein in englischer Sprache geführtes Gespräch während der Visite noch mißtrauischer geworden war. Weil man in einer ihr nicht verständlichen Sprache geredet hatte, nahm sie an, daß es wohl sehr schlecht um sie stehen müsse und wollte schließlich auch die Information über die Notwendigkeit der Infusion nicht mehr glauben. Dazu mag auch beigetragen haben, daß sie einmal mit Hilfe einer solchen Infusion sehr stark sediert worden war.

Es fanden mehrere Gespräche statt, bei denen es gelang, die Selbstwertproblematik mit der Patientin zu besprechen und ihren Argwohn gegenüber Ärzten und Schwestern abzubauen. Im weiteren Verlauf besserten sich die depressiven und paranoiden Symptome der Patientin. Später fanden sich keine weiteren psychiatrischen Komplikationen und die Patientin war bei der Dialyse ausreichend kooperativ.

Als Fazit ist festzuhalten, daß die Patientin verschiedene, für den Krankenhausbetrieb normale Vorgänge aufgrund ihrer organisch-zerebralen Beeinträchtigung mißdeutet und ihre Umgebung in einer subjektiv zwar einfühlbaren, objektiv jedoch falschen Weise interpretiert hatte. Es waren auch »produktive« Symptome, z. B. paranoide Vorstellungen in Gestalt von Vergiftungsideen, entstanden. Der vorherrschende Gemütszustand war ebenfalls einfühlbar und der Situation der Patientin nicht grob unangemessen.

45.2 Definition und Terminologie

Mit organischen Psychosyndromen bei körperlichen Grunderkrankungen befassen sich neben der Psychiatrie auch die jeweiligen organmedizinischen Fächer wie Allgemeinmedizin, Innere Medizin, Chirurgie usw. Hier erfahren sie allerdings häufig nicht genügend Beachtung. Ausführlicher werden sie in den Lehrbüchern der Psychiatrie beschrieben, auf die zur näheren Orientierung hingewiesen sei. Hier wollen wir neben einer kurzen Übersicht über akute organische Psychosyndrome einzelne Gesichtspunkte aus dem Blickwinkel der klinischen Psychosomatik darstellen. Die beschriebene Patientin litt an einem psychischen Zustandsbild, das durch die körperliche Erkrankung entstanden war und in seinen dramatischen psychopathologischen Äußerungen Schwestern und Ärzte alarmierte. Es führte zu Überlegungen, die Patientin als für die Dialysebehandlung ungeeignet zu bezeichnen. Die meisten im Gefolge körperlicher Krankheiten auftretenden Psychosyndrome bieten kein so auffälliges Bild: Die Patienten, bei denen zumeist eine *Verlangsamung* der seelisch-geistigen Funktionen im Vordergrund steht, werden häufig als dumm, schläfrig, oder umgekehrt, auch als erregt, aggressiv und unkooperativ betrachtet (Engel 1959, Lipowski 1967). Obwohl innerhalb der somatischen Medizin die Neigung zur Annahme besteht, psychopathologische Symptome seien durch körperliche Faktoren erzeugt, wird gerade bei den hier erwähnten Symptomen oft eine psychische Genese angenommen. Das auffällige Verhalten wird paradoxerweise meist dem Charakter und dem »schlechten Willen« der Patienten zugeschrieben. Der Beitrag der

Psychiatrie zur Erforschung dieser Syndrome ist davon beeinflußt, daß die Patienten mit »organischen Psychosyndromen«, die dem Psychiater vorgestellt bzw. ihm überwiesen werden, eine Auswahl mit besonders dramatischen, unangenehmen und bedrohlichen Symptomen darstellen, bei denen zumeist Zustände von Unruhe und Agitiertheit überwiegen, die den Umgang mit diesen Patienten erschweren. So hat sich die Psychiatrie lange Zeit weniger mit den leichten und meist uncharakteristischen Störungen psychischer Funktionen bei körperlich kranken Patienten beschäftigen können, die zahlenmäßig bei Patienten mit körperlichen Grundkrankheiten weit überwiegen (s. Lipowski 1967, Wieck 1967). Von seiten der Allgemeinärzte und Internisten werden diese Syndrome häufig falsch interpretiert, fehlerhaft gewichtet, aufgrund mangelnden Interesses oder ungenügender Ausbildung gar nicht erkannt oder aber negiert.

Immer wieder kann man bei Visite auf internistischen Stationen Patienten erleben, die verbindliches Lächeln und höfliche Floskeln mit dem Arzt austauschen, aber grobe Orientierungsstörungen erkennen lassen, wenn der Arzt ihnen Gelegenheit gibt, auf offene, nicht suggestive Fragen zu antworten. Beschäftigt man sich mit diesen Störungen, stößt man in den Lehrbüchern der Psychiatrie und Inneren Medizin, aber auch in zahlreichen Monographien und Zeitschriftenartikeln zu diesem Thema, auf eine erstaunliche und verwirrende nomenklatorische Vielfalt. Zur Orientierung sollen einige Begriffe, auch im Hinblick auf ihre Herkunft und Entstehung, vorgestellt werden:

Unter *Funktionspsychosen* (Wieck 1967, 1956) oder symptomatischen Psychosen versteht man die Gesamtheit akuter, potentiell reversibler Psychosen, die mit einer schweren körperlichen Allgemeinerkrankung oder organischen Hirnerkrankung bzw. Hirnschädigung in ursächlichem Zusammenhang stehen.

Synonym verwandt, zum Teil mit unterschiedlichen Nuancierungen, werden Begriffe wie exogene Psychosen, reversible körperlich begründbare Psychosen, akute exogene Reaktionstypen (nach Bonhöffer 1912), akute organische Psychosyndrome, amnestische Psychosyndrome, toxische Psychose, Infektions-Erschöpfungspsychose, delirantes Syndrom, im angelsächsischen Sprachraum »acute brain syndrome«, in einem ähnlichen Sinn auch »Delirium« in der weitgefaßten Definition, wie sie z.B. von Engel (1959) und Lipowski (1967, 1975) vorgenommen wird.

Davon abgegrenzt werden das organische Psychosyndrom (nach E. Bleuler) bzw. chronische organische Psychosyndrom (auch organisches Defektsyndrom) als irreversible psychische Veränderungen aufgrund diffuser zerebraler Schädigung und, zumindest teilweise, das hirnlokale Psychosyndrom bei umschriebener lokalisierter Schädigung des Gehirns, z.B. Stirnhirnsyndrom (Morbus Pick), und Stammhirnsyndrom (z.B. nach Encephalitis lethargica (Bleuler 1975). Manche Autoren unterscheiden auch drogen- und alkoholinduzierte Psychosen und ein endokrines Psychosyndrom von den sonstigen Funktionspsychosen (s. Kapitel Psychoneuroendokrinologie in diesem Band).

Alle Erkrankungen des Körpers und des Gehirns können grundsätzlich zu Funktionspsychosen führen, wenn wir sie auch bei bestimmten Erkrankungen besonders häufig beobachten. Sämtliche neueren Anschauungen leiten sich von Erkenntnissen Bonhoeffers (1912) her, der, anstelle der auf Kraepelin zurückgehenden Meinung, jede Hirnnoxe entspreche einem spezifischen Syndrom, seine fünf »akuten exogenen Reaktionstypen« (mit den Möglichkeiten von Delir, epileptiformer Erregung, Halluzinose, Amentiabildern und Dämmerzuständen) als ätiologisch unspezifische Folgen verschiedener Schädigungsmöglichkeiten postulierte. Das bedeutete ein Abrücken von dem Versuch der ätiologischen und formalpathogenetischen Klassifizierung unterschiedlicher psychopathologischer Bilder. Obwohl der symptomatologische Rahmen der Vorstellungen Bonhoeffer's später verändert und erweitert wurde (z.B. Amentia und epileptiforme Erregung ersetzt) und Koma und Bewußtlosigkeit samt Vorstufen einbezogen wurden (s. M. Bleuler 1966, S. 10), orientierten sich zahlreiche moderne Vorstellungen an der Lehre von den »akuten exogenen Reaktionstypen« bzw. dem »akuten exogenen Reaktionstyp«. Als zentrales Symptom wird dabei die *Bewußtseinstrübung* dargestellt (Bonhoeffer 1912), wobei allerdings diese Bewußtseinstrübung von Anfang an nicht als obligatorisch in jedem Fall angesehen wurde.

»... die akuten psychischen Begleiterscheinungen körperlicher Krankheiten lassen sich alle in einen größeren erscheinungsbildlichen Rahmen einfügen, in den akuten exogenen Reaktionstypus. Dieser Reaktionstyp unterscheidet sich grundsätzlich von Geistesstörungen, die unabhängig von körperlichen Krankheiten auftreten. Innerhalb des akuten exogenen Reaktionstypus aber lassen sich keine spezifischen Zusammenhänge zwischen der Art der Körpererkrankung und dem Erscheinungsbild der psychischen Begleiterscheinung feststellen...« (M. Bleuler 1966, S. 3).

Das Hauptaugenmerk der Neuropsychiater richtete sich, hauptsächlich bedingt durch die Patientenauswahl, auf schwere Formen, insbesondere Symptombilder mit Halluzinationen, illusionären Verkennungen und Wahneinfällen. Allgemeine Erfahrung ist dabei, daß den akuten exogenen Reaktionstypen Zustände mit beeinträchtigten seelisch-geistigen Funktionen *ohne* Bewußtseinstrübung vorausgehen oder nachfolgen. Zur Erfassung dieser Störungen mit dem wichtigsten Merkmal einer »Minussymptomatik« an kognitiven und intellektuellen Leistungen wurde von Wieck (1956, 1967) die Lehre von den Funktionspsychosen und Durchgangssyndromen eingeführt mit den Möglichkeiten eines kontinuierlichen Verlaufs vom Durchgangssyndrom bis zum Koma als Extremvariante einer Funktionspsychose und umgekehrt.

»Minussymptomatik« bedeutet dabei ein Abfallen seelisch-geistiger Funktionen auf ein subnormales Niveau. Sie stellt das »Achsensymptom« von Funktionspsychosen und Durchgangssyndromen dar. Bei den Durchgangssyndromen wird nicht die ganze mögliche »syndromale Verlaufsstrecke« bis zur Bewußtseinstrübung und letztlich zum Koma durchlaufen; es handelt sich also um leichtere Formen von Funktionspsychosen. Sie sind in Allgemeinkrankenhäusern sehr viel häufiger anzutreffen als

Funktionspsychosen mit Bewußtseinstrübung und Bewußtseinsverlust.

Uns erscheint der definitorische Rahmen der Begriffe Funktionspsychose und Durchgangssyndrom besonders geeignet für Patienten der allgemeinmedizinischen Praxis, weil darin die zahlenmäßig häufigsten psychopathologischen Formen bei Organkranken angemessen als eigenständiges Krankheitsbild berücksichtigt sind und sie nicht nur als periphere Phänomene behandelt werden, z. B. als Vorstadien des akuten exogenen Reaktionstyps.

45.3 Epidemiologie

45.3.1 Häufigkeit des Vorkommens

Willi (1966, S. 137) gibt an, daß etwa 30 Prozent der Bevölkerung zwischen 20 und 70 Jahren eine Episode einer exogenen Psychose, zumindest in leichterer Form, durchmachen. Es handelt sich dabei mit Sicherheit um die häufigste Psychoseform, der man in der ärztlichen Praxis begegnet. »Exogene Psychosen sind überall da zu finden, wo kranke Menschen sind« (Jones 1975, S. 219). Die Häufigkeit exogener Psychosen in nicht-psychiatrischen Krankenhauspopulationen wird von Willi (1966) mit 5 bis 10 Prozent angegeben. Nach Lipowski (1967) erhielten 1963 bis 1964 etwa 12 Prozent der Patienten in Allgemeinkrankenhäusern in den USA die Diagnose »brain-syndrome«, ohne daß zwischen akutem und chronischem Zustand unterschieden worden wäre. Zwischen 1970 und 1971 wurden 34 Prozent der aus psychiatrischen Abteilungen in Allgemeinkrankenhäusern in den USA entlassenen, über 65-jährigen Patienten mit der Diagnose »organic brain-syndrome« entlassen (Benson 1975). Eine Sichtung der Literatur ergab, daß etwa 17 Prozent der Anforderungen für psychosomatisch-psychiatrische Konsultationen in nicht-psychiatrischen Institutionen auf diese Gruppe von Patienten entfielen (Lipowski 1967, Jones 1975).

Angesichts der definitorischen und diagnostischen Schwierigkeiten sind absolute Häufigkeitsangaben über Durchgangssyndrome und Funktionspsychosen eher zu gering angesetzt. Willi (1966) beispielsweise beschränkte sich in seiner zitierten Untersuchung auf eindrücklichere Varianten in Form von Delirien (Fälle von Benommenheit mit illusionärer Verkennung, Halluzinations- und Wahnzuständen); Dämmer- und Verwirrtheitszustände, einfache Benommenheit, Bewußtlosigkeit und akute amnestische Syndrome waren nicht Gegenstand der Untersuchung.

45.3.2 Häufigkeitsentwicklung

Die Zahl der Funktionspsychosen ist nach der Literatur im Steigen begriffen. Mit zunehmendem Alter ist eine Zunahme an Funktionspsychosen zu verzeichnen. Nach Angaben amerikanischer Autoren entwickeln 40 bis 50 Prozent der Patienten über 60 Jahre nach Hospitalisierung Zeichen einer Funktionspsychose (Lipowski 1967). Die berichtete Zunahme von Funktionspsychosen läßt sich u. a. erklären aus der verfeinerten Diagnostik, der zunehmenden Beteiligung von Psychiatern an der medizinischen Versorgung von Patienten in Allgemeinkrankenhäusern, zumindest in angelsächsischen Ländern, aus dem steigenden Prozentsatz alter Menschen, aus steigendem Medikamenten-, Drogen- und Alkoholkonsum, und aus neuartigen, besonders intensiven und belastenden therapeutischen Verfahren (s. Kapitel »Intensivmedizin« und »Behandlung der chronisch-terminalen Niereninsuffizienzen aus psychosomatischer Sicht«, in diesem Band).

Insgesamt muß angenommen werden, daß Funktionspsychosen im Sinne leichter und mittelschwerer Durchgangssyndrome häufig unerkannt bleiben und die Patienten eine negative Einschätzung erfahren (dumm, unkooperativ, widerspenstig, launisch usw.).

45.4 Symptomatik

45.4.1 Allgemeine Symptomatik

Zur Einteilung der vielfältigen Symptome wurden unterschiedliche Klassifikationsversuche unternommen.

Wieck hat in seinem Klassifikationsansatz folgendes Ordnungsschema, das die psychische Gesamtstruktur in einzelne Funktionen aufgliedert, vorgeschlagen (1967):

45.4.1.1 Störungen der seelisch-geistigen Funktion

45.4.1.1.1 *Störungen der seelisch-geistigen Allgemeinfunktion*

Störungen des seelisch-geistigen Ablaufs (z. B. Verlangsamung, Verschnellerung, im klinischen Bild häufig Eindruck des Schwer-Besinnlichen, Unfrischen, Verhangenen).

Störungen der Gedächtnisfunktion (amnestische Ausfälle, reaktiv z. T. Konfabulationen).

45.4.1.1.2 *Störungen der besonderen seelisch-geistigen Funktionen*

Störungen der sinnlichen Wahrnehmung (optisch, akustisch, osmisch, gustatorisch, haptisch, sexuell), Halluzinationen, illusionäre Verkennungen;

Störungen der Denkfunktionen: Verlangsamung, Entdifferenzierung, Inkohärenz;

Störungen des inneren Wahrnehmens: Halluzinationen;

Störungen des Fühlens: Affektverarmung, Nivellierung, affektive Tönung;

Störungen des Wollens: Antriebsverminderung, Getriebensein.

Störungen von Allgemein- und von besonderen Funktionen ergeben das Gesamtbild, das durch das Absinken des Leistungsniveaus dieser Funktionen unter eine bestimmte Marke gekennzeichnet ist. In der Regel seien alle Funktionen von einer Leistungsminderung betroffen (»homogene Syndromdynamik«, Wieck 1967 anders Willi 1966, Todorow 1978). In einzelnen Fällen seien Dissoziationen einzelner Störungen möglich. Besonders bei leichten Durchgangssyndromen läßt sich oft das Überwiegen einer einzelnen Funktionsstörung beobachten, beispielsweise das Bild der Antriebs- oder Gefühlsstörung. Produktive Symptome, z. B. illusionäre Verkennungen, Halluzinations- und Wahnzustände, ließen sich aus dem Zusammenwirken gestörter Einzelfunktionen erklären, beispielsweise beim Wahn durch die Beeinträchtigung der sinnlichen Wahrnehmung und des Denkens. Sie sind nicht auf Zustände mit Bewußtseinstrübung beschränkt.

Anmerkung:
Bleuler (1975, S. 204–211) unterscheidet rein deskriptiv uncharakteristische Vorstadien des akuten exogenen Reaktionstypus, vor allem Stimmungsschwankungen und -verschiebungen, Anstriebsstörungen, psychovegetative Störungen. Bei den Symptomen des eigentlichen exogenen Reaktionstypus werden getrennt:
1. Minderung des Bewußtseins: Dösigkeit, Apathie, Somnolenz, Sopor, Subkoma, Koma;
2. Bewußtseinsverschiebungen: in leichteren Fällen einfache Verwirrtheitszustände mit Denkstörungen, in schweren Fällen Delirien (mit Desorientiertheit, Halluzinationen, Wahneinfällen), und Dämmerzustände, als Sonderformen Halluzinosen, Amentiabilder und das Delirium acutum mit schweren neurologischen Enthemmungserscheinungen wie z. B. Krämpfen und häufig letalem Verlauf.
3. Ordnung des Lebens auf einfacherer und primitiverer Stufe (Synonym: akutes amnestisches Psychosyndrom, akute Korsakow-Psychose) mit den typischen Symptomen, wie sie beim chronischen organischen Psychosyndrom mit gedankenarmem, affektgebundenem, egozentrischem Denken und Neigung zu Konfabulationen und Perseverationen beobachtet werden.

45.4.2 Schweregrad der Funktionspsychose

Amerikanische Untersucher haben ihr Hauptaugenmerk auf kognitive Funktionen als Parameter der Schwere von Funktionspsychosen gerichtet. Lipowski (1967) definiert »Delirium« (in einer vergleichbaren Weise wie Funktionspsychosen) als »... reversible globale Einschränkung kognitiver Funktionen mit der Tendenz zur Fluktuation des Bewußtseinsgrades und einer im allgemeinen diffusen EEG-Verlangsamung ...«.[1]

Ansonsten gehen EEG-Veränderungen meist zur Schwere von Funktionspsychosen parallel, wie Untersuchungen bei Intoxikationen bestätigen (Sandok, 1975, Wieck 1967). Insgesamt ist der Grad der Verlangsamung im Vergleich zur Frequenz beim betroffenen Patienten im gesunden Zustand entscheidender als die absolute Frequenz (Engel, 1959).

Ähnlich formuliert Engel (1959, S. 269): » ... das herausragende Kennzeichen des Delirs betrifft die kognitiven Funktionen des Bewußtseinsniveaus, das vom Koma, dem schwersten Grad, bis zu einer Störung reichen kann, die nur durch sehr subtile und klinisch nicht anwendbare psychologische Testverfahren entdeckt werden kann ...«. Die zeitliche Orientierung (Datum-Wochentag-Monat-Jahreszeit) ist dabei in der Regel früher gestört als die Orientierung im Hinblick auf Ort und Person.

Zur genaueren Bestimmung des Ausmaßes einer Funktionspsychose ist es möglich, unter der Annahme einer »homogenen Syndromdynamik«, bestimmte Bereiche kognitiver Leistungen herauszugreifen, für die standardisierte Meßverfahren entwickelt wurden. Zur Quantifizierung des Leistungsdefizits kann man z. B. den Böcker-Test (Böcker 1961) oder den Defekt-Test von Kinzel (Kinzel, 1971, 1972), oder den Benton-Test (Benton, 1963) verwenden. Mit zunehmender Funktionspsychose werden die Leistungen in Intelligenztests reversibel geschädigt. Die Brauchbarkeit des Tests wird dadurch eingeschränkt, daß es häufig Schwierigkeiten macht, körperlich schwerkranke und behinderte Patienten zur Mitarbeit zu gewinnen. Als Faustregel gibt Wieck (1967, S. 31) an, daß die Reaktionszeiten im leichten Durchgangssyndrom auf das 1,5-fache, im mittelschweren Durchgangssyndrom auf das 3,5-fache, im schweren Durchgangssyndrom auf das 5-fache und im Stadium der Bewußtseinstrübung auf etwa das 10-fache ansteigt. Entsprechend können Funktionspsychosen wie in Tabelle 1 dargestellt eingeteilt werden.

45.4.3 Halluzinationen

Nach Lipowski (1967) kommen Halluzinationen bei 39 bis 73 Prozent von Patienten mit »Delirien« vor. Dabei spielt offenbar die Häufigkeit des Vorkommens alkoholbedingter Delirien, bei denen Halluzinationen zum typischen Bild gehören, beim untersuchten Krankengut eine wesentliche Rolle. Übereinstimmend wird in der Literatur berichtet, daß optische Halluzinationen bei Funktionspsychosen, im Unterschied zum schizophrenen Formenkreis, bei weitem überwiegen. Es treten aber auch akustische, osmische, gustatorische, haptische und sexuelle Trugwahrnehmungen auf. Im Hinblick auf den Halluzinationsinhalt soll bei exogenen Psychosen mehr eine materielle Bedrohung im Vordergrund stehen, bei schizophrenen Psychosen soll es sich eher um eine geistige, von innen kommende Bedrohung handeln (Willi 1966, S. 89).

45.4.4 Besondere Gesichtspunkte zum Erscheinungsbild von Funktionspsychosen

Erlebnisinhalt und Erscheinungsbild »exogener Psychosen« bei körperlich Kranken wurde bei 100 Patienten von Willi (1966) untersucht, besonders im Hinblick auf Merkmale der Persönlichkeitsstruktur der Patienten. Die Befunde wurden verglichen mit 200 in einer psychiatrischen Anstalt hospitalisierten Patienten mit psychotischen Symptomen. Zusammenfassend ergab sich, daß das Bild der Symptome »persönlichkeitstypisch« sei, aber nicht die Persönlichkeit als Ganzes umfasse. In der exogenen Psychose kamen gewöhnlich »andere Entfaltungsmöglichkeiten der Persönlichkeit zum Ausdruck als im gesunden Alltag«.

---

[1] Diese EEG-Verlangsamung ist bei leichten Funktionspsychosen oft nicht vorhanden (s. Adams, u. Victor in Harrison's »Principles of Internal Medicine« S. 152/153), ebenfalls nicht beim Delirium tremens, bei dem häufig ein schneller Grundrhythmus vorherrscht (s. auch Sandok, 1975, S. 1062).

Tabelle 1. Einteilung der Funktionspsychosen.

Leichtes Durchgangssyndrom	Gefühlsstörung, vegetative Störungen, häufig Depressivität
mittelschweres Durchgangssyndrom	besonders häufig Gefühlsstörungen, Denkstörungen, produktive Symptome
schweres Durchgangssyndrom	sehr starke Verlangsamung, besonders mnestische Funktionen gestört, starke Antriebsverminderung, affektive Abstumpfung, Affektlabilität, häufig Konfabulationen
leichte Bewußtseinstrübung	leichte Testaufgaben noch möglich
mittelschwere Bewußtseinstrübung	motorische Unruhe, neurologische Störungen
Bewußtlosigkeit	

Bei experimentellen Psychosen sind ähnliche Befunde erhoben worden. Willi stellt dazu fest: »In Anwendung der Begriffe von Akt und Potenz trägt jeder Mensch bedeutend mehr Möglichkeiten in sich, als er unter den gewohnten alltäglichen Umständen verwirklicht. In der exogenen Psychose können Verhaltensarten in Erscheinung treten, die an einem bestimmten Menschen noch nie gesehen worden sind, und die oft sogar paradox zu seinem Charakter und zu seiner Persönlichkeit stehen. Ängstliche können in der exogenen Psychose ruhig und gelassen, Zwanghafte können frei und gleichmütig werden, andererseits können Selbstsichere ängstlich oder Vertrauensselige ablehnend und mißtrauisch werden. Solche Reaktionen lassen sich von der bloßen Kenntnis der präpsychotischen Persönlichkeit nicht voraussehen und verstehen«. (Willi 1967, S. 150).

Ein Zusammenbrechen von Anpassungs- und Abwehrprozessen könnte solche gegensätzlichen Erscheinungsformen erklären. Aus dem Studium seines Krankenguts gewann Willi auch den Eindruck, daß die exogene Psychose oft einen geschlossenen Verlauf nimmt, der über Protest und Auflehnung zur Annahme eines zunächst unerträglich scheinenden Schicksals führt (S. 75). Als typisch wird eine Folge von Auflehnung, versteckter und offener Angst, psychischer Symptombildung – Akzeption des Schicksals – Beruhigung – Abklingen der Symptome – geschildert.

Unterschiede im psychomotorischen Verhalten der Patienten lassen sich zum Teil mit unterschiedlichen Grundkrankheiten in Zusammenhang bringend: So kann man bei Patienten mit einer hepatischen Enzephalopathie in der Regel ein lethargisches Verhalten beobachten, bei Patienten mit Alkoholdelir herrschen Agitiertheit und Angst vor. Der Ausbruch schizophrenieartiger Psychosen im Rahmen schwerer körperlicher Krankheiten ist ausgesprochen selten. Nach Angaben von Willi (a.a.O., S. 51–56) fanden sich beim Studium der Krankenakten von 600 im Kantonspital in Zürich wegen schizophrener Symptomatik aufgenommenen Patienten nur 15 Fälle von schizophrenieartiger exogener Psychose, umgekehrt treten die Symptome einer bestehenden Schizophrenie nicht selten bei Ausbruch von Funktionspsychosen zurück. Bei Patienten mit schweren körperlichen Erkrankungen fallen häufig die Affektstörungen, die Funktionspsychosen begleiten, besonders auf: Apathie mit Affektverlust oder aber Verstimmungszustände mit Angst, Depression, Hilflosigkeit, Hoffnungslosigkeit, Wut oder Euphorie.

Nachts werden die Symptome einer Funktionspsychose in der Regel für die Umgebung deutlicher sichtbar.

Allerdings ist anzunehmen, daß Patienten, die nachts als Delirante Aufmerksamkeit erregen, tags zuvor schon ein Psychosyndrom hatten, ohne daß dies erkannt worden wäre (Engel, 1959).

Über das Ausmaß von Amnesien im Anschluß an Funktionspsychosen gibt es wenig systematische Untersuchungen, ebensowenig darüber, wie Patienten mit dem Erlebnis der Psychose und den Erinnerungsfragmenten später umzugehen pflegen (vgl. Kapitel 46, »Psychosomatische Aspekte der Intensivmedizin«). Zu bedenken ist dabei, daß Amnesie als Folge hirnorganischer Beeinträchtigung vom Fehlen von Erinnerungen durch psychologische Abwehrvorgänge (Verleugnung, Verdrängung) schwer zu unterscheiden ist.

45.5 Differentialdiagnose

Bei leichten Ausprägungen von Funktionspsychosen sind *psychoreaktive* Störungen mit Angst, Depression, Regression und Apathie, etwa bei reaktiver Depression, beispielsweise auf das Wissen um eine schwere Erkrankung hin, abzugrenzen. Umgekehrt ist Apathie nicht selten Zeichen einer organischen Erkrankung, die als Depression verkannt werden kann. Erschwerend fällt ins Gewicht, daß Depression häufig von Verlangsamung, Denkschwierigkeiten und Gedächtnisschwäche begleitet ist. Man findet allerdings, wenn es gelingt, depressive Patienten zur Mitarbeit anzuregen, selten dieselbe Vielfalt gestörter Funktionen wie bei Patienten mit Funktionspsychosen (Engel 1959). Das Vorliegen einer »agitierten Depression« hingegen schließt eine zugrundeliegende organische Erkrankung des Gehirns mit einer gewissen Sicherheit aus (Benson 1975, S. 6).

Steht die Minderung kognitiver Funktionen im Vordergrund, ist differentialdiagnostisch an *Demenz* zu denken; handelt es sich vorwiegend um Veränderungen des Antriebs, auch an ein *hirnlokales Psychosyndrom*. Ob es sich um eine reversible Funktionspsychose handelt oder aber ob ein Übergang in ein chronisches organisches Psychosyndrom *(Defekt-Syndrom)* erfolgt ist, kann meist erst im Nachhinein entschieden werden, wenn auch die Fluktuation der Symptomatik beim Defekt-Syndrom weniger ausgeprägt ist. Bei alten Leuten pfropft sich nicht selten eine Funktionspsychose auf ein vorher bestehendes diskretes Defektsyndrom auf, wobei diagnostisch komplizierend noch das Bild einer »*Spätdepression*« hinzutreten kann. Es kann auch zu Verwechslungen mit »*Werkzeugstörungen*« kommen, z. B. bei Bestehen einer partiellen sensorischen oder motorischen Aphasie, was dann als »Verwirrtheitszustand« oder »negativistische« Haltung fehlinterpretiert werden kann.

Schizophrene Zustände zeigen häufig einen anders gearteten Affektzustand und eine unterschiedliche Wahncharakteristik, zudem besteht neben einem gestörten oft ein Sektor mit voll erhaltenen kognitiven Leistungen. Auch der Verlauf kann zur Differentialdiagnose beitragen: primär durch *Alkohol* oder durch *Medikamentenabusus* bedingte Syndrome lassen sich in der Regel medikamentös innerhalb von zwei bis vier Tagen zum Verschwinden bringen (Vogel 1974).

45.6 Ätiopathogenese

Eine ganze Reihe von unterschiedlichen Faktoren kann Entstehung und Verlauf von Funktionspsychosen beeinflussen (Abb. 1).

45.6.1 Somatische Faktoren

Zahlreiche organische Veränderungen, u. a. Hypoxidose, Hyperkapnie, Störungen des Säure-Basen-Haushalts, Elektrolytveränderungen, Anämie, Fieber, Vitaminmangel und schädliche Medikamentenwirkungen werden als akut schädigende Faktoren angesehen. Aus der Untersuchung von Willi (1966) geht hervor, daß in 66 Prozent der untersuchten Fälle eine mehrtägige Phase stiller Benommenheit vorausging und der Delirausbruch in Zusammenhang mit einer zusätzlich aufgetretenen Noxe erfolgte. In 23 Prozent der Fälle konnten Medikamente in therapeutischen Dosen als Auslöser identifiziert werden, vor allem massiv wirkende Diuretika. Oft ist das gleichzeitige Vorhandensein mehrerer Faktoren entscheidend, obwohl man im Experiment durch extreme Störung eines einzelnen Faktors Funktionspsychosen erzeugen kann. Geschwindigkeit, Einwirkungsdauer und Intensität der Noxen sind zu beachten. Bei Funktionspsychosen denke man immer an die Möglichkeit, daß die zur Therapie der Grundkrankheit verwendeten Medikamente (Antihypertensiva, Tranquilizer, Antiarrhytmica, Herzglykoside, Diuretika usw.) die Funktionspsychose verursachen können. D. h. bei ungeklärten Funktionspsychosen lohnt es sich, eine Periode einzuschalten, in der alle nicht unbedingt nötigen Medikamente weggelassen werden.

Andreasen (1972) fand bei Verbrennungen Häufigkeit und Schwere der Funktionspsychosen korreliert mit dem Verbrennungsgrad. Meist wird in der Literatur ein multifaktorielles Geschehen als Ursache angenommen (Willi 1966, Vogel 1974, Engel 1959, Lipowski 1967 u. 1975). Schwere körperliche Allgemeinerkrankungen und akute Hirnbeteiligung lassen sich vom psychopathologischen Bild her nicht trennen.

Im Kapitel 47 über die »Behandlung der chronischen Niereninsuffizienz« wird über eine Patientin mit einer Kollagen-Erkrankung berichtet, die im Rahmen einer urämischen Enzephalopathie während der Dialysebehandlung durch ihre aggressiv-negativistische Haltung auffiel. Hinzuzufügen ist, daß schon bei der Grundkrankheit Lupus Erythematodes in 35 Prozent der Fälle eine Beteiligung des ZNS gefunden wurde (nach Kaschkat, 1975). Bei diesen Patienten sollen auch Steroidpsychosen sehr viel häufiger auftreten als bei anderen Grundkrankheiten.

Vogel und Otto (1974) definierten »delirante Syndrome« bei körperlich Kranken als Versagen von Adaptationsmechanismen angesichts von »Streß«[2]). Von Beobachtungen bei Medikamenten- und Alkoholabusus und der Tatsache, daß dies eine Prädisposition bedeutet, ausgehend, wird die Einstellung auf einem neuen Gleichgewichtszustand mit größerer Störanfälligkeit postuliert, wobei die Störanfälligkeit mit der Dauer und Intensität des Mißbrauchs steigt. Bei Funktionspsychosen sei es daher notwendig, die Ursache der Niveauverschiebung und das letztlich auslösende Agens zu bestimmen. Eine »gemeinsame Endstrecke« hinsichtlich des Einwirkens der unterschiedlichen Noxen wird angenommen. Körperliche Erkrankungen erzeugen Delirbereitschaft in der Regel schneller als chronische Intoxikationen.

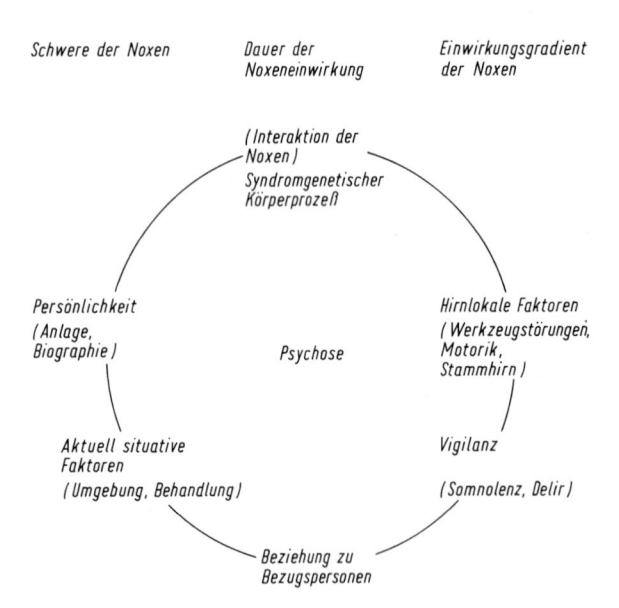

Abb. 1. Schema prägender Faktoren (aus H. H. Wieck: Lehrbuch der Psychiatrie. Schattauer, Stuttgart 1967).

[2]) Ähnlich hat dies Schulte (1963) für das Alkoholdelir postuliert.

45.6.2 Psychische Belastungen als zusätzliche Faktoren

Klinische Beobachtungen deuten darauf hin, daß Funktionspsychosen sich nach Zuständen von psychischem Streß besonders rasch entwickeln (Engel 1959). Bei Funktionspsychosen sollte die vermutete Abhängigkeit von interpersonalen Beziehungen und von bestimmten anderen Milieufaktoren jeweils geklärt werden. Die Beobachtung, daß Patienten beim Wechsel in ein unvertrautes Milieu bei Abwesenheit wichtiger Bezugspersonen in der Nacht ins Delir geraten oder sich dieses verstärkt, weist auf die Bedeutung dieser Faktoren hin.

45.6.3 Sensory deprivation und Sensory overload

Ein Mangel an Sinnesreizen, der häufig bei der Behandlung schwerkranker Patienten auftritt (s. Kap. 46 »Intensivmedizin«), wurde in vielen wissenschaftlichen Experimenten als möglicher pathogener Faktor für das Entstehen psychopathologischer Phänomene untersucht (»sensorische Deprivation«). Der Begriff, ursprünglich nur auf absolute sensorische Deprivation unter experimentellen Bedingungen angewandt, wurde später auch bei Zuständen partieller oder temporärer Reizverminderung benutzt, wie sie zahlreichen klinischen Situationen entspricht, z. B. bei Patienten mit Gehörverlust oder bei Exposition in der »Eisernen Lunge«. Leiderman und Mitarbeiter (1958) haben gesunde Versuchspatienten »Eisernen Lungen«, wie sie in der Poliomyelitisbehandlung Verwendung fanden, ausgesetzt und dabei eine Reihe psychopathologischer Veränderungen bei diesen Probanden festgestellt.

Unter experimentellen Bedingungen wurden von zahlreichen Autoren Halluzinationen und Körperschemastörungen beschrieben (Zuckermann 1969a und b, Gross 1969). Die Ergebnisse der einzelnen untersuchten Gruppen wichen stark voneinander ab. Art und Ausmaß der Deprivation, der Persönlichkeitsmerkmale der Versuchspersonen und des Experimentators spielen als intervenierende Variable eine Rolle. Visuelle Deprivation allein kann z. B. eine gesteigerte Sensibilität gegenüber Berührungsreizen, gesteigerte Schmerzempfindlichkeit, verstärktes Unterscheidungsvermögen für akustische, olfaktorische und gustatorische Reize schaffen. Insgesamt ist die Sensibilität gegenüber Deprivationsmaßnahmen individuell variabel und von bestimmten Persönlichkeitsmerkmalen abhängig. Probanden, die aufgrund testpsychologischer Ergebnisse zur Verstärkung von Sinnesreizen, z. B. zur verstärkten Schmerzwahrnehmung neigen, sind gegenüber Reizentzug widerstandsfähiger als Probanden, die zur Gruppe derer gehören, die zur Reizverminderung tendieren (Petrie, 1967). Empfindlichkeit gegenüber Schmerz und Empfindlichkeit gegenüber Reizentzug verhalten sich, wie mit Testpersonen in der »Eisernen Lunge« experimentell nachgewiesen werden konnte, umgekehrt proportional. Versuchspersonen, die im Embedded-Figures-Test (Witkin 1962) »feldabhängiger« sind und primitivere Abwehrmechanismen benutzen als »feldunabhängige« Menschen und diejenigen, die sich im Eysenck-Test (Eysenck Personality Inventory, Eysenck 1969) als extrovertierter erweisen, dekompensieren schneller in der Situation der sensorischen Deprivation. Im Rahmen eines psychoanalytischen Verständnisansatzes wurde auch die Hypothese untersucht, daß die Situation des Reizentzuges primärprozeßhaftes Denken fördere. Testpsychologisch als besonders ich-stark imponierende Personen, z. B. Personen mit Hinweisen auf eine gute Triebkontrolle, zeigten eine größere Toleranz (MMPI, Rorschach, zit. n. Myers, 1969).

Solche Untersuchungen vermögen, obwohl sie im einzelnen noch sehr bruchstückhaft sind, doch Hinweise für den klinischen Umgang mit Patienten zu geben. So sprechen sie z. B. dafür, daß es sinnvoll ist, bei partiellem Reizentzug vermehrt Alternativreize anzubieten. Sie vermögen auch die bei Patienten oft zu beobachtende Sensibilität, z. B. gegenüber Schmerzreizen, verständlicher zu machen. Die besondere Neigung von Schwerhörigen zu paranoidem Denken, ebenso wie die häufigen Affektausbrüche bei Taubstummen, können u. a. als Folge partieller Deprivation angesehen werden (Klein 1974)[3]. Auch bei Patienten mit Augenoperationen, bei denen sehr häufig Funktionspsychosen auftreten (Klein 1974, Jackson 1969), wurde die Auswirkung sensorischer Deprivation untersucht.

Neben Zuständen einer Unterstimulation wurde auch ein »sensory overload«, d. h. eine Überschwemmung durch äußere Reize, als potentiell pathogen postuliert (Einzelheiten s. Kap. 10 Streß). Niesel (persönliche Mitteilung) berichtet, daß Verwirrtheitszustände nach Augenoperationen seltener geworden sind – und damit auch die in solchen Zuständen entstehenden Unfälle –, seit die Augen der Patienten nicht mehr so lange Zeit durch Verbände verdeckt werden. Postoperative Augenkomplikationen seien zudem nicht häufiger geworden.

45.6.4 Einzelne prädestinierende Variable

Zu den Faktoren, die die Entstehung von Funktionspsychosen begünstigen, gehören
1. höheres Alter,
2. Sucht (z. B. Alkohol),
3. chronisch-konsumierende Erkrankungen und
4. vorher bestehende cerebrale Schädigungen.

So sind z. B. Patienten mit posttraumatischen Temporallappenschädigungen für pathologische Rauschzustände durch Alkohol besonders anfällig. Auch soziale Isolation (Linn 1956, Ziskind 1958, Jones 1975, S. 221), langdauernde Immobilisation im Bett (Levi 1966) und Exposition in einer unvertrauten Umgebung (Lewin 1952) sollen Funktionspsychosen fördern. Dies könnte die häufige Beobachtung mit erklären helfen, daß beispielsweise alte Patienten, die gut kompensiert scheinen, nach der Krankenhausaufnahme rasch Funktionspsychosen entwickeln. Titchener und Mitarbeiter (1956) konnten zeigen, daß mit der Anzahl von Besuchen die

---

[3]) Vgl. Cooper und Curry (1976), die einen Zusammenhang von lange bestehender bilateraler Leitungsschwerhörigkeit und Paranoia bei älteren Patienten feststellen konnten.

Inzidenz von Funktionspsychosen bei Patienten in einer chirurgischen Abteilung abnahm. Auch beim Syndrom der optischen Halluzinose, das vom Verlauf her als Durchgangssyndrom bezeichnet werden kann, sind soziale Isolierung und Vereinsamung, z.T. auch Affekte und Emotionen, neben lokalen und diffusen organischen Hirnstörungen pathogenetisch bedeutsam[4]).

Nach Jones (1975) ist der typische Patient, der durch eine Funktionspsychose gefährdet ist, etwas überspitzt ausgedrückt, eine ältere, etwas arteriosklerotische Person auf einer Intensivstation, die schlecht schläft, wenig Besuche hat, Barbiturate erhält und viele körperliche Komplikationen erleidet.

45.7 Psychodynamische und aktuell situative Einflüsse bei der Symptomgestaltung

Verschiedene Autoren (Engel 1959, Lipowski 1967, 1975) führten psychoanalytische Gesichtspunkte zur Erklärung des Erscheinungsbildes von Funktionspsychosen ein. Sie sollen nicht alternativ verstanden sein zu den anderen theoretischen Erklärungen der Ätiopathogenese von Funktionspsychosen, da die Schädigung des organischen Substrats psychischer Funktionen als Bedingung der Möglichkeit nicht in Zweifel gezogen wird. Sie sollen vielmehr dazu dienen, dem Einfluß psychischer Faktoren auf die »formale und inhaltliche Syndromgenese« (n. Wieck 1967) Rechnung zu tragen, eventuell auch auf die Syndromgenese überhaupt[5]). Engel (1959) benutzt den Begriff einer Ich-Schwächung als Konsequenz der Schädigung des organischen Substrats:

> »... Die Annahme ist gerechtfertigt, daß das Ich geschwächt wird als Folge der Schädigung seines organischen Substrats. Diese Ich-Schwächung zeigt sich auch in den unterschiedlichen bizarren Gedanken und Phantasien, die ins Bewußtsein strömen und in der primitiven Art einiger Abwehrmechanismen, die angewandt werden. Bei den schweren Delirformen kann man einen psychischen Apparat vor sich haben, der aller Eigenschaften ledig ist, mit Ausnahme der primitivsten Ich-Funktionen, und der die sozialen und kulturellen Werte, die im Über-Ich und Ich-Ideal repräsentiert sind, vermissen läßt. Das bedeutet, daß über die allgemeine und bezeichnete Störung des Bewußtseinsgrades hinaus, die persönlichen und unverwechselbaren Eigenarten des deliranten Patienten durch seine eigene Vergangenheit bestimmt werden können.« (S. 27).

Daß in der Funktionspsychose nicht nur kognitive Prozesse betroffen sind, sondern auch die ganze Skala der Adaptationsmechanismen, z.B. Abwehrfunktionen, bedeutet, daß sich die Patienten, die vorher einer Situation noch gewachsen waren, durch die organische Beeinträchtigung außerstande sehen können, mit den Umständen fertig zu werden.

Patienten, die vorher nur mühsam kompensiert waren, d.h., an der Grenze ihrer Anpassungsfähigkeit standen, seien bevorzugt von Angst-, Panik-, Halluzinations- und Wahnzuständen befallen. Auch Patienten mit einer großen Angstbereitschaft als Wesenszug werden als besonders gefährdet angesehen, ebenso Patienten mit Störungen ihrer interpersonalen Beziehungen (Benson 1975, S. 31).

Durch testpsychologische Untersuchungen an Kindern und Jugendlichen konnte nachgewiesen werden, daß der Grad der Differenziertheit der Person die Stabilität und Güte einzelner Fähigkeiten und die Häufigkeit krankhafter psychischer Symptome beeinflussen kann (Witkin 1962, S. 222). Zu dieser Differenzierung tragen Merkmale bei wie die Fähigkeit, Umwelterfahrungen zu strukturieren, ein gegliedertes Körperbild zu besitzen, sich mit einer eigenständigen Identität abgrenzen zu können, über strukturierte Abwehr- und Kontrollmechanismen zu verfügen, die ihrerseits beispielsweise sehr stark von der Persönlichkeitsentwicklung und einzelner Determinanten, z. B. der Qualität der Mutter-Kind-Beziehung abhängen. Der Grad der Differenziertheit drückt sich auch in einem mehr analytischen oder mehr globalen Zugang zur Umwelt aus; Klienten mit ersteren Merkmalen sollen eher zu Wahnvorstellungen neigen, solche mit letzteren Merkmalen zu Halluzinationen (Witkin 1962, S. 213).

Anlässe wie Hospitalisierung, Verlegung ins Isolierzimmer, plötzliche Verschlechterung, die häufig vom Ausbruch von Funktionspsychosen begleitet werden, entsprechen einer psychischen Erschütterung, deren pathogenetische Relevanz bedacht werden sollte.

Mendelson et al. (1956) beobachteten bei gelähmten Poliomyelitispatienten, daß Halluzinationen gehäuft Bedürfnisse und Konflikte der Patienten wiedergaben, beispielsweise in Form von Bewegungserlebnissen, die Fahren und Gefahrenwerden ausdrücken. Hackett und Weisman (1960) weisen darauf hin, daß ihre in einer Gruppe operierter Patienten beobachteten Psychosyndrome nicht unabhängig von Person und Situation entstanden, sondern einen inneren Motivationszusammenhang hatten. In diesen Syndromen stecke häufig eine logische und konsequente Art der Patienten, sich mit ihrer Lage auseinanderzusetzen. Das erfordere von seiten der Behandelnden eine individualisierende Betrachtung, viel Zeit, Feingefühl, Zuwendung und analytisches Verständnis.

Als Beispiel für den möglichen Einfluß psychodynamischer Faktoren sei einer unserer Patienten angeführt, der, ehemals Offizier, auch im zivilen Leben ein Regiment extremster Penibilität und Ordnung geführt und seine Umgebung mit seiner zwanghaften Pedanterie kräftig schikaniert hatte. Schwer erkrankt, entwickelte er ein psychotisches Zustandsbild, in dessen Verlauf der Patient begann, mit unbändiger Lust sich selbst und

---

[4]) Literaturübersicht bei Reimer (1970, S. 40–42).
[5]) Im Gegensatz zu Wieck 1967, der diesen psychischen Faktoren nur eine untergeordnete Bedeutung beimißt. (»pathoplastisch« bei der »Syndromgenese«, nicht »syndromgenetisch« relevant.
Dagegen weist Todorow (1978) auf die wichtige Funktion situativer und entwicklungspsychologischer Variablen bei der Entstehung des akuten posttraumatischen Psychosyndroms bei Kindern mit Schädel-Hirn-Traumen hin (»Dornröschen-Schlaf-Syndrom«).

das ganze Krankenzimmer mit Kot zu verschmieren und dabei von »der großen Befreiung« sprach. Möglicherweise führte der jetzige Zustand des Patienten dazu, daß vorher stark abgewehrte, latente Wünsche nun, bei Schwächung der Abwehr, manifest werden konnten.

Nach Willi (1966) hat die aktuelle Lebenssituation für die Psychose vor allem pathoplastische Bedeutung, denn in ihr zeige sich häufig die Auseinandersetzung des Schwerkranken mit der durch die Krankheit bestimmten Lebenssituation (S. 57–72). Das Auftreten von Funktionspsychosen werde insbesondere dann beobachtet, wenn in der Krankheit Dramatisches sich vollziehe, beispielsweise »Kräftezerfall, Isolierung, krankheitsbedingte Existenzbedrohung« einsetze (Willi S. 155). Ähnlich schreibt Bleuler (1975, S. 203): »... Der Kranke setzt sich in traumhaften Bildern mit der krankheitsbedingten Bedrohung auseinander« und: »... Es widerspiegeln sich in seinen Delirien Angst und Verzweiflung, aber auch Wut und Kampfwille gegen das Schicksal...«.

Die symptomatische Ausgestaltung kann über das weitere Schicksal des Patienten entscheiden, z. B. ob er in internistischer Obhut verbleibt (z. B. dann, wenn er vorwiegend aspontan ist), oder ob (z. B. wenn er vorwiegend motorisch unruhig ist) eine Verlegung erwogen oder aber eine massive Sedierung durchgeführt wird mit dem Risiko der Gefährdung des Patienten und einer verstärkten Störung psychischer Funktionen.

Zusammengefaßt, müssen folgende Möglichkeiten der Entstehung einer psychischen Störung bei körperlichen Krankheiten allein oder in Kombination erwogen werden:
Vorübergehende oder dauernde Schädigung oder Stoffwechselstörung des Gehirns (z. B. bei Durchblutungsstörungen, toxischen Einwirkungen usw.);
die Auswirkung der subjektiv empfundenen Bedeutung der Krankheit, ihrer Symptome und Begleitumstände auf den Wunsch des Patienten, seinen Bedürfnissen und Zielen gerecht zu werden, Konflikte bewältigen zu können, befriedigende Beziehungen zur sozialen Umwelt aufrechterhalten zu können,

– ungelöste innere Konflikte;
– die Änderung des sensorischen Reizniveaus;
– Störung des Schlaf-Wach-Rhythmus.

45.8 Therapie

Als allgemeine Prinzipien dürfen gelten:

45.8.1 Kausale Behandlung

Eine *kausale Behandlung* der somatischen Ursachen, insbesondere unter Beachtung möglicher delirauslösender Medikamente.

45.8.2 Psychopharmakotherapie

Eine gezielte symptomorientierte *Psychopharmakotherapie*. Vor allem bei starken Angst-, Unruhe-, Halluzinations- und Wahnzuständen ist eine konsequente Psychopharmakotherapie indiziert. Zu bedenken ist, daß bei diesen Patienten die Toleranz gegenüber Medikamenten herabgesetzt ist, ja nicht selten sogar ein pharmakogenes Delir vorliegt. Es sollten also nur kleine Dosen von Sedativa, am besten Phenothiazin-Präparate oder Tranquilizer benutzt werden. Infolge möglicher Kreislaufdysregulation als Nebenwirkung können höhere Psychopharmakadosen potentiell gefährlich sein, sodaß die Anwendung streng kontrolliert werden muß. Man sollte auch beachten, daß solche Medikamente zu einer weiteren Ich-Schwächung beitragen können.

45.8.3 Supportive psychotherapeutische Maßnahmen

a) Hilfestellung bei der *Reorientierung*.
Dies schließt eine genaue Erklärung aller Verrichtungen am Patienten ein (z. B. Pulszählen, Blutdruckmessen). Willi (1966) berichtet, daß nach Gesprächen mit Patienten ein Versiegen von Halluzinationen beobachtet wurde. Ausmaß und Dauer einer Zwangsfixation von Patienten sollen auf ein Minimum reduziert werden und, wenn möglich, die Patienten stattdessen ständig überwacht werden, wobei die Angehörigen bei der Überwachung und Reorientierung eines deliranten Patienten hilfreich sein können. Garner (1970) beschreibt Erfolge bei solchen Patienten mit einer Konfrontationsmethode, die sich eines ständigen Ansprechens der Patienten und häufiger wiederholter einfacher Erklärungen und Befehle an die Patienten bedient im Sinne eines verhaltenstherapeutischen Trainings.

b) *Emotionale Stützung* der Patienten.
Dies ist besonders naheliegend, wenn die Psychose situationsbezogen auftritt und die Not des leidenden Menschen ausdrückt, d. h. augenfällig ein besonderes Maß emotionaler Zuwendung und Geduld verlangt. Eine Beobachtung dieser Grundsätze kann zu einer Einsparung an Sedativa führen; bei leichten Funktionspsychosen ist häufig eine Verstärkung des geminderten Antriebs erforderlich oder eine Besänftigung bei aggressivem Verhalten, das in dem Kampf gegen eine nicht akzeptierte Krankheit seinen realen, verständlichen Hintergrund hat. Hilfreich können katharsische Methoden sein, die eine Affektäußerung des Patienten gestatten und Maßnahmen, die einer Zufuhr emotionaler Stärke von außen entsprechen (»Notfallpsychotherapie«, Freyberger 1976). Dabei können konstante Bezugspersonen, seien es Schwestern oder Angehörige, die für den Patienten ein vertrautes Milieu schaffen, zur emotionalen Stützung gezielt beitragen.

c) Evtl. gezielte *interpretierende* Bearbeitung der psychopathologischen Erlebnisinhalte.
Dies ist nur bei leichteren Ausprägungen von Funktionspsychosen möglich.

d) *Korrekturen zum Körperschema* bei ausgeprägten Störungen des Körperschemas, die Patienten stark beunruhigen können.

Literatur

[1] Adams, R.D.; Victor, M.: Delirium and other confusional states. In »Harrisons Principles of Internal Medicine«. Wintrobe, M.W., Adams, R., McGraw Hill, New York, 7. Auflage.
[2] Andreasen, N.J.; Russell, N.; Hartford, C.E.: Factors influencing adjustment of burn patients during hospitalization. Psychosom. Med. 34, 517–525 (1972)
[3] Benson, D.B.; Blumer, D.: Psychiatric aspects of neurological disease. Seminars in Psychiatriy, Grune a. Stratton, New York, 1975
[4] Benton, A.L.: The visual rentention test: Clinical and experimental explications. Ed. 3, Psychological Corporation, New York, 1963
[5] Bleuler, E.: Lehrbuch der Psychiatrie. 13. Auflage, neubearb. v. M. Bleuler. Springer, Berlin, Heidelberg, New York 1975
[6] Bleuler, M.; Willi, J.; Bühler, H.R.: Akute psychische Begleiterscheinungen körperlicher Krankheiten. Akuter exogener Reaktionstypus. Übersicht und neue Forschungen. Thieme, Stuttgart, 1966
[7] Böcker, F.: Eine Methode zur genaueren Erfassung von Bewußtseinstrübungen und Durchgangssyndromen. Schweiz. Arch. Neur. Psychiat. 88 (1961) 332–338
[8] Bonhoeffer, K.: Die Psychosen im Gefolge von akuten Infektionen, Allgemeinerkrankungen und innerer Erkrankungen. In: Aschaffenburg (Hrsg.) Handbuch der Psychiatrie, Bd. 8, Deuticke, Leipzig, 1912
[9] Cooper, A.F.; Curry, A.R.: The pathology of deafness in the paranoid and affective psychoses of later life. J. Psychosom. Res. 20: 97–105 (1976)
[10] Engel, G.L.; Romano, J.: Delirium, a syndrome of cerebral insufficiency. J. Chron. Dis. 9, 260–277 (1959)
[11] Eysenck, H.J.; Eysenck, S.B.G.: Manual of the Eysenck Personality Inventory. London, Univ. of London Press, 1964
[12] Freyberger et al.: »Psychosomatik« in »Klinik der Gegenwart«. Bock, Gerok, Hartmann (Hrsg.), Urban & Schwarzenberg, München, 1976
[13] Garner, H.H.: Confrontation Technique. Illinois Med. J. (1970).
[14] Gross, J.; Svab, L.: Die experimentelle sensorielle Deprivation als Modellsituation der psychotherapeutischen Beziehung. Der Nervenarzt 40, 21–25 (1969)
[15] Hackett, Th. P.; Weisman, A.D.: Psychiatric management of operative syndromes I. Psychosom. Med. 22, 4, 267–282 (1960)
[16] Hackett, Th. P.; Weisman, A.D.: Psychiatric management of operative syndromes II. Psychosom. Med. 22, 5, 356–372 (1960)
[17] Jackson, C.W.; O'Neil, M.: Experiences associated with sensory deprivation reported for patients having eye surgery. In: Jeffries (Hrsg.): Disturbances in sensory input in nursing practice and research. Columbus, Ohio 1969, S. 54–69
[18] Jackson, C.W.: Clinical sensory deprivation – A review of hospitalized eye-surgery patients, in: Zubek, J.P. (Hrsg.) S. 332–373 (1969)
[19] Jones, R.D.: Delirium. In: Pasnau, R.O., S. 219–226 (1975)
[20] Kaschkat, G.: Psychiatrische Syndrome bei Anämien, Kollagenerkrankungen, Mineralhaushaltstörungen und postinfektiösen Zuständen. Internist 16, 15–19 (1975)
[21] Kinzel, W.: Die quantitative Abschätzung des psychischen Defektsyndroms nach Hirnkontusion. Diss. Köln – Erlangen 1971
[22] Kinzel, W.; Schmid, U.: Psychopathometrie bei internistischen Patienten. Arch. Psychiat. Nervenkr. 216, 44–57 (1972)
[23] Klein, H.; Moses, R.: Psychological reaction to sensory deprivation in Patients with ablatio retinae. Psychother. Psychosom. 24, 41–52 (1974)
[24] Leiderman, P.H. et al.: Sensory deprivation: Clinical aspects. Arch. Med. 101, 289–290 (1958)
[25] Levy, R.: The immobilized patient and his psychologic well-being. Postgraduate Med. 40, 73–77 (1966)
[26] Lewin, M.: Toxic delirium precipitated by admission to the hospital. J. Nerv. Ment. Dis. 116, 210–214 (1952)
[27] Linn, L.; Kahn, R.L. et al: Patterns of behaviour disturbance following cataract extraction. Amer. J. Psychiat. 110, 251–259 (1956)
[28] Lipowski, Z.J.: Delirium, clouding of consciousness and confusion. J. Nerv. Ment. Dis. 145/3, 227–255 (1967)
[29] Lipowski, Z.J.: Psychiatry of somatic diseases: Epidemilogy, pathogenesis, classification. Comprehens. Psychiat. 16/2, 105–124 (1975)
[30] Mendelson, J.; Solomon, P.; Lindemann, E.: Hallucinations of poliomyelitis patients during treatment in a respirator. J. Nerv. Ment. Dis. 126, 421–428 (1958)
[31] Myers, T.I.: Tolerance for sensory and perceptual deprivation. In: Zubek: (Hrsg.): Sensory deprivation Appleton, New York, 289–331, 1969
[32] Pasnau, R.O.: Consultation-Liaison Psychiatry, Seminars in Psychiatry. Grune a. Stratton, New York 1975
[33] Petrie, A.: Individuality in Pain and Suffering. Univ. of Chicago Press, Chicago u. London, 1967
[34] Reimer, Das Syndrom der optischen Halluzinose. Thieme, Stuttgart (1970)
[35] Sandok, B.A.: Organic brain syndromes: Introduction. In: Freedman, A.M.: Kaplan, H.I.; Sadock, B.J.: Comprehensive Textbook of Psychiatry II, Vol. I. Williams & Eilkins, Baltimore 1975
[35a] Schulte, W.: Das Alkoholdelir in seinem Sinngehalt und lebensgeschichtlichen Zusammenhang Nervenarzt 34: 193–198 (1963)
[36] Titchener, J.L.; Zwerling, I.; Gottschalk et al.: Psychosis in surgical patients. Surg. Gynec. Obstet. 102, 59–62 (1956)
[36a] Todorow, S.: Hirntrauma und Erlebnis. Huber, Bern 1978
[37] Vogel, Th.; Otto, W.: Differentialdiagnose des deliranten Syndroms. Deutsche Medizinische Wochenschrift 99, 96–89 (1974)
[38] Wieck, H.H.: Lehrbuch der Psychiatrie. Schattauer Verlag, Stuttgart 1967

[39] Wieck, H. H.: Zur Klinik der sogenannten symptomatischen Psychosen. DMW 81, 1343–1345 (1956)
[40] Willi, J.: Zur Pathogenese des exogenen akuten Reaktions-Typus bei körperlicher Krankheit. In: Bleuler, M.; Willi, J.; Bühler, H. R.: Akute psychische Begleiterscheinungen körperlicher Krankheiten (1966)
[41] Witkin, H. A.; Dyk, R. B.; Faterson, H. F. et al.: Psychological differentiation. Wiley & S. New York, London 1962
[42] Ziskind, E.: Isolation stress in medical and mental illness. Jama 1968, 1427–1431 (1958)
[43] Zubek, J. P. (Hrsg.) Sensory Deprivation – 15 Years of Research. Appleton, New York 1969.
[44] Zuckermann, M.: Variables affecting deprivation results. In: Zubek (Ed.): Sensory Deprivation, Appleton, New York, 1969 S. 47–84
[45] Zuckerman, M.: Hallucinations, Reported Sensations and Images. In: Zubek: (Ed.) Sensory Deprivation, Appleton, New York 1969, S. 85–125

46 Intensivmedizin aus psychosomatischer Sicht

Ekkehard Gaus und Karl Köhle

46.1 Vorbemerkungen

Bei Patienten in Intensivstationen bedürfen vitale Körperfunktionen infolge akuter Lebensgefahr einer dauernden Kontrolle und apparativen Überwachung. Neben der ständigen Überwachung der Vitalfunktionen sind bilanzierte Infusions- und Transfusionstherapie, Korrektur metabolischer Abweichungen, und besonders eingehende pflegerische Maßnahmen notwendig. Die hier zu beobachtenden Anpassungsstrategien von Patienten machen einige grundsätzliche Vorbemerkungen erforderlich.

Internistische Intensivstation und Anästhesie- und chirurgische Wachstation unterscheiden sich zwar in vielerlei Hinsicht, aber ein besonderer Schweregrad der Erkrankung der Patienten, eine intensive, aufwendige Therapie und hohe Mortalitätsraten gehören zu den gemeinsamen Merkmalen dieser Stationen, die daher auch häufig interdisziplinär geführt werden, so daß eine Zusammenfassung der klinisch-psychosomatischen Gesichtspunkte berechtigt erscheint.

Beispielsweise liegt die Mortalität in internistischen Intensivstationen etwa zwischen 20 und 35% (Krause 1974). So sind in einer internistischen Universitätsklinik von 520 Patienten, die insgesamt während eines Jahres starben, 240 (= 46%) in der Intensivstation, d.h. in einer Station mit 9 Betten, verstorben (IBIDEM).

Oft werden künstliche Beatmung durch Respiratoren, Herzstimulation durch temporäre oder permanente Schrittmacher und Maßnahmen wie Hämodialyse, Peritonealdialyse oder Hämoperfusion notwendig. Diese Entwicklung der Medizin führt den Arzt in Grenzsituationen ärztlichen Handelns – etwa bei der Frage, in welchen Situationen und um welchen Preis es gerechtfertigt ist, durch lebensverlängernde Maßnahmen das Leiden von Patienten zu verlängern. Dies stellt extreme Anforderungen an den Arzt, auf die er durch seine Ausbildung meist ungenügend vorbereitet ist. Intensiveinheiten verkörpern dabei eine moderne und hochtechnisierte Medizin und ihnen wird innerhalb der Institution »Klinik« häufig ein elitärer Anspruch zuerkannt.

Stellt man sich die Frage, was die Psychosomatische Medizin in der Intensivmedizin zu suchen hat, könnte argumentiert werden, daß man es hier doch zumeist mit schwerstkranken, oft bewußtseinsgetrübten oder gar bewußtlosen Patienten zu tun habe, die kaum oder garnicht ansprechbar seien und deren körperliche Probleme im Vordergrund zu stehen hätten. Dem steht die Beobachtung entgegen, daß psychische Störungen bei lebensbedrohlichen Erkrankungen nahezu regelmäßig vorkommen und sich in der Bewußtseinsgetrübtheit nicht selten auch Rückzug und Depression verbergen können. Entsprechend kann man immer wieder eine rapide Besserung des Zustandsbildes solcher Patienten bei ausreichender Zuwendung und verständnisvollem Umgang finden. Daher ist es sicher nicht gerechtfertigt, bei der Intensivbehandlung einseitig die körperlichen Probleme zu berücksichtigen und eine Fülle diagnostischer und therapeutischer Verrichtungen durchzuführen, ohne die psychologischen Bedürfnisse der Patienten zur Kenntnis zu nehmen. Dies ist umso berechtigter, als Intensivtherapie einen hohen personellen Aufwand bedeutet und der Stellenschlüssel es möglich machen würde, einzelnen Patienten mehr Zeit zu widmen. Daß sich der Umgang dennoch häufig auf technische Verrichtungen an Patienten beschränkt, muß wohl als Folge besonderer Distanzierungstechniken zur Entlastung von Ärzten und Personal, die dauernd notwendig sein können, erklärt werden. In diesem Zusammenhang ist auch die hohe Fluktuationsrate, die man beim Personal findet, zu sehen.

Eine solche Distanzierung bedeutet notgedrungen auch eine Reduktion menschlicher Phänomene. Sie kann die affektive Belastung des untersuchenden und behandelnden Mediziners vermindern. Das Objekt, hier der Kranke, wird reduziert, um die Handlungsfähigkeit des Arztes zu verbessern. So sind in der Intensivmedizin diagnostische und therapeutische Maßnahmen leichter durchführbar, wenn die emotionale Seite im Umgang ausgeklammert bleiben kann. Eine auf die psychischen Bedürfnisse ihrer Patienten besonders eingehende Schwester reflektierte ihre eigene Abwehr: »Am liebsten seien ihr die Bewußtlosen, die könnten wie ein Stück Holz behandelt werden, an ihnen seien all die nötigen Maßnahmen ohne weitere Rücksicht durchführbar, im Gegensatz etwa zu den Dialysepatienten, die sie gut kenne. Die verstorbenen Dialysepatienten würden sie oft monatelang in ihren Träumen beschäftigen.«

Auch den Ärzten geht es so: Schon kleine Eingriffe wie eine Lumbalpunktion fallen ihnen oft beim Bewußtlosen wesentlich leichter. Die Ausschaltung affektiver Beziehungen jedoch kann die Zusammenarbeit zwischen den Schwestern, Ärzten und Patienten beeinträchtigen. Der Patient, der seinen Schmerz und seine Ängste nicht schildern kann, kann z.B. zu wenig Schmerz- und Beruhigungsmittel erhalten, also nicht ausreichend behandelt werden. Die Krankenschwester, die bei der Reanimation eines Patienten eine Rippenfraktur verursacht hat, ist evtl. voller Schuldgefühle und kann Hemmungen haben, das Zimmer des Patienten wieder zu betreten. Sie ist damit beispielsweise in ihrer Fähigkeit, neue Symptome beim Patienten wahrzunehmen, erheblich beeinträchtigt.

46.2 Psychopathologie auf Intensivstationen – Übersicht

46.2.1 Häufigkeit

Die Zusammenfassung schwerkranker Patienten in eigens eingerichteten Stationen hatte zur Folge, daß man auch vermehrt auf eine große Zahl psychopathologischer Phänomene aufmerksam wurde, wie man sie bislang so gehäuft nur in psychiatrischen Institutionen gesehen hatte. Zunächst wurden vor allem krasse Verhaltensauffälligkeiten, wie sie bei Durchgangssyndromen und Funktionspsychosen auftreten können, beobachtet.

Nach Eingriffen am offenen Herzen beobachtete man postoperativ bei den operierten Patienten besonders häufig Psychosen, die als »postcardiotomy-delirium« (Blachly 1964), »cardiac psychosis« (Abram 1965) und »postoperative psychosis« (Egerton 1964) in der Literatur beschrieben wurden. Dabei schwanken die Häufigkeitsangaben deliranter Zustände nach Herzoperationen zwischen einigen wenigen und 57%, wie Henrichs (1971) bei der Durchsicht von 13 Studien feststellte (arithmetisches Mittel = 23%). Obwohl in letzter Zeit über einen stetigen Häufigkeitsrückgang berichtet wird (Layne 1971, Rabiner 1975), ist die Quote ungleich höher als bei allgemeinchirurgischen Eingriffen (1:1500, nach Knox 1963).

Auch in *internistischen Intensivstationen* wurden vermehrt psychopathologische Phänomene beobachtet, was manche Autoren dazu veranlaßte, von einem »Intensive-Care-Unit-Syndrome« (»ICU-Syndrom«) zu sprechen (Meyer 1961, Nahum 1965, McKegney 1966). Hier waren neben Funktionspsychosen vor allem schwere Angst- und Depressionszustände aufgefallen (Hackett 1968, Freyberger 1969). Eine zahlenmäßig besonders große Gruppe stellen dabei Patienten mit Herzinfarkt dar[1]).

46.2.2 Allgemeine Überlegungen zur Pathogenese

Im Rahmen von Überlegungen zur Pathogenese der beschriebenen psychischen Symptome stellte sich die Frage, in welchem Maß Merkmale der Grunderkrankung, therapeutische Maßnahmen und das gesamte Setting einer solchen Situation zum Entstehen von Funktionspsychosen und Durchgangssyndromen beitrugen.

* Anmerkungen siehe am Ende des Kapitels.

Es wurde gefragt, ob der verstärkte Aufwand apparativer Überwachung und Therapie und eine möglicherweise damit verbundene »Entfremdung« des Patienten eine pathogenetisch bedeutsame psychologische Noxe darstellen. Diskutiert wurden auch Argumente von Kritikern eines weit verbreiteten »Fortschrittsglaubens«, die z.B. die Vorstellung hatten, psychische Symptome müßten sich notwendigerweise als Preis für den medizinischen Fortschritt ausbreiten (Nahum 1965: »New disease of medical progress«).

46.2.3 Allgemeine therapeutische Richtlinien

Psychotherapeutische Hilfe für Patienten in Intensivstationen muß mehrere Gesichtspunkte berücksichtigen:

Der meist schlechte körperliche Zustand, eine vitale Gefährdung und die seelische Ausnahmesituation der Patienten erfordern dann Hilfe nach den Regeln einer *stützenden psychotherapeutischen Intervention*. Eine eingehende Erörterung stützender psychotherapeutischer Maßnahmen findet sich im Kapitel über psychoanalytisch orientierte Therapieverfahren in diesem Band. Hier sei nur an einige Grundsätze erinnert:

In der Intensivbehandlung stellen neben den gemeinsamen Voraussetzungen unterschiedliche Behandlungsmaßnahmen auch unterschiedliche Belastungen dar, die z.T. spezifisch sind. Prophylaktische und therapeutische Maßnahmen zur Verhinderung oder Behandlung psychischer Symptome müssen sich daher neben der Beachtung allgemeiner Grundsätze auch nach den spezifischen Anforderungen einzelner Verfahren richten, auf die an entsprechender Stelle eingegangen werden soll. Nach den Vorstellungen der psychoanalytisch orientierten Persönlichkeitstheorie findet sich auch in schweren körperlich bedingten Krisensituationen eine Schwächung der »Ich-Funktionen« (s. Bellak 1973 u. Janis 1958). Behandlungsmaßnahmen müssen daher eine Ich-Stärkung anstreben. Der Aufbau einer stabilen Objektbeziehung und die Pflege der positiven Übertragungsbeziehung sind die ersten Schritte im therapeutischen Vorgehen (Freyberger 1977).

Bei einer »anaklitischen« oder »Notfalltherapie« (Freyberger 1969, 1976 und 1977) kann der Therapeut mehrfach täglich kurze Besuche am Krankenbett eines besonders bedrohten Patienten machen, ihn ermutigen, ihn seines Beistands versichern und ihm Gelegenheit zur Abreaktion von Gefühlen geben. Dabei kann der Therapeut als Elternersatz in der Vorstellung des Patienten auftreten. Eine Identifikation des Patienten mit dem Therapeuten sollte in der akuten Notsituation gefördert werden, ebenso können vorübergehend Omnipotenzvorstellungen des Patienten über den Arzt ebenso akzeptiert werden wie eine regressive Beziehung zum Therapeuten nach dem Vorbild des Mutter-Kind-Verhältnisses. Wichtig ist neben der stetigen Verfügbarkeit eine nicht autoritative Haltung und genügend Frustrationstoleranz des Behandelnden (Freyberger 1977). Voraussetzung ist, daß sich der Patient der Krankheit gegenüber hilflos und hoffnungslos fühlt und sich dem Therapeuten in der Krise anvertraut.

Geschwächte Ich-Funktionen können bei einer psychotherapeutischen Intervention durch *äußere Hilfsmaßnahmen* gestärkt werden, z.B. durch gezielte Orientierungshilfen bei bewußtseinsgetrübten Patienten, um ihnen zu erleichtern, ihre Umgebung zu strukturieren. Es kann auch der Versuch gemacht werden, *innere Reserven* bei den Patienten zu mobilisieren, z.B. dadurch, daß an Erinnerungen angeknüpft wird, in denen die Patienten erfolgreich Konflikte bewältigt haben, und daß Verunsicherung und Angst durch systematische Information vermindert werden. Voraussetzung ist es, den Patienten als Partner zu akzeptieren.

Der Zustand schwerkranker Patienten in Intensivstationen steht häufig auch in krassem Widerspruch zu ihrem »*Ich-Ideal*«, d.h. der Wunschvorstellung, die sie von sich selbst haben. Je weiter diese Wunschvorstellung von der Wirklichkeit entfernt ist, desto größer ist die Kränkung ihres Selbstwertgefühls. Eine Möglichkeit, die Kränkung zu verringern, besteht darin, *positive Aspekte des Selbst* zu betonen, z.B. tracheotomierten Patienten, die nicht sprechen, sich aber durch Gesten und Bilder und evt. schriftlich ausdrücken können, Interesse und Mitgefühl zu zeigen, Anerkennung zu spenden und ihnen Gelegenheit zu geben, ihre Gefühle auszudrücken.

Alle diese therapeutischen Bemühungen setzen voraus, daß man über die medizinische, soziale und psychologische Vorgeschichte eines Patienten informiert ist. Kontakt und Zuwendung werden von schwerkranken Patienten dringend gebraucht. Zu berücksichtigen ist dabei, daß Schwestern, Pfleger und Ärzte in der Regel zu dem Vorurteil neigen, daß Schwerkranke in erster Linie in Ruhe gelassen werden sollten. Demgegenüber haben auch testpsychologische und psychophysiologische Studien die Annahme gestützt, daß gerade Schwerkranke im Vergleich zu Gesunden verstärkt emotionelle Bedürfnisse haben[2]). Ihnen können feste Bezugspersonen innerhalb der Gruppe der Behandelnden am ehesten gerecht werden. Wichtig ist, daß sich die Kontakte nicht nur auf diagnostische und therapeutische Verrichtungen beschränken, die die Ruhe des Patienten stören bzw. Schmerzen verursachen, sondern daß dem Kranken Interesse an seiner Person vermittelt wird.

46.3 Psychosyndrome nach Herzoperationen

46.3.1 Phänomenologie

Abram (1965), Blachly (1964), Egerton (1964) und Kornfeld (1965) gehörten zu den ersten Autoren, die auf die besondere Häufigkeit und Schwere von Funktionspsychosen nach Herzoperationen hinwiesen. Dabei traten die Symptome in typischen Fällen erst einige Tage nach der Herzoperation auf. Pieringer (1970) beschreibt das Krankheitsbild aufgrund der Beobachtung von 52 Patienten folgendermaßen:

» . . . die Patienten bauten sich eine Welt illusionärer Verkennungen mit Wahnbildern auf, in der sie sich dann selbst nicht mehr zurechtfanden. Sie waren charakterisiert durch realistische, meist ängstliche Inhalte, denen das Unheimliche und schwer Einfühlbare der schizophrenen Psychose fehlte. So wurden die Ärzte zu Ganoven, die Schwestern zu einer verschworenen Gesellschaft, die Wachstation zum Konzentrationslager, der EKG-Schreiber zum Fernsehapparat, die Urinflasche zum Knüppel, mit dem man sich gegen Feinde zur Wehr setzen müßte. Das Sauerstoffzelt war bei einem Kranken ein Auto, in welchem er ohne Führerschein in Moskau rasch über eine Kreuzung fuhr. Der Infusionsständer imponierte als Galgen, die Infusionsleitung als Strick, mit dem einer erhängt werden sollte . . .« (S. 249).

46.3.2 Exemplarischer Fall

Als Beispiel sei der Bericht einer unserer Patientinnen angeführt, die eine durch ihre prämorbide Struktur beeinflußte Ausgestaltung einzelner Wahrnehmungen im postoperativen Verlauf nach der Operation eines Mitralvitiums zeigte.

Postoperativ berichtete die Patientin als Eindruck aus dem Wachraum u.a. von einer ihr endlos scheinenden Prozession junger und gutaussehender Ärzte, die sich stundenlang um ihr Bett bewegt habe. Das habe ihr einerseits Genugtuung und Sicherheit verschafft, sie aber irgendwie auch geängstigt.

Die Patientin vermittelte schon präoperativ den Eindruck einer hysterisch strukturierten Persönlichkeit, der sich beispielsweise in kokettem und verführerischen Verhalten gegenüber den Ärzten und in der Abwertung des eigenen Ehemannes kundtat und in krassem Widerspruch stand zum miserablen körperlichen Zustand der Patientin. Unsere psychodynamische Erklärung dafür war, daß die Koketterie der Patientin ihre Minderwertigkeitsgefühle angesichts ihres kranken Körpers kompensieren helfen sollte. Die postoperativen Wahrnehmungen der Patientin deuteten wir als in diesem Sinn konsequentes Phantasieerleben, das die ärztlichen Visiten in einer Weise uminterpretierte, die einem häufig bei ihr beobachteten Aktionsstil entsprach.

46.3.3 Häufigkeit

Tabelle 1 soll einen Überblick über die Häufigkeit deliranter Zustände in einer Reihe von Untersuchungen geben (n. Abramson 1973, ergänzt).

Anzumerken ist, daß die Häufigkeitsangaben in starkem Maß durch Art und Differenziertheit des jeweiligen methodischen Ansatzes bestimmt sind. Bei Patientengruppen, die regelmäßig von Psychiatern betreut werden, werden auch dezentere Störungen mit geringer Einschränkung der kognitiven Funktionen erfaßt. Es konnte gezeigt werden, daß sich bei sorgfältiger Untersuchungstechnik bei nahezu allen Patienten während der postope-

Tabelle 1. Häufigkeit des Vorkommens der "Postkardiotomie-Psychosen".

Autor	Jahr	"Delir" in %
BLACHEY u. STARR	1964	57
EGERTON u. KAY	1964	41
ABRAM	1965	9[1])
GILMAN	1965	34
KORNFELD et al.	1965	38
WEISS	1966	50
GILBERSTAEDT u. SAKO	1967	13
LAZARUS u. HAGENS	1968	33,15[2])
KIMBALL	1969	0[3])
RUBENSTEIN u. THOMAS	1969	31
HELLER et al.	1970	24
TUFO	1970	50
LAYNE u. YUDOFSKY	1971	14
FREEHAN et al.	1971	51
KIMBALL	1972	24

[1]) Autor verzeichnete große Häufigkeit von "Katastrophenreaktionen".
[2]) Mit präoperativem psychologischem Interview.
[3]) Keine floriden psychotischen Reaktionen, aber bei allen Patienten diskrete Störungen.

rativen Phase episodisch mehr oder minder ausgeprägte Anzeichen einer Funktionspsychose oder eines Durchgangssyndroms fanden, von passageren Verstimmungszuständen ganz abgesehen. Dabei wurde in der Regel von dem in der amerikanischen Literatur häufig benutzten Begriff »Delirium« ausgegangen, den Lipowski (1967) als »Zustand mit reduzierten kognitiven Leistungen, fakultativ mit Illusionen, Halluzinationen und Wahnzuständen«, kennzeichnet[3]).

In einer Studie von Blacher (1972) wurden aus 300 Patienten, die eine Herzoperation überlebten, die 12 Patienten ausgewählt, die von den Schwestern postoperativ als besonders »normal« erlebt wurden. Selbst darunter wiesen 8 Anzeichen eines »Delirs« auf, nämlich 5 Wahnerlebnisse und Halluzinationen, bei 3 Patienten waren Amnesien im postoperativen Verlauf zu finden.

Ein Häufigkeitsvergleich wird zusätzlich erschwert durch unterschiedliche Patientenauswahl, verschiedene Handhabung der Operationsindikation und unterschiedliche postoperative Behandlungsweisen.

Es wurde, wie bereits erwähnt, beobachtet, daß die berichteten Funktionspsychosen erst nach einem Intervall von mehreren Tagen, und zwar zu dem Zeitpunkt auftraten, in dem sich die körperlichen Funktionsparameter wieder der Norm näherten. Häufig verschwanden sie relativ rasch nach der Verlegung von der Intensivstation (Kornfeld 1967)[4]).

So trat bei den von Kornfeld beobachteten Patienten das »Delir« durchschnittlich 4,2 Tage nach der Operation auf; die Verlegung von der Intensivstation erfolgte durchschnittlich nach 5,7 Tagen.

46.3.4 Ätiologie und Pathogenese

Eine große Zahl von Faktoren wird als ätiologisch und pathogenetisch bedeutsam diskutiert. So hat Henrichs (1971) bei der Durchsicht von 13 Studien, die sich mit Psychosyndromen nach Herzoperationen befaßten, gefunden, daß 22 verschiedene, aber nicht notwendigerweise unabhängige Faktoren abgehandelt waren.

Unter den zahlreichen diskutierten Faktoren besteht in folgenden Punkten eine weitgehende Übereinstimmung: die Art des Vitiums und der durchgeführten Operation, schon vorher bestehende neurologische Schädigungen (Egerton 1964, Gilberstaedt 1967, Rubenstein 1969, Morse 1969), frühere Funktionspsychosen und Alkoholismus, eine familiäre Belastung mit psychiatrischen Krankheiten (Egerton 1964), höheres Alter und männliche Geschlechtszugehörigkeit (Layne 1971) korrelieren meist positiv mit dem Auftreten von Funktionspsychosen.

Blachly (1967) formulierte es so: »ein solches Delir findet sich ganz selten bei einer jungen Person, bei der beispielsweise ein Vorhofseptumdefekt operiert wird, aber es kommt bei Männern mittleren Alters, die Aorten- und Mitralklappe ersetzt bekommen, in 90% der Fälle vor.«

Daneben werden noch zahlreiche andere Faktoren angeführt, z.B. Dauer des kardiopulmonalen Bypasses, Hypothermie usw., die allerdings noch z.T. kontrovers sind[5])[6]).

46.3.5 Bedeutung psychologischer Faktoren

Ausgehend von den Beobachtungen über mutmaßliche pathogene Einflüsse der Wachraumatmosphäre wurden psychologische Gesichtspunkte und atmosphärische Merkmale in einer Reihe von Arbeiten untersucht. Ihnen lag die hypothetische Vorstellung zugrunde, daß, ohne daß die einzelnen organischen Veränderungen als Wegbereiter geleugnet würden, die psychischen Symptome als besondere Form der Antwort auf die Herzoperation, beispielsweise als »Katastrophenreaktion«, erklärbar wären (Blacher 1972, Abram 1965, Kornfeld 1965, 1967, 1969b, 1972, Kimball 1969). Besonders erwähnenswert sind Untersuchungen von Kimball und Mitarbeitern (1969, 1972, 1973, 1976) an der Yale-Universität, bei denen von 1968 bis 1971 180 Patienten mit Herzoperationen einer bis zu 30 Monaten dauernden Verlaufsbeobachtung und ausführlicher psychiatrischer Exploration und psychologischer Testung unterzogen wurden.

Nach dem psychiatrischen Interview wurden 109 Patienten, die einen kompletten Untersuchungsgang aufwiesen, nach dem Modus der Verarbeitung ihrer Erkrankung in 4 Gruppen eingeteilt (angepaßt-symbiotisch-verleugnend-deprimiert/hoffnungslos). In der Untersuchung erwiesen sich für das *kurzfristige Überleben* somatische Faktoren und Operationsmerkmale als entscheidend (Alter geringer als 60 Jahre, kardiale Funktionsparameter wie Pulmonalarteriendruck, Größe des linken Ventrikels usw.), allerdings war die nach psychologischen Gesichtspunkten vorgenommene Gruppeneinteilung auch hier von prädiktivem Wert bezüglich des Auftretens postoperativer Komplikationen. Für das längerfristige Überleben und die spätere Rehabilitation erwies sich der Aussagewert psychologischer Faktoren als sehr groß. 36 von den insgesamt 109 Patienten waren präoperativ aufgrund des Interviews als depressiv und ohne Hoffnung eingestuft worden. Sie hatten, was die psychiatrische und sonstige postoperative Prognose und die Rehabilitationsaussichten betraf, eindeutig die schlechteste Prognose, verglichen mit Patienten, die als angepaßt (17, mäßige Angst und Depression) oder symbiotisch (30, starke Abhängigkeit) klassifiziert waren.

Einen analogen Zusammenhang zwischen Depression und Hoffnungslosigkeit auf der einen Seite und vermehrter Mortalität auf der anderen Seite fand Morgan (1971) bei vergleichbaren Ausgangsdaten bei der Untersuchung von 72 herzoperierten Patienten. Dies entspricht auch den Beobachtungen von Engel und anderen Autoren über die Reaktion des »Giving-up«. Darüber hinaus gibt es Hinweise, daß bei ausgeprägten präoperativen Angstzuständen postoperativ gehäuft psychiatrische und auch somatische Komplikationen auftreten (Morgan 1971, Blachly 1965). Das stimmt mit Beobachtungen überein, die Janis (1958) aufgrund seiner Untersuchungen machte:

32 Patienten, die sich allgemein-chirurgischen Eingriffen unterzogen, wurden prä- und postoperativ interviewt und durch Fragebogen getestet. Bei ausgeprägten präoperativen Ängsten waren postoperative Panikreaktionen gehäuft, bei präoperativer Euphorie fanden sich postoperativ vermehrt Enttäuschung, Ärger und Aggressionshandlungen.

46.3.6 Allgemeine Bemerkungen zur Psychologie operativer Eingriffe

Versucht man, am Modellfall von Herzoperationen psychologisch besonders belastende Momente zu isolieren, sind zunächst Erkenntnisse über die psychodynamische Interpretation des Operationserlebnisses als solches zu berücksichtigen.

H. Deutsch (1942) hat dazu in ihrem Artikel »Some psychoanalytic observations in surgery« den individuellen Stellenwert von Krankheit und Operation und Besonderheiten der Persönlichkeitsstruktur des Patienten, beispielsweise neurotische Anteile, als wichtige Hinweise für die postoperative Reaktion bezeichnet. Anästhesieerlebnis und operativer Eingriff selbst seien dabei gesondert zu bewerten. Anästhesie entspreche unbewußt einem Konfrontationserlebnis mit dem Tod und werde als Trennung erlebt, der Eingriff selber könne Kastrationsängste wiederbeleben als Folge der Bedrohung eines Organs und könne entsprechend psychodynamischen Konstellationen als Strafe empfunden werden für ambivalente Impulse.

In Träumen und Phantasien operierter Patienten fanden sich bei Männern Bestandteile, die Angst vor Verstümmelung, Verletzung und Niederlage ausdrückten (Pollock 1967). In den Träumen von Frauen, die operiert wurden, waren dagegen Bilder von Geborgenheit, Schutz und mütterlicher Wärme vorherrschend.

Janis (1958) beschreibt in einer Monographie über Operations-»Streß« Beobachtungen aus der psychoanalytischen Behandlung einer Patientin, die sich einem operativen Eingriff unterziehen mußte. Präoperativ äußerten sich verstärkte Schuldgefühle, neurotische Ängste und Abwehrversuche in Form optimistischer Phantasien über kompensatorische Befriedigungen, ebenfalls schwer zu kontrollierende aggressive Impulse, entsprechend einer »Flucht nach vorn«. Kurz vor der Operation kam es während einer Therapiestunde zu einem völligen Zusammenbruch der Abwehrfassade, wobei die Patientin hemmungslos zu weinen begann und eine ganze Reihe realistischer und unrealistischer Befürchtungen schlimmsten Ausmaßes im Zusammenhang mit der bevorstehenden Operation äußerte. Je näher die Operation kam, desto mehr fanden sich regressive Regungen, die, mutmaßlich als Folge reaktivierter Kindheitsängste, von den Eltern verlassen zu werden, den Wunsch nach der Nähe von Liebesobjekten intensivierten, verbunden mit entsprechenden Phantasien von der Allmacht des Chirurgen als einem idealen, stützenden Objekt.

Ein Zusammenhang zwischen durch psychologische Testverfahren bestimmten neurotischen Merkmalen und postoperativen Komplikationen bei verschiedenen operativen Eingriffen wurde in zahlreichen Studien festgestellt (Parbrook 1973, Cohen 1973, Pinter 1974).

46.3.7 Prophylaxe und Therapie

Für die psychische Führung der Patienten ist es erforderlich, möglichst exakt über sein momentanes psychologisches Befinden orientiert zu sein. Wichtig ist dabei eine tägliche Einschätzung des Befindens der Patienten, die einen analogen Stellenwert einnehmen sollte wie beispielsweise die Bestimmung biophysischer und biochemischer Parameter, z.B. Blutdruck, Elektrolyte usw.

Ein wichtiges Problem besteht darin, das Personal so zu schulen, daß es Patientenverhalten adäquater beobachten, bewerten und die Beobachtungen zu dokumentieren versteht. Dabei ist das Ziel, aus den Beobachtungen für die Patienten hilfreiche therapeutische Maßnahmen abzuleiten.

Da Patienten mit schweren postoperativen Funktionspsychosen eine schlechtere Gesamtprognose haben (Kimball 1972), müßte eine Verringerung ihrer Häufigkeit eine günstige Wirkung auf die Gesamtprognose der Patienten haben. Für die Prophylaxe sind alle als pathogenetisch relevant angeschuldigten Faktoren in die Überlegung einzubeziehen wie Schlafdeprivation bzw. Monotonie. Bei Patienten mit Durchgangssyndromen ist es wichtig, ihnen während ihres stationären Aufenthaltes ständig Anleitung zu geben, beispielsweise ihr Zeitgefühl durch Information und Betonung der gewohnten Rhythmik von Tag und Nacht zu unterstützen. Einen positiven Wert stellt die *Konstanz der Bezugspersonen* aus dem Personal dar. Diese Forderung läßt sich meist nur sehr unvollkommen verwirklichen, z.T. aus rationalen Gründen, die dem berechtigten Anspruch des Personals nach geregelter und auf das normale Maß begrenzter Arbeitszeit entsprechen, z.T. auch aus Gründen, die emotionale Wurzeln haben, z.B. die Ablösung von Schwestern in der Betreuung eines schwerkranken Patienten, dessen Nähe sie nicht mehr ertragen können. Folgende Hinweise sprechen dafür, daß sich die postoperative Häufigkeit von Durchgangssyndromen und Funktionspsychosen durch einfache psychoprophylaktische Maßnahmen günstig beeinflussen läßt:

Nach *präoperativen Interviews* und sorgfältiger *postoperativer psychologischer Betreuung* wurden nach Herzoperationen weit weniger Funktionspsychosen beobachtet als in einer vergleichbaren Kontrollgruppe (Lazarus 1968). Auch Layne und Mitarbeiter (1971) konnten beim Vergleich zweier Gruppen herzoperierter Patienten mit und ohne präoperativ geführte psychiatrische Interviews analoge Feststellungen machen (s. Tabelle 1, S. 775). Charakteristisch ist dabei, daß die Schwestern regelrecht überredet werden mußten, mit den schwerkranken Patienten nach der Operation zu sprechen.

Information allein vermöge die Angstindizes operierter Patienten nicht zu senken, wohl aber eine Kombination von Information und Stützung (Andrew 1970). Testpsychologisch als Verleugner klassifizierte Personen profitieren im Hinblick auf die Abnahme der gemessenen Angstwerte nicht von Information. Information und Zuwendung konnten auch den postoperativen Verbrauch schmerzstillender Medikamente verringern und die Entlassung aus dem Krankenhaus beschleunigen (nach einer Studie von Egbert et al. 1964). Sie berichten über einen Vergleich randomisierter Gruppen bei 97 Patienten mit intraabdominalen Operationen, daß sich durch Aufklärung und postoperative Führung der durchschnittliche postoperative Morphiumverbrauch um die Hälfte reduzieren läßt.

Aus der Praxis ihrer Konsiliartätigkeit geben Hackett und Weisman (1960) in ihrem Bericht über 400 konsiliarisch betreute Patienten auf chirurgischen Abteilungen ihre Erfahrungen wieder, daß plötzlich auftretende emotionale Störungen nach der Operation häufig daraus resultieren, daß chronische Konflikte durch das psychologische Trauma der Operation neu entfacht und ihre Lösung erschwert worden sei, beispielsweise dadurch, daß Fähigkeiten, Motivation oder wichtige Teile des Ich-Ideals betroffen wurden. Die Autoren fanden auch einen auffallenden Zusammenhang zwischen präoperativ antizipierten Vorstellungen, beispielsweise über Beeinträchtigung der Wahrnehmung bei Augenoperationen, der Geschicklichkeit bei Amputation, der Kommunikation bei Kehlkopfoperationen, und der symbolischen Bedeutung postoperativer psychischer Reaktionen.

So erscheinen die emotionale Besetzung des operierten Organs, der Grad der Verstümmelung, das Ausmaß der Beeinträchtigung von Sinneswahrnehmungen als Operationsfolge (z.B. bei Augenoperationen, insbesondere nach Ablatio retinae (Ziskind 1960, Jackson 1969, Klein 1974) im Hinblick auf die postoperative Reaktion prognostisch relevant zu sein. Bei Patienten mit Colostomien (Golden 1964, Dlin 1969 u. 1973) und mit schweren Verbrennungen (Hamburg 1953a u. b) wurden ausgeprägte psychopathologische Reaktionen in Gestalt schwerer emotionaler Verstimmungszustände und Veränderungen von Sinneswahrnehmungen beschrieben, bei denen es sich z.T. um Formen halluzinatorischer Wunscherfüllung (z.B. Phantom-Rectum mit Defäkationsdrang; Dlin 1973) handelte.

Zu diskutieren ist, ob die emotionale Sonderstellung, die das Herz im menschlichen Erleben spielt, zu der besonderen Häufung psychopathologischer Reaktionen nach Herzoperationen beiträgt. Die Reaktion der Öffentlichkeit auf die ersten Herztransplantationen gab beredtes Zeugnis für diese Sonderstellung. Wichtige Informationen für Patienten mit Herzklappenoperationen betreffen mechanische Vorstellungen über Wirkung und Lokalisation der Klappen und die Art des verwendeten Materials. So kann die Vorstellung, daß die schadhafte Klappe sich im Innern des Herzens befindet, besonders beängstigend sein (Blacher 1975). Bei der Aufklärung der Patienten sollte man besonders auf mögliche Empfindlichkeiten achten und z.B. nicht von »Plastikklappen«, sondern von einem besonders dauerhaften Kunststoff sprechen, da sich mit »Plastik« in der Regel die Phantasie eines unsoliden Materials verbindet.

Interessanterweise wurden bei Kindern Funktionspsychosen nach Herzoperationen extrem selten beschrieben. In welchem Ausmaß dies von körperlichen Faktoren abhängt, läßt sich noch nicht abschließend übersehen. Egerton (1964) fand einen Fall unter 36, Kornfeld (1965) keinen unter 20, Danilowicz (1971) keinen unter 67 Patienten, allerdings häufig ausgeprägte Angstreaktionen, Aggressionen und absolute Fügsamkeit im Sinne eines Hospitalismus-Syndroms mit Apathie und Rückzug. Erwähnenswert ist dabei, daß es ja bei Kindern auch keine psychosomatischen Erkrankungen gibt, die sich auf das Herz beziehen. Bekannt ist dazu, daß die Erfahrung der eigenen Leiblichkeit entwicklungsabhängig ist und eine umschriebene Herzempfindung bei Kindern erst etwa mit der Pubertät auftreten soll (Plügge 1962) im Rahmen der Entwicklung des »Body Image«.

46.3.8 Synopsis

Die Beobachtungen an Patienten mit Herzoperationen, die das Interesse an psychopathologischen Problemen in Intensiveinheiten auslösten, beschränken sich in etwas einseitiger Weise auf alle Modifikationen organischer Psychosyndrome, d.h. in erster Linie Zustände kognitiven Defizits. Stimmungsveränderungen wurden teils als pathogenetisch relevante Faktoren, teils als Epiphänomene zerebraler Funktionsbeeinträchtigungen dargestellt. Dem steht die Auffassung gegenüber, daß es sich überwiegend um eigenständige reaktive Produkte als Ergebnis einer fehlenden oder fehlerhaften intrapsychischen Verarbeitung der multiplen Traumata wie Krankheit, Operation und therapeutische Maßnahmen handelt. Angst- und Depressionszustände sind die häufigsten psychoreaktiven Phänomene. Dazu kommen Verhaltensauffälligkeiten, die z.T. aus Abwehrprozessen resultieren.

46.4 Internistische Intensivstationen

46.4.1 Vorbemerkungen

1958 wurden die ersten internistischen Intensivstationen in den USA eingerichtet. Im Laufe der 60er Jahre wurde diese Entwicklung in der Bundesrepublik in großem Stil übernommen. Parallel dazu setzte sich in der Intensivmedizin die Einführung der externen Herzmassage, der Kardioversion und der externen Schrittmacherbehandlung mit Elektrodenkatheter durch. Das Zusammentreffen der Situation der Intensivbehandlung mit ihren Belastungen und Einschränkungen mit den Persönlichkeits- und Konfliktmerkmalen, wie sie für Infarktpatienten als typisch beschrieben wurden[7]), ist im Hinblick auf psychosomatische Fragestellungen besonders interessant.

46.4.2 Exemplarische Fallgeschichte

Eine 50-jährige Patientin mit einer lebensbedrohlichen Erkrankung litt nach einer Reanimation noch unter einem Durchgangssyndrom. Innerhalb von 3 Wochen war sie in 3 verschiedenen Krankenhäusern behandelt worden. Beim Erstgespräch begann sie auf die Frage, wie es ihr ginge, gleich zu weinen. Sie ließ die Hand der Schwester nicht mehr los. Die Patientin brauchte längere Zeit, bis sie davon sprechen konnte, wie schlimm diese Verlegungen für sie gewesen waren. Die Verlegungen seien immer plötzlich angeordnet worden, über die Gründe und die Zeitdauer der Verlegungen sei sie nie informiert worden. Sie habe sowieso Schwierigkeiten, sich in ihrer Umgebung zurechtzufinden, wisse durch die Verlegungen jetzt überhaupt nicht mehr, wo sie sei. Die Patientin hatte zunächst die Befürchtung, an einem Ort zu sein, wo sie weder ihr Sohn noch ihre übrigen Bekannten finden könnten. Die häufigen Verlegungen hatten zu ihrer Vorstellung beigetragen, daß man ihr mit ihrer Krankheit sowieso nicht mehr helfen könne. Diese Befürchtungen der Patientin ließen sich durch die Information über die sehr günstige Prognose der Erkrankung abbauen; der Aufbau einer tragfähigen Arbeitsbeziehung mit dieser Patientin wurde hierdurch wesentlich erleichtert.

46.4.3 Das »ICU-Syndrom«

Autoren aus der Zeit der »Pionierphase« der Einrichtung von Intensivstationen, die von den zahlreichen psychopathologischen Phänomenen wie Funktionspsychosen und Verstimmungszuständen beeindruckt waren, sprachen teilweise von einem »Intensive-care-unit-Syndrome« als nosologischer Einheit (McKegney 1966, Nahum 1965), wobei sie einen eigenen mutmaßlich pathogenen Einfluß des Milieus dieser Intensiveinheiten postulierten. Eine systematische Untersuchung erfolgte dabei nur im Hinblick auf Infarktpatienten. Als besonders pathogen in psychologischer Hinsicht werden sensorische Monotonie, Schlafdeprivation, die Vielzahl technischer Apparaturen, die Nähe zu anderen schwerkranken Patienten und das Miterleben von Todesfällen und Verschlechterung von Mitpatienten angesehen (Hackett 1968, Kornfeld 1965 und 1969a, Parker 1967). So wurden zahlreiche Vorschläge gemacht, die das Milieu der Intensivstation für die Patienten weniger bedrohlich machen sollten, z.B. die Einrichtung von separaten Kabinen, Auflockerung durch Bilder, Radio, möglichst geringe Störung der Nachtruhe. Beim Vergleich zweier Intensiveinheiten mit und ohne Fenster traten Psychosen in der Station, die keine Fenster hatte, doppelt so häufig auf als in der anderen Station (Wilson 1972).

Das Miterleben des *Todes* von Mitpatienten und Reanimationsmaßnahmen müssen, insbesondere bei Infarktpatienten, als potentiell pathogen angesehen werden, was gegen die Einrichtung offener Räume ohne Trennwände spricht. Auch wenn die Patienten meist stark verleugnen und, was häufig der Fall ist, einen Todesfall überhaupt nicht wahrgenommen haben wollen oder aber jeglichen Bezug zum eigenen Zustand verneinen, konnte doch ein signifikanter Anstieg von Puls und systolischem Blutdruck bei Koronarpatienten in Intensivstationen nach dem Tode eines Mitpatienten festgestellt werden (Bruhn 1968).

Sensorische Deprivation – das haben theoretische und klinische Studien gezeigt – kann Sensibilität, Schmerzempfindung, das Entstehen von Halluzinationen und primärprozeßhaftes Denken fördern[8]). Bei Patienten mit Augenoperationen, die zusächlich schwerhörig sind, treten Funktionspsychosen besonders häufig auf (Ziskind 1958).

Eine Reihe vergleichender Studien (Leigh 1972, Holland 1973) haben allerdings die Auffassung nicht bestätigen können, daß die Umgebung in Intensiveinheiten grundsätzlich eine psychologische Noxe darstellt. Möglicherweise entspricht die Annahme, daß sie als »Gruselkabinette« erlebt werden, eher der subjektiven Interpretation des Personals dieser Stationen. Zwischen entsprechenden Patientengruppen in Intensivstationen und Allgemeinstationen ließen sich testpsychologisch keine signifikanten Differenzen von Angst- und Depressionsstärke erkennen (Holland 1973). Möglich ist allerdings, daß man bei der Interpretation dieser Ergebnisse die bei Infarktpatienten besonders häufig zu beobachtenden Verleugnungsprozesse in Rechnung stellen muß.

Leigh und Mitarbeiter (1972) stießen beim Vergleich von Patienten in offenen und in Einzelkabinen eingeteilten Intensivstationen auf den unvermuteten Befund, daß in den neueren abgeteilten Einheiten testpsychologisch Angst, insbesondere Trennungsangst, Aggression, Einsamkeits- und Hilflosigkeitsgefühle vermehrt auftraten. Obwohl zumindest die oberflächlich feststellbare Kommunikation schwerkranker Patienten in einer Intensivstation sehr beschränkt ist, lassen die Ergebnisse doch vermuten, daß häufigere Interaktionsprozesse, wie sie in einem großen Saal ablaufen, auch dazu geeignet sein können, Angst und Spannung zu vermindern.

Technische Apparaturen wie Monitoren können bei entsprechender Information und Motivierung der Patienten auch als »mechanische Schutzengel und Leibwächter« und so emotional als Sicherungsmoment empfunden werden, ebenso wie die bessere personelle Besetzung, die nur genutzt werden muß, und die technische Kompetenz des Personals. Dies ergibt sich aus Erfahrungsbeispielen der Autoren aus der Intensivbetreuung von Patienten, aber auch aus Patienteninformationen, die durch semistrukturierte Interviews gewonnen wurden:

Im Rahmen der wissenschaftlichen Überprüfung dieser Hypothesen untersuchten Cay und Mitarbeiter (1972) retrospektiv an 208 Patienten, überwiegend Infarktpatienten, Reaktionen und Einstellungen zur Intensivbehandlung und fanden eine überwiegend positive Meinung bei diesen untersuchten Patienten (ebenso Dominian und Dobson 1969).

46.4.4 Prophylaktische und psychotherapeutische Maßnahmen

Als wichtigste therapeutische Konsequenz kann man folgern, daß Apparate und Eingriffe den Patienten jeweils, ihrem krankheitsbedingten Zustand entsprechend, erläutert werden müssen und mit ihnen möglichst viel Kontakt aufgenommen werden sollte. Beim Umgang mit den für die Intensivstation spezifischen Problemen sollten ähnliche Regeln und Grundsätze gelten, wie sie für Infarktkranke während der Intensivbehandlungsphase dargestellt sind[9]). Dazu gehören z.B. Entängstigung, Depressionsbearbeitung, Errichtung eines Arbeitsbündnisses und emotionale Stützung, insbesondere auch bei der Verlegung von der Intensivstation. Gelegentlich erfolgen Verlegungen nachts aus Bettenmangel und werden dann, falls keine Vorbereitung der Patienten erfolgt, oft als besonders traumatisch erlebt. Ohne rücksichtsvolle Aufklärung der Patienten stellen sie eine akute Gefährdung dar[10]). Wichtig sind auch Erklärungen über den Fehlalarm von Monitoren bei Bewegungen des Patienten, wobei man auf die Demonstration dieses Vorgangs besonderen Wert legen sollte. Die Angst, die bestimmte Ereignisse, z.B. große Visiten usw. auslösen können, kann durch vorherige Information vermindert werden, um zu verhindern, daß diese Vorgänge im Patientenerleben eine ungewöhnliche, bedrohliche Bedeutung erlangen. Können schon medizinische Dispute, die am Krankenbett die bisherigen Therapiemaßnahmen skeptisch diskutieren, bei vielen Patienten Ängste und Zweifel auslösen, so können sie bei Intensivpatienten zu Katastrophenreaktionen und akuten Todesängsten führen.

Eine falsche Vorstellung des Patienten über seine Erkrankung kann zu ausgeprägten Beschwerden beitragen und die Rehabilitation verhindern:

So hatte ein Infarktpatient, der mehrfach reanimiert worden war und über eine schwere Gedächtnisstörung klagte, bei sorgfältiger psychologisch-psychiatrischer Testung aber keine Anzeichen eines organischen Psychosyndroms aufwies, die Vorstellung, daß bei ihm das Verbindungsgefäß zwischen Herz und Gehirn verschlossen sei. Diese Vorstellung ängstigte ihn schwer und machte ihn hoffnungslos. Nachdem ihm der tatsächliche Befund erklärt worden war, besserten sich sowohl die Angst als auch die Gedächtnisschwäche (Stein 1969).

Oberste Maxime aller psychotherapeutischen Maßnahmen muß daher sein, alle Vorgänge zu fördern, die einer intrapsychischen Verarbeitung der Erkrankung und ihrer Folgen dienlich sind. Dies setzt Einfühlungsvermögen und die Kenntnis der Anpassungs- und Abwehrstrategien der Patienten voraus, die durch Anamnese und Verhaltensbeobachtung herauszufinden sind. Wichtig ist dabei, daß Informationen über Patienten innerhalb des Behandlungsteams ausgetauscht werden und daß es möglich ist, für Problempatienten, z.B. solche, deren Verhalten unkooperativ erscheint, gemeinsame Strategien zu entwickeln. Als Voraussetzung dient eine intensive Kommunikation und Kooperation zwischen Ärzten und Schwestern (s. Koumans 1965: »Community-oriented-approach«, Köhle 1973). Dabei sollten alle Interaktionen in den Therapieplan mit einbezogen werden.

Um die Wirksamkeit eines auf den Patienten zugeschnittenen Vorgehens zu zeigen, sei das folgende kasuistische Beispiel gebraucht. Aus ihm geht hervor, wie Wahrnehmungsänderungen beim Personal durch sorgfältige Betrachtung des Patientenverhaltens selbst in der Lage sind, eine Änderung des Patientenverhaltens zu induzieren.

Zwei Schwestern der Intensivstation klagten darüber, daß ein Patient, der seit Wochen wegen einer aufsteigenden Lähmung beatmet worden war und der erst am Vortag extubiert werden konnte, immer noch nicht auf eine normale Station verlegt worden sei. Auf die fortbestehende Gefährdung des Patienten aufmerksam gemacht, begannen sie über sein ständiges Läuten und Quengeln zu klagen. Der Patient hätte weiter paranoide Befürchtungen geäußert und u.a. behauptet, es würde ihm von den Schwestern Gift in die Infusion getan; schließlich habe er darüber geklagt, daß er der am schlechtesten versorgte Patient der Station sei. Man spürte, daß die Schwestern den Patienten verlegen wollten, weil er für sie nur noch schwer zu ertragen war. Die extreme Abhängigkeit des Patienten und seine Versuche, damit umzugehen, wurden dann mit den Schwestern durchgesprochen. Erstaunlich war, daß der Patient den Schwestern während der nächsten Schicht »wie verwandelt« erschien – ohne daß sich ihr Verhalten dem Patienten gegenüber für sie selbst erkennbar geändert hatte. Alle Klagen und paranoiden Befürchtungen waren verschwunden, er bedankte sich dafür, daß er der bestversorgte Patient auf der Station sei. Etwas am Verhalten der Schwestern hatte dem Patienten gezeigt, daß er sich verstanden fühlen konnte.

46.5 Reanimierte Patienten

46.5.1 Vorbemerkungen

Externe Herzmassage, die Anwendung transvenöser Schrittmacher zur Herzstimulation und elektrische Defibrillation haben zusammen mit der Monitorüberwachung die Reanimation bei Kreislaufstillstand zu einer wirksamen Methode der Lebensverlängerung gemacht. Nach Lemire (1972) konnten von 1200 Patienten, an denen Reanimationsmaßnahmen durchgeführt wurden, 240 (= 20%) entlassen werden, wovon 75% nach einem und 50% nach 2 Jahren noch am Leben waren.

Studien über psychologisch-psychiatrische Auffälligkeiten bei reanimierten Patienten befassen sich mit den akuten Syndromen nach der Reanimation und der Beeinflussung der Langzeitrehabilitation dieser Patienten. Tabelle 2 soll einen Überblick über eine Reihe von Untersuchungen geben.

Tabelle 2. Studien über reanimierte Patienten (nach Dlin et al. 1974, S. 65; ergänzt).

Autor u. Jahr	Zahl der überlebenden Patienten	Zeit seit Herzstillstand	Kurvenauswertung	Patienten interviewt	Familie interviewt	Fragebogen	Psychologische Tests	Emotionale Probleme
Dlin et al. 1966	1	2 Tage	+	+	–	–	–	häufig
Druss et al. 1967	10	6 Wo.-11 Mo.	+	+	–	–	–	häufig
Falicki 1969	2	?	+	+	–	+	–	häufig
Dupont et al. 1969	23	7 Mo.-Jahr	+	+ 20 Fälle	+	+ 3 Fälle	+	selten
Minuck 1970	26	Jahre?	+	–	–	+	–	selten
Dobson et al. 1971	20	6 Mo.-2 Jahre	+	+	+	–	+	häufig
White 1972	10	bis 43 Mo.	+	+	+ 4 Fälle	–	–	häufig
Dlin 1974	30	Stunden bis Tage	–	+	–	–	–	häufig
Krakowski 1975	14 (+ Kontrollgruppe: 14 Pat. m. Infarkt)	sofort bis 10 Jhr.	+	+	+	–	–	häufig

46.5.2 Exemplarische Fallgeschichte

Herr M., ein etwa 50-jähriger Patient mit kombiniertem Aortenvitium, befand sich seit längerem an der Grenze zur kardialen Dekompensation. Im täglichen Leben und im Beruf war der Patient bestrebt, von seiner Krankheit möglichst wenig Notiz zu nehmen, stattdessen belastete er sich immer wieder bis zur Erschöpfung, indem er z.B. als Pannenhelfer ein Auto anschob. Dieser Patient hatte während einer Herzkatheteruntersuchung, die wegen seines Vitiums erfolgte, eine Episode von Kammerflimmern erlitten. Dabei war der Blutdruck nie unter eine kritische Grenze abgefallen. Nach dem Ereignis folgte auf der Intensivstation eine Phase, in der der Patient mit geschlossenen Augen dalag und im Rahmen eines Durchgangssyndroms schwer bewußtseinsgetrübt schien.

Er reagierte nur auf laute Anrufe, wobei, je nachdem, wer ihn ansprach, seine Aufmerksamkeit allerdings variabel war. Darauf folgte eine Phase häufiger Tagträume, in der der Patient sehr unruhig war und oft aufschrie. Während der folgenden Nacht schien er delirant, riß die Infusionen herunter und erlebte sich dabei im Traum im Schaufenster einer Schlächterei, die Infusionsflasche als Teil der Geschäftsauslagen. Am nächsten Tag berichtete er über zahlreiche Träume, die sich meist mit Kriegserlebnissen beschäftigten und beunruhigende Gewaltszenen enthielten. Erlebnisse mit Inhalten eigener Schuld, z.B. als Angehöriger der deutschen Armee in Italien während des 2. Weltkrieges, erlebte der Patient als Alpträume schlimmsten Ausmaßes. Er war in dieser Phase sehr erregt, berichtete über seine Empfindungen während der Reanimationsmaßnahmen, die er vage als Gefühl des »Pumpens« erlebt hatte. Als ein Nachbarpatient im selben Zimmer starb, stellte sich Herr M. schlafend und äußerte, von dem Geschehen nichts wahrgenommen zu haben, als er von Mitpatienten später darauf angesprochen wurde. Er begann aber, über den Tag mehrfach zu erbrechen und konnte schließlich in einem Gespräch seine ganzen Befürchtungen, die durch den Todesfall ausgelöst waren, zum Ausdruck bringen. Dabei wurde deutlich, daß das, was vordergründig wie eine Bewußtseinsminderung erschien, als Abwehrversuch interpretierbar war. In ähnlicher Weise kann man bei vielen körperlich schwerkranken Patienten ein Konglomerat organischer und psychisch bedingter Wahrnehmungsveränderungen entdecken.

46.5.3 Akute Reaktionen

Inwieweit Patienten die Reanimationsmaßnahmen selber empfinden, wird in der Literatur widersprüchlich beurteilt. Nach Angaben von Dlin et al. (1974) scheinen Patienten Reanimationsmaßnahmen häufig wenigstens akustisch oder taktil mitzuerleben, ohne daß über Schmerzen berichtet wird. Meist wird eine initiale Schockreaktion beschrieben mit ausgeprägter Störung der Wahrnehmungs- und Denkfähigkeit (Druss 1967, Dlin 1966 und 1974, Hackett 1968). Zur Erklärung dient zum einen die Annahme einer Funktionspsychose bzw. eines Durchgangssyndroms, z.T. wird, neben den organischen Auswirkungen des Kreislaufstillstands, auch eine primär vorliegende emotionale Schockreaktion mit einem dem »Totstellreflex« analogen Verhalten angenommen (Dlin 1966, Biörck 1973). Auffallend ist jedenfalls, daß diese Reaktion auch in Fällen auftritt, in denen der Kreislaufstillstand innerhalb von kürzester Zeit behoben werden kann. Nach Hackett (1968) und Krakowski (1975) bestehen, im Gegensatz zu den Angaben von Moody (1977) und Becker (1977), meist später keine Erinnerungen an das Ereignis der Reanimation, wobei offen bleibt, ob die Erinnerung abgewehrt wird oder ob die Methode des Befragens für die unterschiedlichen Auffassungen verantwortlich ist[11]).

Viele Patienten haben in der ersten Phase nach dem

Herzstillstand den Eindruck, »tot« zu sein. Sie empfinden auch nachher keine Schmerzen und äußern keine Gefühle, was als wirksamer Selbstschutzmechanismus im Augenblick höchster Gefahr interpretiert werden kann, möglicherweise als Analogon zum Zustand der »Belle indifférence« oder des »großen hysterischen Anfalls«. Vorhandene Erinnerungsfragmente der Patienten an das Ereignis können in ihrer Inkohärenz und mit ihren erschreckenden Einzelheiten jedoch später Angst auslösen und ein Verhalten fördern, das dann als Ausdruck einer Funktionspsychose interpretiert wird. Die Rolle organischer und psychoreaktiver Momente ist bei den Patienten kaum voneinander zu trennen.

Wie auch bei unserem Patienten M sichtbar war, sind schwere Alpträume mit aggressiven und brutalen Trauminhalten häufig in der Literatur beschrieben (Druss 1967, Dobson 1971). Die Alpträume der Patienten sind auch als kathartische Erlebnisse aufgefaßt worden, indem sie den Patienten erlauben sollen, sich von Erinnerungen zu trennen, d.h. als Bewältigungsversuche des Ich interpretiert werden könnten.

Alle Untersuchungen zur Reaktion nach Kreislaufstillstand sind retrospektiv, d.h. daß Abwehrvorgänge der Patienten die Erinnerungen beeinflussen. Schockzustand oder Funktionspsychose in statu nascenci wurden kaum untersucht. Verleugnungsvorgänge der Ärzte verhindern andererseits, daß über das bedrohliche Erlebnis gesprochen wird.

So erfuhr ein Infarktpatient in der Intensivstation nach erfolgreicher Reanimation nur durch Andeutungen, daß etwas Besonderes vorgefallen sein mußte. Als er sich bei der Visite schlafend stellte, wurde ihm aus der Unterhaltung der Ärzte am Krankenbett das Geschehene klar.

46.5.4 Auswirkungen auf die Rehabilitation

Auch in den späteren Rehabilitationsphasen scheint das Vorkommen eines Herzstillstands das Auftreten psychischer Symptome zu fördern. Als besonders häufig werden ausgeprägte Abhängigkeits- und Versorgungswünsche beschrieben (Dobson 1971), die durch überprotektives Verhalten von Partnern unterstützt werden (White 1972). Ebenso wird eine radikale Veränderung von Lebensgewohnheiten im Sinne einer vermehrten Schonhaltung beschrieben, die weit über das allgemein übliche und erforderliche Maß hinausgehen kann (Druss 1967), und eine gelegentlich zu beobachtende Hinwendung zu transzendenten Ideen (White 1972).

Krakowski (1975) konnte hingegen in einer vergleichenden Untersuchung von 14 Infarktpatienten mit Herzstillstand und einer Kontrollgruppe von 14 Infarktpatienten ohne Herzstillstand keinen eindeutigen Einfluß der Reanimation auf die spätere Rehabilitation nachweisen. Es fanden sich Hinweise, daß eine ausgeprägte Neigung zur Verleugnung bei den reanimierten Patienten häufiger zu Komplikationen, auch zu Todesfällen und zu schweren depressiven Zuständen führt, wenn sich die Abwehr der Wirklichkeit nicht mehr aufrechterhalten läßt.

46.5.5 Besondere therapeutische Gesichtspunkte

Man sollte den Patienten auch auf Fragen, die den Herzstillstand betreffen, offen antworten und im Gespräch die Abreaktion all der Gefühle ermöglichen, die mit dem Ergebnis verbunden werden. Hinweise auf eine Gefährdung der Patienten durch solche Gespräche ließen sich nicht finden (Dlin 1974). In der Fachwelt und in der Laienpresse sind in der letzten Zeit zunehmend Berichte erschienen über Empfindungen von Patienten, die wiederbelebt werden mußten. Sehr häufig werden dabei von den Patienten angenehme Gefühle und Bilder angegeben. Da die Patienten erfahrungsgemäß durch Erinnerungslücken sehr beunruhigt sind, ist es angezeigt, sie darauf aufmerksam zu machen, daß dies kein Zeichen eines fortschreitenden Gedächtnisverlustes ist. Es empfiehlt sich, in der akuten Phase sehr stützend vorzugehen. Im weiteren Verlauf sollte frühzeitig die nachstationäre Behandlung geklärt und Einzelheiten einer etwaigen beruflichen Rehabilitation angesprochen werden. Dabei muß man sich auch beispielsweise mit hypochondrischen Befürchtungen von Patienten, die durch das Reanimationserlebnis ausgelöst wurden, auseinandersetzen.

Als Beispiel sei einer unserer Patienten angeführt, der nach einem Infarkt reanimiert werden mußte und bei dem sich bei einer Nachuntersuchung ergab, daß sich nach dem Ereignis eine Impotenz entwickelt hatte, die den Patienten und seine Beziehung zu seiner wesentlich jüngeren Frau belastete. Ein klärendes Gespräch mit dem Patienten mit dem Ziel, seine Ängste auf ein realistisches Maß zu reduzieren, hatte den Erfolg, daß der Patient sein lästiges Symptom verlor.

46.6 Schrittmacherpatienten

46.6.1 Vorbemerkungen

Die ersten Schrittmacher wurden 1959 implantiert (Elmquist-Senning 1959). In den meisten psychologisch orientierten Arbeiten wird über leichte Angst- und Depressionszustände nach der Implantation berichtet, wie sie für Kranke mit der Erfahrung der Unzuverlässigkeit einer Organfunktion typisch sind.

46.6.2 Exemplarischer Fall

Herr A., ein 70-jähriger Patient, erhielt wegen eines progredienten Blockbildes im EKG bei koronarer Herzkrankheit mit schweren Angina-pectoris-Anfällen einen permanenten Schrittmacher. Schon vor Auftreten gelegentlicher bradykarder Rhythmusstörungen hatte der Patient unter häufigen Schwindelattacken gelitten, die als Folge der allgemeinen Gefäßsklerose mit Einschluß der Halsarterien aufgefaßt wurden. Der Patient war zeitlebens sehr ordnungsbewußt und nahezu pedantisch gewesen mit Zeichen von Zwanghaftigkeit. Die Ehefrau des Patienten war seit etlichen Jahren selber Schrittmacherpatientin gewesen und hatte eine Reihe von Schrittmacherkomplikationen erlitten, die sie äußerst verunsichert hatten, sodaß sie es selten wagte, ohne ihren Mann etwas zu unternehmen, beispielsweise kleine Besorgungen zu machen. Unser Patient war daher von Anfang an dem Schrittmacher gegenüber sehr skeptisch eingestellt. Er begründete dies mit den Erfahrungen seiner Ehefrau und seiner allgemeinen Lebenserfahrung, daß er nie ein Glückspilz gewesen und es häufig noch schlimmer gekommen sei, als er vorhergesehen hatte. Vor und nach der Operation war der Patient stark verängstigt und verunsicherte die betreuenden Ärzte durch zahlreiche, ständig wechselnde Beschwerden, die er teils triumphierend, teils vorwurfsvoll vorbrachte.

Postoperativ wiederum gehäuft auftretende Angina-pectoris-Anfälle, eine Venenentzündung mit septischer Streuung und kurzfristige hohe Temperaturen bestätigen ihn in seinen Befürchtungen. Obwohl diese Komplikationen rasch behoben werden konnten, war die Rekonvaleszenz sehr verzögert, da der Patient nun immer häufiger über Schwindelgefühle klagte, die er auf die Narkose zurückführte. Die Beschwerden traten vor den jeweils vorgesehenen Entlassungsterminen verstärkt auf. Im Gespräch ergab sich, daß der Patient völlig verunsichert und verzweifelt darüber war, wie er nun mit seiner Frau, die jetzt zusätzlich Beschwerden im Genitaltrakt äußerte, und ihren weitgehenden Versorgungswünschen umgehen sollte, da er sich, als Schrittmacherträger, selber als hochgradig verletzlich und gefährdet erlebte. Diese Angst zeigte sich überspitzt in der Frage, wer denn nun wen beim Spaziergang stützen solle. In dieser Situation war deutlich eine Konkurrenz beider Partner zu empfinden, wer von beiden jetzt am meisten Unterstützung verdiene. Erst nach zahlreichen Gesprächen mit beiden Partnern konnte eine Entlassung des Patienten erreicht werden, ohne daß in den folgenden Monaten größere Schwierigkeiten auftraten. Trotz der unzweifelhaft weiterbestehenden cerebrovasculären Insuffizienz bei dem Patienten zeigen der Verlauf der Symptomatik und die Reaktionen beider Partner auf die Veränderung der familiären Rollen, wie die Beschwerden des Patienten von seiner Unsicherheit und Angst vor seiner neuen Situation gefördert wurden.

46.6.3 Anpassungsprobleme

Eine größere Zahl psychologischer Untersuchungen über Schrittmacherpatienten – meist handelt es sich um Patienten mit permanent implantierten Schrittmachern – ergab, daß die Schrittmacherimplantation nach einer Periode der skeptischen Einstellung im Hinblick auf die langfristige Anpassung, etwa im Vergleich zur künstlichen Niere, vom Psychologischen her relativ unproblematisch ist (Speidel 1969, Galdston 1969, Greene 1969, Kortmann 1974, Doenecke 1974, Hesse 1975). Während der akuten Phase kurz nach der Implantation finden sich bei vielen Patienten Angst und Depression (Greene 1969), gelegentlich auch Panik, die zur Ablehnung des Schrittmachers führt. Im späteren Verlauf traten bei ca. einem Viertel der Patienten Zustände mit Depression, Wut und Enttäuschung auf. Bei den meisten Patienten erfolgte später eine relativ komplikationslose Integration ins Körperschema. Gelegentlich kann es zu einer ausgesprochenen Fehladaptation kommen. Schumacher (1965) beschreibt dies ausführlich bei einem 28-jährigen Patienten, dem nach Diphtherie-Myocarditis ein Schrittmacher eingesetzt werden mußte.

Der Patient entwickelte trotz komplikationsloser Implantation und eines guten somatischen Resultates schwere Angstzustände, die denen eines Herzneurotikers ähnelten. Er hatte kein Vertrauen zur implantierten Prothese, hatte panische Angst vor dem Alleinsein und bildete eine ausgeprägte Schonhaltung aus. Sein Zustand zu Beginn einer psychotherapeutischen Behandlung wird so beschrieben (S. 16 a.a.O.): »... Jetzt habe er einfach beständig Angst, jede Sekunde tot umfallen zu können. Nach außen hin versuche er, sich darüber hinwegzuspielen, es anderen jedenfalls nicht zu zeigen. Innerlich aber trage er beständig die Angst mit sich herum, er wage kaum zu sagen, wie sehr. Auch traue er sich kaum mehr auf die Straße, da er ja hinfallen und dadurch den Mechanismus beschädigen könne. Im Bett lege er sich bewußt immer nur auf den Rücken und wage kaum, sich umzudrehen, da sich ja dadurch etwas verschieben könne, wodurch möglicherweise ein Versagen des Schrittmachers eintrete. So lebe er eigentlich immer nur in Angst. Diese steigere sich besonders, wenn er allein sei ...«.

Durch Entspannungsübungen (autogenes Training, Hypnose) und stützende Psychotherapie bildeten sich die Symptome fast vollständig zurück[12]). Dabei hatte es sich bei dieser ausgeprägten Symptomatik des Patienten – das wird vom Autor betont – mit großer Wahrscheinlichkeit um einen Ausnahmefall gehandelt, der für die Reaktion von Schrittmacherpatienten in dieser Form nicht typisch und nur durch praedisponierende Persönlichkeitsmerkmale und Einzelheiten der Vorgeschichte der Erkrankung erklärbar ist.

Der Prozeß der Integration der Prothese ins Körperbild scheint bei den meisten Patienten in einer Weise zu erfolgen, daß das internalisierte Objekt Hilfe, Stütze und Sicherheit gewährt und vom Träger idealisiert wird. Erst Schrittmacherkomplikationen vermögen die mehr abstrakt erlebte Abhängigkeit in eine als konkret und belastend erlebte zu verwandeln. Aus diesem Grund werden in früheren Arbeiten (z.B. Becker 1967), als Schrittmacherkomplikationen noch wesentlich häufiger waren, psychosoziale Anpassungsstörungen öfter angegeben. In der genannten Arbeit fanden sich bei 31% von 97 untersuchten Patienten Zeichen einer Fehlanpassung. Neben dem Auftreten von Komplikationen sind auch prämorbide Persönlichkeitszüge und Anpassungsmuster, die interpersonalen Beziehungen und das Alter der Patienten für die Gewöhnung an den Schrittmacher prognostisch bedeutsam (Greene 1969, Hesse 1975). Bei jungen Patienten treten postoperative Ängste und Depressionszustände häufiger auf, bei älteren Patienten, die die Prothese passiver ertragen, traten erwartungsgemäß mehr Durchgangssyndrome und Funktionspsychosen auf (Hesse 1975). Kinder tolerieren Schrittmacher offenbar relativ problemlos (Galdston 1969).

46.6.4 Therapeutische Gesichtspunkte

Schon allein die sorgfältige Information der Schrittmacherpatienten und ihrer Familien über die Funktion des Schrittmachers, mögliche Komplikationen und Möglichkeiten, solchen Schwierigkeiten vorzubeugen bzw. sie nach Eintritt zu behandeln, können die Anpassung der Patienten erleichtern. Patienten sollten allgemein über die Herzfunktion, über den Begriff der »Blockbilder«, über die Indikation zur Schrittmacherbehandlung im jeweiligen Fall, über Schrittmacherfunktion, die medikamentöse Behandlung und die Pulsmessung Bescheid wissen. Es gibt Patienten, die mit dem Begriff »Herzblock«, den sie im Laufe ihrer Behandlung hören, häufig eine Bedeutung verbinden, die der konkreten wörtlichen Bedeutung, beispielsweise dem mechanistischen Bild des Versiegens des Blutflusses, entspricht und verständliche Ängste auslöst. Solchen Fehlvorstellungen sollte durch Erklärung vorgebeugt werden. Entsprechendes gilt für Begriffe wie z.B. »Beta-Blocker«.

Zu beachten ist das hohe Durchschnittsalter der Schrittmacherpatienten, bei denen häufig auch die geistige Auffassungsgabe beeinträchtigt ist. D.h., daß die Unterrichtung besondere Ausführlichkeit, Geduld und Zuwendung erfordert, da gerade bei geriatrischen Patienten mit Schrittmachern die medizinische Betreuung häufig Lebenshilfe und Führung ist, deren Güte die Prognose wesentlich mitbestimmt (Witt 1972). Unbedingt muß dem Schrittmacherpatienten auch vermittelt werden, daß der Schrittmacher zwar eine Hilfe, aber kein neues Herz bedeutet, d.h., sich auch nach der Implantation eines Schrittmachers Symptome einer Herzinsuffizienz ausbilden können und ein Abbruch der medikamentösen Behandlung nicht erfolgen darf. Bei passageren Schrittmachern ist darauf zu achten, daß die Wegnahme des Schrittmachers ohne entsprechende Rückversicherung und Stützung des Patienten zu psychologischen Komplikationen führen kann.

46.7 Die künstliche Beatmung

6.7.1 Vorbemerkungen

Künstliche Beatmung bedeutet eine totale Abhängigkeit, Hilflosigkeit, eine ständige Bedrohung durch Pannen und eine ausgeprägte Kommunikationsbehinderung. Panikartige Angstzustände, die sich aus teilweise geringfügigen Störungen des technischen Ablaufes ergeben, psychische Labilität mit einer deutlichen Tendenz zu schwerer depressiver Verstimmung und eine emotionale Besetzung des lebensnotwendigen Apparates finden sich häufig bei beatmeten Patienten (Freyberger 1973).

46.7.2 Exemplarisches Beispiel

Frau M., eine etwa 70-jährige Patientin mit Cor pulmonale bei Lungenemphysem, mußte wegen einer akuten Verschlechterung ihrer chronischen Bronchitis mit Ausbildung einer Lungenentzündung in der Intensivstation künstlich beatmet werden. Die Frau hatte, während sich ihr Gesundheitszustand ständig verschlechtert hatte, alleine in einem großen Mietshaus gelebt, dessen Wohnungen nach und nach in Gastarbeiterappartements umgewandelt wurden. Ihre Kontakte beschränkten sich auf gelegentliche Besuche von Sohn und Schwiegertochter und Kontakte mit ihrer »Telefon-Freundin«, die kurz vor dem jetzigen stationären Aufenthalt der Patientin erkrankt war. Sie hatte das Gefühl, daß niemand, auch der Hausarzt nicht, ihre ständige gesundheitliche Verschlechterung bemerkt hatte. Auf der Intensivstation erholte sich die Patientin nur ganz langsam, der Zustand blieb äußerst labil und sie litt an einem schweren organischen Psychosyndrom. Es hatte zunächst Uneinigkeit zwischen den Ärzten bestanden, ob die Prognose nicht überhaupt infaust sei.

Nachdem die Patientin in einem noch sehr schlechten Zustand auf die Allgemeinstation verlegt worden war, wobei man mit ihrem Sterben rechnete, konnte, nach Abklingen des Durchgangssyndroms, eine langsame Stabilisierung ihres Zustandes beobachtet werden. Anfangs bestanden große Schwierigkeiten bei der assistierten Beatmung, allmählich lernte die Patientin, mit dem Gerät umzugehen. Da sie über längere Zeit Tag und Nacht intermittierend einen Beatmungsapparat benutzen mußte, fanden mit Schwestern und Nachtwachen intensive Gespräche statt und es entwickelte sich eine tragfähige Beziehung. Nach einiger Zeit war die Patientin vom Respirator fast unabhängig geworden und konnte kleinere Spaziergänge unternehmen. Zu dieser Zeit verschlechterte sich das Befinden ihrer Mitpatientin, die an einem metastasierenden Karzinom mit Querschnittslähmung litt und es entwickelte sich ein langsames, quälendes Sterben. Da Bettenmangel herrschte, konnte die Patientin erst während der unmittelbaren Sterbephase an einem Wochenende in ein anderes Zimmer verlegt werden. Auffällig war, daß unsere Patientin M. in dieser Zeit, während mit der Sozialarbeiterin schon Pläne über einen Umzug in ein Altersheim vorbereitet wurden, sich fast völlig aus der Kommunikation zurückzog und wie zu Anfang ihres Aufenthaltes auf der Station wieder verlernte, mit dem Respirator umzugehen. In ihrem körperlichen Befinden kam es zu einer Verschlechterung, die, parallel zum Sterben der Mitpatientin, in einen plötzlichen dramatischen Rückfall mündete. Im Verlauf eines Tages nach dem Tod der Mitpatientin mußte sie erneut auf die Intensivstation verlegt werden, wo sie innerhalb von Stunden verstarb.

An dieser Fallgeschichte fällt auf, daß sich die langsame und ständige Verschlechterung des Befindens der Patientin nahezu unbemerkt durch den Hausarzt entwickelt hatte, bis ein Zustand erreicht war, der fast hoffnungslos schien. Es bietet sich die Hypothese an, daß es der Patientin an Möglichkeiten gefehlt hat, nachdrücklich genug auf ihre Bedürfnisse und ihren Zustand aufmerksam zu machen. Das schließlich erreichte labile Gleichgewicht wurde dann wieder empfindlich gestört durch das für die Patientin erschreckende Erlebnis des quälenden Sterbens der Mitpatientin, der eigenen Hilflosigkeit und der der Ärzte und Schwestern. Auch jetzt wurde zunächst der Bedrohung des emotionalen Gleichgewichts der Patientin, schließlich den erneuten Zeichen somatischer Verschlechterung, nicht die nötige Aufmerksamkeit geschenkt. Parallel mit dem depressiven Rückzug kam es zu verstärkter Atemnot, die das Beatmungsgerät wieder erforderlich machte und schließlich sogar zum Verlust der Fähigkeit, mit dem Gerät umzugehen.

46.7.3 Psychologische Probleme beatmeter Patienten

Da beatmete Patienten in der Regel nicht frei kommunizieren können und der Arzt auf averbale Ausdrucksweisen angewiesen ist, wird gerade bei diesen Patienten das Ausmaß von Angst und Depression meist unterschätzt. Besonders die Patienten, die infolge einer allgemeinen Lähmung beatmet werden müssen, bedürfen infolge der Kommunikationsbarrieren besonderer Zuwendung. Patienten, die tracheotomiert wurden, haben meist die Angst, nie mehr richtig sprechen zu können. Durch ihr schlechtes Befinden leidet auch ihre Aufnahmefähigkeit, sodaß sie häufiger Versicherung bedürfen, daß sie nicht dazu verurteilt sind, stumm zu bleiben (Blacher 1975).

Viele psychologischen Erkenntnisse bei beatmeten Patienten wurden während der großen Polioepidemien der 50er Jahre in den USA gewonnen. Dabei waren Menschen von medizinischen Apparaten völlig abhängig (Prugh 1954, Holland 1957, Mendelson 1968). Aus den Veröffentlichungen geht hervor, daß Patienten, die am schlimmsten durch Lähmungen betroffen und deren Atemmuskulatur völlig ungenügend war, ihren Zustand am meisten verleugneten. Bei vielen Patienten beobachtete man eine sehr starke Gewöhnung an die »Eiserne Lunge«, die die Entwöhnung langwierig machte und viel Geduld und Eingehen auf die Patienten erforderte.

Bei Patienten mit chronischem Cor pulmonale, die dauernd oder intermittierend eine assistierende Respiratorbehandlung erfahren, fand man, daß die subjektive Atemnot von bestimmten emotionalen Zuständen wie Depression, Wut usw. abhängig war. Danach scheinen sowohl Aktivierungszustände wie Angst, Wut, als auch Zustände des Rückzugs wie Depression, Verzweiflung, subjektiv die Empfindung Dyspnoe auslösen und verstärken zu können (Dudley 1968).

46.7.4 Möglichkeiten der Prophylaxe und Therapie

Als therapeutische Konsequenz im Umgang mit beatmeten Patienten sollten folgende Gesichtspunkte berücksichtigt werden:
1. Gerade bei diesen Patienten, die teilweise oder (bei generalisierten Lähmungen) vollständig ihrer Ausdrucksmöglichkeiten beraubt sind, besonders auf diskrete Zeichen psychologischer Störungen zu achten (Blick, vegetative Zeichen usw.).
2. Entsprechend den regressiven Bedürfnissen der beatmeten Patienten für eine Atmosphäre zu sorgen, die durch Stützung, Ermunterung und Hilfsbereitschaft gekennzeichnet ist.
3. Zu beachten, daß auch kleinere und unbedeutend erscheinende technische Pannen von den Patienten in ihrer Hilflosigkeit als maximale Lebensbedrohung erlebt werden.
4. Die Patienten häufig anzusprechen und ausreichenden Sozialkontakt zu ermöglichen (z.B. Verwandtenbesuche).
5. Die verbliebenen Kommunikationsmöglichkeiten zu nutzen. Das ist besonders wichtig bei Patienten, die beispielsweise bei paralytischen Zuständen unterschiedlicher Ursache beatmet werden und neben der Sprache auch anderer Ausdrucksmöglichkeiten, z.B. der Gestik, beraubt sind.

Da man der Atmung neben ihrer physiologischen Funktion eine weitere Funktion zumißt, in der sie als »Ausdrucksverhalten« in den Dienst menschlicher Kommunikation tritt und »Repräsentant« seiner inneren Befindlichkeit wird (Bräutigam 1973, S. 144), bedeutet Atemlähmung eine zusätzliche Hemmung des Ausdrucksverhaltens.

6. Für die technische Möglichkeit zu sorgen, daß die Patienten jederzeit auf sich aufmerksam machen können (z.B. Glocke, Schrifttafel). Dadurch können die Ängste vor Pannen in Grenzen gehalten werden.
7. Den Patienten alle Handlungen zu gestatten, die so viel wie möglich Unabhängigkeit demonstrieren, um die persönliche Abhängigkeitsproblematik zu entschärfen.
8. Aggressive Äußerungen hinzunehmen und als Zeichen der Selbstbehauptung zuzulassen.
9. Die Patienten schrittweise vom Beatmungsgerät zu entwöhnen, sie auf die Trennung vorzubereiten und zu demonstrieren, daß im Bedarfsfall jederzeit erneut eine apparative Beatmung möglich ist.

Die schon erwähnten Untersuchungen an Poliomyelitis-Patienten zeigten, daß Schwierigkeiten bei diesem Entwöhnungsprozeß auftraten, daß z.T. eine als suchtartig empfundene Abhängigkeit bestand und daß bei emotionalen Belastungen (Holland 1957, Prugh 1954) vorübergehend erneut eine künstliche Beatmung erforderlich wurde, analog zu Beobachtungen an Patienten mit chronischem Cor pulmonale, deren subjektive Atemnot nach dem experimentell erzeugten Stimmungszustand variierte (Dudley 1968).

10. Bei ich-stützenden Maßnahmen darauf zu verzichten, Affekte zu mobilisieren, d.h. beispielsweise bei der Bearbeitung von Konflikten zurückhaltend zu sein, da physiologische Begleiterscheinungen von massiven Affekten eine Dekompensation hervorrufen können.

46.8 Psychologische Gesichtspunkte beim Personal von Intensivstationen

46.8.1 Vorbemerkungen

Obwohl immer wieder Hinweise auf die besonderen Belastungen für das Personal von Intensivstationen erfolgen, ist dieses Thema bisher von systematischen Untersuchungen weitgehend ausgenommen worden. Eine kleine Zahl von Autoren hat sich in den letzten Jahren mit diesen Problemen befaßt (Cassem 1970, Freyberger 1972, Vreeland 1969, Hay 1972).

46.8.2 Die Arbeitssituation auf Intensivstationen

Als besonders belastende Faktoren werden genannt:
1. Die hohe Mortalitätsquote, die, je nach individueller Sensibilität des Personals, als Objektverlust erlebt

werden kann, verbunden mit dem Verlust eines Erfolgsgefühles. Schließlich wird der Tod eines Patienten, entsprechend dem berufsethischen Grundsatz der Verpflichtung zum Heilen, als Niederlage oder Mißerfolg empfunden. Wichtig ist dabei, daß es, vor allem bei jungen Patienten, zu Identifikationsvorgängen des meist jungen Personals in Intensivstationen kommt oder aber, bei älteren Patienten, zu Identifikationen auf der Stufe der Elternbeziehung.
2. Die ständige Konfrontation mit schwerkranken Patienten, d.h. der Zwang, in einer Atmosphäre bedrückenden menschlichen Leidens zu arbeiten.
3. Der hohe Prozentsatz bewußtloser und bewußtseinsgetrübter Patienten, mit denen der Kontakt behindert oder nicht möglich ist.
4. Die häufige Verstümmelung und Verunstaltung schwerkranker Patienten (»Schläuche aus jeder Körperöffnung«), die den Vorstellungen von der Integrität des menschlichen Körpers zuwiderläuft.
5. Die ständige Kontrolle der Körperfunktionen, die als lähmende Routine erlebt werden kann (wie »Hamster in einer Tretmühle«).
6. Die Bereitschaft des Pflegepersonals, bei akuten Noteinweisungen zunächst, wie es die Situation erfordert, weitgehend autonom zu handeln, was im Widerspruch zu einem hierarchischen Rollenverständnis steht.
7. Die häufig gravierenden Folgen von Fehlern an schwerkranken Patienten, die Angst und Unsicherheit provozieren und verstärken und im Rahmen eines »Circulus vitiosus« zu neuen Fehlern führen können, da Angst oberhalb eines bestimmten Niveaus der Fähigkeit, Entscheidungen zu treffen, abträglich ist.
8. Die Tatsache, daß Reanimationsmaßnahmen nicht selten zu Verletzungen von Patienten führen, was zu Hemmungen und nachfolgenden Schuldgefühlen führen kann.
9. Die anfänglich bei fast allen Patienten bestehende Hilflosigkeit und völlige Abhängigkeit, die zu überprotektivem Verhalten des Pflegepersonals geradezu herausfordert. Bei Besserung des Zustands der Patienten ergeben sich daraus immer wieder Konflikte zwischen den wiedererwachenden gesunden Autonomiebestrebungen der Patienten und den überfürsorglichen Tendenzen ihrer Betreuer, die häufig agressiv wirken.
10. Die meist rasche Trennung von genesenden Patienten, d.h. Verzicht darauf, den Heilungsverlauf als für Heilberufe typische Befriedigungsmöglichkeit, z.B. in Form des Danks von Patienten und Angehörigen, zu erleben.
11. Der Umgang mit meist schwer beunruhigten und verstörten Angehörigen, deren Dank teilweise makabre Qualität erlangt (»Sie taten alles, was Sie konnten«).

46.8.3 Psychologische Konflikte bei den Mitarbeitern

Die Auseinandersetzung mit besonders ausgeprägten Streßfaktoren, wie sie für Intensivstationen als typisch angenommen werden, kann zu verschiedenen Symptomformen führen; als häufigste werden depressive Verstimmungszustände, Arbeitsstörungen und besonders als inadäquat empfundene Verhaltensweisen genannt, z.B. lautes, polterndes, burschikoses Handeln, das meist aus bestimmten Abwehrformen resultiert, aber der Umgebung, z.B. den Angehörigen der Patienten, unverständlich erscheint; schließlich auch der Rückzug auf eine rein technische Beziehung im Umgang mit schwerkranken Patienten.

Auch der besondere Arbeitsenthusiasmus, der sich häufig findet, ist teilweise eine Folge von Abwehrfunktionen. Das Gruppenverhalten nimmt oft besonders kohärente Formen an. Schließlich wird auch die schon erwähnte Form exaltierter Fröhlichkeit, Schnoddrigkeit und gespielter Oberflächlichkeit beobachtet, die bei Außenstehenden zu Unverständnis und zu Konflikten führen kann (z.B. wird vom Sterben als »Löffel-Wegschmeißen« gesprochen).

Als therapeutische Möglichkeiten bieten sich organisatorische Lösungsversuche im Sinn veränderter Stationskonzepte an, die beispielsweise teamorientierte Konsiliarpsychiatrie und regelmäßige Gruppensitzungen einschließen, wie sie allerdings bislang nur im Rahmen von Forschungsvorhaben realisiert wurden[13]). Bei der Auswahl der Mitarbeiter sollten auch Gesichtspunkte der Befähigung zur Teamarbeit und der psychischen Belastbarkeit eine Rolle spielen.

Literatur

[1] Abram, H. S.: Adaptation to open heart surgery: psychiatric study of response to threat of death. Am. J. Psychiat. 122 (1965): 659–667.
[2] Abramson, R., Block, B.: Ego-supportive care in openheart surgery. Psychiat. Med. (1973): 427.
[3] Andrew, J. M.: Recovery from surgery, with and without preparatory instruction, for three coping styles. J. Personality Soc. Psychol. 15 (1970): 223–226.
[4] Becker, M. C., Zucker, I. R., Parsonnet, V., Gilbert, L.: Rehabilitation of the patient with a permanent pacemaker. Geriat. 22 (1967): 106–111.
[5] Becker, M. C., 1977: Sterbeerlebnisse Vortrag, Thanatologie Symposium, Sozialakademie. Hannover, November 1977.
[6] Bellak, L., Hurvich, M., Gediman, H. K.: Ego Functions in schizophrenics, neurotics and normals. Wiley & Sons, New York 1973.
[7] Biörck, G., Edhag, O.: Loss of consciousness from arrhytmia: The patient's experience. Acta med. Scand. 193 (1973): 201–205.
[8] Blacher, R. S.: The hidden psychosis of open-heart surgery. Jama 222/3 (1972): 305–308.

[9] Blacher, R. S.: The Meaning of Heart Valve Surgery to the Patient. Int. L. J. Psychiat. Med. 6/4 (1975): 517–521.

[10] Blachly, P. H., Starr, A.: Post-cardiotomy delirium. Amer. J. Psychiat. 121 (1964): 371–375.

[11] Blachly, P. H.: Open-Heart-Surgery. In: Abram, H. S.: Psychological Aspects of Surgery Boston 1967, International Psychiatry Clinics, Vol. 4 No. 2: 133–153.

[12] Boyd, I., Yeager, M., McMillan, M.: Personality Styles in the Postoperative Course. Psychosom. Med. 35 (1973): 23–40.

[13] Bräutigam, W., Christian, P.: Psychosomatische Medizin. Stuttgart, Thieme, 1973.

[14] Bruhn, J. G., Thurman, A. E., Chandler, B. C.: Patients' reactions to death in a coronary care unit. J. Psychosom. Res. 14 (1970): 65–70.

[15] Cassem, N. H., Hackett, T. P., Buscom, C.: Reactions of coronary patients to the CCU nurse. Am. J. Nurs. 70 (1970): 319–324.

[16] Cay, E. L., Vetter, H., Philipp, A. E.: Psychological reactions to a CCU. J. Psychosom. Res. 16 (1972): 437–447.

[17] Cohen, F., Lazarus, R. S.: Active Coping processes, coping dispositions and recovery from surgery. Psychosom. Med. 35/5 (1973): 375–389.

[18] Danilovicz, D. A., Gabriel, H. P.: Postoperative reactions in children. Amer. J. Psychiatry 128 (1971): 185–188.

[19] Deutsch, H.: Some psychoanalytic observations in surgery. Psychosom. Med. 4 (1942): 105–115.

[20] Dlin, B. M., Winters, W., Fischer, K., Koch, P.: Psychological adaptation to pacemaker following cardiac arrest. Psychosomatics 7 (1966): 73–80.

[21] Dlin, B. M., Perlman, A., Ringold, R.: Psychosexual response to ileostomy and colostomy. Amer. J. Psychiat. 126 (1969): 122.

[22] Dlin, B. M.: Emotional aspects of colostomy and ileostomy. In: Lindner: Emotional factors in gastrointestinal illness. Amsterdam, Excerpta Medica, 1973.

[23] Dlin, B. M., Stern, A., Poliakoff, S. J.: Survivors of Cardiac Arrest. Psychosomat. 15/2 (1974): 61–67.

[24] Dobson, M., Tattersfield, A. E., Adler, M. W. et al.: Attitudes and long-term adjustment of patients surviving cardiac arrest. Brit. Med. J. 24 (1971): 207–212.

[25] Doenecke, P., Föthner, R., Harbauer, C., Bethe, L.: Medizinische und soziale Rehabilitation von Schrittmacherträgern. MMW 116 (1974): 983–986.

[26] Dominian, J., Dobson, M.: Study of Patients' Psychological Attitudes to a Coronary Care Unit. Brit. Med. J. 4 (1969): 795–798.

[27] Druss, R. G., Kornfeld, D. S.: The survivors of cardiac arrest. Jama 201 (1967): 291–296.

[28] Dudley, D. L., Martin, C. J., Holmes, T. H.: Dyspnea: psychological and physiologic observations. J. Psychosom. Res. 11 (1968): 325–339.

[29] Dupont, B., Flenstedt-Jensen, E., Sandoe, E.: The long-term prognosis for patients resusciated after cardiac arrest. Am. Heart J. 78 (1969): 444–449.

[30] Egbert, L. D. et al.: Reduction of postoperative pain by encouragement and instruction of patients. New Engl. J. Med. 270 (1964): 825–827.

[31] Egerton, N., Kay, J. H.: Psychological disturbances associated with open-heart-surgery. Brit. J. Psychiat. 110 (1964): 433–439.

[32] Elmquist, R., Senning, A.: An implantable pacemaker for the heart. Med. Electr. Ind. Int. Conf. Paris 1959.

[33] Falicki, Z., Sep-Kowalk, B.: Psychic disturbances as a result of cardiac arrest. Polish Med. J. 8 (1969): 200–206.

[34] Freehan, F. A., Gianelli, S. G., O'Connell, R. A.: Psychiatric complications following open heart surgery. Comprehens. Psychiat. 12 (1971): 181–195.

[35] Freyberger, H., Haan, D., Müller-Wieland, K.: Psychosomatische Aufgabenbereiche auf Intensivbehandlungsstationen. Der Internist 10 (1969): 240–243.

[36] Freyberger, H., Porschek, B., Bödeke, H. et al.: Das Berufsbild der Intensivschwester und des Intensivpflegers. Z. prakt. Anästh. 7 (1972): 134–140.

[37] Freyberger, H., Barth, P., Bessert, J. et al.: Klinisch-psychologische Probleme der Schwestern-Pfleger-Gruppen in der modernen Medizin. In: Themen der Krankenpflege 1, 2 (1973): 196.

[38] Freyberger, H., Speidel, H.: Die supportive Psychotherapie in der klinischen Medizin. Bibl. Psychiat. Neurol. (Basel) 152 (1976): 141–169; Psychosomatik des Erwachsenen. In: Klinik der Gegenwart, Bd. 9, S. 613–675. Urban & Schwarzenberg, München 1977.

[39] Galdston, R., Gamble, W. J.: On borrowed time. Observations on children with implanted cardiac pacemakers and their families. Amer. J. Psychiat. 126 (1969): 104.

[40] Gilberstadt, H., Sako, Y.: Intellectual and personality change following open-heart-surgery. Arch. Gen. Psychiat. 16 (1967): 210–214.

[41] Gilman, S.: Cerebral disorders after open heart operations. New Engl. J. Med. 272 (1965): 489–498.

[42] Golden, J. S., Nahum, H.: Emotional reactions to mutilating surgery. In: Wahl, Ch. W.: New dimensions in psychosom. med. Little, Brown and Comp., Boston, 1964.

[43] Greene, W. A., Moss, A. J.: Psychosocial factors in the adjustment of patients with permanently implanted cardiac pacemakers. Ann. Int. Med. 70/5 (1969): 897–902.

[44] Hackett, T. P., Weisman, A. D.: Psychiatric management of operative syndromes I u. II. Psychosom. Med. 22 (1960): 267–282, 356–372.

[45] Hackett, T. P., Cassem, N. H., Wishnie, H. A.: The coronary-care unit. An Appraisal of its Psychological Hazards. New Engl. J. Med. 279 (1968): 1365.

[46] Hamburg, D. A., Artz, C. P., Reiss, E., 1953a: Clinical importance of emotional problems in the care of patients with burns. New Engl. J. Med. 248 (1953): 355–359.

[47] Hamburg, D. A., Hamburg, G., De Goza, S., 1953b: Adaptive problems and mechanisms in severely burned patients. Psychiat. 16 (1953): 1–20.

[48] Hay, D., Oken, D.: The psychological stresses of intensive care unit nursing. Psychosom. Med. 34/2 (1972): 109–118.

[49] Heller, S. S., Frank, K. A., Malin, I. R. et al.: Psychiatric complications of open heart surgery. A reexamination. New Engl. J. Med. 283 (1970): 1015–1020.

[50] Henrichs, T. F., Mackenzie, I. W., Almond, C. H.: Psychological adjustment and psychiatrics complications following open-heart-surgery. J. Nerv. Ment. Dis. 152 (1972): 332–345.

[51] Hesse, K. A. F.: Meeting the psychosocial needs of pacemaker patients. Int. L. J. Psychiat. Med. 6/3 (1975): 359–372.

[52] Holland, J. C. B., Coles, M. R.: Neuropsychiatric aspects of acute poliomyelitis. Amer. J. Psychiat. 114 (1957): 54–63.

[53] Holland, J., Sgroi, S. M., Morwit, S. J. I.: The ICU-Syndrome: Fact or fancy. Psychiatry in Medicine 4 (1973): 241–249.

[54] Jackson, C. W.: Clinical sensory deprivation. A Review of Hospitalized Eye-Surgery Patients. In: Zubek (Hrsg.): Sensory deprivation. Appelton, New York, 1969: 332–373.
[55] Janis, I. L.: Psychological Stress. Psychoanalytic and behavioral studies of surgical patients. J. Wiley & Sons, New York, 1958.
[56] Kimball, C. P.: Psychological responses to the experience of open-heart surgery: I. Amer. J. Psychiat. 126, 3 (1969): 96–107.
[57] Kimball, C. P.: The experience of open heart surgery: III. Toward a definition and understanding of postcardiotomy delirium. Arch. Gen. Psychiat. 27 (1972): 57–63.
[58] Kimball, C. P., Wuinlan, D., Osborne, F., Woodward, B.: The Experience of cardiac surgery: V. Psychological patterns and prediction of outcome. Psychother. Psychosom. 22 (1973): 310–319.
[58a] Kimball, C. P.: The experience of cardiac surgery and cardiac transplant. In: J. G. Howells (Ed.) Modern Perspectives in the psychiatric aspects of surgery. Brunner/Mazel, New York, 1976.
[59] Klein, H., Moses, R.: Psychological reaction to sensory deprivation in patients with ablatio retinae. Psychother. Psychosom. 24 (1974): 41–52.
[60] Knox, C. J.: Psychiatric aspects of mitral valvotomy. Brit. J. Psychiat. 109 (1963): 656–668.
[61] Köhle, K., Schultheis, K. H., Simons, C., Scholich, B.: Bedingungen und Möglichkeiten psychosomatischer Krankenbehandlung auf internistischen Stationen. Verh. Deutsch. Gesellsch. Inn. Med. 79 (1973): 1444–1447.
[62] Kornfeld, D. S., Zimberg, S., Malm, J. R.: Psychiatric complications of open-heart-surgery. New Engl. J. Med. 273, 6 (1965): 287–293.
[63] Kornfeld, D. S.: Psychiatric Complications of Cardiac Surgery. ed. b. Abram, H. S., Boston 1867, Internat. Psychiatr. Clin. Vol. 4, No. 2, 115–131.
[64] Kornfeld, D. S., 1969a: Psychiatric View of the Intensive Care Unit. Brit. Med. J. 1 (1969): 108–110.
[65] Kornfeld, D. S., 1969b: Psychiatric aspects of patient care in the operating suite and special areas. J. Anaesthesiology 31, 1 (1969): 166–171.
[66] Kornfeld, D. S.: The Hospital Environment: Its impact on the patient. Adv. psychosom. Med. 8 (1972): 252–270.
[67] Kortmann, R.: Beobachtungen zur Rehabilitation von Schrittmacherpatienten. Med. Welt 25 (1974): 579–582.
[68] Koumans, A. J. R.: Psychiatric consultation in an intensive care-unit. Jama 194 (1965): 633–637.
[69] Krakowski, A. J., Krakowski, A. J.: Long-Range psychosomatic effects on cardiac arrest survivors. Vortrag 3. Kongreß d. Int. Kollegs f. Psychosom. Med., Rom, Sept. 1975.
[70] Layne, O. L., Yudofsky, S. C.: Postoperative psychosis on cardiotomy patients. The role of organic and psychic factors. New Engl. J. Med. 284/10 (1971): 518–520.
[71] Lazarus, H. R., Hagens, J. H.: Prevention of psychosis following open-heart-surgery. Am. J. Psychiat. 124 (1968): 1190–1195.
[72] Leigh, H., Hofer, M. A., Cooper, J.: A psychological comparison of patients in »open« and »closed« CCU. J. Psychosom. Res. 16 (1972): 449–457.
[73] Lemire, J. G., Johnson, A. L.: Is cardiac resuscitation worthwhile? New Engl. J. Med. 286 (1972): 970-972.
[74] Lipowski, Z. J.: Delirium, Clouding of consciousness and confusion. J. Nerv. Ment. Dis. 145/3 (1967): 227–255.
[75] McKegney, P. F.: The intensive care syndrome: The definition, treatment and prevention of a new »disease of medical progress«. Connect. Med. 30 (1966): 633.
[76] Mendelson, J., Solomon, P., Lindemann, E.: Halluzinations of poliomyelitis patients during treatment in a respirator. J. Nerv. Ment. Dis. 126 (1958): 421–428.
[77] Meyer, B. C., Blacher, R. S., Brown, F.: A clinical study of psychiatric and psychological aspects of mitral surgery. Psychosom. Med. 23 (1961): 194–218.
[78] Minuck, M., Perkins, R.: Long-term study of patients sucessfully resuscitated following cardiac arrest. Anesth. Analges. 49 (1970): 115–118.
[79] Moody, R. A.: Leben nach dem Tod. Rowohlt, Hamburg, 1977.
[80] Morgan, D. H.: Neuro-Psychiatric problems of surgery. J. Psychosom. Res. 15 (1971): 41–46.
[81] Morse, R. M., Litin, E. M.: Postoperative delirium: A study of etiologic factors. Amer. J. Psychiat. 126, 3 (1969): 388–395.
[82] Nahum, L. H.: Madness in the recovery room from open-heart surgery or »they kept making me up«. Connect. Med. 29 (1965): 771.
[83] Parbrook, G. D., Dalrymple, G. D., Steel, D. F.: Personality assessment and postoperative pain and complications. J. Psychosom. Res. 17 (1973): 277–285.
[84] Parker, D. L., Hodge, J. R.: Delirium in an coronary care unit. Jama 201 (1967): 132–133.
[85] Pieringer, W., Reisner, H.: Psychopathologische Syndrome nach Herzoperationen. Wien Z. Nervenheilkunde 28 (1970): 246–254.
[86] Pinter, I., Demopoulos, J. T.: Psychometric patterns as predictors of outcome following hip surgery. Bull. Hosp. Jt. Dis. 35 (1974): 202–210.
[87] Plügge, H., Mappes, R.: Über das Leiden herzkranker Kinder. Internist 3 (1962): 49–56.
[88] Pollock, G. H., Muslin, H. L.: Dreams during surgical procedures. In: Psychoanal. Quart. 31 (1962): 175–202.
[89] Prugh, D. G., Tagluri, C. K.: Emotional aspects of the respirator care of patients with poliomyelitis. Psychosom. Med. 16 (1954): 104–128.
[90] Rabiner, J. C., Willner, H. E., Fishman, G.: Psychiatric complications following bypass surgery. J. Nerv. Ment. Dis. 160 (1975): 342–348.
[91] Richter, H. E., Beckmann, D.: Die Herzneurose. Stuttgart, Thieme, 1969.
[92] Rubinstein, D., Thomas, J. K.: Psychiatric findings in cardiotomy patients. Amer. J. Psychiat. 126, 3 (1969): 360–369.
[93] Speidel, H., Kalmar, P., v. Kerekjarto, M. et al.: Untersuchungen zur Psychopathologie der Schrittmacherpatienten. Ver. Dtsch. Ges. Inn. Med. (1969): 746.
[94] Schneemann, N., Hildebrandt, H., Hehrlan, D. F.: Katamnestische Untersuchung eines Patienten mit einem Herzschrittmacher. Z. Psychother. Med. Psychol. 20 (1970): 195–198.
[94a] Speidel, H., Dahme, B., Flemming, B. et al.: Psychosomatische Probleme in der Herzchirurgie. Therapiew. 28 (1978): 8191–8210.
[95] Schumacher, W.: Psychotherapeutische Aspekte zur Situation des Herzoperierten. Z. Psychother. Med. Psychol. 15 (1965): 12–23.
[96] Stein, E. H., Murdaugh, J., McLeod, J. A.: Brief psychotherapy of psychiatric reactions to physical illness. Amer. J. Psychiat. 125 (1969): 1040–1047.
[97] Thomas, J. M., Weiner, E. A.: Psychological differences

among groups of critically ill hospitalized patients, non-critically ill hospitalized patients, and well controls. J. Consult. Clin. Psychol. 42 (1974): 274–279.
[97a] Todorow, S. Hirntrauma und Erlebnis. Huber, Bern 1978.
[98] Tufo, H. M., Ostfeld, H. M., Shekelle, R.: Central Nervous System dysfunction following open-heart surgery. Jama 212 (1970): 1333–1340.
[99] Vreeland, R., Ellis, G.: Stresses on the nurse in an intensive care-unit. Jama 208 (1969): 332–334.
[100] Wilson, L.: Intensive Care Delirium. Arch. Int. Med. 130 (1972): 225.
[101] Witt, C.: Problem with Cardiac pacemakers in the Aged. Geriatrics 27 (1972): 92–95.
[102] White, R. L., Liddon, S. C.: The Survivors of Cardiac Arrest. Psychiat. Med. 3 (1972): 219–225.
[103] Ziskind, E., Jones, H., Filante, W.: Observations on mental symptoms in eye-patched patients. Amer. J. Psychiat. 116 (1969): 893–900.

Anmerkungen

1 Siehe Kap. Köhle u. Gaus: »Psychotherapie von Herzinfarktpatienten«, in diesem Band.
2 Siehe Thomas et al. (1974): Messung der Häufigkeit von Lidschlägen bei Konfrontation mit krankheitsbezogenen Themen als Ausdruck emotionaler Beteiligung und Maß psychologischer Bedürfnisse.
3 Siehe Kapitel Gaus u. Köhle: »Akute organische Psychosyndrome aus der Sicht der klinischen Psychosomatik«, in diesem Band.
4 Ähnliche Beobachtungen machte Todorow (1978) an Kindern mit Schädel-Hirn-Traumen, bei denen er z.T. eine Koinzidenz zwischen Verlegung von der Intensivstation und dem raschen Verschwinden eines apathisch-akinetisch-mutistischen Verhaltens (»Dornröschen-Schlaf-Syndrom«) feststellen konnte (S. 75).
5 Eine ausführliche Darstellung der komplexen Vorstellungen zur Polyätiologie von Funktionspsychosen und Durchgangssyndromen findet sich im Kapitel »Akute organische Psychosyndrome aus der Sicht der klinischen Psychosomatik«, in diesem Band.
6 Ausführliche Literaturübersicht bei Speidel (1978)
7 Siehe Kapitel Köhle u. Gaus: »Psychotherapie von Herzinfarktpatienten«, in diesem Band.
8 Siehe Kapitel »Akute organische Psychosyndrome«, in diesem Band.
9 Siehe Kapitel Köhle u. Gaus: »Psychotherapie bei Infarktpatienten«, in diesem Band.
10 Kimball (1976) spricht in diesem Zusammenhang von Herzarrhytmien als »Verlegungsphänomenen«.
11 Vgl. Moodys Bericht über die systematische Befragung reanimierter Patienten, die eine Folge bestimmter Erlebnisweisen (Moody 1977) der Reanimierten zutage förderte.
12 Eine katamnestische Untersuchung (Schneemann 1970) ergab, daß der Patient 6 Jahre später mit denselben Herzbeschwerden bei normaler Schrittmacherfunktion erneut stationär aufgenommen werden mußte. 14 Tage zuvor war sein Vater verstorben. Testpsychologisch fanden sich ähnliche Ergebnisse wie bei Herzphobikern vom Typ A (s. Kap. »Funktionelle Herzbeschwerden«, in diesem Band und Richter u. Beckmann 1969).
13 Siehe Kapitel Köhle: »Internistisch-psychosomatische Modellstation«, in diesem Band.

47 Die Therapie der chronischen terminalen Niereninsuffizienz aus psychosomatischer Sicht: Hämodialyse und Transplantation

Ekkehard Gaus und Karl Köhle

47.1 Vorbemerkungen

47.1.1 Häufigkeit, Prognose und Bedeutung der Behandlung niereninsuffizienter Patienten

Bei der Hämodialyse und Nierentransplantation handelt es sich nicht mehr um experimentelle medizinische Verfahren, sondern um therapeutische Techniken mit einer Überlebenschance für Patienten, die diejenige der meisten Malignompatienten übertrifft. Das zeigen die Ergebnisse der »European Dialysis and Transplant Association« (EDTA, DÄB 1974, Dreikorn 1976)[1] (Abb. 1).

Nach einer Statistik der EDTA aus dem Jahre 1973 gab es in Europa etwa 50 000 Dauerdialysepatienten und Nierentransplantierte, in Deutschland wurden 1976 5000 bis 6000 solcher Patienten geschätzt, wobei pro Jahr etwa 1000 bis 2500 behandlungsfähige Patienten mit chronischer Niereninsuffizienz (ca. 40 Patienten pro Mill. Einwohner pro Jahr) hinzukommen.

Mit der Überwindung vieler technischer Probleme und Schwierigkeiten bei der Behandlung körperlicher Komplikationen bei Dialyse und Nierentranplantation sind als mitentscheidende Faktoren einer effizienten Behandlung der Patienten psychosoziale Gesichtspunkte mehr in den Vordergrund getreten. Eine Lebensverlängerung durch apparative Hilfe stellt eine schwerwiegende psychophysische »Streß«-Situation dar, so daß die Führung dieser Patienten zu einer Herausforderung für eine Medizin geworden ist, die psychologische Probleme, z. B. die Qualität des »geschenkten« Lebens, miteinbezieht. Sie ist auch eine Herausforderung an Kooperationswillen und Kooperationsvermögen unterschiedlicher medizinischer Fächer und sozialer Dienste. Bei diesen Patienten finden sich beispielhaft zahlreiche Probleme, die für chronisch Kranke im allgemeinen und für Patienten, die apparativer Hilfen bedürfen, im besonderen typisch sind und die aus diesem Grund hier ausführlich beschrieben werden sollen.

47.1.2 Methodische Gesichtspunkte zur psychosomatischen Forschung über Hämodialyse und Transplantation

Über die Probleme terminaler niereninsuffizienter Patienten sind viele psychologisch orientierte Untersuchungen veröffentlich worden. Darin werden Erfahrungen mitgeteilt, die in zahlreichen Dialyseeinheiten, beispielsweise über die Belastung von Dialysepatienten und die Häufigkeit von psychischen Symptomen und ihre Ursachen, gemacht wurden. Diese Erfahrungen sind für die Betreuung dieser Patienten sehr wichtig, allerdings ist zu berücksichtigen, daß einzelne Ergebnisse unter sehr unterschiedlichen Voraussetzungen gewonnen wurden und im einzelnen voneinander abweichen, z. T. sogar einander widersprechen können.

Eine Reihe methodischer Einschränkungen erschweren eine zusammenfassende Beurteilung der Ergebnisse. Die Seltenheit kooperativer Studien, die dadurch bedingten kleinen Fallzahlen, die methodische Vielfalt und die eklektizistischen Ansätze der psychologischen Betreuung dieser Patienten ebenso wie ein Wandel der Selektionspolitik einzelner Zentren gestatten eine statistisch signifikante Aussage in der Regel nur bedingt. Da prospektive Untersuchungen fehlen, sind alle Angaben über persönlichkeitsspezifische Merkmale dieser Patienten dadurch eingeschränkt, daß sie erst sekundär durch die chronische Nierenkrankheit entstanden sein können. Sie lassen sich nur schwer von hirnorganischen Auswirkungen der Urämie oder Präurämie und dialysebedingter metabolischer Veränderungen unterscheiden. Da wichtige Zwischenglieder in der pathophysiologi-

- ■ Patientenüberlebensrate Heimdialyse
- △ Patientenüberlebensrate Klinikdialyse
- ● Patientenüberlebensrate Leichennierentransplantation
- ▼ Patientenüberlebensrate Lebendnierentransplantation
- ▲ Transplantatfunktionsrate Lebendnierentransplantation
- ○ Transplantatfunktionsrate Leichennierentransplantation

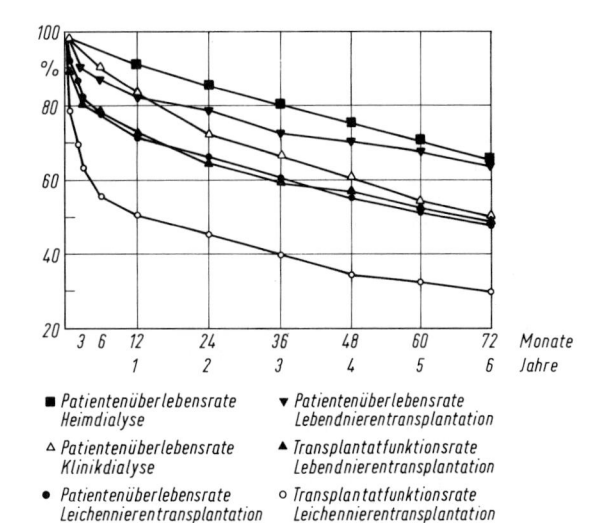

Abb. 1. Kumulative Patientenüberlebensraten bei Dialyse und Transplantation, sowie Transplantatfunktionsrate bei Lebendspender- bzw. Leichennieren-Transplantation (nach EDTA, Report in: Dtsch Ärzteblatt 1, 1976, S. 3007).

---

[1] European Dialysis and Transplant Association – EDTA

schen Erklärung der zerebralen Intoxikation bei Urämie noch unbekannt sind, ist eine Korrelationsanalyse psychologischer und physiologischer Daten erschwert. Einzelne Begriffe wie z. B. »Rehabilitation«, »gute Anpassung«, »stabile Persönlichkeit« sind sehr unterschiedlich definiert und schlecht operationalisierbar. Auch haben Untersuchungen gezeigt (Kaplan De-Nour 1971, 1972b, 1974), wie eine Voreingenommenheit des Untersuchers ebenso wie eine Voreingenommenheit des Dialyseteams als Gruppe die Beurteilung von Patienten verändern kann. Die Methoden der psychologisch-psychiatrischen Diagnostik einzelner Untersuchungen sind ausgesprochen polypragmatisch (deskriptive Verhaltensbeobachtung, tiefenpsychologische Untersuchungen, psychometrische Tests und offene oder semistrukturierte psychiatrische Exploration) und der Vergleich dieser Daten fragwürdig, da sie unterschiedlichen Validitäts- und Reliabilitätskriterien unterliegen. Unterschiedliche pathogenetische Konzepte beinhalten außerdem häufig unterschiedliche normative Vorstellungen und auch unterschiedliche Beurteilungen eines Symptoms. So kann der falsche Realitätsbezug eines Patienten als Ausdruck eines organischen Psychosyndroms oder aber als spezifische Anpassungs- oder Abwehrleistung gewertet werden.

47.1.3 Exemplarische Krankengeschichten

An zwei Beispielen sollen typische Probleme dieser Patienten, eines Heimdialysepatienten, der ein Nierentransplantat erhält, und einer Patientin im stationären Dialyseprogramm einer Klinik, dargestellt werden. Um die Probleme deutlich zu machen, sind Fälle mit besonderen Schwierigkeiten – und letztlich ungünstigem Ausgang – ausgewählt.

Patient A
Der 26-jährige, verheiratete mittlere Angestellte litt seit dem 12. Lebensjahr an Pollakisurie und Tagnässen. Später traten gehäuft Fieberschübe mit Rückenschmerzen auf. Nach einer wegen einer Mißbildung am Urogenitaltrakt durchgeführten plastischen Operation entwickelte sich eine Niereninsuffizienz. Der Patient wurde zur Diät und regelmäßigen Kontrolluntersuchung angehalten, die er allerdings nur sporadisch wahrnahm. Wegen Schüben einer chronisch-rezidivierenden Nierenbeckenentzündung und wegen episodischer Überwässerung mußte der Patient immer wieder stationär behandelt werden. Er gab später bei Befragung an, er sei immer erst zum Arzt gekommen, »wenn er wieder vollgelaufen war«. Der Patient, der in dieser Zeit geheiratet hatte, mußte 1972 nach einem Sommerurlaub im Süden wegen eines akuten Schubs seiner Nierenerkrankung und zunehmendem Nierenversagen erneut stationär aufgenommen werden. Seine Diät hatte er während des Urlaubs nicht eingehalten. Eine beginnende Anurie machte eine chronische Dialysebehandlung zunächst im Krankenhaus erforderlich. Zusammen mit seiner Ehefrau kam er dann ins Trainingsprogramm für die Heimdialyse, die er in der Folge zuverlässig und ohne Zwischenfälle durchführte. Dabei schilderte der Patient später diese Zeit so, als sei er überhaupt nicht krank gewesen. Er hatte viele eigene Rezepte entwickelt, um mit Unannehmlichkeiten und störenden Symptomen fertig zu werden. So veränderte er gerne medikamentöse Anordnungen, um sie seinen individuellen Bedürfnissen anzupassen. An Silvester beispielsweise trank der Patient kräftig, um sich gleich anschließend von seiner Frau dialysieren zu lassen. Seine Äußerungen über die vorangegangene Zeit der Dialyse im Krankenhaus waren sehr kritisch; man habe dort seinen persönlichen Bedürfnissen nicht genügend Rechnung getragen, und diese Kritik übertrug er allgemein auf medizinische »Autoritäten«. Nach einem knappen Jahr wurde dem Patienten eine Leichenniere transplantiert. Danach kam es erst nach mehreren Wochen zu einer nennenswerten Urinausscheidung, so daß man schon erwogen hatte, die Niere wieder zu entfernen. Der Patient war bei Ärzten und Pflegepersonal sehr beliebt, da seine außerordentliche Kooperationsbereitschaft und Selbständigkeit anerkannt wurden. Er ließ sich über alle Befunde genau unterrichten. Als er vom Isolierraum auf eine Allgemeinstation verlegt wurde, holte er die Befunde selber ab, um früher informiert zu sein; er führte genau Buch und zeichnete eine präzise Kurve der wichtigsten Funktionsparameter. Die Kooperation wurde von allen Beteiligten als nahezu ideal empfunden. Bei dem bewährten Heimdialysepatienten, dem »alten Hasen«, wurde, komplementär zu seinen Autonomiebedürfnissen, die Kontrolle großzügiger gehandhabt als üblich. So konnte ein Rückgang der Urinproduktion kurze Zeit durch Ungenauigkeit und Mogeleien des Patienten bei der Kurvenführung verschleiert werden. Mit einem Abfall der weißen Blutkörperchen nach immunsuppressiver Therapie kam es zu einer Lungenentzündung. Gleichzeitig machte eine akute Abstoßungsreaktion eine erneute Dialysetherapie erforderlich. In dieser Zeit verschlechterte sich die Kooperation des Patienten merklich. Er war aggressiv gegenüber Ärzten und Pflegepersonal, wurde passiv, ungeduldig, mißtrauisch, sabotierte die Therapie (unvollständige Tabletteneinnahme, Trinkexzesse, Alkoholgenuß, Weigerung, sich zu wiegen). Obwohl es gelang, die somatischen Komplikationen (Abstoßungsreaktion, Lungenentzündung) zu beherrschen, geriet der Patient mehrfach in Lebensgefahr. So verschlechterte sich z. B. die Herzfunktion, als der Patient innerhalb von zweieinhalb Tagen 6 kg aufgrund von Trinkexzessen zugenommen hatte. Schließlich wurde er ausgesprochen selbstdestruktiv und war ohne Einsicht. Er bedrohte z. B. eine Schwester mit Tätlichkeiten, als sie ihn wiegen wollte. Schließlich verstarb der Patient während einer Hämodialyse infolge eines Herzstillstandes.

Beurteilung
Es muß mit hoher Wahrscheinlichkeit angenommen werden, daß der Tod des Patienten durch Trinkexzesse und Diätfehler mitverursacht war. Er belebte dabei Verhaltensweisen wieder, die vor Beginn der Dialysebehandlung für seinen Umgang mit der Krankheit kennzeichnend gewesen waren. Unbedingtes Autonomiestreben und perfektionistische Einstellung, sicherlich Ausdruck seiner Idealvorstellung von sich selbst, erwiesen sich in einer Situation medizinischer Komplikationen und persönlicher Enttäuschung als verhängnisvoll. Eine projektive Abwehr half dem Patienten, in der Kränkung Ansprüchen seines Ich-Ideals gerecht zu werden. Teilweise kam es zur Wendung der Aggression gegen die eigene Person, die sicherlich durch eine Verleugnung des Ernstes der Situation erleichtert wurden. Da das fast zwanghaft anmutende Bedürfnis nach Autonomie und perfekter Kontrolle, was einem Kompensationsversuch durch Umkehr der Kontrolle entspricht, nach Eintritt der Komplikationen nicht mehr befriedigt werden konnte, entzogen sich die ärztlichen Aktivitäten weitgehend dem Willen und der Einsicht des Patienten. Das führte letztlich dazu, daß der Patient sich »verschaukelt« vorkam. Auffallend war, wie der Patient jede Gelegenheit nutzte, um über die Periode seiner Heimdialyse zu sprechen und dabei den Eindruck vermittelte, als sei er damals völig gesund gewesen. Die Erinnerung an diese alten Zeiten der Autonomie halfen dem Patienten in der akuten Situation, den jetzigen Zustand voller Kränkungen und Schwäche zu vergessen. Bezeichnend war, daß er, als es ihm schlechter ging, auf Besuche seiner Familie mit Wut reagierte, da er »Jammer und Mitleid« nicht ertragen könne. Verleugnung der Ab-

hängigkeit in Form trotziger Selbstbehauptung, Aggressionsgefühle, möglicherweise auch ein Triebdurchbruch in der Situation der riesigen Enttäuschung, mögen zu dem unkontrollierten Verhalten beigetragen haben. Es gelang leider nicht, die negativistische Haltung des Patienten und seinen plötzlichen Mangel an Kooperation aufzufangen, da in der kritischen Phase keine genügend tragfähige Beziehung bestand. Die Plötzlichkeit des Umschlags von perfektionistischer Kooperation in ihr krasses Gegenteil verbreitete zunächst therapeutische Ratlosigkeit. Anamnestische Daten über den früheren Umgang mit seiner Krankheit und ein, wie sich herausstellte, für die ganze Familie typisches Muster an Abwehrvorgängen lassen nachträglich den eingetretenen Wandel im Verhalten des Patienten verständlicher erscheinen.

Patientin B

Bei der 27-jährigen Patientin bestanden seit etwa 7 Jahren wechselnde Allgemeinbeschwerden. Später waren anfallsweise Gelenkbeschwerden und Fieberschübe aufgetreten. Nach erfolgloser Konsultation zahlreicher Ärzte wurde eine Kollagenose diagnostiziert. Danach war die Patientin von unterschiedlichen Abteilungen der Klinik betreut worden, wobei teilweise Situationen entstanden, die einem Rivalitätskonflikt um die Patientin entsprachen, zumindest wurde das von der Patientin und ihrer Familie so erlebt. Eine solche Situation trat im Lauf der späteren Behandlung noch mehrfach auf, beispielsweise, wenn Konsiliarien zugezogen wurden. Ein Problem war dabei, daß die Patientin wegen des medikamentenbedingten »Vollmondgesichts« dazu neigte, ihre Cortison-Dosis zu reduzieren. Schließlich entwickelte sich bei fortschreitender Grunderkrankung eine zunehmende Niereninsuffizienz mit Oligurie bis Anurie und hohem Fieber. Bei der stationären Aufnahme bestanden massive Schwellungen und Ergüsse. Der Urlaub des betreuenden Arztes in der Ambulanz hatte die Hospitalisierung offenbar verzögert und die Patientin hatte, vermutlich aus einem Gefühl von Verlassenheit und Trotz, ihre Diätvorschriften nicht eingehalten. Mehrfach zuvor hatte sich ihr Befinden schon rapid verschlechtert, wenn der sie jeweils betreuende Arzt nicht erreichbar war. Als sich die Nierenfunktion trotz verschiedener Therapieversuche nicht besserte, wurde die Patientin in chronische Hämodialyseprogramm aufgenommen. Danach kam es zu häufigen Klagen über Bauchbeschwerden, bis sich nach Monaten eine schwere Entzündung der Bauchspeicheldrüse entwickelte. Nach einer anschließenden monatelangen Allgemeininfektion mit mehrfachen Rezidiven und einer Lungenembolie schien nach Monaten intensiver Behandlung der körperliche Zustand stabil zu sein. Jetzt machten Diätverstöße häufige Notdialysen zusätzlich zu den drei Dialysen, die die Patientin wöchentlich erhielt, erforderlich. Die Patientin weigerte sich, die Krankenhauskost zu essen und nahm nur von der Mutter eigens zubereitete Speisen zu sich. Nachts beobachtete man sie mehrfach, wie sie größere Mengen an Flüssigkeit trank. Die Patientin litt sehr unter ihrem entstellten Aussehen (Vollmondgesicht, Haarausfall, zunehmende Kachexie). Der Wunsch der Patientin, über kurzfristige Entlassungen für das Wochenende eine endgültige Entlassung in die ambulante Zentrumsdialyse zu erreichen, scheiterte, da sie jeweils in schlechtem Zustand zurückkehrte und sofort eine Notdialyse durchgeführt werden mußte. Schließlich verstarb die Patientin an einem erneuten septischen Schock.

Beurteilung

Von Anfang an hatte die Patientin und ihre Familie die Mitarbeiter der Station in ungewöhnlich starkem Maß beschäftigt: aufgefallen war ihr Verhalten, das ausgesprochen aggressiv und vorwurfsvoll wirkte (Herumkommandieren der Schwestern, Beleidigtsein, Agieren). Bei ständig sich wiederholenden Konkurrenzsituationen mit ihren Mitpatientinnen versuchte sie, das Personal zu Bundesgenossen zu machen. Es gelang nicht, mit der Patientin eine tragfähige emotionale Beziehung aufzubauen. Anamnestisch ist bemerkenswert, daß sie elfmal ihre Arbeitsstelle gewechselt hatte, weil keine ihren Vorstellungen entsprochen hatte. Sie war früher besonders stolz auf ihr Aussehen gewesen. Sie hatte den Wunsch gehabt, Mannequin zu werden, und die jetzige Entstellung schien für sie die größte Kränkung zu sein. So erlebte sie ihre Krankheit als Katastrophe für ihr narzißtisches Gleichgewicht. Sie hatte offenbar nur flüchtige Bekanntschaften mit älteren Männern gehabt und fühlte sich durch die Mutter in ihrer Entfaltung sehr behindert. Auffallend war die Tendenz der Familie, sich von der Umgebung zu isolieren, ebenso die Tendenz, vor allem der Mutter, sich mit den Leistungen der Kinder zu identifizieren. Von daher wird verständlich, daß die jetzige Situation auch von der Mutter der Patientin als herbe Enttäuschung erlebt wurde. Ihr Beziehung zur Tochter wurde von Ärzten und Schwestern als pathologisch erlebt. Sie wirkte auf diese ausgesprochen starr, mißtrauisch und überfürsorglich. Sie schirmte die Tochter von ihrer Umgebung ab und wurde mit zunehmender Krankheitsdauer ausschließlich zur Mittlerin jeglicher Kommunikation mit der Patientin. Dieser Zweierbeziehung entsprach der wachsende Wunsch nach gegenseitiger körperlicher Nähe. Alle Maßnahmen, die diese Beziehung störten, wurden als ärgerlich erlebt und mit Aggression beantwortet. Zunehmend wurde die Patientin in ihrem Verhalten infantiler. Sie wirkte auf ihre Umgebung manchmal wie ein kleines, trotziges Kind, beispielsweise, wenn sie sich nachts am Milchtopf in der Küche zu schaffen machte. Der Vater der Patientin, ein stiller und ängstlich wirkender Mann, trat dabei völlig zurück. Weil er sich am Krankenbett »nicht beherrschen« konnte, blieb er meistens fern und wartete oft stundenlang vor dem Krankenhaus. Der jüngere Bruder, der von der Patientin idealisiert und offenbar als Vaterersatz erlebt wurde, fiel durch eine rationalisierende Form der Abwehr auf, die es ihm unmöglich machte, sich realistisch mit der Krankheit seiner Schwester auseinanderzusetzen. Als Technikstudent hatte er sein Studium für diese Zeit nahezu völlig unterbrochen, um sich detaillierte Information über das Krankheitsbild anzulesen und sich in einer äußerst kontrollierenden Form in die Therapie zu mischen. Die nahezu paranoid anmutende Identifikation mit der Patientin führte bei den Angehörigen bei Verschlechterung der Krankheit nahezu regelmäßig zu Projektionen aggressiver Gefühle. Insgesamt ergaben sich für alle medizinischen Teilinstitutionen, mit denen die Patientin und die Familie in Berührung kamen, Konflikte. Die Schwierigkeiten der Kooperation mit der Patientin waren neben bestimmten Merkmalen der Persönlichkeitsstruktur sicherlich in hohem Maße die Folge der pathologischen Familienkonstellation, die trotz zahlreicher Versuche seitens der Ärzte und Schwestern eine Kontaktaufnahme mit der Patientin nahezu unmöglich machte.

47.2 Die Hämodialyse

47.2.1 Belastungen für Dialysepatienten

Nach den »Streß«-Kategorien von Engel (1962) lassen sich die belastenden Faktoren folgendermaßen gliedern.

Drohende, imaginierte oder tatsächliche Verletzung der körperlichen Integrität.

Drohender, imaginierter oder tatsächlicher Verlust von Objekten.

Drohende, imaginierte oder tatsächliche Frustration von Trieben und Triebbedürfnissen.

47.2.1.1 Verlust der Körperfunktionen und der körperlichen Integrität

47.2.1.1.1 *Vor Dialyseaufnahme:*

Patienten mit chronisch terminaler Niereninsuffizienz haben in der Regel eine lange Zeit chronischer Krankheit hinter sich, in der sie unter einer Vielzahl von Symptomen zu leiden hatten, die ihren Lebensalltag beeinträchtigten. Dazu gehören allgemeine Schwäche, Schmerzen unterschiedlicher Lokalisation, Appetitverlust, Gewichtsabnahme, Erbrechen, Juckreiz, etc. Dazu kommen eine strenge und wenig wohlschmeckende Diät (z. B. »Kartoffel-Ei-Diät«), Flüssigkeitsrestriktion und häufig der Zwang, mehrere Medikamente einnehmen zu müssen. Im Stadium der Dekompensation der Nierenfunktion kommen schwere und lebensbedrohliche Krankheitszeichen hinzu. Die Intoxikation durch retinierte Substanzen führt zu vielfältigen und zunächst uncharakteristischen Störungen verschiedener Körperfunktionen zunehmender Intensität, die mit Schwäche und Schmerzen einhergehen. Schließlich ist die operative Anlage eines Shunts an Arm oder Bein erforderlich. Der Patient muß sich jetzt mit der Tatsache des oft als narzißtisches Trauma erlebten irreparablen Organschadens auseinandersetzen.

47.2.1.1.2 *Nach Dialyseaufnahme:*

Nach Aufnahme ins chronische Hämodialyseprogramm muß sich der Patient unerbittlichen Vorschriften mit weitgehender Einschränkung seiner Bewegungsfreiheit unterwerfen. Zwei- bis dreimal pro Woche ist er für sechs bis acht Stunden gebunden; das erfordert eine abrupte Veränderung seiner bisherigen Lebensweise. Als Folge der Dialysebehandlung können zahlreiche körperliche Beschwerden wie Schwindel, Erbrechen, Kopfschmerzen, gelegentliche Verwirrtheit, Schlafstörungen als Reaktion sowohl auf psychische wie auf physische Belastungen auftreten.

Nahezu alle Patienten erleben während der Dialyse, insbesondere zur Zeit des Anschlusses an den Apparat, angstvolle Momente (Wolters 1973 und Strauch 1970, Kaplan De-Nour 1974, Freyberger 1969 u. 1974). Anhand psychometrischer Messungen konnten leichte hirnorganische Funktionsstörungen während der Dialyseprozedur nachgewiesen werden (Short 1969), die zum Teil als Folge schneller Elektrolytveränderungen interpretiert werden (Menzies 1968, Kaplan De-Nour 1968). Solche hirnorganischen Veränderungen gehen häufig mit einer Verlangsamung der Wellenfrequenz im EEG einher. Schließlich werden sehr komplexe und vieldeutige endokrinologische Veränderungen beobachtet. So sind vielfach beobachtete erhöhte Cortisol- und Thyroxinwerte und eine gestörte Rhythmik der Cortisolausschüttung möglicherweise Ausdruck einer Streßreaktion (Bindeballe, 1973, Übersicht bei Hrubesch 1975).

Dem subjektiven Gefühl der Bedrohung und Unsicherheit der Dialysepatienten entspricht objektiv eine hohe *Komplikationshäufigkeit*, die, wie zahlreiche Studien zeigen konnten, eine wichtige Quelle psychischer Belastung darstellt. Dazu gehören Infekte, z. B. Hepatitis, Shunt-Komplikationen, Hochdruck und dessen Folgen wie Infarkt und Apoplex, Nebenwirkungen medikamentöser Therapie, Knochen- und Nervenveränderungen, Blutungen und psychiatrische Symptome. Von besonderer Bedeutung sind Hochdruck, Polyneuropathie und Knochenveränderungen, deren Ausmaß als Kriterium für die Qualität der Dialysebehandlung dient. Insbesondere das Risiko arteriosklerosebedingter Komplikationen ist hoch. Die mittlere Überlebenszeit nach Dialysebeginn beträgt ca. 5 $\frac{1}{2}$ Jahre (Strauch-Rahäuser 1977).

Das heißt: Jeder Dialysepatient hat Verluste seiner körperlichen Integrität hinnehmen müssen und ist von weiteren Verlusten bedroht.

Zu den Komplikationen kommt die permanente *Todesdrohung* der Patienten oder zumindest die Aussicht auf eine beschränkte Lebenserwartung, die ihnen durch Verschlechterung und Tod von Mitpatienten immer wieder vor Augen geführt wird. Dialysepatienten erlangen durch ihre langjährige »Leidensgenossenschaft« ein starkes Zusammengehörigkeitsgefühl und vermitteln nicht selten innerhalb einer Klinik das Bild einer clubähnlichen Vereinigung.

47.2.1.2 Verlust von Objekten, Triebbefriedigungsmöglichkeiten und Frustration von Triebbedürfnissen

Mit der Krankheit verbunden ist häufig die Einbuße oder ausgeprägte Veränderung bestimmter Rollenfunktionen, z. B. der Rückzug aus sozialen Bindungen (Vollrath 1976). Während des Stadiums der Urämie und zu Beginn der Hämodialyse müssen die Patienten oft den *Verlust ihrer Erwerbstätigkeit* und finanzielle Verluste hinnehmen, die allerdings aus Gründen unterschiedlicher Sozialgesetzgebung in der Bundesrepublik nicht so gravierend sind wie beispielsweise in den USA, woher die meisten Untersuchungen stammen. Im Lauf der Dialysebehandlung ist häufig eine berufliche Rehabilitation möglich, die allerdings auch von Umgebungsfaktoren abhängt, wie z. B. Verfügbarkeit der Nachtdialyse, Entfernung zum Dialyseort, dem früheren Beruf, usw. Bei einer Untersuchung (Friedman 1970) fanden sich 32 Prozent der Arbeitswoche durch die Dialyse bzw. damit zusammenhängende Tätigkeiten absorbiert.

Die Minderung des sozialen Status' führt häufig zu einer Veränderung der Position in der *Rangordnung innerhalb der Familie*, die allerdings weitgehend von der vorhergehenden Rollenverteilung abhängt. So ist die Anpassung erleichtert, wenn es sich beim Patienten nicht um den Brotverdiener gehandelt hat. Eine überprotektive Haltung der Familie kann dazu führen, daß der Patient zur Regression gezwungen wird. Sein Verlust an

»Erwachsenensein« zieht dann einen Verlust in der Rangordnung seiner Familie nach sich, z. B. kann der Patient in seiner Familie keine integrative Funktion mehr wahrnehmen. Darüber hinaus kann ein Zwang zum Ortswechsel zusätzlich zum Verlust der Mitgliedschaft in Gruppen führen. Das Fehlschlagen von Plänen, der Verlust der Dispositionsfreiheit, der Verlust von Hobbies, weitgehender Verzicht auf Urlaubsreisen, und schließlich der Verlust an Autonomie als Folge der Abhängigkeit von Apparat und Personal, bringen weitere Objektverluste mit sich, wobei Dialyseintervalle im Sprachgebrauch der Patienten die Qualität eines neuen Zeitmaßes gewinnen können. All diese Verluste wiegen unterschiedlich schwer in Abhängigkeit von Vorerfahrungen und Adaptationsmöglichkeiten der Patienten. Insbesondere ist die individuelle Bedeutung der Krankheit wichtig. Wie Pritchard (1974, 1977) zeigte, kann die Krankheit beispielsweise als Herausforderung, als böser Schicksalsschlag, oder als ungerechte Bestrafung erlebt werden und dabei zu unterschiedlichen Reaktionen führen.

Zahlreiche Untersuchungen konnten nachweisen, daß bei Dialysepatienten sehr häufig eine Libidoabnahme auftritt, die die *Rolle als Sexualpartner* gefährdet.

Sexuelle Probleme der Patienten sind sehr häufig, wie beispielsweise Abram (1973) durch Interviews mit 32 Dialysepatienten nachwies (ähnlich Harari 1971, Cazzulo 1973, Speidel 1970, Friedman 1970, Freyberger 1969, Steele 1976), und sie nehmen nach Dialysebeginn, d. h. nach Behandlung der Urämie, noch zu, was von Levy (1974) in einer landesweiten Fragebogenaktion, die 536 in den USA dialysierte und nierentransplantierte Patienten umfaßte, bestätigt wurde.

Daß dabei auch nicht-organische Faktoren eine Rolle spielen, ergibt sich aus der Tatsache, daß zwischen andrologischen Untersuchungsergebnissen und gestörtem Sexualverhalten von Patienten keine Beziehung gefunden werden konnte (Vollrath 1976) und häufig eine zunehmende Anormalität des Sexualverhaltens bei körperlicher Besserung nach Dialyseaufnahme besteht. Testpsychologisch konnte man bei Dialysepatienten Hinweise auf eine vorhandene sexuelle Versagensangst finden (Vollrath 1976). Zwischen Störungen der sexuellen Funktion, Eheproblemen und Depression wurde bei Dialysepatienten ein direkter Zusammenhang festgestellt (Steele 1976). Die Frage der ursächlichen Beziehungen ist allerdings noch weitgehend offen, ebenso wie die Gewichtung organischer Faktoren bei der Libidoabnahme, etwa der testikulären Atrophie mit Verminderung des Testosteronspiegels oder eine Schädigung des autonomen Nervensystems.

Diese Störungen können zu einer zunehmenden Distanzierung der Ehepartner oder zum Auseinanderbrechen von Ehen führen. Allerdings sind die Befunde hier uneinheitlich. Eine Schwierigkeit besteht darin, daß häufig vom Partner die Trauerreaktion vorweggenommen wird und so die Distanzierung gefördert wird. Diese Form der vorwegnehmenden Trauerreaktion fand sich auch beim Vater unserer Patientin B. In manchen Fällen wird auch ein besonders enger Zusammenhalt der Ehepartner als Reaktion auf die akute Notsituation und – als Ausgleich für den Verlust sonstiger Kontakte – oft eine Fixierung auf den Partner beschrieben (Friedman 1970, Maurin 1976).

Diät und Flüssigkeitsrestriktion werden von nahezu allen Patienten als außerordentlich belastend erlebt (Friedman 1970, Kaplan De-Nour 1972a, 1976). Diese Einschränkungen kollidieren mit den verstärkten oralen Ansprüchen dieser Patienten, die sich aus den regressiven Bedürfnissen im Zusammenhang mit ihrer Krankheit und der Behandlung ergeben. So wird es verständlich, daß dieses Problem für Dialysepatienten eine so große Bedeutung hat (Cramond 1967a, Shea 1965, Wright 1966).

Mit der Dialyse verbinden sich oft *Veränderungen des Körperschemas*, die mit äußeren Merkmalen, wie z. B. Narben, Shunt, fahlgelbem Hautkolorit usw. zusammenhängen, aber auch mit dem Verlust der Fähigkeit, zu urinieren im Sinne einer Frustration urethral-libidinöser Wünsche (Kaplan De-Nour 1969, Cramond 1967a). Bei manchen Patienten wurden Phänomene beobachtet, die als »Phantom-Urinieren« interpretiert werden können, d. h. Patienten mit totaler Anurie berichten über Sensationen des Urinierens. Die Beziehung zum Dialyseapparat beinhaltet oft auch eine Veränderung des Körperschemas (Abram 1968, 1969, Kaplan De-Nour 1969, Short 1969).

Durch Zeichentests konnte (Cazzullo 1973) ein Mangel an geschlechtlicher Differenzierung, evtl. als Folge der Beeinträchtigung der Sexualrolle der Patienten, und häufig roboterhafte Züge der dargestellten Personen festgestellt werden. Zum Teil sind sie als Zeichen einer künstlichen Einheit von Personen und Apparat interpretiert worden. Feststellungen wie: »Ich komme mir vor wie ein Frankenstein«, werden berichtet. Entsprechende symbiotische Phantasien von Patienten sind aus der psychoanalytischen Betreuung bekannt.

Erschwerend für die seelische Verarbeitung der Beziehung des chronisch hämodialysierten Patienten zu seiner künstlichen Organprothese ist die Unmöglichkeit einer unkomplizierten Verfügbarkeit des neuen Organs (s. Hartmann 1974).

Das heißt: Dialysepatienten sind nicht nur in ihrer körperlichen Integrität verletzt. Sie erleben täglich Frustrationen ihrer Bedürfnisse und Triebe. Sie werden nahezu immer von Objektverlusten betroffen und müssen sich mit dem drohenden Tod vertraut machen.

47.2.2 Die psychosoziale Anpassung von Dialysepatienten

Anpassung als globaler Begriff schließt das Fehlen grober psychologisch/psychiatrischer Symptome, Anpassung an das medizinische Regime und berufliche Rehabilitation ein. Da das Ausmaß des Dialyse-»Streß« eine subjektive Größe ist, sind individuelle Gesichtspunkte zu berücksichtigen[2]).

47.2.2.1 Das Auftreten psychischer Symptome

Während der chronischen Hämodialysebehandlung kann es zu Funktionspsychosen und Durchgangssyndromen kommen,[3]) die oft wenig ausgeprägt und differentialdiagnostisch von Störungen anderer Genese schwer abgrenzbar sind, außerdem zu reaktiven Affektausbrüchen und Verstimmungszuständen als Antwort auf die Belastung durch Krankheit und Therapie. Schließlich können Phänomene der psychischen Abwehr und Verleugnung zum Bild psychopathologischer Veränderungen bei den Patienten beitragen.

1. Funktionspsychosen und Durchgangssyndrome
Nach Kaplan De-Nour's Untersuchungen (1976) aus verschiedenen Zentren traten bei Dialysepatienten in 18 Prozent der Fälle ausgeprägte Funktionspsychosen auf. Pathophysiologische Grundlage sind Störungen des Metabolismus, wobei Guanidine, Phenole und aromatische und aliphatische Amine eine wesentliche pathogenetische Rolle zu spielen scheinen (Renner 1973). Auch bei leichten und uncharakteristischen Störungen der geistigen und seelischen Funktionen kann es sich um ein frühes Stadium der »urämischen Enzephalopathie« handeln, in der der Patient gewissermaßen durch die Hämodialyse »arretiert« werden kann (Forster 1973). Zahlreiche tierexperimentelle und biochemische Untersuchungen sprechen für eine direkte toxische Wirkung von »Urämiestoffen«.

Nach Forster und Mitarbeitern (1973) fanden sich bei allen 21 untersuchten Haemodialysepatienten Anzeichen einer dialysemodifizierten »urämischen Enzephalopathie« mit Reizbarkeit, Stimmungsschwankungen, Konzentrationsstörungen, geistiger Ermüdbarkeit, neurovegetativen Symptomen wie Schlaflosigkeit, Schwäche, Anorexie. Insbesondere in den ersten Jahren der Haemodialyse wurden schwere Psychosen bei Patienten beobachtet, die gelegentlich zum Therapieabbruch zwangen.

2. Einzelne Reaktionen und Anpassungsvorgänge
Häufig kann man im Verlauf der emotionalen Reaktionen niereninsuffizienter Patienten einen Ablauf beobachten, wie er ähnlich bei der »*Trauerarbeit*«, beispielsweise auch von Kübler-Ross (1969), als Ergebnis der Auseinandersetzung des Patienten mit einer malignen Erkrankung beschrieben wurde. Mit der Dekompensation der Niereninsuffizienz herrscht anfänglich, noch unter dem unmittelbaren Eindruck des *Schocks*, häufig eine zumindest teilweise *Verleugnung* der Situation durch den Patienten vor. D. h., der Patient akzeptiert die Krankheit bei gleichzeitiger Verleugnung von Ausmaß und Irreversibilität, wobei erst allmählich eine Annäherung an die Realität erfolgt. Bei vielen Patienten wird nach Dialysebeginn eine in amerikanischen Arbeiten als »Flitterwochen« beschriebene euphorische Phase von unterschiedlicher Länge beobachtet, in der die Dialyse als große Errungenschaft erlebt und geschätzt wird. Ihr folgt bei längerdauernder Konfrontation mit der Wirklichkeit, besonders mit Eintritt von Komplikationen, eine tiefe Ernüchterung. Häufig empfinden die Patienten *Zorn* über ihr unglückliches Schicksal und bäumen sich dagegen auf. Das kann aber auch zu einer Auflehnung gegen Schwestern und Ärzte führen (vgl. unseren Patienten A). Dies kann dann von seiten der Betroffenen als Undankbarkeit empfunden und dadurch beantwortet werden, daß man dem Patienten das Prädikat »ungeeignet« anheftet. Der Patient setzt sich meist mit der Frage auseinander: »Warum ausgerechnet ich?«. Oft ist damit die Frage nach einer Eigenschuld verbunden, die an frühere tatsächliche oder vermeintliche Verfehlungen und negative Anteile früherer ambivalenter Einstellungen anknüpft. Es kann sich auch ein Zustand »feindseliger Abhängigkeit« und ein »Rückzug aus der Kommunikation« entwickeln, der zu schwerwiegenden Interaktionsproblemen führt. Für diese Zustände ist es bezeichnend, daß wegen der Abhängigkeit vom Personal aggressive Impulse abgewehrt werden müssen.

Unsere Patientin B, die sehr unter ihrem entstellten Aussehen litt, reagierte auf die Begegnung mit jungen und hübschen Mädchen besonders empfindlich mit Aggression, Rückzug und Depression. So äußerte sie ihre Betroffenheit, wenn junge Schwestern morgens pfeifend in ihr Zimmer kamen, weil sie sich dadurch um so krasser mit ihrem traurigen Schicksal konfrontiert sah.

Charakteristisch ist für die Patienten ein ambivalentes Verhalten, das einerseits dem Ärger über die Abhängigkeit und andererseits der realistischen Einsicht entspringt, daß Unterbrechung der Abhängigkeit den Tod bedeutet (Cazullo 1973).

Je mehr sich die Patienten der Realität stellen, desto mehr *Trauer* empfinden sie über die narzißtische Kränkung durch das Organversagen, das sie zum Krüppel stempelt. Durch die Beeinträchtigung des Selbstwertgefühls, die iatrogen und durch Äußerungen und Verhalten der sonstigen Umgebung verstärkt werden kann, gerät der Patient häufig in eine *Phase tiefer Depression*. Die charakteristische Frage lautet: »Was bin ich jetzt als Kranker noch wert?« Unterstützende psychotherapeutische Hilfe ist hier besonders angezeigt. Eine depressive Verstimmung ist, wie aus der Literatur hervorgeht, das häufigste psychische Symptom bei Dialysepatienten:

---

[2]) Andererseits sind zur Vergleichbarkeit von Ergebnissen der Anpassung gewisse standardisierte und objektive Maßstäbe vonnöten. Dieser Widerspruch erschwert die Einschätzung der Untersuchungen zu diesem Thema und deren Vergleichbarkeit.
[3]) vgl. Gaus/Köhle: »Akute organische Psychosyndrome« in diesem Band.

n. Daly (1970) fanden sich bei 72 Prozent der Dialysepatienten Hinweise für eine Depression, nach Foster (1973) bei 47 Prozent, nach Kaplan De-Nour (1976) bei 53 Prozent. Gelegentlich wird bei diesen Patienten der Versuch beobachtet, sich durch die intensive Beschäftigung mit ihrer eigenen Vergangenheit die Not der Gegenwart zu erleichtern.

Patient A. berichtete voller Stolz, daß er als Heimdialysepatient alle handwerklichen Arbeiten (z. B. Verlegen von Wasserleitungen) selber erledigen konnte und wies darauf hin, daß von den Gesunden in seiner Berufssparte nur wenige dazu imstande wären. D. h., er benutzte dies als Möglichkeit, durch kompensatorische Aktivitäten sein Selbstbewußtsein zu festigen.

Die *Phase des Feilschens* kann sich darin äußern, daß ein Patient zwar sein Schicksal weitgehend akzeptiert hat, sich aber immer wieder zeitweilig über Grenzen, die ihm seine Krankheit auferlegt, hinwegsetzt, um seinem Schicksal ein Stück Unabhängigkeit abzuringen, insbesondere, um einen Aufschub des Schicksals zu erreichen (»noch nicht jetzt«).

Unser Patient A. versuchte beispielsweise, sich an Silvester bewußt zu betrinken, um anschließend sofort eine Dialyse durchzuführen.

Im Laufe der Dialyse lernt der Patient auch gefühlsmäßig, daß er ohne die Therapie verloren wäre. Das erleichtert ihm die Einsicht in deren Notwendigkeit und die Akzeptation. Eine andere Möglichkeit ist das Abgleiten in eine *chronische Depression*, in der häufig Zeichen sekundärer Hypochondrie auftreten und die nicht selten in einem Erschöpfungszustand endet (s. Freyberger 1973). Dabei kommt es oft zu Diätfehlern – so wird ein suchthaftes Nahrungs- und Trinkverlangen beschrieben, was immer wieder tödliche Komplikationen zur Folge hat. Nach solchen Exzessen (»food kleptomania«, Schreiner 1966) folgt teilweise eine schlagartige Besserung der Depression (Villard 1969). Bei manchen Patienten drückt sich der übermächtige Essens- und Trinkwunsch in Träumen, beispielsweise mit Banketten in luxuriöser Umgebung, aus (Cramond 1967, 1968), ähnlich, wie das auch bei Kriegsgefangenen und bei Hungerexperimenten beobachtet wurde.

Mit zunehmender Anpassung wird eine bestehende Depression häufig unterschwellig. Depression, akute Angstzustände und Aggressionsausbrüche wiederholen sich meist, wenn Komplikationen auftreten. Mit wachsendem Rückzug ist eine teilweise kindliche Abhängigkeitshaltung des Patienten gegenüber dem Dialysepersonal und den Angehörigen feststellbar. Solche Tendenzen werden häufig vom Personal unterstützt: betonte Selbständigkeit ist eher verpönt. Das Ausmaß einer solchen *Regression* wird dabei hauptsächlich von den Wünschen und Maßstäben des Personals mitbestimmt, das dabei eine regulierende Funktion hat und die Qualität der Beziehungen steuern kann. Immer wieder fällt auf, wie wenig flexibel Dialysepatienten sich im täglichen Leben verhalten, was sich z. B. darin äußern kann, daß sich Patienten mit »Händen und Füßen« gegen eine Verlegung ihrer Dialysetage oder einen Wechsel der Maschine sträuben, wenn dies aus organisatorischen Gründen erforderlich ist. Häufig ist auf Dialysestationen eine Stimmung zu beobachten, die man mit »dumpf-apathisch« umschreiben könnte. Aus psychotherapeutischen Erfahrungsberichten ergab sich, daß nur selten reichhaltiges Phantasiematerial von Dialysepatienten über ihre Dialysebehandlung zutage gefördert werden konnte (Lefebvre 1972).

» ... Das Kennzeichen dieser Art von Innenleben ist seine Undurchsichtigkeit, innere Reaktionen scheinen vorhanden, aber in einem Zustand, wie er einer Versteinerung entspricht, fest verborgen hinter starren psychischen Abwehrmechanismen ...« (Levebvre 1973, S. 11).

Psychische Reaktionen auf Dialysebehandlung und Komplikationen – Mögliche Formen des Krankheitsverhaltens im zeitlichen Verlauf (Abb. 2).

Psychosomatische Reaktionen wie Inappetenz, Schlafstörungen, Pruritus, Erbrechen, Streßulcera usw. werden häufig beobachtet (Freyberger 1969). Können sie auch zum Teil als Auswirkungen organischer Veränderungen interpretiert werden, so sind sie doch meist unabhängig von der Höhe der Retentionssubstanzen und damit vermutlich teilweise seelisch determiniert.

Unsere Patientin B war, nachdem die Sepsis beherrscht war und somatische Komplikationen im Hintergrund standen, »unfähig, nachts zu schlafen«. Sie entwickelte während dieser Zeit akute Angstzustände, wollte nachts immer das Licht brennen und schließlich auch ihre Mutter ständig um sich haben.

Aufgrund kasuistischer Beobachtungen wird auf das Zusammentreffen von heftigen emotionalen Reaktionen und Shuntverschlüssen hingewiesen (Reichsman und Levi 1974), wobei sich interessante Querverbindungen zur Literatur über psychosomatische Gesichtspunkte bei

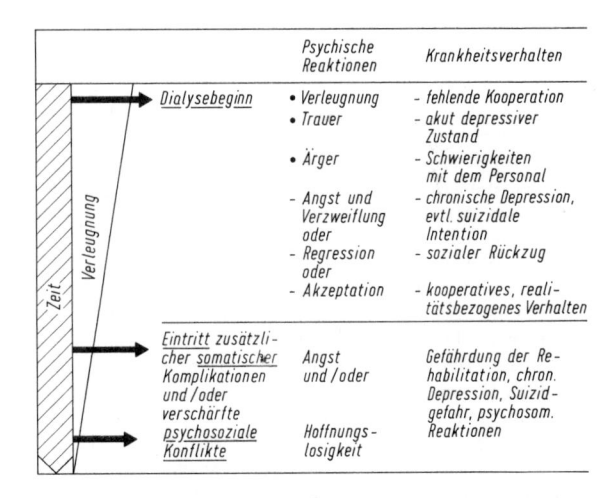

Zeit / Verleugnung		Psychische Reaktionen	Krankheitsverhalten
	Dialysebeginn	• Verleugnung	- fehlende Kooperation
		• Trauer	- akut depressiver Zustand
		• Ärger	- Schwierigkeiten mit dem Personal
		- Angst und Verzweiflung oder	- chronische Depression, evtl. suizidale Intention
		- Regression oder	- sozialer Rückzug
		- Akzeptation	- kooperatives, realitätsbezogenes Verhalten
	Eintritt zusätzlicher somatischer Komplikationen und/oder verschärfte psychosoziale Konflikte	Angst und/oder	Gefährdung der Rehabilitation, chron. Depression, Suizidgefahr, psychosom. Reaktionen
		Hoffnungslosigkeit	

Abb. 2. Das Schema soll den Zusammenhang zwischen der Erkrankung und ihren Komplikationen, den möglichen daraus resultierenden psychischen Reaktionen und besonders häufige Formen des Krankheitsverhaltens dieser Patienten im zeitlichen Verlauf zeigen.

Gerinnungsstörungen ergeben. Umgekehrt kommt es bei zusätzlichen Streßfaktoren, z. B. neuen körperlichen Erkrankungen, nicht selten zu einem psychologischen Zusammenbruch.

Bei unserem Patienten A wandelte sich beispielsweise durch den Eintritt somatischer Komplikationen eine optimal scheinende Anpassung in ihr krasses Gegenteil.

47.2.2.2 Psychische Abwehrvorgänge bei Dialysepatienten

Die vielen Verlusterlebnisse und Entbehrungen erfordern bei Dialysepatienten in stärkerem Ausmaß Abwehrleistungen als bei zahlreichen anderen chronisch Kranken (Wright 1966, Speidel 1970, Kaplan De-Nour 1970 u a. 1972a, Abram 1969, Short 1969, Cramond 1967 und 1968, Glassman 1970).

Es wurden erhöhte Hysterie-Scores im MMPI bei Dialysepatienten als Ausdruck emotionaler Abwehr gedeutet und im zeitlichen Verlauf eine Zunahme subtiler Abwehrformen festgestellt (Wright 1966). Interessant sind dazu auch Befunde, die aussagen, daß Dialysepatienten sich in der Selbsteinschätzung mittels Fragebogen genauso glücklich bzw. mit dem Leben zufrieden einschätzen wie gesunde Kontrollpersonen und weit zufriedener als beispielsweise Tuberkulosepatienten, aber denselben Standard der Lebenszufriedenheit *nicht* ihren Mitpatienten zubilligen (Wright 1966)[4].

Weitere, von Dialysepatienten häufig benutzte Abwehrmechanismen sind Intellektualisierung, Projektion, Reaktionsbildung, Verschiebung. Möglicherweise kann das ängstlich-zwanghafte Befaßtsein vieler Patienten mit ihrem Shunt auch teilweise als Ausdruck einer Verschiebung gedeutet werden. Die Projektion kann zu Schuldgefühlen führen, indem z. B. in der Phantasie frühere, moralisch zu verurteilende Handlungsweisen für das jetzige Leiden verantwortlich gemacht werden.

---

[4]) In anderen Untersuchungen lagen Angst- und Depressions-Scores von Dialysepatienten innerhalb des normalen Bereichs (Strauch-Rahäuser 1977) oder gar unterhalb der Bevölkerungsnorm (Speidel 1970, ähnlich Glassman 1970). Dagegen stellten Lohmann und Mitarbeiter (1972) beim testpsychologischen Vergleich von 36 Hämodialysepatienten, 42 Hämophiliepatienten und einer Kontrollgruppe von 1012 Personen über 65 Jahren eine signifikant geringere Lebenszufriedenheit bei Dialysepatienten fest, ebenfalls eine Erhöhung der Skalen der neurotischen Trias mit Hypochondrie, Depression, Hysterie (MMPI). Es wurde ein verstärkter Gebrauch des Abwehrmechanismus der Verleugnung vermutet. Testpsychologisch ließ sich dies allerdings nicht verifizieren (Strauch-Rahäuser 1977). Benutzt wurde dabei ein Test (Defense-Mechanism Inventory von Gleser 1969). Dabei werden allerdings nur Reaktionen auf Alltagsbelastungen gemessen, nicht aber die Reaktion beispielsweise auf Lebensbedrohung. Semistrukturierte Interviews und systematische Beobachtungen des Krankheitsverhaltens scheinen die Wirklichkeit von Dialysepatienten eher erfassen zu können (Strauch-Rahäuser 1977).

47.2.2.3. Besondere Konfliktbereiche

47.2.2.3.1 *Abhängigkeit/Unabhängigkeit*

Je nach Prothese führt bei körperlich Kranken der Verlust einer Organfunktion zu unterschiedlichen Formen der Abhängigkeit. Auf einer unbewußten Ebene kann die Prothese von ihrem Träger nach dem Modell frühester Objektbeziehungen und deren internalisierten psychischen Instanzen erlebt werden (Speidel 1972). Die Situation der chronischen Hämodialysebehandlung wird dabei von einer Objektbeziehung zu einem intermittierend angewandten äußeren Objekt bestimmt, die den Charakter eines Zwangs hat und mit Gefühlen von Ohnmacht und Ambivalenz besetzt ist. Denn Abhängigkeit von der Maschine oder Verlust des Lebens ist die brutale Alternative. Das starre Dialyseritual, vermehrtes Unwohlsein gegen Ende der dialysefreien Intervalle, die ständige Sorge um den Shunt als sichtbares Stigma dieser Abhängigkeit (Shea 1965, Wright 1966: »Nabelschnur-Symbol«) machen ihm seine Lage unerbittlich klar. Der Patient kann sich rational von dieser Abhängigkeit nicht befreien; er kann sie nur verhältnismäßig stark verleugnen. Nur selten kommt es daher zu offener Auflehnung oder zu emotionalen Ausbrüchen gegen den Dialyseapparat oder das Personal, z. B. wenn ein Patient die Infusionsflasche aus dem Fenster wirft, wenn er seiner Frau erzählt, er wolle am liebsten die Axt an den Dialysator legen, oder ähnliches. In dieser Auflehnung liegen aber auch Selbstbestrafungstendenzen.

Allerdings wurde die von vielen Autoren geäußerte Meinung, Abhängigkeit stelle *das* zentrale Problem für den Dialysepatienten dar (z. B. Kaplan De-Nour 1968b), im Laufe zunehmender Erfahrungen mit Dialysepatienten dahingehend modifiziert, daß Abhängigkeit je nach Persönlichkeitsstruktur sehr unterschiedlich erlebt werden kann und eine individuelle Betrachtung notwendig ist. Den Bedürfnissen von Dialysepatienten mit ausgeprägten Abhängigkeitswünschen kommt dieser Aspekt der Hämodialyse eher entgegen.

Viele Schrittmacherpatienten vermögen Ängste abzuwehren, indem sie die Prothese wie ein idealisiertes inneres Objekt behandeln, analog einer idealisierten Elternfigur beim kleinen Kind, das auf diese Weise Ohnmacht in Allmacht verwandelt. Gelegentlich wird auch bei Dialysepatienten eine Beziehung möglich, die den Charakter einer symbiotischen Bindung hat.

Kemph (1966) berichtet von einem Dialysepatienten, dessen Angst proportional zur Entfernung vom Dialyseapparat anwuchs. Der Patient blieb, obwohl er nur wenige Häuserblocks vom Dialyseort entfernt wohnte, so lange wie möglich im Krankenhaus. Es läßt sich hier eine Beziehung zur Entwicklung des Trennungsverhaltens kleiner Kinder herstellen, die von der Mutter weggehen, um gleich wieder zurückzukommen, was als eine Form des »emotionalen Auftankens« interpretiert wurde (Mahler 1965).

Komplementär zu diesen verschieden strukturierten Abhängigkeitsbeziehungen der Patienten kann man beim *Dialyseteam* Tendenzen zu »oral« gewährendem oder »anal« restriktivem Verhalten unterscheiden. Aufgrund psychologischer Tests (Vollrath 1977) ist anzunehmen, daß die letztere Verhaltenstendenz überwiegt. Hochgradig entmündigte Patienten mit krampfhafter Neigung zu Konformität geraten nicht selten in die Rolle von »Lieblingen« der Station (Ellis 1974).

Reichsmann und Levi (1974) konnten bei Patienten nach Konfrontation mit der Forderung nach Wiederaufnahme einer beruflichen Tätigkeit heftige Konfliktreaktionen beobachten. Die Autoren sehen darin einen Ambivalenzkonflikt zwischen passiver Hingabe und Abhängigkeit, wie sie dem Dialyseverfahren entspricht, und den Erwartungen der Umgebung, im täglichen Leben eine aktive und autonome Rolle zu spielen. Dies illustriert den häufig unrealistisch hohen Anspruch, der an die Patienten gestellt wird (Abram 1974).

47.2.2.3.2 Umgang mit Spannung, Angst und Aggression

Ein anderer wichtiger Problembereich ist der Umgang mit *Spannung, Angst und Aggression*. Die traditionellen Möglichkeiten zu Abreaktionen von Spannung (wie Rauchen, Trinken, Sport usw.) sind den Patienten zum großen Teil verwehrt. Das kann zu inadäquaten Reaktionen führen und sich auf den therapeutischen Fortgang negativ auswirken.

Unser Patient A benötigte Rauchen und gelegentliche Trinkexzesse, die während seiner Heimdialysebehandlung als Episoden ohne größere Folgen blieben, um sich abzureagieren und zu einem gewissen Grad die Illusion von Gesundheit zu verschaffen. Während der Abstoßungsreaktion nach erfolgter Transplantation entwickelte er ein besonders großes Bedürfnis, zu rauchen.

Ein bei Dialysepatienten häufig zu beobachtendes exzessives Onanieren kann beispielsweise als Ersatz einer solchen Abreaktion gesehen werden. Spannungslösende Abreaktionen sind dabei als Ausgleichsversuch gegenüber der Bedrohung des Selbstwertgefühls zu verstehen.

47.2.2.3.3 Kooperation

Unter »*Compliance*« versteht man in der angelsächsischen Literatur die Fähigkeit und Bereitschaft des Patienten, sich einem Therapieplan zu unterwerfen und aktiv an der Rehabilitation mitzuarbeiten. Dazu gehören Befolgen ärztlicher Anordnungen wie Diät und Medikation einerseits, Vermeidung von Noxen andererseits. Die Hämodialyse bildet eine ideale experimentelle Situation, um die Kooperation von Patienten zu beobachten (strikte Bindung an ein Zentrum, Objektivierbarkeit von Fehlern durch Gewichts- und Elektrolytschwankungen). Zum Teil werden im Schrifttum zur Dialyse Kooperationsmängel wie Diätfehler als Ausdruck suizidaler Impulse bewertet, was so pauschal sicher nicht gerechtfertigt ist. Kaplan De-Nour und Mitarbeiter (1972a und 1974b) haben in einer der wenigen multizentrischen Studien zu diesem Problem die Kooperation von Dialysepatienten und ihre Beziehung zu bestimmten Persönlichkeitsmerkmalen untersucht (Abb. 3). Bei folgenden Persönlichkeitszügen erwiesen sich Diätfehler als signifikant häufiger:

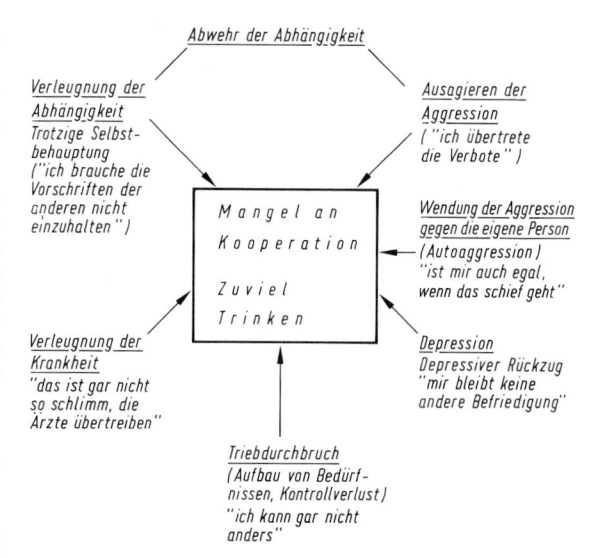

Abb. 3. Wichtige Anpassungsvorgänge, die zu gestörtem Krankheitsverhalten (zuviel trinken) beitragen können (s. Kaplan De-Nour 1974b).

1. *Niedrige Frustrationstoleranz* mit prämorbiden Verhaltensmustern von Ungeduld, Zuspätkommen, schnellem Mißmut.
2. *Ausagieren aggressiver Tendenzen* im Sinne einer mangelnden Fähigkeit zur Kontrolle aggressiver Impulse, z.B. Diätfehler während des Urlaubs des betreuenden Arztes als Form der Autoaggression infolge des Gefühls, im Stich gelassen worden zu sein. Aggression ist verstärkt zu finden bei Patienten, die das Gefühl, abhängig zu sein, schlecht verwinden können.
3. *Wendung aggressiver Gefühle gegen die eigene Person*, z.B. im Rahmen depressiver und suizidaler Impulse.
4. Ausagieren von *Unabhängigkeitsstrebungen* im Sinne: »Ich lasse mir nicht alles vorschreiben!« Als Beispiel wird ein Patient erwähnt, der die ständige Wiegeprozedur verweigert und sich streng an eine bestimmte Grenze der Überschreitung der Gewichtszunahme hält, d.h., durch ein bestimmtes Maß an Nicht-Kooperation Situationskontrolle demonstriert.
5. *Sekundärer Krankheitsgewinn*

Weitere Faktoren sind Verleugnung der Krankheit (z.B. häufig Medikamentenverweigerung: »Die Hälfte der Antibiotika ist mehr als genug!«). Drei Viertel der untersuchten Patienten tendierten zur »Incompliance« (ähnlich SHEA 1965), wie das bei Patienten mit schweren körperlichen Krankheiten häufig ist (Davis 1968).

Bemerkenswert ist, daß Dialysepatienten, im Unterschied zu Hypertonikern, meist direkt die negativen Folgen ihrer mangelnden Kooperation zu spüren bekommen, was theoretisch eine negative Verstärkung bewirken sollte.

Unsere beiden Patienten A und B beantworteten Streßsituationen mit ausgesprochener Verweigerung der Kooperation. Insbesondere bei Patient A wurde deutlich, wie sehr ein solches Verhalten Ausdruck von aggressiven Gefühlen ist, die nicht situationsgerecht verarbeitet werden können.

Bei der Patientin B lag dem Verhalten eine infantil-trotzige Einstellung zugrunde. Das Gefühl, vom Schicksal ungerecht behandelt zu sein, die Erniedrigung der Frustrationstoleranz, außerdem die im Verlauf der regressiven Entwicklung verstärkten oralen Bedürfnisse kollidierten mit den strengen diätetischen Erfordernissen.

Als Konsequenz der genannten Untersuchungen sollte man den unterschiedlichen zugrundeliegenden Motivationszusammenhängen Rechnung tragen, was bei unkooperativen Dialysepatienten eine psychotherapeutische Intervention gezielter und wirksamer macht. Eine andere wichtige Erkenntnis sind die unterschiedlichen Zusammenhänge, je nach der betrachteten Dimension der Kooperation (Diät, Medikamente, Dialyseverhalten).

47.2.2.3.4 Suizidale Handlungen

Abram (1971) konnte mittels einer Umfrage in Dialysezentren, die 3706 Dialysepatienten erfaßte, feststellen, daß die Suizidrate weit höher ist als in der Normalbevölkerung. Ihm wurden 302 als suizidal interpretierbare Verhaltensweisen, außerdem 20 erfolgreiche und 17 versuchte Selbstmorde aus diesem Kollektiv mitgeteilt. Dies entspricht etwa dem Hundertfachen der Suizidrate des Bevölkerungsdurchschnitts. In einer Untersuchung von Kaplan De-Nour (1976) fanden sich bei 27% der untersuchten Patienten suizidale Impulse.

Freyberger (1973) unterscheidet direkte und indirekte suizidale Handlungen bei Dialysepatienten; zu letzteren gehören unbewußt motivierte Nahrungs- und Flüssigkeitsexzesse. Es wird jedoch nicht der Wirklichkeit gerecht, die Diätfehler von Dialysepatienten generell als Ausdruck suizidaler Wünsche zu werten. Es werden dazu meist zusätzliche Kriterien wie Interessenverarmung, Aufgabe von Zukunftsplänen und -gedanken, Abbrechen von Objektbeziehungen gefordert. Die deutliche Korrelation zwischen Depression und Diätfehlern weist allerdings auf einen Zusammenhang von Diätfehlern mit Suizidgedanken hin (Kaplan De-Nour 1976).

47.2.2.4 Sozialverhalten von Dialysepatienten

47.2.2.4.1 Dialysepersonal

Die enge Beziehung und der langdauernde Umgang des Personals von Dialysestationen mit Dialysepatienten führt notwendigerweise zu ausgeprägten Übertragungs- und Gegenübertragungsreaktionen. Häufige Streßsituationen, die einseitge Abhängigkeit und Hilflosigkeit der Patienten, fördern die Entwicklung starker, emotional getönter Bindungen auch von seiten des Personals, die teilweise zu übertriebenen Formen im Sinne von Besitzergreifungswünschen und Überfürsorglichkeit führen können.

Falls psychodynamische Gesichtspunkte bei der Interpretation von Handlungen und Stimmungen von Dialysepatienten außeracht gelassen werden, kann es leicht zu Mißverständnissen und Fehlverhalten seitens des Personals kommen. Fehlverhalten des Patienten, das sich z. B. in Aggression oder mangelnder Kooperation äußert, kann als persönliche Kränkung gedeutet werden, mit der Folge von Aggression auf seiten des Pflegepersonals, Gekränktsein, Gleichgültigkeit, Verleugnung, Distanzierung, die wiederum von Schuldgefühlen gefolgt ist. Distanzierung kann beispielsweise eine Reduktion des Interesses auf die medizinisch-naturwissenschaftliche Seite bedeuten und eine Spielart der Abwehr darstellen. Ein bestimmtes Maß an Distanz ist allerdings notwendig als Abwehr gegen eine zu weitgehende Identifikation mit dem Schicksal der Patienten (Kaplan De-Nour, 1973). So werden Dialyseschwestern häufig depressiver beschrieben als eine Normalpopulation, was testpsychologisch verifiziert werden konnte (Vollrath 1977) und z. T. auf die Belastung durch den langjährigen Umgang mit lebensbedrohlich Erkrankten zurückgeführt werden kann. Diese Belastung kann sich auch in häufigen Angstträumen ausdrücken (Foy 1970).

Testpsychologisch schätzten sich Dialyseschwestern im Gießen-Test dominanter und weniger kontrolliert als die Normalpopulation ein und sie wünschten sich in ihrem Idealbild weniger dominant und selbst mehr kontrolliert, was mit dem idealen Schwesternbild der Patienten ungefähr übereinstimmte und möglicherweise auf Patientenwünsche nach einem gefügigen Personal und weniger Kontrolle zurückzuführen ist (Vollrath 1977).

Der Patient kann auch Ärger und Aggression wegen seiner Erkrankung projektiv auf das Personal richten. Es ist möglich, daß Patienten und Personal durchaus unterschiedliche Zielvorstellungen haben, wobei beider Vorstellungen häufig pathologisch überdeterminiert (z. B. bei Ärzten: Heilen um jeden Preis) und potentiell konfliktauslösend sein können. Das Resultat eines solchen Konflikts wiederum ist nicht selten die lapidare Feststellung der Ärzte, der Patient sei eben »unkooperativ« (vgl. Abram 1974) (Abb. 4).

Bei einer Beschreibung von Dialysepatienten durch das Stationspersonal (Kaplan De-Nour 1971) ergab sich, daß die Selbsteinschätzung der Patienten mit der Einschätzung durch das Personal wenig übereinstimmte, was als mögliche Quelle von aggressiven Gefühlen denkbar wäre.

Auf eine weitere Möglichkeit, wie Kooperationsschwierigkeiten durch Fehler im Umgang entstehen

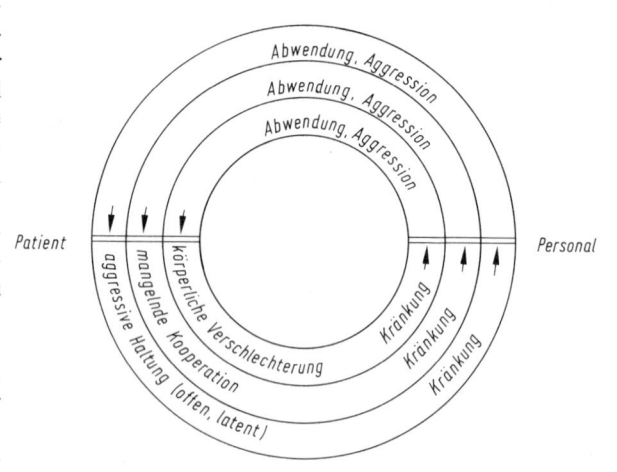

Abb. 4. Einige Möglichkeiten pathologischer Interaktion von Dialysepatienten und Stationspersonal.

können, wird von denselben Autoren in einer späteren Untersuchung, in der drei Dialysezentren verglichen wurden (1972b), hingewiesen. Lebensqualität und Compliance der Patienten in einem dieser Zentren wurden als deutlich schlechter eingestuft als in den beiden anderen. Das Behandlungsteam in diesem Zentrum unterschied sich dabei von den anderen durch eine auffällige Meinungsvielfalt hinsichtlich der Einschätzung der Patientenmerkmale. Die Autoren kommentieren das folgendermaßen:

> »... wie kann ein Patient sich kooperativ verhalten, wenn er von verschiedenen Mitgliedern des Behandlungsteams unterschiedliche Anweisungen erhält? Einige mögen ihn tadeln, weil er zu früh komme, andere sich ärgern, wenn er pünktlich ist (›was für ein zwanghafter Kerl‹), andere mögen ihn kritisieren, wenn er zu spät kommt... In anderen Worten: Falls es keine klare Vereinbarung gibt über eine bestimmte Zahl wünschenswerter und geschätzter Verhaltensweisen, kann man von Patienten keine besondere Kooperation verlangen« (n. Kaplan De-Nour 1972b, S. 446).

Häufig sind bei Patienten und behandelnden Ärzten komplementäre Verleugnungsakte zu beobachten, wie Erfahrungsberichte aus der Betreuung von Dialysepatienten ergeben (Goldstein 1972).

Bei Ärzten wurde als pathologische Reaktion Schuldgefühle und ein Rückzug von Patienten besonders häufig beschrieben, bei Schwestern und Pflegern Überprotektion und possessive Einstellungen (n. Kaplan De-Nour 1968a) und die Angst vor eigenen aggressiven Gefühlen.

In der Literatur wird häufig über verstärkte Wünsche der Patienten nach Zuwendung berichtet, die sich auf Angehörige, aber auch auf das Personal richten. So kann der Weggang eines betreuenden Arztes oder einer Schwester schwere depressive Reaktionen nach sich ziehen, die evtl. bis zur Selbstaufgabe führen. Zahlreiche Phänomene können als Folge latenter oder offener Aggressionen auftreten. Cramond (1970) führte die »Apathie«, die auf manchen Dialysestationen herrscht, darauf zurück, daß hier die Situation einer unterdrückten Rebellion bestehe. Mangelnde Kooperation, beflissene Höflichkeit als Folge von Reaktionsbildung, Hypochondrie, Reizbarkeit, Ungeduld, fordernde Haltung, sinnlose Handlungen, somatische Symptome wie Juckreiz und Schweißausbrüche können Ausdruck einer abgewehrten Aggression sein. Falls offene Aggressionen vorkommen, werden häufiger Schwestern und Pfleger stellvertretend für Ärzte als Aggressionsobjekte benutzt.

Calland (1972) und Ellis (1974), beide Ärzte in Dialysebehandlung, haben in sehr engagierter Form die weitgehende Außerachtlassung psychosozialer Probleme bei Dialysepatienten kritisiert. Ellis sieht nach fünfjähriger Hämodialysebehandlung das große Problem in der Abhängigkeit vom Personal, dessen Handeln primär an eigenen Bedürfnissen orientiert sei, z.B. an dem Wunsch, möglichst gesunde, fröhliche und gehorsame Patienten um sich zu haben. Verstöße gegen die eigenen Idealvorstellungen würden durch Sanktionen beantwortet. Regression bis zur Infantilität werde häufig zwar mit Schmunzeln und versticktem Spott, aber doch mit Sympathie und Wohlwollen von den Behandelnden wahrgenommen (Levi, 1974, S. 57–61).

47.2.2.4.2 *Familiäre Umwelt*

Bei der Untersuchung der Familien von Dialysepatienten wurde die Tendenz festgestellt, die Krankheit und die Folgeprobleme so weit wie möglich aus dem Alltagsleben herauszuhalten, darüber nicht zu sprechen, insbesondere nicht über daraus resultierende Gefühle von Spannungen und Unzufriedenheit. Besonders Kindern wurden so weit wie möglich Informationen über die Krankheit vorenthalten (Maurin 1976). In gruppentherapeutischen Sitzungen mit Patienten, die ein Nierentransplantat erhalten hatten, sind ähnliche Erfahrungen gemacht worden (Buchanan 1975). Auf die Neigung zum sozialen Rückzug und das verstärkte Anklammerungsbestreben an den Partner als Entschädigung für den Verlust sonstiger Kontakte wurde schon hingewiesen. Nicht selten findet sich unter den Partnern ein besonders zärtlicher Umgang bei Minderung der genitalen Sexualität im Sinne einer Regression.

47.2.2.5 Berufliche Rehabilitation

Über das Ausmaß der Rehabilitation von Dialysepatienten[5] finden sich sehr kontroverse Angaben:

Gottschalk (1967) nennt 71% der Dialysepatienten voll rehabilitiert, Baillod (1969) 92%, Drucker (1969) 66% nach einem Jahr, 92% nach 3 Jahren, Strauch et al. (1971) hingegen nur 24% (Direktbefragung bei 224 Zentrumsdialysepatienten in 15 Zentren)[5]. Zu bedenken ist, daß das Kriterium Arbeitsfähigkeit nicht die tatsächliche Ausübung des Berufes beinhaltet. Schließlich können auch zwischen den Ergebnissen von Fragebogenaktionen und Direktbefragungen Diskrepanzen auftreten. Die globale Einschätzung der Anpassung wird von einzelnen Autoren sehr unterschiedlich beantwortet: während manche Autoren eine relativ gute Anpassung beschreiben (z.B. Sand 1966, Curtis 1969), sind andere (z.B. Abram 1968, Glassman 1970, Friedman 1970, Kaplan De-Nour 1968 und 1974 nur ein Drittel voll rehabilitiert) skeptischer und sprechen von oberflächlichem Wohlbefinden bei teilweiser Rehabilitation. In manchen Arbeiten werden Kollektive sehr unglücklicher Patienten beschrieben (Kemph 1966, Shea 1965, Menzis 1968, Wijsenbeck 1970). Wie in sehr sorgfältigen Untersuchungen gezeigt werden konnte, sind die unterschiedlichen Einschätzungen maßgeblich auch durch unterschiedliche Vorstellungen des jeweiligen Dialyseteams bedingt (Kaplan De-Nour 1972b u. 1974a).

47.2.2.6 Determinanten der Anpassung

In der Literatur wird eine ganze Reihe möglicher Determinanten für die Bewältigung der Situation durch den Dialysepatienten genannt.

Familienstand: Bei Verheirateten beispielsweise (Freyberger 1969, Foster 1973, Friedman 1970) und bei

---

[5] Das Ausmaß der Rehabilitation im Sinne der Wiedergewinnung der vollen Arbeitsfähigkeit oder der Fähigkeit zur Selbstversorgung dient häufig als Kriterium der Anpassung (s. Gombos 1964), z.T. auch sehr diffizile, graduell abgestufte Schemata, die verschiedenartige Dimensionen wie Diätbeachtung, konstruktive Aktivitäten und interpersonale Beziehungen einschließen (s. Friedman 1970, Freyberger 1974).

Patienten mit *regen Sozialkontakten* sollen die Anpassungschancen größer sein.

Alter: Bei Kindern und Jugendlichen muß die Anpassung im Zusammenhang mit der elterlichen Reaktion gesehen werden (Fine 1970, Francis 1970). Die Prognose ist besser als bei Erwachsenen.

Steffen und Mitarbeiter (1974) untersuchten 6 Dialysepatienten zwischen 8 und 14 Jahren und ein transplantiertes Kind je zweimal im Abstand von mehreren Monaten testpsychologisch und psychiatrisch, wobei auch die Eltern exploriert wurden. Die Mütter der beiden am schlechtesten adaptierten Kinder waren unfähig, der Krankheit gegenüber eine realistische und angstarme Haltung einzunehmen und konnten sie den Kindern auch nicht weitervermitteln.

Das heißt: Das Kind muß in einem solchen Fall zu seinen eigenen Ängsten noch die seiner Eltern als Bürde tragen. Die Forderung einer speziellen Betreuung dieser Kinder in eigenen Stationen muß sich schon daraus ergeben, daß Wachstumsretardierung, Regression und die Auswirkungen der urämischen Enzephalopathie spezielle pädagogische und psychotherapeutische Techniken erfordern, um den Reifungsprozeß zu unterstützen (Schultz 1974).

Intelligenz: In den Anfängen der Dialysebehandlung wurde Intelligenz von zahlreichen Dialysezentren als Selektionskriterium für Patienten genannt.

Bei Auswertung mehrerer nordamerikanischer Arbeiten (Schreiner 1965, Shea 1965, Sand 1966, Wright 1966) wurde durch Addition der Ergebnisse eine positive Korrelation zwischen Intelligenz (Wais) und einer besseren Anpassung gefunden. Andererseits erwies sich bei Winokur et al. (1973), ebenso Hagberg (1974) Intelligenz als ungeeignetes prognostisches Kriterium. Nach dieser Untersuchung kann das Ausmaß der Rehabilitation *vor Dialyseaufnahme* am ehesten den späteren Rehabilitationsgrad voraussagen.

Innerpsychische Faktoren: In mehreren Studien zur Hämodialysebehandlung wird versucht, Voraussagen über die Anpassung von Patienten bzw. Patientengruppen zu treffen.

In einer Reihe sehr umfangreicher testpsychologisch-psychiatrischer Untersuchungen von Dialysepatienten stellten Malmquist und Hagberg (1972, 1974) fest, daß folgende Merkmale von positivem prädiktivem Wert für die Anpassung der Patienten waren: stabile Persönlichkeitsstruktur, Konstanz des Lebensstils, regelmäßige soziale Außenkontakte, Prävalenz von Abwehrmechanismen wie Verdrängung anstatt primitiverer Mechanismen wie Isolierung. Trafen mehrere Merkmale für einen Patienten zu, so ergab sich eine höhere Wahrscheinlichkeit der Voraussage. In einer Veröffentlichung von Malmquist (1972) wurde schon darauf hingewiesen, wie einzelne Faktoren sich auf bestimmte Parameter der Anpassung unterschiedlich auswirken, z. B. das Fehlen neurotiformer Beschwerden positiv auf die psychologische Anpassung, die emotionale Nähe zur Mutter positiv auf die Gesamtanpassung (medizinisch-sozialpsychologisch).

Ähnlich konnte Kaplan De-Nour (1974 b, 1976) bei der Untersuchung von Dialysepatienten an sieben verschiedenen Zentren, die von 1970 bis 1975 dauerte, Unterschiede in einzelnen Anpassungsbereichen zeigen.

Psychopathologische Reaktionen wie akute Angstausbrüche, depressive und suizidale Reaktionen und psychotische Entgleisungen erwiesen sich als schlechter prognostizierbar, wohingegen medizinische Kooperation und Diätbeachtung aufgrund früherer Anpassungsmuster und Persönlichkeitszüge relativ sicher voraussagbar waren, d. h. daß sich auf diesem Gebiet die Möglichkeit einer einigermaßen exakten psychologischen Voraussage bietet. Nachgiebigkeit dem Zwang zur Passivität gegenüber, die Auffassung der eigenen Krankenrolle als passiv, und mangelnde Befriedigung durch die Arbeit sind psychologische Merkmale für eine erschwerte berufliche Rehabilitation. Der Einfluß psychosozialer Faktoren auf die Überlebensrate von Hämodialysepatienten wurde von Foster und Mitarbeitern (1973) in einem retrospektiven Ansatz untersucht:

Dabei wurden 21 Patienten von 1969 bis 1971 untersucht. 17 dieser Patienten starben. Überlebende unterschieden sich u. a. dadurch, daß sie mindestens ein überlebendes Elternteil besaßen und indifferenter waren gegenüber ihren Mitpatienten. 42% der Verstorbenen hatten Suizidversuche unternommen, gegenüber 7% der Überlebenden. Die Verstorbenen hatten auch in psychiatrischen Interviews mehr Hinweise auf psychopathologische Veränderungen gezeigt, allerdings auch einen höheren durchschnittlichen Harnstoffspiegel aufgewiesen, was die Möglichkeit einer organischen Ursache der psychischen Störung stützen könnte, aber auch Ausdruck häufigerer Diätfehler bei verminderter Kooperationsbereitschaft sein könnte.

47.2.3 Gesichtspunkte zur Auswahl von Dialysepatienten

Durch die Erweiterung der Kapazitäten der Zentrumsdialyse und insbesondere durch die Verbreitung der Heimdialyse ist es möglich geworden, bei der Aufnahme von Dialysepatienten in ein chronisches Hämodialyseprogramm großzügiger als früher zu verfahren. Das ethische Problem, über Leben und Tod entscheiden zu sollen, hat dabei an Brisanz verloren. Obwohl in der Literatur ganze Listen psychosozialer Merkmale, die als Selektionskriterien vorgeschlagen wurden, zitiert werden, spielen sie in der Praxis der Selektion nur eine äußerst geringe Rolle. Angesichts der schlechten Objektivierbarkeit psychologischer Merkmale im Stadium der Urämie und angesichts der Vielzahl, z. T. auch Widersprüchlichkeit der Kriterien, die sich selten ohne Schwierigkeiten operationalisieren lassen, ist das sehr verständlich. Sichere Kontraindikationen sind nach Meinung der Autoren nur von der Urämie unabhängige Psychosen und schwere cerebrale Schäden (Abram 1972, Levebvre 1972), möglicherweise auch hochgradige soziopathische Persönlichkeiten, z. B. Süchtige (Fox 1974). Insgesamt ist die Tendenz festzustellen, mit der Anwendung psychologischer Kriterien bei der Selektion vorsichtig zu sein und den Schwerpunkt psychologischer Arbeit auf Prävention und Therapie psychischer Störungen zu legen.

47.2.4 Sozio- und psychotherapeutische Behandlung von Dialysepatienten

47.2.4.1 Förderung der sozialen Anpassung

Solche Maßnahmen sollten zum Routineprogramm jeder Dialysestation gehören. Die häufige Minderung des sozialen Status erfordert in vielen Fällen die Einschaltung eines Sozialarbeiters. Diese Hilfe kann zeitlich sehr aufwendig sein, was hinsichtlich des Stellenplanes berücksichtigt werden sollte. In etlichen Dialysezentren wurde der Versuch gemacht, alle Beteiligten in das Bemühen einzubeziehen, für einzelne Patienten individuell ausgestaltete Behandlungspläne aufzustellen. Das Vorgehen wird meist in Gruppensitzungen von Ärzten, psychologischen Mitarbeitern, Schwestern, Pflegern und Sozialarbeitern festgelegt. Diese Sitzungen sollen auch dazu dienen, eine Analyse eigener Affekte und eigenen Verhaltens und von Patientenaffekten und -verhalten zu leisten. Zum Teil wurde versucht, für die gesamte Betreuung einzelner Patienten jeweils einen bestimmten Arzt oder eine bestimmte Schwester verantwortlich zu erklären (Hartmann 1974).

47.2.4.2 Psychotherapie bei Hämodialysepatienten

Die psychotherapeutische Betreuung von Dialysepatienten erfolgt nur an relativ wenigen Einrichtungen in institutionalisierter Form, meist aufgrund einzelner Forschungsvorhaben oder individueller Initiativen.

Denkbar sind Maßnahmen im Sinne einer *Fokaltherapie* mit dem Ziel der Bearbeitung einer spezifischen Konfliktsituation. Auch bei optimalen Voraussetzungen, z. B. Patienten mit hohem Anpassungsvermögen, sind solche Krisen angesichts des Dialysestresses und der hohen Komplikationsrate häufig nicht zu vermeiden (Tuckmann 1970).

Möglich ist auch eine langfristige stützende Behandlung im Sinne einer emotionalen Hilfe (supportive Therapie), die den Anpassungsprozeß fördern soll und häufig gerade zu Dialysebeginn wertvoll ist (Freyberger 1973 u. 1976). Zu den Zielen einer solchen Therapie könnte z. B. gehören:

1. Stabile Objektbeziehungen herzustellen;
2. Fehlanpassungen von Patienten zu vermeiden;
3. Die Abwehrfunktionen von Patienten abzuschätzen und möglicherweise zu korrigieren (z. B. Korrektur übermäßiger Verleugnung);
4. Fehlvorstellungen hinsichtlich des Körperschemas zu korrigieren;
5. Die emotionale Abreaktion von Patienten zu fördern, z. B. durch Verbalisierung;
6. Unbegründete Ängste zu korrigieren (z.B. Vererbbarkeit von Nierenkrankheiten);
7. Das Selbstwertgefühl nach der narzißtischen Kränkung durch die Krankheit zu stützen;
8. Bei Konflikten mit Personal und Angehörigen zu vermitteln;
9. Fehleinstellungen des Personals zu korrigieren;
10. Gruppenarbeit unter Ausnützung von Gruppeneffekten zu betreiben.

Zu beachten ist, daß in der Regel anfangs ein besonders starker Widerstand der Patienten gegen jede Form psychiatrischer oder psychotherapeutischer Behandlung zu überwinden ist (Kaplan De-Nour 1968b, Hollon 1972). Möglicherweise ist dies auch eine Folge weitgehender Regression mit Rückzug von Objektlibido und der daraus resultierenden Schwierigkeit, interpersonale Beziehungen einzugehen. Da die Voraussetzungen für eine konfliktbearbeitende Psychotherapie ungünstig sind – die chronische körperliche Krankheit und die Behandlungssituation bieten wenig Freiheitsgrade für die Umstrukturierung der Persönlichkeit –, ist in der Regel eine stützende Therapie, die durchaus psychoanalytisch ausgerichtet sein kann, vorzuziehen. Eine besonders intensive psychotherapeutische Betreuung, die regelmäßig auch die Eltern einzubeziehen hat, ist bei der Behandlung von Kindern und Jugendlichen mit terminaler Niereninsuffizienz nötig (Drotar 1976), da die Schwere der Erkrankung, die unerbittliche Behandlung und die Abhängigkeit dem Reifungsprozeß im Wege steht.

Wie groß die Widerstände sein können, zeigte sich auch am Beispiel unserer Patientin B, bei der Versuche, ihr zu etwas mehr Autonomie, auch gegenüber ihrer Familie, zu verhelfen, zwangsläufig mit der Mutter-Tochter-Dyade in Konflikt gerieten und so den Widerstand aller Familienmitglieder herausforderten.

Die psychologische Betreuung kann sich insbesondere auf folgende Bereiche richten:
1. Aufnahmeuntersuchung, um zu Behandlungsbeginn Persönlichkeitsentwicklung und -struktur, bevorzugte Abwehrmechanismen und Handlungsstile einzuschätzen und bestimmte Gefährdungen zu erkennen;
2. Psychotherapeutische Unterstützung von Dialysepatienten, insbesondere zu Behandlungsbeginn, später in der Regel nur bei bestimmten Krisensituationen;
3. Interpretation des Patientenverhaltens im Rahmen eines konsiliarischen Dienstes;
4. Evtl. Mitarbeit im Rahmen von Gruppensitzungen aller an der Therapie des Patienten Beteiligten.

Es existieren eine ganze Reihe von Erfahrungsberichten über die psychotherapeutische Betreuung von Dialysepatienten. Da es sich meist um kleine Fallzahlen ohne randomisierte Kontrollgruppen handelt, sind die Aussagen über den Nutzen nicht statistisch zu sichern und erlauben höchstens eine tendenzielle Wertung. Interessant ist der Hinweis von Kaplan De-Nour (1976), daß in einer Dialyseeinheit, in der ein psychiatrischer Dienst bestand, psychologische Komplikationen präziser vorausgesagt werden konnten als in einer Einheit ohne eine ständige konsiliarische psychiatrische oder psychotherapeutische Betreuung. Unter patienten- und teamorientierter Betreuung – wobei letztere evtl. mehr wiegt, scheint die Fähigkeit des Patienten zur Anpassung eher zu verwirklichen zu sein.

Die Versuche einer *gruppentherapeutischen Behandlung* von Dialysepatienten werden, vor allem aufgrund der Gruppeneffekte und des Informationsaustausches, als besonders geeignet beurteilt (Hollon 1972, Buchanan 1975, Sorensen 1972, Wijsenbeck 1970). Schwierig war es allerdings zu Beginn, die Patienten und das Personal in genügendem Maß zu motivieren. Zwar ist es gewiß nicht unproblematisch, die emotionale Nähe von Patienten mit begrenzter Lebenserwartung untereinander zu fördern. Die genannten Autoren hatten aber den Eindruck, daß nach Todesfällen die Verbalisierung der Gefühle in der Gruppe den Prozeß der Trauerarbeit förderte. Als zusätzliche therapeutische Möglichkeiten erwähnt werden autogenes Training (Lohmann 1973) und Hypnose (Scott 1973).

Die testpsychologische Untersuchung von 31 Heimdialysepatienten vor und nach Vermittlung des autogenen Trainings in Gruppen ergab, daß nach dem autogenen Training die Anzahl von Symptomen sich verringerte, Reizbarkeit, Aggression und Depression ebenfalls zurückgingen, und die sozialen Kontakte zunahmen. Bei 10 ebenfalls untersuchten transplantierten Patienten konnte nur ein Rückgang der Symptomhäufigkeit festgestellt werden (Rath und Lohmann 1975)[6]. Ein wesentliches Moment dieser Therapie besteht wohl in der Vermittlung eines Gefühls von Autonomie und Selbstkontrolle.

Die Vielfalt der empfohlenen therapeutischen Methoden scheint sich dabei weniger nach unterschiedlichen Patientenbedürfnissen zu richten als nach Bedürfnissen der Therapeuten, wobei Gegenübertragungsreaktionen eine beträchtliche Rolle spielen. So kann der Therapeut dazu veranlaßt sein, eine Methode zu wählen, die für ihn leichter erträglich ist. Wirksam sein kann zum Beispiel die Angst, durch eigenes emotionales Engagement gegenüber dem Patienten zu tief verstrickt zu werden, zum anderen aber auch die Unsicherheit über das therapeutische Vorgehen, die z. B. aus dem Zwang erwächst, sich zwischen Scylla und Charybdis zu bewegen: Verstärkung der Abwehrfunktionen kann weitere Veröden innerseelischen Lebens und der Außenbeziehungen, Schwächung derselben kann vermehrte Angst beim Patienten und mögliche Symptomverschlechterung bedeuten. Organisatorische Möglichkeiten spielen natürlich bei der Methodenwahl ebenfalls eine große Rolle. Häufig liegen dem Einsatz der Therapeuten primär Forschungsinteressen zugrunde, mit der Konsequenz, daß die psychotherapeutische Betreuung nach Ende des Forschungsvorhabens wieder entfällt.

47.2.5 Besonderheiten bei der Heimdialysebehandlung aus psychosomatischer Sicht

Die Prognose heimdialysierter Patienten ist im Augenblick noch geringfügig besser als die von Patienten mit einem Lebendnierentransplantat; die 6-Jahres-Überlebensquote ist um ca. 20 Prozent höher als die von Patienten, die eine Hospital-Dialyse erfahren. Allerdings ist die Annahme gerechtfertigt, daß bei Heimdialysepatienten eine Vorselektion der Patienten stattgefunden hat.

Vor allem durch die sprunghafte Ausweitung der Heimdialyseplätze ist es möglich, dem steigenden Bedarf nach Dialyseplätzen nachzukommen. Beispielsweise könnten in einer Einheit mit 400 Dialyseplätzen maximal 1200 Patienten kontinuierlich behandelt werden. Als Trainingsanstalt könnte sie jährlich etwa 5000 Patienten zum Heimdialysetraining aufnehmen. Die Heimdialyse bedeutet zudem eine große finanzielle Ersparnis.

In der Literatur werden zahlreiche Vorteile der Heimdialyse genannt: verbesserte somatische Funktionsparameter wie Elektrolyte, Säure-Basen-Haushalt, Anämie, Osteoporose, geringere Infektrate, insbesondere reduzierte Hepatitis-Morbidität, Möglichkeit zu häufigerer Dialyse, liberalere Diätvorschriften (Castro 1971, Asaba 1971, Blagg 1970, Schoeppe 1971, Albert 1974, und Sweatman 1974). Das Auftreten möglicher somatischer Komplikationen erwies sich nicht als wesentliches Hindernis für die Heimdialyse.

Die *berufliche Rehabilitationsquote* wird allgemein als befriedigend und im Durchschnitt als besser bezeichnet als bei Zentrumshämodialysepatienten (Asaba 1971, Schoeppe 1971, Blagg 1970).

In *psychologischer Hinsicht* ist es wichtig, daß die Patienten im häuslichen Milieu bleiben, weniger abhängig sind, einen großen Teil der Verantwortung für ihre Gesundheit in eigener Regie übernehmen, und z. B. hinsichtlich der Diät weniger Einschränkungen erfahren. Bei Heimdialysepatienten konnten weniger suizidale Tendenzen festgestellt werden (Abram 1971). Nach Wechsel von der Zentrums- zur Heimdialysebehandlung bzw. nach Transplantatempfang nahmen bei einem Kollektiv von Patienten, wie Lohmann (1972) in einer Längsschnittuntersuchung zeigen konnte, die Neurotizismus-Scores ab.

Zu beachten ist, daß von Heimdialysepatienten z. T. *andere Qualifikationen* verlangt werden als von Patienten in der Hospitaldialyse, z. B. mehr Selbständigkeit und Aktivität. Der Patient muß die duldende, passive Haltung aufgeben zugunsten einer möglichst autonomen Regulierung des Ersatzes seiner Organfunktion, was im Widerspruch zu seinen regressiven Wünschen nach Versorgung steht (Kessel 1971, Castro 1973, Albert 1974). So wurde die Erfahrung gemacht, daß Patienten mit langdauernder Hämodialyse in einem Hospital für die Heimdialyse weniger geeignet waren. Zum Teil wehren sich Patienten, die sich ihrer passiven Krankenrolle angepaßt haben, gegen einen Wechsel in die Heimdialyse (Kaplan De-Nour 1970b). Wichtig ist, daß sich schon während der Trainingsphase Ärzte und Angehörige so weit wie möglich von der Durchführung zurückziehen und den Patienten so viel wie möglich an Eigenverantwortlichkeit übertragen, um später eine optimale psychologische und medizinische Rehabilitation zu errei-

---

[6]) vgl. Kap. Lohmann über suggestive und übende Therapieverfahren in diesem Band.

chen und die Trennung nicht zu abrupt werden zu lassen.

Die Dreierbeziehung beim Heimdialysetraining mit dem Ehepartner des Patienten und der Dialyseschwester kann zu Rivalitätsgefühlen (Speidel 1978) führen. Persönlichkeitseigenschaften eines Patienten sollten bei der Zuteilung der Lektionen und der Motivation zum Lernen berücksichtigt werden.

Der zwanghafte Patient z. B. wird besonders geordnete Verhältnisse, strikte zeitliche Schemata und besonders exakte Informationen verlangen. Fehler, die vom Partner im Heimdialysetraining gemacht werden, können verborgener Ausdruck des Widerstands gegen diese Form der Behandlung sein.

Eine besondere Belastung bedeutet die Situation für die *Partnerbeziehung*. Der Partner gewinnt durch das Dialysetraining hinsichtlich der Dialysebehandlung in der Regel einen Kompetenzvorsprung gegenüber dem durchschnittlichen Hausarzt und wird auch in medizinischer Hinsicht zur wichtigsten Bezugsperson des Patienten. Oft scheut der Partner diese Verschiebung innerhalb des familiären Beziehungsgefüges. Statt medizinischer Probleme sind es häufig familiäre Schwierigkeiten, die bei der Behandlung von Heimdialysepatienten im Vordergrund stehen (Kessel 1971, Swanson 1974). Ehepartner, die früher von den Patienten sehr abhängig waren, tun sich besonders schwer, die Rollenumkehr, die die Heimdialyse mit sich bringt, zu ertragen und die geforderte Verantwortung zu übernehmen (Streltzer 1976). Sie benötigen besonders Unterstützung, Ermutigung und eine längerdauernde Betreuung.

Shambaugh und Mitarbeiter (1969) haben die Partnerprobleme von Heimdialysepatienten näher untersucht und bei den Partnern häufiger Angst, Unsicherheit und Depression festgestellt als bei den Patienten selbst. Shambaugh und Mitarbeiter unternehmen dabei den Versuch einer Gruppentherapie mit 18 Ehepartnern von Heimdialysepatienten. Im Lauf der Therapie kam es zu einer zunehmenden Verbalisierung der Konflikte, aber auch deutlich zu einem wachsenden emotionalen Abstand zum Patienten, bis zu latenten oder offenen Todeswünschen. Aus diesen aggressiven Wünschen resultieren nahezu regelmäßig Schuldgefühle, die paradoxerweise gerade darin münden können, daß sich der Partner auf dem Boden einer Reaktionsbildung besonders aufopferungsvoll und mit akribischer Genauigkeit an der Dialysebehandlung beteiligt.

Aus diesen Erkenntnissen ergibt sich die Notwendigkeit eines stützenden Therapieangebots für Partner von Heimdialysepatienten und nach einer vorhergehenden psychologischen Auslese. Da eine zunehmende Ausweitung der Heimdialysebehandlung zu erwarten ist, sollte die psychologische Untersuchung sich darauf konzentrieren, besonders gefährdete Patienten bzw. Patienten-Partner-Gespanne herauszufinden und für sie möglicherweise andere Behandlungsformen, etwa Zentrumsdialyse oder Transplantation, zu empfehlen. Psychologische Kriterien können daher bei der Entscheidung zwischen Zentrumsdialyse, Heimdialyse und Transplantation wichtig sein.

47.3 Nierentransplantation

47.3.1 Einführung

Bis zum 1. 1. 1976 wurden in Nordamerika, Australien und Europa 23 919 Nierentransplantationen durchgeführt, verglichen mit 296 Herz-, 254 Leber-, 37 Lungen- und 47 Pankreastransplantationen (Dreikorn 1976). Die längste Überlebensrate beträgt 19 Jahre. Es leben z. Zt. ungefähr 11 000 Patienten mit funktionierendem Nierentransplantat. In der BRD haben derzeit nur 5,6% der niereninsuffizienten Patienten ein funktionierendes Transplantat (Pichlmayer 1977).

47.3.2 Psychosomatische Gesichtspunkte beim Transplantatempfänger

47.3.2.1 Vor der Transplantation

Patienten, denen eine Nierentransplantation vorgeschlagen wird, haben meist die traumatische Erfahrung des langen Bestehens der Niereninsuffizienz und der Behandlung durch die Haemodialyse. Die Transplantationsaussicht erscheint ihnen als »Silberstreifen am Horizont«, wird doch die Transplantation als eine, wenn auch unvollständige Art von Heilung erlebt, wohingegen die Dialyse nur den Charakter einer symptomatischen Behandlung hat. So verbindet der Patient mit dem Gedanken an die Transplantation viele Hoffnungen und Erwartungen positiver Veränderungen, die sich auf den Rückgang der physischen Belastung, das Wegfallen vieler Zwänge hinsichtlich der Zeit, des Ortes und der Diät, und auf die Möglichkeit, wieder ein aktiveres Leben zu führen, beziehen. So ist verständlich, daß die Wartezeit von den Patienten als äußerst belastend erlebt werden kann.

Kemph (1967) empfiehlt gegenüber den Patienten eine hoffnungsvolle, aber einigermaßen realistische Haltung; d.h., die Patienten sollten vor der Transplantation mit der Möglichkeit des Todes und der Abstoßung des Transplantats ernsthaft konfrontiert werden. Bei der Exploration von Kandidaten für die Nierentransplantation stellt derselbe Autor bei vielen Patienten eine ausgeprägte Beschäftigung mit Todesgedanken fest. Patienten, die während der Dialyse in einem starken Maß regrediert sind, stellen aus psychologischer Sicht besondere Dringlichkeitsfälle für eine rasche Transplantation dar, da durch die Zentrums-Dialyse die regressive Tendenz verstärkt wird und diese Patienten für eine Heimdialyse völlig ungeeignet sind.

47.3.2.2 Nach der Transplantation

Postoperative Reaktionen: Bei optimaler Funktion des Transplantats ist häufig eine dramatische Besserung des psychologischen Zustands zu erwarten (Kemph 1970). Manche Patienten verbinden damit die Phantasie einer Wiedergeburt (Abram 1976). Als positiv wird z. B. meist registriert, daß die Fähigkeit, zu urinieren, wiedererlangt wird. Allerdings besteht während der ersten Monate eine ängstliche Erwartungsspannung hinsichtlich einer Transplantatabstoßung. Es konnte auch oft eine Enttäuschung darüber beobachtet werden, daß das Leben nach der Transplantation nicht so normal verläuft, wie es vom Patienten trotz eingehender Informationen erwartet worden war.

Mehr noch als für die Literatur zur Hämodialyse gilt, daß die Studien über die Psychologie der Nierentransplantation meist nur sehr kleine Fallzahlen umfassen.

Mehrere Autoren berichten über das Auftreten postoperativer Depressionen, zum Teil in leichter und passagerer, zum Teil aber auch in schwerer Form (Kemph 1967, Penn et al. 1971). Letztere Autoren berichten, daß von 292 nierentransplantierten Patienten bei 58 (= 19%) Patienten postoperativ eine als gravierend bezeichnete Depression festgestellt wurde. 7 Patienten verübten Suizidversuche. Die Häufigkeit psychiatrischer Komplikationen betrug insgesamt 32%. Von diesen wiederum hatten schon 30% präoperativ psychiatrische Probleme gehabt. Postoperative Funktionspsychosen treten jedoch mit Sicherheit sehr viel seltener auf als z. B. nach Herzoperationen (Tabelle 1).

Beim Empfänger werden Schuldgefühle reaktiviert, teils gegenüber dem Spender, teils in einer mehr diffusen Weise als Gefühl, etwas »geraubt« oder unverdient empfangen zu haben. Beim Fehlschlagen der Transplantation oder Eintritt von Komplikationen sind Aggressionen gegen den Spender mit Haßgefühlen gegen das Organ im »Inneren« häufig.

Unser Patient A drückte seine Wut über das Versagen des transplantierten Organs in einer projizierenden Weise gegenüber den Chirurgen aus: »Wer mir das Scheißding reingemacht hat, soll es auch wieder rausmachen«.

Integration des Fremdorgans: Mit einer mangelhaften Integration des transplantierten Organs können verschiedene, ganz charakteristische Störungen vorkommen. Dazu gehören beispielsweise umschriebene Mißempfindungen im Bereich des Organs, ein Organgefühl, das das Auf und Ab der jeweiligen Befindlichkeit wiedergibt, besondere Ängstlichkeit bei späteren Bagatelltraumen, und eine Beunruhigung über die sexuelle Bedeutung des Fremdorgans, besonders bei andersgeschlechtlichem Spender (Cramond 1971). Mit der Länge des postoperativen Krankenhausaufenthalts soll die Neigung zu hypochondrischer Beobachtung des fremden Organs wachsen (Ferris 1969). Bei der psychotherapeutischen Betreuung von Patienten mit Nierentransplantat

Tabelle 1. Psychiatrische Komplikationen nach Nierentransplantationen (n. ABRAM 1976).

Studie	Jahr	Zahl d. Empfänger	Zahl der psychiatrischen Komplikationen	Art der Transplantation
KEMPH	1967	12	Schwere Verstimmungszustände traten selten und nur vorübergehend auf. Gelegentlich traten hysterische, phobische, Zwangs- und Angstsymptome, Depressionen und Psychosen auf.	Lebende verwandte Nierenspender
COLOMB u. HAMBURGER	1967	44	Depression-1 offene oder teils verborgene Angst -8	Lebende verwandte Nierenspender
CRAMOND	1967	5	ambivalente Beziehungen zwischen Empfänger und Spender -4	Lebende verwandte Spender (mit einer erfolgreich transplantierten Leichenniere nach erfolgloser Transplantation der Niere eines verwandten Spenders
SHORT u. HARRIS	1969b	19	psychotische Depression -2	Lebende verwandte Nierenspender
FERRIS	1969	34	psychotische Symptome -19	Lebende verwandte Nierenspender
		13	emotionale Dekompensation (Angst und Depression bei Gefahr der Abstoßung) -4	1 erfolgreich transplantierte Leichenniere
		2	Depression (in Zusammenhang mit Abstoßung) -2	multiple Leichennieren
		5	ausgeprägte emotionale Störung (Angst, Depression, Psychose, bei Abstoßung und anderen Belastungen) -5	Lebendnieren, gefolgt von mehreren Leichennieren.
PENN u. Mitarb.	1971	292	Depression (einschließlich 7 Suiziden) -94	250 Nieren von lebenden Verwandten, 45 Leichennieren
ABRAM	1972b	30	leichte psychiatrische Komplikationen und psychische Erschütterung	Leichennieren

wurden interessante Hinweise auf den Integrationsprozeß und die möglichen Störungen des Einbaus ins Körperbild gewonnen (Muslin 1972, Basch 1973, Crombez und Levebvre 1972, Castelnuovo-Tedesco 1973).

Danach erfolgt die psychische Repräsentation des Fremdorgans zunächst als vom Selbst getrenntes Objekt, das mit Objektlibido besetzt wird. Später wird es schrittweise in das Körperbild aufgenommen, um im Falle körperlicher Komplikationen oder Krisen als Ausdruck der Streßsituation in regressiver Weise wieder Objekt zu werden. Dieser Prozeß, an dessen einem Ende die komplette Integration ins Körperschema steht, hat zahlreiche Entsprechungen zu frühen Stufen der Ich-Entwicklung mit der Abgrenzung von Objekt- und Körpersphäre. Die narzißtische Identifikation mit dem neuen Organ und die Behandlung als völlig fremdes Organ sind zwei extreme Haltungen des Nierenempfängers (Basch 1973). Anhand von Kasuistiken werden spekulative Überlegungen darüber angestellt, wie die psychologische Akzeptation des introjizierten Fremdorgans im Somatischen die Annahme oder Abstoßung beeinflußen kann (Ibidem). Bei andersgeschlechtlichem Spender scheint die Identifikation schwieriger zu sein. Umgekehrt wird berichtet, daß sich seitens des Nierenempfängers übersteigerte sexuelle Potenzvorstellungen und -erwartungen auf das Nierentransplantat richten (Crombez 1972). Es wurden auch Ängste berichtet, das transplantierte Organ durch sexuelle Akte zu schädigen.

Aus neurotischen Konflikten rührende Gefühle, die das transplantierte Organ in irgendeiner Weise einbeziehen, vermögen den Prozeß der Einverleibung ebenfalls zu verzögern bzw. zu verhindern. Falls überdies zuvor ein deutlicher sekundärer Krankheitsgewinn bestand, kann die Transplantation bedeuten, diesen Status aufgeben zu müssen und beim Patienten Widerstand wecken. Sonstige Belastungen für Transplantatempfänger können sich aus den Auswirkungen der Steroidmedikation ergeben, z. B. bei einem iatrogenen Cushing mit Vollmondgesicht.

Unsere Patientin B litt unter dieser Veränderung offenbar so stark, daß dadurch ihr Kontaktverhalten schwer gestört war. Beispielsweise sah sie sich in Gegenwart junger Schwestern verstärkt mit ihrer Verunstaltung konfrontiert, so daß sie in solchen Situationen mit Unmut und Aggression reagierte.

Die infolge immunsuppresiver Therapie notwendigen hygienischen Vorschriften werden für manche Patienten nach der Transplantation zum Anlaß ausgedehnter zwanghafter Verhaltensweisen, z. B. eines Waschzwanges (Kemph 1967). Psychoneurotische Beschwerden, meist als Ausdruck latenter Angst, wurden bei vielen Patienten noch längere Zeit nach Transplantation beobachtet (Colomb 1967).

Nach Cramond (1968) sollen psychische Symptome bei Leichennieren häufiger sein als bei der Transplantation von Nieren lebender Spender. Von anderen Autoren (z. B. Bash 1973 und Mitarbeitern) wird hingegen darauf hingewiesen, daß im ersten Fall Phantasien über das Organ und den mutmaßlichen Spender im Vordergrund möglicher pathogener Auswirkungen stehen, im zweiten Fall die Art der Spender-Empfänger-Beziehung.

Insgesamt wird von nahezu allen Autoren betont, daß die psychologische Toleranz gegenüber der Nierentransplantation wesentlich größer ist als gegenüber der Dialyse. Nach Berichten aus der Literatur sollen 80 bis 90% der transplantierten Patienten wieder arbeitsfähig sein (Abram 1976).

Die Überlebensraten präadoleszenter Nierenempfänger sind größer als die von Erwachsenen (Fine et al. 1973). Allerdings wurden bei der Verlaufsbeobachtung von 31 Kindern schwere Störungen des Familienlebens beobachtet, wobei die Kinder deutlich emotional überbeansprucht waren. Als wichtigster stabilisierender Faktor erwies sich die Verfügbarkeit einer Bezugsperson innerhalb der Familie, die in der Lage war, die Patienten zu stützen und zu ermutigen.

Komplikationen: Eisendraht (1969) wies auf ein von ihm beobachtets Phänomen hin, das in ähnlicher Form von anderen Autoren bei anderen Patientengruppen beschrieben wurde und in der psychosomatischen Literatur große Aufmerksamkeit beansprucht.

Im Verlauf von 21 Monaten verstarben 11 von 48 transplantierten Patienten. Die Autoren hatten alle Transplantatempfänger interviewt und Gespräche mit dem Personal und mit Familienangehörigen aufgezeichnet. Bei 8 von den 11 Patienten, die starben, lagen extreme Hoffnungslosigkeit, Verlassenheit und Panik, meist als Folge kürzlich erlittener Objektverluste, vor. Ausgelöst waren diese Zustände häufig durch familiäre Krisen, die in der Regel den Verlust von Bezugspersonen zur Folge hatten. Als Beispiel aus dem Patientengut wird eine Ehefrau angeführt, die ihren Gatten verstieß und die Mitarbeit bei der Heimdialyse verweigerte; ein anderes Beispiel erwähnt den Wunsch einer Ehefrau, daß die Krankheit ihres Mannes ein Ende haben möge, was sich in völligem Desinteresse ihm und seiner Krankheit gegenüber äußerte. Bei den restlichen Patienten fanden sich keine psychischen Belastungen vergleichbarer Intensität wie bei den 8 verstorbenen Patienten. Bei allen 8 Patienten hatten die Schwestern konsiliarisch Psychiater angefordert.

In diesem Zusammenhang muß auf die Bedeutung von giving-up/given-up-Situationen (Engel, Schmale 1967) und auf ihre Bedeutung für Entstehung und Verschlimmerung von Krankheiten verwiesen werden, ebenfalls auf Untersuchungen über die Rolle von Objektverlusten im Zusammenhang mit Morbiditäts- und Mortalitätsziffern (s. Kap. 2). Kommt es tatsächlich zur Abstoßung des Transplantats, so bedeutet dies für den Patienten in der Regel nicht nur eine medizinische, sondern auch eine psychologische Katastrophe. Die große Hoffnung, die der Patient zu Anfang in die Transplantation gesetzt hat, schlägt jetzt in Verzweiflung um.

Dies wird sehr deutlich bei unserem Patienten A, bei dem nach Fehlschlagen der Transplantation eine vollständige psychische Dekompensation eintrat.

Nach Pichlmayer (1977) findet sich im ersten Jahr eine Transplantat-Verlustrate von etwa 30% und von weiteren 10–20% in den folgenden 2–4 Jahren.

47.3.3 Psychosomatische Gesichtspunkte beim Nierenspender

47.3.3.1 Lebende Verwandte als Nierenspender

Selektion: Bei der Selektion des Spenders handelt es sich nicht um einen isolierten Vorgang zwischen Empfänger und Spender, sondern um einen Interaktionsprozeß von Personengruppen. Transplantation von Lebendnieren hat in Europa eine wesentlich geringere Bedeutung als in den USA; mit verbesserten Methoden immunologischer Testung und zunehmender Verfügbarkeit von Kadavernieren dürfte in Zukunft ihre Bedeutung insgesamt rückläufig sein. In der amerikanischen Literatur wird dem Problem der Spenderauswahl große Aufmerksamkeit gewidmet. Es wird ein bestimmtes »Entscheidungsritual« als typisch bezeichnet.

Spendersuche: Fellner (1970) gewann aufgrund von Analysen von Entscheidungsvorgängen den Eindruck, daß es sich bei den potentiellen Spendern nahezu immer um Sekundenentscheidungen handelt. Später würden oft Abwehrmechanismen bemüht, um die einmal getroffene Entscheidung aufrechterhalten zu können. Vergleicht man diese Erfahrung mit theoretischen Erkenntnissen aus der psychologischen Literatur zum Entscheidungsprozeß, der in der Regel in drei Phasen eingeteilt wird:
1. Konflikt vor der Entscheidung,
2. Entscheidung,
3. Zustand kognitiver Dissonanz,

wird deutlich, daß offenbar bei vielen Spendern die erste Phase vermieden wird. Die schon angedeuteten Abwehrstrategien zur Festigung der einmal getroffenen Entscheidung laufen auf eine Verminderung der aus der Entscheidung resultierenden kognitiven Dissonanz, d. h. des Gefühls der Unvereinbarkeit einer aus kognitiven Prozessen gewonnenen Einsicht mit der neuen Realität, hinaus. Andere Autoren, die auch Nicht-Spender untersuchten, stellten allerdings zum Teil heftige Konflikte bei der Spendersuche fest (Simmons 1971).

Zu den charakteristischen Konstellationen bei der Spendersuche gehört z. B., daß Ehepartner von potentiellen Spendern als »Bremser« auftreten. Als Nicht-Blutsverwandte und keinen direkten Verpflichtungen Unterworfene sind sie dazu prädestiniert.

Ebenfalls prädestiniert – allerdings zur Vermittlung – scheinen die Ehepartner der Empfänger, da sie selbst nicht in der Rolle des »Bettlers« auftreten und keinen Gesichtsverlust befürchten. Ambivalente Gefühle können im Hinblick auf eine möglicherweise bedrohlich erlebte künftige Empfänger-Spender-Beziehung auftreten, die z. B. durch eine zu große Nähe gekennzeichnet sein kann. Falls die Empfänger Kinder sind, treten insgesamt weniger Konflikte bei der Spendersuche auf. Offenbar besteht hier eine kulturell fundierte Erwartung an den Spender. Besonders reibungslos verläuft die Nierenspende durch die Mutter, da dies offenbar als Teil der mütterlichen Pflichten aufgefaßt wird (Kemph 1966b). Beschrieben wird auch, daß das »schwarze Schaf« einer Familie von der Familie als Spender vorgeschoben wird, was ihm die Möglichkeit gibt, sich von seinem Odium reinzuwaschen (Simmons 1971). Funktionelle Störungen, die während der Spendersuche bei potentiellen Spendern neu auftreten, können als Ausdruck von Widerständen angesehen werden und sollten als psychologische Kontraindikationen akzeptiert werden (Fox und Swazey 1974, S. 14).

Reaktionen des Spenders: Auch der Verlust einer Niere ist in der Regel mit einem psychischen Prozeß verbunden, den man mit dem Begriff der »Trauerarbeit« umschreiben kann. Zum Teil werden leichte und passagere Depressionszustände postoperativ beschrieben, relativ selten auch langdauernde Mißempfindungen im Bereich des entfernten Organs, wie dies bei den Empfängern nach Transplantation sehr viel häufiger beobachtet wird. Die Nierenspende ist regelmäßig mit einer ausgeprägten emotionalen Investition verknüpft, deren Ausmaß und Qualität von dem Erfolg des Opfers abhängt. Ist die Lebensverlängerung beim Empfänger nur kurz, schlägt die Stimmung angesichts der Vergeblichkeit des Opfers leicht um in Gekränktsein, ja sogar Aggression gegenüber dem Empfänger. Der bewußte Altruismus des Spenders steht im Widerstreit mit den unterbewußten feindseligen Gefühlen gegenüber dem Empfänger. Daß auch bei Ärzten und Schwestern postoperativ das Interesse am Empfänger das am Spender weit übersteigt, wird häufig als herbe Enttäuschung erlebt. Bei Nierenspenden unter Geschwistern wird eine pathologische Reaktion häufiger als bei der Beteiligung von Eltern beschrieben, insbesondere bei Zwillingen wurden feindselige Gefühle (Kemph 1970, Colomb 1967) berichtet, auch Versuche, den Empfänger völlig der eigenen Kontrolle zu unterwerfen (Fox und Swazey 1974, S. 24).

47.3.4 Die Transplantation von Leichennieren

Bei der Transplantation von Leichennieren sind mehrere Gesichtspunkte gegenüber den Angehörigen des verstorbenen Tranplantatsspenders zu beobachten: Diese Angehörigen befinden sich in einer psychologischen Ausnahmesituation, die von Angst, Niedergeschlagenheit und Hoffnungslosigkeit bestimmt ist. Freyberger und Mitarbeiter (1974b) unterschieden als besonders häufige Zustandsbilder »angstvolles Getriebensein« und »tiefe Niedergeschlagenheit mit Zügen der Hoffnungslosigkeit«. Falls das erste Zustandsbild vorliege, sei im allgemeinen mit behutsam geführten Gesprächen, die selbst Teil der unterstützenden Therapie bei der Bewältigung der Trauerarbeit sein sollten, eine Einwilligung zu erhalten. Verdeutlichung der Motive der inneren Unruhe, Verbalisierung und kathartische Abreaktion mit einem weiteren Angebot der Unterstützung sind danach wesentliche Merkmale solcher Gespräche, die auch für die Ärzte eine völlig neue Aufgabe und psychologische Extremsituation darstellen, da Motivation zum Spenden zugleich auch Traumatisierung bedeutet. Dominieren Niedergeschlagenheit und Hoffnungslosigkeit, gestalte sich die Erlangung der Erlaubnis schwieriger. In diesem Fall wird »geduldige stützende Präsenz« (Freyberger 1974b) als wichtigste therapeutische Maßnahme angegeben.

Besonders zu beachten ist auch, daß gerade bei Unfalltoten seitens der Angehörigen Schuldgefühle bestehen, z. B. von Eltern gegenüber ihren Kindern, die ohne Bearbeitung leicht in projektiver Weise zu Anlaß von Vorwürfen und Aggressionen werden können gegenüber denen, die eine Organentnahme vornehmen.

Als wichtigste Voraussetzung für die Verpflanzung von Organen toter Spender sind eindeutige gesetzliche Regelungen zu fordern, um die bestehende Rechtsunsicherheit zu beseitigen und bei den verantwortlichen Ärzten das Gefühl zu verhindern, wie ein »Dieb« zu handeln, und um bei den Angehörigen skeptischen Gefühlen vorzubeugen, daß der wissenschaftliche Ehrgeiz von Ärzten vor Handlungen an der Grenze des Illegalen nicht zurückschreckt. Zu fordern ist schließlich auch ein breites Propagieren des Gedankens der Organspende in der Öffentlichkeit.

In den USA beispielsweise konnte festgestellt werden (Cleveland 1975a), daß in den letzten 5 Jahren die Einstellung der Öffentlichkeit gegenüber Transplantationen, auch solchen, die in der medizinischen Praxis nie über die experimentelle Phase hinausgekommen sind (Herz, Leber), eindeutig positiver geworden ist. Testpsychologisch unterscheiden sich dabei Personen, die bereit sind, ihre Organe nach ihrem Tod zur Verfügung zu stellen, von solchen, die dies ablehnen, dadurch, daß erstere ihr Handeln mehr durch eigene innere Bedürfnisse und Kräfte gesteuert sehen, ein definiertes Körpergefühl besitzen und sich weniger Sorgen um den Tod und ein Weiterleben danach machen, allerdings auch mehr Gefühle von Schuld, Feindseligkeit, Depression in der psychologischen Testung aufweisen. Die Vermutung liegt nahe, daß die Nierenofferte für sie eine sozial sehr anerkannte Form der Entlastung bedeuten kann (Cleveland 1975b).

47.3.5 Folgerungen und Ausblick

Für Patienten mit chronischer Niereninsuffizienz stehen damit drei Möglichkeiten zur Verfügung: Klinikdialyse, Heimdialyse, Transplantation. Diese Verfahren stellen unterschiedliche psychologische Anforderungen an die Patienten und die Probleme psychosozialer Anpassung während der Behandlung sind in der Regel unterschiedlich. Davon ausgehend, sollten psychologische Kriterien bei der Wahl des Verfahrens in die Erwägungen einbezogen werden. Dazu wäre allerdings erforderlich, die bisherigen Erkenntnisse, soweit sie allgemein akzeptiert sind, zu sammeln, zu erweitern, und Indikationskataloge mit genau definierten psychologischen Kriterien aufzustellen, um die für den Patienten aus psychologischer Sicht optimale Therapie finden zu können. Weiterhin ist zur Prävention psychosozialer Anpassungsstörungen eine genauere Kenntnis der Verlaufsform, der begünstigenden bzw. provozierenden Faktoren und der Therapiemöglichkeiten unumgänglich, um solche Störungen im Frühstadium erfassen bzw. verhindern zu können. Hierzu ist eine enge Kooperation von Transplantationschirurgen, Nephrologen und Psychosomatikern nötig, um mit den Patienten zusammen die optimale Therapie zu finden und ihnen das jeweilige Vorgehen plausibel zu machen. Kooperation jedoch setzt die Institutionalisierung der Psychosomatik und auf seiten der organmedizinischen Fächer ein Basiswissen im psychosozialen Bereich und die grundsätzliche Bereitschaft voraus, eigene Affekte in den Überlegungsprozeß miteinzubeziehen.

Literatur

[1] Abram, H. S.: The psychiatrist, the treatment of chronic renal failure and the prolongation of life. Am. J. Psychiat. 124 (1968): 1351–1358 und 126 (1969): 157–167

[2] Abram, H. S.; Moore, G. L.; Westervelt, F. B.: Suicidal behaviour in chronic dialysis patients. Am. J. Psychiat. 127 (1971): 1199–1204

[3] Abram, H. S. et al.: (a) Death or dialysis. Psychiat. Med. 3 (1972): 151–161

[4] Abram, H. S.: (b) The psychiatrist, the treatment of chronic renal failure and the prolongation of life. Am. J. Psychiat. 128 (1972): 1534–1539

[5] Abram, H. S.; Hester, L. R.; Epstein, A.: Sexual acitivity and renal failure. Proc. 5 Int. Congr. Nephrol. Karger, Basel 1973

[6] Abram, H. S.: The uncooperative hemodialysis Patient. in Levy: Living or dying, 1974: 50–57

[7] Abram, H. S.; Buchanan, D. C.: The gift of life: A review of the psychological aspects of kidney transplantation. Int. J. Psychiatr. Med. 7/2 (1976): 153–164

[8] Albert, F. W. et al.: Organisation, Probleme und Erfolg der Hämodialyse. Med. Klinik 69 (1974): 146 ff

[9] Asaba, H. et al.: Hemodialysis in the home – 20 months experience. Scand. J. Urol. Nephrol. 5 (1971): 71–76

[10] Baillod, R. A.; Crockett, R. E.; Ross, A.: Social and psychological aspects of regular hemodialysis treatment. Proc. Europ. Dial. Transplant. Ass. 10 (1969): 97–101

[11] Basch, S. H.: The intrapsychic integration of a new organ. Psychoanalytic Quart. 42 (1973): 364–384

[12] Bindeballe, W. et al.: Der Einfluß der Hämodialyse auf den Hormonhaushalt bei terminaler Niereninsuffizienz. Deutsch. Med. Wschr. 98 (1973): 661–665

[13] Blagg, C. R.: Home dialysis: six years' experience. New Engl. J. Med. 233 (1970): 1121

[14] Buchanan, D. C.: Group therapy for kidney transplant patients. Int. J. Psychiat. Med. 6/4 (1975): 523–531

[15] Calland, C. H.: Iatrogenic problems in end-stage renal failure. New Engl. J. Med. 287 (1972): 334–336

[16] Castelnuovo-Tedesco, P. (Ed.): Psychiatric aspects of organ transplantation. Grune a. Stratton, New York 1971

[17] Castelnuovo-Tedesco, P.: Organ Transplant, Body Image, Psychosis, The Psychoanal. Quart 42/3 (1973): 349–363

[20] Castro, L.; Gahl, G.; Froese, P; Kessel, M.: Vergleich der Effektivität und Komplikationshäufigkeit bei stationärer Dauerdialyse und Heimdialyse. Med. Welt 22 (1971): 1031

[21] Castro, L.; Gahl, G.; Kessel, M.: Ergebnisse eines Heimdialysetrainings- und Behandlungsprogramms. Deutsch. Med. Wschr. 98 (1973): 641–646

[22] Cazzullo, C.; Invernizzi, G.; Ventura, R. et al.: Psychosomatic implications in chronic hemodialysis. Psychother. Psychosom. 22 (1973): 341–346

[23] Cleveland, S. E.: Changes in human tissue donor attitudes: 1969–1974, Psychosom. Med. 37 (1975) 306–312
[24] Cleveland, S. E. Personality characteristics, body image and social attitudes of organ transplant donors versus nondonors. Psychosom. Med. 37 (1975): 313–319
[25] Colomb, G.; Hamburger, J.: Psychological and moral problems of renal transplantation. in: Abram, H. S.: Psychological aspects of surgery. Int. Psychiat. Clin. 4 (1967): 157–177
[26] Cramond, W.; Knight, P.; Lawrence, J.: The psychiatric contribution to a renal unit undertaking chronic hemodialysis and renal homotransplantation. Brit. J. Psychiat. 113 (1967): 1201–1212
[27] Cramond, W.; Knight, P.; Lawrence, J. et al.: Psychological aspects of the management of chronic renal failure. Brit Med. J. (1968) 539–543
[28] Cramond, W.: The psychological problems of renal dialysis and transplantation. In: Modern Trends in Psychosomatic Med. 2 (1970): 278–297
[29] Cramond, W.: Renal transplantation: experiences with recipients and donors. Sem. Psychiatr. 3 (1971): 116–132
[30] Crombez, J. C.; Lefebvre, P.: The behavioral responses of renal transplant patients as seen through their fantasy life. Canad. Psychiat. Assoc. J. 17 (1972): 19–23
[31] Curtis, J.; Eastwood, J.; Smith, E. et al.: Maintenance hemodialysis. Quart. J. Med. 38 (1969): 49–89
[32] Daly, R. J.: Hostility and chronic intermittent hemodialysis. J. Psychosom. Res. 13 (1969): 265–273
[33] Davis, M.: Variations in patients'compliance with doctor's advice. Am. J. Publ. Hlth. 58 (1968): 274–288
[34] Deutsches Ärzteblatt: Derzeitiger Stand der Nierentransplantation in der BRD. DÄB I (1974): 24–30
[35] Dreikorn, K.; Ritz, E.; Röhl, L.: Nierentransplantation: Aktueller Stand, Fortschritte u. Probleme. Dtsch. Ärzteblatt (1976): 3007–3016
[36] Drotar, D.; Ganofsky, M. A.: Mental health intervention with children and adolescents with end-stage renal failure. Int. J. Psychiat. Med. 7 (1976–77): 179–192
[37] Drukker, W.; Haagsm-Schouten, W. et al.: Report on regular dialysis treatment in Europe. Proc. Europ. Dial. Transpl. Ass. 6 (1969): 99–108
[38] Eisendrath, R. M.: The role of grief and fear in the death of kidney transplant patients. Am. J. Psychiat. 126 (1969): 381–387
[39] Ellis, J. P.: A patient's commentary. in Levy: Living or dying (1974) S. 57–61
[40] Engel, G. L.: Psychological development in health and disease. Saunders, Philadelphia 1962
[41] Engel, G. L.; Schmale, A. H.: Psychoanalytic theory of somatic disorder: Conversion, specifity and the disease onset situation. J. Am. Psychoanal. Ass. 15 (1967): 344
[42] Fellner, C. H.; Marshall, J.: Twelve kidney donors. J. Am. Med. Ass. 206 (1968): 2703–2707
[43] Fellner, C. H.; Marshall, J.: Kidney donors – the myth of informed consent. Am. J. Psychiat. 126 (1970): 79–85
[44] Ferris, G. N.: Psychiatric considerations in patients receiving cadaveric renal transplants. So. Med. J. 62 (1969): 1482–1484
[45] Fine, R.; Korsch, B.; Brennan, L.: Renal transplantation in young children. Am. J. Surg. 125 (1973): 559–569
[46] Foster, F. G.; Cohn, G. L.; Mc Kegney, F. P.: Psychobiologic factors and individual survival on chronic renal hemodialysis. A two year follow-up. Psychosom. Med. 35, (1973): 64–82

[47] Fox, R. C.; Swazey, J. P.: The courage to fail. A social view of organ transplants and dialysis. University of Chicago Press, 1974
[48] Foy, A. L.: Hemodialysis, dreams of patients and staff. Am. J. Nurs. 70 (1970): 80
[49] Francis, V. R.; Fine, R. N.; Korsch, B. M.: Psychological and social adjustment to extended hemodialysis and renal homotransplantation in 42 children. Proc. Europ. Dial. Transpl. Ass. 8 (1970): 366ff.
[50] Freyberger, H.; Bauditz, W.: Psychosyndrome und somatische Reaktionen bei chronisch Nierenkranken im Hämodialysedauerprogramm. Verh. Dtsch. Ges. Inn. Med. 75 (1969): 971–977
[51] Freyberger, H.: Psychotherapeutische Möglichkeiten und psychosoziale Rehabilitationsprozesse bei chronisch Nierenkranken im Dauerdialyse-Programm. Fortschr. Med. 91 (1973): 93–95
[52] Freyberger, H.; Bauditz, W.; Speidel, H. (a): Psychosoziale Rehabilitationsprozesse bei Dauerdialysepatienten. Die Rehabilitation 13 (19174)/151–162
[53] Freyberger, H. et al. (b): Das ärztliche Gespräch mit Angehörigen zur Erlaubnis der Nierenspende. MMW 116 (1974): 1009
[54] Freyberger, H.: »Psychosomatik«, aus Klinik der Gegenwart, v. Bock, Gerok, Hartmann (Hrsg) Urban & Schwarzenberg, München, 1976
[55] Friedman, E.; Goodwin, N.; Chandhry, L.: Psychosocial adjustment to maintenance hemodialysis. New York State J. Med. I: (1970) 629–637 II: (1970): 767–774
[56] Glassman, B. M.; Segel, A.: Personality correlates of survival in a long-term hemodialysis program. Arch. Gen. Psychiat. 22 (1970): 566
[57] Gleser, G. C.; Ihilevic, P.: An objective instrument for measuring defense mechanisms. J. Consult. Clinic. Psychol. 33 (1969): 51
[58] Goldstein, A. M.: The subjective experience of denial in an objective investigation of chronically ill patients. Psychosomat. 13 (1972): 20–27
[59] Gombos, E. A.; Lee, T. H.; Harton, M. R.; One year's experience with an intermittent dialysis program. In: Ann. Int. Med. 61 (1964): 462–469
[60] Gottschalk, C. W.: Report of the committee on chronic renal disease. Bureau of Budget, USA. 1967. zit. nach K. de Nour 1973
[61] Hagberg, B.: A prospective study of patients in chronic hemodialysis III. J. Psychosom. Res. 18 (1974): 151–160
[62] Harari, A.; Munitz, H.; Wijsenbek, H. et al.: Psychological aspects of chronic hemodialysis. Psychiatr. Neurol. Neurochir. 74 (1971): 219–223
[63] Hartmann, F.; Drees, A.: Psychologisch-medizinische Aspekte der Prothesenmedizin. Internist 15 (1974): 271–276
[64] Hollon, T. H.: Modified group therapy in the treatment of patients on chronic hemodialysis. Amer. J. Psychother. 26 (1972): 501–510
[65] Hrubesch, M.; Wagner, H.; Hauss, H.: Veränderungen des endokrinen Systems unter chronischer Hämodialyse. Mat. Med. Nordmark 27/10 (1975): 304–325
[66] Kaplan De-Nour, A.; Czaczkes, J. (a): Emotional reactions and problems of the medical team in a chronic hemodialysis unit. Lancet 2 (1968): 987–991
[67] Kaplan De-Nour, A.; Schaltiei, J.; Czaczkes, J. (b): Emotional reactions of patients on chronic hemodialysis. Psychosom. Med. 30 (1968): 521–533

[68] Kaplan De-Nour, A.: Some notes on the psychologic significance of urination. J. Nerv. Ment. Dis. 148 (1969): 615–623
[69] Kaplan De-Nour, A. (a): Psychotherapy with patients on chronic hemodialysis. Brit. J. Psychiat. 116/531 (1970): 207–215
[70] Kaplan De-Nour, A.; Czaczkes, J. (b): Resistance to home dialysis. Psychiat. Med. 1 (1970): 207–221
[71] Kaplan De-Nour, A. K.; Czaczkes, J. W.: Professional team opinion and personal bias – a study of a chronic hemodialysis unit team. J. Chron. Dis. 24 (1971): 533–541
[72] Kaplan De-Nour, A.; Czaczkes, J. (a): Personality factors in chronic hemodialysis patients causing noncompliance with medical regimen. Psychosom. Med. 34 (1972): 333–344
[73] Kaplan De-Nour, A.; Czaczkes, J.; Lilos, P. (b): A study of chronic hemodialysis teams – differences in opinions and expectations. J. Chron. Dis. 25 (1972): 441–448
[74] Kaplan De-Nour, A.: Role and reactions of psychiatrists in chronic hemodialysis program. Psychiat. Med. 4 (1973): 63–76
[75] Kaplan De-Nour,; Cazaczkes, J. (a): Bias in assessment of patients on chronic dialysis. J. Psychosom. Res. 18 (1974): 217–221
[76] Kaplan De-Nour, A.; Czaczkes, J. (b): Personality and adjustment to chronic hemodialysis. In: Levy: Living or dying, 1974
[77] Kaplan De-Nour, A.; Czaczkes, J.: The influence of patients's personality on adjustment to chronic dialysis. J. Nerv. Ment. Dis. 162 (1976) 323–333
[78] Kemph J. P. (a): Renal failure, artificial kidney and transplantation. Am. J. Psychiat. 122 (1966): 1271–1274
[79] Kemph, J. P. (b): The role of the psychiatrist on the kidney transplant team. Int. Cong. Acad. Psychosom. Med. 1966, Exc. Med.
[80] Kemph, J. P.: Psychotherapy with patients receiving kidney transplants. Am. J Psychiat. 124 (1967): 623–629
[81] Kemph, J. P.: Observations of the effects of kidney transplant on donors and recipients. Dis. Nerv. Syst. 31 (1970): 323–325
[82] Kessel, M.: Heimdialyse als familiäres Problem. Med. Welt 22 (1971): 1031
[83] Kübler-Ross, E.: On dying and death. Macmillan, New York, 1969
[84] Lefebvre, P.; Norbert, A.; Crombez, J. C.: Psychological and psychopathological reactions in relation to chronic hemodialysis. Canad. Psychiat. Ass. J. 17 (1972): 9–13
[85] Levy, N. B.: Living or dying. Adaptation to hemodialysis. Thomas, Springfield 1974
[86] Levy, N. B.: Sexual adjustment to maintenance hemodialysis and renal transplantation. in Levy, N. B.: Living or dying 1974,: 127–141
[87] Lohmann, R.: Der chronisch körperlich Kranke. Internist 13 (1972): 452–460
[88] Lohmann, R.: Psychotherapeutische Poliklinik bei Patienten mit Dialyseverfahren. Erfahrungsheilk. 22 (1973): 233–238
[89] Mahler, M.; La Perriere, K.: Mother child interaction during separation – individuation. Psychoanal. Quart. 34 (1965): 483–498
[90] Malmquist, A. et al.: Factors in psychiatric prediction of patients beginning hemodialysis: a follow-up of 13 patients. J. Psychosom. Res. 16 (1972): 19–23
[91] Maurin, J.; Schenkel, J.: A study of the familiy unit's response to hemodialysis. J. Psychosom. Res. 20 (1976): 163–168
[92] Menzies, F. C.; Stewart, W. K.: Psychiatric observations on patients receiving regular dialysis treatment. Brit. Med. J. 1 (1968): 544–547
[93] Muslin, H. L.: The emotional responses to the kidney transplant – the process of internalization. Canad. Psychiat. Ass. J 17 (1972): 3–8
[94] Penn, I.; Bunch, D.; Olenik, D. et al.: Psychiatric experiences with patients receiving renal and hepatic transplants. in: Castelnuovo-Tedesco, P. et al. (Ed.) 1971
[95] Pichlmayr, R.: 10 Jahre Eurotranplant. Fortschr. Med. 95 (1977): 2798–2809
[96] Pritchard, M.: Reaction to illness in long-term hemodialysis. J. Psychosom. Res.: 18 (1974): 55–67
[97] Pritchard, M.: Further studies of illness behaviour in long term hemodialysis. J. Psychosom. Research 21 (1977): 41–48
[98] gestrichen
[99] Reichsman, F.; Levy, N. B.: Problems in adaptation to maintenance hemodialysis: A four year study of 25 Patients, in Levy: Living or dying, 1974
[100] Renner, D.: Zur biochemischen Pathogenese der urämischen Vergiftung. Med. Welt 24 (1973): 17
[101] Sand, P.; Livingston, G.; Wright, R. G.: Psychological assessment of candidates for a hemodialysis program. Ann. Int. Med. 64 (1966): 602–610
[102] Scott, D. L.: Psychiatric problems of hemodialysis: Their treatment by hypnosis. Brit. J. Psychiat. 122 (1973): 91–92
[103] Shambaugh, Ph. W.; Kanter, St. S.: Spouses under stress: Group meetings with spouses of patients on hemodialysis. Amer. J. Psychiat. 125:7 (1969): 928–936
[104] Shea, B. et al.: Hemodialysis for chronic renal failure. Ann. Int. Med. 62 (1965): 558–563
[105] Short, M. J.; Wilson, W. P. (a): Roles of denial in chronic hemodialysis. Arch. Gen. Psychiat. 20 (1969): 433–437
[106] Short, M. J.; Harris, N. L. (b): Psychiatric observations of renal hemotransplantation. So. med. J. 62 (1969): 1479–1482
[107] Simmons, R. G.; Hickey, K.; Kjellstrand, C. M.: Family tension in the search for a kidney donor. J. Am. Med. Ass. 215 (1971): 909–912
[108] Sorensen, E. T.: Group therapy in a community hospital dialysis unit. Jama 221 (1972): 899–901
[109] Speidel, H.; Bauditz, W.; Bürger, P. et al.: Beitrag zur Psychopathologie der Dauerdialysepatienten. Verh. Dtsch. Ges. Inn. Med. 76 (1970): 1040–1042
[110] Speidel, H.: Abhängigkeit in der modernen Medizin. Therapiewoche 23, 30 (1973) 2505–2508
[111] Speidel, H.: Zur psychologischen Situation des Pflegepersonals bei Heimdialyse und Heimdialysetraining. Therapiewoche 26/7 (1976): 1043–1045
[112] Swanson, D.; Affliti, J. D.: Group Couples Treatment. Dialysis and Transplant. 3/2 (1974) 23
[113] Sweatman, J. E.; Anderson, W. W.; Thompson, P. B.: Comparison of home dialysis and other treatments for chronic renal failure. Practit. 212 (1974) 56–66
[114] Schoeppe, W.; Koch, K. M.; Oppermann, F.: Heimdialyse. Deutsches Ärzteblatt 68 (1971): 2167–2172
[115] Schreiner, G. E.; Maher, J. F.: Hemodialyses for chronic renal failure. – Medical, moral, ethical and socioeconomic problems. Ann. Int. Med. 62 (1965): 509–518, 551–557
[116] Schultz, M. T.; Mc Vicar, M.; Kemph, J. P.: Treatment of

the emotional deficits of the child receiving hemodialysis. in: Levy: Living or dying (1974): 62–73
[117] Steele, Th. E.; Finkelstein, S. H.; Finkelstein, F. O.: Hemodialysis patients and spouses. J. Nerv. Ment. Dis. 162 (1976): 225–237
[118] Steffen, H. et al.: Psychische Reaktionen bei niereninsuffizienten Kindern auf intermittierende Hämodialyse und Nierentransplantationen. Ztschr. Kinderheilk. 116 (1974): 115–126
[119] Strauch, M. et al.: Standarisierte sozialpsychiatrische Fragebogen – Untersuchung beim chronisch hämodialysierten Patienten. Verh. Dtsch. Gesellsch. Inn. Med. 76 (1970): 1042
[120] Strauch, M.; Huber, W.; Rahauser, G. et al.: Rehabilitation in patients undergoing maintenance hemodialysis: results of a questionnaire in 15 dialysis centers. Proc. Europ. Dial. Transplant. Ass. 8 (1971)
[121] Strauch-Rahäuser, G.; Schafheutle, R.; Lipke, R.; Strauch M.: Measurement problems in long-term dialysis patients. J. Psychosom. Res. 21 (1977): 49–54
[122] Steltzer, J.; Finkelstein, F.; Faigenbaum, H.: The spouse's role in home hemodialysis. Arch. Gen. Psychiatr. 33 (1976): 55–58
[123] Tuckman, A.J.; Brooklyn, M.D.: Brief Psychotherapy and hemodialysis. Arch. Gen. Psychiat. 23 (1970): 65–69
[124] Villard, H.-P.: Consultation psychiatrique dans un service de dialyse et de greffe rénale. L'Unión Med. du Canada 98 (1969): 233–238
[125] Vollrath, P.; Ferner, H.; Wertzel, H.: Interaktionsverhalten zwischen Patienten und Schwestern auf einer Dialysestation. Inn. Med. 4 (1977): 169–176
[126] Vollrath, P.; Ferner, H.; Vetter, P. et al.: Sexualverhalten hämodialysierter Patienten. Inn. Med. 3 (1976): 349 ff.
[127] Wijsenbeck, H.; Munitz, H.: Group treatment in a hemodialysis center. Psychiat. Neurol. Neurochir. 73 (1970): 213–220
[128] Winokur, M. Z.; Czaczkes, J. W.; Kaplan de-Nour: Intelligence and adjustment to chronic hemodialysis. J. Psychosom. Res. 17 (1973): 29–34
[129] Wolters, W.; Bonekamp, A.; Donckerwolcke, R.: Experiences in the development of a hemodialysis centre for children. J. Psychosom. Res. 17 (1973): 271–276
[130] Wright, R.G.; Sand, P.; Livingston, G.: Psychological stress during hemodialysis for chronic renal failure. Ann. Int. Med. 64/3 (1966): 611–621

48 Zum Umgang mit unheilbar Kranken

Karl Köhle, Claudia Simons, Hubert Urban

»Die Hauptqual für Iwan Iljitsch war die Lüge – jene aus irgendeinem Grunde von allen anerkannte Lüge, daß er nur krank sei, nicht aber sterbe, und daß er sich nur ruhighalten und die Kur durchführen müsse, damit alles wieder sehr gut werde. Er aber wußte: sie konnten tun, was sie wollten, es würde doch nichts mehr herauskommen als noch qualvollere Leiden und der Tod. Und ihn quälte diese Lüge; es quälte ihn, daß man nicht eingestehen wollte, was alle wußten, und was auch er wußte, und daß man ihn über seine entsetzliche Lage belügen und ihn zwingen wollte, an dieser Lüge teilzunehmen. Die Lüge, die Lüge, dieser an ihm am Vorabend seines Todes verübte Betrug, die Lüge, welche dieses schreckliche, feierliche Ereignis seines Todes auf das Niveau aller ihrer Besuche und Gardinen sowie des Störs zum Mittagessen herabdrücken sollte... das war schrecklich, qualvoll für Iwan Iljitsch. Und seltsam! Er war viele Male, während sie mit ihm alle diese ihre törichten Dinge anstellten, um ein Haar nahe daran, sie anzuschreien: So hört doch auf zu lügen, ihr wißt es, und ich weiß es, daß ich sterbe, so hört doch wenigstens auf zu lügen! Aber er hatte nie den Mut, dies zu tun. Der schreckliche, entsetzliche Vorgang seines Sterbens – er sah es – wurde von den Seinigen auf die Stufe einer zufälligen Unannehmlichkeit, zum Teil sogar einer Unschicklichkeit herabgesetzt (in der Art, wie man mit einem Menschen umgeht, der beim Betreten des Salons einen üblen Geruch um sich verbreitet); man verfuhr gemäß der selben «Schicklichkeit», der er sein ganzes Leben lang gedient hatte; er sah, daß niemand mit ihm Mitleid hatte, weil niemand seine Lage auch nur verstehen wollte.«

»Außer oder infolge dieser Lüge war für Iwan Iljitsch am quälendsten, daß ihn niemand so bemitleidete, wie er sich wünschte, bemitleidet zu werden: in manchen Augenblicken, nach langen Schmerzen, wünschte Iwan Iljitsch mehr als alles, so sehr er sich schämte, es einzugestehen, daß ihn jemand wie ein krankes Kind bemitleide. Er wollte, daß man zu ihm zärtlich sei, ihn küsse und über ihn weine, wie man Kinder liebkost und tröstet. Er wußte, daß er ein hoher Gerichtsbeamter war, daß sein Bart schon zu ergrauen anfing und daß infolgedessen dies alles unmöglich war; und dennoch verlangte ihn danach.«...

»Diese Lüge rings um ihn und in ihm selbst vergiftete am meisten die letzten Lebenstage Iwan Iljitschs.«

»...daß er einen berühmten Arzt aufsuche. Er fuhr hin. Alles war, wie er erwartet hatte. Alles war so, wie es immer gemacht wird. Auch die Erwartung war dieselbe, die er bei sich im Gericht kannte und das Beklopfen und Behorchen und die Fragen, die wohl im voraus bestimmte und darum unnötige Antworten verlangten, und die bedeutsame Miene, die zu verstehen gab: »Sie müssen sich nur uns überantworten, und wir werden es schon machen. – Wir wissen, und daran ist nicht zu zweifeln, wie alles gemacht werden muß, alles auf die eine Art bei jedem Menschen, bei wem Sie wollen... Es war alles genau wie beim Gericht. Dieselbe wichtige Miene, die er im Gericht den Angeklagten zeigte – hier wurde sie von dem berühmten Arzt ihm selber gezeigt. Der Arzt sagte: »Das und das weist darauf hin, daß in Ihrem Innern das und das vorhanden ist; wenn aber das nach den Untersuchungen von dem und dem sich nicht bestätigt, dann wird man bei Ihnen das und das annehmen. Wenn man aber das und das annimmt..., dann...« Für Iwan Iljitsch war nur die eine Frage wichtig: ob sein Zustand gefährlich sei oder nicht. Der Arzt ignorierte diese unangebrachte Frage. Vom Standpunkt des Arztes war es eine müßige Frage, die nicht zur Erörterung stand; für ihn gab es nur das Abwägen der Wahrscheinlichkeiten, ob es eine Wanderniere, ein chronischer Darmkatarrh oder eine Erkrankung des Blinddarms war. Für ihn gab es keine Frage nach dem Leben Iwan Iljitschs, sondern es gab nur einen Streit zwischen der Wanderniere und dem Blinddarm. Und diesen Streit entschied der Doktor vor den Augen Iwan Iljitschs aufs Glänzendste, zugunsten des Blinddarms, unter dem Vorbehalt, daß die Harnuntersuchung neue Indizien ergeben könne und das Urteil revidiert werden müsse. Alles das war ganz genau dasselbe, was Iwan Iljitsch selbst tausendmal an den Angeklagten in so glänzender Weise vollbracht hatte. Ebenso glänzend machte der Arzt sein Resumée und sah dabei triumphierend, sogar fröhlich über die Brille hinweg den Angeklagten an. Aus dem Resumée des Doktors folgerte Iwan Iljitsch, daß es um ihn schlecht stehe, daß dies aber ihm, dem Doktor, und vielleicht auch allen anderen gleichgültig sei, er aber leiden müsse. Und diese Schlußfolgerung traf Iwan Iljitsch schmerzlich, indem sie in ihm das Gefühl des großen Mitleids mit sich selbst und der großen Wut gegen diesen Doktor, dem eine so wichtige Frage gleichgültig war, erregte.

Er sagte aber nichts, sondern stand auf, legte das Geld auf den Tisch und sagte mit einem Seufzer: «Wir Kranke richten wohl oft unangebrachte Fragen an Sie... überhaupt ist es eine gefährliche Krankheit, oder nicht?...« Der Arzt sah ihn streng mit einem Auge über die Brille hinweg an, als wolle er gleichsam sagen: »Angeklagter, wenn Sie sich nicht in den Grenzen der an Sie gerichteten Fragen halten wollen, werde ich gezwungen sein, anzuordnen, daß man Sie aus dem Sitzungssaal entfernt.«

»Ich habe Ihnen bereits gesagt, was ich zu sagen für notwendig und passend hielt«, sagte der Doktor. »Das weitere wird die Untersuchung ergeben«. Und der Doktor verbeugte sich.«

Leo Tolstoi: »Der Tod des Iwan Iljitsch«.

»Dieses ausgezeichnete Hôtel ist sehr alt, schon zu König Chlodwigs Zeiten starb man darin in einigen Betten. Jetzt wird in 559 Betten gestorben. Natürlich fabrikmäßig. Bei so enormer Produktion ist der einzelne Tod nicht so gut ausgeführt, aber darauf kommt es auch nicht an. Die Masse macht es. Wer gibt heute noch etwas für einen ausgearbeiteten Tod? Niemand. Sogar die Reichen, die es sich doch leisten könnten, ausführlich zu sterben, fangen an, nachlässig und gleichgültig zu werden; der Wunsch, einen eigenen Tod zu haben, wird immer seltener. Eine Weile noch, und er wird ebenso selten sein wie ein eigenes Leben. Gott, das ist alles da. Man kommt, man findet ein Leben, fertig, man hat es nur anzuziehen. Man will gehen, oder man ist dazu gezwungen; nun, keine Anstrengung. Voilà, votre mort monsieur. Man stirbt, wie es gerade kommt; man stirbt den Tod, der zu der Krankheit gehört, die man hat (denn seit man alle Krankheiten kennt, weiß man auch, daß die verschiedenen letalen Abschlüsse zu den Krankheiten gehören und nicht zu dem Menschen, und der Kranke hat sozusagen nichts zu tun.)

In den Sanatorien, wo also gern und mit so viel Dankbarkeit gegen Ärzte und Schwestern gestorben wird, stirbt man einen von den an der Anstalt angestellten Toden; das wird gerne gesehen. Wenn man aber zuhause stirbt, ist es natürlich, jenen höflichen Tod der guten Kreise zu wählen, mit dem gleichsam das Begräbnis erster Klasse schon anfängt und die ganze Folge seiner wunderschönen Gebräuche. Da stehen dann die Armen vor so einem Haus und sehen sich satt. Ihr Tod ist natürlich banal, ohne alle Umstände. Sie sind froh, wenn sie einen finden, der ungefähr paßt. Zu weit darf er sein; man wächst immer noch ein bißchen. Nur wenn er nicht zugeht über der Brust oder würgt, dann hat es seine Not.

Wenn ich nach Hause denke, wo nun niemand mehr ist, dann glaube ich, das muß früher anders gewesen sein. Früher wußte man (oder vielleicht, man ahnte es), daß man den Tod *in* sich hatte wie die Frucht den Kern. Die Kinder hatten einen kleinen in sich und die Erwachsenen einen großen. Die Frauen hatten ihn im Schoß und die Männer in der Brust. Den *hatte* man, und das gab einem eine eigentümliche Würde einen stillen Stolz.«

Rainer Maria Rilke: »Die Aufzeichnungen des Malte Laurids Brigge«, 1909.

»Saluti et solatio aegrorum«
Josef II.   Inschrift über dem Tor des Allgemeinen Krankenhauses der Stadt Wien.

48.1 Nimmt der Umgang mit unheilbar Kranken eine Sonderstellung in der Medizin ein?

48.1.1 Die Situation von Ärzten und Pflegepersonal

Das Sterben wird immer mehr ins Krankenhaus verlagert: dort sterben in der Bundesrepublik etwa 60 % aller Menschen. Auf internistischen Stationen in Schwerpunktkrankenhäusern stirbt etwa jeder zehnte Kranke, auf internistischen Intensivstationen etwa jeder dritte. Ärzte und Pflegepersonal werden in größerem Ausmaß und intensiver mit Sterben und Tod konfrontiert als je zuvor in der Geschichte der Medizin. Häufig begleiten sie unheilbar Kranke über längere Zeit; Fortschritte der Therapie verlangsamen den Krankheitsprozeß oder ermöglichen Remissionen. Aber auch die therapeutischen Eingriffe belasten die in den Heilberufen Tätigen: die von ihnen verabreichte Therapie beeinträchtigt oft in hohem Maße die Lebensqualität der Patienten, nicht selten führen Komplikationen der Therapie zum Tode. Ärzte und Schwestern erleben dies auch als eine Folge ihres Tuns. Auf internistischen Stationen besteht diese Konstellation oft bei jedem dritten Kranken, auf Spezialstationen, wie Einheiten der Intensivmedizin und Dialyseeinheiten, verschärft sich die Situation noch. Mit der Intensivierung von Behandlungsmaßnahmen bei unheilbar Kranken und der Verlagerung des Sterbens aus den Familien ins Krankenhaus werden Ärzte und Schwestern für die Patienten in zunehmendem Maße zu bedeutsamen Bezugspersonen, zu Partnern bei der Bewältigung ihrer schwierigen und für die Bewertung des ganzen Lebens mitentscheidenden Situation.

Diese Entwicklung stellt uns in den Heilberufen vor schwierige Fragen, vor Entscheidungen. Gehört neben Diagnostik und Therapie auch die mitmenschliche Begleitung unheilbar Kranker zu unseren Aufgaben? Diese Frage wurde nicht in allen Perioden der abendländischen Medizin positiv beantwortet (Schadewaldt 1969). In der christlichen Tradition übernehmen wir diese Begleitung zwar, doch die Beziehung zwischen dieser Aufgabe und unserem aus der wissenschaftlichen Medizin abgeleiteten Handeln bleibt unklar. In der Theorie der medizinischen Wissenschaft spielt der Tod jedenfalls keine Rolle. Er ist nur Endpunkt jeder Krankheit, nicht Bezugspunkt in einem Verständnissystem.

Versuche, Leiden und Tod in den wissenschaftlichen Ansatz einer anthropologischen Medizin als systematische Bezugskategorien einzuführen, blieben bisher für die Praxis der Medizin bedeutungslos. Aufgabe einer solchen Medizin wäre es, »die Teilhabe des Todes am Leben« wissenschaftlich zu erforschen. Der Tod würde dann nicht mehr isoliert gesehen: »Der Tod aber ist nicht ein Ereignis. Er ist umfassende Ordnung, und sein Abglanz ruht auf jedem Wandel, jedem Untergang, jedem Schlaf und jedem Abschied. Er, als Gesetz, bestimmt auch die Farbe des Erlebens des Lebenden – es ist die Farbe des Leidens.«

(V. v. Weizsäcker 1947). In einer solchen Wissenschaft würde gelten: »Der Tod ist nicht der Gegensatz zum Leben, sondern der Gegenspieler der Zeugung und Geburt; Geburt und Tod verhalten sich wie Rückseite und Vorderseite des Lebens, nicht wie logisch einander ausschließende Gegensätze. Leben ist: Geburt *und* Tod. Das ist eigentlich unser Thema.« (V. v. Weizsäcker 1950).

In der Praxis der Medizin wurden der Tod und die Lebensprobleme unheilbar Kranker und Sterbender lange weitestgehend verleugnet. Erst seit etwa 15 Jahren wurden die menschlichen Probleme dieser Kranken vor allem von Medizinsoziologen, Medizinpsychologen, aber auch von Psychiatern systematischer untersucht.

(Abrams 1966, 1974; Bahnson 1975; Begemann-Deppe 1976; Bleuler 1965; Bowers 1971; Brim 1970; Cartwright 1973; Cullen 1976; Eissler 1955; Faunce 1958; Feifel 1959; Ferber 1970; Fulton 1967; Glaser u. Strauß 1965, 1968; Hackett 1962, 1969, 1976; Heim 1978; Hinton 1967; Jores 1960; Kastenbaum 1972, 1977a, 1977b; Klagsbrun 1970; Kübler-Ross 1969, 1974, 1976; LeShan 1958, 1969; Mc. Intosh 1974, 1976, 1977; Meyer 1973, 1974, 1976; Parkes 1972; Pincus 1977; Raspe 1976; Rest 1974, 1978; Schoenberg 1972, 1974; Schulz 1974, 1976; Seligman 1975, 1976; Shneidman 1966, 1973; Siegrist 1978; Spiegel 1973; Sudnow 1967; Uexküll 1973; Verwoerdt 1966; Waitzkin u. Stöckle 1972, 1976; Weisman 1974, 1975, 1976a, 1976b; Wittkowski 1978; Witzel 1971, 1973).

In der Klinik wurde die Realität des Todes weitgehend verleugnet. Frau Kübler-Ross berichtet, daß die ärztlichen Kollegen an einer großen amerikanischen Universitätsklinik ihr gegenüber behaupteten, es gebe in der Klinik überhaupt keine sterbenden Patienten, als sie nach solchen Kranken fragte, in der Absicht, mit ihnen im Rahmen ihrer Seminare zu sprechen.

Die wissenschaftliche Medizin stellt uns bisher keine Hilfestellungen für den Umgang mit unheilbar Kranken und Sterbenden zur Verfügung. Dieser Bereich unserer Tätigkeit wird vielmehr im allgemeinen der »ärztlichen Kunst« zugerechnet und damit aus dem Bereich des Lehr- und Lernbaren ausgegliedert.

Die Forderung nach der Einführung einer »psychosomatischen Betrachtungsweise« (vgl. Kapitel 15.1) verschärft die Situation für Arzt und Pflegepersonal weiter. In einer solchen Betrachtungsweise bekommt der Umgang mit dem Kranken eine zentrale Bedeutung als Instrument von Erkenntnis und Therapie: eigene emotionale Vorgänge von Arzt und Krankenschwester werden zu Indikatoren für psychologische Prozesse, die im Patienten ablaufen. So läßt sich der Arzt vom Kranken bewegen, um in dieser Mitbewegung etwas über den Kranken zu erfahren. In diesem Sinne läßt sich »der Arzt selbst vom Patienten verändern« (V. v. Weizsäcker 1928), um dann in der Lage zu sein, den Patienten zu behandeln.

Eine solche Gegenseitigkeit, eine solche Bereitschaft, uns mitbewegen zu lassen, fällt uns bei unheilbar Kranken besonders schwer. Unserer Zielvorstellung und unserer Ausbildung entspricht es mehr, Sieger denn Verlierer im Kampf gegen die Krankheit zu sein. Der Verlauf einer unheilbaren Erkrankung verunsichert uns, ja er stellt oft eine narzißtische Kränkung dar. Dem Umgang mit dem Kranken stehen wir unvorbereitet gegenüber; wir werden dabei auch mit unserer eigenen Einstellung gegenüber dem Tod, mit unseren eigenen mehr oder weniger bewußten Todesängsten konfrontiert; dies löst häufig Abwehrvorgänge in uns selbst aus, die uns behindern, sensibel auf den Kranken einzugehen.

So wird es schwierig, uns von unheilbar Kranken mitbewegen zu lassen, ohne emotional mit ihnen zu sterben oder uns zu weit von ihnen distanzieren zu müssen.

Die Abwehr eigener Todesängste spielt bei Ärzten eine bedeutsame Rolle: Feifel (1959, 1965) fand testpsychologisch, daß Ärzte in der Regel den Tod mehr fürchten als eine Vergleichsgruppe von Patienten. Kaspar (1959) wies darauf hin, daß starke, jedoch verdrängte Todesangst als unbewußtes Motiv bei der Berufswahl von Ärzten eine bedeutsame Rolle spielt. Die Berufstätigkeit kann der Abwehr solcher eigenen Ängste dienen. In Verbindung mit narzißtischen Bedürfnissen kann so ein Arzttyp entstehen, der ein ausgesprochenes Omnipotenzideal anstrebt; dieses Ideal wird im Umgang mit unheilbar Kranken und Sterbenden ebenso in Frage gestellt wie die Abwehr der eigenen Todesängste. Als Schutzreaktion entsteht dann die von Medizinsoziologen immer wieder beobachtete ausgeprägte Distanzierung von Ärzten und Pflegepersonal gegenüber unheilbar Kranken und Sterbenden (Glaser u. Strauß 1965, Siegrist 1978, Sudnow 1967). Erst in jüngster Zeit werden systematische Ausbildungsprogramme für Ärzte und Krankenschwestern für den Umgang mit unheilbar Kranken und Sterbenden entwickelt (Koch 1978). Ebenso notwendig wäre die Entwicklung von Organisationsmodellen der Krankenversorgung, in denen Ärzte und Schwestern in Kooperation mit Psychologen, Sozialarbeitern und Seelsorgern sich in ihrer Arbeit mit diesen Kranken gegenseitig im Team unterstützen können. (vgl. Kap. 15.3)

Gelegentlich wird vorgeschlagen, der Arzt solle die Begleitung unheilbar Kranker delegieren, etwa an Seelsorger oder Fachpsychotherapeuten. Dies ist schon deshalb nicht möglich, da die intensive Kommunikation mit diesen Kranken Voraussetzung der rationalen Planung aller erforderlichen medizinischen Behandlungs- und Rehabilitationsmaßnahmen ist; ohne Kenntnis etwa der emotionalen Reaktionen des Patienten kann der Arzt nicht einmal Analgetika »angemessen« verordnen.

Ein kurzes Gespräch zwischen Frau Saunders, der Leiterin einer Londoner »Sterbeklinik«, und einem krebskranken Mann charakterisiert noch einmal zusammenfassend die Situation: »Der Patient kam unvermittelt mit der direkten Frage auf Frau Saunders zu: »Am I going to die?« und brachte sie damit in Verlegenheit. »I just said »yes«. And he said: »Long?« And I said »No«. He said: »Was it *hard for you* to tell me that?« »Yes it was«. He just said: »Thank you, it's hard to be told, but it is hard to tell, too.«

48.1.2 Die Situation der Kranken

Unheilbar Kranke sind heute sozial in hohem Maße isoliert, dies gilt insbesondere für ihre Situation im Krankenhaus. Alle von Sozialwissenschaftlern durchgeführten empirischen Untersuchungen weisen übereinstimmend auf die ausgeprägte Diskrepanz zwischen einem großen Bedürfnis dieser Kranken nach Kommunikation und einem geringen Kommunikationsangebot bzw. einer geringen Kommunikationsbereitschaft bei Ärzten und übrigem Krankenhauspersonal hin. Diese Diskrepanz findet sich im Krankenhaus bei allen Patienten, in besonderes hohem Ausmaß jedoch bei unheilbar Kranken und Sterbenden (Übersicht: Waitzkin u. Stöckle 1972; Mc Intosh 1974, 1976; Hartmann 1976; Ley 1977; Glaser u. Strauß 1965, 1968; Sudnow 1967; Engelhardt 1973, Rohde 1974, Siegrist 1978). Vor allem dieses Kommunikationsdefizit führt nach Hartmann (1976) nicht selten zu einem ausgeprägten Deprivationssyndrom: er spricht von einem »psychischen Hospitalismus« auch bei Erwachsenen, wie er z. B. in Form eines ausgeprägten depressiven Rückzugverhaltens auch unseren Beobachtungen zufolge nicht selten bei unheilbar Kranken vorkommt.

Verhalten sich Ärzte und Schwestern abwehrend, weichen sie dem unheilbar Kranken aus, so fühlt sich dieser übergangen,, abgelehnt und alleine gelassen. Er kann über seine Angst, sein Gefühl von Hilflosigkeit und die Minderung seines Selbstwerterlebens nicht sprechen; enttäuscht zieht er sich selber noch weiter aus den Beziehungen zurück. Dabei sind seine depressiven Gefühle mit aggressiven Regungen gegen den Arzt gemischt; da er sich vom Arzt abhängig fühlt, kann er diese aggressiven Regungen nicht äußern, muß sie unterdrücken. Es entsteht schließlich ein Zustand »feindseliger Abhängigkeit«. Ärzte und Schwestern spüren jedoch die abgewehrten aggressiven Impulse und reagieren darauf gereizt oder ziehen sich noch weiter zurück; dieser Prozess verstärkt sich selbst in einem circulus vitiosus. Es besteht immer weniger Möglichkeit, mit dem Patienten zu kommunizieren und mit ihm seine Situation, sein Erleben und seine Reaktionen zu verstehen; vielmehr nimmt die Tendenz zu, sein Rückzugsverhalten auf organische Ursachen, wie cerebralsklerotische Veränderungen oder Hirnmetastasen zurückzuführen. Über solche Erklärungsansätze wird es auch wieder möglich, aggressive Gereiztheit bzw. Schuldgefühle durch Mitleid für den »armen« Kranken zu ersetzen, der ja aufgrund organischer Veränderungen nicht mehr besser kommunizieren kann. Ein klinisches Beispiel soll dies veranschaulichen:

Eine 45jährige Frau wurde wegen metastasierendem Mamma-Karzinom aufgenommen. Sie erschreckte die Schwester anfangs durch unerklärliche Verhaltensweisen: so legte sie sich z. B. quer ins Bett, zog sich völlig nackt aus oder spuckte den Schwestern beim Füttern die Tabletten ins Gesicht. Dies und ihr völlig unselbständiges Verhalten – sie ließ sich füttern und waschen – tolerierten die Schwestern aufgrund des Nachweises von Hirnmetastasen und Hirndruckzeichen. Sie rechneten damit, daß es mit der Patientin bald zu Ende gehe und bemühten sich zumindest nicht zusätzlich um eine Intensivierung der Kommunikation. Die Kranke lag schließlich im Einzelzimmer der Station, das am weitesten vom Arbeitszimmer der Schwestern entfernt war; sie war völlig verstummt, auch bei Fragen war ihr Vokabular auf »ja« und »nein« zusammengeschrumpft, meist reagierte sie nur mit Kopfschütteln oder abwehrenden Handbewegungen. Dabei hatte ihr Aussehen – die schwarzen Haare fielen wirr in ihr bleiches, ungepflegtes Gesicht, aus dem die dunklen Augen deutlich hervortraten – für die Schwestern etwas Furchterregendes an sich.

Während der Visite fiel allerdings auf, daß die Patientin auf direkte Anrede nicht reagierte und die Gespräche über sich hinweggehen ließ, aber dennoch aktiv beteiligt, wie in einer bemühten Abwehrhaltung wirkte. Auf die psychosomatisch ausgebildete Schwester machte sie den Eindruck, als habe sie ihre eigenen Gedanken zu dem Schauspiel der Visite, als wüßte sie im Grunde mehr über ihren Zustand als die Ärzte, die sich mit ihrer Kurve beschäftigten. Beim Verlassen des Zimmers schaute die Kranke der Visite nach, ohne dabei den Kopf zu bewegen. Auch den Schwestern fiel auf, daß die Patientin ihnen, ohne den Kopf zu bewegen, beim Verlassen des Zimmers nachsah, bis die Tür ganz geschlossen war. Eine Schwester erlebte dies als versteckte Aufforderung, die Tür noch einmal zu öffnen und die Patientin aus der Distanz zu fragen, ob sie noch etwas brauche oder vergessen habe.

Diese und weitere Beobachtungen sprachen eher dafür, daß der extreme Rückzug der Patientin als Folge von Depression, ja Verzweiflung angesehen werden sollte als daß er allein durch die hirnorganischen Veränderungen erklärt werden könnte.

Über das Verhalten der Kranken wurde in der Stationskonferenz gesprochen. Danach begann eine Schwester, sich intensiver mit ihr zu beschäftigen. Nach einer Woche wagte die Patientin sich in kleinen Schritten aus ihrer Zurückgezogenheit heraus. Sie begann sich wieder verbal zu äußern, auch wenn zunächst heftige Ablehnung und Verneinung im Vordergrund standen. Allmählich lernte sie wieder, manches für sich selbst zu tun, begann zu fragen, Wünsche zu äußern, und schließlich auch von ihrer Angst zu sprechen. Die Kommunikation intensivierte sich immer mehr, allmählich war die Kranke fast unbemerkbar zum Mittelpunkt der Station geworden. Nach zwei Wochen fragte die Patientin völlig unerwartet und unvermittelt während der Visite: »Was hab ich denn eigentlich jetzt für eine Krankheit?«. Als der Stationsarzt sie zu informieren begann, äußerte sie selbst die Vermutung, daß sie jetzt auch im Gehirn Krebsgeschwulste habe.

Durch das konsequente Bemühen der Schwestern und das neue Verständnis des Arztes war wieder Kommunikation möglich geworden, die Patientin hatte aus ihrer Rückzugshaltung herausgefunden. Die Zuwendung ihrer Mitwelt ermöglichte ihr, nun wieder Interesse an ihrer Umwelt zu haben. Stück für Stück konnte sie mit Hilfe der Schwester ihren Aktionsraum erweitern, parallel dazu wuchs ihr Selbstwertgefühl. Gespräche mit der Familie zeigten, daß sie keineswegs – wie sie es erlebt hatte – aufgrund ihrer Leistungsunfähigkeit von Mann und Tochter als wertlos erlebt wurde und »abgeschrieben« war. Trotz fortbestehender Hirnmetastasen und leichter Hirndruckzeichen konnte die Patientin im weiteren Verlauf noch einmal für mehrere Wochen nach Hause entlassen werden, wo sie sich selbst versorgte und zum Teil auch den Haushalt führen konnte.

48.1.3 Zielvorstellungen für den Umgang mit unheilbar Kranken

Arzt und Pflegepersonal sollten den Kranken helfen, die verbliebene Lebenszeit entsprechend ihrer Persönlichkeit optimal zu nutzen und gleichzeitig ihre physiologischen und psychologischen Lebenskräfte maximal zu mobilisieren (LeShan 1969). Der Kranke sollte darin un-

unterstützt werden, die Integrität seiner Person und seine zwischenmenschlichen Beziehungen möglichst weitgehend aufrecht zu erhalten.

Mit dem Arzt sollte er als informierter und selbständiger Partner bei der Behandlung seiner Erkrankung kooperieren. Dieses Arbeitsbündnis mit dem Arzt sollte zur emotionalen Stabilisierung beitragen und das rechtzeitige Erkennen und nach Möglichkeit Verhindern gravierender emotionaler Komplikationen ermöglichen.

48.1.4 Hauptprobleme im Umgang mit unheilbar Kranken

Am Beginn jeden Umgangs auch mit unheilbar Kranken stellt sich dem Arzt die Frage, ob er sich in eine offene Kommunikation mit dem Patienten über das Wesen seiner Erkrankung, über die »Diagnose«, einlassen will oder nicht. Dabei ist es wichtig, zu sehen, daß sich der Umgang mit unheilbar Kranken oft über lange Zeit erstreckt; für Arzt, Schwestern und alle anderen an der Versorgung unheilbar Kranker Beteiligten ist es wichtig, die wesentlichen Faktoren zu kennen, die ihre Beziehung mit unheilbar Kranken beeinflußen: die Entwicklung des Patienten, den Prozeß des Trauerns, seine Auseinandersetzung mit der tödlichen Bedrohung, die eigenen Abwehrhaltungen und schließlich die Reaktion der Angehörigen des Patienten.

48.2 Die Kommunikation über die Diagnose

Die Diskussion über die Frage der sogenannten »Diagnosemitteilung« wird unter Ärzten heute noch kontrovers geführt. Zwar zeigen Umfragen unter Ärzten, daß die Tendenz zu einer offenen Information des Patienten über seine Erkrankung während der letzten zwanzig Jahre deutlich im Zunehmen begriffen ist, ein großer Teil lehnt ein solches Vorgehen jedoch ab und begründet diese Ablehnung mit einer möglichen Gefährdung des Patienten, oder, wie es Hufeland in apodiktischer Kürze formulierte: »Den Tod verkündigen, heißt, den Tod geben.« (n. Schadewaldt 1969).[1])

Die Diskussion über diese Frage wird nur zum Teil durch die Befunde neurer empirischer Untersuchungen über Bedürfnisse und Erleben der Kranken bestimmt. Zum Teil wird sie in einem eher wissenschaftsfeindlichen Tenor geführt, werden die anstehenden Fragen in den Bereichen der »ärztlichen Kunst« verwiesen, wird betont, daß für jeden Patienten eine individuelle Lösung gefunden werden müsse. Wir anerkennen, daß es jedem Arzt überlassen bleiben muß, ein eigenes, seiner Person angemessenes Vorgehen zu entwickeln, seinen Umgang mit unheilbar Kranken entsprechend seiner Persönlichkeit zu gestalten. Dies sollte jedoch eine offene Diskussion und eine systematische Erforschung dieses ärztlichen Arbeitsbereiches und vor allem die Entwicklung lehr- und lernbarer Konzepte nicht behindern. Völlig unzureichend erscheint es uns, wenn ausgerechnet in einer der schwierigsten Arbeitssituationen auf »die Persönlichkeit des Arztes«, auf »die ärztliche Kunst«, zurückgegriffen wird. Hier gilt V. v. Weizsäckers Bemerkung von 1925: »Der Rückgriff auf die Persönlichket des Arztes, die »natürlich« immer die Hauptsache bleibe, ist dabei ein wahres Asylum ignorantiae. Denn was meint man damit meist anderes als das, was sich der Lehre und dem Lernen gerade entziehe, das, wovon mancher Ehrliche bekennen muß, daß er eigentlich weniger davon hat als er haben möchte, das, wofür kein anderer Maßstab existiert als – der Erfolg. Der Erfolg aber kann ein ebenso sicherer Zeuge des Guten wie ein triftiger Beweis des Unerfreulichen sein.« . . . »Wenn andererseits zuweilen gesagt wird, die therapeutische Medizin sei keine Wissenschaft, sondern »eben« eine Kunst, und damit alle weitere objektive Erörterung abgeschnitten wird, so wäre *diese* Kunst jedenfalls die einzige, die eines objektiven Stils, eines aufzeigbaren und diskutierbaren Formgesetzes entraten kann. Ich glaube nicht an die Behauptung einer Medizinkunst und kenne die Kunst nicht, mit der man die Medizin vergleichen dürfte. Die Redeweise von ärztlicher Persönlichkeit und Kunst figuriert vielmehr in solchen Fällen als Problemverdeckung, als Abschiebung lastender Aufgaben und Verpflichtungen auf das Gebiet des angeblich nicht mehr Beweisbaren, nicht mehr Bestreitbaren. Sie figuriert an der Stelle eines Vakuums der gegenwärtigen Heilkunde.«

Begemann-Deppe (1976) weist mit Recht darauf hin, daß diese kontroverse Diskussion ihre Voraussetzung in der Annahme hat, der unheilbar Kranke sei vollständig unfähig, seine Situation selbst zu interpretieren und folglich ganz auf die Information und Interpretation durch den Arzt angewiesen.

Alle vorliegenden empirischen Untersuchungen widersprechen jedoch einer Gültigkeit dieser Annahme.

Wir stellen im folgenden unser eigenes Vorgehen im Zusammenhang mit den Befunden in der Literatur dar.

Wir müssen uns hier auf eine zusammenfassende Darstellung beschränken. Das Literaturverzeichnis enthält jedoch eine weitergehende Zusammenstellung der Veröffentlichungen zur Frage der Information von Patienten über ihre Diagnose.

Unsere eigenen Erfahrungen stammen aus der internistischen Klinik. Hier haben wir seit über 10 Jahren systematische Erfahrungen mit der offenen Information auch unheilbar Kranker teils in der eigenen Tätigkeit auf Station, teils während intensiver Kooperation mit Hämatologen und Onkologen bei der langfristigen Betreuung von Patienten gewonnen. U. a. interviewten wir systematisch 100 Leukämiekranke vor und nach dem Gespräch über die Diagnose mit dem Onkologen und betreuten eine größere Zahl dieser Kranken zum Teil über mehrere Monate und Jahre mit. Neben der Erfahrung aus diesem Liaisondienst und der Erfahrung aus dem psychosomatischen Konsiliardienst innerhalb der gesamten Inneren Klinik betreuten wir systematisch unter psychosomatischen Gesichtspunkten etwa 700 Patienten mit unheilbaren Leiden auf unserer internistisch-psychosomatischen Modellstation (vgl. Kap. 15.3).

---

[1]) Einer eigenen Diskussion bedürfte die prinzipielle Frage nach der Berechtigung der »Lüge als Arznei« in der Hand des Arztes. Eine solche Berechtigung wird in der Medizingeschichte u.a. bereits von Plato in seiner »Politeia« (n. Schadewaldt 1969) vertreten.

48.2.1 »Aufklärung« des Patienten versus Kommunikation mit dem Kranken

Alle empirischen Untersuchungen zeigen, daß die dargestellte Kontroverse tatsächlich von falschen Voraussetzungen ausgeht, daß die dichotomisierende Fragestellung »Aufklärung oder nicht?« falsch gestellt ist. Praktisch alle Patienten bringen nämlich – zumindest in der Klinik – bereits ein Vorwissen um die mögliche Lebensbedrohlichkeit ihrer Erkrankung mit. Sie sind dabei keineswegs ausschließlich auf explizite, verbale Mitteilungen ihrer Ärzte angewiesen, um sich in ihrer neuen Lebenssituation orientieren zu können. So zeigen mehrere Untersuchungen, daß mindestens 90% aller Malignompatienten im Verlauf der Erkrankung auch ohne solche »Aufklärung« ihre Diagnose in Erfahrung bringen (Begemann 1976; Oken 1961; Bahnson 1975; Kübler-Ross 1972).

Zunächst möchten wir die Art dieses Vorwissens und mögliche Informationsquellen der Patienten an Beispielen illustrieren:

Eine 53jährige, äußerlich undifferenziert wirkende Geschirrspülerin beklagt sich im Erstgespräch darüber, daß sie vom Hausarzt und von den Ärzten auswärtiger Krankenhäuser mit ihren Fragen nach dem Wesen der vorliegenden Erkrankung nur abgewiesen worden sei. Ich spreche sie darauf an, daß ihr doch sicher selbst viele Gedanken durch den Kopf gegangen seien. Darauf meint die Patientin: »Wissen Sie, ich bin halt immer blutärmer geworden. Da ich nach außen kein Blut verloren habe, habe ich mir gedacht, das kann nur innerlich von einer Art Krebs aufgefressen werden.« Die Mitteilung der Diagnose einer akuten Leukämie konnte bei dieser Patientin ohne weiteres an ihr eigenes Vorwissen anknüpfen.

Vor der Tür einer 19jährigen, erst seit wenigen Tagen erkrankten Patientin unterhielten sich Ärzte und Angehörige darüber, ob und wie man der Patientin die Diagnose einer akuten Leukämie mitteilen sollte. Als ich die Patientin im ersten Gespräch fragte, was sie sich denn selbst für Gedanken über ihre Erkrankung gemacht habe, meinte sie: »Ich kenne die Diagnose schon«. Auf der Toilette stand ein Urinkrug, an dem ein Zettel mit dem Namen der Patientin und der Diagnose »Verdacht auf akute Leukämie« angebracht war.

Eine 17jährige, ebenfalls an akuter Leukämie erkrankte Patientin wurde gerade noch rechtzeitig aufgeklärt, bevor sie im Verlauf einer Schulführung durch ein Forschungszentrum alle Einzelheiten über Symptome und Prognose der Leukämie dargestellt bekam.

Einer anderen Kranken mit akuter Leukämie wurd von Ärzten und Schwestern eines auswärtigen Krankenhauses keine Information über ihre Erkrankung gegeben. Vor der Verlegung in die Ulmer Klinik empfiehlt ihr jedoch die Stationsschwester, besser noch zu beichten und vermittelt ihr so die krankheitsbedingte Bedrohung.

Bei diesen Beispielen handelt es sich nicht um Einzelfälle, sondern um typische Vorkommnisse.

Für die Orientierung der Kranken in ihrer Neuen Lebenssituation spielt das gesamte Verhalten ihrer Bezugspersonen, nicht nur deren ausdrückliche verbale Mitteilungen, eine große Rolle. Die Patienten sind für das Verhalten der anderen außerordentlich sensibilisiert und nehmen auch Veränderungen im Ausdruck ihrer Bezugspersonen und andere Formen averbaler Kommunikation in erhöhtem Maße wahr. Sie spüren deutlich, wenn Angehörige oder Ärzte nicht offen mit ihnen kommunizieren, ihnen im Gespräch ausweichen, bestimmten Themen vermeiden oder ihnen ungerechtfertigt Hoffnung machen.

Patienten nehmen selbstverständlich die Betroffenheit ihrer Angehörigen wahr, auch wenn diese zur eigenen Beruhigung zunächst ein offenes Gespräch über den Ernst der Situation vermeiden. Nicht selten kommen solche Angehörige weinend aus dem Krankenzimmer und beteuern dem Arzt gegenüber, der Kranke wisse nichts von seiner Lebensgefährdung.

Die Sensibilisierung des Patienten resultiert zunächst aus seinem Gefühl der Gefährdung. Wird die Kommunikation hierüber mit ihm eingeschränkt, so ist er in seiner Verunsicherung verstärkt auf indirekte Zeichen angewiesen und wird sich an ihnen zu orientieren versuchen. Dies gilt auch für das Erleben des ärztlichen Verhaltens.

B. Harker (1972), eine amerikanische Sozialwissenschaftlerin, die an einem Mamma-Karzinom erkrankte, beschrieb ihre Erfahrung: »Die erste intensive emotionale Reaktion trat bei mir genau in dem Moment ein, als der Arzt bei der Untersuchung eines Knotens meiner Brust innehielt und dann die Untersuchung fortsetzte«.

Kleine Verhaltensänderungen des Arztes erhalten Signalcharakter: So meinte ein Patient: »Als der Professor sich bei mir auf's Bett setzte, habe ich gewußt, jetzt muß ich sterben.«

Für den Arzt, der nicht offen mit seinen Patienten kommuniziert, ist ihr Vorwissen oft nur schwer beurteilbar, da die Patienten sich auf ihre Ärzte angewiesen fühlen und auf deren Schutz- und Abwehrhaltungen Rücksicht nehmen.

So meinte ein Leukämiepatient, mit dem in Ulm offen über seine unheilbare Erkrankung gesprochen worden war, vor seiner Rückkehr an eine andere Universitätsklinik, an der er auf seine diesbezüglichen Fragen früher keine Antworten erhalten hatte: Der dortige Arzt sei so nett und väterlich zu ihm gewesen, daß er *ihm* die Konfrontation mit seinem jetzigen Wissen nicht zumuten wolle; deshalb werde er dort offene Gespräche über seine Erkrankung wie früher vermeiden.

Ein Arzt berichtet, ein Patient mit Colon-Karziom habe ihn bei der Visite gefragt: »Herr Doktor, ich habe doch. . .«. Der Arzt erwartete mit Schrecken, jetzt werde der Patient sagen: »Krebs?«, doch der Patient fuhr nach kurzer Pause fort: ». .nichts Bösartiges?«. Der Arzt meinte in der Diskussion, der Patient habe seine Abwehr gespürt und versucht, ihm die Konfrontation mit der tödlichen Erkrankung zu ersparen.

Zur Diskussion steht nach Kenntnis dieser Befunde für uns *nicht* mehr die Frage: »Aufklären oder nicht?«, *nicht* die Frage nach der »Mitteilung der Diagnose«, sondern die Frage nach der Art des Umganges mit dem Kranken, der bereits über sein eigenes, jeweils individuelles Vorwissen verfügt. Dieses Vorwissen – der amerikanische Ausdruck »middle knowledge« trifft dies gut – kann als Resultat von Informationsmöglichkeiten einerseits und Abwehrvorgängen gegen das Bewußtwerden der Bedrohung andererseits aufgefaßt werden. Dabei ist zu berücksichtigen, daß nicht nur die aktiven Bemühungen um

Orientierung des Patienten, sondern auch seine innerseelischen Abwehrvorgänge im Zusammenhang mit seiner sozialen Situation betrachtet werden müssen. Auch die Verleugnung ist in diesem Sinne ein »sozialer Akt« (Weisman).

Dies illustriert das Verhalten eines 42jährigen Patienten mit Colon-Karzinom. Der Patient hatte zwei Jahre vor der eigenen Erkrankung seinen Vater und seinen älteren Bruder unter der gleichen Symptomatik an derselben Krankheit verloren. Ärzten gegenüber äußerte er niemals auch nur die leichtesten Beschwerden, gegenüber den Schwestern klagte er über heftige Leibschmerzen, das Hausmädchen fragte er: »Gel, ich habe Krebs?«. Es ist klar, daß die Mitteilung des Hausmädchens wieder leichter aus dem Bewußtsein entfernt werden kann als eine etwaige Bestätigung durch den Arzt. Angemerkt sei, daß derselbe Patient, der sich den Ärzten gegenüber gesund darstellte, in hochdramatischer Weise von Weltuntergang träumte und sich zunächst mit seinen angstvollen Phantasien alleine herumschlagen mußte, da die Ärzte dieser Station eine offene Kommunikation ablehnten.

Unserer Auffassung nach ist es die Aufgabe des Arztes, das Gespräch mit dem unheilbar Kranken als Dialog zu führen, in dem der Arzt Zugang zum Vorwissen des Kranken, zu seinen Ängsten und Abwehrvorgängen gewinnt und hieran mit seinen Informationen anknüpft. Zuerst sollte also der Patient zu Wort kommen und die ihn beschäftigenden Gedanken und Phantasien äußern können, dann erst blendet sich der Arzt ein. Eine Mitteilung der Diagnose gleichsam »ex cathedra« ist dann von vorneherein ausgeschlossen.

Voraussetzung für eine solche offene Kommunikation über die Diagnose ist u. E. allerdings die Möglichkeit, mit dem Patienten über längere Zeit in Kontakt zu bleiben und zu sprechen. Es bewährt sich dann, bereits bei der Erstuntersuchung des Patienten darauf hinzuweisen, daß er über alle etwaigen Befunde informiert wird und ihn anschließend zu fragen, ob er mit einem solchen Vorgehen einverstanden sei. Dieses Vorgehen empfiehlt sich dann für alle Kranken. Erst im Falle der Diagnose einer malignen Erkrankung mit dem Patienten die Kommunikation zu beginnen, ist sehr viel schwieriger, weil der Patient, wie in den dargestellten Beispielen gezeigt, die Verhaltensänderung des Arztes als Zeichen der Bedrohung interpretiert.

48.2.2 Patienten wünschen eine offene Kommunikation mit dem Arzt über ihre Krankheit

In unserer eigenen Untersuchung hatten von 100 Leukämiepatienten von Anfang an 96 die Mitteilung der erst zu stellenden Diagnose gewünscht. 4 Kranke wollten nicht informiert werden.

Krankenhauspatienten, die nach ihrem Informationsbedürfnis im Falle einer unheilbaren Krankheit gefragt wurden, äußerten zum ganz überwiegenden Teil den Wunsch nach offener, rückhaltloser Information (Begemann-Deppe 1976; Demlin u. Flügel 1975; Kelly u. Friesen 1950; Oken 1961; Raspe 1976, 1977). Der Arzt kann davon ausgehen, daß mindestens 80% der Krankenhauspatienten eine offene Information wünschen, lediglich 3 bis 5% nicht über den Ernst der Erkrankung, der Rest der Patienten nicht über ihre Unheilbarkeit informiert werden wollen. Das Informationsbedürfnis der Patienten steht dabei in Wechselbeziehung zur Informationsbereitschaft der Ärzte. Die meisten empirischen Untersuchungen wurden in Institutionen durchgeführt, in denen die Patienten im allgemeinen informiert werden.

Werden die Patienten nicht informiert, können sie kaum nach ihren Informationsbedürfnissen befragt werden. McIntosh (1976) arbeitete als teilnehmender Beobachter auf einer Krebsstation, auf der die Kranken nicht über ihre Diagnose informiert wurden. Auch hier vermuteten 63,5% der Krebskranken ihre Diagnose richtig, jedoch wollten hiervon nur 32% ausdrücklich ihre Diagnose bestätigt wissen. Patienten, denen Information vorenthalten wird, äußern – wie auch in empirischen Untersuchungen von Visitengesprächen zeigt (Siegrist 1978, Nordmeyer 1978) – ihr Informationsbedürfnis gegenüber dem Arzt nur noch in geringem Maß. Dies trägt zu der ebenso häufigen wie unrichtigen Annahme von Ärzten bei, ihre Patienten hätten überhaupt kein Informationsbedürfnis.

Werden informierte Malignompatienten im weiteren Verlauf befragt, so begrüßen 90% dieser Kranken auch im Rückblick die offene Information (Kelly u. Driesen 1950, Oken 1961).

48.2.3 Unheilbar Kranke benötigen Hilfe bei der Orientierung von ihrem Arzt

Auch Krankenhauspatienten, die über ihre Krankheit informiert wurden, haben in einem hohen Prozentsatz das Bedürfnis, den Informationsaustausch mit dem Arzt über die Zeit des Krankenhausaufenthaltes fortzuführen (Pender 1974; Raspe 1977).

Während von Ärzten informierte Patienten nur zu einem geringeren Anteil sich noch über andere Quellen informieren (Gilbertsen u. Wangensteen 1962; Achté u. Vauhkonen 1971; Krant u. Johnston 1976, Pender 1974), versuchten die nicht von Ärzten informierten Kranken sich über andere Quellen zu informieren:

Die von McIntosh (1976) untersuchten Malignomkranken benutzten vor allem drei Möglichkeiten: (1) Wichtige Anhaltspunkte bot ihnen die durchgeführte Therapie. Vor allem Bestrahlungen wurden von den Patienten als Beweis für das Vorliegen einer Krebserkrankung angesehen. (2) Die Tatsache, daß den Patienten die Diagnose nicht ausdrücklich und verständlich mitgeteilt wurde, bestätigte sie in ihrem Verdacht, an Krebs zu leiden. (3) Viele Patienten erschlossen ihre Diagnose indirekt aus den verbalen und averbalen Mitteilungen von Arzt und Stationspersonal; darüber hinaus befragten sie »erfahrene« Mitpatienten und erfuhren die Diagnosen gelegentlich auch von den Angehörigen.

Unsere Erfahrung nach haben Patienten im Krankenhaus reichlich Gelegenheit, sich über Laborautfträge, Befundzettel und auch Krankengeschichten zu informieren. Sehr häufig suchen sie dann die Fachtermini in meist veralteten Gesundheitslexika zu klären, deren Angaben sie häufig noch mehr als unbedingt nötig erschrecken. Diese Erfahrungen werden durch die Untersuchungen von Dubach und v. Rechenberg (1977) und Raspe (1977) bestätigt.

Die kontinuierliche Kommunikation mit dem Arzt benötigen die Kranken vor allem aber auch, um die Bedeutung von Diagnosen und Befunden, die Wertigkeit ihrer Beschwerden, und nicht zuletzt ihre Ängste und Befürchtungen zutreffend einstufen bzw. ordnen zu können. Sie benötigen den Arzt als fachkompetenten Berater. Informierte Patienten können ihr Wissen im Umgang mit dem Arzt fortlaufend erweitern und ihre Befürchtungen an der Realität korrigieren. Letzteres scheint angesichts von Untersuchungen über Verständnis und Verarbeitung medizinischer Information durch Patienten besonders wichtig: medizinische Fachtermini und Angaben zur Therapie werden nur von einem wesentlich geringeren Prozentsatz der Patienten verstanden als die eigentliche Diagnose (Samora 1961; Boyle 1970, Kane u. Deuschle 1967; Dubach u. v. Rechenberg 1977). Die Annahmen der behandelnden Ärzte über das Wissen ihrer Patienten sind bei einem hohen Prozentsatz nicht richtig (Dubach u. v. Rechenberg 1977).

48.2.4 Der rational behandelnde Arzt benötigt die Kommunikation mit dem Kranken

Der Arzt kann nur dann die gesamte Situation seines Patienten angemessen beurteilen, wenn er mit ihm kommuniziert. Das offene Gespräch ist Voraussetzung für die Beurteilung von Symptomen und Beschwerden, für die Einschätzung emotionaler Reaktionen – etwa auch einer Suizidgefährdung – und die Indikationsstellung für unterstützende psychotherapeutische Maßnahmen. Ohne ein solches Gespräch kann der Arzt schon das Wissen seiner Patienten nicht zutreffend einschätzen (Mc Kinlay 1977; Kane u. Deuschle 1967; Dubach u. v. Rechenberg 1977); ihre Sorgen, Befürchtungen und auch Hoffnungen bleiben ihm erst recht verborgen, sie werden jedoch dann durch irrationale Einflüsse mitbestimmt, was nicht selten zu einer Behinderung der Behandlungsmaßnahmen führt.

48.2.5 Die Kommunikationsbereitschaft der Ärzte entspricht noch nicht dem Kommunikationsbedürfnis unheilbar Kranker

Umfragen bei Ärzten in den USA mittels Fragebogen ergaben während der letzten 25 Jahre eine deutliche Veränderung der *Einstellung*. So gaben noch während der 50er Jahre bis zu 90% der Klinikärzte an, Malignomkranke im allgemeinen nicht zu informieren (Fitts u. Ravdin 1953, Oken 1961), obwohl die überwiegende Mehrzahl der Ärzte selbst im Falle einer Erkrankung offen informiert werden wollte (Oken 1961, Burton 1964). Demgegenüber meinten 93% der von Carey (1978) befragten Ärzte, der Arzt sollte Malignompatienten umfassend informieren, und 87%, Sterbende hätten ein Anrecht, über ihren Zustand informiert zu werden. Rea (1975) ermittelte dieselbe Einstellung gegenüber terminal Kranken bei über 60% der 151 an der Befragung kooperierenden Ärzte. In den genannten Untersuchungen tendieren vor allem jüngere Ärzte zu einer offenen Information ihrer Patienten.

In der Bundesrepublik führte Raspe (1977) Interviews mit 53 in Kreiskrankenhäusern tätigen Ärzten über ihr Informationsverhalten gegenüber körperlich Kranken (ohne spezielle Berücksichtigung ihrer Prognose). 53% dieser Ärzte wollen über die Diagnose, 83% über die Prognose nicht vollständig, sondern eher mit Einschränkungen informieren.

Das *tatsächliche Informationsverhalten* von Ärzten gegenüber Patienten wurde nur selten direkt beobachtet. Klinische Beobachtungen ergaben zunächst, daß Sterbende seltener von Ärzten und Krankenschwestern aufgesucht werden, ihnen am Krankenbett weniger Zeit gewidmet wird (Sudnow 1973; Glaser u. Strauß 1965, 1968; Hackett 1969).

Teilnehmende Beobachter beschrieben ausweichendes Verhalten von Ärzten gegenüber unheilbar Kranken (Buckingham 1976; Mc Intosh 1976).
Siegrist fand im Rahmen seiner Untersuchungen zur verbalen Kommunikation während der ärztlichen Visite, daß Ärzte auf die Bitte nach Information zum Krankheitsbild gegenüber Schwerkranken mit ungünstiger Prognose signifikant häufiger ausweichen und nicht informieren als gegenüber Leichtkranken mit günstiger Prognose. Solche ausweichenden, »asymmetrischen« Reaktionen fanden sich bei der ersten Patientengruppe in 91% all der Fälle, in denen Patienten während der Visite Fragen zu ihrem Krankheitsbild stellten! (Siegrist 1972, 1978).

Von Ärzten, die die Information ihrer Patienten ablehnen, wird die *Ineffizienz* ihres Vorgehens, häufig »schonendes Betrügen« genannt, nicht berücksichtigt bzw. verleugnet. In einigen Studien wurde versucht, die Auswirkung von Information derjenigen einer Nicht-Information der Patienten gegenüberzustellen.

Gerle u. Lunden (1960) begleiteten insgesamt 101 Malignompatienten mit inoperablen Tumoren; 92% der Kranken hatten eine Überlebenszeit von weniger als einem Jahr. Nach vorausgegangenem psychiatrischem Interview wurden 38 zufällig ausgewählte Patienten durch den Chirurgen informiert, 43 Patienten wurden nicht informiert. 20 der »nicht aufgeklärten« Kranken informierten sich anderweitig über ihre Diagnose.

Hackett u. Weisman (1969) berichten von 20 Malignomkranken, von denen nur 7 »aufgeklärt« worden waren; 15 wußten über ihre wahre Diagnose und Prognose weitgehend Bescheid.

65 (88%) der 74 von McIntosh (1976) in einer Klinik beobachteten nicht informierten Patienten wußten oder vermuteten, daß sie an Krebs litten.

Hess (1975) beobachtete, daß 70% der von ihm eher zurückhaltend informierten Patienten innerhalb weniger Monate durch Nachbarn, Mitpatienten oder unbeteiligte Dritte über ihre Diagnose informiert wurden.

48.2.6 Die offene Kommunikation auch mit unheilbar Kranken verbessert die Kooperation; sie hat keine nachteiligen Auswirkungen

Nach unserer eigenen Erfahrung *entlastet* die offene Kommunikation die Patienten, ihre Familienangehörigen, Ärzte und Pflegepersonal sowie die Beziehung zwischen ihnen. Information über Diagnose, erforderliche Untersuchungen, Untersuchungsergebnisse, therapeutische Maßnahmen und prognostische Möglichkeiten vermindert Angst, da die Befürchtungen des Patienten in Beziehung zur Realität gesetzt werden. Im Dialog lernt der Arzt die emotionalen Reaktionen des Patienten, der Patient die Überlegungen des Arztes kennen. Der Arzt kann den Patienten so gezielter unterstützen, der Patient kann seine Erkrankung vorübergehend auch aus der Distanz der ärztlichen Überlegungen mitbeurteilen; seine Autonomie bleibt so größer, seine Abhängigkeit geringer. Die Kommunikation mit dem Arzt stärkt das Selbstwerterleben des Kranken; er fühlt sich trotz seiner Erkrankung ernstgenommen und akzeptiert, als für die eigene Zukunft verantwortlich anerkannt. Dies trägt u.E. bereits wesentlich zur Prophylaxe von schweren Depressionszuständen und Suizidtendenzen bei. Systematische Nachuntersuchungen von informierten Malignomkranken bestätigen diese Erfahrungen.

In den vorliegenden Nachbefragungen äußert sich die überwiegende Mehrheit (70–93%) der über ihren Zustand informierten Malignompatienten positiv über das Vorgehen der sie behandelnden Ärzte (Aitken-Swan u. Easson 1959; Gilbertsen u. Wangensteen 1962; Achté u. Vauhkonen 1971). Dies gilt sowohl für Malignompatienten mit günstiger als für solche mit ungünstiger Prognose. Von den Patienten werden die Vorteile der Information besonders hervorgehoben: die Fähigkeit, die eigene Krankheit verstehen zu können; die Möglichkeit zur aktiven Planung der eigenen Zukunft und zur aktiven Beteiligung an der Behandlung; die Chance, der Bedrohung gefaßter gegenüberstehen zu können (Gilbertsen u. Wangensteen 1962).

Gerle et al (1960) heben unter den Ergebnissen ihrer kontrollierten Untersuchung hervor, daß die überwiegende Mehrheit der Patienten positiv auf die Information reagierte; die Kranken hätten nicht nur ihre Situation gefaßt akzeptiert, sondern auch ihren bisherigen Lebensstil aufrechterhalten, soweit sie nicht durch die Krankheitssymptomatik hierin beeinträchtigt worden seien. Die Kommunikation mit den Familienangehörigen sei bei den informierten Patienten freier gewesen und hätte den Angehörigen mehr Chancen geboten, den Kranken zu helfen. Eindeutig läßt sich aus dieser Untersuchung ableiten, daß sich für die informierten Patienten nicht mehr emotionale Belastungen ergaben als für die nichtinformierten.

Für die Patienten *schädliche Auswirkungen* der offenen Kommunikation beobachteten wir in unserer eigenen Arbeit nicht. Solche negativen Folgen werden auch von anderen Untersuchern nicht beschrieben. Stärkere emotionale Reaktionen der Patienten auf die Information sind zu erwarten und einfühlbar. Ihr Verlauf wird in 48.3 dargestellt. Auffallend »krankhaft« wäre ein Ausbleiben solcher Reaktionen in einer bedrohlichen Lebenssituation

Häufig wird eingewandt, die Information unheilbar Kranker über das Wesen ihres Leidens würde ihnen (1) die *Hoffnung* nehmen und (2) die *Suizidgefahr* vergrößern.

1. Hoffnung wird dann in Beziehung zu Verleugnung des Todes gesetzt. Hoffnung aufrechterhalten bedeutet dann, die auf therapeutische Maßnahmen gerichteten Erwartungen bis zuletzt zu unterstützen; Hoffnung bezieht sich hier ausschließlich auf Möglichkeiten, trotz aller Bedrohung zu überleben.

Die Hoffnung des Kranken jedoch bezieht sich nicht ausschließlich auf's Überleben; für den Kranken ist das Erleben des eigenen Wertes und die Aufrechterhaltung der Integrität der Person entscheidend. Sein Selbstwertgefühl bezieht sich dabei auf Möglichkeiten, sich in seiner gegebenen Situation selbst zu verwirklichen und vor allem darauf, mit anderen, mit seinen Bezugspersonen kommunizieren zu können. Die Antithese zur Hoffnung des Kranken ist die Verzweiflung. Das Erleben von Wertlosigkeit und Alleingelassenwerden führt zu Verzweiflung. Der Kranke fürchtet den sozialen Tod mehr als den physischen Tod.

Auch v. Uexküll (1973) weist darauf hin, daß bei der Angst vor dem Sterben »die Furcht vor dem Ausgeschlossenwerden aus der Gruppe der Mitmenschen gegenüber allen anderen Elementen – wie Furcht vor Schmerzen, körperliche Beeinträchtigung oder Nicht-Mehr-Sein, unter dem man sich nichts vorstellen kann – bei weitem überwiegt. Ausgeschlossensein wird fast immer als Zusammenbruch des Selbstwerterlebens, als Verlust der Achtung vor sich selbst erfahren und wird dann schwerer ertragen als jedes andere Schicksal.«

Entscheidend ist u. E., daß Hoffnung, die sich allein auf das Überleben, auf die Besserung oder Heilung der Erkrankung bezieht, mit fortschreitendem Krankheitsverlauf notwendigerweise ständig abnimmt. Hoffnung, die in Bezug zum Selbstwerterleben und dem Ziel der Selbstverwirklichung steht, kann im Krankheitsverlauf zunehmen. Hierzu können der Umgang des Patienten mit seinem Arzt, seine Beziehungen zu den Angehörigen beitragen; es kann dem Kranken gelingen, seine Situation zu meistern, in der verbliebenen Zeit Wertvolles zu gestalten, im Vergleich zu seinem bisherigen Leben neue Werte – vor allem in seiner Einstellung zu seiner Situation (»Einstellungswerte«; Frankl 1959) – zu verwirklichen.

Ein 52-jähriger Patient mit chronisch myeloischer Leukämie wirkte zunächst sehr zurückgezogen. Vor allem die Beziehung zu seiner Ehefrau sei schon vor der Erkrankung distanziert gewesen, jetzt sei zwischen ihnen »ein Bambusvorhang«. Sie hätten sich nichts mehr zu sagen. Ihre Beziehung bleibe nur wegen der beiden Kinder (6 und 9 Jahre) aufrechterhalten.
Im Verlaufe zahlreicher Gespräche gelang es dem Patienten, sein Rückzugsverhalten im Zusammenhang mit seiner heftigen Enttäuschung zu verstehen: in seinem Erleben hatte er alle eigenen Interessen seiner Berufstätigkeit und seiner Familie aufgeopfert; wodurch habe er die Krankheit verdient? Nachdem er sich zunächst gegenüber dem Arzt hatte öffnen können, gelang es ihm allmählich, auch die Beziehung zu seiner Frau wieder offener zu gestalten, mit ihr über seine Sorgen und Ängste zu sprechen. Schließlich traf er mit ihr zusammen umfassende Vorbe-

reitungen für das Leben seiner Familie nach seinem Tod. Nach vielen Bedenken und einigem Zögern verstand er, daß es zum Wertvollsten gehören könnte, was er seinen Kindern für ihre Entwicklung mitgeben konnte, wenn er sie in angemessener Weise an seiner Auseinandersetzung mit Krankheit und Tod teilnehmen lassen könnte. Er bereitete seine Kinder behutsam auf die Trennung vor und sorgte gleichzeitig für ihre Zukunft, vor allem für ihre Ausbildung. Emotional war der Kranke nach dieser Einstellungsveränderung aufgelebt. Er selbst sprach wiederholt davon, daß er das Gefühl habe, aus der ihm verbliebenen Zeit für sich selbst und für seine Familie etwas Wertvolles gemacht zu haben.

2. Suizidgefahr. Wir selbst beobachteten bei den von uns betreuten Patienten nicht ganz selten Suizidphantasien, vor allem präterminal. Suizidversuche erlebten wir während der stationären Behandlung nicht. Die wenigsten systematischen empirischen Studien über Suizidtendenzen, Suizidversuche und erfolgreiche Suizidhandlungen unheilbar Kranker (Achté u. Vauhkonen 1971; Campbell 1966; Reich u. Kelly 1976; Faberow 1971; Laxenaire 1972; Oken 1961; Fitts u. Ravdin 1953; Weisman 1976) ergeben zusammengefaßt zunächst, daß die Suizidhäufigkeit unter unheilbar Kranken nicht ungewöhnlich hoch ist. Unter Patienten eines Allgemeinen Krankenhauses, die erfolgreich Suizid begingen, waren Malignomkranke (23,4%) um 12 Prozent überproportional repräsentiert. 50% dieser Patienten hatten das terminale Stadium der Krankheit erreicht. Vergleichende Untersuchungen zwischen informierten und nichtinformierten Patienten liegen u. W. nicht vor. Litin (1960) betont die extreme Seltenheit einer Suizidbehandlung als Folge einer Diagnosemitteilung; er habe einen solchen Zusammenhang in der Region von Rochester innerhalb von 10 Jahren nur einmal beobachtet.

Malignompatienten, die Suizidversuche unternehmen, handeln zumeist aufgrund ihrer tiefgehenden Verzweiflung. Gesunde geben als wichtigste Motive für einen Suizid an erster Stelle Einsamkeit und Verlassenheit (Shneidman 1975) an. Weisman (1976) führt das Vorkommen von Suiziden bei unheilbar Kranken, insbesondere bei Malignomkranken, auf die Verletzlichkeit dieser Patienten als Folge ihrer Erkrankung zurück. Diese Verletzlichkeit lasse sich an den Äußerungen dieser Kranken erkennen, so an Hinweisen auf ihre Isoliertheit, Wertlosigkeit, auf Hilflosigkeit, Erschöpfung und Angst. Therapeutisch empfielt Weisman diese Verletzlichkeit im Umgang zu berücksichtigen und den Kranken vor allem Unterstützung bei der Aufrechterhaltung ihrer Autonomie durch Information und Gesprächsmöglichkeiten zur emotionalen Entlastung und zur Unterstützung des Selbstwerterlebens anzubieten.

Zusammenfassend ist zu sagen, daß ohne offene Kommunikation mit dem Kranken weder das Suizidrisiko einschätzbar ist, noch gezielte Maßnahmen zu einer prophylaktisch wirksamen Unterstützung des Patienten durchgeführt werden können. Eine intensive Kommunikation zwischen Arzt und Patient erhöht das Suizidrisiko nicht, sondern ermöglicht erst ein spezifisches Eingehen auf die Nöte des Kranken.

48.2.7 Die Bedürfnisse des Patienten bestimmen das Vorgehen

Wird unheilbar Kranken die Möglichkeit zur Kommunikation angeboten, so greifen sie diese Möglichkeit meist auf. Das weitere Vorgehen sollte dann möglichst weitgehend vom Patienten selbst bestimmt werden.

Auch in den sehr seltenen Fällen (ca. 3%), in denen Kranke von vornherein eine Information über ihre Erkrankung nicht wünschen, sollte der Arzt sich um eine intensive Kommunikation mit den Patienten bemühen. Bei diesen Patienten liegt unserer Erfahrung nach meist ein besonders ausgeprägtes Autonomie- bzw. Unabhängigkeitsbedürfnis vor; auch sie wissen im Grunde um die Bedrohlichkeit ihrer Erkrankung – dies ist ja Voraussetzung der verleugnenden Abwehr-, sie möchten sich jedoch den Spielraum für ihre Möglichkeiten, die Bedrohung vom Bewußtsein fernzuhalten, nicht durch das Aussprechen der Gefahr einengen lassen. Die intensive Kommunikation mit diesen Kranken sollte der Arzt besonders unaufdringlich suchen; sie ist erforderlich, um die Ängste und Abwehrhandlungen mitbeurteilen und dadurch das Arbeitsbündnis mit diesen Kranken aufrechterhalten zu können.

Der Wunsch von Angehörigen, den Kranken die Diagnose zu verschweigen, stellt für uns keine Kontraindikation für eine Information dar. Ein solcher Vorschlag zu »schonendem Betrügen« entsteht vielfach aus eigener Unsicherheit der Angehörigen, aus Schuldgefühlen oder aus dem Wunsch, längerschwelende familiäre Konflikte auch weiterhin nicht auszutragen.

Wir versuchen in solchen Fällen vielmehr, mit dem Patienten selbst die Einbeziehung seiner Angehörigen in das Gespräch über die Krankheit zu klären. So bleibt der Patient auch für die Entwicklung seiner künftigen Stellung in der eigenen Familie verantwortlich. Werden – wie es zumeist geschieht – zunächst die Angehörigen informiert, so nimmt man gewissermaßen eine Entmündigung des Patienten vorweg. Zudem überschätzt man meist die Belastbarkeit der Angehörigen. Der Arzt kann sich allerdings den Angehörigen gegenüber leichter dafür entlasten, daß die Medizin bei der vorliegenden Krankheit keine entscheidende Hilfe zu leisten vermag.

Zusammenfassend empfehlen wir die offene Kommunikation als Grundregel auch für den Umgang mit unheilbar Kranken. Ausnahmen von dieser Regel sollten sorgfältig begründet werden.

48.3 Die längerfristige Entwicklung des Umgangs mit unheilbar Kranken

48.3.1 Die emotionalen Reaktionen des Patienten

Im Verlaufe der Auseinandersetzung von unheilbaren Kranken mit ihrem Schicksal lassen sich einige typische und für die Betreuung dieser Patienten bedeutsame Reaktionen charakterisieren. Wir stellen diese Reaktionen anhand des Phasenmodells von Kübler-Ross (1969) dar (Abb. 1).

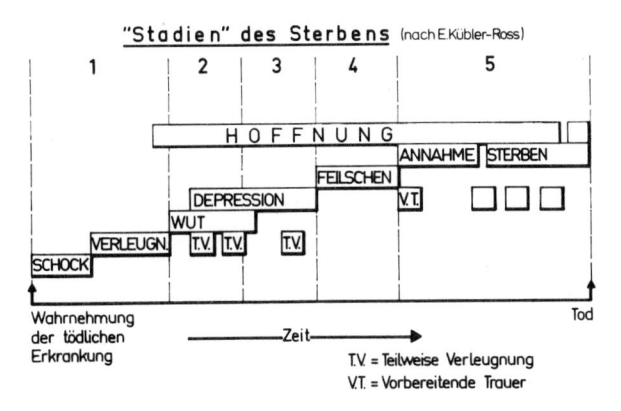

Abb. 1 »Stadien« des Sterbens (n. E. Kübler-Ross 1969)

Die *Abfolge der Reaktionen* im Sinne eines *Prozesses,* in dem die Auseinandersetzung mit der lebensbedrohlichen Erkrankung, die Verarbeitung der Bedrohung stattfindet, verläuft keineswegs immer in der angegebenen Reihenfolge.[1] Die einzelnen Reaktionen können auch isoliert auftreten; sie können sich, vor allem auch im Zusammenhang mit Remissions- und Rezidivphasen, wiederholen und auch miteinander vermischen. Der Krankheitsverlauf hat zwar Einfluß auf diese emotionalen Reaktionen, von zumindest ebenso großer Bedeutung für die seelische Verarbeitung der Erkrankung ist jedoch auch der soziale Kontext, der Umgang der Kranken mit ihren Bezugspersonen (Begemann 1976). Das Verhalten der Umwelt kann den Ablauf des Verarbeitungsprozesses, der auch als Trauerprozess aufgefaßt werden kann, fördern, aber auch blockieren.

Wir haben einen derartigen Einfluß der Umwelt auf die Auseinandersetzung unheilbar Kranker mit ihrer Situation auf der in Kapitel 15.3 beschriebenen Krankenstation immer wieder beobachtet. Blockaden im Trauerprozess des Patienten verschwanden, wenn es Mitarbeitern der Station z. B. nach Diskussion der jeweiligen Probleme in der Stationsbesprechung gelang, Blockaden im Umgang mit dem Kranken aufzulösen und sich wieder emotional mit dem Patienten einzulassen.

48.3.1.1 Schock und Verleugnung als wichtigste Reaktion der »ersten Phase«

Die Konfrontation mit der bedrohlichen Erkrankung führt zu Unruhe und Angst, vielfach zur Lähmung der Orientierungsmöglichkeiten und Aktivitäten.

Es folgt der Versuch, die Bedrohung zu verleugnen, sie

[1] Witzel (1971, 1973, 1975) beobachtete etwa bei einem Drittel seiner Patienten einen typischen phasenhaften Ablauf der emotionalen Reaktionen.

vom Bewußtsein fernzuhalten, die Augen vor ihr zu verschließen. Der Patient sucht zu formulieren: »Das kann doch bei mir nicht möglich sein«, oder kurz: »Nicht ich«.

Als physiologischer Abwehrmechanismus erlaubt die Verleugnung dem Ich des Patienten, sein auf die Realität bezogenes Funktionieren wieder aufzunehmen. Dagegen kann nach Qualität und Quantität pathologische Verleugnung zu unrealistischen Verhaltensweisen, wie zur Verzögerung von Diagnosestellung und Behandlungsbeginn, zur Nichteinnahme von Medikamenten und anderen Formen der Selbstschädigung, zum Abbruch der Therapie, zum Aufsuchen von Heilpraktikern führen. Den letztgenannten Versuch, der oft den Versuch beinhaltet, einen Verbündeten im Verleugnungsprozeß zu finden, beobachteten wir bei fast allen von uns untersuchten Leukämiekranken. Verleugnungsvorgänge werden von der Umgebung oft deshalb unterstützt. weil sie auch die Umgebung vor der Konfrontation mit der bedrohlichen Situation des Kranken verschonen. Dies gilt auch für Ärzte; sie sind oft erleichtert, wenn die Patienten nicht mehr von der Bedrohung sprechen, sondern wieder »Zuversicht« und »Hoffnung« gewinnen; der Abwehrcharakter solcher Veränderungen im Verhalten der Patienten wird dann oft übersehen. Oft wird von Ärzten und Pflegepersonal sogar der Rückzug von Kranken aus der Kommunikation noch im Sinne einer Erleichterung wahrgenommen.

Ärztliche Aufgabe dieser Phase ist es, dem Patienten bei der Orientierung in der neuen Realität zu helfen, pathologische Verleugnungsvorgänge, die die Behandlung der Erkrankungen behindern, abzubauen. Es geht um den *Aufbau eines Arbeitsbündnisses* zwischen Arzt und Patient, dessen Ziele die rationale Langzeitbehandlung der Krankheit und eine auf die Krankheit abgestimmte sinnvolle Umstellung der Lebensweise sind. Grundlage dieses Arbeitsbündnisses bildet die offene gegenseitige Information zwischen Arzt und Patient.

Geduldige Information auch intellektuell nicht »differenzierter« Patienten ist Vorbedingung für die Herstellung eines derartigen Arbeitsbündnisses. Dabei geht es nicht nur um die Sachinformation, sondern auch um die damit verbundene emotionale Zuwendung unter Berücksichtigung der Abwehrvorgänge.

So droht ein an akuter Leukämie leidender älterer Landwirt nach der 20. Knochenmarkspunktion: »Wenn das jetzt immer noch nichts geholfen hat, lasse ich das nicht mehr machen.« Er hatte bis dahin angenommen, daß der Knochenmarksaspiration therapeutische Funktion zukomme, von ihrer diagnostischen Bedeutung nichts gewußt.

Die Einbeziehung der Familie in diese Anpassungsprozesse an die seelische Verarbeitung der Erkrankung ist von besonderer Bedeutung. Je besser die Kommunikation zwischen Patient und Familie ist, desto weniger muß der Patient die Bedrohung seiner Person durch die Erkrankung aus seinem Bewußtsein fernhalten. Bei der Betreuung der Familienangehörigen hat sich bei uns die Zusammenarbeit mit einer Sozialarbeiterin sehr gut bewährt.

Eine Belastung für den Arzt stellen in diese Phase die *übergroßen Erwartungen der Patienten* dar. Die bedrohliche Situation führt zu Hilflosigkeit und belebt kindliche Formen der Erwartung und auch des Verhaltens wieder, wie sie einst gegenüber den Eltern bestanden. Eigene Omnipotenzwünsche der Patienten werden auf den Arzt projiziert. Von ihm wird in der eigenen Hilflosigkeit Heilung und Heil erwartet. Schon um die sonst unvermeidlichen späteren Enttäuschungen und einen entsprechenden Rückzug aus der Kommunikation zu vermeiden, muß versucht werden, die Autonomie des Patienten so weit wie nur irgend möglich aufrechtzuerhalten bzw. wiederherzustellen und unrealistische Erwartungen mit den Kranken durchzuarbeiten. Hierzu kann es auch gehören, die Patienten mit dem Ernst der Erkrankung und den beschränkten Hilfsmöglichkeiten des Arztes vorsichtig zu konfrontieren und sie im anschließenden Trauerprozeß zu unterstützen.

Die charakteristischen Reaktionen bei der Verarbeitung der Erkrankung möchten wir jeweils am Beispiel eines 35jährigen Patienten mit akuter Leukämie veranschaulichen.

Beim ersten Gespräch wirkt der Patient auf mich überstark anklammernd; wie ein total abhängiges Kind ist er an jeder meiner Bewegungen orientiert. Er ist nicht Gesprächspartner, steht mir nicht mit einer gewissen Distanz gegenüber, sondern versucht mit allen Mitteln, an mir einen Halt zu bekommen. Total verunsichert, will er zunächst nichts von dem, was ich ihm mitteilen könnte, erfahren. Seine übergroßen, auf mich gerichteten Erwartungen wirken auf mich erschreckend und ebenfalls verunsichernd. Der Patient vermeidet, an seine Zukunft zu denken: »Da darf man nicht an sich selbst denken, das wird zu gefährlich«.

Der Patient war von einem Onkologen über die Diagnose und auch die Prognose – er hatte »etwas von einer mittleren Lebenserwartung von 3 Monaten« verstanden – informiert worden.

Am ersten Tag war er fast panikartig damit beschäftigt, über die weitere Versorgung seiner Familie nachzudenken. Diese Sorge schien ihn völlig zu beherrschen. Erst später konnte er allmählich von seinem Betroffensein, seiner Angst, seiner inneren Unruhe sprechen. Als die Sprache endlich auf ihn selbst kommt, wird deutlich, daß in die übersteigerte Sorge um seine Familie auch die Abwehr seiner Wut darüber eingeflossen war, daß gerade ihn die Krankheit betroffen hatte: Er meinte, »da darf man nicht an sich selbst denken, das wird gefährlich«. Dabei fiel ihm eine Episode ein, die er vor zwei Jahren mit einem Freund erlebt hatte: Nach reichlichem Alkoholgenuß sei das Gespräch darauf gekommen, was sie wohl im Falle einer unheilbaren Erkrankung tun würden. Der Freund habe zu ihm gesagt, er würde Amok laufen, würde alle anderen, seine ganze Familie erschießen, und schließlich auch sich selbst. Der Patient hatte daraufhin ungewöhnlich heftig ablehnend reagiert, er hat jede Beziehung zu seinem Freund abgebrochen. Auch weitere Sorgen des Patienten entsprechen einer Reaktionsbildung gegen die abgewehrte Aggression: Er bedrängt uns z. B. mit der Frage, ob Leukämie vererblich oder ansteckend sei. Das wäre das Schlimmste, wenn seine Kinder diese Krankheit von ihm bekommen könnten.

Während der ersten Schockreaktion mußte er seine heftigen negativen Affekte gegenüber der Familie vollständig abwehren, später war es ihm möglich, über solche Regungen auch offen zu sprechen.

48.3.1.2 Zorn und Wut als Reaktionen der »zweiten Phase«

Die Frage: »Warum gerade ich?« steht im Zentrum des Erlebens. Mir ihr verbindet sich oft die Frage nach einer Eigen-Schuld, die Frage des Hiob. Der Patient ist von Gott und der Welt enttäuscht, innerlich wütend gegen seine Bezugspersonen. Wird die Aggressivität offen geäußert, ist die Situation leicht überschaubar. Häufig vermeidet der von seinem Arzt abhängige Patient die Äußerung um der weiteren Akzeptation willen, und es entsteht ein Zustand »feindseliger Abhängigkeit«, in dem sich der Patient aus der Kommunikation zurückzieht. Offene und abgewehrte Aggressivität können auf seiten des Arztes zu Gereiztheit führen. Der Arzt fühlt sich in seinem Hilfsangebot zurückgewiesen, der Patient erscheint ihm als undankbar. Die Reaktion des Arztes besteht vielfach ebenfalls in einem enttäuschten Rückzug vom Patienten, sodaß nun die Kommunikation von beiden Seiten her gefährdet wird. Als Ergebnis des gegenseitigen Kommunikationsabbruches finden sich immer wieder Patienten, deren Rückzug so weit geht, daß ihr auffälliges Verhalten, z. B. auf der Station fälschlicherweise auf somatische Veränderungen, wie z. B. Hirnmetastasen, zurückgeführt wird (vgl. Beispiel S. 814). Ein geduldiges Angebot zur Kommunikation vermag das Verhalten dieser Patienten oft in erstaunlichem Ausmaß und in kurzer Zeit zu verändern.

Für den Arzt ist es wichtig, diese phasenspezifische Reaktion des Patienten *nicht als auf seine eigene Person bezogen zu erleben* und entsprechend zu reagieren, sondern sie als verständliche Reaktionsweise des Patienten in seiner besonderen Situation zu betrachten. Es wird dem Arzt dann möglich, die Aggressionsproblematik in Ruhe mit dem Patienten zu besprechen und ihm zu zeigen, daß das einmal geschlossene Arbeitsbündnis durch aggressive Impulse nicht gefährdet wird.

Der oben geschilderte Leukämiekranke sprach in dieser Phase beunruhigt von eigenen aggressiven Phantasien gegen die Mitglieder seiner Familie, z. B. von Phantasien, die Familienmitglieder, für die er bisher in übertrieben aufopfernder Weise gesorgt hatte, zu erschießen. Aber auch die Beziehung zum Arzt wird von aggressiven Impulsen gefärbt: Im Gespräch über die weitere Zusammenarbeit beteuert der Patient ganz unvermittelt: »Ja, man muß sich doch vertragen, zum Raufen darf es nicht kommen.«

Aggressive Reaktionen gegen Ärzte sind häufig, werden jedoch selten geäußert. Sie entstehen aus der Enttäuschung an den Ärzten, aus der Enttäuschung an den medizinischen Hilfsmöglichkeiten insgesamt, letztlich immer aus der Enttäuschung über die Unheilbarkeit der eigenen Erkrankung. Geäußert werden diese Gefühlsregungen meist nur in versteckter Form: die Patienten kritisieren das Essen in der Klinik, Verhaltensweisen anderer, weniger angepaßter Patienten oder Personen, die in der Klinikhierarchie niederer stehen.

Aber auch die Äußerung von Euthanasiewünschen kann aus dem verzweifelten Zorn der Patienten herrühren, nach dem unbewußten Motto: »Wenn ihr mir schon nicht helfen könnt, so bringt mich um, laßt mich wenigstens nicht leiden!«

48.3.1.3 Depression als Reaktion der »dritten Phase«

Die zentrale Frage lautet jetzt: »Was bin ich jetzt, als Kranker, noch wert?«. Die Beschädigung des Körpers, die Funktionseinbußen, der Verlust von Befriedigungsmöglichkeiten und die Veränderung der Rolle in der Familie beeinträchtigen das Selbstgefühl, insbesondere das Selbstwerterleben des Patienten.

Die diffusen, oft unbeeinflußbaren Klagen des depressiv verstimmten Kranken belasten und verunsichern den Arzt. Häufig kann der Depressive Hilfe nicht wirklich akzeptieren, obwohl er ständig Hilfe zu fordern scheint. Der Arzt fühlt sich bedrängt, er muß gelegentlich eigene in dieser Situation stimulierte depressive Tendenzen abwehren; hinzu kommt die Angst vor einem möglichen Suizidversuch des Patienten.

In der Kommunikation mit dem Arzt soll der Patient spüren können, daß seine depressive Reaktion in dieser Phase als Reaktion auf die Krankheit verstanden und akzeptiert wird. Das Selbstwerterleben kann dadurch gestärkt werden, daß einerseits auf den Wert vergangener Leistungen, andererseits auch auf neue Möglichkeiten zum Wertvollsein auch als Kranker hingewiesen wird.

Die zentrale Frage, was ist man als Kranker in unserer Gesellschaft noch wert, stellt sich immer wieder. Es lohnt sich, äußerste Sorgfalt darauf zu verwenden, mit dem Patienten jede Möglichkeit einer neuen Rollenfindung innerhalb von Familie und beruflicher Tätigkeit durchzubesprechen.

Der erwähnte Leukämiepatient zeigte in dieser Phase eine Tendenz zum Rückzug aus der Kommunikation. Er fühlte sich erleichtert, als er auch akzeptiert wurde, als er »den Moralischen« bekam und längere Zeit weinte. Daraufhin vermochte er auch über das Gefühl seiner Wertlosigkeit zu klagen, und schließlich konnte er zum erstenmal über seine Impotenz, die mit der Krankheit aufgetreten war, sprechen. Es gelang, ihm zu zeigen, daß seine Potenz in dieser Situation nicht ausschließlich im sexuellen Bereich, sondern in einem umfassenderen Sinn, nämlich in den gemeinsamen Planungen mit seiner Familie für die Zeit nach seinem Tod gesucht werden müsse. Diese Gespräche vermochten die Depression aufzuhellen; später sprachen beide Ehepartner davon, daß das letzte Jahr des gemeinsamen Lebens zu ihrer schönsten Zeit gehört habe.

Ausdrücklich sei darauf hingewiesen, daß die Depression des Patienten auch durch die Einschränkung seiner Befriedigungsmöglichkeiten mitbedingt oder doch verstärkt werden kann. Zusammen mit der Familie sollte der Arzt deshalb immer wieder überlegen, welche Befriedigungsmöglichkeiten dem Patienten erhalten oder wieder zugänglich gemacht werden könnten.

Von dieser erstgenannten, mehr vergangenheitsbezogenen Depressionsform ist eine zweite zu unterscheiden, die am besten als vorwegnehmende Trauer bezeichnet wird. Diese Trauer betrifft den zukünftigen, durch den Tod bestimmten Abschied von allen Bezugspersonen. Sie vollzieht sich eher still, im günstigen Fall gemeinsam mit den Angehörigen; der Arzt sollte diese Kommunikation mit den Angehörigen nach Möglichkeit fördern.

Argumente gegen die offene Kommunikation über die Diagnose beziehen sich häufig auf die depressive Reaktion von Patienten; es wird angenommen, diese lasse sich durch »schonendes Betrügen« vermeiden. Während es sich vom Kranken her bei dieser depressiven Reaktion um eine »gesunde«, einfühlbare Reaktion in seiner bedrohlichen Lebenssituation handelt, geht es in dieser Argumentation dem Arzt oft um eine Vermeidung einer Konfrontation mit dem traurigen Patienten, von dem wir uns als zur Hilfestellung bereite Ärzte in Frage gestellt erleben. Ein klagender oder gar weinender Patient löst dann übertriebene ärztliche Aktivität aus, während es dem Kranken oft mehr helfen könnte, ihn in seiner spezifischen Wertproblematik in der nun einmal gegebenen realen Situation zu verstehen.

48.3.1.4 »Feilschen« oder »Handeln« als Reaktionen der »vierten Phase«[1]

Der Patient hat jetzt im Prinzip die Unheilbarkeit seiner Erkrankung anerkannt; er versucht jedoch, Aufschub zu erreichen. Das Thema heißt: »Noch nicht jetzt«. Das Feilschen um Aufschub, das große Informationsbedürfnis des Patienten und sein ständiges Fragen nach neuen Behandlungsmethoden usw. kann für den Arzt recht lästig werden. Verletzend wird es, wenn trotz aller ärztlichen Bemühungen der Patient beim Aufkommen neuer Verleugnungstendenzen vorübergehend Zuflucht bei neuen Ratgebern, wie z.B. Heilpraktikern sucht. Im allgemeinen ist jedoch gerade die aufrichtige Information des Patienten auch in dieser Phase in der Lage, das Arbeitsbündnis aufrechtzuerhalten und weiter zu stärken.

Versuche des Patienten, die Behandlung selbst zu kontrollieren, sollten im Rahmen der Förderung der Autonomie unterstützt werden, so z.B. die Tendenz vieler Leukämiekranker, genau Buch über die Werte ihrer Blutbilder zu führen. Ärzte und Schwestern erleben solche Versuche oft als unangenehm, die Patienten als mißtrauisch.

Unseren Leukämiekranken beschäftigte in dieser Phase über lange Zeit ein Traum, in dem er Schach spielte, wobei seine Partner sowohl die Ärzte als auch der Tod waren. Als ich mit dem Patienten über diesen Traum sprach, konnte er nach langem Zögern erstmals offen über die mit seinen Todesvorstellungen verbundenen Ängste sprechen, insbesondere auch über die ihn beunruhigende Tatsache, daß er auf den Krankheitsverlauf selbst so wenig Einfluß nehmen konnte.

Wie intensiv die Beziehung sein kann, die der Patient mit seinem Arzt eingeht, illustriert der Traum eines 40jährigen Leukämiekranken:

Im Traum erhielt er im Lotto den Hauptgewinn. Er baute mit diesem Geld eine riesige Spezialklinik für Leukämiekranke mit

---

[1] Die zeitliche Einordnung dieser Reaktion in das Phasenmodell nehmen wir in Abweichung von Frau Kübler-Ross im Anschluß an die Phase der Depression vor, da das »Handeln« oft einen Übergang zur Akzeptation darstellt.

einer Reihe neuer spezieller Behandlungsmöglichkeiten. Den ihn behandelnden Arzt setzte er zum Chefarzt ein, er selbst behielt sich jedoch die Gesamtleitung der Klinik als Direktor vor.

In der Phantasie hatte der Patient seinen Arzt mit ungeheurer Potenz ausgestattet, gleichzeitig konnte er ihn noch kontrollieren. Dies half ihm seine reale Abhängigkeit vom Arzt, sein tatsächliches Ausgeliefertsein an den Tod, zu kompensieren.

Aufmerksamkeit bedarf die Tendenz der Patienten in dieser Phase, sich Aufschub über zu große materielle oder die Verarbeitung der Erkrankung blockierende ideelle, pseudoreligiöse Opfer zu erkaufen.

48.3.1.5 Akzeptation und Sterben als Verhaltensmöglichkeiten der »fünften Phase«

Die volle, bewußte Akzeptation des Todes beobachteten wir nur ausnahmsweise. Vor allem für jüngere Patienten bleibt der Tod letztlich erschreckend und oft unannehmbar, wie es ein Kranker ausdrückte: »Der Tod kommt immer zu früh«. Dies muß der gelegentlich zu optimistischen Darstellung einiger amerikanischer Autoren entgegengehalten werden. Wichtig ist, zu wissen, daß die Akzeptation des Todes nur selten in vollem bewußtem Einverständnis geschieht, viel häufiger als ein stilles, mehr oder weniger resigniertes Nachgeben.

In dieser Phase besteht die Gefahr, daß die Kommunikation von seiten des Arztes abgebrochen wird, da die medizinische Behandlung häufig sinnlos wird und der Ausgang den Arzt zu sehr belastet.

Eine solche Tendenz zu ausweichendem Rückzug aus der Kommunikation gerade in dieser Phase illustriert folgende Untersuchung (LeShan):

Auf einer Station bestand eine Korrelation zwischen der Zeit, die zwischen dem Läuten des Patienten und dem Erscheinen der Krankenschwestern verging, und der Prognose der Patienten. Je aussichtsloser die Prognose, desto länger die Reaktionszeit der Schwestern bzw. die Wartezeit für den Patienten.

Wenn in dieser Phase auch die Intensität der verbalen Kommunikation abnimmt, kann der Arzt noch viel für den Patienten tun, so z. B. sorgfältig mit ihm zusammen den Gebrauch von Analgetika und Sedativa besprechen. Von zunehmender Bedeutung wird in dieser Phase die Qualität der Zusammenarbeit zwischen Arzt und Pflegepersonal.

Der mehrfach genannte Leukämiekranke war während seiner letzten Lebensstunden bewußtlos. Wir Ärzte zogen uns zurück, die Familie blieb bei ihm. Unmittelbar vor seinem Tod kam der Patient noch einmal zu sich, winkte jeden der Angehörigen zu sich heran, verabschiedete sich von jedem mit Handschlag; dann sank er zurück und verstarb nach einigen Atemzügen. Wir halten dies für ein Beispiel einer weitgehenden Aktzeptation des eigenen Todes.

48.3.2 Hinweise auf die psychische Belastungsfähigkeit von Patienten

Bei intensiver Kommunikation mit den Patienten ergeben sich oft schon früh Hinweise auf ihre spätere Belastungsfähigkeit in der Auseinandersetzung mit der Erkrankung. Eine Einschätzung dieser Belastungsfähigkeit ist insbesondere wichtig im Falle der Anwendung besonders belastender Behandlungsmaßnahmen, etwa intensiver Chemotherapie in Isolierbettsystemen. Für die Einschätzung der psychischen Belastbarkeit ist die Kenntnis der Persönlichkeitsstruktur, der Reaktion in anderen bisher belastenden Lebenssituationen und typischer Abwehrvorgänge von Bedeutung. Ich möchte dies hier anhand von Träumen illustrieren. Beide Patienten sollten unter dem Infektionsschutz eines Isolierbettsystems intensiv chemotherapeutisch behandelt werden.

Der Patient Z. (akute Leukämie, 40 Jahre) träumte vor Behandlungsbeginn seine »Lebenssituation« in einem dreiteiligen Spiegel. In der Mitte sah er das Isolierbett, hinter ihm die Werkskapelle, die nach seiner Genesung zu seinem Empfang bei Wiederaufnahme der Arbeit spielte; links und rechts des Isolators bewegten sich Leichenzüge, die, wie der Patient selbst bemerkte, den Tod symbolisierten. Dem Ich des Patienten schien es zu gelingen, die belastende Behandlungssituation als für seine Genesung notwendig zu akzeptieren. Während des gesamten Behandlungsverlaufs war die Kooperation mit diesem Patienten ausgezeichnet.

Patient W. (akute Leukämie, 36 Jahre) träumte ebenfalls vor Beginn der Behandlung von einem Leuchtschirm, der sich über seinem Körper bewegte. Auf dem Leuchtschirm kamen Zahlen zur Darstellung, die hin und herflackerten, der Patient mühte sich vergebens ab, diese Zahlen zu einer sinnvollen Information zu verarbeiten, er erlebte es als ausgesprochen kränkend, daß ihm dies nicht gelang. Das Ich des Patienten fühlte sich nicht imstande, sich in der neuen Situation zurückzufinden. Dieser Kranke hatte auch in der Realität sein seelisches Gleichgewicht schon vor der Erkrankung nur mühsam aufrechterhalten können. Seine Ehe war von einem beständigen Kampf zwischen Abhängigkeit und Unabhängigkeit, zwischen Überlegenheit und Unterlegenheit gekennzeichnet. Das Gleichgewicht konnte schon seit Monaten nur über gegenseitige Selbstmorddrohungen aufrechterhalten werden. Schon kurz nach Behandlungsbeginn zeigte dieser von Anfang an nahe Patient Zeichen einer psychischen Dekompensation, z. B. Depersonalisationserlebnisse und panische Angstzustände.

Die prämorbide Persönlichkeitsstruktur und -dynamik der Patienten bestimmen den Verlauf der Krankheitsverarbeitung entscheidend mit. Der Arzt sollte versuchen, die Reaktionen des Kranken auch unter diesem Gesichtspunkt zu verstehen.

So ist es z. B. wichtig, die leichte Verletzbarkeit des Selbstwertgefühls hysterischer Patienten und ihre charakteristische Art, Beziehungen zu gestalten, zu kennen.

Angesichts der lebensbedrohlichen Erkrankung kann es nicht Ziel des ärztlichen Umgangs mit diesen Patienten sein, ihre Persönlichkeitsstruktur, ihren Charakter zu modifizieren. Es geht vielmehr darum, den Patienten entsprechend ihrer Persönlichkeit so weit gerecht zu werden, daß es ihnen möglich bleibt, die Beziehungen zu ihrer Umwelt aufrechtzuerhalten, daß sie sich nicht verletzt oder gekränkt aus ihr zurückziehen müssen. Letztlich soll jeder Patient auch mit dem ihm eigenen Charakter sterben dürfen (Kübler-Ross).

48.3.3 Abwehrhaltungen von Ärzten und Pflegepersonal

Die Kommunikation mit Patienten kann durch charakteristische Abwehrhaltungen von Ärzten und Pflegepersonal entscheidend behindert werden. Die Befunde empirischer Untersuchungen über ausweichende Verhaltensweisen von Ärzten gegenüber unheilbar Kranken haben wir bereits erwähnt (Siegrist 1978, Begemann 1978). Hier möchten wir noch einige typische Haltungen, wie sie im klinischen Arbeitsfeld vorkommen, charakterisieren: Vermeidung, Verleugnung, Flucht in die Überaktivität, Entmündigung und Versachlichung des Patienten, Überidentifikation und schließlich die Resignation von Ärzten und Pflegepersonal.

48.3.3.1 Vermeidung

Unheilbar Kranke bemerken es, wenn wir ihnen ausweichen; so meinte ein Malignomkranker zu einer Schwester: »Sie können mir ruhig alles sagen; ich habe ganz bestimmt Krebs, das nehme ich jedenfalls an!« Die Schwester fragte ihn, wie er darauf komme. »Weil Sie mir dauernd ausweichen. Es hat mir keiner etwas gesagt. Sie haben aber immer versucht, ein anderes Gesprächsthema zu finden oder sind mit irgendwelchen Worten über meine Frage hinweggegangen.«

Vermeidendes Verhalten tritt gehäuft in Krisensituationen auf. Für den Patienten zeigt solches Verhalten oft eine Information über negative Entwicklungen der Krankheiten an.

So sagte eine junge Leukämiepatientin: »Einen guten Knochenmarksbefund erfahre ich am selben Tag bis 17.00 Uhr, einen schlechten erst am nächsten Tag.«

48.3.3.2 Verleugnung

Der seelische Abwehrvorgang der Verleugnung ermöglicht es, eine drohende Gefahr von der bewußten Wahrnehmung auszuschließen; die Augen werden sozusagen vor der beängstigenden Realität verschlossen. Häufig verleugnen Patienten und Personal gemeinsam.

So wurde vom Stationsarzt über mehrere Wochen gemeinsam mit einem an einem metastasierenden Pankreaskarzinom leidenden älteren Kollegen die Illusion einer Hilfe durch einen operativen Eingriff aufrechterhalten.

In einer »Balint-Gruppe« berichtet eine Krankenschwester davon, daß es sie jedesmal erleichtere, wenn sie einer zytostatisch behandelten Malignomkranken, die sich angstvoll mit Fragen an sie klammere, sage: »So sicher ist das mit Ihrer Diagnose ja noch gar nicht«. Als die Patientin schließlich vom Arzt ausführlich informiert wurde, fragte sie die Schwester vorwurfsvoll, warum sie ihr denn immer wieder Hoffnung gemacht habe. Die Schwester sagte der Patientin, wie schwer es ihr selbst gefallen sei, die Diagnose zu akzeptieren, wie sehr sie sich darum bemüht habe, ihr Wissen wegzuschieben. Nach diesem Gespräch hatte die Schwester zum erstenmal das Gefühl einer wirklichen Verständigung mit dieser Kranken.

Die Motive für die Verleugnung der Schwester konnten wir in der »Balint-Gruppe« verstehen. Sie hatte sich in der Gruppe zunächst beinahe darüber empört, daß die Frau als Malignomkranke therapiert werde, obwohl die Diagnose noch nicht hundertprozentig gesichert sei. Gleichzeitig berichtete sie, daß sie sich, im Unterschied zu anderen Kranken, im Umgang mit Malignomkranken jedesmal besonders hilflos fühle und wohl deshalb versuche, die Diagnose in Frage zu stellen. Die Schwester wünschte sich eine heilbare Krankheit der Patientin, um sich selbst nicht so hilflos zu erleben. Dieses Gefühl der Hilflosigkeit reichte bei der Schwester weit zurück: Sie hatte als Kind früh ihre eigene Mutter als Folge einer Karzinomerkrankung verloren.

48.3.3.3 Flucht in die Überaktivität

Hilflosigkeit gegenüber unheilbar Kranken ist schwer zu ertragen; sie wird oft durch ein Übermaß an Aktivität kompensiert. Hierdurch wird jedoch die Kommunikation mit dem Patienten einseitig; der Arzt hört etwa die Klagen des Kranken nicht mehr an, sondern verordnet Analgetika und Sedativa, unter Umständen wird ein neues »aggressiveres« therapeutisches Regime geplant. Dem Patienten wird im Umgang nicht mehr angemessen Raum gegeben, vielmehr versuchen Ärzte und Schwestern, »etwas für ihn zu tun«; Eigenaktivitäten der Kranken werden hierdurch blockiert.

Krankenschwestern berichten, daß sie abends Schlafmittel wohl ebenso zu ihrer eigenen Beruhigung wie zur Beruhigung der Patienten austeilen.

Ein Beispiel aus dem Pflegebereich: ein Patient wird gebettet, die Schwester begleitet ihre Handlungen mit sanften Worten: »So, jetzt schütteln wir eben noch das Kissen, und die Bettflasche legen wir ihm unter die Füße – so, und dann ist alles recht«. Der Patient, der, wie es schien, bisher teilnahmslos im Bett gelegen hatte, setzt den Kommentar der Schwester ebenso sanft im gleichen Tonfall fort: »Dann bringen wir ihm noch einen Sarg.«

Die Beziehung wird eindeutig von den Aktivitäten der Schwester beherrscht, der Kranke hat in ihr keinen Raum mehr, von sich aus Gefühle mitzuteilen. Er kann der Schwester aber noch sarkastisch das Spiegelbild ihrer eigenen Handlungen vor Augen führen und damit ausdrücken, daß er sich »zu Tode gepflegt« fühlt.

48.3.3.4 Entmündigung, Verkindlichung und Versachlichung

Wie schon bei der Flucht in die Überaktivität wird die Beziehung immer einseitiger gestaltet. Arzt und Schwester drängen von ihrer überlegenen Position aus den Patienten immer mehr zurück, engen seinen Raum im Interaktionsfeld ein, statt ihn bei der Entfaltung eigener Aktivität und bei der Artikulation seiner Bedürfnisse zu unterstützen. Für den Patienten kann es dann sinnlos werden, eigene Wünsche und Sorgen zu äußern. Er wird in die Rolle eines Kindes gedrängt, das von den Schwestern, wie früher von der Mutter, gepflegt, versorgt, gefüttert, gewärmt wird. Schwestern, aber auch Ärzte leiten aus ihrer langjährigen Erfahrung den Anspruch ab, sehr genau zu wissen, was der Patient braucht und was er nicht braucht, um sich wohlzufühlen. Hierdurch wird jedoch nur die Befriedigung von Schwestern und Ärzten sichergestellt.

Zum Umgang mit unheilbar Kranken

Während in der Pflege die Verkindlichung des Patienten überwiegt, wird der Kranke bei den Ärzten immer mehr zum reinen Objekt naturwissenschaftlicher Medizin. Die Kommunikation während der Visite findet zunehmend nicht mehr mit ihm, sondern über ihn statt, es wird immer mehr über die Wirkung von Zytostatika, die Veränderung chemischer Parameter u. a. m. gesprochen. Die Situation des Patienten wird verharmlost, er wird mit aufmunterndem Schulterklopfen oder Ähnlichem getröstet. Ein solches Verhalten hat wenig mit der Freundlichkeit oder Unfreundlichkeit einzelner Ärzte, mit der »Menschlichkeit« oder »Unmenschlichkeit« einzelner Schwestern zu tun; es entspricht vielmehr professionellen Schutzhaltungen, ohne die die extremen Belastungen im Umgang mit unheilbar Kranken oft zumindest so lange nicht zu ertragen sind, als Ärzten und Schwestern nicht eine entsprechende Aus- und Weiterbildung für den Umgang mit diesen Patienten angeboten wird.

Isoliert betrachtet, nehmen manche Situationen groteske Gestalt an:

Zwei Ärzte untersuchen das Ohr eines todkranken Leukämiepatienten, das phlegmenös entzündet ist und wiederholt geblutet hat: einer meint etwas jovial zum Patienten: »Ja, Meister, am besten schnitten wir das Ohr doch wohl ab!« Darauf der andere Arzt: »Aber nein, wir wollen es doch heilen!« Und der Patient: »Von mir aus, schneiden Sie's halt ab, darauf kommt es auch nicht mehr an!«.

Die Situation ist umso grotesker, als der Patient an einem Bein bereits zweimal amputiert werden mußte und jetzt das Ohr wie ein Gegenstand betrachtet wird, das eigentlich schon keine Verbindung mehr mit einem lebendigen Menschen hat. Es scheint, als fühlten sich die beteiligten Ärzte und Schwestern so sehr durch die Krankheit und den Patienten bedroht, daß sie in dieser Situation nur dann stark bleiben können, wenn sie den Patienten kleiner machen.

48.3.3.5 »Überidentifikation«

Ein gewisses Maß an Einfühlung in die Situation des Patienten ist notwendig, um ihn verstehen zu können. Zur Einfühlung benützen wir Identifikations- und Projektionsvorgänge. Um Kranke ärztlich versorgen zu können, ist die Fähigkeit zur flexiblen Rücknahme solcher Projektions- und Identifikationsvorgänge nötig. Setzt man sich innerlich zu sehr an die Stelle des Patienten – »ich an seiner Stelle« –, so kann der Patient mit *seinen* Bedürfnissen, seinen Sorgen und Ängsten nicht mehr zu Wort kommen. Es wird dann unmöglich, vom subjektiven Erleben des Kranken auszugehen, das sich oft weitgehend vom Erleben des Arztes unterscheidet.

Identifikationsvorgänge mit unheilbar Kranken treten leichter bei Patienten auf, die eine solche Identifikation fördern, die im selben Alter sind oder denselben Beruf ausüben, wie Arzt und Schwester. Die Gleichsetzung im Erleben kann auch die eigene Beziehung zu engen Angehörigen betreffen:

Eine ältere Krankenschwester, Mutter von drei Kindern, hatte ihr Berufstätigkeit nach langer Unterbrechung wieder aufgenommen, nachdem die Tochter einer befreundeten Familie an Leukämie verstorben war. Wiederholt sprach sie in der »Balint-Gruppe« davon, daß dieses Mädchen einer ihrer eigenen Töchter sehr ähnlich war. Ihr war die magische Vorstellung gekommen, durch ihre eigene Berufstätigkeit eine ähnliche Erkrankung von ihren Töchtern fernzuhalten. Im Umgang mit jungen Leukämiepatientinnen hatte sie regelmäßig besondere Schwierigkeiten. Sie brachte es trotz allen Bemühens nicht fertig, sich mit diesen Kranken in ein Gespräch einzulassen. Sie erlebte sich derart verunsichert, daß sie jede Gelegenheit benutzte, um diese Patientinnen zu meiden.

48.3.3.6 Resignation, Abbruch der Therapie

Nicht selten kommt es beim Umgang mit unheilbar Kranken auch zu resignativen Reaktionen bei Ärzten und Schwestern. Es wird dann diskutiert, ob die Fortsetzung der Therapie noch sinnvoll ist, ob die Patienten hierdurch nicht nur gequält werden. Neben fachlichen Überlegungen spielt in diesen Diskussionen oft die eigene Enttäuschung über die therapeutischen Möglichkeiten eine wesentliche Rolle; diese Enttäuschung behindert dann die Wahrnehmung der Bedürfnisse und Gefühle des Patienten.

Wir berichteten in Kap. 15.3 (S. 320) über einen 58-jährigen Maurer mit akuter Leukämie, der am rechten Bein zweimal amputiert werden mußte, dabei einen Herzstillstand erlitt und sich zunächst nicht an den Rehabilitationsmaßnahmen beteiligte. Als die Amputationswunden und eine eitrige Otitis media nicht heilten und die Grunderkrankung keine positive Entwicklung mehr erkennen ließ, kam bei Schwestern und Ärzten der Station immer wieder die Diskussion über den Sinn ihres Tuns, über den Sinn einer weiteren »supportiven« Therapie mit Bluttransfusionen und Antibiotika auf: »Soll man nicht endlich die Therapie abbrechen?« – »Nun haben wir wieder angefangen, jetzt müssen wir auch weitermachen!« – »Welchen Sinn hat so ein Leben, wenn einer nur noch im Bett existieren kann?« – »Soll man ewig so weiterbehandeln?« – »Wir können aber doch nicht einfach gar nichts mehr tun!« – »Wir dürfen doch die Hoffnung nicht aufgeben. Wer kann schon entscheiden, wann es Zeit ist, zu sterben?«.

In den Stationsbesprechungen wurde allmählich klar, daß die Tendenz bei einem Teil der Ärzte und Schwestern zur Resignation, zum Abbruch der Therapie, auch eine Reaktion auf die intensive emotionale Belastung durch diesen Patienten und sein Schicksal darstellte. Diese Schutzreaktion erschwerte es ihnen jedoch, auf die Bedürfnisse des Patienten einzugehen. Das Verhalten des Patienten veränderte sich grundlegend, nachdem er in die Entscheidung über das weitere Vorgehen einbezogen wurde. Er entschied sich für's Weiterleben und begann von diesem Zeitpunkt ab, sich intensiv an seiner Rehabilitation zu beteiligen.

48.3.4 Rückzugsreaktionen von Patienten als Reaktion auf abwehrendes Verhalten von Ärzten und Schwestern

Euthanasiewünsche von Patienten

Lassen sich Ärzte und Schwestern intensiver in den Umgang mit unheilbar Kranken ein, so werden an sie von den Patienten nicht selten Euthanasiewünsche herangetragen. Die unter ihren Schmerzen leidenden, nicht selten von Angst gequälten Patienten bitten in ihrer Verzweiflung Ärzte oder Schwestern, ihnen eine »erlösende« Injektion zu geben oder Ähnliches.

In dieser Situation versuchen wir zunächst immer, sorgfältig die Situation des Patienten zu verstehen. Bisher wurde uns dabei jedesmal deutlich, daß es sich um einen verzweifelten Befreiungswunsch in einer Situation besonders großer Unfreiheit handelt, keineswegs – wie oft unzutreffend angenommen wird – um eine besonders freie Entscheidung der Patienten. Wir bemühen uns darum, die Situation des Kranken zu verbessern, Bedürfnisse zu entdecken, deren Befriedigung noch möglich ist, seine Beziehungen zu seiner Umgebung zu verbessern, Beeinträchtigungen seines Selbstwertgefühls auszugleichen. Euthanasiewünsche stellen für uns eine alarmierende Mitteilung, einen Notruf dar.

Wir sind auf solche Euthanasiewünsche nie direkt eingegangen. Selbstmordversuche von Kranken sind in dieser Situation nie aufgetreten.

48.4 Probleme im Umgang mit Angehörigen unheilbar Kranker

Die Verarbeitung einer unheilbaren Erkrankung wird durch das Verhalten der Angehörigen des Patienten mitbeeinflußt. Im Rahmen einer Langzeitbetreuung solcher Patienten ist die Einbeziehung der Angehörigen zu empfehlen, um frühzeitig die Situation zu klären und Komplikationen vorzubeugen.

Für beide, für Patienten, aber auch für ihre Angehörigen, ist die Auseinandersetzung mit der Erkrankung belastend. Der Patient benötigt die Unterstützung seiner Angehörigen. Diese benötigen oft selbst Unterstützung, um die emotionalen Belastungen dieser Situation ertragen und die Beziehungen zu den Kranken aufrechterhalten zu können.

Schon mit der Krankenhausaufnahme ergibt sich nicht selten ein Spannungsverhältnis zwischen den Angehörigen und Ärzten oder Schwestern. Nicht selten versuchen Angehörige, die Aufnahme zu beschleunigen und die Entlassung zu verzögern, aus ihrer Sorge, zuhause nicht genügend für den Patienten tun zu können. Ärzte und Pflegepersonal können dies im Sinne eines Abschiebens des Kranken – das natürlich auch vorkommt – mißverstehen.

Spannungen zwischen Ärzten und Pflegepersonal einerseits und den Angehörigen der Kranken andererseits werden vor allem durch Schuldgefühle und Enttäuschungsreaktionen der Angehörigen mitverursacht.

48.4.1 Schuldgefühle

Ärzte und Schwestern werden nicht selten durch überkritische, anklagende und *vorwurfsvolle Angehörige* von unheilbar Kranken irritiert. Diese scheinen ihnen vorzuwerfen, nicht alles heute Mögliche für den Patienten zu tun. Ärzte und Schwestern können hierauf aggressiv gereizt reagieren oder sich gekränkt zurückziehen.

In der Regel bewährt es sich, solches Verhalten von Angehörigen nicht im Sinne persönlich gegen Ärzte und Schwestern gerichteter Vorwürfe aufzufassen, sondern zu versuchen, die Belastungen der Angehörigen selbst zu eruieren und ihr Verhalten als Reaktion auf diese Belastungen zu verstehen. Die Angehörigen sind durch die lebensbedrohliche Krankheit ihres Familienmitgliedes meist selbst emotional stark belastet, sie fühlen sich dem Geschehen hilflos ausgeliefert, haben in ihrer Vorstellung nicht selten Mitschuld an der Krankheit oder empfinden, nicht genügend für ihr Familienmitglied getan zu haben. Solche Schuldgefühle entstehen häufig ganz unabhängig von jeder realen Schuld: in allen Beziehungen spielen ambivalente Einstellungen eine Rolle; im Falle einer Erkrankung des Beziehungspartners wird der negative Gefühlsanteil in der Beziehung in der Phantasie mit der Erkrankung verknüpft, es entstehen Schuldgefühle.

Der Ehemann einer Malignomkranken erkundigte sich unmittelbar nach der stationären Aufnahme bei der Schwester nach den verantwortlichen Ärzten und wie er sie telefonisch erreichen könne. Die Schwester hatte dabei den Eindruck, der Ehemann versuche sie einzuschüchtern, um eine möglichst vollkommene Versorgung seiner Frau sicherzustellen. Dies und das weitere Verhalten des Mannes irritierte die Schwester und sie spürte, daß sie begann, die Patientin abzulehnen.

Von der Patientin erfährt sie dann, daß sie zusammen mit dem Ehemann unter Aufnahme eines hohen Kredits ein Mietshaus erworben habe. Der Ehemann hatte die Patientin gedrängt, im Erdgeschoß ein Einzelhandelsgeschäft einzurichten und so zur Schuldentilgung beizutragen. Die Frau war mit diesen Plänen zunächst nicht einverstanden, sie hatte gehofft, sich nach dem Hauserwerb ganz der Erziehung ihrer Kinder widmen zu können. Schließlich hat sie sich jedoch überreden lassen. Seinerzeit bei der Entscheidung habe der Mann geäußert: Alles wäre zu realisieren, »wenn sie innerhalb der nächsten Jahre nicht krank würde«.

Es ist einfühlbar, daß der Ehemann nun gegenüber seiner Frau Schuldgefühle empfindet und seinerseits versucht, Schwestern und Ärzte unter Kontrolle zu bringen. Nachdem der Schwester diese Zusammenhänge deutlich wurden, empfand sie der Patientin gegenüber keine Ablehnung mehr, sie sah jetzt, daß diese Ablehnung durch das Verhalten des Ehemanns ausgelöst worden war. Sie konnte mit der Kranken freier sprechen und ließ sich vom Verhalten des Ehemanns nicht mehr irritieren.

Häufig ist es nötig, in eingehenden Gesprächen eine Entlastung der Angehörigen von solchen Schuldgefühlen zu versuchen.

Auch ein *Überengagement* von Angehörigen in der Mitbetreuung von Patienten kann durch solche Schuldgefühle motiviert sein. Diese Angehörigen beteiligen sich dann ohne Rücksicht auf die eigenen Kräfte z.B. an der Pflege. Sie sollten darin unterstützt werden, schon auch aus Rücksicht auf die langfristige Versorgung des Patienten auch an ihre eigenen Bedürfnisse zu denken.

Auch Ärzte und Schwestern können sich bei der Mitbetreuung ihrer Angehörigen überfordern. So versuchte ein jüngerer

Kollege, dessen Vater mit einer unheilbaren Malignomerkrankung auf unserer Station lag, sich in die neueste Literatur über die Behandlung dieser Erkrankung einzuarbeiten und sich so an der Therapie zu beteiligen. Er sprach jedoch nicht mit den erfahrenen Onkologen der Klinik, obwohl er selbst in einem anderen Fachgebiet arbeitete. So überbeanspruchte er sich offensichtlich in dem Wunsch, eigenständig zur Behandlung seines Vaters beizutragen.

48.4.2 Enttäuschung

Krankheit und Tod einer Bezugsperson hinterlassen bei den Angehörigen Schmerz, Trauer, oft auch große Enttäuschung. Solche Enttäuschung kann auch das Verhalten der Angehörigen gegenüber den Mitarbeitern im Krankenhaus beeinflussen.

Die Frau eines Malignompatienten hatte bis zu seiner Erkrankung gehofft, sich nach erfülltem gemeinsamem Leben jetzt bald zur Ruhe setzen zu können. Sie hatte sich in ihrem Erleben bisher für die Erziehung ihrer Kinder »aufgeopfert« und meinte, daß sie gewissermaßen jetzt erst hätte beginnen können, ihr eigenes Leben zu leben. Zusammen mit ihrem Mann hatte sie sich ein Haus gebaut, die Kinder waren nun erwachsen, ein friedlicher Lebensabend schien greifbar nahe. Nun erkrankte der Mann, in der Klinik wurde ein Karzinom diagnostiziert. Die Frau sagte: »Jetzt stirbt er. Warum muß ausgerechnet uns das passieren?«. Die Chemotherapie brachte nicht den erhofften Erfolg, der Mann starb tatsächlich. Die Ehefrau war nun maßlos enttäuscht, daß er sie so »im Stich gelassen hatte« und versuchte in ihrer ohnmächtigen Wut, die Klinik für den Tod ihres Mannes verantwortlich zu machen.

48.4.3 Vorwegnehmende Trauerreaktionen

Die Trauer von Angehörigen beginnt mit der Wahrnehmung der Unheilbarkeit einer Erkrankung. Bei längerverlaufenden Krankheiten schließen Angehörige ihren Trauerprozeß nicht selten vor dem Tod des Patienten ab. Sie haben sich dann innerlich bereits vom Patienten getrennt, warten darauf, neue Beziehungen einzugehen oder gehen solche tatsächlich ein. Vorwegnehmende Trauer führt leichter in eine solche Entwicklung, wenn die Beziehung bereits vor der Erkrankung instabil war oder wenn ihre Qualität in besonderem Ausmaß von mit Gesundheit verbundenen Eigenschaften abhing.

Haben Angehörige ihren Trauerprozeß in einer gespannten Beziehung einmal abgeschlossen, so bleibt von der Beziehung oft nur grausame gegenseitige Quälerei übrig.
So meinte der Ehemann einer Dialyse-Patientin, als sie in ihrem Garten Beerensträucher pflanzte: das sei doch sinnlos, sie würde die Früchte doch nicht mehr ernten können. Derselbe Ehemann beklagte sich nach Aussagen der Patientin am Telefon bei ihrer eigenen Mutter darüber, daß sie nun schon länger lebe als die Ärzte vorausgesagt hätten.

48.4.4 Die Betreuung von Angehörigen ist oft über den Tod des Familienmitgliedes hinaus erforderlich.

Der Verlust eines Familienmitglieds, insbesondere eines Ehepartners, bedeutet immer eine einschneidende Lebenskrise. Die sich hieraus ergebenden Belastungen, die Verarbeitung im Rahmen des Trauerprozesses, sowie mögliche therapeutische Interventionen haben wir in Kap. 10.6, »Partnerverlust als Beispiel für eine psychosoziale Krisensituation«, ausführlicher dargestellt.

Der wiederholt geschilderte Leukämiepatient hatte vor seinem Tod immer wieder Sorge darüber geäußert, wie seine Frau die Trennung überstehen würde. Die Ehefrau hatte früher bei anderen Belastungen mit starken Depressionen reagiert. Nach dem Tod des Patienten bat uns die Ehefrau um ein Gespräch. Ihr selbst ging es einigermaßen gut, aber die 13-jährige Tochter sei krank, sie leide unter starken Konzentrationsstörungen und Halluzinationen, vor allem abends berichte sie davon, daß sie den Vater leibhaftig in der Wohnung stehen sehe. Es zeigte sich, daß die Frau nach dem Verlust des Ehemanns die Tochter als ihren Partner noch enger an sich zu binden versucht hatte. Bei der Tochter waren im Zuge der pubertären Entwicklung ödipale Wünsche wiederbelebt worden, die sie in der jetzigen Situation vermehrt abwehren mußte. Es genügte, der Mutter die Entwicklungstendenzen der Tochter in der Pubertät aufzuzeigen. Die Mutter konnte die Notwendigkeit einer unabhängigen Entwicklung der Tochter akzeptieren, worauf sich die Symptomatik bei der Tochter vollständig zurückbildete. Ein Jahr später allerdings kam die Mutter selbst und suchte wegen neurotischer Ängste psychotherapeutische Hilfe.

Hauptsächlich bei jüngeren Frauen beobachteten wir nach dem Tod des Ehemanns wiederholt den Wunsch, selbst in einem sozialen Beruf, z.B. als Krankenschwester zu arbeiten. Da solche Wünsche so unmittelbar nach dem Tod häufig auch aufgrund von Schuldgefühlen zustandekommen, raten wir diesen Angehörigen, mit solchen Entscheidungen zunächst einige Zeit zu warten.

Aufgabe des Umgangs mit Malignomkranken ist es, die Angehörigen frühzeitig so weit in die Betreuung einzubeziehen, daß solchen Entwicklungen nach Möglichkeit vorgebeugt werden kann, solange Versöhnung möglich ist.

48.5 Zusammenfassende Empfehlungen für den Umgang mit unheilbar Kranken

1. Wir empfehlen eine offene Kommunikation auch mit unheilbar Kranken über das Wesen ihrer Erkrankung und alle sich hieraus ergebenden Probleme.
2. Vorbedingungen für ein solches Vorgehen sind:
    a) eine tragfähige Beziehung zum Patienten, die langfristig aufrechterhalten werden können sollte;
    b) die Kenntnis von: (1) Vorwissen; (2) Krankheitserleben einschließlich der Vorstellungen über die krankheitsbedingten körperlichen Veränderungen; (3) Vorerfahrungen des Patienten mit Ärzten und Krankenhäusern; (4) bisherige belastende Lebenssituationen und Umgang mit ihnen; (5) wichtige biographische Daten sowie (6) Zeitpunkt und Umstände bei der Krankheitsmanifestation.
3. Im Gespräch wird zunächst geklärt, ob der Patient die offene Information wünscht. Er soll dann seine Situa-

tion, sein bereits vorhandenes Wissen und seine Phantasien darstellen können; der Arzt fördert diese Darstellung durch offenes Nachfragen (vgl. Kap. 16, Anamneseerhebung). Mit der Information knüpft der Arzt erläuternd an das Vorwissen des Patienten an. Er geht dabei schrittweise vor; die Information kann sich über mehrere Gespräche erstrecken; sie ist immer ein Prozeß, nie einmalige »Mitteilung«.

4. Im weiteren Verlauf des Umgangs bemüht sich der Arzt darum, den Patienten in seiner jeweiligen emotionalen Reaktion zu erreichen und, soweit nötig und möglich, zu unterstützen.
Frau Kübler-Ross hat immer wieder auf die Hilfestellungen hingewiesen, die unheilbar Kranke, ja Sterbende ihren Betreuern anbieten. Sie empfahl, diese Patienten als Lehrer zu benützen: es gäbe viel zuviele von gesunden Ärzten und Psychologen entworfene Theorien über das Sterben und die Möglichkeit, von den Sterbenden selbst zu lernen, werde zuwenig benutzt.

5. Die stationäre Behandlung sollte in Verbindung mit einem Konzept für die prä- und poststationäre Versorgung geplant werden können. In diesem Rahmen sollte auch die Familie des Kranken systematisch in die Betreuung einbezogen werden. Hierdurch würde eine Prophylaxe für alle Mitglieder des Familiensystems, die sich durch die Krankheit des Patienten in einer Lebenskrise befinden, geschaffen, die sich unter Umständen auch auf die nächsten Generationen günstig auswirkt.

6. Selbsthilfegruppen wurden bisher vor allem von Patienten mit Dickdarmkarzinomen und Anus praeter und von Mamma-Karzinom-Patientinnen gegründet. Diese Gruppen unterscheiden sich von Selbsthilfegruppen etwa bei Alkoholikern und Adipösen dadurch, daß ihre Leiter im strengen medizinischen Sinn von ihrer Krankheit nicht »geheilt« sind. Aus Erfahrungen mit informellen Gruppen und den intensiven, die Gruppenbeziehung mitbestimmenden emotionalen Problemen würden wir dazu raten, daß solche Gruppen zumindest in der Anfangszeit nur in Zusammenarbeit mit fachkompetenten Leitern aufgebaut und geführt werden sollten.

Abschließend möchten wir mit Nachdruck aber auch darauf hinweisen, daß eine konsequente Betreuung auch unheilbar Kranker in der Klinik nur in einem Team geleistet werden kann, in dem nach Möglichkeiten neben Ärzten und Schwestern auch Psychologen, Sozialarbeiter und Seelsorger mitarbeiten sollten. Der einzelne Mitarbeiter benötigt das Team, um die sich gerade im Umgang mit unheilbar Kranken ergebenden emotionalen Belastungen reflektieren zu können, aber auch, um unmittelbar in der Betreuung der Patienten vertreten werden zu können. Die Forderung, jederzeit für diese Patienten zur Verfügung zu stehen, wie sie etwa von KÜBLER-ROSS vertreten wird, ist nicht nur unrealistisch, sie enthält auch unzumutbare Konsequenzen für die einzelnen Mitarbeiter. Schließlich möchten wir auch noch unsere Bedenken gegen eine Ausgliederung der Betreuung unheilbar Kranker und Sterbender aus der klinischen Medizin, etwa in eigene »Sterbekliniken«, äußern. Wir halten die Arbeit in solchen Kliniken, die sich hieraus ergebenden emotionalen Belastungen zumindest für jüngere Ärzte und Schwestern nicht zumutbar. Unserer Ansicht nach ist es für sie von großer Bedeutung, gleichzeitig auch solche Patienten zu betreuen, bei denen sich therapeutische Erfolge erzielen lassen, sowie Patienten, deren Lebensmöglichkeiten durch eine psychotherapeutische Unterstützung im weitesten Sinne noch entfaltet werden können.

Am ehesten halten wir die Institutionalisierung eines offenen Umgangs im Rahmen von klinisch-psychosomatischen Krankenstationen (vgl. Kap. 15.3), die ihrerseits in ein entsprechendes ambulantes Versorgungssystem eingegliedert sind, für möglich. Die Entwicklung eines »patientenzentrierten« Versorgungsansatzes, die Einbeziehung der »psychosomatischen Betrachtungsweise« nur bei unheilbar Kranken losgelöst von der übrigen Krankenversorgung erscheint uns nicht sinnvoll.

Anmerkung: Wir danken Frau Hiltrud Bosch für die Zusammenarbeit bei der Betreuung dieser Kranken.

Literatur

1. *Bibliographien*
Fulton, R.: Death, Grief and Bereavement. A Bibliography 1845–1975. Arno Press, New York, 1977.
Kalish, R. A.: Death and Dying. A briefly annotated Bibliography. In: Orville, G., Brim, u.a. (Hrsg.): The Dying Patient. New York 1970, 327–380.
Kalish, R. A.: Loss and Grief: A Selected Bibliography. In: Schoenberg, B. u.a. (Hrsg.): Loss and Grief: Psychological Management in Medical Practice. New York-London (1970): 373–385.
Pearson, L.: Selected Bibliography on Death and Dying. In: Ders. (Hrsg.): Death and Dying. Cleveland/London (1969): 133–235.
Rest, H.O.F.: Praktische Orthothanasie (Sterbebeistand) im Arbeitsfeld sozialer Praxis, II. Teil: Literaturdokumentation. Westdeutscher Verlag, Opladen 1978. Dieser Band enthält Kurzreferate von insgesamt 811 Veröffentlichungen.

2. *Weiterbildung für die klinische Arbeit*
Abrams, R.D.: Not allone with cancer. Charles C. Thomas, Springfield, 1974.
Kübler-Ross, E.: Interviews mit Sterbenden. Stuttgart, Kreuz-Verlag, 1971, 1972, 1973.
Verwoerdt, A.: Communication with the fatally ill. Charles C. Thomas, Springfield, 1966.

3. *Zitierte Literatur*

Abrams, R.D.: The patient with cancer – his changing pattern of communication. New Engl. J. Med. 274 (1966): 317–322.
Achté, K. A., Vauhkonen, M.-L.: Cancer and the Psyche. Omega, Vol. 2 (1971): 46–56.
Achté, K. A., Vauhkonen, M.-L.: Suicides Committed in General Hospitals. Psychiatria Fennica, 1971. Yearbook of the Psychiatric Clinic, 1971, Helsinki.

Aitken-Swan, J., Easson, E. C.: Reactions of Cancer Patients on Being Told Their Diagnosis. British Med. Journ. Vol. 288 (1959): 779–783.

Bahnson, C. B.: Psychologic and Emotional Issues in Cancer: The Psychotherapeutic Care of the Cancer Patient. Seminars in Oncology, Vol. 2 (1975): 293–309.

Begemann-Deppe, M.: Im Krankenhaus sterben: Das Problem der Wissenskonstitution in einer besonderen Situation. In: Begemann, H. (Hrsg.): Patient und Krankenhaus. Urban & Schwarzenberg, München, 1976.

Begemann-Deppe, M.: Sprechverhalten und Thematisierung von Krankheitsinformationen im Rahmen von Stationsvisiten. Eine empirische Untersuchung zur Arzt-Patienten-Beziehung im Krankenhaus. Diss. (Med.-Soz.), Marburg, 1978.

Bleuler, M., Willi, J., Bühler, H. P.: Akute psychische Begleiterscheinungen körperlicher Krankheiten. 3. Teil: Das psychische Leben Sterbender. Thieme, Stuttgart, 1965.

Bowers, M. K., Jackson, E. N., Knight, J. A., LeShan, L.: Wie können wir Sterbenden beistehen. Kaiser-Verlag, München, 1971; 3. Aufl. 1973.

Boyle, C. M.: Differences between doctor's and patient's interpretations of some commonmedical terms. Brit. Med. J., 2 (1970): 286–289.

Brim, O. G., Freeman, H. E., Levine, S., Scotch, N. A.: The dying patient. Russell Sage Foundation New York, 1970.

Buckingham, R. W., Lack, S. A., Mount, B. M., McLean, L. D., Collins, J. T.: Living with the dying: use of the technique of participant observation. Can. Med. Assoc. J., 115 (12), (1976): 1211–15.

Burton, G., Nurse and Patient, The Influence of Human Relationships
Tavistock Publications, London, 1965.

Campbell, P. C.: Suicides Among Cancer Patients. Connecticut Health Bulletin, Vol. 80 (1966): 207–212.

Cartwright, A., Hockey, L., Anderson, J. L.: Life before Death. Routledge and Kegan Paul, London-Boston, 1973.

Cullen, J. W., Fox, B. H., Isom, R. N.: Cancer: The Behavioral Dimensions. Raven, New York, 1976.

Demling, L., Flügel, H.: Wie steht der Patient zur Aufklärungspflicht d. Arztes? Dt. Med. Wschr. 100 (1975): 1587–1589.

Dubach, U. C., v. Rechenberg, K. N.: Krankheitsverständnis und Patienten-Arzt-Beziehung in der Ambulanz. Dtsch. Med. Wschr. 102 (35), (1977): 1239–1244.

Eissler, K. R.: The Psychiatrist and the Dying Patient. Internat. University Press, New York, 1955.
Deutsch: Der sterbende Patient: Zur Psychologie des Todes. Frommann-Holzboog, Stuttgart, 1978.

Engelhardt, K.: Kranke im Krankenhaus. Enke, Stgt. 1973.

Farberow, N. L., Ganzler, S., Cutter, F., Reynolds, D.: An Eight-Year Survey of Hospital Suicides. Life-Threatening Behavior, Vol. 1 (1971): 184–202.

Faunce, W. A., Fulton, R. L.: The sociology of death: A neglected area of research. Soc. Forces, 36 (1958): 205–209.

Feifel, H.: 1959 Attitudes toward death in some normal and mentally ill populations. In: Feifel, H.: The Meaning of Death. New York, McGraw-Hill, S. 114.

Feifel, H.: The function of attitudes toward death. Death and Dying: Attitides of patient and doctor. Vol. 5, Symposium Nr. 11. New York: Group for the Advancement of Psychiatry, 1965 (c).

Ferber, Chr. v.: Der Tod, ein unbewältigtes Problem für Mediziner und Soziologen. Kölner Zeitschr. f. Soziologie und Sozialpsychologie (1970): 237–250.

Fitts, W. T., Ravdin, J. S.: What Philadelphia physicians tell patients with cancer. JAMA 153 (1953): 901–904.

Frankl, V. E.: Grundriß der Existenzanalyse und Logotherapie. In: Frankl, Gebsattel, Schultz (Hrsg.): Handbuch der Neurosenlehre und Psychotherapie. München-Berlin (1959): 663.

Fulton, R. (Hrsg.): Death and Identity. New York: Wiley, 1967.

Gerle, B., Lunden, G., Sandblom, P.: The patient with inoperable cancer from the psychiatric and social standpoints. Cancer 13 (1960): 1206–1217.

Gilbertsen, M. D., Wangensteen, O. H.: Should the doctor tell the patient that the disease is cancer? Cancer 12 (1962): 82–86.

Glaser, B. C., Strauß, A. L.: Awareness of Dying. Aldine Publishing Comp., Chicago, 1965.
deutsch: Interaktion mit Sterbenden. Beobachtungen für Ärzte, Schwestern, Seelsorger und Angehörige. Vandenhoeck & Ruprecht, Göttingen, 1974.

Glaser, B. C., Strauß, A. L.: Time for Dying. Aldine Publishing Comp., Chicago, 1968.

Hackett, T. and Weisman, A.: The treatment of dying. In: Massermann, J. H. (Ed.): Current Psychiatric Therapies. Grune & Stratton, New York, Vol. 2 (1962): 121–126.

Hackett, T. and Weisman, A.: Denial as a Factor in Patients with Heart Disease and Cancer Annals of the New York Academy for Sciences Vol. 164, Art. 3 (1969): 802–817.

Hackett, T.: Psychological assistance for the dying patient and his family. Ann. Rev. Med. 27 (1976): 371–378.

Harker, B. L.: Cancer and Communication Problems: A Personal Experience. Psychiatry in Medicine Vol. 3 (1972): 163–171.

Hartmann, F.: Kranksein im Krankenhaus. Vortrag auf der 109. Versammlung der Ges. Deutscher Naturforscher und Ärzte am 23.9.1976 in Stuttgart.

Hayes, D. M.: The Impact of the Health Care System on Physician Attitudes and Behaviors. In: Cullen, J. W., Fox, B. H., Isom, R. N.: Cancer. The behavioral dimension. Raven Press, New York, 1976.

Heim, E., Moser, A., Adler, R.: Defense Mechanisms and Coping Behavior in Terminal Illness. Psychother. Psychosom. 30 (1978): 1–17.

Hess, F.: Die Wahrheit auch bei Krebs? Prakt. Arzt 12 (1975): 2125–2128.

Hess, R.: Inhalt und Grenzen der ärztlichen Aufklärungspflicht. Prakt. Arzt 12 (1975): 2120–2122.

Hinton, J.: Dying. Penguin Books, Harmondsworth, London, 1967.

Jores, A.: Der Tod des Menschen in psychologischer Sicht. In: Sborowith, A. (Hrsg.): Der leidende Mensch. Personale Psychotherapie in anthropologischer Sicht. Ein Sammelbuch. Darmstadt: Wiss. Buchgesellschaft (1960): 417–428.

Kane, R. L., Deuschle, K. W.: Problems in patient-doctor Communications. Medical Care 5 (1967): 260–271.

Kaspar, A. M.: (1959) The Doctor and the Death. In: Feifel (Ed.). The Meaning of Death. New York: McGraw-Hill (1965): 218–233.

Kastenbaum, R., Alsenberg, R.: The Psychology of Death. New York: Springer, 1972.

Kastenbaum, R.: (1977a) Death, Society and Human Experience. The C. V. Mosby Company, Saint Louis, 1977.

Kastenbaum, R., Costa, P. T.: (1977b) Psychological Perspectives on Death. Ann. Review of Psychology 28 (1977): 225–249.

Kelly, W. D., Friesen, S. R.: Do cancer patients want to be told? Surgery 27 (1950): 822–826.

Klagsbrun, S. C.: Cancer, emotions, and nurses. Amer. J. of Psychiatry, 126 (1970): 1237–1244.

Koch, U., Schmeling, Ch.: Umgang mit Sterbenden – ein Lernprogramm für Ärzte, Medizinstudenten und Krankenschwestern. Medizin. Psychologie 1, 1978.

Krant, M. J., Johnston, L.: Communication and the late-stage cancer patient (meeting abstract) Proc. Am. Soc. Clin. Oncol. 17 (1976): 251.

Kübler-Ross, E.: On Death and Dying. What the dying have to teach doctors, nurses, clergy and their own families. McMillan Comp., New York, 1969.
  deutsch: Interviews mit Sterbenden. Stuttgart, Kreuz-Verlag, 1971, 1972, 1973.

Kübler-Ross, E.: Was können wir noch tun? Kreuz-Verlag, Stuttgart, 1974.

Kübler-Ross, E.: Death. The Final Stage of Growth. Prentice-Hall, Englewood Cliffs, New Jersey, 1975.
  deutsch: Reif werden zum Tode. Kreuz-Verlag, Stuttgart, Berlin, 1976.

Laxenaire, M., Benth, L., Chardot, C.: Abord Psychologique Du Malade Cancereux. Ann. Medico-Psychologiques, Bd. 1 (1972): 195–207.

LeShan, L. O., Glassmann, M. L.: Some Observations on Psychotherapy with Patients Suffering. From Neoplastic Disease. American Journal of Psychotherapy Vol. 12 (1958): 723–735.

LeShan, L. L.: Mobilizing the Life force. Ann. N. Y. Acad. Sc. 164 (1969): 847–861.

Ley, P.: Psychological studies of doctor-patient-communication. In: Rachman, S. (Ed.): Contributions to Medical Psychology Vol. I, Pergamon Press, Oxford-New York (1977): 9–42.

Litin, E. M.: Should the Cancer Patient be Told? Postgraduate Med. Vol. 28 (1960): 470–475.

McIntosh, J.: Processes of communication, information seeking and control associated with cancer. A selective review of the literature. Soc. Sci. and. Med., 8 (1974): 167–187.

McIntosh, J.: Patients' awareness and desire for information about diagnozed but undislosed malignant disease. Lancet 20 (1976): 300–303.

McIntosh, J.: Communication and awareness in a cancer ward. London/NewYork, 1977.

McKinlay, J.: Who is really ignorant – physician or patient? J. Health and Soc. Behavior 16 (1975): 3–11.

Meyer, J. E.: Tod und Neurose. Göttingen: Vandenhoeck & Ruprecht, 1973.

Meyer, J. E.: Einstellungen zu Tod und Sterben in der Gegenwart. In: Bitter, W. (Hrsg.): Alter und Tod – annehmen oder verdrängen? Stuttgart: Klett (1974): 49–58.

Meyer, J. E.: Das ärztliche Gespräch. Die Situation des chronisch Kranken und des Sterbenden. Med. Abtl. d. Troponwerke, Köln, 1976.

Nordmeyer, J.: Arzt-Patient-Beziehung während der Visite unter besonderer Berücksichtigung von Problempatienten. Phil. Diss. Univ. Hbg. 1978.

Oken, D.: What to tell cancer patients: A study in medical attitudes. JAMA 175 (1961): 1120–1128.

Parkes, C. M.: Bereavement. Studies of Grief in Adult Life. Tavistock, London, 1972.
  deutsch: Vereinsamung. Die Lebenskrise bei Partnerverlust. Psychologisch-soziologische Untersuchung des Trauerverhaltens. Rowohlt, Reinbek b. Hamburg, 1974.

Pender, N., Patient Identification of Health Information Received during Hospitalization, Nursing Research, Vol. 23 (1974) 262–267.

Pincus, L.: . . . bis daß der Tod euch scheidet. Zur Psychologie des Trauerns. Deutsche Verlagsanstalt, 1977.

Raspe, H. H.: Informationsbedürfnisse und faktische Informiertheit bei Krankenhauspatienten. Med. Klin. 71 (1976): 1016–1020.

Raspe, H. H.: Informationsbedürfnisse von Patienten. Aufklärungsintentionen von Ärzten im Akutkrankenhaus. Med. Welt 28 (49), (1977): 1990–1993.

Rea, M. P., Greenspoon, S., Spilka, B.: Physicians and the Terminal Patient: Some Selected Attitudes and Behavior. Omega, Vol. 7 (1976): 291–302.

Reich, P., Kelly, M. J.: Suicide Attempts By Hospitalized Medical and Surgical Patients. The New Engl. Journ. of Med., Vol. 294 (1976): 298–301.

Rest, F.: Pädagogik des Todes – Hilfe zum Sterben. Theorie und Praxis der sozialen Arbeit 25 (1974): 422–432.

Rohde, J. J.: Veranstaltete Depressivität: Über strukturelle Effekte von Hospitalisierung auf die psychische Situation des Patienten. Internist 1 5(1974): 277–282.

Samora, J., Saunders, L., Larson, R. F.: Medical Vocabulary Knowledge Among Hospital Patients. J. Med. Educ. 51 (1976): 83–92.

Schadewaldt, H.: Der Arzt vor der Frage von Leben und Tod. Klin. Wschr. 47 (1969): 557–568.

Schoenberg, B., Carr, A. C., Peretz, D., Kutscher, A. H.: Psychosocial Aspects of Terminal Care. Columbia Univ. Press, New York, 1974.

Schoenberg, B., Carr, A. C., Kutscher, A. H., Peretz, D., Goldberg, I. K. (Hrsg.): Anticipatory Grief. Columbia Univ. Press, New York, 1974.

Schulz, R., Aderman, D.: Clinical research and the stages of dying. Omega, 5 (2), (1974): 137–143.

Schulz, R., Aderman, D.: How the Medical Staff Copes with Dying Patients: A Critical Review. Omega 7 Nr 1 (1976): 16–17.

Seligman, M. E. P.: Helplessness. On Depression, Development, and Death. W. H. Freeman and Comp., San Francisco, 1975.

Shneidman, E. S.: Orientations toward death. In: White, R. W. (Ed.): The Study of Lives. New York: Atherton (1966): 200–227.

Shneidman, E. S.: Deaths of Man. Quadrangle/The New York Times Book, 1973, 1975, und Penguin Books Inc., Baltimore, Maryland, 1974.

Siegrist, J.: Erfahrungsstruktur und Konflikt bei stationären Patienten. Z. Soziologie, 1 (1972): 271–280.

Siegrist, J.: Klinische Arbeit und Interaktion. Enke-Verlag, Stuttgart, 1978.

Spiegel, Y.: Der Prozeß des Trauerns. Analyse und Beratung. Kaiser-Grünewald, München, 1973.

Sudnow, D.: Passing On: The Social Organization of Dying. Englewood Cliffs, Prentice-Hall (1967): 256;
  deutsch: Organisiertes Sterben. Fischer, Frankfurt, 1973.

Uexküll, Th. v.: Das Verhältnis der Heilkunde zum Tode. In: Sudnow, D.: Organisiertes Sterben. S. Fischer, Frankfurt (1973): 11–20.

Waitzkin, H., Stöckle, J. D.: The communication of information about illness. Clinical, sociological, and methodological considerations. Adv. Psychosom. Med. 8 (1972): 180–215.

Waitzkin, H., Stöckle, J. D.: Information control and the micropolitics of health care: summary of an ongoing research project. Soc. Sci. Med. 10 (6), (1976): 263–76.

Weisman, A. D.: The Realization of Death. Jason Aronson, New York, London, 1974.

Weisman, A. D.: Thanatology. In: Freedman, A. M., Kaplan, H. I., Sadock, B. J.: Comprehensive Textbook of Psychiatry. Williams u. Wilkins Co., Baltimore (1975): 1748–1759.

Weisman, A. D., Kastenbaum, R.: (1967a) The Psychological

Autopsy. A Study of the Terminal Phase of Life. Human Sciences Press, New York, 1976.

Weisman, A. D.: (1967b) Coping Behavior and Suicide in Cancer. In: Cullen, J. E. et al. (Eds.): Cancer: The Behavioral Dimensons. Raven Press, New York, 1976.

Weizsäcker, V. v.: Der Gestaltkreis. 3. Aufl. 1947, 4. Aufl. 1950. Thieme Verlag, Stuttgart.

Wittkowski, J.: Tod und Sterben. Ergebnisse der Thanatopsychologie. UTB. Quelle und Meyer, Heidelberg, 1978.

Witzel, L.: Das Verhalten von sterbenden Patienten. Med. Klinik, 66 (1971): 577–578.

Witzel, L.: Der Sterbende als Patient. Med. Klinik, 68 (1973) 1373–1375.

Witzel, L.: Beobachtungen an Sterbenden. Psychol. Heute, 2 (8), (1975): 76–77.

Sachverzeichnis

Abhängigkeitsbedürfnis, Diabetes mellitus 674
Abhängigkeitskonflikt, Morbus Crohn 644
Abhängigkeitsproblematik 306
Ablations-Hypnose 413
Abwehrbegriff 751
Abwehrblutung 711
Abwehrfunktion, Funktionspsychose 768
Abwehrmechanismus 189 f.
– höheres Lebensalter 734
– lebensbedrohliche Erkrankung 751 ff.
– Morbus Crohn 644
– Krebs 689 f.
Abwehrneurose, automatistisch-mechanische 234
Abwehrprozeß 189 ff.
– lebensbedrohliche Erkrankung 750 ff.
– Funktionspsychose 765
Abwehrreaktion, Tierversuch 602, 603, 604
Abwehrverhalten, von Ärzten 825
– von Patienten 825
Abwehrvorgang, psychischer, lebensbedrohliche Erkrankung 745 ff.
Acht-Monats-Angst 30
ACTH 151
– Hypersekretion 681
– NNR-System, Psychopathien 164
– Schlaf 156
– Sekretion, Beeinflussung 153
– – Cushing-Syndrom 680 f.
– ZNS 158
Adaptation 19 f.
– Alltag 11
– Definition 11
– Ontogenese 11
– Phylogenese 11
Adaptationsfähigkeit, funktionelles Syndrom 480

Adaptationskrankheit, Hypertonie, essentielle 598
Adaptationsleistung 187
– Infektionskrankheit 699
– Situationskreis 606
Adaptationsmechanismus, Funktionspsychose 768
Adaptationssyndrom, allgemeines 172
Adipositas, Eßverhalten 395
– Selbstbekräftigung 396
– Selbstkontrolle 396, 397
Adnexitis, chronisch rezidivierende 708
Adoleszenz, Fettsucht 513
Adrenalin 116
– emergency states 109
– Emotion 108
– psychische Faktoren 154
Adrenalinausschüttung Aggression 176
– Diabetes mellitus 670
adrenerge Rezeptoren, Wirkstoffe 435 f.
adrenogenitales Syndrom 163, 718
– – psychosexuelle Entwicklung 163
Aerophagie, funktionelles Syndrom 478
Affekt 218
Affektäquivalent 352
Affektbegleitzeichen, Schmerz 503 f.
Affektgeschehen, Resomatisierung 214
Affektion, psychosomatische 205
Affektphysiologie 176
Aggression 109
– Hypertonie, essentielle 600
– – – Tierversuch 604
– rheumatische Arthritis 663
– Weichteilrheumatismus 664 f.
Aggressionshemmung, Rheuma 660 f.
AGS 163

Aha-Erlebnis 365
– Flashtherapie 355
Akromegalie 162
Aktivation 122
– Definition 121
– differentielle 124
Aktivationskonzepte 121
Aktivhypnose, gestufte 414 f.
Aktivierungsbereitschaft, Persönlichkeitsdimension 122
Aktivierungskonzept 174
Aktivität, geistige 139
Aktivitätspsychotherapiegruppe 358
Aktualneurose 203 ff.
– sexualtoxische Ätiologie 212
Akutes Abdomen, hysteriformes 707 f.
Alarmphase, Trauerphase 195
Alarmreaktion, Streß 10, 17
– Systemwechsel 62 f.
– Tierversuch 602 f.
Alarmsituation, Streß 17
Alexithymie 1, 29, 217, 229, 372, 411
– Anorexia nervosa 530
– Definition 229
Algomenorrhoe 709
Algopareunie 708, 720 f.
Alkalose, respiratorische, Hyperventilation 487
Alkoholabusus, Tuberkulose 702
Allergie, Fixierungsmechanismen 229
Allergierate, Asthma bronchiale 619 f.
Allgemeinarzt, Langzeitbetreuung 250 f.
Alltagswirklichkeit 84
Altern, Gehirnfunktion 136
– Integrationsebene 61
– Systemebene 61
Alternsprozeß 729
Altershypertonie 61, 598
altruistische Abtretung, Anorexia nervosa 543 f.

Ambivalenz, Asthma bronchiale 617
Ambulanz, psychosomatische 372
Ameisenlaufen, Hyperventilationssyndrom 485 f.
Amenorrhoe, Anorexia nervosa 166, 531, 710 f.
– funktionelle, psychische Faktoren 164
– psychogene 710
Ammonshorn 143
amnestisches Syndrom 160
Amphetamin 154
Anästhesie, hysterische 445
anaklitisch-diatrophische Gleichung 364
Analgesie, psychiatrische, Medikamente 429
Analgetika, Herzinfarkt 585
Analyse, informationstheoretische 363 f.
analytisch-psydhosomatische Therapie 368 ff.
Anamnese, assoziative 221
– biographische 170
– – Asthma bronchiale 623
– – Hypertonie, essentielle 600
– Psychosomatik 329 ff.
Androgene, Psychopathologie 162
– Sexualfunktion, männliche 162
Androgenisierung, pränatale psychosexuelle Entwicklung 163
Anfall, hysterischer 446 f.
Angehörige, unheilbar Kranker 827
– und die Wahrheit am Krankenbett 820
Angina, psychogene 700
– – Psychodynamik 700 f.
Angst, Asthma bronchiale 617, 618
– Herzinfarkt 517 f., 573 ff.

Sachverzeichnis

– Herz-Kreislaufbeschwerden, funktionelle 465
– Hypertonie, essentielle 608
– Hyperventilationssyndrom 486, 487
– Intensivmedizin 773
Angstabwehr, Herzneurose 468
Angstäquivalent 352
Angstgefühl, Diabetes mellitus 671
Angsthysterie 442
Angstkontrolle 111
Angstneurose 37, 352, 464
– Hyperventilationssyndrom 487
– kardiovaskuläres Syndrom 469
Angstpolypnoe 487
Angstreaktion 392
Annäherungsverhalten 109
Anorexia nervosa 258f., 529ff.
– – Alexithymie 530
– – Altersverteilung 535
– – altruistische Abtretung 543f.
– – Amenorrhoe 166, 710f.
– – Behandlungsplan 544f.
– – Definition 530
– – Diagnose 533
– – Differentialdiagnose 534
– – Disposition 536f.
– – Epidemiologie 534ff.
– – Essen-Abwehr 542f.
– – Eßgewohnheiten 532
– – Eßverhalten 397, 529f.
– – familiäre 536
– – familiäre Kommunikationsstruktur 539f.
– – familiäre Situation 536f.
– – Familientherapie 545, 547f.
– – frühe Kindheitsentwicklung 536
– – Geschlechtsverteilung 535
– – Gewichtsverlust 531
– – Gewichtszunahme, Behandlungsansatz 551
– – Häufigkeit 534f.
– – Hyperaktivität 533
– – Isolation 543
– – Konfliktlösung 538
– – Krankheitsmanifestation 541
– – kulturelle Faktoren 535f.
– – Nofalltherapie 544f.
– – pathogenetische Konzepte 536ff.
– – Persönlichkeitsstruktur, prämorbide 540
– – physiologische Stimuli 532
– – Prognose 550f.
– – prognostische Faktoren 553
– – psychische Faktoren 164
– – Psychodynamik 541
– – psychologische Symptome 531ff.
– – Psychophysiolgie 536
– – Pubertät 541
– – Rigidität 538
– – Sedierung 549
– – Selbst-Verstärkung 543f.
– – Sexualität, weibliche 541
– – somatische Folgeerscheinungen 534
– – Sondenfütterung 549
– – Spontanheilung 551
– – Suizid 551f.

– – Symptomatologie 531ff.
– – Synonyma 530
– – Therapie 544ff.
– – – psychonalytische 547ff.
– – Therapiefehler 546f.
– – Triebkontrolle 542
– – überprotektive Haltung 537f.
– – Verhaltenstherapie 545, 548f.
– – Wiederauffütterung 545f.
Anorgasmie 720f.
– Therapie 722
Anpassung 18f.
– Hämodialyse 799f.
– lebensbedrohliche Erkrankung 749f.
– Systemwechsel 62f.
Anpassungsfähigkeit, gesellschaftlicher Wandel 186
Anpassungsleistung 181, 184
Anpassungsmechanismus 747
– Trauerphase 195
Anpassungsprozeß 189ff.
– Funktionspsychose 765
Anpassungsstrategie, lebensbedrohliche Erkrankung 746ff.
Anpassungsvorgang, psychischer, lebensbedrohliche Erkrankung 745ff.
Antidepressiva 434f.
– Schmerz 506
– trizyklische 434
Anxiety – Relief 398
Apathie, individuelle Wirklichkeit 74
Apoplexie 559ff.
APUD-System 151
Arbeitsansatz, arztzentrierter 284
– – patientenzentrierter 284
– – teamzentrierter 284f.
Archetypen, emotionale 98
Areflexie, vegetative 455
Arosal 122
– Konzept 174
Arteriosklerose, Tierversuch 603
Arthritis, rheumatoide 704
Arzt, niedergelassener, Krankengut 247ff.
– – Psychosomatik 245
Arzt-Patient-Beziehung 265, 303
– Asthma bronchiale 617f.
– Colitis ulcerosa 654
– Dauerrezept 431
– Diabetes mellitus 673f.
– funktionelles Syndrom, gastro-intestinaler Bereich 480
– Hypertonie, essentielle 608
– Intensivmedizin 772
– Klinik 266
– Psychopharmaka 430f.
– Vertrauensebene 366
– Visite 321
– wachsuggestive Verfahren 415
– Wechselwirkung 267f.
Arzt-Patient, Erstkontakt 245ff.
Arzt-Patient-Interaktion, Asymmetrie 87
Arzt-Patient-Interaktionsprozeß 364
Arzt-Patient-Verhältnis 87, 245
Arzt-Schwester-Kooperation 310f.

Assoziaton, freie Technik 350
Asthma bronchiale 22, 616ff.
– – Ätiologie 619f.
– – Epidemiologie 618
– – Familientherapie 622, 623, 624
– – höheres Lebensalter 738
– – Hypnose 413
– – Kind, Mutter-Beziehung 618, 620ff.
– – Klinik 618
– – libidinöse Entwicklung 235
– – Morbidität 618
– – Mortalität 618
– – Therapie 623f.
– – Verlauf 619
Ataxie, vegetative 455
Atemfunktionsstörung, Hyperventilation 488
Atem-Not, Hyperventilation 488
Atemtherapie, Hyperventilation 490
Atemübung, autogenes Training 419
Atmung, Funktionskreis 33
– Herzneurose 465
Aufgaben-Experimente 125f.
Aufklärung, des Patienten 816
Augenbewegungen 107
Ausdruckskrankheit 208, 352
Auslösesituation, Asthma bronchiale 621
Ausschaltungs-Experimente 142
Autoerotik 371
autogenes Training 382, 416ff.
– – Asthma bronchiale 624
– – formelhafte Vorsatzbildung 419f.
– – Hämodialyse 802
– – Hypertonie, essentielle 609
– – Indikation 420
– – Kontraindikation 420
– – Übungsablauf 418f.
– – Übungshaltungen 417f.
– – Weichteilrheumatismus 666
Autohypnose, Aktivhypnose, gestufte 414
– prophylaktische Ruhepause 411
Autoimmunkrankheit 658, 704
Autonomieverlust, Herzinfarkt 581
Autoregulation, strukturelle, Hypertonie, essentielle 605
Autosuggestibilität 410
Autosuggestion 409

Balintgruppe 360
Baro-Rezeptoren 126
Beatmung, künstliche, Psychosyndrom 783f.
Bedeutungserteilung, Situationskreis 606
Bedeutungskoppelung 100f., 607
– Körper – Seele 65f.
– Leib-Seele-Beziehung 68f.
Bedeutungssprung, Leib-Seele-Beziehung 68f.
Bedeutungsunterstellung 86
Bedeutungsverwertung 18
Bedrohungs-Konzept 188
Behaviorismus 389
belle indifférence 503

Benzodiazepine 434
Beratungsprozeß, psychosomatischer 287
Bereitstellung, Hypertonie, essentielle 605
– – vegetative 207
Bereitstellungserkrankung 352
Bereitstellungskrankheit 208
Bereitstellungsphänomen 469
Bereitstellungsphase 63
Bereitstellungsreaktion 98, 171
– Tierversuch 602
Berle-Index 186, 187
– Asthmatiker 187
Beruhigung, Suggestion 408
Beschwerden, funktionelle 63
Bestrafungsreiz 113
Beta-Sympathikolytika 436
Betrachtungsweise, psychosomatische 263, 265, 266
– – klinische Medizin 264
Bewältigungsmechanismus 173, 189, 193, 195
– lebensbedrohliche Erkrankung 747
Bewältigungsstrategie 188
Bewegungstherapie, konzentrative 422f.
– – Indikation 423
– – Übungsverfahren 422f.
Bewußtsein, Formatio reticularis 142
Bibliotherapie 523f.
Bilderleben, katathymes, autogenes Training 420
Bildstreifendenken, autogenes Training 420
Biofeedback 108, 399, 403
Bio-Feedback-Behandlung, Schmerz 504
Biofeedback-Training, Kopfschmerz 404
biographische Methode 170
Blindheit, hysterische 446
Blutdruck 108
– Konditionierbarkeit 397, 398
– psychischer Einfluß 469
Blutdruckkrise, Psychotherapie 609
Blutdruckreaktion, experimentelle 128f.
Blutzuckerregulation, adrenerge Faktoren 668
– cholinerge Faktoren 668
– hypothalamische Einflüsse 669
– neuroendokrine Beeinflussung 668
borderline psychosomatique 451
Brachialgie 665
Bradykardie 107
– Hypnose 413
Brief-Therapie-Forschung 524
Bromocryptin 154
Bronchitis, asthmatoide 620
Butyrophenone 433

Cannon-Bard-Modell 142
Carcinophobie, Fluor genitalis 709
– Gynäkologie 707
cardiovaskuläres System, funktionelles Syndrom 456
Carotissimus 126

833

Sachverzeichnis

Charakter, automatistisch-mechanistischer 451
- hysterischer 502
Charaktereigenschaften, Colitis ulcerosa 650
Charakterneurose, Asthma bronchiale 236
- automatistisch-mechanistische 234, 236
- Konversionssyndrom 449 ff.
- mechanistischer Sektor 232
Charaktertypen 449
Charakterveränderung, Diabetes insipidus 683
Chefarztvisite, Krankenstation, psychosomatische 315
Chlorpromazin 153
Claudicatio intermittens 559 ff.
Cold-Pressure-Test 127
Colica mucosa 478
Colitis granulomatosa s. Morbus Crohn 640
Colitis, nervöse 478
Colitis ulcerosa 259, 649 ff.
- Arzt-Patient-Beziehung 654
- Behandlungskonsequenz 654 ff.
- Depression 655
- Desorganisation 235
- Differentialdiagnose 641
- eheliche Anpassung 653
- Familiendynamik 653
- höheres Lebensalter 739 f.
- Hypnose 413
- Mutter-Kind-Beziehung 650
- Persönlichkeitsstruktur 650
- psychische Daten 649 ff.
- Psychotherapie 655
- Reorganisation 235
- sexuelle Anpassung 653
- Streß 653 f.
- Vater-Kind-Beziehung 651 f.
Colon, instabiles 478
- irritables 478
- - Hypnose 413
- spastisches 478
Compliance 273, 311
- Hämodialyse 797
- Psychopharmaka 430
CO_2-Partialdruck, Hyperventilation 487
Coping 110, 188, 273, 745
- Strategie 111
Corticotropin Releasing Faktor 152
Cortisol, psychologische Einflüsse 154
Covert reinforcement 395
Covert sensitiziation 395
Coxsackie-B-Virus 703
CRF 152
Cushing-Syndrom, ACTH-Sekretion 680 f.
- hypothalamo-hypophysäres 680 ff.
- - Pathophysiologie 681
- iatrogenes 680
- Persönlichkeitsstruktur 682
- psychische Faktoren 164
- psychodynamische Aspekte 681 f.
- Psychopathie 160 f.
Cyproheptadin 154

Dämmerzustand, hysterischer 448
- psychogener 448 f.
Defektautonomie 214, 215
Dekompensation, psychosomatische, akute 357
Denken, automatistisch-mechanistisches, s. auch pensée opératoire 221
- automatistisch-mechanistisches 209, 211, 212, 214, 232
- objektivistisches 53
- pragmatisch-instrumentelles 215
- relationistisches 53
Depletion, höheres Lebensalter 735, 736
Depression, Alter 735
- chronische Hämodialyse 795
- Colitis ulcerosa 655
- endogene, Schmerz 503
- latente, Diabetes mellitus 671
- Hämodialyse 794 f.
- Herzinfarkt 571 f., 578 ff.
- Herzoperation 776
- Krebs 687 ff.
- larvierte 455
- - Hypnose 414
- NNR-Hormone 165
- Pelvipathie 708
- postoperative, Nierentransplantation 804
- Thyreotropin Releasing Hormone 166
- Tierversuch 602 f.
- vor dem Tod 814
- Weichteilrheumatismus 664
Depressionsbearbeitung, Herzinfarkt 585
Depressionszustand, Intensivmedizin 773
Depressivität, kardiovaskuläres Syndrom 466
Deprivation 10
- perzeptive Überlastung 177
- sensorische 177, 178
- - Funktionspsychose 767
- - Intensivmedizin 778
Deprivation, soziale, Tierversuch 603
Deprivations-Forschung, sensorische 177
Deprivationssyndrom 814
Dereflexion, Suggestion 416
Desintegration, Angstzustand 357
- akute psychosomatische Dekompensation 357
- depressiver Rückzug 357
De-Somatisierung 30, 31
- Konzept 209 ff.
Desorganisation 231 f.
- progrediente 211, 215, 233, 377
- - psychosomatische 215
- Psychosomatik 229 ff.
Desorganisationsprozeß 230
Desuggestionierung 413
Determinismus, psychologischer 205
Diabetes insipidus 682 f.
- Charakterveränderung 683
- Klinik 683
- Wasserhaushalt-Regulation 683

- Vasopressin 683
Diabetes mellitus, Abhängigkeitsbedürfnis 674
- Ätiologie 671 f.
- Arzt-Patient-Beziehung 673 f.
- biphasische Insulinsekretion 669
- chronischer Hungerzustand 670
- Familienmitglieder 673
- Kampf-Flucht-Konzept 670
- Kleinkind 674
- Organneurose 671
- psychische Faktoren 164, 670 ff.
- psychische Folgen 673
- Psychosomatik 668 ff.
- psychosoziale Anpassung 672 f.
- Verlauf 672
Diagnose, Fachsprache 50
- Körpersprache 50 f.
- Krankheitsbegriff 89
- Signal 48
Diagnosebegriff 89
- hippokratischer 89
Diagnosemitteilung 815
Diagnostik-Therapie-Einheit 87 f.
Diagnostik-Therapie-Zirkel 87
Dialyse s. Hämodialyse
Dialysepatienten, Auswahl 800
Dialyse-Streß 799
Diarrhoe, funktionelles Unterbauchsyndrom 477
Diathese, allergische, Asthma bronchiale 619
Dimension, historische 100
Diskontinuität, psychosomatisches Geschehen 220
Diskriminationshypothese 395
Disposition, somatische 14, 18 ff., 211
- - Definition 8
Dissimulation 362
Distreß 10, 172
- Adnexitis 708
- Fluor genitalis 709
- Schwangerschaft 714
Doppel-Blind-Versuch 428
- Psychopharmakologie 523
Dornröschen-Schlaf-Syndrom 768
Dorsalgie 665
dosierte Nähe, Therapeut 370
Droge – Arzt 408
Dualismus, Psychosomatik, Theorie 368
Dualunion 375
Durchblutungsstörung, ischämische, zerebrale 737 f.
- - - höheres Lebensalter 737 f.
Durchgangssyndrom 273, 761 ff.
- Hämodialyse 794
- Herzoperation 775
- postoperative Häufigkeit 777
Durstzentrum, Diabetes insipidus 682
- Polydipsie, psychogene 682
Dynamic Personality Inventory (DPI), Asthma bronchiale 622
Dysfunktion, immunologische, Persönlichkeitsfaktoren 662

- sexuelle 719 f.
- - Therapie 722
Dysmenorrhoe 709
- Hyperemesis 713
Dyspepsie 478
Dyspnoe, nervöse, Hyperventilationssyndrom 487
Dysthymie 470
Dystonie, vegetative 230, 455, 478

Echo-Effekt, Realität 78
EEG 106
- Schlaf 106, 156
- Wachzustand 106
EEG-Veränderung, Hyperventilation 488
Effort Syndrom 464
Einflußnahme, indirekte 385
Einfühlungsvermögen, empathisches 707
EKG-Veränderung, Hyperventilation 488
Elektrolytstörung, Anorexia nervosa 534
Elektro-Okulogramm 107
Embryonalphase, geschlossenes System 58
- umweltlos 58
Emergency state 63, 607
- Adrenalin 109
- Cannon 98
Emotion 218
- Adrenalin 108
- Aktivationskonzept 121
- Gefühlszustand 108
- Großhirnrinde 108
- James-Lange-Theorie 108
- limbisches System 143 ff.
- Neurophysiologie 141 ff.
- Reaktion 108
- Spezifität 108 f.
- Stammhirn 141
- Verhalten, emotionales 112
- - Klassifizierung 112
- Verhaltensbeeinflussung 115
Emotionalität, reflektierte 268
Emotionsintensität 111
Emotionskonzept, psycho-physiologisches 105
Emotionstheorie 108
- Hinweisreiz 110
- Valenz 109
Empathie 72
Endokrinopathien, psychopathologische Erscheinungen 160 ff.
- psychische Faktoren 164
Endorphin 159
Energie, psychische 95
Engagement 186
Enkephaline 158
Entängstigung, Herzinfarkt 584
Enteritis ulcerosa 656
Entspannung, konzentrative Bewegungstherapie 422
- psychische 417
Entwicklung, Handlung 80
- Individuationsphase 79
- Sachen, kindliche 81 f.
- psychische, Schmerz 499 f.
- psychosexuelle, adrenogenitales Syndrom 163
- - pränatale Androgenisierung 163

Sachverzeichnis

– symbiotische Phase 79
Entwicklungsphase, umweltlose 58
Entwicklungspsychologie 22 ff.
– Situationskreis 32
EPH-Gestose, Schwangerschaft, Disstreß 714
– – Erbrechen 713
Episoden-Technik 356
Erbrechen, Konversionsneurose 445 f.
Erketionsstörung, Vaginismus 721
Ergotropie 70
Erinnerung 136
Ermutigung, Suggestion 408
Ernährung, Hypertonie, essentielle 597 f.
Erregungshypertonie, Schwangerschaft 714
Erschöpfung, Streß 10
Erschöpfungsdepression, Pelvipathie 708
Erschöpfungszustand, nervöser 455
Erstinterview, ärztliches 314
Erstkontakt, Arzt – Patient 245 ff.
Erwartungsangst, Orgasmusdysfunktion 721
– sexuelle Dysfunktion 722
Eßverhalten, Behandlungsansätze 547
– Modifikation 545
Eßverhaltensstörung 395 ff.
– Anorexia nervosa 531
Eustreß 172
Euthanasiewunsch 826
Evolution, sozio-kulturelle 140
– Verhalten 135
Evolutionskonzept, Lebenstrieb 231
– Todestrieb 231
Extrasystolen, Herzneurose 465
Extraversion 122
Exzitationsmodell 110

Fachsprache, Diagnose 50
facilitating environment 307, 369 f.
Fainting, psychogenes 398
– Synkope 492
Familie, Asthma bronchiale 622
– psychosomatische 238, 385
– Wirklichkeit 84
Familiendynamik Colitis ulcerosa 653
Familienideologie, Anorexia nervosa 537
Familienmuster, Ulcus duodeni 629
Farbkontrast-Methode, Hypnose 412
Fassadenstruktur, essentielle Hypertonie 596
Faszinations-Methode, Hypnose 412
Faxensyndrom 448
Feedback, analoges 399
– biologisches 371
– digitales 399
– Versuche 399
Fehlverhalten 392
feindselige Abhängigkeit 814

Feminisierung, testikuläre 718
femme amante 238, 371, 375
– Konzept 375
Fetischismus 722
Fettsucht 511 ff.
– Adoleszenz 513
– ambulante Diätbehandlung 515
– Angst 519
– Behandlungs-Programm-Beschreibung 524 ff
– Diabetes mellitus 671
– Definition 511
– Depression 519
– emotionale Determinante 517 f.
– Epidemiologie 511 ff.
– ethnische Zugehörigkeit 512 f.
– Häufigkeit 511
– Insulinbedarf 671
– körperliche Aktivität 516 f.
– Körper-Schema-Störung 518
– Konditionierung 526
– Nahrungsaufnahme, körperliche Aktivität 516 f.
– Psychotherapie 519 f.
– religiöse Zugehörigkeit 512 f.
– soziale Faktoren 514
– sozioökonomischer Status 512
– Therapie 518 ff.
– unbewußte Ursachen 519
– Verhaltenskontrolle 525
– Verhaltensmodifikation 521 ff.
– Verhaltenstherapie 523
Fettsuchtbehandlung, ambulante 521
– traditionelle 515 f.
Fettsuchttherapie, traditionelle 523
Fibrose 664
Fieber, psychogenes 702
– – Auslösung 702
– – Differentialdiagnose 702
– – Familienstruktur 702
– – Psychodynamik 702
fight-flight-reaction 63, 494
Fixations-Methode, Hypnose 412
Fixierung 351
Fixierungsmechanismus, psychosomatischer 229 f.
Flashtherapie, psychoanalytische 355 f.
Flucht-Kampf-Muster 190, 503
Fluor genitalis, Disstreß 709
Fokaltherapie, psychoanalytische 354
Formatio reticularis 141 ff.
– Bewußtsein 142
Fremd-Suggestion 409
Freßorgiensyndrom, Fettsucht 518
Frigidität 720
Frühbehandlung, psychosomatische Erkrankung 251 f.
Früherkennung, psychosomatische Erkrankung 251 f.
Frühgeburt 714
Frustration, Triebbedürfnis 188
FSH 151
FSH-Sekretion, Beeinflussung 153
funktionelle Beschwerden, allgemeines Kranksein 63 f.

funktionelle Entspannung, Übungsverfahren 421 f.
funktionelle Störungen, Erstmanifestation 728
– – höheres Lebensalter 728
funktionelles, kardiovaskuläres Syndrom 486
funktionelles Syndrom, Aerophagie 478
– Ätiologie 459 f.
– Altersverteilung 458 f.
– Begleitsymptome 461
– Begriffsbestimmung 455
– Differentialdiagnose 461
– Epidemiologie 457 f.
– essentielles 456
– gastro-intestinaler Bereich 476 ff.
– – Ätiologie 481
– – Anamnese 481
– – Ausschlußdiagnose 479
– – Differentialdiagnose 481
– – Epidemiologie 478 f.
– – körperliche Untersuchung 478
– – Lebensgeschichte 479 f.
– – Prognose 483
– – Psychodynamik 479 f.
– – Psychologie 479
– – Randsymptome 478
– – soziale Interaktion 479 f.
– – Synonyma 478
– – Therapie 482 f.
– – – medikamentöse 482 f.
– – Untersuchungsprogramm 482
– Häufigkeit 457 f.
– Hypnose 413
– innere Medizin 453 ff.
– Lebensgeschichte 460
– Organsymptome 456
– Pathogenese 459 f.
– Prognose 463
– Psychodynamik 460
– Psychologie 460
– psychologische Symptomatik 456 f.
– Psychotherapie 462
– Randsymptome 461
– soziale Interaktion 460
– spezielle Erscheinungsformen 456 f.
– Symptomatologie 454 f.
– Symptomwandel 461
– Synonyma 455
– Therapie 461 ff.
– – medikamentöse 462 f.
– Verhaltensmerkmale 457
Funktionskreis 85
– nicht sozialisierbarer 33 f.
– Primärprozeß 25 ff.
– Situation 15
– symbiotischer 28 ff.
– Umwelt 15
– – Theorie 13
Funktionspsychose 273
s. auch Psychosyndrom, akutes, organisches 761 ff.
– Ätiopathogenese 766 f.
– Differentialdiagnose 765 f.
– Einteilung 764 f.
– Hämodialyse 794
– Herzoperation 775
– Intensivmedizin 773

– postoperative Häufigkeit 777
– Therapie 769

Galaktorrhoe, Reserpin 153
Gallenwegsdysinesie 478
Ganser Syndrom 448
Gastritis 478
gastrointestinales System, funktionelles Syndrom 456
Gastropathie 478
Geborgenheit, Sachen 81
Geburt, psychische 80
– Psychosomatik 712 f.
Geburtsschmerzen 714
Gedächtnis 136
– Kurzzeit 107
Gefühlshomöostase, Sicherheit 370
Gefühlsprimitivismus 412
Gegenkonditionierung 394
Gegenübertragung 226, 369
– alexithyme 219
Gegenübertragungsebene 364
Gegenübertragungs-Reaktion, Anorexia nervosa 546
Gegenübetragungssituation, höheres Lebensalter 742
Gehirn, Altern 139
– Funktion 135
– Psychosomatik 135 ff.
– Struktur 135
Gehirnentwicklung, frühkindliche 137 f.
Gehirnfunktion, Altern 136
Gehirnreifung, postnatale 138
Gemeinschaft, therapeutische 301, 302
Generalisationsgradient 390
Genitalkarzinome 725
Genitalprimat, höheres Lebensalter 735
Geriatrie, Psychosomatik 728 ff.
– psychosomatische Krankheiten 729
Gerontopsychiatrie 728
Geschlechtsentwicklung, Chromosomenaberrationen 718
– Transsexualität 719
– fehlerhafte 717 f.
Geschlechtsidentität 717 f.
– Transsexualität 719
Geschlechtsrolle 717
– Scheinschwangerschaft 710
Gespräch, ärztliches 361 ff.
– Information 366
– psychoanalytische Interpretation 364 f.
– Strukturanalyse 361 ff.
– Übertragung
Gespräch, Herzinfarktpatient 586 f.
Gesprächspsychotherapie, sexuelle Dysfunktion 722
Gestalttherapie 358
Gestaltungstherapeutin 374, 379
Gestaltungstherapie, stationäres Behandlungsarrangement 379 f.
Gesundheitslehre, Umwelttheorie 14
Gesundsein, Umwelttheorie 15
Gewichtsverlust, Anorexia nervosa 531
Giving-up, Herzoperation 776

835

Sachverzeichnis

giving-up – given-up 749
giving-up/given-up Situation, Nierentransplantation 805
Glauben, Suggestion 408
Gleichgewicht, narzißtisch-energetisches 230
Glukorkortikoide, ZNS 157
Glukosurie, emotionale 670
Gonadotropine, Anorexia nervosa 166
– Schlaf 157
Graphospasmus 450
Gray-Smith-Modell 110
Grenzwerthypertonie 605
Grippe, psychogene Faktoren 699
Größen-Selbst, archaisches 259
– infantiles 542
grossesse nerveuse 711
Grundkonflikt, spezifischer, Diab. mellitus 671
Grundkonzept, psychosomatisches 85
Grundstörung 251, 353
– Mutter-Kind-Verhältnis 29
– Psychoanalyse 411
Gruppe, operationale 285
Gruppenanalyse, geschlossene Gruppe 358
– halboffene Gruppe 358
– homogene Gruppe 359
– inhomogene Gruppe 359
Gruppenkohäsion 186
Gruppenpsychotherapie, analytische 358 f.
– Anorexia nervosa 550
– direktiv-suggestive 358
– Herzinfarkt 589 f.
Gruppentherapie, Hypertonie, essentielle 609
– psychoanalytische 358
gynäkologische Operation, Psychosomatik 723 f.
Gyrus hippocampus, Hyperphagie 145
– Hypersexualität 146
– Triebverhalten 145
Gyrus hippocampus, Zerstörung, Folgen 145

Hämodialyse 789 ff.
– Abhängigkeit, 796
– Abwehrvorgang, psychischer 796
– Anpassung 799 f.
– Anpassung, psychosoziale 794 ff.
– familiäre Umwelt 799
– körperliche Integrität 792 f.
– Konfliktbereiche 796 f.
– Kooperation 797
– psychische Symptome 794 f.
– psychosomatische Reaktion 795
– Psychotherapie 801 f.
– Rehabilitation, berufliche 799
– Streß 791 f.
– Überlebenszeit 789, 792
Hämodialysepersonal 798
Häresie, Medizin 89
Halluzination, Funktionspsychose 764
Halluzinogene, Psychotherapie 414

Handlung, Entwicklung 80
Handlungsprogramm, Internalisierung 83
Hautleitfähigkeitsreaktion 125 f.
Hautleitungsfähigkeit 112
Hautpotential 107
Hautwiderstand 107
Heimdialyse 800
– Partnerproblem 803
– Psychosomatik 802 f.
Hermaphroditismus 718
Herzerkrankung, coronare 183
– höheres Lebensalter 738
– psychosozialer Stimulus 564 f.
– Hypertonie, essentielle 596
Herzfrequenz, Experimente 125
– Konditionierbarkeit 107, 397, 398
– psychischer Einfluß 469 f.
– psychophysiologische Untersuchung 604
Herzinfarkt, Analgetika 585
– Angehörigenreaktion 576
– Angstquelle 574
– Angstzustand 571 f. 573 ff.
– bedrohtes Selbstwerterleben 575
– Behandlungssituation 575
– Depression 559 f.
– – klinische Beurteilung 581
– – Ursache 580
– Enttängstigung 584
– Komplikation, psychologische 571
– Life-Event-Untersuchung 182
– Persönlichkeit 561 ff.
– – psychischer Streß 561
– Psychopharmaka 585
– psychophysiologische Reaktionen 571 f.
– Therapie, psychosoziale Faktoren 573
– Psychotherapie, ärztliche 583 ff.
Herzinfarktkranke, Interaktionsproblem 582
– psychotherapeutisches Behandlungsergebnis 588 ff.
– psychotherapeutische Intervention 573
– Rehabilitationsprogramm 590
Herzinfarktkranker, Frustration, unnötige 586
Herzinfarkt-Verlauf, psychosozialer Faktor 573
Herzinfarkt, Verleugnung 572, 576 ff.
– – klinische Beurteilung 579
– Verzögerungsverhalten 578
– akute, psychische Faktoren 560 f.
Herz-Kreislaufkrankheiten 559 ff.
Herz-Kreislaufstörungen, funktionelle 464
Herzminutenvolumen, psychophysiologische Untersuchung 604
Herzneurose 464
– MMPI 468
Herzoperation, Katastrophenreaktion 775
– Psychosyndrom 774 ff.
Herzphobie 464, 465

– Hypnose 413
Herz-Schrittmacher, Integration 782
– Körperschema 782
– Psychosyndrom 781 f.
Herztod, akuter, psychische Faktoren 560 f.
Herzübung, autogenes Training 419
Heterosexualität 722
Heterosuggestion 409
Hilflosigkeit 63, 192
– erlernte 116
– Krebs 687
– Problemsituation 607
– vor dem Tod 814
Hinweisreize 110
– Emotionstheorie 110
Hippokampus 122 ff.
Hirnfunktion, Plastizität 103
Hirnschlag, Persönlichkeit 561 ff.
Hirsutismus, idiopathischer, psychische Faktoren 164
Histiotropie 70
Hoffnung, Suggestion 408
Hoffnungslosigkeit 63, 192
– Krebs 687
– Problemsituation 607
Holding 307
holding function 369, 370, 371, 374
Homöostase-Modell, Streß-Konzept 171
– psycho-biologische 371
Homosexualität 719, 723
Hormone, hypophysiotrope 151
Hungersignale, externe, Fettsucht 517
Hungerstoffwechsel 670
Hungerzustand, chronischer, Diabetes mellitus 670
Hyperästhesie, hysterische 445
Hyperaktivität, Anorexia nervosa 533
Hyperaktivität, motorische, Anorexia nervosa 544
– Rheuma 661
Hypercalcämie, Hyperparathyreoidismus 162
Hypercortisolämie, Cushing-Syndrom 681
Hyperemesis, Schwangerschaft 713
Hypermnesie, hypnotische 411
Hyperphagie, experimentelle 145
– Syndrome 518
Hyperparathyreoidismus, Hypercalcämie 162
– Psychosyndrom 162
Hypersekretion, Ulcus duodeni 630
Hypersexualität, experimentelle 145
Hyperthyreose 678 ff.
– psychische Faktoren 164
– Psychodynamik 679 f.
– Psychophysiologie 679 f.
– Psychosyndrom 161
– Schreck-Basedow 679
– Traumatheorie 679
Hypertonie, Alter 61
– Biofeedback 403
– essentielle 49, 595 ff.

– Ätiologie 597 ff.
– – Altersverteilung 598 f.
– individuelle Wirklichkeit 73
– – Auslösungssituation 600, 601
– Definition 595 f.
– Differentialdiagnose 607
– emotionaler Faktor 599 ff.
– Epidemiologie 596
– genetischer Faktor, 597, 604
– operantes Konditionieren 400, 401, 402
– Prognose 607 f.
– Psychodynamik 599 ff.
– Psychologie 599 f.
– psychophysiologische Untersuchung 604 ff.
– Risikofaktoren 607
– Situationskreis 606
– soziale Interaktion 599 ff.
– Symptome 596
– Therapie 608 ff.
– Tierversuche 602 ff.
– Umwelt 597 f.
Hypertonie, labile, Psychotherapie 608, 609
– maligne, Prognose 608
– sympathische 455
– Tierversuch 603
Hypertonikerfamilie 597
Hypertonus, juveniler, Hypnose 413
Hyperventilationssyndrom 485 ff.
– Ätiologie 487
– Atemfunktionsstörung 485
– Atemfunktionswerte 487
– Atemtyp 487
– Circulus vitiosus 488
– Diagnose 489
– Differentialdiagnose 489
– Epidemiologie 486
– kardiale Beschwerden 486
– Klinik 485 f.
– respiratorische Beschwerden 486
– Pathogenese 487 f.
– Prognose 490
– Psychotherapie 490
– Symptome 485 f.
– zentrale 486
– Therapie 489 f.
Hyperventilationsversuch 489
Hypnoid 422
Hypnokatharsis 414
Hypnose 411 ff, 441
– Ablation 413
– Bewußtseins-Dissoziation 441
– Einzelbehandlung 413
– Gruppenbehandlung 413
– Hämodialyse 802
– Herzfrequenz 469
– Indikation 413 f.
– infantil-erotische Bindung 412
– kathartische Methode 441
– Kontraindikation 414
– neurorganismische Umschaltung 413
– psychologische 411
– Schmerz 506 f.
Hypnotherapie, fraktionierte Methode 411
– Voraussetzungen 412
Hypnotika 435
Hypnotiseur-Hypnotisand–Beziehung 412

Sachverzeichnis

Hypochondrie 450, 502 f.
Hypoparathyreoidismus, Hyperventilationssyndrom 489, 490
– Psychosyndrom 162
Hypopituitarismus 161
Hypophyse, Hormone 150 f.
Hypophysen – NNR – System, psychologische Einflüsse 154
Hypophysenhinterlappen, Hormone 150
Hypophysenvorderlappen, Hormone 151
Hypothalamus 141, 146 f., 150
– Tier 141
Hypothalamusfunktion, Anorexia nervosa 166
Hypothalamus – Hypophysen – Nebennierenrinden – System, Psychosen 164
Hypothalamus-Hypophysen-Schilddrüsen-System, Psychosen 165 f.
Hypothalamus-Hypophysen-System 150
Hypothyreose, Psychopathologie 161
Hysterektomie 724
Hysterie 441
– antagonistische Innervation 447
– Erbrechen, häufiges 445 f.
– Pariser Psychosomatische Schule 209
– phallische Thematik 443
– Primärvorgang 443
– Protreptik 416
– Psychodynamik 442 ff.
– somatische Ausprägung 203
– Verdrängung 442
– Zeitfolgenumkehr 447

Ich-Defekt 212, 228, 237
– Psychosomatik, Theorie 368
Ich-Funktion 190
– Intensivmedizin 773
– lebensbedrohliche Erkrankung 746
Ich, Genese 79
– psychoanalytische 79
Ich-Ideal 232, 735
– Intensivmedizin 774
Ich-Kern 79
Ichlibido 353
Ich-Psychologie 306
Ich-Regression, Orgasmusdysfunktion 720
Ich-Schwächung, Funktionspsychose 768
Ich-Sein, Spiel 83
Ich-Stabilität, höheres Lebensalter 730, 734
Ich-Stärke 190
Ich-Stärkung, Notfallpsychotherapie 357
Ich-Versagen 747
ICU-Syndrom 773, 778
Identifikation, primär-pathologische 372
– projektive 376
Identifizierung, Abwehrmechanismus 753
– mehrfache 447
Identität, primäre 237
Identitätsfindung, Scheinschwangerschaft 710

– Schwangerschaft 712
Ideoplasie, Hypnose 412
Ileitis terminalis s. Morbus Crohn 640
Ileostomie 655 f.
– Club 656
Imipramin 154
Immunität, humorale, Infektionskrankheit 704
– – zelluläre, Infektionskrankheit 704
Immunsystem, psychische Faktoren 704
Immunsystemhemmung, Krebs 693
Indikatoren, physiologische 106
– zentrale 106
Individuation, mangelhafte 306
Individuationsphase, Entwicklung 79
Individuum, Wirklichkeit 18 f.
Infektionskrankheit 699 ff.
– Adaptationsleistung 699
– Epidemiologie 699 f.
– immunologische Faktoren 704
– Resistenz 703 f.
– Sozialschicht 700
Infektionsresistenz, Streß 704
Infertilität, psychogene 712
– objektive 363
– subjektive 363
– szenische 363 f.
– Zeichen 47
Informationsaustausch 47
– Funktionskreis 53
– Situationskreis 53
Informationsbedürfnis, vor dem Tod 817
Informationsebene 363 f.
Informationsspeicherung, Gehirn 136
Informationsverarbeitung 111 f.
– Nervenzellsynopsen 136
Informationsverhalten 273
– des Arztes 818
Inkongruenz, soziale 186
Inkorporationsbedürfnis, primitives 374
Innere Medizin, funktionelle Syndrome 453 ff.
Instinktbegriff 101
Institutionalisierungsprozeß 281
– Psychosomatik, Klinische 270 ff.
Insulinbedarf, Fettsucht 671
Insulinsekretion, biphasische 669
Insulinwirkung 669
Integrationsebene, altern 61
– hierarchische Gliederung 60
Integrität, körperliche, Hämodialyse 792, 793
Intellektualisierung, Abwehrmechanismus 191, 752 f.
Intelligenz 138
– – Regression 213
– mentale 80
– operationale 80
– sensomotorische 80
Intensive-Care-Unit-Syndrom 773, 778
Intensivmedizin, Personal 784 f.
– Psychopathologie 773 f.
– Psychosomatik 772 ff.
– Psychotherapie 773 f., 779

Intensivstation, internistische 777
Interaktion, Programme 86
– psychosomatischer Patient-Eltern 224 ff.
– Stereotypie 86
– Ulcus duodeni 637
– soziale 460
– funktionelles Syndrom gastro-intestinal Bereich 480 f.
– rheumatoide Arthritis 661 f.
– Ulcus duodeni 628 ff.
Interaktionsebene, Streß 172 f.
Interaktionsmodell 114
– Rollentausch 86 f.
Interaktionsproblem, Herzinfarktkranke 582
Interaktionsprozeß 265, 266
– ärztliche Praxis 251
Interaktionssystem, vis-a-vis-Situation 86
Interaktionsstil, funktionelles Syndrom Gastro-intestinal-Bereich 480
Interaktionsverhalten, ärztliches, Visite 321 f.
Interferon 703 f.
Interview, biographisches 180 ff.
– psychosomatisches 286 f.
Interview-Schema, psychosomatisches 330 ff.
Interview-Technik, psychosomatische 330
– Schwierigkeiten 333
Introjektion, Abwehrmechanismus 753
Introjektionsphantasie 378
Introversion 122
Involutionsdepression, Hypnose 414
Involvement 186
Inzesttabu 239
Isolation, Anorexia nervosa 543
– vor dem Tod 814
Isolierung, Abwehrmechanismus 753
Iteration 55

James-Lange-Theorie 108, 141
Joch-Kontrolle 116
– Versuch 118 ff.

Kachexie, Krankheitswert 531 f.
Kältegefühl, Hyperventilationssyndrom 486
Kampf-Flucht-Konzept, Diabetes mellitus 670
Kardiospasmus, Hypnose 413
kardiovaskuläres Syndrom, funktionelles 464 ff.
– Ätiologie 467
– Differentialdiagnose 472 f.
– Epidemiologie 467
– Pathogenese 467
– Persönlichkeitsfaktoren 468
– Psychodynamik 467 f.
– Psychopharmaka 473
– Psychophysiologie 469 ff.
– Psychotherapie 473
– Symptome 465 f.
– Symptombildungsmodell 471
– Verhaltensauffälligkeit 466
Karzinomgefahr, individuelle Wirklichkeit 75

Karzinophobie, Genitalkarzinome 725
– Libidoverlust 725
Kastrationskomplex, Hysterie 443
Katastrophenreaktion, Herzoperation 775
Katecholaminausschüttung, Diabetes mellitus 670
– Leistungseffizienz 176
Katecholamine, psychische Faktoren 154
– Streß 175 f.
– – Reaktion 154
Kettenreaktion, Krebs 694
Kind, Realitätsentwicklung 78
Kinderpsychoanalyse 306
Kindheits-Hypothese, Krebs 691
Klimakterium 723
Klinefelter-Syndrom 718
Klimiker, Psychosomatik 255 ff.
– somatische 255
Klüver-Bucy-Syndrom 145
Kochsalzaufnahme, Hypertonie, essentielle 598
Körper, archaischer 227
– Definition 56, 70
– – Systemtheorie 60
– primär-aktives System 62 f.
Körperbild, Hysterektomie 724
– Sterilisation 716
– taktiles 228
– visuelles 228
Körper-Ich 79
Körper-Modell, Embryonalphase, umweltlos 58
Körperphysik 95
Körperschema 50, 371
– Hämodialyse 793
– imaginärer Raum 227
– Integration 227
– Integrationsstörung 377
– lebensbedrohliche Erkrankung 747
– Nierentransplantation 805
Körperschema-Störung, Anorexia nervosa 532
– Fettsucht 518
Körpersprache 384
– Diagnose 50 f.
Körper-Seele-Bedeutungskoppelung 65 f.
Körper-Seele-Koppelung 65 f.
Körper-Seele-System, Asymmetrie 64
– Mechanismus 64 f.
– Plastizität 64 f.
Körpersymptome, Charakterneurosen 449
Kohabitation, unvollziehbare 721
Kohabitationsschmerz 719
– Algopareunie 721
– Genitalkarzinom 725
Kommunikation 79
– Handlung 80
– präverbale 53
– Sachen 80
– Spiele 82
Kommunikationsdefizit 814
Kommunikationsmedium 80
Kommunikationssystem 51 ff.
– außersprachlich 51 f.
– Grenze 52

837

Sachverzeichnis

- Persönlichkeitszentrum 51
- sprachlich 51 f.
- Zeitfaktor 53
- Kommunikationstheorie 301
- Kommunikationsverhalten, ärztliches 273
- Komplementaritätshypothese, Krebs 690
- Konditionieren, höherer Ordnung 390
- operantes 114, 472, 548
- Konditionierung 97
- Asthma bronchiale 619, 620
- Diskrimination 391
- Fettsucht 526
- Generalisation 390, 391
- klassische 389, 393, 397
- Lerntheorie 69
- operante 389, 391, 400 ff.
- Verstärkung 390
- Konditionierungsversuch 110
- Krebs 692
- Konflikt, intrapsychischer 272
- Konfliktlösung, Anorexia nervosa 538
- Konfliktproblematik, zentrale, Asthma bronchiale 620 f.
- Konfliktspezifität, emotionale 209
- Konsiliardienst, psychosomatischer 274, 275
- Konstitution 14, 18 ff.
- Definition 8
- Konsultationsdienst, Inanspruchnahme 283, 284
- psychosomatischer 281 f.
- Kontaktstörung, Anorexia nervosa 533
- Kontrazeption, Libido 716
- Psychosomatik 715 ff.
- Sexualität 715 ff.
- Kontrollbedürfnis, kardiovaskuläres Syndrom 466
- Kontroll-Lernen 399
- Konversion 37, 352, 441
- prägenitale 449
- Konversionsbegriff 398
- Konversionshysterie 442
- Konversionskonzept, Leib-Seele-Beziehung 68
- Konversionsmodell 203, 207
- Freudsches 206, 207
- Konversionsneurose 203, 207
- Anästhesie 445
- berufsbezogene 450
- Erbrechen 445 f.
- Hyperästhesie 445
- motorische Symptome 444
- symptomatische 444 ff.
- konversionsneurotisches Symptom 442
- Konversionssymptom, hysterisches 208
- Konversionssyndrom 260, 441 ff.
- Charakterneurose 449 ff.
- Konzepte, psycho-physiologische 106
- Kopfschmerz 49
- EMG-Werte 403, 404
- Entspannungsübung 404
- Herzneurose 466
- höheres Lebensalter 737
- Verhaltenstherapie 403, 464
- Kopfübung, autogenes Training 419

- Koryphäen-Killer-Syndrom 273
- Krankenhausseelsorger 313
- Krankenschwester, s. auch Schwester
- Krankenschwester, l'amante 374
- objet de pare-excitations 374
- psychosomatische Krankenstation 310 f.
- psychotherapeutische 374
- Krankenstation, internistisch-psychosomatische 299, 308 ff.
- – Patientengut 312
- – Stellenplan 312
- Krankenstation, klinisch-psychosomatische 276, 299 ff., 308 ff.
- Krankenstation, psychosomatische
- Krankenschwester 310 f.
- – Modellversuch 309
- – Organisation 314
- – Pflegebereich 310 f.
- Krankenversorgung, psychosomatische Krankenstation 310
- Kranker, unheilbarer 812
- Krankheit, Umweltfaktoren 170
- Krankheitsempfänglichkeit, individuelle 179
- psychophysiologische Reagibilität 173
- Krankheitsgewinn, sekundärer 502
- primärer 502
- Krankheitslehre, Umwelttheorie 14
- Krankheitsmanifestation, Maladaptation 170
- Lebenskrise 182
- Lebenssituation 179
- Lebensveränderung 178 ff.
- Krankheitsverarbeitung 311
- krankheitszentrierte Orientierung 280
- Kranksein, allgemein 9
- Funktion 64
- Funktionsstörung 64
- Kreativität, Verhaltensmodifikation 526
- Krebs, Abwehrmechanismus 689 f.
- Depression 687 ff.
- endokrine Verbindungsglieder 692
- Hormonprofile 693
- immunologische Verbindungsglieder 694 f.
- Immunsystemhemmung 693
- Kindheits-Hypothese 691
- Komplementaritätshypothese 690
- neurologische Verbindungsglieder 692
- Persönlichkeitsmerkmale 689 ff.
- Persönlichkeits-Test 687 f.
- psychophysiologische Bindeglieder 692
- Rorschach-Index 690
- Streß 689, 692
- Krebs-Fragebogen 691
- Krebskrankheit, Hoffnungslosigkeit 75
- individuelle Wirklichkeit 75
- Schuldgefühle 76
- Krebsproblem, historischer Rückblick 687

- Psychosomatik 685 ff.
- Krebsprognose, psychologische Methoden 691
- Krisenanpassung, individuelle
- Modell 193
- Krisenintervention, lebensbedrohliche Erkrankung 749
- Maladaptation 196
- Krisensituation, psychosoziale, Objektverlust 193
- Partnerverlust 193 f.
- Kunstfehler 456
- Kurzpsychotherapie 287, 354
- Kybernetik, Psychosomatik 41 ff.

- Lähmung, psychogene 444
- Laktation 714 f.
- Langzeitbetreuung, Allgemeinarzt 250 f.
- LATS, Hyperthyreose 678
- L-Dopa, Blut-Liquor-Schranke 153
- Leben, automatistisch-mechanistisches 233, 235
- vie opératoire 222
- Lebensalter, höheres u. hohes, Abhängigkeit 733
- Abwehrmechanismen 734
- aggressive Triebimpulse 733 f.
- Aspekte, psychosomatische 729
- Bronchialasthma 738
- Depression 735
- Durchblutungsstörung, zerebrale 737 f.
- Herzerkrankung 738
- libidinöse Triebimpulse 733 f.
- Magen-Darm-System 738
- Medikamente 742
- Multimorbidität 728 ff.
- psychodynamischer Aspekt 730 ff.
- Psychosomatik 728 ff.
- psychosomatische Diagnostik 740 f.
- psychosomatische Krankheiten 729
- psychosomatische Störungen 736 f.
- psychosomatische Störungen, Erstmanifestation 736
- – Symptome 737 ff.
- psychosoziale Aufgabe 730 f.
- psychosoziale Einschränkungen 729
- Psychotherapie 733, 741 f.
- Regression 735 f.
- Trauerreaktion 731 f.
- lebensbedrohliche Erkrankung, Abwehrmechanismen 751 ff.
- Abwehrvorgang, psychischer 745 ff.
- Anpassung 749 f.
- Anpassungsvorgang, psychischer 745 ff.
- Krankheitsbedeutung 748
- Persönlichkeitsmerkmal 748
- Verleugnung 754 ff.
- Lebensereignis 17
- akutes 185 f.
- chronisches 185 f.
- Lebenserwartung, durchschnittliche 728
- Lebensform, umweltlose 58

- Lebensgeschichte 460
- Veränderung 461
- Lebenskrise, lebensbedrohliche Erkrankung 749
- Morbus Crohn 644
- Lebenssituation, Krankheitsmanifestation 179
- Lebenstrieb, Evolutionskonzept 231, 233
- Lebensveränderung, individuelle Bedeutung 184 ff.
- Krankheitsmanifestation 178 ff.
- Morbiditätsrisiko 179
- Tuberkulose 180
- Lebensveränderungs-Vorarbeitung, soziale Faktoren 186 f.
- Lebenszyklus 729
- Lebenszyklus-Konzept 730
- Leib, menschlicher 265
- Leib-Seele-Beziehung 68
- Bedeutungskoppelung 68 f.
- Bedeutungssprung 68 f.
- Konversionskonzept 68
- Leib-Seele-Dualismus 206
- Leib-Seele-Problem, Systemtheorie 57
- Terminologie 56
- Leichennierentransplantation 806 f.
- Leistungseffizienz, Katecholamin-Ausschüttung 176
- Lernen 52
- instrumentelles 389, 391 f.
- integrierendes 139
- Kreativität 138
- operantes 113, 393, 394, 471
- – Hypertonie, essentielle 609
- – Willkürverhalten 397
- sensomotorisches Programm 52
- Spontaneität 138
- Lernfähigkeit 135
- Gehirn 136
- Lernprozesse, kommunikative 140
- Lerntheorie
- Konditionierung 69
- Lesbianismus 723
- LH 151
- LH-Sekretion, Beeinflussung 153
- LHRH 151 f.
- Liaisondienst, Inanspruchnahme 282, 283, 284
- Interaktionsproblem 289 f.
- psychosomatischer 281 f.
- Liaison-Psychosomatik 281
- Liaison-Psychosomatiker 288 f.
- Ausbildung 291
- Weiterbildung 290 f.
- Libido 351, 442
- hypochondrischer Zustand 352
- Kontrazeption 716
- Psychosen 352
- zielgehemmte 364
- Libidodysfunktion 707, 720
- Libidoverlust, Karzinophobie 725
- Libman-Test, Schmerz 505
- Liebe, primäre 28
- life-change-event 17

838

Sachverzeichnis

life-change-units (LCU) 181 f.
- Krankheitsmanifestation 183
life-event, Diabetes mellitus 672
- Fragebogen 180, 181, 184
- Forschung 183
ligne de faiblesse 234
Limbisches System 141
- Emotion 143 ff.
- Experimente 143 f.
- Tierversuch 602
lineares Denken 43
β-Lipotropin, Opiataktivität, endogene 159
Logorrhöe, Weichteilrheumatismus 664
Lüge, als Arznei 815
- vor dem Tod 811
Lumbalgie 665
Lungenemphysem 620
Lungenfunktion, Asthma bronchiale 620
Lustzentrum, Experiment 144
luteotropes Hormon – Releasing Hormon 151 f.

Magen-Darm-Erkrankung, höheres Lebensalter 738
Magen, nervöser 478
Magenneurose 478
Magersucht, endogene 530 ff.
- psychogene 530 ff.
Magersuchtsfamilie 537
Magnetismus, animalischer 411
Makrophagen-Aktivität, Krebs 694
Maladaptation, Krankheitsmanifestation 170
- Krisenintervention 196
- Streß 17
- Trauerarbeit 196
Mammakarzinom 726
Mandelkern 143
Mangelzustände, primäre, strukturelle 232 ff.
- primärer, struktureller 236, 383
Manifest Anxiety Scale 123
MAO-Hemmer 434
Masern, Disposition 704
Massenmedien, Verhaltensprogramm 523 f.
Masturbation 719
Maternal deprivation-Syndrom 677 f.
- Minderwuchs 164
Maudsley Personality Inventory (MPI) 689
Medikamenteneffekt, milieuabhängiger 428
Meditation, Hypertonie, essentielle 609
- konzentrative Bewegungstherapie 422
Meditationspraktiken 417
- krankenzentrierte 100
Melzack, Schmerzkonzept 498 f.
Menstruationsstörungen, psychogene 709
Meprobamat 434
Merkfähigkeit 136
Mesmerische Striche, Hypnose 413
Meta-Position 83
- Spiel 83

Metapsychologie 349
Metrorrhagie 711
middle knowledge, Verleugnung 756
Midtown-Manhattan-Studie, Fettsucht 511 f.
Migräne 49
- höheres Lebensalter 737
- Verhaltenstherapie 403, 404
Minderwuchs 677 ff.
- maternal deprivation- Syndrom 164
Mittlerprozesse, psychophysiologische 183
MJF 152
Modell, heterogenes, Psychosomatik 220
- homogenes, Psychosomatik 220
- isomorphes 44
- monistisches 368
- kybernetisches 44
- Pawlowsches 96
- Theorie 44 f.
- Lebewesen 44 ff.
Morbus Crohn 640 ff.
- Abwehrmechanismen 644
- Altersverteilung 642
- Differentialdiagnose 641, 646
- Epidemiologie 641 f.
- Familienkonstellation 642 f.
- Kindheitsentwicklung 642 f.
- Krankheitsbild 640
- Krankheitsverlauf 646
- Persönlichkeitsstruktur 643 f.
- psychische Faktoren 646
- psychopathologische Konzepte 642 ff.
- psychosoziale Faktoren 642
- soziale Introversion 644
- Symptome 641
- Synonyma 640
- Therapie 646 f.
MSH 151
MSH Inhibiting Faktor 152
MSH-Sekretion, Verminderung 153
MSH, ZHS 158
Mütterlichkeit, primäre 237
- Krankenschwester 374
Multimorbidität, höheres Alter 728, 729, 730
- höheres Lebensalter 733, 734
Muskelpotential-Amplitude, Experimente 125
Muskelrheumatismus 663
Muskeltonus, emotionaler Reiz 661
- Regulationsmechanismus 665
- rheumatoide Arthritis 662
Mutter, toxische 238
Mutter-Imago, Hypnose 412
Mutter-Kind-Beziehung 28 ff.
- Asthma bronchiale 621 f.
- Colitis ulcerosa 650
- Morbus Crohn 642 f.
- Übertragungsebene 364
Mutter-Kind-Verhältnis 238
Mutterrolle, Asthma bronchiale 618, 620 ff.
- Colitis ulcerosa 651
Myalgie 663
Myocardifibrose, Tierversuch 603

Myocarditis 704
Myose 664

Narkoanalyse 414
Nahrungsaufnahme, symbiotischer Funktionskreis 29
Narzißmus 352
- Suggestion 409
Narzißmuskonzept 352
Nebennierenmark-Aktivität 175 f.
Nebennierenrinden-Aktivität 175
Nebennierenrinde, Streß, experimenteller 154
Nebennierenrindenhormone 157
- Depression 165
Nebennierenrindeninsuffizienz, Psychosyndrom 161
Nephritis, interstitielle, Tierversuch 603
Nerventätigkeit, höhere 97
- niedere 97
Nervensystem, Psychosomatik 135 ff.
Nervosität, konstitutionelle, Hypnose 413
Neuralgie 662
Neurasthenie 464
Neuroendokrinologie, Psychosomatik 149 ff.
Neurohormone 152 ff.
- hypothalamische Aminosäuresequenz 152
Neuroleptika 153, 432
- Schmerz 506
Neurophysiologie, psychophysiologische Programme 103 f.
- Suggestion 409
Neurose d abandon 701
- narzißtische 353
- iatrogene 408
- traumatische 203 ff.
- vasomotorische 464
- vegetative 207, 208, 352, 455
Neurosekretion 150
Neurotizismusdimension 123
Neurotransmitter 152 ff.
- Psychopharmaka 153
neurozirkulatorische Asthenie 464
Neutralität, emotionale 268
Niereninsuffizienz, chronischterminale 789 ff.
Nierentransplantation 789 ff.
- Körperschema 805
- Leichenniere 806 f.
- psychiatrische Komplikation 804
- Psychosomatik 803 ff.
- Reaktion, postoperative 803 ff.
- Überlebenszeit 789
Nierenspender, Psychosomatik 805 f.
NNR-Funktion, Schizophrenie 164
NNR-Hormone, Zentralnervensystem 157
Noradrenalin 116
- psychische Faktoren 154
Noradrenalin-Ausschüttung, 176
- Angstgefühl
Normal-Ich, fiktives 364

Notfallpsychotherapie, analytisch orientierte 356 f.
- psychoanalytische 354
- psychische, Intensivmedizin 773
Notstandsamenorrhoe 710
Nymphomanie 723

Oberbauchsyndrom, funktionelles, Angstproblematik 479
- Schmerzgefühl 477
- Symptomatologie 477
Objektbeziehung 9
- Herzneurose 467
- mechanistische 212
- neurotische 364
- Psychosomatik 223 ff.
- Reduplikation 223 f.
Objekt-Beziehungs-Theorie 306
Objektivismus 43
Objektkonstanz 375, 383
Objekt, libidinöses 238, 375, 383
- Konzept 371, 372, 374, 375, 383
Objektlibido 353
Objekt, omnipotentes 376, 378, 379
Objektrepräsentanz 375
Objektverlust 85, 180, 193, 195
- Asthma bronchiale 621
- Diabetes mellitus 671
- funktionelles Syndrom 480
- Hämodialyse 792 f.
- höheres Lebensalter 730
- Morbus Crohn 644
- Nierentransplantation 805
- Restitution 195
Obstipation, Anorexia nervosa 531
- funktionelles Unterbauchsyndrom 477
- habituelle, Hypnose 413
- höheres Lebensalter 739
- spastische 478
Ödipalproblematik 355
Ödipus, früher 371, 373, 375
Ödipuskomplex 442
Ökonomie, psychosomatische 229, 230, 370, 377
- individuelle 230 f.
- vitale 230, 231
Ösophagospasmus, Hypnose 413
Ohnmacht, hysterische 495
- Synkope 492
Ontogenese, Adaptation 11
Operant, Interaktionsmodell 114
Opiataktivität, endogene 159
Opiatreseptoren 159
Opium, ZHS 159
Organismus, Modell 45
- Programm 45
Organneurose 208 f., 352, 455
- Diabetes mellitus 671
Organpsychose 353
Orgasmus 719, 720
Orgasmusdysfunktion 707, 720
Orgasmusfähigkeit, Mammakarzinom 726
Ovarektomie 725
Oxytocin 150

Panhypopituitarismus, Psychosyndrom 161

839

Sachverzeichnis

Panik 74
Panniculose 664, 665
Paradeantwort 222
Paradoxie, pragmatische 23
Parästhesie, Hyperventilationssyndrom 485 f.
Parallelismus, psychosomatischer 207
– psychophysiologischer 209, 212
pare-excitation 238, 382
Parentektomie, Asthma bronchiale 623
Pariser Psychosomatische Schule 203, 205
– Hysterie 209
Partner, des Sterbenden 815
Partnerbeziehung, Heimdialyse 803
Partnerkonflikt, Pelvipathie 708
Partnerverlust, Mortalität 194
– psychosoziale Krisensituation 193, 194
passes, Hypnose 413
Pathologie, psychosomatische, ökonomisches Konzept 233 f.
patientenzentrierte Orientierung 280
Patient-Arzt-Verhältnis 87
– autoritäres 527
Patient-Schwester-Interaktion 374
Patientengruppe, Krankenstation, psychosomatische 317
Patientenverhalten 267 f.
Patient, psychosomatischer, Interaktion 224 ff.
Pelvipathie 708
Penisneid, Hysterie 443
pensée opératoire (s. a. automatisch-mechanistisches Denken) 1, 29, 203, 205, 211, 215, 221, 233, 451
– Klinik 221
– Konzept 217 ff.
– psychosomatische Pathologie 368
Pensionierungsbankrott 733
Pensionierungstod 733
Peptidhormone, ZNS 158 f.
Persönlichkeit, Herzinfarkt 561 ff.
– Hirnschlag 561 ff.
– infantile 306
Persönlichkeitsdimension, Aktivierungsbereitschaft 122
Persönlichkeitsfaktoren, immunologische Dysfunktion 662
Persönlichkeitsmerkmale, lebensbedrohliche Erkrankung 748
– Krebs 689 ff.
– rheumatische Arthritis 660
Persönlichkeitsprofil, Tuberkulose 701
Persönlichkeitsstruktur, Colitis ulcerosa 650
– Cushing-Syndrom 682
– Hypertonie, essentielle 599 ff.
– Morbus Crohn 643 f.
– Anorexia nervosa, prämorbide 540
Persönlichkeits-Test, Krebs 687 f.

Persönlichkeitstheorie, psychophysiologische 122 ff., 129
Persönlichkeitszentrum, Kommunikationsseptum 51
Personalkonferenz, analytisch-psychosomatische Therapie 373
Persuasion, paradoxe Intention 415
– wachsuggestive Verfahren 415
Pflegebereich, psychosomatischer Ansatz 1 f., 310
Pflegevisite, Krankenstation, psychosomatische 315
Phänomen, psychosomatisches 370, 377, 379
Phäochromozytom, Blutdruckkrisen 609, 610
Phantasie, biologische 34, 66
– Definition 67
– menschliche 66 f.
– Realitätsinterpretation 77
– Situationskreis 16
– unbewußte 66
– Unfähigkeit 226
– vie opératoire 226
Phantasieleben, kindliches 371
Phantasiemangel 226
phantasie opératoire 411
Phantastica, Psychotherapie 414
Phenothiazine 432 f.
– Neurotransmitter 153
Phobie 442
Phylogenese, Adaptation 11
Physiotherapie, Weichteilrheumatismus 666
Picture Frustration-Test, Asthma bronchiale 622
Placebo-Effekt 427
Placebo-Problem 427 f.
Placebo, psychotherapeutische Behandlung 428
Plasmareninspiegel, Hypertonie 603
Poliomyelitis, Disposition 704
Polydipsie, psychogene 164, 682 f.
– Physiologie 682
Postkardiotomie-Psychose 775
Postmenopause 723
Potenzstörung, höheres Lebensalter 740
potieller Raum 369, 370
prämenstruelles Syndrom 163, 709 f.
Pragmatik 47
primär chronische Polyarthritis 658 f.
Primärprozeßdenken 210, 212
Primärprozeß, Funktionskreis 25 ff.
Primitiv-Persönlichkeit 306
Problemlösung
– Experimente 125 ff.
– Situationskreis 606
Problempatient 283
Problemsituation, Situationskreis 606, 607
Programmbegriff 101
Programm, psycho-physiologisches, Hirnfunktion 103 f.
– sesomotorisches Lernen 52
Progression 25
Projektion 224, 376

– Abwehrmechanismus 753
Prolaktin 151
– Sekretion, Beeinflussung 153
– Schlaf 157
– Streß 156
Prolaktin Inhibiting Faktor 152
Prophylaxe, pschosomatische Erkrankung 251 ff.
Protreptik, Suggestion 416
Pruritus vulvae 709
Pseudodemenz 448
Pseudohyperthyreose 678
Pseudounabhängigkeit 631
Psyche, Definition 70
Psychiatrie-Enquête 276, 280
Psychismus, hysterischer 411
psychoanalytische Technik, Verfahren 350 f.
Psychoanaleptika 436
Psychoanalyse 349 ff.
– Verdrängung 349 f.
– Widerstand 349 f.
Psychoanalytiker, Arbeitsbeziehung 300
psychoanalytische Interpretation, ärztliches Gespräch 364 f.
Psychodrama 358
– Suggestion 415
– analytisches 369
Psychodynamik 460
– Angst 573 ff.
– Anorexia nervosa 541
– funktionelles Syndrom, gastro-intestinaler Bereich 479 f.
Psychodysleptica, Psychotherapie 414
Psychohygiene, autogenes Training 416
Psychokatharsis 411, 414
Psychologie, funktionelles Syndrom, gastro-intestinaler Bereich 479
Psychoneurose 20, 205, 207, 209
– Konzept 214
– Chronifizierung 215
– Konfliktursprung 212
– Übertragung 353
Psychoneuroendokrinologie, Grundlagen 149 ff.
Psychopathie, ACTH-NNR-System 164
– Cushing-Syndrom 160 f.
– endokrinologischer Befund 164
Psychopathologie, Androgene 162
– Hypothyreose 161
– Sexualhormone, weibliche 162
psychopathologische Konzepte, Morbus Crohn 642 f.
Psychopharmaka, Arzt-Patient-Beziehung 430 f.
– Herzinfarkt 585
– intrapsychische Aspekte 429 f.
– Markenbezeichnungen 436
– neurobiologische Wirkungstheorie 437
– Neurotransmitter 153, 432
– paradoxe Reaktion 430
– psychosomatische Medizin 425 ff.
– Psychotherapie 429 f.
– sozialmedizinische Aspekte 425 ff.

– Verordnung 437
Psychopharmakagebrauch, Statistik 425 f.
Psychopharmakologie, spezielle 431 ff.
Psycho-Physik 96
Psychophysiologie 95, 106
– Definitionsprobleme 99
– EEG 106
psycho-physiologische Einheit 25
Psychose, Hypothalamus-Hypophysen-Nebennierenrinden-System 164 ff.
– – – Schilddrüsen-System 165 f.
– Libido 352
– exogene, Häufigkeit 763
– STH 165
– Wachstumshormon 165
psycho-social transition 17
Psychosomatik, Anamnese 329 ff.
– Arzt, niedergelassener 245
– – Behandlungswiderstände 253
– Bedarf 274 f.
– Beratungsverlauf 286
– Beziehung zur Inneren Medizin 311
– Diabetes mellitus 668 ff.
– Desorganisation 229 ff.
– Definition 18
– dynamisches Konzept 22 ff.
– Entwicklungspsychologie 22 ff.
– entwicklungspsychologisches Konzept 22 ff.
– Geburt 712 f.
– Gehirn 135 ff.
– Geriatrie 728 ff.
– Gynäkologie 707 f.
– gynäkologische Operation 723 ff.
– Hämodialyse 789 ff.
– heterogenes Modell 220
– homogenes Modell 220
– Institutionalisierung 263 ff., 281 ff.
– – Konzepte 275
– – Organisation 271
– Intensivmedizin 772 ff.
– Kliniker 255 ff.
– Krankheitsverarbeitung 272 f.
– Krankheitsverhalten 272 f.
– Konsiliardiensteinheit 274
– Kontrazeption 715 ff.
– Krebsproblem 685 ff.
– Kybernetik 41 ff.
– Leib-Seele-Problem 56 ff.
– Modell 90
– – monistisches 368
– monistische Schule 205 f.
– Mutter-Kind-Beziehung 28 ff.
– Nervensystem 135 ff.
– Neuroendokrinologie 149 ff.
– Niereninsuffizienz, chronisch, terminale 789 ff.
– Nierenspender 805 f.
– Nierentransplantation 789 ff., 803 ff.
– Objektbeziehung 223 ff.
– ökologische 178
– Perspektive 170
– Pathogenese 272
– psychoanalytische Konzepte 203 ff.

Sachverzeichnis

- Psychopharmaka 425 ff.
- psychosoziale Faktoren 274
- Regression 36
- Reorganisation 229 ff.
- Schwangerschaft 712 f.
- Streßkonzept 170 f.
- Terminologie 12
- Theorie 7 ff.
- Umwelt, Umgebung 13 ff.
- Unterricht 257
- Vitalismus 41 ff.
- Weiterbildung 271 f.
- Widerstände 265–270
- zweiphasige Abwehr 212 ff.

Psychosomatik, klinische, Arbeitsgebiete 272
- Aufgaben 272
- Institutionalisierung 299

psychosomatische Ambulanz 372
psychosomatische Erkrankung, Frühbehandlung 251 ff.
- Früherkennung 251 ff.
- Prophylaxe 251 ff.

psychosomatische Pathologie 233 f.
psychosomatisches, Phänomen 217 ff., 237 ff., 449
psychosoziale Anpassung, Diabetes mellitus 672 f.

Psychosyndrom, akutes, organisches (s. a. Funktionspsychose) 761 ff.
- Definition 761 f.
- Epidemiologie 763
- Symptome 763 f.
- chronisch, organisches 762
- endokrines 160, 683
- Herzoperation 774 ff.
- – Prophylaxe 775 f.
- – Therapie 775 f.
- Herz-Schrittmacher 781 f.
- künstliche Beatmung 783 f.
- Hyperparathyreoidismus 162
- Hyperthyreose 161
- Nebenniereninsuffizienz 161
- Panhypopituitarismus 161
- Rehabilitation 781

Psychotherapeut, somatische Klinik 256
Psychotherapie, analytische 353 f.
- Anorexia nervosa 547 f.
- autogenes Training 416
- Colitis ulcerosa 655
- Fettsucht 519 f.
- funktionelles Syndrom 462
- Funktionspsychose 769
- Hämodialyse 801 f.
- Hämodialysepatient 801
- Halluzinogene 414
- Herzinfarkt 583 ff.
- höheres Lebensalter 741 f.
- Hypertonie, essentielle 609
- Hyperventilationssyndrom 490
- Intensivmedizin 773 f., 779
- kardiovaskuläres Syndrom 473
- klinische Medizin 304
- psychoanalytisch orientierte 353 ff.
- supportive 287
- übende Verfahren 416 ff.
- Verhaltenstheorie 389 ff.

- Weichteilrheumatismus 666
Pubertät, Anorexia nervosa 541
Pubertätsmagersucht, Anorexia nervosa 530 ff.
Pupillographie 107

Rationalisierung, Abwehrmechanismus 752
Ratten, spontan, hypertensive (SHR) 602
Rauwolfia-Alkaloide 433
Reagibilität, psychophysiologische, Krankheitsempfänglichkeit 173
Reaktion, autonome 174
- depressive, Schmerz 503
- emotionale, konditionierte 114
- hypochondrische 502 f.
- konditionierte 390
- unkonditionierte 389
- vegetative 208
Reaktionsamplitude, Konditionierung 390
Reaktionsbildung, Abwehrmechanismus 753
Reaktionsebene, Streß 171
Reaktionshierarchie 121
Reaktions-Idiosynkrasie 124
Reaktionsmuster, Diabetes mellitus 672
Reaktionsmuster, immunologisches 176 f.
Reaktionsspezifität 128
- intraindividuelle 174
Reaktionstyp, akuter exogener 160, 762
Realität 72
- Echo-Effekt 78
- psychische 66
- psycho-biologisches Problem 76 f.
Realitätsentwicklung, Kind 78
Realitätsinterpretation, Phantasie 77
- Programm 77
Realitätskriterium, kommunikatives 78
- pragmatisches 77
Realitätsprinzip 66, 68
- kommunikatives 78
- pragmatisches 68, 78
Realitätsverlust 78, 85
Reanimation, akute psychotische Reaktion 780 f.
Reduplikation, Objektbeziehung 223 f.
Reflex, bedingter 69, 97
Regelkreis, Situationskreis 606
Regelkreisneurose 146
Regelkreisschema, Nahrungsaufnahme 635 f.
Regression 25, 195, 351, 443
- Abwehrmechanismus 753, 755
- Anorexia nervosa 541 f.
- biodynamische 736
- biologische Intelligenz 213
- globale 232 f.
- Hämodialyse 792, 795
- höheres Lebensalter 735 f.
- Hypnose 412
- narzißtische, höheres Lebensalter 735

- partielle 233
- psychosomatische 231
- Psychosomatik 36
- therapeutische 370
Regressionserscheinung, höheres Lebensalter 734
Regulationssystem, geschlossenes 59, 62
- offenes 62
- psychophysiologisches 170
Rehabilitation, berufliche, Hämodialyse 799
- Heimdialyse 802
- Psychosyndrom 781
- Verleugnung 757 f.
Rehabilitationsprogramm, Infarktkranke 590
Reintrojektion 376
Reiz, konditionierter 390
Reizabschirmung 238, 370, 382
Reizebene, Streß 172
Reiz-Experimente 142
Reizmagen 478
Reizüberflutung 178
Reizzufluß-Kontroll-System, Schmerz 499
relation à distance 221
relation blanche 222, 223
Relationismus 43
Relaxation 383
- Adipositas 394, 395, 397
relaxation analytique 382 ff.
- Kasuistik 384
Relaxation, progressive Übungsverfahren 420 f.
Rentenbegehren, neurotisches 450
- Behandlungsstation Rentenneurotiker, 305
Rentenneurose 450
Reorganisation, Psychosomatik 229 ff.
Reorganisationsprozeß 230 ff.
Reserpin, Galaktorrhoe 153
Resignation, des Arztes 826
- Krankheit 75
Resistenz, Infektionskrankheit 703 f.
- Streß 10
Resomatisierung 214
- Affektgeschehen 214
- Konzept 209, 210, 212
Resonanzdämpfung, affektive, autogenes Training 87, 417
Response-Spezifität, experimentelle 128
Respondent, Interaktionsmodell 114
Retrieval-Leistung 123
Rezession 736
Rheuma 648
Rheumafaktor 660
Rheumaknoten 658
rheumatoide Arthritis 658 ff.
- Ätiologie 662
- Aggressionshemmung 660 f.
- Definition 658
- Epidemiologie 658, 663
- Hyperaktivität, motorische 661
- Psychodynamik 661 f.
- Psychologie 660
- psychologische Merkmale 662
- psychosoziale Faktoren 663

- soziale Interaktion 661 f.
- Symptome 658
- Therapie 663
Rhythmen, biologische 156 f.
Rhythmusstörung 572
Rigidität, Anorexia nervosa 538
Roemheld'scher Symptomenkomplex, funktionelles Syndrom 478
Rokitansky-Mayer-Küster-Syndrom 718
Rollenfindungskonflikt, Menstruationsstörungen 709
Rollenkonflikt, Libidodysfunktion 720
Rollenspielmethode 358
Rollentausch, Interaktionsmodell 86 f.
Rorschach, Asthma bronchiale 622
Rorschach-Index, Krebs 690
Rorschach-Tafeln, Krebs 688
Rorschach-Text, Tuberkulose 701
Rückzug-Konservierungsmuster 190, 503
Rückzugverhalten, Tierversuch 602 f.

Sache, Genese 79
- Kommunikation 81 f.
Sadomasochismus 723
Säugling, symbiotische Umwelt 59
Scheinschwangerschaft, Geschlechtsrolle 710
- Identitätsfindung 710
- primäre 710 f.
- sekundäre 710 f.
Schilddrüsenhormone, ZNS 157 f.
Schizophrenie, NNR-Funktion 164
Schlaf, ACTH 156
- EEG 106, 156
- Gonadotropine 157
- Prolaktin 157
- STH 156
Schlafdeprivation 122
Schlafendokrinologie 156 f.
Schlaflosigkeit, Herzneurose 466
Schlafstörung, höheres Lebensalter 737
Schlaf-Wach-Zyklus 156
Schlüsselreiz 121
Schmerz 109, 498 ff.
- Affektbegleitzeichen 503 f.
- Bio-Feedback-Behandlung 504
- depressive Reaktion 503
- Differentialdiagnose 505
- endogene Depression 503
- Hypnose 506 f.
- konversionsneurotischer 500 ff.
- Konversionssymptom 260
- Lokalisation 501 f.
- psychische Entwicklung 499 f.
- Simulation 504
- zentrales Kontrollsystem 499
Schmerzbehandlung, Antidepressiva 506
- instrumentelles Konditionieren 506

841

Sachverzeichnis

– Neuroleptika 506
– psychosomatische 506 f.
Schmerzbilder, klinische, psychische Faktoren 500 ff.
Schmerz-erleiden-müssen 260
Schmerz-Konzept, Melzacksches 498 f.
Schmerzlinderung, autogenes Training 417
Schmerzreiz-Experimente 127 f.
Schreck, Basedow 679
Schreckblutung 711
Schreibkrampf 450
Schuldgefühl, Hypertonie, essentielle 608
– Krebskrankheit 76
Schulter-Nackenfeldübung, autogenes Training 419
Schwängerung, orale 541
Schwangerschaft, Erregungshypertonie 714
– Identitätsfindung 712
– Psychosomatik 712 f.
– Sexualität 713
– Streß 714
Schwangerschaftsabbruch, Abwehrblutung 711
– Notlagenindikation 715
– Pruritus vulvae 709
– Sterilisation 717
Schwangerschaftserbrechen, EPH-Gestose 713
Schwereübung, autogenes Training 418
Schwerkranke, Betreuung 261
Schwester (s. auch Krankenschwester)
– psychosomatische 271, 283, 312 ff., 317
Schwester-Patient-Verhältnis 270 f.
Secretin, Ulcus duodeni 630
Sedativa 435
Seele, Definition 56
– psychosomatisches Problem 65 ff.
Sektor-Therapie 354
Sekundärprozeßdenken 210, 212
Selbstbehauptungstraining, Kopfschmerz 404
Selbstentspannung, autogenes Training 417
Selbsterfahrung 271
Selbstkontrolle, Adipositas 396 f.
– autogenes Training 417
Selbstregulierung, autogenes Training 417
Selbstruhigstellung, autogenes Training 417
Selbstwerterleben, bedrohtes 575
– des Kranken 819
– im Sterben 819
Semantik 47
Semiotik 47 f., 278
Sensate-Fokus 722
Sensomotorik, Modelle 45 f.
Setting 299, 300, 369, 371
Sexualanamnese 707, 722
Sexualfunktion, männliche, Androgene 162
– weibliche 162
Sexualhormone, weibliche 162
– prämenstruelles Syndrom 163

– – Psychopathologie 162
– psychosexuelle Funktion 162
– ZNS 157
Sexualität, höheres Lebensalter 734
– Kontrazeption 715 f.
– Schwangerschaft 713
– weibliche, Anorexia nervosa 541
Sexualsteroide, ZNS 157
Sexualstörung, Hämodialyse 793
– höheres Lebensalter 740
Sexualtherapie 722
Sexualtrieb, Sozialisation 27
sexuelle Anpassung, Colitis ulcerosa 653
sexuelle Probleme, Herzinfarktkranke 566
shaping 394, 401
Sidman-Vermeidungsplan 115
Signal, Diagnose 48
Signalsystem, zweites 98
Signaltonentdeckung, Experiment 125
Simulation, Schmerz 504
Simultangeschehen, psychosomatisches 209, 212, 214
Sinnesempfindung 96
Sisyphus-Typ 562
Situation, individuelle, unbewußte 22
Situationsbewältigung 189 ff.
Situationsdiagnose 89
Situationshypertonie 600 f., 605, 606, 607, 609
Situationskreis 85, 634
– Entwicklungspsychologie 32
– Hypertonie, essentielle 606 f.
– Modell, Integrationsebenen 99
– Krankheitsentstehung 22
– Kranksein 17
– – allgemeines 22
– Phantasie 16
– Psychosomatik, Theorie 16
Situations-Perzeption, individuelle 188
Situation, Stressor 177
Situationstherapie 89
Situationsstereotypie 103, 124, 126
Situationsverarbeitung. 187 f.
Sjöbring Persönlichkeitstest 689
Sklerodermie 658
Social Assets Scale (SAS) 187
Somatisierung, Adnexitis 708
somato-psycho-psycho-somatisches Modell 24 f., 634 ff.
Somatostatin 152
Somnambulismus 412
Sonden-Behandlung, psychologische Aspekte 546
Sonnengeflechtsübung, autogenes Training 419
Sozialarbeiterin 312
Sozialisation, Kleinkind 27
– Mehrpersonenbeziehung 30 ff.
– symbiotischer Funktionskreis 28 ff.
– Triebverhalten 27
– Zweierbeziehung 28 ff.
Sozialtrieb, Sexualtrieb 27
sozialer Uterus 11
Spannung, psychische 417

Spannungskopfschmerz 403, 737
– Muskelspannung 403
Spezialeinheit, klinisch-psychosomatische 372
Spezialklinik, psychosomatische 276
Spezialstationen, psychosomatische 276
Spezifität, emotionale 208
– klinische 215
– psychodynamische 208
Spezifitätskonzept, psychodynamisches 207 ff.
Spezifitätsmodell, psychodynamisches 211
Spezifitätstheorie 203
Spiel, Ich-Sein 83
– Kommunikation 82
Sprache, mechanistische 222
Sprachverständigung, Grenze 52
Spontanabort 714
Sport, autogenes Training 416
Spurenkonditionierung 390
Stadien des Sterbens 821 f.
Stammhirn 122 f.
– Emotionen 141
Standardgewicht, Fettsucht 511
Startreaktion, Herzfunktion 469
stationäres, therapeutisches Konzept, ambulante Anwendung 382 ff.
Stationsgruppe, analytisch-psychosomatische 373
– Krankenschwester 373
– – Therapie 373
Stationskonferenz, Krankenstation, psychosomatische 314 ff.
– psychosomatische 373
Stationsmodell, analytisch-psychosomatische 371
– psychosomatisches, Arztrolle 373
– taking care 370
Status asthmaticus, Mortalität 618
– Therapie 624
Sterben 812 ff.
Sterbende, Betreuung 261
Sterblichkeit, psychische Faktoren 731
Stereotypie, Interaktion 86
– intraindividuelle 174
Sterilisation, Kontrazeption 716
– Körperbild 716
– Schwangerschaftsabbruch 717
Sterilität, psychogene 712
STH 151
– Sekretion, Beeinflussung 153
– Psychosen 165
– Schlaf 156
Stigmatisation, vegetative 455
Stigmatisierung 445
– vegetative, Hypnose 413
Stimulation, optimale 177
Stimulationsniveau, optimales 177
Stimulus-Barriere 126
– Hypertonie, essentielle 605
Stimuluseinheitlichkeit 124
Stimuluskonsistenz 124
Stimulus-Reaktions-Spezifität 174
Stimulusspezifität 124, 126

Streß 19
– Adaptation, Definition 11
– Alarmreaktion 10, 17
– Alarmsituation 17
– Definition 10
– Endokrinium 10
– Erschöpfung 10
– experimenteller, Nebennierenrinde 154
– Hämodialyse 791 f.
– Infektionsresistenz 704
– Interaktionsebene 172 f.
– Katecholamine 175 f.
– Kranksein 17
– Konzert 9
– Krebs 689, 692
– lebensbedrohliche Erkrankung 745
– Maladaptation 17
– Nebennierenrindenaktivität 175
– Phasen 10
– Physiologie 10
– Problemsituation 607
– Prolaktin 156
Streß, psychischer, Colitis ulcerosa 652 f.
– – Herzinfarkt 561
Streß, psychophysiologisches Modell 173
Streß, psychosozialer, Epidemiologie 179
– Reaktionsebene 171
– Reaktion, endokrine 154
– Reaktion, Katecholamine 154
– Reizebene 172
– Resistenz 10
– Schwangerschaft 714
– Transaktion 173
– Wachstumskommen 155
Streßanfälligkeit, kardiovaskuläres Syndrom 470
Streßdefinition 171
Streß-Forschung 172
Streß-Indikator 172
Streß-Interview, Diab. mellitus 672
Streß-Konzept, Homöostase-Modell 171
– Psychosomatik 170, 171
Streß-Reaktion, Intellektualisierung 191
– Verleugnung 191
Streß-Situation 172
Streß-Ulcus 626
Stressor, Situation 177
– psychosozialer 178, 184
Suggerendus 409
Suggestibilität, Übertragung 409
Suggestion 408 ff.
– getarnte 408
– gezielte 408
– Neurophysiologie 409
– Psychodrama 415
– Wirkungsweise 410
Suggestionsinhalt 409
Suggestions-Situation 409
suggestive Verfahren 408 ff.
Suggestivverfahren, Geschichte 410 f.
Suggestor 409
Suizid, Anorexia nervosa 551 f.
– Hämodialyse 798
Suizidhäufigkeit, unter unheilbar Kranken 820

842

Sachverzeichnis

Suizidprophylaxe 357
Suizidrisiko, Anorexia nervosa 552
Suizidtendenzen, des Todgeweihten 819
Summation, synaptische 145
Suppression, behavioral 114
Symbiose-Phase 79
Symbolisierungsvorgang 206
Sympathikolytika 436
Symphatikotonie 455
Symptombildung, Theorie 351
– hysterische 203
Symptomverschiebung 366
Symptomwandel, funktionelles Syndrom 461
Synkope 492 ff.
– Definition 492
– Differentialdiagnose 497
– Hyperventilation 497
– hysterische 495
– Klassifikation 492
– Mischformen 497
– Pathogenese 492
– Synonyma 492
– psychogene 496 f.
– konversionsneurotische 494 ff.
– – Epidemiologie 496
– – Pathogenese 496
– – Therapie 496
– – Symptomatik 495 f.
– vago-vasale 492 f.
– – Epidemiologie 493
– – pathogenetisches Konzept 493
– – Prognose 494
– – Psychophysiologie 494
– – Therapie 494
Syntaktik 47
System, primär-aktives 62 f.
Systemebene, Alter 61
– hierarchische Gliederung 60
Systemtheorie, Leib-Seele-Problem 57
– Situationskreis 606
– synthetische Zuordnung 60
Systemwechsel, Alarmreaktion 63 f.
– Anpassung 62 f.
Szene, Übertragung 350

Tachykardie, Hypnose 413
Tachypnoe, Hyperventilationssyndrom 486
Tätigkeit, psychische 97
taking care 369, 370, 382, 384
– Konzept 370 f.
– Stationsmodell 370
Teildiagnose 88
Teiltherapie 88
Tempelschlaf, Suggestivverfahren 410
Terminologie, Psychosomatik 12
Testosteron, psychische Faktoren 156
tetanische Symptome, Hyperventilation 487
Thalamus-Tier 141
Therapie, analytisch-psychosomatische
– – Familie 385
– – Praxis 368 ff.
– – stationäre 371 ff.

– – Theorie 368 ff.
– – psychosomatische, ambulante, Stationsschwester 376
– – Erfolgskontrolle 381 f.
– – stationäre, Indikation 372
Therapiekonzept, analytisch-psychosomatisches, Auswirkungen 385 f.
Therapieverfahren, psychoanalytisch, orientierte 349 ff.
Therapeutengruppe, psychosomatische 301
Thyreoneurose 678
Thyreotoxikose 679
Thyreotropin Releasing Hormone 151
– Depression 166
Tiefenpsychologie 3
Tierexperiment, Triebverhalten 141
Tierversuch, psychisches Erleben 98
Tod, 812 ff.
– psychogener, höheres Lebensalter 735
Todesnäheerlebnis, Herzinfarkt 581
Todestrieb, Evolutionskonzept 231, 233
Tonus, neuroendokriner 175
Totstellreflex, Tier 494
Tradition 140
Tragen und Festhalten 369 ff.
Tranquilizer 433
Transaktion, Streß 173
Transsexualität 719
Transvestitismus 719
Trauer 85
– Suchverhalten 195
– pathologische 196
– Verlustereignis 194
Trauerarbeit 195, 566
– Alter 732
– Idealisierung 195
– lebensbedrohliche Erkrankung 750
– Maladaptation 196
Trauerforschung 195
Trauerphase, Alarmphase 195
– Anpassungsmechanismen 195
Trauerprozeß, 812
– Herzinfarkt 581
– lebensbedrohliche Erkrankung 749 f.
Trauerreaktion, Alterssituation 732
– Diabetes mellitus 671
– Witwe 731
Traum, mechanistischer 227
Trennung, höheres Lebensalter 730 f.
Trennungsangst, Herzneurose 467, 468
– kardiovaskuläres Syndrom 466
TRH 151
Triebbedürfnis, Frustration 188
– Hämodialyse 792 f.
Triebbefriedigung, Hämodialyse 792 f.
Triebbegriff 101
Triebdualismus 230, 231
Triebgeschehen, anal 27
– oral 27

Triebimpulse, aggressive, höheres Lebensalter 733 f.
Triebimpulse, libidinöse, höheres Lebensalter 733 f.
Triebinvolution, höheres Lebensalter 735
Triebkonflikt, primär, pathogener 212
Triebkontrolle, Anorexia nervosa 542
Triebneurone 144
Triebniveau 121
Triebrepräsentanz 375
Triebstärke 392
Triebverhalten, Sozialisation 27
– Tierexperiment 141
Triebzone, alimentäre 145
– reproduktive 145
Tröstung, Suggestion 408
TSH 151
TSH-Sekretion, Neurotransmitter 153
Tubensterilisation 725
Tuberkulose 701 f.
– Lebensveränderung 180
– Morbidität 701
– Mortalität 701
– Persönlichkeitsprofil 701
– psychosoziale Befunde 701
– psychische Faktoren 700
– – Verlauf 702
– – Therapie 702
Turner-Syndrom 718
Typ A-Verhalten 562 ff.
– Endokrinium 564
Typhus, soziale Lebensbedingung 700

Übende Verfahren, Psychotherapie 416 ff.
Überaktivität, Flucht 825
Übererregbarkeit, neuromuskuläre, Hyperventilation 487
Übergewicht, Hypertonie, essentielle 597, 598
Überidentifikation, mit Sterbenden 826
Überlastung, Deprivation, perzeptive 177
Überlastungssyndrom, Pelvipathie 708
Überreizung, sensorische 178
Übertragung 350
– Szene 350
Übertragungsebenen 364
Übertragungsneurose, Psychoneurose 353
Übertragungssituation, höheres Lebensalter 742
Überweisungs-Ritual 480
Übungshaltungen, autogenes Training 417 f.
Übungsverfahren, funktionelle Entspannung 421 f.
– konzentrative Bewegungstherapie 422 f.
– – progressive Relaxation 420 f.
Ulcus duodeni 626 ff.
– Ätiologie 630
– Diagnostik 636 f.
– Entstehungstheorien 630
– Epidemiologie 627 f.
– genetische Faktoren 633

– Häufigkeit 627
– Interaktion 637
– Lebensalter 627
– Lebensgeschichte 628
– Pathogenese 630
– Pathophysiologie 630 f.
– Pharmakotherapie 638
– Prognose 638
– Psychologie 628
– psycho-physiologische Disposition 633
– Psychophysiologie 631 f.
– Situation 22 ff.
– somatische Beschwerden 626
– somato-psycho-psycho-somatisches Modell 633 ff.
– soziale Faktoren 627 f.
– soziale Interaktion 628 ff.
– Symptome 626
– Therapie 637 f.
– Tiefenpsychologie 24
– transkulturelle Untersuchung 627
Ulcusentstehung, aggressive Faktoren 635
– defensive Faktoren 635
– Schema 635
Ulcus pepticum, höheres Lebensalter 739
– Hypnose 413
Ulcus ventriculi 630
Umwelt, Hypertonie, essentielle 597 f.
– Psychosomatik 13 ff.
Umweltfaktoren, Individuum 10
– Krankheit 170
Umweltreiz, hypertonie essentielle 604, 605
Umweltsituation, Definition 8
Umwelttheorie 85
– Funktionskreis 13
– Gesundsein 14
– Funktionskreis, Konsequenzen 14
– Verhaltensforschung 14
Ungeschehenmachen, Abwehrmechanismus 753
unheilbar Kranker 812
Unlustzentrum, Experiment 144
Unterbauchsyndrome, funktionelle 479 f.
– Symptomatologie 477 f.
Unterleibsschmerz, psychosomatischer 707 f.
Ur-Identifikation, Säugling 371
Ur-Identität 237
Urmißtrauen 30
Ur-Szene 239
Urvertrauen 30
Uterus, sozialer 65, 71

Vaginismus 720 f.
Vagotonie 455
Valenz, Emotionstheorie 109
Vasopressin 150
– Diabetes insipidus 683
Vaterfigur, mütterliche 383
Vater-Imago, Hypnose 412
– Suggestibilität 409
Vaterrolle, Colitis ulcerosa 651 f.
– Hypertonie, essentielle 600
vegetative Dystonie 464
– Fieber 702

843

Sachverzeichnis

vegetativ-endokrines Syndrom 455
Vektor-Therapie 354
Vererbung, psychologische, Hypertonie, essentielle 597
Verdrängung, Abwehrmechanismus 752
– höheres Lebensalter 734
– Hysterie 442
– Krebs 689
– Psychoanalyse 349 f.
– zweiphasige 305
Verdrängungskonzept 441
Verhaltensabweichungen, sexuelle 722 f.
Verhaltensanalyse 393 f.
Verhaltensbeeinflussung, Emotion 115
Verhaltensforschung 102
– Umwelt 14
Verhaltenskonsequenz 393, 394
Verhaltensmediation, physiologische 113
Verhaltensmodifikation 392 ff.
– Desensibilisierung, systematische 394
– Fettsucht 521 ff.
– Kreativität 526
Verhaltensprogramm, Massenmedien 523 f.
Verhaltensrepertoire 394 f.
Verhaltensschulung 271
Verhaltensstruktur, geschlossene 135
– offene 135
Verhaltenstheorie, Psychotherapie 389 ff.
Verhaltenstherapie, Fettsucht 521 ff.
– Kopfschmerz 403 f.
Verhaltensunterdrückung 115
Verleugnung 190
– Abwehrmechanismus 191
– Definition 754

– Hämodialyse 794
– Herzinfarkt 576 ff.
– Krebs 689
– lebensbedrohliche Erkrankung 754, 755, 756, 757
– des Todes 825
Vermeidungsreaktion 115
Vermeidungsverhalten 109
Verlust, höheres Lebensalter 730 ff.
Verlustereignis, Trauern 194
– Verarbeitung 194
Verlusthypothese, Krebs 687
Verlustverarbeitung 195
Verschiebung, Abwehrmechanismus 753
Verschlußkrankheit, arterielle, Prophylaxe 565
– psychosomatisches Modell 559 f.
– Therapie 565 f.
Versenkung, autogenes Training 417
Versorgungsansprüche, infantile 269
Verstärkerneurone 144
Verstehen, szenisches 350
Vertrauen, Suggestion 408
Verwirrtheitszustand, akuter, höheres Lebensalter 735
vie opératoire 212, 214, 232, 449
– automatistisch-mechanistisches Leben 222
– Phantasie 226
Virusinfektion 703
Vis-a-vis-Situation 85, 91
Visite 314, 315, 316
– therapeutische 314 ff.
Vitalismus, Psychosomatik 41 ff.
Vitalismusstreit 41 ff.
Vor-Ich 218, 237
Vorsatzbildungen, formelhafte, autogenes Training 419 f.

Vorwissen 816
Vulnerabilität, individuelle 187 f.

Wachahnung 45 f.
Wachstumshormon, psychische Faktoren 155
– Psychosen 165
– Somatostatin 152
– Streß 155
Wachstumsstörung, Maternal deprivation-Syndrom 677
wachsuggestive Verfahren 415 f.
Wachzustand, EEG 106
Wärmeübung, autogenes Training 419
Wahrnehmungsabwehr 126
Wasserhaushalt, Regulation 683
Weichteilrheumatismus 663 ff.
– Depression 664
– Differentialdiagnose 665 f.
– Epidemiologie 664
– Pathopsychophysiologie 665
– Psychodynamik 664 f.
– Symptome 664
– Synonyma 663
– Therapie 666
weight-phobia 530
Wernicke-Syndrom 448
Widerstand, Psychoanalyse 349 f.
Willkürverhalten, operantes Lernen 397
Wirklichkeit, individuelle 18 f., 72, 83, 85, 90
– Hypertonie 73
– Panik 74
– Wutanfall 74
Wirklichkeit, Familie 84
– gesellschaftliche Konstruktion 83
– Handlungsprogramm, Internalisierung 83
– irreale 76
– primär gemeinsame 83
– soziale 72, 84, 91

Wochenbett 714 f.
Wochenbettpsychose 715
Wochenend-Depression 8
Wunscherfüllung, halluzinatorische 232, 238
Wutanfall 74

Yoga 417
– Hypertonie, essentielle 609

Zeichnung, mechanistische 228
Zeitfaktor, Kommunikationssysteme 53
Zeitgestalt 69, 70
– Modell 34, 35, 58
Zervialgie 665
Zirkel, sensomotorische 45
zirkuläres Denken 43
Zivilisationskrankheit 629
ZNS, ACTH 158
– Funktion, Hormone 157
– Glukokortikoide 157
– MSH 158
– Nebennierenrindenhormone 157
– Opium 159
– Peptidhormone 158 f.
– Schilddrüsenhormone 157 f.
– Sexualhormone 157
– Sexualsteroide 157
Zollinger-Ellison-Syndrom 630
Zwangskrankheit, Handlungsprogramme 83
Zwangsneurose, Colitis ulcerosa 650
Zwei-Einheit 28 f.
Zweierbeziehung, Sozialisation 28 ff.
Zwerchfellatmung, Hyperventilationssyndrom 487
Zwergwuchs, psychogener 677 f.
– Endokrinologie 678
Zyklusstörungen, psychogene 709 ff.